MSD MANUAL

HANDBUCH GESUNDHEIT

MSD MANUAL

HANDBUCH GESUNDHEIT

Medizinisches Wissen und ärztlicher Rat für die ganze Familie

Herausgeber Robert Berkow, M.D.
Mitherausgeber Mark H. Beers, M.D.,
Andrew J. Fletcher, M.B., B. Chir.

Mosaik

Titel der Originalausgabe: The Merck Manual of Medical Information

Originalverlag:
Merck Research Laboratories,
Division of Merck & Co., Inc.,
Whitehouse Station, N.J., USA

Übersetzung aus dem Amerikanischen:
Martin Arndorfer, Beate Bettenhausen, Andrea C. Busch,
Petra Sporbeck-Hörning, Pressebüro Norbert Treutwein

Fachredaktion: Vera Herbst
Fachberatung: Dr. med. Jobst von Einem, Dr. med. dent. Karin Haag,
Dr. med. Peter Heubeck, Dr. med. Marion Kuske,
Dr. med. Antje von Lukowicz, Dr. med. Johannes Naumann,
Dr. med. Hans-Ortwin Neuberger, Dr. med. Johanna Saller,
Dr. med. Claudia Schober, Dr. med. Dagmar van Thiel

Umschlaggestaltung: Design Team München

Satz: Filmsatz Schröter GmbH, München
Druck und Bindung: La Tipografica Varese
Printed in Italy
ISBN 3-576-11171-9

Vorwort

Das *MSD Manual Handbuch Gesundheit* wurde verfaßt, um der wachsenden Nachfrage der allgemeinen Leserschaft nach besonders gründlicher und anspruchsvoller medizinischer Information entgegenzukommen. Dieses Buch beruht fast ausschließlich auf dem Inhalt des für medizinisches Personal gedachten *MSD Manual der Diagnostik und Therapie*, bekannt als *MSD Manual*.

Seine amerikanische Vorlage *The Merck Manual* wurde 1899 zum erstenmal herausgegeben und ist damit der älteste, fortlaufend veröffentlichte medizinische Leitfaden in englischer Sprache. Er wird als solcher auf der ganzen Welt am meisten genutzt. Er befaßt sich mit nahezu jeder denkbaren Krankheit beim Menschen, speziell auch mit Kinderheilkunde, Geburtshilfe und Gynäkologie, Psychiatrie, Augen- und Ohrenheilkunde, Dermatologie und Zahnheilkunde sowie mit besonderen Ereignissen wie Verbrennungen, Hitzeschäden, Verletzungen durch Strahlung und Sportverletzungen. Kein anderes medizinisches Nachschlagewerk deckt eine so große Anzahl von Erkrankungen ab.

Viele ausgezeichnete Bücher sind in den vergangenen zwei Jahrzehnten veröffentlicht worden, um das Bedürfnis der Leserinnen und Leser nach medizinischer Aufklärung zu stillen. In der gleichen Zeit erwarben auch immer mehr medizinische Laien das *MSD Manual der Diagnostik und Therapie*, obwohl es gar nicht für das allgemeine Publikum gedacht war; viele von ihnen fanden das Werk sehr schwer verständlich. Für uns war das ein Zeichen, daß sich viele Menschen ernsthaft bemühen, medizinische Sachverhalte zu verstehen, und daß sie zu den gleichen Informationen Zugang haben wollen, wie Ärztinnen und Ärzte sie haben. Das veranlaßte uns, das *MSD Manual der Diagnostik und Therapie* in eine Sprache zu übertragen, die auch ein breites Leserpublikum verstehen kann.

Das *MSD Manual Handbuch Gesundheit* enthält nahezu alle Informationen des klassischen *MSD Manual der Diagnostik und Therapie*. Einige Passagen, beispielsweise die Beschreibung von Herzgeräuschen oder die charakteristischen Muster kranken Gewebes unter dem Mikroskop, wurden nicht übernommen, da medizinische Laien nicht die Möglichkeit haben, Herzgeräusche abzuhören oder Gewebeproben unter dem Mikroskop zu betrachten. Einige Einzelheiten bei den medikamentösen Behandlungen wurden ebenfalls weggelassen, weil die Auswahl und Dosierung bei bestimmten Medikamenten so stark von den jeweiligen Krankheitsumständen abhängen, daß man keine allgemeingültige Aussage machen kann. Jedoch enthält jeder Krankheitsabschnitt eine Vielzahl an Informationen über Behandlungsmöglichkeiten; außerdem wurde dem Abschnitt über Arzneimittel ein Kapitel über nicht rezeptpflichtige Medikamente hinzugefügt.

Jeder einzelne Abschnitt beginnt mit einer Übersicht über Anatomie und Physiologie, damit sich die Leserinnen und Leser über den Aufbau und die Funktion der einzelnen Organe orientieren können. Es folgt eine gründliche Aufklärung über Krankheiten, ihre Ursachen, ihre Diagnose und Behandlungsmöglichkeiten. Wo es harte Fakten in bezug auf unheilbare Krankheiten gibt, wurden sie ebenso wie die Risiken der jeweiligen Therapien ungeschönt angegeben. Die Beschreibungen erläutern die Sachverhalte, wie sich eine Erkrankung äußern und was die moderne Medizin zu ihrer Heilung beitragen kann.

Die Stärke dieses Buches liegt in dem Wissen, der Erfahrung und dem Urteilsvermögen seiner Autoren, Berater und der Mitglieder der Redaktion. Ihre Namen sind am Ende des Buches aufgelistet. Sie verdienen ein hohes Maß an Dank, das an dieser Stelle auch nicht annähernd ausgedrückt werden kann. Aber wir sind sicher, daß sie sich hinlänglich belohnt fühlen, wenn sie mit ihren Bemühungen den Leserinnen und Lesern Rat und Hilfe geben konnten. Wie das *MSD Manual der Diagnostik und Therapie* wird auch das *MSD Manual Handbuch Gesundheit* als gemeinnützige Aktion von den Merck Forschungslaboratorien herausgegeben, einer Abteilung von Merck & Co., Inc., Whitehouse Station, N.J., USA.

Aufmachung und Aufbau dieses Buches haben einige einzigartige Merkmale. Die Leserschaft sollte sich ein paar Minuten Zeit nehmen, um die Hinweise (Seite VII bzw. XV), das Inhaltsverzeichnis und das Register etwas näher zu betrachten. Eine Übersicht der Kapitel in jedem Abschnitt, die Überschriften in jedem Kapitel und die fettgedruckten Bezeichnungen stellen ein übersichtliches Schema dar, das Leserinnen und Lesern hilft, schnell und sicher zu der gewünschten Information zu gelangen. Querverweise ermöglichen zusätzlich ergänzende Informationen.

Natürlich kann kein Buch die Fachkenntnis und den Rat eines medizinischen Praktikers ersetzen, der in ständigem, direktem Kontakt mit seinen Patienten steht. Das *MSD Manual Handbuch Gesundheit* will den Arzt durchaus nicht ersetzen, es versteht sich auch nicht als Anleitung zur Selbstmedikation. Vielmehr hoffen wir, daß die hierin enthaltene medizinische Information unsere Leserinnen und Leser in die Lage versetzt, sich besser mit ihren Ärztinnen und Ärzten zu verständigen und im Endeffekt ihren eigenen Gesundheitszustand und ihre Heilungschancen klarer beurteilen zu können. Vorschläge für Verbesserungen des Werkes sind herzlich willkommen.

Robert Berkow, M.D.
Herausgeber

Besonderer Hinweis für Leserinnen und Leser

Die Verfasser, Lektoren, Redakteure und Herausgeber haben sich sehr bemüht, sicherzustellen, daß die Informationen über Behandlungsmethoden stimmen und dem Stand des ärztlichen Wissens zum Zeitpunkt des Erscheinens des Werkes entsprechen. Allerdings bringen fortlaufende Forschung und klinische Erfahrung ständige Veränderungen der Informationen mit sich. Außerdem gibt es zahlreiche und auch begründete Meinungsverschiedenheiten unter den Experten; es gibt die einzelnen Aspekte individueller Krankheitsumstände und die nie auszuschließende Möglichkeit menschlicher Fehler bei der Bearbeitung solch eines umfangreichen Werkes. Deshalb kann es erforderlich sein, daß sich die Leserinnen und Leser unter Umständen weitere Auskünfte aus anderen Quellen einholen und mit diesem Werk vergleichen müssen, um sich schließlich selbst ihr Urteil zu bilden, bevor sie eine Entscheidung fällen. Deshalb sind sie in jedem Fall aufgerufen, die Informationen, die sie aus diesem Buch beziehen, auch mit dem Arzt, der Apothekerin oder einem anderweitig Heilkundigen zu besprechen.

Wie jede Wissenschaft ist die Medizin ständigen Entwicklungen unterworfen. Forschung und klinische Erfahrungen erweitern unsere Erkenntnisse, insbesondere was Behandlung und medikamentöse Therapie anbelangt.

Soweit in diesem Werk eine Dosierung oder eine Applikation erwähnt wird, darf der Leser zwar darauf vertrauen, daß Autoren, Herausgeber und Verlag große Sorgfalt darauf verwandt haben, daß diese Angabe dem Wissensstand bei Fertigstellung des Werkes entspricht.

Für Angaben über Anwendungsgebiete, Dosierungsanweisungen und Applikationsformen kann vom Verlag jedoch keine Gewähr übernommen werden. Jeder Benutzer ist angehalten, durch sorgfältige Prüfung der Beipackzettel der verwendeten Präparate und gegebenenfalls nach Konsultation eines Spezialisten festzustellen, ob die dort gegebene Empfehlung für Dosierungen oder die Beachtung von Kontraindikationen gegenüber der Angabe in diesem Buch abweicht. Eine solche Prüfung ist besonders wichtig bei selten verwendeten Präparaten oder solchen, die neu auf den Markt gebracht worden sind. Jede Dosierung oder Applikation erfolgt auf eigene Gefahr des Benutzers. Autoren und Verlag appellieren an jeden Benutzer, ihm etwa auffallende Ungenauigkeiten dem Verlag mitzuteilen.

Inhalt

Abschnitt 10

Erkrankungen von Leber und Gallenblase........................ 551

Abschnitt 11

Erkrankungen der Nieren und Harnwege 581

Abschnitt 12

Ernährungs- und Stoffwechselstörungen............................. 637

Abschnitt 13

Erkrankungen im Hormonsystem....... 689

Abschnitt 14

Blutkrankheiten 729

Abschnitt 15

Krebs 785

Abschnitt 16

Erkrankungen des Immunsystems...... 803

Abschnitt 17

Infektionen............................ 835

Abschnitt 18

Erkrankungen der Haut 945

Abschnitt 19

Erkrankungen von Hals, Nase, Ohren... 991

Abschnitt 20

Augenleiden 1021

Abschnitt 21

Männergesundheit.................... 1051

Abschnitt 22

Frauengesundheit 1063

Abschnitt 23

Krankheiten bei Kindern 1185

Hinweise für Leserinnen und Leser

Dieses Buch wurde so gegliedert, daß es leicht und einfach zu gebrauchen ist. Die interessierenden Themen lassen sich schnell im Inhaltsverzeichnis oder im Register finden. Wer sich jedoch die Abfolge der einzelnen Abschnitte und Kapitel vor Augen ruft, wird sich im Buch noch leichter zurechtfinden und noch mehr an Information aus ihm ziehen können.

Abschnitte

Das Buch ist in Abschnitte aufgeteilt. Einige Abschnitte befassen sich mit Organen wie Augen, Haut, Herz und Blutgefäßen. Durch diesen Aufbau stehen die Informationen zu verwandten Themen möglichst dicht beieinander. Zum Beispiel folgen im Abschnitt Erkrankungen des Herzens und der Blutgefäße nach der Beschreibung der Arteriosklerose unmittelbar die Erkrankungen der Herzkranzgefäße, an denen die Arteriosklerose wesentlich beteiligt ist. Andere Abschnitte fassen medizinische Spezialgebiete zusammen, beispielsweise die Hormonstörungen oder die ansteckenden Krankheiten. Drei eigene Abschnitte befassen sich mit der Gesundheit von Männern, Frauen und Kindern.

Gewöhnlich beginnen die Abschnitte über ein Organ mit einem Kapitel, in welchem der normale Aufbau des Organs und seine Funktion beschrieben werden. Wer erst einmal weiß, wie das Herz funktioniert, oder wer gesehen hat, aus welchen Einheiten es besteht, kann dann unter Umständen auch eine bestimmte Herzkrankheit besser verstehen. Die meisten Abschnitte enthalten auch ein Kapitel, das die medizinischen Untersuchungen vorstellt, mit denen die in dem jeweiligen Abschnitt beschriebenen Krankheiten diagnostiziert werden können. Wer z. B. bei den Herzkranzgefäßerkrankungen nachschlägt, findet dann auch schnell das Kapitel mit den einschlägigen Diagnoseverfahren – beispielsweise die Herzkatheterisierung, die durchgeführt wird, um eine Herzkrankheit nachzuweisen.

Kapitel

Manche Kapitel befassen sich nur mit einer einzelnen Krankheit wie etwa der Osteoporose. Andere Kapitel fassen verwandte Krankheiten oder Störungen zusammen, beispielsweise Erkrankungen des Rückenmarks. Jedes Kapitel beginnt grundsätzlich mit einer Definition der Krankheit oder Störung, jeweils in *Kursivschrift*. Die weiteren Informationen sind durch eine feststehende Abfolge von Überschriften gegliedert: Ursachen, Symptome, Diagnose, Vorbeugung, Therapie und Prognose. **Fettgedruckte** Worte bzw. Wörter innerhalb des Textes heben Passagen von besonderer Bedeutung hervor.

Einige Kapitel befassen sich mit einem Symptom oder einer bestimmten Störung, die durch eine Krankheit verursacht wird. Zum Beispiel ist ein Kapitel innerhalb des Abschnitts über Hauterkrankungen dem Juckreiz und seinen vielen möglichen Ursachen gewidmet. Zusätzliche Informationen über die speziellen Ursachen von Juckreiz gibt es auch noch in anderen Teilen des Buches. Ein Kapitel im Abschnitt über Ernährungs- und Stoffwechselstörungen erklärt das komplizierte System, mit dem der Körper seinen Säure-Basen-Haushalt aufrechterhält, und außerdem die vielen Ursachen und Folgen einer Störung in diesem System.

Querverweise

Durch das gesamte Buch ziehen sich Querverweise, die auf weitere wichtige oder verwandte Beziehungen eines Themas aufmerksam machen. Querverweise sind im Text mit einem Symbol gekennzeichnet (Dreieck ▲, Quadrat ■, Stern ★, Punkt ●, Raute ◆, Herz ♥); die gleichen Symbole finden sich am Fuß der jeweiligen Buchseite, zusammen mit der Seitenzahl, wo weitere Informationen nachzulesen sind.

Medizinische Ausdrücke

Medizinische Fachausdrücke wurden im laufenden Text möglichst vermieden. Damit Laien diese aber dennoch zuordnen können, wenn Ärzte sie gebrauchen, wird die medizinische Bezeichnung einer Krankheit gewöhnlich in Klammern hinter der deutschen angegeben. Für eine ganze Reihe von Krankheiten gibt es jedoch keinen gebräuchlichen deutschen Ausdruck; dann wurde nur der medizinische Begriff verwendet. Auf Seite XVII findet sich eine Liste, in der die Bedeutung der Vorsilben, Stammwörter und Nachsilben, die in der medizinischen Fachsprache häufig verwendet werden, erklärt ist; diese Liste kann dabei helfen, das komplizierte, vielsilbige medizinische Vokabular zu enträtseln.

Kästen

Das Buch enthält viele Kästen, teilweise mit Abbildungen und Tabellen. Sie sollen den im Text beschriebenen Stoff besser verständlich machen, oder sie vermitteln zusätzliche, verwandte Informationen.

Arzneimittelinformation

Der Abschnitt über Arzneimittel, der auf Seite 23 beginnt, vermittelt umfangreiche Information über Medikamente. Wenn im laufenden Text des Buches Medikamente angesprochen werden, ist immer von ihrem Wirkstoff die Rede; Produktnamen werden nicht erwähnt. Der Anhang IV führt jedoch alphabetisch viele Arzneistoffe auf, die in dem Buch erwähnt werden, und ordnet ihnen einige Namen von Produkten zu, die diesen Wirkstoff enthalten.

Im Buch sind bewußt keine Arzneistoffdosierungen angegeben, da sich diese entsprechend den individuellen Bedingungen stark unterscheiden können. Welche Dosis sicher und wirkungsvoll ist, wird ganz entscheidend von Faktoren beeinflußt, wie Alter, Geschlecht, Gewicht oder Körpergröße, ob mehrere Krankheiten gleichzeitig vorliegen und ob zusätzlich noch andere Medikamente eingenommen werden. Deshalb müssen die Wahl des Wirkstoffes und seine Dosierung immer auf den einzelnen Menschen abgestimmt werden.

Untersuchungsmethoden

Überall im Buch werden Verfahren beschrieben, die zu Diagnosezwecken eingesetzt werden. Gewöhnlich wird ein Verfahren erklärt, wenn es das erste Mal in einem Kapitel erwähnt wird. Zusätzlich listet der Anhang III Untersuchungsmethoden und -werte auf, erklärt, wofür sie angewendet werden, und gibt Querverweise auf Passagen, in denen die ausführlichen Beschreibungen der jeweiligen Testmethoden zu finden sind.

Information und Hilfe

Im Anhang V sind die Adressen und Telefonnummern vieler Organisationen aufgelistet, die Menschen mit speziellen Krankheiten eine Hilfe sein können. Diese Organisationen erteilen weitergehende Informationen über eine Krankheit, oder sie helfen dabei, eine Selbsthilfegruppe in der Nähe des Kranken ausfindig zu machen.

Die Autoren, Lektoren und Herausgeber haben sich sehr darum bemüht, daß die Informationen in diesem Buch richtig sind und daß die Behandlungsmethoden dem Therapiestandard zur Zeit des Erscheinens entsprechen. Viele Informationen unterliegen aber einer ständigen Veränderung, die sich beispielsweise aus der fortwährenden, weitergehenden Forschung und aus klinischer Erfahrung ergeben; hinzu kommen berechtigte Meinungsverschiedenheiten unter den Fachleuten und außergewöhnliche, individuelle Aspekte oder Umstände bei betroffenen Personen; schließlich sind auch menschliche Fehler bei der Bearbeitung solch eines umfangreichen Textes möglich. Aus diesem Grund sind die in diesem Buch enthaltenen Informationen nicht auf individuelle Situationen übertragbar. Leserinnen und Lesern wird deshalb geraten, die aus dem Buch erhaltene Information stets mit einem Mediziner zu diskutieren.

Medizinische Begriffe

Auf den ersten Blick mag die medizinische Terminologie wie eine Fremdsprache anmuten. Doch oft hält man den Schlüssel zum Verständnis medizinischer Begriffe in der Hand, wenn man auf die Bestandteile des Wortes (Vorsilben, Wortursprung und Nachsilben) schaut. Zum Beispiel ist »Spondylose« eine Kombination aus den Wortteilen »spondylos«, dem griechischen Begriff für Rückgrat, und »lysis«, griechisch für Auflösung. Spondylose meint allgemein einen Wirbelsäulenschaden.

Die einzelnen Wortbestandteile werden bei vielen Begriffen gebraucht: »Spondylo« plus »itis« – welches für eine Entzündung steht – ergibt Spondylitis, eine Entzündung der Rückenwirbel. Dieselbe Vorsilbe plus »malacia« – was für »Erweichung« steht – wird zu Spondylomalazie, der Bezeichnung für eine Krankheit, bei der die Rückenwirbel langsam zusammensintern.

Schon wenn man die Bedeutung einiger weniger Wortteile kennt, kann das bei vielen medizinischen Begriffen helfen, sie zu erklären. Die nachfolgende Liste führt die gebräuchlichsten medizinischen Vorsilben, Wortursprünge und Nachsilben auf.

a(n)	un-, -los, -leer
aden(o)	Drüse
aer(o)	Luft
aku	Gehör
alg	Schmerz
ämie	Blut
andr(o)	Mann
angi(o)	Blutgefäß
ankyl(o)	gekrümmt, gebogen
ante	bevor
anter(i)	vor, vorne
anti	gegen
arteri(o)	Arterie
arthr(o)	Gelenk
artikul	Gelenk
ather(o)	fett(haltig)
audi(o)	hören
aur(i)	Ohr
aut(o)	selbst
bi, bis	zwei, zweifach, doppelt
brachy	kurz, klein
brady	langsam
bukk(o)	Wange
chol(e)	Galle
chondr(o)	Knorpel
daktyl(o)	Finger oder Zehe
dent	Zahn
derm(ato)	Haut
dipl(o)	doppelt
dors	Rücken
dys	schlecht, fehlerhaft
ektomie	Ausschneidung (Entfernung mittels Schnitt)
end(o)	innen
enter(o)	Darm, Eingeweide
enzephal(o)	Gehirn
epi	auf, äußerlich, Oberfläche
erythr(o)	rot
eu	normal
extra	außen
gastr(o)	Magen
gen	werden, entstehen
gloss(o)	Zunge
glyk(o)	Zucker, süß
gram, graph	schreiben
gyn	Frau
häm(ato)	Blut
hemi	halb
hepat(o)	Leber
hist(o)	Gewebe

hydr(o)	Wasser
hyper	hoch, viel
hypo	niedrig, wenig
hyster(o)	Gebärmutter
iatr(o)	Arzt
infra	unterhalb
inter	zwischen
intra	innen
itis	Entzündung
kardi(o	Herz
karzin(o)	Krebs
kontra	gegen, entgegen
korpor	Körper
kost(o)	Rippe
krani(o)	Schädel
kry(o)	Kälte
kut	Haut
lakt(o)	Milch
lapar(o)	Bauch
latero	Seite
leuk(o)	weiß
lingu(o)	Zunge
lip(o)	fett
lys(is)	Auflösung
mal	schlecht
malaz	weich
mamm(o)	Brust
mast(o)	Brust
megal(o)	groß
melan(o)	schwarz
mening(o)	Häute, Membranen
my(o)	Muskel
myel(o)	Mark
myk(o)	Pilz
nas(o)	Nase
nekr(o)	Tod
nephr(o)	Niere
neur(o)	Nerven
nutri	Ernährung
odyn(o)	Schmerz
okul(o)	Auge
oma	Tumor
onk(o)	Tumor
oophor(o)	Eierstock
ophthalm(o)	Auge
opie	Sicht
opsie	Untersuchung
orchi(o)	Hoden
osis	Zustand
osse(o)	Knochen
oste(o)	Knochen
ot(o)	Ohr
päd(o)	Kind
path(o)	krank
penie	Mangel
peps, pept	Verdauung
peri	herum
phag(o)	fressen, zerstören
pharmako	Arzneimittel
pharyng(o)	Kehle
phleb(o)	Vene
phob(ia)	Angst
plastie	Ersatz, Wiederherstellung
pleg(ie)	Lähmung
pneu	Atmung
pneum(ato)	Atem, Luft
pneumon(o)	Lunge
pod(o)	Fuß
poie	machen, produzieren
poly	viel
post	nach
poster(i)	zurück, hinter
presby	alt
prokt(o)	Anus
pseud(o)	falsch
pulmon(o)	Lunge
pyel(o)	Nierenbecken
pyr(o)	Fieber, Feuer
rachi(o)	Wirbelsäule
ren(o)	Nieren

rhag	aufgebrochen, geborsten
rhe	fließen
rhin(o)	Nase
skler(o)	hart
skop	Instrument
skopie	visuelle Untersuchung
somat(o)	Körper
spondyl(o)	Wirbelsäule
steat(o)	Fett
sten(o)	eng, kurz
steth(o)	Brustkorb
stom	Öffnung
supra	oberhalb
tachy	schnell
therap	Behandlung
therm(o)	Hitze
thorak(o)	Brustkorb
thromb(o)	Gerinnsel, Klumpen
tomie	Einschnitt (Operation mittels Einschnitt)
tox(i)	Gift
urie	Urin
vas(o)	Blutgefäß
ven(o)	Vene
vesik(o)	Blase
xer(o)	trocken
zephal(o)	Kopf
zerebr(o)	Gehirn
zervik	Hals
zirkum	rund, herum
zyan(o)	blau
zyst(o)	Blase
zyt(o)	Zelle

Grundlagen

KAPITEL 1

Anatomie

Zur Biologie gehören die Wissenschaften Anatomie und Physiologie. Anatomie ist die Lehre vom Aufbau, Physiologie die Lehre von den Funktionen der Lebewesen.

Der Aufbau von Lebewesen ist vielschichtig. Deshalb unterteilt man die Anatomie: von den kleinsten Bestandteilen der Zellen bis zu den größten Organen und ihren Wechselwirkungen mit anderen Organen. Unter makroskopischer Anatomie versteht man zum Beispiel das Studium des menschlichen Körpers mit dem bloßen Auge bei Untersuchungen und Obduktionen. Die Lehre von den Zellen (Zytologie) beschäftigt sich mit den Zellen und ihren Bestandteilen. Um sie zu studieren, sind Instrumente wie Mikroskope und besondere Beobachtungsmethoden erforderlich.

Zellen

Die Zelle wird oft für die kleinste Einheit eines Lebewesens gehalten, aber sie selbst ist aus vielen noch kleineren Teilen aufgebaut, die alle eine bestimmte Aufgabe erfüllen. Menschliche Zellen unterscheiden sich zwar in ihrer Größe, sind aber grundsätzlich alle ziemlich klein. Selbst die größte von ihnen, eine befruchtete Eizelle, ist mit dem bloßen Auge nicht sichtbar.

Menschliche Zellen sind von einer Membran umgeben. Diese Zellwand ist aber nicht nur eine Hülle. Sie hat Rezeptoren, mit denen sich die Zelle anderen Zellen gegenüber ausweist. Diese Rezeptoren reagieren auf Arzneimittel und auf Stoffe, die der Körper produziert; sie regeln, wieviel die Zelle von diesen Stoffen aufnimmt oder abgibt. Reaktionen, die an den Rezeptoren ablaufen, ändern oder kontrollieren häufig die Funktionen der Zelle.

Die beiden Hauptbestandteile innerhalb der Zellmembran sind das Zytoplasma und der Zellkern. Das Zytoplasma enthält Bestandteile, die Energie aufnehmen und umwandeln und die Aufgaben der Zelle ausführen. Der Zellkern enthält das genetische Material der Zelle und die Bestandteile, die für Zellteilung und Fortpflanzung zuständig sind.

Der Körper besteht aus vielen verschiedenen Zelltypen, die sich in Aufbau und Funktion unterscheiden. Manche, wie die weißen Blutkörperchen, bewegen sich frei, ohne Verbindung zu anderen Zellen. Andere, wie die Muskelzellen, sind fest mit den Nachbarzellen verbunden. Hautzellen zum Beispiel teilen und reproduzieren sich häufig; Nervenzellen vermehren sich überhaupt nicht. Drüsenzellen haben vor allem die Aufgabe, komplexe Stoffe, wie Hormone oder Enzyme, herzustellen. So produzieren die

Das Innere des Körpers

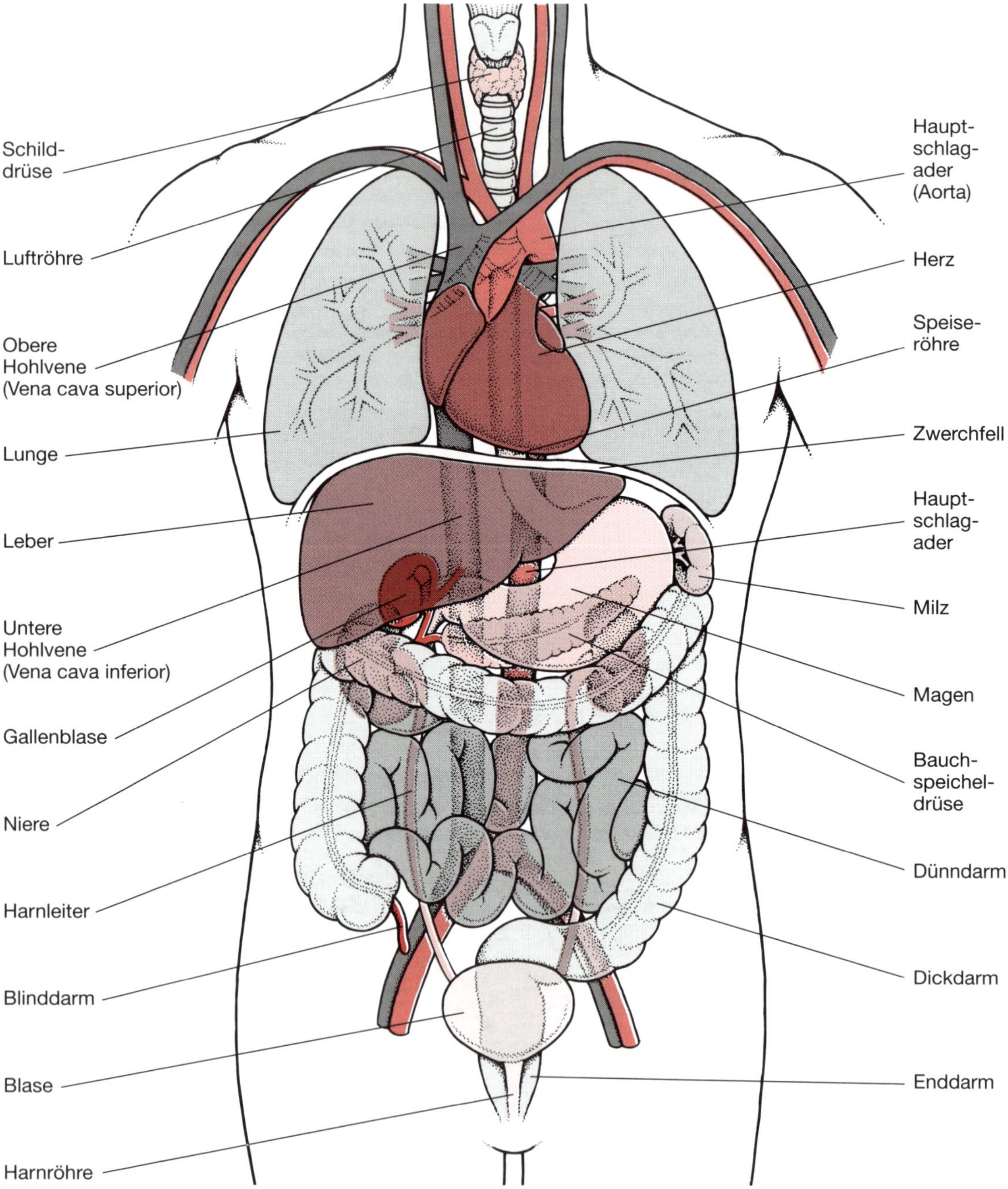

Das Innere einer Zelle

Es gibt zwar verschiedene Zelltypen, aber die meisten Zellen haben die gleichen Bestandteile. Eine Zelle hat einen Kern (Nukleus) und Zytoplasma und ist von einer Zellmembran umgeben. Die Membran steuert, was in die Zelle hinein- und was herausdarf. Der Kern steuert die Produktion von Eiweißen. Er enthält Chromosomen (das Erbmaterial der Zelle) und ein Kernkörperchen (Nukleolus), das Ribosomen herstellt. Das Zytoplasma besteht aus flüssigem Material und Organellen, die man als die Organe der Zelle ansehen kann. Das endoplasmatische Retikulum transportiert Material innerhalb der Zelle. Ribosomen stellen Eiweiße her, die der Golgi-Apparat »zusammenpackt«, damit sie die Zelle verlassen können. Mitochondrien erzeugen die Energie, die die Zelle für ihre Aktivitäten braucht. Die Enzyme in den Lysosomen können Partikel abbauen, die in die Zelle eindringen. Bestimmte weiße Blutkörperchen umschließen zum Beispiel Bakterien, die dann von diesen Enzymen zerlegt werden. Zentralkörperchen sind an der Zellteilung beteiligt.

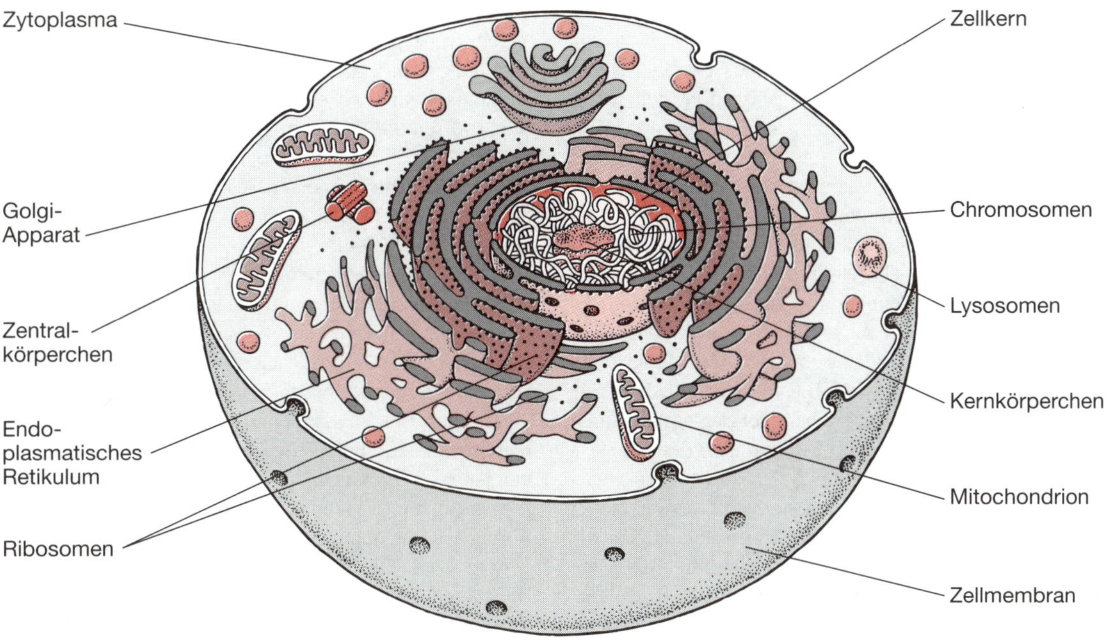

Beispiele verschiedener Zellen

Epithel-zelle

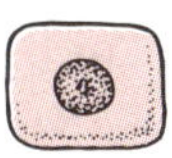

Muskel-zelle

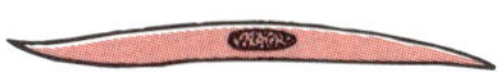

Nerven-zelle

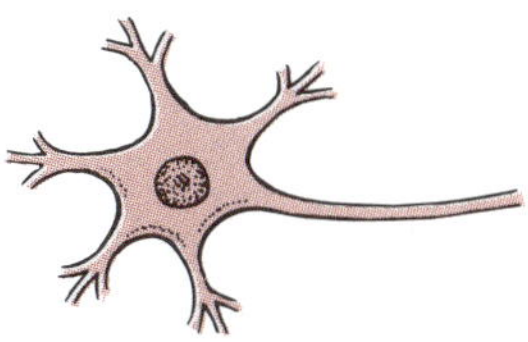

Bindegewebe-zelle

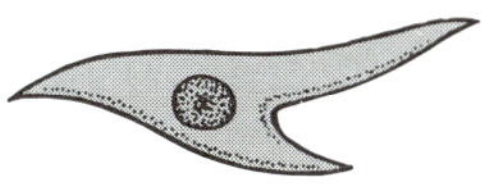

Zellen der Brustdrüsen Milch, die der Bauchspeicheldrüse Insulin, die der Lungenschleimhaut Schleim und die im Mund Speichel. Andere Zellen sind nicht dafür da, Substanzen herzustellen; Muskel- und Herzmuskelzellen zum Beispiel ziehen sich zusammen. Nervenzellen leiten elektrische Impulse weiter und ermöglichen so die Verständigung zwischen dem Zentralnervensystem (Gehirn und Rückenmark) und dem restlichen Körper.

Gewebe und Organe

Miteinander verbundene Zellen bezeichnet man als Gewebe. Die Zellen in einem Gewebe sind nicht unbedingt gleich, aber sie arbeiten zusammen, um bestimmte Aufgaben zu erfüllen. Entnimmt man dem Körper eine Gewebeprobe, um einen bestimmten Zelltyp unter dem Mikroskop zu betrachten, sind in der Probe auch andere Zelltypen zu erkennen.

Bindegewebe ist das feste, oft faserige Gewebe, das den Körper zusammenhält und stützt. Es ist in fast jedem Organ vorhanden und bildet einen großen Teil der Haut, Muskeln und Sehnen. Die Eigenschaften des Bindegewebes und die darin enthaltenen Zelltypen hängen von der Lage des Gewebes im Körper ab.

Organe erfüllen die Funktionen des Körpers. Jedes Organ hat einen unverwechselbaren Aufbau, der es ihm ermöglicht, bestimmte Funktionen zu erfüllen – zum Beispiel Herz, Lunge, Leber, Augen und Magen. Ein Organ besteht aus verschiedenen Gewebelagen und damit auch aus verschiedenen Zelltypen. Das Herz enthält zum Beispiel Muskelgewebe, das sich zusammenzieht und dadurch Blut durch die Adern pumpt, Fasergewebe, das die Herzklappen öffnet, und besondere Zellen, die die Geschwindigkeit und den Rhythmus des Herzschlags steuern. Im Auge sorgen Muskelzellen dafür, daß sich die Pupille öffnet und schließt. Es gibt im Auge Zellen, die Flüssigkeit produzieren und Licht wahrnehmen, und Nervenzellen, die Impulse zum Gehirn weiterleiten.Die Zellen von Linse und Hornhaut sind sogar durchsichtig. Selbst ein so einfaches Organ wie die Gallenblase besteht aus verschiedenen Zelltypen. Die einen bilden eine Schutzschicht gegen die Reizwirkung der Gallenflüssigkeit, die anderen formen die faserige Außenhülle, die alles zusammenhält. Muskelzellen ziehen sich zusammen, um Gallenflüssigkeit auszustoßen.

Organsysteme

Obwohl jedes Organ eine bestimmte Aufgabe zu erfüllen hat, ist es auch Teil einer Gruppe, des sogenannten Organsystems. Das Organsystem ist die organisatorische Einheit, nach der die medizinische Lehre aufgebaut ist, Krankheiten eingeteilt und Behandlungsmethoden geplant werden. Auch dieses Buch baut zum größten Teil auf den Organsystemen auf.

Ein Beispiel für ein Organsystem ist das Herz-Kreislauf-System, zu dem das Herz und die Blutgefäße gehören. Das Herz-Kreislauf-System ist für den Blutkreislauf zuständig. Das Verdauungssystem reicht vom Mund bis zum After; in ihm finden die Aufnahme und Verdauung von Nahrungsmitteln und das Ausscheiden der Abbaustoffe statt. Zu diesem System gehören außer dem Magen auch Dünn- und Dickdarm, die die aufgenommene Nahrung weitertransportieren, und Organe wie Bauchspeicheldrüse, Leber und Gallenblase, die Verdauungsenzyme produzieren, Giftstoffe aus dem Blut filtern und für die Verdauung wichtige Substanzen einlagern. Zum Bewegungsapparat gehören Knochen, Muskeln, Bänder, Sehnen und Gelenke, die den Körper stützen und bewegen.

Selbstverständlich funktioniert ein Organsystem nicht unabhängig von anderen. So braucht zum Beispiel das Verdauungssystem nach einem ausgiebigen Essen sehr viel Blut, um seine Aufgabe zu erfüllen. Daher nimmt es die Hilfe des Herz-Kreislauf-Systems und des Nervensystems in Anspruch. Die Blutgefäße des Verdauungssystems weiten sich, um mehr Blut zu transportieren. Nervenimpulse informieren das Gehirn über die zusätzliche Arbeit. Durch Nervenimpulse und chemische Substanzen, die ins Blut abgegeben werden, beeinflußt das Verdauungssystem sogar die Herztätigkeit. Das Herz reagiert, indem es mehr Blut pumpt, das Gehirn reagiert mit Sättigungsgefühl und verringertem Bewegungsdrang.

Die Verständigung zwischen Organen und Organsystemen ist lebenswichtig. Sie gestattet dem Körper, die Aufgaben jedes einzelnen Organs den Bedürfnissen des ganzen Körpers anzupassen. Das Herz muß wissen, wann sich der Körper ausruht, damit es langsamer schlägt, oder wann die Organe mehr Blut benötigen, damit es schneller pumpt. Die Nieren müssen wissen, wann der Körper zuviel Flüssigkeit enthält, damit sie mehr Urin ausscheiden, oder wann er unter Flüssigkeitsmangel leidet, damit sie Wasser zurückhalten können.

Durch diese Kommunikation hält sich der Körper im Gleichgewicht. Dieses Konzept nennt man Homöostase. Sie sorgt dafür, daß die Organe weder zuviel noch zuwenig arbeiten und sich gegenseitig unterstützen.

Die Verständigung innerhalb des Körpers, mit der die Homöostase aufrecht erhalten wird, läuft über das Nervensystem oder chemische Reize. Das vegetative Nervensystem steuert zum großen Teil dieses umfangreiche Netzwerk, das seinerseits die Körperfunktionen reguliert. Dieser Teil des Nervensystems funktioniert automatisch, wir müssen nicht darüber nachdenken und spüren kaum etwas davon. Die chemischen Stoffe, die die Nachrichten übermit-

Hauptorgansysteme

System	Organe im System
Herz-Kreislauf-System	• Herz • Blutgefäße (Arterien, Kapillaren, Venen)
Atmungsapparat	• Nase • Mund • Rachen • Kehlkopf • Luftröhre • Bronchien • Lunge
Nervensystem	• Gehirn • Rückenmark • Nerven
Haut	• Haut
Bewegungsapparat	• Muskeln • Sehnen und Bänder • Knochen • Gelenke
Blut	• Blutzellen und Blutplättchen • Plasma (flüssiger Teil des Blutes) • Knochenmark (in dem Blutzellen produziert werden) • Milz • Thymusdrüse
Verdauungsapparat	• Mund • Speiseröhre • Magen • Dünndarm • Dickdarm • Leber • Gallenblase • Bauchspeicheldrüse (der enzymproduzierende Teil)
Hormonsystem	• Schilddrüse • Nebenschilddrüsen • Nebennieren • Bauchspeicheldrüse (der hormonproduzierende Teil)
Harnorgane	• Nieren • Harnleiter • Blase • Harnröhre
Männliche Geschlechtsorgane	• Penis • Prostata (Vorsteherdrüse) • Samenbläschen • Samenleiter • Hoden
Weibliche Geschlechtsorgane	• Scheide • Muttermund • Gebärmutter • Eileiter • Eierstöcke

teln, nennt man Botenstoffe (Transmitter). Botenstoffe, die ein Organ produziert und die dann durch das Blut zu einem anderen Organ gelangen, heißen Hormone. Botenstoffe, die Nachrichten zwischen verschiedenen Teilen des Nervensystems übermitteln, nennt man Neurotransmitter.

Einer der bekanntesten Botenstoffe ist das Hormon Adrenalin (Epinephrin). Wenn ein Mensch plötzlich Angst bekommt oder unter Streß steht, schickt das Gehirn schnell eine Botschaft an die Nebennieren, die sofort Adrenalin freisetzen. In kürzester Zeit versetzt dieser chemische Stoff den gesamten Körper in Alarmbereitschaft. Diese Reaktion wird Flucht- oder Kampfreaktion genannt. Das Herz schlägt schneller und kräftiger, die Pupillen vergrößern sich, damit mehr Licht einfällt, der Atem geht schneller, und das Verdauungssystem verringert seine Tätigkeit, damit den Muskeln mehr Blut zur Verfügung steht. Diese Wirkung tritt sehr schnell ein und ist sehr stark.

Andere chemische Verständigungsmöglichkeiten sind weniger dramatisch, aber genauso wirkungsvoll. Leidet der Körper zum Beispiel unter Flüssigkeitsmangel, zirkuliert weniger Blut durch das Herz-Kreislauf-System. Rezeptoren in den Halsarterien registrieren, daß das Blutvolumen verringert ist. Sie senden dann durch die Nerven Impulse zur

Hirnanhangdrüse (Hypophyse), die daraufhin antidiuretisches Hormon produziert. Dieses Hormon veranlaßt die Nieren, weniger Urin zu produzieren und mehr Wasser zurückzuhalten. Gleichzeitig erzeugt das Gehirn Durstgefühl, damit die Person etwas trinkt.

Der Körper hat zudem noch eine Gruppe von Organen – das Hormonsystem –, dessen Hauptaufgabe es ist, Hormone herzustellen, die die Funktionen anderer Organe steuern. Zum Beispiel produziert die Schilddrüse Hormone, die den Grundumsatz steuern, also die Geschwindigkeit, mit der die chemischen Reaktionen im Körper ablaufen. Die Bauchspeicheldrüse produziert Insulin, das die Verwertung von Zucker kontrolliert, und die Nebennieren produzieren Adrenalin, das viele Organe darauf vorbereitet, mit Streß fertig zu werden.

Äußere und innere Barrieren

Der Körper hat viele Oberflächen, und manchmal ist es schwierig zu entscheiden, was innerhalb und was außerhalb des Körpers liegt. Die Haut – ein Organsystem – schützt den Körper offensichtlich vor dem Eindringen vieler schädlicher Substanzen. Und obwohl der Gehörgang von einer dünnen Schicht Haut bedeckt ist, geht man davon aus, daß er innerhalb des Körpers liegt, weil er bis tief in den Kopf hineinführt. Das Verdauungssystem ist ein langer Schlauch, der im Mund beginnt, sich durch den ganzen Körper windet und am After endet. Befindet sich Nahrung, die auf ihrem Weg durch diesen Schlauch vom Körper teilweise aufgenommen wird, innerhalb oder außerhalb des Körpers? Nährstoffe und Flüssigkeiten sind erst dann wirklich im Körper, wenn sie in den Blutkreislauf aufgenommen wurden.

Die Luft findet ihren Weg durch Nase und Hals in die Luftröhre (Trachea) und von dort in das verzweigte System der Lunge (Bronchien). Wo auf diesem Weg ist der Übergang von außen zu innen? Sauerstoff in der Lunge nützt dem Körper erst dann, wenn er in den Blutkreislauf gelangt. Dazu muß er eine dünne Zellschicht durchdringen, die die Lunge auskleidet. Diese Schicht dient als Barriere gegen Viren und Bakterien, zum Beispiel gegen die Erreger der Tuberkulose, die beim Einatmen in die Lunge geraten können. Solange es den Erregern nicht gelingt, in diese Zellen oder in den Blutkreislauf einzudringen, verursachen sie keine Krankheit. Da die Lunge über sehr viele Abwehrmechanismen verfügt – wie Antikörper, die Infektionen bekämpfen, und Flimmerhärchen, die das Überflüssige aus den Atemwegen entfernen –, lösen die meisten Erreger keine Krankheit aus.

Körperoberflächen trennen nicht nur innen und außen, sondern sorgen auch dafür, daß im Körper alles an seinem Platz bleibt und richtig funktionieren kann. Innere Organe schwimmen zum Beispiel nicht in Blut; Blut befindet sich normalerweise nur in den Blutgefäßen. Wenn es zu einer Blutung kommt – also Blut aus den Gefäßen austritt –, wird nicht nur das Gewebe geringer mit Nährstoffen und Sauerstoff versorgt, es kann auch zu schweren Schäden kommen. Schon eine sehr kleine Blutung im Gehirn zerstört Gehirnzellen, denn der Schädel, die knöcherne Hülle des Gehirns, hat keinen Spielraum, um sich auszudehnen. Andererseits wird kein Gewebe zerstört, wenn die gleiche Blutmenge in den Bauchraum austritt.

Speichel, der im Mund so wichtig ist, kann schweren Schaden anrichten, wenn er eingeatmet wird. Die vom Magen produzierte Salzsäure schadet dem Magen nur selten. Die Säure kann jedoch die Speiseröhre verätzen, wenn sie dorthin fließt, oder andere Organe schädigen, wenn sie die Magenwand durchdringt. Kot besteht aus unverdauten Nahrungsbestandteilen, die durch den After ausgeschieden werden. Er kann lebensbedrohliche Infektionen auslösen, wenn er durch die Darmwand in die Bauchhöhle gelangt.

Anatomie und Krankheit

Der menschliche Körper ist erstaunlich gut konstruiert. Die meisten Organe verfügen über Reserven oder zusätzliche Kapazitäten und funktionieren auch dann noch ausreichend, wenn sie geschädigt sind. Erst wenn zwei Drittel der Leber zerstört sind, treten schwere Folgen auf, und ein Mensch überlebt die Entfernung eines Lungenflügels, solange der andere normal funktioniert. Andere Organe sind dagegen weit anfälliger für Schäden. Wenn zum Beispiel durch einen Gehirnschlag ein kleiner Teil wichtigen Gehirngewebes zerstört wird, können Arm oder Bein gelähmt werden, das Gleichgewicht gestört sein oder die Sprachfähigkeit verlorengehen. Ein Herzinfarkt, bei dem ein Teil des Herzmuskels abstirbt, kann die Funktion des Herzens minimal beeinträchtigen, aber auch zum Tod führen.

Krankheiten beeinträchtigen den Aufbau des Körpers, und solche Veränderungen können Krankheiten verursachen. Wucherungen wie Krebs zerstören das Gewebe entweder direkt, oder sie erzeugen Druck, der das Gewebe zerstört. Wenn die Blutversorgung des Gewebes blockiert oder abgeschnitten ist, stirbt es ab (Infarkt) – wie beim Herzinfarkt (Myokardinfarkt) oder Schlaganfall (Gehirninfarkt).

Methoden, mit denen man in den Körper hineinsehen kann, sind daher für Diagnose und Behandlung von Krankheiten immer wichtiger geworden. Den ersten Durchbruch brachten die Röntgenstrahlen, durch die Ärzte das Innere des Körpers und Organe ohne Operation betrachten konnten. Ein weiterer großer Fortschritt war die Computertomographie (CT), bei der Röntgenstrahlen mit dem Computer verbunden werden. Eine Computertomographie erzeugt detaillierte, zweidimensionale Bilder des Körperinneren.

Weitere Möglichkeiten, Bilder des Körperinneren zu erhalten, sind die Ultraschalluntersuchung mittels Schallwellen, die Kernspintomographie (NMR), die sich die Bewegung von Atomen innerhalb eines magnetischen Feldes zunutze macht, und die Szintigraphie, bei der radioaktiv markierte Chemikalien in den Körper injiziert werden. Röntgen, CT, Ultraschall und NMR sind nichtinvasive Methoden, in den Körper hineinzusehen; immer jedoch, wenn man die Körpergrenze durchbricht, wie zum Beispiel bei einer Injektion oder einer Operation, spricht man von einer invasiven Methode.

Anatomie in diesem Buch

Da die Anatomie für die Medizin so wichtig ist, beginnt fast jeder Abschnitt dieses Buches mit der Beschreibung des Organsystems und seines Aufbaus. Die Zeichnungen im Buch konzentrieren sich auf den Teil der Anatomie, um den es im Text geht.

KAPITEL 2

Genetik

Das menschliche Erbgut ist im Zellkern einer jeden Körperzelle enthalten. Dieses genetische Material besteht aus verknäuelter DNA (Desoxyribonukleinsäure), die in komplexer Weise angeordnet ist und die Chromosomen bildet. Menschliche Zellen enthalten 46 Chromosomen zu Paaren, also 23 Chromosomenpaare, – ein Paar Geschlechtschromosomen eingeschlossen.

Jedes DNA-Molekül besteht aus einer langen Doppelschraube (Doppelhelix), die wie eine spiralig verdrehte Strickleiter aussieht. Die Stufen dieser Leiter, die den genetischen Code eines Menschen bestimmen, bestehen aus Paaren von vier unterschiedlichen Molekülen, den Basen. Als Stufen sind Adenin mit Thymin und Zytosin mit Guanin verbunden. Der genetische Code wird in Tripletts geschrieben. Jeweils drei Stufen der Leiter kodieren die Produktion einer bestimmten Aminosäure. Aminosäuren sind die Bausteine der Eiweiße (Proteine).

Wenn ein Teil des DNA-Moleküls aktiv Zellfunktionen steuert, spaltet sich die Helix der Länge nach reißverschlußartig in zwei Stränge auf. Ein Strang ist inaktiv; der andere dient als Schablone für einen RNA-(Ribonukleinsäure)Strang, der sich komplementär dazu bildet. Die RNA-Basen werden nach und nach in der gleichen Reihenfolge wie in dem inaktiven DNA-Strang angeordnet, nur tritt in der RNA die Base Urazil an die Stelle von Thymin. Diese RNA, die man als Boten-RNA (m-RNA, Messenger-RNA) bezeichnet, löst sich ab und wandert aus dem Zellkern ins Zytoplasma. Dort lagert sie sich an Ribosomen an. Ribosomen sind die Eiweißfabriken der Zelle. Die Boten-RNA veranlaßt das Ribosom, entsprechend der Aminosäurensequenz ein spezielles Eiweiß zu produzieren. Die Aminosäuren werden durch sogenannte Transfer-RNA (t-RNA) zu den Ribosomen geschafft. Die Transfer-RNA ist eine viel kleinere RNA. Jedes Transfer-RNA-Molekül trägt nur eine Aminosäure, die dann an die wachsende Eiweißkette angehängt wird.

Ein Gen enthält den Code, der für den Aufbau eines Eiweißes nötig ist. Je nach Größe des Eiweißes ist auch der Umfang der Gene unterschiedlich. Die Gene sind in einer festen Reihenfolge auf den Chromosomen angeordnet. Die Lage eines speziellen Gens auf dem Chromosom wird als sein »Locus« bezeichnet.

Die beiden Geschlechtschromosomen legen fest, ob ein Fetus weiblich oder männlich wird. Männer haben ein X- und ein Y-Chromosom und Frauen zwei X-Chromosomen, von denen nur eins aktiv ist. Das Y-Chromosom trägt nur relativ wenig Gene; eines davon ist geschlechtsbestimmend. Bei Männern treten alle auf dem X-Chromosom liegenden Gene, ob dominant oder rezessiv, auch im Erscheinungsbild auf. Gene auf dem X-Chromosom werden als geschlechtsgebunden oder X-gebunden bezeichnet.

X-Chromosom-Inaktivierung

Da Frauen zwei X-Chromosomen besitzen, verfügen sie auch über die doppelte Anzahl von X-Chromosom-Genen. Das käme einem Überangebot an manchen Genen gleich. Also wird – so nimmt man an – in einem sehr frühen fetalen Stadium in allen Körperzellen ein X-Chromosom lahmgelegt. Ausgenommen sind davon die Eizellen in den Eierstöcken. Das inaktive X-Chromosom kann man im Zellkern als »Barr-Körper« unter dem Mikroskop erkennen.

DNA-Struktur

DNA (Desoxyribonukleinsäure) ist das Genmaterial der Zelle. Es befindet sich in einem locker verknäuelten, fädigen Wirrwarr, das Chromatin heißt, im Kern einer jeden Zelle. Kurz vor einer Zellteilung wird die Verknäuelung enger, und es bilden sich Chromosomen heraus.

Das DNA-Molekül ist eine verknäuelte lange Doppelhelix, die aussieht wie eine spiralig verdrehte Strickleiter. In ihr sind zwei aus Zucker- und Phosphatmolekülen zusammengesetzte Stränge durch vier Moleküle miteinander verbunden, die Basenpaare bilden. Die Basenpaare sind Adenin mit Thymin und Guanin mit Zytosin. Sie bilden die Sprossen der Leiter. Jedes Paar dieser Basen wird durch eine Wasserstoffbrücke zusammengehalten. Ein Gen ist ein Teilstück der DNA mit einer besonderen Aufgabe und besteht aus einer festgelegten Basenabfolge (Sequenz).

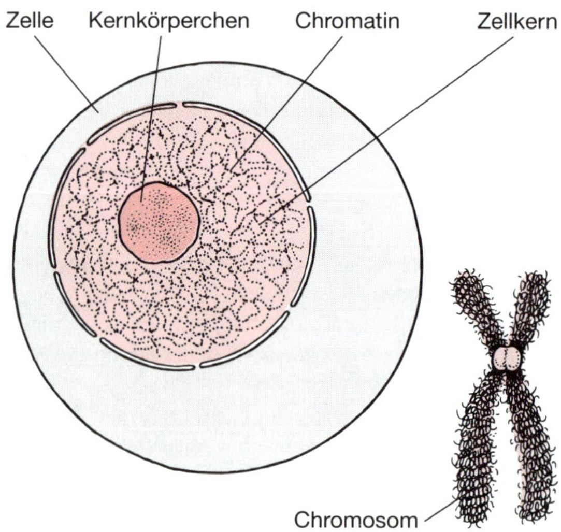

DNA Doppelhelix

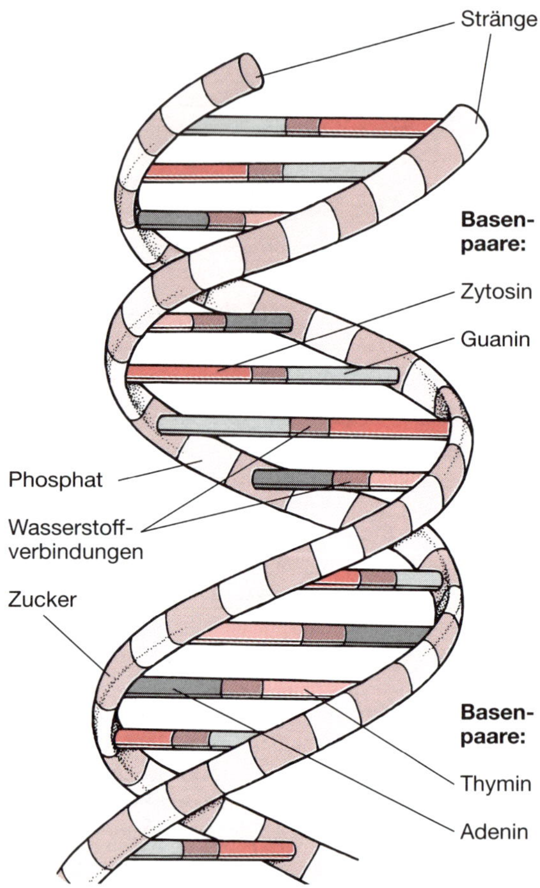

Die Inaktivierung eines X-Chromosoms erklärt einige Beobachtungen: So bewirkt zum Beispiel ein zusätzliches X-Chromosom erheblich geringfügigere Fehlbildungen als ein zusätzliches anderes (autosomales) Chromosom – egal, wie viele zusätzliche X-Chromosomen ein Mensch besitzt, bis auf eines scheinen sie alle inaktiviert zu werden. Frauen mit drei X-Chromosomen (Triplo-X-Syndrom) sind geistig und körperlich meist normal.▲ Dagegen kann ein zusätzliches autosomales Chromosom schwerste bis tödliche Störungen im fetalen Entwicklungsstadium hervorrufen. Ein Neugeborenes mit einem zusätzlichen autosomalen Chromosom (Trisomie) hat normalerweise eine ganze Reihe schwerer körperlicher und geistiger Fehlbildungen.■ Dementsprechend ist das Fehlen eines autosomalen Chromosoms für den Fetus immer tödlich, während das Fehlen eines X-Chromosoms (Turner-Syndrom) relativ geringfügige Fehlbildungen hervorruft.★

▲ Siehe Seite 1235

■ Siehe Seite 1235

★ Siehe Seite 1235

Beispiele genetischer Erkrankungen

Gene	Dominant	Rezessiv
Nicht X-gebunden	Marfan-Syndrom, Chorea Huntington	Mukoviszidose, Sichelzellenanämie
X-gebunden	Familiengebundene Rachitis, erbliche Nierenentzündung	Rot-Grün-Blindheit, Hämophilie

Genetische Abweichungen

Veränderungen bei einem oder mehreren Genen kommen, besonders bei rezessiven Genen, relativ häufig vor. Jeder Mensch hat sechs bis acht veränderte rezessive Gene. Sie können die Zellen aber nicht veranlassen, anders zu funktionieren, solange kein entsprechendes zweites rezessives Gen vorhanden ist. In der üblichen Bevölkerung kommt es nur selten vor, daß zwei gleiche rezessive Gene in einer Person zusammentreffen. Bei den Kindern naher Verwandter ist das dagegen schon eher der Fall. Das gleiche gilt für Gruppen, die nur untereinander heiraten, wie die Amisch oder die Mennoniten.

Die genetische Ausstattung eines Menschen nennt man den **Genotyp**. Das körperliche Erscheinungsbild entsprechend diesem Genotyp heißt **Phänotyp**.

Alle vererbten Eigenschaften sind genetisch verschlüsselt. In manchen Merkmalen, wie zum Beispiel der Haarfarbe, unterscheiden sich die Menschen einfach voneinander; das wird nicht als Abweichung angesehen. Allerdings können Eigenschaften, die durch ein verändertes Gen hervorgerufen sind, Erbkrankheiten bedingen.

Abweichung eines einzelnen Gens

Die Effekte, die ein einzelnes verändertes Gen auslöst, hängen davon ab, ob es dominant oder rezessiv ist und ob es auf dem X-Chromosom liegt (X-gebunden). Da jedes Gen den Aufbau eines ganz bestimmten Eiweißes bedingt, bewirkt ein abweichendes Gen den Bau eines falschen Eiweißes oder der falschen Menge. Das wiederum führt zu Störungen in Zellaufbau und Zellfunktion. Daraus resultieren dann Defekte im körperlichen Erscheinungsbild oder in den Körperfunktionen.

Nicht X-gebundene Gene

Die Effekte, die ein defektes dominantes Gen auf einem autosomalen Chromosom auslöst, können Fehlbildung, Krankheit oder die Veranlagung für gewisse Krankheiten sein.

Die folgenden Regeln gelten im allgemeinen für Merkmale, die auf **dominanten Genen** beruhen:

- Bei Menschen mit einem bestimmten Merkmal hat mindestens ein Elternteil das gleiche Merkmal; es sei denn, daß es sich um das Ergebnis einer Mutation handelt.
- Abweichende genetische Merkmale sind eher auf eine Mutation als auf elterliches Erbgut zurückzuführen.
- Besitzt ein Elternteil ein abweichendes Merkmal und der andere nicht, so liegt die Wahrscheinlichkeit, es zu erben oder nicht, für jedes Kind bei 50 Prozent. Hat der Elternteil das Gen für das abweichende Merkmal allerdings in doppelter Ausfertigung – was sehr selten vorkommt –, erben alle Kinder das Merkmal.
- Ein Mensch, der ein abweichendes Merkmal nicht aufweist, bei dessen Geschwistern es aber vorkommt, ist kein Träger dieses Gens und kann das Merkmal auch nicht an seine Nachkommen weitergeben.
- Frauen und Männer sind gleich häufig betroffen.
- Das abweichende Merkmal kann in jeder Generation auftauchen, und normalerweise tut es das auch.

Die folgenden Regeln gelten im allgemeinen für Merkmale, die auf **rezessiven Genen** beruhen:

- Bei ausnahmslos jedem mit einem bestimmten Merkmal tragen beide Elternteile das Gen für das Merkmal, auch wenn sie möglicherweise beide das Merkmal nicht aufweisen.
- Daß eine Mutation sofort als Merkmal erscheint, ist höchst unwahrscheinlich.
- Wenn ein Elternteil das Merkmal besitzt und der andere ein rezessives Gen, aber nicht das Merkmal, dann wird rein rechnerisch eine Hälfte der Kinder das Merkmal tragen, die andere wird zum sogenannten Überträger des rezessiven Gens. Fehlt dem Elternteil ohne Merkmal das rezessive Gen, dann sind alle Kinder merkmalsfrei, haben aber alle das rezessive Gen und können es an ihre Nachkommen weitergeben.
- Bei einer Person, die kein abweichendes Merkmal hat, bei deren Geschwistern es aber auftaucht, ist es sehr wahrscheinlich, daß sie ein einzelnes entsprechendes Gen trägt.
- Frauen und Männer sind gleich häufig betroffen.
- Das abweichende Merkmal kann in jeder Generation auftauchen, tut es aber normalerweise nicht, wenn nicht beide Elternteile Überträger sind, also wenigstens ein rezessives Merkmalsgen besitzen.

Vererbung veränderter rezessiver Gene

Manche Krankheiten sind auf ein verändertes rezessives Gen zurückzuführen. Damit die Krankheit zum Ausbruch kommt, muß ein Mensch zwei dieser rezessiven Gene besitzen, von jedem Elternteil eins. Wenn beide Eltern ein normales und ein verändertes Gen haben, sind sie frei von der Krankheit, können aber das veränderte Gen an ihre Kinder weitergeben. Die Chance, zwei veränderte Gene vererbt zu bekommen (und damit die Krankheit), beträgt für jedes Kind 25 Prozent. Der gleiche Prozentsatz gilt für die Vererbung zweier normaler Gene, während die Wahrscheinlichkeit, ein normales und ein verändertes Gen vererbt zu bekommen (also Überträger zu werden, wie die Eltern), bei 50 Prozent liegt.

Schlüssel

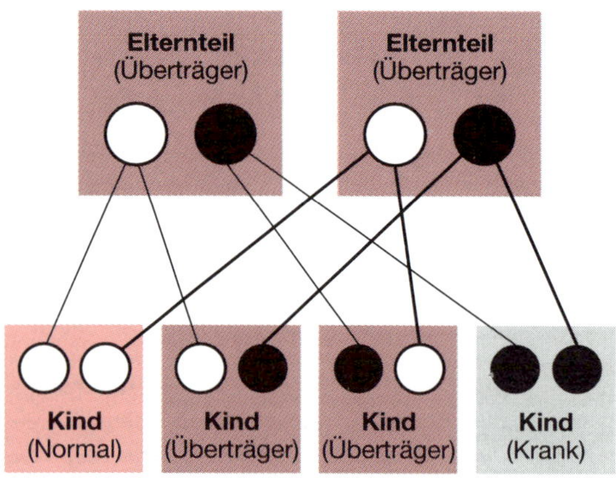

Dominante Gene, die schwere Krankheiten bedingen, sind selten. Sie pflegen sich selbst auszumerzen, denn die betroffenen Menschen sind meist viel zu krank, um Kinder zu bekommen. Allerdings gibt es einige Ausnahmen, wie zum Beispiel Chorea Huntington▲, bei der ein schwerer Verfall der Gehirnfunktionen auftritt. Da die Symptome normalerweise erst nach dem 35. Lebensjahr erscheinen, kann der oder die Betroffene bereits Kinder haben.

Rezessive Gene treten nur dann als Merkmal in Erscheinung, wenn eine Person zwei solcher Gene hat. Eine Person mit nur einem rezessiven Gen bildet das Merkmal nicht aus, fungiert aber als Überträger, der das Gen an seine Kinder weitergeben kann.

X-gebundene Gene

Das Y-Chromosom von Männern trägt nur sehr wenig Gene, daher sind die auf dem einzelnen X-Chromosom liegenden Gene unpaarig und treten infolgedessen – gleichgültig ob dominant oder rezessiv – als Merkmale in Erscheinung. Da Frauen zwei X-Chromosomen haben, gelten für X-gebundene Gene die gleichen Regeln wie für Gene auf autosomalen Chromosomen: Außer wenn zwei rezessive Gene ein Paar bilden, treten nur die Merkmale in Erscheinung, die von den dominanten Genen hervorgerufen werden.

Wenn ein abweichendes X-gebundenes Gen dominant ist, übertragen betroffene Männer die Abweichung auf alle ihre Töchter, aber auf keinen ihrer Söhne. Die Söhne betroffener Väter übernehmen nur sein Y-Chromosom, und das ist ja frei von dem abweichenden Gen. Betroffene Frauen mit nur einem abweichenden Gen übertragen die Abweichung statistisch auf die Hälfte ihrer Kinder, gleich, ob weiblich oder männlich.

Wenn ein abweichendes X-gebundenes Gen rezessiv ist, dann sind fast nur Männer Träger des Merkmales. Männer geben das abweichende Gen nur an ihre Töchter weiter, die dadurch alle zu Überträgerinnen werden. Mütter, die Überträgerinnen sind, geben, ohne selbst das Merkmal zu besitzen, das Gen an die Hälfte ihrer Söhne weiter, die wiederum in der Regel das Merkmal haben. Keine ihrer Töchter besitzt das Merkmal, aber die Hälfte wird Überträgerin.

Die Rot-Grün-Blindheit, von der zehn Prozent der Männer, aber nur selten Frauen betroffen sind, beruht auf einem X-gebundenen rezessiven Gen. Söhne erhalten das Gen für Farbenblindheit entweder von einer Mutter, die farbenblind ist, oder von einer, die das Merkmal nicht hat, aber das Gen überträgt. Vom Vater kann es nicht kommen, da dieser ja das Y-Chromosom beisteuert. Töchter farbenblinder Väter sind selten selbst betroffen, aber immer Trägerinnen des Gens für Farbenblindheit.

Intermediärer Erbgang

Beim intermediären Erbgang treten die zu beiden Genen gehörenden Merkmale in Erscheinung. Ein Beispiel ist die Sichelzellenanämie: Wenn eine Person ein normales und ein verändertes Gen hat, wird sowohl normaler als auch veränderter roter Blutfarbstoff (Hämoglobin) produziert.

▲ Siehe Seite 310

Vererbung veränderter rezessiver X-gebundener Gene

Wenn ein Gen X-gebunden ist, existiert es nur auf dem X- und nicht auf dem Y-Chromosom. Krankheiten, die auf veränderte rezessive X-gebundene Gene zurückzuführen sind, betreffen normalerweise nur Männer. Das liegt daran, daß Männer nur ein X-Chromosom besitzen. Frauen haben zwei, und meistens liegt auf einem ein normales Gen. Das normale Gen ist dominant und bewahrt die Frauen dadurch vor dem Ausbruch der Krankheit.

Wenn beim Vater ein verändertes rezessives Gen auf dem X-Chromosom liegt und die Mutter zwei normale Gene besitzt, dann erhalten Töchter ein abgewandeltes und ein normales Gen und werden zu Überträgerinnen. Von den Söhnen erbt keiner das veränderte Gen.

Wenn die Mutter Überträgerin ist und vom Vater das normale Gen kommt, erhält ein Sohn mit 50prozentiger Wahrscheinlichkeit das veränderte Gen von der Mutter. Bei Töchtern besteht jeweils zu 50 Prozent die Möglichkeit, zwei normale Gene zu erben oder ein normales und ein verändertes und damit Überträgerin zu werden.

Schlüssel

X Normales Gen

X Verändertes rezessives Gen

Y Gen für männliche Nachkommen

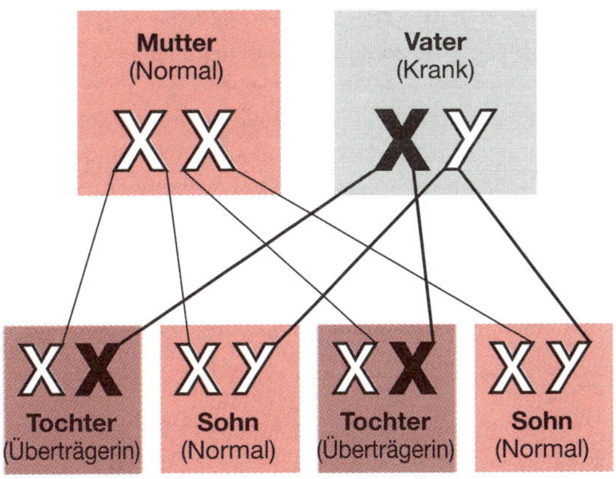

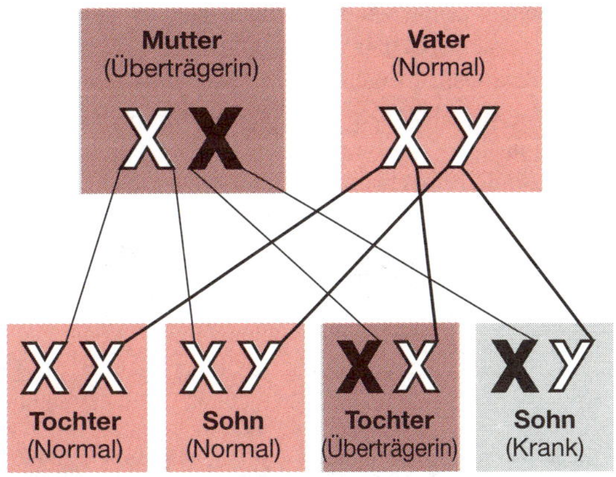

Genabweichungen in Mitochondrien

In jeder Zelle gibt es Mitochondrien, kleine Strukturen, die die Zelle mit Energie versorgen. Jedes Mitochondrium enthält ein ringförmiges Chromosom. Einige seltene Krankheiten sind auf abgewandelte Gene zurückzuführen, die auf diesem Chromosom im Mitochondrium liegen.

An der Entwicklung des Fetus in einem befruchteten Ei sind nur Mitochondrien aus der Eizelle beteiligt; alle Mitochondrien der Samenzelle sind weggefallen. Also werden Krankheiten, die auf abweichenden Mitochondrien-Genen beruhen, von der Mutter übertragen. Ein Mann mit solchen Genen kann keine der Krankheiten an seine Kinder weitergeben.

Krebsgene

Krebszellen enthalten möglicherweise Onkogene, also Gene, die Krebs verursachen (Tumorgene). ▲ Manchmal sind Onkogene abgewandelte Versionen von Genen, die für Wachstum und Entwicklung vor der Geburt verantwortlich sind, nach der Geburt aber dauerhaft außer Funktion gesetzt werden. Diese Onkogene könnten im späteren Leben reaktiviert werden und Krebs verursachen. Auf welche Weise diese Reaktivierung vor sich geht, ist nicht bekannt.

▲ Siehe Seite 785

Gentechnologie

Die rasante Entwicklung neuer Techniken begünstigt die Erforschung genetisch bedingter Krankheiten – sowohl vor als auch nach der Geburt. Besonders rasch erweitern sich die Kenntnisse im Bereich der DNA-Technologie.

Unter dem Namen Humanes Genomprojekt sind derzeit Bestrebungen im Gange, alle Gene auf menschlichen Chromosomen zu entschlüsseln und zu katalogisieren. Ein Genom ist der komplette Satz aller Chromosomen, die ein Mensch besitzt. Jeder Platz auf einem Chromosom ist durch ein bestimmtes Gen belegt. Das Merkmal, das diesem Platz entspricht, z. B. die Augenfarbe, ist für alle Menschen gleich. Die speziellen Eigenschaften des Merkmals sind, wie die dazugehörenden spezifischen Gene, von Mensch zu Mensch verschieden; sie geben jeder Person ihren individuellen Charakter.

Es gibt verschiedene Verfahren, um für Untersuchungszwecke eine ausreichende Zahl von Genkopien bereitzustellen. Kopien eines menschlichen Gens können im Labor durch Klonen hergestellt werden. Das zu kopierende Gen wird normalerweise in die DNA eines Bakteriums eingefügt. Bei jeder seiner Teilungen stellt es eine genaue Kopie seiner DNA her, einschließlich des eingefügten Gens. Bakterien vermehren sich sehr schnell, so daß in kürzester Zeit Milliarden von Kopien des Ursprungsgens entstehen.

Eine andere Technik zum Kopieren von DNA nutzt die Polymerase-Kettenreaktion (PCR). Ein ausgewähltes Teilstück (Segment) der DNA mit einem speziellen Gen kann im Labor innerhalb von Stunden mehr als 200 000mal vervielfältigt werden. Die DNA einer einzigen Zelle genügt, um die Polymerase-Kettenreaktion (PCR) in Gang zu setzen.

Um ein spezielles Gen auf einem ausgewählten Chromosom zu lokalisieren, benutzt man eine Gensonde. Ein geklontes oder kopiertes Gen wird durch Hinzufügen eines radioaktiven Atoms zu einer markierten Sonde, die das zu ihr spiegelverkehrte Stück der DNA aufsucht und sich dort anlagert. Mit Hilfe hochentwickelter fotografischer Verfahren kann die markierte Sonde dann genau lokalisiert werden.

Mit Gensonden läßt sich eine Anzahl von Krankheiten vor und nach der Geburt diagnostizieren. In Zukunft werden Gensonden wohl dazu benutzt werden können, die Menschen auf viele der gängigen Erbschäden zu testen. Allerdings erkrankt nicht jeder, der das Gen für eine mögliche Krankheit besitzt, auch daran.

Häufig wird zur DNA-Analyse ein Verfahren verwendet, das man Southern Blot nennt. Aus Zellen der Person, die untersucht werden soll, wird die DNA herausgelöst und mit Hilfe einer Gruppe von Endonuklease-Enzymen, die nur eingeschränkt wirken, in Segmente zerlegt. Die Teile werden nach dem Elektrophoreseverfahren in einem Gel getrennt, das auf ein Filterpapier aufgebracht und mit einer markierten Sonde versehen wird. Die Sonde bindet sich nur an ihren spiegelverkehrten Partner und kennzeichnet so das Segment der DNA.

KAPITEL 3

Körperliche Veränderungen im Alter

Die Lebenserwartung ist im Laufe der Jahrzehnte stetig gestiegen. Für einen Mann lag sie 1996 in Deutschland bei 73,8 Jahren, für eine Frau bei 80 Jahren.

Der Anstieg der durchschnittlichen Lebenserwartung hat jedoch kaum etwas an dem Alter geändert, das Menschen maximal erreichen können. Seit es Aufzeichnungen darüber gibt, hat kaum jemand das 120. Lebensjahr überschritten.

Theorien des Alterns

Jedes Wesen altert und durchlebt dabei von der Geburt bis zum Tod deutliche Veränderungen. Keine der Theorien, warum Menschen altern, konnte bisher bewiesen werden. Dennoch können Teile dieser Theorien als Erklärung dafür dienen, warum Menschen altern und sterben.

Die genetische Programmierungstheorie geht davon aus, daß das Alter einer Art in den Genen vorgegeben ist. Gene bestimmen die Lebensdauer von Zellen. Wenn Zellen sterben, arbeiten die Organe nicht mehr richtig und können schließlich ihre lebenserhaltenden biologischen Aufgaben nicht mehr erfüllen. Genetisch festgelegtes Altern dient der Arterhaltung; ältere Mitglieder sterben, um jüngeren Platz zu machen.

Die Theorie der Fehleranhäufung nimmt die freien Radikale in Blick. Nach dieser Theorie altern Zellen, weil die chemischen Vorgänge, die ständig in ihnen ablaufen, den Zellen Schaden zufügen. Bei diesen chemischen Reaktionen entstehen Giftstoffe (Toxine), die man als »freie Radikale« bezeichnet. Die freien Radikale beschädigen letzten Endes die Zellen und verursachen damit den Alterungsprozeß. Im Lauf der Zeit nehmen die Zellen immer mehr Schaden, so daß sie nicht mehr richtig arbeiten oder absterben. Dieser Prozeß führt schließlich zum Tod. Bei jeder Art verläuft der Alterungsprozeß anders, je nachdem, wie ihre Zellen freie Radikale produzieren und auf sie reagieren.

Körperliche Veränderungen

Der menschliche Körper verändert sich auf vielfältige Weise, während er altert. Das erste Zeichen des Alterns ist vielleicht, wenn die Augen nahegelegene Objekte nicht mehr so leicht scharf sehen (Alterssichtigkeit). Ab etwa vierzig Jahren wird es für viele Menschen beschwerlich, ohne Brille zu lesen. Auch das Gehör verändert sich im Alter. Man verliert die Fähigkeit, sehr hohe Töne zu hören (Altersschwerhörigkeit). Ältere Menschen finden daher Geigenmusik oft nicht mehr so bewegend wie früher. Außerdem glauben viele ältere Menschen, daß ihre Mitmenschen murmeln, weil die geschlossenen Konsonanten (Laute wie k, t, s, p und ch) hohe Töne sind, und sie diese nicht mehr so gut hören.

Bei den meisten Menschen nimmt der Anteil des Körperfetts im Alter um bis zu dreißig Prozent zu. Auch die Fettverteilung ändert sich: Es wird weniger unter der Haut, verteilt im ganzen Körper, und mehr im Bauchraum abgelagert. Dadurch verändert sich die Figur, die Haut wird dünner, empfindlicher und bekommt Falten.

Die meisten inneren Funktionen werden im Alter ebenfalls schwächer. Meistens erreichen sie kurz vor dem dreißigsten Lebensjahr ihren Höhepunkt und lassen dann langsam, aber stetig nach. Dennoch reicht die Funktion der meisten Organe ein Leben lang aus, weil ihre Kapazität größer ist als der eigentliche Bedarf des Körpers (Funktionsreserve). Wenn die Hälfte der Leber zerstört wäre, stünde dem Körper immer noch genug Lebergewebe für die normalen Funktionen zur Verfügung. Für den Ausfall von Organen ist weniger der Alterungsprozeß an sich verantwortlich, als vielmehr Krankheiten. Die nachlassenden Organfunktionen ziehen nach sich, daß ältere Menschen stärker unter den unerwünschten Wirkungen von Medikamenten, unter Veränderungen der Umwelt, Giften und Krankheiten leiden.

Die nachlassende Funktion der meisten Organe beeinträchtigt das Leben der Menschen nur wenig; allerdings können sich bei einigen Organen erhebliche Auswirkungen auf Gesundheit und Wohlbefinden ergeben. Die Blutmenge, die das Herz im Ruhezustand pumpt, verändert sich im Alter nicht; bei Maximalbelastung leistet das Herz jedoch nicht mehr so viel wie früher. Deshalb sind ältere Sportler nicht mehr so leistungsfähig wie jüngere. Die veränderte Nierenfunktion kann bei älteren Menschen dazu führen, daß es sehr viel länger dauert, bis Arzneimittel ausgeschieden werden. ▲

Meist ist es schwierig festzustellen, welche Veränderungen auf den Alterungsprozeß zurückzuführen sind und welche auf die Lebensweise eines Menschen. Bewegungsarmut, falsche Ernährung, Nikotinkonsum sowie Alkohol- und Drogenmißbrauch schädigen die Organe mit der Zeit oft mehr als der Alterungsprozeß selbst. Bei Menschen, die Giftstoffen ausgesetzt waren, lassen die Organfunktionen manchmal schneller oder stärker nach als bei anderen. Davon sind besonders Nieren, Lunge und Leber betroffen. Wer am Arbeitsplatz Lärm ausgesetzt war, leidet häufig unter einem starken Hörverlust.

Einige dieser Veränderungen lassen sich durch eine gesunde Lebensweise vermeiden. Es ist zum Beispiel grundsätzlich sinnvoll, mit dem Rauchen aufzuhören, auch für Menschen über achtzig. Man verbessert dadurch die Lungenfunktion und verringert die Gefahr von Lun-

Wie sich der Körper im Alter verändert

- Nieren, Leber und Gehirn sind weniger gut durchblutet.
- Es dauert länger, bis Nieren Medikamente und Giftstoffe ausscheiden.
- Es dauert länger, bis die Leber Gifte und die meisten Medikamente abbaut.
- Das Herz schlägt unter Belastung nicht mehr so schnell. Im Ruhezustand ändert sich nichts.
- Das Herz kann nicht mehr so viel Blut pumpen.
- Die Zuckertoleranz verringert sich.
- Das Lungenvolumen wird geringer.
- Nach dem Ausatmen bleibt mehr Luft in der Lunge zurück.
- Die Infektionsabwehr der Zellen läßt nach.

▲ Siehe Seite 40

Krankheiten, die vorwiegend ältere Menschen betreffen

Krankheit	Erklärung
Alzheimer-Krankheit oder andere Formen der Demenz	Hirnerkrankungen, die zu einem fortschreitenden Verlust des Gedächtnisses und anderer intellektueller Fähigkeiten führen
Wundliegen	Aufbrechen der Haut durch zu langen Druck
Vergrößerte Prostata	Vergrößerung der Vorsteherdrüse (bei Männern); behindert den Harnabfluß
Grauer Star	Trübung der Augenlinse mit Verschlechterung des Sehvermögens
Chronisch-lymphatische Leukämie	Eine Form der Leukämie
Typ II-Diabetes	Eine Form des Diabetes, bei der nicht immer eine Insulinbehandlung nötig ist
Grüner Star	Erhöhung des Augeninnendrucks; kann unbehandelt zur Verschlechterung des Sehvermögens und zur Erblindung führen
Monoklonale Gammopathien	Verschiedene Erkrankungen, bei denen die Vermehrung eines einzigen Zelltyps zur Produktion großer Mengen Immunglobulin führen kann
Arthrose	Schmerzhafter fortschreitender Abbau des Gelenkknorpels
Osteoporose	Kalziumverlust in den Knochen, die dann leichter brechen
Parkinson-Krankheit	Langsam fortschreitende degenerative Hirnerkrankung, die zu Zittern, Muskelversteifung, Bewegungsschwierigkeiten und Gangunsicherheit führt
Prostatakrebs	Krebserkrankung der Vorsteherdrüse (bei Männern)
Gürtelrose (Herpes zoster)	Wiederaufflammen des Windpockenvirus, das zu Hautausschlag führt und langanhaltende Schmerzen verursachen kann
Schlaganfall	Eine Blockierung in oder Blutung aus einem Blutgefäß im Gehirn, die zu Schwäche, Gefühlsverlust, Sprachschwierigkeiten oder anderen neurologischen Ausfällen führt
Blaseninkontinenz	Verlust der Blasenkontrollfunktion

genkrebs. Übungen mit Gewichten dienen in jedem Alter dem Erhalt der Muskel- und Knochenstärke.

Krankheitsfolgen

Geriatrie ist die Altersheilkunde. Gerontologie ist die Wissenschaft von den Alterungsvorgängen. Es gibt kein bestimmtes Alter, ab dem ein Mensch als »alt« gilt. Traditionell geht man vom Rentenalter aus, also vom 65. Lebensjahr.

Eine Reihe von Krankheiten bezeichnet man als geriatrische Krankheiten, weil sie fast ausschließlich bei älteren Menschen vorkommen. Andere Leiden kommen in allen Altersstufen vor, bei älteren Menschen aber häufiger; sie können andere Symptome oder Komplikationen hervorrufen oder schwerer verlaufen.

Ältere Menschen erleben eine Krankheit oft anders als junge Erwachsene. Eine Schilddrüsenunterfunktion führt bei jüngeren Menschen gewöhnlich zur Gewichtszunahme und einem Gefühl der Trägheit. Bei älteren kann ein Verwirrungszustand hinzukommen, der mit Demenz verwechselt werden kann. Bei einer Überfunktion der Schilddrüse werden jüngere Menschen gewöhnlich überaktiv und verlieren an Gewicht; ältere können davon schläfrig werden, ziehen sich zurück, sind verwirrt und depressiv. Junge Menschen mit Depressionen ziehen sich zurück, weinen und sind offensichtlich unglücklich. Bei älteren Menschen kann es auch zu Verwirrungszuständen, Gedächtnisverlust und Teilnahmslosigkeit kommen. All diese Symptome können mit Demenz verwechselt werden.

Akute Krankheiten, wie ein Herzanfall, ein Oberschenkelhalsbruch oder eine Lungenentzündung, bedeuteten früher für ältere Menschen fast immer den Tod. Heute können diese Krankheiten zwar nicht immer geheilt, aber behandelt und ihre Folgen eingedämmt werden. Auch chronische Krankheiten sind nicht mehr zwangsläufig mit einer Behinderung verbunden. Viele Menschen mit Diabetes, Nierenproblemen, Herzkrankheiten und anderen chronischen Erkrankungen können ein aktives und unabhängiges Leben führen.

Häufig hängt es von sozialen und finanziellen Faktoren ab, welche Art der Hilfe ältere Menschen suchen und bekommen. Viele verbergen kleinere gesundheitliche Probleme und nehmen erst dann medizinische Hilfe in Anspruch, wenn das Problem größer geworden ist. Viele ältere Menschen haben mehrere gesundheitliche Probleme gleichzeitig, die sich gegenseitig beeinflussen können. Depressionen verschlimmern zum Beispiel eine Demenz, und Infektionen verlaufen bei Diabetikern oft schwerer.

Soziale Faktoren verschlimmern bei älteren Menschen eine Krankheit oft. Wenn Patienten durch eine Krankheit vorübergehend oder dauerhaft ihre Unabhängigkeit verlieren, kann bei älteren Menschen eine Depression hinzukommen. Außer der sozialen Unterstützung ist dann auch psychologische Hilfe vonnöten. Deshalb empfehlen Geriater häufig eine bereichsübergreifende Versorgung. Dabei arbeitet ein Team aus medizinischem Personal, Therapeuten, Apothekern und Psychologen unter der Leitung eines Arztes zusammen.

KAPITEL 4

Sterben und Tod

Noch vor einem Jahrhundert starben fast alle Menschen, die schwer verletzt wurden oder eine ernsthafte Infektion bekamen, relativ schnell. Wer unter einer Herzkrankheit litt oder Krebs hatte, lebte nach der Diagnose meistens nicht mehr lange. Der Tod war eine vertraute Erfahrung, und die meisten Menschen erwarteten von Ärzten kaum mehr als eine pflegende Betreuung.

Heute wird der Tod weniger als ein Teil des Lebens betrachtet, denn vielmehr als ein Ereignis, das auf unbestimmte Zeit hinausgeschoben werden kann. Die häufigsten Todesursachen für Menschen über 65 sind Herzkrankheiten, Krebs, Schlaganfall, obstruktive Atemwegerkrankungen, Lungenentzündung und Demenz. Moderne Behandlungsmethoden verlängern das Leben von Menschen mit diesen Krankheiten; oft leben sie noch viele Jahre mit guter Lebensqualität. Bei anderen wird das Leben zwar verlängert, aber die Lebensqualität und die Körperfunktionen lassen nach. Der Tod kommt häufig unerwartet, obwohl die Familie wußte, daß der Betreffende schwer krank war.

Wenn man sagt, daß ein Mensch im Sterben liegt, rechnet man in den nächsten Stunden oder Tagen mit seinem Ableben. Manchmal sagt man auch von Menschen, die sehr alt oder sehr gebrechlich sind beziehungsweise eine tödliche Krankheit wie Aids haben, daß sie sterben. Die meisten Menschen mit chronischen Krankheiten – Herzkrankheiten, bestimmte Krebsarten, Lungenemphysem, Leber- oder Niereninsuffizienz, Alzheimer oder andere Formen der Demenz – leben noch jahrelang, auch wenn sich ihre körperlichen Aktivitäten immer mehr beschränken.

Den Tod vorhersagen

Vielen Angehörigen und manchmal auch den Betroffenen selbst erscheint es hilfreich, den Zeitraum zu kennen, in dem ein Mensch mit einer chronischen Krankheit voraussichtlich sterben wird. Bei einem Durchschnittspatienten mit definierten Bedingungen können Ärzte eine ziemlich genaue Kurzzeitprognose abgeben. Diese basiert auf der statistischen Auswertung von Daten großer Gruppen von Patienten in dem gleichen Zustand. So kann man zum Beispiel mit einiger Berechtigung sagen, daß fünf von 100 Patienten, die die gleiche lebensgefährliche Krankheit haben, überleben und aus dem Krankenhaus entlassen werden. Schwieriger ist es jedoch vorherzusagen, wie lange eine bestimmte Person noch zu leben hat. Der Arzt muß sich dabei auf Wahrscheinlichkeiten verlassen. Wenn die Überlebenschancen bei nur zehn Prozent liegen, sollte man akzeptieren, daß der Tod sehr wahrscheinlich ist, und es ist sinnvoll, sich darauf vorzubereiten.

Wenn keine statistischen Daten vorliegen, kann der Arzt häufig keine Prognose abgeben, oder er stützt sie auf persönliche Erfahrung; das mag dann weniger zuverlässig sein. Manche Ärzte ziehen es auch vor, ihren Patienten Hoffnung zu machen, indem sie von erstaunlichen Heilungen berichten und verschweigen, wie groß die Gefahr des Ablebens im betreffenden Fall ist. Todkranke und ihre Familien haben jedoch einen Anspruch auf umfassende Information und eine möglichst realistische Prognose, wenn sie diese Informationen denn haben wollen.

In manchen Situationen bleibt dem Kranken häufig nur die Wahl, etwas eher zu sterben, aber ohne allzu großes Leiden, oder aber eine aggressive Therapie in Kauf zu nehmen, die das Leben ein wenig verlängert, den Prozeß des Sterbens aber wahrscheinlich nur hinausschiebt. Leiden und Abhängigkeit verstärken sich, die Lebensqualität geht verloren. Dennoch haben Patienten und ihre Angehörigen oft das Gefühl, daß sie jede noch so geringe Chance nutzen müßten, auch wenn die Aussicht auf Heilung unrealistisch ist. Wenn ein todkranker Patient oder seine Angehörigen eine solche Entscheidung treffen, spielen auch philosophische Fragen, persönliche Werte und religiöse Vorstellungen eine große Rolle.

Zeitlicher Ablauf des Sterbens

Das Sterben kann ein langsamer Prozeß sein – gezeichnet von Komplikationen und Nebenwirkungen (zum Beispiel bei manchen Krebspatienten). Meist lassen etwa einen Monat vor dem Tod Energie, Körperfunktionen und Wohlbefinden drastisch nach. Der Mensch verfällt, und alle können den nahen Tod erkennen.

Die Entwicklung kann aber auch anders verlaufen. Manchmal verschlechtert sich der Zustand eines schwer erkrankten Patienten, der sich im Krankenhaus einer aggressiven Therapie unterzieht, ganz plötzlich. Dann ist erst wenige Tage oder Stunden vor seinem Ableben zu erkennen, daß er im Sterben liegt. Zunehmend häufiger jedoch zieht sich der Verfall über einen langen Zeitraum hin, in dem die Fähigkeiten immer weiter abnehmen. In dieser Zeit können immer wieder Krisen mit schweren Symptomen auftreten. Dieses Muster läßt sich bei neurologischen Erkrankungen wie Alzheimer genauso verfolgen wie bei Lungenemphysemen, Leber- und Niereninsuffizienz und anderen chronischen Erkrankungen. Schwere Herzerkrankungen schränken die Möglichkeiten der Patienten über lange Zeit hinweg ein; dabei kann es immer wieder zu schweren Symptomschüben kommen. Der Tod tritt jedoch meist ganz plötzlich ein, verursacht von einer Unregelmäßigkeit im Herzrhythmus (Arrhythmie).

Wenn der wahrscheinliche Krankheitsverlauf bekannt ist, kann es dem Patienten und der Familie leichter fallen, die letzten Dinge zu planen. Ist die Wahrscheinlichkeit einer Arrhythmie groß, sollten sie jederzeit auf den Tod vorbereitet sein. Bei Krebspatienten kann man gewöhnlich an dem einsetzenden Verfall erkennen, daß das Lebensende naht.

Entscheidungen treffen

Wenn jemand auf den Tod krank ist, ist es besonders wichtig, daß Arzt und Patient offen und ehrlich darüber sprechen, wie der Betroffene während seines letzten Lebensabschnitts versorgt werden möchte. Nur so läßt sich für den Kranken die bestmögliche Lebensqualität erreichen. Der Arzt teilt den Beteiligten mit, wie er die Chancen und Risiken während und nach den verschiedenen Behandlungsmethoden einschätzt. Der Patient informiert den Arzt und seine Familie darüber, was er bereit ist, auf sich zu nehmen und was nicht. Der Patient sollte deutlich sagen, welche Behandlung er wünscht, wie weit sie durchgeführt werden soll, wo er sterben möchte und wie er in der letzten Phase seines Lebens versorgt werden möchte.

Bei der Auswahl des Arztes sollte man sich erkundigen, ob der Arzt ausreichend Erfahrung in der Begleitung Todkranker hat. Betreut er seine Patienten in allen Phasen der Krankheit zu Hause oder im Pflegeheim? Behandelt der Arzt die Symptome vollständig bis zum Lebensende (Palliativpflege)? Ist der Arzt mit häuslicher Pflege, Physiotherapie und ambulanten Pflegediensten in der Gemeinde vertraut? Kennt er die Qualität dieser Dienste, und weiß er, wo Patienten und Familie bei Bedarf intensive Pflege bekommen können?

Zum Pflegesystem gehören die Heilbehandlung in niedergelassenen Praxen und Krankenhäusern, die Personal- und Sachleistungen der Pflegeversicherung, die Pflegeheime und ambulanten Pflegedienste. Auskünfte von Ärzten, Pflegepersonal, anderen Patienten, deren Familien und Sozialarbeitern helfen meist dabei, die richtige Versorgung zu finden.

- Welche Behandlungen und Versorgungen gibt es überhaupt?
- Welche Informationen gibt es über Behandlungser-

folge? Wie kann ein Patient Kontakt mit anderen Familien und Patienten aufnehmen, die so behandelt worden sind?
- Welche noch im Stadium der Erprobung befindlichen Behandlungsmethoden gibt es? Wie sind andere Patienten mit diesen Methoden zurechtgekommen?

Nachdem Patienten und Familie diese Fragen gestellt haben, sollten sie überlegen:
- Haben sie den Eindruck, daß ihre Fragen ehrlich beantwortet wurden?
- Werden sie bei der angestrebten Lösung medizinisch, seelisch und finanziell ausreichend unterstützt?
- Lassen sich die in Anspruch genommenen Dienste auf persönliche Bedürfnisse und Vorstellungen ein?

Patientenverfügungen

Patientenverfügungen▲, auch Patiententestament genannt, sind für den Arzt verbindlich, sofern sie sich auf die konkrete Behandlungssituation beziehen und der Arzt nicht irgendwelche Umstände erkennt, aus denen er schließen kann, daß der Patient seine einmal getroffene Verfügung jetzt nicht mehr aufrecht erhalten würde.

Diese medizinischen Vorausverfügungen sind wichtig, falls der Patient in die Lage kommt, keine Entscheidungen mehr treffen zu können. Sie können so abgefaßt werden, daß sie die noch oder nicht mehr gewünschte Behandlung im Zustand zwischen Leben und Tod regeln. Im Vorfeld dessen können Betreuungsverfügungen Empfehlungen und Wünsche des Kranken enthalten, welchen Betreuer er sich wünscht und auf welche Art er gepflegt werden möchte.

Vorsorgevollmacht

Wenn sich ein Patient in einer Situation befindet, in der er über seine Behandlung nicht mehr willentlich entscheiden kann, ist der Arzt gehalten, die Einwilligung zu den notwendigen Maßnahmen von einem gesetzlichen Vertreter, z.B. den Eltern oder nahen Anverwandten, einzuholen. Man kann aber auch eine Person seines Vertrauens mit einer sogenannten Vorsorgevollmacht ausstatten.■ Damit ist gewährleistet, daß diese Person als Bevollmächtigte Entscheidungen über die medizinische Versorgung des Patienten treffen darf, wenn dieser dazu nicht mehr in der Lage ist. Besonders hilfreich kann das bei Menschen sein, die in juristisch nicht anerkannten Partnerschaften leben oder die z.B. bestimmten Verwandten die Entscheidungsgewalt über ihr Leben gerade *nicht* überlassen wollen. Die Entscheidung eines Bevollmächtigten über eine Behandlung, die das Leben des Kranken gefährdet, bedarf zusätzlich noch der Zustimmung des Vormundschaftsgerichts.

Liegen weder vom Patienten noch von einem gesetzlichen Vertreter oder einem Bevollmächtigten Erklärungen vor, so handelt der Arzt, wie es dem mutmaßlichen Willen des Patienten in der konkreten Situation entspricht.

Möglichkeiten der Pflege

Ambulante Pflege bedeutet, daß Pflegefachkräfte zu den Patienten ins Haus kommen, ihre Verfassung überprüfen, ihnen bei der Einnahme der Medikamente und bei der Körperpflege zur Hand gehen und andere betreuerische Leistungen erbringen.
Hospizpflege findet in der letzten Phase des Lebens statt. Sie konzentriert sich darauf, die Symptome zu lindern sowie dem sterbenden Menschen und seiner Familie mitfühlend zur Seite zu stehen. Das kann bei dem Patienten zu Hause stattfinden oder in einem Hospiz. Hospizpflege kommt erst in Frage, wenn die Lebenserwartung des Patienten auf maximal sechs Monate geschätzt wird.
Ein **Pflegeheim** ist eine Einrichtung mit einer behördlichen Genehmigung, in der sich Pflegepersonal mit unterschiedlicher Qualifizierung um die Patienten kümmert.
Kurzzeitpflege ist die vorübergehende Pflege des Patienten durch andere Personen als die Familie. Dies kann zu Hause, in einem Pflegeheim oder einem Krankenhaus geschehen. Während des Kurzpflegeaufenthaltes können Familienmitglieder oder andere pflegende Personen reisen, sich ausruhen oder wichtige Dinge erledigen. Die Kurzzeitpflege kann Tage oder Wochen dauern, je nach Art der Einrichtung und Finanzierung.
Organisationen mit ehrenamtlichen Mitarbeitern bieten verschiedene Formen der materiellen oder anderweitigen Unterstützung für kranke Menschen und deren Familien an. Meist konzentrieren sie sich auf Patienten mit einer bestimmten Erkrankung.

Die Pflege planen

Patienten und ihre Familien fühlen sich oft von den Krankheiten und Behandlungsmethoden überfahren. Ihnen kommt es vor, als hätten sie überhaupt nichts zu sagen.

▲ Siehe Seite 1361

■ Siehe Seite 1362

Manchen mag das allerdings besser vorkommen, als dafür verantwortlich zu sein, was vielleicht noch alles unternommen werden müßte. Nicht alle Patienten und Familien wollen gleich gut informiert oder in die Behandlung einbezogen werden. Dieses sollte unbedingt berücksichtigt werden. Nur so sind alle zufrieden, daß das Menschenmögliche getan wurde, damit der Patient seinen letzten Lebensabschnitt in Würde verbringen kann.

Patient, Familie und Pflegepersonal sollten die Wahrscheinlichkeit des Sterbens realistisch einschätzen und über eventuell auftretende Probleme und Lösungsmöglichkeiten sprechen. Das kann aber schwierig werden, wenn unerwartete Ereignisse hinzukommen und Gefühle die Entscheidungen beeinflussen. Manche Entscheidungen sind jedoch weniger bedeutungsvoll, als sie auf den ersten Blick scheinen. Dazu gehört die Frage, ob der Patient wiederbelebt werden soll – eine Behandlung, die das Krankenhaus automatisch durchführt. Für die meisten Sterbenden ist es sinnvoll, Wiederbelebungsmaßnahmen abzulehnen, denn ein todkranker Patient profitiert davon gewöhnlich nicht. Deshalb braucht es die Familie nicht zu belasten, wenn der Kranke solche Maßnahmen im Rahmen einer Vorausverfügung untersagt hat. Das gleiche gilt für künstliche Ernährung durch eine Magensonde und Infusionen.

Andere Wünsche der Kranken wirken sich viel stärker auf Patient und Familie aus und sollten mit Bedacht getroffen werden, zum Beispiel, wenn die Familie den Patienten zu Hause behalten und pflegen will, nicht im Krankenhaus. Die Familienmitglieder sollten Arzt und Pflegepersonal dann darauf hinweisen und darauf bestehen, daß diese Wünsche berücksichtigt und entsprechende Vorbereitungen getroffen werden. Eine Einweisung ins Krankenhaus kann ausdrücklich abgelehnt werden.

Manchmal werden todkranke Patienten dazu gedrängt, noch eine letzte Behandlungsmethode auszuprobieren. Dieses führt oft dazu, daß sie in ihrem letzten Lebensabschnitt stark unter Druck geraten und die vielleicht gewonnene Zeit gar nicht genießen können. Patient und Familie sollten solchen Behandlungsversuchen skeptisch gegenüberstehen. Wenn jemand im Sterben liegt, sollte das Bemühen aller Beteiligen ausschließlich darauf gerichtet sein, daß er es so angenehm wie möglich hat und nicht leiden muß.

Selbstmord

Es kommt häufig vor, daß Patienten, die im Sterben liegen, und deren Familien über Selbstmord nachdenken. Meistens sind die Ursache Einsamkeit, ein Gefühl der Wertlosigkeit oder nicht ausreichend beherrschte Schmerzen. Es kann hilfreich sein, mit einem Arzt darüber zu sprechen; er kann sich bemühen, Schmerzfreiheit zu erreichen, und Patient und Familie das Gefühl geben, daß sie geschätzt werden. Dennoch entscheiden sich manche Patienten und ihre Familien dafür, den Todeszeitpunkt selbst zu bestimmen. Die einen versuchen damit, einer unerträglichen Situation ein Ende zu machen, die anderen empfinden es als Ausdruck ihrer Autonomie, selbst zu entscheiden, wann und wie sie sterben möchten.

Patienten können Behandlungen ablehnen, die ihr Leben verlängern (einschließlich künstlicher Ernährung und Beatmung). In Deutschland ist es jedoch strafbar, wenn Dritte jemandem dabei helfen, seinem Leben ein Ende zu setzen.

Sich damit abfinden

Zunächst wollen es die meisten Menschen nicht wahrhaben, wenn ihnen klar wird, daß sie an ihrer Erkrankung vermutlich sterben werden. Sie sind vielleicht verwirrt, außer sich, zornig, traurig und ziehen sich zurück. Ist der erste Gefühlsansturm vorüber, beginnen sie, sich auf den Tod vorzubereiten. Oft bedeutet das, ein Lebenswerk zu Ende zu bringen, noch Ausstehendes mit Freunden und Familienmitgliedern zu klären und sich mit dem Unausweichlichen abzufinden.

Für manche Patienten und ihre Familien haben spirituelle und religiöse Themen große Bedeutung. Zu den Betreuern in Krankenhäusern und Hospizen gehören fast immer Geistliche. Pflegekräfte können Patient und Familie dabei helfen, den gewünschten Beistand zu finden, wenn sie nicht bereits Kontakt zu einem Geistlichen oder anderen spirituellen Menschen haben.

Sich auf den Tod vorzubereiten, ist sehr schwierig, und es kann zu starken Gefühlsschwankungen kommen. Für die meisten Menschen ist es jedoch eine Zeit neuen Verstehens und Wachstums. Viele Patienten und ihre Familien finden ihren Frieden, indem sie Kränkungen der Vergangenheit aufarbeiten und sich aussöhnen.

Symptome bei einer tödlichen Krankheit

Die Symptome vieler tödlicher Erkrankungen ähneln sich: Schmerzen, Atemnot, Magen-Darm-Probleme, offene Haut und Erschöpfung; auch Depressionen, Ängste, Verwirrung, Delirium, Bewußtlosigkeit und Behinderungen können auftreten.

Schmerzen

Wohl alle Menschen, die im Sterben liegen, fürchten sich vor Schmerzen. Diese lassen sich aber so beherrschen, daß die Patienten bei Bewußtsein sind, an ihrer Umwelt teilhaben und sich trotzdem wohl fühlen.

Manche Krebsschmerzen können durch Bestrahlungen gelindert werden. Bei leichten Schmerzen helfen Physiotherapie und Schmerzmittel wie Parazetamol und Azetylsalizylsäure. Bei manchen Menschen wirken Hypnose oder Biofeedback – Methoden, die keine nennenswerten Nebenwirkungen haben. Oft sind aber starke Schmerzmittel wie Kodein oder Morphium nötig.▲ Die Einnahme dieser Mittel kann die Schmerzen für viele Stunden betäuben; sie können auch injiziert werden. Die Medikamente sollten hoch genug dosiert und rechtzeitig eingenommen werden – das heißt, nicht erst dann, wenn die Schmerzen unerträglich geworden sind, sondern in einem festgelegten Einnahmerhythmus. Eine mögliche Abhängigkeit von den Medikamenten sollte bei der Behandlung Schwerstkranker nicht im Mittelpunkt der Überlegungen stehen.

Atemnot

Nach Atem zu ringen ist eine der schlimmsten Arten, zu leben oder zu sterben. Doch meistens läßt sich Atemnot vermeiden. Mit verschiedenen Methoden läßt sich das Atmen erleichtern: zum Beispiel angesammelte Flüssigkeit absaugen, den Patienten anders lagern, ihn mit Sauerstoff versorgen, oder einen Tumor, der die Atemwege verengt, mit Hilfe von Bestrahlungen oder Kortison verkleinern. Starke Schmerzmittel können Patienten mit leichter dauerhafter Kurzatmigkeit unter Umständen die Atmung erleichtern, auch wenn sie keine Schmerzen haben. Die Einnahme von Schmerzmitteln zur Schlafenszeit kann dafür sorgen, daß der Patient durchschlafen kann, statt aufzuwachen und um Atem zu ringen.

Wenn diese Behandlungsmethoden nicht wirken, sind die meisten Ärzte damit einverstanden, dem Patienten eine stärkere Dosis Betäubungsmittel zu geben, auch wenn er dann bewußtlos wird. Ein Patient, der am Ende seines Lebens nicht unter Atemnot leiden möchte, sollte sicherstellen, daß der Arzt das Symptom dementsprechend behandelt, selbst wenn die Behandlung zu Bewußtlosigkeit führt und den Tod etwas beschleunigt.

Magen-Darm-Probleme

Magen-Darm-Probleme kommen bei Schwerkranken häufig vor. Dazu zählen trockener Mund, Übelkeit, Verstopfung, Darmverschluß und Appetitlosigkeit. Einige dieser Probleme sind Begleiterscheinungen der Krankheit, andere – wie Verstopfung – sind Nebenwirkungen der Medikamente.

Einem **trockenen Mund** kann man mit feuchten Mundtupfern oder Bonbons abhelfen. Aufgesprungene Lippen lassen sich mit verschiedenen Pflegeprodukten fetten. Die Zähne sollten regelmäßig geputzt oder Mund, Zähne und Zunge mit einem Mundschwamm gesäubert werden. Mundwasser sollte nur sehr wenig oder gar keinen Alkohol enthalten, weil Produkte auf Alkohol- oder Paraffinbasis Haut und Schleimhäute austrocknen.

Übelkeit und Erbrechen können durch Nebenwirkungen der Arzneimittel, Darmverschluß oder die fortgeschrittene Erkrankung verursacht sein. Der Arzt muß möglicherweise die Arzneimittel wechseln oder ein Mittel gegen Übelkeit und Erbrechen (Antiemetikum) verschreiben. Wird die Übelkeit durch Darmverschluß hervorgerufen, können Antiemetika eingesetzt und andere Maßnahmen ergriffen werden, die dem Wohlbefinden des Patienten dienen.

Verstopfung ist für die Patienten sehr unangenehm. Ursache dafür sind die geringe Nahrungsaufnahme, Bewegungsmangel und bestimmte Arzneimittel. Es kann zu Bauchkrämpfen kommen. Um die Verstopfung zu beseitigen, können Abführmittel und Einläufe erforderlich sein, besonders, wenn sie von Medikamenten verursacht wurde. Eine Verstopfung zu beseitigen, wirkt sich grundsätzlich positiv aus, auch in den letzten Krankheitsstadien.

Bei einem **Darmverschluß** kann eine Operation erforderlich werden. Abhängig von der Verfassung des Patienten, seiner Lebenserwartung und der Ursache für den Darmverschluß, kann man statt dessen den Darm medikamentös lähmen, manchmal in Verbindung mit dem Absaugen des Mageninhalts durch die Nase (um den Magen sauber zu halten). Mit Betäubungsmitteln werden die Schmerzen gelindert.

Appetitlosigkeit tritt letzten Endes bei allen todkranken Menschen auf. Daß der Appetit nachläßt, ist ganz normal, verursacht keine zusätzlichen körperlichen Beschwerden und gehört anscheinend zum Sterben dazu. Dennoch können der Patient und seine Familie davon sehr beunruhigt sein. Die Patienten erhalten sich ihre Kräfte jedoch nicht, wenn sie sich zum Essen zwingen; möglicherweise können sie aber kleine Portionen ihrer Lieblingsgerichte genießen.

Wird der Tod nicht innerhalb der nächsten Stunden oder Tage erwartet, kann man eine bestimmte Zeitlang versuchen, ob künstliche Ernährung oder Flüssigkeitszufuhr – mit einer Sonde durch die Nase in den Magen beziehungsweise durch Infusionen – das Wohlbefinden des Patienten, seine geistige Verfassung oder seine Tatkraft verbessert. Der Patient und seine Familie sollten mit dem Arzt genau absprechen, was mit diesen Maßnahmen erreicht werden soll und wann sie abgebrochen werden, falls keine Besserung eintritt.

Durch verringerte Nahrungs- und Flüssigkeitsaufnahme leidet der Patient nicht. Wenn die Herz- und Nierenleistung

▲ Siehe Seite 287

nachläßt, verursacht schon die normale Trinkmenge gewöhnlich eine Flüssigkeitsansammlung in der Lunge und damit Atemnot. Sind Nahrungs- und Flüssigkeitsaufnahme verringert, muß eventuell weniger abgesaugt werden, weil sich weniger Flüssigkeit im Schlund befindet. Manchmal lassen auch die Schmerzen etwas nach, weil weniger Druck auf dem Tumor lastet. Möglicherweise hilft das Fasten dem Körper sogar, mehr seiner eigenen schmerzlindernden Substanzen (Endorphine) auszuschütten. Patienten sollten deshalb auf keinen Fall zum Essen oder Trinken gezwungen werden, vor allem dann nicht, wenn dazu Infusionen, Krankenhausaufenthalt oder Beschränkungen der Freiheit erforderlich wären.

Offene Haut

Wenn jemand im Sterben liegt, wird seine Haut brüchig und fühlt sich unangenehm an. Bewegt sich der Patient wenig, ist er bettlägerig oder sitzt er viel, ist das Risiko besonders groß, daß er sich wund liegt (Dekubitus). Der normale Druck, dem die Haut beim Sitzen oder beim Rutschen über das Laken ausgesetzt ist, kann sie bereits aufplatzen lassen. Sie sollte deshalb ganz besonders intensiv gepflegt werden. Gerötete oder verletzte Hautstellen sollten dem Arzt sofort gezeigt werden. ▲

Erschöpfung

Die meisten tödlichen Krankheiten führen zur Erschöpfung. Ein todkranker Patient kann versuchen, Energie für Tätigkeiten aufzusparen, die ihm wichtig sind. Häufig ist ein Besuch in der Arztpraxis oder eine krankengymnastische Übung, die keinen Nutzen mehr bringt, völlig überflüssig. Das trifft vor allem dann zu, wenn dem Patienten damit Energie verloren geht, die er lieber anderweitig einsetzen möchte.

Depressionen und Angstzustände

Es ist ganz natürlich, daß ein todkranker Mensch traurig ist. Diese Trauer sollte man nicht mit Depression verwechseln. Ein depressiver Mensch hat kein Interesse mehr an seiner Umwelt, sieht nur die düstere Seite des Lebens oder spürt kaum Gefühle. ■ Patient und Familie sollten mit dem Arzt darüber sprechen, damit die Depression diagnostiziert und behandelt werden kann. Die Behandlung besteht aus Arzneimitteln und psychologischer Beratung. Sie ist oft erfolgreich, so daß der Patient mehr von seinem letzten Lebensabschnitt hat.

Ein Patient mit Angstzuständen ist weit über das normale Maß hinaus besorgt: Seine Ängste sind so stark, daß sie sich auf seinen Tagesablauf auswirken. ★ Diese Angstzustände können entstehen, wenn Patienten das Gefühl haben, nicht gut genug informiert zu werden oder überfordert zu sein. Das Problem läßt sich unter Umständen lösen, indem man das Pflegepersonal um Informationen und mehr Unterstützung bittet. Menschen, die in Streßsituationen mit Angstzuständen zu kämpfen haben, sind dafür auch in ihrem letzten Lebensabschnitt anfällig. Verhaltensweisen, die diesen Menschen in der Vergangenheit bereits geholfen haben, ihre Probleme zu bewältigen, werden vermutlich auch in dieser Zeit helfen. Dazu können Arzneimittel und seelische Unterstützung gehören sowie Strategien, die Sorgen in produktive Tätigkeiten zu kanalisieren. Todkranke Patienten, die unter Angstzuständen leiden, sollten seelischen Beistand bekommen und benötigen eventuell Medikamente.

Verwirrung, Delirium und Bewußtlosigkeit

Bei schwerkranken Patienten kann es sehr leicht zu Verwirrung kommen. Dies kann von einem Medikament ausgelöst werden, von einer geringfügigen Infektion oder sogar von einer Veränderung der Lebensumstände. Oft genügt es, die Patienten zu beruhigen und ihnen bei der Neuorientierung zu helfen. Der Arzt sollte informiert werden, damit er nach behandelbaren Ursachen suchen kann. Stark verwirrte Patienten müssen eventuell mit einem leichten Beruhigungsmittel ruhiggestellt werden oder benötigen eine Dauerpflegekraft.

Wenn ein Mensch geistig behindert ist oder im Delirium liegt, versteht er nicht, was Sterben bedeutet. Wenn der Tod nicht mehr weit entfernt ist, haben Patienten im Delirium manchmal erstaunlich klare Phasen. Dies kann für die Familienmitglieder von großer Bedeutung sein, kann aber auch als Zeichen der Besserung mißverstanden werden. Die Familie sollte auf solche Momente vorbereitet sein, sie aber nicht erwarten.

Etwa die Hälfte aller sterbenden Menschen sind während ihrer letzten Tage überwiegend bewußtlos. Wenn Familienmitglieder glauben, daß ein sterbender, bewußtloser Mensch noch hören kann, können sie sich von ihm verabschieden. Aus der Bewußtlosigkeit hinüberzugleiten, ist eine friedliche Art zu sterben, vor allem, wenn Patient und Familie ihren Frieden gefunden haben und alle Vorkehrungen getroffen sind.

Behinderungen

Im Laufe einer tödlichen Krankheit treten häufig Behinderungen in zunehmender Stärke auf. Die betreffenden Personen verlieren nach und nach die Fähigkeit, ihren Haus-

▲ Siehe Seite 965

■ Siehe Seite 399

★ Siehe Seite 391

halt allein zu versorgen, Essen zuzubereiten, ihre finanziellen Angelegenheiten zu regeln, zu gehen oder sich zu waschen. Die meisten sterbenden Menschen benötigen während ihrer letzten Lebenswochen Hilfe. Dieses sollte von Anfang an berücksichtigt werden. Vielleicht wählt man eine Wohnung, die mit dem Rollstuhl zugänglich ist und nicht zu weit von der Familie entfernt liegt. Bei fortschreitenden Behinderungen kann ein Patient möglicherweise in seiner eigenen Wohnung bleiben, wenn ambulante Hilfs- und Pflegedienste zur Verfügung stehen. Manche Menschen möchten lieber zu Hause bleiben als in ein Krankenhaus zu gehen, selbst wenn die Gefahr besteht, früher zu sterben.

Wenn der Tod naht

Die Beschäftigung mit dem nahenden Tod wirft viele Fragen über den Sinn des Lebens auf, über die Gründe für Leiden und Sterben. Auf diese letzten Fragen gibt es keine einfachen Antworten. Auf der Suche nach Antworten können schwerkranke Patienten und ihre Familien sich mit ihren eigenen inneren Energiequellen, der Religion, mit Beratern, Freunden und der Forschung auseinandersetzen. Sie können miteinander reden, an religiösen oder familiären Zeremonien oder an Aktivitäten teilnehmen, die ihnen etwas bedeuten. Wenn der Tod naht, ist das wichtigste Mittel gegen die Verzweiflung oft das Gefühl, von anderen Menschen geschätzt zu werden. Die umfangreichen medizinischen Vorkehrungen, die getroffen werden müssen, dürfen wichtige Fragen und menschliche Beziehungen nicht in den Hintergrund drängen.

Es ist sehr schwierig, den genauen Todeszeitpunkt vorherzusehen. Die Familie sollte deshalb keine solchen Prognosen fordern oder sich zu sehr auf ärztliche Vermutungen verlassen. Manchmal leben sehr gebrechliche Patienten einige Tage länger, als es für möglich gehalten wurde; andere Patienten sterben sehr schnell. Wenn ein Patient wünscht, daß eine bestimmte Person im Augenblick des Todes anwesend ist, sollten dementsprechende Vorkehrungen getroffen werden.

Häufig gibt es typische Anzeichen dafür, daß der Tod kurz bevor steht. Der Patient kann immer häufiger in Bewußtlosigkeit fallen. Die Gliedmaßen können kalt und eventuell bläulich werden oder Flecken aufweisen. Die Atmung kann unregelmäßig werden.

Schleim in der Luftröhre oder die Entspannung der Halsmuskeln kann zu Atemgeräuschen führen, die manchmal als Todesröcheln bezeichnet werden. Die Geräusche lassen sich verringern, indem man den Patienten anders lagert oder Medikamente gegen die Schleimabsonderung gibt. Diese Maßnahmen gelten aber eher der Beruhigung der Familie und des Pflegepersonals, denn wenn dieses Atemgeräusch auftritt, nimmt es der Patient selbst nicht mehr wahr. Dieses Geräusch kann stundenlang anhalten.

Im Augenblick des Todes können sich die Muskeln einige Male zusammenziehen, und die Brust hebt sich wie bei einem Atemzug. Das Herz kann noch einige Minuten weiterschlagen, wenn die Atmung bereits aufgehört hat. Wenn der Patient nicht an einer seltenen Infektionskrankheit leidet, sollte die Familie ermutigt werden, den Sterbenden zu berühren, zu streicheln und in den Armen zu halten, auch in den Augenblicken nach Eintritt des Todes. Für viele Menschen ist es hilfreich, die Leiche desjenigen zu sehen, der ihnen nahestand, weil sie dadurch die irrationale Angst verlieren, dieser Mensch sei vielleicht doch nicht tot gewesen.

Nach dem Tod

Der Tod, die Todesursache und -umstände müssen von einem Arzt festgestellt werden. Ist jemand zu Hause gestorben, muß die Familie sofort einen Arzt rufen, der dann den Totenschein ausstellt. Anschließend ist ein eingetragenes Bestattungsinstitut zu benachrichtigen, das in der Regel die weiteren Formalitäten übernimmt. Geschieht das nicht, müssen die Hinterbliebenen selbst den Todesfall spätestens am nächsten Wochentag nach Feststellung des Todes beim örtlichen Standesamt anzeigen. Dieses stellt dann die Sterbeurkunde aus. Ansonsten regelt das Bestattungsunternehmen alles, was an Behördengängen und Formalitäten erledigt werden muß, wie z. B. Leistungen der Krankenkasse wie Sterbegeld. Um Versicherungsansprüche geltend zu machen, Witwenrente zu beantragen, Zugang zu den Konten zu bekommen, beim Grundbuchamt Immobilien überschreiben zu lassen und den gesamten Nachlaß zu regeln, ist die Sterbeurkunde unerläßlich.

Auswirkungen auf die Familie

Familie und enge Freunde begleiten den Sterbenden auf seinem Weg und leiden mit ihm. Wenn ein Mensch im Sterben liegt, sollte die Familie wissen, was vor sich geht und was möglicherweise noch auf sie zukommen kann.

Die Familie sollte sich außerdem erkundigen, welche Kosten für den letzten Lebensabschnitt anfallen werden. Häufig pflegen Frauen im mittleren Alter ein sterbendes Familienmitglied unentgeltlich. Auf Antrag bekommen sie jedoch aus der Pflegeversicherung einen entsprechenden Geldbetrag für ihre Pflegeleistung. Es ist auch möglich, sich bei seiner Pflegearbeit durch ambulante Pflegedienste unterstützen zu lassen, damit die Last nicht unerträglich wird. Auch von diesen Kosten übernimmt die Pflegeversicherung einen Teil. Allerdings überschreiten die Kosten einer mehrjährigen Pflege schwer und schwerstbehinderter Menschen oft das, was Kranken- und Pflegekasse erstatten, denn es müssen auch Rezeptgebühren, Zuzahlungsbeträge bei Krankenhausaufenthalt, Kosten für Krankentransport usw. eingerechnet werden.

Die Angehörigen fangen bereits vor dem Tod an zu trauern. Wie das Leben nach dem Tod eines geliebten Menschen weitergeht, hängt von der Art der Beziehung ab, die man zu dem Verstorbenen hatte, von seinem Alter, von der Art des Sterbens sowie dem emotionalen und finanziellen Hintergrund. Außerdem sollte die Familie das Gefühl haben, alles nur Mögliche für den Verstorbenen getan zu haben. Ein Gespräch mit dem Arzt wenige Wochen nach dem Todesfall kann dabei helfen, noch offene Fragen zu klären. Die um den Todeszeitpunkt verspürte Einsamkeit, Orientierungslosigkeit und das Gefühl des Unwirklichen verliert sich mit der Zeit, aber das Verlustgefühl wird immer bleiben. Die Menschen kommen weniger über den Tod hinweg, als daß sie sich damit abfinden und ihr Leben weiterleben.

Nach dem Tod muß die Familie den Nachlaß regeln. Zwar ist es schwierig, beim Herannahen des Todes über finanzielle Angelegenheiten zu sprechen, aber dennoch sollte sich die Familie darum kümmern. Dabei ergibt sich oft, daß der Patient noch etwas unterschreiben oder arrangieren kann, um seiner Familie die Last etwas zu erleichtern.

Arzneimittel

KAPITEL 5

Arzneimittel – ein Überblick

In jeder Kultur hat man Arzneimittel benutzt, die aus Pflanzen oder Tieren hergestellt wurden. Das Bedürfnis nach Stoffen, die Krankheiten bekämpfen und Stimmung und Bewußtsein verändern, ist beinahe so alt wie die Suche nach Nahrung und Obdach. Viele aus Pflanzen und Tieren gewonnene Arzneimittel genießen immer noch hohes Ansehen, aber die meisten Arzneimittel in der modernen Medizin haben wir dem Fortschritt zu verdanken, den die synthetische organische Chemie und die Biotechnologie seit dem Zweiten Weltkrieg gemacht haben.

Das Gesetz hat den Begriff Arzneimittel genau definiert. Es sind Stoffe und Zubereitungen aus Stoffen, die dazu bestimmt sind, am oder im menschlichen Körper angewandt zu werden, um Krankheiten zu heilen, lindern, verhüten oder erkennen. Arzneimittel können aber auch die Beschaffenheit, den Zustand oder die Funktionen des Kör-

Traditionelle Wirkstoffe, moderne Anwendungen

Wirkstoff	Quelle	Indikation
Digitalis-glykoside	Fingerhut	Herzversagen
Chinin	Chinarinde	Malaria
Immergrün-alkaloide	Immergrün	Krebs
Insulin	Schweine, Rinder und gentechnische Herstellung (Humaninsulin)	Diabetes
Urokinase	Kulturen menschlicher Nierenzellen	Blutgerinnung
Opium	Mohn	Schmerzen

pers oder seelischer Zustände erkennen lassen oder beeinflussen, körpereigene Wirkstoffe oder Körperflüssigkeiten ersetzen und Krankheitserreger, Parasiten oder körperfremde Stoffe abwehren, beseitigen oder unschädlich machen. Zudem gibt es noch »fiktive« Arzneimittel; das sind solche, die nach der rechtlichen Definition als Arzneimittel »gelten«, aber eigentlich keine sind. Außerdem gibt es noch eine Reihe von Produkten, die Laien zwar gemeinhin als Arzneimittel ansehen würden, die es aber nach dem Buchstaben des Gesetzes nicht sind. Dazu gehören Nahrungsergänzungsmittel, wie z. B. manche Vitaminkombinationen.

Diese Definitionen sind zwar aus rechtlichen Gründen wichtig, im täglichen Leben aber umständlich. Vereinfacht, dafür aber alltagstauglich könnte man *jede chemische Substanz, die den Körper und seine Vorgänge beeinflußt,* als Arzneimittel ansprechen.

Verschreibungspflichtige und frei verkäufliche Arzneimittel

Das Arzneimittelgesetz unterscheidet verschreibungspflichtige und frei verkäufliche Arzneimittel. Verschreibungspflichtige Arzneimittel dürfen nur von einem Arzt, Zahnarzt oder Tierarzt auf Rezept verordnet werden. Frei verkäufliche Arzneimittel kann jeder ohne ärztliches Rezept kaufen. Das Bundesinstitut für Arzneimittel und Medizinprodukte entscheidet darüber, in welche dieser Kategorien ein Arzneimittel gehört.

Grundsätzlich sind zunächst einmal alle Arzneimittel apothekenpflichtig, das heißt, sie dürfen nur in Apotheken verkauft werden. Von dieser Regel gibt es jedoch viele Ausnahmen, die allerdings auch wieder gesetzlich festgelegt sind. Zu den nicht apothekenpflichtigen Zubereitungen gehören z. B. eine Reihe von Heilpflanzen, Hühneraugenmittel und Lutschtabletten bei Husten und Heiserkeit.

Wenn sich ein verschreibungspflichtiges Arzneimittel über lange Zeit als sicher erwiesen hat, kann das Institut es zum freien Verkauf zulassen. ▲ Das Schmerzmittel Ibuprofen ist eines jener Arzneimittel, die ursprünglich verschreibungspflichtig waren und jetzt in bestimmten Dosierungen frei erhältlich sind. Häufig ist die Wirkstoffmenge in den freiverkäuflichen Mitteln gegenüber den verschreibungspflichtigen begrenzt.

Die Herstellerfirma, die ein völlig neues Arzneimittel entwickelt, wird dafür ein Patent anmelden, das ihr für 20 Jahre die Exklusivrechte sichert. Allerdings ist gewöhnlich bereits eine ganze Reihe von Jahren vergangen, bis der neue Wirkstoff als Arzneimittel zum Verkauf zugelassen wird. Um es der forschenden Industrie dennoch zu ermöglichen, die Entwicklungskosten eines Produktes wieder hereinzubringen, hat die EU beschlossen, daß für ein zugelassenes Medikament ein Schutzzertifikat beantragt werden kann. Durch das Schutzzertifikat kann der Schutz vor Konkurrenz für ein zugelassenes Medikament auf maximal 15 Jahre verlängert weden.

Nach Ablauf der Patentfrist kann jeder andere Hersteller den Arzneistoff zu einem Arzneimittel verarbeiten, ohne die Lizenz dazu erwerben zu müssen. Um dieses Nachfolgeprodukt für den Handel zuzulassen, gelten erleichterte Zulassungsbedingungen. So entstehen die sogenannten Generika – Arzneimittel, die oft, aber nicht immer, die Substanzbezeichnung als Namen tragen und preiswerter verkauft werden als das Originalmedikament. Das Recht an dem Namen eines Arzneimittels bleibt jedoch bei dem jeweiligen Hersteller, der dafür die Zulassung erhalten hat. ■

Arzneimittelnamen

Es ist leichter, die Aufschrift auf den Packungen zu verstehen, wenn man etwas über die Entstehung von Arzneimittelnamen weiß. Ein Arzneimittel hat in der Regel mindestens drei Namen – einen chemischen Namen, einen Substanznamen und einen Handels- oder Markennamen.

▲ Siehe Kasten, Seite 53

■ Siehe Seite 50

Was steckt hinter dem Namen?

Chemischer Name	Substanzname	Handelsname
N-(4-hydroxyphenyl)acetamid	Parazetamol	Benuron
7-chloro-1,3-dihydro-1-methyl-5-phenyl-2*H*-1,4-benzodiazepin-2-on	Diazepam	Valium
4-[4-(p-chlorophenyl)-4-hydroxypiperidino]-4'-fluorobutyrophenon	Haloperidol	Haldol
(1S, 2S)-2-Amino-1-phenylpropan-1-ol	Norpseudoephedrin	Mirapront
N"-cyano-*N*-methyl-*N*'-[2-[[(5-methyl-*1H*-imidazol-4-yl) methyl]thio]ethyl]guanidin	Cimetidin	Tagamet

Der chemische Name beschreibt die Struktur der Moleküle oder Atome des Wirkstoffs. Er ist zwar treffend und genau, aber gewöhnlich zu lang und zu kompliziert für den allgemeinen Gebrauch. Ausnahmen sind einfache, anorganische Stoffe wie Natriumhydrogenkarbonat.

Der generische Name einer Substanz entsteht auf Vorschlag ihrer Entwickler und wird über die nationale Gesundheitsbehörde an die Weltgesundheitsorganisation weitergeleitet. Geht dort kein Widerspruch ein, kann der Name für die neue Substanz offiziell verwendet werden. Den Handelsnamen wählt die Pharmafirma aus, die das Arzneimittel herstellt und vertreibt. Er soll kurz und leicht zu merken sein, damit Ärzte das Arzneimittel leicht verschreiben und Patienten danach fragen können. Deshalb enthalten die Namen häufig einen Hinweis auf das Anwendungsgebiet des Arzneimittels, z. B. Diabetase® bei Diabetes.

Klinische Prüfung und Zulassung von Arzneimitteln

Der Weg einer im Labor gefunden chemischen Substanz zum Arzneimittel, das Ärzte verschreiben, Apotheker verkaufen und Patienten einnehmen, ist weit. Grundvoraussetzung ist, daß die Substanz ihre Sicherheit, Wirksamkeit und Qualität in sogenannten präklinischen Untersuchungen nachweisen konnte. Diese schon sehr aufwendigen Untersuchungen geben einen Überblick über das, was von dem Wirkstoff zu erwarten ist, wo seine Möglichkeiten und Grenzen liegen werden. Erst wenn sie erfolgreich abgeschlossen sind, können die klinischen Prüfungen beginnen, bei denen der Wirkstoff bei Menschen eingesetzt wird. Ein ganzes Gesetzeswerk von Bestimmungen, Auflagen und Richtlinien regelt die Durchführung der klinischen Prüfungen.

Die klinische Prüfung ist in vier Phasen unterteilt, von denen die ersten drei vor der Zulassung abgeschlossen sein müssen. In Phase I wird vornehmlich die Verträglichkeit des Wirkstoffs erprobt. Dazu wird er bei einer kleinen Zahl (etwa 10 bis 50) von gesunden Personen angewandt. In Phase II wird der Wirkstoff bei etwa 100 bis 200 Menschen eingesetzt, die an der Krankheit leiden, die mit dem Medikament später einmal behandelt werden soll. Hier erweist sich, ob die der Substanz zugeschriebene Wirksamkeit tatsächlich auch in der Praxis eintritt. Phase III ist dann ein therapeutischer Großversuch mit vielen, im Idealfall Tausenden von Patienten. Hier muß sich zeigen, ob sich all das, was man bisher herausgefunden hat, auch bei einer großen Zahl von Patienten bestätigt, oder ob die statistische Auswertung der Untersuchungsergebnisse Abweichungen oder unerwartete negative Resultate aufdeckt. Sind diese Prüfungen erfolgreich abgeschlossen worden, werden all diese Ergebnisse zusammen bei der Zulassungsbehörde der EU oder beim Bundesinstitut für Arzneimittel und Medizinprodukte eingereicht, um die Substanz als Arzneimittel zuzulassen. Hat das Amt dem Antrag stattgegeben, darf der Wirkstoff als Arzneimittel in den Handel gebracht werden. Die folgenden fünf Jahre, in denen das Mittel dann in der breiten Bevölkerung angewandt wird, gelten als Phase IV der klinischen Prüfung. In dieser Zeit kommen weitere Informationen über Sicherheit und Wirksamkeit des Wirkstoffs zusammen, die sein Sicherheitsprofil vor allem hinsichtlich der Langzeitanwendung noch klarer beleuchten.

Pharmakodynamik und Pharmakokinetik

Bei der Auswahl und Anwendung von Arzneimitteln sind zwei wichtige Punkte zu beachten: Pharmakodynamik (was das Arzneimittel im Körper macht) und Pharmakokinetik (was der Körper mit dem Arzneimittel macht). Die Pharmakodynamik beschreibt nicht nur, *was* das Arzneimittel bewirkt (z. B. Schmerz lindern, Blutdruck oder Cholesterinspiegel senken), sondern auch *wo* (Wirkort) und *wie* (Wirkmechanismus) das Arzneimittel den Körper beeinflußt. Auch wenn die Auswirkungen, die das Arzneimittel hat, deutlich erkennbar sind, müssen der genaue Wirkort und der Wirkmechanismus erst erforscht werden. Bei vielen Arzneimitteln, die bereits jahrelang erfolgreich eingesetzt werden, ist immer noch nicht bekannt, warum sie wirken. Mit Opium wurden z. B. schon seit Jahrhunderten Schmerzen gelindert, aber erst vor kurzem wurde entdeckt, wie der Inhaltsstoff Morphin auf die Gehirnstrukturen einwirkt und welche chemischen Vorgänge mit diesem Prozeß verbunden sind.

Damit ein Arzneimittel wirken kann, muß es zu dem Ort im Körper gelangen, an dem das Problem besteht. Deshalb ist die Pharmakokinetik so wichtig. Eine ausreichende Menge des Arzneimittels muß am Wirkort bleiben, bis es seinen Zweck erfüllt hat, aber diese Menge darf auch nicht so groß sein, daß sie unerwünschte Wirkungen oder eine Vergiftung auslöst. Ärzte wissen, daß die Wahl der richtigen Dosis einem Balanceakt gleichkommt.

Viele Arzneimittel erreichen ihren Wirkort auf dem Blutweg. Wieviel Zeit sie brauchen, um ihre Wirkung zu entfalten, und wie lange diese Wirkung anhält, hängt davon ab, wie schnell und in welcher Menge sie in das Blut gelangen, wie schnell sie es wieder verlassen, wie geschwind sie von der Leber abgebaut (verstoffwechselt) werden und wie rasch Nieren und Darm sie wieder ausscheiden. ▲

Arzneimittelwirkung

Die Wirkung von Arzneimitteln erscheint nicht mehr so geheimnisvoll, wenn man sich bewußt macht, daß sie lediglich die *Geschwindigkeit* beeinflussen, mit der Vorgänge im Körper ablaufen. Sie verändern die Vorgänge nicht grundlegend und schaffen auch keine neuen Funktionen. Arzneimittel können z. B. die biochemischen Reaktionen verlangsamen oder beschleunigen, die beispielsweise zum Zusammenziehen von Muskeln führen oder mit denen die Nieren den Wasser- und Salzgehalt des Körpers steuern, die, mit denen Drüsen bestimmte Stoffe ausscheiden (wie Schleim, Magensäure oder Insulin), und die, mit der die Nervenzellen Botschaften weitergeben. Wie gut ein Arzneimittel wirkt, hängt in der Regel davon ab, wie gut der Zielvorgang im Körper auf sie reagiert.

So gibt es z. B. Arzneimittel gegen Epilepsie, die das Gehirn veranlassen, weniger von einer bestimmten chemischen Substanz zu produzieren. Dadurch verringert sich die Häufigkeit epileptischer Anfälle. Allerdings sind Arzneimittel nicht in der Lage, ein stark beschädigtes System im Körper wiederherzustellen. Diese grundsätzliche Beschränkung der Arzneimittelwirkung ist die Ursache für Probleme, die dann auftreten, wenn man versucht, gewebezerstörende oder degenerative Krankheiten wie Herzversagen, Arthritis, Muskelschwund, multiple Sklerose und Alzheimer-Krankheit zu bekämpfen.

Reaktion auf Arzneimittel

Jeder Mensch reagiert anders auf Arzneimittel. Ein großer Mensch braucht gewöhnlich eine höhere Dosis als ein kleiner, um dieselbe Wirkung zu erzielen. Neugeborene und ältere Menschen verarbeiten Arzneimittel langsamer als Kinder und junge Erwachsene. Für Menschen mit Nieren- oder Lebererkrankungen ist es schwieriger, eingenommene Arzneimittel wieder auszuscheiden als für Gesunde.

Für jedes neue Medikament wird auf der Grundlage von Tierversuchen und Studien an Menschen eine Standard- oder Durchschnittsdosis festgelegt. Dieses Konzept wirkt sich ähnlich aus wie die Universalgröße in der Bekleidungsindustrie: Es paßt einer großen Bandbreite von Menschen einigermaßen, aber kaum jemandem wirklich gut.

Unerwünschte Wirkungen

Anfang des 20. Jahrhunderts beschrieb Paul Ehrlich das ideale Arzneimittel als »Zauberkugel«. Ein solches Arzneimittel würde genau dort wirken, wo die Krankheit sitzt, und das gesunde Gewebe nicht beeinträchtigen. Auch wenn viele Arzneimittel heute ihren Wirkort sehr viel genauer ansteuern, sind wir noch weit von Ehrlichs Vision entfernt. Das perfekte Arzneimittel gibt es nicht. Arzneimittel sind zwar bei bestimmten Krankheiten wirksam, haben aber auch unerwünschte Wirkungen.

Diese unerwünschten Arzneimittelwirkungen nennt man auch Nebenwirkungen. Hätten Arzneimittel eine Steuerungsautomatik, könnten sie automatisch den gewünschten Wirkungsgrad aufrechterhalten. Zum Beispiel könnten sie bei einem Hochdruckpatienten den Blutdruck und bei einem Diabetiker den Blutzuckerspiegel auf dem normalen Wert halten. Die meisten Arzneimittel sind dazu jedoch nicht in der Lage. Es kann durchaus vorkommen, daß ein Arzneimittel den Blutdruck bei einem Hochdruckpatienten und den Blutzuckerspiegel bei einem Diabetiker zu weit absinken läßt. Wenn sich Arzt und Patient aber regelmäßig austauschen, können solche unerwünschten Wirkungen verringert oder vermieden werden. Der Patient berichtet dem Arzt, welche Wirkung er verspürt, und der Arzt paßt die Arzneimitteldosis dementsprechend an.

▲ Siehe Seite 31

Ein Arzneimittel kann viele Körperfunktionen beeinflussen, obwohl es eigentlich nur auf eine wirken soll. Antihistaminika lindern z. B. Allergiesymptome wie laufende Nase, tränende Augen und Niesen. Da die meisten dieser Arzneimittel aber im Nervensystem wirken, können sie auch Müdigkeit, Verwirrung, unscharfes Sehen, Mundtrockenheit, Verstopfung und Probleme beim Wasserlassen verursachen.▲

Welche Arzneimittelwirkung erwünscht und welche unerwünscht ist, hängt davon ab, für welche Indikation das Arzneimittel eingenommen wird. So enthalten frei verkäufliche Schlafmittel oft Antihistaminika. Bei ihnen ist die müdemachende Wirkung also erwünscht, während sie bei den Allergiemedikamenten als unerwünschte Nebenwirkung gilt.

Wirksamkeit und Sicherheit

Die beiden Ziele bei der Entwicklung von Arzneimitteln sind Wirksamkeit (Effektivität) und Sicherheit. Da alle Arzneimittel gleichermaßen nutzen wie schaden können, ist Sicherheit ein relativer Begriff. Je größer die therapeutische Breite ist – also der Abstand zwischen der wirksamen Dosis und der Dosis, die schwere oder lebensgefährliche Wirkungen verursacht –, desto größer ist die Sicherheit des Arzneimittels. Wenn bereits die wirksame Dosis schädliche Nebenwirkungen hat, sollten Ärzte das Arzneimittel nur dann verschreiben, wenn es keine bessere Alternative gibt.

Die besten Arzneimittel sind wirksam und überwiegend sicher. So ein Arzneimittel ist Penizillin. Mit Ausnahme von Menschen, die gegen Penizillin allergisch sind, verursacht es auch in hohen Dosen keine gefährlichen Nebenwirkungen. Barbiturate hingegen, die früher als Schlafmittel weit verbreitet waren, können Atmung und Herzrhythmus beeinträchtigen und zum Tod führen, wenn sie überdosiert werden. Neuere Schlafmittel wie Triazolam und Temazepam haben eine größere therapeutische Breite.

Manche Arzneimittel müssen trotz ihrer sehr geringen therapeutischen Breite eingesetzt werden. Dazu gehört Phenprocoumon, das die Bildung von Blutgerinnseln verhindert, aber Blutungen verursachen kann. Bei Patienten, die Phenprocoumon einnehmen, sollte regelmäßig kontrolliert werden, ob das Arzneimittel die Blutgerinnung zu wenig oder zu stark beeinflußt.

Clozapin ist ein weiteres Beispiel. Dieses Arzneimittel hilft häufig Schizophreniepatienten, bei denen andere Neuroleptika wirkungslos bleiben. Aber es hat eine schwere Nebenwirkung: Es kann die Produktion der weißen Blutkörperchen verringern, die für die Immunabwehr nötig sind. Deshalb muß bei Patienten, die Clozapin einnehmen, regelmäßig das Blut untersucht werden.

Sagen Sie Bescheid

Damit Ihnen sicher und wirkungsvoll geholfen werden kann, sollten Sie Ärzte oder Apotheker über folgendes informieren:

- **Welche medizinischen Probleme haben Sie?**
- **Welche Arzneimittel (rezeptpflichtige und selbst gekaufte) haben Sie in den vergangenen Wochen eingenommen?**
- **Sind Sie allergisch gegen bestimmte Arzneimittel, Lebensmittel oder andere Stoffe oder reagieren Sie auf irgend etwas besonders heftig?**
- **Müssen Sie bestimmte Diätvorschriften einhalten?**
- **Sind Sie schwanger, wollen Sie es werden oder stillen Sie?**

Wenn Patienten genau wissen, was sie von einem Arzneimittel erwarten können – im Positiven wie im Negativen –, ist es viel leichter für sie und den behandelnden Arzt, die Wirkung einzuschätzen und zu erkennen, ob sich ernsthafte Komplikationen anbahnen. Wer Arzneimittel einnimmt, sollte sich von Arzt oder Apotheker das Behandlungsziel, mögliche unerwünschte Wirkungen und andere Komplikationen erklären lassen.■ Außerdem sollten Patienten ihren Hausarzt immer über ihre medizinische Vorgeschichte, die eingenommenen Arzneimittel und andere wichtige Dinge informieren.

Wechselwirkungen zwischen Arzneimitteln

Wenn gleichzeitig mehrere Arzneimittel eingenommen werden, kann es zu erwünschten oder unerwünschten Wechselwirkungen kommen. Die Arzneimittel können ihre Wirksamkeit gegenseitig erhöhen, aber auch die Nebenwirkungen verstärken. Diese Wechselwirkungen können auch zwischen verordneten und selbst gekauften Arzneimitteln auftreten. Wenn ein Patient bei mehreren Ärzten in Behandlung ist, muß jeder Arzt über alle eingenommenen Arzneimittel informiert werden. Günstig ist es,

▲ Siehe Kasten, Seite 41 f.

■ Siehe Seite 46

alle Arzneimittel in derselben Apotheke zu holen, wenn diese darauf eingestellt ist, über einen längeren Zeitraum die für einen Patienten jeweils abgegebenen Arzneimittel zu registrieren und zu speichern. So kann der Apotheker prüfen, ob und welche Wechselwirkungen es geben kann. Das Personal in Apotheken ist grundsätzlich verpflichtet, jeden Kunden bei der Abgabe jedes Arzneimittels zu beraten – auch bei nicht rezeptpflichtigen Produkten wie z. B. Abführmitteln, Mitteln gegen Magenübersäuerung und Erkältungen.

Die meisten Menschen betrachten Alkohol zwar nicht als Droge, aber dennoch beeinflußt er die Vorgänge im Körper und ist häufig für Wechselwirkungen mit Arzneimitteln verantwortlich. Ärzte und Apotheker können Auskunft über die Wechselwirkungen von Alkohol und Arzneimitteln geben.

Nicht jede Wechselwirkung ist negativ. So werden manche Arzneimittel gegen Bluthochdruck gemeinsam verschrieben, um unerwünschte Nebenwirkungen zu reduzieren, die auftreten würden, wenn eines der Arzneimittel in höherer Dosis verschrieben wird.

Arzneimittelmißbrauch

Der pharmazeutische Ausdruck *Droge* wird für zweierlei Begriffe gebraucht: Zum einen meint er getrocknete und zum gesundheitlichen Gebrauch zubereitete Pflanzen, z. B. Kamillenblüten, aus denen man sich einen Tee aufbrüht. Zum anderen werden mit dem Begriff Droge aber auch Stoffe beschrieben, die die Gehirnfunktion auf eine Weise verändern, die viele als angenehm empfinden. Die Entdeckung und Anwendung von Arzneimitteln hatte immer auch Schattenseiten. Das gilt vor allem für solche Substanzen, die Angst verringern oder Stimmungen so verändern können, wie es den emotionalen Bedürfnissen der Menschen entspricht. Arzneimittel- und Drogenmißbrauch – die dauerhafte und exzessive Anwendung bewußtseinsverändernder Stoffe ohne medizinische Notwendigkeit – ist seit Menschengedenken eine Begleiterscheinung der Medizin gewesen. Zu den häufig mißbräuchlich verwendeten Medikamenten gehören Benzodiazepine, Kombinationsschmerzmittel und Betäubungsmittel wie Amphetamine und Opioide. ▲

KAPITEL 6

Aufnahme, Verteilung und Ausscheidung von Arzneimitteln

Damit ein Arzneimittel wirken kann, muß es in den Körper (Verabreichung) und in den Blutkreislauf (Aufnahme, Resorption) gelangen und dann jenen speziellen Ort erreichen, wo es gebraucht wird (Verteilung). Das Arzneimittel verläßt den Körper (Ausscheidung) mit dem Urin oder wird zu einer anderen Substanz umgebaut.

Verabreichung

Arzneimittel können auf verschiedenen Wegen verabreicht werden: durch den Mund (oral), durch Injektion in eine Vene (intravenös), in einen Muskel (intramuskulär) oder unter die Haut (subkutan). Man kann sie unter die Zunge legen (sublingual), durch den After in den Darm einführen (rektal), ins Auge tropfen (okular), in die Nase (nasal) oder in den Mund sprühen (Inhalation). Sie können auf die Haut aufgetragen werden, um dort lokal, an einer bestimmten Stelle, zu wirken (an der Haut = topisch) oder systemisch – den ganzen Körper – zu beeinflussen (durch die Haut = transdermal). Jeder dieser Wege ist für bestimmte Krankheiten besonders geeignet und hat seine Vor- und Nachteile.

Orale Anwendung

Die Aufnahme durch den Mund ist praktisch, meistens recht sicher, preiswert und wird deshalb am häufigsten angewandt. Dennoch ist sie nicht immer ideal. Viele Faktoren, wie andere Arzneimittel und die aufgenommene Nahrung, beeinflussen die Aufnahme nach dem Schlucken. Daher müssen einige Arzneimittel auf nüchternen Magen genommen werden, andere nach dem Essen, und wieder andere werden unwirksam, wenn sie geschluckt werden.

▲ Siehe Kasten, Seite 437

Oral aufgenommene Arzneimittel werden im Magen-Darm-Trakt ins Blut aufgenommen. Dieser Vorgang beginnt bereits in Mund und Magen, findet aber hauptsächlich im Dünndarm statt. Um in den großen Kreislauf zu gelangen, muß das Arzneimittel zuerst die Darmwand und dann die Leber passieren. Darmwand und Leber verändern viele Arzneimittel chemisch und verringern damit die Menge, die im restlichen Körper wirkt. Intravenös gespritzte Arzneimittel dagegen gelangen ins Blut, ohne Leber und Darmwand zu passieren. Daher wirken sie schneller und gleichförmiger.

Manche geschluckte Arzneimittel reizen den Magen-Darm-Trakt. Azetylsalizylsäure und andere nichtsteroidale Entzündungshemmer reizen die Schleimhaut von Magen und Dünndarm und können Geschwüre hervorrufen. Andere werden kaum oder gar nicht resorbiert oder von dem sauren Milieu im Magen oder den Verdauungsenzymen zerstört. Trotz dieser Einschränkungen ist die Arzneimittelaufnahme durch Schlucken die am häufigsten angewandte Methode, wenn ein Arzneimittel im Körperinnern wirken soll. Andere Möglichkeiten kommen hauptsächlich zum Einsatz, wenn der Patient nicht schlucken kann, ein Arzneimittel sehr schnell oder in genauer Dosierung gegeben werden muß oder wenn das Arzneimittel vom Magen-Darm-Trakt nur schlecht aufgenommen oder zerstört wird.

Injektionen

Injektionen (parenterale Aufnahme = unter Umgehung des Verdauungstraktes) können intravenös, intramuskulär oder subkutan gegeben werden. Bei der subkutanen Injektion wird eine Kanüle unter die Haut gestochen. Das Arzneimittel wird eingespritzt, erreicht die kleinen Blutgefäße und wird so auf dem Blutweg verteilt. Viele Eiweiße, wie Insulin, werden so verabreicht, weil sie nach dem Schlucken einfach verdaut würden. Die Wirkstoffe können in einer Flüssigkeit aufgeschwemmt werden, in der sie sich nicht lösen (Suspension), oder in einen nahezu unlöslichen Komplex verpackt werden, so daß sich ihre Aufnahme ins Blut um Stunden, Tage oder noch länger verzögert. Dadurch muß das Arzneimittel nicht so häufig verabreicht werden.

Die intramuskuläre Injektion wird der subkutanen vorgezogen, wenn größere Dosen eines Arzneimittels gespritzt werden sollen. Da die Muskeln tiefer liegen, wird eine längere Kanüle benötigt.

Bei der intravenösen Injektion wird mit der Nadel direkt in die Vene gestochen. Diese Injektion kann schwieriger zu verabreichen sein als die anderen, besonders bei übergewichtigen Patienten. Die intravenöse Injektion, sei es als einmalige Dosis oder als Infusion, ist die beste Methode, um ein Arzneimittel schnell und genau dosiert zu verabreichen.

Sublinguale Anwendung

Manche Arzneimittel werden unter die Zunge gelegt (sublingual), damit die kleinen Blutgefäße unter der Zunge sie direkt aufnehmen können. Diese Methode eignet sich hervorragend für Nitroglyzerin, das bei Angina-pectoris-Anfällen verabreicht wird. Es wird schnell aufgenommen und erreicht umgehend den Kreislauf, ohne zunächst die Darmwand und die Leber passieren zu müssen. Die meisten Arzneimittel eignen sich für diese Art der Aufnahme aber nicht, weil sie nur unvollständig aufgenommen werden.

Rektale Anwendung

Viele Arzneimittel, die geschluckt werden können, eignen sich auch, um sie als Zäpfchen anzuwenden. Dabei wird der Wirkstoff in eine fettartige Substanz eingearbeitet, die sich auflöst, nachdem das Zäpfchen in den Enddarm eingeführt wurde. Aufgrund der dünnen Schleimhaut und guten Blutversorgung des Darms wird der Wirkstoff leicht aufgenommen. Ein Zäpfchen wird verabreicht, wenn der Patient das Arzneimittel nicht schlucken kann, weil er unter Übelkeit und Erbrechen leidet oder nach einer Operation nichts essen darf. Auch für Kinder ist es eine beliebte Anwendungsform. Manche Arzneimittel reizen den Darm und sollten besser gespritzt werden.

Transdermale Anwendung

Einige Arzneimittel können mittels eines Pflasters verabreicht werden, das man auf die Haut klebt. Manche Pflaster enthalten eine Chemikalie, die das Eindringen des Wirkstoffs durch die Haut erleichtert. Das Arzneimittel gelangt durch die Haut ins Blut, ohne daß eine Injektion erforderlich ist. Die transdermalen Systeme geben das Arzneimittel sehr langsam und regelmäßig über viele Stunden und Tage – manchmal sogar noch länger – an den Körper ab. Bei einigen Menschen verursacht das Pflaster allerdings Hautreizungen. Außerdem sind dieser Methode durch die Geschwindigkeit Grenzen gesetzt, mit der der Körper das Arzneimittel aufnimmt. Sie eignet sich nur, wenn relativ geringe Dosen genügen. Beispiele für die transdermale Anwendung von Arzneistoffen sind Östrogen (bei Wechseljahrbeschwerden), Nikotin (bei Entzugserscheinungen von Rauchern), Nitroglyzerin (bei Angina pectoris), Scopolamin (bei Reisekrankheit), Testosteron (bei Hormondefizit bei Männern) und Fentanyl (zur Schmerzlinderung).

Inhalation

Arzneimittel, wie bronchienerweiternde Medikamente bei Asthma, oder Narkosegase werden inhaliert. Sie gelangen durch die Atemwege direkt ins Blut. Dosieraerosole eignen sich gut für Arzneimittel, die direkt auf die Atemwege einwirken. Medikamente, die an anderen Geweben oder

Organen wirken sollen als der Lunge, werden nur selten inhaliert, weil die dabei ins Blut aufgenommene Menge stark schwankt. Eine inhalative Anwendung von Arzneimitteln, die im ganzen Körper wirken sollen, muß genau überwacht werden, damit der Patient in einer bestimmten Zeit die richtige Dosis bekommt.

Aufnahme

Der Begriff Bioverfügbarkeit beschreibt die Geschwindigkeit und den Umfang, mit denen ein Arzneimittel ins Blut aufgenommen wird. Die Bioverfügbarkeit hängt von verschiedenen Faktoren ab, darunter auch von der Art und Weise, wie ein Arzneimittel konzipiert und hergestellt wird, von seinen physikalischen und chemischen Eigenschaften und von der Physiologie des Menschen, der es einnimmt.

Arzneimittel werden in verschiedenen Darreichungsformen, wie Tabletten, Kapseln, Zäpfchen, Pflaster oder Lösungen, hergestellt. Sie bestehen meist aus der eigentlichen Wirksubstanz und Hilfsstoffen, die als Verdünnungsmittel, Konservierungsmittel, Emulgatoren und Gleitmittel fungieren. Die Mischungen werden granuliert und zu Tabletten verpreßt. Welche und wieviel Hilfsstoffe verwendet werden und der Preßdruck bei der Tablettenherstellung beeinflussen, wie rasch sich die Tablette auflöst. Die Arzneimittelhersteller verändern diese Bedingungen, um die Menge des Arzneimittels und die Geschwindigkeit, mit der es aufgenommen wird, zu optimieren.

Wenn sich eine Tablette auflöst und ihren Inhalt zu früh freisetzt, können die Wirkstoffspiegel im Blut sehr hoch ansteigen und eine heftige Reaktion auslösen. Löst sich die Tablette jedoch nicht schnell genug auf, wird die Wirksubstanz zu spät freigesetzt und zum Großteil mit dem Stuhl ausgeschieden. Abführmittel und Durchfall, die die Darmpassage beschleunigen, können die Aufnahme eines Wirkstoffs vermindern. Deshalb können Mahlzeiten, andere Arzneimittel und Magen-Darm-Erkrankungen die Bioverfügbarkeit eines Arzneimittels beeinflussen.

Es ist wünschenswert, daß Arzneimittel immer eine gleichbleibende Bioverfügbarkeit aufweisen. Medikamente, die chemisch gleichwertig sind, enthalten dieselben Wirkstoffe, aber unterschiedliche Hilfsstoffe, die Geschwindigkeit und Ausmaß der Aufnahme beeinflussen können. Daher kann die Wirksamkeit dieser Arzneimittel verschieden sein, auch wenn sie gleich dosiert sind. Arzneimittel sind bioäquivalent, wenn sie nicht nur dieselben wirksamen Bestandteile enthalten, sondern in derselben Zeit auch praktisch denselben Blutspiegel erzeugen. Die Bioäquivalenz stellt die therapeutische Gleichwertigkeit sicher, bioäquivalente Produkte können gegeneinander ausgetauscht werden.

Manche Arzneimittel sind so konzipiert, daß sie ihre wirksamen Bestandteile über zwölf Stunden oder mehr abgeben. Diese **Depot-** oder **Retardzubereitungen** verlangsamen oder verzögern die Aufnahme des Arzneimittels. Zum Beispiel können sich in einer Kapsel Arzneimittelpartikel befinden, die mit einer verschieden dicken Schicht Polymer (einem Kunststoff) überzogen sind, damit sie sich im Magen-Darm-Trakt zu unterschiedlichen Zeiten auflösen.

Manche Tabletten und Kapseln haben einen magensaftresistenten Überzug, damit Reizmittel die Magenschleimhaut nicht schädigen oder damit sie im sauren Milieu des Magens nicht aufgelöst werden. Der Überzug dieser Darreichungsformen löst sich erst auf, wenn er mit dem weniger sauren Milieu oder den Verdauungsenzymen im Dünndarm in Berührung kommt. Diese Schutzhüllen lösen sich jedoch nicht immer richtig auf, und viele Menschen, vor allem Ältere, scheiden sie intakt wieder aus.

Viele andere Eigenschaften fester Darreichungsformen (Kapseln oder Tabletten) betreffen die Aufnahme ins Blut nach dem Schlucken. Kapseln bestehen aus Wirk- und Hilfsstoffen in einer Hülle aus Gelatine. Wenn die Gelatine feucht wird, quillt sie auf und setzt ihren Inhalt frei. Die Hülle zerfällt meist relativ schnell. Die Größe der Wirkstoffpartikel und anderer Substanzen beeinflußt die Geschwindigkeit, mit der sich das Arzneimittel auflöst und aufgenommen wird. Flüssiger Kapselinhalt wird gewöhnlich schneller aufgenommen als feste Bestandteile.

Verteilung

Wenn ein Arzneimittel ins Blut gelangt ist, kreist es mit dem Blut rasch durch den Körper, da Blut eine durchschnittliche Umlaufzeit von einer Minute hat. Dennoch kann es sein, daß das Arzneimittel nur langsam vom Blut ins Gewebe gelangt.

Arzneimittel dringen mit unterschiedlicher Geschwindigkeit in die verschiedenen Gewebe ein. Diese hängt von der Fähigkeit des Wirkstoffs ab, Membranen zu durchdringen. Das Narkosemittel Thiopental erreicht das Gehirn sehr schnell, dem Antibiotikum Penizillin gelingt dieses jedoch nicht. Grundsätzlich passieren fettlösliche Substanzen die Zellmembranen sehr viel schneller als wasserlösliche.

Die meisten Arzneimittel breiten sich, wenn sie einmal aufgenommen wurden, nicht gleichmäßig im Körper aus. Manche bleiben in den wasserreichen Geweben von Blut und Muskeln, andere konzentrieren sich auf ganz spezielle Gewebe wie Schilddrüse, Leber oder Nieren. Manche Arzneimittel binden sich fest an Bluteiweiße und verlassen den Blutkreislauf nur sehr langsam, andere sind sehr schnell aus dem Blut verschwunden und in andere Gewebe eingedrungen. In manchen Geweben steigt der Arzneimittelspiegel so sehr an, daß sie zu einer Art zusätzlichem Arzneimitteldepot werden. Einige Arzneimittel – z.B. solche, die sich im Fettgewebe anreichern, – verlassen das Gewebe nur sehr langsam und kreisen daher noch Tage nach der letzten Medikamenteneinnahme im Blut.

Die Verteilung eines bestimmten Arzneimittels im Körper kann sich von Mensch zu Mensch unterscheiden. Große Menschen mit einem starken Körperbau, bei denen mehr Blut zirkuliert und mehr Gewebe vorhanden ist, benötigen unter Umständen größere Dosen. Schwergewichtige Menschen können große Mengen Arzneimittel speichern, die sich im Fettgewebe anreichern, sehr dünne Menschen dagegen nur relativ wenig. Dieses wird auch bei älteren Menschen beobachtet, weil der Anteil an Fettgewebe im Alter zunimmt.

Ausscheidung

Alle Arzneimittel werden entweder umgesetzt (verstoffwechselt, metabolisiert) oder intakt wieder ausgeschieden (eliminiert). Unter **Metabolismus** versteht man den Vorgang, bei dem der Körper ein Arzneimittel chemisch verändert. Dieser Umbau findet nicht nur, aber hauptsächlich, in der Leber statt. Die Produkte dieses Vorgangs (Stoffwechselprodukte, Metaboliten) können inaktiv sein; sie können aber auch die gleiche oder eine andere therapeutische Aktivität oder Toxizität aufweisen wie das ursprüngliche Arzneimittel. Sogenannte Prodrugs sind die inaktive Form eines Arzneimittels. Wenn sie verstoffwechselt werden, entstehen aktive Produkte, die die gewünschte Wirkung erzielen. Diese aktiven Stoffwechselprodukte werden entweder ausgeschieden (meist mit Urin oder Stuhl) oder in andere Metabolite umgewandelt, die schließlich ausgeschieden werden.

Die Leber produziert Enzyme, die chemische Reaktionen wie Oxidation, Reduktion und Hydrolyse erleichtern. Andere Enzyme heften dem Arzneimittel Substanzen an und schaffen dadurch neue Verbindungen, sogenannte Konjugate. Diese Konjugate (Arzneimittelmoleküle mit angehängten Substanzen) werden mit dem Urin ausgeschieden.

Da die abbauenden Enzymsysteme bei der Geburt noch nicht vollständig entwickelt sind, können Neugeborene viele Arzneimittel noch nicht umsetzen. Daher bekommen sie im Verhältnis zu ihrem Körpergewicht geringere Dosen als Erwachsene. Kinder im Alter von zwei bis zwölf Jahren dagegen benötigen im Verhältnis zu ihrem Körpergewicht *größere* Dosen als Erwachsene. Wie Neugeborene haben auch ältere Menschen eine verringerte Enzymaktivität und können Arzneimittel nicht so gut umsetzen wie Kinder oder junge Erwachsene. Neugeborene und ältere Menschen brauchen daher meist geringere, Kinder dagegen größere Dosen pro Kilogramm Körpergewicht.

Der eigentliche Ausscheidungsvorgang ist jener, bei dem das Arzneimittel den Körper wieder verläßt. Hauptausscheidungsorgan sind die Nieren. Sie sind besonders bei der Ausscheidung der wasserlöslichen Arzneimittel und ihrer Stoffwechselprodukte im Einsatz.

Die Nieren filtern die Arzneimittel aus dem Blut und scheiden sie in den Harn aus. Viele Faktoren können die Fähigkeit der Nieren, Arzneimittel auszuscheiden, beeinflussen. Ein Arzneimittel oder sein Stoffwechselprodukt müssen wasserlöslich sein und dürfen nicht zu fest an Plasmaeiweiß gebunden sein. Der Säuregehalt des Urins beeinflußt die Geschwindigkeit, mit der saure und alkalische Arzneimittel ausgeschieden werden. Weiterhin spielen Harnfluß, Durchblutung der Nieren und Zustand der Nieren eine Rolle.

Mit dem Alter läßt die Nierenfunktion nach. Die Niere eines 85jährigen Menschen arbeitet nur noch halb so gut wie die eines 35jährigen. Wenn Menschen unter bestimmten Erkrankungen leiden – vor allem Bluthochdruck, Diabetes und wiederholten Niereninfektionen – oder großen Mengen giftiger Chemikalien ausgesetzt sind, kann dieses die Fähigkeit der Nieren beeinträchtigen, Arzneimittel auszuscheiden.

Bei gestörter Nierenfunktion kann der Arzt die Dosis von Arzneimitteln, die vornehmlich von den Nieren ausgeschieden werden, anpassen. Das normale Nachlassen der Nierenfunktion mit dem Alter gibt dem Arzt Anhaltspunkte, wie er eine auf das Alter des Patienten abgestimmte Dosis wählt. Genauere Ergebnisse erhält man jedoch, wenn man die Nierenfunktion durch eine Blutuntersuchung überprüft (durch Messen des Kreatinins im Serum). Diese Untersuchung kann auch in Verbindung mit einer Urinuntersuchung durchgeführt werden (Messen der Kreatininmenge, die in zwölf bis 24 Stunden im Urin ausgeschieden wird).

Die Leber scheidet manche Arzneimittel durch Gallenflüssigkeit aus. Sie gelangen in den Magen-Darm-Trakt und werden mit dem Stuhl wegbefördert, falls sie nicht erneut in den Blutkreislauf aufgenommen oder abgebaut werden. Geringe Mengen mancher Arzneimittel werden auch über Speichel, Schweiß, Muttermilch oder die Atemluft ausgeschieden. Bei Patienten mit einer Leberfunktionsstörung muß die Dosierung eines Arzneimittels, das hauptsächlich in der Leber umgesetzt wird, möglicherweise angepaßt werden. Es gibt keine Untersuchungen, mit denen man die Leberfunktion bei der Umsetzung von Arzneimitteln so einfach überprüfen könnte wie die Funktion der Nieren.

Pharmakodynamik

Wie ein Schlüssel im Schloß

Ein Rezeptor auf der Zelloberfläche ist so beschaffen, daß er einer bestimmten Substanz erlaubt, sich an ihn zu binden (z. B. einem Arzneimittel, Hormon oder Botenstoff). Diese Substanz muß so gebaut sein, daß sie genau zur Bindungsstelle paßt wie ein Schlüssel ins Schloß.

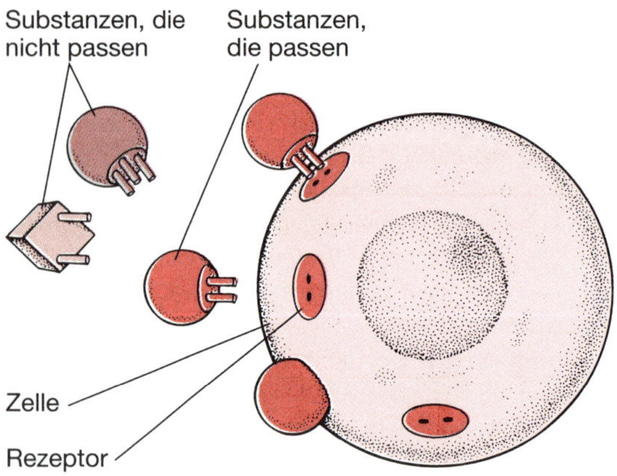

Die Pharmakodynamik beschreibt die vielfältigen Wege, mit denen Arzneimittel auf den Körper einwirken. Nach dem Schlucken, dem Spritzen oder der Aufnahme durch die Haut gelangen die meisten in den Blutkreislauf, zirkulieren durch den Körper und treten mit einer Reihe von Zielorten in Wechselwirkungen. Abhängig von seinen Eigenschaften oder der Art der Aufnahme in den Körper kann es sein, daß ein Wirkstoff nur an einer bestimmten Stelle des Körpers aktiv ist. Die Wirkung von Antazida z. B. begrenzt sich im wesentlichen auf den Magen. Die gegenseitige Beeinflussung von Arzneimittel und Wirkort ruft gewöhnlich den erwünschten therapeutischen Effekt hervor, während der Einfluß auf andere Zellen, Gewebe oder Organe zu Nebenwirkungen führen kann (unerwünschte Wirkungen). ▲

▲ Siehe Seite 43

Selektivität von Arzneimittelwirkungen

Manche Arzneimittel sind wenig wählerisch, sie wirken auf viele verschiedene Gewebe und Organe. Atropin ist dafür ein Beispiel. Es wird verordnet, um Muskeln im Magen-Darm-Trakt zu entspannen, kann aber auch jene des Auges und der Atemwege erlahmen lassen und die Produktion von Schweiß- und Schleimdrüsen verringern. Andere Arzneimittel dagegen sind stark selektiv und wirken nur an einem Organ oder Organsystem. Digitalisglykoside werden z. B. bei Herzschwäche verordnet. Sie wirken hauptsächlich am Herzen und erhöhen die Pumpleistung. Schlafmittel wirken an bestimmten Nervenzellen im Gehirn. Nichtsteroidale Entzündungshemmer, wie Ibuprofen oder Diclofenac, sind einigermaßen selektiv, weil sie dort ansetzen, wo eine Entzündung abläuft.

Woher wissen Arzneimittel, wo sie angreifen? Die Antwort liegt in den Wechselwirkungen mit Zellen oder Substanzen wie Enzymen.

Rezeptoren

Viele Arzneimittel binden sich mit Hilfe von Rezeptoren an die Oberfläche von Zellen. Die meisten Zellen haben viele Oberflächenrezeptoren. Durch sie können chemische Stoffe von außerhalb der Zelle, z. B. Arzneimittel oder Hormone, die Aktivitäten im Zellinnern beeinflussen. Ein Rezeptor hat eine ganz spezielle Struktur, die es nur jenen Arzneimitteln erlaubt, sich an ihn zu binden, die ganz genau zu ihm passen wie ein Schlüssel ins Schloß. Die Selektivität eines Arzneimittels läßt sich oft damit erklären, wie genau es zu dem Rezeptor paßt. Manche Arzneimittel binden sich nur an eine Art von Rezeptor, andere funktionieren wie ein Hauptschlüssel und binden sich im ganzen Körper an viele verschiedene Arten von Rezeptoren.

Ganz sicher hat die Natur Rezeptoren nicht deshalb geschaffen, damit sich eines Tages Arzneimittel an sie binden können. Rezeptoren haben natürliche Aufgaben, und Arzneimittel machen sich das zunutze. Beispielsweise binden sich Morphium und andere starke Schmerzmittel an dieselben Rezeptoren im Gehirn wie Endorphine (körpereigene chemische Substanzen, die Reaktions- und Empfindungsvermögen verändern).

Eine Gruppe von Arzneimitteln, die sogenannten **Agonisten**, aktivieren oder stimulieren ihre Rezeptoren und lösen damit eine Reaktion aus, die die Zellfunktion entweder verringert oder verstärkt. Carbachol z. B. bindet sich an Rezeptoren der Atemwege, die man cholinerge Rezeptoren nennt. Sie sorgen dafür, daß sich die glatte Muskulatur zusammenzieht (Kontraktion) und sich die Atemwege verengen (Bronchokonstriktion). Fenoterol nun bindet sich an die sogenannten adrenergen Rezeptoren der Atemwege. Sie sorgen dafür, daß sich die glatte Muskulatur entspannt und sich die Atemwege weiten (Bronchodilatation).

Eine andere Gruppe von Arzneimitteln sind die **Antagonisten**. Sie blockieren die Rezeptoren und verhindern, daß sich die Agonisten an sie binden können. Antagonisten werden hauptsächlich eingesetzt, um Reaktionen auf solche Agonisten zu verhindern oder zu verringern, die im Körper normalerweise vorhanden sind. Gewöhnlich handelt es sich dabei um Botenstoffe im zentralen Nervensystem. Ein Beispiel ist der Arzneistoff Ipratropium, ein Antagonist cholinerger Rezeptoren. Ipratropiumbromid blockiert Azetylcholin, den natürlichen Botenstoff von cholinergen Nervenimpulsen. Damit bleibt die bronchienverengende Wirkung von Azetylcholin aus. Arzneimittel, die cholinerge Rezeptoren blockieren, nennt man auch Anticholinergika.

Agonisten und Antagonisten werden bei Asthma als einander ergänzende Therapien genutzt. Der adrenerge Rezeptoragonist Fenoterol, der die glatte Bronchialmuskulatur entspannt, kann mit dem cholinergen Rezeptorantagonisten Ipratropiumbromid eingesetzt werden, der die bronchienverengende Wirkung von Azetylcholin verhindert.

Eine häufig eingesetzte Gruppe von Antagonisten sind die Betablocker wie Propranolol oder Metoprolol. Diese Antagonisten blockieren oder verringern die Reaktion des Herz- und Gefäßsystems auf die erregende Wirkung der Streßhormone Adrenalin und Noradrenalin. Mit Betablockern werden Bluthochdruck, Angina pectoris und bestimmte Herzrhythmusstörungen behandelt. Antagonisten wirken am besten, wenn die Konzentration eines Agonisten an einer Stelle hoch ist. Ihre Wirkungsweise läßt sich mit der einer Straßensperre auf einer viel befahrenen Autobahn vergleichen. Zur Hauptverkehrszeit werden mehr Autos von der Straßensperre aufgehalten als morgens um drei. Genauso wirken die Betablocker. In einer Dosierung, die die normale Herzfunktion nur wenig beeinflußt, können sie das Herz vor plötzlichen Schüben der Streßhormone schützen.

Enzyme

Neben den Rezeptoren der Zellen sind die Enzyme weitere wichtige Ziele der Arzneimittelwirkung. Enzyme helfen beim Transport lebenswichtiger chemischer Stoffe, regulieren den Grad der chemischen Reaktionen oder erfüllen andere Aufgaben in den Bereichen Transport, Steuerung und Gestaltung von Körperfunktionen. Während Arzneimittel, die sich an Rezeptoren binden, in Agonisten und Antagonisten eingeteilt werden, spricht man bei solchen, die auf Enzyme wirken, von Hemmern (Inhibitoren) und Aktivierern (Induktoren). Mit dem Arzneimittel Lovastatin z. B. wird ein hoher Cholesterinspiegel gesenkt. Lovastatin hemmt das Enzym HMG-CoA-Reduktase, das für die körpereigene Produktion von Cholesterin wichtig ist.

Die meisten Wechselwirkungen zwischen Arzneimitteln und Rezeptoren oder Arzneimitteln und Enzymen sind umkehrbar (reversibel). Nach einer Weile löst sich das Arzneimittel, und der Rezeptor oder das Enzym nehmen ihre normale Funktion wieder auf. Manchmal ist eine solche Wirkung jedoch weitgehend irreversibel, wie bei Omeprazol, einem Arzneimittel, das ein an der Magensäureproduktion beteiligtes Enzym hemmt. Hier hält die Arzneimittelwirkung so lange an, bis der Körper mehr Enzym produziert.

Affinität und intrinsische Aktivität

Die beiden Eigenschaften Affinität und intrinsische Aktivität sind für die Arzneimittelwirkung bedeutsam. Unter Affinität versteht man die gegenseitige Anziehungskraft oder die Stärke der Bindung zwischen einem Arzneimittel und seinem Ziel, sei es nun ein Rezeptor oder ein Enzym. Die intrinsische Aktivität ist ein Maß für die Stärke der pharmakologischen Wirkung, die ein Arzneimittel nach der Bindung an seinen Rezeptor erreicht.

Arzneimittel, die Rezeptoren aktivieren (Agonisten) vereinen beide Eigenschaften. Sie müssen sich wirksam an ihre Rezeptoren binden (Affinität haben), und der Arzneimittel-Rezeptor-Komplex muß beim Zielsystem eine Reaktion auslösen können (intrinsische Aktivität entwickeln). Dagegen binden sich Arzneimittel, die Rezeptoren blokkieren (Antagonisten), zwar sehr erfolgreich an ihre Rezeptoren (sie entwickeln eine Affinität zu ihnen), haben aber wenig oder keine intrinsische Aktivität – ihre Aufgabe ist es, die Moleküle der Agonisten daran zu hindern, sich an die Rezeptoren zu binden.

Wirkungsstärke

Die Wirkungsstärke eines Arzneimittels setzt sich aus zwei Teilen zusammen: der Dosis, die notwendig ist, um einen pharmakologischen Effekt zu erzielen, und dem maximalen Effekt, den dieses Arzneimittel überhaupt zu erzielen imstande ist.

Die relative Wirksamkeit eines Arzneimittels bezieht sich auf die Menge (gewöhnlich in Milligramm), die nötig ist, um einen Effekt zu erzielen, also z. B. um den Blutdruck zu senken oder Schmerzen zu lindern. Wenn z. B. 5 Milligramm des Arzneimittels B Schmerzen ebenso wirksam lindern wie 10 Milligramm des Arzneimittels A, dann ist Arzneimittel B doppelt so wirksam wie Arzneimittel A. Größere Wirksamkeit bedeutet aber nicht zwangsläufig, daß ein Arzneimittel besser ist als das andere. Wenn ein Arzt die relativen Vorzüge eines Arzneimittels abschätzt, spielt vieles mit hinein, z. B. Nebenwirkungen, mögliche Giftigkeit, Wirkdauer (und damit die Anzahl der Dosen, die täglich benötigt werden) und die Kosten.

Mit dem Maximaleffekt (oder Effizienz) ist die mögliche maximale therapeutische Reaktion gemeint, die ein Arzneimittel überhaupt hervorrufen kann. Das Diuretikum Furosemid kann z. B. dafür sorgen, daß im Urin eine größere Menge Salz und Wasser ausgeschieden wird als es das Diuretikum Hydrochlorothiazid selbst in der höchsten Dosierung fertigbrächte. Der Maximaleffekt von Furosemid ist also größer als der von Hydrochlorothiazid. Doch auch der Maximaleffekt ist, wie die Wirksamkeit, nur ein Faktor, der bei der Auswahl des passenden Arzneimittels für einen bestimmten Patienten eine Rolle spielt.

Toleranz

Die wiederholte oder langdauernde Anwendung führt bei einigen Arzneimitteln zur Toleranz – einer verminderten Antwort auf das Arzneimittel. Toleranz stellt sich ein, wenn sich der Körper an den Wirkstoff gewöhnt. Dafür sind im allgemeinen zwei Mechanismen verantwortlich: 1. Der Arzneimittelum- und -abbau wird beschleunigt – meistens, weil die Aktivität der Leberenzyme zunimmt; und 2. Die Zahl der Rezeptoren oder ihre Affinität zu dem Arzneimittel verringert sich. Von Resistenz spricht man, wenn ein Patient auf ein Antibiotikum, ein Mittel gegen Viren oder die Chemotherapiemedikamente bei Krebs nicht mehr anspricht. Abhängig von dem Grad der Toleranz oder Resistenz kann der Arzt die Dosis erhöhen oder ein anderes Arzneimittel wählen.

Arzneimittelentstehung und -entwicklung

Viele der heute gebräuchlichen Arzneimittel wurden entdeckt, weil man die Wirkung ihrer Inhaltsstoffe in Versuchen bei Tieren und Menschen ausprobierte. Heute geht man bei der Entwicklung neuer Arzneimittel vielfach andere Wege: Die Substanzen werden am Computer entworfen. Als Daten für dieses »drug-design« dienen die erforschten biochemischen und zellulären Veränderungen, die eine Erkrankung verursacht; daraus werden chemische Verbindungen entwickelt, die diese Veränderungen verhindern oder korrigieren können. Wenn eine neue Verbindung vielversprechend aussieht, wird sie gewöhnlich noch viele Male verändert, um Selektivität, Wirksamkeit, Rezeptoraffinität und therapeutische Wirksamkeit zu verbessern. Bei der Entwicklung werden auch andere Eigenschaften berücksichtigt, z. B., ob die Verbindung gut durch die Darmwand aufgenommen werden kann und ob sie in Körpergeweben und -flüssigkeiten stabil bleibt oder zerfällt oder sich zersetzt.

Im Idealfall sollte ein Arzneimittel nach oraler Einnahme wirken (damit es der Patient bequem selbst anwenden kann), im Magen-Darm-Trakt gut aufgenommen werden und in Körpergewebe und -flüssigkeiten so stabil sein, daß man mit einer Dosis am Tag auskommt. Das Arzneimittel sollte möglichst nur an seinem Zielort wirken, so daß andere Systeme davon nur wenig oder gar nicht beeinträchtigt werden (nur geringe unerwünschte Wirkungen). Weiterhin sollte es sich durch große Wirkungsstärke auszeichnen, damit es noch in geringer Dosis selbst bei schwierig zu behandelnden Erkrankungen wirkt.

Das ideale Arzneimittel, das hundertprozentig wirksam ist und keine Nebenwirkungen hat, gibt es nicht. Daher muß der Arzt bei jeder einzelnen Verschreibung Vorteile und Risiken abwägen. Behandelt sich jemand jedoch mit rezeptfreien Arzneimitteln selbst, z. B. bei Schmerzen, Schlaflosigkeit oder Erkältungen, sollte er den Beipackzettel gründlich lesen. Bei Unklarheiten sind Arzt oder Apotheker die richtigen Ansprechpartner. ▲

▲ Siehe Kasten, Seite 61

KAPITEL 8

Einflußfaktoren auf die Arzneimittelreaktion

Viele Faktoren beeinflussen die Arzneimittelreaktion

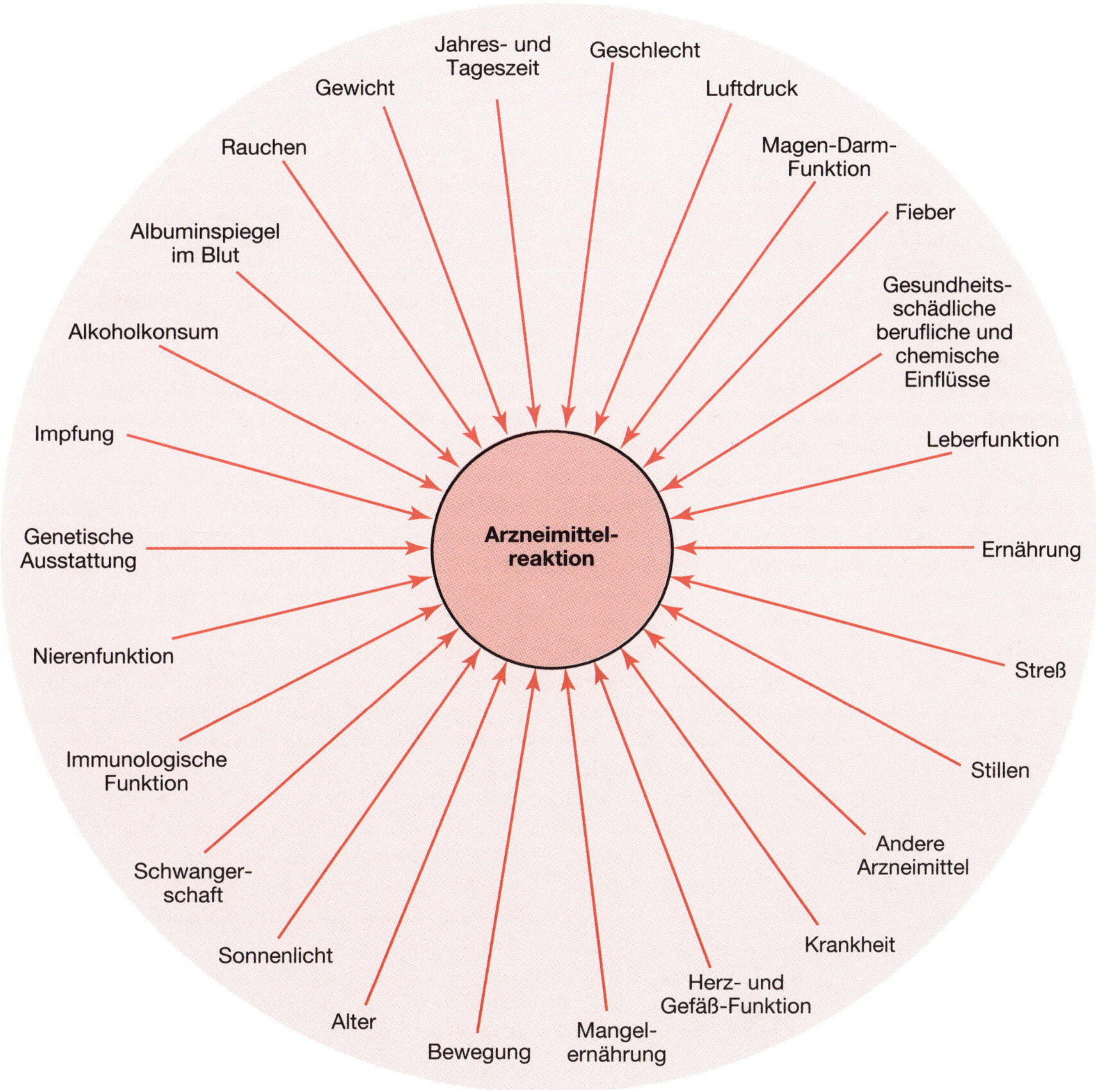

Die Geschwindigkeit, mit der der Körper Arzneimittel aufnimmt und wieder ausscheidet, kann von Mensch zu Mensch stark variieren. Viele Faktoren beeinflussen Aufnahme, Verteilung, Um- und Abbau, Ausscheidung und Wirkung eines Arzneimittels. Menschen reagieren aus vielen Gründen verschieden auf Arzneimittel; unter anderem kann es mit den Erbanlagen zusammenhängen, der Betreffende kann mehrere Arzneimittel einnehmen, die sich gegenseitig beeinflussen, oder er hat eine Erkrankung, die die Arzneimittelwirkung beeinflußt.

Genetik

Genetische (ererbte) Unterschiede zwischen den Menschen beeinflussen die Kinetik – die Geschwindigkeit, mit der sich ein Arzneimittel im Körper verteilt. Die Lehre von den genetisch bedingten Unterschieden in der Reaktion auf Arzneimittel nennt man Pharmakogenetik.

Aufgrund ihrer genetischen Ausstattung setzen manche Menschen Arzneimittel nur langsam um; ein Wirkstoff kann sich im Körper anreichern und zu einer Vergiftung führen. Andere Menschen wiederum verarbeiten Arzneimittel sehr schnell. Es kann also vorkommen, daß sie einen Wirkstoff so rasch umsetzen, daß der Blutspiegel niemals hoch genug wird, um eine Wirkung zu erzielen. Manchmal beeinflussen genetische Anlagen den Arzneimittelstoffwechsel auch auf andere Art. So kann z. B. die übliche Dosis eines Arzneimittels mit ganz normaler Geschwindigkeit umgesetzt werden; eine sehr hohe Dosis jedoch oder die Kombination mit einem anderen Wirkstoff, der im selben System umgesetzt wird, kann bei manchen Menschen das System überlasten und zu einer Arzneimittelvergiftung führen.

Um sicherzustellen, daß ein Kranker von einem Arzneimittel so viel bekommt, daß es therapeutisch wirken kann, muß der Arzt die Behandlung individuell gestalten. Dazu müssen das richtige Arzneimittel ausgewählt sowie Alter, Geschlecht, Größe, Ernährungsweise, Rasse und ethnische Abstammung des Menschen berücksichtigt werden. Dann gilt es, die richtige Dosierung zu finden. Dieser Vorgang wird dadurch noch komplizierter, daß andere Erkrankungen und die Wechselwirkungen mit anderen Arzneimitteln, die oftmals gar nicht alle bekannt sind, als weitere Faktoren hinzukommen.

Genetisch bedingte Unterschiede in der Art, wie Arzneimittel auf den Körper einwirken (Pharmakodynamik), sind wesentlich seltener als Unterschiede in der Art, wie der Körper auf Arzneimittel einwirkt (Pharmakokinetik). Bei bestimmten ethnischen Gruppen und Rassen sind die genetischen Unterschiede allerdings besonders wichtig.

Bei etwa der Hälfte der Amerikaner ist die Aktivität der N-Azetyltransferase gering, jenes Leberenzyms, das bei der Umsetzung verschiedener Arzneimittel und vieler Gifte hilft. Menschen mit einer solchen niedrigen Enzymaktivität setzen Arzneimittel meist nur langsam um. Die Arzneimittel erreichen höhere Blutspiegel und bleiben länger im Körper als bei Menschen mit einer hohen Aktivität der N-Azetyltransferase.

Von 1 500 Menschen hat einer einen geringen Blutspiegel an Pseudocholinesterase. Dieses Enzym inaktiviert Arzneimittel, wie Suxamethonium. Suxamethonium wird bei einer Narkose gegeben, um die Muskeln vorübergehend zu entspannen. Ein Mangel an Pseudocholinesterase ist zwar nicht weit verbreitet, seine Konsequenzen aber weitreichend. Wenn Suxamethonium nicht inaktiviert wird, lähmt es die Muskeln, einschließlich jener der Atemwege. Dadurch muß möglicherweise über längere Zeit ein Beatmungsgerät eingesetzt werden.

Das Enzym Glukose-6-phosphat-dehydrogenase oder G6PD ist normalerweise in roten Blutkörperchen enthalten. Es schützt sie vor bestimmten giftigen Chemikalien. Etwa zehn Prozent der schwarzen Männer, aber weniger schwarze Frauen leiden unter einem G6PD-Mangel. Einige Arzneimittel (z. B. Chloroquin, Pamaquin und Primaquin gegen Malaria, Azetylsalizylsäure, Probenezid und Vitamin K) zerstören bei Menschen mit G6PD-Mangel die roten Blutkörperchen und verursachen damit hämolytische Anämie. ▲

Bestimmte Anästhetika verursachen bei einem von 20 000 Menschen sehr hohes Fieber (maligne Hyperthermie). Diese maligne Hyperthermie beruht auf einem genetischen Defekt in den Muskeln, der sie gegenüber bestimmten Anästhetika überempfindlich macht. Die Muskeln versteifen sich, das Herz rast, der Blutdruck sinkt. Maligne Hyperthermie kommt nur selten vor und ist lebensgefährlich.

Das P-450-Enzymsystem ist der Hauptmechanismus der Leber, um Arzneimittel zu inaktivieren. Die P-450-Aktivität bestimmt nicht nur die Geschwindigkeit, mit der das geschieht, sondern auch den Punkt, ab dem das Enzymsystem überfordert ist. Viele Faktoren können die P-450-Aktivität verändern, und Veränderungen in diesem Enzymsystem beeinflussen die Arzneimittelwirkung maßgeblich. Bei Menschen mit normalen Enzymspiegeln hält die Wirkung des Schlafmittels Flurazepam etwa 18 Stunden an. Bei Menschen mit niedrigen Enzymspiegeln kann das Mittel bis zu drei Tage wirken.

▲ Siehe Seite 746

Wechselwirkungen zwischen Arzneimitteln

Wechselwirkungen sind Veränderungen der Arzneimittelwirkung durch ein gleichzeitig eingenommenes anderes Arzneimittel (Wechselwirkung zwischen Arzneistoffen) oder durch Nahrungsmittel (Wechselwirkung zwischen Nahrungs- und Arzneimitteln).

In einigen Fällen ist die sich gegenseitig beeinflussende Wirkung mehrerer Arzneimittel erwünscht, aber meist sind solche Wechselwirkungen unerwünscht und schädlich. Wechselwirkungen können die Wirkung eines Arzneimittels verringern, verstärken oder Nebenwirkungen verschlimmern. Die meisten gravierenden Wechselwirkungen spielen sich zwischen verschreibungspflichtigen Arzneistoffen ab, an einigen sind aber auch rezeptfreie beteiligt▲, z. B. Azetylsalizylsäure, Mittel bei Magenübersäuerung und Schnupfenmittel.

Wie groß die Gefahr einer Wechselwirkung ist, hängt von der Zahl der eingenommenen Arzneimittel, ihrer Neigung zu Wechselwirkungen und der Dosierung ab. Viele solcher Wechselwirkungen fallen während der Arzneimittelprüfung auf. Ärzte und Apotheker können sich ständig in der Fachliteratur über mögliche Wechselwirkungen informieren und ihre Patienten warnen. Für Menschen, die bei mehreren Ärzten in Behandlung sind, ist das Risiko besonders groß, weil möglicherweise nicht jeder Arzt über alle eingenommenen Arzneimittel Bescheid weiß. Das Risiko läßt sich verringern, wenn man z. B. alle Arzneimittel in derselben Apotheke einkauft und dort der computerisierten Führung einer Patientenkartei zustimmt.

Zwischen Arzneimitteln sind viele Wechselwirkungen möglich. Ein Arzneimittel kann die Wirkung eines anderen verdoppeln oder aufheben, oder es verändert die Geschwindigkeit, mit der ein Arzneimittel aufgenommen, umgesetzt oder ausgeschieden wird.

Verstärkende Wirkung

Manchmal zielt die Wirkung von Arzneimitteln, die gleichzeitig eingenommen werden, in die gleiche Richtung. Dann verstärkt sich ihre therapeutische Wirkung. Es kommt vor, daß Menschen zwei Arzneimittel einnehmen, welche dieselben Wirkstoffe enthalten, ohne daß die Betroffenen das wissen. Diphenhydramin z. B. ist Bestandteil vieler Allergie- als auch Hustenmedikamente. Es ist aber auch in Schlafmitteln enthalten. Parazetamol kann in Erkältungs- und Schmerzmitteln vorkommen.

Häufiger werden zwei nicht identische Arzneimittel gleichzeitig eingenommen, deren Wirkung aber in dieselbe Richtung zielt. Relativ häufig werden z. B. Hochdruckmedikamente gemeinsam angewandt, wenn der Blutdruck anders nicht ausreichend zu senken ist. Das Parkinsonmedikament Levodopa erreicht erst dann im Gehirn eine nennenswerte Konzentration, wenn es mit Benserazid oder Carbidopa kombiniert wird. Bei der Krebsbehandlung werden häufig mehrere Arzneimittel kombiniert (Kombinationschemotherapie), um eine bessere Wirkung zu erzielen. Schwierigkeiten können auftreten, wenn jemand Arzneimittel einnimmt, deren Wirkungen sich

Das Risiko von Wechselwirkungen verringern

- Fragen Sie Ihren Hausarzt, bevor Sie ein neues Medikament anwenden.
- Stellen Sie eine Liste aller Medikamente zusammen, die Sie einnehmen. Sprechen Sie von Zeit zu Zeit mit Ihrem Arzt über diese Liste.
- Stellen Sie eine Liste all Ihrer Krankheiten zusammen und sprechen Sie von Zeit zu Zeit mit Ihrem Arzt über diese Liste.
- Suchen Sie sich eine Apotheke, die eine Patientenkartei führt. Lösen Sie all Ihre Rezepte in dieser Apotheke ein.
- Informieren Sie sich über Zweck und Wirkungsweise aller Ihrer Medikamente.
- Informieren Sie sich über die Nebenwirkungen aller Ihrer Medikamente.
- Informieren Sie sich darüber, wie und wann Sie die Medikamente einnehmen müssen und ob sie gleichzeitig mit anderen Medikamenten eingenommen werden dürfen.
- Wenn Sie frei erhältliche Medikamente kaufen, sprechen Sie mit dem Apothekenpersonal über Ihren Zustand und die verschreibungspflichtigen Medikamente, die Sie einnehmen.
- Befolgen Sie die Packungsanweisung der Medikamente.
- Informieren Sie Ihren Arzt oder Apotheker über alle Symptome, die mit der Einnahme eines Medikaments zusammenhängen könnten.

▲ Siehe Seite 52

Plazebo: Ich werde gefallen

Im Lateinischen bedeutet *placebo* »Ich werde gefallen«. Das Wort tauchte 1785 zum ersten Mal in einem medizinischen Wörterbuch als »alltägliche Methode oder Medizin« auf. Zwei Ausgaben später war daraus bereits eine »Scheinmedizin« geworden, angeblich unwirksam und harmlos. Heute wissen wir, daß Plazebos umfangreiche Effekte haben können, gute wie schlechte.

unerwünschterweise verstärken. So kann z. B. die Kombination eines Schlafmittels mit einem Beruhigungsmittel extreme Sedierung und Schwindel auslösen, oder Alkohol und Schlafmittel können sich in ihrer atemlähmenden Wirkung gefährlich verstärken.

Gegensätzliche Wirkung

Auch zwischen Arzneimitteln mit gegensätzlicher (antagonistischer) Wirkung kann es zu Wechselwirkungen kommen. Nichtsteroidale Entzündungshemmer, wie Ibuprofen, die vornehmlich bei rheumatischen Schmerzen eingenommen werden, veranlassen den Körper, Salz und Flüssigkeit zurückzuhalten. Diuretika dagegen helfen dem Körper, überschüssiges Salz und Flüssigkeit auszuscheiden. Werden diese Arzneimittel gemeinsam genommen, verringert der Entzündungshemmer die Wirksamkeit des Diuretikums – er wirkt ihm entgegen. Manche Arzneimittel, mit denen Bluthochdruck und Herzkrankheiten behandelt werden (z. B. Betablocker wie Propranolol oder Atenolol), arbeiten bestimmten Asthmamitteln entgegen (z. B. Betasympathomimetika wie Salbutamol).

Veränderte Resorption

Geschluckte Arzneimittel müssen durch die Magen- oder Dünndarmwand aufgenommen werden. Wenn man etwas ißt oder ein weiteres Arzneimittel einnimmt, kann das die Aufnahme verringern. Zum Beispiel wird das Antibiotikum Tetrazyklin nicht komplett ins Blut aufgenommen, wenn innerhalb einer Stunde nach seiner Einnahme kalziumhaltige Nahrungsmittel, wie Milch oder Milchprodukte, den Magen füllen. Es ist daher wichtig, sich genau an die Einnahmeanweisungen zu halten, z. B. eine Stunde vor oder mehrere Stunden nach der Einnahme nichts zu essen oder verschiedene Arzneimittel im Abstand von mindestens zwei Stunden einzunehmen.

Veränderter Stoffwechsel

Viele Arzneimittel werden von den Stoffwechselsystemen der Leber – wie dem Enzymsystem P-450 – inaktiviert. Das Arzneimittel zirkuliert durch den Körper und wird dabei auch durch die Leber geschleust. Dort arbeiten Enzyme daran, die Arzneimittel zu inaktivieren oder ihre Struktur zu verändern, damit die Nieren sie aus dem Blut filtern können. Manche Arzneimittel können dieses Enzymsystem verändern. Dadurch werden andere Arzneimittel dann schneller oder langsamer als sonst inaktiviert. Ein Beispiel: Das Barbiturat Phenobarbital (bei Epilepsie) erhöht die Enzymaktivität der Leber; dadurch wirkt Phenprocoumon (zur Blut»verdünnung«) schwächer, wenn es zur gleichen Zeit eingenommen wird. Dann müssen die Ärzte die Phenprocoumondosis erhöhen, um diesen Effekt auszugleichen. Wird Phenobarbital allerdings abgesetzt, kann die Konzentration von Phenprocoumon drastisch ansteigen und gefährliche unerwünschte Wirkungen nach sich ziehen.

In Zigarettenrauch enthaltene chemische Stoffe können die Aktivität einiger Leberenzyme erhöhen. Deshalb verringert Rauchen die Wirkung einiger schmerzlindernder Arzneimittel (wie Propoxyphen) und solcher, die bei Asthma eingesetzt werden (wie Theophyllin).

Cimetidin (z. B. bei Zwölffingerdarmgeschwüren) und die Antibiotika Ciprofloxazin und Erythromyzin sind Beispiele dafür, wie Arzneimittel die Enzymaktivität der Leber verringern und damit die Wirkung von Theophyllin verlängern können. Erythromyzin beeinträchtigt den Um- und Abbau der Allergiemedikamente Terfenadin und Astemizol, wodurch die Konzentration dieser Arzneimittel möglicherweise sogar gefährlich ansteigen kann.

Veränderte Ausscheidung

Ein Arzneimittel kann die Geschwindigkeit herabsetzen, mit der die Nieren ein anderes ausscheiden. Einige Arzneimittel verändern z. B. den Säuregehalt des Urins, was im Gegenzug die Ausscheidung anderer Arzneimittel beeinflußt. Ein Beispiel für eine solche Reaktion ist Vitamin C in großen Dosen.

Wechselwirkungen zwischen Arzneimittel und Krankheit

Die meisten Arzneimittel zirkulieren im Körper. Selbst wenn sie größtenteils an einem bestimmten Organ oder Organsystem wirken, beeinflussen sie dennoch andere Organe und Systeme. Ein Arzneimittel zur Behandlung einer Lungenkrankheit kann das Herz beeinträchtigen; ein Mittel gegen Erkältung kann auf die Augen wirken. Da Arzneimittel auch andere Erkrankungen beeinflussen als die, um derentwillen sie eingenommen werden, sollten Ärzte sich genau über den Zustand des Patienten informieren, bevor sie ein neues Arzneimittel verschreiben. Diabetes, zu hoher oder zu niedriger Blutdruck, grüner Star (Glaukom), vergrößerte Prostata, mangelnde Blasenkontrollfunktion und Schlaflosigkeit sind besonders zu beachten.

Plazebo

Plazebos sind arzneiliche Produkte, die wie Arzneimittel angewandt werden, aber keine wirksamen Bestandteile enthalten.

Ein Plazebo sieht aus wie das richtige Arzneimittel, besteht aber aus einer inaktiven chemischen Substanz wie Stärke oder Zucker. In wissenschaftlichen Studien zur Wirksamkeit wird der Effekt der arzneilichen Substanz mit dem eines Plazebos verglichen. In Deutschland ist es außerdem üblich, daß Ärzte bewußt sogenannte Pseudoplazebos verordnen – Arzneimittel, die zwar einen bestimmten Inhaltsstoff enthalten, von dem aber bekannt ist, daß er bei der Indikation, für die er angewandt wird, nichts bewirkt. Wirkliche Plazebos zu verordnen, also Produkte, von denen der Arzt weiß, daß sie keinen aktiven Arzneistoff enthalten, ist in Deutschland nicht erlaubt.

Als Plazeboeffekt bezeichnet man es, wenn sich Symptome nach der Behandlung mit einer Substanz, die bei dieser Indikation nichts bewirken kann, verändern. Plazeboeffekte können bei jeder Behandlungsart auftreten: bei einer Arzneimitteltherapie ebenso wie bei Operationen und Psychotherapie.

Plazebos können bemerkenswerte Veränderungen auslösen, erwünschte ebenso wie unerwünschte. Der Plazeboeffekt setzt sich aus vielen verschiedenen Faktoren zusammen; zwei von ihnen sind offenbar besonders bedeutend. Der eine ist die *Erwartung*, daß das Arzneimittel ein positives Ergebnis bewirkt; diese Erwartung gründet sich auf Glauben, Hoffnung, Suggestion oder Optimismus. Der zweite Faktor, die *spontane Veränderung*, ist zeitweise sogar wichtiger. Manchmal erleben Patienten Spontanheilungen; ihre Krankheit bessert sich als Ergebnis der Selbstheilungskräfte des Körpers. Tritt eine solche Verbesserung nach Einnahme eines Plazebos ein, könnte man die Wirkung diesem zuschreiben. Umgekehrt kann das Plazebo verantwortlich gemacht werden, wenn kurz nach der Einnahme spontan unerwünschte Wirkungen, wie Kopfschmerzen oder Hautausschlag, auftreten.

Die Studien, die prüfen sollten, ob Patienten mit bestimmten Persönlichkeitsmerkmalen eher mehr oder weniger auf Plazebos reagieren, haben zu sehr unterschiedlichen Schlüssen geführt. Anscheinend sind alle Menschen unter bestimmten Umständen empfänglich für Plazeboeffekte, allerdings in unterschiedlich starker Ausprägung.

Verwendung in der Forschung

Jedes Arzneimittel kann als Plazebo wirken – unabhängig von den wirksamen Bestandteilen kann es erwünschte oder unerwünschte Auswirkungen haben. Um die wahre Arzneimittelwirkung vom Plazeboeffekt zu unterscheiden, vergleichen die Forscher Plazebos und Arzneimittel in Studien. Dabei bekommt die Hälfte der Teilnehmer das zu testende Arzneimittel, die andere Hälfte ein genau gleich aussehendes Plazebo. Im Idealfall wissen weder die Forscher noch die Teilnehmer, wer was bekommt. Eine solche Studie nennt man Doppelblindversuch.

Wenn der Versuch abgeschlossen ist, werden alle Veränderungen, die die Testpersonen erfahren haben, die das Arzneimittel eingenommen haben, mit denen verglichen, die das Plazebo erhalten haben. Um die pharmakologische Wirkung des Arzneimittels zu ermitteln, wird der Plazeboeffekt den Ergebnissen des getesteten Arzneimittels gegenübergestellt. Ein Arzneimittel muß sich in einem solchen Test als deutlich wirksamer erweisen als das Plazebo, um seinen Einsatz zu rechtfertigen. So beträgt die Plazebowirkung bei Mitteln gegen Angina pectoris (Schmerzen in der Brust aufgrund mangelnder Durchblutung des Herzmuskels) häufig mehr als 50 Prozent. Daher ist es eine bedeutende Herausforderung, die Wirksamkeit neuer Arzneimittel nachzuweisen.

Verwendung in der Behandlung

Jede Behandlung hat einen Plazeboeffekt, so daß die einem Arzneimittel zugeschriebene Wirkung von Patient zu Patient und Arzt zu Arzt variiert. Ein Mensch mit einer positiven Einstellung zu Arzneimitteln, Ärzten, Pflegepersonal und Krankenhäusern wird eher positiv auf ein Plazebo reagieren oder einen Plazeboeffekt verspüren als ein Mensch, der dazu negativ eingestellt ist und vielleicht sogar den Nutzen in Frage stellt.

Die Wahrscheinlichkeit, daß ein Plazebo wie gewünscht wirkt, ist dann am größten, wenn beide, Arzt und Patient, an den Nutzen des verabreichten Produkts glauben. Dann kann eine Substanz ohne nachgewiesene therapeutische Wirkung für die entsprechende Krankheit Beschwerden lindern (z. B. Vitamin B_{12} bei Arthritis), oder ein schwach wirkendes Arzneimittel kann verstärkt wirken.

Selbst wenn es keinen wissenschaftlichen Nachweis für die Wirksamkeit einer Substanz gibt, sind Ärzte und Patienten vielfach *felsenfest davon überzeugt*, daß diese Substanz ihre Krankheit beeinflußt. Menschen, die sich nach der Einnahme eines Stärkungsmittels mit Vitamin B_{12} oder anderen Vitaminen besser fühlen, sind oft verstört oder werden krank, wenn man ihnen das Mittel verweigert. Aufgrund verschiedener kultureller Vorstellungen und psychologischer Faktoren scheinen manche Menschen von Substanzen zu profitieren, deren Wirkung wissenschaftlich nicht bewiesen ist; andere brauchen ihre Medikamente in einer ganz bestimmten Darreichungsform, um die optimale Wirkung zu spüren, z. B. als Injektion, wenn eine Tablette ausreichen würde. Den meisten Ärzten ist bewußt, daß sowohl ihr Auftreten und ihre Tätigkeit bei Patienten als Plazebo wirken, daß jede Arzneitherapie einen Plazeboeffekt enthält, und sie nutzen dieses Wissen ganz gezielt, um ihren Patienten zu helfen.

KAPITEL 9

Arzneimittel im Alter

Ältere Menschen haben eher chronische Erkrankungen als jüngere, dementsprechend nehmen sie auch mehr Arzneimittel ein. Jene 22,5 Prozent der in der gesetzlichen Krankenkasse versicherten Personen, die über 60 Jahre alt sind, verbrauchen 47 Prozent des Arzneimittelumsatzes. Im Durchschnitt bekommt jeder über 60jährige drei Arzneimittel zur Langzeittherapie verordnet. Hinzu kommen noch die im Rahmen der Selbstmedikation gekauften nicht rezeptpflichtigen Arzneimittel. Ältere Menschen sind mehr als doppelt so anfällig für unerwünschte Arzneimittelwirkungen wie junge Leute. ▲ Außerdem fallen die Reaktionen bei ihnen meist heftiger aus.

Wenn Menschen altern, verringert sich der Wasseranteil im Körper. Da viele Arzneimittel wasserlöslich sind und im älteren Menschen weniger Wasser zur Verfügung steht, mit dem sie verdünnt werden können, ist die Konzentration dieser Produkte bei älteren Menschen höher. Hinzu kommt, daß die Nieren Arzneimittel nicht mehr so gut mit dem Urin ausscheiden können und die Umsetzung vieler Arzneimittel in der Leber nicht mehr so gut funktioniert. Daher verweilen viele Medikamente im Körper eines älteren Menschen länger als bei jüngeren. Deshalb sollten ältere Menschen entweder die einzelne Arzneimitteldosis verringern, oder sie sollten sie im Tagesverlauf weniger häufig einnehmen.

Der ältere Körper reagiert auch empfindlicher auf viele Arzneimittel. So werden ältere Menschen leichter müde und neigen zur Verwirrung, wenn sie Medikamente gegen Angstzustände oder Schlaflosigkeit einnehmen. Blutdrucksenkende Arzneimittel, die die Arterien entspannen und die Anspannung des Herzens verringern, wirken bei älteren Menschen oft sehr drastisch. Gehirn, Augen, Herz, Blutgefäße, Blase und Darm reagieren empfindlicher auf die anticholinergen Nebenwirkungen einiger weit verbreiteter Arzneimittel. Medikamente mit anticholinerger Wirkung blockieren die normale Tätigkeit des cholinergen Nervensystems (eines Teils des Nervensystems).

Ältere Menschen sollten bestimmte Arzneimittel meiden, weil sie bei ihnen häufiger und intensivere Nebenwirkungen verursachen können. Fast immer kann man auf gefahrlosere Produkte ausweichen.

Den Anweisungen des Arztes bei der Einnahme von Arzneimitteln nicht zu folgen, kann riskant sein, doch das kommt bei älteren Menschen nicht häufiger vor als bei jungen. Nimmt man ein Medikament gar nicht oder zuviel oder zuwenig davon, kann das Probleme bereiten. Man kann krank werden, oder der Arzt stellt vielleicht die Behandlung um, weil er glaubt, das Medikament hätte nicht gewirkt. Wer den Anweisungen des Arztes nicht folgen möchte, sollte besser gleich mit ihm über die Angelegenheit sprechen, als eigenmächtig zu handeln.

▲ Siehe Kasten, Seite 41 f.

Arzneimittel mit erhöhtem Risiko für ältere Menschen

Schmerzmittel

Propoxyphen lindert Schmerzen nicht besser als Parazetamol, hat aber narkotische Nebenwirkungen. Es kann Verstopfung, Schläfrigkeit, Verwirrung und (selten) eine verlangsamte Atmung verursachen. Wie bei anderen Betäubungsmitteln (Opioiden) besteht die Gefahr der Abhängigkeit.

Von allen nichtsteroidalen Entzündungshemmern beeinträchtigt **Indometazin** das Gehirn am meisten. Es kann Verwirrung und Schwindel verursachen.

Pentazocin ist ein Schmerzmittel, bei dem die Gefahr von Verwirrung und Halluzinationen größer ist als bei anderen Narkotika.

Blutgerinnungshemmende Arzneimittel

Dipyridamol kann bei älteren Menschen zu Benommenheit führen, wenn sie aus dem Liegen aufstehen. Bei den meisten Patienten bietet es gegenüber Azetylsalizylsäure kaum Vorteile, um Blutgerinnsel zu verhüten.

Ticlopidin nützt den meisten Menschen nicht mehr als Azetylsalizylsäure, um Blutgerinnsel zu verhüten, ist aber wesentlich problematischer. Es kommt für Menschen in Frage, die Azetylsalizylsäure nicht einnehmen dürfen.

Arzneimittel bei Magengeschwüren

Die üblichen Dosen der meisten H_2-Blocker (vor allem **Cimetidin**, aber teilweise auch **Ranitidin**, **Nizatidin** und **Famotidin**) können Nebenwirkungen hervorrufen, vor allem Verwirrung.

Mittel bei Depressionen

Wegen seiner starken anticholinergen und müdemachenden Eigenschaften ist **Amitriptylin** für ältere Menschen meist nicht besonders gut geeignet. **Doxepin** wirkt ebenfalls stark anticholinerg.

Mittel bei Allergien

Viele Antihistaminika wirken stark anticholinerg. Dazu gehören **Chlorphenamin, Diphenhydramin, Hydroxyzin, Cyproheptadin, Promethazin, Tripelennamin, Dexchlorpheniramin**. Sie sind als Mittel gegen Allergien und in Kombinationspräparaten bei Erkältungen im Handel. Bei allergischen Reaktionen und saisonalen Allergien können sie zwar manchmal nützlich sein, doch bei einer laufenden Nase und anderen Symptomen einer Virusinfektion sind Antihistaminika nicht geeignet. Wenn sie bei Allergien wirklich nötig sind, sollte man ein Mittel ohne anticholinerge Wirkung vorziehen (Terfenadin, Loratadin oder Astemizol). Husten- und Erkältungsmittel ohne Antihistaminika sind für alle besser geeignet.

Blutdrucksenkende Mittel

Methyldopa kann allein oder in Kombination mit anderen Arzneimitteln den Herzschlag verlangsamen und Depressionen verschlimmern. **Reserpin** ist gefährlich, weil es Depressionen, Impotenz, Dämpfung und Schwindel beim Aufstehen hervorrufen kann.

Neuroleptika

Arzneimittel wie **Chlorpromazin, Haloperidol** und **Thioridazin** sind zwar bei Psychosen wirksam; bei Verhaltensstörungen jedoch, die durch Demenz bedingt sind (Erregung, Herumlaufen, Fragen wiederholen, mit Gegenständen werfen und um sich schlagen) ist ihr Nutzen nicht erwiesen. Diese Arzneimittel sind oft toxisch und verursachen Dämpfung, Bewegungsstörungen und anticholinerge Nebenwirkungen. Ältere Menschen sollten Neuroleptika – wenn überhaupt – nur in sehr geringen Dosen einnehmen. Es sollte häufig überprüft werden, ob die Behandlung noch nötig ist, und die Arzneimittel sollten so schnell wie möglich abgesetzt werden.

Arzneimittel mit erhöhtem Risiko für ältere Menschen (Fortsetzung)

Krampflösende Mittel für den Magen-Darm-Trakt

Mittel wie **Butylscopolamin** und **andere Belladonna-Alkaloide** werden zur Behandlung von Magenkrämpfen und Bauchschmerzen verordnet. Sie wirken stark anticholinerg, und ihr Nutzen ist vor allem bei jenen geringen Dosen zweifelhaft, wie ältere Menschen sie gerade noch vertragen.

Eisenhaltige Mittel

Die Verordnung von mehr als 325 mg **Eisensulfat** täglich verbessert die Aufnahme kaum und kann leicht zu Verstopfung führen.

Muskelentspannende und krampflösende Mittel

Die meisten muskelentspannenden und krampflösenden Mittel wie **Methocarbamol**, **Carisoprodol** und **Oxybutynin** führen zu anticholinergen Nebenwirkungen, Dämpfung und Schwäche. Der Nutzen, den all diese Muskelrelaxantien in den geringen Dosen haben, die für ältere Menschen verträglich sind, ist zweifelhaft.

Beruhigungsmittel, Schlafmittel und Arzneimittel bei Angstzuständen

Meprobamat hat gegenüber Benzodiazepinen keine Vorteile, aber viele Nachteile.

Chlordiazepoxid, Diazepam und **Flurazepam** sind Benzodiazepine, mit denen Angstzustände und Schlaflosigkeit behandelt werden. Sie wirken bei älteren Menschen besonders lange, manchmal bis zu 96 Stunden. Diese Arzneimittel können allein oder in Kombination mit anderen anhaltende Schläfrigkeit verursachen und die Gefahr von Stürzen und Knochenbrüchen erhöhen.

Diphenhydramin ist ein Antihistaminikum und wirksamer Bestandteil vieler frei erhältlicher Arzneimittel. Diphenhydramin wirkt stark anticholinerg.

Anticholinerg: Was bedeutet das?

Azetylcholin ist einer der vielen Neurotransmitter des Körpers. Ein Neurotransmitter ist ein chemischer Botenstoff, mit dem sich die Nervenzellen untereinander sowie mit Muskeln und vielen Drüsen verständigen. Arzneimittel, die den Neurotransmitter Azetylcholin blockieren, haben sogenannte anticholinerge Nebenwirkungen.

Ältere Menschen sind für diese Nebenwirkungen besonders anfällig, weil der Körper im Alter nicht mehr so viel Azetylcholin produziert und das vorhandene nicht mehr so gut nutzen kann. Arzneimittel mit anticholinergen Nebenwirkungen können Verwirrung, Sehstörungen, Verstopfung, Mundtrockenheit, Benommenheit und Schwierigkeiten beim Wasserlassen oder Verlust der Blasenkontrolle verursachen.

Unerwünschte Arzneimittelwirkungen

Es ist ein weit verbreiteter Irrtum zu glauben, man könne die Wirkungen eines Arzneimittels klar in zwei Kategorien einteilen: erwünschte oder therapeutische Wirkungen und unerwünschte oder Nebenwirkungen. Alle Arzneimittel haben viele verschiedene Wirkungen. Der Arzt wünscht gewöhnlich, daß sein Patient nur die therapeutischen Wirkungen erlebt; die anderen betrachtet er als unerwünscht. Auch wenn die meisten Menschen (sogar die im Gesundheitswesen) von *Nebenwirkungen* sprechen, wäre der Begriff *unerwünschte Wirkungen* besser, um die unangenehmen, schädlichen oder potentiell gefährlichen Auswirkungen zu beschreiben.

Arten unerwünschter Wirkungen

Unerwünschte Wirkungen bei Arzneimitteln lassen sich im wesentlichen in zwei Gruppen unterteilen: Die erste Gruppe von Reaktionen ist jene, bei der die bekannten und erwünschten pharmakologischen oder therapeutischen Effekte des Arzneimittels über das Ziel hinausschießen. Wer ein Mittel gegen Bluthochdruck einnimmt, kann sich z. B. benommen und schwindelig fühlen, wenn das Arzneimittel den Blutdruck zu weit absenkt. Ein Diabetiker, dessen Blutzuckerspiegel durch Insulin oder blutzuckersenkende Medikamente zu stark sinkt, kann Schwäche, Schweißausbrüche, Übelkeit und Herzklopfen erleben. Diese unerwünschte Wirkung ist gewöhnlich vorhersehbar und manchmal nicht zu vermeiden. Sie kann auftreten, wenn die Medikamentendosis zu hoch ist oder jemand besonders empfindlich auf das Arzneimittel reagiert, oder wenn andere Arzneimittel die Umsetzung des ersten Medikaments verlangsamen und dadurch seine Konzentration im Blut erhöhen.

Die zweite Gruppe von Reaktionen beruht auf Vorgängen, die zu dem Zeitpunkt noch nicht bekannt sind. Sie sind meist solange nicht absehbar, bis die Ärzte die gleichen Reaktionen bei einer Reihe von Menschen feststellen. Zu den Beispielen für solche unerwünschten Wirkungen gehören Hautausschlag, Gelbsucht (Leberschaden), Blutarmut, Verringerung der weißen Blutkörperchen, Nierenschädigung und Nervenstörungen mit eventuellen Seh- und Hörschäden. Diese Reaktionen treten gewöhnlich nur bei wenigen Menschen auf. Möglicherweise leiden sie unter einer Allergie oder einer Überempfindlichkeit gegenüber dem Arzneimittel aufgrund genetischer Unterschiede im Arzneimittelstoffwechsel oder in der Reaktion ihres Körpers auf Arzneimittel.

Manche unerwünschten Wirkungen lassen sich nicht so einfach in eine dieser beiden Kategorien einordnen. Sie sind gewöhnlich vorhersehbar und die Mechanismen im wesentlichen bekannt. So treten z. B. bei chronischer Anwendung von Azetylsalizylsäure und anderen nichtsteroidalen Entzündungshemmern, wie Ibuprofen, Ketoprofen oder Naproxen, Magenbeschwerden und Blutungen auf.

Bedeutung unerwünschter Arzneimittelwirkungen

Es gibt keine allgemeingültige Skala, nach der man die Schwere unerwünschter Wirkungen beschreiben oder messen könnte; die Einschätzung ist subjektiv. Da die meisten Arzneimittel geschluckt werden, gehören Beeinträchtigungen im Magen-Darm-Trakt – Appetitlosigkeit, Übelkeit, Völlegefühl, Verstopfung oder Durchfall – zu den häufigsten unerwünschten Wirkungen.

Ärzte betrachten Magen-Darm-Beschwerden sowie Kopfschmerzen, Müdigkeit, Muskelschmerzen, Unwohlsein und Schlafstörungen als **leichte Reaktionen** von untergeordneter Bedeutung. Dennoch können sie bei denjenigen, die davon betroffen sind, Besorgnis erregen. Außerdem besteht die Gefahr, daß jemand, dessen Lebensqualität von einem Arzneimittel beeinträchtigt wird, die Behandlung nicht einhält. Dies kann dann zu einem schwerwiegenden Problem führen, wenn es das Behandlungsziel gefährdet.

Zu den **mittelschweren Reaktionen** zählen die obengenannten, wenn der Patient sie als sehr beunruhigend, belastend oder als unerträglich empfindet. Hinzu kommen Hautausschläge (vor allem, wenn sie großflächig sind und lange andauern), Sehstörungen (vor allem bei Kontaktlinsenträgern), Muskelzittern, Probleme beim Wasserlassen (verbreitet bei älteren Männern), deutliche Änderungen der Stimmung oder der geistigen Fähigkeiten und verschiedene Veränderungen der Blutzusammensetzung (z. B. bei den Fetten).

Bei leichten oder mittelschweren unerwünschten Arzneimittelwirkungen muß das Medikament nicht unbedingt abgesetzt werden, vor allem dann nicht, wenn es keine bessere Alternative gibt. Es ist aber wahrscheinlich,

Prüfungen für ein neues Arzneimittel

Ein Arzneimittelhersteller kann die Zulassung eines neuen Arzneimittels zentral bei der Europäischen Zulassungsbehörde beantragen oder dezentral bei einer nationalen Behörde seiner Wahl, z. B. in Deutschland beim Bundesinstitut für Arzneimittel und Medizinprodukte. Nach der zentralisierten Zulassung bei der EU-Kommission in Brüssel ist das Produkt europaweit zugelassen. Auf der Basis einer dezentralen Erstzulassung in einem Mitgliedstaat der EU kann dann auch die Zulassung in weiteren EU-Ländern beantragt werden.

Bevor ein Antrag auf Zulassung gestellt werden kann, muß der Wirkstoff an Tieren und Menschen getestet worden sein. Bei vielen dieser Versuche geht es um die Wirksamkeit und relative Sicherheit des Arzneimittels. Die ersten Versuche werden an Tieren durchgeführt und sollen Informationen liefern über die Pharmakokinetik (Aufnahme, Verteilung, Umsetzung, Ausscheidung), die Pharmakodynamik (Auswirkungen und Mechanismen) und die Arzneimittelsicherheit einschließlich möglicher Auswirkungen auf die Fortpflanzungsfähigkeit und die Gesundheit des Nachwuchses. Viele Wirkstoffe fallen schon in dieser Phase durch, weil es nicht gelingt, ihren Nutzen nachzuweisen, oder weil sie zu toxisch sind.

Waren die Tierversuche erfolgreich, können die klinischen Versuche mit Menschen beginnen. Diese Versuche durchlaufen mehrere Phasen. In den Phasen I, II und III, vor der Markteinführung, wird das Arzneimittel an gesunden Freiwilligen getestet, danach bei einer steigenden Zahl von Menschen, die unter der Krankheit leiden, gegen die das Arzneimittel helfen soll, oder die mit dem Medikament dieser Krankheit vorbeugen wollen. Zusätzlich zur Bestimmung der therapeutischen Wirksamkeit konzentrieren sich die Versuche bei Menschen auf Art und Häufigkeit unerwünschter Wirkungen und auf Faktoren, die Patienten dafür anfällig machen (z. B. Alter, Geschlecht, zusätzliche, die Behandlung erschwerende Krankheiten und Wechselwirkungen mit anderen Arzneimitteln).

Die Ergebnisse der Untersuchungen an Tieren und bei Menschen werden mit Informationen über den Herstellungsprozeß des Arzneimittels, den Beipackzettel, die Verpackung und die Produktbeschriftung an das Bundesinstitut für Arzneimittel und Medizinprodukte geschickt. Ist das Arzneimittel von besonderer therapeutischer Bedeutung, kann der Zulassungsvorgang abgekürzt werden.

Nachdem das Arzneimittel zugelassen worden ist, muß der Hersteller eine weitere Überwachungsphase (Studien der Phase IV) durchführen und jede zusätzlich auftretende oder bislang unentdeckte unerwünschte Wirkung umgehend dem Amt melden. Ärzte und Apotheker werden gebeten, beobachtete unerwünschte Wirkungen weiterzuleiten. Dieses ist wichtig, weil sich aufgrund der geringen Zahl von Versuchsteilnehmern in den Studien vor der Markteinführung unerwünschte Wirkungen nur in einer Größenordnung feststellen lassen, die bei etwa 1 auf 1000 liegen. Solche, die einmal bei 10 000 oder sogar 50 000 Anwendungen vorkommen, fallen erst dann auf, wenn viele Menschen das Arzneimittel einnehmen. Die Gesundheitsbehörden können die Zulassung widerrufen, wenn sich herausstellt, daß das Arzneimittel ein bedeutendes Risiko darstellt.

---

daß der Arzt die Dosis, die Häufigkeit und die Art der Einnahme verändert (vor oder nach den Mahlzeiten, morgens oder abends). Möglicherweise wird er auch andere Substanzen verordnen, die den Unannehmlichkeiten entgegenwirken (z. B. stuhlerweichende Mittel bei Verstopfung).

Nur selten rufen Medikamente **schwere Reaktionen** hervor, die sogar lebensbedrohlich sein können. Patienten, bei denen solche schweren Reaktionen auftreten, müssen das Arzneimittel absetzen und sich behandeln lassen. Manchmal muß der Arzt jedoch nebenwirkungsreiche Arzneimittel weiter verordnen (z. B. Chemotherapeutika bei Krebs oder Immunsuppressiva bei Patienten, die ein fremdes Organ transplantiert bekamen). Er wird aber alle Möglichkeiten nutzen, mit diesen schweren Reaktionen fertig zu werden. Patienten mit geschwächtem Immunsystem können z. B. Antibiotika erhalten, um Infektionen zu bekämpfen. Um Magengeschwüren vorzubeugen

Einige schwerwiegende unerwünschte Wirkungen

Unerwünschte Wirkung	Arzneimittel
Geschwüre im Verdauungstrakt oder Magenblutungen	• Kortison (wie Prednison oder Hydrokortison), geschluckt oder gespritzt (nicht bei Cremes oder Lotionen zum Auftragen auf die Haut), vor allem in Kombination mit nichtsteroidalen Entzündungshemmern • Azetylsalizylsäure und andere nichtsteroidale Entzündungshemmer (wie Ibuprofen, Ketoprofen, Naproxen) • Antikoagulantien (wie Heparin, Phenprocoumon, Warfarin) lassen Blutungen länger anhalten
Blutarmut (verringerte Produktion oder vermehrte Zerstörung roter Blutkörperchen)	• Bestimmte Antibiotika (wie Chloramphenicol) • Einige nichtsteroidale Entzündungshemmer (wie Indometazin, Phenylbutazon) • Arzneimittel gegen Malaria und Tuberkulose bei Patienten mit G6PD-Enzymmangel
Verringerte Produktion weißer Blutkörperchen, verbunden mit erhöhtem Infektionsrisiko	• Bestimmte Psychopharmaka (wie Clozapin) • Arzneimittel gegen Krebs • Mittel bei Schilddrüsenüberfunktion (wie Propylthiouracil)
Leberschaden	• Parazetamol (Einnahme sehr hoher Dosen) • Einige Arzneimittel gegen Tuberkulose (wie Isoniazid) • Extrem große Mengen Eisenverbindungen • Viele andere Arzneimittel, vor allem bei Patienten mit bereits geschädigter Leber oder hohem Alkoholkonsum
Nierenschäden (Gefahr eines arzneimittelbedingten Nierenversagens bei älteren Menschen)	• Nichtsteroidale Entzündungshemmer (wiederholte Einnahme extrem hoher Dosen oder übliche Dosierung bei vorgeschädigten Nieren oder Kombinationen mit bestimmten anderen Arzneimitteln) • Aminoglykosid-Antibiotika (wie Kanamyzin und Neomyzin) • Einige Krebsmedikamente (wie Cisplatin)

oder sie zu heilen, können flüssige Antazida oder H_2-Blocker, wie Famotidin und Ranitidin, eingesetzt werden; die Infusion von Blutplättchen hilft bei schweren Blutungen. Wer unter einer arzneimittelbedingten Blutarmut leidet, kann Erythropoetin gespritzt bekommen, um die Produktion roter Blutkörperchen anzuregen.

Nutzen und Risiko

Jedes Arzneimittel kann Gutes bewirken und Schaden anrichten. Bevor ein Arzt ein Medikament verschreibt, muß er die möglichen Risiken gegen den erwarteten Nutzen abwägen. Der Einsatz eines Arzneimittels ist nur dann gerechtfertigt, wenn der erwartete Nutzen die möglichen Risiken übersteigt. Ärzte müssen außerdem berücksichtigen, was es für Folgen haben kann, wenn sie dem Patienten das Arzneimittel vorenthalten. Mit mathematischer Genauigkeit lassen sich dieser potentielle Nutzen und die Risiken nur selten bestimmen.

Bei der Nutzen-Risiko-Abwägung müssen Ärzte die Schwere der Erkrankung berücksichtigen und wie sie sich auf die Lebensqualität des Patienten auswirkt. Relativ geringfügige Störungen des Wohlbefindens, wie Husten und Erkältungen, Muskelschmerzen oder gelegentliche Kopfschmerzen, lassen sich mit nicht rezeptpflichtigen Arzneimitteln bekämpfen. Bei ihnen ist nur ein ganz geringes Risiko unerwünschter Wirkungen akzeptabel. Produkte der Selbstmedikation zur Behandlung geringfügiger Beschwerden haben eine große therapeutische Breite – vorausgesetzt, sie werden bestimmungsgemäß eingenommen. Das Risiko unerwünschter Wirkungen steigt jedoch drastisch, wenn zusätzlich andere Arzneimittel eingenommen werden. Bei der Behandlung einer schweren oder lebensbedrohlichen Erkrankung (z. B. Herzinfarkt, Schlaganfall, Krebs, Abstoßungsreaktion nach Organverpflanzung) muß hingegen ein viel größeres Risiko schwerer Reaktionen in Kauf genommen werden.

Risikofaktoren

Viele Faktoren können die Wahrscheinlichkeit unerwünschter Arzneimittelwirkungen erhöhen. Dazu gehören die gleichzeitige Einnahme mehrerer Medikamente, frühe Jugend oder sehr hohes Alter, Schwangerschaft, bestimmte Erkrankungen und Erbanlagen.

Behandlung mit mehreren Arzneimitteln

Das Risiko unerwünschter Arzneimittelwirkungen nimmt zu, wenn mehrere Medikamente gleichzeitig eingenommen werden. Anzahl und Schwere der unerwünschten Wirkungen steigen mit der Menge der eingenommenen Arzneimittel unverhältnismäßig an. Alkohol zu trinken vergrößert das Risiko ebenfalls. Die Gefahren lassen sich verringern, wenn Arzt oder Apotheker regelmäßig alle Arzneimittel überprüfen, die ein Patient einnimmt.

Alter

Babys und Kleinkinder sind durch unerwünschte Wirkungen besonders gefährdet, weil die Fähigkeit ihres Körpers, Arzneimittel umzusetzen, noch nicht voll ausgebildet ist. Neugeborene können z. B. das Antibiotikum Chloramphenicol nicht um- und abbauen und ausscheiden. Gibt man ihnen das Medikament trotzdem, kann es zum gefährlichen und oft tödlichen Gray-Syndrom kommen. Wenn Säuglinge oder Kleinkinder in jener Zeit, in der sich ihre Zähne bilden (bis zum 7. Lebensjahr), das Antibiotikum Tetrazyklin erhalten, kann sich ihr Zahnschmelz dauerhaft verfärben. Bekommen Kinder unter 15 Jahren mit Grippe oder Windpocken Azetylsalizylsäure, kann sich das Reye-Syndrom entwickeln.

Bei älteren Menschen besteht ebenfalls ein erhöhtes Risiko unerwünschter Wirkungen, vor allem weil sie meist viele gesundheitliche Probleme haben und verschiedene Medikamente einnehmen. Möglicherweise verwirren die verschiedenen Einnahmevorschriften einige ältere Menschen. Im Alter läßt die Nierenfunktion nach und auch die Fähigkeit des Körpers, Arzneimittel umzusetzen. Diese Probleme werden durch Fehlernährung und Austrocknung noch verstärkt. Nehmen ältere Menschen Arzneimittel, die zu Benommenheit, Verwirrung und Bewegungsstörungen führen, besteht ein erhöhtes Risiko von Stürzen und Knochenbrüchen. Zu diesen Arzneimitteln gehören Antihistaminika, Schlafmittel sowie Medikamente gegen Angstzustände und Depressionen. ▲

Schwangerschaft

Viele Arzneimittel gefährden die normale Entwicklung eines Fetus. Wenn möglich, sollten Schwangere keine Arzneimittel einnehmen, ganz besondere Vorsicht ist in den ersten drei Schwangerschaftsmonaten geboten. Während der Schwangerschaft sollte ein Arzt die Medikamenteneinnahme überwachen. Sowohl gesellschaftlich akzeptierte Drogen, wie Alkohol und Nikotin, als auch illegale Drogen, wie Kokain und Opioide, bedeuten eine Gefahr für die Schwangerschaft und den Fetus.

Andere Faktoren

Erkrankungen können die Aufnahme, Umsetzung und Ausscheidung von Arzneimitteln sowie die Reaktion des Körpers darauf verändern. ■ Erbte Faktoren können manche Menschen anfälliger für die toxischen Wirkungen bestimmter Arzneimittel machen. Psychische Einflüsse, zu denen auch die geistige Einstellung gehört, die Gemütsverfassung, der Glaube an sich selbst und das Vertrauen in das Gesundheitssystem, sind noch weitgehend unerforscht.

Arzneimittelallergien

Im allgemeinen steigt die Anzahl und Schwere der unerwünschten Wirkungen mit der Dosis. Diese Dosis-Wirkung-Beziehung gilt jedoch nicht für Menschen, die allergisch oder überempfindlich auf ein Arzneimittel reagieren. Bei

▲ Siehe Kasten, Seite 41 f.

■ Siehe Seite 38

ihnen kann schon eine ganz geringe Menge eine allergische Reaktion auslösen; diese kann von einfach und leicht bis lebensbedrohlich reichen. ▲ Zu den allergischen Reaktionen zählen Hautausschlag, Juckreiz, Fieber, Verengung der Atemwege und pfeifendes Atmen, Gewebeschwellungen, z. B. des Kehlkopfs und der Stimmritze, was die Atmung behindert, sowie Absinken des Blutdrucks auf gefährlich niedrige Werte.

Arzneimittelallergien sind nicht vorhersehbar, da sie erst auftreten, nachdem jemand ein oder mehrere Male mit dem Arzneimittel in Kontakt gekommen ist, ohne darauf allergisch zu reagieren. Dabei spielt es keine Rolle, ob das Medikament gespritzt, geschluckt oder auf die Haut aufgetragen wird. Eine leichte Reaktion läßt sich unter Umständen bereits mit einem Antihistaminikum behandeln. Bei schweren oder lebensbedrohlichen Reaktionen können Injektionen mit Adrenalin oder Kortison erforderlich sein.

Bevor der Arzt ein neues Medikament verschreibt, fragt er gewöhnlich nach einer Arzneimittelallergie. Menschen, die bereits mehrmals heftig allergisch auf Arzneimittel reagiert haben, erhebliche gesundheitliche Probleme haben oder Arzneimittel mit hohem Risiko für unerwünschte Wirkungen einnehmen, sollten einen Notfallausweis mit sich führen. Die darin enthaltenen Informationen (z. B. Penizillinallergie, insulinabhängiger Diabetes, Einnahme von Phenprocoumon) dient der Information von Ärzten und medizinischem Personal im Notfall.

Überdosierung

Eine Arzneimittelvergiftung ist eine schwere, häufig Schäden verursachende und potentiell tödliche Reaktion auf die versehentliche Überdosierung eines Arzneimittels (durch Fehler von Arzt, Apotheker oder Patient) oder die absichtliche Überdosierung (in Tötungs- oder Selbstmordabsicht).

Wenn zwei Arzneimittel gleich gut wirken, wählt der Arzt dasjenige, bei dem die Gefahr einer Vergiftung durch Überdosierung geringer ist.

Kleine Kinder sind besonders gefährdet, durch Überdosierung eine Vergiftung zu erleiden. Die Wirkstoffmenge in den bunten Kapseln und Tabletten, die Kinder so verlocken, ist für Erwachsene gedacht. Um die Kinder vor einer solchen versehentlichen Medikamenteneinnahme zu schützen, werden Tropfen und Säfte mit einem kindergesicherten Verschluß ausgerüstet; aus dem gleichen Grund sind Kapseln und Tabletten eingesiegelt.

Die deutschen Vergiftungszentralen beantworten auch Fragen nach der unbeabsichtigten Einnahme von Arzneimitteln. Legen Sie für Notfälle einen Zettel mit der Rufnummer ans Telefon.

KAPITEL 11

Therapietreue bei der Arzneibehandlung

Unter Therapietreue (Compliance) versteht man die Bereitschaft und Zuverlässigkeit eines Patienten, therapeutische Anweisungen zu befolgen.

Immer wieder zeigen Untersuchungen, daß höchstens die Hälfte aller Menschen, die mit einem Rezept die Arztpraxis verlassen, das Arzneimittel wie vorgesehen einnimmt. Es gibt viele Gründe, warum Patienten ihre Behandlung nicht befolgen; zu den am häufigsten genannten gehört Vergeßlichkeit. Die Schlüsselfrage ist jedoch: Warum vergessen Patienten ihre Arzneimittel? Häufig handelt es sich dabei um einen unbewußten Boykott: Vielleicht beunruhigt irgend etwas an der Behandlung den Patienten – er könnte sich z. B. vor unerwünschten Wirkungen fürchten –, und seine »innere Stimme« rät ihm, dem Behandlungsplan nicht zu folgen. Niemand ist gerne krank, Kranksein verbindet sich mit Angst und Sorge. So kann jemand die regelmäßige Einnahme von Medikamenten »vergessen«, um nicht ständig an die Krankheit erinnert zu werden.

▲ Siehe Seite 819

Nichtbefolgen der Behandlung

Sogar die beste Behandlung wird versagen, wenn man sie nicht befolgt. Die augenscheinlichste Folge ist, daß die Krankheit weder gelindert noch geheilt wird.

Ein gar nicht so geringer Teil der auf Kosten der Krankenkassen verordneten Medikamente landet im Müll statt zur Gesundung des Patienten beizutragen. Dieser Belastung der Allgemeinheit steht der individuelle Schaden gegenüber: Wer z.B. seine Augentropfen gegen grünen Star nicht regelmäßig anwendet, gefährdet seine Sehnerven und kann blind werden; die unregelmäßige Einnahme von Herzmedikamenten kann zu Herzrhythmusstörungen und Herzstillstand führen, bei Medikamenten gegen zu hohen Blutdruck zu Schlaganfall. Werden Antibiotika nicht ordnungsgemäß eingenommen, kann die Infektion wieder aufflammen; es können sich aber auch Bakterien entwickeln, die gegen diese Antibiotika resistent sind und sich dann mit den verfügbaren Mitteln nicht mehr behandeln lassen.

Befolgen der Behandlung bei Kindern

Bei Kindern ist es noch weniger wahrscheinlich, daß sie einen Behandlungsplan einhalten, als bei Erwachsenen. In einer Studie mit Kindern, die an einer Streptokokkeninfektion litten und für zehn Tage Penizillin einnehmen sollten, hörten 56 Prozent am dritten Tag mit der Einnahme der Arzneimittel auf. 71 Prozent nahmen sie am sechsten und 82 Prozent am neunten Tag nicht mehr. Bei chronischen Krankheiten, wie Typ-I-Diabetes und Asthma, ist die Therapietreue noch geringer, weil dabei ein umfangreicher Behandlungsplan über einen langen Zeitraum eingehalten werden muß.

Manchmal verstehen die Eltern die Anweisungen nicht richtig. Untersuchungen haben gezeigt, daß Eltern eine Viertelstunde nach Verlassen der Arztpraxis die Hälfte der Informationen bereits vergessen haben. Sie erinnern sich am besten an das erste Drittel des Gesprächs; die Diagnose bleibt ihnen besser in Erinnerung als die Einzelheiten der Behandlung. Deshalb versuchen Kinderärzte, den Behandlungsplan so einfach wie möglich zu gestalten und die Anweisungen schriftlich zu geben.

Ursachen für mangelnde Therapietreue

- Patienten verstehen die Anweisungen falsch oder gar nicht.
- Sie vergessen, ihre Arzneimittel einzunehmen.
- Es treten unerwünschte Wirkungen auf. (Die Behandlung wird als genauso schlimm empfunden wie die Erkrankung.)
- Die Krankheit wird verleugnet, die Diagnose und ihre Bedeutung verdrängt.
- Die Patienten glauben nicht, daß ihnen das Arzneimittel helfen wird.
- Die Patienten glauben, die erfolgte Behandlung sei bereits ausreichend gewesen (z. B., wenn bei einer Infektion das Fieber verschwunden ist, bevor alle Erreger vernichtet wurden).
- Die Patienten fürchten sich vor unerwünschten Wirkungen oder davor, von dem Arzneimittel abhängig zu werden.
- Den Patienten ist es egal, wie es ihnen geht (Apathie).
- Die Patienten haben Probleme mit der Behandlung (z. B. Schwierigkeiten, die Tabletten oder Kapseln zu schlucken, sie sind unfähig, die Arzneimittelflasche zu öffnen, oder der Behandlungsplan verursacht ihnen Unannehmlichkeiten).

Befolgen der Behandlung bei älteren Menschen

Ältere Menschen müssen oft mehrere Arzneimittel einnehmen. Dann kann es ihnen schwerfallen, sich zu merken, was sie wann schlucken sollen. Oft werden sie von verschiedenen Ärzten gleichzeitig betreut, die dann verschiedene Medikamente verordnen, und außerdem nehmen ältere Menschen vielfach auch noch selbst gekaufte Arzneimittel ein. Damit steigt die Gefahr von Wechselwirkungen. ▲ Deshalb sollten alle Ärzte des Patienten über sämtliche eingenommenen Präparate Bescheid wissen. Der Arzt kann dann möglicherweise einen einfacheren Behandlungsplan ausarbeiten und die Gefahr von Wechsel-

▲ Siehe Seite 37

Warum eine Behandlung fehlschlagen kann

Arzneimittelfehler

- Das Rezept wird nicht eingelöst.
- Das Rezept wird eingelöst, das Arzneimittel aber falsch eingenommen.
- Es wird ein Arzneimittel eingenommen, das der Arzt nicht verschrieben hat.

Unzureichender Kontakt mit dem Arzt

- Die Patienten kommen zu spät zur Untersuchung.
- Sie verweigern die Behandlung oder können dem Plan nicht folgen.
- Eine medizinische Einrichtung ist nicht vorhanden, schlecht zu erreichen oder unerschwinglich.
- Termine werden nicht eingehalten.
- Die Behandlung wird frühzeitig abgebrochen.
- Der Arzt erfährt nichts von Problemen.

Widerstand gegen die Behandlung

- Die vorbeugenden Maßnahmen werden nicht durchgeführt.
- Die Anweisungen werden nicht vollständig befolgt.
- Die Teilnahme an empfohlenen Gesundheitsprogrammen wird verweigert.

wirkungen reduzieren. Ältere Menschen reagieren auf manche Arzneimittel anders als jüngere und brauchen meist geringere Dosen. ▲ Vertrauensvolle Gespräche zwischen Arzt und Patient tragen dazu bei, daß die Patienten die Dosis nicht selbständig verändern.

Für den Patienten kann es auch hilfreich sein, alle Arzneimittel in einer Apotheke zu kaufen, wenn dort über seinen Medikamentenkonsum eine computerisierte Kundendatei geführt wird. Eine gezielte Beratung kann dann helfen, Wechselwirkungen zu vermeiden.

Therapietreue verbessern

Die meisten Menschen freunden sich mit ihrer Therapie leichter an, wenn sie zu ihrem Arzt ein gutes Verhältnis haben. Es ist wichtig, daß Arzt und Patient miteinander reden, denn die meisten Patienten wollen in den Entscheidungsprozeß mit einbezogen werden. Dadurch übernehmen sie Verantwortung für ihre Gesundheit und halten ihre Behandlung besser ein. Wichtig ist dafür auch, daß sie genau erklärt bekommen, worum es geht, und daß sie die Notwendigkeit verstehen.

Therapietreue ist zudem leichter zu erreichen, wenn der Patient das Gefühl hat, daß dem Arzt, dem Pflegepersonal, den Helferinnen oder dem Apothekenpersonal etwas daran liegt, daß er die Behandlung einhält. Studien zeigen, daß Patienten mit der Hilfe, die sie bekommen, zufriedener sind und den Arzt lieber mögen, wenn sie den Eindruck haben, daß ihm etwas an ihrer Gesundheit liegt. Je mehr sie den Arzt mögen, desto besser befolgen sie die Behandlung. Schriftliche Anweisungen helfen den Patienten, Fehler zu vermeiden, die durch ein schlechtes Gedächtnis entstehen.

Eine beiderseits gute Beziehung zwischen Arzt und Patient kann mit einem Informationsaustausch beginnen. Wenn jemand Fragen stellen darf, kann er sich eher mit seiner Erkrankung abfinden und Vor- und Nachteile der Behandlung abwägen. Mißverständnisse lassen sich im Gespräch mit einem Fachmann oft schnell aufklären. Eine gelungene Kommunikation sichert im übrigen auch, daß alle Betreuer den Behandlungsplan verstehen und befolgen, den einer von ihnen ausgearbeitet hat.

Außerdem erzielen jene Menschen bessere Behandlungsergebnisse, die für die Beobachtung der erwünschten und unerwünschten Wirkungen der Behandlung Verantwortung übernehmen und ihre Bedenken mit dem Arzt besprechen. Sie sollten Arzt oder Apotheker über unerwünschte oder unerwartete Wirkungen informieren, bevor sie eigenmächtig die Dosierung eines Arzneimittels verändern oder die Anwendung abbrechen. Oft haben Menschen gute Gründe, einen Behandlungsplan nicht einzuhalten. Wenn Arzt und Patient offen über das Problem sprechen, kann der Arzt die Behandlung anpassen.

Für viele Krankheiten haben sich Selbsthilfegruppen etabliert. In diesem Kreis finden Menschen Unterstützung, um ihre Behandlung einzuhalten, und sie bekommen nützliche Tips bei Problemen. Eine Reihe von Selbsthilfeorganisationen sind im Anhang aufgeführt.

▲ Siehe Seite 40

Generika

Als *Generika* bezeichnet man die meist preisgünstigeren Nachahmerprodukte bekannter und weit verbreiteter Markenarzneimittel.

Für Arzneimittel existiert häufig eine Vielzahl von Namen.▲ Nach ihrer Entdeckung bekommt eine Substanz zunächst einen **chemischen Namen**. Eine Kurzversion dieser Bezeichnung oder ein Codewort erleichtert es den Forschern, sich darüber auszutauschen. Die **Substanzbezeichnung** (generischer Name) entsteht auf Vorschlag der Herstellerfirma, muß aber von den nationalen Gesundheitsbehörden und der Weltgesundheitsorganisation genehmigt werden. Den **Handels-** oder **Markennamen** bestimmt die Herstellerfirma; auf den eingetragenen Handelsnamen besitzt die Pharmafirma das Exklusivrecht. Behörden, Ärzte, Forscher und andere, die über das Mittel berichten, verwenden jedoch die Substanzbezeichnung, weil sie sich auf den Wirkstoff bezieht und nicht auf ein bestimmtes Markenprodukt einer Firma. Auf dem Rezept des Arztes steht jedoch der Handelsname.

Substanzbezeichnungen sind meist komplizierter und schwerer zu merken als Handelsnamen. Viele Substanzbezeichnungen sind eine Art Abkürzung des chemischen Namens, der Struktur oder Formel eines Wirkstoffs. Die wichtigste Eigenschaft einer Substanzbezeichnung ist, daß sie einmalig ist. Handelsnamen sind ebenfalls Unikate und meist leicht zu merken. Lopresor z. B. senkt den Blutdruck (von englisch »lowers pressure«: senkt den Druck), Pro Dorm ist ein Schlafmittel (von lateinisch »pro«: für und »dormire«: schlafen), und Gluconorm normalisiert den Blutzucker (Glukose). Der Handelsname Minoclir ist dagegen lediglich die verkürzte und verwandelte Version von Minozyklin, der Bezeichnung der Wirksubstanz des Arzneimittels.

Die Behörden müssen sichergehen, daß Handels- und Substanznamen einmalig sind und nicht so leicht mit anderen Arzneimitteln verwechselt werden können. Sind die Namen zu ähnlich, kann dies zu Fehlern bei der Verschreibung oder beim Verkauf der Arzneimittel führen.

Patentschutz

Eine Firma, die ein neues Arzneimittel entwickelt, kann sich ihre Innovation durch ein Patent schützen lassen. Patentiert werden kann die neue Wirksubstanz selbst, eine bekannte Substanz, die erstmals als Arzneimittel angewandt werden soll, der Herstellungsprozeß oder die Anwendung des neuen Arzneimittels zur Krankheitsbekämpfung. Eine Firma hat oft mehr als ein Patent auf ein Arzneimittel und kann sogar eines auf das System erhalten, das das Arzneimittel ins Blut freisetzt. Der Patentschutz währt maximal 20 Jahre. Weil er aber schon beantragt werden muß, während das Verfahren der Entwicklung und das der Zulassung noch in vollem Gange sind, beläuft sich die Zeit, in der der Hersteller als einziger an dem Produkt verdienen kann, erfahrungsgemäß auf höchstens acht Jahre. Aus diesem Grund hat die EU ein sogenanntes Schutzzertifikat für Arzneimittel geschaffen, das es der forschenden Industrie ermöglicht, das Präparat insgesamt maximal 15 Jahre allein zu vermarkten.

Das Zulassungsverfahren für Arzneimittel dauert heute in der Regel etwa zwei Jahre. Für Arzneimittel gegen schwere, aber relativ seltene Krankheiten, für die es keine etablierte Behandlung gibt (»orphan drugs«), gelten erleichterte Zulassungsbedingungen.

Wenn ein Patent abgelaufen ist, können auch andere Firmen diesen Wirkstoff zu einem Arzneimittel verarbeiten, ohne von dem Erstanbieter die Lizenz erwerben zu müssen. Diese sogenannten Generika sind meist erheblich preiswerter als das Ursprungsprodukt. Doch nicht von allen Arzneimitteln, deren Patent abgelaufen ist, gibt es generische Versionen. Ein Generikum kann unter einem Handelsnamen oder unter seiner Substanzbezeichnung verkauft werden, nachdem es von der zuständigen Bundesbehörde zugelassen wurde. Zwar gibt es Unterschiede in der Geschwindigkeit, mit der der Wirkstoff aus den jeweiligen Produkten freigesetzt wird und mit der er sich im Körper verteilt, doch sind diese in der Regel gering.

▲ Siehe Kasten, Seite 25

Vergleich zwischen Generika und Markenprodukten

Für die pharmazeutische Firma, die ein Nachfolgeprodukt, also ein Generikum, auf den Markt bringen möchte, bestehen insofern erleichterte Bedingungen, als sie bei der Zulassung auf einen Teil der Unterlagen des Erstanbieters zurückgreifen darf. So braucht sie z. B. nicht noch einmal sämtliche klinischen Untersuchungen durchzuführen.

Ein Generikum muß selbstverständlich dem Anforderungsprofil des jeweiligen Originalprodukts vollkommen entsprechen. Seine Wirksamkeit und Verträglichkeit müssen mit denen des Originals vergleichbar sein, es muß die richtige Menge wirksamer Bestandteile enthalten und nach den gleichen Standards wie andere Arzneimittel hergestellt worden sein (Good Manufacturing Practice). Es muß dem Original also therapeutisch gleichwertig (äquivalent) sein.

Äquivalent bedeutet jedoch nicht identisch. Denn bei den sogenannten Hilfsstoffen, die z. B. dafür sorgen, wieviel Wirkstoff im Körper freigesetzt wird und wie schnell, kann es durchaus Abweichungen geben. Auf dieser unterschiedlichen Galenik der verschiedenen Fabrikate beruht es, wenn sich die Wirkungen der verschiedenen Präparate im Einzelfall einmal voneinander unterscheiden. Dennoch besteht die Forderung, daß Nachfolge- und Originalprodukte bioäquivalent sein sollen, also im gleichen Ausmaß im Körper verfügbar sind und sich mit der gleichen Geschwindigkeit in den Körpergeweben verteilen und ab- und umgebaut werden.

Ende der siebziger Jahre, zu Beginn der Generika-Ära in Deutschland, wurde über die Qualität dieser Arzneimittel, vor allem hinsichtlich ihrer Bioäquivalenz, ausgiebig diskutiert. Es wurden entsprechende Bioäquivalenzstudien durchgeführt, deren Ergebnisse in der Tat zur Kritik Anlaß boten. Derartige Probleme sind aber der Anfangszeit der Generikaproduktion zuzuschreiben. Die Bioäquivalenzuntersuchungen, die das Zentrallabor der Deutschen Apotheker regelmäßig durchführt, zeigen nun schon seit Jahren, daß nur geringfügige Abweichungen der Bioäquivalenz bestehen.

Arzneiverordnung zu Lasten der Krankenkasse

Der größte Teil des Bundesbürger ist in einer gesetzlichen Krankenkasse versichert. Diese Versicherten haben einen Anspruch darauf, daß ihr Arzt ihnen unter anderem Arzneimittel verordnet, wenn sich mit ihnen einer drohenden Erkrankung vorbeugen läßt oder sie eine bestehende Krankheit lindern oder heilen können. Allerdings dürfen die Ärzte eine Reihe von Arzneimitteln nicht zu Lasten der Krankenkassen verordnen; diese sind in der sogenannten Negativliste aufgeführt. Zu ihnen gehören z. B. Arzneimittel gegen banale Erkältungskrankheiten, Gurgelmittel oder Vitaminpräparate.

Um die immensen Kosten im Gesundheitswesen einzudämmen, haben die Krankenkassen in den vergangenen Jahren das Steuerungsinstrument der Festbeträge eingeführt. Danach werden Medikamente, die ihrer Zusammensetzung und Wirkung nach vergleichbar sind, in Gruppen zusammengefaßt. Für diese Gruppen werden jeweils Festbeträge festgesetzt. Das heißt, daß die Krankenkasse für ein verordnetes Medikament nur noch den vereinbarten Festbetrag zahlt und nicht mehr den tatsächlichen Preis. Verordnet der Arzt ein Medikament, dessen Preis über dem des Festbetrages liegt, muß der Patient dem Apotheker die Differenz zwischen realem Preis und Festbetrag bezahlen. Hinzu kommt der Zuzahlungsbetrag, welcher sich an der Größe der verschriebenen Packung orientiert, und den der Apotheker sozusagen nur stellvertretend für die Krankenkassen vom Patienten eintreibt.

Nichtrezeptpflichtige Arzneimittel

Arzneimittel, die ohne Rezept erhältlich sind, können zwar auch verschrieben werden, werden aber vielfach auch zur Selbstmedikation eingesetzt. Viele Menschen kaufen diese Arzneimittel, um mit ihnen die lästigen Symptome leichter Erkrankungen zu lindern oder auch Krankheiten zu kurieren, ohne einen Arzt in Anspruch zu nehmen. Wichtig ist, daß die Anwender dabei die Grenzen der Selbstmedikation im Auge behalten, um sich durch fehlende oder falsche Behandlung nicht zu gefährden.

Selbstmedikation

Schon immer haben sich Menschen selbst, ohne ärztliche Hilfe behandelt. Der Gebrauch von Hausmitteln, wie Wadenwickel zum Fiebersenken oder der Teepause und Karottensuppe beim Durchfall von Kleinkindern, gehören ebenso dazu wie die weitverbreitete Anwendung von pflanzlichen Mitteln als Tees zum Trinken, Zusatz zu Bädern, Kompressen zum Auflegen und vieles andere mehr.

Was früher ein Behelf für diejenigen war, die sich Arzt und Medikamente nicht leisten konnten, ist heute zu einem von staatlicher Seite kalkulierten Faktor geworden, um die Kosten im Gesundheitswesen zu senken. Der Markt der Selbstmedikation ist zwischen 1987 und 1997 um 70 Prozent angewachsen. 1997 legten die Bundesbürger für rezeptfreie Arzneimittel 9 Milliarden DM aus ihren Portemonnaies hin, während die Krankenkassen im gleichen Jahr nur 7,2 Milliarden DM für rezeptfreie Arzneimittel ausgeben mußten.

An der Spitze der Selbstmedikationsarzneimittel stehen Mittel gegen Husten und Erkältung, gefolgt von Magen- und Verdauungsmitteln. Erst an dritter Stelle stehen Schmerzmittel.

Sicherheitsüberlegungen

Ein Teil der Arzneimittel wird in seiner Wirksamkeit für so schwach angesehen und ihr Risiko für so gering erachtet, daß sie von vornherein nicht rezeptpflichtig sind. Bei anderen, zunächst rezeptpflichtigen Arzneimitteln stellt sich nach mehrjähriger Anwendung heraus, daß sie in bestimmten Dosierungen oder Zubereitungsformen auch im Rahmen der Selbstmedikation unbedenklich angewandt werden können. Dennoch bergen alle Arzneimittel Nutzen und Risiken – sogar die rein pflanzlichen; die Probleme treten vor allem dann zutage, wenn das Mittel über unverhältnismäßig lange Zeit eingenommen wird. Ein grundsätzliches Problem der Selbstbehandlung liegt darin, daß Laien Beschwerden falsch beurteilen können, eine nicht zutreffende »Diagnose« stellen und wertvolle Zeit mit einer unpassenden Behandlung vertan wird.

Die Sicherheit eines jeden Arzneimittels ist ganz wesentlich vom bestimmungsgemäßen Gebrauch abhängig. Dieser wiederum hängt damit zusammen, wie gut der Betroffene seine eigene Diagnose stellt. Kopfschmerzen z. B. sind meist harmlos, dennoch können sie – wenn auch selten – ein Frühsymptom für einen Hirntumor oder eine Blutung sein. Genauso kann das Warnsymptom eines drohenden Herzanfalls mit heftigem Sodbrennen verwechselt werden. Man muß daher genau darauf achten, welche Beschwerden und Symptome geringfügig sind und wann ärztliche Hilfe in Anspruch genommen werden muß.

Auch die richtige Dosierung spielt bei Arzneimitteln für die Selbstmedikation eine große Rolle. Wer sie anwendet, sollte den Anweisungen des Apothekenpersonals folgen bzw. sich genau nach den Hinweisen im Beipackzettel richten.

Die Meinung vieler Menschen, daß rezeptfrei erhältliche Arzneimittel harmlos seien und keine nennenswerten Nebenwirkungen aufweisen können, ist falsch. So kann das Schmerzmittel Azetylsalizylsäure z. B. bei entsprechend empfindlichen Menschen einen schweren Asthmaanfall auslösen oder zu einer schweren allergischen Reaktion (anaphylaktischer Schock) ▲ führen. Ibuprofen kann Juckreiz, Hautausschlag, Atembeschwerden und Nierenschäden verursachen. Diese Arzneimittel können auch den Verdauungstrakt reizen und Geschwüre verursachen.

▲ Siehe Seite 825

Einige Beispiele für Arzneimittel zur Selbstmedikation

Generischer Name	Handelsnamen (Beispiele)
Azetylsalizylsäure	Aspirin
Azetylzystein	Fluimucil
Bromhexin	Bisolvon
Clotrimazol	Canesten
Cromoglicinsäure	Allergocrom, Intal
Diphenhydramin	Benadryl
Doxylamin	Mereprine
Ibuprofen	Brufen
Ketoconazol	Nizoral Creme
Loperamid	Imodium
Miconazol	Daktar, Gyno-Monistat
Natriumfluorid	Fluoretten
Oxymetazolin	Nasivin
Parazetamol	Ben-u-ron, Enelfa
Pyrviniumembonat	Molevac
Tetryzolin	Tyzine, Yxin
Tolnaftat	Tonoftal
Xylometazolin	Olynth, Otriven

Überlegungen, bevor ein Arzneimittel aus der Verschreibungspflicht entlassen wird

Therapeutische Breite

- Kann es schädlich wirken (auch Mißbrauch)?
- Welche schädlichen Wirkungen könnte es haben?
- Ist für die Anwendung die Hilfe medizinischen Fachpersonals notwendig?
- Kann sich eine Gewöhnung entwickeln?
- Wie groß ist die Gefahr eines Mißbrauchs?
- Überwiegen die Vorteile der Anwendung in der Selbstmedikation die Nachteile?

Diagnose und Behandlung

- Kann ein Durchschnittsmensch die Krankheit selbst diagnostizieren, für die das Mittel gedacht ist?
- Kann er diese Erkrankung ohne Arzt behandeln?

Beschriftung

- Läßt sich die Gebrauchsanweisung verständlich formulieren?
- Lassen sich Warnhinweise verständlich formulieren?
- Kann ein Durchschnittsbürger das Etikett verstehen?

Genehmigter Nachdruck aus: »FDA's Review of OTC Drugs«, *Handbook of Nonprescription Drugs*, zehnte Auflage, Seite 29, © 1993 The American Pharmaceutical Association

Einige nicht verschreibungspflichtige Schmerzmittel

Handelsname	Zusammensetzung	Indikation	Mögliche unerwünschte Wirkungen
Monopräparate mit Azetylsalizylsäure			
Acesal	500 mg Azetylsalizylsäure	Fieber, Schmerzen, Entzündungen	Magen-Darm-Störungen und -Blutungen bei Langzeitanwendung, Ohrgeräusche (Tinnitus), allergische Reaktionen bei überempfindlichen Personen (Asthma), Reye-Syndrom bei Kindern und Jugendlichen mit Windpocken oder Grippe
Aspirin			
Aspirin direkt Kautabletten			
ASS 500 von ct			
ASS 500 Ratiopharm			
Alka Seltzer	324 mg Azetylsalizylsäure	Fieber, Schmerzen, Entzündungen	
Togal ASS 400	400 mg Azetylsalizylsäure	Fieber, Schmerzen, Entzündungen	
Monopräparate mit Ibuprofen			
Aktren	200 mg Ibuprofen	Fieber, Entzündung, Regelschmerzen, mäßige Schmerzen	Störungen im Darmtrakt, Magen-Darm-Geschwüre bei Langzeitanwendung, Nierenschäden bei älteren Menschen und empfindlichen Personen, allergische Reaktionen bei überempfindlichen Personen
Dismenol N			
Pfeil Zahnschmerztabletten			
Togal N gegen Kopfschmerzen			
Dolormin	342 mg Ibuprofen Lysinsalz	Fieber, Entzündung, Regelschmerzen, mäßige Schmerzen	
Optalidon 200 Brausetabletten			

Handelsname	Zusammensetzung	Indikation	Mögliche unerwünschte Wirkungen
Monopräparate mit Parazetamol			
Ben-u-ron Kapseln	500 mg Parazetamol	Fieber, leichte bis mäßige Schmerzen	Leberschäden bei wiederholter hoher Dosierung, auf leeren Magen oder bei reichlichem Alkoholkonsum, Risiko für Nierenschäden bei Langzeitanwendung, allergische Reaktionen bei empfindlichen Personen
Parazetamol Stada, - BC, - von ct			
PCM			
Contac Erkältungstrunk	600 mg Parazetamol in 6 Gramm	Fieber, Erkältungen	

Nicht verschreibungspflichtige Antihistaminika

Bamipin

Brompheniramin

Carbinoxamin

Cetrizin

Clemastin

Dexchlorpheniramin

Dimetinden

Doxylamin

Loratadin

Pheniramin

Erkältungsmittel

Über 100 verschiedene Viren sind für die Beschwerden verantwortlich, die bei einer Erkältung auftreten. Eine Behandlung gibt es eigentlich nicht. Jährlich werden Millionen DM für Arzneimittel ausgegeben, mit denen Menschen die Erkältungssymptome lindern wollen. Doch jener Satz, den Laien wie Mediziner kennen, ist immer noch gültig: Eine unbehandelte Erkältung verschwindet nach einer Woche, eine behandelte dauert sieben Tage. Kinder sind für Erkältungen besonders anfällig und bekommen häufig Medikamente, obwohl ihre Wirksamkeit nicht nachgewiesen ist.

Im Idealfall sollte jedes Erkältungssymptom – wenn überhaupt – mit einem Arzneimittel behandelt werden, das sich gezielt gegen dieses Symptom richtet. Die meisten Mittel enthalten jedoch ein ganzes Sortiment von Wirkstoffen – Antihistaminika, Schnupfenmittel, Schmerzmittel, Schleimlöser und Hustenblocker –, die eine ganze Bandbreite von Beschwerden bessern sollen.

Nimmt man jedoch einen Hustenblocker, einen Schleimlöser oder ein Schmerzmittel, ändert das nichts an der verstopften Nase. Anders herum: Wenn man Husten hat, warum sollte man dann ein Mittel gegen Allergien oder ein Schnupfenmittel einnehmen? Wenn das einzige Symptom Halsschmerzen sind, wirken Halstabletten, vor allem solche mit einem Mittel zur örtlichen Betäubung, wie Benzocain, ausreichend. Wahrscheinlich genügt es sogar, mit Salzwasser (ein halber Teelöffel Salz auf 200 Milliliter Wasser) zu gurgeln. Die geeignete Behandlung für jedes einzelne Symptom herauszufinden, kann zu einer Herausforderung werden, bei der das Apothekenpersonal helfen kann.

Gelegentlich kann ein Husten oder eine Erkältung das Zeichen für eine schwerere Erkrankung sein. Wenn die Symptome länger als eine Woche anhalten, sollte ein Arzt aufgesucht werden; vor allem, wenn Schmerzen in der Brust dazukommen oder dunkler Schleim abgehustet wird. Fieber und Schmerzen treten bei einer gewöhnlichen Erkältung nur selten auf; sie können Anzeichen für eine Grippe oder eine bakterielle Infektion sein.

Antihistaminika

Viele Fachleute meinen, Antihistaminika haben in Erkältungsmitteln nichts zu suchen. Da Erkältungsmittel meist von Menschen eingenommen werden, die weiterhin ihren Alltagsbeschäftigungen nachgehen wollen, ist der Zusatz von Antihistaminika bedenklich, weil diese Mittel schläfrig machen und die Reaktionszeit verlängern. Dann kann es gefährlich werden, Auto zu fahren, Maschinen zu bedienen oder andere Tätigkeiten auszuführen, die volle Konzentration erfordern. Alte Menschen sind besonders anfällig für die unerwünschten Wirkungen der Antihistaminika. Bei ihnen können Sehstörungen, Benommenheit, trockener Mund, Schwierigkeiten beim Wasserlassen, Verstopfung und Verwirrtheit auftreten. ▲ Kinder werden von Antihistaminika gelegentlich unruhig, was zu Überaktivität und Schlaflosigkeit führen kann. Trotz dieser Bedenken enthalten immer noch einige Erkältungsmittel Antihistaminika. Wer sie meiden will, sollte die Packungsbeilage gründlich lesen und das Apothekenpersonal um Rat zu fragen.

Schnupfenmittel

Wenn Viren in Schleimhäute eindringen (vor allem in der Nase), erweitern sich die Blutgefäße und verursachen eine Schwellung. Schnupfenmittel mit Wirkstoffen, wie Naphazolin, Oxymetazolin, Tramazolin oder Xylometazolin, gibt es in Form von Nasentropfen, -spray oder -gel. Sie verengen die Blutgefäße, lassen die Nasenschleimhäute etwas abschwellen und sorgen so für eine gewisse Linderung.

Diese Nasenmittel wirken gut und schnell, doch sie werden häufig länger als zwei bis drei Wochen angewandt. Das kann jedoch zu einem Teufelskreis führen. Wenn die Wirkung nachläßt, dehnen sich die kleinen Blutgefäße in der Nase aus, so daß sich die Nase wieder verstopft anfühlt. Daraufhin wird das Nasenmittel weiter benutzt, und

▲ Siehe Kasten, Seite 41

es kann eine Arzneimittelabhängigkeit entstehen, die Monate oder Jahre andauern kann. Der anschließende Entzug muß unter Aufsicht eines Facharztes für Hals-Nasen-Ohren-Krankheiten stattfinden.

Hustenmittel

Husten ist ein natürlicher Reflex, der durch eine Reizung der Lunge ausgelöst wird. Husten befreit die Lunge von überschüssigem Schleim. ▲ Wenn sich bei jemandem viel Schleim angesammelt hat und er in der Lage ist, diesen auszuhusten, ist es nicht ratsam, den Hustenreiz zu unterdrücken.

In einer Reihe von Erkältungs- und Hustenmitteln sind Hustenblocker und Schleimlöser miteinander kombiniert. Für viele Fachleute ist es Unsinn, Arzneimittel zu kombinieren, von denen das eine das Abhusten von Schleim erleichtert und das andere den Husten unterdrückt.

Ein trockener Husten ohne Auswurf kann vor allem nachts sehr störend sein. Ein Hustenblocker kann da Erleichterung verschaffen, weil der Schlaf ungestört bleibt. Ein solcher sehr wirksamer Hustenblocker ist Kodein, das zudem auch noch beruhigend wirkt. Kodein gehört allerdings zu den Betäubungsmitteln und ist nur auf Rezept erhältlich.

Kodein verursacht bei manchen Menschen Übelkeit, Erbrechen und Verstopfung; auch Schwindel, Benommenheit und Schläfrigkeit können vorkommen. Daher sollten Menschen, die ein Fahrzeug führen müssen oder Aufgaben ausführen, bei denen hohe Konzentration erforderlich ist, keine kodeinhaltigen Hustenmittel einnehmen. Die unerwünschten Wirkungen können sich verstärken, wenn gleichzeitig Alkohol getrunken wird oder Beruhigungsmittel, Schlafmittel, Antidepressiva oder Antihistaminika genommen werden, die auf das Zentralnervensystem einwirken. Solche Arzneimittel sollten nur unter ärztlicher Aufsicht miteinander kombiniert werden.

Dextromethorphan ist der in frei erhältlichen Hustenmitteln am häufigsten vorkommende Hustenblocker. Seine Wirkung ist ungefähr mit der von Kodein zu vergleichen. Unerwünschte Wirkungen sind selten; es kann zu Magenverstimmungen und Schläfrigkeit kommen.

Mittel bei Magenübersäuerung

Sodbrennen, Verdauungsstörungen und übersäuerter Magen sind nur einige Begriffe, die Magen-Darm-Beschwerden beschreiben. Die Selbstdiagnose kann gefährlich sein, denn die wahre Ursache kann in einer Bandbreite von Möglichkeiten liegen: von einer ernährungsbedingten Unpäßlichkeit über ein Magengeschwür bis hin zu Krebs. Außerdem ähneln sich einige Symptome von Herzerkrankungen und akuten Magenbeschwerden. Viele Menschen behandeln ihr Sodbrennen zwar selbst, doch eine ärztliche Beratung ist dringend anzuraten, wenn die Symptome länger als zwei Wochen anhalten.

Bei einem übersäuerten Magen ist das Ziel der Behandlung, die Produktion von Magensäure zu verringern oder die Säure zu neutralisieren. H_2-Blocker, wie Cimetidin, Famotidin, Nizatidin oder Ranitidin, verringern die Magensäureproduktion und verhindern dadurch Sodbrennen. Diese Mittel stehen in Deutschland zur Selbstmedikation jedoch immer noch nicht zur Verfügung, obwohl schon recht lange diskutiert wird, ob man nicht einige von ihnen aus der Verschreibungspflicht entlassen kann.

Mittel gegen Magenübersäuerung (Antazida) hingegen kann sich jeder in der Apotheke besorgen. Diese die Magensäure abfangenden Mittel wirken sehr schnell. Sie sind so zusammengesetzt, daß sie die Magensäure nicht komplett neutralisieren, sondern den pH-Wert vielmehr von 2 (sehr sauer) auf 3 bis 4 anheben. (Der Neutralpunkt liegt bei pH 7.) Damit wird der größte Teil der Magensäure neutralisiert, was bei den meisten Menschen ausreicht, um die Symptome wesentlich zu lindern.

Der Hauptbestandteil von Antazida ist eine oder sind mehrere der folgenden vier Substanzen: Aluminiumsalze, Magnesiumsalze, Kalziumkarbonat und Natriumbikarbonat. Sie alle wirken innerhalb von einer Minute, aber ihre Wirkung hält unterschiedlich lange an. Bei einigen flaut sie schon nach zehn Minuten wieder ab, bei anderen hält sie mindestens eineinhalb Stunden vor.

Zwischen Antazida und anderen Arzneimitteln kann es eine ganze Reihe von Wechselwirkungen geben. Wer unter Herzbeschwerden, Bluthochdruck oder Nierenbeschwerden leidet, sollte ärztlichen Rat einholen, bevor er ein Antazidum einnimmt.

Hustenblocker – Monopräparate mit Dextromethorphan (Beispiele)

Hustenstiller Ratiopharm

Tuss Hustenstiller

Wick Formel 44

▲ Siehe Seite 148

Mittel bei Magenübersäuerung mit hohem Kalziumanteil

Handelsname	Zusammensetzung
Rabro N	500 mg Kalziumkarbonat, 100 mg Magnesiumoxid, 400 mg Süßholzwurzel-extrakt
Rennie	680 mg Kalziumkarbonat, 80 mg Magnesiumkarbonat
Solugastril	300 mg Kalziumkarbonat, 100 mg Aluminiumhydroxid

Aluminium und Magnesium

Antazida, die Aluminium und Magnesium enthalten, galten lange Zeit als ideal, weil die beiden Bestandteile einander ergänzen. Aluminiumhydroxid löst sich im Magen langsam auf, entfaltet seine Wirkung nach und nach und sorgt für eine langanhaltende Besserung. Es verursacht aber auch Verstopfung. Magnesiumsalze hingegen wirken schnell und neutralisieren die Säure effektiv, haben aber auch abführende Eigenschaften. Antazida mit diesen beiden Bestandteilen scheinen also die besten Eigenschaften zu vereinen: schnelle, langanhaltende Linderung bei nur geringer Gefahr von Durchfall oder Verstopfung.

Mittlerweile wird jedoch die Sicherheit von aluminiumhaltigen Antazida bei Langzeitgebrauch in Frage gestellt. Eine Daueranwendung kann die Knochen schwächen, weil der Körper Phosphor und Kalzium verliert.

Kalziumkarbonat

Kalk (Kalziumkarbonat) war lange Zeit der Hauptbestandteil von Antazida. Kalziumkarbonat wirkt schnell und neutralisiert Säuren relativ lange. Zudem ist es gleichzeitig eine preiswerte Kalziumquelle. Allerdings kann man Kalzium überdosieren. Ohne ausdrückliche Anweisung des Arztes sollte die tägliche Zufuhr 2000 Milligramm nicht überschreiten.

Natriumbikarbonat

Eines der preisgünstigsten Antazida findet sich in beinahe jeder Küche. Natron (Natriumbikarbonat, in Backpulver) dient schon seit vielen Jahrzehnten als rasches Neutralisierungsmittel. Das damit verbundene Aufstoßen kommt zustande, weil bei der chemischen Reaktion Kohlensäure entsteht.

Natriumbikarbonat kann bei Verdauungsstörungen eine kurzfristige Lösung sein. Zuviel von diesem Salz kann jedoch den Säure-Basen-Haushalt des Körpers zusammenbrechen lassen und zur Stoffwechselalkalose führen. ▲ Der hohe Natriumgehalt kann für Menschen mit Herzschwäche oder hohem Blutdruck problematisch sein.

Schmerz- und entzündungshemmende Mittel

Frei erhältliche Schmerzmittel (Analgetika), wie Azetylsalizylsäure, Ibuprofen und Parazetamol, sind relativ ungefährlich, wenn man sie nur kurze Zeit einnimmt. Azetylsalizylsäure und Ibuprofen wirken nicht nur schmerzlindernd, sondern auch entzündungshemmend; sie gehören zu den nichtsteroidalen Entzündungshemmern. Länger als sieben bis zehn Tage sollte man kein Schmerzmittel ohne ärztlichen Rat einnehmen. Wenn die Symptome schlimmer werden oder anhalten, sollte unbedingt ein Arzt konsultiert werden.

Azetylsalizylsäure

Das älteste rezeptfrei erhältliche Schmerzmittel ist Azetylsalizylsäure. Wie die anderen nichtsteroidalen Entzündungshemmer blockiert es das Enzym Cyclooxygenase, das erforderlich ist, um Prostaglandine zu produzieren. Prostaglandine sind hormonähnliche Stoffe, die unter anderem die Weite der Blutgefäße verändern, die Körpertemperatur als Reaktion auf die Entzündung erhöhen und unter anderem eine bedeutende Rolle bei der Blutgerinnung spielen. Setzt der Körper als Reaktion auf eine Verletzung – Verbrennung, Bruch, Verstauchung oder Überlastung – Prostaglandine frei, führt dies zu Entzündung, Schwellung und Rötung.

Weil Prostaglandine eine wesentliche Rolle dabei spielen, den Verdauungstrakt vor Magensäure zu schützen, kann die langfristige Einnahme von Azetylsalizylsäure und ähnlichen Arzneimitteln zu Magen-Darm-Beschwerden, Geschwüren und Blutungen führen. Alle nichtsteroidalen Entzündungshemmer einschließlich Azetylsalizylsäure können Sodbrennen, Verdauungsstörungen und Magen-Darm-Geschwüre verursachen.

Weil Azetylsalizylsäure die Blutgerinnung beeinflußt, haben Menschen, die diese Substanz einnehmen, ein verstärktes Blutungsrisiko. Jeder, der schon einmal eine Blutgerinnungsstörung hatte oder der einen unbehandelten hohen Blutdruck hat, sollte Azetylsalizylsäure nur unter ärztlicher Aufsicht einnehmen. Die gleichzeitige Einnahme von Azetylsalizylsäure und blutgerinnungshemmen-

▲ Siehe Seite 673

den Mitteln, wie Phenprocoumon, kann lebensgefährliche Blutungen auslösen. Grundsätzlich sollte Azetylsalizylsäure in der Woche vor einer geplanten Operation nicht eingenommen werden.

Azetylsalizylsäure kann Asthma verschlimmern. Patienten mit Nasenpolypen können nach der Einnahme von Azetylsalizylsäure pfeifend atmen. Eine Allergie gegen Azetylsalizylsäure kann zu Hautausschlag oder starken Atembeschwerden führen. Hohe Dosen Azetylsalizylsäure können Ohrgeräusche (Tinnitus) verursachen.

Kinder und Jugendliche mit Grippe, Windpocken oder bei denen der Verdacht auf eine andere Viruserkrankung besteht, dürfen keine Azetylsalizylsäure einnehmen. Für sie steigt das Risiko, daß sich das Reye-Syndrom entwickeln könnte. Dieses ist zwar selten, kann aber schwerwiegende Folgen haben und sogar zum Tod führen. ▲

Ibuprofen

Ibuprofen war lange Zeit verschreibungspflichtig, ist aber nun schon seit einigen Jahren auch frei erhältlich. Seit Mitte 1998 kann man Produkte mit bis zu 400 mg Ibuprofen pro Tablette, von denen am Tag höchstens 1200 mg eingenommen werden dürfen, ohne Rezept kaufen.

Ibuprofen gilt allgemein als magenfreundlicher als Azetylsalizylsäure, obwohl es nur wenige Vergleichsstudien gibt. Aber genau wie Azetylsalizylsäure kann Ibuprofen Verdauungsstörungen, Übelkeit, Durchfall, Sodbrennen, Magenbeschwerden und Geschwüre hervorrufen.

Weitere unerwünschte Wirkungen sind z. B. Benommenheit, Schwindel, Ohrenklingeln, Sehstörungen, Wassereinlagerungen im Gewebe und Kurzatmigkeit. Ibuprofen beeinflußt die Blutgerinnung zwar nicht so stark wie Azetylsalizylsäure, doch auch dieses Arzneimittel darf nur unter strenger ärztlicher Aufsicht mit Mitteln kombiniert werden, die die Gerinnungsfähigkeit des Blutes herabsetzen, wie z. B. Phenprocoumon. Menschen mit Nieren- oder Leberproblemen, Herzschwäche oder hohem Blutdruck sollten Ibuprofen nur nach Rücksprache mit dem Arzt einnehmen. Einige Herz- und Blutdruckmedikamente wirken in Kombination mit diesem Schmerzmittel unter Umständen weniger stark. Bei Menschen, die regelmäßig Alkohol trinken, kann die Gefahr von Magenbeschwerden, Geschwüren und Leberfunktionsstörungen größer sein.

Menschen, die gegen Azetylsalizylsäure allergisch sind, können auf Ibuprofen ebenso reagieren. Hautausschlag, Juckreiz und Atembeschwerden erfordern sofortige medizinische Behandlung.

Parazetamol

Parazetamol ist ein rezeptfrei erhältlicher Wirkstoff zur Behandlung von Fieber und Schmerzen; besonders beliebt ist sein Einsatz bei Kindern. Parazetamol lindert Schmerzen und senkt Fieber ähnlich gut wie Azetylsalizylsäure und Ibuprofen, wirkt aber kaum entzündungshemmend. Wo Parazetamol im Körper eingreift, ist nicht genau bekannt.

Die unerwünschten Wirkungen von Parazetamol auf den Magen sind gering. Wer Azetylsalizylsäure und Ibuprofen nicht verträgt, kommt mit Parazetamol oft gut zurecht. Wenn jedoch hohe Dosen Parazetamol über längere Zeit eingenommen werden, können Nierenschäden auftreten. Die regelmäßige Einnahme anderer nichtsteroidaler Entzündungshemmer kann die Gefahr einer Nierenschädigung erhöhen.

Eine Einzeldosis von 8 Gramm Parazetamol gilt bei gesunden Menschen als toxische Grenzdosierung für einen Leberschaden. Bei solchen, die regelmäßig Alkohol trinken, liegt die Grenzdosierung deutlich niedriger. Nicht eindeutig ist, ob die Einnahme kleinerer Dosen auf längere Zeit die Leber schädigt. Fasten kann die Anfälligkeit für Leberschäden ebenfalls erhöhen.

Viele frei erhältliche Erkältungs- und Schmerzmittel enthalten Parazetamol. Wichtig ist, darauf zu achten, daß nicht gleichzeitig mehrere Arzneimittel mit Parazetamol eingenommen werden.

Schlafmittel

Frei erhältliche Schlafmittel sind nur dazu gedacht, einige wenige schlaflose Nächte zu überbrücken, nicht zur Behandlung chronischer Schlaflosigkeit, der eine ernsthafte Erkrankung zugrunde liegen könnte. ■ Es ist nicht zu empfehlen, ein frei erhältliches Schlafmittel länger als sieben bis zehn Tage einzunehmen.

Rezeptfreie Schlafmittel enthalten entweder einen von zwei chemischen Bestandteilen, die Antihistaminika Diphenhydramin oder Doxylamin, oder es sind pflanzliche Mittel mit Extrakten aus Baldrian und/oder Hopfen und Melisse. Die Mittel mit synthetischen Inhaltsstoffen machen müde und schläfrig und können Koordinations- und Reaktionsvermögen beeinträchtigen. Die Pflanzenmittel dienen bestenfalls zur Schlafanregung.

Manche Menschen reagieren auf Diphenhydramin oder Doxylamin paradox: Sie werden unruhig, nervös und erregt. Alte Menschen, solche mit einer Hirnschädigung und kleine Kinder sind für paradoxe Reaktionen anscheinend anfälliger als andere. Bei einigen Menschen treten uner-

▲ Siehe Seite 1276

■ Siehe Seite 297

Arzneimittel bei Reisekrankheit: Vorsicht bei Kindern

Handelsname	Inhaltsstoff	Nicht anwenden bei Kindern
Dimen	Dimenhydrinat	Unter 6 Jahren
Emesan Zäpfchen	Diphenhydramin	Spezielle Säuglings- und Kinderzäpfchen im Handel
Reisegold tabs	Dimenhydrinat	Unter 6 Jahren
Reise-tabletten Ratiopharm	Dimenhydrinat	Unter 6 Jahren
Superpep	Dimenhydrinat	Unter 6 Jahren
Vomacur	Dimenhydrinat	Unter 6 kg
Vomex	Dimenhydrinat	Unter 6 kg
Zintona	Ingwer-wurzelstock	Unter 6 Jahren

wünschte Wirkungen, wie trockener Mund, Verstopfung, Sehstörungen und Klingeln in den Ohren, auf.

Ältere Menschen sowie schwangere und stillende Frauen sollten diese Arzneimittel nur einnehmen, wenn der Arzt dazu rät. Wer unter Engwinkelglaukom, Angina pectoris, Herzrhythmusstörungen oder Prostatavergrößerung leidet, sollte Antihistaminika als Schlafmittel oder zu anderen Zwecken nur nach Beratung mit dem Arzt einnehmen.

Mittel bei Reisekrankheit

Um Reisekrankheit vorzubeugen, werden Antihistaminika eingesetzt. Die meisten nicht rezeptpflichtigen Produkte enthalten den Wirkstoff Dimenhydrinat. Sie wirken am besten, wenn sie 30 bis 60 Minuten vor Antritt der Reise eingenommen werden.

Häufig verursachen diese Arzneimittel Benommenheit und verlangsamen das Reaktionsvermögen. Wer ein Auto, ein Boot oder ein anderes Verkehrsmittel steuert und rasch reagieren muß, sollte diese Arzneimittel nicht einnehmen. Mittel gegen Reisekrankheit sollten nicht gleichzeitig mit Alkohol, Schlaf- oder Beruhigungsmitteln eingenommen werden, weil sich deren Wirkungen verstärken können. Unerwünschte Wirkungen treten bei älteren Menschen häufiger auf.

Nebenwirkungen, wie verschwommenes Sehen, Verwirrung, Kopf- und Magenschmerzen, Verstopfung, Herzklopfen oder Schwierigkeiten beim Wasserlassen, kommen selten vor. Bei Babys und Kleinkindern können Erregungszustände auftreten; sie sollten diese Arzneimittel nur unter ärztlicher Überwachung erhalten. Zu hohe Dosen können bei kleinen Kindern zu Halluzinationen oder Krampfanfällen führen, die tödlich ausgehen können.

Wer unter Engwinkelglaukom, Vergrößerung der Prostata oder Verstopfung leidet, sollte Arzneimittel gegen Reisekrankheit nur nach Rücksprache mit dem Arzt einnehmen.

Besondere Vorkehrungen

Gesunder Menschenverstand ist bei der Selbstmedikation sehr wichtig. Manche Menschen sind für schädliche Arzneimittelwirkungen anfälliger als andere. Bei sehr jungen, sehr alten und sehr kranken Menschen sollten Arzneimittel nur mit äußerster Vorsicht eingesetzt werden, möglichst unter ärztlicher Aufsicht. Um gefährliche Wechselwirkungen zu vermeiden, sollte man einen Arzt oder Apotheker zu Rate ziehen, bevor man verschiedene Arzneimittel miteinander kombiniert. Treten unerwartete Reaktionen auf wie Hautausschlag, Juckreiz oder Schlaflosigkei, sollte das Arzneimittel sofort abgesetzt und medizinische Hilfe in Anspruch genommen werden.

Kinder

Der Körper eines Kindes reagiert anders auf Arzneimittel und verarbeitet sie anders als der Körper eines Erwachsenen. Ein Arzneimittel kann jahrelang weit verbreitet sein, bevor man seine gefährliche Wirkung bei Kindern entdeckt. Es hat z. B. fünf Jahre gedauert, bis man herausfand, daß die Entwicklung eines Reye-Syndroms mit der Einnahme von Azetylsalizylsäure bei Kindern mit Windpocken und Grippe verbunden ist.

Die richtige Arzneimitteldosis für ein Kind herauszufinden, ist schwierig. Häufig werden die Dosierungen für Kinder nach dem Alter gestaffelt (z. B. 2 bis 6 Jahre, 6 bis 12 Jahre). Alter ist jedoch nicht das beste Kriterium, da sich gleichaltrige Kinder in ihrer Größe und ihrem Gewicht sehr stark voneinander unterscheiden können. Besser ist es, sich bei der Dosierung am Gewicht zu orientieren. Manche Arzneimittel, wie z. B. Krebsmedikamente, werden entsprechend der berechneten Körperoberfläche dosiert. Für den Alltagsgebrauch taugen noch am ehesten Dosierungen, die sich auf das Gewicht des Kindes beziehen.

Wenn die Packungsbeilage nichts über die Dosierung bei Kindern aussagt, sollten Eltern die Dosis nicht einfach schätzen. Im Zweifelsfall sollten sie einen Arzt oder Apotheker konsultieren, damit ein Kind kein gefährliches Arzneimittel oder eine gefährliche Dosis eines an sich hilfreichen Arzneimittels bekommt.

Für Kinder gibt es viele Arzneimittel als Saft. Bei einigen, deren Inhaltsstoffe möglichst exakt dosiert werden müssen, liegt der Packung ein Meßlöffel bei. Bei Antibiotika ist das z. B. üblich. Dann sollte unbedingt nur der diesem Produkt beigegebene Meßlöffel zum Abmessen verwendet werden; bei allen anderen würde sich sonst die Antibiotikadosierung verändern. Babys kann man flüssige Arzneizubereitungen mit einer Injektionsspritze in den Mund träufeln. Selbstverständlich darf die Spritze keine Kanüle tragen!

Alte Menschen

Der Alterungsprozeß verändert die Geschwindigkeit und die Art, mit der der Körper Arzneimittel umsetzt. ▲ Veränderungen der Leber- und Nierenfunktion, die sich mit dem Alter einstellen, beeinflussen die Umsetzung und Ausscheidung von Arzneimitteln. Alte Menschen können daher für unerwünschte Wirkungen und Wechselwirkungen anfälliger sein als junge. Manche Arzneimittel machen spezielle Dosierungsangaben für ältere Menschen.

Viele nicht verschreibungspflichtige Medikamente können alte Menschen gefährden. Das Risiko steigt mit der Dosierung und der Dauer der Anwendung. Ein alter Mensch mit Rheuma nimmt möglicherweise häufig Schmerzmittel oder nichtsteroidale Entzündungshemmer ein. Das kann gefährliche Folgen haben. Ein blutendes Magengeschwür ist eine lebensbedrohliche Komplikation, die bei alten Menschen eher als bei jungen ohne Warnsymptome auftritt.

Auch Antihistaminika können alten Menschen gefährlich werden. Sie sind in vielen Schlafmitteln enthalten, in manchen Husten- und Erkältungsmitteln und in Mitteln gegen Juckreiz und Allergien. Antihistaminika können Asthma, Engwinkelglaukom oder eine Prostatavergrößerung verschlimmern und Benommenheit und Unruhe verursachen. Dadurch stürzen alte Menschen eher und brechen sich etwas. Antihistaminika können bei alten Menschen manchmal Verwirrung oder ein Delirium auslösen, vor allem, wenn sie in hohen Dosen oder in Kombination mit anderen Arzneimitteln eingenommen werden.

Mittel gegen Magenübersäuerung rufen bei alten Menschen oft unerwünschte Wirkungen hervor. Aluminiumhaltige Antazida führen leicht zu Verstopfung, magnesiumhaltige hingegen zu Durchfall und Austrocknung. Sogar Vitamin C kann – abhängig von der Dosierung – bei alten Menschen zu Magenverstimmung oder Durchfall führen.

Alte Menschen sollten bei Arzt oder Apotheker immer angeben, welche nicht verschreibungspflichtigen Arzneimittel sie einnehmen – dazu gehören auch Produkte mit Vitaminen oder Mineralien.

Richtlinien für die Auswahl und Anwendung von Arzneimitteln zur Selbstmedikation

- Sorgen Sie dafür, daß Ihre Selbstdiagnose so genau wie möglich ist. Gehen Sie nicht davon aus, daß Sie irgend etwas haben, was gerade »grassiert«.
- Wählen Sie das Produkt nach rationalen Überlegungen und seiner Zusammensetzung aus. Lassen Sie sich nicht von bekannten Markennamen beeindrucken.
- Wählen Sie ein Mittel mit möglichst nur einem Inhaltsstoff. Kombinationsmittel aus mehreren Wirkstoffen enthalten meist solche, die Sie gar nicht brauchen. Sie bedeuten ein zusätzliches Risiko und sind teurer.
- Im Zweifelsfall fragen Sie Ihren Arzt oder Apotheker nach dem am besten geeigneten Wirkstoff oder Produkt.
- Lassen Sie das Apothekenpersonal mögliche Wechselwirkungen mit anderen Arzneimitteln und die unerwünschten Wirkungen prüfen.
- Lesen Sie den Beipackzettel gründlich. Informieren Sie sich über richtige Dosis, Gegenanzeigen und mögliche Nebenwirkungen.
- Überschreiten Sie die empfohlene Höchstdosis nicht.
- Nehmen Sie ein selbst gekauftes Arzneimittel nur möglichst kurze Zeit ein. Setzen Sie es ab, wenn sich die Symptome verschlimmern.

▲ Siehe Seite 40

Wechselwirkungen

Oft erwähnen Menschen bei Arzt oder Apotheker nicht, welche selbst gekauften Medikamente sie einnehmen. Besonders Arzneimittel, die sie nur vorübergehend anwenden (gegen Erkältung, Verstopfung oder gelegentliche Kopfschmerzen), werden gern »vergessen«. Auch Ärzte denken nicht immer daran, nach diesen Mitteln zu fragen, bevor sie ein Rezept ausstellen. Es gibt jedoch zwischen vielen Arzneimitteln der Selbstmedikation und anderen Medikamenten Wechselwirkungen.

Einige dieser Wechselwirkungen können ernste Folgen haben. Eine einzige Tablette Azetylsalizylsäure z. B. kann die Wirksamkeit von Enalapril, mit dem schwere Herzschwäche behandelt und zu hoher Blutdruck gesenkt wird, verringern. Diese Reaktion kann auch mit anderen ACE-Hemmern auftreten. Wird Azetylsalizylsäure mit dem blutgerinnungshemmenden Phenprocoumon kombiniert, steigt die Gefahr von Blutungen. Patienten, die aufgrund einer Herzerkrankung ein Digitalispräparat einnehmen, wissen oft nicht, daß viel weniger Digoxin in den Körper gelangt, wenn sie gleichzeitig ein aluminium- oder magnesiumhaltiges Mittel gegen Magenübersäuerung einnehmen. Sogar die Einnahme von Multivitamin- und Mineralstoffpräparaten kann die Wirkung von Arzneimitteln beeinträchtigen. Das Antibiotikum Tetrazyklin kann seine Wirkung verlieren, wenn es gleichzeitig mit Kalzium, Magnesium oder Eisen geschluckt wird.

Am einfachsten lassen sich Wechselwirkungen vermeiden, wenn man den Apotheker darum bittet, die Arzneimittel zu überprüfen. Außerdem sollte der Arzt über alle Arzneimittel informiert werden, seien es verschreibungspflichtige oder selbst gekaufte. ▲

Doppelte Dosierungen

Ein weiteres mögliches Problem ist, daß in verschiedenen Arzneimitteln derselbe Arzneistoff enthalten sein kann. Wer nicht darauf achtet oder aufmerksam gemacht wird, kann versehentlich eine Überdosis einnehmen, weil sich die Teilmengen der einzelnen Mittel addieren.

Chronische Erkrankungen

Eine Reihe chronischer Erkrankungen kann sich bei unsachgemäßer Anwendung eines selbst gekauften Arzneimittels verschlimmern. Antihistaminika, wie sie in nicht verschreibungspflichtigen Schlafmitteln, Allergiemedikamenten, Husten-, Erkältungs- und Grippemitteln vorkommen, sollten Patienten mit Asthma, Lungenemphysem oder chronischen Lungenerkrankungen ohne ärztliche Anweisung nicht einnehmen. Antihistaminika können den Augeninnendruck steigen lassen (grüner Star) und die Beschwerden einer vergrößerten Prostata verschlimmern. Menschen mit hohem Blutdruck, Herzkrankheiten, Diabetes, Schilddrüsenüberfunktion oder vergrößerter Prostata sollten ihren Arzt oder Apotheker zu Rate ziehen, bevor sie Antihistaminika einnehmen.

Wer unter einer schweren Krankheit leidet, sollte unabhängig vom Alter vor der Einnahme selbst gekaufter Arzneimittel seinen Hausarzt konsultieren. Das Apothekenpersonal kann einem Diabetiker z. B. helfen, ein Hustenmittel zu finden, das keinen Zucker enthält. Abstinente Alkoholiker müssen unbedingt darauf achten, keine Tropfen oder Säfte einzunehmen, die Alkohol enthalten. Vor allem sogenannte Stärkungsmittel können bis zu fast 80 Prozent Alkohol enthalten. Herzkranke brauchen Beratung, damit sie nicht versehentlich ein Arzneimittel einnehmen, das ihre Herzmedikamente beeinträchtigt.

Nichtrezeptpflichtige Arzneimittel sind für die gelegentliche Anwendung bei ansonsten gesunden Menschen gedacht. Wer unter einer chronischen Krankheit leidet oder ein Arzneimittel über lange Zeit einnehmen will, sollte sich unbedingt medizinischen Rat holen. Eigenverantwortung allein reicht in einem solchen Fall nicht aus; der Rat von Fachleuten ist gefragt.

▲ Siehe Kasten, Seite 37

Erkrankungen des Herzens und der Blutgefäße

Herz und Blutgefäße

Das Herz, ein muskuläres Hohlorgan, liegt in der Mitte des Brustkorbs. Sowohl die rechte als auch die linke Seite des Herzens haben jeweils einen Vorhof (Atrium), in dem sich das Blut sammelt, sowie eine Kammer (Ventrikel), die das Blut ausstößt. Um sicherzustellen, daß das Blut nur in eine Richtung fließt, haben die Herzkammern eine Ein- und eine Auslaßklappe.

Die wichtigsten Aufgaben des Herzens sind, den Körper mit Sauerstoff zu versorgen und ihn von Abbauprodukten (Kohlendioxid) zu befreien. Kurz gesagt, führt das Herz diese Aufgaben aus, indem es das sauerstoffarme Blut aus dem Körper sammelt und in die Lunge pumpt, wo das Blut Sauerstoff aufnimmt und Kohlendioxid abgibt. Danach pumpt das Herz das sauerstoffreiche Blut aus der Lunge in das Gewebe des gesamten Körpers.

Herzfunktion

Bei jedem Herzschlag entspannen sich die beiden Herzkammern und füllen sich – die Phase der sogenannten Diastole –; dann ziehen sie sich zusammen, wobei sie das Blut pumpen – die Phase der sogenannten Systole. Beide Vorhöfe erschlaffen zur selben Zeit und ziehen sich zeitgleich zusammen, und auch beide Herzkammern erschlaffen und kontrahieren sich zur selben Zeit.

Und so fließt das Blut durch das Herz: Zuerst gelangt das sauerstoffarme, kohlendioxidreiche Blut aus dem Körper durch die zwei größten Venen (Hohlvenen, Venae cavae) in den rechten Vorhof. Dieser füllt sich und drückt das Blut in die rechte Herzkammer. Die rechte Herzkammer füllt sich und pumpt das Blut durch die Pulmonalklappe in die zur Lunge führenden Lungenarterien (Pulmonalarterien). Diese versorgen die Lunge mit Blut. Dann fließt das Blut durch winzige Haargefäße (Kapillaren), die die Lungenbläschen umgeben. Das Blut nimmt Sauerstoff auf und gibt Kohlendioxid ab, welches dann ausgeatmet wird. Das nun sauerstoffreiche Blut fließt durch die Lungenvenen in den linken Vorhof. Dieser Kreislauf zwischen dem rechten Herzen, der Lunge und dem linken Vorhof heißt Lungenkreislauf. Der linke Vorhof füllt sich und drückt das sauerstoffreiche Blut in die linke Herzkammer. Diese Kammer füllt sich und pumpt das Blut durch die Aortenklappe in die Aorta, die größte Arterie des Körpers. Das sauerstoffreiche Blut versorgt den ganzen Körper, abgesehen von der Lunge.

Blutgefäße

Der Rest des Kreislaufs (Herz- und Gefäßsystem) besteht aus Arterien, Arteriolen, Kapillaren, Venolen und Venen. Die Arterien sind stark und beweglich und transportieren das Blut vom Herzen weg. Sie können dem höchsten Blutdruck standhalten. Ihre Elastizität trägt dazu bei, daß der Blutdruck auch zwischen den Herzschlägen beibehalten wird. Die kleineren Arterien und Arteriolen haben muskulöse Wände, deren Durchmesser sich verändern kann, je nachdem ob sie die Durchblutung in einem bestimmten Bereich erhöhen oder vermindern. Kapillaren sind winzige, sehr dünnwandige Gefäße. Sie verbinden die Arterien, die das Blut vom Herzen wegtransportieren, und die Venen, die das Blut zum Herzen hintransportieren. Durch die Wände dieser Haargefäße gelangen Sauerstoff und Nährstoffe vom Blut ins Gewebe sowie Abbauprodukte vom Gewebe ins Blut. Die Kapillaren münden in die kleinen Venolen, die ihrerseits wiederum in die Venen münden, die zum Herzen zurückführen. Da Venen dünnwandig sind, im allgemeinen jedoch einen größeren Durchmesser haben als Arterien, transportieren sie die gleiche Menge Blut mit geringerer Geschwindigkeit und unter weitaus geringerem Druck.

Blutversorgung des Herzens

Den Herzmuskel (Myokard) selbst erreicht nur ein Bruchteil jener großen Blutmenge, die die Vorhöfe und Herzkammern durchfließt. Ein System von Arterien und Venen (Koronargefäße) versorgt den Herzmuskel mit sauerstoffreichem Blut und transportiert das sauerstoffarme Blut zum rechten Vorhof. Das rechte und das linke Herzkranzgefäß zweigen von der Aorta ab und transportieren Blut; die Herzvenen entleeren sich in die Sammelvene, die das Blut in den rechten Vorhof zurücktransportiert. Wegen des großen Drucks, der beim Zusammenziehen des Herzens entsteht, fließt das meiste Blut dann durch den Koronarkreislauf, wenn das Herz zwischen den Schlägen erschlafft (während der Kammerdiastole).

Ein Blick in das Herz

Dieser Querschnitt durch das Herz zeigt, wie das Blut normalerweise fließt.

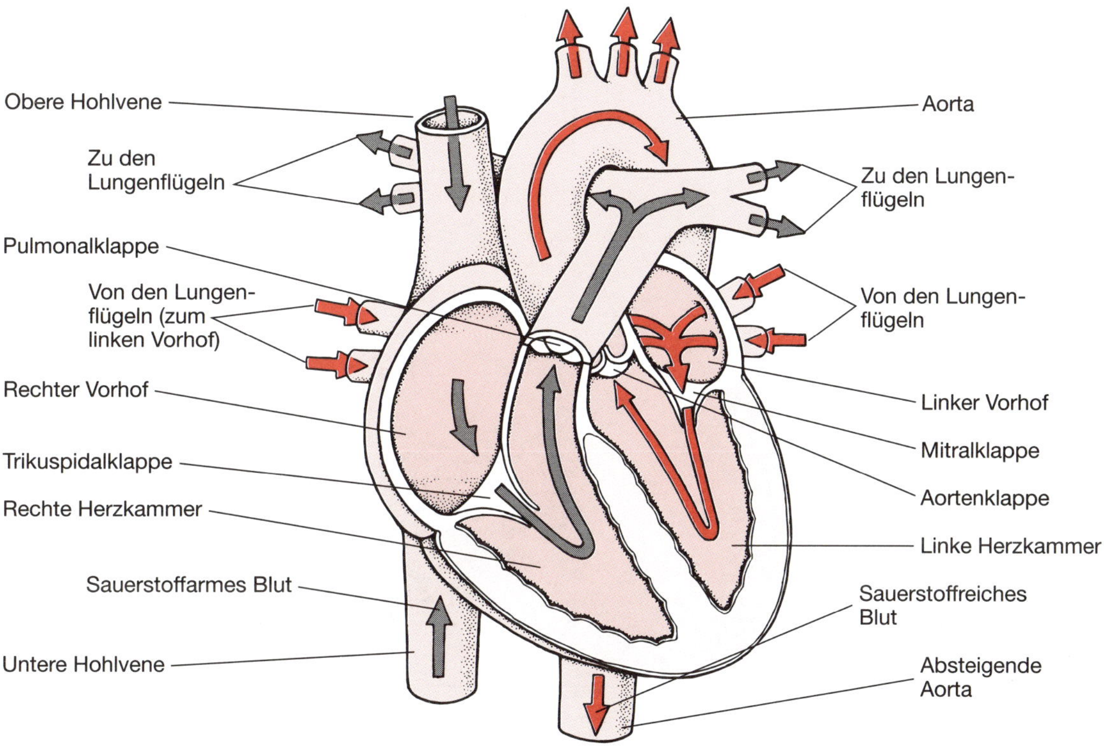

Symptome von Herzerkrankungen

Anhand eines einzelnen Symptoms läßt sich eine Herzkrankheit nicht zweifelsfrei identifizieren. Bestimmte Symptome weisen jedoch auf die Möglichkeit einer Herzerkrankung hin, und die Kombination verschiedener Symptome macht eine solche Diagnose fast sicher. Der Arzt beginnt die Diagnose mit der Befragung des Patienten (medizinische Vorgeschichte, Anamnese) und einer körperlichen Untersuchung. Häufig werden Untersuchungen durchgeführt, um die Diagnose zu bestätigen, die Schwere eines Problems zu beurteilen oder die Behandlung zu planen. ▲ Manchmal können allerdings sogar schwerwiegende Herzkrankheiten bis zu einem relativ späten Stadium symptomlos bleiben. Routinemäßige Untersuchungen oder ein Arztbesuch aus einem anderen Grund können eine solche asymptomatische Herzkrankheit aufdecken.

Zu den Symptomen einer Herzerkrankung gehören eine bestimmte Art von Schmerz, Atemnot, Müdigkeit, Herzklopfen (Empfindung eines langsamen, schnellen oder unregelmäßigen Herzschlags), leichte Benommenheit und Ohnmachtsanfälle. Allerdings bedeuten diese Symptome nicht notwendigerweise, daß eine Herzkrank-

▲ Siehe Seite 68

Blutversorgung des Herzens

Wie jedes andere Gewebe im Körper muß auch der Herzmuskel sauerstoffreiches Blut bekommen, und sauerstoffarmes Blut muß abgeleitet werden. Das rechte und das linke Herzkranzgefäß mit ihren zwei Ästen, der Kranzarterie und der linken vorderen Interventrikulararterie, versorgen den Herzmuskel mit Blut. Die Herzvenen transportieren das Blut zum rechten Vorhof.

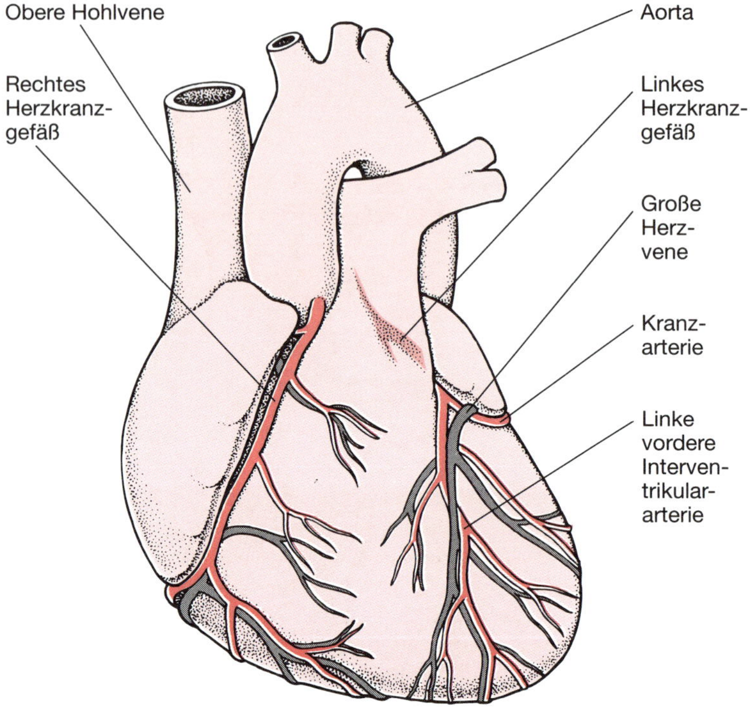

heit vorliegt. So können beispielsweise Schmerzen in der Brust ein Zeichen für eine Herzerkrankung sein, sie können aber auch auf eine Atemwegerkrankung oder eine Magen-Darm-Krankheit hinweisen.

Schmerzen

Wenn Muskeln nicht ausreichend mit Blut versorgt werden (Ischämie), verursachen unzureichende Sauerstoffzufuhr und übermäßig viel Abbauprodukte einen Krampf. Fehlt es dem Herzmuskel an Blut, entsteht eine Angina pectoris – ein beengendes, würgendes Gefühl in der Brust. Allerdings sind Art und Stärke der Schmerzen von Patient zu Patient sehr verschieden. Manche Menschen mit unzureichender Blutversorgung des Herzens haben überhaupt keine Schmerzen (stumme Ischämie). ▲

Wenn andere Muskeln, insbesondere die der Waden, schlecht durchblutet werden, spürt man bei körperlicher Bewegung gewöhnlich einen Schmerz aufgrund der Verengung und Ermüdung (intermittierendes Hinken, Claudicatio intermittens). ■

Eine Perikarditis, die Entzündung oder Verletzung des Herzbeutels, verursacht Schmerzen, die beim Liegen schlimmer und beim Sitzen und Vorbeugen besser werden. ★ Anstrengung verschlimmert die Schmerzen nicht. Ein- oder Ausatmen kann die Schmerzen vermindern oder verschlimmern; das hängt davon ab, ob gleichzeitig auch eine Pleuritis besteht, eine Entzündung des die Lungenflügel umgebenden Brustfells.

Wenn eine Arterie ein- oder durchreißt, spürt die betroffene Person vielleicht einen stechenden Schmerz, der relativ schnell kommt und geht und von körperlicher Betätigung unabhängig ist. Manchmal sind die großen Arterien, vor allem die Aorta, geschädigt. Ein sich nach außen wöl-

▲ Siehe Seite 117
■ Siehe Seite 129
★ Siehe Seite 100

bender Teil der Aorta (Aneurysma) kann plötzlich durchlässig werden, oder die Wand der Aorta kann ein wenig einreißen, so daß Blut zwischen die Schichten der Aorta sickert (Aortendissektion). Dadurch entstehen plötzliche, starke Schmerzen, die bei weiteren Schädigungen kommen oder gehen können, z. B. wenn das Gefäß einreißt oder wenn sich Blut außerhalb der normalen Gefäße bewegt. Durch die Aorta hervorgerufene Schmerzen werden häufig hinten im Nacken, zwischen den Schulterblättern, den Rücken hinunter oder im Bauchraum verspürt. ▲

Die Klappe zwischen dem linken Vorhof und der linken Herzkammer kann sich in den linken Vorhof zurückwölben, wenn sich die linke Herzkammer zusammenzieht (Mitralklappenprolaps). Solche Patienten fühlen manchmal einen pieksenden, stechenden Schmerz. Normalerweise sitzt dieser Schmerz in der Mitte unter der linken Brust. Dabei kommt es nicht darauf an, in welcher Lage sich der Patient befindet oder ob er sich körperlich betätigt. ■

Atemnot

Atemnot ist ein typisches Symptom für Herzschwäche (Herzinsuffizienz). Sie ist darauf zurückführen, daß Flüssigkeit in die Lufträume der Lunge gelangt. Dieses nennt man Lungenstauung oder Lungenödem. Im Prinzip ähnelt dieser Zustand dem Ertrinken. Im Anfangsstadium einer Herzschwäche leidet der Patient vielleicht nur bei körperlicher Anstrengung unter dieser Atemnot. Je weiter die Herzinsuffizienz fortschreitet, desto eher setzt die Atemnot auch bei geringer Anstrengung ein, bis sie schließlich auch im Ruhezustand vorhanden ist. Meistens leiden die Patienten besonders im Liegen darunter, da in dieser Lage Flüssigkeit durch das gesamte Lungengewebe sickert. Wenn sie sich aufsetzen, sammelt sich die Flüssigkeit, bedingt durch die Schwerkraft, im unteren Teil der Lunge. Dieses bereitet weniger Schwierigkeiten.

Atemnot ist allerdings kein ausschließliches Symptom von Herzerkrankungen. Auch Patienten mit einer Lungenkrankheit, einer Erkrankung der Atemmuskulatur oder solchen in dem Teil des Nervensystems, der mit der Atmung zu tun hat, können kurzatmig sein. Alle Störungen des normalen, fein abgestimmten Gleichgewichts zwischen Sauerstoffzufuhr und Sauerstoffbedarf können einen Menschen kurzatmig machen. Dazu zählt z. B. die unzureichende Fähigkeit des Blutes zum Sauerstofftransport aufgrund einer Blutarmut oder ein beschleunigter Körperstoffwechsel aufgrund einer überaktiven Schilddrüse.

Ermüdung

Wenn das Herz schlecht pumpt, werden die Muskeln bei Bewegung schlecht durchblutet. Die Person fühlt sich deshalb schwach und müde. Die Symptome dafür sind häufig unauffällig. Viele Menschen passen sich dieser Situation an, indem sie sich allmählich immer weniger bewegen, oder sie schieben die Symptome auf das zunehmende Alter.

Herzjagen

Normalerweise bemerkt man seinen Herzschlag nicht. Unter besonderen Umständen wird man sich dessen jedoch bewußt. Bei Gesunden kommt dieses z. B. vor, wenn sie sich körperlich sehr anstrengen oder sie etwas Dramatisches, Emotionales erleben. Dann kann es sein, daß man den Herzschlag sehr stark oder schnell empfindet oder er unregelmäßig scheint. Ein Arzt kann diese Symptome bestätigen, indem er den Puls prüft und den Herzschlag mit einem auf die Brust aufgesetzten Stethoskop abhört. Ob dieses Herzklopfen ungewöhnlich ist, hängt z. B. davon ab, ob es durch etwas Bestimmtes hervorgerufen wird, ob es plötzlich oder allmählich beginnt, wie schnell das Herz schlägt und ob und in welchem Ausmaß der Herzschlag unregelmäßig erscheint. Herzrasen in Verbindung mit anderen Symptomen wie z. B. Atemnot, Schmerzen, Schwäche und Ermüdung oder Ohnmachtsanfälle läßt sich eher auf einen abweichenden Herzrhythmus oder eine ernstzunehmende Grunderkrankung zurückführen.

Benommenheit und Ohnmachtsanfälle

Eine schlechte Durchblutung aufgrund einer krankhaften Herzfrequenz oder eines krankhaften Herzrhythmus oder schlechter Pumpleistung kann Benommenheit, Schwächegefühl und Ohnmacht hervorrufen. ★ Diese Symptome können auch von einer Erkrankung des Gehirns oder des Rückenmarks herrühren. Es ist auch möglich, daß sie keine ernste Ursache haben. So können sich z. B. Soldaten schwach fühlen, wenn sie lange Zeit stillstehen, denn die Beinmuskeln helfen mit, das Blut zum Herzen zurückzutransportieren. Auch starke Gefühle oder Schmerzen, durch die ein Teil des Nervensystems aktiviert wird, können eine Ohnmacht hervorrufen. Darüber hinaus muß der Arzt zwischen einer durch eine Herzkrankheit hervorgerufenen Ohnmacht und einer Epilepsie unterscheiden, bei der die Bewußtlosigkeit der Ausdruck einer Hirnerkrankung ist.

▲ Siehe Seite 134

■ Siehe Seite 91

★ Siehe Seite 104

Diagnose von Herzerkrankungen

Ein Arzt kann gewöhnlich aufgrund der medizinischen Vorgeschichte und der körperlichen Untersuchung eines Patienten sagen, ob dieser eine Herzerkrankung hat. Untersuchungsverfahren werden eingesetzt, um die Diagnose zu bestätigen, Ausmaß und Folgen der Erkrankung zu bestimmen und die Behandlung zu planen.

Medizinische Vorgeschichte und körperliche Untersuchung

Zuerst fragt der Arzt nach Symptomen wie Schmerzen in der Brust, Atemnot, geschwollenen Füßen und Sprunggelenken und Herzklopfen, die an eine Herzerkrankung denken lassen. Danach fragt er nach Fieber, Schwächegefühl, Erschöpfung, Appetitlosigkeit und allgemeinem Unwohlsein, die auf eine Herzerkrankung hinweisen können. Er fragt nach früheren Infektionen, ob der Betreffende Chemikalien ausgesetzt war, Arzneimittel einnimmt, nach seinem Alkohol- und Tabakkonsum, nach beruflicher und häuslicher Umgebung und Freizeitaktivitäten. Der Arzt erkundigt sich nach Familienmitgliedern mit Herzerkrankungen und anderen Krankheiten sowie danach, ob die Person unter Krankheiten leidet, die das Herz- und Kreislaufsystem beeinträchtigen können.

Bei der körperlichen Untersuchung notiert der Arzt Gewicht und die allgemeine körperliche Verfassung und achtet auf Blässe, Schweißausbrüche und Benommenheit; sie können unauffällige Anzeichen einer Herzerkrankung sein. Außerdem erkundigt er sich nach der allgemeinen Stimmung des Patienten und seiner Befindlichkeit, die bei einer Herzerkrankung ebenfalls beeinträchtigt sein können.

Die Hautfarbe ist wichtig, weil Blässe oder Blaufärbung (Zyanose) auf Blutarmut oder schlechte Durchblutung hindeuten. Diese Befunde können zeigen, daß die Haut wegen einer Lungenkrankheit, Herzschwäche oder verschiedener Kreislaufschäden nicht ausreichend mit Sauerstoff versorgt wird.

Der Arzt fühlt den Puls an den Schlagadern am Hals, unter den Armen, an Ellenbogen und Handgelenken, am Bauch, in der Leiste, an den Knien sowie an Füßen und Sprunggelenken. Damit stellt er fest, ob die Durchblutung ausreichend und auf beiden Körperseiten gleich ist. Blutdruck und Körpertemperatur werden ebenfalls überprüft. Abweichungen jeglicher Art können auf eine Herzerkrankung hindeuten.

Der Arzt untersucht die Halsvenen, weil sie direkt mit dem rechten Vorhof des Herzens verbunden sind und einen Anhaltspunkt dafür geben, wieviel Blut und mit welchem Druck es in die rechte Herzseite einströmt. Bei diesem Teil der Untersuchung liegt der Patient, und sein Oberkörper ist in einem 45-Grad-Winkel hochgestellt. Manchmal sitzt er, steht oder liegt auch flach.

Der Arzt drückt auf die Haut an Sprunggelenken und Beinen (eventuell auch im Bereich der Lendenwirbelsäule), um zu ertasten, ob sich Flüssigkeit in den Geweben angesammelt hat (Ödem).

Mit einem Ophthalmoskop – einem Gerät zur Untersuchung des Augeninneren – untersucht der Arzt Blutgefäße und Nerven der Netzhaut (Retina; die lichtempfindliche Membran an der inneren Oberfläche des Augenhintergrunds). Bei Menschen mit hohem Blutdruck, Diabetes, Arteriosklerose und bakteriellen Infektionen der Herzklappen sind häufig Veränderungen der Netzhaut zu erkennen.

Bei der Untersuchung des Brustkorbs wird festgestellt, ob Atemfrequenz und -bewegungen normal sind. Der Arzt klopft die Brust mit den Fingern ab, um zu prüfen, ob die Lunge mit Luft gefüllt ist (was normal ist) oder mit Flüssigkeit (was nicht normal ist). Das Abklopfen hilft auch festzustellen, ob der Herzbeutel (Perikard) oder die Häute um die Lunge (Brustfell, Pleura) Flüssigkeit enthalten. Mit einem Stethoskop hört der Arzt Brust und Rücken ab; er lauscht auf ungewöhnliche Atemgeräusche und ob die Lunge als Folge einer Herzschwäche Flüssigkeit enthält.

Mit der Hand auf der Brust des Patienten stellt der Arzt die Größe des Herzens und die Art und Kraft der Kontraktionen bei jedem Herzschlag fest. Manchmal verursachen Turbulenzen im fließenden Blut in den Gefäßen oder zwischen den Herzkammern eine Vibration, die man mit den Fingerspitzen oder der Handfläche spüren kann.

Der Arzt hört das Herz mit dem Stethoskop ab. Diesen Vorgang nennt man Auskultation. Dabei achtet er auf die charakteristischen Geräusche, die beim Öffnen und Schließen der Herzklappen entstehen. Fehlgebildete Herzklappen und Herzgewebe verursachen Turbulenzen im fließenden Blut, die charakteristische Herzgeräusche hervorrufen. Solche Turbulenzen sind typisch, wenn das Blut durch verengte oder undichte Klappen strömt. Nicht alle Herzerkrankungen verursachen Herzgeräusche, und nicht jedes Herzgeräusch ist ein Zeichen für eine Herzerkrankung. Schwangere Frauen haben gewöhnlich Herzgeräusche wegen des verstärkten Blutflusses. Harmlose Herzgeräusche treten auch bei Babys und Kindern auf, weil das Blut sehr rasch durch die kleinen Strukturen des Herzens fließt. Wenn sich bei alten Menschen nach und nach Gefäßwände, Herzklappen und andere Gewebe verhärten, kann es ebenfalls Turbulenzen im fließenden Blut geben – auch ohne ernste Herzerkrankung.

Über Arterien und Venen an anderen Stellen des Körpers setzt der Arzt das Stethoskop an, um dort auf Strömungsgeräusche zu horchen. Sie können durch verengte Blutgefäße oder durch eine falsche Verbindung zwischen Gefäßen entstehen.

Der Arzt tastet den Bauchraum ab, um festzustellen, ob die Leber durch einen Rückstau von Blut aus den großen Venen, die zum Herzen führen, geschwollen ist. Ein durch Flüssigkeitseinlagerung seltsam geschwollener Bauch kann auf eine Herzschwäche hindeuten. Puls und Größe der Bauchschlagader werden ebenfalls überprüft.

Diagnosemethoden

Heutzutage steht den Ärzten eine große Bandbreite von Untersuchungsverfahren zur Verfügung, mit denen sie schnell eine genaue Diagnose stellen können. Dazu gehören elektrische Messungen, Röntgenaufnahmen, Echokardiographie, Kernspintomographie, Positronenemissionstomographie und Herzkatheterisierung.

Mit den meisten Diagnosemethoden, die bei Herzerkrankungen eingesetzt werden, verbindet sich nur ein sehr geringes Risiko. Allerdings steigt das Risiko mit der Komplexizität der Untersuchungsmethode und der Schwere der Herzerkrankung. Bei Herzkatheterisierung und Angiographie liegt das Risiko für den gravierendsten Zwischenfall – Schlaganfall, Herzinfarkt oder Tod – bereits bei 1 zu 1 000. Das Risiko, bei einem Belastungs-EKG einen Herzinfarkt zu bekommen oder zu sterben, liegt bei 1 zu 5 000. Bei einer Szintigraphie besteht das einzige wirkliche Risiko in der geringen Strahlungsdosis, die der Untersuchte erhält, und sie ist geringer als jene, der man bei den meisten anderen Röntgenuntersuchungen ausgesetzt ist.

Elektrokardiographie

Bei diesem schnellen, einfachen und schmerzlosen Verfahren werden die elektrischen Impulse im Herzen gemessen und auf einem Papierstreifen aufgezeichnet. Das Elektrokardiogramm (EKG) erlaubt es dem Arzt, den Schrittmacher zu prüfen, der jeden Herzschlag auslöst, und ebenso die Nervenbahnen des Herzens sowie Herzfrequenz und -rhythmus.

Für ein EKG bekommt der Patient kleine Metallkontakte (Elektroden) auf die Haut an Brust, Armen und Beinen aufgesetzt. Diese Elektroden messen bei jedem Herzschlag Fluß und Richtung der elektrischen Ströme im Herzen. Kabel verbinden die Elektroden mit einem Gerät, das für jede Elektrode eine Kurve aufzeichnet. Jede dieser Kurven stellt eine bestimmte »Sicht« der elektrischen Muster des Herzens dar. Sie werden als Ableitungen bezeichnet.

Bei den meisten Menschen, bei denen der Verdacht auf eine Herzerkrankung besteht, wird ein EKG gemacht. Dabei kann der Arzt eine Reihe unterschiedlicher Herzprobleme feststellen: Herzrhythmusstörungen, mangelhafte Blut- und Sauerstoffversorgung des Herzens und eine starke Verdickung des Herzmuskels (Hypertrophie), die durch Bluthochdruck entstehen kann. Ein EKG kann auch darüber Auskunft geben, ob der Herzmuskel dünner geworden oder verschwunden ist und durch nichtmuskuläres Gewebe ersetzt wurde; dieses kann auf einem Herzinfarkt beruhen.

Belastungs-EKG

Die Ausdauerleistung kann dem Arzt sehr viel darüber sagen, ob jemand eine Herzkranzgefäßerkrankung oder andere Herzerkrankungen hat und wie schwer sie sind. Ein Belastungstest (Streßtest), bei dem Blutdruck und Herztätigkeit eines Menschen bei Belastung gemessen werden, kann Probleme aufzeigen, die im Ruhezustand nicht zu erkennen sind. Wenn die Herzkranzgefäße teilweise blockiert sind, wird das Herz möglicherweise im Ruhezustand noch ausreichend mit Blut versorgt, jedoch nicht mehr bei Belastung. Durch eine gleichzeitige Prüfung der Lungenfunktion kann unterschieden werden, ob Herz, Lunge oder beide für die eingeschränkte Belastbarkeit verantwortlich sind.

Während der Untersuchung fährt der Patient auf einem Standfahrrad oder geht in vorgegebenem Tempo auf einem Laufband. Die Geschwindigkeit des Bandes bzw. der Widerstand beim Fahrrad wird langsam erhöht. Dabei läuft das EKG-Gerät ständig mit, wobei der Blutdruck in Abständen gemessen wird. Im allgemeinen machen die Patienten bei einem Belastungstest so lange weiter, bis ihre Herzfrequenz etwa 80 bis 90 Prozent der Maximalbelastung für ihr Alter und Geschlecht erreicht hat. Werden Symptome, wie Atemnot oder Schmerzen in der Brust, sehr unangenehm, oder erscheinen im EKG oder bei der Blutdruckmessung deutliche Abweichungen, hören die Patienten früher auf.

Bei Menschen, die sich aus irgendwelchen Gründen nicht sportlich betätigen können, kann ein Streß-EKG durchgeführt werden, das ähnliche Informationen liefert wie der Belastungstest, aber nicht mit Bewegung verbunden ist. Dabei wird ein Arzneimittel injiziert (Dipyridamol oder Dobutamin), das die Durchblutung des gesunden Herzgewebes erhöht, die von krankem Gewebe aber verringert. Diese Arzneimittel simulieren die Auswirkungen einer körperlichen Belastung.

EKG: Was die Kurven bedeuten

Ein Elektrokardiogramm (EKG) zeichnet die elektrischen Ströme auf, die während eines Herzschlags im Herz fließen. Jeder Teil des EKGs hat eine Buchstabenbezeichnung. Jeder Herzschlag beginnt mit einem Impuls vom Hauptschrittmacher des Herzens (Sinusknoten). Dieser Impuls aktiviert zuerst die oberen Bereiche des Herzens (Vorhöfe, Atria). Die P-Zacke stellt diese Aktivierung der Vorhöfe dar.

Als nächstes fließt der elektrische Strom in die unteren Bereiche des Herzens (Herzkammern, Ventrikel). Die QRS-Gruppe stellt die Aktivierung der Herzkammern dar.

Die T-Welle zeigt die Erholungsphase; dabei fließt der elektrische Strom über die Herzkammern in die andere Richtung zurück.

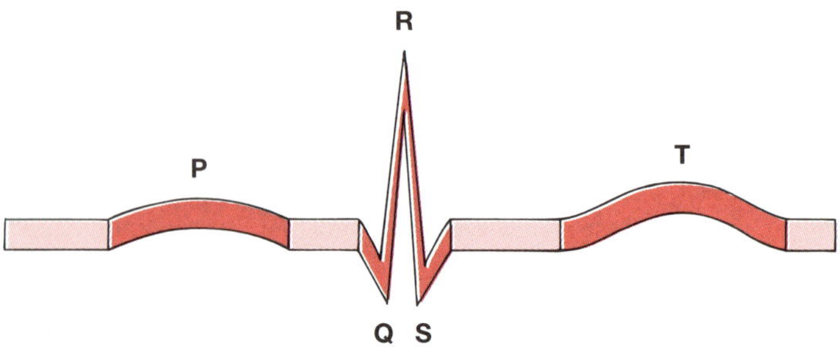

P-Zacke

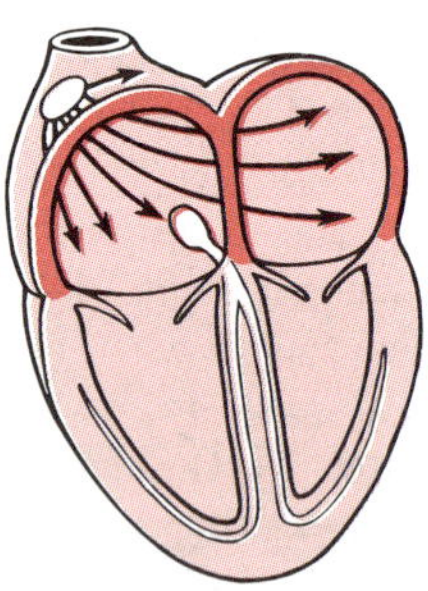

Aktivierung der Vorhöfe

QRS-Gruppe

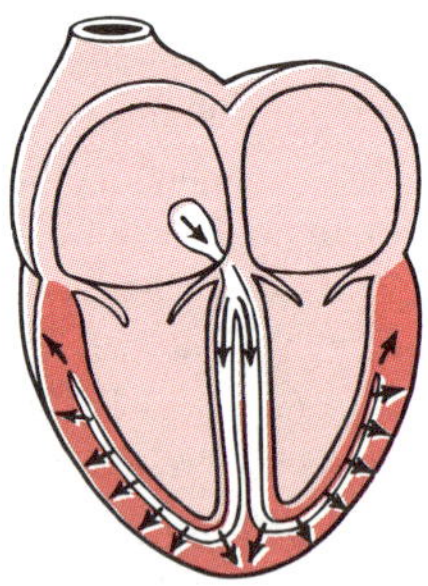

Aktivierung der Herzkammern

T-Welle

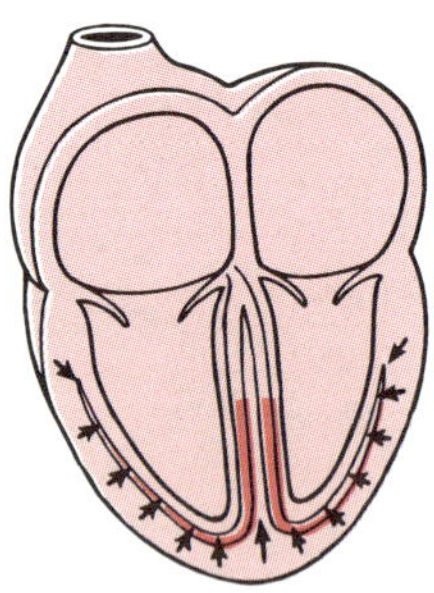

Erholungswelle

Auf einem EKG lassen sich viele Abweichungen erkennen. Am leichtesten sind die Veränderungen des Herzrhythmus zu verstehen: zu schnell, zu langsam oder unregelmäßig. Aufgrund des EKGs kann der Arzt gewöhnlich erkennen, in welchem Teil des Herzens die Rhythmusstörung beginnt, und sich auf die Suche nach der Ursache machen.

Normaler Herzschlag

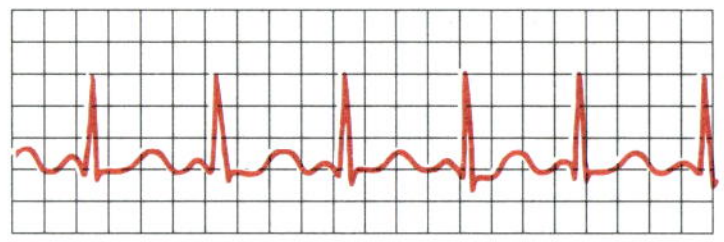

Schneller Herzschlag

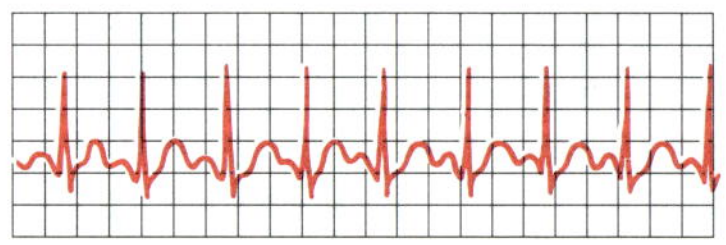

Langsamer Herzschlag

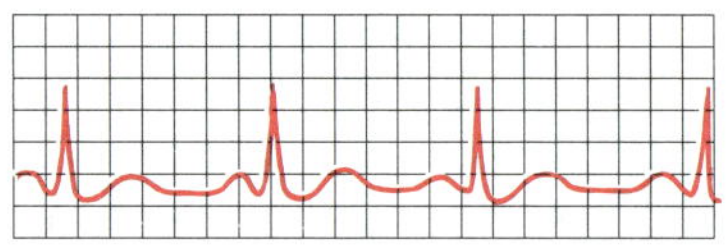

Unregelmäßiger Herzschlag

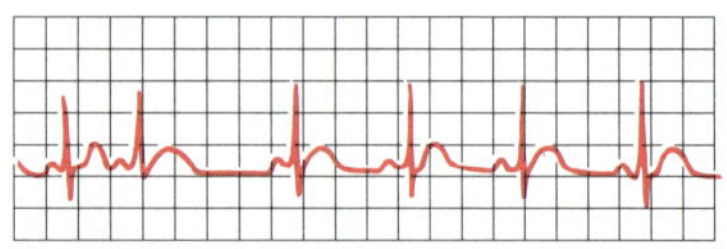

Treten bei einem Belastungstest bestimmte Abweichungen im EKG, Angina pectoris oder Blutdruckabfall ein, weist das auf eine Erkrankung der Herzkranzgefäße hin.

Kein Verfahren ist vollkommen. Manchmal zeigen diese Messungen bei Menschen Abweichungen an, deren Herzkranzgefäße gesund sind (falsch positives Ergebnis); manchmal zeigt der Papierstreifen nichts Auffälliges, obwohl eine Angina pectoris vorliegt (falsch negatives Ergebnis). Bei Menschen ohne Symptome – vor allem bei jungen Menschen – ist das Risiko einer Erkrankung der Herzkranzgefäße gering, selbst wenn die Testergebnisse von der Norm abweichen. Dennoch wird der Belastungstest häufig als Suchtest bei augenscheinlich gesunden Menschen eingesetzt – z. B. wenn sie mit einem Sportprogramm beginnen oder eine Lebensversicherung abschließen wollen. Die vielen falsch positiven Ergebnisse erhöhen die medizinischen Ausgaben unnötig und belasten die Betroffenen. Daher lehnen viele Fachleute einen Belastungstest bei symptomfreien Menschen ab.

Langzeit-EKG (Dauer-EKG)

Herzrhythmusstörungen und unzureichende Blutversorgung des Herzmuskels treten vielleicht nur kurz auf oder sind unvorhersehbar. Um ihnen dennoch auf die Spur zu kommen, kann der Arzt ein Langzeit-EKG anlegen. Dabei führt der Betroffene ein kleines, batteriebetriebenes Gerät mit sich, welches über 24 bis 48 Stunden ein Elektrokardiogramm aufzeichnet. Während dieser Zeit notiert sich der Betroffene Zeit und Art der Symptome. Anschließend wertet ein Computer die Aufzeichnungen aus. Er analysiert Herzfrequenz und Herzrhythmus und sucht nach Veränderungen der elektrischen Aktivität, die auf eine unzureichende Blutversorgung des Herzmuskels hindeuten. Außerdem gibt er die Aufzeichnung jedes Herzschlags während dieser Zeit wieder. Schließlich läßt sich zwischen den Veränderungen im EKG und den Symptomen ein Zusammenhang herstellen.

Wenn nötig, kann das EKG über die Telefonleitung an einen Computer im Krankenhaus oder in der Arztpraxis durchgegeben werden, damit eventuell auftretende Symptome sofort gedeutet werden können. Moderne Geräte können gleichzeitig die elektrischen Impulse des Herzens (Elektrokardiogramm) und die des Gehirns (Elektroenzephalogramm) aufzeichnen; das ist wichtig bei Patienten, die immer wieder das Bewußtsein verlieren. Diese Aufzeichnungen helfen, zwischen Krampfanfällen und Herzrhythmusstörungen zu unterscheiden.

Elektrophysiologische Verfahren

Diese Methoden werden im Krankenhaus durchgeführt, um schwere Rhythmusstörungen oder elektrische Reizleitungsstörungen zu erkennen. Der Arzt führt winzige Elektroden durch die Venen und manchmal auch durch die Arterien direkt bis in die Herzkammern, um das EKG aus dem Herzinneren aufzuzeichnen und um die elektrischen Reizleitungsbahnen genau zu lokalisieren.

Manchmal verursacht der Arzt während dieser Untersuchung absichtlich eine Herzrhythmusstörung, um herauszufinden, ob ein bestimmtes Arzneimittel die Störung beseitigen kann oder ob eine Operation hilfreich wäre. Falls erforderlich, kann der Arzt das Herz durch einen kurzen Elektroschock wieder zum normalen Rhythmus zurückführen (Kardioversion). Die elektrophysiologischen Methoden stellen einen Eingriff in den Körper dar und erfordern eine Narkose.

Langzeit-EKG

Der Patient trägt einen kleinen Monitor über der Schulter. Auf der Brust sind Elektroden befestigt, so daß der Monitor die elektrische Aktivität des Herzens ununterbrochen aufzeichnen kann.

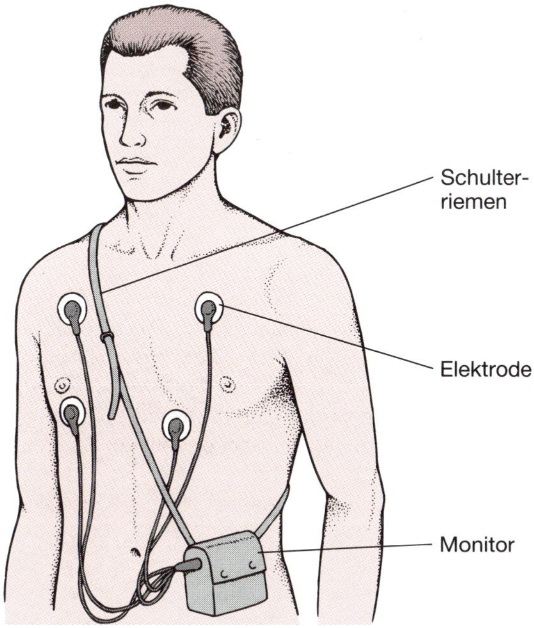

Röntgenaufnahmen

Bei jedem Verdacht auf eine Herzerkrankung wird von vorne und von der Seite geröntgt. Die Aufnahmen zeigen Form und Größe des Herzens sowie die Umrisse der Blutgefäße in Lunge und Brust. Brustaufnahmen geben auch Aufschluß über den Zustand der Lunge (vor allem der Lungengefäße) und zeigen Flüssigkeitsansammlungen innerhalb oder außerhalb der Lunge.

Durch Herzschwäche oder Herzklappenfehler vergrößert sich das Herz häufig. Dennoch können auch Menschen mit einer schweren Herzerkrankung ein normal großes Herz haben. Bei konstriktiver Perikarditis zieht sich der Herzbeutel narbig zusammen; dann vergrößert sich das Herz selbst dann nicht, wenn es zur Herzschwäche kommt.

Das Aussehen der Blutgefäße innerhalb der Lunge ist

für die Diagnose häufig aufschlußreicher als das des Herzens. Sind z. B. die Lungenarterien in Herznähe vergrößert und im Lungengewebe verengt, deutet dieses auf eine Vergrößerung der rechten Herzkammer hin.

Computertomographie

Eine normale Computertomographie (CT) wird in der Herzdiagnostik kaum eingesetzt; man kann damit jedoch Abweichungen von Herzstruktur, Herzbeutel, großen Gefäßen, Lunge und Stützgeweben in der Brust erkennen. Bei diesem Verfahren werden horizontale Schichtbilder der gesamten Brust angefertigt. Auf ihnen kann man erkennen, wo genau eventuelle Veränderungen sitzen.

Neue, besonders schnelle computeranimierte Verfahren zeigen ein dreidimensionales bewegtes Bild des Herzens. Mit diesem Verfahren kann man Veränderungen der Struktur und Bewegung erkennen.

Durchleuchtung

Dieses Verfahren liefert kontinuierliche Röntgenbilder auf einem Bildschirm. Sie zeigen, wie das Herz schlägt und sich die Lunge füllt und leert. Für dieses Verfahren ist jedoch eine relativ hohe Strahlendosis erforderlich. Es wurde weitgehend von der Echokardiographie und anderen Verfahren verdrängt.

Als Bestandteil der Herzkatheterisierung und elektrophysiologischer Verfahren wird die Durchleuchtung noch eingesetzt. Sie ist bei manchen schwierigen Diagnosen wie Herzklappenfehlern und angeborenen Herzfehlern nützlich.

Echokardiographie

Die Echokardiographie ist eine der am häufigsten eingesetzten Methoden zur Diagnose von Herzerkrankungen. Für sie ist weder ein Eingriff in den Körper noch eine Belastung mit Strahlung erforderlich, und dennoch liefert die Untersuchung hervorragende Bilder. Das Verfahren ist harmlos, schmerzlos, relativ preisgünstig und weit verbreitet.

Die Echokardiographie arbeitet mit hochfrequenten Ultraschallwellen, die von einem Schallkopf ausgesandt werden. Herz und Blutgefäße reflektieren diese Schallwellen und liefern ein bewegtes Bild. Dieses Bild erscheint auf einem Monitor und kann auf Video aufgezeichnet oder ausgedruckt werden. Setzt der Arzt den Schallkopf an einer anderen Stelle oder in einem anderen Winkel an, kann er das Herz und die großen Blutgefäße aus verschiedenen Perspektiven betrachten und sich so ein genaues Bild von Herzstruktur und Herzfunktion machen. Zur genaueren Analyse und um Informationen von der Rückseite des Herzens zu bekommen, kann der Arzt den Schallkopf in die Speiseröhre des Patienten einführen. Man nennt diese Untersuchungsmethode transösophageale Echokardiographie.

Die Echokardiographie deckt Veränderungen der Bewegung der Herzwand, wieviel Blut bei jedem Herzschlag gepumpt wird, Verdickungen oder Krankheiten des Herzbeutels (Perikard) und Flüssigkeitsansammlungen zwischen Herzbeutel und Herzmuskel.

Die Hauptformen der Ultraschalluntersuchung sind M-Mode, zweidimensionales B-Bild, das Dopplerverfahren und das farbcodierte Dopplerverfahren. Beim M-Mode, der einfachsten Form des Ultraschalls, wird ein einziger Schallwellenstrahl auf den zu untersuchenden Bereich des Herzens gerichtet. Am weitesten verbreitet ist der zweidimensionale Ultraschall. Hierbei erzeugt der Computer in »Scheiben« realistische zweidimensionale Bilder. Das Dopplerverfahren kann Blutbewegungen und -turbulenzen wiedergeben; es kann in Farbe dargestellt werden (Farb-Doppler). Farb-Doppler und Doppler-Echokardiographie können Richtung und Strömungsgeschwindigkeit des Blutes in den Herzkammern und Gefäßen darstellen. Die Bilder erlauben es dem Arzt zu sehen, ob sich die Herzklappen normal öffnen und schließen, ob und wieviel Blut sie im geschlossenen Zustand durchlassen und ob das Blut normal fließt. Ungewöhnliche Verbindungen zwischen Blutgefäßen oder Herzkammern können entdeckt, Struktur und Funktion der Gefäße und Kammern bestimmt werden.

Kernspintomographie

Die Kernspintomographie (auch Magnetresonanztomographie oder NMR, von engl. nuclear magnetic resonance) nutzt ein starkes Magnetfeld, um detaillierte Bilder von Herz und Brustkorb zu machen. Dieses sehr komplizierte und sehr teure Verfahren befindet sich zur Diagnose von Herzerkrankungen immer noch in der Erprobung.

Bei der Kernspintomographie wird der Patient in einen großen röhrenförmigen Elektromagneten geschoben. Dieser Magnet versetzt die Atomkerne im Körper in Schwingungen; dabei senden sie charakteristische Signale aus. Diese Signale werden in zwei- und dreidimensionale Bilder des Herzens umgesetzt. Kontrastmittel sind gewöhnlich nicht erforderlich. Gelegentlich werden allerdings paramagnetische Kontrastmittel in die Vene gespritzt, um schlecht durchblutete Bereiche des Herzmuskels besser sichtbar zu machen.

Ein Nachteil der Kernspintomographie ist, daß es erheblich länger dauert als bei einer Computertomographie, ein einzelnes Bild zu erzeugen. Durch die Herzbewegungen sind die Bilder auch weniger scharf. Hinzu kommt, daß manche Menschen Platzangst bekommen, wenn sie in der engen Röhre dieser riesigen Maschine lange ruhig liegen müssen.

Szintigraphie

Bei diesem Verfahren werden winzige Mengen radioaktiv markierter Substanzen in eine Vene gespritzt. Trotzdem ist der Patient dabei einer geringeren Strahlung ausgesetzt als bei den meisten Röntgenaufnahmen. Die radioaktiv markierten Substanzen verteilen sich rasch im Körper, auch im Herzen. Dann wird ihre Strahlung von einer Gammakamera aufgenommen. Das Bild wird auf einen Monitor übertragen und zur späteren Analyse auf einer Diskette gespeichert.

Es gibt verschiedene Typen von Kameras, die solche Strahlenbilder aufnehmen. Sie speichern entweder ein einzelnes Bild oder eine Serie von Querschnitten, die der Computer vergrößert. Diese Technik heißt Single-Photon-Emissionscomputertomographie. Der Computer kann auch dreidimensionale Bilder entstehen lassen.

Eine Szintigraphie ist vor allem dann nützlich, wenn Patienten über Brustschmerzen aus unklarer Ursache klagen. Bei Menschen mit verengten Herzkranzgefäßen gibt sie Aufschluß darüber, wie die Verengung die Blutversorgung und Funktion des Herzens beeinträchtigt. Szintigraphien werden auch eingesetzt, um sich nach einer Bypassoperation oder ähnlichen chirurgischen Eingriffen zu vergewissern, daß die Blutversorgung des Herzmuskels besser geworden ist. Die Ergebnisse dienen auch dazu, die Prognose eines Patienten nach einem Herzinfarkt einzuschätzen.

Die Durchblutung des Herzens wird meist geprüft, indem man Thallium-201 in eine Vene injiziert und während eines Belastungstests Aufnahmen macht. Wieviel Thallium-201 die Zellen des Herzmuskels aufnehmen, hängt von der Durchblutung ab. Auf dem Höhepunkt der Belastung ist jener Herzmuskelbereich, der nicht ausreichend durchblutet (ischämisch) ist, weniger radioaktiv als der benachbarte Bereich mit gesundem Herzmuskel und normaler Blutversorgung. Der geringe radioaktive Bereich liefert ein schwächeres szintigraphisches Bild. Bei Menschen, die keinen Belastungstest machen können, kann eine intravenöse Injektion der Arzneimittel Dipyridamol oder Dobutamin die Auswirkung der Belastung auf die Durchblutung nachahmen. Diese Arzneistoffe leiten das Blut von den erkrankten Gefäßen zu den gesunden um.

Nach einer Ruhepause von einigen Stunden wird eine zweite Szintigraphie gemacht. Der Arzt kann dann sehen, in welchen Bereichen des Herzens das Blut schlecht abfließt (dort sind die Herzkranzgefäße meist verengt) und wo der Herzmuskel vernarbt ist (meist die Folge eines Herzinfarkts).

Wenn der Verdacht auf einen akuten Herzinfarkt besteht, wird statt Thallium-201 Technetium 99m eingesetzt. Im Gegensatz zu Thallium reichert sich Technetium nämlich in erster Linie in krankem Gewebe an. Da Technetium aber auch in die Knochen eingelagert wird, beeinträchtigen bis zu einem gewissen Grad die Rippen das Bild des Herzens.

Die Szintigraphie mit Technetium wird eingesetzt, um einen Herzinfarkt zu diagnostizieren. Das geschädigte Herzgewebe nimmt das Technetium auf; mit dem Verfahren läßt sich ein Herzinfarkt nach etwa zwölf Stunden und sogar bis nach einer Woche erkennen.

Positronenemissionstomographie

Bei diesem Verfahren (PET) wird ein für die Funktion der Herzzellen wichtiger Nährstoff mit einer Substanz markiert, die radioaktive Partikel (Positronen) abgibt, und dann in eine Vene injiziert. Wenn nach wenigen Minuten der markierte Nährstoff den zu untersuchenden Herzteil erreicht hat, wird dort ein Gerät angesetzt, welches die Gebiete mit hoher Radioaktivität aufnimmt. Ein Computer läßt aus den Schnittbildern ein dreidimensionales Bild des Gebietes entstehen und zeigt, wie unterschiedlich aktiv die verschiedenen Bereiche des Herzmuskels den markierten Nährstoff verarbeiten. Eine Positronenemissionstomographie liefert klarere Bilder als andere nuklearmedizinische Verfahren. Allerdings ist das Verfahren sehr teuer und wird nur in wenigen Kliniken angewandt.

Herzkatheterisierung

Bei diesem Verfahren wird ein dünner Katheter (Schlauch) durch eine Arterie oder Vene – meist in Arm oder Bein – eingeführt und bis in die großen Gefäße und Herzkammern vorgeschoben. Um die rechte Herzseite zu erreichen, wird der Katheter in eine Vene geschoben, für die linke Herzseite in eine Arterie. Die Katheterisierung kann der Diagnose oder der Behandlung des Herzens dienen. Die Untersuchung wird bei örtlicher Betäubung durchgeführt.

An der Spitze des Katheters sitzt oft ein Meßinstrument oder ein anderes Gerät. Je nach Typ kann mit dem Katheter der Blutdruck gemessen, das Innere der Blutgefäße betrachtet, eine verengte Herzklappe geweitet oder eine verstopfte Arterie durchgängig gemacht werden. Bei Herzuntersuchungen werden Katheter sehr häufig eingesetzt, weil sie ohne großen operativen Eingriff eingeführt werden können.

Ein spezieller Katheter mit einem Ballon an der Spitze kann in eine Vene im Arm oder Hals eingeführt und durch den rechten Herzvorhof und die rechte Herzkammer direkt bis zur Öffnung der Lungenschlagader vorgeschoben werden (Katheterisierung der Pulmonalarterie). Mit dem Ballonkatheter wird der Blutdruck in den großen Gefäßen und den Herzkammern gemessen. Auch der Blutausstoß des Herzens zur Lunge läßt sich so ermitteln. Durch den Katheter können Blutproben entnommen werden, in denen der Sauerstoff- und Kohlendioxidgehalt bestimmt wird. Da das Einführen eines Katheters in die Lungenschlagader zu Herzrhythmusstörungen führen kann, wird das Herz mit einem EKG überwacht. Gewöhnlich kann der Arzt auftretende Herzrhythmusstörungen korrigieren, indem er den Katheter an eine andere Stelle bewegt. Hilft das nicht, wird der Katheter entfernt.

Der Arzt kann den Katheter nutzen, um Blutproben zur Untersuchung des Stoffwechsels zu entnehmen. Außerdem kann er durch ihn Farbstoffe ins Blut abgeben, die dann auf bewegten Röntgenaufnahmen die Blutgefäße und Herzkammern sichtbar machen. Anatomische Abweichungen und Durchblutungsstörungen können im Röntgenbild sichtbar gemacht und dargestellt werden. Mit Instrumenten, die durch den Katheter eingeführt werden, kann der Arzt Proben von Herzmuskelgewebe aus dem Inneren der Herzkammern entnehmen, die dann mikroskopisch untersucht werden (Biopsie). Er kann den Blutdruck in den Herzkammern und großen Gefäßen auf jeder Seite getrennt messen; auch der Sauerstoff- und Kohlendioxidgehalt des Blutes kann in verschiedenen Teilen des Herzens gemessen werden.

Der Arzt kann die Pumpleistung des Herzens beurteilen, indem er die Bewegung der linken Herzkammerwand analysiert und die Effektivität berechnet, mit der das Blut hinausbefördert wird (Auswurffraktion). Diese Analyse erlaubt eine Einschätzung, wie sehr das Herz durch die ischämische Erkrankung der Herzkranzgefäße oder andere Krankheiten bereits geschädigt ist.

Koronarangiographie

Darunter versteht man die Untersuchung der Herzkranzgefäße mit Hilfe eines Katheters. Ein dünner Katheter wird an Arm oder Leiste in Richtung Herz und in die Herzkranzgefäße eingeführt. Den Vorgang des Einführens kann der Arzt mittels Durchleuchtung (eine Art Dauerröntgenverfahren) überwachen. Wenn die Katheterspitze an der richtigen Stelle ist, wird ein auf Röntgenbildern sichtbarer Farbstoff durch den Katheter in die Herzkranzgefäße gespritzt, so daß die Umrisse der Gefäße auf dem Bildschirm zu sehen sind. Serien von Röntgenbildern (Kinekardiographie) liefern deutliche Bilder der Herzkammern und Herzkranzgefäße. Erkrankungen der Herzkranzgefäße sind gut zu sehen, weil die Innenwände der Koronararterien verändert oder verengt aussehen. Bei einem Menschen mit einer Erkrankung der Herzkranzgefäße kann der Katheter dazu benutzt werden, die Blockierung zu beseitigen. Diese Methode nennt man perkutane transluminale (coronare) Angioplastie (PTCA). ▲

Geringfügige Nebenwirkungen einer Koronarangiographie treten direkt nach der Injektion auf. Gewöhnlich verspürt der Patient ein vorübergehendes Wärmegefühl, vor allem in Kopf und Gesicht, wenn sich der Farbstoff auf dem Blutweg ausbreitet. Die Herzfrequenz erhöht sich, der Blutdruck sinkt leicht. Selten kommt es zu Übelkeit, Erbrechen und Husten. Nur ganz selten treten schwere Reaktionen auf wie Schock, Krampfanfälle, Nierenprobleme und Herzstillstand. Allergische Reaktionen können vom Hautausschlag bis zum lebensbedrohlichen anaphylaktischen Schock reichen. Berührt der Katheter die Herzwand, kann es zu Herzrhythmusstörungen kommen. Solche Untersuchungen sollten nur in sogenannten Herzkatheterräumen durchgeführt werden, in denen eine kontinuierliche EKG-Überwachung gewährleistet ist und die Möglichkeit zur kardiopulmonalen Wiederbelebung und zur notfallmäßigen Schrittmachertherapie besteht. Der leitende Arzt sollte ein Kardiologe sein mit spezieller Zusatzausbildung für elektrophysiologische Untersuchungen.

▲ Siehe Seite 121

Herzrhythmusstörungen

Das Herz ist ein muskulöses Organ, dessen vier Hohlräume so beschaffen sind, daß sie wirkungsvoll, zuverlässig und ein Leben lang unaufhörlich arbeiten. Die Muskelwände jedes Raumes ziehen sich in genau festgelegter Abfolge zusammen und pumpen dabei so viel Blut wie möglich, wobei sie für jeden Herzschlag so wenig Energie wie möglich aufwenden.

Das Zusammenziehen der Muskelfasern im Herzen (Kontraktion) wird von einer elektrischen Entladung gesteuert, die in genau festgelegter Weise auf bestimmten Bahnen und mit definierter Geschwindigkeit durch das Herz fließt. Die rhythmischen Entladungen, die jeden Herzschlag auslösen, gehen vom »Schrittmacher« des Herzens aus, dem Sinusknoten; er liegt in der Wand des rechten Vorhofs. Die Geschwindigkeit der Entladung wird von Nervenimpulsen und Hormonen im Blutkreislauf beeinflußt.

Der Teil des Nervensystems, der den Herzschlag automatisch steuert, gehört zum vegetativen Nervensystem. Es besteht aus dem sympathischen und dem parasympathischen Teil. Das sympathische Nervensystem beschleunigt die Herzfrequenz, das parasympathische verlangsamt sie. Das sympathische Nervensystem innerviert das Herz über ein komplexes Nervengeflecht, den Plexus. Das parasympathische Nervensystem regt das Herz über einen einzigen Nerven an, den Vagusnerv.

Die Herzfrequenz wird auch von den Hormonen Adrenalin und Noradrenalin beeinflußt, die im sympathischen Nervensystem wirken; sie beschleunigen die Herzfrequenz. Schilddrüsenhormone beeinflussen die Herzfrequenz ebenfalls. Ist zuviel Schilddrüsenhormon vorhanden, schlägt das Herz zu schnell; ist zu wenig vorhanden, schlägt es zu langsam.

Die normale Herzfrequenz im Ruhezustand (Ruhepuls) liegt zwischen 60 und 100 Schlägen pro Minute. Bei jungen Erwachsenen, vor allem wenn sie Sport treiben, kann jedoch eine wesentlich niedrigere Frequenz normal sein. Es ist üblich, daß das Herz unterschiedlich schnell schlägt: Es reagiert nicht nur auf sportliche Belastungen oder Ruhe, sondern auch auf Reize wie Schmerz oder Zorn. Nur wenn das Herz ungewöhnlich schnell (Tachykardie) oder ungewöhnlich langsam (Bradykardie) schlägt oder wenn die elektrischen Impulse ungewöhnliche Wege nehmen, geht man von einer Herzrhythmusstörung aus (Arrhythmie). Herzrhythmusstörungen können ständig oder unregelmäßig auftreten.

Erregungsleitungssystem

Der elektrische Impuls des natürlichen Schrittmachers fließt zuerst durch den linken und rechten Vorhof des Herzens. Dadurch zieht sich das Muskelgewebe nacheinander zusammen und pumpt Blut von den Vorhöfen in die Herzkammern. Danach erreicht die elektrische Erregung den AV-Knoten (Atrioventrikularknoten) zwischen den Vorhöfen und den Herzkammern. Dieser Knoten verzögert die Erregungsleitung. Dadurch können sich die Vorhöfe vollständig zusammenziehen und sich die Kammern während der Erholungsphase (ventrikuläre Diastole) mit möglichst viel Blut füllen.

Vom AV-Knoten wandert die elektrische Erregung durch das His-Bündel, ein Faserbündel, das sich in einen linken Strang für die linke Herzkammer und einen rechten Strang für die rechte Herzkammer teilt. Die Erregung verteilt sich dann gleichmäßig über die Oberfläche der Herzkammern und löst deren Kontraktion aus (Systole). Während dieser Systole wird das Blut aus dem Herzen hinausbefördert.

Mit diesem elektrischen Strom kann es verschiedene Probleme geben, die zu harmlosen bis lebensbedrohlichen Herzrhythmusstörungen führen können. Jede Form der Herzrhythmusstörung hat eine bestimmte Ursache. Allerdings können manche Ursachen eine ganze Reihe von Rhythmusstörungen hervorrufen. Extremer Alkoholkonsum, Rauchen, Streß oder Sport können geringe Rhythmusstörungen hervorrufen. Schilddrüsenüber- und -unterfunktion können Herzfrequenz und Herzrhythmus ebenso beeinträchtigen wie manche Arzneimittel, vor allem solche zur Behandlung von Lungenerkrankungen und Bluthochdruck. Die häufigsten Ursachen für Herzrhythmusstörungen sind Herzerkrankungen, vor allem solche der Herzkranzgefäße, Funktionsstörungen der Herzklappen und Herzschwäche. Manchmal läßt sich für eine Herzrhythmusstörung weder eine Herzerkrankung noch eine andere Ursache feststellen.

Symptome

Menschen sind sich ihres Herzschlages in sehr unterschiedlichem Maße bewußt. Manche nehmen sogar ihren normalen Herzschlag wahr; die meisten spüren ihn, wenn sie auf der linken Seite liegen. Sie können auch unregelmäßige Herzschläge spüren. Meistens ist das beunruhigend, doch liegt dem nur selten eine Krankheit zugrunde.

Das elektrische Erregungsleitungssystem des Herzens

Der Sinusknoten (1) formt einen elektrischen Impuls, der über den linken und rechten Vorhof (2) fließt und dort eine Kontraktion auslöst. Wenn der elektrische Impuls den AV-Knoten (3) erreicht, ist eine leichte Verzögerung entstanden. Der Impuls wandert dann weiter durch das His-Bündel (4), das sich in einen rechten Ast für die rechte Herzkammer (5) und einen linken Ast für die linke Herzkammer teilt. Der Impuls breitet sich dann über die Herzkammern aus, die sich daraufhin zusammenziehen.

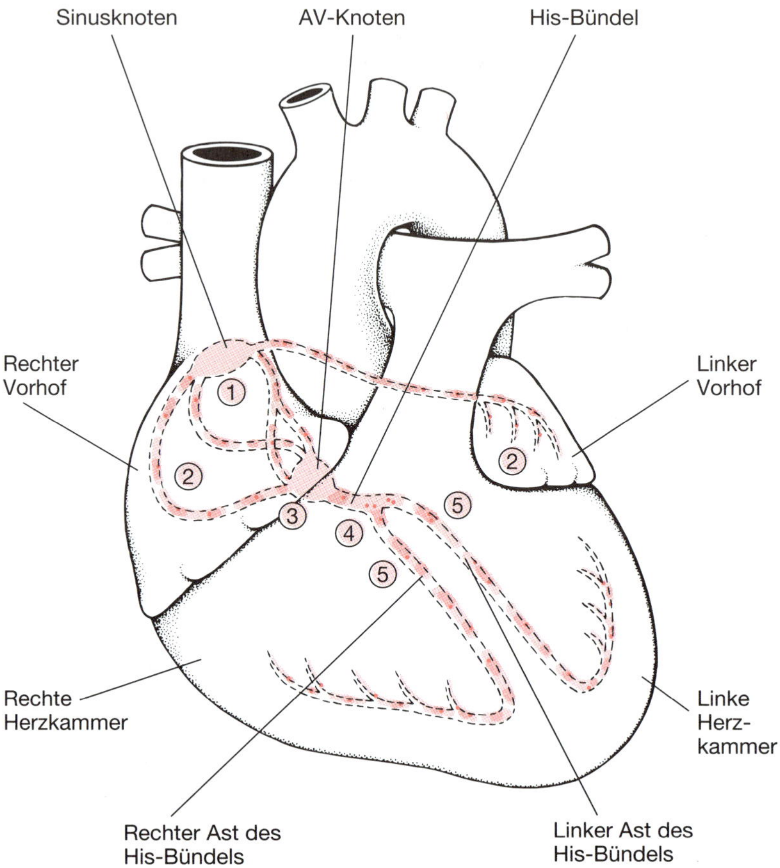

Es ist eher auf ungewöhnlich starke Kontraktionen zurückzuführen, die von Zeit zu Zeit aus unterschiedlichen Gründen auftreten können.

Bei Menschen mit einer bestimmten Art von Rhythmusstörung tritt gewöhnlich derselbe Herzschlag wiederholt auf. Manche dieser Störungen machen keine oder kaum Beschwerden, verursachen aber langfristig doch gesundheitliche Probleme. Andere wiederum haben keine gesundheitlichen Folgen, verursachen aber Symptome. Häufig sind Art und Schwere der zugrundeliegenden Herzerkrankung bedeutsamer als die Herzrhythmusstörung selbst.

▲ Siehe Seite 104

Wenn die Rhythmusstörung die Pumpfähigkeit des Herzens beeinträchtigt, kann es zu Benommenheit, Schwindel und Ohnmacht (Synkope) kommen. ▲ Herzrhythmusstörungen, die derartiges verursachen, müssen sofort behandelt werden.

Diagnose

Die beschriebenen Symptome helfen dem Arzt häufig, eine erste Diagnose zu stellen und einzuschätzen, wie schwer die Rhythmusstörung ist. Die wichtigsten Überlegungen dabei sind, ob der Patient das Herzklopfen als schnell oder langsam, regelmäßig oder unregelmäßig, kurz oder langanhaltend beschreibt; ob die Person sich benommen fühlt, schwindelig wird oder sogar in Ohnmacht fällt, und ob dabei Schmerzen in der Brust, Atemnot oder andere ungewöhnliche Erscheinungen auftreten.

Der Arzt muß auch wissen, ob das Herzklopfen im Ruhezustand oder nur unter starker oder ungewohnter Belastung auftritt und ob es plötzlich oder langsam beginnt und aufhört.

Gewöhnlich sind zusätzliche Untersuchungen erforderlich, um die Art der Störung genau zu bestimmen. Am häufigsten wird ein EKG (Elektrokardiogramm) ▲ gemacht. Dessen Kurven geben ein graphisches Bild von dem gestörten Herzrhythmus.

Das EKG zeichnet den Herzrhythmus allerdings nur für relativ kurze Zeit auf; Rhythmusstörungen treten aber häufig anfallsweise auf. Daher liefert ein Langzeit-EKG ■, für das der Patient das Gerät 24 Stunden am Körper trägt, mehr Informationen. Das Gerät zeichnet gelegentlich auftretende Rhythmusstörungen auf, während der Patient seinem normalen Tagesablauf nachgeht. Außerdem notiert er in dieser Zeitspanne alle Symptome. Besteht der Verdacht auf eine lebensbedrohliche Rhythmusstörung, wird das Dauer-EKG im Krankenhaus gemacht.

Beim Verdacht auf langanhaltende, lebensbedrohliche Rhythmusstörungen können elektrophysiologische Untersuchungen nützlich sein. Dann wird z. B. ein Katheter mit Drähten durch eine Vene bis ins Herz geschoben. Elektrische Reizung und ausgeklügelte Überwachungsmethoden dienen dazu, die Art der Herzrhythmusstörung und die wahrscheinlichste Reaktion auf die Behandlung herauszufinden. Die meisten schweren Herzrhythmusstörungen lassen sich auf diese Art und Weise diagnostizieren.

Prognose und Behandlung

Die Prognose hängt davon ab, ob die Rhythmusstörung vom natürlichen Schrittmacher des Herzens, dem Vorhof oder den Herzkammern ausgeht. Störungen im Bereich der Herzkammern sind grundsätzlich schwerer, auch wenn einige von ihnen nicht wirklich gefährlich sind.

Die meisten Rhythmusstörungen verursachen weder Symptome noch beeinträchtigen sie die Pumptätigkeit des Herzens. Daher stellen sie kaum eine Gefahr dar. Dennoch können sie die Patienten sehr irritieren, wenn sie spürbar sind. Häufig genügt es, den Patienten zu erklären, daß das Herzjagen unbedenklich ist. Manchmal verringern sich die Störungen oder hören ganz auf, wenn der Arzt eine Arzneimitteltherapie ändert oder die Dosierung anpaßt, oder wenn der Patient Alkohol und starke körperliche Anstrengungen meidet.

Medikamente sind nützlich, um Herzrhythmusstörungen zu unterdrücken, die unerträgliche Symptome auslösen oder Gefahren bergen. Ein einziges Arzneimittel, das alle Herzrhythmusstörungen bei allen Menschen beseitigt, gibt es nicht. Manchmal müssen mehrere ausprobiert werden, bis das Ergebnis zufriedenstellend ist. Arzneimittel gegen Herzrhythmusstörungen können Nebenwirkungen haben. Sie können die Rhythmusstörungen verschlimmern oder sogar welche verursachen.

Künstliche Herzschrittmacher, elektronische Geräte, die den natürlichen Schrittmacher des Herzens ersetzen, werden so programmiert, daß sie die normale Erregungsbildung des Herzens nachahmen. Sie werden normalerweise unter die Brusthaut implantiert und haben Drähte, die zum Herzen führen. Stromsparmechanismen und neue Batterieformen haben die Schrittmacher mittlerweile acht bis zehn Jahre haltbar gemacht. Die neuen Schaltungen haben das Risiko, daß Verteiler im Auto, Radar, Mikrowellen oder Sicherheitsdetektoren am Flughafen die Geräte beeinträchtigen, fast völlig beseitigt. Bei einer Kernspintomographie allerdings oder einer Diathermie (physikalische Therapie, die die Muskeln erwärmt) kann es immer noch Störungen des Herzschrittmachers geben.

Am häufigsten werden Schrittmacher implantiert, um einen zu langsamen Herzschlag zu regulieren. Wenn die Herzfrequenz unter einen bestimmten Schwellenwert sinkt, gibt der Schrittmacher elektrische Impulse ab. Nur selten wird ein solches Gerät eingesetzt, um mit einer Reihe von Impulsen eine zu schnelle Herzfrequenz zu durchbrechen und eine langsamere anzuregen. Sie werden nur für schnelle Herzfrequenzen verwendet, die ihren Ursprung in den Vorhöfen haben.

Manchmal muß eine völlig durcheinandergeratene Herzfrequenz mit einem Elektroschock gestoppt und die normale Frequenz wiederhergestellt werden. Ein solches Verfahren nennt man Kardioversion oder Defibrillation. Eine Kardioversion kann bei Herzrhythmusstörungen eingesetzt werden, die ihren Ursprung in den Vorhöfen oder den Herzkammern haben. Die Ärzte gebrauchen gewöhnlich ein großes Gerät, das den Schock auslöst (Defibrillator), um eine lebensbedrohliche Rhythmusstörung zu beenden. Allerdings gibt es auch Defibrillatoren in der Größe einer Zigarettenschachtel, die implantiert werden. Diese kleinen Geräte, die lebensbedrohliche Rhythmusstörungen automatisch erkennen und einen Elektroschock auslösen, werden bei Menschen eingesetzt, die sonst an ihrer Rhythmusstörung sterben würden. Rhythmusstörungen verhindern sie allerdings nicht. Deshalb müssen die Patienten gewöhnlich auch Medikamente einnehmen.

Bestimmte Formen von Herzrhythmusstörung können operativ oder mit anderen Eingriffen in den Körper behoben werden. Liegt die Ursache z. B. in einer Erkrankung der Herzkranzgefäße, kann eine Angioplastie oder eine

▲ Siehe Kasten, Seite 70

■ Siehe Kasten, Seite 71

Bypassoperation helfen.▲ Wird die Störung durch eine übererregbare Stelle im Erregungsleitungssystem des Herzens verursacht, kann sie zerstört oder entfernt werden. Meistens geschieht das mit einer Katheterablation. Dabei wird im Rahmen einer Herzkatheterisierung hochfrequenter Wechselstrom an die Stelle geleitet und zerstört sie. Nach einem Herzinfarkt tritt bei manchen Menschen eine lebensbedrohliche Form von Herzrhythmusstörung auf, die ventrikuläre Tachykardie. Sie kann von einem geschädigten Bereich des Herzmuskels herrühren. Dieser Bereich kann lokalisiert und mit einer Operation am offenen Herzen entfernt werden.

Vorhof-Extrasystolen

Darunter versteht man einen zusätzlichen Herzschlag, der vor dem normalen Herzschlag durch elektrische Aktivierung des Vorhofs ausgelöst wird.

Vorhof-Extrasystolen treten als zusätzlicher Herzschlag bei gesunden Menschen auf und verursachen nur selten Symptome. Manchmal werden sie ausgelöst oder verschlimmert durch Alkohol, durch Erkältungsmittel, deren Wirkstoffe das sympathische Nervensystem anregen (wie Ephedrin), oder durch Arzneimittel zur Asthmabehandlung.

Diagnose und Behandlung

Extrasystolen können bei einer körperlichen Untersuchung festgestellt werden. Die Diagnose wird durch ein Elektrokardiogramm (EKG) bestätigt. Ist eine Behandlung erforderlich, weil die Vorhof-Extrasystolen häufig auftreten und unerträgliches Herzjagen verursachen, kann der Arzt Betablocker verschreiben, um die Herzfrequenz zu verlangsamen.

Paroxysmale supraventrikuläre Tachykardie

Darunter versteht man einen regelmäßigen, schnellen Herzschlag (160 bis 200 pro Minute), der plötzlich auftritt und in den Vorhöfen ausgelöst wird.

Es gibt verschiedene Ursachen für diese Form der Rhythmusstörung. Die schnelle Herzschlagfolge kann von einer Extrasystole in den Vorhöfen ausgehen, die ihren elektrischen Impuls auf einer ungewöhnlichen Leitungsbahn zu den Herzkammern schickt.

Meist beginnt diese schnelle Frequenz ganz plötzlich und hört ebenso plötzlich wieder auf. Sie kann wenige Minuten dauern oder viele Stunden anhalten. Fast immer spüren die Patienten den Anfall als unangenehmes Herzjagen, und es ist häufig mit anderen Symptomen, wie Schwäche, verbunden. Gewöhnlich funktioniert das Herz ansonsten normal, und die Phasen sind eher unangenehm als gefährlich.

Behandlung

Episoden von Herzrhythmusstörungen lassen sich mit Maßnahmen stoppen, die den Vagusnerv anregen und dadurch die Herzfrequenz senken. Diese werden gewöhnlich von einem Arzt durchgeführt. Er läßt den Patienten wie bei hartem Stuhlgang stark pressen, reibt den Hals des Patienten direkt unter dem Kieferwinkel (das stimuliert einen empfindlichen Bereich der Karotisarterie, den Karotissinus) oder er taucht das Gesicht des Patienten in eine Schüssel mit eiskaltem Wasser. Diese Maßnahmen wirken am besten, wenn man sie gleich nach Beginn der Rhythmusstörungen anwendet.

Bleiben sie wirkungslos, verschwinden die Rhythmusstörungen normalerweise, sobald die Patienten schlafen. Die meisten suchen jedoch medizinische Hilfe, um den normalen Herzrhythmus wiederherzustellen. Der Arzt kann eine solche Episode meist rasch beenden, indem er Verapamil oder Adenosin intravenös spritzt. Nur selten spricht der Körper darauf nicht an; dann kann eine Kardioversion (elektrische Schockbehandlung des Herzens) nötig sein.

Arrhythmien vorzubeugen ist schwieriger als sie zu behandeln. Es gibt jedoch mehrere Arzneimittel, die allein oder in Kombination wirksam sein können. Nur selten müssen falsche Erregungsleitungsbahnen im Herzen mit einer Katheterablation beseitigt werden. Dabei werden sie im Rahmen einer Herzkatheterisierung mit hochfrequentem Wechselstrom zerstört.

Vorhofflimmern und -flattern

Beim Vorhofflimmern und Vorhofflattern handelt es sich um sehr schnelle elektrische Entladungsmuster. Die Vorhöfe kontrahieren extrem schnell. Dadurch ziehen sich die Herzkammern schneller und weniger wirkungsvoll zusammen als normal.

Diese Herzrhythmusstörung kann sporadisch auftreten oder ein Dauerzustand sein. Während des Flimmerns oder Flatterns folgen die Kontraktionen so rasch aufeinander, daß die Vorhofwände lediglich beben, so daß kaum Blut in die Herzkammern gepumpt wird. Beim Flimmern ist der Vorhofrhythmus unregelmäßig; daher ist auch der Herzkammerrhythmus unregelmäßig. Beim Vorhofflattern ist der Rhythmus von Vorhöfen und Herzkammern gewöhnlich regelmäßig. In beiden Fällen schlagen die Herzkammern langsamer als die Vorhöfe, weil der AV-Knoten und das His-Bündel die Impulse nicht so schnell weiterlei-

▲ Siehe Seite 121

ten können; nur jeder zweite bis vierte Impuls erreicht die Herzkammern. Dennoch ziehen sich die Herzkammern zu schnell zusammen, um sich richtig aufzufüllen. Das Herz pumpt nicht genug Blut, und der Blutdruck sinkt. Es kann zum Herzversagen kommen.

Vorhofflimmern oder Vorhofflattern können ohne die Zeichen einer anderen Herzerkrankung auftreten, aber häufiger ist, daß eine Grunderkrankung die Ursache ist wie rheumatoide Herzerkrankung, Erkrankung der Herzkranzgefäße, Bluthochdruck, Alkoholmißbrauch oder ein Überschuß an Schilddrüsenhormon (Hyperthyreoidismus).

Symptome und Behandlung

Die Symptome von Vorhofflimmern und -flattern hängen im wesentlichen davon ab, wie schnell sich die Herzkammern zusammenziehen. Bei einer gemäßigten Frequenz – bis zu 120 Schläge pro Minute – kann es sein, daß keine Symptome auftreten. Höhere Frequenzen verursachen Herzklopfen oder ein unangenehmes Gefühl in der Brust. Beim Vorhofflimmern kann sich der Betroffene der Unregelmäßigkeit des Rhythmus bewußt sein.

Durch die verringerte Pumpleistung des Herzens kann der Betroffene Schwäche, Atemnot und Ohnmacht erleiden. Bei manchen Menschen, vor allem älteren, kann es zu Herzschwäche, Brustschmerzen und Schock kommen.

Beim Vorhofflimmern entleeren die Vorhöfe das Blut nicht bei jedem Herzschlag komplett in die Herzkammern. Mit der Zeit kann das Blut in Teilen der Vorhöfe sehr langsam strömen und gerinnen. Diese Gerinnsel können sich lösen und in die linke Herzkammer geraten, von wo sie auf dem Blutweg durch den Körper wandern und evtl. eine kleinere Arterie verstopfen. (Teile eines Gerinnsels, die abbrechen und eine Arterie verstopfen, nennt man Emboli.) Meistens löst sich von dem Gerinnsel dann etwas ab, wenn das Vorhofflimmern eben gerade wieder in einen normalen Rhythmus übergeht (entweder spontan oder durch Behandlung). Wird eine Arterie im Gehirn blockiert, tritt ein Schlaganfall auf. Nur selten ist ein Gehirnschlag das erste Zeichen eines Vorhofflimmerns.

Der Verdacht auf Vorhofflimmern oder -flattern gründet auf die Symptome; die Diagnose wird mittels EKG bestätigt. Beim Vorhofflimmern ist der Puls unregelmäßig. Beim Vorhofflattern ist er meist regelmäßig, aber sehr schnell.

Behandlung

Die Behandlung von Vorhofflimmern und -flattern zielt darauf ab, die Kontraktionsgeschwindigkeit der Herzkammern unter Kontrolle zu bringen, die Grunderkrankung zu behandeln und den normalen Herzrhythmus wiederherzustellen. Bei Vorhofflimmern soll die Behandlung auch Blutgerinnseln und Emboli vorbeugen.

Der erste Behandlungsschritt besteht gewöhnlich darin, die Kontraktionsgeschwindigkeit der Herzkammern zu verringern und so die Pumpleistung des Herzens zu verbessern. Die Kontraktionen können gewöhnlich mit Digoxin verlangsamt und verstärkt werden. Dieses Arzneimittel verzögert die Impulsweiterleitung zu den Herzkammern. Reicht Digoxin allein nicht aus, kombiniert man es mit einem zweiten Arzneimittel – einem Betablocker wie Propranolol oder Atenolol oder einem Kalziumantagonisten wie Diltiazem oder Verapamil. Zumeist ist das erfolgreich.

Die Behandlung der Grunderkrankung lindert die Rhythmusstörungen der Vorhöfe kaum, es sei denn, es handelte sich dabei um eine Schilddrüsenüberfunktion.

Zwar findet das Herz bei Vorhofflimmern und -flattern gelegentlich spontan zu seinem normalen Rhythmus zurück, zumeist muß aber eingegriffen werden. Manchmal genügt ein Arzneimittel gegen Rhythmusstörungen. In der Regel ist jedoch der Elektroschock (Kardioversion) die wirksamere Methode. Je länger die Rhythmusstörungen der Vorhöfe andauern (besonders, wenn es bereits mehr als sechs Monate sind), je mehr sich die Vorhöfe vergrößert haben und je schwerer die zugrundeliegende Herzerkrankung geworden ist, desto geringer sind die Chancen auf einen Behandlungserfolg. Selbst wenn die Kardioversion erfolgreich war, bleibt das Risiko groß, daß die Arrhythmien zurückkehren – selbst dann, wenn die Patienten antiarrhythmische Arzneimittel einnehmen (Betablocker, Sotalol, Propafenon, Flecainid, Amiodaron).

Wenn alle anderen Maßnahmen versagen, kann der AV-Knoten mit einer Katheterablation zerstört werden. Das geschieht mit hochfrequentem Wechselstrom im Rahmen einer Herzkatheterisierung. Dadurch wird die Erregungsleitung von den flimmernden Vorhöfen zu den Herzkammern unterbrochen. Für die Herzkammern ist danach jedoch ein künstlicher Schrittmacher erforderlich.

Die Gefahr, daß sich Blutgerinnsel bilden, ist bei Menschen mit Vorhofflimmern am größten, deren linker Vorhof vergrößert ist oder die an einer Mitralklappenerkrankung leiden. ▲ Die Gefahr, daß sich ein Blutgerinnsel löst und einen Schlaganfall verursacht, ist bei jenen Menschen besonders groß, die immer wiederkehrende Schübe von Vorhofflimmern haben oder deren Flimmern sich wieder in einen normalen Rhythmus verwandelt hat. Da bei jedem Patienten mit Vorhofflimmern die Gefahr eines Schlaganfalls besteht, werden zur Vorbeugung meist gerinnungshemmende Arzneimittel gegeben, wenn keine speziellen Gegenanzeigen bestehen, wie z. B. ein kaum zu senkender Bluthochdruck. Eine Therapie mit gerinnungshemmenden Arzneimitteln birgt jedoch ebenfalls die Ge-

▲ Siehe Seite 89

fahr einer ernsthaften Blutung, die zu einer Hirnblutung und anderen Komplikationen führen kann. Der Arzt muß also Nutzen und Risiken der Behandlung bei jedem Patienten genau abwägen.

Wolff-Parkinson-White-Syndrom

Das Wolff-Parkinson-White-Syndrom (WPW-Syndrom) ist ein krankhafter Herzrhythmus, bei dem die elektrischen Impulse auf einer zusätzlichen Leitungsbahn von den Vorhöfen zu den Herzkammern geleitet werden und dabei Schübe von Herzrasen auslösen.

Dieses Syndrom ist das am häufigsten vorkommende von mehreren Herzrhythmusstörungen, bei denen solche zusätzlichen Leitungsbahnen eine Rolle spielen. Dieses zusätzliche Erregungsleitungssystem ist von Geburt an vorhanden, scheint aber nur manchmal Impulse durch das Herz zu leiten. Die Störung kann bereits im ersten Lebensjahr auftreten oder auch erst im sechzigsten.

Symptome und Diagnose

Das WPW-Syndrom kann plötzliche Schübe von Herzrasen verursachen.

Babys im ersten Lebensjahr können bei lange andauernden Schüben eine Herzschwäche entwickeln. Sie scheinen manchmal außer Atem oder lethargisch, essen nicht mehr richtig oder haben starkes, an der Brust sichtbares Herzklopfen.

Die ersten Episoden können zwischen dem 10. und 25. Lebensjahr auftreten. Charakteristisch ist ein ganz plötzlicher Beginn, häufig während sportlicher Betätigung. Der Schub kann einige Sekunden dauern oder mehrere Stunden anhalten (selten länger als zwölf Stunden). Bei jungen Menschen mit guter Kondition verursacht dieser Zustand gewöhnlich kaum Symptome, aber Herzrasen ist unangenehm und belastend. Es kann zu Ohnmacht oder Herzschwäche führen. Das Herzrasen geht manchmal in Vorhofflimmern über. Das ist bei einem Prozent der Menschen mit diesem Syndrom besonders gefährlich, weil die zusätzlichen Leitungsbahnen die schnellen elektrischen Impulse viel besser zu den Herzkammern leiten können als die normalen Bahnen. Die Folge davon ist eine sehr hohe ventrikuläre Herzfrequenz, die lebensbedrohlich werden kann. Bei einem solchen Tempo kann das Herz nicht mehr richtig pumpen; das kann zum Kammerflimmern und sofortigem Tod führen.

Die Diagnose des WPW-Syndroms (mit oder ohne Vorhofflimmern) erfolgt mittels EKG.

Behandlung

Schübe von Rhythmusstörungen lassen sich mit einer von mehreren Maßnahmen stoppen, die den Vagusnerv anregen und dadurch die Herzfrequenz senken. Sie werden gewöhnlich von einem Arzt durchgeführt. Er läßt den Patienten wie bei hartem Stuhlgang stark pressen, reibt den Hals des Patienten direkt unter dem Kieferwinkel (das stimuliert einen empfindlichen Bereich der Karotisarterie, den Karotissinus) oder taucht sein Gesicht in eine Schüssel mit eiskaltem Wasser. Diese Maßnahmen wirken am besten, wenn man sie gleich nach Beginn der Rhythmusstörungen anwendet. Bleiben sie wirkungslos, werden Arzneimittel wie Verapamil oder Adenosin intravenös gespritzt, um die Rhythmusstörung zu beenden. Um solchen Schüben von Herzrasen vorzubeugen, werden auch Arzneimittel verordnet.

Babys und Kinder unter zehn Jahren können Digoxin bekommen, um die Schübe zu unterdrücken. Erwachsene dürfen kein Digoxin nehmen, weil es die Erregungsleitung in den zusätzlichen Bahnen beschleunigen kann und die Gefahr eines tödlichen Kammerflimmerns erhöht. Daher wird das Arzneimittel gewöhnlich vor der Pubertät abgesetzt.

Bei 95 Prozent der Kranken kann das zusätzliche Erregungsleitungssystem mit einer Katheterablation erfolgreich zerstört werden. Bei dieser Operation ist die Todesrate so gering, daß weniger als einer von 1000 Patienten stirbt. Die Katheterablation ist vor allem bei jungen Menschen sinnvoll, die sonst ihr Leben lang Arzneimittel gegen die Rhythmusstörungen einnehmen müßten.

Ventrikuläre Extrasystolen

Eine ventrikuläre Extrasystole ist ein zusätzlicher Herzschlag, der durch die elektrische Aktivierung der Herzkammern vor dem normalen Herzschlag ausgelöst wird.

Ventrikuläre Extrasystolen kommen häufig vor und sind bei Menschen ohne Herzerkrankung harmlos. Wenn sie bei einem Patienten mit Herzschwäche, Aortenstenose oder überstandenem Herzinfarkt häufig vorkommen, können sie jedoch Vorboten viel gefährlicherer Rhythmusstörungen sein, z.B. dem Kammerflimmern, das zum plötzlichen Tod führen kann.

Symptome und Diagnose

Vereinzelte ventrikuläre Extrasystolen beeinflussen die Pumpleistung des Herzens kaum und rufen gewöhnlich keine Symptome hervor, es sei denn, sie sind extrem häufig. Das Hauptsymptom besteht darin, daß der Betroffene einen starken Herzschlag spürt oder merkt, daß das Herz einmal ausgesetzt hat.

Ventrikuläre Extrasystolen werden mit Hilfe eines EKGs diagnostiziert.

Behandlung

Bei einer ansonsten gesunden Person genügt es, Streß zu reduzieren sowie Alkohol und Arzneimittel zu vermeiden, die das Herz anregen. Medikamente werden gewöhnlich nur verordnet, wenn die Symptome unerträglich sind oder das Muster der Extrasystolen auf ein besonderes Risiko schließen läßt. Zuerst werden Betablocker probiert, weil sie relativ sicher sind. Manche Menschen lehnen sie aber ab, weil sie träge machen können.

Nach einem Herzinfarkt kann ein Patient mit häufigen ventrikulären Extrasystolen die Gefahr eines plötzlichen Herzstillstands verringern, indem er Betablocker einnimmt oder sich einer Angioplastie oder einer Bypassoperation ▲ unterzieht, um die zugrundeliegende Verengung der Herzkranzgefäße zu beseitigen. Arzneimittel gegen Rhythmusstörungen können die ventrikulären Extrasystolen unterdrücken, erhöhen aber auch die Gefahr einer tödlichen Rhythmusstörung. Sie werden daher nur selten bei ausgewählten Patienten nach speziellen Herzuntersuchungen und besonderer Risikoabwägung eingesetzt.

Ventrikuläre Tachykardie

Bei einer ventrikulären Tachykardie geht der Impuls für den Herzschlag von den Herzkammern aus; die Frequenz beträgt mindestens 120 Schläge pro Minute.

Eine ventrikuläre Tachykardie, die länger als 30 Sekunden andauert, tritt bei bestimmten Herzerkrankungen auf, welche die Herzkammern schädigen. Am häufigsten kommen sie Wochen oder Monate nach einem Herzinfarkt vor.

Symptome und Diagnose

Menschen mit ventrikulärer Tachykardie haben fast immer Herzrasen. Eine anhaltende Tachykardie kann gefährlich werden; sie erfordert häufig Notfallmaßnahmen, weil sich die Herzkammern nicht ausreichend mit Blut füllen und nicht normal pumpen können. Der Blutdruck fällt, es kommt zu Herzschwäche. Eine lange andauernde ventrikuläre Tachykardie ist auch deshalb gefährlich, weil sie sich so verschlimmern kann, daß sich ein Kammerflimmern entwickelt – eine Form des Herzstillstands. Manchmal verursacht eine ventrikuläre Tachykardie selbst dann wenig Symptome, wenn die Herzfrequenz auf bis zu 200 Schläge pro Minute steigt. Sie kann aber trotz der geringen Hinweise gefährlich sein.

Die Diagnose einer ventrikulären Tachykardie erfolgt mittels EKG.

Behandlung

Jede Episode von ventrikulärer Tachykardie, die Symptome verursacht und die – auch ohne Symptome – länger als 30 Sekunden anhält, wird behandelt. Wenn dabei der Blutdruck deutlich absinkt, ist eine sofortige Kardioversion erforderlich. Mit Lidokain und ähnlichen intravenös gespritzten Arzneimitteln wird die ventrikuläre Tachykardie unterdrückt. Bleibt die Tachykardie bestehen, kann der Arzt elektrophysiologische Untersuchungen durchführen und andere Arzneimittel ausprobieren. Mit dem Arzneimittel, das sich bei der Untersuchung als am wirksamsten erweist, kann anschließend weiteren Schüben vorgebeugt werden. Eine anhaltende ventrikuläre Tachykardie wird normalerweise von einer kleinen Stelle in den Herzkammern ausgelöst, die in einigen Fällen operativ entfernt wird. Bei jenen Patienten mit einer ventrikulären Tachykardie, die auf die Medikamente nicht ansprechen, kann ein sogenannter Kardioverter-Defibrillator implantiert werden.

Kammerflimmern

Hierbei handelt es sich um eine potentiell tödliche, unkoordinierte Serie sehr schneller, unwirksamer Kontraktionen der Herzkammern. Sie werden durch viele chaotische elektrische Impulse ausgelöst.

Die elektrischen Vorgänge beim Kammerflimmern ähneln denen des Vorhofflimmerns; allerdings ist die Prognose wesentlich schlechter. Beim Kammerflimmern beben die Herzkammern lediglich, es gibt keine koordinierten Kontraktionen mehr. Weil kein Blut aus dem Herzen gepumpt wird, gilt Kammerflimmern als eine Form des Herzstillstands. Ohne sofortige Behandlung endet es tödlich.

Kammerflimmern hat die gleichen Ursachen wie ein Herzstillstand. Am häufigsten beruht es darauf, daß der Herzmuskel aufgrund eines Infarkts oder einer Erkrankung der Herzkranzgefäße unzureichend mit Blut versorgt wird. Andere Ursachen sind Schock und ein viel zu niedriger Kaliumgehalt des Blutes (Hypokaliämie).

Symptome und Diagnose

Kammerflimmern führt innerhalb von Sekunden zur Bewußtlosigkeit. Unbehandelt folgen darauf Krampfanfälle, und nach spätestens fünf Minuten entsteht ein dauerhafter Hirnschaden, weil kein Sauerstoff das Gehirn mehr erreicht. Kurz danach tritt der Tod ein.

Der Arzt denkt an Kammerflimmern, wenn jemand plötzlich zusammenbricht. Bei der körperlichen Untersuchung sind weder Puls noch Herzfrequenz oder Blutdruck meßbar. Ein EKG bestätigt die Diagnose.

▲ Siehe Seite 121

Behandlung

Kammerflimmern ist ein medizinischer Notfall. Innerhalb weniger Minuten muß die kardiopulmonale Wiederbelebung in die Wege geleitet werden, der so schnell wie möglich eine Kardioversion (ein elektrischer Schock durch die Brust) folgen muß. Anschließend sollen Arzneimittel den normalen Herzrhythmus aufrechterhalten.

Unter folgenden Voraussetzungen ist eine umgehende Kardioversion zu 95 Prozent erfolgreich und die anschließende Prognose gut: Das Kammerflimmern tritt innerhalb weniger Stunden nach einem Herzinfarkt auf, der Betroffene ist nicht im Schockzustand, und er leidet nicht unter einer Herzschwäche. Schock und Herzschwäche sind die Zeichen einer starken Schädigung der Herzkammern. Mit ihr hat die Kardioversion nur eine Erfolgsquote von 30 Prozent. 70 Prozent der zunächst Wiederbelebten sterben.

Herzblock

Beim Herzblock ist die elektrische Erregungsleitung durch den AV-Knoten (Atrioventrikularknoten), welcher zwischen den Vorhöfen und den Herzkammern liegt, verzögert.

Herzblocks werden in drei Schweregrade eingeteilt, je nachdem, ob die Erregungsleitung zu den Herzkammern verzögert, schubweise verzögert oder vollständig blockiert ist.

Beim **AV-Block ersten Grades** erreicht zwar jeder Impuls aus den Vorhöfen die Herzkammern, wird aber für den Bruchteil einer Sekunde verlangsamt, während er durch den AV-Knoten wandert. Diese Störung der Erregungsleitung verursacht keine Symptome. Ein AV-Block ersten Grades kommt häufig bei gut trainierten Sportlern, Heranwachsenden und Menschen mit sehr aktivem Vagusnerv vor. Er kann allerdings auch bei rheumatischem Fieber und Sarkoidose des Herzens auftreten und durch Arzneimittel verursacht werden. Die Diagnose ist sicher, wenn ein EKG die verzögerte Erregungsleitung zeigt.

Beim **AV-Block zweiten Grades** erreicht nicht jeder Impuls aus den Vorhöfen auch die Herzkammern. Dieser Herzblock führt zu einem langsamen oder unregelmäßigen Herzschlag. Einige Formen von Herzblock zweiten Grades schreiten zum dritten Grad fort.

Beim **AV-Block dritten Grades** werden keine Impulse aus den Vorhöfen mehr in die Herzkammern weitergeleitet. Herzrhythmus und Herzfrequenz werden entweder vom AV-Knoten gesteuert oder von den Herzkammern selbst. Ohne Anregung durch den natürlichen Schrittmacher des Herzens (Sinusknoten) schlagen die Herzkammern nur sehr langsam – weniger als 50 Schläge pro Minute. Ein AV-Block dritten Grades ist eine schwerwiegende Herzrhythmusstörung, die die Pumpleistung des Herzens beeinträchtigt. Ohnmacht (Synkope), Schwindel und akute Herzschwäche kommen häufig vor. Wenn die Herzkammern mehr als 40 Schläge pro Minute anregen können, sind die Symptome weniger stark ausgeprägt; zu ihnen gehören Müdigkeit, niedriger Blutdruck beim Aufstehen und Atemnot. Der AV-Knoten und die Herzkammern sind als Ersatzschrittmacher nicht nur langsam, sondern oft auch unregelmäßig und unzuverlässig.

Behandlung

Beim Herzblock ersten Grades ist keine Behandlung erforderlich, selbst wenn er von einer Herzerkrankung verursacht wird. Bei einigen Menschen mit einem Herzblock zweiten Grades kann ein künstlicher Schrittmacher erforderlich sein; bei einem Herzblock dritten Grades ist er fast immer nötig. Im Notfall kann ein Übergangsschrittmacher verwendet werden, bis ein Dauergerät implantiert werden kann. Die meisten Menschen sind für den Rest ihres Lebens auf den künstlichen Schrittmacher angewiesen, auch wenn sich der Herzrhythmus manchmal wieder normalisiert, sobald die Grundkrankheit, z. B. ein Herzinfarkt, überwunden ist.

Sinusknotensyndrom

Darunter faßt man eine große Bandbreite von Funktionsstörungen des natürlichen Herzschrittmachers zusammen.

Durch dieses Syndrom kann die Herzfrequenz dauerhaft niedrig sein (Sinusbradykardie), oder die Erregungsleitung zwischen dem Schrittmacher und den Vorhöfen ist völlig blockiert (Sinusstillstand). Dann löst der Impuls des Schrittmachers keine Kontraktion der Vorhöfe aus. Gewöhnlich springt dann ein Ersatzschrittmacher weiter unten im Vorhof oder sogar in der Herzkammer ein.

Eine wichtige Form des Sinusknotensyndroms ist das Bradykardie-Tachykardie-Syndrom. Dabei wechseln sich schnelle Vorhofrhythmen einschließlich Vorhofflimmern und Vorhofflattern mit langen Phasen einer verlangsamten Herzfrequenz ab. Alle Formen des Sinusknotensyndroms kommen bei alten Menschen besonders häufig vor.

Symptome und Diagnose

Viele Formen des Sinusknotensyndroms verlaufen symptomlos; ein dauerhaft verlangsamter Herzschlag kann aber Müdigkeit und Schwäche verursachen. Schlägt das Herz sehr langsam, kann es zur Ohnmacht kommen. Eine schnelle Herzfrequenz empfinden die Patienten oft als Herzjagen.

Der Arzt hegt den Verdacht auf ein Sinusknotensyndrom, wenn der Puls sehr langsam und unregelmäßig ist oder wenn die Herzfrequenz sehr stark schwankt, ohne daß sich die Aktivitäten des Patienten ändern. Charakteristische Abweichungen auf dem EKG – vor allem bei einem Dauer-EKG, das mit den Symptomen abgeglichen wird – unterstützen die Diagnose.

Behandlung

Menschen mit Symptomen bekommen gewöhnlich einen künstlichen Herzschrittmacher. Er soll die Herzfrequenz eher beschleunigen als verlangsamen. Bei Menschen, deren Herz manchmal sehr schnell schlägt, können auch Arzneimittel erforderlich sein. Die beste Therapie besteht daher häufig in einer Kombination aus Herzschrittmacher und Arzneimitteln wie einem Betablocker oder Verapamil, die die Herzfrequenz verlangsamen.

KAPITEL 17

Herzschwäche

Herzschwäche (Herzinsuffizienz) ist ein ernstzunehmender Zustand, bei dem die Blutmenge, die das Herz pro Minute pumpt (Herzzeitvolumen), nicht ausreicht, um den normalen Bedarf des Körpers an Sauerstoff und Nährstoffen zu decken.

Der Begriff Herzschwäche besagt, daß die Leistungsfähigkeit des Herzens verringert ist; es ist nicht mehr in der Lage, seine Arbeit vollkommen zu bewältigen. Herzschwäche kann viele Ursachen haben, darunter auch eine Reihe von Erkrankungen. Sie tritt bei alten Menschen häufig auf, weil bei ihnen diese Grunderkrankungen häufiger vorkommen. Die Krankheit schreitet zwar immer weiter fort, aber trotzdem können Menschen mit Herzschwäche viele Jahre leben.

Ursachen

Jede Krankheit, die Herz und Kreislauf beeinträchtigt, kann zur Herzschwäche führen. Manche Krankheiten befallen speziell den Herzmuskel und vermindern seine Fähigkeit, sich zusammenzuziehen und Blut zu pumpen. Die weitaus häufigste von ihnen ist die koronare Herzkrankheit. Durch sie gelangt weniger Blut in den Herzmuskel; das kann einen Herzinfarkt verursachen. Eine Entzündung durch Bakterien, Viren oder andere Mikroorganismen kann den Herzmuskel ebenso schädigen wie Diabetes, Schilddrüsenüberfunktion und extremes Übergewicht. Herzklappenerkrankungen können den Blutfluß zwischen den Herzkammern oder zwischen Herz und Hauptschlagader behindern. Andererseits kann bei schlecht schließenden Klappen auch Blut zurückfließen. Diese Krankheiten erschweren dem Herzen seine Arbeit und mit der Zeit verringert sich die Stärke seiner Kontraktionen. Andere Erkrankungen beeinträchtigen vor allem das elektrische Erregungsleitungssystem des Herzens. Dadurch wird der Herzschlag schnell, langsam oder unregelmäßig, und das Blut kann nicht kraftvoll gepumpt werden.

Wenn das Herz monate- oder jahrelang ungewöhnlich schwer arbeiten muß, vergrößert es sich – wie ein Muskel nach monatelangem Training. Anfangs sorgt die Vergrößerung für eine stärkere Kontraktion, aber schließlich verringert sich die Pumpfähigkeit, und es entsteht eine Herzschwäche. Durch hohen Blutdruck (Hypertonie) arbeitet das Herz stärker. Es muß auch dann mehr arbeiten, wenn es das Blut durch einen verengten Herzausgang zwängen muß; meist handelt es sich dabei um eine verengte Aortenklappe. Die erforderliche Leistungssteigerung ist mit der bei einer Wasserpumpe zu vergleichen, die das Wasser durch verengte Leitungen pressen muß.

Bei manchen Menschen versteift sich der Herzbeutel – jene dünne, transparente Umhüllung des Herzens. Dadurch kann sich das Herz zwischen den Schlägen nicht voll ausdehnen und nicht ausreichend mit Blut füllen. Wesentlich seltener erhöhen dagegen Krankheiten, die andere Körperteile betreffen, den Sauerstoff- und Nährstoffbedarf des Körpers so sehr, daß ein ansonsten gesundes Herz dieser Anforderung nicht mehr gewachsen ist. Es kommt zur Herzschwäche.

Die Ursachen der Herzschwäche können von Land zu Land unterschiedlich sein, abhängig von den Krankheiten, die in den Ländern vorkommen. In tropischen Gebieten können sich z. B. bestimmte Parasiten im Herzmuskel einnisten; dies verursacht bereits bei viel jüngeren Menschen Herzschwäche als in Ländern mit gemäßigtem Klima.

Ausgleichsmechanismen

Mit einer Reihe von Mechanismen versucht der Körper, eine Herzschwäche zu kompensieren. Die erste Reaktion innerhalb von Minuten bis Stunden ist die Kampf- und Fluchtreaktion, die dadurch verursacht wird, daß die Nebennieren Adrenalin und Noradrenalin freisetzen. Auch die Nerven setzen Noradrenalin frei. Adrenalin und Noradrenalin stehen beim Körper in der ersten Kampfreihe zur Abwehr jeglichen plötzlichen Stresses. Um eine Herzschwäche auszugleichen, veranlassen Adrenalin und Noradrenalin das Herz, stärker zu arbeiten und mehr Blut auszustoßen. Das gleicht das Problem mit der Pumpleistung teilweise aus. Das Herzzeitvolumen normalisiert sich möglicherweise wieder, obwohl dazu die Herzfrequenz und die Stärke der Kontraktionen gesteigert werden müssen.

Für Menschen ohne Herzerkrankung, deren Herzleistung nur kurzfristig gesteigert werden muß, ist dieser Mechanismus nützlich. Bei solchen mit chronischer Herzschwäche kann er jedoch das bereits angegriffene Herz- und Gefäßsystem weiter schädigen. Mit der Zeit verschlechtert sich die Herzfunktion durch diese zusätzliche Belastung.

Ein anderer Ausgleichsmechanismus besteht darin, daß die Nieren Salz (Natrium) zurückhalten. Um die Natriumkonzentration des Blutes stabil zu halten, hält der Körper gleichzeitig Wasser zurück. Das zusätzliche Wasser vergrößert das Blutvolumen im Kreislauf und verbessert anfangs die Herzfunktion. Unter anderem wird durch das vermehrte Blutvolumen der Herzmuskel gedehnt. Der gedehnte Muskel arbeitet kräftiger, ähnlich wie die Muskulatur eines Sportlers, die beim Training gedehnt wird. Dies ist einer der Hauptmechanismen des Körpers, um eine Herzschwäche auszugleichen. Je schwächer das Herz jedoch wird, desto mehr Flüssigkeit tritt aus dem Kreislauf ins Gewebe über und verursacht dort Schwellungen (Ödeme). Wo sich die Flüssigkeit ansammelt, hängt von der Menge und der Schwerkraft ab. Im Stehen sammelt sich die Flüssigkeit in Beinen und Füßen an, im Liegen gewöhnlich in Bauch oder Rücken. Durch die Einlagerung von Salz und Wasser erhöht sich das Körpergewicht.

Ein weiterer Ausgleichsmechanismus ist die Vergrößerung des Herzmuskels (Hypertrophie). Der vergrößerte Herzmuskel kann sich stärker zusammenziehen, funktioniert langfristig aber nicht immer richtig, wodurch sich die Herzschwäche verschlimmert.

Symptome

Menschen, deren Herzschwäche nicht ausgeglichen wird, fühlen sich bei körperlicher Belastung müde und schwach, weil ihre Muskeln nicht ausreichend mit Blut versorgt werden. Die Schwellungen verursachen ebenfalls verschiedene Symptome. Abgesehen von der Schwerkraft hängen Sitz und Auswirkungen der Schwellungen auch davon ab, welche Hälfte des Herzens mehr geschwächt ist.

Die Erkrankung einer Herzhälfte schwächt zwar immer das gesamte Organ, doch oft überwiegen die Symptome, die die Krankheit einer Herzhälfte hervorruft, die der anderen. Bei einer Rechtsherzschwäche staut sich das Blut eher auf der rechten Seite des Herzens. Dieses führt zu Schwellungen in Füßen, Sprunggelenken, Beinen, Leber und Bauch. Bei einer Linksherzinsuffizienz hingegen sammelt sich Flüssigkeit in der Lunge an (Lungenödem), was eine starke Atemnot zur Folge hat. Zuerst tritt sie nur bei Belastung auf, mit fortschreitender Erkrankung aber auch in Ruhe. Manchmal macht sich die Atemnot nachts bemerkbar, weil sich im Liegen Wasser in der Lunge ansammelt. Die Patienten wachen auf und schnappen nach Luft; der Atem geht pfeifend. Wenn sie sich aufsetzen, fließt die Flüssigkeit wieder aus der Lunge ab, und das Atmen wird leichter. Menschen mit Herzschwäche müssen beinahe im Sitzen schlafen, um diese Auswirkung zu verhindern. Eine starke Ansammlung von Flüssigkeit in der Lunge (akutes Lungenödem) ist lebensbedrohlich und ein medizinischer Notfall.

Diagnose

Die oben beschriebenen Symptome genügen dem Arzt meist, um eine Herzschwäche zu diagnostizieren. Folgende Symptome unterstützen die Diagnose: ein schwacher und oft beschleunigter Puls, niedriger Blutdruck, bestimmte abweichende Herzgeräusche, Herzvergrößerung, geschwollene Halsvenen, Flüssigkeit in der Lunge, vergrößerte Leber, rasche Gewichtszunahme und Schwellungen in Bauch und Beinen. Eine Röntgenaufnahme der Brust kann ein vergrößertes Herz und Flüssigkeit in der Lunge zeigen.

Die Herzleistung wird oft mit weiteren Untersuchungen bestimmt wie Echokardiographie (eine Ultraschalluntersuchung) und EKG, bei dem die elektrische Aktivität des

Herzes gemessen wird. ▲ Andere Untersuchungen können die Ursache der Herzschwäche ermitteln.

Behandlung

Man kann zwar viel tun, um die körperliche Belastbarkeit und die Lebensqualität zu verbessern und das Leben zu verlängern, aber eine Heilung gibt es für die meisten Patienten mit Herzschwäche nicht. Ärzte gehen die Behandlung von drei Seiten an: Sie behandeln die Grunderkrankung, beseitigen Faktoren, die die Herzschwäche verschlechtern können, und sie behandeln diese selbst.

Behandlung der Grunderkrankung

Eine verengte oder schlecht schließende Herzklappe, eine fehlerhafte Verbindung zwischen den Herzkammern oder blockierte Herzkranzgefäße können operativ korrigiert werden. Manchmal läßt sich die Ursache auch ohne Operation vollständig beseitigen, z. B. können Antibiotika eine Infektion heilen. Arzneimittel, Bestrahlung oder eine Operation können eine Schilddrüsenüberfunktion korrigieren. Ein hoher Blutdruck läßt sich mit Arzneimitteln senken.

Beseitigung krankheitsfördernder Faktoren

Herzschwäche verschlimmert sich durch Rauchen, salzreiche Ernährung, Übergewicht und Alkoholkonsum. Der Arzt kann den Patienten dabei unterstützen, das Rauchen aufzugeben, die Ernährungsgewohnheiten umzustellen, Alkohol zu meiden und sich regelmäßig moderat sportlich zu betätigen, um die allgemeine Kondition zu verbessern. Bei schwerer Herzschwäche kann für einige Tage Bettruhe ein wichtiger Teil der Behandlung sein.

Durch eine salz(Natrium)-reiche Ernährung kann sich Flüssigkeit ins Gewebe einlagern, was der Behandlung entgegenwirkt. Normalerweise genügt es, sich auf eine bewußt salzarme Kost umzustellen. Wer seine Salzaufnahme strikt beschränken muß, braucht ein gutes Wissen über die Zusammensetzung von Lebensmitteln und muß sich bei abgepackten Produkten intensiv mit der Zutatenliste befassen.

Ein einfacher, zuverlässiger Weg, um die Wassereinlagerung im Körper zu kontrollieren, ist das tägliche Wiegen. Veränderungen von mehr als einem Kilogramm täglich sind fast immer auf Flüssigkeit zurückzuführen. Eine andauernde rasche Gewichtszunahme (ein Kilogramm täglich) weist darauf hin, daß sich die Herzschwäche verschlimmert. Daher fordern Ärzte Patienten mit Herzschwäche häufig auf, sich täglich so genau wie möglich zu wiegen; am besten morgens nach dem Wasserlassen und vor dem Frühstück. Tendenzen sind leichter zu erkennen, wenn die Patienten immer die gleiche Waage benutzen, sich unbekleidet wiegen und ihr Gewicht täglich notieren.

Behandlung der chronischen Herzschwäche

Wenn die Verringerung der Salzaufnahme allein nicht ausreicht, kann der Arzt Diuretika verordnen, um die Salz- und Wasserausscheidung durch die Nieren zu fördern. Dadurch verringert sich das Blutvolumen, das durch das Herz gepumpt wird, und das Herz muß weniger arbeiten. Meist werden langwirkende Diuretika verordnet; im Notfall werden sie intravenös verabreicht. Wenn durch die Diuretika zu viel Kalium ausgeschieden wird, können Kaliumtabletten das Defizit ausgleichen, oder sie werden mit kaliumsparenden Diuretika kombiniert.

Digoxin verstärkt den Herzschlag und verlangsamt eine zu schnelle Herzfrequenz. Herzrhythmusstörungen (Arrhythmien), bei denen das Herz zu schnell, zu langsam oder unregelmäßig schlägt, können mit Arzneimitteln oder einem künstlichen Herzschrittmacher behandelt werden. Häufig werden gefäßerweiternde Mittel eingesetzt. Sie stellen die Arterien, Venen oder beide weit. Werden die Arterien erweitert, sinkt der Blutdruck, und das Herz muß weniger schwer arbeiten. Erweiterte Venen schaffen mehr Raum für das Blut, das sich angesammelt hat, aber nicht in die rechte Herzhälfte gelangen kann. Dieser zusätzlich geschaffene Raum verringert den Blutandrang und erleichtert dem Herzen die Arbeit. Am häufigsten werden dafür ACE-Hemmer eingesetzt. Diese Arzneimittel lindern nicht nur die Symptome, sondern verlängern auch die Lebenserwartung. ACE-Hemmer erweitern Arterien und Venen. Viele ältere Arzneimittel hingegen stellen die eine Art von Blutgefäßen deutlich weiter als die andere; Nitroglyzerin z. B. erweitert Venen, Hydralazin Arterien.

Durch erweiterte und schlecht kontrahierende Herzkammern können sich Blutgerinnsel bilden. Das birgt die Gefahr, daß sich diese Gerinnsel lösen und auf dem Blutweg zu lebenswichtigen Organen wandern, wo sie Schaden anrichten. Sie können z. B. ins Gehirn gelangen und einen Schlaganfall auslösen. Gerinnungshemmende Arzneimittel sind wichtig, weil sie der Bildung von Blutgerinnseln in den Herzkammern vorbeugen.

Eine Reihe von neuen Arzneimitteln wird getestet. Milrinon und Amrinon erweitern, ähnlich wie die ACE-Hemmer, Venen und Arterien; wie Digoxin kräftigen sie den

▲ Siehe Seite 69

Herzschlag. Diese neuen Arzneimittel sind aber nur zur kurzzeitigen Behandlung von Krankenhauspatienten geeignet, die ständig überwacht werden, weil es durch sie zu gefährlichen Herzrhythmusstörungen kommen kann.

Wenn ein ansonsten gesunder Mensch unter einer fortschreitenden Herzschwäche leidet und diese nicht ausreichend auf Medikamente anspricht, kann eine Herztransplantation in Frage kommen. Mechanische oder teilmechanische Herzen befinden sich, auch für vorübergehenden Einsatz, noch im Versuchsstadium.

Kardiomyoplastie ist eine in Erprobung befindliche Operationstechnik, bei der ein großer Muskel aus dem Rücken des Patienten genommen, um das Herz gewickelt und mit einem künstlichen Herzschrittmacher zu gleichmäßigen Kontraktionen angeregt wird. Ein weiteres neues Operationsverfahren scheint vielversprechend für ausgewählte Patienten mit fortgeschrittener Herzschwäche. Dabei wird erschlafftes, nicht funktionierendes Herzmuskelgewebe einfach entfernt.

Behandlung des akuten Herzversagens

Wenn sich plötzlich Flüssigkeit in der Lunge ansammelt (akutes Lungenödem), fangen Patienten mit Herzschwäche an, nach Luft zu schnappen. Man gibt ihnen über eine Gesichtsmaske hochkonzentrierten Sauerstoff. Durch die intravenöse Gabe von Diuretika und Digoxin kann sich ihr Zustand schnell und deutlich bessern. Nitroglyzerin, intravenös verabreicht oder unter die Zunge gelegt (sublingual), erweitert die Venen und verringert dadurch die Blutmenge, die durch die Lunge fließt. Wenn diese Maßnahmen fehlschlagen, wird ein Schlauch in die Luftröhre eingeführt und der Patient künstlich beatmet. Nur selten werden an drei Gliedmaßen Staumanschetten angelegt, um die zum Herzen zurückfließende Blutmenge zu verringern. Diese Manschetten müssen alle zehn bis 20 Minuten reihum gewechselt werden, damit die Gliedmaßen nicht geschädigt werden. Morphin hilft gegen die Angst, die meist bei akutem Lungenödem auftritt. Es verringert außerdem die Atemfrequenz, verlangsamt den Herzschlag und erleichtert dem Herzen die Arbeit.

Arzneimittel wie Dopamin und Dobutamin, die wie Adrenalin und Noradrenalin wirken, werden eingesetzt, um Patienten im Krankenhaus kurzfristig Erleichterung zu verschaffen. Diese Arzneimittel stimulieren die Herzkontraktionen. Ist jedoch die Reaktion des körpereigenen Alarmsystems zu heftig, werden manchmal auch Arzneimittel eingesetzt, die das Gegenteil bewirken (Betablocker).

KAPITEL 18

Kardiomyopathie

Kardiomyopathie ist eine fortschreitende Erkrankung, die die Struktur der Muskelwände der Herzkammern (Ventrikel) verändert oder ihre Funktion beeinträchtigt.▲

Viele Ursachen der Kardiomyopathie sind bekannt; manchmal läßt sich jedoch keine ausmachen.

▲ Siehe Kasten, Seite 65

■ Siehe Seite 117

Kongestive Kardiomyopathie

Unter kongestiver Kardiomyopathie faßt man eine Gruppe von Herzerkrankungen zusammen, bei denen sich die Herzkammern vergrößern, aber nicht genug Blut pumpen, um den Körper zu versorgen. Es kommt zur Herzschwäche.

Die häufigste erkennbare Ursache einer Kardiomyopathie ist eine ausgedehnte Erkrankung der Herzkranzgefäße.■ Durch sie wird der Herzmuskel unzureichend mit Blut versorgt; daraus kann ein Dauerschaden resultieren. Der noch gesunde Teil des Herzmuskels dehnt sich aus, um die verringerte Pumpleistung auszugleichen. Gelingt das nicht ausreichend, entsteht eine kongestive Kardiomyopathie.

Eine akute Entzündung des Herzmuskels (Myokarditis) aufgrund einer Virusinfektion kann den Herzmuskel schwächen und zu kongestiver Kardiomyopathie führen (manchmal auch virale Kardiomyopathie genannt). Häufig sind Coxsackie- und Grippeviren die Ursache einer viralen Kardiomyopathie. Bestimmte chronische Hormonstörungen wie Diabetes und Schilddrüsenerkrankungen können schließlich zu kongestiver Kardiomyopathie führen. Weitere mögliche Ursachen sind z. B. Kokain-, Alkohol- und Medikamentenmißbrauch, besonders bei Einnahme von Antidepressiva. Nach zehnjährigem Alkoholmißbrauch kann eine Kardiomyopathie auftreten. Selten wird sie auch durch Schwangerschaft oder rheumatoide Arthritis ausgelöst.

Symptome und Diagnose

Die ersten Symptome sind meist Atemnot bei Belastung und rasche Ermüdung. Ihre Ursache liegt in der verringerten Pumpleistung des Herzens (Herzschwäche). ▲ Wenn die Kardiomyopathie durch eine Infektion verursacht ist, können zuerst plötzliches Fieber und grippeähnliche Symptome auftreten. Unabhängig von der Ursache beschleunigt sich der Herzschlag; der Blutdruck ist normal oder schwach, in Bauch und Beinen sammelt sich Flüssigkeit an, und auch die Lunge füllt sich mit Flüssigkeit. In dem vergrößerten Herzen öffnen und schließen sich die Herzklappen nicht mehr richtig. Die Mitral- und Trikuspidalklappe, die zu den Herzkammern führen, sind oft undicht. Die schlecht schließenden Herzklappen verursachen Geräusche, die der Arzt mit dem Stethoskop hören kann. Ein Herzmuskelschaden oder die Dehnung des Muskels kann dazu führen, daß der Herzrhythmus zu schnell oder zu langsam wird. Diese Abweichungen beeinträchtigen die Pumptätigkeit des Herzens zusätzlich.

Die Diagnose wird aufgrund der Symptome und der körperlichen Untersuchung gestellt. Ein EKG (ein Verfahren, das die elektrische Aktivität des Herzens aufzeichnet) kann typische Veränderungen zeigen. Die Diagnose wird durch Echokardiographie (ein Verfahren, bei dem das Herz mit Hilfe von Ultraschallwellen dargestellt wird) ■ bestätigt. Ist die Diagnose nicht eindeutig, kann ein Katheter ins Herz geschoben werden, mit dem der Druck gemessen wird. Während der Katheterisierung wird eine Gewebeprobe entnommen und mikroskopisch untersucht (Biopsie). Dadurch wird die Diagnose bestätigt und häufig auch die Ursache entdeckt.

Prognose und Behandlung

Etwa 70 Prozent der Patienten mit kongestiver Kardiomyopathie sterben innerhalb von fünf Jahren nach den ersten Symptomen. Die Prognose wird mit der Zeit immer schlechter, da die Herzwände immer dünner und die Herzfunktionen immer schwächer werden. Herzrhythmusstörungen sind ein Zeichen der Verschlechterung. Im allgemeinen leben Frauen doppelt so lange mit der Krankheit wie Männer. Die Hälfte der Todesfälle tritt plötzlich auf, vermutlich aufgrund von Herzrhythmusstörungen.

Die Behandlung von Grunderkrankungen, wie Alkoholismus oder einer Infektion, kann das Leben verlängern. Bei Alkoholmißbrauch ist Abstinenz geboten; wenn eine bakterielle Infektion eine plötzliche Entzündung des Herzmuskels verursacht, wird sie mit Antibiotika behandelt.

Bei Menschen mit einer Herzkranzgefäßerkrankung kann die schlechte Blutversorgung eine Angina pectoris verursachen (Schmerzen in der Brust) ★, die mit Nitraten, Betablockern oder Kalziumantagonisten behandelt werden müssen. Betablocker und Kalziumantagonisten können die Stärke der Herzkontraktionen verringern. Genügend Ruhe und Schlaf und möglichst wenig Streß helfen, die Belastung des Herzens zu senken.

Durch die Ansammlung von Blut im geschwollenen Herzen können sich an den Herzwänden Gerinnsel bilden. Dagegen werden gewöhnlich gerinnungshemmende Arzneimittel verabreicht. Die meisten Arzneimittel gegen Herzrhythmusstörungen werden nur in geringer Dosis gegeben und in kleinen Schritten angepaßt, weil sie die Stärke der Herzkontraktionen verringern können. Herzschwäche wird ebenfalls mit Arzneimitteln behandelt – mit einem ACE-Hemmer, häufig kombiniert mit einem Diuretikum. Wenn jedoch keine genaue Ursache der kongestiven Kardiomyopathie gefunden wird, führt die Herzschwäche meist zum Tod. Wegen dieser schlechten Prognose ist die kongestive Kardiomyopathie einer der häufigsten Gründe für Herztransplantationen.

Hypertrophische Kardiomyopathie

Unter hypertrophischer Kardiomyopathie versteht man eine Gruppe von Herzerkrankungen, bei denen sich die Wände der Herzkammern verdicken.

Eine hypertrophische Kardiomyopathie kann als Geburtsfehler auftreten. Außerdem kann sie bei Erwachsenen mit Akromegalie vorkommen, einer Erkrankung, bei

▲ Siehe Seite 83

■ Siehe Seite 72

★ Siehe Seite 117

der zuviel Wachstumshormon produziert wird, oder bei Menschen mit einem Phäochromozytom, einem Tumor, der Adrenalin produziert. Bei Neurofibromatose-Patienten (einer erblichen Krankheit) kann es ebenfalls zu hypertrophischer Kardiomyopathie kommen.

Normalerweise deutet eine Verdickung des Herzmuskels auf eine höhere Arbeitsleistung des Muskels hin. Typische Ursachen dafür sind Bluthochdruck, Verengung der Aortenklappe (Aortenklappenstenose) und andere Erkrankungen, die den Fluß des Blutes vom Herzen weg behindern. Für Patienten mit hypertrophischer Kardiomyopathie treffen diese Bedingungen jedoch nicht zu. Bei ihnen beruht die Verdickung der Herzmuskulatur gewöhnlich auf einem ererbten genetischen Defekt.

Der Herz wird dicker und starrer; es füllt sich schlechter mit Blut aus der Lunge. Das Ergebnis ist ein Rückstau in den Lungenvenen, durch den sich Flüssigkeit in der Lunge ansammelt. Solche Menschen sind dauernd in Atemnot. Die verdickten Herzkammerwände können zudem den Blutfluß blockieren, so daß sich das Herz nicht richtig mit Blut füllt und es oft auch nicht gut herauspumpen kann (hypertrophische obstruktive Kardiomyopathie).

Symptome und Diagnose

Zu den Symptomen gehören Ohnmacht, Schmerzen in der Brust, Herzjagen durch Herzrhythmusstörungen und Herzschwäche mit Atemnot. Die Herzrhythmusstörungen können plötzlich zum Tod führen.

Der Arzt kann eine hypertrophische Kardiomyopathie bei einer körperlichen Untersuchung feststellen. Gewöhnlich hört er mit dem Stethoskop die charakteristischen Herzgeräusche. Die Diagnose wird durch Echokardiographie, EKG oder Röntgenaufnahme der Brust bestätigt. Wenn eine Operation in Erwägung gezogen wird, kann eine Herzkatheterisierung erforderlich sein, um den Druck im Herzen zu messen.

Prognose und Behandlung

Jährlich sterben etwa vier von hundert Patienten mit hypertrophischer Kardiomyopathie. Der Tod tritt meist plötzlich ein. Der Tod durch chronische Herzschwäche ist weniger häufig. Menschen, die eine erbliche Veranlagung für diese Erkrankung haben, können sich genetisch beraten lassen, bevor sie eine Familie gründen.

Die Behandlung zielt in erster Linie darauf ab, zwischen den Herzschlägen den Widerstand des Herzens gegen das Auffüllen mit Blut zu verringern. Hauptsächlich werden dazu Betablocker und Kalziumantagonisten eingesetzt, allein oder in Kombination. Mit der operativen Entfernung eines Teils der Herzmuskulatur verbessert sich zwar der Blutfluß aus dem Herzen; die Operation wird aber nur bei Patienten durchgeführt, deren Symptome sich trotz medikamentöser Behandlung verschlechtern. Die Operation kann die Symptome lindern, verringert aber nicht das Sterberisiko.

Vor einer Zahnbehandlung oder einer Operation können Antibiotika die Gefahr einer Entzündung der Innenhaut des Herzens verringern (infektiöse Endokarditis).

Restriktive Kardiomyopathie

Als restriktive Kardiomyopathie bezeichnet man eine Gruppe von Erkrankungen, bei denen die Wände der Herzkammern starr werden, sich aber nicht verdicken. Die Füllung der Herzkammer in der Erholungsphase zwischen den Herzschlägen ist gestört.

Die restriktive Kardiomyopathie ist relativ selten und hat vieles mit der hypertrophischen gemein. Die Ursache ist gewöhnlich unbekannt. Bei einer der beiden Grundformen wird der Herzmuskel nach und nach durch Narbengewebe ersetzt. Bei der anderen Form lagern sich im Herzmuskel ungewöhnliche Substanzen an, z. B. weiße Blutkörperchen. Zu den anderen Ursache der Infiltration gehören Amyloidose und Sarkoidose. Enthält der Körper zuviel Eisen, kann es sich im Herzmuskel ablagern (wie bei Hämochromatose). Auch ein Tumor, der in den Herzmuskel eindringt, kommt als Ursache in Frage.

Da sich das Herz nicht genügend mit Blut füllt, reicht die Pumpleistung zwar aus, solange sich der Kranke in Ruhe befindet, nicht aber bei Belastung.

Symptome und Diagnose

Die restriktive Kardiomyopathie verursacht Herzschwäche mit Atemnot und Gewebeschwellungen (Ödeme). Schmerzen in der Brust und Ohnmacht kommen seltener vor als bei hypertrophischer Kardiomyopathie, aber Herzrhythmusstörungen und Herzklopfen sind häufig.

Patienten mit Herzschwäche werden gewöhnlich auch auf restriktive Kardiomyopathie als Krankheitsursache untersucht. Die Diagnose stützt sich im wesentlichen auf die körperliche Untersuchung, ein EKG und ein Echokardiogramm. Eine Kernspintomographie kann zusätzliche Informationen über die Herzstruktur liefern. Zur exakten Diagnose ist gewöhnlich eine Herzkatheterisierung zur Druckmessung und eine Biopsie erforderlich (Entnahme einer Gewebeprobe und mikroskopische Untersuchung). Dadurch kann der Arzt möglicherweise die eingedrungene Substanz identifizieren.

Prognose und Behandlung

Etwa 70 Prozent der Patienten mit restriktiver Kardiomyopathie sterben innerhalb von fünf Jahren nach den ersten Symptomen. Den meisten kann keine Therapie helfen. Diuretika, die sonst bei Herzschwäche eingesetzt werden, können die ins Herz eintretende Blutmenge verringern und dadurch die Krankheit noch verschlimmern. Arzneimittel, die bei Herzschwäche zur Arbeitserleichterung des Herzens eingesetzt werden, nützen meist nichts, weil sie den Blutdruck zu weit absenken.

Manchmal kann die Ursache der restriktiven Kardiomyopathie behandelt werden; ein Fortschreiten des Herzschadens wird so verhindert. Manchmal lassen sich Schäden sogar teilweise rückgängig machen. Bei Menschen mit Eisenüberschuß verringert z. B. regelmäßiger Aderlaß den Eisengehalt. Patienten mit Sarkoidose können Kortison einnehmen.

KAPITEL 19

Erkrankungen der Herzklappen

Das Herz besteht aus vier Hohlräumen – zwei kleinen oberen (die Vorhöfe, Atria) und zwei großen unteren (die Herzkammern, Ventrikel). ▲ Jede Herzkammer hat eine Einlaßklappe, die nur in einer Richtung funktioniert, und eine Auslaßklappe, für die das gleiche gilt. Die Trikuspidalklappe öffnet sich vom rechten Vorhof in die rechte Herzkammer, und die Pulmonalklappe öffnet sich von der rechten Herzkammer in die Lungenarterien. Die Mitralklappe öffnet sich vom linken Vorhof in die linke Herzkammer, und die Aortenklappe öffnet sich von der linken Herzkammer in die Aorta.

Bei einer Funktionsstörung der Herzklappen strömt entweder Blut zurück (Klappeninsuffizienz) oder sie öffnen sich nicht hinreichend (Klappenstenose). Beide Probleme können die Fähigkeit des Herzens, Blut zu pumpen, schwerwiegend beeinträchtigen. Manchmal treten bei einer Klappe beide Störungen auf.

Mitralinsuffizienz

Bei einer Mitralinsuffizienz strömt jedesmal, wenn sich die linke Herzkammer zusammenzieht, Blut durch die Mitralklappe zurück.

Wenn die linke Herzkammer Blut aus dem Herzen in die Aorta pumpt, strömt etwas Blut in den linken Vorhof zurück und erhöht dort das Volumen und den Druck. Dadurch steigt der Blutdruck in den von der Lunge zum Herzen führenden Gefäßen, und hierdurch staut sich wiederum Flüssigkeit in der Lunge.

Früher war rheumatisches Fieber die häufigste Ursache für eine Mitralinsuffizienz. In Ländern mit guter medizinischer Versorgung ist das heute jedoch selten, wenn Streptokokkeninfektionen des Halses mit Antibiotika behandelt werden; diese Therapie verhindert die Entwicklung eines rheumatischen Fiebers weitgehend. Ohne antibiotische Behandlung kann rheumatisches Fieber immer noch häufig vorkommen und die Ursache für eine Mitralinsuffizienz sein.

Auch ein Herzinfarkt kann die stützenden Strukturen der Mitralklappe schädigen und zur Ursache einer Insuffizienz werden. Eine weitere Ursache ist myxomatöse Degeneration, eine Erkrankung, bei der die Klappe allmählich schlaff wird.

Symptome

Bei einer leichten Mitralinsuffizienz muß es nicht unbedingt Symptome geben. Das Problem wird vielleicht nur dann erkannt, wenn der Arzt durch ein Stethoskop ein bestimmtes Herzgeräusch hört. Dieses Geräusch entsteht, wenn beim Zusammenziehen der linken Herzkammer Blut in den linken Vorhof zurückströmt.

Um den Verlust des in den linken Vorhof zurückgeströmten Blutes auszugleichen, muß die linke Herzkammer mehr Blut pumpen; sie vergrößert sich allmählich, um den Herzschlag zu verstärken. Die vergrößerte Herzkammer kann Herzjagen verursachen (das bewußte Wahrnehmen kräftiger Herzschläge), insbesondere dann, wenn der Patient auf der linken Seite liegt.

Auch der linke Vorhof vergrößert sich, um das aus der Herzkammer zurückströmende Blut aufnehmen zu können. Ein stark vergrößerter Vorhof schlägt oft schnell und unregelmäßig (Vorhofflimmern). ■ Dadurch verringert sich die Pumpleistung des Herzens. Ein flimmernder Vorhof zuckt eigentlich nur und pumpt nicht, und infolge der mangelhaften Blutströmung durch den Vorhof können sich Blutgerinnsel bilden. Löst sich ein Gerinnsel, wird es aus dem Herzen herausgepumpt und kann eine kleinere

▲ Siehe Kasten, Seite 65

■ Siehe Seite 78

Stenose und Insuffizienz

Herzklappen funktionieren dann nicht mehr richtig, wenn sie sich nicht mehr richtig öffnen (Stenose) oder wenn sie nicht mehr ganz schließen (Insuffizienz), so daß Blut zurückströmt. Die Abbildungen zeigen die beiden Probleme am Beispiel der Mitralklappe. Sie können aber auch andere Herzklappen betreffen.

Normaler Klappenmechanismus

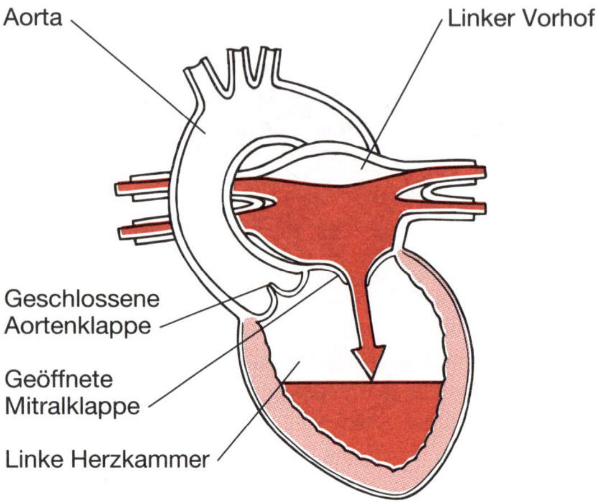

Kurz nachdem sich die linke Herzkammer ganz zusammengezogen hat, schließt normalerweise die Aortenklappe, und die Mitralklappe öffnet sich. Dann fließt etwas Blut vom linken Vorhof in die linke Herzkammer. Nun zieht sich der linke Vorhof zusammen und preßt mehr Blut in die linke Herzkammer.

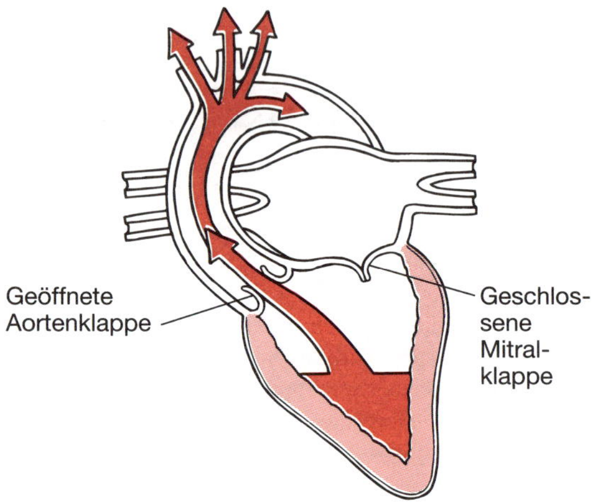

Wenn sich die linke Herzkammer zusammenzieht, schließt sich die Mitralklappe, und die Aortenklappe öffnet sich. Das Blut wird in die Aorta gepumpt.

Mitralstenose

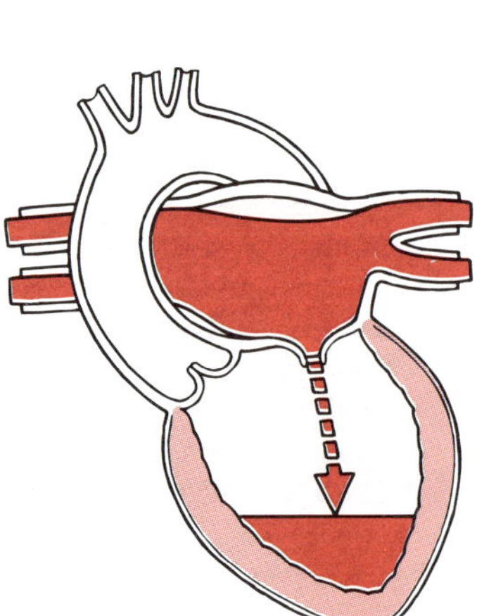

Bei einer Mitralstenose öffnet sich die Mitralklappe nicht so weit wie sie sollte. Der Blutstrom vom linken Vorhof zur linken Herzkammer ist teilweise behindert.

Mitralinsuffizienz

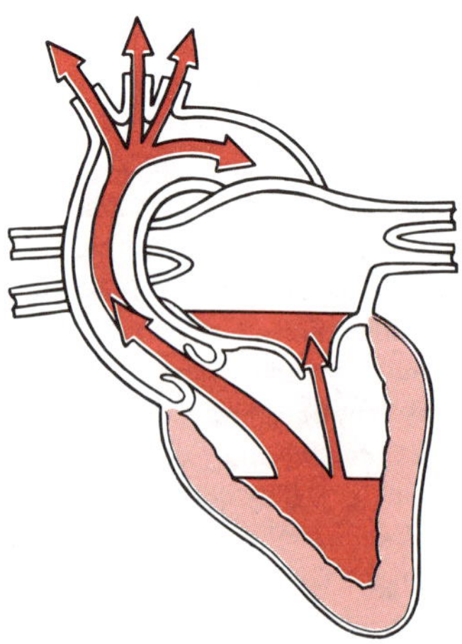

Bei einer Mitralinsuffizienz schließt die Mitralklappe nicht dicht, wenn sich die linke Herzkammer zusammenzieht. Es fließt etwas Blut zurück in den linken Vorhof.

Arterie blockieren und so einen Schlaganfall oder andere Schäden verursachen.

Wenn sehr viel Blut zurückfließt, verringert sich der Vorwärtsstrom so sehr, daß dies zu einer Herzschwäche führen kann. Symptome dafür können Husten, Atemnot bei körperlicher Belastung und geschwollene Beine sein.

Diagnose

Für gewöhnlich erkennt der Arzt eine Mitralinsuffizienz an ihrem charakteristischen Geräusch. Er kann es mit Hilfe eines Stethoskops hören, wenn sich die linke Herzkammer zusammenzieht. Ein Elektrokardiogramm (EKG) und eine Röntgenaufnahme des Brustkorbs zeigen, daß die linke Herzkammer vergrößert ist. Das aussagekräftigste Verfahren ist die mit Ultraschall arbeitende Echokardiographie. Sie liefert ein Bild der fehlerhaften Klappe und zeigt, wie schwer das Problem ist. ▲

Behandlung

Handelt es sich um einen starken Rückstrom, muß die Klappe repariert oder ersetzt werden, bevor sich der Zustand der linken Herzkammer so verschlechtert, daß das Problem nicht mehr zu beheben ist. Die Klappe wird entweder bei einer Operation repariert (Valvuloplastik) oder durch eine mechanische Klappe ersetzt beziehungsweise durch eine Klappe, die teilweise vom Schwein stammt. Die Reparatur der Klappe behebt den Rückstrom oder mindert ihn so weit, daß die Symptome erträglich werden und das Herz keinen Schaden davontragen kann. Jede Art von Ersatzklappen hat Vor- und Nachteile. Mechanische Klappen funktionieren zwar normalerweise gut, doch steigt durch sie die Gefahr, daß sich Blutgerinnsel bilden. Um das zu verhindern, müssen normalerweise lebenslang gerinnungshemmende Arzneimittel eingenommen werden. Auch die Klappen aus Schweinegewebe funktionieren gut; im Hinblick auf Blutgerinnsel sind sie nicht riskant. Allerdings halten sie nicht so lange wie mechanische Klappen. Wenn ein Klappenersatz versagt, muß er sofort ausgetauscht werden.

Auch Vorhofflimmern kann eine Behandlung erforderlich machen. Arzneimittel wie Betablocker, Digoxin und Verapamil können die Herzfrequenz senken und helfen, das Flimmern in den Griff zu bekommen.

Die Oberflächen beschädigter Herzklappen sind anfällig für schwere Infektionen (infektiöse Endokarditis). ■ Jeder Patient mit einer beschädigten oder künstlichen Herzklappe sollte darum vor zahnärztlichen oder chirurgischen Eingriffen Antibiotika einnehmen, um Infektionen zu verhüten.

Mitralklappenprolaps

Bei einem Mitralklappenprolaps wölben sich die Klappensegel in den linken Vorhof, während sich die Herzkammer zusammenzieht. Manchmal fließt dabei ein wenig Blut in den Vorhof zurück.

Ungefähr zwei bis fünf Prozent der Bevölkerung haben einen Mitralklappenprolaps. Nur selten verursacht das ernsthafte Herzprobleme.

Symptome und Diagnose

Die meisten Menschen mit einem Mitralklappenprolaps bleiben völlig symptomlos. Andere haben Symptome, die sich allerdings allein durch das mechanische Problem nur schwer erklären lassen. Es handelt sich um Schmerzen im Brustkorb, Herzjagen, Migräne, Müdigkeit und Schwindelgefühl. Bei einigen Menschen kann der Blutdruck im Stehen unter das Normalmaß absinken; bei anderen kann ein leicht unregelmäßiger Herzschlag Herzklopfen verursachen.

Der Arzt diagnostiziert diesen Herzfehler, wenn er mit dem Stethoskop das charakteristische Klick-Geräusch hört. Ein Zurückfließen von Blut diagnostiziert er, wenn er während der Kontraktion der Herzkammer ein Geräusch hört. Die Echokardiographie, die mit Ultraschallwellen arbeitet, macht den Prolaps für den Arzt sichtbar und erlaubt es ihm abzuschätzen, wie ausgeprägt dieses Zurückströmen von Blut ist. ★

Behandlung

Die meisten Patienten mit Mitralklappenprolaps brauchen nicht behandelt zu werden. Schlägt das Herz zu schnell, können sie einen Betablocker einnehmen, der die Herzfrequenz etwas verlangsamt und Herzjagen und andere Symptome reduziert.

Fließt Blut in den Vorhof zurück, sollte der Patient vor zahnärztlichen oder chirurgischen Eingriffen Antibiotika einnehmen, weil die Gefahr besteht, daß Bakterien, die bei einem solchen Eingriff eindringen, die Herzklappen infizieren könnten.

Mitralstenose

Bei einer Mitralstenose ist die Mitralklappenöffnung verengt. Dadurch erhöht sich der Widerstand gegen das Fließen des Bluts vom linken Vorhof in die linke Herzkammer.

▲ Siehe Seite 72

■ Siehe Seite 97

★ Siehe Seite 72

Mitralstenose wird fast ausschließlich durch rheumatisches Fieber verursacht, das in den Industriestaaten heute jedoch selten ist. Daher entwickeln in diesen Teilen der Welt hauptsächlich alte Menschen, die in ihrer Kindheit rheumatisches Fieber hatten, eine Mitralstenose. In den Entwicklungsländern ist rheumatisches Fieber noch weit verbreitet, so daß auch Erwachsene, Jugendliche und manchmal sogar Kinder eine Mitralstenose haben. Ist rheumatisches Fieber die Ursache der Erkrankung, sind typischerweise die Mitralklappensegel teilweise miteinander verbunden.

Eine Mitralstenose kann auch angeboren sein. Babys, die mit diesem Herzfehler geboren werden, leben ohne Operation selten länger als zwei Jahre. Ein Myxom (ein gutartiger Tumor im linken Vorhof) oder ein Blutgerinnsel können den Blutstrom durch die Mitralklappe behindern und so wie eine Mitralstenose wirken.

Symptome und Diagnose

Bei einer starken Verengung steigt der Blutdruck im linken Vorhof und in den Lungenvenen und führt zur Herzschwäche; es staut sich Flüssigkeit in der Lunge (Lungenödem). Wird eine Frau mit starker Mitralstenose schwanger, kann sich sehr schnell eine Herzschwäche entwickeln.▲ Ein Patient mit Herzschwäche wird leicht müde und kurzatmig. Zunächst entwickelt sich die Atemnot nur bei körperlicher Betätigung; später können die Symptome sogar in Ruhe auftreten. Manche Patienten bekommen nur dann ausreichend Luft, wenn sie im Liegen den Kopf mit Kissen hochlagern oder wenn sie sitzen. Eine bläuliche Färbung der Wangen läßt auf Mitralstenose schließen. Durch den hohen Druck in den Lungenvenen kann eine Vene oder ein Haargefäß platzen und leicht oder stark in die Lunge bluten. Eine Vergrößerung des linken Vorhofs kann zu Vorhofflimmern führen, einem schnellen, unregelmäßigen Herzschlag.

Mit dem Stethoskop hört der Arzt das typische Herzgeräusch, wenn das Blut vom linken Vorhof durch die verengte Klappe fließt. Im Gegensatz zu einer normalen Klappe, die sich leise öffnet, macht die verengte Klappe beim Öffnen zur linken Herzkammer häufig ein schnappendes Geräusch. Die Diagnose wird gewöhnlich durch eine Elektrokardiographie (EKG) bestätigt, durch eine Röntgenaufnahme des Brustkorbs, auf der der vergrößerte Vorhof zu sehen ist, oder durch eine Echokardiographie.■ Manchmal wird eine Herzkatheterisierung erforderlich, um Ausmaß und Art der Verengung zu bestimmen.

▲ Siehe Seite 1156

■ Siehe Seite 72

Vorbeugung und Behandlung

Eine Mitralstenose läßt sich nur verhindern, indem man rheumatisches Fieber verhindert. Rheumatisches Fieber kann nach einer unbehandelten Streptokokkeninfektion des Halses – vor allem bei Kindern – auftreten.

Arzneimittel wie Betablocker, Digoxin und Verapamil können die Herzfrequenz verlangsamen und dazu beitragen, das Vorhofflimmern in den Griff zu bekommen. Digoxin stärkt darüber hinaus bei einer Herzschwäche den Herzschlag. Diuretika können den Blutdruck in der Lunge senken, indem sie das Volumen des zirkulierenden Blutes verringern.

Wenn die Medikamente die Symptome nicht zufriedenstellend lindern, kann man die Klappe reparieren oder ersetzen. Bei der sogenannten Ballonvalvuloplastie dehnt der Arzt die Klappenöffnung, indem er einen Ballonkatheter durch eine Vene ins Herz einführt. Befindet sich der Katheter in der Klappe, entfaltet der Arzt den Ballon, und die Klappensegel werden dort getrennt, wo sie verbunden waren. Die verbundenen Segel können auch operativ getrennt werden. Ist die Klappe sehr stark beschädigt, kann sie durch eine mechanische oder durch eine vom Schwein stammende Klappe ersetzt werden.

Patienten mit Mitralstenose erhalten vor zahnärztlichen oder chirurgischen Eingriffen vorbeugend Antibiotika, um das Risiko einer Herzklappeninfektion zu vermindern.

Aortenklappeninsuffizienz

Hierbei strömt jedesmal Blut durch die Aortenklappe zurück, wenn sich die linke Herzkammer entspannt.

In den Industriestaaten waren die häufigsten Ursachen dafür rheumatisches Fieber und Syphilis. Heute ist das nur noch selten so, weil beide Krankheiten mit Antibiotika behandelt werden können. In anderen Gebieten sind Herzklappenschäden aufgrund von rheumatischem Fieber immer noch weit verbreitet. Abgesehen von diesen Infektionen ist eine häufige Ursache die Schwächung des gewöhnlich zähen, fibrösen Herzklappengewebes. Sie beruht auf einer myxomatösen Degeneration oder anderen unbekannten Ursachen. Die myxomatöse Degeneration ist eine erbliche Erkrankung des Bindegewebes. Sie schwächt das Gewebe der Herzklappe so sehr, daß es sich dehnt und in seltenen Fällen sogar reißt. Andere Gründe sind bakterielle Infektionen und Verletzungen. Ungefähr zwei Prozent aller Jungen und ein Prozent der Mädchen werden mit einer Klappe geboren, die zwei anstelle der üblichen drei Segel hat. Auch das kann ein leichtes Rückströmen verursachen.

Symptome und Diagnose

Eine leichte Aortenklappeninsuffizienz verursacht keine Symptome außer einem charakteristischen Herzgeräusch.

Dieses kann der Arzt mit einem Stethoskop immer dann hören, wenn sich die linke Herzkammer entspannt. Fließt viel Blut durch die Aortenklappe zurück, muß die linke Herzkammer eine immer größer werdende Blutmenge bewältigen. Dadurch vergrößert sie sich, was schließlich zur Herzschwäche führt. Diese verursacht Atemnot bei Anstrengung oder im Liegen, insbesondere nachts. Im Sitzen fließt die aufgestaute Flüssigkeit aus dem oberen Teil der Lunge ab; dann wird das Atmen leichter. Der Patient kann auch Herzjagen haben (das bewußte Wahrnehmen eines starken Herzschlags), verursacht durch das kräftige Zusammenziehen der vergrößerten Herzkammer. Vor allem nachts können Schmerzen im Brustbereich auftreten.

Der Arzt kann die Diagnose gewöhnlich stellen, nachdem er das charakteristische Herzgeräusch gehört, bei einer körperlichen Untersuchung andere Hinweise auf eine Aortenklappeninsuffizienz bekommen (z. B. bestimmte Pulsveränderungen) und auf dem Röntgenbild das vergrößerte Herz gesehen hat. Ein Elektrokardiogramm (EKG) kann Veränderungen im Herzrhythmus anzeigen und Hinweise auf eine vergrößerte linke Herzkammer geben. Mit Hilfe der Echokardiographie kann man die fehlerhafte Klappe sehen. Daraus läßt sich dann auch ableiten, wie schwer das Problem ist. ▲

Behandlung

Vor zahnärztlichen oder chirurgischen Eingriffen sollten Antibiotika eingenommen werden, um eine Infektion der geschädigten Herzklappe zu vermeiden. Diese Vorsichtsmaßnahme gilt auch für eine leichte Aortenklappeninsuffizienz.

Ein Patient, der Symptome von Herzschwäche entwikkelt, sollte sich operieren lassen, bevor die linke Herzkammer unwiderruflich geschädigt ist. In den Wochen vor der Operation wird die Herzschwäche mit Digoxin und ACE-Hemmern behandelt oder mit Arzneimitteln, die die Blutgefäße erweitern und die Arbeitslast des Herzens verringern. Normalerweise wird die Klappe durch eine mechanische oder durch eine Klappe vom Schwein ersetzt.

Aortenklappenstenose

Bei einer Aortenklappenstenose ist die Öffnung der Aortenklappe verengt. Dadurch erhöht sich der Widerstand gegen den Fluß des Bluts von der linken Herzkammer zur Aorta.

In den Industriestaaten haben vornehmlich alte Menschen eine Aortenklappenstenose. Sie beruht auf Vernarbung und Kalkansammlung an den Klappensegeln. Eine solche Aortenklappenstenose beginnt nach dem 60. Lebensjahr. Normalerweise treten die Symptome jedoch erst zwischen dem 70. und 80. Lebensjahr auf. Eine Aortenklappenstenose kann auch durch ein in der Kindheit erlittenes rheumatisches Fieber verursacht werden. Dann geht sie normalerweise mit einer Erkrankung der Mitralklappe einher; dieses kann eine Stenose, eine Insuffizienz oder beides sein.

Bei jungen Menschen ist die häufigste Ursache ein angeborener Defekt. ■ Eine verengte Aortenklappe kann in der Kindheit kein Problem sein, in der Zeit des Wachstums kann sie jedoch Schwierigkeiten bereiten. Die Größe der Klappe bleibt gleich, das Herz dagegen wächst und versucht, immer mehr Blut durch die kleine Klappe zu pumpen. Es kann auch sein, daß die Klappe anstelle der üblichen drei Segel nur zwei aufweist oder tunnelförmig ist. Im Laufe der Jahre wird die Öffnung einer solchen Klappe aufgrund der Kalkablagerungen oft starr und eng.

Symptome und Diagnose

Die Wand der linken Herzkammer verdickt sich, weil die Herzkammer versucht, genug Blut durch die verengte Aortenklappe zu pumpen. Der vergrößerte Herzmuskel braucht immer mehr Blut von den Herzkranzgefäßen. Schließlich reicht die Blutzufuhr nicht mehr. Bei Anstrengung treten dann Schmerzen im Brustbereich (Angina pectoris) ★ auf. Die ungenügende Blutzufuhr kann den Herzmuskel schädigen, so daß dann auch die Blutabgabe aus dem Herzen den Bedarf des Körpers nicht mehr deckt. Die entstehende Herzschwäche verursacht Ermüdung und Atemnot bei Anstrengung. Wer eine ausgeprägte Aortenklappenstenose hat, kann bei Anstrengung in Ohnmacht fallen, weil die Herzkammer durch die verengte Klappe nicht mehr genug Blut in die Arterien der Muskeln pumpen kann, die sich ausgedehnt haben, um mehr sauerstoffreiches Blut aufnehmen zu können.

Normalerweise stützt der Arzt seine Diagnose auf das charakteristische Herzgeräusch, das er mit dem Stethoskop hört, auf Pulsveränderungen, Abweichungen im EKG und auf eine Herzwandverdickung, wie sie auf dem Röntgenbild der Brust zu sehen ist. Menschen, die unter Angina pectoris, Atemnot oder Ohnmachtsanfällen leiden, müssen sich einer Echokardiographie (bildgebendes Verfahren unter Verwendung von Ultraschallwellen) und möglicherweise einer Herzkatheterisierung unterziehen, um die Ursache zu finden und den Grad der Verengung ● zu bestimmen.

▲ Siehe Seite 72
■ Siehe Seite 1220
★ Siehe Seite 117
● Siehe Seite 73

Behandlung

Bei Erwachsenen, die aufgrund der Aortenklappenstenose Ohnmachtsanfälle, Angina pectoris und bei Anstrengung Atemnot haben, wird die Aortenklappe operativ ersetzt. Dieses geschieht vorzugsweise, bevor die linke Herzkammer irreparabel geschädigt ist. Bei der neuen Klappe handelt es sich entweder um eine mechanische oder um eine vom Schwein stammende Klappe. Jeder Patient mit einem Klappenersatz sollte vor zahnärztlichen oder chirurgischen Eingriffen Antibiotika einnehmen, um eine Infektion der Herzklappe zu verhindern.

Kinder mit stark verengter Herzklappe können sogar operiert werden, bevor Symptome auftreten. Eine frühzeitige Behandlung ist wichtig, da sie, selbst ohne vorhergehende Symptome, plötzlich sterben können. Sichere und wirksame Alternativen zum Klappenersatz sind bei Kindern die operative Reparatur der Herzklappe oder eine Ballonvalvuloplastie. Hierbei wird ein Ballonkatheter bis in die Klappe vorgeschoben und der Ballon entfaltet, damit er die Klappenöffnung aufdehnt. Die Ballonvalvuloplastie wird auch bei schwachen, alten Patienten durchgeführt, die nicht operiert werden können; allerdings verengt sich die Klappe später wieder. Normalerweise ist ein Klappenersatz die beste Behandlung für Erwachsene jeden Alters. Die Prognose ist sehr gut.

Trikuspidalklappeninsuffizienz

Bei einer Trikuspidalklappeninsuffizienz fließt Blut durch die Trikuspidalklappe zurück, wenn sich die rechte Herzkammer zusammenzieht.

Bei einer Trikuspidalklappeninsuffizienz pumpt die rechte Herzkammer beim Zusammenziehen nicht nur Blut vorwärts in die Lunge, sondern drückt auch Blut in den rechten Vorhof zurück. Durch den Rückstrom erhöht sich der Druck im rechten Vorhof. Dadurch vergrößert sich der Vorhof. Der hohe Druck überträgt sich auf die Venen, die in den Vorhof führen; es baut sich Widerstand auf gegen das Blut, das aus dem Körper zum Herzen zurückfließt.

Die häufigste Ursache einer Trikuspidalklappeninsuffizienz liegt in dem Widerstand, den das Blut bei seinem Weg aus der rechten Herzkammer heraus überwinden muß. Dieser Widerstand beruht auf einer schweren Lungenerkrankung oder einer verengten Pulmonalklappe. Um das mit einer stärkeren Pumpleistung auszugleichen, vergrößert sich die rechte Herzkammer. Damit dehnt sich auch die Klappe aus.

Symptome und Diagnose

Unspezifische Symptome sind z. B. Schwäche und Müdigkeit, die auf der verminderten Abgabe von Blut aus dem Herzen beruhen. Außer ihnen gibt es vielleicht noch Beschwerden im rechten Oberbauch aufgrund einer vergrößerten Leber sowie ein Pochen im Nacken. Diese Symptome beruhen auf einem Rückfluß von Flüssigkeit in die Venen. Eine Vergrößerung des rechten Vorhofs kann zu Vorhofflimmern führen, einem schnellen, unregelmäßigen Herzschlag. Schließlich stellt sich eine Herzschwäche ein, und der Körper speichert Flüssigkeit, hauptsächlich in den Beinen.

Die Diagnose beruht auf der medizinischen Vorgeschichte des Patienten, auf einer körperlichen Untersuchung, einem EKG (Elektrokardiogramm) und einer Röntgenaufnahme der Brust. Die Klappeninsuffizienz verursacht auch ein Geräusch, das der Arzt mit einem Stethoskop hören kann. Mit Hilfe einer Echokardiographie läßt sich das Rückströmen darstellen und die Schwere der Erkrankung bestimmen.▲

Behandlung

Gewöhnlich erfordert eine Trikuspidalklappeninsuffizienz keine Behandlung. Es kann jedoch nötig sein, die zugrundeliegende Lungenerkrankung oder die Veränderung der Pulmonalklappe zu behandeln. Probleme, wie z. B. unregelmäßiger Herzrhythmus und Herzschwäche, werden gewöhnlich ohne Operation der Trikuspidalklappe behandelt.

Trikuspidalklappenstenose

Bei einer Trikuspidalklappenstenose ist die Öffnung der Trikuspidalklappe verengt. Dadurch erhöht sich der Widerstand gegen den Fluß des Blutes vom rechten Vorhof in die rechte Herzkammer.

Durch eine Trikuspidalklappenstenose vergrößert sich im Laufe der Jahre der rechte Vorhof, und die rechte Herzkammer schrumpft. Die zum Herzen zurückkehrende Blutmenge verringert sich, und der Druck in den Venen, die das Blut zum Herzen zurücktransportieren, vergrößert sich.

Fast alle Trikuspidalklappenstenosen sind Folgen des rheumatischen Fiebers. Nur selten ist die Ursache eine Verengung durch einen Tumor im rechten Vorhof, eine Erkrankung des Bindegewebes oder noch seltener eine angeborene Fehlbildung.

Symptome, Diagnose und Behandlung

Die Symptome sind normalerweise schwach. Der Patient kann Herzjagen haben oder ein flatterndes Gefühl im Nacken und kann sich allgemein müde fühlen. Er kann auch Beschwerden im Bauchbereich bekommen, wenn

▲ Siehe Seite 72

sich die Leber durch den verstärkten Druck in den Venen vergrößert.

Der Arzt kann beim Abhören mit dem Stethoskop ein Geräusch wahrnehmen, das auf der Trikuspidalklappenstenose beruht. Eine Röntgenaufnahme des Brustbereichs zeigt, daß der rechte Vorhof vergrößert ist. Eine Echokardiographie liefert ein Bild der Stenose, dem man außerdem den Grad der Verengung entnehmen kann. Ein EKG (Elektrokardiogramm) zeigt Veränderungen, die darauf hinweisen, daß der rechte Vorhof zu stark beansprucht wird. ▲

Eine Trikuspidalklappenstenose ist selten so schwerwiegend, daß sie chirurgisch behoben werden muß.

Pulmonalklappenstenose

Bei einer Pulmonalklappenstenose ist die Öffnung der Pulmonalklappe verengt. Dadurch vergrößert sich der Widerstand gegen den Fluß des Blutes von der rechten Herzkammer in die Pulmonalarterien.

Eine Pulmonalklappenstenose tritt bei Erwachsenen selten auf. Normalerweise handelt es sich um eine angeborene Fehlbildung. ■ Die Beschwerden sind ähnlich wie bei der dann häufig als Folge auftretenden Trikuspidalklappeninsuffizienz.

KAPITEL 20

Herztumore

Als Tumor bezeichnet man jede Art von ungewöhnlichem Gewächs. Ein Tumor kann bösartig (maligne) oder gutartig (benigne) sein. Tumore, die im Herzen selbst entstanden sind, werden primäre Tumore genannt. Sie können sich in allen Teilen des Herzgewebes entwickeln. Sie können bösartig oder gutartig sein, sind aber selten. Sekundäre Tumore entstehen in einem anderen Teil des Körpers – normalerweise in der Lunge, der Brust, im Blut oder in der Haut – und breiten sich auf das Herz aus (metastasieren). Solche Tumore sind immer bösartig. Sekundäre Tumore im Herzen kommen 30- bis 40mal häufiger vor als primäre, sind aber dennoch relativ ungewöhnlich.

Herztumore können sowohl gar keine Symptome verursachen als auch zu einer lebensbedrohlichen Fehlfunktion des Herzens führen, wie sie auch andere Herzkrankheiten auslösen können. Beispiele für eine solche Fehlfunktion des Herzens sind plötzliches Herzversagen, plötzliches Einsetzen eines unregelmäßigen Herzschlags und plötzlicher Blutdruckabfall durch Blutungen in den Herzbeutel (Perikard). Herztumore sind schwer zu diagnostizieren, da sie relativ selten vorkommen und ihre Symptome denen vieler anderer Krankheiten ähneln. Um auf diese Diagnose zu kommen, muß der Arzt normalerweise Grund zur Annahme haben, daß ein Herztumor vorliegt. Hat z. B. ein Patient anderswo im Körper einen bösartigen Tumor und sucht er den Arzt wegen Symptomen auf, die auf eine Fehlfunktion des Herzens schließen lassen, hegt der Arzt möglicherweise Verdacht auf einen Herztumor.

Myxome

Ein Myxom ist ein gutartiger Tumor. Er ist normalerweise ungleichmäßig geformt und von geleeartiger Beschaffenheit.

Die Hälfte aller primären Herztumore sind Myxome. Drei Viertel von ihnen kommen im linken Vorhof vor, also in jenem Teil des Herzens, in dem das sauerstoffreiche Blut aus der Lunge ankommt.

Myxome im linken Vorhof wachsen häufig an einem Stil und bewegen sich frei mit dem Blutstrom wie ein an einem Gummiband befestigter Ball. Da sie frei hin- und herschwingen, können sie sich auch durch die in der Nähe liegende Mitralklappe und wieder zurückbewegen. Die Mitralklappe ist der Durchgang vom linken Vorhof in die linke Herzkammer. Durch dieses Hin- und Herschwingen wird die Klappe abwechselnd blockiert und wieder frei, das heißt, der Blutstrom wird periodisch unterbrochen und setzt dann wieder ein. Wenn der Patient steht, kann es zu Ohnmachtsanfällen oder einer kurzzeitigen Lungenstauung und Atemnot kommen, da die Schwerkraft den Tumor nach unten in die Klappenöffnung zieht. Die Symptome werden schwächer, wenn sich der Patient hinlegt.

▲ Siehe Seite 69

■ Siehe Seite 1223

So kann ein Myxom den Blutstrom im Herzen blockieren

Ein Myxom im linken Vorhof kann an einem Stil wachsen und sich frei mit dem Blutstrom bewegen. So kann sich das Myxom durch die nahegelegene Mitralklappe, den Durchgang vom linken Vorhof in die linke Herzkammer, vor- und zurückbewegen.

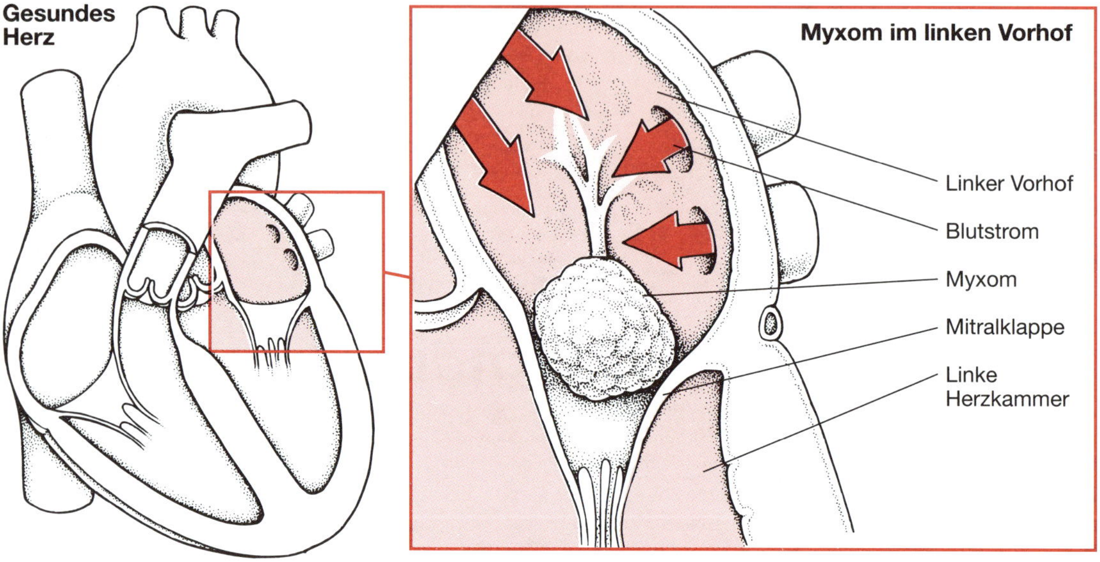

Der Tumor kann die Mitralklappe beschädigen, so daß Blut durch sie zurückströmt. Das entstehende Herzgeräusch kann der Arzt mit einem Stethoskop hören. Je nach dem, wie das Geräusch klingt, muß der Arzt entscheiden, ob es von einem durch einen Tumor verursachten Leck stammt, was sehr selten ist, oder ob es eine häufiger vorkommende Ursache hat, wie z. B. eine rheumatische Herzerkrankung.

Teile des Myxoms oder Blutgerinnsels, die sich an seiner Oberfläche gebildet haben, können sich lösen, zu anderen Organen wandern und dort Blutgefäße blockieren. Die Symptome hängen davon ab, welches Gefäß verlegt ist. So kann z. B. ein blockiertes Gefäß im Gehirn einen Schlaganfall hervorrufen; ein verschlossenes Gefäß in der Lunge kann zu Schmerzen und blutigem Husten führen. Andere Symptome für Myxome sind Fieber, Gewichtsverlust, kalte, schmerzende Finger und Zehen bei Kälte (Raynaud-Krankheit), Blutarmut, niedrige Blutplättchenzahl (da die Plättchen an der Blutgerinnung beteiligt sind) und Symptome, die auf eine schwere Infektion schließen lassen.

Andere primäre Tumore

Seltenere, gutartige Herztumore, Fibrome und Rhabdomyome können direkt aus den Bindegewebezellen und den Muskelzellen des Herzens wachsen. Rhabdomyome sind die zweithäufigste Art von primären Tumoren. Sie entwickeln sich im Kleinkind- oder Kindesalter und für gewöhnlich im Verlauf einer seltenen Kinderkrankheit, der sogenannten tuberösen Sklerose. Andere primäre Herztumore, einschließlich der primären bösartigen Tumore, sind äußerst selten. Erfolgversprechende Behandlungsmöglichkeiten gibt es nicht. Die Kinder, die daran erkranken, werden normalerweise nicht älter als ein Jahr.

Mit verschiedenen Untersuchungen werden Herztumore diagnostiziert. Häufig wird der Tumor mit Hilfe einer Echokardiographie (Verfahren, bei dem Organstrukturen mittels Schallwellen dargestellt werden) erfaßt. Die Schallwellen können durch die Brustwand oder aus dem Inneren der Speiseröhre geleitet werden (transösophageale Echokardiographie). Durch einen Katheter, der durch eine Vene in das Herz eingeführt wird, können Mittel injiziert werden, die den Tumor auf Röntgenaufnahmen sichtbar machen. Dieses Verfahren wird allerdings weniger häufig angewandt.▲ Auch Computertomographie und Kernspintomographie werden eingesetzt. Wird ein Tumor entdeckt, kann mit einem Spezialkatheter eine kleine Probe entnommen werden. Sie wird untersucht, um den Tumortyp festzustellen und die richtige Behandlung festzulegen. Ein einzelner, gutartiger primärer Herztumor kann gewöhnlich operativ entfernt werden. Der Patient ist dann normalerweise geheilt. Viele primäre Tumore oder Tumore, die so groß sind, daß sie nicht entfernt werden können, werden meist nicht behandelt. Primäre und sekundäre bösartige Tumore sind unheilbar. Es werden nur die Symptome behandelt.

KAPITEL 21

Herzinnenhautentzündung

Eine Entzündung der glatten Innenhaut des Herzens (Endokard) nennen Mediziner Endokarditis. Sie läßt sich meistens auf eine bakterielle Infektion zurückführen.

Infektiöse Herzinnenhautentzündung

Bei einer infektiösen Herzinnenhautentzündung (Endokarditis) sind die Herzinnenhaut und die Herzklappen entzündet.

Bakterien (seltener auch Pilze), die in den Blutkreislauf gelangen oder das Herz während einer offenen Operation befallen, können sich an den Herzklappen festsetzen und die Herzinnenhaut infizieren. Fehlgebildete oder beschädigte Klappen sind sehr anfällig dafür; allerdings können aggressive Bakterien sogar gesunde Herzklappen infizieren, insbesondere dann, wenn sie in großer Zahl auftreten. Bakterienansammlungen und Blutgerinnsel an den Klappen (sogenannte endokarditische Vegetationen) können sich lösen, zu lebenswichtigen Organen wandern und die arterielle Blutversorgung unterbrechen. Blockaden dieser Art sind sehr gefährlich: Sie können einen Schlaganfall oder Herzinfarkt hervorrufen, und das Gebiet, in dem sie sich festsetzen, infizieren und schädigen.

Eine infektiöse Herzinnenhautentzündung kann sich ganz plötzlich entwickeln und innerhalb von Tagen lebensbedrohlich werden (akute infektiöse Endokarditis). Sie kann sich allerdings auch allmählich und unauffällig über Wochen bis Monate entwickeln (subakute infektiöse Endokarditis).

Ursachen

Normalerweise ist das Blut bakterienfrei. Doch durch eine Verletzung oder Infektion der Haut, der Mundschleimhaut oder des Zahnfleisches (Gingivitis), sogar durch einen so normalen Vorgang wie Kauen oder Zähneputzen, und durch Infektionen an anderen Stellen im Körper können einige Bakterien bis ins Blut vordringen. Das erhöht die Gefahr einer Herzinnenhautentzündung. Auch bestimmte chirurgische, zahnärztliche und andere medizinische Techniken können Bakterien den Weg ins Blut öffnen. Beispiele dafür sind die Verwendung von Schläuchen in den Venen, durch die Flüssigkeiten, Nahrung oder Medikamente verabreicht werden, Zystoskopie (Einführung eines Endoskops zur Untersuchung der Blase) und Koloskopie (Einführung eines Endoskops zur Untersuchung des Dickdarms). Bei Menschen mit gesunden Herzklappen ist das kein Problem; die weißen Blutkörperchen zerstören die Bakterien. An beschädigten Herzklappen können die Bakterien jedoch hängenbleiben. Sie setzen sich dann in der Herzinnenhaut fest und vermehren sich. Daß Bakterien eingeschleppt werden, wenn eine natürliche durch eine künstliche Herzklappe ersetzt wird, ist selten; doch diese Bakterien sind sehr wahrscheinlich resistent gegen Antibiotika. Ein erhöhtes Risiko für eine Herzinnenhautentzündung besteht bei jenen Menschen, die mit einem Defekt oder einer Fehlbildung geboren wurden, bei der Blut von einem Teil des Herzens in den anderen gelangt (z. B. von einer Herzkammer in die andere).

Einige Bakterien im Blut (Bakteriämie) verursachen nicht unbedingt sofort Symptome. Allerdings kann sich aus der Bakteriämie eine Blutvergiftung (Septikämie, Sepsis) entwickeln, eine ernsthafte Blutinfektion. Sie geht typischerweise mit hohem Fieber, Schüttelfrost, Zittern und niedrigem Blutdruck einher. Patienten mit einer Blutvergiftung sind besonders gefährdet, eine Endokarditis zu bekommen.

▲ Siehe Seite 73

Innenansicht der infektiösen Herzinnenhautentzündung

Dieser Querschnitt zeigt Vegetationen (Ansammlungen von Bakterien und Blutgerinnseln) an den vier Herzklappen.

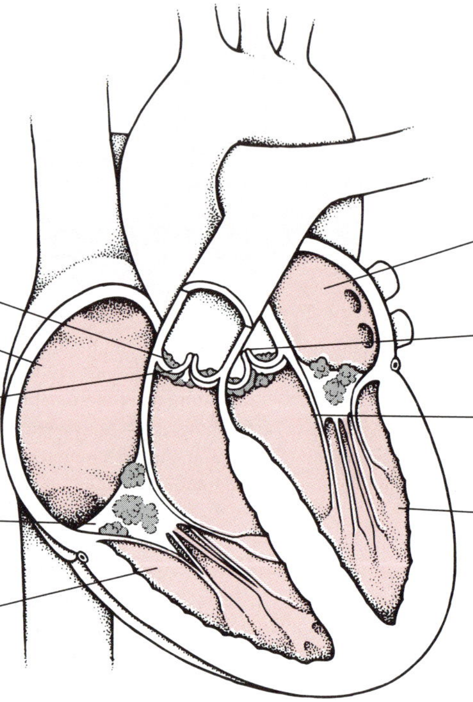

Manchmal sind die Bakterien, die eine akute bakterielle Endokarditis verursachen, so aggressiv, daß sie normale Herzklappen infizieren. Die Bakterien, die eine subakute bakterielle Endokarditis hervorrufen, infizieren fast immer fehlgebildete oder beschädigte Klappen. Die meisten Herzinnenhautentzündungen betreffen Menschen mit angeborenen Herzkammer- und Herzklappenfehlern sowie künstlichen Herzklappen und alte Menschen, deren Herzklappen durch rheumatisches Fieber in der Kindheit geschädigt oder deren Herzklappen altersbedingt verändert sind. Viele Drogenabhängige haben ein erhebliches Risiko, eine Herzinnenhautentzündung zu entwickeln, weil sie sich mit unsterilen Nadeln, Spritzen oder Lösungen die Bakterien häufig direkt ins Blut injizieren. Bei spritzenden Drogenabhängigen und bei Menschen, die nach längerer Katheterisierung eine Herzinnenhautentzündung entwickeln, ist am häufigsten die Einlaßklappe zur rechten Herzkammer, die Trikuspidalklappe, infiziert. Bei den meisten anderen Herzinnenhautentzündungen ist es entweder die Einlaßklappe zur linken Kammer (Mitralklappe) oder die Auslaßklappe aus der linken Kammer (Aortenklappe). Bei Patienten mit einer künstlichen Herzklappe ist die Gefahr, an infektiöser Herzinnenhautentzündung zu erkranken, im ersten Jahr nach der Operation am größten. Danach verringert sie sich, bleibt aber etwas höher als normal. Aus unbekannten Gründen ist die Gefahr bei einer künstlichen Aortenklappe immer größer als bei einer künstlichen Mitralklappe. Sie ist auch bei einer mechanischen Klappe größer als bei einer vom Schwein transplantierten Herzklappe.

Symptome

Eine **akute bakterielle Herzinnenhautentzündung** beginnt normalerweise plötzlich mit hohem Fieber (38,9° bis 40° Celsius), schneller Herzfrequenz, Müdigkeit und rascher, erheblicher Schädigung der Herzklappen. Aus der Herzinnenhaut losgelöste Vegetationen (Emboli) können in andere Bereiche des Körpers gelangen und zusätzliche Infektionen auslösen. An der Basis der infizierten Herzklappen oder an den Stellen, wo sich die infizierten Emboli festsetzen, können sich Eiterherde (Abszesse) bilden. Herzklappen können perforiert werden, und innerhalb weniger Tage können größere Löcher entstehen. Manche Menschen geraten in einen Schockzustand, bei dem ihre Nieren und andere Organe nicht mehr funktionieren (septischer Schock). Arterielle Infektionen können die Wände der Blutgefäße schwächen und so ihr Einreißen ermöglichen. Solch ein Riß kann tödlich sein, vor allem, wenn er sich im Gehirn oder in der Nähe des Herzens ereignet.

Bei der **subakuten bakteriellen Herzinnenhautentzündung** können monatelang Symptome bestehen, bevor der behandelnde Arzt einen Herzklappenfehler oder einen Embolus entdeckt und eine klare Diagnose stellt. Die Symptome können Müdigkeit, leichtes Fieber (37° bis 38° Celsius), Gewichtsverlust, Schwitzen und eine geringe Zahl roter Blutkörperchen (Anämie) sein. Bei einem Patienten mit Fieber, aber ohne offensichtliche Infektionsquelle, kann der Arzt dann eine Herzinnenhautentzündung vermuten, wenn der Patient ein bisher nicht dagewesenes Herzgeräusch hat oder wenn sich der Klang eines bestehendes Geräusches verändert hat. Vielleicht stellt der Arzt eine vergrößerte Milz fest. Auf der Haut können sehr kleine, sommersprossenähnliche Flecken erscheinen. Ähnliche Flecken können im weißen Teil der Augen oder unter den Fingernägeln auftauchen. Diese Flecken sind winzige Blutungen, die durch kleinste, von den Herzklappen losgelöste Emboli hervorgerufen wurden. Größere Emboli können Bauchschmerzen, die plötzliche Blockade einer in einen Arm oder ein Bein führenden Arterie, einen Herzinfarkt oder einen Schlaganfall hervorrufen.

Andere Symptome einer akuten oder subakuten bakteriellen Herzinnenhautentzündung sind beispielsweise Schüttelfrost, Gelenkschmerzen, blasse Hautfarbe, schneller Herzschlag, schmerzhafte Knoten unter der Haut, Verwirrung und Blut im Urin.

Die Endokarditis einer künstlichen Herzklappe kann eine akute oder eine subakute Infektion sein. Verglichen mit der Infektion einer natürlichen Herzklappe breitet sich die Infektion einer künstlichen eher auf den Herzmuskel an der Basis der Klappe aus und lockert die Klappe. Dann ist eine Notoperation erforderlich, um die Klappe zu ersetzen, da eine Herzschwäche aufgrund erheblicher Undichtigkeiten der Herzklappen tödlich sein kann. Möglich ist auch, daß das elektrische Reizleitungssystem des Herzens unterbrochen wird. Dadurch verlangsamt sich der Herzschlag. Dieses wiederum kann einen plötzlichen Bewußtseinsverlust und sogar den Tod zur Folge haben.

Diagnose

Patienten, bei denen eine akute bakterielle Herzinnenhautentzündung vermutet wird, werden gewöhnlich umgehend ins Krankenhaus eingeliefert. Da die Symptome einer subakuten bakteriellen Herzinnenhautentzündung am Anfang relativ vage sind, kann die Infektion die Herzklappen schädigen oder sich auf andere Bereiche ausweiten, noch bevor die Diagnose gestellt wird. Eine unbehandelte subakute Herzinnenhautentzündung ist ebenso lebensgefährlich wie eine akute Herzinnenhautentzündung.

Möglicherweise hegt der Arzt nur aufgrund der Symptome den Verdacht auf eine Herzinnenhautentzündung, vor allem, wenn der Patient eine besondere Veranlagung aufweist. Im Echokardiogramm, bei dem reflektierte Schallwellen ein Bild des Herzens liefern ▲, lassen sich Vegetationen an den Herzklappen und Herzklappenschädigungen erkennen. Um die krankheitsverursachenden Bakterien zu identifizieren, muß der Arzt Blutproben abnehmen und Kulturen anlegen. Weil nur von Zeit zu Zeit Bakterien in solcher Menge ins Blut abgegeben werden, die ausreicht, um sie zu bestimmen, werden drei oder mehr Proben zu unterschiedlichen Zeiten genommen. So vergrößert sich die Wahrscheinlichkeit, daß zumindest eine Blutprobe genügend Bakterien enthält, um davon im Labor eine Kultur anzulegen. Es werden verschiedene Antibiotika getestet, um herauszufinden, welches sich am besten zur Bekämpfung der Bakterien eignet.

Manchmal lassen sich aus dem Blut keine Bakterienkulturen anlegen. Der Grund kann darin liegen, daß spezielle Techniken erforderlich sind, um bestimmte Bakterien zu züchten, oder daß der Patient Antibiotika eingenommen hat, die die Infektion zwar nicht geheilt, die Anzahl der Bakterien jedoch so weit reduziert haben, daß sie nicht mehr nachweisbar sind. Eine weitere Möglichkeit: Der Patient hat keine Herzinnenhautentzündung, sondern eine von mehreren Krankheiten, die dieser Erkrankung sehr ähnlich sind, z. B. einen Herztumor.

Vorbeugung und Behandlung

Als vorbeugende Maßnahme bekommen Patienten mit fehlgebildeten oder künstlichen Herzklappen vor zahnärztlichen oder chirurgischen Eingriffen Antibiotika. Darum müssen Zahnärzte und Chirurgen unbedingt wissen, ob jemand eine Herzklappenstörung hat. Solche Patienten sollten einen Endokarditispaß besitzen und ihn jedem Arzt zeigen, der sie behandelt. Obwohl die Gefahr einer Herzinnenhautentzündung bei chirurgischen Eingriffen nicht sehr hoch ist und vorbeugende Antibiotika nicht immer wirksam sind, sind die Folgen einer solchen Entzündung doch so schwerwiegend, daß die meisten Ärzte eine vorbeugende Antiobiotikagabe für gerechtfertigt halten.

Patienten mit bakterieller Herzinnenhautentzündung

▲ Siehe Seite 72

werden fast ausschließlich im Krankenhaus behandelt, da gewöhnlich mindestens zwei Wochen lang intravenös hohe Dosen Antibiotika verabreicht werden. Allerdings heilen Antibiotika allein eine Infektion der künstlichen Klappen nicht immer. Es kann auch eine Herzoperation erforderlich werden, um die beschädigten Herzklappen zu reparieren oder zu ersetzen und um Vegetationen zu entfernen.

Nicht infektiöse Herzinnenhautentzündung

Bei einer nicht infektiösen Herzinnenhautentzündung entwickeln sich Blutgerinnsel an beschädigten Herzklappen.

Patienten mit systemischem Lupus erythematodes (einer Autoimmunerkrankung), mit Lungen-, Magen- oder Bauchspeicheldrüsenkrebs, mit Tuberkulose, Lungenentzündung, Knocheninfektion oder mit Krankheiten, die einen erheblichen Gewichtsverlust verursachen, sind am meisten gefährdet. Wie bei der infektiösen Herzinnenhautentzündung können die Herzklappen undicht werden oder sich nicht mehr richtig öffnen. Die Gefahr einer Embolie und dadurch eines Schlaganfalls oder eines Herzinfarkts ist groß. Es können Medikamente gegeben werden, die die Blutgerinnung hemmen. Allerdings gibt es noch keine Untersuchungen, die die Vorteile dieser Behandlung bestätigen.

KAPITEL 22

Erkrankungen des Herzbeutels

Der Herzbeutel (Perikard) umgibt als flexibler, dehnfähiger, zweischichtiger Beutel das Herz. Er enthält zwischen seinen beiden Schichten gerade soviel Schmierflüssigkeit, daß die Schichten leicht übereinandergleiten können. Der Herzbeutel hält das Herz in der richtigen Stellung, verhindert, daß es sich mit Blut überfüllt, und schützt es vor Infektionen. Allerdings ist der Herzbeutel nicht lebensnotwendig. Wird er entfernt, wirkt sich das auf die Leistung des Herzens nicht meßbar aus.

Nur selten fehlt der Herzbeutel von Geburt an oder weist schwache Stellen oder Löcher auf. Fehler dieser Art können gefährlich sein, da sich das Herz oder eines der großen Blutgefäße durch das Loch im Herzbeutel wölben könnte (Bruch). Bleibt es in dieser Stellung stecken, kann das binnen Minuten zum Tod führen. Aus diesem Grunde werden solche Fehlbildungen normalerweise operativ behoben. Außer von angeborenen Fehlbildungen können Erkrankungen des Herzbeutels auch von Infektionen, Verletzungen und sich ausbreitenden Tumoren herrühren.

Akute Entzündung des Herzbeutels

Eine akute Entzündung des Herzbeutels (Perikarditis) beginnt plötzlich und ist häufig schmerzhaft. Durch die Entzündung gelangen Flüssigkeit und Blutprodukte, wie z. B. Fibrin und rote und weiße Blutkörperchen, in den Raum zwischen den Herzbeutelblättern.

Die vielfältigen Ursachen der Herzbeutelentzündung reichen von Virusinfektionen (die schmerzhaft, jedoch kurz sind und sich normalerweise nicht bleibend auswirken) bis zum lebensbedrohlichen Krebs. Andere Gründe sind Aids, Herzinfarkt, Herzoperation, systemischer Lupus erythematodes, rheumatische Krankheiten, Nierenversagen, Verletzung, Bestrahlung und eine Einblutung aus einem Aortenaneurysma (eine ballonartige Schwachstelle der Aorta). Eine akute Herzbeutelentzündung kann sich auch als Nebenwirkung von bestimmten Arzneimitteln entwickeln. Zu ihnen gehören gerinnungshemmende Mittel, Penizillin, Procainamid, Phenytoin und Phenylbutazon.

Symptome und Diagnose

Normalerweise verursacht eine akute Herzbeutelentzündung Fieber und Schmerzen im Brustbereich, die sich typischerweise zur linken Schulter und manchmal den linken Arm hinunter ausbreiten. Der Schmerz kann dem eines Herzanfalls ähnlich sein. Allerdings verschlimmert er sich normalerweise beim Hinlegen, Husten oder sogar beim tiefen Einatmen. Herzbeutelentzündung kann zu einer Herzbeuteltamponade führen, einem möglicherweise tödlichen Zustand.

Der Arzt diagnostiziert eine akute Herzbeutelentzündung anhand dessen, wie der Patient den Schmerz beschreibt, und durch Abhören der Brust mit einem Stethoskop. Eine Herzbeutelentzündung kann ein Geräusch verursachen, das sich wie ein quietschender Lederschuh anhört. Eine Röntgenaufnahme des Brustkorbs und eine

Herzbeuteltamponade: Die schwerste Komplikation der Herzbeutelentzündung

Eine Tamponade ereignet sich gewöhnlich nach einer Flüssigkeitsansammlung im oder einer Blutung in den Herzbeutel, die sich auf einen Tumor, eine Verletzung oder eine Operation zurückführen läßt. Andere Ursachen sind Virus- und Bakterieninfektionen und Nierenversagen. Der Blutdruck kann sehr schnell sinken und beim Einatmen ungewöhnlich niedrig sein. Zur Bestätigung der Diagnose kann der Arzt eine Echokardiographie hinzuziehen (Verfahren, bei dem Ultraschallwellen ein Bild vom Herzen liefern).

Eine Herzbeuteltamponade ist häufig ein medizinischer Notfall. Sie wird sofort durch chirurgische Drainage oder Punktion des Herzbeutels mit einer langen Nadel behandelt, um die Flüssigkeit abzuziehen und den Druck zu verringern. Der Arzt verabreicht ein Mittel zur örtlichen Betäubung, damit der Patient nicht spürt, wie die Nadel durch die Brustwand eindringt. Wenn es zeitlich möglich ist, wird die Entfernung der Flüssigkeit mittels Echokardiographie überwacht. Bei einer Herzbeutelentzündung unbekannten Ursprungs kann der Arzt den Herzbeutel operativ drainieren und eine Probe entnehmen, um die Diagnose abzusichern.

Auch wenn der Druck geringer geworden ist, wird der Patient gewöhnlich im Krankenhaus behalten, für den Fall, daß sich die Tamponade wiederholt.

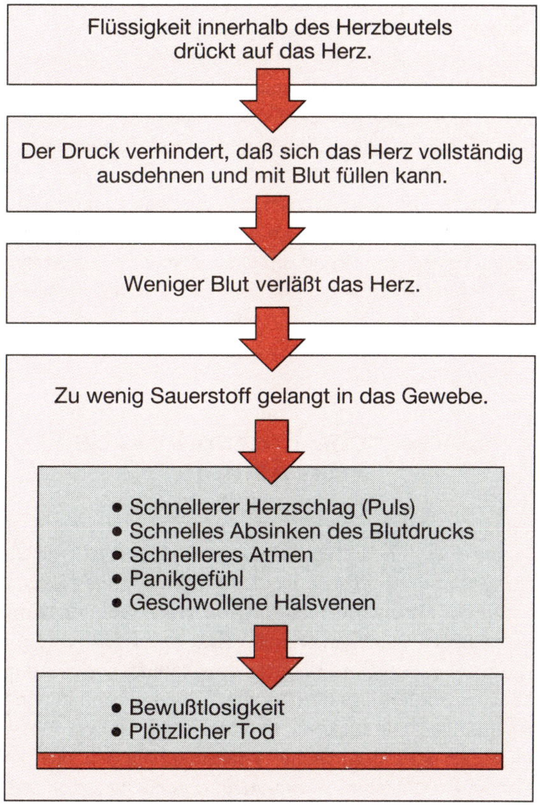

Echokardiographie (ein Verfahren, das mit Hilfe von Ultraschallwellen ein Bild vom Herzen liefert) ▲ können zuviel Flüssigkeit im Herzbeutel zeigen. Die Echokardiographie kann auch eine Grunderkrankung – z.B. einen Tumor – aufdecken. Darüber hinaus zeigt sie auch den Druck der Herzbeutelflüssigkeit in den rechten Herzräumen; ein hoher Druck ist ein mögliches Warnzeichen für eine Herzbeuteltamponade. Blutuntersuchungen können Aufschluß über einige Krankheiten geben, die Herzbeutelentzündung verursachen, wie z.B. Leukämie, Aids, Infektionen, rheumatisches Fieber und Nierenversagen; letzteres gibt sich durch einen erhöhten Harnstoffspiegel im Blut zu erkennen.

Prognose und Behandlung

Die Prognose hängt von der Ursache ab. Wird die Herzbeutelentzündung von einem Virus verursacht oder ist der Grund nicht offensichtlich, dauert die Genesung normalerweise ein bis drei Wochen. Komplikationen oder Rückfälle können sie verzögern. Patienten mit Krebs, der sich auf den Herzbeutel ausgebreitet hat, überleben kaum länger als 12 bis 18 Monate.

Gewöhnlich werden Patienten mit Herzbeutelentzündung von ihrem Arzt ins Krankenhaus eingewiesen. Dort bekommen sie Arzneimittel, die die Entzündung und die Schmerzen eindämmen (wie Ibuprofen oder Azetylsalizylsäure) und werden streng auf Komplikationen überwacht (insbesondere auf Herzbeuteltamponade). Intensive Schmerzen können ein Opioid, wie z.B. Morphin, oder ein Kortison erforderlich machen. Am häufigsten wird Prednison verwendet.

Die weitere Behandlung einer akuten Herzbeutelentzündung hängt von der zugrundeliegenden Krankheit ab.

▲ Siehe Seite 72

Krebspatienten sprechen oft auf eine Chemotherapie oder eine Bestrahlung an. Allerdings wird bei diesen Patienten häufig der Herzbeutel operativ entfernt. Der Zustand von Patienten, die aufgrund eines Nierenversagens eine Dialysebehandlung bekommen, bessert sich häufig bei Änderung ihres Dialyseprogramms. Bakterielle Infektionen behandeln die Ärzte mit Antibiotika, Eiter wird operativ aus dem Herzbeutel abgeleitet. Arzneimittel, die Herzbeutelentzündung auslösen können, werden, soweit möglich, abgesetzt.

Patienten mit wiederholten Herzbeutelentzündungen, die sich auf ein Virus oder eine Verletzung zurückführen lassen, oder deren Grund unbekannt ist, kann mit Azetylsalizylsäure, Ibuprofen oder Kortison geholfen werden. Manchmal ist auch Kolchizin wirksam. Wirkt die medikamentöse Behandlung nicht, wird der Herzbeutel für gewöhnlich operativ entfernt.

Chronische Entzündung des Herzbeutels

Bei einer chronischen Herzbeutelentzündung (Perikarditis) sammelt sich Flüssigkeit an, oder der Herzbeutel verdickt sich. Die Erkrankung beginnt allmählich und dauert lange.

Bei der **chronisch exsudativen Herzbeutelentzündung** sammelt sich langsam Flüssigkeit im Herzbeutel an. Normalerweise ist die Ursache unbekannt. Diese Erkrankung kann allerdings durch Krebs, Tuberkulose oder eine Schilddrüsenunterfunktion hervorgerufen werden. Wenn möglich, werden bekannte Gründe behandelt. Ist die Herzfunktion normal, warten Ärzte normalerweise ab und beobachten den Verlauf.

Die **chronisch konstriktive Herzbeutelentzündung** ist selten. Sie entsteht normalerweise dann, wenn sich um das Herz fibröses (narbenähnliches) Gewebe bildet. Dieses fibröse Gewebe neigt dazu, sich im Laufe der Jahre zusammenzuziehen. Dadurch wird das Herz zusammengepreßt und verkleinert sich. Durch das Zusammenpressen vergrößert sich der Druck in den Venen, die das Blut zum Herzen zurücktransportieren, da zum Füllen des Herzens ein höherer Druck erforderlich ist. Es staut sich Flüssigkeit an, die dann aussickert und sich unter der Haut, im Bauchraum und manchmal in den Zwischenräumen um die Lunge herum ansammelt.

Ursachen

Alles, was eine akute Herzbeutelentzündung verursacht, kann auch eine chronisch konstriktive Herzbeutelentzündung verursachen. Normalerweise ist die Ursache jedoch unbekannt. Die verbreitetsten bekannten Ursachen für chronisch konstriktive Herzbeutelentzündung sind Virusinfektionen und Strahlenbehandlung bei Brustkrebs oder ein Lymphknotentumor. Die chronisch konstriktive Herzbeutelentzündung kann auch als Folge von rheumatoider Arthritis, systemischem Lupus erythematodes, einer Verletzung, einer Herzoperation oder einer Bakterieninfektion entstehen. Früher war Tuberkulose die häufigste Ursache, heute macht sie jedoch nur noch zwei Prozent der Ursachen aus. In Afrika und in Indien ist Tuberkulose immer noch die häufigste Ursache für alle Formen von Herzbeutelentzündung.

Symptome und Diagnose

Zu den Symptomen der chronischen Herzbeutelentzündung gehören Atemnot, Husten (weil der hohe Druck in den Lungenvenen Flüssigkeit in die Lunge drückt) und Ermüdung (weil das Herz nicht mehr genug leistet). Ansonsten verläuft die Krankheit schmerzlos. Auch Flüssigkeit im Bauchraum und in den Beinen kommt häufig vor.

Die Symptome sind ein wichtiger Hinweis dafür, daß ein Patient an chronischer Herzbeutelentzündung erkrankt ist, insbesondere dann, wenn es keinen anderen Grund für eine reduzierte Herzleistung gibt, wie z. B. hohen Blutdruck, Erkrankungen der Herzkranzgefäße oder einen Herzklappenfehler. Bei chronisch konstriktiver Herzbeutelentzündung sieht das Herz auf Röntgenaufnahmen des Brustraums normal groß aus. Bei den meisten anderen Herzkrankheiten ist es vergrößert. Beinahe die Hälfte aller Patienten mit chronisch konstriktiver Herzbeutelentzündung hat Kalziumablagerungen im Herzbeutel, die auf dem Röntgenbild sichtbar werden.

Die Diagnose läßt sich durch zwei Verfahren bestätigen. Mit Hilfe einer Herzkatheterisierung kann der Blutdruck in den Herzkammern und in den großen Blutgefäßen gemessen werden. Alternativ kann die Dicke des Herzbeutels bei einer Kernspintomographie oder einer Computertomographie bestimmt werden.▲ Normalerweise ist der Herzbeutel weniger als drei Millimeter dick. Bei chronisch konstriktiver Herzbeutelentzündung ist er sechs oder mehr Millimeter dick.

Behandlung

Obwohl sich die Symptome durch Diuretika (Arzneimittel, die die Ausscheidung von Flüssigkeit fördern) verbessern lassen, besteht die einzige Möglichkeit einer Heilung darin, den Herzbeutel operativ zu entfernen. Durch diese Operation werden ungefähr 85 Prozent der Patienten geheilt. Das Risiko, die Operation nicht zu überleben, liegt allerdings bei 5 bis 15 Prozent. Daher lassen sich die meisten Patienten nur dann operieren, wenn die Erkrankung ihre täglichen Aktivitäten erheblich einschränkt.

▲ Siehe Seite 72

Niedriger Blutdruck

Von niedrigem Blutdruck (Hypotonie) spricht man, wenn der systolische Blutdruck beim Mann unter 110 mmHg, bei der Frau unter 100 mmHg und der diastolische Blutdruck unter 60 mmHg liegt.

Dieser Zustand ist keine Krankheit, solange der Blutdruck nicht wirklich dramatisch absinkt. Allerdings hat es sich in Deutschland, anders als z. B. in den englischsprachigen Ländern, eingebürgert, einen Blutdruck um diesen Grenzbereich herum wie eine Krankheit zu betrachten. Dabei leben einige Menschen anlagebedingt mit einem so relativ niedrigen Blutdruck, bei anderen zeigt der Wert, daß die Blutdruckregulation aus irgendeinem Grund gestört ist. Als positiv ist die Beobachtung zu werten, daß gesunde Menschen, deren Blutdruck unter Ruhebedingungen relativ niedrig ist, eine höhere Lebenserwartung haben als solche mit höherem Blutdruck.

Belastend können die Symptome sein, die ein niedriger Blutdruck hervorrufen kann; doch ist ihnen meistens mit Verhaltensmaßnahmen wie salzreicher Ernährung und moderatem Bewegungstraining ausreichend beizukommen. Genügt das nicht und leiden die Betroffenen sehr unter den Beschwerden, können kurzzeitig Medikamente angebracht sein. Wirklich behandlungsbedürftig ist ein niedriger Blutdruck erst dann, wenn er Schwindel und Ohnmachten verursacht, denn sie zeigen an, daß der Druck nicht mehr ausreicht, um die Blutversorgung aller inneren Organe kontinuierlich zu gewährleisten.

Ähnlich wie der Wasserdruck bei einer Wasserleitung im Haus muß der Blutdruck unbedingt aufrechterhalten werden, wenn das Blut das Herz verläßt und im Körper zirkuliert. Er muß hoch genug sein, um alle Zellen des Körpers mit Sauerstoff und Nährstoffen zu versorgen und die Abbauprodukte abtransportieren zu können. Ist der Blutdruck zu hoch, kann ein Gefäß reißen und eine Gehirnblutung (blutiger Schlaganfall) oder andere Komplikationen verursachen. Ist der Blutdruck zu niedrig, werden die Zellen nicht ausreichend mit Sauerstoff und Nährstoffen versorgt und die Abbauprodukte nicht ordentlich abtransportiert.

Regulationsmechanismen

Drei Faktoren tragen zum Blutdruck bei: Die Blutmenge, die das Herz pumpt, das Blutvolumen in den Gefäßen und das Fassungsvermögen der Blutgefäße.

Je mehr Blut das Herz in der Minute pumpt (Herzzeitvolumen), desto höher ist der Blutdruck. Das Herzzeitvolumen kann verringert sein, wenn das Herz langsamer schlägt oder sich nur schwach zusammenzieht, wie z. B. nach einem Herzinfarkt. Ein extrem schneller Herzschlag, der die Herzaktion ineffektiver macht, kann – wie auch andere Formen von Herzrhythmusstörungen – das Herzzeitvolumen verringern.

Je mehr Volumen sich im Kreislauf befindet, desto höher ist der Blutdruck. Verringert sich das Blutvolumen durch Austrocknung oder Blutung, sinkt der Blutdruck.

Mit abnehmendem Fassungsvermögen der Blutgefäße steigt der Blutdruck ebenfalls. Erweitern sich die Blutgefäße (Vasodilatation), fällt der Blutdruck also ab; ziehen sie sich zusammen (Vasokonstriktion), steigt der Blutdruck.

Vor allem in Hals und Brust sitzen Sensoren, die den Blutdruck ständig überwachen. Wenn sie feststellen, daß sich einer der obengenannten Faktoren verändert, veranlassen sie eine Veränderung bei einem der anderen Faktoren, um den Blutdruck stabil zu halten. Die Nerven übermitteln Signale von diesen Sensoren und den Zentren im Gehirn zu verschiedenen Schlüsselorganen:

- Zum Herzen, um Frequenz und Stärke des Herzschlags anzupassen (also die Blutmenge zu verändern, die gepumpt wird)
- Zu den Nieren, um die Wasserausscheidung zu regulieren (und damit die Menge des Blutvolumens im Kreislauf zu verändern)
- Zu den Blutgefäßen, um sie zu verengen oder zu erweitern (und damit ihr Fassungsvermögen zu verändern)

Wenn sich also die Blutgefäße erweitern und der Blutdruck sinkt, senden die Sensoren, vermittelt durch das Gehirn und das Herz, sofort Signale: Die Herzfrequenz erhöht sich; dadurch erhöht sich das Herzzeitvolumen, und der Blutdruck schwankt nur geringfügig, wenn überhaupt.

Diese Regulationsmechanismen haben jedoch ihre Grenzen. Wenn ein Mensch z. B. blutet, erhöht sich die Herzfrequenz, das Herzzeitvolumen steigt, die Blutgefäße ziehen sich zusammen und verringern ihr Fassungsvermögen. Verliert der Mensch aber rasch viel Blut, greifen diese Regulationsmechanismen nicht: Der Blutdruck sinkt. Stoppt die Blutung, strömt Flüssigkeit aus anderen Bereichen des Körpers in den Kreislauf und baut dessen Volumen langsam wieder auf. Der Blutdruck stabilisiert sich. Schließlich werden neue Blutkörperchen gebildet und das Blutvolumen wieder vollständig hergestellt. Sehr rasch kann man das Blutvolumen mit einer Bluttransfusion ▲ wieder herstellen.

▲ Siehe Seite 734

Einige Ursachen für niedrigen Blutdruck

Veränderung im Regulationsmechanismus	Ursachen
Verringertes Herzzeitvolumen	Herzrhythmusstörungen Herzmuskelschaden, -verlust oder -funktionsstörung Herzklappenerkrankungen Lungenembolie
Verringertes Blutvolumen	Starke Blutung Durchfall Starkes Schwitzen Übermäßiges Wasserlassen
Erhöhtes Fassungsvermögen der Blutgefäße	Septischer Schock Starke Hitze Gefäßerweiternde Arzneimittel (Nitrate, Kalziumantagonisten, ACE-Hemmer)

Niedriger Blutdruck kann auch in einer Funktionsstörung des Mechanismus begründet sein, der den Blutdruck aufrechterhält. Die Fähigkeit der Nerven, Reize weiterzuleiten, kann z. B. durch eine Krankheit beeinträchtigt sein, so daß der Kontrollmechanismus nicht richtig funktioniert.

Ohnmacht

Ohnmacht (Synkope) ist eine plötzliche Bewußtlosigkeit, die Sekunden oder Minuten dauert.

Ohnmacht ist ein Zeichen dafür, daß das Gehirn nicht ausreichend mit Sauerstoff und anderen Nährstoffen versorgt wird. Gewöhnlich liegt die Ursache in einer vorübergehenden Durchblutungsstörung. Eine solche Störung kann auftreten, wenn der Körper einen Blutdruckabfall nicht schnell genug ausgleichen kann. Leidet z. B. jemand unter einer Herzrhythmusstörung, kann das Herz vielleicht pro Zeiteinheit nicht genug Blut ausstoßen, um den Blutdruckabfall auszugleichen. Menschen mit solchen Erkrankungen können sich in Ruhe sehr wohl fühlen, sind aber bei körperlicher Belastung einer Ohnmacht nahe, weil der Sauerstoffbedarf des Körpers plötzlich stark ansteigt. Häufig fallen die Betroffenen *nach* der Anstrengung in Ohnmacht (Anstrengungsohnmacht). Das hat folgende Ursache: Das Herz ist kaum in der Lage, den Körper während des Sports ausreichend mit Blut zu versorgen. Ist die Belastung vorüber, sinkt die Herzfrequenz. Die Blutgefäße der Muskeln sind aber noch erweitert, um die Stoffwechselabbauprodukte zu entfernen. Durch die Kombination von verringertem Herzzeitvolumen und erweiterten Blutgefäßen fällt der Blutdruck ab, und der Betreffende fällt in Ohnmacht.

Wenn jemand blutet, nimmt sein Blutvolumen natürlich ab. Es kann sich aber auch dann verringern, wenn jemand durch Durchfall, extremes Schwitzen und übermäßige Urinausscheidung ausgetrocknet ist. Dies kommt häufig bei unbehandeltem Diabetes und Addison-Krankheit vor.

Eine Ohnmacht kann auch dann auftreten, wenn die Regulationsmechanismen durch Signale beeinträchtigt werden, die andere Körperteile auf dem Nervenweg übermitteln. Ein Krampf im Darm kann z. B. über den Vagusnerv ein Signal ans Herz senden, aufgrund dessen die Herzfrequenz so heruntergeht, daß es zur Ohnmacht kommt. Diese Form der Ohnmacht nennt man vasovagale Synkope. Auch viele andere Signale – wie Schmerz, Angst und der Anblick von Blut – können diese Art von Ohnmacht hervorrufen.

Eine Ohnmacht beim Husten oder Wasserlassen (Husten- oder Miktions-Synkope) entsteht gewöhnlich, wenn sich bei einer Anstrengung die Menge des Blutes verringert, die zum Herzen zurückfließt. Eine Ohnmacht durch die Anstrengung des Wasserlassens kommt vor allem bei alten Menschen vor. Bei Erkrankungen der Speiseröhre kann es zu einer Schlucksynkope kommen.

Weitere Ursachen für Ohnmachten sind Mangel an roten Blutkörperchen (Anämie), zu niedriger Blutzuckerspiegel (Hypoglykämie) oder ein Mangel an Kohlendioxid im Blut (Hypokapnie) durch zu schnelles und zu tiefes Atmen (Hyperventilation). Manchmal löst Angst das heftige Atmen aus. Sinkt der Kohlendioxidgehalt des Blutes, ziehen sich die Gefäße im Gehirn zusammen; die Betroffenen fühlen sich der Ohnmacht nahe, verlieren aber meist doch nicht das Bewußtsein. Gewichtheber können ohnmächtig werden, wenn sie vor dem Heben hyperventilieren.

Selten – vor allem bei alten Menschen – kann die Ohnmacht zu einem leichten Schlaganfall gehören, bei dem ein Teil des Gehirns plötzlich nur noch gering durchblutet ist.

Symptome

Schwindel oder Benommenheit können der Ohnmacht vorausgehen, vor allem, wenn der Betroffene steht. Fällt er hin, steigt der Blutdruck wieder, weil einerseits im Liegen wieder mehr Blut ins Gehirn strömt und andererseits die Ursache für die Ohnmacht vermutlich vergangen ist. Steht er allerdings zu rasch auf, kann es erneut zur Ohnmacht kommen.

Ist eine Herzrhythmusstörung die Ursache, tritt die Ohnmacht ganz plötzlich auf und ist genauso schnell vorüber. Manchmal spüren die Betroffenen direkt vor der Ohnmacht starkes Herzklopfen.

Eine orthostatische Ohnmacht kommt vor, wenn jemand zu rasch aufsteht oder sich aufsetzt. ▲ Eine verwandte Form der Ohnmacht tritt z. B. bei Soldaten auf, wenn sie an einem heißen Tag lange Zeit stillstehen müssen. Da die Beinmuskeln nicht benutzt werden, pressen sie kein Blut zum Herzen zurück. Das Blut sammelt sich in den Beinvenen, und der Blutdruck sinkt.

Die vasovagale Synkope kann im Sitzen oder Stehen auftreten und wird häufig von Übelkeit, Schwächegefühl, Gähnen, Sehstörungen und Schwitzen begleitet. Die Betroffenen werden leichenblaß, und der Puls verlangsamt sich sehr; dann fallen sie in Ohnmacht.

Setzt die Ohnmacht schleichend und mit Warnsignalen ein und vergeht nur langsam wieder, läßt dies auf eine veränderte Blutzusammensetzung schließen, wie sie bei zu niedrigem Blutzuckerspiegel (Hypoglykämie) oder einem Mangel an Kohlendioxid im Blut (Hypokapnie) durch Hyperventilation vorkommt. Einer Hypokapnie geht oft ein prickelndes Gefühl und ein Unbehagen im Brustbereich voraus.

Bei einem hysterischen Anfall fällt der Betroffene nicht wirklich in Ohnmacht; er scheint lediglich bewußtlos zu sein. Herzfrequenz und Blutdruck bleiben normal, der Betroffene wird weder blaß noch schwitzt er.

Diagnose

Der Arzt versucht, die Ursache der Ohnmacht zu finden, denn manche Ursachen können erheblich gefährlicher sein als andere. Herzerkrankungen wie Herzrhythmusstörungen oder eine Aortenklappenstenose können tödlich sein; andere Ursachen sind weniger beunruhigend.

Wichtig sind bei der Suche nach der Ursache das Alter des Patienten, in dem die Ohnmachtsanfälle begannen, die Umstände, unter denen sie auftreten, eventuell vorausgehende Warnsignale und die Schritte, die zur Erholung führen, wie Atemanhalten, Hinlegen oder Orangensaft trinken. Beschreibungen von Menschen, die diese Ohnmachtsanfälle gesehen haben, können hilfreich sein. Der Arzt muß außerdem wissen, ob der Betroffene unter Krankheiten leidet und welche Arzneimittel er einnimmt.

Unter bestimmten Umständen kann der Arzt einen Ohnmachtsanfall auslösen, indem er den Patienten bittet, rasch und tief zu atmen. Oder der Arzt schließt ein EKG ■ an und drückt sanft auf den Karotissinus (einen Abschnitt der Arteria carotis interna, in dem Blutdrucksensoren sitzen).

Das EKG kann auch eine Herz- oder Lungenerkrankung aufdecken. Um die Ursache der Ohnmacht zu finden, kann der Arzt den Patienten an ein Dauer-EKG anschließen, ein kleines Gerät, das den Herzrhythmus über einen Zeitraum von 24 Stunden aufzeichnet, und das der Patient bei seinen Alltagsaktivitäten tragen kann. ★ Fällt ein Ohnmachtsanfall mit einer Herzrhythmusstörung zusammen, ist es möglich, daß darin die Ursache liegt.

Andere Untersuchungen, wie die Echokardiographie (bildgebendes Verfahren, bei dem Ultraschall verwendet wird) ●, können funktionelle oder strukturelle Störungen des Herzens sichtbar machen. Blutuntersuchungen zeigen, ob der Blutzuckerspiegel zu niedrig ist (Hypoglykämie) oder es an roten Blutkörperchen mangelt (Anämie). Zur Diagnose einer Epilepsie, deren Krampfanfall ab und zu mit einer Ohnmacht verwechselt werden kann, muß der Arzt ein EEG (Elektroenzephalogramm) aufzeichnen. Diese Untersuchung zeigt die elektrischen Muster des Gehirns. ◆

Behandlung

Meist genügt es, sich flach hinzulegen, um das Bewußtsein wiederzuerlangen. Die Beine hochzulegen beschleunigt den Vorgang, weil dadurch mehr Blut zu Herz und Gehirn zurückläuft. Setzt sich der Betroffene zu rasch auf, wird er aufrecht getragen oder wird der Oberkörper plötzlich aufgerichtet, kann er erneut in Ohnmacht fallen.

Bei jungen Menschen ohne Herzerkrankung ist eine Ohnmacht meist harmlos. Ausführliche Untersuchungen, um die Ursache zu ermitteln, sind meist überflüssig. Bei alten Menschen kann die Ohnmacht jedoch auftreten, weil verschiedene Probleme so zusammenwirken, daß das Herz und die Blutgefäße ein Absinken des Blutdrucks nicht ausgleichen können. Die Behandlung hängt von der Ursache ab.

Schlägt das Herz zu langsam, kann ein Herzschrittmacher eingepflanzt werden – ein elektronisches Gerät, das den Herzschlag anregt. Schlägt das Herz zu schnell, kann es mit Arzneimitteln verlangsamt werden. Ein Defibrillator wird eingesetzt, um das Herz bei gelegentlichen Rhythmusstörungen wieder in Takt zu bringen. Andere Ohnmachtsursachen, wie Unterzuckerung, Blutarmut oder zu

▲ Siehe Seite 106
■ Siehe Seite 69
★ Siehe Seite 71
● Siehe Seite 72
◆ Siehe Kasten, Seite 345

geringes Blutvolumen, können behandelt werden. Bei Herzklappenproblemen wird eine Operation in Erwägung gezogen, unabhängig vom Alter des Patienten.

Orthostatische Kreislaufregulationsstörung

Bei einer orthostatischen Kreislaufregulationsstörung (orthostatische Hypotonie) sinkt der systolische Blutdruck um 20 bis 30 mmHg ab, wenn jemand aus dem Liegen oder Sitzen aufsteht.

Ein niedriger Blutdruck aufgrund einer orthostatischen Kreislaufregulationsstörung ist keine eigenständige Erkrankung; er drückt lediglich die Unfähigkeit des Körpers aus, den Blutdruck rasch zu regulieren. Dafür gibt es viele Ursachen.

Wenn jemand plötzlich aufsteht, sammelt sich durch die Schwerkraft Blut in den Beinen und der unteren Körperhälfte. Dadurch verringert sich die zum Herzen zurückgesandte und vom Herzen weitergeleitete Blutmenge geringfügig. Der Blutdruck sinkt. Der Körper reagiert daraufhin rasch: Das Herz schlägt schneller und kräftiger; die Blutgefäße ziehen sich zusammen, wodurch sich ihr Fassungsvermögen verringert. Wenn diese Regulationsmechanismen nicht oder nur langsam greifen, entsteht eine orthostatische Hypotonie.

Meistens sind unerwünschte Wirkungen von Arzneimitteln für die orthostatische Hypotonie verantwortlich. Das trifft vor allem bei alten Menschen zu und beruht auf Arzneimitteln, mit denen Herz- und Gefäßkrankheiten behandelt werden. Ein Beispiel dafür sind Diuretika; vor allem stark wirkende Substanzen in hoher Dosierung. Sie können das Blutvolumen verringern, weil durch sie mehr Flüssigkeit ausgeschieden wird. Dadurch sinkt der Blutdruck. Arzneimittel, die die Blutgefäße erweitern (wie Nitrate, Kalziumantagonisten und ACE-Hemmer), erhöhen deren Fassungsvermögen und senken dadurch ebenfalls den Blutdruck.

Das Blutvolumen kann sich durch eine Blutung oder einen extremen Flüssigkeitsverlust aufgrund von starkem Erbrechen, Durchfall, übermäßigem Schwitzen, unbehandeltem Diabetes oder Addison-Krankheit verringern.

Die Sensoren, die innerhalb der Arterien die Regulationsmechanismen veranlassen, können durch bestimmte Arzneimittel und Drogen (wie Barbiturate und Alkohol) sowie Medikamente zur Behandlung von Bluthochdruck und Depressionen beeinträchtigt werden. Wenn die Nerven geschädigt sind, die den Gefäßdurchmesser regulieren, kann es ebenfalls zu orthostatischer Hypotonie kommen. Das ist eine häufige Begleiterscheinung von Diabetes, Amyloidose und Verletzungen des Rückenmarks.

Symptome und Diagnose

Die meisten Menschen mit orthostatischer Hypotonie werden blaß und benommen, ihnen wird schwindelig und schwarz vor den Augen, und sie bekommen Schweißausbrüche, wenn sie sich rasch aus dem Bett erheben oder nach langem Sitzen plötzlich aufstehen. Ermüdung, sportliche Belastung, Alkohol oder ein üppiges Essen können die Symptome verschlimmern. Eine erheblich verringerte Durchblutung des Gehirns kann zu Ohnmacht und sogar Krampfanfällen führen.

Bei diesen Symptomen kann der Arzt eine orthostatische Hypotonie diagnostizieren. Die Diagnose bestätigt sich, wenn der Blutdruck im Stehen deutlich niedriger ist als im Liegen und sich wieder normalisiert, wenn sich der Betroffene hinlegt. Der Arzt versucht dann, die Ursache der orthostatischen Hypotonie zu finden.

Prognose und Behandlung

Für einen Diabetiker mit hohem Blutdruck und gleichzeitig orthostatischer Hypotonie ist die Prognose vermutlich schlecht. Wird diese Form der Hypotonie jedoch durch geringes Blutvolumen oder ein Arzneimittel beziehungsweise dessen Dosierung verursacht, ist das Problem rasch zu lösen.

Auch wenn die Ursache einer orthostatischen Hypotonie nicht behandelt werden kann, lassen sich die Symptome meist lindern oder beheben. Anfällige Personen sollten nicht rasch aufstehen oder sich aufsetzen und auch nicht lange Zeit stillstehen. Ist der Blutdruck so niedrig, weil sich das Blut in den Beinen staut, können Kompressionsstrümpfe helfen. Ist die Ursache in einer langen Bettlägerigkeit zu suchen, kann sich der Betroffene jeden Tag etwas länger aufsetzen.

Eine salzreiche Ernährung kann bei Menschen, die weder unter Bluthochdruck noch unter Herzschwäche leiden, empfohlen werden, um das Blutvolumen zu vergrößern; falls erforderlich, können Hormone verordnet werden, die Salze im Körper zurückhalten (z. B. Fludrokortison). Alte Menschen mit orthostatischer Hypotonie sollten viel trinken, jedoch wenig oder gar keinen Alkohol. Durch die zusätzliche Salzaufnahme und die damit verbundene Flüssigkeitseinlagerung im Körper kann das Gewicht rasch ansteigen; zudem kann eine salzreiche Kost, vor allem bei alten Menschen, Herzschwäche verursachen. Bei Kreislaufstörungen von Jugendlichen sollte ein aufbauendes Bewegungstraining versucht werden. Bleiben diese Maßnahmen erfolglos, können Arzneimittel wie Dihydroergotamin, Etilefrin, Midodrin und Oxilofrin eingesetzt werden. Allerdings besteht dann das Risiko, daß unerwünschte Wirkungen auftreten.

Kreislaufschock

Ein Kreislaufschock ist ein lebensbedrohlicher Zustand, bei dem der Blutdruck zu niedrig ist, um den Körper am Leben zu erhalten.

Zu einem Kreislaufschock kann es kommen, wenn das Blutvolumen zu gering ist, die Pumpleistung des Herzens nicht ausreicht oder die Blutgefäße so stark erweitert sind, daß der Blutdruck ganz stark absinkt. Dieser niedrige Blutdruck, der sehr viel schlimmer ist und länger anhält als bei einer Ohnmacht (Synkope) ▲, kann die Zellen des Körpers nicht mehr ausreichend mit Blut versorgen. Sie können rasch dauerhaft geschädigt werden und absterben.

Das Blutvolumen kann durch eine starke Blutung, einen extremen Verlust von Körperflüssigkeit oder unzureichende Flüssigkeitsaufnahme sehr abnehmen. Blut kann ganz rasch bei einem Unfall verlorengehen oder bei einer inneren Blutung, wenn z. B. ein Geschwür in Magen oder Darm durchbricht, ein Blutgefäß platzt oder wenn eine Schwangerschaft außerhalb der Gebärmutter (Eileiterschwangerschaft) aufbricht. Extrem viel Körperflüssigkeit geht z. B. bei schweren Verbrennungen verloren, bei einer Entzündung der Bauchspeicheldrüse (Pankreatitis), einem Riß der Darmwand, schwerem Durchfall, bei Nierenerkrankungen oder Mißbrauch von Arzneimitteln, die die Ausscheidung von Urin fördern (Diuretika). Manche Menschen füllen ihre Körperflüssigkeit nicht ausreichend auf; obwohl sie durstig sind, trinken sie nicht genug, weil sie z. B. aufgrund einer Behinderung (wie eine schwere Gelenkerkrankung) die Getränke nicht ohne Hilfe erreichen können.

Eine ungenügende Pumpleistung des Herzens führt dazu, daß mit jedem Herzschlag zu wenig Blut in den Körper gepumpt wird. Die ungenügende Pumpleistung kann auf einen Herzinfarkt, Lungenembolie, Herzklappenfehler (vor allem bei künstlichen Klappen) oder Herzrhythmusstörungen zurückzuführen sein.

Bei Kopfverletzungen, Leberversagen, Vergiftung, Überdosierung bestimmter Arzneimittel oder schwerer bakterieller Infektion können sich die Blutgefäße erheblich erweitern (Vasodilatation). (Ein Kreislaufschock durch eine bakterielle Infektion heißt septischer Schock.) ■

Symptome und Diagnose

Bei zu geringem Blutvolumen oder ungenügender Pumpleistung des Herzens sind die Schocksymptome gleich. Sie können mit Müdigkeit, Schläfrigkeit und Verwirrung beginnen. Die Haut wird kalt und feucht, oft auch blaß und bläulich. Drückt man auf die Haut, kehrt die Farbe viel langsamer zurück als sonst. Unter der Haut kann eine Art bläuliches Netz sichtbar werden. Der Puls ist schwach und beschleunigt, wenn der Schock nicht durch eine langsame Herzfrequenz verursacht wird. Die Betroffenen atmen meistens sehr schnell. Steht der Tod kurz bevor, können sich Puls und Atmung jedoch verlangsamen. Der Blutdruck ist so niedrig, daß er mit einer Manschette häufig nicht mehr gemessen werden kann. Schließlich können sich die Betroffenen nicht mehr aufsetzen, weil sie sonst bewußtlos werden. Es kann der Tod eintreten.

Entsteht der Kreislaufschock durch eine starke Erweiterung der Blutgefäße, sind die Symptome etwas anders. Es kann z. B. sein, daß die Haut warm und gerötet ist, vor allem im Anfangsstadium. ★

In den ersten Phasen des Schocks, vor allem beim septischen Schock, sind viele Symptome noch nicht vorhanden oder bleiben unentdeckt, weil nicht gezielt nach ihnen gesucht wird. Der Blutdruck ist sehr niedrig. Die Urinausscheidung ist gering, und im Blut sammeln sich Abbauprodukte an.

Prognose und Behandlung

Ein unbehandelter Kreislaufschock führt gewöhnlich zum Tod. Wird der Schock behandelt, hängen die Aussichten des Patienten von der Ursache des Schocks ab, von seinen anderen Erkrankungen, von der Zeit, die bis zum Beginn der Behandlung verstrichen ist, und von der Art der Behandlung. Allerdings ist – unabhängig von der Behandlung – die Gefahr für alte Menschen sehr groß, an einem septischen Schock oder einem Schock aufgrund eines schweren Herzinfarktes zu sterben.

Die erste Hilfe sollte darin bestehen, den Patienten warm zu halten und die Beine leicht anzuheben, damit das Blut zum Herzen zurückfließen kann. Blutungen sollten gestoppt, die Atmung kontrolliert werden. Der Kopf des Patienten sollte zur Seite gedreht werden, damit er nicht versehentlich Erbrochenes einatmet. Der Betroffene darf nichts eingeflößt bekommen.

▲ Siehe Seite 104

■ Siehe Seite 856

★ Siehe Seite 856

Rettungskräfte können die Atmung mechanisch unterstützen. Wenn Medikamente nötig sind, werden sie gespritzt. Auf Opioide und Beruhigungsmittel verzichtet man, weil sie den Blutdruck noch weiter absenken können. Man kann versuchen, den Blutdruck mit sogenannten Antischockhosen zu erhöhen. Diese Hosen üben Druck auf die untere Körperhälfte aus, wodurch Blut zum Herzen und zum Gehirn befördert wird. Es wird intravenös Flüssigkeit verabreicht. Vor einer Bluttransfusion wird normalerweise eine Kreuzprobe gemacht, aber in einer Notfallsituation ist dafür keine Zeit. Blut der Gruppe Null negativ kann jeder Patient bekommen.

Wenn die Blutung oder der Flüssigkeitsverlust nicht aufzuhalten ist oder der Schock durch Herzinfarkt oder ein anderes Problem verursacht wurde, das nicht mit dem Blutvolumen zusammenhängt, genügen intravenöse Flüssigkeitsgabe und Bluttransfusion möglicherweise nicht, um den Schock aufzufangen. Arzneimittel, die die Blutgefäße verengen, können dafür sorgen, daß genug Blut in Herz und Gehirn strömt; sie sollten nur so kurz wie möglich eingesetzt werden, weil sie die Blutversorgung der Gewebe verringern.

Beruht der Schock auf einer ungenügenden Pumpleistung des Herzens, versucht man, das Herz zu stärken. Frequenz und Rhythmus des Herzschlags werden korrigiert; wenn nötig, wird das Blutvolumen erhöht. Atropin kann den Herzschlag beschleunigen; andere Arzneimittel können die Kontraktionsfähigkeit des Herzens verbessern.

Bei einem Herzinfarkt kann ein Ballonkatheter in die Aorta eingeführt werden, um den Schock vorübergehend abzuwenden. Danach ist eventuell eine Bypassnotoperation oder eine Operation zur Korrektur des Herzdefektes erforderlich.

Manchmal kann bei einem Schock nach einem Herzinfarkt eine perkutane transluminale Notfall-Angioplastie die verschlossene Arterie öffnen ▲, die ungenügende Pumpleistung des kranken Herzens verbessern und den Kreislaufschock abwenden. Vor der Operation erhält der Patient gewöhnlich intravenös Arzneimittel, um Blutgerinnsel aufzulösen (thrombolytische Arzneimittel). Werden weder eine perkutane transluminale Angioplastie noch eine Herzoperation durchgeführt, gibt man so bald wie möglich gerinnselauflösende Arzneimittel – es sei denn, sie könnten andere Erkrankungen des Patienten verschlimmern.

Ein Kreislaufschock durch extreme Erweiterung der Blutgefäße wird in erster Linie mit gefäßverengenden Arzneimitteln behandelt. Gleichzeitig wird die Grunderkrankung behandelt, durch die es zur Gefäßerweiterung kam.

KAPITEL 25

Hoher Blutdruck

Hoher Blutdruck (Hypertonie) verursacht im allgemeinen keine Symptome. Doch ein hoher Druck in den Arterien erhöht das Risiko für Schlaganfall, Aneurysma, Herzschwäche, Herzinfarkt und Nierenschaden.

Viele Menschen verbinden mit Bluthochdruck die Vorstellung von extremer Anspannung, Nervosität oder Streß. Im medizinischen Sinn ist damit jedoch nur die Tatsache eines gestiegenen Blutdrucks gemeint, unabhängig von der Ursache. Bluthochdruck wird auch als »der leise Tod« bezeichnet, weil er gewöhnlich jahrelang keine Beschwerden macht – bis ein lebenswichtiges Organ Schaden genommen hat.

Eine im Auftrag der Weltgesundheitsorganisation durchgeführte Studie zum Gesundheitszustand der Bevölkerung ergab, daß etwa 30 Prozent der Deutschen Blutdruckwerte aufweisen, die man nach internationaler Definition als Hochdruck bezeichnet. Jüngere Menschen sind allerdings weniger betroffen, bei den über 65jährigen ist es hingegen beinahe die Hälfte. Es wird geschätzt, daß in Deutschland 60 Prozent der Männer und 40 Prozent der Frauen mit hohem Blutdruck nicht behandelt werden.

Bei der Blutdruckmessung werden zwei Werte ermittelt. Der höhere entsteht, wenn sich das Herz zusammenzieht (Systole), der niedrigere, wenn es sich zwischen den Schlägen wieder entspannt (Diastole). Als Blutdruckwert wird zuerst der systolische Blutdruck angegeben und dann – durch einen Schrägstrich getrennt – der diastolische, z. B. 120/80 mmHg. Man liest das als »hundert-

▲ Siehe Seite 121 und Kasten, Seite 122

zwanzig zu achtzig« Millimeter Hg oder Millimeter Quecksilber.

Von Bluthochdruck spricht man, wenn bei Messungen an mindestens drei Tagen der systolische Druck im Ruhezustand über 140 mmHg liegt und/oder der diastolische höher ist als 90 mmHg.

Bei der **isolierten systolischen Hypertonie** liegt der systolische Blutdruck bei 140 mmHg oder darüber, der diastolische jedoch unter 90 mmHg und damit im Normalbereich. Eine isolierte systolische Hypertonie kommt mit fortschreitendem Alter häufiger vor. Bei fast allen Menschen steigt der Blutdruck mit zunehmendem Alter an. Der systolische Druck steigt mindestens bis zum 80. Lebensjahr an, der diastolische bis zum 55. bis 60. Lebensjahr. Danach bleibt er gleich oder sinkt sogar wieder.

Bei der **malignen Hypertonie** geht ein extrem hoher Blutdruck (über 220/120 mmHg) mit einer sich immer weiter verschlechternden Nierenfunktion einher. Gelingt es nicht, den Blutdruck in den nächsten Tagen und Wochen bedeutend zu senken, ist die Prognose schlecht. Diese Form von Bluthochdruck kommt unter 200 Hochdruckpatienten nur einmal vor.

Blutdruckregulation

Der Druck in den Arterien kann sich auf verschiedene Weise erhöhen. Das Herz kann z. B. kräftiger schlagen und dadurch mehr Flüssigkeit pumpen. Oder die großen Arterien verlieren an Elastizität und werden starr, so daß sie sich nicht mehr erweitern können, wenn das Herz das Blut hindurchpumpt. Das Blut muß sich also bei jedem Herzschlag durch einen engeren Kanal als früher zwängen; dadurch erhöht sich der Druck. Das geschieht bei älteren Menschen, deren Arterienwände durch Arteriosklerose dick und starr geworden sind. Der Blutdruck steigt auch, wenn sich die Blutgefäße eng stellen (Vasokonstriktion), etwa weil sich die winzigen Arterien (Arteriolen) aufgrund eines Nerven- oder Hormonsignals vorübergehend verengen. Und der Druck in den Arterien steigt auch, wenn das System mehr Flüssigkeit enthält. Das kommt vor, wenn die Nierenfunktion gestört ist und nicht genug Salz und Wasser ausgeschieden wird. Das Blutvolumen im Körper steigt, und damit steigt auch der Blutdruck.

Umgekehrt sinkt der Blutdruck, wenn die Pumpleistung des Herzens nachläßt, die Arterien sich erweitern oder der Körper Flüssigkeit verliert. Veränderungen der Nierenfunktion und des vegetativen Nervensystems – jenem Teil des Nervensystems, der viele Körperfunktionen automatisch reguliert – steuern die Anpassung an diese Begebenheiten.

Das Auf und Ab des Blutdrucks

Der Blutdruck verändert sich im Laufe des Lebens. Babys und Kinder haben gewöhnlich einen viel niedrigeren Blutdruck als Erwachsene. Auch körperliche Aktivitäten beeinflussen den Blutdruck; bei Bewegung ist er höher als in Ruhe. Der Blutdruck verändert sich auch mit der Tageszeit: Morgens ist er am höchsten und nachts während des Schlafes am niedrigsten.

Das sympathische Nervensystem, ein Teil des vegetativen oder autonomen Nervensystems, läßt bei der Kampf- oder Fluchtreaktion (körperliche Reaktion auf eine Bedrohung) den Blutdruck vorübergehend ansteigen. Es erhöht auch Frequenz und Stärke des Herzschlags und verengt die meisten Arteriolen, erweitert sie aber in ganz bestimmten Gebieten, wie der Skelettmuskulatur, die zusätzlich mit Blut versorgt werden müssen. Außerdem wird die Ausscheidung von Salz und Wasser verringert und so das Blutvolumen vergrößert. Das sympathische Nervensystem veranlaßt die Freisetzung der Hormone Adrenalin und Noradrenalin, die Herz und Blutgefäße stimulieren.

Die Nieren beeinflussen den Blutdruck auf verschiedene Weise. Steigt der Blutdruck, scheiden die Nieren mehr Salz und Wasser aus, so daß sich das Blutvolumen verringert und sich der Blutdruck wieder normalisiert. Im umgekehrten Fall, wenn der Blutdruck sinkt, halten sie Wasser und Salz zurück, damit sich das Blutvolumen vermehrt und der Blutdruck wieder auf normale Werte steigt. Die Nieren können den Blutdruck auch erhöhen, indem sie das Enzym Renin ausscheiden. Dieses Enzym der Nieren veranlaßt die Produktion des Hormons Angiotensin, welches im Gegenzug dafür sorgt, daß das Hormon Aldosteron ausgeschieden wird.

Da die Nieren bei der Regulierung des Blutdrucks eine wichtige Rolle spielen, können viele Nierenerkrankungen oder Funktionsstörungen Bluthochdruck verursachen. Ist z. B. die Arterie verengt, die eine der Nieren versorgt (Nierenarterienstenose), kann Bluthochdruck entstehen. Verschiedene Formen der Nierenentzündung oder Verletzungen einer oder beider Nieren können den Blutdruck ebenfalls erhöhen.

Immer wenn irgendeine Veränderung den Blutdruck ansteigen läßt, wird ein Mechanismus ausgelöst, der dem entgegensteuert und den Blutdruck normalisieren soll.

Blutdruckregulierung: Das Renin-Angiotensin-Aldosteron-System

Wenn der Blutdruck sinkt (1), wird Renin freigesetzt, ein Enzym der Nieren.

Renin (2) aktiviert seinerseits Angiotensin (3), ein Hormon, das die Wandmuskeln der kleinen Arterien (Arteriolen) veranlaßt, sich zusammenzuziehen. Dadurch erhöht sich der Blutdruck.

Angiotensin bewirkt außerdem die Freisetzung des Hormons Aldosteron aus den Nebennieren (4). Aldosteron bringt die Nieren dazu, Salz (Natrium) zurückzuhalten und Kalium auszuscheiden. Das Salz bindet Wasser und erhöht damit das Blutvolumen und den Blutdruck.

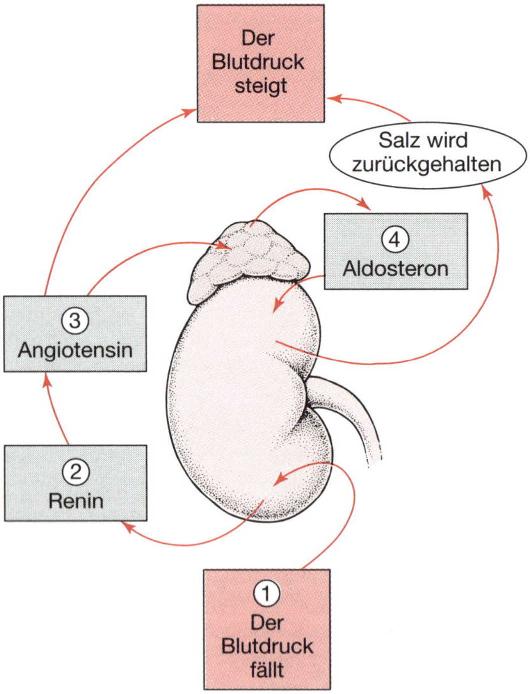

Pumpt das Herz z. B. mehr Blut – wodurch sich der Druck erhöht –, erweitern sich die Blutgefäße, und die Nieren scheiden mehr Salz und Wasser aus. Dadurch sinkt der Blutdruck wieder. Arteriosklerose macht die Arterien jedoch starr und verhindert ihre Erweiterung, was den Blutdruck sonst wieder auf normale Werte bringen würde. Arteriosklerotische Veränderungen in den Nieren können deren Fähigkeit beeinträchtigen, Salz und Wasser auszuscheiden, und erhöhen dadurch den Blutdruck.

Ursachen

Bei etwa 95 Prozent der Betroffenen ist die Ursache des Bluthochdrucks unbekannt. Man bezeichnet das als essentielle oder primäre Hypertonie. Die essentielle Hypertonie beruht vermutlich auf mehr als einer Ursache. Verschiedene Veränderungen des Herzens und der Blutgefäße wirken vermutlich bei der Blutdruckerhöhung zusammen.

Ist die Ursache des Hochdrucks bekannt, spricht man von sekundärer Hypertonie. Bei einem Teil der Betroffenen liegt eine Nierenerkrankung vor, bei anderen ist eine Hormonstörung oder die Einnahme bestimmter Arzneimittel, wie der »Pille«, dafür verantwortlich. Ein Phäochromozytom ist nur sehr selten die Ursache; bei diesem Tumor der Nebennieren werden die Hormone Adrenalin und Noradrenalin im Übermaß produziert.

Übergewicht, Bewegungsmangel, Streß, reichlicher Alkoholkonsum oder zuviel Salz in der Nahrung spielen eine wichtige Rolle bei der Entwicklung von Bluthochdruck bei Menschen, die dafür anlagebedingt anfällig sind. Durch Streß erhöht sich der Blutdruck gewöhnlich vorübergehend; ist er vorbei, normalisiert sich der Blutdruck meist wieder. Das erklärt auch den »Weißkitteleffekt«: Durch die Aufregung beim Arztbesuch steigt bei manchen Menschen der Blutdruck so an, daß sie einen Hochdruck zu haben scheinen; zu anderen Zeiten ist ihr Blutdruck jedoch ganz normal. Man vermutet, daß diese kurzen Episoden von Blutdruckanstieg bei dafür empfänglichen Menschen Schäden anrichten, die schließlich zu dauerndem Hochdruck führen – selbst wenn der Anlaß des Stresses nicht mehr existiert. Diese Theorie konnte aber bisher nicht bewiesen werden.

Symptome

Bei den meisten Menschen verursacht Bluthochdruck keine Symptome, obwohl häufig zeitgleich bestimmte Beschwerden auftreten, die zwar oft, aber fälschlicherweise mit hohem Blutdruck in Verbindung gebracht werden: Kopfschmerzen, Nasenbluten, Schwindel, gerötetes Gesicht und Müdigkeit. Diese Symptome können zwar bei Menschen mit Bluthochdruck auftreten, aber sie kommen genauso häufig bei solchen mit normalem Blutdruck vor.

Hat jemand erheblich erhöhten Blutdruck oder bleibt ein Hochdruck lange unbehandelt, treten Beschwerden wie Kopfschmerzen, Erschöpfung, Übelkeit, Erbrechen, Atemnot, Ruhelosigkeit und Sehstörungen auf, weil Gehirn, Augen, Herz und Nieren Schaden genommen haben. Gelegentlich kommt es bei Menschen mit sehr hohem Blutdruck zu Benommenheit und sogar zum Koma durch eine Gehirnschwellung. Dieser Zustand (hypertensive Enzephalopathie) ist ein medizinischer Notfall und erfordert sofortige Behandlung.

Diagnose

Der Blutdruck wird an beiden Oberarmen gemessen, nachdem der Betreffende bereits fünf Minuten gesessen hat. Ein Wert von 140/90 mmHg oder mehr gilt als erhöht. Allerdings genügt eine einzige Messung nicht für die Diagnose Bluthochdruck. Bei einem erhöhten Wert wird der Blutdruck an drei verschiedenen Tagen möglichst zu unterschiedlichen Tageszeiten gemessen. Die Höhe der Blutdruckwerte dient auch dazu, den Bluthochdruck nach seiner Schwere einzuteilen.

Nach der Diagnose bestimmt der Arzt gewöhnlich die Auswirkungen des Bluthochdrucks auf verschiedene Endorgane, vor allem Blutgefäße, Herz, Gehirn und Nieren. Die Netzhaut (die lichtempfindliche Membran auf der inneren Oberfläche des Augenhintergrunds) ist der einzige Ort, an dem der Arzt die Auswirkungen des Bluthochdrucks auf die Arteriolen direkt sehen kann. Man geht davon aus, daß die Veränderungen in der Netzhaut denen der anderen Blutgefäße im Körper entsprechen, z. B. denen der Nieren. Die Netzhaut wird mit einem Ophthalmoskop untersucht (Instrument, mit dem der Arzt ins Innere des Auges blicken kann). Auch an Hand des Grades der Netzhautschädigung (Retinopathie) kann der Arzt den Bluthochdruck nach seiner Schwere einordnen.

Veränderungen des Herzens – vor allem eine Vergrößerung, die auf der vermehrten Anstrengung beruht, das Blut mit erhöhtem Druck zu pumpen – sind im EKG ▲ und auf Röntgenaufnahmen der Brust zu sehen. In einem frühen Stadium sind solche Veränderungen am besten im Echokardiogramm zu entdecken (Verfahren, bei dem Ultraschallwellen dazu dienen, das Herz darzustellen). ■ Ein ungewöhnlicher Herzton, der sogenannte vierte Herzton, ist mit dem Stethoskop zu hören. Dieses Geräusch ist eine der frühesten Veränderungen bei Bluthochdruck.

Die ersten Anzeichen eines Nierenschadens fallen vor allem bei Urinuntersuchungen auf. So können z. B. weiße Blutzellen oder Albumin (ein bestimmtes Eiweiß) im Urin auf einen solchen Nierenschaden hinweisen.

Einige Ursachen einer sekundären Hypertonie

Nierenerkrankungen
Nierenarterienstenose
Pyelonephritis
Glomerulonephritis
Nierentumore
Zystenniere (meist vererbt)
Verletzungen der Niere
Beeinträchtigung der Niere durch Bestrahlungen

Hormonstörungen
Hyperaldosteronismus
Cushing-Syndrom
Phäochromozytom

Arzneimittel und Drogen
Die »Pille«
Kortisone
Ciclosporin
Erythropoetin
Kokain
Alkoholmißbrauch
Lakritze (in extrem großer Menge)

Andere Ursachen
Verengung der Aorta
Schwangerschaftshochdruck
Akute intermittierende Porphyrie
Akute Bleivergiftung

▲ Siehe Seite 69

■ Siehe Seite 72

Stadieneinteilung des Blutdrucks bei Erwachsenen

Fallen die beiden gemessenen Drücke (systolisch oder diastolisch) in unterschiedliche Kategorien, wird der Blutdruck dem höheren Stadium zugeordnet.

So gehört z. B. ein Wert von 160/92 mmHg zum Stadium 2, 170/112 zu Stadium 3.

Der optimale Blutdruck, bei dem die Gefahr von Herz- und Gefäßerkrankungen auf ein Minimum reduziert ist, liegt unter 120/80 mmHg. Ungewöhnlich niedrige Werte sollten jedoch überprüft werden.

Stadium	Systolischer Blutdruck	Diastolischer Blutdruck
Normaler Blutdruck	Unter 130 mmHg	Unter 85 mmHg
Hochnormaler Blutdruck	130 – 139 mmHg	85 – 89 mmHg
Stadium 1 (leichte) Hypertonie	140 – 159 mmHg	90 – 99 mmHg
Stadium 2 (mittlere) Hypertonie	160 – 179 mmHg	100 – 109 mmHg
Stadium 3 (schwere) Hypertonie	Ab 180 mmHg	Über 110 mmHg

Der Arzt versucht, die Ursache des Hochdrucks finden, vor allem bei jungen Menschen, obwohl das nur bei weniger als zehn Prozent der Menschen gelingt. Je höher der Blutdruck und je jünger der Patient, desto intensiver wird nach der Ursache gesucht. Dabei können Röntgenbilder und Szintigraphien der Nieren, Röntgenaufnahmen der Brust sowie die Untersuchung von Blut und Urin auf bestimmte Hormone eingesetzt werden.

Um ein Nierenproblem aufzuspüren, erkundigt sich der Arzt zuerst nach der medizinischen Vorgeschichte des Patienten und bereits bekannten Nierenproblemen. Bei der körperlichen Untersuchung prüft er, ob der Bereich über den Nieren bei Druck schmerzt. Der Arzt horcht den Bauchraum mit einem Stethoskop ab; dabei hört er auf das Geräusch, das entsteht, wenn Blut durch jene verengte Arterie rauscht, die die Niere versorgt. Eine Urinprobe kann im Labor untersucht werden. Außerdem kann er die Blutversorgung der Nieren mit Röntgenaufnahmen oder Ultraschallbildern darstellen lassen und andere Nierenuntersuchungen veranlassen, falls dies erforderlich ist.

Ist ein Phäochromozytom die Ursache für den Hochdruck, sind im Urin Abbauprodukte von Adrenalin und Noradrenalin zu finden. Normalerweise verursachen diese Hormone auch verschiedene Kombinationen von Symptomen wie starke Kopfschmerzen, Angst, Herzklopfen, extremes Schwitzen, Zittern und Blässe.

Andere seltene Hochdruckursachen zeigen sich vielleicht bei gewissen Routineuntersuchungen. So kann man z. B. einen Hyperaldosteronismus▲ entdecken, indem man den Kaliumgehalt des Bluts bestimmt, und eine angeborene Verengung der Aorta, indem man den Blutdruck an beiden Armen und Beinen mißt.

Prognose

Ein unbehandelter Bluthochdruck erhöht das Risiko, bereits in relativ jungen Jahren eine Herzerkrankung (wie Herzschwäche oder Herzinfarkt), Nierenversagen oder einen Schlaganfall zu bekommen. Bluthochdruck ist der bedeutendste Risikofaktor für einen Schlaganfall, und für Herzinfarkt gehört er zu den drei wichtigsten, die man selbst beeinflussen kann; die anderen beiden sind Rauchen und ein erhöhter Cholesterinspiegel. Eine Behandlung, die den Blutdruck senkt, verringert das Schlaganfall- und Herzkrankheitsrisiko deutlich. Sie kann auch die Gefahr eines Herzinfarktes reduzieren, wenn auch weniger dramatisch.

▲ Siehe Seite 711

Behandlung

Eine essentielle Hypertonie ist nicht heilbar; sie läßt sich aber behandeln, um Komplikationen vorzubeugen. Weil der Hochdruck selbst keine Beschwerden bereitet, versucht der Arzt, Behandlungsmethoden zu vermeiden, die die Menschen beeinträchtigen oder ihre Lebensqualität verringern. Nicht-medikamentöse Maßnahmen stehen immer an erster Stelle, vor der Verordnung von Medikamenten.

Für übergewichtige Hochdruckkranke bedeutet das, ihr Gewicht zu reduzieren, am besten zu normalisieren. Ein Kilogramm Gewichtsverlust senkt den Blutdruck um etwa 2 mmHg. Menschen mit Diabetes, Übergewicht oder hohen Cholesterinwerten sollten ihre Ernährung umstellen. Folgende Maßnahmen können ebenfalls dazu beitragen, Medikamente zur Blutdrucksenkung entbehrlich zu machen: Die täglich aufgenommene Kochsalzmenge sollte unter sechs Gramm liegen, eine angemessene Zufuhr von Kalzium, Magnesium und Kalium aber gewährleistet sein. Der Alkoholkonsum sollte unter 30 Gramm am Tag liegen. Auch eine regelmäßige sportliche Ausdauerbetätigung wie Walking, Radfahren oder Joggen hat sich als hilfreich erwiesen. Raucher sollten das Rauchen aufgeben.

Patienten, die ihren Blutdruck zu Hause regelmäßig selbst messen, können den Erfolg ihrer Bemühungen gut kontrollieren.

Behandlung mit Medikamenten

Beinahe jeder kann seinen Bluthochdruck mit einer ganzen Reihe von Arzneimitteln senken, doch die Behandlung sollte auf den einzelnen zugeschnitten werden. Sie schlägt dann am besten an, wenn die Verständigung zwischen Arzt und Patient gut ist und beide zusammenarbeiten.

Die Deutsche Hypertonie Gesellschaft hat eine Leitlinie entwickelt, die angibt, bei welchem Blutdruck und welchen zusätzlichen Risikofaktoren wie behandelt werden soll. Im günstigsten Fall und wenn der Blutdruck unter 160/100 mmHg liegt, genügen die oben angeführten Allgemeinmaßnahmen, sonst werden stufenweise auch noch Arzneimittel eingesetzt. Dabei gilt der Grundsatz: Je höher das individuelle Risiko ist, desto früher und konsequenter muß der Blutdruck normalisiert werden. Als Ziel wird – unabhängig vom Lebensalter – ein Blutdruck von höchstens 140/90 mmHg angestrebt; besteht gleichzeitig ein Diabetes oder eine Nieren- und Herzschwäche, liegt die Zielmarke sogar bei 130/80 mmHg.

Zur Blutdrucksenkung dienen vornehmlich fünf große Gruppen von Arzneimitteln, die an verschiedenen Hochdruck-Regulationsmechanismen angreifen: Betablocker, Diuretika, Kalziumantagonisten, ACE-Hemmer und Alpha-1-Blocker. Sie stehen in der Bewertung gleichberechtigt nebeneinander. Welches Medikament der Arzt als erstes einsetzt, entscheidet er nach dem Alter des Patienten, dem Geschlecht und der Schwere des Hochdrucks, ob Begleiterkrankungen vorliegen wie Diabetes oder erhöhter Cholesterinspiegel, welche unerwünschten Wirkungen zu erwarten sind und wie teuer eine Langzeitbehandlung mit dem gewählten Arzneimittel werden wird.

Nur bei etwa der Hälfte der behandelten Hochdruckkranken normalisiert sich der Blutdruck, wenn sie zusätzlich zu den Allgemeinmaßnahmen eines dieser blutdrucksenkenden Mittel einnehmen. Meist müssen dann zwei dieser Wirkstoffe miteinander kombiniert werden. Eine solche Kombinationsbehandlung ist effektiver, als einen Arzneistoff allein bis zu seiner Maximaldosierung auszuschöpfen. Wirkt auch die Zweierkombination nicht ausreichend, muß auf eine Dreifachkombination übergegangen werden.

Die meisten Menschen vertragen ihre blutdrucksenkenden Mittel gut, trotzdem kann jedes dieser Mittel unerwünschte Wirkungen haben. Wenn also Nebenwirkungen auftreten, sollte der Arzt darüber informiert werden, damit er die Dosierung verändern oder das Arzneimittel wechseln kann.

Betablocker: Als solche bezeichnet man eine Gruppe von Arzneimitteln, die die Adrenorezeptoren im sympathischen Nervensystem blockieren. Dieser Teil des Nervensystems kann auf Streß sehr rasch reagieren, indem es den Blutdruck anhebt. Die am häufigsten verwendeten Betablocker eignen sich besonders für junge Menschen oder Patienten nach einem Herzinfarkt, solche mit schneller Herzfrequenz (Tachykardie) und Angina pectoris.

Diuretika: Die gebräuchlichste Gruppe unter den »entwässernden Mitteln« sind die Thiazide. Sie unterstützen wie alle Diuretika die Nieren darin, Salz und Wasser auszuscheiden. So verringern sie das Flüssigkeitsvolumen im Körper und senken damit den Blutdruck. Weil durch die vermehrte Urinausscheidung viel Kalium verlorengeht, sollte die Ernährung kaliumreich sein. Genügt das nicht, kann Kalium als Medikament eingenommen werden oder vorübergehend zu einem Diuretikum gewechselt werden, das die Kaliumausscheidung verringert (Amilorid, Triamteren). Diuretika eignen sich besonders für ältere Menschen, Übergewichtige und Patienten mit Herzschwäche oder chronischem Nierenversagen.

Kalziumantagonisten: Sie senken den Blutdruck durch einen Mechanismus, durch den sich letztlich die Blutgefäße erweitern. Kalziumantagonisten eignen sich besonders für ältere Menschen, Patienten mit koronarer Herzkrankheit und bestimmten Formen der Tachykardie (zu schnellem Herzschlag). Neuere Studien haben bewiesen, daß Kalziumantagonisten bei Hochdruckpatienten das Risiko senken, an Erkrankungen der Herzkranzgefäße zu sterben.

ACE-Hemmer: Sie senken den Blutdruck, indem sie die Arterien erweitern. Sie eignen sich besonders für junge Menschen, Patienten mit Herzschwäche oder nach einem Herzinfarkt, solche mit Eiweiß im Urin (aufgrund von chronischen Nierenerkrankungen oder diabetischen Nierenerkrankungen), für Diabetiker und Männer, die als Nebenwirkung eines anderen blutdrucksenkenden Mittels Impotenz entwickelt haben.

Angiotensin-II_1-Antagonisten (AT1-Antagonisten): Sie senken den Blutdruck durch einen Mechanismus, der dem der ACE-Hemmer ähnelt, aber direkter wirkt. Durch diese Wirkweise verursachen die Angiotensin-1-Antagonisten möglicherweise weniger Nebenwirkungen.

Alpha-1-Blocker: Sie erweitern die Blutgefäße direkt, aber aufgrund eines ganz anderen Mechanismus als die bisher besprochenen Wirkstoffe. Sie können besonders bei Menschen mit Atemwegerkrankungen vorteilhaft sein.

Hypertensive Krisen sind im Prinzip lebensbedrohlich. Ein Blutdruck von über 240/140 mmHg muß zwar unbedingt gesenkt werden, wie schnell, hängt jedoch von den Begleitsymptomen und der Grunderkrankung ab. Gibt es keine weiteren Symptome und ist kein Endorgan geschädigt, genügt es, den Blutdruck innerhalb von 24 bis 48 Stunden zu senken. Bei einem schnelleren Vorgehen können sonst Organe infolge einer Minderdurchblutung Schaden nehmen.

Tritt ein so extrem hoher Blutdruck jedoch gleichzeitig mit einem Herzinfarkt oder Lungenödem auf, muß der Hochdruck als hypertensiver Notfall in der Klinik behandelt werden. Dort wird der Blutdruck dann mit parenteral verabreichten Arzneistoffen gesenkt. Gut steuerbar sind Nitroprussid-Natrium und Glyzeroltrinitrat. Der vielfach gebrauchte Kalziumantagonist Nifedipin wirkt rasch und anhaltend, gefährdet die Patienten aber dadurch, daß ihr Blutdruck viel zu weit absinken kann.

Behandlung der sekundären Hypertonie

Die Behandlung einer sekundären Hypertonie hängt von ihrer Ursache ab. Wird eine Nierenkrankheit behandelt, kann dies den Blutdruck normalisieren oder zumindest so weit senken, daß eine Arzneimitteltherapie besser anschlägt. Ist die zur Niere führende Arterie verengt, kann sie durch Einführen eines Ballonkatheters geweitet werden. Oder die verengte Stelle wird mit einem Bypass umgangen; eine solche Operation beseitigt den Bluthochdruck meist. Tumore wie das Phäochromozytom, die Bluthochdruck hervorrufen, werden meist operativ entfernt.

KAPITEL 26

Arteriosklerose

Arteriosklerose (Arterienverkalkung) ist eine Sammelbezeichnung für verschiedene Erkrankungen, bei denen sich die Arterienwände verdicken und starr werden. Wenn Mediziner besonders die krankhaften Veränderungen betonen wollen, die auf Fettablagerungen auf der inneren Gefäßwandschicht beruhen, sprechen sie von Atherosklerose. Die beiden Begriffe Arteriosklerose und Atherosklerose werden aber austauschbar gebraucht.

Arteriosklerose kann die Arterien von Gehirn, Herz, Nieren und anderen lebenswichtigen Organen betreffen sowie die der Arme und Beine. Wenn die Arterie betroffen ist, die das Gehirn versorgt (Karotis), kann es zum Schlaganfall kommen. Eine Arteriosklerose der Herzkranzgefäße kann zum Herzinfarkt führen.

Fast alle Menschen in den westlichen Staaten weisen schon in jungen Jahren Gefäßveränderungen auf. Zur Krankheit wird die Arteriosklerose, wenn sich die Gefäße stark verengen oder sogar Verschlüsse auftreten. Dann ist sie Mitursache für den Krankheitskomplex, zu dessen Lasten jedes Jahr die meisten Todesfälle gehen: Erkrankungen des Herz-Kreislauf-Systems. 1997 starben z.B. in Deutschland 415800 Menschen an Erkrankungen des Kreislaufsystems, davon 93627 an Erkrankungen der Hirngefäße (Schlaganfall). Weitere 82883 Personen verstarben am Herzinfarkt.

Ursachen

Eine Arteriosklerose beginnt, wenn Monozyten, eine Gruppe von weißen Blutzellen, aus dem Blut in eine Arterienwand eindringen und dort in Zellen verwandelt werden, die fettige Substanzen aufnehmen. Mit der Zeit häufen sich solche fettbepackten Monozyten an, und die innere Schicht der Gefäßwand verdickt sich an verschiedenen Stellen. Jede dieser Stellen (atheromatöse Plaques oder Atherome) ist mit einer weichen, käseartigen Masse gefüllt, die aus verschiedenen fettigen Substanzen besteht wie Cholesterin, glatten Muskelzellen und Bindegewebezellen. Atherome können in allen großen und mittleren Arterien vorkommen, bilden sich aber meist dort, wo sich Arterien verzweigen – vermutlich weil die ständigen Turbulenzen an diesen Stellen die Arterienwand verletzen und anfälliger machen.

Die betroffenen Arterien werden starr, und die wachsenden Atherome verengen sie. Mit der Zeit schichten sich Kalziumablagerungen auf die Atherome auf, sie werden brüchig und können reißen. Wenn Blut in ein solches gerissenes Atherom eindringt, wird es dadurch noch größer, und die Arterie verengt sich noch mehr. Außerdem kann sich der fettige Inhalt ins Blut ergießen und dort ein Blutgerinnsel (Thrombus) bilden. Dieses Gerinnsel kann die Arterie zunehmend mehr verengen oder ganz verschließen, oder es kann sich lösen und mit dem Blut an eine Stelle geschwemmt werden, wo es einen Verschluß verursacht (Embolie).

Wie Arteriosklerose entsteht

Arteriosklerose beginnt, wenn weiße Blutkörperchen, sogenannte Monozyten, aus dem Blut in die Arterienwand eindringen und dort zu Zellen umgebaut werden, die fettige Substanzen aufnehmen. Mit der Zeit bilden sich verdickte Stellen (Plaques) an der inneren Gefäßwand.

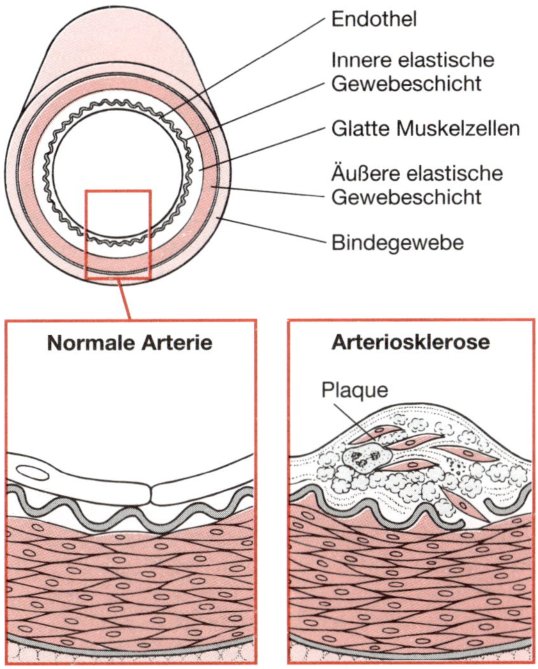

Symptome

Eine Arteriosklerose verursacht meistens erst dann Symptome, wenn die Arterie bereits gefährlich verengt ist oder wenn es plötzlich zu einem Verschluß kommt. Die Symptome hängen davon ab, wo die Arteriosklerose auftritt; die Beschwerden können in Herz, Gehirn, Beinen oder an beinahe jeder anderen Stelle im Körper sitzen.

Eine durch Arteriosklerose stark verengte Arterie kann bestimmte Bereiche des Körpers nicht mehr ausreichend mit Blut versorgen. Dadurch mangelt es dem Gewebe an Sauerstoff. Die ersten Symptome einer Arteriosklerose können immer dann Schmerzen oder Krämpfe sein, wenn die Blutversorgung nicht mehr mit dem Sauerstoffbedarf des Körpers Schritt halten kann. So können z.B. bei sportlicher Belastung Schmerzen in der Brust (Angina pectoris) auftreten, weil das Herz nicht genug Sauerstoff bekommt, oder es kommt beim Gehen zu Krämpfen (intermittierendes Hinken, »Schaufensterkrankheit«), weil die Sauerstoffversorgung der Beine nicht ausreicht. Typisch ist für diese Symptome, daß sie immer öfter auftreten, je mehr sich die Arterie verengt. Kommt es aber zu einem Gefäßverschluß, weil z.B. ein Blutgerinnsel die Arterie blockiert, treten die Symptome ganz plötzlich auf.

Was ist Arteriolosklerose?

Bei Arteriolosklerose handelt es sich um eine seltene Form von Arteriosklerose, bei der vor allem die innere und mittlere Schicht der kleinsten Arterien (Arteriolen) betroffen sind. Diese Erkrankung tritt vor allem bei Menschen mit Bluthochdruck auf.

Risikofaktoren

Das Risiko, eine Arteriosklerose zu entwickeln, steigt bei hohem Blutdruck, hohem Cholesterinspiegel, Bewegungsmangel, bei Rauchern, Übergewichtigen und Diabetikern sowie mit zunehmendem Alter. Gefährdet sind auch Menschen, bei denen ein enger Verwandter in jungen Jahren Arteriosklerose entwickelt hat. Männer sind stärker gefährdet als Frauen. Nach den Wechseljahren steigt das Risiko bei Frauen langsam an, bis es schließlich genauso groß ist wie das der Männer.

Bei Menschen mit der erblichen Krankheit Homozystinurie entwickeln sich vor allem in jungen Jahren viele Atherome. Von der Erkrankung sind viele Arterien betroffen, aber nicht unbedingt die Herzkranzgefäße, die das Herz versorgen. Dagegen verursacht der extrem hohe Cholesterinspiegel bei der familiären Hypercholesterinämie, die eine erbliche Krankheit ist, vorwiegend Atherome in den Herzkranzgefäßen und kaum in anderen Gefäßen.

Vorbeugung und Behandlung

Der Arteriosklerose läßt sich vorbeugen, indem man die Risikofaktoren ausschaltet, die man selbst beeinflussen kann: hoher Cholesterinspiegel, Bluthochdruck, Rauchen, Übergewicht und Bewegungsmangel. Je nach den individuellen Bedingungen heißt das also, den Cholesterinspiegel senken▲, den Blutdruck senken■, das Rauchen aufgeben, abnehmen und sich sportlich betätigen.★ Zum Glück sind die meisten dieser Schritte eng miteinander verbunden. Regelmäßige Bewegung hilft z. B. beim Abnehmen, wodurch sich Cholesterinspiegel und Blutdruck verringern. Gibt man das Rauchen auf, sinken Cholesterinspiegel und Blutdruck ebenfalls.

Rauchen ist besonders für jene Menschen gefährlich, die schon ein erhöhtes Risiko für eine Herzerkrankung haben. Rauchen verringert das »gute« Cholesterin (HDL = Lipoproteine mit hoher Dichte) und erhöht das »schlechte« Cholesterin (LDL = Lipoproteine mit geringer Dichte). Durch das Rauchen erhöht sich der Kohlenmonoxidgehalt des Blutes, womit die Gefahr einer Verletzung der inneren Arterienwand wächst. Außerdem ziehen sich durch das Rauchen die von Arteriosklerose bereits verengten Arterien noch mehr zusammen, und die Blutversorgung der Gewebe verschlechtert sich noch mehr. Hinzu kommt, daß Rauchen die Blutgerinnung stören kann. Daher ist es ein Risikofaktor für periphere arterielle Verschlußerkrankungen, Erkrankungen der Herzkranzgefäße, Schlaganfall und einen Arterienverschluß nach einer Operation.

Die Gefahr einer Erkrankung der Herzkranzgefäße hängt direkt mit der Zahl der täglich gerauchten Zigaretten zusammen. Menschen, die das Rauchen aufgeben, haben nur noch ein halb so großes Risiko wie jene, die weiterrauchen – unabhängig davon, wie lange sie geraucht haben. Wer das Rauchen aufgibt, erhöht seine Überlebenschancen nach einer Bypassoperation oder einem Herzinfarkt. Außerdem verringert sich bei Menschen, bei deren Form von Arteriosklerose die Herzkranzgefäße oder die Karotis nicht betroffen sind, das Krankheits- und Sterberisiko.

Besser als jede Behandlung ist es, der Arteriosklerose vorzubeugen. Ist die Erkrankung bereits so weit fortgeschritten, daß sie Symptome verursacht, muß der Arzt diese behandeln – Angina pectoris, Herzinfarkt, Herzrhythmusstörungen, Herzschwäche, Nierenversagen, Schlaganfall oder periphere arterielle Verschlußkrankheit.

▲ Siehe Seite 677
■ Siehe Seite 113
★ Siehe Seite 269

Erkrankungen der Herzkranzgefäße

Bei einer koronaren Herzkrankheit sammeln sich Fettablagerungen in den Zellen an, mit denen die Wand der Herzkranzgefäße ausgekleidet ist. Diese Ablagerungen behindern die Durchblutung.

Die Fettablagerungen (Atherome oder Plaques) bauen sich nach und nach auf und verteilen sich in den großen Ästen der beiden großen Herzkranzgefäße, die um das Herz herum liegen und es mit Blut versorgen. Dieser Vorgang heißt Arteriosklerose.▲ Atherome wölben sich in die Arterien hinein und verengen sie. Wenn die Atherome größer werden, können Teile davon abplatzen und ins Blut geraten, oder es können sich an ihrer Oberfläche Blutgerinnsel bilden.

Damit sich das Herz normal zusammenziehen und pumpen kann, müssen die Herzkranzgefäße den Herzmuskel (Myokard) ständig mit sauerstoffreichem Blut versorgen. Je stärker sie sich aber verengen, desto unzureichender wird der Herzmuskel mit Blut versorgt (Ischämie); das führt zu einem Herzschaden. Die häufigste Ursache für einen Sauerstoffmangel des Herzmuskels ist die Erkrankung der Herzkranzgefäße. Die häufigsten Folgen sind Angina pectoris und Herzinfarkt (Myokardinfarkt).

Herzkranzgefäßerkrankungen können alle Menschen betreffen. Der wichtigste Entstehungsfaktor ist die Lebensweise: Vor allem fettreiche Ernährung, Rauchen und Bewegungsmangel erhöhen das Risiko einer Koronarerkrankung.

In Deutschland sind Erkrankungen des Kreislaufsystems mit 415 800 Todesfällen die Haupttodesursache. Die Sterberate ist bei Männern zwischen dem 35. und 55. Lebensjahr höher als bei Frauen. Nach dem 55. Lebensjahr sinkt jene bei Männer; die der Frauen steigt rapide an.

Angina pectoris

Angina pectoris heißt auch »Brustenge«: Man verspürt einen vorübergehenden Schmerz in der Brust oder ein Druckgefühl; derartiges tritt auf, wenn der Herzmuskel nicht genug Sauerstoff bekommt.

Der Sauerstoffbedarf des Herzens hängt davon ab, wie angestrengt es arbeiten muß – wie schnell und wie heftig es schlägt. Körperliche und emotionale Anstrengungen fordern dem Herzen mehr ab und erhöhen seinen Sauerstoffbedarf. Sind die Arterien verengt oder verschlossen, kann nicht genügend Blut zum Herzmuskel fließen; dann wird der erhöhte Sauerstoffbedarf nicht gedeckt. Es kommt zur Ischämie, die die Schmerzen auslöst.

Ursachen

Normalerweise beruht die Angina pectoris auf einer Erkrankung der Herzkranzgefäße. Sie kann aber auch andere Ursachen haben, z. B. Fehlbildungen der Aortenklappe, vor allem eine Verengung der Aortenklappe (Aortenklappenstenose), Rückfluß von Blut durch die Aortenklappe (Aortenklappeninsuffizienz) und hypertrophische obstruktive Kardiomyopathie.■ Da die Aortenklappe vom Eingang zu den Herzkranzgefäßen nicht weit entfernt ist, verringern diese Fehlbildungen deren Durchblutung. Wenn sich eine Arterie plötzlich vorübergehend zusammenzieht (Vasospasmus), kann das ebenfalls Angina pectoris verursachen. Eine schwere Blutarmut kann die Sauerstoffversorgung des Herzmuskels verringern und damit Angina pectoris auslösen.

Symptome

Nicht alle Menschen mit Ischämie bekommen eine Angina pectoris. Ischämie ohne Angina nennt man stumme Ischämie. Bisher ist noch nicht geklärt, warum Angina pectoris bei Ischämie nicht immer auftritt.

Am häufigsten macht sich die Angina pectoris als Druck oder Schmerz unter dem Brustbein (Sternum) bemerkbar. Der Schmerz kann auch in der linken Schulter auftreten und an der Innenseite des linken Armes, im Rücken, in Hals, Kiefer oder Zähnen. Gelegentlich ist er sogar im rechten Arm spürbar. Viele Menschen beschreiben diesen Zustand weniger als Schmerz, sondern eher als unangenehmes Gefühl.

Normalerweise wird ein Angina-pectoris-Anfall durch körperliche Belastung ausgelöst, dauert wenige Minuten und läßt nach, wenn sich der Patient Ruhe gönnt. Bei manchen Menschen treten die Anfälle zuverlässig ab einer bestimmten Belastungsgrenze auf. Bei anderen lassen

▲ Siehe Seite 114

■ Siehe Seite 87

Fettablagerungen in den Herzkranzgefäßen

Wenn sich in den Herzkranzgefäßen (Koronararterien) Fettablagerungen ansammeln, verringert sich die Durchblutung, und der Herzmuskel bekommt nicht genug Sauerstoff.

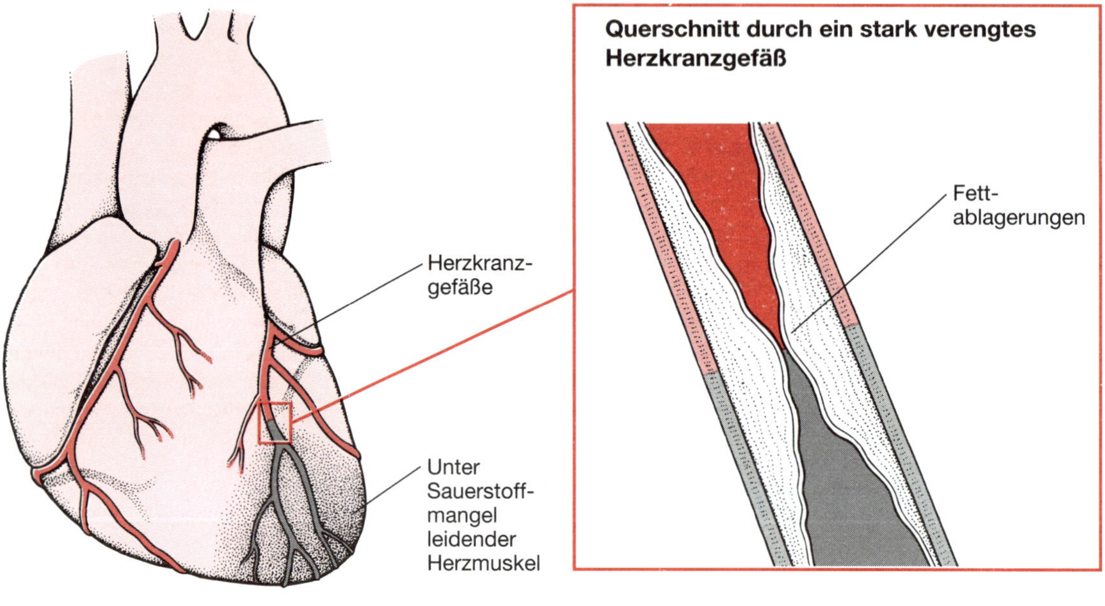

sie sich nicht vorhersagen. Häufig ist der Anfall schlimmer, wenn man sich nach einer Mahlzeit anstrengt. Auch bei Kälte sind die Beschwerden gewöhnlich stärker. Gegen den Wind oder aus einem warmen Zimmer hinaus in die Kälte zu gehen, kann einen Angina-pectoris-Anfall auslösen. Seelische Belastung kann das Geschehen verursachen oder verschlimmern. Manchmal tritt ein Anfall auch in Ruhe auf, wenn jemand starke Gefühle durchlebt oder schlecht geträumt hat.

Prinzmetal-Angina entsteht durch einen Krampf der großen Herzkranzgefäße auf der Herzoberfläche. Sie ist von Belastung unabhängig, bessert sich nicht durch Ruhe und zeigt während des Anfalls ein charakteristisches Bild im EKG (Elektrokardiogramm).

Instabile Angina tritt mit wechselnden Symptomen auf. Da ein Patient jedoch gewöhnlich immer dieselben Muster zeigt, sollte jede Veränderung – wie stärkere Schmerzen, häufigere Anfälle oder Anfälle bei geringerer Belastung oder in Ruhe – sehr ernst genommen werden. Derartiges zeigt gewöhnlich, daß die koronare Herzkrankheit rasch fortschreitet und die Herzkranzgefäße durch ein Blutgerinnsel oder ein geplatztes Atherom stärker eingeengt werden. Die Gefahr eines Herzinfarktes ist groß. Eine instabile Angina pectoris ist ein medizinischer Notfall.

Diagnose

Der Arzt diagnostiziert Angina pectoris im wesentlichen aufgrund der Beschreibung der Symptome durch den Patienten. Zwischen den Anfällen und sogar während eines Anfalls ist eine körperliche Untersuchung oder ein EKG oft wenig aufschlußreich. Während des Anfalls kann sich die Herzfrequenz leicht erhöhen und der Blutdruck ansteigen. Möglicherweise hört der Arzt mit dem Stethoskop eine typische Veränderung des Herzschlags. Während eines charakteristischen Angina-pectoris-Anfalls können im EKG Veränderungen zu sehen sein, doch zwischen den Anfällen kann es ganz normal sein – sogar bei Menschen mit einer weit fortgeschrittenen Herzkranzgefäßerkrankung.

Wenn charakteristische Symptome auftreten, ist es für den Arzt leicht, eine Diagnose zu stellen. Die Art der Schmerzen, wo sie auftreten, und wie sie mit Belastung, Mahlzeiten, Wetter und anderen Faktoren zusammenhängen, unterstützen das. Verschiedene Verfahren helfen einzuschätzen, wie schwer die Ischämie ist, ob eine koronare Herzkrankheit ▲ vorliegt und wie ausgedehnt sie ist.

Ein **Belastungs-EKG** (Test, bei dem man während des EKGs auf einem Laufband läuft oder auf einem Fahrradergometer tritt) hilft zu beurteilen, wie schwer die koronare Herzkrankheit ist und wie das Herz auf Belastung reagiert. Die Ergebnisse können auch die Entscheidung befördern, ob eine Koronararteriographie oder eine Operation erforderlich ist.

Eine **Szintigraphie** in Verbindung mit einem Belastungs-EKG kann dem Arzt wertvolle Informationen über den Grad einer Angina pectoris liefern. Sie weist nicht nur auf die Existenz einer Ischämie hin, sondern zeigt auch die Bereiche des betroffenen Herzmuskels, ihre Größe und die Blutmenge, die den Herzmuskel erreicht.

Bei einer **Belastungs-Echokardiographie** werden Ultraschallaufnahmen gemacht, während das Herz belastet wird. Der Test ist ungefährlich und zeigt Herzgröße, Bewegung des Herzmuskels, Blutfluß durch die Herzklappen und die Arbeit der Herzklappen. Das Echokardiogramm wird in Ruhe und bei Höchstbelastung aufgezeichnet. Bei einer Ischämie ist die Pumpbewegung der linken Herzkammerwand verändert.

Eine **Koronarangiographie** kann durchgeführt werden, wenn die Diagnose koronare Herzkrankheit oder Ischämie nicht feststeht. Meist versucht man damit jedoch, den Schweregrad der Herzkranzgefäßverengung zu bestimmen und einzuschätzen, ob eine Ballonaufdehnung (Angioplastie) oder eine Bypassoperation erforderlich ist.

Bei einigen Menschen mit den charakteristischen Symptomen einer Angina pectoris und einem auffälligen Belastungstest liefert eine Koronarangiographie dennoch keinen Hinweis auf eine Herzkranzgefäßerkrankung. Bei manchen dieser Menschen sind die kleinen Arterien seltsam verkrampft. Fachleute nennen dieses Syndrom X, es ist aber kaum erforscht. Gewöhnlich bessern sich die Symptome, wenn die Betroffenen Betablocker oder Nitrate einnehmen. Die Prognose von Patienten mit Syndrom X ist gut.

Die Überwachung mittels **Langzeit-EKG** (einem tragbaren EKG-Gerät) deckt bei einigen Patienten Veränderungen auf, die auf eine stumme Ischämie hindeuten. Die Ärzte sind sich über die Bedeutung der stummen Ischämie nicht einig. Grundsätzlich bestimmt jedoch die Schwere der koronaren Herzkrankheit das Ausmaß der stummen Ischämie und damit die Prognose. Ein EKG hilft bei der Diagnose der Prinzmetal-Angina, weil es bestimmte Veränderungen aufzeigt, wenn aus der Ruhe heraus eine Angina auftritt.

Bei einer **Angiographie** wird nach der Injektion eines Kontrastmittels eine Serie von Röntgenaufnahmen gemacht. Manchmal kann man auf ihnen Spasmen in Herzkranzgefäßen erkennen, welche ohne Atherom sind. Gelegentlich werden Arzneimittel angewandt, die während der Untersuchung einen Krampf der Herzkranzgefäße auslösen sollen.

Cholesterin und koronare Herzkrankheit

Das Risiko einer koronaren Herzkrankheit nimmt zu, wenn der Blutwert des Gesamtcholesterins und der der Lipoproteine mit geringer Dichte (LDL-Cholesterin oder »schlechtes« Cholesterin) hoch ist. Die Gefahr einer koronaren Herzkrankheit wird geringer, wenn der Gehalt an Lipoproteinen mit hoher Dichte (HDL-Cholesterin oder »gutes« Cholesterin) im Blut hoch ist.

Die Ernährung beeinflußt den Gesamtcholesterinspiegel und damit auch die Gefahr der koronaren Herzkrankheit. Mit der durchschnittlichen bundesdeutschen Ernährung nehmen die Menschen zuviel Fett auf, und auch die Cholesterinaufnahme ist zu hoch. Durch eine veränderte Ernährungsweise (und wenn nötig die Einnahme von Arzneimitteln) läßt sich der Cholesterinspiegel senken. Verringert sich der Gesamtcholesterinspiegel und der Gehalt an LDL-Cholesterin im Blut, schreitet die koronare Herzkrankheit langsamer fort; teilweise können Plaques sogar wieder rückgängig gemacht werden.

Von einer Cholesterinsenkung profitieren jene Patienten am meisten, die noch andere Risikofaktoren für eine koronare Herzkrankheit aufweisen. Dazu gehören Rauchen, Bluthochdruck, Übergewicht, Bewegungsmangel, hoher Triglyzeridspiegel, genetische Veranlagung und männliches Geschlecht.

▲ Siehe Seite 69

Prognose

Zu den Schlüsselfaktoren, nach denen man sagen kann, was mit Angina-pectoris-Patienten geschehen wird, gehören Alter, Ausmaß der koronaren Herzkrankheit, Schwere der Symptome und – als wichtigster Faktor – der Grad der normalen Herzmuskelfunktion. Je mehr Herzkranzgefäße betroffen sind oder je stärker die Arterien verengt sind, desto schlechter ist die Prognose. Bei Menschen mit einer stabilen Angina pectoris und einer normalen Pumpleistung des Herzens ist die Prognose erstaunlich gut. Eine verringerte Pumpleistung verschlechtert die Aussichten drastisch.

Behandlung

Die Behandlung beginnt mit vorbeugenden Maßnahmen, um eine koronare Herzkrankheit zu verhindern, ihr Fortschreiten zu verlangsamen oder sie rückgängig zu machen, indem man die bekannten Risikofaktoren bekämpft. Primäre Risikofaktoren wie Bluthochdruck und überhöhter Cholesterinspiegel werden sofort behandelt. Rauchen ist der wichtigste vermeidbare Risikofaktor bei einer Erkrankung der Herzkranzgefäße.

Die Behandlung der Angina pectoris hängt zum Teil von der Schwere und Stabilität der Symptome ab. Sind die Symptome leicht bis mäßig und stabil, kann es am wirkungsvollsten sein, die Risikofaktoren zu verringern und Arzneimittel einzunehmen. Verschlechtern sich die Symptome rasch, werden die Patienten gewöhnlich umgehend ins Krankenhaus eingewiesen und medikamentös behandelt. Lassen sich die Symptome durch Arzneimittel, Ernährung und Veränderung der Lebensgewohnheiten nicht ausreichend verringern, kann eine Herzkatheteruntersuchung gemacht werden, um abzuschätzen, ob eine Bypassoperation oder eine Ballonaufdehnung (Angioplastie) nötig ist.

Behandlung einer stabilen Angina pectoris

Die Behandlung zielt darauf ab, der Ischämie vorzubeugen oder sie zu verringern beziehungsweise die Symptome zu lindern. Dazu können vier Arten von Arzneimitteln eingesetzt werden: Betablocker, Nitrate, Kalziumantagonisten und Thrombozytenaggregationshemmer.

Betablocker beeinflussen die Wirkung der Hormone Adrenalin und Noradrenalin auf das Herz und andere Organe. Sie verringern die Herzfrequenz in Ruhe. Bei Belastung begrenzen sie den Anstieg der Herzfrequenz und verringern so den Sauerstoffbedarf. Betablocker und Nitrate haben gezeigt, daß sie die Zahl der Herzinfarkte und plötzlichen Todesfälle verringern können und daß sie die Lebenserwartung von Menschen mit koronarer Herzkrankheit erhöhen.

Nitrate wie Nitroglyzerin erweitern die Blutgefäße. Es gibt kurz- und langwirkende Nitrate. Legt man eine Nitroglyzerintablette unter die Zunge (sublinguale Aufnahme), lindert sie den Angina-pectoris-Anfall gewöhnlich innerhalb von ein bis drei Minuten. Die Wirkung hält etwa 30 Minuten an. Menschen mit chronischer stabiler Angina sollten immer Nitroglyzerintabletten oder -spray bei sich haben. Es ist auch möglich, eine Tablette kurz vor Erreichen einer bekannten Belastungsgrenze einzunehmen, bei der gewöhnlich Angina pectoris auftritt. Nitroglyzerin kann man auch anwenden, indem man eine Tablette zwischen Zahnfleisch und Wange schiebt oder einen Spray inhaliert. Langwirkende Nitrate werden ein- bis viermal täglich eingenommen. Nitratpflaster oder -salbe, aus denen das Arzneimittel über mehrere Stunden durch die Haut aufgenommen wird, sind ebenfalls wirksam. Werden langwirkende Nitrate regelmäßig eingenommen, verlieren sie rasch ihre symptomlindernde Wirkung. Die meisten Fachleute empfehlen zwischen den Einnahmen acht- bis zwölfstündige Pausen. Auf diese Weise bleibt die Wirksamkeit lange Zeit erhalten.

Kalziumantagonisten hindern die Blutgefäße daran, sich zusammenzuziehen und können einem Krampf der Koronararterien entgegenwirken. Sie sind auch wirksam bei der Behandlung der Prinzmetal-Angina. Manche Kalziumantagonisten wie Verapamil oder Diltiazem verlangsamen die Herzfrequenz. Für manche Menschen kann das von Nutzen sein.

Thrombozytenaggregationshemmer wie Azetylsalizylsäure können ebenfalls gegeben werden. Blutplättchen (Thrombozyten) sind Zellbestandteile, die im Blut kreisen. Sie sind wichtig für die Blutgerinnung und die Reaktion eines Blutgefäßes auf eine Verletzung. Wenn sich Blutplättchen aber an Atherome der Arterienwände anlagern, kann ein Blutgerinnsel entstehen, das die Arterie verengt oder blockiert (Thrombose) und zu einem Herzinfarkt führt. Azetylsalizylsäure geht eine nicht auflösbare Bindung mit den Blutplättchen ein und hindert sie daran, an Gefäßwänden Gerinnsel zu bilden. Daher verringert Azetylsalizylsäure die Gefahr, an einer koronaren Herzkrankheit zu sterben. Den meisten Menschen mit einer koronaren Herzkrankheit wird die tägliche Einnahme von Azetylsalizylsäure empfohlen. Menschen mit einer Allergie gegen Azetylsalizylsäure können statt dessen Ticlopidin oder andere neuere Thrombozytenaggregationshemmer einnehmen.

Behandlung einer instabilen Angina pectoris

Häufig werden Menschen mit instabiler Angina ins Krankenhaus eingewiesen, damit die Arzneimitteltherapie engmaschig überwacht werden kann und bei Bedarf andere

Therapien eingesetzt werden können. Die Patienten erhalten Arzneimittel, die die Neigung des Blutes, zu gerinnen, verringern. Dazu eignen sich sowohl Heparin, das die Blutgerinnung hemmt, als auch Azetylsalizylsäure. Betablocker und die intravenöse Gabe von Nitroglyzerin verringern die Arbeitslast des Herzens. Wirken die Arzneimittel nicht, sind möglicherweise ein Herzkatheter und Angioplastie oder eine Bypassoperation erforderlich.

Aortokoronarer Bypass: Diese Operation wird meistens nur als Bypassoperation bezeichnet. Sie ist besonders hilfreich bei Menschen mit Angina pectoris und einer koronaren Herzkrankheit, die sich noch nicht stark ausgebreitet hat. Sie kann die Belastbarkeit erhöhen, Symptome lindern und die Menge und Dosis der benötigten Arzneimittel verringern. Eine Bypassoperation eignet sich am besten für Menschen mit einer schweren Angina pectoris, die nicht auf Arzneimittel anspricht. Das Herz des Patienten sollte normal funktionieren, er sollte keinen Herzinfarkt gehabt haben und auch sonst keine Erkrankungen, aufgrund derer die Operation zu gefährlich würde (z.B. chronisch obstruktive Lungenerkrankungen). Diese Patienten haben bei einer geplanten Operation ein Sterberisiko von einem Prozent oder weniger, die Gefahr einer Herzschädigung (z.B. eines Infarktes) während der Operation liegt unter fünf Prozent. Bei etwa 85 Prozent der Patienten lindert die Operation deutlich die Symptome oder macht sie sogar beschwerdefrei. Bei Menschen mit einer verringerten Pumpleistung des Herzens (Funktionsstörung der linken Herzkammer) durch einen infarktgeschädigten Herzmuskel oder andere Herz- und Gefäßprobleme ist das Risiko größer.

Bei einer Bypassoperation wird die Aorta (die Hauptschlagader, die das Blut vom Herzen in den Körper transportiert) durch transplantierte Venen oder Arterien mit den Koronararterien verbunden – unter Umgehung der verengten Gefäße. Die transplantierten Venen werden dafür meist aus dem Bein entnommen. Die meisten Chirurgen verwenden aber auch mindestens eine Arterie für diese Umgehung. Sie wird gewöhnlich unter dem Brustbein (Sternum) entnommen. Diese Arterien entwickeln nur sehr selten eine koronare Herzkrankheit; mehr als 90 Prozent arbeiten auch zehn Jahre nach der Bypassoperation noch einwandfrei. Venen können sich nach und nach verengen, und nach fünf Jahren kann ein Drittel oder mehr vollständig blockiert sein. Die Bypassoperation bessert nicht nur die Angina-pectoris-Symptome, sondern verbessert vor allem bei Patienten mit schweren Erkrankungen die Prognose.

Koronarangioplastie: Die Gründe, warum sich Menschen mit Angina pectoris einer Angioplastie unterziehen, sind dieselben wie bei einer Bypassoperation. Nicht jede Verengung von Koronararterien ist für eine Angioplastie geeignet; manchmal sprechen Lage, Länge, Verkalkungsgrad oder andere Erkrankungen dagegen. Ärzte überlegen daher sorgfältig, ob das Verfahren bei der entsprechenden Person Erfolg verspricht.

Bei einer Angioplastie wird eine große Nadel in eine große periphere Arterie, meist die Oberschenkelarterie, eingeführt. Dann wird ein Führungsdraht durch die Nadel in das Arteriensystem und durch die Aorta eingeführt und bis zu dem verengten Herzkranzgefäß geschoben. Über den Draht wird ein Katheter mit einem Ballon an der Spitze in die verengte Arterie geschoben, bis der Ballon auf Höhe der verengten Stelle ist. Dann wird er mehrere Sekunden lang aufgeblasen. Aufblasen und Zusammenfallenlassen können mehrmals wiederholt werden. Während des Vorgangs wird der Patient genau überwacht, weil das Verfahren die Durchblutung in den Herzkranzgefäßen vorübergehend blockiert. Dieses kann bei einigen Menschen EKG-Veränderungen und Ischämiesymptome hervorrufen. Der aufgepumpte Ballon drückt das Atherom zusammen, dehnt die Arterie und zieht teilweise die innere Schicht von der Arterienwand. Nach einer erfolgreichen Angioplastie ist die Verengung weitgehend behoben. 80 bis 90 Prozent der Arterien, die sich mit dem Ballon erreichen lassen, können eröffnet werden.

Ein bis zwei Prozent der Patienten sterben während einer Angioplastie. Drei bis fünf Prozent haben einen Herzinfarkt, den sie überstehen. Bei zwei bis vier Prozent ist direkt nach der Angioplastie eine Bypassoperation erforderlich. Bei zwanzig bis dreißig Prozent schließen sich die erweiterten Arterien innerhalb von sechs Monaten wieder, häufig bereits in den ersten Wochen nach dem Eingriff. Eine Angioplastie wird oft wiederholt, so daß sich eine Angina pectoris auf diese Weise über längere Zeit erträglich halten läßt. Um die Arterie nach einer Angioplastie offen zu halten, kann der Arzt ein neues Verfahren anwenden, bei dem er eine Art Drahtgeflecht (Stent) in die Arterie einsetzt. Dadurch scheint sich die Gefahr einer erneuten Verengung halbieren zu lassen.

Nur in wenigen Studien ist die Wirksamkeit der Arzneimitteltherapie mit der einer Angioplastie verglichen worden. Es heißt, die Erfolgsquote bei der Angioplastie sei so groß wie bei einer Bypassoperation, die Patienten erholten sich danach schneller, und die Gefahr eines Herzinfarktes oder Todes habe sich im Verlauf einer zweieinhalbjährigen Studie als gleich erwiesen.

Bei neueren, noch in der Erprobung befindlichen Verfahren werden Atherome entfernt. Dabei werden Instrumente eingesetzt, die dicke, fibröse und verkalkte Stellen ausräumen. Dennoch beseitigen all diese Verfahren, einschließlich Bypassoperation und Angioplastie, nur mecha-

Angioplastie

Der Arzt sticht in eine große Arterie (meistens die Oberschenkelarterie) und führt durch sie einen Ballonkatheter ein, den er durch das arterielle Gefäßsystem bis zu der verengten Koronararterie schiebt. Dann wird der Ballon aufgepumpt, um die Ablagerung an die Wand der Arterie zu drücken und sie damit wieder zu öffnen.

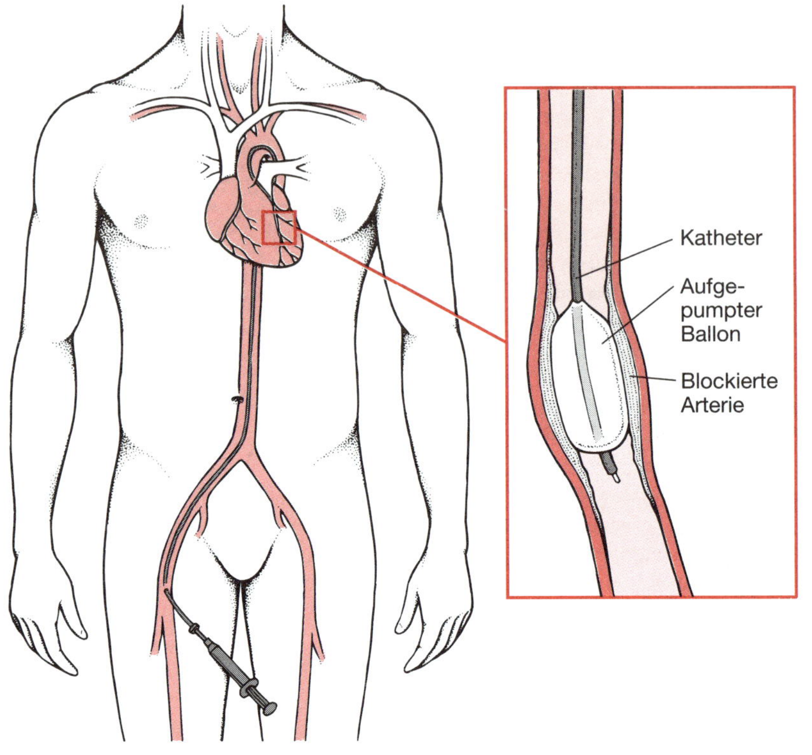

nisch den entstandenen Schaden; die zugrundeliegende Krankheit heilen sie nicht. Um die Gesamtprognose zu verbessern, müssen die Betroffenen die Risikofaktoren verringern.

Herzinfarkt

Ein Herzinfarkt (Myokardinfarkt) ist ein medizinischer Notfall, bei dem ein Teil der Blutversorgung des Herzens plötzlich stark eingeschränkt oder abgeschnitten ist. Dadurch bekommt der Herzmuskel (Myokard) nicht genug Sauerstoff und stirbt ab.

Ursachen

Ein Herzinfarkt tritt gewöhnlich dann auf, wenn die Blutzufuhr zu einem Teil des Herzens infolge einer Verengung der Herzkranzgefäße drastisch verringert oder ganz blockiert wird. Ist die Zufuhr länger als wenige Minuten unterbrochen, stirbt Herzgewebe ab.

Die Fähigkeit des Herzens, nach einem Herzinfarkt weiterzupumpen, hängt direkt mit dem Ausmaß und der Lage des zerstörten Gewebes (Infarkt) zusammen. Da jede Koronararterie einen bestimmten Bereich des Herzens versorgt, bestimmt die verschlossene Arterie, welcher Bereich geschädigt wird. Wenn mehr als die Hälfte des Herzgewebes geschädigt ist, kann das Herz normalerweise nicht mehr arbeiten, und es kommt zu einer schweren Behinderung oder zum Tod. Selbst bei geringeren Schäden kann es sein, daß die Pumpleistung des Herzens nicht mehr ausreicht und es zu Herzschwäche oder Schock – einem noch ernsteren Zustand – kommt. Das geschädigte Herz kann sich vergrößern, um die nachlassende Herzleistung teilweise auszugleichen. (Ein größeres Herz schlägt kräftiger.) Die Vergrößerung kann auch den Grad des Herzmuskelschadens widerspiegeln. Vergrößert sich das Herz nach einem Infarkt, ist die Prognose schlechter als bei einem normal großen Herzen.

Die häufigste Ursache für eine blockierte Arterie ist ein Blutgerinnsel. Gewöhnlich ist die Arterie durch Atherome bereits teilweise verengt. Ein solches Atherom kann aufplatzen oder reißen und die Arterie dadurch noch mehr verengen. Durch diese Verengung steigt die Wahrscheinlichkeit, daß sich Blutgerinnsel bilden. Ein gerissenes Atherom behindert nicht nur den Blutfluß in der Arterie, sondern macht die Blutplättchen auch klebriger, so daß sie leichter Gerinnsel bilden.

Eine ungewöhnliche Ursache für einen Herzinfarkt ist ein Gerinnsel, das sich im Herzen selbst gebildet hat. Manchmal entsteht ein solcher Klumpen (Embolus) im Herzen, löst sich und lagert sich in einer Koronararterie ab. Eine weitere ungewöhnliche Ursache ist ein Krampf einer Koronararterie, der die Durchblutung unterbricht. Solche Krämpfe können durch Drogen wie Kokain oder durch Rauchen ausgelöst werden; manchmal bleibt die Ursache auch offen.

Symptome

Zwei von drei Menschen mit einem Herzinfarkt spüren schon einige Tage vorher vorübergehende Brustschmerzen, Atemnot und Erschöpfung. Die Schmerzschübe können selbst nach geringer körperlicher Belastung immer häufiger vorkommen. Eine solche instabile Angina kann in einem Herzinfarkt gipfeln. Das deutlichste Symptom ist gewöhnlich ein Schmerz in der Brustmitte, der bis in den Rücken, Kiefer oder den linken Arm ausstrahlen kann. Seltener ist er auch im rechten Arm zu spüren. Der Schmerz kann an einer oder mehreren Stellen auftreten und die Brust auch auslassen. Der Schmerz eines Herzinfarktes ähnelt dem eines Angina-pectoris-Anfalls, ist aber meist stärker, hält länger an und läßt sich weder durch Ruhe noch durch Nitroglyzerin lindern. Seltener ist der Schmerz im Bauch spürbar. Dann wird er manchmal für eine Verdauungsstörung gehalten, vor allem, weil Aufstoßen vorübergehend Erleichterung bringen kann.

Andere Symptome sind das Gefühl, einer Ohnmacht nahe zu sein und starkes Herzklopfen. Herzrhythmusstörungen können die Pumpleistung des Herzens beeinträchtigen oder zum Erliegen bringen (Herzstillstand). Die Folge ist Bewußtlosigkeit oder Tod.

Bei einem Herzinfarkt ist der Betroffene unruhig, er schwitzt, hat Angst und ein Gefühl drohender Gefahr. Lippen, Hände oder Füße können sich bläulich verfärben. Ältere Menschen verlieren häufig die Orientierung.

Ein Fünftel der Menschen, die einen Herzinfarkt erleiden, haben nur leichte Symptome oder gar keine. Ein solcher stummer Infarkt wird möglicherweise erst einige Zeit später anhand eines Routine-EKGs erkannt.

Diagnose

Wenn ein Mann von über 35 Jahren oder eine Frau von über 50 Jahren über Schmerzen in der Brust klagt, zieht der Arzt gewöhnlich einen Herzinfarkt in Betracht. Allerdings ruft eine Reihe von Erkrankungen ähnliche Schmerzen hervor: Lungenentzündung, ein Blutgerinnsel in der Lunge (Lungenembolie), Entzündung des Herzbeutels (Perikarditis), Rippenbruch, Speiseröhrenkrampf, Verdauungsstörungen oder eine Druckempfindlichkeit der Brustmuskeln nach einer Verletzung oder großen Anstrengung. Ein EKG ▲ und verschiedene Blutuntersuchungen können die Diagnose eines Herzinfarktes gewöhnlich innerhalb weniger Stunden bestätigen.

Das EKG ist das wichtigste Diagnoseverfahren, wenn der Arzt einen Herzinfarkt vermutet. Vielfach zeigt es unmittelbar, daß der Patient einen Herzinfarkt hat. Die Veränderungen im EKG hängen von der Größe und Lage des Herzmuskelschadens ab. Hatte der Betroffene bereits vorher Herzprobleme, die das EGK verändern, kann der momentane Schaden für den Arzt schwerer zu entdecken sein. Wenn einige EKGs über mehrerer Stunden normal sind, gilt ein Herzinfarkt als unwahrscheinlich. Blutuntersuchungen und andere Verfahren können jedoch Gewißheit verschaffen.

Der Blutspiegel verschiedener Enzyme kann Hinweise auf einen Herzinfarkt geben. Das Enzym CK-MB befindet sich normalerweise im Herzmuskel und wird bei seiner Schädigung ins Blut freigesetzt. Erhöhte Enzymspiegel lassen sich etwa zwischen sechs und 36 bis 48 Stunden nach dem Herzinfarkt feststellen. Wenn jemand ins Krankenhaus eingewiesen wird, wird der CK-MB-Spiegel gewöhnlich bestimmt; die Untersuchungen werden im Lauf der nächsten 24 Stunden in sechs- bis achtstündigem Abstand wiederholt.

Wenn EKG und CK-MB-Wert nicht genügend Informationen liefern, kann eine Echokardiographie oder eine Szintigraphie durchgeführt werden. Die Echokardiographie kann eine verringerte Herztätigkeit in einem Teil der linken Kammerwand zeigen (die Herzkammer, die das Blut in den Körper pumpt); dies würde auf einen Herzinfarkt schließen lassen. Wenn es auf einer Szintigraphie so aussieht, als sei die Durchblutung in einem Bereich des Herzmuskels dauerhaft reduziert, legt das den Verdacht auf eine Vernarbung nahe, die durch einen Herzinfarkt verursacht wurde.

▲ Siehe Seite 69 und Kasten, Seite 70

Behandlung

Ein Herzinfarkt ist ein medizinischer Notfall. Die Hälfte der Todesfälle durch Herzinfarkt treten in den drei bis vier Stunden nach Einsetzen der ersten Symptome auf. Je schneller die Behandlung beginnt, desto besser sind die Überlebenschancen. Jemand, dessen Symptome auf einen Herzinfarkt hindeuten, sollte umgehend ärztlich behandelt werden.

Bei dem Verdacht auf einen Herzinfarkt wird der Betroffene gewöhnlich ins Krankenhaus gebracht. Dort werden Herzrhythmus, Blutdruck und Sauerstoffgehalt des Blutes engmaschig überwacht, um den Schaden am Herzen abzuschätzen.

Sofortmaßnahmen

Gewöhnlich bekommt der Betroffene sofort eine Tablette Azetylsalizylsäure zum Kauen. Dieses verbessert die Überlebenschancen, indem es das Blutgerinnsel in dem Herzkranzgefäß verkleinert. Auch eine Verringerung der Arbeitsleistung des Herzens hilft, Schäden einzugrenzen. Dazu kann ein Betablocker gegeben werden, um die Herzfrequenz zu verlangsamen, so daß sich das Herz beim Pumpen von Blut in den Körper weniger verausgabt.

Häufig wird Sauerstoff über eine Maske zugeführt oder durch Schläuche, die in die Nase führen. Dadurch erhöht sich der Sauerstoffanteil im Blut, das Herz erhält mehr Sauerstoff, und der Gewebeschaden begrenzt sich auf ein Minimum.

Wenn es gelingt, ein blockiertes Herzkranzgefäß rasch durchgängig zu machen, bleibt das Herzgewebe intakt. Oft lassen sich Blutgerinnsel in der Arterie mit einer thrombolytischen Therapie auflösen. Dazu dienen Arzneimittel wie Streptokinase, Urokinase und Plasminogen-Aktivatoren. Sie durch Injektionen zu verabreichen, ist nur innerhalb von sechs Stunden nach den ersten Herzinfarktsymptomen sinnvoll. Danach ist der Schaden bereits dauerhaft, dann nützt es wahrscheinlich nichts mehr, die Blockade zu beseitigen. Eine frühe Behandlung verbessert die Durchblutung bei 60 bis 80 Prozent der Patienten und hält den Gewebeschaden gering. Azetylsalizylsäure oder Heparin, die der Entstehung von Blutgerinnseln entgegenwirken, können die Wirksamkeit der Thrombolyse erhöhen.

Eine Thrombolyse kann zu Blutungen führen. Daher wird die Behandlung im allgemeinen nicht durchgeführt, wenn die Patienten unter Magen-Darm-Blutungen oder erheblichem Bluthochdruck (Hypertonie) leiden, gerade einen Schlaganfall überstanden haben oder einen Monat vor dem Herzinfarkt operiert wurden. Bei alten Menschen, die keine der aufgeführten Erkrankungen haben, kann eine Thrombolyse bedenkenlos durchgeführt werden.

Einige Fachkliniken für Herz- und Gefäßerkrankungen führen direkt nach einem Herzinfarkt statt einer Thrombolyse eine Angioplastie oder eine Bypassoperation durch.

Wenn die Arzneimittel, die die Durchblutung der Koronararterien verbessern sollen, die Schmerzen des Patienten nicht lindern, wird gewöhnlich Morphium gespritzt. Es beruhigt und verringert die Arbeitsleistung des Herzens. Nitroglyzerin kann den Schmerz lindern, weil es ebenfalls die Leistung des Herzens verringert. Meist wird es zuerst intravenös verabreicht.

Folgemaßnahmen

Da Aufregung, körperliche Anstrengung und seelische Belastung für das Herz Streß bedeuten und es dann angestrengter arbeiten muß, sollte ein Patient nach einem Herzinfarkt einige Tage in einem ruhigen Zimmer im Bett bleiben. Besuch ist gewöhnlich auf Familienmitglieder und enge Freunde zu beschränken. Fernsehen kann erlaubt sein, wenn das Programm nicht zu sehr aufregt. Rauchen ist ein Hauptrisikofaktor für koronare Herzerkrankungen und Herzinfarkt. Ein Herzinfarkt ist ein überzeugendes Argument, mit dem Rauchen aufzuhören.

Leichte Abführmittel können einer Verstopfung vorbeugen. Wenn jemand kein Wasser lassen kann oder die genaue Urinmenge registriert werden muß, wird ein Blasenkatheter gelegt.

Nach einem Herzinfarkt kommt es oft zu Nervosität und Depressionen. Da große Nervosität dem Herz schadet, kann ein leichtes Beruhigungsmittel nötig sein. Bei leichten Depressionen und zur Bewältigung der Krankheit wird empfohlen, daß Patienten, ihre Familie und Freunde mit Ärzten, Pflegepersonal und Therapeuten über ihre Gefühle sprechen.

Sogenannte ACE-Hemmer können bei vielen Patienten mit Herzinfarkt die Vergrößerung des Herzens begrenzen. Daher werden sie wenige Tage nach dem Herzinfarkt routinemäßig gegeben.

Prognose und Vorbeugung

Die meisten Menschen, die die ersten Tage nach dem Herzinfarkt überstehen, können mit einer vollständigen Genesung rechnen. Allerdings sterben etwa zehn Prozent im Laufe des ersten Jahres. Die meisten Todesfälle treten in den ersten drei bis vier Monaten auf, charakteristischerweise bei Patienten, die weiterhin unter Angina pectoris, ventrikulären Rhythmusstörungen und Herzschwäche leiden.

Um einschätzen zu können, ob jemand weitere Herzprobleme bekommen wird oder eine zusätzliche Behandlung benötigt, kann der Arzt verschiedene Untersuchungen anordnen. Dazu gehört z. B. ein Dauer-EKG, das die Herztätigkeit 24 Stunden lang aufzeichnet. Der Arzt kann so erkennen, ob es Episoden von Herzrhythmusstörungen

Komplikationen bei einem Herzinfarkt

Jeden, der einen Herzinfarkt erlitten hat, kann jede der folgenden Komplikationen treffen: Riß des Herzmuskels, Blutgerinnsel, Herzrhythmusstörungen (Arrhythmien) ▲, Herzschwäche ■, Schock ★ oder Herzbeutelentzündung (Perikarditis). ●

Herzmuskelriß

Ein geschädigter Herzmuskel ist schwach; manchmal reißt er unter dem Druck des pumpenden Herzens. Zwei Stellen im Herzen sind nach einem Infarkt besonders anfällig: die Herzmuskelwand und die Muskeln, die für das Öffnen und Schließen der Mitralklappe, einer der Herzklappen, verantwortlich sind. Wenn diese Muskeln reißen, funktioniert die Klappe nicht mehr. Die Folge ist eine akute schwere Herzschwäche.

Der Herzmuskel kann auch im Bereich der Wand zwischen den beiden Herzkammern (Septum) oder an der äußeren Herzwand reißen. Risse in der Trennwand lassen sich manchmal operativ schließen; Risse in der Außenwand führen fast immer sehr schnell zum Tod.

Häufiger ist jedoch, daß sich der zwar intakte, aber durch den Infarkt geschädigte Herzmuskel nicht mehr richtig zusammenzieht. Der geschädigte Muskel wird durch festes, faseriges Narbengewebe ersetzt, das sich nur wenig oder gar nicht zusammenzieht. Manchmal dehnt sich ein Teil der Herzwand aus, wenn er sich zusammenziehen sollte. ACE-Hemmer können das Ausmaß dieser kranken Bereiche beschränken.

Der geschädigte Muskel kann an der Herzwand eine dünne Ausbuchtung (Aneurysma) bilden. Ein solches Aneurysma kann der Arzt aufgrund eines abweichenden EKG-Musters vermuten, zur Bestätigung der Diagnose braucht er aber ein Echokardiogramm. Diese Aneurysmen platzen nicht, können aber den Herzrhythmus stören und die Pumpleistung des Herzens verringern. Weil das Blut durch die Aneurysmen langsamer fließt; können sich in den Herzkammern leicht Blutgerinnsel bilden.

Blutgerinnsel

Bei 20 bis 60 Prozent der Herzinfarktpatienten bilden sich Blutgerinnsel. Bei fünf Prozent brechen Teile davon ab, wandern durch die Arterien, setzen sich in kleineren Gefäßen fest und blockieren diese. Damit unterbinden sie die Blutversorgung des Gehirns (und verursachen einen Schlaganfall) oder anderer Organe. Eine Echokardiographie kann Blutgerinnsel zeigen, die sich im Herzen bilden, oder darüber Aufschluß geben, ob ein Patient Risikofaktoren trägt. Das wäre z. B. der Fall, wenn ein Teil der linken Herzkammer nicht so schlagen würde, wie er soll. Ärzte verschreiben häufig gerinnungshemmende Arzneimittel wie Phenprocoumon, um die Bildung von Blutgerinnseln zu verhindern.

oder stummer Ischämie gibt. Ein Belastungs-EKG ◆ kurz vor oder nach der Entlassung hilft einzuschätzen, wie gut sich ein Patient von dem Herzinfarkt erholt hat und ob weiterhin eine Ischämie vorliegt. Zeigen sich bei diesen Untersuchungen Herzrhythmusstörungen oder Ischämie, kann eine Arzneibehandlung angezeigt sein. Besteht die Ischämie fort, kann der Arzt eine Koronararteriographie empfehlen, um abzuschätzen, ob sich mit einer Angioplastie oder Bypassoperation die Blutversorgung des Herzens wiederherstellen läßt.

Viele Ärzte empfehlen nach einem Herzinfarkt, täglich Azetylsalizylsäure einzunehmen. Da sie die Blutplättchen daran hindert, sich zu Gerinnseln zusammenzuballen, verringert sie das Todesrisiko und das eines zweiten Herzinfarktes um 15 bis 30 Prozent. Menschen mit einer Allergie gegen Azetylsalizylsäure können statt dessen Ticlopidin einnehmen. Ärzte verschreiben außerdem Betablocker, weil auch sie das Risiko erheblich verringern. Je schwerer der Herzinfarkt, desto nützlicher sind diese Arzneimittel. Allerdings vertragen einige Menschen die Mittel nicht, und sie sind nicht bei allen wirksam.

▲ Siehe Seite 75

■ Siehe Seite 83

★ Siehe Seite 107

● Siehe Seite 100

◆ Siehe Seite 69

Rehabilitation

Die Rehabilitation nach einem Herzinfarkt ist ein wichtiger Teil des Genesungsprozesses. Länger als zwei bis drei Tage im Bett zu bleiben, schwächt den Körper und führt manchmal zu Depressionen und einem Gefühl von Hilflosigkeit. Treten keine Komplikationen auf, können die Patienten schon drei bis vier Tage nach dem Herzinfarkt im Sessel sitzen, passive Bewegungsübungen machen, zur Toilette gehen, leichte, nicht belastende Dinge arbeiten und lesen. Die meisten verlassen das Krankenhaus nach spätestens zwei Wochen, bekommen aber möglichst schnell eine Anschlußheilbehandlung in einer Rehabilitationsklinik.

Dort werden sie in den folgenden drei bis sechs Wochen angeleitet, ihre Aktivitäten langsam zu steigern. Sie werden zu Verhaltensänderungen ermutigt, die die Risikofaktoren für koronare Herzkrankheiten reduzieren können: Sie werden vom Rauchen entwöhnt, üben eine Ernährung ein, die Gewicht, Blutdruck und Cholesteringehalt des Blutes sinken läßt und werden zu täglicher sportlicher Betätigung angehalten.

Die meisten Menschen können ohne Bedenken ein bis zwei Wochen nach dem Krankenhausaufenthalt wieder sexuell aktiv werden. Wenn es nicht zu Atemnot oder Brustschmerzen kommt, können die üblichen Alltagstätigkeiten nach etwa sechs Wochen wieder aufgenommen werden.

KAPITEL 28

Erkrankungen der peripheren Blutgefäße

Zu den arteriellen Verschlußkrankheiten gehören die Erkrankungen der Herzkranzgefäße, die zum Herzinfarkt▲ führen können, und die Erkrankungen der peripheren Arterien, die die Bauchschlagader und ihre Äste sowie die Beinarterien betreffen. Andere Erkrankungen der peripheren Arterien sind das Buerger-Syndrom, Raynaud-Krankheit und Akrozyanose.

Die meisten Menschen mit Erkrankungen der peripheren Arterien leiden unter Arteriosklerose, einem Krankheitsprozeß, bei dem sich Fettablagerungen an der inneren Arterienwand festsetzen und die Arterien immer mehr verengen.■ Die teilweise Verlegung oder der vollständige Verschluß einer Arterie kann aber auch andere Ursachen haben, z. B. ein Blutgerinnsel. Eine verengte Arterie kann in die Körperteile, die sie versorgt, nicht genügend Blut befördern. Dadurch entsteht ein Sauerstoffmangel (Ischämie), der sich plötzlich (akute Ischämie) oder nach und nach (chronische Ischämie) bemerkbar machen kann.

▲ Siehe Seite 122
■ Siehe Seite 114
★ Siehe Seite 116

Peripheren arteriellen Gefäßerkrankungen läßt sich vorbeugen, indem man die Risikofaktoren für Arteriosklerose verringert: Rauchen, Übergewicht, Bluthochdruck und hoher Cholesterinspiegel.★ Auch Diabetes ist eine bedeutende Ursache für diese Krankheiten. Eine angemessene Diabetestherapie kann die Arterienerkrankung hinauszögern. Ist erst einmal eine periphere arterielle Gefäßerkrankung entstanden, konzentriert sich die Behandlung auf die Komplikationen – starke Beinkrämpfe beim Laufen, Angina pectoris, Herzrhythmusstörungen, Herzschwäche, Herzinfarkt, Schlaganfall und Nierenversagen.

Bauchschlagader und ihre Äste

Die Bauchschlagader und ihre Hauptäste können sich plötzlich oder schleichend verengen. Ein plötzlicher vollständiger Verschluß tritt meist auf, wenn sich ein Gerinnsel, das mit dem Blut durch den Körper geschwemmt wird, in einer Arterie festsetzt (Embolie), wenn sich in einer verengten Arterie ein Blutgerinnsel bildet (Thrombose) oder wenn die Lagen der Arterienwand auseinanderreißen (Aortendissektion). Ein schleichender Verschluß kann die Folge von Arteriosklerose sein. Nur selten liegt die Ursache in einem anomalen Muskelwachstum in der

Blockierung der Blutversorgung des Darms

Die obere Mesenterialarterie versorgt einen Großteil des Darms mit Blut. Wenn diese Arterie blockiert ist, stirbt das Darmgewebe ab.

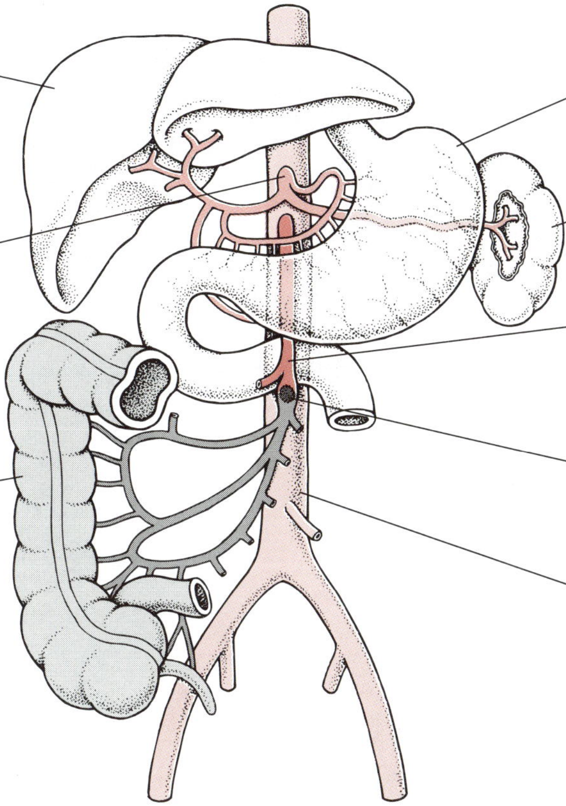

Arterienwand oder im Druck einer sich außerhalb der Arterie ausdehnenden Masse (z. B. ein Tumor).

Symptome

Ein plötzlicher vollständiger Verschluß der oberen Mesenterialarterie ist ein medizinischer Notfall; diese Arterie ist ein Hauptast der Bauchschlagader und versorgt einen Großteil der Eingeweide. Ein Mensch mit einem solchen Verschluß wird sehr krank und hat starke Bauchschmerzen. Gewöhnlich beginnen die Beschwerden mit Erbrechen und heftigen spontanen Darmbewegungen. Der Bauch kann druckempfindlich sein; der Bauchschmerz ist jedoch gewöhnlich heftiger als diese großflächige Empfindlichkeit. Der Bauch ist eventuell leicht geschwollen. Der Arzt hört mit dem Stethoskop anfangs weniger Darmgeräusche als normal, später gar keine mehr. Blut im Stuhl ist zuerst nur durch eine Laboruntersuchung nachweisbar, bald aber mit bloßem Auge sichtbar. Der Blutdruck sinkt. Wenn die Eingeweide abzusterben beginnen, kommt es zum Schock.

Eine schleichende Verengung der oberen Mesenterialarterie verursacht charakteristischerweise 30 bis 60 Minuten nach den Mahlzeiten Schmerzen, weil für die Verdauung mehr Blut in Magen und Darm benötigt wird. Der Schmerz ist gleichmäßig, stark und konzentriert sich gewöhnlich auf den Bereich um den Nabel. Die Patienten mögen wegen der Schmerzen nichts mehr essen und können stark an Gewicht verlieren. Durch die mangelhafte

Blutversorgung werden die Nährstoffe häufig nicht ausreichend aufgenommen, was ebenfalls zum Gewichtsverlust beiträgt.

Wenn sich ein Blutgerinnsel in einer der Nierenarterien festsetzt, tritt seitlich ein plötzlicher Schmerz auf. Der Urin wird blutig. Ein schleichender Verschluß einer oder beider Nierenarterien ist meist die Folge von Arteriosklerose und kann zu Bluthochdruck führen. Fünf Prozent der Hochdruckpatienten haben eine solche renovaskuläre Hypertonie.

Wenn der untere Teil der Schlagader plötzlich an der Stelle verschlossen ist, wo sie sich in zwei Äste teilt, die durch das Becken führen und die Beine mit Blut versorgen (Hüftarterien), setzen in beiden Beinen Schmerzen ein; sie sind kalt und blaß. Der Puls ist nicht mehr tastbar, und die Beine fühlen sich taub an.

Verschließen sich die untere Aorta oder die Hüftarterien nach und nach, treten beim Gehen Müdigkeit oder Schmerzen in den Muskeln von Gesäß, Hüfte und Beinen auf. Bei Männern geht eine Verengung der unteren Aorta oder beider Hüftarterien oft mit Impotenz einher. Ist die Schenkelarterie verengt, die von der Leiste zum Knie führt, hat der Betroffene gewöhnlich Wadenschmerzen beim Gehen. Unterhalb der Verengung ist der Puls kaum oder gar nicht mehr tastbar.

Behandlung

Ob jemand einen plötzlichen Verschluß der oberen Mesenterialarterie überlebt und ob der Darm gerettet werden kann, hängt davon ab, wie schnell die Blutversorgung wiederhergestellt wird. Um kostbare Zeit zu sparen, kann eine Notoperation ohne vorherige Röntgenaufnahmen gemacht werden. Bestätigt sich der Verdacht, daß die obere Mesenterialarterie blockiert ist, kann nur eine sofortige Notoperation die Blutversorgung wiederherstellen und das Leben des Patienten retten.

Gehen die Blutgefäße zum Darm nach und nach zu, kann Nitroglyzerin die Bauchschmerzen lindern. Mit einem Doppler-Ultraschall ▲ und einer Angiographie läßt sich feststellen, wie ausgedehnt die Blockade ist und ob operiert werden muß.

Blutgerinnsel in den Leber- und Milzarterien sind gewöhnlich nicht ganz so gefährlich, als wenn der Darm von der Blutversorgung abgeschnitten ist. Zwar können Teile von Leber oder Milz bei mangelnder Versorgung Schaden nehmen, aber eine Operation ist nur selten erforderlich.

Wird ein Blutgerinnsel aus den Nierenarterien rechtzeitig chirurgisch entfernt, läßt sich die Nierenfunktion wiederherstellen. Bei einem schleichenden Verschluß kann der Arzt manchmal mittels einer Angioplastie die Arterie dehnen und die Verengung beseitigen. Meist muß sie jedoch operativ entfernt oder ein Bypass gelegt werden.

Nur eine Notoperation kann einen plötzlichen Verschluß der unteren Aorta an der Stelle beseitigen, wo sie sich in zwei Äste teilt, um die Beine mit Blut zu versorgen.

▲ Siehe Seite 72

Beinarterien

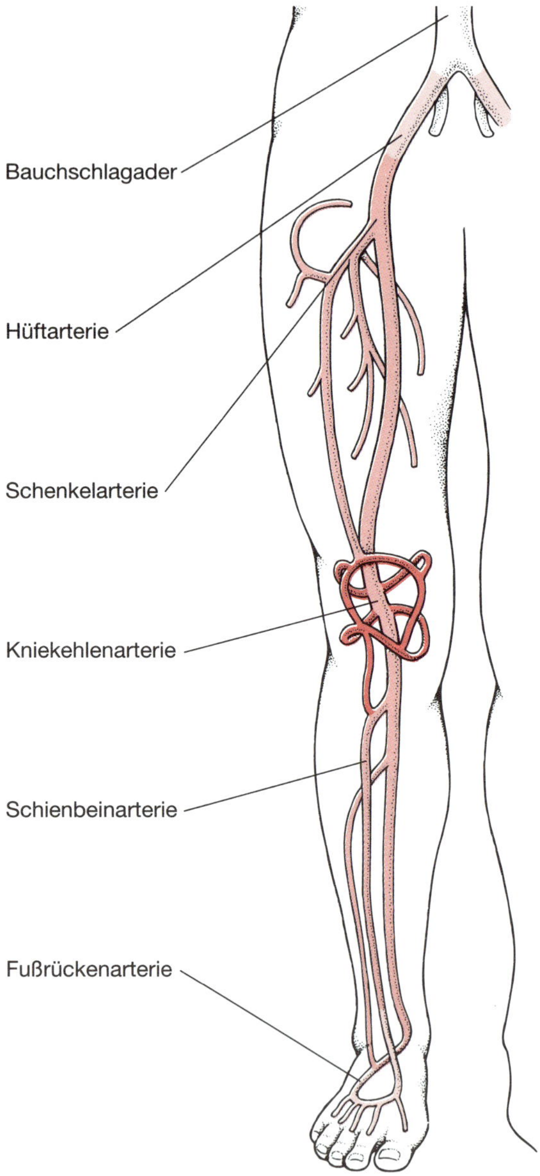

Manchmal läßt sich das Blutgerinnsel auch durch die Injektion des Thrombolytikums Urokinase auflösen. Meist ist eine Operation jedoch erfolgreicher.

Bein- und Armarterien

Wenn sich eine Beinarterie langsam verschließt, treten als erste Symptome bei körperlicher Belastung Schmerzen, Krämpfe oder ein Müdigkeitsgefühl in den Beinen auf. Diese Beschwerden nennt man intermittierendes Hinken (»Schaufensterkrankheit«, Claudicatio intermittens). Die Muskeln schmerzen beim Gehen; das verstärkt sich, wenn der Betroffene schneller oder bergauf geht. Am häufigsten macht sich der Schmerz in den Waden bemerkbar; er kann allerdings auch – je nach Lage des Verschlusses – in Fuß, Oberschenkel, Hüfte oder Gesäß auftreten. Der Schmerz läßt nach, wenn der Patient ruht. Gewöhnlich können die Betroffenen nach einer bis fünf Minuten Pause dieselbe Strecke zurücklegen, die sie vor dem Auftreten des Schmerzes bewältigt haben. Dieselbe Art von Schmerz bei Belastung tritt auch auf, wenn die Arterien im Arm verengt sind.

Mit fortschreitender Krankheit verkürzt sich die Strecke, die der Patient schmerzfrei zurücklegen kann, immer mehr. Schließlich schmerzen die Muskeln sogar im Ruhezustand. Der Schmerz setzt gewöhnlich im unteren Teil der Wade oder im Fuß ein, ist stark und läßt nicht nach. Wird das Bein hochgelegt, verschlimmert er sich. Diese Schmerzen lassen die Patienten oft nicht schlafen. Um sich Erleichterung zu verschaffen, können die Betroffenen die Füße aus dem Bett hängen lassen oder sich im Sitzen mit herabhängenden Beinen ausruhen.

Ein schlecht durchbluteter Fuß ist gewöhnlich kalt und taub. Die Haut kann trocken und schuppig sein, die Nägel wachsen schlecht. Mit zunehmender Arterienverengung bilden sich wunde Stellen, charakteristischerweise an den Zehen oder der Ferse, gelegentlich am unteren Teil der Wade, besonders nach Verletzungen. Bei einer starken Verengung stirbt das Gewebe ab (Wundbrand, Gangrän).

Bei einem plötzlichen vollständigen Verschluß einer Arm- oder Beinarterie spürt der Betroffene starke Schmerzen, Kälte und Taubheit. Arm oder Bein sind blaß oder bläulich (zyanotisch). Unterhalb des Verschlusses ist kein Puls tastbar.

Diagnose

Der Arzt vermutet einen Arterienverschluß aufgrund der vom Patienten beschriebenen Symptome. Der Puls ist unterhalb einer bestimmten Stelle am Bein kaum oder gar nicht tastbar. Die Durchblutung der Beine kann der Arzt beurteilen, indem er unter anderem den Blutdruck an Sprunggelenk und Oberarm vergleicht. Normalerweise beträgt er am Sprunggelenk mindestens 90 Prozent des Oberarmdrucks, bei einer starken Verengung kann er aber unter 50 Prozent des anderen Wertes sinken.

Die Diagnose läßt sich durch verschiedene Verfahren bestätigen. Bei einer Doppler-Sonographie wird der Schallkopf auf die Haut über der Verengung gedrückt. Das Fließgeräusch des Blutes läßt Rückschlüsse auf den Grad der Verengung zu. ▲ Eine Weiterentwicklung dieses Ultraschallverfahrens, der Farb-Doppler, zeigt ein Bild der Arterie, in dem die unterschiedliche Durchblutung in verschiedenen Farben dargestellt ist. Da für dieses Verfahren keine Injektion erforderlich ist, wird es immer dann statt einer Angiographie eingesetzt, wenn es möglich ist.

Bei der Angiographie bekommt der Patient ein Kontrastmittel in die Arterie gespritzt, so daß die Gefäße auf der Röntgenaufnahme sichtbar werden. Die Bilder geben Aufschluß über Blutfluß, Durchmesser der Arterie und Verengungen. ■ Nach der Angiographie kann eine Angioplastie gemacht werden, mit der das Gefäß wieder eröffnet werden soll.

Behandlung

Menschen mit intermittierendem Hinken sollten, wenn möglich, täglich mindestens 30 Minuten gehen. Wenn Schmerzen auftreten, sollten sie innehalten, aber weitergehen, wenn der Schmerz vergangen ist. Mit diesem Gehtraining können sie die Strecke verlängern, die sie beschwerdefrei zurücklegen können. Das liegt vermutlich daran, daß die Belastung die Muskelfunktion verbessert und die anderen Blutgefäße vergrößert, die den Muskel versorgen. Menschen mit Arterienverengungen sollten auf jede Art von Rauchen verzichten. Es kann hilfreich sein, das Kopfende des Bettes zehn bis fünfzehn Zentimeter höher zu stellen, weil sich dadurch die Blutversorgung der Beine bessert.

Der Arzt kann Arzneimittel wie Pentoxifyllin verordnen, um die Sauerstoffversorgung der Muskeln zu verbessern. Andere Arzneimittel, wie Kalziumantagonisten oder Azetylsalizylsäure, können ebenfalls nützlich sein. Betablocker helfen zwar Menschen mit einer Verengung der Herzkranzgefäße, weil sie die Herzfrequenz und den Sauerstoffbedarf verringern; bei einer Verengung der Beinarterien verschlimmern sie jedoch manchmal die Symptome.

Fußpflege

Das Ziel der Fußpflege ist, den Fuß weiterhin mit Blut zu versorgen und Komplikationen durch schlechte Durchblu-

▲ Siehe Seite 72

■ Siehe Seite 74

Die richtige Fußpflege

Wer unter Durchblutungsstörungen der Füße leidet, sollte sich an folgende Vorsichts- und Pflegemaßnahmen halten:

- Füße täglich auf wunde Stellen, Risse, Hornhaut und Hühneraugen untersuchen.
- Füße täglich mit lauwarmem Wasser und milder Seife waschen. Sanft und gründlich abtrocknen.
- Bei trockener Haut die Füße regelmäßig eincremen.
- Verwenden Sie einen neutralen Puder, um die Füße trocken zu halten.
- Schneiden Sie die Fußnägel gerade und nicht zu kurz.
- Lassen Sie Hornhaut und Hühneraugen von der Fußpflege behandeln.
- Verwenden Sie weder Heftpflaster noch starke Chemikalien.
- Wechseln Sie täglich die Strümpfe und oft die Schuhe.
- Vermeiden Sie enge Stiefel oder Strümpfe mit engem Gummirand.
- Halten Sie Ihre Füße mit locker sitzenden Wollsocken warm.
- Benutzen Sie keine Wärmflaschen oder Heizkissen.
- Tragen Sie bequeme Schuhe, die den Zehen viel Platz lassen.
- Wenn Ihre Füße verformt sind, bitten Sie Ihren Orthopäden um ein Rezept für Maßschuhe.
- Tragen Sie keine offenen Schuhe und gehen Sie nicht barfuß.

tung zu verhindern. Grundsätzlich sollte jeder Diabetiker und jeder Patient mit Durchblutungsstörungen jede Wunde am Fuß sofort dem Arzt zeigen. Ein Patient mit Geschwüren am Fuß muß besonders sorgfältig behandelt werden, damit sich der Zustand nicht so weit verschlechtert, daß der Fuß amputiert werden muß. Das Geschwür muß sauber gehalten werden: Dazu wird es täglich mit physiologischer Kochsalzlösung gespült und steril verbunden. Ein Patient mit einem Fußgeschwür muß unbedingt im Bett bleiben; er darf den Fuß nicht belasten. Das Kopfende des Bettes muß hoch gestellt werden. Der Patient bekommt hochdosierte Antibiotika. Diabetiker müssen den Blutzuckerspiegel so genau wie möglich einstellen. Der Heilungsprozeß kann Wochen oder sogar Monate dauern.

Angioplastie

Häufig machen die Ärzte direkt nach einer Angiographie eine Angioplastie. Dabei wird ein Katheter mit einem Ballon an der Spitze bis zu dem verengten Teilstück der Arterie eingeführt. Der Ballon wird aufgepumpt, um die Verengung zu beseitigen. ▲ Für eine Angioplastie sind oft nur ein oder zwei Tage Krankenhausaufenthalt nötig. Das Verfahren kann dem Patienten eine Operation ersparen. Es ist schmerzlos, kann aber unangenehm werden, weil der Patient ganz ruhig auf einem harten Röntgentisch liegen muß. Deshalb kann er ein leichtes Beruhigungsmittel bekommen. Danach wird ihm Heparin gespritzt, damit sich in den behandelten Gebieten keine Blutgerinnsel bilden. Viele Ärzte bevorzugen Azetylsalizylsäure statt Heparin. Der Arzt kann das Ergebnis der Prozedur mit Ultraschall überprüfen. Damit erkennt er auch, ob sich die Verengung erneut bildet.

Eine Angioplastie ist nicht möglich, wenn es viele verschiedene Verengungen gibt, wenn der verengte Bereich sehr groß oder die Arterie stark verhärtet ist. Eine Operation kann erforderlich sein, wenn sich in einem verengten Bereich ein Blutgerinnsel bildet, wenn ein Teil des Blutgerinnsels abbricht und eine weiter entfernt liegende Arterie blockiert, wenn Blut zwischen die Schichten der Arterienwand eindringt, sie ausweitet und den Blutfluß abschneidet, oder wenn ein Patient Blutungen hat (gewöhnlich durch Heparin, das zur Gerinnungshemmung gegeben wird).

Abgesehen vom Ballonkatheter lassen sich Verengungen in den Arterien noch mit verschiedenen Instrumenten beseitigen: Laser, mechanische Schälwerkzeuge, Ultraschallkatheter, Stents oder rotierende Schleifer. Keines davon hat sich aber als herausragend erwiesen.

Operation

Eine Operation lindert sehr häufig die Symptome, fördert den Heilungsprozeß bei Geschwüren und verhindert die

▲ Siehe Kasten, Seite 122

Amputation. Wenn nur ein kleiner Bereich blockiert ist, kann ein Gefäßchirurg das Gerinnsel manchmal entfernen. Eine andere Möglichkeit ist, mit einem Schlauch aus synthetischem Material oder einem Gefäßstück aus einem anderen Teil des Körpers einen Bypass zu legen, der die verschlossene Stelle umgeht. Das verschlossene Stück kann auch herausgenommen und durch ein Transplantat ersetzt werden. Manchmal kann es hilfreich sein, die Nerven in der Nähe des Verschlusses zu durchtrennen (Sympathektomie), um Krämpfe der Arterien zu vermeiden.

Ist eine Amputation erforderlich, um entzündetes Gewebe zu entfernen, Dauerschmerzen zu stoppen oder die Ausdehnung eines Wundbrandes zu verhindern, entfernen die Chirurgen so wenig wie möglich vom Bein. Das gilt besonders, wenn der Patient eine Prothese tragen will.

Buerger-Syndrom

Unter dem Buerger-Syndrom (Thromboangiitis obliterans) versteht man eine Verengung der kleinen und mittleren Blutgefäße durch eine Entzündung. Diese Entzündung wird durch Rauchen ausgelöst.

Am häufigsten tritt das Buerger-Syndrom bei Männern zwischen 20 und 40 Jahren auf, die rauchen. Nur fünf Prozent der Betroffenen sind Frauen. Die Ursache des Buerger-Syndroms ist bisher nicht bekannt. Allerdings werden nur Raucher davon befallen, und bei denen, die weiterrauchen, verschlimmert sich die Erkrankung. Da nur wenige Raucher unter der Krankheit leiden, müssen einige dafür anfälliger sein als andere. Es ist nicht bekannt, wie und warum Zigarettenrauch das Problem verursacht.

Symptome

Die Symptome der mangelnden Durchblutung in Armen und Beinen entwickeln sich nach und nach. Sie beginnen an Finger- oder Fußspitzen und steigen die Arme und Beine hinauf, bis sie schließlich einen Wundbrand verursachen. Etwa 40 Prozent der Menschen mit dieser Erkrankung leiden zusätzlich unter Schüben von Entzündungen, vor allem der oberflächlichen Venen, und der der Arterien von Armen und Beinen. Noch bevor der Arzt Zeichen der Krankheit entdeckt, können die Betroffenen Kälte, Taubheit, Prickeln oder Brennen spüren. Häufig leiden sie unter dem Raynaud-Phänomen▲ und bekommen Muskelkrämpfe. Die Krämpfe treten vor allem im Fußbogen oder in den Waden auf, selten auch in Händen, Armen oder Oberschenkeln. Je stärker die Gefäße verengt sind, desto schlimmer werden die Schmerzen und desto länger halten sie an. Bereits in einem frühen Krankheitsstadium können Geschwüre, Wundbrand oder beides auftreten. Hände oder Füße fühlen sich kalt an, schwitzen und verfärben sich bläulich. Das liegt vermutlich an der Reaktion der Nerven auf die starken, andauernden Schmerzen.

Diagnose

Bei mehr als der Hälfte der Menschen mit Buerger-Syndrom ist der Puls in einer oder mehreren Arterien der Füße oder Handgelenke kaum oder gar nicht mehr zu tasten. Häufig werden die betroffenen Hände, Füße, Finger oder Zehen blaß, wenn sie über Herzhöhe gehoben werden, und rot, wenn man sie wieder senkt. Die Patienten können Hautgeschwüre und Wundbrand bekommen, meist an einem oder mehreren Fingern oder Zehen.

Ultraschallbilder zeigen, daß der Blutdruck und die Durchblutung in den betroffenen Händen, Füßen, Fingern oder Zehen stark reduziert sind. Bei einer Angiographie (Röntgenaufnahme der Arterien) sind Arterienverschlüsse und andere Durchblutungsstörungen zu erkennen, vor allem an Händen und Füßen.

Behandlung

Ein Mensch mit dieser Erkrankung muß mit dem Rauchen aufhören, weil sich die Krankheit sonst erheblich verschlimmert und schließlich eine Amputation erforderlich wird. Außerdem sollten sich die Betroffenen nicht der Kälte aussetzen. Sie sollten Verletzungen durch Hitze, Kälte oder Säuren, mit denen Hornhaut und Hühneraugen entfernt werden können, ebenso vermeiden wie Druckstellen durch zu enge Schuhe, kleine Schnitt- oder Rißverletzungen (z.B. durch Hornhautentfernung), Pilzinfektionen und gefäßverengende Arzneimittel.

Spaziergänge von 15 bis 30 Minuten Dauer werden empfohlen, sofern die Betroffenen nicht unter Wundbrand, offenen Stellen oder Ruheschmerz leiden. Dann ist Bettruhe erforderlich. Die Füße sollten durch Bandagen mit Fersenpolstern oder Innenschuhe aus Schaumgummi geschützt werden. Das Kopfende des Bettes kann um 15 bis 20 Zentimeter höher gestellt werden, damit die Schwerkraft die Durchblutung unterstützen kann. Der Arzt kann Pentoxifyllin, Kalziumantagonisten oder gerinnungshemmende Arzneimittel wie Azetylsalizylsäure verschreiben; vor allem, wenn Gefäßkrämpfe die Verengung oder den Verschluß verursachen.

Geben die Betroffenen das Rauchen auf, leiden aber immer noch unter verengten Arterien, kann der Arzt die Durchblutung verbessern, indem er einige Nerven in dem Bereich durchtrennt. Das verhindert die Krämpfe. Bypässe werden selten gelegt, weil die betroffenen Arterien dafür zu klein sind.

▲ Siehe Seite 132

Periphere arterielle Durchblutungsstörungen

Die meisten dieser Störungen entstehen durch eine Verkrampfung (Spasmus) der Arm- oder Beinarterien. Dieses kann auf einen Defekt der Blutgefäße zurückzuführen sein oder auf eine Störung im sympathischen Nervensystem, das das Eng- und Weitstellen der Arterien steuert. Solche Nervenschäden können wiederum die Folge eines Verschlusses aufgrund einer Arteriosklerose sein.

Raynaud-Syndrom

Zum Raynaud-Syndrom gehören zwei Erkrankungen: die Raynaud-Krankheit und das Raynaud-Phänomen. Bei beiden Erkrankungen verkrampfen sich die kleinen Arterien (Arteriolen) – meist in Fingern und Zehen –, wodurch die Haut blaß oder rötlichblau und fleckig wird.

Ärzte bezeichnen die Erscheinung als Raynaud-Krankheit, wenn keine Ursache erkennbar ist, und als Raynaud-Phänomen, wenn die Ursache bekannt ist. Manchmal kann die Grunderkrankung nicht sofort diagnostiziert werden. Meist wird sie jedoch innerhalb von zwei Jahren erkannt.

Etwa 60 bis 90 Prozent der Menschen mit Raynaud-Krankheit sind junge Frauen.

Ursachen

Zu den möglichen Ursachen gehören Sklerodermie, rheumatoide Arthritis, Arteriosklerose, Nervenerkrankungen, Schilddrüsenunterfunktion, Verletzungen und Reaktionen auf bestimmte Arzneimittel wie Ergotamin und Methysergid. Manche Patienten mit Raynaud-Phänomen leiden auch unter Migräne, Prinzmetal-Angina und Bluthochdruck in der Lunge (pulmonale Hypertonie). Das legt nahe, daß die Gefäßkrämpfe dieselbe Ursache haben wie all diese Erkrankungen. Alles, was das sympathische Nervensystem anregt (wie Gefühle oder niedrige Temperaturen), kann Gefäßkrämpfe hervorrufen.

Symptome und Diagnose

Krämpfe der kleinen Arterien in Fingern und Zehen treten rasch auf und werden meistens von Kälte ausgelöst. Sie können Minuten bis Stunden anhalten. Finger und Zehen werden weiß; die Haut sieht fleckig aus. Es kann ein Finger oder Zeh oder nur Teile davon betroffen sein. Wenn der Schub vorüber ist, können die betroffenen Bereiche rosiger sein als gewöhnlich oder auch bläulich. Finger und Zehen schmerzen gewöhnlich nicht; allerdings treten häufig Taubheit, Prickeln und ein brennendes Gefühl auf. Werden Hände und Füße erwärmt, kehren die normale Farbe und das Empfinden wieder zurück. Bei Menschen, deren Raynaud-Phänomen-Schübe lange anhalten, kann sich die Haut an Fingern und Zehen verändern, besonders wenn Sklerodermie die Grunderkrankung ist. Die Haut wird glatt, glänzend und sehr straff. An Finger- und Zehenspitzen können kleine, schmerzhafte, wunde Stellen auftreten.

Um zwischen einem Arterienverschluß und Gefäßkrämpfen zu unterscheiden, werden Laboruntersuchungen durchgeführt, bevor und nachdem man die Patienten der Kälte ausgesetzt hat.

Behandlung

Bei einer leicht ausgeprägten Raynaud-Krankheit genügt es, Rumpf, Arme und Beine vor Kälte schützen. Das Rauchen sollte aufgegeben werden, weil Nikotin die Blutgefäße verengt. Bei einigen Menschen helfen Entspannungstechniken, z. B. Biofeedback, die Krämpfe zu verringern. Die Raynaud-Krankheit wird meist mit Prazosin und Nifedipin behandelt. Phenoxybenzamin, Methyldopa oder Pentoxifyllin sind gelegentlich hilfreich. Wenn ein Betroffener körperlich zunehmend stärker eingeschränkt ist und keine andere Behandlung hilft, können Nerven im sympathischen Nervensystem durchtrennt werden, um die Symptome zu lindern. Es kann aber sein, daß diese Linderung nur ein bis zwei Jahre anhält. Die Operation (Sympathektomie) ist bei Menschen mit Raynaud-Krankheit meist erfolgreicher als bei solchen mit Raynaud-Phänomen.

Gegen das Raynaud-Phänomen geht man vor, indem man die Grunderkrankung behandelt. Phenoxybenzamin kann helfen. Arzneimittel, die die Blutgefäße verengen (wie Betablocker, Clonidin und Mutterkorn-Präparate), können das Raynaud-Phänomen verschlimmern.

Akrozyanose

Unter Akrozyanose versteht man eine dauerhafte, schmerzlose Blaufärbung beider Hände und – seltener – beider Füße. Die Färbung entsteht als Folge von Krämpfen der kleinen Blutgefäße in der Haut. Was diese Krämpfe verursacht, ist nicht bekannt.

Die Erkrankung tritt gewöhnlich bei Frauen auf, allerdings nicht zwangsläufig bei solchen, die unter arteriellen Verschlußkrankheiten leiden. Die Finger oder Zehen sind ständig kalt und bläulich verfärbt. Sie schwitzen stark und können anschwellen. Kälte verstärkt die Blaufärbung gewöhnlich; Wärme verringert sie. Die Erkrankung ist schmerzlos und schädigt die Haut nicht.

Akrozyanose wird aufgrund der anhaltenden Symptome an Händen und Füßen diagnostiziert. Der Puls ist normal. Eine Behandlung ist gewöhnlich nicht erforderlich. Der Arzt kann Arzneimittel verordnen, die die Arterien erweitern, gewöhnlich aber nicht helfen. Nur sehr selten werden Nerven des sympathischen Nervensystems durchtrennt, um die Symptome zu lindern.

Aortenaneurysma und -dissektion

Die Aorta (Hauptschlagader) ist die größte Arterie im Körper. Sie nimmt das gesamte Blut auf, das die linke Herzkammer auswirft und mit dem sie den ganzen Körper, mit Ausnahme der Lunge, versorgt. Wie ein großer Fluß verzweigt sich die Aorta auf ihrem Weg von der linken Herzkammer zum unteren Bauchraum (Abdomen) und Becken (Pelvis).

Folgende Probleme können bei der Hauptschlagader auftreten: Schwache Stellen in der Gefäßwand können sich ausweiten (Aortenaneurysma); die Hauptschlagader kann reißen (Aortenruptur); sie kann bluten (Hämorrhagie); die Gefäßwandschichten können sich voneinander trennen (Dissektion). Jede dieser Störungen kann innerhalb kürzester Zeit zum Tod führen. Die meisten brauchen allerdings Jahre, bis sie entstehen.

Die Aorta und ihre großen Abzweigungen

Das Blut, welches das Herz durch die Aorta verläßt, erreicht jeden Teil des Körpers mit Ausnahme der Lunge.

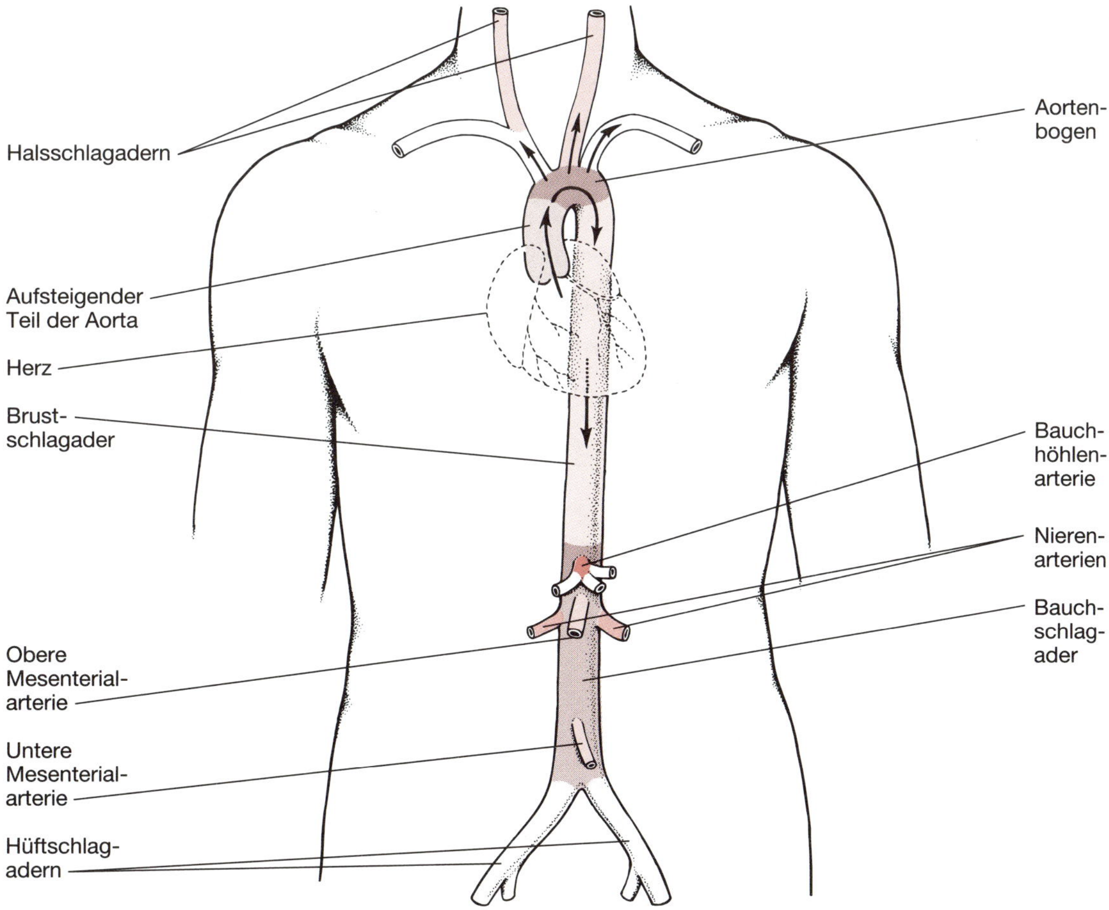

Aneurysmen

Ein Aneurysma ist eine Ausweitung in der Wand einer Arterie, meist in der Hauptschlagader.

Die Ausweitung entsteht im allgemeinen an einer schwachen Stelle der Gefäßwand. Aneurysmen können sich überall entlang der Aorta bilden, drei Viertel von ihnen entstehen jedoch in dem Abschnitt der Hauptschlagader, der durch den Bauchraum verläuft. Aneurysmen können sackförmig (sacciform) sein, die meisten sind aber spindelförmig (fusiform).

Aortenaneurysmen entstehen vornehmlich durch Arteriosklerose ▲, welche die Gefäßwand der Schlagader so schwächt, daß sie sich durch den inneren Druck nach außen ausbeult. In einem Aneurysma entsteht oft ein Blutgerinnsel (Thrombus), das sich dann entlang der gesamten Gefäßwand ausdehnen kann. Bluthochdruck und Rauchen vergrößern das Risiko, daß sich ein Aneurysma bildet. Verletzungen und Entzündungen der Aorta, Syphilis und erbliche Bindegewebeerkrankungen wie das Marfan-Syndrom ■ sind Risikofaktoren für Aneurysmen. Beim Marfan-Syndrom tritt das Aneurysma höchstwahrscheinlich im aufsteigenden Teil der Aorta auf, der direkt vom Herzen kommt.

Aneurysmen können sich auch in anderen Arterien bilden. Bei vielen Menschen ist die Ursache eine anlagebedingte Schwäche der Blutgefäße oder eine Arteriosklerose; andere entstehen durch eine Stich- oder Schußverletzung oder durch Infektion der Arterienwände mit Bakterien oder Pilzen. Die Infektion hat ihren Ursprung normalerweise an einer anderen Stelle des Körpers, meistens an der Herzklappe. ★ Infizierte Aneurysmen der Arterien, die das Gehirn versorgen, sind besonders gefährlich und müssen umgehend behandelt werden. Dazu ist häufig eine sehr riskante Operation erforderlich.

Aneurysma der Bauchschlagader

Aneurysmen in der Bauchschlagader scheinen familiär gehäuft vorzukommen. Sie betreffen vornehmlich Menschen mit Bluthochdruck. Solche Aneurysmen werden oft mehr als sieben Zentimeter weit und können platzen (Ruptur). (Normalerweise hat die Aorta einen Durchmesser von zwei bis zweieinhalb Zentimetern.)

Symptome

Menschen mit einem Aneurysma der Bauchschlagader spüren oft ein pulsierendes Gefühl im Bauch. Das Aneurysma kann Schmerzen verursachen; charakteristisch ist ein tiefer durchdringender Schmerz, vor allem im Rücken. Der Schmerz kann sehr stark sein und hält meist an; gelegentlich läßt er sich durch eine andere Körperhaltung lindern.

Das erste Anzeichen eines geplatzten Gefäßes ist gewöhnlich ungeheuer starker Schmerz in Unterbauch und Rücken sowie ein Berührungsschmerz über dem Aneurysma. Bei schweren inneren Blutungen gerät der Betroffene schnell in einen Schockzustand. ● Ein geplatztes Aneurysma der Bauchschlagader ist meist tödlich.

Diagnose

Schmerz ist ein hilfreicher Hinweis, der aber oft zu spät kommt. Manche Menschen haben keine Symptome; das Aneurysma wird zufällig während einer Routineuntersuchung entdeckt oder wenn aus einem anderen Grund Röntgenaufnahmen gemacht werden. Unter Umständen kann der Arzt die pulsierende Masse in der Mittellinie des Bauches tasten. Rasch wachsende Aneurysmen, die zu platzen drohen, schmerzen häufig oder sind beim Abtasten des Bauches druckempfindlich. Bei stark übergewichtigen Menschen kommt es vor, daß sogar große Aneurysmen nicht entdeckt werden.

Verschiedene Untersuchungsmethoden können bei der Diagnose eines Aneurysmas hilfreich sein. Eine Röntgenaufnahme des Bauchbereiches zeigt Aneurysmen, in deren Wänden Kalzium eingelagert ist. Eine Ultraschalluntersuchung kann die Größe des Aneurysmas zeigen. Eine Computertomographie des Bauches nach der Injektion eines Kontrastmittels kann Größe und Form des Aneurysmas sogar noch genauer darstellen. Eine Kernspintomographie ist ebenfalls genau, aber erheblich teurer als Ultraschall und nur selten erforderlich.

Behandlung

Falls das Aneurysma nicht gerade im Platzen begriffen ist, hängt seine Behandlung von der Größe ab. Mißt es weniger als fünf Zentimeter, ist die Gefahr, daß es reißt, nur gering. Bei Aneurysmen von über sechs Zentimetern kommt eine Ruptur allerdings schon häufiger vor. Darum empfehlen die Ärzte bei einem Aneurysma von mehr als fünf Zentimetern eine Operation, falls keine medizinischen Einwände dagegen bestehen. Bei der Operation wird das Aneurysma mit einer Kunststoffprothese überbrückt. Etwa zwei Prozent der Patienten sterben bei dieser Operation.

Ist ein Aneurysma der Bauchschlagader geplatzt oder droht es zu platzen, ist eine Notoperation erforderlich. Die Gefahr, bei der Operation eines geplatzten Aneurysmas zu

▲ Siehe Kasten, Seite 116

■ Siehe Seite 1302

★ Siehe Kasten, Seite 98

● Siehe Seite 107

sterben, beträgt fünfzig Prozent. Wenn ein Aneurysma reißt, droht ein Nierenschaden durch die unterbrochene Blutversorgung oder durch den Schock, der aufgrund des großen Blutverlustes entsteht. Bei einem Nierenversagen nach der Operation sind die Überlebenschancen des Patienten schlecht. Wird ein geplatztes Aneurysma nicht behandelt, führt es immer zum Tod.

Aneurysma der Brustschlagader

Etwa ein Viertel aller Aneurysmen tritt in jenem Abschnitt der Aorta auf, der in der Brust verläuft. Bei einer besonders typischen Form weitet sich die Schlagader an der Stelle aus, wo sie das Herz verläßt. Diese Vergrößerung kann eine Fehlfunktion der Klappe zwischen Herz und Aorta (Aortenklappe) zur Folge haben. Dann fließt Blut ins Herz zurück, wenn die Klappe geschlossen ist. Etwa die Hälfte aller Menschen mit dieser Erkrankung leiden unter dem Marfan-Syndrom oder einer Variante davon. Bei der anderen Hälfte ist keine Ursache zu erkennen, allerdings haben viele von ihnen Bluthochdruck.

Symptome

Aneurysmen der Brustschlagader können sehr groß werden, ohne Probleme zu verursachen. Die Symptome entstehen durch den Druck der größer werdenden Aorta auf die umliegenden Gewebe. Charakteristische Symptome sind Schmerzen (gewöhnlich im oberen Rückenbereich), Husten und pfeifender Atem. Die Betroffenen können Blut husten, weil die Luftröhre (Trachea) oder andere Teile der Atemwege geschädigt oder erheblich gedrückt werden. Ein Druck auf die Speiseröhre kann das Schlucken erschweren. Heiserkeit kann durch Druck auf den Kehlkopfnerv entstehen. Manche Menschen entwickeln eine ganze Gruppe von Symptomen (Horner-Syndrom), dazu gehören eine verengte Pupille, ein hängendes Augenlid und Schwitzen auf nur einer Gesichtsseite. Auf Röntgenbildern der Brust sieht man unter Umständen, daß die Luftröhre verschoben ist. Wenn die Brust ungewöhnlich pulsiert, kann das ebenfalls ein Zeichen für ein Aneurysma der Brustschlagader sein.

Wenn ein solches Aneurysma platzt, setzt normalerweise hoch oben im Rücken ein unerträglicher Schmerz ein. Er kann den Rücken hinunter und bis in den Bauchraum ausstrahlen. Auch in Brust und Armen können Schmerzen auftreten und einen Herzinfarkt vortäuschen. Der Betroffene kann rasch in einen Schockzustand fallen▲ und am Blutverlust sterben.

Diagnose

Der Arzt kann ein Aneurysma der Brustschlagader aufgrund der Symptome diagnostizieren oder es zufällig während einer Untersuchung entdecken. Eine Röntgenaufnahme der Brust aus anderen Gründen kann ein Aneurysma aufzeigen. Computertomographie, Kernspintomographie oder transösophageale Ultraschalluntersuchung werden eingesetzt, um die genaue Größe des Aneurysmas zu bestimmen. Eine Aortographie (Röntgenaufnahme nach Injektion eines Kontrastmittels, das die Umrisse des Aneurysmas nachzeichnet) hilft dem Arzt meist bei der Entscheidung, ob eine Operation erforderlich ist und welche.

Behandlung

Mißt ein Aneurysma der Brustschlagader mehr als sieben Zentimeter, wird es gewöhnlich mit einem Kunststofftransplantat überbrückt. Da bei Menschen mit Marfan-Syndrom die Gefahr einer Ruptur besonders groß ist, empfehlen Ärzte ihnen möglicherweise bereits bei kleineren Aneurysmen einen chirurgischen Eingriff. Allerdings ist die Gefahr, den Eingriff nicht zu überleben, mit zehn bis fünfzehn Prozent hoch. Darum wählt man eher eine Arzneimitteltherapie mit einem Betablocker, der die Herzfrequenz verlangsamt und den Blutdruck senkt. Dadurch verringert sich auch die Gefahr einer Ruptur.

Aortendissektion

Eine Aortendissektion (Aneurysma dissecans, intramurales Aneurysma) verläuft häufig tödlich. Bei dieser Störung reißt die innere Schicht der Aortenwand ein; die äußere Schicht bleibt intakt. Dabei blutet es zwischen die Schichten, so daß in der Wand der Aorta ein neuer Kanal entsteht.

Verantwortlich für die meisten Aortendissektionen ist eine Verschlechterung des Gefäßzustandes. Die häufigste Ursache dafür ist Bluthochdruck; zwei Drittel der Patienten mit Aortendissektion weisen ihn auf. Andere Ursachen sind erbliche Bindegewebeerkrankungen (vor allem Marfan- und Ehlers-Danlos-Syndrom), angeborene Defekte des Herzens und der Blutgefäße wie Verengung der Aorta, Ductus arteriosus apertus und Defekte der Aortenklappe■, Arteriosklerose und Verletzungen. Nur selten kommt es versehentlich zur Dissektion, wenn ein Arzt einen Katheter in eine Arterie einführt (wie bei einer Aortographie oder Angiographie), oder er Herz oder Blutgefäße operiert.

Symptome

Fast alle Menschen mit Aortendissektion haben Schmerzen. Charakteristischerweise treten sie plötzlich auf und sind unerträglich stark. Die meisten spüren diesen

▲ Siehe Seite 107

■ Siehe Seite 1220

So entsteht eine Aortendissektion

Bei einer Aortendissektion reißt die innere Auskleidung der Aorta. Durch den Riß dringt Blut ein und spaltet die mittlere Schicht der Gefäßwand. Dadurch bildet sich in der Wand ein neuer Kanal.

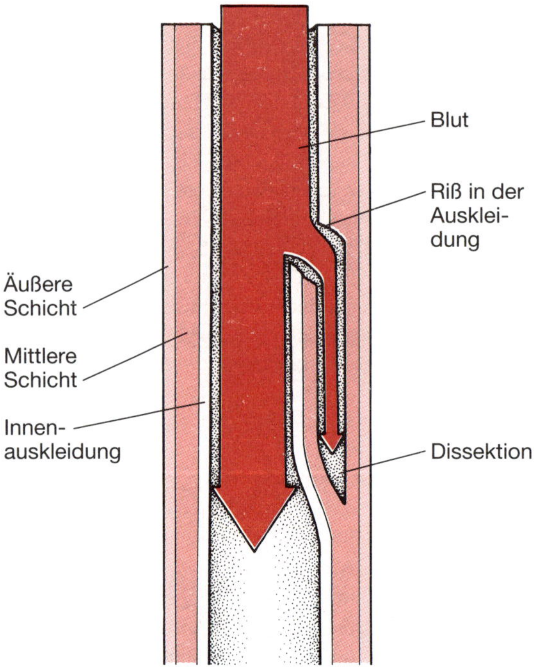

Schmerz, der wie ein Zerreißen empfunden wird, über der Brust. Er tritt auch häufig im Rücken zwischen den Schulterblättern auf. Der Schmerz folgt häufig dem Verlauf der Dissektion, wenn sich der Kanal in der Aorta entlangzieht.

Die fortschreitende Dissektion kann schließlich einen Punkt von der Blutversorgung abschneiden, an dem eine oder mehrere Arterien von der Aorta abzweigen. Abhängig davon, welche Arterien blockiert sind, können Schlaganfall, Herzinfarkt, plötzliche Bauchschmerzen und Nervenschäden auftreten. Durch die Nervenschäden kann in einzelnen Gliedmaßen ein prickelndes Gefühl auftreten, oder sie können nicht mehr bewegt werden.

Diagnose

Allein die charakteristischen Symptome einer Aortendissektion sichern im allgemeinen die Diagnose. Bei zwei Dritteln der Betroffenen ist der Puls an Armen und Beinen nicht oder kaum zu ertasten. Eine Dissektion, die rückwärts, zum Herzen wandert, kann ein Geräusch hervorrufen, das mit dem Stethoskop zu hören ist. In der Brust kann sich Blut ansammeln. Wenn Blut aus einer Dissektion im Herzbereich austritt, kann es die Arbeit des Herzens behindern und zu einer Herzbeuteltamponade▲ führen, einem lebensbedrohlichen Zustand.

Bei 90 Prozent der Menschen mit Symptomen zeigen die Röntgenbilder der Brust eine erweiterte Aorta. Eine Ultraschallaufnahme bestätigt die Diagnose selbst dann, wenn die Aorta nicht vergrößert ist. Eine Computertomographie nach Injektion eines Kontrastmittels ist zuverlässig; daß sie schnell erfolgt, ist in Notfällen sehr wichtig.

Behandlung

Menschen mit einer Aortendissektion kommen im Krankenhaus auf die Intensivstation, wo Blutdruck, Puls und Atmung ständig kontrolliert werden. Bereits wenige Stunden nach Beginn einer Dissektion kann der Tod eintreten. Daher verabreichen Ärzte so rasch wie möglich Arzneimittel, um die Herzfrequenz zu verringern. Außerdem senken sie den Blutdruck so weit, daß die Blutversorgung von Gehirn, Herz und Nieren gerade noch gewährleistet ist. Kurz nach Beginn der Medikation muß der Arzt entscheiden, ob eine Operation erforderlich ist oder ob die Arzneimitteltherapie fortgesetzt wird.

Betrifft die Dissektion jene ersten Zentimeter der Aorta, die dem Herzen am nächsten liegen, empfiehlt der Arzt fast immer eine Operation – es sei denn, daß bei der Dissektion Komplikationen auftreten und das Risiko zu groß ist. Liegt die Dissektion weiter entfernt vom Herzen, setzt der Arzt gewöhnlich die Arzneimittelbehandlung fort, falls die Arterie nicht undicht ist oder der Patient am Marfan-Syndrom leidet. Dann ist immer eine Operation erforderlich.

Während der Operation entfernt der Chirurg so viel wie möglich von der gespaltenen Aorta, hindert das Blut daran, in den falschen Kanal einzudringen und ersetzt das fehlende Stück durch eine Kunststoffprothese. Wenn die Aortenklappe defekt ist, repariert oder ersetzt er sie.

Prognose

Etwa 75 Prozent der Menschen mit unbehandelter Aortendissektion sterben innerhalb der ersten beiden Wochen.

▲ Siehe Kasten, Seite 101

Dagegen sind 60 Prozent jener Patienten, die behandelt wurden und die ersten beiden Wochen überstanden haben, auch fünf Jahre danach noch am Leben. 40 Prozent leben mindestens zehn Jahre. Todesursache jener Patienten, die nach den ersten beiden Wochen sterben, sind bei einem Drittel die Komplikationen der Dissektion; die anderen sterben an anderen Krankheiten.

In Spezialkliniken beträgt die Sterberate bei der Operation von Dissektionen in Herznähe heutzutage etwa 15 Prozent; etwas größer ist sie bei Dissektionen, die weiter vom Herzen entfernt sind. Alle Patienten mit Aortendissektion (auch jene, die operiert werden) bekommen langfristig Arzneimittel, damit der Blutdruck niedrig bleibt und weniger Druck auf der Aorta lastet.

Die Ärzte achten sehr darauf, ob es zu Spätkomplikationen kommt. Zu den drei wichtigsten gehören eine weitere Dissektion, die Entstehung eines Aneurysmas in der geschwächten Aorta sowie zunehmender Rückfluß von Blut durch die Aortenklappe. Jede dieser Komplikationen muß unter Umständen operativ behandelt werden.

KAPITEL 30

Erkrankungen der Venen und des Lymphsystems

Die Venen transportieren das Blut aus dem ganzen Körper zurück zum Herzen. Die hauptsächlichen Erkrankungen, die an den Venen auftreten, sind Entzündungen, Blutgerinnsel und Schäden, die zu erweiterten Venen und Krampfadern führen können. Das Lymphsystem besteht aus dünnwandigen Gefäßen, die Flüssigkeit, Eiweiße, Mineralien, Nährstoffe und andere Substanzen aus allen Organen des Körpers in die Venen leiten. Innerhalb des Lymphsystems durchzieht die Flüssigkeit die Lymphknoten, die vor der Ausbreitung von Infektionskrankheiten oder Krebs schützen sollen. Letztlich fließt die Lymphflüssigkeit im Bereich des Halses in das Venensystem. Zu Problemen kommt es im Lymphsystem, wenn die Gefäße die Flüssigkeitsmenge nicht mehr bewältigen können, wenn sie durch einen Tumor blockiert sind oder wenn sie sich entzünden.

In den Beinen gibt es zwei große Venengruppen: die oberflächlichen Venen, die im Unterhautfettgewebe liegen, und die tiefen Venen in den Muskeln. Kurze Venen verbinden die oberflächlichen mit den tiefen Venen. Normalerweise ist der Blutdruck in allen Venen niedrig. Dieses kann in den Beinvenen zu Problemen führen. Das Blut muß auch im Stehen aus den Beinvenen nach oben zum Herzen fließen. Bei diesem Transport spielen die tiefen Venen eine große Rolle. Sie sind in die kräftigen Wadenmuskeln eingebettet und werden bei jedem Schritt zusammengepreßt. Der Druck, den die Muskeln auf die Venen ausüben, preßt das Blut nach oben. Diese Venen transportieren mindestens 90 Prozent des Blutes aus den Beinen zum Herzen zurück.

Damit das Blut nach oben fließt und nicht zurück, sitzen in den tiefen Venen Klappen, die sich nur in eine Richtung öffnen. Jede dieser Klappen besteht aus zwei Hälften, deren Ränder einander berühren. Das von unten nach oben fließende Blut drückt die Klappen auf wie Schwingtüren. Das durch die Schwerkraft von oben nach unten drückende Blut verschließt die Klappen.

Oberflächliche Venen haben denselben Klappenmechanismus. Sie werden jedoch nicht zusammengepreßt, weil sie nicht in Muskeln eingebettet sind. Das Blut in den oberflächlichen Venen fließt daher langsamer als das in den tiefen Venen. Ein großer Teil des Blutes in den oberflächlichen Venen wird durch die kurzen Verbindungsvenen zwischen den beiden Systemen in die tiefen Venen geleitet.

Tiefe Venenthrombose

Bei einer tiefen Venenthrombose ist eine der tiefen Venen durch ein Blutgerinnsel verschlossen.

Ein Blutgerinnsel, das sich in einem Blutgefäß bildet, nennt man Thrombus. Solche Gerinnsel können in den oberflächlichen und in den tiefen Venen entstehen, eine Gefahr sind sie aber nur in den tiefen Venen. Eine tiefe

Venenklappen

Diese Zeichnungen zeigen, wie die Venenklappen funktionieren. Die linke Zeichnung zeigt Venenklappen, die für den normalen Blutfluß geöffnet sind. Auf der rechten Zeichnung sind sie geschlossen, um den Rückfluß von Blut zu verhindern.

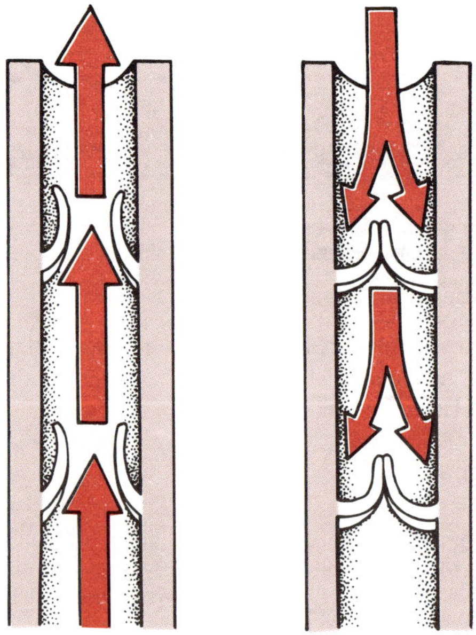

Venenthrombose ist gefährlich, weil sich der Thrombus oder ein Teil von ihm lösen und auf dem Blutweg durch den Körper wandern kann, bis er sich schließlich in einer engen Arterie der Lunge festsetzt und die Blutversorgung behindert. Ein wandernder Thrombus heißt Embolus. Je geringer die Entzündung um den Thrombus ist, desto weniger haftet er an der Gefäßwand und desto größer ist die Gefahr, daß er zum Embolus wird. Das Zusammenpressen der Wandmuskeln kann den Thrombus in Bewegung setzen, vor allem, wenn ein Mensch nach einer Krankheit wieder aktiver wird.

Da das Blut aus den Beinen zum Herzen und dann zur Lunge gepumpt wird, neigen Emboli aus den Beinvenen dazu, eine oder mehrere Lungenarterien zu verstopfen. Dann entsteht eine Lungenembolie. ▲ Wie schwer sie ist, hängt von der Größe und Anzahl der Emboli ab. Ein großer Lungenembolus kann alles oder fast alles Blut blockieren, das von der rechten Herzseite zur Lunge gepumpt wird. Dieses führt schnell zum Tod. Zum Glück sind so große Emboli selten. Allerdings kann niemand vorhersagen, wann es bei einer tiefen Venenthrombose, die unbehandelt bleibt, zu einem großen Embolus kommen wird. Daher sind Ärzte um jeden Patienten mit tiefer Venenthrombose sehr bemüht.

Eine tiefe Venenthrombose darf nicht mit einer Venenentzündung (Phlebitis) bei Krampfadern verwechselt werden. Diese ist zwar schmerzhaft, aber vergleichsweise harmlos.

Ursachen

Drei Faktoren tragen zur Entstehung einer tiefen Venenthrombose bei: eine Verletzung der Veneninnenwand, eine erhöhte Tendenz zur Blutgerinnung (wie sie bei manchen Krebsarten und selten auch bei Einnahme der Pille auftritt) und ein verlangsamter Blutfluß in den Venen. Dieses ist bei längerer Bettruhe üblich, weil sich die Wadenmuskeln nicht zusammenziehen und das Blut nicht zum Herzen drücken. Eine tiefe Venenthrombose kann z. B. bei Herzinfarktpatienten auftreten, die mehrere Tage lang das Bett hüten müssen, oder bei Querschnittgelähmten, die lange Zeit unbeweglich sitzen. Eine Verletzung oder eine schwere Operation kann ebenfalls Ursache für eine erhöhte Blutgerinnungstendenz sein. Auch gesunde Menschen, die lange Zeit sitzen (z. B. im Auto oder Flugzeug), können eine Thrombose bekommen.

Symptome

Bei etwa der Hälfte aller Menschen mit tiefer Venenthrombose treten keine Symptome auf. Das erste Anzeichen ist bei ihnen dann oft der Brustschmerz durch eine Lungenembolie. Wenn sich der Bereich der tiefen Venenthrombose stark entzündet und die Durchblutung behindert, schwillt die Wade an, sie schmerzt, wird warm und druckempfindlich. Auch Sprunggelenk, Fuß oder Oberschenkel können je nach Lage der betroffenen Vene anschwellen.

Manche Gerinnsel werden in Narbengewebe umgewandelt. Das kann die Venenklappen schädigen. Dann staut sich Flüssigkeit (Ödem), und das Gelenk kann anschwellen. Wenn die Verengung weit oben in der Vene sitzt, kann sich das Ödem das Bein hinauf bis zum Oberschenkel erstrecken. Ein Ödem ist am Abend immer am schlimmsten, weil sich beim Sitzen und Stehen tagsüber durch die Schwerkraft viel Flüssigkeit ansammelt. Über Nacht geht das Ödem zurück, weil die Beine waagerecht liegen und sich die Venen gut leeren können.

▲ Siehe Seite 161

Ein Spätsymptom der tiefen Venenthrombose ist eine braune Verfärbung der Haut, gewöhnlich über dem Sprunggelenk. Sie entsteht durch rote Blutkörperchen, die aus den gedehnten Venen in die Haut dringen. Die verfärbte Haut ist empfindlich. Selbst ein kleiner Kratzer oder leichtes Anstoßen können sie platzen lassen und ein Geschwür verursachen.

Diagnose

Eine tiefe Venenthrombose kann für den Arzt schwierig zu entdecken sein, weil keine Schmerzen auftreten und oft nur eine leichte oder gar keine Schwellung zu erkennen ist. Beim Verdacht auf die Krankheit kann eine Doppler-Ultraschalluntersuchung der Beinvenen die Diagnose bestätigen. Bei Anzeichen einer Lungenembolie werden Szintigraphien der Brust und Doppler-Ultraschalluntersuchungen der Beine durchgeführt, um die Diagnose zu bestätigen.

Vorbeugung und Behandlung

Die Gefahr einer tiefen Venenthrombose kann man nicht gänzlich ausschalten, sie läßt sich aber verringern. Gefährdete Personen – die z. B. eine schwere Operation hinter sich haben oder eine lange Reise unternehmen – sollten ihre Sprunggelenke jede halbe Stunde zehnmal beugen und strecken.

Kompressionsstrümpfe sorgen für eine ständige leichte Verengung der Venen und für einen rascheren Blutfluß. Das verringert die Gefahr, daß sich ein Gerinnsel bildet. Wenn Kompressionstrümpfe nicht richtig angemessen sind, können sie sich zusammenschieben und die Durchblutung in den Beinen verringern.

Eine Therapie mit **gerinnungshemmenden Arzneimitteln** vor, während und nach einer Operation verringert die Thrombosegefahr zuverlässig.▲

Druckmanschetten sind eine weitere wirkungsvolle Methode, um Blutgerinnsel zu verhindern. Sie bestehen aus Kunststoff und werden wie Strümpfe getragen. Eine elektrisch betriebene Pumpe pumpt sie in regelmäßigen Abständen auf und läßt die Luft wieder ab. Dabei werden die Waden mehrmals zusammengedrückt, und die Venen leeren sich. Die Manschetten werden vor der Operation angelegt und anbehalten, bis der Patient nach der Operation wieder laufen kann.

Geschwollene Beine

Schwellungen gehen durch Bettruhe zurück, durch Hochlegen der Beine oder durch Tragen von Kompressionsstrümpfen. Diese müssen vom Arzt oder anderem Fachpersonal angepaßt werden und werden mehrere Tage lang getragen. In dieser Zeit ist Gehen besonders wichtig.

Von einer tiefen Venenthrombose erholen sich die Venen nicht mehr. Operationsmethoden sind noch nicht ausgereift. Nach ein paar Tagen können die Kompressionsstrümpfe gegen Stützstrümpfe getauscht werden, die täglich getragen werden, um zu verhindern, daß die Schwellung erneut auftritt. Die Strümpfe brauchen nicht bis über das Knie zu gehen. Schwellungen oberhalb des Knies sind kaum bedenklich; sie verursachen keine Komplikationen. Stützstrumpfhosen oder legginsähnliche Stützhosen sind im allgemeinen nicht erforderlich.

»Offenes Bein«

Bei einem offenen Bein, einem schmerzhaften Hautgeschwür, können sorgfältig angepaßte Kompressionsbandagen Linderung bringen. Sie werden ein- bis zweimal pro Woche angelegt und unterstützen die Heilung, indem sie den Blutfluß in den Venen verbessern. Hautcremes, Balsame oder Arzneimittel zum Auftragen auf die Haut sind weniger effektiv. Die Geschwüre sind fast immer infiziert. Bei jedem Bandagenwechsel finden sich Eiter und übelriechende Sekrete. Sie können mit Wasser und Seife von der Haut entfernt werden.

Wenn sich die Durchblutung in den Venen verbessert, heilen die Geschwüre von selbst. Danach kann das tägliche Tragen von Kompressionsstrümpfen einen Rückfall verhindern. Die Strümpfe müssen ersetzt werden, sobald sie zu locker sitzen. Nur selten muß bei Hautgeschwüren, die nicht heilen wollen, Haut transplantiert werden.

Oberflächliche Venenentzündung

Hierbei sind die oberflächlichen Venen entzündet (Phlebitis), und es bilden sich Blutgerinnsel (Thromben).

Jede Vene im Körper kann sich entzünden. Meist sind jedoch die Beinvenen betroffen. Gewöhnlich tritt die Venenentzündung bei Menschen mit Krampfadern auf. Die meisten bleiben allerdings von einer Venenentzündung verschont.

Selbst eine leichte Verletzung kann eine Venenentzündung auslösen. Im Gegensatz zur tiefen Venenthrombose, die oft schmerzlos verläuft und bei der die Entzündung gering ist, kommt es hier zu einer plötzlichen (akuten) Entzündung, bei der das Blutgerinnsel fest an der Venenwand klebt. Dadurch ist es weniger wahrscheinlich, daß es sich löst. Die oberflächlichen Venen sind nicht in Muskeln gebettet, die sie zusammendrücken und dadurch das Blutgerinnsel lockern könnten. Deshalb kommt es bei oberflächlichen Venenentzündungen selten zu einer Embolie.

▲ Siehe Seite 163

Symptome und Diagnose

Die ersten, rasch auftretenden Symptome sind begrenzte Schmerzbereiche sowie Schwellungen und Hautrötung über der Vene. Der betroffene Bereich fühlt sich warm an. Da das Blut in der Vene gerinnt, fühlt sie sich wie ein harter Strang an. Normale Venen und Krampfadern dagegen sind weich. Diese Venenverhärtung kann sich auf die gesamte Länge des Gefäßes ausdehnen. Der Arzt stellt die Diagnose gewöhnlich aufgrund der Untersuchung des betroffenen Bereiches.

Behandlung

Häufig bildet sich eine oberflächliche Venenentzündung von allein zurück. Azetylsalizylsäure und Ibuprofen helfen gegen die Schmerzen. Die Venenentzündung bessert sich im allgemeinen innerhalb von wenigen Tagen. Dennoch kann es Wochen dauern, bis die Knoten und die Verhärtung vollständig verschwunden sind. Um die Symptome rasch zu lindern, kann der Arzt ein Mittel zur örtlichen Betäubung spritzen, das Gerinnsel entfernen und einen Kompressionsverband anlegen, der mehrere Tage getragen werden muß.

Bei einer Venenentzündung in der Leiste, wo die größte oberflächliche Vene auf die größte tiefe Vene stößt, kann sich ein Gerinnsel bis in die tiefe Vene ausbreiten und sich ablösen. Um dieses zu verhindern, empfehlen einige Chirurgen eine Notoperation, bei der die oberflächliche Vene abgebunden wird. Gewöhnlich kann diese Operation ambulant und bei örtlicher Betäubung durchgeführt werden. Danach kann der Patient seinen normalen Tätigkeiten nachgehen.

Krampfadern

Krampfadern sind vergrößerte oberflächliche Venen in den Beinen.

Die genaue Ursache von Krampfadern ist nicht bekannt. Wahrscheinlich sind sie auf eine Wandschwäche der oberflächlichen Venen zurückzuführen. Diese Schwäche kann erblich sein. Mit der Zeit führt sie dazu, daß die Venen ihre Elastizität verlieren. Sie dehnen sich und werden länger und breiter. Um im selben Raum Platz zu finden wie vorher, schlängeln sich die verlängerten Venen. Manchmal beulen sie die Haut auch aus. Wichtiger als die Verlängerung ist die Verbreiterung, durch die sich die Venenklappen nicht mehr schließen können. Beim Stehen füllen sich daher die Venen rasch mit Blut; die dünnwandigen geschlängelten Venen vergrößern sich noch mehr. Diese Vergrößerung wirkt sich auch auf die Verbindungsvenen aus, die dem Blut normalerweise nur den Weg von den oberflächlichen Venen in die tiefen Venen gestatten. Schließen die Klappen der Verbindungsvenen nicht mehr, wird Blut in die oberflächlichen Venen zurückgepreßt, wenn die Muskulatur die tiefen Venen zusammendrückt. Dadurch werden die Krampfadern noch dicker.

Symptome und Komplikationen

Viele empfinden Krampfadern als unansehnlich; wichtiger ist, daß sie meist auch schmerzen und sich die Beine müde anfühlen. Einige Menschen mit Krampfadern haben allerdings keine Schmerzen, selbst bei stark vergrößerten Venen. Der untere Teil der Wade und das Sprunggelenk können jucken, vor allem wenn das Bein nach dem Ausziehen von Socken oder Strümpfen warm ist. Wenn sich der Betroffene dann kratzt, kann sich die Haut röten und Ausschlag bekommen. Dieser wird häufig als Zeichen von trockener Haut fehlinterpretiert. Manchmal sind die Symptome in der Zeit schlimmer, in der die Krampfadern entstehen, als später, wenn sie bereits ausgeprägt sind.

Nur wenige Menschen mit Krampfadern leiden unter Komplikationen wie Dermatitis, Venenentzündung oder Blutungen. Die Dermatitis äußert sich als roter, schuppiger, juckender Ausschlag oder braune Verfärbung, meist an der Innenseite des Beines über dem Sprunggelenk. Kratzen oder eine kleine Verletzung kann ein schmerzhaftes Geschwür verursachen, das nicht heilt.

Eine Venenentzündung kann spontan auftreten oder von einer Verletzung verursacht werden. Die Entzündung ist zwar schmerzhaft, aber nur selten gefährlich.

Ist die Haut über den Krampfadern oder Besenreisern dünn, kann eine winzige Verletzung (vor allem durch Rasieren oder Kratzen) eine Blutung verursachen. Auch Geschwüre können Blutungen verursachen.

Diagnose

Krampfadern sind meistens unter der Haut zu erkennen, aber manche Menschen haben Symptome, bevor etwas zu sehen ist. Sind die Krampfadern nicht sichtbar, kann ein erfahrener Arzt das Bein abtasten, um das Ausmaß der Beschwerden festzustellen.

Manche Ärzte machen Röntgen- oder Ultraschallaufnahmen, um die Funktionstüchtigkeit der tiefen Venen zu bestimmen. Solche Verfahren sind gewöhnlich nur nötig, wenn Hautveränderungen eine Funktionsstörung der tiefen Venen vermuten lassen oder wenn das Sprunggelenk durch Flüssigkeitseinlagerungen im Gewebe (Ödem) unter der Haut geschwollen ist. Krampfadern allein verursachen kein Ödem.

Behandlung

Da Krampfadern nicht geheilt werden können, zielt die Behandlung darauf ab, die Symptome zu lindern, das Aussehen zu verbessern und Komplikationen zu vermeiden.

Im Liegen oder Sitzen die Beine hochzulegen, lindert die Symptome, beugt aber Krampfadern nicht vor. Krampfadern, die während einer Schwangerschaft auftreten, bessern sich im allgemeinen zwei bis drei Wochen nach der Geburt. Während dieser Zeit sollten sie nicht behandelt werden.

Kompressionsstrümpfe üben Druck auf die Venen aus und sorgen dafür, daß sie nicht schmerzen und sich nicht dehnen. Patienten, die keine Operation oder Verödung wünschen oder deren Gesundheitszustand dies nicht zuläßt, können Kompressionsstrümpfe tragen.

Krampfadern ziehen

Bei einer Operation werden so viele Krampfadern gezogen wie möglich. Die größte oberflächliche Vene ist die lange Vena saphena, die vom Sprunggelenk bis zur Leiste führt. Sie wird beim »Strippen« entfernt. Der Chirurg schneidet das Bein an der Leiste und am Sprunggelenk ein. Ein flexibler Draht wird durch die ganze Vene geschoben, an dem er sie an einem Ende herauszieht. Um so viele Krampfadern wie möglich zu ziehen, macht der Chirurg an anderen Stellen weitere Einschnitte. Die oberflächlichen Venen sind nicht so wichtig, um das Blut zum Herzen zurückzubefördern; darum beeinträchtigt ihre Entfernung die Durchblutung kaum, solange die tiefen Venen normal funktionieren. Die Operation dauert lange; die Patienten bekommen gewöhnlich eine Allgemeinnarkose. Die Operation beseitigt die Symptome und verhindert Komplikationen, hinterläßt aber auch Narben. Sie verhindert auch nicht, daß neue Krampfadern auftreten. Je mehr Krampfadern jedoch entfernt wurden, desto länger dauert es, bis neue entstehen.

Krampfadern veröden

Die Venen werden versiegelt, so daß kein Blut mehr hindurchfließen kann. Dazu wird eine Lösung in die Vene gespritzt, die eine Entzündung verursacht und einen Thrombus entstehen läßt. Der Arzt setzt also eine harmlose Form von oberflächlicher Venenentzündung. Wenn der Thrombus abheilt, entsteht Narbengewebe, das die Vene verschließt. Allerdings kann sich der Thrombus auch auflösen statt zu vernarben, und die Krampfader öffnet sich wieder.

Wird der Durchmesser der Vene, in die hineingespritzt wird, durch einen speziellen Kompressionsverband verringert, entsteht ein kleinerer Thrombus. Ein solcher bildet eher wie gewünscht Narbengewebe. Ein weiterer Vorteil dieses Verfahrens ist, daß die richtige Kompression den Schmerz praktisch ausschaltet, der für eine solche Venenentzündung typisch ist.

Das Veröden erfordert mehr Zeit als das Strippen. Eine Narkose ist nicht erforderlich. Neue Krampfadern können behandelt werden, sobald sie auftreten, und die Patienten können zwischen den Behandlungsterminen ihrem normalen Alltag nachgehen. Manche Ärzte ziehen eine Injektionstherapie erst dann in Betracht, wenn nach einer Operation erneut Krampfadern auftreten oder wenn die Betroffenen eine kosmetische Verbesserung wünschen.

Menschen mit Krampfadern haben gewöhnlich auch Besenreiser, die möglicherweise vom Rückfluß des Blutes in die Krampfadern verursacht sind. Meist geht man davon aus, daß ihr Erscheinen hormonell beeinflußt ist. Der Mechanismus ist noch nicht geklärt, aber diese Theorie würde erklären, warum meistens Frauen davon betroffen sind, vor allem während der Schwangerschaft. Wenn Besenreiser Schmerzen oder ein brennendes Gefühl verursachen oder wenn sie unansehnlich sind, können sie ebenfalls mit einer Injektionstherapie behandelt werden.

Venenklappen bei Krampfadern

In einer normalen Vene schließen sich die Klappen und verhindern so den Rückfluß von Blut. Bei einer Krampfader können die Klappen nicht schließen, weil die Venen ungewöhnlich stark geweitet sind. Das Blut kann in die falsche Richtung fließen.

Normale Vene **Krampfader**

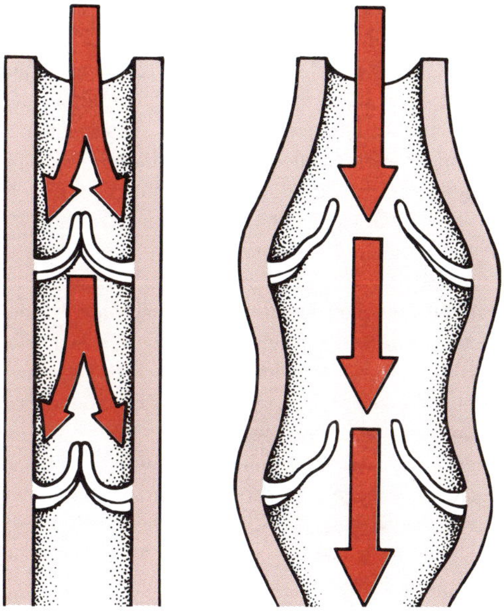

Arteriovenöse Fistel

Eine arteriovenöse Fistel ist ein ungewöhnlicher Verbindungsgang zwischen einer Arterie und einer Vene.

Normalerweise fließt das Blut von den Arterien in die Haargefäße (Kapillaren) und von dort in die Venen. Bei einer arteriovenösen Fistel fließt das Blut direkt von einer Arterie in eine Vene; es umgeht die Haargefäße. Eine solche Fistel kann angeboren sein (kongenitale Fistel), oder sie entwickelt sich erst im Laufe der Zeit (erworbene Fistel).

Angeborene arteriovenöse Fisteln kommen nur selten vor. Erworbene Fisteln können entstehen, wenn eine Arterie und eine Vene verletzt werden, die dicht beieinander liegen. Solche Verletzungen werden meist von einem Messer oder einer Kugel verursacht. Die Fistel kann sofort entstehen oder sich erst nach ein paar Stunden entwickeln. Der betroffene Bereich kann rasch anschwellen, wenn Blut in das umliegende Gewebe eindringt.

Bei manchen medizinischen Verfahren – z. B. der Dialyse – muß bei jeder Behandlung eine Vene angestochen werden. Durch wiederholte Einstiche kann sich die Vene entzünden, und es können sich Blutgerinnsel bilden. Mit der Zeit kann die Vene durch Narbengewebe veröden. Um dieses Problem zu vermeiden, kann der Arzt eine arteriovenöse Fistel anlegen. Meist geschieht das zwischen zwei eng beieinander liegenden Gefäßen. Bei diesem Verfahren wird die Vene gedehnt, so daß sie leichter anzustechen ist. Das schneller fließende Blut gerinnt nicht so leicht. Im Gegensatz zu einigen großen arteriovenösen Fisteln verursachen die kleinen keine Herzbeschwerden. Sie können verschlossen werden, wenn sie nicht mehr gebraucht werden.

Symptome und Diagnose

Wenn angeborene arteriovenöse Fisteln dicht unter der Haut liegen, können sie geschwollen und rötlichblau aussehen. An deutlich sichtbaren Stellen wie im Gesicht sind sie purpurartig und unansehnlich.

Wenn große erworbene arteriovenöse Fisteln unbehandelt bleiben, fließt viel Blut unter starkem Druck von der Arterie in das Venensystem. Die Venenwände sind nicht stark genug, um diesem Druck standzuhalten. Die Wände dehnen sich und beulen sich aus. Manchmal sieht das aus wie Krampfadern. Der ungewöhnlich schnelle Rücktransport des Blutes zum Herzen über diese »Abkürzung« kann das Herz belasten und zu Herzschwäche führen. ▲ Je größer die Fistel, desto schneller kann es zu Herzschwäche kommen.

Setzt der Arzt das Stethoskop auf die erworbene arteriovenöse Fistel, kann er ein deutliches Hin- und Hergeräusch hören, wie das einer laufenden Maschine (Maschinengeräusch). Um die Diagnose zu bestätigen und das Ausmaß des Problems festzustellen, wird ein Kontrastmittel in die Blutgefäße gespritzt, das auf Röntgenbildern sichtbar ist. Dadurch kann man auf den Bildern sehen, wo das Blut fließt (Angiogramm).

Behandlung

Kleine angeborene arteriovenöse Fisteln können herausgeschnitten oder mittels Laserkoagulation zerstört werden. Dieses Verfahren sollte nur ein erfahrener Gefäßchirurg durchführen, weil sich die Fisteln manchmal weiter ausgedehnt haben, als es an der Oberfläche scheint. Arteriovenöse Fisteln in der Nähe von Auge, Gehirn oder anderen wichtigen Organen können besonders schwierig zu behandeln sein.

Erworbene arteriovenöse Fisteln werden nach der Diagnose so bald wie möglich von einem Gefäßchirurgen behandelt. Kann der Chirurg die Fistel nur schwer erreichen, weil sie z. B. im Gehirn liegt, kann auch anders behandelt werden. Mit einem komplizierten Injektionsverfahren wird die Arterie blockiert. Das Verfahren läßt Gerinnsel entstehen und hindert so das Blut daran, in die Fistel zu fließen.

Lymphödem

Ein Lymphödem ist eine Schwellung, die entsteht, wenn der normale Fluß von Lymphe zurück ins Blut beeinträchtigt ist.

Nur selten ist ein Lymphödem bei der Geburt zu erkennen. Meist tritt es später im Leben auf und ist angeboren oder erworben.

Ein **angeborenes Lymphödem** entsteht, wenn zu wenig Lymphgefäße angelegt sind und diese die Lymphmenge nicht bewältigen können. Meist treten die Probleme in den Beinen auf, seltener in den Armen. Frauen sind häufiger von diesem angeborenen Ödem betroffen.

Die Schwellung kann bereits bei der Geburt zu sehen sein. Gewöhnlich können die Lymphgefäße aber die geringe Menge Lymphe bewältigen, die Babys und Kleinkinder produzieren. Häufiger tritt die Schwellung später auf, wenn sich die Lymphmenge vergrößert und die wenigen Lymphgefäße überfordert. Die Schwellung beginnt schleichend in einem oder beiden Beinen. Ein aufgedunsener

▲ Siehe Seite 83

Lymphe, Lymphknoten und Lymphsystem

Wie erreichen Sauerstoff, Nährstoffe und andere lebenserhaltende Substanzen die Gewebe? Sie sind in einer Flüssigkeit gelöst, die die dünnen Wände der Haargefäße durchdringt. Ein Teil davon wird in die Haargefäße aufgenommen, die restliche Flüssigkeit (Lymphe) fließt in kleine Gefäße (Lymphgefäße). Diese Gefäße sind größer als Haargefäße, aber kleiner als die kleinsten Venen. Die meisten Lymphgefäße haben Klappen wie die Venen. Diese Klappen sorgen dafür, daß die Lymphe, die übrigens auch gerinnen kann, in die richtige Richtung fließt: zu den beiden großen Lymphgefäßen im Hals. Diese Lymphgefäße entleeren ihre Fracht über die großen Körpervenen wieder ins Blut.

Auf ihrem Weg durch die Lymphgefäße strömt die Lymphe durch strategisch gut plazierte Lymphknoten, die bei der Immunabwehr des Körpers eine wichtige Rolle spielen. Lymphknoten filtern fremde Bestandteile aus der Lymphe heraus, z. B. Krebszellen, die sich von einem nahegelegenen Tumor gelöst haben. Der Zustand der Lymphknoten sagt den Ärzten bei einer Krebserkrankung, ob der Tumor bereits gestreut hat. Lymphknoten produzieren außerdem unverzichtbare Bestandteile des Abwehrsystems. Zu ihnen gehören auch weiße Blutkörperchen, die Antikörper bilden, um fremde Organismen zu zerstören.

Bakterien können die Lymphknoten anschwellen lassen und druckempfindlich machen. Dies nennt man Lymphadenitis. Gelegentlich verursachen die Bakterien eine Entzündung der Lymphgefäße (Lymphangitis). Die Betroffenen leiden gewöhnlich unter Fieber und Schüttelfrost; auf der Haut zeigen sich druckempfindliche rote Streifen. Die Erreger einer Lymphangitis sind meist Staphylokokken und Streptokokken.

Fuß, an dem der Schuh am Abend drückt, kann ein erstes Anzeichen für ein Lymphödem sein. Der Schuh kann Abdrücke auf der Haut hinterlassen. In den frühen Stadien verschwindet die Schwellung, wenn das Bein hochgelegt wird. (Bei vielen Menschen, die kein Lymphödem haben, schwellen die Beine nach langem Stehen ebenfalls an.) Ein angeborenes Lymphödem verschlechtert sich mit der Zeit. Die Schwellung wird stärker und verschwindet auch über Nacht nicht mehr vollständig.

Ein **erworbenes Lymphödem** kommt häufiger vor als ein angeborenes. Charakteristischerweise tritt es nach einer schweren Operation auf, vor allem nach einer Krebsbehandlung, bei der Lymphknoten und Lymphgefäße entfernt oder bestrahlt wurden. Nach einer Brustoperation und der Entfernung der Achsellymphknoten kann z. B. der Arm anschwellen. Vernarbte oder häufig entzündete Lymphgefäße können ebenfalls ein Lymphödem verursachen. Dieses kommt jedoch gewöhnlich nur bei einer Infektion mit dem Tropenparasiten *Filaria* vor.

Bei einem erworbenen Lymphödem sieht die Haut gesund aus, ist aber aufgedunsen oder geschwollen. Drückt man mit dem Finger darauf, bleibt kein Eindruck zurück. (Dieses wäre der Fall, wenn das Ödem auf eine mangelhafte Durchblutung in den Venen zurückgeht.) Nur selten ist das geschwollene Körperteil so groß und die Haut so dick und so gefurcht, daß sie beinahe wie Elefantenhaut aussieht (Elephantiasis).

Behandlung

Ein Lymphödem ist nicht heilbar. Bei einer leichten Erkrankung läßt sich die Schwellung mit Kompressionsverbänden verringern. Bei einer schweren können die Patienten für ein oder zwei Stunden täglich Druckmanschetten tragen, um die Schwellung zu verringern. Anschließend müssen täglich vom Aufstehen bis zum Schlafengehen Stützkniestrümpfe getragen werden. Das hält die Schwellung in Grenzen. Ist der Arm geschwollen, werden die Manschetten am Arm getragen; anschließend werden den Stützstrümpfen entsprechend Ärmel aus stützendem Material übergezogen. Sehr hilfreich ist eine regelmäßige fachkundige Lymphdrainage. Bei Elephantiasis kann eine umfangreiche Operation durchgeführt werden, um den Großteil des geschwollenen Gewebes unter der Haut zu entfernen.

Lipödem

Ein Lipödem ist eine Ansammlung von Fett unter der Haut. Meistens tritt sie im unteren Teil des Beines zwischen Wade und Sprunggelenk auf.

Ein Lipödem ist angeboren, kommt bei Frauen häufiger vor als bei Männern. Es ähnelt dem Lymphödem, ist aber eine eigenständige Krankheit.

Beide Beine sind betroffen. Waden und Sprunggelenk verlieren ihre normale Form. Die Vergrößerung reicht aber nur bis zum Sprunggelenk und dehnt sich nicht auf den Fuß aus. Die Beine wirken geschwollen und können schmerzen. Drückt man mit dem Finger auf die Schwellung, bleibt keine Delle zurück. Die Haut der Beine sieht normal aus, kann aber druckempfindlich sein. Das liegt vermutlich an der darunterliegenden Fettansammlung.

Eine Fettabsaugung kann die Form der Beine verbessern.

Erkrankungen der Lunge und Atemwege

Lunge und Atemwege

Der Atemtrakt beginnt mit Nase und Mund, von wo er sich über die Atemwege bis zur Lunge fortsetzt. In der Lunge wird der Sauerstoff der Atemluft gegen das Kohlendioxid aus den Körpergeweben ausgetauscht. Die Lunge als größter Teil des Atemtraktes gleicht zwei riesigen rosa Schwämmen, die fast den ganzen Brustraum ausfüllen. Der linke Lungenflügel ist etwas kleiner als der rechte, weil er sich den Platz auf der linken Seite des Brustkorbes mit dem Herzen teilen muß. Jeder Lungenflügel ist in Abschnitte (Lappen) aufgeteilt: zwei im linken und drei im rechten Flügel.

Die Luft tritt durch Nase und Mund in den Atemtrakt ein und strömt durch Rachen (Pharynx) und Kehlkopf (Larynx). Den Eingang zum Kehlkopf bedeckt ein kleiner Deckel aus Muskelgewebe (Epiglottis), der ihn beim Schlucken verschließt, damit keine Nahrung in die Atemwege gelangen kann.

Das Innere der Lunge und Atemwege

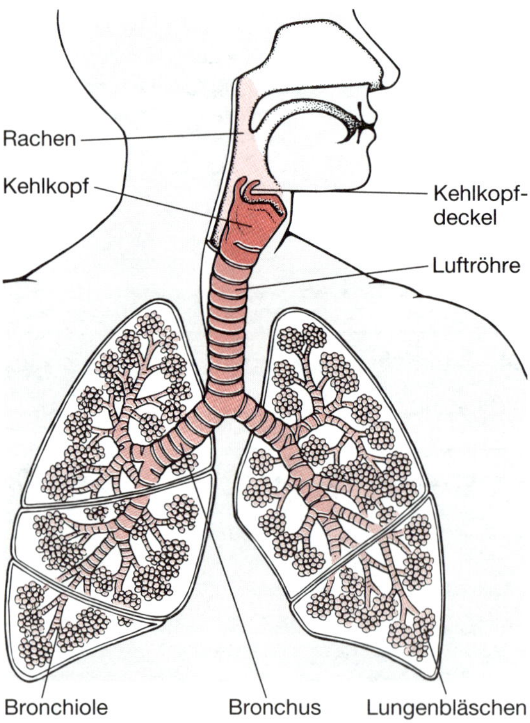

Der größte der Atemwege ist die Luftröhre (Trachea), die sich in zwei kleinere Röhren (Hauptbronchien) verzweigt, die die beiden Lungenflügel mit Luft versorgen. Die Bronchien wiederum teilen sich viele Male, ehe sie sich in noch kleinere Atemwege (Bronchiolen) verzweigen. Dieses sind die engsten Luftwege – einen halben Zentimeter im Durchmesser. Die Atemwege sehen aus wie ein auf den Kopf gestellter Baum; daher wird der Atemtrakt oft auch als Bronchialbaum bezeichnet.

Am Ende jeder Bronchiole hängen Dutzende von blasenförmigen, luftgefüllten Kammern (Lungenbläschen, Alveolen), die einer Weintraube ähneln. Jeder Lungenflügel enthält Millionen Lungenbläschen, und jedes von ihnen ist umgeben von einem dichten Netz aus Kapillargefäßen. Durch diese extrem dünne Wand kann der Sauerstoff aus den Lungenbläschen in das Blut der Kapillaren übertreten, und umgekehrt kann das Abbauprodukt Kohlendioxid aus dem Blut in die Lungenbläschen gelangen.

Das Brustfell (Pleura) ist eine glitschige Haut, die der Lunge hilft, sich bei jedem Atemzug geschmeidig zu bewegen. Es bedeckt die Lungenflügel und kleidet den gesamten Brustkorb aus. Normalerweise liegen die beiden feuchten Lagen des Brustfells dicht aufeinander, so daß sie reibungslos aneinander vorbeigleiten, wenn sich die Lunge ausdehnt oder zusammenzieht.

Ein knöcherner Käfig, geformt von Brustbein (Sternum), Rippen und Wirbelsäule, schützt die Lunge und die anderen Organe in der Brust. Zwölf Paar Rippen formen den Brustkorb. An der Rückseite des Körpers ist jedes Paar Rippen mit den Knochen der Wirbelsäule verbunden. Auf der Vorderseite des Körpers sind die oberen sieben Paar Rippen durch die Rippenknorpel direkt mit dem Brustbein verbunden. Das achte, neunte und zehnte Paar Rippen sind an die Knorpel des jeweils darunterliegenden Paares angeheftet; die letzten zwei Paare (fließende Rippen) sind kürzer und vorne nicht verbunden.

Die Muskeln, die zwischen den Rippen liegen, helfen dem Brustkorb, sich zu bewegen, und unterstützen die Atmung. Der wichtigste Muskel beim Atmen ist das Zwerchfell, eine glockenförmige Muskelwand, die die Lunge von der Bauchhöhle trennt. Das Zwerchfell hängt fest am Ende des Brustbeins, am unteren Teil des Rippenkäfigs und an der Wirbelsäule. Wenn es sich zusammenzieht, vergrößert sich der Innenraum der Brusthöhle, und die Lunge kann sich ausdehnen.

Gasaustausch zwischen Lungenbläschen und Kapillaren

Die Hauptaufgabe des Atmungssystems besteht in dem Austausch zweier Gase: Sauerstoff und Kohlendioxid. Der Austausch vollzieht sich zwischen den Millionen von Lungenbläschen in der Lunge und den Kapillargefäßen, die sie umgeben. Wie unten zu sehen ist, tritt der eingeatmete Sauerstoff aus den Lungenbläschen in das Blut in den Kapillargefäßen über, während das Kohlendioxid aus dem Blut der Kapillaren in die Lungenbläschen gelangt.

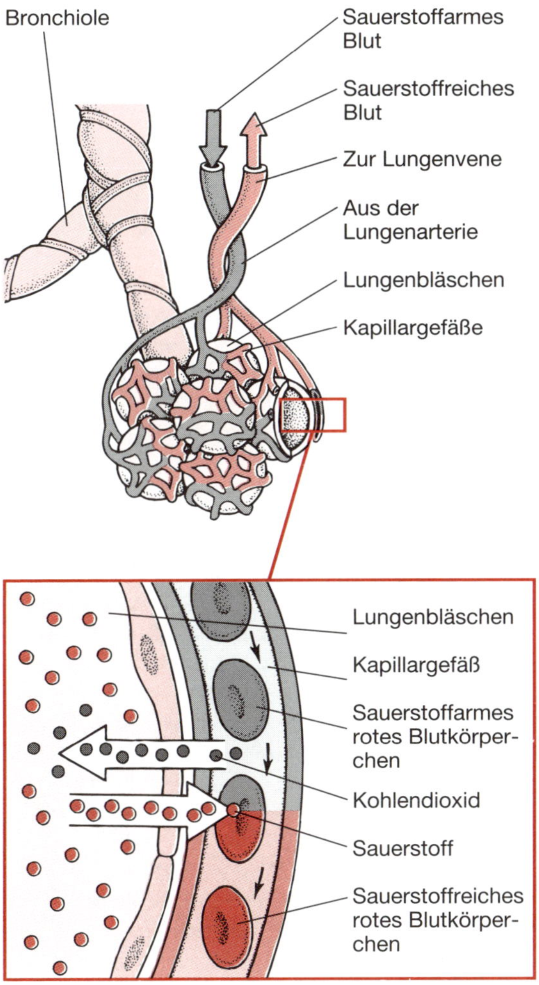

Funktion des Atemsystems

Die vornehmliche Aufgabe des Atemsystems ist, Sauerstoff in die Lunge zu bringen, von dort ins Blut zu befördern und das Abbauprodukt Kohlendioxid wegzuschaffen. Der eingeatmete Sauerstoff tritt in die Lunge ein und erreicht die Lungenbläschen. Deren Wände und die der umliegenden Kapillaren sind nur so dick wie eine einzige Zelle und liegen sehr dicht beieinander. Diese dünnen Wände der Lungenbläschen durchdringt der Sauerstoff sehr leicht und gelangt dann durch die ebenfalls dünnen Wände der Kapillargefäße ins Blut. Zugleich tritt das Kohlendioxid vom Blut in die Lungenbläschen über, von wo es durch Nase und Mund ausgeatmet wird. Mit Sauerstoff angereichertes Blut fließt durch die Lungenvenen in die linke Seite des Herzens; von dort wird es in die übrigen Teile des Körpers gepumpt. Das sauerstoffarme und kohlendioxidreiche Blut kehrt durch zwei große Venen – die obere und untere Hohlvene – in die rechte Herzhälfte zurück und wird durch die Lungenschlagader in die Lunge gepumpt, wo es Sauerstoff aufnimmt und Kohlendioxid abgibt.▲

Steuerung der Atmung

Atmen geschieht normalerweise automatisch, gesteuert vom Atemzentrum im Gehirn, vom Willen unbeeinflußt. Das Gehirn und kleine Sensoren in der Körper- und der Hauptschlagader melden, wenn der Sauerstoffgehalt im Blut zu niedrig oder der Gehalt an Kohlendioxid zu hoch ist; dann erhöht das Gehirn die Anzahl und die Intensität der Atemzüge. Umgekehrt verlangsamt sich die Atmung, wenn der Kohlendioxidspiegel zu niedrig ist. In Ruhe atmet ein Erwachsener ungefähr 15mal pro Minute ein und aus. Da die Lunge keine eigenen Muskeln hat, leistet in erster Linie das Zwerchfell die Atemarbeit, in geringerem Umfang auch die Zwischenrippenmuskeln (Interkostalmuskeln). Bei kräftiger oder anstrengender Atmung arbeiten Muskeln im Hals, in der Brustwand und im Bauch mit.

Wenn sich das Zwerchfell zusammenzieht, bewegt es sich nach unten und vergrößert damit die Brusthöhle. Dadurch verringert sich der Druck in der Brust, und es fließt Luft in die Lunge, um den Druck auszugleichen. Dann entspannt sich das Zwerchfell und bewegt sich wieder nach oben; dabei zieht sich die Brusthöhle zusammen und erhöht den Luftdruck. Die Luft wird aus der Lunge, die elastisch ist, herausgedrückt. An diesem Vorgang sind auch die Zwischenrippenmuskeln beteiligt, besonders bei schnellen oder tiefen Atemzügen.

▲ Siehe Kasten, Seite 65

Die Rolle des Zwerchfells bei der Atmung

Wenn sich das Zwerchfell zusammenzieht, vergrößert sich die Brusthöhle; dabei verringert sich der innere Druck. Um den Druck auszugleichen, strömt Luft in die Lunge. Wenn sich das Zwerchfell entspannt, fällt die Brusthöhle zusammen; dadurch erhöht sich der Druck, und die Luft wird herausgedrückt.

Einatmen

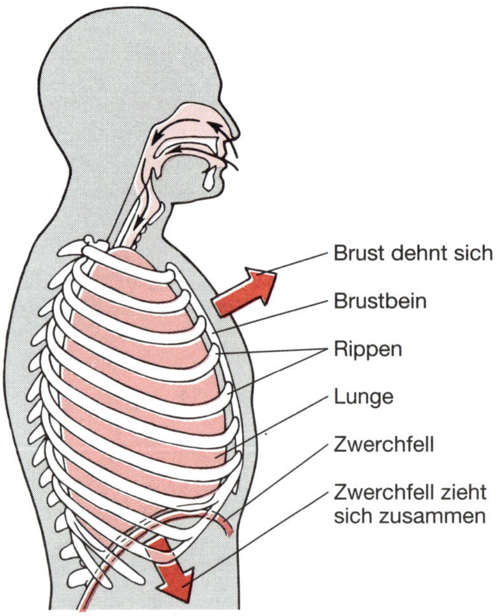

Ausatmen

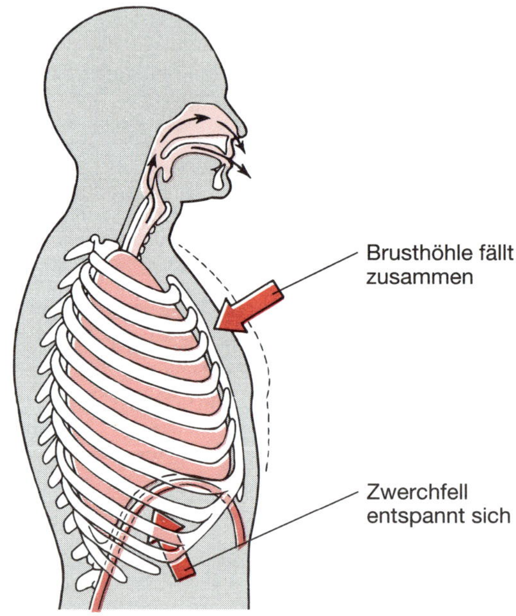

Symptome bei Atemstörungen

Zu den häufigsten Symptomen von Erkrankungen der Atemwege gehören Husten, Atemnot, Brustschmerzen, Keuchen, pfeifende Atmung, Aushusten von Blut, Zyanose (bläuliche Verfärbung der Haut), Trommelschlegelfinger und Atmungsinsuffizienz. Manche dieser Symptome deuten nicht zwangsläufig auf eine Störung im Atemtrakt hin. Brustschmerzen können beispielsweise auch von einem Herzfehler oder einer Magen-Darm-Störung herrühren.

Husten

Husten ist ein plötzlicher, explosionsartiger Luftstoß, mit dem der Körper Fremdstoffe aus den Atemwegen befördern will.

Husten ist ein allseits bekannter, aber komplizierter Reflex. Es ist eine Möglichkeit des Körpers, Lunge und Atemwege zu schützen. Gemeinsam mit anderen Mechanismen hilft das Husten, die Lunge von Schmutzpartikeln zu befreien, die eingeatmet (aspiriert) wurden. Manchmal wird Sputum (Auswurf) abgehustet – eine Mischung aus Schleim, Schmutz und abgestorbenen Zellen der Lunge.

Es gibt viele verschiedene Arten von Husten. Husten kann sehr belasten, besonders wenn die Hustenanfälle von Brustschmerzen, Atemnot oder ungewöhnlich viel Auswurf begleitet sind. Entwickelt sich der Husten allerdings über Jahrzehnte hinweg, wie es bei einem Raucher mit chronischer Bronchitis sein kann, wird sich der Betroffene dessen vielleicht gar nicht mehr bewußt.

Genaue Angaben über die Art des Hustens helfen dem Arzt, die Ursachen festzustellen. Deshalb fragt der Arzt beispielsweise:

- Wie lange dauert der Husten schon?
- Zu welcher Tageszeit tritt er auf?
- Welche Umstände beeinflussen ihn: kalte Luft, Körperhaltung, Sprechen, Essen oder Trinken?

- Ist der Husten von Brustschmerzen, Atemnot, Heiserkeit, Schwindel oder anderen Symptomen begleitet?
- Wird Sputum ausgehustet?

Manchmal produziert jemand Sputum, ohne dabei zu husten, umgekehrt gibt es auch trockenen Husten ohne Auswurf. Das Aussehen des Sputums hilft dem Arzt bei der Diagnose. Ein gelblicher, grüner oder brauner Auswurf kann auf eine bakterielle Infektion hindeuten. Ein klarer, weißer oder wäßriger Auswurf kennzeichnet eine Virusinfektion oder eine Allergie, oder er ist das Symptom einer Reizung. Der Arzt kann das Sputum mikroskopisch untersuchen; findet er Bakterien und weiße Blutkörperchen, sind sie zusätzliche Zeichen für eine Infektion.

Behandlung

Weil der Husten wichtig ist, um Sputum abzutransportieren und die Atemwege zu reinigen, sollte ein Husten, der viel Sputum hervorbringt, grundsätzlich nicht unterdrückt werden. Wichtiger ist es, die zugrundeliegende Ursache – wie etwa eine Infektion, Flüssigkeitsansammlungen in der Lunge oder eine Allergie – zu behandeln. Zum Beispiel können Antibiotika gegen eine Infektion oder Antihistaminika gegen eine Allergie eingenommen werden.

Hustenmittel können einen trockenen Husten, bei dem kein Auswurf produziert wird, unterdrücken, falls er stört. Unter bestimmten Umständen wird auch ein Husten, der Sputum hervorbringt, medikamentös gedämpft; beispielsweise wenn jemand sehr erschöpft ist, aber wegen des Hustens nicht schlafen kann. Husten wird mit zwei Gruppen von Medikamenten behandelt: mit Antitussiva und Expektorantien.

Antitussiva

Antitussiva unterdrücken den Husten. **Kodein**, ein Opioid, dämpft den Hustenreiz, indem es auf das Hustenzentrum im Gehirn einwirkt. Es ist auch als verstärkender Zusatz in Schmerzmitteln gebräuchlich. Kodein kann schläfrig machen und Übelkeit, Erbrechen oder Verstopfung hervorrufen. Wird Kodein über längere Zeit eingenommen, kann es sein, daß die Dosis erhöht werden muß, damit es noch wirkt. Viele andere Opioide, die Hustenreiz dämpfen, haben ähnliche Nebenwirkungen.

Dextromethorphan wirkt ebenfalls dämpfend auf das Hustenzentrum im Gehirn. Es ist Bestandteil frei verkäuflicher Hustenmittel, macht nicht süchtig und auch nicht schläfrig.

Dampfinhalationen, z. B. aus einem Vernebler, können dazu beitragen, den Husten zu stoppen, weil sie die Reizung im Rachen und in den Atemwegen mindern. Die Feuchtigkeit des Dampfs löst auch die Sekrete, so daß sie leichter abgehustet werden können. Ein Luftbefeuchter kann ähnlich wirken.

Expektoranzien

Expektoranzien helfen, den Schleim zu lösen, indem sie die Bronchialsekrete verdünnen, die dann besser abgehustet werden können. Zu den sogenannten Sekretolytika gehören Bromhexin und Ambroxol, die die Abscheidung eines weniger zähen Schleims bewirken. Zu den Medikamenten, die einen bereits gebildeten Schleim dünnflüssiger machen (sogenannte Mukolytika), gehört Azetylzystein.

Antihistaminika und Bronchodilatatoren

Der Nutzen von Antihistaminika ist bei Husten nur gering oder fehlt sogar ganz, es sei denn, er wurde durch eine Allergie verursacht. Bei einem Husten aus nicht allergischer Ursache schaden Antihistaminika sogar, weil sie die Atemwege austrocknen, dadurch die Sekrete in den Atemwegen eindicken und schwerer abgehustet werden können.

Bronchodilatatoren wie inhalierte Sympathomimetika oder Theophyllin zum Einnehmen können hilfreich sein, wenn der Husten mit einer Verengung der Atemwege einhergeht, wie es bei Bronchialasthma und beim Lungenemphysem der Fall ist.

Atemnot

Atemnot (Dyspnoe) ist das bedrohliche Gefühl, nicht genügend Luft zu bekommen.

Bei körperlicher Anstrengung und in der Höhe atmet ein gesunder Mensch schneller als normal. Je mehr sich die Atmung beschleunigt, desto mühsamer wird sie. Bei einer Atemnot ist die schnelle Atmung auch noch von dem Gefühl begleitet, nicht mehr genügend Luft zu bekommen und nicht mehr schnell oder tief genug atmen zu können. Die Atemnot setzt der körperlichen Belastbarkeit eine natürliche Grenze.

Zu den Zuständen, die einer Atemnot ähneln, gehört das Gefühl, man müsse sich mehr anstrengen, um die Brust beim Einatmen zu dehnen, oder der bedrohliche Eindruck, man müßte schon dringend einatmen, bevor die Ausatmung noch beendet ist. Andere Empfindungen werden oft als Enge in der Brust beschrieben.

Arten der Atemnot

Die häufigste Art von Atemnot tritt bei körperlicher Anstrengung auf. Dabei verbraucht der Körper mehr Sauerstoff und produziert mehr Kohlendioxid. Das Atemzentrum im Gehirn beschleunigt die Atmung, wenn der Sauerstoffgehalt im Blut niedrig oder der von Kohlendioxid hoch ist. Wenn aber Lunge und Herz nicht richtig funktionieren, können selbst geringe Anstrengungen die Atmung dramatisch beschleunigen und zu Atemnot führen. Bei den ganz schlimmen Formen kann die Atemnot sogar in Ruhe auftreten.

Eine lungenbedingte Atemnot (pulmonale Dyspnoe) kann auf Schäden beruhen, die die Lungentätigkeit beschränken (restriktive Störung) oder die Atemwege verengen (obstruktive Störung). Bei einer restriktiven Atemnot ist eine vermehrte Atmungsarbeit notwendig, weil entweder die Lunge geschädigt oder das Lungengewebe verhärtet ist oder weil eine deformierte Brustwand oder ein verdicktes Brustfell die Lunge daran hindern, sich beim Atmen auszudehnen. Bei einer solchen Atemnot ist das Lungenvolumen, das bei Lungenfunktionsprüfungen ▲ ermittelt wird, gering. Menschen mit einer restriktiven Störung fühlen sich gewöhnlich in Ruhe wohl, bekommen aber zu wenig Luft, wenn sie körperlich aktiv werden, weil ihre Lunge sich nicht so weit ausdehnen kann, daß sie genügend Luft aufnimmt.

Bei einer obstruktiven Atemnot muß gegen starken Widerstand geatmet werden, weil die Luftwege verengt sind. Gewöhnlich kann die Luft zwar eingeatmet, aber nicht schnell genug wieder hinausbefördert werden, weil sich die Atemwege beim Ausatmen verengen. Das Atmen, besonders das Ausatmen, strengt an. Mit einer Lungenfunktionsprüfung kann der Grad der Verengung bestimmt werden. Atmungsstörungen können sowohl auf restriktiven als auch auf obstruktiven Störungen beruhen.

Da das Herz das Blut durch die Lunge pumpt, ist eine gesunde Herzfunktion die Voraussetzung dafür, daß die Lunge richtig arbeiten kann. ■ Ist die Herzleistung vermindert, kann sich in der Lunge Flüssigkeit ansammeln (Lungenödem). Dabei entsteht Atemnot, oft begleitet von einem Erstickungs- oder Schweregefühl in der Brust. Die Flüssigkeitsansammlung in der Lunge kann die Atemwege verengen und zum Keuchen führen – diesen Zustand bezeichnet man als Herzasthma.

Manche Menschen mit ungenügender Herzleistung leiden unter Orthopnoe – einer Atemnot im Liegen, die nachläßt, wenn sie sich aufrichten. Unter paroxysmaler nächtlicher Dyspnoe versteht man einen plötzlichen, oft von Angstzuständen begleiteten Anfall von Atemnot während des Schlafs. Der Betroffene erwacht, schnappt nach Luft und muß sich aufsetzen oder aufstehen, um wieder Luft zu bekommen. Dieser Zustand ist eine Form der Orthopnoe und ein Anzeichen für einen Herzfehler.

Bei der periodischen oder Cheyne-Stokes-Atmung wechseln Phasen von schneller (Hyperpnoe) mit langsamer Atmung (Hypopnoe) oder Atemstillstand (Apnoe) ab. Zu den möglichen Ursachen gehören Herzschwäche oder eine verminderte Funktion des Atemkontrollzentrums im Gehirn.

Die zirkulatorische Dyspnoe ist ein ernster Zustand, der plötzlich auftreten kann, wenn das Blut nicht genügend Sauerstoff zu den Geweben transportiert, beispielsweise als Folge starker Blutungen oder bei Blutarmut. Der Kranke atmet sehr schnell und tief, um mehr Sauerstoff aufzunehmen.

Bei einem hohen Säuregehalt im Blut, wie er bei der diabetischen Azidose vorkommt, kann die Atmung langsam und tief werden (Kussmaul-Atmung), wobei die Betroffenen aber nicht das Gefühl von Atemnot haben. Im Gegensatz dazu hat jemand mit Nierenversagen das Gefühl, gar keine Luft mehr zu bekommen, und beginnt sofort, nach Luft zu schnappen, wenn Azidose, Herzschwäche und Blutarmut gemeinsam vorliegen.

Eine plötzliche Gehirnverletzung durch eine Hirnblutung, durch Unfall oder einen anderen Umstand kann eine intensive, beschleunigte Atmung auslösen (Hyperventilation).

Viele Menschen kennen das Gefühl, nicht genug Luft zu bekommen; dann atmen sie tief und schnell. Ein solches Hyperventilationssyndrom wird eher durch Angst als durch körperliche Ursachen hervorgerufen. Die Betroffenen empfinden große Angst und glauben, sie hätten einen Herzanfall. Die Symptome werden dadurch ausgelöst, daß sich als Folge der zu starken Atmung der Gasgehalt des Blutes ändert (meistens verringert sich der Kohlendioxidgehalt). Der Betroffene kann Bewußtseinsstörungen erleben; gewöhnlich werden diese so beschrieben, als ob die Ereignisse um ihn herum wie in weiter Ferne geschehen. Außerdem hat er ein kribbelndes Gefühl in Händen und Füßen und um den Mund herum.

Brustschmerzen

Schmerzen in der Brust können vom Brustfell, von der Lunge, der Brustwand oder von inneren Organen herrühren, die nicht zum Atemtrakt gehören, vor allem dem Herzen.

Heftige Schmerzen, die vom Brustfell ausgehen und auf einer Reizung der Lungenhaut beruhen, verschlimmern sich bei tiefem Atmen und Husten. Die Schmerzen klingen ab, wenn man die Brustwand ruhig hält – z. B., indem man sich die schmerzende Seite hält und tiefe Atemzüge und Husten vermeidet. Gewöhnlich kann man die schmerzende Stelle genau bezeichnen; allerdings kann sie mit der Zeit auch wandern. Ein Pleuraerguß ★, bei dem sich Flüssigkeit zwischen den beiden Lagen des Brustfells bildet, kann anfangs Schmerzen verursachen; oft verschwinden sie aber wieder, wenn sich die Lagen des Brustfells durch die angesammelte Flüssigkeit wieder trennen.

▲ Siehe Seite 155

■ Siehe Seite 83

★ Siehe Seite 202

Schmerzen in anderen Bereichen des Atemtraktes sind gewöhnlich schwieriger zu beschreiben als jene vom Brustfell. Beispielsweise kann ein Lungenabszeß oder Tumor einen unbestimmten, tief in der Brust sitzenden Schmerz hervorrufen.

Die Schmerzen können auch aus der Brustwand selbst stammen. Dann verschlimmern sie sich bei tiefen Atemzügen und Husten und sind oft auf eine Stelle in der Brustwand beschränkt, die sich bei Berührung wie eine Wunde anfühlt. Die häufigste Ursache dafür sind Verletzungen der Brustwand, wie Rippenbrüche und Risse, oder verletzte Muskeln zwischen den Rippen. Ein Tumor, der in die Brustwand hineinwächst, verursacht genau an dieser Stelle Schmerzen; wenn er in einen Zwischenrippennerv hineinwächst, können die Schmerzen auf die gesamte Fläche ausstrahlen, die dieser Nerv versorgt. Gürtelrose, die von Varizella-Zoster-Viren hervorgerufen wird, verursacht manchmal schon bei jedem Atemzug Beschwerden in der Brustwand, noch ehe der charakteristische Ausschlag sichtbar wird.

Keuchen

Keuchen ist ein pfeifender, fast singender Ton beim Atmen, der durch teilweise blockierte Atemwege hervorgerufen wird. Mediziner nennen dieses Keuchen auch »Giemen«.

Das Keuchen entsteht, weil die Atemwege irgendwo verlegt sind. Es kann daran liegen, daß die Luftwege insgesamt verengt sind (wie bei Asthma oder chronischer obstruktiver Lungenerkrankung), aber auch an einem lokal begrenzten Verschluß (beispielsweise durch einen Tumor) oder durch einen Fremdkörper in den Atemwegen. Der häufigste Grund für immer wiederkehrendes Keuchen ist Asthma; aber auch viele Menschen, die nie unter Asthma gelitten haben, keuchen gelegentlich.

Der Arzt kann das Keuchen normalerweise genau erkennen, wenn er den Patienten beim Atmen mit einem Stethoskop abhört. Eine Lungenfunktionsprüfung▲ kann notwendig sein, um festzustellen, wie sehr die Atemwege verengt sind und um den Erfolg einer Behandlung abzuschätzen.

Rasseln

Einen rasselnden Laut, der beim Atmen, vornehmlich während des Einatmens, zu hören ist, nennen Mediziner Stridor. Das Geräusch entsteht, wenn der Rachen (Pharynx), der Kehlkopf (Larynx) oder die Luftröhre (Trachea) teilweise blockiert ist.

Gewöhnlich ist das Rasseln so laut, daß man es noch in einiger Entfernung hören kann, manchmal ist es aber nur bei einem tiefen Atemzug vernehmbar. Der Ton entsteht, wenn sich in den verengten oberen Atemwegen ein Luftwirbel bildet. Bei Kindern kann die Ursache eine Infektion des Kehldeckels■ oder ein aspirierter Fremdkörper sein. Bei Erwachsenen können ein Tumor, ein Abszeß, Schwellungen (Ödeme) in den oberen Luftwegen oder eine Fehlfunktion der Stimmbänder die Ursache sein.

Ein Stridor kann das Anzeichen eines lebensbedrohlichen Notfalls sein. Dann muß eventuell eine Kanüle durch den Mund oder die Nase (tracheale Intubation) oder direkt in die Luftröhre (Luftröhrenschnitt, Tracheotomie) eingeführt werden, damit die Luft an der Engstelle vorbei in die Lunge gelangen und das Leben des Patienten gerettet werden kann.

Bluthusten

Wenn aus dem Atemtrakt Blut abgehustet wird, sprechen Mediziner von Hämoptyse.

Blutiges Sputum kommt ziemlich häufig vor und hat gewöhnlich keine ernste Ursache. Infektionen, wie akute oder chronische Bronchitis, machen etwa die Hälfte der Ursachen aus. Größere Mengen Blut im Sputum erfordern die sofortige Beurteilung durch einen Arzt.

Tumore, besonders Lungenkrebs, sind für etwa 20 Prozent der Fälle von Hämoptyse verantwortlich. Ärzte untersuchen Raucher über 40 Jahre auch dann auf Lungenkrebs, wenn das Sputum nur wenig Blut enthält. Auch aufgrund eines Lungeninfarktes (Absterben von Lungengewebe, weil die Arterie blockiert ist, die das Gewebe versorgt) kann man Blut husten. Die Lungenarterie kann blockiert sein (Lungenembolie), wenn ein Gerinnsel mit dem Blut in die Lunge wandert und sich in der Arterie festsetzt.

Starke Blutungen können einsetzen, wenn ein Blutgefäß in der Lunge versehentlich durch einen Katheter verletzt wird. Ein solcher wird beispielsweise in die Lungenarterie oder -vene eingeführt, um den Druck im Herzen oder in den Blutgefäßen zu messen, die zu der Lunge hin- und von ihr wegführen. Hoher Blutdruck in den Lungenvenen, wie er bei Herzschwäche auftritt, kann ebenfalls zum Bluthusten führen.

Diagnose

Wenn jemand beim Husten viel Blut verliert oder sich der Bluthusten oft wiederholt, kann das lebensbedrohlich werden. Die Quelle der Blutung muß gefunden und gestillt werden. Möglicherweise findet man die blutende

▲ Siehe Seite 155
■ Siehe Seite 1260

Einige Ursachen für Bluthusten

Infektionen des Atemtraktes
- Bronchitis
- Lungenentzündung
- Tuberkulose
- Pilzinfektion (z. B. durch *Aspergillus*)
- Lungenabszeß
- Bronchiektase

Kreislaufstörungen
- Herzschwäche
- Mitralklappenstenose
- Arteriovenöse Fehlbildungen

Fremdkörper in den Atemwegen

Blutgerinnungsstörungen

Trauma

Verletzung bei einem medizinischen Eingriff

Lungenembolie

Tumor

Stelle bei einer Bronchoskopie (Untersuchung, bei der eine Sichtröhre in die Bronchien eingeführt wird). Mit einer Lungenperfusionsszintigraphie läßt sich eventuell eine Lungenembolie feststellen. Trotz aller möglichen Tests ist bei 30 bis 40 Prozent der Betroffenen der Grund für den Bluthusten nicht auszumachen; allerdings wird die Ursache einer schweren Hämoptyse meist entdeckt.

Behandlung

Eine leichte Hämoptyse erfordert keine Behandlung oder gegebenenfalls Antibiotika, um eine Infektion zu bekämpfen. Blutungen können zu Blutgerinnseln führen, die die Atemwege verlegen und weitere Atembeschwerden verursachen. Deshalb ist der Husten wichtig, um die Atemwege sauber zu halten; er sollte nicht mit Antitussiva unterdrückt werden. Das Einatmen von Wasserdampf oder kaltem Sprühnebel aus einem Verdampfer oder einem Luftbefeuchter kann dem Kranken helfen, ein Gerinnsel hinauszubefördern. Auch ein Atemtraining kann nötig sein. Falls ein großes Gerinnsel einen großen Bronchialast blockiert, kann es mit Hilfe eines Bronchoskops entfernt werden.

Blutungen aus kleineren Gefäßen hören normalerweise von selbst auf. Eine blutende Schlagader muß jedoch behandelt werden. Der Arzt kann versuchen, das blutende Gefäß mit einer Embolisation zu verschließen. Dazu führt er unter Röntgensicht einen Katheter in das Blutgefäß und spritzt eine Chemikalie ein, durch die sich das Gefäß verschließt. Blutungen als Folge einer Infektion oder einer Herzschwäche hören meistens auf, sobald die ursächliche Erkrankung erfolgreich behandelt wurde. Manchmal ist eine Bronchoskopie oder eine Operation nötig, um eine Blutung zu stillen oder um den erkrankten Teil der Lunge ganz zu entfernen. Zu diesen Verfahren, die ein hohes Risiko bergen, greift man aber nur im äußersten Notfall. Wenn zu den Blutungen auch noch Gerinnungsstörungen hinzukommen, kann eine Transfusion von Plasma, Gerinnungsfaktoren oder Blutplättchen erforderlich sein.

Zyanose

Die Zyanose äußert sich als bläuliche Verfärbung der Haut; sie beruht darauf, daß das Blut nicht genügend Sauerstoff enthält.

Eine Zyanose tritt auf, wenn sauerstoffarmes Blut, das mehr bläulich als rot aussieht, in der Haut zirkuliert. Eine auf Finger und Zehen begrenzte Verfärbung beruht darauf, daß das Blut durch diese Gliedmaßen sehr langsam fließt. Ursache kann eine zu schwache Pumpleistung des Herzens sein, aber auch ein Aufenthalt in der Kälte. Ist der ganze Körper verfärbt, kann die Zyanose das Zeichen vieler ernster Lungenkrankheiten oder bestimmter Blutgefäß- und Herzfehlbildungen sein, bei denen der venöse und der arterielle Blutkreislauf direkt miteinander verbunden sind.

Der Sauerstoffgehalt des Blutes läßt sich durch eine Gasanalyse ▲ des arteriellen Blutes bestimmen. Röntgenuntersuchungen, Prüfungen der Fließeigenschaften des Blutes sowie Lungen- und Herzfunktionstests können nötig sein, um den Grund für die verminderte Sauerstoffmenge im Blut und die daraus folgende Zyanose zu finden. Die Gabe von Sauerstoff ist meist die erste Behandlungsmaßnahme.

Trommelschlegelfinger

Von Trommelschlegelfingern spricht man, wenn die Spitzen von Fingern oder Zehen vergrößert sind und sich der Winkel zwischen Fingernagel und Nagelbett vergrößert.

Trommelschlegelfinger, die medizinisch gesehen kein Problem darstellen, werden oft durch eine Lungenkrankheit verursacht, können aber auch durch viele andere Krankheiten hervorgerufen werden. Trommelschlegelfin-

▲ Siehe Seite 156

ger treten auch ohne Krankheitsursache in manchen Familien anlagebedingt auf.

Atmungsinsuffizienz

Atmungsinsuffizienz nennt man einen Zustand, bei dem der Sauerstoffgehalt des Blutes gefährlich niedrig oder der Kohlendioxidgehalt gefährlich hoch wird.

Die Störung entsteht durch einen unzureichenden Austausch von Sauerstoff und Kohlendioxid zwischen der Lunge und dem Blut oder weil nicht genügend Luft in die Lunge ein- und ausgeatmet werden kann (Ventilation).

Fast jede Störung, die die Atmung oder die Lunge betrifft, kann zu einer Atmungsinsuffizienz führen. Eine Überdosis Opioide, Schlafmittel oder Alkohol kann beispielsweise einen so tiefen Schlaf auslösen, daß der Betroffene aufhört zu atmen. Andere häufige Gründe sind verlegte Atemwege, verletztes Lungengewebe, zerstörte Knochen oder Gewebe im Bereich um die Lunge herum und geschwächte Muskeln, welche normalerweise die Atemtätigkeit unterstützen. Eine Atmungsinsuffizienz kann auftreten, wenn die Durchblutung der Lunge gestört ist, wie etwa bei einer Lungenembolie. Diese Störung beeinträchtigt zwar das Ein- und Ausatmen nicht, wenn aber ein Teil der Lunge nicht durchblutet wird, kann nicht genügend Sauerstoff ins Blut übertreten, und es wird nicht alles Kohlendioxid aus dem Blut abgegeben. Andere Ursachen für eine schlechte Durchblutung, die eine Atmungsinsuffizienz nach sich ziehen können, sind angeborene Störungen, bei denen das Blut direkt im Körper verteilt wird, ohne daß es vorher die Lunge passiert hat.

Symptome und Diagnose

Einige Symptome der Atmungsinsuffizienz unterscheiden sich entsprechend ihrer Ursache. Ein geringer Sauerstoffgehalt im Blut verursacht aber in jedem Fall eine Zyanose (ein bläulicher Farbton der Haut), und ein zu hoher Anteil von Kohlendioxid führt zu Verwirrung und Schläfrigkeit. Jemand, dessen Atemwege verlegt sind, ringt wahrscheinlich nach Luft; eine vergiftete oder stark geschwächte Person gleitet unter Umständen übergangslos ins Koma. Welche Ursache der Atmungsinsuffizienz auch immer zugrunde liegt: Schließlich führt der niedrige Sauerstoffgehalt zu einer Fehlfunktion von Gehirn und Herz, was Bewußtseins- und Herzrhythmusstörungen (Arrhythmien) zur Folge haben und zum Tod führen kann. Der Anstieg des Kohlendioxidgehalts erhöht den Säurewert des Blutes, was in der Folge alle Organe in Mitleidenschaft zieht, vor allem Herz und Gehirn. Der Körper versucht, das Kohlendioxid durch starkes und schnelles Atmen loszuwerden. Wenn aber die Lunge nicht normal arbeitet, hilft die gesteigerte Atmung nicht.

Merkmale von Trommelschlegelfingern

Typisch für Trommelschlegelfinger sind vergrößerte Fingerspitzen und ein vergrößerter Winkel des Nagelbettes.

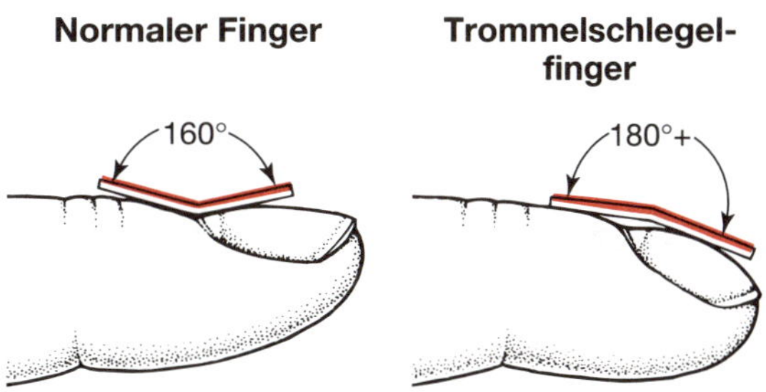

Wenn sich die Atmungsinsuffizienz langsam entwickelt, steigt der Druck in den Blutgefäßen der Lunge an – es entsteht eine pulmonale Hypertonie. Unbehandelt schädigt diese Störung die Blutgefäße, behindert zunehmend den Sauerstofftransport und überlastet das Herz; dieses kann zu Herzschwäche führen.

Behandlung

Fast immer wird zuerst Sauerstoff gegeben. Gewöhnlich wird dabei mehr als unbedingt nötig verabreicht, außer wenn der Betreffende an chronischer Atmungsinsuffizienz leidet. Wenn solche Patienten nämlich eine Überdosis Sauerstoff bekommen, verlangsamt sich ihre Atmung meist.

Die Ursache der Erkrankung muß behandelt werden. Eine Infektion wird mit Antibiotika behandelt; Bronchodilatatoren sollen die Atemwege erweitern. Weitere Medikamente können eine Entzündung bekämpfen oder der Bildung von Blutgerinnseln vorbeugen.

Manche sehr kranke Patienten müssen künstlich beatmet werden, um ausreichend Luft zu bekommen. Dabei wird eine Plastikröhre durch die Nase oder den Mund in den Rachen eingeführt; diese Röhre wird mit einer Maschine verbunden, die Luft in die Lunge pumpt. Das Ausatmen geschieht passiv durch das elastische Zurückfallen der Lunge. Viele Arten von Beatmungsgeräten und Operationsmethoden stehen zur Verfügung, je nach der zugrundeliegenden Erkrankung. Wenn die Lunge nicht richtig arbeitet, kann mit dem Beatmungsgerät zusätzlich Sauer-

Was verursacht Atmungsinsuffizienz?

Auslöser	Mögliche Ursache
Atemwegverschluß	Chronische Bronchitis, Lungenemphysem, Bronchiektasen, Mukoviszidose, Asthma, Bronchiolitis, eingeatmete Partikel
Unzureichende Atmung	Übergewicht, Schlafapnoe, Arzneimittelvergiftung
Muskelschwäche	Myasthenia gravis, Muskeldystrophie, Kinderlähmung, Guillain-Barré-Syndrom, Polymyositis, Schlaganfall, amyotrophische Lateralsklerose, Rückenmarkverletzung
Veränderungen des Lungengewebes	Akutes Atemwegsyndrom, Arzneimittelreaktion, Lungenfibrose, diffuse fibrosierende Alveolitis, ausgedehnte Tumore, Bestrahlung, Sarkoidose, Verbrennungen
Veränderungen der Brustwand	Kyphoskoliose, Brustwunden

stoff verabreicht werden. Künstliche Beatmung kann immer dann lebensrettend sein, wenn die Patienten nicht genügend Luft in die Lunge ein- und wieder ausatmen können.

Die Menge an Körperflüssigkeit muß sorgfältig überwacht und notfalls angepaßt werden, damit Lunge und Herz optimal funktionieren. Der Säuregehalt des Blutes muß konstant gehalten werden, indem die Atmung reguliert und Medikamente gegeben werden, die die Säure abpuffern. Die Patienten bekommen Beruhigungsmittel; das senkt den Sauerstoffbedarf des Körpers und erleichtert der Lunge ihre Arbeit.

Wenn das Lungengewebe sehr stark geschädigt ist, wie beim akuten Atemnotsyndrom, verordnen die Ärzte oft Kortison, also ein entzündungshemmendes Arzneimittel. Allerdings ist die routinemäßige Anwendung solcher Mittel nicht gerechtfertigt. Die Kortisonanwendung kann viele Probleme mit sich bringen, einschließlich des Verlustes von Muskelkraft. Im allgemeinen sind sie bei Erkrankungen nützlich, von denen bekannt ist, daß sie Entzündungen der Lunge oder der Atemwege hervorrufen, etwa bei Vaskulitis, Asthma und allergischen Reaktionen.

Atemtraining

Atemtherapeuten wenden verschiedene Techniken an, um Lungenkrankheiten zu behandeln; dazu gehören Bronchialdrainage, Absaugen, Atemübungen und Lippenbremse. Welche Therapie angewandt wird, richtet sich nach der auslösenden Krankheit und dem Allgemeinzustand des Patienten.

Bronchialdrainage

Bei der Bronchialdrainage wird der Körper winkelförmig vorgebeugt und gestützt, damit die Lungensekrete besser abfließen können. Dann wird der Brustkorb oder der Rücken mit der hohlen Hand geklopft, um die Sekrete zu lösen – diese Technik heißt auch Klopfmassage. Dazu kann der Therapeut auch ein vibrierendes Gerät benutzen.

Diese Verfahren werden regelmäßig bei Patienten angewendet, die viel Sputum produzieren, z. B. bei Mukoviszidose, Bronchiektase oder Lungenabszeß. Sie werden auch angewandt, wenn jemand das Sputum nicht ausreichend abhusten kann, bei älteren Personen, Menschen mit Muskelschwäche und bei solchen, die sich gerade von einer Operation, Verletzung oder schweren Krankheit erholen.

Absaugen

Atemtherapeuten und Krankenpfleger können die Sekrete auch aus den Atemwegen absaugen. Dabei führen sie meistens eine kleine Plastikröhre durch die Nase und ein kleines Stück weit in die Luftwege ein. Dann werden die Sekrete abgesaugt, die sich nicht abhusten lassen. Diese Methode wird auch angewendet, um bei Patienten mit einem Luftröhrenschnitt Sekrete zu entfernen, oder bei Personen, bei denen eine Trachealkanüle durch die Nase oder den Mund in die Luftröhre gelegt wurde.

Atemgymnastik

Atemgymnastik kann zum Wohlgefühl beitragen, die Lebensqualität verbessern und die Muskeln stärken helfen, die die Lunge blähen und zusammenfallen lassen; sie kann die Lungenfunktion aber nicht unmittelbar verbessern. Dennoch senkt Atemgymnastik die Gefahr von Komplikationen nach einer Operation bei starken Rauchern und anderen Lungenkranken. Hilfreich sind solche Übungen auch für Menschen mit vorwiegend sitzender Tätigkeit, für Personen, die unter chronischer obstruktiver Lungenerkrankung leiden oder für solche, die an ein Beatmungsgerät angeschlossen sind.

Oft wird bei diesen Übungen ein Spirometer eingesetzt. Man saugt so stark wie möglich an einem Mundstück, das an einem Plastikgehäuse befestigt ist. In dem Gehäuse befindet sich ein Ball, der mit jedem Atemzug hochgehoben wird. Dieses Gerät wird in Krankenhäusern vor und nach der Operation routinemäßig verwendet. Allerdings sind Atemübungen, die unter Anleitung von Krankenpflegern und Atemtherapeuten gemacht werden, wirkungsvoller als der Gebrauch des Spirometers.

Lippenbremse

Diese Technik kann Menschen mit chronischer obstruktiver Lungenerkrankung helfen, die ihre Lunge bei einem Atemwegverschluß, einer Panikattacke oder beim Sport zu stark aufblähen. Die Lippenbremse ist außerdem eine gute zusätzliche Übung bei der Atemgymnastik.

Der Betroffene lernt, so gegen die fast geschlossenen (gespitzten) Lippen zu atmen, als ob er pfeifen möchte. Dies erhöht den Druck in den Atemwegen und bewahrt sie vor einem Kollaps. Die Übung hat keine Nebeneffekte, manche Menschen machen sie sich sogar ohne Anleitung zur Gewohnheit.

KAPITEL 32

Untersuchungen bei Lungen- und Atemwegerkrankungen

Untersuchungen bei Erkrankungen der Atemwege müssen genau darstellen, wie gut die Lunge arbeitet. Jedes einzelne Verfahren ermittelt einen speziellen Aspekt der Lungenfunktion.

Eine ganze Gruppe von Tests, die Lungenfunktionsprüfung genannt wird, gibt Auskunft darüber, wieviel Luft die Lunge aufnehmen kann, wie stark jemand ein- und ausatmen kann und wie gut der Austausch von Sauerstoff und Kohlendioxid funktioniert. Diese Tests sind eher geeignet, Erkrankungen der Lunge und ihren Schweregrad zu erkennen, als deren spezifische Ursache festzustellen. Dennoch werden sie zur Diagnose verschiedener Krankheiten, einschließlich Asthma, eingesetzt. Zur Lungenfunktionsprüfung gehört die Messung des Lungenvolumens, des Atemwegwiderstands, des Atemvolumens, der Stärke der Lungenmuskulatur und der Fähigkeit zum Gasaustausch.

Lungenvolumen und Atemwegwiderstand

Um eine Erkrankung der Atemwege zu beurteilen, muß häufig gemessen werden, wieviel Luft die Lunge zu fassen vermag und wie schnell wieviel Luft wieder ausgeatmet werden kann. Diese Messungen werden mit einem sogenannten Spirometer gemacht, das aus einem Mundstück mit einem Schlauch besteht, der mit einer Meßeinrichtung verbunden ist. Während der Messung atmet die Testperson durch den Schlauch zuerst tief ein, und dann so kräftig und so schnell wie möglich wieder aus. Aufgezeichnet und anschließend beurteilt werden sowohl die Menge der ein- und ausgeatmeten Luft, als auch die Dauer der einzelnen Atemzüge. Häufig werden die Tests wiederholt, nachdem der Betroffene ein Medikament eingenommen hat, das die Atemwege erweitert (Bronchodilatator).

Einfacher läßt sich mit einem Peak-Flow-Meter messen, wie schnell die Luft ausgeatmet werden kann. Dazu atmet die Person erst tief ein und dann durch das kleine, in der Hand gehaltene Gerät so kräftig wie möglich wieder aus. Dieses Gerät ist für Asthmatiker eine unentbehrliche Hilfe, um selbständig den Zustand ihrer Atemwege zu beurteilen und die Medikation dem anzupassen.

Messungen des Lungenvolumens geben Auskunft über die Starre oder Elastizität des Lungengewebes und des gesamten Brustkorbs. Die Meßergebnisse fallen bei Krankheiten wie Lungenfibrose oder einer seitlichen Wirbelsäulenverkrümmung (Kyphoskoliose) ungewöhnlich niedrig aus. Krankheiten, durch die sich die Lunge verhärtet oder die die Beweglichkeit des Brustkorbs einengen, werden als restriktive Lungenerkrankungen bezeichnet.

Die Messung des Atemwegwiderstands erlaubt Schlüsse, wie stark die Atemwege verengt oder blockiert sind

Die Anwendung eines Spirometers

Ein Spirometer besteht aus dem Mundstück, einem Schlauch und der Meßapparatur. Um das Spirometer zu benutzen, atmet die betreffende Person tief ein, danach durch den Schlauch so kräftig und so schnell wie möglich aus. Das Meßgerät zeichnet dabei das eingeatmete und das ausgeatmete Luftvolumen auf sowie die Dauer des Atemzugs.

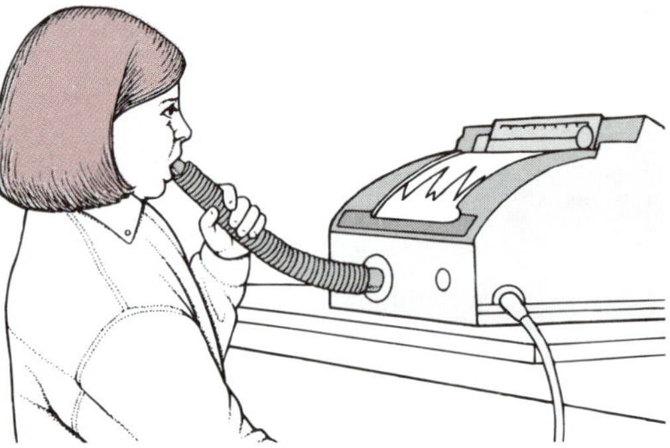

(Obstruktion). Ungewöhnliche Meßergebnisse treten bei Krankheiten wie Bronchitis, Lungenemphysem und Asthma auf. Diese Krankheiten zählen zu den obstruktiven Lungenkrankheiten.

Atemzugvolumen

Die neueren Spirometer können kontinuierlich das Lungenvolumen und die Durchflußrate an Luft während der verstärkten Atmung anzeigen. Solche Messungen sind besonders hilfreich, um Zustände festzustellen, bei denen der Kehlkopf (Larynx) oder die Luftröhre (Trachea) teilweise blockiert sind.

Stärke der Atemmuskulatur

Die Stärke der Atemmuskulatur läßt sich bestimmen, indem die Person mit aller Kraft gegen den Widerstand eines Druckmeßgerätes ein- und ausatmet. Der Ein- und Ausatmungsdruck ist niedrig bei Menschen mit einer Muskelschwäche wie etwa Muskeldystrophie, die das Atmen erschwert. Dieser Test kann bei künstlich beatmeten Patienten helfen festzustellen, ob sie schon ohne das Gerät auskommen können.

▲ Siehe Seite 300

Diffusionskapazität

Eine in der Atemluft gemessene Menge Kohlenmonoxid kann Hinweise darauf geben, wie gut der Sauerstoff von den Lungenbläschen (Alveolen) ins Blut übertritt. Direkt ist der Übertritt von Sauerstoff ins Blut nur unter erheblichen Schwierigkeiten meßbar. Deshalb inhaliert die Person eine kleine Menge Kohlenmonoxid, hält für zehn Sekunden die Luft an und atmet dann in ein Gerät aus, das den Gehalt an Kohlenmonoxid mißt.

Eine gesunde Lunge nimmt das Kohlenmonoxid sehr gut aus der eingeatmeten Luft auf. Zeigt der Test jedoch, daß das Kohlenmonoxid nur zu einem geringen Teil aufgenommen wurde, wird auch der Sauerstoff nur unzureichend aus der Lunge in das Blut gelangen. Die Diffusionskapazität ist charakteristisch herabgesetzt bei Menschen mit Lungenfibrose, Lungenemphysem und Krankheiten, die die Blutgefäße der Lunge beeinträchtigen.

Untersuchungen im Schlaf

Atmung läuft automatisch ab und wird von Zentren im Gehirn gesteuert, die auf den Gehalt von Sauerstoff und Kohlendioxid im Blut reagieren. Wenn dieser Mechanismus fehlerhaft ist, kann die Atmung für längere Zeit aussetzen – vor allem während des Schlafs. Diese Störung heißt Schlafapnoe. ▲ Bei der Untersuchung auf Schlafapnoe wird eine Elektrode, die den Sauerstoffgehalt im Blut mißt, an Finger oder Ohrläppchen der Person angebracht. Eine zweite Elektrode wird in ein Nasenloch eingeführt und mißt den Atemstrom; eine dritte Elektrode oder eine Druckmeßvorrichtung auf dem Brustkorb kontrolliert die Atembewegungen.

Gasanalyse des arteriellen Blutes

Mit einem Blutgastest läßt sich die Konzentration von Sauerstoff und Kohlendioxid im arteriellen Blut bestimmen. Dieses sind wichtige Indikatoren für die Lungenfunktion, denn sie spiegeln wider, wie gut die Lunge den Übertritt von Sauerstoff in das Blut und den von Kohlendioxid aus dem Blut heraus gewährleistet.

Die Sauerstoffkonzentration wird festgestellt, indem eine Elektrode an einem Finger oder am Ohrläppchen angebracht wird. Dieses Verfahren heißt Oxymetrie. Wenn jemand ernsthaft krank ist oder der Arzt zusätzlich den Kohlendioxidwert braucht, ist eine Blutprobe erforderlich. Gewöhnlich wird diese aus der Arterie am Handgelenk entnommen. Aus einer Probe von arteriellem Blut kann das Labor sowohl die Sauerstoff- und Kohlendioxidwerte als auch den Säuregrad des Blutes bestimmen; diese Werte gibt eine Probe aus venösem Blut nicht her.

Bilder aus dem Brustraum

Röntgenbilder des Brustraumes werden gewöhnlich vom Rücken her gemacht; häufig ist zur Ergänzung auch eine Seitenansicht nötig. Röntgenbilder der Brust zeigen klare Konturen vom Herzen und den großen Blutgefäßen. Eine schwere Erkrankung der Lunge, ihrer Umgebung, der Brustwand und der Rippen sind darauf normalerweise zu erkennen. Solche Röntgenbilder zeigen beispielsweise deutlich Lungenentzündungen, Lungentumore, einen Lungenkollaps (Pneumothorax), Flüssigkeit im Pleuraspalt (Pleuraerguß) und ein Lungenemphysem. Obwohl Röntgenbilder des Brustraumes nur selten genügend Hinweise geben, um auf die exakte Ursache der Krankheit zu schließen, können sie dem Arzt bei der Entscheidung helfen, welche weiterführenden Verfahren notwendig sind, um eine Diagnose stellen zu können.

Computertomographien (CT) des Brustraumes liefern mehr Einzelheiten als eine normale Röntgenaufnahme. Bei einem CT analysiert der Computer eine ganze Serie von Röntgenbildern und liefert Querschnittbilder. Für das CT kann der Patient auch ein Kontrastmittel gespritzt bekommen oder es einnehmen. Das Kontrastmittel hilft, gewisse Besonderheiten im Brustraum abzuklären.

Kernspintomographien (NMR) liefern sehr detailreiche Bilder, die vor allem dann hilfreich sind, wenn der Arzt Veränderungen an den Blutgefäßen im Brustraum vermutet, z.B. eine Gefäßwandausbuchtung der Aorta (Aneurysma). Anders als die Computertomographie arbeitet die NMR ohne Röntgenstrahlung. Sie stellt vielmehr die Eigenschaften der Atome im Körper in einem elektromagnetischen Feld dar.

Ultraschallbilder werden auf einem Bildschirm dargestellt. Sie beruhen auf der Reflexion von Schallwellen im Körper. Ultraschall wird häufig eingesetzt, um Flüssigkeitsansammlungen im Pleuraspalt festzustellen (der Raum zwischen den beiden Lagen des Brustfells, das die Lunge umhüllt). Im Ultraschallbild verfolgt der Arzt auch den Weg einer Hohlnadel, mit der er Flüssigkeit aus dem Pleuraspalt abzieht.

Bei der **Lungenperfusionsszintigraphie** wird mit winzigen Mengen radioaktiver Substanzen der Weg der Atemluft und des Blutes innerhalb der Lunge sichtbar gemacht. Dieses Verfahren verläuft gewöhnlich in zwei Stufen: Zuerst inhaliert die Person ein radioaktiv markiertes Gas. Die Szintigraphie zeigt dann, wie sich das Gas in den Atemwegen und den Lungenbläschen (Alveolen) verteilt. In der zweiten Stufe wird eine radioaktiv markierte Substanz in eine Vene gespritzt. Die Szintigraphie zeigt nun, wie sich das Blut in den Blutgefäßen der Lunge verteilt. Dieses bildgebende Verfahren dient vor allem dazu, Blutgerinnsel in der Lunge (Lungenembolie) zu entdecken; es wird auch im Vorfeld einer Operation bei Lungenkrebspatienten eingesetzt.

Die **Angiographie** zeigt exakt die Blutversorgung der Lunge. In ein Blutgefäß wird ein Röntgenkontrastmittel eingespritzt, und es werden von den Arterien und Venen in der Lunge Aufnahmen gemacht. Eine Angiographie ist vor allem dann nützlich, wenn Verdacht auf einen Gefäßverschluß besteht, besonders wenn die Szintigraphie schon einen auffälligen Befund ergab. Die Angiographie der Lungenarterien gilt heute als sicherste Methode, um eine Lungenembolie sicher zu diagnostizieren oder auszuschließen.

Punktion der Brusthöhle

Bei der Punktion der Brusthöhle (Pleurapunktion) wird mit Hilfe einer Nadel und einer Spritze Flüssigkeit aus dem Pleuraspalt▲ abgezogen, um sie zu untersuchen. Die beiden wichtigsten Gründe für eine Punktion der Brusthöhle sind zum einen, dem Patienten Erleichterung zu verschaffen, dessen Atemnot vom Druck der Flüssigkeit auf die Lunge herrührt, und zum zweiten, um Untersuchungsmaterial zu bekommen.

Während der Punktion sitzt der Patient bequem und nach vorne gelehnt, die Arme aufgestützt. Eine kleine Hautstelle am Rücken wird gereinigt und lokal betäubt. Dann sticht der Arzt eine Nadel zwischen zwei Rippen ein und zieht etwas Flüssigkeit in eine Spritze auf. Manchmal führt der Arzt die Punktion unter Ultraschallsicht durch. Die erhaltene Flüssigkeit wird auf ihre chemische Zusammensetzung untersucht und um festzustellen, ob sie Bakterien oder Krebszellen enthält.

Wenn sich viel Flüssigkeit angesammelt hat, die zu Atemnot führt, kann auch mehr abgezogen werden. Dann kann sich die Lunge besser ausdehnen, und der Betroffene kann wieder freier atmen. Während der Punktion kann der Arzt auch Arzneistoffe in den Pleuraspalt hineinspritzen, um eine erneute Ansammlung von Flüssigkeit zu verhindern.

Im Anschluß an die Punktion wird der Brustraum geröntgt, um zu dokumentieren, wieviel Flüssigkeit entfernt wurde, aber auch, um die Lunge besser erkennen zu können, die zuvor von der Flüssigkeit verschattet wurde, und drittens, um sicher zu gehen, daß der Eingriff keine Komplikationen bereitet hat.

Das Komplikationsrisiko während und nach einer Pleurapunktion ist gering. Gelegentlich klagen Patienten über Schmerzen, die auftreten, wenn sich die Lunge mit Luft füllt und gegen die Brustwand ausdehnt. Sie können auch vorübergehend Schwindelgefühl oder Atemnot empfinden. Zu weiteren möglichen Komplikationen zählen ein Lungenkollaps (Pneumothorax), Blutungen in den Pleuraspalt oder die Brustwand, Ohnmacht, Infektionen, das Anstechen von Milz oder Leber sowie – sehr selten – das Eindringen von Luftblasen ins Blut (Luftembolie).

▲ Siehe Kasten, Seite 201

So funktioniert die Bronchoskopie

Um die Atemwege eines Menschen unmittelbar betrachten zu können, führt der Arzt ein flexibles Bronchoskop mit einer Fiberglasoptik durch ein Nasenloch bis hinunter in die Atemwege. Die Darstellung im Kreis (unten) zeigt, was der Arzt sieht.

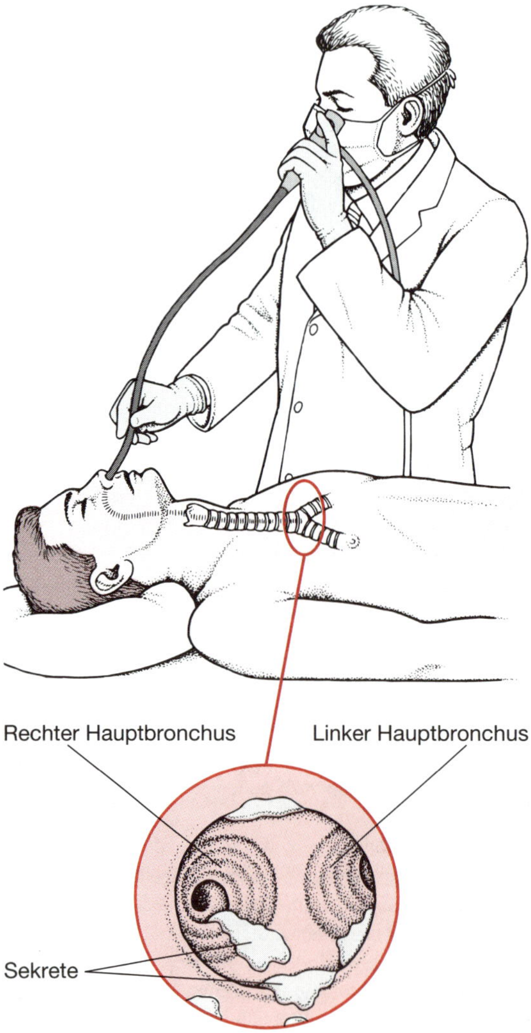

Nadelbiopsie der Pleurahöhle

Wenn eine Pleurapunktion keinen Aufschluß über die Ursache eines Pleuraergusses liefert oder wenn eine Gewebeprobe von einem Tumor gewonnen werden soll, wird der Arzt eine Nadelbiopsie machen. Dafür wird die Haut wie bei der Pleurapunktion örtlich betäubt. Der Eingriff wird aber mit einer etwas größeren Hohlnadel gemacht, mit der der Arzt etwas Gewebe aus dem Brustfell entnimmt. Die Probe wird im Labor auf Zeichen von Krebs oder Tuberkulose untersucht. Zu etwa 85 bis 90 Prozent lassen sich diese Krankheiten mit einer Nadelbiopsie verläßlich diagnostizieren. Die möglichen Komplikationen ähneln denen der Pleurapunktion.

Bronchoskopie

Die Bronchoskopie ist eine unmittelbare visuelle Untersuchung des Kehlkopfes (Larynx) und der Atemwege mit Hilfe eines Sichtrohrs mit Fiberglasoptik (Bronchoskop). Das Bronchoskop hat an seinem Ende eine Lichtquelle, die es dem Arzt erlaubt, durch die großen Bronchien bis in die Lunge zu schauen.

Eine Bronchoskopie kann dem Arzt helfen, seine Diagnose zu stellen und einige Krankheiten zu behandeln. Mit einem flexiblen Bronchoskop können aus der Lunge Sekret, Blut, Eiter oder eingedrungene Fremdkörper entfernt werden; außerdem dient es dazu, Medikamente an bestimmte Stellen der Lunge zu bringen oder die Quelle einer Blutung zu finden. Wenn der Arzt einen Verdacht auf Lungenkrebs hat, können die Atemwege untersucht und Gewebeproben von allen verdächtigen Stellen entnommen werden. Mit der Bronchoskopie werden auch jene Erreger von Lungenentzündungen gewonnen, die auf andere Weise nur sehr schwierig erhalten und bestimmt werden können. Die Bronchoskopie ist besonders hilfreich, um von Aidspatienten und Menschen mit Immundefekten Untersuchungsproben zu gewinnen. Wenn jemand eine Verbrennung oder Rauchvergiftung erlitten hat, hilft die Bronchoskopie dem Arzt, sich ein Bild über den Zustand von Kehlkopf und Atemwegen zu machen.

Etwa vier Stunden vor einer Bronchoskopie darf der Patient nichts mehr essen oder trinken. Häufig bekommt er ein Beruhigungsmittel, um seine Angst zu mildern. Atropin soll einer Verkrampfung des Kehlkopfes und einer Verlangsamung des Herzschlages vorbeugen, die manchmal während der Prozedur eintreten können. Der Schlund und die Nasenpassage werden mit einem Spray betäubt; dann wird das biegsame Bronchoskop durch ein Nasenloch in den Hals und in die Atemwege der Lunge eingeführt.

Mit der **bronchoalveolären Lavage** können Proben aus den kleinen Verzweigungen der Atemwege gewonnen werden, welche man mit dem Bronchoskop nicht mehr betrachten kann. Nachdem das Bronchoskop in einen kleinen Atemweg eingeführt wurde, läßt der Arzt eine Salzlösung durch das Instrument laufen. Die Flüssigkeit wird anschließend durch das Bronchoskop wieder abgesaugt und enthält Körperzellen oder Erreger. Die mikroskopische Untersuchung der Probe kann helfen, Infektionen oder Krebszellen aufzuspüren; noch besser lassen sich Infektionen nachweisen, indem man eine Kultur der Probe anlegt. Mit der bronchoalveolären Lavage können auch bestimmte Krankheiten behandelt werden, etwa die Alveolarproteinose.▲

Bei der **transbronchialen Lungenbiopsie** wird eine Gewebeprobe durch die Bronchienwand hindurch entnommen. Der Arzt entnimmt dabei Gewebeteilchen aus einem verdächtigen Bereich, indem er ein Biopsieinstrument zuerst durch einen Kanal des Bronchoskops führt und dann durch die Wand einer kleinen Bronchie hindurch in den verdächtigen Lungenbereich. Zur Führung in den verdächtigen Bereich kann der Arzt eine Röntgendurchleuchtung machen. Eine solche Führung vermindert auch das Risiko, daß versehentlich die Lunge durchstoßen und ein Lungenkollaps (Pneumothorax) hervorgerufen wird. Die transbronchiale Lungenbiopsie erhöht zwar das Komplikationsrisiko, doch sie vermittelt zusätzliche Informationen für die Diagnose und kann eine größere Operation vermeiden helfen.

Im Anschluß an eine Bronchoskopie wird der Patient für mehrere Stunden überwacht. Sofern eine Gewebeprobe entnommen wurde, wird eine Röntgenaufnahme gemacht, um eventuelle Komplikationen festzustellen.

Thorakoskopie

Bei der Thorakoskopie werden die Lungenoberfläche und der Pleuraspalt mit Hilfe eines Sichtgerätes (Thorakoskop) betrachtet. Durch das Thorakoskop können auch Flüssigkeitsansammlungen im Pleuraspalt behandelt werden (Pleuraerguß).

Für dieses Verfahren bekommt der Patient gewöhnlich eine Vollnarkose. Dann nimmt ein Chirurg drei kleine Einschnitte in die Brustwand vor und führt das Thorakoskop in den Pleuraspalt ein; dabei dringt Luft ein, und die Lunge fällt zusammen. Mit diesem Verfahren kann der Arzt nicht nur Lungenoberfläche und Brustfell begutachten, sondern auch Gewebeproben für eine mikroskopische Untersuchung entnehmen oder Medikamente einführen, die verhindern, daß sich erneut Flüssigkeit im Pleuraspalt ansammelt. Nachdem das Thorakoskop wieder entfernt worden ist, wird ein Schlauch in den Brustraum eingeführt, um die Luft zu entfernen, die während des Verfahrens in den Pleuraspalt eingedrungen ist. So kann sich die kollabierte Lunge wieder mit Luft füllen.

Mögliche Komplikationen entsprechen in etwa denen bei der Pleurapunktion oder der Nadelbiopsie des Brustfells. Allerdings ist diese Prozedur eingreifender; sie hinterläßt kleine Wunden und macht eine Vollnarkose und einen Aufenthalt im Krankenhaus erforderlich.

Mediastinoskopie

Bei einer Mediastinoskopie wird der Bereich zwischen den beiden Lungenflügeln (Mediastinum) mit Hilfe eines Sichtgerätes (Mediastinoskop) direkt angeschaut. Im Mediastinum befinden sich Herz, Luftröhre, Speiseröhre, Thymusdrüse und Lymphknoten. Fast immer dient das Verfahren dazu, die Ursache für vergrößerte Lymphknoten herauszufinden oder vor einer Operation (Thorakotomie) zu beurteilen, wie weit sich ein Lungenkrebs ausgebreitet hat.

Die Mediastinoskopie wird unter Vollnarkose im Operationssaal durchgeführt. Oberhalb des Brustbeins (Sternum) wird ein kleiner Schnitt gemacht, durch den das Instrument in den Brustraum eingeführt wird; so kann der Arzt das gesamte Mediastinum und seine Organe betrachten oder Gewebeproben entnehmen, wenn es nötig ist.

Thorakotomie

Die Thorakotomie ist eine Operation, bei der die Brustwand geöffnet wird, um die inneren Organe sehen zu können, Gewebeproben für Laboruntersuchungen zu entnehmen und um Krankheiten der Lunge, des Herzens oder der großen Arterien zu behandeln.

Bei einer Thorakotomie können Erkrankungen der Lunge zwar am besten beurteilt werden, weil sie aber einen erheblichen operativen Eingriff darstellt, kommt sie als Diagnoseverfahren nur in Ausnahmefällen in Frage. Der Brustkorb wird eröffnet, wenn Verfahren wie Pleurapunktion, Bronchoskopie oder Mediastinoskopie keine ausreichenden Informationen liefern. Bei 90 Prozent der Patienten, die sich einer Thorakotomie unterziehen, kann die Lungenerkrankung erkannt werden, denn bei ihr kann der Arzt das verdächtige Gebiet sehen, auswählen und auch größere Gewebeproben entnehmen.

Eine Thorakotomie wird unter Vollnarkose im Operationssaal durchgeführt. Durch einen Schnitt in der Brustwand werden Gewebeproben der Lunge für die mikroskopische Untersuchung entnommen. Falls Proben von beiden Lungenflügeln nötig sind, muß gewöhnlich das Brustbein durchtrennt werden. Wenn nötig, kann bei diesem Eingriff ein Teil der Lunge, ein Lungenflügel oder auch die gesamte Lunge entfernt werden.

▲ Siehe Seite 188

Für 24 bis 48 Stunden nach dem Eingriff wird eine Thoraxdrainage gelegt. Der Patient muß gewöhnlich mehrere Tage im Krankenhaus bleiben.

Absaugen

Durch Absaugen werden Sekrete und Zellen aus der Luftröhre und den großen Bronchien gewonnen. Auf diese Weise kann man auch Proben für eine mikroskopische Untersuchung oder Sekretkulturen erhalten. Durch Absaugen befreit man auch Patienten von zähem Schleim, den sie durch Husten nicht loswerden können.

Zum Absaugen wird das Ende eines langen, flexiblen Plastikschlauches an eine Saugpumpe angeschlossen; das andere Ende wird durch ein Nasenloch oder durch den Mund in die Luftröhre geführt. Wenn der Schlauch richtig liegt, wird die Saugpumpe mit Unterbrechungen für jeweils zwei bis fünf Sekunden eingeschaltet. Bei Patienten mit einem Luftröhrenschnitt (Tracheotomie) kann der Schlauch direkt in die Luftröhre eingebracht werden.

KAPITEL 33

Akutes Atemnotsyndrom

Das akute Atemnotsyndrom ist eine Form von Lungenversagen, das auf vielen verschiedenen Erkrankungen beruhen kann, bei denen sich Flüssigkeit in der Lunge ansammelt (Lungenödem).

Das akute Atemnotsyndrom ist ein medizinischer Notfall, der auch bei Menschen mit bis dahin völlig gesunder Lunge auftreten kann. Es kann sowohl Erwachsene als auch Kinder treffen.

Ursachen

Ursache kann jede Krankheit sein, die direkt oder indirekt die Lunge schädigt. Etwa ein Drittel der Menschen entwickelt das Atemnotsyndrom als Folge einer schweren, umfassenden Infektion (Sepsis).

Wenn die Lungenbläschen (Alveolen) und die Kapillaren der Lunge geschädigt sind, treten Blut und Flüssigkeit in den Raum zwischen den Lungenbläschen aus und schließlich sogar in die Alveolen selbst. Durch die entstehende Entzündung kann sich Narbengewebe bilden. Dadurch wiederum kann die Lunge nicht mehr normal funktionieren.

Symptome und Diagnose

Das Atemnotsyndrom entwickelt sich gewöhnlich 24 bis 48 Stunden nach der ursächlichen Verletzung oder Krankheit. Der Betroffene spürt zuerst Atemnot, verbunden mit schneller, flacher Atmung. Mit einem Stethoskop kann der Arzt in der Lunge rasselnde und pfeifende Geräusche hören. Aufgrund des niedrigen Sauerstoffgehaltes im Blut kann die Haut marmoriert oder bläulich aussehen, und andere Organe, wie Herz oder Gehirn, können Funktionsstörungen zeigen.

Eine Blutgasanalyse aus arteriellem Blut zeigt den niedrigen Sauerstoffgehalt des Blutes ▲, und eine Röntgenaufnahme des Brustraumes zeigt Flüssigkeit in jenen Räumen, die eigentlich mit Luft gefüllt sein sollten. Weitere Untersuchungen können notwendig sein, um sicherzugehen, daß nicht eine Herzschwäche die Ursache des Problems ist.

Komplikationen und Prognose

Der durch das Atemnotsyndrom bewirkte Sauerstoffmangel kann in kurzer Zeit zu Komplikationen an anderen Organen führen; diese können, wenn sich die Krankheit nicht bessert, aber auch erst Tage oder Wochen später auftreten. Ein Sauerstoffmangel über lange Zeit kann etwa zum Nierenversagen führen. Ohne eine sofortige Behandlung führt ein schwerer Sauerstoffmangel bei 90 Prozent der Patienten zum Tod. Mit einer angemessenen Therapie überlebt jedoch etwa die Hälfte der Patienten mit einem schweren akuten Atemnotsyndrom.

Da Patienten mit einem akuten Atemnotsyndrom Infektionen der Lunge nur schwer abwehren können, gesellt sich zum Atemnotsyndrom gewöhnlich eine bakterielle Lungenentzündung hinzu – bisweilen für die gesamte Dauer der Krankheit.

Behandlung

Menschen mit akutem Atemnotsyndrom müssen auf der Intensivstation behandelt werden. Sauerstoffzufuhr ist lebenswichtig, um den Sauerstoffmangel auszugleichen.

▲ Siehe Seite 156

Wenn eine Sauerstoffmaske dazu nicht ausreicht, muß künstlich beatmet werden. Über einen Schlauch, der durch Nase, Mund oder Luftröhre eingeführt wird, preßt das Beatmungsgerät Sauerstoff in die Lunge; der Druck unterstützt auch den Übertritt des Sauerstoffs aus der Lunge ins Blut. Der Druck muß genau angepaßt werden, um einerseits die tiefen Atemwege und die Lungenbläschen offenzuhalten, andererseits darf die Lunge aber nicht zu viel Sauerstoff erhalten – eine wichtige Bedingung, denn ein Zuviel an Sauerstoff kann die Lunge schädigen und das akute Atemnotsyndrom noch verschlimmern.

Andere unterstützende Behandlungen, wie die intravenöse Gabe von Flüssigkeit oder Nährstoffen, sind auch wichtig, weil ein Mangel das Risiko erhöht, daß gleichzeitig mehrere Organe versagen (multiples Organversagen). Andere Therapien, die über den Behandlungserfolg entscheiden können, richten sich nach der Ursache des akuten Atemnotsyndroms. Zum Beispiel können Antibiotika nützlich sein, um eine Infektion zu bekämpfen.

Patienten, die sofort auf eine Behandlung ansprechen, erholen sich meist vollkommen und behalten nur wenig oder gar keine langfristigen Schäden an der Lunge zurück. Jene, die längere Zeit künstlich beatmet wurden, tragen eher Vernarbungen im Lungengewebe davon. Diese zeigen sich oft erst Monate nach dem Ende der künstlichen Beatmung.

Mögliche Ursachen für ein akutes Atemnotsyndrom

- Schwere, umfassende Infektion (Sepsis)
- Lungenentzündung
- Sehr niedriger Blutdruck (Schock)
- Aspiration von Nahrung in die Lunge
- Mehrere Bluttransfusionen
- Schädigung der Lunge durch Einatmen hochkonzentrierten Sauerstoffs
- Lungenembolie
- Verletzungen des Brustraumes
- Verbrennungen
- Beinahe-Ertrinken
- Bypassoperation
- Entzündung der Bauchspeicheldrüse (Pankreatitis)
- Überdosis von Heroin, Methadon, Propoxyphen oder Azetylsalizylsäure

KAPITEL 34

Lungenembolie

Ein Embolus ist meist ein Blutgerinnsel (Thrombus), das mit dem Blut weitertransportiert wird, bis es ein Blutgefäß verschließt; aber auch Fett, Fruchtwasser, Knochenmark, Teile eines Tumors oder Luftblasen können ein Gefäß blockieren. Bei einer Lungenembolie blockiert ein Embolus plötzlich eine Lungenarterie (Pulmonalarterie).

Normalerweise können die Arterien genügend Blut in erkrankte Teile der Lunge transportieren, um zu verhindern, daß Gewebe abstirbt. Wenn jedoch große Blutgefäße blockiert sind oder wenn der Betreffende schon eine Lungenerkrankung hat, kann es sein, daß die Blutmenge nicht mehr ausreicht, um den Gewebetod zu verhindern. Etwa zehn Prozent der Menschen mit einer Lungenembolie tragen Gewebeschädigungen davon; derartiges heißt auch Lungeninfarkt.

Wenn der Organismus kleinere Gerinnsel rasch wieder auflösen kann, bleibt der Schaden gering. Bei größeren Gerinnseln dauert die Auflösung erheblich länger, so daß auch der Schaden größer ist. Ein großer Thrombus kann zum plötzlichen Tod führen.

Ursachen

Die häufigste Ursache für eine Lungenembolie ist ein Blutgerinnsel, das meist in einem Bein oder in einer Vene des Beckens entsteht.▲ Blutgerinnsel bilden sich vor allem in Bereichen, in denen das Blut nur langsam fließt oder steht. Das kann beispielsweise vorkommen, wenn jemand lange Zeit in derselben Position verharrt. Wenn sich der Betreffende danach wieder bewegt, kann sich das entstan-

▲ Siehe Seite 137

Begünstigende Faktoren für die Bildung von Blutgerinnseln

Warum sich in den Venen Blutgerinnsel bilden, ist oft nicht festzustellen, aber meist gibt es Umstände, die einen solchen Vorgang fördern. Dazu zählen:
- Operationen
- Lange Bettlägerigkeit oder Bewegungsarmut (beispielsweise langes Sitzen während einer Auto- oder Flugreise)
- Schlaganfall
- Herzinfarkt
- Übergewicht
- Oberschenkelhals- oder Beinbruch
- Erhöhte Blutgerinnungsneigung (z. B. bei bestimmten Krebserkrankungen, Einnahme der »Pille« oder bei angeborenem Mangel an Gerinnungsfaktoren)

dene Blutgerinnsel lösen. Nur sehr selten entstehen Blutgerinnsel in den Venen der Arme oder in der rechten Herzhälfte. Sobald sich ein Gerinnsel in einer Vene löst, wird es normalerweise zur Lunge transportiert.

Eine andere Art von Embolus entsteht, wenn bei einem Knochenbruch Fett aus dem Knochenmark in den Kreislauf gelangt. Ein Embolus kann sich, wenn auch selten, durch Fruchtwasser im Verlauf einer Geburt bilden. Emboli verschließen gewöhnlich die kleinen Blutgefäße, etwa die Arteriolen oder Kapillaren der Lunge; werden viele solcher Gefäße blockiert, kann es zum akuten Atemnotsyndrom kommen. ▲

Symptome

Kleine Gefäßverschlüsse können praktisch symptomlos bleiben, meist verursachen sie aber Atemnot. Es kann bei diesem einzigen Symptom bleiben, vor allem, wenn sich kein Lungeninfarkt entwickelt. Häufig atmet der Betroffene sehr schnell; er kann Angst haben, unruhig sein und scheint eine Panikattacke zu bekommen. In der Brust können stechende Schmerzen auftreten, vor allem wenn der Patient tief einatmet.

Bei manchen Menschen treten als erste Symptome Schwindel, Ohnmacht oder Krampfanfälle auf. Diese Anzeichen sind darauf zurückzuführen, daß das Herz nicht mehr in der Lage ist, das Gehirn und andere Organe ausreichend mit sauerstoffhaltigem Blut zu versorgen. Auch Herzrhythmusstörungen können auftreten. Die Haut von Menschen, bei denen ein oder mehrere große Blutgefäße in der Lunge blockiert sind, kann bläulich aussehen (Zyanose). Diese Menschen können plötzlich sterben.

Ein Lungeninfarkt löst Husten, blutigen Auswurf, stechende Brustschmerzen beim Atmen und Fieber aus. Die Symptome einer Lungenembolie treten sehr plötzlich auf, wohingegen sich die Anzeichen eines Lungeninfarktes über Stunden hinweg entwickeln. Infarktsymptome halten häufig mehrere Tage lang an, werden jedoch von Tag zu Tag schwächer.

Bei Menschen, die wiederholt kleinere Lungenembolien erleiden, können sich über Wochen, Monate oder Jahre hinweg Symptome wie chronische Atemnot, geschwollene Knöchel oder Beine und ein allgemeiner Schwächezustand entwickeln.

Diagnose

Der Arzt stützt seinen Verdacht einer Lungenembolie einerseits auf die beobachteten Symptome, andererseits auf Faktoren, die eine Embolie begünstigen können. Dennoch muß die Diagnose mit bestimmten Untersuchungsverfahren gesichert werden.

Eine **Röntgenaufnahme des Brustraumes** kann gewisse Veränderungen bei den Blutgefäßen nach einer Embolie und die Anzeichen eines Lungeninfarktes zu erkennen geben. Doch oft sind die Bilder völlig normal, und selbst wenn sie Auffälligkeiten zeigen, beweist das nur selten eine Lungenembolie.

Ein **Elektrokardiogramm** kann Veränderungen zeigen; häufig sind diese aber vorübergehend und können nur den Gedanken an die Möglichkeit einer Lungenembolie unterstützen.

Häufig wird eine **Lungenperfusionsszintigraphie** gemacht. Dabei wird eine kleine Menge radioaktiver Substanz, die in eine Vene injiziert wurde, zur Lunge transportiert, wo sie die Blutversorgung der Lunge (Perfusion) erkennen läßt. Areale ohne normale Blutversorgung erscheinen auf dem Bildschirm dunkel, weil die radioaktiven Partikel nicht dorthin gelangen. Eine normale Szintigraphie deutet an, daß kein wichtiges Blutgefäß verschlossen ist; eine vom Normalen abweichende Szintigraphie kann aber auch auf andere Ursachen als eine Lungenembolie zurückzuführen sein.

Häufig wird die Lungenperfusionsszintigraphie mit einer **Lungenventilationsszintigraphie** verbunden. Dabei inhaliert die Person ein harmloses Gas, das mit Spuren einer radioaktiven Substanz angereichert ist. Diese verteilt sich in den Lungenbläschen (Alveolen) der gesamten Lunge. Die Szintigraphie zeigt jene Bereiche, in denen

▲ Siehe Seite 160

Sauerstoff ausgetauscht wird. Wenn der Arzt diese Darstellung mit dem Blutverteilungsmuster in der Lungenperfusionsszintigraphie vergleicht, kann er gewöhnlich genau erkennen, ob eine Lungenembolie vorliegt: Der Bereich der Lungenembolie wird zwar normal belüftet, doch die Blutversorgung ist vermindert.

Die **Lungenarteriographie** ist die verläßlichste Methode, um eine Lungenembolie festzustellen. Allerdings birgt sie Risiken und ist für den Patienten unangenehmer als andere Diagnoseverfahren. Für die Arteriographie wird üblicherweise ein Katheter von einer Vene aus durch die rechte Herzhälfte hindurch in die Pulmonalarterie geschoben und dann ein Röntgenkontrastmittel hineingespritzt, das sich in den Blutgefäßen der Lunge verteilt. Eine Lungenembolie ist auf dem Röntgenbild deutlich als Verschluß in einer Arterie zu erkennen. Bei dieser Untersuchung läßt sich auch der Druck in den Lungenarterien messen, der bei einer Lungenembolie erhöht ist.

Es können noch weitere Untersuchungen folgen, um herauszufinden, von wo der Embolus stammt.

Prognose

Das Risiko, an den Folgen einer Lungenembolie zu sterben, hängt von der Größe des Embolus ab, der Größe und Zahl der verschlossenen Blutgefäße sowie vom allgemeinen Gesundheitszustand des Betroffenen. Patienten mit ernster Herz- oder Lungenkrankheit sind durch eine Embolie stärker gefährdet. Wer eine gesunde Herz- und Lungenfunktion hat, überlebt die Embolie gewöhnlich, es sei denn, der Embolus verschließt mehr als die Hälfte der Lungengefäße. An einer tödlichen Lungenembolie stirbt man gewöhnlich innerhalb von einer bis zwei Stunden.

Etwa die Hälfte aller Lungenemboliepatienten, die nicht behandelt werden, erleidet später erneut eine Embolie; etwa die Hälfte dieser Ereignisse ist dann tödlich. Eine Behandlung mit Medikamenten, die das Blut am Gerinnen hindern (Antikoagulantien), kann die Zahl der späteren Embolien auf etwa eine bei zwanzig Personen verringern.

Vorbeugung

Bei Menschen mit einem Risiko für Lungenembolie bemüht man sich, die Bildung von Blutgerinnseln in den Venen zu verhindern. Das geschieht z.B., indem Patienten – speziell ältere – nach einer Operation Stützstrümpfe anziehen, Beingymnastik machen und so bald wie möglich aus dem Bett aufstehen und sich bewegen. Kompressionsstrümpfe verbessern die Durchblutung in den Beinen und verringern so die Gefahr einer Thrombusbildung in den Unterschenkeln; damit gibt es auch weniger Lungenembolien.

Die gebräuchlichste Methode, um das Risiko einer Gerinnselbildung in den Unterschenkelvenen nach einer Operation zu senken, ist, den Gerinnungshemmer Heparin zu spritzen. Direkt vor der Operation und noch sieben Tage danach werden geringe Dosen Heparin unter die Haut gespritzt. Heparin kann zu anhaltenden Blutungen führen und die Wundheilung verzögern; deshalb bekommen es nur jene Personen, deren Risiko hoch ist, daß sich ein Gerinnsel bildet; vor allem solche mit Herzschwäche oder Schock, mit chronischen Lungenkrankheiten, starkem Übergewicht oder vorangegangenen Embolien. Bei Operationen an Gehirn oder Rückenmark wird Heparin nicht eingesetzt, da in diesen Bereichen das Risiko gefährlicher Blutungen zu groß ist. Im Krankenhaus liegende Patienten mit einem hohen Lungenembolierisiko können auch dann geringe Dosen Heparin bekommen, wenn sie nicht operiert werden müssen.

Behandlung

Die Therapie einer Lungenembolie beginnt mit der Gabe von Sauerstoff und, wenn nötig, von Schmerzmitteln. Gerinnungshemmende Mittel wie Heparin sollen bereits bestehende Blutgerinnsel am Wachsen hindern und die Entstehung neuer verhindern. Heparin wird intravenös gespritzt, die Dosis muß sorgfältig kontrolliert werden. Als nächstes wird Phenprocoumon oder Warfarin gegeben, das gleichfalls die Bildung von Blutgerinnseln verhindert, aber etwas länger braucht, bis es wirkt. Da diese Mittel geschluckt werden können, eignen sie sich gut für die Langzeitanwendung. Heparin und die Tabletten werden etwa fünf bis sieben Tage lang gemeinsam gegeben, bis Blutuntersuchungen zeigen, daß die oralen Mittel die Blutgerinnung ausreichend verlangsamen.

Die Dauer der gerinnungshemmenden Behandlung hängt von der Situation des Patienten ab. Wenn die Lungenembolie auf eine vorübergehende Ursache wie eine Operation zurückzuführen ist, wird die Behandlung zwei bis drei Monate fortgeführt. Liegt die Ursache in einem Dauerproblem, wird die Therapie gewöhnlich für drei bis sechs Monate, manchmal sogar unbegrenzt fortgeführt. Patienten, die Phenprocoumon oder Warfarin einnehmen, müssen regelmäßig ihre Blutgerinnung überprüfen lassen, um zu sehen, ob die Wirkstoffdosis angepaßt werden muß.

Patienten, bei denen die akute Gefahr besteht, an einer Lungenembolie zu sterben, können von zwei anderen Behandlungen profitieren: der Thrombolyse und einer Operation. Thrombolytika (Medikamente, die Blutgerinnsel auflösen) wie Streptokinase, Urokinase oder Plasminogenaktivatoren können nützlich sein. Allerdings eignen sich diese Medikamente nicht für Patienten, die innerhalb der letzten zehn Tage operiert wurden, die schwanger sind, einen Schlaganfall erlitten haben oder eine besondere Blutungsneigung haben. Dann ist eine Operation notwendig, um jemanden mit schwerer Lungenembolie zu retten. Die Entfernung des Embolus aus der Lungenarterie (pulmonare Embolektomie) ist unter solchen Umständen lebensrettend.

Wenn trotz aller vorbeugenden Behandlungen erneut Embolien auftreten oder wenn die Gerinnungshemmer ernsthafte Blutungen verursachen, kann in die Hauptvene, die von den Beinen und dem Becken in die rechte Herzhälfte führt, operativ ein Filter eingesetzt werden. Da die Gerinnsel im allgemeinen in den Beinen oder im Becken entstehen, kann dieser Filter verhindern, daß sie in die Lungenarterien geschwemmt werden.

KAPITEL 35

Bronchitis

Eine Bronchitis ist eine Entzündung der Bronchien, die gewöhnlich durch eine Infektion hervorgerufen wird.

Diese Erkrankung ist meist mild und heilt vollkommen aus. Bei Personen mit Herz- oder Lungenkrankheiten oder älteren Menschen kann eine Bronchitis aber auch ernst verlaufen.

Ursachen

Eine **infektiöse Bronchitis** tritt am häufigsten im Winter auf. Sie kann durch Viren, Bakterien und bakterienähnliche Organismen wie *Mycoplasma pneumoniae* und *Chlamydien* verursacht werden. Sie kann sich bei Rauchern immer wiederholen ▲ und bei Menschen mit chronischen Lungen- oder Atemwegerkrankungen; denen fällt es nämlich schwer, die Bronchien von eingeatmeten Teilchen zu befreien. Immer wiederkehrende Infektionen können begünstigt werden durch chronische Nebenhöhlenentzündungen, Bronchiektasen, Allergien und – bei Kindern – vergrößerte Gaumen- und Rachenmandeln.

Eine **irritative Bronchitis** wird von verschiedenen Gasen oder Dämpfen ausgelöst. Dazu gehören der Rauch von starken Säuren, Ammoniak, einigen organischen Lösungsmitteln, Chlor, Schwefelwasserstoff, Schwefeldioxid und Brom, Umweltgifte wie Ozon und Stickoxid, Tabakrauch und sonstiger Rauch.

Symptome und Diagnose

Eine infektiöse Bronchitis beginnt oft mit den Symptomen einer gewöhnlichen Erkältung: laufende Nase, Müdigkeit, Schüttelfrost, Rücken- und Muskelschmerzen, leichtes Fieber und wunder Hals. Der einsetzende Husten signalisiert dann gewöhnlich den Beginn einer Bronchitis. Der Husten ist am Anfang trocken und bleibt möglicherweise unverändert, aber meistens hustet der Betroffene nach einem oder zwei Tagen etwas weißen oder gelben Auswurf (Sputum) ab. Später kann der Auswurf dann zunehmen und gelb oder grün gefärbt sein. Menschen mit einer schweren Bronchitis können drei bis fünf Tage hohes Fieber bekommen; anschließend gehen die meisten Symptome zurück. Allerdings kann der Husten noch einige Wochen anhalten. Wenn die Atemwege verengt sind, kann Atemnot auftreten. Häufig tritt heftiges Keuchen auf, insbesondere nach einem Hustenanfall. Es kann sich auch eine Lungenentzündung entwickeln.

Die Diagnose einer Bronchitis wird meist aufgrund der Symptome gestellt, speziell nach dem Aussehen des Auswurfs. Wenn die Symptome längere Zeit bestehen, kann der Brustraum geröntgt werden, um sicherzugehen, daß der Patient keine Lungenentzündung hat.

Behandlung

Erwachsene können Azetylsalizylsäure oder Parazetamol einnehmen, um dem Fieber und dem allgemeinen Krankheitsgefühl zu begegnen; Kinder sollten nur Parazetamol bekommen. Hilfreich sind Bettruhe und viel zu trinken.

Kranke, deren Symptome nahelegen, daß es sich um eine bakterielle Bronchitis handelt (beispielsweise wenn gelber oder grünlicher Auswurf abgehustet wird oder wenn das Fieber anhaltend hoch bleibt), bekommen ebenso Antibiotika wie Personen mit einer Lungenerkrankung. Erwachsene nehmen als Antibiotika Trimethoprim-Sulfamethoxazol, Tetrazykline oder Ampizillin. Vermutet man eine Infektion durch *Mycoplasma pneumoniae*, sind Tetrazykline oder Erythromyzin geeignet. Bei Kindern ist Amoxizillin das Mittel der Wahl. Antibiotika sind jedoch wirkungslos, wenn die Infektion durch Viren ausgelöst wurde.

Bei hartnäckigen oder immer wiederkehrenden Symptomen oder einer ungewöhnlich schweren Erkrankung kann im Labor eine Kultur vom Sputum angelegt werden, die zeigt, ob ein anderes Antibiotikum gewählt werden muß.

▲ Siehe Seite 174

Bronchiektase und Atelektase

Beide Erkrankungen, Bronchiektase und Atelektase, beruhen darauf, daß Teile der Atemwege geschädigt sind. Bei Bronchiektasen sind die Bronchien betroffen – die großen Atemwege, in die sich die Luftröhre verzweigt. Bei Atelektase fällt ein Teil der Lunge zusammen, weil er nicht mehr belüftet wird.

Bronchiektase

Bei einer Bronchiektase sind Teile der Bronchien unwiderruflich erweitert; dieses ist die Folge einer Schädigung der Bronchialwände.

Bronchiektase ist keine eigenständige Krankheit; sie entsteht auf unterschiedliche Weise und beruht auf verschiedenen Umständen, bei denen die Bronchialwände entweder direkt oder indirekt im Verlauf einer Abwehrreaktion geschädigt werden. Die Störung kann diffus über die Lunge verstreut sein oder nur einen oder zwei Bereiche betreffen. Üblicherweise sind bei einer Bronchiektase die mittelgroßen Bronchien erweitert, häufig vernarben und verengen sich aber auch die kleineren Bronchien. Gelegentlich tritt eine Form der Bronchiektase, die die größeren Bronchien betrifft, bei Patienten mit einer allergischen bronchopulmonalen Aspergillose auf. Diese Krankheit beruht auf einer Immunreaktion auf den Pilz *Aspergillus*. ▲

Normalerweise besteht die Bronchialwand aus mehreren Schichten, deren Stärke und Zusammensetzung sich in den verschiedenen Abschnitten der Atemwege unterscheiden. Die innere Schleimhautschicht (Mukosa) und die Schicht darunter (Submukosa) enthalten Zellen, die die Lunge und die Atemwege vor möglicherweise schädlichen Substanzen schützen sollen. Zu ihnen gehören schleimproduzierende Zellen und Flimmerzellen mit haarförmigen Anhängseln, die dazu dienen, Fremdkörper und Schleim aus der Lunge und den Atemwegen hinauszubefördern. Schließlich gibt es noch eine Reihe weiterer Zellen, die im Immunsystem und beim Schutz des Körpers vor eindringenden Erregern und Schadstoffen eine Rolle spielen. Elastische Fasern, Muskelfasern und eine Knorpelschicht geben den Luftwegen Struktur und Halt und gestatten es, daß sie ihren Durchmesser dem jeweiligen Bedarf anpassen. Blutgefäße und Lymphgewebe tragen mit dazu bei, die Bronchialwände mit Nährstoffen zu versorgen und sie zu schützen.

Bei einer Bronchiektase sind Teile der Bronchialwand chronisch entzündet und zerstört, die Flimmerzellen sind geschädigt beziehungsweise zerstört, und die Schleimproduktion nimmt zu. Gleichzeitig geht die normale Spannung der Bronchialwand verloren: Der geschädigte Bereich wird schlaff und weit; es können sich Beulen oder sackartige Ausstülpungen entwickeln, die winzigen Ballons ähneln. Der vermehrt produzierte Schleim begünstigt das Wachstum von Bakterien; dadurch verstopft der Bronchus, es sammelt sich infektiöses Sekret an, das die Bronchialwand weiter schädigt. Die Entzündung kann sich auf die Lungenbläschen (Alveolen) ausbreiten, was zu einer Lungenentzündung, zur Vernarbung und zum Verlust funktionstüchtigen Lungengewebes führt. In schweren Fällen können solche Vernarbungen und die Zerstörung von Blutgefäßen in der Lunge letztlich das Herz in Mitleidenschaft ziehen. Durch die Entzündung und die Zunahme von Blutgefäßen in der Bronchialwand kann der Betroffene Blut husten. Wenn die zerstörten Atemwege blockiert sind, ist der Sauerstoffgehalt des Blutes ungewöhnlich niedrig.

Viele verschiedene Umstände können eine Bronchiektase verursachen. Am häufigsten ist eine Infektion – entweder eine chronische oder eine immer wiederkehrende. Manche Menschen sind besonders anfällig für Infektionen, was dann schließlich in einer Bronchiektase endet. Solch eine Infektionsbereitschaft kann auf einer fehlgeleiteten Reaktion des Immunsystems beruhen, auf angeborenen Fehlbildungen der Atemwege, einer eingeschränkten Tätigkeit der Flimmerzellen, aber auch auf mechanischen Faktoren, wie einer Verengung der Atemwege. Bei einigen wenigen Menschen beruht die Bronchiektase wahrscheinlich auf dem Einatmen von Giften, die die Bronchien geschädigt haben.

Symptome und Diagnose

Die Bronchiektase kann sich zwar in jedem Alter entwickeln, meist beginnt der Prozeß aber in der frühen Kindheit. Dennoch treten die Symptome oft erst sehr viel später auf, manchmal auch gar nicht. Sie setzen ganz allmählich ein, gewöhnlich nach einer Atemweginfektion, und werden über Jahre hinweg immer schlimmer. Die meisten Betroffenen entwickeln einen hartnäckigen Husten, der von Auswurf begleitet ist. Menge und Aussehen des Sputums hängen davon ab, wie schwer die Krankheit ist und ob gleichzeitig eine Infektion vorliegt. Häufig hat der Betroffene nur am frühen Morgen und spät am Abend Hustenanfälle. Bluthusten tritt oft auf, er kann das erste oder einzige Symptom der Krankheit sein.

▲ Siehe Seite 184

Entwicklung einer Bronchiektase

Bei der Bronchiektase sind Teile der Bronchialwand zerstört und chronisch entzündet; die Flimmerzellen sind geschädigt oder zerstört, die Schleimproduktion nimmt zu.

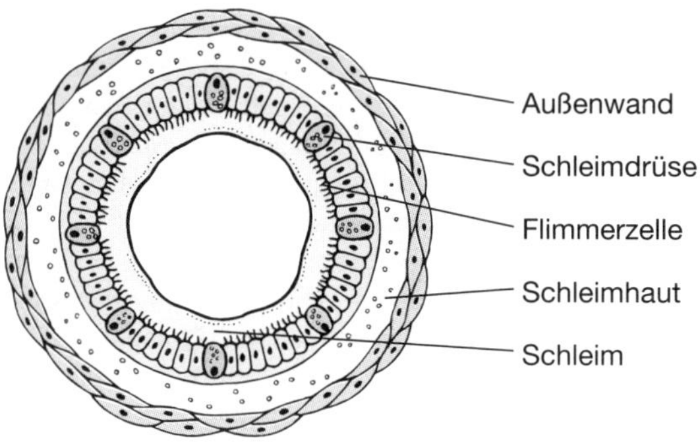

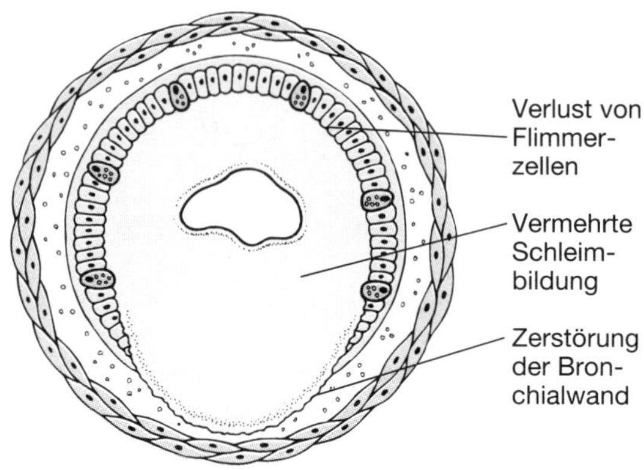

Wiederholte Schübe von Lungenentzündung können gleichfalls ein Anhaltspunkt für eine Bronchiektase sein. Patienten mit einer ausgedehnten Erkrankung keuchen und werden kurzatmig; sie können aber auch an einer chronischen Bronchitis, einem Lungenemphysem oder an Asthma leiden. Sehr schwere Erscheinungsformen der Krankheit, wie sie aber gewöhnlich nur in Entwicklungsländern vorkommen, ziehen das Herz so sehr in Mitleidenschaft, daß sich eine Herzschwäche entwickelt. Dabei schwellen Füße oder Beine an (Ödeme), es sammelt sich Flüssigkeit im Bauchraum an, und das Atmen fällt schwer, vor allem wenn der Patient liegt.

Eine Bronchiektase wird bei Menschen mit den entsprechenden Symptomen vermutet oder bei anderen typischen Umständen. Dennoch sind Röntgenbilder nötig, um die Diagnose zu sichern und um den Ort und die Ausdehnung der Krankheit festzustellen. Die üblichen Röntgenbilder der Lunge können normal erscheinen, manchmal aber auch die Lungenveränderungen durch Bronchiektase zeigen. Eine Computertomographie (CT) sichert gewöhnlich die Diagnose; sie ist vor allem hilfreich, um die Ausdehnung der Krankheit festzustellen, wenn eine Operation erwogen wird.

An die Diagnose einer Bronchiektase schließen sich häufig weitere Untersuchungen an, um eventuelle auslösende Krankheiten festzustellen. Dann werden der Immunglobulinspiegel im Blut gemessen, die Salzausscheidung im Schweiß bestimmt (die bei Mukoviszidose ungewöhnlich hoch ist) sowie Proben aus der Nase, den Bronchien und von Sperma untersucht, um festzustellen, ob die Flimmerzellen in ihrer Struktur oder Funktion gestört sind. Ist die Bronchiektase auf einen bestimmten Bereich begrenzt – etwa auf einen Lungenflügel oder -lappen – macht der Arzt häufig eine Bronchoskopie (Untersuchung, bei der ein Schlauch mit Sichtröhre in die Bronchien geschoben wird); auf diese Weise kann er feststellen, ob ein Fremdkörper oder etwa ein Lungentumor die Ursache der Krankheit ist. Auch weitere Tests sind möglich, um auslösende Krankheiten festzustellen, wie etwa eine allergische bronchopulmonale Aspergillose.

Vorbeugung

Die Impfung von Kindern gegen Masern und Keuchhusten hat dazu beigetragen, die Zahl der von Bronchiektase Betroffenen zu verringern. Bei einem gegen Grippe geimpften Menschen können die Viren ebenfalls nicht mehr so viel Schaden anrichten. Eine Impfung gegen Pneumokokken kann bestimmten Arten von Pneumokokken-Lungenentzündungen mit ihren schweren Komplikationen vorbeugen. Wenn bakterielle Infektionen wie Lungenentzündung oder Tuberkulose rechtzeitig mit Antibiotika behandelt werden, verhindert das ebenfalls die Entwicklung einer Bronchiektase oder zumindest ihren schweren Verlauf. Bei einem Immunglobulinmangel-

Einige Ursachen einer Bronchiektase

Infektionen der Atemwege
Masern
Keuchhusten
Adenovirusinfektion
Bakterielle Infektion – z. B. durch *Klebsiellen, Staphylokokken* oder *Pseudomonas*
Grippe
Tuberkulose
Pilzinfektion
Mycoplasmainfektion

Verengung der Bronchien
Eingeatmeter Fremdkörper
Vergrößerte Lymphknoten
Lungentumor
Schleimpfropfen

Schädigungen durch Einatmen
Schädigung durch giftige Dämpfe, Gase oder Schadstoffpartikel
Einatmen von Magensäure oder Nahrungsbestandteilen

Erbliche Bedingungen
Mukoviszidose
Funktionsstörung der Flimmerzellen, einschließlich Kartagener-Syndrom
Alpha-$_1$-Antitrypsinmangel

Störungen im Immunsystem
Immunglobulinmangel-Syndrom
Fehlfunktionen der weißen Blutzellen
Komplementschwäche
Autoimmunerkrankungen oder Überreaktionen des Abwehrsystems, wie bei rheumatoider Arthritis oder Kolitis ulzerosa

Andere Bedingungen
Drogenmißbrauch, z. B. Heroinkonsum
HIV-Infektion
Young Syndrom (Azoospermie)
Marfan-Syndrom

Syndrom können gespritzte Immunglobuline schwere, wiederkehrende Infektionen verhüten. Ein angemessener Einsatz von entzündungshemmenden Medikamenten wie Kortison – vor allem bei Patienten mit allergischer bronchopulmonaler Aspergillose – kann Schäden an den Bronchien verhindern, die zu einer Bronchiektase führen.

Eine andere Maßnahme, um eine Bronchiektase zu verhindern oder ihre Verschlimmerung zu verhüten, ist, keine giftigen Dämpfe, Gase oder Rauch (einschließlich Tabakrauch) einzuatmen. Das gleiche gilt für schädlichen Staub, etwa von Silikaten oder Talkum. Bei kleinen Kindern kann man darauf achten, daß sie nicht versehentlich einen Fremdkörper in die Lunge bekommen. Ansonsten sollte man eine Dämpfung durch Drogen und Alkohol meiden und bei Bewußtseinsstörungen, Schluckbeschwerden oder bei Husten oder Erbrechen nach dem Essen ärztliche Hilfe suchen. Ölige Nasentropfen oder ölhaltige Mittel sollten nicht angewandt werden, weil sie, vor allem im Liegen, versehentlich in die Lunge gelangen können. Sind die Atemwege blockiert, kann eine Bronchoskopie gemacht werden, um die Ursache zu entdecken und sie zu beseitigen, bevor der Schaden noch größer wird.

Behandlung
Medikamente, die den Husten unterdrücken, können die Situation verschlimmern. Den Patienten, die viel Sekret bilden, helfen mehrmals täglich Bronchialdrainage und das Abklopfen des Brustkorbs▲, um den Schleim loszuwerden. Diese Techniken sind wichtig als Basisbehandlung einer Bronchiektase.

Infektionen werden mit Hilfe von Antibiotika bekämpft. Manchmal müssen sie über einen längeren Zeitraum eingenommen werden, damit die Infektionen nicht erneut auftreten. Auch Kortison und schleimlösende Mittel können nötig sein. Ist der Sauerstoffgehalt im Blut zu gering, kann eine Sauerstoffzufuhr Komplikationen wie Cor pulmonale (Herzkrankheit, die mit Lungenkrankheiten zusammenhängt) verhindern helfen. Leidet der Betreffende an Herzschwäche, können Diuretika die Schwellungen abklingen lassen. Bei Keuchen oder Atemnot helfen oft bronchienerweiternde Medikamente.

▲ Siehe Seite 154

Nur selten wird ein Teil der Lunge operativ entfernt. Eine solche Operation kommt nur dann in Betracht, wenn nur ein Lungenflügel oder noch besser nur ein Lungenlappen oder -abschnitt betroffen ist. Eine Operation wird bei Patienten in Erwägung gezogen, die trotz Behandlung immer wieder Infektionen bekommen oder die größere Mengen Blut abhusten. Alternativ kann der Arzt ein blutendes Gefäß blockieren, um die Blutung zu stillen.

Atelektase

Bei einer Atelektase wird ein Teil der Lunge ungenügend mit Luft versorgt und fällt zusammen.

Hauptursache einer Atelektase ist die Verengung eines Bronchus, also einer der beiden Äste, in die sich die Luftröhre verzweigt und die direkt zur Lunge führen. Auch kleinere Atemwege können blockiert sein. Ein solcher Verschluß im Bronchus kann durch einen Schleimpfropfen, einen Tumor oder einen aspirierten Fremdkörper verursacht sein. Auch Druck von außen kann den Bronchus blockieren, etwa der eines Tumors oder vergrößerten Lymphknotens. Ist ein Atemweg verschlossen, nimmt das Blut die in den Lungenbläschen verbliebene Luft auf; dadurch schrumpfen sie und fallen zusammen. In dem kollabierten Lungengewebe sammeln sich Blutzellen, Serum und Schleim an, und es entzündet sich.

Nach einer Operation – vor allem im Bereich der Brust oder des Bauchs – atmet der Patient häufig nur sehr flach, und die unteren Bereiche der Lunge dehnen sich nicht mehr richtig aus. Auf diese Weise können Operationen ebenso wie andere Ursachen einer flachen Atmung zu einer Atelektase führen.

Beim **Mittellappensyndrom**, einer Form von anhaltender Atelektase, fällt der Mittellappen des rechten Lungenflügels zusammen. Ursache sind meist ein Tumor oder vergrößerte Lymphknoten, die von außen auf den Bronchus drücken; manchmal entsteht die Krankheit aber auch ohne diese Anlässe. In dem blockierten, zusammengefallenen Teil der Lunge kann sich eine Lungenentzündung entwickeln, die nie völlig ausheilt, chronisch wird und zur Vernarbung des Lungengewebes und zur Bronchiektase führt.

Bei der **Höhenatelektase**, die vor allem bei Düsenjägerpiloten auftritt, sind die starken Kräfte bei hoher Fluggeschwindigkeit dafür verantwortlich, daß sich die engen Atemwege verschließen und die Lungenbläschen zusammenfallen.

Die stellenweise auftretende oder über die ganze Lunge verstreute **Mikroatelektase** beruht auf einer Fehlfunktion des Surfactantsystems der Lunge. Die Substanz Surfactant überzieht die innere Oberfläche der Lungenbläschen und verringert deren Oberflächenspannung; dadurch bewahrt sie die Lungenbläschen davor, zusammenzufallen. Bei Frühgeborenen führt ein Surfactantmangel zum Atemnotsyndrom. Aber auch Erwachsene können eine Mikroatelektase entwickeln, beispielsweise nach einer hochdosierten Sauerstofftherapie, einer schweren Allgemeininfektion (Sepsis) oder infolge anderer Faktoren, die die innere Oberfläche der Lungenbläschen schädigen.

Symptome und Diagnose

Eine Atelektase kann sich langsam entwickeln und nur zu leichter Atemnot führen. Personen mit Mittellappensyndrom können gar keine Symptome aufweisen; viele leiden jedoch unter einem trockenen, stoßweisen Husten.

Wenn sich die Atelektase in einem größeren Bereich der Lunge sehr rasch entwickelt, kann sich die Haut des Betroffenen bläulich oder aschgrau verfärben; er verspürt stechende Schmerzen in der betroffenen Gegend und leidet an starker Atemnot. Liegt gleichzeitig eine Infektion vor, können Fieber und ein beschleunigter Herzschlag auftreten. Gelegentlich fällt der Blutdruck sehr stark ab (Schock).

Die Ärzte tippen auf eine Atelektase aufgrund der Symptome und der Ergebnisse der körperlichen Untersuchung. Eine Röntgenaufnahme, die die nicht belüfteten Lungenbereiche zeigt, sichert die Diagnose. Eine Computertomographie (CT) oder eine Bronchoskopie kann helfen, die Ursache des Bronchialverschlusses zu entdecken.

Vorbeugung und Behandlung

Mit bestimmten Verhaltensweisen läßt sich das Auftreten einer Atelektase nach einer Operation verhindern. Raucher haben zwar grundsätzlich ein erhöhtes Atelektaserisiko, doch sie können es verringern, indem sie etwa sechs bis acht Wochen vor der Operation aufhören zu rauchen. Nach der Operation sollten die Patienten dazu angehalten werden, stets tief zu atmen, regelmäßig zu husten und so früh wie möglich aufzustehen. Auch Atemhilfen und Atemübungen können hilfreich sein.

Die Atmung durch mechanische Hilfsmittel zu unterstützen, ist bei jenen Personen nützlich, die aufgrund von Fehlbildungen im Bereich des Brustkorbs oder neurologischen Störungen über lange Zeit nur flach atmen. Solche Apparate üben auf die Lunge einen gleichbleibenden Druck aus, so daß die Lungenbläschen auch am Ende eines Atemzugs nicht zusammenfallen können.

Die wichtigste Behandlung bei einer plötzlich auftretenden, ernsthaften Atelektase ist immer, die auslösende Ursache zu beseitigen. Wenn ein Atemwegverschluß nicht durch Husten oder Absaugen der Luftwege beseitigt werden kann, hilft meist eine Bronchoskopie. Bei Infektionen werden Antibiotika gegeben. Eine hartnäckige Atelektase wird häufig mit Antibiotika behandelt, weil eine Infektion dabei nahezu unvermeidlich ist. Wenn ständig wiederkehrende oder dauerhafte Infektionen den Betroffenen behindern oder erhebliche Blutungen auftreten, könnte der betroffene Teil der Lunge operativ entfernt werden. Ein Tumor, der den Atemweg versperrt, kann operativ entfernt werden; das verschafft Erleichterung und verhindert das Fortschreiten der Atelektase ebenso wie das Auftreten wiederholter Lungenentzündungen.

KAPITEL 37

Obstruktive Atemwegerkrankungen

Die Atemluft, die durch Mund und Nase in den Körper eingetreten ist, erreicht über den Rachen (Pharynx) ein System von röhrenartigen Kanälen, das mit dem Kehlkopf (Larynx) und der Luftröhre (Trachea) beginnt. Danach tritt die Luft in die beiden großen Bronchialäste ein, von denen jeder einen Lungenflügel versorgt. Der rechte und der linke Bronchialast verzweigen sich in kleine und immer kleinere Atemwege (Bronchiolen), je tiefer sie in die Lungenflügel hineinreichen. Die Bronchiolen transportieren die Luft zu den traubig angeordneten Lungenbläschen (Alveolen), in denen der Austausch von Sauerstoff und Kohlendioxid stattfindet.▲

Die Bronchien und Bronchiolen sind Röhren mit muskulösen Wänden. Innen sind sie mit einer Schleimhaut ausgekleidet, die schleimproduzierende Zellen enthält. Andere Zellen in der Innenwand der Bronchien besitzen drei verschiedene Typen von spezialisierten Oberflächenrezeptoren, die auf Substanzen reagieren und die Bronchialmuskeln dazu anregen, sich zusammenzuziehen oder zu entspannen. Wenn die betaadrenergen Rezeptoren angeregt werden, veranlassen sie die Muskeln, sich zu entspannen; dadurch erweitern sich die Atemwege und erleichtern es der Luft, ein- oder auszuströmen. Azetylcholin regt die cholinergen Rezeptoren an, Neurokinine stimulieren die peptidergen Rezeptoren; dadurch ziehen sich die Muskeln zusammen, die Luftwege verengen sich, und die Passage der Luft wird erschwert.

Eine Verengung der Atemwege kann reversibel sein, sie kann aber auch unumkehrbar sein. Bei Asthma ist die Verengung gänzlich reversibel. Bei einer chronisch obstruktiven Lungenerkrankung, die von chronischer Bronchitis ausgelöst wird, kann sich die Verengung teilweise zurückbilden, bei einer, die auf einem Lungenemphysem beruht, ist sie nicht mehr rückgängig zu machen.

Asthma

Bei Asthma sind die Atemwege verengt, weil die Überreaktion auf bestimmte Reize zu einer Entzündung führt. Die Atemwegverengung ist reversibel.

Bei Kindern ist Asthma die häufigste chronische Erkrankung. Sie betrifft zwischen fünf und 15 Prozent aller Kinder, Jungen doppelt so oft wie Mädchen. Mit zunehmendem Alter verwischt sich dieser Geschlechtsunterschied. Je später das Asthma zum ersten Mal auftritt, desto wahrscheinlicher ist eine allergische Reaktion an der Krankheit beteiligt.

Bei etwa der Hälfte der Kinder verliert sich die Erkrankung bis zum Erwachsenenalter. Bei einigen wenigen taucht sie aber nach jahrzehntelangem asthmafreiem Intervall dann doch wieder auf. Je schwerer das Asthma in der Kindheit ist, desto wahrscheinlicher ist es, daß diese Menschen auch als Erwachsene darunter leiden.

Nur selten endet Asthma tödlich. Jährlich sterben in Deutschland etwa zwei von 100 000 Menschen an einem Asthmaanfall.

Ursachen

Bei einem Asthmatiker verengen sich die Atemwege als Antwort auf Reize, die in einer gesunden Lunge keine Reaktion auslösen. Viele Reize können eine solche Verengung auslösen: Pollen, Hausstaubmilben, Tierschuppen, Rauch, kalte Luft oder körperliche Anstrengung. Bei einem Asthmaanfall verkrampfen sich die glatten Muskeln der Bronchien, die innere Schicht der Bronchien schwillt infolge der Entzündung an und sondert vermehrt Schleim ab. Dadurch verringert sich die Weite der Atemwege (Bronchokonstriktion); die Verengung zwingt die betrof-

▲ Siehe Kasten, Seite 147

Wie sich Atemwege verengen

Während eines Asthmaanfalls krampft sich die glatte Muskulatur zusammen und verengt die Atemwege. Als Folge der Entzündung schwillt die Schleimhaut an, und es wird vermehrt Schleim gebildet; das verengt die Atemwege noch stärker.

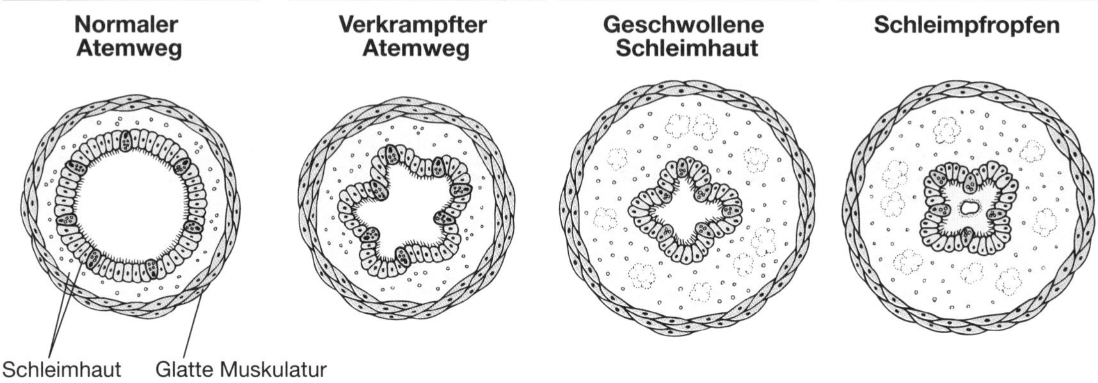

fene Person, sich beim Ein- und Ausatmen mehr anzustrengen.

Von bestimmten Zellen innerhalb der Luftwege, insbesondere den Mastzellen, nimmt man an, daß sie die Verengung der Bronchien auslösen. In allen Bronchien setzen die Mastzellen Substanzen frei wie beispielsweise Histamin oder Leukotriene; diese veranlassen die glatte Muskulatur, sich zusammenzuziehen, erhöhen die Schleimproduktion und sorgen dafür, daß bestimmte weiße Blutzellen in den Bereich einwandern. Die Mastzellen setzen diese Substanzen als Antwort auf etwas frei, was sie als fremd erkennen (Allergen); dabei kann es sich um Blütenpollen, Hausstaubmilben oder Tierschuppen handeln. Asthma kommt jedoch ebensohäufig und ausgeprägt bei Menschen ohne definierte Allergien vor. Wenn sich ein Asthmatiker körperlich anstrengt oder kalte Luft einatmet, kann das zu ähnlichen Reaktionen führen. Auch Streß oder Angst können die Mastzellen veranlassen, Histamin und Leukotriene freizusetzen. Die Eosinophilen, ein weiterer Zelltyp im Atemtrakt von Asthmatikern, sondern zusätzlich Wirkstoffe ab, die zur Verengung der Luftwege beitragen.

Symptome und Komplikationen

Asthmaanfälle unterscheiden sich sehr in Häufigkeit und Ausprägung. Manche Asthmatiker sind die meiste Zeit symptomlos und machen nur gelegentlich eine kurze, milde Episode von Atemnot durch. Andere wieder husten und keuchen die meiste Zeit und haben schwere Anfälle nach Virusinfektionen, bei körperlicher Anstrengung oder unter dem Einfluß von Allergenen und Reizstoffen. Auch Weinen oder herzhaftes Lachen kann die Symptome auslösen.

Ein Asthmaanfall kann ganz plötzlich mit Keuchen, Husten und Atemnot beginnen. Das Keuchen fällt vor allem auf, wenn die Person ausatmet. Zu anderer Zeit kann sich der Anfall ganz allmählich entwickeln, und die Symptome verstärken sich nur langsam. In jedem Fall empfinden Menschen bei einem Asthmaanfall aber als erstes Atemnot, Husten oder Brustbeklemmungen. Der Anfall kann nach wenigen Minuten vorbei sein, er kann aber auch Stunden oder Tage andauern. Vor allem bei Kindern kann Juckreiz am Brustkorb oder am Hals ein frühes Anzeichen sein. Manchmal ist ein trockener Husten, der nachts oder bei körperlicher Anstrengung auftritt, das einzige Symptom.

Während eines Asthmaanfalls kann die Atemnot sehr schlimm werden und von Angstzuständen begleitet sein. Der Betroffene setzt sich instinktiv aufrecht hin, lehnt sich nach vorn und benutzt die Hals- und Brustmuskeln, um die Atmung zu unterstützen, ringt aber dennoch nach Luft. Schwitzen ist dabei eine übliche Reaktion auf die körperliche Anstrengung und die Angst.

Bei einem besonders schweren Anfall kann der Asthmatiker nur wenige Worte sprechen, ohne erneut Luft holen zu müssen. Das Keuchen kann aber nachlassen, weil kaum noch Luft ein- und ausgeatmet wird. Verwirrtheit, Lethargie oder bläuliche Hautfarbe (Zyanose) zeigen, daß die Sauerstoffversorgung ernsthaft gefährdet und eine sofortige Notfallbehandlung nötig ist. Im Normalfall erholt sich die Person wieder vollständig – auch von einem schweren Asthmaanfall.

Nur selten platzen einige Lungenbläschen (Alveolen), so daß sich Luft im Pleuraraum (der Spalt zwischen den beiden Lagen des Brustfells, das die Lunge einhüllt) ansammelt oder die Organe im Brustraum umgibt. Durch diese Komplikationen verstärkt sich die Atemnot noch.

Diagnose

Der Arzt vermutet Asthma vor allem aufgrund der charakteristischen Symptome, von denen der Patient berichtet. Die Diagnose kann gesichert werden, wenn die über Stunden oder Tage wiederholten Tests mit dem Spirometer▲ zeigen, daß die Verengung der Atemwege zurückgegangen ist. Waren die Atemwege beim ersten Test nicht verengt, kann man die Diagnose dennoch stellen, indem man den Betroffenen ein Aerosol einatmen läßt, das einen bronchienverengenden Wirkstoff in so geringer Dosierung enthält, daß er bei gesunden Menschen nichts bewirkt. Verengen sich aber die Atemwege der Testperson nach der Inhalation, steht die Diagnose Asthma fest.

Mit der Spirometrie wird auch die Stärke der Atemwegverengung festgestellt und die Behandlung gesteuert. Mit einem handlichen Peak-Flow-Meter kann die Atemstromstärke beim Ausatmen gemessen werden. Dieser Test ist gebräuchlich, damit die Kranken zu Hause den Schweregrad des Asthmas dokumentieren. Normalerweise sind die Peak-Flow-Raten morgens zwischen vier und sechs Uhr am geringsten und nachmittags gegen 16 Uhr am höchsten. Abweichungen von diesen Werten um 15 bis 20 Prozent zu diesen Tageszeiten gelten als Anzeichen für mäßiges bis schweres Asthma.

Es ist oft schwierig festzustellen, was bei einem Betroffenen das Asthma auslöst. Allergietests der Haut können möglicherweise Allergene ermitteln, auf die der Patient mit Asthma reagiert. Allerdings bedeutet die allergische Reaktion auf einen Hauttest noch nicht automatisch, daß dieses Allergen auch das Asthma auslöst. Dazu muß der Patient darauf achten, ob nach dem Kontakt mit diesem speziellen Allergen ein Asthmaanfall auftritt. Hat der Arzt ein bestimmtes Allergen im Verdacht, kann er einen Bluttest veranlassen, bei dem der Spiegel der Antikörper gemessen wird, mit deren Produktion der Körper auf den Kontakt mit dem Allergen reagiert. Auf diese Weise bestimmt der Arzt den Grad der Empfindlichkeit.

Wenn die Asthmadiagnose noch zweifelhaft ist oder wenn es besonders wichtig ist, den Asthmaauslöser zu identifizieren, kann ein Provokationstest gemacht werden. Weil dabei absichtlich eine Verengung der Atemwege hervorgerufen wird, besteht immer das Risiko eines schweren Asthmaanfalls. Zuerst wird mit Hilfe des Spirometers das Luftvolumen gemessen, das die Testperson in einer Sekunde ausatmen kann – es wird der Einsekundenwert ermittelt. Danach inhaliert die Testperson eine stark verdünnte Lösung des Allergens. Etwa 15 bis 20 Minuten später wird die Spirometrie wiederholt. Wenn der Einsekundenwert dann um mehr als 20 Prozent von der ersten Messung abweicht, ist es wahrscheinlich, daß das betreffende Allergen das Asthma auslöst.

Um ein Asthma durch körperliche Anstrengung zu erkennen, wird mit dem Spirometer die Einsekundenkapazität vor und nach einer Zeit auf dem Laufband oder auf einem Fahrradergometer gemessen. Ist die Einsekundenkapazität um mehr als 15 Prozent geringer, wird es sich wohl um ein Anstrengungsasthma handeln.

Häufige Ursachen von Asthmaanfällen vermeiden

Die häufigsten, in Innenräumen auftretenden Allergene sind Hausstaubmilben, Federn, Küchenschaben und Tierschuppen. Alles, was hilft, sich solchen Allergenen nicht auszusetzen, verringert die Zahl oder Schwere von Anfällen. Der Kontakt mit Hausstaubmilben läßt sich verringern, indem man Teppichböden entfernt und die relative Luftfeuchtigkeit niedrig hält (nach Möglichkeit unter 50 Prozent). Spezielle staubdichte Überzüge für Kissen und Matratzen können ebenfalls dazu beitragen. Katzen und Hunde sollten abgeschafft werden, damit sich die Konzentration an Tierschuppen und -haaren nennenswert verringert.

Die Atemwege reizender Rauch, wie der von Zigaretten, sollte vermieden werden. Bei manchen Asthmatikern lösen Azetylsalizylsäure und andere nichtsteroidale Entzündungshemmer Anfälle aus. Tartrazin, ein gelber Lebensmittelfarbstoff, kann ebenfalls einen Anfall hervorrufen. Sulfite – die Nahrungsmitteln häufig als Konservierungsmittel zugesetzt werden – können Anfälle auslösen; beispielsweise wenn eine anfällige Person geschwefeltes Trockenobst ißt oder Wein trinkt.

Vorbeugung und Behandlung

Astmaanfällen kann vorgebeugt werden, wenn man die auslösenden Faktoren kennt und vermeiden kann. Die Anfälle eines Anstrengungsasthmas können häufig unterbun-

▲ Siehe Kasten, Seite 156

den werden, indem man vor der Tätigkeit Medikamente einnimmt. Alle anderen Asthmatiker können mit einer angemessenen medikamentösen Therapie ein einigermaßen normales Leben führen. Bei der Asthmabehandlung unterscheidet man eine Langzeittherapie und jene, mit der der Betroffene selbst einen akuten Asthmaanfall beenden kann. Die Fachleute der Deutschen Atemwegsliga haben einen Stufenplan entwickelt, der für die Langzeittherapie von Erwachsenen folgendes Vorgehen empfiehlt:

Stufe 1 gilt für Personen, die öfter als dreimal pro Woche bis täglich einen Asthmaanfall haben und deren Peakflow 60 bis 80 Prozent des Sollwertes erreicht.

Sie inhalieren regelmäßig täglich ein Kortison wie Beclometason, Flunisolid oder Budenosid, oder als Alternative Cromoglicinsäure oder Nedocromil. Zusätzlich inhalieren sie bei Bedarf ein Betasympathomimetikum.

Stufe 2 gilt für Personen, die mehrfach täglich und häufiger auch nachts Asthmaanfälle haben und deren Peakflow morgens 60 Prozent unter dem Sollwert liegt.

Sie verwenden regelmäßig täglich dieselben Medikamente wie bei Stufe 1, nehmen jedoch zusätzlich noch jeden Tag langwirkendes Theophyllin und/oder ein langwirkendes Betasympathomimetikum in Tablettenform ein.

Stufe 3 gilt für Personen, die ständig erhebliche Asthmasymptome haben, in ihrer körperlichen Aktivität deutlich eingeschränkt sind, deren Peak-flow morgens unter 50 Prozent des Sollwertes liegt und bei denen die Beschwerden im Tagesverlauf sehr schwanken.

Sie führen regelmäßig täglich eine Behandlung wie unter Stufe 2 angegeben durch, nehmen aber zusätzlich noch regelmäßig Kortison in Tablettenform ein.

Kortison unterdrückt die Entzündungsantwort des Körpers und bekämpft Asthmasymptome außergewöhnlich wirksam. Eine Langzeittherapie mit Kortison reduziert auch die Zahl der Asthmaanfälle, denn die Atemwege werden weniger empfindlich für eine ganze Reihe von Reizstoffen.

Die neuen inhalierbaren Kortisone, die in der Asthmatherapie eingesetzt werden, wirken nahezu ausschließlich in der Lunge selbst, kaum im übrigen Körper. Bei der üblichen Dosierung treten all jene gefürchteten Nebenwirkungen nicht auf, die sich mit der Einnahme von Kortisontabletten verbinden. Damit sind die inhalativen Kortisone zur Basistherapie bei Asthma geworden – sogar bei Kindern. Einem möglichen Pilzbefall des Mundes (Soor) beugt man vor, indem man eine Inhalationshilfe (Spacer) gebraucht und den Mund nach dem Inhalieren kräftig mit Wasser ausspült.

Die Einnahme von Kortisontabletten hingegen bleibt im Stufenplan der letzte Schritt der Behandlung. Mit einer solchen Langzeittherapie verbinden sich als unerwünschte Wirkungen eine verschlechterte Wundheilung, Rückgang der Knochendichte (Osteoporose), Magenblutungen, Linsentrübung (grauer Star, Katarakt), Anstieg des Blutzuckers (Diabetes), Gewichtszunahme, psychische Störungen und bei Kindern Wachstumsstörungen.

Cromoglicinsäure und **Nedocromil** wirken, indem sie die Mastzellen daran hindern, ihre entzündungsfördernden Wirkstoffe freizusetzen. Dadurch beugen sie einer Verengung der Atemwege vor. Sie sind demzufolge hilfreich, um Asthmaanfällen vorzubeugen, taugen aber nicht zu ihrer Behandlung.

Betasympathomimetika sind die wirksamsten Medikamente bei einem Asthmaanfall. Sie können auch Anfälle verhindern, die durch körperliche Anstrengung ausgelöst werden. Diese Wirkstoffe regen die betaadrenergen Rezeptoren an, die Atemwege zu erweitern. Bronchienerweiternde Medikamente, die an allen betaadrenergen Rezeptoren wirken wie z. B. Adrenalin, haben erhebliche Nebenwirkungen wie Herzrasen, Unruhe, Kopfschmerzen und Muskelzittern. Solche jedoch, die vornehmlich die adrenergen Beta-2-Rezeptoren beeinflussen, welche sich vor allem auf Zellen in der Lunge befinden, wirken nur wenig auf andere Organe.

Zu den gebräuchlichen Betasympathomimetika gehören Fenoterol, Terbutalin und Salbutamol. Sie entfalten ihre Wirkung zwar innerhalb weniger Minuten, doch sie hält nur etwa vier bis sechs Stunden an. Die Wirkung der beiden neu entwickelten Betasympathomimetika Formoterol und Salmeterol hält länger an, setzt aber auch später ein. Sie eignen sich besonders, um nächtliche Asthmaanfälle zu verhindern.

Die bevorzugte Anwendungsform von Betasympathomimetika ist die Inhalation. Sie können jedoch auch in Tablettenform eingenommen werden. Dann handelt es sich meist um Retardzubereitungen, die zehn bis zwölf Stunden lang wirken. Das Inhalieren bringt den Wirkstoff zwar direkt in die Atemwege, so daß er so rasch wie möglich wirken kann; allerdings erreichen nur etwa zehn Prozent der inhalierten Substanz die Bronchiolen. Geschluckte Betasympathomimetika erreichen diese Bereiche zwar auf jeden Fall, haben aber stärkere Nebenwirkungen.

Die Dosierung der Betasympathomimetika muß in jedem Fall eingehalten werden. Eine Überdosierung kann gefährlich werden. Bei Dauergebrauch können schwere Bronchialkrämpfe und als Folge Atemstillstand und Tod eintreten.

Theophyllin ist ein weiterer Wirkstoff, der die Bronchien erweitert. Es wird gewöhnlich eingenommen und existiert in vielen Darreichungsformen: kurzwirkende Tabletten und langwirkende Retardzubereitungen. Bei einem schweren Asthmaanfall kann Theophyllin auch gespritzt werden.

Der Theophyllingehalt des Blutes kann im Labor bestimmt werden. Der Arzt muß ihn sorgfältig überwachen, da zuwenig Theophyllin nur unzureichend wirkt, zuviel jedoch lebensbedrohliche Herzrhythmusstörungen oder

Krampfanfälle zur Folge haben kann. Zu Beginn einer Theophyllintherapie kann der Patient Übelkeit und Nervosität verspüren. Beide Nebenwirkungen verschwinden, sobald sich der Körper an das Medikament gewöhnt hat. Wenn Patienten höhere Dosen einnehmen, beschleunigt sich gelegentlich ihr Herzschlag, oder es kommt zu Herzrasen. Weitere mögliche Nebenwirkungen sind Schlaflosigkeit, Unruhe, Erbrechen und Krampfanfälle.

Die Behandlungsmöglichkeiten bei leichtem bis mittelgradigem chronischen Asthma sind durch sogenannte Leukotrienrezeptorenhemmer (z. B. Montelukast) erweitert worden; sie wirken gegen die Bronchienverengung und gegen die Entzündung.

Behandlung von Asthmaanfällen

Jeder Asthmatiker sollte wissen, auf welche Weise er auch ohne ärztliche Hilfe einen Asthmaanfall durchbrechen kann, damit sich die Atemwege wieder öffnen. Als Medikamente dienen dazu kurzwirkende Betasympathomimetika, die als Dosieraerosol, wenn möglich mit Inhalationshilfe, angewandt werden. Wenn es notwendig ist, kann ihre Anwendung nach zehn Minuten noch einmal wiederholt werden. Zusätzlich kann Prednisolon in relativ hoher Dosierung eingenommen und eine Theophyllinlösung getrunken werden. Bei einem sehr schweren Anfall muß der Notarzt gerufen werden, der den Patienten mit Sauerstoff beatmet und ihm Theophyllin und/oder Kortison spritzt.

Von einem Status asthmaticus sprechen Ärzte, wenn sich schwere akute Asthmaanfälle sehr oft wiederholen oder extrem lange anhalten. Um diesen Zustand zu durchbrechen, wird der Notarzt den Patienten ins Krankenhaus einweisen. Dort können der Sauerstoff- und Kohlendioxidgehalt des Blutes und die Lungenfunktion kontinuierlich überwacht ▲ und ein EKG aufgezeichnet werden. Ein Röntgenbild des Brustraumes soll zeigen, ob sich ein Pneumothorax gebildet hat. Die Therapie besteht in der intravenösen Gabe der üblichen Asthmamedikamente, die eventuell durch solche ergänzt werden, die im ambulanten Bereich weniger gebräuchlich sind, und in der Gabe von Sauerstoff über eine Maske. Manchmal muß auch mit einer Maschine beatmet werden.

Chronisch obstruktive Lungenerkrankung

Bei der chronisch obstruktiven Lungenerkrankung sind die Atemwege anhaltend verengt oder blockiert; dieses beruht entweder auf einem Lungenemphysem oder einer chronischer Bronchitis.

Beim Lungenemphysem vergrößern sich die winzigen Lungenbläschen (Alveolen), ihre Wände werden zerstört. Chronische Bronchitis geht mit einem hartnäckigen, anhaltenden Husten und vermehrtem Auswurf einher; für den Husten gibt es aber keine medizinisch feststellbare Ursache, wie beispielsweise einen Lungenkrebs. Bei einer chronischen Bronchitis sind auch die Drüsen in den Bronchien vergrößert, was zu vermehrter Sekretbildung führt.

Es gibt zwei Ursachen für die Atemwegverengung bei einer chronisch obstruktiven Lungenerkrankung. Die erste ist das Lungenemphysem. Normalerweise haben die Trauben von Lungenbläschen, die mit den kleinen Atemwegen (Bronchiolen) verbunden sind, eine ziemlich feste Struktur und halten so die Atemwege offen. Bei einem Emphysem sind jedoch die Wände der Lungenbläschen zerstört, so daß die Bronchiolen ihre Form verlieren. Sie fallen in sich zusammen, sobald die Luft ausgeatmet ist. Bei einem Emphysem ist diese Verengung der Atemwege also strukturell bedingt und von Dauer. Die zweite Ursache für eine Atemwegverengung ist eine Entzündung der kleinen Atemwege, wie sie bei einer chronischen Bronchitis üblich ist. Dadurch vernarben die Bronchialwände, die innere Schleimhaut schwillt an, Schleim verlegt teilweise die Atemwege, und die glatte Muskulatur verkrampft sich. Schwellung, Blockierung durch Schleim und Muskelverkrampfung können immer wieder unterschiedlich stark sein und sich durch die Anwendung von bronchienerweiternden Medikamenten bessern. Diese Faktoren der Atemwegverengung sind teilweise reversibel.

Die chronisch obstruktive Lungenerkrankung tritt in bestimmten Familien gehäuft auf; deshalb wird eine erbliche Veranlagung vermutet. Menschen, die an ihrem Arbeits-

Der richtige Umgang mit einem Dosieraerosol

1. Den Inhalator schütteln.
2. Eine oder zwei Sekunden lang ausatmen.
3. Das Mundstück mit den Lippen umschließen und langsam einatmen.
4. Während des Einatmens die Dosiervorrichtung drücken.
5. Weiter einatmen, bis die Lunge gefüllt ist (das sollte etwa fünf oder sechs Sekunden dauern).
6. Atem für vier bis sechs Sekunden anhalten.
7. Ausatmen und das Verfahren fünf bis sieben Minuten später wiederholen.

▲ Siehe Seite 156

platz chemischen Dämpfen ausgesetzt sind oder Staub, der eigentlich ungefährlich ist, haben ein erhöhtes Risiko, eine chronisch obstruktive Lungenerkrankung zu entwickeln. Rauchen erhöht das Risiko jedoch erheblich mehr als berufliche Einflüsse.

Zehn bis 15 Prozent aller Raucher bekommen eine chronisch obstruktive Lungenerkrankung. Bei Pfeifen- und Zigarrenrauchern ist das Risiko zwar größer als bei Nichtrauchern, aber nicht so hoch wie bei Zigarettenrauchern. Bei Zigarettenrauchern ist die Sterberate an chronischer Bronchitis oder Emphysem höher als bei Nichtrauchern. Mit zunehmendem Alter läßt bei Rauchern die Lungenfunktion erheblich schneller nach als bei Nichtrauchern. Der Funktionsverlust schreitet um so rascher voran, je mehr Zigaretten die Person raucht.

Ursachen

Reizstoffe lösen eine Entzündung der Lungenbläschen aus. Ist sie hartnäckig, kann ein irreparabler Schaden entstehen. In den entzündeten Lungenbläschen sammeln sich weiße Blutkörperchen und sondern Enzyme ab (vor allem neutrophile Elastase), die das Bindegewebe der Lungenbläschenwände schädigen. Rauchen schwächt die Abwehrkräfte der Lunge noch zusätzlich, weil es die Flimmerhaare (Zilien) schädigt, die die Atemwege auskleiden und normalerweise den Schleim in Richtung Mundhöhle befördern und damit dafür sorgen, daß unerwünschte Substanzen ausgestoßen werden.

Der Körper produziert zudem ein Eiweiß, das Alpha$_1$-Antitrypsin, dessen Hauptaufgabe es ist, zu verhindern, daß die neutrophile Elastase die Lungenbläschen schädigt. Bei einer seltenen erblichen Krankheit bildet der Körper kein oder nur sehr wenig Alpha$_1$-Antitrypsin; die Betroffenen entwickeln meist schon in mittleren Jahren ein Lungenemphysem – vor allem, wenn sie rauchen.

Bei allen Formen der chronisch obstruktiven Lungenerkrankung bleibt Atemluft in der Lunge zurück. Außerdem nimmt die Zahl der Kapillargefäße in den Wänden der Lungenbläschen ab. Dies behindert den Austausch von Sauerstoff und Kohlendioxid zwischen den Lungenbläschen und dem Blut. Im frühen Stadium der Krankheit ist der Sauerstoffgehalt im Blut herabgesetzt, der Kohlendioxidgehalt jedoch noch normal. In späteren Stadien steigt der Kohlendioxidspiegel an, und der Sauerstoffgehalt sinkt noch weiter ab.

Symptome

Nach fünf bis zehn Jahren des Rauchens können die frühesten Anzeichen einer chronisch obstruktiven Lungenkrankheit auftreten: Husten und vermehrter Auswurf, meist morgens nach dem Aufstehen. Der Husten ist meist leicht und wird oft als »normaler Raucherhusten« abgetan; dabei ist er natürlich nicht normal. Bei diesen Menschen tendieren Erkältungen, die im Kopfbereich beginnen, dazu, in die Brust zu wandern. Bei einer Bronchitis verfärbt sich das Sputum häufig gelblich oder grünlich, weil der Auswurf Bakterien und Eiter enthält. Mit den Jahren treten immer häufiger Erkrankungen der Atemwege auf. Sie können von Keuchen begleitet sein, das Familienangehörige oft stärker wahrnehmen als der Betroffene selbst.

Um das 60. Lebensjahr tritt bei körperlicher Anstrengung häufig Atemnot auf, die sich allmählich verschlimmert. Schließlich gerät der Patient sogar schon bei wenig anstrengenden Alltagstätigkeiten in Atemnot: beim Waschen, auf der Toilette, beim Anziehen oder der Zubereitung des Essens. Etwa ein Drittel der Patienten verliert erheblich an Gewicht, was wohl zumindest teilweise daran liegt, daß sich die Atemnot nach dem Essen verschlimmert. Bei einer Herzschwäche können die Füße anschwellen. Im Spätstadium der Krankheit kann eine Bronchitis, die früher unschwer zu überwinden gewesen wäre, zu schwerster Atemnot sogar im Ruhezustand führen.

Diagnose

Bei einer leichten Form von chronisch obstruktiver Lungenerkrankung findet der Arzt bei der körperlichen Untersuchung kaum etwas Besonderes, abgesehen vielleicht von pfeifenden Geräuschen, die er mit dem Stethoskop hört. Gewöhnlich ist auch die Röntgenaufnahme unauffällig. Mit einem Spirometer muß die Einsekundenkapazität▲ bestimmt werden, damit die Atemwegverengung nachgewiesen und die Diagnose gestellt werden kann. Ein Patient mit einer chronisch obstruktiven Lungenerkrankung hat eine deutlich verringerte Atemstromstärke beim kräftigen Ausatmen.

Mit dem Fortschreiten der Krankheit verringern sich die Bewegungen des Brustkorbs beim Atmen, und es werden die Hals- und Schultermuskeln herangezogen, um die mühsame Atmung zu unterstützen. Die Atemgeräusche sind mit dem Stethoskop immer schlechter zu hören.

Wenn jemand schon in jungen Jahren eine chronisch obstruktive Lungenerkrankung entwickelt, wird ein angeborener Mangel an Alpha$_1$-Antitrypsin vermutet und der Spiegel dieses Eiweißes im Blut bestimmt. Diese Messung wird auch bei den Familienmitgliedern einer Person durchgeführt, von der man weiß, daß sie einen solchen Mangel hat.

Behandlung

Die wichtigste Maßnahme ist, mit dem Rauchen aufzuhören – schließlich ist Zigarettenrauchen die wichtigste Ursache für eine chronisch obstruktive Lungenerkran-

▲ Siehe Kasten, Seite 156

kung. Durch diese Abstinenz entwickelt sich – vorausgesetzt, die Atemwegverengung ist noch mild – die Atemnot nur verzögert. Mit dem Rauchen aufzuhören ist aber zu jeder Zeit von Vorteil. Außerdem sollte der Betroffene auch versuchen, alle anderen Luftschadstoffe zu meiden.

Wenn sich ein Betroffener eine Grippe oder eine Lungenentzündung zuzieht, kann sich die chronisch obstruktive Lungenkrankheit drastisch verschlimmern. Deshalb sollten sich Personen mit dieser Krankheit jedes Jahr gegen Grippe sowie in Abständen von etwa sechs Jahren gegen Pneumokokken impfen lassen.

Reversibel sind bei einer Atemwegverengung die Verkrampfung der Muskulatur, die Entzündung und die vermehrte Sekretbildung. Schon wenn sich einer dieser Faktoren bessert, verringern sich die allgemeinen Beschwerden. Gegen die Verkrampfung der Bronchialmuskeln helfen bronchienerweiternde Medikamente wie Betasympathomimetika (z.B. Fenoterol, Terbutalin und Salbutamol als Dosieraerosol) oder langwirkendes Theophyllin. Gegen die Entzündung hilft Kortison, doch nur bei 20 Prozent der Patienten bessern sich dadurch auch die Symptome. Es gibt keine sichere Therapie, um die in der Lunge gebildeten Sekrete zu verdünnen, damit sie leichter abgehustet werden können. Hilfreich ist es, so viel zu trinken, daß sich kein zäher Schleim bilden kann. Die Faustregel lautet: So viel trinken, daß der Urin immer hell ist – abgesehen vom ersten Urin am frühen Morgen. Bei einer schweren chronisch obstruktiven Lungenerkrankung kann ein Atemtraining ▲ dazu beitragen, daß sich die Sekrete in der Lunge lösen.

Erneute Schübe einer chronisch obstruktiven Lungenerkrankung beruhen manchmal auf einer bakteriellen Infektion, die sich aber mit Antibiotika behandeln läßt. Häufig dauert diese Therapie sieben bis zehn Tage. Manche Ärzte geben ihren Patienten auch vorsorglich Antibiotika mit und raten ihnen, sie sofort einzunehmen, wenn sich ein erneuter Schub ankündigt.

Eine Langzeitbehandlung mit Sauerstoff verlängert das Leben von Personen mit schwerer chronisch obstruktiver Lungenerkrankung und gefährlich niedrigem Sauerstoffgehalt im Blut. Am wirkungsvollsten ist es zwar, wenn die Patienten rund um die Uhr Sauerstoff einatmen, aber auch schon eine zwölfstündige Sauerstoffgabe ist hilfreich. Die Behandlung bremst die übermäßige Bildung von roten Blutkörperchen, mit der der Körper auf den geringen Sauerstoffgehalt des Blutes reagiert, sie bessert die Gehirnleistung des Patienten und die Herzschwäche, die die chronisch obstruktive Lungenerkrankung hervorruft. Die Sauerstoffbehandlung kann auch die Atemnot bei körperlichen Tätigkeiten verringern.

Eine Sauerstoffbehandlung darf niemals in der Nähe von offenem Feuer oder während des Rauchens durchgeführt werden. Die großen Tanks mit komprimiertem Sauerstoff sind für den Hausgebrauch zu teuer und zu unhandlich. Besser und preiswerter sind jene Geräte, die den Sauerstoff aus der Raumluft konzentrieren und diesen über einen etwa 15 Meter langen Schlauch zum Patienten leiten. Für einen vorübergehenden Bedarf außerhalb der Wohnung gibt es kleine, tragbare Kartuschen mit komprimiertem Sauerstoff.

Ein der körperlichen Verfassung angemessenes Konditionstraining kann sowohl in der Klinik als auch zu Hause absolviert werden. Es kann dazu beitragen, daß der Betroffene unabhängiger wird, sich seine Lebensqualität bessert, er weniger oft ins Krankenhaus muß und dort weniger lange bleibt. Seine körperliche Beweglichkeit bessert sich, wenn auch nicht die eigentliche Lungenfunktion. Um die Beine zu trainieren, wird zu Fahrradfahren auf dem Hometrainer, Treppensteigen und Gehen geraten. Gewichtheben stärkt die Arme. Häufig wird empfohlen, beim Training Sauerstoff einzuatmen. Es werden spezielle Techniken vermittelt, die dazu beitragen, die Lungenfunktion bei Tätigkeiten wie Kochen, beim Ausüben von Hobbys oder während sexueller Aktivität zu verbessern. Wie bei allen Übungsprogrammen gilt auch hier: Die erworbene Kondition geht rasch wieder verloren, wenn man aufhört zu trainieren.

Patienten mit einem erheblichen Alpha$_1$-Antitrypsin-Mangel können das fehlende Eiweiß als Medikament bekommen. Die Behandlung, die aus wöchentlichen intravenösen Infusionen des Eiweißes besteht, ist teuer. Bei ausgewählten Patienten unter 50 Jahren kann eine Lungentransplantation erwogen werden.

Patienten, deren schweres Emphysem sich noch im Frühstadium befindet, können operiert werden. Diese sogenannte Lungensegmentresektion ist ein schwerer Eingriff. Voraussetzung dafür ist, daß der Patient mindestens sechs Monate vorher mit dem Rauchen aufgehört hat und sich einem intensiven Trainingsprogramm unterzieht. Die Operation kann die Lungenfunktion und die körperliche Belastbarkeit des Patienten steigern; es ist aber nicht bekannt, ob diese Besserung anhält.

Prognose

Die Prognose für Patienten mit leichter chronisch obstruktiver Lungenerkrankung ist recht gut – nur geringfügig schlechter als für Raucher ohne eine solche Lungenerkrankung. Bei mäßiger bis schwerer Verengung verschlechtert sich die Prognose allerdings zunehmend. Rund 30 Prozent der Patienten mit schwerster chronisch obstruktiver Lungenerkrankung sterben innerhalb eines Jahres, 95 Prozent innerhalb von zehn Jahren. Todesursache können sein: Lungenversagen, Lungenentzün-

▲ Siehe Seite 154

dung, Eindringen von Luft in den Pleuraraum, der die Lunge umgibt (Pneumothorax), Herzrhythmusstörungen (Arrhythmien) oder ein Verschluß der Arterien, die die Lunge versorgen (Lungenembolie). Menschen mit chronisch obstruktiver Lungenerkrankung haben ein erhöhtes Lungenkrebsrisiko. Einige Patienten mit schwerer chronisch obstruktiver Lungenerkrankung leben 15 Jahre oder länger mit ihrer Krankheit.

KAPITEL 38

Berufsbedingte Lungenerkrankungen

Berufsbedingte Lungenkrankheiten werden durch schädliche Partikel, Rauch, Dampf oder Gase verursacht, die während der Arbeit eingeatmet werden. An welcher Stelle der Atemwege oder der Lunge sich ein eingeatmeter Stoff festsetzt und welche Art von Lungenerkrankung sich daraufhin entwickelt, hängt von der Größe und der Art der eingeatmeten Substanzen ab. Die Nase oder die großen Atemwege können zwar größere Teilchen abfangen, die kleinsten erreichen aber die Lunge. Dort lösen sich einige der Partikel auf und werden vom Blut aufgenommen; die meisten Feststoffe, die sich nicht auflösen, entsorgen die körpereigenen Abwehrkräfte.

Der Körper verfügt über verschiedene Mechanismen, um eingeatmete Teilchen loszuwerden. In den Atemwegen werden sie in Schleim gehüllt, damit man sie leichter abhusten kann. In der Lunge verschlingen Freßzellen die meisten Partikel und entsorgen sie, ohne Schaden anzurichten.

Verschiedene Arten von Partikeln veranlassen den Körper zu unterschiedlichen Reaktionen. Pflanzenpollen beispielsweise können allergische Reaktionen verursachen wie Heuschnupfen oder einen Typ von Asthma. Partikel wie Kohlenstaub oder Zinnoxid lösen in der Lunge keine heftige Reaktion aus. Andere wie Quarzstaub und Asbest können zu einer dauerhaften Vernarbung des Lungengewebes (Lungenfibrose) führen. In großen Mengen können Stoffe wie Asbest bei Rauchern Krebs verursachen.

Quarzstaublunge

Bei der Quarzstaublunge (Silikose) vernarbt das Lungengewebe irreversibel. Ursache ist das Einatmen von Siliziumdioxidstaub (Quarz).

Die Quarzstaublunge, die am längsten bekannte, berufsbedingte Lungenkrankheit, entwickelt sich bei Menschen, die viele Jahre lang Quarzstaub eingeatmet haben. Quarz ist der Hauptbestandteil von Sand; ihm sind häufig Arbeiter in Erzbergwerken, Sandstein- und Granitsteinmetzereien, Gießereien und Töpfereien ausgesetzt. Gewöhnlich treten die Symptome erst 20 bis 30 Jahre nach dem Aufenthalt in dem Staub auf. Allerdings können sich bei Tätigkeiten wie Sandstrahlen, Tunnelbau und bei der Herstellung von Putzmitteln, wo große Mengen von Quarzstaub verarbeitet werden, die Symptome auch schon nach weniger als zehn Jahren bemerkbar machen.

Eingeatmeter Quarzstaub passiert die Lunge, wo ihn Freßzellen, wie beispielsweise Makrophagen, aufnehmen.▲ Die Enzyme, die diese Freßzellen freisetzen, bewirken, daß das Lungengewebe vernarbt. Zuerst sind die vernarbten Stellen winzige, runde Knötchen, die sich aber schließlich zu größeren Massen zusammenballen können. Diese vernarbten Regionen können nicht mehr wie sonst Sauerstoff ins Blut abgeben. Die Lunge wird weniger elastisch, und die Atmung macht mehr Mühe.

Symptome und Diagnose

Menschen mit der einfachen knotenförmigen Silikose leiden nicht unter Atemnot, aber es kann sein, daß sie husten und Auswurf haben, weil ihre großen Atemwege gereizt sind; dieses gleicht einer Bronchitis. Die geballte Silikose kann Husten, Auswurf und schwere Atemnot verursachen. Zuerst tritt die Kurzatmigkeit nur bei Anstrengung auf, aber schließlich auch in Ruhe. Die Atmung kann sich noch zwei bis fünf Jahre, nachdem jemand aufgehört hat, mit Quarz zu arbeiten, verschlechtern. Der Lungenschaden beeinträchtigt das Herz und kann zu Herzschwäche führen, die tödlich enden kann. Menschen mit einer Quarzstaublunge, die mit dem Erreger der Tuberkulose (*Mycobacterium tu-*

▲ Siehe Seite 806

berculosis) in Kontakt kommen, entwickeln dreimal häufiger Tuberkulose als solche ohne diese Erkrankung.

Eine Quarzstaublunge wird bei jemandem diagnostiziert, der mit Quarz gearbeitet hat, und dessen Röntgenbild der Brust die typischen Muster von Narben und Knötchen zeigt.

Vorbeugung

Die Staubentwicklung am Arbeitsplatz zu verhindern, trägt dazu bei, eine Silikose zu verhüten. Ist das nicht möglich, wie es für die Sandstrahlindustrie gelten mag, sollten die Arbeiter Schutzhelme tragen, die von außen mit sauberer Luft versorgt werden, oder Masken, die die Partikel komplett aus der Luft filtern. Ein solcher Schutz ist eventuell nicht für alle Personen möglich, die in einem staubbelasteten Bereich arbeiten (z. B. Maler und Schweißer); darum sollten, wo immer es möglich ist, andere Schleifmittel als Sand verwendet werden.

Arbeiter, die Quarzstaub ausgesetzt sind, müssen sich regelmäßig den vorgeschriebenen arbeitsmedizinischen Vorsorgeuntersuchungen unterziehen. Finden sich dabei die Anzeichen einer Quarzstaublunge, muß der Arzt dieses dem Unfallversicherungsträger oder Gewerbearzt melden. Die Unfallversicherung ist verpflichtet, für die medizinische Behandlung und Rehabilitationsmaßnahmen des Betroffenen aufzukommen und ihm eine Entschädigung zu zahlen, wenn die Erwerbsfähigkeit des Arbeitnehmers nachweislich um mehr als 20 Prozent gemindert ist.

Behandlung

Eine Quarzstaublunge kann nicht geheilt werden. Wenn man jedoch im Frühstadium der Krankheit die weitere Belastung mit Quarzstaub vermeidet, kann das das Fortschreiten der Silikose aufhalten. Personen mit Atembeschwerden profitieren unter Umständen von jenen Behandlungsmethoden, die auch bei chronisch obstruktiver Lungenerkrankung angewandt werden, etwa Medikamente, die die Atemwege erweitern und von Sekreten befreien.▲ Da bei Menschen mit einer Quarzstaublunge das Risiko erhöht ist, an Tuberkulose zu erkranken, sollten sie sich regelmäßig untersuchen und dabei auch einen Tuberkulose-Hauttest machen lassen.

Kohlenstaublunge

Die Kohlenstaublunge (Anthrakose oder Pneumokoniose der Kohlenarbeiter) ist eine Lungenkrankheit, die durch Ablagerungen von Kohlenstaub in der Lunge verursacht wird. Es ist keine Berufskrankheit im Sinne der Berufskrankheitenverordnung.

Die Kohlenstaublunge wird durch Kohlenstaub hervorgerufen, der über lange Zeit eingeatmet wurde. Bei der einfachen Kohlenstaublunge sammelt sich der Staub rund um die kleinen Atemwege (Bronchiolen) in der Lunge. Obgleich Kohlenstaub als solcher relativ inaktiv ist und kaum Reaktionen hervorruft, breitet er sich überall in der Lunge aus und erscheint in Gestalt winziger Flecken auf der Röntgenaufnahme. Der Kohlenstaub blockiert die Atemwege nicht. Dennoch entwickelt sich bei ein bis zwei Prozent der Menschen mit einfacher Kohlenstaublunge eine schwerere Form der Erkrankung, die progressive massive Fibrose; dabei werden größere Bereiche der Lunge (mindestens 1,5 cm im Durchmesser) in Narbengewebe umgewandelt. Die progressive massive Fibrose kann sich selbst dann noch verschlimmern, wenn sich der Betreffende keinem Kohlenstaub mehr aussetzt. Die Vernarbung kann Lungengewebe und die Blutgefäße in der Lunge zerstören.

Das **Caplan-Syndrom** ist eine seltene Erkrankung, von der Bergleute in Kohlenminen betroffen sein können, wenn sie unter einer rheumatoiden Arthritis leiden; dabei entwickeln sich schnell große, runde Narbenknoten in der Lunge. Solche Knoten können sich auch bei Menschen mit intensivem Kontakt zu Kohlenstaub bilden, die nicht an Kohlenstaublunge erkrankt sind.

Symptome und Diagnose

Eine einfache Kohlenstaublunge verursacht gewöhnlich keine Symptome. Allerdings leiden viele Menschen mit dieser Krankheit unter Husten und Atemnot, weil sie zusätzlich ein Emphysem (durch Zigarettenrauchen) oder eine Bronchitis (durch Zigarettenrauchen oder Kontakt zu anderen industriellen Giftstoffen) haben. Das fortgeschrittene Stadium der progressiven massiven Fibrose führt hingegen zu Husten und oft zu einer hinderlichen Atemnot.

Der Arzt stellt die Diagnose aufgrund der charakteristischen Flecken auf der Röntgenaufnahme der Brust eines Kranken, der lange Zeit Kohlenstaub ausgesetzt war – gewöhnlich handelt es sich um jemanden, der mindestens zehn Jahre unter Tage gearbeitet hat.

Vorbeugung und Behandlung

Einer Kohlenstaublunge läßt sich vorbeugen, indem man auf angemessene Weise dafür sorgt, daß am Arbeitsplatz kein Kohlenstaub entsteht. Kohlenarbeiter sollten sich alle vier bis fünf Jahre die Brust röntgen lassen, um die Krankheit schon im Frühstadium feststellen zu können. Im Krankheitsfall sollte der Arbeiter in einen Bereich mit niedriger Kohlenstaubbelastung versetzt werden, um einer progressiven massiven Fibrose vorzubeugen.

Die Vorbeugung ist entscheidend, da es keine Heilung für eine Kohlenstaublunge gibt. Kann jemand nicht frei

▲ Siehe Seite 175

Wer trägt ein Risiko für berufsbedingte Lungenerkrankungen?

Silikose	• Blei-, Kupfer-, Silber- und Goldbergwerksarbeiter • Bestimmte Arbeiter in Kohlenbergwerken (beispielsweise Schachtarbeiter) • Gießereiarbeiter • Töpfer • Steinmetze oder Granithauer • Tunnelarbeiter • Arbeiter, die Putzmittel herstellen • Sandstrahler
Kohlenstaublunge	• Arbeiter im Kohlenbergbau
Asbestose	• Arbeiter, die Asbest gewinnen, zerkleinern oder verarbeiten • Bauarbeiter, die asbesthaltiges Material verarbeiten oder entsorgen
Berylliose	• Arbeiter in der Flugzeugindustrie
Gutartige Staublungenerkrankungen	• Schweißer • Arbeiter im Erzbergwerk • Arbeiter im Barytabbau • Arbeiter im Zinnabbau
Berufsbedingtes Asthma	• Menschen, die mit Getreide umgehen, mit Holz von Rotzedern, Rizinussamen, Farbstoffen, Antibiotika, Epoxidharzen, Tee sowie mit Enzymen bei der Herstellung von Waschmitteln, Malz und Lederwaren
Weberhusten	• Arbeiter in der Verarbeitung von Baumwolle, Hanf, Jute und Flachs
Futtersilokrankheit	• Bauern

atmen, helfen ihm möglicherweise die gleichen Behandlungsmethoden wie bei der chronisch obstruktiven Lungenerkrankung, beispielsweise Arzneimittel, die die Atemwege erweitern und von Sekreten befreien. ▲

▲ Siehe Seite 175

Asbestose

Die Asbestose ist eine ausgedehnte Vernarbung des Lungengewebes, die durch das Einatmen von Asbeststaub verursacht wird.

Asbest besteht aus faserigen, mineralischen Silikaten von unterschiedlicher chemischer Zusammensetzung. Beim Einatmen setzen sich die Asbestfasern tief in der Lunge ab und rufen Narben hervor. Durch eingeatmetes Asbest können sich auch die beiden Hautschichten, die die Lunge bedecken (das Brustfell), verdicken.

Menschen, die mit Asbest arbeiten, sind gefährdet, eine Lungenkrankheit zu bekommen. Arbeiter, die Gebäude abreißen, in denen asbesthaltiges Isoliermaterial verwendet wurde, sind ebenfalls gefährdet, doch ist ihr Risiko nur gering. Je häufiger jemand Asbestfasern ausgesetzt ist, desto größer ist das Risiko, eine asbestbedingte Krankheit zu entwickeln.

Die Asbestose ist als Berufskrankheit anerkannt.

Symptome

Die Symptome einer Asbestose erscheinen erst nach und nach, wenn sich viele Narben gebildet haben und die Lunge ihre Elastizität verliert. Die ersten Anzeichen sind leichte Kurzatmigkeit und eine geringere körperliche Belastbarkeit. Starke Raucher, die zugleich chronische Bronchitis und Asbestose haben, husten und keuchen. Mit der Zeit wird das Atmen immer schwieriger. Bei ungefähr 15 Prozent der Menschen mit Asbestose stellen sich schwere Atemnot und Atmungsinsuffizienz ein.

Durch das Einatmen von Asbestfasern kann sich gelegentlich auch Flüssigkeit in dem Spalt zwischen den beiden Lagen des Brustfells (Pleuraspalt) ansammeln. Nur selten verursacht Asbest Tumore im Brustfell (Mesotheliome) oder im Bauchfell (Peritonealmesotheliome). Die durch Asbest hervorgerufenen Mesotheliome sind krebsartig und unheilbar. Am häufigsten entstehen sie durch den Kontakt mit Krokodylith (Blauasbest), einer der vier Asbestarten. Eine andere Art, Amosit (Braunasbest), verursacht ebenfalls Mesotheliome. Chrysotil (Weißasbest) löst zwar keine Mesotheliome aus, ist aber manchmal mit Tremolit vermischt, was die Krankheitsentstehung ebenfalls fördert. Mesotheliome entwickeln sich gewöhnlich 30 bis 40 Jahre nach dem Kontakt mit Asbest.

Ob Lungenkrebs entsteht, hängt vom Grad der Asbestbelastung ab; allerdings bekommen fast ausschließlich solche Personen mit Asbestose Lungenkrebs, die rauchen, besonders jene, die mehr als eine Packung pro Tag leeren.

Diagnose

Bei jemandem, in dessen Geschichte es eine Asbestbelastung gegeben hat, kann der Arzt manchmal eine Asbestose anhand charakteristischer Veränderungen auf einer Röntgenaufnahme der Brust diagnostizieren. Gewöhnlich ist bei dem Betroffenen auch die Lungenfunktion verändert. Beim Abhorchen der Lunge mit dem Stethoskop kann der Arzt knisternde Geräusche hören. Um zu bestimmen, ob ein Pleuratumor krebsartig ist, muß der Arzt ein kleines Stück Rippenfell entnehmen und mikroskopisch untersuchen (Biopsie). Flüssigkeit im Bereich der Lunge kann mit einer Hohlnadel abgezogen (Pleurapunktion) und analysiert werden; allerdings liefert diese Methode normalerweise nicht so genaue Ergebnisse wie eine Biopsie.

Vorbeugung und Behandlung

Ohne Asbeststaub und -fasern am Arbeitsplatz gibt es keine asbestbedingten Krankheiten. Da die Industrien, die Asbest verwenden, inzwischen die Staubkontrolle verbessert haben, erkranken heutzutage nur noch wenig Menschen an einer Asbestose, aber es tauchen immer noch Mesotheliome bei jenen auf, die vor 40 Jahren Asbest ausgesetzt waren. Asbest in der Wohnung sollte nur von Handwerkern entfernt werden, die in Techniken zur sicheren Entsorgung ausgebildet wurden. Raucher mit Asbestbelastungen können ihr Lungenkrebsrisiko verringern, indem sie das Rauchen aufgeben.

Die meisten Behandlungsmethoden gegen Asbestose lindern die Symptome – z. B. bessert eine Sauerstofftherapie die Atemnot. Die Flüssigkeit im Bereich der Lunge abzuleiten, kann das Atmen ebenfalls erleichtern. Gelegentlich wurde eine Asbestose erfolgreich mit einer Lungentransplantation behandelt. Mesotheliome verlaufen ausnahmslos tödlich; eine Chemotherapie bringt wenig, und die operative Entfernung des Tumors kann den Krebs nicht heilen.

Berylliose

Die Berylliose ist eine Lungenentzündung, die durch eingeatmeten Staub oder Dämpfe, die Beryllium enthalten, verursacht wird.

In der Vergangenheit wurde Beryllium vornehmlich für die Elektronik- und chemische Industrie sowie für die Herstellung von Leuchtstofflampen abgebaut und gewonnen. Heute wird es hauptsächlich in der Flugzeugindustrie verwendet. Außer Arbeitern in diesen Industriezweigen entwickelten gelegentlich auch Menschen, die in der Nähe von Berylliumhütten wohnten, eine Berylliose.

Die Berylliose unterscheidet sich von anderen berufsbedingten Lungenerkrankungen dadurch, daß sie offenbar nur bei Menschen auftritt, die empfindlich auf Beryllium reagieren – das sind ungefähr zwei Prozent derer, die damit in Kontakt kommen. Die Krankheit kann sogar bei jemandem auftreten, der nur sehr kurz mit Beryllium in Berührung kam, und die Symptome erscheinen möglicherweise erst nach zehn oder 20 Jahren.

Die Berylliose ist eine anerkannte Berufskrankheit.

Symptome und Diagnose

Bei einigen Menschen tritt die Berylliose ganz plötzlich in Erscheinung, hauptsächlich als Lungenentzündung (Pneumonie). Bei einer akuten Berylliose beginnen die Kranken ganz plötzlich zu husten, bekommen Atembeschwerden und verlieren an Gewicht. Akute Berylliose kann auch die Haut und die Augen schädigen.

Andere leiden an chronischer Berylliose, bei der sich ungewöhnliches Gewebe in der Lunge bildet und sich die Lymphknoten vergrößern. Husten, Atembeschwerden und Gewichtsverlust entstehen dabei allmählich.

Die Diagnose stützt sich darauf, ob der Betreffende Kontakt zu Beryllium hatte, auf die Symptome und die charakteristischen Veränderungen, welche eine Röntgenaufnahme der Brust zeigt. Allerdings ähneln die Röntgenaufnahmen bei einer Berylliose einer anderen Lungenkrankheit, der Sarkoidose, so daß manchmal zusätzliche immunologische Tests nötig sind.

Prognose und Behandlung

Eine akute Berylliose kann eine sehr ernste Krankheit mit sogar tödlichem Ausgang sein. Die meisten Betroffenen erholen sich jedoch wieder, auch wenn sie anfangs sehr krank sind: Ihre Lunge ist starr und funktioniert nur eingeschränkt. Durch geeignete Behandlung, etwa Unterstützung der Atmung und die Gabe von Kortison, erholen sich die Kranken gewöhnlich innerhalb von sieben bis zehn Tagen und haben keine Nachwirkungen.

Ist die Lunge ernsthaft geschädigt, kann das Herz überfordert sein, was möglicherweise zu Herzschwäche und Tod führt. Manchmal wird bei chronischer Berylliose Kortison, z. B. Prednisontabletten, verschrieben, obwohl sie im allgemeinen nicht sehr hilfreich sind.

Berufsbedingtes Asthma

Berufsbedingtes Asthma ist eine reversible Verkrampfung der Atemwege, bedingt durch das Einatmen von Partikeln oder Dämpfen am Arbeitsplatz, die als Reizstoffe wirken oder eine allergische Reaktion hervorrufen.

Viele Substanzen am Arbeitsplatz können Verkrampfungen der Atemwege auslösen, die Atembeschwerden verursachen. Manche Menschen sind besonders empfindlich gegenüber Reizstoffen in der Luft.

Symptome

Berufsbedingtes Asthma kann zu Atemnot, Engegefühl in der Brust, Keuchen, Husten, Niesen, tropfender Nase und tränenden Augen führen. Bei einigen Betroffenen ist nächtliches Keuchen das einzige Symptom.

Die Beschwerden können während der Arbeitszeit auftreten, oft beginnen sie aber erst Stunden nach Arbeitsschluß, bei manchen Menschen sogar erst 24 Stunden danach. Die Symptome können genausogut eine Woche oder länger nach dem Kontakt einsetzen und wieder gehen. Daher ist der Zusammenhang zwischen Arbeitsplatz und Symptomen oft unsicher. Häufig werden sie schwächer oder verschwinden an Wochenenden oder im Urlaub. Sie verschlimmern sich aber bei wiederholtem Kontakt.

Diagnose

Für die Diagnose befragt der Arzt den Patienten über seine Symptome und den Kontakt zu Stoffen, die bekanntermaßen Asthma verursachen. Gelegentlich kann die allergische Reaktion mit einem Hauttest ermittelt werden, bei dem eine kleine Menge des verdächtigen Stoffes auf die Haut aufgebracht wird. Fällt es schwerer, die Diagnose zu stellen, macht der Arzt einen Provokationstest, bei dem der Patient eine kleine Menge des verdächtigen Stoffes einatmet; dann wird beobachtet, ob Keuchen und Atemnot auftreten, und es wird die verminderte Lungenfunktion geprüft.

Da sich die Atemwege schon verengen können, bevor Symptome auftreten, kann jemand mit solchen verspäteten Symptomen während der Arbeit den Zustand seiner Atemwege mit einem Gerät überprüfen. Dieses tragbare Peak-Flow-Meter mißt die Geschwindigkeit, mit der Luft aus der Lunge ausgeatmet wird. Wenn sich die Atemwege verengen, sinkt der Wert deutlich; dieses Ergebnis deutet auf berufsbedingtes Asthma hin.

Vorbeugung und Behandlung

Industrien, die asthmaauslösende Stoffe verarbeiten, kontrollieren zwar den Ausstoß an Staub und Dämpfen, können ihn aber nicht immer gänzlich vermeiden. Arbeiter mit schwerem Asthma sollten, wenn möglich, ihren Arbeitsplatz wechseln. Fortwährender Kontakt mit den Stoffen führt meist zu immer schwererem und bleibendem Asthma.

Die Behandlung ist die gleiche wie bei anderen Arten von Asthma.▲ Medikamente, die die Atemwege erweitern (Bronchodilatatoren wie Fenoterol, Terbutalin oder Salbutamol) können mit einem Inhalator eingeatmet oder als Tabletten (beispielsweise Theophyllin) geschluckt werden. Bei schlimmen Anfällen kann für kurze Zeit Kortison (wie Prednison) eingenommen werden. Zur Langzeitbehandlung wird Kortison inhaliert.

▲ Siehe Seite 171

Weberhusten

Beim Weberhusten (Byssinose) handelt es sich um eine Atemwegverengung, die durch eingeatmeten Staub von ungereinigter Baumwolle, Flachs oder Hanf verursacht wird.

Diese chronisch obstruktive Atemwegserkrankung tritt fast ausschließlich bei Menschen auf, die mit unveredelter Baumwolle, Flachs und Hanf arbeiten. Am stärksten sind anscheinend jene Menschen betroffen, die Ballen mit roher Baumwolle öffnen oder in der ersten Arbeitsstufe der Baumwollveredelung beschäftigt sind. Wie es scheint, sind Inhaltsstoffe der rohen Baumwolle daran schuld, daß sich die Atemwege bei anfälligen Menschen verengen.

Der Weberhusten ist eine anerkannte Berufskrankheit.

Symptome und Diagnose

Der Weberhusten kann Keuchen und ein Engegefühl in der Brust hervorrufen, gewöhnlich am ersten Arbeitstag nach einer Pause. Anders als bei Asthma neigen die Symptome dazu, sich nach wiederholtem Kontakt zu verringern, und die Brustenge kann bis zum Ende einer Arbeitswoche abgeklungen sein. Wenn jemand jedoch viele Jahre lang mit Baumwolle gearbeitet hat, hält die Brustbeklemmung möglicherweise zwei oder drei Werktage oder sogar die ganze Woche lang an. Langdauernde Belastung durch Baumwollstaub erhöht die Häufigkeit des Keuchens, führt aber nicht zu bleibender Arbeitsunfähigkeit infolge der Lungenkrankheit.

Zur Diagnose wird ein Test durchgeführt, der die abnehmende Lungenkapazität im Laufe eines Arbeitstages zeigt; gewöhnlich ist der Rückgang am ersten Tag einer Arbeitswoche am stärksten.

Vorbeugung und Behandlung

Den Staub zu meiden ist die beste Vorbeugung. Keuchen und Brustbeklemmung können mit Medikamenten behandelt werden, die auch bei Asthma helfen. Medikamente, die die Atemwege erweitern (Bronchodilatatoren wie Fenoterol, Terbutalin oder Salbutamol) können mit einem Inhalator eingeatmet oder als Tabletten (beispielsweise Theophyllin) geschluckt werden.

Kontakt mit Gasen und Chemikalien

Viele Arten von Gas – Chlor, Phosgen, Schwefeldioxid, Schwefelwasserstoff, Stickstoffdioxid und Ammoniak – können bei industriellen Störfällen plötzlich freigesetzt werden und die Lunge intensiv angreifen. Gase wie Chlor und Ammoniak lösen sich leicht und reizen unmittelbar Mund, Nase und Rachen. Die unteren Lungenpartien werden nur angegriffen, wenn das Gas tief eingeatmet wird. Radioaktive

Gase, wie sie bei einem Reaktorunfall freigesetzt werden, können Lungenkrebs und andere Krebsarten verursachen, die sich möglicherweise erst nach Jahren entwickeln.

Einige Gase – beispielsweise Stickstoffdioxid – lösen sich nicht so leicht. Deshalb setzen sie auch keine Warnzeichen, wie Reizungen von Nase und Augen, und die Gefahr ist größer, daß sie tief in die Lunge eingeatmet werden. Solche Gase können eine Entzündung der kleinen Atemwege (Bronchiolitis) hervorrufen, oder sie führen zu einer Flüssigkeitsansammlung in der Lunge (Lungenödem). Bei der Futtersilokrankheit, die durch das Einatmen stickstoffhaltiger Dämpfe aus feuchtem Gärfutter ausgelöst wird, entstehen solche Flüssigkeitsansammlungen unter Umständen erst zwölf Stunden nach dem Kontakt; der Zustand kann sich vorübergehend bessern, um sich dann – auch ohne weiteren Kontakt mit dem Gas – nach zehn bis 14 Tagen erneut einzustellen. Ein Rückfall betrifft meistens die kleinen Atemwege (Bronchiolen).

Bei manchen Menschen führt der Kontakt mit einer geringen Menge Gas oder anderen Chemikalien über lange Zeit zu chronischer Bronchitis. Die Belastung mit Chemikalien, wie Arsenverbindungen und Kohlenwasserstoffen, steht im Verdacht, bei manchen Menschen Krebs zu verursachen. Der Krebs kann sich in der Lunge oder an anderen Stellen im Körper bilden, je nach der eingeatmeten Substanz.

Symptome und Diagnose

Lösliche Gase, wie Chlor, verursachen ein starkes Brennen in den Augen, der Nase, im Hals, der Luftröhre und in den großen Atemwegen. Sie führen oft zu Husten und blutigem Auswurf (Hämoptyse). Würgen und Atemnot treten ebenfalls häufig auf. Weniger gut lösliche Gase, wie Stickstoffdioxid, verursachen Atemnot, manchmal mit einer Verzögerung von drei bis vier Stunden sogar eine schwere Atemnot.

Eine Röntgenaufnahme der Brust kann zeigen, ob ein Lungenödem oder eine Bronchitis entstanden ist.

Prognose, Vorbeugung und Behandlung

Die meisten Menschen erholen sich vollständig von einem Gasunfall. Die ernsteste Komplikation ist eine Lungeninfektion.

Die beste Art der Vorbeugung ist der äußerst vorsichtige Umgang beim Umgang mit Gasen und Chemikalien. Atemmasken mit unabhängiger Luftzufuhr sollten für den Fall zur Verfügung stehen, daß unbeabsichtigt Gas austritt. Bauern müssen wissen, daß der Kontakt mit den giftigen Gasen in Futtersilos gefährlich ist.

Sauerstoff ist das wichtigste Element der Behandlung. Bei einer schweren Lungenschädigung kann künstliche Beatmung erforderlich sein. Arzneimittel, die die Atemwege erweitern, intravenöse Flüssigkeitszufuhr und Antibiotika können nützlich sein. Kortison, wie Prednison, wird oft eingesetzt, um die Entzündung in der Lunge einzudämmen.

Gutartige Staublungenerkrankungen

Bestimmte Stoffe können gelegentlich dazu führen, daß die Lunge auf Röntgenbildern verändert erscheint. Eine Siderose entsteht etwa durch Einatmen von Eisenoxid, eine Barytose durch Einatmen von Barium und eine Stannose durch Einatmen von Zinnstaub. Obwohl diese Stäube auf Röntgenbildern der Brust gut zu erkennen sind, führen sie nicht zu heftigen Reaktionen in der Lunge. So spüren Menschen, die den Stäuben ausgesetzt sind, keine Krankheitszeichen oder gesundheitliche Beeinträchtigungen.

KAPITEL 39

Allergische Lungenerkrankungen

Die Lunge ist besonders anfällig für allergische Reaktionen, weil sie großen Mengen von Antigenen in der Luft ausgesetzt ist; dazu gehören Staub, Pollen und Chemikalien. Die Gefahr allergischer Reaktionen erhöht sich noch bei Kontakt mit Schadstoffen aus der Luft, was häufig am Arbeitsplatz geschieht. Doch die allergischen Reaktionen in der Lunge beruhen nicht allein auf eingeatmeten Antigenen. Derartiges kann es auch auf Nahrungsmittel oder Arzneimittel geben.

Arten von allergischen Reaktionen

Der Körper reagiert auf ein Antigen, indem er Antikörper bildet.▲ Die Antikörper heften sich an das Antigen und machen es unschädlich. Manchmal jedoch, wenn der Antikörper und das Antigen aufeinander reagieren, entsteht daraus eine Entzündung und Gewebeschädigung.

▲ Siehe Seite 807

Die Ursachen einer exogen-allergischen Alveolitis

Krankheit	Quelle der Staubpartikel
Farmerlunge	Schimmeliges Heu
Vogelzüchterlunge, Taubenzüchterkrankheit, Geflügelzüchterlunge	Kot von Wellensittichen, Tauben, Geflügel
Befeuchterfieber	Luftbefeuchter, Klimaanlagen
Bagassose	Abfall von Zuckerrohr
Pilzzüchterlunge	Kompost aus Pilzzuchten
Korkstaublunge (Suberose)	Schimmeliger Kork
Ahornrindenkrankheit	Infizierte Ahornrinde
Malzarbeiterlunge	Schimmelige Gerste oder Malz
Sequoiose	Schimmeliges Sägemehl der Sequoie
Käsewäscherlunge	Käseschimmel
Getreidekäferkrankheit	Verseuchtes Weizenmehl
Kaffeerösterlunge	Kaffeebohnen
Reetdachdeckerlunge	Stroh oder Schilf, mit dem Häuser gedeckt werden
Chemiearbeiterlunge	Chemikalien bei der Herstellung von Polyurethan-Schaumstoffen, Gießerei, Isolierungen, synthetische Gummis und Verpackungsmaterialien

Allergische Reaktionen werden nach der Art der Gewebeschädigungen eingeteilt, die sie auslösen. Viele von ihnen sind Mischtypen. An einigen allergischen Reaktionen sind eher antigenspezifische Lymphozyten beteiligt (eine Art der weißen Blutkörperchen) als Antikörper.

Typ-I-(atopische oder anaphylaktische) Reaktionen entstehen, wenn ein Antigen im Körper auf Mastzellen oder Basophile trifft – Arten von weißen Blutkörperchen mit Antikörpern auf ihrer Oberfläche, die zum Immunsystem gehören. Heftet sich das Antigen an diese Oberflächenantikörper, setzen die Mastzellen Stoffe wie Histamin frei, das die Blutgefäße erweitert und die Atemwege verengt. Außerdem locken diese Stoffe weitere weiße Blutkörperchen in dieses Gebiet. Ein Beispiel für eine Typ-I-Reaktion ist allergisches Bronchialasthma.

Typ-II-(zellschädigende) Reaktionen zerstören Zellen, weil der Antigen-Antikörper-Komplex giftige Substanzen freisetzt. Ein Beispiel für eine Erkrankung, die durch eine Typ-II-Reaktion hervorgerufen wird, ist das Goodpasture-Syndrom.

Typ-III-(Immunkomplex) Reaktionen entstehen, wenn sich viele Antigen-Antikörper-Komplexe zusammenlagern. Sie können ausgedehnte Entzündungen verursachen, die das Gewebe schädigen, insbesondere die Wände der Blutgefäße; diese Krankheit heißt Vaskulitis. Der systemische Lupus erythematodes ist ein Beispiel für eine Krankheit, die auf einer Typ-III-Reaktion beruht.

Typ-IV-(verzögerte oder zellvermittelte) Reaktionen treten auf, wenn ein Antigen mit antigenspezifischen Lymphozyten reagiert. Als Folge werden entzündliche und giftige Stoffe freigesetzt, weitere weiße Blutkörperchen angelockt und das gesunde Gewebe geschädigt. Der Tuberkulose-Hauttest (Tuberkulintest) ist ein Beispiel für diese Reaktion.

Exogen-allergische Alveolitis

Die exogen-allergische Alveolitis (Hypersensitivitätspneumonitis, allergische interstitielle Pneumonie, Pneumokoniose durch organische Stäube) ist eine Entzündung der Innen- und Außenseite der winzigen Lungenbläschen (Alveolen); sie hat ihre Ursache in einer allergischen Reaktion auf eingeatmeten organischen Staub, seltener auch auf Chemikalien.

Ursachen

Viele Arten von Staub können allergische Reaktionen in der Lunge auslösen. Organischer Staub der Mikroorganismen, Eiweiß oder Chemikalien, wie Isozyanate, enthält, können eine solche allergische Lungenentzündung hervorrufen. Ein Beispiel für die exogen-allergische Alveolitis ist die Farmerlunge, die von eingeatmeten, wärmeliebenden (thermophilen) Bakterien in schimmelndem Heu verursacht wird.

Nur wenige Menschen, die diese häufig vorkommenden Stäube einatmen, reagieren darauf allergisch, und wiederum nur ein kleiner Teil von ihnen erleidet irreparable Schäden an der Lunge. Im allgemeinen muß jemand solchen Antigenen kontinuierlich oder über längere Zeit hinweg ausgesetzt sein, ehe sich eine Überempfindlichkeit und Krankheit entwickelt.

Die Lungenschädigung ist das Ergebnis aus einer Kombination von allergischen Reaktionen des Typs-III und -IV. Der Kontakt zu dem Staub sensibilisiert die Lymphozyten und führt zur Bildung von Antikörpern; dadurch entzündet sich die Lunge, und die Zahl der weißen Blutkörperchen in den Wänden der Lungenbläschen nimmt zu. Gesundes Lungengewebe wird umgewandelt oder zerstört; dieses verursacht die Symptome der Erkrankung.

Symptome und Diagnose

Wenn jemand eine Überempfindlichkeit gegen einen organischen Staub entwickelt hat, treten typischerweise vier bis acht Stunden nach erneutem Kontakt mit dem Stoff Fieber, Husten, Schüttelfrost und Atemnot auf. Weitere Symptome können Appetitlosigkeit, Übelkeit und Erbrechen sein. Keuchen ist dabei unüblich. Hat der Betroffene keinen weiteren Kontakt zu dem Antigen, bessern sich die Symptome gewöhnlich innerhalb von ein paar Stunden, allerdings braucht die vollständige Heilung mehrere Wochen.

Bei einer sich langsamer entwickelnden allergischen Reaktion (subakute Form) können sich Husten und Atemnot über Tage oder Wochen hinweg aufbauen und so bedrohlich werden, daß der Betroffene ins Krankenhaus eingeliefert werden muß.

Bei einer chronischen exogen-allergischen Alveolitis kommt der Kranke über Monate oder Jahre hinweg wiederholt mit dem Antigen in Kontakt; das kann zur flächigen Vernarbung des Lungengewebes führen. Dieser Zustand heißt Lungenfibrose. Atemnot beim Sport, Aushusten von Sputum, Müdigkeit und Gewichtsabnahme verschlimmern sich im Laufe der Monate oder Jahre. Schließlich kann die Krankheit zur Atmungsinsuffizienz führen.▲

Zur Diagnose der exogen-allergischen Alveolitis muß man den Staub oder die Substanzen, die das Problem verursacht haben, identifizieren. Das kann schwierig sein. Menschen, die den Stoffen während der Arbeit ausgesetzt sind, fühlen sich häufig erst Stunden später krank, wenn sie zu Hause sind. Ein guter Hinweis darauf, daß die Krankheitsquelle am Arbeitsplatz liegt, ist, wenn jemand an Werktagen krank ist, aber nicht am Wochenende oder im Urlaub.

Oft wird die Erkrankung aufgrund einer Röntgenaufnahme der Brust vermutet, die einen ungewöhnlichen Befund zeigt. Dann können Lungenfunktionsprüfungen■ helfen, eine exogen-allergische Alveolitis zu diagnostizieren; gemessen werden dabei das Lungenvolumen, die Fähigkeit, Luft ein- und auszuatmen und Sauerstoff und Kohlendioxid auszutauschen. Antikörpertests im Blut können den Kontakt mit dem vermuteten Antigen bestätigen. Ist das Antigen nicht aufzuspüren und die Diagnose unsicher, wird möglicherweise eine Lungenbiopsie (Entnahme eines Stückes Lungengewebe zur mikroskopischen Untersuchung) gemacht. Das Gewebe kann bei einer Bronchoskopie (Untersuchung der Atemwege mittels Sichtröhre) entnommen werden, bei einer Thorakoskopie (Untersuchung der Lungenoberfläche und des Brustfellzwischenraumes mit einer Sichtröhre) oder bei einer Thorakotomie (Operation, bei der die Brustwand geöffnet wird).★

Vorbeugung und Behandlung

Die beste Vorbeugung ist, den Kontakt zu dem Antigen zu vermeiden; doch ist dieses häufig nicht möglich, wenn jemand nicht ohne weiteres seine Arbeitsstelle wechseln kann. Statt dessen kann man versuchen, die Bildung von Staub zu verringern oder ihn zu beseitigen oder Schutzmasken zu tragen. Eine chemische Behandlung von Heu und Zuckerrohrabfall sowie der Einsatz guter Lüftungssysteme kann Arbeiter davor bewahren, mit den Stoffen in Kontakt zu kommen und eine Überempfindlichkeit zu entwickeln.

Menschen mit einem akuten Schub einer exogen-allergischen Alveolitis erholen sich gewöhnlich, wenn sie den weiteren Kontakt mit den Auslösern vermeiden. Bei einem schweren Schub lindert Kortison, z. B. Prednison, die Symptome und schwächt gefährliche Entzündungen ab. Lange anhaltende oder wiederkehrende Krankheitsschübe können die Lunge dauerhaft schädigen; diese Entwicklung kann die Lungenfunktion so stark beeinträchtigen, daß der Kranke mit Sauerstoff behandelt werden muß.●

Eosinophiles Lungeninfiltrat

Als eosinophiles Lungeninfiltrat wird eine Gruppe von Lungenkrankheiten bezeichnet, bei denen viele Eosinophile – ein besonderer Typ weißer Blutkörperchen – in der Lunge und meist auch im Blut auftreten.

Eosinophile gehören zur Immunabwehr der Lunge. Ihre Zahl erhöht sich bei vielen entzündlichen und allergischen Reaktionen, einschließlich Asthma, welches häufig bestimmte Formen des eosinophilen Infiltrats begleitet. Bei dieser Lungenkrankheit reichern sich die Eosinophilen in den winzigen Lungenbläschen (Alveolen) und oft auch in den Atemwegen an. Sie dringen oft auch in die Wände der Blutgefäße ein, und wenn sich Asthma entwickelt, kann Schleim die verengten Luftwege verstopfen.

▲ Siehe Seite 153
■ Siehe Seite 155
★ Siehe Seite 159
● Siehe Seite 175

Der genaue Grund, warum die Eosinophilen in der Lunge so zunehmen, ist noch nicht endgültig geklärt, und oft es ist unmöglich, den Auslöser der allergischen Reaktion zu bestimmen. Allerdings gehören zu den bekannten Ursachen des eosinophilen Infiltrats bestimmte Arzneimittel, chemische Dämpfe sowie Infektionen beziehungsweise der Befall mit Pilzen und Parasiten.

Symptome und Diagnose

Die Symptome können mild bis lebensbedrohlich sein. Das einfache eosinophile Lungeninfiltrat (Löffler-Syndrom) und ähnliche Lungenentzündungen können zu leichtem Fieber und geringen Atembeschwerden führen, aber auch völlig symptomlos sein. Husten, Keuchen und Atemnot können auftreten, gehen aber meistens schnell vorüber. Gelegentlich kann sich ein eosinophiles Lungeninfiltrat innerhalb weniger Stunden zu einer schweren Atmungsinsuffizienz verschlimmern.

Das chronische eosinophile Lungeninfiltrat verläuft schwer, und wenn es nicht behandelt wird, verschlimmert es sich häufig. Es kann sich eine lebensbedrohliche Atemnot entwickeln.

Bei einem eosinophilen Lungeninfiltrat zeigen Tests, daß das Blut sehr viel Eosinophile enthält, manchmal zehn- bis 15mal mehr als normal. Eine Röntgenaufnahme der Brust zeigt auf der Lunge die typischen Schatten einer Lungenentzündung. Anders als bei einer durch Bakterien oder Viren ausgelösten Lungenentzündung sieht man aber bei einer kontinuierlichen Durchleuchtung die für ein eosinophiles Lungeninfiltrat typischen, rasch auftauchenden und wieder verschwindenden Schatten. Die mikroskopische Untersuchung des ausgehusteten Sputums weist charakteristische Eosinophilenklumpen auf und kaum Verdichtungen von Granulozyten, wie bei einer bakteriellen Lungenentzündung. Mit weiteren Labortests kann nach einer Ursache gesucht werden, speziell einer Infektion mit Pilzen oder Parasiten. Zu diesen Tests können auch mikroskopische Untersuchungen von Stuhlproben gehören. Der Arzt wird auch bedenken, ob ein Medikament die Ursache sein könnte.

Behandlung

Ein eosinophiles Lungeninfiltrat kann leicht verlaufen und sich ohne Behandlung bessern. Bei einer schweren Form ist gewöhnlich Kortison, wie Prednison, notwendig. Falls jemand zusätzlich an Asthma leidet, kommt noch die übliche Asthmabehandlung hinzu.▲ Falls Würmer oder Parasiten der Grund für die Krankheit sind, wird gegen sie mit geeigneten Medikamenten vorgegangen. Normalerweise werden Medikamente, die als Ursache in Frage kommen, abgesetzt.

Allergische bronchopulmonale Aspergillose

Die allergische bronchopulmonale Aspergillose ist eine allergische Lungenerkrankung, die oft einer Lungenentzündung gleicht; sie ist gekennzeichnet durch Asthma, Entzündungen der Luftwege und Lunge sowie einen Anstieg der Eosinophilen im Blut. Sie wird hervorgerufen durch eine allergische Reaktion auf einen Pilz, meistens auf Aspergillus fumigatus.

Der Pilz *Aspergillus* gedeiht in der Erde, in verrottenden Pflanzen, Nahrungsmitteln, Staub und verseuchtem Wasser. Wenn jemand den Pilz einatmet, kann er darauf überempfindlich reagieren und allergisches Asthma bekommen. Bei manchen Menschen kann sich schließlich eine noch heftigere allergische Reaktion in den Atemwegen und der Lunge entfalten. Der Pilz greift zwar nicht direkt die Lunge an oder zerstört Gewebe, er besiedelt aber den asthmatischen Schleim in den Atemwegen und ruft in der Lunge immer wiederkehrende allergische Entzündungen hervor. Die winzigen Lungenbläschen (Alveolen) füllen sich vornehmlich mit Eosinophilen. Außerdem vermehren sich die schleimproduzierenden Zellen. Bei fortgeschrittener Erkrankung führt die Entzündung dazu, daß sich die Hauptatemwege dauerhaft erweitern – es entsteht eine Bronchiektase. Eventuell entstehen in der Lunge Vernarbungen.

Die Aspergillose kann noch andere Formen annehmen. *Aspergillus* kann die Lunge befallen und bei Menschen mit geschwächtem Immunsystem eine schwere Lungenentzündung verursachen. Hierbei handelt es sich dann um eine Infektion, nicht um eine allergische Reaktion.■ Der Pilz kann auch ein Knäuel bilden, ein sogenanntes Aspergillom, das sich dann leicht in Hohlräumen der Lunge festsetzt, wenn diese bereits durch eine andere Krankheit, wie beispielsweise Tuberkulose, vorgeschädigt ist.

Symptome und Diagnose

Die ersten Anzeichen einer allergischen bronchopulmonalen Aspergillose ähneln denen eines fortgeschrittenen Asthmas: Keuchen, Atemnot und leichtes Fieber. Der Betroffene fühlt sich krank. In abgehustetem Sputum zeigen sich bräunliche Flecken oder Klumpen.

Bei wiederholten Röntgenaufnahmen der Brust fallen Bereiche auf, die wie eine Lungenentzündung aussehen; allerdings wandern sie, und zwar meist im oberen Teil der Lunge. Besteht die Krankheit bereits lange, zeigt eine

▲ Siehe Seite 171
■ Siehe Seite 194

Computertomographie (CT) erweiterte Atemwege. Bei einer mikroskopischen Untersuchung des Sputums sind der Pilz selbst und die vielen Eosinophilen zu erkennen. Im Blut finden sich hohe Eosinophilenspiegel und Antikörper gegen *Aspergillus*. Ein Hauttest kann zeigen, ob jemand gegen den *Aspergillus* allergisch ist, er kann aber nicht zwischen einer allergischen bronchopulmonalen Aspergillose und einer einfachen Allergie gegen *Aspergillus* unterscheiden, die sich als allergisches Asthma ohne Aspergillose äußert.

Behandlung

Aspergillus tritt an so vielen Orten auf, daß es schwierig ist, ihn zu meiden. Eine allergische bronchopulmonale Aspergillose wird mit Asthmamedikamenten behandelt. Hohe Dosen des Kortisons Prednison gleich zu Beginn der Krankheit und später in geringerer Dosierung als Langzeittherapie können einer fortschreitenden Schädigung der Lunge vorbeugen. Weil die Krankheitserscheinungen nicht auf der Infektion beruhen, sind Pilzmittel nutzlos. Eine Injektionsbehandlung zur Hyposensibilisierung ist nicht empfehlenswert.

Da sich der Lungenschaden auch ohne erkennbare Anzeichen verschlechtern kann, überwacht der Arzt seinen Patienten kontinuierlich; dazu macht er Röntgenaufnahmen, Lungenfunktionsprüfungen▲ und Antikörpertests. Ist die Krankheit unter Kontrolle, sinkt der Antikörpergehalt im Blut.

Wegener-Granulomatose

Die Wegener-Granulomatose ist eine schwere Entzündung in den Wänden der Blutgefäße (nekrotisierende Vaskulitis), der Nebenhöhlen, Lunge, Nieren und Haut; es bilden sich Geschwülste (Granulome).■ *Manchmal sind nur die Nasendurchgänge, Atemwege und die Lunge betroffen; die Krankheit kann aber auch tödlich sein.*

Bei dieser Erkrankung entzünden sich die Blutgefäße in der Lunge, und ein Teil des Lungengewebes wird zerstört. Die Ursache der Wegener-Granulomatose ist unbekannt, aber es werden wohl allergische Reaktionen daran beteiligt sein.

Symptome und Diagnose

Die Wegener-Granulomatose der Lunge kann symptomlos verlaufen. Es können jedoch auch Fieber, Gewichtsverlust, Müdigkeit, Husten, Atemnot und Brustschmerzen auftreten.

Eine Röntgenaufnahme kann Hohlräume und dunkle Stellen in der Lunge zeigen, die Krebs ähneln. Die genaue Diagnose ist nur anhand der mikroskopischen Untersuchung einer Gewebeprobe möglich, die aus einer betroffenen Region wie der Haut, den Nasengängen, den Atemwegen oder der Lunge entnommen wird. Im Blut von Patienten mit Wegener-Granulomatose finden sich oft charakteristische Antikörper, die sogenannten antineutrophilen zytoplasmatischen Antikörper.

Behandlung

Ohne Behandlung kann sich die Krankheit sehr rasch verschlimmern und zum Tod führen; daher sollte die Behandlung unmittelbar nach der Diagnose beginnen. Die Wegener-Granulomatose der Lunge kann zwar auf Kortison allein ansprechen, manche Patienten brauchen aber auch noch andere immunsuppressive Medikamente, wie Cyclophosphamid.

Goodpasture-Syndrom

Das Goodpasture-Syndrom ist eine seltene, allergische Erkrankung, bei der Blutungen in der Lunge und fortschreitende Niereninsuffizienz auftreten.

Die Krankheit betrifft meistens junge Männer. Aus unbekannten Gründen bilden Menschen mit dem Goodpasture-Syndrom Antikörper gegen bestimmte Strukturen im Filterapparat der Nieren und in den winzigen Lungenbläschen (Alveolen) oder den Kapillargefäßen der Lunge. Diese Antikörper lösen eine Entzündung aus, die die Nieren- und Lungenfunktion beeinträchtigen. Sie sind wahrscheinlich die unmittelbare Ursache für die Krankheit.

Symptome und Diagnose

Ein Patient mit dieser Krankheit leidet gewöhnlich unter Atemnot und hustet Blut. Die Symptome können schnell schlimm werden: Die Atmung ist gestört, es geht eine Menge Blut verloren. Zur selben Zeit kann die Nierenfunktion sehr rasch nachlassen.★

Laboruntersuchungen zeigen die charakteristischen Antikörper im Blut. Urinuntersuchungen weisen Blut und Eiweiß nach. Oft besteht eine Blutarmut. Eine Röntgenaufnahme der Brust zeigt ungewöhnliche Regionen in beiden Lungenflügeln. Das mit einer Nadelbiopsie gewonnene Nierengewebe zeigt unter dem Mikroskop ein besonderes Muster von Antikörperablagerungen.

Behandlung

Die Krankheit kann sehr rasch zum Tod führen. Hoch dosiertes Kortison und Cyclophosphamid können intra-

▲ Siehe Seite 155

■ Siehe Seite 236

★ Siehe Seite 589

venös gegeben werden, um die Aktivität des Immunsystems zu unterdrücken. Der Kranke kann sich auch einer Plasmapherese unterziehen: Bei dieser Prozedur wird dem Kreislauf Blut entzogen, die unerwünschten Antikörper werden daraus entfernt, und die Blutkörperchen werden dem Blutkreislauf zurückgegeben. Wird diese Kombination von Behandlungsmethoden früh genug angewandt, kann das die Nieren- und Lungenfunktion vielleicht retten. Sind die Organe einmal geschädigt, bleiben sie es für immer.

Viele der Patienten brauchen ständige Pflege, wenn die Krankheit fortschreitet. Zur Behandlung gehören unter Umständen Sauerstoffzufuhr oder ein Beatmungsgerät. Auch Bluttransfusionen können nötig sein. Falls die Nieren versagen, wird eine Dialyse oder eine Nierentransplantation erforderlich.

KAPITEL 40

Lungeninfiltratkrankheiten

Mehrere Krankheiten mit ähnlichen Symptomen entstehen dadurch, daß sich im Lungengewebe entzündliche Zellen ansammeln. In der frühen Phase dieser Erkrankungen sammeln sich weiße Blutkörperchen und eiweißreiche Flüssigkeit in den Lungenbläschen (Alveolen) und verursachen eine Entzündung (Alveolitis). Hält sie an, kann die Flüssigkeit fest werden, und Lungen- kann in Narbengewebe (Fibrose) umgewandelt werden. Eine ausgedehnte Vernarbung des Gewebes, das die Lungenbläschen umgibt, kann die funktionstüchtigen Lungenbläschen zerstören und an ihrer Stelle Zysten hinterlassen.

Idiopathische Lungenfibrose

Viele Krankheiten können eine Lungenfibrose verursachen, besonders solche, bei denen Störungen des Immunsystems eine Rolle spielen. Trotz der vielen möglichen Ursachen wird bei der Hälfte der an Lungenfibrose erkrankten Menschen die eigentliche Ursache nie gefunden. Bei diesen Menschen spricht man von einer idiopathischen Lungenfibrose (fibrosierende Alveolitis, interstitielle Pneumonie). Das Wort *idiopathisch* steht für »aus unbekannter Ursache«.

Symptome und Diagnose

Die Symptome hängen vom Umfang der Lungenschädigung ab, von der Geschwindigkeit, mit der sie fortschreitet, und von den auftretenden Komplikationen, wie Infektionen und Herzschwäche. Die Hauptsymptome beginnen schleichend als Atemnot bei Anstrengungen und geschwächter Abwehrkraft. Zu den üblichen Anzeichen gehören Husten, Appetit- und Gewichtsverlust, Müdigkeit, Schwäche und unbestimmte Brustschmerzen. Später im Verlauf der Krankheit, wenn der Sauerstoffgehalt im Blut stark verringert ist, kann die Haut einen bläulichen Ton annehmen, und die Fingerspitzen können dick oder keulenförmig werden. ▲ Eine Überlastung des Herzens kann zur Herzschwäche führen. Wird diese von einer Lungenkrankheit hervorgerufen, spricht man von Cor pulmonale.

Eine Röntgenaufnahme kann die Vernarbung der Lunge und die Zystenbildung zeigen. Gelegentlich erscheint sie jedoch auch normal, selbst wenn die Symptome ernst sind. Lungenfunktionsprüfungen ■ bestätigen, daß das Luftvolumen der Lunge unter dem Sollwert liegt. Die Analyse der Blutgase ergibt einen verringerten Sauerstoffgehalt im Blut.

Um die Diagnose zu bestätigen, kann der Arzt mit dem Bronchoskop ★ ein kleines Stück Lungengewebe entnehmen und mikroskopisch untersuchen lassen (Biopsie). Oftmals ist eine größere Gewebeprobe nötig, die dann operativ entnommen werden muß.

Die **desquamative interstitielle Pneumonie**, eine Variante der idiopathischen Lungenfibrose, zeigt die gleichen Symptome wie diese, aber das mikroskopische Bild des Lungengewebes ist charakteristisch.

Die **lymphoidzellige interstitielle Pneumonie**, eine weitere Spielart, betrifft hauptsächlich die unteren Lungenlappen. Ungefähr die Hälfte der Erkrankungen tritt bei Menschen mit Sjögren-Syndrom auf. Die lymphoidzellige interstitielle Pneumonie kann sich auch bei Kindern und Erwachsenen mit einer HIV-Infektion einstellen. Die Lun-

▲ Siehe Kasten, Seite 153

■ Siehe Seite 155

★ Siehe Kasten, Seite 158

genentzündung verläuft langsam, kann aber zur Zystenbildung in der Lunge und zu Lymphomen führen.

Behandlung und Prognose

Stellt sich bei Röntgenaufnahmen oder einer Lungenbiopsie heraus, daß die Vernarbung nicht sehr umfangreich ist, wird gewöhnlich mit einem Kortison, z. B. Prednison, behandelt. Die Reaktion des Patienten auf das Mittel beurteilt der Arzt anhand von Röntgenaufnahmen und Lungenfunktionsprüfungen. Bei den wenigen Menschen, denen Prednison nicht hilft, bessert sich die Krankheit möglicherweise durch Azathioprin oder Cyclophosphamid.

Andere Behandlungsmethoden sollen die Symptome lindern: Sauerstoff bei niedrigem Sauerstoffgehalt im Blut, Antibiotika bei Infektionen und Medikamente gegen Herzschwäche. Mehrere medizinische Zentren führen bei Menschen mit schwerer idiopathischer Lungenfibrose eine Lungentransplantation durch.

Die Prognose ist sehr unterschiedlich. Den meisten Erkrankten geht es immer schlechter. Einige leben jahrelang; manche sterben innerhalb weniger Monate.

Die desquamative interstitielle Pneumonie spricht eher auf eine Behandlung mit Kortison an; Menschen mit dieser Krankheitsvariante leben länger und sterben seltener verfrüht. Auch bei der lymphoidzelligen interstitiellen Pneumonie nützt manchmal Kortison.

Häufige Ursachen für Lungenfibrose

Erkrankungen des Immunsystems (rheumatoide Arthritis, Sklerodermie, Polymyositis und, selten, systemischer Lupus erythematodes)

Infektionen (Viren, Rickettsien, Mycoplasmen, ausgebreitete Tuberkulose)

Mineralische Stäube (Quarz, Kohlenstoff, Metallstäube, Asbest)

Organische Stäube (Schimmel, Vogelkot)

Gase, Dämpfe und Dünste (Chlor, Schwefeldioxid)

Medizinische oder industrielle Strahlung

Arzneimittel und Gifte (Methotrexat, Busulfan, Cyclophosphamid, Gold, Penizillamin, Nitrofurantoin, Sulfonamide, Amiodaron)

Histiozytose

Die Histiozytose umfaßt eine Gruppe von Erkrankungen (Letterer-Siwe-Krankheit, Hand-Schüller-Christian-Krankheit, eosinophiles Granulom), bei der ungewöhnliche Freßzellen, sogenannte Histiozyten, und andere Zellen des Immunsystems, die Eosinophilen, eine Rolle spielen. Sie vermehren sich vor allem in den Knochen und der Lunge, was oft zur Narbenbildung führt.

Die **Letterer-Siwe-Krankheit** beginnt vor dem dritten Lebensjahr und endet ohne Behandlung gewöhnlich tödlich. Die Histiozyten schädigen nicht nur die Lunge, sondern auch die Haut, Lymphknoten, Knochen, Leber und Milz. Ein Lungenflügel kann zusammenfallen (Pneumothorax).

Die **Hand-Schüller-Christian-Krankheit** beginnt gewöhnlich in der frühen Kindheit, kann aber auch später anfangen. Die Lunge und die Knochen sind am häufigsten betroffen. Vereinzelt ist die Hirnanhangdrüse geschädigt; das verursacht hervorquellende Augen (Exophthalmus) und Diabetes insipidus▲, eine Störung, bei der extrem viel Harn gebildet wird und die zur Austrocknung führt.

Das **eosinophile Granulom** beginnt am häufigsten zwischen 20 und 40 Jahren. Gewöhnlich betrifft es die Knochen, bei 20 Prozent der Kranken aber zusätzlich auch die Lunge; manchmal ist auch nur die Lunge betroffen. Bei letzterem können Husten, Atemnot, Fieber und Gewichtsverlust zu den Symptomen zählen, aber manche Menschen bleiben gänzlich symptomlos. Der Kollaps eines Lungenflügels (Pneumothorax) ist eine häufige Komplikation.

Die Hand-Schüller-Christian-Krankheit und das eosinophile Granulom können sich spontan bessern. Alle drei Erkrankungen können mit Kortison und Medikamenten, wie Cyclophosphamid, behandelt werden, obgleich der Nutzen für keine der Therapien nachgewiesen ist. Sind die Knochen beteiligt, ähnelt die Therapie jener bei Knochentumoren.■ Der Tod tritt gewöhnlich durch Atmungs- oder Herzschwäche ein.

Idiopathische Lungenhämosiderose

Die idiopathische Lungenhämosiderose (Eisen in der Lunge) ist eine seltene, oft tödliche Krankheit, bei der aus unbekannter Ursache Blut aus den Kapillargefäßen in die Lunge sickert.

▲ Siehe Seite 699

■ Siehe Seite 218

Diese Krankheit betrifft hauptsächlich Kinder, kann aber auch bei Erwachsenen auftreten. Einen Teil des Blutes, das aus den Kapillaren austritt, beseitigen die Freßzellen in der Lunge. Die Abbauprodukte des Blutes reizen die Lunge und führen zur Vernarbung.

Das Hauptmerkmal ist das Abhusten von Blut (Hämoptyse). Wie oft und wie gravierend es ist, hängt davon ab, wie oft es aus den Kapillargefäßen in die Lunge blutet. Wenn die Lunge vernarbt, entwickelt sich Atemnot. Ein sehr hoher Blutverlust führt zur Blutarmut; massive Blutungen können tödlich enden.

Die Behandlung zielt darauf ab, die Symptome zu lindern. Kortison und Arzneimittel, wie Azathioprin, können bei einem Krankheitsschub helfen. Bei einem Blutverlust sind eventuell Bluttransfusionen nötig, eine Sauerstoffbehandlung bei niedrigem Sauerstoffgehalt im Blut.

Alveolarproteinose

Die Alveolarproteinose ist eine seltene Krankheit, bei der sich die Lungenbläschen (Alveolen) mit einer eiweißreichen Flüssigkeit füllen.

Im allgemeinen betrifft die Krankheit Menschen zwischen 20 und 60 Jahren, die gar nicht wissen, daß sie lungenkrank sind. Die Ursache der Erkrankung ist unbekannt.

Nur selten vernarbt das Lungengewebe. Die Krankheit kann sich verschlimmern, sie kann unverändert bestehenbleiben, aber sie kann auch plötzlich wieder verschwinden.

Symptome und Diagnose

Mit Flüssigkeit gefüllte Lungenbläschen können keinen Sauerstoff mehr ans Blut abgeben. Darum leiden die meisten Betroffenen an Atemnot, wenn sie sich körperlich anstrengen. Einige haben sehr starke Atembeschwerden, sogar im Ruhezustand. Die meisten haben auch einen unproduktiven Husten, abgesehen von Rauchern.

Eine Röntgenaufnahme zeigt in beiden Lungenflügeln fleckige Schatten. Lungenfunktionsprüfungen ▲ decken auf, daß das Luftvolumen der Lunge ungewöhnlich gering ist. Die Tests zeigen einen niedrigen Sauerstoffspiegel im Blut, zuerst nur während körperlicher Anstrengung, später auch im Ruhezustand.

Für die Diagnose macht der Arzt eine Bronchoskopie, bei der er Teile der Lunge mit einer Salzlösung spült und das Spülwasser anschließend wieder auffängt. ■ Diese Flüssigkeitsprobe aus den Lungenbläschen kann er untersuchen lassen. Manchmal führt der Arzt während der Bronchoskopie eine Biopsie (Entnahme einer Gewebeprobe zur mikroskopischen Untersuchung) durch. Gelegentlich ist eine größere Probe nötig, die operativ entnommen werden muß.

Behandlung

Menschen mit wenig oder ganz ohne Symptome brauchen keine Behandlung. Ansonsten kann bei einer Bronchoskopie die eiweißreiche Flüssigkeit in den Lungenbläschen mit einer Salzlösung herausgespült werden. Manchmal braucht nur ein kleiner Teil der Lunge gespült zu werden; wenn die Symptome aber ernst sind und der Sauerstoffgehalt des Blutes sehr gering ist, bekommt der Patient eine Vollnarkose, damit der ganze Lungenflügel gespült werden kann. Drei bis fünf Tage später wird auch der andere Lungenflügel gespült, wieder unter Vollnarkose. Bei manchen Menschen genügt eine einzelne Spülung, andere brauchen sie über viele Jahre hinweg alle sechs bis zwölf Monate erneut.

Bei Menschen mit Alveolarproteinose vergeht die Atemnot praktisch nie; solange sie aber regelmäßige Lungenspülungen bekommen, ist die Krankheit kaum tödlich. Wie zweckmäßig andere Behandlungsmethoden sind, wie Kaliumiodid oder eiweißspaltende Enzyme, ist noch nicht erwiesen. Kortison nützt nichts, es kann vielmehr die Infektionsgefahr vergrößern.

Sarkoidose

Bei der Sarkoidose bilden sich in vielen Teilen des Körpers Ansammlungen von Entzündungszellen (Granulome).

Die Ursache der Sarkoidose ist unbekannt. Sie kann durch eine Infektion oder durch eine ungewöhnliche Reaktion des Immunsystems entstehen. Erbliche Faktoren mögen beteiligt sein. Die Sarkoidose tritt überwiegend zwischen dem 20. und 40. Lebensjahr auf.

Bei einem Menschen mit Sarkoidose zeigt die mikroskopische Untersuchung einer Gewebeprobe Granulome. Diese können wieder verschwinden, sie können auch zu Narbengewebe umgewandelt werden. Granulome treten häufig in den Lymphknoten auf, in der Lunge, Leber, den Augen und auf der Haut, weniger oft in der Milz, in Knochen, Gelenken, Skelettmuskeln, im Herz und Nervensystem.

▲ Siehe Seite 155

■ Siehe Seite 158

Symptome

Viele Menschen mit Sarkoidose haben keine Symptome; die Krankheit wird bei einer aus anderem Anlaß angefertigten Röntgenaufnahme der Brust entdeckt. Bei den meisten Betroffenen entwickeln sich schwache Symptome, die sich aber nicht verschlimmern. Ernste Symptome sind selten.

Die Symptome der Sarkoidose sind höchst unterschiedlich, je nach Ort und Ausdehnung der Erkrankung. Fieber, Gewichtsverlust und schmerzende Gelenke können die ersten Anzeichen eines Problems sein. Häufig sind die Lymphknoten vergrößert, bereiten aber kaum je Beschwerden. Fieber kann während der gesamten Krankheitsdauer immer wiederkehren.

Das Organ, das von der Sarkoidose am stärksten betroffen ist, ist die Lunge. Vergrößerte Lymphknoten an der Stelle, wo Lunge und Herz zusammentreffen, oder an der rechten Seite der Luftröhre können auf einer Röntgenaufnahme der Brust zu sehen sein. Die Sarkoidose ruft in der Lunge eine Entzündung hervor, die schließlich zur Vernarbung und Zystenbildung führt; diese Entwicklung kann Husten und Atemnot verursachen. Eine schwere Lungenerkrankung kann letztlich das Herz schwächen.

Die Haut ist oft von der Sarkoidose betroffen. In Europa beginnt eine Sarkoidose oft als erhabene, weiche, rote Geschwulst am Schienbein (Erythema nodosum), begleitet von Fieber und Gelenkschmerzen; in den Vereinigten Staaten tritt diese Form seltener auf. Eine lange dauernde Sarkoidose kann zu flachen Flecken (Plaques), erhabenen Flecken oder Knoten unmittelbar unter der Haut führen.

Ungefähr 70 Prozent der an Sarkoidose Erkrankten haben Granulome in der Leber. Sie haben oft keine Beschwerden, die Leber scheint normal zu funktionieren. Bei weniger als zehn Prozent der Menschen mit Sarkoidose ist die Leber vergrößert. Gelbsucht, die auf einer gestörten Leberfunktion beruht, ist selten.

Bei 15 Prozent der Sarkoidosepatienten sind die Augen in Mitleidenschaft gezogen. Bei einer Uveitis (Entzündung an inneren Geweben der Augen) sind die Augen rot, schmerzen, und das Sehvermögen ist beeinträchtigt. Hält die Entzündung lange Zeit an, werden möglicherweise die Abflußwege für die Tränenflüssigkeit im Auge blockiert; dadurch entsteht ein grüner Star (Glaukom). Granulome können sich auch in der Bindehaut (die dünne Haut über dem Augapfel und auf der Innenseite der Augenlider) bilden. Solche Granulome bereiten oft keine Beschwerden. Aus der leicht zugänglichen Augenbindehaut kann der Arzt aber Gewebeproben für die Untersuchung entnehmen. Einige Menschen mit Sarkoidose klagen über trockene, wunde und gerötete Augen – vielleicht dadurch verursacht, daß die Tränendrüsen von der Krankheit befallen sind und nicht mehr genügend Flüssigkeit produzieren, um die Augen zu befeuchten.

Granulome im Herzen können Angina pectoris oder Herzschwäche verursachen. Jene, die sich im Bereich des Reizleitungssystems des Herzens bilden, können tödliche Herzrhythmusstörungen hervorrufen.

Entzündungen können ausgedehnte Schmerzen in den Gelenken verursachen. Am häufigsten sind die Hand- und Fußgelenke betroffen. In den Knochen können sich Zysten bilden, durch die die benachbarten Gelenke anschwellen und druckempfindlich werden.

Die Sarkoidose kann die Hirnnerven (Nerven im Kopf) befallen und dann Doppeltsehen verursachen und die eine Gesichtshälfte lähmen. Sind die Hirnanhangdrüse oder die umliegenden Knochen betroffen, kann ein Diabetes insipidus▲ entstehen. Die Hirnanhangdrüse produziert dann kein Vasopressin mehr, jenes Hormon, das die Nieren brauchen, um den Harn zu konzentrieren; dadurch wird extrem viel Urin produziert, und es entsteht häufiger Harndrang.

Durch die Sarkoidose kann sich in Blut und Harn Kalzium anreichern. Dieser hohe Kalziumspiegel kommt zustande, weil die Sarkoidosegranulome aktiviertes Vitamin D produzieren, das die Aufnahme von Kalzium aus dem Darm steigert. Der hohe Kalziumspiegel im Blut führt zu Appetitverlust, Übelkeit, Erbrechen, Durst und der Produktion großer Mengen Urin. Bleibt der Kalziumspiegel lange Zeit so hoch, können sich Nierensteine oder Kalziumablagerungen in den Nieren bilden und schließlich zu Nierenversagen führen.

Diagnose

Der Arzt diagnostiziert eine Sarkoidose meistens anhand der charakteristischen Schatten auf einer Röntgenaufnahme. Weitere Tests sind dann meist nicht mehr nötig. Falls doch, bestärkt die mikroskopische Untersuchung einer Gewebeprobe auf Entzündungen und Granulome die Diagnose. Am besten eignen sich für Gewebeproben Hautveränderungen, vergrößerte Lymphknoten unter der Haut und Granulome auf der Augenbindehaut. Gelegentlich ist eine Probe aus Lunge, Leber oder den Muskeln notwendig.

Tuberkulose kann viele Veränderungen verursachen, die einer Sarkoidose ähneln. Daher macht der Arzt auch

▲ Siehe Seite 699

einen Tuberkulintest, um sicherzugehen, daß es sich bei der Erkrankung nicht um eine Tuberkulose handelt.

Mit folgenden Methoden kann der Arzt eine Sarkoidose ebenfalls diagnostizieren oder abschätzen, wie schwer sie ist: Bestimmung des Angiotensin umwandelnden Enzyms im Blut, Spülung der Lunge ▲ und die Ganzkörper-Galliumszintigraphie. Viele Menschen mit Sarkoidose haben einen hohen Spiegel an Angiotensin umwandelndem Enzym. Die Spülflüssigkeit der Lunge enthält bei aktiver Sarkoidose große Mengen Lymphozyten; aber dieses kommt nicht nur bei Sarkoidose vor. Die Galliumszintigraphie zeigt bei Patienten mit einer Sarkoidose an den entsprechenden Stellen ungewöhnliche Muster in der Lunge oder in den Lymphknoten; deshalb wird sie manchmal durchgeführt, wenn die Diagnose noch nicht sicher ist.

Bei Menschen mit vernarbter Lunge zeigt eine Lungenfunktionsprüfung, daß ihr Lungenvolumen unter dem Sollwert liegt. Bei Blutuntersuchungen fällt eine verringerte Zahl weißer Blutkörperchen auf. Der Immunglobulinspiegel ist oft erhöht. Der Spiegel der Leberenzyme, besonders der der alkalischen Phosphatase, kann erhöht sein, wenn die Leber betroffen ist.

Prognose

Gewöhnlich bessert sich die Sarkoidose oder vergeht spontan. Mehr als zwei Drittel der Menschen mit Lungensarkoidose haben nach neun Jahren keine Symptome mehr. Sogar vergrößerte Lymphknoten in der Brust und eine schwere Lungenentzündung können innerhalb weniger Monate oder Jahre verschwinden. Mehr als drei Viertel der Menschen mit vergrößerten Lymphknoten in der Brust und mehr als die Hälfte derer, bei denen die Lunge betroffen ist, sind nach fünf Jahren wieder gesund.

Menschen, deren Sarkoidose auf die Brust beschränkt bleibt, geht es besser als jenen, bei denen sie sich auf andere Stellen im Körper ausgebreitet hat. Wer vergrößerte Lymphknoten im Brustraum hat, aber keine Anzeichen einer Lungenerkrankung, hat eine sehr gute Heilungschance. Am besten ist die Prognose bei Patienten, deren Krankheit mit einem Erythema nodosum begann. Ungefähr die Hälfte der Menschen, die einmal eine Sarkoidose hatten, erleiden Rückfälle.

Etwa zehn Prozent der Menschen mit Sarkoidose sind durch die Schädigung der Augen, des Atemtraktes oder durch anderweitige Probleme erheblich behindert. Die Vernarbung der Lunge, die zur Atemschwäche führt, ist die häufigste Todesursache, gefolgt von Blutungen als Folge einer Lungeninfektion durch den Pilz *Aspergillus*.

Behandlung

Die meisten Menschen mit Sarkoidose brauchen keine Behandlung. Kortison wird verordnet, um ernste Symptome wie Atemnot, Gelenkschmerzen und Fieber zu unterdrücken. Diese Medikamente werden auch immer dann gegeben, wenn das Blut zuviel Kalzium enthält, Herz, Leber oder Nervensystem in Mitleidenschaft gezogen sind, entstellende Hautveränderungen auftreten, bei Augenentzündungen, die nicht mit Kortisonaugentropfen zu stoppen sind oder wenn die Lungenerkrankung immer schlimmer wird. Beschwerdefreie Menschen sollten kein Kortison einnehmen, auch wenn einige ihrer Laborergebnisse ungewöhnlich ausfallen. Obwohl Kortison die Symptome gut dämpft, kann es die Vernarbung der Lunge über Jahre hinweg doch nicht aufhalten. Ungefähr zehn Prozent der Patienten, die eine Behandlung brauchen, sprechen auf Kortison nicht an; sie werden auf Chlorambucil oder Methotrexat umgestellt. Hydroxychloroquin ist manchmal hilfreich, um die entstellenden Hautveränderungen zu beseitigen.

Der Behandlungserfolg wird durch Röntgenaufnahmen der Brust bestätigt, durch Lungenfunktionsprüfungen und Messungen des Gehaltes von Kalzium oder des Angiotensin umwandelnden Enzyms im Blut. Diese Untersuchungen müssen regelmäßig wiederholt werden, um eventuelle Rückfälle aufzudecken.

KAPITEL 41

Lungenentzündung

Die Lungenentzündung (Pneumonie) ist eine Infektion der Lunge, die die kleinen Lungenbläschen (Alveolen) und das umgebende Gewebe betrifft.

Eine Lungenentzündung ist oft die zum Tod führende Krankheit bei Personen, die schon andere ernste, chronische Krankheiten haben. Darum sterben an einer Lungenentzündung besonders oft alte Menschen.

▲ Siehe Seite 159

Ursachen

Mit Lungenentzündung sind eigentlich verschiedene Krankheiten gemeint, die von unterschiedlichen Mikroorganismen ausgelöst werden. Gewöhnlich beginnt eine Lungenentzündung, nachdem die Erreger eingeatmet wurden; gelegentlich gelangt die Infektion aber auch auf dem Blutweg in die Lunge, oder die Erreger wandern aus einem benachbarten Infektionsherd direkt in die Lunge ein.

Bei Erwachsenen sind die häufigsten Auslöser Bakterien wie *Streptococcus pneumoniae, Staphylococcus aureus, Legionella* und *Hämophilus influenzae.* Aber auch Viren, wie die Erreger von Grippe und Windpocken, können eine Lungenentzündung hervorrufen. *Mycoplasma pneumoniae*, ein bakterienähnlicher Erreger, ist besonders häufig die Ursache von Lungenentzündungen bei größeren Kindern und jüngeren Erwachsenen. Auch manche Pilze können eine Lungenentzündung hervorrufen.

Einige Menschen sind anfälliger für diese Krankheit als andere. Begünstigende Faktoren sind Alkoholkrankheit, Zigarettenrauchen, Diabetes, Herzschwäche und chronisch obstruktive Lungenerkrankungen. Auch sehr junge und sehr alte Menschen haben ein höheres Risiko, desgleichen Menschen, deren Immunsystem mit Arzneimitteln unterdrückt wird (beispielsweise zur Behandlung von Krebs oder um die Abstoßung eines transplantierten Organs zu verhindern). Geschwächte, bettlägerige, gelähmte oder bewußtlose Menschen oder solche, die an einer Immunschwäche wie Aids leiden, haben ebenfalls ein hohes Risiko.

Nach einer Operation, speziell nach einer Bauchoperation oder bei einer Brustverletzung, kann sich deshalb eine Lungenentzündung entwickeln, weil man anschließend zu flach atmet, nicht kräftig husten kann und sich Schleim ansammelt. Verursacher sind dann oft *Staphylococcus aureus*, Pneumokokken, *Hämophilus influenzae* oder eine Kombination davon.

Symptome und Diagnose

Häufige Symptome der Lungenentzündung sind ein produktiver Husten, Brustschmerzen, Schüttelfrost, Fieber und Atemnot. Diese Symptome können jedoch variieren, je nachdem, wie schwer die Krankheit ist und welcher Erreger sie ausgelöst hat. Beim Verdacht auf Lungenentzündung hört der Arzt die Brust mit einem Stethoskop ab. Bei einer Lungenentzündung sind die hörbaren Atemgeräusche charakteristisch verändert.

Meist wird die Diagnose einer Lungenentzündung durch eine Röntgenaufnahme bestätigt, die oft auch Hinweise auf die Erreger der Erkrankung gibt. Sputum- und Blutproben werden gleichfalls untersucht, um die Erreger zu identifizieren. Bei der Hälfte der Erkrankten lassen sich die Erreger der Lungenentzündung jedoch nicht zweifelsfrei ermitteln.

Der zunehmenden Resistenz begegnen

Immer mehr Bakterien, die eine Lungenentzündung verursachen, werden gegenüber Antibiotika unempfindlich. Zum Beispiel produzieren viele Staphylokokkenstämme Enzyme (Penizillinasen), die Penizillin daran hindern, sie abzutöten. Pneumokokken werden ebenfalls durch verschiedene Mechanismen resistent gegen Penizillin. Die Resistenz gegen Antibiotika ist ein ernstes Problem, besonders bei Infektionen, die im Krankenhaus erworben wurden.

Infektionen durch resistente Staphylokokken können mit jenen Antibiotika behandelt werden, die auch bei penizillinasebildenden Stämmen wirken; allerdings sind einige Staphylokokkenstämme auch gegen diese resistent geworden. Bei ihnen wird oft das Medikament Vankomyzin angewandt. Eine Staphylokokkenpneumonie reagiert nur langsam auf Antibiotika, und der Patient braucht eine lange Genesungszeit.

Behandlung

Bei Menschen mit erhöhtem Risiko können Atemübungen und eine Behandlung, die es erleichtert, die Sekrete abzuhusten, dazu beitragen, eine Lungenentzündung zu vermeiden. Zu diesen Risikopersonen gehören jene, die eine Brustoperation hinter sich haben oder allgemein geschwächt sind. Wer bereits eine Lungenentzündung hat, muß die Sekrete ebenfalls loswerden.

Oft können Patienten, die nicht schwer erkrankt sind, Antibiotika einnehmen und zu Hause bleiben. Ältere Patienten und solche, die unter Atemnot leiden oder eine Herz- oder Lungenerkrankung haben, müssen im allgemeinen ins Krankenhaus und bekommen die Antibiotika intravenös. Manchmal sind auch Sauerstoff, intravenöse Flüssigkeitszufuhr oder künstliche Beatmung erforderlich.

Lungenentzündung durch Pneumokokken

Streptococcus pneumoniae (Pneumokokken) ist der häufigste bakterielle Erreger von Lungenentzündungen. Jemand, der sich mit einer der 80 bekannten Pneumokokkenarten infiziert, entwickelt teilweise eine Immunität gegen eine Neuinfektion mit dieser Art von Erreger, nicht aber gegen die restlichen.

Die Pneumokokkenpneumonie beginnt gewöhnlich, nachdem eine Virusinfektion im oberen Atemtrakt (eine Erkältung, Halsentzündung oder Grippe) die Lunge so geschädigt hat, daß es den Pneumokokken gelingt, diese Region zu infizieren. Auf Zittern und Schüttelfrost folgen Fieber, Husten mit Auswurf, Atemnot und beim Atmen Brustschmerzen in jener Seite, deren Lungenflügel betroffen ist. Übelkeit, Erbrechen, Müdigkeit und Muskelschmerzen treten ebenfalls häufig auf. Der Auswurf ist vom Blut oft rostfarben.

Es gibt einen Impfstoff, der über 70 Prozent der Menschen vor einer schweren Pneumokokkeninfektion schützen kann. Diese Impfung wird Menschen empfohlen, die ein hohes Risiko für eine Lungenentzündung durch Pneumokokken haben – solche mit einer Lungen- oder Herzkrankheit, mit einem geschwächten Immunsystem oder Diabetes und generell Menschen über 60 Jahren. Der Impfschutz hält gewöhnlich ein Leben lang an; dennoch werden Menschen mit besonders hohem Risiko manchmal nach frühestens sechs Jahren erneut geimpft. Die Impfung ruft bei etwa der Hälfte der Menschen Rötungen und Schmerzen an der Einstichstelle hervor. Ein Prozent der Geimpften bekommt Fieber und Muskelschmerzen. Noch weniger entwickeln eine schwere allergische Reaktion.

Die Pneumokokkenpneumonie kann mit verschiedenen Antibiotika behandelt werden, einschließlich Penizillin. Menschen, die gegen Penizillin allergisch sind, bekommen statt dessen Erythromyzin oder ein anderes Antibiotikum. Pneumokokkenstämme, die gegen Penizillin resistent sind, können mit anderen Medikamenten bekämpft werden; jedoch werden diese Pneumokokken zunehmend auch gegen die anderen Mittel resistent.

Lungenentzündung durch Staphylokokken

Staphylococcus aureus verursacht nur zwei Prozent der Lungenentzündungen außerhalb von Krankenhäusern; in Krankenhäusern ist er aber für zehn bis 15 Prozent der Erkrankungen verantwortlich, und zwar bei Patienten, die aufgrund einer anderen Krankheit dort sind. Diese Art von Lungenentzündung betrifft meistens ganz junge oder sehr alte Menschen und solche, die bereits durch eine andere Erkrankung geschwächt sind. Sie tritt auch vermehrt bei Alkoholikern auf. Die Todesrate liegt zwischen 15 und 40 Prozent – vor allem deshalb, weil die von einer Staphylokokkenpneumonie Betroffenen meist schon vorher schwer krank sind.

Staphylococcus löst typische Symptome einer Lungenentzündung aus, aber der Schüttelfrost und das Fieber dauern bei dieser Art von Lungenentzündung länger als bei der durch Pneumokokken verursachten. *Staphylococcus* kann zu Abszessen (Eiteransammlungen) in der Lunge führen und Lungenzysten (Pneumatozelen) hervorrufen, besonders bei Kindern. Das Blut kann die Bakterien aus der Lunge an andere Stellen des Körpers tragen, wo sie Abszesse bilden. Eiteransammlungen im Pleuraspalt (Empyeme) sind relativ häufig. ▲ Sie können mit einer Hohlnadel oder einem Katheter entleert werden.

Lungenentzündung durch gramnegative Bakterien

Bakterien werden in grampositive und gramnegative unterteilt, je nachdem wie sie unter dem Mikroskop aussehen, nachdem sie auf bestimmte Weise angefärbt wurden. Die meisten Lungenentzündungen werden durch Pneumokokken und Staphylokokken ausgelöst, die zu den grampositiven Bakterien gehören. Gramnegative Bakterien, wie *Klebsiella* und *Pseudomonas*, rufen meist extrem gefährliche Lungenentzündungen hervor.

Gramnegative Bakterien infizieren die Lunge von gesunden Erwachsenen nur selten. Häufiger befallen sie Kinder, ältere Menschen, Alkoholiker und Personen mit chronischen Krankheiten, besonders solche mit gestörtem Immunsystem. Oft bekommt jemand gramnegative Infektionen in einem Krankenhaus oder Pflegeheim.

Gramnegative Bakterien können Lungengewebe sehr schnell zerstören, so daß eine gramnegative Lungenentzündung rasch ernst wird. Häufig treten Fieber, Husten und Atemnot auf. Der abgehustete Auswurf kann zäh und rot gefärbt sein – etwa die Farbe und Konsistenz von Johannisbeergelee.

Weil die Infektion so ernst ist, wird der Patient im Krankenhaus intensiv mit Antibiotika, Sauerstoff und intravenöser Flüssigkeit behandelt. Manchmal muß der Kranke an ein Beatmungsgerät angeschlossen werden. Selbst bei exzellenter Behandlung sterben noch ungefähr 25 bis 50 Prozent der Menschen mit einer gramnegativen Lungenentzündung.

Lungenentzündung durch Haemophilus influenzae

Haemophilus influenzae ist ein Bakterium; trotz seines Namens handelt es sich dabei aber nicht um das Influenzavirus, das die Grippe hervorruft. Der Stamm *Haemophilus*

▲ Siehe Seite 202

influenzae Typ b ist am ansteckendsten und verursacht schwere Krankheiten, einschließlich Hirnhautentzündung, Kehldeckelentzündung und Lungenentzündung gewöhnlich bei Kindern unter sechs Jahren. Heute kommen schwere Erkrankungen durch diesen Erreger nicht mehr so häufig vor, seit die Kinder vermehrt gegen *Haemophilus influenzae* Typ b geimpft werden. Bei den meisten derjenigen, die trotz der Impfung krank werden, wurde die Lungenentzündung durch andere Bakterienstämme als dem *Haemophilus influenzae* Typ b verursacht.

Zu den Anzeichen der Infektion gehören Niesen und eine laufende Nase, gefolgt von typischen Symptomen einer Lungenentzündung wie Fieber, Husten mit Auswurf und Atemnot. Häufig sammelt sich Flüssigkeit im Pleuraspalt (der Raum zwischen den beiden Hautschichten, die die Lunge bedecken), der Pleuraerguß.▲

Eine Impfung gegen *Haemophilus influenzae* Typ b wird für alle Kinder empfohlen. Es wird dreimal geimpft – im Alter von drei, fünf und zwölf bis 15 Monaten. Eine *Haemophilus influenzae* Typ-b-Lungenentzündung wird mit Antibiotika behandelt.

Legionärskrankheit

Die Legionärskrankheit (Legionellose) wird durch Bakterien mit Namen *Legionella pneumophila* und anderen *Legionella*-Arten hervorgerufen. Sie verursachen etwa ein bis acht Prozent aller Lungenentzündungen und rund 4 Prozent der in Krankenhäusern erworbenen, tödlich verlaufenden Pneumonien. Der Ausbruch einer Erkrankung der Atemwege unter amerikanischen Legionären, die 1976 an einem Treffen in einem Hotel teilnahmen, führte zur Entdeckung der Krankheit und gab den Bakterien ihren Namen. Mit der Krankheit kann man sich höchstwahrscheinlich nicht von Mensch zu Mensch anstecken.

Obwohl die Legionärskrankheit in jedem Alter auftreten kann, sind am häufigsten Menschen mittleren Alters und Senioren betroffen. Personen, die rauchen, Alkohol mißbrauchen oder Kortison einnehmen, scheinen ein größeres Erkrankungsrisiko zu haben. Die Legionärskrankheit kann relativ harmlose Symptome hervorrufen, sie kann sich aber auch lebensbedrohlich entwickeln.

Die ersten Symptome, die zwei bis zehn Tage nach der Infektion auftreten, sind Müdigkeit, Fieber, Kopf- und Muskelschmerzen. Dann folgt ein trockener Husten, später auch mit Auswurf. Wer eine schwere Infektion hat, kann unter extremer Atemnot leiden, häufig auch unter Durchfällen. Relativ selten kommt es zu Verwirrung und anderen psychischen Störungen. Laboruntersuchungen von Auswurf, Blut- und Harnproben sollen die Diagnose bestätigen. Bluttests zeigen einen Anstieg der Antikörperkonzentration, da mit *Legionella pneumophila* infizierte Menschen Antikörper bilden, die die Krankheit bekämpfen. Die Ergebnisse von Antikörpertests liegen aber meist erst dann vor, wenn sich die Krankheit schon richtig entwickelt hat.

Das Antibiotikum Erythromyzin ist die erste Wahl für die Behandlung dieser Lungenentzündung. Bei weniger schweren Erkrankungen kann Erythromyzin eingenommen werden, sonst wird es gespritzt. Ungefähr 20 Prozent der Menschen mit dieser Erkrankung sterben. Die Todesrate ist weitaus höher bei denen, die sich im Krankenhaus angesteckt oder die ein geschwächtes Immunsystem haben. Die meisten mit Erythromyzin behandelten Patienten erholen sich wieder, aber die Genesung kann lange dauern.

Atypische Lungenentzündungen

Atypisch sind Lungenentzündungen, die durch andere Erreger als die sogenannten typischen Bakterien, Viren oder Pilze verursacht werden. Die häufigsten Auslöser sind Mykoplasmen *und* Chlamydien – *zwei bakterienähnliche Erreger.*

Mycoplasma pneumoniae ist die häufigste Ursache für eine Lungenentzündung bei Menschen zwischen fünf und 35 Jahren, aber ungewöhnlich in allen anderen Altersgruppen. Epidemien treten vor allem in geschlossenen Gruppen auf, etwa unter Studenten, beim Militär und innerhalb von Familien. Die Epidemien breiten sich meist nur langsam aus, da die Inkubationszeit zehn bis 14 Tage beträgt. Meistens tritt diese Art von Lungenentzündung im Frühjahr auf.

Die Mykoplasmenpneumonie beginnt oft mit Müdigkeit, einer Halsentzündung und einem trockenen Husten. Allmählich werden die Symptome schlimmer. Schwere Hustenanfälle mit Auswurf treten auf. Ungefähr zehn bis 20 Prozent der Kranken bekommen einen Ausschlag. Gelegentlich treten Blutarmut, Gelenkschmerzen oder neurologische Probleme auf. Die Symptome halten oft ein bis zwei Wochen lang an, dann bessern sie sich langsam. Manche Kranken fühlen sich noch nach mehreren Wochen schwach und müde. Die Mykoplasmenpneumonie kann zwar gefährlich werden, gewöhnlich verläuft sie aber mild, und die meisten Menschen erholen sich auch ohne Behandlung.

Chlamydia pneumoniae ist ein weiterer, häufiger Auslöser für Lungenentzündungen bei Menschen im Alter von fünf bis 35 Jahren. Er befällt manchmal auch ältere Menschen. Die Krankheit wird beim Husten als Tröpfcheninfektion von Mensch zu Mensch übertragen. Die Symptome ähneln denen einer Mykoplasmenpneumonie. Die

▲ Siehe Seite 202

meisten Menschen werden nicht ernsthaft krank; trotzdem endet sie für fünf bis zehn von 100 älteren Menschen, die sich anstecken, tödlich.

Zur Diagnose beider Krankheiten dienen Bluttests, um Antikörper gegen die vermuteten Erreger zu finden, und es wird die Brust geröntgt.

Die Antibiotika Erythromyzin und Tetrazyklin sind wirksam, aber Chlamydieninfektionen sprechen darauf langsamer an als Mykoplasmenpneumonien. Wird die Behandlung zu früh beendet, können die Symptome wiederkehren.

Papageienkrankheit

Die Papageienkrankheit (Psittakose) ist eine seltene Form von Lungenentzündung, die durch *Chlamydia psittaci* hervorgerufen wird, ein Bakterium, das sich hauptsächlich bei Papageien, Wellensittichen und Turteltauben findet. Es kann auch bei anderen Vögeln wie Tauben, Finken, Hühnern und Truthähnen vorkommen. Gewöhnlich infizieren sich Menschen, indem sie Staub einatmen, der Partikel aus den Federn oder den Ausscheidungen infizierter Tiere enthält. Die Erreger können auch durch den Biß eines infizierten Tieres in den Menschen gelangen und selten durch Tröpfcheninfektion von Mensch zu Mensch übertragen werden. Die Papageienkrankheit ist in erster Linie eine Krankheit bei Personen, die in Haustiergeschäften oder auf Geflügelfarmen arbeiten.

Eine bis drei Wochen nach der Ansteckung leidet der Infizierte unter Fieber, Schüttelfrost, Müdigkeit und Appetitverlust. Husten tritt auf, der zuerst trocken ist, aber später grünlichen Auswurf hervorbringt. Das Fieber bleibt zwei bis drei Wochen bestehen und sinkt dann langsam. Die Krankheit kann leicht oder schwer verlaufen, je nachdem, wie alt der Kranke und wieviel Lungengewebe betroffen ist.

Bluttests auf Antikörper sichern die Diagnose am zuverlässigsten.

Vogelzüchter und -besitzer können sich vor der Infektion schützen, indem sie Staub aus den Federn meiden und sich von den Käfigen kranker Vögel fernhalten. Importeure müssen anfällige Vögel einer 45-Tage-Kur mit Tetrazyklin unterziehen; dadurch werden die Tiere im allgemeinen von den Erregern befreit.

Die Papageienkrankheit wird beim Menschen mindestens zehn Tage lang mit Tetrazyklin behandelt. Schwere Erkrankungen brauchen oft lange, bis sie sich bessern. Bei schweren, unbehandelten Krankheiten kann die Todesrate 30 Prozent erreichen.

▲ Siehe Seite 910

Lungenentzündung durch Viren

Viele Virusarten können die Lunge infizieren und eine Viruspneumonie verursachen. Bei Kindern und Babys sind die häufigsten Auslöser RS-Viren, Adenoviren, Parainfluenzaviren und Grippeviren. Masernviren können ebenfalls zu einer Lungenentzündung führen, besonders bei unterernährten Kindern.

Bei gesunden Erwachsenen verursachen vornehmlich die Grippeviren Typ A und B▲ Lungenentzündungen. Auch Windpockenviren kommen in Frage. Ältere Menschen sind durch Grippe-, Parainfluenza- oder RS-Viren gefährdet. Menschen jeden Alters mit einem geschwächten Immunsystem können schwere Lungenentzündungen durch Zytomegalieviren oder Herpes-simplex-Viren bekommen.

Die meisten Viruspneumonien werden nicht mit Medikamenten behandelt, die Viren abtöten. Bei bestimmten, schweren Lungenentzündungen ist das jedoch anders. Zum Beispiel wird Aciclovir gegen eine durch Windpockenviren oder durch Herpes-simplex-Viren ausgelöste Lungenentzündung gegeben. Zur Vorbeugung werden jährliche Grippeimpfungen für Krankenpflegepersonal, ältere Menschen und Personen mit chronischen Erkrankungen wie Lungenemphysem, Diabetes, Herz- und Nierenkrankheiten empfohlen.

Lungenentzündung durch Pilze

Außerhalb Europas verursachen folgende drei Pilzarten häufig Lungenentzündungen: *Histoplasma capsulatum* die Histoplasmamykose, *Coccidioides immitis* die Coccidioidesmykose und *Blastomyces dermatitidis* die Blastomykose. Die meisten Infizierten haben nur geringfügige Symptome und wissen gar nicht, daß sie angesteckt wurden. Nur einige werden ernsthaft krank.

Die **Histoplasmamykose** tritt zwar auf der ganzen Welt auf, aber vorwiegend in Flußtälern gemäßigter und tropischer Klimazonen. Viele Menschen haben überhaupt keine Symptome, wenn sie die Pilze eingeatmet haben. Oft erfahren sie erst durch einen Hauttest, daß sie damit Kontakt hatten. Bei anderen Menschen können sich Husten, Fieber, Muskel- und Brustschmerzen einstellen. Die Infektion kann eine akute Lungenentzündung hervorrufen, sie kann sich aber auch zu einer chronischen Lungenentzündung entwickeln mit Symptomen, die oft über Monate bestehenbleiben. Nur selten greift die Infektion auf andere Körperregionen über, insbesondere auf das Knochenmark, die Leber, die Milz und den Magen-Darm-Trakt. Diese Form der Krankheit tritt bevorzugt bei Menschen mit Aids oder anderen Störungen des Immunsystems auf. Gewöhnlich werden zur Diagnose die Pilze in einer Sputumprobe nachgewiesen, oder es wird ein Bluttest durchgeführt, der typische Antikörper erkennen läßt. Der Bluttest dokumentiert allerdings nur, daß ein Kontakt mit den Pilzen stattgefunden hat, er kann nicht beweisen, daß eine Krankheit ausgelöst wurde. Die Behandlung besteht üblicherweise darin, ein Pilzmittel wie Itraconazol oder Amphotericin B einzunehmen.

Die **Coccidioidesmykose** kommt in erster Linie in Trockenzonen vor, besonders im Südwesten der USA und in bestimmten Gebieten von Süd- und Mittelamerika. Nach dem Einatmen verursachen die Pilze entweder überhaupt keine Symptome, oder sie rufen eine akute oder chronische Lungenentzündung hervor. Manchmal breitet sich die Infektion über den Atemtrakt hinaus aus – meistens auf Haut, Knochen, Gelenke oder die Gehirnhäute (Meningen). Diese Komplikation kommt häufiger bei Männern vor, besonders bei Filipinos, bei Farbigen und bei Menschen mit Aids oder anderen Störungen des Immunsystems. Für die Diagnose werden die Pilze in einer Sputumprobe oder einer Gewebeprobe aus einer anderen infizierten Stelle nachgewiesen, oder es wird ein Bluttest gemacht, um die typischen Antikörper nachzuweisen. Die klassische Behandlung setzt Pilzmittel wie Fluconazol oder Amphotericin B ein.

Die **Blastomykose** kommt hauptsächlich im Südosten, in der südlichen Mitte und im Mittelwesten der Vereinigten Staaten und in den Gebieten rund um die großen Seen vor. Nach dem Einatmen setzen sich die Pilze hauptsächlich in der Lunge fest; die Infektion ruft aber gewöhnlich keine Symptome hervor. Manche Menschen bekommen eine grippeähnliche Krankheit. Gelegentlich halten die Symptome einer chronischen Lungeninfektion monatelang an. Die Erkrankung kann sich auf andere Körperteile ausbreiten, besonders auf Haut, Knochen, Gelenke und Prostata. Gewöhnlich wird die Diagnose gestellt, indem die Pilze im Sputum identifiziert werden. Zur Behandlung dienen normalerweise Pilzmittel wie Itraconazol oder Amphotericin B.

Andere Pilzinfektionen treten vorwiegend bei Menschen mit erheblich geschwächtem Immunsystem auf. Zu diesen Infektionen, die – anders als die vorher beschriebenen Pilzinfektionen – auch bei Menschen in Europa eine große Rolle spielen, gehören die **Kryptokokkusmykose**, verursacht durch *Cryptococcus neoformans*; die **Aspergillose**, verursacht durch *Aspergillus*; **Candidamykose**, ausgelöst durch *Candida* und die **Mukormykose**. Alle vier Formen kommen auf der ganzen Welt vor. Die Kryptokokkusmykose, die häufigste von ihnen, kann bei einem ansonsten gesunden Menschen auftreten, wird aber nur bei Menschen mit Immunschwächekrankheiten wie Aids wirklich gefährlich. Sie kann sich ausbreiten, besonders auf die Hirnhäute, wo sie zur Kryptokokkenmeningitis führen kann. *Aspergillus* verursacht Lungeninfektionen bei Menschen mit Aids oder solchen mit einem transplantierten Organ. Eine seltene Infektion, die Candidapneumonie, tritt am häufigsten bei Menschen mit einer verringerten Zahl weißer Blutkörperchen auf, beispielsweise bei Leukämiekranken, die sich einer Chemotherapie unterziehen müssen. Die Mukormykose, eine relativ seltene Pilzinfektion, betrifft meist Diabetiker oder Leukämiekranke. Alle vier Infektionen werden mit Pilzmitteln behandelt wie Itraconazol, Fluconazol oder Amphotericin B. Menschen mit Aids oder anderen Erkrankungen des Immunsystems werden möglicherweise trotzdem nicht mehr gesund.

Pneumocystis-carinii-Pneumonie

Pneumocystis carinii ist ein weitverbreiteter Erreger, der völlig harmlos in einer gesunden Lunge leben kann und nur dann krank macht, wenn die körpereigenen Abwehrkräfte durch Krebs, Krebstherapie oder Aids geschwächt sind. Mehr als 80 Prozent der Aidspatienten, die keine Standardprophylaxe erhalten, bekommen nach einiger Zeit eine Pneumocystis-carinii-Pneumonie. Oft ist sie sogar der erste Hinweis darauf, daß ein HIV-Infizierter Aids entwickelt hat.

Bei den meisten Menschen stellen sich Fieber, Atemnot und ein trockener Husten ein. Diese Symptome entstehen gewöhnlich innerhalb mehrerer Wochen. Die Lunge ist dann möglicherweise nicht imstande, genug Sauerstoff zum Blut zu transportieren, was zu schwerer Atemnot führt.

Die Diagnose wird anhand der mikroskopischen Untersuchung einer Sputumprobe gestellt. Für die Entnahme gibt es zwei Möglichkeiten: die Sputuminduktion (dabei wird mit Wasser oder Wasserdampf Husten hervorgerufen) oder eine Bronchoskopie (bei der ein Instrument in die Atemwege eingeführt wird, um die Probe zu entnehmen).▲

Das gebräuchliche Antibiotikum gegen eine Pneumocystis-carinii-Pneumonie ist Trimethoprim-Sulfamethoxazol. Zu den Nebenwirkungen, die besonders häufig bei Menschen mit Aids auftreten, zählen Ausschläge, eine abnehmende Zahl jener weißer Blutkörperchen, die Krankheiten bekämpfen, und Fieber. Alternative Behandlungsmöglichkeiten sind Dapson und Trimethoprim, Clindamyzin und Primaquin, Trimetrexat und Leukovorin, Atovaquon und Pentamidin. Patienten mit einem sehr niedrigen Sauerstoffgehalt im Blut können auch Kortison erhalten.

▲ Siehe Seite 158

Selbst wenn die Lungenentzündung angemessen behandelt wird, beträgt die Sterblichkeitsrate zehn bis 30 Prozent. Aidspatienten, deren Pneumocystis-carinii-Pneumonie erfolgreich behandelt wurde, nehmen im allgemeinen Trimethoprim-Sulfamethoxazol oder Pentamidin, um einen Rückfall zu verhüten.

Aspirationspneumonie

Häufig gelangen winzige Partikel vom Mund in die Atemwege, aber sie werden gewöhnlich durch den normalen Abwehrmechanismus wieder hinausbefördert, ehe sie in die Lunge eindringen oder eine Entzündung oder Infektion hervorrufen können. Wenn solche Teilchen nicht entfernt werden, können sie eine Lungenentzündung verursachen. Geschwächte Menschen, Personen im Alkohol- oder Drogenrausch oder solche, die durch Narkose oder andere medizinische Umstände bewußtlos sind, haben ein besonders hohes Risiko für diese Art Lungenentzündung. Auch ein gesunder Mensch, der viel Material aspiriert (z. B. bei Erbrechen), kann eine Lungenentzündung bekommen.

Eine **Lungenentzündung durch chemische Einflüsse** tritt auf, wenn die eingeatmeten (aspirierten) Stoffe in der Lunge als Gift wirken; die Krankheit beruht mehr auf einer Reizung als auf einer Infektion. Eine häufig aspirierte, problematische Substanz ist die Magensäure. Die unmittelbare Folge ist plötzliche Atemnot und ein beschleunigter Herzschlag. Weitere Symptome können Fieber, ein rosafarbener, schaumiger Auswurf und eine bläuliche Hautfärbung (Zyanose) durch die unzureichende Sauerstoffversorgung sein.

Röntgenaufnahmen der Brust und Messungen von Sauerstoff und Kohlendioxid im arteriellen Blut können dem Arzt bei der Diagnose helfen, aber gewöhnlich ist sie schon aufgrund der Ereignisse offenkundig. Die Behandlung besteht in einer Sauerstofftherapie und – falls erforderlich – künstlicher Beatmung. ▲ Die Luftröhre kann ausgesaugt werden, um die Sekrete und die aspirierten Partikel aus den Atemwegen zu entfernen.

Manchmal werden Antibiotika gegeben, um eine Infektion zu verhüten. Im allgemeinen erholen sich Menschen von einer chemisch bedingten Lungenentzündung entweder sehr schnell, oder sie entwickeln ein akutes Atemnotsyndrom oder bekommen eine Bakterieninfektion. Etwa 30 bis 50 Prozent der Betroffenen sterben.

Die **Aspiration von Bakterien** ist der häufigste Grund für eine Aspirationspneumonie. Sie wird gewöhnlich durch verschluckte und in die Lunge aspirierte Bakterien verursacht.

Ein **mechanischer Verschluß** der Atemwege kann eintreten, wenn Gegenstände aspiriert werden. Kleine Kinder sind am stärksten gefährdet, da sie oft Dinge in den Mund stecken und kleine Spielsachen oder Spielzeugteile aspirieren können. Eine solche Atemwegblockade kann auch bei Erwachsenen eintreten, meistens wird Fleisch beim Essen aspiriert. Bleibt ein Gegenstand oben in der Luftröhre stecken, kann der Betroffene möglicherweise nicht mehr atmen oder sprechen. Wenn das Teil nicht augenblicklich herausgeholt wird, wird er rasch sterben. Der Heimlich-Handgriff, der angewandt wird, um den Gegenstand zu entfernen, kann dem Betroffenen das Leben retten. Falls ein Objekt tiefer in den Atemwegen steckenbleibt, können ein chronischer Reizhusten und immer wiederkehrende Infektionen die Folge sein. Der Gegenstand wird gewöhnlich mit Hilfe einer Bronchoskopie herausgeholt (Verfahren, bei dem der Arzt mit einem Instrument die Atemwege betrachten und Proben daraus entnehmen oder Fremdkörper daraus entfernen kann). ■

▲ Siehe Seite 153

■ Siehe Seite 158

Lungenabszeß

Ein Lungenabszeß ist ein mit Eiter gefüllter Hohlraum in der Lunge, der von entzündetem Gewebe umgeben ist und durch eine Infektion hervorgerufen wird.

Ursachen

Gewöhnlich entsteht ein Abszeß dann, wenn Bakterien aus dem Mund oder Hals in die Lunge gelangen und dort eine Infektion verursachen. Der Körper hat viele Abwehrmechanismen gegen solche Infektionen, so daß sie nur auftreten, wenn die Abwehr darniederliegt – z. B. wenn jemand durch Beruhigungsmittel, Narkose, Alkoholmißbrauch oder eine Erkrankung des Nervensystems bewußtlos oder sehr benommen ist. Oft ist eine Zahnfleischerkrankung die Bakterienquelle; aber auch normaler Speichel enthält genügend Bakterien, um eine Infektion hervorzurufen, wenn er aspiriert wird. Bei einigen Menschen, besonders bei jenen über 40, kann ein Lungentumor einen Abszeß verursachen, indem er einen Atemweg verschließt.

Eine Lungenentzündung, die durch Bakterien wie *Staphylococcus aureus* oder *Legionella pneumophila* oder Pilze ausgelöst wird, kann zu einem Lungenabszeß führen. Bei Menschen mit geschwächtem Immunsystem können auch ansonsten ungewöhnliche Erreger die Ursache sein. Nur selten komplizieren eine Lungenembolie oder Infektionen, die sich auf dem Blutweg verbreiten, die Krankheit.

Gewöhnlich entwickelt man nur einen einzigen Lungenabszeß; wenn sich aber mehrere bilden, dann üblicherweise im gleichen Lungenflügel. Wenn die Lunge über das Blut infiziert wurde, können viele verstreute Abszesse entstehen. Dieses Problem tritt am häufigsten bei Abhängigen auf, die sich Drogen mit unsauberen Nadeln spritzen.

Die meisten Abszesse platzen schließlich in einen Luftweg hinein auf, wobei sie viel Sputum erzeugen, das abgehustet werden muß. Ein geplatzter Abszeß hinterläßt in der Lunge einen Hohlraum, der sich mit Flüssigkeit und Luft füllt. Manchmal öffnet sich ein Abszeß zum Pleuraspalt (der Spalt zwischen den beiden Lagen Brustfell, die die Lunge umgeben) und füllt ihn mit Eiter; dieser Zustand heißt Empyem. Ab und an öffnet sich ein großer Abszeß in einen Bronchus hinein, und der Eiter verteilt sich in der ganzen Lunge, wo er zu einer Lungenentzündung und zum akuten Atemnotsyndrom führt. Wenn ein Abszeß die Wand eines Blutgefäßes durchdringt, kann es heftig bluten.

Symptome und Diagnose

Die Symptome können langsam oder plötzlich auftreten. Die frühen Anzeichen ähneln denen einer Lungenentzündung: Müdigkeit, Appetitverlust, Schwitzen, Fieber und Husten mit Auswurf. Das Sputum kann mit Blut durchsetzt sein. Oft riecht es faulig, da die Bakterien in Mund oder Rachen einen Fäulnisgeruch produzieren. Der Kranke kann beim Atmen Brustschmerzen haben, besonders wenn das Brustfell entzündet ist.

Einen Lungenabszeß kann man nicht allein anhand der lungenentzündungsähnlichen Symptome und der Untersuchungsergebnisse diagnostizieren. Man kann ihn aber vermuten, wenn diese Symptome bei Menschen auftreten, die eine Erkrankung des Nervensystems haben, Alkohol oder Drogen mißbrauchen oder in jüngster Zeit aus irgendeinem Grund in Ohnmacht gefallen sind.

Röntgenaufnahmen der Brust entlarven einen Lungenabszeß oft. Wenn das Röntgenbild den Abszeß allerdings nur ahnen läßt, ist gewöhnlich eine Computertomographie (CT) nötig. Kulturen aus dem Sputum können dazu beitragen, die Erreger zu identifizieren, die den Abszeß verursacht haben.

Behandlung

Eine prompte, komplette Heilung eines Lungenabszesses erfordert Antibiotika – intravenös oder oral. Diese Behandlung wird so lange durchgeführt, bis die Symptome verschwunden sind und eine Röntgenaufnahme der Brust zeigt, daß sich der Abszeß aufgelöst hat. Dafür braucht es gewöhnlich mehrere Wochen oder Monate einer Antibiotikatherapie.

Um einen Lungenabszeß zu entleeren, muß der Patient husten und ein Atemtraining machen.▲ Wenn man die Ursache in einem blockierten Atemweg vermutet, wird eine Bronchoskopie durchgeführt, um die Blockade zu beheben.

Bei ungefähr 5 Prozent der Kranken geht die Infektion nicht zurück. Gelegentlich wird dann der Abszeß entleert, indem ein Schlauch durch die Brustwand bis in den Abszeß hinein eingeführt wird. Häufiger muß aber infiziertes Lungengewebe entfernt werden. Manchmal muß ein Lungenlappen oder sogar ein ganzer Lungenflügel herausgenommen werden.

Die Todesrate bei Menschen mit einem Lungenabszeß beträgt ungefähr 5 Prozent. Diese Rate steigt aber an, wenn die Betroffenen geschwächt sind, ein beeinträchtigtes Immunsystem, Lungenkrebs oder einen sehr großen Abszeß haben.

▲ Siehe Seite 154

Mukoviszidose

Die Mukoviszidose (zystische Fibrose) ist eine erbliche Krankheit, die bestimmte Drüsen stimuliert, ungewöhnliche Sekrete abzusondern; dies führt zu verschiedenen Symptomen. Die wichtigsten betreffen den Verdauungstrakt und die Lunge.

Etwa 8 000 Kinder, Jugendliche und junge Erwachsene in Deutschland leiden an dieser unheilbaren Erbkrankheit. Jedes Jahr werden etwa 400 Kinder mit Mukoviszidose geboren; bei weitem nicht alle erreichen das Erwachsenenalter. Fünf Prozent der Bevölkerung, also rund vier Millionen Menschen, tragen das Merkmal, das für Mukoviszidose verantwortlich ist, in ihren Genen, ohne es zu wissen. Die Krankheit tritt erst dann in Erscheinung, wenn der Betreffende zwei defekte Gene hat.▲ Menschen mit nur einem defekten Gen haben keine nennenswerten Symptome. Das Gen steuert die Produktion eines Eiweißes, das den Durchtritt von Chlor und Natrium (Kochsalz) durch die Zellwände reguliert. Wenn beide Gene verändert sind, wird der Chlor- und Natriumtransport unterbrochen; das führt zur Austrocknung und zunehmender Zähflüssigkeit der Sekrete.

Die Mukoviszidose betrifft nahezu alle exokrinen Drüsen, deren Sekrete durch Ausführungsgänge abfließen (im Gegensatz zu den endokrinen Hormondrüsen, deren Produkte direkt ins Blut gelangen). Die Sekrete sind auf unterschiedliche Weise verändert und beeinträchtigen die Drüsenfunktion. In manchen Drüsen, etwa der Bauchspeicheldrüse und jenen im Bereich des Darms, werden die Sekrete dickflüssig bis fest und blockieren die gesamte Drüse. Die schleimbildenden Drüsen in den Atemwegen der Lunge produzieren zähe Sekrete, die die Atemwege verstopfen und Bakterien als Nährboden dienen. Die Schweißdrüsen, die Ohrspeicheldrüsen und die kleinen Speicheldrüsen sondern Flüssigkeiten ab, die mehr Salz als sonst enthalten.

Symptome

Bei der Geburt ist die Lunge noch normal, aber danach können sich jederzeit Atemprobleme einstellen. Zähe Bronchialsekrete blockieren letztlich die kleinen Atemwege, die sich daraufhin entzünden. Wenn die Krankheit fortschreitet, verdicken sich die Bronchialwände, die Atemwege füllen sich mit infizierten Sekreten, Teile der Lunge fallen in sich zusammen (Atelektase), und die Lymphknoten vergrößern sich. Alle diese Veränderungen beeinträchtigen die Fähigkeit der Lunge, Sauerstoff an das Blut abzugeben.

Ein nicht geringer Teil von Babys mit Mukoviszidose wird mit einem Mekoniumileus geboren, einer Form von Darmverschluß bei Neugeborenen. Das Mekonium, die dunkelgrüne Substanz, die Neugeborene als ersten Stuhlgang ausscheiden, ist verdickt und passiert den Darm langsamer als sonst. Ist es zu fest, verstopft es den Darm. Durch den Verschluß kann die Darmwand aufbrechen oder eine Darmverschlingung entstehen. Das Mekonium kann in Dickdarm oder After Pfropfen bilden und sie so vorübergehend verstopfen. Babys mit einem Mekoniumileus entwickeln später fast immer auch die weiteren Symptome der Mukoviszidose.

Das erste Anzeichen einer Mukoviszidose bei einem Baby, das keinen Mekoniumileus hatte, ist oft nach vier bis sechs Wochen eine unzureichende Gewichtszunahme. Aufgrund des Mangels an Bauchspeicheldrüsenenzymen, die für die richtige Verdauung von Fetten und Eiweißen lebensnotwendig sind, haben 85 bis 90 Prozent der Säuglinge mit Mukoviszidose eine schlechte Verdauung. Das Baby hat häufige, massige, faulig riechende, fettige Stühle und oft einen aufgeblähten Bauch. Obwohl der Appetit normal oder sogar gesteigert ist, bleibt das Kind im Wachstum zurück. Es ist dünn und schlaff. Weil auch die fettlöslichen Vitamine A, D, E und K nur unzureichend aufgenommen werden, können Nachtblindheit, Rachitis, Blutarmut und Blutgerinnungsstörungen auftreten. Bei 20 Prozent der unbehandelten Kinder stülpt sich die Schleimhaut des Dickdarms aus dem After (Rektumprolaps). Babys, die gestillt oder mit Säuglingsnahrung aus Sojaeiweiß gefüttert werden, können Blutarmut und Schwellungen entwickeln, da sie nicht genügend Eiweiß aufnehmen.

Das ständige Husten, Keuchen und die Atemweginfektionen führen viele Eltern mit ihrem mukoviszidosekranken Kind zum Arzt. Das auffälligste Symptom, der Husten, ist von Würgen, Erbrechen und Schlafstörungen begleitet. Bei fortgeschrittener Krankheit wird die Brust faßförmig, und der Mangel an Sauerstoff läßt die Finger keulenförmig werden und die Haut bläulich erscheinen. In der Nase können sich Polypen bilden. Die Nasennebenhöhlen können sich mit zähflüssigen Sekreten füllen.

Jugendliche wachsen oft langsam, die Pubertät setzt verspätet ein, und die körperliche Leistungsfähigkeit ist herabgesetzt. Zu den Komplikationen bei Erwachsenen und jungen Menschen gehören das Zusammenfallen ei-

▲ Siehe Kasten, Seite 10

nes Lungenflügels (Pneumothorax), das Abhusten von Blut sowie Herzschwäche. Ein großes Problem sind auch die Infektionen. Ständig wiederkehrende Bronchitiden und Lungenentzündungen zerstören mit der Zeit die Lunge. Der Tod ist oft die Folge eines Zusammenspiels von Atmungs- und Herzschwäche, verursacht durch die zugrundeliegende Lungenerkrankung.

Etwa zwei bis drei von 100 Menschen mit Mukoviszidose entwickeln einen Typ-I-Diabetes, weil die vernarbte Bauchspeicheldrüse nicht mehr genügend Insulin produzieren kann. Der Verschluß der Gallengänge durch dickflüssige Sekrete kann zur Leberentzündung und schließlich zur Zirrhose führen. Durch die Leberzirrhose kann sich der Druck in den Venen erhöhen, die in die Leber führen (Pfortaderhochdruck); dadurch erweitern sich die Venen am unteren Ende der Speiseröhre und werden brüchig. Aus diesen sogenannten Ösophagusvarizen kann es ausgiebig bluten. Die Fortpflanzungsfähigkeit ist bei Mukoviszidosekranken oft herabgesetzt. Fast alle erwachsenen Männer produzieren kein Sperma oder nur wenig Samenfäden, weil sich die Samenleiter nicht normal entwickelt haben. Bei Frauen ist der Schleim im Gebärmutterhals zu dickflüssig. Frauen mit Mukoviszidose haben ein höheres Risiko für Komplikationen während der Schwangerschaft; dennoch haben viele mukoviszidosekranke Frauen Kinder geboren.

Wenn ein Kranker bei Hitze sehr stark schwitzt oder Fieber hat, kann er austrocknen, weil er mehr Salz und Wasser verliert als andere Menschen. Eltern können sehen, daß sich auf der Haut ihres Kindes Salzkristalle gebildet haben, oder sogar feststellen, daß sie nach Salz schmeckt.

Diagnose

Bei Neugeborenen mit Mukoviszidose ist die Konzentration des Verdauungsenzyms Trypsin im Blut hoch. Der Gehalt läßt sich aus einem kleinen Blutstropfen ermitteln, der auf einem Stück Filterpapier aufgefangen wird. Dieser Test wird zwar im Rahmen der Vorsorgeuntersuchungen bei Neugeborenen durchgeführt, hat aber dennoch keine endgültige Aussagekraft hinsichtlich einer Mukoviszidose.

Der Pilokarpin-Iontophorese-Schweißtest mißt den Salzgehalt im Schweiß. Mit dem Medikament Pilokarpin wird in einem kleinen Hautbereich die Schweißbildung angeregt; dann wird ein Stück Filterpapier auf die Stelle gepreßt, um den Schweiß aufzusaugen. Danach wird der Salzgehalt im Schweiß gemessen. Eine Salzkonzentration über dem Normalwert bestätigt die Diagnose bei Menschen mit den Symptomen einer Mukoviszidose oder bei solchen, bei denen die Krankheit in der Familie vorkommt. Diese Testergebnisse sind zwar bei jedem Kind aussagekräftig, das älter ist als 24 Stunden, aber es kann schwierig sein, von einem Baby, das jünger ist als drei oder vier Wochen, eine genügend ergiebige Schweißprobe zu erhalten. Der Schweißtest kann die Diagnose auch bei älteren Kindern und Erwachsenen sichern.

Da die Mukoviszidose mehrere Organe betreffen kann, können dem Arzt noch andere Untersuchungen bei der Diagnose helfen. Wenn es an Bauchspeicheldrüsenenzymen fehlt, kann eine Stuhlanalyse zeigen, daß zuwenig oder gar keine der Verdauungsenzyme Trypsin und Chymotrypsin gebildet werden oder der Stuhl zu viel Fett enthält. Bei einer mangelnden Insulinproduktion ist der Blutzuckerspiegel erhöht. Lungenfunktionsprüfungen ▲ zeigen, ob die Atmung beeinträchtigt ist. Auch eine Röntgenaufnahme der Brust kann die Diagnose bestätigen.

Möglicherweise wollen Verwandte der Eltern eines Kindes mit Mukoviszidose feststellen lassen, ob ihre zukünftigen Kinder ebenfalls die Krankheit haben könnten. Mit Hilfe eines Gentestes aus einer Blutprobe läßt sich nachweisen, ob ein defektes Mukoviszidose-Gen vorliegt. Wenn nicht beide Elternteile wenigstens ein solches Gen in sich tragen, werden ihre Kinder nicht an Mukoviszidose erkranken. Haben beide Elternteile ein einziges defektes Mukoviszidose-Gen, liegt das Risiko bei eins zu vier, daß das Kind krank ist. Normalerweise läßt sich bereits während der Schwangerschaft sicher feststellen, ob der Fetus eine Mukoviszidose hat.

Prognose

Wie schwer eine Mukoviszidose verläuft, ist von Mensch zu Mensch, unabhängig vom Alter, sehr verschieden; am meisten wird das davon bestimmt, wie stark die Lunge betroffen ist. Die Verschlimmerung der Krankheit, die mit der Zeit zur totalen Erschöpfung und schließlich zum Tod führt, ist jedoch unausweichlich. Nichtsdestoweniger ist die Prognose in den letzten 25 Jahren zunehmend besser geworden, dieses vor allem deshalb, weil moderne Behandlungsmethoden einige Veränderungen in der Lunge aufzuhalten vermögen. Die meisten Mukoviszidosepatienten sind heute im Schnitt 15 Jahre alt. Jeder dritte ist 18 Jahre alt und älter. Die Hoffnungen der Zukunft ruhen vor allem auf einer Gentherapie.

Behandlung

Zur Therapie gehören Vorbeugung und Behandlung von Lungenerkrankungen, vernünftige Ernährung, körperliche Aktivität und psychologischer und sozialer Beistand. Die Hauptlast der Behandlung eines Kindes mit Mukoviszidose liegt bei den Eltern. Sie sollten ausreichend aufgeklärt werden, damit sie die Voraussetzungen und Begründun-

▲ Siehe Seite 155

gen für die einzelnen Behandlungsschritte verstehen. Für den Patienten sollte ein umfassendes Therapieprogramm ausgearbeitet werden – überwacht von einem erfahrenen Arzt, unterstützt von Pflegekräften, einer Ernährungsfachkraft sowie Gymnastik- und Atemtherapeuten.

Eine bestimmte Art von Klistier kann einen unkomplizierten Mekoniumileus aufheben; falls das Klistier nicht hilft, kann eine Operation nötig werden. Die regelmäßige Einnahme von Arzneimitteln, die Flüssigkeit in den Darm ziehen, beispielsweise Laktulose, kann verhindern, daß eine Verstopfung eintritt.

Zu jeder Mahlzeit müssen Menschen mit einer Bauchspeicheldrüsenschwäche Enzyme in Form von Pulver (für Kinder) oder Kapseln einnehmen. Die Ernährung sollte genügend Kalorien und Eiweiß für ein normales Wachstum enthalten. Der Fettanteil sollte normal bis hoch sein. Da Menschen mit Mukoviszidose Fette nur unzulänglich verwerten können, brauchen sie größere Mengen als andere Menschen, um normal zu wachsen. Von der sonst empfohlenen Tagesdosis von Multivitaminen sollten Mukoviszidosepatienten das Doppelte einnehmen und Vitamin E in wasserlöslicher Form bevorzugen. Wenn sie sich körperlich anstrengen, Fieber haben oder es sehr heiß ist, sollten sie mehr Salz essen. Spezielle Milchnahrungen, die Eiweiß und Fett in leicht verdaulicher Form enthalten, können Kleinkindern mit ernsten Störungen der Bauchspeicheldrüse helfen. Kinder, die dennoch nicht ausreichend ernährt werden können, müssen möglicherweise durch eine Magen- oder Dünndarmsonde zusätzliche Nahrung zugeführt bekommen.

Die Therapie der Lungenstörungen konzentriert sich darauf, einem Verschluß der Atemwege vorzubeugen und Infektionen einzudämmen. Der Kranke sollte alle Routineimpfungen und die Grippeimpfung erhalten, da Virusinfektionen den Schaden an der Lunge vergrößern können. Mit einem Atemtraining – bestehend aus Lagerungsdrainage, Perkussion und Vibration sowie Unterstützung beim Husten – beginnt man bei den ersten Anzeichen von Lungenproblemen. ▲ Eltern eines kleinen Kindes können diese Techniken erlernen und sie jeden Tag anwenden. Größere Kinder und Erwachsene können das Atemtraining selbständig machen, wobei sie spezielle Geräte zur Unterstützung der Atmung oder Druckwesten verwenden.

Oft bekommen die Patienten Medikamente, die einer Verengung der Atemwege vorbeugen sollen (Bronchodilatatoren). Menschen mit ernsthaften Lungenproblemen brauchen unter Umständen eine zusätzliche Sauerstofftherapie. Im allgemeinen nützt eine mechanische Atmungshilfe Kranken mit Lungeninsuffizienz wenig; allerdings kann eine kurzzeitige mechanische Beatmung solchen Menschen während schwerer Infektionen helfen, sofern ihre Lungenfunktion vor der Infektion in Ordnung war.

Häufig eingesetzt werden schleimverflüssigende Wirkstoffe (Mukolytika), die das Abhusten von Sputum erleichtern und die Lungenfunktion verbessern. Sie vermindern auch die Häufigkeit schwerer Lungeninfektionen. Nebelzelte haben sich nicht bewährt. Kortison kann die Symptome bei Kleinkindern mit schwerer Entzündung der Bronchien lindern und auch Personen helfen, deren verengte Atemwege sich nicht mit Bronchodilatatoren erweitern lassen. Manchmal werden nichtsteroidale Entzündungshemmer wie Ibuprofen angewandt, um die Verschlechterung der Lungenfunktion hinauszuzögern.

Lungeninfektionen müssen frühzeitig mit Antibiotika behandelt werden. Bei den ersten Anzeichen werden Proben von abgehustetem Sputum im Labor auf die infektiösen Erreger untersucht, so daß der Arzt die geeigneten Arzneimittel auswählen kann. Antibiotika werden gewöhnlich oral eingenommen, doch bei einer schweren Infektion können intravenös verabreichte Antibiotika nötig sein. Diese Behandlung erfordert oft einen Krankenhausaufenthalt, kann aber auch zu Hause erfolgen. Die kontinuierliche Einnahme von Antibiotika hilft einigen Menschen, Rückfällen vorzubeugen.

Massive oder wiederkehrende Blutungen in einem Lungenflügel können behandelt werden, indem man die blutende Arterie verschließt.

Eine Operation ist meist unvermeidlich bei einem Pneumothorax, bei einer chronischen Nebenhöhleninfektion, einer schweren chronischen Infektion in einem Teil der Lunge, bei Blutungen aus den Blutgefäßen der Speiseröhre, Erkrankungen der Gallenblase oder einem Darmverschluß. Lebertransplantationen waren bei schwerem Leberschaden erfolgreich. Bei schwerer Herz- und Lungenerkrankung werden Herz und die beiden Lungenflügel kombiniert transplantiert. Diese Organverpflanzungen werden mit zunehmender Erfahrung und weiterentwickelten Techniken immer mehr zur Routine, ihre Ergebnisse verbessern sich. Ein Jahr nach der Transplantation lebt noch 75 Prozent der Patienten, und ihr Zustand hat sich erheblich gebessert.

Menschen mit Mukoviszidose sterben nach vielen Jahren und immer schlechter werdender Lungenfunktion gewöhnlich an der Atmungsschwäche; einige Patienten jedoch auch an der Lebererkrankung, an Blutungen in den Atemwegen oder aufgrund von Komplikationen bei einer Operation.

▲ Siehe Seite 154

Brustfellerkrankungen

Das Brustfell (Pleura) ist eine dünne, durchsichtige Haut, die die Lunge bedeckt und gleichzeitig die Innenseite der Brustwand auskleidet. Die Oberfläche des Teils, der die Lunge bedeckt, steht in engem Kontakt mit der jenes Teils, der die Brustwand auskleidet. Zwischen diesen beiden dünnen, elastischen Häuten befindet sich etwas Flüssigkeit, die die Lagen befeuchtet, damit sie bei jedem Atemzug reibungslos aneinander vorbeigleiten können. Zwischen die beiden Häute des Brustfells können Luft, Blut, Flüssigkeit oder andere Stoffe eindringen und einen Hohlraum bilden. Sammelt sich dort zuviel an, können sich einer oder auch beide Lungenflügel beim Atmen nicht mehr normal ausdehnen, und der Lungenflügel fällt zusammen (Kollaps).

Brustfellentzündung

Bei einer Brustfellentzündung (Pleuritis) ist das Brustfell entzündet.

Eine Brustfellentzündung entsteht, wenn Erreger (gewöhnlich Viren oder Bakterien) das Brustfell reizen und zu einer Entzündung führen. Dabei kann sich Flüssigkeit in der Pleurahöhle ansammeln (Pleuraerguß); bei einer Entzündung ohne Flüssigkeit spricht man von trockener Pleuritis. Wenn die Entzündung zurückgeht, kann das Brustfell wieder in seinen Normalzustand zurückkehren, es kann aber auch sein, daß die Brustfellhäute aneinanderkleben.

Symptome und Diagnose

Das häufigste Symptom einer Brustfellentzündung sind Brustschmerzen, die meist ganz plötzlich auftreten. Die Beschwerden können von einem unbestimmten Unwohl-

Zwei Ansichten des Brustfells

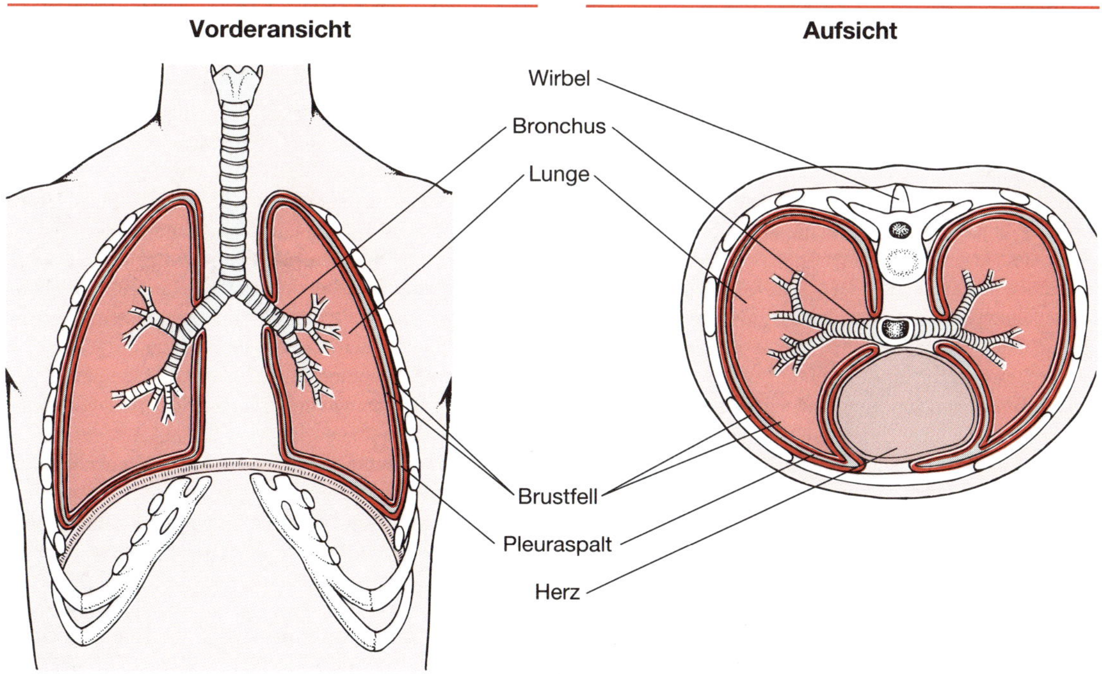

Hauptursachen für Brustfellentzündung

- Lungenentzündung
- Lungeninfarkt, verursacht durch Lungenembolie
- Krebs
- Tuberkulose
- Rheumatoide Arthritis
- Systemischer Lupus erythematodes
- Infektionen durch Parasiten wie Amöben
- Entzündung der Bauchspeicheldrüse
- Verletzungen, beispielsweise ein Rippenbruch
- Reizstoffe, wie Asbest, die das Brustfell über die Atemwege oder anderweitig erreichen
- Allergische Reaktionen, die durch Arzneimittel wie Hydralazin, Prokainamid, Isoniazid, Phenytoin oder Chlorpromazin hervorgerufen werden

sein bis zu intensiv stechenden Schmerzen reichen. Manchmal sind die Schmerzen nur beim tiefen Atmen oder Husten zu spüren, sie können auch permanent vorhanden sein und sich beim tiefen Atmen und Husten verschlimmern. Die Schmerzen werden durch die Entzündung im Bereich der äußeren Brustfellhaut hervorgerufen und sind meistens in der Brustwand genau über der entzündeten Stelle zu fühlen. Die Schmerzen können aber auch oder nur im Bauchraum, Hals oder in der Schulter zu spüren sein.▲

Die Atmung wird schnell und flach, weil tiefes Atmen weh tut; die Muskeln der schmerzenden Seite werden weniger eingesetzt als die der gesunden Seite. Wenn sich viel Flüssigkeit ansammelt, trennt diese die Lagen des Brustfells; dann vergehen die Schmerzen. Eine große Flüssigkeitsmenge kann es aber einem oder beiden Lungenflügeln schwermachen, sich beim Atmen auszudehnen; dieser Zustand führt zu Atemnot.

Eine Brustfellentzündung ist für den Arzt meist leicht zu erkennen, weil die Schmerzen so charakteristisch sind. Mit dem Stethoskop kann er zusätzlich ein quiekendes, reibendes Geräusch hören – das Pleurareiben. Eine Röntgenaufnahme der Brust kann zwar die Brustfellentzündung nicht direkt zeigen; sie kann aber einen Rippenbruch, eine Lungenerkrankung oder eine kleine Flüssigkeitsansammlung in der Pleurahöhle nachweisen.

▲ Siehe Seite 284

Behandlung

Die Behandlung einer Brustfellentzündung richtet sich nach der Ursache. Bei einer bakteriellen Infektion beispielsweise werden Antibiotika verschrieben. Ist die Ursache eine Virusinfektion, ist keine Behandlung nötig. Liegt die Ursache in einer Autoimmunerkrankung, verschwindet die Brustfellentzündung meist, wenn die ursächliche Krankheit behandelt wird.

Schmerzmittel wie Parazetamol oder Ibuprofen helfen gewöhnlich, die Schmerzen zu lindern – ungeachtet der Ursache. Kodein und andere Opioide sind zwar stärkere Schmerzmittel, unterdrücken aber auch den Husten; das ist jedoch unerwünscht, da tiefes Atmen und Husten helfen, einer Lungenentzündung vorzubeugen. Aus diesem Grund wird jemand mit Brustfellentzündung auch ermutigt, zu husten und tiefer zu atmen, sobald die Schmerzen dieses zulassen. Das Husten kann weniger schmerzhaft sein, wenn der Betroffene selbst oder ein Helfer dabei ein Kissen fest gegen den schmerzenden Bereich der Brust drückt. Starke Brustschmerzen lassen sich lindern, indem die ganze Brust mit relativ lockeren, nicht klebenden, elastischen Bandagen umwickelt wird. Ist diese Bandage jedoch zu straff, kann sich die Brust beim Atmen nicht mehr richtig ausdehnen; dann wächst das Risiko einer Lungenentzündung.

Pleuraerguß

Beim Pleuraerguß sammelt sich ungewöhnlich viel Flüssigkeit in der Pleurahöhle an.

Normalerweise trennt nur ein dünner Flüssigkeitsfilm die beiden Pleuraschichten voneinander. Zuviel Flüssigkeit kann sich aus vielerlei Gründen ansammeln; zu ihnen gehören Herzschwäche, Leberzirrhose und Lungenentzündung.

Auch Blut, Eiter, milchige und cholesterinreiche Flüssigkeit können sich in der Pleurahöhle ansammeln.

Blut in der Pleurahöhle (Hämatothorax) ist gewöhnlich die Folge einer Brustverletzung. Nur selten bricht ein Blutgefäß in den Pleuraraum auf, oder es tritt aus einer Ausbuchtung der Aorta (Aortenaneurysma) Blut in den Spalt aus. Eine Blutung kann auch durch eine Gerinnungsstörung verursacht werden. Da das Blut in der Pleurahöhle nicht vollständig gerinnt, ist es für den Arzt gewöhnlich leicht, es mit einer Hohlnadel oder über einen Katheter abzuziehen.

Eiter in der Pleurahöhle (Empyem) kann sich ansammeln, wenn sich eine Lungenentzündung oder ein Lungenabszeß auf die Pleurahöhle ausbreitet. Das Empyem kann eine Komplikation bei einer Lungenentzündung sein, bei einer Infektion von Wunden in der Brust, bei einer Brustoperation, einem Riß in der Speiseröhre oder bei einem Abszeß in der Bauchhöhle.

Milchige Flüssigkeit in der Pleurahöhle (Chylothorax) gelangt dorthin, wenn das wichtigste ableitende Lymphgefäß in der Brust, der Brustmilchgang (Ductus thoracicus), verletzt oder durch einen Tumor blockiert wird.

Cholesterinreiche Flüssigkeit in der Pleurahöhle ist das Ergebnis eines anhaltenden Pleuraergusses, der durch Tuberkulose oder rheumatoide Arthritis verursacht wird.

Symptome und Diagnose

Ungeachtet der Art von Flüssigkeit im Pleuraraum oder ihrer Ursache sind die häufigsten Symptome Atemnot und Schmerzen in der Brust. Viele Menschen haben bei einem Pleuraerguß jedoch gar keine Symptome.

Eine Röntgenaufnahme der Brust, auf der Flüssigkeit zu sehen ist, ist gewöhnlich der erste Schritt zur Diagnose. Eine Computertomographie (CT) zeigt die Lunge und die Flüssigkeit deutlicher und kann so eine Lungenentzündung, einen Lungenabszeß oder einen Tumor voneinander abgrenzen. Der Ort einer geringen Flüssigkeitsansammlung läßt sich mit Ultraschall lokalisieren, so daß er entleert werden kann.

Fast immer wird eine Probe der Flüssigkeit mit einer Nadel entnommen (Pleurapunktion) ▲, um sie zu untersuchen. Das Aussehen der Flüssigkeit kann dem Arzt helfen, ihren Ursprung zu bestimmen. Laboruntersuchungen ermitteln die chemische Zusammensetzung und geben Aufschluß, ob Bakterien oder Pilze vorhanden sind. Die Probe wird auch auf Zellen untersucht; ihre Anzahl und ihre Art werden bestimmt und ob sich unter ihnen eventuell Krebszellen befinden.

Falls diese Untersuchungen die Ursache nicht eindeutig zu erkennen geben, kann eine Biopsie des Brustfells nötig sein. ■ Dann entnimmt der Arzt mit einer Punktionsnadel eine Gewebeprobe aus der äußeren Pleuraschicht. Ist die Probe zu klein für eine genaue Diagnose, muß die Gewebeprobe durch einen kleinen Schnitt in der Brustwand entnommen werden (offene Pleurapunktion). Manchmal wird eine Probe mit Hilfe eines Thorakoskops (Sichtröhre, durch die der Arzt den Pleuraraum untersuchen und Proben ziehen kann) entnommen. ★

Gelegentlich hilft dem Arzt die Bronchoskopie (direkte Betrachtung der Atemwege durch eine Sichtröhre) ●, die Ursache der Flüssigkeitsansammlung zu finden. Bei zirka 20 Prozent der Menschen mit Pleuraerguß bleibt die Ursache trotz intensiver Suche im dunkeln.

Behandlung

Kleine Pleuraergüsse erfordern unter Umständen lediglich die Behandlung der auslösenden Ursache. Größere Ergüsse, besonders solche, die Atemnot verursachen, können es notwendig machen, die Flüssigkeit abzuleiten. Gewöhnlich erleichtert das die Atemnot erheblich. Oft kann die Flüssigkeit mit Hilfe einer Pleurapunktion abgezogen werden, bei der eine kleine Nadel oder ein Katheter in den Pleuraspalt geführt wird. Die Pleurapunktion wird zwar normalerweise nur für diagnostische Zwecke eingesetzt, doch der Arzt kann mit diesem Verfahren auch bis zu 1,5 Liter Flüssigkeit auf einmal abziehen.

Handelt es sich um größere Mengen Flüssigkeit, kann ein Katheter durch die Brustwand eingeführt werden. Nachdem der Bereich örtlich betäubt wurde, führt der Arzt einen Plastikschlauch zwischen zwei Rippen in den Brustkorb ein. Dann verbindet er den Schlauch mit einem abgeschlossenen Drainagesystem; so wird sichergestellt, daß keine Luft in die Pleurahöhle eindringen kann. Dann wird die Brust geröntgt, um die Lage des Schlauches zu kontrollieren. Die Drainage kann blockiert sein, wenn der

Häufige Ursachen für einen Pleuraerguß

- Herzschwäche
- Zu wenig Eiweiß im Blut
- Leberzirrhose
- Lungenentzündung
- Tuberkulose
- Kryptokokkusmykose
- Abszeß unter dem Zwerchfell
- Rheumatoide Arthritis
- Entzündung der Bauchspeicheldrüse
- Lungenembolus
- Tumore
- Systemischer Lupus erythematodes
- Herzoperation
- Verletzung in der Brust
- Arzneimittel wie Hydralazin, Prokainamid, Isoniazid, Phenytoin oder Chlorpromazin und selten Nitrofurantoin, Bromocriptin, Dantrolen, Procarbazin
- Unsachgemäßes Anlegen von Infusionskanülen oder anderen intravenösen Kathetern

▲ Siehe Seite 157
■ Siehe Seite 158
★ Siehe Seite 159
● Siehe Seite 158

Schlauch falsch liegt oder abgeknickt ist. Ist die Flüssigkeit sehr zäh oder klumpig, kann es sein, daß sie nicht abfließt.

Hat sich aufgrund einer Infektion Eiter angesammelt (Empyem), müssen Antibiotika intravenös gegeben und die Flüssigkeit abgeleitet werden. Tuberkulose oder Coccidioidesmykose erfordern eine längere Behandlung mit Antibiotika. Ist der Eiter sehr zähflüssig oder mit faserigen Bestandteilen durchsetzt, erschwert das die Drainage; dann muß möglicherweise ein Teil einer Rippe entfernt werden, damit ein größerer Drainageschlauch gelegt werden kann. Nur selten muß die äußere Lage des Brustfells operativ abgeschält werden (Dekortikation).

Eine durch Tumore des Brustfells hervorgerufene Flüssigkeitsansammlung ist unter Umständen schwer zu behandeln, weil meist schnell wieder Flüssigkeit nachläuft. Wird sie abgezogen und werden Medikamente gegen Krebs gegeben, beugt das manchmal einer erneuten Flüssigkeitsansammlung vor. Gelingt das nicht, kann es hilfreich sein, den Pleuraraum komplett zu verschließen. Zunächst wird die gesamte Flüssigkeit durch einen Schlauch abgezogen, dann werden durch ihn Reizstoffe wie Doxyzyklinlösung oder Talkum in den Pleuraspalt eingebracht. Das Reizmittel »schweißt« die beiden Pleurablätter aneinander, so daß sich keine Flüssigkeit mehr ansammeln kann.

Wenn Blut in die Pleurahöhle eindringt, genügt es gewöhnlich, dieses abzuleiten, bis die Blutung gestillt ist. Durch den Drainageschlauch können Mittel wie Streptokinase und Streptodornase eingeleitet werden, die Blutgerinnsel auflösen. Hält die Blutung an oder kann das Blut mit dem Schlauch nicht hinreichend abgezogen werden, ist möglicherweise eine Operation nötig.

Die Behandlung eines Chylothorax konzentriert sich auf die Beseitigung des Schadens am Lymphgefäß. Eine solche Behandlung kann in einer Operation bestehen oder in der Gabe von Medikamenten gegen Krebs, wenn dieser den Lymphfluß blockiert.

Pneumothorax

Bei einem Pneumothorax sammelt sich Luft zwischen den beiden Pleurablättern an.

Ein Pneumothorax kann aus unbestimmtem Grund entstehen; die Ärzte nennen dieses einen idiopathischen Spontanpneumothorax. Er kann auch die Folge einer Verletzung oder eines ärztlichen Eingriffs sein, bei der Luft in den Pleuraspalt eindringt, wie beispielsweise bei der Pleurapunktion. Ein zu hoher Druck bei künstlicher Beatmung kann die Lunge schädigen und einen Pneumothorax verursachen – meistens bei Menschen mit akutem Atemnotsyndrom▲, die künstliche Beatmung mit erhöhtem Druck brauchen, um zu überleben.

Normalerweise ist der Druck in der Pleurahöhle geringer als in der Lunge. Dringt jedoch Luft in den Pleuraspalt ein, steigt der Druck dort über den Wert in der Lunge an, und die Lunge fällt teilweise oder komplett in sich zusammen. Das verursacht sofort schwerste Atemnot.

Ein **einfacher Spontanpneumothorax** tritt meist auf, wenn ein kleiner, geschädigter Bereich der Lunge (Bläschen) reißt. Das kommt am häufigsten bei hochgewachsenen Männern unter 40 Jahren vor. Meistens wird der einfache Spontanpneumothorax nicht durch Anstrengung herbeigeführt. Manchmal tritt er beim Tauchen oder beim Fliegen in großer Höhe auf; offenbar beruht er auf den Druckveränderungen in der Lunge. Die meisten Menschen werden wieder vollkommen gesund.

Der **komplizierte Spontanpneumothorax** entsteht bei Menschen mit ausgedehnter Lungenerkrankung. Diese Art von Pneumothorax ist meistens die Folge eines geplatzten Lungenbereichs bei älteren Menschen, die an einem Emphysem leiden. Der komplizierte Spontanpneumothorax kann auch bei Menschen mit anderen Lungenkrankheiten auftreten, etwa bei Mukoviszidose, eosinophilem Granulom, Lungenabszeß, Tuberkulose und *Pneumocystis-carinii*-Pneumonie. Durch die zugrundeliegende Lungenkrankheit sind die Symptome und die Folgen eines komplizierten Spontanpneumothorax im allgemeinen schwerwiegend.

Der **Spannungspneumothorax** ist eine ernste und potentiell lebensgefährliche Krankheit. Hier wirkt das Gewebe in der Umgebung des Bereichs, wo die Luft in den Pleuraspalt eindringt, wie ein Ventil: Die Luft kann zwar eindringen, aber nicht mehr entweichen. Diese Situation erhöht den Druck in der Pleurahöhle so sehr, daß die Lunge komplett zusammenfällt und das Herz mitsamt dem Inhalt des mittleren Brustraumes zur anderen Brustseite weggedrückt wird. Wird dieser Zustand nicht augenblicklich beseitigt, führt der Spannungspneumothorax innerhalb weniger Minuten zum Tod.

Symptome und Diagnose

Die Symptome sind sehr unterschiedlich, je nachdem wieviel Luft in den Pleuraraum eingedrungen ist und wie groß der zusammengefallene Teil der Lunge ist. Sie reichen von geringer Atemnot oder Brustschmerzen bis zu schwerer Atemnot, Schock und lebensbedrohlichem Herzstillstand. Meistens beginnen die Symptome plötzlich mit heftigen Brustschmerzen, Atemnot und gelegentlich mit einem trockenen, stoßweisen Husten. Die Schmerzen können auch in der Schulter, im Nacken oder im Bauch auftreten. Bei einem langsam entstehenden Pneumothorax

▲ Siehe Seite 160

sind die Symptome weniger schwer, als wenn er schnell auftritt. Außer bei einem sehr ausgedehnten oder bei einem Spannungspneumothorax lassen die Symptome wieder nach, sobald sich der Körper an den Lungenkollaps angepaßt hat und die Lunge sich allmählich wieder aufzublähen beginnt.

Eine körperliche Untersuchung sichert gewöhnlich die Diagnose. Mit einem Stethoskop kann der Arzt feststellen, daß in einem Teil der Brust die normalen Atemgeräusche fehlen. Die Luftröhre, der große Atemweg, der durch den vorderen Teil des Halses führt, kann zur Seite gedrückt sein – eine Folge der zusammengefallenen Lunge. Eine Röntgenaufnahme der Brust zeigt sowohl den luftgefüllten Hohlraum als auch die zusammengefallene Lunge.

Behandlung

Ein kleiner Pneumothorax erfordert gewöhnlich keine Behandlung. Er verursacht keine ernsten Atmungsprobleme, und der Körper nimmt die eingetretene Luft innerhalb weniger Tage auf. Bis die Luft eines ausgedehnten Pneumothorax vollkommen resorbiert ist, kann es allerdings zwei bis vier Wochen dauern; schneller gelingt das, wenn man einen Schlauch in den Pneumothorax einführt. Ein Katheter ist auch nötig, wenn der Pneumothorax so groß ist, daß er die Atmung stark behindert. Der Schlauch wird mit einem abgedichteten Drainagesystem verbunden oder mit einem Ventil, das die Luft entweichen läßt und zugleich dafür sorgt, daß keine Luft mehr eintreten kann. Am Schlauch kann eine Saugpumpe angebracht werden, falls die Luft durch eine ungewöhnliche Verbindung zwischen einem Atemweg und dem Pleuraspalt (Fistel) eintritt. Gelegentlich ist eine Operation nötig. Oft wird sie durchgeführt, indem ein Thorakoskop durch die Brustwand in die Pleurahöhle geführt wird.

Ein Pneumothoraxrückfall kann eine beträchtliche Behinderung nach sich ziehen. Bei Menschen mit erhöhtem Risiko – z. B. Taucher und Jetpiloten – wird bereits beim ersten Pneumothorax eine Operation erwogen. Bei Personen mit einem Pneumothorax, der nicht heilt, oder bei denen er zum zweiten Mal auf derselben Seite auftritt, wird operiert, um die Ursache der Erkrankung zu beseitigen. Ein komplizierter Spontanpneumothorax, bei dem laufend Luft in den Pleuraspalt eindringt, oder ein wiederkehrender Pneumothorax kann oft nicht operiert werden; die zugrundeliegende Lungenerkrankung macht das zu gefährlich. Ein Pleuraspalt kann oft verschlossen werden, indem man Doxyzyklin durch einen Katheter, der die Luft aus dem Spalt abzieht, einleitet.

Beim Spannungspneumothorax kann eine notfallmäßige Entfernung der Luft den Patienten vor dem Tod bewahren. Die Luft wird sofort herausgesaugt; dabei wird eine große Spritze mit einer Nadel verbunden und in die Brust eingestochen. Anschließend wird ein Schlauch eingeführt, um die Luft fortwährend abzuziehen.

KAPITEL 45

Lungenkrebs

Die meisten Arten von Lungenkrebs entstehen innerhalb der Zellen der Lunge; der Krebs kann sich aber auch von anderen Körperteilen auf die Lunge ausbreiten (metastasieren).

Lungenkrebs ist bei Männern in Deutschland die häufigste Krebsart. Bei Frauen gehört er zu den fünf häufigsten Krebsformen. Während die Erkrankungshäufigkeit bei Männern seit etwa 20 Jahren nahezu gleich bleibt, steigt sie bei Frauen jedes Jahr um etwa drei Prozent an. Der Grund ist darin zu sehen, daß immer mehr Frauen rauchen. Lungenkrebs gehört zu jenen Krebsformen, deren Prognose recht ungünstig ist.

Ursachen

Zigarettenrauchen ist der Hauptrisikofaktor für Lungenkrebs – bei Männern zu etwa 90 Prozent, bei Frauen zu 30 bis 60 Prozent. Je mehr Zigaretten ein Mensch raucht, desto höher ist sein Lungenkrebsrisiko.

Nur ein geringer Teil der Lungenkrebserkrankungen ist Stoffen zuzuschreiben, mit denen die Menschen bei der Arbeit in Berührung kommen oder die sie einatmen. Umgang mit Asbest, Strahlung, Arsen, Chromaten, Nickel, Chlormethylether, Senfgas und mit Emissionen aus Koksöfen werden mit Lungenkrebs in Zusammenhang gebracht, obwohl diese Ursachen gewöhnlich nur bei Zigarettenrauchern von Bedeutung sind. Welche Rolle die Luftverschmutzung hinsichtlich Lungenkrebs spielt, ist noch ungeklärt. Das gleiche gilt für die vermuteten Zusammenhänge mit der Radonbelastung in Wohnhäusern. Gelegentlich bildet sich Lungenkrebs – besonders das Adenokarzinom und das Alveolarzellkarzinom – bei Menschen, deren Lunge durch andere Lungenkrankheiten vernarbt ist, etwa durch Tuberkulose oder Fibrose.

Arten von Lungenkrebs

Mehr als 90 Prozent der Lungenkrebserkrankungen beginnen in den Bronchien (den großen Atemwegen, die die Lunge versorgen); einen solchen Krebs nennt man Bronchialkarzinom. Formen dessen sind das Plattenepithelkarzinom, das kleinzellige Karzinom, das großzellige Karzinom und das Adenokarzinom.

Das Alveolarzellkarzinom hat seinen Ursprung in den Luftbläschen (Alveolen) der Lunge. Obwohl diese Krebsart in einer Einzelgeschwulst bestehen kann, entwickelt sie sich oft gleichzeitig in mehreren Bereichen der Lunge.

Zu den selteneren Lungentumoren gehören das Bronchialadenom, das krebsartig oder nicht krebsartig sein kann, das Hamartom (nicht krebsartig) und das Sarkom (krebsartig). Als Lymphom wird ein Krebs im lymphatischen System bezeichnet. Es kann sich in der Lunge bilden oder auf sie übergreifen.

Viele Krebsarten, die an irgendeiner Stelle im Körper auftreten, breiten sich auf die Lunge aus. Dazu gehört am häufigsten Krebs in der Brust, im Darm, in der Prostata, den Nieren, der Schilddrüse, im Magen, am Gebärmutterhals, im Rektum, in den Hoden, den Knochen und auf der Haut.

Symptome

Die Symptome des Lungenkrebses hängen von seiner Art ab, seinem Sitz und davon, wie er sich ausbreitet. Das Hauptmerkmal ist gewöhnlich ein hartnäckiger Husten. Wenn sich bei jemandem mit chronischer Bronchitis ein Lungenkrebs entwickelt, stellen diese Menschen häufig fest, daß sich ihr Husten verschlimmert. Wenn sie Sputum abhusten, kann es mit Blut durchsetzt sein. Wächst der Krebs in Blutgefäße hinein, kann es zu schweren Blutungen kommen.

Der Krebs kann Keuchen verursachen, weil er die Luftwege verengt, in denen oder in deren Nähe er wächst. Durch einen verschlossenen Bronchus kann jener Teil der Lunge zusammenfallen, der von ihm versorgt wird (Atelektase). Weitere Folgen können Lungenentzündung mit Husten, Fieber, Brustschmerzen und Atemnot sein. Wenn der Tumor in die Brustwand hineinwächst, kann er nachhaltige Brustschmerzen hervorrufen.

Zu den erst später auftretenden Symptomen gehören Appetit- und Gewichtsverlust sowie Schwäche. Durch Lungenkrebs sammelt sich oft Flüssigkeit um die Lunge herum an (Pleuraerguß)▲, was Atemnot auslöst. Wenn sich der Krebs in der Lunge ausbreitet, können sich schwere Atemnot, ein niedriger Sauerstoffgehalt im Blut und Herzschwäche entwickeln.

Der Krebs kann in bestimmte Nerven im Halsbereich hineinwachsen; dann hängt ein Augenlid herunter, die Pupille ist eng, das Auge sinkt ein, und die Schweißproduktion auf einer Gesichtshälfte verringert sich. Die Gesamtheit dieser Symptome nennt man Horner-Syndrom. Ein Krebs an der Lungenspitze kann die Nerven erreichen, die einen Arm versorgen; dieses läßt den Arm schmerzhaft, taub und kraftlos werden. Die Nerven, die zum Kehlkopf führen, können ebenfalls angegriffen werden und die Stimme heiser werden lassen.

Eine Krebsgeschwulst kann direkt in die Speiseröhre hineinwachsen, oder sie wächst in der Nähe und drückt auf sie; das Ergebnis sind Schluckbeschwerden. Gelegentlich bildet sich eine Verbindung (Fistel) zwischen der Speiseröhre und den Bronchien; die Folge sind heftige Hustenanfälle beim Schlucken, weil durch die Fistel Nahrungsmittel und Flüssigkeit in die Lunge eindringen.

Ein Lungenkrebs kann auch auf das Herz übergreifen; dann kann sich der Herzrhythmus verändern, das Herz vergrößern oder im Herzbeutel, der das Herz umgibt, Flüssigkeit ansammeln.■ Der Krebs kann in der oberen Hohlvene (eine der großen Venen in der Brust) oder um sie herum wachsen. Verengt sich diese Vene, staut sich Blut in den anderen Venen des Oberkörpers. Jene in der Brustwand erweitern sich. Das Gesicht, der Hals und die obere Brustwand – einschließlich der Brüste – schwellen an und färben sich rötlich. Der Zustand führt auch zu Atemnot, Kopfschmerzen, verzerrtem Sehen, Schwindel und Schläfrigkeit. Die Symptome verschlimmern sich gewöhnlich, wenn sich der Kranke vorbeugt oder hinlegt.

Ein Lungenkrebs kann sich über das Blut auf Leber, Gehirn, Nebennieren und Knochen ausbreiten. Besonders beim kleinzelligen Karzinom entstehen solche Absiedelungen schon recht früh. Die Symptome – Leberversagen, Verwirrung, Krampfanfälle und Knochenschmerzen – können schon auftreten, noch bevor sich die ersten Lungenprobleme bemerkbar machen; das erschwert eine frühzeitige Diagnose.

Einige Arten von Lungenkrebs wirken sich in Bereichen aus, die von der Lunge weit entfernt sind, wie Stoffwechsel-, Nerven- und Muskelstörungen (paraneoplastische Syndrome). Diese Syndrome haben nichts mit der Größe oder dem Sitz des Lungenkrebses zu tun und bedeuten

▲ Siehe Seite 202

■ Siehe Seite 101

nicht unbedingt, daß sich der Krebs außerhalb des Brustraums ausgebreitet hat; sie werden vielmehr durch Substanzen ausgelöst, die der Tumor absondert. Solche Symptome können der erste Hinweis auf Krebs sein oder darauf, daß der Krebs nach einer Behandlung zurückgekehrt ist. Ein Beispiel für ein paraneoplastisches Syndrom ist das Lambert-Eaton-Syndrom, das durch extreme Muskelschwäche gekennzeichnet ist. Ein weiteres Beispiel sind Muskelschwäche und -schmerzen, die durch Entzündungen hervorgerufen werden (Polymyositis) und von Hautentzündungen begleitet sein können (Dermatomyositis).

Manche Lungenkrebsarten produzieren Hormone oder hormonähnliche Stoffe, die die Hormonspiegel ungewöhnlich ansteigen lassen können. Beispielsweise können kleinzellige Brochialkarzinome Kortikotropin freisetzen und ein Cushing-Syndrom verursachen, oder sie produzieren antidiuretisches Hormon, durch das der Körper Wasser zurückhält und der Natriumgehalt im Blut sinkt. Übermäßige Hormonproduktion kann ein Karzinoidsyndrom hervorrufen mit Gesichtsröte, Keuchen, Durchfall und Herzklappenproblemen. Plattenepithelkarzinome können ein Sekret ausscheiden, durch das der Kalziumspiegel im Blut enorm ansteigt. Zu den anderen hormonell bedingten Erscheinungen im Zusammenhang mit Lungenkrebs gehören die Vergrößerung der Brüste bei Männern (Gynäkomastie) und ein Überschuß an Schilddrüsenhormonen (Hyperthyreose). Auch die Haut kann sich verändern, z.B. kann die Haut unter den Achseln dunkel werden. Lungenkrebs kann sogar die Form der Finger und Zehen ▲ und die Enden der Röhrenknochen verändern; dieses ist auf Röntgenbildern zu sehen.

Diagnose

Der Arzt vermutet einen Lungenkrebs, wenn jemand, vor allem wenn er raucht, einen anhaltenden oder sich verschlimmernden Husten oder andere Symptome einer Lungenkrankheit hat. Manchmal ist auch ein Schatten auf einer Röntgenaufnahme der Brust ein erster Hinweis.

Auf einer Röntgenaufnahme der Brust sind die meisten Lungentumore zu erkennen, obwohl sehr kleine auch übersehen werden können. Ein Röntgenbild zeigt jedoch nur einen Schatten in der Lunge, ein Beweis für Krebs ist das noch nicht. Dafür muß gewöhnlich noch eine Gewebeprobe mikroskopisch untersucht werden. Manchmal genügt schon das Material aus abgehustetem Sputum als Probe für eine solche Untersuchung (Sputumzytologie); andernfalls muß das Gewebe im Rahmen einer Bronchoskopie ■ entnommen werden. Sitzt der Krebs so tief in der Lunge, daß er mit einem Bronchoskop nicht zu erreichen ist, entnimmt der Arzt die Probe, indem er eine Nadel durch die Haut einsticht (Nadelbiopsie); den genauen Weg der Nadel verfolgt er mit Hilfe einer Computertomographie (CT). Bei manchen Menschen kann die Probe nur operativ entnommen werden (Thorakotomie). ★

Eine Computertomographie kann sogar kleine Schatten zeigen, die auf einer Röntgenaufnahme nicht zu erkennen sind. Sie macht auch deutlich, ob die Lymphknoten vergrößert sind. Oft muß dazu jedoch Gewebe entnommen und mikroskopisch untersucht werden (Biopsie), um zu entscheiden, ob die Vergrößerung auf einer Entzündung oder einem Krebs beruht. Computertomographien des Bauches oder Kopfes zeigen, ob sich der Krebs auf die Leber, die Nebennieren oder das Gehirn ausgebreitet hat. Eine Knochenszintigraphie prüft, ob er auf die Knochen übergegriffen hat. Da kleinzellige Karzinome dazu neigen, das Knochenmark zu erfassen, veranlaßt der Arzt manchmal eine Knochenmarkbiopsie.

Ärzte teilen den Lungenkrebs in Stadien ein; sie richten sich danach, wie groß der einzelne Tumor ist, ob er sich auf die benachbarten Lymphknoten ausgebreitet oder schon weiter entfernt liegende Organe erfaßt hat. ● Entsprechend dem Stadium des Krebses wird die jeweils am besten geeignete Behandlungsmethode ausgewählt; auch die Heilungschancen des Patienten lassen sich danach abschätzen.

Behandlung

Nichtkrebsartige Bronchialtumore werden gewöhnlich operativ entfernt, da sie die Bronchien blockieren und mit der Zeit zu Krebs werden könnten. Bei einem Tumor an der Lungenspitze kann der Arzt oft so lange nicht sicher sein, ob er gut- oder bösartig ist, bis er entfernt und mikroskopisch untersucht wurde.

Abgesehen vom kleinzelligen Karzinom kann ein Lungenkrebs, der sich noch nicht über das Organ ausgebreitet hat, manchmal operiert werden. Zehn bis 35 Prozent der Krebsgeschwülste lassen sich zwar operativ entfernen, trotzdem führt dieses nicht immer zur Heilung. Von jenen Menschen, denen ein einzelner, langsam wachsender Tumor entfernt wurde, leben 25 bis 40 Prozent mindestens fünf Jahre nach der Diagnose noch. Sie müssen sich regelmäßig nachuntersuchen lassen, weil die Krankheit bei sechs bis zwölf Prozent der Operierten zurückkehrt. Dieser Prozentsatz ist bei jenen Menschen erheblich höher, die nach der Operation weiterhin rauchen.

▲ Siehe Kasten, Seite 153

■ Siehe Seite 158

★ Siehe Seite 159

● Siehe Seite 793 und Kasten, Seite 792

Vor der Operation macht der Arzt Lungenfunktionsprüfungen▲, um zu sehen, ob der verbleibende Rest der Lunge für die Atmung noch ausreicht. Fallen die Testergebnisse nicht befriedigend aus, ist eine Operation wohl nicht möglich. Wieviel von der Lunge weggenommen wird, entscheidet sich während der Operation. Das Ausmaß reicht von einem kleinen Teil eines Lungensegmentes bis zum ganzen Lungenflügel.

Gelegentlich wird eine Krebsgeschwulst, die irgendwo im Körper entstanden ist und danach auf die Lunge übergegriffen hat, aus der Lunge entfernt, nachdem auch der ursprüngliche Tumor operiert wurde. Das ist aber nur selten empfehlenswert; nur etwa zehn Prozent der Kranken leben danach noch fünf Jahre oder länger.

Eine Operation ist auch dann nicht möglich, wenn sich der Krebs über die Lunge hinaus ausgebreitet hat, die Geschwulst zu nahe an der Luftröhre liegt oder der Patient andere ernste Erkrankungen hat (etwa schwere Herz- oder Lungenkrankheiten). Dann kann eine Strahlentherapie durchgeführt werden. Diese Therapie dient aber nicht der Absicht zu heilen, sondern um das Wachstum des Krebses zu verzögern. Eine Strahlentherapie ist auch nützlich, um Knochenschmerzen, den Druck auf die obere Hohlvene (Vena-cava-superior-Syndrom) und den Druck auf das Rückenmark gering zu halten. Durch die Behandlung kann sich jedoch die Lunge entzünden (Strahlenpneumonie); das bringt Husten, Atemnot und Fieber mit sich. Diese Beschwerden können mit Kortison, z. B. Prednison, gelindert werden. Abgesehen vom kleinzelligen Karzinom ist eine Chemotherapie bei Lungenkrebs nicht besonders effektiv.

Da sich das kleinzellige Karzinom zum Zeitpunkt der Diagnose fast immer schon auf weiter entfernt liegende Körperteile ausgebreitet hat, kommt eine Operation nicht in Frage. Statt dessen wird eine Chemotherapie durchgeführt, manchmal gekoppelt mit Strahlenbehandlung. Bei ungefähr einem Viertel der Patienten verlängert die Chemotherapie das Leben wesentlich. Bei Menschen mit einem kleinzelligen Karzinom, die auf die Chemotherapie gut angesprochen haben, kann der Kopf bestrahlt werden, wenn sich der Krebs auf das Gehirn ausgebreitet hat.

Bei vielen Lungenkrebskranken ist die Lungenfunktion erheblich eingeschränkt, egal, ob sie sich einer Behandlung unterziehen oder nicht. Eine Sauerstofftherapie und Medikamente, die die Atemwege erweitern, können die Atembeschwerden mildern. Viele Kranke mit fortgeschrittenem Lungenkrebs haben derartige Schmerzen und Atembeschwerden, daß sie in der Zeit vor ihrem Tod große Mengen starker Schmerzmittel brauchen. Der betreuende Arzt sollte sich nicht scheuen, Morphium oder andere Opioide in ausreichender Dosierung zu verordnen.

▲ Siehe Seite 155

Erkrankungen der Knochen, Gelenke und Muskeln

Knochen, Gelenke und Muskeln

Knochen bestehen aus einem Gewebe, das sich ständig verändert und mehrere Funktionen erfüllt. Alle Knochen gemeinsam bilden das Skelett. Skelett, Muskeln, Sehnen, Bänder und Gelenke gehören zum Bewegungsapparat. Das Skelett gibt dem Körper Stärke, Stabilität und einen Rahmen für die Arbeit der Muskeln. Das Knochengerüst schützt außerdem die empfindlichen inneren Organe.

Die meisten Knochen sind flach (wie die Schädelplatten und die Wirbelknochen) oder lang (wie die Knochen der Arme und Beine). Ihre innere Struktur ist jedoch annähernd dieselbe. Der harte äußere Teil besteht hauptsächlich aus Eiweißen, wie Kollagen, und einem Stoff namens Hydroxylapatit. Dieser besteht überwiegend aus Kalzium und anderen Mineralien, speichert den größten Teil des Körperkalziums und der Mineralien und ist hauptverantwortlich für die Knochenstärke. Das Mark in der Mitte jedes Knochens ist weicher und weniger kompakt als der Rest. Es enthält Zellen, die Blutkörperchen bilden. Der Knochen ist von Blutgefäßen durchzogen und von Nerven umgeben.

Damit Bewegung möglich wird, müssen Knochen gegeneinander verschiebbar sein, entweder durch eine Fuge oder ein Gelenk. Manche dieser Verbindungen, wie die Schädelfuge, sind bei Erwachsenen zusammengewachsen (Knochennaht). Andere Gelenke erlauben eine Reihe von Bewegungen. Das Schultergelenk ist zum Beispiel ein Kugelgelenk, mit dem eine Innen- und Außendrehung des Arms genauso möglich sind wie Vorwärts-, Rückwärts- und Seitwärtsbewegungen. Die Scharniergelenke des Ellenbogens, der Finger und Zehen gestatten nur Beugung (Flexion) und Streckung (Extension).

Die Bestandteile des Gelenks dienen der Stabilisierung und sollen die Gefahr von Abnutzungserscheinungen verringern. Die Enden der Knochen, die in einem Gelenk aufeinandertreffen, sind von einer Knorpelschicht überzogen – ein glattes, widerstandsfähiges Schutzgewebe, das als Stoßdämpfer wirkt und die Reibung verringert. Das Gelenk wird von einer Gelenkkapsel luftdicht umschlossen. Diese ist mit der Gelenkinnenhaut (Synovialis) ausgekleidet. Die von den Zellen der Gelenkinnenhaut gebildete klare Flüssigkeit (Synovia) füllt die Gelenkkapsel aus und fungiert als Gelenkschmiere.

Muskeln sind Faserbündel, die sich zusammenziehen können. Skelettmuskeln sind für Körperhaltung und Bewegung zuständig. Sie setzen an den Knochen an und sind in Gruppen einander entgegenwirkender Muskeln um die Gelenke angeordnet. Der Muskel, der den Ellenbogen beugt (Bizeps), hat zum Beispiel einen Gegenspieler, der ihn streckt (Trizeps).

Sehnen sind Schnüre aus festem Bindegewebe. Sie verbinden die Knochen mit den Muskelsträngen. Bänder sind aus demselben Material. Sie umgeben das Gelenk und verbinden die Knochen miteinander. Sie stützen und stabilisieren das Gelenk, indem sie nur bestimmte Bewegungsrichtungen zulassen. Schleimbeutel sind mit Flüssigkeit gefüllte Taschen, die zusätzlich als Polster dienen. Sie verhindern beispielsweise, daß Bänder auf dem Knochen aufliegen und durch zusätzliche Reibung zu früh verschleißen.

Die Bestandteile des Gelenks arbeiten zusammen, um gefahrlose und gleichmäßige Bewegungen zu ermöglichen. Wird zum Beispiel das Knie für einen Schritt vorwärts gebeugt, ziehen sich die Muskeln auf der Rückseite des Oberschenkels zusammen. Damit ziehen sie den Unterschenkel heran und beugen das Knie. Gleichzeitig entspannt sich der große Streckmuskel an der Vorderseite des Oberschenkels, so daß das Knie gebeugt werden kann. Im Gelenk verringern Knorpel und Gelenkschmiere die Reibung. Fünf Bänder helfen dabei, alle beteiligten Knochen in der richtigen Position zu halten, und die Schleimbeutel puffern mögliche Reibungspunkte ab, zum Beispiel zwischen Schienbein und der Sehne, die die Kniescheibe fixiert (Patellarsehne).

Erkrankungen des Bewegungsapparats

Erkrankungen des Bewegungsapparats sind die Ursache von vielen chronischen Schmerzerkrankungen und körperlichen Gebrechen. Die einzelnen Teile des Systems werden zwar gekräftigt, wenn man sie gebraucht, können aber verschleißen, sich entzünden oder verletzt werden.

Verletzungen der Knochen, Muskeln und Gelenke kommen sehr häufig vor. Ihre Bandbreite reicht von leichten Muskelzerrungen über gedehnte Bänder und ausgerenkte Gelenke bis zu Knochenbrüchen (Frakturen). Diese Verletzungen sind zwar sehr schmerzhaft und können zu lange anhaltenden Komplikationen führen, doch die meisten heilen vollständig.

Eine Entzündung ist die natürliche Reaktion des Gewebes auf Reizung oder Beschädigung; sie verursacht Schwellung, Rötung, Hitze und Funktionsverlust. Die Entzündung eines Gelenks nennt man Arthritis, die einer Sehne Tendinitis. Eine Entzündung kann auf einen klei-

Im Innern des Knies

Das Knie ist zu seinem Schutz völlig von einer Gelenkkapsel umgeben. Sie ist einerseits flexibel genug, um Bewegung zu ermöglichen, andererseits aber auch fest genug, um das Gelenk zusammenzuhalten. Die Kapsel ist mit der Gelenkinnenhaut (Synovialis) ausgekleidet. Diese Innenhaut produziert eine Flüssigkeit, die das Gelenk schmiert (Synovia, »Gelenkschmiere«). Der strapazierfähige Knorpel an den Enden von Oberschenkelknochen (Femur) und Schienbein (Tibia) dient dazu, die Reibung zu verringern, die während der Bewegung entsteht. Knorpelkissen (Menisken) wirken wie Polster zwischen den beiden Knochen und verteilen das Körpergewicht auf das Gelenk. Mit Flüssigkeit gefüllte Schleimbeutel (Bursae) mildern den Druck, wenn sich Haut oder Sehnen über den Knochen bewegen. Die Bänder an den Seiten und im hinteren Teil des Knies verstärken und stabilisieren die Gelenkkapsel. Die Kniescheibe (Patella) schützt den vorderen Teil des Gelenks.

Seitenansicht

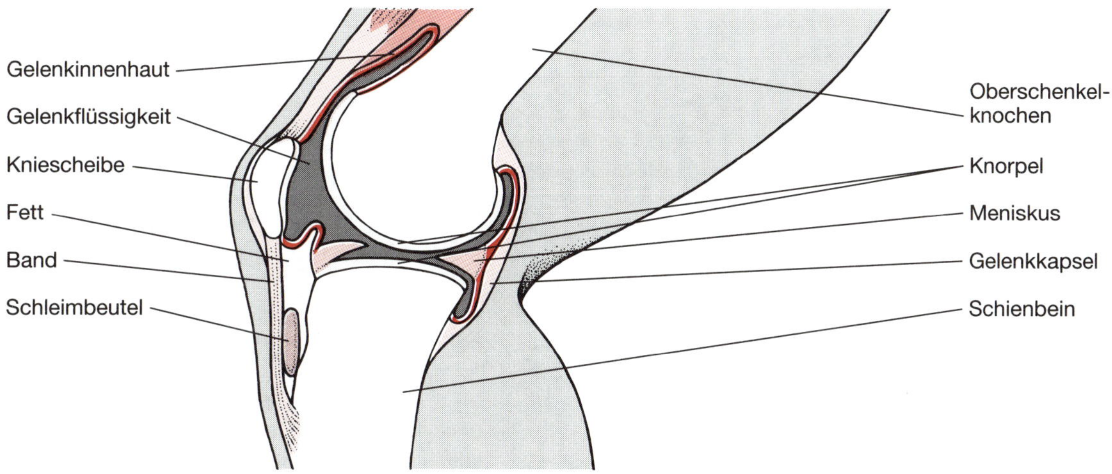

Rückansicht

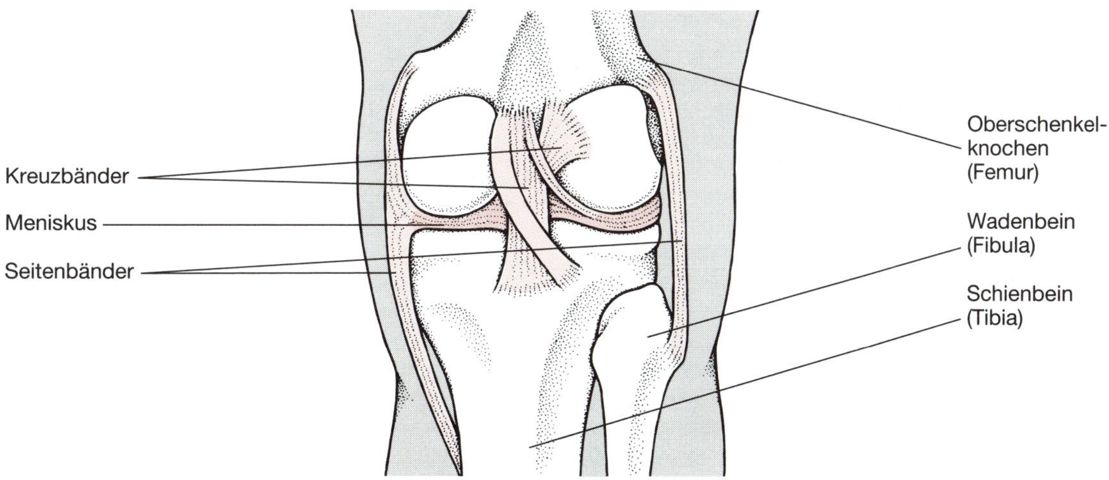

Bewegungsapparat

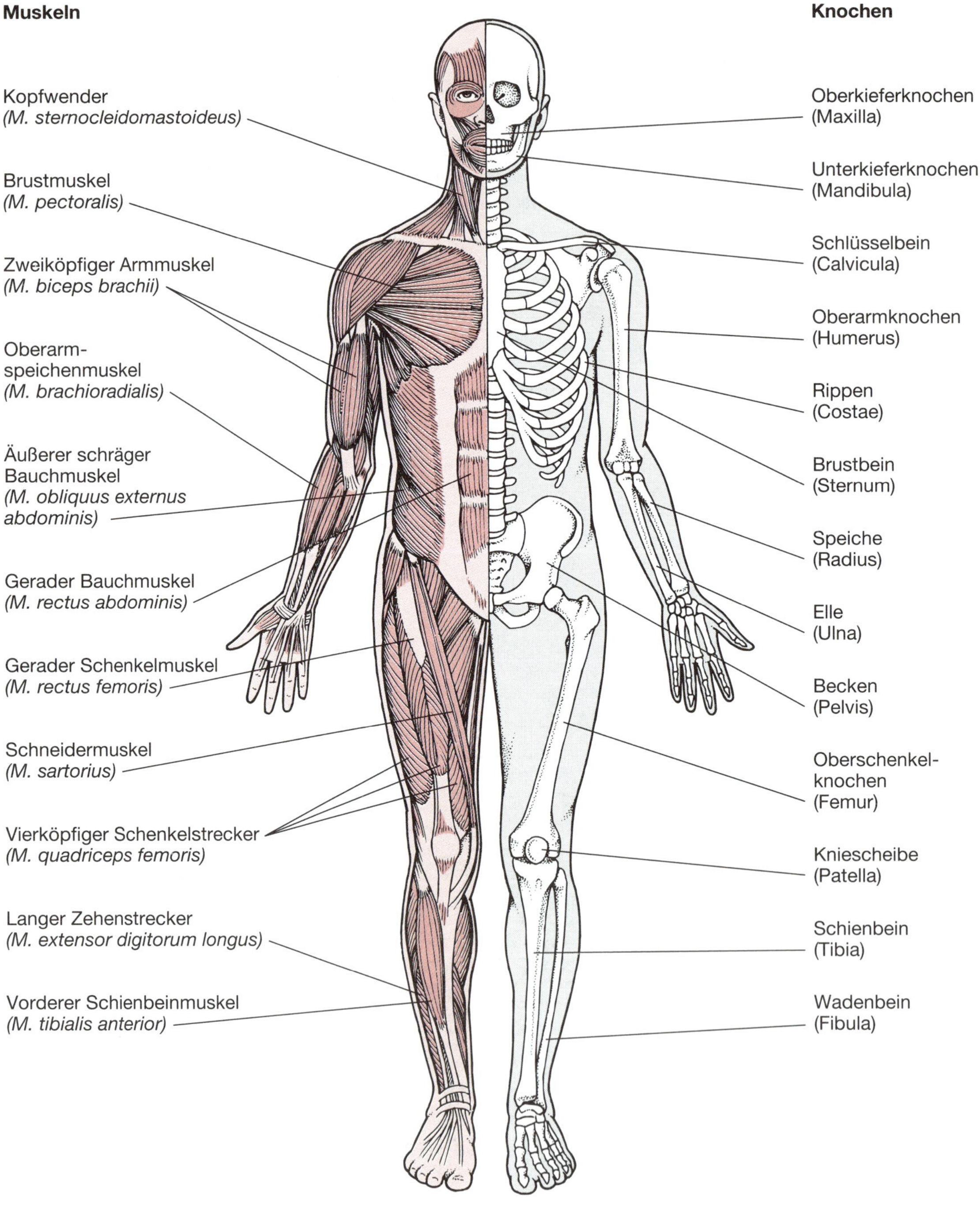

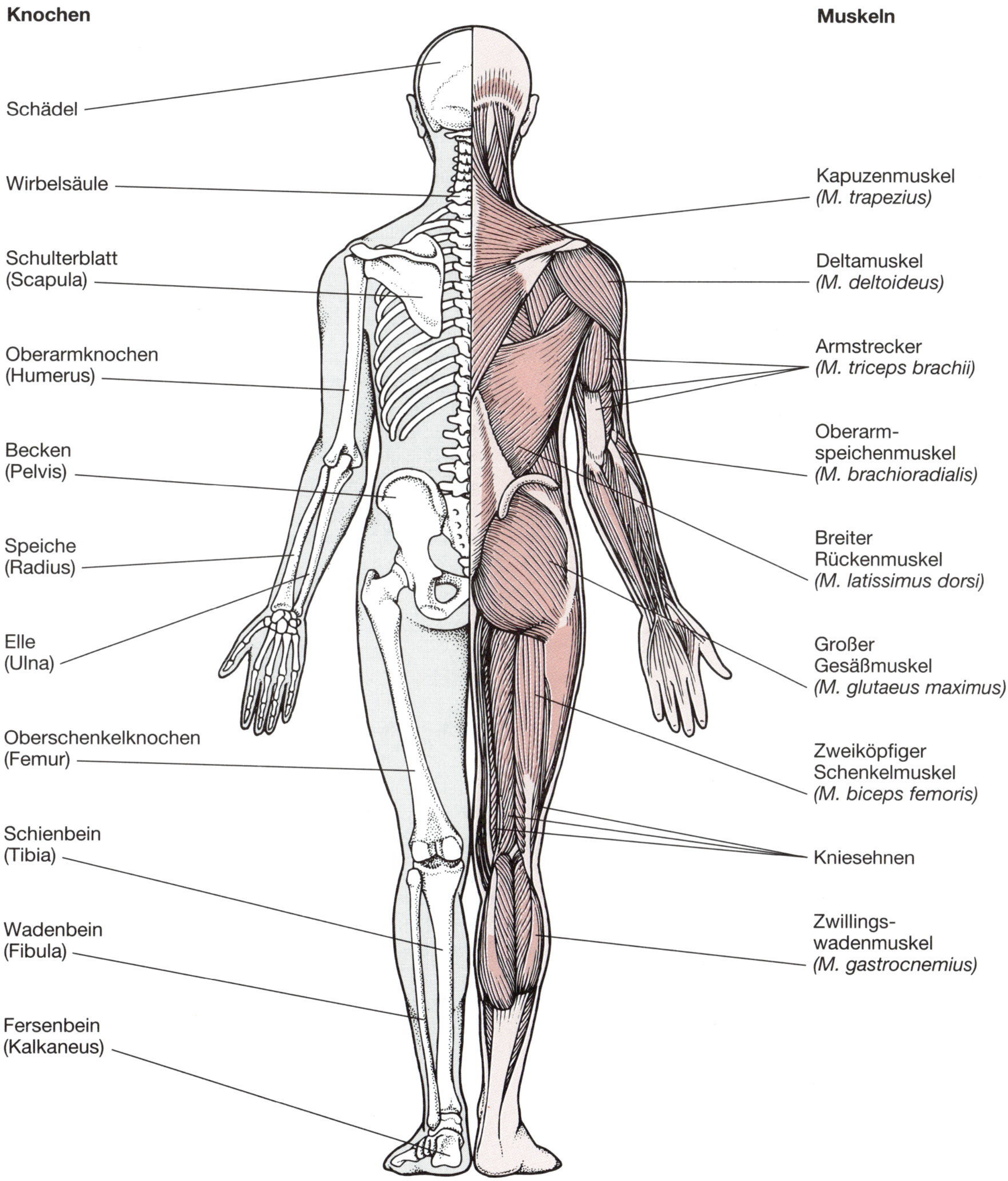
Knochen
Schädel
Wirbelsäule
Schulterblatt (Scapula)
Oberarmknochen (Humerus)
Becken (Pelvis)
Speiche (Radius)
Elle (Ulna)
Oberschenkelknochen (Femur)
Schienbein (Tibia)
Wadenbein (Fibula)
Fersenbein (Kalkaneus)
Muskeln
Kapuzenmuskel *(M. trapezius)*
Deltamuskel *(M. deltoideus)*
Armstrecker *(M. triceps brachii)*
Oberarm-speichenmuskel *(M. brachioradialis)*
Breiter Rückenmuskel *(M. latissimus dorsi)*
Großer Gesäßmuskel *(M. glutaeus maximus)*
Zweiköpfiger Schenkelmuskel *(M. biceps femoris)*
Kniesehnen
Zwillings-wadenmuskel *(M. gastrocnemius)*

nen Bereich des Körpers begrenzt sein (ein Gelenk oder eine beschädigte Sehne). Sie kann sich aber auch im Körper ausbreiten, wie es bei bestimmten entzündlichen Erkrankungen wie der rheumatoiden Arthritis vorkommt. Eine Entzündung kann auch chronisch werden. Die Ursache dafür kann in ständiger Bewegung und mechanischer Reizung liegen, manchmal auch in Immunreaktionen, Infektionen oder Ablagerungen von Stoffen, die dort nicht hingehören.

Knochen- und Gelenkinfektionen können schwere Behinderungen verursachen. Eine sofortige Behandlung kann Dauerschäden am Gelenk verhindern. In den Knochen können gutartige Tumore und Krebsgeschwüre entstehen; Krebsgeschwüre in anderen Körperteilen können Metastasen in die Knochen streuen. Veränderungen im Stoffwechsel und Hormonhaushalt können sich ebenfalls auf die Knochen auswirken. Ein Beispiel hierfür ist Osteoporose – ein Verlust an Knochendichte, weil sehr viel Mineralien verlorengegangen sind. Ein weiteres Beispiel ist Gicht; hierbei lagern sich bei Menschen, die zu viel Harnsäure im Blut haben, Kristalle in den Gelenken ab.

Laboruntersuchungen liefern wertvolle Hinweise auf einige Erkrankungen des Bewegungsapparates, genügen aber meist nicht für die Diagnose. Dazu werden Röntgenbilder herangezogen, auf denen man Brüche, Tumore, Verletzungen, Infektionen und Verformungen meist erkennen kann. Um das Ausmaß und die genaue Lage der Störung zu erkennen, können Computer- und Kernspintomographie herangezogen werden. Die Kernspintomographie erweist sich als besonders hilfreich, wenn Gewebe, wie Muskeln, Bänder und Sehnen, dargestellt werden müssen. Eine Probe der Gelenkflüssigkeit kann untersucht werden, um Bakterien zu bestimmen, die eine Entzündung ausgelöst haben, oder um Kristalle aufzuspüren, die die Diagnose Gicht oder Pseudogicht bestätigen. Der Arzt entnimmt die Probe mit einer Nadel. Das geht gewöhnlich schnell, einfach und beinahe schmerzlos.

Die Behandlung hängt von der Art der Erkrankung ab. Verletzungen werden häufig mit Ruhe und kalten oder warmen Kompressen behandelt, eventuell mit Schmerzmitteln und der Ruhigstellung der Gliedmaßen durch Schienen oder Verbände. Sind mehrere Gelenke betroffen▲, werden häufig Medikamente eingesetzt, um die Entzündung zu hemmen und die Immunabwehr des Körpers zu unterdrücken. Dauerhaft geschädigte Gelenke können aber mit Medikamenten meist nicht geheilt werden. Einige besonders schwer geschädigte Gelenke können durch künstliche ersetzt werden. Häufig erfolgt die Behandlung durch ein Team aus Ärzten, Krankengymnasten und Physiotherapeuten.

KAPITEL 47

Osteoporose

Osteoporose ist eine fortschreitende Verringerung der Knochendichte, durch die die Knochen schwächer werden und leichter brechen.

Knochen enthalten Mineralien, wie Kalzium und Phosphor, die sie hart und dicht machen. Um diese Knochendichte aufrechtzuerhalten, braucht der Körper genügend Kalzium und andere Mineralien, und er muß ausreichende Mengen verschiedener Hormone haben wie Nebenschilddrüsenhormon, Wachstumshormon, Kalzitonin und Östrogen (Frauen) sowie Testosteron (Männer). Auch eine ausreichende Menge Vitamin D muß vorhanden sein, damit der Körper das Kalzium aus der Nahrung aufnehmen und in die Knochen einlagern kann. Die Knochendichte steigt langsam; etwa um das 30. Lebensjahr herum ist sie am größten. Danach nimmt sie langsam ab. Wenn der Körper nicht in der Lage ist, den Mineralgehalt der Knochen stabil zu halten, verlieren sie überdurchschnittlich schnell an Dichte und brechen leichter. Daraus kann eine Osteoporose entstehen.

Arten

Es gibt verschiedene Arten von Osteoporose.

Nach den Wechseljahren auftretende Osteoporose hängt mit der geringeren Menge an Östrogen zusammen – dem wichtigsten weiblichen Sexualhormon, das bei Frauen eine wichtige Rolle spielt bei der Einlagerung von Kalzium in die Knochen. Die Symptome dieser Osteoporose treten meistens bei Frauen im Alter von über 55 Jahren auf. Das Risiko, daß aus einer verringerten Knochendichte

▲ Siehe Seite 222

die Krankheit Osteoporose wird, ist für einen Teil der Frauen größer als für andere.

Senile Osteoporose wird vermutlich dadurch ausgelöst, daß der Körper altersbedingt zu wenig Kalzium aufnimmt, und daß Neubildung und Abbau von Knochenzellen nicht mehr im Gleichgewicht stehen. »Senil« bedeutet, daß die Krankheit bei alten Menschen auftritt; meistens sind sie älter als 70 Jahre. Bei Frauen kommt diese Art von Osteoporose zweimal so häufig vor wie bei Männern. Außerdem können bei Frauen die erste und die zweite Art von Osteoporose gleichzeitig auftreten.

Nicht einmal 5 Prozent der Betroffenen haben eine **sekundäre Osteoporose,** die durch eine andere Grunderkrankung oder Medikamente bedingt ist. Für diese kommen als Ursachen zum Beispiel chronisches Nierenversagen und Hormonstörungen in Frage (besonders Erkrankungen der Schilddrüse, Nebenschilddrüse und Nebennieren) sowie die Einnahme von Kortison, Barbituraten und hochdosierten Schilddrüsenhormonen. Mißbrauch von Alkohol und Zigaretten kann den Zustand verschlimmern.

Idiopathische juvenile Osteoporose ist sehr selten. Ihre Ursache ist unbekannt. Sie kommt bei Kindern und jungen Erwachsenen vor, deren Hormonspiegel und -funktionen sowie der Vitaminhaushalt in Ordnung sind und die anscheinend keinen Grund für schwache Knochen aufweisen.

Symptome

Die Knochendichte nimmt sehr langsam ab, vor allem bei Menschen mit seniler Osteoporose. Deshalb gibt es anfangs kaum Symptome. Bei manchen Menschen treten nie welche auf.

Wenn sich die Knochendichte so verringert, daß Knochen brechen oder zerbröckeln, können starke Knochenschmerzen und Verformungen entstehen. Ist die Wirbelsäule betroffen, kann es zu chronischen Rückenschmerzen kommen. Der geschwächte Wirbel kann spontan oder nach einer geringfügigen Verletzung zusammenbrechen. Meistens tritt der oft heftige Schmerz plötzlich auf, ist auf eine bestimmte Rückenpartie beschränkt und wird schlimmer, wenn die Patientin steht oder geht. Das umliegende Gewebe kann berührungsempfindlich sein. Diese Empfindlichkeit läßt aber gewöhnlich in den folgenden Wochen und Monaten nach. Sind mehrere Wirbel zusammengesunken, kann sich die Wirbelsäule dauerhaft verkrümmen (»Witwenbuckel«), was Muskelschmerzen verursacht.

Andere Knochen können schon bei geringer Belastung oder einem Sturz brechen. Einer der schlimmsten Brüche ist der des Oberschenkelhalses, der bei vielen alten Menschen zu schweren Behinderungen und dem Verlust der Selbständigkeit führen kann. Häufig bricht auch der Unterarmknochen (die Speiche) am Übergang zum Handgelenk. Hinzu kommt, daß Brüche bei Osteoporosepatientinnen nur sehr langsam heilen.

Osteoporoserisikofaktoren bei Frauen

Familienmitglieder mit Osteoporose

Zu wenig Kalzium in der Nahrung

Sitzende Lebensweise

Zarter Körperbau

Keine Schwangerschaften

Einnahme von Medikamenten, wie Kortison oder großer Mengen Schilddrüsenhormon, über lange Zeit

Frühe Wechseljahre

Rauchen

Alkoholmißbrauch

Diagnose

Ist bei jemandem ein Knochen gebrochen, wird die Krankheit aufgrund der Symptome, der körperlichen Untersuchung und der Röntgenbilder diagnostiziert. Möglicherweise sind noch weitere Untersuchungen erforderlich, um eine zur Osteoporose führende Grunderkrankung auszuschließen.

Die Knochendichte läßt sich jedoch bereits bestimmen, bevor es zu einem Knochenbruch kommt. Dazu werden der Unterarm, die Wirbelsäule, die Ferse und/oder der Oberschenkel mit sehr niedrig dosierten Röntgenstrahlen dargestellt, entweder im Durchstrahlverfahren (DPX) oder mit einer speziellen Art von Computertomographie (CT). Die Knochendichte gibt einen Hinweis auf das Risiko, in Zukunft einen osteoporosebedingten Knochenbruch zu erleiden. Der Verlauf der Krankheit kann durch regelmäßige Kontrollen der Knochendichte in jährlichen Abständen verfolgt werden. Zu beachten ist, daß es verschiedene Meßmethoden gibt, die unterschiedliche Werte liefern, und daß es für dieselbe Meßmethode verschiedene

Gerätehersteller gibt. Für jedes Gerät muß der Wert ermittelt werden, von dem ab man sagen kann, daß das Knochenbruchrisiko erhöht ist. Daher sind auch die Grenzwerte verschieden. Die Knochendichtemessung gehört nicht mehr zu den Früherkennungsuntersuchungen, deren Kosten die Krankenkassen automatisch übernehmen. Sie empfiehlt sich aber für Frauen, die ein hohes Osteoporoserisiko haben und bei denen abgeklärt werden soll, ob es sinnvoll ist, vorbeugend Medikamente gegen Osteoporose einzunehmen.

Vorbeugung und Behandlung

Einer Osteoporose vorzubeugen, verspricht größeren Erfolg als sie zu behandeln. Zur Vorbeugung gehört, die Knochendichte zu erhalten oder zu verstärken, indem der Körper die notwendige Menge Kalzium bekommt, Bewegungsübungen zu machen, bei denen die Knochen belastet werden, und – bei manchen Frauen – Hormone einzunehmen.

Kalzium zuzuführen ist sehr wirksam, vor allem vor dem Erreichen der maximalen Knochendichte (mit etwa 30). Aber auch danach ist es hilfreich. Der Tagesbedarf an Kalzium liegt bei 1500 mg. Dieser Bedarf läßt sich mit etwa einem halben Liter Milch plus zwei Scheiben Käse (50 g) plus einer Portion Grünkohl decken; ein kleiner Becher Joghurt enthält etwa 180 mg Kalzium, eine Portion Brokkoli etwa 225 mg, 100 g Hartkäse 1000 mg. Bewegung an der Luft sorgt dafür, daß ausreichend Vitamin D gebildet wird. Läßt sich der Kalziumbedarf mit der Ernährung nicht decken, müssen Kalziumtabletten eingenommen werden.

Walking und Treppensteigen sind zum Beispiel Übungen, die die Knochen belasten und so ebenfalls die Knochendichte erhöhen. Sportarten wie Schwimmen, bei denen die Knochen nicht belastet werden, scheinen die Knochendichte nicht zu beeinflussen.

Weil Östrogen hilft, die Knochendichte aufrechtzuerhalten, können Frauen nach den Wechseljahren Östrogene einnehmen, diese aber immer in Verbindung mit Gestagenen – es sei denn, der Frau wäre die Gebärmutter herausoperiert worden. Östrogen wird in einer Menge gegeben, die den Hormonspiegel einer menstruierenden Frau vortäuschen soll. Die Hormonbehandlung wirkt am besten, wenn damit innerhalb von vier bis sechs Jahren nach den Wechseljahren begonnen wird; einige Studien haben aber gezeigt, daß sie auch dann die Verringerung der Knochendichte verlangsamen und das Risiko eines Knochenbruchs reduzieren kann, wenn damit später begonnen wird. Die Entscheidung für eine Hormonbehandlung sollte jedoch gründlich überlegt werden, da sie Risiken und Nebenwirkungen haben kann.▲

Die Behandlung zielt darauf ab, die Versorgung mit Kalzium, Vitamin D und Östrogen zu erhöhen, die der Körper zum Aufbau fester Knochen benötigt.

Frauen nach den Wechseljahren, die unter fortschreitender oder schwerer Osteoporose leiden, können Östrogene einnehmen, die das Fortschreiten der Krankheit verlangsamen oder stoppen können. Wie bei der Vorbeugung muß Östrogen auch bei der Behandlung mit Gestagenen kombiniert werden.

Männer mit Osteoporose nehmen gewöhnlich Kalzium und Vitamin D ein, vor allem wenn Untersuchungen zeigen, daß ihr Körper nicht genug Kalzium aufnimmt. Östrogene nützen Männern mit Osteoporose nichts, aber wenn ihr Testosteronspiegel zu niedrig ist, kann dieses Hormon hilfreich sein.

Biphosphonate, wie Alendronat und Etidronat, verlangsamen nicht nur den Knochenverlust, sondern helfen auch, Knochenmasse aufzubauen. Meßbar wird das durch die erhöhte Knochendichte. Biphosphonate können allein oder in Verbindung mit Hormonen eingesetzt werden, um einer Osteoporose vorzubeugen und sie zu behandeln.

Viele Fachleute empfehlen Kalzitonin, vor allem bei Menschen mit starken Rückenschmerzen aufgrund von Wirbelbrüchen. Diese Substanz kann injiziert oder mittels Nasenspray verabreicht werden.

Fluoride können zwar die Knochendichte erhöhen, aber die so dichter gewordenen Knochen sind nicht immer recht tragfähig. Zudem sprechen nicht alle Patientinnen auf Fluoride an, und es ist nicht sicher, daß nach der Fluoridbehandlung weniger Knochen brechen als ohne sie.

Durch Osteoporose bedingte Brüche müssen unbedingt behandelt werden. Bei einem Hüftbruch wird gewöhnlich ein Teil oder das gesamte Hüftgelenk ersetzt. Handgelenkbrüche werden gegipst oder chirurgisch versorgt. Wenn Wirbel zusammenbrechen und starke Rückenschmerzen verursachen, kommen Stützkorsetts, Schmerzmittel und Krankengymnastik zum Einsatz, aber die Schmerzen lassen nur sehr langsam nach.

Bei chronischen Rückenschmerzen können Übungen Linderung verschaffen, die die Rückenmuskulatur stärken. Schweres Heben und Stürze verschlimmern die Symptome. Regelmäßige Gymnastik wird empfohlen.

▲ Siehe Seite 1074

Paget-Krankheit

Die Paget-Krankheit ist eine chronische Skeletterkrankung, bei der Teile der Knochen ungewöhnlich wachsen, größer und weich werden.

Jeder Knochen kann davon betroffen sein, aber meistens sind es Becken, Oberschenkel (Femur), Schädel, Schienbein, Wirbelsäule, Schlüsselbein (Clavicula) und Oberarm (Humerus). Die Krankheit betrifft vornehmlich Menschen über 50 Jahren.

Normalerweise besteht im Körper ein Gleichgewicht zwischen Zellen, die Knochenmaterial abbauen (Osteoklasten), und solchen, die neues bilden (Osteoblasten), so daß die Knochenstruktur ausgewogen bleibt. Bei der Paget-Krankheit sind die knochenauf- und -abbauenden Zellen in einigen Bereichen überaktiv, und die umgesetzte Stoffmenge erhöht sich drastisch. Die überaktiven Bereiche werden größer, sind aber nicht normal strukturiert und daher schwächer als normale Knochenbereiche.

Die Ursache der Paget-Krankheit ist unbekannt. Es scheint familiäre Zusammenhänge zu geben, aber bisher wurde kein spezielles genetisches Muster gefunden. Möglicherweise kann auch eine Virusinfektion beteiligt sein.

Symptome

Die Paget-Krankheit verursacht gewöhnlich keine Symptome. Treten dennoch welche auf, wie steife Gelenke und Müdigkeit, entwickeln sie sich schleichend und langsam. Knochenschmerzen, Knochenvergrößerungen und Verformungen können vorkommen. Der Knochenschmerz kann tief sitzen und gelegentlich sogar sehr stark sein. Gewöhnlich ist er nachts schlimmer. Die größer werdenden Knochen drücken außerdem oft auf die Nerven, was den Schmerz verschlimmert. Manchmal führt die Paget-Krankheit zu schmerzhafter Arthrose in den angrenzenden Gelenken.

Die Symptome hängen davon ab, welche Knochen betroffen sind. Wenn sich der Schädel vergrößert, können Augenbrauen und Stirn deutlicher hervortreten. Möglicherweise spürt der Patient das erst, wenn sich seine Hutgröße verändert. Außerdem kann das ungewöhnliche Wachstum die Innenohrschnecke (Cochlea) beschädigen, so daß das Hörvermögen verloren geht. Kopfschmerzen durch gequetschte Nerven sowie hervortretende Adern durch erhöhte Blutzufuhr zum Schädel können hinzukommen. Die Wirbel können sich vergrößern, schwächer werden und sich krümmen; die Person »schrumpft«. Die beschädigten Wirbel können die Rückenmarknerven einklemmen und dadurch Taubheitsgefühle, Prickeln, Schwäche oder sogar Lähmungen in den Beinen verursachen. Wenn Hüft- und Beinknochen betroffen sind, krümmen sich häufig die Beine, und der Gang wird unsicher mit kurzen Schritten. Die Bruchgefahr des Knochens ist erhöht.

Nur selten kommt es zu Herzschwäche, weil die zusätzliche Blutversorgung des veränderten Knochens das Herz besonders belastet. Bei weniger als einem Prozent der Betroffenen entwickelt sich in dem Knochen Krebs.

Diagnose und Behandlung

Die Paget-Krankheit wird meist zufällig entdeckt, wenn aus anderen Gründen Laboruntersuchungen und Röntgenbilder gemacht werden. Sonst kann der Verdacht durch körperliche Untersuchung und auf der Grundlage von Symptomen entstehen. Zur Diagnose werden Röntgenaufnahmen und Laboruntersuchungen herangezogen, bei denen der Blutspiegel an alkalischer Phosphatase gemessen wird. Dieses Enzym ist an der Entstehung von Knochenzellen beteiligt. Eine Szintigraphie gibt Aufschluß, welche Knochen betroffen sind.

Menschen mit der Paget-Krankheit brauchen nur dann behandelt zu werden, wenn die Symptome Beschwerden verursachen oder das Risiko von Komplikationen besteht, zum Beispiel Verlust des Hörvermögens, Arthritis oder Verformungen. Azetylsalizylsäure, andere entzündungshemmende Arzneimittel und Schmerzmittel wie Parazetamol verringern den Knochenschmerz. Bei einem verkrümmten Bein kann man das Gehen erleichtern, indem die Sohle des Schuhs, orthopädisch angepaßt, erhöht wird. Manchmal muß ein eingeklemmter Nerv operativ befreit oder ein entzündetes Gelenk ersetzt werden.

Biphosphonate, wie Etidronat oder Alendronat, oder Kalzitonin können das Fortschreiten der Krankheit verlangsamen. Sie werden oft vor einer Operation gegeben, um Blutungen während des Eingriffs zu vermeiden oder zu verringern. Sie dienen auch als Schmerzmittel, um bei Pagetpatienten, die nicht operiert werden können, Schwäche und Lähmung hinauszuzögern, und um Arthritis, zunehmenden Verlust des Hörvermögens oder Gelenkverformungen zu verhindern. Etidronat und Alendronat werden geschluckt. Kalzitonin wird unter die Haut oder in den Muskel gespritzt oder als Nasenspray angewandt.

Knochentumore

Knochentumore entstehen, wenn sich im Knochen veränderte Zellen vermehren.

Knochentumore können gutartig (benigne) oder bösartig (maligne) sein. Gutartige Knochentumore sind ziemlich weit verbreitet, bösartige dagegen selten. Außerdem unterscheidet man zwischen primären Knochentumoren – das sind gut- oder bösartige Tumore, die im Knochen selbst entstehen – und Metastasen, bei denen ein Krebs, der an einer anderen Stelle im Körper entstanden ist (zum Beispiel in der Brust oder in der Prostata), Tochterzellen in die Knochen gestreut hat. Bei Kindern sind die meisten bösartigen Knochentumore primäre Tumore, bei Erwachsenen Metastasen.

Knochenschmerzen sind das häufigste Symptom bei einem Knochentumor. Zusätzlich kann man einen Knoten oder eine Verdickung bemerken. Manchmal schwächt ein Tumor, besonders ein bösartiger, den Knochen, so daß er ohne oder bei geringer Belastung bricht (pathologischer Bruch).

Knochen oder Gelenke, die ständig schmerzen, sollten geröntgt werden. Allerdings kann man auf dem Röntgenbild lediglich eine Veränderung sehen, nicht aber, ob ein Tumor gut- oder bösartig ist. Mit einer Computer- und Kernspintomographie lassen sich gewöhnlich zwar die exakte Lage und Größe des Tumors bestimmen, nicht aber eine genaue Diagnose stellen.

Meistens muß von dem Tumor eine Gewebeprobe entnommen (Biopsie) und mikroskopisch untersucht werden. Bei vielen Tumoren wird eine Nadel hineingestochen und mit einer Zellprobe wieder herausgeholt (Saugbiopsie). Manchmal ist jedoch eine Operation nötig (offene Probeexzision), um genügend Untersuchungsmaterial zu bekommen. Bei bösartigen Tumoren ist eine sofortige Behandlung, zu der die Therapie mit einer Kombination von Medikamenten, Operation und Bestrahlung gehören kann, ausgesprochen wichtig.

Gutartige Knochentumore

Osteochondrome (Knochen-Knorpeltumore) sind die häufigste Form gutartiger Knochentumore und treten gewöhnlich zwischen dem 10. und 20. Lebensjahr auf. Die Tumore zeigen sich als harte Knoten auf der Knochenoberfläche. Es können einer oder mehrere Tumore auftreten. Die Neigung zu mehreren Tumoren kann erblich bedingt sein. Etwa zehn Prozent der Patienten mit mehreren Knochen-Knorpeltumoren bekommen einen bösartigen Knochentumor (Chondrosarkom, Knorpelsarkom). Bei Patienten mit nur einem Knochen-Knorpeltumor entwickelt sich höchstwahrscheinlich kein Knorpelsarkom.

Die **gutartigen Chondrome** (Knorpelgeschwulst) treten gewöhnlich zwischen dem 10. und 30. Lebensjahr auf und entstehen in der Mitte eines Knochen. Sie werden häufig zufällig auf einer Röntgenaufnahme entdeckt und lassen sich auf ihr meistens eindeutig erkennen. Manche dieser Tumore sind schmerzhaft. Wenn eine solche Knorpelgeschwulst keine Schmerzen verursacht, braucht sie weder entfernt noch behandelt zu werden. Dennoch kann ihre Größe in regelmäßigen Abständen im Röntgenbild kontrolliert werden. Läßt sich der Tumor auf dem Röntgenbild nicht eindeutig identifizieren oder verursacht er Schmerzen, kann mit einer Biopsie festgestellt werden, ob er gut- oder bösartig ist.

Chondroblastome sind seltene Tumore, die an den Knochenenden wachsen. Sie treten meist zwischen dem 10. und 20. Lebensjahr auf. Diese Tumore werden meist erst entdeckt, wenn sie Schmerzen verursachen. Sie werden operativ entfernt. Gelegentlich treten sie erneut auf.

Chondromyxoide Fibrome (Knorpel-Bindegewebe-Geschwülste) sind seltene Tumore, die vor dem 30. Lebensjahr auftreten. Sie haben auf Röntgenbildern ein ganz charakteristisches Aussehen und werden operativ entfernt.

Osteoidosteome sind sehr kleine Tumore, die meistens in Armen und Beinen entstehen, aber in allen Knochen vorkommen können. Die durch sie bedingten Schmerzen verschlimmern sich gewöhnlich nachts und können durch Azetylsalizylsäure gelindert werden. Manchmal schwinden die Muskeln um den betreffenden Knochen (Atrophie); dies kann sich nach Entfernung des Tumors wieder bessern. In einer Knochenszintigraphie mit radioaktiv markierten Stoffen kann der Sitz des Tumors genau bestimmt werden. Manchmal ist das nur schwer festzustellen, so daß spezielle Röntgenaufnahmen und Computertomographie für die Diagnose eingesetzt werden müssen. Um den Schmerz dauerhaft zu bekämpfen, muß der Tumor entfernt werden. Manche Patienten ziehen es vor, statt einer Operation langfristig Azetylsalizylsäure zu nehmen.

Riesenzelltumore treten meist zwischen dem 20. und 30. Lebensjahr auf. Die überwiegende Zahl von ihnen entsteht an den Knochenenden und breitet sich von dort auf das angrenzende Gewebe aus. Sie verursachen gewöhnlich Schmerzen. Die Behandlungsmethode hängt von der Größe des Tumors ab. Der Tumor kann chirurgisch entfernt werden. Die verbleibende Lücke kann durch eine Knochenplastik (Einfüllen von Knochenspänen) oder mit synthetischem Knochenzement verschlossen werden, damit die Oberfläche des Knochens intakt bleibt. Gelegentlich muß bei besonders großen Tumoren das betroffene Knochenstück herausgenommen werden. Bei etwa zehn Prozent der Patienten treten die Tumore nach der Operation erneut auf. Nur selten werden sie bösartig.

Bösartige Knochentumore

Das **multiple Myelom** (auch Plasmozytom genannt) ist eine der häufigsten primären Knochenkrebsformen und entsteht im Knochenmark, wo die weißen Blutkörperchen produziert werden. ▲ Es tritt meistens bei älteren Menschen auf. Dieser Tumor kann einen oder mehrere Knochen betreffen, so daß der Schmerz an einer oder mehreren Stellen auftritt. Die Behandlung ist vielschichtig und schließt Chemotherapie, Bestrahlung und Operation ein.

Das **Osteosarkom** ist die zweithäufigste Form der primären bösartigen Knochentumore. Es kann in jedem Lebensalter auftreten, ist aber zwischen dem 10. und 20. Lebensjahr am häufigsten. Ältere Menschen mit Paget-Krankheit können an diesem Tumor erkranken. Bei der Hälfte von ihnen sitzt der Tumor im Bereich des Knies. Osteosarkome streuen häufig Metastasen in die Lunge. Die Tumore verursachen Schwellungen und Schmerzen. Zur Diagnose ist eine Biopsie erforderlich.

Meistens werden Osteosarkome kombiniert mittels Chemotherapie und Operation behandelt. Gewöhnlich beginnt man mit der Chemotherapie. In dieser Behandlungsphase verschwindet der Schmerz meistens. Dann wird der Tumor chirurgisch entfernt. Etwa drei Viertel aller Patienten mit diesem Tumor leben noch mindestens fünf Jahre nachdem er festgestellt wurde. Aufgrund verbesserter Operationsmethoden können die betroffenen Gliedmaßen heute meistens erhalten werden, während sie in der Vergangenheit oft amputiert werden mußten.

Fibrosarkome und **maligne fibröse Histiozytome** gleichen den Osteosarkomen in Aussehen, Lage und Symptomen. Die Behandlung ist ebenfalls identisch.

Chondrosarkome bestehen aus krebsartigen Knorpelzellen. Viele Chondrosarkome wachsen nur langsam oder sind wenig aggressiv und können operativ entfernt werden. Einige sind jedoch sehr aggressiv und metastasieren. Zur Diagnose ist eine Biopsie erforderlich. Ein Chondrosarkom muß komplett chirurgisch entfernt werden, weil es auf Bestrahlungen oder Chemotherapie nicht reagiert. Die Amputation eines Arms oder Beins ist selten erforderlich. Wenn das Chondrosarkom vollständig entfernt wurde, überleben drei Viertel der Patienten.

Der **Ewing-Tumor** (Ewing-Sarkom) tritt bei Männern häufiger auf als bei Frauen und ist vor allem bei Menschen im Alter von 10 bis 20 Jahren zu finden. Meistens entwickelt sich der Tumor in Armen oder Beinen; er kann aber auch in jedem anderen Knochen vorkommen. Schmerzen und Schwellungen sind die häufigsten Symptome. Dieser Tumor kann sehr groß werden und sich zum Beispiel über die gesamte Länge des Beins erstrecken. Zwar können Computer- und Kernspintomographie Auskunft über Größe und Lage des Tumors geben, zur exakten Diagnose ist aber eine Biopsie erforderlich. Die Behandlung besteht aus einer Kombination von Operation, Chemotherapie und Bestrahlung. Damit können 60 Prozent der Patienten mit Ewing-Sarkom geheilt werden.

Das **maligne Lymphom** ■ des Knochens (Retikulosarkom) tritt gewöhnlich bei Menschen zwischen dem 40. und 60. Lebensjahr auf. Es kann in jedem Knochen des Körpers oder in einem anderen Körperteil entstehen, von wo aus es zu einem Knochen wandert. Der Tumor verursacht Schwellungen und Schmerzen, und der betroffene Knochen ist bruchanfällig. Die Behandlung besteht aus einer Kombination von Chemotherapie und Bestrahlung, was genauso wirksam zu sein scheint wie die chirurgische Entfernung des Tumors. Eine Amputation ist nur selten erforderlich.

Knochenmetastasen

Knochenmetastasen sind Tochtergeschwülste von Krebsgeschwüren, die an einer anderen Stelle im Körper entstanden sind und dann Metastasen in die Knochen gestreut haben.

Zu den Krebsarten, die am häufigsten Zellen in die Knochen absiedeln, gehören Brust-, Lungen-, Prostata-, Nieren- und Schilddrüsenkrebs. Die Metastasen können in jedem Knochen auftreten, aber gewöhnlich streut der Krebs nicht weiter als über die Ellenbogen oder Knie hinaus. Patienten, die Krebs hatten oder haben und über Schmerzen und Schwellungen der Knochen klagen, können auf Knochenmetastasen hin untersucht werden. Röntgenaufnahmen und Knochenszintigramme mit ra-

▲ Siehe Seite 776

■ Siehe Seite 765

dioaktiv markierten Substanzen helfen, die Tumore aufzuspüren. Gelegentlich verursachen die Metastasen Symptome, bevor der eigentliche Krebs entdeckt wurde. Die Symptome können als Schmerz auftreten oder sich in einem Bruch des betroffenen Knochens äußern. In diesen Fällen gibt eine Biopsie gewöhnlich Aufschluß über die Lage des ursprünglichen Tumors.

Die Behandlung hängt von der Art des Krebses ab.▲ Manche Arten reagieren auf Bestrahlung, andere auf Chemotherapie, einige auf beides und wieder andere auf gar nichts. Um Brüche zu verhindern, kann das betroffene Bein chirurgisch stabilisiert werden.

KAPITEL 50

Arthrose

Arthrose (Osteoarthritis, Osteoarthrose, Arthritis deformans, degenerative Gelenkerkrankung) ist eine chronische Gelenkerkrankung, die die Gelenkknorpel und die angrenzenden Knochen schädigt. Sie kann Schmerzen und Gelenkversteifungen nach sich ziehen.

Von einer Arthrose, der häufigsten Gelenkveränderung, sind ab dem 70. Lebensjahr viele Menschen mehr oder weniger betroffen. Sie tritt bei Männern und Frauen gleichermaßen auf, setzt bei Männern aber gewöhnlich früher ein. Arthrose kommt auch bei fast allen Tieren vor, die ein Rückgrat haben, einschließlich Fischen, Amphibien und Vögeln. Sogar Delphine und Wale können Arthrose bekommen, nicht aber die beiden Säugetierarten, die kopfüber hängen: Fledermäuse und Faultiere. Da Arthrose bei Lebewesen so verbreitet ist, vermuten einige Experten, daß sie ursprünglich aus einer Art körpereigenem Knorpelreparaturprogramm entstanden ist.

Es wird immer noch behauptet, Arthrose sei ein natürlicher Vorgang beim Altern, wie graues Haar und Falten, daß sie nur zu leichten Bewegungseinschränkungen führt und daß Behandlungen nichts nützen. Arthrose kommt zwar bei älteren Menschen häufiger vor, doch handelt es sich dabei nicht einfach um eine Alterserscheinung, die durch normale Abnutzung entsteht. Viele Betroffene, vor allem jüngere, spüren wenig oder gar keine Symptome; manche ältere Menschen leiden jedoch unter schwerwiegenden Beeinträchtigungen.

Ursachen

Normalerweise ist die Reibung im Gelenk so gering, daß es kaum zu Abnutzungserscheinungen kommt, es sei denn durch Verletzungen oder extreme Belastungen. Arthrose beginnt möglicherweise mit einer Veränderung jener Zellen, die die Knorpelbestandteile aufbauen. Dazu gehören Kollagen (ein festes, faseriges Eiweiß im Bindegewebe) und Proteoglykane (Stoffe, die für die Elastizität des Knorpels sorgen). Zunächst kann sich der Knorpel zu sehr vermehren, aber schließlich wird er dünner, und die Oberfläche reißt ein. Unter dem Knorpel bilden sich winzige Vertiefungen im Knochenmark, die den Knochen schwächen. Manchmal wuchern die Knochen an den Gelenkenden. Die daraus entstehenden Gebilde (Osteophyten) kann man fühlen und sehen. Diese Gebilde können die Gelenkfunktion behindern und Schmerzen verursachen.

Schließlich wird die glatte, schlüpfrige Oberfläche des Knorpels rauh und narbig, so daß das Gelenk nicht mehr reibungslos bewegt werden kann. Alle Bestandteile des Gelenks – Knochen, Gelenkkapsel, Gelenkinnenhaut, Sehnen und Knorpel – versagen auf die eine oder andere Weise und verändern das Gelenk.

Arthrose wird als **primär** (idiopathisch) bezeichnet, wenn die Ursache unbekannt ist, und als **sekundär**, wenn eine andere Krankheit die Ursache ist wie Paget-Krankheit, Infektion, Verformung, Verletzung oder Überbeanspruchung des Gelenks. Menschen, die ihre Gelenke immer wieder starken Belastungen aussetzen, z. B. Gießerei- oder Minenarbeiter und Busfahrer, sind besonders gefährdet. Gut trainierte Langstreckenläufer dagegen sind nicht anfälliger für Arthrose als unsportliche Menschen. Möglicherweise spielt Übergewicht eine Rolle; nachgewiesen ist das jedoch nicht.

▲ Siehe Seite 796

Symptome

Die Röntgenbilder der meisten Menschen weisen ab dem 40. Lebensjahr Zeichen von Arthrose auf, vor allem an den gewichttragenden Gelenken wie Hüfte und Knie, aber nur wenige Menschen haben Beschwerden. Die entwickeln sich gewöhnlich schleichend und betreffen anfangs nur eines oder einige wenige Gelenke. Finger- und Daumengrundgelenke, Hals, Lendenwirbelsäule, große Zehen, Hüfte und Knie sind am häufigsten betroffen. Das erste Symptom sind Schmerzen, die gewöhnlich durch Bewegung schlimmer werden. Bei manchen Menschen ist das Gelenk nach dem Aufwachen oder nach einer Ruhephase steif. Die Versteifung läßt gewöhnlich etwa eine halbe Stunde nach den ersten mühsamen Bewegungen nach.

Wenn sich die Arthrose verschlimmert, verliert das Gelenk zunehmend an Beweglichkeit und bleibt möglicherweise in einer gebeugten Stellung fixiert. Das Wachstum von Knorpeln, Knochen und anderem Gewebe kann das Gelenk verdicken, durch den rauhen Knorpel verursacht die Gelenkbewegung knirschende oder knackende Geräusche. Knochenwucherungen (Heberden-Knoten) entwickeln sich häufig an den Endgelenken der Finger.

Bei manchen Gelenken, zum Beispiel dem Knie, dehnen sich die stützenden und stabilisierenden Bänder so weit, daß das Gelenk seinen Halt verliert; es kann auf Berührung oder Bewegung sehr schmerzhaft reagieren. Die Hüfte dagegen wird steifer; die Bewegungen können ebenfalls schmerzhaft sein.

Arthrose betrifft häufig die Wirbelsäule. Das häufigste Symptom sind Rückenschmerzen. Gewöhnlich verursachen die arthrotische Wirbel nur leichte Bewegungseinschränkungen und geringe Schmerzen. Dennoch kann eine Arthrose im Hals und der unteren Lendenwirbelsäule, wenn die Knochenwucherungen auf einen Nerv drücken, Taubheitsgefühle, Empfindensstörungen, Schmerzen und Schwäche in einem Arm oder Bein verursachen. Nur selten werden die Blutgefäße zusammengedrückt, die den hinteren Teil des Gehirns versorgen. Das führt zu Sehstörungen, Schwindel, Übelkeit und Erbrechen. Manchmal drücken Knochenwucherungen die Speiseröhre zusammen und erschweren das Schlucken.

Arthrose schreitet nach dem Auftreten der ersten Symptome meistens langsam fort, bei vielen Menschen entsteht irgendeine Art von Behinderung. Gelegentlich kommt die Arthrose jedoch zum Stehen, oder der Gelenkzustand verbessert sich sogar wieder.

Behandlung

Angemessene Übungen – darunter Dehn-, Kräftigungs- und Haltungsübungen – halten den Knorpel gesund, verbessern den Bewegungsspielraum des Gelenks und kräftigen die umliegenden Muskeln, so daß sie Stöße besser abfangen. Bei schmerzenden Gelenken muß ein Gleichgewicht zwischen Ruhe und Bewegung gefunden werden. Ein Gelenk gar nicht mehr zu bewegen bedeutet meist, die Arthrose zu verschlimmern. Wer oft in sehr weichen Sesseln, Lehnstühlen mit verstellbarer Rückenlehne oder Autositzen sitzt oder auf einer sehr nachgiebigen Matratze liegt, kann die Symptome verschlimmern. Statt dessen werden feste Matratzen und Stühle mit aufrechten, festen Lehnen empfohlen und ein Lattenrost unter der Matratze. Bestimmte Übungen können eine Arthrose der Wirbelsäule lindern; bei schweren Erkrankungen mag ein Stützkorsett hilfreich sein. Dabei ist es wichtig, weiterhin die üblichen Alltags- und Berufsaktivitäten beizubehalten.

Physiotherapie, oft in Verbindung mit Wärmeanwendungen, ist sinnvoll. Für schmerzende Fingergelenke kann man zum Beispiel heiße oder warme Bäder empfehlen. Schienen oder andere Hilfsmittel können das Gelenk bei schmerzhaften Aktivitäten stützen. Bei bestimmten Formen von Arthrose der Halswirbelsäule sind Massagen, Streckungen, Tiefenwärme mittels Diathermie oder Ultraschallbehandlungen hilfreich.

Arzneimittel spielen bei der Behandlung nicht die wichtigste Rolle. Ein Schmerzmittel wie Parazetamol reicht möglicherweise aus. Nichtsteroidale Entzündungshemmer, wie Ibuprofen oder Diclofenac, können bei Schmerzen und Schwellungen eingenommen werden. ▲ Eine neue Behandlungsmöglichkeit sind die sogenannten Cox-2-spezifischen Hemmer. Sie sind für Magen und Darm besonders gut verträglich. Wenn sich das Gelenk plötzlich entzündet, anschwillt oder schmerzt, kann Kortison direkt hineingespritzt werden. Diese Behandlung verschafft jedoch gewöhnlich nur kurzfristige Erleichterung.

Wenn keine andere Behandlungsmethode hilft, kommt eventuell eine Operation in Frage. Manche Gelenke, vor allem Hüfte und Knie, können durch künstliche ersetzt werden. Dieses Vorgehen ist meistens erfolgreich, verringert die Schmerzen drastisch und verbessert fast immer die Beweglichkeit des Gelenks. Wenn die Gelenkfunktion stark eingeschränkt ist, sollte ein solcher Gelenkersatz in Betracht gezogen werden.

▲ Siehe Seite 54

Erkrankungen von Gelenken und Bindegewebe

Erkrankungen, die das Gelenk und die dazugehörenden Gewebe – Muskeln, Knochen, Knorpel, Sehnen und Bänder – betreffen, bezeichnet man als **Bindegewebeerkrankungen**, weil Bindegewebe einen großen Anteil an diesen Strukturen ausmacht. Viele dieser Krankheiten sind auch eine Art von **Autoimmunerkrankung**. Dabei veranlaßt irgend etwas das Immunsystem, sich gegen körpereigenes Gewebe zu richten und Antikörper zu produzieren, die diese Gewebe angreifen (Autoantikörper). ▲

Immunreaktionen sind durch Entzündungen charakterisiert. Normalerweise ist eine Entzündung ein Reparaturvorgang, der aufhört, wenn die Wiederherstellung gelungen ist. Bei Autoimmunerkrankungen kann die Entzündung jedoch chronisch verlaufen, wobei das gesunde Gewebe zerstört wird. Bei rheumatoider Arthritis schädigt die chronische Entzündung zum Beispiel den Gelenkknorpel. Diese Entzündung wird bei rheumatoider Arthritis und anderen Autoimmunerkrankungen von Antikörpern ausgelöst, die mit dem Blut durch den Körper kreisen. Vermutlich sind deshalb immer mehrere Gelenke betroffen.

Auch das Bindegewebe in und um die Gelenke und an anderen Stellen des Körpers kann sich entzünden, häufig auch die Muskeln. Die Hülle, die das Herz umgibt (Herzbeutel, Perikard), die Membran, die die Lunge bedeckt (Brustfell, Pleura), und sogar das Gehirn können betroffen sein. Art und Schwere der Symptome hängen davon ab, welche Organe betroffen sind.

Diagnose

Jede Autoimmunerkrankung wird aufgrund eines bestimmten Symptommusters, den Ergebnissen der körperlichen Untersuchung und denen von Labortests diagnostiziert. Manchmal überschneiden sich die Symptome verschiedener Krankheiten so sehr, daß sie nicht unterschieden werden können. Dann spricht man von einer undifferenzierten oder überlappenden Bindegewebeerkrankung.

Blutarmut (Mangel an roten Blutkörperchen) ■ ist eine häufige Begleiterscheinung von Bindegewebeerkrankungen. Die Blutkörperchensenkungsgeschwindigkeit (BKS) gibt an, wie schnell sich rote Blutkörperchen in einem Teströhrchen am Boden absetzen. Bei Bindegewebeerkrankungen ist die BKS häufig erhöht. Das ist zwar ein Zeichen für eine akute Entzündung, sagt aber nichts über die Ursache. Bei schwachen Symptomen kann der Arzt mit Hilfe der BKS feststellen, ob die Entzündung noch aktiv ist.

Bei manchen Bindegewebeerkrankungen treten ungewöhnliche Antikörper auf, die im Blut identifiziert und gemessen werden können. Wenn sie für eine bestimmte Krankheit typisch sind, bestätigen sie die Diagnose. Antikörper gegen Doppelstrang-DNA treten beispielsweise fast ausschließlich bei systemischem Lupus erythematodes auf. Bei den meisten Krankheiten gibt es jedoch keine spezifischen Antikörper. Die sogenannten Rheumafaktoren finden sich zum Beispiel nur bei 70 Prozent der an rheumatoider Arthritis erkrankten Menschen und können auch bei anderen Erkrankungen auftreten. Dann können Laboruntersuchungen die Diagnose zwar stützen, aber nicht bestätigen.

Ist ein spezielles Gewebe oder Organ betroffen, kann eine Biopsie durchgeführt werden. Dabei wird eine Gewebeprobe entnommen und mikroskopisch auf Veränderungen untersucht. Das Ergebnis dient der Diagnose oder dem Verfolgen des Krankheitsverlaufs.

Behandlung

Die Behandlung hängt von der Art der Erkrankung ab und wie schwer sie ist. Die medikamentöse Therapie soll die Entzündung eindämmen. Ruft sie schwere Symptome hervor oder ist sie gar lebensbedrohlich, muß sofort eine aggressive Behandlung einsetzen.

Nichtsteroidale Entzündungshemmer (NSAR), wie Ibuprofen ★ und Diclofenac, reduzieren die Entzündung und lindern die Schmerzen. Sie werden zum Beispiel bei leichten Entzündungen und moderaten Rückfällen eingesetzt. Die Nebenwirkungen betreffen vornehmlich den Magen; sie sind meist erträglich, wenn die Arzneimittel in mäßiger Dosierung und nur kurze Zeit eingenommen werden. Bei längerer, hochdosierter Einnahme können jedoch zahlrei-

▲ Siehe Seite 812

■ Siehe Seite 738

★ Siehe Kasten, Seite 289

che schwere Nebenwirkungen auftreten. Eine neue Behandlungsmöglichkeit sind die sogenannten Cox-2-spezifischen Hemmer, die sich in klinischen Studien durch eine gute Magen-Darm-Verträglichkeit ausgezeichnet haben.

Kortisone – synthetische Formen natürlicher Hormone – wirken stark entzündungshemmend. Sie können gespritzt oder eingenommen werden. Prednison ist das am weitesten verbreitete Kortison zum Einnehmen. Nachdem die Entzündung mit hohen Dosen eingedämmt worden ist, kann eine Langzeittherapie über Monate oder Jahre mit geringen Dosen erforderlich sein. Verglichen mit den nichtsteroidalen Entzündungshemmern verursachen Kortisone wesentlich schwerere Nebenwirkungen: z. B. erhöhten Blutzuckerspiegel, erhöhtes Infektionsrisiko, Osteoporose, Flüssigkeitsansammlung im Gewebe und ein Dünnerwerden der Haut. Deshalb wird – vor allem bei langfristiger Anwendung – die geringst mögliche Dosis verordnet.

Immunsuppressiva, wie Methotrexat, Azathioprin und Cyclophosphamid, unterdrücken das Immunsystem und hemmen so die Entzündung. Diese Arzneimittel, die auch zur Behandlung von Krebs eingesetzt werden, haben unter Umständen gefährliche Nebenwirkungen. Eine Langzeittherapie mit Azathioprin und Cyclophosphamid kann das Risiko für bestimmte Krebsarten erhöhen. Einige immunsuppressive Arzneimittel können die Fortpflanzungsfähigkeit beeinträchtigen. Da diese Mittel das Immunsystem unterdrücken, können sonst banale Infektionen lebensgefährlich werden. Daher werden die meisten stark wirksamen Immunsuppressiva nur bei schweren Erkrankungen angewendet.

Rheumatoide Arthritis

Rheumatoide Arthritis ist eine Autoimmunerkrankung, bei der Gelenke – darunter meist Hand- und Fußgelenke – symmetrisch entzündet sind. Dadurch entstehen Schwellungen und Schmerzen, häufig gefolgt von einer Zerstörung des Gelenks.

Rheumatoide Arthritis kann im gesamten Körper Symptome verursachen. Die genaue Ursache der Krankheit ist unbekannt, aber viele verschiedene Faktoren, darunter auch eine erbliche Veranlagung, können die Autoimmunreaktion beeinflussen. Die Krankheit tritt etwa bei einem Prozent der Bevölkerung auf. Frauen sind doppelt bis dreimal so häufig betroffen wie Männer. Die Krankheit kann in jedem Lebensalter auftreten, beginnt aber meist zwischen dem 25. und 50. Lebensjahr. Bei manchen Menschen bildet sich die Krankheit spontan zurück, und bei drei Viertel der Patienten lassen sich die Symptome durch die Behandlung lindern. Letztlich erleidet aber doch einer von zehn Patienten eine Behinderung.

Bei rheumatoider Arthritis greift das Immunsystem das Gewebe an, das die Gelenke auskleidet und polstert. Schließlich werden Knorpel, Knochen und Bänder geschädigt. In welchem Maß sich der Gelenkzustand verschlimmert, kann sehr unterschiedlich sein.

Symptome

Rheumatoide Arthritis kann sehr plötzlich auftreten, wobei mehrere Gelenke gleichzeitig entzündet sind. Häufiger jedoch beginnt sie schleichend und zieht mit der Zeit verschiedene Gelenke in Mitleidenschaft. Die Entzündung ist gewöhnlich symmetrisch: Ist ein Gelenk auf der linken Körperseite entzündet, dann auch das entsprechende Gelenk auf der rechten Seite. Typisch ist, daß sich zuerst die kleinen Gelenke der Finger, Zehen, Hände, Füße, Ellenbogen, der Hand- und Sprunggelenke entzünden. Die betroffenen Gelenke schmerzen gewöhnlich und sind oft steif, besonders direkt nach dem Aufstehen oder nach einer längeren Ruhephase. Manche Patienten fühlen sich müde und schwach, vor allem am frühen Nachmittag.

Die entzündeten Gelenke vergrößern sich und können sich rasch verformen. Möglicherweise versteifen die Gelenke in einer Stellung (Kontraktur), so daß sie nicht mehr gebeugt oder gestreckt werden können. Die Finger krümmen sich zum kleinen Finger hin, wodurch die Fingersehnen verrutschen. Geschwollene Handgelenke können zu einem Karpaltunnelsyndrom führen. Unter den betroffenen Knien können sich Zysten bilden, die platzen und Schmerzen und Schwellungen im Unterschenkel auslösen. Etwa 30 bis 40 Prozent der Patienten mit rheumatoider Arthritis haben – meist im Bereich der erkrankten Gelenke – harte Knoten (Noduli) unter der Haut.

Rheumatoide Arthritis kann leichtes Fieber und gelegentlich eine Entzündung der Blutgefäße (Vaskulitis) verursachen, wodurch Nerven geschädigt und Geschwüre am Bein entstehen können. Eine Entzündung des Brustfells (Pleuritis) oder des Herzbeutels (Perikarditis) sowie eine Lungenentzündung mit Narbenbildung können zu Schmerzen in der Brust, Atemschwierigkeiten und Herzfunktionsstörungen führen. Manche Patienten bekommen eine Lymphknotenschwellung, das Sjögren-Syndrom oder eine Augenentzündung.

Das Still-Syndrom ist eine Spielart der rheumatoiden Arthritis, bei der zuerst hohes Fieber und andere Allgemeinsymptome auftreten.

Diagnose

Es ist mitunter schwierig, rheumatoide Arthritis von den vielen anderen Krankheitsbildern zu unterscheiden, bei denen Gelenke entzündet sind. Dazu gehören rheumatisches Fieber, Arthritis gonorrhoica, Lyme-Borreliose, Rei-

Rheumatoide Arthritis erkennen

Bei einem Menschen, der unter vier der folgenden Beschwerden leidet, besteht ein starker Verdacht auf rheumatoide Arthritis:

- Morgendliche Gelenksteife, die länger als eine Stunde anhält (mindestens sechs Wochen lang)
- Entzündung (Arthritis) in drei oder mehr Gelenken (mindestens sechs Wochen lang)
- Rheumafaktoren im Blut
- Typische Veränderungen auf dem Röntgenbild

ter-Syndrom, Psoriasis-Arthropathie, Bechterew-Krankheit, Gicht, Pseudogicht und Arthrose.

Die rheumatoide Arthritis mag ein charakteristisches Muster an Symptomen aufweisen, dennoch sind Laboruntersuchungen, Punktion des Gelenks und Untersuchung der Gelenkflüssigkeit und möglicherweise sogar eine Biopsie (Entnahme einer Gewebeprobe zur mikroskopischen Untersuchung) erforderlich, um eine sichere Diagnose zu stellen. Die Röntgenbilder zeigen typische Gelenkveränderungen.

Auch einige Untersuchungsergebnisse sind ganz typisch für rheumatoide Arthritis. So ist zum Beispiel bei 90 Prozent der Patienten die Blutkörperchensenkungsgeschwindigkeit erhöht. Die meisten haben eine leichte Blutarmut. Selten ist die Zahl der weißen Blutkörperchen stark vermindert. Wenn das jedoch der Fall ist, zugleich die Milz vergrößert ist und eine rheumatoide Arthritis vorliegt, spricht man vom Felty-Syndrom.

Viele Patienten mit rheumatoider Arthritis haben bestimmte Antikörper im Blut. Bei 70 Prozent finden sich sogenannte Rheumafaktoren. (Sie treten auch bei anderen Krankheiten auf, zum Beispiel bei chronischen Lebererkrankungen und einigen Infektionen. Außerdem kommen sie bei einigen Menschen vor, die gar nicht krank sind.) Je höher die Konzentration an Rheumafaktoren, desto schwerer ist gewöhnlich die rheumatoide Arthritis und desto schlechter die Prognose. Die Rheumafaktoren können sich verringern, wenn die Gelenkentzündungen nachlassen, und ansteigen, wenn sie wieder akut werden.

Behandlung

Die Behandlungen reichen von einfachen, konservativen Methoden, wie Ruhe und angemessener Ernährung, bis zu Medikamenten und Operationen. Man fängt mit der sanftesten Methode an und geht zu den aggressiveren über, wenn es erforderlich ist.

Akut entzündete Gelenke werden geschont, weil Bewegung die Entzündung verschlimmert. Regelmäßige Ruhepausen mildern oft die Schmerzen, und manchmal läßt sich mit einer kurzen Phase absoluter Bettruhe das intensivste, schmerzhafteste Stadium eines schweren Rheumaschubs lindern. Die Gelenke können mit Schienen ruhig gestellt werden. Sobald der akute Schub abgeklungen ist, ist aber systematisches Durchbewegen nötig, um Gelenkversteifungen zu verhindern.

Grundsätzlich ist eine vollwertige Ernährung empfehlenswert. Bei manchen Rheumatikern flammt die Entzündung nach dem Essen bestimmter Lebensmittel wieder auf. Ein Speiseplan mit reichlich Fisch, pflanzlichen Fetten und wenig rotem Fleisch kann sich positiv auf die Entzündung auswirken.

Zur Behandlung der rheumatoiden Arthritis werden vor allem nichtsteroidale Entzündungshemmer (u. a. Cox-2-spezifische Hemmer), Basismedikamente, Kortison und Immunsuppressiva eingesetzt. Je stärker das Medikament, desto stärker auch die möglichen Nebenwirkungen, und desto genauer muß der Patient überwacht werden.

Nichtsteroidale Entzündungshemmer

Nichtsteroidale Entzündungshemmer▲, zu denen Ibuprofen und Diclofenac gehören, werden am häufigsten verwendet. Sie reduzieren die Schwellung der Gelenke und lindern die Schmerzen.

Zunächst wird meist versucht, Entzündungen und Schmerzen mit den kurz wirkenden Substanzen Ibuprofen oder Diclofenac – in ausreichender Dosierung – zu begrenzen. Gegen die Anlaufschwierigkeiten am Morgen kann abends das mittellang wirkende Naproxen genommen werden. Magenbeschwerden sind eine häufig auftretende Nebenwirkung; das Risiko von Geschwüren läßt sich verringern, indem man das Medikament zum Essen einnimmt oder zusätzlich ein Antazidum verwendet. Bei Rheumakranken, deren Magen für Schleimhauterosionen und Magengeschwüre besonders anfällig ist, kann der Arzt zusätzlich Misoprostol verordnen; dieses kann aber Durchfälle verursachen.

Alle nichtsteroidalen Entzündungshemmer können Magenbeschwerden verursachen; Menschen mit Magen-Darm-Geschwüren dürfen sie nicht einnehmen. Weniger häufig auftretende Nebenwirkungen sind Kopfschmerzen, Verwirrung, Bluthochdruck, Schwellungen (Ödeme) und manchmal Nierenerkrankungen.

▲ Siehe Seite 52 und 288

Basismedikamente

Basismedikamente ändern manchmal den Krankheitsverlauf, aber bis zur Besserung kann es Monate dauern, und die Nebenwirkungen können gefährlich sein. Einnahme und Wirkung dieser Arzneimittel müssen vom Arzt genau überwacht werden. Basismedikamente sollen eingesetzt werden, wenn nichtsteroidale Entzündungshemmer nach drei Monaten keine ausreichende Wirkung zeigen oder früher, wenn die Krankheit rasch fortschreitet. Zur Zeit werden als Basismedikamente Chloroquin, Sulfasalazin, Methotrexat, Goldverbindungen, Azathioprin, Ciclosporin oder Penizillamin verwendet. Methotrexat, Azathioprin und Ciclosporin gehören zu den Immunsuppressiva.

Die Reihenfolge, in der Basismedikamente eingesetzt werden sollten, ist wissenschaftlich nicht gesichert. Im allgemeinen wird bei einem leichteren Verlauf zuerst Sulfasalazin oder Chloroquin verordnet, bei einem schweren Verlauf Methotrexat. Es wirkt besser als geschlucktes und ebensogut wie injiziertes Gold, Azathioprin oder Ciclosporin. Penizillamin kommt erst in Betracht, wenn andere Medikamente erfolglos geblieben sind oder nicht angewendet werden dürfen. Eine Langzeitbehandlung wird in der Regel mit Methotrexat durchgeführt.

Chloroquin wird in einer Tagesdosis bis 2,5 mg pro kg Körpergewicht eingesetzt. Diese Dosisbegrenzung ist notwendig, um das Risiko für Schäden an der Netzhaut der Augen zu verringern. Aus diesem Grund sollte die Behandlung auch nicht länger als zwei Jahre dauern. Die Patienten müssen vor und während der Behandlung halbjährlich vom Augenarzt untersucht werden. Wenn das Medikament nach sechs Monaten keine Besserung gebracht hat, wird es abgesetzt.

Die Behandlung mit Sulfasalazin beginnt mit täglich 500 Milligramm, die Dosis wird wöchentlich auf maximal 2 Gramm pro Tag gesteigert. Nach drei bis sechs Monaten läßt sich der Effekt beurteilen. Wie andere Basismedikamente kann es Magenbeschwerden, Leberprobleme, Blutkrankheiten und Hautausschlag verursachen.

Goldverbindungen können die Ausprägung von Knochenverformungen verlangsamen und zu einem zeitweisen Stillstand der Erkrankung führen. Es gibt sie als Tabletten und Injektionslösung. Da injiziertes Gold effektiver wirkt als geschlucktes, beide aber die gleichen Risiken haben, sollte der Injektionsform der Vorzug gegeben werden. Goldverbindungen werden in ansteigender Dosierung zweimal wöchentlich gespritzt. Das wird fortgesetzt, bis die Gesamtmenge von einem Gramm Gold erreicht ist, wenn nicht vorher eine Besserung eingetreten ist oder unerwünschte Wirkungen einen Therapieabbruch erfordern. Haben sich die Beschwerden dann nicht gebessert, wird die Behandlung abgebrochen. Solange die Nebenwirkungen es erlauben, können als Erhaltungsdosis einmal im Monat 25 Milligramm Gold gespritzt werden.

Goldverbindungen wirken auf verschiedene Organe, Menschen mit schweren Leber- oder Nierenerkrankungen oder bestimmten Blutkrankheiten dürfen diese Medikamente nicht nehmen. Daher werden vor Behandlungsbeginn Blut- und Urinproben untersucht. Dieses wird während der Behandlung wiederholt, manchmal sogar wöchentlich. Zu den Nebenwirkungen dieser Medikamente gehören potentiell gefährliche Hautausschläge, Hautjucken und eine Reduktion der Zahl der Blutzellen. Weniger häufig beeinträchtigen Goldverbindungen Leber, Lunge und Nerven. Selten verursachen sie Durchfall. Wenn eine dieser schweren Nebenwirkungen auftritt, wird die Behandlung mit Gold gewöhnlich abgebrochen.

Penizillamin wird in langsam steigender Dosierung eingesetzt, bis eine Besserung eintritt. Es kann eingesetzt werden, wenn Gold unwirksam ist oder nicht vertragen wird. Zu den Nebenwirkungen gehören Unterdrückung der Produktion von Blutzellen im Knochenmark, Nierenprobleme, Muskelerkrankungen, Hautausschlag und schlechter Geschmack im Mund. Wenn eine dieser Nebenwirkungen auftritt, muß das Medikament abgesetzt werden. Penizillamin kann außerdem Erkrankungen wie Myasthenia gravis (Muskelschwäche), Goodpasture-Syndrom und lupusähnliche Syndrome hervorrufen. Während der Behandlung werden im Abstand von zwei bis vier Wochen Blut- und Urinproben untersucht.

Kortison

Kortisone, z.B. Prednison, sind die wirksamsten Arzneimittel, um eine Entzündung im Körper zu bekämpfen. Bei kurzzeitiger Anwendung wirken sie sehr effektiv, doch das läßt bei längerer Behandlung meistens nach, und rheumatoide Arthritis ist gewöhnlich jahrelang aktiv. Kortison verlangsamt den Krankheitsverlauf im allgemeinen nicht. Außerdem hat eine Langzeittherapie mit Kortison stets viele Nebenwirkungen, die beinahe jedes Organ betreffen.

Zu den üblichen Nebenwirkungen gehören das Dünnerwerden der Haut, Anfälligkeit für Verletzungen, Osteoporose, Bluthochdruck, erhöhter Blutzuckerspiegel und grauer Star. Daher bleiben diese Arzneimittel gewöhnlich der Behandlung akuter Rheumaschübe vorbehalten, bei denen mehrere Gelenke betroffen sind, oder wenn die anderen Arzneimittel nicht anschlagen. Kortison eignet sich auch, um Entzündungen außerhalb der Gelenke zu bekämpfen, zum Beispiel Rippenfellentzündung (Pleuritis) oder Herzbeutelentzündung (Perikarditis). Wegen der möglichen Nebenwirkungen wird immer die kleinste wirksame Dosis eingesetzt. Kortison kann direkt in die betroffenen Gelenke injiziert werden, um die Beschwerden rasch, aber nur für kurze Zeit zu lindern. Langfristig kann das aber den Zerstörungsprozeß begünstigen, vor allem wenn Patienten, die häufig solche Injektionen bekommen, das vorübergehend schmerzfreie Gelenk überlasten.

Immunsuppressiva

Immunsuppressiva (Methotrexat, Azathioprin, Cyclophosphamid und Ciclosporin) sind nützlich, um eine schwere rheumatoide Arthritis zu behandeln. Sie unterdrücken die Entzündung, so daß die Kortisondosen gering gehalten werden können oder man ganz auf sie verzichten kann. Diese Arzneimittel haben jedoch gefährliche, sogar potentiell tödliche Nebenwirkungen. Dazu gehören Lebererkrankungen, Lungenentzündung, erhöhte Anfälligkeit für Infektionen, Verringerung der Produktion von Blutzellen im Knochenmark und, bei Cyclophosphamid, Blasenblutungen. Zusätzlich erhöhen Cyclophosphamid und Azathioprin das Krebsrisiko.

Mit Methotrexat, einmal wöchentlich eingenommen, werden zunehmend häufiger Frühstadien von rheumatoider Arthritis behandelt. Dieses Arzneimittel wirkt relativ schnell, manchmal schon nach mehreren Wochen. Es kann bei schweren Gelenkentzündungen vor den Basismedikamenten gegeben werden. Die meisten Patienten vertragen Methotrexat gut, sie müssen aber häufig kontrolliert werden. Sie dürfen keinen Alkohol trinken, um das Risiko eines Leberschadens gering zu halten. Ciclosporin unterdrückt die Lymphozyten (eine Form der weißen Blutkörperchen) und kann zur Behandlung schwerer Arthritis eingesetzt werden, wenn andere Medikamente versagen.

Andere Behandlungsmöglichkeiten

Zum Behandlungsplan bei rheumatoider Arthritis gehören – neben der Eindämmung der Entzündung durch Medikamente – Bewegung, Krankengymnastik, Kälte- und Wärmebehandlung der entzündeten Gelenke und manchmal sogar Operationen. Entzündete Gelenke sollten sanft bewegt werden, damit sie nicht versteifen. Wenn die Entzündung nachläßt, sind regelmäßige aktive Übungen hilfreich. Allerdings sollte auf keinen Fall bis zur Ermüdung geübt werden. Vielen Patienten fällt es leichter, sich im Wasser zu bewegen.

Eine Operation, die schon durchgeführt werden kann, bevor die Gelenke versteifen, ist die operative Entfernung der entzündeten Gelenkinnenhaut im Rahmen einer Arthroskopie.

Die Behandlung versteifter Gelenke besteht aus intensiver Bewegungstherapie und gelegentlich auch dem Einsatz von Schienen, um das Gelenk nach und nach zu strecken. Wenn Arzneimittel wirkungslos bleiben, kann eine Operation erforderlich werden. Ein künstliches Knie- oder Hüftgelenk ist der wirksamste Weg, die Beweglichkeit und Funktion bei fortgeschrittener Erkrankung wiederherzustellen. Die Gelenke, vor allem die Fußgelenke, können auch entfernt oder fixiert werden, damit das Laufen weniger Schmerzen bereitet. Die Fixierung des Daumens ermöglicht es dem Patienten zu greifen, und instabile Halswirbel im oberen Halsbereich können aneinander befestigt werden, damit sie das Rückenmark nicht zusammendrücken.

Patienten, die durch rheumatoide Arthritis behindert sind, stehen verschiedene Hilfsmittel zur Verfügung, um den Alltag zu bewältigen. So gibt es zum Beispiel speziell angefertigte orthopädische Schuhe oder Sportschuhe, mit denen das Gehen weniger schmerzhaft ist, und Greifwerkzeuge, die das feste Zupacken erleichtern.

Psoriasis-Arthropathie

Psoriasis-Arthropathie ist eine Form der Arthritis, die bei Patienten mit Psoriasis ▲ der Haut oder der Nägel auftritt.

Die Krankheit ähnelt der rheumatoiden Arthritis, ohne daß die für sie typischen Antikörper vorliegen.

Symptome und Diagnose

Psoriasis (Schuppenflechte) ist eine Hauterkrankung, bei der die Haut schubweise einen roten, stark schuppenden Ausschlag entwickelt und sich die Nägel verdicken. Die Schuppenflechte kann der Gelenkentzündung vorangehen oder auf sie folgen. Von der Arthritis sind gewöhnlich Finger- und Zehengelenke betroffen; sie kommt aber auch an anderen Gelenken einschließlich Hüfte und Wirbelsäule vor. Die Gelenke schwellen an und verformen sich, wenn die Entzündung chronisch wird. Haut- und Gelenksymptome können gleichzeitig auftreten und gemeinsam verschwinden.

Die Diagnose steht fest, wenn die typische Arthritis bei einer Person mit Schuppenflechte auftritt oder Schuppenflechte in ihrer Familie vorkommt.

Prognose und Behandlung

Die Prognose der Psoriasis-Arthropathie ist gewöhnlich besser als bei rheumatoider Arthritis, weil weniger Gelenke betroffen sind. Dennoch können die Gelenke stark geschädigt werden.

Die Behandlung zielt darauf ab, den Hautausschlag einzudämmen und die Gelenkentzündung zu verringern. Dazu können verschiedene Arzneimittel dienen, die auch bei der Behandlung rheumatoider Arthritis wirksam sind. Dazu gehören Goldverbindungen, Methotrexat, Ciclosporin und Sulfasalazin. Auch Etretinat ist bei schweren Er-

▲ Siehe Seite 953

krankungen wirksam, aber es kann schwere Nebenwirkungen haben. Da es den Embryo schädigen kann, darf es nicht bei Schwangeren eingesetzt werden. Weil Etretinat im Körper nur sehr langsam abgebaut wird, sollten Frauen während der Einnahme und mindestens ein Jahr danach nicht schwanger werden. Die Einnahme von Ammoidin in Verbindung mit ultravioletter Bestrahlung (PUVA-Therapie) lindert die Hautsymptome und die meisten Gelenkentzündungen mit Ausnahme jener der Wirbelsäule.

Diskoider Lupus erythematodes

Dieses ist eine chronische, immer wieder aufflackernde Krankheit, bei der scharf abgegrenzte, runde, rote Flecken auf der Haut erscheinen.

Die Ursache ist unbekannt. Die Erkrankung tritt bei Frauen, besonders im Alter zwischen 30 und 40 Jahren, häufiger auf als bei Männern. Die Altersspanne ist wesentlich größer als es bei systemischem Lupus erythematodes üblich ist.

Symptome

Der charakteristische Hautausschlag kann dauerhaft bestehen oder über Jahre hinweg immer wieder auftauchen und verschwinden. Das Aussehen der Flecken verändert sich mit der Zeit. Zuerst sind sie rot und rund und im Durchmesser etwas größer als ein Bleistift. Meistens tauchen sie auf den Wangen, dem Nasenrücken, der Kopfhaut und an den Ohren auf, aber sie können sich auch auf der oberen Rumpfhälfte, der Rückseite der Arme und an den Schienbeinen entwickeln. Wunde Stellen am Mund sind weit verbreitet. Wird die Krankheit nicht behandelt, dehnt sich jeder Fleck nach und nach aus. Das Gewebe in der Mitte stirbt ab und hinterläßt eine Narbe. In besonders schuppigen Bereichen weiten sich die verstopften Haarfollikel und hinterlassen Vertiefungen in der Größe von Reißzwecken. Vernarbungen können zu massivem Haarverlust führen. Der Hautausschlag kann von schmerzenden Gelenken und einer verringerten Zahl weißer Blutkörperchen begleitet sein, aber nur selten von den schweren Symptomen eines systemischen Lupus erythematodes.

Diagnose und Behandlung

Die richtige Diagnose ist nicht einfach, weil der Hautausschlag bei diskoidem Lupus genauso aussehen kann wie bei systemischem Lupus. Außerdem ähnelt er manchmal den Hautausschlägen bei Rosazea, seborrhoischem Ekzem, Lymphom und Sarkoidose. Der Arzt muß die Krankheitsgeschichte genau aufnehmen und den Patienten gründlich untersuchen, um sicherzugehen, daß keine anderen Organe betroffen sind. Mittels Blutuntersuchungen werden die Anzahl der weißen und roten Blutkörperchen und die Nierenfunktion überprüft. Das hilft dem Arzt, andere Krankheiten auszuschließen. Es kann auch nach Antikörpern gegen Doppelstrang-DNA gesucht werden, die bei vielen Patienten mit systemischem Lupus erythematodes vorkommen, aber nur ganz selten bei diskoidem Lupus.

Wenn rechtzeitig behandelt wird, kann die dauerhafte Vernarbung verhindert oder gemildert werden. Sonne und das ultraviolette Licht z. B. in Solarien können den Ausschlag verschlimmern und sollten gemieden werden. Zum Schutz kann Sonnencreme verwendet werden. Kleinere Herde können meist erfolgreich mit Kortisonsalbe behandelt werden. Bei größeren, hartnäckigeren Ausschlägen ist häufig eine mehrmonatige Behandlung mit Kortisontabletten oder mit Immunsuppressiva erforderlich, wie sie bei systemischem Lupus erythematodes gegeben werden.

Systemischer Lupus erythematodes

Bei dieser Autoimmunkrankheit kommt es zu schubweisen Entzündungen der Gelenke, Sehnen und anderer Bindegewebe und Organe.

Welche Organe und Gewebe sich entzünden, kann von Patient zu Patient unterschiedlich sein. Wie schwer die Erkrankung ist, richtet sich nach Menge und Art der Antikörper, die gebildet werden, und danach, welche Organe betroffen sind. Etwa 90 Prozent der Kranken sind Frauen zwischen 20 und 30 Jahren, aber auch Kinder – meist Mädchen – und ältere Männer und Frauen können diese Krankheit bekommen.

Gelegentlich verursachen bestimmte Medikamente (Hydralazin, Prokainamid und Betablocker) ein lupusähnliches Syndrom, das aber nach dem Absetzen des Medikamentes wieder verschwindet.

Symptome

Die Vielfalt und Menge der Antikörper, die bei Lupus auftreten können, sind größer als bei jeder anderen Krankheit. Diese Antikörper bestimmen – gemeinsam mit anderen, bisher unbekannten Faktoren –, welche Symptome auftreten. Daher ist die Art der Symptome und ihre Stärke von Patient zu Patient verschieden. Lupus kann sehr leicht verlaufen, er kann aber auch zerstörerisch, verkrüppelnd oder gar tödlich sein. Bei Menschen, deren Antikörper zum Beispiel nur die Haut angreifen, können die Hautsymptome sehr mild verlaufen – schon der Schutz der Haut vor Sonnenlicht kann genügen –, oder sie können sehr schwer und entstellend sein.

Typische Lupussymptome

- Ausschlag im Gesicht
- Hautausschlag
- Lichtempfindlichkeit
- Wunde Stellen im Mund
- Flüssigkeit in den Hüllgeweben um Lunge, Herz oder andere Organe
- Arthritis
- Nierenfunktionsstörungen
- Niedrige Zahl weißer Blutkörperchen oder Blutplättchen
- Funktionsstörungen der Nerven oder des Gehirns
- Nachweis antinukleärer Antikörper im Blut, manchmal auch von Doppelstrang-DNA-Antikörpern
- Blutarmut

Da die Symptome so stark variieren, kann Lupus vielen anderen Erkrankungen ähneln. Beispielsweise ist das Bindegewebe der Gelenke häufig entzündet, und die entstehende Arthritis ähnelt einer rheumatoiden Arthritis. Wenn das Gehirn betroffen ist, können ähnliche Symptome auftreten wie bei einer Epilepsie oder einer psychischen Störung.

Lupus kann zwar chronisch werden, flammt aber gewöhnlich in regelmäßigen Abständen auf. Wodurch diese Schübe bei vorbelasteten Patienten ausgelöst werden, ist in der Regel unbekannt; Sonnenlicht soll dabei eine Rolle spielen.

Lupus kann mit Fieber beginnen. Hohes, plötzlich auftretendes Fieber oder Fieberschübe und ein allgemeines Krankheitsgefühl kommen und gehen manchmal jahrelang. Etwa 90 Prozent der Lupuspatienten leiden unter Gelenkentzündungen, was von leichten Schmerzen bis zu schwerer Arthritis in mehreren Gelenken gehen kann. Jahrelange Gelenksymptome können anderen Symptomen vorausgehen. Viele Lupuspatienten erinnern sich daran, als Kinder Wachstumsschmerzen gehabt zu haben. Langanhaltende Gelenkentzündungen können das Gelenk und das umliegende Gewebe verformen und dauerhaft schädigen. Der Knochen wird aber im Gegensatz zu rheumatoider Arthritis nicht angegriffen.

Hautausschläge kommen häufig vor, meist im Gesicht, an Hals, Brust und Ellenbogen. Typisch ist ein schmetterlingsförmiger Ausschlag auf dem Nasenrücken und den Wangen. Es können runde, erhabene Knoten entstehen. Diese Ausschläge bilden nur selten Blasen oder platzen auf. Wunde Stellen im Mund kommen oft vor. An den Handkanten und auf den Fingern können sich rot bis violett gesprenkelte Bereiche zeigen; im Bereich der Nägel kann es zu Schwellungen und Rötungen kommen. Haarverlust ist typisch für die aktive Phase der Erkrankung. Bei fast der Hälfte aller Lupuspatienten ist die Haut sehr lichtempfindlich; sie verbrennt leicht, oder es entwickelt sich nach einem Aufenthalt in der Sonne ein Hautausschlag.

Gelegentlich kommt es zu einer Entzündung mit Flüssigkeitsansammlung in der Membran, die die Lunge umgibt. Bei dieser Entzündung (Pleuritis) wird tiefes Einatmen schmerzhaft. Flüssigkeit kann sich im Herzbeutel ansammeln und dort eine Entzündung (Perikarditis) verursachen, die zu ständigen, starken Schmerzen in der Brust führt. Bei Kindern und jungen Erwachsenen mit Lupus sind oft die Lymphknoten im ganzen Körper geschwollen, und bei etwa 10 Prozent der Lupuspatienten vergrößert sich die Milz.

Manchmal ist das Nervensystem betroffen. Das führt zu Kopfschmerzen, Veränderungen der Persönlichkeit, Krampfanfällen und Symptomen, die denen der Demenz ähneln, zum Beispiel Schwierigkeiten, klar zu denken. Schlaganfälle kommen weniger häufig vor. Werden Eiweiß und rote Blutkörperchen im Urin nachgewiesen, deutet das auf einen Nierenschaden durch Glomerulonephritis (einer Form der Nierenentzündung) hin, die häufig als Folge eines Lupus auftritt. In schweren Fällen können die Nierenerkrankungen fortschreiten, der Blutdruck gefährlich ansteigen und die Nieren versagen. Wenn bei Lupuspatienten ein Nierenschaden rechtzeitig entdeckt und behandelt wird, verringert das das Risiko einer schweren Nierenerkrankung.

Diagnose

Lupus wird vornehmlich aufgrund der Symptome diagnostiziert, vor allem bei jungen Frauen. Wegen der großen Bandbreite der Symptome ist es anfangs schwierig, Lupus von anderen Erkrankungen zu unterscheiden.

Laboruntersuchungen können bei der Diagnose helfen. Bei fast allen Lupuspatienten finden sich antinukleäre

Antikörper im Blut. Diese können aber auch bei anderen Erkrankungen auftreten. Deshalb wird, wenn antinukleäre Antikörper vorhanden sind, auf Antikörper gegen Doppelstrang-DNA geprüft. Ist die Konzentration dieser Antikörper hoch, ist die Lupusdiagnose so gut wie sicher. Allerdings treten diese Antikörper nicht bei allen Lupuspatienten auf. Um Aktivität und Verlauf der Krankheit zu bestimmen, kann die Höhe des Komplementspiegels (eine Gruppe von Eiweißen, die zum Immunsystem gehören) und anderer Antikörper im Blut getestet werden.

Ein lupusbedingter Nierenschaden läßt sich durch Blut- und Urinuntersuchungen aufdecken. Manchmal muß eine Probe vom Nierengewebe entnommen werden, damit der Arzt die Behandlung besser planen kann.

Prognose und Behandlung

Da sich der Verlauf des Lupus nicht vorhersagen läßt, variiert die Prognose sehr. Die Krankheit neigt dazu, chronisch rezidivierend zu verlaufen, wobei manchmal jahrelang keine Symptome auftreten. Nach den Wechseljahren bricht die Krankheit nur selten wieder aus. Die Prognose hat sich im Laufe der letzten beiden Jahrzehnte deutlich verbessert. Wenn die ursprüngliche Entzündung unter Kontrolle ist, kann man von einer guten langfristigen Prognose ausgehen.

Wenn die Lupussymptome durch ein Arzneimittel ausgelöst werden, bildet sich der Lupus zurück, wenn das Arzneimittel abgesetzt wird. Dies kann allerdings Monate dauern.

Die Behandlung hängt davon ab, wie schwer die Krankheit verläuft und welche Organe betroffen sind. Leichter Lupus äußert sich durch Fieber, Arthritis, Hautausschlag, geringe Beteiligung der Lunge und des Herzens und Kopfschmerzen. Schwerer Lupus kann lebensgefährliche Bluterkrankungen, massive Herz- und Lungenbeteiligung, schwerwiegende Nierenschäden, Gefäßentzündungen der Arme, Beine und des Magen-Darm-Trakts sowie schwere Fehlfunktionen des Nervensystems nach sich ziehen.

Eine **leichte Erkrankung** erfordert kaum oder gar keine Behandlung. Nichtsteroidale Entzündungshemmer können die Gelenkschmerzen meist lindern. Manche Lupuspatienten sind thrombosegefährdet; sie bekommen Azetylsalizylsäure in geringer Dosierung, um die Blutgerinnung zu hemmen. Eine Überdosierung kann allerdings zu Leberschäden führen. Manchmal wird Chloroquin verordnet, um die Gelenk- und Hautsymptome zu lindern.

Eine **schwere Erkrankung** wird umgehend mit Kortison, wie Prednison, behandelt. Dosierung und Dauer der Behandlung hängen von den beteiligten Organen ab. Manchmal werden Immunsuppressiva wie Azathioprin oder Cyclophosphamid verordnet. Bei Gefäßentzündungen oder schweren Erkrankungen der Nieren oder des Nervensystems werden meistens Kortison und Immunsuppressiva miteinander kombiniert.

Ist die anfängliche Entzündung eingedämmt, legt der Arzt die Dosierung fest, die die Entzündung langfristig am wirksamsten unterdrückt. Gewöhnlich wird die Prednisondosis langsam reduziert, wenn die Symptome unter Kontrolle sind und die Laborwerte besser werden. Dabei kann es zu Rückfällen oder neuen Schüben kommen. Letztlich kann die Prednisondosis aber bei den meisten Lupuspatienten deutlich reduziert oder ganz abgesetzt werden.

Operationen und Schwangerschaften sind für Lupuskranke besonders schwierig. Deshalb ist eine engmaschige medizinische Betreuung erforderlich. Fehlgeburten oder Rückfälle nach der Geburt kommen häufig vor.

Sklerodermie

Sklerodermie (systemische Sklerose) ist eine chronische Erkrankung, bei der sich Haut, Gelenke und innere Organe degenerativ verändern und vernarben und sich die Blutgefäße verändern.

Die Ursache ist unbekannt. Die Erkrankung kommt bei Frauen viermal so häufig vor wie bei Männern. Bei Kindern ist sie selten. Sklerodermie kann auch als Teil einer Mischkollagenose auftreten.

Symptome

Die üblichen Anfangssymptome sind Verdickung und Schwellung der Fingerspitzen. Das Raynaud-Syndrom ▲, bei dem die Finger als Reaktion auf Kälte oder Emotionen plötzlich weiß und gefühllos werden oder prickeln, kommt ebenfalls häufig vor. Beim Aufwärmen werden die Finger meist blau. Dazu kommen Gelenkschmerzen. Sodbrennen, Schluckbeschwerden und Kurzatmigkeit treten ebenfalls gelegentlich als Anfangssymptome der Sklerodermie auf, sind aber eher für den späteren Verlauf typisch, wenn Speiseröhre, Herz und Lunge geschädigt sind.

Sklerodermie kann große Hautflächen oder nur die Finger befallen (Sklerodaktylie). Im Verlauf der Krankheit wird die Haut straff, glänzend und dunkel. Die Gesichtshaut spannt; manchmal führt dieses zu einer Art »Maske«, so daß es keine Mimik mehr gibt. Auf Fingern und Lippen, Brust, Zunge und im Gesicht tauchen sogenannte Besenreiser (Teleangiektasien) auf. Kalziumknoten können sich an den Fingern, anderen knochigen Bereichen oder an den Gelenken bilden.

▲ Siehe Seite 132

Häufig ist ein mahlendes Geräusch zu hören, wenn die entzündeten Gewebe aneinander reiben, vor allem in und über dem Knie. Finger, Handgelenke und Ellenbogen können durch die vernarbte Haut in gebeugter Stellung fixiert werden. An Fingerspitzen und Knöcheln können wunde Stellen entstehen.

Die Vernarbung schädigt gewöhnlich das untere Ende der Speiseröhre. Sie kann dann die Nahrung nicht mehr richtig in den Magen weiterleiten. Schluckbeschwerden und Sodbrennen sind schließlich für die meisten Sklerodermiepatienten die Folge. Zellwucherungen in der Speiseröhre (Barrett-Syndrom) treten bei einem Drittel der Patienten auf. Sie vergrößern das Risiko eines Speiseröhrenverschlusses oder eines -krebses. Ist der Darm geschädigt, kann die Nahrungsaufnahme gestört sein (Malabsorption), woraus Gewichtsverlust resultiert. Narbengewebe kann die Abflußwege der Leber blockieren, was zu Leberschaden und Gelbsucht führt.

Durch die Sklerodermie kann sich Narbengewebe in der Lunge bilden, so daß bei Belastung Kurzatmigkeit entsteht. Sie kann außerdem verschiedene lebensbedohende Fehlfunktionen des Herzens verursachen, darunter Herzschwäche und Rhythmusstörungen.

Nierenschäden können ebenfalls durch Sklerodermie bedingt sein. Das erste Symptom eines Nierenschadens ist meist ein plötzlicher drastischer Anstieg des Blutdrucks. Hoher Blutdruck ist meist ein bedenkliches Zeichen. Gewöhnlich läßt er sich durch Medikamente unter Kontrolle bringen.

Das **CREST-Syndrom** ist eine gewöhnlich leichtere Variante der Sklerodermie, bei der schwere Schäden an den inneren Organen seltener vorkommen. Der Name setzt sich aus den Symptomen zusammen: Calcinosis cutis (Kalziumablagerungen in der Haut), Raynaud-Syndrom, Fehlfunktion der Speiseröhre (Esophagus bzw. Ösophagus = Speiseröhre), Sklerodaktylie (Hautschäden an den Fingern) und Teleangiektasien (Besenreiser). Die Hautschäden beschränken sich auf die Finger. Menschen mit CREST-Syndrom können einen Hochdruck der Lungenarterien entwickeln, der Herz- und Atemschwäche verursacht.

Diagnose

Sklerodermie läßt sich aufgrund der charakteristischen Veränderungen an Haut und inneren Organen diagnostizieren. Die Symptome können sich mit denen einiger anderer Bindegewebeerkrankungen überschneiden, aber das Gesamtbild ist gewöhnlich eindeutig. Laboruntersuchungen allein reichen zur Diagnose nicht aus, weil die Laborwerte genau wie die Symptome bei Sklerodermiepatienten sehr unterschiedlich sein können. Ein Antikörpertest auf Zentromere (Bestandteil von Chromosomen) kann bei der Unterscheidung zwischen Sklerodermie und CREST-Syndrom hilfreich sein.

Prognose und Behandlung

Der Verlauf einer Sklerodermie ist wechselnd und nicht vorhersehbar. Manchmal verschlechtert sich das Krankheitsbild drastisch und führt zum Tod. In anderen Fällen ist jahrzehntelang nur die Haut betroffen, bevor die inneren Organe angegriffen werden. Geringfügige Schäden an den inneren Organen wie an der Speiseröhre sind jedoch unvermeidlich, selbst beim CREST-Syndrom. Die Prognose ist für jene Patienten besonders ungünstig, bei denen bereits sehr früh Herz-, Lungen- oder Nierenschäden auftreten.

Eine Sklerodermie läßt sich nicht mit Arzneimitteln aufhalten. Allerdings können sie einige Symptome lindern und Organschäden eindämmen. Nichtsteroidale Entzündungshemmer oder gelegentlich Kortison helfen bei starken Muskel- und Gelenkschmerzen und Schwäche. Penizillamin verlangsamt den Hautverdickungsprozeß und kann die Beteiligung der inneren Organe hinauszögern, aber manche Menschen leiden zu stark unter Nebenwirkungen. Immunsuppressiva wie Methotrexat können einigen Patienten helfen.

Das Sodbrennen läßt sich mildern, indem nur kleine Mahlzeiten sowie Antazida und Antihistaminika eingenommen werden, die die Magensäureproduktion hemmen. Häufig hilft es, das Kopfteil des Bettes zu erhöhen. Bei starken Problemen durch den Rückfluß der Magensäure kann manchmal eine Operation Abhilfe schaffen. ▲ Eingeengte Bereiche der Speiseröhre können geweitet werden. Tetrazyklin oder andere Antibiotika können einer gestörten Nährstoffaufnahme vorbeugen, die durch einen Bakterienüberschuß in den geschädigten Darmbereichen entsteht. Nifedipin kann die Symptome des Raynaud-Syndroms mildern, verstärkt aber auch den Magensäurerückfluß. Blutdrucksenkende Arzneimittel, vor allem ACE-Hemmer, sind bei der Behandlung von Nierenerkrankungen und Bluthochdruck hilfreich.

Physikalische Therapie und krankengymnastische Übungen sollen die Muskelkraft aufrecht erhalten, können aber nicht sicher verhindern, daß die Gelenke in Beugestellung versteifen.

Sjögren-Syndrom

Bei dieser chronischen Entzündung kommt es zu extremer Trockenheit der Augen, des Mundes und anderer Schleimhäute.

▲ Siehe Seite 487

Dieses Syndrom wird oft mit anderen Symptomen in Verbindung gebracht, die eher für rheumatoide Arthritis oder systemischen Lupus erythematodes typisch sind. Man geht davon aus, daß es sich um eine Autoimmunkrankheit handelt. Die Ursache ist unbekannt. Die Erkrankung ist seltener als rheumatoide Arthritis und tritt bei Frauen häufiger auf als bei Männern.

Weiße Blutkörperchen dringen in die Drüsen ein, die Flüssigkeit produzieren, wie zum Beispiel die Speichel- und Tränendrüsen. Die Blutkörperchen verletzen die Drüsen, was zu trockenem Mund und trockenen Augen führt, den typischen Kennzeichen dieser Erkrankung. Beim Sjögren-Syndrom können auch die Schleimhäute im Magen-Darm-Trakt, in der Luftröhre (Trachea), der Vulva und der Scheide austrocknen.

Symptome

Bei manchen Menschen sind nur Mund oder Augen trocken (Sicca-Syndrom). Die Trockenheit der Augen kann die Hornhaut schwer schädigen, der Tränenmangel zu bleibenden Schäden am Auge führen. Zu wenig Speichel verursacht Mundgeruch und schlechten Geschmack im Mund, erschwert Essen und Schlucken und kann die Zähne angreifen.

Bei anderen Menschen sind viele Organe betroffen. Die trockene Luftröhre und Lunge machen anfälliger für Infektionen und können zur Lungenentzündung führen. Außerdem kann sich der Herzbeutel entzünden (Perikarditis). Nerven, vor allem die des Gesichts, können geschädigt werden. Leber, Bauchspeicheldrüse, Milz, Nieren und Lymphknoten können betroffen sein. Arthritis tritt bei einem Drittel der Patienten auf und betrifft die gleichen Gelenke wie rheumatoide Arthritis. Allerdings fällt die Arthritis beim Sjögren-Syndrom meist milder aus und zerstört die Gelenke nicht.

Das Lymphom, ein Krebs des Lymphsystems, tritt bei Patienten mit Sjögren-Syndrom 44mal häufiger auf als bei der restlichen Bevölkerung.

Diagnose

Ein Mensch, der Gelenkentzündung, trockenen Mund und trockene Augen hat, leidet gewöhnlich unter Sjögren-Syndrom. Die Diagnose läßt sich mit verschiedenen Untersuchungen bestätigen. Die Menge an Tränenflüssigkeit wird mit einem Filterpapierstreifen unter dem Unterlid gemessen (Schirmer-Test). Ein Mensch mit Sjögren-Syndrom produziert manchmal weniger als ein Drittel der normalen Menge an Tränenflüssigkeit. Der Augenarzt untersucht die Augen auf Schäden.

Die Sekretion der Speicheldrüsen kann mit ausgefeilteren Untersuchungen überprüft werden; der Arzt wird möglicherweise eine Szintigraphie oder eine Biopsie der Speicheldrüsen anordnen. Bei der Blutuntersuchung zeigen sich möglicherweise ungewöhnliche Antikörper einschließlich SS-B, ein für Sjögren-Syndrom typischer Antikörper. Häufig finden sich bei den Patienten auch Rheumafaktoren, die eher für rheumatoide Arthritis typisch sind, oder antinukleäre Antikörper (charakteristisch für Lupus erythematodes).

Die Blutkörperchensenkungsgeschwindigkeit ist bei sieben von zehn Patienten erhöht, und einer von drei hat zu wenig rote (Anämie) oder einen Mangel an bestimmten weißen Blutkörperchen.

Prognose und Behandlung

Die Prognose hängt davon ab, wie weit die Antikörper lebenswichtige Organe schädigen. Selten enden Lungenentzündung, Nierenversagen oder Lymphom beim Sjögren-Syndrom tödlich.

Die Krankheit läßt sich zwar nicht heilen, aber die Symptome können gemildert werden. In die trockenen Augen wird künstliche Tränenflüssigkeit eingetropft. ▲ Der trockene Mund wird durch Getränke, Mundspülung oder das Kauen von zuckerfreiem Kaugummi angefeuchtet. Arzneimittel, wie Schnupfenmittel oder Antihistaminika, sollten wegen ihrer schleimhautaustrocknenden Wirkung vermieden werden. Wenn die Speicheldrüsen nicht zu schwer geschädigt sind, kann Pilokarpin die Speichelproduktion anregen. Regelmäßige Zahnpflege und Zahnarztbesuche sind erforderlich, damit die Zähne erhalten bleiben. Schmerzende, geschwollene Speicheldrüsen werden mit schmerzlindernden Mitteln behandelt. Die Gelenksymptome sind meist mild, so daß oft Ruhe und Ibuprofen genügen. Wenn es zu schweren Schäden an den inneren Organen kommt, sind Kortisontabletten (zum Beispiel Prednison) hilfreich.

Mischkollagenose

Hierbei handelt es sich um eine Ansammlung von Symptomen, die denen verschiedener anderer Bindegewebeerkrankungen gleichen: Systemischer Lupus erythematodes, Sklerodermie, Polymyositis und Dermatomyositis.

Etwa 80 Prozent der Betroffenen sind Frauen. Die Ursache ist unbekannt; wahrscheinlich handelt es sich um eine Autoimmunerkrankung.

▲ Siehe Seite 1032

Symptome

Die typischen Symptome sind das Raynaud-Syndrom (bei Kälte weiße, schmerzende Hände und Füße), Gelenkschmerzen oder Arthritis, geschwollene Hände, Muskelschwäche, Schluckbeschwerden, Sodbrennen und Kurzatmigkeit. Das Raynaud-Syndrom kann anderen Symptomen um Jahre vorausgehen. (Allerdings tritt das Raynaud-Syndrom eher allein auf und nicht als Teil einer Bindegewebeerkrankung.) Gleichgültig, wie die Krankheit anfängt, sie verschlechtert sich meist, und die Symptome breiten sich auf andere Körperteile aus.

Die Hände sind häufig so geschwollen, daß die Finger wie Würste aussehen. Ein rotvioletter schmetterlingsförmiger Ausschlag auf den Wangen und dem Nasenrücken, rote Flecken auf den Knöcheln, violett verfärbte Augenlider und rote Besenreiser auf Wangen und Händen können auftauchen. Das Haar kann dünner werden. Außerdem kommt es zu Hautveränderungen wie bei Sklerodermie.

Fast alle Mischkollagenosepatienten haben Gelenkschmerzen, und bei drei Vierteln entwickelt sich eine für Arthritis typische schmerzhafte Gelenkentzündung. Außerdem nehmen die Muskelfasern Schaden, so daß vor allem Schulter- und Hüftmuskeln geschwächt sind und schmerzen.

Die Speiseröhre ist zwar gewöhnlich betroffen, aber Schluckbeschwerden und Schmerzen sind selten. In oder um die Lunge kann sich Flüssigkeit ansammeln. Für manche Menschen ist die Störung der Lungenfunktion das größte Problem. Sie führt bei Belastung zu Kurzatmigkeit und Überlastung des Herzens.

Gelegentlich entsteht eine Herzschwäche. Sie kann zu Flüssigkeitsansammlungen, Kurzatmigkeit und Müdigkeit führen. Nieren und Nerven sind gewöhnlich nur bei zehn Prozent der Patienten betroffen; die Schädigung ist meist gering. Andere mögliche Symptome sind zum Beispiel Fieber, geschwollene Lymphknoten, Bauchschmerzen und anhaltende Heiserkeit. Das Sjögren-Syndrom kann sich entwickeln. Langfristig treten bei den meisten Patienten Symptome auf, die für Lupus oder Sklerodermie typisch sind.

Diagnose

Der Verdacht auf Mischkollagenose entsteht, wenn sich Symptome von Lupus erythematodes, Sklerodermie, Polymyositis oder rheumatoider Arthritis überschneiden.

Das Blut wird auf Antikörper gegen Ribonukleoprotein untersucht, die bei fast allen Mischkollagenosepatienten auftreten. Wird ein hoher Spiegel dieser Antikörper gefunden, ohne daß die für Lupus typischen Antikörper auftreten, geht man von einer Mischkollagenose aus.

Behandlung

Die Behandlung entspricht der des Lupus. Kortison ist meist wirksam, vor allem im frühen Krankheitsstadium. Leichte Erkrankungen können mit Ibuprofen, anderen nichtsteroidalen Entzündungshemmern, Chloroquin oder ähnlichen Basismitteln oder sehr niedrigen Kortisondosen behandelt werden. Je schwerer die Krankheit, desto mehr Kortison ist nötig. Bei schweren Erkrankungen kommen Immunsuppressiva zum Einsatz.

Je weiter die Erkrankung fortschreitet und je größer die Organschäden sind, desto weniger wirkt die Behandlung. Schädigungen der Haut und Speiseröhre ähnlich wie bei Sklerodermie sprechen am wenigsten auf die Behandlung an. Bei einer Langzeitbehandlung mit niedrig dosiertem Kortison und selbst ohne Behandlung kann es zu jahrelangen symptomfreien Phasen kommen. Trotz Behandlung schreitet die Krankheit bei 13 Prozent der Betroffenen fort und führt innerhalb von sechs bis zwölf Jahren zu tödlichen Komplikationen.

Polymyositis und Dermatomyositis

Polymyositis ist eine chronische Bindegewebeerkrankung, bei der sich die Muskeln schmerzhaft entzünden und sich zurückbilden. Bei der Dermatomyositis kommt zur Polymyositis eine Hautentzündung hinzu.

Diese Erkrankungen führen zu Muskelschwäche und Muskelabbau und damit letztlich zu Körperbehinderungen. Meist sind Schultern und Hüften betroffen, aber die Muskelschwäche kann symmetrisch im ganzen Körper auftreten.

Polymyositis und Dermatomyositis treten gewöhnlich bei Erwachsenen zwischen dem 40. und 60. Lebensjahr und bei Kindern und Jugendlichen zwischen dem 5. und 15. Lebensjahr auf. Frauen sind doppelt so häufig betroffen wie Männer. Bei Erwachsenen sind dieses selbständige Krankheiten oder Teil einer anderen Bindegewebeerkrankung wie Mischkollagenose.

Die Ursache der Erkrankung ist unbekannt. Viren oder Autoimmunreaktionen können eine Rolle spielen. Auch Krebs kann ein Auslöser sein – eine Autoimmunreaktion gegen Krebs kann auch gegen eine Substanz in den Muskeln gerichtet sein. Etwa 15 Prozent der männlichen Polymyositispatienten über 50 leiden auch an Krebs; bei Frauen ist der Prozentsatz etwas geringer.

Symptome

Die Symptome der Polymyositis sind bei allen Altersgruppen gleich. Bei Kindern treten sie meist plötzlich auf, bei Erwachsenen schleichend. Bereits während oder direkt nach der Infektion können die ersten Symptome erscheinen. Dazu gehören Muskelschwäche (vor allen in Oberarm, Hüfte und Oberschenkel), Muskel- und Gelenkschmerzen, Raynaud-Syndrom, Hautausschlag, Schluckbeschwerden, Fieber, Müdigkeit und Gewichtsverlust.

Die Muskelschwäche kann plötzlich oder schleichend beginnen und sich über Wochen und Monate verstärken. Da die Muskeln in Rumpfnähe am heftigsten betroffen sind, kann es für die Patienten sehr schwierig werden, den Arm zu heben, eine Treppe hinaufzusteigen oder von einem Stuhl aufzustehen. Sind die Halsmuskeln betroffen, kann der Patient im Liegen womöglich nicht einmal den Kopf heben. Muskelschwäche in Schultern und Hüften kann den Patienten in den Rollstuhl oder ins Bett zwingen. Im oberen Teil der Speiseröhre führt die Muskelschwäche zu Schluckbeschwerden und Herauswürgen der Nahrung. Hand-, Fuß- und Gesichtsmuskeln sind nicht betroffen.

Gelenkschmerzen und -entzündungen treten bei etwa einem Drittel der Patienten auf. Schmerzen und Schwellungen sind gewöhnlich nur leicht. Das Raynaud-Syndrom kommt hauptsächlich bei Menschen vor, die Polymyositis in Verbindung mit anderen Kollagenosen haben.

Normalerweise greift die Polymyositis von den inneren Organen nur Speiseröhre und Rachen an. Aber auch die Lunge kann betroffen sein. Dann kommt es zu Kurzatmigkeit und Husten. Blutende Magen- oder Darmgeschwüre können blutigen oder schwarzen Stuhl bewirken. Das kommt bei Kindern häufiger vor als bei Erwachsenen.

Bei der Dermatomyositis tendieren die Hautausschläge dazu, während der Phasen der Muskelschwäche und anderer Symptome aufzutreten. Ein verschwommener roter Ausschlag kann das Gesicht verunzieren. Typisch ist eine rotviolette Schwellung um die Augen herum. Ein anderer Hautausschlag kann schuppig, glatt oder erhaben sein und fast überall am Körper vorkommen, besonders an den Knöcheln. Die Nagelbetten können gerötet sein. Wenn der Hautausschlag nachläßt, können sich bräunliche Pigmentflecken, Vernarbungen, Schrumpfungen oder helle, pigmentlose Stellen auf der Haut zeigen.

Diagnose

Die Diagnose läßt sich aufgrund folgender Eigenschaften stellen: Muskelschwäche in Schultern oder Hüften, typischer Hautausschlag, erhöhter Spiegel bestimmter Muskelenzyme im Blut, unter dem Mikroskop erkennbare typische Veränderungen des Muskelgewebes und veränderte elektrische Aktivität der Muskeln (mit einer Elektromyographie dargestellt). Mit speziellen Untersuchungen am Muskelgewebe läßt sich die Krankheit von anderen Muskelerkrankungen unterscheiden.

Laboruntersuchungen sind hilfreich, genügen aber nicht, um Polymyositis oder Dermatomyositis sicher zu diagnostizieren. Der Blutspiegel bestimmter Muskelenzyme, wie Kreatinkinase, ist oft höher als normal, was auf eine Schädigung der Muskeln hindeutet. Das Blut wird regelmäßig auf diese Enzyme getestet, um den Krankheitsverlauf zu verfolgen. Bei erfolgreicher Behandlung fällt der Enzymspiegel auf normale oder fast normale Werte. Eine körperliche Untersuchung und weitere Tests sind eventuell erforderlich, um festzustellen, ob der Patient Krebs hat.

Behandlung und Prognose

Häufig hilft es, bei starker Entzündung die körperlichen Aktivitäten einzuschränken. Gewöhnlich wird hochdosiertes Prednison gegeben, durch das die Schwellungen und die Schmerzen langsam abklingen. Nach vier bis sechs Wochen, wenn der Muskelenzymspiegel wieder normal und die Muskelschwäche vergangen ist, wird die Dosis nach und nach verringert. Die meisten Erwachsenen müssen jahrelang oder sogar ihr Leben lang geringe Mengen Prednison einnehmen, um Rückfälle zu verhindern. Kinder können das Arzneimittel manchmal nach einem Jahr absetzen und bleiben symptomfrei. Gelegentlich ist Prednison nicht besonders wirksam oder verschlimmert die Erkrankung sogar noch. Dann werden zusätzlich oder statt des Kortisons Immunsuppressiva verabreicht. Wenn andere Arzneimittel nicht wirken, kann Gammaglobulin, das große Mengen vieler Antikörper enthält, gespritzt werden.

Tritt die Polymyositis in Verbindung mit Krebs auf, spricht sie auf Prednison meist nicht gut an. Wird der Krebs erfolgreich behandelt, bessert sich gewöhnlich auch die Polymyositis.

Bei Erwachsenen mit einer schweren, fortschreitenden Form der Krankheit können Schluckbeschwerden, Mangelernährung, Lungenentzündung oder Ateminsuffizienz zum Tod führen.

Rezidivierende Polychondritis

Bei dieser seltenen Erkrankung kommt es zu Schüben schmerzhafter, zerstörerischer Entzündungen des Knorpels oder anderer Bindegewebe in Ohren, Gelenken, Nase, Kehlkopf, Bronchien, Augen, Herzklappen, Nieren und Blutgefäßen.

Die Erkrankung tritt bei Männer und Frauen – meist mittleren Alters – gleich häufig auf. Typisch ist eine rote, sehr schmerzhafte Schwellung beider Ohren. Gleichzeitig oder später kann eine leichte oder schwere Arthritis ent-

Erkrankungen mit Gefäßentzündung

Name	Beschreibung
Purpura Schönlein-Henoch	Entzündung der kleinen Venen; dadurch harte, purpurfarbene Flecke auf der Haut
Erythema nodosum	Entzündung der Blutgefäße in den tiefen Hautlagen; dadurch tiefgehende rote, druckschmerzhafte Knoten an Armen und Beinen
Polyarteriitis nodosa	Entzündung der mittleren Arterien; dadurch verringerter Blutfluß durch die Gefäße und mangelnde Versorgung der umliegenden Gewebe
Riesenzellarteriitis	Entzündung der Arterien in Kopf und Gehirn; dadurch manchmal Kopfschmerzen und Erblindung
Takayasu-Krankheit	Entzündung der großen Arterien wie Aorta und ihre Verzweigungen; dadurch Verschlüsse und Pulsverlust

stehen, die jedes Gelenk betreffen kann. Der Knorpel, der die Rippen mit dem Brustbein verbindet, kann sich entzünden. Das gleiche gilt für den Nasenknorpel. Auch Augen, Kehlkopf, Luftröhre, Innenohr, Herz, Blutgefäße, Nieren und Haut können betroffen sein. Entzündungs- und Schmerzschübe dauern einige Wochen, lassen nach und treten im Verlauf mehrerer Jahre wieder auf. Schließlich wird der stützende Knorpel geschädigt; Ohren und Nasenrücken fallen zusammen. Außerdem kommt es zu Seh-, Hör- und Gleichgewichtsstörungen.

Die Krankheit kann zum Tod führen, wenn die Atemwege zusammenbrechen oder Herz und Blutgefäße sehr stark geschädigt sind.

Diagnose und Behandlung

Die rezidivierende Polychondritis wird diagnostiziert, wenn mit der Zeit mindestens drei der folgenden Symptome auftreten: Entzündung beider Ohren, schmerzhafte Schwellung mehrerer Gelenke, Entzündung des Nasenknorpels, Augenentzündung, Knorpelschäden in den Atemwegen und Hör- oder Gleichgewichtsstörungen.

Bei einer Biopsie kann der betroffene Knorpel typische Veränderungen zeigen. Blutuntersuchungen geben Anhaltspunkte für eine chronische Entzündung.

Leichte Formen rezidivierender Polychondritis können mit nichtsteroidalen Entzündungshemmern, wie Ibuprofen, behandelt werden. Ist die Erkrankung schwer, wird täglich Prednison verabreicht und beim Abklingen der Symptome rasch reduziert. Bei kritischen Verläufen kommen Immunsuppressiva wie Cyclophosphamid zum Einsatz. Diese Arzneimittel wirken nur auf die Symptome, ändern aber nichts am Verlauf der Erkrankung.

Vaskulitis

Vaskulitis ist eine Entzündung der Blutgefäße.

Vaskulitis ist keine eigentliche Erkrankung, sondern ein Krankheitsprozeß, der bei zahlreichen autoimmunen Kollagenosen wie rheumatoider Arthritis und systemischem Lupus erythematodes vorkommt. Vaskulitis kann auch ohne Beteiligung des Bindegewebes auftreten.

Was die Gefäßentzündung auslöst, ist meistens unbekannt; bei einigen Menschen sind es wohl Hepatitisviren. Vermutlich wird die Entzündung ausgelöst, wenn das Immunsystem ein Blutgefäß oder einen Teil davon versehentlich für einen Fremdkörper hält und angreift. Die Zellen des Immunsystems, die eine Entzündung auslösen, umzingeln die betroffenen Gefäße und zerstören sie. Damit schädigen sie meist auch das Gewebe, das von den Gefäßen versorgt wird. Die Gefäße können lecken oder verstopfen; in beiden Fällen wird der Blutfluß zu den Nerven, Organen und anderen Körperteilen unterbrochen. Die blutarmen (ischämischen) Bereiche können dauerhaften Schaden nehmen. Die Symptome können direkt von den geschädigten Gefäßen oder von dem durch mangelhafte Blutversorgung geschädigten Gewebe herrühren.

Jedes Blutgefäß kann betroffen sein. Vaskulitis kann sich auf die Venen beschränken, auf große oder kleine Arterien oder Kapillaren oder auf ein Körperteil wie Kopf, Bein oder Niere. Bei Erkrankungen, wie Purpura Schönlein-Henoch, Erythema nodosum, Periarteriitis nodosa, Riesenzellarteriitis (Arteriitis temporalis) und Takayasu-Krankheit, beschränkt sich die Vaskulitis auf Blutgefäße einer bestimmten Größe oder Tiefe.

Panarteriitis nodosa

Bei dieser Erkrankung entzünden sich Teile mittelgroßer Arterien und werden beschädigt. Dadurch verringert sich die Blutversorgung der Organe.

Wenn nicht angemessen behandelt wird, endet die Erkrankung oft tödlich. Sie macht sich meist zwischen dem 40. und 50. Lebensjahr bemerkbar, kann aber in jedem Alter auftreten. Männer sind dreimal so häufig betroffen wie Frauen.

Die Ursache ist unbekannt. Auslöser könnte die Reaktion auf Arzneimittel und Impfstoffe sein, manchmal auch eine bakterielle oder virale Infektion. Meistens läßt sich jedoch kein Auslöser ermitteln.

Symptome

Die Erkrankung kann anfangs leicht sein, dann aber innerhalb einiger Monate tödlich verlaufen oder sich schleichend zur chronischen, entkräftenden Krankheit entwickeln. Jedes Organ und jede Organkombination können betroffen sein; die Symptome hängen davon ab. Panarteriitis nodosa ähnelt oft anderen Erkrankungen, bei denen Arterien entzündet sind. Eine solche Krankheit ist das Churg-Strauß-Syndrom, das im Gegensatz zur Panarteriitis nodosa mit Asthma verbunden ist.

Das häufigste Frühsymptom ist Fieber. Bauchschmerzen, Taubheitsgefühl und Kribbeln in Händen und Füßen, Schwäche und Gewichtsverlust können früh auftreten. Drei Viertel der Patienten mit Panarteriitis nodosa entwickeln einen Nierenschaden, der Bluthochdruck, Aufschwemmungen durch zurückgehaltenes Wasser und eine geringe oder fehlende Urinproduktion verursachen kann. Sind die Blutgefäße im Magen-Darm-Trakt betroffen, kann es zum Darmdurchbruch kommen. Dieser verursacht eine Bauchfellentzündung (Peritonitis), starke Schmerzen, blutige Durchfälle und hohes Fieber. Die Erkrankung der zum Herzen führenden Gefäße kann Schmerzen in der Brust und Herzanfälle auslösen. Beschädigte Blutgefäße im Gehirn sorgen für Kopfschmerzen, Krampfanfälle und Halluzinationen. Die Leber kann sehr stark geschädigt werden. Muskel- und Gelenkschmerzen sind üblich, Gelenkentzündungen kommen vor. Blutgefäße, die dicht unter der Haut liegen, können sich knotig und seltsam anfühlen. Manchmal bilden sich Hautgeschwüre über den Gefäßen.

Diagnose und Behandlung

Panarteriitis nodosa läßt sich nicht mit einer Blutuntersuchung nachweisen. Der Krankheitsverdacht kommt auf, wenn eine Kombination aus Symptomen und Laborwerten nicht anders erklärt werden kann, oder wenn bei einem vorher gesunden Mann mittleren Alters Fieber und neurologische Symptome wie fleckförmige, taube Stellen, Kribbeln oder Lähmungserscheinungen auftreten. Die Diagnose kann durch eine Biopsie eines betroffenen Gefäßes bestätigt werden. Möglicherweise ist auch eine Leber- oder Nierenbiopsie erforderlich. Röntgenaufnahmen nach der Injektion eines Kontrastmittels in die Arterien (Arteriographie) können Abweichungen in den Blutgefäßen zeigen.

Ohne Behandlung sterben 77 Prozent der Patienten innerhalb eines Jahres, 88 Prozent innerhalb von fünf Jahren. Eine aggressive Therapie kann den Tod verhindern. Alle Arzneimittel, die die Krankheit ausgelöst haben könnten, werden abgesetzt. Hohe Dosen Kortison (Prednison) können das Fortschreiten der Krankheit stoppen und etwa einem Drittel der Patienten eine symptomfreie Phase gewähren. Da meistens eine langfristige Kortisonbehandlung nötig ist, wird die Dosis reduziert, sobald die Symptome nachgelassen haben. Können Kortisone die Entzündung nicht eindämmen, werden sie durch Arzneimittel ergänzt oder ersetzt, die das Immunsystem unterdrücken (Immunsuppressiva wie Cyclophosphamid). Um Schäden an inneren Organen vorzubeugen, sind weitere Therapien nötig, wie zum Beispiel die Behandlung des hohen Blutdrucks.

Trotz Behandlung kommt es vor, daß mehrere lebenswichtige Organe versagen oder ein Blutgefäß platzt. Nierenversagen ist eine häufige Todesursache. Eventuell tödliche Infektionen können auftreten, weil Kortisone und Immunsuppressiva die Fähigkeit des Körpers verringern, Infektionen zu bekämpfen.

Polymyalgia rheumatica

Bei dieser Erkrankung kommt es zu starken Schmerzen und Steifigkeit in den Hals-, Schulter- und Hüftmuskeln.

Polymyalgia rheumatica tritt ab dem 50. Lebensjahr auf und ist bei Frauen doppelt so häufig wie bei Männern. Die Ursache ist unbekannt. Die Erkrankung ist schmerzhaft, verursacht aber keine Schwäche oder Muskelschäden. Manchmal tritt sie zusammen mit Riesenzellarteriitis auf.

Symptome und Diagnose

Polymyalgia rheumatica verursacht starke Schmerzen und Steifigkeit im Hals, in den Schultern und Hüften. Die Steife ist am Morgen und nach Ruhephasen am ausgeprägtesten. Fieber, ein Gefühl des Unbehagens, Gewichtsverlust und Depressionen können die Muskelsymptome begleiten. Alle diese Symptome können plötzlich oder schleichend auftreten.

Die Diagnose wird aufgrund einer körperlichen Untersuchung und der Testergebnisse gestellt. Eine Biopsie des Muskelgewebes ist gewöhnlich nicht erforderlich, weil dabei kein Muskelschaden zu erkennen ist. Auch die Elektromyographie▲ zeigt nichts Auffälliges. Die Blutwerte können auf Anämie hinweisen. Die Blutkörperchensenkungsgeschwindigkeit ist gewöhnlich sehr hoch; ansonsten sind die Laborwerte meist unauffällig. Der bei Polymyositis erhöhte Kreatininkinasewert ist bei Polymyalgia normal.

Behandlung

Polymyalgia rheumatica bessert sich gewöhnlich drastisch durch geringe Dosen des Kortisons Prednison. Tritt gleichzeitig Riesenzellarteriitis auf, sind höhere Kortisondosen erforderlich. Wenn die Symptome schwächer werden, wird die Dosis langsam auf die geringste wirksame Menge reduziert. Die meisten Menschen können das Prednison innerhalb von zwei bis vier Jahren wieder absetzen; manche müssen allerdings darüber hinaus noch geringe Mengen einnehmen. Die Erleichterung durch nichtsteroidale Enzündungshemmer ist wohl geringer.

Riesenzellarteriitis

Riesenzellarteriitis (Arteriitis temporalis) ist eine chronische entzündliche Erkrankung der großen Arterien.

Betroffen sind davon einer von tausend Menschen über 50 Jahre, Frauen etwas häufiger als Männer. Die Ursache ist unbekannt. Die Symptome überschneiden sich mit denen von Polymyalgia rheumatica. Einige Fachleute halten beide für Variationen derselben Krankheit.

Symptome

Die Symptome unterscheiden sich danach, welche Arterien betroffen sind. Meistens trifft es die großen Arterien, die zum Gehirn führen; dadurch treten plötzlich starke Kopfschmerzen an den Schläfen oder im Hinterkopf auf. Die Blutgefäße an der Schläfe können sich geschwollen und knotig anfühlen. Die Kopfhaut schmerzt beim Kämmen. Man sieht doppelt, verschwommen oder große blinde Flecken, hat andere Sehstörungen oder ist auf einem Auge blind. Die größte Gefahr besteht in einer plötzlichen dauerhaften Erblindung, die entstehen kann, wenn die Blutversorgung des Sehnervs unterbrochen ist. Typisch sind Schmerzen im Unterkiefer, den Kaumuskeln und der Zunge beim Sprechen oder Kauen. Auch Symptome der Polymyalgia rheumatica können auftreten.

Diagnose und Behandlung

Die Diagnose wird aufgrund der körperlichen Untersuchung und der Symptome gestellt und durch eine Biopsie der Schläfenarterie bestätigt. Bei der Blutuntersuchung zeigt sich meist Blutarmut und eine sehr hohe Blutkörperchensenkungsgeschwindigkeit.

Da die Riesenzellarteriitis bei 20 Prozent der unbehandelten Patienten zur Erblindung führt, muß die Behandlung sofort nach der Diagnose einsetzen. Prednison ist wirksam. Die Anfangsdosis ist hoch, um die Entzündung der Blutgefäße einzudämmen. Nach mehreren Wochen wird die Dosis langsam reduziert, wenn Erfolge sichtbar sind. Manche Menschen können das Prednison nach einigen Jahren wieder absetzen, andere benötigen viele Jahre lang sehr geringe Dosen, um die Symptome zu unterdrücken und einer Erblindung vorzubeugen.

Wegener-Granulomatose

Es handelt sich hierbei um eine seltene Erkrankung, die meist mit einer Entzündung der Nasenschleimhäute, der Nebenhöhlen, des Halses oder der Lunge beginnt■ und zu einer Gefäßentzündung im ganzen Körper (allgemeine Vaskulitis) oder einem tödlichen Nierenversagen fortschreiten kann.

Die Erkrankung kann in jedem Alter auftreten und ist bei Männern doppelt so häufig wie bei Frauen. Die Ursache ist unbekannt. Die Erkrankung ähnelt zwar einer Infektion, aber es läßt sich kein auslösender Organismus finden. Man nimmt an, daß die Wegener-Granulomatose von einer allergischen Reaktion ausgelöst wird, deren Verursacher noch nicht erkannt wurde. Die Folge ist eine heftige, unangemessene Immunreaktion, die viele Gewebe im Körper schädigt.

Die Krankheit verursacht neben Gefäßentzündung eine andere, ungewöhnliche Entzündungsart, ein sogenanntes Granulom, das normales Gewebe zerstört.

▲ Siehe Seite 284
■ Siehe Seite 185

Symptome

Die Krankheit kann plötzlich oder schleichend beginnen. Die ersten Symptome betreffen meist die oberen Atemwege – Nase, Nebenhöhlen, Ohren und Luftröhre (Trachea). Es kann sich um Nasenbluten, Nebenhöhlenentzündung, Husten, Mittelohrentzündung (Otitis media) und das Aushusten von Blut handeln. Die Nasenschleimhaut kann rot und rauh werden und zu Blutungen neigen. Fieber, allgemeines Unwohlsein, Appetitlosigkeit, Gelenkschmerzen und -schwellungen sowie Augen- und Ohrenentzündungen können auftreten. Die Erkrankung kann die Herzarterien betreffen und dann zu Schmerzen in der Brust oder einem Herzinfarkt führen. Sind Rückenmark und Gehirn beteiligt, entsprechen die Symptome denen verschiedener neurologischer Erkrankungen.

Die Krankheit kann in ein allgemeines Stadium übergehen, bei dem sich Blutgefäße im ganzen Körper entzünden. Das verursacht wunde Stellen auf der Haut, die sich großflächig ausbreiten und große Narben hinterlassen. Der in diesem Stadium typische Nierenschaden kann von leichten Funktionsstörungen bis zu lebensbedrohlichem Nierenversagen reichen. Schwere Nierenerkrankungen verursachen Bluthochdruck und Symptome, die durch die Ansammlung von Giftstoffen im Blut (Urämie) bedingt sind. ▲ Gelegentlich ist von den großen Organen nur die Lunge betroffen. Dort können sich Granulome bilden und die Atmung behindern. Blutarmut tritt häufig auf und kann schwere Formen annehmen.

Spontane Besserungen sind möglich, aber ohne Behandlung verschlechtert sich die Wegener-Granulomatose meistens und kann tödlich enden.

Diagnose und Behandlung

Wenn die Wegener-Granulomatose rechtzeitig erkannt und behandelt wird, kann man Komplikationen, wie Nierenerkrankungen, Herzanfällen und Gehirnschäden, vorbeugen. Der Arzt erkennt meist das typische Symptombild, bestätigt die Diagnose aber durch eine Biopsie des betroffenen Gewebes. Blutuntersuchungen unterstützen den Verdacht, können die Krankheit aber nicht zweifelsfrei nachweisen. Antineutrophile Zytoplasmaantikörper weisen stark auf die Erkrankung hin. Sind Nase, Rachen oder Haut nicht betroffen, kann die Diagnose schwierig werden, weil die Symptome und Röntgenbilder denen verschiedener Lungenerkrankungen ähneln.

Die allgemeine Form der Erkrankung galt lange Zeit als tödlich. Die Prognose hat sich durch den Einsatz von Immunsuppressiva, wie Cyclophosphamid und Azathioprin, deutlich gebessert. Diese Arzneimittel unterdrücken die Krankheit, indem sie die Immunreaktion des Körpers dämpfen. Die Behandlung wird nach dem Abklingen der Symptome gewöhnlich mindestens ein Jahr lang fortgesetzt. Kortisone, die gleichzeitig gegen die Entzündung gegeben werden, können meist langsam reduziert und abgesetzt werden. Kortisone schwächen die Abwehrkraft des Körpers. Deswegen müssen manchmal Antibiotika eingesetzt werden, um die Lungenentzündung zu behandeln, die sich aufgrund eines Lungenschadens entwickeln kann. Gelegentlich wird die Anämie so schwer, daß Bluttransfusionen erforderlich sind.

Reiter-Syndrom

Hierunter versteht man eine Entzündung der Gelenke und der Sehnenansätze am Gelenk. Häufig kommt eine Entzündung der Bindehaut ■ und der Schleimhäute dazu, zum Beispiel im Mund, Harntrakt, in der Scheide und am Penis, sowie ein charakteristischer Hautausschlag.

Das Reiter-Syndrom wird auch reaktive Arthritis genannt, weil die Gelenkentzündung eine Reaktion auf eine Infektion zu sein scheint, die sich in einem anderen Teil des Körpers abspielt, nicht in den Gelenken. Am häufigsten tritt die Erkrankung bei Männern zwischen dem 20. und 40. Lebensjahr auf.

Es gibt zwei Formen des Reiter-Syndroms. Eine tritt mit sexuell übertragbaren Krankheiten, wie einer Chlamydieninfektion, auf und betrifft meist junge Männer. Die andere folgt gewöhnlich auf eine Infektion des Darmtraktes, wie zum Beispiel Salmonellose. Patienten, die das Reiter-Syndrom aufgrund einer dieser Infektionen bekommen, haben eine genetische Veranlagung, die der von Bechterewpatienten ähnelt. Die meisten Menschen, die sich eine dieser Infektionen zuziehen, erkranken jedoch nicht am Reiter-Syndrom.

Symptome

Die Symptome setzen charakteristischerweise 7 bis 14 Tage nach der Infektion ein, meist mit einer Harnröhrenentzündung. Bei Männern verursacht die Entzündung leichte bis mittlere Schmerzen und Ausfluß aus dem Penis. Die Prostata kann sich schmerzhaft entzünden. Bei Frauen treten, wenn überhaupt, nur leichte Symptome im Harn- und Genitaltrakt auf, wie leichter Ausfluß und ein unangenehmes Gefühl beim Urinieren.

▲ Siehe Seite 589

■ Siehe Seite 1033

Die Bindehaut kann sich röten und entzünden; das verursacht Juckreiz, Brennen und vermehrten Tränenfluß. Schmerzen und Entzündungen in den Gelenken können leicht bis schwer sein. Gewöhnlich sind mehrere Gelenke gleichzeitig betroffen, vor allem Knie- und Zehengelenke sowie die Bereiche, an denen die Sehnen am Knochen ansetzen, wie an der Ferse. Ist die Erkrankung schwerer, können sich Schmerzen und Entzündungen in der Wirbelsäule einstellen.

Im Mund, auf der Zunge und an der Penisspitze entstehen kleine, schmerzlose wunde Stellen. Gelegentlich blüht ein starker Hautausschlag in Form von harten, verdickten Flecken auf, vor allem an Handflächen und Fußsohlen. Unter Finger- und Fußnägeln können gelbe Ablagerungen auftauchen.

Bei den meisten Menschen verschwinden die ursprünglichen Symptome nach drei bis vier Monaten. Bei etwa der Hälfte treten im Lauf der Jahre wieder Arthritis oder andere Symptome auf. Wenn die Symptome lange Zeit anhalten oder immer wiederkehren, können sich Gelenke und die Wirbelsäule verformen. Aber nur sehr wenig Patienten mit Reiter-Syndrom tragen dauerhafte Behinderungen davon.

Diagnose und Behandlung

Die Kombination von Gelenk-, Genital-, Harntrakt-, Augen- und Hautsymptomen wecken beim Arzt den Verdacht auf das Reiter-Syndrom. Da die Symptome nicht immer gemeinsam auftreten, kann es Monate dauern, bis die Erkrankung diagnostiziert wird. Es gibt keine einfachen Laboruntersuchungen, um die Diagnose zu bestätigen. Ein Harnröhrenabstrich oder eine Probe der Gelenkflüssigkeit können untersucht werden; durch eine Gelenkpunktion kann versucht werden festzustellen, welcher Erreger die Infektion verursacht und die Symptome ausgelöst hat.

Zuerst werden Antibiotika gegen die Infektion verabreicht, aber die Behandlung ist nicht immer erfolgreich und die optimale Behandlungsdauer unbekannt. Die Arthritis wird gewöhnlich mit nichtsteroidalen Entzündungshemmern behandelt. Sulfasalazin oder Methotrexat, ein Arzneimittel, das das Immunsystem unterdrückt, kann wie bei rheumatoider Arthritis eingesetzt werden. Kortisone werden gewöhnlich nicht geschluckt, sondern ins Gelenk gespritzt, was manchmal Abhilfe schafft. Bindehautentzündung und wunde Hautstellen benötigen keine Behandlung. Nur bei schwerer Augenentzündung können kortisonhaltige Salben oder Augentropfen erforderlich sein.

Behçet-Syndrom

Bei dieser Erkrankung handelt es sich um eine chronische, immer wieder aufflammende Entzündung, die zu schmerzhaften, immer wiederkehrenden Entzündungen der Genital- und Mundschleimhäute, zu Hautblasen und geschwollenen Gelenken führt.

Augen, Blutgefäße, Nervensystem und Magen-Darm-Trakt können sich ebenfalls entzünden.

Männer sind zweimal so häufig betroffen wie Frauen. Die Erkrankung tritt meist zwischen dem 20. und 30. Lebensjahr auf, manchmal aber auch schon in der Kindheit. Die Ursache der Erkrankung ist unbekannt; Viren und Autoimmunerkrankungen können eine Rolle spielen.

Symptome

Fast alle Betroffenen leiden – meist als erstes Symptom – unter immer wiederkehrenden, schmerzhaften Entzündungen der Mundschleimhaut. Entzündungen an Penis, Hodensack und Schamlippen sind häufig schmerzhaft; Scheidenentzündungen können schmerzlos verlaufen.

Andere Symptome treten Tage bis Jahre später auf. Eine immer wieder aufflackernde Entzündung der Regenbogenhaut des Auges (rezidivierende Iridozyklitis) verursacht Schmerzen, Lichtempfindlichkeit und Sehstörungen. Es kann zu weiteren Augenerkrankungen kommen, darunter Uveitis, die unbehandelt zur Erblindung führen kann.

80 Prozent der Patienten leiden unter Hautblasen und Eiterpickeln. Winzige Verletzungen, wie der Einstich einer Injektionsnadel, können bereits Schwellungen und Entzündungen auslösen. Etwa die Hälfte der Betroffenen bekommt eine relativ milde, nicht fortschreitende Form der Arthritis in den Knien und anderen großen Gelenken. Eine Entzündung der Blutgefäße (Vaskulitis) im gesamten Körper kann zur Bildung von Blutgerinnseln, Aneurysmen (Wandausbuchtung geschwächter Blutgefäße), Schlaganfall und Nierenschäden führen. Bei Beteiligung des Magen-Darm-Traktes reichen die Symptome von leichtem Unwohlsein bis zu schweren Krämpfen und Durchfall.

Die immer wieder auftretenden Symptome der Behçet-Krankheit belasten die Patienten häufig sehr. Die Symptome und die symptomfreien Phasen können Wochen, Jahre oder Jahrzehnte andauern. Gelegentlich führt die Schädigung des Nervensystems, des Magen-Darm-Traktes oder der Blutgefäße zum Tod.

Diagnose und Behandlung

Die Diagnose stützt sich auf die körperliche Untersuchung, weil die Behçet-Krankheit nicht durch Labortests festgestellt werden kann. Der Nachweis der Krankheit kann Monate dauern. Die Symptome ähneln denen vieler anderer Krankheiten wie Reiter-Syndrom, Stevens-Johnson-Syndrom, systemischem Lupus erythematodes, Morbus Crohn und Kolitis ulzerosa.

Die Krankheit ist unheilbar, aber einige Symptome lassen sich lindern. Äußerlich angewandte Kortisone können die Haut- und Augenentzündungen abschwächen. Punktionen sollten vermieden werden, weil die Gefahr einer Entzündung besteht. Patienten mit schweren Entzündungen der Augen und des Nervensystems müssen eventuell mit Prednison oder anderen Kortisonen behandelt werden. Ciclosporin, ein Immunsuppressivum, kann gegeben werden, wenn die Augenbeschwerden sehr stark sind oder wenn sich die Symptome mit Prednison nicht unterdrücken lassen.

Bechterew-Krankheit

Diese Bindegewebeerkrankung, die auch Spondylitis ankylosans heißt, äußert sich mit einer Entzündung der Wirbelsäule und der großen Gelenke. Das führt zu Schmerzen und Versteifungen.

Die Krankheit tritt bei Männern dreimal so häufig auf wie bei Frauen und macht sich meist zwischen dem 20. und 40. Lebensjahr bemerkbar. Die Ursache ist unbekannt. Eine familiäre Häufung legt allerdings eine erbliche Veranlagung nahe. Die Krankheit kommt bei Menschen, deren Eltern oder Geschwister davon betroffen sind, 10- bis 20mal häufiger vor als sonst.

Symptome und Diagnose

Leichte bis mittlere Krankheitsschübe wechseln sich mit fast symptomfreien Phasen ab. Das häufigste Symptom sind Rückenschmerzen, deren Stärke von Phase zu Phase und von Patient zu Patient variiert. Meist ist der Schmerz nachts stärker. Verbreitet ist auch eine Morgensteifigkeit, die sich durch Bewegung bessert. Schmerzen in der Lendenwirbelsäule und die damit verbundenen Muskelkrämpfe lassen sich häufig lindern, indem man sich nach vorne beugt. Deshalb nehmen viele Patienten eine gebeugte Haltung ein, die sich unbehandelt verfestigen kann. Bei anderen Patienten wird die Wirbelsäule extrem gerade und steif. Appetitlosigkeit, Gewichtsverlust, Müdigkeit und Blutarmut können als Begleiterscheinungen auftreten. Sind die Verbindungsgelenke zwischen Rippen und Wirbelsäule entzündet, kann das Atmen durch starke Schmerzen behindert werden. Gelegentlich beginnen die Schmerzen in den großen Gelenken wie Hüften, Knie und Schultern.

Bei einem Drittel der Betroffenen treten immer wieder leichte Augenentzündungen auf (akute Iritis), die das Sehvermögen meist nicht behindern. Bei wenigen Patienten schädigt die Entzündung die Herzklappen. Drücken die geschädigten Wirbel auf einen Nerv oder das Rückenmark, kann es zu Taubheitsgefühl, Schwäche und Schmerzen in den Bereichen kommen, die von dem Nerv versorgt werden. Das Kaudasyndrom ist eine seltene Komplikation, bei der die entzündete Wirbelsäule jene Gruppe von Nerven zusammendrückt, die über das Ende des Rückenmarks hinausgeht. Das verursacht Symptome wie Impotenz, nächtliche Harninkontinenz, verringertes Empfinden in Blase und Enddarm und den Reflexverlust im Sprunggelenk.

Die Diagnose stützt sich auf das Muster der Symptome und auf Röntgenbilder der Wirbelsäule und der betroffenen Gelenke. Sie zeigen eine Gelenkerosion zwischen Wirbelsäule und Hüftknochen (Iliosakralgelenk) und die Bildung knöcherner Brücken zwischen den einzelnen Wirbeln, wodurch die Wirbelsäule versteift. Die Blutkörperchensenkungsgeschwindigkeit ist erhöht. Außerdem wird bei 90 Prozent der Betroffenen das HLA-B27-Merkmal gefunden.

Prognose und Behandlung

Die meisten Menschen bleiben ohne Behinderung und können ein normales Leben führen. Bei einigen schreitet die Krankheit stark fort und verursacht schwere Deformationen.

Die Behandlung konzentriert sich darauf, die Rücken- und Gelenkschmerzen zu lindern und einer Verformung der Wirbelsäule vorzubeugen oder diese zu korrigieren. Nichtsteroidale Entzündungshemmer lindern die Schmerzen und bremsen die Entzündung. Indometazin ist vielleicht das wirksamste dieser Arzneimittel. Kortisone sind nur zur kurzfristigen Behandlung der Iritis und bei schweren Gelenkentzündungen sinnvoll. Sie werden meist direkt ins Gelenk gespritzt. Muskelentspannende und betäubende Schmerzmittel sind meist nur kurzfristig erforderlich, um schwere Schmerzen zu durchbrechen und starke Muskelkrämpfe zu lockern. Wenn Hüft- oder Kniegelenke stark angegriffen oder in gebeugter Stellung versteift sind, können sie gegen ein künstliches Gelenk ausgetauscht werden, so daß die Funktion wieder hergestellt wird.

Langfristiges Ziel der Behandlung ist es, Haltungsschäden zu vermeiden und starke Rückenmuskeln aufzubauen. Tägliches Üben kräftigt die Muskulatur, die der gebeugten Haltung entgegenwirkt.

Gicht und Pseudogicht

Gicht und Pseudogicht entstehen durch Kristallablagerungen in den Gelenken, die Entzündungen (Arthritis) und Schmerzen verursachen. Die Art der abgelagerten Kristalle ist jedoch bei beiden Krankheiten verschieden.

Gicht

Bei Gicht kommt es immer wieder zu plötzlichen, sehr schmerzhaften Gelenkentzündungen durch Harnsäurekristalle, die im Gelenk abgelagert werden. Sie sammeln sich in den Gelenken, weil der Harnsäurespiegel im Blut zu hoch ist (Hyperurikämie).

Die Gelenkentzündung kann chronisch verlaufen und nach wiederholten Anfällen zu Verformungen führen. Etwa 20 Prozent der Gichtpatienten bekommen Nierensteine.

Das Blut enthält immer Harnsäure (ein Nebenprodukt des Zellabbaus), weil der Körper ständig Zellen abbaut und neue bildet, und weil viele Lebensmittel Vorstufen von Harnsäure enthalten. Der Harnsäuregehalt des Blutes steigt an, wenn die Nieren mit dem Urin nicht genug Harnsäure ausscheiden können. Einige Nierenerkrankungen und manche Arzneimittel beeinträchtigen die Fähigkeit der Nieren, Harnsäure auszuscheiden. Es kann auch vorkommen, daß der Körper aufgrund einer erblichen Enzymabweichung oder einer Krankheit wie Blutkrebs, bei der sich die Zellen stark vermehren und rasch wieder zerstört werden, große Mengen Harnsäure produziert.

Symptome

Akute Gichtanfälle treten ohne Vorwarnung auf. Sie können von einer leichten Verletzung, einer Operation, großen Mengen Alkohol, eiweißreichen Mahlzeiten, Müdigkeit, Streß oder Krankheit ausgelöst werden. Typisch sind starke Schmerzen in einem oder mehreren Gelenken, häufig nachts; der Schmerz wird immer stärker, oft sogar unerträglich. Das Gelenk schwillt an, die Haut über dem Gelenk wird rot bis violett, glänzend, straff und warm. Eine Berührung der Haut über dem Gelenk kann extrem schmerzhaft sein.

Die Krankheit betrifft häufig das Grundgelenk der großen Zehe (Podagra). Aber auch Fußrücken, Sprunggelenk, Knie, Handgelenk und Ellenbogen können betroffen sein. Die Kristalle bilden sich bevorzugt in diesen Gelenken, weil Harnsäure bei niedrigeren Temperaturen eher auskristallisiert und es dort etwas kühler ist als im Rumpf. Die Kristalle bilden sich auch an den Ohren und in anderen relativ kühlen Geweben. Gichtanfälle in der Wirbelsäule, der Hüfte oder in den Schultern sind selten.

Zu den Symptomen eines akuten Gichtanfalls können auch Fieber, Schüttelfrost, allgemeine Übelkeit und Herzrasen gehören. Meist verläuft die Gicht besonders schwer, wenn die ersten Symptome schon vor dem 30. Lebensjahr aufgetreten sind. Die Krankheit trifft bevorzugt Männer in den mittleren Jahren und Frauen nach den Wechseljahren.

Die ersten Anfälle betreffen gewöhnlich nur ein Gelenk und dauern wenige Tage. Die Symptome verschwinden nach und nach, das Gelenk funktioniert wieder, und bis zum nächsten Anfall ist der Patient symptomfrei. Schreitet die Krankheit allerdings fort, treten die Anfälle häufiger auf, dauern unbehandelt länger und betreffen mehrere Gelenke. Diese können dauerhaft geschädigt werden.

Möglicherweise entwickelt sich eine schwere chronische Gicht mit Gelenkverformungen. Werden ständig Harnsäurekristalle in den Gelenken und Sehnen abgelagert, kann der so entstehende Schaden die Beweglichkeit immer weiter einschränken. Harte Knoten aus Harnsäure (Gichtknoten, Tophi) lagern sich in die Haut um die Gelenke herum ein. Gichtknoten können sich auch in den Nieren und anderen Organen entwickeln, unter der Haut der Ohren oder am Ellenbogen. Bleiben sie unbehandelt, können Gichtknoten an Händen und Füßen aufbrechen und kalkige Kristallmengen freisetzen.

Diagnose

Gicht wird oft aufgrund der typischen Symptome und einer Gelenkuntersuchung diagnostiziert. Ein hoher Harnsäurespiegel im Blut bestätigt die Diagnose; während eines Anfalls ist dieser Spiegel allerdings oft nicht erhöht. Die Untersuchung einer Gelenkflüssigkeitsprobe, die bei einer Punktion mit einer Nadel entnommen wird, ergibt die letzte Bestätigung. Unter einem Mikroskop mit polarisiertem Licht zeigen sich die typischen nadelförmigen Kristalle der Harnsäure.

Behandlung

Der erste Schritt ist, die Schmerzen zu lindern, indem man die Entzündung eindämmt. Kolchizin ist dafür ein schon lange gebräuchliches Mittel. Gewöhnlich lassen die

Schmerzen innerhalb von 12 bis 24 Stunden nach der Einnahme von Kolchizin nach und sind nach 48 bis 72 Stunden völlig verschwunden. Kolchizin löst häufig Durchfälle aus und kann schwerere Nebenwirkungen haben, wie zum Beispiel eine Schädigung des Knochenmarks.

Auch mit nichtsteroidalen Entzündungshemmern, wie Ibuprofen und Indometazin, können die Schmerzen gelindert und die Gelenkschwellung verringert werden. ▲ Manchmal wird zu diesem Zweck auch Kortison, z. B. Prednison, verordnet. Wenn nur ein oder zwei Gelenke betroffen sind, kann Kortison durch dieselbe Kanüle in das Gelenk hineingespritzt werden, durch die Gelenkflüssigkeit abgesaugt wird. Diese Behandlung ist sehr wirksam gegen die von den Harnsäurekristallen ausgelöste Entzündung. Um die Schmerzen zu lindern, kann das entzündete Gelenk ruhiggestellt werden.

Der zweite Therapieschritt ist, Rückfälle zu verhindern. Viel zu trinken, Alkohol zu vermeiden und sich eiweiß- und purinarm zu ernähren sind manchmal schon ausreichend. Viele Gichtkranke sind übergewichtig; bei ihnen normalisiert sich der Harnsäurespiegel oft schon, wenn sie abnehmen.

Bei Menschen, die wiederholt heftige Gichtanfälle haben, wird eine Langzeitbehandlung eingeleitet, wenn die nicht-medikamentösen Maßnahmen nicht ausreichen. Als Medikament dient dazu in erster Linie Allopurinol. Dieses Arzneimittel verhindert die Produktion von Harnsäure im Körper und eignet sich deshalb für Menschen, die einen zu hohen Harnsäurespiegel und Nierensteine oder Nierenprobleme haben. Es kann jedoch Magenbeschwerden und Ausschlag verursachen, die Zahl der weißen Blutkörperchen verringern und zu Leberschäden führen.

Senkt Allopurinol den Harnsäurespiegel nicht ausreichend oder kann es nicht eingesetzt werden, kommt Benzbromaron in Frage. In Deutschland werden relativ häufig Kombinationsmittel aus Allopurinol und Benzbromaron verordnet. Diese sind jedoch bestenfalls für die ersten Monate einer Gichtbehandlung nützlich, oder für die seltene Situation, daß eine der beiden Substanzen allein nicht ausreicht.

Die meisten Gichtknoten an den Ohren, Händen und Füßen schrumpfen langsam, wenn der Harnsäurespiegel im Blut sinkt. Besonders große Knoten müssen eventuell chirurgisch entfernt werden.

Pseudogicht

Bei der Pseudogicht (Chondrokalzinose-Syndrom) treten Schübe schmerzhafter Gelenkentzündungen auf, die auf Ablagerungen von Kalziumpyrophosphatkristallen beruhen.

Die Erkrankung tritt meistens bei älteren Menschen auf und betrifft Männer und Frauen gleichermaßen. Letzten Endes verursacht sie die Degeneration der betroffenen Gelenke.

Ursachen und Symptome

Die Ursache der Pseudogicht ist unbekannt. Sie kann bei Menschen auftreten, die unter anderen Krankheiten leiden; z. B. unter einer Nebenschilddrüsenüberfunktion (Hyperparathyreoidismus), bei der der Kalziumspiegel enorm ansteigt, oder die eine Hämochromatose haben mit zuviel Eisen im Gewebe oder die zu wenig Magnesium im Blut haben (Hypomagnesiämie).

Die Symptome sind sehr unterschiedlich. Manche Menschen leiden unter Schüben schmerzhafter Gelenkentzündungen, meist in Knien, Handgelenken oder anderen relativ großen Gelenken. Bei anderen schmerzen die Gelenke in Armen und Beinen und sind steif, was Ärzte leicht mit rheumatoider Arthritis verwechseln können. Akute Anfälle sind gewöhnlich weniger schwer als bei Gicht. Manche Menschen haben zwischen den Anfällen keine Schmerzen, und andere spüren trotz größerer Kristallablagerungen gar nichts.

Diagnose und Behandlung

Pseudogicht wird häufig mit anderen Gelenkerkrankungen verwechselt, vor allem mit Gicht. Die Diagnose wird gestellt, nachdem ein entzündetes Gelenk punktiert und die Gelenkflüssigkeit untersucht wurde. Die Kalziumphosphatkristalle sind in der Gelenkflüssigkeit nachweisbar. Auch Röntgenbilder können hilfreich sein, weil die Kalziumpyrophosphatkristalle im Gegensatz zu den Harnsäurekristallen als weiße Ablagerungen auf den Aufnahmen zu sehen sind.

Die Behandlung kann zwar gewöhnlich akute Anfälle bekämpfen und neue verhindern, hält aber die Schädigung des betroffenen Gelenkes nicht auf. Meist werden nichtsteroidale Entzündungshemmer, wie Ibuprofen, eingesetzt, um die Schmerzen zu lindern und die Entzündung zu bekämpfen. Die Anfälle können mit Kolchizin gestoppt werden. Manchmal wird überschüssige Gelenkflüssigkeit abgesaugt und Kortison ins Gelenk gespritzt, um die Entzündung einzudämmen. Eine wirksame Langzeittherapie, mit der die Kristalle entfernt werden können, gibt es nicht.

▲ Siehe Seite 52 und 287

Infektionen von Knochen und Gelenken

Knochen sowie die Gewebe und die Flüssigkeit der Gelenke können sich entzünden. Beispiele dafür sind Osteomyelitis und infektiöse Arthritis.

Knochenentzündung

Eine Knocheninfektion (Osteomyelitis) wird gewöhnlich von Bakterien, manchmal aber auch von Pilzen verursacht.

Wenn ein Knochen entzündet ist, schwillt das weiche Knochenmark in der Mitte oft an. Weil das geschwollene Gewebe gegen die feste äußere Begrenzung drückt, werden die Blutgefäße im Knochenmark zusammengedrückt, so daß die Blutversorgung des Knochens verringert oder gar unterbrochen wird. Ohne ausreichende Blutversorgung können Teile des Knochens absterben. Die Infektion kann sich vom Knochen aus weiterverbreiten und in den umliegenden Weichteilen, zum Beispiel den Muskeln, Eiteransammlungen (Abszesse) verursachen.

Ursachen

Knochen können auf drei Wegen infiziert werden: durch das Blut, durch von außen eindringende Erreger und durch die Infektion der angrenzenden Weichteile.

Eine Infektion aus einem anderen Teil des Körpers kann auf dem Blutweg zu den Knochen wandern. Knocheninfektionen kommen gewöhnlich bei Kindern an den Enden der Arm- und Beinknochen und bei Erwachsenen an den Wirbelknochen (Vertebrae) vor. Dialysepatienten und Drogenabhängige, die ihre Drogen spritzen, sind besonders anfällig für eine Entzündung der Wirbelknochen (vertebrale Osteomyelitis). Infektionen können auch durch Metallteile entstehen, wie sie zum Beispiel bei Knochenbrüchen zur Stabilisierung eingesetzt werden. Tuberkuloseerreger können ebenfalls eine Wirbelinfektion verursachen (Pott-Buckel).

Krankheitserreger können bei einem offenen Bruch oder einer Operation in den Knochen eindringen oder zum Beispiel durch einen Unfall, bei dem etwas den Knochen durchdringt. Eine Infektion in einem künstlichen Gelenk, die meist durch die Operation entsteht, kann sich auf die angrenzenden Knochen ausbreiten.

Eine Infektion der Weichteilgewebe rund um den Knochen kann sich innerhalb von Tagen oder Wochen auf den Knochen ausdehnen. Sie beginnt gewöhnlich an einer Stelle, an der das Gewebe durch eine Verletzung, Bestrahlung oder Krebs geschädigt ist, oder an einem Hautgeschwür, das durch schlechte Durchblutung oder Diabetes entstanden ist. Eine Infektion der Nasennebenhöhlen, des Zahnfleischs oder der Zähne kann sich auf den Schädel ausdehnen.

Symptome

Bei Kindern verursachen vom Blut herangetragene Knocheninfektionen Fieber und, manchmal Tage später, Schmerzen im infizierten Knochen. Das Gewebe über dem entzündeten Knochen kann berührungsempfindlich und geschwollen sein, Bewegungen werden schmerzhaft.

Wirbelentzündungen entwickeln sich langsam und verursachen andauernde Rückenschmerzen und Druckempfindlichkeit. Der Schmerz wird durch Bewegung schlimmer und läßt auch bei Ruhe, Wärmeanwendungen oder der Einnahme von Schmerzmitteln nicht nach. Fieber, das typische Zeichen für eine Entzündung, fehlt häufig.

Knochenentzündungen, die durch direktes Eindringen der Keime oder durch das Übergreifen einer Weichteilinfektion entstehen, verursachen Schwellung und Schmerzen in dem Gewebe über dem entzündeten Knochen. Im umliegenden Gewebe können sich Abszesse bilden. Bei diesen Infektionen kann das Blutbild unauffällig sein und Fieber ausbleiben. Patienten mit einer Entzündung im Bereich eines künstlichen Gelenks oder einer Prothese leiden unter Dauerschmerz in diesem Bereich.

Wird eine Knochenentzündung nicht erfolgreich behandelt, kann das zu einer chronischen Osteomyelitis führen. Diese Erkrankung wird manchmal sehr lange nicht erkannt, weil sie monate- oder jahrelang keine Symptome hervorruft. Häufiger macht sich die chronische Knochenentzündung durch Schmerzen, wiederkehrende Entzündungen in den Weichteilen über dem Knochen und dauernde oder regelmäßig wiederkehrende Eiterabsonderung durch die Haut bemerkbar. Dabei bildet sich eine Fistel (eine Art Gang) vom Knochen bis zur Haut, wo der Eiter austritt.

Diagnose

Die Symptome und die Ergebnisse der körperlichen Untersuchung können den Verdacht auf eine Knochenentzündung nahelegen. Das entzündete Gebiet ist im Knochenszintigramm (Szintigraphie mit radioaktivem

Technetium) fast immer zu erkennen (außer bei Kleinkindern), auf Röntgenbildern sieht man es hingegen häufig erst mehrere Wochen, nachdem die ersten Symptome aufgetreten sind. Computer- und Kernspintomographie zeigen den entzündeten Bereich ebenfalls. Dennoch können diese Untersuchungen nicht immer zwischen einer Entzündung und anderen Knochenerkrankungen unterscheiden. Zur genauen Diagnose und Erkennung der Erreger werden Proben von Blut, Eiter und Gelenkflüssigkeit oder Knochengewebe entnommen. Bei einer Wirbelinfektion wird während einer Operation oder Biopsie mit einer Nadel Knochengewebe entnommen.

Behandlung

Wenn sich die Knochenentzündung noch im Anfangsstadium befindet und durch Erreger im Blut ausgelöst worden ist, sprechen Kinder und Erwachsene am besten auf Antibiotika an. Kann der Erreger nicht festgestellt werden, verabreichen die Ärzte meist Antibiotika, die gegen das Bakterium *Staphylococcus aureus*, das die meisten dieser Entzündungen verursacht, und manchmal auch gegen andere Bakterien wirken. Je nachdem, wie schwer die Entzündung ist, können die Antibiotika anfangs als Infusion gegeben werden; im Verlauf der vier bis sechs Wochen andauernden Behandlung wird dann zu Tabletten gewechselt. Manche Patienten müssen monatelang behandelt werden. Wird die Entzündung im Frühstadium entdeckt, ist eine Operation gewöhnlich nicht nötig. Abszesse werden aber gelegentlich operativ geöffnet.

Erwachsene mit Wirbelentzündungen werden meist sechs bis acht Wochen lang mit Antibiotika behandelt, manchmal müssen sie auch im Bett bleiben. Eventuell ist eine Operation erforderlich, um betroffene Wirbel zu stabilisieren oder den Eiter aus Abszessen abzuleiten.

Entspringt die Knochenentzündung den umliegenden Weichteilen, fällt die Behandlung vielschichtiger aus. Abgestorbenes Gewebe und Knochen werden operativ entfernt, und die entstehende Lücke wird mit gesunden Knochen, Muskeln oder Haut aufgefüllt. Dann wird die Entzündung mit Antibiotika behandelt.

Wenn die Entzündung von einem künstlichen Gelenk ausgeht, wird es gewöhnlich entfernt. Antibiotika können bereits mehrere Wochen vor der Operation gegeben werden, damit nach der Entfernung des entzündeten Gelenks gleich ein neues eingesetzt werden kann. Nur selten bleibt der Erfolg aus, und die Entzündung bleibt bestehen. Dann muß das Gelenk unter Umständen versteift oder das entsprechende Glied amputiert werden.

Ist die Ursache der Entzündung ein durch Diabetes oder Durchblutungsstörungen verursachtes Geschwür am Fuß, das auf den Knochen übergegriffen hat, sind häufig so viele verschiedene Erreger beteiligt, daß Antibiotika allein nicht ausreichen. Manchmal muß der entzündete Knochen entfernt werden.

Infektiöse Arthritis

Hierbei handelt es sich um eine Infektion der Gelenkflüssigkeit (Synovia) und der Gewebeanteile des Gelenks.

Die Erreger, vor allem Bakterien, erreichen das Gelenk über den Blutkreislauf. Es kann aber auch direkt bei einer Operation, durch eine Injektion oder eine Verletzung infiziert werden. Auch hier kommen mehrere Erreger in Frage; welches Bakterium die Entzündung auslöst, hängt vom Alter einer Person ab. Staphylokokken, *Haemophilus influenzae* und sogenannte gramnegative Bakterien sind für Babys und Kleinkinder besonders gefährlich. Bei größeren Kindern und Erwachsenen sind meist Gonokokken (Erreger des Trippers), Staphylokokken und Streptokokken die Entzündungserreger. Von Viren wie dem HI-Virus (human immunodeficiency virus), Parvoviren und den Erregern von Röteln, Mumps und Hepatitis B sind Patienten jeden Alters betroffen. Chronische Gelenkentzündungen werden häufig von Tuberkulosebakterien oder Pilzen ausgelöst.

Symptome

Kleinkinder leiden meist unter Fieber, Schmerzen und Unruhe. Die meisten Kinder bewegen das betroffene Gelenk nicht, weil es schmerzt und berührungsempfindlich ist. Bei älteren Kindern und Erwachsenen treten die Symptome ganz plötzlich auf. Das Gelenk wird rot, warm und schmerzt bei Berührung oder Bewegung sehr stark. Im Gelenk sammelt sich Flüssigkeit an, wodurch es anschwillt und steif wird. Außerdem können Fieber und Schüttelfrost auftreten.

Diagnose

Ein infiziertes Gelenk kann innerhalb weniger Tage zerstört sein, wenn es nicht sofort mit Antibiotika behandelt wird. Deshalb werden bei Verdacht auf Gelenkentzündung sofort verschiedene Untersuchungen eingeleitet. Meist wird eine Probe der Gelenkflüssigkeit entnommen und auf weiße Blutkörperchen, Bakterien und andere Organismen untersucht. Im Labor können die Erreger in der Gelenkflüssigkeit fast immer bestimmt werden, es sei denn, der Patient hat kürzlich Antibiotika eingenommen. Die Erreger von Tripper, Lyme-Borreliose und Syphilis sind in der Gelenkflüssigkeit nur schwer auszumachen.

Meist wird auch das Blut untersucht, weil sich die Erreger von Gelenkentzündungen häufig im Blut wiederfinden. Auch Schleim, Gehirn-Rückenmark-Flüssigkeit und Urin können untersucht werden, um die Erreger genau zu bestimmen.

Behandlung

Die Behandlung mit Antibiotika beginnt sofort beim Verdacht auf eine Infektion, noch bevor das Labor den Erreger bestimmt hat. Zuerst werden solche verabreicht, die die am häufigsten vorkommenden Bakterien abtöten, später dann, falls erforderlich, andere. Anfangs werden die Antibiotika meist intravenös gegeben, damit eine ausreichende Menge von ihnen das Gelenk erreicht. Selten werden sie direkt ins Gelenk injiziert. Wenn die Behandlung anschlägt, zeigt sich innerhalb von 48 Stunden eine Besserung.

Um Eiteransammlungen zu verhindern, die das Gelenk schädigen, wird der Eiter mit einer Kanüle abgesaugt. Manchmal wird ein Drainageröhrchen in die Wunde gelegt, vor allem, wenn ein Gelenk, wie das Hüftgelenk, mit der Kanüle schwer zu erreichen ist. Genügt die Drainage nicht, kann eine Arthroskopie weiterhelfen. Dabei wird eine biegsame Glasfaseroptik in das Gelenk eingeführt, deren Spitze sehr scharfe Bilder vom Gelenkinneren übermittelt. Unter Umständen ist eine Operation nötig, um den Eiterherd auszutrocknen. Eine Gelenkschiene hilft anfangs, Schmerzen zu lindern. Um eine Versteifung und einen dauerhaften Funktionsverlust des Gelenks zu vermeiden, ist meist Physiotherapie erforderlich.

Pilzinfektionen werden mit Pilzmitteln behandelt, eine Tuberkuloseinfektion mit einer Kombination verschiedener Antibiotika. Virusinfektionen bessern sich gewöhnlich von selbst; hier werden nur Mittel gegen das Fieber und die Schmerzen verordnet.

Entzündet sich ein künstliches Gelenk, reichen Antibiotika meist nicht aus. Nach mehreren Tagen Antibiotikabehandlung muß das Gelenk unter Umständen operativ ersetzt werden.

KAPITEL 54

Charcot-Gelenk

Das Charcot-Gelenk (Arthropathia neuropathica) entsteht, wenn jemand infolge einer Nervenschädigung nicht mehr spüren kann, wenn im Gelenk Schmerzen auftreten. Dadurch bleiben kleinere Verletzungen und Brüche unbemerkt, bis der Schaden so groß ist, daß das Gelenk endgültig zerstört wird.

Verschiedene Erkrankungen können dazu führen, daß Nerven geschädigt werden, die Signale aus dem Gelenk weiterleiten: Diabetes mellitus, Rückenmarkerkrankungen, Syphilis. In solchen Fällen spüren Patienten den Schmerz in dem betroffenen Gelenk nicht mehr.

Symptome und Diagnose

Es kann Jahre dauern, bis der Schaden im Gelenk so groß ist, daß es nicht mehr funktioniert und Symptome auftreten. Dann kann die Krankheit jedoch so rasch fortschreiten, daß das Gelenk innerhalb weniger Monate vollständig zerstört wird.

Im Frühstadium wird ein Charcot-Gelenk oft mit Arthrose verwechselt. Gelenksteife und Flüssigkeitsansammlungen treten häufig auf. Meistens schmerzt das Gelenk nicht oder nur wenig, gemessen am Ausmaß des Schadens. Schreitet die Krankheit rasch fort, können jedoch starke Gelenkschmerzen auftreten. Das Gelenk ist dann gewöhnlich durch Flüssigkeitsansammlungen und Knochenwucherungen angeschwollen. Durch mehrfache Brüche und Überdehnung der Bänder wird es instabil; seine Bestandteile verrutschen. Eventuell schwimmen Knochensplitter in der Gelenkflüssigkeit und verursachen bei Bewegung des Gelenks laute, mahlende Geräusche.

Meistens ist das Knie von der Krankheit betroffen, aber sie kann in jedem Gelenk auftreten – häufig nur in einem und selten in mehr als zweien oder dreien. Bei Diabetikern ist es oft der Fuß. An welchen Gelenken die Krankheit ausbricht, hängt von der Lage der beschädigten Nerven ab.

Der Verdacht auf ein Charcot-Gelenk entsteht, wenn ein Patient mit einer neurologischen Erkrankung über relativ starke Gelenkschmerzen klagt. Die Beschwerden treten meist erst Jahre nach dem Nervenausfall auf. Der Gelenkschaden ist auf dem Röntgenbild zu erkennen; meist ist er mit Kalziumablagerungen und Knochenwucherungen verbunden.

Vorbeugung und Behandlung

Manchmal läßt sich einem Charcot-Gelenk vorbeugen. Die Behandlung der neurologischen Grunderkrankung kann die Gelenkzerstörung verlangsamen oder den Zustand sogar bessern. Diagnose und Ruhigstellung nach Brüchen beziehungsweise Stabilisierung der instabilen Gelenke mit Schienen kann die Gelenkschädigung aufhalten oder auf ein Minimum beschränken. Wenn die neurologische Grunderkrankung nicht weiter fortschreitet, können Hüft- und Kniegelenke künstlich ersetzt werden. Allerdings lockern sich künstliche Gelenke oft frühzeitig.

KAPITEL 55

Erkrankungen der Muskeln, Sehnen und Schleimbeutel

Knochen, Muskeln, Sehnen und Schleimbeutel müssen gesund und funktionsfähig sein, damit sich der Körper normal bewegen kann. ▲ Bewegung entsteht, wenn sich Muskeln zusammenziehen. Die Muskeln sind durch Sehnen mit dem Knochen verbunden. Schleimbeutel sind mit Flüssigkeit gefüllte Polster, die überall dort die Reibung verringern, wo Haut, Muskeln, Sehnen und Bänder über die Knochen gleiten. Verletzungen, Überbelastung, Infektionen und bestimmte Erkrankungen können Knochen, Muskeln, Sehnen und Schleimbeutel vorübergehend oder dauerhaft schädigen. Diese Schädigung kann zu Schmerzen, teilweisem Verlust der Körperkontrolle und zur Einschränkung der normalen Bewegungsabläufe führen.

Spastischer Schiefhals

Mit spastischem Schiefhals (Torticollis spasmodicus) bezeichnet man einen schmerzhaften, immer wiederkehrenden oder dauerhaften Krampf der Halsmuskeln, durch den sich der Kopf kreisförmig nach vorne, nach hinten oder seitwärts bewegt.

Der spastische Schiefhals kommt unter 10 000 Personen einmal vor und ist bei Frauen eineinhalbmal häufiger als bei Männern. Er kann in jedem Alter auftreten, ist aber zwischen dem 30. und 60. Lebensjahr am häufigsten. Die Ursache ist gewöhnlich unbekannt. Gelegentlich verursachen Erkrankungen wie Schilddrüsenüberfunktion, Spätdyskinesien (ungewöhnliche Bewegungen, ausgelöst durch Neuroleptika) und Halstumore den Schiefhals.

Selten erleiden Neugeborene bei einer schwierigen Geburt einen Halsmuskelschaden, der zum Schiefhals führt (angeborener Torticollis). ■ Bei Kindern können auch ein gestörtes Gleichgewicht der Augenmuskeln und Knochen- oder Muskelfehlbildungen der oberen Wirbelsäule als Ursache in Frage kommen.

Symptome

Ein scharfer, schmerzhafter Halsmuskelkrampf kann ganz plötzlich auftreten und immer wiederkehren oder in einen Dauerzustand übergehen. Meist ist nur eine Halsseite betroffen. In welche Richtung der Hals fällt, hängt von den betroffenen Muskeln ab. Ein Drittel der Patienten hat auch in anderen Körperbereichen solche Krämpfe, wie in Augenlidern, Gesicht, Kiefer oder Hand. Die Krämpfe treten ohne Vorwarnung auf, selten im Schlaf.

Der Schiefhals kann mild bis schwer verlaufen. Etwa 10 bis 20 Prozent der Patienten – meist junge Menschen mit leichten Erkrankungen – genesen innerhalb von fünf Jahren ohne Behandlung. Bei den meisten jedoch verschlechtert sich der Zustand über ein bis fünf Jahre hinweg und stabilisiert sich anschließend. Der Schiefhals kann ein ganzes Leben lang anhalten und dauerhafte Schmerzen, Bewegungseinschränkungen des Halses und Haltungsschäden verursachen.

Diagnose und Behandlung

Bei der körperlichen Untersuchung eines Babys oder Kleinkindes kann der Arzt einen Halsmuskelschaden entdecken, der als Ursache in Frage kommt. Bei größeren Kindern und Erwachsenen fragt er nach früheren Verletzungen und Problemen im Halsbereich. Manchmal werden Röntgenbilder, ein Computer- und Kernspintomogramm angefertigt, um die Ursache des Krampfes zu finden; Erfolge sind allerdings selten.

▲ Siehe Seite 210

■ Siehe Seite 1229

Wenn eine Ursache gefunden wird – wie zum Beispiel Knochenwucherungen –, kann der Schiefhals gewöhnlich erfolgreich behandelt werden. Ist die Ursache unbekannt oder in einer Störung des Nervensystems begründet, sinken die Chancen, die Krämpfe unter Kontrolle zu bekommen.

Manchmal lassen sich die Krämpfe vorübergehend durch Massage und Krankengymnastik lindern. Zum Beispiel wird bei der Massage auf der Seite der Kopfrotation ein leichter Druck auf den Unterkiefer ausgeübt.

Arzneimittel können bei einem Drittel der Patienten Krämpfe und ungewollte Bewegungen verringern und den durch die Krämpfe verursachten Schmerz lindern. Anticholinergika blockieren bestimmte Nervenimpulse; auch muskelentspannende Beruhigungsmittel, wie Benzodiazepine, werden häufig verordnet. Antidepressiva kommen selten zum Einsatz. Mehrere Injektionen von geringen Dosen Botulinumtoxin verringern Schmerzen und Krämpfe, so daß der Kopf weniger stark gebeugt gehalten werden kann. Diese Besserung kann einige Monate anhalten. Wenn andere Behandlungsmöglichkeiten keine Hilfe bringen, könnte man die Nerven der betroffenen Halsmuskeln operativ durchtrennen. Sind seelische Probleme Mitverursacher der Krämpfe, kommt eine Psychotherapie in Frage.

Ist ein Geburtsfehler Ursache des Schiefhalses, wird bereits in den ersten Lebensmonaten mit dem Baby intensive Krankengymnastik betrieben. Ist die Gymnastik erfolglos oder wird zu spät mit ihr begonnen, muß der Muskel möglicherweise operativ ersetzt werden.

Fibromyalgie

Unter Fibromyalgie (Fibrositissyndrom, generalisierte Tendomyopathie) versteht man eine Gruppe von Erkrankungen, bei der es zu Schmerzen und Steifheit der Weichteile, wie Muskeln, Sehnen und Bändern, kommt.

Die Schmerzen und Muskelsteifigkeit (Fibromyalgie) können im ganzen Körper auftreten oder auf bestimmte Bereiche beschränkt sein. Frauen sind häufiger am ganzen Körper betroffen als Männer, bei denen eher Muskel- und Faszienschmerzen oder Fibromyalgie in bestimmten Bereichen, wie der Schulter, auftreten. Auslöser ist dann meist eine Überlastung des Bereichs in Arbeit oder Freizeit. Fibromyalgie ist weder lebensbedrohlich noch gefährlich, aber andauernde Symptome können sehr belastend sein.

Ursachen

Die Ursachen sind unbekannt. Ausgelöst werden Fibromyalgien vermutlich durch körperliche oder seelische Überbeanspruchung, Verletzung, Kälte oder Feuchtigkeit, bestimmte Infektionen und gelegentlich durch rheumatoide Arthritis oder eine verwandte Krankheit.

Das **primäre fibromyalgische Syndrom** ist eine Variante, die häufig bei bis dahin gesunden jungen Frauen auftritt, die deprimiert, besorgt oder überlastet sind, und deren Schlaf regelmäßig gestört wird oder die nicht erholt und müde aufwachen. Das Syndrom kann in jedem Alter auftreten; Mädchen sind besonders häufig betroffen. Bei Erwachsenen kommt es oft in Verbindung mit Arthrose der Wirbelsäule vor. Ein Zusammenhang besteht jedoch nicht.

Symptome

Steifigkeit und Schmerzen entwickeln sich schleichend. Beim primären fibromyalgischen Syndrom ist es eher ein diffuser Schmerz; ist die Fibromyalgie auf einen Bereich begrenzt, kann der Schmerz plötzlich auftreten und scharf sein. Bei beiden Formen werden die Schmerzen durch Ermüdung, Anstrengung und Überlastung stärker. Bestimmte Körperstellen reagieren auf Druck empfindlich. Muskelverhärtungen und Krämpfe können auftreten. Zwar kann jedes Fasergewebe und jeder Muskel betroffen sein, aber meist schmerzt die Muskulatur von Hals, Schultern, Brust und Brustkorb, dem unteren Rücken und den Oberschenkeln. Beim primären fibromyalgischen Syndrom kann der Schmerz im ganzen Körper auftreten und wird von Allgemeinsymptomen, wie schlechtem Schlaf, Beklemmung, Depression, Erschöpfung und nervösen Darmstörungen, begleitet.

Diagnose und Behandlung

Die Diagnose stützt sich auf das Schmerzmuster und den Ort der Schmerzen. Der Arzt stellt fest, ob Druck auf bestimmte Körperstellen dort Schmerz verursacht (Druckpunkte), oder ob der Schmerz an andere Stellen weiterzuwandern scheint (Triggerpunkte).

Eine Behandlung ohne Arzneimittel hilft gewöhnlich am besten. Vielfach genügt es bereits, Streß zu verringern. Auch Dehnungs- und Ausdauerübungen, Warmhalten des Körpers, verbesserter Schlaf, gezielte Wärmeanwendungen und sanfte Massagen lindern das Geschehen.

Nichtsteroidale Entzündungshemmer und andere Schmerzmittel sind wenig hilfreich. Gelegentlich wird ein Mittel zur örtlichen Betäubung, manchmal mit Kortison, in einen bestimmten Bereich gespritzt. Um für tieferen Schlaf zu sorgen und die Symptome zu bessern, kann der Arzt Antidepressiva verordnen, die vor dem Schlafengehen eingenommen werden.

Schleimbeutelentzündung

Eine Schleimbeutelentzündung (Bursitis) ist schmerzhaft. Der Schleimbeutel ist ein flaches Kissen mit Gelenkflüssigkeit, das die normale Bewegung der Muskeln und Gelenke erleichtert und die Reibung verringert.

Schleimbeutel sitzen an Stellen, an denen es zur Reibung kommt, vor allem dort, wo Sehnen und Muskeln über Knochen gleiten. Normalerweise enthalten Schleimbeutel nur wenig Flüssigkeit. Bei einer Verletzung entzünden sie sich jedoch und können sich prall mit Flüssigkeit füllen.

Eine Schleimbeutelentzündung kann durch chronische Überlastung, Verletzungen, Gicht, Pseudogicht, rheumatoide Arthritis oder Infektionen entstehen. Häufig bleibt die Ursache unbekannt. Zwar ist die Schulter am anfälligsten für diese Erkrankung, aber auch die Schleimbeutel in Ellenbogen, Hüften, Becken, Knien, Zehen und Fersen sind häufig betroffen.

Symptome

Eine Schleimbeutelentzündung ist schmerzhaft und schränkt die Beweglichkeit ein; die weiteren Symptome hängen davon ab, welcher Schleimbeutel entzündet ist. Ist die Schulter betroffen, kann es für den Patienten schwierig und schmerzhaft sein, den Arm zu heben, zum Beispiel, um sich die Jacke anzuziehen.

Eine akute Schleimbeutelentzündung tritt plötzlich auf. Der entzündete Bereich schmerzt bei Bewegung und Berührung. Liegt der Schleimbeutel dicht unter der Haut, wie bei Knie und Ellenbogen, kann der Bereich rot und geschwollen sein. Eine akute Schleimbeutelentzündung ist besonders schmerzhaft, wenn sie von einer Infektion oder Gicht hervorgerufen wurde; dann ist der betroffene Bereich rot und sehr warm.

Eine chronische Schleimbeutelentzündung kann durch vorherige akute Entzündungen oder wiederholte Verletzungen verursacht werden. Schließlich verdicken sich die Wände des Schleimbeutels; es kann sich darin Kalk ablagern. Beschädigte Schleimbeutel sind besonders anfällig für Infektionen, wenn sie starken Belastungen ausgesetzt werden. Langandauernde Schmerzen und Schwellungen können die Beweglichkeit einschränken und zum Muskelschwund (Atrophie) führen. Chronische Schleimbeutelentzündungen können einige Tage bis mehrere Wochen dauern und häufig wieder auftreten.

Diagnose und Behandlung

Der Verdacht auf Schleimbeutelentzündung besteht, wenn der Bereich um einen Schleimbeutel berührungsempfindlich ist und bestimmte Bewegungen schmerzen. Ist der Schleimbeutel sichtbar angeschwollen, kann der

Schnellender Finger

Normalerweise schlüpft die Sehne geschmeidig in die Sehnenscheide hinein und wieder heraus, wenn die Finger gebeugt und gestreckt werden. Wenn sich nun eine der Beugesehnen entzündet und anschwillt, verharrt der Finger in einer gebeugten Position. Bei der Beugung gleitet die entzündete Sehne zwar aus der Sehnenscheide heraus, aber wenn sie zu stark geschwollen ist oder sich ein Knoten gebildet hat, kann sie beim Strecken des Fingers nicht einfach wieder hineingleiten. Um den Finger zu strecken, muß man den geschwollenen Bereich in die Sehnenscheide hineinzwängen; dabei entsteht ein »schnappendes« Gefühl, und der Finger schnellt nach vorn. Diese Erkrankung nennt man schnellender Finger.

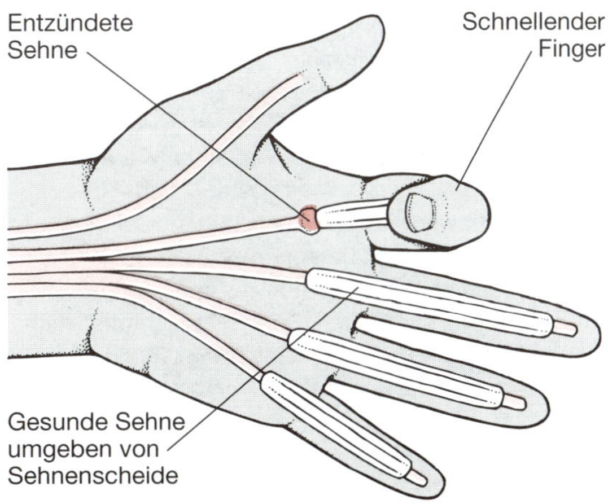

Schnellender Finger

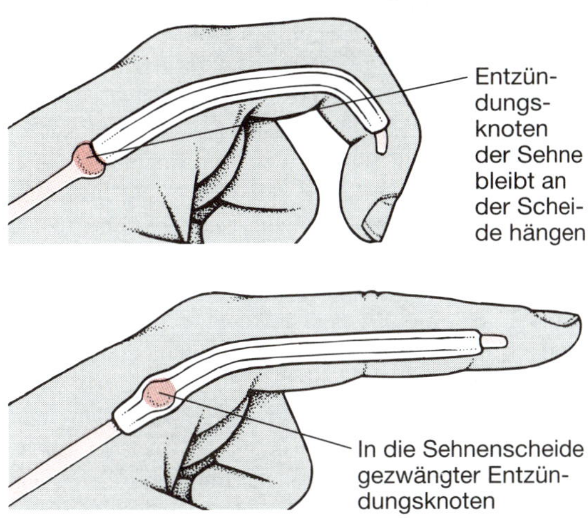

Knochenbrüche

Bei einem Knochenbruch (Fraktur) werden gewöhnlich auch Weichteile verletzt. Die meisten Brüche entstehen durch äußere Einwirkungen wie Autounfälle, Stürze oder beim Sport. Ist die Kraft, die auf einen Knochen einwirkt, stärker als der Knochen, bricht dieser. Wie schwer der Bruch ist und welche Art von Bruch entsteht, hängt genauso von Stärke, Richtung und Geschwindigkeit der einwirkenden Kraft ab, wie vom Alter, Typ und der Widerstandsfähigkeit des Knochens. Knochen, die durch Tumore oder Osteoporose geschwächt sind, brechen leichter.

Bei einem **einfachen (geschlossenen) Bruch** bleibt der Knochen von Haut bedeckt. Bei einem **offenen Bruch** wird der Knochen sichtbar, weil er die Haut durchstoßen hat oder die Haut weggerissen wurde. Bei einem offenen Bruch ist das Infektionsrisiko besonders groß.

Ein **Kompressionsbruch** entsteht, wenn ein Knochen durch eine Kraft gestaucht oder gequetscht wird. Solche Brüche treten häufig bei älteren Frauen mit Osteoporose auf; die geschwächten Wirbel werden zusammengedrückt und sinken zusammen. Bei einem **Trümmerbruch** zerbricht der Knochen durch eine starke direkte Krafteinwirkung in viele Stücke. Diese Brüche heilen oft nur sehr langsam, vor allem, wenn die Blutzufuhr in die Knochenteile unterbrochen ist. **Abrißbrüche** entstehen durch starke Muskelkontraktionen. Dabei werden an der Stelle, an der die Sehne des Muskels ansetzt, Stücke aus dem Knochen gerissen. **Spontanbrüche** entstehen, wenn ein Tumor (meist ein Krebstumor) in einem Knochen gewachsen ist. Der so geschwächte Knochen kann bereits durch eine leichte Verletzung oder sogar ohne äußere Einwirkung brechen.

Symptome und Diagnose

Das deutlichste Symptom ist Schmerz. Er kann sehr stark sein und wird meist im Lauf der Zeit und durch Bewegung schlimmer. Der Bereich um den gebrochenen Knochen ist sehr berührungsempfindlich. An der Bruchstelle bilden sich Schwellungen und Blutergüsse. Je nach Art des Bruchs können die verletzten Arme oder Beine verformt sein. Sie erfüllen ihre Funktion nicht mehr, so daß man zum Beispiel nicht mehr auf dem Bein stehen, den Arm bewegen oder mit der Hand zugreifen kann. Aus dem gebrochenen Knochen kann Blut in das umliegende Gewebe laufen. Außerdem kann es aus den offenen Wunden, die durch die Verletzung entstanden sind, stark bluten.

Arzt mit einer Kanüle Flüssigkeit entnehmen, um die Entzündungsursache herauszufinden (zum Beispiel eine Infektion oder Gicht). Röntgenbilder sind nur dann hilfreich, wenn sie die typischen Kalkablagerungen zeigen.

Bei entzündeten Schleimbeuteln muß die Flüssigkeit abgeleitet werden; außerdem werden Antibiotika verabreicht. Eine nichtinfektiöse akute Schleimbeutelentzündung wird meist durch Schonung, zeitweise Ruhigstellung des Gelenks und einen nichtsteroidalen Entzündungshemmer, wie Ibuprofen, Naproxen oder Indometazin, behandelt. Gelegentlich sind stärkere Schmerzmittel erforderlich. Alternativ dazu kann eine Mischung aus einem Mittel zur örtlichen Betäubung und Kortison direkt in den Schleimbeutel gespritzt werden. Diese Behandlung muß möglicherweise wiederholt werden.

Menschen mit Schleimbeutelentzündung können eventuell auch ein Kortison, wie Prednison, mehrere Tage lang einnehmen. Wenn der Schmerz nachläßt, können Übungen hilfreich sein, die die Beweglichkeit der Gelenke verbessern.

Eine chronische Schleimbeutelentzündung wird genauso behandelt; Ruhigstellung und Schonung helfen dabei jedoch meist wenig. Selten können große Kalkablagerungen in der Schulter mit einer Kanüle oder operativ entfernt werden. Verursacht eine Schleimbeutelentzündung Behinderungen, kann sie mit mehreren Kortisoninjektionen in die Schulter sowie intensiven krankengymnastischen Übungen behandelt werden, um die Gelenkfunktion zu erhalten. Bewegungstraining dient dazu, die geschwächte Muskulatur zu stärken und die Beweglichkeit der Gelenke wiederherzustellen. Schleimbeutelentzündungen treten häufig erneut auf, wenn die Grunderkrankung (Gicht, rheumatoide Arthritis oder chronische Überbelastung) nicht wirkungsvoll bekämpft wird.

Normalerweise erkennt man Brüche auf dem Röntgenbild. Gelegentlich ist auch eine Computertomographie erforderlich, um ein genaues Bild der Verletzungen zu bekommen. Der Heilungsverlauf kann im Röntgenbild überwacht werden.

Behandlung

Brüche heilen, wenn sich neues Knochengewebe bildet und die Lücke zwischen den Bruchstücken schließt. Deshalb bringt man die Bruchstücke so dicht wie möglich aneinander und fixiert sie in der richtigen Stellung. Gebrochene Knochen brauchen mindestens vier Wochen zum Heilen.
Bei älteren Menschen dauert es oft länger. Ist der Knochen aber wieder gesund, ist er gewöhnlich stark und uneingeschränkt funktionsfähig.

Bei manchen Brüchen werden Schienen verwendet, die nur die Bewegungsmöglichkeit einschränken. Brüche des Schlüsselbeins (vor allem bei Kindern), des Schulterblatts, der Rippen, Zehen und Finger heilen bei einer solchen Behandlung normalerweise sehr gut.

Andere Brüche müssen völlig ruhiggestellt werden, damit sie heilen können. Dazu dienen Schiene, Gips, Extension oder eine interne, chirurgische Fixierung (Platten, Nägel und Schrauben).

- Eine Schiene ist ein harter Gegenstand, der fest mit dem Bereich um den gebrochenen Knochen verbunden wird. Ein gebrochener Finger kann zum Beispiel mit einem Stück harten Kunststoffs geschient werden.
- Ein Gipsverband kann aus echtem oder synthetischem Gips bestehen. Er härtet nach dem Trocknen aus. Zum Schutz der Haut wird eine Polsterung eingearbeitet.
- Zu einer Extension gehören ein Rollenzug und Gewichte. Damit wird der Knochen in der richtigen Position gehalten. Früher war das die bevorzugte Behandlungsmethode bei einem Hüftbruch; heute wird sie kaum noch angewendet.
- Für die interne Fixierung werden die Knochenstücke bei einer Operation mit Draht verbunden oder mit Metallnägeln, -schrauben und -platten befestigt. Bei Hüft- und komplizierten Brüchen ist dies meist die beste Methode.

Das Ruhigstellen von Arm oder Bein schwächt die Muskulatur. Daher brauchen die meisten Patienten Krankengymnastik. Die Therapie beginnt bereits während der Ruhigstellung und wird fortgeführt, wenn Schiene, Gips oder Extension abgenommen werden. Bei manchen Brüchen, wie dem der Hüfte, kann die Krankengymnastik für sechs bis acht Wochen oder noch länger erforderlich sein.

Sehnen- und Sehnenscheidenentzündung

Die Entzündung einer Sehne heißt Tendinitis. Ist auch noch die Sehnenscheide – die Schutzhülle, von der die Sehne umgeben ist –, in Mitleidenschaft gezogen, handelt es sich um eine Tendovaginitis.

Sehnen sind Faserstränge zähen Gewebes, die die Muskeln mit den Knochen verbinden. Die meisten Sehnen sind von Sehnenscheiden umgeben. Sehnen entzünden sich meist im mittleren oder hohen Lebensalter, wenn sie anfälliger für Verletzungen sind. Derartiges ist aber auch bei jungen Menschen möglich, die übermäßig Sport treiben, oder bei Menschen, die bestimmte Bewegungen oder Handgriffe sehr häufig wiederholen.

Manche Sehnen, vor allem die der Hand, sind besonders entzündungsanfällig. Die Entzündung der Sehne, die den Daumen von der Hand wegbewegt, nennt man Quervain-Krankheit. Sind die Beugesehnen der Finger betroffen, kann die verdickte Sehne an der Sehnenscheide steckenbleiben und ein »schnappendes« Gefühl (schnellender Finger) hervorrufen. ▲ Eine Sehnenentzündung über dem Oberarmmuskel verursacht Schmerzen beim Beugen des Ellenbogens oder Kreisen des Unterarms. Die Achillessehne in der Ferse ■ und eine Sehne, die über die Fußoberfläche führt, sind ebenfalls häufig entzündet.

Sehnenscheiden können auch bei Gelenkerkrankungen wie rheumatoider Arthritis, Sklerodermie, Gicht und Reiter-Syndrom in Mitleidenschaft gezogen werden. Bei jungen Erwachsenen mit Tripper, vor allem bei Frauen,

▲ Siehe Kasten, Seite 247

■ Siehe Seite 254

können die Gonokokken eine Tendovaginitis verursachen. Meistens sind davon die Sehnen der Schultern, Handgelenke, Finger, Hüften, Sprunggelenke und Füße betroffen.

Symptome

Die entzündeten Sehnen schmerzen bei Berührung oder Bewegung. Das nächstliegende Gelenk nur leicht zu bewegen, kann bereits starke Schmerzen hervorrufen. Die Sehnenscheiden können durch Flüssigkeitsansammlung und Entzündung sichtbar geschwollen sein, oder sie bleiben trocken und reiben sich an den Sehnen. Dabei kann ein mahlendes Gefühl oder auch ein Geräusch entstehen, das man mit dem Stethoskop hören kann, wenn das Gelenk bewegt wird.

Behandlung

Es gibt verschiedene Möglichkeiten, die Entzündungssymptome zu lindern. Schonung, Ruhigstellung mit Schiene oder Gips sowie Wärme- oder Kälteanwendungen – je nachdem, was hilft – sind von Nutzen. Nichtsteroidale Entzündungshemmer, wie Ibuprofen oder Diclofenac, können die Schmerzen lindern und die Entzündung zurückdrängen, wenn sie sieben bis zehn Tage lang eingenommen werden.

Manchmal werden Kortison und ein Mittel zur örtlichen Betäubung in die Sehnenscheide gespritzt. Dies ist besonders wirksam bei der Behandlung eines schnellenden Fingers. Nur selten löst die Injektion für höchstens 24 Stunden einen erneuten Entzündungsschub aus; dieser kann mit kalten Umschlägen und Schmerzmitteln behandelt werden.

Möglicherweise muß die Behandlung bis zu zwei Monate lang im Abstand von zwei bis drei Wochen wiederholt werden, bevor die Entzündung ganz abklingt. Bei chronischer, hartnäckiger Sehnenentzündung, wie sie im Rahmen einer rheumatoiden Arthritis vorkommen kann, müssen die entzündeten Bereiche unter Umständen operiert werden. Danach ist meist Krankengymnastik erforderlich. Auch bei einem chronischen schnellenden Finger und Kalkablagerungen bei langandauernder Sehnenentzündung (zum Beispiel in der Schulter) sind häufig Operationen nötig. ▲

KAPITEL 56

Erkrankungen der Füße

Einige Probleme beginnen direkt im Fuß, zum Beispiel durch eine Verletzung; andere entstehen durch Krankheiten, die den ganzen Körper betreffen. Jeder Teil des Fußes, ob Knochen, Muskel, Gelenk, Sehne oder Band, kann betroffen sein.

Verstauchter Fuß

Hierbei handelt es sich um eine Verletzung der Bänder im Sprunggelenk. Bänder bestehen aus zähem, elastischen Gewebe und verbinden die Knochen des Gelenks miteinander.

Jedes der Bänder im Sprunggelenk kann verletzt werden. Derartiges tritt meist auf, wenn das Sprunggelenk nach außen umknickt, so daß die Fußsohle seitlich vom Boden abhebt. Ausgeleierte Bänder im Sprunggelenk, schwache Beinmuskeln oder geschädigte Nerven, bestimmte Schuharten, wie hochhackige Pumps, und bestimmte Arten zu gehen machen es wahrscheinlicher, daß jemand umknickt und sich die Bänder verletzt.

Symptome

Wie schwer die Verletzung ist, hängt davon ab, wie stark die Bänder gedehnt oder ob sie eingerissen sind. Bei einer leichten Verstauchung werden die Bänder überdehnt, reißen aber nicht. Das Sprunggelenk schmerzt kaum und schwillt kaum an, aber das Risiko einer weiteren Verletzung wird größer. Bei einer mittelschweren Verstauchung reißt ein Band ein. Häufig kommt es zu deutlicher Schwellung und Blutergüssen, und das Gehen ist schwierig und schmerzhaft. Bei einer schweren Verstauchung reißt das Band durch. Der Knöchel schwillt an, und es können Blutungen unter der Haut entstehen. Das Sprunggelenk ist instabil und nicht mehr belastbar.

▲ Siehe Seite 268

Diagnose und Behandlung

Die körperliche Untersuchung kann Hinweise auf das Ausmaß des Bänderschadens geben. Röntgenbilder sollen zeigen, ob wirklich kein Knochen gebrochen ist, sagen aber nichts über eine Bänderverletzung aus. Selten sind andere Untersuchungen erforderlich.

Die Behandlung hängt vom Ausmaß der Verletzung ab. Bei leichten Verstauchungen wird das Sprunggelenk gewöhnlich bandagiert, mit Eispackungen gekühlt und hochgelegt. Wenn die Verletzung heilt, kann das Sprunggelenk nach und nach wieder belastet werden. Bei mittelschweren Verletzungen wird gewöhnlich für drei Wochen ein Gehgips angelegt. Er stellt den Unterschenkel ruhig, ermöglicht es dem Patienten aber, das verletzte Sprunggelenk zu belasten. Bei einer schweren Bänderverletzung kann ggf. eine Operation nötig werden. Die Meinungen, wie ratsam das ist, sind jedoch geteilt; manche Chirurgen vertreten die Ansicht, daß die Heilungschancen eines schwer geschädigten oder zerrissenen Bandes nach dem Zusammennähen nicht besser sind als bei einer konservativen Behandlung ohne Operation. Krankengymnastische Übungen stellen die Beweglichkeit wieder her, kräftigen die Muskeln, verbessern die Balance und fördern den Heilungsprozeß. Erst nach der Heilung darf das Gelenk wieder voll belastet werden.

Menschen, die für solche Verletzungen anfällig sind, können eine Knöchelstütze tragen oder Einlagen in den Schuhen, die Fuß und Gelenk stabilisieren.

Komplikationen

Manchmal verursachen mittlere oder schwere Verstauchungen Probleme, wenn das Band bereits geheilt ist. Wenn sich in einem der Bänder ein kleiner Knoten bildet, reibt es ständig im Gelenk. Das kann zu chronischen Entzündungen und schließlich zu Dauerschäden führen. Meist hilft es, Kortison in den Knöchel hineinzuspritzen, damit die Entzündung nachläßt, und ein örtlich wirkendes Betäubungsmittel gegen die Schmerzen zu verabreichen. Eine Operation ist selten erforderlich.

Auch ein Nerv, der über eines der Bänder im Sprunggelenk führt, kann bei einer Verstauchung verletzt werden. Die daraus entstehenden Schmerzen (Neuralgie) werden meist durch Injektion eines Mittels zur örtlichen Betäubung gelindert, manchmal sogar endgültig behoben.

Patienten mit einem verstauchten Fuß gehen manchmal so, daß sie die Sehnen an der Außenseite des Gelenks überlasten und sich diese entzünden. Diese Erkrankung nennt man peroneale Tenosynovitis. Sie kann eine chronische Schwellung und Empfindlichkeit des äußeren Sprunggelenks verursachen. Die Behandlung besteht im Tragen einer Knöchelstütze, um den Bewegungsspielraum des Gelenks einzuschränken. Auch Kortisoninjektionen in die Sehnenscheide können hilfreich sein, dürfen aber nicht zu oft angewendet werden.

Gelegentlich verengen sich die Blutgefäße aufgrund des Schocks bei einer schweren Verstauchung, so daß sich die Blutzufuhr verringert. Durch die Unterversorgung können Knochen und Gewebe geschädigt werden und schrumpfen. Man nennt dieses Sudeck-Syndrom oder sympathische Dystrophie. Der Fuß kann schmerzhaft anschwellen. Die häufig starken Schmerzen können in den Fuß und in das Sprunggelenk wandern. In der Zeit der Schmerzen sind Ruhe, Kühlung und Schmerzmittel notwendig. Erst wenn die Schmerzen nachlassen, dürfen die Patienten mit einer speziellen aktiven Krankengymnastik beginnen. Die Betroffenen brauchen Hilfe, um mit den chronischen, starken Schmerzen fertig zu werden. Dazu

Schwere Verstauchung des Fußes

Zu einer Verstauchung kommt es, wenn der Knöchel nach außen umknickt und dabei das Außenband reißt.

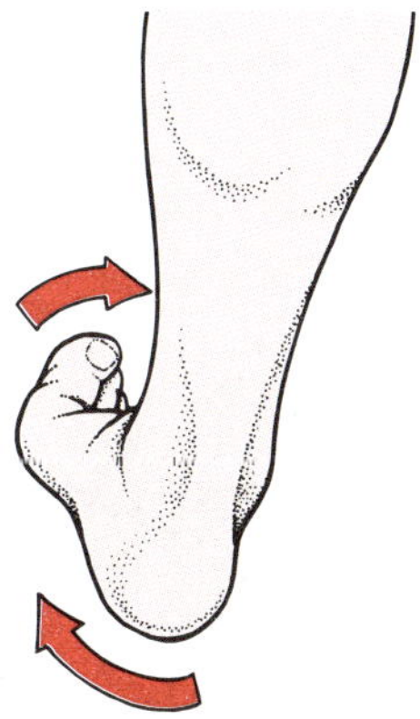

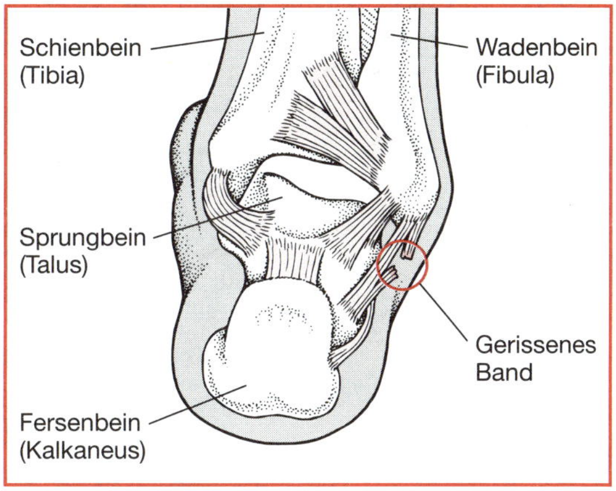

Fußknochen

Ansicht von unten

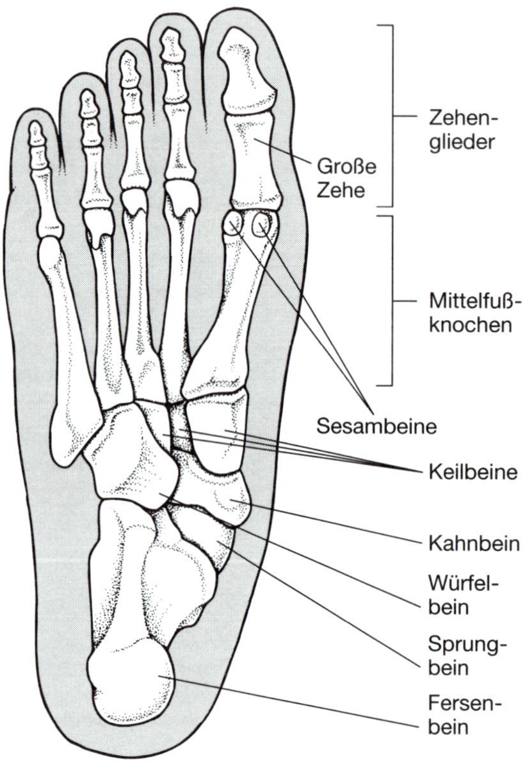

kann ein Mittel zur örtlichen Betäubung direkt in oder um den Nerv, der das Sprunggelenk versorgt, herum gespritzt werden (Nervenblockade); auch Kortison kommt in Betracht. Ferner ist psychologische Betreuung notwendig.

Anhaltende Schmerzen in dem Bereich zwischen Fersenbein (Kalkaneus) und Sprungbein (Talus) nach einer Verstauchung nennt man Sinus-Tarsi-Syndrom. Dieses kann mit dem Einreißen von Bändern im Fußinneren zusammenhängen. Die Injektion von Kortison und einem Mittel zur örtlichen Betäubung hat sich als hilfreich erwiesen.

▲ Siehe Seite 259

Gebrochener Fuß

Fast jeder Knochen im Fuß kann brechen. Viele dieser Brüche heilen ohne Operation, andere müssen chirurgisch versorgt werden, um dauerhafte Behinderungen zu vermeiden. Der Bereich über einem gebrochenen Knochen ist gewöhnlich geschwollen und schmerzt. Sind die Weichteile verletzt, ist der geschwollene, schmerzende Bereich größer.

Brüche in und um das Sprunggelenk entstehen häufig dadurch, daß der Fuß nach innen umknickt, so daß die Fußsohle nach außen zeigt. Das ist meist mit Schmerzen, Schwellungen und Blutungen verbunden. Wird solch ein Bruch nicht gleich behandelt, kann das ernste Komplikationen nach sich ziehen. Grundsätzlich sollten alle Brüche des Sprunggelenks gegipst werden. Wenn sich die Knochen verschoben haben oder gesplittert sind, ist eine Operation erforderlich.

Der Mittelfußknochen bricht leicht.▲ Diese Brüche werden meistens durch extremes Gehen oder Überbeanspruchung verursacht, aber auch durch plötzliche starke Krafteinwirkungen. Oft genügt es, den Fuß durch einen Schuh mit steifer Sohle ruhigzustellen, damit der Knochen heilen kann. Selten ist ein Unterschenkelgips erforderlich. Sind die Knochen zersplittert, müssen sie operativ wieder zusammengesetzt werden. Ein Bruch des Mittelfußknochens der großen oder kleinen Zehe ist meist komplizierter und erfordert einen Gips oder eine Operation.

Auch die Sesambeine (zwei kleine, runde Knochen unter dem Mittelfußknochen der großen Zehe) können brechen. Laufen, lange Spaziergänge und sportliche Aktivitäten wie Tennis oder Basketball, bei denen man zu hart mit dem Fußballen aufkommt, können den Bruch verursachen. Polster oder orthopädische Einlagen für die Schuhe lindern den Schmerz. Halten die Schmerzen lange an, müssen die Sesambeine unter Umständen entfernt werden.

Verletzungen der Zehen, vor allem der kleinen Zehe, kommen häufig vor, vor allem beim Barfußgehen. Einfache Brüche der vier kleinen Zehen heilen ohne Gips. Die gebrochene Zehe wird für vier bis sechs Wochen mit einem Klebeverband oder Klettband mit den anderen verbunden und so geschient. Das Tragen von weiten Schuhen mit steifer Sohle verringert die Schmerzen. Ist das Gehen in normalen Schuhen zu schmerzhaft, können Spezialschuhe angepaßt werden.

Ein Bruch der großen Zehe (Hallux) ist meist kompliziert und verursacht große Schmerzen, eine starke Schwellung und Blutergüsse. Die große Zehe bricht zum Beispiel, wenn man sie hart anstößt oder etwas darauf fällt. Ist das Großzehengelenk gebrochen, kann eine Operation erforderlich sein.

Fersensporn

Ein Fersensporn ist ein zusätzlicher Knochen, der an der Ferse wächst, verursacht von einer starken Zugbelastung des Fersenbeins durch Sehnen oder Bindegewebe, das am Knochen ansetzt.

Schmerzen unter der Ferse können von einem Fersensporn verursacht werden. Plattfüße (flache Sohle und fehlendes Fußgewölbe) sowie Erkrankungen, bei denen das Fersenband dauerhaft verkürzt ist, können das Bindegewebe enorm belasten und das Risiko für einen Fersensporn vergrößern.

Die Entstehung eines Fersensporns ist meist mit Schmerzen verbunden, besonders beim Gehen. Gelegentlich bildet sich ein flüssigkeitsgefüllter Schleimbeutel unter dem Fersensporn und entzündet sich. Diese Schleimbeutelentzündung verursacht zusätzlich zu den Beschwerden des Fersensporns pochende Schmerzen. Diese Entzündung kann aber auch ohne Fersensporn entstehen. Manchmal paßt sich der Fuß dem Fersensporn an, so daß die Schmerzen nachlassen, wenn er wächst. Andererseits kann eine leichte Verletzung, wie sie beim Sport vorkommen kann, einen schmerzlosen Fersensporn zu einem schmerzhaften machen.

Normalerweise läßt sich ein Fersensporn bei der körperlichen Untersuchung feststellen, weil Druck auf die Mitte des Fersenbeins Schmerz auslöst. Eine Röntgenaufnahme kann die Diagnose bestätigen, doch ein sich gerade bildender Fersensporn ist darauf möglicherweise nicht zu erkennen.

Die Behandlung zielt darauf ab, die Schmerzen zu lindern. In den schmerzenden Fersenbereich kann eine Mischung aus Kortison und einem Mittel zur örtlichen Betäubung gespritzt werden. Das Fußgewölbe wird ausgepolstert, orthopädische Einlagen stabilisieren die Ferse und verringern den schmerzhaften Zug auf das Bindegewebe. Die meisten schmerzhaften Fersensporne verschwinden ohne Operation. Ein Fersensporn wird gewöhnlich nur dann operativ entfernt, wenn der Patient große Probleme beim Gehen hat. Es kann allerdings auch vorkommen, daß der Schmerz trotz Operation bestehenbleibt.

Sever-Krankheit

Darunter versteht man Fersenschmerz bei Kindern, der durch einen Knorpelschaden ausgelöst wird.

Das Fersenbein (Kalkaneus) entwickelt sich aus zwei Teilen. Bis der Knochen vollkommen aushärtet (zwischen dem 8. und 16. Lebensjahr) sind die Teile durch Knorpel, der weicher ist als Knochen, miteinander verbunden. Gelegentlich kann der Knorpel durch übermäßige Aktivität

Fersensporn

Zusätzliches Knochenwachstum am Fersenbein (Kalkaneus) bezeichnet man als Fersensporn. Er kann entstehen, wenn die Plantarfaszie, die vom Fersenbein zum Zehengrundgelenk führt, zu stark am Fersenbein zieht. Die Plantarfaszie besteht aus Bindegewebe. Gewöhnlich ist die Entstehung eines Fersensporns sehr schmerzhaft; mit der Gewöhnung können die Schmerzen nachlassen. Die meisten Fersensporne brauchen nicht operiert zu werden.

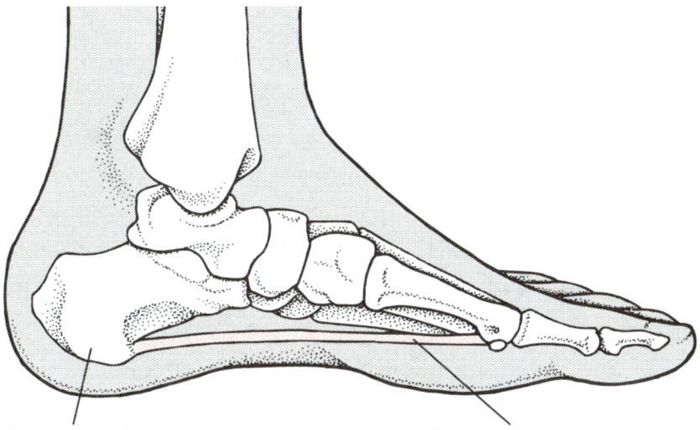

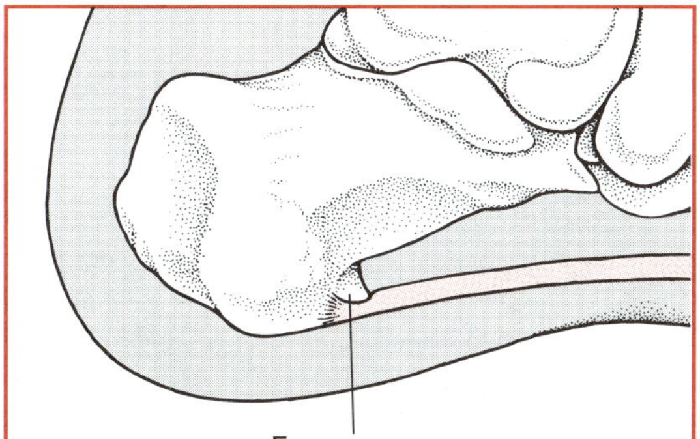

oder Belastung brechen, was gewöhnlich an den Fersenrändern Schmerzen auslöst.

Die Sever-Krankheit wird diagnostiziert, wenn bei einem Kind, das Sport getrieben hat, Schmerzen an den Fersenrändern auftreten. Manchmal ist die Ferse leicht geschwollen und warm. Knorpelverletzungen sind auf Röntgenbildern nicht sichtbar. Die Bilder eignen sich nur, um einen Bruch auszuschließen.

Der gebrochene Knorpel heilt im Verlauf mehrerer Monate. Eine Fersenpolsterung im Schuh nimmt den Druck vom Fersenbein; manchmal hilft auch eine Ruhigstellung mit Gips.

Haglund-Ferse

Diese Form von Schleimbeutelentzündung entsteht, wenn sich der mit Flüssigkeit gefüllte Schleimbeutel zwischen der Fersenhaut und der Achillessehne entzündet. Die Achillessehne verbindet den Wadenmuskel mit dem Fersenbein.

Die Erkrankung tritt hauptsächlich bei jungen Frauen auf, kann aber auch Männer betreffen. Sie verschlimmert sich unter Umständen, wenn die Weichteile hinter der Ferse beim Laufen gegen die harte hintere Kappe des Schuhs drücken.

Zuerst entsteht im oberen Bereich der hinteren Fersenkappe eine leicht gerötete, harte, empfindliche Stelle. Wenn sich der entzündete Schleimbeutel vergrößert▲, wird er als roter Knoten unter der Haut im Fersenbereich sichtbar und verursacht Schmerzen an und über der Ferse. Wenn die Entzündung chronisch wird, kann sich die Schwellung verhärten.

Die Behandlung zielt darauf ab, die Entzündung einzudämmen und den Fuß im Schuh in einer Position zu fixieren, bei der der Druck auf die Ferse gering ist. Fersenpolster aus Schaumstoff oder Filz heben den Fuß an und mildern den Druck. Manchmal hilft es auch, die Fersenkappe des Schuhs zu dehnen und den entzündeten Schleimbeutel abzupolstern. Mit einem Spezialschuh können falsche Bewegungen der Ferse abgefangen werden. Wenn diese Maßnahmen wirkungslos bleiben, können nichtsteroidale Entzündungshemmer, wie Ibuprofen, Schmerz und Entzündung zeitweise lindern. Eine Mischung aus Kortison und einem Mittel zur örtlichen Betäubung kann in den entzündeten Bereich gespritzt werden. Hilft das nicht, kann ein Teil des Fersenbeins operativ entfernt werden.

▲ Siehe Seite 247

■ Siehe Kasten, Seite 255

Achillobursitis

Eine Achillobursitis entsteht, wenn sich der mit Flüssigkeit gefüllte Schleimbeutel (Bursa) zwischen Achillessehne und Fersenbein (Kalkaneus) entzündet.

Diese Erkrankung kann immer dann auftreten, wenn die Achillessehne starken zusätzlichen Belastungen ausgesetzt wird. (Die Achillessehne verbindet den Wadenmuskel mit dem Fersenbein.) Als Ursache kommen Verletzungen der Ferse in Frage, Erkrankungen, wie rheumatoide Arthritis, und sogar die festen Kappen von Schuhen.

Wenn sich der Schleimbeutel aufgrund einer Verletzung entzündet■, treten die Schmerzen plötzlich auf; ist eine Erkrankung die Ursache, entwickeln sich die Symptome schleichend. Dazu gehören meist Schwellungen und Erwärmung der Ferse.

Kalte oder warme Umschläge können Schmerz und Entzündung lindern. Die Injektion einer Mischung aus einem Mittel zur örtlichen Betäubung und Kortison dämpft die Symptome ebenfalls.

Neuralgie des hinteren Schienbeinnervs

Bei dieser Erkrankung handelt es sich um Schmerzen in Sprunggelenk, Fuß und Zehen. Sie entstehen, wenn der hintere Schienbeinnerv, der Ferse und Fußsohle versorgt (Nervus tibialis posterior), gedrückt oder geschädigt wird.

Der Nerv führt hinten an der Wade entlang, durch einen knochigen Kanal nahe der Ferse und von dort in die Fußsohle. Wenn sich das Gewebe um den Nerv entzündet, kann es den Nerv zusammendrücken und so Schmerzen verursachen.

Das vorherrschende Symptom sind brennende oder stechende Schmerzen. Sie können beim Stehen, Gehen oder Tragen bestimmter Schuhe auftreten. Meistens sitzt der Schmerz im Sprunggelenk und reicht von dort bis in die Zehen. Er verstärkt sich beim Gehen und hört bei Ruhe auf. Gelegentlich treten auch in Ruhe Schmerzen auf.

Der Arzt diagnostiziert den Zustand, indem er den Fuß untersucht. Klopft er mit den Fingern auf den verletzten oder zusammengedrückten Bereich, löst dies häufig ein Stechen aus, das sich bis zur Ferse, zum Fußgewölbe oder zu den Zehen fortsetzen kann. Um die Ursache der Erkrankung festzustellen, sind umfangreiche Untersuchungen erforderlich, vor allem, wenn eine Operation in Frage kommt.

Um den Schmerz zu lindern, kann eine Mischung aus einem Mittel zur örtlichen Betäubung und Kortison gespritzt werden. Andere Möglichkeiten sind, durch Bandagen und speziell konstruierte Vorrichtungen den Druck auf den Nerv zu verringern. Wenn andere Methoden erfolglos bleiben, kann man eine Operation in Erwägung ziehen.

Schmerzen im Fußballen

Schmerzen im Fußballen werden gewöhnlich durch geschädigte Nerven verursacht, die zwischen den Zehen entlanglaufen oder zu den Gelenken zwischen Zehen und Fuß führen.

Nervenschäden

Die Nerven, die Fußsohle und Zehen versorgen, laufen zwischen den Knochen der Zehen entlang. Schmerzen im Fußballen können von gutartigen Wucherungen des Nervengewebes (Neurom) verursacht werden. Gewöhnlich treten sie zwischen dem Grundgelenk der dritten und vierten Zehe auf (Morton-Neuralgie), können aber auch zwischen den anderen Zehen vorkommen. Neurome entstehen meist nur an einem Fuß und sind bei Frauen häufiger als bei Männern.

Die Frühstadien verursachen nur leichte Schmerzen im Bereich der vierten Zehe, manchmal von einem brennenden oder stechenden Gefühl begleitet. Bei bestimmten Schuharten treten die Symptome stärker auf. Unabhängig von den Schuhen kann im weiteren Krankheitsverlauf ein andauerndes brennendes Gefühl bis in die Zehen ausstrahlen. Manche Menschen haben ein Gefühl, als hätten sie einen kleinen Stein im Fußballen. Die Diagnose wird aufgrund der Krankheitsgeschichte und der Untersuchung des Fußes gestellt. Mit Röntgenbildern, Kernspintomogrammen oder Ultraschallaufnahmen ist keine genaue Diagnose möglich.

Die Symptome lassen sich lindern, indem man Einlagen trägt und eine Mischung aus Kortison und einem Mittel zur örtlichen Betäubung in den Fuß spritzt. Die Spritzen müssen möglicherweise zwei- oder dreimal im Abstand von je einer oder zwei Wochen wiederholt werden. Schlägt diese Behandlung nicht an, kann das Neurom operativ entfernt werden; das beseitigt die Schmerzen zwar meist komplett, doch kann dadurch ein dauerhaftes Taubheitsgefühl in diesem Bereich entstehen.

Schmerzen in den Zehengelenken

Schmerzen in den Gelenken der vier kleinen Zehen treten sehr häufig auf. Meist beruhen sie auf einer Fehlstellung der Gelenke. Die kann von einem zu hohen oder zu flachen Fußgewölbe kommen, durch das die Zehen eine Beugestellung einnehmen (Hammerzehen). Durch die ständige Reibung verdicken sich die Zehen, und es bildet sich ein Hühnerauge. Die Behandlung zielt darauf ab, den

Schleimbeutelentzündung an der Ferse

Normalerweise gibt es an der Ferse nur einen Schleimbeutel, der zwischen Achillessehne und Fersenbein liegt. Wenn er sich entzündet, anschwillt und schmerzt, spricht man von vorderer Achillobursitis.

Durch ungewohnten Druck und Bewegungsstörungen des Fußes kann sich ein zusätzlicher, schützender Schleimbeutel zwischen Achillessehne und Haut bilden. Auch dieser kann sich entzünden, anschwellen und schmerzen. Man bezeichnet dieses als hintere Achillobursitis.

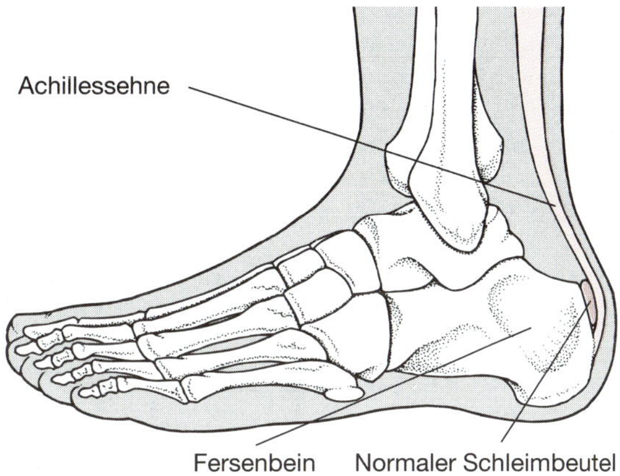

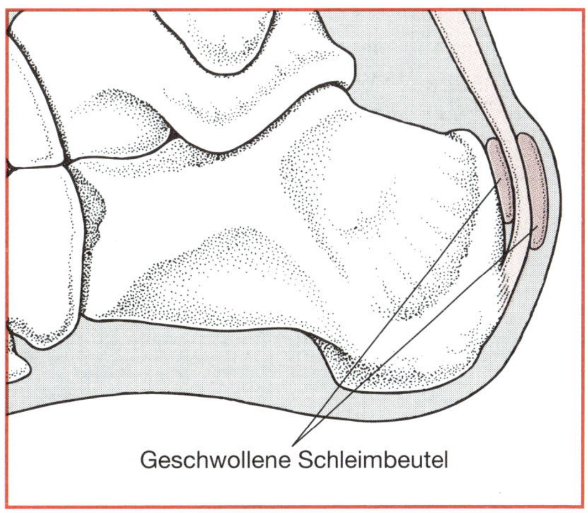

durch die Fehlstellung entstandenen Druck zu mildern: Man kann die Schuhe dehnen und auspolstern, die Zehen operativ begradigen und das Hühnerauge entfernen.

Die weit verbreitete Arthrose des großen Zehs kann verschiedene Ursachen haben. Zu ihnen gehören Fehlstellungen des Fußes beim Stehen und Gehen, zum Beispiel die Einwärtsdrehung des Fußes (Pronation). Gelegentlich kann auch eine Verletzung der großen Zehe zu einer schmerzhaften Gelenkentzündung führen. Die Schmerzen im Großzehengelenk verstärken sich meist durch das Tragen von Schuhen. In einem späteren Stadium kann es für die Betroffenen unmöglich werden, beim Gehen über die große Zehe abzurollen. Der betroffene Bereich ist nicht überwärmt.

Die Behandlung konzentriert sich darauf, die Schuhe so anzupassen, daß sie die Fußbewegung korrigieren und den Druck von den betroffenen Gelenken nehmen. Sind die Symptome an der großen Zehe erst kürzlich aufgetreten, können eine Zugbehandlung der Zehen sowie Bewegungs- und Streckübungen die Schmerzen lindern. Eine Spritze mit einem Mittel zur örtlichen Betäubung kann den Schmerz verringern und den Muskelkrampf lösen, so daß die Zehe leichter bewegt werden kann. Eine Kortisoninjektion kann die Entzündung stoppen. Wenn diese Behandlungsmethoden fehlschlagen, kann der Schmerz durch eine Operation gelindert werden.

Eingewachsene Zehennägel

Wenn die Ränder des Nagels in die umgebende Haut einwachsen, spricht man von einem eingewachsenen Zehennagel.

Ein verformter Zehennagel kann in die Haut einwachsen, oder die Haut um das Nagelbett kann wuchern und die Ränder des Nagels umschließen. Enge, schlecht sitzende Schuhe und rund statt gerade geschnittene Fußnägel können das Einwachsen der Nägel begünstigen oder verschlimmern.

Anfangs treten kaum Symptome auf. Mit der Zeit beginnt der eingewachsene Nagel aber zu schmerzen, besonders wenn er Druck ausgesetzt ist. Der eingewachsene Bereich ist gewöhnlich gerötet und kann sich warm anfühlen. Wird das nicht behandelt, droht eine Infektion. Dabei schwillt der betroffene Bereich an, wird rot und schmerzt. Eitergefüllte Blasen können sich bilden.

Leicht eingewachsene Nägel können freigeschnitten werden, indem man den freien Rand leicht anhebt und sterilen Mull unter den Nagel schiebt, bis die Schwellung abgeklungen ist. In schwereren Fällen betäubt der Arzt die betroffene Zehe und schneidet den eingewachsenen Bereich heraus. So kann die Entzündung abklingen. Gewöhnlich wächst der Nagel anschließend nicht mehr ein.

Nagelpilz

Beim Nagelpilz (Onychomykose) sind die Fußnägel mit einem Hautpilz infiziert.

Den Pilz kann man sich beim Barfußlaufen auf von vielen Menschen begangenen Flächen einfangen, oder er infiziert den Nagel, nachdem er sich schon in der Haut festgesetzt hat (Athletenfuß). ▲ Leichte Infektionen rufen nur geringe oder gar keine Symptome hervor. Bei einer schweren Infektion verfärben sich die Nägel weißlich, verdicken sich und lösen sich vom Nagelbett. Unter den freien Rändern sammelt sich das Abbaumaterial des infizierten Nagels. Für die Diagnose wird eine Probe dieses Materials mikroskopisch untersucht und eine Kultur angelegt, um die Art des Pilzes zu bestimmen.

Die Behandlung von Pilzinfektionen ist schwierig und hängt davon ab, wie schwer oder belastend die Symptome sind. Die Nägel sollten sehr kurz gehalten werden, um Beschwerden zu vermeiden. Orale Pilzmittel einzunehmen, kann die Infektion bessern und gelegentlich sogar ganz heilen. Häufig kehrt sie aber zurück, wenn die Medikamente abgesetzt werden. Pilzmittel auf die betroffenen Stellen aufzutragen genügt meistens nicht, es sei denn, sie sind nur oberflächlich befallen.

Verfärbte Nägel

Für verfärbte Nägel kann es viele Ursachen geben. Fällt zum Beispiel etwas Schweres auf die Zehe, kann sich unter dem Nagel ein Bluterguß bilden, so daß der Nagel blauschwarz aussieht. Ist der ganze Nagel betroffen, kann er sich aus dem Nagelbett lösen und ausfallen. Eine schwarze Verfärbung unter dem Nagel sollte immer von einem Arzt untersucht werden, um ein Melanom (Hautkrebs) auszuschließen. Verletzungen können auch weiße Streifen oder Punkte auf den Nägeln hervorrufen. Durch Seifen, Chemikalien oder manche Medikamente können sich Fußnägel ebenfalls schwarz, grau, gelb oder braun färben. Pilzinfektionen können die Nagelfarbe ebenfalls beeinflussen.

Die Behandlung richtet sich nach der Ursache. Mit der Zeit wachsen gesunde Nägel nach. Werden die Nägel gezogen, dauert es 12 bis 18 Monate, bis sie wieder nachgewachsen sind.

▲ Siehe Seite 975

Sportverletzungen

Die Erkenntnisse der Sportmedizin können auch auf eine große Zahl von Schäden des Bewegungsapparates angewandt werden, die Sportverletzungen ähneln, aber andere Ursachen haben. So kann zum Beispiel ein »Tennisellenbogen« durch Schraubenanziehen, Schreibmaschineschreiben oder das Öffnen einer verklemmten Tür hervorgerufen werden, und ein »Läuferknie« durch übermäßiges Einwärtsdrehen (Pronation) des Fußes beim Gehen.

Ursachen

Die Gründe für Sportverletzungen liegen in fehlerhaften Trainingsmethoden, Abweichungen im Körperbau, wodurch einzelne Körperteile mehr belastet werden als andere, und in der Anfälligkeit von Muskeln, Sehnen und Gelenken. Viele dieser Verletzungen resultieren aus chronischer Abnutzung und beruhen auf Schäden, die darauf zurückzuführen sind, daß empfindliche Gewebe durch dauernd wiederholte Bewegungen überlastet werden.

Fehlerhafte Trainingsmethoden

Die häufigste Ursache für Muskel- und Gelenkschäden sind Fehler im Trainingsablauf. Der Sportler versagt sich nach einer Trainingseinheit eine angemessene Ruhepause oder unterbricht die Belastung nicht, wenn sich Schmerzen melden.

Intensives Training belastet die Muskulatur immer stark. Einige Muskelfasern werden leicht verletzt, bei anderen ist die Energie aufgebraucht, die ihnen das Kohlenhydrat Glykogen zur Verfügung stellte. Um die winzigen Verletzungen zu heilen und das Glykogen zu ergänzen, benötigen die Fasern mehr als zwei Tage. Nur völlig heile und gut versorgte Muskelfasern können zufriedenstellend arbeiten. Wenn intensive Trainingseinheiten zu dicht aufeinanderfolgen, muß eventuell eine geringere Anzahl gesunder Muskelfasern die Leistung erbringen. Das erhöht wiederum die Wahrscheinlichkeit einer Verletzung. Folglich können 48 Stunden Ruhe zwischen hohen Belastungen oder die abwechselnde Belastung unterschiedlicher Körperpartien chronischen Verletzungen vorbeugen. Die meisten Trainingspläne wechseln ab zwischen harten Anforderungen an einem Tag und mehreren Tagen mit leichterem Programm. ▲ Viele Gewichtheber wechseln zum Beispiel zwischen Höchstbelastung an einem und Ruhe am nächsten Tag. Ein Langstreckenläufer würde dann an einem Tag so laufen, daß er für einen Kilometer drei Minuten braucht, am nächsten Tag aber vier bis fünf Minuten. Wenn ein Athlet zweimal am Tag trainiert, sollten jeder harten Trainingseinheit mindestens drei leichtere folgen. Lediglich Schwimmer können ohne Schaden ein hartes und ein leichteres Training an einem Tag durchführen. Wahrscheinlich werden Muskeln und Sehnen durch den Auftrieb im Wasser geschont.

Verletzungen, die auf Abnutzung und Überdehnung beruhen, kündigen sich durch einen Schmerz an, der auftritt, wenn die ersten Band- oder Muskelfasern zu reißen beginnen. Wird die Übung bei den ersten Anzeichen von Schmerz sofort abgebrochen, bleibt die Verletzung auf diese wenigen Fasern begrenzt und ist bald wieder geheilt. Wird das Training unter Schmerzen fortgesetzt, reißen weitere Fasern, was den Schaden vergrößert und den Heilungsprozeß verzögert.

Abweichungen im Körperbau

Kleine anatomische Abweichungen können einen Menschen für Sportverletzungen anfällig machen, weil die Körperpartien ungleichmäßig belastet werden. Wenn zum Beispiel die Beine ungleich lang sind, werden Knie und Hüfte des längeren Beines stärker belastet. Der gleiche Effekt stellt sich ein, wenn jemand die Angewohnheit hat, auf dem Randstreifen der Landstraße zu laufen. Die Stöße, die man von der etwas höheren Oberfläche bekommt, erhöhen das Schmerz- und Verletzungsrisiko auf dieser Seite. Jemand mit starker Wirbelsäulenverkrümmung wird wohl Rückenschmerzen bekommen, wenn er einen Baseballschläger schwingt. Normalerweise verschwindet der Schmerz nach dem Training, kehrt aber zurück, sobald die Trainingsbelastung so intensiv ist wie vorher.

Der biomechanische Faktor, der die meisten Fuß-, Bein- und Wirbelsäulenschäden hervorruft, ist ein übermäßiges Einwärtskippen des Fußes nach der Bodenberührung. Ein gewisses Maß an Einwärtskippen ist normal und verhindert Verletzungen, weil es hilft, den Druck gleichmäßiger über den ganzen Fuß zu verteilen. Eine übermäßige Einwärtsdrehung kann allerdings zu Fuß-, Knie- und Beinschmerzen führen. Bei Personen mit zu starker Einwärtsdrehung sind die Sprunggelenke sehr beweglich; das Fußgewölbe nähert sich beim Gehen oder Laufen dem Boden so sehr an, als läge ein Plattfuß vor. Ein Läufer mit übermäßiger Einwärtsdrehung kann bei längeren Strecken Knieprobleme bekommen.

Das Gegenteil – zu geringes Einwärtskippen – verursacht Menschen mit starren Sprunggelenken Probleme. Bei die-

▲ Siehe Seite 268

sen Personen bleibt das Fußgewölbe oben und dämpft die Stöße nicht gut, so daß die Gefahr kleiner Knochenbrüche (Ermüdungsbruch) in Füßen und Beinen besteht.

Anfälligkeit von Muskeln, Sehnen und Bändern
Überbelastete Muskeln, Sehnen und Bänder können reißen. Zum Beispiel kann es zu einer Verletzung kommen, wenn sie für die geforderte Übung zu schwach oder verhärtet sind. Gelenke sind anfälliger für Verletzungen, wenn die Muskeln und Bänder, die sie stützen, schwach sind, z. B. nach einer Verrenkung. Durch Osteoporose geschwächte Knochen können leicht brechen.

Durch Kräftigungsübungen kann man Verletzungen vorbeugen. Regelrechte Übungen vergrößern weder die Muskeln noch stärken sie diese wesentlich. Der einzige Weg, die Muskulatur zu kräftigen, besteht darin, gegen einen fortschreitend größer werdenden Widerstand zu arbeiten, so wie das geschieht, wenn man eine Sportart intensiv betreibt: Man hebt immer schwerere Gewichte oder trainiert mit speziell konstruierten Kraftmaschinen. Übungen, die gerade geheilte Muskeln und Sehnen kräftigen sollen, bestehen ebenfalls meist aus Heben und Drücken gegen einen Widerstand. Die Übungen werden in Serien von acht bis zwölf Wiederholungen jeden zweiten Tag durchgeführt, keinesfalls öfter.

Diagnose

Um Sport- oder andere Verletzungen des Bewegungsapparates zu diagnostizieren, fragt der Arzt, wann und wie es zu der Verletzung gekommen ist und welcher Tätigkeit in der Freizeit und bei der Arbeit die Person vor kurzem oder routinemäßig nachgegangen ist. Außerdem untersucht der Arzt den Verletzungsbereich. Es kann sein, daß der Patient zur genaueren Untersuchung an einen Spezialisten überwiesen wird. Zu diesen Untersuchungen können Röntgenaufnahmen, Computer- und Kernspintomographie, Arthroskopie (Betrachten des Inneren eines Gelenks mit Hilfe eines Endoskops), Elektromyographie ▲ und computergestützte Funktionstests von Muskeln und Gelenken gehören.

Vorbeugung

Aufwärmen vor anstrengendem Training verhindert Verletzungen. Lockere Übungen von drei bis zehn Minuten Dauer erwärmen die Muskeln, machen sie geschmeidiger und machen sie weniger verletzungsanfällig. Dieses aktive Aufwärmen der Muskulatur vor anstrengenden Übungen ist sehr viel wirkungsvoller als passive Methoden wie warmes Wasser, Heizkissen, Ultraschall oder eine Infrarotlampe. Passive Methoden verbessern die Durchblutung nur unwesentlich.

Sich nach einem Training abzukühlen bedeutet, die Anforderungen gegen Trainingsende allmählich zu verringern. Wenn ein hartes Training plötzlich abgebrochen wird, kann sich das Blut in den Beinvenen sammeln, so daß die Blutversorgung des Gehirns vorübergehend eingeschränkt ist. Die Folge kann Schwindel oder sogar Ohnmacht sein. Abkühlen hilft auch, Abbauprodukte in den Muskeln, wie Milchsäure, abzutransportieren. Muskelkater am nächsten Tag kann es allerdings nicht verhindern; er beruht auf Mikroverletzungen der Muskelfasern.

Dehnübungen scheinen Verletzungen nicht zu verhindern, verlängern aber die Muskeln und Sehnen. Dadurch können sie sich stärker zusammenziehen und wirkungsvoller arbeiten. Um Muskelverletzungen zu vermeiden, sollten Dehnübungen nach gründlichem Aufwärmen oder nach dem Training durchgeführt werden; dabei muß die Endposition bequem zehn Sekunden gehalten werden können.

Schuheinlagen können bei Fußproblemen, wie einer Einwärtsdrehung, helfen. Die Einlagen können flexibel, halbelastisch oder steif sein und verschieden lang sein. Sie sollten in gut sitzende Laufschuhe eingepaßt werden. Gute Laufschuhe haben ein festes Fersenleder (der hintere Teil des Schuhs, der die Ferse umfaßt) zur Stabilisierung, eine Stütze über dem Spann, um übermäßige Einwärtsdrehung zu verhindern, und eine Fußöffnung mit Rundum-Polsterung, die den Knöchel stützt. Im Schuh muß für die Einlage genügend Platz sein. Schuhe, die mit Einlagen eingetragen werden sollen, müssen mindestens eine Nummer größer sein als sonst.

Behandlung

Die Soforttherapie bei fast allen Sportverletzungen besteht aus Ruhe, Eis, Druckverband und Hochlagerung. Der verletzte Körperteil wird sofort ruhiggestellt, um innere Blutungen und Schwellungen zu begrenzen und zu verhindern, daß sich die Verletzung verschlimmert. Die Kälte des Eises verengt die Blutgefäße, hemmt Entzündungen und lindert Schmerzen. Der verletzte Körperteil schwillt weniger stark an, wenn eine elastische Bandage oder ein starres Klebeband angelegt und er über Herzhöhe angehoben wird (Hochlagerung). Zum Kühlen eignen sich handelsübliche Kältekissen oder Plastikbeutel mit gestoßenem oder gemahlenem Eis. Sie passen sich den Körperkonturen besser an als Eiswürfel. Der Eisbeutel wird für zehn Minuten auf den mit einem sauberen Handtuch bedeckten verletzten Körperteil gelegt und mit einer locker gewickelten Bandage fixiert. Danach wird er für zehn Minuten entfernt. Der verletzte Körperteil bleibt hochgelagert und wird in den nächsten ein bis eineinhalb Stunden in zehnminütigem

▲ Siehe Seite 284

Abstand mit Eis behandelt. Dieser Vorgang kann in den ersten 24 Stunden mehrmals wiederholt werden.

Eis unterbindet Schmerz und Schwellung auf verschiedenen Wegen. Der Verletzungsbereich schwillt an, weil Flüssigkeit aus den verletzten Blutgefäßen austritt. Kälte verengt die Gefäße und verhindert so, daß viel Blut in das Gewebe um die Verletzung einsickert und eine Schwellung verursacht. Die verringerte Hauttemperatur um die Verletzung herum reduziert Schmerzen und Muskelkrämpfe; weil sich der Zellstoffwechsel verlangsamt, verringert sich die Gewebezerstörung.

Eis allzulange aufzulegen kann das Gewebe allerdings schädigen. Bei einer Temperatur von etwa 15° Celsius reagiert die Haut reflexartig, indem sich die Blutgefäße erweitern. Sie wird rot, heiß, juckt und kann schmerzen. Diese Symptome tauchen neun bis sechzehn Minuten nach dem Auflegen des Eises auf und halten noch vier bis acht Minuten an, nachdem es entfernt wurde. Deshalb sollte das Eis nach spätestens zehn Minuten entfernt werden, oder auch früher, falls diese Symptome auftreten. Nach zehnminütiger Unterbrechung kann es aber wieder aufgelegt werden.

Kortisoninjektionen in ein verletztes Gelenk oder das umgebende Gewebe lindern Schmerzen und unterstützen das Abschwellen. Sie eignen sich manchmal als Zusatzmaßnahme zur Ruhigstellung. Allerdings können diese Injektionen den Heilungsprozeß verzögern und das Risiko von Sehnen- und Knorpelschäden erhöhen. Außerdem versetzen sie den Menschen in die Lage, das verletzte Gelenk zu belasten, bevor es ausgeheilt ist; dadurch kann sich die Verletzung verschlimmern.

Physiotherapeuten beziehen – zusätzlich zur Krankengymnastik – Hitze, Kälte, Reizstrom, Schallwellen, Extension oder Übungen im Wasser in das Behandlungskonzept mit ein. Schuheinlagen und andere Orthesen können individuell verordnet werden. Wie lange die Physiotherapie dauert, hängt davon ab, wie schwer die Verletzung ist.

Die sportliche Betätigung, die zu der Verletzung geführt hat, sollte bis zum Ausheilen zurückgestellt werden. Übungen, die den verletzten Körperteil nicht belasten, sind dem völligen Verzicht auf körperliche Aktivität vorzuziehen, zumal durch Passivität Muskelmasse, Kraft und Ausdauer verlorengehen. So muß man für eine Woche Ruhe zwei Wochen Training aufwenden, um den gleichen Leistungsstand wie vor der Verletzung zu erreichen. Ersatztraining kann aus Radfahren, Schwimmen, Skilaufen und Rudern bestehen, wenn der Unterschenkel oder der Fuß verletzt sind; bei Oberschenkelverletzungen kommen Joggen auf der Stelle, Trampolinspringen, Schwimmen und Rudern in Frage. Wenn der untere Rücken verletzt ist, bleiben Radfahren und Schwimmen, bei Arm- oder Schulterverletzungen Jogging und Eis- oder Skilaufen.

Häufige Sportverletzungen

Zu den häufigsten Sportverletzungen gehören Ermüdungsbrüche, Entzündungen der Schienbeinmuskulatur, Sehnenentzündung, Läuferknie, Verletzungen der hinteren Oberschenkelmuskulatur, Gewichtheberrücken, Tennis- und Werferellenbogen, Kopf- ▲ und Fußverletzungen ■. Sie alle können bei unterschiedlichen Betätigungen auftreten.

Ermüdungsbrüche des Fußes

Ermüdungsbrüche sind kleine Knochenfrakturen, die meist durch dauernde starke Stöße verursacht werden.

Bei Läufern sind die Knochen des Mittelfußes (Metatarsus) besonders anfällig für diese Brüche. Am stärksten gefährdet sind die Mittelfußknochen der mittleren drei Zehen. Der Mittelfußknochen der großen Zehe ist wegen seiner Festigkeit und Größe ziemlich sicher vor Verletzungen; auch der der kleinen Zehe ist normalerweise geschützt, denn die stärksten Kräfte beim Abstoßen mit den Zehen wirken auf den großen und den folgenden Zeh.

Risikofaktoren für Ermüdungsbrüche ★ sind ein hohes Fußgewölbe, Laufschuhe ohne ausreichende Stoßdämpfung und eine plötzliche Erhöhung der Intensität oder des Umfangs der Belastungen. Frauen nach den Wechseljahren neigen, wenn sie eine Osteoporose haben, besonders zu Ermüdungsbrüchen.

Die ersten Symptome sind Schmerzen im vorderen Fußbereich. Normalerweise tauchen sie während einer lange dauernden oder sehr intensiven Belastung auf. Anfangs verschwinden sie binnen Sekunden nach dem Ende der Übung. Wird das Training fortgesetzt, tauchen diese Beschwerden immer früher auf und halten auch nach Trainingsende an. Schließlich machen heftige Schmerzen das Laufen unmöglich.

Ein Arzt kann die Diagnose oft aufgrund des Krankheitsbildes und einer Untersuchung des Fußes stellen. Die Bruchstelle schmerzt bei Druck. Ermüdungsbrüche sind so fein, daß sie auf Röntgenaufnahmen oft nicht zu erkennen sind. Allerdings sieht man nach zwei bis drei Wochen, daß sich rund um den Bruch neuer Knochen (Kallus) bildet. Eine Knochenszintigraphie könnte die Diagnose früher bestätigen, ist aber selten erforderlich.

Laufen sollte unterbleiben, bis der Ermüdungsbruch geheilt ist, andere Übungen sind aber möglich. Nach dem

▲ Siehe Seite 354

■ Siehe Seite 250

★ Siehe Kasten, Seite 260

Ermüdungsbruch des Fußes

Ermüdungsbrüche sind Knochenrisse, die durch wiederholte Stoßeinwirkung entstehen. Sehr häufig treten sie bei Mittelfußknochen (Metatarsalknochen) auf.

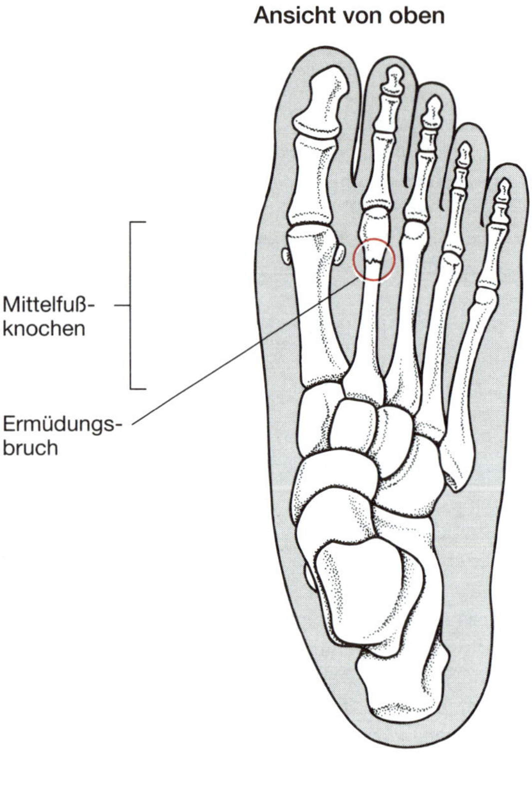

Ausheilen des Bruchs verhindern Sportschuhe mit ausreichender Stoßdämpfung und Laufen auf Gras oder anderen federnden Unterlagen eine erneute Verletzung. Ein Gips ist selten erforderlich. Falls doch, wird er nach ein oder zwei Wochen abgenommen, damit sich die Muskulatur nicht allzusehr zurückbildet. Gewöhnlich dauert der Heilungsprozeß drei bis zwölf Wochen, bei älteren oder gebrechlichen Menschen auch länger.

Verletzung der Schienbeinmuskulatur

Die Muskeln, die das Schienbein umgeben, können geschädigt werden und Schmerzen verursachen.

Die Ursache für diese Schäden liegt meist in langandauernder, wiederholter Überbeanspruchung des Unterschenkels. Zwei Muskelgruppen sind dafür anfällig. Wo der Schmerz auftritt, hängt von der betroffenen Muskelgruppe ab.

Bei **anterolateralen Schäden** sind die Muskeln des vorderen (anterior) und äußeren (lateral) Bereichs des Schienbeins betroffen. Diese Erkrankung entsteht durch ein natürliches Ungleichgewicht der Größe einander entgegenwirkender Muskeln. Die Schienbeinmuskeln heben den Fuß hoch, und die größeren und stärkeren Wadenmuskeln ziehen ihn jedesmal wieder herunter, wenn die Ferse beim Gehen oder Laufen den Boden berührt. Die Wadenmuskeln sind so stark, daß sie die Schienbeinmuskeln verletzen können.

Das Hauptsymptom einer anterolateralen Schienbeinmuskelverletzung sind Schmerzen im vorderen und äußeren Bereich des Schienbeins. Anfangs macht sich der Schmerz nur beim Laufen bemerkbar, wenn die Ferse gerade aufgesetzt hat. Trainiert der Läufer weiter, tritt der Schmerz bei jedem Schritt auf, bis er schließlich zum Dauerschmerz wird. Gewöhnlich ist das Schienbein bereits druckempfindlich, wenn der Betroffene zum Arzt geht.

Damit die Verletzung ausheilen kann, muß der Läufer das Lauftraining vorübergehend aussetzen und auf eine andere Sportart umsteigen. Dehnübungen für die Wadenmuskulatur sind hilfreich. Während des Heilungsprozesses kann man die Schienbeinmuskeln mit Übungen wie der Eimer-Übung auf Seite 266 kräftigen.

Bei **posteromedialen Schäden** sind die Muskeln des hinteren (posterior) und inneren (medial) Teils des Unterschenkels betroffen. Sie heben die Ferse, kurz bevor sich die Zehen abstoßen. Diese Verletzungsart entsteht oft, wenn auf Bahnen mit seitlichem Gefälle oder erhabenen Wegen gelaufen wird. Sie kann sich durch übermäßiges Einwärtsdrehen des Fußes und das Tragen von Schuhen, die diese Bewegung nicht verhindern, deutlich verschlimmern.

Gewöhnlich treten die Schmerzen zuerst auf der Innenseite des Unterschenkels auf, drei bis zwanzig Zentimeter über dem Sprunggelenk. Sie verstärken sich, wenn sich der Läufer auf die Zehen erhebt oder das Gelenk einwärts dreht. Wird das Training fortgesetzt, breitet sich der Schmerz nach unten bis ins Sprunggelenk und nach oben bis kurz unter das Knie aus. Je mehr die Erkrankung fortschreitet, desto stärker werden die Schmerzen. Anfangs sind nur die Sehnen entzündet und schmerzen. Wird das Training nicht abgebrochen, greift die Verletzung auf die Muskeln über. Schließlich kann der Zug auf die Sehne so stark werden, daß sie vom Knochen abreißt. Das verursacht Blutungen und weitere Entzündungen. Manchmal bricht die Sehne beim Abreißen sogar ein Stück aus dem Knochen heraus.

Zur Behandlung muß als erstes das Lauftraining abgebrochen und durch eine andere sportliche Betätigung ersetzt werden, bis wieder schmerzfreies Laufen möglich ist. Laufschuhe mit fester Fersenkappe und Spezialeinlagen, die das Fußgewölbe stützen, können die übermäßige Einwärtsdrehung des Fußes verhindern. Um zu verhindern, daß die Verletzung erneut auftritt, sollte nicht mehr auf Strecken mit seitlichem Gefälle gelaufen werden. Empfohlen werden Übungen zur Kräftigung der verletzten Muskeln. Wenn ein Stück Knochen herausgerissen wurde, kann eine Operation erforderlich sein. Anschließend darf der Betroffene lange Zeit nicht mehr laufen. Im Rahmen eines Behandlungsexperimentes konnten einige dieser Verletzungen, bei denen andere Therapiemaßnahmen erfolglos blieben, geheilt werden. Die Patienten bekamen täglich eine Injektion mit Kalzitonin (ein Hormon, das am Knochenaufbau beteiligt ist) oder nahmen Alendronat ein (ein Arzneimittel, das den Knochenabbau verlangsamt). Bei einigen Betroffenen bleiben alle Therapieversuche erfolglos, und sie müssen das Laufen ganz aufgeben.

Poplitealtendinitis

Hierbei handelt es sich um einen Riß der Poplitealsehne. Diese Sehne verläuft von der äußeren Seite des Unterteils des Oberschenkelknochens (Femur) diagonal über die Kniekehle zur inneren Seite des oberen Teils des Schienbeinknochens (Tibia).

Die Poplitealsehne hindert den Unterschenkel daran, sich beim Laufen nach außen zu drehen. Übermäßiges Einwärtsdrehen der Füße (Pronation) und Bergablaufen überlasten die Sehne, so daß sie reißen kann.

An der Außenseite des Knies treten Schmerzen auf, besonders beim Bergablaufen. Bis die Beschwerden vollständig abgeklungen sind, sollten die Betroffenen das Lauftraining aussetzen. Anschließend sollten sie mindestens drei Wochen lang nicht bergab laufen. Radfahren ist für die Dauer des Heilungsprozesses eine gute Alternative. Schuheinlagen, vor allem ein dreieckiger Keil (Varuskeil) vor der Ferse, können die Einwärtsdrehung der Füße verhindern.

Achillotendinitis

Unter Achillotendinitis versteht man eine Entzündung der Achillessehne, dem zähen Band, das vom Wadenmuskel zur Ferse führt.

Die Wadenmuskeln und die Achillessehne senken den Vorfuß, nachdem die Ferse den Boden berührt hat. Außerdem heben sie die Ferse, kurz bevor sich die Zehen abstoßen und das Gewicht auf den anderen Fuß verlagert wird.

Achillotendinitis tritt auf, wenn die Sehne überbeansprucht wird. Bergablaufen belastet die Achillessehne zusätzlich, weil der Vorfuß einen weiteren Weg zurücklegen muß, bevor er den Boden berührt. Beim Bergauflaufen ist die Belastung ebenfalls größer, weil die Wadenmuskeln mehr Kraft aufwenden müssen, um die Ferse anzuheben, wenn sich die Zehen abstoßen. Eine weiche Fersenkappe im Schuh läßt der Ferse großen Bewegungsspielraum und

Verletzungen der Schienbeinmuskulatur

Solche Verletzungen können in den vorderen und äußeren Muskeln des Schienbeins entstehen (anterolaterale Verletzung) oder in den hinteren und inneren Muskeln (posteromediale Verletzung). Wo der Schmerz auftritt, hängt von den betroffenen Bereichen ab.

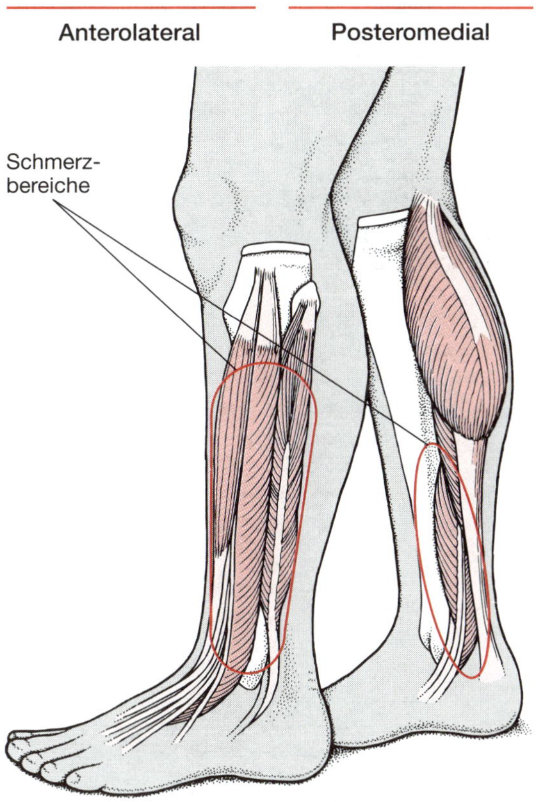

Kräftigung der Schienbeinmuskulatur

Die Eimer-Übung

Wickeln Sie ein Handtuch um den Henkel eines leeren Wassereimers. Setzen Sie sich auf einen Tisch oder eine andere Fläche, die hoch genug ist, damit Ihre Füße den Boden nicht berühren. Legen Sie den Henkel über den vorderen Teil Ihres Schuhs. Heben Sie langsam den Vorderfuß an, indem Sie den Knöchel beugen. Dann machen Sie den Fuß gerade, indem Sie die Zehen weit nach vorne strecken. Wiederholen Sie dies zehnmal und ruhen Sie sich dann ein paar Sekunden aus. Führen Sie zwei weitere Serien mit je zehn Wiederholungen durch. Um den Widerstand zu erhöhen, füllen Sie Wasser in den Eimer. Nehmen Sie nicht zuviel, die Übung soll Ihnen nicht weh tun.

Hochzehenstand

Stehen Sie aufrecht. Erheben Sie sich ganz langsam auf die Zehenspitzen und senken Sie die Fersen langsam wieder ab. Wiederholen Sie dies zehnmal. Nach einer Minute Pause führen Sie zwei weitere Serien mit je zehn Wiederholungen durch. Wenn Ihnen die Übung leicht fällt, führen Sie sie mit zunehmend schwereren Gewichten in den Händen durch.

Außenrolle

Stehen Sie aufrecht. Rollen Sie mit dem Fuß langsam über die Außenkante, so daß sich die Fußsohle vom Boden abhebt. Lassen Sie die Sohle ganz langsam wieder in ihre Ausgangsstellung zurückrollen. Führen Sie drei Serien mit je zehn Wiederholungen durch.

belastet die Achillessehne ungleichmäßig. Dadurch erhöht sich das Risiko eines Sehnenrisses. Schuhe mit steifer Sohle, in denen der Fuß nicht abrollen kann, belasten die Achillessehne kurz vor jenem Augenblick stark, in dem sich die Zehen abstoßen.

Zahlreiche biomechanische Faktoren begünstigen diese Sehnenentzündung. Dazu gehört die starke Einwärtsdrehung der Füße (Pronation), die Angewohnheit, mit dem Fuß zu weit hinten auf der Ferse aufzusetzen (eine Überprüfung der Schuhsohlen zeigt, wo sie am meisten beansprucht sind), O-Beine, kurze hintere Oberschenkel- und Wadenmuskeln, hohes Fußgewölbe, kurze Achillessehne und Verformungen der Ferse.

Das Hauptsymptom ist Schmerz. Er ist gewöhnlich dann am stärksten, wenn man sich nach einer Ruhephase bewegt oder mit dem Joggen oder Laufen beginnt. Geht oder läuft man trotz der Schmerzen und der Steifheit, läßt der Schmerz häufig etwas nach.

Die Achillessehne ist von einer schützenden Sehnenscheide umgeben. Zwischen der Sehne und der Scheide liegt eine dünne Fettschicht, die der Sehne freie Bewegung ermöglicht. Wenn die Sehne verletzt ist, bilden sich Narben zwischen Sehne und Scheide, so daß die Sehne bei jeder Bewegung an der Sehnenscheide zieht. Das verursacht den Bewegungsschmerz. Geht oder läuft man dennoch weiter, erwärmt sich die Sehnenscheide und wird geschmeidiger, so daß sich die Sehne freier bewegen kann. Meistens ist die Sehne auch sehr druckempfindlich.

Wenn man die Schmerzen ignoriert und weiterläuft, bildet sich auf der Sehne festes Narbengewebe, so daß sie in Zukunft beim Training immer schmerzt und keine Aussicht auf Heilung mehr besteht.

Die Behandlung besteht in erster Linie darin, bis zum Abklingen der Entzündung nicht radzufahren und kein Lauftraining zu absolvieren. Mögliche andere Maßnahmen hängen von der Ursache der Entzündung oder den vorhandenen Risikofaktoren ab. Dazu gehört das Tragen von Schuhen mit biegsamen Sohlen und Einlagen in den Laufschuhen, die die Spannung der Sehne mildern und die Ferse stabilisieren. Mit der Dehnung der hinteren Oberschenkelmuskeln kann begonnen werden, sobald dieses schmerzlos möglich ist. Übungen zur Kräftigung der Achillessehnen, wie der Hochzehenstand, sind nützlich. Wenn das Lauftraining wieder aufgenommen wird, sollte der Betroffene Bergauf- und -ablaufen meiden, bis die Sehne völlig ausgeheilt ist. Dies kann Wochen bis Jahre dauern.

Läuferknie

Unter einem Läuferknie versteht man eine Erkrankung, bei der die Kniescheibe (Patella) am unteren Ende des Oberschenkelknochens (Femur) reibt.

Die Kniescheibe ist ein scheibenförmiger Knochen, der an den Bändern und Sehnen des Knies befestigt ist. Beim Laufen bewegt sie sich normalerweise leicht auf und ab, ohne den Oberschenkelknochen zu berühren.

Ein Läuferknie kann entstehen, wenn die Kniescheibe zu weit oben im Kniegelenk verankert ist (Patellahochstand), wenn die hinteren Oberschenkelmuskeln oder die Achillessehnen zu kurz sind und wenn die Oberschenkelmuskeln, die das Knie mit stabilisieren, zu schwach sind. Die am häufigsten vorkommende behandelbare Ursache

Läuferknie

Normalerweise gleitet die Kniescheibe (Patella) beim Laufen leicht auf und ab, ohne dabei den Oberschenkelknochen (Femur) zu berühren. Werden die Füße übermäßig einwärtsgedreht (Pronation), dreht sich auch der Unterschenkel nach innen. Dabei zieht er die Kniescheibe nach innen, während der Quadrizepsmuskel sie nach außen zieht. Durch diese widerstrebenden Kräfte reibt sich die Kniescheibe am Ende des Oberschenkelknochens. Das verursacht Schmerzen.

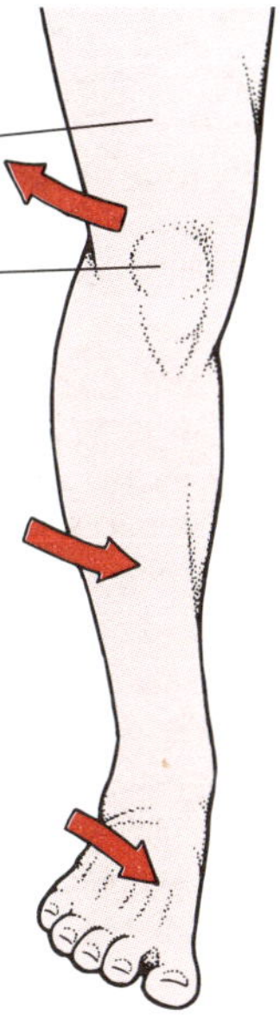

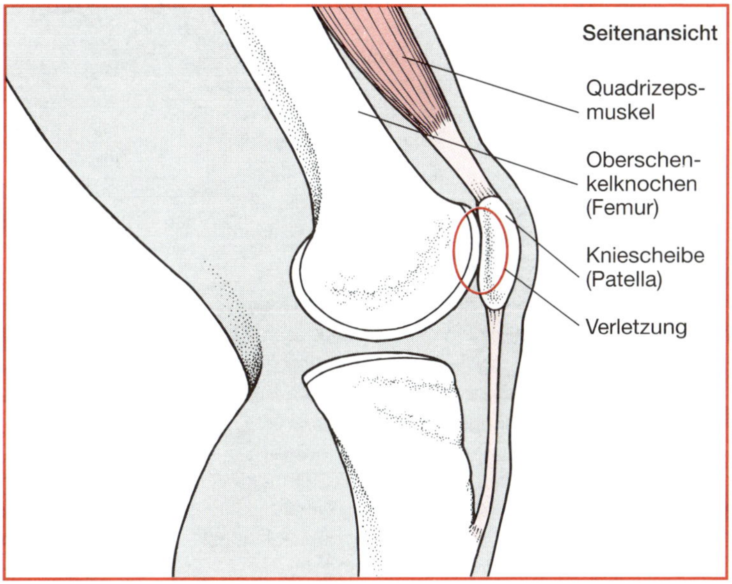

ist eine zu starke Einwärtsdrehung der Füße (Pronation) beim Gehen oder Laufen, wobei der vordere Oberschenkelmuskel (Quadrizeps) die Kniescheibe nach außen zieht. Diese Kräfte bewirken, daß die Kniescheibe am Oberschenkelknochen reibt.

Während des Laufens treten Schmerzen und manchmal auch eine Schwellung auf. Der Schmerz konzentriert sich auf die Unterseite der Kniescheibe. Anfangs schmerzt es nur beim Bergablaufen, aber später tritt der Schmerz immer beim Laufen und schließlich auch bei anderen Beinbewegungen auf. Vor allem das Treppenhinabsteigen tut sehr weh.

Besonders wichtig ist es, mit dem Laufen auszusetzen, bis keine Schmerzen mehr auftreten. Um fit zu bleiben, kommen Radfahren (wenn es keine Schmerzen verursacht), Rudern und Schwimmen in Betracht. Sinnvoll sind Übungen, mit denen die vorderen und hinteren Oberschenkelmuskeln gedehnt und der mittlere Schenkelmuskel (Musculus vastus medialis) gekräftigt werden; letzterer verläuft an der Innenseite des Oberschenkels und zieht die Kniescheibe nach innen. Einlagen, die das Fußgewölbe stützen, können in Straßen- und Sportschuhen hilfreich sein. Manchmal müssen diese Einlagen auch maßgefertigt werden.

Verletzungen der hinteren Oberschenkelmuskulatur

Darunter versteht man Verletzungen des zweiköpfigen Schenkelmuskels (Bizeps femoris), des Halbsehnenmuskels (Semitendinosus) und des Plattsehnenmuskels (Semimembranosus).

Die Aufgabe dieser Muskeln ist es, das Kniegelenk zu beugen, das Bein heranzuziehen und den Oberschenkel zu strecken. Sie sind schwächer als ihr Gegenspieler, der

Kräftigung des Musculus vastus medialis

1. Stehen Sie mit gestreckten Knien. Spannen Sie den Quadrizepsmuskel (vorderer Oberschenkelmuskel) in beiden Beinen an, so daß sich die Kniescheibe anhebt. Halten Sie diese Stellung zehn Sekunden; anschließend wieder entspannen. Wiederholen Sie die Übung mehrmals täglich.

2. Setzen Sie sich mit weit gespreizten Beinen auf den Boden; die Knie sind gestreckt. Drehen Sie die Beine nach außen, so daß die Zehen so weit wie möglich zur Seite zeigen. Heben Sie das verletzte Bein langsam aus der Hüfte heraus hoch und senken Sie es genauso langsam wieder ab. Die Knie bleiben gestreckt. Machen Sie diese Übung zehnmal. Führen Sie zwei weitere Serien mit je zehn Wiederholungen durch.

3. Setzen Sie sich auf den Fußboden und legen Sie unter jedes Knie mindestens zwei Kissen. Die Knie sollten in einem Winkel von 135 Grad gebeugt sein. Legen Sie ein Gewicht von 2,5 Kilogramm auf das Sprunggelenk. Jetzt heben Sie den Fuß, indem Sie das Knie durchstrecken. Führen Sie drei Serien mit je zehn Wiederholungen durch. Steigern Sie sich, indem Sie ein schwereres Gewicht auf das Sprunggelenk legen (nicht durch zusätzliche Wiederholungen!).

Kräftigung der hinteren Oberschenkelmuskulatur

1. Befestigen Sie ein Gewicht von 2,5 Kilogramm am Fuß der verletzten Seite und legen Sie sich mit dem Gesicht nach unten auf ein Bett, jedoch so, daß nur der Oberkörper bis zur Taille auf dem Bett liegt, die Zehen berühren den Fußboden. Heben und senken Sie das Bein langsam mit gestreckten Knien. Führen Sie jeden zweiten Tag drei Serien mit je zehn Wiederholungen durch. Wenn die Muskulatur kräftiger wird, nehmen Sie schwerere Gewichte. Diese Übung kräftigt vor allem den oberen Teil der hinteren Oberschenkelmuskulatur. Machen Sie die Übung auch mit dem gesunden Bein.

2. Befestigen Sie ein Gewicht von 2,5 Kilogramm am Fuß der verletzten Seite. Verlagern Sie Ihr Gewicht auf das andere Bein. Beugen Sie das Knie und heben Sie den beschwerten Fuß langsam bis zum Gesäß hoch. Senken Sie den Fuß wieder ab und strecken Sie das Knie. Führen Sie jeden zweiten Tag drei Serien mit je zehn Wiederholungen durch. Wenn die Muskulatur kräftiger wird, verwenden Sie schwerere Gewichte. Diese Übung stärkt hauptsächlich den unteren Teil der hinteren Oberschenkelmuskulatur. Machen Sie die Übung auch mit dem gesunden Bein.

Quadrizepsmuskel (der vierköpfige Schenkelstrecker an der Vorderseite des Oberschenkels). Wenn die hinteren Oberschenkelmuskeln nicht mindestens 60 Prozent der Stärke des Quadrizepsmuskels aufweisen, entsteht ein Ungleichgewicht, und die vorderen Muskeln schädigen die hinteren. Bei einer solchen Verletzung tritt meist ein starker Schmerz auf, wenn sich die hinteren Oberschenkelmuskeln plötzlich und heftig zusammenziehen.

Die Sofortbehandlung besteht aus Schonung, Eis, Druckverband und Hochlagerung. Während der Muskel heilt, sollten die Betroffenen weder laufen noch springen. Jogging auf der Stelle, Rudern oder Schwimmen sind erlaubt, wenn sie keine Schmerzen verursachen. Nach Einsetzen des Heilungsprozesses können die hinteren Oberschenkelmuskeln mit Übungen gekräftigt werden, um dem erneuten Auftreten der Verletzung vorzubeugen.

Gewichtheberrücken

Unter einem Gewichtheberrücken versteht man eine Verletzung der Sehnen und Muskeln im Bereich der Lendenwirbelsäule. Die Verletzung verursacht Muskelkrämpfe und Schmerzen.

Durch jede starke Krafteinwirkung können die Muskeln und Sehnen im unteren Rückenbereich (Lendenregion, Lumbalregion) reißen. Diese Art von Verletzung ist typisch für Sportarten, bei denen gegen einen großen Widerstand geschoben oder gezogen wird, wie Gewichtheben oder American Football (einen Gegenspieler zurückstoßen). Sie kommt auch bei Sportarten vor, in denen plötzliche Drehungen der Wirbelsäule erforderlich sind, wie beim Basketball, Baseball oder Golf.

Zu den Risikofaktoren dieser Verletzung gehören ein ausgeprägtes Hohlkreuz, ein Becken, das nach vorne kippt, steife oder schwache Rückenmuskeln, schwache

Rückenverletzungen vorbeugen

Beckenkippen (um einem Hohlkreuz entgegenzuwirken)
Legen Sie sich mit angewinkelten Beinen auf den Boden. Die Fersen stehen fest auf dem Fußboden, das Gewicht liegt auf den Fersen. Drücken Sie die Lendenwirbelsäule an den Boden. Heben Sie das Gesäß ein bis zwei Zentimeter vom Boden und spannen Sie die Bauchmuskeln an. Halten Sie diese Position zehn Sekunden. Wiederholen Sie die Übung zwanzigmal. Führen Sie die Übung täglich durch.

Bauchmuskelübung
Legen Sie sich auf den Rücken. Die Beine sind angewinkelt, die Füße stehen auf dem Boden. Legen Sie die Hände auf den Bauch und heben Sie ganz langsam den Kopf. Die Schultern bleiben dabei auf dem Boden. Anschließend heben Sie die Schultern etwa 25 Zentimeter vom Boden. Lassen Sie Schultern und Kopf ganz langsam wieder zu Boden sinken. Führen Sie drei Serien mit je zehn Wiederholungen durch. Wenn die Übung zu leicht wird, wickeln Sie ein Gewicht in ein Handtuch und befestigen Sie es im Nacken. Mit zunehmender Kräftigung der Muskeln erhöhen Sie das Gewicht.

Dehnung von Hüft- und Quadrizepsmuskeln
Stehen Sie aufrecht auf einem Bein und beugen Sie das Knie des anderen Beins im Winkel von 90 Grad nach hinten. Die Knie berühren sich dabei. Führen Sie den Fuß mit der Hand der gleichen Körperseite nach hinten zum Gesäß. Halten Sie diese Stellung zehn Sekunden. Wiederholen Sie die Übung mit dem anderen Bein. Führen Sie die Übung insgesamt zehnmal durch.

Dehnung der Lendenwirbelsäule

Im Sitzen die Zehen berühren
Setzen Sie sich mit gegrätschten Beinen auf den Boden. Die Knie sind gestreckt. Legen Sie beide Hände auf dasselbe Knie. Streichen Sie mit den Händen langsam am Unterschenkel entlang Richtung Fuß. Falls Sie Schmerz verspüren, halten Sie sofort inne. Gehen Sie nur soweit, wie Sie die Position bequem zehn Sekunden halten können. Dann richten Sie sich langsam wieder auf. Wiederholen Sie die Übung mit dem anderen Bein. Führen Sie die Übung auf jeder Seite zehnmal durch.

Auf dem Rücken liegen und Bein anziehen
Legen Sie sich auf den Rücken. Die Knie sind mit 90 Grad angewinkelt, die Fersen stehen fest auf dem Boden. Umfassen Sie ein gebeugtes Knie mit beiden Händen und führen Sie es zur Brust. Halten Sie diese Position für zehn Sekunden. Senken Sie das Bein langsam wieder in die Ausgangsposition und wiederholen Sie die Übung mit dem anderen Bein. Führen Sie die Übung zehnmal durch.

Schwan (Verbesserung der Rückenbeweglichkeit)
Legen Sie sich auf den Bauch. Die Ellenbogen sind gebeugt, die Hände berühren die Ohren. Heben Sie Schultern und Beine gleichzeitig vom Boden. Die Knie bleiben dabei gestreckt. Halten Sie diese Stellung zehn Sekunden lang und wiederholen Sie die Übung zwanzigmal. Führen Sie die Übung täglich durch.
Achtung: Die Wirbelsäule mit Gewalt zu strecken kann viele Rückenerkrankungen verschlimmern. Führen Sie diese Übung sehr vorsichtig durch und hören Sie sofort auf, wenn Sie Schmerzen spüren.

Bauchmuskeln und kurze, starre Muskeln im hinteren Oberschenkel. Besonders verletzungsanfällig ist der Rükken auch dann, wenn die Wirbelsäule durch Arthrose, verschobene Wirbel, verrutschte oder gerissene Bandscheiben oder einen Rückenmarktumor geschwächt ist.

Eine Verletzung der Lendenregion verursacht meist plötzlichen Schmerz im unteren Lendenwirbelsäulenbereich beim Drehen, Schieben oder Ziehen. Anfangs ist der Schmerz noch leicht, so daß viele Betroffene weiter trainieren können. Der gerissene Muskel blutet jedoch und schwillt an. Zwei bis drei Stunden später beginnt er, sich zu verkrampfen. Diese Krämpfe verursachen sehr starke Schmerzen. Da beinahe jede Bewegung des Rückens die Krämpfe verschlimmert, liegen die Patienten meistens ganz ruhig und rollen sich in Embryonalhaltung zusammen. Die Lendenregion kann auf Berührung mit Schmerzen reagieren. Dieser Schmerz kann sich beim Vorbeugen verschlimmern.

Verletzungen des Ellenbogens

Man unterscheidet zwischen Tennisellenbogen und Werferellenbogen. Beide Erkrankungen verursachen Schmerzen in verschiedenen Bereichen des Ellenbogens und Unterarms.

Tennisellenbogen

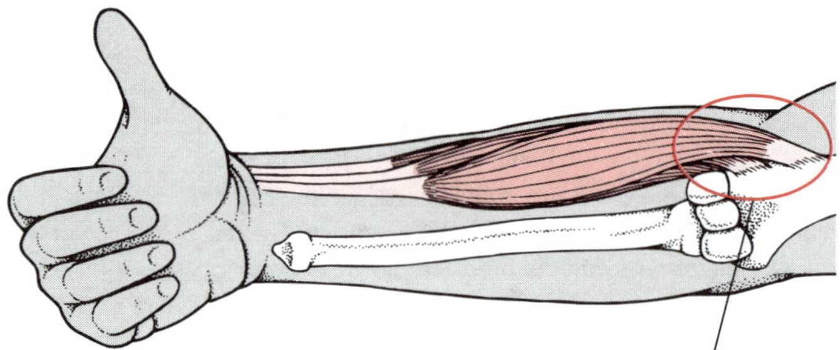

Schmerzender Bereich an der Innenseite des Unterarms

Werferellenbogen

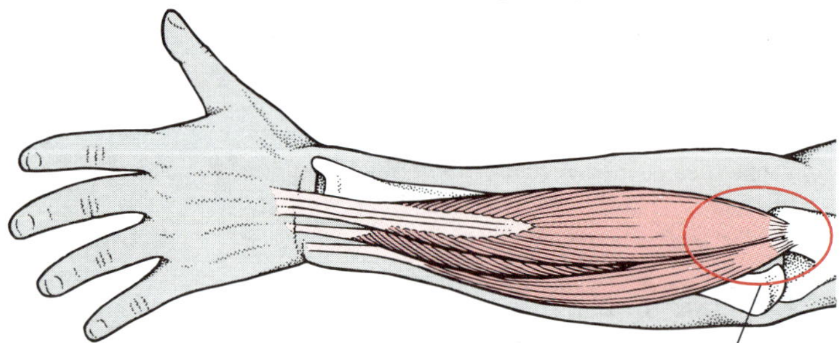

Schmerzender Bereich an der Außenseite des Unterarms

So bald wie möglich nach Auftreten der Verletzung sollte sich der Betroffene schonen und den schmerzenden Bereich mit Eis und Druck behandeln. Wenn der Heilungsprozeß einsetzt, kann mit der Kräftigung der Bauchmuskulatur begonnen werden; das hilft, den Rücken zu stabilisieren. Außerdem können die Rückenmuskeln gekräftigt und gedehnt werden. Dafür wird zum Beispiel ein Rudergerät eingesetzt, wenn die Betätigung keine Schmerzen verursacht.

Ein stark ausgeprägtes Hohlkreuz belastet die Stützmuskeln der Lendenwirbelsäule zusätzlich. Häufig hängt dies von der Stellung des Beckens ab. Dem Hohlkreuz kann mit einer Reihe von Übungen entgegengewirkt werden, die das Becken der Normalstellung näher bringen. Dazu gehört die Kräftigung der Bauchmuskeln (um sie zu verkürzen) und die Dehnung der Oberschenkelmuskeln (um sie zu verlängern). Ein Gewichthebergürtel kann Verletzungen im Lendenbereich vorbeugen.

Tennisellenbogen

Beim Tennisellenbogen (Epicondylitis humeri radialis) werden die Sehnen geschädigt, die das Handgelenk von der Handfläche wegbewegen. Das verursacht Schmerzen an der Außenseite des Unterarms.

Die Unterarmmuskeln, die an der Außenseite des Ellenbogens ansetzen, schmerzen, wenn dieser Muskelansatzpunkt überlastet wird. Das macht sich beim Tennis besonders beim Rückhandschlag bemerkbar. Die Kraft, mit der der Schläger auf den Ball trifft, kann die Sehnen schädigen, wenn sie über die Außenseite des Ellenbogens glei-

Kräftigung der Handgelenkmuskulatur

Bei Tennisellenbogen

1. Setzen Sie sich auf einen Stuhl an einen Tisch. Legen Sie den verletzten Unterarm mit der Handfläche nach unten auf den Tisch. Der Ellenbogen ist gestreckt; Handgelenk und Hand hängen über die Tischkante. Nehmen Sie ein Gewicht von 500 Gramm in die Hand. Heben und senken Sie die Hand langsam, indem Sie das Handgelenk beugen und strecken. Wiederholen Sie die Übung zehnmal. Dann ruhen Sie sich eine Minute lang aus. Führen Sie die Übung noch zwanzigmal durch, und machen Sie nach je zehn Übungen eine Pause. Wenn die Übung Schmerzen verursacht, brechen Sie sie sofort ab und versuchen Sie es am nächsten Tag noch einmal. Führen Sie die Übung jeden zweiten Tag durch. Wenn Ihnen die Übung leichtfällt, erhöhen Sie das Gewicht.

2. Befestigen Sie an einem Holzstab von der Dicke eines Besenstiels einen Strick mit einem 500-Gramm-Gewicht. Halten Sie den Stab mit der Handfläche nach oben. Winden Sie das Gewicht herauf. Wiederholen Sie die Übung zehnmal. Wenn Sie Schmerzen haben, brechen Sie sofort ab. Führen Sie die Übung jeden zweiten Tag durch. Erhöhen Sie nach und nach das Gewicht, aber nicht die Anzahl der Übungen.

Bei Werferellenbogen

1. Setzen Sie sich auf einen Stuhl an einen Tisch. Legen Sie den verletzten Unterarm mit der Handfläche nach oben auf den Tisch. Der Ellenbogen ist gestreckt; Handgelenk und Hand hängen über die Tischkante. Nehmen Sie ein 500-Gramm-Gewicht in die Hand. Heben und senken Sie die Hand langsam, indem Sie das Handgelenk beugen und strecken. Wiederholen Sie die Übung zehnmal. Dann ruhen Sie sich eine Minute lang aus. Führen Sie die Übung noch zwanzigmal durch, und machen Sie nach je zehn Übungen eine Pause. Wenn die Übung Schmerzen verursacht, brechen Sie sie sofort ab und versuchen Sie es am nächsten Tag noch einmal. Wenn Ihnen die Übung leichtfällt, erhöhen Sie das Gewicht.

2. Befestigen Sie an einem Holzstab von der Dicke eines Besenstiels einen Strick mit einem 500-Gramm-Gewicht. Halten Sie den Stab mit der Handfläche nach unten. Winden Sie das Gewicht herauf. Wiederholen Sie die Übung zwanzigmal. Wenn Sie Schmerzen haben, brechen Sie sie sofort ab. Erhöhen Sie nach und nach das Gewicht, aber nicht die Anzahl der Übungen.

3. Nehmen Sie mehrmals täglich einen weichen Ball in die Hand und drücken Sie ihn fest zusammen. Entspannen Sie anschließend die Hand.

ten. Die Erkrankung wird begünstigt durch unsaubere Rückhandschläge, schwache Schulter- und Handgelenkmuskulatur, einen zu kurzen Schläger, zu harte Bespannung, Spielen mit nassen, schweren Bällen und durch Spielen von Bällen, die nicht in der Mitte des Schlägers auftreffen.

Das erste Symptom ist Schmerz während eines Rückhandschlags oder einer ähnlichen, sich häufig wiederholenden Bewegung. Er ist auf der Außenseite von Ellenbogen und Unterarm zu spüren. Spielt der Betroffene weiter, kann sich der Schmerz vom Ellenbogen bis zum Handgelenk ausdehnen und auch im Ruhezustand auftreten. Der Ellenbogen tut weh, wenn der Patient seinen Arm mit der Handfläche nach unten auf den Tisch legt und versucht, die Hand durch Beugen des Handgelenks gegen einen Widerstand zu heben.

Die Behandlung besteht darin, jegliche Übungen zu meiden, die Schmerz verursachen. Um dennoch fit zu bleiben, können Sportarten betrieben werden, an denen das Handgelenk nicht intensiv beteiligt ist: Radfahren, Jog-

Kräftigung der Schultermuskulatur

Bankdrücken

Legen Sie sich auf den Rücken. Benutzen Sie eine Spezialbank oder bitten Sie einen Übungsleiter, Ihnen am Ende der Übung das Gewicht abzunehmen. Nehmen Sie eine Hantelstange in beide Hände, so daß die Daumen zueinander zeigen. Stemmen Sie das Gewicht langsam von der Brust nach oben und senken Sie es langsam wieder ab. Wiederholen Sie die Übung insgesamt dreißigmal, und machen Sie nach je zehn Übungen eine Pause. Wenn Sie Schmerzen haben, brechen Sie die Übung sofort ab. Spüren Sie eine Kräftigung der Muskulatur, erhöhen Sie das Gewicht. Achtung: Diese Übung darf anfangs nur mit sehr leichten Gewichten durchgeführt werden, weil sie die verletzten Muskeln stark beansprucht.

ging, Basketball, sogar Squash, weil der Ball hier mit weniger Kraft auf den Schläger trifft als beim Tennis. Wenn die Verletzung heilt, kann mit der Kräftigung der Muskeln begonnen werden. Grundsätzlich sollten alle Muskeln einbezogen werden, die das Handgelenk strecken oder beugen.

Werferellenbogen

Beim Werferellenbogen (Golferellenbogen, Epicondylitis humeri ulnaris) werden die Sehnen geschädigt, die das Handgelenk zur Handfläche hin beugen. Dies verursacht Schmerzen an der Innenseite des Unterarms, die vom Ellenbogen bis ins Handgelenk ziehen.

Die Verletzung entsteht, wenn das Handgelenk mit großer Kraft in Richtung Handfläche gebeugt wird. Sie wird begünstigt durch schwache Schulter- und Handmuskulatur, besonders kraftvollen Aufschlag beim Tennis, einen angeschnittenen Aufschlag, zu schwere Schläger, zu feste Bespannung, zu kleinen Schlägergriff, Spielen mit harten, nassen Bällen, Speerwerfen und das Tragen von schweren Koffern. Wird trotz Schmerzen weitertrainiert, kann die Sehne abreißen und bluten.

Das Hauptsymptom sind Schmerzen. Sie treten auf der Innenseite von Ellenbogen und Unterarm daumenseitig auf, wenn das Handgelenk gegen einen Widerstand in Richtung Handfläche gebeugt wird oder der Betroffene einen festen Gummiball zusammendrückt. Um die Diagnose zu bestätigen, setzt sich der Patient auf einen Stuhl und legt den verletzten Arm mit der Handfläche nach oben auf den Tisch. Der Arzt hält das Handgelenk fest und fordert den Patienten auf, die Hand zu heben, indem er das Handgelenk beugt. Patienten mit Werferellenbogen verspüren dabei Schmerzen im Ellenbogen.

Betroffene sollten nichts tun, was ihnen beim Beugen des Handgelenks oder Einwärtsdrehen des Unterarms Schmerzen bereitet. Nach dem Ausheilen der Verletzung sollten Tennisspieler Handgelenk- und Schultermuskeln sowie die verletzte Muskulatur kräftigen.

Sehnenentzündung der Rotatorenmanschette

Es handelt sich dabei um eine Rißverletzung und Schwellung der Rotatorenmanschette (Impingement-Syndrom). Diese besteht aus den Muskeln und Sehnen, die den Oberarmknochen im Schultergelenk halten.

Die Sehnen der Rotatorenmanschette werden häufig bei Sportarten verletzt, bei denen der Arm immer wieder über den Kopf gehoben werden muß. Dazu gehört der Aufschlag bei Tennis- und anderen Schlagsportarten, Gewichtheben, Rücken-, Delphin- und Kraulschwimmen. Wird der Arm häufig über den Kopf gehoben, reibt der obere Teil des Oberarmknochens an einem Teil des Schultergelenks und dessen Sehnen. Dadurch können einzelne Fasern reißen. Wird die Bewegung trotz der Schmerzen fortgeführt, kann die Sehne reißen oder ein Stück aus dem Knochen herausbrechen.

Das Hauptsymptom sind Schmerzen in der Schulter. Anfangs treten sie nur auf, wenn der Arm über den Kopf gehoben und kraftvoll nach vorne geführt wird. Später können die Schmerzen sogar beim Händeschütteln auftreten. Etwas vom Körper wegzuschieben, löst meistens Schmerzen aus; etwas heranzuziehen nicht.

Die Diagnose wird gestellt, wenn bestimmte Bewegungen – vor allem das Heben des Arms über die Schulter – Schmerzen verursachen. Auf manchen Arthrogrammen (Röntgenaufnahme nach der Injektion eines Kontrastmittels ins Gelenk) ist zu erkennen, daß die Rotatorenmanschettensehne komplett abgerissen ist. Teilrisse kann man auf den Aufnahmen gewöhnlich nicht feststellen.

Die Behandlung besteht darin, die verletzten Sehnen zu schonen und die Schulter zu kräftigen. Übungen, bei denen etwas vom Körper weggeschoben oder die Ellenbogen über die Schulter gehoben werden müssen, sollten vermieden werden. Übungen an einer Kraftmaschine, mit denen der Latissimusmuskel in Rücken und Schultern gestärkt wird, können fortgeführt werden, wenn sie keine Schmerzen verursachen. Ist die Sehne komplett abgerissen oder heilt die Verletzung nicht innerhalb eines Jahres, kann eine Operation erforderlich werden.

Training und Fitneß

Unter Training versteht man wiederholte, zielgerichtete körperliche Aktivität, um Fitneß zu erlangen oder zu erhalten. Fitneß ist eine körperliche Verfassung, die es möglich macht, sportlich aktiv zu sein.

Um fit zu werden und zu bleiben, muß man regelmäßig trainieren. Das kräftigt das Herz, so daß es mit jedem Schlag mehr Blut pumpen kann. Das Blut transportiert dann mehr Sauerstoff durch den Körper und erhöht damit die Sauerstoffmenge, die der Körper maximal aufnehmen und umsetzen kann. Diese Menge nennt man maximale Sauerstoffaufnahme; sie kann gemessen werden, um die körperliche Verfassung eines Menschen zu ermitteln.

Der Körper profitiert auf vielfältige Weise von regelmäßiger Bewegung. Dehnübungen machen beweglicher. Übungen mit Gewichten stärken die Knochen und können Osteoporose vorbeugen. Regelmäßige Bewegung fördert außerdem die Verdauung, senkt den Blutdruck, wirkt positiv auf Typ-II-Diabetes, baut Streß und Fett ab und senkt den Spiegel an Gesamtcholesterin sowie den LDL-Wert (LDL = low density lipoprotein = Lipoprotein mit geringer Dichte, sogenanntes »schlechtes« Cholesterin).

Von körperlicher Bewegung profitieren Menschen jeden Alters. Neue Studien zeigen, daß auch gebrechliche, ältere Menschen durch regelmäßige Bewegung ihre Muskulatur stärken können. Ältere Männer, die weiterhin trainieren und Langstrecke laufen, können ihre maximale Sauerstoffaufnahme aufrechterhalten. Es ist weniger das Alter, das bei den meisten Menschen zum Nachlassen der körperlichen Fähigkeiten führt, als mangelnde Aktivität.

Die Vorteile regelmäßiger Bewegung gehen rasch verloren, wenn man mit dem Training aufhört. Herz- und Muskelstärke gehen genauso zurück wie der HDL-Wert (das »gute« Cholesterin). Der Blutdruck steigt, das Körperfett nimmt zu. Selbst ehemalige Sportler, die mit dem Training aufhören, profitieren langfristig nicht meßbar von ihren ehemaligen Leistungen. Ihre körperliche Verfassung ist nicht besser, ihr Herzinfarktrisiko nicht geringer, und ihre Muskeln sprechen nicht schneller auf das Training an als bei Menschen, die niemals Sport getrieben haben.

Das Training beginnen

Am sichersten ist es, wenn man mit den ausgewählten Übungen oder dem Sport langsam beginnt und nur so lange übt, bis Arme oder Beine schwer werden und weh tun. Wenn die Muskeln bereits nach wenigen Minuten schmerzen, sollte die erste Übungseinheit damit beendet sein. Mit zunehmender Leistungsfähigkeit kann man dieses dann wahrscheinlich ohne Muskelschmerzen und Unbehagen steigern. Wenn man in der Lage ist, problemlos zehn Minuten ohne Pause zu üben, sollte man die Übungseinheiten jeden zweiten Tag durchführen und nach und nach auf 30 Minuten steigern. Die Richtlinien, wie lange, wie oft und wie intensiv trainiert werden soll, und wie man Verletzungen vorbeugt, sind für alle Übungen und Sportarten gleich.

Wie lange und wie oft?

Für eine gute körperliche Verfassung braucht man nicht mehr als dreimal wöchentlich 30 Minuten zu trainieren. Mehr als 30 Minuten sind für die meisten Menschen nicht erforderlich, weil danach die maximale Sauerstoffaufnahme nur noch geringfügig ansteigt.

Fortschritte erzielt man, indem man die Muskeln anstrengt und ihnen dann die Möglichkeit gibt, sich zu erholen – nicht, indem man jeden Tag dasselbe Pensum absolviert. Das Herz verkraftet mehrmals täglich eine gesteigerte Belastung; die Skelettmuskulatur nimmt es übel, wenn sie häufiger als jeden zweiten Tag intensiv trainiert wird. Einen Tag nach einem intensiven Training entstehen in den Muskelfasern Blutungen und mikroskopisch feine Risse. Deshalb schmerzen Muskeln am Tag nach einem angemessenen Training. Man sollte ihnen also ein bis zwei Tage Ruhe gönnen, um sich zu regenerieren. Zwei- bis dreimal die Woche zu trainieren und dazwischen Ruhetage einzulegen, beugt Verletzungen vor.

Wie intensiv?

Fitneß hängt weniger von der Dauer der Übungen als von ihrer Intensität ab. Die Übungseinheiten sollten so gestaltet werden, daß am Tag darauf ein leichter Muskelkater zu spüren ist, sich die Muskeln am übernächsten Tag aber bereits erholt haben.

Um das Herz zu kräftigen, müssen die Übungen so durchgeführt werden, daß der Puls (gemessen werden Schläge pro Minute) um mindestens 20 Schläge über dem Ruhepuls liegt. Je intensiver jemand trainiert, desto schneller schlägt das Herz und desto stärker wird der Herzmuskel.

Der Puls hängt davon ab, wie stark sich die Skelettmuskulatur zusammenzieht. Wenn ein Mensch mit dem Training beginnt, ziehen sich die Muskeln zusammen und quetschen die umliegenden Venen; damit wird Blut in Richtung Herz gedrückt. Entspannt sich die Muskulatur, füllen sich die Venen wieder mit Blut. Dieser Wechsel von Zusammenziehen und Entspannen der Skelettmuskulatur wirkt wie eine Art zweites Herz, das zusätzlich Blut zum Herzen pumpt. Der erhöhte Blutfluß sorgt für einen beschleunigten und kräftigeren Herzschlag. Je stärker also die Muskeln arbeiten, desto schneller schlägt das Herz.

Der empfohlene Trainingspuls liegt bei 60 Prozent des angenommenen Maximalpulses; dieser beträgt 220 minus Lebensalter. Bei älteren, körperlich aktiven Menschen geht diese Rechnung aber nicht auf. Der Maximalpuls richtet sich auf die Stärke der Skelettmuskulatur, nicht die des Herzens. Ein starker, älterer Mensch in guter körperlicher Verfassung hat einen wesentlich höheren Maximalpuls als ein untrainierter junger Mensch.

Den Puls zu zählen ist aber gar nicht erforderlich, wenn man langsam mit den Übungen beginnt und sie langsam steigert. Die Intensität kann gesteigert werden, bis der Trainingspuls erreicht ist: Wenn sich die Schultern mit jedem Atemzug heben und die Atmung tiefer und schneller wird, zeigt das, daß ein erhöhter Sauerstoffbedarf besteht. Um körperlich fit zu werden, genügt diese Trainingsintensität. Nur Sportler, die für einen Wettbewerb trainieren, müssen bis zu dem Punkt trainieren, an dem sie außer Atem kommen.

Je intensiver das Training wird, desto größer ist die Verletzungsgefahr. Diese ist bei andauernder intensiver Trainingsbelastung größer als bei einem Training nach dem Intervallprinzip. Bei einem Training in Abschnitten beginnt man mit dem Aufwärmen und steigert sich dann langsam. Wenn sich die Muskeln müde und schwer anfühlen oder weh tun, verringert man die Anforderungen. Sind die Muskeln wieder frisch, wird erneut gesteigert. Diese Intervalle wechseln sich so lange ab, bis sich die Muskeln nicht mehr erholen. Dann wird das Training beendet. Eine Leistungssteigerung kommt zustande, indem man die Erholungsintervalle verkürzt und die Intervalle mit intensivem Training verlängert.

Nach dem Sport sollte man sich wohl fühlen. Ist das nicht der Fall, war das Training vermutlich zu anstrengend. Eine Überlastung führt jedoch zu Schmerzen in Knochen, Muskeln, Sehnen und Gelenken, erhöht die Verletzungsgefahr und macht Menschen reizbar.

Verletzungen vorbeugen

Von zehn Menschen, die mit einem Trainingsprogramm beginnen, geben mehr als sechs innerhalb der ersten sechs Wochen wegen einer Verletzung auf. Verletzungen lassen sich durch 48 Stunden Pause zwischen den Übungseinheiten vermeiden. Bei einem solchen Plan wird jeden zweiten Tag trainiert. Soll täglich trainiert werden, müssen verschiedene Muskelgruppen angesprochen werden, oder die Übungseinheiten werden an einem Tag sehr intensiv, am nächsten eher leicht gestaltet. Jeden Tag dasselbe Trainingsprogramm zu absolvieren, verbessert die körperliche Verfassung nicht, sondern erhöht vornehmlich das Verletzungsrisiko. Wenn Schmerzen auftreten, sollte das Training sofort abgebrochen werden.

Jeden zweiten Tag trainieren

Daß man am Tag nach einem Wettkampf oder nach intensivem Training mit steifen, schmerzenden Muskeln aufwacht, ist ganz normal. Am besten gönnt man seinen Muskeln Ruhe und trainiert an diesem Tag überhaupt nicht. Langes, intensives Training verbraucht die Zuckerreserven (Glykogen) in den Muskeln, die während des Sports als Hauptenergiequelle dienen. Bei einem niedrigen Glykogenspiegel fühlen sich die Muskeln schwer, müde und schwach an. Kohlenhydratreiche Nahrung wie Vollkornbrot, Nudeln, Obst und Getreide füllt diese Reserven wieder auf. In Ruhe kann fast alles Glykogen, das in die Muskeln eindringt, eingelagert werden, und die verletzten Muskelfasern heilen besser.

Abwechslung im Training

Unterschiedliche Übungen sprechen unterschiedliche Muskelgruppen an. Laufen strengt zum Beispiel vornehmlich die Unterschenkelmuskeln an; auf den Fersen landen und in den Zehenstand gehen, übt die größte Kraft auf das Sprunggelenk aus. Radfahren trainiert die Oberschenkelmuskeln und bewegt Knie und Hüften durch. Rudern und Schwimmen trainieren die Rumpfmuskulatur. Ein idealer Trainingsplan sieht im Tagesrhythmus abwechselnd Übungen für die obere und für die untere Körperhälfte vor.

Wer jeden Tag trainiert, kann auf diese Weise dennoch den Muskeln Erholung gönnen, Verletzungen vorbeugen und seine körperliche Verfassung verbessern. 30 Minuten Laufen an einem Tag, gefolgt von 30 Minuten Radfahren am nächsten, birgt weniger Verletzungsrisiko, als beides täglich je 15 Minuten zu tun.

Marathonläufer sind häufiger verletzt als Triathleten, obwohl diese mehr trainieren. Triathleten trainieren nicht täglich dieselben Muskelgruppen, weil ihr Übungsplan aus Schwimmen, Radfahren und Laufen besteht.

Schwere und leichte Trainingstage abwechseln

Wer seine körperliche Leistungsfähigkeit steigern oder an Wettkämpfen teilnehmen will, sollte zwei- bis dreimal die Woche sehr intensiv und an den anderen Tagen weniger intensiv trainieren.

Leistungssportler trainieren täglich, wobei die Art des Trainings von der Sportart abhängt. Ein Läufer wird nicht dadurch schneller, daß er radfährt. Um Verletzungen vorzubeugen, wechseln Leistungssportler tageweise zwischen leichten und schweren Trainingsprogrammen ab. So schädigt das harte Training die Muskeln weniger.

Schwer und leicht bezieht sich auf die Intensität der Trainingseinheiten, nicht auf ihre Dauer. So läuft ein Marathonläufer möglicherweise immer 35 Kilometer, aber an einem »leichten« Tag wesentlich langsamer als an einem »schweren«. Gewichtheber stemmen nur an einem Wochentag schwere Gewichte, an den anderen Tagen leichtere. Basketballspieler absolvieren an einem Tag lange, anstrengende Trainingsspiele und am nächsten Tag technische Übungen wie Korbwürfe.

Um Stärke, Schnelligkeit und Ausdauer aufzubauen, trainieren Sportler an einem Tag hart oder lange genug, bis sich die Muskeln schwer anfühlen oder ein leichtes Brennen spürbar ist. Das zeigt, daß sie angemessen trainiert wurden. Gewöhnlich schmerzen die Muskeln 48 Stunden lang. Dann wird an den folgenden Tagen weniger intensiv trainiert. Werden schmerzende Muskeln zu stark beansprucht, kommt es zu Verletzungen, und die Leistungsfähigkeit läßt nach. Wartet man mit dem intensiven Training, bis der Schmerz aufgehört hat, stärkt das die Muskeln.

Nach dem Training können zwei Arten von Schmerzen auftreten. Muskelkater ist erwünscht; er tritt erst Stunden nach dem intensiven Training auf, macht sich auf beiden Körperseiten gleichmäßig bemerkbar, verschwindet nach 48 Stunden und bessert sich gewöhnlich während der Aufwärmphase für das nächste Training. Verletzungsbedingter Schmerz dagegen tritt meist im Augenblick der Verletzung auf, ist auf einer Körperseite stärker ausgeprägt, verschwindet nach 48 Stunden nicht von selbst und verschlimmert sich, wenn man zu trainieren versucht.

Aufwärmen

Aufwärmen bedeutet, die Muskeltemperatur zu erhöhen, bevor man mit dem Sport anfängt. Das vermeidet Verletzungen. Warme Muskeln sind geschmeidiger als kalte und reißen nicht so leicht. Am besten wärmt man sich auf, indem man den Bewegungsablauf des ausgeübten Sports ganz langsam durchgeht. Dabei erhöht sich die Blutzufuhr in den beanspruchten Muskeln. Sie werden warm und bereiten sich auf intensiveres Training vor. Gymnastikübungen (eine Reihe von Übungen, die nur eine einzige Muskelgruppe beanspruchen) sind zum Aufwärmen für einen bestimmten Sport nicht speziell genug.

Dehnübungen

Um Verletzungen zu vermeiden, sollte man Dehnübungen nur nach dem Training oder nach sehr gründlichem Aufwärmen durchführen, damit die Muskeln geschmeidig folgen und nicht reißen. Das Dehnen verlängert Muskeln und Sehnen. Längere Muskeln stärken die Gelenke und ermöglichen es dem Sportler, höher zu springen, schwerere Gewichte zu heben, schneller zu laufen und weiter zu werfen. Anders als Übungen gegen einen Widerstand, wie beim Arbeiten mit Gewichten, kräftigen Dehnübungen die Muskulatur nicht. Es gibt Anzeichen dafür, daß Dehnübungen Verletzungen und Muskelkater vorbeugen, der von Muskelfaserschäden verursacht wird.

Ausklingen lassen

Man sollte das Training langsam ausklingen lassen, um Kreislaufstörungen zu vermeiden. Wenn sich die Beinmuskeln entspannen, sammelt sich Blut in den umliegenden Venen. Damit dieses zum Herzen zurückgepumpt werden kann, müssen sich die Muskeln zusammenziehen. Bricht man das Training abrupt ab, sammelt sich so viel Blut in den Beinen, daß nicht genug das Gehirn erreicht. Das verursacht Schwindel.

Beim langsamen Ausklingen fällt es dem Körper auch leichter, die Milchsäure abzubauen, die sich nach dem Training als Abbauprodukt in den Muskeln ansammelt. Sie verursacht aber keinen Muskelkater. Daher verhindert ein geruhsames Trainingsende den Muskelkater auch nicht.

Den richtigen Sport wählen

Jede Art von Bewegung, die den Blutfluß durch das Herz steigert, verbessert die Leistungsfähigkeit des Körpers. Die sichersten Sportarten sind Gehen, Schwimmen und Radfahren auf einem Heimtrainer. Beim Gehen bleibt immer ein Fuß auf dem Boden, so daß der andere Fuß beim Auftreffen auf den Boden nicht mehr als das Körpergewicht der Person auffangen muß. Beim Schwimmen werden die Muskeln vom Wasser unterstützt; dabei sind sie nur selten Kräften ausgesetzt, die zu einem Muskelriß führen können. Beim Radfahren sorgt der gleichmäßige Bewegungsablauf dafür, daß die Muskeln von Stößen verschont bleiben.

Langsames Gehen verbessert die körperliche Verfassung kaum, das **Walking** genannte schnellere Gehen unter Einsatz der Arme dagegen schon. Beim Walking macht man lange Schritte und bewegt die Beine schnell. Man verlängert die Schritte, indem man die Hüften mitschwingen läßt und damit die Füße weiter nach vorn bringt. Dadurch tendieren die Zehen allerdings dazu, beim Aufsetzen des Fußes nach außen zu zeigen. Der Fuß streckt sich also nicht so weit nach vorn, wie er das bei geraden Zehen tun würde. Deshalb sollte man beim Walking immer darauf achten, daß die Zehen nach vorn gerichtet sind. Bewegt man die Arme schneller, beschleunigt man auch die Füße. Man hält dabei die Arme angewinkelt, um den

Schwung zu verkürzen und die Zeit zu verringern, die die Arme zum Vor- und Zurückschwingen brauchen.

Schwimmen trainiert den ganzen Körper – Arme, Beine und Rücken –, ohne dabei Muskeln und Gelenke zu strapazieren. Deshalb wird es häufig Menschen empfohlen, die Muskel- und Gelenkprobleme haben. Schwimmer, egal, wie schnell oder in welchem Stil sie schwimmen, können ihre Trainingszeit langsam bis auf 30 Minuten steigern. Wer hofft, mit Schwimmen sein Gewicht zu reduzieren, muß bedenken, daß der Körper tatsächlich einiges an Energie verbrennen muß, um im kalten Wasser seine Temperatur zu halten; andererseits wird beim Training aber Fett in Muskelmasse verwandelt, was auf der Waage nicht als Gewichtsabnahme erscheint. Bei sportlichen Aktivitäten an der Luft steigt die Körpertemperatur an, und der Stoffwechsel wird für bis zu 18 Stunden beschleunigt. Wasser dagegen leitet die Wärme vom Körper weg, so daß der Stoffwechsel nach dem Schwimmen nicht weiter beschleunigt bleibt.

Radfahren auf dem Heimtrainer ist ein gutes Training. Das Gerät sollte so eingestellt sein, daß der Fahrer 60 Umdrehungen pro Minute schafft. Dieses kann mit der Zeit – bei größerem Widerstand – auf bis zu 90 Umdrehungen gesteigert werden.

Ein Heimtrainer eignet sich besonders gut für alte Menschen. Viele ältere Menschen haben eine schwache Oberschenkelmuskulatur, weil Gehen ihre einzige Form der Bewegung ist, und diese Muskeln beim Gehen in der Ebene kaum beansprucht werden. Deshalb können viele ältere Menschen nicht aus einem Sessel aufstehen, ohne ihre Hände zur Hilfe zu nehmen, oder die Treppe hinaufgehen, ohne sich am Geländer festzuhalten. Durch das Radfahren werden die Oberschenkelmuskeln beansprucht. Manche Menschen können allerdings selbst auf einem Heimtrainer die Balance nicht halten, oder fühlen sich unwohl, weil der Sattel gegen das Becken drückt. Ein Heimtrainer hat den Vorteil, daß er sicher und bequem ist. Es gibt ihn mit vorgeformtem Sitz, in dem sogar Schlaganfallpatienten sitzen können. Fußriemen können beide Füße an ihrem Platz halten, so daß selbst jemand mit einseitiger Beinlähmung das Rad benutzen kann.

Aerobic ist eine sehr beliebte Form der Bewegung, die in vielen Städten angeboten wird. Die Teilnehmer können unter Anleitung erfahrener Übungsleiter in ihrem eigenen Tempo üben. Flotte Musik und vertraute Abläufe machen Spaß, und feste Übungszeiten sowie das Training mit Freunden und Bekannten kann die Motivation fördern. Man kann Aerobic auch zu Hause mit Videobändern machen. Es gibt verschiedene Formen von Aerobic. Bei einigen fallen Sprünge und Stoßbelastungen weg, so daß die Gelenke weniger beansprucht werden. Bei der Stepaerobic trainiert man im wesentlichen die vordere und hintere Oberschenkelmuskulatur, indem man im Takt der Musik eine Art Treppenstufe (Step) hinauf- und wieder heruntersteigt. Sobald diese Muskeln zu schmerzen beginnen, sollte man mit dem Training aufhören, etwas anderes machen und erst einige Tage später wieder mit Stepaerobic weitermachen. Wasseraerobic ist ein hervorragendes Training für ältere Menschen und Menschen mit Muskelschwäche.

Mit **Skilanglaufmaschinen** werden Rumpf und Beine trainiert. Die meisten Menschen arbeiten gern mit diesen Geräten, aber einigen fällt es schwer, die Bewegungen zu koordinieren. Da man bei diesen Geräten bessere Koordinationsfähigkeiten haben muß als bei den meisten anderen Übungen, sollte man das Gerät unbedingt ausprobieren, bevor man eines kauft.

Rudergeräte stärken die großen Muskeln der Beine, Schultern und des Rückens und beugen bei einem gesunden Rücken Verletzungen vor. Wer Rückenprobleme hat, sollte diese Geräte lieber nicht benutzen. Der Zustand angegriffener Rückenmuskeln und Gelenke kann sich durch die Anstrengung des Ruderns verschlechtern. Alle guten Rudergeräte haben Gleitsitze, und die besten verfügen über eine Vorrichtung, mit der man den Widerstand während des Ruderns einstellen kann.

Wer ein 30-Minuten-Programm problemlos bewältigt, möchte vielleicht etwas Abwechslung in seinen Trainingsplan bringen. Das sogenannte »Power Walking« (unter kräftigem Einsatz der Arme so schnell wie möglich gehen), Joggen, Laufen, Radfahren, Eislaufen, Inline-Skating, Skilanglauf, Handball und Squash eignen sich hervorragend, die körperliche Leistungsfähigkeit zu steigern, erfordern aber zumindest durchschnittliche Koordinationsfähigkeiten. Außerdem besteht Verletzungsgefahr.

Erkrankungen von Gehirn und Nerven

KAPITEL 59

Das Nervensystem

Das Nervensystem besteht aus dem Gehirn, dem Rückenmark und den Nerven, die den Körper durchziehen. Es läßt sich in zwei Teile trennen: das zentrale und das periphere Nervensystem. Das **zentrale Nervensystem** umfaßt das Gehirn und das Rückenmark. Das **periphere Nervensystem** ist ein Netzwerk von Nerven, die Gehirn und Rückenmark mit dem übrigen Körper verbinden.

Gehirn

Die Funktion des Gehirns ist bemerkenswert und auch rätselhaft. Sämtliche Gedanken, Überzeugungen, Erinnerungen, Verhaltensweisen und Stimmungen entspringen dem Gehirn. Das Gehirn ist der Sitz des Denkvermögens und das Kontrollzentrum des ganzen Körpers. Es koordiniert die Fähigkeit, sich zu bewegen, zu fühlen, zu riechen, zu hören und zu sehen. Es ermöglicht dem Mensch, Wörter zu bilden, Zahlen zu begreifen und mit ihnen umzugehen, Musik zu komponieren und zu mögen, geometrische Formen zu sehen und zu verstehen sowie mit anderen zu kommunizieren. Sogar vorausplanen und phantasieren kann das Gehirn.

Das Gehirn überprüft alle Reize, ob sie von inneren Organen, der Körperoberfläche, Augen oder Nase stammen. Es reagiert auf diese Reize, indem es die Körperstellung, die Bewegung der Gliedmaßen oder die Geschwindigkeit, mit der die inneren Organe arbeiten, anpaßt. Außerdem kann das Gehirn die Wachsamkeit und die Stimmung verändern.

Kein Computer kann es bisher auch nur annähernd mit den Fähigkeiten des menschlichen Gehirns aufnehmen. Diese Ausgereiftheit hat allerdings ihren Preis. Das Gehirn muß gleichmäßig mit Nährstoffen versorgt werden, es braucht ständig sehr viel Blut und Sauerstoff – etwa 20 Prozent des Blutstroms vom Herzen. Versiegt die Blutzufuhr für länger als etwa zehn Sekunden, kann dies zur Bewußtlosigkeit führen (Ohnmacht oder Synkope). Sauerstoffmangel, ein ungewöhnlich niedriger Blutzuckerspiegel oder giftige Stoffe können innerhalb von Sekunden eine Fehlfunktion des Gehirns auslösen. Das Gehirn wird jedoch durch Abwehrmechanismen geschützt, die in der Regel solche Probleme verhindern können.

Das Gehirn besteht anatomisch aus drei Hauptteilen: Großhirn (Cerebrum), Hirnstamm und Kleinhirn (Cerebellum).

Das **Großhirn** (Cerebrum) besteht aus dichten gewundenen Gewebemassen, die in zwei Hälften geteilt sind – die linke und die rechte Großhirnhälfte. Die beiden Hälften sind in der Mitte durch Nervenfasern verbunden, die

Ansicht des Gehirns

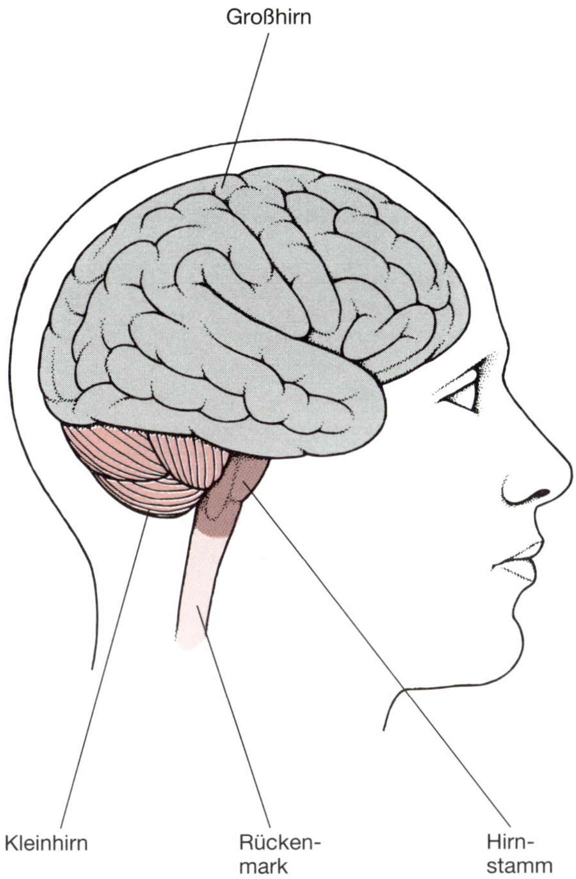

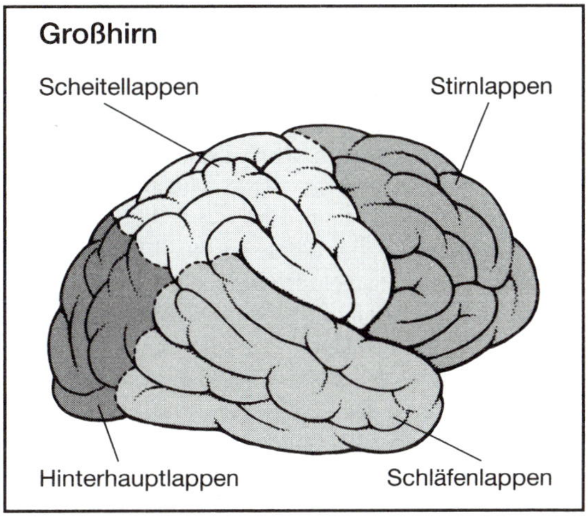

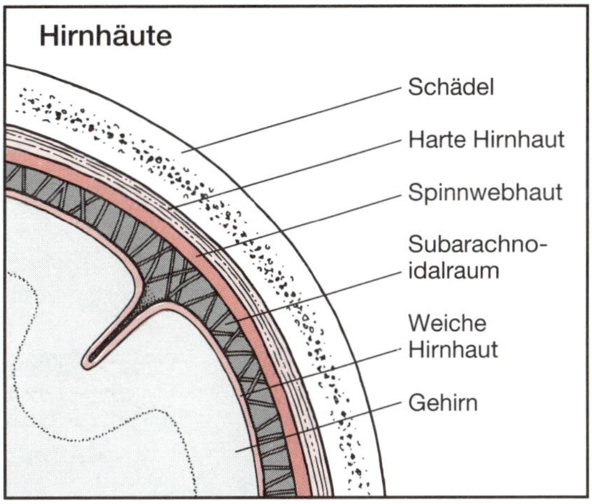

Balken (Corpus callosum) genannt werden. Das Großhirn wird weiter in vier Lappen unterteilt: Stirn- oder Frontallappen, Scheitel- oder Parietallappen, Hinterhaupt- oder Okzipitallappen und Schläfen- oder Temporallappen.

- Die Stirnlappen (Frontallappen) kontrollieren erlerntes motorisches Verhalten, einschließlich Sprache, Stimmung, Denken und Vorausplanung. Bei den meisten Menschen sitzt die Sprachkontrolle überwiegend dort.
- Die Scheitellappen (Parietallappen) werten Sinneswahrnehmungen aus dem übrigen Körper aus und kontrollieren die Körperbewegungen.
- Die Hinterhauptlappen (Okzipitallappen) deuten die mit den Augen aufgenommenen Eindrücke.
- Die Schläfenlappen (Temporallappen) erzeugen Erinnerungen und Gefühle. Sie ermöglichen es, Menschen und Dinge wiederzuerkennen, langfristig gespeicherte Erinnerungen zu verarbeiten und wieder zurückzurufen sowie Gespräche und Handlungen einzuleiten.

An der Basis des Großhirns gibt es Ansammlungen von Nervenzellen, die spezielle Namen haben: Basalganglien, Thalamus und Hypothalamus. Die Basalganglien wirken daran mit, daß Bewegungen flüssiger und geschmeidiger werden; der Thalamus organisiert ganz allgemein die Übertragung von Sinneswahrnehmungen zu und von der höchsten Stufe des Gehirns (der Großhirnrinde); und der Hypothalamus koordiniert einige der mehr automatisch ablaufenden Körperfunktionen, wie Schlaf- und Wachzustand, die Körpertemperatur und den Wasserhaushalt.

Aufbau des Rückgrats

Das Rückgrat besteht aus der Säule der Wirbelknochen. Die Wirbel schützen das Rückenmark, ein langgezogener, empfindlicher Strang, der im Innern der Wirbelsäule, im Wirbelkanal, verläuft. Zwischen den Wirbeln liegen die Bandscheiben – Knorpelscheiben, die wie Puffer zwischen den Wirbeln liegen. Dem Rückenmark entspringen zwischen den Wirbeln jeweils zwei Nervenfaserbündel, die Spinalnerven. Diese Bündel enthalten sowohl motorische als auch sensorische Nervenfasern, die Gehirn und Rückenmark mit dem Rest des Körpers verbinden. Das Rückenmark endet zwar nach drei Vierteln der Wirbelsäule, aber einige Nerven laufen über das Rückenmark hinaus. Dieses Nervenfaserbündel heißt Cauda equina, da es einem Pferdeschwanz ähnelt.

Rückenmarkhäute

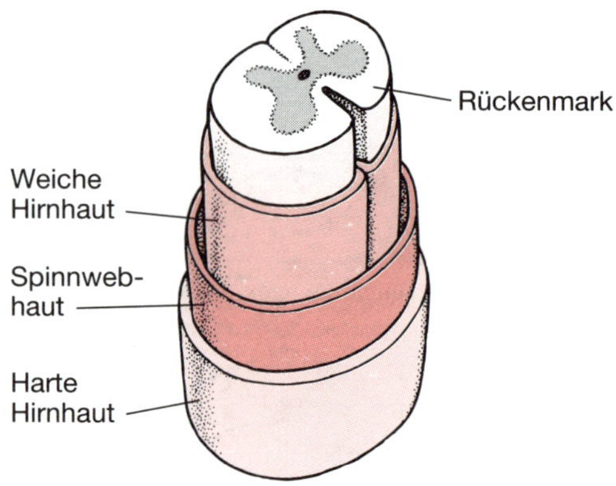

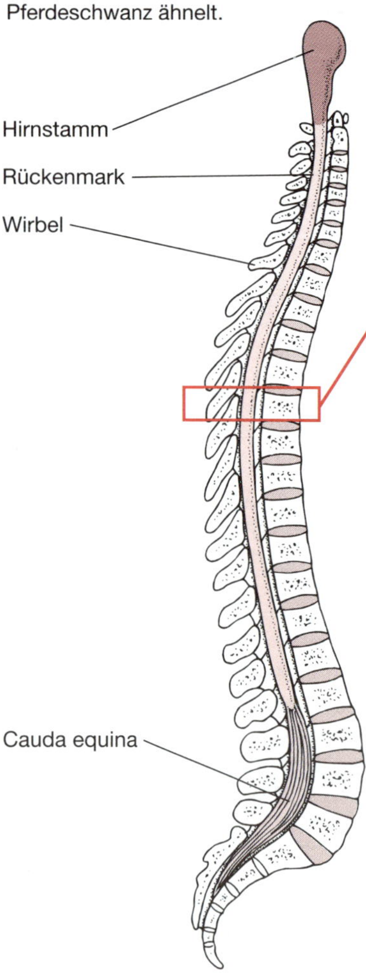

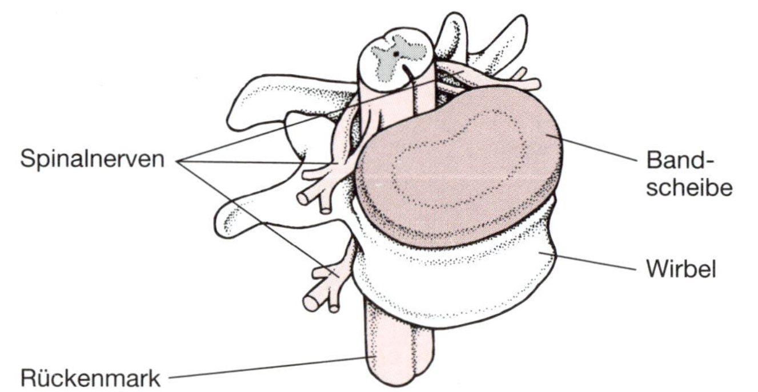

Aufbau des Rückenmarks

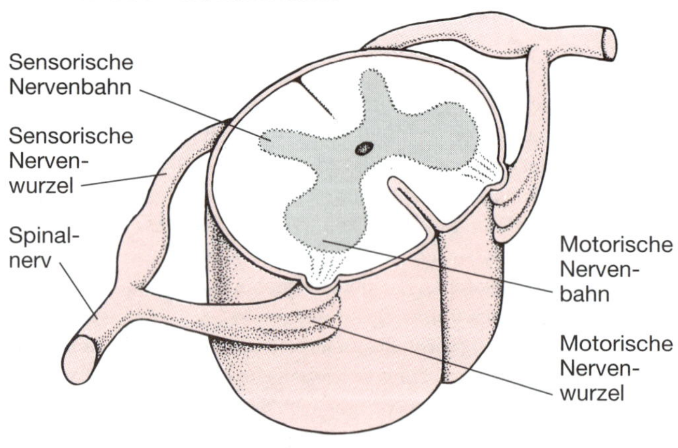

Andere lebenswichtige Körperfunktionen reguliert der **Hirnstamm**. Er ist an der Anpassung der Körperhaltung beteiligt, reguliert Atmung, Schlucken und Herzschlag, kontrolliert die Geschwindigkeit, mit der der Körper Nahrung verbrennt, und erhöht, wenn nötig, die Wachsamkeit. Bei schweren Verletzungen des Hirnstamms versagen diese automatischen Funktionen, was binnen kurzer Zeit zum Tod führt.

Das **Kleinhirn** (Cerebellum) liegt unterhalb des Großhirns, genau über dem Hirnstamm, und koordiniert die Körperbewegungen. Mit Hilfe von Informationen aus dem Großhirn und Informationen über die Position und die Spannung der Muskeln in Armen und Beinen unterstützt es den Körper dabei, sich geschmeidig und exakt zu bewegen.

Sowohl das Gehirn als auch das Rückenmark sind von drei **Hirnhäuten** (Meningen) eingehüllt:

- Die innerste Schicht, die Gehirn und Rückenmark anliegt, gehört zur weichen Hirnhaut (Pia mater).
- Die feine Spinnwebhaut (Arachnoidea) ist die mittlere Schicht und dient als Kanal für die Hirnflüssigkeit (Liquor).
- Die lederartige harte Hirnhaut (Dura mater) ist die äußerste und widerstandsfähigste Schicht.

Gehirn und Hirnhäute liegen gut geschützt in einer robusten knochigen Schale, dem Schädel. Zusätzlichen Schutz bietet das **Gehirnwasser** (Liquor cerebrospinalis), jene Flüssigkeit, die an der Oberfläche des Gehirns zwischen den Hirnhäuten zirkuliert, die inneren Hohlräume zwischen den Gehirnkammern (Ventrikeln) füllt und bis in das Rückenmark hinunterreicht. Es polstert das Gehirn gegen plötzliche Erschütterungen und geringfügige Verletzungen ab.

Typische Struktur einer Nervenzelle

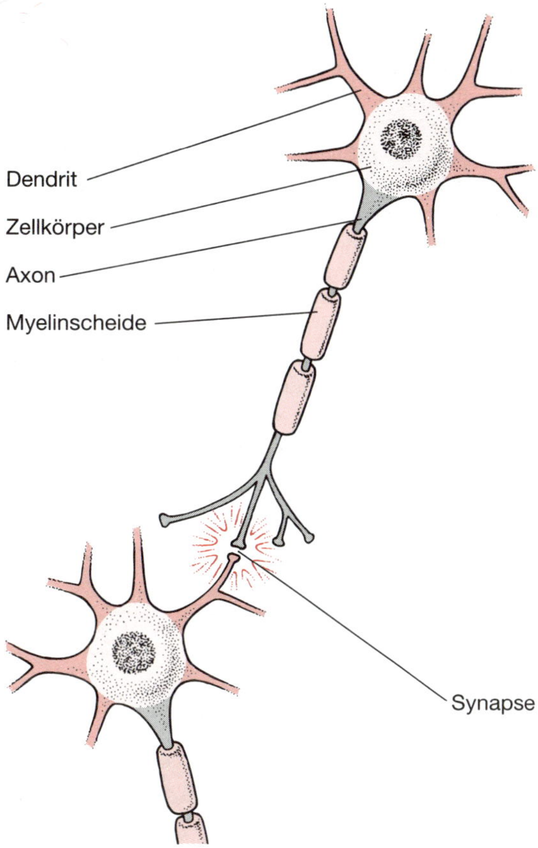

Rückenmark

Das Rückenmark – der lange, zarte Strang, der am Ende des Hirnstamms beginnt und fast bis zum Ende der Wirbelsäule reicht – überträgt Nachrichten sowohl vom Gehirn zu den übrigen Körperteilen als auch in die umgekehrte Richtung. So wie das Gehirn von den Schädelknochen geschützt wird, schirmen die Wirbelknochen, die die Wirbelsäule formen, das Rückenmark ab.

Das Gehirn kommuniziert mit einem Großteil des Körpers über Nerven, die die Wirbelsäule entlanglaufen. Die Wirbel sind untereinander so angeordnet, daß zwischen ihnen Öffnungen bestehen. Durch jede dieser Öffnungen läuft ein Paar von Spinalnerven, deren Verzweigungen Nachrichten vom Rückenmark zu entfernteren Körperteilen weiterleiten. Die Nerven an der Vorderseite des Rückenmarks, die **motorischen Nerven**, übertragen Informationen vom Gehirn an die Muskeln, die sogenannten **sensorischen Nerven** im hinteren Strang des Rückenmarks übermitteln Informationen von der Körperperipherie an das Gehirn. Dieses Netzwerk von Nerven bildet das periphere Nervensystem. Periphere Nerven sind eigentlich Bündel von einzelnen Nervenfasern. Einige Nerven sind mit einem Durchmesser von weniger als 0,4 Millimetern sehr dünn, andere sind mit über 0,6 Zentimetern recht dick.

Zum peripheren Nervensystem zählen überdies Nerven, die den Hirnstamm mit den inneren Körperorganen verbinden. Dieses **autonome** oder **vegetative Nervensystem** reguliert Körpervorgänge, die nicht bewußt wahrgenommen werden, z. B. den Herzschlag und die Atmung, die Säureproduktion im Magen und die Geschwindigkeit, mit der die Nahrung den Verdauungstrakt passiert.

Nerven

Das Nervensystem umfaßt über 100 Milliarden Nervenzellen, die den Körper wie Kabel durchziehen und Verbindungen zum Gehirn, zu Körperteilen und oft auch zueinander herstellen. Eine Nervenzelle, Neuron genannt, besteht aus einem großen Zellkörper und einer einzelnen ausgedehnten Verlängerung (Axon), über die Nachrichten ausgesendet werden. Neuronen verfügen in der Regel über zahlreiche Zweige (Dendriten), mit denen sie Nachrichten empfangen.

Gewöhnlich übertragen Nerven die Nachrichten elektrisch, und zwar in nur eine Richtung – vom Axon des einen Neurons zu einem Dendriten des nächsten. An den Kontaktpunkten zwischen den Nervenzellen, den Synapsen, sondert das die Nachricht übermittelnde Axon winzige Mengen einer chemischen Verbindung ab, einen Botenstoff, der auch als Neurotransmitter bezeichnet wird. Diese Substanz regt die Empfänger im Dendriten der nächsten Nervenzelle dazu an, erneut einen elektrischen Strom in Gang zu bringen. Verschiedene Sorten von Nerven bedienen sich unterschiedlicher Botenstoffe, um Nachrichten zu übertragen.

Jedes lange Axon ist von einer Art Isolierung umgeben, der Myelinscheide, die ganz ähnlich wie die Isolierung eines elektrischen Kabels funktioniert. Ist diese Isolierschicht unterbrochen oder defekt, wird die Übertragung im Nerv langsamer oder völlig unterbrochen, was Erkrankungen wie die multiple Sklerose oder das Guillain-Barré-Syndrom zur Folge hat.

Gehirn und Nerven bilden zusammen ein außerordentlich komplexes Kommunikationssystem, das unter normalen Umständen enorme Mengen von Informationen gleichzeitig aussenden und empfangen kann. Dieses System ist jedoch anfällig für Erkrankungen und Verletzungen. Beispielsweise können Nerven verkümmern, wie es bei der Alzheimer- oder der Parkinson-Krankheit der Fall ist. Bakterielle oder virale Infektionen von Gehirn oder Rückenmark können eine Hirnhautentzündung (Meningitis) oder eine Gehirnentzündung (Enzephalitis) verursachen. Ist die Durchblutung des Gehirns unterbrochen, kann ein Schlaganfall entstehen. Verletzungen oder Tumore können die Struktur von Gehirn und Rückenmark schädigen.

KAPITEL 60

Neurologische Untersuchungen und Testmethoden

Eine Untersuchung des Nervensystems (neurologische Untersuchung) kann Krankheiten des Gehirns, der Nerven, der Muskeln und der Wirbelsäule aufdecken. Die vier wichtigsten Teile einer solchen Untersuchung sind die gesundheitliche Vorgeschichte (Anamnese), eine Beurteilung der geistigen Verfassung, eine körperliche Untersuchung und, falls erforderlich, diagnostische Verfahren und Tests. Im Gegensatz zu einer psychiatrischen Begutachtung, bei der das Verhalten einer Person geprüft wird, gehört zu einer neurologischen Untersuchung unbedingt die *körperliche* Untersuchung. Dennoch gibt ein auffälliges Verhalten aber oftmals Aufschluß über den Zustand des Gehirns.

Gesundheitliche Vorgeschichte

Bevor der Arzt mit der körperlichen Untersuchung und diagnostischen Tests beginnt, stellt er der betroffenen Person Fragen, um etwas über ihre gesundheitliche Vorgeschichte zu erfahren. Der Arzt fragt nach den derzeitigen Symptomen, wann genau und wie oft sie auftreten, wie schwerwiegend sie sind, wie lange sie anhalten und ob die betroffene Person noch in der Lage ist, ihren täglichen Verrichtungen nachzugehen. Zu den nervlich bedingten Symptomen können Kopfschmerzen, andere Schmerzen, Schwäche, unkoordinierte Bewegungen, verminderte oder ungewöhnliche Sinneswahrnehmungen, Ohnmachtsanfälle und Verwirrung gehören.

Der Betroffene sollte den Arzt darüber hinaus über andauernde und frühere Erkrankungen und Operationen, schwere Krankheiten bei nahen Blutsverwandten, Allergien und die derzeit eingenommenen Medikamente in Kenntnis setzen. Weiterhin fragt der Arzt möglicherweise nach Schwierigkeiten am Arbeitsplatz oder in der Familie sowie dem Verlust von Angehörigen oder Freunden, da sich solche Umstände auf die Gesundheit und die Selbstheilungskräfte des Körpers auswirken können.

Beurteilung der geistigen Verfassung

Mögliche Fragen und Aufgaben	Worüber dieser Test Auskunft gibt
Fragen nach aktuellem Datum und Ort sowie nach dem Namen bestimmter Personen	Zeitliche, räumliche und personenbezogene Orientierung
Eine kurze Liste von Gegenständen wiederholen	Aufmerksamkeit
Drei Dinge, die nichts miteinander zu tun haben, nach drei oder fünf Minuten wieder nennen	Kurzzeitgedächtnis
Ein Ereignis beschreiben, das gestern oder vorgestern passiert ist	Mittelfristiges Gedächtnis
Ereignisse aus der Vergangenheit erzählen	Langzeitgedächtnis
Ein Sprichwort (z. B. »Wer rastet, der rostet«) oder einen Vergleich (z. B. »Warum ähnelt das Gehirn einem Computer«) erklären	Abstraktes Denken
Gefühle und Meinung über die Krankheit beschreiben	Verständnis der Krankheit
Fragen nach den letzten fünf Bundeskanzlern und der Hauptstadt	Wissensschatz
Fragen nach dem heutigen Befinden und dem an anderen Tagen	Stimmung
Eine einfache Anweisung befolgen, an der mindestens drei Körperteile beteiligt sind und bei der zwischen rechts und links unterschieden werden muß (z. B. »Legen Sie Ihren rechten Daumen über Ihr linkes Ohr und strecken Sie die Zunge raus«)	Fähigkeit, einfachen Anweisungen nachzukommen
Einfache Gegenstände und Körperteile benennen und Sätze lesen, schreiben und wiederholen	Sprachfunktion
Kleine Gegenstände, die in die Hand gegeben werden, und Zahlen, die in die Handfläche geschrieben werden, erkennen und unterscheiden, ob man an einer oder zwei Stellen berührt wird (z. B. in der Handfläche und an den Fingern)	Wie das Gehirn Informationen von Sinnesorganen verarbeitet
Einfache und komplizierte Formen nachbilden (z. B. mit Bausteinen) oder Fingerstellungen nachahmen sowie eine Uhr, einen Würfel oder ein Haus zeichnen	Räumliche Zusammenhänge
Zähne putzen oder ein Streichholz aus einer Schachtel nehmen und anzünden	Fähigkeit, eine Handlung auszuführen
Einfache Rechenaufgaben lösen	Mathematische Fähigkeiten

Beurteilung der geistigen Verfassung

Durch die Vorgeschichte bekommt der Arzt eine recht gute Vorstellung von der geistigen Verfassung der betroffenen Person. Gewöhnlich muß jedoch der Geisteszustand eingehender geprüft werden, um Schwierigkeiten aufzuspüren, die die Gedankengänge betreffen.

Körperliche Untersuchung

Wird eine körperliche Untersuchung im Rahmen einer neurologischen Fragestellung durchgeführt, so begutachtet der Arzt meist sämtliche Organsysteme, konzentriert sich dabei aber auf das Nervensystem. Die Hirnnerven, die motorischen und die sensorischen Nerven sowie die Re-

Untersuchung der Hirnnerven

Hirnnerv Nummer	Name	Funktion	Test
I	Nervus olfactorius	Geruch	Objekte von charakteristischem Geruch (z. B. Seife, Kaffee, Knoblauch) werden vor die Nase gehalten und sollen erkannt werden
II	Nervus opticus (Sehnerv)	Sehvermögen	Die Fähigkeit, nahe und ferne Gegenstände zu sehen und Gegenstände oder Bewegungen am Rand des Gesichtsfelds, also im Augenwinkel, zu entdecken (peripheres Sehen)
III	Nervus oculomotorius	Bewegung der Augen nach oben, unten und innen	Die Fähigkeit, nach oben, unten und innen zu schauen; außerdem beachtet man, ob das obere Augenlid herabhängt
IV	Nervus trochlearis	Bewegung der Augen nach unten und innen	Die Fähigkeit, beide Augen von oben und außen nach unten und innen zu drehen
V	Nervus trigeminus	Empfindungen und Bewegungen im Gesicht	Die Wahrnehmung in Bereichen des Gesichts und Schwäche oder Lähmung der Muskeln des Kiefers, die für das Zusammenbeißen der Zähne nötig sind
VI	Nervus abducens	Seitenbewegung der Augen	Die Fähigkeit, das Auge entweder spontan oder beim Betrachten eines Gegenstands über die Mittellinie hinaus nach außen zu drehen
VII	Nervus facialis	Gesichtsbewegung	Die Fähigkeit, den Mund zu öffnen und die Zähne zu zeigen sowie die Augen fest zu schließen
VIII	Nervus acusticus	Gehör und Gleichgewicht	Das Gehör prüft man mit einer Stimmgabel, das Gleichgewicht, indem die Person, einen Fuß vor den anderen setzend, entlang einer geraden Linie gehen soll
IV	Nervus glossopharyngeus	Funktionen des Rachens	Der Klang der Stimme, Schluckbewegungen, die richtige Position des Zäpfchens (hintere Mitte des Rachens), wenn die Person »A« sagt
X	Nervus vagus	Schlucken, Herzschlag	Geprüft wird, ob die Person heiser ist oder näselt und schlucken kann
XI	Nervus accessorius	Bewegungen des Nackens und des oberen Rückens	Man sucht nach Zeichen für Schwäche oder fehlende Bewegungen, wenn die Person mit den Achseln zuckt
XII	Nervus hypoglossus	Zungenbewegungen	Beim Herausstrecken der Zunge wird auf Abweichungen zur Seite geachtet

flexe werden geprüft, aber auch Koordination, Haltung und Gang, die Funktion des vegetativen Nervensystems und die Durchblutung des Gehirns.

Hirnnerven

Der Arzt prüft die Funktion der zwölf Hirnnerven, die direkt mit dem Gehirn in Verbindung stehen. Ein Hirnnerv kann infolge einer Verletzung, eines Tumors oder einer Infektion an jeder beliebigen Stelle beschädigt sein; die genaue Position der Schädigung muß man herausfinden.

Motorische Nerven

Motorische Nerven aktivieren die Skelettmuskulatur (Muskeln, die an willkürlichen Bewegungen beteiligt sind, z. B. die Beinmuskeln beim Laufen). Schäden an einem motorischen Nerv können in dem Muskel, den der Nerv steuert, zu Schwäche oder Lähmungen führen. Fehlt dem Muskel die Anregung durch einen peripheren Nerv, schrumpft er (Muskelatrophie). Der Arzt schaut nach Zeichen für einen solchen Muskelschwund und prüft dann die Stärke der einzelnen Muskeln, indem er den Patienten bittet, gegen einen Widerstand zu drücken oder zu ziehen.

Sensorische Nerven

Sensorische Nerven leiten Informationen über Druck, Schmerz, Wärme, Kälte, Erschütterungen, die Lage der Körperteile und die Form von Gegenständen an das Gehirn weiter.

Bei der Untersuchung wird getestet, ob Gefühl und Wahrnehmung an der Körperoberfläche beeinträchtigt sind. Meist konzentriert sich der Arzt dabei auf ein Gebiet, in dem der Patient über Taubheit, Kribbeln oder Schmerzen klagt, und benutzt erst eine Nadel und dann einen stumpfen Gegenstand, um festzustellen, ob der Betroffene zwischen spitzen und stumpfen Reizen unterscheiden kann. Die Funktion der sensiblen Nerven läßt sich auch mit einem sanften Druck, Wärme oder Vibrationen als Außenreiz prüfen. Um die Lagewahrnehmung zu beurteilen, bittet der Arzt den Patienten, die Augen zu schließen, und bewegt dann einen Finger oder Zeh des Betroffenen auf oder ab, wobei der Patient die Position des Fingers bzw. Zehs angeben muß.

Reflexe

Ein Reflex ist eine automatische Reaktion auf einen Reiz. Beispielsweise schnellt der Unterschenkel vor, wenn man mit einem kleinen Gummihammer vorsichtig auf die Sehne unterhalb der Kniescheibe klopft. Dieser **Patellar-** oder **Quadrizepssehnenreflex** zeigt, daß sowohl der sensible Nerv zum Rückenmark als auch die motorischen Nerven zurück zu den Beinmuskeln und die Nervenverbindungen im Rückenmark funktionieren. Ein solcher Reflexbogen läuft vom Knie zum Rückenmark und zurück zum Bein in einem geschlossenen Kreislauf, an dem das Gehirn nicht beteiligt ist.

Zu den am häufigsten geprüften Reflexen gehören dieser Patellarsehnenreflex, ähnliche Reflexe am Ellenbogen und am Knöchel sowie der Babinski-Reflex. Der **Babinski-Reflex** wird getestet, indem man mit einem stumpfen Objekt fest am äußeren Rand der Fußsohle entlangstreicht. Außer bei Säuglingen unter sechs Monaten krümmen sich die Zehen daraufhin nach unten. Bewegt sich die Groß-

Der Reflexbogen: Ohne Gehirn geht's auch

Ein Reflexbogen ist der Weg, den ein Nervenreflex beschreibt. Ein Beispiel dafür ist der Patellarsehnenreflex.

1. Ein Schlag auf das Knie löst für ganz kurze Zeit eine Muskeldehnung aus. Das reizt sensorische Rezeptoren, die ein Nervensignal erzeugen.
2. Das Signal wird über eine Nervenbahn zum Rückenmark geleitet.
3. Im Rückenmark wird das Signal von dem sensorischen Nerv auf einen motorischen Nerv umgeschaltet.
4. Der motorische Nerv leitet das Signal zurück zu einem Muskel im Oberschenkel.
5. Der Muskel zieht sich zusammen, wodurch der Unterschenkel nach vorne schnellt. Der gesamte Reflex läuft ohne Beteiligung des Gehirns ab.

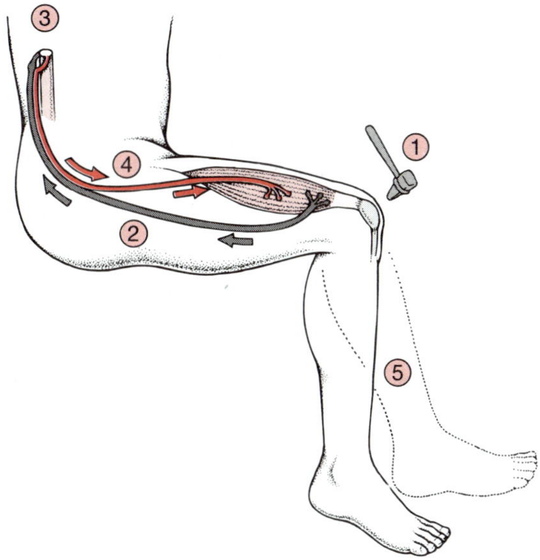

zehe nach oben und strecken sich die anderen Zehen seitwärts, kann dies ein Hinweis auf eine Störung im Gehirn oder in den motorischen Nerven vom Gehirn zum Rückenmark sein. Anhand von zahlreichen anderen Reflexen läßt sich die Funktion weiterer Nerven spezifisch begutachten.

Koordination, Gang und Haltung

Um die Koordination zu testen, bittet der Arzt den Patienten, mit dem Zeigefinger erst seine Nase, dann den Finger des Arztes zu berühren und diese Bewegung rasch zu wiederholen. Der Patient soll dann möglicherweise zunächst mit offenen und später mit geschlossenen Augen seine Nase berühren. Vielleicht bittet der Arzt den Betroffenen auch, mit ausgestreckten Armen und geschlossenen Augen still zu stehen, dann die Augen zu öffnen und loszugehen. Mit diesen Übungen lassen sich sowohl die motorischen und sensiblen Nerven als auch die Gehirnfunktion begutachten. Zu diesem Zweck sind noch verschiedene andere Tests geeignet.

Vegetatives Nervensystem

Eine Fehlfunktion des vegetativen oder autonomen Nervensystems, das unwillkürliche Vorgänge steuert, kann unter anderem folgende Probleme verursachen: Ein Absinken des Blutdrucks beim Aufstehen, fehlende Schweißabsonderung oder sexuelle Störungen, z. B. Probleme, eine Erektion zu bekommen oder aufrechtzuerhalten. Auch in solchen Fällen kann der Arzt verschiedene Tests durchführen, z. B. indem er den Blutdruck mißt, während der Patient sitzt, und nochmals, unmittelbar nachdem der Patient aufgestanden ist.

Durchblutung des Gehirns

Ist eine der Arterien, die Blut zum Gehirn führen, stark verengt, besteht die Gefahr eines Schlaganfalls. Besonders gefährdet sind ältere Menschen, Diabetiker und Personen, die an Herz- oder Gefäßerkrankungen leiden. Um die Arterien zu untersuchen, hört der Arzt mit dem Stethoskop die Halsschlagader ab und achtet auf Geräusche, die entstehen, wenn das Blut durch eine Enge gepreßt wird. Ist eine genauere Begutachtung notwendig, werden technische Untersuchungen durchgeführt, z. B. eine Doppler-Sonographie oder eine zerebrale Angiographie, bei der die Blutgefäße des Gehirns im Röntgenbild dargestellt werden.

Diagnoseverfahren

Wenn aufgrund der Vorgeschichte, der körperlichen Untersuchung oder der Beurteilung der geistigen Verfassung der Verdacht auf eine Krankheit besteht, wird der Arzt möglicherweise weitere Untersuchungen veranlassen, um die Diagnose abzusichern.

Lumbalpunktion

Bei einer Lumbalpunktion wird eine Nadel in den unteren Teil des Wirbelkanals eingeführt, der durch die Wirbel hindurch verläuft, um etwas Gehirnwasser zu gewinnen. Die Prozedur dauert in der Regel höchstens 15 Minuten und erfordert keine Vollnarkose. ▲ Normalerweise ist das Gehirnwasser klar und farblos, bei einigen Krankheiten ist es jedoch in charakteristischer Weise verändert. Enthält es beispielsweise weiße Blutkörperchen oder Bakterien, sieht es milchig aus. Dieses weist auf eine Infektion hin, wie Hirnhautentzündung, Lyme-Borreliose oder eine andere entzündliche Erkrankung in Gehirn oder Rückenmark.

Ein hoher Eiweißgehalt des Gehirnwassers ist oft ein Zeichen für einen Rückenmarktumor oder eine akute Erkrankung der peripheren Nerven, wie Polyneuropathie oder das Guillain-Barré-Syndrom. Sind normalerweise nicht vorhandene Antikörper enthalten, kann dies auf multiple Sklerose hindeuten. Ein geringer Zuckergehalt deutet auf eine bakterielle Infektion der Hirnhäute oder in bestimmten Fällen auf Krebs hin. Blutbeimengungen können ein Zeichen für eine Blutung im Gehirn sein, und bei verschiedenen Krankheiten kann der Gehirndruck erhöht sein.

Computertomographie

Die Computertomographie (CT) ist ein Verfahren, bei dem Röntgenbilder mit Hilfe eines Computers analysiert werden. Der Computer erzeugt zweidimensionale Bilder mit hoher Auflösung, die wie anatomische Schnitte des untersuchten Organs aussehen. Während die Bilder aufgenommen werden, muß man ruhig liegen. Das Verfahren ist völlig schmerzlos. Mit Hilfe der CT können Ärzte viele verschiedene Auffälligkeiten in Gehirn und Rückenmark entdecken. Die Treffsicherheit ist dabei so groß, daß diese Technik zu einer Revolution in der Nervenheilkunde geführt und die Qualität der neurologischen Versorgung entscheidend verbessert hat. Bei neurologischen Erkrankungen wird die CT nicht nur eingesetzt, um eine Diagnose zu erstellen, sondern auch um die Effektivität der Behandlung zu überprüfen.

Kernspintomographie

Für eine Kernspintomographie (NMR) oder Magnetresonanztomographie (MRT) von Gehirn oder Rückenmark muß sich der Kopf bzw. der gesamte Körper des Patienten in einem Raum befinden, in dem ein starkes Magnetfeld

▲ Siehe Kasten, Seite 371

erzeugt wird. Diese Technik liefert hervorragende detaillierte Bilder vom Körperinneren. Es werden keine Röntgenstrahlen eingesetzt. Bisher sind von der NMR keine schädlichen Wirkungen bekannt.

Die Kernspintomographie eignet sich besser als ein CT, um bestimmte ernste Probleme festzustellen, z. B. einen Schlaganfall, die meisten Hirntumore, Fehlbildungen im Hirnstamm und Kleinhirn sowie multiple Sklerose. Manchmal wird ein Kontrastmittel gespritzt (eine Substanz, die eindeutig auf dem NMR-Bild sichtbar ist), damit die Aufnahmen noch aussagekräftiger werden. Neuere Kernspintomographen können mit Hilfe eines besonderen Computerprogramms anhand der NMR-Bilder die Arbeit des Gehirns sichtbar machen.

Die größten Nachteile der Technik sind die hohen Kosten und die Zeit (meist zehn bis 45 Minuten), die für die Aufnahme erforderlich ist. Nicht angewendet werden darf das Verfahren bei Patienten, die beatmet werden müssen, die stark unter Platzangst leiden, einen Herzschrittmacher oder Metallteile im Körper tragen, mit denen zum Beispiel gebrochene Knochen fixiert wurden.

Echoenzephalographie

Die Echoenzephalographie liefert ein Ultraschallbild des Gehirns und wird bei Kindern unter zwei Jahren eingesetzt. Es handelt sich um eine einfache, schmerzlose und relativ preiswerte Technik, die sich am Krankenbett durchführen läßt. Blutungen oder Vergrößerungen der Gehirnkammern (Wasserkopf oder Hydrozephalus) lassen sich so feststellen. Bei älteren Kindern und Erwachsenen haben CT und NMR die Echoenzephalographie abgelöst.

Positronenemissionstomographie

Bei der Positronenemissionstomographie (PET) werden Positronenstrahler, also spezielle radioaktive Verbindungen, eingesetzt, um Bilder von den inneren Strukturen des Gehirns und deren Funktion zu erhalten. Mit Hilfe der radioaktiven Verbindung, die ins Blut gespritzt wird und dann in das Gehirn gelangt, kann man die Aktivität im Gehirn messen. Beispielsweise läßt sich so ermitteln, welcher Teil des Gehirn besonders aktiv ist, wenn die untersuchte Person Mathematikaufgaben löst. Eine PET kann auch Informationen über Epilepsie, Gehirntumore und Schlaganfälle liefern. Diese Technik wird überwiegend zu Forschungszwecken eingesetzt.

SPECT

Für die Single-Photon-Emissionscomputertomographie (SPECT) werden ebenfalls radioaktive Moleküle verwendet, um allgemeine Informationen über Durchblutung und Stoffwechselfunktionen des Gehirns zu erhalten. Die radioaktiven Verbindungen werden inhaliert oder injiziert und gelangen mit dem Blut ins Gehirn. Die Intensität der Strahlung in den verschiedenen Gehirnbereichen spiegelt die Durchblutungsrate wider oder wie viele Rezeptoren für Botenstoffe gerade arbeiten, denn diese ziehen die radioaktiven Stoffe an.

Zerebrale Angiographie

Mit der zerebralen Angiographie (Arteriographie) lassen sich Auffälligkeiten der Blutgefäße im Gehirn aufspüren, z. B. eine ausgebuchtete, dünne Stelle in einer Arterie (Aneurysma), eine Entzündung (Arteriitis), eine fehlerhafte Verbindung zwischen Arterien und Venen oder ein blockiertes Blutgefäß. Dazu wird ein Röntgenkontrastmittel, eine auf Röntgenbildern sichtbare Substanz, in eine Arterie gespritzt, die das Gehirn versorgt. Das Kontrastmittel macht das Durchblutungsmuster des Gehirns auf Röntgenbildern sichtbar. Auch Kernspintomogramme lassen sich so verändern, daß sie das Durchblutungsmuster der Arterien im Hals und am unteren Rand des Gehirns zeigen. Die Bilder sind jedoch nicht so detailliert wie die einer zerebralen Angiographie.

Doppler-Sonographie

Die Doppler-Sonographie oder Doppler-Ultraschalluntersuchung dient vorwiegend dazu, den Blutstrom durch die Halsschlagader (Karotis) oder durch die Arterien an der Basis des Gehirns zu messen, um das Risiko eines Schlaganfalls abzuschätzen. Bei dem Verfahren werden unterschiedliche Strömungsgeschwindigkeiten des Bluts auf einem Bildschirm in verschiedenen Farben dargestellt. Die Doppler-Sonographie ist schmerzlos, läßt sich am Krankenbett durchführen und ist vergleichsweise preiswert.

Auch die Duplex-Sonographie arbeitet mit Ultraschall. Bei ihr können die Gefäße mit eventuellen Verkalkungen dargestellt und zusätzlich der Blutfluß selbst gemessen werden.

Myelographie

Bei einer Myelographie wird ein Röntgen- oder CT-Bild des Rückenmarks aufgenommen, nachdem man ein Kontrastmittel, eine auf dem Bild sichtbare Substanz, in das Rückenmark gespritzt hat. Die Myelographie kann Auffälligkeiten innerhalb des Rückenmarks aufdecken, z. B. einen Bandscheibenvorfall oder ein Krebsgeschwür. Besonders deutliche Bilder erhält man mit einer CT-Untersuchung. Myelographien sind größtenteils durch NMR-Aufnahmen ersetzt worden, die mehr Details zeigen und einfacher und sicherer sind.

Elektroenzephalographie

Die Elektroenzephalographie (EEG) ist eine einfache und schmerzlose Methode, bei der 20 Elektroden (Kabel) auf die Kopfhaut geklebt werden, mit denen die elektrischen

Impulse im Gehirns aufgezeichnet werden. Die erhaltenen Kurven, die wie Wellenmuster aussehen, tragen dazu bei, eine Epilepsie ▲ und manchmal auch seltene Stoffwechselkrankheiten des Gehirns zu erkennen. In bestimmten Fällen, wenn sich z. B. epileptische Anfälle schwer nachweisen lassen, führt man ein Langzeit-EEG über 24 Stunden oder ein Schlafentzugs-EEG durch.

Evozierte Potentiale

Evozierte Potentiale sind Zeichen für die Reaktion des Gehirns auf bestimmte Reize. Licht, Geräusche und Berührungen regen jeweils bestimmte Gebiete im Gehirn an. So stimulieren beispielsweise Lichtblitze den hinteren Teil des Gehirns, wo Sehreize wahrgenommen werden. Gewöhnlich ist die Reaktion des Gehirns auf einen Reiz zu schwach, um durch ein EEG erfaßt zu werden. Die Reaktionen auf eine Serie von Reizen läßt sich jedoch mit Hilfe eines Computers ermitteln, so daß man zeigen kann, daß die Reize vom Gehirn aufgenommen wurden. Evozierte Potentiale sind vor allem dann nützlich, wenn die untersuchte Person nicht sprechen kann. Beispielsweise kann der Arzt das Gehör eines Säuglings prüfen, indem er die Reaktion des Gehirns auf ein Geräusch prüft.

Evozierte Potentiale können geringfügige Schäden des Sehnervs bei Patienten mit multipler Sklerose aufzeigen. Bei Epileptikern können damit auffällige elektrische Entladungen entdeckt werden, die durch tiefes und rasches Atmen oder ein flackerndes Licht auslösbar sind.

Elektromyographie

Die Elektromyographie (EMG) ist eine Technik, bei der kleine Nadeln in einen Muskel eingeführt werden, um die elektrische Aktivität des Muskels aufzuzeichnen. Die Muskelaktivität wird auf einem sogenannten Oszilloskop sichtbar gemacht und über einen Lautsprecher akustisch wiedergegeben. Ein normaler Muskel zeigt in Ruhe keine elektrische Aktivität. Doch schon wenn sich der Muskel nur leicht zusammenzieht, entsteht elektrische Aktivität, die bei stärkeren Muskelbewegungen zunimmt. Bei Muskelerkrankungen und Erkrankungen der peripheren oder spinalen motorischen Nerven weicht die elektrische Aktivität von der Norm ab.

Die Geschwindigkeit, mit der die motorischen Nerven elektrische Impulse weiterleiten, läßt sich durch Untersuchung der Nervenleitung messen (Elektroneurographie). Dabei wird ein motorischer Nerv durch eine geringe elektrische Ladung gereizt, um einen Nervenimpuls auszulösen. Dieser Impuls pflanzt sich entlang des Nervs fort, bis er schließlich den Muskel erreicht und eine Muskelkontraktion auslöst. Die Zeit, die der Impuls braucht, um den Muskel zu erreichen, wird gemessen und daraus die Leitungsgeschwindigkeit errechnet.

Derartige Messungen können auch an sensorischen Nerven durchgeführt werden. Ist eine Muskelerkrankung die Ursache einer Muskelschwäche, verändert sich die Nervenleitungsgeschwindigkeit nicht. Ist die Ursache dagegen eine Erkrankung des Nervensystems, so verlangsamt sich die Nervenleitungsgeschwindigkeit gewöhnlich.

Menschen, die an Myastenia gravis ■ leiden, haben eine Muskelschwäche. Sie entsteht durch eine Schädigung an der Stelle, an der der Nervenimpuls über die Verbindungsstelle zum Muskel geleitet wird. Wenn wiederholt Impulse über den Nerv zum Muskel gesendet werden, reagiert dieser immer weniger auf die Botenstoffe an der Verbindungsstelle, so daß die Reaktion im Laufe der Zeit immer schwächer wird.

KAPITEL 61

Schmerzen

Schmerz ist ein unangenehmes Gefühl, das den Körper darauf aufmerksam macht, daß er von einer Verletzung bedroht oder bereits betroffen ist.

Schmerzen beginnen an besonderen Schmerzrezeptoren, die im ganzen Körper verteilt sind. Diese Schmerzrezeptoren übermitteln über Nervenbahnen Nachrichten in Form elektrischer Impulse an das Rückenmark und dann weiter ans Gehirn. Manchmal ruft das Signal, wenn es im Rückenmark angelangt ist, eine Reflexreaktion hervor. In diesem Fall wird direkt ein Signal über motorische Nerven zurück zur Schmerzstelle geschickt, wodurch eine Muskelkontraktion ausgelöst wird. Ein Beispiel für eine solche Reflexreaktion ist das unmittelbare Zurückzucken, wenn man unbeabsichtigt etwas sehr

▲ Siehe Kasten, Seite 343

■ Siehe Seite 330

Heißes berührt. Das Schmerzsignal wird auch an das Gehirn übermittelt. Nur wenn das Gehirn das Signal verarbeitet und es als Schmerz deutet, wird einem der Schmerz auch bewußt.

Die Schmerzrezeptoren und die dazugehörigen Nervenbahnen unterscheiden sich in den einzelnen Körperteilen. Deshalb ist das Schmerzgefühl je nach Art und Ort der Verletzung verschieden. In der Haut sind beispielsweise sehr viele Schmerzrezeptoren vorhanden, die genaue Informationen darüber liefern können, wo eine Verletzung aufgetreten ist und ob der Auslöser spitz war, wie bei einer Schnittwunde, oder dumpf, wie bei Druck, Hitze oder Kälte. Dagegen sind Schmerzsignale vom Darm ungenau und nur begrenzt aussagekräftig. Quetschungen, Schnitte oder Verbrennungen rufen dort keine Schmerzsignale hervor. Eine Dehnung oder ein Druck des Darms kann jedoch heftige Schmerzen verursachen, sogar wenn sie eine so harmlose Ursache haben wie einfache Blähungen. Das Gehirn kann den genauen Ursprung der Schmerzen nicht bestimmen. Da sich der Ausgangspunkt nicht genau ermitteln läßt, nimmt man die Schmerzen in einem großen Körperbereich wahr und spricht im allgemeinen einfach von »Bauchschmerzen«.

Schmerzwahrnehmungen in bestimmten Teilen des Körpers spiegeln unter Umständen das eigentliche Problem nicht richtig wider, da der Schmerz auf eine andere Körperregion *übertragen* werden kann. Zu einer Schmerzübertragung kommt es, weil Signale aus verschiedenen Körperbereichen oft in dieselbe Nervenbahn münden, die zum Rückenmark und Gehirn führt. Beispielsweise können Schmerzen, die von einem Herzinfarkt herrühren, im Nacken, Kiefer, in den Armen oder im Unterleib wahrgenommen werden. Schmerzen von einer Gallenkolik fühlt man möglicherweise in der Schulter.

Die Toleranz gegenüber Schmerzen ist von Mensch zu Mensch äußerst verschieden. Manche Menschen empfinden die Schmerzen bei einer kleinen Schnittwunde oder einer Quetschung als unerträglich, während andere nach einem schweren Unfall oder einem Messerstich kaum über Schmerzen klagen. Wie gut man Schmerzen aushalten kann, hängt von der Stimmung, der Persönlichkeit und den äußeren Umständen ab. In der Aufregung eines Wettkampfes nimmt ein Sportler eine schwere Quetschung möglicherweise gar nicht wahr, nach dem Spiel werden ihm die Schmerzen aber sehr deutlich bewußt, vor allem, wenn seine Mannschaft verloren hat.

Das Schmerzempfinden kann sich sogar mit den Jahren verändern. Ältere Menschen klagen weniger über Schmerzen, möglicherweise weil aufgrund der Veränderungen im Körper das Schmerzempfinden nachläßt. Andererseits könnten ältere Menschen auch einfach gleichmütiger sein als jüngere.

Phantomschmerzen

Ein gutes Beispiel für nervenbedingte Schmerzen sind Phantomschmerzen. Dabei empfindet jemand, der einen Arm oder ein Bein verloren hat, Schmerzen in dem fehlenden Glied. Natürlich können die Schmerzen nicht tatsächlich durch einen Reiz in dem Arm oder Bein verursacht werden, sondern müssen von den Nerven oberhalb der Stelle, an der die Amputation erfolgte, ausgehen. Das Gehirn ordnet die Nervensignale fälschlicherweise dem fehlenden Gliedmaß zu.

Beurteilung der Schmerzen

Schmerzen können stechend oder dumpf, pochend oder gleichmäßig sein, periodisch oder ständig auftreten, an einer einzigen Stelle oder überall. Manche Schmerzen lassen sich schlecht mit Worten beschreiben. Die Schmerzintensität kann von gering bis unerträglich reichen. Keine Laboruntersuchung kann zeigen, ob Schmerzen vorliegen und wie schwer sie sind.

Der untersuchende Arzt fragt den Patienten, wann und wie die Schmerzen angefangen und wie sie sich entwickelt haben, um deren charakteristische Merkmale kennenzulernen. Manchmal wird eine Skala von 0 (keine) bis 10 (heftige Schmerzen) eingesetzt, damit der Patient seine Schmerzen besser beschreiben kann. Bei Kindern nimmt man statt dessen eine Reihe von Zeichnungen mit Gesichtern, deren Ausdruck von Lächeln über Stirnrunzeln bis zu Weinen reicht. Der Arzt versucht immer sowohl die körperlichen als auch die psychischen Ursachen des Schmerzes herauszufinden. Viele chronische Krankheiten (z. B. Krebs, Arthritis oder Fibromyalgie) und akute Erkrankungen (wie eine Wunde, Verbrennung, Muskelzerrung, Verstauchung, Blinddarmentzündung, Nierensteine, ein Knochenbruch oder Herzinfarkt) verursachen Schmerzen. Aber auch psychische Krankheiten (z. B. Depressionen oder Angstzustände) können sogenannte psychogene Schmerzen auslösen. Außerdem können psychische Faktoren die Intensität des Schmerzes bei einer körperlichen Verletzung beeinflussen. Der Arzt muß diese Zusammenhänge berücksichtigen.

Wichtig ist zudem, ob es sich um akute oder chronische Schmerzen handelt. **Akute Schmerzen** beginnen plötzlich und halten meist nicht lange an. Sind die Schmerzen stark, können sie dazu führen, daß sich Herzschlag und Atmung beschleunigen, der Blutdruck ansteigt, Schweiß abgesondert wird und sich die Pupillen weiten. **Chronische Schmerzen** halten über Wochen oder Monate an; in der

Regel spricht man dann von chronischen Schmerzen, wenn sie länger als einen Monat über die übliche Dauer einer Krankheit oder Verletzung hinaus bestehen, wenn sie über Monate oder Jahre hinweg immer wiederkehren oder wenn sie im Rahmen von Langzeiterkrankungen wie Krebs auftreten. Chronische Schmerzen beeinflussen in der Regel weder Herzschlag noch Atmung, Blutdruck oder Pupillengröße, sie können allerdings zu Schlafstörungen, Appetitlosigkeit, Verstopfung, Gewichtsverlust, verringerte Lust auf Sex und Depressionen führen.

Schmerzarten

Es gibt viele verschiedene Formen von Schmerz. Zu den wichtigsten gehören Nervenschmerzen, Schmerzen nach einer Operation, Schmerzen bei Krebs und Schmerzen im Zusammenhang mit psychischen Störungen. Außerdem sind chronische Schmerzen ein Hauptaspekt vieler Erkrankungen wie Arthritis, entzündlicher Darmerkrankungen und Aids.

Nervenschmerzen

Nervenschmerzen gehen von den Nerven selbst aus und werden durch eine Anomalie an irgendeiner Stelle innerhalb einer Nervenbahn verursacht. Eine solche Fehlfunktion stört die Nervensignale, die dann auch im Gehirn anders als sonst verarbeitet werden. Dies kann zu einem tiefen oder brennenden Schmerz führen oder zu anderen Wahrnehmungsstörungen, wie einer Berührungsempfindlichkeit.

Bei Infektionskrankheiten wie der Gürtelrose (Herpes zoster) ▲ können sich Nerven entzünden und eine **Postzosterneuralgie** hervorrufen, die sich in chronischen brennenden Schmerzen in dem von den Viren befallenen Gebiet äußert.

Ein weiteres Beispiel ist das **Sudeck-Syndrom**, bei dem neben Nervenschmerzen Schwellungen, Schweißabsonderungen, Durchblutungsstörungen oder Gewebeveränderungen wie Knochen- oder Gewebeschwund auftreten. Außerdem versteifen die Gelenke und lassen sich nicht mehr vollständig strecken oder beugen. Dem Sudeck-Syndrom ähnlich ist die **Kausalgie**, die nach einer Verletzung oder Erkrankung eines großen Nervs auftreten kann. Auch diese Erkrankung ist durch starke brennende Schmerzen sowie Schwellungen, Schweißabsonderungen, Durchblutungsstörungen und andere Symptome gekennzeichnet. Es ist wichtig, daß Sudeck-Syndrom und Kausalgie richtig erkannt werden, denn einige Patienten profitieren sehr davon, wenn bei ihnen ein bestimmter Nerv blockiert wird (Sympathikusblockade). Diese Behandlung wird aber bei anderen Schmerzarten gewöhnlich nicht angewandt.

Schmerzen nach einer Operation

Nach einer Operation hat fast jeder Mensch Schmerzen. Sie sind meist anhaltend, aber auch an- und abschwellend und werden schlimmer, wenn sich der Patient bewegt, wenn er lacht, hustet, tief einatmet oder wenn der Verband gewechselt wird.

Häufig werden nach einer Operation Schmerzmittel eingesetzt, die dem Opiuminhaltsstoff Morphin ähneln und Opioide genannt werden. Diese Mittel wirken am besten, wenn sie regelmäßig in festgelegtem Abstand verabreicht werden, bevor die Schmerzen spürbar werden. Wenn sich die Schmerzen vorübergehend verschlimmern, wenn sich der Patient bewegen soll oder der Verband gewechselt werden muß, kann man die Dosis erhöhen oder zusätzlich ein weiteres Mittel geben. Bei dieser Art der Behandlung besteht keine Gefahr, daß ein Opioid abhängig machen könnte. Dennoch führt diese unsinnige Furcht oft dazu, daß die Schmerzen Schwerkranker nur unzureichend gestillt werden. Jeder Schmerzpatient hat aber Anspruch darauf, schmerzfrei gehalten zu werden.

Pflegepersonal und Angehörige sollten auf Nebenwirkungen der Opioide achten wie Verstopfung, Übelkeit, Verwirrung und die einschläfernde Wirkung. Lassen die Schmerzen nach, verringert der Arzt die Dosis und verschreibt andere Schmerzmittel, z. B. Parazetamol.

Schmerzen bei Krebs

Eine Krebserkrankung kann auf verschiedene Weise Schmerzen verursachen. Der Tumor kann in Knochen, Nerven oder andere Organe hineinwachsen und dann Beschwerden von leicht bis zu unerträglich schmerzhaft hervorrufen. Auch manche Krebsbehandlungen, wie eine Operation oder Strahlentherapie, können Schmerzen nach sich ziehen. Krebspatienten haben oft Angst vor Schmerzen. Doch Krebsschmerzen lassen sich beherrschen, wenn sie angemessen behandelt werden. Die Angst von Ärzten und Patienten vor einer Abhängigkeit ist unbegründet und darf nicht dazu führen, keine ausreichenden Mengen von Schmerzmitteln einzusetzen.

Sofern möglich, ist die beste Schmerzbekämpfung die Behandlung des Krebs. Die Schmerzen lassen unter Umständen nach, wenn ein Tumor durch eine Operation entfernt oder durch eine Strahlentherapie verkleinert wird. Im allgemeinen muß der Schmerz jedoch auf andere Weise gelindert werden.

Weniger starke Mittel, wie Parazetamol oder nichtsteroidale Entzündungshemmer, wirken oft gut. Falls nicht, kann der Arzt ein Opioid verordnen. Häufig werden länger wirkende Opioide verschrieben, da sie über mehrere Stun-

▲ Siehe Seite 914

den Erleichterung verschaffen, bis die nächste Gabe erforderlich wird, und im allgemeinen eine bessere Nachtruhe gewährleisten. ▲

Wenn irgend möglich werden die Opioide in Form von Tabletten eingenommen. Mittlerweile gibt es auch Pflasterzubereitungen, die Opioide abgeben. Wenn Patienten jedoch damit nicht zurechtkommen, wird das Mittel unter die Haut oder in eine Vene gespritzt. Die Medikamente können alle paar Stunden gegeben werden; ständig wieder eine Spritze zu bekommen, kann jedoch sehr lästig werden. Mit einer Dauerinfusionspumpe lassen sich wiederholte Injektionen vermeiden. Dazu wird ein dünner Schlauch (Katheter) in eine Vene oder unter die Haut gelegt. Der Dauerinfusion können bei Bedarf weitere Medikamente zugesetzt werden. Bei manchen Vorrichtungen kann der Patient durch Knopfdruck selbst bestimmen, wann die Medikamente aus der Pumpe abgegeben werden. In außergewöhnlichen Fällen kann der Arzt die Opioide mit einer Pumpe direkt in die Rückenmarkflüssigkeit leiten, damit das Mittel in besonders hoher Konzentration ins Gehirn gelangt.

Im Laufe der Zeit benötigen manche Patienten größere Mengen Schmerzmittel, weil der Tumor gewachsen ist oder weil das Mittel nicht mehr so stark wirkt. Dennoch brauchen Krebspatienten keine Angst zu haben, daß das Medikament seine Wirkung verliert. Auch die Sorge vor einer Abhängigkeit ist unbegründet. Wenn der Tumor erfolgreich behandelt worden ist, können die meisten Menschen das Opioid ohne größere Schwierigkeiten wieder absetzen. Läßt sich der Krebs nicht heilen, steht die Linderung der Schmerzen im Vordergrund.

Schmerzen im Zusammenhang mit psychischen Störungen

In der Regel ist eine körperliche Krankheit der Grund für Schmerzen, daher sucht der Arzt zunächst nach einer behandelbaren Ursache. Manche Menschen leiden jedoch ständig unter Schmerzen, ohne daß es Anzeichen für eine Krankheit gibt, die die Schmerzen erklären könnte. Andere wiederum klagen über besonders starke Schmerzen, die sie mehr beeinträchtigen, als das bei anderen Menschen mit einer vergleichbaren Verletzung oder Krankheit der Fall wäre. Oft sind für diese Beschwerden zumindest teilweise psychische Faktoren mit verantwortlich. Die empfundenen Schmerzen können überwiegend psychischen Ursprungs sein, oder die Schmerzen sind zwar durch eine körperliche Störung bedingt, werden aber aufgrund von psychischem Streß übermäßig stark und lange wahrgenommen. Am häufigsten machen sich psychisch bedingte Schmerzen in Form von Kopf-, Rücken-, Bauch- oder Unterleibsschmerzen sowie Schmerzen im Gesicht bemerkbar.

Daß die Schmerzen ganz oder teilweise psychische Ursachen haben, bedeutet jedoch nicht, daß sie nicht tatsächlich vorhanden sind. Psychisch bedingte Schmerzen müssen behandelt werden, in bestimmten Fällen von einem Psychologen oder Psychiater. Wie bei anderen chronischen Schmerzen ist auch die Behandlung dieser Art von Schmerzen von Mensch zu Mensch verschieden, und der Arzt versucht, die Behandlung auf die Bedürfnisse des Patienten abzustimmen. Bei manchen Patienten stehen psychologische Therapien und die Wiedereingliederung in Beruf und Familie im Vordergrund der Behandlung, andere erhalten Medikamente oder andere Behandlungen.

Andere Schmerzarten

Einige Krankheiten, z. B. Aids, verursachen genauso starke und unerträgliche Schmerzen wie Krebs. Diese Schmerzen werden fast genauso behandelt wie bei Krebs.

Andere Erkrankungen verschlimmern sich unter Umständen im Laufe der Zeit, und die Schmerzen werden zum vordringlichsten Problem. Ein verbreitetes Beispiel sind die Schmerzen bei chronischer Gelenkentzündung, die entweder durch Abnutzung der Gelenke (Arthrose) oder Krankheiten wie die rheumatoide Arthritis hervorgerufen werden. Der Arzt kann versuchen, die Schmerzen mit Medikamenten, Krankengymnastik oder anderen Verfahren zu lindern, während er die Behandlung der zugrunde liegenden Krankheit angeht.

Bei sogenannten idiopathischen Schmerzen ist die Ursache unbekannt, d. h. der Arzt findet weder Anzeichen für eine körperliche Krankheit noch psychische Gründe.

Schmerzbehandlung

Schmerzen können durch Schmerzmittel (Analgetika) gelindert werden. Dabei unterscheidet man drei Gruppen von Medikamenten: die dem Morphin verwandten Opioide, die nichtopioiden »einfachen« Schmerzmittel und andere Mittel gegen Schmerzen. Die Opioide sind die wirksamsten Schmerzmittel und daher die Säule der Behandlung starker Schmerzen.

Opioide

Alle Opioide sind von ihrer chemischen Struktur her mit dem Naturstoff **Morphin** oder **Morphium** verwandt, der aus Schlafmohn gewonnen wird. Einige dieser Mittel stammen aber auch aus anderen Pflanzen oder werden künstlich hergestellt. Opioide sind sehr wirksam gegen Schmerzen, haben jedoch viele Nebenwirkungen. Im Laufe der Zeit können höhere Dosen erforderlich werden. Außer-

▲ Siehe Kasten, Seite 288

Opioide

Medikament	Wirkungsdauer	Zusätzliche Hinweise
Morphin	Spritze – 2 bis 3 Stunden, Tablette – 3 bis 4 Stunden, Retardtablette – 8 bis Stunden	Wirkung setzt rasch ein. Tabletten können bei Krebsschmerzen sehr wirksam sein
Kodein	Tablette – 3 bis 4 Stunden	Weniger wirksam als Morphin; kann zusammen mit Azetylsalizylsäure oder Parazetamol gegeben werden
Buprenorphin	Sublingualtablette – 6 bis 8 Stunden	Wirkstoffaufnahme unter der Zunge
Tilidin + Naloxon	Kapseln, Lösung – 3 bis 4 Stunden	Kaum Verstopfung; darf nicht mit anderen Opioiden kombiniert werden
Pethidin	Spritze – ca. 3 Stunden, Tropfen nicht sehr wirksam	Kann Krampfanfälle, Zittern und Muskelkrämpfe auslösen
Methadon	Tropfen – 4 bis 6 Stunden oder länger	Wird auch beim Heroinentzug eingesetzt
Dextropropoxyphen	Tablette – 3 bis 4 Stunden	Wird bei leichten bis mittelstarken Schmerzen verordnet. Kann mit Azetylsalizylsäure oder Parazetamol kombiniert werden
Hydromorphon	Spritze – 2 bis 4 Stunden, Zäpfchen – bis zu 4 Stunden	Wirkung setzt rasch ein; kann statt Morphin genommen werden; hilft bei Krebsschmerzen
Pentazocin	Kapseln – bis zu 4 Stunden	Kann die schmerzstillende Wirkung anderer Opioide hemmen; etwa so wirksam wie Kodein; kann Verwirrung und Angstzustände auslösen, vor allem bei älteren Menschen

dem kann man nach längerem Gebrauch von Opioiden das Mittel nicht abrupt absetzen, sondern muß die Dosis langsam verringern, damit sich der Körper wieder daran gewöhnen kann, ohne das Mittel zu sein. Trotz dieser Nachteile sollten sich Menschen, die unter starken Schmerzen leiden, nicht vor dem Gebrauch von Opioiden fürchten. Wenn diese Mittel richtig eingesetzt werden, lassen sich Nebenwirkungen weitgehend vermeiden.

Die einzelnen Opioide haben verschiedene Vor- und Nachteile. Morphin, der Prototyp dieser Medikamente, ist als Injektionslösung zum Spritzen erhältlich sowie in Form von Tabletten und Retardtabletten. Die Retardtabletten geben den Wirkstoff nur langsam frei und lindern die Schmerzen über acht bis zwölf Stunden; sie werden häufig bei chronischen Schmerzen eingesetzt.

Opioide führen oft zu Verstopfung, vor allem bei älteren Menschen. Diese muß durch die Einnahme von Abführmitteln wieder ausgeglichen werden.

Die Einnahme hoher Dosen Opioide führt bei vielen Menschen zu Schläfrigkeit. Einigen Patienten ist diese Schläfrigkeit willkommen, anderen jedoch nicht.

Einige Schmerzpatienten leiden außerdem unter Übelkeit, die sich durch Opioide verschlimmern kann. Beseitigen oder wenigsten vermindern läßt sich die Übelkeit durch bestimmte Medikamente, sogenannte Antiemetika, die es als Tabletten, Tropfen, Zäpfchen oder Spritzen gibt. Häufig eingesetzte Mittel sind Metoclopramid und Hydroxyzin.

Eine Überdosierung von Opioiden hat schwerwiegende Folgen, bis hin zu Atemstörungen und Koma. Mit dem Gegengift Naloxon, das intravenös gespritzt wird, lassen sich diese Folgen stoppen.

Nichtopioide Schmerzmittel

Alle Schmerzmittel, die nicht mit den Opioiden verwandt sind, gehören – mit Ausnahme von Parazetamol – zu den sogenannten **nichtsteroidalen Entzündungshemmern (NSAID)**. Das sind Medikamente, die entzündungshemmend (antiphlogistisch) wirken, ohne jedoch zu den Kortisonen zu gehören. Diese Arzneistoffe wirken auf zweierlei Weise: Zum einen greifen sie in das System der Prostaglandine ein. In diesem System reagieren Substanzen miteinander, die bei der Empfindung von Schmerzen eine Rolle spielen. Zum anderen verringern die meisten dieser Medikamente Entzündungen, Schwellungen und Reizungen, die oft im Zusammenhang mit einer Wunde auftreten und die Schmerzen verschlimmern.

Azetylsalizylsäure (Aspirin), der Prototyp der nichtsteroidalen Entzündungshemmer, ist seit über 100 Jahren in Gebrauch. Ursprünglich wurde es aus Weidenrinde gewonnen. Erst vor kurzem konnten Wissenschaftler klären, wie Azetylsalizylsäure wirkt. ▲ Sie wird in Form von Tabletten eingenommen und lindert mittelstarke Schmerzen für vier bis sechs Stunden. Doch auch Azetylsalizylsäure hat Nebenwirkungen: Sie reizt den Magen und kann Geschwüre hervorrufen. Da Azetylsalizylsäure auch die Blutgerinnung beeinflußt, steigt die Gefahr von Blutungen im Körper. Sehr große Mengen Azetylsalizylsäure können gravierende Nebenwirkungen, z.B. Atemstörungen, verursachen. Eines der ersten Anzeichen für eine Überdosierung sind Ohrgeräusche (Tinnitus).

Die zahlreichen Wirkstoffe unterscheiden sich darin, wie schnell und wie lange sie wirken. Obwohl alle nichtsteroidalen Entzündungshemmer etwa gleich wirksam sind, reagiert jeder Mensch anders auf die einzelnen Mittel, so daß jeder für sich feststellen muß, ob ein bestimmtes Medikament bei ihm besser wirkt und weniger Nebenwirkungen hat als ein anderes.

Alle nichtsteroidalen Entzündungshemmer können Magenreizungen und Geschwüre verursachen, bei Azetylsalizylsäure ist die Wahrscheinlichkeit jedoch größer als bei den meisten anderen Mitteln. Wenn man die Mittel zu den Mahlzeiten einnimmt und evtl. zusätzlich ein Medikament nimmt, das die Magensäure neutralisiert, kann dies Magenreizungen und -geschwüre verhindern helfen. Auch das Medikament Misoprostol kann zu diesem Zweck eingesetzt werden, allerdings können dadurch andere Störungen wie Durchfall auftreten. Eine gute Magenverträglichkeit haben in klinischen Studien sogenannte Cox-2-spezifische Hemmer gezeigt.

Parazetamol unterscheidet sich in gewisser Weise von den nichtsteroidalen Entzündungshemmern. Es greift ebenfalls in den Prostaglandinstoffwechsel ein, aber an einer anderen Stelle. Parazetamol beeinflußt die Blutgerinnung nicht und verursacht keine Magengeschwüre und Blutungen. Parazetamol ist in Form von Tabletten und Zäpfchen erhältlich. Es wirkt im allgemeinen zwischen vier und sechs Stunden. Bei einer massiven Überdosierung können gefährliche Nebenwirkungen auftreten, z. B. Leberschäden. ■

Einige nichtsteroidale Entzündungshemmer

Azetylsalizylsäure	Ketoprofen
Celecoxib	Meclofenamat
Cholinsalizylat	Nabumeton
Diclofenac	Naproxen
Diflunisal	Phenylbutazon
Fenoprofen	Piroxicam
Flurbiprofen	Rofecoxib
Ibuprofen	Sulindac
Indometazin	Tolmetin

Eine Entzündung ist eine Schutzreaktion des Körpers bei Verletzungen. Das verwundete Gebiet wird stärker durchblutet, so daß Flüssigkeit und weiße Blutkörperchen den geschädigten Bereich abschirmen und säubern können. Diese Vorgänge führen zu Schwellung, Rötung, Erwärmung, Empfindlichkeit und Entzündungsschmerz. Nichtsteroidale entzündungshemmende Medikamente unterdrücken die Entzündungsreaktionen und vermindern die Symptome. Nichtsteroidale Entzündungshemmer und Parazetamol lindern Schmerzen und senken Fieber.

Andere Mittel gegen Schmerzen

In diese Rubrik fallen Mittel, die in der Regel nicht bei Schmerzen, sondern bei anderen Beschwerden verordnet werden, die aber unter bestimmten Umständen auch Schmerzen lindern können. So sind zum Beispiel einige Antidepressiva gleichzeitig unspezifische Schmerzmittel und werden zur Behandlung verschiedener chronischer Schmerzen verabreicht wie Beschwerden der Lendenwirbelsäule, Kopfschmerzen und Nervenschmerzen. Auch Medikamente gegen epileptische Anfälle wie Carbamazepin werden gegen Nervenschmerzen eingesetzt. Zahlreiche weitere Medikamente haben neben anderen auch eine schmerzhemmende Wirkung, so daß der Arzt bei schlecht behandelbaren chronischen Schmerzen möglicherweise vorschlägt, mehrere verschiedene Mittel auszuprobieren.

Örtliche Betäubungsmittel

Mittel zur örtlichen Betäubung (Lokalanästhetika) können direkt auf oder in der Nähe einer Wunde aufgebracht werden, um den Schmerz zu lindern. Beispielsweise kann der Arzt vor einem kleinen Eingriff ein örtliches Betäubungsmittel unter die Haut spritzen. Auf dieselbe Weise

▲ Siehe Seite 58

■ Siehe Seite 1320

lassen sich Beschwerden durch eine Verletzung behandeln. Chronische Schmerzen, die durch die Verletzung eines einzelnen Nervs ausgelöst werden, können durch Injektion eines geeigneten Mittels in diesen Nerv dauerhaft beseitigt werden.

Äußerlich anwendbare Betäubungsmittel, wie Lösungen oder Salben mit Lidokain, können bei bestimmten Beschwerden Schmerzen lindern. Zum Beispiel enthalten manche Mittel zum Gurgeln ein örtliches Betäubungsmittel, das gegen Halsschmerzen hilft.

Manchmal hilft eine Salbe mit Capsaicin, einem Stoff aus Pfefferschoten, gegen die Schmerzen bei Gürtelrose, Arthrose und anderen Erkrankungen.

Schmerzbehandlung ohne Medikamente

Außer mit Medikamenten lassen sich Schmerzen auch mit vielen anderen Therapien lindern. Meist verschwinden die Schmerzen oder werden deutlich besser, wenn die zugrunde liegende Krankheit behandelt wird. Legt man beispielsweise bei einem Knochenbruch einen Gips an oder gibt ein Antibiotikum bei einer Entzündung, trägt dies dazu bei, daß die Schmerzen abklingen.

Auch Behandlungen direkt an der schmerzenden Stelle, wie **kalte** oder **warme Umschläge**, sind oft nützlich. Einige neue Verfahren helfen bei chronischen Schmerzen. Eine **Ultraschallbehandlung** erwärmt tiefere Gewebeschichten und kann die Schmerzen bei Muskelzerrungen oder Sehnenentzündungen lindern. Bei der **transkutanen elektrischen Nervenstimulation (TENS)** wird ein leichter elektrischer Strom an der Haut angelegt, durch den viele Menschen eine Linderung ihrer Schmerzen erfahren.

Bei der **Akupunktur** werden an bestimmten Punkten dünne Nadeln in die Haut eingestochen. Auf welche Weise die Akupunktur wirkt, ist nicht genau bekannt, und die Wirksamkeit dieser Methode wird immer noch von einigen Fachleuten angezweifelt. Dennoch verschafft die Akupunktur vielen Menschen große Erleichterung, zumindest vorübergehend.

Biofeedback und andere Wahrnehmungstherapien (wie Autogenes Training, Hypnose oder Ablenkung) können bei Schmerzen helfen, indem sie das Schmerzerleben beeinflussen. Mit Hilfe dieser Techniken kann man lernen, Schmerzen zu beherrschen oder ihre Auswirkungen einzudämmen.

Die Bedeutung einer **psychologischen Begleitung** von Schmerzpatienten darf nicht unterschätzt werden. Da die Patienten unter ihren Schmerzen leiden, sollte man darauf achten, ob sie Anzeichen für eine Depression oder Ängste entwickeln, die unter Umständen der Hilfe eines Psychotherapeuten bedürfen.

KAPITEL 62

Kopfschmerzen

Kopfschmerzen zählen zu den häufigsten gesundheitlichen Beschwerden. Manche Menschen haben oft Kopfschmerzen, während sie bei anderen nur höchst selten auftreten. Sowohl chronische als auch immer wiederkehrende Kopfschmerzen können belastend und quälend sein, sind aber meist kein Zeichen für einen bedenklichen Gesundheitszustand. Verändert sich jedoch das Auftreten oder der Charakter der Kopfschmerzen – kommen sie beispielsweise häufiger oder werden immer stärker – kann dies unter Umständen ein Hinweis auf ein ernstes Problem sein und sollte umgehend mit dem Arzt besprochen werden.

Spannungskopfschmerzen, Migräne oder Kopfschmerzen ohne erkennbare Ursache sind die häufigsten Formen. Vielfach sind Kopfschmerzen mit Problemen von Augen, Nase, Hals, Zähnen oder Ohren verbunden. Meist sind chronische Kopfschmerzen, die auf eine Überanstrengung der Augen zurückgeführt werden, in Wirklichkeit Spannungskopfschmerzen. Treten allerdings unvermittelt starke Schmerzen in den Augen oder in ihrer Nähe auf, kann dies auf einen erhöhten Augeninnendruck hinweisen (grüner Star, Glaukom) und einen medizinischen Notfall bedeuten. ▲ Bei derartigen Schmerzen sollte ein Augenarzt aufgesucht werden, um die Ursache abzuklären und nötigenfalls zu behandeln. Bluthochdruck kann zu einem Pochen im Kopf führen, verursacht aber nur selten chronische Kopfschmerzen.

In der Regel kann der Arzt anhand der gesundheitlichen Vorgeschichte des Patienten und einer körperlichen Untersuchung die Ursache der Kopfschmerzen bestim-

▲ Siehe Seite 1045

Wie sich Kopfschmerzen unterscheiden

Form oder Ursache	Merkmale*	Diagnoseverfahren
Muskelverspannungen	Häufig auftretende, mäßig starke Kopfschmerzen, die stoßweise einsetzen und vorn und hinten am Kopf sitzen, oder ein allgemeines Gefühl der Enge und Versteifung um den Kopf	Tests, um körperliche Krankheiten auszuschließen; Begutachtung psychischer Faktoren und der Persönlichkeit
Migräne	Schmerzen beginnen in oder um ein Auge oder eine Schläfe herum, breiten sich halb- oder beidseitig aus. Schmerzen sind pochend und von Appetitlosigkeit, Übelkeit und Erbrechen begleitet Der Betroffene leidet seit längerer Zeit regelmäßig unter derartigen Anfällen; oft gehen Stimmungsschwankungen, Appetitlosigkeit oder Sehstörungen voran; selten kommt es zu einem Schwächegefühl auf einer Körperseite; oft familiär gehäuft	Bestehen Zweifel an der Diagnose oder sind die Kopfschmerzen erst kürzlich aufgetreten: NMR oder CT; ansonsten Migränemittel ausprobieren
Clusterkopfschmerz	Anfälle sind kurz (eine Stunde); heftige Schmerzen nur in einer Hälfte des Kopfes; Anfälle treten phasenweise gehäuft auf (dazwischen beschwerdefreie Zeiten) und vorwiegend bei Männern Auf der schmerzenden Seite treten zusätzlich folgende Symptome auf: Schwellungen unter dem Auge, laufende Nase, tränendes Auge	Sauerstoffinhalation und spezielle Migränemedikamente – z. B. Sumatriptan, Ergotamin. Zur Vorbeugung Prednison oder Methysergid
Bluthochdruck	Seltene Ursache von Kopfschmerzen, außer bei schwerem, ständig schwankenden Bluthochdruck aufgrund eines Nebennierentumors; pochende Schmerzen, die krampfartig auftreten und hinten oder oben am Kopf sitzen	Blutuntersuchung, Nierenfunktionstests
Augenprobleme (Regenbogenhautentzündung, grüner Star)	Leichte oder starke Schmerzen an der Stirn oder in bzw. über den Augen, oft schlimmer nach Beanspruchung der Augen	Untersuchung der Augen
Erkrankungen der Nasennebenhöhlen	Schmerzen treten mehr oder weniger akut auf (keine chronischen Schmerzen), dumpfe oder starke Schmerzen im Stirnbereich, die morgens meist stärker, nachmittags schwächer sind und sich bei kaltem, feuchtem Wetter verschlimmern In der Vorgeschichte können Infektionen der oberen Luftwege, Schmerzen in einer Gesichtshälfte, eine verstopfte oder laufende Nase vorkommen	Nasennebenhöhlen röntgen
Hirntumor	Schmerzen haben kürzlich begonnen, treten stoßweise auf und sind schwach bis stark; betreffen entweder eine bestimmte Stelle oder den ganzen Kopf Außerdem können eine stetig zunehmende Schwäche einer Körperseite, Krämpfe, Seh- und Sprechstörungen, Erbrechen und geistige Veränderungen vorhanden sein	NMR oder CT

(Fortsetzung nächste Seite)

Wie sich Kopfschmerzen unterscheiden (Fortsetzung)

Form oder Ursache	Merkmale*	Diagnoseverfahren
Infektion des Gehirns	Schmerzen haben kürzlich begonnen, treten stoßweise auf und sind schwach bis stark; betreffen entweder eine bestimmte Stelle oder den ganzen Kopf Zuvor können Infekte der Ohren, Nasennebenhöhlen, der Lunge oder rheumatische oder angeborene Herzerkrankungen aufgetreten sein	NMR oder CT
Hirnhautentzündung (Meningitis)	Schwere Schmerzen im gesamten Kopf, die bis in den Nacken reichen Der Betroffene fühlt sich krank, hat Fieber, erbricht, eine Halsentzündung oder Atemweginfektion sind vorangegangen; Schwierigkeiten, den Nacken zu beugen, um das Kinn auf die Brust zu legen	Blutuntersuchungen, Lumbalpunktion
Blutansammlung im Gehirn		
Subdurales Hämatom (Bluterguß unter der harten Hirnhaut)	Schmerzen haben kürzlich begonnen, treten stoßweise oder ständig auf und sind schwach bis stark; betreffen entweder eine bestimmte Stelle oder den ganzen Kopf; ziehen sich den Nacken hinunter Der Betroffene hatte vorher eine Kopfverletzung; kann immer wieder das Bewußtsein verlieren	NMR oder CT
Subarachnoidale Blutung (Blutung unter der Spinnwebhaut)	Schmerzen haben plötzlich eingesetzt, sind stark und gleichmäßig im ganzen Kopf; sind gelegentlich in und um ein Auge zu spüren; Augenlid hängt herunter	NMR oder CT; bei negativem Ergebnis Lumbalpunktion
Syphilis, Tuberkulose, Kryptokokkose, Sarkoidose, Krebs	Dumpfe bis starke Schmerzen im ganzen Kopf oder oben im Kopf Der Betroffene hat leichtes Fieber, in der Vorgeschichte ist Syphilis, Tuberkulose, Kryptokokkose, Sarkoidose oder Krebs vorgekommen	Lumbalpunktion

* Eines, mehrere oder alle der aufgeführten Merkmale können bei den Betroffenen auftreten

men. Gelegentlich ist auch eine Blutuntersuchung nötig, um eine zugrunde liegende Erkrankung aufzudecken. Eine Lumbalpunktion, bei der eine geringe Menge Flüssigkeit aus dem Wirbelkanal entnommen und unter dem Mikroskop begutachtet wird ▲, ist erforderlich, wenn der Arzt vermutet, daß eine Infektion (z. B. eine Hirnhautentzündung) für die Schmerzen verantwortlich ist. Eine Bakterien- oder Pilzinfektion der Hirn- und Rückenmarkhäute ist nur selten die Ursache für charakteristische, meist akute und unerträgliche Kopfschmerzen. Weitere Hinweise auf eine solche Infektion sind Fieber und andere Symptome einer schweren Krankheit. Eine Lumbalpunktion kann auch dann durchgeführt werden, wenn der Arzt Blutungen der Hirnhäute befürchtet.

Nur sehr selten ist ein Hirntumor, eine Verletzung oder ein Sauerstoffmangel im Gehirn die Ursache der Kopfschmerzen. Vermutet der Arzt einen Tumor, einen Schlaganfall oder andere Störungen innerhalb des Gehirns, veranlaßt er möglicherweise eine Computertomographie (CT) oder eine Kernspintomographie (NMR), um Aufnahmen vom Gehirn zu erhalten.

▲ Siehe Kasten, Seite 371

Spannungskopfschmerzen

Spannungskopfschmerzen werden durch Verspannungen der Nacken-, Schulter oder Kopfmuskulatur verursacht; die Muskelverspannungen können durch eine unbequeme Körperhaltung, sozialen oder psychischen Streß oder Müdigkeit hervorgerufen werden.

Symptome und Diagnose

Spannungskopfschmerzen beginnen in der Regel morgens oder am frühen Nachmittag und verstärken sich im Verlauf des Tages. Oft handelt es sich um gleichmäßige, mittelstarke Schmerzen über den Augen oder am Hinterkopf, die von einem Druckgefühl, als ob ein Band um den Kopf liefe, begleitet sein können. Die Schmerzen können sich auf den gesamten Kopf ausbreiten und sich unter Umständen auch über Nacken und Schultern hinunterziehen.

Um Spannungskopfschmerzen von ernsteren Störungen zu unterscheiden, muß der Arzt wissen, wie lange die Schmerzen schon anhalten, wo und bei welchen Gelegenheiten sie auftreten, wodurch sie besser werden und ob weitere Symptome vorliegen wie Benommenheit, Schwäche, Empfindungsverlust oder Fieber. Wenn die Kopfschmerzen erst vor kurzem eingesetzt haben, wenn sie den Patienten aus dem Schlaf reißen, außergewöhnlich stark sind, pausenlos anhalten, nach einer Kopfverletzung aufgetreten sind oder mit anderen Symptomen einhergehen, wie Ohrgeräuschen, Schwäche, Koordinationsstörungen, Sehstörungen oder Ohnmacht, handelt es sich aller Wahrscheinlichkeit nach nicht um Spannungskopfschmerzen. Statt dessen könnten sie eine ernste Ursache haben, die unverzüglich durch einen Arzt geklärt werden muß. Beispielsweise gilt für **Kopfschmerzen aufgrund eines Hirntumors** oder einer anderen Erkrankung in der Regel, daß die Schmerzen noch nicht sehr lange bestehen, sich zunehmend verschlimmert haben, morgens stärker sind als abends, daß es keinen Zusammenhang mit Erschöpfung oder Arbeitsbelastung gibt, daß gleichzeitig Appetitlosigkeit und Übelkeit auftreten und die Schmerzen abnehmen, wenn der Betroffene die Lage wechselt (aufsteht oder sich hinlegt). ▲

Behandlung

Häufig lassen sich Spannungskopfschmerzen beherrschen, wenn man die Umstände, unter denen die Schmerzen auftreten, kennt und sich auf sie einstellt oder sie ganz vermeidet. Wenn die Kopfschmerzen einsetzen, kann es hilfreich sein, die Nacken-, Schulter und Kopfmuskulatur sanft zu massieren, sich hinzulegen und einige Minuten zu entspannen oder autogenes Training zu machen.

Meist genügen rezeptfreie Schmerzmittel ■ wie Azetylsalizylsäure, Parazetamol oder Ibuprofen, um die Schmerzen zu lindern. Besonders heftige Kopfschmerzen sprechen unter Umständen nur auf verschreibungspflichtige Schmerzmittel an, von denen einige zu den Opioiden gehören können (z. B. Kodein). ★ Einige Menschen finden, daß Koffein, das auch in manchen Kopfschmerzmitteln enthalten ist, die Wirkung des Schmerzmittels verstärkt. Ein Übermaß an Koffein kann jedoch Kopfschmerzen hervorrufen.

Wenn die Ursache der Kopfschmerzen ständiger Streß oder eine Depression ist, bringen Schmerzmittel allein langfristig keine Linderung, da sie die zugrunde liegenden psychischen Probleme nicht beseitigen. Wer aufgrund von sozialen oder psychischen Konflikten unter Kopfschmerzen leidet, wird möglicherweise durch eine professionelle Beratung Hilfe erfahren.

Migräne

Migräne bezeichnet wiederkehrende, pochende, heftige Kopfschmerzen, die in der Regel auf einer Seite des Kopfes, manchmal aber auch beidseitig auftreten. Die Schmerzen setzen unvermittelt ein und können von Seh- sowie Nervenstörungen oder Magen-Darm-Beschwerden eingeleitet oder begleitet werden.

Migräneanfälle können in jedem Alter einsetzen, meist treten sie jedoch im Alter von 10 bis 30 Jahren zum ersten Mal auf. Manchmal verschwindet die Migräne nach dem 50. Lebensjahr. Frauen sind häufiger betroffen als Männer. Daß über die Hälfte der Menschen, die unter Migräne leiden, enge Verwandte haben, die ebenfalls darunter leiden, deutet auf eine erbliche Veranlagung hin. Migränekopfschmerzen sind gewöhnlich stärker als Spannungskopfschmerzen.

Migränekopfschmerzen treten auf, wenn sich Gehirngefäße zuerst verengen und dann erweitern. Das regt die nahe gelegenen Schmerzrezeptoren an. Was die Blutgefäße veranlaßt, sich zusammenzuziehen und zu erweitern, ist nicht bekannt. Aber es könnten daran ungewöhnlich hohe Blutspiegel von Serotonin beteiligt sein – einer Substanz, die an der Kommunikation der Nervenzellen beteiligt ist (Neurotransmitter). Nur selten liegt den Migränekopfschmerzen ein fehlgebildetes Blutgefäß zugrunde. Dann treten die Schmerzen immer auf derselben Seite auf. Bei den meisten Menschen betreffen die Schmerzen jedoch mal die eine, mal die andere Seite.

▲ Siehe Seite 375

■ Siehe Seite 289

★ Siehe Kasten, Seite 288

Symptome und Diagnose

Es gibt keinen Labortest, mit dem man eine Migräne diagnostizieren könnte, aber meist laufen die Migräneanfälle nach einem charakteristischen Schema ab.

Etwa 10 bis 30 Minuten vor dem Beginn der Kopfschmerzen treten bei 20 Prozent der Betroffenen Zeichen wie Niedergeschlagenheit, Reizbarkeit, Unruhe, Übelkeit oder Appetitlosigkeit auf (diese Phase nennt man **Aura** oder **Prodromalstadium**). Etwa die gleiche Anzahl Personen bekommt Sehstörungen: Sie sehen in einem umgrenzten Teil des Gesichtsfelds nichts mehr (Gesichtsfeldausfall oder Skotom) oder sehen zickzackartige, schimmernde oder flackernde Lichter (Flimmerskotom). Seltener werden Bilder verzerrt wahrgenommen, beispielsweise erscheinen Dinge kleiner oder größer als sie wirklich sind. Manche Menschen empfinden ein Prickeln oder, sehr selten, ein Schwächegefühl in einem Arm oder Bein. Gewöhnlich verschwinden diese Symptome kurz bevor die Kopfschmerzen einsetzen, manchmal bleiben sie aber auch bestehen.

Die Kopfschmerzen beim Migräneanfall können nur eine Seite betreffen oder sich über den gesamten Kopf ausbreiten. Manche Menschen bekommen kalte, bläuliche Hände oder Füße. Bei den Patienten, bei denen eine Aura vorangeht, laufen die Anfälle immer nach demselben Schema ab, und die Schmerzen sitzen bei jedem Anfall am selben Ort. Migränekopfschmerzen können lange Zeit häufig auftreten und dann wieder für Wochen, Monate oder sogar Jahre verschwinden.

Vorbeugung und Behandlung

Migräneanfälle können unbehandelt mehrere Stunden oder Tage anhalten. Einige Betroffene können ihre Kopfschmerzen mit rezeptfreien Schmerzmitteln ausreichend lindern. Manche Menschen sind während eines Migräneanfalls gereizt und ziehen sich zurück – meist in ein dunkles Zimmer. Oft bessern sich die Schmerzen auch, wenn man sich ausruht oder schläft. Recht oft sind die Schmerzen jedoch sehr heftig und setzen den Betroffenen vorübergehend außer Gefecht, vor allem, wenn zusätzlich Übelkeit, Erbrechen und Lichtempfindlichkeit auftreten. Dann sind oftmals spezielle Migränemittel notwendig.

Für die Behandlung des akuten Migräneanfalls gilt heute folgende Strategie: Bei den ersten Anzeichen wird Metoclopramid, das der Arzt verschreiben muß, eingenommen. Es beruhigt den Magen und sorgt dafür, daß das nach 15 Minuten folgende Schmerzmittel (Azetylsalizylsäure oder Parazetamol in ausreichnder Dosierung) schneller aufgenommen wird. Handelt es sich um einen schweren Migräneanfall, nimmt man statt des Schmerzmittels Ergotamin als Tabletten oder Zäpfchen. Ergotamin sorgt dafür, daß die Blutgefäße im Gehirn weniger durchlässig sind und reduziert so das Entzündungsgeschehen und den Kopfschmerz. Wenn keine dieser Methoden die Schmerzen abklingen läßt, können Triptane zur Anwendung kommen.

Ergotamin und Triptane beeinflussen die Durchblutung des Gehirns und dürfen nicht häufiger als vom Arzt verordnet angewendet werden.

Wer häufig unter Migräneanfällen leidet, sollte versuchen, ihnen mit Medikamenten vorzubeugen. Die Arzneimittel dazu müssen mehrere Monate lang täglich eingenommen werden. Geeignet sind die Betablocker Metoprolol und Propranolol oder auch der Kalziumantagonist Flunarizin. Ferner steht noch der Serotoninantagonist Pizotifen zur Auswahl. Erst wenn diese Arzneimittel allesamt wirkungslos geblieben sind, kommt Methysergid in Frage. Es darf nur drei, höchstens vier Monate lang eingenommen werden, da es eine schwerwiegende Komplikation auslösen kann. Durch Methysergid kann sich das Bindegewebe hinter dem Bauchfell vermehren und verhärten (retroperitoneale Fibrose) und die Blutversorgung lebenswichtiger Organe blockieren. Das Medikament darf daher nur unter ständiger ärztlicher Kontrolle eingenommen werden.

Clusterkopfschmerzen

Clusterkopfschmerzen sind eine äußerst schmerzhafte, aber seltene Kopfschmerzart.

Meist sind Männer über 30 Jahren vom Clusterkopfschmerz betroffen. Die Anfälle können durch Alkoholkonsum oder unzureichende Sauerstoffversorgung (z. B. in großen Höhen) ausgelöst werden. Die Schmerzattacken setzen fast immer plötzlich ein und dauern etwa eine Stunde. Oft juckt zunächst ein Nasenloch oder sondert eine wäßrige Flüssigkeit ab, bis dann heftige Schmerzen auf dieser Seite des Kopfes und um das Auge herum auftreten. Nach dem Anfall kann das Augenlid auf dieser Seite herunterhängen, und oft ist die Pupille verengt. Die Anfälle treten zeitweise gehäuft auf; in diesen Phasen können zwei Anfälle pro Woche bis zu mehrere am Tag vorkommen. Meist treten die Attacken über sechs bis acht Wochen auf, gelegentlich auch länger, worauf sich ein beschwerdefreies Intervall von mehreren Monaten anschließt, bis es wieder zu Kopfschmerzattacken kommt.

Vorbeugung und Behandlung

Die Inhalation von reinem Sauerstoff ist eine effiziente Behandlungsmethode. Als Medikamente können Ergotamin und Sumatriptan eingesetzt werden. Um erneuten Anfällen vorzubeugen, eignen sich Prednison und vor allem Methysergid. Letzteres darf aber nicht länger als drei, höchstens vier Monate eingenommen werden.

Schwindel

Unter Schwindel (Vertigo) versteht man den fälschlichen Eindruck, man selbst oder Dinge in der Umgebung würden sich bewegen oder drehen, wobei gewöhnlich gleichzeitig Übelkeit und Gleichgewichtsstörungen auftreten.

Viele Menschen sagen, ihnen sei schwindlig, wenn sie sich leicht benommen oder weggetreten, matt oder schwach fühlen, aber nur echter Schwindel – den Ärzte als Vertigo bezeichnen – verursacht den Eindruck, man bewege oder drehe sich. Das Schwindelgefühl kann nur wenige Augenblicke dauern oder stunden- und sogar tagelang anhalten. Manchen Betroffenen geht es besser, wenn sie ruhig liegen, der Schwindel kann aber auch dann andauern, wenn sich jemand überhaupt nicht bewegt.

Häufige Ursachen für Schwindel

Umweltbedingungen
- Reisekrankheit

Medikamente und Drogen
- Alkohol
- Gentamicin

Kreislaufprobleme
- Vorübergehende Durchblutungsstörungen in den Wirbel- und Hirnstammarterien (führt zu kurzen Störungen der Gehirnfunktion, da Teile des Gehirns kurzzeitig nicht ausreichend mit Blut versorgt werden)

Störungen im Ohr
- Kalziumablagerungen in einem der Bogengänge im Innenohr (verursachen den gutartigen Lagerungsschwindel)
- Bakterieninfektionen des Innenohrs
- Gürtelrose
- Virusinfektionen des Innenohrs
- Entzündung des Gleichgewichtsnervs
- Menière-Krankheit

Neurologische Krankheiten
- Multiple Sklerose
- Schädelbrüche, bei denen das Innenohr oder die zugehörigen Nerven oder beides verletzt wurden
- Hirntumore
- Tumore, die auf den Gleichgewichtsnerv drücken

Ursachen

Das Gleichgewichtsorgan im Innenohr nimmt die Position des Körpers im Raum wahr und kontrolliert das Gleichgewicht. ▲ Das Gleichgewichtsorgan ist über Nervenleitungen mit bestimmten Gehirnbereichen verbunden. Fehlbildungen im Ohr, in den Nervenbahnen zwischen Ohr und Gehirn oder im Gehirn selbst können den Schwindel auslösen. Schwindel kann auch im Zusammenhang mit Sehstörungen oder plötzlichen Veränderungen des Blutdrucks auftreten.

Viele verschiedene Umstände können sich auf das Innenohr auswirken und zu Schwindel führen. Dazu gehören Bakterien- oder Virusinfektionen, Tumore, ein von der Norm abweichender Blutdruck, Nervenentzündungen oder Giftstoffe.

Am häufigsten tritt Schwindel im Rahmen einer Reisekrankheit auf. Dabei wird den Betroffenen insbesondere in einem fahrenden Auto oder auf einem schwankenden Schiff schwindlig werden, weil ihr Gehirn die unterschiedlichen Informationen nicht in Übereinstimmung bringen kann: Die Augen vermelden eine rasche Bewegung, während das Gleichgewichtsorgan signalisiert, daß sich der Körper in Ruhe befindet.

Bei der Menière-Krankheit treten unvermittelt vorübergehende Schwindelanfälle auf sowie Ohrgeräusche (Tinnitus) und fortschreitende Schwerhörigkeit. ■ Die Anfälle dauern einige Minuten bis mehrere Stunden und werden oft von starker Übelkeit und Erbrechen begleitet. Die Ursache ist unbekannt.

Virusinfektionen des Innenohrs können Schwindel auslösen, der meist plötzlich einsetzt und sich über mehrere Stunden verschlimmert. Unbehandelt verschwinden die Beschwerden innerhalb weniger Tage.

Das Innenohr kommuniziert mit dem Gehirn über Nervenbahnen. Ein Bereich im hinteren Teil des Gehirns steuert Balance und Gleichgewicht. Wird dieses Gebiet nicht ausreichend mit Sauerstoff versorgt (ein Zustand, der vertebrobasiläre Durchblutungsstörung genannt wird), können schwere neurologische Störungen, einschließlich Schwindel, auftreten.

▲ Siehe Seite 992

■ Siehe Seite 1005

Kopfschmerzen, undeutliche Aussprache, Doppeltsehen, Muskelschwäche in einem Arm oder Bein und unkoordinierte Bewegungen sind in der Regel Zeichen dafür, daß der Schwindel mit einer neurologischen Störung des Gehirns und nicht des Ohres zusammenhängt. Zu derartigen Gehirnerkrankungen gehören multiple Sklerose, Schädelbrüche, epileptische Anfälle, Infektionen und Tumore (vor allem solche, die an oder in der Nähe der Hirnbasis wachsen). Da die Fähigkeit des Körpers, das Gleichgewicht zu halten, auf optischen Eindrücken beruht, kann ein schlechtes Sehvermögen, insbesondere Doppeltsehen, einen Verlust des Gleichgewichts bewirken.

Älteren Menschen oder Personen, die Medikamente gegen Herzbeschwerden oder Bluthochdruck einnehmen, kann schwindlig oder schwarz vor den Augen werden, wenn sie schnell aufstehen. Diese Art Schwindel kommt durch einen kurzen Abfall des Blutdrucks (orthostatische Hypotonie) zustande ▲, der gewöhnlich nur wenige Sekunden dauert und sich manchmal durch langsames Aufstehen oder Stützstrümpfe vermeiden läßt.

Diagnose

Bevor der Arzt den Schwindel behandeln kann, muß er dessen charakteristische Merkmale und die Ursache erkennen. Ist das Problem der unkoordinierte Gang, Mattigkeit, echter Schwindel oder etwas anderes? Liegt es am Innenohr oder an etwas anderem? Einzelheiten darüber, wann der Schwindel eingesetzt und wie lange er angehalten hat, was ihn ausgelöst hat und wodurch er besser wurde und welche anderen Symptome – Kopfschmerzen, Taubheit, Ohrgeräusche oder Schwäche in den Gliedmaßen – aufgetreten sind, können dazu beitragen, das Problem einzukreisen. In den meisten Fällen handelt es sich nicht um echten Schwindel, und der Schwindel ist kein Zeichen für eine ernste Erkrankung.

Die Augenbewegungen des Patienten können dem Arzt wichtige Hinweise liefern. Auffällige Augenbewegungen deuten auf eine mögliche Fehlfunktion des Innenohrs oder der Nervenbahnen zum Gehirn hin. Augenzittern (Nystagmus) bezeichnet ein unwillkürliches Hin- und Herflattern der Augen, so als ob man verfolgen würde, wie ein Tischtennisball schnell von links nach rechts oder unten nach oben springt. Da die Richtung der Augenbewegung für die Diagnose von Bedeutung sein kann, versucht der Arzt unter Umständen einen Nystagmus auszulösen, indem er unvermittelt den Kopf des Patienten bewegt oder einige Tropfen kalten Wassers in den Gehörgang einführt. Das Gleichgewicht läßt sich prüfen, indem man den Patienten bittet, erst ruhig zu stehen und dann auf einer geraden Linie zu gehen, zunächst mit offenen, dann mit geschlossenen Augen.

Bestimmte Untersuchungen können dazu beitragen, die Ursache von Benommenheit und Schwindel aufzuklären. Bei Hörtests werden oft Erkrankungen der Ohren entdeckt, die sowohl das Gehör als auch das Gleichgewicht beeinträchtigen. Mögliche weitere Untersuchungen sind Röntgenaufnahmen, Computer- (CT) oder Kernspintomographien (NMR) des Kopfes. Mit diesen Verfahren kann man feststellen, ob Knochendefekte vorliegen oder ein Tumor auf einen Nerv drückt. Besteht der Verdacht auf eine Infektion, wird man vielleicht Flüssigkeit aus den Ohren oder den Nasennebenhöhlen entnehmen oder mittels einer Lumbalpunktion etwas Rückenmarkflüssigkeit abnehmen. Vermutet der Arzt, daß das Gehirn unzureichend durchblutet ist, veranlaßt er möglicherweise eine Angiographie (dabei wird ein Kontrastmittel in den Blutkreislauf gespritzt und dann geröntgt, um Hindernisse in den Blutgefäßen aufzuspüren). ■

Behandlung

Die Behandlung hängt von der zugrunde liegenden Ursache des Schwindels ab. Medikamente, die leichten Schwindel beseitigen, sind Meclozin, Dimenhydrinat, Perphenazin und Scopolamin. Scopolamin hilft besonders gut bei Reisekrankheit und kann in Form eines Pflasters, das mehrere Tage wirkt, hinter das Ohr geklebt werden. All diese Mittel können, vor allem ältere Menschen, schläfrig machen. Bei dem Scopolaminpflaster ist die Schläfrigkeit meist am geringsten.

Gutartiger Lagerungsschwindel

Der gutartige, schubweise auftretende Lagerungsschwindel ist eine häufige Störung, bei der plötzlich Schwindel von weniger als einer Minute Dauer einsetzt. Auslöser ist meist eine Änderung der Lage des Kopfes – wie sie auftritt, wenn man sich hinlegt, aufsteht, sich im Bett umdreht oder den Kopf nach hinten legt, um hochzusehen. Offenbar sind Kalziumablagerungen in einem der Bogengänge im Innenohr, die die Körperposition wahrnehmen, die Ursache.

Diese Form des Schwindels kann bedrohlich wirken, ist jedoch harmlos und gibt sich meist innerhalb von Wochen oder Monaten von selbst. Der Arzt kann dem Betroffenen bestimmte Übungen zeigen, die dazu führen, daß die Ablagerungen allmählich an Stellen transportiert werden, wo sie keinen Schwindel auslösen. Die Betroffenen leiden nicht unter Hörverlust oder Ohrgeräuschen.

▲ Siehe Seite 106
■ Siehe Seite 283

Schlafstörungen

Unter Schlafstörungen versteht man Schwierigkeiten ein- oder durchzuschlafen, Veränderungen der Schlafdauer oder auffälliges Verhalten im Schlaf, wie nächtliches Aufschrecken oder Schlafwandeln.

Der Schlaf ist für Überleben und Gesundheit notwendig. Warum er aber erforderlich ist und wie der Mensch im einzelnen von ihm profitiert, ist nicht genau bekannt. Das individuelle Schlafbedürfnis schwankt erheblich; manche gesunde Erwachsene kommen mit nur vier Stunden Schlaf aus, während andere täglich neun Stunden benötigen. Die Mehrzahl schläft in der Nacht, aber viele Menschen müssen aufgrund ihrer Arbeitszeiten tagsüber schlafen. Daß sie unter Schlafstörungen leiden, ist nicht verwunderlich. Doch auch viele andere Menschen leiden darunter.

Wie lange jemand schläft und wie erholt er sich nach dem Aufwachen fühlt, ist von einer Reihe von Faktoren abhängig, u. a. Aufregung oder Sorgen. Auch Medikamente können eine Rolle spielen, da manche Mittel müde machen und andere das Schlafen erschweren. Sogar einige Nahrungsbestandteile, wie Koffein, scharfe Gewürze und der Geschmacksverstärker Natriumglutamat, können sich auf den Schlaf auswirken.

Schlaf ist kein gleichförmiger Zustand, sondern gliedert sich in mehrere charakteristische Stadien, die normalerweise fünf- bis sechsmal pro Nacht durchlaufen werden. Der Schlaf beginnt im Stadium 1 (leichter Schlaf, der Schlafende kann ohne große Mühe geweckt werden) und schreitet bis zu Stadium 4 fort (tiefster Schlaf, der Schlafende läßt sich nur schwer aufwecken). In Stadium 4 ist die Muskulatur erschlafft, ist der Blutdruck am weitesten abgesunken und Atem- und Herzfrequenz sind am geringsten. Neben diesen vier Schlafstadien treten Schlafphasen auf, die durch rasche Augenbewegungen und andere Verhaltensweisen gekennzeichnet sind und REM-Phasen (engl.: rapid eye movement) genannt werden. Während des REM-Schlafes ist die elektrische Aktivität im Gehirn außergewöhnlich hoch und erinnert in gewisser Weise an den Wachzustand. Die Augenbewegungen und die Veränderungen der Hirnwellen, die im REM-Schlaf auftreten, lassen sich in einem Elektroenzephalogramm (EEG) aufzeichnen.

In den REM-Phasen nimmt die Zahl und die Tiefe der Atemzüge zu, die Muskeln sind jedoch völlig entspannt – mehr noch als in den tiefsten Stadien des Non-REM-Schlafes. Träume treten überwiegend in REM-Phasen und im Stadium 3 auf. Schlafwandeln, nächtliches Aufschrecken und Sprechen im Schlaf dagegen in den Stadien 3 und 4. In einem normalen Nachtschlaf folgen die REM-Phasen jeweils unmittelbar auf die fünf oder sechs Zyklen des vierstufigen Non-REM-Schlafes, sie können aber auch in jedem beliebigen Schlafstadium auftreten.

Schlaflosigkeit

Schlaflosigkeit (Insomnie) bezeichnet die Schwierigkeit, ein- oder durchzuschlafen, oder eine Störung im Schlafablauf, die dazu führt, daß sich die Betroffenen beim Aufwachen nicht ausgeschlafen fühlen.

Die Schlaflosigkeit an sich ist keine Krankheit, sondern ein Symptom, das auf verschiedenen Ursachen beruhen kann, u. a. körperlichen oder seelischen Störungen oder der Einnahme bestimmter Medikamente. Schwierigkeiten beim Einschlafen kommen sowohl bei jungen als auch bei alten Menschen vor; sie treten oft bei Störungen des seelischen Gleichgewichts auf, z. B. bei Sorgen, Nervosität, De-

Durchschnittliches Schlafbedürfnis pro Tag

Alter	Gesamtdauer in Stunden	REM-Schlaf (Prozent der Gesamtdauer)	Stadium 4 (Prozent der Gesamtdauer)
Neugeborene	13 bis 17	50%	25%
2 Jahre	9 bis 13	30 bis 35%	25 %
10 Jahre	10 bis 11	25%	25 bis 30%
16 bis 65 Jahre	6 bis 9	25%	25%
Über 65 Jahre	6 bis 8	20 bis 25%	0 bis 10%

Schlafbedürfnis

Im Schlaf werden normalerweise fünf- bis sechsmal pro Nacht verschiedene Stadien durchlaufen. Der Tiefschlaf (Stadien 3 und 4) nimmt relativ wenig Zeit ein. Im Laufe der Nacht treten immer häufiger und länger REM-Phasen auf, die aber wiederholt von kurzen Phasen leichten Schlafs (Stadium 1) unterbrochen werden. Kurze Aufwachphasen verteilen sich über die gesamte Nacht.

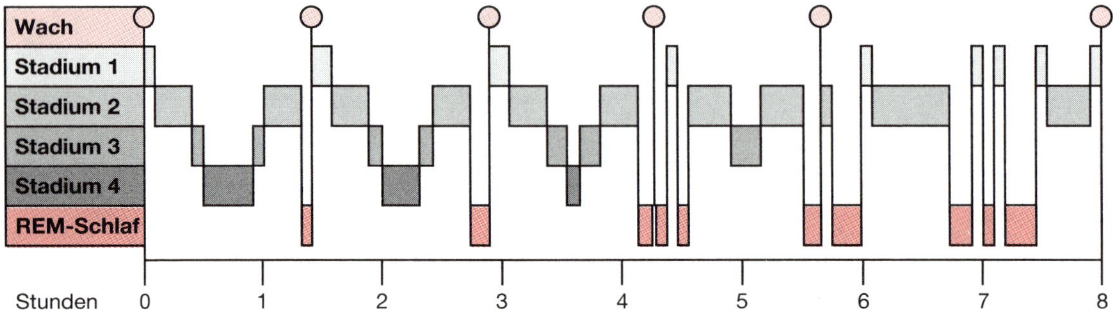

pression oder Angst. Manchmal finden die Betroffenen einfach nur deswegen schwer in den Schlaf, weil Körper und Gehirn nicht müde genug sind.

Mit zunehmenden Alter schlafen die meisten Menschen weniger. Auch die Schlafphasen verändern sich: Das Stadium 4 wird kürzer und verschwindet möglicherweise völlig, und in allen Stadien wachen die Personen häufiger auf. Diese Veränderungen sind zwar normal, führen aber bei älteren Menschen oft zu dem Eindruck, sie bekämen nicht genug Schlaf. Es liegen aber keine Anhaltspunkte dafür vor, daß gesunde ältere Menschen genauso viel Schlaf brauchen wie jüngere oder daß sie Schlafmittel benötigen, um diese normalen, altersbedingten Veränderungen zu beseitigen.

Ein frühmorgendliches Aufwachen ist unter älteren Menschen verbreitet. Manche Menschen schlafen ganz normal ein, wachen aber einige Stunden später wieder auf und können nicht ohne weiteres wieder einschlafen. Manchmal fallen sie immer wieder kurz in einen unruhigen, unbefriedigenden Schlaf. Frühmorgendliches Aufwachen kann bei Menschen jeden Alters ein Zeichen für eine Depression sein.

Wenn der Schlaf-Wach-Rhythmus durcheinandergeraten ist, kann **Schlafrhythmusumkehr** die Folge sein. Die Betroffenen schlafen dann zur falschen Tageszeit ein und können nicht schlafen, wenn sie eigentlich sollten. Solche Störungen treten oft bei Flugeisen in andere Zeitzonen auf (sogenannter Jet-Lag, vor allem bei Reisen von Ost nach West), bei unregelmäßiger Nachtarbeit, häufigem Wechsel der Arbeitszeiten oder Alkoholmißbrauch. Manchmal handelt es sich auch um die Nebenwirkung eines Medikaments. Schäden an der »inneren Uhr« im Gehirn (z. B. durch Gehirnentzündung, Schlaganfall oder Alzheimer-Krankheit) können ebenfalls den Schlafrhythmus stören.

Diagnose

Um eine Schlafstörung festzustellen, beurteilt der Arzt den Schlafrhythmus des Patienten, die Einnahme von Medikamenten, Alkohol und Drogen, das Ausmaß an psychischem Streß, die gesundheitliche Vorgeschichte und den Grad der körperlichen Aktivität. Manche Menschen benötigen weniger Schlaf als andere, daher ist die Diagnose an den Bedürfnissen des einzelnen ausgerichtet. Der Arzt stuft die Störung entweder als primäre Schlaflosigkeit ein, einen Zustand, der seit langem besteht und wenig oder gar keinen Zusammenhang mit Streß oder den Lebensumständen zeigt, oder als sekundäre Schlaflosigkeit, die durch Schmerzen, Sorgen, Medikamente, Depressionen oder außergewöhnlichen Streß bedingt ist.

Behandlung

Die Behandlung der Schlaflosigkeit richtet sich nach ihrer Ursache und dem Schweregrad. Ältere Menschen, die altersbedingt nicht mehr so gut oder so viel wie zuvor schlafen, müssen in der Regel nicht behandelt werden, weil es sich um natürliche Veränderungen handelt. Da die Gesamtschlafdauer mit zunehmendem Alter meist abnimmt, hilft es älteren Menschen oft, später zu Bett zu gehen oder früher aufzustehen. Den Betroffenen kann es auch gut tun, eine Stunde vor dem Zubettgehen mit Ruhe und Entspannung zu verbringen und eine dem Schlaf för-

Schlafmittel: Nicht ganz ungefährlich

Schlafmittel (Beruhigungsmittel, Tranquilizer, angstlösende Mittel) gehören zu den gebräuchlichsten Medikamenten. Die meisten sind zwar für den Körper kaum gefährlich, doch von allen kann man schon nach zwei bis drei Wochen abhängig werden – auch ohne kontinuierlich die Dosis steigern zu müssen. Beim Absetzen dieser Mittel sind dann Entzugserscheinungen möglich. Werden Schlafmittel länger als ein paar Tage eingenommen und dann abgesetzt, kann die Schlafstörung schlimmer als zuvor wieder auftreten (Entzugsschlaflosigkeit oder Rebound-Phänomen) und die Ängstlichkeit verstärkt sein. Daher wird empfohlen, Schlafmittel nur kurze Zeit einzunehmen und die Dosis langsam herabzusetzen; bis zum völligen Absetzen können mehrere Wochen vergehen.

Die Mehrzahl der Schlafmittel ist verschreibungspflichtig, da sie eine Gewöhnung oder gar eine Abhängigkeit bewirken können und die Gefahr einer Überdosierung besteht. Bei älteren Menschen und bei Personen mit Atemproblemen ist besondere Vorsicht geboten, da Schlafmittel die Zentren im Gehirn beeinträchtigen, die die Atmung kontrollieren. Außerdem vermindern die Mittel die Wachheit und Aufmerksamkeit am Tag, so daß Auto fahren und das Bedienen von Maschinen riskant sind. Bei gleichzeitigem Alkoholkonsum oder gleichzeitiger Einnahme von anderen schlaffördernden Mitteln, Betäubungsmitteln, Antihistaminika oder Mitteln gegen Depressionen sind diese Gefahren besonders groß. All diese Mittel können benommen machen und die Atmung dämpfen, und miteinander kombiniert sind die Wirkungen dieser Mittel noch gefährlicher.

Die gebräuchlichsten und sichersten Schlafmittel sind **Benzodiazepine.** Sie beeinflussen den REM-Schlaf und damit die Traumphasen kaum. Einige Benzodiazepine bleiben länger im Körper als andere. Ältere Menschen, die Medikamente nicht mehr so rasch verarbeiten und ausscheiden wie jüngere, sind eher von Nebenwirkungen, wie Müdigkeit am Tag, undeutlicher Aussprache und Stürzen, betroffen. Ihnen sollten daher möglichst keine langwirkenden Benzodiazepine wie Flurazepam, Chlordiazepoxid und Diazepam verschrieben werden.

Barbiturate, früher die gebräuchlichsten Schlafmittel, heute als solche aber nicht mehr im Handel, und **Meprobamat** sind nicht so sicher wie Benzodiazepine. **Chloralhydrat** ist zwar relativ sicher, aber weit weniger verbreitet.

Einige **Antidepressiva** (Mittel gegen Depressionen), Amitriptylin beispielsweise, können helfen, wenn die Schlaflosigkeit durch eine Depression bedingt ist oder frühmorgendliches Aufwachen durch Panikattacken ausgelöst wird. Vor allem bei älteren Menschen können jedoch unerwartete Nebenwirkungen auftreten.

Diphenhydramin und **Dimenhydrinat** sind rezeptfreie Arzneistoffe, die eigentlich bei Allergien bzw. Erbrechen eingesetzt werden. Da sie aber müde machen, kann man mit ihnen leichte, gelegentliche Schlafstörungen behandeln. Aber auch sie können Störwirkungen haben.

derliche Atmosphäre zu schaffen. Das Schlafzimmer sollte deshalb nur schwach beleuchtet, möglichst ruhig und angenehm temperiert sein.

Falls die Schlaflosigkeit durch emotionalen Streß verursacht wird, ist eine Behandlung mit dem Ziel, den Streß abzubauen, sinnvoller als die Einnahme von Schlafmitteln. Tritt die Schlaflosigkeit im Rahmen einer Depression auf, sollte ein Arzt die Störung eingehend untersuchen und behandeln. Einige Mittel gegen Depressionen fördern den Schlaf, da sie beruhigend wirken.

Wenn die Schlaflosigkeit die normale Lebensführung und das Wohlbefinden der Betroffenen beeinträchtigt, kann die vorübergehende Einnahme von Schlafmitteln Erleichterung schaffen.

Schlafsucht

Die Schlafsucht (Hypersomnie) ist eine Zunahme der Schlafdauer um etwa ein Viertel gegenüber der Zeit, die der Betroffene gewöhnlich schläft.

Die Schlafsucht kommt seltener vor als Schlaflosigkeit, kann aber unter Umständen ein Zeichen für eine schwere Krankheit sein. Vorübergehend können auch Gesunde für wenige Tage oder Nächte ein vermehrtes Schlafbedürfnis haben, wenn sie eine gewisse Zeit lang viel zu wenig geschlafen haben oder sich ungewöhnlich stark körperlich verausgabt haben. Hält die Schlafsucht länger als ein paar Tage an, kann sie ein Symptom für eine psychische Störung sein, wie ausgeprägte Ängstlichkeit oder Depressionen, oder auf übermäßigen Gebrauch von Schlafmitteln, auf Sauerstoffmangel und einen Anstieg von Kohlendioxid im Körper aufgrund einer Schlafapnoe oder auf eine Gehirnerkrankung zurückzuführen sein. Wenn eine chronische Schlafsucht in jungen Jahren begonnen hat, kann sie ein Zeichen für eine Narkolepsie sein.

Hat die übermäßige Schläfrigkeit erst kürzlich und plötzlich eingesetzt, fragt der Arzt den Betroffenen nach seiner Stimmung, nach seiner Kenntnis über aktuelle Ereignisse und nach eingenommenen Medikamenten. Da die Ursache eine körperliche Erkrankung sein kann, untersucht er Herz, Lunge und Leber; Labortests können die Diagnose bestätigen. Eine erst seit kurzem bestehende Schlafsucht, die sich nicht auf eine Krankheit oder auf Medikamentenmißbrauch zurückführen läßt, kann von einer psychischen Störung (z. B. einer Depression) oder einer neurologischen Erkrankung (z. B. einer Gehirn- oder Hirnhautentzündung oder einem Tumor im Schädel) ausgelöst sein. Eine neurologische Untersuchung kann Depressionen, Gedächtnisstörungen oder andere neurologische Auffälligkeiten aufdecken. Wenn Zeichen einer neurologischen Störung vorliegen, wird eine Computer- oder Kernspintomographie veranlaßt und der Patient an einen Neurologen überwiesen.

Narkolepsie

Die Narkolepsie ist eine seltene Schlafstörung, die sich durch wiederholte, nicht unterdrückbare Schlafanfälle in den Wachzeiten sowie einen Verlust des Muskeltonus, Schlaflähmung und Halluzinationen auszeichnet.

Die Ursache der Schlafanfälle ist unbekannt, da die Störung aber familiär gehäuft auftritt, vermutet man eine erbliche Veranlagung. Die Narkolepsie zieht zwar keine schwerwiegenden gesundheitlichen Folgen nach sich, kann aber beängstigend sein und die Gefahr von Unfällen erhöhen.

Symptome

Die Symptome setzen gewöhnlich erstmals bei gesunden Jugendlichen oder Erwachsenen ein. Den Betroffenen überkommt plötzlich ein Anfall von Schläfrigkeit, der sich nicht unterdrücken läßt und jederzeit auftreten kann. Der Betroffene kann sich nur kurz gegen das Einschlafen wehren, läßt sich aber während des Schlafanfalls leicht aufwecken. An einem oder wenigen Tagen können viele oder nur wenige dieser Anfälle auftreten, die höchstens eine Stunde andauern. Am häufigsten kommt es in eintönigen Situationen, wie langweiligen Besprechungen oder langen Autobahnfahrten, zu Schlafanfällen. Nach dem Aufwachen fühlt sich der Betroffene vielleicht zunächst erholt, schläft möglicherweise aber bereits wenige Minuten später wieder ein.

Wer unter Schlafanfällen leidet, kann auf plötzliche Gefühlsregungen, wie Zorn, Angst, Freude, Lachen oder Überraschung, mit flüchtigen Lähmungserscheinungen reagieren, ohne dabei das Bewußtsein zu verlieren (diesen Zustand nennt man **Kataplexie**). Der Betroffene wird kraftlos, läßt etwas fallen oder fällt selbst hin. Außerdem können gelegentlich **Schlaflähmungen** auftreten; dabei hat der Betroffene direkt nach dem Einschlafen oder beim Aufwachen den Wunsch, sich zu bewegen, ist dazu aber nicht in der Lage – eine unter Umständen erschreckende Erfahrung. Nach dem Einschlafen oder seltener beim Aufwachen können lebhafte **Halluzinationen** vorkommen, bei denen der Betroffene Dinge sieht oder hört, die gar nicht da sind. Die Halluzinationen ähneln normalen Träumen, sind aber intensiver. Nur etwa zehn Prozent aller Menschen, die von Narkolepsie betroffen sind, haben all diese Symptome, die meisten haben nur einige davon.

Diagnose

Die Diagnose basiert zwar auf den Symptomen, aber deshalb leidet nicht unbedingt jeder, der ähnliche Symptome hat, unter Narkolepsie. Kataplexie, Schlaflähmungen und Halluzinationen sind bei kleinen Kindern weit verbreitet und treten gelegentlich auch bei ansonsten gesunden Erwachsenen auf. Wenn sich der Arzt bei seiner Diagnose nicht sicher ist, überweist er den Patienten möglicherweise an ein Schlaflabor. Mit einem Elektroenzephalogramm, einer Aufzeichnung der Gehirnströme, läßt sich nachweisen, ob beim Einschlafen Schlafmuster auftreten, die für REM-Phasen typisch sind. Im Gehirn von Narkolepsiepatienten hat man keine strukturellen Veränderungen entdeckt, auch Blutuntersuchungen zeigen keine Auffälligkeiten.

Behandlung

Anregende Mittel wie Adrenalin oder Methylphenidat können gegen Schlafanfälle helfen. Die Dosis muß sehr exakt eingestellt werden, um Nebenwirkungen wie Nervosität, Überaktivität oder Gewichtsabnahme zu verhindern, daher überwacht der Arzt den Patienten zu Beginn der medikamentösen Therapie besonders genau. Imipramin, ein Mittel gegen Depressionen, lindert die Kataplexie.

Schlafapnoesyndrom

Unter dem Begriff Schlafapnoesyndrom faßt man eine Reihe von ernsten Schlafstörungen zusammen, bei denen es im Schlaf wiederholt zum Atemstillstand (Apnoe) kommt. Dieser dauert so lange, daß der Sauerstoffgehalt in Blut und Gehirn bedrohlich ab- und der Kohlendioxidgehalt im Blut zunimmt.

Man unterscheidet zwischen einer obstruktiven und einer zentralen Schlafapnoe. Eine **obstruktive Schlaf-**

apnoe wird durch ein Hindernis im Rachen oder in den oberen Luftwegen verursacht. Eine **zentrale Schlafapnoe** beruht auf einer Fehlfunktion in dem Teil des Gehirns, der die Atmung kontrolliert. Bei der obstruktiven Form führt die Kombination von niedrigem Sauerstoff- und hohem Kohlendioxidgehalt im Blut gelegentlich dazu, daß das Gehirn nicht mehr so empfindlich auf diese Abweichungen reagiert, so daß Elemente einer zentralen Schlafapnoe hinzukommen.

Gewöhnlich sind übergewichtige Männer, die meist auf dem Rücken schlafen, von der obstruktiven Schlafapnoe betroffen. Bei Frauen kommt die Störung wesentlich seltener vor. Durch das Übergewicht verengen sich, möglicherweise zusammen mit dem Altern des Gewebes und anderen Faktoren, die oberen Luftwege. Rauchen, reichlicher Alkoholkonsum und Lungenkrankheiten, z. B. ein Emphysem, bringen ein erhöhtes Risiko für eine obstruktive Schlafapnoe. Eine Veranlagung für Schlafapnoen – ein verengter Rachenraum und enge obere Luftwege – ist möglicherweise erblich und betrifft mehrere Mitglieder einer Familie.

Symptome

Da die Symptome im Schlaf auftreten, muß sie jemand beschreiben, der den Betroffenen im Schlaf beobachtet. Das häufigste Symptom ist Schnarchen, wobei der Betroffene keucht, nach Luft schnappt, eine beängstigend lange Zeit zu atmen aufhört und dann plötzlich aufschreckt. In schweren Fällen haben die Betroffenen sowohl nachts als auch tagsüber im Schlaf wiederholt obstruktiv bedingte Erstickungsanfälle. Im Laufe der Zeit beeinträchtigen diese Vorkommnisse die Arbeitsleistung, und die Gefahr von Komplikationen steigt. Kommt es über längere Zeit zu Schlafapnoen, können Kopfschmerzen, übermäßige Müdigkeit am Tag und eine verlangsamte Auffassungsgabe die Folge sein und schließlich erhöhter Blutdruck, Herzversagen und Ateminsuffizienz.

Diagnose

In frühen Stadien werden Schlafapnoen oft anhand der Aussagen des Partners diagnostiziert. In einer Schlafklinik kann die Diagnose überprüft und der Schweregrad der Störung eingeschätzt werden. Eine derartige Schlafanalyse erlaubt auch eine Unterscheidung zwischen obstruktiver und zentraler Schlafapnoe.

Behandlung

Bei obstruktiven Schlafapnoen sollten die Betroffenen zuallererst mit dem Rauchen aufhören, ihren Alkoholkonsum stark einschränken und abnehmen. Starke Schnarcher und Menschen, die oft im Schlaf um Luft ringen, sollten keine Schlafmittel, Tranquilizer und andere Beruhigungsmittel einnehmen. Bei zentralen Schlafapnoen hilft in der Regel der Einsatz einer künstlichen Atemhilfe im Schlaf. Schnarchern wird geraten, auf der Seite oder auf dem Bauch zu schlafen.

Beseitigen diese einfachen Maßnahmen die Schlafapnoen nicht, kann man eine Apparatur ausprobieren, die wie eine Sauerstoffmaske getragen wird und ständig eine Mischung von Luft und Sauerstoff mit leichtem Druck in die Nase einführt. Diese Form der Luftzufuhr nennt man CPAP (engl.: continuous positive airway pressure, dt.: konti-

Die Wissenschaft wacht über Schlafstörungen

Schlafkliniken untersuchen, diagnostizieren und behandeln alle möglichen Schlafstörungen. Bei folgenden Symptomen kann die Einweisung in ein solches Schlaflabor sinnvoll sein:

- Schlaflosigkeit
- Abhängigkeit von Schlafmitteln
- Hypersomnie
- Starkes Schnarchen oder nach Luft ringen
- Alpträume
- Ein Beobachtern zufolge auffälliger Schlaf

Eine erste Untersuchung in der Schlafklinik umfaßt vielleicht das folgende:

- Fragen nach dem früheren und dem jetzigen Schlafrhythmus, oft auch das Führen eines Schlaftagebuchs
- Fragen nach der allgemeinen gesundheitlichen Vorgeschichte
- Körperliche Untersuchung
- Blutuntersuchungen
- Schlafuntersuchung in der Klinik

Zwei Beispiele für solche Schlaftests sind die Übernacht-Polysomnographie und ein Mehrfachschlafphasentest. Bei einer **Übernacht-Polysomnographie** verbringt der Betroffene eine Nacht in der Schlafklinik, wobei Elektroden die Schlafstadien aufzeichnen und weitere physiologische Parameter messen. Mit diesem Test lassen sich Schlafapnoen und Störungen der Motorik im Schlaf begutachten. Bei einem **Mehrfachschlafphasentest** bleibt der Betroffene tagsüber in der Schlafklinik und macht in Abständen ein »Nickerchen«. Auf diese Weise untersucht man tagsüber auftretende Schläfrigkeit, vor allem bei Narkolepsie. Mittlerweile gibt es auch Geräte, die zu Hause getragen werden können, so daß ein tagelanger Aufenthalt in der Schlafklinik nicht mehr notwendig ist.

nuierlicher positiver Atemwegdruck); sie bewirkt, daß die Atemwege offen bleiben, und unterstützt die normale Atmung. Mit Ausnahme von Alkoholikern gewöhnen sich die meisten Menschen rasch an diese Geräte.

Nur sehr selten wird bei Menschen, die unter schweren Schlafapnoen leiden, ein Luftröhrenschnitt (Tracheotomie) erforderlich. Gelegentlich werden andere Eingriffe durchgeführt, um die oberen Luftwege zu weiten und das Problem zu beseitigen. Solche drastischen Maßnahmen sind aber nur äußerst selten nötig und werden gewöhnlich von einem Spezialisten vorgenommen.

Parasomnie

Als Parasomnie bezeichnet man lebhafte Träume und körperliche Aktivitäten im Schlaf.

Vor allem Kinder, seltener auch Erwachsene bewegen sich unbewußt und ohne sich daran zu erinnern im Schlaf. Kurz vor dem Einschlafen treten bei fast allen Menschen gelegentlich einzelne, kurze, unwillkürliche Zuckungen im ganzen Körper auf. Manche Menschen haben auch Schlaflähmungen oder kurze Halluzinationen. Im Schlaf bewegt man normalerweise ab und an ruckartig die Beine; einige Erwachsene knirschen heftig mit den Zähnen, bewegen sich in gewissen Abständen oder haben Alpträume. Schlafwandeln, rhythmisches Kopfanschlagen, nächtliches Aufschrecken und Alpträume kommen bei Kindern häufiger vor, die sehr darunter leiden können. Epileptische Anfälle im Schlaf können in jedem Alter auftreten.

Unruhige Beine (Restless legs Syndrom) sind eine relativ verbreitete Erscheinung, die oft kurz vor dem Einschlafen auftritt, vor allem bei Menschen über 50. Besonders in Streßsituationen leiden die Betroffenen unter undeutlichen, unangenehmen Empfindungen (z. B. Kribbeln) in den Beinen, die mit spontanen unkontrollierbaren Beinbewegungen einhergehen. Die Ursache ist unklar, aber ein Drittel der Patienten ist familiär vorbelastet. Die Erscheinung kann mit Benzodiazepinen behandelt werden.

Nächtliches Aufschrecken sind beängstigende Episoden, in denen jemand schreit, um sich schlägt und oft auch schlafwandelt. Solche Episoden kommen in der Regel in den Non-REM-Phasen des Schlafes vor. Eine Behandlung mit Benzodiazepinen, z. B. mit Bromazepam, kann unter Umständen sinnvoll sein.

Alpträume sind lebhafte, beängstigende Träume, die Kinder und Erwachsene haben können. Nach dem Traum schreckt der Betroffene hoch. Alpträume treten in REM-Phasen auf. Bei Streß, Fieber, Übermüdung oder nach Alkoholkonsum sind sie häufiger. Es gibt keine spezifische Behandlung.

Schlafwandeln (Somnambulismus), ein verbreitetes Phänomen bei älteren Kindern und Jugendlichen, ist ein Herumlaufen in einem halb schlafenden Zustand, ohne daß sich derjenige dessen bewußt ist. Beim Schlafwandeln träumen die Betroffenen nicht – die Gehirnaktivität in diesem Zustand ist zwar nicht normal, deutet aber eher auf einen Wachzustand als auf Schlaf hin. Der Schlafwandelnde kann ununterbrochen vor sich hin murmeln und sich verletzen, wenn er gegen ein Hindernis läuft. Die meisten erinnern sich nicht an ihr Schlafwandeln.

Für diese Schlafstörung gibt es keine spezifische Behandlung, man kann den Schlafwandelnden jedoch vorsichtig zurück ins Bett führen. Manchmal hilft es, im Schlafzimmer oder auf dem Flur ein Licht anzulassen. Es ist nicht ratsam, den Schlafwandelnden mit Gewalt aufzuwecken, da er möglicherweise sehr verärgert reagiert. Hindernisse und zerbrechliche Gegenstände, auf die der Betroffene auf seinem nächtlichen Weg stoßen könnte, sollte man entfernen, Außentüren und niedrige Fenster sollten fest verschlossen sein.

KAPITEL 65

Muskelschwäche

Muskelschwäche ist ein verbreitetes Problem, der Begriff hat aber oft für verschiedene Menschen eine unterschiedliche Bedeutung. Einige verstehen darunter einfach ein Gefühl der Müdigkeit und Erschöpfung. Bei einer echten Muskelschwäche läßt sich jedoch trotz größter Bemühungen die normale Muskelstärke nicht erreichen. Die Schwäche kann den ganzen Körper betreffen oder sich auf einen Arm, ein Bein oder sogar auf nur eine Hand oder einen Finger beschränken. Auslöser können Störungen der Muskulatur, der Sehnen, Knochen oder Gelenke sein, am häufigsten liegt die Ursache aber im Nervensystem. Manchmal tritt eine Muskelschwäche im Anschluß an eine Phase des Krankseins auf, und oft bringt sie der Alterungsprozeß mit sich.

Ursachen für Muskelschwäche

Zugrundeliegende Störung	Beispiel	Wichtigste Folgen
Hirnschäden	Schlaganfall oder Tumor	Schwäche oder Lähmung auf der Körperseite, die der geschädigten Gehirnhälfte gegenüberliegt. Sprache, Schlucken, Persönlichkeit und Denkvermögen können beeinträchtigt sein
Rückenmarkschäden	Verletzungen im Nacken oder Rücken, Rückenmarktumore, Verengungen des Rückenmarkkanals, Querschnittmyelitis	Schwäche oder Lähmung der Arme und Beine unterhalb der Schadenstelle, zunehmender Verlust der Empfindung unterhalb der Schadenstelle, Rückenschmerzen. Darm, Blase und sexuelle Funktionen können gestört sein
Degeneration von Nerven im Rückenmark	Amyotrophische Lateralsklerose	Zunehmender Verlust von Muskelmasse und -kraft, aber keine Empfindungsstörungen
Schäden an Spinalwurzeln	Bandscheibenvorfall im Nacken oder unteren Rückgrat	Nackenschmerzen oder Schwäche und Taubheit in einem Arm, Schmerzen im unteren Rücken, die bis ins Bein schießen (Ischias), und Schwäche oder Taubheit in den Beinen
Schäden an einem einzelnen Nerv (Mononeuropathie)	Diabetische Neuropathie, örtlicher Druck	Schwäche oder Lähmung von Muskeln und Empfindungsstörungen in dem von dem verletzten Nerv versorgten Gebiet
Schäden an mehreren Nerven (Polyneuropathie)	Diabetes, Guillain-Barré-Syndrom, Folsäuremangel, Alkoholsucht, verschiedene Stoffwechselerkrankungen	Schwäche oder Lähmung von Muskeln und Empfindungsstörungen in den von den betroffenen Nerven versorgten Gebieten
Elektrolytstörungen	Zu wenig Kalium durch Diuretikaeinnahme	Muskelschwäche, Verstopfung
Hormonstörung	Zu hoher Kortisolspiegel durch Cushing-Erkrankung, zu hoher Schilddrüsenhormonspiegel bei Schilddrüsenüberfunktion	Muskelschwäche
Störung an den neuromuskulären Verbindungen	Myasthenia gravis, Pfeilgifte (Curare), Lambert-Eaton-Syndrom, Insektizidvergiftung	Lähmung oder Schwäche vieler Muskeln
Muskelerkrankung	Duchenne-Muskeldystrophie Infektionen oder Entzündungen (akute virale Myositis, Polymyositis)	Fortschreitende Muskelschwäche im ganzen Körper Muskeln schmerzen oder sind empfindlich und schwach
Psychische Störungen	Depression, eingebildete Symptome, Hysterie (Konversionsreaktion), Fibromyalgie	Klagen über körperliche Schwäche, Lähmung ohne Anzeichen für Nervenschäden

Diagnose

Wenn der Arzt einen Patienten mit Muskelschwäche untersucht, sucht er nach Anhaltspunkten für die Ursache der Störung und versucht herauszufinden, welche Muskeln im einzelnen betroffen und wie stark geschwächt sie sind. Die Muskeln werden systematisch geprüft, gewöhnlich beginnt man mit Gesicht und Nacken, dann folgen die Arme und schließlich die Beine. Ein gesunder Mensch sollte in der Lage sein, die Arme mehrere Minuten lang ausgestreckt zu halten, ohne daß sie herabsinken oder zittern. Ist jemand dazu nicht in der Lage, deutet dies auf eine Schwäche hin. Die Kraft gegen einen Widerstand wird getestet, indem der Patient in eine Richtung zieht oder drückt, während der Arzt dagegen hält.

Muskelfunktionstests, bei denen der Patient verschiedene Übungen absolviert und der Arzt auf etwaige Defizite der beteiligten Muskelgruppen achtet, können ebenfalls Hinweise auf eine Muskelschwäche liefern. Der Arzt prüft dazu beispielsweise, ob der Patient, ohne sich mit den Armen abzustützen, von einem Stuhl aufstehen kann, ob er in die Hocke gehen und wieder hochkommen kann, ob er auf den Zehen und Fersen stehen kann und ob er einen Gegenstand ergreifen kann.

Weiterhin achtet der Arzt auf Anzeichen für einen Muskelschwund (Muskelatrophie), der entweder auf Schäden am Muskel selbst oder an den zugehörigen Nerven beruhen kann. Ein Muskelschwund kann auch auftreten, wenn Muskeln nicht benutzt werden (Inaktivitätsatrophie), z. B. bei längerer Bettlägerigkeit. Eine Vergrößerung von Muskeln (Hypertrophie) ist bei bestimmten Sportarten wie Gewichtheben normal. Eine Hypertrophie kann aber auch ein Zeichen für eine Erkrankung sein, wenn nämlich ein Muskel verstärkt arbeiten muß, um die Schwäche eines anderen auszugleichen. Muskeln können auch dann vergrößert sein, wenn das normale Muskelgewebe durch anderes Gewebe ersetzt wird, wie es bei Amyloidose und bestimmten erblichen Muskelkrankheiten, z. B. der angeborenen Myotonie, der Fall ist.

Bei der Untersuchung prüft der Arzt die Muskeln auf ihre Empfindlichkeit und Beschaffenheit. Normalerweise sind Muskeln fest, aber nicht hart, glatt und nicht knotig. Auch auf auffällige Bewegungen der Muskeln wird geachtet. Kurze, kleine und unregelmäßige Muskelzuckungen, die knapp unter der Haut sichtbar sind (Faszikulationen), deuten meist auf eine Nervenerkrankung hin, treten gelegentlich jedoch auch bei gesunden Menschen auf (vor allem, wenn jemand nervös oder kalt ist) und häufig bei älteren Menschen in der Wadenmuskulatur. Wenn ein Muskel nicht erschlafft (Myotonie), deutet dies darauf hin, daß die Störung eher beim Muskel selbst als bei den Nerven liegt.

Eine eingehende neurologische Untersuchung ist hilfreich, um etwaige Auffälligkeiten bei Empfindung, Koordination, Feinmotorik und den Reflexen aufzuzeigen. ▲ Untersuchungen der Nerven, einschließlich Messungen der Nervenleitungsgeschwindigkeit, dienen dazu herauszufinden, ob die Nerven, die die Muskeln versorgen, richtig funktionieren. Eine Elektromyographie, bei der die elektrische Aktivität der Muskeln aufgezeichnet wird, hilft festzustellen, ob die Muskeln normal arbeiten. Zeigen die Muskeln Auffälligkeiten, läßt sich mit Hilfe einer Elektromyographie unterscheiden, ob es sich primär um eine Nervenstörung oder eine Muskelstörung handelt.

Liegt das Problem bei den Muskeln selbst, führt der Arzt möglicherweise eine Muskelbiopsie durch, bei der eine winzige Probe aus dem Muskel entnommen und unter dem Mikroskop untersucht wird. Mit einer Blutuntersuchung kann die Senkungsgeschwindigkeit der roten Blutkörperchen bestimmt werden, welche im Fall einer Entzündung möglicherweise erhöht ist. Auch der Spiegel eines normalerweise in den Muskeln vorhandenen Enzyms, der Kreatinkinase, das in den Blutkreislauf gelangt, wenn die Muskeln geschädigt sind, läßt sich mit einem Bluttest bestimmen.

Muskelschwächen auf den Grund gehen

Störung der Nerven	**Störung der Muskeln**
Muskeln können schwinden, aber kräftiger sein, als sie aussehen	Muskeln können schwächer sein, als sie aussehen
Muskelzuckungen unter der Haut	Keine Muskelzuckungen unter der Haut
Reflexe können wider Erwarten schlecht sein oder ganz fehlen	Reflexe können vorhanden sein, obwohl die Muskeln sehr schwach sind
Empfindungsstörungen in dem von der Muskelschwäche betroffenen Körperbereich	Wahrnehmung (z. B. von Berührung und Wärme) ist normal, die Muskeln können aber empfindlich sein

▲ Siehe Seite 278

Muskeldystrophien und ähnliche Erkrankungen

Muskeldystrophien sind erbliche Muskelerkrankungen, die zu unterschiedlich stark ausgeprägter Muskelschwäche führen. Myotone Myopathien, Glykogenspeicherkrankheiten und periodische Lähmungen sind ebenfalls angeborene Muskelerkrankungen.

Duchenne- und Becker-Muskeldystrophie

Duchenne- und die Becker-Muskeldystrophie – die häufigsten Muskeldystrophien – sind Erkrankungen, die zu einer Schwäche der rumpfnahen Muskeln führen.

Duchenne- und Becker-Muskeldystrophie werden von verschiedenen Gendefekten verursacht, die beide dasselbe Gen betreffen. Es handelt sich um ein rezessives Gen, das auf dem X-Chromosom liegt. ▲ Frauen können das defekte Gen in ihren Erbanlagen tragen, ohne zu erkranken, da das zweite, gesunde X-Chromosom den Defekt auf dem anderen X-Chromosom ausgleicht. Doch jeder Mann, der das defekte X-Chromosom erbt, erkrankt an Muskeldystrophie.

Den an Duchenne-Muskeldystrophie erkrankten Jungen fehlt das überaus wichtige Muskelprotein **Dystrophin**. Von diesem Eiweiß nimmt man an, daß es notwendig ist, um die Struktur von Muskelzellen aufrechtzuerhalten. Von 100 000 männlichen Neugeborenen leiden 20 bis 30 unter Duchenne-Muskeldystrophie. Bei der Becker-Muskeldystrophie stellt der Körper der betroffenen Jungen zwar Dystrophin her, aber das Eiweiß ist zu groß und arbeitet nicht richtig. Drei von 100 000 männlichen Neugeborenen haben Becker-Muskeldystrophie.

Symptome

Die **Duchenne-Muskeldystrophie** macht sich bei den betroffenen Jungen in der Regel erstmals im Alter von drei bis sieben Jahren durch Schwäche im Becken bemerkbar. Die Muskelschwäche breitet sich später auch auf den Schulterbereich aus und verschlimmert sich zusehends. Mit zunehmender Schwäche vergrößern sich die Muskeln, aber das kranke Muskelgewebe ist schwach. Bei 90 Prozent der betroffenen Jungen vergrößert sich auch der Herzmuskel, arbeitet aber dennoch mit wenig Kraft; die Folge sind Störungen des Herzschlags, die sich bei einer Elektrokardiographie zeigen.

Jungen, die an Duchenne-Muskeldystrophie leiden, haben meist einen watschelnden Gang, fallen oft hin, haben Schwierigkeiten beim Treppensteigen und können nur schwer aus einer sitzenden Position aufstehen. Meist verkürzen sich die Arm- und Beinmuskeln in der Nähe der Gelenke, so daß die Ellenbogen und Knie nicht mehr völlig gestreckt werden können. Im Laufe der Zeit verbiegt sich die Wirbelsäule (Skoliose). Im Alter von zehn oder zwölf Jahren ist die Mehrzahl der Jungen auf einen Rollstuhl angewiesen. Die zunehmende Schwäche macht sie zudem anfällig für Lungenentzündungen und andere Erkrankungen; die meisten sterben vor dem 20. Lebensjahr.

Die Symptome der **Becker-Muskeldystrophie** sind zwar ähnlich, aber weniger schwer. Die ersten Symptome treten erst im Alter von etwa zehn Jahren auf. Mit 16 Jahren sind erst sehr wenige der betroffenen Jungen auf einen Rollstuhl angewiesen, und über 90 Prozent leben mit 20 Jahren noch.

Diagnose

Ärzte vermuten eine Muskeldystrophie, wenn sich bei einem kleinen Jungen eine Muskelschwäche zeigt, die immer schlimmer wird. Man bestimmt dann den Blutspiegel eines bestimmten Enzyms, der Kreatinkinase, das aus den defekten Muskelzellen entweicht und daher in auffallend hoher Konzentration im Blut vorliegt. Ein hoher Kreatinkinasespiegel bedeutet aber nicht zwangsläufig, daß der Betroffene an Muskeldystrophie leidet, da auch andere Muskelerkrankungen den Kreatinkinasespiegel ansteigen lassen.

Um die Diagnose abzusichern, nimmt der Arzt in der Regel eine Muskelbiopsie vor – das heißt, er entnimmt ein winziges Stück Muskelgewebe, um es unter dem Mikroskop zu begutachten. Die mikroskopische Untersuchung zeigt meist totes Gewebe im Muskel und ungewöhnlich lange Muskelfasern. In den späten Stadien der Muskeldystrophie findet man Fett und anderes Gewebe anstelle des abgestorbenen Muskelgewebes. Eine Duchenne-Muskeldystrophie läßt sich mit besonderen Tests eindeutig diagnostizieren; dabei wird eine äußerst niedrige Konzentration an Dystrophineiweiß im Muskel aufgedeckt. Um die Diagnose zu untermauern, können die Muskelfunktion (Elektromyographie) und die Nervenleitung untersucht werden. ■

▲ Siehe Kasten, Seite 11

■ Siehe Seite 284

Behandlung

Weder die Duchennne- noch die Becker-Muskeldystrophie sind heilbar. Um zu verhindern, daß sich Muskeln an den Gelenken dauerhaft verkürzen, sind krankengymnastische Übungen sinnvoll. Manchmal wird eine Operation erforderlich, um steife, schmerzende Muskeln zu entlasten.

Prednison, ein Kortison, wird derzeit auf seine Eignung geprüft, die Muskelschwäche vorübergehend zu lindern. Ebenfalls getestet wird eine Gentherapie, die die Muskeln dazu befähigen würde, Dystrophin herzustellen.

Menschen, in deren Familie Fälle von Duchenne- oder Becker-Muskeldystrophie aufgetreten sind, empfiehlt man bei Kinderwunsch eine genetische Beratung, um zu ermitteln, wie groß das Risiko ist, daß die Anlage für Muskeldystrophie weiter vererbt wird.

Andere Muskeldystrophien

Verschiedene andere, jedoch seltenere Formen von Muskeldystrophie, die alle ebenfalls erblich sind, verursachen eine zunehmende Muskelschwäche.

Die **fazio-skapulohumerale Muskeldystrophie (Landouzy-Déjerine-Syndrom)** wird durch ein autosomaldominantes Gen übertragen▲; das heißt, die Krankheit bricht auch dann aus, wenn nur eines der beiden entscheidenden Gene im Erbgut fehlerhaft ist, und Frauen und Männer sind gleichermaßen betroffen. Die fazio-skapulohumerale Muskeldystrophie beginnt meist im Alter zwischen 7 und 20 Jahren. In jedem Fall sind Gesichts- und Schultermuskulatur beeinträchtigt, so daß die Betroffenen Schwierigkeiten haben, die Arme hochzuheben, zu pfeifen und die Augen fest zu schließen. Bei einigen Erkrankten zeigt sich auch in der Unterschenkelmuskulatur eine Schwäche, so daß sie nur schwer die Füße anwinkeln können und sich eine Spitzfußstellung entwickelt (wobei die Füße herunterhängen). Meist ist die Muskelschwäche bei dieser Muskeldystrophie nicht sehr ausgeprägt, und die Lebenserwartung ist normal.

Gliedergürtelmuskeldystrophien verursachen entweder im Becken **(Leyden-Möbius-Syndrom)** oder im Schulterbereich **(Erb-Lähmung)** eine Muskelschwäche. Diese angeborenen Muskeldystrophien machen sich gewöhnlich erst im Erwachsenenalter bemerkbar und führen nur selten zu einer ernsten Muskelschwäche.

Mitochondriale Myopathien sind angeborene Muskelkrankheiten, bei denen fehlerhafte Gene in den Mitochondrien, den »Kraftwerken« der Körperzellen, mit dem Inneren der mütterlichen Eizelle an die Nachkommen weitergegeben werden. Mitochondrien haben ein eigenes Erbgut. Da die Samenzelle bei der Befruchtung keinen Zellinhalt und damit auch keine Mitochondrien beisteuert (nur der Zellkern der Samenzelle dringt in die Eizelle ein), stammen alle Mitochondriengene von der Mutter. Daher erbt man diese Myopathien niemals vom Vater. Bei diesen seltenen Störungen wird nur eine Gruppe von Muskeln, z. B. die Augenmuskeln, zunehmend schwächer.

▲ Siehe Seite 9

Diagnose

Für die Diagnose muß eine Probe aus dem geschwächten Muskelgewebe entnommen werden und entweder unter dem Mikroskop oder mit chemischen Tests untersucht werden. Da es aber keine spezifischen Behandlungen für diese wenig verbreiteten Muskeldystrophien gibt, ist eine genaue Diagnose nur bedingt hilfreich.

Myotone Myopathien

Myotone Myopathien sind eine Gruppe von Erbkrankheiten, bei denen die Muskeln, nachdem sie sich zusammengezogen haben, nicht wieder normal erschlaffen können; das kann unter Umständen zu Muskelschwäche, Krämpfen und einer Verkürzung der Muskeln (Kontrakturen) führen.

Die **myotone Dystrophie (Curschmann-Steinert-Batten-Syndrom)** ist eine autosomal-dominante Krankheit, die Frauen und Männer betreffen kann. Die Störung äußert sich in Schwäche und versteiften, verkürzten Muskeln, vor allem an den Händen. Häufig hängen die Augenlider herunter. Die Symptome können in jedem Lebensalter einsetzen und leicht bis schwer ausgeprägt sein. In besonders schweren Fällen tritt eine extreme Muskelschwäche auf sowie eine Reihe weiterer Symptome wie grauer Star, kleine Hoden, vorzeitiger Haarausfall, unregelmäßiger Herzschlag, Diabetes und geistige Behinderung. Meist sterben die Betroffenen vor dem 50. Lebensjahr.

Myotonia congenita (Thomsen-Syndrom) ist eine seltene, autosomal-dominant vererbte Störung, die Frauen und Männer betreffen kann. Gewöhnlich treten die Symptome bereits in der Kindheit auf. Hände, Beine und Augenlider werden sehr steif, da die Muskeln nicht erschlaffen können. Die Muskelschwäche ist dagegen meist nur gering ausgeprägt. Die Diagnose stützt sich auf eine charakteristische Eigenschaft des Kindes: seine Unfähigkeit, den Griff loszulassen, nachdem die Hand rasch geöffnet und geschlossen wurde, und einer verlängerten Muskelanspannung, wenn der Arzt auf einen Muskel klopft. Eine Elektromyographie kann die Diagnose eindeutig bestätigen. Das Thomsen-Syndrom wird mit Phenytoin, Chinin, Prokainamid oder Nifedipin behandelt, um Steifheit und Muskelkrämpfe zu vermindern. Alle diese Medikamente haben jedoch unerwünschte Wirkungen. Krankengymnastik und regelmäßige sportliche Betätigung können sich günstig auswirken. Die Lebenserwartung ist normal.

Glykogenspeicherkrankheiten

Glykogenspeicherkrankheiten sind eine Gruppe von seltenen, autosomal-rezessiv vererbten Störungen, bei denen die Muskeln Zucker nicht richtig verarbeiten können und infolgedessen große Mengen an Glykogen (einer Speicherform des Zuckers) anhäufen.

Die schwerste Form der Glykogenspeicherkrankheiten, die **Pompe-Krankheit**, macht sich gewöhnlich schon im ersten Lebensjahr bemerkbar. In der Leber, den Muskeln, Nerven und dem Herzen sammelt sich Glykogen an, wodurch diese Organe nicht richtig funktionieren. Zunge, Herz und Leber vergrößern sich. Die betroffenen Kinder sind schlapp und werden zunehmend schwächer. Sie haben Schwierigkeiten beim Schlucken und Atmen. Die Pompe-Krankheit ist unheilbar; die meisten Kinder sterben, bevor sie zwei Jahre alt sind. Ältere Kinder und Erwachsene können an weniger schweren Formen der Pompe-Krankheit erkranken, die sich durch eine Schwäche der Arm- und Beinmuskulatur und eine flache Atmung auszeichnen.

Bei anderen Formen von Glykogenspeicherkrankheiten kommt es zu schmerzhaften Krämpfen und zu Muskelschwäche, meist nach sportlicher Betätigung. Die Symptome können unterschiedlich stark ausgeprägt sein. Wird körperliche Aktivität vermieden, klingen die Symptome ab.

Durch Schäden in der Muskulatur tritt das Muskeleiweiß Myoglobin ins Blut über. Da Myoglobin mit dem Urin ausgeschieden wird, läßt sich das Eiweiß mit einem Urintest nachweisen und so eine Glykogenspeicherkrankheit diagnostizieren. Myoglobin kann die Nieren schädigen. Der Myoglobinspiegel sinkt, wenn die körperliche Betätigung eingeschränkt wird. Durch reichliches Trinken von Wasser, vor allem nach körperlicher Betätigung, kann der Myoglobinanteil im Blut verdünnt werden. Bei einem hohen Myoglobinspiegel verschreibt der Arzt möglicherweise harntreibende Medikamente (Diuretika), um Nierenschäden zu verhindern. Eine Lebertransplantation kann bei Glykogenspeicherkrankheiten, mit Ausnahme der Pompe-Krankheit, sinnvoll sein.

Periodische Lähmungen

Periodische Lähmungen sind eine Gruppe von seltenen, autosomal-dominanten Erbkrankheiten, die plötzliche Schwäche- und Lähmungsattacken hervorrufen.

Während einer solchen Lähmungsattacke reagieren die Muskeln nicht auf normale Nervenimpulse und auch nicht auf eine künstliche Reizung mit elektrischen Apparaten. Die Attacken unterscheiden sich von epileptischen Anfällen, da die Betroffenen wach bleiben und nicht das Bewußtsein verlieren. Die genaue Ausprägung des Krankheitsbilds unterscheidet sich von Familie zu Familie. In einigen Familien geht die Lähmung mit erhöhten Kaliumspiegeln im Blut einher (Hyperkaliämie), in anderen dagegen mit einem verringerten Kaliumspiegel (Hypokaliämie).

Symptome

Nach einem körperlich anstrengenden Tag wachen die Betroffenen am nächsten Morgen mit einem Schwächegefühl in bestimmten Muskelgruppen oder in Armen und Beinen auf. Die Schwäche dauert meist ein bis zwei Tage an. Bei der Form mit zuviel Kalium im Blut treten die Attacken oft im Alter von etwa zehn Jahren erstmals auf und dauern 30 Minuten bis vier Stunden. Die Form mit zuwenig Kalium im Blut zeigt sich gewöhnlich bei jungen Erwachsenen, und zwar spätestens bis zum 30. Lebensjahr. Die Attacken halten länger an und sind heftiger. Manche Menschen, die an der Form mit zuwenig Kalium leiden, neigen am Tag nach einer kohlenhydratreichen Mahlzeit zu Lähmungsattacken, aber auch Fasten kann die Attacken herbeiführen.

Diagnose

Am aufschlußreichsten ist es für den Arzt, wenn der Betroffene die Lähmungsanfälle genau beschreibt. Sofern möglich, nimmt der Arzt während einer Attacke Blut ab, um den Kaliumspiegel zu bestimmen. Meist prüft der Arzt auch die Schilddrüsenfunktion und führt weitere Tests durch, um andere Ursachen für einen auffälligen Kaliumspiegel auszuschließen.

Vorbeugung und Behandlung

Acetazolamid, ein Mittel, das den Säuregrad des Bluts beeinflußt, kann solche Attacken verhindern, die durch einen zu hohen oder zu niedrigen Kaliumspiegel verursacht werden. Fällt der Kaliumspiegel bei den Attacken ab, können die Betroffenen eine ungezuckerte Kaliumchloridlösung zu sich nehmen, während die Attacke anhält. Meist bessern sich daraufhin die Symptome innerhalb einer Stunde erheblich.

Kohlenhydratreiche Mahlzeiten und anstrengende körperliche Arbeiten sollten diejenigen vermeiden, die an der Form mit zuwenig Kalium leiden. Bei der Form mit zuviel Kalium im Blut kann man Attacken vorbeugen, indem man regelmäßig kohlenhydratreiche und kaliumarme Mahlzeiten einnimmt.

Bewegungsstörungen

Selbst einfache Bewegungen, wie ein Bein anzuheben, erfordern eine komplexe Kommunikation aller beteiligten Organe: Gehirn, Nerven und Muskeln. Ist ein Bereich des Nervensystems, der Bewegungen steuert, beschädigt oder nicht funktionstüchtig, kommt es bei der betroffenen Person zu einer der zahlreichen verschiedenen Bewegungsstörungen.

Zittern (Tremor)

Unter Tremor versteht man ein unwillkürliches rhythmisches Zittern, das entsteht, wenn sich Muskeln wiederholt zusammenziehen und erschlaffen.

Ein gewisses Zittern, physiologischer Tremor genannt, ist bei allen Menschen vorhanden, meist ist das aber zu gering, um aufzufallen. Der Tremor wird danach eingeteilt, wie schnell und wie rhythmisch das Zittern ist, wie häufig es vorkommt und wie heftig es ist. Der **Aktionstremor** tritt auf, wenn die Muskeln aktiv sind, der **Ruhetremor**, wenn sie sich in Ruhe befinden. Bei einem Ruhetremor zittert ein Arm oder ein Bein möglicherweise sogar dann, wenn die Person völlig entspannt ist. Ein derartiger Tremor kann ein Zeichen für die Parkinson-Krankheit sein. ▲ Ein **Intentionstremor** liegt vor, wenn das Zittern willkürliche Bewegungen begleitet. Ein **essentieller Tremor** zeichnet sich dadurch aus, daß er gewöhnlich in jungen Jahren beginnt, allmählich immer offensichtlicher wird und keinen erkennbaren Grund hat. Einen essentiellen Tremor, der erst im Alter einsetzt, bezeichnet man als **senilen Tremor**. Wenn viele Angehörige einer Familie an Tremor leiden, nennt man dies auch **familiären Tremor**.

Ein Intentionstremor kommt oft bei Erkrankungen des Kleinhirns oder dessen Nervenbahnen vor. ■ Häufig geht die multiple Sklerose mit dieser Art Zittern einher. Andere Erkrankungen des Nervensystems, ein Schlaganfall oder chronischer Alkoholismus können ebenfalls das Kleinhirn schädigen und einen Intentionstremor auslösen. Das Zittern kann schon in Ruhe auftreten und verstärkt sich bei Aktivität, wenn man beispielsweise eine bestimmte Haltung einnehmen oder mit der Hand ein Ziel erreichen will. Das Zittern bei einem Intentionstremor ist langsamer als bei einem essentiellen Tremor und betrifft die Grobmotorik, also die »großen« Bewegungen.

▲ Siehe Seite 312

■ Siehe Seite 277

Ein essentieller Tremor ist zwar in der Regel nicht sehr ausgeprägt und kein Zeichen einer ernsten Erkrankung, aber er kann dennoch lästig werden. Das Zittern wirkt sich möglicherweise auf die Handschrift aus, erschwert die Benutzung von Gerätschaften und kann zudem für die Betroffenen peinlich sein. Streß, Angst, Müdigkeit, Koffein oder vom Arzt verordnete anregende Mittel können das Zittern verstärken. Vor allem Medikamente, mit denen Asthma und Lungenemphysem behandelt werden, verschlimmern einen essentiellen Tremor. Zwar vermindern geringe Mengen Alkohol bei manchen Menschen den Tremor, starker Alkoholkonsum und Alkoholentzug führen aber zu einer Verschlechterung.

Ein essentieller Tremor legt sich gewöhnlich, wenn die Arme oder Beine ruhen, wird aber in den ausgestreckten Gliedmaßen sichtbar und verstärkt sich, wenn die Gliedmaßen in einer unbequemen Stellung gehalten werden. Das Zittern ist recht schnell, ohne große Bewegung. Eine Körperhälfte kann stärker als die andere betroffen sein, aber meist erstreckt sich ein essentieller Tremor auf den ganzen Körper. Manchmal wackelt der Kopf oder bewegt sich ruckartig. Sind auch die Stimmbänder betroffen, bebt die Stimme.

Diagnose und Behandlung

In der Regel kann der Arzt einen essentiellen Tremor von anderen Formen des Tremors unterscheiden. Bei einigen Kranken zeigen Laboruntersuchungen, daß eine behandelbare Störung, z. B. eine Überaktivität der Schilddrüse, die Ursache ist.

Meist ist keine Behandlung erforderlich. Unbequeme Positionen möglichst zu meiden, kann hilfreich sein, ebenso wie Gegenstände mit festem und sicherem Griff nah am Körper zu halten. Medikamente können denjenigen nutzen, die Schwierigkeiten haben, Geräte zu bedienen, oder die Arbeiten ausführen müssen, die eine ruhige Hand erfordern. Am häufigsten wird ein Betablocker wie Propranolol verordnet; falls dies nicht hilft, versucht man es oft mit dem Epilepsiemittel Primidon. Nur bei sehr schwer Erkrankten, die auf Medikamente nicht ansprechen, kommt ein Eingriff am Gehirn in Betracht.

Krämpfe

Ein Muskelkrampf ist die plötzlich einsetzende, kurze und meist schmerzhafte Anspannung (Kontraktion) eines Muskels oder einer Gruppe von Muskeln.

Krämpfe sind bei gesunden Menschen nicht ungewöhnlich, vor allem nach anstrengender körperlicher Betätigung. Manche Menschen haben nachts im Schlaf Wadenkrämpfe. Krämpfe können durch eine unzureichende Durchblutung der Muskeln ausgelöst werden; beispielsweise fließt das Blut nach dem Essen hauptsächlich in den Verdauungstrakt und nicht in die Muskulatur. Andere Ursachen können Störungen im Mineralstoffhaushalt sein, wenn der Körper z. B. durch entwässernde Medikamente (Diuretika) zuviel Kalzium und Magnesium verloren hat, oder andere Erkrankungen, wie Malabsorption.

In der Regel sind Krämpfe harmlos und brauchen nicht behandelt zu werden. Vermeiden lassen sie sich, indem man sich nach den Mahlzeiten möglichst nicht körperlich betätigt und vor dem Sport sowie vor dem Zubettgehen die Muskulatur dehnt.

Myoklonien

Myoklonien sind blitzartige Ausbrüche von Muskelanspannung oder -erschlaffung, die dazu führen, daß die beteiligten Muskeln gleichzeitig kurz zucken.

Myoklone Zuckungen können nahezu alle Muskeln auf einmal betreffen, so wie es häufig beim Einschlafen der Fall ist. Sie können aber auch auf eine Hand, eine Gruppe von Muskeln im Oberarm oder Oberschenkel oder auch auf eine Gruppe von Gesichtsmuskeln beschränkt bleiben. Myoklonien, die mehrere Muskeln betreffen, werden durch einen plötzlichen Sauerstoffmangel im Gehirn, bestimmte Epilepsieformen oder degenerative Alterserkrankungen hervorgerufen.

Sind die myoklonen Zuckungen so heftig, daß eine Behandlung erforderlich ist, nützen möglicherweise Medikamente gegen epileptische Anfälle wie Clonazepam oder Valproinsäure.

Schluckauf

Der Schluckauf, eine Form der Myoklonie, entsteht durch eine wiederholte unwillkürliche Verkrampfung des Zwerchfells (der muskulösen Trennwand zwischen Brust- und Bauchraum), der jeweils ein schneller, geräuschvoller Verschluß der Stimmritze (der Öffnung zwischen den Stimmbändern, die den Lufteinstrom in die Lunge kontrolliert) folgt.

Ein Schluckauf kann einsetzen, wenn die Nerven gereizt werden, die ein Zusammenziehen des Zwerchfells auslösen. Das können die Nerven sein, die zum Zwerchfell hin und von ihm weg führen, oder auch Nerven, die mit dem Atemzentrum im Gehirn in Verbindung stehen, denn das Zwerchfell zieht sich bei jedem Atemzug zusammen.

Meist ist ein Schluckauf harmlos. Er beginnt plötzlich, in der Regel ohne erkennbaren Grund, und hört meist nach wenigen Sekunden oder Minuten von selbst wieder auf. Manchmal löst das Schlucken heißer oder scharf gewürzter Nahrung einen Schluckauf aus. Weniger häufige, aber ernstere Ursachen sind Reizungen des Zwerchfells durch eine Lungenentzündung, eine Brust- oder Magenoperation oder Schadstoffe im Blut (z. B. bei Nierenversagen). Nur selten sind ein Gehirntumor oder ein Schlaganfall, die das Atemzentrum im Gehirn beeinträchtigen, für den Schluckauf verantwortlich. Diese ernsten Störungen können langanhaltenden Schluckauf verursachen, der sich kaum unterbrechen läßt.

Behandlung

Gegen Schluckauf kennt wohl jeder ein Hausmittel. Fast alle machen sich die Tatsache zunutze, daß der Schluckauf gewöhnlich aufhört, wenn sich im Blut Kohlendioxid anreichert. Da der Kohlendioxidgehalt im Blut steigt, wenn man die Luft anhält, ist dies ein verbreitetes Heilmittel. In eine Papiertüte zu atmen, erfüllt den gleichen Zweck. Da es auch Erfolg verspricht, den Vagusnerv zu reizen – der Nerv, der sich vom Gehirn zum Magen zieht –, kann man versuchen, schnell viel Wasser zu trinken oder trockenes Brot zu schlucken. Vorsichtig an der Zunge zu ziehen oder *sanft* die Augen zu reiben, sind andere Möglichkeiten, um den Vagus zu reizen. In fast allen Fällen hilft eine dieser Methoden.

Ein anhaltender Schluckauf erfordert stärkere Maßnahmen. Mit unterschiedlichem Erfolg sind einige Medikamente eingesetzt worden, z. B. Scopolamin, Perazin, Chlorpromazin, Baclofen, Metoclopramid und Valproinsäure. Schon an der Länge dieser Liste wird deutlich, daß keines der Medikamente sicher Erfolg verspricht.

Tourette-Syndrom

Als Tourette-Syndrom bezeichnet man eine über ein Jahr hinaus bestehende Störung, bei der es mehrmals am Tag zu unkontrollierten Bewegungen und Lautäußerungen kommt.

Das Tourette-Syndrom beginnt oft in früher Kindheit mit einfachen Tics (wiederholten, unwillkürlichen, sinnlosen Muskelzuckungen). Später folgen dann komplexere Bewegungen, einschließlich stimmlicher Tics und plötzlicher krampfhafter Atmung. Die Lautäußerungen können erst grunzend oder bellend sein und dann in ein nicht steuerbares, zwanghaftes Fluchen übergehen.

Ursache

Das Tourette-Syndrom ist eine erbliche Störung, die dreimal häufiger bei Männern als bei Frauen auftritt. Der genaue Grund ist unbekannt, aber man vermutet, daß Dopamin oder andere Botenstoffe, mit denen Nervenzellen kommunizieren, im Gehirn eine Rolle spielen.

Symptome und Diagnose

Viele Menschen haben einfache Tics, z. B. wiederholtes Augenblinzeln, die aber nervöse Angewohnheiten sind und mit der Zeit verschwinden können. Beim Tourette-Syndrom handelt es sich um komplexere Tics als nur ein Blinzeln. Ein Kind, das an Tourette-Syndrom leidet, bewegt möglicherweise wiederholt den Kopf von einer Seite zur anderen, blinzelt mit den Augen, öffnet den Mund und reckt den Hals. Komplexere Tics umfassen Schlagen und Treten, Grunzen, Schnauben und Summen. Die Betroffenen rufen ohne ersichtlichen Grund Obszönitäten aus, oft mitten in einer Unterhaltung. Außerdem wiederholen sie Worte, direkt nachdem sie sie gehört haben. Manche der Betroffenen können bestimmte Tics unterdrücken, meist aber nur unter großer Anstrengung, andere können ihre Tics kaum kontrollieren, vor allem in Streßsituationen.

Menschen, die am Tourette-Syndrom leiden, haben es in der Gesellschaft meist sehr schwer. Früher hat man sie gemieden und isoliert oder gar angenommen, sie seien vom Teufel besessen. Viele Betroffene entwickeln ein impulsives, aggressives und selbstzerstörerisches Verhalten. Kinder haben oft Schwierigkeiten beim Lernen. Ob die Krankheit selbst oder der außerordentliche Streß, mit ihr leben zu müssen, für die Verhaltensauffälligkeiten verantwortlich sind, weiß man nicht.

Behandlung

Eine frühzeitige Diagnose hilft den Eltern zu verstehen, daß sich ihr Kind nicht absichtlich oder aus Trotz so verhält und Bestrafungen nutzlos sind.

Medikamente gegen Psychosen können die Tics unter Umständen unterdrücken helfen, obwohl es sich nicht um eine Psychose handelt. Haloperidol, das am häufigsten eingesetzte Mittel, ist zwar wirksam, verursacht aber unerwünschte Wirkungen wie Steifheit, Gewichtszunahme, verschwommenes Sehen, Schläfrigkeit und ein verlangsamtes Denken. Die Nebenwirkungen von Pimozid, ebenfalls ein Mittel gegen Psychosen, sind meist weniger schwerwiegend. Clonidin gehört zu einer anderen Gruppe von Medikamenten und kann dazu beitragen, Ängstlichkeit und zwanghaftes Verhalten zu kontrollieren; Clonidin hat weniger starke Nebenwirkungen als Haloperidol und Pimozid. Clonazepam ist ein angstlösendes Mittel, das nur mit bedingtem Erfolg beim Tourette-Syndrom eingesetzt worden ist.

Chorea und Athetose

Chorea *bezeichnet wiederholte, kurze, ruckartige, tanzende, unwillkürliche Bewegungen, die in einem Körperteil beginnen und plötzlich und unvorhersagbar, oft fortlaufend auf einen anderen überspringen. Von einer* **Athetose** *spricht man, wenn ununterbrochen langsame gewundene Wellenbewegungen, gewöhnlich der Hände und Füße, auftreten. Chorea und Athetose können gleichzeitig vorkommen (Choreoathetose).*

Ursachen

Chorea und Athetose sind Symptome mehrerer sehr unterschiedlicher Erkrankungen. Chorea und Athetose beruhen auf Störungen in den Basalganglien im Gehirn. ▲ Die Basalganglien haben die Aufgabe, die groben Bewegungen, die auf Befehl des Gehirn eingeleitet werden, geschmeidig zu machen. In den meisten Fällen von Chorea liegt in den Basalganglien ein Überschuß des Botenstoffs Dopamin vor, was diese Feinabstimmung stört. Medikamente und Krankheiten, die den Dopaminspiegel beeinflussen oder die Fähigkeit des Gehirns beeinträchtigen, Dopamin zu erkennen, verschlimmern das Leiden.

Am häufigsten werden Chorea und Athetose durch **Chorea Huntington** (Veitstanz) verursacht, eine recht seltene Krankheit, die weniger als einen von 10 000 Menschen betrifft. **Chorea minor** (auch Sydenham-Chorea genannt) kann als Komplikation bei bestimmten Streptokokkeninfektionen in der Kindheit auftreten und mehrere Monate anhalten. Ältere Menschen entwickeln manchmal ohne erkennbaren Grund eine Chorea, die besonders die Muskeln im Mundbereich betrifft. Auch schwangere Frauen können in den ersten Schwangerschaftsmonaten derartige Symptome zeigen, die aber kurz nach der Geburt von selbst aufhören.

Behandlung

Ist die Chorea die Nebenwirkung eines Medikaments, können sich die Symptome bessern, wenn das Medikament abgesetzt wird, allerdings verschwindet die Chorea nicht immer völlig. Mittel, die die Wirkung von Dopamin hemmen, können die Bewegungsauffälligkeiten mildern.

Chorea Huntington

Chorea Huntington (Chorea major oder Veitstanz) ist eine erbliche Krankheit, die im mittleren Lebensalter mit gelegentlichen ruck- oder krampfartigen Bewegungen und einem langsamen Abbau von Gehirnzellen anfängt und schließlich zu Chorea, Athetose und geistigem Verfall führt.

Das Gen für Chorea Huntington ist dominant, daher erkranken die Kinder der Betroffenen mit 50prozentiger Wahrscheinlichkeit ebenfalls. Da die Krankheit schleichend beginnt, läßt sich nur schwer feststellen, in welchem Alter sie genau eingesetzt hat. Die ersten Symptome zeigen sich meist im Alter von 35 bis 40 Jahren.

▲ Siehe Seite 274

Symptome und Diagnose

In den frühen Stadien der Erkrankung können die Betroffenen die spontanen ungewöhnlichen Bewegungen in beabsichtigte Bewegungen umwandeln, so daß sie kaum auffallen. Im Laufe der Zeit werden die Bewegungen jedoch offensichtlicher. Schließlich erstrecken sie sich auf den ganzen Körper, so daß Essen, Ankleiden und sogar das Stillsitzen beinahe unmöglich werden. Eine Computertomographie zeigt charakteristische Veränderungen im Gehirn.

Die geistigen Veränderungen sind zunächst kaum merkbar. Die Betroffenen können allmählich reizbar und nervös werden, und das Interesse an ihren üblichen Beschäftigungen kann abnehmen. Später verhalten sie sich möglicherweise unverantwortlich und gehen ziellos umher. Sie können die Kontrolle über ihren Handlungsantrieb verlieren und gleichgültig werden. Im Laufe von Jahren oder Jahrzehnten werden ihr Gedächtnis und ihre Fähigkeit, rational zu denken, beeinträchtigt. Unter Umständen entwickeln sie schwere Depressionen und versuchen, sich umzubringen. Im fortgeschrittenen Stadium sind fast alle Körperfunktionen gestört, und die Betroffenen sind rund um die Uhr auf Unterstützung oder häusliche Pflege angewiesen. Etwa 13 bis 15 Jahre, nachdem die ersten Symptome eingesetzt haben, tritt der Tod ein, oft infolge einer Lungenentzündung oder eines Sturzes mit tödlichen Verletzungen.

Behandlung

Medikamente können die Symptome zwar mildern und das Verhalten beeinflussen, doch Chorea Huntington ist nicht heilbar. Wenn die Krankheit in der Familie vorkommt, läßt sich durch eine genetische Untersuchung und Beratung abschätzen, wie hoch das Risiko ist, die Krankheit an die Kinder weiterzugeben.

Gentest auf Chorea Huntington

Die für Chorea Huntington verantwortliche Genmutation ist bekannt. Chromosom 4 der 23 Chromosomenpaare des menschlichen Erbguts trägt das entsprechende Gen; wenn jemand an Chorea Huntington leidet, bedeutet dies, daß auf einem seiner beiden Chromosomen 4 das Gen defekt ist. Die entscheidende Frage ist aber, welches der beiden Chromosomen an ein Kind weitergegeben wird – die Wahrscheinlichkeit, den Gendefekt weiterzuvererben, liegt bei 50 Prozent.

Ist ein Elternteil an Chorea Huntington erkrankt, können die Kinder feststellen lassen, ob sie die Anlage geerbt haben. Gewöhnlich unterscheidet sich die Erbsubstanz in der Nähe des Huntington-Gens auf dem defekten Chromosom 4 von dem entsprechenden Abschnitt auf dem gesunden zweiten Chromosom 4 des Elternteils. Blutuntersuchungen zeigen, ob einer diese Abschnitte bei der untersuchten Person von dem defekten oder dem normalen Chromosom 4 des erkrankten Elternteils stammt. Wenn jemand die dem Huntington-Gen benachbarte Erbsubstanz geerbt hat, hat er mit großer Wahrscheinlichkeit auch das defekte Gen selbst erhalten. Mit neuen Tests läßt sich nun auch nachweisen, ob das Huntington-Gen selbst vererbt wurde.

Die Kinder von Betroffenen möchten vielleicht wissen, ob sie die Krankheit geerbt haben, vielleicht aber auch lieber nicht. Diese Frage sollte mit einem erfahrenen Mitarbeiter eines genetischen Beratungszentrums eingehend erörtert werden.

Dystonie

Bei einer Dystonie bewirken wiederholt auftretende, unwillkürliche, langsame, anhaltende Muskelkontraktionen ein »Erstarren« inmitten einer Bewegung oder auch Windungen und Drehungen des Rumpfes, des ganzen Körpers oder von Körperteilen.

Ursachen

Für die Dystonie scheint eine Überaktivität verschiedener Gehirnbereiche – der Basalganglien, des Thalamus und der Großhirnrinde – verantwortlich zu sein. ▲ Den meisten chronischer Dystonien liegt ein Gendefekt zugrunde. In anderen Fällen kann eine Dystonie durch einen schweren Sauerstoffmangel des Gehirns bei der Geburt oder im späteren Leben verursacht werden. Auch die Wilson-Krankheit (eine Erbkrankheit), bestimmte schädliche Metalle und ein Schlaganfall kommen als Ursache in Frage. Gelegentlich ist die Dystonie eine ungewöhnliche Reaktion auf ein Medikament gegen Psychosen. In diesen Fällen läßt sich die Störung meist umgehend mit der Gabe von Diphenhydramin beheben.

Symptome

Der Schreibkrampf ist eine Form der Dystonie. Die Symptome können sich in einem richtigen Krampf in der Hand beim Schreiben äußern, aber auch in einer schleichenden Verschlechterung der Schrift oder der Unfähigkeit, einen Stift zu halten. Manchmal bleibt der Schreib-

▲ Siehe Seite 275

krampf das einzige Zeichen für eine Dystonie, aber bei der Hälfte der Betroffenen kommt ein Zittern in einem oder beiden Armen hinzu, und einige entwickeln eine Dystonie, die den ganzen Körper betrifft (generalisiert). Manche Dystonien verschlimmern sich mit der Zeit, und die Bewegungen werden immer absonderlicher. Schwere Muskelkontraktionen können Hals und Arme in merkwürdige, unbequeme Haltungen zwingen.

Golfspieler, die Muskelkrämpfe (»Yips«) haben, leiden möglicherweise eigentlich an Dystonie. Ebenso können Musiker mit so merkwürdigen Verkrampfungen in Händen und Armen, daß sie einen Auftritt vereiteln, an Dystonie leiden.

Formen der Dystonie

Bei der **idiopathischen Torsionsdystonie**, deren Ursache unbekannt ist, treten die ersten Anzeichen im Alter von sechs bis zwölf Jahren auf. Zunächst können sie sich als leichter Schreibkrampf äußern. Die Dystonie zeigt sich anfangs in einem Fuß oder Bein. Sie kann auf den Rumpf oder ein Bein beschränkt bleiben, aber auch den ganzen Körper befallen, so daß das Kind schließlich auf den Rollstuhl angewiesen ist. Setzt die idiopathische Torsionsdystrophie im Erwachsenenalter ein, zeigt sie sich meist in der Gesichts- und Armmuskulatur und breitet sich gewöhnlich nicht weiter aus.

Bei einem **Blepharospasmus** (Lidkrampf) müssen die Augenlider immer wieder unwillkürlich geschlossen werden. Manchmal ist zunächst ein Auge betroffen, das andere folgt aber unweigerlich. Meist beginnt diese Dystonie mit übermäßigem Blinzeln, Augenreizungen und extremer Lichtempfindlichkeit. Manche Betroffene entwickeln Techniken, um die Augen offen zu halten, indem sie z. B. gähnen, singen oder den Mund weit öffnen. Wenn die Krankheit fortschreitet, werden diese Techniken wirkungslos. Die bedeutendste Konsequenz eines Blepharospasmus ist eine Beeinträchtigung des Sehvermögens.

Die **Torticollis** (Schiefhals) betrifft die Halsmuskulatur. Wiederholte Krämpfe können dazu führen, daß der Hals seitlich oder nach vorne oder hinten verdreht ist. Die **spasmische Dysphonie** (Stimmstörung) betrifft die Muskeln, die für die Stimmbildung verantwortlich sind; meist zeigen die Betroffenen zusätzlich einen Tremor. Krämpfe der Stimmbandmuskulatur können das Sprechen völlig unmöglich machen oder dazu führen, daß die Stimme gepreßt, zittrig, heiser, quietschend, stakkatoartig oder abgebrochen klingt und schwer verständlich ist.

▲ Siehe Seite 275

»Yips« – Dystonie der Golfspieler

Unter Golfspielern kennt man eine schwere Form der Dystonie unter der Bezeichnung »Yips«. Dabei ziehen sich die Muskeln der Hand und Handgelenke plötzlich zusammen, so daß kein Putt geschlagen werden kann. Ein Putt geht unter Umständen fünf Meter weit statt der beabsichtigten 30 Zentimeter, wenn der Golfspieler wegen »Yips« die Kontrolle verliert. Auch der bekannte Golfspieler Bernhard Langer kennt dieses Problem und gibt Ratschläge, wie man es vermeiden kann.

Behandlung

Die Behandlungsmöglichkeiten sind begrenzt. Medikamente, die das vegetative Nervensystem beeinflussen, wie Trihexyphenidyl, können manchmal helfen, haben aber auch Nebenwirkungen, wie Schläfrigkeit, einen trockenen Mund, Sehstörungen, Benommenheit, Verstopfung, Schwierigkeiten beim Wasserlassen und Tremor, vor allem bei älteren Menschen. Die größten Erfolge hat man mit Botulismustoxin (einem Bakteriengift, das die Muskeln lähmt), das in die überaktiven Muskeln gespritzt wird.

Parkinson-Krankheit

Die Parkinson-Krankheit (Schüttellähmung) ist eine langsam fortschreitende Abbauerkrankung des Nervensystems mit mehreren eindeutigen Merkmalen: Zittern in Ruhe, träge Einleitung von Bewegungen und Muskelsteife.

Von der Parkinson-Krankheit ist etwa jeder 250. über 40 und etwa jeder 100. über 65 Jahren betroffen.

Ursachen

Tief im Gehirn befinden sich die sogenannten Basalganglien. ▲ Wenn das Gehirn eine Handlung einleitet, z. B. das Anheben eines Arms, tragen Nervenzellen in den Basalganglien dazu bei, die Bewegungen geschmeidig zu machen und Positionsveränderungen zu koordinieren. Die Basalganglien verarbeiten Signale und leiten Nachrichten an den Thalamus weiter, der die verarbeiteten Informationen wiederum an die Großhirnrinde übermittelt. All diese Signale werden als elektrische Impulse entlang der Nervenbahnen und durch chemische Botenstoffe zwischen einzelnen Nerven übertragen. Der wichtigste Botenstoff in den Basalganglien ist **Dopamin**.

Bei der Parkinson-Krankheit verkümmern die Nervenzellen in den Basalganglien, so daß weniger Dopamin produziert wird und die Verbindungen zu anderen Nervenzellen und zu Muskeln abnehmen. Meist kennt man die Ursache für den Nervenzellabbau und den Dopaminverlust nicht. Gendefekte spielen offenbar nicht die Hauptrolle, obwohl die Krankheit in manchen Familien gehäuft vorkommt.

Gelegentlich ist die Ursache jedoch bekannt. Manchmal ist die Parkinson-Krankheit die sehr späte Folge einer Virusenzephalitis, einer recht seltenen, aber schweren Gehirnentzündung. In anderen Fällen ist der Auslöser eine andere Abbauerkrankung, eine unzureichende Durchblutung des Gehirns, oder es sind Medikamente oder Giftstoffe, die die Wirkung von Dopamin im Gehirn beeinträchtigen. So hemmen beispielsweise Medikamente, die bei schweren Formen von Schizophrenie eingesetzt werden (Neuroleptika), die Wirkung von Dopamin.

Symptome und Diagnose

Die Parkinson-Krankheit beginnt kaum merklich und schreitet langsam voran. Bei manchen Menschen macht sie sich zunächst durch ein Zittern der ruhenden Hand bemerkbar, das bei willkürlichen Bewegungen abnimmt und im Schlaf völlig verschwindet. Anspannung oder Müdigkeit verstärken dieses rhythmische, gleichmäßige Zittern. Das Zittern tritt zwar zuerst nur in einer Hand auf, kann aber allmählich auf die andere Hand, Arme und Beine übergreifen. Auch Kiefer, Zunge, Stirn und Augenlider können zu zittern beginnen. Bei einem Drittel der Betroffenen ist der Tremor nicht das erste Symptom, bei anderen nimmt er im Verlauf der Krankheit ab, und wieder andere haben nie einen Tremor.

Besonders schwer fällt es den Kranken, mit einer Bewegung zu beginnen. Die Beweglichkeit wird zusätzlich durch eine Versteifung der Muskeln (Rigor) beeinträchtigt. Versucht man den Unterarm des Betroffenen zu strecken oder zu beugen, fühlt man einen Widerstand wie bei einem Zahnrad. Steifheit und Unbeweglichkeit können zu Muskelschmerzen und Müdigkeit führen. Muskelsteife und verzögerte Bewegungseinleitung verursachen eine ganze Reihe von Schwierigkeiten. Da oft die Feinmotorik der Hände betroffen ist, werden tägliche Verrichtungen, wie ein Hemd zuknöpfen oder Schnürsenkel binden, zunehmend schwieriger.

Einen Fuß vorzusetzen, wird anstrengend, so daß der Gang schlürfend oder trippelnd ist und die Arme nicht mitschwingen. Wenn die Kranken einmal zu gehen begonnen haben, können manche nur schwer wieder stehenbleiben oder die Richtung ändern. Die Schritte werden unaufhaltsam schneller, so daß die Betroffenen eine kurze Strecke rennen müssen, um nicht hinzufallen. Eine krumme Haltung und Schwierigkeiten, das Gleichgewicht zu wahren, führen dazu, daß die Betroffenen leicht hinfallen.

Die Mimik wird ausdrucksloser, da sich die zuständigen Gesichtsmuskeln nicht bewegen. Manchmal wird diese Ausdruckslosigkeit als Zeichen einer Depression mißverstanden, und einige Patienten werden tatsächlich depressiv. Später bleibt vielleicht nur ein leeres Starren bei geöffnetem Mund und seltenem Blinzeln. Oft speicheln die Erkrankten und verschlucken sich, da die versteiften Muskeln in Gesicht und Hals das Schlucken erschweren. Die Patienten sprechen mit leiser und monotoner Stimme und stottern möglicherweise, da sie ihre Gedanken nur schwer artikulieren können. Die meisten bleiben bei klarem Verstand, aber bei vielen zeigt sich auch ein geistiger Abbau. ▲

Behandlung

Eine ganze Reihe von Medikamenten stehen für die Behandlung der Parkinson-Krankheit zur Verfügung wie Levodopa, Bromocriptin, Pergolid, Selegilin, Anticholinergika (Benzatropin oder Trihexyphenidyl), Antihistaminika, Antidepressiva, Propranolol und Amantadin. Keines dieser Mittel kann die Krankheit heilen oder ihr Fortschreiten verhindern, sie können aber die Bewegungen erleichtern und noch mehrere Jahre ein aktives Leben ermöglichen.

Levodopa wird im Gehirn in Dopamin umgewandelt. Das Mittel verringert Tremor und Muskelsteife und verbessert die Beweglichkeit. Bei leichten Krankheitsformen können die Betroffenen fast all ihren normalen Aktivitäten wieder nachgehen, bettlägerige Patienten werden wieder selbständiger. Kombinationspräparate mit Levodopa und Carbidopa oder Benserazid bilden das Fundament der Behandlung; die richtige Dosis für den einzelnen Patienten zu finden, ist jedoch eine Gratwanderung. Carbidopa oder Benserazid werden zugesetzt, um die Wirkung von Levodopa im Gehirn zu verstärken und dessen unerwünschte Nebenwirkungen außerhalb des Gehirns zu vermindern. Bestimmte Nebenwirkungen – unwillkürliche Bewegungen des Mundes, des Gesichts und der Gliedmaßen – können die Menge an Levodopa, die der Patient verträgt, begrenzen. Viele Menschen, die über mehrere Jahre Levodopa einnehmen, müssen sich mit damit abfinden, daß sich Zunge und Lippen ungewollt bewegen, daß sie Grimassen schneiden, mit dem Kopf rucken und ihre Arme und Beine zucken. Einige Experten glauben, daß diese unwillkürlichen Bewegungen erst später auftreten, wenn man am Anfang der Behandlung Bromocriptin zusätzlich oder anstelle von Levodopa gibt.

Nach einigen Jahren verkürzt sich der Zeitraum, in dem die Patienten nach einer Dosis Levodopa-Carbidopa oder Benserazid Erleichterung erfahren. Zeiten, in denen eine Bewegung nur schwer eingeleitet werden kann, wechseln mit Phasen unkontrollierbarer Überaktivität ab. Innerhalb von Sekunden kann ein erst noch recht beweglicher

▲ Siehe Seite 361

Medikamente zur Behandlung der Parkinson-Krankheit

Medikament	Anwendungsweise	Anmerkungen
Levodopa (zusammen mit Carbidopa oder Benserazid)	Das wichtigste Mittel bei Parkinson-Krankheit. Die Kombination erhöht die Wirksamkeit und verringert Nebenwirkungen. Allmähliche Steigerung der Dosis, bis sich die größte Wirkung zeigt.	Nach einigen Jahren läßt die Wirkung nach.
Bromocriptin oder Pergolid	Werden zu Beginn der Behandlung oft zusätzlich zu Levodopa gegeben, um dessen Wirkung zu verstärken, oder eingesetzt, wenn die Nebenwirkungen von Levodopa problematisch werden.	Werden nur selten als alleinige Mittel gegeben.
Selegilin	Wird oft zusätzlich zu Levodopa gegeben.	Zeigt bestenfalls eine mäßige Wirkung. Kann die Wirkung von Levodopa im Gehirn verstärken.
Anticholinergika: Benzatropin und Trihexyphenidyl, bestimmte Antidepressiva, Antihistaminika wie Diphenhydramin	Werden zu Beginn der Behandlung möglicherweise allein eingesetzt, später kombiniert mit Levodopa. Anfangs gering dosiert.	Können eine Reihe von Nebenwirkungen auslösen.
Amantadin	In frühen Krankheitsstadien bei leichten Formen wirksam, später zur Verstärkung der Levodopawirkung.	Kann nach einigen Monaten an Wirksamkeit verlieren, wenn es als alleiniges Mittel eingesetzt wird.

Patient plötzlich stark in seiner Bewegungsfähigkeit eingeschränkt sein (On-Off-Effekt). Bei über der Hälfte aller Patienten, die mindestens fünf Jahre Levodopa einnehmen, kommen solche abrupten Zustandsschwankungen vor, die sich meist durch geringere und dafür häufigere Gaben unter Kontrolle bringen lassen. Darum ist es so wichtig, die Tabletten möglichst genau in den Abständen einzunehmen, wie es der Arzt verordnet hat.

Die Transplantation von dopaminproduzierenden Nervenzellen aus dem Gewebe von menschlichen Föten in das Gehirn von Parkinson-Kranken kann die chemische Störung beheben; allerdings steckt das Verfahren noch in einem experimentellen Stadium. Früher hat man versuchsweise auch ein Stück aus der Nebenniere der Betroffenen ins Gehirn verpflanzt; dieses Verfahren hat sich aber als zu riskant und nur mäßig nützlich herausgestellt.

Parkinson-Patienten sollten versuchen, möglichst vielen täglichen Verrichtungen weiterhin selbst nachzukommen und regelmäßig krankengymnastische Übungen zu machen, um ihre Bewegungsfähigkeit zu erhalten. Physikalische Therapien und Hilfsmittel wie Rollator oder Gehwagen können die Selbständigkeit erhalten helfen. Eine ballaststoffreiche Ernährung beugt Verstopfung vor, die sich durch Bewegungsarmut, Flüssigkeitsmangel und bestimmte Medikamente einstellen kann. Nahrungszusätze und stuhlerweichende Mittel können für eine regelmäßige Darmentleerung sorgen. Die Ernährungssitutation muß sorgsam beobachtet werden; da die Muskelsteife das Schlucken sehr erschweren kann, besteht die Gefahr einer Mangelernährung.

Progressive supranukleäre Lähmung

Die progressive supranukleäre Lähmung (Steele-Richardson-Olszewski-Syndrom), die wesentlich seltener als die Parkinson-Krankheit vorkommt, verursacht Muskelsteife, Unbeweglichkeit der Augen und eine Schwäche der Halsmuskeln.

Die progressive supranukleäre Lähmung beginnt gewöhnlich in mittleren Jahren damit, daß die Betroffenen die Augen nicht mehr nach oben drehen können. Wie bei der Parkinson-Krankheit kommt es schließlich zu einer schweren Versteifung und Bewegungseinschränkung. Die Krankheit zerstört die Basalganglien des Gehirns sowie den Hirnstamm; ihre Ursache ist unbekannt. Ein Heilmittel gibt es nicht, aber die Medikamente gegen die Parkinson-Krankheit verschaffen manchmal Linderung.

Shy-Drager-Syndrom

Das Shy-Drager-Syndrom ist eine Krankheit unbekannter Ursache, bei der viele Teile des Nervensystems zerstört werden.

Das Shy-Drager-Syndrom (auch **idiopathische orthostatische Hypotension** genannt) ähnelt der Parkinson-Krankheit in vielerlei Hinsicht. Allerdings tritt zusätzlich eine Fehlfunktion und Zerstörung des vegetativen Nervensystems auf, das Blutdruck, Herzschlag, Drüsenausscheidungen und die Scharfeinstellung der Augen steuert. Beim Aufstehen sinkt der Blutdruck der Betroffenen drastisch ab, sie produzieren nur wenig Schweiß, Tränenflüssigkeit und Speichel, ihr Sehvermögen ist schlecht, das Wasserlassen schwierig, und häufig leiden sie unter Verstopfung; die Bewegungsstörungen ähneln denen bei Parkinson-Krankheit. Manchmal kommt es durch einen Abbau im Kleinhirn zu Koordinationsstörungen.

Das Shy-Drager-Syndrom wird wie die Parkinson-Krankheit behandelt. Um den Blutdruck zu erhöhen, gibt man zusätzlich Fludrokortison. Ohne dieses Medikament müssen die Betroffenen mehr Kochsalz zu sich nehmen und viel Wasser trinken.

Koordinationsstörungen

Das Kleinhirn ist der Teil des Gehirns, der die Hauptverantwortung für die Koordination von Bewegungsabläufen trägt. Außerdem kontrolliert das Kleinhirn Gleichgewicht und Haltung. ▲ Ein langjähriger Alkoholmißbrauch ist der häufigste Grund für Kleinhirnschäden. Andere Ursachen sind Schlaganfälle, Tumore, bestimmte Krankheiten (z. B. multiple Sklerose) und Mangelernährung. Auch mehrere seltene Erbkrankheiten wie die **Friedreich-Ataxie** und die **Ataxia teleangiectasia** können das Kleinhirn in Mitleidenschaft ziehen.

Schädigungen des Kleinhirns führen zu verschiedenartigen Koordinationsstörungen. Bei der **Dysmetrie** können die Körperbewegungen nicht mehr exakt gesteuert werden. So schießen die Betroffenen bei dem Versuch, einen Gegenstand zu ergreifen, möglicherweise über das Ziel hinaus. Die **Ataxie** macht die Kontrolle der Position von Armen und Beinen und der Körperhaltung unmöglich, so daß die Betroffenen schwanken und große Zickzackbewegungen mit den Armen ausführen. Eine mangelhafte Koordination der Sprechmuskulatur verursacht eine **Dysarthrie**, die sich in einer undeutlichen Aussprache und ungewollten Schwankungen der Lautstärke äußert. ■ Bei den Betroffenen können auch übertriebene Mundbewegungen auftreten. Kleinhirnschäden können außerdem einen Tremor auslösen.

KAPITEL 68

Multiple Sklerose und ähnliche Krankheiten

Die Nervenfasern innerhalb und außerhalb des Gehirns sind von einer vielschichtigen Isolierung umhüllt, die als Myelin- oder Markscheide bezeichnet wird. Ähnlich der Isolierung eines Elektrokabels ermöglicht es die Myelinscheide, elektrische Impulse schnell und exakt entlang der Nervenfaser weiterzuleiten. Ist die Myelinscheide defekt, können die Nerven Impulse nicht richtig weiterleiten.

Bei der Geburt haben viele Nerven noch keine reife Myelinschicht, daher sind die Bewegungen von Neugeborenen recht grob, ruckartig und unkoordiniert. Bei bestimmten angeborenen Krankheiten, z. B. Tay-Sachs-, Niemann-Pick-, Gaucher- und Hurler-Krankheit, bilden sich die Myelinscheiden nicht normal aus. Eine solche Entwicklungsstörung kann zu dauerhaften, oft ausgedehnten neurologischen Schäden führen.

Bei Erwachsenen können ein Schlaganfall, Entzündungen, Immunkrankheiten und Stoffwechselstörungen die Myelinschicht zerstören. Diesen Vorgang nennt man **Entmarkung** oder **Demyelinisation**. Giftstoffe oder über-

▲ Siehe Seite 277
■ Siehe Seite 357

Nervenfaser mit Myelinscheide

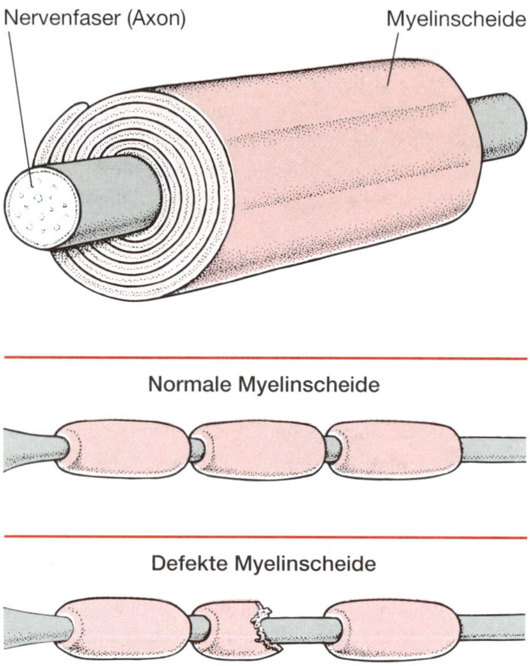

mäßiger Alkoholkonsum können die Myelinschicht ebenfalls schädigen oder zerstören. Wenn sich die Markscheide selbst erneuern und reparieren kann, ist der Nerv wieder funktionstüchtig; bei einer ausgedehnten Entmarkung stirbt der Nerv dagegen meist ab. Das hat irreversible Schäden zur Folge.

Eine Entmarkung im zentralen Nervensystem (Gehirn und Rückenmark) kommt bei einer Reihe von Erkrankungen unbekannter Ursache vor **(primäre demyelinisierende Erkrankungen)**. Am bekanntesten ist die multiple Sklerose.

Multiple Sklerose

Multiple Sklerose ist eine Erkrankung, bei der Nerven in Auge, Gehirn und Rückenmark fleckenförmig ihre Myelinschicht verlieren.

Die Bezeichnung *multiple Sklerose* beruht auf den zahlreichen (multiplen) Stellen mit Vernarbungen (Sklerosen), die demyelinisierten Bereichen im Nervensystem entsprechen. Die möglichen neurologischen Symptome sind so vielfältig, daß der Arzt möglicherweise beim Auftreten der ersten Anzeichen die Ursache nicht erkennt. Obwohl sich die Krankheit insgesamt allmählich verschlimmert, wechseln sich schwächende Krankheitsschübe immer wieder mit Phasen ab, in denen es den Betroffenen relativ gut geht. Etwa 120 000 Menschen in Deutschland leiden an multipler Sklerose.

Ursachen

Die Ursache der multiplen Sklerose ist unbekannt, man vermutet aber, daß ein Virus oder ein unbekanntes Antigen bereits in der Kindheit irgendwie eine Autoimmunreaktion auslöst. ▲ Das Immunsystem produziert daraufhin aus irgendeinem Grund Antikörper gegen das körpereigene Myelin, und diese Antikörper führen zu einer Entzündung und einer Schädigung der Myelinscheide.

Auch Erbfaktoren scheinen von Bedeutung zu sein. Bei etwa fünf Prozent der Erkrankten sind auch Geschwister betroffen und bei etwa 15 Prozent ein naher Verwandter.

Umweltfaktoren spielen ebenfalls eine Rolle. Die multiple Sklerose tritt bei jedem zweitausendsten Menschen auf, der die ersten zehn Jahre seines Lebens in gemäßigtem Klima verbracht hat, aber nur bei jedem 10 000. Menschen, der in tropischem Klima aufgewachsen ist. Menschen, die ihre Kindheit in Äquatornähe verbracht haben, erkranken so gut wie nie. Entscheidend ist offenbar vor allem, in welchem Klima jemand die ersten zehn Jahre seines Lebens zugebracht hat.

Symptome

Die ersten Symptome zeigen sich gewöhnlich im Alter zwischen 20 und 40 Jahren; Frauen erkranken häufiger als Männer. Die Entmarkung kann überall im Gehirn oder im Rückenmark beginnen, und die Symptome hängen davon ab, welcher Bereich betroffen ist. Eine Entmarkung von Nervenbahnen, die Signale an Muskeln leiten, verursacht Bewegungsstörungen (motorische Symptome). Sind dagegen die Nervenbahnen betroffen, die Sinneswahrnehmungen an das Gehirn übertragen, kommt es zu Empfindungsstörungen (sensible Symptome).

Die ersten Anzeichen sind oft ein Prickeln, ein Taubheitsgefühl oder andere merkwürdige Gefühle in Armen, Beinen, Rumpf oder Gesicht. Ein Bein oder eine Hand werden möglicherweise schwächer oder ungeschickter. Bei manchen Betroffenen macht sich die Krankheit nur in den Augen bemerkbar, indem sie doppelt oder verschwommen sehen, ein Auge teilweise erblindet und schmerzt oder das zentrale Sehvermögen verlorengeht (Sehnerventzündung). Zu den frühen Symptomen gehören möglicherweise auch leichte Veränderungen des Gemütszustands

▲ Siehe Seite 812

oder der geistigen Fähigkeiten. Diese vagen Anzeichen für eine Entmarkung im Gehirn sind manchmal lange Zeit vorhanden, bevor die Krankheit erkannt wird.

Der Verlauf der multiplen Sklerose ist sehr unterschiedlich und nicht vorhersagbar. Bei vielen Menschen beginnt die Krankheit mit einem einzelnen Symptom, und über Monate oder Jahre kommen keine weiteren dazu. Bei anderen werden die Symptome innerhalb von Wochen oder Monaten schlimmer und ausgedehnter. Sehr warmes Wetter, heißes Baden oder Duschen und auch Fieber können die Symptome verstärken. Ein Krankheitsschub kann spontan auftreten oder durch eine Infektion (beispielsweise eine Grippe) ausgelöst werden. Wenn die Schübe häufiger kommen, verschlimmert sich die Beeinträchtigung der Körperfunktionen. Trotz der Behinderung ist die Lebenserwartung in den meisten Fällen normal.

Diagnose

Ärzte ziehen immer dann eine multiple Sklerose in Betracht, wenn junge Menschen plötzlich verschwommen oder doppelt sehen oder Bewegungs- oder Empfindungsstörungen in verschiedenen Körperteilen auftreten. Treten diese Symptome schubweise auf und bessern sie sich zwischendurch wieder, erhärtet dies die Diagnose.

Bei Verdacht auf multiple Sklerose begutachtet der Arzt das Nervensystem bei der körperlichen Untersuchung besonders eingehend. Bestehen Anzeichen dafür, daß das Nervensystem nicht ordnungsgemäß funktioniert, z. B. unkoordinierte Augenbewegungen, Muskelschwäche oder Taubheit in verschiedenen Körperteilen, oder andere Fingerzeige, wie eine Entzündung des Sehnervs, und kommen und gehen die Symptome immer wieder, ist die Diagnose ziemlich sicher.

Mit Hilfe von Laboruntersuchungen kann man die multiple Sklerose von anderen Krankheiten mit ähnlichen Symptomen abgrenzen. Der Arzt nimmt daher vielleicht etwas Rückenmarkflüssigkeit ab (Lumbalpunktion).▲ Bei multipler Sklerose enthält die Flüssigkeit oft etwas mehr weiße Blutkörperchen und Eiweiße als normalerweise sowie meist Antikörper in hoher Konzentration. Bestimmte Antikörpertypen sowie charakteristische andere Stoffe sind bei fast 90 Prozent der Betroffenen vorhanden.

Die Kernspintomographie ist das empfindlichste bildgebende Verfahren und kann Gehirnbereiche aufzeigen, in denen Myelin fehlt. Unter Umständen läßt sich mit einer Kernspintomographie sogar unterscheiden, in welchen Bereichen erst kürzlich und in welchen schon vor längerer Zeit eine Entmarkung stattgefunden hat.

Evozierte Potentiale sind ein Verfahren, bei dem die elektrischen Impulse im Gehirn aufgezeichnet werden, die als Reaktion auf eine Stimulation der Nerven auftreten. So reagiert das Gehirn beispielsweise auf eine ganz bestimmte Weise auf einen Lichtblitz oder ein Geräusch. Bei multipler Sklerose ist diese Reaktion möglicherweise verlangsamt, da die Signalübertragung entlang der demyelinisierten Nervenfasern beeinträchtigt ist.

Häufige Symptome bei multipler Sklerose

Sensible Symptome (Empfindungsstörungen)	Motorische Symptome (Störungen der Muskelfunktion)
Taubheitsgefühl	Schwäche, Ungeschicklichkeit
Prickeln	Schwierigkeiten beim Gehen oder beim Gleichgewichthalten
Andere ungewöhnliche Empfindungen	Zittern (Tremor)
Sehstörungen	Doppeltsehen
Schwierigkeiten, zum Orgasmus zu kommen, Empfindungslosigkeit in der Scheide, bei Männern Impotenz	Probleme bei Harn- und Stuhlkontrolle, Verstopfung
Benommenheit oder Schwindel (Vertigo)	Steifheit, Unsicherheit, Müdigkeit

Behandlung

Spritzen mit Beta-Interferon, ein recht neues Behandlungsverfahren, können die Häufigkeit der Schübe verringern. Weitere vielversprechende Mittel, die sich noch in der Erprobungsphase befinden, sind andere Interferone, Myelinpräparate sowie das mittlerweile zugelassene Copolymer 1, die einen Angriff auf das körpereigene Myelin verhindern sollen. Der Nutzen eines Blutplasmaaustauschs und von Gammaglobulinspritzen ist nicht erwiesen, außerdem eignen sich diese Verfahren nicht für eine Langzeitbehandlung.

Jahrzehntelang bestand die Behandlung hauptsächlich in der Gabe von Kortisonpräparaten, entweder Prednison in Tablettenform oder kurzzeitig Methylprednisolon in Form von Spritzen, um die akuten Symptome bei einem Krankheitsschub zu lindern, wobei das Fortschreiten der Krankheit nicht verhindert wird. Dem Nutzen der Kortisonpräparate stehen jedoch die zahlreichen Nebenwirkungen entgegen, die bei einem langfristigen Gebrauch auftre-

▲ Siehe Seite 371

ten – vermehrte Anfälligkeit für Infektionen, Diabetes, Gewichtszunahme, Müdigkeit, Osteoporose (Knochenbrüchigkeit) und Magen-Darm-Geschwüre. Andere Medikamente, die die Immunreaktion unterdrücken sollen, wie Azathioprin, Cyclophosphamid, Ciclosporin und eine Totalbestrahlung des Lymphsystems, haben sich nicht als sinnvoll erwiesen und können erhebliche Komplikationen zur Folge haben.

Oft können die Betroffenen weiterhin aktiv am Leben teilnehmen, möglicherweise ermüden sie jedoch schneller und können bei einem anstrengenden Terminplan nicht mithalten. Regelmäßige körperliche Betätigung, z. B. mit einem Heimtrainer, spazierengehen, schwimmen oder Gymnastik können den Kreislauf, die Muskulatur und die Psyche gesund erhalten. Krankengymnastik kann helfen, Gleichgewicht, Gehfähigkeit und Beweglichkeit zu erhalten, Verkrampfungen der Muskeln zu lösen und Muskelschwäche zu verringern.

Auch die Nerven, die Blasen- und Darmentleerung steuern, können betroffen sein, so daß unbeabsichtigt Harn oder Stuhl abgeht (Inkontinenz) oder zurückgehalten wird. Viele Betroffene lernen, selbst mit einem Katheter die Blase zu entleeren, und setzen regelmäßig Stuhlweichmacher oder Abführmittel zur Darmentleerung ein. Patienten, die geschwächt sind und sich nicht mehr gut bewegen können, bekommen leicht Druckgeschwüre durch Wundliegen (Dekubitus), daher müssen sie oder die Pflegenden besonders gut achtgeben, um solche Hautschäden zu vermeiden. ▲

Krankheiten mit ähnlichen Symptomen wie die der multiplen Sklerose

- Virale oder bakterielle Infektionen des Gehirns (Borreliose, Aids, Syphilis)
- Strukturabweichungen an der Schädelbasis und der Wirbelsäule (schwere Arthritis im Nacken, Bandscheibenvorfall)
- Tumore oder Zysten in Gehirn oder Rückenmark (Syringomyelie)
- Abbauerkrankungen von Kleinhirn und Rückenmark und angeborene Ataxien (Erkrankungen, bei denen die Muskelbewegungen ungleichmäßig oder unkoordiniert sind)
- Kleiner Schlaganfall (vor allem bei Diabetikern oder Hochdruckkranken, die anfällig für solche Schlaganfälle sind)
- Amyotrophe Lateralsklerose (Charcot-Krankheit)
- Entzündung der Blutgefäße im Gehirn oder Rückenmark (Lupus erythematodes, Arteriitis)

Andere Entmarkungskrankheiten

Die **akute disseminierende Enzephalomyelitis (postinfektiöse Enzephalomyelitis)** ist eine selten vorkommende Entzündung von Gehirn und Rückenmark, die mit einer Entmarkung einhergeht und nach einer Virusinfektion oder einer Impfung auftreten kann. ■ Vermutlich handelt es sich um eine irregeleitete Immunantwort, die das Virus ausgelöst hat. Das Guillain-Barré-Syndrom ist eine ähnliche Erkrankung des peripheren Nervensystems. ★

Adrenoleukodystrophie und **Adrenoleukomyelopathie** sind seltene angeborene Störungen des Fettstoffwechsels. Die Adrenoleukodystrophie trifft Jungen, meist bis zum Alter von sieben Jahren; eine langsamer voranschreitende Form der Krankheit tritt bei jungen Erwachsenen um die 20 auf. Die Adrenoleukodystrophie betrifft männliche Jugendliche. Bei diesen Krankheiten kommt es neben einer ausgedehnten Entmarkung zu einer Fehlfunktion der Nebennieren. Schließlich bauen die betroffenen Kinder geistig ab, erblinden und ihre Muskulatur verkrampft sich. Ein Heilmittel gibt es nicht. Der Zusatz von Glyzerintrioleat und Glyzerintrierucat (Lorenzos Öl genannt) zur Nahrung verbessert zwar die Zusammensetzung der Blutfette, hält aber den Verlauf der Krankheit offenbar nicht auf. Knochenmarktransplantationen werden als Behandlung erprobt.

Bei der **Leber-Optikusatrophie** führt die Entmarkung zur teilweisen Erblindung. Männer sind häufiger betroffen, die ersten Symptome zeigen sich meist im Alter von etwa 20 Jahren. Die Krankheit wird von der Mutter weitervererbt, und zwar offenbar über die Mitochondrien, die »Kraftwerke« der Körperzellen.

Infektionen mit humanen lymphotropen Retroviren (HTLV) verursachen eine Demyelinisation im Rückenmark **(HTLV-assoziierte Myelopathie)**. Diese Krankheit kommt vorwiegend in bestimmten tropischen Ländern und Teilen Japans vor. Die Krankheit verschlimmert sich innerhalb weniger Jahre und führt schrittweise zu einer Verkrampfung und Schwäche der Beinmuskeln sowie zu Störungen der Blasen- und Darmfunktion.

▲ Siehe Seite 965

■ Siehe Seite 372

★ Siehe Seite 335

Erkrankungen des Rückenmarks

Das **Rückenmark**, der wichtigste Kommunikationsweg zwischen dem Gehirn und dem übrigen Körper, ist ein weiches schlauchförmiges Gebilde aus Nerven, das sich von der Basis des Gehirns nach unten zieht. Das Rückenmark wird von den Knochen der **Wirbelsäule**, den Wirbeln, geschützt. Über die gesamte Länge des Rückenmarks verteilt laufen durch kleine Zwischenräume zwischen den einzelnen Wirbeln Nerven vom und zum Rückenmark.

Das Rückenmark ist sehr organisiert aufgebaut; die Nerven sind nämlich nicht wahllos angeordnet, sondern zu Gruppen mit ähnlichen Funktionen gebündelt. Auf der Seite des Rückenmarks, die zur Vorderseite des Körpers zeigt, liegen die **motorischen Nerven**, die Informationen zu den Muskeln leiten und Bewegungen auslösen. Zur Körperrückseite und zu den Seiten hin liegen die **sensorischen Nerven**, die dem Gehirn Informationen über Wahrnehmungen vermitteln, beispielsweise über Berührungen, die Körperposition, Schmerz, Hitze und Kälte.

Das Rückenmark kann auf vielerlei Weise Schaden nehmen, was sich in verschiedenen Symptomen äußert; anhand dieser charakteristischen Symptomenkomplexe kann der Arzt feststellen, auf welcher Höhe das Rückenmark beschädigt ist. Bei einem Unfall kann das Rückenmark durchtrennt werden, es kann gequetscht oder durch eine Infektion zerstört, durch mangelnde Durchblutung geschädigt oder durch Krankheiten beeinträchtigt werden, die die Nervenfunktionen verändern (z. B. Rückenmarkzysten, Zervikalspondylose oder multiple Sklerose).

Unfallbedingte Verletzungen

Wird das Rückenmark bei einem Unfall verletzt, können die Funktionen der Körperteile unterhalb der Verletzungsstelle teilweise oder gänzlich zum Erliegen kommen. So bleiben beispielsweise bei einer schweren Verletzung auf mittlerer Höhe des Rückens die Arme unbeeinträchtigt, die Beine jedoch können gelähmt sein. Zusätzlich schmerzt vielleicht die Verletzungsstelle oder das Gebiet darüber, vor allem, wenn Wirbel beschädigt wurden.

Bestimmte Reflexbewegungen, die nicht der Kontrolle des Gehirns unterliegen, bleiben möglicherweise intakt oder verstärken sich sogar unterhalb der Verletzungsstelle. Der Patellarsehnenreflex beispielsweise, bei dem der Unterschenkel nach vorne schnellt, wenn man mit einem Gummihammer knapp unterhalb des Knies schlägt, funktioniert weiterhin, manchmal sogar übertrieben stark. Die verstärkten Reflexantworten führen zu krampfartigen Zuckungen der Beine. Die betroffenen Muskeln sind aufgrund dieser erhaltenen Reflexe angespannt; dadurch entsteht eine spastische Lähmung. Die verkrampften Muskeln fühlen sich steif und hart an; hin und wieder zucken sie, so daß ein Ruck durch die Beine geht.

Daß sich die Funktionen wiederherstellen lassen, ist wahrscheinlich, wenn innerhalb der ersten Woche nach der Verletzung Empfindungsfähigkeit oder Beweglichkeit zurückkehren. Funktionsstörungen, die auch nach sechs Monaten noch bestehen, sind vermutlich von Dauer. Immer wenn Rückenmarknerven zerstört wurden, treten bleibende Schäden ein.

Behandlung

Zuallererst geht es darum, weitere Schäden zu verhindern. Das Rettungspersonal transportiert ein Unfallopfer mit möglichen Rückenmarkverletzungen nur mit äußerster Vorsicht. Meist wird der Betroffene zwischen aufblasbaren Schienen stabilisiert und abgepolstert, um ein Wegrutschen zu verhindern. Bei Verletzungen des Rückenmarks kann bereits eine geringfügige Lageverschiebung zu bleibenden Lähmungen führen.

Die behandelnden Ärzte geben gewöhnlich sofort Kortisone wie Prednison, um Schwellungen an der Verletzungsstelle entgegenzuwirken. Gegen die Verkrampfungen werden muskelerschlaffende Medikamente (Muskelrelaxanzien) und Schmerzmittel eingesetzt. Ist die Wirbelsäule gebrochen oder sonstwie verletzt, setzt ein Chirurg unter Umständen Stahlstäbe zu ihrer Stabilisierung ein, damit weitere Bewegungen das Rückenmark nicht noch mehr schädigen. Ein Neurochirurg entfernt Blutgerinnsel, die sich in der Nähe des Rückenmarks gebildet haben könnten.

Die fachpflegerische Versorgung ist in der Zeit, in der das Rückenmark heilt, äußerst wichtig, um schwäche- und lähmungsbedingten Komplikationen vorzubeugen. Patienten mit Rückenmarkverletzungen sind besonders anfällig für Druckgeschwüre durch Wundliegen (Dekubitus). ▲ Besondere Betten verringern den Druck auf die Haut. Falls erforderlich, kommt eine Matratze zum Einsatz, deren Druck mit Druckluft von vorne nach hinten und von einer Seite zur anderen verlagert werden kann.

Patienten mit Rückenmarkverletzungen bedürfen einer besonders guten emotionalen Betreuung. Der Verlust der Kontrolle über den eigenen Körper kann zu Depressionen

▲ Siehe Seite 965

Welcher Bereich des Rückenmarks ist geschädigt?

Die Wirbelsäule ist in vier Abschnitte unterteilt: Hals-, Brust-, Lendenwirbelsäule und Kreuzbein. Jeder Abschnitt wird nach seiner lateinischen Bezeichnung mit einem Buchstaben gekennzeichnet: C für cervikal (Hals), T für thorakal (Brust), L für lumbal (Lende) und S für sakral (Kreuz). Die einzelnen Wirbel innerhalb dieser Abschnitte numeriert man von oben nach unten durch. So wird beispielsweise der erste Wirbel der Halswirbelsäule als C1 bezeichnet, der zweite mit C2, der zweite Wirbel der Brustwirbelsäule heißt T2, der vierte der Lendenwirbelsäule L4 und so weiter.

Von der Wirbelsäule ziehen sich Nerven zu bestimmten Körperbereichen. Wenn der Neurologe erfährt, wo bei einem Patienten Schwäche, Lähmungen und andere Funktionsstörungen auftreten, kann er Rückschlüsse auf die Position der Rückenmarkschädigung ziehen.

Auswirkungen von Rückenmarkverletzungen

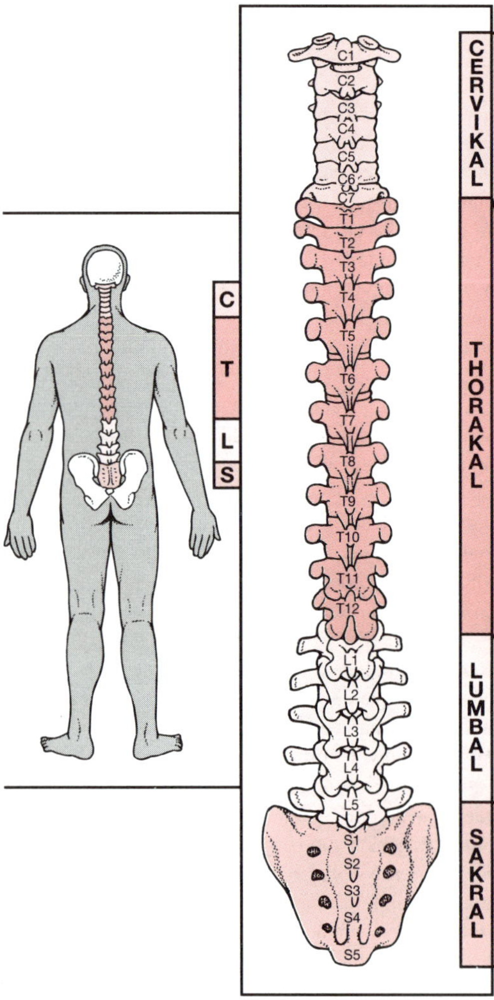

Ort der Verletzung	Auswirkungen*
C1 bis C5	Lähmung der Atemmuskulatur und sämtlicher Arm- und Beinmuskeln; in der Regel tödlich
C5 bis C6	Beine gelähmt; geringe Fähigkeit, Arme zu beugen
C6 bis C7	Beine völlig, Handgelenke und Hände teilweise gelähmt; Beweglichkeit der Schultern und Ellenbogen weitgehend erhalten
C8 bis T1	Beine und Rumpf gelähmt, Augenlider hängen; keine Schweißabsonderung an der Stirn (Horner-Syndrom); Arme nahezu unbeeinträchtigt; Hände gelähmt
T2 bis T4	Beine und Rumpf gelähmt; unterhalb der Brustwarzen Empfindungslosigkeit
T5 bis T8	Beine und Unterleib gelähmt; unterhalb des Brustkorbs Empfindungslosigkeit
T9 bis T11	Beine gelähmt; unterhalb des Nabels Empfindungslosigkeit
T12 bis L1	Lähmung und Empfindungslosigkeit unterhalb der Leisten
L2 bis L5	Verschiedene Formen von Schwäche und Taubheit in den Beinen
S1 bis S2	Verschiedene Formen von Schwäche und Taubheit in den Beinen
S3 bis S5	Verlust der Blasen- und Darmkontrolle; Taubheit im Bereich des Damms

* Eine schwere Verletzung an einer beliebigen Stelle der Wirbelsäule kann den Verlust der Blasen- und Darmkontrolle nach sich ziehen

Dermatome

Ein Dermatom ist der Hautbereich, der von Nervenfasern versorgt wird, die einer einzelnen Rückenmarkwurzel entspringen. Die sieben Halswirbel haben acht Rückenmarkwurzeln, während zu den zwölf Brust-, fünf Lenden- und fünf Kreuzbeinwirbeln jeweils die gleiche Anzahl von Nervenwurzeln gehören, die bestimmte Hautbezirke versorgen. Die Abbildung zeigt das Versorgungsgebiet der einzelnen Nerven. Beispielsweise versorgt der Nerv, der dem fünften Lendenwirbel (L5) entspringt, einen Hautstreifen, der sich vom unteren Rücken über die Außenseite der Oberschenkel und die Innenseite der Unterschenkel hinunter zu den Fersen zieht.

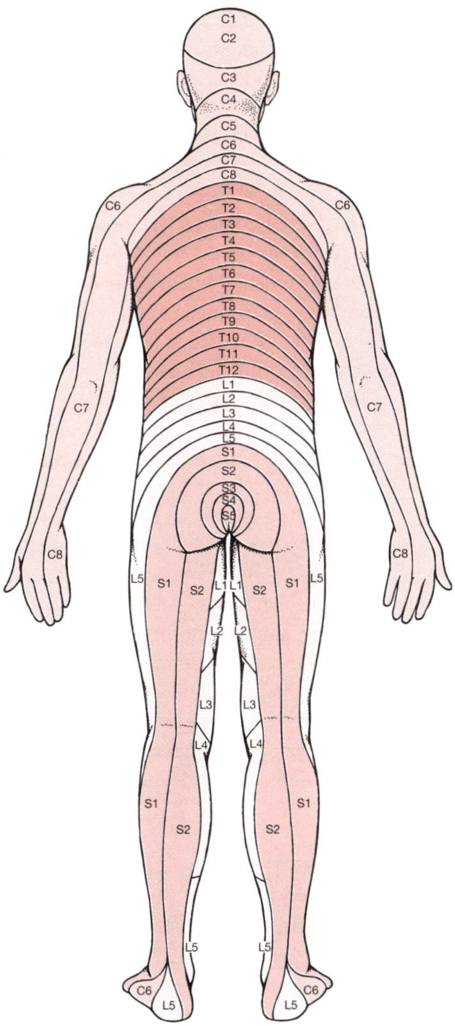

und einer Entfremdung sich selbst gegenüber führen. Die Betroffenen wollen genau wissen, was passiert ist und worauf sie sich in Zukunft einstellen müssen. Durch Krankengymnastik und Beschäftigungstherapie lernen sie, die verbliebenen Muskelfunktionen zu erhalten und die verlorenen Funktionen auszugleichen. Eine einfühlsame und kompetente Pflege sowie eine psychologische Betreuung hilft den meisten Patienten. Auch Angehörige und enge Freunde brauchen möglicherweise Beistand.

Rückenmarkkompression

Normalerweise schützt die knochige Wirbelsäule das Rückenmark, aber bei bestimmten Erkrankungen wird das Rückenmark gequetscht und seine Funktion beeinträchtigt. Zu einer Quetschung (Kompression) kann es kommen, wenn ein Wirbel oder ein anderer Knochen im Rückgrat bricht, eine oder mehrere der Knorpelscheiben zwischen den Wirbeln reißen (Bandscheibenvorfall), eine eitrige Infektion (Rückenmarkabszeß) oder ein Tumor in Rückenmark oder Wirbelsäule vorliegt. Tritt die Quetschung plötzlich auf, ist meist eine Verletzung oder eine Blutung die Ursache, aber eine Infektion oder ein Tumor kommen ebenfalls in Frage. Auch ein fehlgebildetes Blutgefäß kann das Rückenmark eindrücken.

Bei einer starken Quetschung ist die Nervenleitung im Rückenmark möglicherweise völlig blockiert. Weniger schwere Quetschungen stören vielleicht nur einige Leitungsbahnen. Entdeckt und behandelt man die Rückenmarkkompression, bevor Nerven zerstört werden, kann die Funktion des Rückenmarks meist völlig wiederhergestellt werden.

Symptome

Welche Muskeln und Sinneswahrnehmungen beeinträchtigt sind, hängt davon ab, an welcher Stelle des Rückenmarks der Schaden aufgetreten ist. ▲ Schwäche oder Lähmungserscheinungen sowie verminderte oder fehlende Empfindungsfähigkeit zeigen sich in der Regel unterhalb der Verletzungsstelle.

Ein Tumor oder eine Infektion im Rückenmark oder in dessen Nähe kann die Nervenbahnen allmählich zusammendrücken und am Ort der Quetschung Schmerzen und Empfindlichkeit hervorrufen sowie Schwäche und Empfindungsstörungen. Wenn sich die Kompression verschlimmert, gehen Schmerzen und Schwäche oft innerhalb von Tagen oder Wochen in Lähmungen und einen Verlust der Empfindungsfähigkeit über. Wird das Rückenmark dagegen nicht mehr durchblutet, kommt es binnen Minuten zu

▲ Siehe Kasten, Seite 320

Lähmungen und Wahrnehmungsverlust. Am langsamsten schreitet die Schädigung voran, wenn Gelenkentzündungen (Arthritis) die Wirbel verändern oder Tumore sehr langsam wachsen; in diesen Fällen treten kaum Schmerzen auf, Empfindungsstörungen (z. B. Prickeln) und Schwäche entwickeln sich erst nach vielen Monaten.

Diagnose

Da die Rückenmarknerven auf ganz bestimmte Weise angeordnet sind, kann der Arzt anhand der Symptome und einer körperlichen Untersuchung feststellen, welcher Abschnitt des Rückenmarks betroffen ist. Ein Schaden im Brustbereich kann z. B. Schwäche und Taubheit in den Beinen (nicht jedoch in den Armen) auslösen und die Funktion von Darm und Blase beeinträchtigen. Der Betroffene verspürt möglicherweise auf der Höhe der Verletzungsstelle ringförmig um den ganzen Körper herum ein Unbehagen.

Eine Computer- (CT) oder Kernspintomographie (NMR) zeigt in der Regel, wo das Rückenmark gequetscht ist und kann einen Hinweis auf die Ursache geben. Möglicherweise wird auch eine Myelographie durchgeführt, für die ein Röntgenkontrastmittel in die Nähe des Rückenmarks gespritzt wird. Auf den Röntgenbildern ist dadurch sichtbar, wo das Rückenmark gequetscht oder abgeschnürt ist. Diese Untersuchung ist aufwendiger als ein CT oder eine Kernspintomographie und auch unangenehmer, sie ist aber Gold wert, wenn nach einem CT oder NMR noch Fragen offen sind.

Diese Untersuchungen können zeigen, ob ein Wirbel gebrochen oder ausgerenkt ist oder ob ein Bandscheibenvorfall, ein Knochengeschwür, eine Blutansammlung, ein Abszeß oder ein Tumor vorliegt. Manchmal sind weitere Tests erforderlich. Ist z. B. ein Geschwür sichtbar, muß eine Biopsie durchgeführt werden, um festzustellen, ob das Geschwür bösartig ist.

Behandlung

Die Behandlung einer Rückenmarkquetschung richtet sich nach deren Ursache. Wenn möglich, muß die Quetschung jedoch umgehend beseitigt werden, um dauerhafte Schäden am Rückenmark zu vermeiden. Oft ist zu diesem Zweck eine Operation unerläßlich. Ist ein Tumor die Ursache, kann eine Strahlentherapie helfen. Um mögliche Schwellungen im Rückenmark oder in dessen Umgebung, die zu der Quetschung beitragen könnten, zu verringern, gibt man häufig auch Kortisone wie Dexamethason.

Verursacht eine Infektion die Rückenmarkquetschung, behandelt man diese sofort mit Antibiotika. Der Arzt, meist ein Neurochirurg, entfernt die Eiteransammlung (Abszeß), die sich durch die Infektion gebildet hat; manchmal läßt sich der Eiter einfach mit einer Spritze abziehen.

Zervikalspondylose

Die Zervikalspondylose, die ab dem mittleren Lebensalter auftritt, ist eine Erkrankung, bei der die Bandscheiben und Wirbel im Halsbereich degenerieren.

Symptome

Die Zervikalspondylose führt im Bereich der Halswirbelsäule zu einer Verengung des Rückenmarkkanals – des Korridors, durch den das Rückenmark verläuft – und zu einer Quetschung des Rückenmarks oder der Rückenmarkwurzeln. Die daraus resultierenden Symptome spiegeln entweder die Rückenmarkquetschung oder die Schädigung der Rückenmarkwurzel wider. Eine Rückenmarkquetschung zeigt sich meist zuerst an einer Veränderung des Gangs. Die Beine bewegen sich ruckartig (spastisch), und der Gang wird unsicher. Der Nacken kann schmerzen, insbesondere dann, wenn die Rückenmarkwurzeln betroffen sind. Bevor oder nachdem sich Symptome einer Rückenmarkquetschung bemerkbar gemacht haben, kann in einem oder beiden Armen eine Muskelschwäche auftreten.

Diagnose und Behandlung

Besteht der Verdacht auf eine Zervikalspondylose, läßt sich mit Hilfe einer Kernspintomographie (NMR) zeigen, wo und wie stark der Rückenmarkkanal eingeengt oder das Rückenmark gequetscht ist und welche Rückenmarkwurzeln betroffen sein könnten.

Die durch die Zervikalspondylose verursachten Störungen können sich zwar ohne Behandlung bessern oder gleich bleiben, sie können sich aber auch verschlimmern. Anfangs schlägt der Arzt vielleicht eine weiche Halskrause oder eine Extension (mechanische Streckung) der Halswirbel zur Behandlung vor sowie entzündungshemmende Medikamente, leichte Schmerzmittel oder muskelentspannende Medikamente, um die Beschwerden zu lindern. Wenn die Erkrankung jedoch fortschreitet oder eine Kernspintomographie eine starke Quetschung zeigt, ist meist eine Operation erforderlich, damit die Symptome nicht schlimmer werden. Im allgemeinen kann eine Operation bereits eingetretene Veränderungen nicht rückgängig machen, da einige der Nerven im Rückenmark bleibend geschädigt sind.

Zysten in Gehirn und Rückenmark

Eine Syrinx ist eine flüssigkeitsgefüllte Höhle (Zyste) innerhalb des Gehirns (Syringobulbie) oder des Rückenmarks (Syringomyelie).

Zysten in Gehirn oder Rückenmark kommen nur sehr selten vor. In etwa der Hälfte der Fälle sind die Zysten bereits bei der Geburt vorhanden, vergrößern sich aber aus weitgehend unbekannten Gründen in der Jugend. Oft leiden Kinder, die von Geburt an Zysten aufweisen, auch an anderen Störungen. Entstehen die Zysten erst später, sind meist Verletzungen oder Tumore die Ursache.

Symptome

Zysten, die sich innerhalb des Rückenmarks bilden, engen es von innen ein. Am häufigsten ist der Halsbereich betroffen, aber auch überall anders können Zysten entstehen und sich oft über einen langen Abschnitt des Rückenmarks erstrecken. Meist sind vor allem die Nerven, die Schmerzen und Temperaturänderungen wahrnehmen, beeinträchtigt. Da die Betroffenen keine Schmerzen oder Hitze an den Fingern fühlen, ziehen sie sich häufig Schnittwunden und Verbrennungen zu. Breiten sich die Zysten aus, können Verkrampfungen und Schwäche zunächst in den Beinen folgen. Schließlich können die Muskeln, die von den betroffenen Nerven versorgt werden, verkümmern.

Diagnose und Behandlung

Wenn ein Kind oder ein Jugendlicher die oben beschriebenen Symptome zeigt, vermutet der Arzt vielleicht eine Rückenmarkzyste. Eine Kerspintomographie (NMR) kann das Ausmaß der Zyste (oder eines möglichen Tumors) aufzeigen. Läßt sich keine Kernspintomographie durchführen, ermöglicht auch eine Myelographie mit anschließender Computertomographie (CT) eine Diagnose.

Um eine Verschlimmerung abzuwenden, kann ein Neurochirurg die Zysten entleeren, was das Problem jedoch nicht unbedingt löst. Eine starke Beeinträchtigung des Nervensystems läßt sich unter Umständen selbst durch eine erfolgreiche Operation nicht wieder rückgängig machen.

Akute Querschnittmyelitis

Bei der akuten Querschnittmyelitis ist die Nervenleitung an einer oder mehreren Stellen im Rückenmark unterbrochen.

Die Ursache der akuten Querschnittmyelitis ist nicht genau bekannt, aber etwa 30 bis 40 Prozent der Betroffenen haben zuvor eine leichte Virusinfektion durchgemacht. Menschen, die an multipler Sklerose oder bestimmten Bakterieninfektionen leiden, oder Personen, die sich Heroin oder Amphetamin spritzen, können ebenfalls eine akute Querschnittmyelitis bekommen. In diesen Fällen beruht die akute Krankheit möglicherweise auf einer allergischen Reaktion.

Symptome

Eine akute Querschnittmyelitis beginnt meist plötzlich mit Rückenschmerzen, auf die Taubheit und Muskelschwäche von den Füßen aufwärts folgen. Diese Beschwerden können sich innerhalb weniger Tage verschlimmern und in schweren Fällen zu Lähmungen und Empfindungsstörungen sowie Verlust der Blasen- und Darmkontrolle führen. Wie schwerwiegend die Auswirkungen sind, hängt davon ab, auf welcher Höhe die Nervenleitung unterbrochen ist.

Diagnose und Behandlung

Für den Arzt kommen bei derart dramatischen neurologischen Symptomen eine ganze Reihe von Erkrankungen in Frage. Um die zugrunde liegende Störung einzugrenzen, ordnet der Arzt vermutlich eine Lumbalpunktion (bei der Flüssigkeit aus dem Rückenmarkkanal zu Untersuchungszwecken entnommen wird), eine Computertomographie (CT), eine Kerspintomographie (NMR) oder eine Myelographie ▲ sowie eine Blutuntersuchung an.

Keine Behandlung hat sich als wirksam erwiesen, aber mit hochdosierten Kortisonen wie Prednison hofft man, die mutmaßliche allergische Reaktion zu unterdrücken. Die meisten Betroffenen genesen zumindest teilweise, viele behalten jedoch Muskelschwächen und Taubheitsgefühle zurück.

Durchblutungsstörungen

Wie alle lebenden Gewebe muß das Rückenmark ständig mit sauerstoffhaltigem Blut versorgt werden. Eine mangelhafte Durchblutung des Rückenmarks kommt selten vor, da es so reichlich mit Blut versorgt wird. Ein Tumor, ein Bandscheibenvorfall oder andere ungewöhnlichere Ursachen können jedoch die Blutgefäße quetschen und die Blutzufuhr unterbrechen. Sehr selten ist die Durchblutung aufgrund von Arterienverkalkung oder einem Blutgerinnsel blockiert. Der obere Brustbereich ist besonders anfällig für Durchblutungsstörungen.

Symptome

Eine Unterbrechung der Blutzufuhr an der Vorderseite des Rückenmarks äußert sich gewöhnlich durch plötzliche Rückenschmerzen. Anschließend kommt es zu Muskelschwäche, und unterhalb der betroffenen Stelle werden weder Hitze noch Kälte oder Schmerzen wahrgenommen. Die Symptome machen sich vor allem in den ersten paar Tagen bemerkbar; mit der Zeit können sie sich zum Teil wieder geben. Wenn die Durchblutung an der Rückseite des Rückenmarks nicht ebenfalls unterbrochen ist, können die dort weitergeleiteten Eindrücke – wie Berührungen, Vibrationen und die Fähigkeit, die Position der

▲ Siehe Seite 283

Füße und Beine wahrzunehmen, ohne hinzusehen (Lagesinn) – unbeeinträchtigt bleiben.

Diagnose und Behandlung

Um zwischen den möglichen Ursachen zu unterscheiden, veranlaßt der Arzt eine Kernspintomographie (NMR) oder eine Myelographie. Im Rahmen der Myelographie oder auch, wenn die NMR einen normalen Befund ergeben hat, kann der Arzt auch eine Lumbalpunktion durchführen und prüfen, ob der Druck der Rückenmarkflüssigkeit oder ihr Gehalt an Eiweißen und anderen Stoffen auffällig ist oder ob Anzeichen für eine Infektion vorliegen. Wenn ein Geschwür oder eine Bandscheibe auf die Blutgefäße drückt, kann eine Operation Abhilfe schaffen; ansonsten läßt sich die Durchblutungsstörung nicht beheben. Ist die Blutzufuhr schnell wieder gewährleistet, ist eine teilweise Wiederherstellung der Funktionen wahrscheinlich. Eine vollständige Genesung ist aber selten.

Rückenmarkhämatom

Ein Rückenmarkhämatom (Blutgerinnsel) entsteht aufgrund einer Blutung, bei der sich Blut in der Nähe des Rückenmarks sammelt und es quetscht.

Ein Blutgerinnsel kann sich infolge einer Rückenverletzung, eines fehlgebildeten Blutgefäßes oder einer Blutung bilden, wenn jemand gerinnungshemmende Medikamente einnimmt oder eine Blutungsneigung hat.

Symptome

Ein Hämatom ruft gewöhnlich plötzliche Schmerzen und Empfindlichkeit hervor sowie darauf folgend Schwäche und Empfindungsstörungen unterhalb der betroffenen Stelle. ▲ Die Symptome können innerhalb von Minuten oder Stunden zu einer völligen Lähmung fortschreiten, gelegentlich kommt es aber auch zu einer spontanen Genesung. Nur selten fließt das Blut kopfwärts ins Gehirn, wodurch noch schwerere Störungen hervorgerufen werden. Ein Blutgerinnsel am oberen Ende des Rückenmarks, das die Fähigkeit zu atmen beeinträchtigt, kann zu Koma und Tod führen.

Diagnose und Behandlung

Der Arzt stellt anhand der Symptome eine vorläufige Diagnose und bestätigt diese in der Regel mit Hilfe einer Kernspintomographie (NMR). Manchmal wird auch eine Computertomographie (CT) oder eine Myelographie durchgeführt. Wird die Blutansammlung umgehend entfernt, kann das bleibende Schäden am Rückenmark verhindern. Mit besonderen Operationstechniken (Mikrochirurgie) läßt sich unter Umständen eine Fehlbildung von Blutgefäßen beheben. Patienten, die gerinnungshemmende Mittel einnehmen oder unter Gerinnungsstörungen leiden, erhalten Medikamente gegen ihre Blutungsneigung.

Schädigung der Rückenmarkwurzeln

Aus dem Rückenmark ragen Nervenwurzeln heraus, die Signale von und zu fast allen Körperteilen weiterleiten. Diese Nervenwurzeln treten durch Öffnungen zwischen den Wirbeln aus der Wirbelsäule hervor, jede Nervenwurzel versorgt einen bestimmten Bereich des Körpers. ■ Die Nervenwurzeln sind paarweise angeordnet: An der Vorderseite des Rückenmarks treten die motorischen Nerven aus, die der Muskulatur Signale übermitteln, während an der Rückseite die sensorischen Nerven zum Vorschein kommen, die Wahrnehmungen an das Gehirn leiten.

Ursachen

Meist ist ein Bandscheibenvorfall dafür verantwortlich, wenn eine Rückenmarkwurzel geschädigt ist. ★ Auch Schäden an einem Wirbel, die gewöhnlich dann auftreten, wenn die Knochen durch Krebs, Knochenschwund (Osteoporose) oder schwere Verletzungen brüchig geworden sind, können sich auf die Nervenwurzeln auswirken. Eine auf die Knochen übergreifende Gelenkentzündung (Osteoarthritis) ist ebenfalls häufig die Ursache, da dabei Knochenvorsprünge (Knochensporne) entstehen, die auf die Nervenwurzeln drücken. Bei älteren Menschen verengt sich der Raum um das Rückenmark **(Spinalstenose)**. Seltener schädigen Rückenmarktumore oder Infektionen wie Hirnhautentzündungen oder Gürtelrose die Rückenmarkwurzeln.

Symptome

Schäden an einem Wirbel oder an den Bandscheiben zwischen den Wirbeln können die Nervenwurzeln quetschen. Der Druck verursacht Schmerzen, die sich oft verschlimmern, wenn sich der Betroffene bewegt, hustet, niest oder anstrengt (z. B. beim Stuhlgang). Sind die Nervenwurzeln im Lendenwirbelbereich betroffen, treten unter Umständen nur in diesem Bereich Schmerzen auf, oder die Schmerzen ziehen sich entlang des Ischiasnerv über Gesäß, Oberschenkel und Waden bis zu den Füßen (sogenanntes **Ischiassyndrom**).

Ist der Druck sehr stark, können die Nerven keine Signale mehr von und zu den Muskeln übertragen, was zu Mus-

▲ Siehe Kasten, Seite 320

■ Siehe Kasten, Seite 321

★ Siehe Seite 325

kelschwäche und Empfindungsstörungen führt. Manchmal ist auch die Kontrolle über Blase und Darm beeinträchtigt. Sind die Nervenwurzeln im Nackenbereich betroffen, ziehen die Schmerzen über die Schulter in Arme und Hände oder am Hinterkopf nach oben.

Diagnose

Wenn Schmerzen, Empfindungsstörungen oder Muskelschwäche in einem bestimmten Körperbereich auftreten, der von einer einzelnen Rückenmarkwurzel versorgt wird, ist eine mögliche Ursache die Schädigung dieser Nervenwurzel. Aus dem Ort der Symptome kann der Arzt schließen, welche Nervenwurzel betroffen ist. Bei der körperlichen Untersuchung achtet er darauf, ob der Patient in dem entsprechenden Abschnitt der Wirbelsäule besonders empfindlich ist. Eine Röntgenaufnahme zeigt, ob die Wirbel geschrumpft, beschädigt oder verschoben sind. Mit einer Computertomographie (CT) oder einer Kernspintomographie (NMR) kann sich der Arzt ein noch besseres Bild davon machen, was im Rückenmark und dessen Umgebung passiert ist. Falls keine Kernspintomographie möglich ist, bietet sich eine Myelographie an. Weitere Tests, vor allem Messungen der elektrischen Aktivität von Nerven und Muskeln, sind unter Umständen erforderlich.

Behandlung

Die Behandlung von Nervenwurzelschäden richtet sich nach der Ursache und der Schwere. Ist ein Wirbel infolge von Osteoporose in sich zusammengebrochen, bleibt nur, den Rücken mit einem festen Korsett zu schienen, um möglichst wenig Bewegung zuzulassen. Ein Bandscheibenvorfall läßt sich mit geeigneten Maßnahmen behandeln. Eine Infektion wird umgehend mit Antibiotika bekämpft; falls sich Eiter angesammelt hat (Abszeß), wird dieser meist sofort entfernt. Rückenmarktumore werden operativ entfernt oder bestrahlt oder beides.

Unabhängig von der Ursache helfen Schmerzmittel gegen die Schmerzen. Auch muskelentspannende Mittel (Muskelrelaxantien) werden eingesetzt, obwohl ihre Wirksamkeit nicht bewiesen ist. Vor allem bei älteren Menschen können die Nebenwirkungen den Nutzen von Muskelrelaxantien überwiegen.

Bandscheibenvorfall

Die einzelnen Wirbel innerhalb der Wirbelsäule sind durch knorpelige Bandscheiben voneinander getrennt. Jede dieser Bandscheiben besteht aus einer festen Außenschicht und einem weichen Kern, der wie ein Stoßfänger die Wirbelsäule bei Bewegungen abpolstert. Wenn die Bandscheiben beispielsweise durch eine Verletzung oder den Alterungsprozeß brüchig geworden sind, drückt der innere Teil durch die äußere Schicht nach außen. Die aufgeplatzte Bandscheibe kann eine Rückenmarkwurzel quetschen, reizen oder sogar verletzen.

Symptome

Die Position des Bandscheibenvorfalls bestimmt, wo Schmerzen, Empfindungsstörungen oder Muskelschwächen auftreten. ▲ Wie ausgeprägt die Schmerzen und andere Symptome sind, hängt davon ab, wie stark die Nervenwurzel gequetscht oder geschädigt ist.

Am häufigsten sind Bandscheibenvorfälle im Bereich der Lendenwirbelsäule, die sich gewöhnlich auf nur ein Bein auswirken. Ein solcher Bandscheibenvorfall verursacht nicht nur im Lendenbereich Schmerzen, sondern möglicherweise auch entlang des Ischiasnervs, der von der Wirbelsäule über das Gesäß und die Beine bis zu den Fersen verläuft (diese Schmerzen nennt man Ischiassyndrom). Außerdem kann eine Schwäche in den Beinen auftreten, und die Betroffenen können insbesondere Schwierigkeiten haben, den vorderen Teil des Fußes anzuheben (Spitzfußstellung). Ist der Bandscheibenvorfall sehr großräumig und in der Mitte der Wirbelsäule gelegen, sind unter Umständen auch Nerven betroffen, die Blasen- und Darmfunktionen steuern, so daß die Fähigkeit zum Wasserlassen und Stuhlgang beeinträchtigt und dringend ärztliche Hilfe erforderlich ist.

Die Schmerzen bei einem Bandscheibenvorfall werden durch Bewegungen meist stärker und verschlimmern sich möglicherweise durch Husten, Lachen, Wasserlassen und das Pressen beim Stuhlgang. In den Beinen, Füßen und Zehen können Taubheitsgefühl und Prickeln auftreten. Die Beschwerden können unvermittelt einsetzen, spontan verschwinden und in bestimmten Abständen wieder auftreten oder über lange Zeit konstant bleiben.

Am zweithäufigsten kommt es im Bereich der Halswirbelsäule zu Bandscheibenvorfällen. Die Symptome betreffen meist nur einen Arm. In diesen Fällen treten entweder im Schulterblatt und in der Achselhöhle oder am oberen Rand und der Spitze der Schulter Schmerzen auf, die über den Arm in einen oder zwei Finger ausstrahlen. Die Armmuskulatur kann geschwächt sein, selten ist auch die Beweglichkeit der Finger beeinträchtigt.

Diagnose

Die Symptome führen den Arzt auf die richtige Spur. Bei der körperlichen Untersuchung prüft der Arzt, ob Abschnitte der Wirbelsäule besonders empfindlich sind und ob Sinneswahrnehmungen, Koordination, Muskelstärke und Reflexe (z. B. der Patellarsehnenreflex) verändert

▲ Siehe Kasten, Seite 320

Bandscheibenvorfall

Bei einem Bandscheibenvorfall reißt die harte Außenschicht einer Bandscheibe an einer brüchigen Stelle auf, und der weiche Kern wölbt sich nach außen. Ein Bandscheibenvorfall verursacht Schmerzen und manchmal auch Schäden an Nerven.

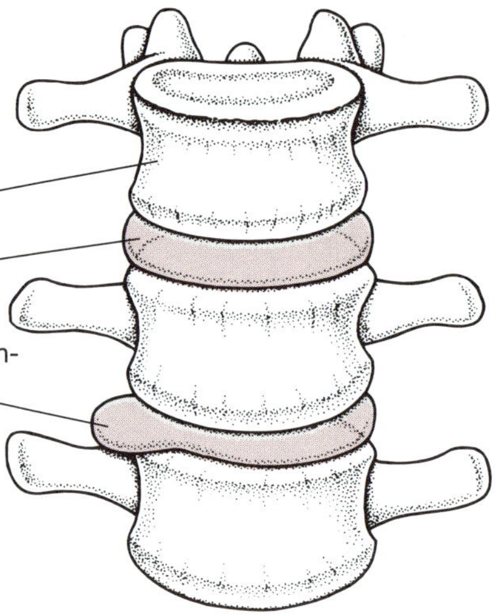

sind. Durch bestimmte Tests, bei denen der Patient z. B. mit gestrecktem Knie ein Bein anheben soll, erfährt der Arzt, ab welcher Position die Schmerzen schlimmer werden. Der Arzt beurteilt die Muskelspannung im Enddarm, indem er einen Finger einführt. Eine Muskelschwäche im Bereich des Afters sowie Schwierigkeiten beim Wasserlassen oder bei der Blasenkontrolle sind besonders schwere Symptome – eine Behandlung ist dringend erforderlich.

Röntgenaufnahmen der Wirbelsäule können Verengungen des Spalts zwischen den Wirbeln zeigen, eine Computertomographie (CT) und eine Kernspintomographie (NMR) eignen sich jedoch besser, um das Problem aufzuklären. Auch eine Myelographie kann hilfreich sein, das Verfahren ist aber weitgehend durch die NMR ersetzt worden.

Behandlung

Nach einem Bandscheibenvorfall im Lendenwirbelbereich erholen sich die meisten Betroffenen, ohne daß eine Operation erforderlich wird, es sei denn, die Nervenfunktionsstörungen schreiten fort und werden schwerer. Die Beschwerden klingen meist ab, wenn man zu Hause bleibt und sich schont. Nur selten sind einige Tage Bettruhe erforderlich. Tätigkeiten, die das Rückgrat belasten und Schmerzen verursachen – beispielsweise das Heben schwerer Gegenstände, Bücken und Pressen –, sollte man generell vermeiden. Eine Extensionsbehandlung, bei der die Wirbelsäule gedehnt wird, ist in den meisten Fällen wenig sinnvoll.

Eine feste unterstützende Matratze fördert den Schlaf. Vielen Menschen hilft es, ihre Schlafhaltung zu verändern – ein Kissen in der Taille und ein weiteres unter den Schultern ist sinnvoll, wenn man auf der Seite schläft; Rückenschläfern hilft ein Kissen unter den Knien.

Aspirin und andere entzündungshemmende Medikamente (nichtsteroidale Entzündungshemmer) reichen in der Regel gegen die Schmerzen aus, schwere Schmerzen werden mit Opioiden behandelt. ▲ Nach Ansicht mancher Betroffener helfen muskelentspannende Mittel, obgleich deren Wirksamkeit nicht bewiesen ist. Vor allem ältere Menschen leiden unter den Nebenwirkungen dieser Mittel.

Oft werden bestimmte Übungen empfohlen, um Muskelverkrampfungen und Schmerzen zu lindern und die Genesung zu beschleunigen. Normalerweise wölbt sich die Wirbelsäule im Nacken und im Lendenbereich nach vorne. Wenn man diese Wölbungen abflacht oder die Wirbelsäule sogar in die andere Richtung biegt, haben die Rückenmarknerven mehr Platz, und der Druck, der von der verrutschten Bandscheibe ausgeht, ist geringer. Für derartige Übungen drückt man den Rücken möglichst flach gegen eine Wand oder den Boden, zieht im Liegen abwechselnd ein Knie oder beide Knie gleichzeitig an die Brust oder macht Sit-ups oder tiefe Kniebeugen. Diese Übungen können zwei- oder dreimal täglich jeweils zehnmal hintereinander durchgeführt werden. Besser als allein zu üben, ist es jedoch, wenn ein Krankengymnast die Übungen zeigt und ein individuelles Trainingsprogramm zusammenstellt.

Eine richtige Haltung kann die Krümmung der Wirbelsäule positiv beeinflussen. Beispielsweise kann die Sitzposition durch ein Keilkissen so angepaßt werden, daß man nach vorne geneigt sitzt, oder man benutzt eine Fußbank, damit die Knie nach oben gebeugt sind und der Rücken gerade bleibt.

Eine Operation kann angebracht sein, wenn sich die neurologischen Symptome verschlimmern – wenn beispielsweise eine Muskelschwäche oder Empfindungsstörungen hinzukommen oder die Schmerzen stärker werden und ununterbrochen vorhanden sind. Sind die Blasen- und Darmkontrolle beeinträchtigt, ist in der Regel eine sofortige Operation erforderlich. Meist wird dabei die betroffene Bandscheibe entfernt. Immer häufiger werden

▲ Siehe Kasten, Seite 288

mikrochirurgische Techniken eingesetzt, wobei nur ein winziger Schnitt gemacht werden muß. Eine Zeitlang hat man die aufgeplatzte Bandscheibe durch das Einspritzen von Chemikalien aufzulösen versucht, doch wurde dieses relativ risikoreiche Verfahren zugunsten laserchirurgischer Techniken wieder verlassen.

Bei einem Bandscheibenvorfall im Halswirbelbereich können eine Extensionsbehandlung und eine stützende Halskrause helfen. Bei einer Extensionsbehandlung wird Zug auf die Wirbelsäule ausgeübt, um den Spalt zwischen den Wirbeln zu vergrößern und von Druck zu entlasten. Meist wird die Behandlung zu Hause mit Hilfe einer Vorrichtung angewendet, die Nacken und Kinn nach oben zieht. Die Vorrichtung sollte nur nach Anweisung des Arztes oder eines Krankengymnasten bedient werden, um eine unsachgemäße Anwendung auszuschließen. Meist lassen sich die Symptome mit einfachen Methoden lindern. Wenn die Schmerzen und die Anzeichen einer Nervenschädigung jedoch ausgeprägt sind und zunehmen, kann eine Operation erforderlich werden.

KAPITEL 70

Erkrankungen des peripheren Nervensystems

Zum peripheren Nervensystem gehören alle Nerven außerhalb des zentralen Nervensystems (das aus Gehirn und Rückenmark besteht). Die Hirnnerven, die Kopf und Gesicht direkt mit dem Gehirn verbinden, die Nerven, die von Augen und Nase zum Gehirn führen, und sämtliche Nervenverbindungen zwischen Rückenmark und dem übrigen Körper sind Bestandteil des peripheren Nervensystems.

Das Gehirn kommuniziert mit dem Großteil des Körpers über die 31 paarigen Rückenmark- oder Spinalnerven, die dem Rückenmark entspringen. Jedes dieser Nervenpaare besteht aus einem Nerv an der Vorderseite des Rückenmarks, welcher Informationen vom Gehirn an die Muskeln übermittelt, und einem Nerv an der Rückseite, der Sinneswahrnehmungen an das Gehirn weiterleitet. Die Rückenmarknerven stehen über Nervengeflechte (Plexus) in Nacken, Schulter und Becken miteinander in Verbindung und teilen sich dann auf, um entferntere Körperteile zu versorgen.

Die peripheren Nerven sind eigentlich Bündel von Nervenfasern. Einige sind mit einem Durchmesser von weniger als 0,5 Millimetern sehr dünn, während andere mit über 0,5 Zentimetern recht dick sind. Dickere Nervenfasern übertragen Signale zur Aktivierung von Muskeln (motorische Nervenfasern) und Wahrnehmungen von Berührungen und Position (sensorische Nervenfasern). Dünnere sensorische Nervenfasern übermitteln Schmerz- und Temperaturwahrnehmungen und kontrollieren die automatisch ablaufenden Körperfunktionen wie Herzschlag, Blutdruck und Körpertemperatur (das vegetative Nervensystem). Jede Nervenfaser ist von Schwannschen Zellen umhüllt, die mehrere Schichten einer fettreichen Isolierung bilden, die sogenannte Myelin- oder Markscheide.

Funktionsstörungen der peripheren Nerven können durch Schäden an den Nervenfasern selbst, an den Schwannschen Zellen oder an der Myelinscheide verursacht werden. Wenn die Myelinscheide beschädigt ist und Myelin verloren geht (Demyelinisation oder Entmarkung), können die Nerven keine Impulse mehr weiterleiten. ▲ Die Myelinscheide kann sich aber in vielen Fällen rasch wieder aufbauen, so daß die Nervenfunktion vollständig wiederhergestellt wird. Im Gegensatz dazu regeneriert sich eine beschädigte Nervenzelle, wenn überhaupt, nur sehr langsam. Manchmal ist die Neubildung fehlgeleitet, und es entstehen normalerweise nicht vorhandene Nervenverbindungen. Beispielsweise kann ein Nerv an den falschen Muskel andocken, was zu ruckartigen, seltsamen Bewegungen führt. Wenn ein sensorischer Nerv fehlerhaft wächst, erkennt der Betroffene nicht mehr richtig, woher Berührungen oder Schmerzen kommen.

▲ Siehe Kasten, Seite 316

Muskel-Gehirn-Schaltkreis

Nerven sind miteinander und mit Muskeln über sogenannte Synapsen verbunden, über die Signale weitergegeben werden. An der Bewegung eines Muskels sind zwei komplexe Nervenbahnen beteiligt: die sensorische Nervenbahn zum Gehirn und die motorische zu den Muskeln. Die zwölf grundlegenden Schritte sind dargestellt.

1. Sensorische Rezeptoren (Empfangsstrukturen) in der Haut nehmen Sinneseindrücke wahr und senden ein Signal an das Gehirn.
2. Das Signal wird über einen sensorischen Nerv zum Rückenmark geleitet.
3. Eine Synapse im Rückenmark verbindet den sensorischen Nerv mit einem Rückenmarknerv.
4. Der Nerv verläuft quer durch das Rückenmark auf die gegenüberliegende Seite.
5. Das Signal wird durch das Rückenmark nach oben geleitet.
6. Eine Synapse im Thalamus verbindet das Rückenmark mit Nervenfasern, die das Signal an die sensorische Großhirnrinde übermitteln.
7. Die sensorische Großhirnrinde verarbeitet das Signal und bringt den motorischen Cortex dazu, ein Bewegungssignal zu erzeugen.
8. Der das Signal leitende Nerv kreuzt die Basis des Gehirns.
9. Das Signal wird entlang des Rückenmarks nach unten geleitet.
10. Eine Synapse verbindet das Rückenmark mit einem motorischen Nerv.
11. Das Signal wird entlang des motorischen Nervs weitergeleitet.
12. Das Signal erreicht die motorische Endplatte (die Verbindung zwischen Nerv und Muskel), wo es eine Bewegung des Muskels auslöst.

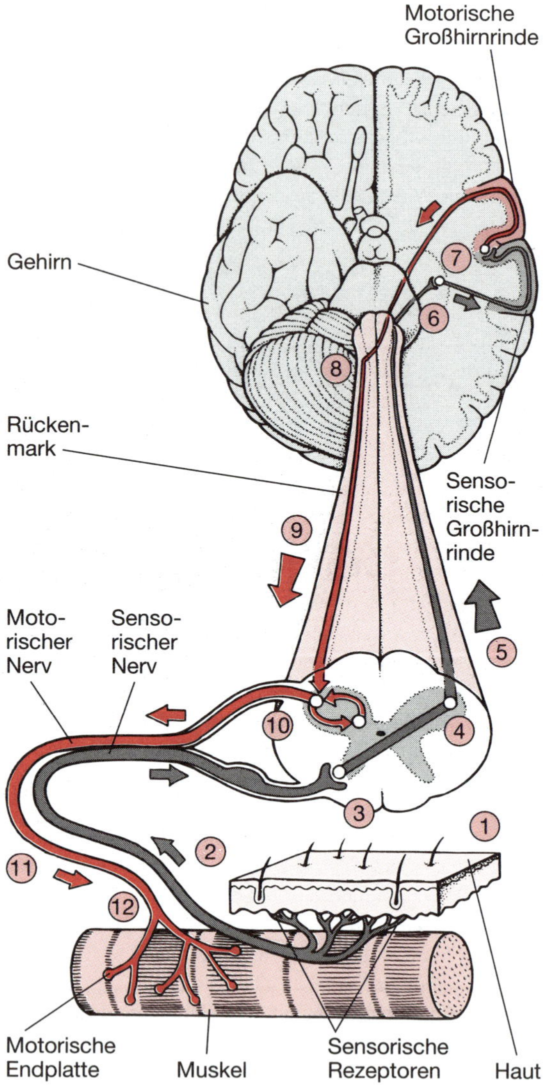

Störungen der Muskelsteuerung

Die Nervenbahn vom Gehirn zu den Muskeln ist kompliziert; eine Fehlfunktion irgendwo auf dieser Strecke erzeugt Muskel- und Bewegungsstörungen. Ohne angemessene Nervenreize werden die Muskeln schwach und verkümmern (Atrophie) bis hin zu einer vollständigen Lähmung (Atonie), selbst wenn die Muskeln völlig normal sind. Zu den Muskelkrankheiten, für die Funktionsstörungen der Nerven verantwortlich sind, gehören die amyotrophe Lateralsklerose, die progressive Muskelatrophie, die progressive Bulbärparalyse, die primäre Lateralsklerose und die progressive Pseudobulbärparalyse. Fast immer ist die Ursache der Störung unbekannt. Bei etwa zehn

Prozent scheint eine erbliche Veranlagung eine Rolle zu spielen.

Die Krankheiten ähneln einander – bei allen werden solche Nerven in Rückenmark oder Gehirn, die Muskelbewegungen auslösen (motorische Nerven), allmählich abgebaut – die Folge ist eine Muskelschwäche bis hin zur Lähmung. Jede der Krankheiten betrifft aber einen anderen Teil des Nervensystems und einen anderen Satz von Muskeln, so daß jeweils verschiedene Körperteile besonders stark beeinträchtigt sind. Männer sind häufiger als Frauen betroffen. Die ersten Symptome treten in der Regel nach dem 50. Lebensjahr auf.

Symptome

Die **amyotrophe Lateralsklerose (ALS)** ist eine fortschreitende Krankheit, die meist mit Schwäche in den Händen, seltener in den Füßen, beginnt. Die Muskelschwäche kann sich auf einer Körperseite mehr verstärken als auf der anderen und weitet sich gewöhnlich über den Arm bzw. das Bein aus. Auch Krämpfe kommen häufig vor, manchmal sogar vor der Muskelschwäche; die Sinneswahrnehmungen bleiben jedoch unbeeinträchtigt. Mit der Zeit tritt neben der zunehmenden Muskelschwäche eine Spastik auf: Die Muskeln werden hart, verkrampfen sich und zittern möglicherweise (Tremor). Die Sprech- und Schluckmuskulatur wird schwächer, so daß die Betroffenen Schwierigkeiten haben zu sprechen (Dysarthrie) und zu schlucken (Dysphagie). Schließlich kann die Krankheit auch das Zwerchfell befallen und Atemprobleme herbeiführen; manche Patienten müssen künstlich beatmet werden.

Die amyotrophe Lateralsklerose verschlimmert sich in jedem Fall – wie schnell, ist jedoch unterschiedlich. Etwa die Hälfte der Betroffenen stirbt innerhalb von drei Jahren, nachdem die ersten Symptome aufgetreten sind, zehn Prozent leben noch mindestens zehn Jahre danach, und manche Betroffenen leben bis zu 30 Jahre mit der Krankheit.

Die **progressive Muskelatrophie** ähnelt der amyotrophen Lateralsklerose, schreitet aber langsamer voran. Eine Spastik tritt nicht auf, und die Muskelschwäche ist weniger gravierend. Unwillkürliche Muskelkontraktionen oder Zukkungen können die ersten Anzeichen sein. Viele Betroffene leben über 25 Jahre mit der Krankheit.

Bei der **progressiven Bulbärparalyse** sind die Nerven betroffen, die das Kauen, Schlucken und Sprechen steuern, so daß diese Bewegungen immer schwerer fallen. Außerdem kann es zu seltsamen emotionalen Reaktionen kommen, wobei die Stimmung der Betroffenen innerhalb kürzester Zeit und ohne Anlaß von Fröhlichkeit in Traurigkeit übergeht; unangemessene Gefühlsausbrüche sind nicht selten. Aufgrund der Schluckstörungen gelangt oft Nahrung oder Speichel in die Lunge (Aspiration). Die Krankheit führt meist nach einem bis drei Jahren zum Tod, häufig infolge einer Lungenentzündung.

Die **primäre Lateralsklerose** und die **progressive Pseudobulbärparalyse** sind seltene, sich langsam verschlimmernde Varianten der amyotrophen Lateralsklerose. Die primäre Lateralsklerose betrifft hauptsächlich Arme und Beine, die Pseudobulbärparalyse dagegen Muskeln in Gesicht, Kiefer und Rachen. Bei beiden Krankheiten begleitet eine schwere Muskelsteifheit die Muskelschwäche. Zuckungen und Muskelschwund treten nicht auf; eine Behinderung entwickelt sich meist innerhalb mehrerer Jahre.

Diagnose

Der Verdacht fällt auf eine dieser Krankheiten, wenn ein Erwachsener an zunehmender Muskelschwäche leidet, ohne daß Empfindungsstörungen auftreten. Mit Hilfe verschiedener Untersuchungen und Tests schließt man andere Ursachen für die Schwäche aus. Mit einer Elektromyographie, die die elektrische Aktivität der Muskeln mißt, läßt sich feststellen, ob die Störung bei den Muskeln oder den Nerven liegt. ▲ Welche der einzelnen Nervenkrankheiten vorliegt, läßt sich nicht durch eine Laboruntersuchung ermitteln. Der Arzt stellt die Diagnose, indem er berücksichtigt, welche Körperteile betroffen sind, wann die Krankheit ausgebrochen ist, welche Symptome sich zuerst gezeigt haben und wie sich die Symptome mit der Zeit verändert haben.

Behandlung

Für diese Krankheiten gibt es keine spezifische Behandlung oder gar Heilmethode. Durch Krankengymnastik versucht man, die Muskelkraft zu fördern und Verkürzungen der Muskeln (Kontrakturen) zu verhindern. Patienten mit Schluckstörungen müssen mit großer Vorsicht gefüttert werden, um Ersticken zu verhindern; einige müssen sogar über eine Magensonde ernährt werden – einen Schlauch, der durch die Bauchdecke in den Magen gelegt wird. Gegen Muskelkrämpfe hilft unter Umständen das Medikament Baclofen. Andere Mittel sollen ebenfalls Krämpfe abschwächen und die Speichelbildung verringern.

Die Wissenschaft experimentiert mit bestimmten Stoffen, die das Wachstum von Nervenfasern anregen sollen. Einzelne Erfolge berechtigen jedoch noch nicht zu der Annahme, der große Durchbruch stünde bevor.

▲ Siehe Seite 284

Störungen an den neuromuskulären Verbindungen

An den neuromuskulären Verbindungen kommunizieren Nerven mit Muskeln. Reizt ein Nerv einen Muskel an der neuromuskulären Verbindungsstelle, zieht sich der Muskel zusammen (Muskelkontraktion). Störungen an den neuromuskulären Verbindungen findet man bei Myasthenia gravis, dem Lambert-Eaton-Syndrom und bei Botulismus.

Myasthenia gravis

Myasthenia gravis ist eine Autoimmunkrankheit, bei der die neuromuskulären Verbindungen nicht richtig funktionieren, weshalb phasenweise eine Muskelschwäche auftritt.

Bei Myasthenia gravis bildet das Immunsystem Antikörper gegen die Rezeptoren (Empfängerstrukturen) im Muskel, die die Nervenimpulse aufnehmen. Betroffen sind diejenigen Rezeptoren, die das Nervensignal über Azetylcholin erhalten, ein chemischer Botenstoff, der die Nervensignale über die Verbindungsstelle übermittelt.

Warum der Körper seine eigenen Azetylcholinrezeptoren angreift, weiß man nicht, aber offenbar spielt eine erbliche Veranlagung eine wesentliche Rolle. Da die Antikörper mit dem Blut im Körper zirkulieren, können sie über die Plazenta an das ungeborene Kind einer erkrankten Mutter weitergegeben werden. Das Neugeborene hat deshalb eine Muskelschwäche, die jedoch einige Tage bis Wochen nach der Geburt, wenn die Antikörper abgebaut sind, verschwindet **(Myasthenie des Neugeborenen)**.

Symptome

Die Krankheit ist unter Frauen verbreiteter als unter Männern und setzt meist im Alter zwischen 20 und 40 ein, kann jedoch in jedem Alter auftreten. Die häufigsten Symptome sind herabhängende Augenlider und eine Schwäche der Augenmuskulatur, was zu Doppeltsehen führt, sowie eine ausgeprägte, besondere Muskelschwäche nach körperlicher Anstrengung. Bei 40 Prozent der Betroffenen sind die Augenmuskeln zuerst betroffen, aber letztendlich ist dies bei 85 Prozent der Erkrankten der Fall. Schwierigkeiten beim Sprechen und beim Schlucken sowie Schwäche in Armen und Beinen sind ebenfalls verbreitet.

Charakteristischerweise werden die Muskeln zunehmend schwächer, so ist beispielsweise jemand, der früher gut mit einem Hammer umgehen konnte, mit der Zeit nicht mehr in der Lage, ihn mehrmals hintereinander einzusetzen. Das Ausmaß der Muskelschwäche schwankt im Laufe von Stunden oder Tagen. Die Krankheit schreitet nicht gleichmäßig voran, sondern oft schubweise. Schwere Schübe können mit Lähmungen einhergehen, selbst dann bleibt die Empfindung jedoch unbeeinflußt. In etwa zehn Prozent der Fälle entwickelt sich eine lebensbedrohliche Schwäche der Atemmuskulatur (diesen Zustand nennt man **myasthenische Krise**).

Diagnose

Ärzte ziehen Myasthenia gravis immer bei Patienten mit einer allgemeinen Muskelschwäche in Erwägung, vor allem, wenn die Augen- und Gesichtsmuskulatur betroffen sind und sich die Schwäche verschlimmert, wenn die betroffenen Muskeln eingesetzt werden, sich in Ruhe dagegen bessert. Da die Azetylcholinrezeptoren durch die Antikörper blockiert sind, helfen Medikamente, die den Azetylcholinspiegel erhöhen. Ein Test mit einem dieser Medikamente kann die Diagnose erhärten. Spritzt man dieses Mittel in eine Vene, werden die Muskeln vorübergehend wieder kräftiger, vorausgesetzt, es handelt sich wirklich um Myasthenia gravis. Außerdem kann man mit einer Elektromyographie die Funktionen von Nerven und Muskeln prüfen und das Blut nach Antikörpern gegen Azetylcholin untersuchen.

Manche Myastheniepatienten haben einen Tumor der Thymusdrüse, der für die Immunstörung verantwortlich sein kann. Eine Computertomographie des Brustkorbs zeigt, ob ein solcher Tumor vorliegt.

Behandlung

Zur Behandlung bieten sich Medikamente in Tablettenform an, die den Azetylcholinspiegel erhöhen, z. B. Pyridostigmin oder Neostigmin. Verschlimmern sich die Symptome plötzlich, kann der Arzt die Dosis heraufsetzen. Wenn die Schwäche oder die Schluckstörungen morgens besonders schwer sind, kann man vor dem Zubettgehen länger wirksame Kapseln einnehmen. Pyridostigmin und Neostigmin verursachen häufig Bauchkrämpfe und Durchfall, so daß zusätzlich Medikamente gegen diese Nebenwirkungen eingenommen werden müssen.

Bei einer Überdosierung verursachen die Mittel selbst eine Muskelschwäche, die auch ein Arzt nur schwer von der Myasthenie unterscheiden kann. Außerdem können die Medikamente nach längerem Gebrauch an Wirkung verlieren, so daß der Arzt die Dosis erhöhen muß. Nimmt die Muskelschwäche zu oder die Medikamentenwirkung ab, muß unbedingt ein Arzt zu Rate gezogen werden, der große Erfahrung mit der Behandlung von Myasthenia gravis hat.

Patienten, bei denen Pyridostigmin oder Neostigmin nicht gut wirken, verordnet der Arzt vielleicht das Kortison Prednison oder auch Azathioprin. Kortison kann innerhalb weniger Monate eine Besserung bewirken. Üblicherweise wird es derzeit jeden zweiten Tag gegeben, um das Immunsystem zu hemmen. Manchmal hilft auch Azathioprin, ein Mittel, das die Antikörperbildung unterdrückt.

Wenn die Medikamente keine Besserung bewirken oder eine myasthenische Krise auftritt, kann ein Plasmaaustausch angezeigt sein. ▲ Dabei handelt es sich um ein kostspieliges Verfahren, um dem Blut Giftstoffe (in diesem Fall die Antikörper gegen Azetylcholin) zu entziehen. Etwa 80 Prozent derjenigen, deren gesamte Muskulatur von der Myasthenie betroffen ist, profitieren von einer chirurgischen Entfernung der Thymusdrüse.

Andere Störungen an den Verbindungen

Das **Lambert-Eaton-Syndrom** ist wie Myasthenia gravis eine Autoimmunkrankheit, die Muskelschwäche verursacht. Allerdings werden beim Lambert-Eaton-Syndrom keine Antikörper gegen Azetylcholinrezeptoren gebildet, sondern es wird nicht genügend Azetylcholin aus den Nerven freigesetzt. In der Regel tritt dieses Syndrom im Rahmen bestimmter Krebserkrankungen auf, insbesondere bei Lungenkrebs. ■

Botulismus ist eine Lebensmittelvergiftung, die durch das Bakterium *Clostridium botulinum* ausgelöst wird. Die von den Bakterien produzierten Giftstoffe lähmen die Muskeln, indem sie die Freisetzung von Azetylcholin aus den Nerven verhindern. ★

Viele Medikamente, bestimmte Insektenvernichtungsmittel (Organophosphate) und die Nervengase, die für die chemische Kriegsführung eingesetzt werden, beeinflussen die neuromuskulären Verbindungen. Einige dieser Stoffe verhindern, daß Azetylcholin vom Körper abgebaut wird, nachdem der Nervenimpuls an den Muskel übermittelt worden ist. Manche Antibiotika verursachen in sehr hoher Dosis auf ähnliche Weise eine Muskelschwäche.

Plexusschäden

Ein Plexus ist ein Nervengeflecht, von dem aus sich Nerven im Körper verteilen, ähnlich wie sich die Kabel von einer elektrischen Verteilerdose aus durch das Haus ziehen. Verletzungen der Nerven in den wichtigsten Nervengeflechten wirken sich auf die Gliedmaßen aus, die diese Nerven versorgen. Die wichtigsten Nervengeflechte im Körper sind der **Armplexus** (Brachialplexus), der sich im Nacken befindet und von dem aus Nerven in die Arme ziehen, und der **Lumbosakralplexus** im unteren Rücken, von dem aus sich Nerven ins Becken und in die Beine verteilen.

Ursachen

Oft wird ein Plexus im Rahmen einer Autoimmunreaktion geschädigt, bei der das Immunsystem Antikörper bildet, die körpereigenes Gewebe angreifen. Eine solche Autoimmunreaktion ist vermutlich für die **akute Brachialneuritis** verantwortlich, eine plötzlich auftretende Fehlfunktion des Armplexus. Häufiger entsteht ein Plexusschaden jedoch durch eine Verletzung oder durch Krebs. Wird ein Arm bei einem Unfall gezerrt oder in die Schulter gedrückt, kann der Armplexus geschädigt werden. Ebenso kann bei einem Sturz der Lumbosakralplexus Schaden nehmen. Ein Krebsgeschwür in einem der oberen Lungenflügel kann in den Armplexus eindringen und ihn zerstören. Ein Darm-, Blasen- oder Prostatakrebs kann bis in den Lumbosakralplexus hineinwachsen.

Symptome und Diagnose

Eine Störung im Armplexus verursacht Schmerzen und Schwäche in einem Arm. Die Schwäche kann auf einen Teil des Arms beschränkt bleiben, z. B. auf den Unterarm oder den Bizeps, oder den ganzen Arm betreffen. Ist eine Autoimmunkrankheit die Ursache, verliert der Arm binnen eines Tages oder einer Woche an Kraft und gewinnt sie innerhalb weniger Monate zurück. Auch nach einer Verletzung dauert es einige Monate, bis die Funktion wiederhergestellt ist; bei schweren Verletzungen können bleibende Schäden auftreten. Eine Störung im Lumbosakralplexus führt zu Schmerzen im unteren Rücken und in den Beinen sowie zu einer teilweisen oder völligen Muskelschwäche in einem Bein. Die Muskelschwäche zeigt sich vielleicht nur bei Bewegungen des Fußes oder der Wade, kann das Bein aber sogar vollständig lähmen. Plexusschäden aufgrund einer Autoimmunkrankheit können sich innerhalb einiger Monate wieder geben.

Anhand der Kombination von Empfindungs- und Bewegungsbeeinträchtigungen kann der Arzt feststellen, daß ein Plexus beschädigt ist, und anhand der Position der Symptome auch, welcher Plexus betroffen ist. Mit einer Elektromyographie und Untersuchungen der Nervenleitung läßt sich die Störung ebenfalls lokalisieren. ● Mit Hilfe einer Computertomographie (CT) oder einer Kernspintomographie (NMR) kann man herausfinden, ob ein Krebstumor oder ein anderes Geschwür die Ursache ist.

Behandlung

Die Behandlung richtet sich nach der Ursache. Wächst ein Krebsgeschwür neben dem Plexus, läßt sich dieses unter Umständen mit einer Strahlen- oder Chemotherapie behandeln. Gelegentlich muß ein Tumor oder ein Blutgerinnsel, das die Funktion des Plexus stört, operativ beseitigt werden. Bei der akuten Brachialneuritis und anderen

▲ Siehe Kasten, Seite 737

■ Siehe Seite 381

★ Siehe Seite 513

● Siehe Seite 284

Plexusschäden, die auf einer Autoimmunreaktion beruhen, verschreibt der Arzt manchmal Kortison, dessen Nutzen allerdings nicht bewiesen ist. Hat eine Verletzung den Plexusschaden herbeigeführt, reicht es möglicherweise abzuwarten, bis die Genesung von selbst eintritt.

Thoraxkompressionssyndrome

Thoraxkompressionssyndrome sind schlecht definierte Störungen, die deshalb zusammengefaßt werden, weil sie alle Schmerzen und Empfindungsstörungen (Parästhesien) in Händen, Nacken, Schultern oder Armen verursachen.

Ursachen

Thoraxkompressionssyndrome treten häufiger bei Frauen als bei Männern auf, und zwar meist im Alter zwischen 35 und 55 Jahren. Die Ursachen für diese Störungen sind oft nicht genau bekannt, ihr Ursprung könnte jedoch in der oberen Öffnung des Brustkorbs (Thorax) liegen. Durch diese Öffnung gelangen Speise- und Luftröhre, große Blutgefäße und andere Gewebe aus dem Hals in den Brustraum. Der Durchgang ist sehr vollgestopft, und wenn Blutgefäße oder Nerven, die sich in den Arm ziehen, zwischen einer Rippe und einem darüberliegenden Muskel eingeklemmt werden, kommt es zu Beschwerden.

Symptome und Diagnose

Hände, Arme und Schultern können anschwellen und aufgrund des Sauerstoffmangels bläulich gefärbt sein (Zyanose). Es gibt keinen spezifischen Test, mit dem sich ein Thoraxkompressionssyndrom nachweisen ließe. Statt dessen ist der Arzt darauf angewiesen, die gesundheitliche Vorgeschichte sowie die Ergebnisse der körperlichen Untersuchung und mehrerer Tests auszuwerten.

Durch zwei Tests kann der Arzt herausfinden, ob die obere Thoraxöffnung so eng ist, daß bestimmte Bewegungen die Durchblutung des Arms unterbrechen. Beim **Adson-Test** achtet er darauf, ob der Puls am Handgelenk schwächer wird oder verschwindet, wenn der Patient tief einatmet und kurze Zeit die Luft anhält, während er den Kopf nach hinten neigt und zur nicht betroffenen Seite dreht. Den Arm anzuheben und zu drehen, während der Kopf zur nicht betroffenen Seite gedreht ist, beeinträchtigt die Durchblutung unter Umständen ebenfalls **(Allen-Test)**. Mit dem Stethoskop kann der Arzt auffällige Geräusche feststellen, die auf einen gestörten Blutfluß in der betroffenen Arterie deuten. Eine Angiographie, eine Röntgenuntersuchung, bei der ein Kontrastmittel ins Blut gespritzt wird, kann Durchblutungsstörungen im Arm aufzeigen. ▲

▲ Siehe Seite 283

Nervengeflechte: die Verteilerdosen des Nervensystems

Ganz ähnlich wie die elektrische Verteilerdose in einem Haus ist ein Nervengeflecht oder Plexus ein Netzwerk miteinander verflochtener Nerven. Im Rumpfbereich gibt es vier Nervengeflechte. Der Zervikalplexus ist für die Nervenverbindungen zu Kopf, Nacken und Schultern verantwortlich; der Armplexus für Brust, Schultern, Arme und Hände; der Lumbalplexus für Rücken, Bauch, Leisten, Oberschenkel, Knie und Beine und der Sakralplexus für Becken, Gesäß, Geschlechtsorgane, Oberschenkel, Beine und Füße. Da Lumbal- und Sakralplexus miteinander in Verbindung stehen, werden sie auch als Lumbosakralplexus zusammengefaßt. Zwischen den Rippen liegen die Zwischenrippennerven.

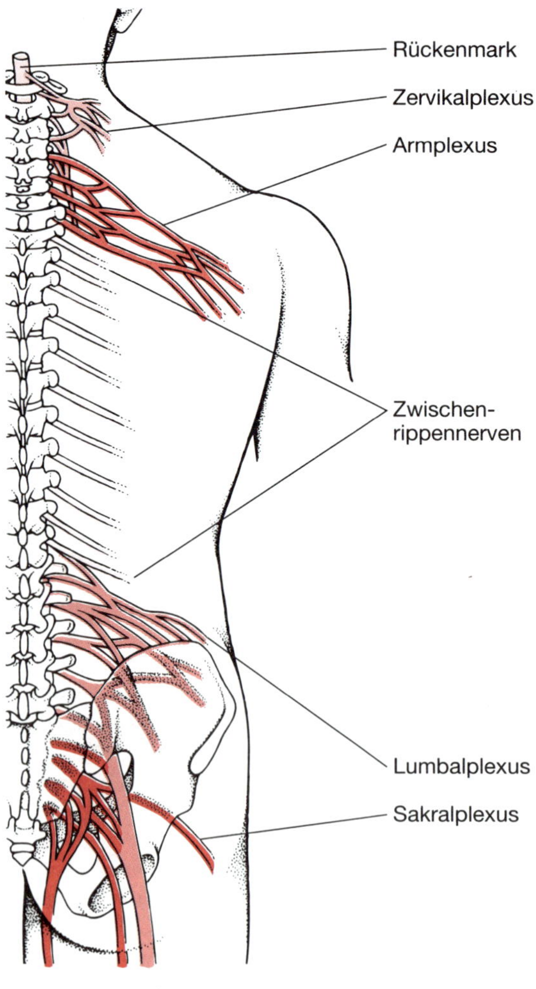

Keiner dieser Befunde bestätigt jedoch die Diagnose eines Thoraxkompressionssyndroms mit Sicherheit; andererseits kann ein solches Syndrom auch vorliegen, wenn die Tests nicht darauf hindeuten.

Behandlung

Meist bessern sich die Symptome durch physikalische Therapie und krankengymnastische Übungen. Eine Operation bleibt den wenigen Fällen vorbehalten, in denen eindeutig eine Fehlbildung festgestellt wurde, z. B. eine zusätzliche Rippe im Hals (Halsrippe), die auf eine Arterie drückt. Die meisten Ärzte versuchen aber, eine Operation zu vermeiden, da die Diagnose so schwer zu stellen ist und die Symptome häufig trotz Operation bestehen bleiben.

Periphere Neuropathie

Periphere Neuropathie (periphere Nervenerkrankung) bezeichnet eine Fehlfunktion der peripheren Nerven.

Eine periphere Neuropathie kann Sinnesempfindungen, Muskelaktivität oder die Funktion innerer Organe beeinträchtigen. Entweder treten einzelne Symptome oder eine Kombination verschiedener Symptome auf. Beispielsweise können die Muskeln, die der geschädigte Nerv versorgt, schwächer werden und verkümmern. In verschiedenen Körperteilen kommt es unter Umständen zu Schmerzen, Taubheit, Prickeln, Schwellungen und Rötungen. Die Beschwerden beruhen auf Schäden an einem einzelnen Nerv **(Mononeuropathie)**, zwei oder mehr Nerven **(multiple Mononeuropathie)** oder einer Vielzahl von Nerven im ganzen Körper **(Polyneuropathie)**.

Mononeuropathie

Bei einer Mononeuropathie ist ein einzelner peripherer Nerv geschädigt.

Meist ist eine äußerliche Verletzung die Ursache der Mononeuropathie. Eine solche Verletzung entsteht oft durch länger anhaltenden Druck auf einen Nerv, der knapp unter der Körperoberfläche oder in der Nähe eines vorstehenden Knochens verläuft, z. B. an Ellenbogen, Schulter, Handgelenk oder Knie. Im Tiefschlaf kann ein Nerv lange genug gequetscht werden, um Schäden davonzutragen – dies ist vor allem in Narkose und bei Betrunkenen ein Problem sowie bei bettlägerigen älteren Menschen und bei Patienten, die sich aufgrund von Lähmungen nicht bewegen oder umdrehen können. Seltener ist ein schlecht sitzender Gips, der fehlerhafte Gebrauch von Krücken und eine über längere Zeit verkrampfte Position, z. B. bei der Gartenarbeit oder beim Kartenspiel, wenn man die Ellenbogen auf den Tisch stützt, für den Druck auf den Nerv verantwortlich. Nerven können auch bei anstrengenden körperlichen Arbeiten, bei einem Unfall, durch längere Hitze- oder Kälteeinwirkung oder durch eine Strahlentherapie zur Krebsbehandlung geschädigt werden.

> **Wenn der Fuß einschläft**
>
> Ein Fuß schläft ein, wenn der ihn versorgende Nerv gequetscht wird. Die Quetschung beeinträchtigt die Durchblutung des Nervs, der daraufhin ungewöhnliche Signale aussendet (ein Prickeln oder Kribbeln), die man als Parästhesie bezeichnet. Durch Umhergehen wird die Quetschung aufgehoben und die Durchblutung wieder gewährleistet. Infolgedessen funktioniert auch der Nerv wieder, und die Parästhesien hören auf.

Eine weitere Ursache sind Infektionen, die einen Nerv zerstören können. Beispielsweise kann Lepra eine Mononeuropathie hervorrufen.

Bestimmte periphere Nerven sind besonders häufig von Verletzungen betroffen, da sie an einer verwundbaren Stelle liegen. Dies gilt z. B. für den Medianusnerv im Handgelenk (wodurch das Karpaltunnelsyndrom ausgelöst wird), den Ulnarisnerv am Ellenbogen, den Radialisnerv im Oberarm und den Peronäusnerv in der Wade.

Karpaltunnelsyndrom: Das Karpaltunnelsyndrom ist die Folge einer Quetschung des Medianusnervs, der durch das Handgelenk verläuft und die Hand daumenseitig versorgt. Die Quetschung führt zu merkwürdigen Empfindungen, Taubheit, Prickeln und Schmerzen in den ersten drei Fingern der Hand und an der Daumenseite. Gelegentlich sind auch Arm und Schulter von Schmerzen und Parästhesien (einem brennenden oder kribbelnden Gefühl) betroffen. Die Schmerzen können sich im Schlaf, je nach Handhaltung, verstärken. Im Laufe der Zeit werden die daumenseitigen Handmuskeln schwächer und verkümmern.

Das Karpaltunnelsyndrom ist vor allem unter Frauen verbreitet und kann eine oder beide Hände betreffen. Besonders anfällig sind Menschen, die berufsbedingt ständig mit gestreckten Handgelenken kräftige Bewegungen vollführen müssen, z. B. mit einem Schraubenzieher. Auch dauerndes Schreiben auf einer Computertastatur ist mit dem Karpaltunnelsyndrom in Verbindung gebracht worden. Schwangere und Diabetiker sowie Menschen mit einer Schilddrüsenunterfunktion sind ebenfalls gefährdet.

Die beste Behandlung besteht darin, Arbeiten zu vermeiden, bei denen das Handgelenk überstreckt wird oder

Nervenschädigende Substanzen

Medikamente gegen Infektionen

- Sulfonamide
- Nitrofurantoin

Medikamente gegen Krebs

- Vinca-Alkaloide

Medikamente gegen Krampfanfälle

- Phenytoin
- Phenobarbital

Industriegifte

- Schwermetalle
- Kohlenmonoxid
- Triorthocresylphosphat
- Orthodinitrophenol
- Viele Lösungsmittel

der Medianusnerv eingeklemmt werden könnte. Hilfreich ist es, Handgelenkschienen zu tragen oder die Neigung der Computertastatur richtig einzustellen. Vorübergehend bringen Kortisonspritzen Linderung. Bei starken Schmerzen oder Muskelschwäche und -schwund läßt sich die Quetschung durch eine Operation beseitigen. Der Chirurg lockert die Bindegewebestränge, die auf den Medianusnerv drücken. Vor der Operation mißt der Arzt vermutlich noch die Nervenleitungsgeschwindigkeit, um sicher zu sein, daß die Beschwerden auf ein Karpaltunnelsyndrom zurückzuführen sind.

Ulnarislähmung: Der Ulnarisnerv verläuft knapp unter der Haut am Ellenbogen und wird leicht gequetscht, wenn man sich ständig auf die Ellenbogen stützt. Manchmal drückt auch ein falsch gewachsener Knochen auf den Nerv. Die Folge ist eine Ulnarislähmung mit seltsamen Empfindungen und Muskelschwäche in der Hand. In schweren chronischen Fällen kommt es zu Muskelschwund und einer Klauenhand. Mit Hilfe von Nervenleitungsuntersuchungen läßt sich die Position der Schädigung bestimmen. Da eine Operation oft nicht zum Erfolg führt, behandelt man die Störung mit physikalischer Therapie und vermeidet Druck auf den Ellenbogen.

Radialislähmung: Eine länger dauernde Quetschung des Radialisnervs, der unterhalb des Oberarmknochens verläuft, verursacht die Radialislähmung. Diese Störung nennt man auch Samstagnacht-Lähmung, da sie oft auftritt, wenn jemand viel Alkohol getrunken hat und dann mit einem Arm über der Stuhllehne oder unter dem Kopf fest einschläft. Infolge des Nervenschadens sind Handgelenk und Finger geschwächt, so daß das Handgelenk gebeugt und die Finger gekrümmt sind (Fallhand). Manchmal ist der Handrücken gefühllos. Meist verschwindet die Störung, wenn der Druck aufgehoben ist.

Peronäuslähmung: Der Peronäusnerv liegt knapp unterhalb der weichen Hautfalten an der Rückseite des Knies. Wird dieser Nerv gequetscht, sind die Muskeln, die den Fuß anheben, geschwächt, so daß eine Spitzfußstellung entsteht. Schlanke, bettlägerige Menschen sind häufig betroffen, ebenso wie Menschen, die gewohnheitsmäßig ihre Beine übereinander schlagen. Wenn jemand nicht richtig in einen Rollstuhl gesetzt wird, kann ebenfalls eine Peronäuslähmung auftreten.

Polyneuropathie

Eine Polyneuropathie liegt vor, wenn gleichzeitig viele periphere Nerven im ganzen Körper nicht richtig funktionieren.

Ursachen

Viele verschiedene Ursachen kommen in Frage. Eine Infektion kann eine Polyneuropathie auslösen, denn manche Krankheitserreger produzieren giftige Stoffe (z. B. Diphtherie-Bakterien), oder es kommt zu einer Autoimmunreaktion (wie beim Guillain-Barré-Syndrom ▲). Giftstoffe können periphere Nerven schädigen und eine Polyneuropathie oder seltener auch eine Mononeuropathie verursachen. Ein Krebsgeschwür kann in einen Nerv eindringen, ihn quetschen oder auch nervenschädigende Stoffe produzieren.

Fehlernährung und Stoffwechselkrankheiten sind weitere mögliche Ursachen. Ein Vitamin B-Mangel wirkt sich beispielsweise auf alle peripheren Nerven im Körper aus. Neuropathien infolge von Mangelernährung treten in der westlichen Welt vor allem bei Alkoholikern auf.

Diabetes, Nierenversagen und schwere Mangelernährung können eine **chronische Polyneuropathie** hervorrufen, die sich langsam, oft über Monate oder Jahre, entwickelt und gewöhnlich in den Füßen, manchmal aber

▲ Siehe Seite 335

auch in den Händen beginnt. Bei Diabetes verursacht eine schlechte Einstellung des Blutzuckerspiegels verschiedene Polyneuropathien. Die häufigste Form der **diabetischen Polyneuropathie**, die distale Polyneuropathie, führt zu einem schmerzhaften Kribbeln oder Brennen in den Händen oder Füßen. ▲ Diabetes kann auch Mononeuropathien oder multiple Mononeuropathien auslösen, die sich typischerweise in einer Muskelschwäche der Oberschenkel und Augen zeigen.

Symptome

Prickeln, Taubheit, brennender Schmerz und die Unfähigkeit, Vibrationen oder die Position von Armen, Beinen und Gelenken wahrzunehmen, sind die hervorstechendsten Eigenschaften einer chronischen Polyneuropathie. Die Schmerzen werden oft nachts schlimmer und verstärken sich, wenn das empfindliche Gebiet berührt wird oder Temperaturschwankungen ausgesetzt ist. Da die Betroffenen möglicherweise keine Schmerzen und Temperaturunterschiede fühlen, verbrennen sie sich leicht und bekommen offene Wunden (Hautgeschwüre) durch längere Druckeinwirkung oder Verletzungen. Wenn Schmerzen nicht vor einer übermäßigen Belastung warnen, sind die Gelenke anfällig für Verletzungen (Charcot-Gelenke). Da die Betroffenen die Position ihrer Gelenke nicht spüren, gehen sie wackelig und stehen auch nicht sicher. Schließlich werden die Muskeln schwächer und verkümmern.

Häufig entwickeln sich zusätzlich Auffälligkeiten im vegetativen Nervensystem, das die automatisch ablaufenden Körperfunktionen regelt, wie Herzschlag, Darmfunktion, Blasenkontrolle und Blutdruck. Betrifft die periphere Neuropathie auch die vegetativen Nerven, sind die typischen Beschwerden Durchfall oder Verstopfung, mangelnde Blasen- und Darmkontrolle, Impotenz und Blutdruckschwankungen, insbesondere Blutdruckabfall beim Aufstehen. Die Haut kann blasser und trockener werden, möglicherweise wird verstärkt Schweiß abgesondert.

Diagnose

Der Arzt erkennt eine chronische Polyneuropathie leicht an den Symptomen. Eine körperliche Untersuchung und besondere Verfahren wie eine Elektromyographie und Messungen der Nervenleitungsgeschwindigkeit liefern weitere Hinweise. ■ Die Diagnose ist jedoch nur der erste Schritt, denn nun muß man nach der Ursache suchen. Ist keine Verletzung, sondern eine Stoffwechselstörung der Grund, kann eine Blutuntersuchung Aufschluß geben. Auf diese Weise läßt sich beispielsweise eine perniziöse Anämie (Vitamin B_{12}-Mangel) oder eine Bleivergiftung aufdecken. Ein erhöhter Blutzuckerspiegel deutet auf einen schlecht eingestellten Diabetes hin, während ein erhöhter Kreatinspiegel ein Nierenversagen anzeigt. Mit einem Urintest lassen sich Schwermetallvergiftungen und Knochenmarktumore (Plasmozytom) nachweisen. Manchmal ist ein Schilddrüsenfunktionstest oder die Bestimmung des Vitamin B-Spiegels angebracht. Nur selten ist eine Nervenbiopsie erforderlich.

Behandlung und Prognose

Sowohl die Behandlung als auch der Verlauf einer chronischen Polyneuropathie hängen von der Ursache ab. Ist die Neuropathie durch Diabetes bedingt, kann eine sorgfältige Kontrolle des Blutzuckerspiegels die Krankheit aufhalten und die Beschwerden bessern, die Genesung braucht jedoch Zeit. Die Behandlung von Knochenmarktumoren und Nierenversagen beschleunigt die Heilung ebenfalls. Ist eine Verletzung oder Quetschung die Ursache, wird eventuell eine Operation erforderlich. Mit physikalischen Therapien lassen sich Muskelverkrampfungen und -schwäche unter Umständen lindern.

Guillain-Barré-Syndrom

Das Guillain-Barré-Syndrom (Polyradikulitis) ist eine Art akute aufsteigende Polyneuritis, die zu einer rasch zunehmenden Muskelschwäche, manchmal bis hin zur Lähmung führt.

Vermutlich ist eine Autoimmunreaktion die Ursache, bei der das Immunsystem das körpereigene Myelin angreift (Myelin bildet die Isolierschicht der Nerven). Bei etwa 80 Prozent der Betroffenen setzen die Symptome fünf Tage bis drei Wochen nach einer leichten Infektion, einer Operation oder einer Impfung ein.

Symptome

Die ersten Symptome sind gewöhnlich Muskelschwäche, Prickeln und Empfindungsstörungen zunächst in beiden Beinen, dann in den Armen. Die Muskelschwäche ist das auffälligste Symptom. Bei 90 Prozent der Betroffenen ist die Schwäche nach zwei bis drei Wochen am ausgeprägtesten. Die Atemmuskulatur ist in fünf bis zehn Prozent der Fälle so geschwächt, daß eine künstliche Beatmung erforderlich wird. Ungefähr zehn Prozent der Patienten müssen über einen Tropf oder eine Magensonde ernährt werden, da die Gesichts- und Schluckmuskulatur nicht mehr richtig arbeitet.

In sehr schweren Fällen treten Blutdruckschwankungen, Herzrhythmusstörungen oder andere Störungen im vegetativen Nervensystem auf. Eine Sonderform des Guil-

▲ Siehe Seite 716

■ Siehe Seite 284

lain-Barré-Syndroms führt zu ungewöhnlichen Symptomen: Die Augen werden unbeweglich, das Gehen ist schwierig, und die Reflexe verschwinden. Insgesamt führt das Guillain-Barré-Syndrom in etwa fünf Prozent der Fälle zum Tod.

Diagnose

Da kein spezifischer Labortest zur Verfügung steht, muß der Arzt das Guillain-Barré-Syndrom anhand der Symptome erkennen. Eine Untersuchung der Rückenmarkflüssigkeit (die durch Lumbalpunktion gewonnen wird), eine Elektromyographie, Untersuchungen der Nervenleitung und Bluttests werden vornehmlich deshalb durchgeführt, um andere Ursachen für eine ausgeprägte Muskelschwäche auszuschließen.

Behandlung

Das Guillain-Barré-Syndrom ist eine sehr ernste Erkrankung, die eine sofortige Krankenhauseinweisung erforderlich macht, da sich die Symptome rasch verschlimmern können. Es ist äußerst wichtig, die richtige Diagnose zu stellen, denn je früher die richtige Behandlung eingeleitet wird, desto größer sind die Chancen für eine Heilung. Die Patienten werden genau überwacht, damit die Atmung notfalls künstlich unterstützt werden kann. Um Wundliegen und Druckgeschwüre zu verhindern, lagert man die Patienten auf speziellen Matratzen und bringt sie alle zwei Stunden in eine andere Position. Eine krankengymnastische Behandlung ist wichtig, um Muskelversteifungen vorzubeugen und die Beweglichkeit der Gelenke und Muskeln zu erhalten.

Wenn die Diagnose feststeht, ist ein Plasmaaustausch, bei dem Giftstoffe aus dem Blut gefiltert werden ▲, oder eine Infusion von Immunglobulinen die Behandlung der Wahl.

Kortison wird nicht mehr empfohlen, da sein Nutzen nicht nachweisbar ist und es die Krankheit sogar verschlimmern kann.

Das Guillain-Barré-Syndrom kann von selbst abklingen, die Genesung kann dann aber mehrere Monate dauern. Bei frühzeitiger Behandlung geht es den Betroffenen oft schon nach Tagen oder Wochen wieder besser. Die meisten Patienten genesen fast vollständig. Allerdings besteht bei 30 Prozent der Betroffenen (bei Kindern liegt der Anteil noch höher) auch nach drei Jahren noch eine restliche Muskelschwäche. Nach anfänglicher Besserung erleiden zehn Prozent der Patienten einen Rückfall und bekommen eine **chronische Rückfallneuropathie**. In diesen Fällen können Immunglobuline und Kortison hilfreich sein. Auch ein Plasmaaustausch und Medikamente, die das Immunsystem unterdrücken, sind wirksam.

Angeborene Neuropathien

Angeborene oder hereditäre Neuropathien sind Erkrankungen des Nervensystems, die mit den Erbanlagen von den Eltern an die Kinder weitergegeben werden. Die drei wichtigsten Klassen sind angeborene motorische Neuropathien, die nur motorische Nerven betreffen, angeborene sensible Neuropathien, bei denen ausschließlich sensorische Nerven betroffen sind, sowie angeborene sensomotorische Neuropathien, bei denen beide Nervenarten erkranken. All diese Erkrankungen sind nicht sehr verbreitet, und die sensiblen Neuropathien kommen besonders selten vor.

Die **Charcot-Marie-Tooth-Krankheit** (auch **peroneale Muskelatrophie** genannt) ist die häufigste angeborene Neuropathie. Betroffen ist der Peronäusnerv, was zu Muskelschwäche und -schwund im Unterschenkel führt. Die Anlage für diese Krankheit wird autosomal-dominant vererbt. ■

Die Symptome hängen davon ab, welche Form der Charcot-Marie-Tooth-Krankheit man geerbt hat. Beim Typ I zeigt sich die Muskelschwäche im mittleren Kindesalter und verursacht eine Spitzfußstellung und einen Muskelschwund in den Waden (Storchenbeine). Später verkümmert auch die Handmuskulatur. Die Kinder können an Händen und Füßen keine Schmerzen, Hitze und Kälte mehr wahrnehmen. Die Krankheit schreitet nur langsam voran und beeinflußt die Lebenserwartung nicht. Noch langsamer verschlimmert sich Typ II der Krankheit, die sich etwas später mit ähnlichen Symptomen bemerkbar macht.

Die **Déjerine-Sottas-Krankheit** kommt seltener als die Charcot-Marie-Tooth-Krankheit vor, beginnt in der Kindheit und ist durch zunehmende Muskelschwäche und Empfindungsstörungen in den Beinen gekennzeichnet. Die Muskelschwäche verschlimmert sich schneller als bei der Charcot-Marie-Tooth-Krankheit.

Die beiden Krankheiten lassen sich voneinander und von anderen Neuropathien unterscheiden, indem man ermittelt, welche Muskeln geschwächt sind, in welchem Alter die Symptome eingesetzt haben, ob noch andere Familienangehörige betroffen sind, ob Fußfehlbildungen vorliegen (Hohlfuß oder Hammerzehen) und ob die Nervenleitung gestört ist. Zur Zeit gibt es kein Mittel, das die Krankheiten aufhalten könnte. Mit Hilfe von Schienen kann die Spitzfußstellung korrigiert werden, manchmal ist eine orthopädische Operation erforderlich.

▲ Siehe Seite 737

■ Siehe Seite 9

Spinale Muskelatrophien

Spinale Muskelatrophien sind Erbkrankheiten, bei denen sich Nervenzellen im Rückenmark und im Hirnstamm zurückbilden, wodurch eine fortschreitende Muskelschwäche und ein Muskelschwund ausgelöst werden.

Symptome

Die ersten Symptome treten im Säuglings- und Kindesalter auf. Eine **akute spinale Muskelatrophie (Werdnig-Hoffmann-Krankheit)** macht sich bei zwei bis vier Monate alten Säuglingen durch Muskelschwäche bemerkbar. Die Krankheit wird autosomal-rezessiv vererbt, was bedeutet, daß beide Gene defekt sein müssen, also jeder Elternteil ein solches Gen weitergegeben hat.

Bei der **intermediären spinalen Muskelatrophie** entwickeln sich die Kinder im ersten und möglicherweise auch noch im zweiten Lebensjahr normal, bevor die Muskelschwäche, die in den Beinen schlimmer ist als in den Armen, zu Tage tritt. Gewöhnlich sind weder die Atmung, noch das Herz oder die Hirnnerven in Mitleidenschaft gezogen. Die Krankheit verschlimmert sich langsam.

Die **chronische spinale Muskeldystrophie (Wohlfart-Kugelberg-Welander-Krankheit)** beginnt im Alter zwischen zwei und 17 Jahren und schreitet langsam voran, so daß die Lebenserwartung größer ist als bei den anderen Formen der spinalen Muskelatrophie. Muskelschwäche und -schwund beginnen in den Beinen und gehen später auch auf die Arme über.

Diagnose und Behandlung

Der Arzt zieht diese seltenen Krankheiten in Erwägung, wenn ein kleines Kind unerklärliche Muskelschwäche und Muskelschwund zeigt. Da es sich um Erbkrankheiten handelt, kann die familiäre Vorgeschichte Aufschluß geben. Eine Elektromyographie ist für die Diagnose hilfreich. Bei einigen dieser Krankheiten hat man das verantwortliche Gen identifiziert. Mit einer Fruchtwasseruntersuchung läßt sich jedoch nicht feststellen, ob das ungeborene Kind die Krankheit geerbt hat.

Eine spezifische Behandlung gibt es nicht. Krankengymnastik, physikalische Therapie, das Tragen von Schienen und besondere Hilfsmittel können nützlich sein.

KAPITEL 71

Erkrankungen der Hirnnerven

Zwölf Nerven – die Hirnnerven – verlaufen direkt vom Gehirn zu verschiedenen Bereichen des Kopfes. Mit Ausnahme des VIII. Hirnnerven, der Höreindrücke vermittelt und daran beteiligt ist, das Gleichgewicht zu wahren, steuern die Hirnnerven III bis XII die Bewegungen von Augen, Zunge, Gesicht und Rachen. Der V. und IX. Hirnnerv empfangen Wahrnehmungen von Gesicht, Zunge und Rachen. Der I. Hirnnerv ist der sogenannte olfaktorische Nerv, der für den Geruchssinn verantwortlich ist.▲ Der II. Hirnnerv ist der Sehnerv.■ Eine Erkrankung eines jeden dieser Nerven kann zu schwerwiegenden Funktionsverlusten führen; am häufigsten kommen die Trigeminusneuralgie, die Glossopharyngeusneuralgie und die einseitige periphere Gesichtslähmung vor.

Trigeminusneuralgie

Die Trigeminusneuralgie, auch als ***Tic douloureux*** *bekannt, beruht auf einer Fehlfunktion des Trigeminusnervs (Hirnnerv V), der Wahrnehmungen vom Gesicht an das Gehirn übermittelt.*

Eine Störung des Trigeminusnervs verursacht anfallartig sekunden- oder minutenlang starke stechende Schmerzen. Erwachsene jeden Alters können eine Trigeminusneuralgie bekommen, ältere Menschen sind jedoch häufiger betroffen. Die Ursache ist unbekannt.

Symptome

Die Schmerzen können spontan auftreten, oft setzen sie jedoch ein, wenn man eine bestimmte Stelle berührt, oder bei bestimmten Tätigkeiten wie Zähneputzen oder Kauen. In einem beliebigen Bereich der unteren Gesichtshälfte können kurz hintereinander blitzartige, quälende Schmerzattacken einsetzen. Am häufigsten kommt es in der Wange

▲ Siehe Seite 339

■ Siehe Seite 1047

Die periphere Fazialislähmung betrifft eine Gesichtshälfte

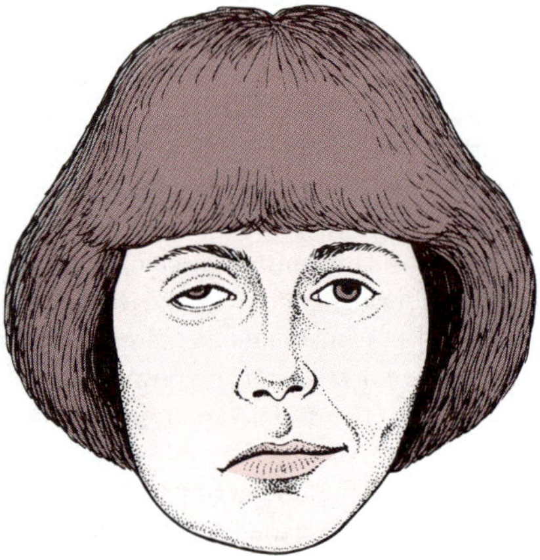

neben der Nase oder im Kieferbereich zu Schmerzen. Die Attacken können sich bis zu hundertmal täglich wiederholen und die Betroffenen sehr stark beeinträchtigen.

Diagnose

Es gibt zwar keinen spezifischen Test zum Nachweis einer Trigeminusneuralgie, aber die charakteristischen Schmerzen führen den Arzt zur richtigen Diagnose. Der Arzt erwägt auch andere mögliche Ursachen für Schmerzen im Gesichtsbereich, wie Erkrankungen des Kiefers, der Zähne oder der Nebenhöhlen oder eine Quetschung des Trigeminusnervs durch einen Tumor oder eine Gefäßerweiterung.

Behandlung

Da die Schmerzattacken nur kurz anhalten und immer wiederkehren, helfen gängige Schmerzmittel meist wenig. Andere Medikamente, vor allem bestimmte Epilepsiemittel, können hingegen nützlich sein. Gewöhnlich wird zuerst Carbamazepin verordnet; hilft dies nicht oder treten starke Nebenwirkungen auf, probiert man es mit Gabapentin oder auch Phenytoin. Auch Baclofen und Mittel gegen Depressionen wirken in bestimmten Fällen. Nicht selten klingt die Trigeminusneuralgie spontan ab, aber oft treten die Attacken in langen Abständen immer wieder auf.

Manchmal entsteht eine Trigeminusneuralgie, wenn eine ungewöhnlich verlaufende Arterie auf den Nerv drückt. In solchen Fällen kann man die Arterie operativ vom Nerv trennen und die Schmerzen zumindest für einige Jahre beseitigen. Wenn sich die Schmerzen nicht mit Medikamenten lindern lassen und eine Operation nicht durchführbar ist, bietet sich ein Test an, bei dem Alkohol in den Nerv gespritzt wird, um den Nerv vorübergehend funktionsuntüchtig zu machen. Beseitigt dies die Schmerzen, kann man den Nerv durchtrennen oder endgültig abtöten, indem man ein Medikament einspritzt. Diese Vorgehensweise hinterläßt oft ein eigenartiges Gefühl im Gesichtsbereich und sollte nur als letzter Ausweg erwogen werden.

Glossopharyngeusneuralgie

Die Glossopharyngeusneuralgie ist eine seltene Krankheit, bei der wiederholt starke Schmerzen im hinteren Rachen nahe der Mandeln auftreten und gelegentlich auch auf das Ohr auf derselben Seite übergehen.

Gewöhnlich tritt die Glossopharyngeusneuralgie nach dem 40. Lebensjahr auf, und zwar vorwiegend bei Männern. Ihre Ursache ist unbekannt.

Symptome

Wie bei der Trigeminusneuralgie kommt es periodisch zu kurzen, aber quälenden Schmerzattacken, die durch bestimmte Bewegungen wie Kauen, Schlucken, Sprechen oder Gähnen ausgelöst werden können. Die Attacken dauern einige Sekunden bis Minuten an und betreffen meist nur eine Seite.

Behandlung

Es werden dieselben Medikamente wie gegen die Trigeminusneuralgie eingesetzt: Carbamazepin, Gabapentin, Phenytoin, Baclofen und Mittel gegen Depressionen. Nützen diese Medikamente nichts, kann eine Operation erforderlich sein, um den Glossopharyngeusnerv (Hirnnerv IX) entweder im Nacken oder an der Gehirnbasis zu durchtrennen oder zu blockieren.

Gesichtslähmung

Die einseitige periphere Gesichtslähmung (Bell-Lähmung), ist eine Störung des Fazialisnervs, die die Muskeln in einer Gesichtshälfte plötzlich schwächt oder lähmt.

Der Fazialisnerv (Hirnnerv VII) stimuliert die Gesichtsmuskulatur. Die Ursache der Gesichtslähmung ist unbekannt, man weiß jedoch, daß der Fazialisnerv infolge von Virusinfektionen, Quetschungen oder Durchblutungsstörungen anschwellen kann.

Symptome

Die Bell-Lähmung setzt unvermittelt ein. Mehrere Stunden, bevor die Gesichtsmuskulatur erschlafft, können Schmerzen hinter dem Ohr auftreten. Das Ausmaß der darauffolgenden Gesichtsmuskelschwäche reicht von geringfügiger bis zur vollständigen Lähmung; es ist aber immer nur eine Hälfte des Gesichts betroffen. Die gelähmte Gesichtshälfte wird flach und ausdruckslos, der Betroffene hat jedoch oft den Eindruck, sie sei verzogen. Die meisten Patienten klagen über ein Gefühl der Taubheit oder Schwere im Gesicht, obwohl die Wahrnehmung in Wirklichkeit unbeeinträchtigt ist. Wenn der obere Teil des Gesichts betroffen ist, kann das Auge auf der gelähmten Seite nicht richtig geschlossen werden. Nur selten sind Speichel- und Tränenproduktion und der Geschmackssinn beeinträchtigt.

Diagnose

Die Gesichtslähmung setzt unvermittelt ein und betrifft immer nur eine Gesichtshälfte, wobei sowohl der obere als auch der untere Teil des Gesichts beeinträchtigt sein kann. Ein Schlaganfall kann zwar ebenfalls eine Gesichtslähmung hervorrufen, aber nur im unteren Gesichtsbereich. Außerdem sind bei einem Schlaganfall die Arm- und Beinmuskeln auf der betroffenen Seite ebenfalls geschwächt.▲

Andere Ursachen liegen einer Gesichtslähmung nur selten zugrunde; die Symptome setzen dann gewöhnlich allmählich ein. Dazu gehören Gehirn- oder andere Tumore, die den Nerv quetschen; Virusinfektionen, die den Fazialisnerv zerstören, z. B. eine Herpesinfektion (Ramsay-Hunt-Syndrom); Infektionen des Mittelohrs■ und der Knochenhohlräume hinter dem Ohr; Lyme-Borreliose; Schädelbasisbrüche und einige andere, noch seltenere Störungen. Gewöhnlich kann der Arzt diese Ursachen ausschließen, wenn er die gesundheitliche Vorgeschichte kennt und Röntgenaufnahmen, Computer- (CT) oder Kernspintomographien (NMR) auswertet. Unter Umständen wird das Blut auf Lyme-Borrelioseerreger untersucht. Einen spezifischen Test auf die einseitige periphere Gesichtslähmung gibt es nicht.

Behandlung

Es gibt keine spezifische Behandlung für die Bell-Lähmung. Einige Ärzte sind der Ansicht, daß spätestens zwei Tage nach Auftreten der Symptome ein bis zwei Wochen lang Kortison, z. B. Prednison, verabreicht werden sollte. Ob diese Behandlung die Schmerzen lindert und die Heilungschance verbessert, ist nicht eindeutig nachgewiesen.

Wenn ein Auge aufgrund der Gesichtsmuskellähmung nicht vollständig geschlossen werden kann, muß es vor dem Austrocknen geschützt werden. Es empfiehlt sich, alle paar Stunden benetzende Augentropfen zu verwenden. Möglicherweise muß das Auge zugeklebt werden. In schweren Fällen kann man die erschlafften Muskeln massieren und die Nerven stimulieren, damit sich die Gesichtsmuskulatur nicht versteift. Besteht die Lähmung länger als sechs bis zwölf Monate, versucht man unter Umständen einen gesunden Nerv (meist aus der Zunge) in den gelähmten Gesichtsmuskel zu implantieren.

Prognose

Ist das Gesicht nur teilweise gelähmt, ist eine vollständige Genesung innerhalb von ein bis zwei Monaten wahrscheinlich. Eine vollständige Lähmung verläuft unterschiedlich, meist werden jedoch ebenfalls alle Funktionen völlig wiederhergestellt. Um abzuschätzen, wie wahrscheinlich die völlige Genesung ist, kann der Arzt den Fazialisnerv mittels elektrischer Stimulation testen. Manchmal bildet der Nerv während der Heilung fehlerhafte Verbindungen aus, was zu ungewollten Bewegungen bestimmter Gesichtsmuskeln oder tränenden Augen führt.

KAPITEL 72

Störungen des Geruchs- und Geschmackssinns

Da Geruchs- und Geschmacksstörungen im allgemeinen nicht bedrohlich sind, wird ihnen von ärztlicher Seite oft wenig Aufmerksamkeit geschenkt. Derartige Störungen können aber die Lebensqualität beeinträchtigen, da die Betroffenen Speisen, Getränke und Wohlgerüche nicht mehr genießen können. Außerdem sind die Betroffenen nicht in der Lage, potentiell gefährliche Chemikalien und Gase wahrzunehmen, was schwerwiegende Folgen haben kann. Gelegentlich verbirgt sich hinter einer Geruchs- und Geschmacksstörung auch eine ernste Erkrankung.

▲ Siehe Seite 347

■ Siehe Seite 1003

Wie man Aromen wahrnimmt

Geschmacks- und Geruchssinn sorgen gemeinsam dafür, daß der Mensch Aromen erkennen und würdigen kann. Das Geruchs- und Geschmackszentrum im Gehirn verbindet die Sinnesinformationen von Zunge und Nase.

Die Zungenoberfläche ist mit Tausenden winziger Geschmacksknospen besetzt. Wenn Nahrung in den Mund gelangt, werden die Rezeptoren in den Geschmacksknospen angeregt, die daraufhin ein Nervensignal an das Geruchs- und Geschmackszentrum im Gehirn senden. Dort wird das Signal als Geschmack gedeutet. Die Geschmacksknospen an der Zungenspitze reagieren auf Süßes, die an den Seiten auf Salz und Säure und die hinten gelegenen auf Bitteres. Die Kombination dieser vier Geschmacksgrundrichtungen ergibt ein großen Spektrum von Aromen.

In einem kleinen Bereich der Schleimhaut, die die Nasenhöhle auskleidet, finden sich Nervenendigungen, die Gerüche wahrnehmen (olfaktorische Nerven). Gelangen flüchtige Moleküle in die Nasengänge, stimulieren sie die winzigen haarähnlichen Vorsprünge (Geißeln) dieser Nervenzellen. Das löst einen Nervenimpuls aus, der über die Riechkolben und weiter entlang des olfaktorischen Nervs zum Geruchs- und Geschmackszentrum im Gehirn geleitet wird. Das Zentrum interpretiert diese Nervenimpulse als einen bestimmten Geruch. Durch diesen Vorgang können Tausende verschiedener Gerüche unterschieden werden. Für die Mehrzahl der Aromen muß das Gehirn sowohl Geruchs- als auch Geschmackseindrücke auswerten. Um beispielsweise das Aroma eines Schokoriegels zu erkennen, nimmt das Gehirn mit Hilfe der Geschmacksknospen einen süßen Geschmack wahr und den gehaltvollen Schokoladengeruch aus der Nase.

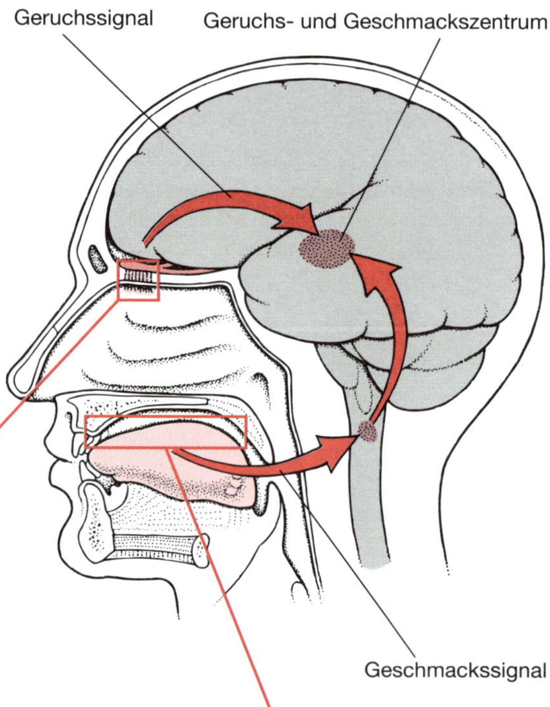

Geruchswahrnehmung

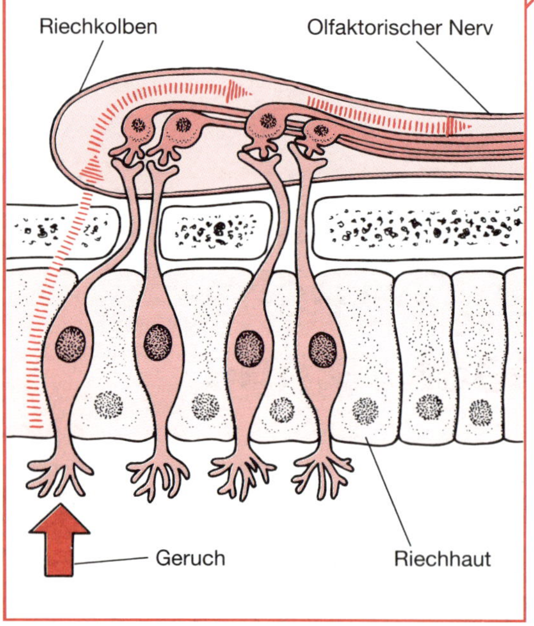

Geschmacksbereiche auf der Zunge

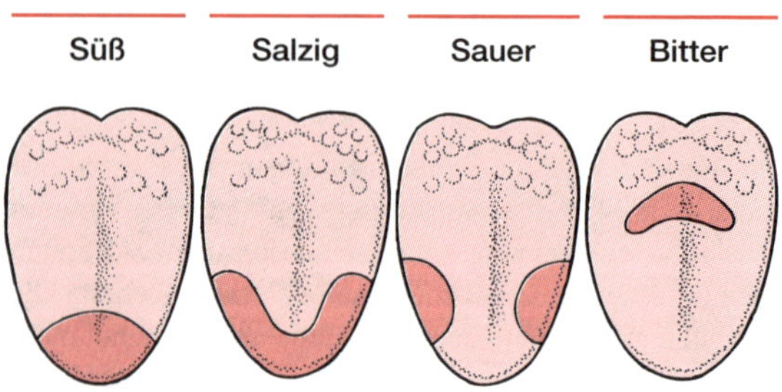

Geruch und Geschmack sind eng miteinander verbunden. Die Geschmacksknospen auf der Zunge erkennen Geschmacksrichtungen, die Nerven in der Nase Gerüche. Beide Sinneseindrücke werden an das Gehirn weitergeleitet, das die Informationen verknüpft und so die Aromen erkennt und einordnet. Manche Geschmackseindrücke, wie salzig, bitter, süß und sauer, können ohne Hilfe des Geruchssinns identifiziert werden, aber um komplexere Aromen (z. B. Himbeere) zu bestimmen, sind beide Sinne erforderlich.

Die häufigste Geruchs- und Geschmacksstörung ist ein Verlust oder eine Schwächung des Geruchssinns **(Anosmie)**. Da Aromen überwiegend über den Geruchssinn unterschieden werden, bemerken die meisten Betroffenen zunächst, daß sie nicht mehr so gut riechen können, wenn ihnen Speisen fade erscheinen.

Die Fähigkeit, Gerüche wahrzunehmen, kann durch Veränderungen in der Nase oder in den Nerven, die von der Nase zum Gehirn führen, oder im Gehirn selbst beeinträchtigt werden. Sind die Nasengänge beispielsweise infolge einer gewöhnlichen Erkältung verstopft, ist der Geruchssinn vermutlich nur deshalb abgeschwächt, weil die Düfte die Geruchsrezeptoren nicht erreichen. Da das Riechen den Geschmack beeinflußt, schmeckt vielen Menschen bei einer Erkältung das Essen nicht. Die Zellen, die Gerüche wahrnehmen, können vorübergehend durch Grippeviren geschädigt werden; manche Menschen können nach einer Grippe mehrere Tage oder gar Wochen lang nichts riechen und schmecken.

Manchmal sind Geruchs- und Geschmackssinn über Monate gestört oder gehen sogar dauerhaft verloren. Die Zellen, die Gerüche wahrnehmen, können durch schwere Nasennebenhöhlenentzündungen oder durch eine Strahlentherapie bei Krebs geschädigt oder zerstört werden. Die häufigste Ursache für einen bleibenden Verlust des Geruchssinns sind jedoch Kopfverletzungen, oft durch Verkehrsunfälle. Durch die Verletzung können Fasern des olfaktorischen Nervs – zu dem die Geruchsrezeptoren gehören – an der Siebbeinplatte abgeschert werden – das ist jener Knochen an der Schädelbasis, der die Schädelhöhle von der Nasenhöhle trennt. Nur sehr selten kommen Menschen ohne Geruchssinn zur Welt.

Eine Überempfindlichkeit gegenüber Gerüchen **(Hyperosmie)** kommt wesentlich seltener vor als die Anosmie. Ein gestörter Geruchssinn, bei dem harmlose Gerüche als unangenehm empfunden werden **(Dysosmie)**, kann auf einer Nebenhöhlenentzündung oder einer teilweisen Schädigung des olfaktorischen Nervs beruhen. Auch übelriechende Infektionen im Mundbereich aufgrund mangelnder Zahnhygiene können die Ursache einer Dysosmie sein. Manchmal tritt die Dysosmie bei Depressionen auf. Gehen epileptische Anfälle von jenem Teil des Gehirns aus, der Geruchseindrücke verarbeitet (olfaktorisches Zentrum), kommt es möglicherweise zu kurzen, lebhaften und unangenehmen Geruchsempfindungen. Solche unliebsamen Geruchseindrücke sind Bestandteil des Anfalls und beruhen nicht auf der Fehlinterpretation eines Duftes.

Ein verminderter oder fehlender Geschmackssinn **(Ageusie)** beruht gewöhnlich auf Einflüssen auf die Zunge. Dazu gehören beispielsweise ein sehr trockener Mund, starkes Rauchen (insbesondere Pfeifenrauchen), Strahlentherapie im Kopf- und Halsbereich und Nebenwirkungen von Medikamenten wie Vincristin (ein Mittel gegen Krebs) oder Amitriptylin (ein Mittel gegen Depressionen).

Nahezu dieselben Faktoren können auch den Geschmack stören **(Dysgeusie)**. Verbrennungen der Zunge können Geschmacksknospen vorübergehend schädigen. Bei der einseitigen peripheren Gesichtslähmung kann der Geschmack auf einer Hälfte der Zunge abgestumpft sein. Ein gestörtes Geschmacksempfinden kann weiterhin Symptom einer Depression sein.

Diagnose

Der Arzt kann den Geruchssinn mit Hilfe von Duftölen, Seife und Nahrungsmitteln (z. B. Kaffee, Knoblauch) testen. Der Geschmack wird mit süßen (Zucker), sauren (Zitronensaft), salzigen (Salz) und bitteren (Azetylsalizylsäure, Chinin, Aloe) Stoffen geprüft. Der Arzt oder Zahnarzt untersucht außerdem den Mund auf Entzündungen oder Trockenheit (zu wenig Speichel). Selten ist eine Computertomographie (CT) oder eine Kernspintomographie (NMR) erforderlich.

Behandlung

Je nach Ursache der Geschmacksstörung empfiehlt der Arzt unter Umständen, ein möglicherweise verantwortliches Medikament abzusetzen oder durch ein anderes zu ersetzen, den Mund mit Hilfe von Lutschbonbons feucht zu halten oder lediglich einige Wochen abzuwarten, um zu sehen, ob sich das Problem gibt. Zinkpräparate, die frei verkäuflich sind, sollen die Genesung beschleunigen, insbesondere wenn die Geschmacksstörung auf einer Grippe beruht. Die Wirkung ist allerdings nicht wissenschaftlich bewiesen.

Anfallkrankheiten

Ein Krampfanfall ist die Reaktion auf eine ungewöhnliche elektrische Entladung im Gehirn.

Der deutsche Begriff *Krampf* beschreibt den Zustand, bei dem Muskeln stark angespannt sind, unterscheidet die verschiedenen Krämpfe aber nicht nach ihrem Auslöser. Mediziner sprechen von zerebralen Krämpfen, wenn sie solche meinen, die anfallartig vom Gehirn ausgehen und verschiedenartige Vorkommnisse und Verhaltensweisen nach sich ziehen. Alles, was das Gehirn irritiert, kann einen Krampfanfall hervorrufen. Zwei Drittel der Menschen, die einmal einen Krampfanfall hatten, bekommen nie wieder einen. Bei einem Drittel treten danach wiederholt Anfälle auf (diesen Zustand nennt man Epilepsie).

Was genau bei einem Krampfanfall passiert, hängt davon ab, welcher Teil des Gehirns von der ungewöhnlichen elektrischen Entladung betroffen ist. Die Entladung kann sich auf einen winzigen Bereich des Gehirns beschränken und lediglich dazu führen, daß der Betroffene einen seltsamen Geruch oder Geschmack wahrnimmt, oder große Gehirnbereiche umfassen. Bei einem solchen Krampfan-

Ursachen für Krampfanfälle

Hohes Fieber
- Hitzschlag
- Infektion

Gehirninfektionen
- Aids
- Malaria
- Hirnhautentzündung
- Tollwut
- Syphilis
- Tetanus
- Toxoplasmose
- Virusbedingte Gehirnentzündung

Stoffwechselstörungen
- Unterfunktion der Nebenschilddrüsen
- Hoher Zucker- oder Natriumgehalt des Bluts
- Niedriger Zucker-, Kalzium-, Magnesium- oder Natriumspiegel im Blut
- Nieren- oder Leberversagen
- Phenylketonurie

Sauerstoffmangel im Gehirn
- Kohlenmonoxidvergiftung
- Durchblutungsstörungen des Gehirns
- Beinahes Ertrinken
- Beinahes Ersticken
- Schlaganfall

Absterben von Gehirngewebe
- Hirntumor
- Kopfverletzung
- Gehirnblutung
- Schlaganfall

Andere Krankheiten
- Eklampsie (Schwangerschaftshochdruck)
- Bluthochdruckbedingte Gehirnschäden
- Lupus erythematodes

Kontakt mit Giftstoffen
- Alkohol (in großen Mengen)
- Amphetamine
- Kampfer
- Chloroquin
- Überdosis Kokain
- Blei
- Pentylentetrazol
- Strychnin

Entzug nach übermäßigem Konsum
- Alkohol
- Schlafmittel
- Tranquilizer

Reaktion auf verordnete Medikamente
- Ceftazidim
- Chlorpromazin
- Imipenem
- Indometazin
- Phenytoin
- Theophyllin

fall treten Zuckungen und Muskelverkrampfungen im ganzen Körper auf. Auch das Bewußtsein des Betroffenen kann kurzzeitig gestört sein; Ohnmacht, Verlust der Muskel- oder Blasenkontrolle und Verwirrung können auftreten. Dem Anfall geht in vielen Fällen eine sogenannte Aura voran – ungewöhnliche Geruchs-, Geschmacks- oder Seheindrücke oder das eindringliche Gefühl, daß ein Anfall kurz bevorsteht. Manchmal sind diese Empfindungen angenehm, manchmal aber auch höchst unangenehm. Etwa 20 Prozent der Epileptiker berichten von derartigen Vorzeichen.

Ein Anfall dauert in der Regel zwei bis fünf Minuten. Anschließend klagt der Betroffene unter Umständen über Kopf- oder Muskelschmerzen, ungewöhnliche Empfindungen, Verwirrung und ausgeprägte Müdigkeit. Meist weiß er nicht, was während des Anfalls geschehen ist.

West-Syndrom und Fieberkrämpfe

Zwei Arten von Krampfanfällen kommen fast ausschließlich bei Kindern vor. Das West-Syndrom ist eine Form der Epilepsie, die aber schon im Säuglings- und Kleinkindalter auftritt. Nach der typischen Art der Krämpfe spricht man auch von **BNS-Krämpfen** (Blitz-Nick-Salaam-Krampf). Dabei reißt das auf dem Rücken liegende Kind plötzlich die gebeugten Arme hoch, neigt Kopf und Oberkörper nach vorn und streckt die Beine. Die Anfälle dauern nur wenige Sekunden, können aber mehrmals täglich auftreten. Gewöhnlich sind Kinder unter drei Jahren betroffen, von denen viele später andere Anfallsformen zeigen. Meist ist mit den BNS-Krämpfen eine geistige Störung oder eine Entwicklungsverzögerung verbunden; die geistige Behinderung bleibt in der Regel auch im Erwachsenenalter bestehen. BNS-Krämpfe lassen sich nur schwer mit Medikamenten unter Kontrolle bringen.

Fieberkrämpfe können bei Kindern zwischen drei Monaten und fünf Jahren auftreten und werden durch hohes Fieber ausgelöst. Etwa vier Prozent aller Kinder haben irgendwann einen Fieberkrampf; oft liegt die Neigung zu Fieberkrämpfen in der Familie. Die meisten Kinder haben nur einmal einen Fieberkrampf, der in der Regel weniger als 15 Minuten dauert. Fieberkrämpfe haben nichts mit Epilepsie zu tun! Die Wahrscheinlichkeit, daß Kinder, die bei Fieber Krämpfe bekommen, später unter Epilepsie leiden, ist kaum erhöht.

Epilepsie

Die Epilepsie ist durch wiederholte Krampfanfälle gekennzeichnet.

Insgesamt erleidet ein Prozent aller Erwachsenen irgendwann einen Krampfanfall. In Deutschland gibt es etwa 800 000 Epileptiker. Ein Drittel dieser Menschen hat immer wieder Anfälle, was man als Epilepsie bezeichnet. Bei etwa 25 Prozent der erwachsenen Epileptiker zeigt sich die Ursache bei einer Elektroenzephalographie (EEG), wenn ungewöhnliche elektrische Gehirnaktivitäten auftreten, oder einer Kernspintomographie (NMR), wenn in einem kleinen Gehirnbereich Narben entdeckt werden. In einigen Fällen handelt es sich um mikroskopisch kleine Narben infolge von Verletzungen bei der Geburt oder im späteren Leben. Bestimmte Anfallsleiden (wie juvenile myoklonische Epilepsie) sind erblich. In den übrigen Fällen nennt man die Epilepsie *idiopathisch* – d.h., es gibt keine Anzeichen für Gehirnschäden, und die Ursache der Anfälle ist unbekannt.

Bei idiopathischen Epilepsien treten die ersten Anfälle meist im Alter zwischen zwei und 14 Jahren auf. Anfälle in den ersten beiden Lebensjahren beruhen dagegen gewöhnlich auf Gehirnschäden, Stoffwechselstörungen oder hohem Fieber. Setzen die Anfälle nach dem 25. Lebensjahr ein, liegen wahrscheinlich Gehirnverletzungen, ein Schlaganfall, ein Tumor oder andere Krankheiten zugrunde.

Die Anfallsymptome hängen vom Gehirnbereich ab

Ort der elektrischen Entladung	Symptome
Frontallappen	Zuckungen in einem bestimmten Muskel
Hinterhauptlappen	Halluzinationen von Lichtblitzen
Scheitellappen	Taubheit oder Prickeln in einem bestimmten Körperteil
Schläfenlappen	Halluzinationen von Bildern oder komplizierte Verhaltensmuster – z. B. im Kreis laufen
Vorderer Schläfenlappen	Kaubewegungen, Schmatzen
Tiefer vorderer Schläfenlappen	Intensive Geruchshalluzination, entweder angenehm oder unangenehm

Epileptische Anfälle können durch wiederholte Geräusche, blitzende Lichter, Videospiele oder sogar Berührungen an bestimmten Körperstellen ausgelöst werden. Bei Epileptikern können auch geringe Reize zu einem Anfall führen. Sehr starke Reize – z. B. bestimmte Drogen, ein geringer Sauerstoffgehalt im Blut oder ein sehr niedriger Blutzuckerspiegel – können sogar bei Menschen, die nicht an Epilepsie leiden, einen Anfall herbeiführen.

Symptome

Epileptische Anfälle lassen sich nach ihrer Charakteristik einteilen. **Einfache fokale Anfälle** beginnen mit elektrischen Entladungen in einem kleinen Bereich des Gehirns, und die Entladungen bleiben auf diesen Bereich beschränkt, der als Fokus oder Herd bezeichnet wird. Abhängig davon, welcher Gehirnbereich betroffen ist, kommt es zu seltsamen Empfindungen, Bewegungen oder psychischen Störungen. Treten die elektrischen Entladungen beispielsweise in dem Gehirnbereich auf, der die Muskelbewegungen des rechten Arms steuert, beginnt der rechte Arm zu zittern oder zu zucken; ist der vordere tiefe Schläfenlappen betroffen (der Gehirnbereich, der Gerüche verarbeitet) ▲, nimmt der Betroffene einen starken angenehmen oder unangenehmen Geruch wahr. Psychische Störungen können sich darin äußern, daß der Betroffene z. B. ein Déjà-vu-Erlebnis hat, bei dem eine fremde Umgebung plötzlich bekannt erscheint.

Bei **Jackson-Anfällen** beginnen die Symptome in einem isolierten Körperteil, wie einer Hand oder einem Fuß, und breiten sich dann, ebenso wie die elektrische Aktivität im Gehirn, über die betroffene Seite aus. **Komplexe fokale (psychomotorische) Anfälle** machen sich dadurch bemerkbar, daß der Betroffene für ein bis zwei Minuten den Bezug zu seiner Umwelt verliert. Der Betroffene taumelt, bewegt Arme und Beine in einer merkwürdigen, ziellosen Art, gibt unverständliche Laute von sich, versteht nicht, was andere sagen, und wehrt Hilfe ab. Die Verwirrung hält noch einige Minuten an, bis der Betroffene wieder völlig zu sich kommt.

Generalisierte tonisch-klonische Anfälle (Grand mal) beginnen meist in einem kleinen Gehirnbereich mit einer ungewöhnlichen elektrischen Entladung, die sich schnell auf die Nachbarbereiche ausbreitet und zu Störungen in dem gesamten Gebiet führt. Bei der **primär generalisierten Epilepsie** erfassen die Entladungen von Anfang an einen großen Gehirnbereich. Immer ist der Krampfanfall aber die Reaktion des Körpers auf ungewöhnliche Entladungen. Diese Krampfanfälle gehen mit einem vorübergehenden Bewußtseinsverlust und schweren Muskelkrämpfen und Zuckungen im ganzen Körper einher, der Betroffene verdreht den Kopf zu einer Seite, preßt die Zähne zusammen und verliert unter Umständen die Blasenkontrolle. Nach dem Anfall hat er möglicherweise Kopfschmerzen, ist kurzzeitig verwirrt und überaus müde. In der Regel können sich die Betroffenen nicht erinnern, was während des Anfalls geschehen ist.

Petit-mal-Anfälle (Absencen) setzen in der Kindheit ein, gewöhnlich vor dem 5. Lebensjahr. Sie führen nicht zu Krämpfen und anderen dramatischen Symptomen wie Grand-mal-Anfälle. Statt dessen treten Episoden auf, in denen die Betroffenen ins Leere starren, die Augenlider flattern oder Gesichtsmuskeln zucken. Diese Anfälle dauern 10 bis 30 Sekunden. Der Betroffene ist nicht ansprechbar, fällt aber nicht hin oder bewegt sich ruckartig.

Bei einem **Status epilepticus**, der schwerwiegendsten Anfallsform, treten ununterbrochen Anfälle auf. *Ein Status epilepticus ist ein medizinischer Notfall*, da der Betroffene Krämpfe mit heftigen Muskelkontraktionen hat, nicht richtig atmet und über das ganze Gehirn verteilt elektrische Entladungen stattfinden. Erfolgt nicht umgehend eine Behandlung, können Herz und Gehirn überbeansprucht werden und bleibende Schäden erleiden, was unter Umständen den Tod zur Folge hat.

Diagnose

Verliert jemand das Bewußtsein, hat Muskelzuckungen, die den ganzen Körper schütteln, näßt ein oder ist unvermittelt verwirrt und unaufmerksam, kann es sich um einen epileptischen Anfall handeln. Solche Krampfanfälle kommen allerdings seltener vor, als viele Menschen glauben – meist werden kurze Ohnmachten und auffälliges Verhalten nicht durch ungewöhnliche elektrische Entladungen im Gehirn ausgelöst.

Der Bericht eines Augenzeugen kann dem Arzt wertvolle Hinweise geben. Der Augenzeuge kann genau beschreiben, was passiert ist; der Betroffene selbst ist dazu meist nicht in der Lage. Eine exakte Beschreibung der Begleitumstände ist notwendig: Wie schnell hat der Anfall begonnen; sind ungewöhnliche Muskelbewegungen, z. B. Zukkungen der Kopf-, Hals- oder Gesichtsmuskeln oder Zungenbeißen aufgetreten, hat der Betroffene eingenäßt; wie lange hat der Anfall gedauert, und wie schnell hat sich der Betroffene wieder erholt? Hat der Betroffene geahnt, daß gleich etwas Ungewöhnliches geschehen würde? Ist der Anfall von irgend etwas ausgelöst worden, z. B. bestimmten Geräuschen oder Lichtblitzen?

Neben der Beschreibung des Anfalls ist ein Elektroenzephalogramm (EEG) für die Diagnose eines Anfallsleidens von Bedeutung. Bei dieser schmerzlosen und ungefährlichen Untersuchung wird die elektrische Aktivität des Gehirns aufgezeichnet. Dazu werden Elektroden auf die

▲ Siehe Kasten, Seite 275

Gehirnaktivität während eines Anfalls

Das Elektroenzephalogramm (EEG) zeichnet die elektrische Aktivität des Gehirns auf. Das Verfahren ist einfach und schmerzlos: Etwa 20 kleine Elektroden werden auf die Kopfhaut geklebt und die Gehirnaktivität unter normalen Umständen aufgezeichnet. Dann wird der Patient verschiedenen Reizen ausgesetzt, wie grellem oder flackerndem Licht, um einen Anfall auszulösen. Während eines Anfalls ist die elektrische Aktivität des Gehirns beschleunigt, wodurch ein zickzackförmiges Wellenmuster entsteht. Solche Aufzeichnungen der Gehirnwellen sind für die Diagnose einer Epilepsie hilfreich. Verschiedene Anfallsformen zeigen sich in verschiedenen Wellenmustern.

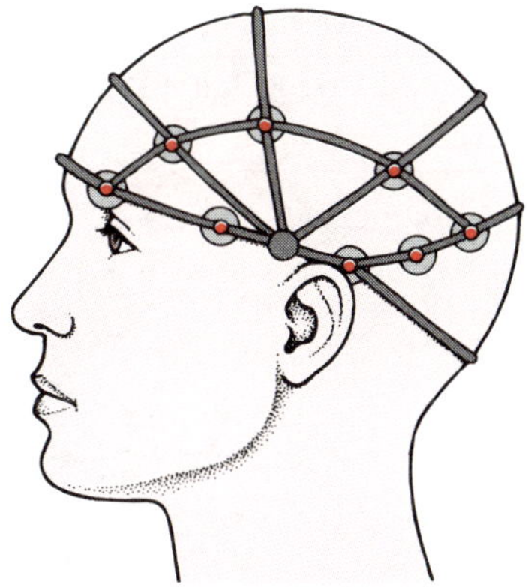

Normales EEG eines Erwachsenen | **Petit-mal-Anfall** | **Grand-mal-Anfall**

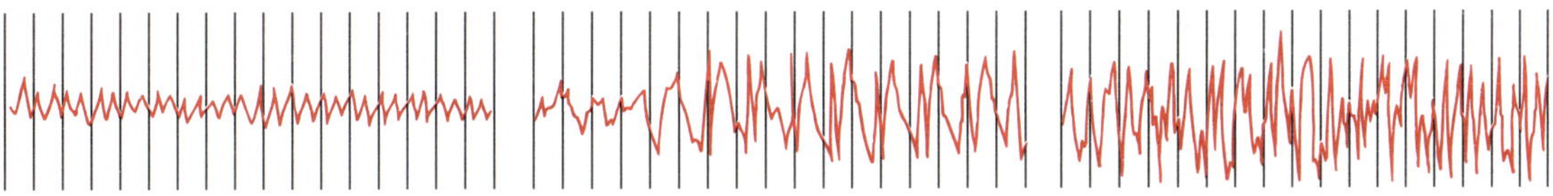

Kopfhaut geklebt. Da ungewöhnliche Entladungen mit größerer Wahrscheinlichkeit bei Schlafmangel auftreten, wird manchmal ein EEG abgenommen, nachdem der Patient absichtlich 18 bis 24 Stunden nicht geschlafen hat.

Der Arzt begutachtet die EEG-Aufzeichnungen im Hinblick auf Anzeichen für ungewöhnliche elektrische Entladungen. Auch wenn während des EEGs kein Anfall aufgetreten ist, können Auffälligkeiten vorliegen. Da ein EEG jedoch nur über einen begrenzten Zeitraum läuft, werden Anfallaktivitäten möglicherweise nicht erfaßt, und das EEG sieht normal aus, obwohl der Patient an Epilepsie leidet.

Bevor die Diagnose Epilepsie ausgesprochen wird, wird jedoch mit einer Reihe von Untersuchungen nach anderen möglichen Ursachen geforscht. Mit gängigen Bluttests werden Zucker-, Kalzium- und Natriumspiegel im Blut bestimmt, festgestellt, ob Leber und Nieren richtig arbeiten, und die weißen Blutkörperchen gezählt, die, wenn sie in großer Zahl vorliegen, auf eine Infektion hinweisen. Oft veranlaßt der Arzt ein Elektrokardiogramm (EKG) ▲, um zu sehen, ob Herzrhythmusstörungen zu einer ungenügenden Durchblutung des Gehirns geführt und so eine Ohnmacht ausgelöst haben könnten. Gewöhnlich wird auch eine Computer- (CT) oder eine Kernspintomographie (NMR) durchgeführt, um das Gehirn im Hinblick auf Krebs oder andere Tumore, einen früheren Schlaganfall, kleine Narben und Schäden infolge von Verletzungen zu begutachten. Manchmal ist eine Lumbalpunktion ■ erforderlich, um festzustellen, ob eine Gehirnentzündung vorliegt.

Behandlung

Hat man eine behandelbare Ursache identifiziert, wie einen Tumor, eine Infektion oder einen auffälligen Zucker- oder Natriumgehalt des Bluts, behandelt man zunächst diese Störung. Wenn die zugrunde liegende Krankheit beseitigt ist, müssen die Anfälle selbst unter Umständen gar nicht behandelt werden. Läßt sich keine Ursache erkennen oder diese nicht völlig heilen oder kontrollieren, muß man vermutlich Medikamente gegen Anfälle einnehmen (Antiepileptika), um weitere Anfälle zu verhindern. Erst im Laufe der Zeit stellt sich heraus, ob jemand wiederholt Anfälle hat. Bei etwa einem Drittel der Betroffenen treten wieder Anfälle auf, während die anderen zwei Drittel nie wieder einen Anfall bekommen. Eine medikamentöse Behandlung wird in der Regel nicht angesetzt, wenn nur ein-

▲ Siehe Seite 69

■ Siehe Kasten, Seite 371

Medikamente gegen epileptische Anfälle

Medikament	Anfallsform	Mögliche Nebenwirkungen
Carbamazepin	Generalisiert oder fokal	Abnahme der weißen und roten Blutkörperchen
Clonazepam	Petit mal, generalisiert, fokal	Toleranzentwicklung
Ethosuximid	Petit mal	Abnahme der weißen und roten Blutkörperchen
Gabapentin	Fokal	Schläfrigkeit
Lamotrigin	Generalisiert, fokal	Hautausschlag
Phenobarbital	Generalisiert, fokal	Schläfrigkeit
Phenytoin	Generalisiert, fokal	Zahnfleischwucherungen, Herzrhythmusstörungen
Primidon	Generalisiert, fokal	Schläfrigkeit
Valproinsäure	BNS-Anfälle, Petit mal, generalisierte Anfälle	Gewichtszunahme, Haarausfall

mal ein Anfall vorgekommen ist, bei wiederkehrenden Anfällen ist sie jedoch erforderlich.

Aus mehreren Gründen sollten Anfälle verhindert werden. Heftige, schnelle Muskelkontraktionen können zu körperlichen Schäden und sogar Knochenbrüchen führen. Stürze und Unfälle infolge einer Ohnmacht können schwere Verletzungen zur Folge haben. Die stürmischen elektrischen Entladungen während eines Grand-mal-Anfalls hinterlassen möglicherweise geringe Schäden im Gehirn. Die meisten Epileptiker haben allerdings Dutzende oder mehr Anfälle in ihrem Leben, ohne daß das Gehirn schwere Schäden davonträgt. Einzelne Anfälle beeinträchtigen die geistigen Fähigkeiten nicht, bei wiederholten Krampfanfällen ist dies jedoch nicht auszuschließen.

Medikamente können bei etwa der Hälfte der Epileptiker die Anfälle vollständig unterdrücken und bei einem weiteren Drittel die Häufigkeit deutlich senken. Bei Petitmal-Anfällen sind die Medikamente etwas weniger wirksam. Die Hälfte der Personen, bei denen die Antiepileptika wirken, kann die Mittel nach einer gewissen Zeit absetzen, ohne daß wieder Anfälle auftreten. Es gibt kein Medikament, mit dem sich sämtliche Anfallsformen unter Kontrolle bringen lassen. Manche Menschen benötigen nur ein einziges Mittel, während andere mehrere verschiedene einnehmen müssen, um keine oder kaum mehr Anfälle zu haben.

Bei einem Status epilepticus, der einen Notfall darstellt, muß der Arzt dem Betroffenen so bald wie möglich große Mengen eines Antiepileptikums spritzen. Außerdem werden Maßnahmen ergriffen, um Verletzungen während des langen Anfalls zu vermeiden.

Antiepileptika sind zwar sehr wirksam, haben aber auch Nebenwirkungen. Viele verursachen Schläfrigkeit, führen bei Kindern paradoxerweise aber auch zu einer starken Erregung. Der Arzt ordnet regelmäßig Blutuntersuchungen an, um festzustellen, ob das Mittel die Funktion von Nieren, Leber oder Blutzellen beeinträchtigt. Menschen, die Antiepileptika einnehmen, sollten auf mögliche Nebenwirkungen achten und beim ersten Anzeichen ihren Arzt verständigen.

Die Dosis eines Antiepileptikums ist entscheidend, denn sie muß hoch genug sein, um Anfälle zu verhindern, darf aber nicht so hoch sein, daß die Nebenwirkungen problematisch werden. Der Arzt paßt die Dosis an, nachdem er sich nach Nebenwirkungen erkundigt und den Medikamentenspiegel im Blut bestimmt hat. Jeder, der Antiepileptika einnimmt, sollte regelmäßig einen Arzt aufsuchen, falls die Dosis erhöht werden muß, und immer einen Notfallausweis bei sich tragen, aus dem das Anfallsleiden und die eingenommenen Medikamente hervorgehen.

Die meisten Menschen, die an Epilepsie leiden, fallen, außer während eines Anfalls, nicht auf und leben wie alle anderen. In einigen Bereichen müssen sie sich jedoch einschränken. So sollten Epileptiker beispielsweise keinen Alkohol trinken. Außerdem dürfen sie nur dann Auto fahren, wenn sie das Fahrzeug sicher führen können. Wann das bei einem Epileptiker der Fall ist, ist in Begutachtungsrichtlinien definiert. Ein Punkt lautet zum Beispiel, daß er zwei Jahre lang anfallsfrei gewesen sein muß.

Ein Familienmitglied oder ein guter Freund sollte angeleitet werden, um im Fall eines Anfalls helfen zu können. Im Gegensatz zur landläufigen Meinung muß die Zunge bei einem Anfall nicht geschützt werden. Derartige Anstrengungen können mehr schaden als nützen, da möglicherweise die Zähne beschädigt werden oder der Betroffene den Helfer unabsichtlich beißt, wenn er die Kiefer zusammenpreßt. Wichtig ist, den Betroffenen vor Stürzen zu bewahren, die Kleidung am Hals zu lockern und ein Kissen unter den Kopf zu legen. Hat der Betroffene das Bewußtsein verloren, sollte man ihn auf die Seite rollen, um die Atmung zu erleichtern. Auf keinen Fall sollte man ihn allein lassen, bevor er wieder völlig zu sich gekommen ist und sich normal bewegen kann. Meist ist es ratsam, den behandelnden Arzt zu verständigen.

In etwa 10 bis 20 Prozent der Fälle verhindern Medikamente allein die Anfälle nicht. Hat man einen Gehirnschaden festgestellt, der sich auf einen kleinen Bereich beschränkt, kann dieser Bereich vielleicht chirurgisch entfernt und das Problem so behoben werden. Die Nervenfasern zu durchtrennen, die die beiden Gehirnhälften miteinander verbinden (Corpus callosum), kann wirkungsvoll sein, wenn mehrere Anfallsherde vorhanden sind oder wenn sich die Anfälle sehr schnell auf das ganze Gehirn ausbreiten. Eine Operation am Gehirn zieht man jedoch erst in Betracht, wenn alle Medikamente versagt haben oder die Nebenwirkungen nicht geduldet werden können.

KAPITEL 74

Schlaganfall und ähnliche Erkrankungen

Wenn die Durchblutung des Gehirns unterbrochen ist, können Gehirnzellen aufgrund des Sauerstoffmangels Schaden nehmen oder absterben. Auch Blutungen im Gehirn oder seiner Umgebung können Gehirnzellen schädigen. So entstandene neurologische Störungen nennt man **zerebrovaskuläre Erkrankungen (Störungen der Gehirndurchblutung)**, da Gehirn (Cerebrum) und kleine Blutgefäße (Vascula) beteiligt sind.

Eine kurzzeitig unzureichende Durchblutung von Teilen des Gehirns verursacht eine **transitorische ischämische Attacke**, eine vorübergehende Störung der Gehirnfunktion. Da die Blutversorgung schnell wieder in Gang kommt, stirbt kein Gehirngewebe ab wie bei einem **Schlaganfall**. Eine transitorische ischämische Attacke ist oft ein frühes Warnsignal für einen möglicherweise bevorstehenden Schlaganfall.

In der westlichen Welt sind Schlaganfälle die Hauptursache für bleibende neurologische Schäden. Bluthochdruck und Arteriosklerose – Verhärtung der Arterien durch Fettablagerungen – sind die wichtigsten Risikofaktoren für Schlaganfälle. Die Häufigkeit von Schlaganfällen hat in den letzten Jahrzehnten abgenommen, vor allem deshalb, weil die Bevölkerung besser über die Risiken von Bluthochdruck und einen hohen Cholesterinspiegel Bescheid weiß.

Wie sich ein Schlaganfall oder eine transitorische ischämische Attacke auf den Körper auswirkt, hängt davon ab, wo genau im Gehirn die Durchblutung unterbrochen war oder wo eine Blutung aufgetreten ist. Jeder Gehirnbereich wird von bestimmten Blutgefäßen versorgt. Ist beispielsweise ein Blutgefäß in dem Gehirngebiet blockiert, das die Muskelbewegungen im linken Bein steuert, kommt es zu Muskelschwäche oder Lähmung im linken Bein. Ist der Bereich geschädigt, der Berührungsempfindungen im rechten Arm wahrnimmt, hat man kein Gefühl mehr im rechten Arm. Der Funktionsverlust ist unmittelbar nach einem Schlaganfall am stärksten ausgeprägt. Ein Teil der Funktionen kehrt jedoch gewöhnlich zurück, da zwar einige Gehirnzellen absterben, andere aber nur verletzt sind und sich wieder erholen können.

Gelegentlich beruht ein Schlaganfall oder eine transitorische ischämische Attacke darauf, daß das Blut, welches das Gehirn reichlich durchfließt, nicht genügend Sauerstoff enthält. Dies kann bei schwerer Anämie oder einer Kohlenmonoxidvergiftung der Fall sein oder bei Erkrankungen, bei denen ungewöhnliche Blutzellen produziert werden oder Blutgerinnungsstörungen auftreten, z. B. bei Leukämie oder Polyzythämie.

Transitorische ischämische Attacken

Eine transitorische ischämische Attacke (TIA) ist eine Störung der Gehirnfunktion, weil die Blutversorgung des Gehirns vorübergehend unterbrochen ist.

Ursachen

Kleine Ablagerungen einer fett- und kalziumhaltigen Substanz an der Wand von Arterien (arteriosklerotische

Der Weg des Bluts ins Gehirn

Das Gehirn wird über zwei Paar große Arterien, die Halsschlagadern und die Wirbelarterien, mit Blut versorgt. Die Halsschlagadern bringen Blut vom Herzen über den Hals zum Gehirn, während die Wirbelarterien über den Nacken innerhalb der Wirbelsäule verlaufen. Diese großen Arterien münden in einen Kreis anderer Arterien, von denen kleine Arterien wie Straßen von einem Verkehrskreisel abgehen. Diese Verzweigungen transportieren das Blut in sämtliche Gehirnbereiche.

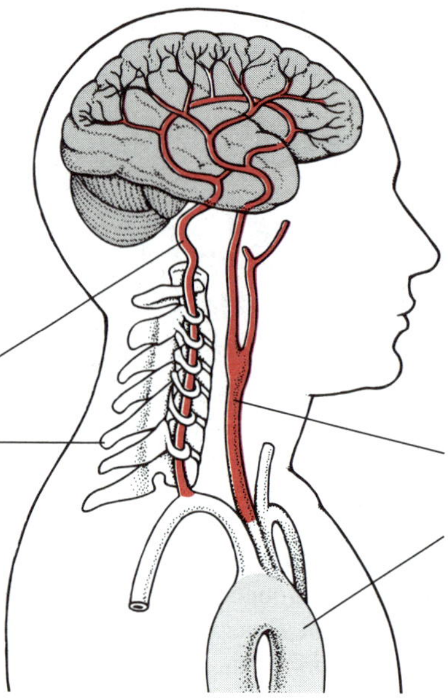

Plaques) ▲ können sich lösen und in einem der engen Blutgefäße, die zum Gehirn führen, stecken bleiben. Dann ist der Blutstrom vorübergehend unterbrochen, und es wird eine TIA ausgelöst. Klumpen von Blutplättchen oder Blutgerinnsel können ebenfalls ein Blutgefäß verschließen und zu einer TIA führen. Die Gefahr einer TIA erhöht sich bei Bluthochdruck, Arteriosklerose, Herzkrankheit (vor allem bei Störungen der Herzklappen oder des Herzrhythmus), Diabetes und einem Überschuß an roten Blutkörperchen (Polyzythämie). TIAs treten häufiger im mittleren Lebensalter auf und werden mit zunehmendem Alter noch wahrscheinlicher. Gelegentlich erleiden auch Kinder oder Jugendliche mit Herz- oder Blutkrankheiten TIAs.

Symptome

Eine TIA beginnt plötzlich und hält in der Regel zwei bis 30 Minuten an. Nur selten dauert sie länger als eine oder zwei Stunden. Die Symptome sind unterschiedlich, je nachdem, welcher Gehirnbereich von der Blutversorgung abgeschnitten ist. Sind die Arterien betroffen, die von der Halsschlagader abzweigen, sind die verbreitetsten Zeichen Erblinden auf einem Auge, Empfindungsstörungen und Schwäche. Wenn die Arterien beteiligt sind, die von den Wirbelarterien an der Rückseite des Gehirns abzweigen, kommt es eher zu Benommenheit, Doppeltsehen und einer allgemeinen Schwäche. Insgesamt können jedoch eine ganze Reihe verschiedener Symptome auftreten, wie zum Beispiel:

- Empfindungsstörungen in einem Arm oder Bein oder in einer Körperhälfte
- Schwäche oder Lähmung eines Arms oder Beins oder einer Körperhälfte
- Teilweiser Verlust des Seh- oder Hörvermögens
- Doppeltsehen
- Benommenheit
- Undeutliches Sprechen
- Schwierigkeiten, die richtigen Worte zu finden und auszusprechen
- Unfähigkeit, Körperteile zu erkennen
- Ungewöhnliche Bewegungen
- Verlust der Blasenkontrolle
- Gleichgewichtsstörungen und Stürze
- Ohnmacht

Die Symptome ähneln zwar denen eines Schlaganfalls, treten aber nur vorübergehend auf und verschwinden wieder. Oft folgen jedoch weitere TIAs. Innerhalb eines Tages können mehrere Attacken vorkommen oder lediglich zwei oder drei in mehreren Jahren. In etwa einem Drittel der Fälle folgt einer TIA ein Schlaganfall; etwa die Hälfte dieser Schlaganfälle passiert innerhalb von einem Jahr nach der TIA.

Diagnose

Plötzlich auftretende, vorübergehende neurologische Symptome, die auf eine Fehlfunktion in einem bestimmten Gehirnbereich hindeuten, liefern dem Arzt erste Anhaltspunkte für die Diagnose. Andere Krankheiten, wie Krampfanfälle, Tumore, Migräne oder niedrige Blutzuckerspiegel, gehen jedoch mit ähnlichen Symptomen einher. Da keine Gehirnschäden auftreten, eignen sich Computertomographie (CT) oder Kernspinaufnahme (NMR) für die Diagnose nicht.

▲ Siehe Kasten, Seite 115

Mit mehreren Verfahren kann der Arzt eine mögliche Blockade in einer oder beiden Halsschlagadern feststellen. Der ungleichmäßige Blutstrom erzeugt Geräusche, die der Arzt mit Hilfe des Stethoskops erkennt. Allerdings können solche Geräusche auch dann vorhanden sein, wenn keine nennenswerte Einengung vorliegt. Als nächstes wird meist eine Ultraschalluntersuchung und gleichzeitig eine Dopplersonographie durchgeführt, um zu bestimmen, wie stark die Verengung ist und wieviel Blut noch durchkommt. Wenn die Halsschlagadern sehr verengt sind, veranlaßt der Arzt möglicherweise eine Kernspintomographie der Arterien oder eine zerebrale Angiographie, um Größe und Position des Hindernisses zu messen. Bei einer Angiographie wird ein Kontrastmittel, das auf Röntgenbildern sichtbar ist, in eine Arterie gespritzt und anschließend eine Röntgenaufnahme von Kopf und Hals gemacht. ▲

Ultraschalluntersuchungen der Wirbelarterien sind weniger aufschlußreich als solche der Halsschlagadern. NMR oder Angiographie ist die einzige Möglichkeit, um sicher nachzuweisen, daß eine Wirbelarterie betroffen ist. Allerdings läßt sich ein Hindernis in den Wirbelarterien unter Umständen nicht entfernen, denn eine Operation dort ist wesentlich schwieriger als an den Halsschlagadern.

Behandlung

Die Behandlung einer TIA zielt darauf ab, einen Schlaganfall zu verhindern. Die Hauptrisikofaktoren für einen Schlaganfall sind Bluthochdruck, ein hoher Cholesterinspiegel, Rauchen und Diabetes. Als ersten Schritt zur Verhütung eines Schlaganfalls wendet man sich diesen Faktoren zu und versucht, sie abzustellen. Mit Medikamenten läßt sich eine Neigung zu Blutgerinnseln reduzieren – ein wichtiger Auslöser von Schlaganfällen. Eines der wirksamsten Medikamente hierfür ist Azetylsalizylsäure (Aspirin), das meist in einer Dosis von ein bis drei Tabletten à 100 mg pro Tag eingesetzt wird. (Achtung: Azetylsalizylsäure zur Schmerzstillung enthält 500 mg pro Tablette.) Manchmal wird auch Dipyridamol verordnet, das aber bei der Mehrzahl der Betroffenen wirkungslos ist. Ticlopidin ist eine Alternative, wenn Aspirin nicht gut vertragen wird. Sind stärker wirksame Mittel erforderlich, verordnet der Arzt gerinnungshemmende Mittel wie Phenprocoumon oder Warfarin oder Heparin, das aber gespritzt werden muß.

Die Behandlung richtet sich danach, wie stark die Halsschlagader verengt ist. Wenn das Blutgefäß zu über 70 Prozent verschlossen ist und in den letzten sechs Monaten schlaganfallähnliche Symptome aufgetreten sind, ist möglicherweise eine Operation angebracht, um einen Schlaganfall zu verhüten. Kleinere Hindernisse werden in der Regel nur dann entfernt, wenn sie zu weiteren TIAs oder einem Schlaganfall geführt haben. Bei der üblichen Operation – einer Endarteriektomie – entfernt der Chirurg Fettablagerungen (Plaques) in der Halsschlagader. Diese Operation löst jedoch mit einer Wahrscheinlichkeit von ein bis zwei Prozent einen Schlaganfall aus. Bei kleineren Verschlüssen, die bisher keine Symptome verursacht haben, scheint daher das Risiko einer Operation höher zu sein, als gar nichts zu unternehmen.

Schlaganfall

Ein Schlaganfall bedeutet das Absterben von Gehirngewebe (Hirninfarkt), weil die Durchblutung des Gehirns unterbrochen ist und dadurch ein Sauerstoffmangel auftritt.

Man unterscheidet je nach Ursache ischämische und hämorrhagische Schlaganfälle. Bei einem ischämischen Schlaganfall ist ein Blutgefäß entweder durch arteriosklerotische Ablagerungen oder ein Blutgerinnsel verstopft. Bei einem hämorrhagischen Schlaganfall platzt ein Blutgefäß im Gehirn, so daß Blut ausläuft und das Gewebe zerstört. ■ In beiden Fällen ist der Blutstrom unterbrochen und Teile des Gehirns werden nicht mehr mit Blut versorgt.

Ursachen

Ein ischämischer Schlaganfall wird durch eine Blockade in irgendeiner der Arterien, die Blut zum Gehirn führen, ausgelöst. Beispielsweise kann sich fetthaltiges Material in großer Menge in der Halsschlagader ablagern (arteriosklerotische Plaques)★, wodurch der Blutstrom zu einem Rinnsal wird, vergleichbar mit Wasser, das durch ein verstopftes Rohr läuft. Dieser Zustand ist sehr ernst, da die Halsschlagadern einen Großteil des Gehirns mit Blut versorgen. Weiterhin kann sich das fetthaltige Material von der Wand der Halsschlagader lösen, in einer kleineren Arterie stecken bleiben und diese völlig verstopfen.

Die Halsschlagadern und die Wirbelarterien können aber auch auf andere Weise blockiert werden. Zum Beispiel kann sich ein Blutgerinnsel, das sich im Herzen oder auf einer Herzklappe gebildet hat, losreißen (es heißt dann Embolus) und in die Arterien gelangen, die zum Gehirn führen. Dadurch kommt es zu einem Schlaganfall **(zerebrale Embolie)**. Derartige Schlaganfälle kommen besonders häufig nach Herzoperationen vor sowie bei Herzklappenfehlern und Herzrhythmusstörungen (insbesondere Vorhofflimmern). Selten ist ein **Fettembolus** die Ursache eines Schlaganfalls; wenn nach einem Knochenbruch Fett aus dem Knochenmark ins Blut gelangt, können sich viele Emboli bilden, die sich schließlich unter Umständen in einer Arterie zusammenlagern.

▲ Siehe Seite 283
■ Siehe Seite 352
★ Siehe Kasten, Seite 115

Warum bei einem Schlaganfall nur eine Körperhälfte betroffen ist

Ein Schlaganfall schädigt in der Regel nur eine Gehirnhälfte. Da die Nerven von einer Gehirnhälfte über Kreuz auf die entgegengesetzte Körperhälfte ziehen, machen sich die Symptome im Körper auf der anderen Seite bemerkbar.

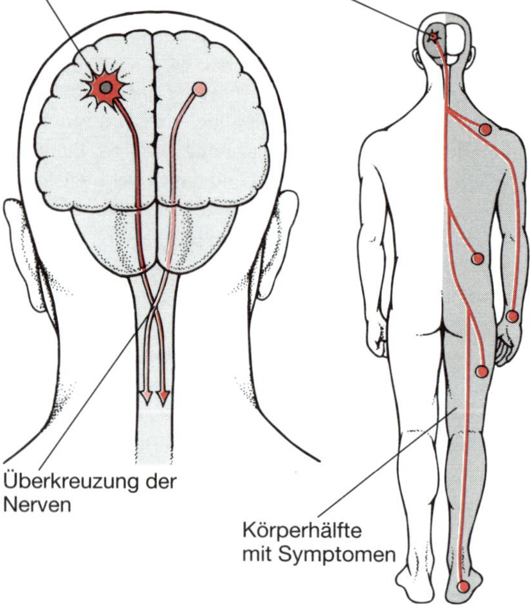

Ein Schlaganfall kann auch auftreten, wenn eine Entzündung oder Infektion die zum Gehirn führenden Blutgefäße verengt. Medikamente wie Kokain und Amphetamine können die Blutgefäße im Gehirn ebenfalls einengen und einen Schlaganfall herbeiführen.

Wenn der Blutdruck plötzlich absinkt, kann das die Blutversorgung des Gehirns erheblich beeinträchtigen, so daß der Betroffene meist in Ohnmacht fällt. Bei sehr niedrigem Blutdruck, der über längere Zeit bestehen bleibt, kann es sogar zu einem Schlaganfall kommen. Eine solche Situation kann bei starkem Blutverlust durch eine Verletzung oder während einer Operation auftreten, bei einem Herzinfarkt oder Herzrhythmusstörungen.

Symptome und Verlauf

Meist beginnt ein Schlaganfall plötzlich, entwickelt sich rasch und führt innerhalb von Minuten zu Gehirnschäden **(vollständiger Schlaganfall)**. Seltener verschlimmert sich ein Schlaganfall über mehrere Stunden oder ein bis zwei Tage, während zunehmend mehr Gehirngewebe abstirbt **(sich entwickelnder Schlaganfall)**. Der Fortgang ist dann gewöhnlich, aber nicht immer, von mehr oder weniger stabilen Phasen unterbrochen, in denen sich das betroffene Gebiet vorübergehend nicht vergrößert oder einige Fortschritte sichtbar sind.

Abhängig davon, welcher Teil des Gehirns von der Blutversorgung abgeschnitten ist, können verschiedene Symptome auftreten – prinzipiell dieselben wie bei einer transitorischen ischämischen Attacke. Die neurologischen Ausfälle sind jedoch in der Regel schwerer, ausgedehnter, von Bewußtlosigkeit oder Bewegungsstarre begleitet und bleibend. Zusätzlich kann ein Schlaganfall Depressionen oder unkontrollierbare Stimmungsschwankungen auslösen.

Durch den Schlaganfall können Ödeme (Wasseransammlungen) oder Schwellungen im Gehirn entstehen. Solche Anschwellungen sind besonders gefährlich, da die Schädeldecke nicht nachgibt. Der verstärkte Druck kann das Gehirngewebe weiter schädigen, so daß sich die neurologischen Störungen verschlimmern, obwohl sich der Schlaganfall selbst nicht weiter ausbreitet.

Diagnose

Der Arzt kann einen Schlaganfall meist anhand des Ablaufs und einer körperlichen Untersuchung diagnostizieren. Die körperliche Untersuchung dient dazu festzustellen, wo das Gehirn geschädigt wurde. Um die Diagnose abzusichern, wird gewöhnlich eine Computertomographie (CT) oder eine Kernspintomographie (NMR) gemacht; mit diesen Untersuchungen läßt sich ein Schlaganfall aber erst nach einigen Tagen nachweisen. Eine CT- oder NMR-Aufnahme kann außerdem zeigen, ob eine Blutung oder ein Hirntumor für den Schlaganfall verantwortlich ist. In den seltenen Fällen, in denen eine sofortige Operation erwogen wird, führt der Arzt möglicherweise eine Angiographie durch.

Der Arzt versucht, die genaue Ursache des Schlaganfalls festzustellen. Vor allem versucht man herauszufinden, ob ein wanderndes Blutgerinnsel (Embolus), das ins Gehirn gelangt ist, oder ein durch Ablagerungen verstopftes Blutgefäß (Arteriosklerose) den Schlaganfall ausgelöst hat.

Ist ein Blutgerinnsel die Ursache, folgt mit hoher Wahrscheinlichkeit ein weiterer Schlaganfall, wenn das zugrunde liegende Problem nicht beseitigt wird. Bilden sich beispielsweise im Herzen Blutgerinnsel, weil das Herz ungleichmäßig schlägt, kann die Behandlung der Rhythmusstörung die Bildung neuer Blutgerinnsel verhindern, die einen weiteren Schlaganfall auslösen könnten. In diesem Fall veranlaßt der Arzt in der Regel ein Elektrokardiogramm (EKG), um nach Unregelmäßigkeiten im Herzschlag zu suchen. Weitere Untersuchungen, wie ein Langzeit-EKG über 24 Stunden oder eine Echokardiographie, bei der die Herzkammern und Herzklappen mit Ultraschall begutachtet werden, können folgen.▲

Andere Laboruntersuchungen geben zwar wenig Anhaltspunkte, werden aber dennoch durchgeführt, um auszuschließen, daß der Schlaganfall durch einen Mangel (Anämie) oder einen Überschuß (Polyzythämie) an roten Blutkörperchen, einen Blutkrebs (Leukämie) oder eine Infektion ausgelöst wurde. Eine Lumbalpunktion ist selten notwendig. Im Gegenteil darf eine Lumbalpunktion nur dann durchgeführt werden, wenn der Arzt sicher ist, daß im Gehirn kein Überdruck besteht, was in der Regel durch ein CT oder NMR festgestellt wird. Mit einer Lumbalpunktion soll geklärt werden, ob eine Gehirninfektion vorliegt, wie hoch der Druck der Gehirnflüssigkeit ist oder ob eine Blutung den Schlaganfall verursacht hat.

Prognose

Viele Menschen, die einen Schlaganfall erlitten haben, erlangen alle oder die meisten Körperfunktionen wieder und können einem normalen Leben nachgehen. Andere sind körperlich und geistig zerstört und können sich weder normal bewegen noch sprechen oder essen. In den ersten Tagen können die Ärzte meist nicht voraussagen, ob sich der Zustand eines Patienten bessern oder verschlechtern wird. Etwa 50 Prozent der Patienten mit einseitiger Lähmung und die meisten Patienten mit weniger schweren Symptomen haben zum Zeitpunkt der Entlassung aus dem Krankenhaus einen Teil der ausgefallenen Funktionen wiedererlangt und können sich schließlich weitgehend selbst versorgen. Sie sind in der Lage, klar zu denken, und können sich einigermaßen fortbewegen, auch wenn sie das betroffene Bein oder den Arm nur bedingt einsetzen können. Meist ist eher der Gebrauch eines Armes eingeschränkt als der eines Beines.

Etwa 20 Prozent der Schlaganfallpatienten sterben im Krankenhaus; der Prozentsatz nimmt mit steigendem Alter zu. Bestimmte Merkmale eines Schlaganfalls deuten darauf hin, daß die Genesungschancen schlecht sind. Wenn Bewußtlosigkeit, Atem- und Herzprobleme auftreten, handelt es sich um einen besonders schweren Schlaganfall. Neurologische Ausfälle, die nach sechs Monaten noch bestehen, sind höchstwahrscheinlich nicht mehr rückgängig zu machen, obwohl bei manchen Patienten allmählich auch dann noch Fortschritte zu verzeichnen sind. Ältere Menschen tun sich meist schwerer als jüngere. Auch Patienten mit weiteren ernsten gesundheitlichen Störungen erholen sich schlechter.

Behandlung

Bei Symptomen, die auf einen möglichen Schlaganfall hindeuten, sollte umgehend ein Arzt verständigt werden; durch rasches ärztliches Eingreifen läßt sich der Schaden unter Umständen verringern oder begrenzen. Viele Auswirkungen eines Schlaganfalls erfordern eine rasche medizinische Versorgung, vor allem in den ersten Stunden. Zunächst gibt der Arzt in der Regel Sauerstoff und legt einen Tropf an, damit der Patient ausreichend Flüssigkeit und Nährstoffe erhält.

Bei einem sich entwickelnden Schlaganfall kann man gerinnungshemmende Mittel, z. B. Heparin, geben. Bei einem vollständigen Schlaganfall ist dies jedoch sinnlos. Darüber hinaus gibt man diese Mittel nicht bei Bluthochdruck und auf gar keinen Fall bei Gehirnblutungen, da sich dadurch die Blutung verstärken würde.

Nach neuesten Erkenntnissen lassen sich offenbar Lähmungen und andere Symptome verhindern oder rückgängig machen, wenn bestimmte Mittel, die Blutgerinnsel auflösen, z. B. Streptokinase oder Gewebeplasminogenaktivator, innerhalb von drei Stunden nach Beginn des Schlaganfalls verabreicht werden. Daher muß sofort untersucht werden, ob die Ursache ein Blutgerinnsel ist und nicht eine Blutung, da diese Mittel dann nichts nützen. Andere Maßnahmen, die derzeit erprobt werden und den Verlauf günstig beeinflussen sollen, umfassen die Hemmung bestimmter Nervenbotenstoffe im Gehirn.

Nach einem Schlaganfall ist ein Teil des Gehirngewebes abgestorben und wird auch nicht wieder funktionstüchtig, wenn die Blutzufuhr wiederhergestellt ist. Daher ist eine Operation gewöhnlich sinnlos. Dagegen läßt sich nach einem kleinen Schlaganfall oder einer transitorischen ischämischen Attacke, wenn eine Halsschlagader zu mehr als 70 Prozent eingeengt ist, die Gefahr weiterer Schlaganfälle verringern, indem das Hindernis entfernt wird.

Um Schwellungen und Druckanstieg im Gehirn bei Patienten mit akutem Schlaganfall zu verringern, werden möglicherweise Medikamente wie Mannitol oder selten Kortison verabreicht. Nach einem sehr schweren Schlaganfall kann aufgrund einer Lungenentzündung oder Atemproblemen eine künstliche Beatmung erforderlich sein.

Außerdem werden Maßnahmen ergriffen, um Wundliegen (Dekubitus) zu verhindern, und die Funktionen von Blase und Darm überwacht. Oft müssen Begleitkrankheiten wie Herzversagen, Herzrhythmusstörungen, Bluthochdruck und Lungenentzündungen behandelt werden. Da nach einem Schlaganfall oft Stimmungsschwankungen, vor allem Depressionen, auftreten, sollten Familienmitglieder oder Freunde den Arzt informieren, falls der Betroffene niedergeschlagen erscheint.■ Depressionen können mit Medikamenten oder einer Psychotherapie behandelt werden.

▲ Siehe Seite 72

■ Siehe Kasten, Seite 399

Rehabilitation

Intensive Rehabilitationsmaßnahmen helfen vielen Betroffenen, Funktionseinschränkungen trotz der Gehirnschäden zu überwinden. Andere Gehirnbereiche können die Aufgaben der geschädigten Bereiche übernehmen.

Die Rehabilitation sollte beginnen, sobald Blutdruck, Herzschlag und Atmung stabil sind. Ärzte, Therapeuten und Pflegepersonal sorgen mit ihren Fachkenntnissen gemeinsam dafür, daß die Muskeln des Patienten kräftig bleiben und sich nicht verkürzen, daß keine Druckgeschwüre auftreten (die entstehen können, wenn der Patient zu lange in derselben Position bleibt) und daß der Patient Laufen und Sprechen übt. Geduld und Ausdauer sind dabei entscheidend.

Nach Entlassung aus dem Krankenhaus ist in den meisten Fällen ein stationärer Aufenthalt in einer Reha-Klinik oder eine ambulante Behandlung in einem Reha-Zentrum oder zu Hause sinnvoll. Beschäftigungstherapeuten und Krankengymnasten können Maßnahmen entwickeln, wie sich die Betroffenen Tätigkeiten erleichtern und ihre Umgebung sicher gestalten können.

Gehirnblutungen

Unter einer Gehirnblutung versteht man eine Blutung innerhalb des Schädels (intrakraniell).

Blutungen können im Gehirn und in dessen Umgebung auftreten. Blutungen im Inneren des Gehirns nennt man **intrazerebrale Blutungen**, läuft Blut in den Raum zwischen Gehirn und Spinnwebhaut spricht man von **Subarachnoidalblutungen**, Blutungen zwischen den Hirnhautschichten bezeichnet man als **subdurale Blutungen** und solche zwischen Schädel und Hirnhaut als **epidurale Blutungen**. Unabhängig vom Ort der Blutung werden Gehirnzellen zerstört. Da im Schädel zu wenig Platz ist, als daß sich das Gewebe ausdehnen könnte, steigt durch die Blutung zudem der Schädelinnendruck gefährlich an.

Ursachen

Bei Menschen unter 50 Jahren ist meist eine Kopfverletzung die Ursache der Gehirnblutung. ▲ Eine andere mögliche Ursache ist eine **Gefäßfehlbildung**, eine Strukturabweichung in einer der Arterien oder Venen im Gehirn oder dessen Umgebung. Eine solche Gefäßfehlbildung kann von Geburt an vorhanden sein, wird aber nur entdeckt, wenn sich Symptome zeigen. Bei einer Blutung aufgrund einer Gefäßfehlbildung kann der Betroffene plötzlich zusammenbrechen und sterben; derartiges kommt vor allem bei Jugendlichen und jungen Erwachsenen vor.

Gelegentlich wird die Wand eines Blutgefäßes instabil und beult sich (Aneurysma). Die geschwächten Wände eines Aneurysmas können platzen, so daß Blut ausläuft. Ein Aneurysma im Gehirn ist eine weitere mögliche Ursache für eine Gehirnblutung, die zu einem hämorrhagischen (blutigen) Schlaganfall führen kann.

▲ Siehe Seite 354

Intrazerebrale Blutung

Bei einer intrazerebralen Blutung – einer Art Schlaganfall – läuft Blut in das Gehirngewebe.

Symptome und Diagnose

Eine intrazerebrale Blutung macht sich durch plötzliche Kopfschmerzen bemerkbar, auf die Anzeichen von stetig zunehmenden neurologischen Ausfällen folgen, z. B. Schwäche, Lähmungen, Taubheitsgefühl, Sprach- oder Sehstörungen und Verwirrung. Nicht selten treten innerhalb weniger Minuten Übelkeit, Erbrechen, Krampfanfälle und Ohnmacht auf.

Oft kann der Arzt eine intrazerebrale Blutung ohne Untersuchungen diagnostizieren; vermutet er aber einen Schlaganfall, wird gewöhnlich eine Computertomographie (CT) oder eine Kernspintomographie (NMR) durchgeführt. Anhand dieser Aufnahmen kann der Arzt einen ischämischen Schlaganfall von einem hämorrhagischen unterscheiden. Die Bilder zeigen außerdem, wieviel Gehirngewebe geschädigt wurde und ob in anderen Gehirnbereichen ein erhöhter Druck besteht. Eine Lumbalpunktion wird nur durchgeführt, wenn der Verdacht auf eine Hirnhautentzündung oder eine andere Infektion besteht und Aufnahmen vom Gehirn nicht möglich sind oder keinen Aufschluß gebracht haben.

Prognose und Behandlung

Die Behandlung eines hämorrhagischen Schlaganfalls ähnelt der eines ischämischen, bis auf zwei wesentliche Unterschiede: Gerinnungshemmende Mittel werden bei Blutungen nicht eingesetzt, und eine Operation kann lebensrettend sein, hinterläßt aber oft schwere neurologische Schäden. Das Ziel einer solchen Operation besteht darin, Blutansammlungen im Gehirn zu entfernen und das Gehirn von Druck zu entlasten.

Von allen Schlaganfallformen ist eine intrazerebrale Blutung am gefährlichsten. Der Schlaganfall ist meist ausgedehnt und hat katastrophale Folgen, vor allem bei Bluthochdruckpatienten. Über die Hälfte der Betroffenen mit starken Blutungen stirbt innerhalb weniger Tage. Diejenigen, die überleben, erlangen meist das Bewußtsein und einen Teil der Gehirnfunktion wieder, nachdem der Körper das ausgelaufene Blut aufgenommen hat. In der Regel bleiben Schäden zurück. Viele Patienten mit kleineren Blutungen erholen sich allerdings erstaunlich gut.

Ort der Gehirnblutung

Querschnitt durch das Gehirn

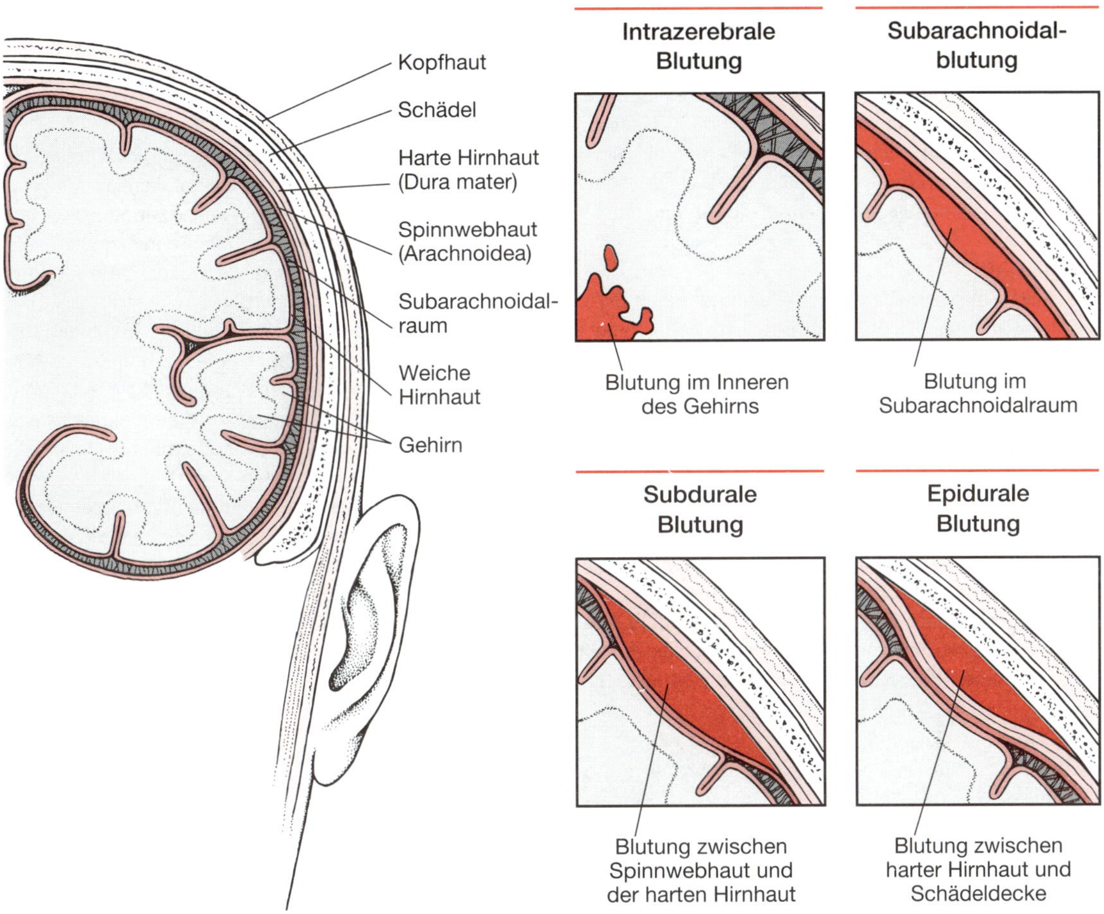

Subarachnoidalblutung

Bei einer Subarachnoidalblutung läuft plötzlich Blut in den Subarachnoidalraum, den Raum zwischen Gehirn und Hirnhäuten.▲

Meist ist ein instabiles Blutgefäß (entweder ein fehlgebildetes Gefäß oder ein Aneurysma), das plötzlich aufplatzt, die Quelle der Blutung. Manchmal schädigen arteriosklerotische Ablagerungen oder Infektionen ein Blutgefäß, so daß es reißt. Solche Gefäßschäden können in jedem Lebensalter vorkommen, sind aber besonders häufig im Alter zwischen 25 und 50 Jahren. Selten folgt eine Subarachnoidalblutung auf eine Kopfverletzung.

Symptome

Aneurysmen, die eine Subarachnoidalblutung auslösen, machen sich meist erst bemerkbar, wenn sie platzen. Manchmal drückt ein Aneurysma jedoch auch auf einen Nerv, oder es tritt eine kleine Menge Blut aus, bevor es zu einem größeren Riß kommt. Dabei treten Warnzeichen, wie Kopfschmerzen, Schmerzen im Gesicht, Doppeltsehen oder andere Sehstörungen auf. Solche Warnzeichen können Minuten oder Wochen vor dem Riß einsetzen und sollten auf jeden Fall umgehend von einem Arzt abgeklärt

▲ Siehe Kasten, Seite 275

werden, damit eine massive Blutung verhindert werden kann.

Ein platzendes Aneurysma verursacht gewöhnlich unvermittelt starke Kopfschmerzen und oft einen kurzen Ohnmachtanfall. Manchmal bleiben die Betroffenen bewußtlos, häufiger aber wachen sie wieder auf, sind verwirrt und müde. Das Blut und die Gehirnflüssigkeit reizen die Hirnhäute, was zu Kopfschmerzen, Erbrechen und Benommenheit führt. Oft schwanken Herz- und Atemfrequenz, und manchmal treten Krampfanfälle auf. Innerhalb von Stunden oder auch nur Minuten wird der Betroffene wieder müde und verwirrt. Etwa 25 Prozent der Betroffenen haben neurologische Störungen, meist einseitige Lähmungen.

Diagnose

Die Diagnose einer Subarachnoidalblutung erfolgt in der Regel anhand einer Computertomographie (CT), die den Ort der Blutung aufzeigt. Falls erforderlich, kann man mittels einer Lumbalpunktion Blut in der Gehirnflüssigkeit nachweisen. Eine Angiographie wird gewöhnlich innerhalb von 72 Stunden durchgeführt, um die Diagnose abzusichern und nötigenfalls eine Operation planen zu können.

Prognose

Etwa ein Drittel der Patienten mit Subarachnoidalblutungen sterben bei der ersten Blutung infolge ausgedehnter Hirnschäden. Weitere 15 Prozent sterben innerhalb weniger Wochen aufgrund von Nachblutungen. Gelegentlich wird ein kleiner Riß bei der Angiographie nicht entdeckt, weil er sich bereits von selbst wieder verschlossen hat; in einem solchen Fall sind die Aussichten sehr gut. Andernfalls beträgt die Wahrscheinlichkeit, daß nach sechs Monaten weitere Blutungen auftreten, fünf Prozent pro Jahr, es sei denn, man operiert das Aneurysma.

Viele Betroffene erholen sich in geistiger und körperlicher Hinsicht völlig oder weitgehend. Manchmal bleiben die neurologischen Störungen jedoch bestehen.

Behandlung

Wenn der Verdacht auf eine Subarachnoidalblutung besteht, wird der Betroffene sofort ins Krankenhaus eingeliefert und angewiesen, Anstrengungen zu vermeiden. Gegen die starken Kopfschmerzen werden Schmerzmittel gegeben. Manchmal wird ein Drainageschlauch in das Gehirn gelegt, um es von Druck zu entlasten.

Eine Operation, bei der die Wände der instabilen Arterie abgedichtet oder verstärkt werden, vermindert die Gefahr nachfolgender tödlicher Blutungen. Solche Eingriffe sind schwierig, und unabhängig von der Operationstechnik ist die Sterblichkeit hoch, vor allem bei Patienten, die bewußtlos oder bewegungsstarr sind. Der beste Zeitpunkt für die Operation ist umstritten und muß für jeden Einzelfall entschieden werden. Die meisten Neurochirurgen empfehlen eine Operation innerhalb von drei Tagen nach Einsetzen der Symptome. Zögert man den Eingriff um zehn Tage hinaus, verringert sich zwar das Risiko der Operation, aber das Risiko weiterer Blutungen steigt in der Zwischenzeit.

KAPITEL 75

Kopfverletzungen

Die dicken, festen Schädelknochen schützen das Gehirn. Trotz dieses natürlichen Helms kann das Gehirn relativ leicht verschiedene Verletzungen (Traumata) davontragen, die unter dem Begriff Schädel-Hirn-Traumata zusammengefaßt werden. Kopfverletzungen – meist als Unfallfolge – führen bei Menschen unter 50 Jahren häufiger zu Tod und Behinderung als jede andere neurologische Krankheit. Fast die Hälfte der schweren Kopfverletzungen endet tödlich.

Das Gehirn kann auch dann Schaden nehmen, wenn die Schädeldecke intakt geblieben ist. Viele Verletzungen entstehen durch eine plötzliche Beschleunigung, wie sie ein Stoß bewirkt, z. B. ein kräftiger Schlag gegen den Kopf, oder durch die plötzliche Verzögerung beim Aufprall des Kopfes gegen einen festen Gegenstand, z. B. bei einem Sturz. Das Gehirn kann am Ort der Krafteinwirkung oder auf der gegenüberliegenden Seite beschädigt werden. Durch Stoß oder Aufprall hervorgerufene Verletzungen nennt man Hirnprellungen.

Schwere Schädel-Hirn-Traumata können Nerven, Blutgefäße und Gewebe im Gehirn und seiner Umgebung zerren oder reißen lassen. Nervenbahnen können unterbrochen werden, und es können Blutungen und starke Schwellungen auftreten. Blutungen, Schwellungen und Flüssigkeitsansammlungen (Ödeme) im Gehirn wirken sich ähnlich aus wie Geschwüre im Schädelinneren. Da die Schädeldecke nicht nachgeben kann, schädigt oder zerstört der

Druckanstieg Gehirngewebe. Aufgrund seiner Lage im Schädel wird das Gehirn durch den Druck gewöhnlich nach unten geschoben. Der obere Teil des Gehirns wird möglicherweise in die Öffnung gepreßt, die die Verbindung zu den unteren Gehirnteilen (Hirnstamm) herstellt; dies bezeichnet man als **Einklemmung von Hirngewebe**. Ebenso können Kleinhirn und Hirnstamm durch die Öffnung an der Schädelbasis in die Wirbelsäule gedrückt werden. Da in beiden Fällen der Hirnstamm, der so wichtige Funktionen wie Herzschlag und Atmung steuert, eingeklemmt wird, kann dieses lebensbedrohend sein.

Manchmal ziehen scheinbar geringfügige Kopfverletzungen schwere Gehirnschäden nach sich. Ältere Menschen sind besonders anfällig für Blutungen in der Umgebung des Gehirns (subdurale Blutungen) infolge von Kopfverletzungen. Auch Menschen, die gerinnungshemmende Mittel einnehmen müssen, laufen eher Gefahr, nach einer Kopfverletzung Blutungen zu erleiden.

Gehirnschäden führen oft zu mehr oder weniger ausgeprägten bleibenden Störungen, abhängig davon, ob der Schaden örtlich begrenzt oder großflächig ist. Welche Funktionen ausfallen, richtet sich danach, welche Gehirnbereiche beschädigt sind. Spezifische, lokalisierbare Symptome können auf den verletzten Bereich hinweisen. Bewegungen, Wahrnehmung, Sprache, Seh- und Hörvermögen können verändert sein. Eine großflächige Beeinträchtigung der Gehirnfunktionen kann Gedächtnis und Schlaf beeinflussen und zu Verwirrung und Koma führen.

Prognose

Die möglichen Folgen einer Kopfverletzung reichen von vollständiger Genesung bis zum Tod. Art und Schwere der Beeinträchtigungen hängen davon ab, wo und wie schwer das Gehirn verletzt worden ist. Viele Gehirnfunktionen können von mehr als einem Hirnbereich gesteuert werden, so daß unverletzte Bereiche manchmal die ausgefallenen Funktionen übernehmen und eine teilweise Genesung möglich wird. Mit zunehmendem Lebensalter nimmt diese Anpassungsfähigkeit des Gehirns jedoch ab. Beispielsweise sind bei kleinen Kindern mehrere Gehirnbereiche an der Sprachverarbeitung beteiligt, während diese Funktion bei Erwachsenen auf eine Gehirnhälfte konzentriert ist. Werden die Sprachzentren der linken Gehirnhälfte vor dem achten Lebensjahr schwer geschädigt, kann die rechte Hälfte die Funktionen fast vollständig ersetzen. Werden die Sprachzentren jedoch im Erwachsenenalter verletzt, bleiben sehr viel wahrscheinlicher Sprachstörungen zurück.

Einige Funktionen, wie Sehvermögen und Bewegungen von Armen und Beinen, werden von spezifischen Bereichen einer Gehirnhälfte gesteuert. Schäden in diesen Bereichen hinterlassen gewöhnlich bleibende Behinderungen. Rehabilitationsmaßnahmen können jedoch dazu beitragen, daß die Betroffenen lernen, diese Funktionsstörungen so gut wie möglich auszugleichen.

Bei schweren Kopfverletzungen leiden die Betroffenen manchmal unter Gedächtnisstörungen (Amnesie) und können sich nicht daran erinnern, was unmittelbar vor und nach der Bewußtlosigkeit geschehen ist.▲ Erlangen die Betroffenen innerhalb der ersten Woche das Bewußtsein wieder, ist die Chance, daß die Erinnerung vollständig zurückkehrt, am besten.

Auch geringfügige Kopfverletzungen können eine Gehirnerschütterung nach sich ziehen, bei der Kopfschmerzen und Gedächtnisstörungen für längere Zeit bestehen bleiben.

Die schwerwiegendste Folge einer nicht tödlichen Kopfverletzung ist das **apallische Syndrom** – ein Zustand andauernder Bewußtlosigkeit bei nahezu normalem Schlaf- und Wachzyklus.■ Dabei ist die Gehirnrinde, die anspruchsvolle geistige Funktionen steuert, zerstört. Zwischenhirn und Hirnstamm, die Schlaf-Wach-Rhythmus, Körpertemperatur, Atmung und Herzschlag kontrollieren, sind jedoch intakt. Bleibt das apallische Syndrom über mehrere Monate bestehen, erlangt der Betroffene das Bewußtsein wahrscheinlich nicht wieder. Eine fachgerechte Pflege vorausgesetzt, kann die Person jedoch noch Jahre in diesem Zustand weiterleben.

Diagnose und Behandlung

Wird jemand mit Kopfverletzungen ins Krankenhaus eingeliefert, werden als erstes die Lebenszeichen geprüft: Herzschlag, Blutdruck und Atmung. Verletzte, deren Eigenatmung nicht ausreicht, werden künstlich beatmet. Die Ärzte beurteilen umgehend Bewußtseinszustand und Gedächtnis. Auch die grundlegenden Gehirnfunktionen werden geprüft, indem man die Pupillengröße und deren Reaktion auf Licht untersucht, die Reaktion auf Reize wie Hitze oder Nadelstiche testet und feststellt, ob Arme und Beine bewegt werden können. Eine Computertomographie (CT) oder eine Kernspintomographie (NMR) werden gemacht, um mögliche Gehirnschäden abzuschätzen. Gewöhnliche Röntgenaufnahmen können Schädelbrüche zeigen, geben aber keinen Aufschluß über Hirnschäden.

Zunehmende Schläfrigkeit und Verwirrung, ein sich vertiefendes Koma, Blutdruckanstieg und langsamer werdender Puls sind Anzeichen für Schwellungen im Gehirn. Da das Gehirn durch den Druck überschüssiger Flüssigkeit sehr schnell Schaden erleiden kann, setzt man Medikamente gegen die Schwellungen ein. Ein kleines Druckmeßgerät kann in den Schädel eingesetzt werden, um festzustellen, ob die Behandlung wirkt.

▲ Siehe Seite 359
■ Siehe Seite 369

Spezielle Kopfverletzungen

Es gibt viele verschiedenartige Kopfverletzungen wie Schädelbrüche, Gehirnerschütterungen, Hirnprellungen und Hirnrisse sowie Blutansammlungen im Gehirn (intrakranielle Hämatome).

Schädelbruch

Ein Schädelbruch (Schädelfraktur) ist ein Bruch in einem der Schädelknochen.

Bei einem Schädelbruch können Arterien und Venen verletzt werden, so daß es in die Räume zwischen dem Gehirngewebe hineinblutet. Durch einen Schädelbruch und besonders einen Schädelbasisbruch können die Hirnhäute, die das Gehirn einhüllen, einreißen. Durch Nase oder Ohren kann Gehirnflüssigkeit austreten, eine Flüssigkeit, die zwischen Gehirn und Hirnhäuten zirkuliert. Manchmal dringen durch einen derartigen Bruch Bakterien in den Schädel ein und verursachen Infektionen und schwere Gehirnschäden.

Die meisten Schädelbrüche erfordern keine Operation, es sei denn, Knochenstücke drücken auf das Gehirn oder es sind Schädelknochen verrutscht.

Gehirnerschütterung

Bei einer Gehirnerschütterung (Commotio) kann es nach einer Gehirnverletzung vorübergehend zu Ohnmacht und Gedächtnisverlust kommen, doch die Verletzung hat offensichtlich keine Schäden hinterlassen.

Gehirnerschütterungen verursachen eine Fehlfunktion des Gehirns, schädigen die Gehirnstruktur aber nicht sichtbar. Schon bei geringfügigen Kopfverletzungen kann eine Gehirnerschütterung auftreten, je nachdem, wie stark das Gehirn im Schädel durchgeschüttelt wurde. Die Folge sind Kopfschmerzen, leichte Verwirrung und ungewöhnliche Schläfrigkeit. Die meisten Betroffenen erholen sich innerhalb weniger Stunden oder Tage.

Manche Betroffenen klagen über Benommenheit, Konzentrationsschwäche, Vergeßlichkeit, Niedergeschlagenheit, Teilnahmslosigkeit und Angstgefühle. Diese Symptome halten einige Tage oder Wochen an, aber selten länger. In dieser Zeit haben die Betroffenen Schwierigkeiten, ihrer Arbeit nachzugehen, zu lernen oder an geselligen Aktivitäten teilzunehmen. Diesen Zustand nennt man **postkommotionelles Syndrom**.

Das postkommotionelle Syndrom ist rätselhaft, denn warum diese Schwierigkeiten gewöhnlich nach nur *leichten* Kopfverletzungen auftreten, ist unbekannt. Die Fachleute sind sich nicht einig, ob die Symptome von mikroskopisch kleinen Verletzungen oder psychischen Faktoren herrühren. Medikamente und psychiatrische Behandlungen helfen einigen, aber nicht allen Betroffenen.

Beunruhigender als das postkommotionelle Syndrom ist die Tatsache, daß sich Stunden oder gelegentlich auch Tage nach der eigentlichen Verletzung ernstere Symptome zeigen können. Wenn Kopfschmerzen und Verwirrung schlimmer werden und die Schläfrigkeit zunimmt, muß dringend ein Arzt verständigt werden.

Hat der Arzt festgestellt, daß keine schwereren Schäden aufgetreten sind, ist im allgemeinen keine Behandlung erforderlich. Dennoch informiert man alle Personen, die eine Kopfverletzung erlitten haben, über diese Warnzeichen, die anzeigen, daß sich die Gehirnfunktionen verschlechtern. Die Eltern kleiner Kinder werden gebeten, ihr Kind in den Stunden nach der Verletzung im Hinblick auf derartige Veränderungen zu überwachen. Solange sich die Symptome nicht verschlimmern, kann man gegen die Schmerzen Parazetamol einnehmen. Drei oder vier Tage nach leichteren Verletzungen darf auch wieder Aspirin eingenommen werden.

Hirnprellung und Hirnriß

Bei einer Hirnprellung ist das Gehirn, gewöhnlich durch einen starken, direkten Schlag gegen den Kopf, gequetscht worden. Bei einem Hirnriß reißt das Gehirngewebe, oft gibt es gleichzeitig sichtbare Kopfwunden und einen Schädelbruch.

Hirnprellungen und -risse sind ernster als Gehirnerschütterungen. Eine Kernspintomographie (NMR) zeigt Schäden im Gehirn, die entweder nur gering sind oder zu Schwäche in einer Körperhälfte sowie Verwirrung oder gar Koma führen können. Schwillt das Gehirn an, kann das Hirngewebe weitere Schäden davontragen; sehr starke Schwellungen können das Hirngewebe einklemmen. Wie so oft, ist die Behandlung komplizierter, wenn schwere Gehirnverletzungen mit weiteren Verletzungen, vor allem im Brustbereich, einhergehen.

Blutansammlungen im Gehirn

Blutansammlungen durch Verletzungen bilden sich innerhalb des Gehirns oder zwischen Gehirn und Schädeldecke (intrakranielle Hämatome).

Blutgerinnsel können im Gehirn durch eine Verletzung oder einen Schlaganfall ▲ entstehen. Verletzungsbedingte Blutansammlungen bilden sich in der Regel entweder innerhalb der äußersten Hirnhautschicht **(subdurales Hämatom)** oder zwischen dieser und der Schädeldecke

▲ Siehe Seite 347

(epidurales Hämatom). ▲ Beide Arten von Blutansammlung sind gewöhnlich in einer Computertomographie (CT) oder einer Kernspintomographie (NMR) zu erkennen. Die meisten Hämatome entstehen plötzlich und verursachen innerhalb von Minuten Symptome. Chronische Hämatome, die häufiger bei älteren Menschen vorkommen, vergrößern sich langsamer und machen sich erst nach Stunden oder Tagen bemerkbar.

Große Hämatome drücken auf das Gehirn, verursachen Schwellungen und zerstören schließlich das Gehirngewebe. Sie können weiterhin das Gewebe im oberen Bereich des Gehirns oder im Hirnstamm einklemmen. Patienten mit einem intrakraniellen Hämatom können das Bewußtsein verlieren, ins Koma fallen, ein- oder beidseitig gelähmt werden, Atem- oder Herzprobleme bekommen und sogar sterben. Blutansammlungen können Verwirrung und Gedächtnisverlust auslösen, vor allem bei älteren Menschen.

Ein **epidurales Hämatom** entsteht durch Blutung aus Arterien, die zwischen den Hirnhäuten (den Gewebeschichten, die das Gehirn umhüllen und schützen) und dem Schädel liegen. Die meisten epiduralen Hämatome treten bei Schädelbrüchen auf, wenn der Bruch eine Arterie durchtrennt. Da das Blut in den Arterien mit größerem Druck als in den Venen fließt, schießt es aus Arterien rascher hervor. Manchmal setzen die Symptome unmittelbar in Form starker Kopfschmerzen ein, sie können sich aber auch erst Stunden später zeigen. Die Kopfschmerzen verschwinden manchmal wieder, treten aber nach einigen Stunden um so heftiger wieder auf. Zunehmende Verwirrung, Schläfrigkeit, Lähmungen, Zusammenbruch und tiefes Koma können kurz darauf folgen.

Eine frühe Diagnose ist entscheidend und bedarf meist einer Notfall-Computertomographie. Epidurale Hämatome werden sofort nach ihrer Entdeckung behandelt. In den Schädel wird ein Loch gebohrt, damit das überschüssige Blut ablaufen kann, und der Chirurg sucht nach der Ursache der Blutung, um sie zu stoppen.

Subdurale Hämatome entstehen durch Blutungen aus Venen in der Umgebung des Gehirns. Nach einer schweren Kopfverletzung kann die Blutung unvermittelt einsetzen, nach leichteren Verletzungen aber auch erst allmählich. Subdurale Hämatome, die sich langsam vergrößern, kommen vor allem bei älteren Menschen vor, da deren Venen brüchiger sind, und bei Alkoholikern, die leichte bis mäßige Kopfverletzungen nicht beachten. Bei beiden kann die eigentliche Verletzung unbedeutend erscheinen, Symptome bleiben möglicherweise über mehrere Wochen aus. NMR- oder CT-Aufnahmen zeigen jedoch die Blutansammlung. Bei Kindern kann sich der Kopfumfang infolge eines subduralen Hämatoms vergrößern, da ihre Schädeldecke noch weich und nachgiebig ist; zumindest aus optischen Gründen wird das Hämatom gewöhnlich in einer Operation abgesaugt.

Bei Erwachsenen baut der Körper kleine subdurale Hämatome oft selbst ab, größere subdurale Hämatome, die neurologische Störungen verursachen, werden jedoch operativ entfernt. Eine Operation ist dann angezeigt, wenn die Kopfschmerzen bleiben, immer wieder Benommenheit auftritt sowie Verwirrung, Gedächtnisstörungen und leichte Lähmungserscheinungen auf der dem Hämatom gegenüberliegenden Körperseite.

Schäden in bestimmten Gehirnbereichen

Schäden an der obersten Gehirnschicht, der Großhirnrinde, beeinträchtigen in der Regel das Denkvermögen und die Fähigkeiten, Gefühle zu kontrollieren und sich normal zu verhalten. Da bestimmte Bereiche der Großhirnrinde für bestimmte Verhaltensweisen verantwortlich sind, bestimmen Ort und Ausmaß der Verletzung die Art der Beeinträchtigung. ■

Stirnlappenschaden

Die Stirnlappen der Großhirnrinde (Frontalhirn) kontrollieren vor allem erlernte motorische Fähigkeiten (z. B. Schreiben, Musikinstrumente spielen, Schuhe zuschnüren). Außerdem steuern sie Mimik und Gestik. Einzelne Bereiche der Stirnlappen sind für bestimmte erlernte Bewegungen der gegenüberliegenden Körperhälfte verantwortlich.

Die Auswirkungen eines Stirnlappenschadens hängen von ihrer Größe und Position ab. Kleine Schäden verursachen gewöhnlich keine merklichen Verhaltensänderungen, wenn sie nur eine Seite des Gehirns betreffen; gelegentlich lösen sie aber Krampfanfälle aus. Große Schäden im hinteren Bereich der Stirnlappen können zu Teilnahmslosigkeit, Unaufmerksamkeit, Gleichgültigkeit und manchmal auch zu Zügellosigkeit führen. Bei größeren Verletzungen im vorderen oder seitlichen Bereich der Stirnlappen sind die Betroffenen leicht ablenkbar, unangebracht euphorisch, streitlustig, ordinär und rüde und kümmern sich möglicherweise nicht um die Folgen ihres Tuns.

▲ Siehe Kasten, Seite 353

■ Siehe Seite 274

Scheitellappenschaden

Die Scheitellappen der Großhirnrinde (Parietalhirn) verbinden die Wahrnehmung von Form, Beschaffenheit und Gewicht zu einem Gesamteindruck. Mathematische und sprachliche Fähigkeiten entspringen zum Teil diesem Bereich, genauer gesagt jedoch den angrenzenden Schläfenlappenbereichen. Die Scheitellappen tragen auch zur Orientierung im Raum bei und nehmen die Position der Körperteile wahr.

Geringfügige Schäden im vorderen Bereich der Scheitellappen verursachen auf der jeweils gegenüberliegenden Körperseite Taubheit. Bei größeren Verletzungen können die Betroffenen unter Umständen keine sinnvollen Bewegungsabläufe mehr ausführen (diese Störung nennt man Apraxie) und haben keine Rechts-Links-Orientierung. Große Schäden führen dazu, daß die Betroffenen Körperteile nicht mehr erkennen oder den Platz um ihren Körper nicht abschätzen können oder sich nicht mehr an bekannte Formen, wie Uhren oder Würfel, erinnern können. Eine plötzliche Verletzung in Teilen des Scheitellappens kann daher bewirken, daß die Betroffenen nicht erkennen, wie ernst ihr Zustand ist und Lähmungen auf der dem Gehirnschaden gegenüberliegenden Körperseite ignorieren oder gar abstreiten. Möglicherweise sind sie verwirrt oder phantasieren, können sich nicht ankleiden oder andere einfache Aufgaben bewältigen.

Schläfenlappenschaden

Die Schläfenlappen verarbeiten Ereignisse zu Kurzzeit- und Langzeiterinnerungen. Sie ordnen Geräusche und Bilder ein, speichern Erinnerungen, rufen sie ab und erzeugen Gefühlsbahnen. Verletzungen des rechten Schläfenlappens beeinträchtigen eher das Gedächtnis für Geräusche und Formen. Verletzungen des linken Schläfenlappens wirken sich dramatisch auf das Sprachverständnis aus, meist können sich die Betroffenen nicht mehr sprachlich verständigen. Verletzungen des nichtdominanten rechten Schläfenlappens können Persönlichkeitsveränderungen zur Folge haben, z. B. Humorlosigkeit, ungewöhnliche Religiosität, Besessenheit und Libidoverlust.

Erkrankungen nach Kopfverletzungen

Durch eine Kopfverletzung können unter anderem Anfallsleiden (posttraumatische Epilepsie), Sprachstörungen (Aphasie), Störungen der Bewegungsabläufe (Apraxie), Störungen des Erkennens (Agnosie) und Gedächtnisstörung (Amnesie) ausgelöst werden.

Posttraumatische Epilepsie

Bei der posttraumatischen Epilepsie treten einige Zeit, nachdem das Gehirn durch einen Schlag gegen den Kopf verletzt wurde, epileptische Anfälle auf.

Epileptische Anfälle sind die Reaktion auf ungewöhnliche elektrische Entladungen im Gehirn. ▲ Bei zehn Prozent treten nach schweren Kopfverletzungen ohne offene Wunden epileptische Anfälle auf, nach offenen Verletzungen sogar bei 40 Prozent. Die Anfälle beginnen unter Umständen erst mehrere Jahre nach der Verletzung. Die Symptome hängen oft davon ab, in welchem Gehirnbereich die Anfälle ihren Ursprung haben. Mit Medikamenten, sogenannten Antiepileptika, wie Phenytoin, Carbamazepin oder Valproinsäure, läßt sich eine posttraumatische Epilepsie in der Regel gut behandeln. Einige Ärzte verordnen solche Medikamente sogar vorbeugend nach einer schweren Kopfverletzung, obwohl die Mehrzahl der Fachleute nicht dazu rät. Die Behandlung läuft oft über mehrere Jahre oder wird auf unbestimmte Zeit fortgesetzt, wenn Anfälle auftreten.

Aphasie

Die Aphasie ist eine Sprachstörung, bei der durch eine Schädigung des Sprachzentrums im Gehirn die Fähigkeit verlorengegangen ist, zu sprechen oder Sprache zu verstehen.

Menschen, die an Aphasie leiden, sind nicht oder nur bedingt in der Lage, Worte auszusprechen oder zu verstehen. Bei den meisten Menschen kontrollieren der linke Schläfenlappen und die angrenzenden Bereiche des Stirnlappens die Sprachfunktionen. Schäden in einem beliebigen Teil dieses kleinen Bereichs, ausgelöst durch einen Schlaganfall, einen Tumor oder eine Kopfverletzung, beeinträchtigen zumindest einige Sprachfunktionen.

Es gibt verschiedenartige Sprachstörungen. Die Bandbreite der möglichen Störungen spiegelt die Vielschichtigkeit der Sprachfunktion wider. Der eine verliert vielleicht nur die Fähigkeit, Geschriebenes zu verstehen (**Alexie** oder Leseunfähigkeit), ein anderer kann sich nicht mehr erinnern, wie die Dinge heißen **(Anomie)**. Manche Menschen mit Anomie können sich überhaupt nicht mehr an den Begriff erinnern, während andere ein Wort im Kopf haben, es aber nicht sagen können. Die **Dysarthrie** ist eine Artikulationsstörung, d. h. die Worte werden nicht richtig ausgesprochen. Es handelt sich nur scheinbar um eine Sprachstörung, denn die eigentliche Ursache der Dysarthrie sind Schäden in den Gehirnbereichen, die die Muskulatur steuern, die für die Stimmbildung verantwortlich ist.

▲ Siehe Seite 343

Die **Wernicke-Aphasie**, die durch Schläfenlappenschäden ausgelöst wird, zeichnet sich dadurch aus, daß die Betroffenen scheinbar flüssig sprechen, aber die Sätze aus durcheinandergewürfelten, verworrenen Wortketten bestehen (auch Wortsalat genannt). Bei der **Broca-Aphasie** verstehen die Betroffenen den Sinn der Worte weitgehend und wissen auch, was sie sagen wollen, können sich aber nicht ausdrücken. Sie können nur langsam und unter großer Anstrengung Worte hervorbringen, die oft durch Füllwörter unterbrochen werden.

Schäden sowohl im linken Schläfen- als auch Stirnlappen können zunächst dazu führen, daß der Betroffene völlig stumm ist. Während der Genesung von einer solchen völligen (globalen) Aphasie treten Sprech- (Dysphasie), Schreib- (Agraphie oder Dysgraphie) und Wortverständnisstörungen auf.

Eine Sprachtherapie ist oft hilfreich, wenn nach einem Schlaganfall, einer Kopfverletzung oder aus anderen Gründen eine Aphasie auftritt. Im allgemeinen beginnt man mit der Behandlung, sobald der Zustand des Betroffenen dies zuläßt.

Test auf Aphasie

Broca-Aphasie – Fragen werden zögernd, aber richtig beantwortet.
Frage: »Was zeigt dieses Bild?« (Bellender Hund)
Antwort: »H – h – h – hn, äh, nein ... h-h ... ha ... t-t-Tier, ja, ja, Tier, Tier, Tier ... b – b – ... macht Lärm.«

Wernicke-Aphasie – Fragen werden flüssig beantwortet, aber die Antwort ergibt keinen Sinn.
Frage: »Wie geht es Ihnen heute?«
Antwort: »Wann? Klar denn der Fluß führt dunkle Dosen warrel ammaga in wenn basen kommt.«

Apraxie

Apraxie bezeichnet die Unfähigkeit, Aufgaben zu bewältigen, für die Bewegungsmuster oder -abläufe aus dem Gedächtnis abgerufen werden müssen.

Die Apraxie ist eine seltene Behinderung, die gewöhnlich auf Defekten in den Scheitel- oder Schläfenlappen beruht. Bei der Apraxie scheint die Erinnerung an Bewegungsabläufe ausgelöscht zu sein, die für die Ausführung erlernter oder komplizierter Handlungen nötig sind. Arme und Beine zeigen aber keine Bewegungseinschränkungen, die erklären würden, warum die Handlung nicht ausgeführt werden kann. Um einen Knopf zuzuknöpfen, sind beispielsweise eine Reihe von Handlungen nötig. Menschen, die an Apraxie leiden, ist ein solcher Bewegungsablauf nicht möglich.

Manche Apraxieformen betreffen nur bestimmte Arten von Handlungen. Beispielsweise kann jemand die Fähigkeit verlieren, ein Bild zu malen, eine Notiz aufzuschreiben, eine Jacke zuzuknöpfen, Schuhbänder zuzubinden, den Telefonhörer abzunehmen oder ein Musikinstrument zu spielen. Die Behandlung zielt auf die zugrundeliegende Störung, die die Fehlfunktion des Gehirns verursacht hat.

Agnosie

Bei der selten auftretenden Agnosie können die Betroffenen Gegenstände zwar sehen oder ertasten, erkennen aber deren Aufgabe oder Funktion nicht.

Bei bestimmten Formen der Agnosie werden bekannte Gesichter oder gewöhnliche Gegenstände, wie ein Löffel oder ein Stift, nicht erkannt, obwohl die Betroffenen die Gegenstände sehen und beschreiben können. Die Ursache sind Fehlfunktionen der Scheitel- und Schläfenlappen, wo die Erinnerungen über Verwendung und Bedeutung bekannter Objekte und Anblicke gespeichert werden. Die Agnosie tritt oft plötzlich nach einer Kopfverletzung oder einem Schlaganfall auf. Manchmal kommt es spontan zu einer Besserung oder sogar einer Genesung, andere Betroffene müssen lernen, mit ihrer ungewöhnlichen Behinderung umzugehen. Es gibt keine spezifische Behandlung.

Amnesie

Amnesie bezeichnet die völlige oder teilweise Unfähigkeit, sich an kurz oder länger zurückliegende Ereignisse zu erinnern.

Wie es zu einer Amnesie kommt, ist nur teilweise bekannt. Verletzungen des Gehirns können zum Verlust der Erinnerungen an die Ereignisse unmittelbar vor (retrograde Amnesie) oder direkt nach der Verletzung (posttraumatische oder anterograde Amnesie) führen. Je nach Schwere der Verletzung hält die Gedächtnisstörung nur wenige Minuten oder Stunden an und verschwindet ohne Behandlung. Bei schweren Gehirnschäden kann die Amnesie allerdings von Dauer sein.

Zum Lernen braucht man das Gedächtnis. Erinnerungen aus der Kindheit sind fester verankert als solche aus dem Erwachsenenalter, vielleicht weil das junge Gehirn über eine besondere Lernfähigkeit verfügt. Die Mechanismen, mit denen das Gehirn Informationen aufnimmt und aus dem Gedächtnis abruft, sind vorwiegend in den Hin-

Gedächtnisbereiche, die von einer Amnesie betroffen sein können

Kurzzeitgedächtnis – Erinnerung an Ereignisse, die in den letzten Sekunden passiert sind

Mittelfristiges Gedächtnis – Erinnerung an Ereignisse, die vor wenigen Sekunden bis wenigen Tagen geschehen sind

Langzeitgedächtnis – Erinnerung an weit zurückliegende Ereignisse

terhaupt-, Scheitel- und Schläfenlappen angesiedelt. Gefühle, die dem limbischen System des Gehirns entspringen, können sowohl die Speicherung als auch den Abruf von Erinnerungen beeinflussen. Das limbische System ist eng mit jenen Gehirnbereichen verbunden, die für Aufmerksamkeit und Bewußtsein verantwortlich sind. Da viele miteinander verknüpfte Gehirnfunktionen am Gedächtnis beteiligt sind, kann so gut wie jeder Gehirnschaden einen Gedächtnisverlust herbeiführen.

Die **vorübergehende globale Amnesie** ist eine plötzliche schwere Vergeßlichkeitsattacke, bei der Zeit, Ort und andere Menschen durcheinander gebracht werden. Viele Betroffene haben nur einmal im Leben eine derartige Attacke, andere dagegen mehrere. Die Attacken dauern zwischen 30 Minuten und zwölf Stunden. Wahrscheinlich sind dabei kleine Gehirnarterien infolge von Arteriosklerose zeitweilig blockiert. Bei jungen Menschen kann eine Migräne, die die Durchblutung des Gehirns kurzzeitig beeinträchtigt, eine vorübergehende globale Amnesie auslösen. Auch übermäßiger Alkoholkonsum oder die Einnahme einer großen Menge von Beruhigungsmitteln kann eine kurze Attacke herbeiführen. Die Amnesie kann zu völliger Desorientierung führen und die Erinnerung an Ereignisse aus den letzten Jahren ausschalten. Nach der Attacke gibt sich die Verwirrung meist rasch, und der Betroffene wird wieder völlig gesund.

Alkoholabhängigkeit und Mangelernährung können zu einer ungewöhnlichen Form der Amnesie führen, dem **Wernicke-Korsakoff-Syndrom**. Es handelt sich um die Kombination zweier Krankheitsbilder: eines akuten Verwirrungszustands (einer Art Enzephalopathie, d. h. Gehirnerkrankung) und einer länger anhaltenden Amnesie. Beide Krankheitsbilder beruhen auf Fehlfunktionen des Gehirns, die von einem Mangel an Thiamin (Vitamin B_1) verursacht werden. Trinkt jemand Alkohol in großen Mengen, ohne ausreichend Vitamin B_1-haltige Nahrung zu sich zu nehmen, nehmen die Vitamin B_1-Vorräte im Gehirn ab. Bei Mangelernährung kann eine Wernicke-Enzephalopathie auch dadurch ausgelöst werden, daß der Betroffene sehr viel Flüssigkeit trinkt oder nach einer Operation über den Tropf erhält.

Bei einer beginnenden Wernicke-Enzephalopathie kommen die Betroffenen leicht ins Taumeln, haben Augenprobleme (z. B. Augenbewegungsstörungen, Doppeltsehen oder Augenzittern) und sind zunehmend verwirrt und schläfrig. Der Gedächtnisverlust ist schwerwiegend. Vitamin B_1 in Form von Spritzen beseitigt gewöhnlich die Probleme. Unbehandelt kann die akute Wernicke-Enzephalopathie zum Tod führen. Wenn Alkoholiker auffällige neurologische Symptome zeigen oder verwirrt sind, gibt man daher in der Regel sofort Vitamin B_1.

Die **Korsakoff-Amnesie** geht mit der akuten Wernicke-Enzephalopathie einher und kann von Dauer sein, wenn sie schweren oder wiederholten Enzephalopathie-Attacken oder einem Alkoholentzug folgt. Die schweren Gedächtnisstörungen werden oft von Unruhe und Delirium begleitet. Bei der chronischen Korsakoff-Amnesie ist das Kurzzeitgedächtnis erhalten, aber das Erinnerungsvermögen an Ereignisse aus der nahen Vergangenheit gestört. Das Langzeitgedächtnis ist jedoch manchmal unbeeinträchtigt. Menschen, die an chronischer Korsakoff-Amnesie leiden, können soziale Kontakte pflegen und zusammenhängende Gespräche führen, auch wenn sie sich nicht daran erinnern können, was in den letzten Tagen, Monaten oder Jahren oder sogar in den vorangegangenen Minuten passiert ist. Bestürzt über ihr mangelndes Gedächtnis, denken sie sich lieber etwas aus, als zuzugeben, daß sie sich nicht erinnern können.

Die Korsakoff-Amnesie wird zwar am häufigsten durch Vitamin B_1-Mangel verursacht, eine ähnliche Amnesieform kann aber auch nach einer schweren Kopfverletzung, einem Herzstillstand oder einer akuten Gehirnentzündung auftreten. Bei Alkoholikern läßt sich durch Gabe von Vitamin B_1 die Wernicke-Enzephalopathie beseitigen, aber nicht unbedingt auch die Korsakoff-Amnesie. Manchmal verschwindet die Störung allmählich von selbst, wenn die Betroffenen abstinent sind und andere zugrundeliegende Krankheiten behandelt werden.

Delirium und Demenz

Delirium und Demenz werden in medizinischen Fachbüchern zwar oft zusammen abgehandelt, sind aber eigentlich recht verschieden. Unter Delirium versteht man eine plötzliche, meist heilbare Veränderung des Bewußtseinszustands, die durch Verwirrung und Desorientierung gekennzeichnet ist. Die Demenz ist eine chronische, langsam fortschreitende Krankheit, die zu Gedächtnisstörungen und dem gravierenden Abbau sämtlicher geistiger Fähigkeiten führt; anders als das Delirium ist die Demenz meist nicht rückgängig zu machen.

Häufige Ursachen eines Deliriums

- Alkohol, Drogen und Gifte
- Toxische Medikamentenwirkung
- Ungewöhnliche Blutspiegel von Elektrolyten, Salzen und Mineralien wie Kalzium, Natrium oder Magnesium durch Medikamenteneinnahme, Flüssigkeitsverlust oder Krankheit
- Akute Infektion mit Fieber
- Hydrozephalus (Wasserkopf) – ein Zustand, bei dem zuviel Gehirnflüssigkeit vorhanden ist, so daß der Druck im Gehirn ansteigt
- Subdurale Hämatome – Blutansammlungen zwischen den Hirnhautschichten, die auf das Gehirn drücken
- Hirnhautentzündung, Gehirnentzündung, Syphilis – Infektionen, die sich auf das Gehirn auswirken
- Vitamin B_1- oder Vitamin B_{12}-Mangel
- Schilddrüsenkrankheiten aufgrund einer Schilddrüsenüber- oder -unterfunktion
- Gehirntumore – einige verursachen gelegentlich Verwirrung und Gedächtnisstörungen
- Knochenbrüche in der Hüfte oder in langen Knochen
- Schlechte Funktion von Herz oder Lunge, die einen niedrigen Sauerstoffgehalt oder hohen Kohlendioxidgehalt im Blut zur Folge haben
- Schlaganfall

Delirium

Delirium ist ein prinzipiell reversibler Zustand, der meist plötzlich einsetzt; die Betroffenen können sich schlecht konzentrieren, sind verwirrt, desorientiert und können nicht klar denken.

Ursachen

Ein Delirium ist ein ungewöhnlicher Geisteszustand und keine Krankheit. Die Symptome sind vielfältig und spiegeln die verminderten geistigen Fähigkeiten wider. Hunderte von Krankheiten oder Störungen können zu einem Delirium führen, angefangen von starkem Flüssigkeitsverlust bis hin zu Vergiftungen oder lebensbedrohenden Infektionen. Am häufigsten sind ältere Menschen und Personen mit Hirnschäden betroffen, wie Schwerkranke, Demenzkranke oder Personen, die Medikamente einnehmen, die Verhalten oder geistige Fähigkeiten verändern.

Symptome

Ein Delirium kann sich auf vielfältige Art zeigen, leichte Fälle sind nicht ohne weiteres zu erkennen. Die Betroffenen verhalten sich in etwa wie jemand, der zunehmend stärkere Vergiftungserscheinungen hat.

Kennzeichnend für ein Delirium ist die Aufmerksamkeitsstörung. Die Betroffenen können sich nicht konzentrieren und daher neue Informationen nicht verarbeiten und sich nicht an Ereignisse erinnern, die kurze Zeit zurückliegen. Fast allen fehlt das Zeitgefühl, und sie wissen nicht immer, wo sie sich befinden. Ihre Gedankengänge sind verworren, sie schweifen ab und reden wirres Zeug. Bei einem schweren Delir wissen die Betroffenen nicht, wer sie sind. Sie können verängstigt sein, wenn sie optische Halluzinationen haben, bei denen sie Dinge und Menschen sehen, die gar nicht da sind. Manche entwickeln Wahnvorstellungen (Paranoia) und glauben, daß seltsame Dinge geschehen. Menschen im Delirium reagieren unterschiedlich auf ihren Zustand: Manche werden sehr ruhig und ziehen sich zurück, so daß ihre Umgebung ihr Delirium gar nicht bemerkt. Andere werden unruhig und versuchen, gegen ihre Halluzinationen oder Wahnvorstellungen anzukämpfen.

Ist das Delirium durch Medikamente bedingt, verändert sich das Verhalten je nach Art des Medikaments. Bei Schlafmittelvergiftungen sind die Patienten sehr in sich gekehrt, während Amphetaminvergiftungen zu Aggressivität und Überaktivität führen können.

Delirium oder Psychose?

Übliche Zeichen eines Deliriums (körperlich bedingt)	Übliche Zeichen einer Psychose (psychisch bedingt)
Verwirrung in bezug auf Zeit, Datum, Ort und eigene Identität	Betroffene sind sich der Zeit, des Orts und ihrer selbst bewußt
Konzentrationsschwierigkeiten Fehlendes Kurzzeitgedächtnis	Können sich konzentrieren Unlogisches Denken, Kurzzeitgedächtnis aber intakt
Unfähig, logisch zu denken und einfache Rechenaufgaben zu lösen	Rechenfähigkeit erhalten
Fieber oder andere Anzeichen einer Infektion	Psychiatrische Auffälligkeiten in der Vorgeschichte
Häufig wechselnde Beschäftigungsverhältnisse	Oft feste und längerfristige Anstellungen
Meist optische Halluzinationen (wenn überhaupt)	Meist akustische Halluzinationen (wenn überhaupt)
Hinweise auf Drogeneinnahme in letzter Zeit	
Tremor (Zittern)	

Ein Delirium kann Stunden, Tage oder länger anhalten, abhängig von der Schwere und der medizinischen Versorgung. Oft verschlimmern sich die Symptome nachts. Schließlich fallen die Betroffenen in einen unruhigen Schlaf. Abhängig von der Ursache kann ein Delirium sogar zum Koma führen.

Diagnose

Ein Delirium, das über das Anfangsstadium hinaus ist, läßt sich ohne weiteres erkennen. Da viele ernste Krankheiten ein Delirium hervorrufen können, bemüht sich der Arzt, so schnell wie möglich die Ursache zu ergründen. Zunächst versucht man, eine Geisteskrankheit auszuschließen. Bei älteren Menschen versucht der Arzt das Delirium von der Demenz abzugrenzen, indem er die geistige Verfassung des Betroffenen prüft. Jedoch können auch Demenzkranke in ein Delirium geraten.

Der Arzt versucht, so viel wie möglich über die gesundheitliche Vorgeschichte herauszufinden. Freunde, Familienmitglieder oder andere Beteiligte werden gefragt, wie die Verwirrung begann, wie schnell sie sich verschlimmerte und was sie über den geistigen Zustand des Betroffenen wissen, einschließlich Medikamenteneinnahme, Drogenmißbrauch und Alkoholkonsum. Unter Umständen können auch Polizei oder Rettungspersonal Hinweise geben, oder man findet leere Tablettenschachteln.

Eine umfassende körperliche Untersuchung schließt sich an, wobei der Arzt den neurologischen Reaktionen besondere Beachtung schenkt. Der Arzt veranlaßt Blutuntersuchungen, Röntgenaufnahmen und oft auch eine Lumbalpunktion, um Rückenmarkflüssigkeit für eine Laboruntersuchung zu gewinnen.▲

▲ Siehe Seite 371

Behandlung

Die Behandlung eines Delirs richtet sich nach der zugrundeliegenden Ursache. Beispielsweise behandelt man Infektionen mit Antibiotika, Fieber mit fiebersenkenden Mitteln und einen ungewöhnlichen Salz- und Mineraliengehalt im Blut, indem man den Flüssigkeits- und Salzhaushalt einstellt.

Wenn die Betroffenen äußerst erregt sind oder Halluzinationen haben, muß man verhindern, daß sie sich selbst oder andere verletzen. Im Krankenhaus werden diese Patienten unter Umständen mit gepolsterten Gurten fixiert. Gegen die Erregungszustände helfen Benzodiazepine, z. B. Diazepam, Triazolam oder Temazepam. Medikamente gegen Geisteskrankheiten (Psychosen) werden nur eingesetzt, wenn jemand Wahnvorstellungen hat und aggressiv oder äußerst verängstigt ist oder wenn mit Benzodiazepinen keine ausreichende Beruhigung zu erreichen ist. Fixierungen und Medikamente werden nur nach sorgfältiger Abwägung eingesetzt, vor allem bei älteren Menschen, da sie bei ihnen die Unruhe und Verwirrung verstärken und das eigentliche Problem verschleiern können. Bei alkoholbedingtem Delirium werden Clonidin oder Benzodiazepine gegeben, bis sich die Erregung bessert. Diese Vorgehensweise ist in der Klinik üblich, obwohl nicht alle Präparate für diese Anwendung zugelassen sind.

Demenz

Demenz bezeichnet eine meist allmähliche Abnahme der geistigen Fähigkeiten, wobei Gedächtnis, Denkvermögen, Urteilskraft, Konzentrations- und Lernfähigkeit beeinträchtigt sind und die Persönlichkeit verfallen kann.

Bei jungen Menschen kann sich plötzlich eine Demenz einstellen, wenn durch eine schwere Verletzung, Krankheit oder Vergiftung (z. B. mit Kohlenmonoxid) Gehirnzellen abgestorben sind. In der Regel entwickelt sich eine Demenz jedoch allmählich und betrifft Menschen über 60. Die Demenz ist dennoch keine normale Folge des Alterns. Mit zunehmendem Alter führen Veränderungen im Gehirn bei allen Menschen zu gewissen Gedächtnisstörungen – insbesondere des Kurzzeitgedächtnisses – und einer Abnahme der Lernfähigkeit. Diese normalen Veränderungen beeinträchtigen jedoch die selbständige Lebensführung nicht. Man nennt diese Vergeßlichkeit bei älteren Menschen manchmal **gutartige Altersvergeßlichkeit**, dabei handelt es sich nicht um ein Zeichen für Demenz oder ein frühes Stadium der Alzheimer-Krankheit. Bei einer Demenz verschlechtern sich die geistigen Fähigkeiten sehr viel drastischer, und werden mit der Zeit ganz abgebaut. Während sich Menschen mit zunehmendem Alter gewöhnlich schlecht an Einzelheiten erinnern, vergessen Demenzkranke kurz zurückliegende Ereignisse möglicherweise völlig.

Ursachen

Am häufigsten ist die **Alzheimer-Krankheit** die Ursache der Demenz. Wie sie entsteht, weiß man nicht, aber offenbar spielen Erbfaktoren eine Rolle – die Krankheit kommt in manchen Familien gehäuft vor und wird durch mehrere verschiedene Auffälligkeiten im Erbgut beeinflußt oder ausgelöst. Bei der Alzheimer-Krankheit kommt es zu einem teilweisen Verfall des Gehirns, wobei Gehirnzellen zerstört werden und die verbliebenen nicht mehr so gut auf die Stoffe ansprechen, die die Signale zwischen den Nervenzellen übermitteln. Im Gehirn tauchen typische Gewebeveränderungen, senile Plaques und Neurofibrillenknäuel genannt, und ungewöhnliche Eiweiße auf, die sich nach dem Tod bei einer Autopsie nachweisen lassen.

Die zweithäufigste Ursache der Demenz sind **mehrfache Schlaganfälle**. Die einzelnen Schlaganfälle sind leicht und hinterlassen wenig oder gar keine Schwäche und nur selten Lähmungen, wie es bei ausgedehnteren Schlaganfällen der Fall ist. Diese kleinen Schlaganfälle zerstören aber allmählich Hirngewebe. Gewebebereiche, die aufgrund von Durchblutungsstörungen absterben, nennt man Infarkte, daher bezeichnet man diese Form der Demenz auch als **Multi-Infarkt-Demenz**. Die Mehrzahl der Betroffenen leidet an Bluthochdruck oder Diabetes, beides Krankheiten, die die Blutgefäße im Gehirn schädigen können.

Nach einer Gehirnverletzung oder einem Herzstillstand kann ebenfalls eine Demenz auftreten.

Andere Ursachen der Demenz sind weniger verbreitet. Die recht seltene Pick-Krankheit ähnelt der Alzheimer-Krankheit, sie betrifft aber nur einen kleinen Teil des Gehirns und schreitet langsamer voran. Etwa 15 bis 20 Prozent derjenigen, die an Parkinson-Krankheit leiden, weisen früher oder später auch eine Demenz auf. Demenz tritt auch bei Aids und der Creutzfeldt-Jakob-Krankheit auf, einer seltenen, sich rasch verschlimmernden Gehirnerkrankung, die vermutlich durch ein infektiöses Teilchen, ein sogenanntes Prion, ausgelöst wird – Prionen sind auch als Auslöser von Rinderwahnsinn (BSE) im Gespräch.

Eine ungewöhnliche Form der Demenz tritt bei einem **Normaldruck-Hydrozephalus** auf, der entsteht, wenn die Flüssigkeit, die normalerweise das Gehirn umgibt und vor Verletzungen schützt, vom Körper nicht richtig wiederaufgenommen wird. Dieser Hydrozephalus (»Wasserkopf«) beeinträchtigt nicht nur geistige Funktionen, sondern führt auch zu unbeabsichtigtem Harnabgang (Inkontinenz) und einem breiten, schwankenden Gang. Im Gegensatz zu vielen anderen Ursachen einer Demenz läßt sich ein

Vergleich zwischen Delirium und Demenz

Delirium	Demenz
Beginnt plötzlich	Beginnt allmählich
Dauert Tage bis Wochen	Möglicherweise bleibend
Tritt in Verbindung mit Drogeneinnahme oder -entzug, schweren Krankheiten, Stoffwechselstörungen auf	Kann bei ansonsten gesunden Menschen auftreten
Nachts fast immer schlimmer	Nachts häufig schlimmer
Konzentration unmöglich	Leicht ablenkbar
Bewußtsein schwankt zwischen Teilnahmslosigkeit und Erregung	Bewußtsein oft herabgesetzt, unterliegt aber keinen großen Schwankungen
Fähigkeit zur örtlichen Orientierung schwankt	Örtliche Orientierung ist beeinträchtigt
Sprache ist verlangsamt, oft zusammenhanglos und unpassend	Manchmal Schwierigkeiten, das richtige Wort zu finden
Gedächtnis ist verworren	Gedächtnisverlust, insbesondere Kurzzeitgedächtnis fehlt

Hydrozephalus bei rechtzeitiger Behandlung manchmal rückgängig machen.

Auf mehrfache Kopfverletzungen folgt oft eine **Dementia pugilistica**, die, da häufig Boxer betroffen sind, auch als **Boxerenzephalopathie** bezeichnet wird. Manchmal tritt zusätzlich ein Hydrozephalus auf.

Ältere Menschen, die an Depressionen leiden, können eine **Pseudodemenz** zeigen – d. h. sie haben nur scheinbar eine Demenz. Sie essen und schlafen wenig und klagen über Gedächtnisstörungen, wohingegen wirklich Demenzkranke oft ihren Gedächtnisschwund leugnen.

Symptome

Die Demenz beginnt meist allmählich und verschlimmert sich mit der Zeit, so daß der Zustand anfangs möglicherweise nicht erkannt wird. Gedächtnis, die Fähigkeit, auf dem laufenden zu bleiben sowie Menschen, Orte und Dinge zu erkennen, nehmen ab. Demenzkranke haben Schwierigkeiten, die richtigen Worte zu finden und zu verwenden und abstrakt zu denken (z. B. mit Zahlen umzugehen). Persönlichkeitsveränderungen sind ebenfalls häufig, oft tritt ein bestimmter Wesenszug überdeutlich hervor.

Eine durch Alzheimer bedingte Demenz beginnt gewöhnlich schleichend. Tritt die Krankheit auf, während die Betroffenen noch im Arbeitsleben stehen, läßt ihre Leistung nach; bei Rentnern fallen die Veränderungen möglicherweise zunächst gar nicht auf. Die Krankheit kann sich zuerst durch ein schlechtes Gedächtnis für gerade vergangene Ereignisse bemerkbar machen, aber auch Depressionen, Ängste, Nervosität, Gefühlsflachheit und andere Persönlichkeitsveränderungen können erste Anzeichen sein. Das Sprachmuster kann sich leicht verändern, vielleicht benutzt der Betroffene einfachere Wörter oder findet das passende Wort nicht. Wenn Verkehrszeichen nicht mehr richtig gedeutet werden, wird das Autofahren problematisch. Im Laufe der Zeit treten die Veränderungen deutlicher zutage, und schließlich ist die Teilnahme am normalen Leben nicht mehr möglich.

Anders als bei der Alzheimer-Krankheit verschlechtert sich eine Demenz infolge leichter Schlaganfälle unter Umständen schrittweise, verschlimmert sich plötzlich, bessert sich dann aber wieder etwas, um Monate oder Jahre später nach einem weiteren Schlaganfall erneut schlimmer zu werden. Wenn Bluthochdruck und Diabetes gut eingestellt werden, lassen sich weitere Schlaganfälle manchmal verhindern und eine leichte Besserung erzielen.

Manche Demenzkranken können ihre Schwierigkeiten eine Zeitlang gut vertuschen. Sie vermeiden komplizierte Aufgaben wie Kontoabrechnungen, Lesen und berufliche Tätigkeit. Wenn die Betroffenen ihr Leben nicht umstellen, werden sie möglicherweise sehr unzufrieden, da sie täglichen Verrichtungen nicht nachkommen können. Sie vergessen wichtige Erledigungen oder machen dabei Fehler; beispielsweise vergessen sie, Rechnungen zu begleichen, oder denken nicht daran, das Licht oder den Herd auszuschalten.

Die Demenz schreitet bei den Betroffenen verschieden schnell voran. Hält man sich vor Augen, wie stark sich die Demenz im vergangenen Jahr verschlimmert hat, bekommt man oft einen Anhaltspunkt für das folgende Jahr. Aids-bedingte Demenz beginnt meist schleichend und verschlimmert sich dann innerhalb weniger Monate oder Jahre. Selten ist Demenz das erste Zeichen für Aids. Die Creutzfeldt-Jakob-Krankheit führt dagegen gewöhnlich innerhalb eines Jahres zu schwerer Demenz und oft zum Tod.

Bei sehr weit fortgeschrittener Demenz ist die Funktionsfähigkeit des Gehirns fast völlig erloschen. Demenzkranke ziehen sich immer mehr zurück und können ihr Verhalten immer weniger steuern. Lautstarke Gefühlsausbrüche und Stimmungsschwankungen treten auf, und die Betroffenen irren oft ziellos herum. Schließlich können sie keiner Unterhaltung mehr folgen und unter Umständen auch nicht mehr sprechen.

Diagnose

Meist bemerken Familienmitglieder oder der Arzt als erstes die Vergeßlichkeit. Der Arzt kann die Diagnose gewöhnlich anhand einiger Fragen stellen, die der Betroffene und seine Familie beantworten sollen. Die geistige Verfassung wird geprüft, indem der Arzt dem Betroffenen eine Reihe einfacher Fragen stellt und die Zahl der richtigen Antworten ermittelt.▲ Möglicherweise sind genauere Testmethoden (neuropsychologische Tests) erforderlich, um das Ausmaß der Beeinträchtigung zu ermitteln oder um festzustellen, ob die geistigen Fähigkeiten tatsächlich abnehmen.

Der Arzt stützt seine Diagnose auf die Gesamtsituation unter Abwägung des Alters des Patienten, der familiären Vorgeschichte, des bisherigen Verlaufs (wie haben die Symptome begonnen und sich weiterentwickelt) und des Vorliegens anderer Erkrankungen (z. B. Bluthochdruck oder Diabetes).

Gleichzeitig sucht der Arzt nach einer behandelbaren Ursache für die Abnahme der geistigen Fähigkeiten, z. B. Schilddrüsenerkrankungen, auffällige Elektrolytblutspiegel, Infektionen, Vitaminmangel, toxische Medikamentenwirkungen oder Depressionen. In jedem Fall werden gängige Blutuntersuchungen durchgeführt und die verordneten Medikamente überprüft, falls eines oder mehrere verantwortlich sein könnten. Möglicherweise veranlaßt der Arzt auch eine Computertomographie (CT) oder Kernspintomographie (NMR), um einen Gehirntumor, einen Hydrozephalus oder einen Schlaganfall auszuschließen.

▲ Siehe Seite 279

Bei älteren Menschen, die zunehmend vergeßlicher werden, geht der Arzt davon aus, daß die Ursache der Demenz die Alzheimer-Krankheit ist. In 85 Prozent der Fälle ist eine Diagnose anhand der Untersuchung des Patienten zwar richtig, aber letztlich läßt sich die Alzheimer-Krankheit nur nach dem Tod bei einer Autopsie des Gehirns feststellen. Die Autopsie zeigt den Verlust von Nervenzellen, Knäuel zwischen den verbliebenen Zellen und Amyloidablagerungen, die aus einem ungewöhnlichen Eiweiß bestehen und verstreut im Hirngewebe liegen. Bisher gibt es noch keine Methode, mit der man die Alzheimer-Krankheit zu Lebzeiten direkt diagnostizieren könnte; im Gespräch sind Untersuchungen der Rückenmarkflüssigkeit oder die Positronenemissionstomographie (PET), ein spezielles Verfahren, um Bilder vom Gehirn aufzunehmen.

Behandlung

Eine Demenz ist meist unheilbar. Einigen Alzheimer-Patienten hilft das Medikament Tacrin, das aber schwere Nebenwirkungen hat. Es ist weitgehend durch Donepezil ersetzt worden, das weniger Nebenwirkungen hat und das Fortschreiten der Alzheimer-Krankheit für mindestens ein Jahr verzögert. Ibuprofen kann den Verlauf ebenfalls verlangsamen. Am besten wirken diese Medikamente in den frühen, leichten Stadien der Krankheit.

Eine Demenz infolge mehrerer leichter Schlaganfälle läßt sich nicht behandeln, aber man kann ihr Fortschreiten verzögern oder sogar stoppen, indem man Bluthochdruck oder Diabetes einstellt. Derzeit gibt es weder für die Demenz bei Creutzfeldt-Jakob-Krankheit noch für die bei Aids eine Behandlungsmöglichkeit. Medikamente gegen die Parkinson-Krankheit helfen nicht gegen die begleitende Demenz, manche können die Symptome sogar verstärken. Ist eine Depression Ursache des Gedächtnisschwunds, können Medikamente und psychologische Betreuung zumindest vorübergehend hilfreich sein. Bei rechtzeitiger Diagnose läßt sich ein Hydrozephalus unter Umständen behandeln, indem die überschüssige Flüssigkeit im Gehirn durch einen Drainageschlauch abgezogen wird.

Gegen die Erregungszustände und Ausbrüche, die bei fortgeschrittener Demenz auftreten können, verordnen Ärzte oft Medikamente gegen Geisteskrankheiten (Psychosen) wie Thioridazin und Haloperidol. Leider helfen diese Mittel gegen derartige Verhaltensweisen nicht besonders gut und können schwere Nebenwirkungen haben. Am besten wirken sie gegen Wahnvorstellungen (Paranoia) und Halluzinationen.

Ein ganzes Spektrum von Medikamenten, Vitaminen und Nahrungszusätzen hat sich als unwirksam gegen Demenz erwiesen. Dazu gehören Lezithin, Dihydroergotoxin, Cyclandelat und Vitamin B_{12} (es sei denn, es liegt ein Vitamin-B_{12}-Mangel vor). Viele Medikamente, darunter auch frei verkäufliche, verschlimmern eine Demenz. Schlafmittel, Mittel gegen Erkältungen, angstlösende Medikamente und manche Mittel gegen Depressionen zählen dazu.

Obwohl die Demenz chronisch ist und die geistigen Fähigkeiten für immer verloren gehen, sind einige unterstützende Maßnahmen erstaunlich nützlich. Große Uhren und Kalender helfen den Betroffenen, sich zu orientieren. Pflegepersonal oder pflegende Angehörige sollten möglichst häufig erklären, wo sich der Betroffene befindet und was gerade passiert. Eine helle und freundliche Umgebung, wenig neue Reize und regelmäßige leichte Aktivitäten können hilfreich sein. Wenn der Tagesablauf einfach strukturiert ist, die Erwartungen der Pflegenden nicht zu

Hilfen für Demenzkranke und ihre Angehörigen

- Eine vertraute Umgebung hilft den Betroffenen, sich zurechtzufinden. Ein Umzug in eine neue Wohnung oder Stadt, das Umstellen von Möbeln oder auch nur eine neue Tapete können die Betroffenen aus dem Gleichgewicht bringen. Orientierung bieten auch ein großer Tageskalender, eine Uhr mit großen Ziffern, ein Nachtlicht und ein Radio.
- Wenn der Betroffene häufig herumirrt, ist es ratsam, die Autoschlüssel wegzuschließen und Bewegungsmelder an den Türen zu installieren, um Unfälle zu verhüten. Auch ein Armband mit Name und Adresse kann sinnvoll sein.
- Ein regelmäßiger Tagesablauf mit festen Zeiten für Mahlzeiten, Baden, Schlaf und andere Verrichtungen gibt den Betroffenen ein Gefühl der Sicherheit. Regelmäßiger Kontakt zu bekannten Gesichtern ist hilfreich.
- Einen Demenzkranken auszuschimpfen oder zu bestrafen, ist nicht sinnvoll, sondern kann die Situation verschlimmern.
- Informationen über Hilfsorganisationen und häusliche Pflegedienste sind äußerst nützlich. Oft können Fahr- und Essensdienste in Anspruch genommen werden. Kranken- und Pflegekassen oder Sozialämter übernehmen in vielen Fällen die Kosten für diese Leistungen.

hoch sind, die Betroffenen aber andererseits auch nicht das Gefühl bekommen, ihrer Würde und Selbstachtung beraubt zu werden, sind tatsächlich einige Fortschritte möglich. Die Pflegenden müssen angemessene Anweisungen geben, ohne die Betroffenen wie Kinder zu behandeln. Mit einem Demenzkranken zu schimpfen, weil er Fehler macht, vergeßlich ist oder nicht lernt, ist nicht sinnvoll und kann die Situation verschlimmern.

Da sich die Demenz gewöhnlich mit der Zeit verschlimmert, sind Planungen für die Zukunft sehr wichtig. An derartigen Planungen sind meist Ärzte, Sozialarbeiter, Pflegepersonal und Rechtsanwälte beteiligt. Der Hauptteil der Verantwortung lastet jedoch auf der Familie, und die Belastung kann enorm sein. Eine Entlastung von der Rund-um-die-Uhr-Betreuung läßt sich meist organisieren; je nach dem Verhalten und den Fähigkeiten des Betroffenen sowie den örtlichen und familiären Gegebenheiten bieten sich verschiedene Möglichkeiten an. Kranken- und Pflegekassen, ambulante Pflegedienste und Sozialarbeiter im Krankenhaus oder Gesundheitsamt können über die Hilfsangebote informieren. Dazu gehören Tagespflegeeinrichtungen, häusliche Pflege und Hilfen im Haushalt. Verschlechtert sich der Zustand, ist der Betroffene möglicherweise am besten in einem Pflegeheim aufgehoben.

KAPITEL 77

Bewußtseinsstörungen und Koma

In einem normal funktionierenden Gehirn verändert sich der Grad der Aktivität ständig. Im Wachzustand ist er völlig anders als im Schlaf. Die Gehirnaktivität in einer schwierigen Prüfung unterscheidet sich extrem von der, wenn man sich in Ruhe am Strand entspannt. All diese Aktivitätsschwankungen sind völlig normal, und das Gehirn kann rasch von einem Aufmerksamkeitsstadium zu einem anderen umschalten. Bei einer Bewußtseinsstörung kann das Gehirn nicht umschalten und angemessen reagieren.

Ein Gehirnbereich im Inneren des Hirnstamms▲ steuert die Weckbarkeit und stimuliert das Gehirn rhythmisch zu Wachheit und Aufmerksamkeit. Die bewußte Aufmerksamkeit erhält normalerweise Seheindrücke von den Augen, Geräusche von den Ohren, Berührungsempfindungen von der Haut sowie Informationen von allen anderen Sinnesorganen, um die Wachheit auf ein angemessenes Niveau einzustellen. Wenn das Wachsystem oder dessen Verbindung zu anderen Gehirnteilen nicht richtig funktioniert, können Sinneseindrücke den Grad der Wachheit und Aufmerksamkeit des Gehirns nicht mehr beeinflussen. In einem solchen Fall ist das Bewußtsein des Betroffenen getrübt. Bewußtseinsstörungen können kurz sein oder lange anhalten und von leichter Verwirrung bis zu völliger Reaktionslosigkeit reichen.

Bewußtseinsstörungen werden mit verschiedenen medizinischen Fachausdrücken gekennzeichnet. Bei der leichtesten Form, der **Benommenheit**, sind Denken und Handeln verlangsamt, die Orientierung erschwert. **Somnolenz** bezeichnet einen schläfrigen Zustand, aus dem der Patient aber durch äußere Reize aufgeweckt werden kann. Der **Sopor** ist ein schlafähnlicher Zustand, aus dem nur stärkste Reize, wie z. B. Schmerzreize, zurückführen. Das **Koma** ist einer Narkose oder einem Tiefschlaf vergleichbar, aus dem jemand überhaupt nicht erweckt werden kann. Im tiefen Koma fehlen sogar die primitivsten Reflexe, z. B. Zurückzucken bei Schmerzen.

Im **Delirium** oder in einem **Zustand der Verwirrung** ist der Betroffene zwar wach, aber Zeit- und Raumempfinden sind beeinträchtigt; der Betroffene bringt also beispielsweise vergangene und jetzige Ereignisse durcheinander, ist vielleicht aufgeregt und oft nicht in der Lage, etwas richtig zu verstehen.■

Ursachen

Viele ernste Erkrankungen, Verletzungen oder sonstige Störungen können sich auf das Gehirn auswirken und zu schweren Bewußtseinsstörungen oder Koma führen. Kurze Bewußtlosigkeit kann die Folge einer leichten Kopfverletzung, eines epileptischen Anfalls oder einer Durchblutungsstörung sein, wie sie z. B. bei einer Ohnmacht oder einem Schlaganfall auftritt. Anhaltende Bewußtlosigkeit kann durch eine schwerere Kopfverletzung, eine ernste Krankheit, z. B. eine Gehirnentzündung, eine toxische Me-

▲ Siehe Seite 277

■ Siehe Seite 361

Zustände, die mit Bewußtseinsstörungen einhergehen

Zustand	Mögliche Folgen
Schlaganfall	Nach einem Schlaganfall kann der Betroffene entweder plötzlich oder allmählich innerhalb mehrerer Stunden ins Koma fallen
Kopfverletzung (Gehirnerschütterung, Wunden und Prellungen), Blutungen im Gehirn oder seiner Nähe	Nach einer Kopfverletzung kann der Betroffene sofort oder allmählich innerhalb mehrerer Stunden ins Koma fallen. Das Koma kann direkt durch Verletzung des Gehirns oder durch Blutungen innerhalb des Schädels ausgelöst werden
Infektion (Hirnhautentzündung, Gehirnentzündung, Blutvergiftung)	Gehirninfektionen oder schwere Infektionen außerhalb des Gehirns, die hohes Fieber auslösen, Giftstoffe im Blut und niedriger Blutdruck können die Funktion des Gehirns beeinträchtigen und zum Koma führen
Sauerstoffmangel	Nach nur wenigen Minuten ohne Sauerstoff kommt es zu irreversiblen Schäden im Gehirn. Ein Sauerstoffmangel tritt am häufigsten bei akutem Herzstillstand auf, seltener bei schweren Lungenerkrankungen
Kohlenmonoxidvergiftung (z. B. durch Einatmen von Autoabgasen oder Heizungsdämpfen)	Kohlenmonoxid lagert sich an das Hämoglobin der roten Blutkörperchen an und hindert es, Sauerstoff zu transportieren. Eine schwere Kohlenmonoxidvergiftung kann aufgrund des Sauerstoffmangels zum Koma führen oder irreversible Hirnschäden verursachen
Epileptischer Anfall	Nur selten folgt auf einen Anfall ein Koma und wenn, dauert es gewöhnlich nur wenige Minuten
Giftige Wirkung von Medikamenten, Drogen oder Alkohol	Eine Alkoholvergiftung kann zu Bewußtseinsstörungen oder Koma führen, vor allem wenn der Alkoholspiegel im Blut über 2,0 Promille liegt. Viele Medikamente und Drogen können ein Koma verursachen
Leber- oder Nierenversagen	Ein Koma ist ein gefürchtetes Zeichen für Leberversagen, wie bei akuter Hepatitis. Nierenversagen führt nur selten zum Koma, da das Blut durch eine Dialyse gereinigt werden kann
Niedriger oder hoher Blutzuckerspiegel	Ein ungewöhnlich niedriger Blutzuckerspiegel (Hypoglykämie) kann ein Koma auslösen. Wird umgehend Glukose über einen Tropf zugeführt, lassen sich bleibende Gehirnschäden verhindern. Ein ungewöhnlich hoher Blutzuckerspiegel (Hyperglykämie) kann ebenfalls zum Koma führen, dies ist jedoch seltener und nicht so schwerwiegend wie bei einer Unterzuckerung
Zu niedrige oder zu hohe Körpertemperatur	Sehr hohes Fieber (über 42° Celsius) kann Gehirnschäden und Koma auslösen. Bei einer Körpertemperatur unter 32° Celsius sind die Gehirnfunktionen auf ein dem Koma ähnliches Maß verlangsamt
Ohnmacht	Bei einer Ohnmacht dauert der Bewußtseinsverlust nur wenige Sekunden, es sei denn, der Betroffene verletzt sich beim Sturz am Kopf
Psychische Störungen	Simulieren (eine Krankheit oder Verletzung vortäuschen), Hysterie und Katatonie (eine Form der Schizophrenie) können Bewußtseinsstörungen ähneln

dikamentenreaktion oder die vorsätzliche Vergiftung mit Schlafmitteln oder anderen Stoffen ausgelöst werden. Der Stoffwechsel des Körpers, der die Blutspiegel von Salzen, Zucker und anderen Stoffen steuert, kann ebenfalls die Gehirnfunktionen beeinträchtigen.

Diagnose

Bewußtlosigkeit kann infolge einer geringfügigen gesundheitlichen Störung auftreten oder auf eine ernste Erkrankung hinweisen; daher muß immer ein Arzt zu Rate gezogen werden. Bewußtlosigkeit kann einen medizinischen Notfall bedeuten, wenn jemand beispielsweise das Bewußtsein verloren hat, weil er sich verschluckt hat und die Atemwege blockiert sind oder der Blutzuckerspiegel durch eine hohe Dosis Insulin gefährlich abgesunken ist. Das Rettungspersonal sucht daher zuallererst nach möglicherweise lebensbedrohenden Zuständen.

Ein bewußtloser Patient ist eine Herausforderung für Ärzte, Rettungssanitäter und das Personal in der Notaufnahme. Wer durch seine Grunderkrankung gefährdet ist, das Bewußtsein zu verlieren, sollte einen Notfallausweis mit den wichtigen medizinischen Angaben bei sich tragen. Zu diesem Personenkreis zählen Diabetiker, Epileptiker sowie Menschen, die an Herzrhythmusstörungen, Asthma und schweren Leber- oder Nierenkrankheiten leiden. Da sich eine bewußtlose Person nicht mitteilen kann, müssen Angehörige und Freunde den Arzt ehrlich darüber informieren, ob der Betroffene Drogen, Alkohol oder andere Giftstoffe zu sich genommen hat. In diesem Fall hilft es dem Arzt, wenn er eine Probe des Stoffs oder die Verpackung bekommt.

Notarzt oder Rettungspersonal stellen zunächst fest, ob die Atemwege frei und Atmung, Blutdruck und Puls normal sind. Auch die Körpertemperatur wird gemessen, denn eine hohe Temperatur kann Zeichen für eine Infektion sein, eine auffällig niedrige Temperatur kann auf Unterkühlung hindeuten. Die Haut wird nach Anzeichen für Verletzungen, Nadeleinstiche von Medikamenten- oder Drogenspritzen oder allergische Reaktionen abgesucht, die Kopfhaut nach Wunden und blauen Flecken. Der Arzt führt außerdem eine neurologische Untersuchung durch, so weit dies ohne die Mitarbeit des Patienten möglich ist.

Weiterhin sucht der Arzt nach Anzeichen für einen Gehirnschaden. Ein Hinweis dafür ist die Cheyne-Stokes-Atmung, bei der die Atmung mal rasch und mal langsam ist und zwischendurch einige Sekunden aussetzt. Weitere Zeichen für schwere Hirnschäden sind ungewöhnliche Haltungen, insbesondere die Enthirnungsstarre, bei der der Kiefer zusammengepreßt ist und Nacken, Rücken, Arme und Beine überstreckt sind. Eine allgemeine Schlaffheit im gesamten Körper ist noch besorgniserregender, da dies auf einen völligen Funktionsverlust in bestimmten wichtigen Teilen des zentralen Nervensystems hindeutet.

Auch die Augen liefern wichtige Anhaltspunkte über den Zustand des Betroffenen. Geprüft wird die Position der Pupillen, ihre Beweglichkeit, Größe, Reaktion auf helles Licht, ihre Fähigkeit, einen Gegenstand zu verfolgen und das Aussehen der Netzhaut. Ungleich große Pupillen können ein Zeichen dafür sein, daß irgendwo im Gehirn der Druck angestiegen ist. In diesem Fall muß der Arzt wissen, ob die Pupillen des Patienten auch sonst verschieden groß sind oder ob er aufgrund eines Glaukoms (grüner Star) Medikamente einnimmt, was die Pupillengröße beeinflussen kann.

Laboruntersuchungen geben weiteren Aufschluß über mögliche Ursachen für Bewußtseinsstörungen oder Koma. Mit Bluttests bestimmt man den Blutzuckerspiegel, die Zahl der roten Blutkörperchen (wegen einer möglichen Blutarmut) und der weißen (wegen möglicher Infektionen), Salzgehalt, Alkoholspiegel (wegen einer möglichen Vergiftung) sowie Sauerstoff- und Kohlendioxidgehalt des Bluts. Der Urin wird auf Zucker und Giftstoffe untersucht.

Zusätzlich kann eine Computertomographie (CT) oder eine Kernspintomographie (NMR) des Kopfes vorgenommen werden, um Verletzungen oder Blutungen im Gehirn auszuschließen. Wenn auch nur der geringste Verdacht auf eine Gehirninfektion besteht, veranlaßt der Arzt eine Lumbalpunktion, um eine Probe der Gehirn-Rückenmark-Flüssigkeit zu gewinnen und zu analysieren. Wenn ein Hirntumor oder eine Hirnblutung der Grund für ein Koma sein kann, wird vor der Lumbalpunktion eine Notfall-CT- oder NMR-Aufnahme des Gehirns gemacht, um sicherzustellen, daß der Druck im Gehirn nicht erhöht ist.

Behandlung

Eine rasch einsetzende Bewußtseinsstörung ist ein medizinischer Notfall, der sofortiger Beachtung und Behandlung bedarf. Nicht immer läßt sich direkt feststellen, wo die Störung liegt – eine Voraussetzung für eine wirklich wirksame Behandlung. Bis die Ergebnisse spezieller Untersuchungen vorliegen (was Stunden oder Tage dauern kann), wird der Betroffene auf die Intensivstation einer Klinik eingeliefert, wo das Pflegepersonal Herzschlag, Blutdruck, Körpertemperatur und den Sauerstoffgehalt im Blut ständig überwachen kann.

In der Regel gibt man sofort Sauerstoff und legt einen Tropf an, so daß Medikamente direkt ins Blut gelangen. Schon bevor die Ergebnisse von Blutzuckertests zur Verfügung stehen, wird gewöhnlich über den Tropf Glukose verabreicht, ein Zucker, der auch unter normalen Umständen im Blut zirkuliert. Vermuten die Ärzte, daß die Bewußtseinsstörung durch Opioide ausgelöst wurde, geben sie Naloxon als Gegenmittel, während sie auf die Ergebnisse der Blut- und Urintests warten. Nimmt man an, daß der

Bewußtlose eine giftige Verbindung zu sich genommen hat, pumpt der Arzt möglicherweise den Magen aus, um dessen Inhalt untersuchen zu lassen und zu verhindern, daß noch mehr von dem Gift in den Körper aufgenommen wird. Um Herzschlag und Blutdruck zu stabilisieren, werden Flüssigkeit, Medikamente und unter Umständen Blutkonserven eingesetzt.

In den tiefsten Stadien eines Komas kann das Gehirn so stark beeinträchtigt sein, daß es auch lebenswichtige Funktionen, wie die Atmung, nicht mehr steuern kann. Dann muß der Patient künstlich beatmet werden.

Prognose

Wenn jemand mehr als nur wenige Stunden in tiefem Koma ist, läßt sich die Wahrscheinlichkeit einer Genesung schwer abschätzen. Die Chance, daß der Betroffene das Bewußtsein wiedererlangt, ist je nach Ursache des Komas verschieden. Wenn das Koma nach einer Kopfverletzung aufgetreten ist, kann sogar nach mehreren Wochen noch eine weitgehende Genesung eintreten (nicht jedoch nach über drei Monaten im Koma). Hält das Koma nach Herzstillstand oder Sauerstoffmangel länger als einen Monat an, erholt sich der Patient nur selten völlig. Wenn ein Patient länger als ein paar Wochen im tiefen Koma bleibt, müssen Familienangehörige und Ärzte das weitere Vorgehen besprechen. Dabei muß berücksichtigt werden, ob eine medizinische Vorausverfügung, z. B. ein Patiententestament oder eine Generalvollmacht bezüglich der medizinischen Versorgung, vorhanden ist. ▲

Nach einer Gehirnverletzung, nach Sauerstoffmangel oder einer schweren, das Gehirn schädigenden Krankheit entwickelt sich manchmal ein **apallisches Syndrom**. In diesem Zustand ist der Schlaf-Wach-Rhythmus relativ normal, der Patient atmet und schluckt spontan und zeigt unter Umständen sogar eine Schreckreaktion bei lauten Geräuschen. Die Fähigkeiten zu bewußtem Denken und Handeln sind jedoch vorübergehend oder dauerhaft verloren. Patienten mit apallischem Syndrom haben auffällige ungewöhnliche Reflexe, beispielsweise Versteifungen oder Zuckungen der Arme und Beine.

Das **Locked-in-Syndrom** ist ein seltener Zustand, in dem der Patient bei Bewußtsein ist und in der Lage zu denken, aber so schwere Lähmungen hat, daß eine Kommunikation nur durch Öffnen und Schließen der Augen als Reaktion auf Fragen möglich ist. Das Locked-in-Syndrom kann bei schweren Lähmungen im peripheren Nervensystem oder bestimmten akuten Formen des Schlaganfalls auftreten.

Im schlimmsten Fall führt die Bewußtseinsstörung zum **Hirntod**. In diesem Zustand sind sämtliche lebenswichtigen Gehirnfunktionen erloschen, einschließlich des Bewußtseins und der Atmung. Wenn die Atmung und Herz und Kreislauf nicht künstlich aufrechterhalten werden, tritt in kürzester Zeit der Tod ein. Entsprechend den Richtlinien des Beirates der Bundesärztekammer ist der Hirntod dann eingetreten, wenn alle Gehirnfunktionen unwiderruflich erloschen sind, der Mensch nicht mehr selbständig atmet und keine Reflexe mehr zeigt – selbst wenn Herz und Kreislauf noch künstlich unterhalten werden. Daß der Zustand irreversibel ist, ist bei primären Hirnschäden, also solchen, die auf Blutungen, Infarkten oder Tumoren beruhen, nach drei Stunden anzunehmen, bei sekundären Hirnschäden, z. B. durch Sauerstoffmangel oder Vergiftung, nach drei Tagen. Um jemanden als hirntot zu erklären, bedarf es der Untersuchungsergebnisse von zwei in dieser Thematik erfahrenen Ärzten, die unabhängig voneinander zu demselben Ergebnis gekommen sind.

Im Zweifelsfall kann ein Elektroenzephalogramm (eine Aufzeichnung der elektrischen Aktivität des Gehirns) Klarheit über die Gehirnfunktion geben.

KAPITEL 78

Gehirn- und Rückenmarkinfektionen

Gehirn und Rückenmark sind erstaunlich widerstandsfähig gegen Infektionen, wenn sie aber von einer Infektion betroffen sind, hat dies meist sehr ernste Folgen. Die Hirnhautentzündung (Meningitis) beispielsweise, eine Entzündung der Häute, die Gehirn und Rückenmark umhüllen, wird gewöhnlich durch eine Bakterien- oder Virusinfektion verursacht. Die sogenannte aseptische Meningitis ist eine meist virusbedingte Entzündung der Hirnhäute. Sie kann aber auch eine Autoimmunreaktion (z. B. bei multipler Sklerose) oder die Nebenwirkung eines Medikaments, z. B. von Ibuprofen, sein oder durch Stoffe ausgelöst wer-

▲ Siehe Seite 1361

den, die in den Rückenmarkkanal gespritzt werden. Die Ursache einer Gehirnentzündung (Enzephalitis) ist in der Regel eine Virusinfektion, manchmal aber auch eine Autoimmunreaktion. Ein Abszeß ist eine räumlich begrenzte Infektion, ähnlich einer Eiterbeule, die überall im Körper, also auch im Gehirn, auftreten kann.

Bakterien und andere infektiöse Organismen können auf verschiedenen Wegen zu den Hirnhäuten und anderen Bereichen des Gehirns gelangen. Sie können mit dem Blut transportiert werden oder durch eine Wunde – von einer Verletzung oder Operation – in das Gehirn eindringen. Abszesse in der Nähe des Gehirns, z. B. in den Nasennebenhöhlen, können sich von dem infizierten Gebiet auf das Gehirn ausbreiten.

Bakterielle Hirnhautentzündung

Die bakterielle Hirnhautentzündung (Meningitis) ist eine von Bakterien verursachte Entzündung der Hirnhäute.

Ursachen

Drei Arten von Bakterien sind für mehr als 80 Prozent aller Hirnhautentzündungen verantwortlich: Meningokokken, Pneumokokken und *Haemophilus influenzae*. Alle drei Erreger sind normalerweise in der Umwelt vorhanden und können sogar Nase und Atemwege besiedeln, ohne Schaden anzurichten. Gelegentlich infizieren diese Bakterien ohne erkennbaren Grund das Gehirn. In anderen Fällen erfolgt die Infektion aufgrund einer Kopfverletzung oder einer Immunstörung. Besonders anfällig für eine solche Hirnhautentzündung sind Alkoholiker, Personen, denen die Milz entfernt wurde, Menschen mit chronischen Ohren- und Naseninfektionen, einer durch Pneumokokken ausgelösten Lungenentzündung (Pneumokokkenpneumonie) oder Sichelzellenanämie.

Seltener sind andere Bakterienarten wie *Escherichia coli* (kommt normalerweise im Darm und im Stuhl vor) oder *Klebsiella* die Ursache einer Hirnhautentzündung. Infektionen mit diesen Erregern treten nach Kopfverletzungen, Operationen an Gehirn oder Rückenmark, ausgedehnten Blutinfektionen oder im Krankenhaus erworbenen Infektionen auf; Menschen mit einer Immunstörung sind häufiger betroffen. Bei Nierenversagen oder der Einnahme von Kortisonpräparaten ist die Gefahr einer Hirnhautentzündung durch *Listeria*-Bakterien erhöht.

Am häufigsten erkranken Kinder im Alter von einem Monat bis zwei Jahren an Hirnhautentzündung. Erwachsene sind wesentlich seltener betroffen, es sei denn, sie gehören zu den besonders gefährdeten Personengruppen. Unter bestimmten Umständen können dennoch kleine Epidemien der Meningokokkenmeningitis auftreten, z. B. in Kindergärten, Schulen, Kasernen, Wohnheimen oder anderen Orten, an denen Menschen eng zusammenleben.

Symptome

Fieber, Kopfschmerzen, steifer Nacken, Halsschmerzen und Erbrechen, oft nach einer Erkältung, sind die wichtigsten Frühsymptome einer Hirnhautentzündung. Ein steifer Nacken ist nicht nur unangenehm, sondern kann es unmöglich oder sehr schmerzhaft machen, das Kinn auf die Brust zu legen. Erwachsene können binnen 24 Stunden schwer krank werden, bei Kindern geht es sogar noch schneller. Ältere Kinder und Erwachsene sind zunächst gereizt und verwirrt und werden dann zunehmend benommener. Stupor, Koma und schließlich der Tod können folgen. Die Infektion verursacht Schwellungen des Gehirngewebes und beeinträchtigt die Durchblutung, so daß Symptome wie bei einem Schlaganfall, einschließlich Lähmungen, auftreten können. ▲ Manchmal kommt es auch zu Krampfanfällen. Das **Waterhouse-Friderichsen-Syndrom**, eine sich blitzartig entwickelnde heftige Meningokokkeninfektion, führt zu starkem Durchfall, Erbrechen, Krampfanfällen, inneren Blutungen, Blutdruckabbau, Schock und häufig zum Tod.

Bei Kindern bis zu zwei Jahren zeigt sich eine Hirnhautentzündung gewöhnlich durch Fieber, Schwierigkeiten beim Füttern, Erbrechen, Reizbarkeit, Krampfanfälle und schrilles Schreien. Die Haut über den Fontanellen (den weichen Stellen zwischen den Schädelknochen) spannt, und die Fontanelle kann sich vorwölben. Manchmal kann die Gehirnflüssigkeit nicht abfließen, so daß sich der Schädel vergrößert und ein Wasserkopf (Hydrozephalus) entsteht. Anders als bei älteren Kindern und Erwachsenen ist der Nacken nicht unbedingt steif.

Diagnose

Da eine bakterielle Hirnhautentzündung (insbesondere, wenn Meningokokken die Ursache sind) innerhalb von Stunden zum Tod führen kann, ist sofort ärztliche Hilfe nötig. Kinder unter zwei Jahren sollten bei unerklärlichem Fieber umgehend einem Arzt vorgestellt werden, vor allem, wenn das Kind zunehmend reizbar oder ungewöhnlich schläfrig ist, das Essen verweigert, sich erbricht, Krampfanfälle bekommt oder einen steifen Nacken hat. Vermutet der Arzt eine bakterielle Hirnhautentzündung, verordnet er im allgemeinen Antibiotika, schon bevor Untersuchungsergebnisse vorliegen.

Bei der körperlichen Untersuchung achtet der Arzt auf Hautausschlag (rote oder violette Flecken), bläuliche Hautfarbe (Zyanose), Nackensteife und andere verräte-

▲ Siehe Seite 347

rische Zeichen für eine Hirnhautentzündung. Eines dieser Zeichen besteht darin, daß das Kind Hüfte und Knie anbeugt, wenn man seinen Kopf Richtung Brust beugt, ein anderes darin, daß der Arzt das gebeugte Knie des Kindes nicht strecken kann, wenn er das Bein anhebt.

Vermuten die Ärzte eine Hirnhautentzündung, müssen sie möglichst schnell feststellen, ob eine Bakterien-, Virus-, Pilz- oder andere Infektion die Ursache ist oder ob es einen anderen Grund gibt (z. B. eine Vergiftung). Viele verschiedene Ursachen kommen in Frage, die alle anders behandelt werden müssen.

Um eine Hirnhautentzündung zu diagnostizieren, führt man im allgemeinen eine Lumbalpunktion durch. Dabei wird im Lendenwirbelbereich eine dünne Nadel eingeführt und aus einem Gebiet knapp unterhalb des Rückenmarks etwas Rückenmarkflüssigkeit entnommen. Eine Probe der Flüssigkeit wird dann unter dem Mikroskop nach Bakterien abgesucht; der Rest wird ins Labor gegeben, um Bakterienkulturen anzulegen und den Erreger zu identifizieren. Weiterhin kann getestet werden, welche Antibiotika gegen die Bakterien wirksam sind. Weitere Anhaltspunkte für die Art der Infektion liefern der Zuckergehalt, ein erhöhter Eiweißgehalt und die Zahl und Art der weißen Blutkörperchen in der Flüssigkeit.

Neben der Lumbalpunktion nehmen die Ärzte Blut- und Urinproben und Abstriche aus Nase, Hals und eitrigen Hautinfektionen ab, um auch davon Kulturen anzulegen und Hinweise für die Diagnose zu erhalten.

Behandlung

Eine bakterielle Hirnhautentzündung wird unverzüglich mit Antibiotika und mit Kortison gegen die Entzündung behandelt; beide Medikamente werden über einen Tropf verabreicht. Die Ärzte geben unter Umständen mehr als ein Antibiotikum, um das ganze Spektrum von Bakterien abzudecken, die eine solche Infektion verursachen können. Sobald der Erreger identifiziert ist (ein oder zwei Tage später), wird möglicherweise ein anderes Antibiotikum eingesetzt, das besser wirksam ist. Außerdem wird die Flüssigkeit ersetzt, die der Patient durch Fieber, Schweiß, Erbrechen und Appetitlosigkeit verloren hat.

Die Ärzte achten auf Komplikationen, die durch die Gehirninfektion ausgelöst werden können. Bakterielle Hirnhautentzündungen (insbesondere, wenn Meningokokken die Ursache sind) können zu einem starken Blutdruckabfall führen, der mit zusätzlicher Flüssigkeitsgabe oder Medikamenten behandelt werden muß.

Prognose

Bei unverzüglicher Behandlung sterben weniger als zehn Prozent der Betroffenen an bakterieller Hirnhautentzündung. Verzögern sich Diagnose und Behandlung jedoch, sind bleibende Hirnschäden oder sogar Tod wahrscheinlicher. Die meisten Patienten genesen vollständig, einige haben jedoch anschließend Krampfanfälle, die eine lebenslange Behandlung erfordern. Eine geistige Beeinträchtigung und Lähmungen sind mögliche weitere bleibende Folgen.

Wie wird eine Lumbalpunktion durchgeführt?

In den unteren Teil des Rückenmarkkanals, meist zwischen drittem und viertem Lendenwirbel unterhalb der Stelle, an der das Rückenmark endet, wird eine dünne Hohlnadel eingeführt. Die Hirn-Rückenmark-Flüssigkeit tropft dann in ein Probengefäß und wird ins Labor zur Untersuchung gegeben.

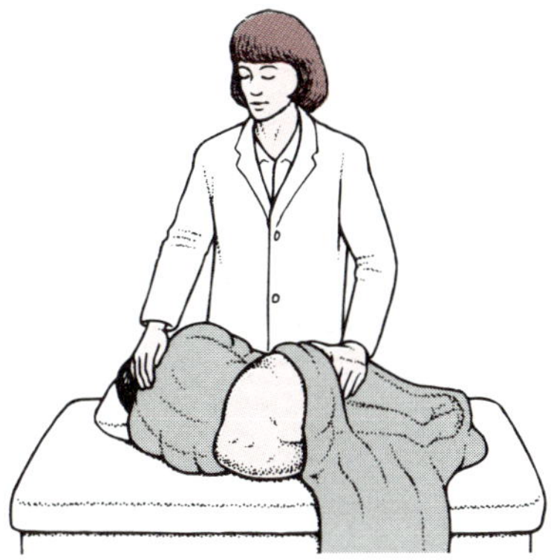

Längsschnitt durch die Wirbelsäule

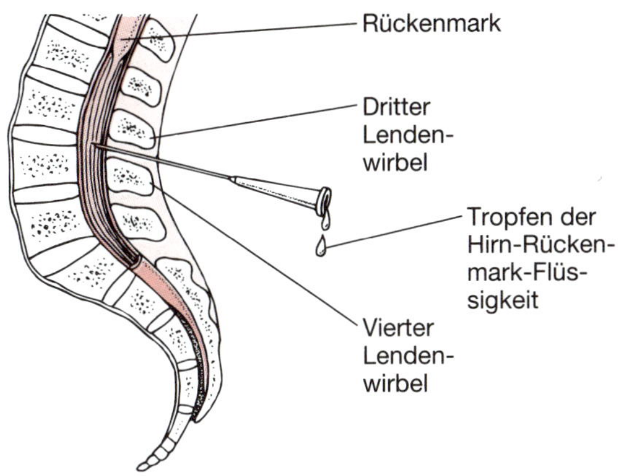

Vorbeugung

Mit einer Impfung lassen sich Hirnhautentzündungen durch Meningokokken vorbeugen. Der Impfstoff wird vorwiegend bei Epidemien eingesetzt oder wenn in eng zusammenlebenden Gruppen eine Epidemie droht. Geimpft werden sollten auch Personen, die häufiger mit Meningokokken in Berührung kommen. Familienangehörigen, medizinischem Personal und anderen, die engen Kontakt mit Infizierten haben, verordnet man unter Umständen auch Antibiotika wie Rifampizin oder Minozyklin, Kinder sollten routinemäßig gegen *Haemophilus influenzae* Typ b (Hib) geimpft werden, da dieser Erreger für die meisten Hirnhautentzündungen in der Kindheit verantwortlich ist.▲

Chronische Hirnhautentzündung

Eine chronische Hirnhautentzündung dauert mehr als einen Monat an.

An chronischer Hirnhautentzündung erkranken vorwiegend Personen, deren Immunsystem aufgrund von Aids, Krebs, anderen schweren Krankheiten, Krebsmedikamenten oder langfristiger Kortisoneinnahme geschwächt ist.

Ursachen

Manche infektiöse Organismen gelangen ins Gehirn und wachsen dort lange Zeit, bis allmählich Symptome und Schäden auftreten. Zu den verbreitetsten Erregern gehören der Pilz *Cryptococcus*, das Zytomegalievirus, HIV (das Virus, das Aids auslöst) und die Bakterien, die Tuberkulose, Syphilis und Lyme-Borreliose verursachen.

Einige nichtinfektiöse Krankheiten, wie die Sarkoidose (eine Immunkrankheit) und bestimmte Krebsformen, können die Hirnhäute reizen und zu einer chronischen Meningitis führen. Lymphome (Lymphknotentumore) und Leukämien (Blutkrebs) sind die häufigsten nichtinfektiösen Ursachen. Mittel zur Krebsbehandlung, Medikamente, die nach Organtransplantationen eingesetzt werden, und sogar bestimmte Schmerzmittel (nichtsteroidale Entzündungshemmer) wie Ibuprofen können eine Hirnhautentzündung verursachen.

Symptome

Die Symptome einer chronischen Hirnhautentzündung ähneln denen der bakteriellen, aber die Krankheit entwickelt sich langsamer, meist über Wochen. Das Fieber ist oft nicht so hoch wie bei einer bakteriellen Hirnhautentzündung. Kopf- und auch Rückenschmerzen, Verwirrung und periphere Nervenstörungen (wie Schwäche, Prickeln, Taubheitsgefühl und Gesichtslähmung) sind verbreitete Symptome.

Diagnose

Die Diagnose einer chronischen Hirnhautentzündung stützt sich zunächst auf die Symptome. Eine bakterielle Hirnhautentzündung, die durch eine unterbrochene Antibiotikabehandlung nicht beseitigt, sondern nur abgeschwächt ist, sowie Hirntumore und Abszesse können irrtümlich für eine chronische Hirnhautentzündung gehalten werden. Um die Diagnose abzusichern, wird in der Regel eine Computertomographie (CT) oder eine Kernspintomographie des Kopfes und anschließend eine Lumbalpunktion zur Untersuchung der Rückenmarkflüssigkeit durchgeführt. Die Zahl der weißen Blutkörperchen ist erhöht, aber niedriger als bei einer bakteriellen Meningitis, außerdem enthält die Flüssigkeit eine andere Art von weißen Blutkörperchen (Lymphozyten statt neutrophile Granulozyten). Unter dem Mikroskop sind möglicherweise infektiöse Erreger sichtbar. In jedem Fall werden Bakterienkulturen von der Rückenmarkflüssigkeit angelegt, um den Erreger zu identifizieren. Eventuell werden zusätzliche Tests auf Tuberkulose oder Syphilis oder auf bestimmte Pilze und Viren angeordnet.

Behandlung

Eine chronische Hirnhautentzündung aufgrund bestimmter nichtinfektiöser Ursachen – z. B. einer Sarkoidose – wird gewöhnlich mit dem Kortison Prednison behandelt. Handelt es sich um eine chronische Infektion, richtet sich die Behandlung nach dem Erreger.

Verursacht ein Pilz die chronische Hirnhautentzündung, gibt man meist ein Pilzmittel (Antimykotikum) über den Tropf. Am häufigsten kommen Amphoterizin B, Flucytosin und Fluconazol zum Einsatz. Bei einer besonders hartnäckigen Infektion wird Amphoterizin B manchmal direkt ins Rückenmark gespritzt. Dazu werden entweder mehrere Lumbalpunktionen durchgeführt oder ein sogenanntes Ommaya-Reservoir unter die Kopfhaut gepflanzt, das das Medikament über einen dünnen Schlauch ins Gehirn abgibt. Ist *Cryptococcus* der Erreger, kombiniert man Amphoterizin B meist mit Flucytosin.

Eine wiederholt auftretende Herpesmeningitis kann mit Aciclovir behandelt werden. Sind Zytomegalieviren die Erreger, kann Ganciclovir eingesetzt werden. Die meisten virusbedingten Hirnhautentzündungen heilen von selbst und müssen nicht spezifisch behandelt werden.

Virusinfektionen

Enzephalitis *ist eine Entzündung des Gehirns, die meist durch Viren verursacht und daher auch als Virusenzephalitis*

▲ Siehe Kasten, Seite 1214

bezeichnet wird. Bei der **Enzephalomyelitis** *sind Gehirn und Rückenmark entzündet, die Ursache ist ebenfalls ein Virus.* **Aseptische Meningitis** *ist eine Entzündung der Hirnhäute (die Gehirn und Rückenmark umhüllen), auch hier ist gewöhnlich ein Virus verantwortlich.*

Verschiedene Viren können Gehirn und Rückenmark infizieren, auch Herpes- und Mumpsviren gehören dazu. Einige dieser Infektionen führen zu Epidemien, und manche Viren werden von Insekten übertragen.

Einige Viren infizieren Gehirn und Rückenmark nicht direkt, sondern lösen Immunreaktionen aus, die indirekt zu einer Entzündung dieser Organe führen. Diese Form der Enzephalitis, **postinfektiöse Enzephalitis** genannt, kann bei Masern, Windpocken und Röteln auftreten. Die Entzündung entwickelt sich meist fünf bis zehn Tage nach der Viruserkrankung und kann zu schweren Schäden im Nervensystem führen.

Ausgesprochen selten kommt es Wochen, Monate oder Jahre nach einer Virusinfektion zu einer Gehirnentzündung. Ein Beispiel ist die **subakute sklerosierende Panenzephalitis**, die gelegentlich nach Masern auftritt und meist Kinder betrifft. ▲

Symptome

Virale Gehirninfektionen können sich auf drei verschiedene Arten äußern. Leichte Infektionen verursachen Fieber und ein allgemeines Krankheitsgefühl, oft ohne spezifische Symptome. Eine Virusmeningitis verursacht Fieber, Kopfschmerzen, Erbrechen, Muskelschwäche und einen steifen Nacken. Eine Enzephalitis beeinträchtigt die normale Funktion des Gehirns und löst Persönlichkeitsveränderungen, Krampfanfälle, Muskelschwäche in einem oder mehreren Körperteilen, Verwirrung, Schläfrigkeit, unter Umständen bis hin zum Koma, und die Symptome einer Hirnhautentzündung aus.

Bestimmte Viren bewirken weitere Symptome. Das Herpes simplex-Virus beispielsweise löst im frühen Stadium der Erkrankung oft wiederholt Krampfanfälle aus. Anders als bei anderen leichten Virusinfektionen enthält die Hirn-Rückenmark-Flüssigkeit bei Herpes simplex-Enzephalitis neben weißen auch rote Blutkörperchen. Außerdem verursacht das Virus Schwellungen in den Schläfenlappen des Gehirns, die sich bereits früh mit einer Kernspintomographie (NMR) feststellen lassen. Eine Computertomographie (CT) zeigt dagegen erst dann Auffälligkeiten, wenn bereits schwere Gehirnschäden eingetreten sind.

Diagnose

Anfangs ist es für Ärzte schwer, eine virale oder aseptische Meningitis von einer bakteriellen zu unterscheiden, und eine Enzephalitis kann vielen anderen Krankheiten ähneln, die ebenfalls die Gehirnfunktion beeinträchtigen. Bei den ersten Anzeichen für eine dieser Krankheiten versucht man, die Ursache herauszufinden. Dazu wird fast immer eine Lumbalpunktion durchgeführt, um die Hirn-Rückenmark-Flüssigkeit zu untersuchen. Bei Virusinfektionen ist die Zahl der weißen Blutkörperchen in dieser Flüssigkeit erhöht, aber es sind keine Bakterien vorhanden. Viren aus dieser Flüssigkeit heranzuzüchten, ist schwierig und dauert viele Tage.

Die Ärzte nutzen außerdem immunologische Tests, mit denen man Antikörper gegen Viren bestimmen kann. Aber auch mit diesen Tests läßt sich nur in weniger als der Hälfte aller Fälle das verantwortliche Virus identifizieren. Möglicherweise wird auch ein CT oder NMR veranlaßt, um abzuklären, ob die Symptome nicht durch einen Gehirnabszeß, einen Schlaganfall oder ein Strukturproblem, wie ein Blutgerinnsel, ein Aneurysma oder einen Tumor, ausgelöst werden.

Prognose und Behandlung

Gehirninfektionen, die keine Symptome verursachen, müssen in der Regel auch nicht behandelt werden. In schweren Fällen können jedoch Medikamente gegen Viren helfen. Aciclovir wirkt gegen Herpes simplex, nicht jedoch gegen die meisten anderen Viren.

In vielen Fällen erholen sich die Erkrankten vollständig von einer viralen Gehirninfektion. Die Überlebenschancen und die Wahrscheinlichkeit einer Genesung hängen weitgehend von der Art des Virus ab. Die Herpesenzephalitis verursacht schwere Gehirnschäden, läßt sich aber mit Aciclovir behandeln. Um ein möglichst gutes Ergebnis zu erreichen, muß die Behandlung einsetzen, bevor der Patient ins Koma fällt. Bei Säuglingen treten mit höherer Wahrscheinlichkeit bleibende Schäden auf. Kleinkinder erholen sich häufiger über einen langen Zeitraum, während Erwachsene oft relativ rasch genesen. Bei einer durch das Aids-Virus bedingten Demenz kann das Medikament Zidovudin (AZT) den Fortgang verlangsamen. Die progressive multifokale Leukenzephalopathie wird manchmal mit Cytarabin oder Vidarabin behandelt, die aber bestenfalls das Fortschreiten der Erkrankung verlangsamen.

Hirnabszeß

Ein Hirnabszeß ist eine räumlich begrenzte Eiteransammlung im Gehirn.

Hirnabszesse kommen nicht sehr häufig vor. Sie können entstehen, wenn sich eine Infektion irgendwo anders im Kopfbereich (z. B. in einem Zahn, der Nase oder einem Ohr) ausbreitet, wenn eine Kopfverletzung bis ins Gehirn

▲ Siehe Seite 1262

Ursachen von chronischen und aseptischen Hirnhautentzündungen

Infektionen

Viruserkrankungen: Mumps, Kinderlähmung, lymphozytäre Choriomeningitis, Herpes, Windpocken, Pferdeenzephalitis, St.-Louis-Enzephalitis, infektiöse Mononukleose, Aids und Infektionen durch ECHO-Viren, Coxsackie-Viren oder Zytomegalie-Viren

Postinfektiös (Viruskrankheiten, die nach der eigentlichen Krankheit durch eine Immunreaktion eine Meningitis nach sich ziehen): Masern, Röteln, Windpocken

Bakterieninfektionen: Tuberkulose, Syphilis, Leptospirose, Mykoplasmose, Lymphogranuloma venereum, Katzenkratzkrankheit, Brucellose, zerebrale Whipple-Krankheit

Andere Infektionen: Rickettsiosen, Toxoplasmose, Kryptokokkose, Trichinose, Kokzidioidomykose, Zystizerkose, Malaria, Amöbenruhr

Nichtinfektiöse Ursachen

Erkrankungen, die das Gehirn betreffen: Hirntumor, Schlaganfall, multiple Sklerose, Sarkoidose, Leukämie

Gifte: Bleivergiftung

Impfreaktionen: Impfstoffe gegen Tollwut und Keuchhusten

Reaktion auf Stoffe, die ins Rückenmark gespritzt wurden: Mittel gegen Krebs (Chemotherapie), Antibiotika, Kontrastmittel (für Röntgenaufnahmen)

Medikamente: Trimethoprim-Sulfamethoxazol, Azathioprin, Carbamazepin, nichtsteroidale Entzündungshemmer (Ibuprofen, Naproxen)

reicht oder wenn eine Infektion von irgendwo im Körper über das Blut ins Gehirn getragen wird.

Symptome

Ein Hirnabszeß kann abhängig von seinem Sitz eine ganze Reihe verschiedener Symptome auslösen. Zu diesen Symptomen gehören Kopfschmerzen, Übelkeit, Erbrechen, Schläfrigkeit, Krampfanfälle, Wesensveränderungen und andere Anzeichen einer Störung im Gehirn. Die Symptome können innerhalb von Tagen oder Wochen einsetzen. Zunächst treten vielleicht Fieber und Schüttelfrost auf, die Symptome verschwinden jedoch, wenn der Körper die Infektion abwehrt.

Diagnose

Besteht der Verdacht auf einen Hirnabszeß, ist eine Computertomographie (CT) oder eine Kernspintomographie (NMR) meist am besten geeignet, um Klarheit zu schaffen. Mit beiden Verfahren läßt sich der Abszeß gewöhnlich sichtbar machen, die Eiteransammlung kann jedoch auch wie ein Hirntumor oder ein Schlaganfall aussehen. Um dies auszuschließen und um festzustellen, welche Erreger den Abszeß ausgelöst haben, sind unter Umständen weitere Tests erforderlich. Möglicherweise muß eine Biopsie durchgeführt werden, bei der eine Probe aus dem Abszeß entnommen und im Labor untersucht wird.

Behandlung

Ein Hirnabszeß kann tödlich sein, wenn er nicht mit Antibiotika behandelt wird. Am häufigsten verwendet man Penizillin, Metronidazol, Nafzillin und Cephalosporine, z.B. Ceftriaxon oder Cefotaxim. Die Antibiotikabehandlung dauert meist vier bis sechs Wochen, wobei CT oder NMR alle zwei Wochen wiederholt werden. Falls die Antibiotika nicht wirken, muß der Abszeß eventuell chirurgisch ausgeräumt werden.

Gelegentlich verursacht ein Hirnabszeß einen Druckanstieg und Schwellungen im Gehirn. Dieser Zustand ist sehr ernst und kann zu bleibenden Hirnschäden führen. Daher leiten die Ärzte eine aggressive Behandlung ein und geben Kortison und Mittel wie Mannitol, die Schwellungen und Hirndruck vermindern.

Subdurales Empyem

Ein subdurales Empyem ist eine Eiteransammlung zwischen dem Gehirn und den Hirnhäuten, die das Gehirn umhüllen.

Meist tritt ein subdurales Empyem als Komplikation einer Nasennebenhöhlenentzündung auf, es kann aber auch durch eine schwere Ohreninfektion, eine Kopf- oder Hirnverletzung, eine Operation oder eine Blutinfektion infolge einer Lungenentzündung ausgelöst werden. Dieselben Bakterienarten, die für Hirnabszesse verantwortlich sind, können auch ein subdurales Empyem verursachen; beide Erkrankungen werden daher auf die gleiche Weise behandelt.

Ebenso wie ein Hirnabszeß kann ein subdurales Empyem Kopfschmerzen, Schläfrigkeit, Krampfanfälle und andere Zeichen einer fehlerhaften Gehirnfunktion auslösen. Die Symptome entwickeln sich innerhalb mehrerer Tage und führen unbehandelt rasch zu Bewußtseinsstörungen und dem Tod. CT und NMR sind die geeigneten Verfahren für eine Diagnose. Eine Lumbalpunktion gibt wenig Aufschluß und kann sogar gefährlich sein. Bei Säuglingen kann unter Umständen durch eine Fontanelle (die weiche Stelle zwischen den Schädelknochen) eine Nadel direkt in das Empyem eingeführt werden, um den Eiter abzusaugen, den Hirndruck zu verringern und die Diagnose zu sichern.

Parasiteninfektionen

In einigen Teilen der Welt kommen Wurminfektionen des Gehirns vor. In der westlichen Welt ist die **Zystizerkose** am verbreitetsten. Wenn jemand Lebensmittel zu sich nimmt, die mit Eiern des Schweinebandwurms verunreinigt sind, bewirkt der Magensaft, daß die Larven (Zystizerken) ausschlüpfen. Sie gelangen in den Blutkreislauf und damit in alle Teile des Körpers, auch das Gehirn. Im Gehirn bilden sich Zysten (flüssigkeitsgefüllte Hohlräume) um die Larven, wodurch Kopfschmerzen und Krampfanfälle auftreten können. Schließlich lösen sich die Zysten auf, und die Larven sterben ab, die Folge sind Entzündungen, Schwellungen und neurologische Probleme.

Die **Schistosomiasis** (Bilharziose) ist eine Wurminfektion, die Krampfanfälle, neurologische Ausfälle und erhöhten Hirndruck auslösen kann. Bei der **Echinokokkose** entstehen große Zysten im Gehirn, die vielfältige neurologische Störungen und Krampfanfälle verursachen. **Zönurose** ist eine Infektion, bei der Zysten die Zirkulation der Hirnflüssigkeit behindern. Viele dieser Infektionen lassen sich mit Medikamenten behandeln, manchmal müssen die Zysten aber auch operativ entfernt werden.

KAPITEL 79

Tumore des Nervensystems

Ein Tumor ist eine ungewöhnliche Wucherung irgendwo im Körper. Genaugenommen ist auch ein Infektionsherd (ein Abszeß) oder ein Entzündungsherd ein Tumor, aber in der Regel bezeichnet man mit diesem Begriff eine Neubildung von Gewebe (Neoplasma), die entweder gutartig oder bösartig (Krebstumor) sein kann.

In den meisten Körperteilen führt ein gutartiger Tumor kaum oder gar nicht zu Problemen, im Gehirn verursacht aber jedes nicht normale Zellwachstum beträchtliche Schäden. Ein Tumor kann im Gehirn auf zwei Weisen Schaden anrichten: Zum einen kann der Tumor durch sein Wachstum Gewebe direkt zerstören. Da der Schädel hart ist und sich das Gehirn nicht ausdehnen kann, erzeugt der sich vergrößernde Tumor solchen Druck, daß sogar entferntere Gehirnbereiche Schaden nehmen können. Tumore im Rückenmark können ebenfalls Schäden hervorrufen, wenn sie auf Nervengewebe drücken. Neurofibrome, weiche Wucherungen von Nervengewebe, können periphere Nerven (außerhalb von Gehirn und Rückenmark) und Nervenwurzeln im Rückenmark schädigen. Auch Krebsgeschwüre an anderen Körperstellen wirken sich manchmal auf das Nervensystem aus und führen zu paraneoplastischen Syndromen.

Hirntumore

*Ein **gutartiger** Hirntumor ist eine ungewöhnliche, aber nicht krebsartige Wucherung von Gewebe im Gehirn. Ein **bösartiger** Hirntumor ist ein Krebsgeschwür im Gehirn, das in das angrenzende Gewebe eindringen und es zerstören kann oder das als Tochtergeschwulst (Metastase) von einem Krebstumor, der irgendwo anders im Körper wächst, über den Blutstrom ins Gehirn verschleppt worden ist.*

Man unterscheidet verschiedene gutartige Tumore im Gehirn. Ihre Bezeichnung richtet sich nach den Zellen bzw. dem Gewebe, aus dem sie entstanden sind: **Schwannome** (Neurinome) gehen von den Schwannschen Zellen aus, die die Nerven umhüllen; **Ependymome** von Zellen, die innere Hohlräume im Gehirn auskleiden; **Meningiome** von den Hirnhäuten, die die äußere Umhüllung des Gehirns bilden; **Adenome** von Drüsenzellen; **Osteome** von den Schädelknochen und **Hämangioblastome** von Blutgefäßen. Einige gutartige Hirntumore können bereits bei der Geburt vorliegen.

Meningiome sind meist gutartig, können aber, nachdem man sie entfernt hat, wiederkommen. Diese Tumore treten

Hirntumore, die ihren Ursprung im Nervensystem haben

Art des Tumors	Ursprung	Grad der Bösartigkeit	Anteil an allen Hirntumoren	Betroffene
Chordom	Nervenzellen in der Wirbelsäule	Gutartig, aber invasiv	Weniger als 1 %	Erwachsene
Keimzelltumor	Embryonalzellen	Bös- oder gutartig	1 %	Kinder
Gliom (Glioblastoma multiforme, Astrozytom, Oligodendrozytom)	Stützzellen des Gehirns, einschließlich Astrozyten und Oligodendrozyten	Bösartig oder relativ gutartig	65 %	Kinder und Erwachsene (je nach Art)
Hämangioblastom	Blutgefäße	Gutartig	1 bis 2 %	Kinder und Erwachsene
Medulloblastom	Embryonalzellen	Bösartig	Entfällt*	Kinder
Meningiom	Zellen der Hirnhäute	Gutartig	20 %	Erwachsene
Osteom	Schädelknochen	Gutartig	2 %	Kinder und Erwachsene
Osteosarkom	Schädelknochen	Bösartig	Weniger als 1 %	Kinder und Erwachsene
Pinealom	Zellen der Zirbeldrüse	Gutartig	1 %	Kinder
Tumor der Hirnanhangdrüse (Hypophysenadenom)	Zellen der Wände der Hirnanhangdrüse	Gutartig	2 %	Kinder und Erwachsene
Schwannom	Schwannsche Zellen, die Nervenzellen umhüllen	Gutartig	3 %	Erwachsene

*Medulloblastome sind die häufigsten bösartigen Hirntumore in der Kindheit und treten nur sehr selten bei Erwachsenen auf.

häufiger bei Frauen auf, meist zwischen dem 40. und dem 60. Lebensjahr, aber auch in der Kindheit oder im Alter. Die Symptome und die Gefährlichkeit dieser Tumore hängt davon ab, wie groß sie sind, wie schnell sie wachsen und wo im Gehirn sie sich befinden. Wenn sie sehr groß sind, können sie zu einem geistigen Abbau, ähnlich einer Demenz, führen.

Am häufigsten sind bösartige Hirntumore *Metastasen* (Tochtergeschwülste) von einer Krebserkrankung, die ihren Ursprung in einem anderen Körperteil hat. Brust- und Lungenkrebs, Hautkrebs (malignes Melanom) und Blutkrebs (Leukämie und Lymphom) können sich auf das Gehirn ausbreiten. Die Metastasen bleiben entweder auf einen Gehirnbereich begrenzt oder bilden sich in mehreren verschiedenen Bereichen.

Primäre Hirntumore haben dagegen im Gehirn ihren Ursprung. Meist handelt es sich um **Gliome**, die von den Geweben ausgehen, die die Nervenzellen umgeben und stützen. Mehrere Gliomformen sind bösartig, das **Glioblastoma multiforme** kommt am häufigsten vor. Weitere sind die schnell wachsenden **aplastischen Astrozytome**, die langsamer wachsenden **Astrozytome** sowie **Oligodendrogliome**. **Medulloblastome** kommen nicht sehr häufig vor, meist sind Kinder vor der Pubertät betroffen. **Sarkome** und **Adenokarzinome** sind seltene Krebsformen, die nicht von Nervenzellen, sondern von anderen Geweben ausgehen.

Männer und Frauen sind gleich häufig von Hirntumoren betroffen, bestimmte Tumore sind jedoch unter Männern, andere unter Frauen verbreiteter. Aus unbekannten

Gründen treten Lymphome ▲ des Gehirns gehäuft auf, vor allem bei Aids-Patienten.

Symptome

Symptome entstehen, wenn Hirngewebe zerstört wird oder der Druck im Gehirn ansteigt; sie sind unabhängig davon, ob es sich um einen gutartigen oder bösartigen Hirntumor handelt. Ist der Hirntumor eine Metastase von einem anderen Krebsgeschwür, verursacht wahrscheinlich auch dieser Krebs Symptome. Beispielsweise wird bei Lungenkrebs blutiger Schleim hochgehustet, und bei Brustkrebs ist ein Knoten in der Brust vorhanden.

Die Symptome eines Hirntumors hängen von dessen Größe, Wachstumsgeschwindigkeit und Sitz ab. In manchen Gehirnbereichen können Tumore zu beträchtlicher Größe heranwachsen, bevor sie Symptome auslösen, in anderen wirkt sich schon ein kleiner Tumor verheerend aus.

Oft sind die ersten Anzeichen für einen Hirntumor Kopfschmerzen, die jedoch auch eine Vielzahl anderer Ursachen haben können. ■ Kopfschmerzen aufgrund eines Hirntumors kommen gewöhnlich immer wieder oder bestehen sogar ununterbrochen, oft sind die Schmerzen stark, befallen jemanden, der sonst fast nie Kopfschmerzen hat, treten nachts auf und sind auch beim Aufwachen vorhanden. Weitere verbreitete Frühzeichen sind Gleichgewichts- und Koordinationsstörungen, Benommenheit und Doppeltsehen. Später können Übelkeit und Erbrechen, Fieberschübe und ungewöhnlich schnelle oder langsame Herz- und Atemfrequenz folgen. Unmittelbar vor dem Tod können extreme Blutdruckschwankungen auftreten.

Manche Hirntumore lösen Krampfanfälle aus. Dies ist häufiger der Fall bei gutartigen Tumoren, Meningiomen und langsam wachsenden Krebsgeschwüren wie Astrozytomen, als bei schnell wachsenden Tumoren wie dem Glioblastoma multiforme. Aufgrund des Tumors kann ein Arm oder ein Bein oder eine Körperhälfte Lähmungserscheinungen zeigen, oder es kann die Fähigkeit beeinträchtigt sein, Hitze, Kälte, Druck, leichte Berührungen oder scharfe Gegenstände zu spüren. Hirntumore können sich auch auf das Hör- und Sehvermögen und den Geruchssinn auswirken. Der Druck im Gehirn kann Persönlichkeitsveränderungen verursachen und dazu führen, daß der Betroffene schläfrig und verwirrt ist und Schwierigkeiten hat zu denken. Derartige Symptome sind äußerst ernst zu nehmen und sollten sofort ärztlich abgeklärt werden.

Diagnose

Der Verdacht auf einen Hirntumor besteht, wenn irgendeines der charakteristischen Symptome auftritt. Störungen der Gehirnfunktion können zwar oft bei einer körperlichen Untersuchung festgestellt werden, aber die Diagnose stützt sich auf andere Verfahren.

Normale Röntgenaufnahmen von Schädel und Gehirn sind für die Diagnose eines Hirntumors wenig geeignet (Meningiome und Hirnanhangdrüsenadenome gelegentlich ausgenommen). Alle Arten von Hirntumoren sind aber normalerweise in einer Computertomographie (CT) oder Kernspintomographie (NMR) sichtbar, wobei auch Größe und Position des Tumors bestimmt werden können. Wenn ein CT oder NMR einen Tumor zeigt, folgen weitere Tests, um die Art des Tumors festzustellen.

Tumore der Hirnanhangdrüse (Hypophyse) werden gewöhnlich entdeckt, wenn sie Nerven quetschen, die für das Sehvermögen von Bedeutung sind. Blutuntersuchungen ergeben erhöhte Blutspiegel der Hirnanhangdrüsenhormone. Der Tumor kann in der Regel durch ein CT oder NMR erkannt werden.

Durch einige andere Tumore steigt der Hormonspiegel im Blut ebenfalls an, dieses ist jedoch die Ausnahme. Um festzustellen, um was für einen Tumor es sich handelt und ob er bösartig ist, wird eine Biopsie durchgeführt (dabei wird etwas Tumorgewebe entnommen und unter dem Mikroskop untersucht).

Manchmal findet man Krebszellen bei der mikroskopischen Untersuchung einer Probe der Hirn-Rückenmark-Flüssigkeit, die man durch eine Lumbalpunktion gewinnt. Eine Lumbalpunktion darf aber nicht durchgeführt werden, wenn es Anzeichen für einen Druckanstieg im Schädel gibt, da durch die plötzliche Druckveränderung **Hirngewebe eingeklemmt** werden könnte, eine der gefährlichsten Komplikationen, die bei einem Hirntumor auftreten kann: Der erhöhte Druck im Schädel preßt Hirngewebe nach unten durch die enge Öffnung an der Schädelbasis, wodurch der untere Teil des Gehirns (der Hirnstamm) gequetscht wird. Dadurch werden lebenswichtige Funktionen gestört, die der Hirnstamm steuert – Atmung, Herzschlag und Blutdruck. Wird die Einklemmung nicht rechtzeitig erkannt und behandelt, sind Koma und Tod die Folge.

Meist entnimmt man im Rahmen einer Operation, bei der der Tumor ganz oder teilweise entfernt wird, eine Probe für die mikroskopische Untersuchung. Bei Tumoren, die tief im Gehirngewebe liegen und nicht gefahrlos zugänglich sind, führt man eine sogenannte stereotaktische Biopsie durch. Dabei wird mit Hilfe eines computergestützten bildgebenden Verfahrens eine Nadel in den Tumor eingeführt und Zellen entnommen.

Behandlung

Die Behandlung eines Hirntumors richtet sich nach seiner Lage und der Art des Tumors. Wenn möglich, wird der

▲ Siehe Seite 768

■ Siehe Kasten, Seite 291

Symptome einiger spezieller Hirntumore

Astrozytome und Oligodendrogliome

Astrozytome und Oligodendrogliome sind eher langsam wachsende Tumore, die manchmal ausschließlich Krampfanfälle auslösen. Die bösartigeren Formen (anaplastische Astrozytome und anaplastische Oligodendrogliome) können Anzeichen für eine gestörte Gehirnfunktion hervorrufen wie Schwäche, Empfindungsstörungen und unsicheren Gang. **Glioblastoma multiforme,** das bösartigste Astrozytom, wächst so schnell, daß der Hirndruck steigt; die Folge sind Kopfschmerzen, verlangsamtes Denken und in schweren Fällen Schläfrigkeit und Koma.

Meningiome

Gutartige Tumore der Hirnhäute können je nachdem, wo sie wachsen, verschiedene Symptome verursachen. Dazu gehören Schwäche und Taubheitsgefühl, Krampfanfälle, Störungen des Geruchssinns, hervortretende Augen und Sehstörungen. Bei älteren Menschen können Gedächtnisschwund und Denkstörungen auftreten, ähnlich wie bei der Alzheimer-Krankheit.

Tumore der Zirbeldrüse

Die Zirbeldrüse, die sich in der Mitte des Gehirns befindet, steuert die biologische Uhr des Körpers, insbesondere den Schlaf-Wach-Rhythmus. Vor allem in der Kindheit bewirken untypische Tumore der Zirbeldrüse (Keimzelltumore) oft eine vorzeitige Pubertät. Sie können den Ablauf der Hirnflüssigkeit behindern und so zu einer Vergrößerung von Gehirn und Schädel (Wasserkopf oder Hydrozephalus) sowie schweren Gehirnstörungen führen.

Tumore der Hirnanhangdrüse (Hypophyse)

Die Hirnanhangdrüse liegt an der Schädelbasis und steuert einen Großteil des körpereigenen Hormonsystems. Tumore der Hirnanhangdrüse sind überwiegend gutartig und führen dazu, daß übermäßige Mengen der Hormone dieser Drüse ausgeschüttet werden:

- Eine Überproduktion von Wachstumshormon führt zu extremem Größenwachstum (Riesenwuchs) oder einer unproportionalen Vergrößerung von Kopf, Gesicht, Händen, Füßen und Brust (Akromegalie).
- Eine Überproduktion von ACTH verursacht ein Cushing-Syndrom.
- Eine Überproduktion des schilddrüsenstimulierenden Hormons bewirkt eine Schilddrüsenüberfunktion.
- Eine Überproduktion von Prolaktin führt zum Ausbleiben der Monatsblutung (Amenorrhoe), löst bei nicht stillenden Frauen eine Milchproduktion aus (Galaktorrhoe) und bei Männern eine Vergrößerung der Brüste (Gynäkomastie).

Tumore der Hirnanhangdrüse können aber auch hormonproduzierendes Gewebe zerstören, so daß die Hormonmenge im Körper unzureichend ist. Weitere Symptome sind Kopfschmerzen und eine Einschränkung des Sehfelds bei beiden Augen.

Tumor chirurgisch entfernt. In vielen Fällen bleiben nach einer solchen Operation gar keine oder nur geringe Schäden am Gehirn zurück. Manchmal wächst ein Tumor jedoch in einem Gebiet, an das man nur schwer oder gar nicht herankommt, ohne lebenswichtige Strukturen zu zerstören. Gehirnschäden infolge einer Operation können Teillähmungen, Empfindungsstörungen, Schwäche und geistige Behinderungen auslösen. Dennoch muß ein Tumor unbedingt beseitigt werden, wenn sein Wachstum wichtige Gehirnstrukturen zerstört. Auch wenn die Operation keine Heilung bedeuten sollte, kann sie sinnvoll sein, um den Tumor zu verkleinern, die Symptome zu lindern und dem Arzt Aufschluß über die Art der Wucherung zu geben sowie darüber, ob andere Behandlungsmethoden, z. B. eine Strahlentherapie, gerechtfertigt sind.

Manche gutartige Tumore müssen operiert werden, weil ihre ständige Größenzunahme in einem begrenzten Raum zu schweren Schäden oder dem Tod führen kann. Meningiome versucht man in der Regel zu entfernen, was im allgemeinen gefahrlos und vollständig möglich ist. Sehr kleine Meningiome und solche bei älteren Patienten läßt man jedoch unter Umständen am Platz. Für die meisten gutartigen Tumore, wie Schwannome und Ependyome, gilt das gleiche. Manchmal schließt sich an die Operation eine Strahlentherapie an, um möglicherweise verbliebene Tumorzellen zu zerstören.

Die Mehrzahl der Hirntumore, insbesondere bösartige, werden mit einer Kombination von Operation, Strahlentherapie und Chemotherapie behandelt. Nachdem man so viel Tumorgewebe wie möglich entfernt hat, be-

Gutartige Hirndrucksteigerung oder Hirntumor?

Die gutartige Hirndrucksteigerung (auch **gutartiger intrakranieller Hochdruck** oder **Pseudotumor cerebri** genannt) ist eine Erkrankung, bei der der Druck im Schädel ansteigt, ohne daß Anzeichen für einen Tumor, eine Infektion, eine Abflußstörung der Hirnflüssigkeit oder einen anderen Grund vorliegen. Manchmal wird diese Krankheit für einen Hirntumor gehalten. Am häufigsten sind Frauen zwischen 20 und 50 Jahren betroffen, vor allem Übergewichtige.

In den meisten Fällen läßt sich weder der Beginn noch schließlich der Rückgang der Drucksteigerung mit einem bestimmten Ereignis in Zusammenhang bringen. Bei Kindern tritt die Krankheit manchmal auf, nachdem Kortison abgesetzt worden ist oder das Kind übermäßig viel Vitamin A oder das Antibiotikum Tetrazyklin eingenommen hat.

Eine gutartige Hirndrucksteigerung macht sich anfangs meist durch leichte, manchmal aber auch starke Kopfschmerzen bemerkbar. Im weiteren Verlauf der Krankheit verlieren etwa fünf Prozent der Betroffenen vorübergehend das Sehvermögen, entweder teilweise oder vollständig, auf einem oder beiden Augen. Am Augenhintergrund können Schwellungen auftreten, was als Stauungspapille bezeichnet wird.

Andere mögliche, behandelbare Ursachen für einen erhöhten Hirndruck sollten vom Arzt ausgeschlossen werden. Eine Computertomographie (CT) ergibt meist ein normales Ergebnis, lediglich die luft- und flüssigkeitsgefüllten Hohlräume im Gehirn sind bei der gutartigen Hirndrucksteigerung manchmal leicht zusammengedrückt. Eine Lumbalpunktion zeigt in der Regel eine Druckerhöhung in der Hirn-Rückenmark-Flüssigkeit an, die Zusammensetzung der Flüssigkeit ist jedoch normal.

Oft gibt sich eine gutartige Hirndrucksteigerung innerhalb eines halben Jahres von selbst. Eine Behandlung ist nicht erforderlich, Übergewichtige sollten jedoch abnehmen. Gegen die Kopfschmerzen kann man Aspirin oder Parazetamol einnehmen. Ist der Hirndruck nach einigen Wochen immer noch erhöht, verschreibt der Arzt möglicherweise das Medikament Azetazolamid.

Etwa 10 bis 20 Prozent der Betroffenen bekommen einen Rückfall, und bei einem kleinen Prozentsatz verschlimmert sich der Zustand zunehmend, bis sie schließlich erblinden. Das Sehvermögen kehrt unter Umständen auch dann nicht zurück, wenn der Schädeldruck abnimmt. Manchmal wird bei einer Operation ein Ventil eingesetzt, durch das die Gehirnflüssigkeit ablaufen kann.

ginnt man mit einer Strahlentherapie. Die Strahlentherapie führt zwar nur selten zu einer Heilung, kann aber einen Tumor so weit verkleinern, daß der Zustand über viele Monate oder gar Jahre stabil bleibt. Manche Krebserkrankungen des Gehirns lassen sich mit einer Chemotherapie behandeln. Sowohl Metastasen als auch primäre Hirntumore können auf eine Chemotherapie ansprechen.

Ein Druckanstieg im Gehirn ist äußerst ernst und muß sofort medizinisch behandelt werden. Gewöhnlich spritzt man Mittel wie Mannitol oder Kortison, um den Druck zu verringern und eine Einklemmung von Gehirngewebe zu verhindern. Manchmal wird ein winziger Druckmesser in den Schädel eingepflanzt, um die Behandlung dem aktuellen Druck anpassen zu können.

Die Behandlung von Metastasen im Gehirn hängt weitgehend davon ab, wo der Krebs seinen Ursprung hat. Die Tochtergeschwülste im Gehirn unterzieht man oftmals einer Strahlentherapie. Eine Operation kann dann sinnvoll sein, wenn nur eine einzige Metastase vorhanden ist. Neben diesen herkömmlichen Behandlungsmethoden werden einige Verfahren erprobt, beispielsweise neue Chemotherapien, radioaktive Implantate im Tumorgewebe und Radiochirurgie.

Prognose

Trotz Behandlung lebt nur ein Viertel der Patienten mit einem Hirntumor nach zwei Jahren noch. Etwas besser sind die Aussichten bei einigen bestimmten Tumorformen, z. B. Astrozytomen und Oligodendrogliomen, bei denen für drei bis fünf Jahre nach der Behandlung keine neuen Tumore entstehen. Etwa die Hälfte aller Patienten, die wegen eines Medulloblastoms behandelt wurden, überleben die ersten fünf Jahre.

Die Chance für eine erfolgreiche Behandlung ist größer, wenn der Betroffene unter 45 Jahre alt ist, kein Glioblastoma multiforme, sondern ein anaplastisches Astrozytom vorliegt und wenn der Tumor ganz oder größtenteils entfernt werden konnte.

Rückenmarktumore

Rückenmarktumore sind gutartige oder bösartige Gewebewucherungen im Rückenmark.

Rückenmarktumore können entweder primäre Geschwüre sein (die ihren Ursprung im Rückenmark haben) oder sekundäre (Metastasen einer Krebserkrankung irgendwo anders im Körper). Rückenmarktumore kommen weitaus seltener vor als Hirntumore und kaum einmal bei Kindern.

Nur etwa zehn Prozent der primären Rückenmarktumore gehen von den Nervenzellen des Rückenmarks aus. Zwei Drittel sind **Meningiome** (entstehen in den Rückenmarkhäuten, die das Rückenmark umhüllen) und **Schwannome** (gehen von den Schwannschen Zellen aus, die die Nervenfasern umhüllen). Sowohl Meningiome als auch Schwannome sind gutartig. Zu den bösartigen Wucherungen gehören **Gliome**, die ihren Ursprung in anderen Zellen innerhalb des Rückenmarks haben, und **Sarkome**, die vom Bindegewebe der Wirbelsäule abstammen. **Neurofibrome**, eine Art Schwannom, können im Rahmen der Neurofibromatose ebenfalls vom Rückenmark ausgehen.

Metastasen im Rückenmark oder seiner Umgebung können von Krebstumoren in anderen Körperteilen, vor allem in Lunge, Brust, Prostata, Niere und Schilddrüse, herrühren. Lymphome können sich ebenfalls auf das Rückenmark ausbreiten.

Symptome

Rückenmarktumore verursachen gewöhnlich deshalb Symptome, weil sie Nerven quetschen. Druck auf die Nervenwurzeln, die Abschnitte der Nerven, die aus der Wirbelsäule austreten ▲, kann Schmerzen, ein taubes oder prickelndes Gefühl und Schwäche verursachen. Druck auf das Rückenmark selbst kann Spastik, Schwäche, Koordinations- und Empfindungsstörungen auslösen. Außerdem kann es zu Schwierigkeiten beim Wasserlassen, einem Verlust der Blasenkontrolle oder Verstopfung kommen.

Diagnose

Der Arzt zieht die Möglichkeit eines Rückenmarktumors in Betracht, wenn jemand an bestimmten Krebsformen in anderen Körperteilen erkrankt ist, Schmerzen an einer begrenzten Stelle der Wirbelsäule sowie Schwäche, Prickeln oder Koordinationsstörungen auftreten. Aufgrund der besonderen Anordnung der Nerven im Rückenmark, kann der Arzt die Position des Tumors feststellen, indem er die Körperteile ausfindig macht, die nicht richtig funktionieren. ■

Andere Erkrankungen, die sich auf die Funktion des Rückenmarks auswirken können, müssen ausgeschlossen werden. Dieses sind z. B. schmerzende Rückenmuskeln, Knochenprellungen, Durchblutungsstörungen des Rückenmarks, Wirbelbrüche, Bandscheibenvorfälle und auch Krankheiten wie Syphilis, Virusinfektionen, multiple Sklerose und amyotrophe Lateralsklerose.

Verschiedene Verfahren sind für die Diagnose eines Rückenmarktumors hilfreich. Röntgenaufnahmen der Wirbelsäule zeigen zwar Veränderungen in den Knochen, Tumore, die noch nicht zu Knochenschäden geführt haben, erkennt man aber in der Regel nicht. Die Kernspintomographie (NMR) ist die Methode der Wahl, um sämtliche Strukturen in Rückenmark und Wirbelsäule sichtbar zu machen. Um zu klären, um was für einen Tumor es sich handelt, muß eine Biopsie durchgeführt werden (dabei wird eine Probe des Tumorgewebes entnommen und unter dem Mikroskop begutachtet).

Behandlung

Viele Tumore in Rückenmark und Wirbelsäule können operativ entfernt werden. Andere können mit einer Strahlentherapie, eventuell im Anschluß an eine Operation, behandelt werden. Wenn ein Tumor auf das Rückenmark oder Strukturen in dessen Nähe drückt, gibt man möglicherweise Kortison, um Schwellungen zu verringern und die Funktion der Nerven zu erhalten, bis der Tumor entfernt werden kann.

Prognose

Die Genesung hängt vor allem davon ab, wie groß der bereits eingetretene Schaden ist und wie tief der Tumor ins Rückenmark eingedrungen ist. Bei der Hälfte der Betroffenen verschwinden die Symptome durch die Behandlung wieder. Bei Meningiomen, Neurofibromatomen und bestimmten primären Tumoren kann eine Operation sogar zur vollständigen Heilung führen.

Neurofibromatose

Die Neurofibromatose **(Recklinghausen-Krankheit)** *ist eine Erbkrankheit, bei der weiche, fleischige Wucherungen von verändertem Nervengewebe (Neurofibrome) auf der Haut und in anderen Körperteilen auftreten.*

Neurofibrome sind Wucherungen der myelinproduzierenden Schwannschen Zellen sowie anderer Zellen, die periphere Nerven (Nerven außerhalb von Gehirn und Rückenmark) umgeben und schützen. Gewöhnlich setzen die Wucherungen nach der Pubertät ein und sind als kleine Knötchen unter der Haut tastbar.

▲ Siehe Seite 324

■ Siehe Kasten, Seite 320

Symptome und Diagnose

Etwa ein Drittel der Betroffenen bemerkt keinerlei Symptome, und die Neurofibromatose wird erst bei einer Routineuntersuchung festgestellt, wenn der Arzt in der Nähe von Nerven Knoten unter der Haut findet. Ein weiteres Drittel erfährt die Diagnose, weil sie wegen kosmetischer Probleme den Arzt aufsuchen. Viele Betroffene haben mittelbraune Hautflecken (Café-au-lait-Flecken) auf Brust, Rücken, Becken, Ellenbogen und Knien. Diese Flecken können von Geburt an vorhanden sein oder sich in der Kindheit bilden. Im Alter von zehn bis 15 Jahren erscheinen fleischige Wucherungen (Neurofibrome) unterschiedlicher Größe und Form auf der Haut. Weniger als zehn, aber auch Tausende dieser Wucherungen können auftreten. Bei manchen Betroffenen führen die Wucherungen zu Skelettveränderungen, z. B. Verkrümmungen der Wirbelsäule, Rippendeformationen, Vergrößerung der langen Knochen in Armen und Beinen und Knochendefekten im Schädel und um das Auge. Das restliche Drittel der Fälle wird erkannt, wenn neurologische Störungen auftreten.

An allen Nerven des Körpers können sich Neurofibrome bilden, besonders häufig an den Nervenwurzeln des Rückenmarks▲, wo sie oft nur minimale Probleme verursachen und nur gefährlich werden, wenn sie auf das Rückenmark drücken. In weitaus mehr Fällen quetschen Neurofibrome jedoch periphere Nerven und beeinträchtigen deren Funktion. Sind Nerven im Kopf betroffen, können Erblinden, Benommenheit, Taubheit und Koordinationsstörungen die Folge sein. Mit zunehmender Zahl der Neurofibrome treten mehr neurologische Schwierigkeiten auf.

Zusätzlich zu diesen Störungen wachsen bei Patienten mit einer selteneren Form der Krankheit (Neurofibromatose Typ 2) Tumore im Innenohr (**Akustikusneurinome**■). Diese Tumore können schon im Alter von 20 Jahren zu Schwerhörigkeit und manchmal Schwindelanfällen führen.

Behandlung

Es gibt keine Behandlungsmethode, mit der man die Neurofibromatose aufhalten oder heilen könnte. Einzelne Wucherungen können aber in der Regel operativ entfernt oder durch eine Strahlentherapie verkleinert werden. Liegen die Wucherungen nah an einem Nerv, muß dieser in der Regel bei der Operation ebenfalls entfernt werden. Da die Neurofibromatose eine Erbkrankheit ist, ist bei Kinderwunsch eine genetische Beratung ratsam.

Paraneoplastische Syndrome

Als paraneoplastische Syndrome bezeichnet man die Fernwirkungen von Krebserkrankungen (am häufigsten Lungen- und Eierstockkrebs) auf zahlreiche verschiedene Körperfunktionen, oft auf die des Nervensystems.

Auf welche Weise entfernte Krebstumore das Nervensystem beeinflussen, ist nicht genau bekannt. Manche Krebstumore sondern Stoffe ins Blut ab, die andere Gewebe schädigen, indem sie eine Autoimmunreaktion auslösen. Andere Krebstumore bilden Stoffe, die direkt auf das Nervensystem wirken und seine Funktion beeinträchtigen oder sogar Nervengewebe zerstören.

Paraneoplastische Syndrome können eine Vielzahl neurologischer Symptome hervorrufen wie Demenz, Stimmungsschwankungen, Krampfanfälle, Muskelschwäche in den Gliedmaßen oder im ganzen Körper (möglicherweise zunehmend), Taubheitsgefühl, Prickeln, Koordinationsstörungen, Benommenheit, Doppeltsehen und Störungen der Augenbewegung. Am häufigsten ist die **Polyneuropathie**, eine Funktionsstörung der peripheren Nerven (der Nerven außerhalb von Gehirn und Rückenmark).★ Die Betroffenen fühlen sich schwach, haben Empfindungsstörungen und schwache Reflexe. Die Polyneuropathie kann zwar nicht direkt behandelt werden, bessert sich aber oft durch die Krebstherapie.

Manchmal geht eine seltene Form der Polyneuropathie, die **subakute sensible Neuropathie**, der Krebsdiagnose voraus. Die Betroffenen haben ausgeprägte Empfindungsstörungen und eine schlechte Koordination, aber nur wenig Muskelschwäche. Eine Behandlung gibt es nicht.

Die von verschiedenen Krebstumoren produzierten Stoffe haben sehr unterschiedliche Wirkungen. Brust- und Eierstocktumore bilden manchmal einen Stoff, der Autoantikörper auf den Plan ruft, die das Kleinhirn angreifen. Dieses bezeichnet man als **subakute Kleinhirndegeneration**. Die Symptome dieser Krankheit – unsicherer Gang, schlechte Koordination von Armen und Beinen, Sprachstörungen, Benommenheit, Doppeltsehen – können schon Wochen, Monate oder Jahre, bevor die Krebserkrankung festgestellt wird, auftreten. Innerhalb von Wochen oder Monaten verschlechtert sich der Zustand, und häufig kommt es zu einer schweren Behinderung. Bevor der Krebs diagnostiziert ist, läßt sich die Krankheit nur schwer erkennen; eine Computertomographie (CT) oder Kernspintomographie (NMR) kann den Abbau im Kleinhirn zeigen. Eine wirksame Behandlung gibt es nicht, manchmal bessern sich die Symptome aber, nachdem der Krebs erfolgreich behandelt worden ist.

Neuroblastome, bestimmte Krebstumore bei Kindern, verursachen gelegentlich eine seltene Kombination von Symptomen, die durch plötzliche unkontrollierbare Augen-

▲ Siehe Seite 324

■ Siehe Seite 1008

★ Siehe Seite 334

bewegungen gekennzeichnet ist. Dazu kommen Koordinationsstörungen, Steifheit, Verkrampfungen und Muskelzuckungen in Rumpf, Armen und Beinen. Die Symptome bessern sich oft durch die Behandlung des Krebs und durch die Einnahme von Kortison wie Prednison.

Nur selten beeinträchtigt die Hodgkin-Krankheit indirekt die Nervenzellen im Rückenmark, so daß Arm- und Beinmuskulatur, ähnlich wie bei der akuten Polyneuropathie, geschwächt sind. Gewöhnlich hilft Kortison.

Das **Lambert-Eaton-Syndrom** ist ein paraneoplastisches Syndrom, das mit Myasthenia gravis vergleichbar ist▲ und bei Lungenkrebs auftreten kann. Die Symptome beruhen auf der Bildung von Antikörpern gegen die Botenstoffe (Neurotransmitter), die Signale von Nerven an Muskeln übermitteln. Die Muskelschwäche zeigt sich vor, während oder nach der Krebsdiagnose. Manchmal läßt sich keine Krebserkrankung entdecken. Die Betroffenen klagen über Müdigkeit, Schmerzen und Prickeln in Armen und Beinen, einen trockenen Mund, herabhängende Augenlider und Impotenz. Die normalen Reflexe, z. B. der Patellarsehnenreflex, sind abgeschwächt oder fehlen sogar völlig.

Die Symptome des Lambert-Eaton-Syndroms verschwinden unter Umständen, wenn die zugrundeliegende Krebserkrankung behandelt wird. Guanidin, ein Medikament, das die Nervenzellen dazu anregt, mehr muskelaktivierende Botenstoffe zu produzieren, kann die Muskelschwäche bis zu einem gewissen Grad lindern. Guanidin kann jedoch starke Nebenwirkungen haben, wie Knochenmark- und Leberschäden. Weitere Behandlungsmöglichkeiten sind ein Plasmaaustausch, bei dem Schadstoffe aus dem Blut entfernt werden■, und Kortisongaben, z. B. Prednison.

Krebserkrankungen können auch zu Muskelschwäche führen, indem sie nicht auf die Nerven, sondern direkt auf die Muskeln wirken. Die dadurch bedingten Krankheiten, **Dermatomyositis** und **Polymyositis** schwächen die rumpfnahe Muskulatur. Die Betroffenen bekommen oft auf Nase und Wangen einen violetten Hautausschlag und Schwellungen um die Augen. Dermatomyositis und Polymyositis kommen am häufigsten bei Krebspatienten über 50 Jahren vor, manchmal aber auch, ohne daß eine Krebserkrankung vorliegt. Eine Kortisonbehandlung ist manchmal wirksam.

▲ Siehe Seite 330

■ Siehe Kasten, Seite 337

Strahlenschäden des Nervensystems

Obwohl sich die Ärzte bemühen, bei einer Krebstherapie Strahlenschäden am Nervensystem zu verhindern, lassen sie sich nicht immer vermeiden. Strahlenschäden können plötzlich oder allmählich auftauchen, gleich bleiben oder schlimmer werden, vorübergehend oder von Dauer sein. Manchmal machen sich die Schäden erst Monate oder Jahre nach Abschluß der Therapie bemerkbar.

Wenn das Gehirn radioaktiven Strahlen ausgesetzt wird, kann eine **akute Enzephalopathie** ausgelöst werden, mit Kopfschmerzen, Übelkeit und Erbrechen, Schläfrigkeit, Verwirrung und anderen neurologischen Symptomen. Eine akute Enzephalopathie beginnt meist nach ein oder zwei Bestrahlungen, kann aber auch erst zwei bis vier Monate nach Ende der Strahlentherapie einsetzen. Im Laufe der Behandlung klingen die Beschwerden gewöhnlich ab; die Einnahme von Kortison, z. B. von Prednison, kann die Beschwerden bessern.

Manchmal zeigen sich Hirnschäden erst viele Monate oder Jahre nach der Strahlenbehandlung, dies bezeichnet man als **Strahlenspätschaden**. Mögliche Symptome sind zunehmende Demenzerscheinungen, Gedächtnisverlust, Schwierigkeiten beim Denken, Wahrnehmungsstörungen, Wesensveränderungen und schwankender Gang.

Die Bestrahlung von Brust oder Nacken kann eine Strahlenmyelopathie auslösen. Dabei kann das **Lhermitte-Zeichen** (Nackenbeugezeichen) auftreten, bei dem der Betroffene, wenn er den Kopf nach vorne beugt, einen elektrischen Schlag zu bekommen meint, der vom Nacken oder Rücken ausgeht und in die Beine schießt. Eine andere Form der Strahlenmyelopathie entwickelt sich Monate oder Jahre nach Behandlungsende und verursacht Muskelschwäche, Empfindungsstörungen und manchmal das **Brown-Séquard-Syndrom**, bei dem eine Körperhälfte von Schwäche und die andere von einem Ausfall der Schmerz- und Temperaturwahrnehmung betroffen ist. Auf der geschwächten Körperseite kann auch der Lagesinn (die Fähigkeit, die Position von Händen und Füßen festzustellen, ohne hinzugucken) beeinträchtigt sein. Diese seltene Krankheit verschwindet in der Regel nicht wieder und führt vielfach zu Lähmungen.

Auch Nerven in der Nähe der bestrahlten Stellen können geschädigt werden. Beispielsweise kann die Bestrahlung von Brust oder Lunge Nerven in den Armen schädigen, was zu Muskelschwäche und Empfindungsstörungen führt. Bestrahlungen in der Leistengegend können Nerven in den Beinen schädigen, was zu vergleichbaren Symptomen führt.

Psychische Erkrankungen

KAPITEL 80

Psychische Gesundheit – ein Überblick

Bei Störungen der psychischen Gesundheit sind Denken, Fühlen und Verhalten beeinträchtigt. Erkrankungen entstehen auf der Grundlage von komplexen Wechselwirkungen zwischen körperlichen, seelischen, sozialen, gesellschaftlichen, kulturellen und erblichen Einflüssen.

Psychische Krankheiten in der Gesellschaft

In den letzten Jahrzehnten hat man sich sehr darum bemüht, psychisch kranke Menschen aus den Anstalten herauszuholen. Möglich wurde dies durch die Entwicklung wirksamer Medikamente gegen psychische Krankheiten. Im Zusammenhang mit dieser Eingliederungsoffensive wurde verstärkt Wert darauf gelegt, psychisch kranke Menschen als Mitglieder ihrer Familien und der Gesellschaft zu sehen.

Es ist wissenschaftlich erwiesen, daß sich bestimmte Wechselwirkungen zwischen Familien und Patienten positiv oder negativ auf die psychische Störung auswirken können. Daher wurden Familientherapien entwickelt, die erheblich dazu beigetragen haben, daß chronisch psychisch Kranke nicht wieder in eine Anstalt eingewiesen werden müssen. Die Familie des Patienten wird heute mehr denn je in die Therapie eingebunden. Auch der Hausarzt spielt bei der Wiedereingliederung in die Gesellschaft eine wichtige Rolle. Außerdem werden psychisch Kranke, die stationär untergebracht werden müssen, nicht mehr so stark isoliert und eingeschränkt wie früher. Die Patienten werden möglichst früh in Tageskliniken oder ambulante Therapieeinrichtungen entlassen. In diesen Einrichtungen liegt der Schwerpunkt auf Gruppen- statt Einzeltherapien. Die Patienten schlafen zu Hause, in betreuten Wohngruppen oder in Pflegeheimen.

Diese Eingliederungsbemühungen verliefen jedoch nicht reibungslos. Psychisch Kranke, die weder sich selbst noch andere gefährden, können nicht gegen ihren Willen stationär untergebracht und behandelt werden. Da sie aber andererseits nicht immer in der Lage sind, ihr Alltagsleben allein zu bewältigen, und es nicht genügend Plätze für betreutes Wohnen gibt, sind die Familien oft einer enormen Belastung ausgesetzt.

Jeder Mensch braucht sozialen Rückhalt, um seine Grundbedürfnisse nach Fürsorge, Akzeptanz und seelischer Unterstützung, besonders in schwierigen Zeiten, zu decken. Wissenschaftliche Untersuchungen haben gezeigt, daß ein starker Rückhalt die Genesung von körperlichen und seelischen Krankheiten erheblich beschleunigen kann. Dieses den Kranken zu gewähren, überfordert Partner und Familienangehörige jedoch oft. Um die damit verbundenen Belastungen zu bewältigen, können Selbsthilfegruppen eine große Hilfe sein.

Einige Selbsthilfegruppen, wie die Anonymen Alkoholiker und Suchtberatungsstellen, beschäftigen sich mit Suchtverhalten. Andere verstehen sich als Anwälte für bestimmte Gruppen, z. B. für Behinderte oder ältere Menschen. Auch für die Angehörigen von psychisch kranken Menschen gibt es spezielle Selbsthilfegruppen.

Einteilung und Diagnose von psychischen Krankheiten

In der Medizin verändern neue Erkenntnisse ständig die Einteilung von Krankheiten. Das gilt auch für die Psychiatrie; das Wissen über die Funktion des Gehirns und die Auswirkungen äußerer Einflüsse wird ständig detaillierter. Trotz dieser Fortschritte stecken die Kenntnisse über die komplizierten Mechanismen, die den Gehirnfunktionen zugrunde liegen, noch in den Kinderschuhen. Da aber zahlreiche wissenschaftliche Studien gezeigt haben, daß sich psychische Krankheiten mit großer Zuverlässigkeit voneinander abgrenzen lassen, wird die standardisierte Vorgehensweise in der Diagnostik immer genauer.

Die Einteilung psychischer Krankheiten orientiert sich auch in Deutschland schon seit langem an einem System, das die amerikanische Gesellschaft für Psychiatrie erarbeitet hat. Sie gab 1952 erstmals ein »Diagnostisches und statistisches Handbuch der psychischen Krankheiten« (DSM-I) heraus. In der bisher letzten Version von 1994 (DSM-IV) werden psychische Krankheiten in diagnostische Kategorien eingeteilt, die, anders als früher, auf der Beschreibung von Symptomen – das heißt dem, was Patienten sagen und tun als Spiegel ihres Denkens und ihrer Gefühle – und auf dem Verlauf der Krankheit basieren. Ähnliche Diagnosekriterien wie das DSM-IV gebraucht ein internationales Klassifikationssystem für Erkrankungen (ICD 10) der Weltgesundheitsorganisation, das mittlerweile auch in Deutschland Grundlage für die Diagnose von Krankheiten ist.

Fortschritte sind auch bei den Diagnoseverfahren zu verzeichnen. Mehrere neue bildgebende Verfahren stehen für Gehirnaufnahmen zur Verfügung, dazu gehören Computertomographie (CT), Kernspintomographie (NMR) und Positronenemissionstomographie (PET) – eine Methode, um die Durchblutung von Gehirnbereichen zu messen. ▲ Mit diesen Aufnahmetechniken lokalisiert man Gehirnstrukturen und -funktionen bei Menschen mit und ohne Verhaltensauffälligkeiten, um Rückschlüsse zu ziehen, wie das Gehirn bei gesunden Menschen und bei psychisch Kranken arbeitet. Forschungsergebnisse, durch die sich verschiedene psychische Störungen voneinander abgrenzen lassen, haben zu exakteren Diagnosen geführt.

Behandlung psychischer Krankheiten

Psychiatrische Behandlungsmethoden sind überwiegend entweder körperliche Therapien – Behandlung mit Medikamenten und Elektrokrampftherapie – oder Psychotherapien – Einzel-, Gruppen- oder Familientherapie, Verhaltenstherapie, Entspannungsverfahren, Hypnosetherapie, Körpertherapie und andere. Viele psychische Krankheiten werden sowohl mit Medikamenten als auch psychotherapeutisch behandelt. Die Mehrheit der Studien zeigt, daß eine solche Kombination bei den wichtigsten psychischen Krankheiten wirkungsvoller ist als eine Behandlungsmethode allein.

Mit Beginn des Jahres 1999 trat in Deutschland das Psychotherapeutengesetz in Kraft, nach dem dann auch Psychologen selbständig psychotherapeutisch tätig sein und ihre Leistungen auf Kosten der Krankenkassen abrechnen dürfen, wenn sie die Voraussetzungen für eine staatliche Approbation erfüllen. Voraussetzung ist allerdings, daß sie wissenschaftlich anerkannte psychotherapeutische Verfahren anwenden. Als solche erkennen die deutschen Krankenkassen offiziell bisher nur Psychoanalyse, Tiefenpsychologie und Verhaltenstherapie an. Viele andere Verfahren, die sie bisher auf dem Weg von Kostenerstattungen bezahlt haben, dürften diese Personen dann nicht auf Krankenkassenkosten ausüben, z. B. Familien-, Gestalt-, Gesprächs- und Körpertherapie.

Medikamente

In den letzten 40 Jahren sind viele Medikamente für psychische Krankheiten (Psychopharmaka) entwickelt worden, die sehr wirksam sind und von Psychiatern und anderen Ärzten häufig eingesetzt werden. Diese Medikamente sind oft nach der Krankheit benannt, gegen die sie hauptsächlich verordnet werden. Beispielsweise werden **Antidepressiva** wie Amitriptylin, Trimipramin und Fluoxetin zur Behandlung von Depressionen eingesetzt. **Neuroleptika**, auch **Antipsychotika** genannt, wie Promethazin, Haloperidol und Fluspirilen, wirken bei Psychosen, z. B. bei Schizophrenie. ■ Andere antipsychotisch wirkende Mittel, wie Clozapin und Risperidon, können für Patienten geeignet sein, die auf andere Neuroleptika nicht angesprochen haben. **Angstlösende Mittel (Anxiolytika)** wie Diazepam und Bromazepam können bei Angstzuständen, z. B. bei Panikattacken und Phobien, eingesetzt werden. ★ **Stimmungsstabilisierende Mittel** wie Lithium und Carbamazepin sind mit gewissem Erfolg bei manisch-depressiven Patienten verordnet worden.

Merkmale der Psychotherapie

- Verständnis für die Schwierigkeiten des Betroffenen
- Erklärung für die Sorgen des Betroffenen sowie einen Weg finden, um sie zu lindern
- Informationen über Art und Ursache der Probleme und Vorschläge für Möglichkeiten, damit umzugehen
- Die Erwartungen des Betroffenen auf Gesundung durch eine vertrauensvolle Beziehung zum Therapeuten stärken
- Das Bewußtsein des Patienten für seine Gefühle erhöhen, damit er seine Einstellung und sein Verhalten ändern kann

Elektrokrampftherapie

Bei einer Elektrokrampftherapie (EKT) werden Elektroden an der Kopfhaut befestigt und eine Reihe von elektrischen Stromstößen auf das Gehirn übertragen, um Krampfanfälle auszulösen. Diese Methode hat sich als wirkungsvoll erwiesen bei der Behandlung schwerer Depressionen, die anders nicht zu bekämpfen sind. Es ist zwar verständlich, daß die Vorstellung von Stromstößen am Kopf Angst auslöst, doch die Elektrokrampftherapie ist in der Form, wie sie heute durchgeführt wird, weitgehend ungefährlich und führt nur selten zu schweren Komplikationen. Narkosemittel und muskelentspannende Medikamente haben etwaige Risiken deutlich reduziert.

▲ Siehe Seite 283

■ Siehe Seite 431

★ Siehe Kasten, Seite 393

Psychotherapie

In den letzten Jahren hat es erhebliche Fortschritte auf dem Gebiet der Psychotherapie gegeben. Psychotherapie ist die Behandlung von Menschen durch einen geschulten Therapeuten mit Hilfe psychologischer Techniken und unter systematischem Einsatz der Patient-Therapeut-Beziehung. Nicht nur Ärzte sind für Psychotherapien ausgebildet, sondern auch klinische Psychologen, Sozialtherapeuten, Seelsorger, Familienberater und viele ähnliche Berufsgruppen. Medikamente dürfen aber nur Ärzte verschreiben.

Zwar gibt es viele verschiedene Formen der Einzeltherapie, die meisten Psychotherapeuten haben sich jedoch einer von vier Richtungen angeschlossen: tiefenpsychologische Psychotherapie, kognitiv-behaviorale Therapie, humanistische Psychotherapie oder Verhaltenstherapie. Bei der **tiefenpsychologischen Psychotherapie** geht es darum, dem Patienten unbewußte Konflikte und Verhaltensmuster, die Symptome und Beziehungsprobleme erzeugen können, bewußt zu machen. Die **kognitiv-behaviorale Therapie** beschäftigt sich vorwiegend mit Störungen in der Denkweise des Patienten. Einige Verfahren der **humanistischen Psychotherapie** konzentrieren sich auf die Auswirkungen, die das Ende oder eine Veränderung einer Beziehung auf den Patienten hat. Die **Verhaltenstherapie** zielt darauf ab, dem Patienten dabei zu helfen, gewohnte Reaktionsweisen auf Vorgänge in seiner Umgebung durch bessere zu ersetzen. In der Praxis arbeiten viele Psychotherapeuten mit einer Mischung verschiedener Techniken.

Eine Psychotherapie kommt bei einer ganzen Reihe von Zuständen in Frage. Auch Menschen, die nicht an einer psychischen Störung leiden, können von einer Psychotherapie profitieren, wenn es darum geht, mit beruflichen Schwierigkeiten, dem Tod eines nahestehenden Menschen oder der chronischen Krankheit eines Familienangehörigen fertig zu werden. **Gruppen- und Familientherapien** sind ebenfalls weit verbreitet.

Hypnosetherapie

Die Behandlung mit Hypnose wird zunehmend bei Schmerzen und zur Behandlung von körperlichen Krankheiten mit psychischer Komponente eingesetzt. Diese Methode kann die Entspannung fördern und Ängste und Spannungen abbauen. Beispielsweise können Krebspatienten, die neben den Schmerzen auch unter Ängsten und Depressionen leiden, davon profitieren.

KAPITEL 81

Psychosomatische Krankheiten

Der Begriff *psychosomatische Krankheit* ist nicht eindeutig definiert. In aller Regel bezeichnet man so körperliche Krankheiten, die vermutlich durch psychische Einflüsse mit verursacht worden sind. Keine körperliche Erkrankung wird jedoch allein durch psychische Faktoren ausgelöst, es muß immer eine biologische Komponente vorhanden sein – ein Faktor, der für den Ausbruch der Krankheit unerläßlich ist.

Um beispielsweise an Tuberkulose zu erkranken, muß man sich mit *Mykobakterien* infizieren, den Erregern der Tuberkulose. Viele Menschen, die sich mit *Mykobakterien* infiziert haben, erkranken jedoch nicht oder nur geringfügig. Damit die als Tuberkulose bekannte Krankheit ausbricht, muß es weitere Faktoren geben, darunter möglicherweise eine erbliche Veranlagung, Umwelteinflüsse, z. B. wie beengte Wohnverhältnisse und Mangelernährung sowie soziale oder psychische Belastungen, wie den Verlust einer nahestehenden Person, und die damit zusammenhängenden Gefühlsreaktionen, z. B. Depressionen. Biologische, umweltbedingte, soziale und psychische Faktoren müssen zusammenkommen, damit jemand, der sich mit Mykobakterien infiziert hat, an Tuberkulose erkrankt. Der Begriff psychosomatisch umfaßt diese Kombination von Faktoren.

Wechselspiel zwischen Körper und Seele

Soziale und psychische Belastungen können eine Reihe von Krankheiten auslösen oder verschlimmern, z. B. Diabetes mellitus, systemischen Lupus erythematodes, Leukämie und multiple Sklerose. Die Bedeutung solcher Faktoren unterscheidet sich jedoch bei verschiedenen Menschen mit derselben Krankheit sehr.

Die meisten Menschen glauben entweder intuitiv oder aufgrund eigener Erfahrungen, daß seelischer Streß selbst schwere körperliche Krankheiten herbeiführen oder ihren Verlauf beeinflussen kann. Wie diese Streßfaktoren wirken könnten, ist nicht bekannt. Gefühle können ganz offensichtlich Körperfunktionen wie Herzschlag, Schweißabsonderung, Schlaf und Verdauung beeinflussen, andere Zusammenhänge sind jedoch nicht so eindeutig. Beispielsweise hat man noch nicht herausgefunden, auf welche Weise Gehirn und Immunsystem miteinander in Verbindung stehen. Kann der Geist (das Gehirn) die Aktivität weißer Blutkörperchen und damit eine Immunreaktion verändern? Wenn ja, wie kommuniziert das Gehirn mit den Blutzellen? Immerhin zirkulieren weiße Blutkörperchen in Blut- oder Lymphgefäßen im Körper und sind nicht an Nerven angeschlossen. Dennoch hat die Forschung gezeigt, daß es solche Beziehungen gibt. Beispielsweise kann eine Nesselsucht von einer körperlichen Allergie oder einer psychischen Reaktion ausgelöst werden. Eine Depression kann das Immunsystem hemmen, so daß der Betroffene anfälliger für bestimmte Infektionen wird, beispielsweise für Erkältungen.

Streß kann also körperliche Symptome herbeiführen, auch wenn keine körperliche Krankheit vorliegt. Der Körper reagiert auf emotionale Belastungen. Streß kann z. B. Angstzustände auslösen, die sich auf das vegetative Nervensystem auswirken, und Hormone wie Adrenalin auf den Plan rufen, damit das Herz schneller schlägt, der Blutdruck steigt und mehr Schweiß abgesondert wird. Bei Streß spannen sich die Muskeln an, was zu Nacken-, Rükken-, Kopf- oder sonstigen Schmerzen führen kann. Oft übersehen Ärzte und Patienten die emotionale Aufregung, die die Symptome ausgelöst hat, wenn sie von einer körperlichen Krankheit als Ursache der Beschwerden ausgehen. Vergeblich werden dann zahlreiche Untersuchungen durchgeführt, um Herzrasen, Kopf- oder Rückenschmerzen oder ähnlichem auf den Grund zu gehen.

Psychische Faktoren können den Verlauf einer Krankheit auch *indirekt* beeinflussen. Beispielsweise behaupten manche Schwerkranke, gar nicht krank zu sein oder jedenfalls nicht ernstlich. Dieses Leugnen ist ein Schutzmechanismus, der dazu beiträgt, Ängste abzubauen und eine bedrohliche Situation erträglicher zu machen. Verringert das Leugnen die Angst, kann es von Nutzen sein. Wenn sich aber jemand deshalb nicht an die verordnete Behandlung hält, kann dies ernste Folgen haben. Streitet z. B. ein Diabetiker ab, daß er Insulinspritzen benötigt und seine Ernährung an das gespritzte Insulin anpassen muß, kann sein Blutzuckerspiegel erheblich schwanken, und er riskiert schwere Komplikationen, z. B. ein diabetisches Koma. Auch viele Bluthochdruckpatienten und Epileptiker versäumen, regelmäßig ihre Medikamente einzunehmen.

Körper und Geist beeinflussen sich gegenseitig. Einerseits tragen psychische Faktoren zum Ausbruch oder zur Verschlechterung einer Vielzahl körperlicher Krankheiten bei, aber umgekehrt wirken sich körperliche Erkrankungen auch auf Psyche und Stimmung aus. Menschen mit lebensbedrohlichen, schubweise auftretenden oder chronischen Krankheiten werden häufig depressiv. Obwohl eine Depression unter diesen Umständen eine normale Reaktion zu sein scheint, verdient der psychische Zustand des Betroffenen dennoch Aufmerksamkeit. Die Depression kann die Auswirkungen der körperlichen Krankheit verschlimmern und das Leid des Betroffenen vergrößern. Eine geeignete Behandlung, unter Umständen auch mit Antidepressiva, kann die Situation oft verbessern.

Im Gegenzug ist ein ängstlicher oder deprimierter Mensch möglicherweise um seine körperliche Verfassung besorgt. Dieses Phänomen ist vor allem bei Menschen mit Depressionen verbreitet, die anscheinend nicht akzeptieren können, daß ihre Symptome psychischen Ursprungs sind. Die Depression kann zu Schlafstörungen, Appetitlosigkeit, Gewichtsverlust und Müdigkeit führen. Statt zu sagen »Ich bin so deprimiert«, konzentrieren sich die Betroffenen auf ihre Symptome im Glauben daran, daß sie durch eine körperliche Krankheit verursacht werden. Dies bezeichnet man auch als »larvierte« Depression. Manche Menschen geben zwar zu, daß sie depressiv sind, versuchen ihren Zustand dann aber auf eine körperliche Erkrankung zu schieben.

Redewendungen, die auf Konversionssymptome hindeuten

»Mein Rücken tut mir so weh.«

»Ich kann meinen Ärger nicht einfach runterschlucken.«

»Allein der Gedanke macht mich krank.«

»Jemand ist mir in den Rücken gefallen.«

»Davon wird mir übel.«

Konversion von Symptomen

Ein Mechanismus, über den psychischer und sozialer Streß in eine körperliche Krankheit einmünden kann, ist die sogenannte Konversion oder Somatisierung. Dabei wandelt jemand einen psychischen Konflikt unbewußt in ein körperliches Symptom um. Der Betroffene wird so von einem beunruhigenden emotionalen Problem abgelenkt und richtet seine Aufmerksamkeit auf eine vielleicht weniger ängstigende körperliche Störung. Beinahe jedes denkbare Symptom kann zum Konversionssymptom werden. Manchmal ist das Konversionssymptom ein Gleichnis für das psychische Problem. Beispielsweise kann jemand mit Brustschmerzen sozusagen an gebrochenem Herzen leiden, weil er von einer geliebten Person zurückgewiesen wurde, oder jemand mit Rückenschmerzen hat den Eindruck, unter seiner Last zusammenzubrechen.

Ein Konversionssymptom kann auch dadurch zustande kommen, daß sich jemand mit einem anderen Menschen identifiziert, der das gleiche Symptom hat. Beispielsweise können Brustschmerzen, die auf einen möglichen Herzinfarkt hindeuten, auftreten, nachdem ein Elternteil, Geschwister oder Kollege einen Herzinfarkt gehabt hat. Oder ein Mann bekommt in dem Alter Brustschmerzen, in dem sein Vater an einem Herzinfarkt gestorben ist.

Schließlich können Konversionssymptome ein Symptom sein, welches der Betroffene von einer früheren Erkrankung her kennt und jetzt wieder erlebt. Beispielsweise leidet jemand, der einmal einen schmerzhaften Knochenbruch hatte, möglicherweise wieder unter den gleichen Schmerzen als Konversionssymptom. Treten aufgrund einer koronaren Herzkrankheit öfter Brustschmerzen auf (Angina pectoris), kann der Betroffene ähnliche Schmerzen auch als Konversionssymptom entwickeln (Pseudoangina).

Konversions*symptome* unterscheiden sich von Konversions*störungen*, bei denen die körperlichen Symptome häufiger an neurologische Krankheiten erinnern.▲ Konversionssymptome sind weniger gravierend und flüchtiger; sie kommen bei Menschen vor, die keine ernste psychische Grunderkrankung haben. Im Grunde kann jeder Konversionssymptome entwickeln. Für den Arzt ist es nicht leicht, die richtige Diagnose zu stellen, so daß der Patient sich vermutlich verschiedener Untersuchungen unterzieht, bevor feststeht, daß den Symptomen keine körperliche Störung zugrunde liegt.

Meist verschwinden Konversionssymptome recht bald, nachdem der Arzt den Betroffenen untersucht und beruhigt hat. Wenn die Symptome wieder auftreten oder gar nicht verschwinden und den Betroffenen sehr beeinträchtigen, kann eine somatoforme Krankheit die Ursache sein.■

KAPITEL 82

Somatoforme Störungen

Somatoforme Störungen umfassen verschiedene psychische Krankheiten, bei denen die Betroffenen über körperliche Symptome klagen, psychische Probleme jedoch abstreiten.

Somatoforme Störung ist ein relativ neuer Begriff für das, was viele Menschen als psychosomatische Krankheit bezeichnen.★ Bei somatoformen Störungen lassen sich weder die körperlichen Symptome noch deren Schwere und Dauer durch irgendeine zugrundeliegende körperliche Krankheit erklären. Zu diesen Störungen zählen Somatisierungsstörungen, Konversionsstörungen und Hypochondrie (Krankheitswahn).

Die Meinungen der Psychiater über den Wert und die Gültigkeit dieser Diagnosegruppen gehen stark auseinander. Die Einteilung der verschiedenen somatoformen Störungen gibt Psychiatern jedoch die Möglichkeit, die Vielzahl von Symptomen, die die betroffenen Patienten aufweisen, zu beschreiben und die Störungen anhand dieser Beschreibungen zu unterscheiden. Sorgfältige Beschreibungen können helfen, die verschiedenen Krankheiten abzugrenzen, um sie dann besser wissenschaftlich untersuchen zu können.

Es gibt keine allgemein anerkannte Erklärung für somatoforme Störungen. Die Patienten, bei denen eine somatoforme Störung diagnostiziert wird, unterscheiden sich sehr voneinander. Da man nicht genau weiß, warum und wie die Symptome entstehen, gibt es keine verbindlichen Behandlungsmethoden.

Somatisierungsstörungen

Die Somatisierungsstörung ist eine schwere chronische Erkrankung, die durch eine Vielzahl körperlicher Symptome gekennzeichnet ist, darunter insbesondere Schmerzen, Magen-Darm-Störungen, sexuelle und neurologische Symptome.

Die Ursache der Somatisierungsstörung ist unbekannt. Oft sind mehrere Mitglieder einer Familie betroffen. Die Betroffenen neigen zu Persönlichkeitsstörungen, die sich durch Selbstbezogenheit (narzißtische Persönlichkeit) und übertriebene Abhängigkeit von anderen (abhängige Persönlichkeit) auszeichnen.●

▲ Siehe Seite 387
■ Siehe unten
★ Siehe Seite 386
● Siehe Seite 424

Münchhausen-Syndrom: Krankheiten vortäuschen, um Aufmerksamkeit zu erhalten

Das Münchhausen-Syndrom, auch Simulantentum genannt, ist keine somatoforme Krankheit, ähnelt dieser aber insofern, als daß einer körperlichen Störung ein psychisches Problem zugrunde liegt. Der Hauptunterschied besteht darin, daß Menschen mit Münchhausen-Syndrom bewußt Symptome einer körperlichen Krankheit *vortäuschen*. Sie erfinden wiederholt Krankheiten und gehen von einem Krankenhaus zum anderen, um sich behandeln zu lassen.

Das Münchhausen-Syndrom geht aber über unehrliches Erfinden und Vortäuschen von Symptomen hinaus. Die Krankheit ist mit schweren emotionalen Schwierigkeiten verbunden. Die Betroffenen sind gewöhnlich recht intelligent und einfallsreich; sie können nicht nur Krankheiten nachahmen, sondern haben ein großes medizinisches Wissen. Sie sind in der Lage, ihr Bedürfnis nach Krankenpflege und eingehenden Untersuchungen und Behandlungen, einschließlich großer Operationen, durchzusetzen. Sie täuschen zwar bewußt, ihre Motivation und ihr Trachten nach Aufmerksamkeit ist ihnen jedoch weitgehend unbewußt.

Eine befremdliche Variante des Syndroms bezeichnet man als **Münchhausen-Stellvertreter-Syndrom.** Dabei dient ein Kind, meist einem Elternteil, als Ersatzpatient. Der Erwachsene fälscht die gesundheitliche Vorgeschichte des Kindes, gibt ihm möglicherweise Medikamente oder mengt Urinproben Blut oder bakterielle Verunreinigungen bei, dies alles, um eine Krankheit vorzutäuschen. Die Motivation für ein derart absonderliches Verhalten scheint ein krankhaftes Verlangen nach Aufmerksamkeit und nach einer intensiven Beziehung zum Kind zu sein.

Die Symptome zeigen sich erstmals bei Jugendlichen oder jungen Erwachsenen, und zwar vermutlich häufiger bei Frauen. Männliche Verwandte der betroffenen Frauen sind auffallend häufig Alkoholiker und verhalten sich asozial.

Symptome

Die Betroffenen klagen über eine Vielzahl von vagen körperlichen Beschwerden. Grundsätzlich kann jeder Körperteil Symptome zeigen, am häufigsten sind aber Kopfschmerzen, Übelkeit und Erbrechen, Bauchschmerzen, Durchfall oder Verstopfung, schmerzhafte Menstruationsblutungen, Müdigkeit, Ohnmacht, Schmerzen beim Geschlechtsverkehr und fehlendes sexuelles Verlangen. Es handelt sich vorwiegend um körperliche Symptome, Angst und Depressionen können jedoch dazukommen. Menschen mit Somatisierungsstörungen beschreiben ihre Beschwerden dramatisch und emotional und bezeichnen sie oft als »unerträglich«, »unbeschreiblich« oder »schlimmer nicht vorstellbar«.

In ihren Beziehungen zu anderen zeigen die Betroffenen eine extreme Abhängigkeit. Sie verlangen immer mehr Hilfe und emotionale Unterstützung und werden wütend, wenn sie meinen, daß man ihren Bedürfnissen nicht entspricht. Menschen mit Somatisierungsstörungen werden oft als exhibitionistisch und verführerisch beschrieben. In dem Versuch, andere zu manipulieren, drohen sie unter Umständen mit Selbstmord oder begehen einen Selbstmordversuch. Da sie vielfach mit der medizinischen Versorgung nicht zufrieden sind, wechseln sie oft von Arzt zu Arzt.

Die körperlichen Symptome sind offenbar ein eindringlicher Ruf nach Hilfe und Aufmerksamkeit. Intensität und Dauer der Beschwerden spiegeln den dringenden Wunsch nach Fürsorge in jeder Beziehung wider. Die Symptome scheinen auch anderen Zwecken zu dienen, z. B. sind sie eine Möglichkeit, Verantwortung und Selbständigkeit zu vermeiden. Die Symptome sind meist unangenehm und halten die Betroffenen von vielen Vergnügungen ab, was auf mangelndes Selbstwertgefühl und Schuldgefühle hindeutet. Die Symptome verhindern den Genuß von Annehmlichkeiten und wirken als Strafe.

Diagnose

Menschen mit Somatisierungsstörungen ist nicht bewußt, daß sie eigentlich ein psychisches Problem haben, daher fordern sie vom Arzt medizinische Untersuchungen und Behandlungen. Der Arzt ist verpflichtet, zahlreiche Untersuchungen und Tests durchzuführen, um festzustellen, ob der Patient an einer körperlichen Krankheit leidet, die die Symptome erklären kann. Überweisungen an Fachärzte sind auch dann die Regel, wenn der Betroffene eine einigermaßen zufriedenstellende Beziehung zu einem Arzt entwickelt hat.

Hat der Arzt festgestellt, daß es sich um eine psychische Erkrankung handelt, läßt sich eine Somatisierungsstörung aufgrund der Vielzahl von Symptomen und deren jahrelangem Andauern von anderen psychischen Krankheiten unterscheiden. Die Dramatik der Beschwerden sowie das exhibitionistische, abhängige, manipulative und manchmal selbstgefährdende Verhalten untermauern die Diagnose.

Prognose und Behandlung

Somatisierungsstörungen bleiben meist lebenslang bestehen, auch wenn die Symptome mal stärker, mal schwächer vorhanden sind. Eine längere beschwerdefreie Zeit ist selten. Manche Betroffenen leiden nach vielen Jahren unter einer zunehmend offenkundigeren Depression und sprechen vermehrt von Selbstmord. Die Selbstmordgefahr ist sicherlich ernst zu nehmen.

Die Behandlung ist äußerst schwierig. Die Betroffenen reagieren leicht frustriert und verärgert auf jegliche Andeutung, daß ihre Symptome psychische Ursachen haben könnten. Daher kann der Arzt das psychische Problem nicht direkt angehen. Medikamente sind nicht sehr hilfreich; auch wenn der Betroffene mit der Überweisung an einen Psychiater einverstanden ist, nützen psychotherapeutische Methoden oft nicht viel. Die beste Behandlung ist in der Regel eine beruhigende, stabile Beziehung zu einem Arzt, der symptomatische Behandlung anbietet und den Betroffenen vor möglicherweise gefährlichen und teuren Diagnose- oder Behandlungsverfahren bewahrt. Der Arzt muß allerdings stets darauf achten, ob nicht doch eine körperliche Krankheit auftritt.

Konversionsstörung

Bei der Konversionsstörung ähneln die körperlichen Symptome, die auf einem psychischen Konflikt beruhen, denen einer neurologischen Störung oder eines anderen Krankheitszustands.

Die Symptome einer Konversionsstörung werden eindeutig durch psychische Belastungen und Probleme ausgelöst, die von den Betroffenen unbewußt in körperliche Symptome umgewandelt werden. Konversionsstörungen treten zwar vor allem im Jugend- und frühen Erwachsenenalter auf, sie können jedoch auch in jedem anderen Alter beginnen. Frauen sind wohl etwas häufiger betroffen als Männer.

Symptome und Diagnose

Definitionsgemäß sind die Symptome einer Konversionsstörung auf Anzeichen einer mutmaßlichen Störung des Nervensystems beschränkt – gewöhnlich Lähmungen in einem Arm oder Bein oder Empfindensstörungen in einem Körperteil. Weitere Symptome sind vorgetäuschte Krampfanfälle und der Verlust eines Sinns, z. B. des Sehvermögens oder des Gehörs.

Im allgemeinen beginnen die Symptome in Verbindung mit einem in sozialer oder psychischer Hinsicht belastenden Ereignis. Entweder bleibt es bei einer Episode, oder die Symptome kehren in Abständen wieder; meist gehen sie jedoch rasch vorüber. Wenn die Betroffenen in eine Klinik eingewiesen werden, bessert sich ihr Zustand gewöhnlich innerhalb von zwei Wochen. Allerdings erleiden 20 bis 25 Prozent innerhalb eines Jahres einen Rückfall.

Die Diagnose ist zunächst schwierig, da der Betroffene glaubt, daß seine Beschwerden auf einer körperlichen Störung beruhen und nicht von einem Psychiater untersucht werden will. Die Ärzte gehen sehr sorgfältig vor, um eine körperliche Erkrankung als Ursache auszuschließen.

Behandlung

Das Vertrauen zwischen Arzt und Patient ist für die Behandlung ausschlaggebend. Geht der Arzt auf die Möglichkeit einer körperlichen Krankheit ein, versichert aber, daß die Symptome nicht für eine ernste Krankheit sprechen, fühlt sich der Betroffene meist schon besser, und seine Beschwerden nehmen ab. Wenn vor Beginn der Symptome eine psychisch belastende Situation vorlag, kann eine Psychotherapie besonders wirksam sein.

Manchmal treten Konversionsstörungen immer wieder auf oder werden sogar chronisch. Man hat verschiedene Behandlungsmethoden ausprobiert – einige können hilfreich sein, aber keine von ihnen ist für jeden Fall geeignet. Eine Methode ist die Hypnosetherapie. Der Betroffene wird hypnotisiert und die psychischen Probleme, die für die Symptome verantwortlich sein könnten, werden ausfindig gemacht und besprochen. Die Diskussion wird nach der Hypnose fortgesetzt, wenn der Betroffene wieder bei vollem Bewußtsein ist. Eine andere Methode ist die Narkoanalyse, die der Hypnose ähnelt; nur bekommt der Patient hier ein Beruhigungsmittel, das eine Art Halbschlaf auslöst. Auch Verhaltenstherapien und Entspannungstraining können manchmal wirksam sein, ebenso das Bewußtmachen der zugrundeliegenden Problematik durch aufdeckende Methoden, wie z. B. die Psychoanalyse.

Hypochondrie

Hypochondrie ist eine psychische Krankheit, bei der jemand über körperliche Symptome klagt und absolut davon überzeugt ist, daß diese Symptome eine schwere körperliche Erkrankung anzeigen.

Symptome und Diagnose

Die Sorge der Betroffenen, an einer ernsten Krankheit zu leiden, beruht oft auf der Fehlinterpretation normaler Körperfunktionen. Beispielsweise sind gurgelnde Geräusche, gelegentliche Blähungen und krampfartiges Unwohlsein im Bauchraum völlig normal. Hypochonder belegen mit solchen »Symptomen« ihre Überzeugung, schwerkrank zu sein. Untersuchungen und Beteuerungen des Arztes mildern ihre Sorge nicht, statt dessen nehmen sie oft an, daß der Arzt nicht in der Lage ist, die zugrundeliegende Krankheit zu erkennen.

Hypochondrie wird in Betracht gezogen, wenn ein gesunder Mensch mit leichten Symptomen von der Bedeutung dieser Symptome erfüllt ist und sich auch durch sorgfältige Untersuchungen und darauffolgende Bestätigung seiner Gesundheit nicht davon abbringen läßt. Die Diagnose erhärtet sich, wenn diese Situation über Jahre anhält und sich die Symptome nicht auf eine Depression oder eine andere psychische Störung zurückführen lassen.

Behandlung

Die Behandlung gestaltet sich schwierig, da ein Hypochonder überzeugt ist, daß irgend etwas in seinem Körper nicht in Ordnung ist. Seine Besorgnis läßt sich nicht zerstreuen. Eine vertrauensvolle Beziehung zu einem fürsorglichen Arzt ist jedoch nützlich, vor allem wenn regelmäßige Arztbesuche eine Rückversicherung bieten. Wenn die Symptome des Betroffenen nicht ausreichend gelindert werden können, kann eine Überweisung an einen Psychiater sinnvoll sein, der überweisende Arzt sollte sich jedoch auch weiter um den Patienten kümmern.

KAPITEL 83

Angststörungen

Alle Menschen kennen Furcht und Angst. Furcht ist eine Gefühls- und Verhaltensreaktion des Körpers auf eine Bedrohung von außen – beispielsweise bei einem Einbruch oder in einem außer Kontrolle geratenen Auto. Angst ist ein unangenehmes Gefühl, das einen weniger eindeutigen Ursprung hat. Angst geht oft mit Veränderungen der Körperfunktionen und des Verhaltens einher, ähnlich wie sie bei Furcht auftreten. Wegen dieser Ähnlichkeiten unterscheiden viele Menschen diese beiden Begriffe nicht.

Angst ist eine Reaktion auf Streß, wie den Abbruch einer wichtigen Beziehung, oder auf ein lebensbedrohliches Ereignis. Einer Theorie zufolge kann Angst auch eine Reaktion auf unterdrückte sexuelle oder aggressive Regungen sein, die die psychischen Abwehrmechanismen umzustoßen drohen, die normalerweise solche Gefühle unter Kontrolle halten. Angst als solche deutet auf einen psychischen Konflikt hin.

Ängste können plötzlich auftauchen, wie bei einer Panikattacke, oder sich allmählich über Minuten, Stunden oder Tage aufbauen. Der Angstzustand kann beliebig lange anhalten, angefangen von wenigen Sekunden bis zu Jahren. Seine Intensität reicht von kaum merklicher Beunruhigung bis zu völliger Panik.

Angst ist ein Element der vielen verschiedenen Anpassungsreaktionen, die wichtig sind, um in einer Welt voller Gefahren zu überleben. Eine gewisse Ängstlichkeit sorgt für eine angemessene Vorsicht in potentiell gefährlichen Situationen. Meist stellt sich die Ängstlichkeit innerhalb des Spektrums von Bewußtseinszuständen unbemerkt auf ein angemessenes Niveau ein, angefangen von Schlaf über Wachsamkeit bis zu Angst und Furcht und wieder zurück. Manchmal arbeitet das Angstreaktionssystem jedoch nicht richtig oder wird von den Ereignissen überwältigt; dann kann sich eine sogenannte Angststörung, eine psychische Störung, entwickeln.

Menschen reagieren unterschiedlich auf Situationen. Manchen macht es Spaß, vor einer Gruppe zu sprechen, während es anderen davor graut. Auch die Fähigkeit, mit Ängsten umzugehen, ist individuell verschieden, so daß man nur schwer bestimmen kann, wann die Angst ein normales Maß überschreitet. Wenn Ängste aber in unpassenden Momenten auftreten oder so stark und anhaltend sind, daß sie die normale Lebensführung beeinträchtigen, bezeichnet man sie zu Recht als krankhaft. Angststörungen können so belastend sein und das Leben so stark beeinträchtigen, daß sie zu Depressionen führen. ▲ Manche Menschen leiden gleichzeitig unter Angstzuständen und Depressionen, andere haben zuerst eine Depression und entwickeln später Ängste.

Angststörungen sind sehr häufig auftretende psychische Krankheiten. Die Diagnose einer Angststörung basiert weitgehend auf den Symptomen. Ähnliche Symptome wie bei Angstzuständen kommen jedoch auch bei

▲ Siehe Seite 399

Wie sich Angst auf die Leistung auswirkt

Die Auswirkung von Angst auf die Leistung läßt sich mit einer Kurve beschreiben. Wenn die Angst zunimmt, steigt die Leistungsfähigkeit – allerdings nur bis zu einem gewissen Punkt. Nimmt die Angst weiter zu, sinkt die Leistungsfähigkeit wieder ab. Bis zum Scheitelpunkt der Kurve ist die Angst eine Anpassungsreaktion, da sie der Vorbereitung auf eine Krise dient und die Funktionstüchtigkeit des Menschen verbessert. Nach dem Scheitelpunkt wirkt die Angst kontraproduktiv, sie wird quälend und führt zu Fehlreaktionen.

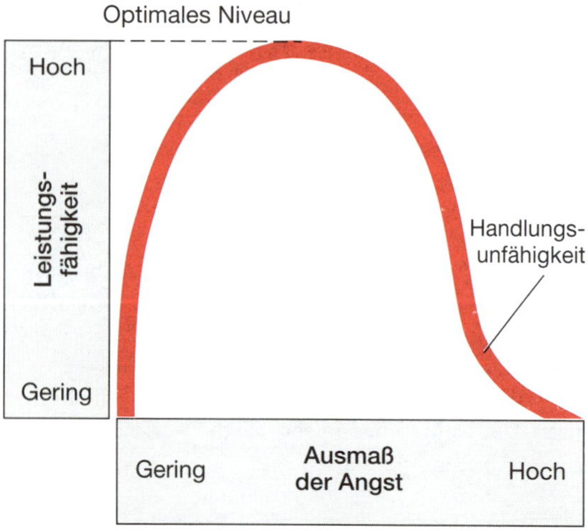

bestimmten Gesundheitsstörungen vor (z. B. bei Schilddrüsenüberaktivität) oder bei Einnahme von Medikamenten (z. B. Kortison) oder illegaler Drogen (z. B. Kokain). Die familiäre Vorgeschichte kann für die Diagnose aufschlußreich sein, da eine Anfälligkeit für bestimmte Angstzustände sowie für derartige Krankheiten oft familiär gehäuft auftritt.

Eine exakte Diagnose ist wichtig, da sich die Behandlung nach der Art der Erkrankung richtet. Je nachdem können Verhaltenstherapien, Medikamente oder Psychotherapien, allein oder kombiniert, das Leiden der meisten Betroffenen deutlich lindern.

Generalisierte Angststörung

Eine generalisierte Angststörung sind übertriebene, fast täglich auftretende Ängste und Sorgen (über einen Zeitraum von mehr als sechs Monaten) in bezug auf eine Vielzahl von Aktivitäten und Ereignissen.

Bei einer generalisierten Angststörung sind die Ängste und Sorgen so ausgeprägt, daß sie kaum noch kontrolliert werden können. Zusätzlich haben die Betroffenen mindestens drei der folgenden Symptome: Unruhe, Ermüdbarkeit, Konzentrationsschwierigkeiten, Reizbarkeit, Muskelverspannungen und Schlafstörungen. Die Sorgen sind allgemeiner Natur; häufig beziehen sie sich auf Beruf, Geld, Gesundheit, Sicherheit, Auto und Hausarbeit. Ausmaß, Häufigkeit und Dauer der Sorgen stehen in keinem Verhältnis zu der tatsächlichen Situation.

Generalisierte Angststörungen sind weit verbreitet, jährlich sind etwa drei bis fünf Prozent aller Erwachsenen davon betroffen, Frauen zweimal so häufig wie Männer. Oft zeigt sich eine Angststörung schon im Kindes- oder Jugendalter, sie kann aber in jedem Lebensalter auftreten. In den meisten Fällen bleibt eine Angststörung über viele Jahre bestehen, der Zustand der Betroffenen schwankt jedoch, durch Streß verschlechtert er sich.

Behandlung

Medikamente sind die Behandlung erster Wahl bei generalisierten Angststörungen. Gewöhnlich werden angstlösende Medikamente, z. B. Benzodiazepine, verordnet. Da die langfristige Einnahme von Benzodiazepinen aber zu körperlicher Abhängigkeit führen kann ▲, dürfen diese Mittel nicht abrupt wieder abgesetzt werden. Die Erleichterung, die Benzodiazepine verschaffen, wiegt etwaige Nebenwirkungen meist auf.

Ein anderes wirkungsvolles Medikament ist Buspiron, das in vielen Fällen von generalisierter Angststörung geeignet ist. Das Mittel führt anscheinend nicht zu körperlicher Abhängigkeit. Im Gegensatz zu den Benzodiazepinen, die innerhalb von Minuten wirken, kann es bei Buspiron bis zu zwei Wochen dauern, bis eine Wirkung eintritt.

Eine Verhaltenstherapie ist meist nicht sinnvoll, da die Angst nicht durch eindeutige Situationen ausgelöst wird. Entspannung und Biofeedback können hilfreich sein.

Einer generalisierten Angststörung können psychische Konflikte zugrunde liegen. Diese Konflikte hängen oft mit Unsicherheit und einer selbstkritischen Haltung zusammen, die den Zustand verschlimmern. Für manche Betroffene kann daher eine Psychotherapie nützlich sein, damit sie sich der psychischen Konflikte bewußt werden und diese lösen können. ■

▲ Siehe Seite 436 und Kasten, Seite 437

■ Siehe Kasten, Seite 385

Angstlösende Medikamente können viele Symptome lindern

Angstlösende Medikamente (Anxiolytika), auch Beruhigungsmittel (Sedativa) oder Tranquilizer genannt, zielen auf die Symptome von Angst. Viele dieser Mittel mindern Muskelspannungen, helfen bei Schlaflosigkeit und lindern zeitweise den Druck, wenn Ängste dazu führen, daß der Betroffene in seiner Lebensführung beeinträchtigt ist.

Gegen Angstzustände werden verschiedene Medikamente eingesetzt, am häufigsten sogenannte **Benzodiazepine.** Benzodiazepine haben eine allgemein angstlösende Wirkung; sie fördern die geistige und körperliche Entspannung, indem sie die Aktivität des Gehirns verringern. Allerdings können Benzodiazepine zu körperlicher Abhängigkeit führen. Bei jemandem, der alkoholabhängig war oder ist, sollten sie nur mit Vorsicht angewandt werden. Zu den Benzodiazepinen zählen unter anderem Alprazolam, Chlordiazepoxid, Diazepam, Flurazepam, Lorazepam, Oxazepam, Temazepam und Triazolam.

Vor Entdeckung der Benzodiazepine waren **Barbiturate** die Mittel der Wahl bei Angstzuständen. Bei diesen Mitteln ist das Mißbrauchspotential jedoch hoch, häufig treten Entzugsprobleme auf und eine versehentlich oder absichtlich eingenommene Überdosis führt eher zum Tod als bei Benzodiazepinen. Heute gibt es Barbiturate nur noch als Narkosemittel und als Mittel bei Epilepsien.

Das angstlösende Medikament **Buspiron** ist weder chemisch noch pharmakologisch mit den Benzodiazepinen oder anderen angstlösenden Mitteln verwandt. Auf welche Weise Buspiron wirkt, ist nicht bekannt, aber es dämpft nicht, und seine Wirkung wird nicht von Alkohol beeinflußt. Bis die angstlösende Wirkung einsetzt, können allerdings mehr als zwei Wochen vergehen, so daß sich Buspiron nur für generalisierte Angststörungen eignet, nicht für periodisch auftretende akute Angstzustände.

Auch Mittel gegen Depressionen (Antidepressiva) werden manchmal bei Angststörungen verschrieben. Dafür kommen verschiedene Arten von Antidepressiva in Frage, u. a. **selektive Serotonin-Wiederaufnahmehemmer** (z. B. Fluxetin, Fluvoxamin, Paroxetin), **Monoaminoxidasehemmer** (z. B. Moclobemid, Tranylcypromin) und **trizyklische Antidepressiva** (z. B. Amitriptylin, Clomipramin, Imipramin, Nortriptylin). Antidepressiva können wesentliche Merkmale einiger Krankheiten abschwächen, bei Zwangsstörungen z. B. die Zwangsvorstellungen oder die Panik bei Panikattacken. Antidepressiva machen zwar nicht körperlich abhängig, haben jedoch beträchtliche Nebenwirkungen. Die selektiven Serotonin-Wiederaufnahmehmmer werden besonders gut vertragen.

Manche angstlösenden Medikamente müssen nur einmal am Tag eingenommen werden, andere mehrmals täglich. Die meisten Menschen vertragen die Mittel gut. Patient und Arzt sollten jedoch die Wahl des Mittels und seine Anwendung miteinander besprechen.

Angstzustände durch Erkrankungen, Drogen und Medikamente

Angstzustände können durch eine Gesundheitsstörung oder die Einnahme von Medikamenten ausgelöst werden. Beispiele für solche Zustände sind neurologische Krankheiten wie Kopfverletzungen, Gehirn- und Innenohrinfektionen; Herz-Kreislauf-Erkrankungen wie Herzversagen und Herzrhythmusstörungen; Hormonstörungen wie Nebennieren- oder Schilddrüsenüberfunktion und Atemwegerkrankungen wie Asthma und chronisch obstruktive Lungenkrankheiten. Zu den chemischen Verbindungen, die Angstzustände verursachen können, zählen Alkohol, Aufputschmittel, Koffein, Kokain und viele verschreibungspflichtige Medikamente. Angst kann auch ein Entzugssymptom sein.

Die Angst sollte sich geben, sobald die Erkrankung behandelt worden ist bzw. das Medikament oder die Droge lange genug abgesetzt worden sind, damit sämtliche Entzugssymptome abgeklungen sind. Bestehen dann immer noch Ängste, können diese mit entsprechenden Medikamenten, Verhaltenstherapie oder Psychotherapie behandelt werden.

Panikattacken und Panikstörungen

Panik ist ein akuter und extremer Angstzustand, der mit körperlichen Symptomen einhergeht.

Symptome einer Panikattacke

Bei einer Panikattacke treten unvermittelt mindestens vier der folgenden Symptome auf:

- Kurzatmigkeit oder das Gefühl zu ersticken
- Benommenheit, Schwanken oder Ohnmachtsgefühl
- Herzklopfen oder beschleunigter Puls
- Beben oder Zittern
- Schwitzen
- Würgen
- Übelkeit, Magenschmerzen oder Durchfall
- Gefühl der Unwirklichkeit, Fremdheit oder des Losgelöstseins von der Umgebung
- Taubheitsgefühl oder Prickeln
- Hitzewallungen oder Schüttelfrost
- Schmerzen oder Unbehagen in der Brust
- Todesfurcht
- Furcht, verrückt zu werden oder die Kontrolle zu verlieren

Panik*attacken* können im Rahmen aller Angststörungen vorkommen, meist als Reaktion auf bestimmte Situationen, die mit den Hauptmerkmalen der Erkrankung zusammenhängen. Beispielsweise gerät jemand mit einer Spinnenphobie in Panik, wenn er auf eine Spinne trifft. Diese situationsbezogene Panik unterscheidet sich von den spontanen, ohne äußere Veranlassung auftretenden Panikattacken, die typisch für Panik*störungen* sind.

Panikattacken sind verbreitet, jährlich sind mehr als ein Drittel aller Erwachsenen betroffen. Frauen geraten zwei- bis dreimal häufiger in Panik als Männer. Panikstörungen sind dagegen selten und werden bei etwas weniger als einem Prozent der Bevölkerung diagnostiziert. Derartige Krankheiten beginnen meist bei älteren Jugendlichen oder jungen Erwachsenen.

Symptome und Diagnose

Die Symptome einer Panikattacke – unter anderem Kurzatmigkeit, Benommenheit, Herzjagen, Schweißausbrüche, Luftnot und Brustschmerzen – erreichen innerhalb von zehn Minuten ihren Höhepunkt und verschwinden dann meist innerhalb von Minuten, ohne besondere Spuren zu hinterlassen, außer der Furcht vor einer weiteren Attacke. Da Panikattacken oft unerwartet und ohne ersichtlichen Anlaß auftreten, sehen Betroffene, die häufiger unter Panik leiden, der nächsten Attacke mit Schrecken entgegen – dies bezeichnet man als Antizipationsangst –, und sie meiden Orte, an denen sie zuvor in Panik geraten sind.

Da die Symptome einer Panikattacke viele lebenswichtige Organe betreffen, sorgen sich die Patienten oft darum, daß sie eine gefährliche Herz-, Lungen- oder Hirnerkrankung haben könnten und suchen einen Arzt oder die Notaufnahme einer Klinik auf. Obwohl Panikattacken teilweise äußerst unangenehm sein können, sind sie doch nicht gefährlich.

Behandlung

Meist erholen sich die Betroffenen ohne Behandlung von der Panikattacke, bei einigen entwickelt sich jedoch eine Panikstörung. Sogar wiederholte Panikattacken oder Antizipationsängste können sich ohne Behandlung legen, vor allem wenn die Betroffenen der auslösenden Situation immer wieder ausgesetzt sind. Diejenigen, denen es nicht von selbst bessergeht oder die keinen Arzt aufsuchen, haben immer wieder Panikattacken.

Die Behandlung ist erfolgreicher, wenn die Betroffenen verstehen, daß sowohl biologische als auch psychische Vorgänge bei Panikattacken eine Rolle spielen. Die Symptome können im allgemeinen mit Medikamenten und Verhaltenstherapie kontrolliert werden. Zusätzlich kann eine Psychotherapie dazu beitragen, etwaige psychische Konflikte zu lösen, die dem Angstgefühl und dem Verhalten zugrunde liegen können.

Als Medikamente gegen Panikstörungen werden unter anderem angstlösende Mittel wie Benzodiazepine und Antidepressiva verordnet. Bei einer akuten Panikstörung wählt der Arzt eher ein Benzodiazepin, weil es schnell wirkt. Für die Langzeitbehandlung eignen sie sich jedoch nicht, weil Benzodiazepine abhängig machen können ▲ und Nebenwirkungen auslösen wie Schläfrigkeit, Koordinationsstörungen und verlangsamte Reaktionszeiten. Müssen Panikattacken über längere Zeit unterdrückt werden, eignen sich eher Antidepressiva: Trizyklische Antidepressiva (z. B. Amitriptylin), Monoaminoxidasehemmer (z. B. Moclobemid) und selektive Serotonin-Wiederaufnahmehemmer (z. B. Fluoxetin) haben sich als wirksam erwiesen.

▲ Siehe Seite 443

Die Desensibilisierung, eine Art Verhaltenstherapie, bei der der Patient wiederholt der panikauslösenden Situation ausgesetzt wird, vermindert oft die Panik. Die Therapie wird so lange fortgesetzt, bis der Patient der beängstigenden Situation standhält. Zusätzlich können diejenigen, die Angst haben, bei einer Panikattacke in Ohnmacht zu fallen, folgende Übung machen: Sie werden mit einem Stuhl gedreht oder atmen schnell (hyperventilieren), bis sie das Gefühl haben, in Ohnmacht zu fallen. Diese Übung zeigt ihnen, daß sie bei einer Panikattacke nicht das Bewußtsein verlieren werden. Menschen, die leicht hyperventilieren, hilft es, langsames und flaches Atmen zu üben (Atemkontrolle).

Eine Psychotherapie mit dem Ziel, psychische Konflikte zu erkennen und besser zu verstehen, kann ebenfalls sinnvoll sein. Um festzustellen, ob diese Art der Behandlung geeignet ist, untersucht ein Psychiater den Patienten. Eine weniger intensive, begleitende Psychotherapie ist in jedem Fall angebracht, da ein Therapeut über die Krankheit, ihre Behandlung und die realistischen Chancen für eine Genesung informieren kann. Außerdem kann die vertrauensvolle Beziehung zu einem Arzt unterstützend sein.

Phobien

Phobien sind anhaltende irrationale, extreme Ängste vor bestimmten Situationen, z. B. Höhenangst oder Angst vor kleinen Hunden.

Menschen, die an einer Phobie leiden, meiden Situationen, die bei ihnen Angst auslösen, oder sie ertragen diese unter großen Qualen. Sie erkennen allerdings, daß ihre Angst übertrieben ist, und wissen, daß sie ein Problem haben.

Agoraphobie

Agoraphobie heißt wörtlich übersetzt Angst vor dem Marktplatz oder vor weiten Plätzen, bedeutet aber genaugenommen die Furcht davor, in einer Situation gefangen zu sein, aus der es keinen eleganten und einfachen Ausweg gibt, falls Ängste einsetzen. Zu den Situationen, die Phobikern typischerweise Schwierigkeiten bereiten, zählen, im Supermarkt oder in der Bank anzustehen, im Theater oder Klassenzimmer in der Mitte einer langen Stuhlreihe zu sitzen oder mit dem Bus oder dem Flugzeug zu reisen. Bei manchen Menschen entwickelt sich die Agoraphobie, nachdem sie in einer solchen Situation eine Panikattacke erlitten haben. Die Agoraphobie beeinträchtigt oft das tägliche Leben – manchmal so drastisch, daß die Betroffenen das Haus nicht mehr verlassen.

Behandlung

Die beste Behandlung bei Agoraphobie ist die Desensibilisierung, eine Art Verhaltenstherapie. Mit Hilfe eines Therapeuten macht der Betroffene ausfindig, wovor er sich fürchtet, und stellt sich diesen Situationen so lange, bis seine Ängste allmählich einer Vertrautheit mit der Situation weichen (diesen Vorgang nennt man Habituation oder Gewöhnung). Die Desensibilisierung hilft über 90 Prozent der Betroffenen, die zuverlässig mitarbeiten.

Wird die Agoraphobie nicht behandelt, ist sie gewöhnlich mal mehr, mal weniger stark ausgeprägt; sie kann sogar ohne professionelle Behandlung verschwinden, möglicherweise, weil der Betroffene für sich selbst eine eigene Form von Verhaltenstherapie gefunden hat.

Führt die Agoraphobie zu einer tiefen Depression, können Antidepressiva erforderlich sein. Substanzen, die das zentrale Nervensystem dämpfen, wie Alkohol oder angstlösende Mittel in hoher Dosierung, stören eine Verhaltenstherapie und werden allmählich abgesetzt, bevor man mit der Therapie beginnt.

Genau wie bei Panikstörungen können auch bei Agoraphobie psychische Konflikte den Ängsten zugrunde liegen. In solchen Fällen kann eine Psychotherapie, bei der der Betroffene diese Konflikte besser verstehen lernt, hilfreich sein.

Spezifische Phobien

Spezifische Phobien sind die häufigsten Angststörungen. Manche, wie die Furcht vor großen Tieren, vor Dunkelheit oder Fremden, beginnen schon in jungen Jahren. Vielfach geben sich Phobien mit zunehmendem Alter. Andere Phobien, wie die Furcht vor Ratten und Mäusen, Insekten, Sturm, Wasser, Höhe, dem Fliegen oder engen Räumen, entwickeln sich typischerweise erst im späteren Leben. Mindestens fünf Prozent der Bevölkerung hat eine mehr oder weniger ausgeprägte Phobie vor Blut, Spritzen oder Verletzungen; diese Menschen können dabei tatsächlich in Ohnmacht fallen, was bei anderen Phobien und Angststörungen nicht passiert. Dagegen hyperventilieren viele Menschen mit Angststörungen (d.h. sie atmen sehr schnell); das führt zwar zu einem Schwächegefühl, aber so gut wie nie zu einer Ohnmacht.

Behandlung

Oft kommen die Betroffenen mit der Phobie zurecht, indem sie das gefürchtete Objekt oder die Situation meiden. Ein Stadtbewohner, der sich vor Schlangen fürchtet, hat z. B. damit keine Probleme. Fürchtet er sich dagegen in engen, abgeschlossenen Räumen, z. B. Fahrstühlen, wird es für ihn zum Problem, wenn sich sein Arbeitsplatz im oberen Stockwerk eines Hochhauses befindet.

Die Desensibilisierung, eine Art Verhaltenstherapie, bei der man sich langsam an die gefürchteten Situationen herantastet, ist die beste Behandlung für spezifische Phobien. Ein Therapeut kann sicherstellen, daß die Therapie richtig durchgeführt wird, es geht aber auch ohne Hilfe. Sogar bei Phobien gegen Blut oder Spritzen funktioniert die Desensibilisierung. Wenn jemand beispielsweise bei der Blutabnahme in Ohnmacht fällt, kann man die Spritze bis kurz vor die Vene führen und wegziehen, sobald sich der Herzschlag verlangsamt. Wiederholt man diesen Vorgang, kann sich der Herzschlag wieder normalisieren. Schließlich kann man dem Betroffenen Blut abnehmen, ohne daß er ohnmächtig wird.

Medikamente sind bei Phobien nicht besonders wirkungsvoll. Benzodiazepine (angstlösende Mittel) können jedoch vorübergehend von einer Phobie, z. B. von Flugangst, befreien.

Eine Psychotherapie mit dem Ziel, innere Konflikte zu erkennen und zu verstehen▲, kann sinnvoll sein, wenn die Phobie auf derartigen Konflikten beruht.

Sozialphobien

Die Fähigkeit eines Menschen, sich im Umgang mit anderen wohl zu fühlen, wirkt sich auf viele Lebensbereiche aus, einschließlich familiärer Beziehungen, Schule, Beruf, Freizeit, Freundschaften und Partnerschaften. Bis zu einem gewissen Grad sind Ängste in geselligen Situationen zwar normal, bei einer Sozialphobie sind sie jedoch so ausgeprägt, daß die Betroffenen solche Situationen entweder ganz meiden oder nur unter großen Qualen durchstehen.

Zu den Situationen, die bei einer Sozialphobie oftmals Angst auslösen, gehören einen Vortrag halten, öffentlich auftreten (z. B. in einem Theaterstück mitspielen oder ein Musikinstrument vorspielen), zusammen mit anderen essen, ein Dokument vor Zeugen unterschreiben oder eine öffentliche Umkleidekabine aufsuchen. Menschen mit einer Sozialphobie fürchten, daß sie sich nicht richtig verhalten oder sich lächerlich machen. Oft sind sie besorgt, daß ihre Angst auffallen könnte, daß sie schwitzen, erröten, sich übergeben müssen, zittern oder ihre Stimme versagt, oder daß sie nicht die richtigen Worte finden.

Eine allgemeinere Form der Sozialphobie zeichnet sich durch Ängste in beinahe allen öffentlichen Situationen aus. Bei einer generalisierten Sozialphobie haben die Betroffenen meist Angst, daß sie Erwartungen nicht erfüllen, daß sie peinlich wirken und sich gedemütigt fühlen können.

Manche Menschen sind von Natur aus schüchtern und schon als Kind ängstlich, woraus später eine Sozialphobie entsteht. Andere erleben erstmals in der Pubertät Ängste in geselligen Situationen. Unbehandelt bleibt eine Sozialphobie oft bestehen, so daß viele Betroffene Aktivitäten meiden, an denen sie eigentlich gerne teilhaben würden.

Behandlung

Die Desensibilisierung, eine Art Verhaltenstherapie, hilft gut bei Sozialphobien, allerdings kann es recht schwierig sein, eine ausreichend lange Konfrontation mit der angstauslösenden Situation zu arrangieren, um eine Gewöhnung zu erreichen. Hat jemand beispielsweise Angst, in Gegenwart seines Chefs zu sprechen, so lassen sich nicht einfach eine Reihe von Gesprächsterminen mit diesem Chef arrangieren. Dann können Ersatzsituationen hilfreich sein, z. B. im Rahmen einer Selbsthilfegruppe oder beim Vorlesen in einem Altersheim. Diese Ersatzsituationen verringern die Angst vor Gesprächen mit dem Chef möglicherweise.

Viele Menschen trinken Alkohol gegen ihre Hemmungen, das kann jedoch zu Mißbrauch und Abhängigkeit führen.

Das Antidepressivum Moclobemid hilft oft bei Sozialphobien. Eine Psychotherapie, bei der man mit einem Therapeuten spricht, um innere Konflikte besser zu verstehen■, ist vor allem für diejenigen sinnvoll, die ihr eigenes Verhalten analysieren und ihre Einstellung und ihre Reaktion auf bestimmte Situationen verändern können.

Zwangsstörung

Zwangsstörungen sind durch wiederkehrende unerwünschte Ideen, Vorstellungen oder Impulse gekennzeichnet, die seltsam, verrückt, widerlich oder abscheulich scheinen (Besessenheit, Zwangsvorstellung), und durch den Drang oder Zwang, etwas gegen das Unbehagen, die der Zwang auslöst, zu tun.

Die Besessenheit dreht sich fast immer um Gefahren, Risiken und körperliche Schäden. Häufige Zwangsvorstellungen sind Sorge vor Ansteckung, Zweifel, Verlust und Aggressivität. Gewöhnlich fühlen sich die Betroffenen genötigt, bestimmte Rituale (Zwangshandlungen) einzuhalten – wiederholte, zielgerichtete, absichtliche Handlungen. Zu den Ritualen, mit denen Zwangsvorstellungen kontrolliert werden sollen, zählen Waschen und Putzen, um Ansteckung zu vermeiden, ständiges Kontrollieren, um Zweifel zu beruhigen, Vorräte anlegen als Schutz vor Verlusten, und den Menschen aus dem Weg gehen, die Ziel der Aggression werden könnten. Die meisten Rituale, wie übertriebenes Händewaschen oder wiederholtes Kontrollieren, ob die Tür verschlossen ist, sind offensichtlich. Andere Rituale spielen sich nur im Kopf des Betroffenen ab, z. B. wiederholtes Zählen oder sich etwas erklären, um Gefahren abzuwenden. Die Zwangsstörung unterscheidet

▲ Siehe Seite 385
■ Siehe Seite 385

sich von der zwanghaften (anankastischen) Persönlichkeitsstörung (Zwangscharakter). ▲

Alles Mögliche kann Gegenstand der Besessenheit sein, und die Rituale stehen nicht unbedingt in logischem Zusammenhang mit dem Unbehagen, das sie beseitigen sollen. Beispielsweise kann jemand, der Angst vor Ansteckung hat, feststellen, daß er sich wohler fühlt, wenn er die Hände in den Taschen hat. Seither steckt er jedesmal, wenn die fixe Idee von Ansteckung hochkommt, seine Hände in die Taschen.

Den meisten Betroffenen ist klar, daß ihre Besessenheit nichts mit realen Gefahren zu tun hat. Sie wissen, daß ihr Verhalten und ihre Einstellung unverhältnismäßig oder gar befremdlich sind. Zwangsstörungen unterscheiden sich daher von Psychosen, bei denen die Betroffenen den Bezug zur Realität verlieren.

Weil die Betroffenen fürchten, sich lächerlich zu machen oder bloß gestellt zu werden, führen sie ihre Rituale oft heimlich durch, obwohl manche mehrere Stunden pro Tag beanspruchen. Etwa ein Drittel der Betroffenen leidet zum Zeitpunkt der Diagnose an einer Depression, und insgesamt zwei Drittel werden irgendwann depressiv.

Behandlung

Die Desensibilisierung, eine Art Verhaltenstherapie, hilft Menschen mit Zwangsstörungen häufig. Bei dieser Therapie wird der Betroffene mit den Situationen oder Personen konfrontiert, die Zwangsvorstellungen, Rituale oder Unbehagen auslösen. Unbehagen und Ängstlichkeit nehmen allmählich ab, wenn es dem Betroffenen gelingt, das Ritual nicht durchzuführen, wenn er immer wieder der Situation ausgesetzt ist. Auf dieser Weise lernt er, daß das Ritual nicht nötig ist, um sich wohl zu fühlen. Der Erfolg hält gewöhnlich über Jahre an, vermutlich weil die Betroffenen diese Form der Selbsthilfe so verinnerlichen, daß sie sie auch nach Abschluß der Behandlung ohne große Anstrengung weiter betreiben.

Auch Medikamente können bei Zwangsstörungen hilfreich sein. Drei Mittel (Clomipramin, Fluoxetin und Fluvoxamin) sind für diese Indikation zugelassen; auch Paroxetin hat sich als wirksam erwiesen. Andere Antidepressiva werden ebenfalls, aber sehr viel seltener eingesetzt.

Eine Psychotherapie mit dem Ziel, zugrundeliegende Konflikte zu erkennen und zu verstehen ■, ist bei Zwangsstörungen im allgemeinen nicht geeignet. Gewöhnlich ist eine Kombination aus Medikamenten und Verhaltenstherapie die beste Behandlung.

Posttraumatische Belastungsstörung

Die posttraumatische Belastungsstörung ist eine Angststörung, die durch ein überwältigendes traumatisches Erlebnis ausgelöst wird und bei der die Betroffenen das Ereignis wiederholt durchleben.

Lebensbedrohliche Erfahrungen und schwere Verletzungen können sich sehr lange auswirken. Extreme Furcht, Hilflosigkeit oder Grauen können einen Menschen verfolgen. Die traumatische Situation wird immer wieder durchlebt, meist in Alpträumen oder Rückblenden. Die Betroffenen meiden konsequent alles, was sie an die Situation erinnert. Manchmal beginnen die Symptome erst Monate oder sogar Jahre nach dem Ereignis. Die Betroffenen sind in ihrer Reaktionsfähigkeit abgestumpft und haben Schlafstörungen, z. B. schlafen sie schlecht ein und schrecken leicht hoch. Auch Symptome einer Depression finden sich oft.

Für die posttraumatische Belastungsstörung sind Personen wie Kriegsteilnehmer und Vergewaltigungsopfer besonders gefährdet. Eine chronische posttraumatische Belastungsstörung verschwindet nicht, kann aber im Laufe der Zeit auch ohne Behandlung abnehmen. Dennoch bleiben viele Betroffene dauerhaft beeinträchtigt.

Behandlung

Für die Behandlung einer posttraumatischen Belastungsstörung kommen Verhaltenstherapie, Medikamente und Psychotherapie in Frage. Bei einer Verhaltenstherapie wird der Betroffene mit Situationen konfrontiert, die Erinnerungen an das schmerzhafte Erlebnis auslösen. Anfänglich kann sich das Befinden dadurch verschlechtern, aber allmählich bessert es sich.

Antidepressiva und angstlösende Medikamente scheinen von gewissem Nutzen zu sein. Wegen der oft intensiven Ängste, die mit traumatischen Erinnerungen einhergehen, spielt die unterstützende Psychotherapie eine wichtige Rolle. Der Therapeut geht einfühlsam und verständnisvoll auf die psychischen Qualen des Betroffenen ein. Er versichert dem Patienten, daß seine Reaktion berechtigt ist und ermutigt ihn, sich seinen Erinnerungen im Rahmen der Therapie zu stellen. Der Patient lernt, Ängste unter Kontrolle zu halten, damit er die schmerzlichen Erinnerungen verarbeiten und in seine Persönlichkeit einfügen kann.

Menschen mit posttraumatischer Belastungsstörung fühlen sich oft schuldig. Beispielsweise meinen sie, daß

▲ Siehe Seite 424

■ Siehe Seite 385

sie sich unannehmbar aggressiv und zerstörerisch verhalten hätten, oder sie fühlen sich schuldig, beispielsweise weil sie einen Unfall, bei dem Familienangehörige oder Freunde gestorben sind, überlebt haben. In solchen Fällen kann eine Psychotherapie den Betroffenen helfen zu verstehen, warum sie sich selbst bestrafen, und ihre Schuldgefühle loszuwerden. Dieses Vorgehen kann nötig sein, damit sich der Betroffene an traumatische Schlüsselerlebnisse erinnert, die er verdrängt hatte, so daß er sich mit den Erinnerungen konstruktiv auseinandersetzen kann.

Akute Belastungsreaktion

Die akute Belastungsreaktion ähnelt der posttraumatischen Belastungsstörung, nur beginnt sie innerhalb von vier Wochen nach dem traumatischen Ereignis und dauert nur zwei bis vier Wochen.

Die Betroffenen haben etwas Schreckliches erlebt. In Gedanken durchleben sie dieses Ereignis immer wieder, vermeiden Dinge, die Erinnerungen daran auslösen, und sind verstärkt ängstlich. Drei oder mehr der folgenden Symptome sind vorhanden:

- Ein Gefühl der Abgestumpftheit, Losgelöstheit oder mangelnde Gefühlsreaktionen
- Verminderte Wahrnehmung der Umgebung (z.B. Benommenheit)
- Ein Gefühl der Unwirklichkeit Dingen gegenüber
- Ein Gefühl der Unwirklichkeit sich selbst gegenüber
- Unfähigkeit, sich an wichtige Teile des traumatischen Ereignisses zu erinnern

Behandlung

Viele Menschen genesen von einer akuten Belastungsreaktion, sobald man sie aus der traumatischen Situation befreit, ihnen ausreichend Unterstützung in Form von Verständnis und Einfühlung in ihr Leid gewährt und ihnen Gelegenheit gibt zu beschreiben, was passiert ist und wie sie reagiert haben. Vielen hilft es, mehrmals von ihren Erfahrungen zu sprechen. Schlafmittel können hilfreich sein, andere Medikamente beeinträchtigen jedoch die natürlichen Heilungsprozesse.

KAPITEL 84

Depression und Manie

Depression und Manie spiegeln die beiden gegensätzlichen Pole von Gemütskrankheiten wider. Gemütskrankheiten sind psychiatrische Erkrankungen, bei denen emotionale Störungen in Form übermäßiger Niedergeschlagenheit (Depression) oder Hochstimmung (Manie) über lange Zeit bestehen bleiben. Gemütskrankheiten nennt man auch affektive Psychosen. *Affekt* bezeichnet die Gefühlslage oder den Gemütszustand, wie sie sich in Gesichtsausdruck und Gestik zeigt.

Trauer und Freude sind Bestandteil des normalen Lebens und unterscheiden sich von der schweren Depression und Manie, die charakteristisch für Gemütskrankheiten sind. Trauer ist eine natürliche Reaktion auf Verluste, Niederlagen, Enttäuschungen, Traumata oder Katastrophen. Trauer ist in psychologischer Hinsicht nützlich, da sie die Möglichkeit gewährt, sich aus belastenden Situationen zurückzuziehen und im Laufe der Zeit die gewohnte Stimmung wiederherzustellen.

Kummer und das Gefühl, verlassen zu sein, sind die häufigsten Reaktionen auf Verlust und Trennung, z.B. auf den Tod eines geliebten Menschen, Trennungen oder Enttäuschungen in der Liebe. Trauer und Verlassenheitsgefühl erzeugen gewöhnlich keine dauerhafte, stark beeinträchtigende Depression, außer wenn jemand besonders anfällig für Gemütskrankheiten ist.

Erfolge und Leistungen versetzen Menschen normalerweise in Hochstimmung. Manchmal ist die Hochstimmung aber ein Abwehrmechanismus gegen Depressionen oder ein Verleugnen von Trennungsschmerz. Sterbende haben manchmal kurze Phasen von Hochstimmung und ruheloser Aktivität; manchmal sind auch Menschen, die gerade einen Verlust erlitten haben, freudig erregt, statt zu trauern. Bei entsprechend veranlagten Menschen kann dies der Auftakt zu einer Manie sein.

Zwar machen nahezu alle Menschen irgendwann in ihrem Leben eine schwere Verstimmung durch, aber nur bei einem Teil von ihnen ist die Störung so ernst, daß medizinische Hilfe erforderlich ist. Etwa ein Drittel dieser Menschen leidet an einer langdauernden (chronischen) Depression, die Mehrheit der übrigen hat immer wieder depressive Phasen. Chronische und immer wieder auftretende Depressionen bezeichnet man als **unipolare Störung**. Etwa zwei Prozent der Bevölkerung leidet an einem Zustand, der **manisch-depressive Erkrankung** oder **bipolare affektive Störung** genannt wird, wobei sich depressive und manische Phasen (oder weniger schwere Manien, sogenannte Hypomanien) abwechseln.

Depression

Depression ist das Gefühl tiefer Traurigkeit; sie kann auf den Verlust eines Menschen oder ein anderes trauriges Ereignis folgen, steht aber in keinem Verhältnis zu diesem Ereignis und bleibt übermäßig lange bestehen.

Nach Angst ist die Depression die zweithäufigste psychiatrische Erkrankung. Schätzungsweise zehn Prozent aller Menschen, die aufgrund vermeintlicher körperlicher Probleme einen Arzt aufsuchen, leiden in Wirklichkeit an einer Depression. Depressionen beginnen typischerweise zwischen dem 20. und 50. Lebensjahr.

Eine depressive Phase dauert gewöhnlich sechs bis neun Monate, bei 15 bis 20 Prozent der Betroffenen hält sie sogar zwei Jahre oder länger an. Derartige Phasen treten im allgemeinen mehrmals im Leben auf.

Ursachen

Was eine Depression verursacht, ist nicht vollständig geklärt. Eine Reihe von Faktoren begünstigt das Auftreten von Depressionen, z. B. familiäre Vorbelastung (Vererbung), Nebenwirkungen bestimmter Medikamente, eine introvertierte Persönlichkeit und erschütternde Erfahrungen, insbesondere Schicksalsschläge. Eine Depression kann ohne ersichtliche oder gravierende Belastung auftreten oder sich verschlimmern.

Bei Frauen werden Depressionen häufiger diagnostiziert als bei Männern; der Grund dafür ist nicht ganz klar. Psychologische Untersuchungen zeigen, daß Frauen in Notlagen eher die Schuld bei sich selbst suchen und ausharren. Männer dagegen streiten Notlagen ab und stürzen sich in Aktivitäten. Von den biologischen Faktoren spielen meist Hormone eine Rolle. Schwankungen der Hormonspiegel, die kurz vor der Monatsblutung (prämenstruelles Syndrom) oder nach einer Geburt (postpartale Depression) die Stimmung beeinflussen, könnten von gewisser Bedeutung sein. Ähnliche Veränderungen können bei Einnahme der Pille auftreten, wenn eine Frau bereits Depressionen hatte. Störungen der Schilddrüsenfunktion, die unter Frauen recht verbreitet sind, könnten ebenfalls ein Faktor sein.

Ist eine Depression die Reaktion auf ein traumatisches Ereignis, wie den Tod einer nahestehenden Person, bezeichnet man dies als **reaktive Depression**. Manche Menschen sind an bestimmten Feiertagen oder Jahrestagen, wenn sich z. B. der Tod einer nahestehenden Person jährt, vorübergehend deprimiert. Gibt es keinen ersichtlichen Auslöser für die Depression, spricht man von **endogener Depression**. Diese Unterscheidungen sind jedoch nicht von allzu großer Bedeutung, da Auswirkungen und Behandlungen der Depression ähnlich sind.

Eine Depression kann auch durch oder im Rahmen von körperlichen Krankheiten auftreten. Körperliche Störungen können auf direktem Weg eine Depression verursachen (wenn beispielsweise durch eine Schilddrüsenkrankheit der Hormonspiegel verändert ist, was eine Depression auslösen kann) oder indirekt (wenn z. B. eine rheumabedingte Gelenkentzündung Schmerzen und Bewegungseinschränkungen verursacht). Oft spielen sowohl direkte als auch indirekte Einflüsse eine Rolle. Beispielsweise kann Aids auf direktem Wege eine Depression verursachen, wenn das HI-Virus das Gehirn schädigt; Aids kann aber auch indirekt eine Depression auslösen, weil sich die Krankheit insgesamt negativ auf das Leben des Betroffenen auswirkt.

Verschiedene Medikamente, vor allem solche gegen Bluthochdruck, können Depressionen hervorrufen. Aus unbekannten Gründen erzeugt Kortison oft eine Depression, wenn es bei einer Krankheit in großen Mengen produziert wird (z. B. beim Cushing-Syndrom). In Form von Medikamenten führen Kortisone dagegen eher zu Hochstimmung.

Eine Reihe von psychischen Störungen kann für Depressionen vermehrt anfällig machen, dazu gehören Angststörungen, Alkoholismus und der Mißbrauch anderer Substanzen, Schizophrenie und frühe Phasen der Demenz.

Symptome

Die Symptome zeigen sich typischerweise allmählich im Laufe von Tagen oder Wochen. Wenn sich eine Depression abzeichnet, wirkt der Betroffene möglicherweise träge und traurig oder reizbar und ängstlich. Wenn sich jemand zurückzieht, wenig spricht, das Essen einstellt und kaum schläft, handelt es sich um eine **vegetative Depression**. Ist jemand darüber hinaus sehr unruhig, ringt mit den Händen und redet unaufhörlich, handelt es sich um eine **agitierte Depression**.

Mögliche Depressionsauslöser

Medikamentennebenwirkungen

Amphetamine (beim Absetzen)

Die »Pille«

Betablocker

Cimetidin

Cycloserin

Indometazin

Methyldopa

Neuroleptika

Reserpin

Vinblastin

Vincristin

Infektionen

Aids

Grippe

Pfeiffersches Drüsenfieber

Syphilis (Spätstadium)

Tuberkulose

Virushepatitis

Viruspneumonie

Hormonstörungen

Addison-Krankheit

Cushing-Syndrom

Hohe Parathormonspiegel

Hohe oder niedrige Schilddrüsenhormonspiegel

Niedrige Hirnanhangdrüsenhormonspiegel (Hirnanhangdrüsenunterfunktion)

Bindegewebeerkrankungen

Rheumatoide Arthritis

Systemischer Lupus erythematodes

Neurologische Krankheiten

Hirntumore

Kopfverletzungen

Multiple Sklerose

Parkinson-Krankheit

Schlafapnoe

Schlaganfall

Schläfenlappenepilepsie

Mangelernährung

Pellagra (Vitamin-B_6-Mangel)

Perniziöse Anämie (Vitamin-B_{12}-Mangel)

Krebs

Bauchhöhlenkrebs (Eierstöcke, Dickdarm)

Metastasierender Krebs

Viele Menschen mit Depressionen können ihre Gefühle nicht ausleben – einschließlich Kummer, Freude und Lust. Im schlimmsten Fall scheint ihnen die Welt farblos, öde und tot zu sein. Denken, Sprechen und Antrieb können so stark verlangsamt sein, daß jegliche Fähigkeit zu willentlichen Handlungen erlischt. Deprimierte Menschen können in intensive Schuldgefühle und Selbstanklagen versinken und sich unter Umständen nur schwer konzentrieren. Oft sind sie unentschlossen und in sich gekehrt, fühlen sich zunehmend hilflos und hoffnungslos und denken an Selbstmord und Tod.

Die meisten Betroffenen haben Schwierigkeiten einzuschlafen und wachen häufig auf, vor allem in den frühen Morgenstunden. Sexuelles Verlangen oder die Lust im allgemeinen verschwinden gewöhnlich. Appetitlosigkeit und Gewichtsabnahme führen manchmal zur Abmagerung; bei Frauen können die Monatsblutungen versiegen. Vermehrtes Essen und Gewichtszunahme sind typisch für leichte Depressionen.

Etwa 20 Prozent der Kranken haben leichtere Symptome, aber die Krankheit hält über Jahre, oft Jahrzehnte an. Diese sogenannte **dysthyme Form** der Depression beginnt häufig schon früh im Leben und ist mit charakteristischen Persönlichkeitsstörungen verbunden. Die Betroffenen sind schwermütig, pessimistisch, humorlos oder nicht fähig, sich zu amüsieren, sie sind passiv und lethargisch, introvertiert, skeptisch, überkritisch oder beschweren sich ständig und sind selbstkritisch und voller Selbstvorwürfe. Sie erwarten überall Unzulänglichkeiten, Fehler und Negatives, manchmal bis hin zu einem krankhaften Vergnügen an ihren eigenen Mißgeschicken.

Manche depressive Menschen klagen über körperliche Beschwerden, Schmerzen oder Ängste vor Katastrophen oder davor, verrückt zu werden. Andere glauben, daß sie an vermeintlich unheilbaren oder anstößigen Krankheiten leiden, beispielsweise an Krebs oder einer Geschlechtskrankheit, und daß sie andere anstecken.

Vor allem bei schweren Depressionen treten Wahnvorstellungen oder Halluzinationen auf, d. h. die Betroffenen sehen oder hören Dinge, die nicht da sind. Sie glauben möglicherweise, eine unverzeihliche Sünde oder ein Verbrechen begangen zu haben, oder hören Stimmen, die sie verschiedener Vergehen bezichtigen und sie zum Tod verdammen. In sehr schweren Fällen sehen die Betroffenen Särge oder verstorbene Verwandte. Gefühle von Unsicherheit und Wertlosigkeit können dazu führen, daß sehr depressive Menschen meinen, sie würden beobachtet und verfolgt. Derartige Depressionen mit Wahnvorstellungen nennt man **psychotische Depressionen**.

Todesgedanken gehören zu den schwerwiegendsten Symptomen einer Depression. Viele depressive Menschen haben den Wunsch zu sterben oder meinen, sie seien so wertlos, daß sie sterben sollten. Etwa 15 Prozent der schwer Depressiven sind selbstmordgefährdet. Selbstmordabsichten sind als Notfall anzusehen, und jemand, der vorhat, sich selbst zu töten, muß in eine Klinik eingewiesen und so lange überwacht werden, bis eine Behandlung die Selbstmordgefahr gebannt hat. ▲

Diagnose

Der Arzt kann eine Depression in der Regel anhand der Symptome diagnostizieren. Sind in der gesundheitlichen Vorgeschichte oder in der Familie Depressionen vorgekommen, kann dies die Diagnose erhärten.

Manchmal werden vorgefertigte Fragebögen eingesetzt, um das Ausmaß der Depression zu bestimmen. Laboruntersuchungen, meist Bluttests, können Hinweise auf die Ursache bestimmter Depressionen geben.

Gestaltet sich die Diagnose schwierig, führt der Arzt möglicherweise weitere Untersuchungen durch. Da Schlafstörungen ein herausragendes Kennzeichen der Depression sind, führen Ärzte, die sich auf Gemütskrankheiten spezialisiert haben, möglicherweise eine Schlaf-Elektroenzephalographie durch.

Prognose und Behandlung

Unbehandelt kann eine Depression sechs Monate und länger anhalten. Leichte Symptome bleiben zwar vielfach auch danach bestehen, aber es ist wieder ein normales Leben möglich. Dennoch machen die meisten Betroffenen mehrere depressive Phasen in ihrem Leben durch, durchschnittlich vier bis fünf.

Heutzutage wird eine Depression in der Regel ambulant behandelt. Manchmal ist die Einweisung in eine Klinik allerdings angebracht, insbesondere wenn jemand Selbstmordabsichten hat oder einen Selbstmordversuch unternommen hat, durch Gewichtsverlust sehr geschwächt ist oder die Gefahr von Herzproblemen aufgrund großer Erregung besteht.

Medikamente und Psychotherapie sind heute die Eckpfeiler der Depressionsbehandlung. Selten kann eine Elektrokrampftherapie notwendig sein.

▲ Siehe Seite 407 und Kasten, Seite 408

Medikamentöse Behandlung

Verschiedene Medikamente – trizyklische Antidepressiva, selektive Serotonin-Wiederaufnahmehemmer, Monoaminoxidasehemmer und Psychostimulantien – stehen zur Verfügung; sie müssen allerdings mindestens einige Wochen lang regelmäßig eingenommen werden, bevor ihre Wirkung einsetzt. Die Chance, daß ein Antidepressivum bei einer bestimmten Person wirkt, liegt bei etwa 65 Prozent.

Die Nebenwirkungen unterscheiden sich je nach Art des Medikaments. **Trizyklische Antidepressiva** verursachen oft Schläfrigkeit und Gewichtszunahme. Sie können einen beschleunigten Herzschlag, Blutdruckabfall beim Aufstehen, Sehstörungen, trockenen Mund, Verwirrung, Verstopfung, Schwierigkeiten beim Wasserlassen und eine Verzögerung des Orgasmus hervorrufen. Diese Wirkungen nennt man anticholinerge Wirkungen, sie sind bei älteren Menschen besonders ausgeprägt. ▲

Mittel, die mit den trizyklischen Antidepressiva verwandt sind, haben andere Nebenwirkungen. Venlafaxin kann den Blutdruck etwas erhöhen. Trazodon wurde mit schmerzhaften Erektionen in Zusammenhang gebracht. Wird Maprotilin in schnell steigender Dosierung verabreicht, kann dies Krampfanfälle auslösen.

Die **selektiven Serotonin-Wiederaufnahmehemmer** bedeuten einen großen Fortschritt bei der Behandlung von Depressionen, da sie in der Regel weniger Nebenwirkungen haben als trizyklische Antidepressiva. Außerdem sind sie recht sicher, wenn neben der Depression gleichzeitig eine körperliche Krankheit besteht. Zwar können sie Übelkeit, Durchfall und Kopfschmerzen verursachen, aber diese unangenehmen Wirkungen sind entweder leicht oder verschwinden im Laufe der Behandlung. Besonders nützlich sind diese Mittel für die Behandlung einer Dysthymie, die eine langfristige Medikamenteneinnahme erforderlich macht. Ein großer Nachteil der selektiven Serotonin-Wiederaufnahmehemmer besteht darin, daß sie häufig sexuelle Funktionsstörungen hervorrufen.

Monoaminoxidasehemmer (MAO-Hemmer) sind eine weitere Gruppe von Antidepressiva. Wer MAO-Hemmer einnimmt, muß allerdings eine Reihe von Ernährungsregeln befolgen und besondere Vorsichtsmaßnahmen einhalten. Beispielsweise sollen die Patienten keine Nahrungsmittel zu sich nehmen, die Tyramin enthalten wie Faßbier, Rotwein (auch Sherry), Likör, überreifes Obst, Salami, lange gereiften Käse, Saubohnen, Hefeextrakte und Sojasoße. Sie dürfen keine Medikamente einnehmen, die Phenylpropanolamin oder Dextromethorphan enthalten, die in vielen freiverkäuflichen Husten- und Erkältungsmitteln enthalten sind. Diese Substanzen setzen Adrenalin frei und können zu einem plötzlichen und ernsten Blutdruckanstieg führen. Auch bestimmte andere Medikamente müssen gemieden werden wie trizyklische Antidepressiva und selektive Serotonin-Wiederaufnahmehemmer.

Der Arzt kann Patienten, die MAO-Hemmer einnehmen, raten, ständig Chlorpromazin oder Nifedipin bei sich zu haben. Wenn schwere, pochende Kopfschmerzen auftreten, sollen die Patienten das Gegenmittel einnehmen und umgehend ins nächstgelegene Krankenhaus fahren. Wegen der aufwendigen Ernährungsregeln und der notwendigen Vorsichtsmaßnahmen werden MAO-Hemmer nur noch selten verordnet, es sei denn, andere Antidepressiva sind nutzlos geblieben.

Psychostimulanzien (antriebssteigernde Mittel), wie Methylphenidat, sind im allgemeinen solchen Depressionen vorbehalten, bei denen die Patienten in sich gekehrt, langsam und matt wirken oder auf alle anderen Gruppen von Antidepressiva nicht angesprochen haben. Die Mißbrauchsgefahr dieser Mittel ist hoch. Da Psychostimulanzien in der Regel schnell wirken (innerhalb eines Tages) und den Appetit anregen, werden sie manchmal älteren depressiven Menschen verordnet, die sich von einer Operation oder einer langen Krankheit erholen.

Psychotherapie

Eine Psychotherapie kann den Behandlungserfolg der Antidepressiva nachdrücklich verbessern. ■ Einzel- oder Gruppentherapien können den Betroffenen helfen, allmählich wieder ihren früheren Aufgaben nachzukommen und sich an die normalen Belastungen im Leben zu gewöhnen, aufbauend auf den Fortschritten, die durch die medikamentöse Behandlung erzielt wurden. Der Patient erfährt Unterstützung und Führung, um sich auf veränder-

▲ Siehe Kasten, Seite 42

■ Siehe Seite 385

te Lebenssituationen einzustellen. Die kognitive Verhaltenstherapie kann dazu beitragen, Hoffnungslosigkeit und negative Einstellungen zu verändern. Bei leichten Depressionen kann die Psychotherapie allein genauso wirkungsvoll sein wie eine medikamentöse Behandlung.

Elektrokrampftherapie

Die Elektrokrampftherapie (EKT) wird zur Behandlung schwerster Depressionen eingesetzt, die durch andere Maßnahmen nicht zu beeinflussen waren. Diese Behandlungsform wirkt sehr schnell, im Gegensatz zu den meisten Antidepressiva, die erst nach Wochen eine Besserung bringen.

Bei der Elektrokrampftherapie werden Elektroden auf der Kopfhaut angebracht und ein elektrischer Strom angelegt, um im Gehirn einen Krampfanfall auszulösen. Aus unbekannten Gründen lindert dieser Anfall die Depression. Meist werden fünf bis sieben Behandlungen mit jeweils einem Tag Pause durchgeführt. Da der elektrische Strom Muskelzuckungen und Schmerzen verursachen kann, erfolgt die Behandlung in Vollnarkose. Die Elektrokrampftherapie kann einen vorübergehenden (selten dauerhaften) Gedächtnisverlust mit sich bringen.

Manie

Die Manie ist durch übertriebene körperliche Aktivität und äußerste Hochstimmung gekennzeichnet, die in keinem Verhältnis zu dem vorangegangenen Ereignis steht. Die ***Hypomanie*** *ist eine leichtere Form der Manie.*

Es gibt zwar Depressionen ohne manische Episoden (unipolare Erkrankung), aber meist ist die Manie Bestandteil einer manisch-depressiven Erkrankung (bipolare Störung). ▲ Die wenigen Patienten, die anscheinend nur an Manie leiden, können in Wirklichkeit leichte oder kurze depressive Phasen durchmachen. Manie und Hypomanie sind weniger verbreitet als Depressionen und auch schwieriger zu erkennen – während tiefe und langanhaltende Traurigkeit Anlaß für einen Arztbesuch sein kann, ist dies bei Hochstimmung weitaus seltener so, weil manischen Patienten nicht bewußt ist, daß mit ihrer geistigen Verfassung oder ihrem Verhalten etwas nicht stimmt. Zeigt sich bei einem Patienten erstmals eine Manie, ohne daß zuvor depressive Phasen aufgetreten sind, muß der Arzt eine möglicherweise zugrundeliegende körperliche Krankheit ausschließen.

Antidepressiva

Trizyklische und ähnliche Antidepressiva

Amitriptylin

Amitriptylinoxid

Clomipramin

Desipramin

Doxepin

Imipramin

Maprotilin

Nefazodon

Nortriptylin

Trazodon

Trimipramin

Venlafaxin

Selektive Serotonin-Wiederaufnahmehemmer

Fluoxetin

Fluvoxamin

Paroxetin

Sertralin

Monoaminoxidasehemmer

Moclobemid

Tranylcypromin

Psychostimulanzien

Methylphenidat

▲ Siehe Seite 405

Körperliche Störungen, die eine Manie auslösen können

Medikamentennebenwirkungen

Amphetamine

Antidepressiva (mehrheitlich)

Bromocriptin

Kokain

Kortison

Levodopa

Methylphenidat

Infektionen

Aids

Gehirnentzündung

Grippe

Syphilis (Spätstadium)

Hormonstörungen

Hohe Schilddrüsenhormonspiegel

Bindegewebeerkrankungen

Systemischer Lupus erythematodes

Neurologische Krankheiten

Gehirntumore

Kopfverletzungen

Chorea Huntington

Multiple Sklerose

Schlaganfall

Chorea Sydenham

Schläfenlappenepilepsie

Symptome und Diagnose

Manische Symptome zeigen sich gewöhnlich rasch innerhalb von wenigen Tagen. In den frühen (leichten) Stadien der Manie fühlt sich der Betroffene besser als sonst und scheint oft fröhlicher, jugendlicher und schwungvoller.

Ein manischer Patient ist im allgemeinen freudig erregt, kann aber auch reizbar, streitsüchtig oder offen feindselig sein. Im typischen Fall ist er überzeugt, daß es ihm gutgeht. Diese Uneinsichtigkeit zusammen mit einem starken Aktivitätsdrang kann dazu führen, daß der Betroffene ungeduldig, aufdringlich und aggressiv gereizt reagiert, wenn man ihm begegnet. Die geistige Aktivität wird schneller (dies bezeichnet man als Gedankenflüge). Der Betroffene ist leicht ablenkbar und wechselt von einem Thema oder einer Beschäftigung zur nächsten. Falsche Überzeugungen von Reichtum, Einfluß, Ideenreichtum und Genialität führen dazu, daß sich die Betroffenen vorübergehend für eine großartige Persönlichkeit halten, manchmal sogar glauben, ein Gott zu sein.

Manche Betroffenen glauben, von anderen unterstützt oder aber schikaniert zu werden, oder haben Halluzinationen, bei denen sie Dinge sehen oder hören, die nicht existieren. Das Schlafbedürfnis nimmt ab. Ein manischer Patient ist unermüdlich, ausgiebig und leidenschaftlich mit verschiedenen Dingen beschäftigt (z. B. riskanten Geschäften, Wetten oder gefährlichem Sexualverhalten), ohne die damit verbundenen Gefahren zu erkennen. In extremen Fällen sind die geistigen und körperlichen Aktivitäten derart hektisch, daß jeder klare Bezug zwischen Stimmung und Verhalten in einer Art sinnloser Unruhe untergeht (deliröse Manie). Dann ist eine umgehende Behandlung erforderlich, da der Betroffene an rein körperlicher Erschöpfung sterben kann. Bei weniger ausgeprägter Aktivität kann eine Krankenhauseinweisung erforderlich sein, um den Betroffenen und seine Familie vor ruinösem finanziellem und sexuellem Verhalten zu schützen.

Eine Manie wird anhand der Symptome diagnostiziert, die gewöhnlich für den Beobachter erkennbar sind. Da manische Patienten jedoch notorisch leugnen, daß ihnen etwas fehlt, sind die Ärzte meist auf Berichte der Angehörigen angewiesen.

Behandlung

Unbehandelt hören manische Episoden plötzlicher auf als depressive Phasen und sind gewöhnlich kürzer – wenige Wochen bis mehrere Monate. Da die Manie ein medizinischer und sozialer Notfall ist, versucht der Arzt unter allen Umständen, den Patienten im Krankenhaus zu behandeln.

Lithium kann die Symptome einer Manie lindern. Da es etwa vier bis zehn Tage dauert, bis Lithium wirkt, gibt man oft gleichzeitig ein rasch wirksames Mittel wie

Symptome einer Manie

Stimmung

- Hochstimmung, Reizbarkeit oder Feindseligkeit
- Momentane Weinerlichkeit

Andere psychische Symptome

- Überzogenes Selbstbewußtsein, Prahlerei, überhebliches Verhalten
- Durch den Kopf schießende Gedanken, neue Gedanken werden durch den Klang der Wörter statt deren Bedeutung aufgeworfen, leichte Ablenkbarkeit
- Gesteigertes Interesse an neuen Aktivitäten, großes Interesse an Menschen (die oft vom aufdringlichen Verhalten des Betroffenen befremdet sind), Kauforgien, sexuelle Taktlosigkeit, unkluge Geschäfte

Psychotische Symptome

- Wahnvorstellungen von außergewöhnlichen Talenten
- Wahnvorstellungen von außergewöhnlichen sportlichen Leistungen
- Wahnvorstellungen von Reichtum, adeliger Herkunft oder anderer großartiger Identität
- Bildersehen oder Stimmenhören (Halluzinationen)
- Paranoia

Körperliche Symptome

- Gesteigerte Aktivität
- Möglicherweise Gewichtsverlust durch gesteigerte Aktivität und Nichteinhalten der Mahlzeiten
- Verringertes Schlafbedürfnis
- Gesteigertes sexuelles Verlangen

Haloperidol, um Erregung und Überaktivität zu kontrollieren. Haloperidol kann jedoch Muskelsteife und Bewegungsstörungen verursachen. Daher wird es in geringer Dosierung verabreicht und mit einem Benzodiazepin kombiniert, z.B. mit Lorazepam, das die antimanische Wirkung von Haloperidol verstärkt und seine unerwünschten Nebenwirkungen reduziert.

Manisch-depressive Erkrankung

Manisch-depressive Psychosen, auch ***bipolare Störungen*** *genannt, sind Zustände, bei denen sich depressive mit manischen Phasen oder weniger ausgeprägten Erregungsphasen abwechseln.*

Knapp unter zwei Prozent der Bevölkerung leidet an einer mehr oder weniger ausgeprägten manisch-depressiven Erkrankung. Man nimmt an, daß die Krankheit erblich ist. Frauen und Männer sind gleichermaßen betroffen; meist beginnt die Krankheit im Jugendalter oder zwischen 20 und 40 Jahren.

Symptome und Diagnose

Manisch-depressive Psychosen beginnen gewöhnlich mit einer Depression, und es tritt mindestens eine manische Phase im Verlauf der Krankheit auf. Die depressiven Phasen dauern typischerweise drei bis sechs Monate. Bei der schwersten Form dieser Krankheit, der **bipolaren Störung I**, wechseln Depressionen und heftige Manien einander ab. Bei der weniger schweren Form, der **bipolaren Störung II**, wechseln sich kürzere depressive Phasen und Hypomanie ab. Die Symptome einer bipolaren Störung II treten oft in bestimmten Jahreszeiten immer wieder auf, beispielsweise tritt die Depression im Herbst und Winter auf, kurze Erregungszustände dagegen im Frühling und Sommer.

Bei einer noch leichteren Form der manisch-depressiven Erkrankung, der **Zyklothymie**, sind Hochstimmung und Depression weniger ausgeprägt, dauern gewöhnlich nur wenige Tage und treten recht häufig in unregelmäßigen Abständen wieder auf. Die Zyklothymie kann zwar schließlich in eine manisch-depressive Erkrankung münden, bei vielen Betroffenen kommt es aber nie zu schweren Depressionen oder Manien. Eine Zyklothymie hilft dem Betroffenen unter Umständen, in Beruf und Führungspositionen erfolgreich zu sein, außerordentliche Leistungen zu vollbringen und künstlerisch kreativ zu sein. Die Störung kann aber auch zu einer wechselhaften Schul- und Berufslaufbahn, häufigen Wohnortwechseln, wiederholt wechselnden Beziehungen oder gescheiterten Ehen sowie Alkohol- und Drogenmißbrauch führen. Bei etwa einem Drittel der Betroffenen führen diese Symptome zu einer Gemütskrankheit, die eine Behandlung erforderlich macht.

Die Diagnose einer manisch-depressiven Erkrankung beruht auf dem charakteristischen Muster von Symptomen. Der Arzt stellt fest, ob der Betroffene eine manische oder depressive Phase durchmacht, um die passende Behandlung einzuleiten. Etwa ein Drittel der Patienten mit bipolarer Störung zeigt *gleichzeitig* manische (oder hypomanische) und depressive Symptome. Diesen Zustand nennt man **bipolaren Mischzustand**.

Prognose und Behandlung

Manisch-depressive Erkrankungen kommen in aller Regel immer wieder. Manchmal geht die Depression nahtlos in eine Manie über oder umgekehrt, ohne daß zwischendurch der Gemütszustand normal ist. Bei manchen Betroffenen vollzieht sich dieser Wechsel schneller als bei anderen. Fast 15 Prozent der Betroffenen, vorwiegend Frauen, machen vier oder mehr Episoden pro Jahr durch. Rasche Stimmungswechsel sind schwierig zu behandeln.

Manische oder hypomanische Episoden können wie eine akute Manie behandelt werden, depressive Phasen wie eine Depression. Die meisten Antidepressiva bewirken allerdings unter Umständen einen Umschwung von Depression zu Hypomanie oder Manie und manchmal einen raschen Wechsel zwischen diesen Zuständen. Daher werden diese Mittel nur kurze Zeit verabreicht und ihre Wirkung auf die Stimmung genau überwacht. Beim ersten Anzeichen für einen Stimmungsumschwung wird das Antidepressivum abgesetzt. Bei Monoaminoxidasehemmern ist es noch am wenigsten wahrscheinlich, daß sie eine Manie oder Hypomanie auslösen. Für die meisten Patienten gilt, daß sie am besten stimmungsstabilisierende Mittel wie Lithium oder ein Mittel gegen Epilepsie erhalten sollten.

Lithium hat keinerlei Wirkung auf eine normale Gemütslage, verringert aber bei 70 Prozent der manisch-depressiven Patienten die Neigung zu Stimmungsumschwüngen. Der Lithiumspiegel im Blut wird vom Arzt durch Blutuntersuchungen überwacht. Mögliche Nebenwirkungen sind Zittern, Muskelzuckungen, Übelkeit, Erbrechen, Durchfall, Durst, übermäßiger Harndrang und Gewichtszunahme. Lithium kann Akne und Schuppenflechte verschlimmern und den Gehalt an Schilddrüsenhormonen im Blut absinken lassen. Ein sehr hoher Lithiumspiegel im Blut kann zu ständigen Kopfschmerzen, geistiger Verwirrung, Benommenheit, Krampfanfällen und Herzrhythmusstörungen führen. Bei älteren Menschen kommt es eher zu Nebenwirkungen. Frauen, die schwanger werden möchten, müssen die Lithiumeinnahme abbrechen, da Lithium in seltenen Fällen Herzfehler beim ungeborenen Kind verursachen kann.

Neuere medikamentöse Behandlungsmethoden sind in den vergangenen Jahren entwickelt worden. Dazu gehört die mit **Carbamazepin**, einem Mittel gegen Krampfanfälle. Carbamazepin kann aber zu einer schwerwiegenden Abnahme der Zahl roter und weißer Blutkörperchen führen. Wenn der Arzt die Einnahme sorgfältig überwacht, kann er auf dieses Problem rechtzeitig reagieren. Carbamazepin ist vor allem bei Patienten mit Mischformen oder raschen Stimmungswechseln eine nützliche Alternative zu Lithium oder dann, wenn andere Behandlungen nicht gewirkt haben.

Psychotherapie wird oft bei der Einnahme von stimmungsstabilisierenden Medikamenten empfohlen. Die Einnahme von Lithium führt bei manchen Menschen zu dem Eindruck, sie seien weniger aufmerksam, kreativ und hätten sich schlechter unter Kontrolle. Ein tatsächlicher Rückgang der Kreativität ist jedoch ungewöhnlich, vor allem da Lithium Manisch-Depressiven ein ausgeglicheneres Leben ermöglicht, was ihre Arbeitsleistung insgesamt steigert. Eine Familientherapie ist oft sinnvoll, damit die Betroffenen, ihre Ehepartner und Angehörigen die Krankheit besser verstehen und mit ihr umgehen lernen.

Auch **Lichttherapie** wird gelegentlich zur Behandlung manisch-depressiver Patienten eingesetzt, vor allem bei leichteren und jahreszeitlich bedingten Depressionen: Herbst-Winter-Depressionen und Frühjahr-Sommer-Hypomanie. Bei der Lichttherapie befindet sich der Patient in einem geschlossenen Raum, der mit Kunstlicht ausgeleuchtet ist. Die Lichtintensität wird so eingestellt, daß sie der Jahreszeit gleicht, die der Therapeut nachzuahmen versucht. Ist die Lichtintensität zu hoch, kann der Patient in eine Hypomanie geraten oder manchmal Augenschäden davontragen. Die Lichttherapie sollte von einem Arzt beaufsichtigt werden, der sich auf die Behandlung von Gemütskrankheiten spezialisiert hat.

Selbstmordverhalten

Selbstmordverhalten umfaßt Selbstmordgesten, -versuche und vollendeten Selbstmord. Selbstmordpläne und -handlungen, die kaum je zum Tod führen würden, nennt man **Selbstmordgesten**. Handlungen, die mit der Absicht zu sterben ausgeführt werden, aber nicht zum Ziel geführt haben, bezeichnet man als **Selbstmordversuche**. Manche Menschen, die sich umbringen wollen, werden rechtzeitig entdeckt und gerettet. Andere, die einen Selbstmordversuch begehen, haben zwiespältige Gefühle über das Sterben, und der Versuch scheitert möglicherweise deshalb, weil er eigentlich ein Hilfeschrei, verbunden mit einem starken Wunsch zu leben ist. Hiervon zu unterscheiden ist der **vollendete Selbstmord**. Sämtliche Absichten und Verhaltensweisen, die auf Selbstmord hinweisen, müssen ernst genommen werden.

Man unterscheidet direkt und indirekt selbstgefährdendes Verhalten. Selbstmordgesten und -versuche sowie vollendeter Selbstmord sind Beispiele für direkt selbstgefährdendes Verhalten. Von indirekt selbstgefährdendem Verhalten spricht man, wenn jemand, meist wiederholt, gefährliche Dinge unternimmt, aber nicht bewußt beabsichtigt, sich umzubringen. Beispiele dafür sind übermäßige Zufuhr von Alkohol oder Medikamenten, starkes Rauchen, Völlerei, Mißachtung der eigenen Gesundheit, Selbstverstümmelung, fahrlässiger Fahrstil und kriminelles Verhalten. Menschen, die sich derart verhalten, sagt man oft einen »Todeswunsch« nach, meist gibt es aber viele Gründe für ihr Verhalten.

Epidemiologie

Da die Selbstmordstatistiken hauptsächlich auf Todesscheinen und gerichtsmedizinischen Gutachten beruhen, wird die wirkliche Häufigkeit ganz sicher unterschätzt. Allerdings sind in Deutschland die Zahlen seit 1977, wo sich fast 14 000 Menschen umbrachten, eindeutig rückläufig. 1997 starben 12 256 Menschen von eigener Hand, die Zahl der Versuche ist jedoch etwa zehnmal so hoch. Den größten Anteil stellen zwar Menschen über 65 Jahre; jedoch ist Selbstmord unter Jugendlichen zwischen 15 und 19 Jahren nach Autounfällen die häufigste Todesursache. ▲

Einige weitere Tendenzen lassen sich eindeutig feststellen: Der Anteil von Männern zu Frauen, die sich umbringen, beträgt zwei Drittel zu einem Drittel. In Städten liegt die Selbstmordrate höher als in ländlichen Gebieten, und in Familien mit Kindern oder in kinderreichen Gegenden ist Selbstmord seltener.

Selbstmordversuche geschehen dagegen häufiger vor dem mittleren Lebensalter, wobei Männer selbstzerstörerischer vorgehen: Zwei Drittel aller nicht tödlichen Selbstmordversuche werden von Frauen unternommen.

Verheiratete Männer und Frauen sind weniger selbstmordgefährdet als solche, die allein leben. Angehörige von Personen, die Selbstmord begangen oder versucht haben, begehen ebenfalls häufiger als andere Selbstmord.

Im Gefängnis geschehen viele Selbstmorde, vor allem unter jungen Männern. Gruppenselbstmorde, unabhängig davon, ob es sich um viele Menschen oder um zwei (z. B. ein Liebespaar oder Ehepartner) handelt, sind Ausdruck einer extremen Form der Identifizierung mit einer anderen Person. Wenn größere Gruppen Selbstmord begehen, hat dies meist einen sehr gefühlsbetonten oder fanatisch religiösen Hintergrund, der den starken Selbsterhaltungsdrang des Einzelnen überwältigt.

Weniger häufig ist Selbstmord unter praktizierenden Gläubigen, da diese Personen Halt in ihrem Glauben finden, enge soziale Bindungen haben, die sie vor selbstgefährdenden Handlungen bewahren, und aufgrund ihrer religiösen Überzeugungen keinen Selbstmord begehen dürfen. Religionszugehörigkeit und fester Glauben schützen jedoch nicht unbedingt vor impulsiven, ungeplanten Selbstmordhandlungen, die auf Enttäuschung, Ärger und Verzweiflung beruhen, vor allem wenn Gefühle von Schuld und Wertlosigkeit hinzukommen.

Ein Teil der Menschen, die Selbstmord begehen, hinterläßt einen Abschiedsbrief. In diesen Briefen geht es oft um persönliche Beziehungen und um Ereignisse nach dem Tod des Schreibenden. Ältere Menschen äußern sich oft besorgt über das Schicksal der Hinterbliebenen, während jüngere ihrem Ärger und Rachegefühlen Ausdruck geben. Ein Abschiedsbrief ist ein Zeichen dafür, daß ein Selbstmordversuch vorsätzlich war und die Gefahr weiterer Versuche besteht.

▲ Siehe Seite 1316

Risikofaktoren für Selbstmord

Persönliche und soziale Faktoren

- Männlich
- Über 60 Jahre alt
- Bereits einen Versuch unternommen
- Selbstmord oder Gemütskrankheit in der Familie
- Kürzlich getrennt, geschieden oder verwitwet
- Soziale Isolation, Verwandte und Freunde zeigen sich tatsächlich oder vermeintlich desinteressiert
- Persönlich bedeutsamer Gedenktag, z. B. Todestag einer nahestehenden Person
- Arbeitslosigkeit oder finanzielle Schwierigkeiten, insbesondere wenn diese einen drastischen wirtschaftlichen Abstieg verursacht haben
- Alkohol- oder Drogenmißbrauch
- Detaillierte Selbstmordpläne und Vorsichtsmaßnahmen gegen Entdeckung
- Vor kurzem demütigende Lebenserfahrung

Psychische und körperliche Faktoren

- Depression (vor allem manisch-depressive Erkrankungen)
- Aufregung, Unruhe und Angst
- Gefühle von Schuld, Unzulänglichkeit und Hoffnungslosigkeit
- Selbstanklagendes Gerede oder Benehmen
- Impulsive, feindselige Persönlichkeit
- Wahnhafte Überzeugung, an Krebs, Herzkrankheit oder einer anderen ernsten Krankheit zu leiden
- Halluzinationen, in denen eine Stimme den Selbstmord befiehlt
- Körperliche Krankheiten, die chronisch oder schmerzhaft sind oder zur Invalidität führen, vor allem bei zuvor gesunden Menschen
- Einnahme von Medikamenten, die schwere Depressionen verursachen können

Ursachen

Selbstmordverhalten beruht gewöhnlich auf dem Zusammentreffen vieler Faktoren:

- Gemütskrankheiten – besonders Depression und Medikamenten- oder Drogenmißbrauch
- Soziale Faktoren – Enttäuschung, Verlust und mangelnde Unterstützung durch andere
- Persönlichkeitsstörungen – impulsives Wesen und Aggressivität
- Eine unheilbare körperliche Krankheit

Gut die Hälfte der Menschen, die einen Selbstmordversuch begehen, sind depressiv.▲ Eheprobleme, unglückliche Beziehungen, Trennungen oder der Tod einer nahestehenden Person – vor allem bei älteren Menschen – können eine Depression auslösen. Oft bringt einer dieser Faktoren, z. B. das Ende einer wichtigen Beziehung, das Faß zum Überlaufen. Kommen Depression und körperliche Krankheit zusammen, kann dies Anlaß zu einem Selbstmordversuch sein. Vor allem Menschen mit chronischen oder schmerzhaften körperlichen Gebrechen bringen sich um. Beim Selbstmord unter älteren Menschen spielt eine körperliche Krankheit, insbesondere wenn sie ernst, chronisch und schmerzhaft ist, eine wichtige Rolle.

Selbstmord ist oft der Schlußpunkt im Verlauf eines selbstgefährdenden Verhaltens. Ein derartiges Verhalten zeigt sich häufiger bei Menschen, die eine schwere Kindheit durchgemacht haben, vor allem nach Mißbrauch, Vernachlässigung oder belastenden Lebensumständen; möglicherweise haben diese Menschen größere Schwierigkeiten, stabile, bedeutungsvolle Beziehungen aufzubauen. Frauen, die durch ihren Partner Gewalt erlitten, oft auch als Kind mißhandelt wurden, unternehmen häufiger Selbstmordversuche.

Alkohol erhöht die Gefahr selbstgefährdenden Verhaltens, da sich depressive Gefühle verstärken und die Selbstbeherrschung abnimmt. Etwa die Hälfte derjenigen, die sich umzubringen versuchen, sind betrunken. Da Alkoholismus an sich und insbesondere Zechgelage oft tiefe Reuegefühle hervorrufen, sind Alkoholiker dann besonders selbstmordgefährdet, wenn sie nüchtern sind.

▲ Siehe Seite 399

Viele Betroffene tun sich während einer tiefen, aber vorübergehenden depressiven Stimmung Gewalt an. Medikamente, Drogen oder schwere Krankheiten können einen Stimmungsumschwung auslösen. Bei einer depressiven Stimmung ist oft das Bewußtsein gestört, und die Betroffenen können sich nur vage an den Selbstmordversuch erinnern. Epileptiker, vor allem solche mit Schläfenlappenepilepsie, machen oft kurze, aber heftige depressive Phasen durch und sind deshalb mehr als andere selbstmordgefährdet, zumal ihnen aufgrund ihrer Krankheit geeignete Medikamente zur Verfügung stehen können.

Außer Depressionen erhöhen auch andere psychiatrische Störungen die Selbstmordgefahr. Bei schizophrenen Menschen, vor allem wenn sie darüber hinaus depressiv sind (was bei Schizophrenie nicht selten vorkommt), ist ein Selbstmordversuch wahrscheinlicher als bei anderen Menschen. ▲ Schizophrene wählen oft befremdliche und brutale Methoden, um sich zu töten, und ihre Versuche sind meist erfolgreich. Der Selbstmord kann in einem frühen Krankheitsstadium erfolgen.

Auch Menschen mit Persönlichkeitsstörungen sind in Gefahr, Selbstmordversuche zu unternehmen, und zwar insbesondere emotional unreife Menschen, die Enttäuschungen schlecht verkraften, und solche, die auf Streß impulsiv mit Gewalt und Aggression reagieren. ■ Solche Menschen sind oft starke Trinker, nehmen Drogen oder begehen Straftaten. Dem Selbstmordverhalten gehen vielfach Spannungen voran, wie sie unweigerlich beim Zerbrechen von schwierigen Beziehungen oder dem Aufbau neuer Beziehungen und Lebensweisen auftreten. Ein weiterer wichtiger Aspekt bei Selbstmordversuchen ist das Element des russischen Roulettes, bei dem die Betroffenen beschließen, den Ausgang dem Schicksal zu überlassen. Manche labile Menschen finden Gefallen an gefährlichen Aktivitäten und dem Spiel mit dem Tod, z. B. bei halsbrecherischem Fahren oder gefährlichen Sportarten.

Methoden

Die für den Selbstmord gewählte Methode hängt meist davon ab, welches Mittel verfügbar ist, und von kulturellen Faktoren. Sie kann auch die Ernsthaftigkeit der Absicht widerspiegeln, da bei manchen Methoden ein Überleben so gut wie ausgeschlossen ist (z. B. wenn jemand aus einem Hochhaus springt), während bei anderen eine Rettung möglich ist (z. B. bei einer Medikamentenüberdosis). Erweist sich die gewählte Methode als nicht tödlich, bedeutet dies aber nicht, daß keine ernste Absicht dahinter steckte.

Frauen bevorzugen für einen Selbstmordversuch »weiche« Methoden, vor allem Medikamente. Männer wählen hingegen eher Gewaltmethoden wie Erschießen und Erhängen. Bei einem Teil der Selbstmordversuche werden mindestens zwei Methoden oder mehrere Medikamente gleichzeitig verwendet, wodurch die Todeswahrscheinlichkeit steigt.

Vorbeugung

Jede Selbstmordhandlung oder -drohung muß ernst genommen werden. Da ein Teil derjenigen, die einen Selbstmordversuch unternommen haben, innerhalb eines Jahres erneut versucht, sich umzubringen, müssen alle Menschen mit Selbstmordabsicht behandelt werden.

Manchmal kommt zwar ein Selbstmord oder der Versuch sogar für enge Verwandte und Freunde völlig überraschend, aber fast immer gab es Warnzeichen. Da die meisten Selbstmörder depressiv sind, ist in der Praxis die richtige Diagnose und Behandlung einer Depression der wichtigste Schritt, um Selbstmord zu verhindern. Mit der Wahl des richtigen Medikaments muß dem Risiko begegnet werden, daß sich die Selbstmordgefahr zu Beginn der Behandlung womöglich vergrößert, weil der Betroffene aktiver und entschlußfreudiger wird, aber immer noch depressiv ist.

Nach einem Selbstmordversuch ist gute psychiatrische und soziale Fürsorge nötig, um weitere Versuche zu verhüten. Da einem Selbstmord oft ein oder mehrere Versuche vorangehen, wird nach einem solchen Versuch so bald wie möglich eine psychiatrische Untersuchung durchgeführt. Sie hilft dem Arzt, Probleme zu erkennen, die zu der Handlung geführt haben, und eine entsprechende Behandlung zu planen.

Behandlung nach einem Selbstmordversuch

Viele Menschen, die sich umbringen wollten, werden bewußtlos in die Notaufnahme einer Klinik gebracht. Wenn man weiß, daß der Betreffende eine Überdosis von einem Gift oder einem Medikament eingenommen hat, leitet der Arzt folgende Maßnahmen ein:

- So viel wie möglich von der Substanz aus dem Körper entfernen, indem man versucht, die Aufnahme des Stoffes zu verhindern und seine Ausscheidung zu beschleunigen
- Lebenszeichen überwachen und Symptome behandeln, um den Patienten am Leben zu erhalten
- Ein Gegenmittel verabreichen, wenn die eingenommene Substanz eindeutig feststeht und es ein Gegenmittel gibt

Obwohl es den meisten Betroffenen körperlich so gutgeht, daß sie nach der Behandlung ihrer Verletzungen ent-

▲ Siehe Seite 431

■ Siehe Seite 424

Hilfe bei Selbstmordabsicht: Telefonseelsorge

Ein Mensch, der damit droht, sich umzubringen, befindet sich in einer Krise. Unter der bundesweit einheitlichen, kostenlosen Telefonnummer 0800.1110111 und 0800.1110222 bietet die Telefonseelsorge in ganz Deutschland rund um die Uhr Rat und Hilfe für solche, aber auch für andere Situationen. Die Mitarbeiter sind besonders geschulte Ehrenamtliche.

Ruft ein Selbstmordkandidat bei der Telefonseelsorge an, versucht der Mitarbeiter, eine Beziehung zu dem Anrufer aufzubauen. Der Mitarbeiter bemüht sich, konstruktive Hilfe für das Problem anzubieten, das die Krise ausgelöst hat, und ermutigt den Anrufer, etwas Positives zu dessen Lösung zu unternehmen. Vielleicht erinnert er den Anrufer daran, daß er Familie und Freunde hat, die sich um ihn sorgen und helfen wollen.

lassen werden könnten, behält man sie oft für eine psychiatrische Untersuchung und Behandlung in der Klinik. Bei der psychiatrischen Untersuchung streiten manche Patienten ab, daß sie Probleme haben. Relativ häufig folgt auf die schwere Depression, die zu der Selbstmordhandlung geführt hat, eine kurzfristige Stimmungsaufhellung, so daß weitere Selbstmordversuche nur selten direkt im Anschluß unternommen werden. Dennoch ist das Risiko weiterer Selbsttötungsversuche groß, wenn die Schwierigkeiten des Betroffenen bestehenbleiben.

Die Dauer des Klinikaufenthalts und die Art der Behandlung sind verschieden. Menschen mit einer schweren psychischen Erkrankung werden gewöhnlich auf eine psychiatrische Station verlegt, bis die für den Selbstmordversuch ausschlaggebenden Probleme gelöst sind oder die Betroffenen damit umgehen können. Die Krankenhauseinweisung kann gegen den Willen des Betroffenen erfolgen, wenn er für sich oder andere eine Gefahr darstellt.

Auswirkungen eines Selbstmords

Ein vollendeter Selbstmord hat gewaltige emotionale Auswirkungen auf alle Beteiligten. Familie, Freunde und Ärzte des Verstorbenen fühlen sich möglicherweise schuldig und beschämt, weil sie das Geschehen nicht verhindern konnten. Auch Wut über den Verstorbenen kann hochkommen. Vielleicht erkennen sie, daß sie weder allwissend noch allmächtig sein können und der Selbstmord bei diesen Menschen nicht hätte verhindert werden können.

Ein Selbstmordversuch hat ähnliche Auswirkungen. Allerdings haben diejenigen, die dem Betroffenen nahestehen, Gelegenheit, auf den Hilferuf zu reagieren und dadurch mit ihren Gefühlen ins Reine zu kommen.

KAPITEL 86

Eßstörungen

Ernste Eßstörungen werden in drei Kategorien eingeteilt: die Weigerung, ein Körpergewicht an der unteren Grenze des Normalen zu halten (Magersucht oder Anorexia nervosa), Anfälle von Heißhunger mit anschließender Entleerung durch Erbrechen oder Abführen (Eß-Brechsucht oder Bulimie) oder Eßanfälle ohne anschließende Entleerung. Bei Eßanfällen nehmen die Betroffenen in kurzer Zeit rasch große Mengen kalorienreicher Nahrung zu sich, wobei sie sich nicht mehr kontrollieren können. Entleerung bedeutet, daß die Betroffenen anschließend willentlich Erbrechen herbeiführen oder Abführmittel, Einläufe oder harntreibende Medikamente nehmen, um die Nahrung wieder aus dem Körper zu entfernen.

Magersucht

Magersucht (Anorexie oder Anorexia nervosa) ist durch eine gestörte Körperwahrnehmung gekennzeichnet, eine extreme Angst vor dem Dicksein, der Weigerung, ein an der unteren Normgrenze liegendes Körpergewicht zu halten, die bei Frauen zum Ausbleiben der Monatsblutungen führt.

Etwa 95 Prozent der Magersüchtigen sind weiblich, doch die Zahl der magersüchtigen Männer ist im Steigen begriffen. Meist beginnt die Krankheit bei Jugendlichen, manchmal schon früher und nur selten im Erwachsenenalter. Magersucht kommt vorwiegend in der gesellschaftlichen Mittel- und Oberschicht der westlichen Welt vor; die Zahl der Betroffenen nimmt zu.

Eine Anorexie kann leicht und vorübergehend oder schwer und von Dauer sein. Die Sterblichkeit wird mit 10 bis 20 Prozent angegeben. Allerdings bleiben leichtere Erkrankungen oft unerkannt.

Soziale Faktoren gehören zum Ursachenbündel dazu. Der Wunsch, schlank zu sein, beherrscht die westliche Gesellschaft, Übergewicht wird als unattraktiv, ungesund und nicht erstrebenswert dargestellt. Schon Kinder wissen um diese Einstellung, und zwei Drittel der jungen Mädchen halten Diät oder greifen zu anderen Mitteln, um ihr Gewicht zu kontrollieren. Nur wenige dieser Mädchen erkranken jedoch an Anorexie.

Symptome

Viele magersüchtige Mädchen sind überaus gewissenhaft und haben hohe Ansprüche an sich selbst. Die ersten Hinweise auf eine nahende Eßstörung sind eine zunehmende Beschäftigung mit Diäten und Sorgen über das Gewicht, sogar bei eigentlich schlanker Figur, wie es für die Betroffenen typisch ist. Die Betroffenen sorgen sich immer mehr um ihr Gewicht, je mehr sie abnehmen. Auch wenn sie völlig abgemagert sind, bestreiten sie, daß etwas nicht stimmt, klagen nicht über Appetitmangel oder Gewichtsverlust und widersetzen sich einer Behandlung. Meist gehen sie nicht von sich aus zum Arzt, sondern werden von Familienangehörigen dorthin gebracht.

Anorexie heißt Appetitlosigkeit, aber wer an Anorexia nervosa leidet, ist in Wirklichkeit hungrig und denkt ständig ans Essen. Die Betroffenen beschäftigen sich mit Diäten und Kalorien, sie horten und verstecken Lebensmittel oder lassen sie absichtlich verkommen, sie sammeln Kochrezepte und bereiten üppige Mahlzeiten für andere zu.

Etwa die Hälfte der Betroffenen hat Eßanfälle und übergibt sich anschließend oder nimmt Abführmittel und harntreibende Mittel. Die andere Hälfte ißt einfach nur extrem wenig. Meist kommt übertriebene sportliche Betätigung mit dem Ziel der Gewichtskontrolle hinzu.

Bei Frauen setzen die Monatsblutungen aus, manchmal schon bevor sie viel Gewicht abgenommen haben. Frauen und Männer können das Interesse an Sex verlieren. Meist haben die Betroffenen einen langsamen Herzschlag, niedrigen Blutdruck, eine niedrige Körpertemperatur, Gewebeschwellungen durch Flüssigkeitseinlagerungen (Ödeme) und dünnes weiches Haar oder eine übermäßige Körper- oder Gesichtsbehaarung. Auch sehr dünne Magersüchtige bleiben gewöhnlich aktiv und betreiben anstrengenden Sport. Sie zeigen keine Symptome von Mangelernährung und haben überraschend wenig Infekte. Depressionen sind verbreitet; die Betroffenen sagen häufig nicht ehrlich, wieviel sie gegessen haben, verheimlichen ihr Erbrechen und ihr merkwürdiges Eßverhalten.

Die Magersucht verändert den Hormonstoffwechsel, z. B. nimmt der Östrogen- und Schilddrüsenhormongehalt im Blut deutlich ab, der Kortisolgehalt hingegen zu. Wenn jemand ernstlich unterernährt ist, wirkt sich das auf jedes Organsystem im Körper aus. Herzprobleme und Störungen im Flüssigkeits- und Elektrolythaushalt (Natrium, Kalium, Chlorid) sind am gefährlichsten. Das Herz wird schwächer und pumpt weniger Blut durch den Körper. Die Betroffenen können austrocknen und leicht in Ohnmacht fallen. Das Blut kann übersäuern (Stoffwechselazidose) und der Kaliumspiegel im Blut absinken. Erbrechen und der Gebrauch von abführenden und harntreibenden Mitteln verschlimmern die Situation. Plötzliche Todesfälle, vermutlich durch Herzrhythmusstörungen, sind bekannt.

Diagnose und Behandlung

Magersucht wird gewöhnlich anhand des schweren Gewichtsverlusts und der charakteristischen psychischen Symptome diagnostiziert. Die typische Anorexiepatientin ist ein Mädchen in der Pubertät, das mindestens 15 Prozent an Gewicht verloren hat, Angst hat, dick zu sein, keine Monatsblutungen mehr hat, abstreitet, krank zu sein, und ansonsten gesund erscheint.

Die Behandlung besteht in der Regel aus zwei Schritten. Zum einen soll ein normales Körpergewicht erreicht werden, zum anderen eine Psychotherapie durchgeführt werden, oft unter zusätzlichem Einsatz von Medikamenten.

Wenn der Gewichtsverlust drastisch oder rasch erfolgt ist – das Gewicht beispielsweise mehr als 25 Prozent unter dem wünschenswerten Gewicht liegt ▲ –, ist die Gewichtszunahme entscheidend, denn ein derartiger Gewichtsverlust kann lebensbedrohlich sein. Anfangs findet die Behandlung gewöhnlich in einer Klinik statt.

▲ Siehe Kasten, Seite 641

Sobald der Ernährungszustand zufriedenstellend ist, beginnt man mit einer Langzeittherapie, die am besten von Spezialisten für Eßstörungen durchgeführt wird. Diese Behandlung kann Einzel-, Gruppen und Familientherapien und auch Medikamente einschließen. Hat man eine Depression festgestellt, werden Antidepressiva verordnet.▲ Die Behandlung hat das Ziel, eine ruhige, stabile und fürsorgliche Umgebung zu gewährleisten und zu ausreichender Nahrungsaufnahme zu ermutigen.

Eß-Brechsucht

Eß-Brechsucht (Bulimie) ist gekennzeichnet durch wiederholte Eßanfälle und anschließende Entleerung (willentlich herbeigeführtes Erbrechen oder die Einnahme abführender oder harntreibender Mittel oder beides), strenge Diät oder übermäßige sportliche Aktivität, um die Auswirkungen der Eßattacken zu kompensieren.

Wie bei der Magersucht sind es überwiegend Frauen, die an Bulimie leiden. Sie machen sich große Sorgen um ihre Figur und ihr Gewicht und gehören zur sozialen Mittel- oder Oberschicht.

Symptome

Den Eßanfällen (rascher Verzehr von relativ großen Mengen Nahrung mit dem Gefühl, die Kontrolle verloren zu haben) folgen tiefe Qualen sowie Entleerung, strikte Diät und intensives sportliches Training. Die während eines Eßanfalls zugeführte Nahrungsmenge kann extrem groß sein oder etwa einer normalen Mahlzeit entsprechen. Oft lösen emotionale Belastungen die gewöhnlich geheimgehaltenen Eßanfälle aus. Eine Eß-Brechsucht liegt dann vor, wenn jemand mindestens zweimal wöchentlich Eßanfälle hat, häufig sind es mehr. Oft haben die Betroffenen Angst, dick zu werden, und einige sind tatsächlich übergewichtig, aber meist bewegt sich ihr Gewicht im Normalbereich.

Das willentlich herbeigeführte Erbrechen kann zu Zahnschmelzschäden, Vergrößerung der Speicheldrüsen in den Wangen und Entzündungen der Speiseröhre führen. Erbrechen und Abführen können den Kaliumspiegel im Blut senken, was Herzrhythmusstörungen verursacht. Plötzliche Todesfälle nach der wiederholten Einnahme großer Mengen Brechwurzel (Ipecacuanha) sind bekannt.

Verglichen mit Magersüchtigen sind sich Frauen mit Bulimie in der Regel ihres Verhaltens bewußt und haben Schuld- und Reuegefühle. Sie sind eher bereit, ihre Sorgen einem Arzt oder anderen Vertrauten mitzuteilen. Im allgemeinen sind Bulimiepatientinnen offener, neigen zu impulsivem Verhalten, Alkohol- oder Drogenmißbrauch und offensichtlichen Depressionen.

Diagnose und Behandlung

Der Arzt vermutet eine Bulimie, wenn sich eine Frau allzusehr um ihr Gewicht sorgt und über große Gewichtsschwankungen berichtet, vor allem wenn Anzeichen für einen übermäßigen Gebrauch von Abführmitteln bestehen. Weitere Hinweise sind geschwollene Speicheldrüsen in den Wangen, Narben auf den Fingergelenken, die entstehen, wenn mit den Fingern Erbrechen herbeigeführt wird, Schäden am Zahnschmelz durch Magensäure und ein niedriger Kaliumspiegel im Bluttest. Die Diagnose steht erst dann fest, wenn die Betroffene das Eß-Brechverhalten zugibt.

Die beiden Behandlungsansätze sind Psychotherapie und Medikamente. Eine Psychotherapie kann ausgesprochen wirkungsvoll sein. Ein Antidepressivum kann die Bulimie oft erfolgreich unter Kontrolle bringen, sogar dann, wenn die Frau nicht depressiv wirkt; die Störung tritt aber möglicherweise wieder auf, wenn das Mittel abgesetzt wird.

Eßsucht

Die Eßsucht ist durch Eßanfälle gekennzeichnet, auf die keine Entleerung folgt.

Bei dieser Störung tragen Eßanfälle zu einer übermäßigen Kalorienaufnahme bei. Im Gegensatz zur Bulimie tritt die Störung vorwiegend bei Übergewichtigen auf und wird mit zunehmendem Körpergewicht häufiger. Die Betroffenen sind in der Regel älter als bei Magersucht und Eß-Brechsucht, und es sind mehr Männer unter ihnen (fast die Hälfte).

Symptome

Menschen mit derartigen Eßanfällen leiden unter ihrem Verhalten. Etwa die Hälfte ist depressiv, verglichen mit nur fünf Prozent der Übergewichtigen, die keine Eßanfälle haben. Die Störung verursacht zwar keine körperlichen Probleme wie die Bulimie, ist aber ein Problem, wenn jemand abnehmen will.

Behandlung

Den meisten Betroffenen wird zu Diäten geraten, um abzunehmen. Das wird der Störung jedoch nicht gerecht, sondern kann das Problem vielmehr verstärken. Besser geeignet sind psychotherapeutische Ansätze, vor allem in Gruppen durchgeführte Therapien (z. B. bei den »Weight Watchers«).

▲ Siehe Kasten, Seite 403

Sexualität und psychosexuelle Störungen

Sexuelles Verlangen ist Bestandteil des Lebens gesunder Menschen. Welche Formen sexuellen Verhaltens und welche Einstellungen zur Sexualität als normal angesehen werden, ist allerdings innerhalb einer Gesellschaft, in verschieden Kulturen und zu unterschiedlichen Zeiten sehr variabel. Beispielsweise galt **Selbstbefriedigung** (Masturbation, Onanie) früher als pervers und sogar als Ursache für Geisteskrankheiten; heute sieht man in ihr eine normale sexuelle Aktivität während des ganzen Lebens. Selbstbefriedigung ist zwar normal, kann aber Schuldgefühle und psychisches Leid auslösen, die sich durch die mißbilligende Einstellung anderer erklären. Dies kann eine erhebliche Belastung bedeuten und sogar zu sexuellen Funktionsstörungen führen.

Homosexualität wurde von der Medizin lange Zeit und wird noch heute von einigen Religionen als »abartig« angesehen. Sie ist aber nicht krankhaft, sondern eine von Kindheit an bestehende sexuelle Orientierung, die die Erwachsenen dann zu einem homosexuellen Leben führt. Viele Menschen machen in der Jugend Erfahrungen mit Gleichgeschlechtlichen, leben als Erwachsene aber heterosexuell.

Warum jemand homosexuell ist, ist ebensowenig bekannt wie der Grund für Heterosexualität. Besondere hormonelle, biologische oder psychische Einflüsse, die nachweislich zur sexuellen Orientierung eines Menschen beitragen, hat man nicht identifizieren können. Homosexuelle entdecken, daß sie sich zu Menschen des gleichen Geschlechts hingezogen fühlen, so wie Heterosexuelle merken, daß sie vom anderen Geschlecht angezogen werden. Die Anziehung scheint das Ergebnis biologischer und umweltbedingter Einflüsse zu sein und läßt sich nicht bewußt wählen. Daher macht der Begriff »sexuelle Vorliebe« wenig Sinn in bezug auf die sexuelle Orientierung.

Die meisten Homosexuellen stehen zu ihrer Neigung, obwohl sie mit einer weitverbreiteten gesellschaftlichen Mißbilligung und mit Vorurteilen leben müssen. Sich zu seiner Homosexualität zu bekennen, ist meist ein weiter Weg, der mit erheblichen psychischen Belastungen verbunden ist. Viele homosexuelle Männer und Frauen treffen in Gesellschaft und Beruf auf Vorurteile, was sie enorm belastet.

Für manche Menschen sind häufige sexuelle Betätigung und häufiger Partnerwechsel (Promiskuität) im ganzen Leben die Regel. Bei manchen dieser Personen könnte ein solches Verhalten möglicherweise darauf hinweisen, daß sie nicht imstande sind, enge emotionale Bindungen über lange Zeit aufrechtzuhalten. Dieses mag für sie Anlaß sein, professionellen Rat einzuholen, wenn sie unter ihrer Bindungsarmut leiden.

Störungen der Geschlechtsidentität

Die Geschlechtsidentität ist gestört, wenn der Wunsch besteht, dem anderen Geschlecht anzugehören, oder die Überzeugung, in einem Körper mit dem falschen Geschlecht »gefangen« zu sein.

Der Unterschied zwischen Geschlecht und Geschlechtsidentität läßt sich vereinfacht so ausdrücken: Geschlechtszugehörigkeit ist das biologische Frau- bzw. Mannsein, während die Geschlechtsidentität bedeutet, ob sich jemand als Frau oder als Mann *fühlt*. Die Geschlechterrolle ist das, was man sich in unserer Gesellschaft im allgemeinen unter Männlichkeit und Weiblichkeit vorstellt. Die sexuelle Rolle ist das Verhalten in der Öffentlichkeit, das mit der Wahl eines Geschlechtspartners verbunden ist (homosexuell, heterosexuell oder bisexuell). Bei den meisten Menschen stimmen Geschlechtsidentität und Geschlechterrolle überein (d. h. ein Mann fühlt sich als Mann und verhält sich auch so).

Seine Geschlechtsidentität erfährt ein Kind in der Regel im Alter von 18 bis 24 Monaten. Jungen erleben, daß sie Jungen sind, indem sie wie solche behandelt werden, für Mädchen gilt das gleiche. Auch wenn ein Kind Beschäftigungen vorzieht, die eher für das andere Geschlecht als typisch gelten, sehen sich Kinder mit ungestörter Geschlechtsidentität dennoch entsprechend ihrem biologischen Geschlecht. Ein Mädchen, das gerne Fußball spielt und sich mit anderen prügelt, hat also keine Störung seiner Geschlechtsidentität, solange es sich selbst als Mädchen sieht und mit sich im reinen ist. Ebensowenig hat ein Junge, der gerne mit Puppen spielt und lieber kocht als Sport treibt, eine Störung der Geschlechtsidentität, es sei denn, er sieht sich selbst nicht als Jungen oder fühlt sich mit seiner biologischen Männlichkeit nicht wohl.

Ein Kind, das als Zugehöriger des anderen Geschlechts erzogen wurde, kann zwar über sein Geschlecht verwirrt sein, aber dies klärt sich oft im weiteren Verlauf der Kindheit. Kinder, deren Genitalien sich nicht eindeutig als männlich oder weiblich erkennen lassen ▲, haben in der Regel keine Probleme mit ihrer Geschlechtsidentität, wenn sie eindeutig entweder als Junge oder als Mädchen erzogen werden, auch wenn das gewählte Geschlecht nicht mit dem genetischen übereinstimmt.

Transsexualität

Transsexualität ist eine charakteristische Störung der Geschlechtsidentität. Die Betroffenen glauben, das Opfer eines biologischen Versehens zu sein (das vor der Geburt passiert sein kann) und fühlen sich grausam in einem Körper gefangen, der nicht mit ihrer Geschlechtsidentität übereinstimmt. Transsexualität kommt bei beiden Geschlechtern gleichermaßen vor.

Transsexuelle suchen möglicherweise psychologischen Rat, entweder, um damit zurechtzukommen, mit einem Körper zu leben, in dem sie sich nicht wohl fühlen, oder um Rat und Hilfe für eine Geschlechtsumwandlung zu suchen. Viele wollen ihr Äußeres verändern und suchen einen Arzt auf, der sich auf Geschlechtsumwandlungen und plastische Chirurgie spezialisiert hat. Manchmal sind Transsexuelle damit zufrieden, ihre Geschlechterrolle ohne Operationen zu verändern, indem sie wie jemand, der dem anderen Geschlecht angehört, leben, arbeiten und sich kleiden. Sie verändern ihre äußere Erscheinung, nehmen Hormone ein und dürfen, selbst wenn sie noch verheiratet sind, ihren Vornamen ändern.

Eine Reihe Transsexueller besteht jedoch auf einer definitiven, operativen Geschlechtsumwandlung. Bei biologisch männlichen Personen geschieht sie durch die Gabe weiblicher Hormone, die Brustwachstum und andere körperliche Veränderungen auslösen; dem schließen sich Operationen an, bei denen Penis und Hoden entfernt werden und eine künstliche Scheide angelegt wird. Biologisch weibliche Personen nehmen ebenfalls zunächst eine Zeitlang männliche Hormone (Testosteron), was zu Bartwuchs und einer dauerhaften Vertiefung der Stimme führt. Später werden ihnen die Brüste, Gebärmutter und Eierstöcke operativ entfernt, die Scheide verschlossen und ein künstlicher Penis geschaffen. Nach einer solchen Geschlechtsumwandlung und gegebenenfalls einer Scheidung können Transsexuelle eine Personenstandsänderung beantragen, bei der dann ihre gesamten Papiere geändert werden, so daß auch im Geburtenbuch ihr »neues« Geschlecht eingetragen ist.

Transsexuelle, die sich einer Geschlechtsumwandlung unterzogen haben, können zwar keine Kinder bekommen, haben aber oft befriedigende sexuelle Beziehungen. Die Fähigkeit zum Orgasmus bleibt häufig auch nach der Operation erhalten und manche Betroffene berichten, daß sie sich nach der Operation in sexueller Hinsicht zum ersten Mal wohl gefühlt haben. Nur wenige Transsexuelle ertragen jedoch die Prozeduren einer Geschlechtsumwandlung ausschließlich, um im anderen Geschlecht sexuell funktionstüchtig zu sein. Gewöhnlich ist die Bestätigung der Geschlechtsidentität die Motivation.

Abweichendes Sexualverhalten

Als abweichend gilt Sexualverhalten, bei dem die gängigen sexuellen Signale nicht zu einer Erregung führen und hochspezialisierte Techniken notwendig sind, um zur Befriedigung zu gelangen.

Kennzeichnend für ein abweichendes Sexualverhalten ist es zum Beispiel, wenn jemand ausschließlich durch Phantasien oder Verhaltensweisen sexuell erregbar ist, die sich auf Objekte (Schuhe, Unterwäsche, Gegenstände aus Leder oder Gummi) richten, oder wenn sie mit dem Zufügen oder Ertragen von Schmerz bei sich selbst oder dem Partner verbunden sind oder mit Gewalt gegen andere. Solche Neigungen sind kaum veränderbar.

Zu reifen sexuellen Beziehungen kann eine gewisse Vielfalt an Phantasien und Verhaltensweisen gehören. Wenn die Beteiligten einverstanden sind, können auch ausgefallene Sexualpraktiken zu einer Liebesbeziehung gehören. Bei extrem abweichendem Sexualverhalten ist jedoch die Fähigkeit zur wechselseitigen sexuellen Betätigung nachhaltig beeinträchtigt. Die Partner kommen sich möglicherweise wie Objekte vor oder haben das Gefühl, sexuell unwichtig oder überflüssig zu sein.

Zu abweichendem Sexualverhalten zählen unter anderem Fetischismus, Exhibitionismus, Voyeurismus, Masochismus, Sadismus und Sodomie. Bei den Betroffenen handelt es sich meist um Männer, und viele von ihnen praktizieren mehr als eine Art von abweichendem Sexualverhalten.

Fetischismus

Beim Fetischismus dienen Gegenstände (Fetische) der sexuellen Erregung, manchmal vorzugsweise solche, die Menschen am Körper getragen haben. Fetischisten erregt und befriedigt es, die Unterwäsche anderer zu tragen, Gummi oder Leder zu tragen oder Gegenstände, wie hochhackige Schuhe, zu halten, zu reiben oder zu riechen. Solche Menschen sind unter Umständen ohne ihren Fetisch nicht zu sexueller Betätigung fähig.

▲ Siehe Seite 1233

Transvestismus

Transvestiten sind Männer, die sich wie eine Frau kleiden oder – seltener – Frauen, die Männerkleidung tragen. Die Betroffenen wollen jedoch nicht, wie Transsexuelle, ihr Geschlecht umwandeln. Das Verkleiden ist keine psychische Störung und muß sich nicht negativ auf die sexuelle Beziehung eines Paares auswirken. Ein Transvestit schlüpft nicht nur deshalb in die Kleidung des anderen Geschlechts, um sich sexuell zu stimulieren, sondern auch, um Ängste abzubauen, sich zu entspannen oder mit der anderen Seite seiner Persönlichkeit zu experimentieren. Als Störung ist Transvestismus nur dann anzusehen, wenn die Betroffenen darunter leiden und Hilfe suchen.

Exhibitionismus

Exhibitionisten (meist Männer) entblößen ihre Geschlechtsorgane gegenüber nichtsahnenden Fremden und werden davon sexuell erregt. Einige onanieren dabei. Weitergehende sexuelle Kontakte werden in der Regel nicht angestrebt.

Voyeurismus

Die meisten Voyeure sind männlich. Sie werden sexuell davon erregt, jemandem zuzusehen, der sich auszieht, nackt ist oder sich sexuell betätigt. Erregend ist der Vorgang des Zusehens, nicht sexuelle Handlungen mit der beobachteten Person. Zur Störung kann Voyeurismus werden, wenn er das bevorzugte oder gar einzige Mittel sexueller Betätigung ist und unendlich viele Stunden des Auskundschaftens verschlingt, so daß er den Mann erheblich belastet.

Wenn sich jemand Darbietungen mit sexuellem Inhalt anschaut, faßt man das nicht unter den Begriff Voyeurismus, weil diesen Veranstaltungen das Element der geheimen Beobachtung fehlt, das für Voyeurismus kennzeichnend ist.

Masochismus und Sadismus

Masochismus bedeutet, sexuelles Vergnügen daraus zu ziehen, daß man körperlich verletzt, bedroht oder mißhandelt wird. Sadismus ist der Gegenpart dazu: Jemand zieht sexuelle Befriedigung daraus, seinem Partner körperliches oder seelisches Leid zuzufügen. Ein gewisses Maß an Leiden und Quälen ist als spielerisches Element in vielen sexuellen Beziehungen verbreitet, oft finden sich entgegengesetzt veranlagte Partner zusammen. Beispielsweise können scheinbare Fesselungen mit einem Seidentuch und leichte Schläge in beiderseitigem Einvernehmen für manche Paare normale Sexualpraktiken sein.

Extreme Formen von Masochismus oder Sadismus können jedoch schweren körperlichen oder psychischen Schaden anrichten, bis hin zum Tod. Zu solchen Sexualpraktiken gehört beispielsweise Ersticken durch Würgen oder Aufhängen (entweder mit Hilfe eines Partners oder durch eigenhändiges Anbringen einer Halsschlinge). Ein vorübergehender Sauerstoffmangel im Gehirn zum Zeitpunkt des Orgasmus soll die sexuelle Entlastung verstärken, aber diese Praktiken können unbeabsichtigt zum Tode führen.

Sexueller Sadismus kann nur in der Phantasie existieren oder auch als reale Handlung notwendig sein, um Erregung und Orgasmus zu erreichen. Manche Sadisten locken ahnungslose und verängstigte Opfer, die solchen Handlungen nicht zustimmen, in die Falle und vergewaltigen sie. Andere suchen nach sexuellen Masochisten. Beim Sadismus spielen Phantasien der totalen Kontrolle und Dominanz oft eine große Rolle, und der Partner wird möglicherweise aufwendig gefesselt und geknebelt. In extremen Fällen foltern Sadisten das Opfer, fügen ihm Schnitt- und Stichwunden zu, benutzen Elektroschocks oder töten es.

Behandlungsbedürftig sind Masochismus und Sadismus dann, wenn die Betroffenen unter ihrem eigenen abweichenden Sexualverhalten leiden oder wenn sie andere gefährden.

KAPITEL 88

Sexuelle Funktionsstörungen

Für eine ungestörte Sexualfunktion spielen bei Männern und Frauen sowohl die Psyche (Gedanken und Gefühle) als auch der Körper eine Rolle. Nerven-, Kreislauf- und Hormonsystem beeinflussen sich wechselseitig, um eine sexuelle Reaktion hervorzurufen, die aus vier Phasen besteht: Verlangen, Erregung, Orgasmus und Entspannung.

Verlangen ist der Wunsch, sexuell aktiv zu werden. Auslöser können Gedanken oder sprachliche und optische Reize sein.

Erregung bezeichnet den Zustand sexuellen Erregtseins. In dieser Phase nimmt die Durchblutung des Genitalbereichs zu, was bei Männern zu einer Erektion führt, bei Frauen zu Vergrößerung der Klitoris, Anschwellen der Scheidenwände und vermehrter Flüssigkeitsabsonderung in der Scheide.

Orgasmus ist der Höhepunkt der sexuellen Erregung. Bei Männern kommt es zu einer Ejakulation von Samen aus dem Penis. Bei Frauen ziehen sich die Muskeln, die die Scheide umgeben, rhythmisch zusammen. Sowohl bei Männern als auch bei Frauen ist die Muskelspannung im ganzen Körper während des Orgasmus erhöht, und die Beckenmuskulatur zieht sich zusammen. Die meisten Menschen empfinden einen Orgasmus als sehr angenehm.

Entspannung, ein Gefühl des Wohlbefindens und allgemeiner Muskelerschlaffung folgen auf den Orgasmus. In dieser Phase sind Männer eine gewisse Zeitlang unfähig zu einer erneuten Erektion. Die Zeitspanne zwischen aufeinanderfolgenden Erektionen (Refraktärphase) verlängert sich im allgemeinen mit zunehmendem Lebensalter. Frauen sind dagegen in der Lage, beinahe unmittelbar nach einem Orgasmus auf weitere Stimulierung zu reagieren.

Ein empfindliches und ausgewogenes Zusammenspiel aller Teile des Nervensystems ist für die sexuelle Reaktion verantwortlich. Ein Teil des vegetativen Nervensystems, nämlich das parasympathische Nervensystem, reguliert die verstärkte Durchblutung während der Erregungsphase. Das sympathische Nervensystem kontrolliert hauptsächlich den Orgasmus. Eine Durchblutungsstörung von Penis oder Scheide, Schäden an einem der Genitalorgane, hormonelles Ungleichgewicht oder die Einnahme von Medikamenten können die sexuelle Reaktion beeinträchtigen, auch wenn das Nervensystem normal funktioniert.

Sexuelle Funktionsstörungen können körperlich oder psychisch bedingt sein; häufig beruhen sie auf einer Mischung beider Faktoren. So kann z. B. ein körperliches Problem zu psychischen Schwierigkeiten wie Angst, Furcht oder Streß führen, und psychische Schwierigkeiten verschlimmern oft eine körperliche Beeinträchtigung. Wichtig ist, daß der Arzt zu Beginn der Beratung abklärt, ob der sexuellen Funktionsstörung eine ernste psychopathologische Grundstörung zugrunde liegt. Gar nicht so selten dient eine Sexualstörung dazu, ein zwar krankes, aber tragfähiges psychisches Gleichgewicht herzustellen, welches z. B. eine Psychose vor dem Ausbruch bewahrt.

Allerdings wäre es falsch, davon zu sprechen, daß »die sexuelle Funktion gestört« ist; vielmehr handelt es ich immer um ein Problem zwischen den beiden Menschen, die das Paar bilden. Zwar bildet nur einer der beiden Partner das Symptom aus, doch der andere agiert in dem System, welches das Paar bildet, mit. Damit ist eine sexuelle Funktionsstörung eher eine Beziehungsstörung als eine solche der Sexualfunktion. Das sexuelle Problem kann der Versuch eines der beiden Partner sein, eine anscheinend nicht zu bereinigende Schwierigkeit in der Beziehung dadurch zu lösen, daß sich dieses Symptom ausbildet. Es beseitigt zwar die zugrundeliegende Störung nicht, lenkt aber von ihr ab und hilft, die Auseinandersetzung damit zu vermeiden.

Viele Paare tun sich sehr schwer damit, ihre sexuellen Wünsche, Vorlieben und Bedürfnisse auszusprechen oder sie dem anderen nonverbal mittels Körpersprache mitzuteilen. Jeder hofft, der andere möge seine geheimsten Gedanken erraten und sie dann erfüllen. Da dieser Wunsch aber fast immer unerfüllt bleibt, sind Enttäuschung und Aggression vorprogrammiert. Auch über »die Sexualität« bestehen enge, nicht realitätsgerechte Vorstellungen, die häufig einer sehr strengen moralischen Bewertung unterliegen. Anders als Religion, Sittenkodex und Moralansprüche es in vergangenen Zeiten suggerierten, gibt es viele Arten von Sexualität, sie zu praktizieren und zu erleben, viele verschiedene Möglichkeiten, sich zu erregen und zum Orgasmus zu kommen. Sie alle dürfen gleichberechtigt nebeneinander bestehen. So ist z. B. Selbstbefriedigung eine vollkommen normale Form von Sexualität, die zudem den Vorteil hat, unabhängig von einem Partner gelebt werden zu können.

Welche Art von Sexualität jemand bevorzugt, welche Phantasien und Stimulationen am wirkungsvollsten sind, kann jeder am besten mit sich selbst ausprobieren. Mehr als die Hälfte der Menschen mit einer anscheinend schweren Sexualstörung sind ohne Partner, also durch Selbstbefriedigung, ohne weiteres orgasmusfähig bzw. können es nach einiger Übung erreichen. Seine eigenen Wünsche kennenzulernen und dem Partner zu helfen, sie zu erfüllen, ist die weitaus erfolgversprechendere Therapie gegenüber jeder angelernten Sexualtechnik.

Mit der Behandlung sexueller Funktionsstörungen sind die meisten Ärzte überfordert. Geeignete Ansprechpartner sind Paartherapeuten, wie sie sich in Beratungsstellen und bei Pro Familia finden. Spezielle Sexualtherapeuten gibt es meist nur in Universitätskliniken, und die wenigen sind hoffnungslos überlastet. Das Erstgespräch sollte immer beide Partner gemeinsam einbeziehen. Erst später wird dann geklärt, ob es sinnvoller ist, einen allein zu behandeln oder eine Paartherapie durchzuführen.

Vorzeitige Ejakulation

Vorzeitige Ejakulation ist ein zu früher Samenerguß, meist vor, während oder kurz nach der Penetration.

Dieses Problem ist unter heranwachsenden Jungen verbreitet und kann durch das Gefühl verstärkt werden, Sex sei eine Sünde. Die Furcht, entdeckt zu werden, die Frau zu schwängern oder sich eine Geschlechtskrankheit zuzuziehen, trägt ebenfalls dazu bei. Ähnliche Bedenken können im Erwachsenenalter bestehen bleiben und sich bei Beziehungsproblemen vergrößern. Körperliche Störungen sind nur selten die Ursache einer vorzeitigen Ejakulation; allerdings können Entzündungen der Prostata oder Erkrankungen des Nervensystems eine Rolle spielen.

Die vorzeitige Ejakulation kann für Paare zu einem gravierenden Problem werden. Wenn der Mann einen Samenerguß hat, bevor seine Partnerin einen Orgasmus erreicht, bleibt bei ihr häufig ein unbefriedigendes Gefühl zurück, was zu Verstimmungen führen kann.

Behandlung

Ein Therapeut erklärt, welche Mechanismen eine vorzeitige Ejakulation auslösen, beruhigt den Betroffenen und bietet einfache Ratschläge an. Mit einer dieser Methoden, der Stop- und Start-Technik, lernt der Mann, eine starke Erregung ohne Ejakulation zu tolerieren. Dabei wird der Penis stimuliert, entweder mit der Hand oder durch Geschlechtsverkehr, bis der Mann merkt, daß er bald einen Samenerguß haben wird, wenn die Stimulation nicht beendet wird. Er bedeutet seiner Partnerin, die Stimulation für 20 bis 30 Sekunden zu unterbrechen. Die Partner proben diese Technik zunächst mit manueller Stimulation und später beim Geschlechtsverkehr. Durch diese Übung lernen über 95 Prozent der Männer, die Ejakulation für fünf bis zehn Minuten oder sogar länger zu kontrollieren. Die Technik mindert auch Ängste, die das Problem oft verschlimmern. Manche Männer können durch den Gebrauch von Kondomen den Orgasmus hinauszögern.

Gelegentlich sind ernstere psychische Probleme die Ursache für die vorzeitige Ejakulation, so daß eine Psychotherapie ratsam und hilfreich ist. Wenn Verhaltenstherapien, wie die Stop- und Start-Technik, ungeeignet sind, von den Betroffenen abgelehnt werden oder erfolglos bleiben, kann man bestimmte Medikamente, nämlich selektive Serotonin-Wiederaufnahmehemmer (z. B. Fluoxetin, Paroxetin oder Sertralin) einnehmen, um die Ejakulation hinauszuzögern. Diese Mittel wirken über eine Erhöhung des Serotoninspiegels im Körper. Sie können entweder täglich oder etwa eine Stunde vor dem Geschlechtsverkehr eingenommen werden.

Verspätete Ejakulation

Von verspäteter Ejakulation spricht man, wenn eine Erektion aufrechterhalten wird, aber die Ejakulation über einen längeren Zeitpunkt ausbleibt.

Dieses Problem ist selten. Mit zunehmendem Alter brauchen Männer allerdings im allgemeinen länger, um einen Orgasmus zu erreichen. Manche Medikamente, z. B. Thioridazin, Mesoridazin und bestimmte blutdrucksenkende Mittel, beeinträchtigen die Fähigkeit zur Ejakulation. Eine ebensolche Nebenwirkung haben bestimmte Antidepressiva, wie die selektiven Serotonin-Wiederaufnahmehemmer. Auch Diabetes kann zu Ejakulationsstörungen führen. Zu den psychischen Ursachen gehören die Furcht vor vaginaler Penetration und vor einer Ejakulation in Gegenwart der Partnerin.

Die Behandlung umfaßt Verhaltenstherapien, um Ängste abzubauen und Techniken zu erlernen, mit denen der Zeitpunkt des Orgasmus kontrolliert werden kann. Die Partnerin stimuliert den Mann zunächst zu einer Ejakulation außerhalb der Vagina, dann an deren Rand und schließlich im Inneren der Vagina. Wenn diese Technik nicht hilft, sind andere Formen der Psychotherapie angezeigt.

Geringes sexuelles Verlangen

Geringes sexuelles Verlangen, auch als Libidostörung bezeichnet, bedeutet einen dauerhaften Verlust der sexuellen Phantasie und wenig Interesse an sexueller Aktivität.

Geringes sexuelles Verlangen gibt es bei Männern und Frauen. Manche Menschen haben ihr ganzes Leben lang kein Interesse an oder Verlangen nach sexueller Betätigung. Die Störung kann mit traumatischen Erlebnissen in Kindheit oder Jugend zusammenhängen, der Unterdrückung sexueller Phantasien oder gelegentlich auch mit anormal niedrigen Blutspiegeln des Hormons Testosteron (bei Männern und Frauen). Häufiger tritt das Problem aber nach Jahren normalen sexuellen Verlangens auf. Zu den Ursachen gehören Langeweile in einer Beziehung, Depressionen, ein hormonelles Ungleichgewicht sowie die Einnahme von Beruhigungsmitteln, angstlösenden Mitteln (Tranquilizern), Mitteln gegen Depressionen und bestimmten blutdrucksenkenden Medikamenten.

Psychische Ursachen für sexuelle Funktionsstörungen

- Ärger über den Partner
- Depressionen
- Angst, die Kontrolle zu verlieren, von einer anderen Person abhängig zu sein oder schwanger zu werden
- Schuldgefühle
- Ängste und Sorgen
- Unkenntnis oder Hemmungen bezüglich des Sexualverhaltens
- Frühere traumatische sexuelle Erfahrungen (z. B. Vergewaltigung, Inzest, sexueller Mißbrauch oder sexuelles Versagen)
- Versagensängste (Sorgen über die Leistung beim Geschlechtsverkehr)
- Das Gefühl, eher ein Zuschauer als ein Beteiligter zu sein
- Unstimmigkeiten oder Langeweile mit einem Partner

Symptome

Fehlendes Interesse an Sex, auch in normalerweise erotischen Situationen, ist kennzeichnend für diese Störung. Meist sind die Betroffenen nur sehr selten sexuell aktiv, was zu Unstimmigkeiten mit dem Partner führen kann. Manche haben aber dennoch recht häufig sexuellen Kontakt, weil sie ihren Partner nicht enttäuschen wollen oder weil sie dazu gedrängt oder gezwungen werden. Dabei haben sie nicht unbedingt Schwierigkeiten, sexuelle Handlungen zu vollziehen, bleiben aber weiterhin gleichgültig. Ist Langeweile die Ursache, mag das sexuelle Verlangen nach dem Partner gering, das Interesse an anderen Personen dagegen normal oder sogar sehr intensiv sein.

Diagnose und Behandlung

Ein Arzt oder Therapeut fragt den Betroffenen nach seinem früheren und derzeitigen sexuellen Interesse und seinen Erfahrungen, versucht herauszufinden, wie reif der Betroffene in sexueller Hinsicht ist und ob möglicherweise ein sexuelles Trauma besteht. Weiterhin versucht man zu klären, ob eine Depression vorliegt, Unstimmigkeiten zwischen den Partnern oder ähnliche Dinge relevant sind. Wenn irgend möglich, werden beide Partner befragt, erst einzeln und später gemeinsam. Der Arzt begutachtet die gesundheitliche Verfassung des Betroffenen und prüft, ob eingenommene Medikamente zu den Schwierigkeiten beitragen könnten. Mit einem Bluttest werden, falls erforderlich, Testosteron- und Schilddrüsenhormonspiegel bei Frauen und Männern bestimmt.

Beratungen oder Verhaltenstherapien wie die fokussierende Wahrnehmungstechnik (Übungen, bei denen die Partner lernen, eine intime sexuelle Beziehung aufzubauen) können die Kommunikation zwischen den Partnern fördern. Den wenigen Männern mit einem Testosteronmangel kann Testosteron in Form von Spritzen oder Pflastern helfen. Wenn die Einnahme eines Medikaments für das geringe sexuelle Interesse verantwortlich ist, sollte man versuchen, die Dosis herabzusetzen oder auf ein anderes Mittel umzusteigen.

Sexuelle Aversion

Sexuelle Aversion ist die dauerhafte extreme Abneigung gegen beinahe jede sexuelle Handlung, die sich durch Ängste auszeichnet und manchmal von Panikattacken begleitet wird.

Sexuelle Aversionen treten gelegentlich auch bei Männern auf, weitaus häufiger jedoch bei Frauen. Als Ursache kommen ein sexuelles Trauma z. B. durch Inzest, sexuellen Mißbrauch oder Vergewaltigung in Frage, eine repressive familiäre Atmosphäre, möglicherweise verbunden mit einer strengen religiösen Erziehung oder Schmerzen bei den ersten Versuchen, Geschlechtsverkehr zu haben. Sexuelle Kontakte können die Betroffenen an die Schmerzen auch dann noch erinnern, wenn der Geschlechtsverkehr selbst keine körperlichen Schmerzen mehr verursacht.

Behandlung

Eine Partnerschaftsberatung kann dazu beitragen, Unstimmigkeiten in der Beziehung zu klären. Bei traumatischen sexuellen Erfahrungen kann eine Psychotherapie erforderlich sein. Eine Verhaltenstherapie, bei der die Betroffenen vorsichtig an sexuelle Kontakte herangeführt werden, angefangen von nichtfordernden Zärtlichkeiten bis hin zu völliger sexueller Ausdrucksfähigkeit, kann ebenfalls wirksam sein. Gegen Panikattacken im Zusammenhang mit sexuellen Kontakten stehen Medikamente zur Verfügung.

Sexuelle Erregungsstörungen bei Frauen

Sexuelle Erregungsstörungen bezeichnen das anhaltende Unvermögen, trotz angemessener sexueller Stimulierung sexuell erregt zu werden oder zu bleiben. Sexuelle Erregungsstörungen von Frauen ähneln der Impotenz bei Männern▲, beiden Störungen liegen körperliche oder psychische Faktoren zugrunde.

Das Problem kann lebenslang bestehen oder, was häufiger der Fall ist, nach einer Zeit normaler Funktion auftreten. Überwiegend sind psychologische Faktoren wie Unstimmigkeiten in der Partnerschaft, Depression und Streßsituationen die Ursache. Möglicherweise verbindet eine Frau Sex mit Sündhaftigkeit und sexuelle Lust mit Schuldgefühlen. Auch Angst vor Intimität kann eine Rolle spielen. Manche Frauen oder ihre Partner wissen nicht über die weiblichen Geschlechtsorgane Bescheid, insbesondere über die Funktion der Klitoris, und möglicherweise wissen sie nicht, auf welche Weise eine Frau sexuell erregt werden kann. Aus Scham trauen sich viele Frauen nicht, ihrem Partner mitzuteilen oder zu zeigen, was sie sich von ihm wünschen, und hoffen vielmehr, er möge es erraten. Manche Frauen stilisieren es sogar zum Beweis wahrhaftiger Liebe, daß der Partner das errät, was die Frau sich noch nicht einmal zu träumen getraut hat.

Auch viele körperliche Probleme führen zu sexuellen Erregungsstörungen. Wenn Gebärmutterschleimhaut außerhalb der Gebärmutter vorhanden ist (Endometriose) oder eine Blasen- oder Scheidenentzündung vorliegt, können Schmerzen auftreten, die die sexuelle Erregbarkeit einer Frau beeinträchtigen. Der Östrogenmangel nach den Wechseljahren oder aufgrund einer operativen Entfernung der Eierstöcke führt gewöhnlich zu einer trockenen Scheide und einer Schrumpfung der Scheidenwände und kann sexuelle Erregungsstörungen verursachen. Die Entfernung der Gebärmutter oder der Brüste kann das sexuelle Selbstbild einer Frau beeinträchtigen.

Weitere körperliche Gründe für sexuelle Erregungsstörungen sind eine Schilddrüsenunterfunktion, eine ungewöhnliche Anatomie der Scheide infolge von Krebs, Operationen oder Strahlentherapie, Gefühllosigkeit aufgrund von Alkoholismus, Diabetes oder bestimmten Erkrankungen des Nervensystems, z.B. multipler Sklerose, und die Einnahme von Medikamenten zur Behandlung von Ängsten, Depressionen oder Bluthochdruck.

Diagnose und Behandlung

Die gesundheitliche Vorgeschichte und eine körperliche Untersuchung geben dem Arzt Hinweise, ob die Ursache vorwiegend körperlicher oder psychischer Natur ist. Gegen Infektionen von Blase oder Scheide werden Medikamente verordnet, bei Hormonmangel kann das entsprechende Hormon eingenommen werden.

Ist die Störung psychisch bedingt, empfiehlt sich eine Beratung bei einem Paartherapeuten. In der Folge entscheidet sich, ob eine Paartherapie oder eine Einzelbehandlung erfolgversprechender ist.

Die wichtigste Frage vor jeder Therapie ist, ob die Frau durch Selbstbefriedigung (Masturbation) zum Orgasmus kommt bzw. jemals gekommen ist. Wenn nicht, können in dem Beratungsgespräch die Hemmnisse ergründet und an ihrer Lockerung gearbeitet werden. Zur Therapie gehört immer, sich der eigenen Wünsche und Bedürfnisse bewußt zu werden, Phantasien zuzulassen, Stimulationen zu erproben und in der offenen Kommunikation mit dem

Sexualtherapie: Die fokussierende Wahrnehmungstechnik

Die fokussierende Wahrnehmungstechnik kann von Paaren erlernt werden, die weniger aufgrund körperlicher als psychischer Faktoren sexuelle Schwierigkeiten haben. Die Technik hat das Ziel, beiden Partnern bewußt zu machen, was sie als angenehm empfinden, und Versagensängste abzubauen. Sie wird häufig zur Behandlung von geringem sexuellen Verlangen, sexuellen Erregungsstörungen, Orgasmusstörungen und Impotenz angewendet.

Die Technik besteht aus drei Schritten. Beide Partner müssen sich in jeder Stufe der Intimität wohl fühlen, bevor sie zum nächsten Schritt übergehen.

- Der erste Schritt konzentriert sich auf den Austausch von Zärtlichkeiten. Jeder Partner verschafft dem anderen durch Streicheln und Liebkosen beliebiger Körperteile außer Brüsten und Genitalien soviel Wohlgefühl wie möglich.
- Im zweiten Schritt ist es den Partnern erlaubt, auch Brüste, Genitalien und andere erogene Zonen einzubeziehen, Geschlechtsverkehr ist jedoch untersagt.
- Der dritte Schritt umfaßt Geschlechtsverkehr, wobei das Augenmerk auf Genuß, nicht auf das Erreichen eines Orgasmus gerichtet ist.

▲ Siehe Seite 1061

Partner das Erreichte zu besprechen und auszuprobieren. ▲

Mit sogenannten Kegel-Übungen können Frauen ihre Beckenmuskulatur trainieren und ihre Empfindungsfähigkeit steigern. Bei diesen Übungen spannt die Frau 10- bis 15mal die Beckenbodenmuskulatur stark an (wie um den Harnstrahl zu unterbrechen), und zwar mindestens dreimal am Tag für zwei bis drei Monate.

Orgasmushemmung

Orgasmushemmung ist eine Störung, bei der eine Frau entweder keine Orgasmen hat oder sehr viel später, als sie und ihr Partner es wünschen, oder trotz angemessener Stimulierung nur schwer einen Orgasmus erreicht.

Dieses Problem kann lebenslang bestehen, nach einer Phase anderer Reaktionen oder nur in bestimmten Situationen oder mit bestimmten Partnern auftreten. Etwa zehn Prozent der Frauen haben nie einen Orgasmus, egal, wie sie stimuliert werden und in welcher Situation. Die meisten Frauen können durch Stimulation der Klitoris einen Orgasmus erreichen – sei es, daß sie sich selbst berühren oder ihr Partner es tut. Zum »Problem« wird das oft erst dadurch, daß einer der Partner oder beide erwarten, daß die Frau beim Geschlechtsverkehr einen Orgasmus hat. Einen Orgasmus mittels Selbstbefriedigung oder während des Geschlechtsverkehrs durch zusätzliche eigenhändige Stimulation oder solche des Partners, ist jedoch genauso »normal« wie einen Orgasmus allein durch die Penetration zu erleben.

Die Ursachen der Orgasmushemmung ähneln denen von sexuellen Erregungsstörungen. Möglicherweise beendet der Partner den Geschlechtsverkehr stets, bevor die Frau einen Orgasmus erreicht hat. Manche Frauen sind zwar problemlos sexuell zu erregen, haben aber, vor allem beim Geschlechtsverkehr, Angst, sich »gehen zu lassen«. Mögliche Gründe sind Schuldgefühle im Anschluß an ein lustvolles Erlebnis oder Furcht vor Abhängigkeit von einem Partner. Auch die Furcht, die Kontrolle zu verlieren, kann sich darin widerspiegeln.

Behandlung

Mögliche vom Arzt festgestellte körperliche Ursachen werden entsprechend behandelt. Stehen psychische Ursachen im Vordergrund, können Einzel- oder Paarberatungen hilfreich sein. Die fokussierende Wahrnehmungstechnik nützt im allgemeinen Frauen, die sexuell gehemmt sind. ■ Diese Methode hilft allerdings jenen Frauen weniger, die durch Stimulation der Klitoris einen Orgasmus erreichen können, nicht jedoch beim Geschlechtsverkehr.

Kenntnisse über Funktion und Reaktion der weiblichen Geschlechtsorgane sind wichtig. Frauen und ihre Partner sollten wissen, wie die Klitoris am besten stimuliert wird. Dazu ist es zunächst einmal notwendig, daß die Frau sich, ihre Wünsche und Reaktionen allein kennenlernt. In der Folge kann sie dann ihren Partner daran teilhaben lassen.

Die Empfindungsfähigkeit der Scheide kann erhöht werden, indem man die willentliche Kontrolle über die Muskeln, die die Scheide umgeben, mit sogenannten Kegel-Übungen verbessert. Bei diesen Übungen spannt die Frau 10- bis 15mal die Beckenbodenmuskulatur stark an (wie um den Harnstrahl zu unterbrechen), und zwar mindestens dreimal am Tag. In der Regel haben Muskelspannung und Empfindungsfähigkeit nach zwei bis drei Monaten zugenommen und die Frau hat das Gefühl, diese Muskeln besser kontrollieren zu können.

Dyspareunie

Dyspareunie bezeichnet Schmerzen im Genitalbereich oder im Unterbauch während des Geschlechtsverkehrs.

Dyspareunie kann auch bei Männern vorkommen, wenn auch selten. Prostatitis, eine Entzündung der Prostata, oder die Einnahme bestimmter Mittel gegen Depressionen, z. B. Amoxapin, Imipramin oder Clomipramin, kann bei Männern Schmerzen beim Orgasmus verursachen.

Unter Frauen ist Dyspareunie verbreiteter. Die Schmerzen können bei den ersten Versuchen, Geschlechtsverkehr zu haben, auftreten oder erst Jahre danach. Körperliche und psychische Ursachen können verantwortlich sein.

Bei Frauen, die noch nie Geschlechtsverkehr hatten, verschließt möglicherweise ein dünnes Häutchen (Jungfernhaut) den Scheideneingang ganz oder teilweise. Durch die Penetration des Penis kann dieses Häutchen beim ersten Geschlechtsverkehr reißen und Schmerzen verursachen. Auch Prellungen im Genitalbereich können Schmerzen hervorrufen, ebenso unzureichende Feuchtigkeitsabsonderung der Scheide, meist aufgrund einer ungenügenden Stimulation. Die Drüsen im Genitalbereich (Bartholin- und Skene-Drüsen) können sich entzünden und schmerzen. Ein falsch sitzendes Kondom oder Diaphragma oder eine allergische Reaktion auf empfängnisverhütenden Schaum oder Creme reizen unter Umständen Scheide oder Gebärmuttermund. Auch angeborene Auffälligkeiten, wie ein festes Jungfernhäutchen oder eine ungewöhnliche Zwischenwand in der Scheide, können verantwortlich sein.

Durch die nach den Wechseljahren geringere Östrogenmenge können die Vaginalwände trocken und emp-

▲ Siehe Kasten, Seite 419

■ Siehe Kasten, Seite 419

findlich werden. Dadurch treten unter Umständen Schmerzen beim Geschlechtsverkehr auf. Operationen zur Beseitigung von Geweberissen nach einer Entbindung oder andere Operationen, die zu einer Einengung der Scheide führen, können Schmerzen beim Geschlechtsverkehr zur Folge haben. Infektionen und Entzündungen der Scheide sind oft schmerzhaft. Andere mögliche Ursachen der Dyspareunie sind Infektionen von Gebärmutterhals, Gebärmutter oder Eileitern, verstreute Gebärmutterschleimhaut außerhalb der Gebärmutter (Endometriose), Unterleibstumore und Verwachsungen (Narbengewebe), die sich nach einer Unterleibserkrankung oder einer Operation gebildet haben.

Bei den betroffenen Frauen entwickelt sich unter Umständen Ängstlichkeit oder Furcht vor dem Geschlechtsverkehr. Ärger über oder Abscheu vor dem Partner sind weitere mögliche Probleme, die angegangen werden müssen.

Diagnose und Behandlung

Der Arzt versucht festzustellen, ob körperliche oder psychische Probleme (z. B. Vaginismus) zugrunde liegen, indem er die gesundheitliche Vorgeschichte vollständig erfragt und eine Unterleibsuntersuchung vornimmt. Bis das Problem behoben ist, sollte auf Geschlechtsverkehr verzichtet werden. Mit Ausnahme der vaginalen Penetration sind jedoch andere sexuelle Betätigungen erlaubt.

Die Verwendung einer Salbe zur örtlichen Betäubung vermindert die Schmerzen. Auch Sitzbäder sind unter Umständen hilfreich. Schmerzen und Muskelverkrampfungen lassen sich verhindern, indem man vor dem Geschlechtsverkehr großzügig ein Gleitmittel aufträgt. Dabei sind wasserlösliche Gleitmittel Vaseline und anderen Mitteln auf Ölbasis vorzuziehen, da die ölhaltigen Produkte leicht zu einer Austrocknung der Vagina führen und darüber hinaus latexhaltige Kondome und Diaphragmen beschädigen können. Wenn dem Vorspiel mehr Zeit gewidmet wird, kann die Vagina mehr Flüssigkeit absondern.

Nach den Wechseljahren kann es sinnvoll sein, äußerlich anzuwendende Östrogencremes zu benutzen oder Östrogentabletten einzunehmen, um die Feuchtigkeitsproduktion in der Vagina zu erhöhen und den Auswirkungen der Schrumpfung der Vaginalwände entgegenzuwirken. Manchmal sind die Schmerzen auch durch eine andere Position beim Geschlechtsverkehr zu beeinflussen, bei der der Penis weniger tief eindringt oder die Frau das Gefühl hat, die Penetration besser kontrollieren zu können, da sie oben liegt.

Entzündungen und Infektionen der Vagina werden mit entsprechenden Medikamenten behandelt.▲ Sind die Schamlippen geschwollen und schmerzen, können feuchte Umschläge mit Aluminiumazetatlösung helfen. Eine Operation kann erforderlich sein, um Zysten oder Abszesse zu entfernen, ein festes Jungfernhäutchen zu öffnen oder eine anatomische Fehlbildung zu beseitigen. Ein Pessar, das in die Vagina eingeführt wird, um die Gebärmutter zu stützen, hilft manchen Frauen. Ein schlecht sitzendes Diaphragma sollte durch ein anderes ersetzt werden oder eine andere Methode zur Empfängnisverhütung probiert werden. Sehr selten sind Schmerz- oder Beruhigungsmittel erforderlich.

Vaginismus

Vaginismus ist eine unwillkürliche Verkrampfung der unteren Vaginalmuskeln, die eine Penetration des Penis in die Vagina unmöglich macht.

Vaginismus ist die Folge eines unbewußten Wunsches der Frau, die Penetration zu verhindern. Wenn eine Frau schmerzhafte Erfahrungen beim Geschlechtsverkehr gemacht hat, kann sich ein Vaginismus entwickeln. Möglicherweise möchte eine Frau keinen Geschlechtsverkehr haben, weil sie fürchtet, schwanger zu werden, von dem Mann beherrscht zu werden, die Kontrolle über sich zu verlieren oder Verletzungen zu erleiden. Manchmal ist der Vaginismus auch ein Symptom, das unbewußt ausgebildet wird, um den Ausbruch einer schweren psychischen Krankheit zu verhindern.

Diagnose und Behandlung

Die medizinische Vorgeschichte und eine körperliche Untersuchung geben oft Anhaltspunkte für körperliche oder psychische Faktoren. Körperliche Probleme lassen sich in aller Regel beheben. Hält der Vaginismus an, zeigt man der Frau Techniken, um Muskelverkrampfungen abzubauen.

Bei der schrittweisen Dehnungstechnik führt die Frau mit Gleitmittel befeuchtete Erweiterungsstifte in die Vagina ein. Zunächst nimmt man sehr dünne Stifte, aber allmählich werden immer dickere benutzt, wenn das Unbehagen der Frau abnimmt. Gleichzeitig können Übungen zur Stärkung der Beckenbodenmuskulatur, z. B. Kegel-Übungen, durchgeführt werden. Bei diesen Übungen werden die Muskeln um die Vagina herum stark angespannt und dann locker gelassen, so daß die Frau ein besseres Gefühl für diese Muskeln bekommt. Die Dehnungstechnik kann auch zu Hause mit den Fingern durchgeführt werden.

Sobald die Frau bei dicken Erweiterungsstiften kein Unbehagen mehr verspürt, können sie und ihr Partner versuchen, wieder Geschlechtsverkehr zu haben. Das Paar sollte zusätzlich beraten werden, da dies das Vorgehen erleichtert und Ängste mildert.

▲ Siehe Kasten, Seite 1079

Persönlichkeitsstörungen

Persönlichkeitsstörungen sind durch Wahrnehmungs-, Reaktions- und Verhaltensmuster gekennzeichnet, die recht starr und unflexibel sind und einen Mangel an Anpassungsfähigkeit zeigen.

Jeder Mensch hat seine eigene charakteristische Art, andere Personen und Ereignisse wahrzunehmen und sich ihnen gegenüber zu verhalten **(Persönlichkeitsmerkmale)**. Das heißt, daß alle Menschen mit Streß und Belastungen auf ihre eigene, stets gleiche Weise umgehen. Beispielsweise suchen manche Menschen in unangenehmen Situationen die Hilfe anderer, während andere davon ausgehen, daß sie das Problem allein lösen können. Einige spielen Schwierigkeiten herunter, andere bauschen sie auf.

Zwar reagieren Menschen auf schwierige Situationen in der Regel gleich, aber wenn ihre erste Reaktion keine Lösung bringt, versuchen es die meisten auf eine andere Art. Menschen mit Persönlichkeitsstörungen sind dagegen so unflexibel, daß sie sich nicht an die Realität anpassen können und daher nicht in der Lage sind, sich angemessen zu verhalten. Die mangelnde Anpassungsfähigkeit im Denken und Verhalten zeigt sich im frühen Erwachsenenalter, oft auch noch früher, und bleibt in der Regel das ganze Leben über bestehen. Die Betroffenen haben häufig Schwierigkeiten im sozialen Leben, bei zwischenmenschlichen Beziehungen und im Beruf.

Menschen mit gestörter Persönlichkeit sind sich im allgemeinen nicht bewußt, daß ihr Verhalten und ihre Denkweise nicht angemessen sind; ganz im Gegenteil meinen sie oft, sich normal und richtig zu verhalten. Im Gegensatz dazu haben Menschen mit Angstneurosen Schwierigkeiten mit sich selbst und nicht mit anderen.▲ Wenn Menschen mit Persönlichkeitsstörungen von sich aus Hilfe suchen – meist aufgrund ständiger Enttäuschungen – neigen sie zu der Ansicht, ihre Probleme beruhten auf dem Verhalten der anderen Menschen oder auf einer besonders schwierigen Situation.

Man unterscheidet unter anderem folgende Arten von Persönlichkeitsstörungen: paranoide, schizoide, schizotype, histrionische, narzißtische, antisoziale, Borderline, ängstlich-vermeidende, abhängige, zwanghafte und passiv-aggressive. Die dissoziative Identitätsstörung, die man früher als multiple Persönlichkeitsstörung bezeichnet hat, ist eine andere Erkrankung.■

▲ Siehe Seite 391

■ Siehe Seite 428

★ Siehe Seite 431

Paranoide Persönlichkeitsstörung

Menschen mit paranoider Persönlichkeit projizieren ihre eigenen Konflikte und Feindseligkeiten auf andere. Ihre Beziehungen sind im allgemeinen von Kälte und Distanz geprägt. Sie vermuten feindselige und übelwollende Absichten hinter alltäglichen, harmlosen oder sogar wohlmeinenden Handlungen anderer und reagieren auf Veränderungen mit Mißtrauen. Oft führt ihr Argwohn dazu, daß sich andere aggressiv oder zurückweisend verhalten –, was ihre ursprünglichen Gefühle zu rechtfertigen scheint.

Menschen mit paranoider Persönlichkeit gehen oft gerichtlich gegen andere vor, vor allem wenn sie empört sind. Sie sind nicht in der Lage, ihren Anteil an einem Konflikt zu erkennen. Sie arbeiten zwar meist relativ isoliert, können aber sehr effektiv und gewissenhaft sein.

Menschen, die sich ohnehin wegen eines Gebrechens oder einer Behinderung (z. B. Hörstörungen) zurückgesetzt fühlen, entwickeln besonders leicht paranoide Vorstellungen.

Schizoide Persönlichkeitsstörung

Menschen mit schizoider Persönlichkeit sind introvertiert, zurückgezogen und einzelgängerisch. Gefühlskälte und Distanz gegenüber anderen sind typisch. Schizoide Menschen sind meist mit ihren eigenen Gefühlen und Gedanken beschäftigt und fürchten enge und intime Beziehungen. Sie sprechen wenig, neigen zur Träumerei und ziehen theoretische Spekulationen praktischen Handlungen vor. Phantasievorstellungen sind ein verbreiteter Bewältigungsmechanismus.

Schizotype Persönlichkeitsstörung

Menschen mit schizotyper Persönlichkeit sind ebenso wie schizoide Personen ungesellig und gefühlskalt. Zusätzlich zeigen sich Eigentümlichkeiten in ihrer Denkweise, Wahrnehmung und Kommunikation. Diese Sonderlichkeiten ähneln zwar denen von Menschen mit Schizophrenie★, und manchmal liegt vor Ausbruch der Schizophrenie eine schizotype Persönlichkeit vor, dennoch entwickelt sich bei den meisten Erwachsenen mit schizotyper Persönlichkeit keine Schizophrenie. Bei manchen zeigen sich Anzeichen für magisches Denken – die Vorstellung, daß eine bestimmte Handlung etwas völlig anderes bewirken kann. Beispielsweise kann jemand glauben, daß es Unglück bringt, wenn er unter einer Leiter entlanggeht, oder daß er anderen schaden kann, indem er wütend auf sie ist. Menschen mit schizotyper Persönlichkeit haben möglicherweise auch Wahnvorstellungen.

Histrionische Persönlichkeitsstörung

Menschen mit einer histrionischen (hysterischen) Persönlichkeit suchen auffällig nach Beachtung und verhalten sich theatralisch. Durch ihre lebhafte, übertriebene Art schließen sie schnell Bekanntschaften, die aber häufig oberflächlich sind. Ihre Gefühle erscheinen oft übertrieben, kindisch und daran ausgerichtet, die Sympathie oder Aufmerksamkeit (oft erotischer oder sexueller Natur) anderer zu wecken. Menschen mit histrionischer Persönlichkeit neigen zu sexuell provozierendem Verhalten und dazu, jeder Beziehung einen sexuellen Anstrich zu geben. Dabei wollen sie nicht unbedingt wirklich eine sexuelle Beziehung, sondern ihr verführerisches Verhalten kaschiert oft den Wunsch nach Abhängigkeit und Schutz. Manche sind darüber hinaus hypochondrisch und übertreiben ihre körperlichen Beschwerden, um die nötige Aufmerksamkeit zu erhalten.

Narzißtische Persönlichkeitsstörung

Menschen mit narzißtischer Persönlichkeit fühlen sich anderen überlegen und halten sich für besonders bedeutend, was Psychiater als »Größenwahn« bezeichnen. Menschen mit diesem Persönlichkeitstyp können äußerst empfindlich gegenüber Versagen, Niederlagen oder Kritik sein; wenn sie damit konfrontiert sind, daß sie ihren eigenen hohen Ansprüchen nicht genügen, werden sie leicht wütend oder zutiefst niedergeschlagen. Da sie sich anderen überlegen fühlen, erwarten sie, daß sie bewundert und auch beneidet werden. Sie meinen, daß ihre Bedürfnisse unverzüglich befriedigt werden müssen, und beuten daher andere Menschen aus, deren Bedürfnisse und Überzeugungen sie für weniger wichtig halten. Ihr Verhalten anderen gegenüber ist meist sehr offensiv, daher gelten sie als egoistisch, arrogant und eigennützig.

Antisoziale Persönlichkeitsstörung

Menschen mit antisozialer Persönlichkeit (früher **psychopathische** oder **soziopathische Persönlichkeit** genannt) – meist handelt es sich um Männer – sind die Rechte und Gefühle anderer gleichgültig. Sie beuten andere Menschen aus, um materiellen Gewinn oder persönliche Genugtuung daraus zu ziehen (anders als narzißtische Menschen, die sich anderen überlegen fühlen). Charakteristischerweise tragen diese Menschen Konflikte impulsiv und unverantwortlich aus. Enttäuschungen verkraften sie schlecht, manchmal reagieren sie feindselig oder gewalttätig. Obwohl sie anderen durch ihr antisoziales Verhalten schaden oder Schwierigkeiten bereiten, zeigen sie normalerweise keine Schuldgefühle oder Reue. Statt dessen rechtfertigen sie ihr Verhalten oder geben anderen die Schuld. Ihre Beziehungen sind von Unehrlichkeit und Betrug geprägt. Mißerfolge oder Bestrafungen veranlassen sie nur selten dazu, sich anders zu verhalten.

Menschen mit antisozialer Persönlichkeit neigen oft zu Alkoholismus, Drogensucht, sexuellen Abweichungen, häufigen Partnerwechseln und Straftaten. Oft findet man in ihrer familiären Vorgeschichte antisoziales Verhalten, Drogenmißbrauch, Trennungen und körperliche Gewalt. Als Kinder wurden sie meist emotional vernachlässigt und in den prägenden Jahren oft körperlich mißhandelt. Menschen mit antisozialer Persönlichkeit haben eine unterdurchschnittliche Lebenserwartung, wenn sie aber ein höheres Alter erreichen, nimmt die Störung in der Regel ab oder das Verhalten stabilisiert sich.

Mögliche Folgen einer Persönlichkeitsstörung

- Menschen mit Persönlichkeitsstörungen sind anfällig für Verhaltensweisen, die zu ernsten körperlichen Krankheiten führen können, wie Alkohol- oder Drogensucht, selbstzerstörerisches Verhalten, leichtsinniges Sexualverhalten, Hypochondrie und Konflikte mit gesellschaftlichen Normen.
- Menschen mit Persönlichkeitsstörungen erleiden leicht einen Nervenzusammenbruch durch Streß; die Art der psychiatrischen Erkrankung (z. B. Ängste, Depressionen oder Psychosen) hängt zum Teil von der Art der Persönlichkeitsstörung ab.
- Menschen mit Persönlichkeitsstörungen befolgen ärztliche Anweisungen häufig nicht; auch wenn sie die Behandlung durchführen, sprechen sie weniger gut auf Medikamente an als andere.
- Menschen mit Persönlichkeitsstörungen haben oft kein gutes Verhältnis zu ihrem Arzt, da sie keine Verantwortung für ihr Verhalten übernehmen wollen, überaus argwöhnisch sind und sich für besonders hilfsbedürftig halten. Der Arzt reagiert dann möglicherweise vorwurfsvoll, mißtrauisch und ablehnend.

Borderline-Persönlichkeitsstörung

Menschen mit Borderline-Persönlichkeit – überwiegend Frauen – sind in bezug auf Selbsteinschätzung, Stimmung und zwischenmenschliche Beziehungen (die oft sehr stürmisch und intensiv sind) sehr wankelmütig. Die Borderline-Persönlichkeit zeigt sich im frühen Erwachsenenalter, ihre Häufigkeit nimmt mit dem Alter ab. Menschen mit Borderline-Persönlichkeit mußten in der Kindheit oft sorgende Zuwendung entbehren. Infolgedessen fühlen sie sich leer, zornig und meinen, Fürsorge zu verdienen.

Fühlen sich Borderline-Menschen nicht gut betreut, erscheinen sie einsam und fast verwahrlost und benötigen aufgrund von Depressionen, Drogen- oder Medikamentenmißbrauch, Eßstörungen oder früheren Mißhandlungen oft Hilfe. Häufig haben sie unangemessene und heftige Wutausbrüche, bei denen sich gleichzeitig ihre Ansicht über die Welt, sich selbst und andere völlig ändert – von schwarz zu weiß, Haß zu Liebe oder umgekehrt, jedoch niemals neutral. Menschen mit Borderline-Persönlichkeit, die sich im Stich gelassen und einsam fühlen, fragen sich unter Umständen, ob sie überhaupt existieren (d. h. sie fühlen sich unwirklich). Sie können hoffnungslos impulsiv werden, leichtsinnig ständig wechselnde sexuelle Beziehungen eingehen oder drogensüchtig werden. Zeitweilig verlieren sie völlig den Bezug zur Wirklichkeit und leiden an psychotischen Denkmustern, Wahnvorstellungen und Halluzinationen.

Menschen mit Borderline-Persönlichkeit suchen gewöhnlich Allgemeinärzte auf; oft kommen sie regelmäßig wegen derselben Symptome oder vager Beschwerden, befolgen aber die Empfehlungen des Arztes nicht. Die Borderline-Störung ist jene Persönlichkeitsstörung, die am häufigsten von Psychiatern behandelt wird, da die Betroffenen unaufhörlich nach jemandem suchen, der sich um sie kümmert.

Ängstlich-vermeidende Persönlichkeitsstörung

Menschen mit ängstlich-vermeidender Persönlichkeit reagieren auf Zurückweisungen übermäßig empfindlich und fürchten sich, Beziehungen aufzunehmen oder etwas Neues zu beginnen, da man sie ablehnen oder enttäuschen könnte. Menschen mit ausweichender Persönlichkeit haben den starken Wunsch nach Zuneigung und Anerkennung. Sie leiden unter ihrer Isolation und ihrer Unfähigkeit, unbeschwert mit anderen umzugehen. Anders als Menschen mit Borderline-Persönlichkeit reagieren sie auf Ablehnung nicht ärgerlich, sondern erscheinen schüchtern und ängstlich. Die ängstlich-vermeidende Persönlichkeitsstörung ähnelt der sozialen Phobie. ▲

▲ Siehe Seite 396

Abhängige Persönlichkeitsstörung

Menschen mit abhängiger Persönlichkeit übertragen anderen wichtige Entscheidungen und Verantwortungen und lassen zu, daß die Bedürfnisse derer, von denen sie abhängig sind, an die Stelle ihrer eigenen treten. Sie haben kein Selbstvertrauen und fühlen sich äußerst unsicher, wenn es darum geht, für sich selbst zu sorgen. Oft beteuern sie, daß sie keine Entscheidungen fällen können und nicht wissen, was und wie sie etwas tun sollen. Sie sagen nur ungern ihre Meinung, selbst dann, wenn sie einen Standpunkt nur deshalb einnehmen, weil sie fürchten, die Person zu verletzen, auf die sie angewiesen sind. Menschen mit anderen Persönlichkeitsstörungen weisen oft Aspekte einer abhängigen Persönlichkeit auf, aber meist bleiben diese Züge hinter den dominierenden Merkmalen der anderen Störung verborgen.

Zwanghafte Persönlichkeitsstörung

Menschen mit zwanghafter (anankastischer) Persönlichkeit sind zuverlässig, ordentlich und systematisch, können sich aber oft nicht auf Veränderungen einstellen. Sie sind vorsichtig und analysieren sämtliche Aspekte eines Problems, was die Entscheidungsfindung erschwert. Zwar stimmen diese Merkmale mit den kulturellen Wertvorstellungen der westlichen Welt überein, aber Menschen mit zwanghafter Persönlichkeit nehmen ihre Verantwortung so ernst, daß sie keine Fehler dulden können; sie schenken Details so viel Aufmerksamkeit, daß sie ihre Aufgaben nicht erledigen können. Deshalb sind die Betroffenen oft völlig damit beschäftigt zu überlegen, wie sie eine Aufgabe erledigen können, und vergessen dabei das Tun selbst. Ihre Verpflichtungen machen sie nervös, und nur selten empfinden sie Genugtuung aufgrund ihrer Leistungen.

Menschen mit zwanghafter Persönlichkeit sind oft sehr erfolgreich, vor allem in der Wissenschaft oder anderen geistig anspruchsvollen Gebieten, in denen Ordnung und Liebe zum Detail erwünscht sind. Allerdings fühlen sie sich von ihren Gefühlen losgelöst und in Beziehungen und Situationen unwohl, in denen sie keine Kontrolle haben, Ereignisse nicht vorhersehbar sind oder sie sich auf andere verlassen müssen.

Passiv-aggressive Persönlichkeitsstörung

Das Verhalten einer Person mit passiv-aggressiver (negativistischer) Persönlichkeit zielt insgeheim darauf ab, andere zu beherrschen oder zu bestrafen. Passiv-aggressives Verhalten zeigt sich oft als Verzögerungstaktik, Ineffizienz und Trägheit. Häufig willigen Menschen mit passiv-aggressiver Persönlichkeit ein, Aufgaben zu übernehmen, die sie eigentlich gar nicht machen wollen, und boykottieren dann die Erledigung dieser Aufgaben raffiniert. Solch ein

Abwehrmechanismen: Unreife Wege der Bewältigung

Abwehrmechanismus	Beschreibung	Folgen
Dissoziation	Ermöglicht dem Betroffenen, seine derzeitigen Gefühle auszublenden	Führt zu dem vorübergehenden, aber eindringlichen Gefühl, neben sich zu stehen, nicht zu existieren oder in einer unwirklichen Umgebung zu sein; kann zu einem traumartigen Zustand führen (Fugue oder Trance); kann reizsuchendes oder selbstzerstörerisches Verhalten auslösen
Projektion (Übertragung)	Ermöglicht dem Betroffenen, seine eigenen Gefühle oder Gedanken anderen zu unterstellen	Führt zu Voreingenommenheit, Argwohn und übertriebener Sorge über äußere Gefahren
Phantasie	Bietet eine Fluchtmöglichkeit vor Konflikten und schmerzlichen Tatsachen (z. B. Einsamkeit)	Ermöglicht, daß Phantasien und persönliche Vorstellungen an die Stelle der Auseinandersetzung mit der Außenwelt, genauer gesagt mit anderen Menschen, treten
Abreagieren	Ermöglicht dem Betroffenen, nicht über eine schmerzliche Situation nachdenken oder schmerzliche Gefühle durchstehen zu müssen	Führt zu Handlungen, die oft verantwortungslos, leichtsinnig oder töricht sind
Spaltung	Ermöglicht dem Betroffenen, Schwarz-weiß- und Alles-oder-Nichts-Schemata zu benutzen, um die Menschen in Gruppen von idealisierten Heilsbringern und verschmähten Bösewichten einzuteilen	Vermeidet Ambivalenzen, wie jemanden zu mögen und gleichzeitig böse auf ihn zu sein, sowie Gefühle von Ungewißheit und Hilflosigkeit

Verhalten dient gewöhnlich dazu, verdeckte Feindseligkeit auszudrücken.

Diagnose

Der Arzt stützt die Diagnose einer Persönlichkeitsstörung darauf, daß jemand unangepaßte Denk- und Verhaltensmuster zeigt. Solche Muster machen sich in der Regel bemerkbar, weil sich der Betroffene hartnäckig weigert, sie zu verändern, auch wenn Anpassungsschwierigkeiten die Folge sind.

Behandlung

Die Behandlung unterscheidet sich zwar nach Art der Persönlichkeitsstörung, doch einige Prinzipien gelten allgemein. Die Betroffenen reagieren zwar gewöhnlich darauf, wenn sie auf einfühlsame Weise mit den Folgen ihres unangepaßten Denkens und Verhaltens konfrontiert werden, dennoch fühlen sich die meisten Menschen mit Persönlichkeitsstörungen nicht behandlungsbedürftig. Darum ist oft jemand anderer die treibende Kraft. Am wirksamsten ist es in der Regel, wenn ein Freund oder Verwandter dieses übernimmt.

Ein Therapeut zeigt wiederholt die unerwünschten Folgen der Denk- und Verhaltensmuster des Betroffenen auf, stellt unter Umständen Grenzen für das Verhalten auf und konfrontiert den Betroffenen immer wieder mit der Realität. Sehr hilfreich und oft entscheidend ist es, die Familie des Betroffenen einzubeziehen, da der Gruppendruck sehr wirkungsvoll sein kann. Gruppen- und Familientherapien, das Leben in speziellen Wohngruppen und die Teilnahme an therapeutischen Veranstaltungen oder Selbsthilfegruppen können bei der Behandlung wertvoll sein.

Manche Menschen mit Persönlichkeitsstörungen leiden unter Ängsten oder Depressionen und hoffen, sie mit Medikamenten bekämpfen zu können. Bei ihnen lassen sie sich medikamentös jedoch nur selten zufriedenstellend behandeln; solche Symptome können vielmehr ein Zeichen sein, daß jemand eine Art gesunder Selbstbegutachtung vornimmt. Darüber hinaus wird die medikamentöse Behandlung oft durch eine mißbräuchliche Verwendung oder Selbstmordversuche erschwert. Leidet jemand an einer psychiatrischen Erkrankung, z. B. einer schweren Depression, einer Phobie oder einer Panikneurose, können Medikamente erforderlich sein, auch wenn diese vermutlich nur geringe Linderung bringen.

Eine Persönlichkeit zu verändern, braucht Zeit. Keine Kurztherapie kann eine Persönlichkeitsstörung erfolgreich heilen, aber gewisse Veränderungen lassen sich schneller erreichen als andere. Leichtsinn, soziale Isolation, mangelnde Durchsetzungskraft und Temperamentausbrüche sprechen auf Verhaltenstherapien an. In den meisten Fällen ist eine langfristige Psychotherapie (Gesprächstherapie) bzw. eine Psychoanalyse der Eckpfeiler der Behandlung, die das Ziel verfolgt, dem Betroffenen zu helfen, die Gründe für seine Ängste zu verstehen und seine Anpassungsschwierigkeiten zu erkennen. Einige Persönlichkeitsstörungen, z. B. die narzißtische oder zwanghafte, lassen sich am besten mit einer Psychoanalyse behandeln, andere, wie antisoziale oder paranoide Formen, sind nur selten einer Therapie zugänglich.

KAPITEL 90

Dissoziative Störungen

Dissoziation ist ein psychischer Abwehrmechanismus, bei dem Identität, Erinnerungen, Ideen, Gefühle und Wahrnehmungen dem Bewußtsein entzogen sind und nicht willentlich erinnert oder erlebt werden können.

Bei jedem Menschen kommt es ab und an zu Dissoziationen. Beispielsweise bemerken viele, nachdem sie von der Arbeit nach Hause gefahren sind, daß sie sich kaum an die Fahrt erinnern, weil sie mit ihren Gedanken bei persönlichen Sorgen oder einer Radiosendung waren. Unter Hypnose kann jemand von körperlichem Schmerz losgelöst sein. Andere Formen der Dissoziation beeinträchtigen die Selbstwahrnehmung und die Erinnerung an Ereignisse im Leben.

Zu den dissoziativen Störungen zählen Amnesie, Fugue, dissoziative Identitätsstörung, Depersonalisation und eine Reihe von weniger gut definierten Zuständen, die Psychiater als nicht näher bestimmte dissoziative Störungen bezeichnen. Dissoziative Störungen werden gewöhnlich durch extremen Streß ausgelöst. Derartiger Streß kann die Folge sein, wenn jemand Opfer oder Zeuge eines traumatischen Ereignisses, eines Unfalls oder Unglücks wird. Oder jemand leidet an inneren Konflikten, die so unerträglich sind, daß sein Geist gezwungen ist, nicht zuträgliche oder unerwünschte Informationen und Gefühle von den bewußten Gedanken zu trennen.

Dissoziative Amnesie

Dissoziative Amnesie ist die Unfähigkeit, sich an wichtige persönliche Erlebnisse, gewöhnlich traumatische oder belastende, zu erinnern, wobei der Gedächtnisverlust zu ausgedehnt ist, als daß er sich mit normaler Vergeßlichkeit erklären ließe.

Gewöhnlich betreffen die Gedächtnislücken Fakten, die sonst zur routinemäßigen bewußten Aufmerksamkeit oder zum »autobiographischen« Gedächtnis gehören: Man weiß, wer man ist, was man getan hat, wohin man gegangen ist, mit wem man gesprochen hat, was man gesagt, gedacht und gefühlt hat und so weiter. Manchmal beeinflussen diese Dinge, auch wenn man sie vergessen hat, weiterhin das Verhalten.

Die Gedächtnislücken von Menschen mit dissoziativer Amnesie umfassen meist wenige Minuten bis zu einigen Stunden und Tagen. Meist sind sie klar umgrenzt. Die meisten Menschen wissen, daß ihnen »ein Stück fehlt«; aber einigen von ihnen wird der Gedächtnisverlust erst bewußt, wenn sie mit Beweisen für etwas, das sie getan haben und an das sie sich nicht erinnern, konfrontiert werden. Manche Betroffene vergessen einen Teil, aber nicht alle Vorkommnisse in einem Zeitabschnitt, andere können sich an ihr gesamtes bisheriges Leben nicht mehr erinnern oder vergessen Dinge, sobald sie geschehen sind.

Wie verbreitet die dissoziative Amnesie ist, weiß man nicht, am häufigsten kommt sie bei jungen Erwachsenen vor. Menschen, die Kriege, Unfälle oder Naturkatastrophen miterlebt haben, sind häufiger betroffen. Es gibt viele Berichte über Menschen, deren Amnesie sich auf das Erleben von sexueller Gewalt in der Kindheit erstreckt, und die sich erst als Erwachsene wieder daran erinnern. Die Amnesie kann nach einem traumatischen Ereignis auftreten, und das Gedächtnis kehrt möglicherweise infolge einer Behandlung, späterer Ereignisse oder Informationen, die der Betroffene erhält, zurück. Ob die wiedererlangten Erinnerungen tatsächlich Ereignissen in der Vergangenheit des Betroffenen entsprechen, bleibt jedoch ungewiß. Es gibt Beispiele dafür, daß die Erinnerungen zutreffen, aber auch dafür, daß sie nicht den Tatsachen entsprechen.

Ursachen

Dissoziative Amnesie scheint durch Streß ausgelöst zu werden – traumatische Ereignisse, die jemand durchlebt oder mit ansieht, belastende Lebenseinschnitte oder außerordentliche innere Konflikte. Die Amnesiephasen können auf körperliche oder sexuelle Gewalt oder auf überwältigende Ereignisse folgen, in denen Verletzungen oder Schäden drohen – beispielsweise eine Vergewaltigung, Kriegsgefechte oder Naturkatastrophen wie Feuer oder Überschwemmungen. Zu den belastenden Lebenseinschnitten gehören typischerweise Verlassenwerden, Tod einer nahestehenden Person und finanzieller Ruin. Innerer Aufruhr über schuldbelastete Triebe, scheinbar unlösbare Schwierigkeiten mit anderen Menschen oder kriminelle Handlungen können ebenfalls zu einer Amnesie führen. Es wird allgemein angenommen, daß manche Menschen anfälliger für eine Amnesie sind als andere, z. B. diejenigen, die einer Hypnose leicht zugänglich sind.

Symptome und Diagnose

Das verbreitetste Symptom der dissoziativen Amnesie ist der Gedächtnisverlust. Unmittelbar nach Beginn der Amnesie kann der Betroffene verwirrt wirken. Viele Betroffene sind mehr oder weniger stark deprimiert; manche belastet der Gedächtnisverlust sehr, andere weniger. Weitere Beschwerden hängen davon ab, wie bedeutend die vergessenen Informationen sind und auf welche Weise sie mit den inneren Konflikten des Betroffenen zusammenhängen oder mit den Folgen des nicht erinnerten Verhaltens.

Für die Diagnose führt der Arzt körperliche und psychiatrische Untersuchungen durch. Blut und Urin werden getestet, um festzustellen, ob ein Giftstoff, z. B. eine illegale Droge, den Gedächtnisverlust verursacht hat. Möglicherweise wird ein Elektroenzephalogramm aufgezeichnet, um zu beurteilen, ob Krampfanfälle die Ursache sind.▲ Bestimmte psychologische Tests helfen dem Arzt, die dissoziativen Erlebnisse des Betroffenen zu charakterisieren.

Behandlung und Prognose

Entscheidend ist eine Umgebung, die dem Betroffenen Rückhalt bietet und in der er sich gut aufgehoben fühlt. Häufig reicht dies aus, damit die fehlenden Erinnerungen allmählich zurückkehren.

Wenn sich die Gedächtnislücken nicht von selbst wieder schließen oder wenn es dringend erforderlich ist, das Gedächtnis zurückzuerlangen, sind oft gezielte Methoden erfolgreich, mit denen sich Erinnerungen abrufen lassen. Unter Hypnose oder dem Einfluß bestimmter Medikamente wird der Betroffene nach seiner Vergangenheit befragt. Dieses geschieht sehr vorsichtig, denn dabei kann die Erinnerung an die Umstände zurückkehren, die zu dem Gedächtnisverlust geführt haben, was sehr bestürzend sein kann. Die Erinnerungen, die durch solche Techniken zurückgerufen werden, entsprechen nicht unbedingt den tatsächlichen Ereignissen. Nur durch Bestätigung von Dritten läßt sich feststellen, ob sie zutreffen. Wenn die Gedächtnislücken jedoch so weit wie möglich geschlossen werden, trägt dies dazu bei, die Kontinuität der persönlichen Identität und das Selbstgefühl wiederherzustellen. Sobald die Amnesie verschwunden ist, hilft die weitere Behandlung dem Betroffenen, das Trauma oder die Konflikte, die den Zustand herbeigeführt haben, zu verstehen und aufzuarbeiten.

Die meisten Betroffenen erlangen ihr Gedächtnis wieder und können die zugrundeliegenden Konflikte lösen. Einige Menschen können die Widerstände, die sie daran hindern, sich die fehlenden Bruchstücke ihrer Vergangenheit ins Gedächtnis zu rufen, allerdings nie überwinden. Die Prognose hängt zum Teil von den Lebensumständen des Betroffenen ab, insbesondere von den Belastungen und Konflikten, die zu der Amnesie geführt haben.

Dissoziative Fugue

Dissoziative Fugue ist eine Störung, bei der jemand ein- oder mehrmals plötzlich, unerwartet und absichtlich von zu Hause weggeht, wobei er sich bruchstückhaft oder gar nicht mehr an sein bisheriges Leben erinnert und entweder das Gedächtnis verloren oder sich eine neue Identität geschaffen hat.

▲ Siehe Kasten, Seite 342

Dissoziative Fugue kommt bei etwa zwei von 1000 Menschen vor. Menschen, die Kriege, Unfälle oder Naturkatastrophen erlebt haben, sind deutlich häufiger betroffen.

Ursachen

Die Ursachen der dissoziativen Fugue ähneln denen der dissoziativen Amnesie, allerdings kommen noch einige Faktoren hinzu. Oft tritt die Fugue in Situationen auf, in denen vermutet wird, der Betroffene simuliere. Simulieren bedeutet, daß jemand eine Krankheit vortäuscht, weil er dann für seine Handlungen nicht mehr verantwortlich gemacht wird, eine Entschuldigung hat, um keine Verantwortung übernehmen zu müssen oder einem bestimmten Risiko, z. B. einer gefährlichen beruflichen Aufgabe, nicht länger ausgesetzt ist. Darüber hinaus scheinen viele dieser Fuguezustände eine Flucht vor Verpflichtungen zu sein (z. B. vor überwältigendem Streß wie bei Scheidung oder finanziellem Ruin). Andere Fälle hängen mit Zurückweisungen oder Trennungen zusammen oder sind ein Schutz vor Selbstmord- oder Mordimpulsen.

Symptome und Diagnose

Befindet sich jemand in einem Fuguezustand, in dem er sich seiner gewohnten Identität nicht mehr bewußt ist, verläßt er meist seinen Wohnort, seine Familie und seinen Arbeitsplatz. Der Betroffene entfernt sich unter Umständen weit von zu Hause und beginnt mit einer neuen Identität an einem neuen Arbeitsplatz, ohne sich einer Veränderung in seinem Leben bewußt zu sein. Die Fugue kann Stunden bis Wochen oder Monate, manchmal auch länger anhalten. Der Betroffene erscheint normal und unauffällig. Irgendwann wird er sich möglicherweise seines Gedächtnisverlusts bewußt oder gerät in Verwirrung bezüglich seiner Identität. Manchmal läßt sich die Fugue erst diagnostizieren, wenn dem Betroffenen seine frühere Identität wieder klar ist und er darunter leidet, sich in einer fremden Umgebung zu befinden.

Oft haben die Betroffenen keinerlei Symptome oder sind während der Episoden nur leicht verwirrt. Wenn die Fugue aufhört, kommt es jedoch unter Umständen zu Depressionen, Unwohlsein, Kummer, Scham, intensiven Konflikten und selbstmörderischen oder aggressiven Regungen. Schließlich muß sich der Betroffene möglicherweise unvermittelt mit der schmerzvollen Situation auseinandersetzen, vor der er mit Hilfe der Fugue flüchten konnte. Außerdem sind die Betroffenen unter Umständen verwirrt, bekümmert oder gar entsetzt, daß sie in einem Fuguezustand waren, zumal sie sich in der Regel nicht daran erinnern, was während dieser Zeit geschehen ist.

Eine Fugue wird nur selten dann erkannt, wenn sie vorliegt. Der Arzt vermutet vielleicht eine Fugue, wenn jemandem seine Identität nicht klar oder seine Vergangenheit rätselhaft ist oder wenn Konfrontationen seine neue oder fehlende Identität in Frage stellen. Meist wird die Diagnose rückwirkend gestellt, indem der Arzt die Vergangenheit des Betroffenen beleuchtet und Informationen sammelt, die aufdecken, unter welchen Umständen er seine Heimat verlassen hat, wie er zu seinem neuen Aufenthaltsort gereist ist und dieses Leben begonnen hat. Wenn dissoziative Fuguezustände mehrmals auftreten, liegt gewöhnlich eine dissoziative Identitätsstörung vor.

Behandlung und Prognose

Zur Behandlung einer bestehenden Fugue gehört, daß der Arzt versucht, Informationen über die wahre Identität des Betroffenen in Erfahrung zu bringen, zu klären, warum diese abgelegt wurde, und zu helfen, sie wiederherzustellen. Wenn der Betroffene die nötigen Informationen nicht selbst liefern kann, muß man unter Umständen staatliche Stellen, z. B. Polizei oder Sozialämter, einschalten.

Die dissoziative Fugue wird ganz ähnlich wie die dissoziative Amnesie behandelt, einschließlich Hypnose und Befragungen unter Medikamenteneinfluß. Allerdings sind oft sämtliche Anstrengungen, die Erinnerung an die Fugueepisode wiederherzustellen, erfolglos. Ein Psychiater kann dem Betroffenen helfen herauszufinden, auf welche Weise er mit solchen Situationen, Konflikten und Stimmungen, die die Fugue ausgelöst haben, umgehen sollte.

Meist dauert die Fugue Stunden oder Tage und verschwindet dann von selbst. Wenn nicht Ereignisse vor oder während der Fugue Komplikationen mit sich gebracht haben, ist die Beeinträchtigung meist leicht und kurz. Hat der Fuguezustand längere Zeit angehalten und hat sich der Betroffene davor oder währenddessen problematisch verhalten, können erhebliche Schwierigkeiten die Folge sein. Beispielsweise kann ein Mann seine Familie und sein Geschäft verlassen, während der Fugue ein Verbrechen begangen haben oder eine neue Bindung eingegangen sein.

Dissoziative Identitätsstörung

Die dissoziative Identitätsstörung, früher ***multiple Persönlichkeitsstörung*** *genannt, ist ein Zustand, in dem zwei oder mehrere Identitäten oder Persönlichkeiten abwechselnd das Verhalten des Betroffenen kontrollieren und phasenweise eine Gedächtnisstörung (Amnesie) besteht.*

Die dissoziative Identitätsstörung ist ein schwerer, chronischer Zustand, der potentiell Behinderung oder gar den Tod zur Folge haben kann. Während sich einige der Persönlichkeiten an wichtige persönliche Informationen nicht erinnern können (Amnesie), wissen gleichzeitig andere Persönlichkeiten um diese Informationen. In einer komplizierten inneren Welt scheinen einige Persönlichkeiten voneinander zu wissen und miteinander umzugehen. Beispielsweise kann Persönlichkeit A Persönlichkeit B kennen und wie ein Beobachter wissen, was B tut, während Persönlichkeit B Persönlichkeit A kennt oder auch nicht. Menschen mit dieser Störung versuchen häufig, sich umzubringen, und begehen wohl mit größerer Wahrscheinlichkeit Selbstmord als alle anderen psychisch Kranken.

Die dissoziative Identitätsstörung ist offenbar eine recht häufige psychiatrische Krankheit. Sie liegt bei drei bis vier Prozent der Menschen vor, die aufgrund anderer psychiatrischer Probleme im Krankenhaus behandelt werden, sowie bei einem beträchtlichen Teil der Patienten in Drogenentzugseinrichtungen. Da man dieser Störung zunehmend mehr Aufmerksamkeit schenkt, ist sie in den letzten Jahren häufiger diagnostiziert worden. Seit man die Folgen von Kindesmißhandlung stärker beachtet und die Diagnosemethoden verbessert, hat sich die Zahl der Diagnosen erhöht. Manche Fachleute glauben zwar, daß die zunehmenden Berichte über dissoziative Identitätsstörungen darauf zurückzuführen sind, daß die Ärzte auf beeinflußbare Patienten einwirken, aber für diesen Standpunkt gibt es keine Beweise.

Ursachen

Dissoziative Identitätsstörungen werden offenbar durch das Zusammentreffen mehrerer Faktoren hervorgerufen:

- Überwältigender Streß wie psychische oder körperliche Gewalt in der Kindheit
- Die Fähigkeit, seine Erinnerungen, Empfindungen oder Identität von der bewußten Wahrnehmung zu trennen (dissoziative Fähigkeit)
- Eine ungewöhnlich verlaufende Entwicklung, bevor sich deutlich gefestigt hat, wie man sich selbst und andere sieht
- Ungenügender Schutz und Sorge in der Kindheit

Die menschliche Entwicklung erfordert es, daß Kinder lernen, komplizierte und verschiedenartige Informationen und Erfahrungen zu einem Ganzen zu verarbeiten. Während Kinder eine zusammenhängende, komplexe Identität erlangen, machen sie Phasen durch, in denen verschiedene Empfindungen und Gefühle voneinander getrennt bleiben. Mit diesen verschiedenen Empfindungen können Kinder verschiedene Identitäten erschaffen, allerdings entwickelt nicht jedes Kind, das Gewalt, Trennung oder Trauma erlebt, mehrere Persönlichkeiten. Diejenigen, die diese Fähigkeit besitzen, können auch auf normalem Wege damit fertig werden; die meisten der anfälligen Kinder werden von Erwachsenen ausreichend geschützt und beruhigt, so daß sie keine dissoziative Identitätsstörung entwickeln.

Symptome

Menschen mit dissoziativer Identitätsstörung haben oft eine ganze Reihe von Symptomen, die denen anderer psychiatrischer Krankheiten wie Angstneurosen, Persönlichkeitsstörungen, Schizophrenie, Gemütskrankheiten oder Epilepsie gleichen können. Die meisten Betroffenen leiden an Symptomen einer Depression, Angst (Atemschwierigkeiten, schneller Puls, Herzklopfen), Phobien, Panikattacken, sexuellen Funktionsstörungen, Eßstörungen, posttraumatischer Belastungsstörung sowie Symptomen, die körperliche Krankheiten vortäuschen. Möglicherweise kreisen ihre Gedanken um Selbstmord, und Selbstmordversuche sowie Selbstverstümmelungen sind nicht selten. Viele der Betroffenen sind irgendwann in ihrem Leben alkohol- oder drogenabhängig.

Der Wechsel der Persönlichkeiten und die fehlende Kenntnis des eigenen Verhaltens in der anderen Persönlichkeit lassen das Leben der Betroffenen oft zum Chaos werden. Da die Persönlichkeiten häufig miteinander in Verbindung stehen, berichten die Betroffenen davon, innere Gespräche und die Stimmen anderer Persönlichkeiten zu hören. Dabei handelt es sich um eine Art Halluzination.

Einige Merkmale sind für dissoziative Identitätsstörungen kennzeichnend:

- Unterschiedliche Symptome, die zu verschiedenen Zeiten auftreten
- Schwankende Fähigkeit, seinen Aufgaben nachzukommen, von guten Leistungen in Beruf und Familie bis zu Invalidität
- Schwere Kopfschmerzen oder andere körperliche Schmerzen
- Gestörtes Zeitgefühl, Zeitversäumnisse und Gedächtnislücken
- Depersonalisation und Derealisation – das Gefühl, sich selbst fremd zu sein, und der Eindruck, in einer unwirklichen Umgebung zu sein

Menschen mit dissoziativer Identitätsstörung erfahren oft von anderen, daß sie Dinge getan haben, an die sie sich nicht erinnern. Andere machen auch Bemerkungen über ihr verändertes Verhalten, von dem sie selbst nichts wissen. Möglicherweise entdecken sie Gegenstände oder Schriftstücke, die sie nicht kennen und sich nicht erklären können. Von sich selbst sprechen sie oft als »wir«, »er« oder »sie«. Während sich die meisten Menschen kaum an ihre ersten drei bis fünf Lebensjahre erinnern können, wissen Menschen mit dissoziativer Identitätsstörung darüber hinaus nur vage, was sie im Alter zwischen sechs und elf Jahren erlebt haben.

Bei Menschen mit dissoziativer Identitätsstörung sind typischerweise bereits drei oder mehr verschiedene psychiatrische Diagnosen gestellt worden, und sie haben auf die Behandlung nicht angesprochen. Die Betroffenen sind sehr damit beschäftigt, die Kontrolle zu behalten, sowohl über sich selbst als auch über andere.

Diagnose

Um eine dissoziative Persönlichkeitsstörung festzustellen, führt der Arzt eine eingehende gesundheitliche und psychiatrische Befragung durch, wobei er sich besonders nach dissoziativen Erlebnissen erkundigt. Es gibt spezielle Fragebögen, die dem Arzt helfen, die Störung zu erkennen. Möglicherweise führt der Arzt auch über einen längeren Zeitraum wiederholt Gespräche mit dem Patienten und bittet ihn, zwischen den Terminen ein Tagebuch zu führen, oder setzt bei den Befragungen Hypnose oder Medikamente ein, um an die verschiedenen Persönlichkeiten heranzukommen. Mit diesen Maßnahmen erhöht sich die Wahrscheinlichkeit, daß die Person während der Begutachtung die Persönlichkeit wechselt.

Der Therapeut lockt zunehmend stärker die verschiedenen Persönlichkeiten hervor, indem er den Patienten auffordert, den Teil seiner Psyche anzusprechen, der an einem bestimmten Verhalten beteiligt war, an das sich der Patient entweder nicht erinnert oder das er wie ein Außenstehender erlebt hat (wie im Traum oder in einem unwirklichen Geschehen).

Behandlung und Prognose

Bei dissoziativen Identitätsstörungen kann manchmal Hypnose helfen. Die Symptome können zwar spontan kommen und gehen, die Störung verschwindet jedoch nicht von selbst. Medikamente können einige Symptome lindern, beeinflussen die eigentliche Krankheit aber nicht.

Die Psychotherapie ist oft anstrengend und emotional belastend. Der Betroffene geht unter Umständen durch viele emotionale Krisen aufgrund der Handlungen der verschiedenen Persönlichkeiten und der Verzweiflung, die auftritt, wenn die Therapie traumatische Erinnerungen weckt. Oft sind mehrere stationäre Aufenthalte in psychiatrischen Kliniken notwendig, um den Betroffenen zu helfen, schwierige Phasen zu überstehen und besonders schmerzliche Erinnerungen in den Griff zu bekommen. In vielen Fällen wird Hypnose eingesetzt, um Zugang zu den anderen Persönlichkeiten zu finden, die Kommunikation zwischen ihnen zu erleichtern und um sie zu stützen und zu einem Ganzen zu vereinigen. Die Hypnose dient auch dazu, die schmerzlichen Auswirkungen traumatischer Erinnerungen zu mildern.

Im allgemeinen sind über mindestens drei bis sechs Jahre zwei oder mehr Therapiesitzungen pro Woche erforderlich. Die Sitzungen haben das Ziel, die Persönlichkeiten zu einer einzigen Persönlichkeit zu verschmelzen oder eine harmonische Beziehung zwischen den Persönlichkeiten zu erreichen, die eine normale Lebensführung, frei von Symptomen, möglich macht. Im Idealfall verschmelzen die Persönlichkeiten zu einer einzigen, dies ist aber nicht bei allen Betroffenen möglich. Die Therapietermine werden allmählich ausgedünnt, aber nur selten ganz beendet. Die Patienten besuchen möglicherweise den Therapeuten von Zeit zu Zeit, um Rat bei Problemen einzuholen, ebenso wie man gelegentlich einen Arzt aufsucht.

Die Prognose bei dissoziativen Identitätsstörungen hängt von den Symptomen und den Merkmalen der Störung ab. Einige Betroffene haben hauptsächlich dissoziative Symptome und posttraumatische Merkmale; d. h. neben den Problemen mit Identität und Gedächtnis leiden sie auch an Ängsten aufgrund traumatischer Erfahrungen. Die Störung beeinträchtigt sie in der Regel kaum, und sie genesen durch die Therapie völlig. Andere leiden zusätzlich an schweren psychischen Krankheiten wie Persönlichkeitsstörungen, Gemütskrankheiten, Eßstörungen und Suchtkrankheiten. Ihre Schwierigkeiten geben sich wesentlich langsamer, und die Behandlung ist entweder weniger erfolgreich oder langwierig und krisengeschüttelt. Schließlich haben manche Betroffene nicht nur andere schwere psychische Probleme, sondern bleiben weiterhin eng mit Menschen verbunden, von denen sie vielleicht mißhandelt wurden. Die Behandlung ist dann oft langwierig und verworren und zielt eher darauf ab, Symptome zu beseitigen oder zu lindern, als auf eine Verschmelzung der Persönlichkeiten. Manchmal bessert sich trotz schlechter Prognose der Zustand eines Patienten während der Therapie so weit, daß die Störung angegangen werden kann und Riesenschritte in Richtung Gesundung gemacht werden.

Depersonalisation

Eine Depersonalisation ist durch das ständige oder wiederholte Gefühl gekennzeichnet, vom eigenen Körper oder Denkvorgängen losgelöst zu sein.

Menschen mit Depersonalisationsstörungen haben gewöhnlich den Eindruck, ihr eigenes Leben wie ein Außenstehender zu beobachten. Die Betroffenen empfinden sich selbst und die Welt als unwirklich und fremd.

Depersonalisation kann ein Symptom anderer psychiatrischer Störungen sein. Die Depersonalisation ist nach Ängsten und Depressionen das dritthäufigste psychiatrische Symptom und tritt oft nach lebensbedrohlichen Erlebnissen auf, z. B. nach Unfällen, Überfällen, schweren Krankheiten oder Verletzungen. Als eigenständige Krankheit ist die Depersonalisationsstörung noch nicht umfassend untersucht worden, so daß weder Häufigkeit noch Ursachen bekannt sind.

Symptome und Diagnose

Depersonalisierte Menschen haben eine gestörte Wahrnehmung in bezug auf ihre Identität, ihren Körper und ihr Leben, was sie sehr beunruhigt. Oft bestehen die Symptome nur kurze Zeit und treten gleichzeitig mit Symptomen von Angst, Panik oder Furcht (Phobien) auf. Die Symptome können aber auch viele Jahre bestehen bleiben oder immer wiederkehren. Die Betroffenen haben oft große Schwierigkeiten, ihre Beschwerden zu beschreiben und fürchten oder glauben vielleicht, verrückt zu werden.

Depersonalisationsstörungen können geringfügige, vorübergehende Beeinträchtigungen sein, die sich kaum auf das Verhalten auswirken. Manche Menschen gewöhnen sich an die Depersonalisation oder können sie abblocken. Andere werden ständig von Sorgen über ihren Geisteszustand geplagt und haben Angst, verrückt zu werden, oder grübeln über die gestörte Wahrnehmung ihres Körpers und das Gefühl der Entfremdung sich selbst und der Welt gegenüber nach. Psychische Qualen hindern sie möglicherweise daran, sich auf ihre Arbeit oder auf die Alltagsroutine zu konzentrieren, und sie werden arbeitsunfähig.

Die Diagnose einer Depersonalisationsstörung beruht auf den Symptomen. Der Arzt untersucht den Betroffenen, um körperliche Krankheiten (z. B. Krampfanfälle), Drogen- oder Medikamentenmißbrauch und mögliche andere psychische Krankheiten auszuschließen. Besondere Befragungsverfahren können dem Arzt helfen, das Problem zu erkennen.

Behandlung und Prognose

Das Gefühl der Depersonalisation verschwindet oft ohne Behandlung. Eine Behandlung ist nur angezeigt, wenn der Zustand andauert, wiederkehrt oder belastend ist. Dynamische Psychotherapie, Verhaltenstherapie und Hypnose haben sich als wirksam erwiesen ▲, es gibt aber keine Methode, die bei allen Betroffenen wirkt. Manchmal helfen Tranquilizer und Mittel gegen Depressionen. Depersonalisationsstörungen folgen oft auf oder gehen mit anderen psychiatrischen Krankheiten einher, die behandelt werden müssen. Mögliche psychische Belastungen, die mit dem Beginn der Störung zusammenfallen, müssen ebenfalls angegangen werden.

Eine gewisse Besserung läßt sich in den meisten Fällen erreichen. Viele Betroffene können vollständig gesunden, vor allem, wenn die Symptome in Streßsituationen auftreten, auf die bei der Behandlung eingegangen wird.

KAPITEL 91

Schizophrenie und wahnhafte Störungen

Schizophrenie und wahnhafte Störungen sind verschiedene Erkrankungen, denen bestimmte Merkmale gemein sein können, z. B. Wahnvorstellungen (Paranoia), Mißtrauen und unrealistisches Denken. Die Schizophrenie ist jedoch eine relativ verbreitete und schwere psychiatrische Störung. Sie ist eine Psychose, die mit dem Verlust des Realitätsbezugs und einem Abbau der allgemeinen Funktionsfähigkeit einhergeht. Wahnhafte Störungen kommen dagegen seltener vor und führen zu einer teilweisen oder umschriebenen Invalidität.

Schizophrenie

Schizophrenie ist eine schwere psychische Störung, die durch einen Verlust des Realitätsbezugs (Psychose), Halluzinationen, Wahnvorstellungen und abwegiges Denken gekennzeichnet ist und dadurch das gesellschaftliche und berufliche Leben beeinträchtigt.

▲ Siehe Seite 386

Schizophrenie ist in der ganzen Welt ein bedeutendes gesundheitliches Problem. Weltweit liegt die Häufigkeit der Schizophrenie offenbar bei knapp unter einem Prozent.

Eine Reihe von Störungen weist dieselben Merkmale auf wie die Schizophrenie. Wenn die Symptome auf Schizophrenie hindeuten, aber seit weniger als einem Monat bestehen, spricht man von **schizophreniformer Störung**. Eine Episode mit psychotischen Symptomen, die mindestens einen Tag, aber nicht länger als einen Monat andauert, nennt man **akute vorübergehende psychotische Störung.** Gehen Verstimmungen (affektive Symptome), wie Depression oder Manie, mit den für Schizophrenie typischen Symptomen einher, handelt es sich um eine **schizoaffektive Störung.** Eine Persönlichkeitsstörung, die Symptome der Schizophrenie aufweist, bei der die Symptome im allgemeinen aber nicht so schwerwiegend sind, um als Psychose eingestuft zu werden, bezeichnet man als **schizoide Persönlichkeitsstörung.** ▲

Ursachen

Die eigentliche Ursache der Schizophrenie ist unbekannt, aber die Störung hat eindeutig eine biologische Grundlage. Viele Fachleute akzeptieren ein »Anfälligkeit-Streß-Modell«, in dem davon ausgegangen wird, daß Schizophrenie bei Menschen auftritt, die biologisch anfällig dafür sind. Was diese Anfälligkeit ausmacht, weiß man nicht, aber vermutlich gehören dazu eine genetische Veranlagung, Probleme vor, während oder nach der Geburt oder eine Virusinfektion des Gehirns. Schwierigkeiten bei der Verarbeitung von Informationen, Konzentrationsunfähigkeit, mangelhafte Fähigkeit, sich auf gesellschaftlich anerkannte Weise zu verhalten, und die Unfähigkeit, Probleme im allgemeinen zu bewältigen, können ein Hinweis auf eine solche Anfälligkeit sein. Gemäß diesem Modell löst bei anfälligen Personen dann äußerer Streß, wie belastende Lebenserfahrungen oder Drogen- oder Medikamentenmißbrauch, die Schizophrenie erstmals oder erneut aus.

Symptome

Der Altersgipfel für den Beginn einer Schizophrenie liegt bei Männern zwischen 18 und 25 und bei Frauen zwischen 26 und 45 Jahren. Nicht selten macht sich die Störung jedoch schon in Kindheit und früher Jugend ■ oder im Alter bemerkbar. Die Symptome können plötzlich, innerhalb von Tagen oder Wochen, oder langsam und schleichend über Jahre hinweg einsetzen.

▲ Siehe Seite 422

■ Siehe Seite 1314

Stärke und Art der Symptome sind individuell äußerst verschieden. Allgemein lassen sich die Symptome in drei Hauptgruppen einteilen: Wahnvorstellungen und Halluzinationen, Denkstörungen und seltsames Verhalten sowie Defizit- oder Negativsymptome. Ein Betroffener kann Symptome aus einer oder allen Gruppen haben. Die Symptome sind so ausgeprägt, daß sie die Fähigkeit, einer Arbeit nachzugehen, mit anderen Menschen umzugehen und für sich selbst zu sorgen, beeinträchtigen.

Unter **Wahn** versteht man Fehlüberzeugungen, die meist mit einer falschen Interpretation von Wahrnehmungen oder Erfahrungen einhergehen. Schizophrene Menschen können beispielsweise an Verfolgungswahn leiden und glauben, daß man sie quält, verfolgt, betrügt oder ausspioniert. Patienten mit Beziehungswahn glauben, Abschnitte in Büchern, Zeitungen oder Liedern seien speziell an sie gerichtet. Bei Gedankenentzugs- oder Gedankeneingebungswahn meinen die Betroffenen, daß andere ihre Gedanken lesen können, daß ihre Gedanken auf andere übertragen werden oder daß ihnen Gedanken und Regungen von außen eingegeben werden. **Halluzinationen** können Geräusche, Bilder, Gerüche, Geschmack oder Berührungen umfassen, Halluzinationen von Geräuschen (akustische Halluzinationen) kommen aber am weitaus häufigsten vor. Die Betroffenen »hören« möglicherweise Stimmen, die ihr Verhalten kommentieren, sich miteinander unterhalten, kritische oder beleidigende Bemerkungen machen.

Denkstörung bezeichnet eine unorganisierte Denkweise, die sich dadurch bemerkbar macht, daß jemand umständlich spricht, von einem Thema zum anderen wechselt und nicht zielstrebig zum Punkt kommt. Die Ausdrucksweise kann leicht unorganisiert sein oder völlig zusammenhanglos und unverständlich. **Seltsames Verhalten** kann eine Form kindlicher Albernheit oder Erregung annehmen oder von unangemessener Erscheinung, Hygiene oder Betragen. Sogenannte katatone Bewegungsmuster sind eine extreme Form seltsamen Verhaltens. Dabei nehmen die Betroffenen eine starre Position ein und widersetzen sich Versuchen, sie zu bewegen, oder sind im Gegenteil ständig ohne Anlaß und Ziel in Bewegung.

Zu den **Defizit-** oder **Negativsymptomen** gehören Abstumpfung, Verarmung des Ausdrucks, Anhedonie und Ungeselligkeit. Abstumpfung bezeichnet eine Verflachung der Gefühle. Das Gesicht des Betroffenen kann unbeweglich wirken, er nimmt kaum Blickkontakt auf und zeigt keine Gefühlsregungen. Dinge, die jemanden normalerweise zum Lachen oder zum Weinen bringen würden, rufen keinerlei Reaktion hervor. Verarmung des Ausdrucks bedeutet, daß sich eine Beeinträchtigung des Denkens in einer verminderten Ausdrucksfähigkeit widerspiegelt. Fragen werden möglicherweise knapp, mit ein oder zwei Worten, beantwortet, so daß der Eindruck innerer Leere entsteht. Anhedonie bezieht sich auf die verringerte Fähigkeit, Freude zu empfinden; die Betroffenen zeigen vielleicht kaum Interesse an früheren Aktivitäten und verwenden mehr Zeit auf sinnlose Beschäftigungen. Ungeselligkeit weist auf fehlendes Interesse an Beziehungen zu anderen Menschen hin. Diese Negativsymptome treten oft zusammen mit einem allgemeinen Verlust der Motivation sowie des Gefühls für Sinn und Ziel des Tuns auf.

Formen der Schizophrenie

Manche Fachleute halten Schizophrenie für eine einzelne Störung, während andere glauben, daß es sich um ein Syndrom (eine Sammlung von Symptomen) handelt, dem zahlreiche Krankheiten zugrunde liegen. Um die Klassifizierung zu vereinheitlichen, hat man verschiedene Untergruppen der Schizophrenie vorgeschlagen. Einzelne Patienten können aber im Laufe der Zeit zu verschiedenen Untergruppen gehören.

Paranoide Schizophrenie ist dadurch charakterisiert, daß jemand in Wahnvorstellungen oder akustische Halluzinationen vertieft ist, ungeordnete Ausdrucksweise und unangemessene Emotionen stehen im Hintergrund. **Hebephrene Schizophrenie** ist durch ungeordnetes Sprechen, ungeordnetes Verhalten und abgestumpfte oder unangemessene Emotionen gekennzeichnet. Bei der **katatonen Schizophrenie** stehen körperliche Symptome wie Unbeweglichkeit, übermäßige Bewegungsaktivität oder das Einnehmen seltsamer Haltungen im Vordergrund. **Undifferenzierte Schizophrenie** weist oft Symptome aus allen Gruppen auf: Wahnvorstellungen und Halluzinationen, Denkstörungen und seltsames Verhalten sowie Defizit- oder Negativsymptome.

Neuerdings teilt man Schizophrenie nach Vorliegen und Schwere der Defizit- oder Negativsymptome ein. Bei dem **Negativ- oder Defizittyp der Schizophrenie** stechen negative Symptome hervor, z. B. abgestumpfte Emotionen, fehlender Antrieb und eine Abnahme des Sinngefühls. Bei der **Nichtdefizit- oder paranoiden Schizophrenie** sind Wahnvorstellungen und Halluzinationen besonders markant, aber nur relativ wenig Negativsymptome vorhanden. Insgesamt scheinen Menschen, die an der letzteren Form leiden, weniger stark beeinträchtigt zu sein und besser auf eine Behandlung anzusprechen.

Diagnose

Ein Psychiater stellt die Diagnose anhand einer umfassenden Begutachtung der Vorgeschichte und der Symptome. Die Symptome müssen seit mindestens einem Monat andauernd bestehen und mit einer erheblichen Beeinträchtigung in Beruf, Schule oder sozialen Kontakten in Verbindung stehen, damit die Diagnose feststeht. Oft sind Informationen von Familienmitgliedern, Freunden oder Lehrern wichtig, um festzustellen, wann die Krankheit begonnen hat.

Der Arzt muß die Möglichkeit ausschließen, daß die psychotischen Symptome des Patienten von einer Gemütskrankheit (affektiven Psychose) verursacht werden. ▲ Oft wird mit Hilfe von Laboruntersuchungen nach Hinweisen auf Drogen- oder Medikamentenmißbrauch oder einer zugrunde liegenden organischen, neurologischen oder hormonellen Störung gesucht, die Merkmale einer Psychose aufweisen kann. Beispiele für derartige Erkrankungen sind Hirntumore, Schläfenlappenepilepsie, Autoimmunkrankheiten, Chorea Huntington, Leberkrankheiten und unerwünschte Medikamentenwirkungen.

Schizophrene Menschen zeigen Auffälligkeiten im Gehirn, die sich mit Computer- (CT) oder Kernspintomographie (NMR) sichtbar machen lassen. Die Defekte sind jedoch nicht spezifisch genug, um für die Diagnose einer Schizophrenie bei einzelnen Patienten hilfreich zu sein.

Prognose

Über einen kurzen Zeitabschnitt (ein Jahr) hängt die Prognose der Schizophrenie eng damit zusammen, wie gut jemand den Behandlungsplan einhält. Ohne medikamentöse Behandlung haben 70 bis 80 Prozent derjenigen, die eine Schizophreniephase durchgemacht haben, innerhalb der nächsten zwölf Monate einen Rückfall. Wenn die Medikamente regelmäßig eingenommen werden, sinkt die Rückfallquote auf etwa 30 Prozent.

Über längere Zeit gesehen, variiert die Prognose. Im allgemeinen zeigt ein Drittel der Betroffenen eine erhebliche und dauerhafte Besserung, ein Drittel erreicht eine gewisse Besserung mit zwischenzeitlichen Rückfällen und bleibender Beeinträchtigung, und ein Drittel ist von schwerer und anhaltender Invalidität betroffen. Mit einer guten Prognose verbunden sind ein plötzlicher Beginn der Erkrankung, höheres Lebensalter bei Beginn, gute Kenntnisse und Leistungen vor der Erkrankung und der paranoide oder Nichtdefizittyp der Krankheit. Auf eine schlechte Prognose weist ein Beginn in jungen Jahren hin, schlechte soziale und berufliche Fähigkeiten vor der Erkrankung, familiäre Vorbelastung und die hebephrene oder Defizitform der Krankheit. Schizophrenie ist mit einem Selbstmordrisiko von etwa zehn Prozent verbunden. Die Krankheit reduziert die Lebenserwartung der Betroffenen um durchschnittlich zehn Jahre.

▲ Siehe Seite 398

Wie wirken Neuroleptika?

Neuroleptika wirken offenbar am besten bei Halluzinationen, Wahnvorstellungen, Denkstörungen und Aggressionen. Am häufigsten werden sie bei Schizophrenie verordnet, aber sie scheinen unabhängig davon zu wirken, ob die Symptome im Rahmen von Manie, Schizophrenie, Demenz oder akuten Vergiftungen mit Stoffen wie Amphetaminen auftreten.

Das erste wirksame Neuroleptikum, Chlorpromazin, kam 1955 in den Handel. Seitdem sind mehr als ein Dutzend ähnlicher Neuroleptika – Perphenazin, Haloperidol, Levopromazin und Thioridazin, um nur wenige zu nennen – entwickelt worden. Diese Mittel werden als herkömmliche Neuroleptika bezeichnet und wirken alle im wesentlichen gleich, nämlich indem sie die Dopaminrezeptoren im Gehirn blockieren. Dopamin ist ein Botenstoff, der an der Übertragung von Nervenimpulsen entlang Nervenbahnen und zwischen Nerven beteiligt ist. Ein Übermaß der Dopaminaktivität ist mit Halluzinationen und Wahnvorstellungen verbunden. Die Blockade der Dopaminrezeptoren kann diese Symptome lindern.

Herkömmliche Neuroleptika unterscheiden sich hinsichtlich der Wirkungsstärke (hoch oder niedrig), Nebenwirkungen (Tendenz zur Dämpfung gegenüber Tendenz zur Muskelsteife) und der Anwendungsart (Tabletten oder Spritzen). Da alle herkömmlichen Neuroleptika die Symptome der Schizophrenie gleich gut beherrschen können, richtet sich die Auswahl des spezifischen Mittels oft nach den Nebenwirkungen und danach, wie gut der einzelne Patient das Mittel verträgt.

Eine relativ neue Gruppe von Neuroleptika wirkt offenbar über eine Blockade der Rezeptoren von Dopamin sowie Serotonin (ebenfalls ein Botenstoff) im Gehirn. Clozapin ist ein Vertreter dieser Gruppe. Clozapin wirkt stärker gegen Schizophreniesymptome als herkömmliche Neuroleptika. Da es jedoch sehr schwere Nebenwirkungen auslösen kann, z. B. ein bedrohliches Absinken der Zahl weißer Blutkörperchen, wird es nur für Patienten eingesetzt, die auf herkömmliche Medikamente nicht ansprechen.

Behandlung

Das allgemeine Ziel der Behandlung besteht darin, die Stärke der psychotischen Symptome zu verringern, das erneute Auftreten eines psychotischen Schubs und die damit verbundenen Beeinträchtigungen zu verhindern sowie Unterstützung zu bieten, so daß die Teilnahme am normalen Leben möglich bleibt. Medikamente (Neuroleptika), Wiedereingliederung und Psychotherapie sind die drei Säulen der Behandlung.

Neuroleptika können die Symptome vermindern oder beseitigen, z. B. Wahnvorstellungen, Halluzinationen und unorganisiertes Denken. Wenn die akuten Symptome abgeklungen sind, verringert die weitere Einnahme von Neuroleptika die Wahrscheinlichkeit weiterer Schübe deutlich. Leider haben Neuroleptika erhebliche Nebenwirkungen: Sie können dämpfend wirken, zu Muskelsteife, Zittern und Gewichtszunahme führen. Außerdem können diese Mittel Bewegungsstörungen (Spätdyskinesien) auslösen, die sich vor allem durch unwillkürliche Kau- und Schmatzbewegungen oder Verdrehen der Arme und Beine bemerkbar machen. Spätdyskinesien können auch nach dem Absetzen der Medikamente bestehenbleiben. Für sie gibt es keine wirksame Behandlung.

Der größte Teil der Schizophreniepatienten spricht auf herkömmliche Neuroleptika an wie Perphenazin, Levopromazin, Haloperidol oder Thioridazin. Fast der Hälfte der anderen Patienten hilft Clozapin. Da Clozapin schwere Nebenwirkungen haben, vor allem Krampfanfälle und lebensgefähliche Knochenmarkschäden verursachen kann, wird es nur Patienten verordnet, bei denen andere Neuroleptika nicht gewirkt haben. Bei Einnahme von Clozapin muß vier Monate lang wöchentlich, später einmal monatlich die Zahl der weißen Blutkörperchen bestimmt werden. Zudem steht noch eine Reihe anderer Neuroleptika zur Verfügung, die diesen Standardmedikamenten ähnlich sind.

Wiedereingliederung und psychosoziale Maßnahmen zielen darauf ab, schizophrenen Menschen jene Fähigkeiten zu erhalten oder sie ihnen wieder zu ermöglichen, die notwendig sind, um selbständig zu leben: einer Tätigkeit nachzugehen, sich selbst zu versorgen, einzukaufen, einen Haushalt zu führen und mit anderen zurechtzukommen. Bei schweren Rückfällen kann ein Klinikaufenthalt notwendig sein, unter Umständen auch gegen den Willen des Betroffenen, wenn er sich oder andere gefährdet. Insgesamt ist das Ziel jedoch, daß die Patienten in die

Gesellschaft eingegliedert leben. Manche Betroffene können in einem Wohnheim oder in einer betreuten Wohngemeinschaft leben.

Eine kleine Zahl schizophrener Menschen ist nicht in der Lage, selbständig zu leben, entweder aufgrund schwerer und nicht behandelbarer Symptome oder weil ihnen die notwendigen Fertigkeiten fehlen. Diese Menschen müssen in einer geschützten Umgebung betreut werden.

Psychotherapie ist ein weiterer bedeutender Aspekt. Ihr Ziel ist im allgemeinen, die Basis für eine Zusammenarbeit zwischen dem Patienten, seiner Familie und dem Arzt zu schaffen. Auf diese Weise kann der Patient lernen, seine Krankheit zu verstehen und mit ihr umzugehen, Neuroleptika wie verordnet einzunehmen und Streßsituationen, die die Krankheit verschlimmern können, zu bewältigen.

Wahnhafte Störungen

Wahnhafte Störungen sind dadurch gekennzeichnet, daß eine oder mehrere Fehlüberzeugungen mindestens einen Monat lang vorliegen.

Im Gegensatz zur Schizophrenie sind wahnhafte Störungen relativ selten und beeinträchtigen die Betroffenen weniger stark. Die Erkrankung zeigt sich gewöhnlich erstmals im mittleren oder hohen Lebensalter.

Die Wahnvorstellungen sind bei wahnhaften Störungen in der Regel nicht abwegig, sondern beziehen sich auf Situationen, die durchaus im wirklichen Leben auftreten könnten, wie die Vorstellung, verfolgt zu werden, sich zu vergiften oder anzustecken, aus der Entfernung geliebt oder vom Partner betrogen zu werden.

Beim **Liebeswahn (erotomane Wahnvorstellung)** kreisen die Wahnvorstellungen der Betroffenen darum, daß sich jemand in sie verliebt hat. Häufig versuchen die Betroffenen, über Telefonanrufe, Briefe oder sogar Beobachtung und Verfolgung mit der Person Kontakt aufzunehmen. Durch ihr wahnbedingtes Verhalten können sie mit dem Gesetz in Konflikt geraten.

Beim **Größenwahn** sind die Betroffenen überzeugt, ein besonderes Talent zu haben oder eine bedeutende Entdeckung gemacht zu haben.

Beim **Eifersuchtswahn** glauben die Betroffenen, ihr Partner sei untreu. Diese Überzeugung basiert auf falschen Schlüssen, die durch fragwürdige »Beweise« untermauert werden. Unter solchen Umständen sind körperliche Angriffe eine echte Gefahr.

Beim **Verfolgungswahn** meinen die Betroffenen, sie würden hintergangen, ausspioniert, verleumdet oder schikaniert. Möglicherweise versuchen sie mehrfach, Recht zu bekommen, indem sie vor Gericht gehen oder andere Stellen anrufen. Als Rache für eine angebliche Verfolgung greifen sie unter Umständen zu Gewalt.

Der **körperbezogene (somatische) Wahn** bezieht sich auf Körperfunktionen oder Aussehen, beispielsweise eine angebliche Fehlbildung, Körpergeruch oder Parasiten.

Symptome und Diagnose

Eine wahnhafte Störung kann aus einer bereits bestehenden paranoiden Persönlichkeitsstörung entstehen.▲ Von früher Jugend an sind Menschen mit paranoider Persönlichkeit gegenüber anderen und ihren Motiven von Mißtrauen und Argwohn erfüllt. Zu den ersten Symptomen gehören das Gefühl, ausgebeutet zu werden, und die Beschäftigung mit der Loyalität und Vertrauenswürdigkeit von Freunden; auch harmlose Bemerkungen als bedrohlich zu empfinden, lange Zeit Groll gegen jemanden zu hegen und empfindlich auf Kränkungen zu reagieren, sind üblich.

Wenn bestimmte andere Zustände, die ebenfalls mit Wahnvorstellungen einhergehen, ausgeschlossen sind, begründet der Arzt die Diagnose einer wahnhaften Störung weitgehend auf der Vorgeschichte des Betroffenen. Vor allem muß der Arzt abschätzen, ob und wie gefährlich die Störung ist, insbesondere, ob der Betroffene seine Wahnvorstellungen ausleben will.

Prognose und Behandlung

Wahnhafte Störungen führen nicht unbedingt zu schweren Beeinträchtigungen oder Wesensveränderungen. Die Betroffenen können jedoch in zunehmendem Maße in ihre Wahnvorstellungen verstrickt sein. Die meisten Betroffenen können weiterhin ihrem Beruf nachgehen.

Eine gute Beziehung zwischen Arzt und Patient ist für die Behandlung der wahnhaften Störung hilfreich. Eine Klinikeinweisung kann erforderlich sein, wenn der Arzt annimmt, daß der Betroffene sich oder andere gefährdet. Neuroleptika werden nicht in jedem Fall verordnet, können aber die Symptome unter Umständen wirksam unterdrücken. Langfristig zielt die Behandlung darauf ab, daß sich der Betroffene weniger auf seine Wahnvorstellungen konzentriert und sich einem lohnenderen und befriedigenderen Gebiet zuwendet; dieses Ziel ist jedoch häufig nur schwer zu erreichen.

▲ Siehe Seite 422

Mißbrauch und Abhängigkeit

Abhängigkeit, die auch als Sucht bezeichnet wird, ist die zwanghafte, alles andere beherrschende Beschäftigung mit etwas Bestimmtem. Dabei kann es sich um Glücksspiele oder die Einnahme beliebiger Stoffe, z. B. Drogen, handeln. Drogen können entweder eine psychische Abhängigkeit oder sowohl psychische als auch körperliche Abhängigkeit verursachen.

Psychische Abhängigkeit beruht auf dem Wunsch, ein Mittel immer wieder einzusetzen, um sich wohl zu fühlen, sich zu entspannen und Unangenehmes zu vermeiden. Mittel, die psychisch abhängig machen, beeinflussen gewöhnlich das Gehirn und haben eine oder mehrere der folgenden Wirkungen:

- Sie lindern Ängste und Spannungen.
- Sie lösen Hochstimmung, Euphorie oder andere angenehme Stimmungen aus.
- Sie erzeugen das Gefühl, bessere geistige und körperliche Fähigkeiten zu besitzen.
- Sie verändern Sinneswahrnehmungen.

Psychische Abhängigkeiten können sehr stark sein und sich nur schwer überwinden lassen. Besonders häufig treten sie bei Mitteln auf, die Stimmung oder Wahrnehmung verändern und das zentrale Nervensystem beeinflussen.

Abhängige verbringen einen Großteil ihres täglichen Lebens mit Dingen, die mit der Droge zu tun haben, so daß ihre Fähigkeit, zu arbeiten, zu lernen oder normalen Umgang mit Familie und Freunden zu pflegen, in der Regel beeinträchtigt ist. Bei schwerer Abhängigkeit kreisen die Gedanken und Taten vorwiegend um Beschaffung und Einnahme des Mittels. Die Betroffenen manipulieren, lügen oder stehlen möglicherweise, um ihre Sucht zu befriedigen. Süchtigen fällt es schwer, den Konsum zu beenden, meist fangen sie nach einer Zeit der Abstinenz wieder damit an.

Einige Stoffe verursachen **körperliche Abhängigkeit**, aber eine körperliche Abhängigkeit geht nicht immer mit psychischer einher. Bei körperlicher Abhängigkeit gewöhnt sich der Körper durch den ständigen Gebrauch an das Mittel, was zu Toleranz und bei Abbruch der Einnahme zu Entzugserscheinungen führt. **Toleranz** steht für das Bedürfnis, die Dosis des Mittels immer weiter zu erhöhen, um wieder die gleiche Wirkung zu erzielen wie ursprünglich mit geringeren Mengen. **Entzugserscheinungen** treten auf, wenn das Mittel nicht mehr eingenommen oder seine Wirkung durch ein Gegenmittel aufgehoben wird. Im Entzug fühlen sich die Abhängigen krank und haben viele Symptome wie Kopfschmerzen, Durchfall oder Zittern (Tremor). Der Entzug kann eine ernste und sogar lebensbedrohliche Situation auslösen.

Abhängigkeit umfaßt mehr als nur die körperliche Wirkung eines Mittels. Beispielsweise werden Krebspatienten, deren Schmerzen monate- oder jahrelang mit Opioiden (auch Opiate genannt), wie Morphin, behandelt werden, so gut wie nie opiatsüchtig, auch wenn sie körperlich abhängig sind. Der Begriff Abhängigkeit ist hauptsächlich durch Verhaltensweisen, die den Betroffenen in vielerlei Hinsicht beeinträchtigen, sowie durch gesellschaftliche Mißbilligung definiert. Fast jede Kultur hat irgendwann den Gebrauch bestimmter psychoaktiver Stoffe gebilligt, auch wenn diese bekanntermaßen ungesund waren. Substanzen, die die Stimmung verändern, z. B. Alkohol und halluzinogen wirkende Pilze, spielen für bestimmte religiöse Rituale eine bedeutende Rolle. Einige Kulturen billigen Mittel, die andere nicht zulassen. Unter Umständen wird ein Stoff erst akzeptiert und später abgelehnt.

Unter dem Begriff *Mißbrauch* wird der Konsum von Wirkstoffen verstanden, von denen man zwar nicht abhängig ist, die aber eingenommen werden, obwohl bekannt ist, daß ihr Gebrauch ein bestehendes oder sich wiederholendes soziales, berufliches, psychisches oder körperliches Problem verursacht oder verstärkt. Eine andere Möglichkeit ist, daß sie in Situationen angewandt werden, in denen ihr Gebrauch den Körper gefährdet. Mißbräuchlich kann eine ganze Reihe von Substanzen verwendet werden, von denen man es im allgemeinen zunächst nicht vermutet: unter anderem Beruhigungsmittel, Schmerzmittel, Abführmittel, Nasentropfen.

Medikamentenmißbrauch kommt in allen gesellschaftlichen Schichten vor, sowohl unter gebildeten, im Berufsleben stehenden Menschen als auch unter schlecht ausgebildeten und arbeitslosen Personen.

Mißbräuchlich verwendete Stoffe können zwar stark wirken, aber die Wirkung wird sehr davon beeinflußt, in welcher Stimmung und Umgebung der Konsument das Mittel anwendet. Wenn jemand beispielsweise traurig ist, kann Alkohol die Niedergeschlagenheit verstärken. Dieselbe Person kann fröhlich sein, wenn sie sich gemeinsam mit gutgelaunten Freunden betrinkt. Man kann nicht immer vorhersagen, wie ein Wirkstoff bei derselben Person zu verschiedenen Zeiten wirkt.

Wie eine Abhängigkeit entsteht, ist komplex und nicht genau bekannt. Eine Rolle spielen die chemischen Eigenschaften des Mittels, seine Wirkung, die Persönlichkeit des Konsumenten und andere Faktoren wie genetische Ver-

Stoffe, die abhängig machen können

Mittel	Psychische Abhängigkeit	Körperliche Abhängigkeit
Dämpfende Stoffe		
Alkohol	Ja	Ja
Opioide	Ja	Ja
Schlafmittel	Ja	Ja
Benzodiazepine	Ja	Ja
Schnüffelstoffe (Lösungsmittel, Sprays)	Ja	Möglicherweise
Flüchtige Nitrite	Möglicherweise	Vermutlich nicht
Anregende Stoffe		
Amphetamin	Ja	Ja
Methamphetamin (Speed)	Ja	Ja
Methylendioxymethamphetamin (MDMA, Ecstasy)	Ja	Ja
Kokain	Ja	Ja
2-5-Dimethoxy-4-methylamphetamin (DOM, STP)	Ja	Ja
Phencyclidin (PCP, Angel Dust)	Ja	Ja
Halluzinogene		
Lysergsäurediethylamid (LSD)	Ja	Möglicherweise
Haschisch	Ja	Möglicherweise
Meskalin	Ja	Möglicherweise
Psilocybin	Ja	Möglicherweise

anlagung und soziale Zwänge. Besonders wenig weiß man darüber, wie es vom Ausprobieren über den gelegentlichen Konsum bis zu Toleranz und Abhängigkeit kommt. Menschen, die aufgrund ihrer familiären Vorgeschichte besonders suchtgefährdet sind, reagieren – soweit nachweisbar – in biologischer und physiologischer Hinsicht nicht anders auf Drogen als andere. Allerdings deuten einige Studien darauf hin, daß Alkoholkranke genetisch bedingt weniger stark auf Alkohol reagieren.

Der sogenannten Suchtpersönlichkeit hat man große Aufmerksamkeit geschenkt. Menschen mit Suchtproblemen haben oft eine geringe Selbstachtung, sind unreif, schnell entmutigt und haben Schwierigkeiten, persönliche Probleme zu lösen und mit Menschen des anderen Geschlechts umzugehen. Süchtige versuchen möglicherweise, der Realität zu entkommen und sind als ängstlich, in sich gekehrt und depressiv beschrieben worden. Manche haben Selbstmordversuche oder Selbstverstümmelungen hinter sich. Süchtigen wird gelegentlich auch eine ab-

Alkoholwirkung bei Nichtalkoholikern

Blutalkohol-spiegel	Wirkungen
0,5 Promille	Gesellige Hochstimmung, Heiterkeit
0,8 Promille	Schlechtere Koordination (verminderte geistige und körperliche Fähigkeiten), verlangsamte Reflexe (beides beeinträchtigt die Fahrtüchtigkeit)
1 Promille	Merklich beeinträchtigte Koordination
2 Promille	Verwirrung, Gedächtnisstörungen, schwere Beeinträchtigungen (unfähig zu stehen)
3 Promille	Bewußtseinsverlust
4 Promille	Koma, Tod

hängige Persönlichkeit zugeschrieben, die nach Halt und Unterstützung sucht und Schwierigkeiten hat, für sich selbst zu sorgen. Andere haben offene und unwillkürliche Wutausbrüche und unkontrollierbare sexuelle Regungen und versuchen, mit Hilfe von Drogen ihr Verhalten in den Griff zu bekommen. Es gibt jedoch Hinweise darauf, daß die Mehrzahl dieser Charaktereigenschaften die Folge einer langfristigen Sucht ist und nicht unbedingt ein Vorzeichen für Abhängigkeit.

Relativ oft ermöglichen Familienangehörige oder Freunde durch ihr Verhalten, daß der Abhängige weiter in seiner Sucht verharrt. Diese Menschen bezeichnet man als Co-Abhängige. Sie melden den Abhängigen möglicherweise beim Arbeitgeber krank oder entschuldigen sein Verhalten. Beispielsweise wird ein Freund sagen: »Peter wollte gar nicht zuschlagen, er hat sich nur ein bißchen aufgeregt, weil der Kneipe sein Lieblingsbier ausgegangen war.« Co-Abhängige flehen den Süchtigen vielleicht an, mit den Drogen oder dem Trinken aufzuhören, unternehmen darüber hinaus aber nur selten etwas, um ihm zu helfen, sein Verhalten zu ändern.

Besorgte Familienangehörige oder Freunde sollten den Süchtigen ermutigen, sich in Behandlung zu begeben. Weigert sich der Süchtige, Hilfe in Anspruch zu nehmen, muß man unter Umständen schließlich den regelmäßigen Kontakt zu ihm abbrechen. Eine solche Vorgehensweise erscheint hart, ab einem bestimmten Stadium der Abhängigkeit kann jedoch nur noch die Intervention durch Fachleute dem Süchtigen weiterhelfen.

Schwangere Frauen geben Ärzten und Hebammen gegenüber oft nicht zu, daß sie Drogen nehmen oder alkoholabhängig sind. Doch eine schwangere Abhängige setzt das ungeborene Kind den Stoffen aus, die sie konsumiert; dadurch kann der Fetus körperlich abhängig werden. Gleich nach der Geburt kann das Neugeborene schwere oder sogar tödliche Entzugserscheinungen bekommen ▲, wenn nicht sofort fachgerecht eingegriffen wird. Säuglinge, die den Entzug überleben, haben oft viele andere Schwierigkeiten.

Bei illegalen Drogen besteht schließlich die Gefahr, daß sie nicht nur aus dem bestehen, was sie enthalten sollen. Die schlechte Qualität illegaler Drogen, deren Wirkstoffgehalt stark schwanken kann oder die sogar fremde Beimengungen enthalten können, bedroht die Gesundheit zusätzlich.

Alkohol

Alkoholismus ist eine chronische Krankheit, die durch die Neigung, mehr als beabsichtigt zu trinken, gekennzeichnet ist sowie durch erfolglose Versuche, mit dem Trinken aufzuhören, und durch weiteres Trinken trotz nachteiliger sozialer und beruflicher Folgen.

Alkoholismus ist verbreitet. Nach Schätzungen der deutschen Hauptstelle gegen die Suchtgefahren sind in Deutschland etwa 2,5 Millionen Menschen behandlungsbedürftig alkoholkrank. Zehn Prozent von ihnen sind Jugendliche und junge Erwachsene. 6,6 Millionen Menschen in Deutschland schätzen ihren Alkoholkonsum als problematisch ein.

Alkohol macht sowohl psychisch als auch körperlich abhängig. Alkoholkrankheit beeinträchtigt die Fähigkeit, soziale Kontakte zu pflegen und einem Beruf nachzugehen, und führt zu einer Reihe anderer zerstörerischer Verhaltensweisen. Alkoholkranke sind häufig, oft täglich, betrunken. Wegen der Trunkenheit können familiäre und soziale Beziehungen zerbrechen, oft kommt es zu Ehescheidungen. Wegen häufiger Fehlzeiten verlieren sie oft den Arbeitsplatz. Alkoholkranke haben sich oft nicht unter Kontrolle, fahren in betrunkenem Zustand Auto, verursachen Unfälle und tragen körperliche Verletzungen durch Stürze, Schlägereien oder Verkehrsunfälle davon. Manche Alkoholkranke werden gewalttätig.

▲ Siehe Seite 1210

Ursachen

Die Ursache des Alkoholismus ist unbekannt, aber Trinken ist nicht der einzige Faktor. Von jenen Menschen, die Alkohol trinken, werden etwa zehn Prozent alkoholkrank. Unter Verwandten von Alkoholkranken ist das Risiko größer als in der Bevölkerung insgesamt. Außerdem werden leibliche Kinder von Alkoholkranken mit größerer Wahrscheinlichkeit alkoholabhängig als adoptierte Kinder, was darauf hindeutet, daß eine genetische bzw. biochemische Anlage eine Rolle spielt. Einige Untersuchungen geben Anhaltspunkte, daß alkoholgefährdete Menschen weniger leicht betrunken werden als andere, d. h. ihr Gehirn reagiert weniger empfindlich auf Alkohol.

Neben möglichen genetischen Ursachen können das soziale Umfeld und gewisse Persönlichkeitsmerkmale die Anfälligkeit für Alkoholkrankheit erhöhen. Alkoholkranke kommen häufig aus zerrütteten Familien, und die Beziehung zu ihren Eltern ist oft gestört. Sie sind häufig einsam, isoliert, schüchtern, depressiv oder feindselig. Alkoholkranke legen oft selbstzerstörerisches Verhalten an den Tag und können sexuell unreif sein. Alkoholmißbrauch und -abhängigkeit ist jedoch so verbreitet, daß sich unter Menschen jeden Persönlichkeitstypus Alkoholkranke finden.

Biologische Wirkungen

Alkohol wird rasch aus dem Dünndarm ins Blut aufgenommen. Da der Körper den Alkohol schneller aufnimmt, als er ihn verarbeiten und ausscheiden kann, steigt der Alkoholspiegel im Blut rasch an. Ein geringer Teil des Alkohols im Blut wird unverändert mit Urin, Schweiß oder der ausgeatmeten Luft ausgeschieden. Der Großteil wird jedoch in der Leber verarbeitet und liefert sieben Kalorien pro Milliliter reinen Alkohol.

Alkohol dämpft sofort die Funktion des Gehirns; wie stark, hängt vom Blutspiegel ab – je höher der Spiegel, desto stärker die Beeinträchtigung. Der Alkoholspiegel kann durch eine Blutprobe bestimmt oder in der Atemluft abgeschätzt werden. Gesetzlich festgelegt ist, daß man nur bis zu einem Blutalkoholspiegel von 0,5 Promille straffrei ein Fahrzeug führen darf.

Der fortgesetzte Konsum großer Mengen Alkohol schädigt viele Körperorgane, insbesondere Leber, Gehirn und Herz. Wie viele andere Drogen erzeugt auch Alkohol eine Toleranz, so daß Menschen, die regelmäßig mehr als zwei alkoholische Getränke pro Tag zu sich nehmen, mehr Alkohol als andere trinken können, ohne betrunken zu sein. Alkoholkranke können auch gegenüber anderen dämpfenden Mitteln eine Toleranz entwickeln; beispielsweise brauchen sie bei Barbituraten oder Benzodiazepinen eine höhere Dosis, um eine therapeutische Wirkung zu erzielen. Die Toleranz scheint sich nicht darauf auszuwirken, wie der Alkohol verarbeitet oder ausgeschieden wird. Statt

Auswirkungen anhaltenden Alkoholkonsums

Art der Beeinträchtigung	Auswirkungen
Ernährungsstörungen	
Niedriger Folsäurespiegel	Blutarmut, Fehlbildungen bei Kindern alkoholkranker Frauen
Niedriger Eisenspiegel	Blutarmut
Niedriger Niacinspiegel	Pellagra (Hautschäden, Durchfall, Depressionen)
Magen-Darm-Störungen	
Speiseröhre	Entzündungen (Ösophagitis), Krebs
Magen	Entzündungen (Gastritis), Geschwüre
Leber	Entzündungen (Hepatitis), Zirrhose, Krebs
Bauchspeicheldrüse	Entzündungen (Pankreatitis), niedriger Blutzuckerspiegel, Krebs
Herz-Kreislauf-Störungen	
Herz	Herzrhythmusstörungen (Arrhythmie), Herzversagen
Blutgefäße	Bluthochdruck, Arteriosklerose, Schlaganfall
Neurologische Störungen	
Gehirn	Verwirrung, Koordinationsstörungen, schlechtes Kurzzeitgedächtnis, Psychose
Nerven	Zerstörung der Nerven in Armen und Beinen, die Bewegungen steuern (Schwierigkeiten beim Laufen)

dessen bewirkt der Alkohol, daß sich Gehirn und andere Gewebe an seine Gegenwart gewöhnen.

Hört ein Alkoholkranker plötzlich auf zu trinken, treten wahrscheinlich Entzugserscheinungen auf. Das **Alkoholentzugssyndrom** setzt gewöhnlich 12 bis 48 Stunden nach dem letzten Alkoholkonsum ein. Leichte Symptome sind Zittern, Schwäche, Schweißausbrüche und Übelkeit. Manchmal kommt es zu Krampfanfällen. Wenn starke Trinker keinen Alkohol bekommen, können sie eine Alkoholhalluzinose entwickeln. Sie haben Halluzinationen und hören scheinbar anklagende und drohende Stimmen, die Ängste und Entsetzen auslösen. Die Alkoholhalluzinose kann tagelang anhalten und läßt sich mit Neuroleptika, wie Chlorpromazin oder Thioridazin, behandeln.

Werden die Entzugserscheinungen nicht behandelt, können die schwerwiegenderen Symptome eines **Delirium tremens** auftreten. Das Delirium tremens beginnt meist nicht sofort, sondern zwei bis zehn Tage, nachdem der Alkoholabhängige das Trinken eingestellt hat. Im Delirium tremens kommt es zunächst zu Angstzuständen und später zu zunehmender Verwirrung, Schlaflosigkeit, Alpträumen, starkem Schwitzen und tiefer Depression. Meist ist der Puls beschleunigt und die Körpertemperatur steigt. Der Zustand kann sich zuspitzen bis hin zu flüchtigen Halluzinationen, Sinnestäuschungen, die Angst und Unruhe auslösen, und Orientierungslosigkeit mit erschreckenden optischen Halluzinationen. Vor allem im Halbdunkeln können wahrgenommene Dinge Entsetzen auslösen. Schließlich ist der Betroffene völlig verwirrt und orientierungslos. Im Alkoholdelir glauben manche Menschen, daß der Boden unter ihnen schwankt, die Wände einstürzen oder sich der Raum um sie dreht. Mit fortschreitendem Delirium fangen die Hände und manchmal auch der Kopf oder der ganze Körper an zu zittern, und die meisten Betroffenen verlieren völlig die Kontrolle über ihre Bewegungen. Das Delirium tremens kann, wenn es nicht behandelt wird, zum Tode führen.

Weitere Schwierigkeiten sind unmittelbar den toxischen Wirkungen des Alkohols auf Gehirn und Leber zuzuschreiben. Eine alkoholgeschädigte Leber kann den Körper weniger gut von Giftstoffen befreien, die ein **Leberkoma** hervorrufen können. Ein beginnendes Leberkoma zeigt sich durch Teilnahmslosigkeit, Schläfrigkeit, starke Benommenheit (Stupor) und Verwirrung sowie in der Regel durch ein seltsames Händeflattern. Ein Leberkoma ist lebensbedrohlich und muß umgehend behandelt werden.

Korsakoff-Amnesie▲ tritt vorwiegend bei Menschen auf, die regelmäßig große Mengen Alkohol trinken, vor allem bei schlechter Ernährung und Mangel an B-Vitaminen (insbesondere Thiamin). Bei der Korsakoff-Amnesie geht das Kurzzeitgedächtnis verloren. Das Gedächtnis ist so schlecht, daß die Betroffenen oft Geschichten erfinden, um ihre Gedächtnisschwierigkeiten zu vertuschen. Manchmal folgt die Korsakoff-Amnesie auf eine Delirium-tremens-Attacke. Zusätzlich zu der Korsakoff-Amnesie kann eine Wernicke-Enzephalopathie auftreten; Symptome sind unter anderem Augenbewegungsstörungen, Verwirrung, unkoordinierte Bewegungen und absonderliche Nervenfunktionen. Das Wernicke-Korsakoff-Syndrom kann tödlich sein, wenn der Thiaminmangel nicht umgehend behoben wird.

Eine schwangere Frau, die seit längerem regelmäßig viel Alkohol trinkt, wird mit großer Wahrscheinlichkeit ein Kind mit schweren angeborenen Schäden bekommen, wie niedriges Geburtsgewicht, geringe Körperlänge, kleiner Kopfumfang, Herz- und Muskelschäden sowie niedrige Intelligenz oder geistige Behinderung.■

Behandlung

Alkoholkranke mit Entzugserscheinungen behandeln sich gewöhnlich selbst, indem sie wieder etwas trinken. Einige suchen einen Arzt auf, entweder weil sie mit dem Trinken aufhören wollen oder weil die Entzugserscheinungen zu stark sind. In jedem Fall klärt der Arzt zunächst, ob möglicherweise eine Komplikation in Form einer Krankheit oder Kopfverletzung vorliegt. Der Arzt versucht dann, die Art der Entzugserscheinung festzustellen und herauszufinden, wieviel der Betreffende normalerweise trinkt und wann er zuletzt etwas getrunken hat.

Da der Vitaminmangel potentiell lebensbedrohliche Entzugserscheinungen verursacht, werden in der Notaufnahme meist große Mengen von Vitamin C und von B-Vitaminen (speziell Thiamin) infundiert. Auch Flüssigkeit, Magnesium und Glukose werden oft auf diese Weise zugeführt, um einige der Alkoholentzugserscheinungen sowie eine Austrocknung zu verhindern.

In der Klinik wird eine Alkoholentzugsbehandlung mit infundiertem Clonidin durchgeführt. Dieses Medikament senkt zu hohen Blutdruck; hier ist jedoch die Wirkung erwünscht, daß Clonidin die Zeichen der Übererregung dämpft, die beim Entzug auftreten. Diese Entzugsbehandlung ist sehr effektiv, kann aber nur bei Personen durchgeführt werden, die das Bett nicht verlassen. Eine andere Möglichkeit besteht in der Gabe von Diazepam oder anderen Benzodiazepinen. Einige Patienten mit Alkoholhalluzinose erhalten Neuroleptika. Beim Delirium tremens kann es noch notwendig sein, das hohe Fieber mit Parazetamol zu senken. So behandelt, bessert sich der Zustand gewöhnlich innerhalb von 12 bis 24 Stunden nach Einsetzen des Deliriums.

▲ Siehe Seite 360

■ Siehe Seite 1210

Wenn die akuten medizinischen Schwierigkeiten überwunden sind, sollten Maßnahmen zur Entgiftung und zur Wiedereingliederung einsetzen. In der ersten Behandlungsphase wird der Alkohol komplett entzogen. Schließlich muß der Alkoholkranke sein Verhalten ändern. Trocken zu bleiben, ist schwierig. Ohne psychotherapeutische Unterstützung werden die meisten Abhängigen innerhalb von Tagen oder Wochen rückfällig. Man nimmt an, daß eine Gruppentherapie in der Regel besser ist als eine Einzelbetreuung; die Behandlung muß aber auf jeden einzelnen Alkoholkranken zugeschnitten werden. Familienangehörige zur Unterstützung heranzuziehen, kann ebenfalls wichtig sein.

Anonyme Alkoholiker

Von keiner Maßnahme haben so viele Alkoholkranke so stark profitiert wie von der Teilnahme an einer der Gruppen der Anonymen Alkoholiker (AA). Die in den USA gegründeten Anonymen Alkoholiker haben einen religiösen Hintergrund, bei der Teilnahme an den Selbsthilfegruppen spielt die religiöse Orientierung oder die Gläubigkeit jedoch keine Rolle. Heute stehen jedem Alkoholkranken, der den Wunsch hat, mit dem Trinken aufzuhören, in den deutschsprachigen Ländern rund 2 200 AA-Gruppen offen. In Krankenhäusern und Kliniken gibt es über 230 AA-Gruppen und -kontakte. In den Justizvollzugsanstalten bestehen einschließlich der Kontaktmöglichkeiten nahezu 70 Gruppen.

Ein Alkoholkranker muß sich in der jeweiligen Gruppe wohl fühlen – günstig ist es, wenn die Teilnehmer neben dem Alkoholproblem andere gemeinsame Interessen haben. Die Anonymen Alkoholiker bieten den Betroffenen die Möglichkeit, außerhalb von Lokalen soziale Kontakte zu Gleichgesinnten aufzubauen, die sich gegenseitig unterstützen, wenn der Wunsch zu trinken wieder übermächtig zu werden droht. Die Teilnehmer berichten der ganzen Gruppe, wie sie sich jeden Tag anstrengen, um keinen Alkohol zu trinken. Da sich die Anonymen Alkoholiker gegenseitig helfen, wachsen Selbstachtung und Selbstvertrauen – Eigenschaften, für die viele vorher Alkohol brauchten.

Medikamente

Um Alkoholkranke davon abzuhalten, Alkohol zu trinken, wird manchmal das Medikament **Disulfiram** verordnet. Dieses Mittel greift in den Alkoholstoffwechsel ein und führt dazu, daß sich Azetaldehyd, ein Abbauprodukt des Alkohols, im Blut ansammelt. Azetaldehyd ist giftig und bewirkt innerhalb von 5 bis 15 Minuten nach Alkoholkonsum Gesichtsrötungen, hämmernde Kopfschmerzen, schnellen Herzschlag, Kurzatmigkeit und Schweißausbrüche. Nach 30 bis 60 Minuten können Übelkeit und Erbrechen folgen. Diese unangenehmen und potentiell gefährlichen Reaktionen halten zwischen einer und drei Stunden an. Die auftretenden Beschwerden sind so unangenehm, daß nur wenige Patienten riskieren, während der Behandlung mit Disulfiram Alkohol zu trinken – noch nicht einmal so geringe Mengen, wie sie in Hustensäften oder bestimmten Nahrungsmitteln enthalten sind.

Vor Beginn der Disulfiramtherapie muß der Alkoholkranke zuerst einige Tage trocken gewesen sein. Noch drei bis sieben Tage *nach* der letzten Einnahme von Disulfiram kann der Alkoholstoffwechsel beeinträchtigt sein. Da die Behandlung mit derart schweren Reaktionen auf Alkoholkonsum verbunden ist, sollten nur die Alkoholkranken Disulfiram erhalten, die wirklich entzugswillig sind und mit dem Arzt oder Betreuer zusammenarbeiten wollen. Für schwangere Frauen und Alkoholiker mit einer weiteren ernsten Krankheit ist Disulfiram nicht geeignet.

Als neues Medikament ist **Acamprosat** im Gebrauch. Es soll im Gehirn das durch den Alkoholentzug gestörte Gleichgewicht zwischen erregenden und hemmenden Botenstoffen wiederherstellen. Die bisher vorliegenden Studien zeigen, daß es vielen Alkoholkranken leichter fällt, abstinent zu werden, wenn sie außer einer psychotherapeutischen Behandlung noch Acamprosat bekommen. Allerdings ist trotz des Medikaments nach einem Jahr die Zahl derer, die ohne Alkohol leben, erschreckend gering.

Ein anderer Wirkstoff, Naltrexon, kann beim Entzug Alkoholabhängiger helfen, wenn er im Rahmen eines therapeutischen Programms eingesetzt wird. Naltrexon verändert die Wirkung auf einige der Endorphine im Gehirn, die mit Alkoholkonsum und -abhängigkeit verbunden sein könnten. Sein großer Vorteil gegenüber Disulfiram liegt darin, daß es die Patienten nicht krank macht. Ein Nachteil ist, daß diejenigen, die Naltrexon einnehmen, weiterhin Alkohol trinken können. Naltrexon soll nicht eingenommen werden, wenn eine Hepatitis oder eine andere Lebererkrankung vorliegt. Für die Anwendung bei Alkoholkranken ist Naltrexon in Deutschland nicht zugelassen, wohl aber in einigen anderen europäischen Staaten, wie z. B. in Österreich.

Opioide

Die Opioidsucht ist eine starke psychische und körperliche Abhängigkeit. Sie äußert sich als Drang, das Mittel immer wieder zu nehmen. Da sich eine Toleranz entwickelt, muß die Dosis immer mehr erhöht werden, um die erwünschte Wirkung zu erzielen; um Entzugserscheinungen zu verhindern, muß ständig das gleiche oder ein ähnlich wirkendes Mittel konsumiert werden.

Opioide werden in der Medizin als Schmerzmittel eingesetzt; zu ihnen gehören Kodein (das bei mittelstarken

Schmerzen wirkt, nur ein geringes Suchtpotential hat und meist kombiniert mit Parazetamol oder Azetylsalizylsäure angewandt wird), Dihydrokodein, Tilidin, Tramadol, Morphin und Hydromorphon.▲ Heroin, ein illegales Opioid, ist eines der stärksten Rauschgifte.

Toleranz und leichte Entzugserscheinungen können bereits nach zwei- bis dreitägigem Gebrauch dieser Mittel auftreten. Die meisten Opioide erzeugen, wenn sie in vergleichbarer Dosierung angewandt werden, ein vergleichbares Maß an Toleranz und körperlicher Abhängigkeit. Süchtige können daher ein Mittel durch ein anderes ersetzen. Wenn sich eine Toleranz entwickelt hat, merkt man den Abhängigen den Drogenkonsum kaum an; solange ihnen das Mittel zur Verfügung steht, können sie ihrem täglichen Leben wie gewohnt nachgehen. Werden die Opioide zur Behandlung starker Schmerzen wie verordnet eingenommen, ist das Risiko einer psychischen Abhängigkeit nur sehr gering.

Symptome

Opioide, die gegen Schmerzen eingesetzt werden, haben noch andere unerwünschte Wirkungen: Verstopfung, Hautrötung, niedrigen Blutdruck, Juckreiz, Verengung der Pupillen, Schläfrigkeit, verlangsamte und flache Atmung, langsamer Herzschlag und Untertemperatur. Opioide können auch eine Euphorie auslösen, manchmal allein deshalb, weil die starken Schmerzen endlich zurückgehen.

Beim Entzug treten im allgemeinen Symptome auf, die den Wirkungen des Mittels entgegengesetzt sind: gesteigerte Aktivität, das Gefühl gesteigerter Aufmerksamkeit, schnelle Atmung, Erregung, beschleunigter Herzschlag und Fieber. Das erste Entzugszeichen ist meist eine schnelle Atmung, die mit Gähnen, Schwitzen, tränenden Augen und laufender Nase einhergeht. Weitere Symptome sind erweiterte Pupillen, Gänsehaut, Zittern, Muskelzuckungen, heiße und kalte Schauer, Muskelschmerzen, Appetitlosigkeit, Magen-Darm-Krämpfe und Durchfall. Die Symptome können sich schon vier bis sechs Stunden nach Absetzen des Mittels bemerkbar machen und erreichen in der Regel innerhalb von 36 bis 72 Stunden ihren Höhepunkt. Die Entzugserscheinungen sind nach dem Mißbrauch hoher Dosen Opioide über lange Zeit schlimmer. Da der Körper die Wirkstoffe unterschiedlich schnell ausscheidet, variieren die Entzugserscheinungen je nach dem, welches Mittel gebraucht wurde.

▲ Siehe Kasten, Seite 288

■ Siehe Seite 335

★ Siehe Seite 1210

Komplikationen

Außer der Entzugsproblematik bringt der Mißbrauch von Opioiden noch andere Komplikationen mit sich, insbesondere wenn die Drogen mit unsterilen, mehrfach verwendeten Nadeln gespritzt werden. Durch Nadeln, die mehrere Süchtige verwenden, wird beispielsweise die Virushepatitis übertragen, die Leberschäden verursacht. Knocheninfektionen (Osteomyelitis) – vor allem in den Rückenwirbeln – können ebenfalls von unsterilen Spritzen herrühren. Schäden an den Gelenken entstehen durch wiederholte ungeschickte Nadeleinstiche; der Muskel am Ellenbogen wird durch Narbengewebe verdrängt (Myositis ossificans). Viele Süchtige spritzen zunächst unter die Haut (subkutan), wodurch Wunden entstehen können. Mit zunehmender Abhängigkeit spritzen Süchtige die Drogen unter Umständen in eine Vene, bis die Venen vernarbt sind und sie wieder zu subkutanen Injektionen zurückkehren.

Rauschgiftabhängige bekommen oft Probleme mit der Lunge, z. B. Reizungen durch Verschlucken (Aspiration) von Speichel oder Erbrochenem, Lungenentzündungen, Eiteransammlungen (Abszesse), verstopfte Blutgefäße (Lungenembolie) und Vernarbungen, die durch Talkbeimengungen in unreinen Injektionslösungen entstehen.

Das Immunsystem kann ebenfalls in Mitleidenschaft gezogen werden. Süchtige, die Drogen intravenös spritzen, haben eine geschwächte Abwehr. Da HIV durch gemeinsam benutzte Nadeln übertragen werden kann, erkranken viele Rauschgiftsüchtige auch an Aids.

Aufgrund von Durchblutungsstörungen des Gehirns können neurologische Störungen bis hin zum Koma auftreten. Chinin, eine verbreitete Verunreinigung von Heroin, verursacht Doppeltsehen, Lähmungen und andere Symptome von Nervenschäden, einschließlich des Guillain-Barré-Syndroms.■ Über unsterile Nadeln können Infektionserreger ins Gehirn gelangen und eine Hirnhautentzündung oder Hirnabszesse hervorrufen.

Weitere Komplikationen sind Hautgeschwüre, Infektionen von Haut und Lymphknoten und Blutgerinnsel.

Eine Opioidüberdosis ist lebensbedrohlich, vor allem deshalb, weil Opioide die Atmung dämpfen und Flüssigkeitsansammlungen in der Lunge bewirken können. Unerwartet hohe Heroinkonzentrationen führen, wenn sie gespritzt oder geraucht werden, unter Umständen zu Vergiftungserscheinungen und Tod.

In der Schwangerschaft ist Rauschgiftkonsum besonders problematisch. Heroin und Methadon erreichen ohne weiteres über die Plazenta den Fetus. Neugeborene von drogensüchtigen Müttern zeigen sehr schnell Entzugserscheinungen wie Zittern, schrilles Schreien, Nervosität, Krampfanfälle und schnelle Atmung.★ HIV- und Hepatitis B-Infektionen können von der Mutter auf das ungeborene Kind übertragen werden.

Behandlung

Eine Überdosis Opioide ist ein medizinischer Notfall und muß sofort behandelt werden, damit er nicht tödlich endet. Die Opioide beeinträchtigen die Atmung und können zu Flüssigkeitsansammlungen in der Lunge führen (Lungenödem), was unter Umständen eine künstliche Beatmung erforderlich macht. Der Arzt spritzt gewöhnlich Naloxon, das die Wirkung der Opioide aufhebt.

Nur wenige niedergelassene Ärzte sind dafür ausgebildet, Drogenabhängige zu behandeln, oder haben entsprechende Erfahrungen. Darüber hinaus ist der Handlungsspielraum des Arztes gesetzlich begrenzt. Dennoch sollten Opioidabhängige ihre Probleme mit einem Allgemeinarzt besprechen, der ihnen den Weg zur Entgiftung und Suchttherapie weisen kann. In Deutschland gibt es mehr als 1200 ambulante Stellen zur Suchtberatung und -behandlung.

Beim Entzug treten zunächst meist mehrere Tage lang akute und schwere Symptome auf, die erst allmählich abklingen. Wegen der unangenehmen Beschwerden ist das Verlangen, die Droge wieder zu nehmen, sehr stark. Die Symptome sind im allgemeinen nicht lebensbedrohend und können mit Medikamenten gelindert werden.

Die bevorzugte Methode für die Entzugsbehandlung von Heroin ist der Ersatz durch **Methadon**. Auch Methadon ist ein Opioid; es wird eingenommen und verändert die Gehirnfunktionen weniger stark als andere Opioide. Da die Wirkung von Methadon wesentlich länger anhält als die von Heroin, muß es nicht so oft eingenommen werden; gewöhnlich ist eine Dosis pro Tag ausreichend. Wenn Abhängige über lange Zeit ausreichende Methadongaben erhalten, können sie wieder in die Gesellschaft integriert werden. Da die Beschaffungsprobleme wegfallen, können sie wieder in den Arbeitsprozeß eingegliedert werden. Wenn sie eine Wohnung und stabile soziale Bezüge haben, sind die Voraussetzungen gegeben, um wieder in die Gesellschaft zurückzufinden.

Heroinabhängige müssen täglich in der Einrichtung erscheinen, die das Methadon abgibt. Es wird in einer Dosierung verabreicht, die gerade ausreicht, um schwere Entzugserscheinungen zu verhindern. Meist genügen dafür 20 Milligramm pro Tag, aber einige Abhängige benötigen größere Mengen. Sobald die geeignete Methadondosis gefunden ist, wird die Dosis meist um etwa 20 Prozent pro Tag herabgesetzt. So bleiben die Betroffenen von akuten Entzugserscheinungen verschont; ein Rückfall läßt sich dadurch jedoch nicht verhindern.

Wenn die Methadonerhaltungsdosis verringert wird, treten manchmal unangenehme Reaktionen auf, z.B. tiefe Muskelschmerzen (Knochenschmerzen). Häufig ist der Methadonentzug von Unruhe und Schlafstörungen begleitet. Die Einnahme von Schlafmitteln für mehrere Nächte kann hilfreich sein. Viele Entzugsreaktionen verschwinden nach sieben bis zehn Tagen, aber Schwächegefühl, Schlaflosigkeit und starke Ängste können mehrere Monate anhalten.

Die Symptome jeden Entzugs lassen sich auch mit dem Medikament **Clonidin** lindern. Clonidin hat jedoch eine Reihe von Störwirkungen wie sinkenden Blutdruck, Benommenheit, Unruhe, Reizbarkeit, beschleunigten Herzschlag und Kopfschmerzen.

Naltrexon ist ein Mittel, das sogar die Wirkung sehr hoher intravenöser Heroingaben aufhebt. Abhängig von der Dosis, ist Naltrexon 24 bis 72 Stunden wirksam. Daher kann ein Süchtiger, der in stabilen sozialen Verhältnissen lebt und an einer psychotherapeutisch geführten Entzugsbehandlung teilnimmt, dieses Medikament einnehmen, um nicht in Versuchung zu kommen, Heroin zu nehmen. Für den Behandlungserfolg ist die Unterstützung durch Arzt, Familie und Freunde entscheidend.

Zu jeder Entzugsbehandlung gehört nach der körperlichen Entwöhnung eine psychotherapeutische Betreuung. Der Weg aus der Sucht ist ein langdauernder Prozeß, für den unterschiedliche Konzepte erarbeitet worden sind. Meist gehört dazu ein zeitlich befristeter Aufenthalt in einer außerstationären Einrichtung, z.B. in **therapeutischen Wohngemeinschaften**. Die Behandlung umfaßt neben diversen psychotherapeutischen Interventionen auch Bildungsangebote, Sport und andere Maßnahmen.

Beruhigungs- und Schlafmittel

Verschreibungspflichtige Medikamente gegen Angst- und Schlafstörungen können zu psychischer und körperlicher Abhängigkeit führen. Zu diesen Medikamenten gehören Benzodiazepine, Chloralhydrat und Meprobamat. Jedes dieser Mittel wirkt anders und führt zu einer unterschiedlich starken Abhängigkeit und Toleranz. Chloralhydrat eignet sich zur kurzzeitigen Anwendung bei leichten Schlafstörungen; Meprobamat wird immer noch verordnet, gilt jedoch als überholt. Den größten Verordnungsanteil stellen die Benzodiazepine, bei denen das Abhängigkeitspotential erheblich ist, wenn auch die Dosis meist nicht erhöht werden muß.

Fast alle Menschen, die von diesen Mitteln abhängig sind, haben aus medizinischen Gründen mit der Einnahme begonnen und die Mittel vom Arzt verordnet bekommen. Beendet der Arzt die Verordnung nicht rechtzeitig, fördert das die Entstehung der Abhängigkeit. Eine Abhängigkeit kann sich bereits nach zweiwöchiger Dauerbehandlung einstellen.

Symptome

Beruhigungs- und Schlafmittel beeinträchtigen die Aufmerksamkeit und führen zu undeutlicher Aussprache,

Einteilung der Betäubungsmittel

Wirkstoffe mit einem nachgewiesenermaßen großen Mißbrauchspotential sind dem Betäubungsmittelgesetz unterstellt. Dieses Gesetz unterscheidet drei Gruppen von Stoffen. Stoffe der Gruppe I sind weder verkehrs- noch verschreibungsfähig; zu ihnen gehören zum Beispiel Heroin und LSD. Jene der Gruppe II dürfen zwar gehandelt, aber nicht verordnet werden. Meist sind dieses Rohstoffe, die der Produktion von Arzneimitteln dienen; zu ihnen zählen zum Beispiel Cocablätter. Die der Gruppe III sind sowohl verkehrs- als auch verschreibungsfähig. In diese Gruppe fallen die stark wirkenden Schmerzmittel wie Morphin.

schlechter Koordination, Verwirrung und verlangsamter Atmung. Diese Medikamente können abwechselnd Depressionen und Ängste auslösen. Bei manchen Menschen kommt es zu Gedächtnisstörungen, Beeinträchtigungen des Urteilsvermögens, Konzentrationsstörungen und beängstigenden Gefühlsschwankungen. Ältere Menschen können Zeichen einer Demenz entwickeln – möglicherweise sprechen sie langsam und haben Schwierigkeiten, ihre Gedanken zu ordnen und andere zu verstehen. Die Betroffenen fallen leicht hin und ziehen sich Knochenbrüche, insbesondere der Hüfte, zu.

Beruhigungs- und Schlafmittel führen zu Schläfrigkeit und verringern die Dauer des REM-Schlafs, des Schlafstadiums, in dem Träume auftreten. ▲ Eine Beeinträchtigung der Traumphasen kann am Folgetag zu Reizbarkeit führen. Wenn das Mittel abgesetzt wird und sich bereits Toleranz und Abhängigkeit entwickelt haben, können schwere Schlafstörungen die Folge sein. Die Zahl der REM-Phasen ist dann oft höher als sonst, die Betroffenen träumen vermehrt und wachen häufiger auf. Derartige Reaktionen sind individuell verschieden, aber im allgemeinen schwerwiegender und wahrscheinlicher, wenn das Mittel längere Zeit und in hoher Dosierung eingenommen wurde.

Das abrupte Absetzen eines dieser Medikamente nach längerer Anwendungszeit kann ernste, furchterregende und lebensbedrohliche Reaktionen hervorrufen, ähnlich wie beim Alkoholentzug (Delirium tremens). ■ Aufgrund der Gefahr ernster Reaktionen muß der Entzug in der Klinik durchgeführt werden.

▲ Siehe Seite 297

■ Siehe Seite 440

Behandlung

Die Langzeiteinnahme von Benzodiazepinen beendet man am besten, indem man sich aus der Medikation langsam »ausschleicht« und die Dosis jede Woche um die Hälfte reduziert. In der Regel dauert eine solche Entwöhnung ein Zehntel der Gesamteinnahmezeit.

Eine ernste Entzugsreaktion zu unterbinden, ist schwierig, aber zumindest können die Symptome gelindert werden. Innerhalb der ersten 12 bis 20 Stunden wird der Betroffene möglicherweise nervös, unruhig und schwach. Hände und Beine können zittern. Am zweiten Tag können sich Zittern und Schwäche verstärken. Die meisten Patienten, die erheblich mehr als die üblicherweise verordnete Dosis eingenommen haben, bekommen im Laufe des zweiten und dritten Tages Krampfanfälle. Weiterhin kann es während des Entzugs zu Austrocknung, Delirium, Schlaflosigkeit, Verwirrung sowie optischen und akustischen Halluzinationen kommen. Auch bei bestmöglicher Behandlung fühlen sich die Betroffenen unter Umständen mehr als einen Monat lang nicht wohl.

Haschisch

Der Konsum von Haschisch bzw. Marihuana (Cannabis) ist weit verbreitet. Etwa 2,1 Millionen Menschen in Deutschland konsumierten 1997 Haschisch, etwa 270 000 gebrauchten es sehr oft. Eigentlich gibt es einen Unterschied zwischen Haschisch und Marihuana, der aber im allgemeinen Sprachgebrauch kaum beachtet wird: Marihuana sind die Stengel, Blätter und Blütenspitzen der getrockneten Hanfpflanze, meist *Cannabis sativa*, die gewöhnlich in Form von Zigaretten (Joints) geraucht werden. Haschisch heißt das gepreßte Harz der Pflanze. Aktiver Bestandteil der Pflanze ist Tetrahydrocannabinol (THC), das in vielen Varianten vorkommt; am stärksten wirkt das Delta-9-THC. Dieser Stoff wird auch synthetisch hergestellt, in der Forschung eingesetzt und in England z. B. als Medikament gegen Übelkeit und Erbrechen bei der Chemotherapie von Krebs und zur Schmerzbehandlung von Aidskranken verwendet.

Manche Menschen werden von Haschisch psychisch abhängig, und diese Abhängigkeit kann alle Merkmale einer Sucht aufweisen. Eine körperliche Abhängigkeit konnte bisher nicht schlüssig nachgewiesen werden. Viele Menschen konsumieren hin und wieder Haschisch ähnlich wie Alkohol, ohne daß dadurch auffällige soziale oder psychische Fehlfunktionen oder eine Abhängigkeit ausgelöst werden.

Symptome

Haschisch dämpft die Gehirnfunktionen und erzeugt einen traumähnlichen Zustand, in dem Gedanken zusammenhanglos und unkontrollierbar erscheinen. Das Zeitgefühl, räumliches Sehen und Farbwahrnehmungen können gestört sein. Farben scheinen greller, Geräusche lauter zu sein, und der Appetit ist vielleicht stärker. Haschisch löst Spannungen und ruft Wohlbehagen hervor. Das Gefühl von Begeisterung, Aufgekratztsein und innerer Freude (das »High-Gefühl«) hängt offenbar davon ab, in welchem Rahmen die Droge konsumiert wird – ob jemand sie allein oder mit anderen zusammen raucht und wie die Stimmung ist.

Haschisch vermindert die Kommunikations- und Bewegungsfähigkeit, daher ist es gefährlich, danach Auto zu fahren oder gefährliche Geräte zu bedienen. Nach dem Konsum größerer Mengen Marihuana können Verwirrung und Orientierungslosigkeit auftreten. Unter Umständen entwickelt sich eine toxische Psychose, bei der die Betroffenen nicht wissen, wer sie sind, wo sie sich befinden oder wie spät es ist. Vor allem schizophrene Menschen sind diesen Wirkungen gegenüber anfällig; es gibt eindeutige Hinweise, daß sich eine Schizophrenie durch Marihuanakonsum verschlimmert. Gelegentlich kommt es zu Panikreaktionen, insbesondere bei Erstkonsumenten. Weitere Wirkungen sind ein beschleunigter Herzschlag, blutunterlaufene Augen und trockener Mund.

Bei langfristigem Haschischkonsum kann sich eine Toleranz entwickeln. Als Entzugserscheinungen können dann u. a. verstärkte Muskelaktivität (z. B. Zuckungen) und Schlaflosigkeit auftreten. Da der Körper Haschisch nur langsam über mehrere Wochen ausscheidet, sind die Entzugserscheinungen gewöhnlich leicht und werden bei gemäßigtem Konsum kaum wahrgenommen.

Untersuchungen ergaben Hinweise darauf, daß starker Haschischkonsum über lange Zeit bei Männern zu einer Abnahme von Testosterongehalt, Hodengröße und Spermienzahl führen könnte. Bei Frauen kann der Dauerkonsum unregelmäßige Menstruationszyklen auslösen. Diese Wirkungen sind aber nicht in allen Fällen zu beobachten, und es ist nicht sicher, ob sie die Fruchtbarkeit beeinflussen. Die Kinder von Haschischkonsumentinnen haben ein unterdurchschnittliches Geburtsgewicht. Außerdem gelangt Delta-9-THC in die Muttermilch und kann sich auf ein gestilltes Kind ebenso auswirken wie auf die Mutter.

Anhaltendes starkes Rauchen von Haschisch kann ähnliche Lungenschäden wie Zigarettenrauchen hervorrufen. Die Betroffenen haben häufig eine Bronchitis, und das Lungenkrebsrisiko ist vermutlich erhöht.

Haschischkonsum läßt sich meist noch mehrere Tage lang durch Urintests nachweisen, sogar bei nur gelegentlichem Konsum. Bei regelmäßigem Konsum bleiben die Testergebnisse noch längere Zeit positiv, da der nachzuweisende Stoff langsam aus dem Körperfett freigesetzt wird. Die Zeitspanne schwankt je nach THC-Gehalt und Häufigkeit des Konsums. Mit Urintests läßt sich der Haschischkonsum sicher feststellen, aber ein positives Ergebnis bedeutet lediglich, daß der Betroffene Marihuana genommen hat und beweist nicht, daß er zur Zeit des Tests unter Drogeneinfluß stand (also berauscht war). Empfindliche Tests können den Haschischkonsum noch bis zu einem Jahr danach nachweisen.

Aufputschmittel

Zu den Aufputschmitteln gehören die sogenannten »Weckamine« Amphetamin, Methamphetamin (Speed) und Methylendioxymethamphetamin (MDMA). Letzteres ist meist der Hauptbestandteil von Ecstasy, doch werden auch verwandte Stoffe, wie Methylendioxyethylamphetamin (MDE) und Methylendioxyamphetamin (MDA) als Ecstasy gehandelt.

Amphetamine werden ständig oder auch nur hin und wieder konsumiert. Sie machen psychisch und körperlich abhängig. Vor vielen Jahren konnte eine Amphetaminabhängigkeit beginnen, weil dieses Mittel als Appetitzügler im Handel war. Inzwischen sind Amphetamine aber schon lange dem Betäubungsmittelgesetz unterstellt; sie sind nur noch illegal zu beschaffen.

Bis Anfang der 80er Jahre war Ecstasy auf esoterische Kreise beschränkt. Doch im Zusammenhang mit der Technoszene ist der Konsum in Deutschland seit 1994 sprunghaft angestiegen. 1996 beschlagnahmte die Polizei 661 531 Konsumeinheiten. Ein Drittel der 18- bis 59jährigen mit Drogenerfahrung gibt an, daß sie ohne Probleme Ecstasy auf dem illegalen Markt beschaffen können.

Die Droge wird oft in Clubs und Diskos bei sogenannten »Raves« konsumiert, bei denen nach Technomusik die ganze Nacht getanzt wird. MDMA beeinflußt die Wiederaufnahme von Serotonin (ein körpereigener Nervenbotenstoff) im Gehirn und schädigt vermutlich das Nervensystem.

Symptome

Amphetamine erhöhen die Wachheit (verringern die Müdigkeit) und die Konzentration, vermindern den Appetit und verbessern die körperliche Leistungsfähigkeit. Sie können ein Gefühl des Wohlbehagens oder Hochstimmung hervorrufen.

Viele Amphetaminkonsumenten nutzen den stimmungshebenden Effekt dieser anregenden Mittel, um ihre Niedergeschlagenheit vorübergehend zu überwinden. Die körperliche Leistung kann in gewissem Maß kurzfristig besser sein. Während des Zweiten Weltkrieges waren Amphetamine ein gängiges »Dopingmittel« für Flugzeugpiloten.

Amphetamine regen nicht nur das Gehirn an, sondern erhöhen auch Blutdruck und Herzschlag. Sogar unter gesunden jungen Sportlern, die sich mit Amphetaminen gedopt haben, sind tödliche Herzinfarkte vorgekommen. Der Blutdruck kann so stark ansteigen, daß ein Blutgefäß im Gehirn platzt und einen Schlaganfall verursacht, der unter Umständen zu Lähmungen und Tod führt. Drogen wie MDMA sind gefährlich, wenn sie in warmen, schlecht belüfteten Räumen eingenommen werden, wenn der Konsument körperlich sehr aktiv ist (z. B. schnell tanzt), stark schwitzt und nicht genügend trinkt, um die verlorene Flüssigkeit zu ersetzen.

Wer gewohnheitsmäßig mehrmals am Tag Amphetamine einnimmt, entwickelt rasch eine Toleranz, so daß die Dosis schließlich mehrere hundertmal höher sein kann als die ursprünglich verwendete. Menschen, die derart große Mengen konsumieren, zeigen fast immer psychotische Züge, denn Amphetamine können starke Ängste, Wahnvorstellungen und ein gestörtes Realitätsempfinden auslösen. Zu den psychotischen Reaktionen zählen akustische und optische Halluzinationen (d. h. die Betroffenen hören und sehen Dinge, die nicht da sind) und Allmächtigkeitsgefühle. Solche Wirkungen können zwar grundsätzlich bei allen Konsumenten auftreten, aber psychisch Kranke, z. B. schizophrene Menschen, sind dafür anfälliger.

Behandlung

Wenn Amphetamine plötzlich abgesetzt werden, treten Symptome auf, die den Wirkungen der Droge entgegengesetzt sind. Die Betroffenen werden müde und schläfrig – diese Wirkung kann zwei bis drei Tage nach dem Entzug des Mittels anhalten. Manche werden sehr ängstlich und unruhig. Wenn jemand bereits deprimiert war, als er angefangen hat, Amphetamine zu nehmen, kann sich die Depression nach Absetzen der Medikamente unter Umständen verstärken. Der Betroffene denkt möglicherweise an Selbstmord, hat aber tagelang nicht genug Energie, um die Gedanken in die Tat umzusetzen. Aus diesem Grund sollten Dauerkonsumenten für den Entzug in eine Klinik eingewiesen werden.

Gegen Wahnvorstellungen und Halluzinationen gibt man nötigenfalls Neuroleptika, z. B. Chlorpromazin, die beruhigend wirken und Qualen lindern. Neuroleptika können jedoch einen drastischen Blutdruckabfall auslösen. Gewöhnlich hilft es, die Betroffenen zu beruhigen und für eine ruhige, freundliche Umgebung zu sorgen.

Kokain

Kokain hat ähnliche Wirkungen wie die Amphetamine, regt aber sehr viel stärker an. Kokain kann geschluckt, als Pulver in die Nase eingezogen (»geschnupft«) oder gespritzt werden, meist direkt in eine Vene. Wenn Kokain zusammen mit Natriumbikarbonat erhitzt wird, entsteht die freie Base, die »Crack« genannt und geraucht wird. Crack wirkt fast so schnell wie intravenös gespritztes Kokain. Kokain erzeugt ein Gefühl von äußerster Wachheit, Euphorie und Macht.

Symptome

Kokain erhöht Blutdruck und Herzschlag und kann einen tödlichen Herzinfarkt auslösen, sogar bei jungen gesunden Sportlern. Weitere Wirkungen sind Verstopfung, Darmschäden, extreme Nervosität, das Gefühl, etwas bewege sich unter der Haut (Ameisenkribbeln) – ein Hinweis auf mögliche Nervenschäden, Krampfanfälle, Halluzinationen, Schlaflosigkeit, Wahnvorstellungen und Gewalttätigkeit. Ein Kokainabhängiger kann sich selbst und anderen gefährlich werden. Da die Wirkung des Kokains nur etwa 30 Minuten anhält, nehmen Kokainabhängige die Droge mehrmals hintereinander ein. Um die starke Nervosität, die das Kokain hervorruft, etwas zu mindern, konsumieren viele Süchtige zusätzlich Heroin oder ein anderes dämpfendes Mittel, z. B. Alkohol.

Wenn kokainabhängige Frauen schwanger werden, ist das Risiko einer Fehlgeburt erhöht. Das ausgetragene Kind kann durch Kokain geschädigt werden, denn es gelangt aus dem Blut der Mutter in den kindlichen Blutkreislauf. ▲ Das Neugeborene einer kokainabhängigen Mutter kann einen ungewöhnlichen Schlafrhythmus und Koordinationsstörungen aufweisen. Krabbeln, Gehen und Sprachentwicklung sind verzögert, aber dies kann auch die Folge von Mangelernährung, schlechter Schwangerenbetreuung und dem Mißbrauch weiterer Drogen sein.

Bei mehrmals täglichem Konsum von Kokain entwickelt sich rasch eine Toleranz. Zu den Entzugserscheinungen zählen u. a. extreme Müdigkeit und Niedergeschlagenheit – das Gegenteil der Kokainwirkungen. Selbstmordgedanken tauchen nach Absetzen der Droge auf. Wenn nach einigen Tagen die geistigen und körperlichen Kräfte zurückgekehrt sind, unternehmen Kokainabhängige unter Umständen tatsächlich einen Selbstmordversuch.

Beim Spritzen von Kokain können durch den gemeinsamen Gebrauch von unsterilen Nadeln viele Infektionskrankheiten, z. B. Hepatitis und Aids, übertragen werden.

Diagnose

Gesteigerte Aktivität, erweiterte Pupillen und beschleunigter Herzschlag sind Zeichen für einen Kokainkonsum. Bei

▲ Siehe Seite 1210

starkem Mißbrauch fallen Ängste sowie sprunghaftes, hochtrabendes Gehabe und gesteigertes Sexualverhalten auf. Wahnvorstellungen (Paranoia) beobachtet man oft bei Abhängigen, die in die Notaufnahme eingeliefert werden. Kokainkonsum läßt sich mit Urin- und Bluttests nachweisen.

Behandlung

Kokain wirkt nur sehr kurz, so daß Vergiftungsreaktionen meist nicht behandelt werden müssen. Der Betroffene wird in der Notaufnahme genau beobachtet, um festzustellen, ob sich die lebensbedrohlichen Wirkungen legen. Um Blutdruck und Herzfrequenz zu senken, werden unter Umständen Medikamente gegeben. Möglicherweise werden auch Mittel gegen Krampfanfälle verabreicht. Auch sehr hohes Fieber kann eine Behandlung erforderlich machen.

Nach langem Kokainmißbrauch muß der Entzug unter genauer Überwachung geschehen, da die Gefahr von Depressionen und Selbstmord besteht. Daher kann ein Aufenthalt in einer Klinik erforderlich sein. Psychotherapie und Beratung haben sich als wirksamste Behandlungsmethoden herausgestellt. Die unter Kokainsüchtigen verbreiteten psychischen Störungen, Depressionen und manisch-depressive Störungen, werden manchmal mit Antidepressiva oder Lithium behandelt.

Halluzinogene

Zu den Halluzinogenen gehören LSD (Lysergsäurediethylamin), Psilocybin (Wirkstoff aus Pilzen), Meskalin (Wirkstoff aus Kakteen) und 2,5-Dimethoxy-4-methylamphetamin (DOM, STP), ein Amphetaminabkömmling.

Diese Drogen erzeugen im allgemeinen keine echten Halluzinationen, von denen man dann spricht, wenn jemand glaubt, daß die seltsamen Dinge, die er sieht und hört, tatsächlich passieren. Die Konsumenten von Halluzinogenen wissen dagegen, daß ihre ungewöhnlichen Wahrnehmungen durch die Droge verursacht werden und nicht Wirklichkeit sind. Daher sind diese Mittel eigentlich falsche oder Pseudohalluzinogene.

Symptome

Halluzinogene beeinträchtigen die akustische und optische Wahrnehmung. Außerdem können sich die Sinneswahrnehmungen wechselseitig beeinflussen; beispielsweise können beim Musikhören Farben auftauchen, die sich im Rhythmus der Musik bewegen. Die Hauptgefahr beim Konsum dieser Drogen liegt in ihrer psychischen Wirkung und der Beeinträchtigung des Urteilsvermögens, was zu riskanten Entschlüssen und Unfällen führen kann. So mag jemand nach dem Gebrauch dieser Drogen davon überzeugt sein, daß er fliegen kann, und sich zum Beweis dessen aus dem Fenster stürzen; schwere Verletzungen bis hin zum Tod sind dann die Folge.

Halluzinogene regen das Gehirn an. Welche Wirkung eintritt, hängt von der Stimmung des Konsumenten ab und dem Rahmen, in dem die Droge genommen wird. Wenn jemand beispielsweise deprimiert ist, fühlt er sich meist noch schlechter, wenn das Mittel zu wirken beginnt.

Der Rauschzustand hängt auch davon ab, wie der Konsument mit den optischen und akustischen Erlebnissen umgehen kann. Ein unerfahrener, ängstlicher Konsument wird damit schlechter fertig als ein erfahrener, der keine Angst vor dem »Trip« hat. Unter dem Einfluß eines Halluzinogens, meist LSD, kann extreme Angst bis hin zur Panik auftreten. Wenn der Konsument diesen unangenehmen Trip dann abbrechen möchte, so ist das unmöglich. Ein solcher Trip ist schlimmer als ein Alptraum, denn ein Träumender kann aufwachen und den Traum beenden. Ein schlechter Trip hört dagegen nicht so schnell auf.

Im weiteren Verlauf verliert der Konsument möglicherweise die Kontrolle und gerät in einen psychotischen Zustand. Manchmal ist der Trip so schlimm oder löst eine vorhandene Anfälligkeit aus, so daß der Abhängige tagelang (oder länger) in einem psychotischen Zustand bleibt, auch wenn die Wirkung der Droge längst abgeklungen ist. Eine anhaltende Psychose tritt häufiger auf, wenn jemand bereits psychisch krank ist und diese psychische Störung durch den Einfluß der Droge deutlicher zutage tritt oder sich verschlimmert.

Eine Toleranz gegenüber LSD kann sich nach 72stündigem Dauergebrauch entwickeln. Die Toleranz erstreckt sich meist auch auf andere Halluzinogene. Im allgemeinen treten bei einer Toleranz gegenüber Halluzinogene offenbar keine Entzugserscheinungen auf, wenn die Drogen abrupt abgesetzt werden.

Bei chronischem oder wiederholtem Mißbrauch von Halluzinogenen, insbesondere von LSD, kommt es bei manchen Menschen zu sogenannten Rückblenden, nachdem sie mit dem Drogenkonsum aufgehört haben. Rückblenden sind ähnlich, aber gewöhnlich weniger intensiv als der eigentliche Rauschzustand. Sie können durch Haschisch und möglicherweise andere Drogen, z. B. Alkohol, oder durch Streß und Müdigkeit ausgelöst werden, aber auch ohne ersichtlichen Grund auftreten. Meist verschwinden die Rückblenden innerhalb von sechs bis zwölf Monaten nach dem letzten LSD-Konsum, sie können aber bis zu fünf Jahre anhalten, vor allem wenn die Betroffenen unter Ängsten oder anderen psychischen Krankheiten leiden.

Diagnose und Behandlung

Panikattacken und optische Wahrnehmungsstörungen sowie verschiedene seltsame Wahnvorstellungen kennzeichnen den akuten Konsum von Halluzinogenen. Die Pupillen werden weit, aber der Herzschlag ist nicht so stark beschleunigt wie bei anderen anregenden Mitteln. Hinweise von Freunden des Betroffenen sind für die Diagnose wichtig.

Die meisten Halluzinogenabhängigen begeben sich nicht in Behandlung. Wenn jemand einen schlechten Trip durchmacht, kann ein beruhigendes Gespräch in einem ruhigen, abgedunkelten Raum helfen. Man sollte dem Betroffenen versichern, daß seine Wahrnehmung durch die Droge verzerrt ist und die Wirkung nachlassen wird. Eine länger dauernde Psychose kann eine psychiatrische Behandlung erforderlich machen.

Phencyclidin

Phencyclidin (PCP, »angel dust«) ist als Betäubungsmittel entwickelt worden und verringert das Schmerzempfinden. Sein medizinischer Einsatz wurde jedoch schon vor langem gestoppt, da bei den Patienten oft starke Ängste und Wahnvorstellungen bis hin zu vorübergehenden Psychosen auftraten. In den USA gehört Phencyclidin zu den Designerdrogen, die illegal hergestellt und verkauft werden; in Deutschland spielt es noch kaum eine Rolle.

PCP wird meist mit Pflanzen wie Petersilie, Pfefferminze, Tabak oder Haschisch vermischt geraucht. Gelegentlich wird es auch geschluckt oder gespritzt.

Symptome

PCP wirkt dämpfend auf das Gehirn und führt kurz nach Wirkungseintritt zu Verwirrung und Orientierungslosigkeit. Die Betroffenen wissen weder wo und wer sie sind, noch Uhrzeit und Datum. Möglicherweise fallen sie in eine Art Trance, als ob sie hypnotisiert wären. Speichel- und Schweißfluß können zunehmen. PCP-Konsumenten können streitlustig werden und auch nach einem schweren Schlag weiterkämpfen, da sie keine Schmerzen empfinden. Blutdruck und Herzschlag steigen, häufig zittern die Muskeln.

Sehr große PCP-Mengen verursachen einen starken Blutdruckanstieg, der zu einem Schlaganfall, zu akustischen Halluzinationen (Stimmenhören), Krampfanfällen, lebensbedrohlich hohem Fieber (Hyperthermie), Koma und Tod führen kann. Chronischer PCP-Mißbrauch kann Gehirn-, Nieren- und Muskelschäden hervorrufen. Schizophrene Menschen geraten nach dem PCP-Konsum leichter in einen tage- oder wochenlangen psychotischen Zustand.

Behandlung

Die Behandlung zielt auf die spezifischen schädlichen Reaktionen auf das PCP ab. Beispielsweise gibt man blutdrucksenkende Medikamente und Mittel gegen Krampfanfälle. Wenn PCP-Konsumenten sehr erregt sind (was meist der Fall ist, wenn sie in eine Klinik eingeliefert werden), bringt man sie in einen ruhigen Raum, damit sie sich entspannen können, und überwacht Blutdruck, Herzschlag und Atmung. Besänftigendes Zureden kann die Erregung noch verstärken. Falls die ruhige Umgebung keine Wirkung zeigt, kann der Arzt ein beruhigendes Mittel, z. B. Diazepam, geben. Unter Umständen wird der Magen ausgepumpt oder es werden Medikamente verabreicht, um die Ausscheidung von PCP zu beschleunigen.

Schnüffelstoffe

Schnüffelstoffe sind flüchtige Stoffe oder Dämpfe, die eingeatmet werden. Sie sind unter Jugendlichen relativ gebräuchlich, noch häufiger werden jedoch Alkohol und Haschisch konsumiert. Viele gewöhnliche Haushaltsprodukte enthalten solche organischen Lösungsmittel. Diese Produkte sollten nur in gut belüfteten Räumen verwendet werden, da viele der enthaltenen Chemikalien eine stark dämpfende Wirkung auf das Gehirn haben. Sogar bei bestimmungsgemäßem Gebrauch kann sich diese Wirkung bemerkbar machen.

Wenn die Dämpfe direkt inhaliert werden, ist der Effekt größer. Oft sprühen Abhängige solche Produkte daher in eine Plastiktüte und atmen sie dann ein (»schnüffeln«) oder tränken ein Tuch mit dem Mittel und halten es an die Nase oder stecken es in den Mund.

Symptome

Bei den Konsumenten zeigen sich rasch Vergiftungserscheinungen. Benommenheit, Schläfrigkeit, undeutliche Aussprache und Schwierigkeiten beim Stehen und Gehen (Gangstörungen) treten auf. Diese Wirkungen können einige Minuten oder über eine Stunde anhalten. Möglicherweise sind die Konsumenten auch aufgeregt – nicht weil die Chemikalien anregend wirken, sondern weil sie wie beim Alkoholkonsum die Kontrolle verlieren. Bereits beim erstmaligem direkten Einatmen eines dieser Produkte kann der Tod eintreten, weil entweder die Atmung gedämpft oder der Herzschlag unregelmäßig wird (Herzrhythmusstörungen).

Vorwiegend Jugendliche, aber auch Kinder zünden die eingeatmeten Dämpfe an; das entstehende Feuer breitet sich durch Nase und Mund bis in die Lunge aus. Die schweren Verbrennungen der Haut und der inneren Organe können tödlich sein. Wenn der eingeatmete Spray die Lunge verklebt und verhindert, daß Sauerstoff ins Blut gelangt, kann der Tod durch Ersticken eintreten.

Wenn man diesen Chemikalien ständig am Arbeitsplatz ausgesetzt ist oder chronischen Mißbrauch betreibt, kön-

Schnüffelstoffe

Produkt	Inhaltsstoffe
Klebstoffe	
Modellbaukleber	Toluol, Ethylazetat
Klebgummi	Hexan, Toluol, Methylethylketon, Methylbutylketon
PVC-Kleber	Trichlorethylen
Sprays	
Sprühfarbe	Butan, Propan, Toluol, Kohlenwasserstoffe
Haarspray	Butan, Propan
Deospray, Raumspray	Butan, Propan
Asthma-Dosieraerosol	Fluorchlorkohlenwasserstoff (FCKW), Hydrofluoralkan
Wundspray	Chlorethan
Lösungsmittel und Gase	
Nagellackentferner	Azeton, Ethylazetat
Farbentferner	Toluol, Methylenchlorid, Methanolazeton, Ethylazetat
Farbenverdünner	Petroleum, Ester, Azeton
Tipp-Ex und Verdünner	Trichlorethylen, Trichlorethan
Flüssiggas	Propan
Feuerzeugflüssigkeit	Butan
Benzin	Kohlenwasserstoffgemisch
Reinigungsmittel	
Mittel der chemischen Reinigung	Tetrachlorethylen, Trichlorethan
Fleckentferner	Xylol, Benzin, Chlorkohlenwasserstoffe
Fettlöser	Tetrachlorethylen, Trichlorethan, Trichlorethylen
Andere Sprays	
Schlagsahnesprühdosen	Distickstoffmonoxid (Lachgas)
Nitritsprays	
»Poppers« und »Rush«	Alkylnitrit, (Iso)Amylnitrit, (Iso)Butylnitrit, Isopropylnitrit, Butylnitrit

nen schwere Schäden an Gehirn, Herz, Nieren, Leber und Lunge die Folge sein. Außerdem kann das Knochenmark Schaden nehmen, was die Produktion roter Blutkörperchen beeinträchtigt und Blutarmut verursacht. Das Einatmen von Lachgas (Distickstoffmonoxid) aus Schlagsahnedosen mag harmlos erscheinen, kann aber langfristig zu bleibendem Taubheitsgefühl und Schwäche in Armen und Beinen führen.

Amylnitrit (»Popper«) wird meist von homosexuellen Männern mißbräuchlich verwendet, die eine Bewußtseinsveränderung und größeren sexuellen Genuß erreichen wollen. Amylnitrit verstärkt offenbar den Orgasmus, indem es die Sauerstoffversorgung des Gehirns beeinflußt. Auch Butylnitrit und Isobutylnitrit werden mißbräuchlich verwendet.

Die Nitrite können zu einem kurzen Blutdruckabfall führen, zu Benommenheit sowie Hitzewallungen und nachfolgend beschleunigtem Herzschlag. Aus diesen Gründen können sie Menschen mit Herzerkrankungen gefährlich werden.

Behandlung

Die Behandlung von Kindern und Jugendlichen, die von Schnüffelstoffen abhängig sind, umfaßt die Suche nach und die Behandlung von möglichen Organschäden. Außerdem ist eine intensive Betreuung erforderlich, um psychologische und umfeldbedingte Probleme anzugehen.

Mund- und Zahnerkrankungen

KAPITEL 93

Erkrankungen von Lippen, Mund und Zunge

Eine gesunde Mundschleimhaut ist rötlich, und das etwas hellere Zahnfleisch umschließt die Zähne fest. Der Gaumen besteht aus zwei Teilen. Der vordere Teil ist hart und geriffelt (harter Gaumen), der hintere relativ glatt und weich (weicher Gaumen). Innen- und Außenseite der Lippen sind durch eine Naß-Trocken-Grenze scharf voneinander getrennt; die Außenseite ähnelt der Haut, während die Innenseite eine feuchte Schleimhaut ist. Die Zunge ist normalerweise nicht glatt, sondern trägt winzige Erhebungen (Papillen) auf ihrer Oberfläche, die die Geschmacksknospen enthalten.

Der Mund kann von örtlich begrenzten Krankheiten (d. h. Störungen, die nur eine bestimmte Körperregion betreffen) betroffen sein – z. B. Infektionen und Verletzungen. Aber auch generalisierte oder systemische Krankheiten, die den gesamten Körper betreffen – wie Diabetes, Aids und Leukämie –, können Veränderungen im Mundbereich auslösen. Manchmal machen sich diese Krankheiten zuerst im Mund bemerkbar, und die Veränderungen werden vom Zahnarzt entdeckt.

Erkrankungen des Mundes

Zu den krankhaften Veränderungen, die sich im Mundbereich entwickeln können, gehören verschiedene Wunden und Entzündungen, z. B. Mundschleimhautentzündung (Stomatitis) sowie Wucherungen, z. B. Krebstumore. Außerdem kann sich die Farbe von Mundschleimhaut oder Gaumen verändern. Weitere Probleme im Mundbereich sind Mundgeruch und Erkrankungen der Speicheldrüsen.

Mundschleimhautentzündung

Zu den Mundschleimhautentzündungen (Stomatitiden) zählen kleine, schmerzhafte Wunden im Inneren des Mundes (Aphthen).

Bei einer Stomatitis ist die Schleimhaut im Innern des Mundes rot und etwas geschwollen. Meist beruht sie auf mangelhafter Mundhygiene, sie kann aber z. B. auch fieberhafte Erkrankungen begleiten.

Eine andere Form der Mundschleimhautentzündung, die Aphthe, zeigt sich als runder weißer Fleck mit rotem Rand. Die Entzündung bildet sich fast immer auf weichen lockeren Geweben, insbesondere auf den Innenseiten von Lippen und Wangen, auf der Zunge oder dem weichen Gaumen und manchmal im Rachen. Kleine Entzündungen (mit einem Durchmesser von weniger als einem Zentimeter) treten oft zu zweit oder dritt auf; im allgemeinen verschwinden sie innerhalb von zehn Tagen von selbst und hinterlassen keine Narben. Größere Aphthen sind seltener; sie können unregelmäßig geformt sein, mehrere Wochen brauchen, um abzuheilen, und hinterlassen häufig Narben.

Die Ursache für Aphthen ist unbekannt, aber offenbar spielt Streß eine Rolle – beispielsweise kann ein Student kurz vor der Abschlußprüfung eine solche Entzündung bekommen.

Symptome

Eine starke Mundschleimhautentzündung kann Fieber, Schwellungen der Lymphknoten im Hals und ein Gefühl allgemeiner Erschöpfung verursachen. Viele Betroffene leiden immer wieder ein- bis zweimal im Jahr an solchen Entzündungen im Mundbereich.

Eine Aphthe macht sich hauptsächlich durch Schmerzen bemerkbar, die gewöhnlich sehr viel stärker sind, als man es von einer so kleinen Entzündung erwartet. Die Schmerzen, die vier bis zehn Tage anhalten, verschlimmern sich, wenn der Betroffene heiße oder scharfe Gerichte zu sich nimmt.

Diagnose und Behandlung

Der Arzt oder Zahnarzt erkennt eine Mundschleimhautentzündung an ihrem Aussehen und den Schmerzen, die sie verursacht. Durch Herpesviren verursachte Entzündungen können allerdings ähnlich aussehen wie Mundschleimhautentzündungen.

Die Behandlung besteht darin, die Schmerzen zu lindern, bis die Entzündungen von selbst heilen. Ein Mittel zur örtlichen Betäubung, z. B. Lidokain, kann auf die betroffenen Stellen getupft oder als Mundspülung verwendet werden. Das Mittel mildert die Schmerzen für einige Minuten und kann das Essen weniger schmerzhaft machen, aber den Geschmackssinn beeinträchtigen. Gegen die Schmerzen kann auch ein schützender Zahnlack aus Carboxymethylzellulose aufgetragen werden. Falls viele einzelne Wunden vorliegen, verschreibt der Arzt möglicherweise eine Tetrazyklinlösung zum Spülen. Wenn jemand immer wieder starke Entzündungen im Mund hat, kann diese Mundspülung auch benutzt werden, sobald sich neue Stellen zeigen. Gelegentlich verschreibt der Arzt oder Zahnarzt eine Kortisonsalbe, die direkt auf stark entzündeten Stellen aufgetragen wird. Bei einer schweren Erkrankung können eine Dexamethason-Mundspülung oder Prednisontabletten verordnet werden.

Herpesinfektionen im Mund

Die primäre Herpesinfektion im Mundbereich (primäre Herpes gingivostomatitis) ist eine Erstinfektion mit Herpes simplex-Viren, die schnell wachsende, schmerzhafte Entzündungen im Zahnfleisch und an anderen Teilen des Munds verursacht. Die sekundäre Herpesinfektion (rezidivierender Herpes labialis) ist eine örtliche Reaktivierung des Virus, die Fieberbläschen auslöst.

Ursachen und Symptome

In der Regel stecken sich Säuglinge bei einem Erwachsenen, der ein Fieberbläschen hat, mit dem Herpes-simplex-Virus an. Die Erstinfektion (primärer Herpes) verursacht eine allgemeine Zahnfleischentzündung und ausgedehnte Wunden im Mundbereich. Das Kind kann Fieber und angeschwollene Lymphknoten im Hals bekommen und sich insgesamt nicht wohl fühlen. Meist ist die Infektion leicht und wird gar nicht bemerkt. Eltern halten die Symptome oft für Zahnungsbeschwerden oder eine andere Krankheit. Innerhalb von zwei bis drei Tagen bilden sich winzige Bläschen im Mund des Kindes, die möglicherweise gar nicht erkannt werden, da sie rasch aufplatzen, wodurch der Mund rauh und wund wird. Die Entzündungen können überall im Mund auftreten, das Zahnfleisch ist jedoch immer betroffen. Obwohl sich das Kind nach etwa einer Woche besser fühlt, bleiben die Herpes-simplex-Viren dauerhaft im Körper, und die Infektion flammt im späteren Leben häufig wieder auf (sekundärer Herpes). Menschen, die in der Kindheit keine Herpesinfektion im Mundbereich durchgemacht haben und sich erst als Erwachsene anstecken, haben meist ausgeprägtere Symptome.

Anders als die Erstinfektion, die eine ausgedehnte Entzündung im Mundbereich verursacht, bilden sich bei einem späteren Wiederauflodern sogenannte Fieberbläschen. Auslöser für diesen Wiederausbruch der Infektion sind häufig ein Sonnenbrand auf den Lippen, Erkältungen, Fieber, Nahrungsmittelallergien, Verletzungen im

Mundbereich, Zahnbehandlungen oder Nervosität. Ein oder zwei Tage, bevor ein Bläschen erscheint, fühlt sich der Bereich, in dem die Entzündung ausbricht, möglicherweise brennend oder sonstwie unangenehm an (Vorzeichen). Das Gefühl ist schwer zu beschreiben, wird von häufiger Betroffenen aber leicht erkannt. Auf der Außenseite der Lippen bildet sich eine rauhe, offene Wunde und später eine Kruste. Im Mundinneren bilden sich meist am Gaumen Bläschen, die zunächst klein sind und dann zu einer schmerzhaften, roten, entzündeten Wunde zusammenwachsen.

Für die meisten Menschen ist das Wiederaufflackern einer herpesbedingten Mundinfektion lediglich schmerzhaft und lästig, für Menschen, deren Immunsystem aufgrund von Krankheiten (z. B. Aids), Chemotherapie, Strahlentherapie oder einer Knochenmarktransplantation geschwächt ist, kann dies allerdings lebensbedrohlich sein. In solchen Fällen können große, hartnäckige Wunden im Mundbereich die Nahrungsaufnahme erschweren, und das Virus kann sich auf das Gehirn ausbreiten, was tödlich enden kann.

Behandlung

Bei **primärem Herpes** ist das Ziel der Behandlung, die Schmerzen zu lindern, so daß der Betroffene schlafen und normal essen und trinken kann. Wegen der Schmerzen verweigern Kinder unter Umständen das Essen und Trinken völlig; wenn dann noch Fieber hinzukommt, kann das Kind schnell austrocknen. Erkrankte Kinder sollten daher so viel wie möglich trinken. Erwachsene und ältere Kinder können eine schmerzstillende Mundspülung, z. B. mit Lidokain, verordnet bekommen. Auch ein Mundwasser mit Natriumbikarbonat wirkt beruhigend.

Bei **sekundärem Herpes** wirkt die Behandlung am besten, wenn man mit ihr beginnt, sobald man das Gefühl hat, daß ein Herpesschub bevorsteht. Die frühzeitige Einnahme von Vitamin C kann dazu beitragen, daß die Blasen schneller abheilen.

Daß Fieberbläschen auftreten, ist weniger wahrscheinlich, wenn man die Lippen vor direkter Sonnenstrahlung durch einen breitkrempigen Hut oder eine Lippencreme mit hohem Sonnenschutzfaktor bewahrt. Außerdem sollten die Betroffenen Aktivitäten und Nahrungsmittel meiden, die bei ihnen bekanntermaßen Fieberbläschen erzeugen. Wer häufig unter starken Herpesausbrüchen leidet, profitiert möglicherweise von der Langzeiteinnahme der Aminosäure Lysin.

Aciclovirsalbe kann die Beschwerden lindern und die Heilung beschleunigen. Zinkpaste kann verhindern, daß die Lippen aufplatzen, und dämmt die Gefahr ein, daß sich die Viren auf benachbarte Bereiche ausbreiten. Ist die Herpesinfektion besonders schwer und bei Immunschwäche, kann Aciclovir zum Einnehmen verordnet werden. Kortison wird nicht angewendet, da es die Virenausbreitung fördern kann.

Andere Entzündungen und Wucherungen im Mundbereich

Wenn eine Entzündung im Mundbereich länger als zwei Wochen anhält, sollte man einen Zahnarzt oder einen Arzt aufsuchen, vor allem wenn *keine* Schmerzen auftreten. Schmerzhafte Wunden an den Wangen oder den Innenseiten der Lippen haben gewöhnlich weniger schwerwiegende Ursachen; es kann sich um Mundschleimhautentzündungen oder Wunden von versehentlichen Bissen in Lippe oder Wange handeln.

Wunde Stellen im Mund sind oft weiß, manchmal mit rotem Rand. Wunde Stellen im Mund können auf die Behçet-Krankheit hinweisen, die mit Entzündungen der Augen und Genitalien einhergeht.

Eine weiße, schmerzlose Wunde (Schanker) im Mund oder auf den Lippen, die eine bis 13 Wochen nach Oralverkehr auftritt, kann das Primärstadium von Syphilis sein. Gewöhnlich verschwindet die Entzündung nach einigen Wochen wieder. Ein bis vier Monate später kann sich auf den Lippen oder häufiger im Inneren des Mundes ein weißer Fleck (muköse Plaque) bilden – ein weiteres Zeichen für eine unbehandelte Syphilis. Sowohl der Schanker als auch die muköse Plaque sind so ansteckend, daß die Krankheit in diesem Stadium sogar durch Küssen übertragen werden kann.

Am Mundboden bilden sich besonders häufig Krebstumore, vor allem bei Menschen im mittleren oder höheren Lebensalter, die Alkohol trinken und rauchen. Auch verschiedene Zysten können am Mundboden auftreten. Sie werden oft entfernt, da sie die Betroffenen stören.

Große flüssigkeitsgefüllte Blasen können überall im Mund entstehen. Gewöhnlich stammen sie von Verletzungen, sie können aber auch mit einer Krankheit wie Pemphigus zusammenhängen. Bestimmte Viruserkrankungen, z. B. Masern, können ebenfalls vorübergehende Veränderungen im Mundbereich hervorrufen, vor allem bei Kindern.

Infektionen, die sich von kariösen Zähnen in der unteren Zahnreihe auf den Mundboden ausgebreitet haben, können ernste Folgen haben. Eine besonders schwere Infektion, die Ludwig-Angina, verursacht starke Schwellungen im Mundboden, die sogar die Zunge nach oben drücken und die Atemwege behindern können. In diesem Fall sind Notfallmaßnahmen erforderlich, um die Atmung aufrechtzuerhalten.

Wenn sich jemand häufig in die Innenseite der Wangen beißt oder das Mundinnere auf andere Weise wiederholt schädigt, kann sich ein Schleimhautgeschwür (Reizfibrom) bilden. Diese kleine, feste, schmerzlose Beule läßt sich chirurgisch entfernen.

Warzen können sich im Mund bilden, wenn jemand an einer Warze am Finger lutscht. Eine andere Art von Warzen, sogenannte Feigwarzen (Condylomata acuminata) werden durch Oralverkehr übertragen. Der Arzt kann Warzen mit verschiedenen Methoden behandeln.

Gaumen

Die nekrotisierende Speicheldrüsenmetaplasie ist ein plötzlicher Bruch in der Gaumenwand, der innerhalb von ein bis zwei Tagen zu einer klaffenden Wunde wird. Der Schaden nimmt zwar oft beängstigende Ausmaße an, verursacht aber keine Schmerzen. Oft tritt die nekrotisierende Speicheldrüsenmetaplasie nach einer Verletzung in dem betroffenen Gebiet auf (z. B. nach einer Zahnbehandlung) und gibt sich innerhalb von zwei Monaten.

Ein langsam wachsender Knochenvorsprung (Torus) kann in der Mitte des Gaumens entstehen. Diese harte Wucherung ist harmlos und weit verbreitet. Sie macht sich in der Pubertät bemerkbar und bleibt das ganze Leben über bestehen. Selbst große Wucherungen brauchen nicht behandelt zu werden, außer wenn die darüberliegende Schleimhaut beim Essen beschädigt wird oder der Betroffene ein Gebiß benötigt, das den Gaumen bedeckt.

Gaumentumore, gleich, ob gut- oder bösartig, treten meist im Alter zwischen 40 und 60 Jahren auf. Im Frühstadium verursachen sie kaum Symptome, nur manchmal bemerken die Betroffenen, daß der Gaumen geschwollen ist oder das Gebiß lockerer sitzt. Schmerzen treten erst viel später auf.

Im Spätstadium der Syphilis kann ein Loch (Gumma) im Gaumen entstehen.

Farbveränderungen

Wenn jemand an Blutarmut leidet, ist die Mundschleimhaut möglicherweise blaß statt von gesunder rötlicher Farbe. Wird die Blutarmut behandelt, normalisiert sich die Farbe wieder.

Bei plötzlichen Verfärbungen im Mundbereich sollte ein Arzt zu Rate gezogen werden, da dieses auf eine Nebennierenkrankheit oder auf Krebs (Melanom) hinweisen kann. Weiße Flecken können überall im Mund auftreten, oft handelt es sich einfach um Nahrungsreste, die sich wegwischen lassen. Ist die Stelle jedoch wund, schmerzt und blutet beim Reiben, ist möglicherweise eine Hefepilzinfektion (Soor) die Ursache.

Weiße Stellen im Mund können auch verdickte Keratinschichten sein, die als Leukoplakie bezeichnet werden. Keratin ist ein robustes Eiweiß, das die äußerste Hautschicht schützt (Hornschicht), in geringer Menge aber auch in der Mundschleimhaut vorkommt. Manchmal häuft sich Keratin im Mund an, vor allem bei Rauchern und Menschen, die Schnupf- oder Kautabak benutzen.

Rötungen im Mund (Erythroplakie) können dadurch hervorgerufen werden, daß die Mundschleimhaut dünner wird und Blutgefäße mehr als sonst durchschimmern. Weiße oder rote Stellen können gutartig, bösartig oder Krebsvorzeichen sein. Daher sollten solche Flecken umgehend von einem Zahnarzt oder Arzt untersucht werden.

Ein feinmaschiges Netzwerk weißer Linien in der Wangenschleimhaut oder an den Zungenrändern (Lichen ruber planus) geht oft mit einem juckenden Hautausschlag einher. Lichen ruber planus kann schmerzhafte Entzündungen verursachen, in der Regel treten jedoch keine Beschwerden auf.

Flecken, die an winzige weiße Sandkörner erinnern und von einem roten Ring umgeben sind (Koplik-Flecken) und in der Wangenschleimhaut gegenüber den Backenzähnen auftauchen, können das erste Zeichen für Masern sein.

Gaumen

Farbveränderungen am Gaumen können durch Reizungen oder Infektionen entstehen. Wenn jemand seit langer Zeit Pfeife raucht, ist der Gaumen weiß mit vielen roten Punkten, kieselig und hart (Rauchergaumen). Wenn länger als zwei Wochen andere Wunden auftreten, sollte man einen Arzt oder Zahnarzt aufsuchen.

Wenn jemand heftigen Oralverkehr mit einem männlichen Partner hatte, können sich kleine, stecknadelähnliche rote Punkte im Gaumen bilden, die von geplatzten Blutgefäßen (Petechien) herrühren. Die Punkte verschwinden nach wenigen Tagen wieder. Solche Stellen können auch ein Zeichen für eine Blutkrankheit oder Pfeiffersches Drüsenfieber sein. Rote, überwuchernde Gebiete im Gaumen entstehen oft durch schlecht sitzende Gebißprothesen oder durch zu langes Tragen von Prothesen. Allgemein gilt, daß jeder Zahnersatz oder alle kieferorthopädischen Geräte, ausgenommen festsitzender Zahnersatz und Zahnspangen, vor dem Zubettgehen entfernt, gereinigt und in einem Glas Wasser aufbewahrt werden sollten. Bei Aidskranken können violette Flecken auf dem Gaumen auftauchen, die durch das Kaposi-Sarkom verursacht werden. Um Beschwerden zu lindern und für ein besseres Aussehen des Gaumens zu sorgen, kann der Arzt diese Flecken behandeln.

Mundgeruch

Mundgeruch (Halitose oder Foetor ex ore) kann tatsächlich vorhanden oder eingebildet sein. Wirklicher Mundgeruch entsteht meist durch eine Kombination von Speiseresten in den Zahnzwischenräumen und schlechter Mundhygiene, was zu Zahnfleischerkrankungen und Infektionen führt. Die sorgfältige und richtige Mundpflege mit Zahnbürste und Zahnseide kann dieses Problem beheben bzw. verhüten.

Gerüche von Nahrungsmitteln, die flüchtige Öle enthalten, z.B. Zwiebeln oder Knoblauch, gelangen über das Blut in die Lunge und werden ausgeatmet. Diese Gerüche lassen sich auch mit richtiger Mundhygiene nicht beseitigen.

Auch einige Erkrankungen verursachen Mundgeruch. Leberversagen verleiht dem Atem einen fauligen Geruch, bei Nierenversagen riecht der Atem nach Urin und bei schlecht einstellbarem Diabetes nach Nagellackentferner (Azeton). Eiter in der Lunge (Lungenabszeß) verursacht einen äußerst unangenehmen Mundgeruch.

Speicheldrüsenprobleme

Das größte Speicheldrüsenpaar liegt direkt hinter dem Kiefergelenk vor den Ohren. Zwei kleinere Speicheldrüsenpaare liegen unterhalb des Mundbodens. Winzige weitere Speicheldrüsen sind im ganzen Mundraum verteilt.

Bei einem zu geringen Speichelfluß fühlt sich der Mund trocken an. Da Speichel einen gewissen natürlichen Schutz vor Zahnschäden darstellt, entstehen bei wenig Speichel mehr Zahnlöcher. Mundtrockenheit tritt auf, wenn man zu wenig trinkt, durch den Mund atmet, bestimmte Medikamente einnimmt oder an Krankheiten leidet, die sich auf die Speicheldrüsen auswirken, wie z.B. das Sjögren-Syndrom. Mit zunehmendem Alter wird der Mund ebenfalls trockener. Speichelgänge, durch die der Speichel in den Mund fließt, können durch einen sogenannten Speichelstein, eine Ansammlung von Kalzium, verstopft sein. Dadurch wird der Speichel zurückgehalten, und die Drüse schwillt an. Außerdem können Bakterien die Drüse infizieren. Wenn die Schwellung kurz vor den Mahlzeiten zunimmt oder immer dann, wenn der Betroffene etwas Saures ißt, handelt es sich sicherlich um einen verstopften Drüsengang. Der Grund liegt darin, daß die Speichelproduktion angeregt wird, wenn man einen sauren Geschmack erwartet; der Speichel kann aber nicht abfließen, wenn der Gang versperrt ist. Manchmal kann der Zahnarzt den Stein herausdrücken, indem er den Gang von beiden Seiten zusammendrückt. Falls das nicht funktioniert, kann der Arzt mit einem drahtähnlichen Instrument versuchen, den Stein herauszuziehen. Wenn es gar nicht anders geht, muß der Stein chirurgisch entfernt werden.

Eine Verletzung an der Unterlippe – beispielsweise durch versehentliches Beißen – beschädigt unter Umständen eine winzige Speicheldrüse, so daß der Speichelfluß behindert ist. Infolgedessen kann die Drüse anschwellen und eine kleine weiche Beule (Mukozele) entstehen. In der Regel verschwindet die Schwellung innerhalb weniger Wochen von selbst, sie kann aber auch durch einen kleinen Eingriff behoben werden, falls sie störend ist oder immer wiederkehrt.

Position der großen Speicheldrüsen

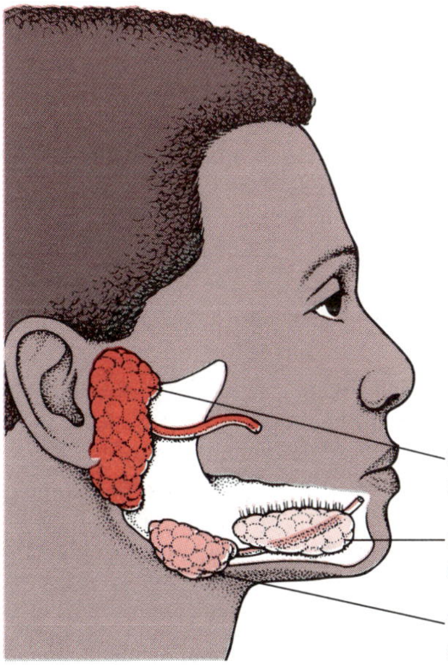

Mumps, einige bakterielle Entzündungen und andere Krankheiten können die großen Speicheldrüsen anschwellen lassen. Auch gutartige und bösartige Tumore in den Speicheldrüsen können Schwellungen verursachen, die meist fester sind als bei Infektionen. Wenn es sich um einen Krebstumor handelt, kann sich die Drüse steinhart anfühlen.

Entzündungen und Infektionen der Speicheldrüse werden weitaus häufiger von Speichelsteinen ausgelöst als von Tumoren. Trotzdem sollte jede Speicheldrüsenschwellung vom Arzt untersucht werden. Um die Ursache herauszufinden, entnimmt der Zahnarzt oder Arzt möglicherweise eine Gewebeprobe aus der Speicheldrüse (Biopsie).

Veränderungen an den Lippen

Die Lippen können sich in Größe, Farbe und Oberflächenbeschaffenheit verändern. Einige dieser Veränderungen sind harmlos – beispielsweise sind die Lippen bei älteren Menschen oft dünner als früher. Manche Veränderungen sind jedoch ein Zeichen für gesundheitliche Störungen.

Lippengröße

Aufgrund einer allergischen Reaktion können die Lippen anschwellen. Ursache ist möglicherweise eine Empfindlichkeit gegenüber bestimmten Nahrungsmitteln, Medikamenten, Kosmetika oder Reizstoffen in der Luft. Bei gut der Hälfte bleibt die Ursache jedoch rätselhaft.

Einige andere Störungen können die Lippen ebenfalls anschwellen lassen. Eine angeborene Krankheit, das Angioödem oder Quincke-Ödem, verursacht immer wieder Schwellungen. Nicht erbliche Krankheiten – z. B. Erythema multiforme, Sonnenbrand oder Verletzungen – können die Lippen ebenfalls anschwellen lassen. In bestimmten Fällen können besonders stark vergrößerte Lippen mit Steroidinjektionen verkleinert werden. In anderen Fällen wird überschüssiges Lippengewebe möglicherweise chirurgisch entfernt, um das äußere Erscheinungsbild zu verbessern.

Mit dem Alter werden die Lippen unter Umständen schmaler. Sie können kosmetisch vergrößert werden, indem man Kollagen oder Fett aus anderen Körperteilen einspritzt. Operationen an den Lippen bergen jedoch die Gefahr, die glatten Außenränder der Lippen zu beeinträchtigen.

Farbe und Oberfläche der Lippen

Sonneneinstrahlung oder kaltes, trockenes Wetter können dazu führen, daß sich die Lippenhaut abschält. Das gleiche gilt bei einer allergischen Reaktion auf Lippenstift, Zahnpasta, Nahrungsmittel oder Getränke. Beseitigt man die Ursache des Problems, sehen die Lippen bald wieder normal aus. Gelegentlich verschreibt der Arzt eine Kortisonsalbe, damit die Lippen nicht mehr abpellen.

Vor allem Sonnenbrand macht die Lippen hart und spröde. Rote Sprenkel oder ein weißlicher Film zeigen Schäden an, die die Gefahr einer Krebsentstehung vergrößern. Derartige schwere Sonnenbrandschäden lassen sich verhindern, indem man Lippenbalsam mit hohem Sonnenschutzfaktor aufträgt oder das Gesicht mit einem breitkrempigen Hut vor der Sonnenstrahlung schützt.

Sommersprossen und unregelmäßige braune Flecken (Melaninflecken) finden sich häufig und möglicherweise jahrelang in der Nähe der Lippen. Diese Flecken sind kein Anlaß zur Sorge, kleine, verstreute braunschwarze Punkte können allerdings ein Hinweis auf eine erbliche Darmkrankheit sein, bei der sich in Magen und Darm Polypen bilden (Peutz-Jeghers-Syndrom). Das Kawasaki-Syndrom kann zu trockenen und aufgesprungenen Lippen sowie geröteter Mundschleimhaut führen.

Bei einer Entzündung der Lippen (Cheilitis) können die Mundwinkel schmerzen, gereizt, eingerissen und schuppig sein. Wenn sich Hautpilze ansiedeln (Soor), bleiben die Mundwinkel entzündet. Ein ernährungsbedingter Mangel an Riboflavin, einem B-Vitamin, kann zu Cheilitis führen; dieser Vitaminmangel ist jedoch in der westlichen Welt selten.

In den Mundwinkeln können sich senkrechte Hautfalten und Hautreizungen bilden, wenn ein künstliches Gebiß die sogenannte physiologische »Bißhöhe« unterschreitet. Die Behandlung besteht darin, die Prothesen richtig anzupassen bzw. auszuwechseln.

Eine Erhebung oder eine Entzündung mit harten Rändern an den Lippen ist möglicherweise ein Hautkrebs.

Veränderungen der Zunge

Beschwerden in der Zunge werden am häufigsten durch Verletzungen verursacht. Die Zunge enthält viele Nervenendigungen für Schmerzen und Berührungen und ist wesentlich schmerzempfindlicher als die meisten übrigen Körperteile. Nicht selten beißt man sich versehentlich auf die Zunge, die aber schnell heilt. Eine scharfkantige Füllung oder ein abgebrochener Zahn können das zarte Zungengewebe erheblich beschädigen.

Ein Belag auf den normalen Erhebungen auf der Zunge sieht wie ein Flaum aus. Dieser Flaum kann sich verfärben, wenn jemand raucht oder Tabak kaut, bestimmte Nahrungsmittel ißt oder farbige Bakterien auf der Zunge wachsen. Auch bei Fieber, Antibiotikabehandlung oder zu häufigem Gebrauch von peroxidhaltigen Mundspülungen kann die Zunge flaumig aussehen. Wenn jemand Wismutpräparate gegen Magenbeschwerden einnimmt, färbt sich die Zungenoberseite möglicherweise schwarz. Solche Verfärbungen lassen sich mit einer Zahnbürste beseitigen. Netzartige weiße Linien oder quarkähnliches Material an den Zungenrändern, das sich wegwischen läßt und eine blutige Fläche hinterläßt, ist ein Zeichen für Soor.

Eine gerötete Zunge deutet auf perniziöse Anämie oder einen Vitaminmangel hin. Eine Eisenmangelanämie kann dazu führen, daß die Zunge blaß und glatt aussieht (weil die normalen Erhebungen verschwinden). Das erste Zeichen für Scharlach ist oft eine erst erdbeer- und dann himbeerfarbene Verfärbung der Zunge. Weißliche Flecken, wie sie ähnlich manchmal auch in der Wangenschleimhaut zu finden sind, können bei Fieber, Flüssigkeitsmangel, dem zweiten Stadium der Syphilis, Soor, Lichen ruber planus, Leukoplakie oder Mundatmung auftreten. Eine glatte rote Zunge und ein schmerzender Mund können auf Pellagra, einen ernährungsbedingten Mangel an Niacin, hinweisen. Von einer Landkartenzunge spricht man, wenn einige Bereiche der Zunge weiß, andere rot und glatt sind. Die verfärbten Bereiche verlagern sich offenbar im Laufe der Zeit. Die Störung verursacht keine Schmerzen und muß nicht behandelt werden.

Kleine Unebenheiten auf beiden Seiten der Zunge sind gewöhnlich harmlos, wenn jedoch nur eine Seite betroffen ist, kann es sich um Krebs handeln. Unerklärliche rote oder weiße Bereiche, Entzündungen oder Knoten in der Zunge – vor allem schmerzlose – können auf Krebs hindeuten und sollten vom Arzt untersucht werden. Die meisten bösartigen Tumore im Mund finden sich an den Zungenrändern und am Mundboden. Auf der Zungenoberseite wachsen so gut wie nie Krebsgeschwüre.

Wunde Stellen auf der Zunge können durch Herpes simplex-Viren, Tuberkulose, Bakterieninfektionen oder Syphilis im Frühstadium ausgelöst werden. Auch Allergien oder Immunkrankheiten kommen als Ursache in Frage.

Glossitis ist eine Entzündung der Zunge, die mit Rötung, Schmerzen und Schwellungen einhergeht. Glossodynie bedeutet ein schmerzhaftes Zungenbrennen. Gewöhnlich ist das Aussehen der Zunge nicht charakteristisch verändert und die Ursache unklar. Zungenbrennen kann jedoch auftreten, wenn die Zunge auf die Zähne drückt, oder es kann eine allergische Reaktion oder eine Antwort auf Reizstoffe wie Alkohol, Gewürze und Tabak sein. Unter Umständen reicht es, die Marke von Zahnpasta, Mundwasser oder Kaugummi zu wechseln. Manchmal ist das Zungenbrennen ein Zeichen für emotionale Belastungen oder psychische Krankheiten. Ein gering dosiertes angstlösendes Mittel kann dann helfen. Unabhängig von der Ursache gibt sich das Zungenbrennen oft im Laufe der Zeit.

KAPITEL 94

Zahnerkrankungen

Um die Zähne gesund zu erhalten, müssen die Beläge (Plaques) täglich mit Zahnbürste und Zahnseide von den Zähnen entfernt werden. Um Zahnschäden vorzubeugen, sollte man außerdem den Verzehr von Zucker einschränken. Eine Unterversorgung mit Fluorid erhöht die Gefahr von Zahnschäden.

Den Tabak- und Alkoholkonsum einzuschränken, trägt ebenfalls zur Zahngesundheit bei. Tabak verschlimmert Zahnfleischerkrankungen – egal, ob man ihn raucht oder kaut. Tabak, Alkohol und vor allem die Kombination beider Stoffe können Mundkrebs verursachen.

Karies

Karies bedeutet die Zerstörung von Zähnen infolge eines Vorgangs, bei dem sich allmählich die harte Zahnoberfläche (Zahnschmelz) auflöst, bis auch das Innere des Zahns angegriffen wird.

Karies ist zusammen mit der gewöhnlichen Erkältung und den Zahnfleischerkrankungen die häufigste Gesundheitsstörung bei Menschen. Wenn Kárieslöcher nicht sachgerecht durch einen Zahnarzt behandelt werden, vergrößern sie sich immer mehr. Letztlich kann unbehandelte Karies zum Verlust der Zähne führen.

Ursache

Karies entsteht, wenn der Zahn dafür anfällig ist, es säureproduzierende Bakterien gibt und geeignete Nährstoffe für die Bakterien vorhanden sind. Ein Zahn ist dann kariesanfällig, wenn sein Baumaterial relativ wenig Fluor enthält oder wenn er ausgeprägte Vertiefungen, Rillen oder Ritzen hat, in denen sich bakterieller Zahnbelag (Plaque) ansammeln kann. Im Mund sind zwar viele Bakterien vorhanden, aber nur ganz bestimmte Arten schädigen die Zähne. Am häufigsten verursacht *Streptococcus mutans* Karies.

Je nach ihrer Position am Zahn entwickeln sich Kariesschäden unterschiedlich. **Karies an glatten Flächen** wächst am langsamsten und läßt sich am besten verhindern bzw. behandeln. Der Zahnschaden zeigt sich dabei zunächst als weißer Fleck, in welchem Bakterien das Kalzium des Zahnschmelz auflösen. Karies an den glatten Flächen zwischen den Zähnen entwickelt sich meist zwischen dem 20. und 30. Lebensjahr.

Fissurenkaries beginnt meist schon bei Jugendlichen in den bleibenden Zähnen und betrifft die engen Ritzen in den Kauflächen und an der Wangenseite der Backenzähne. Fissurenkaries schreitet rasch voran. Oft lassen sich diese kariesanfälligen Bereiche nur schlecht reinigen, da die Rillen schmaler sind als die Borsten einer Zahnbürste.

Zahnhalskaries bildet sich bei Zahnfleischschwund, der gewöhnlich in der zweiten Lebenshälfte auftritt ▲, in

▲ Siehe Seite 463

Wie Karies entsteht

Die Abbildung links zeigt einen gesunden, kariesfreien Zahn, rechts ist ein Zahn mit drei verschiedenen Kariesschäden abgebildet.

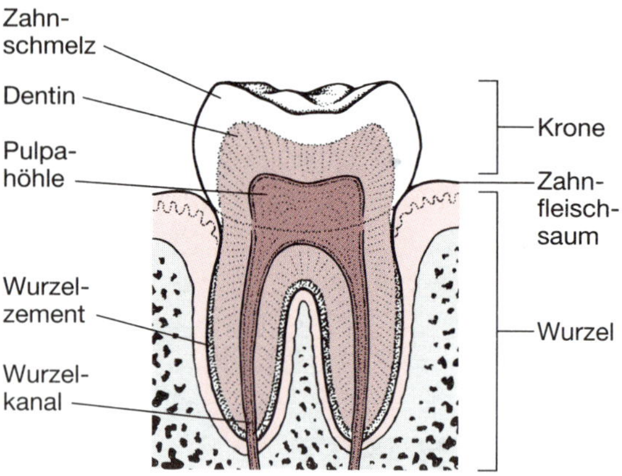

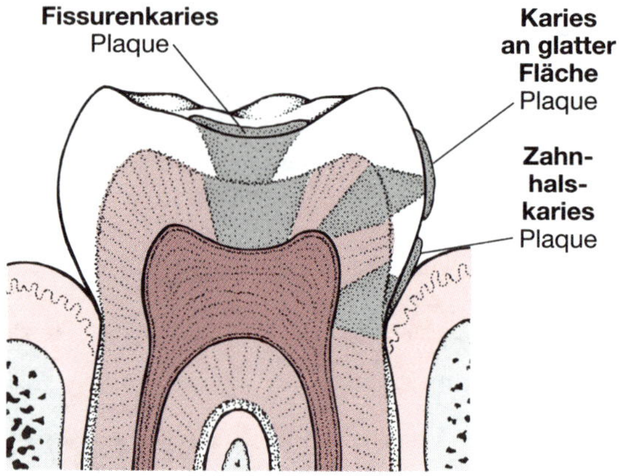

dem dann freiliegenden knochenähnlichen Gewebe, das die Zahnwurzel umgibt (Wurzelzement). Diese Art Karies entsteht oft durch Schwierigkeiten, die Zahnhälse (Bereiche zwischen Zahn und Zahnfleisch) zu reinigen, und durch eine zuckerreiche Ernährung. Zahnhalskaries läßt sich von allen Kariesformen am schwierigsten verhindern.

Karies im Zahnschmelz, der harten Außenschicht der Zähne, vergrößert sich nur langsam. Wenn die darunterliegende Zahnschicht – das etwas weichere, weniger widerstandsfähige Dentin – erreicht ist, wird der Schaden rasch größer und betrifft dann auch die Pulpa, den innersten Teil des Zahns, in welchem sich Nerven und Blutgefäße befinden. Zwar kann es zwei bis drei Jahre dauern, bis die Karies den Zahnschmelz durchdrungen hat, vom Dentin bis zur Pulpa – eine viel größere Strecke – braucht sie jedoch nur ein Jahr. Daher kann Zahnhalskaries, die im Dentin beginnt, innerhalb kurzer Zeit ein großes Loch im Zahn verursachen.

Symptome

Zahnschmerzen sind nicht unbedingt auf Karies zurückzuführen. Auch freiliegende, aber unbeschädigte Zahnhälse, ausgesprochen kräftiges Kauen oder Sprünge in den Zähnen können Zahnschmerzen verursachen. Wenn die Nebenhöhlen verstopft sind, können die oberen Zähne empfindlich sein.

Löcher im Zahnschmelz verursachen meist keine Schmerzen; erst wenn die Karies das Dentin erreicht hat, setzen Schmerzen ein. Manchmal treten die Zahnschmerzen nur auf, wenn man etwas Kaltes trinkt oder Süßes ißt. Dies deutet darauf hin, daß die Pulpa noch intakt ist. Wenn die Karies in diesem Stadium behandelt wird, kann der Zahnarzt den Zahn in aller Regel retten; höchstwahrscheinlich sind Schmerzen und Probleme beim Kauen von da an behoben.

Wenn die Karieslöcher jedoch fast bis zur Pulpa reichen oder diese schon angegriffen ist, sind irreversible Schäden die Folge. Die Schmerzen klingen noch nach, wenn der Reiz (z. B. kaltes Wasser) weg ist, oder der Zahn tut sogar ohne äußeren Reiz weh.

Wenn die Bakterien in die Pulpa eindringen und diese abstirbt, können die Schmerzen vorübergehend verschwinden. Kurze Zeit später (Stunden oder Tage) reagiert der Zahn dann empfindlich, wenn der Betroffene kaut oder wenn er mit der Zunge oder einem Finger auf den Zahn drückt, da sich die Entzündung und die Infektion auf das Gewebe unter der Zahnwurzel ausgebreitet haben und sich ein Abszeß (Eiteransammlung) gebildet hat. Der Eiter drückt den Zahn leicht aus seinem Bett. Beim Beißen und Kauen wird der Zahn wieder zurückgedrückt, was starke Schmerzen verursacht. Es kann sich immer mehr Eiter ansammeln, so daß das Zahnfleisch in der Umgebung anschwillt. Wenn sich der Eiter weiter im Kiefer verteilt, kann sich das Gewebe entzünden und der Eiter in den Mund oder sogar durch die Haut abfließen.

Diagnose und Vorbeugung

Wenn Karies behandelt wird, bevor Schmerzen auftreten, ist es weniger wahrscheinlich, daß die Pulpa beschädigt worden ist, und es kann ein größerer Teil des Zahns erhalten werden. Um Zahnschäden frühzeitig zu entdecken, fragt der Zahnarzt nach Schmerzen, begutachtet die Zähne, untersucht sie mit speziellen Instrumenten auf empfindliche oder weiche Stellen und macht möglicherweise Röntgenaufnahmen. Alle sechs Monate sollte der Zahnarzt die Zähne kontrollieren, aber natürlich wird dabei nicht jedesmal geröntgt.

Fünf Faktoren helfen mit, Karies vorzubeugen: gute Mundhygiene, richtige Ernährung, Fluoridversorgung, Kauflächenversiegelung und desinfizierende Mundspülungen.

Mundhygiene

Optimal wäre die Mundhygiene, wenn die Zähne nach jeder Mahlzeit geputzt würden. Da das aber nur wenigen gelingt, sollten die Zähne zumindest nach dem Frühstück und vor dem Zubettgehen geputzt und die Zahnzwischenräume täglich mit Zahnseide gereinigt werden. Dadurch werden bakterielle Zahnbeläge (Plaques) entfernt und Schäden an den glatten Zahnflächen wirkungsvoll verhindert. Das Putzen mit der Zahnbürste verhindert die Kariesbildung an den Zahnoberflächen, mit Zahnseide kommt man auch in die Zahnzwischenräume, die mit der Bürste nicht erreichbar sind. Mit einem Stimulator aus Gummi lassen sich Nahrungsreste vom Zahnfleischrand und den seitlichen Zahnflächen entfernen.

Richtiges Zähneputzen sollte etwa drei Minuten dauern. Bakterieller Zahnbelag ist anfangs recht weich, und wenn er mindestens einmal innerhalb von 24 Stunden mit einer weichen Zahnbürste und Zahnseide entfernt wird, entsteht wahrscheinlich keine Karies. Wenn die Beläge jedoch verkalken – ein Vorgang, der nach etwa 24 Stunden beginnt – lassen sie sich nicht mehr so leicht entfernen.

Ernährung

Alle Kohlenhydrate können Zahnschäden verursachen, am schlimmsten ist aber Zucker. Einfache Zucker wirken alle gleich auf die Zähne, egal, ob es sich um Haushaltszucker (Saccharose), Zucker in Honig (Fruchtzucker und Traubenzucker), Obst (Fruchtzucker) oder Milch (Milchzucker) handelt. Immer wenn Zucker und Plaque zusammenkommen, produzieren die *Streptococcus mutans*-Bakterien etwa 20 Minuten lang Säure. *Wieviel Zucker man zu sich nimmt, spielt keine Rolle; wichtig ist nur, wie lange die Zähne dem Zucker ausgesetzt sind.* Es ist also schädlicher, eine Stunde lang an einem zuckerhaltigen Getränk zu nippen, als innerhalb von fünf Minuten einen Schokoriegel aufzuessen, auch wenn dieser mehr Zucker enthält.

Zahnärztliche Fachausdrücke

Umgangssprache	Fachausdruck
Backenzähne	Molaren, Prämolaren
Biß	Okklusion
Dritte Zähne	Gebißprothese
Fehlbiß	Malokklusion
Goldplombe	Inlay
Hasenscharte	Lippenspalte
Lachgas	Stickoxid
Loch im Zahn	Karies
Oberkiefer	Maxilla
Plombe	Füllung
Unterkiefer	Mandibula
Zähne putzen	Mundhygiene, Kariesprophylaxe
Zahnfleisch	Gingiva
Zahnfleisch-schwund	Parodontose
Zahnspange, Zahnklammer	Kieferorthopädische Geräte

Wer zu Karies neigt, sollte weniger oft Süßigkeiten essen. Den Mund nach dem Verzehr von Süßigkeiten auszuspülen, bringt nicht so viel wie Zähneputzen. Light-Getränke, die mit Süßstoff gesüßt sind, bringen zwar nicht so viel Zucker in den Mund, doch die meisten Softdrinks enthalten Säure, die zu Zahnschäden beiträgt. Tee und Kaffee ohne Zucker zu trinken, schützt ebenfalls vor Karies, vor allem bei freiliegenden Zahnhälsen.

Fluoridversorgung

Fluorid macht die Zähne, vor allem den Zahnschmelz, widerstandsfähiger gegenüber der Säure, die zur Entstehung von Karies beiträgt. Eine ausreichende Fluoridversorgung ist besonders während des Zahnwachstums wirkungsvoll – etwa bis zum zwölften Lebensjahr. Eine Reihe von Eltern geben ihren Kindern auf Anraten des Kinderarztes in den ersten Lebensjahren Fluoridtabletten. In einigen Ländern wird dem Trinkwasser Fluorid zugesetzt. Wenn zu viel Fluorid eingenommen wird, können sich Flecken oder Verfärbungen in den Zähnen bilden. Der Zahnarzt kann bei Menschen jeden Alters, die zu Karies neigen, einen Fluo-

Wurzelbehandlung für einen schwer beschädigten Zahn

1. Der Zahn wird betäubt.

2. Um den Zahn wird eine Gummimanschette gelegt, die ihn von Bakterien im übrigen Mund abschirmt.

3. Bei Backenzähnen wird eine Öffnung in die Kaufläche, bei Schneidezähnen in die Zungenseite gebohrt.

4. Durch die Öffnung werden dünne Instrumente in die Pulpahöhle eingeführt und die restliche Pulpa komplett entfernt.

5. Die Wände der Pulpahöhle und der Wurzelkanäle werden geglättet und von der Öffnung bis zum Ende der Wurzel ein kegelfömiger Hohlraum freigelegt.

6. Der Hohlraum wird mit einer Füllung verschlossen.

ridlack auf die Zähne auftragen. Fluoridhaltige Zahnpasten und Mundspülungen sind ebenfalls nützlich.

Kauflächenversiegelung

Schwer zu reinigende Rillen in den Backenzähnen kann der Zahnarzt versiegeln. Nachdem er das Gebiet gründlich gereinigt hat, trägt er einen flüssigen Kunststoff auf die Zahnoberflächen auf. Die ausgehärtete Flüssigkeit bildet eine effektive Barriere; dann kann die Nahrung nicht mehr in die Rillen gelangen, und dort eventuell vorhandene Bakterien können keine Säure mehr produzieren. Die Versiegelung hält recht lange – in etwa 90 Prozent der Fälle ist sie nach einem Jahr noch intakt und in 60 Prozent noch nach zehn Jahren. Gelegentlich muß sie allerdings ausgebessert oder ersetzt werden.

Desinfizierende Mundspülungen

Manche Menschen haben besonders aggressive Kariesbakterien im Mund. Eltern können ihre Kinder mit diesen Bakterien anstecken, vermutlich durch einen Kuß. Die Bakterien vermehren sich im Mund des Kindes, bis die ersten Zähne durchbrechen, und können dann Karies verursachen. Wenn innerhalb einer Familie gehäuft Karies auftritt, ist dies also nicht unbedingt ein Zeichen für schlechte Mundhygiene und falsche Ernährung.

Menschen, die besonders anfällig für Karies sind, können eine desinfizierende Mundspülung benutzen. Der Zahnarzt beseitigt zunächst alle Zahnschäden und versiegelt dann alle Unebenheiten und Rillen. Dann muß der Patient mehrere Wochen lang ein Mundwasser, das Chlorhexidin enthält, benutzen, um die Bakterien in verbliebenen Plaques abzutöten. Die Anwendung beruht auf der Hoffnung, daß weniger gefährliche Bakterien die Kariesbakterien verdrängen. Um das Bakterienwachstum zu begrenzen, muß der Betroffene zu Hause täglich mit einer Fluoridlösung spülen und zuckerfreies, xylithaltiges Kaugummi kauen.

Behandlung

Wenn Karies gestoppt wird, bevor das Dentin in Mitleidenschaft gezogen ist, kann sich der Zahnschmelz selbst reparieren, und der weiße Fleck auf dem Zahn verschwindet wieder. Sobald auch das Dentin betroffen ist, muß die beschädigte Zahnsubstanz entfernt und durch eine Füllung (Plombe) ersetzt werden. Wenn Karies möglichst früh behandelt wird, bleibt der Zahn kräftig, und es ist unwahrscheinlich, daß die Pulpa beschädigt wird.

Füllungen

Füllungen bestehen aus verschiedenen Materialien und können in einen Zahn oder um ihn herum eingebracht werden. Für Füllungen in Backenzähnen wird am häufigsten Amalgam verwendet, da hier die Belastbarkeit wichtig ist und die silberne Farbe kaum auffällt. Amalgamfüllungen sind vergleichsweise preiswert und halten durchschnittlich 14 Jahre. Goldfüllungen (Inlays) sind teurer und erfordern mindestens zwei Zahnarztsitzungen; sie sind jedoch belastbarer und auch für sehr große Füllungen geeignet.

Für die Schneidezähne verwendet man lieber Kunststoff- oder Keramikfüllungen, da das silberne Amalgam hier sehr auffallen würde. Aber auch Backenzähne werden immer häufiger mit diesen Materialien gefüllt. Diese Füllungen haben zwar den Vorteil, daß sie farblich dem Zahnschmelz ähneln, sind aber teurer als Amalgam und halten oft nicht so lange, vor allem in den Backenzähnen, wo sie den Kaukräften standhalten müssen.

Glas-Ionomer, ein zahnfarbenes Füllungsmaterial, ist chemisch so zusammengesetzt, daß es dem Zahn Fluorid abgibt; dieses ist vor allem für Menschen nützlich, die anfällig für Karies sind, unter anderem am Zahnfleischrand. Mit diesem Material werden auch Schäden aufgrund einer falschen Putztechnik behoben.

Wurzelbehandlung und Zahnextraktion

Wenn die Karies so weit fortgeschritten ist, daß bleibende Schäden an der Pulpa entstanden sind, lassen sich die

Kronen, Brücken und Implantate

Beschädigter Zahn

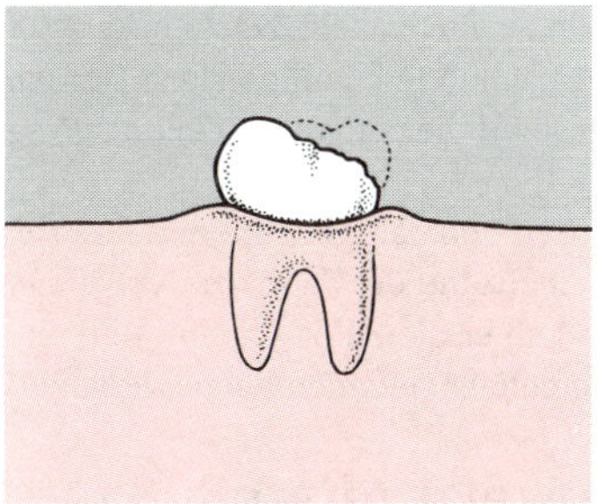

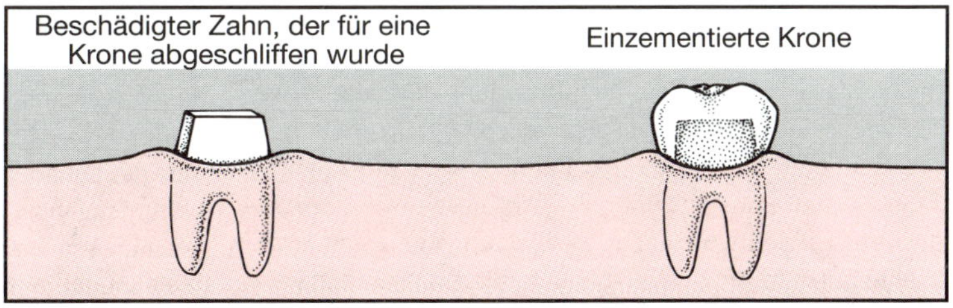

Um einen beschädigten Zahn zu reparieren, schleift der Zahnarzt den Zahn zunächst in eine bestimmte Form, damit er dann eine Krone auf den abgeschliffenen Zahn aufsetzen kann.

Fehlender Zahn

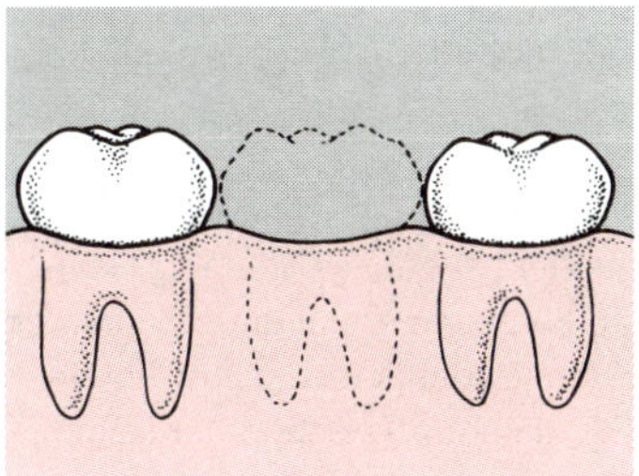

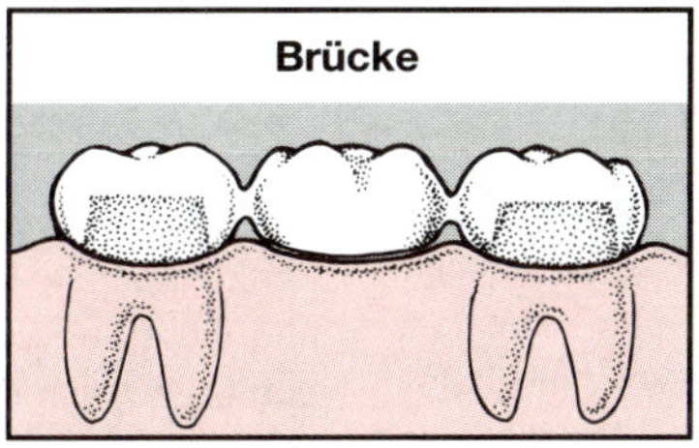

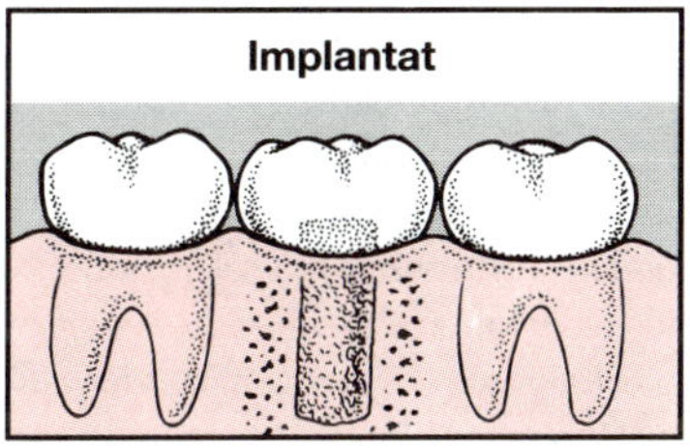

Der Zahnarzt kann einen fehlenden Zahn entweder mit einer Brücke oder einem Implantat ersetzen.

Schmerzen nur noch durch Ziehen des Zahnes (Zahnextraktion) oder eine Wurzelbehandlung (endodontische Behandlung) beheben, bei der die Pulpa entfernt wird. Backenzähne werden nach einer Wurzelbehandlung am besten durch einen Kronenersatz geschützt, welcher die gesamte ursprüngliche Zahnkrone ersetzt. Bei Schneidezähnen hängt die weitere Versorgung davon ab, wieviel von der Zahnstruktur erhalten geblieben ist.

Selten kommt es ein oder zwei Wochen nach der Wurzelbehandlung zu Fieber, Kopfschmerzen und Schwellungen in Kiefer, Mundboden oder Rachen. Bei derartigen Komplikationen sollte man umgehend einen Arzt oder Zahnarzt aufsuchen.

Die Lücke, die ein gezogener Zahn hinterläßt, sollte sobald wie möglich geschlossen werden. Andernfalls schieben die benachbarten Zähne in die Lücke hinein, was den Biß beeinträchtigt. Als Zahnersatz kommt eine Brücke in Frage – eine festsitzende Teilprothese, die die Lücke überbrückt und zu beiden Seiten auf den benachbarten Zähnen durch Kronen verankert ist – oder eine herausnehmbare Prothese. Fehlende Zähne können auch durch Zahnimplantate, die mit einem Titanstift im Kiefer verankert sind, ersetzt werden.

Eine Krone überdeckt einen einzelnen Zahn. Damit sie die richtige Form hat, sind in der Regel zwei Zahnarztsitzungen erforderlich, manchmal auch mehr. In der ersten Sitzung bereitet der Zahnarzt den Zahn vor, indem er ihn abschleift, einen Abdruck anfertigt und eine provisorische Krone aufsetzt. Die richtige Krone wird dann anhand des Abdrucks in einem Zahntechniklabor maßgefertigt. Beim nächsten Zahnarztbesuch wird die provisorische Krone entfernt und die bleibende Krone auf dem abgeschliffenen Zahn befestigt.

Gewöhnlich bestehen Kronen aus Gold- oder anderen Metallegierungen. Die Krone kann mit Keramik verblendet werden, damit sie farblich den Zähnen gleicht. Kronen können auch gänzlich aus Keramik bestehen; weil diese jedoch härter ist und einen stärkeren Abrieb am Zahnschmelz des gegenüberliegenden Zahns verursacht, können Keramikkronen den anderen Zahn beschädigen. Kronen aus Keramik oder ähnlichen Materialien brechen etwas leichter als Metallkronen.

Entzündung der Zahnpulpa

Bei dieser schmerzhaften Erkrankung (Pulpitis) ist die Zahnpulpa, die innerste Zahnschicht (Zahnmark), entzündet, welche die Nerven und Blutgefäße enthält.

Ursachen

Die häufigste Ursache für eine Entzündung der Zahnpulpa ist Karies, die zweithäufigste eine Verletzung. Da die Pulpa von den starren Wänden des Zahns eingeschlossen ist, kann sie bei einer Entzündung nicht anschwellen. Aber der Druck innerhalb des Zahns steigt an. Wenn sich eine leichte Entzündung bessert, bleiben unter Umständen keine bleibenden Schäden am Zahn zurück. Bei einer schweren Entzündung stirbt die Pulpa jedoch ab. Durch den erhöhten Druck kann die Pulpa aus der Zahnwurzel gedrückt werden und dann den Kieferknochen und das umgebende Gewebe schädigen.

Symptome und Diagnose

Eine Entzündung der Zahnpulpa ist sehr schmerzhaft. Der Zahnarzt prüft, ob die Pulpa noch gesund genug ist, um sie zu erhalten. Dazu wird der Zahn beispielsweise einem Kältereiz ausgesetzt. Wenn die dadurch ausgelösten Schmerzen innerhalb weniger Sekunden, nachdem die Kälte zurückgezogen wurde, aufhören, ist die Pulpa noch gesund. Der Zahnarzt entfernt dann den kariösen Teil des Zahns und legt eine Füllung. Halten die Schmerzen aber an, nachdem der Kältereiz entfernt wurde, oder treten ohne Anlaß Schmerzen auf, ist die Pulpa zu sehr geschädigt, um sie zu erhalten.

Der Zahnarzt kann die Pulpa auch mit einem elektrischen Reiz testen. Wenn der Patient die geringe elektrische Entladung am Zahn spürt, lebt die Pulpa noch. Allerdings kann man so nicht feststellen, ob die Pulpa noch gesund ist. Reagiert der Zahn empfindlich auf leichtes Beklopfen, heißt dieses oft, daß sich die Entzündung bereits auf das umliegende Gewebe und den Knochen ausgebreitet hat. Röntgenaufnahmen können Kariesschäden nachweisen und zeigen, ob die Entzündung Knochengewebe an der Wurzel des Zahns zerstört hat.

Behandlung

Die Entzündung geht zurück, wenn die Ursache behandelt wird. Wird die Pulpitis frühzeitig entdeckt, kann eine provisorische Füllung mit einem entzündungshemmenden Mittel (z. B. Zinkoxid-Nelkenöl) die Schmerzen lindern. Die Einlage kann sechs bis acht Wochen belassen und dann durch eine bleibende Füllung ersetzt werden. Manchmal kann auch sofort die endgültige Füllung gelegt werden.

Ist der Schaden an der Pulpa ausgedehnt und läßt sich nicht rückgängig machen, kann der Zahnarzt die Schmerzen nur beseitigen, indem er die Pulpa entfernt und eine Wurzelbehandlung durchführt oder den Zahn zieht.

Periapikaler Abszeß

Ein periapikaler Abszeß ist eine Eiteransammlung um die Zahnwurzelspitze herum. Gewöhnlich ist er auf eine Infektion zurückzuführen, die sich von dem Zahn auf das umliegende Gewebe ausgebreitet hat.

Ursache

Der Körper bekämpft Infektionen mit Hilfe vieler weißer Blutkörperchen. Eiter besteht aus abgestorbenem Gewebe und diesen weißen Blutkörperchen. Bei einer Zahninfektion breitet sich der Eiter gewöhnlich zunächst unter der Schleimhaut aus, so daß das Zahnfleisch in der Nähe der Zahnwurzel anschwillt. Je nach Lage des Zahns breitet sich der Eiter dann unter der Haut, in den Bereich des Mundes und des Rachens oder den Schädel aus.

Behandlung

Der Zahnarzt behandelt einen Abszeß und die damit zusammenhängende Gewebeentzündung, indem er die Infektion bekämpft und den Eiter ablaufen läßt. Dazu ist entweder eine Wurzelbehandlung oder ein kieferchirurgischer Eingriff nötig. Zahnärzte verordnen oft Antibiotika gegen die Infektion, wichtiger aber ist es, die erkrankte Pulpa und den Eiter zu entfernen.

Erkrankungen des Zahnhalteapparats

Erkrankungen des Zahnhalteapparates (Parodontopathien) sind Entzündungen und Schäden an den Strukturen, die die Zähne umgeben und stützen; zu ihnen zählen in erster Linie Zahnfleisch, Knochen und die Außenschicht der Zahnwurzel.

Erkrankungen des Zahnhalteapparats werden hauptsächlich von Bakterien verursacht. Auch der Allgemeinzustand des Körpers kann den Zahnhalteapparat beeinflussen, z. B. bei Diabetes, schlechter Ernährung, Leukämie, Aids oder durch Rauchen.

Zahnfleischentzündung

Eine Entzündung des Zahnfleischs (Gingiva) bezeichnen Mediziner als Gingivitis.

Entzündetes Zahnfleisch ist rot und geschwollen und blutet leicht. Zahnfleischentzündungen sind weit verbreitet und können nach dem Zahndurchbruch in jedem Lebensalter auftreten.

Ursachen und Symptome

Eine Zahnfleischentzündung ist fast immer die Folge unzulänglicher Mundhygiene mit Zahnbürste und -seide, so daß am Zahnfleischsaum bakterielle Zahnbeläge zurückbleiben. Dieser weiche, klebrige Belag (Plaque), der vorwiegend aus Bakterien besteht, sammelt sich vor allem an defekten Füllungen und in der Nähe von schlecht gereinigten Teilprothesen, Brücken und kieferorthopädischen Geräten. Wenn Zahnbeläge länger als 72 Stunden auf den Zähnen liegen, werden sie zu hartem Zahnstein, der sich mit Zahnbürste und Zahnseide nicht mehr vollständig entfernen läßt. Bakterieller Zahnbelag ist zwar die Hauptursache für Zahnfleischentzündungen, aber weitere Faktoren können die Entzündung verschlimmern, insbesondere Schwangerschaft, Pubertät und die »Pille«.

Einige **Medikamente** können Zahnfleischwucherungen verursachen, so daß sich Zahnbeläge schwerer beseitigen lassen und häufiger Entzündungen auftreten. Phenytoin (bei Epilepsie), Ciclosporin (nach Organtransplantationen) und Kalziumantagonisten, wie Nifedipin (bei Bluthochdruck und Herzrhythmusstörungen), können derartige Wucherungen hervorrufen. Auch hormonhaltige Empfängnisverhütungsmittel können eine Zahnfleischentzündung verschlimmern.

Bei einer **einfachen Zahnfleischentzündung** ist das Zahnfleisch gerötet, geschwollen und wird beweglich, statt fest und eng an den Zähnen anzuliegen. Beim Essen und Zähneputzen blutet es oft. Bei sehr schweren Entzündungen finden sich morgens Blutspuren auf dem Kopfkissen, vor allem wenn der Betroffene im Schlaf durch den Mund atmet.

Selten ist ein **Vitamin-C-Mangel** (Skorbut) die Ursache von Zahnfleischentzündung und -blutungen. Bei Niacinmangel (Pellagra) ist das Zahnfleisch ebenfalls entzündet und blutet leicht, außerdem besteht eine Anfälligkeit für bestimmte Mundinfektionen.

Die **akute Herpesgingivostomatitis** ist eine schmerzhafte Virusinfektion des Zahnfleischs und anderer Mundbereiche.▲ Durch die Infektion ist das Zahnfleisch leuchtend rot, es treten zahlreiche kleine, weiße oder gelbe Wunden im Inneren des Mundes auf.

Von einer **Schwangerschaftsgingivitis** spricht man, wenn sich eine leichte Zahnfleischentzündung in der Schwangerschaft verschlimmert. Ursache sind vorwiegend Veränderungen im Hormonhaushalt. Manchmal trägt die schwangere Frau auch selbst zu dem Problem bei, wenn sie aufgrund morgendlicher Übelkeit die Zahnpflege vernachlässigt. In der Schwangerschaft kann eine leichte Reizung, oft durch Zahnstein, eine knotige Zahnfleischwucherung hervorrufen, die Schwangerschaftsgeschwür genannt wird. Das aufgedunsene Gewebe blutet bei Verletzungen leicht und kann beim Essen hinderlich sein.

Über die **schuppige Zahnfleischentzündung**, eine schmerzhafte Entzündung, die vor allem Frauen nach den Wechseljahren betrifft, ist nur wenig bekannt. Bei dieser Erkrankung lösen sich die Außenschichten des Zahnfleischs von dem darunterliegenden Gewebe, so daß Nervenenden freiliegen. Das Zahnfleisch wird so locker, daß die äußeren Schichten mit einem Wattebausch weggewischt oder mit der Luftspritze des Zahnarztes weggeblasen werden können.

Zahnfleischentzündung bei Leukämie ist etwa bei einem Viertel der betroffenen Kinder das erste Krankheitszeichen. In das Zahnfleisch einwandernde Leukämiezellen verursachen eine Entzündung, die durch die Ab-

▲ Siehe Seite 452

wehrschwäche verschlimmert wird. Das Zahnfleisch ist gerötet und blutet leicht. Oft hält die Blutung mehrere Minuten an, da bei Leukämie die Blutgerinnung gestört ist.

Bei der **perikoronaren Zahnfleischentzündung** schwillt das Zahnfleisch über einem noch nicht vollständig durchgebrochenen Zahn, meist einem Weisheitszahn, an. In dem Zahnfleischlappen über den noch im Zahnfleisch liegenden Zahnteilen können sich Flüssigkeiten, Nahrungsstücke und Bakterien ansammeln. Wenn der obere Weisheitszahn vor dem unteren durchbricht, reizt er beim Kauen diesen Zahnfleischlappen möglicherweise zusätzlich. Wenn eine Infektion auftritt, kann sich diese auf Rachen oder Wangen ausbreiten.

Vorbeugung und Behandlung

Einer einfachen Zahnfleischentzündung kann man mit guter Mundhygiene vorbeugen, also durch täglichen Gebrauch von Zahnbürste und Zahnseide. Wer zu Zahnstein neigt, kann eine Anti-Plaque-Zahnpasta verwenden, die Pyrophosphat enthält. Hat sich bereits Zahnstein gebildet, kann diesen nur der Zahnarzt entfernen. Bei schlechter Zahnpflege, gesundheitlichen Störungen, die mit Zahnfleischentzündung verbunden sind, oder einer vermehrten Bildung von Zahnbelägen ist die Reinigung durch den Zahnarzt unter Umständen in kürzeren Abständen erforderlich. Je nach dem, wie schnell sich Zahnstein bildet, sollte der Zahnarzt alle drei bis zwölf Monate aufgesucht werden. Da das Zahnfleisch sehr gut durchblutet ist, heilt es schnell wieder ab, wenn Zahnstein und Plaques entfernt worden sind und der Betroffene seine Zähne regelmäßig und sorgfältig mit Zahnbürste und -seide reinigt.

Erkrankungen, die Zahnfleischentzündung verursachen oder dazu beitragen, sollten behandelt werden. Wenn jemand ein Medikament einnehmen muß, das Zahnfleischwucherungen auslöst, muß das überschüssige Gewebe möglicherweise chirurgisch entfernt werden. Eine akribische Mundhygiene zu Hause und häufige zahnärztliche Kontrollen können das Zahnfleischwachstum jedoch verlangsamen und eine chirurgische Entfernung erübrigen.

Vitamin-C- und Niacinmangel lassen sich durch entsprechende Vitaminpräparate und eine vollwertige Ernährung beheben.

Eine akute Herpesgingivostomatitis wird gewöhnlich auch ohne Behandlung innerhalb von zwei Wochen besser. Intensive Zahnpflege hilft nicht, daher sollte man die Zähne behutsam putzen, solange die Infektion noch schmerzhaft ist. Möglicherweise empfiehlt der Zahnarzt eine schmerzlindernde Mundspülung, um Beschwerden beim Essen und Trinken zu mildern.

Wenn Schwangere die Mundhygiene vernachlässigen, weil sie unter Übelkeit leiden, kann ein Zahnarzt Wege aufzeigen, wie Zähne und Zahnfleisch gepflegt werden können, ohne daß Übelkeit auftritt. Ein störendes Schwangerschaftsgeschwür kann chirurgisch entfernt werden, allerdings kommen solche Geschwüre im Laufe der Schwangerschaft oft wieder.

Entwickelt sich in den Wechseljahren eine schuppige Zahnfleischentzündung, kann eine Östrogenbehandlung sinnvoll sein. Andernfalls kann der Zahnarzt Kortisontabletten oder -salben verordnen, die direkt auf das Zahnfleisch aufgetragen werden.

Um Blutungen zu vermeiden, sollte man bei leukämiebedingter Zahnfleischentzündung Zähne und Zahnfleisch sanft mit einem Mulltupfer oder einem Schwamm abwischen, anstatt Zahnbürste und Zahnseide zu verwenden. Der Zahnarzt kann eine Mundspülung mit Chlorhexidin verschreiben, um die Plaquebildung einzudämmen und Mundinfektionen vorzubeugen. Wenn man die Leukämie im Griff hat, heilt das Zahnfleisch bei guter Mundhygiene wieder ab.

Wenn der Weisheitszahn nur sehr schwer durchbricht, kann der Zahnarzt den Raum unter dem Zahnfleischlappen ausspülen, um Nahrungsreste und Bakterien zu entfernen. Wenn anhand des Röntgenbilds abzusehen ist, daß der Zahn im Unterkiefer vermutlich nicht ganz durchbricht, extrahiert der Zahnarzt den oberen Zahn möglicherweise und verordnet für einige Tage Antibiotika, bevor er auch den unteren Zahn zieht. Manchmal wird der untere Zahn auch sofort gezogen.

Akute nekrotisierende ulzeröse Gingivitis

Die akute nekrotisierende ulzeröse Gingivitis (ANUG) ist eine schmerzhafte, nicht ansteckende Zahnfleischinfektion, die mit Schmerzen, Fieber und Müdigkeit einhergeht.

Ungenügende Mundhygiene, körperliche oder psychische Belastungen, schlechte Ernährung und Schlafmangel tragen zum Entstehen einer ANUG bei. Es sind vor allem Menschen betroffen, die bereits an einer einfachen Zahnfleischentzündung leiden und dann vor einer belastenden Situation stehen, beispielsweise einer Prüfung oder einem Wechsel der Arbeitsstelle. Unter Rauchern ist diese Infektion wesentlich verbreiteter als unter Nichtrauchern.

Symptome

Die ANUG beginnt meist plötzlich mit schmerzendem Zahnfleisch, Unwohlsein und Müdigkeit. Außerdem tritt ein fauliger Mundgeruch auf. Das Zahnfleisch zwischen den Zähnen wirkt angefressen und ist von einer grauen Schicht aus abgestorbenem Gewebe bedeckt. Es blutet leicht, Essen und Trinken verursachen Schmerzen. Oft sind die Lymphknoten unter dem Kiefer angeschwollen, und die Körpertemperatur ist etwas erhöht.

Behandlung

Zunächst reinigt der Zahnarzt die Zähne vorsichtig und gründlich und entfernt dabei abgestorbenes Zahnfleisch und Zahnstein. Möglicherweise ist dazu eine örtliche Betäubung nötig, weil das Zahnfleisch sehr schmerzempfindlich ist. Der Patient soll in den ersten Tagen nach dieser Reinigung den Mund mehrmals täglich mit einer dreiprozentigen Wasserstoffperoxidlösung ausspülen, die 1:1 mit Wasser verdünnt wurde, statt die Zähne zu putzen, und die Zähne zusätzlich vorsichtig mit einem Wattestäbchen abwischen.

Etwa zwei Wochen lang sollte der Betroffene jeden oder jeden zweiten Tag beim Zahnarzt die Zähne reinigen lassen, bis eine Heilung sichtbar ist. Wenn das Zahnfleisch nicht wieder seine ursprüngliche Form und Position einnimmt, kann der Zahnarzt dies chirurgisch korrigieren, um ein Wiederaufflammen der Infektion oder eine Parodontitis zu verhindern. In schweren Fällen oder wenn kein Zahnarzt erreichbar ist, kann ein Antibiotikum verordnet werden.

Parodontitis

Parodontitis bedeutet, daß sich eine Zahnfleischentzündung auf den Zahnhalteapparat ausdehnt.

Parodontitis ist eine der wichtigsten Ursachen, wenn Erwachsene Zähne verlieren, bei älteren Menschen ist es die Hauptursache.

Ursachen

Meist ist die Parodontitis eine Folge von Zahnbelägen (Plaques) und Zahnstein, die sich über längere Zeit in Zahnzwischenräumen und am Zahnfleischsaum angesammelt haben. Zwischen Zähnen und Zahnfleisch bilden sich Taschen, die bis zur Zahnwurzel und dem darunterliegenden Knochen reichen können. In diesen Taschen bilden sich in einer sauerstofffreien Atmosphäre Beläge, die das Wachstum von Bakterien fördern. Wenn dieser Zustand anhält, wird schließlich so viel Kieferknochen in der Nachbarschaft solcher Taschen zerstört, daß der Zahn zu wackeln beginnt.

Wie schnell sich eine Parodontitis entwickelt, ist individuell verschieden, auch dann, wenn sich vergleichbare Mengen Zahnstein an den Zähnen befinden. Vermutlich liegt das daran, daß sich Art und Zahl der Bakterien in den Zahnbelägen unterscheiden und daß jeder anders auf diese Bakterien reagiert. Die Parodontitis kann ihre zerstörerische Aktivität schubweise entfalten und anschließend einige Zeit offensichtlich zum Stillstand kommen.

Viele Gesundheitsstörungen – z.B. Diabetes, Down-Syndrom, Morbus Crohn, ein Mangel an weißen Blutkörperchen und Aids –, können für Parodontitis anfälliger machen. Bei Aidspatienten verschlimmert sich die Parodontitis sehr schnell.

Parodontitis: Von Zahnbelägen zum Verlust von Zähnen

Gesundes Zahnfleisch und gesunder Knochen halten den Zahn stabil an seiner Position.

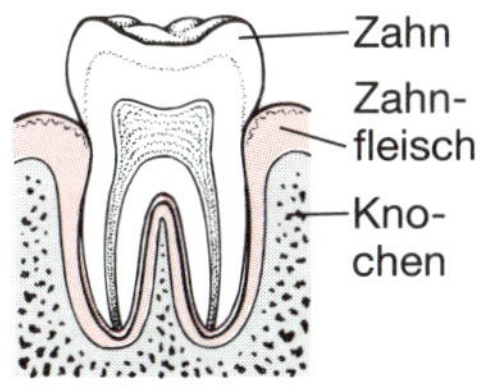

Zahnbeläge reizen das Zahnfleisch, und es entzündet sich. Mit der Zeit zieht sich das Zahnfleisch vom Zahn zurück, so daß eine Tasche entsteht, in die sich noch mehr Plaque einlagert.

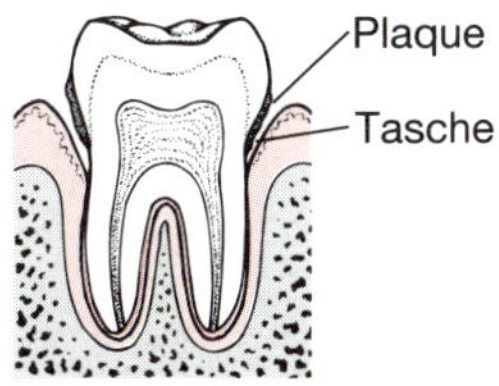

Die Tasche wird tiefer, und die Zahnbeläge verhärten sich zu Zahnstein, auf dem sich weitere Plaques ansammeln.

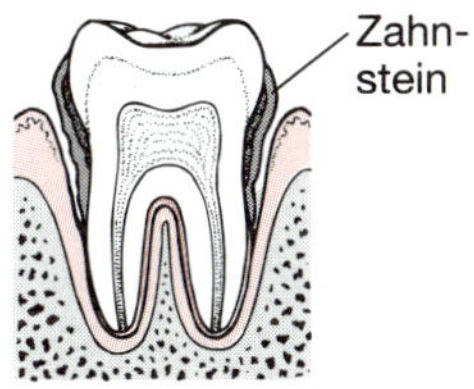

Die Zahnbeläge wandern weiter bis zur Zahnwurzel und greifen schließlich den Knochen an, in dem der Zahn eingebettet ist. Ohne diesen Halt lockert sich der Zahn und fällt aus.

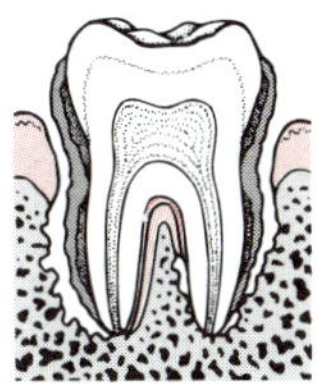

Symptome und Diagnose

Die ersten Anzeichen für eine Parodontitis sind blutendes, gerötetes Zahnfleisch und Mundgeruch. Der Zahnarzt mißt die Tiefe der Taschen mit einer dünnen Sonde, und Röntgenaufnahmen zeigen, wieviel Knochensubstanz zerstört ist. Wenn immer mehr Knochen zerstört wird, lockern sich die Zähne und verändern ihre Position. Häufig neigen sich die Schneidezähne nach vorne. Parodontitis verursacht in der Regel erst dann Schmerzen, wenn sich die Zähne so weit gelockert haben, daß sie beim Kauen wackeln, oder sich ein Abszeß (Eiteransammlung) gebildet hat.

Behandlung

Anders als die Zahnfleischentzündung, die in der Regel bei guter Zahnpflege wieder verschwindet, erfordert die Parodontitis eine professionelle Behandlung. Selbst mit sorgfältiger Mundhygiene kann man selber nur bis etwa zwei Millimeter unterhalb des Zahnfleischsaums putzen. Der Zahnarzt kann dagegen bis zu fünf Millimeter tiefe Zahnfleischtaschen reinigen, Zahnstein entfernen und die erkrankte Wurzeloberfläche abtragen. Sind die Zahnfleischtaschen über fünf Millimeter tief, ist oft eine Operation erforderlich. Der Zahnarzt oder Kieferchirurg entfernt möglicherweise auch einen Teil des lockeren Zahnfleischs, so daß das restliche wieder fest an den Zähnen anwachsen und der Betroffene Zahnbeläge wieder zu Hause entfernen kann.

Unter Umständen werden Antibiotika verschrieben, vor allem wenn sich ein Abszeß gebildet hat. In besonders tiefe Taschen kann der Zahnarzt antibiotikagetränkte Fäden einlegen, so daß das Medikament in hoher Konzentration an der erkrankten Stelle wirken kann. Abszesse in Zahnnähe können urplötzlich zu Knochenschäden führen; ein sofortiger Eingriff und eine Antibiotikabehandlung können jedoch dafür sorgen, daß der Knochen wieder annähernd zu ursprünglicher Größe heranwächst. Ist der Mund nach einer solchen Operation sehr wund, kann eine einminütige Mundspülung mit Chlorhexidin zweimal täglich vorübergehend Zahnbürste und Zahnseide ersetzen.

KAPITEL 96

Kiefergelenkerkrankungen

Die Kiefergelenke befinden sich auf beiden Seiten des Gesichts direkt vor den Ohren und verbinden das Schläfenbein (ein Schädelknochen) und den Unterkiefer. Bänder, Sehnen und Muskeln stützen die Gelenke und gestatten die Beweglichkeit des Kiefers.

Das Kiefergelenk ist das komplizierteste Gelenk im Körper: Es öffnet und schließt sich wie ein Scharnier und verschiebt sich vorwärts, rückwärts und seitlich. Beim Kauen ist es enormen Druckkräften ausgesetzt. Im Kiefergelenk befindet sich eine spezielle Knorpelscheibe, die verhindert, daß Unterkiefer- und Schädelknochen aneinanderreiben.

Zu den Kiefergelenkerkrankungen gehören Probleme an den Gelenken und den umgebenden Muskeln. Ursache für Kiefergelenkerkrankungen ist sehr häufig eine Kombination aus Muskelverspannungen und anatomischen Problemen innerhalb des Gelenks. Manchmal trägt auch eine psychische Komponente dazu bei. Am häufigsten sind Frauen im Alter zwischen 20 und 50 Jahren betroffen.

Mögliche Symptome sind Kopfschmerzen, Empfindlichkeit der Kaumuskulatur, knackende oder klemmende Gelenke. Manchmal scheinen die Schmerzen eher in der Umgebung der Kiefergelenke als direkt in ihnen zu sitzen. Kiefergelenkerkrankungen können die Ursache ständig wiederkehrender Kopfschmerzen sein, die auf die übliche Behandlung nicht ansprechen.

Der Zahnarzt stellt die Diagnose fast immer anhand der gesundheitlichen Vorgeschichte und einer körperlichen Untersuchung. Zu der Untersuchung gehört es, das Gesicht an den Seiten abzutasten oder mit dem kleinen Finger vorsichtig gegen das Ohr des Betroffenen zu drücken, während er den Mund öffnet und schließt. Außerdem tastet der Zahnarzt die Kaumuskulatur ab, um festzustellen, ob sie schmerzempfindlich ist und achtet darauf, ob sich der Kiefer verschiebt, wenn der Betroffene die Zahnreihen schließt.

Besondere Röntgenverfahren können die Diagnose untermauern. Wenn der Zahnarzt vermutet, daß die Knorpelscheibe nach vorne verlagert ist (interne Verlagerung), kann vor dem Röntgen ein Kontrastmittel in das Gelenk gespritzt werden (Arthrographie). Nur selten wird eine Computer- (CT) oder Kernspintomographie (NMR) durchgeführt, um herauszufinden, warum die Behandlung nicht erfolgreich ist. Laboruntersuchungen geben kaum Aufschluß. Gelegentlich veranlaßt der Zahnarzt eine Elektromyographie, mit der die Muskelaktivität untersucht wird, um die Behandlung zu überwachen und, seltener, um die Diagnose zu stellen.

Bei 80 Prozent der Betroffenen bessern sich die Beschwerden ohne Behandlung innerhalb eines halben Jahres. Kiefergelenkerkrankungen, die einer Behandlung bedürfen, sind Muskelschmerzen und -verspannungen, Verlagerung der Knorpelscheibe, Arthritis, Verlet-

Ein Blick in das Innere des Kiefergelenks

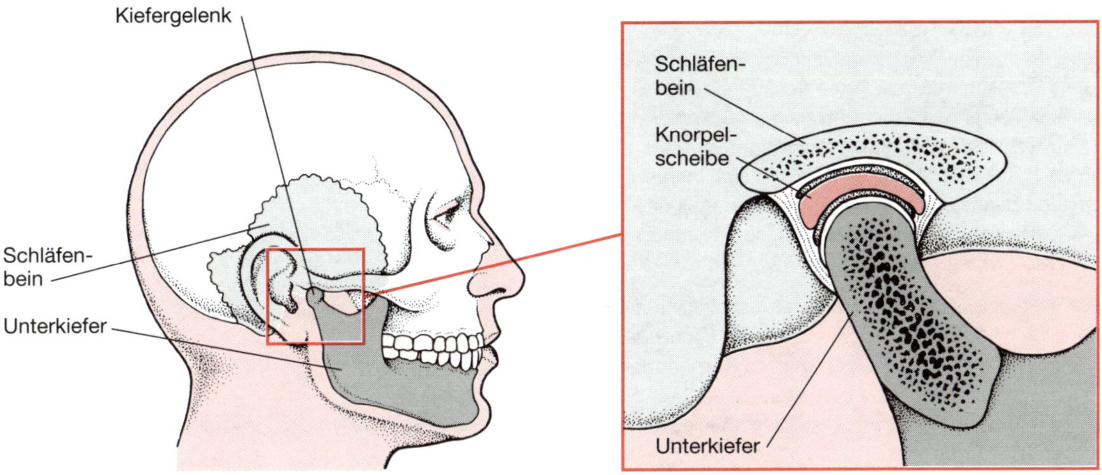

zungen, verminderte oder übermäßige Beweglichkeit des Gelenks ▲ und Fehlentwicklungen (angeborene Schäden).

Muskelschmerzen und Verspannungen

Muskelschmerzen und Verspannungen im Bereich des Kiefergelenks beruhen vorwiegend darauf, daß die Muskeln, oft durch Zähnezusammenbeißen und Zähneknirschen aufgrund von psychischer Belastung, übermäßig beansprucht werden. Die meisten Menschen können bei geöffnetem Mund ohne Anstrengung Zeige-, Mittel- und Ringfinger übereinander in den Zwischenraum zwischen Ober- und Unterkiefer halten. Wenn jemand Probleme mit den Muskeln am Kiefergelenk hat, ist dieser Zwischenraum meist kleiner.

Symptome

Bei Muskelschmerzen schmerzt das Kiefergelenk selbst so gut wie gar nicht. Statt dessen haben die Betroffenen nach dem Aufwachen oder nach Streßsituationen während des Tages Schmerzen seitlich am Gesicht. Diese Schmerzen und Verspannungen kommen von Muskelverkrampfungen durch wiederholtes Anspannen der Muskulatur, Zusammenpressen der Zähne und Zähneknirschen. Im Schlaf sind die Kräfte beim Pressen und Knirschen meist größer als im Wachzustand.

Behandlung

Wenn die Betroffenen wissen, daß sie die Zähne zusammenpressen oder knirschen, können sie etwas gegen diese Angewohnheit unternehmen. Das wichtigste Hilfsmittel ist eine Aufbißschiene aus Kunststoff, die über die obere oder untere Zahnreihe (meist die untere) angepaßt wird und den »Biß« entlastet. Die Schiene verringert das Zähneknirschen am Tag und in der Nacht und erlaubt den Muskeln, sich zu entspannen und zu erholen. Die Schiene verhütet auch Schäden an Zähnen, die durch das Knirschen außergewöhnlich stark belastet werden.

Unter Umständen verordnet der Zahnarzt eine physikalische Therapie, z. B. eine Ultraschallbehandlung, elektromyographisches Biofeedback, Kälteanwendung und Dehnübungen oder Friktionsmassagen. Eine deutliche Verbesserung erreicht man oft mit Methoden zur Streßbewältigung, manchmal zusammen mit Biofeedbackmethoden.

Der Zahnarzt kann auch Medikamente verschreiben. Beispielsweise lindern Medikamente gegen Muskelverspannungen (Muskelrelaxanzien) Verspannungen und Schmerzen, vor allem bis eine Aufbißschiene angefertigt wird. Medikamente heilen allerdings nicht, sind für ältere Menschen nicht empfehlenswert und werden nur für höchstens einen Monat verordnet. Schmerzmittel, z. B.

▲ Siehe Seite 469

Physikalische Therapie bei Schmerzen und Verspannungen der Kiefermuskulatur

- Ultraschall kann Wärme tief im Inneren des schmerzenden Gebiets erzeugen. Durch die Erwärmung weiten sich die Blutgefäße, so daß das Blut die Milchsäure, die sich in den überbeanspruchten Muskeln ansammelt und Schmerzen verursachen kann, schneller abtransportiert.
- Beim Biofeedback wird die Muskelaktivität mit einem Meßgerät aufgezeichnet und angezeigt. Der Patient versucht, den ganzen Körper oder bestimmte Muskeln zu entspannen, während er die Anzeige beobachtet. Auf diese Weise lernt er, bestimmte Muskeln zu kontrollieren und zu entspannen.
- Kälteanwendung und Dehnübungen bedeuten, daß Wangen und Schläfen mit einem Eisspray besprüht werden, damit die Kiefermuskeln gedehnt werden können.
- Friktionsmassagen bestehen darin, Wangen und Schläfen mit einem rauhen Handtuch abzureiben, um die Durchblutung zu fördern und den Abtransport von Milchsäure zu beschleunigen.
- Bei der transkutanen elektrischen Nervenstimulation (TENS) werden Nervenfasern, die keine Schmerzempfindungen übermitteln, mit einem Gerät gereizt. Die so entstehenden Nervenimpulse sollen die Schmerzimpulse hemmen.

nichtsteroidale Entzündungshemmer, wie Ibuprofen, helfen gegen die Schmerzen. Wenn die Schmerzen die Betroffenen vom Schlafen abhalten, werden manchmal Schlafmittel eingesetzt.

Verlagerung der Knorpelscheibe

Eine verlagerte Knorpelscheibe im Inneren des Kiefergelenks liegt vor ihrer normalen Position.

Bei einer internen Verlagerung ohne Reposition gleitet die Knorpelscheibe nie in ihre normale Position zurück, die Beweglichkeit des Kiefers ist eingeschränkt. Bei der häufigeren Verlagerung mit Reposition liegt die Knorpelscheibe nur bei geschlossenem Mund vor ihrer eigentlichen Position. Wenn der Mund aufgeht und sich der Kiefer nach vorne schiebt, rutscht die Knorpelscheibe wieder in ihre normale Lage, wobei ein klickendes oder knackendes Geräusch auftritt. Wenn sich der Mund schließt, rutscht die Scheibe wieder nach vorne, und es gibt wieder ein Geräusch.

Symptome und Diagnose

Oft ist das Klicken oder Knacken im Kiefergelenk, wenn der Mund weit geöffnet oder der Kiefer seitlich verschoben wird, das einzige Zeichen für eine interne Verlagerung der Knorpelscheibe. Der Arzt stellt die Verlagerung fest, indem er den Patienten untersucht, während dieser langsam den Mund öffnet und schließt.

Behandlung

Eine Behandlung ist dann erforderlich, wenn jemand Schmerzen im Kiefergelenk hat oder Schwierigkeiten, den Kiefer zu bewegen. Wenn der Betroffene unverzüglich nach Einsetzen der Beschwerden einen Zahnarzt aufsucht, läßt sich die Knorpelscheibe möglicherweise in ihre normale Position zurückdrücken. Besteht der Zustand seit weniger als drei Monaten, kann der Zahnarzt eine Aufbißschiene anpassen, die den Unterkiefer vorne hält. Die Schiene hält die Knorpelscheibe in ihrer Position, so daß sich die stützenden Bänder festigen können. Über einen Zeitraum von zwei bis vier Monaten verändert der Zahnarzt die Schiene so, daß der Kiefer wieder in seine normale Position zurückkehrt, in der Erwartung, daß die Knorpelscheibe am richtigen Platz bleibt.

Der Zahnarzt weist die Betroffenen an, den Mund beim Gähnen oder Abbeißen möglichst nicht ganz weit zu öffnen.

Wenn sich der Zustand auf diese Weise nicht behandeln läßt, kann die Form der Knorpelscheibe chirurgisch korrigiert werden. Dann wird die Scheibe am richtigen Platz festgenäht. Dies ist aber nur sehr selten notwendig.

Oft leiden die Betroffenen unter Schmerzen und Verspannungen der Kiefermuskulatur; wenn das kuriert wird, verschwinden auch die übrigen Symptome. Muskelschmerzen und Verspannungen lassen sich besser behandeln als eine verlagerte Knorpelscheibe.

Gelenkentzündung

Eine Gelenkentzündung (Arthritis) kann das Kiefergelenk genauso betreffen wie alle anderen Gelenke. Die Arthrose ist eine unter älteren Menschen verbreitete Form der Gelenkentzündung, bei der der Knorpel in den Gelenken abgebaut wird. Der Knorpel im Kiefergelenk ist nicht so widerstandsfähig wie in anderen Gelenken. Da die Arthrose vorwiegend auftritt, wenn die Knorpelscheibe fehlt oder löchrig geworden ist, haben die Betroffenen ein Reibungsgefühl, wenn sie den Mund öffnen oder schließen. Bei schwerer Arthrose flacht sich die Spitze des Kieferknochens ab, und die Betroffenen können den Mund nicht weit öffnen. Der Kiefer kann zu der entzündeten Seite verschoben sein und sich nicht in die ursprüngliche Position zurückbewegen lassen. Auch ohne Behandlung bessern sich die meisten Symptome nach wenigen Jahren, vermutlich weil der Gewebestreifen hinter der Knorpelscheibe vernarbt und dann die Funktion der eigentlichen Knorpelscheibe übernimmt.

Rheumatoide Arthritis im Kiefergelenk kommt nicht häufig vor. Bei schweren Erkrankungen, vor allem bei jungen Menschen, wird die Spitze des Kieferknochens abgebaut und verkürzt sich. Diese Schäden können zu einer Fehlstellung der Zähne führen. Bei ausgedehnten Schäden kann der Kieferknochen schließlich mit dem Schädel verwachsen (Ankylose), so daß der Mund nur noch bedingt geöffnet werden kann. Bei rheumatoider Arthritis sind gewöhnlich beide Kiefergelenke etwa gleich stark betroffen, was bei anderen Kiefergelenkerkrankungen nur selten so ist.

Das Kiefergelenk kann sich auch durch Verletzungen entzünden, vor allem wenn es dabei in das Gelenk hineingeblutet hat. Derartige Verletzungen treten häufig bei Kindern auf, die Schläge auf die Seite des Kinns erhalten haben.

Behandlung

Bei **Arthrose** muß man den Kiefer so gut wie möglich schonen, eine Aufbißschiene oder eine Bißführungsplatte gegen Muskelverspannungen tragen und Schmerzmittel einnehmen. Nach einem halben Jahr haben sich die Schmerzen mit oder ohne Behandlung meist gegeben. Die Beweglichkeit des Kiefers ist weitgehend normal, obwohl sich der Mund vielleicht nicht mehr ganz so weit öffnen läßt wie vorher.

Die **rheumatoide Arthritis** im Kiefergelenk wird wie bei jedem anderen Gelenk behandelt, also u. a. mit nichtsteroidalen Entzündunghemmern, Kortison, Methotrexat oder Goldverbindungen. Besonders wichtig ist es, die Beweglichkeit des Gelenks zu erhalten und eine Versteifung (Ankylose) zu verhindern. Um das zu erreichen, eignen sich am besten Übungen nach Anweisung eines Krankengymnasten. Um die Symptome zu lindern, insbesondere Muskelverspannungen, tragen die Betroffenen nachts eine Aufbißschiene, die die Beweglichkeit des Kiefers nicht einschränkt. Ist der Kiefer wegen der Ankylose eingeklemmt, kann eine Operation erforderlich sein sowie in seltenen Fällen ein künstliches Kiefergelenk.

Gelenkversteifung

Eine Gelenkversteifung (Ankylose) tritt auf, wenn die Knochen im Gelenk zusammenwachsen oder die dazugehörigen Bänder verkalken.

Eine Verkalkung der Bänder in der Nähe des Gelenks ist gewöhnlich nicht schmerzhaft, allerdings läßt sich der Mund nur höchstens zweieinhalb Zentimeter öffnen. Wenn Knochen im Gelenk verwachsen sind, verursacht dies Schmerzen und eine stärkere Bewegungseinschränkung. Bei Verkalkungen helfen manchmal Dehnübungen, aber in der Regel ist bei einer Ankylose ein chirurgischer Eingriff notwendig, um die Beweglichkeit des Kiefers wiederherzustellen.

Übermäßige Beweglichkeit

Der Kiefer ist dann übermäßig beweglich, wenn die Bänder, die das Gelenk zusammenhalten, überdehnt sind.

Bei übermäßiger Beweglichkeit kann der Kiefer nach vorne rutschen und sich völlig aus seiner Verankerung lösen (Dislokation); das tut weh und führt dazu, daß der Mund nicht mehr geschlossen werden kann. Dieses kann immer wieder passieren. Wenn es geschieht, sollte sich ein Helfer vor den Betroffenen stellen, seine Daumen auf das Zahnfleisch an den unteren Backenzähnen legen und an der Außenseite der Zähne erst nach unten und dann nach hinten drücken. Der Kiefer sollte in seine alte Position einrasten. Der Helfer darf seine Daumen keinesfalls auf die Kauflächen legen, da der Kiefer mit großer Kraft schließt.

Damit es nicht zu solchen Situationen kommt, sollte man den Mund möglichst nicht ganz weit öffnen, damit die Bänder nicht zu stark belastet werden. Die Betroffenen sollten also beim Gähnen den Mund nicht weit öffnen und möglichst nichts essen, bei dem man den Mund weit öffnen muß, um abzubeißen. Wenn das Kiefergelenk öfter herausspringt, ist vielleicht eine Operation angezeigt, um die Bänder zu kürzen oder wieder in die richtige Stellung zu bringen, damit das Gelenk fester wird.

Entwicklungsabweichungen

Nur selten ist das Kiefergelenk bei der Geburt nicht richtig entwickelt. Manchmal fehlt die Spitze des Kieferknochens oder ist kleiner als normal. Manchmal wächst die Knochenspitze auch schneller oder länger als gewöhnlich. All diese Abweichungen können Gesichtsfehlbildungen verursachen sowie Fehlstellungen der oberen und unteren Zähne zueinander. Diese Störungen lassen sich nur operativ beheben.

Dringende Zahnbeschwerden

Bestimmte Zahnprobleme müssen frühzeitig behandelt werden, um Beschwerden zu lindern und Schäden am Kauorgan weitgehend zu verhindern. Dazu gehören manche Zahnschmerzen, abgebrochene, lockere oder ausgeschlagene Zähne, Kieferbrüche und bestimmte Komplikationen im Anschluß an eine Zahnbehandlung. Keines dieser Probleme ist lebensbedrohend.

Zahnschmerzen

Als Ursache für Zahnschmerzen kommen Karies▲, ein Abszeß■, Entzündungen des Zahnhalteapparates★ oder Nasennebenhöhlenentzündungen● in Frage.

Wenn mehrere Zähne in der oberen Zahnreihe beim Kauen oder Bücken (z. B. beim Schuhezubinden) schmerzen, beruht das wahrscheinlich auf einer Nasennebenhöhlenentzündung – vor allem wenn die Zahnschmerzen während einer Erkältung eingesetzt haben. Ein Zahnarzt oder ein Arzt kann die Nebenhöhlenentzündung diagnostizieren. Zur Behandlung wird in der Regel ein Antibiotikum gegen die Infektion gegeben sowie ein schleimhautabschwellendes Mittel, damit das Sekret aus der Nebenhöhle ablaufen kann. Dampfinhalationen helfen ebenfalls.

Abgebrochene, lockere und ausgeschlagene Zähne

Wenn beim Kauen oder während man etwas Kaltes ißt ein kurzer stechender Schmerz auftritt, ist möglicherweise ein Zahn angebrochen (unvollständige Fraktur). Solange noch kein Stück vom Zahn abgebrochen ist, kann der Zahnarzt einfach eine Füllung einlegen.

Die oberen Schneidezähne sowie besonders hervorstehende Zähne sind anfällig für Verletzungen und Brüche. Wenn ein Zahn nach einer Verletzung nicht zugempfindlich ist, hat vermutlich nur der Zahnschmelz, die harte Außenschicht, Schaden genommen. Auch wenn ein kleines Stück Zahnschmelz abgebrochen ist, muß nicht sofort behandelt werden.

Brüche, die bis in die Zwischenschicht des Zahns (das Dentin) reichen, verursachen beim Kontakt mit Luft und Speisen meist Schmerzen, so daß sich die Betroffenen freiwillig bald in zahnärztliche Behandlung begeben. Wenn der Bruch den innersten Teil des Zahns (die Pulpa) betrifft, erscheint ein roter Fleck und oft etwas Blut in dem Bruch. Dann kann eine Wurzelbehandlung◆ erforderlich sein, um die restliche Pulpa zu entfernen, bevor sie abstirbt und starke Schmerzen verursacht. Bei Kindern unter zwölf Jahren verschiebt man die Wurzelbehandlung eventuell, bis sich die Wurzeln des betroffenen Zahns vollständig entwickelt haben.

Wenn sich ein Zahn infolge einer Verletzung aus seiner Verankerung gelöst hat oder das umliegende Zahnfleisch stark blutet, sollte man sofort einen Zahnarzt aufsuchen. Beschädigte Milchzähne im vorderen Bereich des Munds sind gewöhnlich kein Problem. Bei schweren Schäden können die Zähne entfernt werden, ohne die bleibenden Zähne in Mitleidenschaft zu ziehen oder Platz für die nachrückenden Zähne zu verlieren. Ist ein Milchzahn im hinteren Bereich des Munds beschädigt, legt der Zahnarzt einen Platzhalter ein, damit die bleibenden Zähne nicht verdrängt werden.

Wenn ein bleibender Zahn ausgeschlagen wird, muß umgehend eine Behandlung eingeleitet werden. Der Zahn sollte mit einem sauberen Tuch abgewischt und wieder in das Zahnbett gelegt werden. Falls dies nicht möglich ist, legt man den Zahn am besten in ein Glas Milch. (Milch ist ein gutes Medium, um den Zahn zu erhalten.) Auf jeden Fall sollten Patient und Zahn umgehend zum nächsten Zahnarzt gebracht werden. Wenn der Zahn innerhalb von 30 Minuten wieder eingepflanzt wird, bestehen gute Chancen, daß er dauerhaft wieder anwächst. Je länger der Zahn außerhalb des Zahnbetts ist, desto schlechter sind die Aussichten auf einen langfristigen Erfolg. In der Regel verankert der Zahnarzt den Zahn sieben bis zehn Tage lang an den benachbarten Zähnen. Bei den meisten wiedereingepflanzten Zähnen ist früher oder später eine Wurzelbehandlung erforderlich. Wenn auch der Knochen in der Nähe des Zahnbetts gebrochen ist, muß der Zahn sechs bis zehn Wochen lang geschient werden.

▲ Siehe Seite 457

■ Siehe Seite 462

★ Siehe Seite 463

● Siehe Seite 1012

◆ Siehe Kasten, Seite 460

Kieferbruch

Ein Kieferbruch verursacht Schmerzen und verändert meist die Stellung der Zähne zueinander. Oft kann der Mund nicht mehr weit geöffnet werden oder verschiebt sich beim Öffnen oder Schließen zur Seite. Meist ist der Unterkiefer betroffen. Brüche im Oberkiefer können Doppeltsehen verursachen (da die Augenmuskulatur in der Nähe ansitzt), Taubheitsgefühl in der Haut unterhalb der Augen (da Nerven beschädigt sein können) oder Unebenheiten im Wangenknochen, die mit dem Finger ertastet werden können.

Jede schwere Verletzung, die zu einem Kieferbruch geführt hat, kann auch die Halswirbelsäule beschädigt haben. Daher wird oft eine Röntgenaufnahme der Halswirbelsäule angefertigt, um Schäden am Rückenmark auszuschließen, bevor der Kieferbruch versorgt wird. Ein Schlag, der so kräftig war, daß der Kiefer gebrochen ist, kann auch eine Gehirnerschütterung oder Blutungen im Schädel auslösen. Bei Verdacht auf Kieferbruch sollte der Betroffene den Kiefer ruhig halten, die Zähne zusammenlassen und nicht bewegen. Der Kiefer kann mit der Hand gehalten werden oder besser noch mit einer Binde, die mehrmals vom Kinn über den Kopf gewickelt wird. Derjenige, der die Binde anlegt, muß darauf achten, daß die Atmung nicht behindert wird. Sobald wie möglich sollte ein Arzt aufgesucht werden, da Brüche zu inneren Blutungen und einer Blockade der Atemwege führen können.

Im Krankenhaus werden Ober- und Unterkiefer unter Umständen mit Drähten zusammengebunden; die Drähte müssen sechs Wochen liegenbleiben, damit der Knochen heilen kann. In dieser Zeit kann der Betroffene nur flüssige Nahrung mit einem Strohhalm zu sich nehmen. Viele Kieferbrüche werden mit einer Metallplatte repariert, die in einer Operation auf beiden Seiten des Bruchs in den Knochen eingeschraubt wird; der Kiefer bleibt dann nur wenige Tage fixiert, anschließend darf man mehrere Wochen nur weiche Nahrung essen. Bei Kindern werden manche Kieferbrüche gar nicht fixiert. Statt dessen erlaubt die anfängliche Behandlung in eingeschränktem Maß Bewegungen, und nach wenigen Wochen darf der Kiefer wieder normal bewegt werden. Bei einem offenen Bruch, der sich über einen Zahn oder dessen Zahnbett bis in ein unreines Gebiet, z. B. den Mund, erstreckt, gibt man Antibiotika.

Probleme im Anschluß an eine Zahnbehandlung

Schwellungen sind nach bestimmten Behandlungen normal, insbesondere nach Zahnextraktionen und kieferchirurgischen Eingriffen. Sie lassen sich weitgehend verhindern, wenn man die Wange mit einem Eisbeutel kühlt oder mit einem Plastikbeutel voll gefrorener Erbsen, der sich der Gesichtsform anpaßt. Wenn der Betroffene in den ersten 18 Stunden wach ist, sollte man die Wange immer 25 Minuten lang kühlen und dann eine fünfminütige Pause anschließen. Hält die Schwellung nach drei Tagen noch an oder vergrößert sie sich, sollte man den Zahnarzt aufsuchen, da sich die Wunde infiziert haben könnte.

Eine **Alveolitis** (Entzündung des freiliegenden Knochens im Zahnbett, die die Heilung verzögert) kann auftreten, nachdem ein unterer Backenzahn gezogen worden ist. Typischerweise bessern sich die Beschwerden zwei bis drei Tage nach der Zahnextraktion und werden dann plötzlich wieder schlimmer, meist verbunden mit Ohrenschmerzen. Obwohl die Entzündung innerhalb einer oder weniger Wochen von selbst abheilt, kann der Zahnarzt gegen die Schmerzen einen Mullstreifen, der mit einem entzündungshemmenden Medikament getränkt ist, in das Zahnbett einlegen. Dieser wird eine Woche lang jeden oder jeden zweiten Tag gewechselt.

Blutungen sind nach Eingriffen im Mundbereich normal. Gewöhnlich hören sie auf, wenn man in der ersten Stunde nach dem Eingriff ständig auf die Wunde drückt, in der Regel, indem man auf einen Mulltupfer beißt. Blutungen im Mund können schlimmer aussehen als sie sind, da auch geringe Mengen Blut mit Speichel vermischt eine starke Blutung vortäuschen. Dauert die Blutung an, wird das Gebiet gesäubert und ein frischer Mulltupfer mit gleichbleibendem Druck gegen die Wunde gehalten. Bei Blutungen, die länger als ein paar Stunden anhalten, sollte der Zahnarzt verständigt werden. Wer ständig gerinnungshemmende Mittel oder Aspirin einnimmt (auch wenn nur alle paar Tage eine Asprintablette geschluckt wird), sollte den Zahnarzt vor dem Eingriff darüber informieren, da diese Mittel die Blutungsneigung erhöhen. Der Zahnarzt oder der behandelnde Arzt kann dann die Dosierung verändern oder das Mittel vorübergehend absetzen.

Krebs und andere Tumore im Mundbereich

Die Zahl der jährlichen Neuerkrankungen an Krebs im Mundbereich in Deutschland wird bei Männern auf 7700 geschätzt, bei Frauen auf 2300. Bei Männern machen Mund- und Rachenkrebs etwa fünf Prozent aller bösartigen Neubildungen aus, bei Frauen ein Prozent – in Anbetracht der geringen Größe des Mundes im Verhältnis zum übrigen Körper ein erheblicher Prozentsatz. Zusammen mit Lungen- und Hautkrebs lassen sich bösartige Tumore im Mundbereich eher verhindern als die meisten anderen Krebsformen.

In allen Geweben im Mund und in seiner Umgebung, u. a. in Muskeln, Knochen und Nerven, können sich gutartige und bösartige Tumore bilden. Krebstumore, die von der Mundschleimhaut oder anderen Oberflächengeweben ausgehen, nennt man Karzinome, während solche in tieferen Geweben als Sarkome bezeichnet werden. Nur selten handelt es sich bei Krebstumoren im Mundbereich um Metastasen, die von Krebserkrankungen in anderen Körperteilen stammen – dann am häufigsten von Lunge, Brust und Prostata.

Die Suche nach Krebs im Mundbereich sollte Bestandteil ärztlicher und zahnärztlicher Untersuchungen sein, da die Früherkennung entscheidend ist. Bösartige Tumore von weniger als einem Zentimeter Durchmesser lassen sich gewöhnlich leicht heilen. Leider werden Krebstumore im Mundbereich meist erst entdeckt, wenn bereits die Lymphknoten in Kiefer und Hals betroffen sind.

Risikofaktoren

Alkohol- und Tabakkonsum sind die größten Risikofaktoren für Krebserkrankungen im Mundbereich. Die Kombination beider Genußgifte scheint mit größerer Wahrscheinlichkeit Krebs zu verursachen als eines allein.

Das Risiko für Mundkrebs ist bei Zigarettenrauchern größer als bei Zigarren- oder Pfeifenrauchern. An der Stelle, an der Zigarette oder Pfeife gewohnheitsmäßig mit den Lippen gehalten werden, kann sich ein flacher, brauner, sommersprossenartiger Fleck bilden (Raucherfleck). Nur eine Biopsie (Entnahme einer Gewebeprobe zur mikroskopischen Untersuchung) kann klären, ob es sich dabei um Krebs handelt.

Ständige Reizungen durch scharfkantige beschädigte Zähne, Füllungen oder Zahnersatz (z. B. Kronen und Brücken) können zum Mundkrebsrisiko beitragen. Wenn sich einmal ein Krebstumor im Mund gebildet hat, ist die Gefahr einer Wiederholung erhöht.

Symptome und Diagnose

Bösartige Tumore im Mund bilden sich am häufigsten an den Zungenseiten, am Mundboden und im hinteren Teil des Gaumens (weicher Gaumen). Bei Tumoren in Zunge und Mundboden handelt es sich gewöhnlich um sogenannte Plattenepithelkarzinome. Das Kaposi-Sarkom ist eine Krebserkrankung der hautnahen Blutgefäße. Es tritt vorwiegend im Mund – meist im Gaumen – von Aidspatienten auf.

Wenn Tabak gekaut oder geschnupft wird, sind häufig die Innenseiten von Lippen und Wangen betroffen, an denen sich langsam wachsende Warzenkarzinome bilden.

Melanome, Krebsgeschwüre, die gewöhnlich in der Haut entstehen, kommen selten auch im Mund vor. Ein Bereich im Mund, der sich vor kurzem braun oder dunkel verfärbt hat, ist möglicherweise ein Melanom und sollte von einem Arzt oder Zahnarzt untersucht werden. Melanome müssen von normalen pigmentierten Bereichen im Mund unterschieden werden, die vorwiegend bei dunkelhäutigen Menschen und Menschen aus dem Mittelmeerraum vorkommen.

Zunge

Zungenkrebs ist im Frühstadium immer schmerzlos und wird meist bei einer Kontrolluntersuchung der Zähne entdeckt.

Krebstumore bilden sich typischerweise an den Zungenrändern. Auf der Oberseite der Zunge erscheinen so gut wie nie Krebsgeschwüre, außer wenn seit vielen Jahren eine unbehandelte Syphilis vorliegt. Plattenepithelkarzinome der Zunge sehen oft wie offene Wunden aus und wachsen leicht in die Tiefe.

Rote Bereiche im Mund (Erythroplakie) sind ein Krebsvorzeichen. Wenn man am Zungenrand eine rote Fläche entdeckt, sollte Arzt oder Zahnarzt aufgesucht werden.

Mundboden

Krebs im Mundboden ist im Frühstadium immer schmerzlos und wird meist bei einer zahnärztlichen Kontrolluntersuchung entdeckt. Ebenso wie bei Zungenkrebs handelt es sich meist um ein Plattenepithelkarzinom, das wie eine offene Wunde aussieht und leicht in die Tiefe wächst.

Wenn man eine rote Fläche auf dem Mundboden entdeckt (Erythroplakie), sollte man einen Arzt oder Zahnarzt aufsuchen, da dies auf Krebs hindeuten kann.

Weicher Gaumen

Bösartige Tumore im weichen Gaumen können Plattenepithelkarzinome sein oder ein Krebs, der in den kleinen Speicheldrüsen im weichen Gaumen beginnt. Plattenepithelkarzinome sehen oft wie Geschwüre aus. Krebs in den kleinen Speicheldrüsen beginnt häufig mit einer kleinen Schwellung.

Mundschleimhaut

Wenn die feuchte Mundschleimhaut längere Zeit gereizt wird, kann sich ein flacher, weißer Fleck bilden, der sich nicht wegwischen läßt (Leukoplakie). Die betroffene Stelle ist weiß, da es sich um eine Verdickung der Keratinschicht handelt – aus Keratin besteht auch die äußerste Schicht der Haut (Hornschicht), in der Mundschleimhaut ist jedoch weniger Keratin vorhanden. Im Gegensatz zu anderen weißen Stellen im Mund – gewöhnlich durch Nahrungsreste, Bakterien oder Pilze – läßt sich die Leukoplakie nicht abwischen. In den meisten Fällen ist Leukoplakie eine normale Schutzreaktion des Munds gegen weitere Verletzungen. Während sich diese schützende Schicht bildet, können jedoch einige Zellen zu Krebszellen entarten.

Rote Stellen im Mund (Erythroplakie) zeigen dagegen Bereiche an, an denen die Mundschleimhaut dünner ist als normal. Das Gebiet sieht rot aus, da die darunterliegenden Blutgefäße durchschimmern. Erythroplakie ist ein wesentlich unheilvolleres Vorzeichen für Krebs als Leukoplakie. Bei Rötungen im Mund sollte man einen Arzt oder Zahnarzt aufsuchen.

Ein Geschwür entsteht in der Mundschleimhaut, wenn die oberste Zellschicht zerstört und das darunterliegende Gewebe sichtbar ist. Das Geschwür sieht weiß aus, weil sich in dieser Vertiefung abgestorbene Zellen befinden. Mundgeschwüre entstehen häufig durch Gewebeverletzungen und -reizungen – wenn man sich beispielsweise versehentlich in die Wange beißt. Weitere Ursachen sind Mundschleimhautentzündungen oder reizende Stoffe, wie eine Aspirintablette zwischen Wange und Zahnfleisch. Gutartige Geschwüre sind immer schmerzhaft. Wenn ein Geschwür keine Schmerzen verursacht und länger als zehn Tage besteht, kann es eine Krebsvorstufe oder Krebs sein und sollte von Arzt oder Zahnarzt begutachtet werden.

Durch Tabakkauen oder Schnupfen können sich kleine wulstige Erhebungen an der Innenseite der Wangen bilden. Diese Unebenheiten können sich zu einem Warzenkarzinom entwickeln.

Zahnfleisch

Ein einzelner Knoten oder eine einzelne Erhebung im Zahnfleisch ist kein Grund zur Sorge. Wenn der Knoten nicht auf einer Eiteransammlung (Abszeß) beruht, handelt es sich möglicherweise um eine gutartige Wucherung durch eine Reizung. Gutartige Zahnfleischwucherungen sind relativ verbreitet und lassen sich nötigenfalls chirurgisch entfernen. 10 bis 40 Prozent der Wucherungen treten anschließend erneut auf, da der Auslöser nicht beseitigt wurde. Falls eine schlecht sitzende Prothese die Reizung auslöst, sollte diese besser angepaßt oder erneuert werden.

Lippen

Die Lippen – vor allem die Unterlippe – sind Schäden durch Sonnenstrahlung ausgesetzt (Cheilitis actinica), wodurch sie aufplatzen und rot, weiß oder gemischtfarben aussehen. Der Arzt oder Zahnarzt kann eine Gewebeprobe entnehmen (Biopsie), um festzustellen, ob es sich bei diesen rauhen Stellen auf den Lippen um Krebs handelt. Krebs in der Außenseite der Lippen kommt häufiger in sonnigen Klimazonen vor. Krebstumore in den Lippen und anderen Bereichen des Mundes fühlen sich oft steinhart an und sind fest mit dem darunterliegenden Gewebe verbunden, während sich die meisten gutartigen Tumore in diesen Gebieten frei verschieben lassen. Seltener, aber mit größerer Wahrscheinlichkeit bösartig, sind auffällige Stellen an der Oberlippe, die ein Arzt untersuchen sollte.

Bei Konsum von Kau- oder Schnupftabak können sich weiße, wulstige Erhebungen an der Innenseite der Lippen bilden, die sich zu Warzenkarzinomen entwickeln können.

Speicheldrüsen

Speicheldrüsentumore können bösartig oder gutartig sein. Sie können sich in den drei großen Speicheldrüsenpaaren bilden, den Ohrspeicheldrüsen (seitlich am Gesicht vor den Ohren), den Unterkieferspeicheldrüsen (seitlich unter dem Kiefer) oder den Unterzungenspeicheldrüsen (im Mundboden vor der Zunge). Auch in den kleinen Speicheldrüsen, die über die gesamte Mundschleimhaut verstreut sind, können Tumore wachsen. Im Frühstadium verursachen sie nicht unbedingt Schmerzen. Krebstumore vergrößern sich oft schnell und fühlen sich hart an.

Kiefer

Viele gutartige Zysten verursachen Schwellungen und Schmerzen im Kiefer. Oft befinden sie sich in der Nähe eines eingeklemmten Weisheitszahns, und auch wenn sie gutartig sind, können sie große Bereiche des Kieferknochens zerstören, wenn sie wachsen. Bestimmte Zysten treten häufiger auf. Odontome sind gutartige Wucherungen aus zahnbildenden Zellen, die wie kleine unförmige Zähne aussehen. Da sie normalen Zähnen im Weg sein können, werden sie oft chirurgisch entfernt.

Krebs im Kiefer verursacht häufig Schmerzen und ein taubes oder seltsames Gefühl, ähnlich als wenn eine Betäubungsspritze ihre Wirkung verliert. Auf Röntgenbildern lassen sich Krebstumore nicht immer von Zysten, gutartigen Knochentumoren oder Tochtergeschwülsten von Krebserkrankungen in anderen Körperteilen unterscheiden. Allerdings zeigen Röntgenaufnahmen meist die unregelmäßigen Begrenzungen von Krebstumoren im Kiefer und unter Umständen auch, daß der Krebs die Wurzeln nahegelegener Zähne angegriffen hat. In der Regel ist eine Biopsie erforderlich (Entnahme einer Gewebeprobe zur mikroskopischen Untersuchung), um Kieferkrebs zu diagnostizieren.

Vorbeugung und Behandlung

Direkte Sonneneinstrahlung zu meiden, verringert das Risiko von Lippenkrebs. Den Alkohol- und Tabakkonsum einzuschränken, beugt Krebs im Mundbereich vor. Rauhe Kanten an defekten Zähnen oder Füllungen abschleifen zu lassen, ist eine weitere vorbeugende Maßnahme. Es gibt Hinweise, daß bestimmte antioxidative Vitamine, wie Vitamin C und E sowie Betakarotin, eine Schutzwirkung haben könnten, aber dies muß noch genauer untersucht werden. Wenn die Lippen großflächig durch Sonnenbrand geschädigt sind, kann die äußerste Hautschicht chirurgisch oder mit dem Laser abgetragen werden, um einer Krebsbildung vorzubeugen.

Der Behandlungserfolg hängt vorwiegend davon ab, wie weit der Krebs im Mund oder an den Lippen bereits fortgeschritten ist. Krebserkrankungen im Mundbereich breiten sich nur selten auf entfernte Körperteile aus, dafür aber leicht auf Kopf und Hals. Wenn der Krebstumor und das umgebende normale Gewebe vollständig entfernt werden, bevor der Krebs die Lymphknoten befällt, ist die Heilungsrate hoch. Sind die Lymphknoten betroffen, ist eine Heilung wesentlich unwahrscheinlicher. Bei der Operation werden die Lymphknoten unter und hinter dem Kiefer und entlang des Halses sowie die Krebstumore im Mund entfernt. Eine solche Operation kann das Gesicht entstellen und psychisch sehr belastend sein.

Bei Krebs im Mund oder Rachen wird möglicherweise ausschließlich oder zusätzlich zu der Operation eine Strahlentherapie durchgeführt. Die Strahlentherapie zerstört häufig die Speicheldrüsen und führt zu Mundtrockenheit, wodurch Karies oder andere Zahnbeschwerden auftreten können. Da bestrahlte Kieferknochen schlecht heilen, werden Zahnbehandlungen vor der Strahlentherapie durchgeführt. Zähne, die Probleme verursachen könnten, werden entfernt, und Zeit für die Heilung gelassen. Nach einer Strahlenbehandlung ist sorgfältige Mundhygiene entscheidend. Dazu gehören regelmäßige zahnärztliche Kontrollen und gründliche Zahnpflege zu Hause. Wenn später ein Zahn gezogen werden muß, kann eine Sauerstoffüberdrucktherapie hilfreich sein, damit der Kiefer besser heilt.

Eine Chemotherapie hat bei Mundkrebs nur bedingten therapeutischen Wert. Die Säulen der Behandlung sind Operation und Strahlentherapie.

Erkrankungen des Verdauungssystems

KAPITEL 99

Das Verdauungssystem

Das Verdauungssystem erstreckt sich vom Mund bis zum Darmausgang. Es ist dafür verantwortlich, Nahrung aufzunehmen, ihre Nährstoffe abzubauen (diesen Vorgang nennt man Verdauung), sie ins Blut aufzunehmen und die nicht verwertbaren Nahrungsbestandteile auszuscheiden. Das Verdauungssystem besteht aus Mund, Rachen, Speiseröhre, Magen, Dünndarm, Dickdarm, Enddarm und Darmausgang. Zum Verdauungssystem gehören außerdem Organe, die sich außerhalb des Magen-Darm-Traktes befinden: Bauchspeicheldrüse, Leber und Gallenblase.

Mund, Rachen und Speiseröhre

Der Mund ist die obere Öffnung des Verdauungstraktes, er führt aber auch zu den Atemwegen. Innen ist der Mund mit Schleimhaut ausgekleidet. Die Ausführungsgänge der Speicheldrüsen in den Wangen, unter der Zunge und unter dem Kiefer enden alle im Mund. Über dem Mundboden liegt die Zunge, die die Aufgabe hat, Geschmack wahrzunehmen und die Nahrung zu vermischen. Hinter und unter dem Mund befindet sich der Rachen (Pharynx).

Geschmacksknospen auf der Oberseite der Zunge nehmen Geschmack wahr. Gerüche werden von Riechzellen (olfaktorischen Rezeptoren) weit oben in der Nase wahrgenommen. Der Geschmackssinn ist relativ einfach und unterscheidet nur zwischen süß, sauer, salzig und bitter. Der Geruchssinn ist wesentlich komplexer und erkennt viele Nuancen.

Durch das Abbeißen mit den Schneidezähnen und das Kauen mit den Backenzähnen wird die Nahrung zerkleinert. Gleichzeitig mischt sich Speichel aus den Speicheldrüsen mit den Nahrungsstücken. Der Speichel enthält Enzyme, so daß die Verdauung bereits im Mund beginnt. Zwischen den Mahlzeiten entfernt der Speichelfluß Bakterien, die Zahnschäden (Karies) und andere Störungen verursachen können. Außerdem enthält der Speichel Antikörper und Enzyme, z. B. Lysozym, die Eiweißstoffe abbauen und Bakterien angreifen.

Der Schluckvorgang beginnt willkürlich und endet automatisch. Ein kleiner Muskellappen, der Kehldeckel (Epiglottis), schließt sich, damit die Nahrung nicht in die Luftröhre (Trachea) und weiter in die Lunge gelangt, und der hintere Teil des Gaumens (weicher Gaumen) hebt sich, damit keine Nahrung in die Nase gerät.

Die Speiseröhre (Ösophagus) – ein dünnwandiger Muskelkanal, der mit Schleimhaut ausgekleidet ist – verbindet Rachen und Magen. Die Nahrung fällt nicht aufgrund der Schwerkraft durch die Speiseröhre, sondern wird durch wellenförmiges, rhythmisches Zusammenziehen und Entspannen der Muskeln, die sogenannte Peristaltik, befördert.

Magen

Der Magen ist ein großes, bohnenförmiges, muskuläres Hohlorgan, das in mehrere Bereiche unterteilt wird: die Einmündung der Speiseröhre (Kardia), die Magenkuppel, die das Einmündungsgebiet der Speiseröhre überragt (Fundus), der Magenkörper (Korpus), die Erweiterung vor dem Magenausgang (Antrum) und der Übergang zum Zwölffingerdarm (Pylorus). Von der Speiseröhre gelangt die Nahrung an einem ringförmigen Muskel (Sphinkter), der sich öffnet und schließt, vorbei in den Magen. Dieser Schließmuskel verhindert normalerweise, daß Mageninhalt in die Speiseröhre zurückfließt.

Der Magen speichert die Nahrung. Er zieht sich rhythmisch zusammen und durchmischt sie mit Enzymen. Die Zellen, die den Magen auskleiden, sondern drei wichtige Substanzen ab: Schleim, Salzsäure und die Vorstufe von Pepsin, einem Enzym, das Eiweiß abbaut. Der Schleim schützt die Zellen der Magenwand vor Schäden durch die Säure und die Enzyme. Jede Lücke in dieser Schleimschicht – z. B. durch eine Infektion mit dem Bakterium

Helicobacter pylori oder durch Azetylsalizylsäure – kann Schäden auslösen, die zu einem Magengeschwür führen.

Die Salzsäure sorgt für das sehr saure Milieu, das erforderlich ist, damit Pepsin Eiweißstoffe (Proteine) abbauen kann. Der hohe Säuregehalt im Magen schützt auch vor Bakterien, die dadurch größtenteils abgetötet werden. Stimuliert wird die Abgabe von Säure durch Nervenimpulse an den Magen, durch Gastrin (ein Hormon, das der Magen freisetzt) und Histamin (ein vom Magen ausgeschütteter Stoff).

Pepsin bewältigt etwa zehn Prozent des Eiweißabbaus. Es ist das einzige Enzym, welches das Eiweiß Kollagen abbaut, einen Hauptbestandteil von Fleisch.

Nur wenige Stoffe, z. B. Alkohol und Azetylsalizylsäure, gehen direkt, aber in nur geringer Menge, vom Magen ins Blut.

Dünndarm

Der Magen befördert den Speisebrei weiter in den Zwölffingerdarm (Duodenum), den ersten Teil des Dünndarms. Er wird durch den Magenpförtner (Pylorus), einen Schließmuskel, in Mengen abgegeben, die der Dünndarm verarbeiten kann. Ist der Zwölffingerdarm voll, signalisiert er dem Magen, keinen weiteren Speisebrei mehr abzugeben.

In den Zwölffingerdarm fließen Enzyme aus der Bauchspeicheldrüse und Galle aus der Leber. Diese Verdauungssäfte, die über den Oddi-Sphinkter, eine Öffnung mit einem Schließmuskel, in den Zwölffingerdarm gelangen, spielen eine wichtige Rolle für die Verdauung und Aufnahme (Resorption) von Nährstoffen. Die Peristaltik unterstützt Verdauung und Resorption, indem sie die Nahrung eindickt und mit Absonderungen aus dem Darm vermischt.

Auf den ersten Zentimetern ist die Wand des Zwölffingerdarms glatt, danach aber hat sie Falten, kleine Vorsprünge oder Zotten (Villi) und noch winzigere Ausstülpungen (Mikrovilli). Die Villi und Mikrovilli vergrößern die Oberfläche des Zwölffingerdarms und ermöglichen so eine bessere Nährstoffaufnahme.

Der restliche Dünndarm liegt unter dem Zwölffingerdarm und besteht aus Leerdarm (Jejunum) und Krummdarm (Ileum). Vornehmlich dieser Teil des Dünndarms ist für die Aufnahme von Fetten und anderen Nährstoffen verantwortlich. Die durch Falten, Villi und Mikrovilli stark vergrößerte Oberfläche des Dünndarms vervielfacht die Resorptionsfläche. Die Darmwand ist reichlich mit Blutgefäßen versorgt, die die aufgenommenen Nährstoffe über die Pfortader in die Leber transportieren. Die Dünndarmwand gibt Schleim ab, der den Darminhalt geschmeidig macht, und Wasser, um die verdauten Bruchstücke zu lösen. Auch Enzyme, die Eiweißstoffe, Zucker und Fette verdauen, werden in geringer Menge ausgeschüttet.

Die Konsistenz des Darminhalts verändert sich während der Passage durch den Dünndarm. Im Zwölffingerdarm wird zügig Flüssigkeit in den Nahrungsbrei gepumpt, um die Magensäure zu verdünnen. Während seiner Passage durch den Dünndarm wird der Speisebrei zunehmend flüssiger, da Wasser, Schleim, Galle und Bauchspeicheldrüsenenzyme hinzukommen.

Bauchspeicheldrüse

Die Bauchspeicheldrüse (Pankreas) ist aus zwei verschiedenen Geweben aufgebaut: Drüsengewebe (Acini), das Verdauungsenzyme produziert, und Langerhans-Inseln, in denen Hormone gebildet werden. Die Bauchspeicheldrüse gibt Verdauungsenzyme in den Zwölffingerdarm und Hormone in den Blutkreislauf ab.

Die Verdauungsenzyme werden aus den Drüsenzellen freigesetzt und fließen durch verschiedene Kanäle in den Bauchspeicheldrüsengang. Dieser mündet zusammen mit dem Hauptgallengang (Choledochus) am Oddi-Sphinkter in den Zwölffingerdarm. Die Enzyme, die die Bauchspeicheldrüse produziert, verdauen Eiweißstoffe, Kohlenhydrate und Fette. Die eiweißspaltenden Enzyme zerlegen die Eiweiße so weit, daß der Körper sie verwerten kann. Sie werden in inaktiver Form ausgeschüttet und erst im Verdauungstrakt aktiviert. Die Bauchspeicheldrüse setzt auch große Mengen Natriumbikarbonat frei, das die Magensäure neutralisiert und so den Zwölffingerdarm schützt.

Die Bauchspeicheldrüse produziert außerdem drei Hormone, nämlich Insulin▲, das den Blutzuckerspiegel senkt, Glukagon, das den Blutzuckerspiegel erhöht, und Somatostatin, das die Ausschüttung der beiden anderen Hormone hemmt.

Leber

Die Leber ist ein großes Organ mit mehreren Funktionen, von denen nur einige an der Verdauung beteiligt sind. Die Nährstoffe aus der Nahrung werden in die Darmwand aufgenommen, die von vielen kleinen Blutgefäßen (Kapillaren) durchzogen ist. Die Kapillaren führen zu Venen und münden schließlich als sogenannte Pfortader in die Leber. Die Pfortader verzweigt sich in der Leber in winzige Gefäße, in denen die Bestandteile des Bluts verarbeitet werden.

Dabei geschieht zweierlei: Bakterien und andere Fremdstoffe, die aus dem Darm stammen, werden beseitigt, und viele der aufgenommenen Nährstoffe werden noch weiter abgebaut, damit der Körper sie verwerten kann. Die Leber

▲ Siehe Seite 713

Verdauungssystem

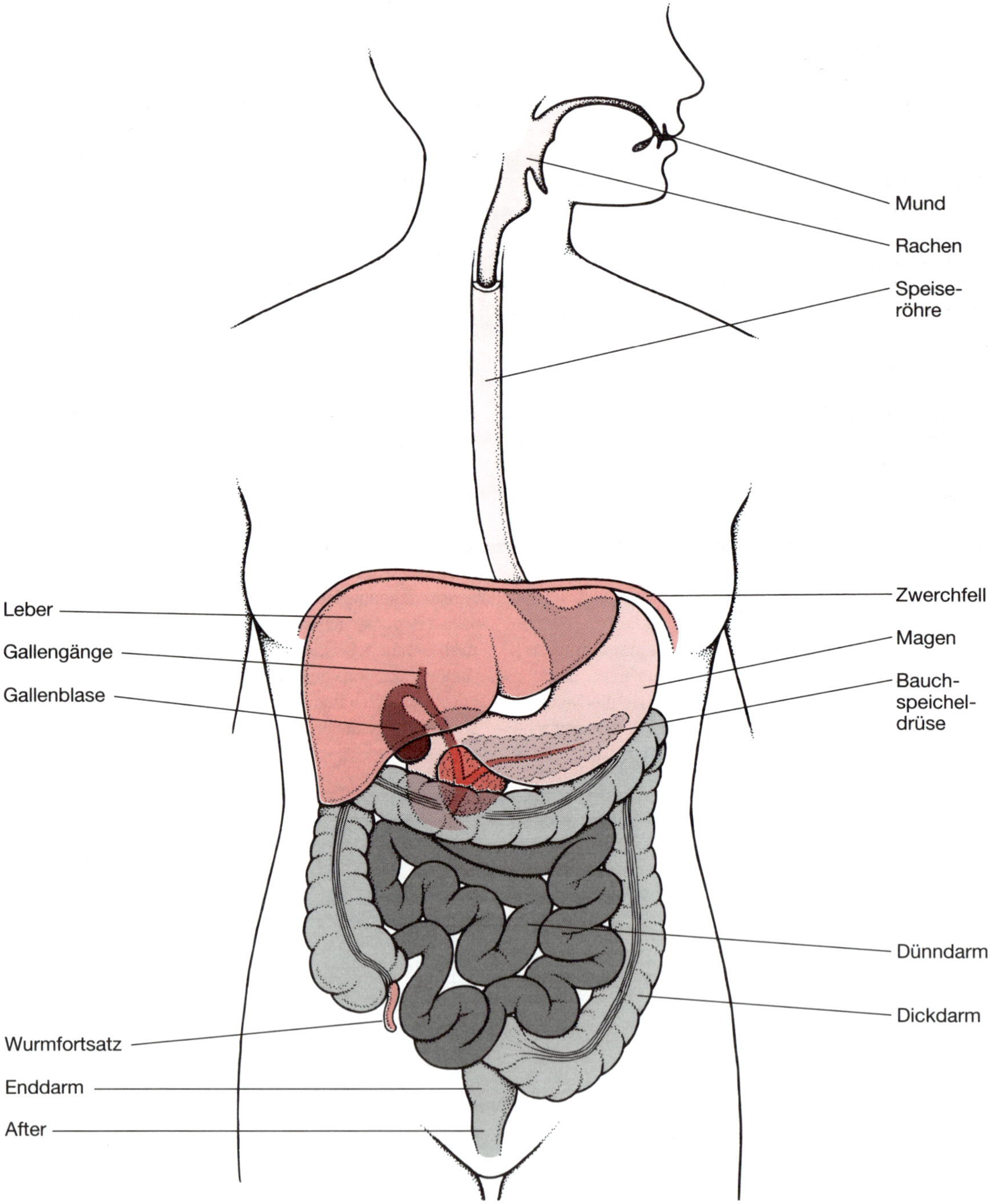

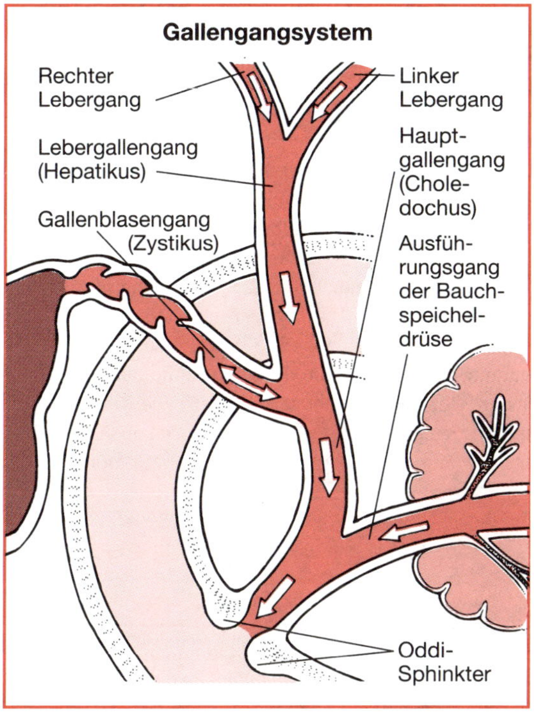

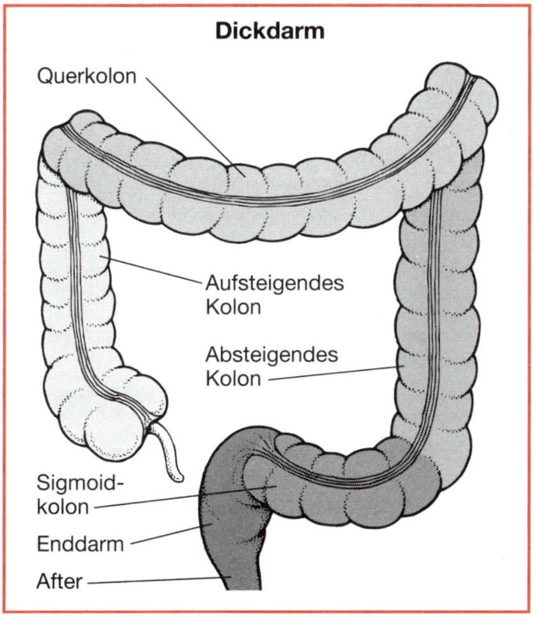

führt diese notwendige Verarbeitung relativ schnell aus und leitet das mit Nährstoffen beladene Blut in den allgemeinen Blutkreislauf.

Die Leber produziert etwa die Hälfte des Cholesterins im Körper, der Rest stammt aus der Nahrung. Etwa 80 Prozent des Cholesterins, das die Leber bildet, wird zur Herstellung von Gallenflüssigkeit verwendet. Die Leber sondert die Gallenflüssigkeit ab, die in der Gallenblase gespeichert wird, bis sie benötigt wird.

Gallenblase und Gallenwege

Die Galle fließt aus der Leber durch den rechten und linken Lebergallengang, die sich zu einem Gallengang vereinen. Dieser Gang verbindet sich dann mit einem Gang aus der Gallenblase: Es entsteht der Hauptgallengang (Choledochus). An dessen Öffnung zum Zwölffingerdarm stößt noch der Ausführungsgang der Bauchspeicheldrüse dazu.

Zwischen den Mahlzeiten sammelt sich die Gallenflüssigkeit in der Gallenblase, nur wenig Galle verläßt die Leber. Wenn Nahrung in den Zwölffingerdarm gelangt, wird eine Reihe von Hormon- und Nervensignalen ausgelöst, die bewirken, daß sich die Gallenblase zusammenzieht. Daraufhin läuft die Gallenflüssigkeit in den Zwölffingerdarm und vermischt sich mit der Nahrung. Die Galle hat zwei wichtige Funktionen: Sie hilft, Fette zu verdauen und aufzunehmen, und ist für die Entsorgung bestimmter Abbauprodukte aus dem Körper verantwortlich – insbesondere Hämoglobin aus abgestorbenen roten Blutkörperchen und überschüssiges Cholesterin. Im Detail hat die Gallenflüssigkeit folgende Wirkungen:

- Gallensäuren erhöhen die Löslichkeit von Cholesterin, Fetten und fettlöslichen Vitaminen und unterstützen damit deren Aufnahme.
- Gallensäuren regen den Dickdarm dazu an, Wasser abzusondern, damit der Darminhalt besser transportiert werden kann.
- Bilirubin (der Hauptfarbstoff der Galle) wird als Abbauprodukt abgestorbener roter Blutkörperchen mit der Galle ausgeschieden.
- Medikamente und andere Abbauprodukte werden mit der Galle ausgeschieden.
- Mehrere Eiweiße, die für die Aufgaben der Galle von Bedeutung sind, werden mit ihr abgesondert.

Im Dünndarm werden Gallensäuren wieder ins Blut aufgenommen, von der Leber aus dem Blut herausgefiltert und wieder als Galle ausgeschieden. Dieses bezeichnet man als enterohepatischen Kreislauf. Sämtliche Gallensäuren im Körper durchlaufen diesen Kreislauf etwa zehn- bis zwölfmal am Tag. In jeder Runde gelangt ein kleiner Teil der Gallensäuren in den Dickdarm, wo sie von Bakterien in verschiedene Bestandteile aufgespalten werden. Einige dieser Bestandteile werden wieder aufgenommen, die übrigen mit dem Stuhl ausgeschieden.

Dickdarm

Der Dickdarm besteht aus dem aufsteigenden Kolon (rechts), dem Querkolon, dem absteigenden Kolon (links) und dem Sigmoidkolon, an das sich der Enddarm anschließt. Der Wurmfortsatz (Appendix) des Blinddarms ist eine kleine, fingerartige Ausstülpung des absteigenden (rechten) Kolon nahe der Stelle, wo der Dünndarm in den Dickdarm einmündet. Der Dickdarm sondert Schleim ab und ist hauptsächlich für die Aufnahme von Wasser und Salzen (Elektrolyten) aus dem Stuhl verantwortlich.

Der Darminhalt ist flüssig, wenn er in den Dickdarm gelangt, den Enddarm erreicht er aber als fester Stuhl. Die zahlreichen Bakterien, die im Dickdarm angesiedelt sind, können bestimmte Stoffe noch weiter verarbeiten und unterstützen die Nährstoffaufnahme. Die Dickdarmbakterien produzieren darüber hinaus einige wichtige Substanzen, z.B. Vitamin K. Diese Bakterien sind für eine gesunde Darmfunktion wichtig, und manche Erkrankungen sowie Antibiotika stören das Gleichgewicht der verschiedenen Darmbakterien. Die Folge ist eine Reizung und die Ausscheidung von Schleim und Wasser, also Durchfall.

Enddarm und Darmausgang

Der Enddarm (Rektum) ist ein Raum am Ende des Dickdarms, der unmittelbar nach dem Sigmoidkolon beginnt und am Darmausgang (After, Anus) endet. Normalerweise ist der Enddarm leer, da der Stuhl weiter oben im absteigenden Kolon lagert. Wenn sich das absteigende Kolon schließlich füllt, gelangt der Stuhl in den Enddarm und verursacht Stuhldrang. Erwachsene und ältere Kinder können diesen Drang unterdrücken, bis sie eine Toilette erreicht haben. Säuglingen und Kleinkindern fehlt noch die Kontrolle über die Muskeln, die die Darmentleerung verzögern.

Der After ist die Öffnung am anderen Ende des Verdauungstrakts, durch die die Abbaustoffe den Körper verlassen. Der After besteht zum Teil aus Oberflächenschichten des Körpers, z.B. Haut, und zum Teil aus Darmgewebe. Ein Muskelring (Analsphinkter) sorgt dafür, daß der After geschlossen ist.

KAPITEL 100

Untersuchungsmethoden bei Erkrankungen im Verdauungssystem

Für diagnostische Untersuchungen am Verdauungssystem kommen Endoskope (schlauchähnliche Instrumente mit einer Glasfaseroptik, durch die der Arzt innere Strukturen sehen und Gewebeproben aus dem Körperinneren entnehmen kann), Röntgen- und Ultraschallaufnahmen, radioaktiv markierte Substanzen und chemische Messungen zum Einsatz. Diese Verfahren helfen, das Problem festzustellen, zu lokalisieren und manchmal auch zu behandeln. Für manche Tests muß der Verdauungstrakt frei von Stuhl sein, vor anderen darf man acht bis zwölf Stunden nichts essen und wieder andere erfordern keinerlei Vorbereitung.

Als erstes erfragt der Arzt die gesundheitliche Vorgeschichte und führt eine körperliche Untersuchung durch. Allerdings sind die Symptome von Verdauungsstörungen oft unbestimmt, dann kann der Arzt nur schwer feststellen, wo das Problem liegt. Außerdem können sich psychische Krankheiten, wie Ängste und Depressionen, auf das Verdauungssystem auswirken und zu den Symptomen beitragen.

Wenn jemand über Symptome einer Verdauungsstörung klagt, schließt die körperliche Untersuchung Bauch, After und Enddarm ein. Der Arzt horcht mit dem Stethoskop auf ungewöhnliche Geräusche, tastet nach Verdikkungen und vergrößerten Organen, stellt fest, ob bestimmte Bereiche druckempfindlich sind, untersucht After und Enddarm, indem er einen behandschuhten Finger einführt (rektale Untersuchung) und entnimmt eine Stuhlprobe, um nach Blutspuren zu suchen. Bei Frauen kann eine gynäkologische Untersuchung hilfreich sein, um Probleme mit der Verdauung von gynäkologischen Störungen abzugrenzen.

Der Arzt empfiehlt geeignete Tests je nach Art und Ort der Störung.

Untersuchung der Speiseröhre

Röntgenkontrastaufnahmen, für die der Patient Bariumsulfat als Kontrastmittel schluckt, werden oft für eine Röntgenuntersuchung der Speiseröhre (Ösophagographie) eingesetzt. Für eine solche Untersuchung (auch Breischluck genannt) eignet sich besonders eine Röntgendurchleuchtung, da mit dieser Methode nicht einzelne Bilder aufgenommen werden, sondern kontinuierlich beobachtet oder gefilmt werden kann, wie das Kontrastmittel durch die Speiseröhre läuft. Bei der Röntgendurchleuchtung sieht der Arzt die wellenförmigen Kontraktionen der Speiseröhre und erkennt, ob anatomische Defekte vorliegen, z. B. Verengungen oder Geschwüre. Die Bilder werden auf einem Film oder Videoband festgehalten.

Außer angerührtem Bariumsulfat kann der Patient auch mit dem Kontrastmittel überzogene Speisen essen, so daß der Arzt Verengungen lokalisieren oder Bereiche der Speiseröhre ausmachen kann, die sich nicht richtig zusammenziehen. Wenn flüssige und feste Kontrastmittel gleichzeitig geschluckt werden, lassen sich Auffälligkeiten entdecken, wie z. B. Speiseröhrenmembranen (dünne Häute verschließen die Speiseröhre teilweise), Ausstülpungen der Speiseröhre (Ösophagusdivertikel), Speiseröhrengeschwüre, Krampfadern in der Speiseröhre (Ösophagusvarizen) und Tumore.

Bei der **Ösophagusmanometrie** wird eine dünne Röhre mit Druckmeßgeräten an den Außenseiten in die Speiseröhre eingeführt. Mit diesem Instrument (dem Manometer) kann der Arzt feststellen, ob die Kontraktionen der Speiseröhre die Nahrung richtig vorwärts befördern können.

Eine **Ösophagus-pH-Metrie** (ein Verfahren, um den Säuregrad in der Speiseröhre zu messen) kann während der Manometrie durchgeführt werden. Diese Untersuchung dient dazu herauszufinden, ob jemand unter Säurereflux leidet (also Magensaft zurück in die Speiseröhre läuft).▲ Die Messung wird ein- oder mehrmals durchgeführt.

Magen- und Dünndarmsonden

Eine Sonde ist ein dünner, weicher Plastikschlauch, der durch Nase oder Mund bis in Magen oder Dünndarm vorgeschoben wird.

Eine Magensonde kann zum Zweck der Diagnose oder Behandlung gelegt werden. Beim Einlegen der Magensonde treten unter Umständen Würgereiz und Übelkeit auf, die Prozedur ist aber schmerzlos. Der Durchmesser des Schlauches richtet sich nach dem Zweck.

Eine Magensonde (die durch die Nase in den Magen geführt wird) kann dazu dienen, eine Magensaftprobe zu gewinnen. So kann man feststellen, ob Blut im Magen ist, und den Magensaft auf Säuregehalt, Enzyme und andere Merkmale untersuchen. Bei Vergiftungen wird eine Magensaftprobe untersucht, um das Gift zu identifizieren. Manchmal läßt man die Sonde liegen, um über mehrere Stunden weitere Proben entnehmen zu können.

Mit einer Magensonde lassen sich auch bestimmte Störungen behandeln. Um Blutungen zu stoppen, kann man beispielsweise kühles Wasser in den Magen einspülen, Gifte können aus dem Magen gepumpt oder mit Aktivkohle neutralisiert werden. Menschen, die nicht schlucken können, können über die Magensonde ernährt werden.

Manchmal wird die Magensonde dazu verwendet, kontinuierlich den Mageninhalt zu entfernen. Die Sonde wird dazu gewöhnlich an eine Saugvorrichtung angeschlossen, mit der Luft und Flüssigkeit aus dem Magen gezogen werden. Das vermindert den Druck, wenn das Verdauungssystem blockiert ist oder aus anderen Gründen nicht richtig funktioniert.

Eine Dünndarmsonde ist länger und wird über die Nase und durch den Magen bis in den Dünndarm geführt. Die Sonde dient dazu, Proben des Darminhalts zu gewinnen, kontinuierlich Flüssigkeit abzusaugen oder zur Ernährung. Eine Sonde mit einer winzigen Zange wird eingesetzt, um aus dem Dünndarm eine Gewebeprobe zu entnehmen (Biopsie). Die Gewebeprobe kann auf Enzymaktivität getestet, unter dem Mikroskop begutachtet oder auf andere Weise analysiert werden. Da Magen und Dünndarm keine Schmerzen wahrnehmen, ist die Prozedur schmerzlos.

Endoskopie

Die Endoskopie ist eine Untersuchung innerer Strukturen mit Hilfe eines starren oder schlauchförmigen Instruments (Endoskop), das eine Glasfaseroptik enthält.

Das Endoskop wird durch den Mund eingeführt und kann verwendet werden, um die Speiseröhre zu untersuchen (Ösophagoskopie), den Magen (Gastroskopie) oder den Dünndarm (Endoskopie des oberen Magen-Darm-Traktes). Wird das Endoskop durch den After eingeführt, können der Enddarm und der untere Teil des Dickdarms (Sigmoidoskopie) oder der gesamte Dickdarm (Koloskopie) begutachtet werden.

Der Durchmesser eines Endoskops liegt zwischen 0,5 bis etwa 1,5 Zentimetern, es ist zwischen 30 Zentimetern und 1,5 Metern lang. Durch eine Glasfaseroptik ist das Endoskop biegsam und enthält noch eine Lichtquelle. Oft sind Endoskope zusätzlich mit einer kleinen Knipszange ausgestattet, mit der man Gewebeproben entnehmen kann, sowie mit einer elektrischen Vorrichtung, mit der man Gewebe zerstören kann.

▲ Siehe Seite 487

Mit dem Endoskop kann der Arzt die Wände des Verdauungstraktes begutachten. Gereizte Stellen, Geschwüre, Entzündungen und Gewebewucherungen sind sichtbar. Auch Proben für eine Untersuchung lassen sich gewöhnlich entnehmen. Endoskope können auch zur Behandlung eingesetzt werden. Durch einen dünnen Kanal im Inneren des Endoskops kann der Arzt verschiedene Instrumente einführen. Um Blutgefäße zu verschließen, Blutungen zu stoppen oder kleine Wucherungen zu entfernen, kann eine sogenannte Elektrokoagulation durchgeführt werden. Mit einer Nadel können Medikamente in Krampfadern der Speiseröhre gespritzt werden, um Blutungen zu stillen.

Bevor das Endoskop eingeführt wird, darf der Patient einige Stunden nichts gegessen haben. Nahrung im Magen versperrt dem Arzt die Sicht, außerdem besteht die Gefahr des Erbrechens. Vor einer endoskopischen Untersuchung des Enddarms oder des Dickdarms werden Abführmittel oder ein Einlauf verabreicht, damit der Darm frei von Stuhl ist.

Nur selten kommt es nach einer Endoskopie zu Komplikationen. Das Gerät kann zwar Verletzungen oder Risse im Verdauungstrakt hinterlassen, gewöhnlich kommt es aber höchstens zu Reizungen oder geringfügigen Blutungen.

Laparoskopie

Die Laparoskopie ist eine Untersuchung der Bauchhöhle mit einem Endoskop.

Eine Laparoskopie wird normalerweise unter Vollnarkose durchgeführt. Das entsprechende Hautgebiet wird desinfiziert, bevor es, meist am Nabel, mit einem kleinen Schnitt geöffnet wird. Dann wird das Endoskop in den Bauchraum eingeführt. Der Arzt kann nach Tumoren oder anderen Auffälligkeiten suchen, fast jedes Organ im Bauchraum begutachten, Proben entnehmen und sogar chirurgische Eingriffe vornehmen.

Röntgenaufnahmen

Um Verdauungsstörungen zu untersuchen, wird oft geröntgt. Auf eine **Bauchübersichtsaufnahme**, eine Standardröntgenaufnahme des Bauchraums ohne Kontrastmittel, braucht sich der Patient nicht besonders vorzubereiten. Die Röntgenbilder machen Hindernisse oder Lähmungen im Verdauungstrakt oder ungewöhnliche Luftansammlungen im Bauchraum sichtbar. Bauchübersichtsaufnahmen können auch vergrößerte Organe zeigen, z. B. Leber, Nieren oder Milz.

Röntgenkontrastaufnahmen liefern oft mehr Informationen. Vor der Untersuchung trinkt der Patient einen Kontrastmittelbrei (Bariumsulfat). Das Bariumsulfat erscheint auf dem Röntgenbild weiß und zeichnet die Konturen und Wände von Speiseröhre, Magen und Dünndarm nach. Es sammelt sich an verdächtigen Stellen und zeigt so Geschwüre, Tumore, Wunden und Krampfadern der Speiseröhre. In regelmäßigen Zeitabständen werden Röntgenbilder aufgenommen, um festzustellen, wo sich das Bariumsulfat befindet. Bei einer Röntgendurchleuchtung kann man kontinuierlich beobachten, wie das Mittel den Verdauungstrakt passiert und den Vorgang auf Film oder Video festhalten. Indem man beobachtet, wie das Kontrastmittel durch den Verdauungstrakt läuft, kann man feststellen, wie Speiseröhre und Magen arbeiten, ob sie sich normal zusammenziehen oder ob die Nahrung im Verdauungssystem steckenbleibt.

Bariumsulfat kann auch als Einlauf verabreicht werden, um den unteren Teil des Dickdarms darzustellen. Röntgenbilder zeigen dann, ob Polypen, Tumore oder andere Strukturabweichungen vorhanden sind. Diese Methode kann krampfartige Schmerzen verursachen und zu leichtem bis mittlerem Unbehagen führen.

Das Bariumsulfat aus dem Getränk bzw. dem Einlauf wird mit dem Stuhl ausgeschieden, der dadurch kalkig weiß wird. Nach der Untersuchung sollte das Bariumsulfat möglichst bald aus dem Körper gelangen, da es erhebliche Verstopfung auslösen kann. Ein leichtes Abführmittel kann das beschleunigen.

Bauchpunktion

Bei einer Punktion wird eine Nadel in den Bauchraum eingeführt und Flüssigkeit abgezogen.

Normalerweise enthält der Bauchraum nur wenig Flüssigkeit außerhalb des Verdauungstrakts. Unter bestimmten Umständen sammelt sich jedoch Flüssigkeit an, z. B. wenn Magen oder Darm gerissen sind, bei Leberkrankheiten, Krebs oder einem Milzriß. Mit der Bauchpunktion kann der Arzt eine Probe der Flüssigkeit entnehmen oder die Flüssigkeit abziehen.

Vor der Bauchpunktion wird eine körperliche Untersuchung, manchmal auch eine Ultraschalluntersuchung durchgeführt, um sicherzugehen, daß der Bauchraum übermäßig viel Flüssigkeit enthält. Anschließend wird ein Hautbereich, meist unterhalb des Nabels, desinfiziert und betäubt. Der Arzt sticht dann eine Nadel, die mit einer Spritze verbunden ist, durch Haut und Muskeln der Bauchwand bis in das Gebiet, wo sich die Flüssigkeit angesammelt hat. Für Laboruntersuchungen wird nur wenig Flüssigkeit entnommen, wenn der Bauch aufgebläht ist, können dagegen mehrere Liter abgezogen werden.

Ultraschallaufnahmen des Bauchraums

Bei Ultraschalluntersuchungen dienen Schallwellen dazu, innere Organe sichtbar zu machen. Größe und Form vieler Organe, z. B. Leber und Bauchspeicheldrüse, sind zu sehen, ebenso auffällige Bereiche innerhalb dieser Organe. Ultraschallbilder zeigen auch Flüssigkeitsansammlungen. Um die Wände des Verdauungstrakts zu begutachten, eignet sich dieses Verfahren jedoch nicht, daher wird es nicht eingesetzt, um nach Tumoren oder der Ursache von Blutungen im Magen, Dünn- oder Dickdarm zu suchen.

Die Ultraschalluntersuchung ist schmerzlos und birgt kein Risiko. Der Arzt drückt ein kleines Gerät gegen die Bauchdecke des Patienten und richtet die Schallwellen auf verschiedene Teile des Bauchraums, indem er das Gerät bewegt. Die Bilder werden auf einem Bildschirm gezeigt und auf Video aufgenommen.

Test auf verborgenes Blut im Stuhl

Blutungen im Verdauungssystem können so unwesentliche Ursachen haben, wie eine kleine Reizung, oder von einer schwerwiegenden Krankheit, wie Krebs, verursacht werden. Bei starken Blutungen erbrechen die Betroffenen möglicherweise Blut oder setzen mit dem Stuhl rotes Blut ab oder schwarzen, teerigen Stuhl. Ist die Blutmenge zu gering, um sichtbar zu sein oder den Stuhl zu verfärben, kann dieses verborgene (okkulte) Blut chemisch nachgewiesen werden. Der Nachweis solcher geringer Blutmengen kann ein frühes Zeichen für Geschwüre, Tumore und andere Störungen sein.

Bei einer rektalen Untersuchung entnimmt der Arzt mit seinem behandschuhten Finger etwas Stuhl. Diese Stuhlprobe wird auf ein Papier plaziert, das mit Chemikalien getränkt ist. Nach Zugabe einer weiteren Chemikalie ändert sich die Farbe der Probe, wenn diese Blut enthält. Ein solches Testset gibt es auch als Krebsfrüherkennungstest zur Selbstanwendung zu Hause (Hämokkult-Test). Dabei werden Proben von drei verschiedenen Stuhlgängen auf ein Testfeld aufgebracht. Die Probe erhält der Arzt zurück, der sie dann auswerten läßt. Wenn Blutspuren nachweisbar sind, muß die Ursache durch weitere Untersuchungen geklärt werden.

KAPITEL 101

Erkrankungen der Speiseröhre

Die Speiseröhre (Ösophagus) führt vom Rachen (Pharynx) in den Magen. Ihre Wände befördern die Nahrung durch rhythmische, wellenförmige Muskelkontraktionen in den Magen, dies bezeichnet man als Peristaltik. Nahe der Grenze zwischen Rachen und Speiseröhre befindet sich ein Muskelring, der obere Ösophagussphinkter. Kurz vor dem Mageneingang sitzt ein weiterer Schließmuskel, der untere Ösophagussphinkter. Wenn die Speiseröhre keine Nahrung befördert, ziehen sich diese Schließmuskel zusammen, so daß keine Nahrung und Magensäure vom Magen zurück in die Speiseröhre laufen kann. Beim Schlucken sind die Schließmuskeln entspannt, so daß Nahrung in den Magen gelangen kann.

Zwei der häufigsten Symptome von Speiseröhrenerkrankungen sind Schluckstörungen (Dysphagie) und Brust- bzw. Rückenschmerzen.

Schluckstörung (Dysphagie) bedeutet, daß jemand den Eindruck hat, Nahrung gelangt nicht ohne weiteres vom Rachen in den Magen oder bleibt auf dem Weg stecken. Dabei können Schmerzen auftreten. Tatsächlich können Defekte in Rachen, Speiseröhre oder von in der Nähe gelegenen Organen oder auch Störungen des Nervensystems oder der Muskulatur die Passage von Flüssigkeiten und festen Speisen beeinträchtigen. Die Schluckbeschwerden können aber auch eingebildet sein.

Brust- und Rückenschmerzen umfassen Sodbrennen, Schmerzen beim Schlucken und Schmerzen der Speiseröhrenmuskulatur.

Schmerzen beim Schlucken können folgende Ursachen haben:

- Schäden in der Wand (Schleimhaut) der Speiseröhre, z.B. durch eine Entzündung infolge eines Magensäurereflux
- Bakterien-, Viren- oder Pilzinfektionen im Rachen
- Tumore, Chemikalien oder Muskelkrankheiten, z.B. Achalasie oder diffuse Speiseröhrenkrämpfe

Die Schmerzen werden als Brennen oder als Engegefühl unter dem Brustbein wahrgenommen und treten typischerweise immer dann auf, wenn der Betroffene etwas schluckt. Schwere, einengende Schmerzen, die mit Schwierigkeiten beim Schlucken heißer und kalter Getränke einhergehen, sind ein typisches Symptom für eine Erkrankung der Speiseröhrenmuskulatur.

Schmerzen der Speiseröhrenmuskulatur sind unter Umständen schwer von Brustschmerzen aufgrund einer Herzkrankheit (Angina pectoris) zu unterscheiden. Die Schmerzen treten auf, wenn sich die Muskeln der Speiseröhre verkrampfen.

Schluckstörungen durch Erkrankungen im Rachen

Schwierigkeiten, Nahrung vom oberen Teil des Rachens in die Speiseröhre zu befördern, können auf einer Erkrankung im Rachen beruhen. Am häufigsten sind Menschen betroffen, deren willkürlich steuerbare Muskulatur erkrankt ist bzw. die sie steuernden Nerven. Beispiele dafür sind Dermatomyositis, Myasthenia gravis, Muskeldystrophie, Kinderlähmung, Pseudobulbärparalyse sowie Erkrankungen von Gehirn und Rückenmark wie die Parkinson-Krankheit und die amyotrophe Lateralsklerose (Charcot-Krankheit). Die Einnahme von Neuroleptika aus der Reihe der Phenothiazine kann ebenfalls zu Schluckstörungen führen, da diese Mittel die Rachenmuskulatur beeinträchtigen können. Wenn etwas Derartiges Schluckstörungen auslöst, gelangt oft Nahrung vom Rachen in die Nase oder in die Luftröhre und verursacht Hustenreiz.

Koordinationsstörungen des oberen Ösophagussphinkter führen dazu, daß dieser Muskel geschlossen bleibt oder sich unkoordiniert öffnet. Infolgedessen gelangt unter Umständen wiederholt Nahrung in Luftröhre und Lunge, was zu chronischen Lungenkrankheiten führen kann. Dieses Problem kann durch einen chirurgischen Eingriff behoben werden, bei dem der Schließmuskel durchtrennt wird, so daß er ständig geöffnet ist. Unbehandelt kann sich ein Divertikel▲ bilden, eine Ausstülpung, die dadurch entsteht, daß die Speiseröhre durch den Schließmuskel nach außen und hinten gedrückt wird.

Schatzki-Ring

Beim Schatzki-Ring (unterer Ösophagusring) ist der untere Teil der Speiseröhre verengt, was vermutlich angeboren ist.

Normalerweise hat die Speiseröhre am unteren Ende einen Durchmesser von 3,5 bis 5 Zentimetern. Ist sie auf weniger als 1,2 Zentimeter eingeengt, kann das Schlucken fester Nahrung Schwierigkeiten bereiten. Dieses Symptom kann sich in jedem Lebensalter bemerkbar machen, meist tritt es jedoch erst nach dem 25. Lebensjahr auf. Ösophagusringe, die noch eine Öffnung von mindestens zwei Zentimetern Durchmesser lassen, machen in der Regel keine Beschwerden.

Manchen Betroffenen fällt das Schlucken schwer, manchen nicht. Oft wird eine Röntgenkontrastaufnahme (Breischluck)■ gemacht, um den Schatzki-Ring zu entdecken.

Meist verschwindet das Problem, wenn das Essen gut gekaut wird. Falls dies nicht hilft, kann der Ring chirurgisch geöffnet werden. Der Arzt kann die Speiseröhre aber auch mechanisch weiten, indem er besondere Instrumente benutzt oder ein Endoskop★ durch Mund und Rachen einführt.

Ösophagusmembranen

Ösophagusmembranen (Plummer-Vinson-Syndrom, sideropenische Dysphagie) sind dünne Häute, die von der Speiseröhrenschleimhaut quer durch das Innere der Röhre wachsen.

Ösophagusmembranen sind selten und treten am häufigsten bei schwerer unbehandelter Blutarmut durch Eisenmangel auf. Membranen im oberen Teil der Speiseröhre erschweren das Schlucken fester Nahrung. Um sie zu diagnostizieren, wird am besten eine Röntgendurchleuchtung gemacht, bei der der Betroffene Bariumsulfat als Kontrastmittel schluckt und von dessen Passage kontinuierlich Röntgenbilder aufgenommen werden.

Wenn die Blutarmut erfolgreich behandelt worden ist, verschwinden die Ösophagusmembranen. Falls nicht, können sie mit Instrumenten, z. B. einem Endoskop, durchstoßen werden.

Dysphagia lusoria

Dysphagia lusoria ist eine Schluckstörung, die durch ein Blutgefäß verursacht wird, das gegen die Speiseröhre drückt.

Diese Störung ist angeboren und betrifft meist eine unter dem rechten Schlüsselbein liegende Arterie (Subklavia), die sich nicht in ihrer normalen Position befindet. Die Schluckstörung kann in der Kindheit auftreten oder sich erst später bemerkbar machen, wenn die Arterie verkalkt (Arteriosklerose).

Röntgenkontrastaufnahmen● können zeigen, daß die Speiseröhre eingedrückt wird. Eine Arteriographie (Röntgenaufnahme der Arterie, nachdem ein Kontrastmittel gespritzt wurde) ist notwendig, um zu bestätigen, daß eine Arterie die Einengung verursacht. Nur selten ist eine Operation erforderlich.

▲ Siehe Seite 534
■ Siehe Seite 481
★ Siehe Seite 481
● Siehe Seite 482

Weitere Ursachen für Verengungen

Bei manchen Menschen ist die Speiseröhre von Geburt an verengt (Stenose). Bei anderen beruht das Problem auf einem ständigen Rückfluß von Säure aus dem Magen in die Speiseröhre (Säurereflux). Auch äußerer Druck auf die Speiseröhre kann eine Verengung verursachen. Als Ursache kommen in Frage: ein vergrößerter linker Herzvorhof, eine Erweiterung (Aneurysma) der Aorta, eine Fehlbildung der unter dem Schlüsselbein verlaufenden Arterie, eine Fehlbildung der Schilddrüse, ein Knochenvorsprung der Wirbelsäule oder Krebs – meist Lungenkrebs. Die schwerwiegendste Ursache ist Speiseröhrenkrebs.▲ Da all diese Erkrankungen die Speiseröhre einengen, bereiten sie gewöhnlich beim Schlucken fester Nahrung – insbesondere von Fleisch und Brot – Schwierigkeiten, nicht jedoch beim Trinken.

Wenn die Verengung auf einem Säurereflux beruht, folgen die Beschwerden beim Schlucken auf schon länger bestehende Symptome, wie starkes Sodbrennen und periodisch nachts oder beim Bücken auftretende stechende Schmerzen hinter dem Brustbein; die Schluckstörung verschlimmert sich über Jahre hinweg. Bei Speiseröhrenkrebs werden die Schwierigkeiten beim Schlukken dagegen innerhalb von Wochen oder Monaten schlimmer.

Gewöhnlich wird eine Röntgenuntersuchung durchgeführt, um Ursache und Position der Verengung aufzuspüren. Behandlung und Prognose hängen von der Ursache ab.

Diffuser Speiseröhrenkrampf

Der diffuse Speiseröhrenkrampf (Ösophagospasmus) ist eine Störung der rhythmischen Muskelbewegungen (Peristaltik) der Speiseröhre, die durch eine Fehlfunktion der Nerven verursacht wird.

Die normalen, die Nahrung vorantreibenden Muskelkontraktionen der Speiseröhre werden zeitweise durch wahllose Kontraktionen abgelöst. Bei 30 Prozent der Betroffenen öffnet und schließt sich der untere Ösophagussphinkter nicht richtig.

Symptome

Muskelkrämpfe in der gesamten Speiseröhre werden typischerweise als Schmerzen unter dem Brustbein wahrgenommen und gehen mit Schwierigkeiten beim Schlucken fester und flüssiger Nahrung einher. Die Schmerzen treten auch nachts auf und können so stark sein, daß die Betroffenen aufwachen. Im Laufe vieler Jahre kann sich daraus eine Achalasie entwickeln.

Wie die Speiseröhre funktioniert

Beim Schlucken wird die Nahrung vom Mund in den Rachen (Pharynx) befördert (1). Der obere Ösophagussphinkter, ein Muskelring, öffnet sich (2), so daß Nahrung in die Speiseröhre gelangen kann. Dort wird sie durch wellenförmige Muskelbewegungen (Peristaltik) (3) weiter nach unten befördert. Die Nahrung passiert dann den unteren Ösophagussphinkter (4) und gelangt in den Magen (5).

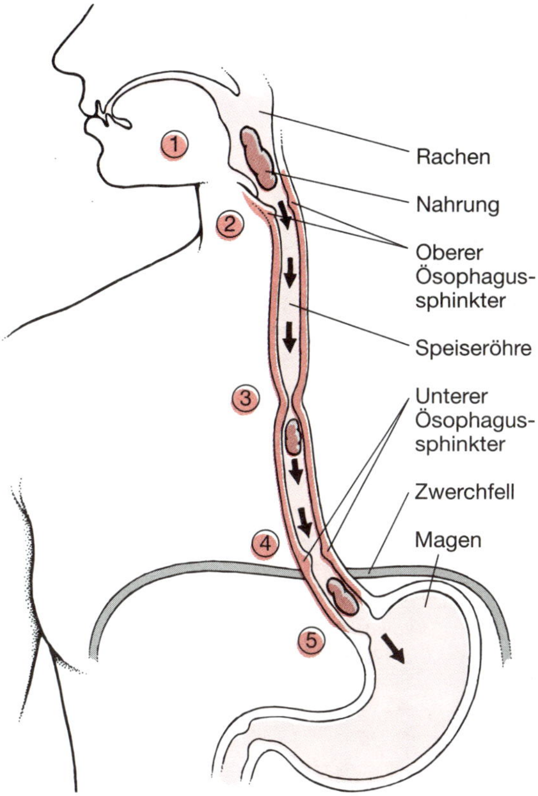

Diffuse Speiseröhrenkrämpfe können sehr schmerzhaft sein, ohne daß Schluckbeschwerden hinzukommen. Diese oft als drückend beschriebenen Schmerzen unter dem Brustbein können bei Belastung und Anstrengungen auftreten und sind daher schwer von Schmerzen aufgrund einer Herzkrankheit (Angina pectoris) zu unterscheiden.

▲ Siehe Seite 545

Diagnose

Röntgenbilder, die aufgenommen werden, während der Betroffene ein bariumsulfathaltiges Kontrastmittel schluckt, können zeigen, daß die Nahrung die Speiseröhre nicht normal passiert und daß sich die Wand der Speiseröhre unkoordiniert zusammenzieht. Eine Szintigraphie der Speiseröhre (ein Verfahren, das die Passage von radioaktiv markierten Substanzen aufzeichnet) wird eingesetzt, um ungewöhnliche Bewegungen der Nahrung durch die Speiseröhre nachzuweisen. Druckmessungen (Manometrie) liefern die empfindlichsten und detailliertesten Nachweise für die Krämpfe. Wenn die Untersuchungen keinen Aufschluß ergeben, kann die Manometrie▲ durchgeführt werden, nachdem der Betroffene gegessen hat oder Edrophonium bekommen hat, um die schmerzhaften Krämpfe auszulösen.

Behandlung

Ein diffuser Speiseröhrenkrampf ist oft schwer zu behandeln. Nitroglyzerin, langwirkende Nitrate, Anticholinergika wie Dicyclomin, oder Kalziumantagonisten, z. B. Nifedipin, können die Symptome lindern. Manchmal sind starke Schmerzmittel erforderlich. Es kann helfen, eine Ballonsonde in der Speiseröhre aufzublasen oder die Speiseröhre mit Hilfe von Metallstiften zunehmender Dicke zu dehnen (Bougierung). Wenn alle anderen Maßnahmen nicht zum Erfolg geführt haben, kann nötigenfalls die Muskelschicht über die gesamte Länge der Speiseröhre durchtrennt werden.

Ösophagusachalasie

Die Ösophagusachalasie ist eine nervlich bedinge Erkrankung unbekannter Ursache, die zwei Vorgänge beeinträchtigt: die rhythmischen, wellenförmigen Muskelkontraktionen, die Nahrung die Speiseröhre hinunter befördern (Peristaltik), und das Öffnen des unteren Ösophagussphinkter.

Ursache der Ösophagusachalasie ist eine Rückbildung des Nervengeflechts (Auerbach-Plexus), das zwischen den Muskelschichten des Magen-Darm-Kanals liegt.

Symptome und Komplikationen

Eine Ösophagusachalasie kann in jedem Lebensalter auftreten, beginnt aber gewöhnlich fast unmerklich zwischen dem 20. und 40. Lebensjahr und verschlimmert sich dann allmählich über Monate oder Jahre. Schwierigkeiten beim Schlucken fester und flüssiger Nahrung sind das Hauptsymptom. Der enge untere Ösophagussphinkter bewirkt, daß sich der darüberliegende Teil der Speiseröhre stark vergrößert.

Weitere Symptome sind möglicherweise Brustschmerzen, Zurückfließen der Nahrung aus der erweiterten Speiseröhre und nächtliches Husten. Brustschmerzen sind eher selten und können beim Schlucken oder ohne Anlaß auftreten. Etwa ein Drittel der Betroffenen stößt im Schlaf unverdaute Nahrung auf. Dabei kann Nahrung in die Lunge gelangen (Aspiration) und eine Eiteransammlung (Lungenabszeß), eine Erweiterung und Infektion der Bronchien (Bronchiektasie) oder eine Lungenentzündung (Aspirationspneumonie) verursachen. Die Achalasie ist auch ein Risikofaktor für Speiseröhrenkrebs, aber vermutlich erkranken weniger als fünf Prozent der Betroffenen daran.

Diagnose und Prognose

Eine Röntgendurchleuchtung der Speiseröhre, während der Betroffene ein bariumsulfathaltiges Kontrastmittel schluckt, zeigt die fehlende Peristaltik. Die Speiseröhre ist geweitet, häufig sogar enorm, am unteren Ösophagussphinkter jedoch eng. Eine Druckmessung im Inneren der Speiseröhre (Manometrie)■ deutet auf fehlende Muskelkontraktionen hin, erhöhten Druck am verschlossenen unteren Ösophagussphinkter und eine unvollständige Öffnung des Schließmuskels beim Schlucken. Eine Ösophagoskopie★ (Untersuchung der Speiseröhre mit einem schlauchförmigen optischen Instrument) zeigt die Erweiterung, aber keine einengenden Hindernisse.

Mit Hilfe des Endoskops (des Sichtgeräts) entnimmt der Arzt eine Gewebeprobe für eine mikroskopische Untersuchung (Biopsie), um sicherzugehen, daß die Symptome nicht durch eine Krebserkrankung der unteren Speiseröhre hervorgerufen werden. Außerdem muß eine Sklerodermie ausgeschlossen werden, eine Muskelkrankheit, die das Schlucken beeinträchtigen kann.

Eine Achalasie ist meist harmlos. Die Prognose ist weniger gut, wenn Mageninhalt in die Lunge gelangt ist, da die dadurch bedingten Komplikationen schwer zu behandeln sind.

Behandlung

Das Ziel der Behandlung besteht darin zu erreichen, daß sich der untere Ösophagussphinkter leichter öffnet. Zunächst versucht man, den Schließmuskel mechanisch zu weiten – beispielsweise, indem man eine Ballonsonde aufpumpt. Bei 40 Prozent der Kranken hat diese Methode Erfolg, sie muß aber unter Umständen mehrmals wiederholt werden. Durch Nitrate (z. B. Nitroglyzerintabletten, die vor der Mahlzeit unter die Zunge gelegt werden) oder Kalziumantagonisten (Nifedipin) kann es gelingen, eine

▲ Siehe Seite 481

■ Siehe Seite 481

★ Siehe Seite 481

erneute mechanische Weitung hinauszuzögern; diese Arzneimittel tragen dazu bei, daß sich der Schließmuskel entspannt. Bei weniger als einem Prozent der Patienten reißt die Speiseröhre bei der Dehnung ein; das kann zu Entzündungen in den umliegenden Geweben führen (Mediastinitis). Der Riß in der Wand der Speiseröhre muß sofort chirurgisch verschlossen werden.

Als Alternative zur mechanischen Dehnung kann der Arzt Botulinumtoxin in den unteren Ösophagussphinkter spritzen. Diese neue Behandlungsmethode ist genauso effektiv wie eine mechanische Dehnung, über die Langzeitwirkung ist aber noch nichts bekannt.

Wenn weder Dehnung noch Botulinumtoxin helfen, werden in der Regel die Muskelfasern des unteren Ösophagussphinkter chirurgisch durchtrennt. Diese Operation ist bei etwa 85 Prozent der Kranken erfolgreich. Allerdings leiden 15 Prozent der Patienten nach der Operation gelegentlich unter Säurereflux.

Säurereflux

Säurereflux (gastroösophagealer Reflux) bedeutet, daß Mageninhalt in die Speiseröhre zurückfließt.

Die Magenschleimhaut schützt den Magen vor der Wirkung der von ihm produzierten Säure. Da der Speiseröhre eine solche Schutzschicht fehlt, kommt es zu Schmerzen, Entzündungen (Ösophagitis) und Schäden, wenn Magensaft in die Speiseröhre zurückfließt.

Ein Säurereflux tritt auf, wenn der untere Ösophagussphinkter nicht richtig arbeitet. Die Schwerkraft trägt zusätzlich dazu bei, wenn sich der Betroffene hinlegt. Wie schwer die Entzündung ist, hängt vom Säuregehalt des Mageninhalts ab und davon, wie schnell der Mageninhalt wieder aus der Speiseröhre verschwindet.

Symptome und Komplikationen

Das auffälligste Symptom eines Säurereflux ist Sodbrennen, also brennende Schmerzen hinter dem Brustbein. Diese Schmerzen, die in der Brust beginnen und in den Nacken, den Rachen und sogar das Gesicht ausstrahlen können, werden durch das Zurückfließen von Magensäure in die Speiseröhre verursacht. Gewöhnlich treten sie nach einer Mahlzeit oder beim Hinlegen auf. Zusätzlich kann Mageninhalt bis in den Mund zurück gelangen und vermehrt Speichel produziert werden.

Als Komplikationen können bei einem Säurereflux Verengungen in der Speiseröhre auftreten sowie Speiseröhrengeschwüre und Veränderungen in der Wand der Speiseröhre, die zu Krebs werden können (Barrett-Syndrom). Entzündungen der Speiseröhre können Schmerzen beim Schlucken und Blutungen verursachen, die meist leicht, unter Umständen aber auch heftig sind. Verengungen erschweren zunehmend das Schlucken fester Speisen. Peptische (d. h. durch Magensäure hervorgerufene) Speiseröhrengeschwüre sind schmerzhafte, offene Wunden in der Wand der Speiseröhre. Die Schmerzen sitzen meist hinter dem Brustbein oder knapp darunter und lassen sich gewöhnlich durch magensaftneutralisierende Mittel (Antazida) lindern. Eine Heilung ist durch vier- bis zwölfwöchige Einnahme von Medikamenten, die die Säureproduktion im Magen hemmen, möglich. Die Geschwüre heilen nur langsam ab, treten oft wieder auf und hinterlassen meist eine Verengung.

Diagnose

Die Symptome führen zur Diagnose. Um sie zu bestätigen und mögliche Komplikationen aufzuspüren, sind gelegentlich Röntgenuntersuchungen, eine Ösophagoskopie (Betrachten des Inneren der Speiseröhre mit einem schlauchförmigen optischen Instrument), Druckmessungen (Manometrie) des unteren Ösophagussphinkter und eine pH-Metrie (Test des Säuregehalts in der Speiseröhre) erforderlich.▲ Beweise, daß die Symptome auf einem Säurereflux beruhen, liefert am besten eine Biopsie (mikroskopische Untersuchung einer Gewebeprobe), unabhängig von den Ergebnissen aus röntgenologischen oder endoskopischen Untersuchungen. Eine Biopsie ist außerdem die einzige zuverlässige Möglichkeit, das Barrett-Syndrom zu entdecken.

Eine Ösophagoskopie kann eine Reihe von möglichen Ursachen und Komplikationen aufdecken. Die mikroskopische Untersuchung einer Gewebeprobe aus der Speiseröhre kann einen Säurereflux zweifelsfrei auch dann nachweisen, wenn bei der Ösophagoskopie keine Entzündung sichtbar ist.

Röntgenbilder, die in Kopftieflage (Kopf liegt tiefer als die Füße) aufgenommen werden, nachdem der Betroffene ein bariumsulfathaltiges Kontrastmittel getrunken hat, können einen Reflux des Kontrastmittels aus dem Magen in die Speiseröhre zeigen. Vielleicht drückt der Arzt dabei auf den Bauch, um den Reflux zu provozieren. Die Röntgenbilder können außerdem Geschwüre und Verengungen der Speiseröhre zeigen.

Druckmessungen am unteren Ösophagussphinkter geben Aufschluß darüber, wie fest dieser schließt, und können einen schlecht funktionierenden Schließmuskel von einem gesunden unterscheiden.

Behandlung

Um den Säurereflux zu verringern, kann man verschiedenes tun. Indem man das Kopfende des Bettes um etwa

▲ Siehe Seite 481

15 Zentimeter höher stellt, läßt sich verhindern, daß im Schlaf Säure hochkommt. Der Verzicht auf Kaffee und Alkohol kann ebenfalls helfen. Außerdem können die Betroffenen eine Stunde nach jeder Mahlzeit sowie vor dem Zubettgehen ein Medikament (Antazidum) einnehmen, das die Magensäure neutralisiert und möglicherweise für einen besseren Verschluß des unteren Ösophagussphinkters sorgt. Außerdem gibt es Medikamente, die die Magensäureproduktion hemmen, wie Cimetidin oder Ranitidin. Betroffene sollten außerdem bestimmte Speisen (z. B. Fett und Schokolade) meiden, nicht rauchen und bestimmte Medikamente nicht einnehmen (z. B. Anticholinergika), also alles meiden, was die Neigung des unteren Ösophagussphinkters erhöht, Nahrung aufsteigen zu lassen. Der Arzt kann Medikamente wie Metoclopramid oder Cisaprid verordnen, damit der untere Ösophagussphinkter besser schließt.

Bei sehr starken Blutungen infolge einer Speiseröhrenentzündung ist eine Notfalloperation erforderlich. Die Blutungen können allerdings wiederkehren. Verengungen in der Speiseröhre werden mit Medikamenten und wiederholten Dehnungen behandelt, entweder mit Hilfe von aufblasbaren Ballonsonden oder mit Metallstiften zunehmender Dicke (Bougierstifte). Wenn die Dehnung erfolgreich war, können die Betroffenen weiterhin fast alles essen. Schwere Entzündungen, Blutungen, starke Verengungen, Geschwüre und Symptome, die auf andere Behandlungen nicht ansprechen, können mit Omeprazol und Lanzoprazol oder einer Operation behandelt werden. Diese beiden Medikamente wirken am besten und schnellsten bei einer refluxbedingten Speiseröhrenentzündung. Das Barrett-Syndrom, eine Krebsvorstufe, bildet sich nicht in jedem Fall zurück, wenn die Symptome verschwinden.

Verätzungen der Speiseröhre

Wenn ätzende Stoffe wie Reinigungsmittel versehentlich oder absichtlich, z. B. bei einem Selbstmordversuch, geschluckt werden, verletzt das die Speiseröhre.

Manche Medikamente verursachen schwere Reizungen, wenn sie längere Zeit in der Speiseröhre bleiben. Schmerzen beim Schlucken und, weniger häufig, Verengungen der Speiseröhre sind die Folge.

Ösophagusdivertikel

Ösophagusdivertikel sind ungewöhnliche Ausbuchtungen der Speiseröhre, die selten Schluckschwierigkeiten verursachen können.

Es gibt drei Arten von Ösophagusdivertikeln: Zenker-Divertikel im Rachenraum, Traktionsdivertikel in der Mitte der Speiseröhre und epiphrenische Divertikel vor dem Mageneingang. Jedes dieser Divertikel hat eine andere Ursache, aber vermutlich hängen alle mit Koordinationsschwierigkeiten beim Schlucken und bei der Muskelentspannung zusammen, wie sie bei bestimmten Erkrankungen, z. B. Ösophagusachalasie und diffusem Speiseröhrenkrampf, vorkommen.

Symptome, Diagnose und Behandlung

Große Divertikel können sich mit Nahrung füllen, die später beim Bücken oder Hinlegen aufgestoßen wird. Infolgedessen gelangt unter Umständen im Schlaf Nahrung in die Lunge (Aspiration) und verursacht eine Lungenentzündung (Aspirationspneumonie). Nur selten vergrößert sich die Ausbuchtung so sehr, daß das Schlucken schwerfällt.

Für die Diagnose wird der Schluckvorgang mit einer Röntgendurchleuchtung untersucht, für die der Betroffene ein bariumsulfathaltiges Kontrastmittel schlucken muß.

Gewöhnlich ist keine Behandlung notwendig. Bei Schluckstörungen oder Aspirationsgefahr kann das Divertikel chirurgisch entfernt werden.

Zwerchfellbruch

Beim Zwerchfellbruch (Hiatushernie) stülpt sich ein Teil des Magens von seiner normalen Position im Bauch durch das Zwerchfell nach oben aus.

Bei der **Hiatusgleithernie** befinden sich der Übergang zwischen Speiseröhre und Magen sowie ein Teil des Magens anders als normalerweise oberhalb des Zwerchfells.

Bei der **paraösophagealen Hiatushernie** liegt der Übergang zwischen Speiseröhre und Magen in der normalen Position unterhalb des Zwerchfells, aber ein Teil des Magens ist durch das Zwerchfell nach oben verlagert und liegt neben der Speiseröhre.

Die Ursache eines Zwerchfellbruchs ist in der Regel unbekannt; es kann sich um einen angeborenen Defekt oder die Folge einer Verletzung handeln.

Symptome

Über 40 Prozent der Betroffenen haben eine Hiatusgleithernie, die meisten haben aber keine Beschwerden. Wenn Beschwerden auftreten, sind sie meist gering.

Auch eine paraösophageale Hiatushernie verursacht gewöhnlich keine Symptome. Allerdings kann der verlagerte Magenteil vom Zwerchfell eingeklemmt, abgeschnürt und von der Blutversorgung abgeschnitten werden. Dies ist ein ernster und schmerzhafter Zustand (Strangulation), der eine sofortige Operation erforderlich macht.

Nur selten kommt es bei beiden Formen des Zwerchfellbruchs zu geringen oder heftigen Blutungen aus den Wänden der Ausstülpungen.

Zwerchfellbruch

Ein Zwerchfellbruch ist eine ungewöhnliche Ausstülpung eines Magenteils durch das Zwerchfell.

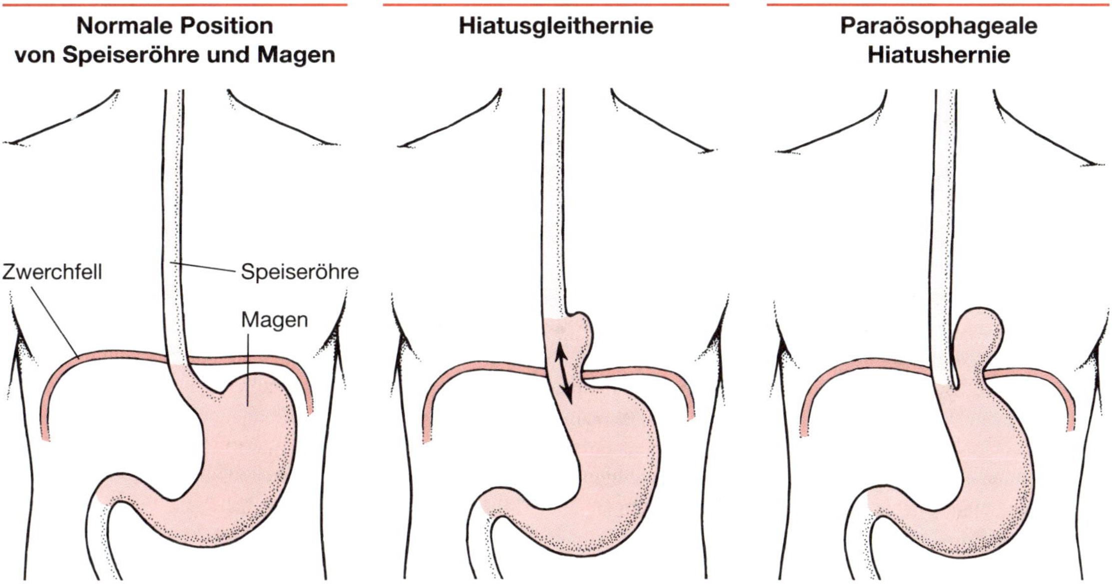

Diagnose und Behandlung

Röntgenbilder zeigen einen Zwerchfellbruch meist eindeutig, auch wenn der Arzt möglicherweise stark auf den Bauch drücken muß, damit eine Hiatusgleithernie sichtbar wird.

Ein Zwerchfellbruch braucht in der Regel nicht behandelt zu werden, ein gleichzeitig bestehender Säurereflux aber sehr wohl. Ein paraösophagealer Bruch wird unter Umständen chirurgisch korrigiert, um eine Strangulation zu verhindern.

Risse und Platzen der Speiseröhre

Ein Riß (Lazeration) in der unteren Speiseröhre und im oberen Teil des Magens kann bei heftigem Erbrechen, Würgen oder Aufstoßen entstehen und wird als Mallory-Weiss-Syndrom bezeichnet. Als erstes Symptom blutet es gewöhnlich aus einer geplatzten Arterie. Das Mallory-Weiss-Syndrom ist für etwa fünf Prozent aller Blutungen im oberen Magen-Darm-Trakt verantwortlich.

Die Diagnose wird durch eine Endoskopie der Speiseröhre▲ oder eine Arteriographie (Röntgenaufnahme der Arterien nach der Injektion eines Kontrastmittels) gestellt. Eine normale Röntgenaufnahme zeigt die Einrisse nicht.

Meist hören die Blutungen von selbst wieder auf, aber manchmal muß ein Chirurg die blutende Arterie abbinden. Die Blutung kann auch unter Kontrolle gebracht werden, indem man bei der Arteriographie Vasopressin spritzt (ein Medikament, das die Arterie verengt).

Bei einer Endoskopie oder anderen Vorgängen, bei denen Instrumente eingeführt werden, kann die Speiseröhre platzen (Ruptur). Eine solche Ruptur kann sehr leicht tödlich enden. Durch Erbrechen oder selten durch schweres Heben oder die Anstrengung beim Stuhlgang kann die Speiseröhre ebenfalls platzen. Die Folge ist eine Entzündung von Brustgewebe außerhalb der Speiseröhre. Außerdem dringt Flüssigkeit in den Raum zwischen dem Brustfell ein, das die Lunge umhüllt (Pleuraerguß).■ Die Speiseröhre muß umgehend genäht und die Flüssigkeit aus dem Brustraum abgesaugt werden.

▲ Siehe Seite 481

■ Siehe Seite 202

Erkrankungen von Magen und Zwölffingerdarm

Der Magen ist ein großes, bohnenförmiges muskuläres Hohlorgan, in das über Mund und Speiseröhre Nahrung gelangt. Er produziert Säure und Enzyme, die die Nahrung in kleinere Bestandteile spalten (verdauen). Der Speisebrei sammelt sich im Magen, bis er weiter in den Zwölffingerdarm befördert wird, den obersten Abschnitt des Dünndarms. Dort wird die Magensäure neutralisiert. Die Enzyme im Zwölffingerdarm verdauen die Nahrung weiter in noch kleinere Teile, die in das Blut aufgenommen werden können und den Körper mit Nährstoffen versorgen.

Die Innenwände von Magen und Zwölffingerdarm sind erstaunlich widerstandsfähig gegen Verletzungen durch die Säure und die Verdauungsenzyme. Allerdings können Reizungen, Geschwüre, Verschlüsse und Tumore auftreten.

Magenschleimhautentzündung

Mediziner nennen eine Entzündung der Magenschleimhaut Gastritis.

Die Magenschleimhaut ist widerstandsfähig gegenüber Reizungen und wird gewöhnlich selbst durch starke Säuren nicht angegriffen. Dennoch können sich aus verschiedenen Gründen Reizungen und Entzündungen entwickeln.

Eine **bakterielle Gastritis** beruht häufig auf einer Infektion mit *Helicobacter pylori*, Bakterien, die in den schleimbildenden Zellen der Magenschleimhaut wachsen. Im normalerweise sauren Milieu des Magens vermehren sich eigentlich keine Bakterien. Wenn der Magen aber kaum Säure produziert, können sich verschiedene Bakterienarten ansiedeln. Diese Bakterien verursachen unter Umständen vorübergehend oder dauerhaft eine Magenschleimhautentzündung.

Die **akute Streßgastritis**, die schwerste Form der Gastritis, wird durch eine plötzliche schwere Krankheit oder Verletzung hervorgerufen. Die Verletzung muß nicht den Magen betreffen. Typische Auslöser sind beispielsweise ausgedehnte Verbrennungen und Verletzungen mit starken Blutungen.

Die **chronische erosive Gastritis** kann aufgrund von Reizungen durch Medikamente, insbesondere Azetylsalizylsäure und andere nichtsteroidale Entzündungshemmer, Morbus Crohn sowie Bakterien- und Virusinfektionen entstehen. Bei dieser Art von Magenschleimhautentzündung, die sich langsam bei ansonsten gesunden Menschen entwickelt, können Blutungen und Geschwüre auftreten. Besonders häufig sind Alkoholiker betroffen.

Eine **pilz- oder virusbedingte Gastritis** kann sich bei einer langwierigen Krankheit oder einer Immunstörung entwickeln.

Die **eosinophile Gastritis** kann durch eine allergische Reaktion auf eine Wurminfektion ausgelöst werden. Bei dieser Art von Gastritis sammeln sich eosinophile Blutzellen (bestimmte weiße Blutkörperchen) in der Magenwand an.

Die **atrophische Gastritis** entsteht, wenn Antikörper die Magenschleimhaut angreifen, so daß sie sehr dünn wird und viele oder alle säure- bzw. enzymproduzierenden Zellen absterben. Gewöhnlich sind ältere Menschen betroffen. Außerdem tritt die atrophische Gastritis leicht auf, wenn ein Teil des Magens entfernt wurde (partielle Gastrektomie). Die atrophische Gastritis kann eine perniziöse Anämie verursachen, da sie die Aufnahme von Vitamin B_{12} aus der Nahrung beeinträchtigt. ▲

Das **Ménétier-Syndrom** ist eine Gastritisform unbekannter Ursache. Bei dieser Krankheit bilden sich große, dicke Falten in der Magenwand, vergrößerte Drüsen und flüssigkeitsgefüllte Zysten. Etwa zehn Prozent der Betroffenen erkranken an Magenkrebs.

Auch die Ursache der **Plasmazellgastritis** ist unbekannt. Bei dieser Krankheit sammeln sich Plasmazellen (bestimmte weiße Blutkörperchen) in der Magenwand und in anderen Organen an.

Auch ätzende Mittel, wie Reinigungsmittel, oder eine hohe Dosis radioaktiver Strahlen, z. B. bei einer Strahlentherapie, können eine Magenschleimhautentzündung auslösen.

Symptome

Die Symptome sind je nach Art der Magenschleimhautentzündung verschieden. Im allgemeinen treten bei einer Gastritis jedoch Verdauungsstörungen und ein Unwohlsein im Oberbauch auf.

Bei der **akuten Streßgastritis** überschattet die zugrundeliegende Krankheit, Verletzung oder Verbrennung meist die Magenbeschwerden. Ein unangenehmes Gefühl im

▲ Siehe Seite 741

Oberbauch wird jedoch unter Umständen wahrgenommen. Kurz nach der Verletzung können kleine Blutergüsse in der Magenschleimhaut entstehen. Diese können sich innerhalb weniger Stunden in Geschwüre verwandeln. Geschwüre und Gastritis verschwinden möglicherweise wieder, wenn sich der Betroffene schnell von der Verletzung erholt. Wenn die Krankheit jedoch länger anhält, vergrößern sich die Geschwüre oft und fangen – meist zwei bis fünf Tage nach der Verletzung – an zu bluten. Infolge der Blutung verfärbt sich der Stuhl schwarz (Teerstuhl), der Magensaft rot, und bei sehr schweren Blutungen fällt der Blutdruck ab. Eine so heftige Blutung kann tödlich sein.

Zu den Symptomen einer **chronischen erosiven Gastritis** zählen leichte Übelkeit und Schmerzen im Oberbauch. Viele Betroffene, z. B. Menschen, die seit langem Azetylsalizylsäure einnehmen, haben jedoch keine Schmerzen. Manchmal treten Symptome wie bei einem Magengeschwür auf, z. B. Schmerzen bei leerem Magen. Wenn die Magenschleimhautentzündung blutende Magengeschwüre verursacht, kann der Stuhl schwarz gefärbt sein (Teerstuhl) oder Blut bzw. halbverdautes Blut, das wie Kaffeesatz aussieht, erbrochen werden.

Bei der **eosinophilen Gastritis** können Bauchschmerzen und Erbrechen darauf beruhen, daß der Magenausgang zum Zwölffingerdarm verengt oder blockiert ist.

Das **Ménétier-Syndrom** macht sich vor allem durch Magenschmerzen bemerkbar. Appetitlosigkeit, Übelkeit, Erbrechen und Gewichtsabnahme treten weniger häufig auf. Magenblutungen sind eher selten. Flüssigkeitseinlagerungen und Gewebeschwellungen (Ödeme) können dadurch verursacht werden, daß aus der entzündeten Magenschleimhaut Eiweiß ausgeschwemmt wird. Die Eiweiße vermischen sich mit dem Mageninhalt und werden vom Körper ausgeschieden.

Bei der **Plasmazellgastritis** treten oft außer Bauchschmerzen und Erbrechen noch Hautausschlag und Durchfall auf.

Eine **Gastritis infolge einer Strahlentherapie** verursacht Schmerzen, Übelkeit und Sodbrennen, da eine Entzündung vorliegt und sich manchmal auch Magengeschwüre bilden. Magengeschwüre können die Magenwand durchbrechen (Perforation), so daß Mageninhalt in den Bauchraum gelangt. Die Folge ist eine Bauchfellentzündung mit unerträglichen Schmerzen. Diese schwere Krankheit macht sich durch einen harten Bauch bemerkbar und erfordert umgehend eine Operation. Nur selten ist nach einer Strahlentherapie der Magenausgang durch Narben verengt, was Bauchschmerzen und Erbrechen verursacht. Röntgenstrahlen können die schützende Magenschleimhaut schädigen, so daß sich Bakterien in der Magenwand ansiedeln und eine plötzliche, schwere und äußerst schmerzhafte Gastritis auslösen können.

Diagnose

Der Arzt vermutet eine Gastritis, wenn jemand über Schmerzen im Oberbauch sowie Übelkeit und Sodbrennen klagt. Halten die Symptome an, sind oft keine Untersuchungen nötig, und man behandelt entsprechend der wahrscheinlichsten Ursache.

Wenn sich der Arzt nicht sicher ist, wo das Problem liegt, kann der Magen mit einem Endoskop (einem schlauchförmigen optischen Instrument, das über den Mund in den Magen eingeführt wird) untersucht werden. ▲ Falls notwendig, kann er dabei auch eine Gewebeprobe für eine mikroskopische Untersuchung entnehmen (Biopsie).

Falls die Gastritis immer wieder auftritt, sucht der Arzt nach der Ursache, z. B. einer Infektion, und berücksichtigt Ernährungsweise, Medikation und Trinkgewohnheiten. Eine bakterielle Magenschleimhautentzündung läßt sich mit einer Biopsie diagnostizieren. Bei dieser Erkrankung sind oft auch Antikörper gegen den Erreger im Blut nachweisbar.

Behandlung

Eine *Helicobacter-pylori*-Infektion kann mit einer Dreifachtherapie behandelt werden. Dazu nimmt man sieben Tage lang jeden Tag zweimal einen Protonenpumpenhemmstoff ein, z. B. Lansoprazol, Omeprazol oder Pantoprazol, und dazu zweimal täglich eine Antibiotikakombination aus Clarithromyzion und Amoxicillin oder Clarithromyzion und Metronidazol. War die Kur erfolgreich, hören die Schmerzen auf, die Geschwüre heilen ab und bilden sich nicht wieder.

Die akute Streßgastritis heilt in der Regel vollständig aus, wenn die zugrundeliegende Krankheit, Verletzung oder Blutung erfolgreich behandelt wird. Bei etwa zwei Prozent der Betroffenen auf Intensivstationen gibt es jedoch heftige Magenblutungen, die oft tödlich sind. Daher versuchen die Ärzte zu verhindern, daß sich nach schweren Krankheiten, Verletzungen oder Verbrennungen eine akute Streßgastritis entwickelt. Auf den meisten Intensivstationen sowie nach Operationen werden zu diesem Zweck Mittel gegeben, die die Magensäure neutralisieren (Antazida), sowie Medikamente, welche die Magensäureproduktion verringern oder hemmen.

Mit vielen Methoden wurde versucht, die starken Blutungen einer akuten Streßgastritis zu stoppen, aber nur wenige verbessern die Chancen. Blutübertragungen können die Blutungen sogar verstärken. Während einer Endoskopie können blutende Stellen mit Wärme versiegelt werden; hält aber die zugrundeliegende Krankheit weiter an,

▲ Siehe Seite 481

blutet es erneut. Dauern die Blutungen an, kann man versuchen, in dem Blutgefäß ein Blutgerinnsel entstehen zu lassen. Als lebensrettende Maßnahme muß eventuell der Magen komplett entfernt werden.

Die chronische erosive Gastritis kann mit Mitteln behandelt werden, die die Magensäure neutralisieren (Antazida). Die Betroffenen sollten bestimmte Medikamente (z. B. Azetylsalizylsäure und andere nichtsteroidale Entzündungshemmer) und scharfe Speisen meiden. Misoprostol verringert die Gefahr von Magengeschwüren, die von nichtsteroidalen Entzündungshemmern ausgeht.

Bei der eosinophilen Gastritis muß der blockierte Magenausgang unter Umständen mit Kortison oder operativ behandelt werden.

Die atrophische Gastritis ist unheilbar. Die meisten Betroffenen müssen regelmäßig Vitamin-B_{12}-Spritzen bekommen.

Das Ménétier-Syndrom kann geheilt werden, indem der Magen teilweise oder komplett entfernt wird; Medikamente sind jedoch unwirksam.

Die Plasmazellgastritis kann mit Medikamenten behandelt werden, die die Produktion von Magensäure hemmen.

Magen- und Zwölffingerdarmgeschwür

Ein Geschwür (Ulkus) ist eine klar umgrenzte runde oder ovale Wunde, an der die Wand des Magens bzw. des Zwölffingerdarms durch Magensäure und Verdauungsenzyme angegriffen ist. Ein flaches Geschwür wird als Erosion bezeichnet.

Das Verdauungsenzym Pepsin wird im Magen produziert und baut zusammen mit der Magensäure Eiweißstoffe ab. Geschwüre entstehen in jenen Bereichen des Verdauungstrakts, die Säure und Verdauungsenzymen ausgesetzt sind – also vorwiegend im Magen und Zwölffingerdarm. Die Bezeichnungen der Geschwüre weisen auf ihren Ort und die Umstände hin, unter denen sie entstehen.

Das **Zwölffingerdarmgeschwür** ist die häufigste Form des peptischen Ulkus und bildet sich im Zwölffingerdarm, dem ersten Abschnitt des Dünndarms direkt unter dem Magen. **Magengeschwüre**, die weniger häufig sind, bilden sich gewöhnlich an der oberen Krümmung des Magens. Wenn ein Teil des Magens entfernt wird, können an der Stelle, an der der restliche Magen mit dem Darm verbunden wird, **Anastomosengeschwüre** entstehen. Wenn immer wieder Magensaft in den unteren Teil der Speiseröhre zurückfließt, führt dies zu Entzündungen (Ösophagitis) und **Ösophagusgeschwüren**. Geschwüre, die durch den Streß einer schweren Krankheit, Verletzung oder Verbrennung ausgelöst werden, nennt man **Streßgeschwüre**.

Ursachen

Ein Geschwür bildet sich, wenn die Schutzmechanismen, die den Magen bzw. den Zwölffingerdarm vor der Magensäure schützen, ausfallen – z. B. wenn weniger Schleim produziert wird. Die Gründe dafür sind unbekannt.

Fast alle Menschen produzieren Magensäure, aber nur jeder zehnte bekommt ein Geschwür. Die Menge der gebildeten Magensäure ist individuell verschieden und bleibt bei jedem einzelnen lebenslang in etwa gleich. Schon bei Säuglingen läßt sich feststellen, ob sie wenig, durchschnittlich oder viel Magensäure produzieren. Wer viel Magensäure produziert, neigt eher zu Geschwüren; allerdings bekommt die Mehrzahl dieser Menschen nie ein Geschwür. Andererseits entwickeln auch einige Menschen, die nur wenig Magensäure bilden, Magen- oder Zwölffingerdarmgeschwüre. Offensichtlich spielen also neben der Säureproduktion noch andere Faktoren eine Rolle.

Bei vielen Menschen mit **Zwölffingerdarmgeschwür** findet man *Helicobacter pylori*-Bakterien im Magen. Diese Bakterien werden mittlerweile als eine Hauptursache für peptische Ulzera angesehen. Wie die Bakterien zur Entstehung eines Geschwürs beitragen, ist nicht klar. Sie könnten die Schutzmechanismen gegen Magensäure beeinträchtigen oder ein Gift produzieren, das die Magenschleimhaut zerstört. Zwölffingerdarmgeschwüre sind so gut wie nie bösartig.

Magengeschwüre unterscheiden sich insofern von Zwölffingerdarmgeschwüren, als sie tendenziell erst im höheren Alter auftreten. Bestimmte Medikamente – vor allem Azetylsalizylsäure, Ibuprofen und andere nichtsteroidale Entzündungshemmer – verursachen Erosionen und Geschwüre im Magen. Derartige Erosionen und Geschwüre heilen in der Regel ab, wenn die Medikamente abgesetzt werden, und kommen meist nur dann wieder, wenn der Betreffende das auslösende Medikament wieder einnimmt. Manche bösartigen Magengeschwüre heilen ebenfalls, so daß sie nur schwer von gutartigen Geschwüren zu unterscheiden sind.

Symptome

Typischerweise heilen die Geschwüre erst ab, kommen dann aber wieder. Je nach Position des Geschwürs und Alter des Betroffenen sind die Symptome recht unterschiedlich. Kinder und ältere Menschen haben möglicherweise nicht die üblichen oder gar keine Symptome. Dann werden die Geschwüre nur entdeckt, wenn Komplikationen auftreten.

Nur etwa die Hälfte derjenigen, die ein **Zwölffingerdarmgeschwür** haben, leidet unter den typischen Symptomen: zermürbende, brennende Schmerzen, Leeregefühl und Hunger. Die Schmerzen treten eher auf, wenn der

Komplikationen bei Magen- und Zwölffingerdarmgeschwüren

Die meisten Geschwüre lassen sich behandeln, ohne daß es zu Komplikationen kommt. Manchmal treten allerdings potentiell lebensbedrohliche Komplikationen auf wie Durchtritt, Durchbruch, Blutungen und Verengungen.

Durchtritt

Ein Geschwür kann in die Muskelwand des Magens bzw. Zwölffingerdarms eindringen und weiter in die in der Nähe befindlichen Organe, also Leber oder Bauchspeicheldrüse. Dieses verursacht heftige anhaltende, stechende Schmerzen, unter Umständen auch außerhalb des betroffenen Gebiets – beispielsweise kann der Rücken weh tun, wenn ein Zwölffingerdarmgeschwür in die Bauchspeicheldrüse eindringt. Die Schmerzen können zunehmen, wenn der Betroffene seine Lage verändert. Wenn das Geschwür durch Medikamente nicht abheilt, ist möglicherweise eine Operation erforderlich.

Durchbruch

Geschwüre an der Vorderwand des Zwölffingerdarms oder seltener des Magens können die Wand durchbrechen, so daß sich das Organ zum Bauchraum hin öffnet. Daraufhin setzen plötzlich heftige und anhaltende Schmerzen ein, die sich auf den ganzen Bauch ausbreiten. Die Schmerzen strahlen bis in eine oder beide Schultern aus und verstärken sich bei tiefer Atmung. Eine Lageveränderung verschlimmert die Schmerzen, daher versuchen die Betroffenen oft, ganz ruhig zu liegen. Der Bauch ist berührungsempfindlich; diese Empfindlichkeit wird stärker, wenn der Arzt tief in den Bauch drückt und dann plötzlich losläßt (Loslaßschmerz oder Blumbergzeichen). Bei älteren oder schwerkranken Menschen sowie Personen, die mit Kortison behandelt werden, sind die Symptome möglicherweise weniger ausgeprägt. Fieber weist auf eine Infektion im Bauchraum hin. Wenn dieser Zustand nicht behandelt wird, kann es zu einem Schock kommen. Dies ist ein Notfall und erfordert eine sofortige Operation sowie Antibiotikainfusionen.

Blutungen

Blutungen sind eine häufige Komplikation bei Geschwüren, sogar wenn sie keine Schmerzen verursachen. Wenn hellrotes Blut oder rotbraune Klumpen von teilweise verdautem Blut, die wie Kaffeesatz aussehen, erbrochen werden und der Stuhl schwarz oder blutig ist, kann dies auf ein blutendes Geschwür hindeuten. Solche Blutungen können auch von anderen Magen-Darmkrankheiten ausgehen, aber der Arzt sucht zunächst im Magen und Zwölffingerdarm nach der Ursache. Immer wird eine Endoskopie (Untersuchung mit einem schlauchförmigen optischen Gerät) durchgeführt. Wenn dabei ein Geschwür entdeckt wird, kann die Blutung mit Hilfe des Endoskops gestillt werden. Ist die Blutung nicht so stark, verabreicht man zur Behandlung u. a. Mittel gegen Geschwüre, z. B. H_2-Blocker und Antazida. Außerdem erhalten die Betroffenen Flüssigkeit über einen Tropf und dürfen nichts essen oder trinken, damit sich der Magen-Darm-Trakt erholen kann. Wenn diese Maßnahmen nicht anschlagen, ist eine Operation erforderlich.

Verengung

Angeschwollenes entzündetes Gewebe am Rand eines Geschwürs oder Narben von einem früheren Geschwür können den Magenausgang oder den Zwölffingerdarm einengen. Bei derartigen Verengungen kommt es oft zu wiederholtem Erbrechen, wobei oft große Mengen von Nahrung hochkommen, die Stunden zuvor gegessen wurde. Ein übermäßiges Völlegefühl nach dem Essen, ein aufgeblähter Bauch und Appetitlosigkeit sind häufige Symptome einer Verengung. Mit der Zeit kann das Erbrechen zu Gewichtsabnahme, Austrocknung und einer Störung im Mineralstoffhaushalt führen. Wenn die Geschwüre behandelt werden, bessert sich in der Regel auch die Verengung, aber in schweren Fällen kann eine endoskopische oder chirurgische Operation nötig sein.

Magen leer ist. Beim Aufwachen schmerzt das Geschwür gewöhnlich noch nicht, vormittags setzen aber dann Schmerzen ein. Sie sind anhaltend, leicht bis mäßig stark und sitzen an einer bestimmte Stelle, nämlich fast immer direkt unterhalb des Brustbeins. Sie bessern sich, wenn die Betroffenen Milch trinken, etwas essen oder Mittel einnehmen, die die Magensäure neutralisieren (Antazida), kehren aber meist zwei bis drei Stunden später wieder.

Häufig werden die Betroffenen um ein oder zwei Uhr nachts von Schmerzen geweckt. Oft treten die Schmerzen über einen Zeitraum von einer bis mehreren Wochen mindestens einmal täglich auf und verschwinden danach möglicherweise auch ohne Behandlung. Allerdings kommen die Schmerzen in der Regel wieder, oft innerhalb der ersten zwei Jahre, manchmal erst nach mehreren Jahren. Gewöhnlich entwickelt sich ein charakteristisches Schmerzmuster, und die Betroffenen wissen oft aus Erfahrung, wann die Schmerzen wieder auftreten (häufig im Frühling und Herbst und in Streßphasen).

Die Symptome eines **Magengeschwürs** sind oft ganz anders als bei einem Zwölffingerdarmgeschwür; Mahlzeiten lösen eher Schmerzen aus, als sie zu lindern. Magengeschwüre verursachen leicht Schwellungen in den Geweben am Magenausgang, so daß die Nahrung aus dem Magen nur schlecht weiter befördert wird. Daher können nach den Mahlzeiten Völlegefühl, Übelkeit oder Erbrechen auftreten.

Bei Speiseröhrenentzündungen oder **Speiseröhrengeschwüren** haben die Betroffenen oft beim Schlucken oder Hinlegen Schmerzen.

Bei Komplikationen, z. B. Blutungen oder Perforation, sind die Symptome schwerer.

Diagnose

Ein Geschwür wird in Betracht gezogen, wenn jemand über charakteristische Magenschmerzen klagt. Um die Diagnose zu bestätigen, sind Untersuchungen erforderlich, da Magenkrebs ähnliche Symptome hervorrufen kann. Auch wenn ausgedehnte Geschwüre nicht auf die Behandlung ansprechen, insbesondere wenn mehrere Geschwüre vorhanden sind oder diese an ungewöhnlichen Stellen liegen, versucht der Arzt herauszufinden, ob eine andere Krankheit besteht, die eine Überproduktion von Magensäure verursacht.

Um die Geschwüre zu entdecken und die zugrundeliegende Ursache zu ermitteln, können eine Endoskopie und eine Röntgenkontrastaufnahme durchgeführt sowie Magensaft und Blut untersucht werden. ▲

Bei der **Endoskopie** führt der Arzt ein langes, biegsames Sichtrohr (Endoskop) durch den Mund bis in den Magen ein, durch das er sich die Magenwände ansieht. Da Geschwüre dabei gewöhnlich gut zu erkennen sind, ist die Endoskopie häufig die erste Untersuchung. Geschwüre im Zwölffingerdarm und an der Rückwand des Magens können endoskopisch zuverlässiger diagnostiziert werden als mit Röntgenuntersuchungen; auch nach Magenoperationen ist die Endoskopie zuverlässiger. Fünf bis zehn Prozent der Magen- und Zwölffingerdarmgeschwüre entgehen allerdings selbst erfahrenen Spezialisten. Mit dem Endoskop kann der Arzt eine Gewebeprobe zur Untersuchung entnehmen (Biopsie), um festzustellen, ob das Geschwür bösartig ist. Das Endoskop kann auch eingesetzt werden, um Blutungen zu stillen.

Eine **Röntgenkontrastaufnahme** des oberen Magen-Darm-Traktes nach Einnahme von Bariumsulfat als Kontrastmittel (Breischluck) ist sinnvoll, wenn bei der Endoskopie kein Geschwür gefunden wurde. Bei 20 Prozent der Betroffenen ist das Geschwür auf dem Röntgenbild allerdings nicht sichtbar.

Für eine **Magensaftuntersuchung** wird Flüssigkeit direkt aus dem Magen und dem Zwölffingerdarm abgesaugt, so daß man feststellen kann, wieviel Säure sie enthält. Dieses Verfahren wird nur in schweren Fällen oder vor einer geplanten Operation durchgeführt.

Mit **Blutuntersuchungen** läßt sich zwar kein Geschwür nachweisen, aber eine Blutarmut infolge eines blutenden Geschwürs feststellen.

Behandlung

Ein Teil der Behandlung von Magen- und Zwölffingerdarmgeschwüren besteht darin, die Magensäure zu neutralisieren oder ihre Produktion zu vermindern. Dazu wird zunächst alles abgesetzt, was den Magen reizen könnte, also z. B. bestimmte Schmerzmittel (nichtsteroidale Entzündungshemmer), Alkohol und Nikotin. Die Betroffenen sollten Nahrungsmittel meiden, die Schmerzen und Völlegefühl zu verschlimmern scheinen.

Antazida

Antazida neutralisieren die Magensäure, lindern Beschwerden, fördern die Heilung und verringern die Häufigkeit von Rückfällen. Die meisten Antazida sind rezeptfrei erhältlich.

Wie komplett Antazida die Magensäure neutralisieren können, hängt von der eingenommenen Dosis und vom Zeitpunkt der Einnahme ab und ist darüber hinaus individuell verschieden. Der Geschmack des Mittels, seine Wirkung auf den Stuhlgang, der Preis und die Wirksamkeit beeinflussen die Wahl des Antazidums. Antazida gibt es als Tabletten, Lösung und als Gel. Tabletten können praktischer sein, wirken aber nicht so gut wie Flüssigkeiten.

Resorbierbare Antazida neutralisieren die Magensäure schnell und vollständig. Natriumbikarbonat und Kalziumkarbonat, die stärksten Antazida, können von Zeit zu Zeit eingenommen werden, um kurzfristig Erleichterung zu schaffen. Da diese Mittel jedoch ins Blut aufgenommen (resorbiert) werden, stören sie bei Daueranwendung den Säure-Basen-Haushalt des Körpers und machen das Blut zu alkalisch (Alkalose oder Burnett-Syndrom). Daher soll-

▲ Siehe Seite 481

ten diese Antazida im allgemeinen nicht länger als einige Tage in nennenswerter Menge eingenommen werden. Die Symptome einer Alkalose sind Übelkeit, Kopfschmerzen und Schwächegefühl, aber diese Symptome kommen auch bei einer ganzen Reihe anderer Erkrankungen vor.

Nichtresorbierbare Antazida werden vorgezogen, da sie weniger Nebenwirkungen haben; vor allem verursachen sie nur höchst selten eine Alkalose. Diese Mittel verbinden sich mit der Magensäure zu Stoffen, die im Magen bleiben und die Aktivität der Verdauungssäfte verringern sowie die Symptome des Geschwürs lindern, ohne eine Alkalose zu verursachen. Diese Antazida können jedoch die Aufnahme anderer Medikamente (z. B. Tetrazyklin, Digoxin und Eisen) beeinträchtigen.

Aluminiumhydroxid ist ein relativ sicheres, häufig verwendetes Antazidum. Allerdings kann Aluminium im Magen-Darm-Trakt Phosphat binden und so den Phosphatspiegel im Blut senken, was zu Appetitlosigkeit und Schwächegefühl führen kann. Alkoholiker und Nierenkranke, einschließlich Dialysepatienten, sind stärker durch diese Nebenwirkungen gefährdet. Aluminiumhydroxid kann außerdem Verstopfung verursachen.

Magnesiumhydroxid ist wirksamer als Aluminiumhydroxid. Wenn lediglich viermal täglich ein bis zwei Teelöffel eingenommen werden, bleibt der Stuhlgang unbeeinflußt, mehr als vier Portionen verursachen Durchfall. Da Magnesium in geringer Menge ins Blut aufgenommen wird, sollten Menschen mit Nierenschäden das Mittel geringer dosieren. Viele Antazida enthalten sowohl Magnesium- als auch Aluminiumhydroxid.

Andere Medikamente gegen Geschwüre

Geschwüre werden in der Regel mindestens sechs Wochen lang mit Medikamenten behandelt, die die Magensäureproduktion hemmen. Verschiedene Mittel können die Magensäure neutralisieren oder ihre Menge verringern und die Beschwerden meist innerhalb weniger Tage lindern. Wenn die Symptome nicht völlig verschwinden oder wieder auftreten, sobald das Medikament abgesetzt wird, werden gewöhnlich weitere Untersuchungen durchgeführt.

Sucralfat wirkt möglicherweise, indem sich am Boden des Geschwürs eine Schutzschicht bildet, die die Heilung unterstützt. Das Mittel wirkt gut gegen peptische Geschwüre und ist eine sinnvolle Alternative zu Antazida. Sucralfat wird drei- bis viermal täglich eingenommen; da es nicht ins Blut aufgenommen wird, sind die Nebenwirkungen gering. Allerdings kann Verstopfung auftreten.

H_2-Blocker (Cimetidin, Ranitidin, Famotidin und Nizatidin) unterstützen die Heilung, indem sie die Ausschüttung von Magensäure und Verdauungsenzymen in Magen und Zwölffingerdarm vermindern. Diese hochwirksamen Mittel werden nur ein- oder zweimal täglich eingenommen. Die meisten verursachen nur wenige ernste Nebenwirkungen. Cimetidin kann jedoch bei Männern eine meist reversible Vergrößerung der Brüste bewirken. Seltener verursacht es Impotenz bei Männern, die das Mittel längere Zeit in hoher Dosierung einnehmen. Bei weniger als einem Prozent der Behandelten wurden psychische Veränderungen (vor allem bei älteren Menschen), Durchfall, Hautausschlag, Fieber und Muskelschmerzen beobachtet. Wenn eine dieser Nebenwirkungen bei der Behandlung mit Cimetidin auftritt, sollte ein anderer H_2-Blocker ausprobiert werden. Da Cimetidin die Ausscheidung bestimmter Medikamente beeinflußt – z. B. von Theophyllin, einem Asthmamittel, Warfarin, einem Mittel zur Blutverdünnung, und Phenytoin, einem Mittel gegen Epilepsie –, sollte man seinen Arzt über die Einnahme von Cimetidin informieren.

Omeprazol und Lansoprazol sind äußerst wirksame Medikamente, die die Produktion der Enzyme hemmen, die der Magen zur Herstellung von Salzsäure benötigt. Diese Medikamente können die Magensäureproduktion völlig unterbinden und wirken sehr lange. Sie sorgen bei mehr Patienten in kürzerer Zeit für eine Heilung als H_2-Blocker. Vor allem zur Behandlung einer Speiseröhrenentzündung mit oder ohne Geschwüre und andere Erkrankungen, die sich auf die Magensäureproduktion auswirken (z. B. Zollinger-Ellison-Syndrom), sind diese Mittel nützlich.

Antibiotika gehören dazu, wenn *Helicobacter pylori*-Bakterien die Hauptursache der Geschwüre sind. Die Behandlung besteht aus einer Zweifach-Kombination von Antibiotika sowie einem Mittel, das die Produktion von Magensäure eindämmt. Die Standardbehandlung sieht die siebentägige Einnahme von zweimal täglich Lansoprazol, Omeprazol oder Pantoprazol vor, zusätzlich zu einer Antibiotikakombination aus Clarithromyzin und Amoxizillin oder Clarithromyzin und Metronidazol. Eine solche Behandlung kann die Beschwerden sogar dann lindern, wenn die Geschwüre auf andere Behandlungen nicht angesprochen haben oder immer wieder aufgetreten sind.

Misoprostol kann eingesetzt werden, um Magengeschwüre zu verhindern, die von nichtsteroidalen Entzündungshemmern, z. B. Azetylsalizylsäure, Ibuprofen oder Diclofenac, verursacht werden können. Noch sind die Umstände, unter denen Misoprostol angewendet werden sollte, umstritten. Die meisten Ärzte stimmen jedoch darin überein, daß Misoprostol bei Rheumakranken, die nichtsteroidale Entzündungshemmer in hoher Dosierung einnehmen, sinnvoll ist. Nicht alle Rheumatiker bekommen jedoch Misoprostol, da bei etwa 30 Prozent von ihnen Durchfall auftritt und nur etwa 10 bis 15 Prozent derjenigen, die hochdosierte nichtsteroidale Entzündungshemmer einnehmen, Geschwüre entwickeln.

Operation

Eine Operation ist bei Geschwüren nur selten nötig, da die Behandlung mit Medikamenten so gut wirkt. Eine Operation kommt hauptsächlich bei Komplikationen in Frage, wie z. B. einer Perforation, einer Verengung, die nicht auf Medikamente anspricht oder wieder auftritt, bei Geschwüren, die zwei- oder mehrmals stark bluten, einem Magengeschwür, das möglicherweise bösartig ist, oder schweren und immer wieder auftretenden peptischen Geschwüren. Eine Reihe verschiedener Operationsverfahren kann bei diesen Problemen angewendet werden. Unter Umständen treten die Geschwüre jedoch auch nach einer Operation wieder auf. Außerdem kann jedes Operationsverfahren Probleme mit sich bringen, z. B. Gewichtsabnahme, Verdauungsstörungen und Blutarmut.

KAPITEL 103

Erkrankungen von Enddarm und After

Der After (Anus) ist der Darmausgang am Ende des Verdauungstrakts, durch den Abbauprodukte (Stuhl, Kot) den Körper verlassen. Der Enddarm (Rektum) ist der Abschnitt des Verdauungstrakts oberhalb des Afters, in dem sich der Stuhl sammelt, bevor er ausgeschieden wird.

Die Wand des Enddarms besteht aus glänzend orangerotem Gewebe, das ähnlich wie die gesamte Darmwand Schleimdrüsen enthält. Der After wird zum Teil aus oberflächlichen Gewebeschichten des Körpers, einschließlich Haut, und zum Teil vom Darm gebildet. Die Wände des Enddarms sind relativ unempfindlich gegenüber Schmerzen, die Nerven am After und der umgebenden Haut jedoch äußerst schmerzempfindlich. Die Venen am Anus führen einerseits zur Pfortader, die Blut zur Leber transportiert, andererseits in den allgemeinen Blutkreislauf. Die Lymphgefäße im Enddarm leeren sich in den Dickdarm, die Lymphgefäße am After in die Lymphknoten in der Leiste.

Ein Muskelring (Analsphinkter) hält den After verschlossen. Dieser Schließmuskel wird unbewußt vom vegetativen Nervensystem kontrolliert, nur sein unterer Anteil kann willentlich entspannt und angespannt werden.

Um Erkrankungen des Afters und des Enddarms zu diagnostizieren, sucht der Arzt die Haut am After nach auffälligen Stellen ab. Bei Männern führt er einen behandschuhten Finger in den Enddarm ein; bei Frauen werden gleichzeitig Enddarm und Scheide abgetastet. Als nächstes betrachtet der Arzt After und Enddarm mit einem kurzen, starren optischen Instrument (Proktoskop). Ein etwa 30 Zentimeter langes Sichtgerät (Rektoskop) kann ebenfalls zum Einsatz kommen. Unter Umständen wird dann noch ein längeres biegsames Instrument (Sigmoidoskop) eingeführt, mit dem der Arzt den Dickdarm in einer Länge von bis zu 60 Zentimetern über dem After begutachten kann. Falls das Gebiet am After schmerzt, kann der Patient vor der Sigmoidoskopie ein Mittel zur örtlichen Betäubung erhalten oder sogar eine Vollnarkose. Meist wird der Darm vorher mit einem Einlauf gereinigt. Bei der Sigmoidoskopie können Gewebeproben und Abstriche für mikroskopische Untersuchungen und mikrobiologische Kulturen entnommen werden. Vielleicht wird auch eine Röntgenaufnahme nach dem Einlauf eines bariumsulfathaltigen Kontrastmittels durchgeführt.▲

▲ Siehe Seite 481

Hämorrhoiden

Hämorrhoiden sind angeschwollene Venen in der Wand von Enddarm und After.

Hämorrhoiden können sich entzünden, Blutgerinnsel bilden, bluten oder sich verdicken und hervortreten. Hämorrhoiden innerhalb des Afters nennt man innere Hämorrhoiden, solche, die außerhalb des Afters hervortreten, äußere Hämorrhoiden.

Hämorrhoiden können durch wiederholtes starkes Pressen beim Stuhlgang entstehen. Durch Verstopfung werden sie schlimmer. Leberkrankheiten erhöhen den Blutdruck in der Pfortader, was gelegentlich zu Hämorrhoiden führt.

Symptome und Diagnose

Hämorrhoiden können bluten, typischerweise nach dem Stuhlgang, so daß Blut im Stuhl oder am Toilettenpapier sichtbar ist. Das Blut färbt möglicherweise das Wasser in der Toilette rot. Meist ist es jedoch nur wenig Blut. Hämorrhoiden führen nur höchst selten zu starkem Blutverlust oder Blutarmut.

Hämorrhoiden, die aus dem After hervorstehen, können mit dem Finger vorsichtig zurückgeschoben werden, oder sie ziehen sich von selbst zurück. Sie können anschwellen und schmerzen, wenn ihre Außenseite wundgescheuert ist oder ein Blutgerinnsel in der Vene entsteht. Seltener sondern Hämorrhoiden Schleim ab und erzeugen ein Gefühl, als ob der Enddarm nicht vollständig geleert sei. Juckreiz am After (Pruritus ani) ist kein Symptom für Hämorrhoiden, kann jedoch auftreten, weil der schmerzende Bereich schwer zu säubern ist.

Der Arzt kann geschwollene, schmerzende Hämorrhoiden sofort erkennen, wenn er After und Enddarm untersucht. Eine Proktoskopie und Sigmoidoskopie helfen festzustellen, ob eine ernstere Erkrankung, z. B. ein Tumor, vorliegt.

Behandlung

Gewöhnlich müssen Hämorrhoiden nicht behandelt werden, es sei denn, sie verursachen Beschwerden. Verstopfung und die damit verbundene Anstrengung beim Stuhlgang läßt sich mit Quellmitteln wie Leinsaat oder Flohsamenschalen oder anderen Mitteln, die den Stuhl weicher machen, lindern. In blutende Hämorrhoiden kann der Arzt einen Stoff spritzen, der bewirkt, daß die Venen durch Narbengewebe verschlossen werden (Venenverödung).

Große innere Hämorrhoiden sowie solche, die auf eine Verödung nicht ansprechen, werden mit elastischen Bändern abgebunden. Diese Venenligatur führt dazu, daß die Hämorrhoiden austrocknen und sich schmerzlos ablösen. In Abständen von mindestens zwei Wochen wird eine Hämorrhoide nach der anderen behandelt. Drei bis sechs Behandlungen sind erforderlich. Hämorrhoiden lassen sich auch mit Laser, Infrarotlicht oder Elektrizität zerstören. Eine Operation kommt in Frage, wenn alle anderen Behandlungen erfolglos waren.

Wenn ein Blutgerinnsel in einer Hämorrhoide Schmerzen verursacht, ist eine Behandlung mit warmen Sitzbädern, Kompressen mit Hamamelisextrakt oder mit Salben mit einem Mittel zur örtlichen Betäubung möglich. Nach kurzer Zeit gehen Schmerzen und Schwellungen zurück, Blutgerinnsel lösen sich innerhalb von vier bis sechs Wochen auf. Als Alternative kann der Arzt die Vene öffnen und das Blutgerinnsel entfernen, um die Schmerzen möglichst rasch zu stoppen.

Analfissur

Eine Analfissur (Analgeschwür) ist ein Riß oder ein Geschwür in der Wand des Afters.

Analfissuren entstehen gewöhnlich aufgrund einer Verletzung durch harten Stuhl. Fissuren können dazu führen, daß sich der Schließmuskel (Analsphinkter) verkrampft, was die Heilung verhindert.

Fissuren verursachen Schmerzen und Blutungen während oder unmittelbar nach dem Stuhlgang. Die Schmerzen halten Minuten bis Stunden an und geben sich dann bis zum nächsten Stuhlgang. Der Arzt diagnostiziert eine Analfissur, indem er den After inspiziert.

Behandlung

Mittel, die den Stuhl weicher machen, oder Quellmittel wie Leinsamen oder Flohsamenschalen können Verletzungen durch harten Stuhl vermindern und gleichzeitig den Enddarm befeuchten und beruhigen. Ein Gleitmittel in Zäpfchenform kann ebenfalls hilfreich sein. Außerdem empfiehlt es sich, nach jedem Stuhlgang 10 bis 15 Minuten lang ein warmes Sitzbad zu nehmen, um die Beschwerden zu lindern und die Durchblutung zu verbessern, was die Heilung fördert. Wenn diese einfachen Maßnahmen nichts nützen, ist gewöhnlich eine Operation erforderlich.

Anorektaler Abszeß

Ein anorektaler Abszeß ist eine Eiteransammlung in der Nähe von After und Enddarm, die durch eingedrungene Bakterien verursacht wird.

Abszesse direkt unter der Haut können angeschwollen, gerötet, empfindlich und sehr schmerzhaft sein. Oft kann der Arzt den Abszeß in der Haut am After sehen. Mit einem behandschuhten Finger ertastet er empfindliche Schwellungen im Enddarm, auch wenn äußerlich davon nichts zu erkennen ist. Abszesse weiter oben im Enddarm verursachen möglicherweise keine Beschwerden im Enddarm, sondern Fieber und Schmerzen im Unterbauch.

Behandlung

Antibiotika sind nur bedingt von Nutzen, es sei denn, der Betroffene hat Fieber, Diabetes oder eine Infektion. Gewöhnlich besteht die Behandlung darin, ein Mittel zur örtlichen Betäubung zu spritzen und dann den Abszeß zu eröffnen, damit der Eiter ablaufen kann. Gelegentlich muß dieser Eingriff im Krankenhaus unter Vollnarkose erfolgen. Wenn der Eiter komplett abgeflossen ist, kann sich ein Gang mit einer Mündung an der Haut bilden (anorektale Fistel).

Anorektale Fistel

Eine anorektale Fistel ist ein normalerweise nicht vorhandener Gang, der vom After oder Enddarm meist durch die Haut, gelegentlich aber auch zu einem anderen Organ, z. B. der Scheide, führt.

Die meisten Fisteln entwickeln sich von einer Drüse tief in der Wand von After oder Enddarm aus. Manchmal entstehen sie durch die Drainage eines anorektalen Abszesses, oft läßt sich die Ursache jedoch nicht ermitteln. Menschen, die an Morbus Crohn oder Tuberkulose leiden, sind häufiger betroffen. Auch bei Divertikulitis, Krebs oder Verletzungen in After und Enddarm können Fissuren auftreten. Bei Säuglingen handelt es sich gewöhnlich um eine angeborene Störung, die bei Jungen häufiger als bei Mädchen vorkommt. Fisteln, die Enddarm und Scheide verbinden, können durch eine Strahlentherapie, Krebs, Morbus Crohn oder durch eine Verletzung während der Geburt entstehen.

Symptome und Diagnose

Fisteln können schmerzen und eitern. Der Arzt kann gewöhnlich die Öffnung(en) der Fistel sehen oder sie unter der Haut spüren. Um Länge und Verlauf der Fistel zu ermitteln, kann er eine Sonde in die Fistel einführen. Mit Hilfe eines Endoskops, das in den After eingeführt wird (Proktoskop), und der Sonde kann der Arzt innere Öffnungen der Fistel erkennen. Eine endoskopische Untersuchung des Dickdarms (Sigmoidoskopie) hilft dem Arzt herauszufinden, ob Krebs, Morbus Crohn oder eine andere Erkrankung die Ursache ist.

Behandlung

Die einzig wirksame Behandlung ist eine Operation, bei der unter Umständen der Schließmuskel teilweise durchtrennt werden muß. Wird er zu sehr beschädigt, können Schwierigkeiten bei der Darmkontrolle die Folge sein. Bei Durchfall, einer akuten Darmentzündung (Kolitis ulzerosa) oder akutem Morbus Crohn wird gewöhnlich nicht operiert, da diese Krankheiten die Wundheilung verzögern.

Proktitis

Proktitis ist eine Entzündung der Schleimhaut im Enddarm.

Bei der ulzerösen Proktitis, einer verbreiteten Form der Proktitis, entstehen Geschwüre in der entzündeten Enddarmwand. Die Entzündung kann zwei bis zehn Zentimeter des unteren Enddarms betreffen. In einigen Fällen schlägt die Behandlung sofort an, in anderen bleibt die Erkrankung bestehen oder kommt wieder, so daß eine längere Therapie erforderlich ist. Manchmal geht die Erkrankung schließlich in eine Darmentzündung (Kolitis ulzerosa) über.

Die Proktitis hat mehrere Ursachen. Sie kann die Folge eines Morbus Crohn oder einer Kolitis ulzerosa sein. Auch bestimmte sexuell übertragbare Krankheiten (z. B. Tripper, Syphilis, Infektionen mit Chlamydien, Herpes simplex- oder Zytomegalieviren) können eine Proktitis hervorrufen, vor allem bei homosexuellen Männern. Immunstörungen begünstigen die Entstehung einer Proktitis, vor allem bei Infektionen mit Herpes simplex- und Zytomegalieviren. Eine Proktitis kann von bestimmten Bakterien, z. B. Salmonellen, verursacht werden oder durch Antibiotika, welche die normalerweise im Darm vorhandenen Bakterien (Darmflora) verringern und dadurch das Wachstum anderer Bakterien fördern. Eine weitere Ursache ist eine Strahlentherapie des Enddarms oder anderer Organe in der Nähe.

Symptome und Diagnose

Eine Proktitis verursacht meist schmerzlose Blutungen oder Schleimabsonderungen aus dem Enddarm. Wenn ein Tripper, Herpes simplex- oder Zytomegalieviren die Ursache sind, können After und Enddarm äußerst schmerzempfindlich sein.

Für die Diagnose begutachtet der Arzt den Enddarm mit Hilfe eines Endoskops (Rektoskop oder Sigmoidoskop) und entnimmt eine Gewebeprobe aus der Schleimhaut des Enddarms. Im Labor lassen sich dann Bakterien, Pilze oder Viren als Auslöser der Proktitis nachweisen. Unter Umständen werden noch andere Bereiche des Darms untersucht, entweder mit einem Endoskop oder mit einer Röntgenkontrastaufnahme. ▲

Behandlung

Wenn eine bakterielle Infektion die Ursache ist, läßt sich die Proktitis am besten mit Antibiotika behandeln. Ist sie die Folge einer Antibiotikatherapie, sollten die schädlichen Bakterien, die die normale Darmflora verdrängt haben, mit Metronidazol oder Vancomyzin abgetötet werden. Nach einer Strahlentherapie oder bei unbekannter Ursache können Kortison, z. B. Hydrokortison, und Mesalazin als entzündungshemmende Mittel die Beschwerden lindern. Diese Mittel gibt es als Einlauf oder als Zäpfchen. Gleichzeitig kann Sulfasalazin oder ein ähnliches Mittel in Tablettenform eingenommen werden. Falls diese Medikamente die Entzündung nicht heilen, kann man Kortison auch in Tablettenform einnehmen.

Pilonidalkrankheit

Diese Infektion entsteht, wenn ein Haar in der Steißbeingegend in die Haut einwächst.

▲ Siehe Seite 481

Ein Pilonidalabszeß ist eine Eiteransammlung an der infizierten Stelle; ein Pilonidalsinus ist eine chronisch nässende Wunde an der Stelle.

Meist sind junge, stark behaarte Männer betroffen. Um eine Pilonidalkrankheit von anderen Störungen zu unterscheiden, sucht der Arzt nach Grübchen in dem infizierten Gebiet oder in dessen Nähe. Ein Pilonidalsinus kann Schmerzen und Schwellungen verursachen. Ein Pilonidalabszeß muß in der Regel aufgeschnitten werden, um den Eiter zu entfernen. Ein Pilonidalsinus wird gewöhnlich chirurgisch entfernt.

Enddarmvorfall

Beim Enddarmvorfall (Rektumprolaps) wölbt sich der Enddarm durch den After vor.

Ein Enddarmvorfall bewirkt, daß sich der Enddarm von innen nach außen stülpt, so daß die Enddarmschleimhaut als dunkelrote, feuchte, fingerähnliche Vorwölbung aus dem After hervortritt.

Ein vorübergehender Prolaps lediglich der Enddarmschleimhaut tritt oft bei ansonsten gesunden Säuglingen auf, vermutlich wenn sich das Kind beim Stuhlgang angestrengt hat; er gibt nur selten Anlaß zur Sorge. Bei Erwachsenen ist der Enddarmvorfall in der Regel von Dauer und verschlimmert sich oft, so daß ein größerer Teil des Enddarms hervortritt.

Ein vollständiger Vorfall des Enddarms tritt am häufigsten bei Frauen über 60 Jahren auf.

Um das Ausmaß des Prolaps festzustellen, untersucht der Arzt das Gebiet, während der Patient steht oder hockt und während er preßt. Beim Abtasten des Schließmuskels (Analsphinkter) stellt der Arzt oft eine verringerte Muskelspannung fest. Eine endoskopische Untersuchung mit einem Sigmoidoskop und eine Röntgenkontrastaufnahme des Dickdarms zeigen, ob eine Erkrankung die Ursache ist, z. B. eine der Nerven, die den Schließmuskel versorgen.

Behandlung

Bei Säuglingen und Kindern gibt man Mittel, die den Stuhl weicher machen, damit die Kinder beim Stuhlgang nicht so fest drücken müssen. Wenn die Gesäßbacken zwischen den Stuhlgängen zusammengewickelt werden, heilt der Prolaps gewöhnlich von selbst.

Bei Erwachsenen muß das Problem chirurgisch behoben werden. Bei einer Operationstechnik wird der Enddarm angehoben, nach hinten gezogen und am Steißbein befestigt. Bei einer anderen wird ein Teil des Enddarms entfernt.

Wenn der Betroffene aufgrund seines Alters oder seines schlechten Gesundheitszustands nicht operiert werden kann, kann ein Draht- oder Plastikring in den Schließmuskel eingelegt werden (Thiersch-Verfahren).

Afterjucken

Juckreiz am After (Pruritus ani) kann viele Ursachen haben:

- Hautkrankheiten wie Schuppenflechte oder atopische Dermatitis
- Allergische Reaktionen, z. B. eine Kontaktdermatitis durch Mittel zur örtlichen Betäubung oder Salben, die auf die Haut aufgetragen wurden, oder durch Seifenbestandteile
- Bestimmte Nahrungsmittel, wie z. B. Gewürze, Zitrusfrüchte, Kaffee, Bier, Colagetränke und Vitamin-C-Präparate
- Mikroorganismen, z. B. Pilze oder Bakterien
- Parasitenbefall, z. B. Würmer oder seltener Krätzemilben oder Läuse
- Antibiotika, insbesondere Tetrazykline
- Bestimmte Krankheiten wie Diabetes oder Leberkrankheiten, Erkrankungen des Afters (z. B. Stielwarzen, Proktitis, nässende Analfisteln) und Krebs (z. B. Bowen-Krankheit)
- Hygieneprobleme, entweder schlechte Hygiene, bei der Stuhlreste zu Reizungen führen, oder übertriebene Hygiene mit sehr viel Seife und heftigem Schrubben
- Wärme und übermäßiges Schwitzen aufgrund von enger Unterwäsche (vor allem solcher aus Kunstfasern), Strumpfhosen, Übergewicht oder warmem Wetter
- Psychische Reaktion (Angst-Juckreiz-Angst-Zyklus)

Bei großen äußeren Hämorrhoiden kann Juckreiz auftreten, da der After dann schlecht zu säubern ist.

Behandlung

Nach dem Stuhlgang sollte der After mit saugfähiger Baumwolle, am besten mit einem feuchten, warmen Waschlappen, gesäubert werden. Gegen Feuchtigkeit im Afterbereich kann Babypuder oder Maisstärke verwendet werden. Auch Kortisonsalben, Pilzcremes, z. B. mit Miconazol, oder beruhigende Zäpfchen können helfen. Nahrungsmittel, die das Afterjucken möglicherweise auslösen, sollten für eine Weile weggelassen werden, um zu sehen, ob eine Besserung eintritt. Lockere Kleidung und leichtes Bettzeug sind ratsam. Wenn sich der Zustand nicht bessert und der Verdacht auf Krebs besteht, wird eine Hautprobe untersucht.

Fremdkörper

Versehentlich verschluckte Dinge, z. B. Zahnstocher, Fischgräten oder Hähnchenknochen, Gallensteine oder ein harter Stuhlklumpen (Kotstein) können am Übergang vom Enddarm zum After steckenbleiben. Unter Umständen sind die Gegenstände auch absichtlich eingeführt worden. Klistierspitzen, Thermometer und Gegenstände zur sexuellen Stimulation können im Enddarm steckenbleiben. Solche größeren Fremdkörper stecken gewöhnlich in der Mitte des Enddarms fest.

Wenn beim Stuhlgang plötzlich unsägliche Schmerzen auftreten, ist dies ein Hinweis darauf, daß ein Fremdkörper, meist am Übergang zwischen Enddarm und After, in die Darmwand eindringt. Weitere Symptome hängen von Größe und Form des Fremdkörpers ab sowie davon, wie lange er sich schon dort befindet und ob er eine Infektion verursacht und die Darmwand durchbrochen hat.

Der Arzt kann den Gegenstand ertasten, wenn er After und Enddarm mit einem behandschuhten Finger untersucht. Um sicherzugehen, daß die Dickdarmwand nicht beschädigt ist, wird möglicherweise der Bauch untersucht, eine Sigmoidoskopie und eine Röntgenuntersuchung durchgeführt.

Behandlung

Wenn der Arzt den Fremdkörper ertasten kann, wird in der Regel ein Mittel zur örtlichen Betäubung unter die Haut am After gespritzt. Anschließend kann der After mit einem Instrument aufgedehnt und der Fremdkörper herausgeholt werden. Die natürlichen Bewegungen des Dickdarms (Peristaltik) befördern den Fremdkörper gewöhnlich nach unten, so daß man ihn entfernen kann.

Manchmal ist eine Operation erforderlich, wenn der Arzt den Fremdkörper nicht ertasten oder der Gegenstand nicht durch den After entfernt werden kann. Der Betroffene erhält eine örtliche Betäubung oder eine Vollnarkose, damit der Gegenstand vorsichtig in Richtung After geschoben oder der Dickdarm aufgeschnitten werden kann, um den Fremdkörper zu beseitigen. Mit einer anschließenden Sigmoidoskopie wird nach Schäden in der Darmwand gesucht.

KAPITEL 104

Erkrankungen der Bauchspeicheldrüse

Die Bauchspeicheldrüse (Pankreas) ist eine blattförmige, etwa 15 Zentimeter lange Drüse. Sie ist vom unteren Rand des Magens und der Wand des Zwölffingerdarms (des ersten Dünndarmabschnitts im Anschluß an den Magen) umgeben. Die Bauchspeicheldrüse hat zwei Hauptfunktionen: Zum einen sondert sie eine Flüssigkeit in den Zwölffingerdarm ab, die Verdauungsenzyme enthält, zum anderen gibt sie die Hormone Insulin und Glukagon ▲ ins Blut ab, die für den Zuckerstoffwechsel benötigt werden.

Die Bauchspeicheldrüse sondert außerdem große Mengen Natriumbikarbonat in den Zwölffingerdarm ab. Dieses hat die Aufgabe, die Magensäure zu neutralisieren. Im Inneren der Bauchspeicheldrüse verläuft ein Gang (Pankreasgang), in dem sich die gebildeten Verdauungssäfte sammeln. Dieser Gang verbindet sich mit dem Hauptgallengang (Choledochus), der aus der Gallenblase und der Leber kommt, zu einer Erweiterung (Ampulla hepatopancreatica), die in den Zwölffingerdarm mündet. An der Einmündung befindet sich ein Schließmuskel (Oddi-Sphinkter).

▲ Siehe Seite 713

Akute Bauchspeicheldrüsenentzündung

Eine akute Entzündung der Bauchspeicheldrüse (Pankreatitis) tritt plötzlich auf und kann leicht bis lebensbedrohlich verlaufen.

Normalerweise entleert die Bauchspeicheldrüse Verdauungssäfte durch den Pankreasgang in den Zwölffingerdarm. Der Verdauungssaft enthält Enzyme in einer inaktiven Form sowie Hemmstoffe, die jene Enzyme, die auf dem Weg zum Zwölffingerdarm etwa aktiv werden sollten, ausschalten. Eine Blockade des Pankreasgangs (z. B. durch einen Gallenstein, der am Oddi-Sphinkter steckengeblieben ist) verhindert, daß der Bauchspeicheldrüsensaft abfließen kann. Meist ist der Abfluß nur vorübergehend blockiert, und es entstehen geringfügige Schäden, die der Körper bald beseitigt. Bei länger dauernden Blokkaden sammeln sich mehr aktivierte Enzyme in der Bauchspeicheldrüse an, als die Hemmstoffe kontrollieren können. Die aktiven Verdauungsenzyme greifen die Zellen der Bauchspeicheldrüse an und verursachen eine schwere Entzündung.

Die Schäden in der Bauchspeicheldrüse führen dazu, daß die Verdauungsenzyme aus dem Organ entweichen und ins Blut oder den Bauchraum gelangen, wo sie Reizungen und Entzündungen des Bauchfells (das den Bauchraum auskleidet) und anderer Organe verursachen können. Der Teil der Bauchspeicheldrüse, der für die Produktion von Hormonen, vor allem von Insulin, zuständig ist, ist meist nicht betroffen und wird nicht beschädigt.

Gallensteine und Alkoholmißbrauch sind für annähernd 80 Prozent der Klinikeinweisungen aufgrund akuter Bauchspeicheldrüsenentzündungen verantwortlich. Eineinhalbmal soviel Frauen wie Männer erkranken aufgrund von Gallensteinen an akuter Pankreatitis, während bei Männern sechsmal häufiger als bei Frauen Alkoholmißbrauch die Ursache ist. Gallensteine können zeitweise im Oddi-Sphinkter steckenbleiben und die Mündung des Pankreasgangs blockieren; die meisten Gallensteine rutschen jedoch in den Darm. Wenn jemand jahrelang mehr als 100 Gramm Alkohol am Tag trinkt, können die kleinen Kanäle der Bauchspeicheldrüse, die in den Pankreasgang einmünden, verstopfen und eine akute Entzündung verursachen. Ein akuter Entzündungsschub kann durch exzessives Trinken oder eine üppige Mahlzeit ausgelöst werden. Auch viele andere Erkrankungen kommen als Ursache in Frage.

Lage der Bauchspeicheldrüse

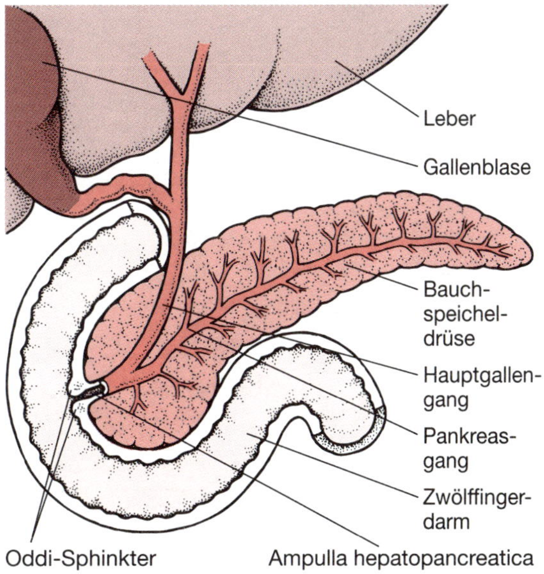

Symptome

Fast immer leiden die Betroffenen unter starken Schmerzen im Bauch unterhalb des Brustbeins. Oft strahlen sie bis in den Rücken aus. Nur selten werden sie zuerst im Unterbauch wahrgenommen. Gewöhnlich setzen die Schmerzen plötzlich ein und erreichen innerhalb von Minuten ihr Maximum; diese starken, durchdringenden Schmerzen halten tagelang an. Oft lassen sie sich sogar mit der Injektion eines hochdosierten Schmerzmittels nicht völlig ausschalten. Husten, heftige Bewegungen und tiefes Atmen können die Schmerzen verschlimmern; aufrechtes, nach vorne gelehntes Sitzen schafft etwas Erleichterung. Übelkeit und Erbrechen sind die Regel, manchmal bis hin zu bloßem Würgen, ohne daß etwas erbrochen wird.

Manchmal, insbesondere wenn Alkohol der Auslöser einer akuten Entzündung der Bauchspeicheldrüse ist, beschränken sich die Symptome auf mittelstarke Bauchschmerzen. Andere Betroffene fühlen sich elend. Sie sehen krank und verschwitzt aus, haben einen beschleunigten Puls (100 bis 140 Schläge pro Minute) und eine flache, schnelle Atmung. Eine Lungenentzündung kann zu der schnellen Atmung beitragen.

Anfangs ist die Körpertemperatur oft noch normal, steigt dann aber innerhalb weniger Stunden auf Werte bis zu 38,5° Celsius. Der Blutdruck kann erhöht oder erniedrigt sein, fällt jedoch gewöhnlich, wenn der Betroffene aufsteht, so daß er ohnmächtig wird. Mit fortschreitender Erkrankung nehmen die Betroffenen ihre Umgebung immer weniger wahr, einige sind fast bewußtlos. Gelegentlich färbt sich das Weiße der Augen gelblich.

Ein aufgeblähter Oberbauch tritt bei 20 Prozent der Betroffenen auf. Diese Schwellungen können dadurch entstehen, daß der Inhalt von Magen und Darm nicht weitertransportiert wird (gastrointestinaler Ileus) oder weil sich die entzündete Bauchspeicheldrüse vergrößert und den Magen nach vorne schiebt. Außerdem kann sich Flüssigkeit im Bauchraum ansammeln (Aszites).

Bei einer schweren akuten Bauchspeicheldrüsenentzündung (nekrotisierende Pankreatitis) kann der Blutdruck so stark abfallen, daß es zum Schock kommt. Eine schwere akute Pankreatitis kann lebensbedrohlich sein.

Diagnose

Die charakteristischen Bauchschmerzen legen den Verdacht auf eine akute Entzündung der Bauchspeicheldrüse nahe, vor allem bei Gallenblasenerkrankungen und Alkoholmißbrauch. Bei der Untersuchung stellt der Arzt oft fest, daß die Bauchdecke hart ist. Wenn er den Bauch mit dem Stethoskop abhört, fallen unter Umständen verringerte Darmgeräusche auf.

Ursachen einer akuten Bauchspeicheldrüsenentzündung

- Gallensteine
- Alkoholmißbrauch
- Medikamente, z. B. Furosemid und Azathioprin
- Mumps
- Hohe Blutfettwerte, vor allem von Triglyzeriden
- Schäden an der Bauchspeicheldrüse von einer Operation oder Endoskopie
- Stumpfe oder offene Verletzungen der Bauchspeicheldrüse
- Krebs der Bauchspeicheldrüse
- Durchblutungsstörungen der Bauchspeicheldrüse, z. B. aufgrund von sehr niedrigem Blutdruck
- Erbliche Pankreatitis

Es gibt keinen spezifischen Bluttest, mit dem sich eine akute Pankreatitis nachweisen ließe, aber bestimmte Tests erhärten den Verdacht. Die Blutspiegel von zwei Enzymen, die die Bauchspeicheldrüse produziert, nämlich Amylase und Lipase, sind in den ersten Tagen der Erkrankung gewöhnlich erhöht, fallen aber nach drei bis sieben Tagen wieder auf ihr normales Niveau ab. Manchmal sind die Enzymspiegel auch nicht erhöht, da bei vorangegangenen Entzündungen der Bauchspeicheldrüse so viel Gewebe zerstört worden ist, daß nur noch wenige enzymproduzierende Zellen in der Bauchspeicheldrüse verblieben sind. Bei einer schweren akuten Pankreatitis ist oft die Zahl der roten Blutkörperchen aufgrund von Blutungen in der Bauchspeicheldrüse und im Bauchraum abgesunken.

Normale Röntgenaufnahmen des Bauchraums zeigen möglicherweise erweiterte Darmschlingen oder selten einen oder mehrere Gallensteine. Ultraschalluntersuchungen können Gallensteine in der Gallenblase und manchmal im Gallengang sowie eine Vergrößerung der Bauchspeicheldrüse zeigen.

Eine Computertomographie (CT) eignet sich vor allem, um Größenveränderungen der Bauchspeicheldrüse aufzudecken; sie wird bei schweren Erkrankungen und Komplikationen durchgeführt, beispielsweise bei sehr niedrigem Blutdruck. Da CT-Aufnahmen sehr deutlich sind, helfen sie dem Arzt bei der genauen Diagnose.

Bei einer schweren Entzündung gestatten CT-Aufnahmen Aussagen über die Prognose. Erscheint die Bauchspeicheldrüse nur mäßig vergrößert, ist die Prognose ausgezeichnet. Zeigen die Bilder hingegen große Bereiche zerstörten Bauchspeicheldrüsengewebes, sind die Aussichten weniger gut.

Eine Röntgenkontrastaufnahme der Gallen- und Pankreasgänge (endoskopische retrograde Cholangiopankreatikographie, abgekürzt ERCP) wird gewöhnlich nur veranlaßt, wenn man vermutet, daß ein Gallenstein im Gallengang die Entzündung verursacht. Dazu führt der Arzt ein Endoskop durch den Mund bis zum Oddi-Sphinkter im Zwölffingerdarm ein und spritzt ein Kontrastmittel in die Gänge. Dieses ist im Röntgenbild sichtbar. Wenn ein Gallenstein entdeckt wird, kann der Arzt diesen mit Hilfe des Endoskops entfernen.

Behandlung

Meist erfolgt die Behandlung im Krankenhaus. Bei einer leichten akuten Pankreatitis dürfen die Betroffenen weder essen noch trinken, da dieses die Enzymproduktion in der Bauchspeicheldrüse anregt. Flüssigkeit und Nährstoffe werden über einen intravenösen Tropf verabreicht. Ein Schlauch wird über die Nase in den Magen gelegt (Magensonde), um Flüssigkeit und Luft zu entfernen, vor allem bei anhaltender Übelkeit und Erbrechen.

Bei einer schweren Erkrankung kommen die Betroffenen meist auf die Intensivstation, wo die Lebenszeichen (Puls, Blutdruck und Atmung) genau überwacht werden. Auch die Urinmenge wird gemessen. Blutentnahmen dienen dazu, verschiedene Blutwerte zu bestimmen, u. a. Hämatokrit▲, Blutzuckerspiegel, Elektrolytspiegel, Menge der weißen Blutkörperchen und Enzymkonzentrationen.

Die Betroffenen werden intravenös über einen Tropf ernährt und erhalten mindestens zwei, eventuell bis zu sechs Wochen lang keine Nahrung über den Mund. Durch die Nase wird ein Schlauch in den Magen gelegt (Magensonde), um den Magen leer zu halten, und oft auch, um Mittel zu geben, die die Magensäure neutralisieren (Antazida), damit keine Geschwüre entstehen.

Das Blutvolumen wird durch die intravenöse Flüssigkeitszufuhr immer konstant gehalten und die Herzfunktion sorgfältig überwacht. Über eine Gesichtsmaske oder einen Nasentubus gibt man Sauerstoff, um den Sauerstoffgehalt im Blut zu erhöhen; falls dieses nicht ausreicht, kann der Betroffene künstlich beatmet werden. Starke Schmerzen behandelt man gewöhnlich mit einem Opioid.

▲ Siehe Kasten, Seite 732

Gelegentlich ist innerhalb der ersten Tage einer schweren akuten Bauchspeicheldrüsenentzündung eine Operation erforderlich. Sie dient beispielsweise dazu, eine schwere, unfallbedingte Pankreatitis zu beheben oder bei unklarer Diagnose nach der Ursache der Beschwerden zu suchen. Wenn sich der Zustand des Erkrankten nach einer Woche verschlechtert, wird unter Umständen infiziertes, nicht mehr funktionstüchtiges Gewebe operativ aus der Bauchspeicheldrüse entfernt.

Infektionen stellen bei entzündeter Bauchspeicheldrüse eine große Gefahr dar, vor allem nach der ersten Krankheitswoche. Der Verdacht auf eine Infektion besteht, wenn sich der Zustand des Erkrankten verschlechtert und Fieber sowie eine erhöhte Zahl weißer Blutkörperchen auftreten, während andere Symptome bereits vergehen. Zur Diagnose wird eine Blutkultur angelegt und eine Computertomographie (CT) durchgeführt. Unter Umständen kann der Arzt eine Probe des infizierten Gewebes entnehmen, indem er eine Nadel durch die Haut in die Bauchspeicheldrüse einführt. Infektionen werden mit Antibiotika und einer Operation behandelt.

Manchmal bildet sich in der Bauchspeicheldrüse ein Hohlraum (Pseudozyste), der sich mit Pankreasenzymen, Flüssigkeit und Geweberesten füllt und wie ein Ballon aufbläht. Wenn eine solche Pseudozyste größer wird und Schmerzen oder andere Beschwerden verursacht, leitet der Arzt zur Druckentlastung die Flüssigkeit ab. Eine Druckentlastung ist vor allem dann erforderlich, wenn sich die Pseudozyste rasch vergrößert, sich infiziert, blutet oder offenbar kurz vor dem Platzen steht. Je nach Lage der Pseudozyste geschieht die Druckentlastung, indem man einen dünnen Schlauch (Katheter) durch die Haut in die Pseudozyste einführt und die Flüssigkeit über mehrere Wochen ablaufen läßt (Drainage), oder man operiert.

Wenn Gallensteine eine akute Bauchspeicheldrüsenentzündung ausgelöst haben, hängt die Behandlung von der Schwere der Erkrankung ab. Ist sie leicht, kann man mit der Entfernung der Gallenblase meist warten, bis die Symptome verschwunden sind. Bei einer schweren Entzündung wird ein endoskopischer oder chirurgischer Eingriff durchgeführt. Bei einer Operation wird die Gallenblase entfernt, und die Gallengänge werden freigeräumt. Bei älteren Menschen mit anderen Krankheiten, z. B. Herzkrankheiten, wird oft zunächst endoskopisch operiert; bleibt das erfolglos, sollte jedoch eine Bauchoperation erfolgen.

Chronische Bauchspeicheldrüsenentzündung

Eine chronische Entzündung der Bauchspeicheldrüse (Pankreatitis) bleibt über längere Zeit bestehen.

Die häufigste Ursache einer chronischen Bauchspeicheldrüsenentzündung ist Alkoholmißbrauch. Weitere mögliche Ursachen sind eine genetische Veranlagung und Hindernisse im Pankreasgang durch Verengungen oder Krebs. Nur selten verengt eine schwere akute Bauchspeicheldrüsenentzündung den Pankreasgang so sehr, daß daraus eine chronische Entzündung resultiert. Oftmals läßt sich die Ursache für eine chronische Bauchspeicheldrüsenentzündung nicht ermitteln.

In tropischen Gebieten (z. B. Indien, Indonesien und Nigeria) kommt es infolge einer chronischen Pankreatitis unbekannter Ursache bei Kindern und Jugendlichen unter Umständen zu Diabetes und Kalziumablagerungen in der Bauchspeicheldrüse. Die Anfangssymptome beruhen gewöhnlich auf dem Diabetes.

Symptome

Die Symptome einer chronischen Entzündung der Bauchspeicheldrüse können sich auf zweierlei Weise äußern. Zum einen können die Betroffenen anhaltende Bauchschmerzen haben, deren Stärke schwankt. Zum anderen können immer wieder Bauchspeicheldrüsenentzündungen auftreten, deren Symptome denen einer leichten oder mittelschweren akuten Pankreatitis ähneln; die Schmerzen sind recht stark und halten stunden- oder tagelang an. In jedem Fall sterben im Laufe der Zeit allmählich jene Zellen ab, welche Verdauungsenzyme produzieren, so daß die Schmerzen schließlich ausbleiben.

Wenn nur wenig Verdauungsenzyme abgesondert werden, kann der Körper nicht mehr genügend Nährstoffe aus der Nahrung aufnehmen; die Betroffenen setzen große Mengen faulig riechenden Stuhls ab. Er ist hell und fettig und enthält möglicherweise sogar Fetttropfen. Der Betroffene kann an Gewicht abnehmen. Schließlich werden auch die insulinproduzierenden Zellen der Bauchspeicheldrüse zerstört, wodurch sich allmählich ein Diabetes entwickelt.

Diagnose

Die Symptome oder akute Entzündungen der Bauchspeicheldrüse in der Krankheitsvorgeschichte legen den Verdacht auf eine chronische Pankreatitis nahe. Blutuntersuchungen sind weniger hilfreich als bei der akuten Form, können jedoch erhöhte Amylase- und Lipasespiegel zeigen. Auch der Blutzuckerspiegel, der möglicherweise erhöht ist, wird bestimmt.

Röntgenaufnahmen und Ultraschalluntersuchungen des Bauchraums können Steine in der Bauchspeicheldrüse zeigen. Mit Röntgenkontrastaufnahmen der Pankreasgänge (endoskopische retrograde Pankreatikographie, abgekürzt ERP) lassen sich Erweiterungen, Verengungen und Steine in den Pankreasgängen aufspüren. Auch eine

Computertomographie (CT) kann derartige Veränderungen zeigen, darüber hinaus noch Größe, Form und Struktur der Bauchspeicheldrüse. Anders als bei der ERP muß für ein CT kein Endoskop eingeführt werden.

Behandlung

Während eines Entzündungsschubs darf keinesfalls Alkohol getrunken werden. Eine Ernährung ausschließlich über den Tropf gestattet es Bauchspeicheldrüse und Darm, sich zu erholen, und kann schmerzhafte Rückfälle lindern. Dennoch sind oft starke Schmerzmittel (Opioide) nötig.

Häufigkeit und Stärke von Entzündungsschüben lassen sich verringern, wenn man die Mahlzeiten über vier oder fünf Portionen am Tag verteilt, und diese wenig Fett und Eiweiß, dafür viele Kohlenhydrate enthalten. Alkohol muß weiterhin gemieden werden. Halten die Schmerzen an, sucht der Arzt nach Komplikationen, beispielsweise einem Entzündungsherd am Kopf der Bauchspeicheldrüse nahe des Zwölffingerdarms oder einer Pseudozyste. Ein Entzündungsherd muß möglicherweise chirurgisch entfernt werden, eine Pseudozyste, deren Wachstum Schmerzen verursacht, muß entlastet werden.

Wenn keine Komplikationen vorliegen, aber weiterhin Schmerzen auftreten, betäubt der Arzt gewöhnlich die Nerven, die von der Bauchspeicheldrüse Impulse ans Gehirn leiten. Falls diese Methode nicht hilft, kann eine Operation durchgeführt werden. Ist beispielsweise der Pankreasgang erweitert, kann man eine Umgehung (Bypass) von der Bauchspeicheldrüse zum Dünndarm legen, was bei 70 bis 80 Prozent der Betroffenen die Schmerzen lindert. Ist der Gang nicht erweitert, muß eventuell ein Teil der Bauchspeicheldrüse entfernt werden. Wenn die Entzündung vorwiegend jenen Teil der Bauchspeicheldrüse betrifft, der am weitesten vom Zwölffingerdarm entfernt ist, kann dieser sogenannte Schwanz entfernt werden. Ist der Kopf der Bauchspeicheldrüse entzündet, kann dieser zusammen mit dem Zwölffingerdarm entfernt werden. Bei 60 bis 80 Prozent der Patienten lindern solche Operationen die Schmerzen. Bei ehemaligen Alkoholikern sollte die Bauchspeicheldrüse nur dann teilweise entfernt werden, wenn diese mit dem Diabetes umgehen können, den die Operation unausweichlich hervorruft.

Tabletten oder Kapseln mit Pankreasenzymen, die zu den Mahlzeiten eingenommen werden, lassen den Stuhl weniger fettig sein und verbessern die Nährstoffaufnahme, beseitigen die Probleme jedoch nicht völlig. Falls nötig, kann man zusätzlich noch Mittel einnehmen, die die Magensäure neutralisieren (Antazida) oder ihre Produktion hemmen (H_2-Blocker). Eine solche Behandlung führt meist dazu, daß sich die Betroffenen insgesamt besser fühlen, zunehmen, weniger Stuhlgänge pro Tag haben und keine Fetttropfen mehr im Stuhl sind. Falls diese Maßnahmen nicht wirken, kann man versuchen, weniger Fett zu essen. Möglicherweise müssen die fettlöslichen Vitamine A, D und K als Tabletten eingenommen werden.

Adenokarzinom der Bauchspeicheldrüse

Adenokarzinome der Bauchspeicheldrüse sind bösartige Tumore, die von den Zellen ausgehen, die den Pankreasgang auskleiden.

Etwa 95 Prozent der bösartigen Bauchspeicheldrüsentumore sind Adenokarzinome. Männer sind fast zweimal so häufig betroffen wie Frauen. Unter starken Rauchern kommen Adenokarzinome der Bauchspeicheldrüse zwei- bis dreimal häufiger vor als unter Nichtrauchern. Auch eine chronische Entzündung der Bauchspeicheldrüse erhöht das Risiko.

Mit zunehmender Lebenserwartung tritt die Krankheit immer öfter auf. Nur selten sind Menschen unter 50 Jahren betroffen, das Durchschnittsalter liegt bei 55 Jahren. Über die Ursache ist nur wenig bekannt.

Symptome

Adenokarzinome der Bauchspeicheldrüse verursachen meist erst dann Beschwerden, wenn der Tumor eine gewisse Größe erreicht hat. Daher hat sich zum Zeitpunkt der Diagnose bei 80 Prozent der Kranken der Tumor bereits über die Bauchspeicheldrüse hinaus auf benachbarte Lymphknoten, Leber oder Lunge ausgebreitet (Metastasierung).

Die ersten Anzeichen sind typischerweise Schmerzen und Gewichtsverlust. Zum Zeitpunkt der Diagnose klagen 90 Prozent der Betroffenen über Bauchschmerzen – gewöhnlich starke Schmerzen im Oberbauch, die in den Rücken ausstrahlen – und haben mindestens 10 Prozent ihres Gewichts abgenommen.

Etwa 80 Prozent dieser Krebstumore entstehen im sogenannten Kopf der Bauchspeicheldrüse, der dem Zwölffingerdarm und Gallengang am nächsten liegt. Daher ist eine Gelbsucht aufgrund einer Blockade des Gallengangs ein typisches Frühzeichen. Bei Gelbsucht ist nicht nur die Haut gelblich gefärbt, sondern auch das Weiße der Augen und andere Gewebe. Die Gelbsucht wird von einem Juckreiz am ganzen Körper begleitet.

Tumore im Körper (Mittelteil) und im Schwanz (dem am weitesten vom Zwölffingerdarm entfernten Teil) der Bauchspeicheldrüse können die Vene, die von der Milz kommt, quetschen. Dann kann sich die Milz vergrößern, und in der Nähe von Magen und Speiseröhre können Krampfadern (geschwollene, gekrümmte Venen) entstehen. Wenn diese platzen, treten starke Blutungen auf, vor allem aus der Speiseröhre.

Diagnose

Die Diagnose früh zu stellen, ist schwierig. Beim Verdacht auf ein Adenokarzinom der Bauchspeicheldrüse werden meist Ultraschalluntersuchungen, Computertomographie (CT) und Röntgenkontrastaufnahmen des Pankreasgangs (endoskopische retrograde Pankreatikographie, ERP) durchgeführt. Um die Diagnose zu sichern, kann der Arzt eine Gewebeprobe aus der Bauchspeicheldrüse entnehmen (Biopsie) und mikroskopisch untersuchen lassen. Die Gewebeprobe wird gewonnen, indem man unter CT- oder Ultraschallkontrolle eine Nadel durch die Haut einführt. Möglicherweise wird auch eine Gewebeprobe aus der Leber entnommen, um festzustellen, ob sich der Krebs bereits ausgebreitet hat. Wenn die Testergebnisse normal sind, der Verdacht auf ein Adenokarzinom der Bauchspeicheldrüse aber dennoch stark ist, wird möglicherweise operiert, um festzustellen, woher die Symptome kommen.

Prognose und Behandlung

Die Prognose ist sehr schlecht. Weniger als zwei Prozent der Erkrankten lebt fünf Jahre nach der Diagnose noch. Die einzige Hoffnung auf Heilung besteht in einer Operation, die bei Patienten durchgeführt wird, bei denen sich der Krebs noch nicht ausgebreitet hat. Entweder wird nur die Bauchspeicheldrüse oder zusätzlich noch der Zwölffingerdarm entfernt. Auch nach einer solchen Operation überleben nur zehn Prozent der Patienten die folgenden fünf Jahre, unabhängig von weiteren Therapien.

Leichte Schmerzen werden mit Azetylsalizylsäure oder Parazetamol behandelt. Starke Schmerzen im Oberbauch bessern sich oft, wenn man sich nach vorne beugt, den Kopf neigt und die Knie anzieht oder starke Schmerzmittel, wie Kodein oder Morphin, einnimmt.▲ Bei etwa 70 Prozent der Betroffenen mit starken Schmerzen kann eine Blockade der Nerven die Schmerzwahrnehmung ausschalten. Die fehlenden Verdauungsenzyme der Bauchspeicheldrüse können als Tabletten geschluckt werden. Bei einem Diabetes muß Insulin gespritzt werden.

Kystadenokarzinom

Diese seltene Form des Bauchspeicheldrüsenkrebses hat eine wesentlich bessere Prognose als das Adenokarzinom. Zum Zeitpunkt der Operation hat sich der Krebs nur bei 20 Prozent der Kranken ausgedehnt. Wenn der Krebs auf die Bauchspeicheldrüse beschränkt ist und diese vollständig entfernt wird, leben 65 Prozent der Betroffenen noch mindestens fünf Jahre.

Insulinom

Ein Insulinom ist ein seltener Tumor der Bauchspeicheldrüse, der das Hormon Insulin produziert, das den Blutzuckerspiegel senkt.

Nur zehn Prozent aller Insulinome sind bösartig.

Symptome

Die Symptome eines Insulinoms beruhen auf dem niedrigen Blutzuckerspiegel. Sie treten auf, wenn der Betroffene längere Zeit nichts gegessen hat, meist morgens nach nächtlichem Fasten. Die Symptome, die an eine Reihe von psychiatrischen und neurologischen Störungen erinnern, bestehen u. a. aus Kopfschmerzen, Verwirrung, Sehstörungen, Muskelschwäche, unsicherem Gang und merklichen Persönlichkeitsveränderungen. Der niedrige Blutzuckerspiegel kann sogar zu Bewußtseinsverlust, Krampfanfällen und zum Koma führen. Symptome, die angst- oder panikbedingten Ohnmachtsanfällen gleichen, können auftreten, auch Schwäche, Zittern, Herzklopfen, Schweißausbrüche, Hunger und Nervosität.

Diagnose und Behandlung

Ein Insulinom zu erkennen, kann schwierig sein. Der Betroffene muß dazu mindestens 24 Stunden lang fasten, manchmal bis zu 72 Stunden, und wird genau überwacht, meist im Krankenhaus. Nach dieser Zeit treten die Symptome in der Regel auf, und es werden Zucker- und Insulinspiegel im Blut bestimmt. Ein sehr niedriger Blutzuckerspiegel und ein hoher Insulinspiegel weisen auf ein Insulinom hin. Dessen Position muß genau bestimmt werden. Dazu werden Ultraschalluntersuchungen und eine Computertomographie (CT) durchgeführt, manchmal kann der Ort aber auch nur durch einen chirurgischen Eingriff ermittelt werden.

Die Behandlung besteht darin, das Insulinom zu entfernen.

Zollinger-Ellison-Syndrom

Das Zollinger-Ellison-Syndrom entsteht durch Tumore in der Bauchspeicheldrüse, sogenannte Gastrinome, die große Mengen des Hormons Gastrin produzieren. Dieses regt den Magen dazu an, Säure und Enzyme abzusondern; dadurch bilden sich Geschwüre (peptische Ulzera).

▲ Siehe Seite 287

Meist gibt es in der Bauchspeicheldrüse und der Umgebung mehrere Tumore. Etwa die Hälfte von ihnen ist bösartig.

Manchmal treten die Gastrinome im Rahmen einer angeborenen Krankheit auf, der multiplen endokrinen Neoplasie▲, bei der sich in verschiedenen Hormondrüsen Tumore bilden, so auch in den insulinproduzierenden Zellen der Bauchspeicheldrüse.

Symptome und Diagnose

Die Symptome des Zollinger-Ellison-Syndroms beruhen auf dem Überschuß an Gastrin, welches die Gastrinome ausschütten. Dazu gehören mittlere bis starke Bauchschmerzen aufgrund der säurebedingten (peptischen) Geschwüre■ in Magen, Zwölffingerdarm und anderen Darmabschnitten. Die Geschwüre können die Magen- bzw. Darmwand durchbrechen (Perforation), bluten und den Darm blockieren; dies kann lebensbedrohlich sein. Bei über der Hälfte der Erkrankten sind die Symptome durch die Gastrinome jedoch nicht schlimmer als wenn die Geschwüre eine andere Ursache haben. Bei 35 bis 40 Prozent der Betroffenen ist Durchfall das erste Symptom.

Wenn jemand häufig Magen- bzw. Darmgeschwüre hat oder mehrere Geschwüre gleichzeitig, die nicht auf die üblichen Behandlungsmethoden ansprechen, besteht der Verdacht auf Zollinger-Ellison-Syndrom. Mit einer Blutuntersuchung läßt sich der stark erhöhte Gastrinspiegel nachweisen. Magensaftproben, die über einen dünnen Schlauch entnommen werden, der durch die Nase in den Magen gelegt wird (Magensonde), enthalten sehr viel Säure. Die Tumore zu lokalisieren kann schwierig sein, da es meist viele kleine sind. Daher setzt man verschiedene bildgebende Verfahren ein, z. B. Computertomographie (CT), Ultraschall- und Röntgenaufnahmen der Blutgefäße (Arteriographie).

Behandlung

Etwa 20 Prozent derjenigen, die nicht an der angeborenen multiplen endokrinen Neoplasie leiden, können durch eine Operation geheilt werden. Die üblichen Mittel gegen Geschwüre – Cimetidin, Ranitidin und Famotidin – können bei diesen Patienten vor der Operation ebenso wie bei allen anderen Patienten die Beschwerden lindern. Ist dies nicht der Fall, kann Omeprazol (das die Säureproduktion auf andere Weise verringert) wirksam sein. Wenn diese Maßnahmen versagen, muß möglicherweise der Magen vollständig entfernt werden (totale Gastrektomie). Diese Operation beseitigt zwar nicht die Tumore, aber da das Gastrin nun nicht mehr auf den Magen wirken kann, verschwinden auch die Symptome. Nach der Operation müssen regelmäßig Kalzium eingenommen und Vitamin B_{12} gespritzt werden.

Wenn sich bösartige Tumore auf andere Körperteile ausgebreitet haben, kann eine Chemotherapie dazu beitragen, die Zahl der Tumorzellen und den Gastrinspiegel zu verringern. Die Chemotherapie kann den Krebs, der letztlich zum Tod führt, jedoch nicht heilen.

Glukagonom

Ein Glukagonom ist ein Tumor der Bauchspeicheldrüse, der das Hormon Glukagon produziert. Dadurch erhöht sich der Blutzuckerspiegel; das ruft einen charakteristischen Hautausschlag hervor.

Etwa 80 Prozent dieser Tumore sind bösartig, allerdings wachsen sie nur langsam, und viele Betroffenen leben noch mehr als 15 Jahre nach der Diagnose. Die Symptome setzen durchschnittlich im Alter von 50 Jahren ein. Von Glukagonomen sind zu 80 Prozent Frauen betroffen.

Symptome und Diagnose

Ein hoher Glukagonspiegel löst die Symptome eines Diabetes mellitus aus.★ Oft nehmen die Betroffenen ab. Blutuntersuchungen können eine Blutarmut und niedrige Blutfettwerte nachweisen, aber bei 90 Prozent der Erkrankten ist ein schuppiger rotbrauner Hautausschlag das deutlichste Zeichen. Der Ausschlag beginnt in der Leiste und wandert zu Gesäß, Unterarmen und Beinen (Wanderröte oder Erythema migrans). Die Zunge ist glatt, glänzend und leuchtend orange, oft sind die Mundwinkel eingerissen.

Die Diagnose ergibt sich durch den Nachweis des hohen Glukagonspiegels im Blut; der Tumor wird dann durch eine Röntgenaufnahme der Blutgefäße (Angiographie) und eine Bauchoperation lokalisiert.

Behandlung

Im Idealfall wird der Tumor chirurgisch entfernt, und die Symptome verschwinden vollständig. Kann der Tumor jedoch nicht entfernt werden oder hat er sich bereits ausgebreitet, kann eine Chemotherapie unter Umständen den Glukagonspiegel senken und die Symptome lindern. Das Medikament Octreotid kann den Glukagonspiegel ebenfalls senken und Hautausschlag sowie Appetitlosigkeit beseitigen, so daß die Betroffenen wieder zunehmen. Allerdings kann Octreotid den Blutzuckerspiegel auch noch weiter in die Höhe treiben. Gegen den Hautausschlag können Zinksalben aufgetragen werden. Manchmal wird der Ausschlag auch behandelt, indem man Aminosäuren und Fettsäuren über den Tropf verabreicht.

▲ Siehe Seite 722

■ Siehe Seite 492

★ Siehe Seite 713

Verdauungsstörungen

Verdauungsstörung ist ein ungenauer Begriff, mit dem verschiedenes gemeint sein kann. Hier sind darunter eine Reihe von Problemen des Verdauungstrakts zusammengefaßt wie Dyspepsie, Übelkeit und Erbrechen, Aufstoßen von Mageninhalt (Regurgitation), das Gefühl, einen Kloß im Hals zu haben (Globussymptom), und Mundgeruch.

Dyspepsie

Dyspepsie bezeichnet Beschwerden oder Schmerzen im Bereich von Oberbauch oder Brust, die oft als Völlegefühl, Blähungen oder nagende bzw. brennende Schmerzen beschrieben werden.

Als Ursache einer Dyspepsie kommen verschiedene Störungen in Frage. Es kann sich um eine ernste Krankheit handeln, z. B. ein Magen- oder Zwölffingerdarmgeschwür, eine Entzündung des Magens (Gastritis) oder Magenkrebs. Ängste können Dyspepsie verursachen, vielleicht weil sie empfindlicher machen, so daß schon geringe Beschwerden als sehr unangenehm wahrgenommen werden.

Bakterien vom Stamm *Helicobacter pylori*▲ können in Magen und Zwölffingerdarm Entzündungen und Geschwüre hervorrufen; ob die Bakterien jedoch auch eine leichte Dyspepsie bei Personen verursachen können, die keine Geschwüre haben, ist ungewiß.

Häufige Ursachen für Dyspepsie

- Verschlucken von Luft
- Saures Aufstoßen aus dem Magen (Regurgitation)
- Reizung des Magens (Gastritis)
- Magen- oder Zwölffingerdarmgeschwüre
- Magenkrebs
- Entzündungen der Gallenblase (Cholezystitis)
- Milchzuckerunverträglichkeit
- Störungen der Darmbewegungen (z. B. Reizkolon)
- Ängste oder Depressionen

Symptome und Diagnose

Schmerzen und Unwohlsein in Oberbauch und Brust können mit Aufstoßen und lauten Darmgeräuschen (Bauchknurren) einhergehen. Bei manchen Menschen verschlimmern sich die Schmerzen beim Essen, bei anderen werden sie geringer. Weitere Symptome sind Appetitlosigkeit, Übelkeit, Verstopfung, Durchfall und Blähungen.

Oft wird eine Dyspepsie behandelt, ohne daß zuvor Laboruntersuchungen gemacht worden sind. Bei etwa der Hälfte der Betroffenen zeigen Labortests nichts Auffälliges. Aber auch ein bemerkenswerter Laborbefund kann oft nicht sämtliche Symptome erklären.

Da die Dyspepsie unter Umständen jedoch ein frühes Warnzeichen für eine ernste Krankheit ist, werden doch oft Tests durchgeführt. Dieses vor allem dann, wenn sie schon mehrere Wochen anhält, nicht auf die Behandlung anspricht oder mit Gewichtsverlust oder anderen ungewöhnlichen Symptomen einhergeht. Laboruntersuchungen umfassen in der Regel ein großes Blutbild und einen Test auf Blut im Stuhl. Eine Röntgenkontrastaufnahme von Speiseröhre, Magen und Dünndarm (Breischluck) wird durchgeführt, wenn der Betroffene Schwierigkeiten beim Schlucken hat oder über Erbrechen, Gewichtsabnahme und Schmerzen klagt, die durch Essen entweder besser oder schlimmer werden. Mit einem Endoskop (einem optischen Instrument)■ können die Innenwände von Speiseröhre, Magen und Darm begutachtet und Gewebeproben aus der Magenschleimhaut entnommen werden. Die Probe wird unter dem Mikroskop untersucht, um festzustellen, ob eine Infektion mit *Helicobacter pylori* vorliegt. Weitere Tests sind unter Umständen sinnvoll, z. B. Messungen der Muskelkontraktionen der Speiseröhre.

Behandlung

Wenn sich die zugrundeliegende Ursache nicht ermitteln läßt, behandelt der Arzt die Symptome. Medikamente, die die Magensäure neutralisieren (Antazida) oder deren Produktion hemmen (H_2-Blocker, z. B. Cimetidin, Ranitidin

▲ Siehe Seite 492

■ Siehe Seite 481

oder Famotidin) können versucht werden. Ist die Magenschleimhaut mit *Helicobacter pylori* infiziert, kann der Arzt die Bakterien mit der gleichen Therapie eliminieren, die bei Magen- und Zwölffingerdarmgeschwüren erfolgreich ist.

Übelkeit und Erbrechen

***Übelkeit** ist ein unangenehmes Gefühl im Magen, das oft zu Erbrechen führt. **Erbrechen** ist eine kraftvolle Entleerung des Magens durch den Mund.*

Übelkeit und Erbrechen entstehen, wenn das Brechzentrum im Gehirn aktiviert wird. Erbrechen ist eine recht dramatische Möglichkeit, wie sich der Körper schädlicher Stoffe entledigt. Ursache können reizende oder giftige Stoffe oder verdorbene Lebensmittel sein.

Manchen Menschen wird auf Schiffen, im Auto oder Flugzeug übel (Reisekrankheit). In der Schwangerschaft, vor allem in den ersten Wochen und da vorwiegend morgens, kann manchmal heftiges Erbrechen auftreten. Viele Medikamente, z. B. Mittel zur Krebstherapie (Chemotherapeutika) und starke Schmerzmittel (Opioide, z. B. Morphin), können Übelkeit und Erbrechen auslösen. Ein mechanisches Hindernis im Darm ▲ führt irgendwann zu Erbrechen, wenn sich Nahrung und Flüssigkeit zurückstauen. Auch Reizungen und Entzündungen in Magen, Darm oder Gallenblase können für Erbrechen verantwortlich sein.

Psychische Probleme können ebenfalls Übelkeit und Erbrechen verursachen (psychogenes Erbrechen). Manche Menschen führen Erbrechen absichtlich herbei – beispielsweise übergibt sich eine Bulimikerin, um nach einem Eßanfall nicht zuzunehmen. Als erlernte (konditionierte) Reaktion, die aber nicht willentlich gesteuert abläuft, kann man sich erbrechen, um daraus einen Vorteil zu ziehen, z. B. nicht zur Schule gehen zu müssen. Psychogenes Erbrechen tritt auch in bedrohlichen oder ekelerregenden Situationen auf, die Ängste auslösen. Erbrechen kann auch Ausdruck von Feindseligkeit sein, wenn sich z. B. ein Kind während eines Wutanfalls erbricht. Auch intensive psychische Konflikte können die Ursache sein.

▲ Siehe Seite 541

■ Siehe Seite 487

Symptome, Diagnose und Behandlung

Das bevorstehende Erbrechen macht sich meist mit Übelkeit, Würgen und reichlichem Speichelfluß bemerkbar. Erbrechen ist zwar unangenehm, aber hinterher fühlt man sich oft erleichtert.

Um die Ursache des Erbrechens herauszufinden, fragt der Arzt den Betroffenen zunächst nach weiteren Symptomen. Anschließend folgen meist einfache Untersuchungen, z. B. ein großes Blutbild und eine Urinuntersuchung. Daraufhin können aufwendigere Blut- und Röntgenuntersuchungen von Gallenblase, Bauchspeicheldrüse, Magen und Darm angezeigt sein.

Wenn sich eine körperliche Störung als Ursache für das Erbrechen entpuppt, wird diese behandelt. Sind psychische Faktoren verantwortlich, kann eine psychotherapeutische Behandlung helfen. Vorübergehende Übelkeit läßt sich mit Medikamenten (Antiemetika) lindern.

Regurgitation

Regurgitation bedeutet Hochbringen von Nahrung aus Speiseröhre oder Magen ohne Übelkeit oder kraftvolle Kontraktionen der Bauchmuskulatur.

Regurgitation wird oft durch Säure verursacht, die aus dem Magen hochkommt (Säurereflux). ■ Auch eine Verengung oder Blockade in der Speiseröhre kann verantwortlich sein. Die Blockade kann mehrere Ursachen haben, u. a. Speiseröhrenkrebs oder unkoordinierte Impulse der Nerven, die die Speiseröhrenmuskulatur und deren Schließmuskel am Mageneingang (unterer Ösophagussphinkter) kontrollieren.

Regurgitation ohne körperliche Ursache nennt man Rumination. Dies kommt öfter bei Säuglingen vor, bei Erwachsenen dagegen nur selten. Bei Erwachsenen tritt Rumination am häufigsten bei emotionalen Problemen auf, vor allem in Streßphasen.

Symptome, Diagnose und Behandlung

Wenn zurückfließende Magensäure die Ursache ist, stößt man sauer oder bitter auf. Ist die Speiseröhre verengt oder blockiert, kommt geschmacklose Flüssigkeit hoch, die Schleim oder unverdaute Nahrung enthält.

Rumination liegt vor, wenn jemand meist 15 bis 30 Minuten nach einer Mahlzeit kleine Mengen Nahrung aus dem Magen hochbringt. Gewöhnlich kauen die Betroffenen das Material noch einmal und schlucken es dann wieder herunter. Übelkeit, Schmerzen oder Schluckschwierigkeiten bestehen nicht.

Der Arzt sucht nach einer körperlichen Ursache für die Regurgitation. Röntgenuntersuchungen, Druck- und Säuremessungen in der Speiseröhre und andere Tests weisen einen Säurereflux nach. Verengungen oder Hindernisse in der Speiseröhre zeigen sich auf Röntgenbildern und bei endoskopischen Untersuchungen (bei denen ein optisches Instrument durch den Mund eingeführt wird).▲

Wie Verengungen und Blockierungen in der Speiseröhre behandelt werden, richtet sich nach der Ursache.■ Wenn sich keine körperliche Ursache entdecken läßt, helfen manchmal Metoclopramid oder Cisaprid, Medikamente, die die Muskelkontraktionen der Speiseröhre normalisieren. Auch Entspannungsübungen oder Biofeedback können ausprobiert werden.

Globussymptom

Globussymptom bezeichnet das Gefühl, einen Kloß im Hals zu haben, obwohl dieser frei ist.

Dieser Eindruck kann von einer ungewöhnlichen Muskelaktivität oder Empfindlichkeit in der Speiseröhre herrühren. Das Globussymptom tritt auch bei häufigem Schlucken und trockener Kehle auf, ausgelöst durch Ängste, andere starke Gefühle oder schnelle Atmung.

Der »Kloß im Hals« führt oft dazu, daß die Betroffenen nichts essen mögen. Essen, Trinken oder Weinen bessern den Zustand jedoch oft – vielleicht deshalb, weil sich dieser Zustand ebenso anfühlt, wie jener, bei dem sich einem aus Trauer, Angst, Stolz oder Freude »die Kehle zuschnürt«.

Diagnose und Behandlung

Um die Ursache für das Globusgefühl herauszufinden, befragt der Arzt den Betroffenen und untersucht ihn körperlich. Mögliche weitere Untersuchungen sind ein großes Blutbild, Röntgenaufnahme der Brust, Röntgenkontrastaufnahme der Speiseröhre (Breischluck) und Druckmessungen in der Speiseröhre.★ Bestehen die typischen Symptome ohne körperliche Ursache, dafür aber offensichtlich soziale oder psychische Belastungen, lautet die Diagnose Globussymptom.

Wenn die Betroffenen erfahren, daß sie nicht ernsthaft körperlich krank sind, bessern sich die Symptome möglicherweise. Auch angstlösende Mittel oder Mittel gegen Depressionen können helfen. Bei Ängsten, Depressionen oder anderen psychischen oder sozialen Problemen sollte man den Schwierigkeiten sorgfältig, eventuell mit Unterstützung eines Psychotherapeuten, nachgehen.

Mundgeruch

Mundgeruch ist ein unangenehmer Geruch des Atems.

Gewöhnlich beruht Mundgeruch auf bestimmten Nahrungsmitteln oder Substanzen, die geschluckt oder eingeatmet wurden, Zahn- oder Zahnfleischerkrankungen oder sich im Mund zersetzenden Nahrungsresten. Mundgeruch kann auch ein Symptom von Krankheiten sein, die den gesamten Körper betreffen, beispielsweise Leberkrankheiten, schlecht eingestellter Diabetes, Erkrankungen der Lunge oder des Munds.

Mundgeruch wird in der Regel nicht durch Magen-Darm-Störungen verursacht. Da der Schließmuskel der Speiseröhre am Mageneingang (unterer Ösophagussphinkter) verschlossen ist – außer beim Schlucken –, können aus Magen und Darm keine Gerüche hochsteigen. Ein Tumor in der Speiseröhre oder im Magen kann jedoch dazu führen, daß übelriechende Flüssigkeit oder Luft in den Mund zurückfließt.

Psychogener Mundgeruch besteht nur in der Überzeugung des Betroffenen, tatsächlich riecht der Atem nicht schlecht. Oft klagen solche Menschen darüber, die normale Körperfunktionen übertrieben wahrnehmen. Manchmal steckt eine ernste psychische Krankheit, z. B. Schizophrenie, hinter dem psychogenen Mundgeruch. Menschen mit Zwangsvorstellungen haben möglicherweise das Gefühl, sehr schmutzig zu sein. Paranoide Menschen können unter der Wahnvorstellung leiden, daß ihre Organe verfaulen. In beiden Fällen glauben die Betroffenen, Mundgeruch zu haben.

Behandlung

Körperliche Probleme lassen sich behandeln oder beseitigen. Beispielsweise kann man aufhören, Knoblauch zu essen, und auf eine sorgfältigere Mundhygiene achten. Es gibt zahlreiche Mundwässer und Mundsprays; einer der wirksamsten Inhaltsstoffe ist der Pflanzenfarbstoff Chlorophyll. Aktivkohletabletten nehmen Gerüche auf und können ebenfalls helfen.

Bei psychogenem Mundgeruch hilft es manchmal schon, wenn der Arzt dem Patienten versichert, daß er keinen Mundgeruch hat. Andernfalls kann eine Psychotherapie in Erwägung gezogen werden.

▲ Siehe Seite 481
■ Siehe Seite 483
★ Siehe Seite 481

Entzündung von Magen und Dünndarm

Gastroenteritis ist eine allgemeine Bezeichnung für eine Reihe von Magen-Darm-Erkrankungen, die meist durch Infektionen verursacht werden und Symptome verursachen wie Appetitlosigkeit, Übelkeit, Erbrechen, leichten bis schweren Durchfall (Diarrhoe), krampfartige Schmerzen und andere Beschwerden im Bauch. Der Körper verliert dabei nicht nur Flüssigkeit, sondern auch Salze (Elektrolyte), insbesondere Natrium und Kalium. ▲ Eine Störung im Salzhaushalt ist für einen gesunden Erwachsenen in der Regel nicht tragisch, bei kleinen Kindern, Schwerkranken und älteren Menschen kann eine Austrocknung jedoch unter Umständen lebensbedrohlich sein.

Ursachen

Durchfallepidemien bei Säuglingen, Kindern und Erwachsenen werden meist von Mikroorganismen verursacht, die sich mit dem Wasser oder mit Lebensmitteln verbreiten, die in der Regel durch infizierten Kot verunreinigt sind. Infektionen können auch von einem Menschen zum anderen übertragen werden, vor allem, wenn sich jemand, der Durchfall hat, nach dem Stuhlgang nicht gründlich die Hände wäscht. Bestimmte Bakterien, die *Salmonellen*, werden besonders oft durch Kontakt mit infiziertem rohem oder unzureichend gegartem Geflügel oder den Verzehr von nicht durchgegarten Eiern übertragen.

Einige Bakterien produzieren Giftstoffe, die bewirken, daß die Zellen in der Darmwand Salze und Wasser ausscheiden. Ein solches Gift ist z. B. für den wäßrigen Durchfall verantwortlich, der bei Cholera auftritt. ■ Die weitverbreiteten *Escherichia coli*-Bakterien (*E. coli*) produzieren ein Gift, das Reisedurchfall und manchmal Durchfallepidemien auf Säuglingsstationen verursacht.

Bestimmte Stämme von *E. coli*, *Campylobacter*, *Shigellen* und *Salmonellen* (einschließlich des Typhuserregers) dringen in die Darmwand ein. Sie schädigen die darunterliegenden Zellen und verursachen winzige Geschwüre, die bluten und einen erheblichen Verlust von Wasser, Eiweißen und Salzen nach sich ziehen. ★

Neben den Bakterien verursachen auch einige Viren, z. B. Norwalkviren und Coxsackieviren, eine Gastroenteritis. In gemäßigten Klimazonen sind im Winter Rotaviren für die Mehrzahl jener schweren Durchfallerkrankungen verantwortlich, die bei Säuglingen und Kleinkindern zur Klinikeinweisung führen. Infektionen mit Enteroviren und Adenoviren können neben Magen und Darm auch die Lunge betreffen.

Bestimmte Darmparasiten, insbesondere der Einzeller *Giardia lamblia*, heften sich an die Darmschleimhaut an oder dringen in sie ein und verursachen Übelkeit, Erbrechen, Durchfall und ein allgemeines Krankheitsgefühl. Diese Krankheit, die Giardiasis ●, tritt häufiger in kalten Klimazonen, z. B. Nordeuropa, auf. Wenn die Krankheit lange anhält (also chronisch wird), kann die Nährstoffaufnahme gestört sein; die Folge ist ein sogenanntes Malabsorptionssyndrom ◆. *Cryptosporidium*, ein anderer Darmparasit, löst wäßrigen Durchfall aus, manchmal begleitet von Bauchkrämpfen, Übelkeit und Erbrechen. Bei ansonsten gesunden Menschen ist die Krankheit leicht, aber bei einer Immunschwäche kann die Infektion schwere, möglicherweise tödliche Folgen haben. Beide Parasiten werden am häufigsten durch verunreinigtes Wasser übertragen.

Giftstoffe in Fischen und Meeresfrüchten, in Pflanzen, z. B. Pilzen und Kartoffeln, oder in kontaminierten Lebensmitteln können ebenfalls eine Gastroenteritis auslösen. Eine Milchzuckerunverträglichkeit (Laktoseintoleranz) – bei der die Betroffenen den in der Milch enthaltenen Zukker Laktose nicht verdauen können – macht sich als Gastroenteritis bemerkbar. Die Symptome, die meist nach dem Trinken von Milch auftreten, werden manchmal als Zeichen einer Allergie gegen Milch fehlinterpretiert. Wenn mit Nahrung oder Wasser ungewollt Schwermetalle wie Arsen, Blei, Quecksilber oder Kadmium aufgenommen werden, kann dies zu plötzlich einsetzender Übelkeit, Erbrechen und Durchfall führen. Viele Medikamente, u. a. Antibiotika, verursachen Bauchkrämpfe und Durchfall.

Symptome

Art und Schwere der Symptome hängen von der Art und Menge der aufgenommenen Mikroorganismen bzw. Gift-

▲ Siehe Seite 663
■ Siehe Seite 864
★ Siehe Seite 864
● Siehe Seite 893
◆ Siehe Seite 530

stoffe ab. Auch die Abwehrkraft des Betroffenen gegen Krankheiten spielt eine Rolle. Oft beginnen die Beschwerden unvermittelt – manchmal heftig – mit Appetitlosigkeit, Übelkeit und Erbrechen. Hörbare Darmgeräusche, Bauchkrämpfe und Durchfall mit oder ohne sichtbare Blut- und Schleimbeimengungen können dazukommen. Darmschlingen können durch Gase schmerzhaft gebläht sein. Die Betroffenen bekommen unter Umständen Fieber, fühlen sich krank und leiden an Muskelschmerzen und Mattigkeit.

Starkes Erbrechen und Durchfall können zu einer erheblichen Austrocknung (Dehydratation) und einem starken Blutdruckabfall (Schock) führen. Sowohl durch heftiges Erbrechen als auch durch starken Durchfall kann sehr viel Kalium verlorengehen, so daß der Kaliumspiegel im Blut sinkt (Hypokaliämie). Auch der Natriumblutspiegel kann fallen (Hyponatriämie), vor allem wenn der Erkrankte den Flüssigkeitsverlust durch Getränke ausgleicht, die wenig oder kein Salz enthalten, wie Wasser oder Tee. All diese Störungen im Salzhaushalt des Körpers können ernste Folgen haben.

Diagnose

Die Diagnose einer Gastroenteritis ergibt sich in der Regel anhand der Symptome, die Ursache ist aber nicht immer so offensichtlich. Manchmal haben kurz vorher Familienangehörige oder Kollegen ähnliche Beschwerden gehabt. In anderen Fällen läßt sich die Erkrankung auf unzureichend erhitzte, verdorbene oder verunreinigte Lebensmittel zurückführen, z. B. auf Mayonnaise, die nicht im Kühlschrank gelagert wurde, oder rohen Fisch. Die Rückkehr von einer Reise, vor allem in infektionsgefährdete Gebiete, kann ebenfalls einen Hinweis geben.

Wenn die Symptome schwer sind oder länger als 48 Stunden anhalten, können Stuhlproben im Labor auf weiße Blutkörperchen, Bakterien, Viren oder Parasiten untersucht werden. Auch Erbrochenes, Lebensmittel und das Blut können im Labor untersucht werden, um die Ursache aufzudecken.

Wenn die Symptome nach einigen Tagen immer noch bestehen, muß möglicherweise der Dickdarm mit einem Endoskop (Koloskop) begutachtet werden, einem schlauchförmigen optischen Instrument, das durch den After eingeführt wird, um festzustellen, ob eine Erkrankung, wie Kolitis ulzerosa oder Amöbenruhr, vorliegt.

Behandlung

Gewöhnlich reicht es zur Behandlung einer Gastroenteritis aus, genügend und das Geeignete zu trinken. Sogar bei Erbrechen sollte der Betroffene Flüssigkeit in kleinen Schlucken zu sich nehmen, da die Flüssigkeit einer Austrocknung entgegenwirkt und dies im Gegenzug hilft, das Erbrechen zu stoppen. Wenn das Erbrechen länger anhält oder jemand erheblich ausgetrocknet ist, kann es nötig werden, Flüssigkeit und Salze über einen Tropf zu verabreichen. Da Kinder schneller austrocknen, sollten sie Flüssigkeit mit der richtigen Mischung aus Salzen und Zucker erhalten. Dazu eignen sich verschiedene Elektrolytlösungen, die in der Apotheke erhältlich sind. Häufig bekommen Kinder mit Durchfall jedoch ungeeignete Getränke wie kohlensäurehaltige Limonaden, Tee, isotonische Sportlergetränke oder Fruchtsäfte. Gegen heftiges Erbrechen kann der Arzt ein Medikament spritzen oder Zäpfchen verordnen.

Wenn sich die Beschwerden bessern, kann man langsam leichte Kost essen – also Haferschleim, Bananen, Reis, Apfelmus und Zwieback. Wenn der Durchfall nach drei Tagen nicht aufhört, der Stuhl aber nicht blutig ist, was auf eine ernste bakterielle Infektion hindeuten würde, kann man ein Medikament wie Loperamid einnehmen.

Da Antibiotika Durchfall verursachen und das Wachstum resistenter Bakterienstämme begünstigen können, sind Antibiotika nur selten angemessen, selbst dann, wenn die Gastroenteritis bakteriell bedingt ist. Bei Infektionen mit bestimmten Bakterien, z. B. *Campylobacter*, *Shigellen* und *Vibrio cholerae*, werden jedoch Antibiotika eingesetzt.

Blutige Dickdarmentzündung

Die blutige Dickdarmentzündung (hämorrhagische Kolitis) ist eine Gastroenteritis, bei der bestimmte Stämme von Escherichia coli*-Bakterien den Dickdarm infizieren und ein Gift produzieren, das plötzlich blutigen Durchfall und manchmal andere ernste Komplikationen verursacht.*

Die hämorrhagische Kolitis wird durch Bakterien verursacht, die man unter der Bezeichnung *enterohämorrhagische E. coli (EHEC)* zusammenfaßt. Diese Bakteriengruppe siedelt im Darm gesunder Rinder. Die Hauptinfektionsquelle sind rohes oder nicht ausreichend gegartes Fleisch, vor allem Hackfleisch, und nicht pasteurisierte Milch bzw. Rohmilchprodukte. Die Krankheit kann von einem Menschen zum anderen übertragen werden, vor allem unter Kindern, die Windeln tragen. An hämorrhagischer Kolitis kann man in jedem Lebensalter erkranken.

Die Bakteriengifte schädigen die Dickdarmschleimhaut. Wenn sie ins Blut gelangen, können sie auch andere Organe, z. B. die Nieren, in Mitleidenschaft ziehen.

Symptome

Schwere Bauchkrämpfe setzen zusammen mit wäßrigem Durchfall ein, der charakteristischerweise innerhalb von 24 Stunden blutig wird. Gewöhnlich ist die Körpertemperatur normal oder nur leicht erhöht, manchmal steigt sie jedoch auf über 39° Celsius. Der Durchfall hält meist einen bis acht Tage an.

Bei 3 bis 20 Prozent der Erkrankten, vor allem aber bei Kindern bis zu vier Jahren und Menschen mit geschwächtem Immunsystem, tritt ein hämolytisch-urämisches Syndrom (HUS) auf. Zu den Symptomen gehören Blutarmut, weil die roten Blutkörperchen zerfallen (hämolytische Anämie), eine verringerte Zahl Blutplättchen (Thrombozytopenie) und plötzliches Nierenversagen. Manche Kranke bekommen Krampfanfälle, einen Schlaganfall oder andere Komplikationen durch Nerven- oder Gehirnschäden. In der Regel entwickeln sich diese Komplikationen in der zweiten Erkrankungswoche, vorher steigt möglicherweise die Körpertemperatur an. Auch ohne Komplikationen, wie das hämolytisch-urämische Syndrom, kann eine hämorrhagische Kolitis bei älteren Menschen zum Tod führen.

Diagnose, Behandlung, Vorbeugung

Wenn ein Patient über blutigen Durchfall klagt, fällt der Verdacht auf hämorrhagische Kolitis. Für die Diagnose läßt der Arzt Stuhlproben auf *EHEC* testen. Die Proben sollten in der ersten Woche nach dem Einsetzen der Symptome genommen werden. Andere Untersuchungen, z. B. eine Koloskopie (eine Begutachtung des Dickdarms mit Hilfe eines schlauchförmigen optischen Geräts) ▲, werden durchgeführt, wenn der Arzt annimmt, daß eine andere Erkrankung den blutigen Durchfall verursacht hat.

Der wichtigste Aspekt der Behandlung ist, ausreichend zu trinken und leichte Kost zu essen. Antibiotika lindern weder die Beschwerden, noch beseitigen sie die Bakterien oder verhindern Komplikationen. Wenn Komplikationen auftreten, ist wahrscheinlich eine Behandlung im Krankenhaus erforderlich, die eine Blutwäsche (Dialyse) einschließt. Bei bis zu 10 Prozent der Erkrankten verläuft das hämolytisch-urämische Syndrom tödlich; ein Großteil der anderen braucht wegen der bleibenden Nierenschädigung fortan eine regelmäßige Dialysebehandlung

Eine EHEC-Infektion ist vermeidbar, wenn Lebensmittel auf 70° Celsius erhitzt werden. Darum sollte im Haushalt nur abgekochte oder pasteurisierte Milch verwendet und nur durchgegartes Rindfleisch gegessen werden. Die deutschen Vorschriften im Lebensmittelrecht treffen zwar Vorkehrungen, so daß eine Erregerübertragung durch Milch und Käse wenig wahrscheinlich ist. Doch Weich- und Frischkäse sind wegen des hohen Feuchtigkeitsgehaltes besonders anfällig für Mikroorganismen; und Rohmilchkäse darf auch aus dem Ausland importiert werden. Außerdem wird Milch bislang nicht flächendeckend auf *EHEC* untersucht. Wer also ganz sicher gehen will, sollte auf Rohmilchkäse verzichten. Besonders empfehlenswert ist diese Gesundheitsvorsorge für die gefährdeten Gruppen: kleine Kinder, alte Menschen und immungeschwächte Personen.

Lebensmittelvergiftung durch Staphylokokken

Eine Lebensmittelvergiftung durch Staphylokokken verursacht gewöhnlich Durchfall und Erbrechen. Sie ist die Folge, wenn man etwas ißt, das mit den Giften bestimmter Staphylokokkenstämme, weit verbreiteter Bakterien, verunreinigt ist.

Vergiftungsgefahr besteht, wenn Verkäufer mit Hautinfektionen Lebensmittel, die bei Raumtemperatur lagern, berühren, da sich die Bakterien dann vermehren und die Lebensmittel mit ihrem Gift verunreinigen können. Am häufigsten verunreinigt sind Lebensmittel wie eihaltige Speisen, cremegefülltes Gebäck, Fleischgerichte und Fisch.

Symptome und Diagnose

Zwei bis acht Stunden nach dem Verzehr der verunreinigten Speisen setzen meist abrupt starke Übelkeit und Erbrechen ein. Bauchkrämpfe, Durchfall und manchmal Kopfschmerzen und Fieber können dazukommen. Ein starker Flüssigkeits- und Salzverlust kann zu Schwäche und extremem Blutdruckabfall (Schock) führen. Die Beschwerden halten gewöhnlich keine zwölf Stunden an, eine vollständige Genesung ist die Regel. Nur selten ist eine Lebensmittelvergiftung tödlich, vor allem bei Säuglingen und Kleinkindern, älteren Menschen und solchen, die durch lange Krankheit geschwächt sind.

Meist genügen die Symptome für die Diagnose. Gewöhnlich sind alle, die von den verunreinigten Lebensmitteln gegessen haben, mehr oder weniger stark betroffen, und die Erkrankung läßt sich auf eine bestimmte Infektionsquelle zurückführen. Um die Diagnose zu bestätigen, können die verdächtigen Speisen im Labor auf Staphylokokken untersucht werden. In Proben des Erbrochenen lassen sich ebenfalls Staphylokokken nachweisen.

Vorbeugung und Behandlung

Durch sorgfältige Zubereitung lassen sich Lebensmittelvergiftungen durch Staphylokokken vermeiden. Wer eine Hautinfektion durch Staphylokokken hat, z. B. Furunkel oder Eiterflechte, sollte niemals Speisen zubereiten, bis die Infektion abgeheilt ist.

Zur Behandlung reicht es meist, ausreichend zu trinken. Bei starken Beschwerden kann der Arzt ein Medikament spritzen oder Zäpfchen gegen die Übelkeit verordnen. Manchmal verlieren die Betroffenen so viel Flüssigkeit, daß sie über den Tropf ersetzt werden muß. Eine schnelle Infusion von Flüssigkeit und Salzen bessert den Zustand oft bemerkenswert.

▲ Siehe Seite 481

Botulismus

Diese seltene, lebensbedrohliche Lebensmittelvergiftung wird von den Giftstoffen von Clostridium botulinum-*Bakterien verursacht.*

Botulinumtoxin ist das stärkste Bakteriengift und kann schwere Schäden an Nerven und Muskeln hervorrufen. (Wegen seiner nervenschädigenden Wirkung wird Botulinumtoxin auch als Neurotoxin bezeichnet.) Ärzte unterscheiden Lebensmittel-, Wund- und Säuglingsbotulismus. Wie die Begriffe andeuten, ist der Lebensmittelbotulismus die Folge von verunreinigter Nahrung, während Wundbotulismus durch die Infektion einer Wunde hervorgerufen wird. Säuglingsbotulismus ist eine Lebensmittelvergiftung bei Säuglingen.

Ursachen

Clostridium botulinum-Bakterien bilden Sporen. Wie Pflanzensamen sind Sporen sehr widerstandsfähig, sie können jahrelang in einem Ruhezustand verharren. Unter den richtigen Bedingungen – wenn Feuchtigkeit und Nährstoffe vorhanden sind, aber Sauerstoff fehlt – beginnen die Sporen zu reifen und produzieren ein Gift. Einige der Botulinumtoxine sind hochgiftige Eiweißstoffe, welche durch die schützenden Darmenzyme nicht zerstört werden können.

Nach dem Verschlucken verunreinigter Nahrungsmittel gelangt das Gift durch den Verdauungstrakt in den Körper und verursacht Lebensmittelbotulismus. Im eigenen Haushalt in Dosen konservierte Lebensmittel waren früher die häufigste Quelle für Botulismus, mittlerweile sind es jedoch Produkte des Handels. Gemüse, Fisch, Obst und Gewürze sind am häufigsten verunreinigt. Rindfleisch, Milchprodukte, Schweinefleisch, Geflügel und andere Lebensmittel wurden ebenfalls als Auslöser identifiziert.

Wird eine Wunde mit *Clostridium botulinum* infiziert, kommt es zu Wundbotulismus. Die Bakterien innerhalb der abgeschlossenen Wunde produzieren das Gift, das ins Blut gelangt und die Symptome hervorruft.

Säuglingsbotulismus kommt am häufigsten bei Kindern zwischen zwei und drei Monaten vor. Anders als beim Lebensmittelbotulismus wird die Erkrankung nicht durch den Verzehr von Nahrung verursacht, die bereits Botulinumtoxin enthält, sondern durch solche mit Sporen; diese reifen dann im Darm des Säuglings und produzieren das Gift. Meist ist die Infektionsquelle unbekannt, bei einigen Kindern konnte die Erkrankung auf verunreinigten Honig zurückgeführt werden. *Clostridium botulinum*-Bakterien gibt es überall, so daß vielfach auch das Verschlucken von geringen Mengen Staub oder Erde verantwortlich sein könnte.

Symptome

Die Symptome treten plötzlich auf, gewöhnlich 18 bis 36 Stunden, nachdem das Gift in den Körper gelangt ist; aber ein Ausbruch der Krankheit ist auch schon nach vier Stunden oder erst nach acht Tagen möglich. Je mehr Gift aufgenommen wurde, desto eher setzen die Beschwerden ein. Im allgemeinen sind jene Menschen am stärksten betroffen, die innerhalb von 24 Stunden nach dem Verzehr der verunreinigten Lebensmittel erkranken.

Zu den ersten Symptomen zählen häufig ein trockener Mund, Doppeltsehen, herabhängende Augenlider und das Unvermögen, nahegelegene Gegenstände scharf zu sehen. Die Pupillen verengen sich nicht so wie sonst, wenn die Augen bei einer Untersuchung angeleuchtet werden, unter Umständen verengen sie sich überhaupt nicht. Bei einigen Menschen sind Übelkeit, Erbrechen, Magenkrämpfe und Durchfall die ersten Symptome. Bei anderen fehlen die Magen-Darm-Symptome völlig, insbesondere beim Wundbotulismus.

Die Betroffenen haben Schwierigkeiten beim Schlucken und Sprechen. Die Schluckstörungen können zur Folge haben, daß Nahrung in die Lunge gelangt und eine Aspirationspneumonie verursacht. ▲ Die Muskulatur von Armen und Beinen und auch die Atemmuskulatur werden zunehmend schwächer, während die Symptome allmählich den Körper hinunterwandern. Die Fehlfunktion der Nerven beeinträchtigt die Muskelkraft, die Wahrnehmung bleibt jedoch erhalten. Trotz der schweren Erkrankung bleibt der Geist gewöhnlich klar.

Bei etwa einem Drittel der Kinder mit Säuglingsbotulismus ist Verstopfung das erste Symptom. Dann treten Lähmungen in Nerven und Muskeln auf, anfangs in Gesicht und Kopf und schließlich in Armen, Beinen und Atemmuskulatur. Eine Körperhälfte kann stärker betroffen sein als die andere. Die Symptome reichen von leichter Teilnahmslosigkeit und verlängerten Fütterungszeiten bis hin zu einem ausgeprägten Verlust der Muskelspannung und Atemschwierigkeiten.

Diagnose

Beim Lebensmittelbotulismus kann die charakteristische Beeinträchtigung von Nerven und Muskeln den Arzt zur richtigen Diagnose leiten. Allerdings werden die Symptome oft fälschlicherweise auf häufiger vorkommende Ursachen für Lähmungen zurückgeführt, z. B. einen Schlaganfall. Ein zusätzlicher Anhaltspunkt kann der Hinweis auf möglicherweise verunreinigte Lebensmittel sein. Wenn zwei Menschen betroffen sind, die die gleiche, am selben Ort zubereitete Speise gegessen haben, erleichtert das die Diagnose. Die Diagnose bestätigt sich, wenn das Gift im Blut des Erkrankten nachgewiesen wird oder wenn in einer Kultur, die im Labor von einer Stuhlprobe angelegt

▲ Siehe Seite 196

wird, Botulinumbakterien wachsen. Auch in den verdächtigen Lebensmitteln läßt sich das Gift nachweisen. Eine Elektromyographie (Messung der elektrischen Aktivität von Muskeln) ▲ zeigt meist, aber nicht immer, ungewöhnliche Muskelkontraktionen nach elektrischer Stimulation.

Wundbotulismus läßt sich sicher diagnostizieren, wenn man das Gift im Blut nachweisen kann oder wenn in einer Kultur aus einer Probe des Wundengewebes Botulinumbakterien wachsen.

Der Nachweis von Bakterien oder Toxin in einer Stuhlprobe bestätigt die Diagnose.

Vorbeugung und Behandlung

Die Sporen von *Clostridium botulinum* sind extrem hitzeresistent, sie überstehen sogar mehrstündiges Kochen. Das Botulinumtoxin läßt sich dagegen durch Hitze leicht zerstören. Lebensmittel 30 Minuten bei 80° Celsius zu halten, verhindert daher Lebensmittelbotulismus. Auch Lebensmittel direkt vor der Mahlzeit zu erhitzen, schützt vor Lebensmittelbotulismus; wenn verunreinigte Speisen jedoch nicht lange genug gekocht und erst später verzehrt werden, kann Botulismus die Folge sein. Die Bakterien können sogar noch bei 3° Celsius, also Kühlschranktemperatur, bestimmte Giftstoffe produzieren.

Wer Lebensmittel zu Hause in Dosen konserviert, sollte das ordnungsgemäß tun und den Doseninhalt vor dem Verzehr ausreichend erhitzen; das gleiche gilt für gekaufte Dosenprodukte. Konserven, die in irgendeiner Form verdorben zu sein scheinen, sollte man wegwerfen. Auch Dosen mit gewölbtem Deckel oder mit einem scharfen Knick sollten sofort entsorgt werden. Säuglinge sollten im ersten Lebensjahr keinen Honig bekommen, da dieser Sporen enthalten kann.

Selbst wenn nur winzige Toxinmengen durch Verzehr, Einatmen oder durch die Augen oder eine Hautwunde in den Körper eindringen, kann eine ernste Erkrankung die Folge sein. Möglicherweise verunreinigte Lebensmittel sollten daher restlos vernichtet werden. Dabei sollte man die Lebensmittel möglichst nicht direkt berühren und sich anschließend gründlich die Hände waschen.

Bei Verdacht auf Botulismus sollten sich die Betroffenen umgehend ins Krankenhaus begeben. Meist kann man mit der Behandlung nicht warten, bis die Ergebnisse von Laboruntersuchungen vorliegen, die aber dennoch durchgeführt werden, um die Diagnose zu sichern. Um noch nicht ins Blut aufgenommenes Gift aus dem Körper zu entfernen, wird möglicherweise Erbrechen provoziert, der Magen gespült oder der Darm mit Hilfe von Abführmitteln entleert.

Atemprobleme sind die größte Gefahr beim Botulismus. Die Lebenszeichen (Puls, Atemfrequenz, Blutdruck und Temperatur) werden regelmäßig überwacht. Bei Atemschwierigkeiten wird der Betroffene auf die Intensivstation verlegt und unter Umständen vorübergehend künstlich beatmet. Durch diese Intensivversorgung konnte man die Todesrate durch Botulismus von etwa 70 Prozent zu Anfang des Jahrhunderts auf heutzutage unter zehn Prozent senken. Möglicherweise müssen die Betroffenen auch über einen Tropf ernährt werden.

Das Gegengift gegen Botulismus kann Schäden nicht rückgängig machen, aber den körperlichen und geistigen Verfall aufhalten, so daß sich der Körper über einen Zeitraum von Monaten selbst heilen kann. Nachdem die Diagnose feststeht, wird das Gegengift so bald wie möglich gespritzt. Am besten wirkt es innerhalb von 72 Stunden nach Auftreten der Symptome. Beim Säuglingsbotulismus empfiehlt man das Gegengift derzeit nicht, seine Wirksamkeit wird jedoch getestet.

▲ Siehe Seite 284

Lebensmittelvergiftung durch Clostridium perfringens

Diese Form der Gastroenteritis wird durch den Verzehr von Lebensmitteln verursacht, die mit einem Toxin von *Clostridium perfringens*-Bakterien verunreinigt sind. Einige Bakterienstämme verursachen nur eine leichte bis mittelschwere Erkrankung, die sich ohne Behandlung bessert, andere führen zu einer schweren, oft tödlichen Gastroenteritis. Manche dieser Giftstoffe werden durch Kochen zerstört, andere aber nicht. Meist ist verunreinigtes Fleisch für den Ausbruch dieser Lebensmittelvergiftung verantwortlich.

Symptome, Diagnose und Behandlung

Gewöhnlich treten nur leichte Magen-Darm-Beschwerden auf, es kann aber auch eine schwere Gastroenteritis mit Bauchkrämpfen, aufgedunsenem Bauch infolge von Blähungen, starkem Durchfall, Austrocknung und Schock entstehen. Der Verdacht auf eine Lebensmittelvergiftung durch *Clostridium perfringens* kommt gewöhnlich dann auf, wenn bereits mehrere Erkrankungen im Umfeld aufgetreten sind. Zur Bestätigung werden die verdächtigen Lebensmittel untersucht.

Die Erkrankten erhalten Flüssigkeit und sollen sich schonen. Bei schweren Erkrankungen kann Penizillin helfen. Falls die Krankheit Teile des Dünndarms zerstört, müssen diese unter Umständen chirurgisch entfernt werden.

Reisedurchfall

Reisedurchfall – auch Darmgrippe genannt – tritt häufig bei Reisenden auf und zeichnet sich durch Durchfall, Übelkeit und Erbrechen aus.

Am häufigsten sind Stämme von *Escherichia coli* verantwortlich, die bestimmte Giftstoffe produzieren, und bestimmte Viren, z. B. das Norwalkvirus.

Symptome und Diagnose

Übelkeit, Erbrechen, Darmgeräusche, Bauchkrämpfe und Durchfall treten in unterschiedlicher Kombination und Schwere auf. Erbrechen, Kopf- und Muskelschmerzen sind vor allem bei Infektionen durch Norwalkviren verbreitet. Meist handelt es sich um leichte Erkrankungen, die ohne Behandlung verschwinden. Nur selten sind Labortests erforderlich.

Vorbeugung und Behandlung

Bei Reisen in Entwicklungsländern sollte man, so gut es geht, die Hygiene eines Restaurants in Augenschein nehmen und keine Speisen oder Getränke von Straßenhändlern essen oder trinken. Alle Lebensmittel sollten durchgegart sein, Obst geschält. Reisende trinken am besten ausschließlich Getränke aus originalverschlossenen Flaschen und abgekochtes Wasser. Auf Eiswürfel sollte man ebenso verzichten wie auf Rohkostsalate. Der Nutzen einer vorsorglichen Einnahme von Antibiotika ist umstritten, empfehlenswert könnte sie jedoch eventuell für Menschen mit geschwächtem Immunsystem sein, für die ein Reisedurchfall ernste Folgen haben kann.

Die Behandlung besteht aus einer reichlichen Zufuhr von Flüssigkeit und leichter Kost. Antibiotika sind nicht ratsam, außer wenn Fieber und Blut im Stuhl auftreten. Antibiotika können schädlich sein, da sie die normalerweise im Darm vorhandenen Bakterien abtöten und gleichzeitig das Wachstum von Bakterien fördern können, die resistent gegenüber diesen Medikamenten sind.

Andere Lebensmittelvergiftungen

Lebensmittelvergiftungen treten auch nach dem Verzehr von Pflanzen oder Tieren auf, die von Natur aus Gifte enthalten.

Eine **Pilzvergiftung** beruht auf dem Verzehr bestimmter Pilzarten. Wie giftig Pilze sind, hängt von der Art ab, von der Jahreszeit und der Zubereitung. Die wichtigsten europäischen Giftpilze sind der Knollenblätterpilz (*Amanita phalloides*), der Fliegenpilz (*Amanita muscaria*) und die Lorchel (*Halvellaarten*). Fliegenpilzvergiftungen kommen relativ selten vor, weil der Pilz so charakteristisch ist, daß man ihn kaum verwechseln kann. Die Symptome, die eine solche Vergiftung verursacht, beruhen auf dem Gift Muskarin. Sie setzen innerhalb von Minuten bis zwei Stunden nach der Mahlzeit ein und umfassen Tränen- und Speichelfluß, verengte Pupillen, Schweißausbrüche, Erbrechen, Magenkrämpfe, Durchfall, Benommenheit, Verwirrung und gelegentlich Muskelzuckungen. Bei entsprechender Behandlung bessert sich der Zustand gewöhnlich innerhalb von 24 Stunden; unbehandelt kann nach wenigen Stunden der Tod eintreten.

Vergiftungen mit dem Knollenblätterpilz sind ungleich häufiger, weil dieser Pilz leicht mit dem Champignon verwechselt werden kann. Die ersten Symptome stellen sich erst sechs bis 24 Stunden nach der Mahlzeit ein. Die Magen-Darm-Symptome ähneln denen einer Muskarinvergiftung, Nierenschäden können den Harnfluß verringern. Leberschäden führen häufig nach zwei bis drei Tagen zu einer Gelbsucht. Manchmal überwindet jemand die Vergiftung von selbst, aber etwa die Hälfte der Betroffenen stirbt innerhalb von fünf bis acht Tagen.

Pflanzenvergiftungen können durch den Verzehr von Blättern und Früchten vieler wilder Pflanzen und Sträucher hervorgerufen werden. Grünes oder keimendes Wurzelgemüse, z. B. Kartoffeln, enthalten Solanin, das leichte Übelkeit, Erbrechen, Durchfall und Muskelschwäche verursacht. Saubohnen (Favabohnen) können bei entsprechend genetisch veranlagten Menschen die roten Blutkörperchen zerstören (Bohnenkrankheit oder Favismus). Eine Vergiftung mit Mutterkornalkaloiden ist die Folge, wenn Getreide mit einem bestimmten Pilz verunreinigt ist.

Fische und Schalentiere können eine **Fischvergiftung** verursachen. Vergiftungen durch den Verzehr von Fischen sind meist auf eines von drei Giften zurückzuführen: Ciguatoxin, Tetrodotoxin oder Histamin. Eine Vergiftung durch Ciguatoxin kann nach dem Verzehr einer von über 400 Fischarten auftreten, die aus den tropischen Riffs von Florida, der Karibik und dem Pazifik stammen. Das Gift wird von mikroskopisch kleinen Meeresorganismen (Dinoflagellaten) produziert, die von den Fischen gefressen werden und sich in ihrem Körper ansammeln. Ältere, größere Fische sind daher giftiger als jüngere, kleinere. Der Geschmack der Fische verändert sich durch das Gift nicht. Die gebräuchlichen Zubereitungsmethoden zerstören das Gift nicht. Die Symptome – Bauchkrämpfe, Übelkeit, Erbrechen und Durchfall – setzen zwei bis acht Stunden nach der Mahlzeit ein und halten sechs bis 17 Stunden an. Später treten Symptome wie Juckreiz, Kribbeln, Kopf- und Muskelschmerzen, eine Umkehr der Heiß-Kalt-Empfindung und Schmerzen im Gesicht ein. Diese Empfindungsstörungen können die Betroffenen noch monatelang schwer beeinträchtigen.

Die Symptome einer Tetrodotoxinvergiftung sind auf den Verzehr von Kugelfischen zurückzuführen, die vor allem in der See vor Japan zu finden sind, und ähneln denen einer Ciguatoxinvergiftung. Eine Lähmung der Atemmuskulatur kann tödlich sein. Kugelfische gelten als besondere Delikatesse der japanischen Küche. Es ist jedoch nicht der gesamte Fisch giftig, sondern nur bestimmte Teile. Speziell ausgebildete Köche lernen den Fisch so zuzubereiten, daß sein Gift Menschen nicht gefährdet.

Chinarestaurantsyndrom

Die manchmal als Chinarestaurantsyndrom bezeichneten Beschwerden sind nicht auf eine Lebensmittelvergiftung zurückzuführen, sondern eine Überempfindlichkeitsreaktion auf den Geschmacksverstärker Natriumglutamat, der in der chinesischen Küche viel verwendet wird. Bei entsprechend veranlagten Menschen ruft Natriumglutamat Spannungen im Gesichtsbereich, Brustschmerzen und ein brennendes Gefühl im ganzen Körper hervor. Wieviel Natriumglutamat aufgenommen werden muß, damit diese Symptome auftreten, ist individuell verschieden.

Eine Histaminvergiftung durch Makrelen oder Thunfisch kommt zustande, wenn sich das Fischgewebe nach dem Fang zersetzt, wobei große Mengen Histamin freigesetzt werden. Die Aufnahme von Histamin erzeugt sofort eine Gesichtsröte, außerdem einige Minuten nach der Mahlzeit Übelkeit, Erbrechen, Magenschmerzen und Nesselausschlag. Die Symptome halten gewöhnlich keine 24 Stunden an.

Von Juni bis Oktober nehmen Schalentiere wie Miesmuscheln, Venusmuscheln, Austern u. a. bestimmte giftige Mikroorganismen (Dinoflagellaten) auf, vor allem an der amerikanischen Pazifikküste und vor Neuengland. Zu bestimmten Zeiten sind diese Mikroorganismen in so großer Zahl im Meer vorhanden, daß man wegen der Färbung des Wassers von der »roten Flut« spricht. Im Mittelmeer gibt es diese Dinoflagellaten jedoch nicht. Die Dinoflagellaten produzieren ein Nervengift, das Saxitoxin, das auch beim Kochen nicht zerstört wird. Das erste Symptom der **Saxitoxinvergiftung**, ein Kribbeln und Prickeln um den Mund herum, setzt fünf bis 30 Minuten nach der Mahlzeit ein. Übelkeit, Erbrechen und Bauchkrämpfe folgen. Bei 25 Prozent der Betroffenen entwickelt sich in den nächsten Stunden eine Muskelschwäche, die unter Umständen Arme und Beine lähmt. Nur selten ist die Atemmuskulatur so sehr geschwächt, daß der Tod eintritt.

Eine **Chemikalienvergiftung** kann die Folge sein, wenn man ungewaschenes Obst oder Gemüse ißt, das mit Arsen oder organischen Insektiziden gespritzt wurde. Weitere Vergiftungsquellen sind mit Bleiglasuren überzogene Tongefäße, in denen säurehaltige Flüssigkeiten (z. B. Salatsoße) serviert werden, oder mit kadmiumhaltiger Farbe bemalte Gefäße, in denen Lebensmittel aufbewahrt werden. ▲ Sie verursachen aber eher chronische Vergiftungen, kaum je akute mit heftigen Beschwerden.

▲ Siehe Kasten, Seite 1352

Behandlung

Wenn nicht bereits heftiges Erbrechen und Durchfall aufgetreten sind und die giftige Mahlzeit erst vor kurzem verzehrt wurde, kann der Arzt versuchen, durch Brechwurzelsirup (Ipecacuanha) Erbrechen auszulösen oder das Gift durch eine Magenspülung aus dem Körper zu entfernen. Der Darm kann mit Hilfe von Abführmitteln geleert werden. Falls Übelkeit und Erbrechen anhalten, kann der Betroffene Salz- und Traubenzuckerlösungen infundiert bekommen, um Austrocknung und Störungen im Säure-Basen-Haushalt auszugleichen. Bei starken Magenkrämpfen sind unter Umständen Schmerzmittel nötig. In schweren Fällen sind künstliche Beatmung und Intensivversorgung erforderlich.

Wenn man nach dem Verzehr unbekannter Pilze krank wird, sollte man sofort versuchen, sich zu übergeben und das Erbrochene für eine Laboruntersuchung aufbewahren, da die Behandlung sich nach der Pilzart richtet. Bei einer Muskarinvergiftung wird Atropin gegeben. Bei einer Knollenblätterpilzvergiftung wird Silymarin infundiert; außerdem kann die Infusion von Traubenzucker- und Salzlösungen die Unterzuckerung (Hypoglykämie) ausgleichen, die durch den schweren Leberschaden auftritt. Schwere Ciguatoxinvergiftungen werden manchmal mit infundierter Mannitlösung behandelt. Antihistaminika können die Symptome einer Fischvergiftung durch Histamine lindern.

Unerwünschte Wirkungen von Arzneimitteln

Übelkeit, Erbrechen und Durchfall treten häufig als Nebenwirkung von Medikamenten auf. Magnesiumhaltige Mittel, die die Magensäure neutralisieren (Antazida), Antibiotika, Medikamente zur Krebstherapie (Chemotherapeutika), das Gichtmittel Kolchizin, das Herzmittel Digitalis und Abführmittel sind oft die Verursacher. Der Mißbrauch von Abführmitteln kann zu Muskelschwäche, Durchfall, Salzverlust und anderen Störungen führen.

Unter Umständen ist es schwierig zu erkennen, daß ein Medikament für eine Gastroenteritis verantwortlich ist. Bei leichten Magen-Darm-Beschwerden empfiehlt der Arzt vielleicht, das Mittel vorübergehend abzusetzen. Wenn die Symptome verschwinden, sobald der Betroffene das Mittel nicht mehr nimmt, und wieder auftreten, wenn er das Mittel wieder einsetzt, ist es wahrscheinlich für die Gastroenteritis verantwortlich. Bei einer schweren Gastroenteritis darf der Betroffene nach Anweisung des Arztes das Medikament möglicherweise nie wieder einnehmen.

KAPITEL 107

Störungen der Darmentleerung

Darmfunktion und Stuhlgang sind individuell sehr unterschiedlich und variieren auch bei jedem einzelnen zu verschiedenen Zeiten. Ernährung, Streß, Medikamente, Krankheiten und sogar soziale und kulturelle Einflüsse wirken sich auf den Stuhlgang auf. Menschen, die in der westlichen Welt leben, entleeren ihren Darm zwischen zwei- bis dreimal pro Woche und zwei- bis dreimal täglich. Wenn sich die Häufigkeit der Entleerungen oder Konsistenz oder Menge des Stuhls verändert oder der Stuhl Blut, Schleim, Eiter oder sehr viel Fett enthält, kann dies auf eine Erkrankung hindeuten.

Verstopfung

Von Verstopfung (Obstipation) spricht man, wenn jemand nur selten oder nur unter großer Anstrengung Stuhlgang hat.

Bei Verstopfung ist der Stuhl hart, ihn auszuscheiden ist schwierig. Außerdem haben die Betroffenen das Gefühl, der Enddarm sei nicht völlig entleert. Eine akute Verstopfung macht sich plötzlich bemerkbar. Eine chronische Verstopfung kann dagegen schleichend beginnen und Monate oder Jahre anhalten.

Oft liegt die Ursache einer akuten Verstopfung in einer geänderten Ernährung oder einer verringerten körperlichen Betätigung, z. B. durch Bettlägerigkeit infolge Krankheit. Zahlreiche Medikamente, z. B. Mittel gegen Magenübersäuerung (Antazida), die Aluminiumhydroxid enthalten, Wismut- oder Eisensalze, Anticholinergika, blutdrucksenkende Mittel, bestimmte Schmerzmittel (Opioide) und viele Beruhigungsmittel (Tranquilizer und Sedativa) können Verstopfung hervorrufen. Manchmal sind auch ernste Störungen die Ursache, z. B. ein Dickdarmverschluß, Durchblutungsstörungen des Dickdarms oder Nerven- oder Rückenmarkverletzungen.

Mangelnde Bewegung und ballaststoffarme Ernährung sind die Hauptverursacher einer chronischen Verstopfung. Weitere Ursachen können eine Schilddrüsenunterfunktion, ein erhöhter Kalziumspiegel des Blutes (Hyperkalzämie) und die Parkinson-Krankheit sein. Auch verringerte Bewegungen des Dickdarms (Darmträgheit) und Schwierigkeiten beim Stuhlgang können zu chronischer Verstopfung beitragen. Psychische Faktoren sind ebenfalls häufig die Ursache für akute oder chronische Verstopfung.

Behandlung

Wenn der Verstopfung eine Krankheit zugrunde liegt, muß diese behandelt werden. Ansonsten sind ausreichende Bewegung und eine ballaststoffreiche Ernährung die beste Vorbeugung und Behandlung. Bei Bedarf kann man gelegentlich auch zu geeigneten Medikamenten greifen.

Gemüse, Obst, Weizenkleie und Vollkornprodukte sind ausgezeichnete Ballaststofflieferanten. Beispielsweise kann man zwei- bis dreimal täglich Obst mit zwei bis drei Teelöffeln Weizenkleie oder ballaststoffreiches Müsli essen. Damit die Ballaststoffe ihre Wirkung entfalten können, muß man zusätzlich viel trinken.

Abführmittel

Viele Menschen nehmen gegen Verstopfung Abführmittel (Laxanzien) ein. Bestimmte Mittel sind für den Dauergebrauch geeignet, andere sollten nur gelegentlich benutzt werden. Einige Abführmittel können einer Verstopfung vorbeugen, andere dienen der Behandlung.

Füll- und Quellmittel (Weizenkleie, Flohsamen, Leinsamen) quellen im Darm auf und machen den Stuhl voluminöser. Das größere Stuhlvolumen regt die natürlichen Darmbewegungen an. Außerdem machen die Füll- und Quellmittel den Stuhl weicher, so daß die Darmentleerung leichter fällt. Sie wirken langsam und sanft und sind der sicherste Weg, um regelmäßigen Stuhlgang zu fördern. Anfangs nimmt man davon nur eine geringe Menge und steigert sie allmählich, bis regelmäßiger Stuhlgang gewährleistet ist. Bei der Einnahme von Füll- und Quellmitteln muß man unbedingt viel trinken.

Stuhlweichmacher, wie z. B. Docusat, erhöhen die Wassermenge, die der Stuhl enthält. Bei diesen Mitteln handelt es sich um Netzmittel (Detergenzien), die die Oberflächenspannung des Stuhls herabsetzen, so daß Wasser besser eindringen und den Stuhl weicher machen kann. Dadurch wird er voluminöser, was wiederum die normalen Darmbewegungen anregt, so daß der weichere Stuhl leichter entleert werden kann.

Auch Paraffinöl ist ein stuhlerweichendes Mittel, das die Passage des Stuhls durch den Darm und die Darmentleerung erleichtert. Als normales Abführmittel ist es aber denkbar ungeeignet, weil es die Aufnahme fettlöslicher Substanzen, vor allem der Vitamine, beeinträchtigt. Wenn Paraffinöl versehentlich in die Lunge gerät (z. B. weil sich ein bettlägeriger, geschwächter Patient verschluckt), sind schwerwiegende Lungenprobleme die Folge. Außerdem kann Paraffinöl manchmal dazu führen, daß der Schließmuskel des Darms undicht wird.

Osmotisch wirkende Stoffe ziehen viel Wasser in den Dickdarm hinein, so daß der Stuhl weicher und lockerer wird. Das größere Stuhlvolumen dehnt außerdem die Wände des Dickdarms und regt die Darmbewegung an. Diese Abführmittel sind entweder Salze – Magnesiumsulfat (Bittersalz) oder Natriumsulfat (Glaubersalz) – oder zuckerähnliche Stoffe, die der Körper nicht aufnimmt – beispielsweise Laktulose oder Sorbit. Einige Salze enthalten Natrium. Bei Nierenkrankheiten und Herzschwäche können diese Mittel dazu führen, daß der Körper Wasser speichert, vor allem wenn sie hochdosiert oder häufig angewendet werden. Mittel, die Magnesium und Phosphat enthalten, werden zum Teil ins Blut aufgenommen und können Menschen mit Nierenschäden gefährden.▲ Osmotisch wirkende Abführmittel entfalten ihre Wirkung meist innerhalb von drei Stunden und eignen sich daher besser, um Verstopfung zu behandeln als zu verhüten. Außerdem werden sie vor Röntgenuntersuchungen des Verdauungstrakts und vor Koloskopien (Untersuchung des Dickdarms mit einem schlauchförmigen optischen Instrument)■ eingesetzt, um den Darm zu leeren.

Anregende Abführmittel wirken direkt auf die Dickdarmwand und regen sie zu Muskelkontraktionen an, die den Stuhl weiterbefördern. Zu den anregenden Abführmitteln gehören Sennesblätter, Cascararinde und Rizinusöl und die darmreizenden Stoffe Phenolphthalein und Bisacodyl. Sie alle führen gewöhnlich innerhalb von sechs bis acht Stunden zum Abgang eines halbfesten Stuhls, verursachen jedoch auch oft Bauchkrämpfe. In Zäpfchenform wirken diese Mittel innerhalb von 15 bis 60 Minuten. Bei längerer Anwendung können anregende Abführmittel den Dickdarm schädigen. Außerdem kann sich der Darm an diese Abführmittel gewöhnen, so daß er ohne sie träge wird; dann kann sich eine Abhängigkeit von Abführmitteln entwickeln. Diese Abführmittel werden oft vor diagnostischen Untersuchungen eingesetzt, um den Darm zu leeren, und zur Vorbeugung und Behandlung einer Verstopfung durch Medikamente, die die Darmbewegungen hemmen, wie z. B. Opioide.

Psychogene Verstopfung

Viele Menschen glauben, daß sie an Verstopfung leiden, wenn sie nicht täglich Stuhlgang haben. Andere denken, sie hätten Verstopfung, wenn ihnen Aussehen oder Konsistenz ihres Stuhls verdächtig vorkommt. Täglicher Stuhlgang ist aber nicht notwendigerweise normal, und seltene Darmentleerungen deuten nicht unbedingt auf eine Störung hin, es sei denn, sie wären für den Betroffenen äußerst ungewöhnlich. Das gleiche gilt für Farbe und Konsistenz des Stuhls: Außer wenn sich der Stuhl plötzlich grundlegend verändert, liegt vermutlich keine Verstopfung vor.

Solche falschen Vorstellungen über den Stuhlgang führen oft zu einer unnötigen Selbstbehandlung, insbesondere zur ständigen Einnahme von anregenden Abführmitteln, Zäpfchen oder Klistieren. Eine solche Behandlung kann schwere Darmschäden oder Darmträgheit und Pigmentablagerungen in der Dickdarmschleimhaut (Melanosis coli) hervorrufen.

Bei der Diagnose schließt der Arzt zunächst aus, daß eine körperliche Störung für die unregelmäßige Darmentleerung verantwortlich ist. Dazu sind möglicherweise Untersuchungen nötig, z. B. eine Sigmoidoskopie (Untersuchung des unteren Dickdarmabschnitts mit einem schlauchförmigen optischen Instrument) oder eine Röntgenkontrastaufnahme.★ Wenn eine körperliche Störung als Ursache ausscheidet, muß der Betroffene die Häufigkeit der Stuhlgänge so, wie sie sind, akzeptieren.

Darmträgheit

Darmträgheit bedeutet, daß die Bewegungen (Peristaltik) des Dickdarms verringert sind oder der Enddarm nicht mehr reagiert, wenn er mit Stuhl gefüllt ist, was zu chronischer Verstopfung führt.

Darmträgheit tritt oft bei älteren, geschwächten oder bettlägerigen Menschen auf, manchmal aber auch bei gesunden jüngeren Frauen. Der Dickdarm reagiert nicht mehr auf die Reize, die normalerweise zu seiner Entleerung führen: Essen, voller Magen, voller Dickdarm und Stuhl im Enddarm. Medikamente gegen andere gesundheitliche Störungen verursachen oder verschlimmern das Problem, dies gilt besonders für Opioide (z. B. Kodein) und Anticholinergika (z. B. Amitriptylin gegen Depressionen). Darmträgheit tritt manchmal auch bei Menschen auf, die den Stuhlgang gewohnheitsmäßig hinauszögern oder zu lange Abführmittel und Klistiere verwendet haben.

Symptome

Verstopfung ist ein anhaltendes Problem, mit dem die Betroffenen täglich konfrontiert sind; Bauchschmerzen oder Unwohlsein sind nicht unbedingt vorhanden. Oft stellt sich bei der Untersuchung heraus, daß der Enddarm mit weichem Stuhl gefüllt ist, der Betroffene verspürt aber dennoch keinen Stuhldrang und hat Schwierigkeiten bei der Darmentleerung.

Unter Umständen bilden sich harte Stuhlpfropfen im unteren Teil des Dickdarms und im Enddarm, die den Darm blockieren. Bauchkrämpfe, Schmerzen im Enddarm und angestrengte, aber erfolglose Versuche, den Stuhl hinauszupressen, sind die Folge. Oft sickert wäßriger, schlei-

▲ Siehe Seite 589
■ Siehe Seite 481
★ Siehe Seite 482

miger Stuhl an den Stuhlpfropfen vorbei, so daß fälschlicherweise der Eindruck von Durchfall entsteht.

Behandlung

Bei Darmträgheit empfiehlt der Arzt manchmal Zäpfchen oder Klistiere mit 50 bis 80 ml Wasser, Salzlösung oder z. B. Olivenöl. Bei Stuhlpfropfen werden zusätzlich Abführmittel – meist osmotisch wirkende – eingesetzt. Manchmal muß der Arzt harte Stuhlklumpen mit dem behandschuhten Finger oder einer Sonde entfernen.

Menschen, die an Darmträgheit leiden, sollten versuchen, einmal täglich Stuhlgang zu haben, vorzugsweise 15 bis 45 Minuten nach einer Mahlzeit, da das Essen die Darmbewegungen anregt. Oft hilft ausreichende Bewegung.

Gestörte Stuhlabgabe

Bei dieser Dyschezie genannten Erscheinung ist die Stuhlabgabe gestört, weil die Becken- und Aftermuskulatur nicht kontrolliert bewegt werden kann.

Für eine normale Darmentleerung müssen sich die Beckenmuskeln und die ringförmigen Schließmuskeln (Sphinkter) am After entspannen. Andernfalls bleiben Bemühungen, Stuhl abzusetzen, trotz starker Anstrengung erfolglos. Menschen mit einer gestörten Stuhlentleerung spüren, daß sie zur Toilette müssen, können aber keinen Stuhl abgeben, selbst wenn er weich ist.

Zu den Bedingungen, die die Muskelkontrolle beeinflussen, gehören das fehlerhafte Zusammenspiel der Beckenbodenmuskeln (Dyssynergie), wenn sich die Muskeln bei der Darmentleerung nicht entspannen oder sich sogar zusammenziehen (Anismus), eine Ausbuchtung des Enddarms in die Scheide (Rektozele), eine Ausstülpung des Dünndarms in den Enddarm (Enterozele), Enddarmgeschwüre und Enddarmvorfall. ▲

Abführmittel einzunehmen ist meist nicht sehr erfolgreich. Entspannungsübungen und Biofeedback, wie sie bei Beckenbodendyssynergie getestet werden, erscheinen vielversprechend. Um eine Enterozele oder eine große Rektozele zu beheben, kann eine Operation nötig sein. Die Verstopfung ist unter Umständen so stark, daß der Arzt den Stuhl mit einem behandschuhten Finger oder einer Sonde entfernen muß.

Durchfall

Von Durchfall (Diarrhoe) spricht man, wenn mehrmals am Tag sehr viel und sehr wäßriger Stuhl ausgeschieden wird.

Bei Durchfall, der auf einer erheblichen gesundheitlichen Störung beruht, ist meist die Stuhlmenge deutlich vermehrt. Wer sich ballaststoffreich ernährt, produziert auch relativ viel Stuhl, doch ist dieser deutlich geformt und nicht wäßrig. Normalerweise besteht Stuhl zu 60 bis 90 Prozent aus Wasser; Durchfall entsteht, wenn der Wassergehalt über 90 Prozent liegt.

Osmotischer Durchfall tritt auf, wenn bestimmte Stoffe, die nicht ins Blut aufgenommen werden können, im Darm bleiben. Diese Stoffe bewirken, daß übermäßig viel Wasser im Stuhl zurückgehalten wird, was zu Durchfall führt. Bestimmte Nahrungsmittel (z. B. einige Obstsorten und Bohnen) sowie Zuckeraustauschstoffe (z. B. Xylit, Sorbit und Mannit), die in diätetischen Lebensmitteln, Süßigkeiten und Kaugummi enthalten sind, können osmotischen Durchfall auslösen. Auch ein Laktasemangel kann osmotischen Durchfall verursachen. Laktase ist ein Enzym, das normalerweise im Dünndarm vorhanden ist und Milchzucker (Laktose) in seine Bestandteile Glukose und Galaktose spaltet, so daß sie ins Blut aufgenommen werden können. Wenn Menschen mit Laktasemangel Milch trinken oder Milchprodukte essen, wird der Milchzucker nicht gespalten. ■ Er reichert sich im Darm an und ruft osmotischen Durchfall hervor. Wie stark der Durchfall ist, hängt davon ab, wieviel des osmotisch wirkenden Stoffs aufgenommen worden ist. Der Durchfall hört bald auf, wenn der Betroffene diesen Stoff nicht mehr zu sich nimmt.

Sekretorischer Durchfall tritt auf, wenn Dünndarm und Dickdarm Salze (insbesondere Natriumchlorid) und Wasser in den Stuhl abgeben. Diese Sekretion kann durch Giftstoffe ausgelöst werden – beispielsweise jenes Gift, das bei einer Cholerainfektion gebildet wird, und Gifte, wie es sie bei anderen infektiösen Durchfallerkrankungen gibt. Der Durchfall kann extrem heftig sein; bei Cholera wird mehr als ein Liter wäßriger Stuhl in der Stunde ausgeschieden. Zu den anderen Stoffen, die eine Sekretion von Wasser und Salzen verursachen können, gehören z. B. Abführmittel, wie Rizinusöl, und Gallensäuren (sie können sich nach der Entfernung eines Dünndarmabschnitts ansammeln). Auch bestimmte seltene Tumore wie Karzinoide, Gastrinome und Vipome führen zu sekretorischem Durchfall.

Malabsorptionssyndrome ★ können ebenfalls mit Durchfall einhergehen. Malabsorption bedeutet, daß die Nährstoffe nicht richtig vom Darm ins Blut aufgenommen werden. Bei einer allgemeinen Malabsorption können die nicht aufgenommenen Fette im Dickdarm sekretorischen Durchfall und die Kohlenhydrate osmotischen Durchfall verursachen. Malabsorption ist die Folge von Erkrankun-

▲ Siehe Seite 499

■ Siehe Seite 531

★ Siehe Seite 530

Nahrungsmittel und Medikamente, die Durchfall verursachen können

Nahrungsmittel und Medikamente	Inhaltsstoff, der Durchfall auslöst
Apfelsaft, Birnensaft, zuckerfreie Produkte wie Kaugummi und Bonbons	Xylit, Sorbit, Mannit
Apfelsaft, Birnensaft, Weintrauben, Honig, Datteln, Nüsse, Feigen, Fruchtsaft	Fruchtzucker (Fruktose)
Haushaltszucker	Saccharose
Milch, Speiseeis, Joghurt, Weichkäse, Schokolade	Milchzucker (Laktose)
Magnesiumhaltige Antazida	Magnesium
Kaffee, Tee, Colagetränke, Kopfschmerzmittel	Koffein

gen wie der Glutenunverträglichkeit (Zöliakie, Sprue), einer Funktionsstörung der Bauchspeicheldrüse (Pankreasinsuffizienz), Durchblutungsstörungen des Dickdarms, Fehlen bestimmter Enzyme im Dünndarm und Leberkrankheiten.

Exsudativer Durchfall tritt auf, wenn die Dickdarmschleimhaut entzündet, vereitert oder geschwollen ist und Eiweißstoffe, Blut, Schleim und andere Flüssigkeiten absondert, durch die sich Masse und Wassergehalt des Stuhls vermehren. Dieser Art von Durchfall können viele Erkrankungen zugrunde liegen, u. a. Kolitis ulzerosa, Morbus Crohn, Tuberkulose, Lymphome und Krebs. Wenn die Schleimhaut des Enddarms entzündet ist, verspüren die Betroffenen starken Stuhldrang und müssen oft zur Toilette, da der entzündete Enddarm empfindlicher auf eine Dehnung durch Kot reagiert.

Eine **veränderte Darmpassage** kann zu Durchfall führen. Damit der Stuhl eine normale Konsistenz hat, muß er für eine bestimmte Zeit im Dickdarm sein. Wird er zu rasch ausgeschieden, ist er wäßrig; war er zu lange im Enddarm, ist er hart und trocken. Viele Erkrankungen und Behandlungen können die Zeit verkürzen, in der der Stuhl durch den Dickdarm geschleust wird, u. a. eine Schilddrüsenüberfunktion, die chirurgische Entfernung eines Dünndarm-, Dickdarm- oder Magenabschnitts, eine Durchtrennung des Vagusnervs zur Behandlung von Geschwüren, eine operative Ausschaltung eines Teils des Darms und Medikamente wie magnesiumhaltige Abführmittel und solche zur Neutralisation von Magensäure (Antazida), Prostaglandine, Serotonin und sogar Koffein.

Störungen der Darmflora, d. h. eine übermäßige Vermehrung der normalen Darmbakterien oder eine Besiedlung mit Bakterien, die normalerweise nicht im Darm zu finden sind, können ebenfalls Durchfall auslösen. Die normalen Darmbakterien (Darmflora) spielen eine wichtige Rolle für die Verdauung. Daher kann jede Störung der Darmflora Durchfall verursachen.

Komplikationen

Durchfall ist unangenehm, beeinträchtigt den Tagesablauf und stört das Wohlbefinden. Abgesehen davon gehen durch starken Durchfall viel Wasser und Salze wie Natrium, Kalium, Magnesium und Chlorid verloren (Austrocknung, Dehydratation). Ist der Flüssigkeits- und Salzverlust erheblich, kann der Blutdruck so sehr abfallen, daß der Betroffene ohnmächtig wird und Herz-Rhythmus-Störungen und andere ernste Störungen auftreten. Besonders gefährdet sind kleine Kinder, ältere und geschwächte Menschen und Patienten mit schwerem Durchfall. Auch Bikarbonat kann mit dem Stuhl verlorengehen, was zu einer Störung im Säure-Basen-Gleichgewicht führt (metabolische Azidose).

Diagnose

Zunächst klärt der Arzt, ob der Durchfall plötzlich und für kurze Zeit aufgetreten ist oder ob er anhält. Außerdem versucht er herauszufinden, ob eine veränderte Ernährungsweise die Ursache sein könnte, ob andere Symptome wie Fieber, Schmerzen und Ausschlag vorliegen und ob der Betroffene Kontakt zu anderen Personen mit ähnlichen Beschwerden hatte. Anhand der Beschreibung durch den Betroffenen und der untersuchten Stuhlproben stellt der Arzt fest, ob der Stuhl wäßrig oder geformt ist, ob er auffällig riecht oder Fett, Blut oder unverdaute Nahrungsbestandteile enthält. Es kann das Stuhlvolumen innerhalb von 24 Stunden bestimmt werden.

Hält der Durchfall an, muß oft eine Stuhlprobe mikroskopisch auf Zellen, Schleim, Fett und andere Substanzen untersucht werden. Er kann auch auf Blut und Stoffe untersucht werden, die osmotischen Durchfall auslösen. In der Probe können infektiöse Organismen, z. B. bestimmte Bakterien, Amöben und *Giardia*, nachgewiesen werden. Falls der Betroffene heimlich Abführmittel einnimmt, läßt sich dies ebenfalls in der Stuhlprobe nachweisen. Unter Umständen wird eine Sigmoidoskopie (Untersuchung des unteren Dickdarmabschnitts mit einem schlauchförmigen optischen Instrument) durchgeführt, so daß der Arzt die Innenauskleidung von Enddarm und After betrachten kann. ▲ Manchmal wird dabei eine Gewebeprobe aus der Enddarmschleimhaut entnommen (Biopsie), um sie mikroskopisch zu untersuchen.

Behandlung

Durchfall ist ein Symptom, seine Behandlung richtet sich daher nach der Ursache. Oft müssen die Betroffenen lediglich die auslösenden Stoffe weglassen, z. B. zuckerfreies Kaugummi oder ein bestimmtes Medikament, damit der Durchfall aufhört und sich der Körper selbst heilen kann. Manchmal hört ein chronischer Durchfall auf, wenn die Betroffenen nichts Koffeinhaltiges (Kaffee, Cola) mehr trinken. Um den Durchfall zu lindern, kann der Arzt Medikamente verordnen, z. B. Loperamid. Manchmal helfen auch Quellmittel, z. B. Flohsamen oder Leinsamen, gegen Durchfall, da sie Wasser im Darm binden (bei chronischer Verstopfung werden Quellmittel mit reichlich, bei Durchfall mit wenig Flüssigkeit eingenommen). Auch Kaolin und Pektin können den Stuhl festigen.

Wenn starker Durchfall zu Austrocknung führt, ist unter Umständen eine Behandlung im Krankenhaus notwendig, bei der Wasser und Salze infundiert werden. Solange weder Erbrechen noch Übelkeit auftreten, sollte Flüssigkeit mit einem ausgewogenen Gehalt an Wasser, Zucker und Salzen getrunken werden.

Stuhlinkontinenz

Stuhlinkontinenz bedeutet eine mangelnde Kontrolle über die Darmentleerung.

Stuhlinkontinenz kann vorübergehend bei akutem Durchfall auftreten oder wenn harte Stuhlpfropfen im Enddarm festsitzen. Als Ursache für eine bleibende Stuhlinkontinenz kommen in Frage: Verletzungen am After oder im Rückenmark, Enddarmvorfall (Ausstülpung des Enddarms durch den After), Demenz, neurologische Schäden nach Diabetes, Tumore am After oder geburtsbedingte Verletzungen des Beckenbodens.

Der Arzt sucht nach körperlichen oder neurologischen Auffälligkeiten, die für die Stuhlinkontinenz verantwortlich sein können. Dazu werden After und Enddarm untersucht, das Empfindungsvermögen am After geprüft und gewöhnlich auch der untere Dickdarmabschnitt mit einem schlauchförmigen optischen Instrument untersucht. Möglicherweise sind noch weitere Tests erforderlich, z. B. eine Funktionsprüfung der Nerven und Muskeln im Beckenbereich.

Um die Stuhlinkontinenz zu beheben, versucht man als erstes, Regelmäßigkeit bei den Stuhlgängen zu erreichen, so daß der Stuhl eine gute Konsistenz hat. Oft helfen geänderte Eßgewohnheiten, z. B. eine Erhöhung des Ballaststoffanteils. Wenn dies nicht zum Erfolg führt, kann man ein Medikament einsetzen, das die Darmbewegungen verlangsamt, z. B. Loperamid.

Ein Muskeltraining kann die Spannung und Kraft des Schließmuskels erhöhen und dazu beitragen, daß die Stuhlinkontinenz nicht wieder auftritt. Mit Hilfe von Biofeedback kann man den Schließmuskel schulen und das Empfindungsvermögen für Stuhl im Enddarm verbessern. Etwa 70 Prozent aller hochmotivierten Betroffenen profitieren vom Biofeedbacktraining.

Bei manchen Menschen, deren Stuhlinkontinenz anhält, hilft eine Operation – wenn die Ursache beispielsweise in einer Verletzung des Afters oder einem anatomischen Defekt in der Region liegt. Als letzter Ausweg kann ein künstlicher Darmausgang (Kolostomie, Anus praeter) angelegt werden; dabei wird operativ zwischen Dickdarm und Bauchdecke eine Öffnung geschaffen. Der After wird zugenäht, und der Betroffene entleert seinen Stuhl in einen auswechselbaren Plastikbeutel, der an der Öffnung in der Bauchdecke befestigt wird.

Reizkolon

Beim Reizkolon sind die Bewegungen (Peristaltik) des gesamten Magen-Darm-Trakts gestört, was zu Bauchschmerzen, Verstopfung oder Durchfall führt.

Frauen leiden dreimal häufiger an einem Reizkolon als Männer. Bei dieser Störung ist der Magen-Darm-Trakt besonders empfindlich gegenüber vielen Reizen. Streß, Ernährung, Medikamente, Hormone oder geringe Irritationen können zu ungewöhnlichen Kontraktionen der Magen-Darm-Muskulatur führen.

Streß und emotionale Konflikte, die Depressionen oder Ängste hervorrufen, verursachen oft Schübe eines Reizkolons. Manche Betroffenen sind sich ihrer Symptome offenbar stärker bewußt, bewerten sie eingehend und sind durch sie stärker beeinträchtigt als andere. Andere, die ähnliche Belastungen oder emotionale Konflikte durchmachen, haben entweder weniger schwere Magen-Darm-Symptome oder reagieren weniger besorgt und leiden weniger darunter.

Während eines Schubs zieht sich der Magen-Darm-Trakt stärker und häufiger zusammen; das beschleunigt die Passage von Nahrung und Stuhl durch den Dünndarm und führt oft zu Durchfall. Die krampfartigen Schmerzen rühren offenbar von den starken Kontraktionen des Dickdarms und einer erhöhten Empfindlichkeit der Schmerzrezeptoren im Dickdarm her. Die Attacken treten fast nur auf, wenn der Betroffene wach ist, nur selten reißen sie ihn aus dem Schlaf.

▲ Siehe Seite 481

Bei einigen Personen ist möglicherweise eine kalorienreiche Mahlzeit oder fettreiche Ernährung verantwortlich. Bei anderen scheinen Weizen, Milchprodukte, Kaffee, Tee oder Zitrusfrüchte die Beschwerden zu verschlimmern; es ist jedoch nicht sicher, ob diese Nahrungsmittel tatsächlich die Auslöser sind.

Symptome

Es gibt zwei Hauptformen des Reizkolons. Beim spastischen Kolon, das häufig durch Essen ausgelöst wird, treten in der Regel immer wieder Schmerzen mit Verstopfung oder Durchfall auf. Manchmal wechseln sich Verstopfung und Durchfall ab. Der Stuhl enthält oft Schleim. Entweder haben die Betroffenen anfallartig oder ständig dumpfe Schmerzen und Krämpfe, gewöhnlich im Unterbauch. Blähungen, Übelkeit, Kopfschmerzen, Mattigkeit, Depressionen, Ängste und Konzentrationsschwierigkeiten können hinzukommen. Nach dem Stuhlgang sind die Schmerzen meist besser.

Bei der zweiten Form kommt es hauptsächlich zu schmerzlosem Durchfall oder relativ schmerzarmer Verstopfung. Der Durchfall kann urplötzlich auftreten und sehr drängend sein. Typischerweise folgt der Durchfall auf eine Mahlzeit, kann aber auch direkt nach dem Aufwachen auftreten. Manchmal ist der Stuhldrang so stark, daß der Betroffene nicht mehr rechtzeitig die Toilette erreicht. In der Nacht tritt der Durchfall nur selten auf. Manche Betroffenen haben Blähungen und Verstopfung, aber kaum Schmerzen.

Diagnose

Die meisten Menschen mit einem Reizkolon erscheinen gesund. Eine körperliche Untersuchung zeigt im allgemeinen nichts Auffälliges außer einer Empfindlichkeit im Bereich des Dickdarms. Der Arzt führt gewöhnlich einige Untersuchungen durch, wie Bluttests, eine Stuhluntersuchung und eine Sigmoidoskopie, um das Reizkolon von einer entzündlichen Darmerkrankung▲ und den vielen anderen Erkrankungen abzugrenzen, die zu Bauchschmerzen und verändertem Stuhlgang führen können. Die Untersuchungsergebnisse sind meist normal, nur der Stuhl ist möglicherweise wäßrig. Eine Sigmoidoskopie (Untersuchung des unteren Dickdarmabschnitts mit einem schlauchförmigen optischen Instrument)■ kann krampfartige Schmerzen hervorrufen, zeigt aber ansonsten nichts Auffälliges. Manchmal werden weitere Untersuchungen, z. B. eine Ultraschallaufnahme des Bauchraums, Röntgenaufnahmen des Darms oder eine Koloskopie (Untersuchung des gesamten Dickdarms mit einem schlauchförmigen optischen Instrument), eingesetzt.

Behandlung

Die Behandlung des Reizkolons ist individuell verschieden. Wenn die Betroffenen wissen, daß bestimmte Nahrungsmittel oder Situationen die Beschwerden hervorrufen, sollten sie diese soweit wie möglich meiden. Den meisten Betroffenen, vor allem jenen, die leicht Verstopfung bekommen, hilft regelmäßige Bewegung, damit der Magen-Darm-Trakt normal funktioniert.

Im allgemeinen ist eine ausgewogene Ernährung am besten. Wer zu Blähungen neigt, sollte Bohnen, Kohl und andere schwerverdauliche Nahrungsmittel meiden. Von Sorbit, einem Zuckeraustauschstoff, der in diätetischen Lebensmitteln, bestimmten Medikamenten und Kaugummi enthalten ist, sollte nicht allzuviel verzehrt werden. Auch Fruchtzucker (Fruktose), ein Inhaltsstoff von Obst und einigen anderen Pflanzen, sollte nur in geringer Menge gegessen werden. Manchen Betroffenen hilft eine fettarme Ernährung. Wer sowohl an Reizkolon als auch Laktasemangel leidet, sollte keine Milchprodukte essen.

Manchmal bessert sich der Zustand durch eine ballaststoffreiche Ernährung, insbesondere wenn Verstopfung das Hauptproblem ist. Die Betroffenen können zu jeder Mahlzeit einen Teelöffel Weizenkleie oder Flohsamen oder Leinsamen mit reichlich Flüssigkeit einnehmen. Der höhere Ballaststoffanteil kann einige Symptome verschlimmern, z. B. die Blähungen.

Gegen Durchfall hilft Loperamid. Antidepressiva, leichte Beruhigungsmittel, Psychotherapie, Hypnose und Verhaltenstherapie nützen manchen Betroffenen.

Blähungen

Bei Blähungen (Flatulenz) sind Magen oder Darm durch Luft oder andere Gase aufgebläht.

Beim Essen wird normalerweise immer etwas Luft verschluckt. Manche Menschen schlucken jedoch unbewußt große Mengen Luft, vor allem wenn sie Angst haben. Der Großteil der Luft wird später durch Aufstoßen wieder aus dem Magen befördert, so daß nur wenig Luft in den Darm

▲ Siehe Seite 523
■ Siehe Seite 481

gelangt. Wenn man viel Luft geschluckt hat, fühlt man sich aufgedunsen, muß aufstoßen oder hat Blähungen.

Im Magen-Darm-Trakt entstehen durch verschiedene Mechanismen andere Gase. Darmbakterien, die bei der Verdauung mithelfen, produzieren Wasserstoff, Methan und Kohlendioxid, vor allem nach dem Verzehr bestimmter Nahrungsmittel wie Bohnen und Kohl. Menschen, denen es an jenen Enzymen mangelt, die bestimmte Zucker abbauen, produzieren ebenfalls viel Gas, wenn sie etwas essen, was viel von diesen Zuckern enthält. Die Unverträglichkeit von Milchzucker (Laktasemangel), die von Gluten (Zöliakie) und Funktionsstörungen der Bauchspeicheldrüse (Pankreasinsuffizienz) führen sämtlich dazu, daß viel Gas im Darm entsteht.

Der Körper entfernt die Gase durch Aufstoßen oder indem das Gas durch die Wände des Verdauungstrakts ins Blut übertritt und dann durch die Lunge ausgeatmet wird oder indem Winde den Darm verlassen. Bakterien im Darmtrakt bauen manche Gase ab.

Symptome

Häufig wird angenommen, daß Luft im Darm für Bauchschmerzen, einen aufgedunsenen Bauch, Aufstoßen und Blähungen verantwortlich ist; der genaue Zusammenhang zwischen Flatulenz und diesen Symptomen ist aber nicht bekannt. Manche Menschen scheinen besonders empfindlich gegenüber der Wirkung von Gasen auf den Verdauungstrakt zu sein, während andere auch dann keine Beschwerden haben, wenn viel Gas im Darm ist.

Flatulenz kann bewirken, daß man oft aufstoßen muß und Winde durch den After abgehen. Normalerweise gehen öfter als zehnmal täglich Blähungen durch den After ab, bei Flatulenz kann es wesentlich häufiger sein. Säuglinge mit Bauchkrämpfen haben viel Gas im Darm. Ob diese Kinder tatsächlich mehr Gase produzieren als andere oder nur empfindlicher reagieren, weiß man nicht.

Behandlung

Blähungen und Aufstoßen lassen sich schlecht lindern. Wenn ein aufgeblähter Bauch das Hauptproblem ist, kann es helfen, weniger Luft zu schlucken. Dies ist allerdings nicht leicht zu bewerkstelligen, weil den Betroffenen ihr Tun in der Regel nicht bewußt ist. Kein Kaugummi zu kauen und in entspannter Atmosphäre weniger hastig zu essen schafft möglicherweise Abhilfe.

Bei Blähungen und reichlichem Abgang von Gas muß man eventuell seine Ernährungsweise umstellen und schwerverdauliche Speisen meiden. Um festzustellen, was die Beschwerden verursacht, sollte jeweils immer nur ein Nahrungsmittel oder eine Gruppe bestimmter Nahrungsmittel vorübergehend weggelassen werden. Als erstes kann man z. B. auf Milch und Milchprodukte verzichten, dann auf frisches Obst, dann bestimmte Gemüsesorten und schließlich andere Produkte. Auch Getränke mit Kohlensäure und Mittel gegen Magenübersäuerung, die Natriumbikarbonat enthalten, verursachen verstärktes Aufstoßen.

Manchmal läßt sich die Gasbildung durch Medikamente eindämmen, obwohl dies in der Regel nicht zum Erfolg führt. Simethicon kann etwas Besserung bringen. Auch andere Medikamente, z. B. andere Antazida und Metoclopramid, zeigen unter Umständen Wirkung. Manchen Betroffenen hilft eine ballaststoffreiche Ernährung, bei anderen verschlimmert sie die Beschwerden.

KAPITEL 108

Entzündliche Darmerkrankungen

Entzündliche Darmerkrankungen sind chronische Krankheiten, bei denen der Darm entzündet ist, und die immer wieder Bauchkrämpfe und Durchfall verursachen.

Die beiden entzündlichen Darmerkrankungen Morbus Crohn und Kolitis ulzerosa sind in vielerlei Hinsicht ähnlich und lassen sich manchmal nur schwer unterscheiden. Ihre Ursache ist unbekannt.

Häufige Symptombilder bei Morbus Crohn

Morbus Crohn verursacht individuell verschiedene Symptome, es gibt aber vier verbreitete Symptombilder:

- Entzündung mit Schmerzen und Empfindlichkeit im rechten Unterbauch
- Wiederholte akute Darmverschlüsse, die starke Krämpfe der Darmwand, einen aufgedunsenen Bauch, Verstopfung und Erbrechen verursachen
- Entzündung und chronische Verengung eines Teils des Darms, was zu einer mangelnden Nährstoffaufnahme und chronischer Erschöpfung führt
- Ungewöhnliche Verbindungsgänge (Fisteln) und Eiterherde (Abszesse), die oft Fieber, schmerzhafte Verdichtungen im Bauchraum und starke Gewichtsabnahme verursachen

Morbus Crohn

Morbus Crohn, auch Enteritis regionalis Crohn genannt, ist eine chronische Entzündung der Darmwand.

Die Krankheit betrifft in der Regel alle Schichten der Darmwand. Am häufigsten sind der untere Teil des Dünndarms (Ileum) und der Dickdarm erkrankt, aber auch jeder andere Teil des Verdauungstrakts vom Mund bis zum After und sogar die Haut in der Umgebung des Afters kann betroffen sein.

In den letzten Jahrzehnten mehrt sich die Zahl der Crohnschen Erkrankungen. Männer und Frauen erkranken etwa gleich häufig. Eine familiäre Häufung wird in Familien beobachtet, in denen auch Kolitis ulzerosa auftritt. Bei den meisten Betroffenen beginnt die Krankheit vor dem 30. Lebensjahr, die Mehrzahl erkrankt im Alter von 14 bis 24 Jahren.

Bei jedem Betroffenen sind andere Darmregionen erkrankt, manchmal liegen dazwischen gesunde Darmabschnitte. Bei etwa 35 Prozent ist ausschließlich der untere Teil des Dünndarms (Ileum) betroffen, bei etwa 20 Prozent nur der Dickdarm und bei etwa 45 Prozent Ileum und Dickdarm.

Die Ursache des Morbus Crohn ist unbekannt. Die Forschung hat sich vornehmlich auf drei Möglichkeiten konzentriert: eine Störung des Immunsystems, Infektionen und Ernährung.

Symptome und Diagnose

Die häufigsten Frühsymptome des Morbus Crohn sind chronischer Durchfall, krampfartige Bauchschmerzen, Appetitlosigkeit und Gewichtsabnahme. Die Beschwerden ähneln anfangs oft einer Blinddarmentzündung. Möglicherweise ertastet der Arzt einen Knoten oder eine Auftreibung im Unterbauch, meist auf der rechten Seite.

Als Komplikationen der Entzündung treten häufig Darmverschlüsse, ungewöhnliche Verbindungsgänge (Fisteln) und Eiteransammlungen (Abszesse) auf. Die Fisteln können zwei verschiedene Darmabschnitte zusammenschließen, sie können den Darm mit der Blase verbinden oder durch die Haut nach außen führen, vor allem in der Nähe des Afters. Daß der Dünndarm platzt (Perforation), ist eine seltene Komplikation. Wenn der Dickdarm betroffen ist, kommt es häufig zu Blutungen im Enddarm; nach vielen Jahren steigt die Gefahr eines Dickdarmkrebses. Etwa ein Drittel der Menschen mit Morbus Crohn haben Probleme in der Afterregion, insbesondere Fisteln und Einrisse (Fissuren) in der Afterschleimhaut.

Morbus Crohn geht mit bestimmten Erkrankungen in anderen Teilen des Körpers einher – beispielsweise mit Gallensteinen, mangelnder Nährstoffaufnahme und Eiweißablagerungen (Amyloidose). Wenn die Magen-Darm-Symptome wieder aufflammen, können gleichzeitig auch Gelenkentzündungen (Arthritis), eine Augenentzündung (Episkleritis), Herpesinfektionen im Mundbereich (Gingivostomatitis herpetica), entzündete Knoten in der Haut von Armen und Beinen (Erythema nodosum) und eitrige, blaurote Hautgeschwüre (Pyoderma gangränosum) auftreten. Wenn der Morbus Crohn keine Schübe von Magen-Darm-Symptomen auslöst, kann er dennoch mit Entzündungen der Wirbelsäule (Bechterew-Krankheit) und der Gelenke im Becken (Sakroileitis), Entzündungen im Augeninneren (Uveitis) und Entzündungen der Gallengänge (primär sklerosierende Cholangitis) einhergehen.

Bei Kindern treten die Magen-Darm-Symptome oft in den Hintergrund oder sind gar nicht vorhanden. Bei ihnen sind die Hauptsymptome möglicherweise Gelenkentzündungen, Fieber, Blutarmut oder verlangsamtes Wachstum.

Manche Patienten genesen nach einem einmaligen Entzündungsschub des Dünndarms vollständig. Gewöhnlich flammt der Morbus Crohn jedoch in unregelmäßigen Abständen immer wieder auf. Die Symptome können leicht oder stark sein, kurz oder lang anhalten. Warum sie kommen und gehen, was die Schübe auslöst oder ihre Intensität bestimmt, weiß man nicht. Die Entzündung betrifft in der Regel immer denselben Darmabschnitt, kann aber auch andere Regionen erfassen, nachdem ein erkrankter Darmabschnitt entfernt worden ist.

Diagnose

Der Verdacht auf Morbus Crohn besteht, wenn immer wieder krampfartige Bauchschmerzen und Durchfall auftreten, vor allem wenn außerdem Gelenke, Augen und Haut entzündet sind. Es gibt keinen spezifischen Labortest, mit dem man die Erkrankung nachweisen kann; Blutuntersuchungen können aber eine Blutarmut, eine erhöhte Zahl weißer Blutkörperchen, einen geringen Albuminspiegel und andere Entzündungszeichen aufdecken.

Röntgenaufnahmen nach einem Einlauf mit einem Kontrastmittel ▲ zeigen charakteristische Veränderungen im Dickdarm. Wenn die Diagnose noch nicht sicher ist, bringen eine Koloskopie (Untersuchung des Dickdarms mit einem schlauchförmigen optischen Instrument) ■ und eine Biopsie (Entnahme einer Gewebeprobe für eine mikroskopische Untersuchung) möglicherweise Klarheit. Eine Computertomographie (CT) kann zwar die Veränderungen in der Darmwand und Abszesse zeigen, wird aber nicht routinemäßig als eines der ersten Diagnoseverfahren eingesetzt.

Behandlung und Prognose

Morbus Crohn ist unheilbar, aber es gibt viele Behandlungen, die die Entzündung abschwächen und die Symptome lindern.

Bei einem leichten bis mäßig schweren Schub der Krankheit werden die Kortisone Prednisolon oder Budesonid oder Sulfasalazin oder sein chemischer Verwandter Mesalazin eingesetzt. Kortisone können Fieber und Durchfall deutlich bessern, Schmerzen und Empfindlichkeit im Bauch lindern sowie den Appetit und das Allgemeinbefinden positiv beeinflussen. Eine Langzeitbehandlung mit Kortisonen verbindet sich allerdings mit schweren unerwünschten Wirkungen. Ein schwerer Schub macht jedoch immer Kortison erforderlich.

Handelt es sich um eine chronisch aktive Erkrankung oder spricht jemand auf Kortison nicht an, bleiben die Immunsuppressiva Azathioprin und Mercaptopurin als Möglichkeit. Diese Medikamente verbessern das Allgemeinbefinden erheblich, verringern den Bedarf an Kortison und lassen Fisteln oft abheilen. Allerdings entfaltet sich ihre volle Wirkung oft erst nach drei bis sechs Monaten, und sie können gefährliche unerwünschte Wirkungen haben. Daher überwacht der Arzt den Betroffenen sorgfältig auf Anzeichen von Allergien, Entzündungen der Bauchspeicheldrüse (Pankreatitis) und eine abnehmende Zahl weißer Blutkörperchen.

Menschen, bei denen vor allem der Dickdarm betroffen ist oder die an Abszessen und Fisteln am After leiden, profitieren von dem Antibiotikum Metronidazol. Eine Langzeitbehandlung mit Metronidazol kann jedoch zu Nervenschäden führen, die sich durch Kribbeln und Stechen in Armen und Beinen äußern. Diese Nebenwirkung verschwindet gewöhnlich wieder, wenn das Medikament abgesetzt wird, allerdings flammt der Morbus Crohn dann oft wieder auf.

Wenn ein Morbus Crohn nach einer Operation wieder auftritt, empfiehlt sich am ehesten Mesalazin.

Der Nutzen einer sogenannten Elementardiät aus reinen Aminosäuregemischen beim Morbus Crohn ist gesichert. Besonders bei Kindern und Jugendlichen kann sie zu einer besseren Gewichtszunahme führen, als dies sonst möglich wäre. Allerdings schmeckt diese Fertignahrung so schlecht und ruft so oft Übelkeit hervor, daß die meisten Kranken sie nach kurzer Zeit wieder absetzen.

Manchmal müssen die Patienten vollständig über den Tropf (parenteral) ernährt werden, unter Umständen mit einer hochkalorischen Nährlösung, um die schlechte Nährstoffaufnahme im Darm auszugleichen, die typisch für den Morbus Crohn ist.

Wenn der Darm blockiert ist (Darmverschluß) oder Abszesse und Fisteln nicht abheilen, kann eine Operation erforderlich werden. Erkrankte Darmabschnitte chirurgisch zu entfernen, mag die Beschwerden zwar erleichtern, heilt die Krankheit als solche aber nicht. Oft tritt die Entzündung dort wieder auf, wo der restliche Darm zusammengenäht wurde. Bei etwa der Hälfte der Operierten ist ein weiterer Eingriff erforderlich. Darum wird nur dann operiert, wenn bestimmte Komplikationen dazu zwingen oder die medikamentöse Therapie versagt. Die meisten Patien-

▲ Siehe Seite 482

■ Siehe Seite 481

Ulzeröse Proktitis

Menschen, bei denen die Entzündungen und Geschwürbildungen auf den Enddarm beschränkt bleiben (ulzeröse Proktitis) haben die beste Prognose. Schwere Komplikationen sind sehr unwahrscheinlich, allerdings breitet sich die Erkrankung bei 10 bis 30 Prozent der Betroffenen schließlich doch auf den Dickdarm aus, geht also in eine Kolitis ulzerosa über. Eine Operation ist bei ulzeröser Proktitis nur selten erforderlich, und die Lebenserwartung ist normal. Bei einigen Kranken sind die Beschwerden jedoch äußerst schwer zu behandeln.

ten, die sich operieren ließen, beurteilen aber ihre Lebensqualität nach dem Eingriff höher als vorher.

Morbus Crohn verkürzt die Lebenserwartung in der Regel nicht. Einige Betroffene sterben allerdings an einer Krebserkrankung des Verdauungstrakts, die sich bei einem lange bestehenden Morbus Crohn entwickeln kann.

Kolitis ulzerosa

Kolitis ulzerosa ist eine chronische Krankheit mit Entzündungen und Geschwüren im Dickdarm, durch die phasenweise blutiger Durchfall, Bauchkrämpfe und Fieber auftreten.

Eine Kolitis ulzerosa kann in jedem Lebensalter beginnen, tritt aber gewöhnlich erst zwischen dem 15. bis 30. Lebensjahr auf. Eine kleine Gruppe von Betroffenen erlebt den ersten Krankheitsschub im Alter von 50 bis 70 Jahren.

Anders als beim Morbus Crohn sind bei der ulzerösen Kolitis in der Regel nicht alle Schichten der Darmwand erkrankt; der Dünndarm ist nie betroffen. Die Erkrankung beginnt gewöhnlich im Enddarm oder im Sigmoidkolon (dem untersten Teil des Dickdarms) und breitet sich dann auf andere Bereiche im Dickdarm oder den ganzen Dickdarm aus. Manchmal ist schon zu Beginn der Krankheit fast der gesamte Dickdarm betroffen.

Etwa zehn Prozent derjenigen, bei denen eine Kolitis ulzerosa festgestellt wird, haben nur einen einzigen Krankheitsschub. Bei einigen von ihnen könnte es sich allerdings um nicht erkannte Infektionen handeln und nicht um Kolitis ulzerosa.

Die Ursache der ulzerösen Kolitis ist unbekannt; genetische Faktoren und eine Überaktivität des Immunsystems im Darm spielen möglicherweise eine Rolle.

Symptome

Die Krankheitsschübe setzen oft plötzlich mit heftigen Beschwerden ein und führen zu starkem Durchfall, hohem Fieber, Bauchschmerzen und Bauchfellentzündung. Während dieser Schübe sind die Betroffenen schwerkrank. Häufiger beginnen die Schübe schleichend mit Stuhldrang, leichten Krämpfen im Unterbauch und sichtbaren Blut- und Schleimbeimengungen im Stuhl.

Wenn sich die Erkrankung auf Enddarm und Sigmoidkolon beschränkt, ist der Stuhl unter Umständen von normaler Konsistenz oder hart und trocken, bei oder zwischen den Darmentleerungen geht jedoch Schleim ab, der große Mengen roter und weißer Blutkörperchen enthält. Allgemeine Krankheitszeichen wie Fieber fehlen völlig oder sind nur leicht.

Wenn die Krankheit höhergelegene Dickdarmabschnitte betrifft, ist der Stuhl weicher, und die Patienten haben 10- bis 20mal täglich Stuhlgang. Oft werden sie von schweren Bauch- und schmerzhaften Muskelkrämpfen im Enddarm gequält, die den Stuhldrang begleiten. Nachts lassen die Schmerzen nicht nach. Der Stuhl kann wäßrig sein und Eiter, Blut und Schleim enthalten. Fieber, Appetitlosigkeit und Gewichtsabnahme können dazukommen.

Komplikationen

Blutungen sind die häufigste Komplikation und führen oft zu einer Blutarmut durch Eisenmangel. Bei fast zehn Prozent der Kolitiskranken wird ein sich sehr schnell verschlimmernder erster Schub zu einer ernsten Bedrohung, es kommt zu starken Blutungen, Darmdurchbruch (Perforation) oder einer ausgedehnten Infektion.

Bei der **toxischen Kolitis**, einer besonders ernsten Komplikation, sind alle Schichten der Darmwand betroffen. Die Schäden verursachen einen Darmverschluß, d. h. die Darmmuskulatur bewegt sich nicht mehr, so daß der Darminhalt nicht weiterbefördert wird. Der Bauch ist aufgebläht. Wenn sich die toxische Kolitis verschlimmert, verliert der Dickdarm seine Muskelspannung und weitet sich innerhalb weniger Tage oder gar Stunden. Röntgenaufnahmen des Bauchraums zeigen Gasansammlungen in den gelähmten Darmabschnitten. Wenn sich der Dickdarm sehr stark weitet, spricht man von einem toxischen

Megakolon. Die Betroffenen sind schwerkrank und haben hohes Fieber. Der Bauch schmerzt und ist empfindlich, die Zahl der weißen Blutkörperchen ist erhöht. Wenn die Kranken sofort effektiv behandelt werden, sterben weniger als vier Prozent von ihnen. Wenn die Darmwand durch die Geschwüre aufbricht (Perforation), besteht äußerste Lebensgefahr.

Das Risiko eines **Dickdarmkrebses** (Kolonkarzinom) ist bei einer ausgedehnten, lange bestehenden Kolitis ulzerosa erhöht. Das Risiko ist am größten, wenn der gesamte Dickdarm betroffen ist und die Krankheit länger als zehn Jahre besteht, unabhängig davon, wie oft Krankheitsschübe aufgetreten sind. Diesen Kranken empfiehlt man in regelmäßigen Abständen eine Koloskopie (Untersuchung des Dickdarms mit einem schlauchförmigen optischen Instrument) ▲ – vorzugsweise in beschwerdefreien Zeiten. Bei der Koloskopie werden aus verschiedenen Dickdarmbereichen Gewebeproben zur mikroskopischen Untersuchung entnommen. Jährlich erkrankt etwa einer von hundert Menschen mit Kolitis ulzerosa an Dickdarmkrebs. Die meisten überleben, wenn der Krebs im Frühstadium entdeckt wird.

Ebenso wie der Morbus Crohn geht auch die Kolitis ulzerosa mit Erkrankungen anderer Teile des Körpers einher. Bei einem erneuten Schub der Magen-Darm-Symptome können gleichzeitig Gelenkentzündungen (Arthritis), Augenentzündungen (Episkleritis), entzündete Hautknoten (Erythema nodosum) und eitrige, blaurote Hautgeschwüre (Pyoderma gangränosum) auftreten. Unabhängig von einem Wiederaufflammen der Magen-Darm-Symptome kommen Entzündungen der Wirbelsäule (Bechterew-Krankheit) und der Gelenke im Becken (Sakroileitis) sowie im Augeninneren (Uveitis) vor.

Obwohl viele Kolitiskranke eine geringe Funktionsstörung der Leber haben, zeigen nur ein bis drei Prozent Symptome einer Leberkrankheit. Als schwere Lebererkrankungen kommen Entzündungen der Leber (chronisch aktive Hepatitis) und der Gallengänge (primär sklerosierende Cholangitis) vor, die zu Verengungen und schließlich zum Verschluß der Gallenwege führen, und eine Verdrängung von funktionsfähigem Lebergewebe durch Bindegewebe (Leberzirrhose). Die Entzündung der Gallengänge kann Jahre vor den Darmbeschwerden auftreten und erhöht das Risiko eines Gallengangkrebs.

Diagnose

Die Symptome des Patienten und eine Stuhluntersuchung helfen bei der Diagnose. Blutuntersuchungen zeigen eine Blutarmut, eine erhöhte Zahl weißer Blutkörperchen, einen niedrigen Albuminspiegel und eine erhöhte Blutsenkung. Eine Sigmoidoskopie (Untersuchung des unteren Dickdarmabschnitts mit einem schlauchförmigen optischen Instrument) ■ bestätigt die Diagnose und hilft, den Schweregrad der Entzündung zu beurteilen. Auch in den beschwerdefreien Intervallen sieht der Darm nur selten normal aus, und Gewebeproben lassen bei einer mikroskopischen Untersuchung Zeichen einer chronischen Entzündung erkennen.

Röntgenaufnahmen des Bauchraums können auf den Schweregrad und die Ausdehnung der Erkrankung hinweisen. Röntgenkontrastaufnahmen nach einem Bariumsulfateinlauf und eine Koloskopie (Untersuchung des Dickdarms mit einem schlauchförmigen optischen Instrument) werden gewöhnlich erst nach Beginn der Behandlung durchgeführt, da während der aktiven Krankheitsschübe die Gefahr besteht, daß der Arzt dabei die Darmwand durchstößt (Perforation). Irgendwann wird in der Regel jedoch der ganze Dickdarm mit einer Koloskopie oder einer Röntgenkontrastaufnahme nach einem Bariumsulfateinlauf untersucht, um festzustellen, wie weit sich die Erkrankung ausgedehnt hat und um sicherzugehen, daß kein Krebs vorliegt.

Eine Entzündung des Dickdarms kann auch viele andere Ursachen haben als eine Kolitis ulzerosa. Daher untersucht der Arzt, ob die Entzündung auf einer Infektion mit Bakterien oder Parasiten beruht. Stuhlproben, die bei der Sigmoidoskopie gewonnen werden, werden mikroskopisch untersucht und eine Kultur angelegt, um zu sehen, ob Bakterien wachsen. Blutproben werden geprüft, ob sich der Betroffene, möglicherweise auf einer Reise, mit Parasiten infiziert hat. Auch Gewebeproben aus der Enddarmschleimhaut werden mikroskopisch begutachtet. Der Arzt untersucht den Enddarm auch auf sexuell übertragbare Krankheiten ★, wie z.B. Tripper, Herpes genitalis oder Chlamydieninfektionen, vor allem wenn es sich um einen homosexuellen Mann handelt. Bei älteren Menschen, die an Arteriosklerose leiden, kann die Entzündung durch eine schlechte Durchblutung des Darms bedingt sein. Dickdarmkrebs verursacht nur selten Fieber oder Eiterabsonderungen aus dem Enddarm, aber bei blutigem Durchfall muß der Arzt auch Krebs als mögliche Ursache in Betracht ziehen.

▲ Siehe Seite 481

■ Siehe Seite 481

★ Siehe Seite 933

Behandlung

Ziel der Behandlung ist, die Entzündung einzudämmen, Beschwerden zu lindern und mögliche Flüssigkeits- und Nährstoffverluste auszugleichen. Die Betroffenen sollten rohes Obst und Gemüse meiden, um mechanische Verletzungen an der entzündeten Dickdarmschleimhaut zu verhindern. Eine milchfreie Diät verringert manchmal die Beschwerden und lohnt einen Versuch. Eisenpräparate können die Blutarmut ausgleichen, die der ständige Blutverlust mit dem Stuhl verursacht.

Gering dosiertes Loperamid oder Diphenoxylat werden bei relativ leichtem Durchfall eingesetzt. Bei stärkerem Durchfall sind höhere Dosen erforderlich. In schweren Fällen wird die Einnahme dieser Durchfallmittel sorgfältig überwacht, damit kein toxisches Megakolon entsteht.

Mit Sulfasalazin oder Mesalazin werden die Entzündungen bei der Kolitis ulzerosa eingedämmt und erneute Krankheitsschübe verhindert. Meist nimmt man diese Mittel in Tablettenform ein, sie sind aber auch als Klistier oder Zäpfchen erhältlich.

Bei mittelschwerer Erkrankung, die nicht zur Bettruhe zwingt, wird meist Kortison, z. B. Prednisolon, verordnet. In recht hoher Dosis bewirkt es eine erhebliche Besserung. Nachdem die Entzündung durch Kortison eingedämmt ist, wird oft zusätzlich Sulfasalazin oder Mesalazin gegeben. Das Kortison wird dann in immer geringerer Dosis eingenommen und schließlich abgesetzt. Eine Langzeitbehandlung mit Prednisolon führt zu Nebenwirkungen, die meist nach dem Absetzen des Mittels verschwinden. Wenn die Kolitis ulzerosa auf die linke Seite des Dickdarms (absteigendes Kolon) beschränkt ist, kann man Kortison oder Mesalazin als Klistier geben.

Wenn sich die Krankheit verschlimmert, ist eine Krankenhausbehandlung erforderlich. Dann wird Kortison infundiert. Bei starken Blutungen aus dem Enddarm sind möglicherweise Blutübertragungen nötig, und Flüssigkeit muß über den Tropf zugeführt werden.

Azathioprin wurde eingesetzt, um beschwerdefreie Intervalle bei Betroffenen auszudehnen, die ansonsten eine Dauertherapie mit Kortison benötigen würden. Bei schweren Krankheitsschüben ist Ciclosporin eingesetzt worden, aber die Hälfte der so behandelten Patienten mußte schließlich doch operiert werden.

Operation

Eine toxische Kolitis ist ein Notfall. Sobald der Arzt eine toxische Kolitis feststellt oder der Verdacht besteht, es könnte sich ein toxisches Megakolon bilden, werden sämtliche Mittel gegen Durchfall abgesetzt. Der Patient darf nichts mehr essen, und es wird ein Schlauch durch die Nase in den Magen oder den Dünndarm eingeführt und immer wieder Magen- bzw. Darminhalt abgesaugt. Flüssigkeit, Nährstoffe und Medikamente werden ausschließlich über den Tropf verabreicht. Der Patient wird sorgfältig auf Anzeichen für eine Bauchfellentzündung oder eine Darmperforation überwacht. Wenn sich der Zustand des Betroffenen trotz dieser Maßnahmen innerhalb von 24 bis 48 Stunden nicht bessert, ist eine Notoperation erforderlich, bei der der Dickdarm vollständig oder größtenteils entfernt wird.

Außer in Notfällen wird eine Operation dann durchgeführt, wenn Krebs oder Krebsvorstufen im Dickdarm festgestellt wurden. Auch bei Verengungen im Dickdarm und bei Wachstumsstörungen bei Kindern ist eine Operation angezeigt. Der häufigste Grund für eine Operation ist eine chronische Erkrankung ohne symptomfreie Intervalle, die ansonsten zu Arbeitsunfähigkeit führen würde oder eine Dauerbehandlung mit hohen Kortisondosen erforderlich machte. Nur selten machen schwerwiegende kolitisbedingte Probleme außerhalb des Darms, z. B. Pyoderma gangränosum, eine Operation erforderlich.

Eine vollständige Entfernung von Dickdarm und Enddarm heilt die Kolitis ulzerosa definitiv. Der Preis für diese Heilung war bisher in der Regel ein dauerhafter künstlicher Darmausgang (Ileostomie), also eine chirurgisch geschaffene Verbindung zwischen dem untersten Dünndarmabschnitt und einer Öffnung in der Bauchdecke. Mittlerweile gibt es aber verschiedene andere Verfahren. Am häufigsten wird eine sogenannte ileoanale Anastomose angelegt. Dabei werden der Dickdarm und der Großteil des Enddarms entfernt, aus dem Dünndarm wird ein kleines Reservoir gebildet und mit dem verbliebenen Enddarmteil kurz vor dem After verbunden. Durch dieses Verfahren bleibt die Fähigkeit zur kontrollierten Darmentleerung erhalten. Allerdings können einige Komplikationen auftreten, z. B. eine Entzündung des Reservoirs.

Antibiotikaassoziierte Kolitis

Diese Entzündung des Dickdarms ist auf die Einnahme von Antibiotika zurückzuführen.

Viele Antibiotika verändern das Gleichgewicht zwischen den Arten und der Menge der Bakterien, die normalerweise den Darm besiedeln (Darmflora), so daß sich bestimmte krankheitsverursachende Bakterien vermehren können. ▲ Probleme verursachen vor allem *Clostridium difficile*-Bakterien, die zwei Giftstoffe produzieren, welche die schützende Darmschleimhaut angreifen.

Die Antibiotika, die am häufigsten Darmprobleme verursachen, sind Clindamyzin, Ampizillin und Cephalosporine, wie z. B. Cephalotin. Auch Penizilline, Erythromyzin, Trimethoprim-Sulfamethoxazol, Chloramphenicol und Tetrazyklin können solche Erkrankungen hervorrufen. Daß sich *Clostridium difficile* übermäßig vermehrt, ist unabhängig davon, ob ein Antibiotikum geschluckt oder gespritzt wird. Das Risiko nimmt mit steigendem Lebensalter zu, aber auch Kinder und Jugendliche können betroffen sein.

Bei einer leichten Erkrankung entzündet sich die Darmschleimhaut nur geringfügig. Bei einer schweren Kolitis ist die Entzündung ausgedehnt, und es bilden sich Geschwüre.

Symptome

Die Symptome zeigen sich gewöhnlich bereits, während der Betroffene das Antibiotikum einnimmt. Bei einem Drittel der Kranken kommt es jedoch erst ein bis zehn Tage nach Abschluß der Behandlung zu Beschwerden, manchmal sogar erst nach bis zu sechs Wochen.

Typische Symptome sind leichter bis blutiger Durchfall, Bauchschmerzen und Fieber. Ganz schwere Erkrankungen verursachen eine lebensbedrohliche Austrocknung (Dehydratation), Blutdruckabfall, toxisches Megakolon ■ und ein Reißen des Dünndarms (Perforation).

Diagnose

Der Arzt diagnostiziert die Kolitis, indem er sich den entzündeten Dickdarm ansieht, meist mit Hilfe eines Sigmoidoskops (ein biegsames optisches Instrument zur Untersuchung des untersten Dickdarmabschnitts). ★ Wenn sich die erkrankten Darmabschnitte außerhalb der Reichweite des Sigmoidoskops befinden, muß möglicherweise eine Koloskopie durchgeführt werden, bei der der gesamte Dickdarm mit dem längeren Endoskop begutachtet werden kann.

Die Diagnose einer antibiotika-assoziierten Kolitis bestätigt sich, wenn im Labor aus einer Stuhlprobe *Clostridium difficile* herangezüchtet werden kann oder die Giftstoffe, die diese Bakterien produzieren, im Stuhl nachweisbar sind. In etwa 20 Prozent der leichten Fälle von antibiotika-assoziierter Kolitis und über 90 Prozent der schweren Fälle sind Giftstoffe von *Clostridium difficile* nachweisbar.

Eine Blutuntersuchung kann bei schweren Entzündungen eine auffällige Erhöhung der Zahl weißer Blutkörperchen ergeben.

Behandlung

Tritt bei jemandem mit einer antibiotika-assoziierten Kolitis starker Durchfall auf, während er Antibiotika einnimmt, wird das Mittel sofort abgesetzt, es sei denn, es ist lebenswichtig. Medikamente, die die Darmbewegungen verlangsamen, wie z. B. Loperamid oder Diphenoxylat, werden in der Regel vermieden, da der Dickdarm den Bakteriengiften dann länger ausgesetzt wäre, was die Krankheit verlängern kann. Antibiotikabedingter Durchfall ohne Komplikationen hört meist zehn bis zwölf Tage nach Absetzen des Antibiotikums von selbst auf. Dann ist keine Behandlung erforderlich. Falls leichte Beschwerden anhalten, kann Cholestyramin helfen, weil es vermutlich die Giftstoffe bindet.

Bei schwerer antibiotika-assoziierter Kolitis wirkt meist das Antibiotikum Metronidazol gegen die *Clostridium difficile*-Bakterien. Vankomyzin, ebenfalls ein Antibiotikum, bleibt ganz schweren Erkrankungen oder behandlungsresistenten Fällen vorbehalten.

Bei 20 Prozent der Betroffenen kehren die Symptome wieder, und sie müssen erneut behandelt werden. Wenn immer wieder Durchfall auftritt, ist unter Umständen eine Langzeitbehandlung mit Antibiotika erforderlich. Um die normale Darmflora wiederherzustellen, werden manchmal Produkte mit Milchsäurebakterien (*Lactobacillus*) oder anderen harmlosen Bakterienarten verabreicht.

Nur selten verläuft eine antibiotika-assoziierte Kolitis plötzlich so schwer, daß der Betroffene im Krankenhaus behandelt werden muß. Er bekommt dann Flüssigkeit und Salze infundiert und sogar eine Bluttransfusion. Als lebensrettende Maßnahme mußte sehr selten der Dickdarm

▲ Siehe Seite 836

■ Siehe Seite 526 f.

★ Siehe Seite 841

vollständig entfernt oder vorübergehend ein künstlicher Darmausgang angelegt werden. Für eine solche Ileostomie wird operativ eine Verbindung zwischen dem Dünndarm und einer künstlichen Öffnung in der Bauchdecke geschaffen, so daß kein Stuhl mehr in Dickdarm und Enddarm gelangt.

KAPITEL 110

Malabsorptionssyndrome

Malabsorptionssyndrome sind Krankheiten, die darauf beruhen, daß Nährstoffe nicht richtig aus dem Dünndarm ins Blut aufgenommen werden.

Normalerweise wird die Nahrung verdaut, und dann werden die Nährstoffe, hauptsächlich aus dem Dünndarm, ins Blut aufgenommen. Eine gestörte Nährstoffaufnahme (Malabsorption) kann darauf beruhen, daß eine Krankheit entweder die Verdauung oder die Nährstoffaufnahme beeinträchtigt.

Wenn die Nahrung nicht ausreichend mit Magensäure und Verdauungsenzymen vermischt wird, stört das die Verdauung. So etwas kann eintreten, wenn ein Teil des Magens entfernt worden ist. Bei manchen Krankheiten produziert der Körper nicht genügend Verdauungsenzyme oder Galle, die notwendig sind, um die Nahrung in ihre Bestandteile zu zerlegen. Dazu gehören Bauchspeicheldrüsenentzündung (Pankreatitis), Mukoviszidose (zystische Fibrose), Gallengangverengung und Milchzuckerunverträglichkeit (Laktasemangel). Wenn der Magen zu viel Säure produziert oder im Dünndarm die falschen Bakterien in zu großer Zahl wachsen, kann dies ebenfalls die Verdauung beeinträchtigen.

Krankheiten, die die Darmschleimhaut schädigen, können die Nährstoffaufnahme verschlechtern. Darmschleimhautschäden treten auf bei Infektionen, durch Medikamente wie Neomyzin, durch Alkohol, bei Glutenunverträglichkeit (Zöliakie) und Morbus Crohn. Die normale Darmschleimhaut hat Falten mit kleinen (Villi) und kleinsten Vorsprüngen (Mikrovilli). Durch diese Darmzotten steht eine enorme Oberfläche für die Aufnahme von Nährstoffen zur Verfügung. Alles, was diese Fläche verkleinert, beeinträchtigt die Nährstoffaufnahme. Offensichtlich ist das, wenn ein Darmabschnitt chirurgisch entfernt wurde. Bestimmte Störungen können auch den Durchtritt von Nährstoffen aus dem Darm in das Blut verhindern, z. B. wenn Lymphgefäße durch ein Lymphom blockiert sind oder der Darm schlecht durchblutet ist.

Symptome

Menschen mit einem Malabsorptionssyndrom nehmen gewöhnlich ab. Wenn die Aufnahme von Fetten gestört ist, wird der Stuhl hell, weich, voluminös und übelriechend; dies bezeichnet man als Fettstuhl (Steatorrhoe). Derartiger Stuhl klebt leicht an der Toilettenschüssel oder schwimmt auf dem Wasser und läßt sich schwer wegspülen. Alles, was die Fettaufnahme stört, wie verringerter Gallenfluß, Zöliakie oder Sprue, kann eine Steatorrhoe verursachen.

Durch Malabsorption kann es an sämtlichen Nährstoffen mangeln oder an einzelnen Nahrungsbestandteilen wie Eiweiß, Fett, Vitaminen oder Mineralstoffen. Die Symptome sind jeweils verschieden. Wenn beispielsweise das Enzym Laktase fehlt, kann nach dem Trinken von Milch explosionsartiger Durchfall, ein aufgeblähter Bauch und Flatulenz auftreten.

Andere Symptome hängen von der zugrundeliegenden Krankheit ab. Ein verengter Gallengang kann beispielsweise zu Gelbsucht führen, eine schlechte Durchblutung des Darms zu Bauchschmerzen nach den Mahlzeiten.

Diagnose

Wenn jemand trotz ausreichender und ausgewogener Ernährung abnimmt und an Durchfall und Nährstoffmangel leidet, besteht der Verdacht auf ein Malabsorptionssyndrom. Gewichtsverlust ohne andere Symptome kann andere Ursachen haben.

Laboruntersuchungen können die Diagnose bestätigen. Eine gestörte Fettaufnahme läßt sich am besten nachweisen, wenn der Fettanteil in Stuhlproben bestimmt wird, die über drei bis vier Tage gesammelt werden. Ein Überschuß an Fett im Stuhl erhärtet die Diagnose. Die mangelhafte Aufnahme anderer Stoffe, z. B. von Milchzucker oder Vitamin B_{12}, läßt sich ebenfalls mit Hilfe bestimmter Labortests diagnostizieren.

Stuhlproben werden mit bloßem Auge und unter dem Mikroskop begutachtet. Wenn unverdaute Nahrungsbestandteile sichtbar sind, passiert die Nahrung den Darm vermutlich zu schnell. Unverdaute Nahrung kann auch auf eine Fehlbildung im Verdauungstrakt hinweisen, beispielsweise eine direkte Verbindung zwischen Magen und Dickdarm (Magen-Kolon-Fistel), die den Dünndarm umgeht. Bei Gelbsucht kann ein hoher Fettanteil im Stuhl auf Störungen im Gallensystem hinweisen. Der Arzt sucht dann vor allem nach Krebserkrankungen der Bauchspeicheldrüse oder der Gallengänge. Wenn unter dem Mikroskop Fetttröpfchen und unverdaute Fleischfasern sichtbar sind, deutet dies darauf hin, daß die Bauchspeicheldrüse nicht richtig arbeitet. Entdeckt man Parasiten oder deren Eier in den Stuhlproben, hängt die Malabsorption höchstwahrscheinlich mit dem Parasitenbefall zusammen.

Röntgenaufnahmen des Bauchraums helfen nur selten bei der Diagnose, auch wenn sie manchmal Hinweise auf mögliche Ursachen der Malabsorption geben. Röntgenkontrastaufnahmen, für die der Betroffene eine Bariumsulfatlösung trinken muß▲, zeigen möglicherweise eine auffällige Verteilung des Kontrastmittels im Dünndarm, die charakteristisch für eine gestörte Nährstoffaufnahme ist, geben aber keinen Aufschluß über die Ursache.

Eine **Biopsie** (Entnahme einer Gewebeprobe für eine mikroskopische Untersuchung) kann erforderlich sein, um Veränderungen im Dünndarm aufzuspüren. Die Gewebeprobe kann mit Hilfe eines Endoskops (eines schlauchförmigen optischen Instruments) gewonnen werden■ oder mit einem dünnen Röhrchen, an dessen Ende sich eine Zange befindet. Die Probe wird unter dem Mikroskop begutachtet und kann auf Enzymaktivitäten untersucht werden.

Bauchspeicheldrüsenfunktionstests werden häufig durchgeführt, da Funktionsstörungen der Bauchspeicheldrüse oft die Ursache der Malabsorption sind. Bei dem einen Test muß man eine bestimmte Diät einhalten, bei dem anderen bekommt man das Hormon Sekretin gespritzt. Bei beiden Tests wird dann Verdauungssaft, der die Absonderungen aus der Bauchspeicheldrüse enthält, mit einer Sonde aus dem Dünndarm entnommen und untersucht. Zur Orientierung kann auch der Gehalt an Chymotrypsin, einem Bauchspeicheldrüsenenzym, im Stuhl bestimmt werden.

Zuckerunverträglichkeit

Milchzucker (Laktose), Rohrzucker (Saccharose) und Malzzucker (Maltose) werden von den Enzymen Laktase, Saccharase und Maltase abgebaut, die in der Dünndarmschleimhaut vorhanden sind. Normalerweise spalten diese Enzyme die Zucker in Einfachzucker (Monosaccharide), wie z.B. Taubenzucker (Glukose), die dann durch die Darmwand ins Blut aufgenommen werden. Wenn eines der notwendigen Enzyme fehlt, wird der betreffende Zucker nicht verdaut und gelangt auch nicht ins Blut. Folglich bleibt der Zucker im Dünndarm. Der hochkonzentrierte Zucker zieht Wasser in den Dünndarm, die Folge ist Durchfall. Die Bakterien im Dickdarm verarbeiten nicht aufgenommenen Zucker, was den Stuhl sauer macht und Blähungen (Flatulenz) verursacht. Ein solcher Enzymmangel tritt bei Zöliakie, tropischer Sprue und Darminfektionen auf. Der Enzymmangel kann angeboren oder durch Antibiotika, insbesondere Neomyzin, verursacht sein.

Eine gewisse Milchzuckerunverträglichkeit (Laktoseintoleranz) liegt bei etwa 75 Prozent aller Erwachsenen vor. In Nordwesteuropa sind weniger als 20 Prozent der Erwachsenen betroffen, im asiatischen Raum dagegen 90 Prozent. Auch im Mittelmeerraum ist Milchzuckerunverträglichkeit verbreitet.

Symptome

Menschen mit einer Laktoseintoleranz vertragen keine Milch und Milchprodukte, die Milchzucker enthalten.

Symptome eines Nährstoffmangels

Nährstoff	Symptome
Eisen	Blutarmut
Kalzium	Knochenschwund
Folsäure	Blutarmut
Vitamin B_1	Prickelndes und stechendes Gefühl, vor allem in den Füßen
Vitamin B_2	Entzündung der Zunge und eingerissene Mundwinkel
Vitamin B_{12}	Blutarmut, prickelndes und stechendes Gefühl
Vitamin C	Schwäche, Zahnfleischblutungen
Vitamin D	Knochenschwund
Vitamin K	Neigung zu Blutungen und blauen Flecken
Eiweiße	Gewebeschwellungen (Ödeme), meist in den Beinen

▲ Siehe Seite 482
■ Siehe Seite 481

Manche Menschen merken dieses recht früh und meiden bewußt oder unbewußt Milchprodukte.

Kinder, die keinen Milchzucker vertragen, bekommen Durchfall und nehmen nicht zu, wenn Kuhmilch Bestandteil der Ernährung ist. Bei Erwachsenen können nach einer milchzuckerhaltigen Mahlzeit laute Darmgeräusche, ein aufgetriebener Bauch, Flatulenz, Übelkeit, starker Stuhldrang, Bauchkrämpfe und Durchfall auftreten. Starker Durchfall kann die vollständige Aufnahme von Nährstoffen verhindern. Bei einem Mangel an Saccharase oder Maltase sind die Symptome ähnlich.

Diagnose

Der Verdacht auf Milchzuckerunverträglichkeit besteht, wenn jemand nach dem Verzehr von Milchprodukten Beschwerden bekommt. Wenn der Betroffene zu Testzwekken eine bestimmte Menge Milchzucker ißt, treten innerhalb von 20 bis 30 Minuten Durchfall, Blähungen und ein unangenehmes Gefühl im Bauch auf. Da der Milchzucker nicht abgebaut wird, steigt bei diesem sogenannten Laktosetoleranztest der Blutzuckerspiegel nicht an, wie es normalerweise der Fall ist. Aus dem Dünndarm wird möglicherweise eine Gewebeprobe für eine mikroskopische Untersuchung und für Enzymtests, z. B. auf Laktase, entnommen. Diese Untersuchung kann auch Hinweise auf mögliche andere Ursachen der Malabsorption geben.

Behandlung

Eine Milchzuckerunverträglichkeit ist dadurch einfach in den Griff zu bekommen, daß man keine Nahrungsmittel ißt, die Milchzucker enthalten – also vorwiegend Milch und Milchprodukte. Um einem Kalziummangel vorzubeugen, ist dann manchmal die Einnahme von Kalziumpräparaten notwendig. Möglich ist es auch, der Milch Laktase hinzuzufügen. Dann spaltet das Enzym die Laktose in der Milch, bevor der Betroffene sie trinkt.

Zöliakie, Sprue

Zöliakie oder Sprue (gluteninduzierte Enteropathie) ist eine erbliche Krankheit, bei der eine allergische Unverträglichkeit gegenüber dem Getreideeiweiß Gluten zu Veränderungen im Darm führt und dadurch eine Malabsorption auslöst.

Zöliakie und Sprue bezeichnen beide dieselbe Krankheit. Der erste Begriff wird verwendet, wenn die Krankheit im Kindesalter auftritt, der zweite, wenn sie bei einem Erwachsenen zum ersten Mal erscheint. Zum Unterschied von der tropischen Sprue wird diese Krankheit auch einheimische Sprue genannt.

Diese Erbkrankheit beruht auf einer Empfindlichkeit gegenüber Gluten (Klebereiweiß), einem Eiweißstoff, der in Weizen und Roggen und in geringer Menge auch in Gerste und Hafer vorkommt. Bei dieser Erkrankung verbindet sich ein Teil des Glutenmoleküls im Dünndarm mit Antikörpern, wodurch sich die normalerweise bürstenähnliche Darmschleimhaut abflacht. Die so entstandene glatte Oberfläche ist weitaus weniger fähig, Nährstoffe abzubauen und aufzunehmen. Wenn die Betroffenen glutenhaltige Lebensmittel meiden, bildet sich in der Regel die normale Beschaffenheit der Darmschleimhaut wieder zurück, und der Darm funktioniert wieder normal.

Symptome

Zöliakie kann in jedem Lebensalter einsetzen. Bei Säuglingen zeigen sich erst dann Symptome, wenn sie zum ersten Mal glutenhaltige Nahrungsmittel gefüttert bekommen. Die Zöliakie verursacht oft weder Durchfall noch fettigen Stuhl; das Kind hat möglicherweise nur leichte Beschwerden, die einfach als Magenverstimmung interpretiert werden. Einige Kinder nehmen nicht mehr wie vorher zu, leiden unter schmerzhaften Blähungen und setzen auf einmal hellen, übelriechenden, voluminösen Stuhl ab. Aufgrund des Eisenmangels entwickelt sich eine Blutarmut. Wenn der Eiweißspiegel im Blut zu sehr absinkt, lagert sich Flüssigkeit in den Geweben ein, die daraufhin anschwellen (Ödeme). Manche Betroffenen zeigen erst im Erwachsenenalter Symptome.

Infolge des Nährstoffmangels kommt es bei Zöliakie zu weiteren Symptomen. Zu ihnen gehören Gewichtsabnahme, Knochenschmerzen und ein kribbelndes oder stechendes Gefühl in Armen und Beinen. Wenn die Krankheit in der Kindheit begonnen hat, sind die langen Knochen des Erwachsenen möglicherweise ungewöhnlich gebogen. Je nach Schweregrad und Dauer der Erkrankung können die Eiweiß-, Kalzium-, Kalium- oder Natriumspiegel im Blut niedrig sein. Ein Mangel an Prothrombin, das für die Blutgerinnung wichtig ist, führt dazu, daß nach Verletzungen leicht blaue Flecken oder längerdauernde Blutungen auftreten. Mädchen mit Zöliakie haben unter Umständen keine Menstruationsblutungen.

Diagnose

Wenn ein Kind blaß ist, ein eingefallenes Gesäß und einen Trommelbauch hat, obwohl es ausgewogen ernährt wird, besteht der Verdacht auf Zöliakie – vor allem wenn die Krankheit in der Familie vorkommt. Die Ergebnisse von Laboruntersuchungen und Röntgenaufnahmen können die Diagnose bestätigen. Manchmal ist ein Test sinnvoll, bei dem die Aufnahme von Xylose, einem Einfachzucker, gemessen wird. Die Diagnose steht fest, wenn eine Gewebeprobe die typische Abflachung der Dünndarmwand zeigt und wenn sich die Darmwand wieder normalisiert, nachdem der Betroffene keine glutenhaltigen Nahrungsmittel mehr ißt.

Behandlung

Sogar geringe Mengen Gluten können Beschwerden auslösen, daher muß eine völlig glutenfreie Diät eingehalten werden. Gluten ist in so vielen Lebensmitteln enthalten, daß die Betroffenen detaillierte Listen mit zu meidenden Nahrungsmitteln erhalten und eingehend über die geeignete Diät unterrichtet werden. Gluten ist beispielsweise in Fertigsuppen, Soßen, Speiseeis und Würstchen enthalten.

Kinder, die bereits schwer erkrankt sind, wenn die Diagnose gestellt wird, müssen manchmal eine Weile über einen Tropf ernährt werden. Bei Erwachsenen ist dies nur sehr selten notwendig.

Manche Menschen sprechen nur schlecht oder gar nicht auf eine glutenfreie Diät an. Dann ist entweder die Diagnose falsch, oder die Krankheit ist in einem unbeeinflußbaren Stadium. In letzterem Fall können Kortisonpräparate helfen.

Wenn die glutenfreie Ernährung lange Zeit durchgehalten wurde, ist es möglich, daß die Betroffenen wieder Gluten vertragen. Ein Versuch kann sinnvoll sein; wenn jedoch Beschwerden auftreten, sollte die Ernährung sofort wieder umgestellt werden.

Eine glutenfreie Ernährung verbessert die Prognose bei Kindern und Erwachsenen erheblich. Dennoch kann die Zöliakie zum Tode führen – vor allem bei Erwachsenen, deren Krankheit schwer verläuft. Bei einem geringen Teil der Erwachsenen entwickelt sich ein Lymphom (Lymphdrüsenkrebs) ▲ im Darm. Ob das Risiko bei einer streng glutenfreien Diät geringer ist, weiß man nicht.

Tropische Sprue

Tropische Sprue ist eine erworbene Krankheit, bei der Veränderungen in der Dünndarmschleimhaut zu Malabsorption und Mangel an einer ganzen Reihe von Nährstoffen führen.

Die tropische Sprue kommt hauptsächlich in der Karibik, Südindien und Südostasien vor. Sowohl Eingeborene als auch Zuwanderer können daran erkranken. Die Ursache ist unbekannt, erwogen werden Infektionen mit Bakterien, Viren oder Parasiten, Vitaminmangel (insbesondere von Folsäure) und ein Giftstoff aus verdorbenen Lebensmitteln (z. B. ranzigem Fett).

Symptome und Diagnose

Heller Stuhl, Durchfall und Gewichtsabnahme sind typische Symptome einer tropischen Sprue. Aufgrund des Vitamin-B_2-Mangels ist die Zunge entzündet; weitere Mangelerscheinungen können vorhanden sein. Ein Mangel an Prothrombin, das eine wichtige Rolle bei der Blutgerinnung spielt, führt dazu, daß leicht blaue Flecke und langanhaltende Blutungen nach Verletzungen auftreten. Symptome von Albumin-, Kalzium-, Folsäure-, Vitamin B_{12}- und Eisenmangel sind bei tropischer Sprue ebenfalls möglich. Eine Blutarmut beruht typischerweise auf einer unzureichenden Aufnahme von Folsäure. ■

Wenn jemand an Blutarmut und Mangelerscheinungen leidet und im Verbreitungsgebiet der tropischen Sprue lebt oder gelebt hat, besteht der Verdacht auf diese Krankheit. Röntgenaufnahmen des Dünndarms zeigen nicht in jedem Fall Veränderungen. Mit einer einfachen Untersuchung kann man feststellen, ob der Einfachzucker Xylose normal aufgenommen wird, bei 90 Prozent der Kranken mit tropischer Sprue ist dies nicht der Fall. Eine Gewebeprobe aus dem Dünndarm zeigt charakteristische Auffälligkeiten.

Behandlung

Die beste Behandlung der tropischen Sprue besteht in der Gabe von Antibiotika, entweder Tetrazyklin oder Oxytetrazyklin. Je nachdem, wie schwer die Erkrankung ist und wie gut sie auf die Behandlung anspricht, müssen die Antibiotika bis zu sechs Monate lang eingenommen werden. Die Nahrung wird nach Bedarf ergänzt, insbesondere durch Folsäurepräparate.

Whipple-Krankheit

Die Whipple-Krankheit (intestinale Lipodystrophie) ist eine seltene Erkrankung des Dünndarms, die vorwiegend Männer im Alter von 30 bis 60 Jahren betrifft.

Ursache der Whipple-Krankheit ist eine Infektion mit dem Mikroorganismus *Tropheryma whippelii*. Die Infektion macht sich besonders stark in der Dünndarmschleimhaut bemerkbar, kann sich aber auch auf andere Organe wie Herz, Lunge, Gehirn, Gelenke und Augen ausbreiten.

Symptome und Diagnose

Zu den Symptomen der Whipple-Krankheit gehören eine Dunkelfärbung der Haut, entzündete und schmerzende Gelenke sowie Durchfall. Die schwere Störung der Nährstoffaufnahme führt zu Gewichtsabnahme und Blutarmut. Weitere häufige Symptome sind Bauchschmerzen, Husten und Schmerzen beim Atmen durch eine Brustfellentzündung (das Brustfell bedeckt die Lunge). In dem Zwischenraum zwischen den einzelnen Schichten des Brustfells kann sich Flüssigkeit ansammeln (Pleuraerguß ★), und die Lymphknoten in der Mitte der Brust können anschwellen. Herzgeräusche sind gewöhnlich ein Zeichen

▲ Siehe Seite 768

■ Siehe Seite 656

★ Siehe Seite 202

dafür, daß die Infektion das Herz erreicht hat; eine Lebervergrößerung bedeutet, daß die Leber betroffen ist. Verwirrung, Gedächtnisverlust oder unkontrollierte Augenbewegungen weisen auf eine Beteiligung des Gehirns hin. Unbehandelt schreitet die Whipple-Krankheit immer weiter fort und führt zum Tod.

Die Diagnose wird mit Hilfe einer Gewebeentnahme aus dem Dünndarm oder aus einem vergrößerten Lymphknoten gestellt. Die Gewebeproben zeigen charakteristische mikroskopische Veränderungen.

Behandlung

Die Whipple-Krankheit kann mit Antibiotika wie Tetrazyklin, Cotrimoxazol, Ampizillin oder Penizillin geheilt werden. Die Symptome bessern sich rasch, aber das Gewebe kann bis zu zwei Jahre brauchen, um völlig abzuheilen. Die Krankheit tritt unter Umständen später wieder auf.

Intestinale Lymphangiektasie

Diese Erkrankung (idiopathische Hypoproteinämie) betrifft Kinder und junge Erwachsene; bei ihr erweitern sich die Lymphgefäße, die die Dünndarmschleimhaut versorgen.

Erweiterte Lymphgefäße können angeboren sein oder im Laufe des Lebens infolge einer Entzündung der Bauchspeicheldrüse (Pankreatitis) oder einer Verhärtung des Herzbeutels (konstriktive Perikarditis, Panzerherz) ▲ auftreten, wodurch sich der Druck in den Lymphgefäßen erhöht.

Symptome und Diagnose

Bei einer Lymphangiektasie lagert sich viel Flüssigkeit in den Geweben ein (Ödeme), da sie durch die erweiterten, blockierten Lymphgefäße nicht richtig ablaufen kann. Die Schwellungen sind möglicherweise ungleichmäßig auf verschiedene Körperteile verteilt, je nachdem, welche Lymphgefäße beteiligt sind. Beispielsweise kann sich Flüssigkeit im Bauchraum und im Brustfellzwischenraum ansammeln.

Übelkeit, Erbrechen, leichter Durchfall und Bauchschmerzen können ebenfalls auftreten. Die Zahl der Lymphozyten im Blut sinkt ab. Es geht Eiweiß verloren, da Lymphe aus den erweiterten Lymphgefäßen in den Darm gelangt und mit dem Stuhl ausgeschieden wird; daher ist der Eiweißgehalt im Blut niedrig. Aufgrund des niedrigen Eiweißspiegels kann das Gewebe weiter anschwellen. Der Cholesterinspiegel im Blut ist möglicherweise auffallend niedrig, da Cholesterin aus der Nahrung nicht gut aufgenommen wird. Manche Betroffenen setzen fettigen Stuhl ab.

Um die Krankheit diagnostizieren zu können, spritzt der Arzt möglicherweise radioaktiv markiertes Albumin. Wenn daraufhin ungewöhnlich viel dieses radioaktiven Eiweißes im Stuhl nachgewiesen wird, verliert der Betroffene zu viel Eiweiß. Eine Gewebeprobe aus dem Dünndarm zeigt, daß die Lymphgefäße erweitert sind.

Behandlung

Die intestinale Lymphangiektasie wird behandelt, indem man die Ursache der Lymphgefäßerweiterung behebt. Beispielsweise sinkt der Druck in den Lymphgefäßen, wenn eine konstriktive Herzbeutelentzündung behandelt wird.

Manchen Betroffenen geht es besser, wenn sie sich fettarm ernähren und bestimmte Triglyzeride einnehmen, die direkt ins Blut und nicht in die Lymphgefäße aufgenommen werden. Wenn nur ein kurzer Dünndarmabschnitt betroffen ist, kann dieser chirurgisch entfernt werden.

KAPITEL 111

Divertikelkrankheiten

Ein Divertikel ist eine sackförmige Ausbuchtung in irgendeinem Abschnitt des Magen-Darm-Traktes. Weitaus am häufigsten finden sich Divertikel im Dickdarm. Das Auftreten von Divertikeln bezeichnet man als Divertikulose – ein Zustand, der meist nach dem mittleren Lebensalter auftritt. Wenn sich die Divertikel entzünden, spricht man von einer Divertikulitis.

▲ Siehe Seite 102

Divertikulose

Divertikulose bedeutet, daß es – meist im Dickdarm – Divertikel gibt.

Divertikel können überall im Dickdarm entstehen, am häufigsten treten sie jedoch im Sigmoidkolon auf, dem untersten Teil des Dickdarms unmittelbar vor dem Enddarm. ▲ Divertikel entstehen an Schwachstellen, gewöhnlich dort, wo eine Arterie in die Muskelschicht der Dickdarmwand eindringt. Man nimmt an, daß Muskelkrämpfe den Druck im Dickdarm erhöhen, so daß sich weitere Divertikel bilden und bestehende größer werden.

Divertikel messen zwischen wenigen Millimetern und etwa drei Zentimetern im Durchmesser. Vor dem 40. Lebensjahr sind sie eher selten, danach steigt die Häufigkeit. So gut wie jeder 90jährige hat zahlreiche Divertikel.

Riesendivertikel sind selten und haben einen Durchmesser von drei bis 15 Zentimetern. Riesendivertikel können auch einzeln auftreten.

Symptome

In der Regel verursacht die Divertikulose keine Beschwerden. Einige Fachärzte meinen jedoch, daß unerklärliche schmerzhafte Bauchkrämpfe, Durchfall und andere Darmentleerungsstörungen im Grunde genommen auf eine Divertikulose zurückzuführen sind. Die Divertikel können an ihrer Einmündung in den Darm bluten, manchmal so stark, daß Blut oder blutiger Stuhl abgeht. Solche Blutungen treten auf, wenn Stuhl in einem Divertikel festsitzt und dadurch ein Blutgefäß (meist die Arterie neben dem Divertikel) verletzt wird. Divertikel im aufsteigenden Kolon verursachen häufiger Blutungen als solche im absteigenden Kolon. Mit einer Koloskopie (Untersuchung des Dickdarms mit einem schlauchförmigen optischen Instrument) läßt sich die Ursache der Blutung feststellen.

Die Divertikel selbst sind ungefährlich. Wenn jedoch Stuhl in einem Divertikel festsitzt, kann dies nicht nur Blutungen auslösen, sondern auch Entzündungen und Infektionen, so daß eine Divertikulitis die Folge ist.

Behandlung

Das Ziel der Behandlung ist meist, die Darmkrämpfe zu verringern. Das beste Mittel dafür ist eine ballaststoffreiche Ernährung (Gemüse, Obst, Vollkornprodukte). Wenn dies allein nicht ausreicht, kann man zusätzlich Weizenkleie oder ein Quellmittel einnehmen, z. B. ein- bis zweimal täglich 3,5 Gramm Flohsamen mit einem Viertelliter Wasser. Eine ballaststoffarme Schonkost sollte man vermeiden, da der Darm dann mehr Druck aufwenden muß, um den Darminhalt weiter zu befördern.

Eine Operation ist nur bei Riesendivertikeln erforderlich, da sich diese leicht entzünden und dann aufplatzen.

Gründe für die Entscheidung zur Operation bei Divertikulitis

Zustand	Grund
Zwei oder mehr schwere Divertikulitisschübe (oder einer vor dem 50. Lebensjahr)	Hohes Risiko von ernsten Komplikationen
Rasches Fortschreiten der Erkrankung	Hohes Risiko von ernsten Komplikationen
Bleibende, empfindliche Verdickung im Bauch	Möglicherweise Krebs
Röntgenbild zeigt verdächtige Veränderungen im unteren Teil des Dickdarms (Sigmoidkolon)	Möglicherweise Krebs
Schmerzen beim Wasserlassen bei Männern oder bei Frauen nach Entfernung der Gebärmutter	Mögliches Warnzeichen für einen drohenden Durchbruch in die Blase
Plötzlich einsetzende Bauchschmerzen während der Behandlung mit Kortison	Dickdarm ist möglicherweise aufgeplatzt (perforiert)

Divertikulitis

Divertikulitis ist eine Entzündung oder Infektion eines oder mehrerer Divertikel.

Vor dem 40. Lebensjahr ist eine Divertikulitis seltener als danach. Allerdings kann die Divertikulitis in jedem Alter zu einer sehr schweren Erkrankung werden. Von den Betroffenen unter 50 Jahren, die operiert werden müssen, sind dreimal mehr Männer als Frauen; bei den über 70jährigen kehrt sich das Verhältnis um.

Symptome und Diagnose

Typische Frühsymptome sind Schmerzen, Empfindlichkeit (meist im linken Unterbauch) und Fieber.

Wenn der Arzt weiß, daß der Betroffene bereits eine Divertikulose hat, kann er die Diagnose Divertikulitis fast ausschließlich anhand der Symptome stellen. Eine Rönt-

▲ Siehe Kasten, Seite 479

Fisteln: Ungewöhnliche Verbindungsgänge

Fisteln bilden sich in der Regel zwischen dem Sigmoidkolon (dem untersten Dickdarmabschnitt) und der Harnblase, so wie es die Abbildung zeigt.

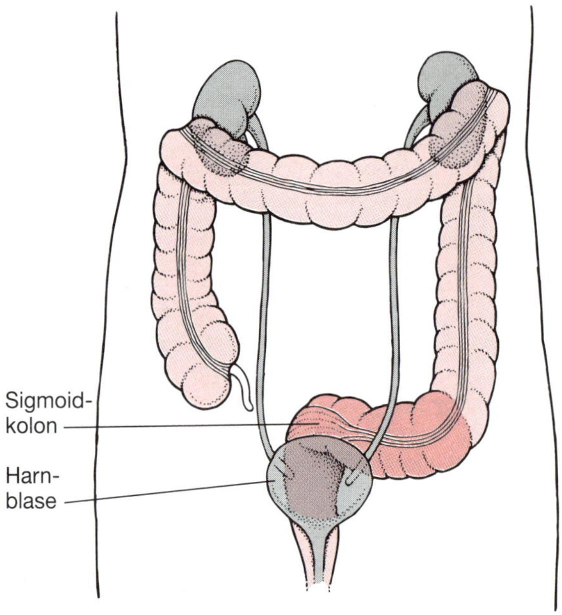

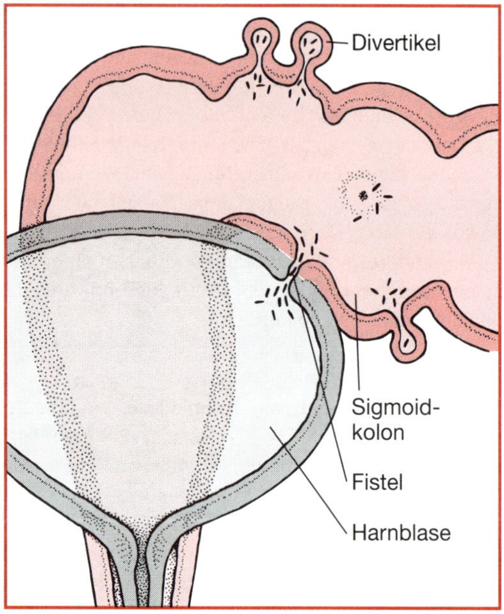

genkontrastaufnahme, für die ein Bariumsulfateinlauf gemacht werden muß▲, könnte die entzündete Darmwand schädigen oder Löcher verursachen. Diese Untersuchung, mit der die Diagnose bestätigt wird, wird darum für einige Wochen verschoben.

Eine Divertikulitis wird recht häufig für eine Entzündung des Blinddarmfortsatzes (Appendizitis) oder für Dickdarm- oder Eierstockkrebs gehalten. Um sicherzugehen, daß es sich nicht um eine Blinddarmentzündung oder eine Eiteransammlung (Abszeß) handelt, muß möglicherweise eine Ultraschalluntersuchung oder eine Computertomographie (CT) durchgeführt werden. Krebs kann mit Hilfe einer Koloskopie (Untersuchung des Dickdarms mit einem schlauchförmigen optischen Instrument) ausgeschlossen werden, was vor allem bei Blutungen sinnvoll ist. Möglicherweise muß auf Verdacht operiert werden, um die Diagnose zu bestätigen.

▲ Siehe Seite 482

■ Siehe Seite 541

Komplikationen

Die mit der Divertikulitis verbundene Entzündung kann zu ungewöhnlichen Verbindungsgängen (Fisteln) zwischen dem Dickdarm und anderen Organen führen. Am häufigsten bilden sich Fisteln zwischen dem Sigmoidkolon und der Harnblase. Bei Männern kommen sie häufiger vor als bei Frauen, nach einer Gebärmutterentfernung steigt auch bei Frauen das Risiko. Wenn sich eine solche Fistel gebildet hat, gelangt Darminhalt, einschließlich der normalen Darmbakterien, in die Blase und verursacht Harnweginfektionen. Fisteln können sich auch zwischen Dickdarm und Dünndarm, Gebärmutter, Scheide, Bauchdecke oder sogar dem Oberschenkel oder der Brust ausbilden.

Weitere mögliche Komplikationen bei einer Divertikulitis sind Entzündungen in anderen Geweben in der Umgebung, eine Ausbreitung der Entzündung auf die Darmwand, Aufbrechen der Divertikelwand (Perforation), Eiterbildung (Abszeß), eine Bauchfellentzündung, Blutungen und ein Darmverschluß. ■

Behandlung

Eine leichte Divertikulitis kann zu Hause mit Schonung, flüssiger Nahrung und Antibiotika behandelt werden. Die Beschwerden verschwinden meist schnell wieder. Nach einigen Tagen kann man mit leichter, ballaststoffarmer Kost beginnen und täglich Flohsamenpräparate einnehmen. Nach einem Monat kann wieder auf eine ballaststoffreiche Ernährung umgestellt werden.

Bei stärkeren Beschwerden – z. B. lokalisierten Bauchschmerzen, Fieber und anderen Anzeichen für eine schwere Infektion oder Komplikation – ist in der Regel eine Behandlung im Krankenhaus erforderlich. Die Betroffenen erhalten Flüssigkeit und Antibiotika über den Tropf, dürfen nichts essen und müssen Bettruhe einhalten, bis sich die Symptome bessern.

Wenn sich der Zustand nicht bessert, kann eine Operation notwendig werden, vor allem wenn Schmerzen und Berührungsempfindlichkeit zunehmen und das Fieber steigt. Nur etwa 20 Prozent der Erkrankten müssen operiert werden, weil sich ihr Zustand nicht bessert; 70 Prozent dieser Patienten haben Schmerzen und eine Entzündung, bei den übrigen treten Blutungen, Fisteln oder ein Darmverschluß auf. Manchmal wird eine Operation auch dann empfohlen, wenn keine Hinweise auf Entzündungen, Infektionen oder Komplikationen vorliegen, aber die Gefahr sehr groß ist, daß sich eine Komplikation entwickelt, die eine Operation erforderlich macht. Es kann dann einfacher und sicherer sein zu operieren, bevor es soweit kommt.

Eine Notoperation ist bei einem Darmdurchbruch (Perforation) und einer Bauchfellentzündung erforderlich. Der Chirurg entfernt gewöhnlich den aufgeplatzten Darmabschnitt und legt vorübergehend einen künstlichen Darmausgang an, d. h. eine Öffnung des Dickdarms durch die Bauchdecke. In einer späteren Operation werden die durchgetrennten Enden des Darms wieder miteinander verbunden und der künstliche Darmausgang verschlossen.

Wenn starke Blutungen auftreten, kann deren Ausgangspunkt lokalisiert werden, indem man ein Kontrastmittel in die Arterien spritzt, die den Dickdarm versorgen, und dann eine Röntgenaufnahme macht; dieses Verfahren heißt Angiographie. Die Blutungen können durch das Einspritzen von Vasopressin (einem gefäßverengenden Stoff) gestillt werden, vor allem bei älteren Menschen kann dies jedoch gefährlich sein. In einigen Fällen kommt es innerhalb weniger Tage erneut zu Blutungen, so daß eine Operation notwendig ist. Wenn man weiß, von wo die Blutungen ausgehen, wird nur der betroffene Darmabschnitt entfernt. Andernfalls muß ein größerer Darmabschnitt entfernt werden; diesen Eingriff nennt man subtotale Kolektomie. Wenn die Blutungen von selbst aufhören oder deutlich abnehmen, findet man die Ursache am besten mit einer Koloskopie.

Fisteln werden behandelt, indem man den Dickdarmabschnitt, in dem die Fistel beginnt, entfernt und die Dickdarmenden wieder miteinander verbindet.

KAPITEL 112

Notfälle

Bestimmte Erkrankungen des Verdauungstraktes können lebensbedrohlich sein und erfordern eine sofortige Behandlung – manchmal eine Operation. Zu diesen Erkrankungen gehören Blutungen oder ein mechanischer Verschluß im Verdauungstrakt, ein funktioneller Darmverschluß (vorübergehende Darmlähmung), eine Entzündung des Blinddarmfortsatzes (Appendizitis) und eine Bauchfellentzündung (Peritonitis).

Blutungen im Verdauungstrakt

Blutungen können überall im Verdauungstrakt (Gastrointestinaltrakt) ▲ auftreten, vom Mund bis zum After. Solche gastrointestinalen Blutungen können als Blut im Stuhl sichtbar oder nur mit Labortests nachzuweisen sein (okkultes Blut). Blutgerinnungsstörungen können Blutungen im Verdauungstrakt verschlimmern.

Symptome

Mögliche Symptome sind blutiges Erbrechen (Hämatemesis), schwarzer, klebriger Stuhl (Teerstuhl) und hellrote Blutbeimengungen im Stuhl (Blutstuhl). Teerstuhl ist meist die Folge von Blutungen weit oben im Verdauungs-

▲ Siehe Seite 476

Magen-Darm-Blutungen: Wo und warum

Wo	Warum
Speiseröhre	• Geweberisse • Blutende Krampfadern • Krebs
Magen	• Gutartige oder bösartige Geschwüre • Schleimhautreizungen durch Azetylsalizylsäure oder *Helicobacter pylori*
Dünndarm	• Gutartige Zwölffinger-darmgeschwüre • Gutartige oder bösartige Tumore
Dickdarm	• Krebs • Gutartige Polypen • Entzündliche Darmerkrankungen (Morbus Crohn oder Kolitis ulzerosa) • Divertikel • Gefäßfehlbildungen in der Darmwand
Enddarm	• Krebs • Gutartige Tumore
After	• Hämorrhoiden • Schleimhautrisse (Analfissuren)

trakt – z. B. im Magen oder im Zwölffingerdarm; die schwarze Farbe beruht darauf, daß Magensäure und Bakterien mehrere Stunden auf das Blut einwirken, bevor es ausgeschieden wird. Etwa 50 Gramm Blut können Teerstuhl verursachen. Eine einzige vorübergehende, heftige Blutung kann bis zu eine Woche lang Teerstuhl hervorrufen, anhaltende Teerstühle bedeuten also nicht unbedingt, daß es ständig blutet.

Länger anhaltende Blutungen können Symptome einer Blutarmut auslösen, z. B. leichte Ermüdbarkeit, außergewöhnlich blasse Gesichtsfarbe, Brustschmerzen und leichte Benommenheit. Wenn solche Symptome fehlen, stellt der Arzt aber vielleicht fest, daß der Blutdruck ungewöhnlich stark abfällt, wenn sich der Betroffene aus dem Liegen aufrichtet.

Symptome, die auf einen schweren Blutverlust hindeuten, sind u. a. schneller Herzschlag, niedriger Blutdruck und geringe Harnproduktion. Hände und Füße der Betroffenen sind möglicherweise kalt und feucht. Die aufgrund des Blutverlusts verminderte Durchblutung des Gehirns kann zu Verwirrung, Orientierungslosigkeit, Schlaflosigkeit und sogar zu einem Schock führen.

Die Symptome eines schweren Blutverlusts sind verschieden – je nachdem, ob noch andere Krankheiten vorliegen. Wenn jemand beispielsweise an einer Erkrankung der Herzkranzgefäße (koronare Herzkrankheit) leidet, treten vielleicht plötzlich Brustschmerzen (Angina pectoris) oder Symptome eines Herzinfarkts auf. Bei schweren Blutungen im Verdauungstrakt können sich die Symptome anderer Krankheiten – Herzversagen, Bluthochdruck, Lungenkrankheiten und Nierenversagen – verschlimmern. Bei Menschen mit Leberkrankheiten können Darmblutungen dazu führen, daß sich Giftstoffe ansammeln, was wiederum Veränderungen der Persönlichkeit, des Bewußtseins und der geistigen Fähigkeiten hervorruft (Leberenzephalopathie). ▲

Diagnose

Nach einem schweren Blutverlust zeigt eine Blutuntersuchung meist eine verringerte Zahl roter Blutkörperchen (niedriger Hämatokrit). Eine Beschreibung der Symptome, die zu der Blutung geführt haben, hilft dem Arzt bei der Suche nach der Ursache. Bauchschmerzen, die nach dem Essen oder der Einnahme von Mitteln gegen Magenübersäuerung besser werden, deuten auf ein Geschwür hin; allerdings verursachen blutende Geschwüre oft keine Schmerzen. Medikamente, die die Magenschleimhaut schädigen können, z. B. Azetylsalizylsäure, können Magenblutungen verursachen, die sich als Teerstuhl bemerkbar machen.

Bei Blutungen im Verdauungstrakt prüft man auch, ob Krebs die Ursache ist, wenn der Betroffene ohne erkennbaren Grund keinen Appetit hat und abnimmt. Schwierigkeiten beim Schlucken können ein Hinweis auf Speiseröhrenkrebs oder eine Verengung der Speiseröhre sein. Sehr heftiges Erbrechen und Würgen unmittelbar vor der Blutung deuten auf einen Riß in der Speiseröhre hin, allerdings übergibt sich nur etwa die Hälfte aller Patienten mit solch einem Riß vorher. Verstopfung oder Durchfall verbunden mit Blutungen oder verborgenem (okkultem) Blut im Stuhl können durch Krebstumore oder einen Polyp im Dickdarm verursacht werden, vor allem, wenn die Betroffenen über 45 Jahre alt sind. Frisches Blut auf der

▲ Siehe Seite 560

Oberfläche des Stuhls kann von Hämorrhoiden oder einer Erkrankung des Enddarms stammen, z. B. Krebs.

Der Arzt untersucht den Patienten auf Hinweise auf den Ursprung der Blutung. Bei einer Untersuchung des Enddarms achtet der Arzt beispielsweise auf Hämorrhoiden, Schleimhautrisse (Fissuren) und Tumore. Weitere Tests hängen dann davon ab, ob der Arzt die Blutungsquelle im oberen Verdauungstrakt (Speiseröhre, Magen und Zwölffingerdarm) oder im unteren Verdauungstrakt (unterer Dünndarm, Dickdarm, Enddarm und After) vermutet.

Mutmaßliche Störungen im oberen Magen-Darm-Trakt werden gewöhnlich zunächst geprüft, indem man einen Schlauch durch die Nase in den Magen einführt (Magensonde) und Flüssigkeit aus dem Magen abzieht. Wenn der Mageninhalt wie Kaffeesatz aussieht, ist das Blut bereits teilweise abgebaut, was bedeutet, daß die Blutung entweder aufgehört hat oder nur sehr gering ist. Anhaltend hellrotes Blut ist ein Zeichen für eine fortdauernde starke Blutung. Als nächstes wird oft eine Endoskopie durchgeführt, bei der man Speiseröhre, Magen und Zwölffingerdarm mit einem schlauchförmigen optischen Instrument begutachtet. ▲ Werden dabei weder eine Magenschleimhautentzündung (Gastritis) noch Geschwüre entdeckt, entnimmt der Arzt vermutlich eine Gewebeprobe für eine mikroskopische Untersuchung (Biopsie). Mit Hilfe der Biopsie läßt sich feststellen, ob die Blutungen auf einer Infektion mit *Helicobacter pylori* beruhen. Eine solche Infektion wird mit Antibiotika behandelt und heilt in der Regel.

Nach Polypen und Krebstumoren im unteren Verdauungstrakt sucht der Arzt wenn möglich immer zuerst endoskopisch, weil er damit auch eine Gewebeprobe entnehmen kann. Eine solche Endoskopie kann sich auf den After beschränken, Abschnitte oder den kompletten Dickdarm erfassen. Nur wenn eine Endoskopie nicht möglich ist, wird eine Röntgenkontrastaufnahme gemacht, für die ein Einlauf mit Bariumsulfat nötig ist. ■

Wenn sich die Blutungsquelle mit diesen Untersuchungen nicht finden läßt, werden möglicherweise Röntgenaufnahmen der Blutgefäße gemacht, wofür man entweder ein Kontrastmittel spritzt (Angiographie) oder radioaktiv markierte rote Blutkörperchen (Szintigraphie). Diese Techniken eignen sich vor allem, um Gefäßfehlbildungen festzustellen, die Blutungen verursachen können.

Behandlung

Bei über 80 Prozent der Menschen bringen die körpereigenen Abwehrmechanismen die Blutung zum Stillstand. Hält sie an oder weisen die Symptome auf einen erheblichen Blutverlust hin, ist oft eine Behandlung im Krankenhaus, meist auf der Intensivstation erforderlich.

Ein erheblicher Blutverlust macht unter Umständen eine Blutübertragung erforderlich. Anstelle von Vollblut können konzentrierte rote Blutkörperchen gegeben werden. Wenn das verlorene Blut ersetzt worden ist, wird der Patient sorgfältig auf Anzeichen für eine fortdauernde Blutung überwacht, z. B. auf beschleunigten Puls, Blutdruckabfall oder Abgang von Blut aus Mund oder After.

Blutungen aus Krampfadern im unteren Teil der Speiseröhre können auf verschiedene Weise behandelt werden. Eine Möglichkeit ist, eine Ballonsonde durch den Mund in die Speiseröhre einzuführen und den Ballon aufzublasen, um Druck auf die blutenden Stellen auszuüben. Eine andere Möglichkeit ist die Venenverödung, bei der eine Substanz in die blutenden Venen gespritzt wird, die eine Entzündung und Vernarbung der Venen auslöst.

Magenblutungen können oft endoskopisch gestillt werden, indem das blutende Gefäß elektrisch verödet oder eine Substanz eingespritzt wird, die das Blut vor Ort gerinnen läßt. Falls diese Maßnahmen scheitern, ist möglicherweise eine Operation erforderlich.

Blutungen im unteren Darmtrakt erfordern gewöhnlich keine Notfallbehandlung. Falls doch, wird eine Bauchoperation oder ein endoskopisches Verfahren durchgeführt. Manchmal läßt sich die Blutungsquelle nicht genau orten, so daß ein Darmabschnitt entfernt wird.

Blutungen aufgrund von Gefäßfehlbildungen

Solche Blutungen entstehen, wenn fehlgebildete Blutgefäße, die Arterien und Venen verbinden, platzen.

Warum Gefäßfehlbildungen in den Wänden von Magen und Darm auftreten, ist unbekannt. Häufig sind davon Menschen betroffen mit Herzklappenfehlern, Nieren- oder Leberkrankheiten oder Bindegewebeerkrankungen sowie Personen, deren Darm bestrahlt wurde. Der Durchmesser dieser fehlgebildeten Blutgefäße liegt zwischen 3 Millimetern und einem Zentimeter. Diese Gefäße sind schwach und fangen leicht an zu bluten, vor allem bei älteren Menschen.

Symptome und Diagnose

Blutungen aufgrund von Gefäßfehlbildungen im Magen oder Darm verursachen gewöhnlich blutiges Erbrechen oder Teerstuhl. Bei heftigen oder anhaltenden Blutungen können eine Blutarmut oder andere Symptome von Blutverlust auftreten. Die Blutungen beginnen meist ohne Vorwarnung und treten oft wiederholt auf.

▲ Siehe Seite 481

■ Siehe Seite 482

Bauchschmerzen: Wann ist eine Operation erforderlich?

Organ, von dem der Schmerz ausgeht	Probleme, die eine sofortige Operation erfordern	Probleme, die keine sofortige Operation erfordern
Speiseröhre	Durchbruch oder Aufplatzen	Säurereflux und Entzündungen
Magen	Durchbruch oder Blutungen von Geschwüren, Magenkrebs	Geschwüre, Magenschleimhautentzündung, Zwerchfellbruch
Dünndarm	Durchbruch von Geschwüren, Verschluß	Komplikationslose Geschwüre, Gastroenteritis, Morbus Crohn
Blinddarmfortsatz	Blinddarmentzündung	–
Dickdarm und Enddarm	Divertikulitis mit Durchbruch oder Verschluß, Krebs, blockierende Polypen, Kolitis ulzerosa, schwerer Morbus Crohn	Leichter Morbus Crohn, komplikationslose Divertikulitis
Leber	Krebs, Abszeß	Bluterguß, Zysten
Gallensystem	Gallensteine mit Entzündung der Gallenblase oder Verschluß des Gallengangs	Gallensteine ohne Entzündung und Verschluß
Milz	Riß, Abszeß	–
Bauchspeicheldrüse	Schwere Entzündung	Leichte Entzündung
Blutgefäße	Verschluß, Einriß	Erweiterung einer Arterie (Aneurysma)
Niere	Akute Verletzungen, Krebs	Infektion, Steine
Harnblase	Akute Verletzungen, Krebs	Infektion, Steine
Männliche Geschlechtsorgane	Hodenverdrehung	Prostata- oder Hodeninfektion
Weibliche Geschlechtsorgane	Bauchhöhlenschwangerschaft, Eierstockabszeß	Eierstock- und Eileiterentzündung (Adnexitis)
Bauchfell	Bauchfellentzündung infolge einer Perforation	Bauchfellentzündung aufgrund von Tuberkulose

Die Diagnose wird gewöhnlich mit Hilfe einer endoskopischen Untersuchung gestellt. Gefäßfehlbildungen sind jedoch unter Umständen schwer aufzufinden, insbesondere, wenn die Blutgefäße aufgrund eines geringen Blutvolumens oder einer schwachen Pumpleistung des Herzens teilweise zusammengefallen sind.

Behandlung

Die Behandlung einer zugrundeliegenden Störung (z. B. eine Herzklappenoperation oder eine Nierentransplantation) beseitigt unter Umständen die Blutungen. Möglicherweise gelingt es dem Arzt, die Blutung zu stillen, indem er das Blutgefäß bei der Endoskopie verödet, anschließend können aber neue Gefäßfehlbildungen entstehen. Die Blutarmut infolge des Blutverlusts kann mit Eisenpräparaten behandelt werden.

Bauchschmerzen

Bauchschmerzen können durch Probleme im Verdauungstrakt oder an anderen Stellen im Bauchraum ausgelöst werden. In Frage kommen eine aufgeplatzte Speiseröhre, ein durchgebrochenes Geschwür, Reizkolon, Entzündungen des Blinddarmfortsatzes (Appendizitis) oder der Bauchspeicheldrüse (Pankreatitis) und Gallensteine. Einige dieser Erkrankungen sind vergleichsweise leicht, andere können lebensbedrohlich sein. Der Arzt muß entscheiden, ob eine sofortige Behandlung erforderlich ist oder ob die Ergebnisse diagnostischer Tests abgewartet werden können.

Diagnose und Behandlung

Die Art des Schmerzes und sein zeitliches Auftreten im Zusammenhang mit Mahlzeiten oder Bewegung geben dem Arzt Hinweise für die Diagnose. Die familiäre Vorgeschichte, z. B. Gallensteine bei Familienangehörigen, kann ebenfalls Aufschluß geben.

Das Aussehen des Betroffenen ist wichtig für die Beurteilung. Gelbsucht, erkennbar an einer gelblichen Farbe der Haut und der Augen, deutet auf eine Erkrankung der Leber, der Gallenblase oder der Gallengänge hin.

Der Arzt untersucht den Bauch und achtet dabei auf Schmerzempfindlichkeit und auffällige Verdickungen. Wenn der Arzt sanft auf die Bauchdecke drückt und dabei Schmerzen auftreten, die sich verstärken, wenn der Druck plötzlich nachläßt – der sogenannte Loslaßschmerz –, deutet dieses gewöhnlich auf eine Bauchfellentzündung (Peritonitis) hin.

Blut- und Urinuntersuchungen, Röntgen- und Ultraschallaufnahmen und Computertomographie sind weitere diagnostische Verfahren.▲ Oft wird auf Verdacht eine Notoperation durchgeführt, wenn die Bauchschmerzen anscheinend von einem Darmverschluß herrühren, von einem eingerissenen oder geplatzten Organ, z. B. Gallenblase, Blinddarmfortsatz oder Darm, oder eine Eiteransammlung (Abszeß) die Ursache ist.

Mechanischer Darmverschluß

Bei einem mechanischen Darmverschluß (Ileus) wird der Darminhalt überhaupt nicht mehr oder nur bedingt weiter befördert, weil der Darm durch ein Hindernis blockiert ist.

Ein Darmverschluß (Ileus) kann überall im Darm auftreten. Der Darmabschnitt oberhalb des Verschlusses funktioniert weiter. Wenn er sich mit Nahrung, Flüssigkeit, Verdauungssäften und Gas füllt, schwillt er an wie ein weicher Schlauch.

Bei Neugeborenen und Säuglingen ist die Ursache für den Darmverschluß in der Regel eine angeborene Störung■, ein harter Klumpen Kindspech (Mekonium) oder eine Verdrehung des Darms (Volvulus).

Bei Erwachsenen kann ein Zwölffingerdarmverschluß auf Bauchspeicheldrüsenkrebs beruhen, auf Narben von Geschwüren, früheren Operationen, Morbus Crohn oder auf Verwachsungen, bei denen Bindegewebestränge den Darm umschließen. Ein Verschluß kann auch auftreten, wenn sich ein Teil des Darms ausstülpt, z. B. durch eine Schwachstelle in der Bauchmuskulatur (Leistenbruch), und dort festsitzt. Nur selten sind ein Gallenstein, verklumpte Speisereste oder eine Ansammlung von Würmern die Ursache.

Im Dickdarm führt häufig Krebs zu einem Verschluß. Eine verdrehte Darmschlinge oder ein harter Stuhlklumpen können den Dickdarm ebenfalls blockieren.

Wenn der Verschluß die Durchblutung des Darms stört, bezeichnet man dies als Strangulationsileus. Bei etwa einem Viertel der Dünndarmverschlüsse tritt eine Strangulation auf. Gewöhnlich beruht sie darauf, daß sich ein Teil des Darms ausgestülpt hat (Leistenbruch) und nun in dieser Ausbuchtung festsitzt (eingeklemmter Bruch), daß sich eine Darmschlinge verdreht hat (Volvulus) oder daß sich ein Darmabschnitt in einen anderen eingestülpt hat (Invagination). Das nicht mehr durchblutete Gewebe kann innerhalb von sechs Stunden absterben; es bildet sich eine sogenannte Gangrän. Dabei kann das betroffene Organ aufbrechen (perforieren); dann entzündet sich das Bauchfell, das den Bauchraum auskleidet, und infiziert sich. Unbehandelt kann dies tödlich sein.

Auch ohne eine Strangulation vergrößert sich der Darmabschnitt oberhalb des Verschlusses. Die Darmschleimhaut schwillt an und entzündet sich. Bleibt das unbehandelt, kann der Darm aufplatzen (Perforation) und der Darminhalt in den Bauchraum laufen, was zu Entzündungen und Infektionen führt.

Symptome und Diagnose

Symptome für einen Darmverschluß sind krampfartige Bauchschmerzen und ein aufgeblähter Bauch. Die Schmerzen werden dann immer stärker und treten ohne Pause auf. Erbrechen – ein häufiges Symptom – beginnt bei einem Dickdarmverschluß später als bei einem Dünn-

▲ Siehe Seite 480

■ Siehe Seite 1227

Ursachen eines Strangulationsileus

Eine Strangulation (Unterbrechung der Darmdurchblutung) beruht meist auf einer der drei abgebildeten Ursachen.

Eingeklemmter Bruch | **Volvulus** | **Einstülpung (Invagination)**

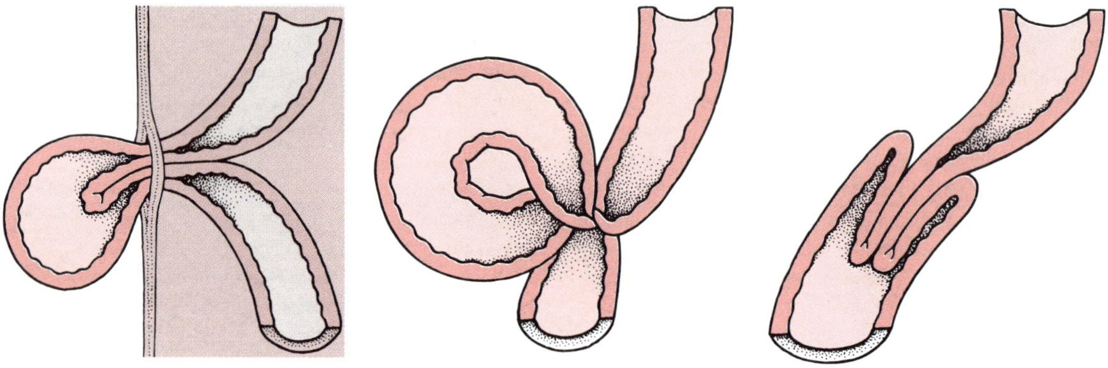

darmverschluß. Ein vollständiger Verschluß kann starke Verstopfung hervorrufen, während bei einem teilweisen Verschluß Durchfall auftreten kann. Häufig kommt Fieber dazu, insbesondere wenn die Darmwand geplatzt ist. Eine solche Perforation führt rasch zu einer schweren Entzündung und Infektion, die einen Schock auslösen kann.

Der Arzt untersucht den Bauch auf Schmerzempfindlichkeit und auffällige Schwellungen oder Verdickungen. Die normalen Geräusche, die ein funktionierender Darm produziert und die man mit dem Stethoskop hören kann, sind möglicherweise sehr laut und schrill oder fehlen völlig. Falls eine Perforation zu einer Bauchfellentzündung geführt hat, hat der Betroffene Schmerzen, wenn der Arzt auf die Bauchdecke drückt; die Schmerzen verstärken sich, wenn der Arzt plötzlich aufhört zu drücken (Loslaßschmerz).

Röntgenbilder zeigen unter Umständen erweiterte Darmschlingen, die Aufschluß über den Ort des Verschlusses geben. Das Röntgenbild zeigt Luft im Bauchraum, ein Zeichen für eine Perforation.

Behandlung

Bei Verdacht auf Darmverschluß wird der Betroffene ins Krankenhaus eingewiesen. Meist wird ein Schlauch durch die Nase in den Magen oder den Darm gelegt (Magen- bzw. Dünndarmsonde), um den Mageninhalt und den Darminhalt oberhalb des Verschlusses abzusaugen. Über einen Tropf werden Flüssigkeit und Salze (Natrium und Kalium) gegeben, um Verluste durch Erbrechen oder Durchfall auszugleichen.

Manchmal löst sich ein Verschluß ohne weitere Behandlung von selbst wieder, vor allem wenn eine Verwachsung die Ursache ist. Wenige Störungen, z. B. ein verdrehter Darmabschnitt im unteren Dickdarm, lassen sich mit Hilfe eines Endoskops, das durch den After eingeführt wird, oder mit einem Kontrastmitteleinlauf, der den Darm füllt, beheben. In aller Regel wird jedoch sobald wie möglich operiert. Bei der Operation muß der blockierte Darmabschnitt möglicherweise entfernt werden, die Darmenden werden dann wieder miteinander verbunden.

Funktioneller Darmverschluß

Funktioneller Darmverschluß (Darmlähmung, paralytischer Ileus) bedeutet, daß die normalen Muskelkontraktionen der Darmwand vorübergehend aussetzen.

Bei einem funktionellen Darmverschluß wird, ebenso wie bei einem mechanischen, der Darminhalt nicht mehr weiterbefördert. Im Gegensatz zum mechanischen Darmverschluß platzt beim funktionellen jedoch der Darm nur selten (Perforation).

Ursache eines funktionellen Darmverschlusses können eine Infektion, ein Blutgerinnsel im Bauchraum, Durchblutungsstörungen des Darms aufgrund von Gefäßverkalkung (Arteriosklerose) oder eine Verletzung einer Darmarterie oder -vene sein. Auch eine Störung außerhalb des Darms kann einen funktionellen Darmverschluß auslösen, z. B. Nierenversagen oder Störungen im Salzhaushalt des Körpers, wie ein geringer Kaliumspiegel oder ein erhöhter Kalziumspiegel im Blut. Als weitere Ursachen kommen bestimmte Medikamente und eine Schilddrüsenunterfunktion in Frage. Häufig tritt innerhalb von 24 bis 72 Stunden nach einer Bauchoperation eine Darmlähmung auf.

Symptome und Diagnose

Die Symptome eines funktionellen Darmverschlusses sind ein aufgeblähter Bauch, Erbrechen, starke Verstopfung und Krämpfe. Der Arzt hört kaum oder gar keine Darmgeräusche durch das Stethoskop. Eine Röntgenaufnahme des Bauchraums zeigt erweiterte Darmschlingen. Manchmal wird eine Koloskopie (Untersuchung des Dickdarms mit einem schlauchförmigen optischen Instrument) ▲ durchgeführt.

Behandlung

Gase und Flüssigkeiten, die sich infolge des Verschlusses im Darm ansammeln, müssen entfernt werden. Manchmal wird ein Schlauch durch den After in den Dickdarm eingeführt, um den Darminhalt abzuleiten. Außerdem wird ein Schlauch (Sonde) durch die Nase in den Magen oder den Dünndarm eingeführt, um den Magen- bzw. Darminhalt abzusaugen und den Verdauungstrakt vom Druck zu entlasten. Der Betroffene darf nichts essen oder trinken, bis sich die Darmlähmung gibt. Flüssigkeit und Salze werden über den Tropf gegeben.

Blinddarmentzündung

Bei der »Blinddarmentzündung« (Appendizitis) ist nicht der eigentliche Blinddarm entzündet, sondern der sogenannte Wurmfortsatz, der am Blinddarm hängt.

Der Wurmfortsatz (Appendix) ist eine kleine fingerähnliche Ausstülpung des Blinddarms; der Blinddarm ist der erste Teil des Dickdarms an der Einmündung des Dünndarms. Der Wurmfortsatz spielt möglicherweise eine Rolle für das Immunsystem, ist aber kein lebenswichtiges Organ.

Neben eingeklemmten Darmteilen (eingeklemmter Leistenbruch) ist die Blinddarmentzündung die häufigste Ursache für plötzlich einsetzende Bauchschmerzen und Bauchoperationen. Sie betrifft vorwiegend Menschen zwischen dem 10. und dem 30. Lebensjahr.

Was eine Blinddarmentzündung verursacht, ist nicht genau bekannt. Meist löst vermutlich ein Hindernis im Wurmfortsatz einen Prozeß aus, bei dem sich das Darmteil entzündet und infiziert. Wenn die Entzündung nicht behandelt wird, kann der Wurmfortsatz aufplatzen, so daß der Darminhalt mitsamt den darin befindlichen Darmbakterien in den Bauchraum gelangt. Die Folge ist eine Bauchfellentzündung, die lebensbedrohlich werden kann. Ein geplatzter Wurmfortsatz kann zu einer Eiteransammlung (Abszeß) führen. Bei Frauen kann eine Infektion der Eierstöcke und der Eileiter auftreten; eine dadurch bedingte Verwachsung der Eileiter führt zu Unfruchtbarkeit. Wenn Bakterien aus dem geplatzten Wurmfortsatz ins Blut gelangen, entwickelt sich eine lebensgefährliche Blutvergiftung (Sepsis).

Symptome

Bei weniger als der Hälfte der Menschen mit Blinddarmentzündung tritt die charakteristische Kombination von Symptomen auf, nämlich Übelkeit, Erbrechen und quälende Schmerzen im rechten Unterbauch. Die Schmerzen können plötzlich im Oberbauch oder am Nabel einsetzen, dann kommen Übelkeit und Erbrechen dazu. Nach einigen Stunden verschwindet die Übelkeit, und die Schmerzen wandern in den rechten Unterbauch. Wenn der Arzt auf diese Stelle drückt, treten Schmerzen auf, die sich verstärken, wenn der Druck nachläßt (Loslaßschmerz). Fieber bis zu 38,5° Celsius ist häufig.

Besonders bei Kleinkindern und Kindern beschränken sich die Schmerzen nicht auf den rechten Unterbauch. Bei älteren Menschen und schwangeren Frauen sind sie meist nicht so stark, und der Bauch ist weniger empfindlich.

Wenn der Wurmfortsatz platzt, verstärken sich die Schmerzen, und das Fieber steigt. Eine sich verschlimmernde Infektion kann einen Schock auslösen.

Diagnose und Behandlung

Eine Blutuntersuchung ergibt wegen der Infektion einen leichten Anstieg der weißen Blutkörperchen. In den frühen Stadien der Blinddarmentzündung sind Röntgen- oder Ultraschallaufnahmen oder eine Computertomographie sinnlos.

Gewöhnlich basiert die Diagnose auf dem Ergebnis einer körperlichen Untersuchung. Um das Platzen des Wurmfortsatzes, eine Vereiterung (Abszeß) oder eine Bauchfellentzündung zu verhindern, wird meist bald operiert.

Bei etwa 15 Prozent derjenigen, denen der Blinddarm wegen Verdacht auf Entzündung entfernt wurde, ist der Wurmfortsatz gesund. Die Operation so lange hinauszuschieben, bis die Ursache der Bauchschmerzen eindeutig feststeht, kann jedoch tödlich enden: Ein entzündeter Wurmfortsatz kann in weniger als 24 Stunden nach Einsetzen der Symptome platzen. Auch wenn keine Blinddarmentzündung vorliegt, wird der Wurmfortsatz meist entfernt. Bei der Operation untersucht der Chirurg dann den

▲ Siehe Seite 481

Bauchraum auf Hinweise für den tatsächlichen Grund der Schmerzen.

Wenn früh genug operiert wird, ist die Wahrscheinlichkeit, daß die Entzündung tödlich verläuft, äußerst gering. Meist können die Betroffenen das Krankenhaus zwei bis drei Tage nach der Operation verlassen und erholen sich rasch und vollständig.

Bei einem geplatzten Wurmfortsatz ist die Prognose nicht so günstig. Vor 50 Jahren war diese Komplikation oft tödlich. Durch den Einsatz von Antibiotika ist zwar die Zahl der Todesfälle beinahe auf Null gesunken, aber unter Umständen sind mehrere Operationen erforderlich, und die Genesung ist langwierig.

Bauchfellentzündung

Bei einer Bauchfellentzündung (Peritonitis) ist die Haut entzündet, die den Bauchraum auskleidet (Bauchfell); das wird gewöhnlich durch eine Infektion verursacht.

Das Bauchfell (Peritoneum) ist eine dünne, durchsichtige Membran, die normalerweise sämtliche Bauchorgane sowie die Innenwand des Bauchraums bedeckt. Eine Bauchfellentzündung tritt meist dann auf, wenn sich eine Infektion von einem entzündeten Bauchorgan in den Bauchraum ausbreitet. Häufig ist die Infektionsquelle ein Riß (Perforation) in Magen, Darm, Gallenblase oder Wurmfortsatz. Das Bauchfell ist erstaunlich widerstandsfähig gegenüber Infektionen. Wenn die Infektionsquelle bald beseitigt wird, kommt es in der Regel nicht zu einer Entzündung, und das Bauchfell heilt ohne Behandlung.

Bei sexuell aktiven Frauen sind oft Entzündungen der Beckenorgane (Adnexitis) die Ursache für eine Bauchfellentzündung. Eine Infektion der Gebärmutter und der Eileiter, die durch verschiedene Bakterien verursacht sein kann, z. B. Chlamydien oder Erreger des Trippers, kann sich auf den Bauchraum ausbreiten. Bei Leber- oder Herzversagen kann sich Flüssigkeit im Bauchraum ansammeln (Aszites) und zu einer Infektion führen.

Nach einer Operation kann aus verschiedenen Gründen eine Bauchfellentzündung auftreten. Wenn Gallenblase, Harnleiter, Harnblase oder Darm bei der Operation verletzt wurden, können Bakterien in den Bauchraum gelangen. Bei Operationen am Darm kann Darminhalt austreten.

Eine Peritonealdialyse, wie sie bei Nierenversagen angewendet werden kann▲, führt häufig zu einer Entzündung des Bauchfells. Ursache sind gewöhnlich Verunreinigungen, die über den Dialyseschlauch in den Bauchraum eindringen und eine Infektion auslösen.

▲ Siehe Seite 593 und Kasten, Seite 596

Aber auch ohne eine Infektion kann sich das Bauchfell aufgrund einer Reizung entzünden. Beispielsweise kann eine Entzündung der Bauchspeicheldrüse (akute Pankreatitis) eine Peritonitis hervorrufen. Ebenso kann Puder von chirurgischen Handschuhen der Auslöser sein.

Symptome

Die Symptome einer Bauchfellentzündung hängen zum Teil von der Art und der Ausdehnung der Infektion ab. Meist müssen sich die Betroffenen übergeben, haben hohes Fieber und einen schmerzempfindlichen Bauch. Möglicherweise bilden sich ein oder mehrere Eiteransammlungen (Abszesse). Die Infektion kann Verwachsungen hinterlassen, die möglicherweise zu einem Darmverschluß führen.

Wenn die Bauchfellentzündung nicht umgehend behandelt wird, treten schnell Komplikationen auf. Die Darmbewegungen (Peristaltik) kommen zum Stillstand, und Flüssigkeit staut sich in Dünndarm und Dickdarm. Außerdem fließt Flüssigkeit aus dem Blut in den Bauchraum. Eine schwere Austrocknung (Dehydratation) ist die Folge. Auch Salze werden aus dem Blut ausgeschwemmt. Schwerwiegende Komplikationen – z. B. Lungen-, Nieren- oder Leberversagen und Blutgerinnsel überall im Körper – schließen sich an.

Diagnose

Eine schnelle Diagnose entscheidet über Leben und Tod. Es werden Röntgenbilder vom liegenden und stehenden Menschen gemacht. Zeigt das Röntgenbild Gasansammlungen im Bauchraum, ist dies ein Hinweis auf ein Leck im Darmtrakt (Perforation). Manchmal zieht der Arzt mit einer Nadel etwas Flüssigkeit aus dem Bauchraum, damit das Labor den Erreger der Infektion identifizieren und testen kann, welche Antibiotika wirksam sind. Eine Operation ist jedoch der zuverlässigste Weg, um die Diagnose zu sichern.

Behandlung

In der Regel wird sofort auf Verdacht operiert, vor allem, wenn möglicherweise eine Blinddarmentzündung, ein durchgebrochenes Geschwür (perforiertes Ulkus) oder Divertikulitis die Ursache sind. Bei einer Bauchspeicheldrüsenentzündung (akute Pankreatitis) oder einer Entzündung der Beckenorgane bei Frauen ist meist keine Notoperation erforderlich.

Eine Behandlung mit Antibiotika, oft mehreren gleichzeitig, wird sofort angesetzt. Außerdem wird ein Schlauch durch die Nase in den Magen oder den Dünndarm gelegt, um Flüssigkeit und Gase abzusaugen. Mögliche Flüssigkeits- und Salzverluste werden über einen Tropf ausgeglichen.

Krebs und andere Tumore im Verdauungssystem

Überall im Verdauungstrakt, angefangen von der Speiseröhre bis hin zum Enddarm, kann sich eine ganze Reihe verschiedener Wucherungen (Tumore) bilden. Diese Tumore können bösartig oder gutartig sein.

Speiseröhre

Der häufigste gutartige Tumor in der Speiseröhre (Ösophagus) ist ein Leiomyom, eine Wucherung der glatten Muskulatur der Speiseröhre. Die Prognose ist meistens ausgezeichnet.

Bei Speiseröhrenkrebs handelt es sich überwiegend um Karzinome, entweder Plattenepithel- oder Adenokarzinome. Weitere Formen von Speiseröhrenkrebs sind Lymphome (Krebs bestimmter Blutzellen, der Lymphozyten), Leiomyosarkome (Krebs der glatten Speiseröhrenmuskulatur) und Tochtergeschwülste (Metastasen), die sich von einer Krebserkrankung an einer anderen Stelle im Körper hierher ausgebreitet haben.

Krebstumore können überall in der Speiseröhre entstehen. Sie können sich als Verengung, Knoten oder eine auffällig flache Stelle (Plaque) bemerkbar machen. Speiseröhrenkrebs tritt häufiger bei Menschen auf, deren Speiseröhre aufgrund einer Verätzung verengt ist, beispielsweise weil sie einmal eine Reinigungslauge geschluckt haben. Auch bei Ösophagusachalasie (einer Störung, bei der sich der untere Schließmuskel der Speiseröhre nicht richtig öffnet) ▲, bei Hindernissen in der Speiseröhre, z. B. Ösophagusmembranen ■ oder einer Krebserkrankung im Kopf- oder Halsbereich ist die Wahrscheinlichkeit größer. Rauchen und Alkoholmißbrauch erhöhen das Risiko, an Speiseröhrenkrebs zu erkranken; beides sind Hauptrisikofaktoren für ein Plattenepithelkarzinom. Veränderungen der Speiseröhrenschleimhaut gehen bei manchen Menschen offenbar den Krebstumoren voraus. Die Schleimhaut verändert sich, wenn aus dem Magen zurückfließende Säure (Säurereflux) oder Galle lange Zeit die Speiseröhre reizt.

Symptome und Diagnose

Da die Krebstumore in der Speiseröhre die Passage der Nahrung behindern, sind das erste Symptom meist Schwierigkeiten beim Schlucken fester Nahrung. Innerhalb einiger Wochen verschlimmert sich die Störung, und der Betroffene bekommt zunächst Probleme, weiche Nahrung und dann auch Flüssiges zu schlucken. Infolgedessen verliert er erheblich an Gewicht.

Speiseröhrenkrebs wird mit einem Endoskop (einem schlauchförmigen optischen Instrument) ★ diagnostiziert. So kann der Arzt die verdächtige Stelle begutachten und außerdem eine Gewebeprobe für eine mikroskopische Untersuchung entnehmen (Biopsie) und lose Zellen zu demselben Zweck sammeln (Bürstenbiopsie). Eine Röntgenkontrastaufnahme ● erfolgt nur, wenn keine Endoskopie möglich ist. Der Betroffene muß dazu eine Bariumsulfatlösung trinken, die im Röntgenbild sichtbar ist, so daß die Umrisse der Speiseröhre und mögliche Hindernisse zu erkennen sind.

Behandlung und Prognose

Weniger als fünf Prozent aller Erkrankten überleben länger als fünf Jahre. Viele sterben innerhalb eines Jahres, nachdem die ersten Symptome aufgetreten sind.

Eine Chemotherapie heilt den Speiseröhrenkrebs zwar nicht, kann aber, möglicherweise kombiniert mit einer Strahlentherapie, die Symptome lindern und das Leben verlängern. Wenn der Tumor chirurgisch entfernt wird, was nicht immer möglich ist, bessern sich die Symptome eine Weile, eine völlige Heilung ist jedoch selten. Weitere Maßnahmen zur Linderung der Beschwerden bestehen darin, Verengungen in der Speiseröhre zu weiten, sie mit einem Schlauch offen zu halten, den Tumor zu umgehen, wofür man eine Darmschlinge einsetzt, und Krebsgewebe, das die Speiseröhre blockiert, mit dem Laser zu entfernen.

Magen

Gutartige Magentumore verursachen in der Regel keine Beschwerden und gesundheitliche Probleme. Manchmal blutet ein Magentumor jedoch oder wird bösartig.

▲ Siehe Seite 486

■ Siehe Seite 484

★ Siehe Seite 481

● Siehe Seite 481

Fast immer handelt es sich bei Magenkrebs um Adenokarzinome. Die übrigen Krebstumore sind Leiomyosarkome (Krebs der glatten Magenmuskulatur) und Lymphome.

Ursachen

Magenkrebs beginnt oft an einer Stelle, an der die Magenschleimhaut entzündet ist. Nach Meinung vieler Fachärzte ist eine solche Entzündung allerdings die Folge des Magenkrebs und nicht seine Ursache. Manche Experten glauben, daß Magengeschwüre zur Krebsentstehung beitragen, aber die Mehrzahl der Menschen, die an Geschwüren und Magenkrebs leiden, hatte vermutlich schon einen unerkannten Krebs, bevor die Geschwüre auftraten. *Helicobacter pylori*-Bakterien, die bei der Entstehung von Zwölffingerdarmgeschwüren eine Rolle spielen, sind möglicherweise manchmal auch bei Magenkrebs von Bedeutung.

Magenpolypen, seltene gutartige, runde Wucherungen, die in den Magen hineinragen, sind vermutlich Krebsvorstufen und werden daher entfernt. Bei bestimmten Arten von Polypen, solchen mit einem Durchmesser von über zwei Zentimetern oder bei mehreren Polypen ist die Krebsgefahr besonders hoch.

Auch bestimmten Ernährungsfaktoren schreibt man eine Bedeutung für die Entstehung von Magenkrebs zu. Dazu gehören eine salzreiche und kohlenhydratreiche Ernährung, ein hoher Anteil an bestimmten Konservierungsstoffen (Nitraten) und ein geringer Verzehr von grünem Blattgemüse und Obst. Ob diese Faktoren tatsächlich Krebs begünstigen, ist jedoch nicht erwiesen.

Symptome

Im Frühstadium verursacht Magenkrebs keine eindeutigen Symptome und kann daher leicht ignoriert werden. Wenn Beschwerden auftreten, können diese auf den Ort des Tumors hinweisen. Völlegefühl und Unwohlsein nach den Mahlzeiten deuten beispielsweise darauf hin, daß der untere Teil des Magens betroffen ist. Wenn jemand abgenommen hat oder geschwächt ist, beruht dies meist auf Schwierigkeiten beim Essen oder der Unfähigkeit, bestimmte Vitamine und Mineralien aufzunehmen. Sehr leichte Blutungen, die ansonsten keine Symptome verursachen, können zu einer Blutarmut führen. Nur selten erbrechen die Betroffenen viel Blut oder scheiden schwarzen, klebrigen Stuhl (Teerstuhl) aus. Im fortgeschrittenen Stadium kann der Arzt unter Umständen eine Verdickung durch die Bauchdecke hindurch ertasten.

Selbst ein kleiner Magentumor kann schon im Frühstadium Tochtergeschwülste (Metastasen) in andere Körperorgane absiedeln. Mögliche Folgen sind eine Vergrößerung der Leber, Gelbsucht, Flüssigkeitsansammlungen im Bauchraum (Aszites), ein vergrößerter Lymphknoten über dem linken Schlüsselbein und bösartige Hautknoten. Auch die Knochen können betroffen sein; dann kommt es zu Knochenbrüchen.

Diagnose

Die Symptome eines Magenkrebs werden unter Umständen mit denen eines Geschwürs verwechselt. ▲ Wenn sich die Beschwerden durch die Einnahme entsprechender Medikamente gegen Magengeschwüre nicht nach spätestens drei Wochen bessern oder der Betroffene abgenommen hat, fällt der Verdacht auf Magenkrebs.

Röntgenkontrastaufnahmen, die den Umriß der Mageninnenwand zeigen, werden oft durchgeführt, weisen aber nur selten kleine Tumore im Frühstadium nach. Eine Endoskopie (Untersuchung mit einem schlauchförmigen optischen Instrument) ■ eignet sich am besten für die Diagnose, da man den Magen direkt begutachten kann und es möglich ist, Gewebeproben für eine mikroskopische Untersuchung zu entnehmen und auf *Helicobacter pylori*-Bakterien zu untersuchen, die bei Magenkrebs eine Rolle spielen können.

Behandlung und Prognose

Gutartige Magenpolypen werden bei der Endoskopie entfernt.

Ist ein Karzinom auf den Magen beschränkt, wird gewöhnlich operiert in der Hoffnung, so eine Heilung zu erzielen. Die Prognose ist gut, wenn der Krebs nicht zu tief in die Magenwand eingedrungen ist.

Wenn sich das Karzinom auf andere Organe ausgedehnt hat, ist das Ziel der Behandlung, die Beschwerden zu lindern und das Leben zu verlängern. Chemotherapie und Bestrahlung können die Beschwerden bessern. Manchmal hilft auch eine Operation. Wenn beispielsweise der Weitertransport der Nahrung am unteren Ende des Magens behindert ist, kann eine Operation die Beschwerden lindern. Dabei wird der Magen so mit dem Dünndarm verbunden, daß der betroffene Bereich umgangen wird (Bypass-Operation). Zumindest vorübergehend lassen sich die Beschwerden – Schmerzen und Erbrechen – so beheben.

Bei Magenlymphomen sind die Ergebnisse von Chemotherapie und Bestrahlung besser als bei Karzinomen. Die

▲ Siehe Seite 492

■ Siehe Seite 481

Überlebenszeit ist länger, und sogar eine Heilung ist möglich.

Dünndarm

Tumore im Dünndarm sind überwiegend gutartig. Zu den weniger häufigen bösartigen Tumoren gehören Karzinome, Lymphome und Karzinoide.

Gutartige Tumore

Zu den gutartigen Tumoren im Dünndarm zählen ungewöhnliche Wucherungen von Fettzellen (Lipome), Nervenzellen (Neurofibrome), Bindegewebe (Fibrome) und Muskelzellen (Leiomyome). Die meisten gutartigen Tumore verursachen keine Symptome. Größere Wucherungen können jedoch dazu führen, daß Blut im Stuhl ist, daß der Darm ganz oder teilweise blockiert ist (Darmverschluß) oder seine Durchblutung gestört ist, weil sich ein Darmabschnitt in einen anderen einstülpt (Invagination).▲

Wenn die Symptome darauf hindeuten, daß der Tumor am Anfang oder am Ende des Dünndarms sitzt, führt der Arzt möglicherweise eine Endoskopie (Untersuchung mit einem schlauchförmigen optischen Instrument) durch, um den Tumor zu begutachten und eine Gewebeprobe für eine mikroskopische Untersuchung zu entnehmen. In einer Röntgenkontrastaufnahme■ wird der ganze Dünndarm dargestellt; sie kann die Umrisse des Tumors zeigen. Eine Arteriographie (Röntgenuntersuchung der Blutgefäße, für die ein Kontrastmittel in eine Darmarterie gespritzt wird) ist insbesondere dann sinnvoll, wenn der Tumor blutet. Denselben Zweck erfüllt eine Szintigraphie mit radioaktivem Technetium, das in eine Darmarterie gespritzt wird; auf Röntgenbildern sieht man, wo das Technetium in den Darm ausläuft, so daß man die Blutungsstelle lokalisieren kann. Die Blutung wird dann bei einer Operation gestillt.

Kleine Blutungen lassen sich mit dem Endoskop entweder elektrisch, mit Hitze oder mit dem Laser stillen. Bei großen Wucherungen ist möglicherweise eine Operation erforderlich.

Bösartige Tumore

Karzinome treten im Dünndarm nur selten auf. Bei einer entzündlichen Erkrankung des Dünndarms (Morbus Crohn) ist die Wahrscheinlichkeit, daß Karzinome entstehen, jedoch erhöht. Lymphome – ein Krebs im Lymphsystem – können sich im mittleren Abschnitt des Dünndarms (Jejunum) oder im unteren Teil (Ileum) bilden. Lymphome können dazu führen, daß sich der betroffene Darmabschnitt versteift oder ausdehnt. Besonders häufig ist diese Krebsform bei Glutenunverträglichkeit (Zöliakie).

Kaposi-Sarkom

Eine aggressive Form des Kaposi-Sarkoms tritt vorwiegend in Teilen von Afrika, bei Organtransplantierten und Aidskranken auf. Die Erkrankung kann überall im Magen-Darm-Trakt beginnen, aber meist ist zuerst der Magen, der Dünndarm oder das untere Ende des Dickdarms betroffen. Gewöhnlich verursacht das Kaposi-Sarkom keine Symptome, allerdings kann Blut und Eiweiß im Stuhl vorhanden sein und Durchfall auftreten. Ein Darmabschnitt kann sich in einen angrenzenden einstülpen (Invagination), was leicht zu Darmverschluß oder Durchblutungsstörungen führt und damit zu einem Notfall wird. Das Kaposi-Sarkom kann sich außerdem in Form von rotvioletten Hautflecken zeigen.

Der Verdacht auf Kaposi-Sarkom besteht, wenn jemand, der einer der erwähnten Risikogruppen angehört, entsprechende Symptome entwickelt. Eine Operation ist nötig, um sicher feststellen zu können, daß der Darm betroffen ist.

Die Behandlung besteht darin, das Sarkom zu entfernen. Bei einer Invagination ist eine Notoperation erforderlich.

Karzinoide, hormonproduzierende Tumore, treten am zweithäufigsten im Dünndarm auf (am häufigsten im Blinddarmfortsatz), dort vor allem im untersten Abschnitt (Ileum).

Die Tumore können einen Darmverschluß und Blutungen verursachen, was u. a. zu folgenden Symptomen führt: Blut im Stuhl, krampfartige Bauchschmerzen, aufgeblähter Bauch und Erbrechen. Karzinoide schütten Hormone aus, die Durchfall und Hautausschlag auslösen können.

Dünndarmkrebs wird mit Hilfe von Röntgenkontrastaufnahmen, einer Endoskopie oder einer Operation auf Verdacht diagnostiziert. Die beste Behandlung besteht darin, den Tumor chirurgisch zu entfernen.

▲ Siehe Kasten, Seite 542

■ Siehe Seite 482

Dickdarm und Enddarm

Bei Polypen im Dickdarm und im Enddarm handelt es sich meist um gutartige Wucherungen. Da manche jedoch Krebsvorstufen sind, empfiehlt der Arzt im allgemeinen, Polypen in Dickdarm und Enddarm immer entfernen zu lassen.

Krebs im Dickdarm und im Enddarm kommt in der westlichen Welt häufig vor.

Polypen

Ein Polyp ist eine Wucherung der Darmschleimhaut, die in den Darm hineinragt und meist gutartig ist.

Polypen können über einen Stiel an der Darmwand sitzen oder flächig wachsen. Ihre Größe variiert erheblich. In den oberen Dickdarmabschnitten kommen sie seltener vor.

Etwa 25 Prozent derjenigen, die an Dickdarmkrebs leiden, haben auch Polypen im Dickdarm. Vieles deutet darauf hin, daß sogenannte adenomatöse Polypen bösartig werden können, wenn man sie im Dickdarm beläßt. Je größer der Polyp, desto größer ist die Gefahr, daß er bösartig wird.

Symptome und Diagnose

Meist verursachen Polypen keine Beschwerden, falls doch, sind Blutungen aus dem Enddarm am häufigsten. Ein großer Polyp kann Krämpfe, Bauchschmerzen oder einen Darmverschluß auslösen. Nur selten hängt ein Polyp mit einem langen Stiel aus dem After heraus. Große Polypen mit fingerähnlichen Ausstülpungen (villöse Adenome) geben möglicherweise Wasser und Salze in den Darm ab und verursachen so starken wäßrigen Durchfall, daß der Kaliumspiegel im Blut absinkt (Hypokaliämie). Derartige Polypen sind oder werden mit größerer Wahrscheinlichkeit bösartig.

Manchmal kann der Arzt Polypen im Enddarm mit einem behandschuhten Finger ertasten, meist werden sie jedoch bei einer vorsorglichen Sigmoidoskopie entdeckt (Untersuchung des Enddarms und des unteren Dickdarms mit dem Endoskop, einem schlauchförmigen optischen Instrument). Wenn bei der Sigmoidoskopie ein Polyp sichtbar ist, wird meist der gesamte Dickdarm mit einem Endoskop untersucht (Koloskopie).▲ Eine solche vollständige und zuverlässige Untersuchung ist deshalb notwendig, weil oft mehr als ein Polyp vorhanden ist und weil sie bösartig sein können. Bei der Koloskopie kann der Arzt Gewebeproben an allen Stellen entnehmen, die bösartig zu sein scheinen.

▲ Siehe Seite 481

Behandlung

Zunächst erhält der Betroffene Abführmittel und einen Einlauf, um den Darm zu leeren. Dann werden die Polypen bei einer Koloskopie entfernt, entweder mit Hilfe einer Zange oder einer elektrischen Drahtschlinge. Dabei kann selten der Darm verletzt werden oder eine Blutung auftreten. Wenn der Polyp keinen Stiel hat oder nicht endoskopisch entfernt werden kann, ist unter Umständen eine Bauchoperation erforderlich.

Die entfernten Polypen werden im Labor untersucht. Stellt sich ein Polyp dabei als bösartig heraus, hängt die Behandlung von verschiedenen Faktoren ab. Beispielsweise hat sich der Krebs mit höherer Wahrscheinlichkeit bereits ausgebreitet, wenn bösartige Veränderungen im Stiel des Polypen oder nahe der Schnittstelle gefunden werden. Je nach dem Ergebnis der mikroskopischen Untersuchung des Polypen im Labor, schätzen die Fachärzte die Gefahr einer Ausbreitung ab. Wird das Risiko als gering erachtet, ist keine weitere Behandlung erforderlich. Bei einem hohen Risiko wird der betroffene Darmabschnitt chirurgisch entfernt und der Darm wieder zusammengenäht.

Ein Jahr nach der Entfernung eines Polypen und anschließend in regelmäßigen Abständen, die der Arzt festlegt, wird der gesamte Dickdarm endoskopisch untersucht. Sollte eine solche Koloskopie aufgrund einer Verengung im Dickdarm nicht möglich sein, wird nach einem Kontrastmitteleinlauf eine Röntgenaufnahme gemacht. Etwaige neue Polypen werden entfernt.

Adenomatosis coli

Adenomatosis coli (familiäre Polyposis) ist eine erbliche Krankheit, bei der Dickdarm und Enddarm von hundert oder mehr adenomatösen Polypen (Krebsvorstufen) bedeckt sind.

Die Polypen bilden sich in der Kindheit oder Jugend. Nahezu alle unbehandelten Betroffenen erkranken vor dem 40. Lebensjahr an Dickdarmkrebs (Kolonkarzinom). Eine vollständige Entfernung von Dickdarm und Enddarm beseitigt die Krebsgefahr. Wenn nur der Dickdarm entfernt wird und der Dünndarm mit dem Enddarm verbunden wird, verschwinden jedoch manchmal auch die Polypen im Enddarm. Daher ziehen viele Fachleute das letztere Vorgehen vor. Der verbliebene Teil des Enddarms wird dann alle drei bis sechs Monate mit einem Endoskop untersucht, und neu entstandene Polypen werden entfernt. Falls die Polypen zu schnell nachwachsen, muß der Enddarm doch entfernt und ein künstlicher Darmausgang angelegt werden. Dabei wird eine Öffnung des Dünndarms durch die Bauchdecke geschaffen, durch die der Dünndarminhalt in einen Plastikbeutel abfließt.

Das **Gardner-Syndrom** ist eine Form der Adenomatosis coli, bei der neben Darmpolypen verschiedene gutartige Tumore in anderen Körperteilen (z. B. Knochen, Haut) auftreten. Ebenso wie bei der Adenomatosis coli besteht große Gefahr für einen Dickdarmkrebs.

Das **Peutz-Jeghers-Syndrom** ist eine erbliche Krankheit, bei der im Magen, Dünndarm und Dickdarm kleine Polypen, sogenannte Hamartome, entstehen. Diese Polypen sind entweder von Geburt an vorhanden oder bilden sich in früher Kindheit. Die Betroffenen haben braue Pigmentflecken in Haut und Schleimhaut, vor allem an den Lippen und am Zahnfleisch. Das Peutz-Jeghers-Syndrom geht nicht mit einem erhöhten Darmkrebsrisiko einher. Allerdings ist das Risiko für Bauchspeicheldrüsen-, Brust-, Lungen-, Eierstock- und Gebärmutterkrebs erhöht.

Kolorektales Karzinom

In Deutschland ist Dickdarm- und Enddarmkrebs (kolorektales Karzinom) bei Frauen die zweithäufigste Krebserkrankung, bei Männern die dritthäufigste. Die Erkrankungsfälle nehmen nach dem 40. Lebensjahr zu, das mittlere Erkrankungsalter liegt bei etwa 70 Jahren. Bei etwa fünf Prozent der Kranken findet sich gleichzeitig in Dickdarm und Enddarm mehr als ein Krebstumor.

Wenn in der Familie Dickdarmkrebs bereits häufiger vorgekommen ist, ist die Gefahr, daß weitere Familienmitglieder erkranken, erhöht. Wenn Adenomatosis coli oder ähnliche Erkrankungen in der familiären Vorgeschichte auftauchen, ist das Risiko ebenfalls höher. Auch Menschen, die an Kolitis ulzerosa oder Morbus Crohn leiden, erkranken überdurchschnittlich häufig an Dickdarmkrebs. Das Risiko hängt davon ab, wie alt der Betroffene war, als die Krankheit begann, und wie lange sie schon anhält.

Die Ernährung spielt eine Rolle für das Dickdarmkrebsrisiko, jedoch weiß man nicht genau, auf welche Weise. Weltweit läßt sich feststellen, daß das Risiko bei den Menschen am größten ist, die in Städten leben und sich so ernähren, wie es für Wohlstandsgesellschaften typisch ist. Eine derartige Ernährung ist ballaststoffarm und enthält reichlich tierisches Eiweiß, Fett und leichtverdauliche Kohlenhydrate, wie z. B. Zucker. Wenn die Nahrung viel Kalzium, Vitamin D und bestimmte Gemüse, vor allem Kohlsorten oder Brokkoli enthält, scheint sich das Risiko zu verringern. Jeden zweiten Tag Azetylsalizylsäure einzunehmen, scheint sich ebenfalls günstig auf das Krebsrisiko auszuwirken, ist aber derzeit nicht zu empfehlen, weil noch keine genaueren Untersuchungen vorliegen.

Dickdarmkrebs beginnt meist in Form einer knopfähnlichen Schwellung auf der Darmschleimwand oder auf einem Polypen. Wenn der Tumor größer wird, dringt er in die Darmwand ein. Lymphknoten in der Umgebung können ebenfalls befallen sein. Da das Blut aus der Darmwand zur Leber fließt, breitet sich der Dickdarmkrebs bald, nachdem er die benachbarten Lymphknoten erreicht hat, auch auf die Leber aus.

Symptome und Diagnose

Krebstumore in Dick- und Enddarm wachsen langsam und brauchen lange, bis sie so groß sind, daß sie Beschwerden hervorrufen. Die Symptome hängen von der Art, der Position und der Ausdehnung des Krebs ab. Der rechte (aufsteigende) Dickdarm hat einen großen Durchmesser und ist dünnwandig. Da der Darminhalt hier noch flüssig ist, blockieren Krebstumore diesen Darmabschnitt erst im Spätstadium. Ein Tumor im aufsteigenden Dickdarm kann so groß werden, daß der Arzt ihn durch die Bauchdecke ertasten kann. Dennoch ist der Betroffene möglicherweise nur sehr müde und schwach wegen der ausgeprägten Blutarmut. Der linke (absteigende) Dickdarm hat einen geringeren Durchmesser und ist dickwandiger; der Stuhl ist hier bereits halbfest. Krebstumore wachsen im absteigenden Dickdarm oft ringförmig, so daß sich Verstopfung und häufiger Stuhlgang abwechseln. Außerdem verursachen die Tumore leichter einen Darmverschluß, da der absteigende Dickdarm enger ist. Die Betroffenen gehen oft wegen Bauchkrämpfen oder starken Bauchschmerzen und Verstopfung zum Arzt. Der Stuhl ist möglicherweise mit Blut beschmiert oder vermischt, aber oft ist das Blut nicht sichtbar und kann nur mit einem Labortest nachgewiesen werden.

Die meisten Krebstumore bluten, aber gewöhnlich nur leicht. Bei Enddarmkrebs sind Blutungen beim Stuhlgang in der Regel das erste Symptom. Bei Enddarmblutungen zieht der Arzt immer Krebs in Erwägung, auch dann, wenn bekannt ist, daß der Betroffene Hämorrhoiden hat oder an Divertikulose leidet. Enddarmkrebs kann Schmerzen beim Stuhlgang verursachen und das Gefühl, der Darm sei nicht völlig entleert worden. Das Sitzen kann weh tun. Allerdings bemerkt der Betroffene gewöhnlich erst dann Schmerzen durch den Tumor selbst, wenn sich dieser auf Gewebe außerhalb des Enddarms ausgebreitet hat.

Ebenso wie bei anderen Krebserkrankungen tragen regelmäßige Untersuchungen zu einer Früherkennung des Dickdarmkrebs bei. Labortests auf Blutspuren im Stuhl (okkultes Blut) sind einfach durchzuführen und gehören zu den Leistungen, deren Kosten die gesetzlichen Krankenkassen in Deutschland für Männer und Frauen ab dem 45. Lebensjahr übernehmen. Damit das Testergebnis möglichst zuverlässig ist, sollte man sich drei Tage, bevor die Stuhlprobe abgenommen wird, ballaststoffreich und fleischarm ernähren. Wenn bei dieser Routineuntersuchung Blut im Stuhl entdeckt wird, sind weitere Untersuchungen erforderlich.

Ausbreitung des Krebses und Überlebensrate

Ausbreitung des Krebses	Fünf-Jahres-Überlebens-rate
Krebs nur in der Darmschleimhaut	90 %
Krebs, der in die Muskelschicht der Darmwand eingedrungen ist	80 %
Krebs, der sich auf die Lymphknoten ausgebreitet hat	30 %

Bevor eine Endoskopie (Untersuchung mit einem schlauchförmigen optischen Instrument) durchgeführt werden kann, wird der Darm mit Abführmitteln und eventuell Einläufen von Stuhl befreit. Da sich nur etwa 65 Prozent der Dickdarmkrebse bei einer Spiegelung der unteren Darmabschnitte (Sigmoidoskopie) finden lassen, neigt man heute eher dazu, eine hohe Darmspiegelung (Koloskopie) zu machen. Verdächtige Wucherungen werden mit chirurgischen Instrumenten, die durch das Endoskop eingeführt werden, entfernt, oder es werden Gewebeproben entnommen. Nur selten müssen die Wucherungen bei einer Bauchoperation entfernt werden.

Blutuntersuchungen können für die Diagnose hilfreich sein. 70 Prozent der Darmkrebskranken hat einen erhöhten Blutspiegel an karzinoembryonalem Antigen (CEA), einem Krebsmarker. Wenn dessen Konzentration vor der Tumorentfernung hoch ist, ist sie hinterher sehr wahrscheinlich deutlich niedriger. Dann wird bei den Nachuntersuchungen regelmäßig der Wert ermittelt, denn ein erneuter Anstieg würde darauf hindeuten, daß der Krebs wieder aufgetreten ist. Die Blutspiegel von zwei weiteren, ähnlichen Krebsmarkern, CA 19-9 und CA 125, lassen sich ebenfalls bestimmen.

Behandlung und Prognose

Die wichtigste Behandlungsmaßnahme besteht in einer Operation, bei der der betroffene Darmabschnitt weiträumig entfernt wird. Die in der Nähe befindlichen Lymphknoten werden ebenfalls entfernt. Etwa 70 Prozent der Patienten mit kolorektalem Karzinom kommen für eine solche Operation in Frage. Bei den 30 Prozent, die aufgrund eines schlechten Gesundheitszustands nicht operiert werden können, kann man einige Tumore durch Elektrokoagulation beseitigen. Diese Maßnahme kann Symptome lindern und das Leben verlängern, eine Heilung ist jedoch unwahrscheinlich.

Meist wird der betroffene Darmabschnitt chirurgisch entfernt und der Darm wieder zusammengenäht. Bei Enddarmkrebs hängt die Operationsmethode davon ab, wie weit die Tumore vom After entfernt sind und wie tief sie in die Darmwand eingedrungen sind. Wenn Enddarm und After vollständig entfernt werden, muß ein künstlicher Darmausgang angelegt werden (eine Öffnung vom Dickdarm durch die Bauchdecke). Der Darminhalt läuft dann durch die Bauchdecke in einen Beutel. Wenn möglich, wird der Enddarm nur teilweise entfernt, so daß ein Stumpf und der After intakt bleiben. Der Enddarmstumpf wird dann mit dem Ende des Dickdarms verbunden. Nach der Entfernung sichtbarer Enddarmtumore kann eine Strahlentherapie dazu beitragen, das Wachstum eventuell verbliebener Tumoren einzudämmen, Rückfälle hinauszuzögern und die Überlebenswahrscheinlichkeit zu erhöhen. Patienten, bei denen außer dem Enddarm ein bis vier Lymphknoten befallen sind, profitieren am meisten von einer Kombination aus Bestrahlung und Chemotherapie. Wenn mehr als vier Lymphknoten Krebszellen enthalten, ist diese Behandlung weniger effektiv.

Wenn sich ein kolorektales Karzinom weiter im Körper ausgebreitet hat und durch eine Operation allein wahrscheinlich nicht heilbar ist, kann eine Chemotherapie mit Fluorouracil und Levamisol im Anschluß an die Operation das Leben verlängern, eine Heilung ist aber selten. Ist der Krebs soweit fortgeschritten, daß er sich chirurgisch nicht vollständig entfernen läßt, kann eine Operation zur Beseitigung von Darmverschlüssen zumindest die Beschwerden lindern. Wenn sich der Krebs ausschließlich auf die Leber ausgebreitet hat, kann man Chemotherapeutika direkt in die Arterie spritzen, die die Leber versorgt. Eine kleine Medikamentenpumpe, die entweder unter die Haut gepflanzt wird oder an einem Gürtel getragen wird, macht den Patienten unabhängiger. Diese Behandlung ist zwar teuer, aber einer gewöhnlichen Chemotherapie möglicherweise überlegen; weitere Forschungen sind dazu erforderlich. Wenn sich der Krebs über die Leber hinaus im Körper ausgebreitet hat, hat diese Behandlungsmethode jedoch keine Vorteile.

Nach einer vollständigen Entfernung der Krebstumore aus Dickdarm und Enddarm werden meist zwei bis fünf Nachsorgeuntersuchungen pro Jahr empfohlen. Wenn bei diesen Koloskopien kein Krebs mehr entdeckt wird, erfolgen weitere Nachsorgeuntersuchungen gewöhnlich im Abstand von zwei bis drei Jahren.

Erkrankungen von Leber und Gallenblase

KAPITEL 114

Leber und Gallenblase

Die Leber und die Gallenblase, die im rechten Oberbauch liegen, sind durch die Gallengänge verbunden. Trotz dieser Verbindung und der Tatsache, daß Leber und Gallenblase teilweise an den gleichen Funktionen teilnehmen, sind sie sehr unterschiedlich. Die keilförmige Leber ist die chemische Fabrik des Körpers. Sie ist ein komplexes Organ, das viele lebenswichtige Funktionen innehat: von der Regulierung der Konzentration chemischer Substanzen im Körper bis zur Produktion von blutgerinnungsfördernden Substanzen. Die birnenförmige Gallenblase ist nur ein kleiner Vorratsbehälter für die Galle, einer von der Leber produzierten Verdauungsflüssigkeit.

Leber

Die Leber ist das größte und in gewisser Weise komplexeste Organ im Körper. Eine ihrer wichtigsten Funktionen ist, aus dem Darm aufgenommene oder anderswo im Körper erzeugte Stoffe abzubauen und sie als harmlose Abbauprodukte in die Galle oder ins Blut auszuscheiden. Abbauprodukte in der Galle gelangen in den Darm und verlassen mit dem Stuhl den Körper. Abbauprodukte im Blut werden von den Nieren gefiltert und verlassen den Körper mit dem Harn.

Die Leber produziert ungefähr die Hälfte des Cholesterins im Körper; der Rest stammt aus der Nahrung. Etwa

Ansicht von Leber und Gallenblase

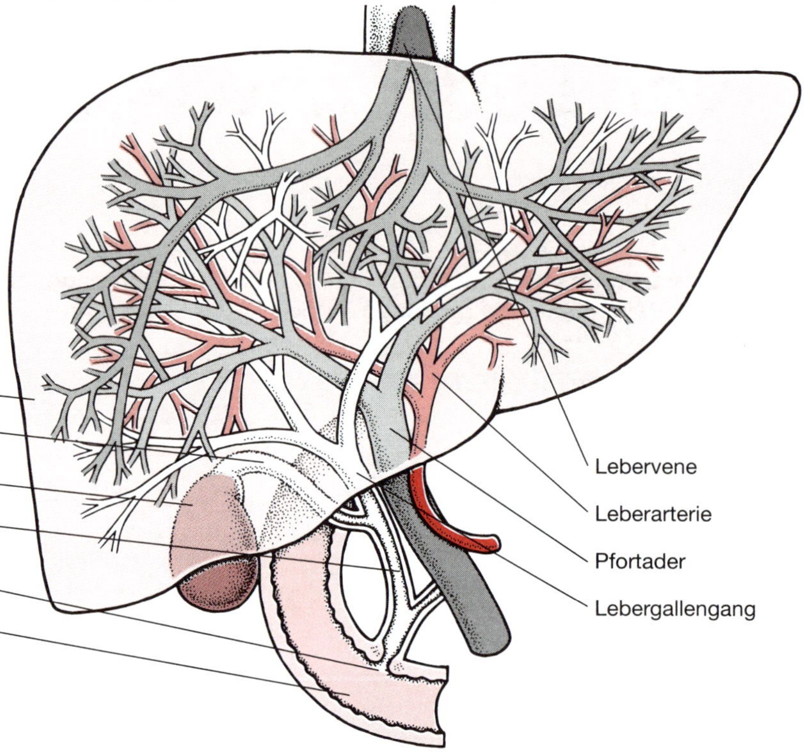

80 Prozent des von der Leber erzeugten Cholesterins wird für die Produktion von Galle verwendet. Cholesterin ist ein lebenswichtiger Bestandteil jeder Zellmembran und wird gebraucht, um bestimmte Hormone, darunter Östrogen, Testosteron und die Nebennierenrindenhormone herzustellen.

Die Leber verwandelt auch Substanzen im Nahrungsbrei in Eiweiße, Fette und Kohlenhydrate. Zucker werden in der Leber als Glykogen gespeichert, dann aufgespalten und bei Bedarf in die Blutbahn abgegeben – z. B. wenn der Blutzuckerspiegel zu stark absinkt.

Eine andere Funktion der Leber ist, viele wichtige Verbindungen herzustellen, vor allem Eiweiße, die der Körper verwendet, um seine Funktionen zu erfüllen. Darunter sind Substanzen – die Gerinnungsfaktoren –, die bei Blutungen nötig sind, damit das Blut zusammenklumpt.

Die Leber erhält Blut vom Darm und vom Herzen. Kapillargefäße in der Darmwand münden in die Pfortader, die in die Leber eintritt. Das Blut fließt dann durch ein Gitterwerk winziger Kanäle in der Leber, wo verdaute Nährstoffe und unerwünschte Stoffe verarbeitet werden. Die Leberarterie bringt Blut vom Herzen zur Leber. Dieses Blut transportiert sowohl Sauerstoff für das Lebergewebe als auch Cholesterin und andere Substanzen, die die Leber dann verarbeitet. Blut vom Darm und Herzen mischt sich und fließt durch die Lebervene zum Herz zurück.

Störungen der Leberfunktion lassen sich grob in zwei Gruppen einteilen: solche, die durch Fehlfunktionen der Leberzellen verursacht sind (wie Leberzirrhose oder Hepatitis), und solche, die darauf beruhen, daß der Gallenfluß von der Leber durch den Gallengang behindert ist (wie Gallensteine oder Krebs).

Gallenblase und Gallengang

Die Gallenblase ist ein kleiner, muskulärer Vorratssack, der die Galle enthält – jenen von der Leber produzierten grünlich-gelben, zähflüssigen Verdauungssaft. Die Galle fließt aus der Leber durch den linken und den rechten Lebergallengang, die sich zu einem Gallengang vereinigen. Dieser Gang verbindet sich dann mit dem Gallenblasengang, der von der Gallenblase kommt, zum Hauptgallengang. Dieser Hauptgallengang mündet etwas unterhalb des Magens beim Oddi-Sphinkter in den Zwölffingerdarm.

Ungefähr die Hälfte der zwischen den Mahlzeiten abgegebenen Gallenflüssigkeit wird durch den Gallenblasengang in die Galle geleitet. Die restliche Galle fließt direkt durch den Hauptgallengang in den Dünndarm. Wenn ein Mensch ißt, zieht sich die Gallenblase zusammen und entleert die Galle in den Dünndarm, um die Verdauung von Fett und bestimmter Vitamine zu unterstützen.

Galle besteht aus Gallensalzen, Mineralien, Gallenfarbstoffen wie Bilirubin, Cholesterin und anderen Fetten (Lipide). Sie ist verantwortlich, daß bestimmte Abbauprodukte aus dem Körper entfernt werden – vor allem der Farbstoff der abgebauten roten Blutkörperchen und überschüssiges Cholesterin –, und sie unterstützt die Fettverdauung und -aufnahme. Gallensalze verbessern die Löslichkeit von Cholesterin, Fetten und fettlöslichen Vitaminen und erleichtern so ihre Aufnahme aus dem Darm. Das Hämoglobin der abgebauten roten Blutkörperchen wird in Bilirubin (dem wichtigsten Gallenfarbstoff) verwandelt und als Abbauprodukt mit der Gallenflüssigkeit ausgeschieden. Ferner werden noch verschiedene Eiweiße, die eine wichtige Rolle bei der Gallenfunktion spielen, in die Galle abgesondert.

Gallensteine können den Fluß der Galle von der Gallenblase behindern und dadurch Schmerzen (Gallenkolik) oder eine Gallenblasenentzündung (Cholezystitis) verursachen. Steine können auch von der Gallenblase in den Gallengang wandern, wo sie den normalen Gallenfluß zum Darm blockieren und Gelbsucht auslösen können. Der Gallenfluß kann auch durch Tumore und andere seltenere Ursachen blockiert werden.

KAPITEL 115

Untersuchungsmethoden bei Leber- und Gallenblasenerkrankungen

Im Labor können verschiedene Tests durchgeführt werden, die Ärzten helfen, die Erkrankungen von Leber, Gallenblase und Gallenwegen zu beurteilen. Zu den wichtigsten gehören Blutuntersuchungen, die als Leberfunktionstests bekannt sind. Ein Arzt kann je nach dem vermuteten Problem des Patienten bestimmte bildgebende Untersuchungen wie Ultraschall, Computertomographie und Kernspintomographie anordnen. Er kann auch eine Leberbiopsie – die Entnahme von Lebergewebe für eine mikroskopische Untersuchung – durchführen.

Labor- und bildgebende Untersuchungen

Atemtests messen die Fähigkeit der Leber, verschiedene Arzneimittel zu verstoffwechseln. Das Arzneimittel, das radioaktiv markiert ist, kann geschluckt oder gespritzt werden. Die Menge der Radioaktivität im Atem der Person ist ein Maß für die Menge des von der Leber abgebauten Arzneimittels.

Eine **Ultraschallaufnahme** liefert mittels Schallwellen Bilder von Leber, Gallenblase und den Gallenwegen. Diese Untersuchung ist eher geeignet, um strukturelle Abweichungen, wie Tumore, zu erkennen, als diffuse Veränderungen wie Leberzirrhosen aufzuspüren. Es ist die preiswerteste, sicherste und empfindlichste Technik, um Bilder von der Gallenblase und dem Gallengang zu bekommen.

Mit Ultraschall kann der Arzt leicht Gallensteine in der Gallenblase feststellen. Hiermit kann er auch leicht eine Gelbsucht, die durch einen verengten Gallengang entstanden ist, von einer Gelbsucht unterscheiden, die auf einer Funktionsstörung der Leberzellen beruht. Durch eine Doppler-Sonographie kann der Blutfluß in den Blutgefäßen der Leber dargestellt werden. Wenn ein Arzt eine Biopsienadel in die Leber hineinsticht, um eine Gewebeprobe zu entnehmen, kann er seine Tätigkeit mit Ultraschall kontrollieren.

Die **Szintigraphie** verwendet radioaktiv markierte Substanzen, die in den Körper hineingespritzt und von einem bestimmten Organ aufgenommen werden. Die Radioaktivität wird von einem Scanner oder einer Gammakamera

Leberfunktionstests

Leberfunktionstests werden aus Blutproben durchgeführt. Die meisten Tests bestimmen die Konzentration von Enzymen oder anderen Substanzen im Blut, um Leberprobleme zu diagnostizieren. Ein Test mißt die Blutgerinnungszeit.

Test	Das wird bestimmt	Das kann der Test anzeigen
Alkalische Phosphatase (AP)	Enzym, das in Leber, Knochen und Plazenta gebildet und bei einer Verletzung oder während normaler Aktivitäten wie Knochenwachstum oder Schwangerschaft ins Blut ausgeschüttet wird	Gallengangverengung, Leberverletzung und einige Krebsarten
Alaninaminotransaminase (ALT) alte Bez.: Glutamat-Pyruvat-Transferase (GPT)	Von der Leber produziertes Enzym, das ins Blut abgegeben wird, wenn Leberzellen geschädigt sind	Leberzellschäden (wie bei Hepatitis)
Aspartataminotransaminase (AST) alte Bez.: Glutamat-Oxalazetat-Transferase (GOT)	Enzym, das ins Blut ausgeschüttet wird, wenn Zellen in Leber, Herz, Muskeln oder Gehirn geschädigt sind	Schädigungen von Leber, Herz, Muskeln oder Gehirn
Bilirubin	Bestandteil des Verdauungssaftes (Galle), der von der Leber erzeugt wird	Behinderung des Gallenabflusses, Leberschaden, übermäßiger Abbau roter Blutkörperchen (aus dessen Blutfarbstoff Bilirubin entsteht)
Gamma-Glutamyl-Transferase (Gamma-GT, GGT)	Enzym, das von Leber, Bauchspeicheldrüse und Nieren produziert und bei einer Verletzung dieser Organe ins Blut ausgeschüttet wird	Organschaden, Schädigung durch Arzneimittel, Alkoholmißbrauch, Erkrankung der Bauchspeicheldrüse
Laktatdehydrogenase (LDH)	Enzym, das ins Blut abgegeben wird, wenn bestimmte Organe geschädigt sind	Schaden an Leber, Herz, Lunge oder Gehirn und übermäßiger Abbau roter Blutkörperchen
5'-Nukleotidase	Enzym, das nur in der Leber vorkommt und ins Blut ausgeschüttet wird, wenn Leberzellen verletzt sind	Verlegung des Gallengangs oder behinderter Gallenfluß
Albumin	Eiweiß, das die Leber produziert und normalerweise ins Blut abgibt; eine der Funktionen von Albumin ist, Flüssigkeit in den Blutgefäßen zu halten	Leberschaden
Alpha-Fetoprotein (AFP)	Eiweiß, das von der fetalen Leber und den Hoden erzeugt wird	Schwere Hepatitis oder Leber- oder Hodenkrebs
Mitochondriale Antikörper (AMA)	Zirkulierende Antikörper gegen Mitochondrien, einen Bestandteil des Zellinneren	Primäre biliäre Zirrhose und bestimmte Autoimmunerkrankungen, wie chronisch aktive Hepatitis
Thromboplastinzeit (Quick-Wert)	Zeit, die das Blut zum Gerinnen braucht (für die Gerinnung sind Vitamin K und andere, von der Leber produzierte Substanzen nötig)	Leberschaden oder durch einen Gallenmangel verursachte schlechte Aufnahme von Vitamin K

Röntgentechniken zur Beurteilung des Gallengangs

Bei diesen drei Verfahren wird ein Kontrastmittel eingesetzt, um den Gallengang im Röntgenbild darzustellen.

Endoskopische retrograde Cholangiopankreatikographie

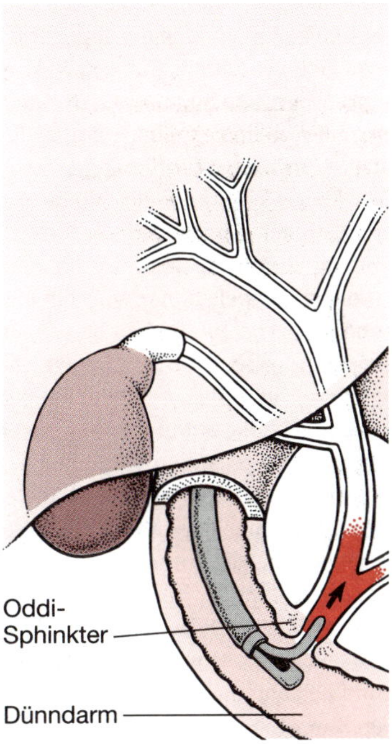

Bei einer endoskopischen retrograden Cholangiopankreatikographie wird ein Kontrastmittel durch ein Endoskop eingebracht, welches über Mund und Magen in den Zwölffingerdarm (oberer Abschnitt des Dünndarms) eingeführt wird. Das Kontrastmittel wird hinter dem Oddi-Sphinkter eingespritzt und fließt dann hinauf ins Gallengangsystem.

Perkutane transhepatische Cholangiopankreatikographie

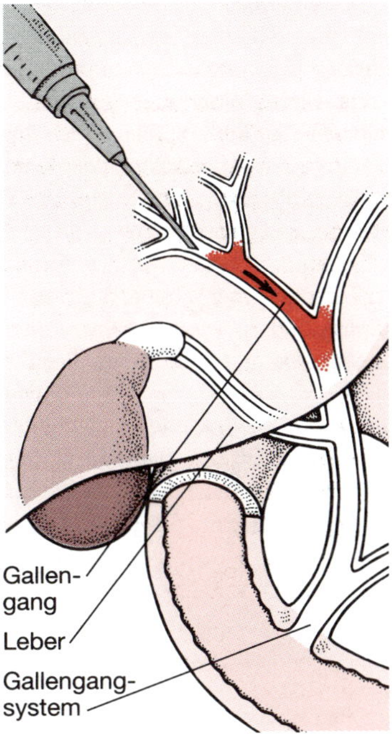

Bei einer perkutanen transhepatischen Cholangiographie wird ein Kontrastmittel durch die Haut direkt in einen kleinen Gallengang in der Leber gespritzt. Das Kontrastmittel fließt dann durch das Gallengangsystem.

Operative Cholangiopankreatikographie

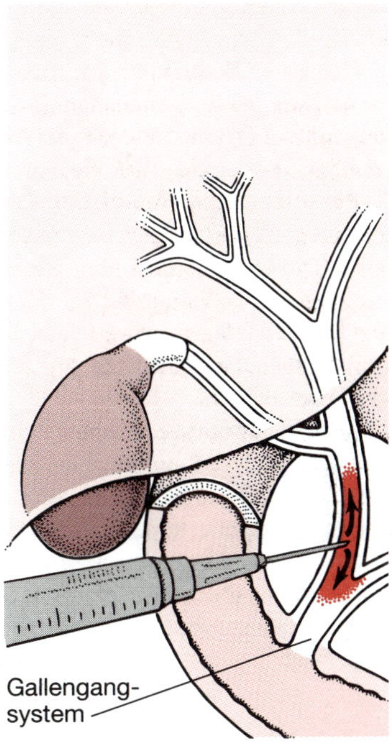

Bei einer operativen Cholangiographie wird während einer Operation ein Kontrastmittel direkt in das Gallengangsystem gespritzt.

aufgefangen, die an einen Computer angeschlossen ist, der die Bilder erzeugt. Bei einer **Leberszintigraphie** wird die Strahlung einer radioaktiven Substanz gemessen, die von den Leberzellen aufgenommen wurde. Die **Choleszintigraphie** benutzt radioaktive Substanzen, die die Leber in die Gallenwege abgibt; sie dient dazu, eine akute Gallenblasenentzündung (Cholezystitis) festzustellen.

Die **Computertomographie** kann ausgezeichnete Leberbilder liefern und ist besonders nützlich, um Tumore zu erkennen. Sie kann diffuse Erkrankungen wie Fettleber und ungewöhnlich dichtes Lebergewebe aufdecken, das durch Eisenüberschuß (Hämochromatose) verursacht wird. Allerdings arbeitet die CT mit Röntgenstrahlen und ist teurer als Ultraschalluntersuchungen.

Die **Kernspintomographie** liefert ähnlich ausgezeichnete Bilder wie die Computertomographie, aber sie hat Nachteile: Sie ist teurer als CT, dauert länger als andere bildgebende Verfahren und erfordert das Liegen in einer engen Röhre, was bei manchen Menschen Platzangst auslöst.

Die **endoskopische retrograde Cholangiopankreatikographie** ist eine Untersuchung, bei der ein Endoskop (ein biegsamer Beobachtungsschlauch) über Mund, Magen und Zwölffingerdarm bis vor den Gallengang eingeführt wird. Dann wird über einen feinen Schlauch ein Kontrastmittel in die Gallenwege gespritzt, und es werden Röntgenaufnahmen gemacht. Dieses Verfahren löst bei 3 bis 5 Prozent der Untersuchten eine Entzündung des Pankreas (Pankreatitis) aus.

Perkutane transhepatische Cholangiographie bedeutet, daß eine lange Nadel durch die Haut in die Leber eingeführt und dann ein Kontrastmittel in einen der Gallengänge der Leber injiziert wird. Der Arzt kann den Weg der Nadel mit Ultraschall verfolgen. Die Röntgenbilder zeigen deutlich die Gallenwege, vor allem eine Blockade in der Leber.

Auch die **operative Cholangiographie** verwendet ein Kontrastmittel, das auf Röntgenbildern sichtbar ist. Während einer Operation wird die Substanz direkt in die Gallengänge gespritzt. Röntgenaufnahmen zeigen dann klare Bilder von den Gallenwegen.

Einfache Röntgenaufnahmen können oft einen verkalkten Gallenstein sichtbar machen.

Leberbiopsie

Eine Probe des Lebergewebes kann während einer Operation, häufiger aber durch Einführen einer Nadel durch die Haut in die Leber gewonnen werden. Vor dem Eingriff wird die Einstichstelle örtlich betäubt. Mit Ultraschall- oder CT-Aufnahmen kann das Gebiet lokalisiert werden, aus dem die Probe entnommen wird. Die meisten Krankenhäuser führen eine Leberbiopsie ambulant durch. Nach der Gewebeentnahme bleibt der Patient noch drei bis vier Stunden in der Klinik, weil es doch ein geringes Risiko für Komplikationen gibt. Die Leber kann verletzt worden sein, und es kann in den Bauchraum bluten. Galle kann in den Bauchraum fließen und eine Entzündung des Bauchfells (Peritonitis) verursachen. Da Blutungen noch bis zu 14 Tage später auftreten können, sollte sich der Patient in dieser Zeit nicht weiter als eine Stunde Fahrzeit vom Krankenhaus entfernen. Bei ungefähr zwei Prozent der Patienten können diese Komplikationen schwere Probleme verursachen, und einer von 10 000 stirbt an diesem Eingriff. Leichte Schmerzen im rechten Oberbauch, die manchmal bis zur rechten Schulterspitze ausstrahlen, treten nach einer Leberbiopsie häufig auf und können meistens mit Schmerzmitteln gelindert werden.

Bei einer transvenösen Leberbiopsie wird ein Katheter durch eine Halsvene eingeführt, durch das Herz geschleust und in eine der Venen, die von der Leber kommen, gelegt. Die Spitze des Katheters wird dann durch die Venenwand in die Leber gestochen. Bei dieser Technik wird die Leber nicht so leicht verletzt wie bei einer perkutanen Leberbiopsie, und sie kann sogar bei Menschen, die leicht bluten, angewandt werden.

KAPITEL 116

Typische Krankheitsbilder bei Lebererkrankungen

Eine Lebererkrankung kann sich auf viele verschiedene Arten zeigen. Besonders wichtige Erscheinungsformen von Lebererkrankungen sind Gelbsucht, gestaute Galle, vergrößerte Leber, Pfortaderhochdruck, Bauchwassersucht, hepatische Enzephalopathie und Leberversagen. Wenn ein Arzt eine Lebererkrankung diagnostiziert, berücksichtigt er die Symptome, die der Patient beschreibt, und führt eine körperliche Untersuchung durch.

Gelbsucht

Bei der Gelbsucht färben sich die Haut und die Bindehaut der Augen gelb. Die Färbung entsteht, wenn das Blut überhöhte Spiegel des Gallenfarbstoffs Bilirubin enthält.

Alte oder beschädigte rote Blutkörperchen werden vor allem von der Milz aus dem Kreislauf entfernt. Dabei wird Hämoglobin, jener Teil der roten Blutkörperchen, der den

Sauerstoff transportiert, zu Bilirubin abgebaut. Bilirubin wird zur Leber transportiert und als Bestandteil der Galle in den Darm ausgeschieden. Wird die Ausscheidung von Bilirubin behindert, tritt das überschüssige Bilirubin ins Blut über. Das führt zur Gelbsucht.

Hohe Bilirubinwerte im Blut können sich ergeben, wenn Entzündungen oder andere Störungen der Leberzellen die Ausscheidung des Bilirubins in die Galle verhindern. Möglich ist auch, daß die Gallengänge außerhalb der Leber durch einen Gallenstein oder einen Tumor blockiert sind. Seltener beruhen die hohen Bilirubinwerte darauf, daß große Mengen roter Blutkörperchen abgebaut werden, wie es manchmal bei Neugeborenen mit Gelbsucht vorkommt. ▲

Bei der Meulengracht-Krankheit sind die Bilirubinwerte leicht erhöht, aber meistens nicht so sehr, daß sie eine Gelbsucht verursachen. Diese erbliche Krankheit wird meistens während einer Routineuntersuchung der Leberfunktion entdeckt: Sie macht keine anderen Symptome und bereitet keine Probleme.

Symptome

Bei Gelbsucht erscheinen die Haut und das Weiße der Augen gelb. Der Urin ist oft dunkel, weil das Bilirubin durch die Nieren ausgeschieden wird. Andere Symptome treten in Abhängigkeit der zugrundeliegenden Ursache der Gelbsucht auf. Eine Entzündung der Leber (Hepatitis) beispielsweise kann Appetitlosigkeit, Übelkeit, Erbrechen und Fieber verursachen. Sind die Gallenwege blockiert, kann das die Symptome einer Gallenstauung hervorrufen.

Diagnose und Behandlung

Ein Arzt veranlaßt Labortests und bildgebende Verfahren, um die Ursache der Gelbsucht zu bestimmen. ■ Wenn das Problem in einer Lebererkrankung, z. B. einer Virushepatitis besteht, wird die Gelbsucht normalerweise verschwinden, wenn sich der Zustand der Leber bessert. Ist das Problem ein blockierter Gallengang, wird dieser üblicherweise so bald wie möglich mit einer offenen oder endoskopischen Operation geöffnet.

Gestaute Galle

Bei einer Cholestase verringert sich der Gallenfluß oder er kommt ganz zum Stillstand.

Der Gallenfluß kann an jedem Punkt zwischen den Leberzellen und dem Zwölffingerdarm (dem oberen Ab-

▲ Siehe Seite 1208
■ Siehe Seite 553

Die wichtigsten klinischen Merkmale einer Lebererkrankung

Gelbsucht

Vergrößerte Leber

Flüssigkeitsansammlung im Bauch (Aszites)

Verwirrung durch Enzephalopathie

Blutung aus Krampfadern der Speiseröhre (Ösophagusvarizen)

Pfortaderhochdruck

Haut
- Spinnenartige Blutgefäße
- Rote Handflächen
- Leuchtendrote Hautfarbe
- Juckreiz

Blut
- Verringerte Anzahl roter Blutkörperchen (Anämie)
- Verringerte Anzahl weißer Blutkörperchen (Leukopenie)
- Verringerte Anzahl von Blutplättchen (Thrombozytopenie)
- Blutungsneigung (Koagulopathie)

Hormone
- Hoher Insulinspiegel, aber wenig Reaktion darauf
- Bei Frauen: Ausbleiben der Menstruation und verringerte Fruchtbarkeit
- Bei Männern: Impotenz und Feminisierung

Herz und Blutgefäße
- Gesteigerte Herzfrequenz und Menge des gepumpten Blutes
- Niedriger Blutdruck

Allgemein
- Müdigkeit
- Schwäche
- Gewichtsverlust
- Appetitlosigkeit
- Übelkeit
- Fieber

schnitt des Dünndarms) beeinträchtigt sein. Obwohl die Galle nicht abfließt, verarbeitet die Leber weiterhin Bilirubin, das in die Blutbahn gelangt. Das Bilirubin wird dann in der Haut abgelagert, in den Harn weitergeleitet und verursacht Gelbsucht. Für die Diagnose und Behandlung werden die Ursachen einer Gallenstauung in zwei Gruppen unterteilt: solche, die ihren Ursprung in der Leber haben, und solche, deren Ursache in den Gallenwegen liegen. Zu den Ursachen in der Leber gehören Hepatitis, Alkohollebersyndrom, primäre biliäre Zirrhose, Medikamentenwirkungen und die Auswirkungen der hormonellen Veränderungen während der Schwangerschaft. Zu den Ursachen außerhalb der Leber zählen Steine im Gallengang, die Verengung (Striktur) eines Gallengangs, Krebs im Gallengang, Bauchspeicheldrüsenkrebs und Entzündung der Bauchspeicheldrüse.

Symptome

Gelbsucht und dunkler Urin beruhen auf zuviel Bilirubin in der Haut beziehungsweise im Urin. Aufgrund eines Bilirubinmangels im Darm ist der Stuhl manchmal hell; er kann auch zuviel Fett enthalten (Steatorrhoe), weil im Darm die Galle fehlt, die die Fettverdauung unterstützt. Der Mangel an Galle im Darm bedeutet auch, daß Kalzium und Vitamin D nicht richtig aufgenommen werden. Wenn die Gallenstauung anhält, kann sich durch den Mangel an diesen Nährstoffen die Knochendichte verringern, was zu Knochenschmerzen und Brüchen führen kann. Auch Substanzen, die für die Blutgerinnung gebraucht werden, werden schlecht aufgenommen; dadurch entsteht eine Blutungsneigung.

Wenn sich Gallenbestandteile im Blut ansammeln, kann das Juckreiz auslösen (mit darauf folgendem Kratzen und Hautschäden). Anhaltende Gelbsucht durch gestaute Galle verursacht eine schlammige Hautfarbe und gelbe Fettablagerungen in der Haut. Die eigentliche Ursache der Gallenstauung bestimmt, ob die Person andere Symptome wie Bauchschmerzen, Appetitlosigkeit, Erbrechen oder Fieber hat.

Diagnose

Um zu ermitteln, ob die Ursache innerhalb der Leber liegt, fragt der Arzt nach den Symptomen einer Hepatitis, starkem Alkoholkonsum oder kürzlich verwendeten Arzneimitteln, die eine Gallenstauung auslösen können. Kleine, in der Haut sichtbare spinnenartige Blutgefäße, eine vergrößerte Milz und Flüssigkeit in der Bauchhöhle (Bauchwassersucht) zeigen an, daß die Leberzellen erkrankt sind. Liegt die Ursache außerhalb der Leber, kann die Person Schüttelfrost haben, Schmerzen von den Gallenwegen oder der Bauchspeicheldrüse her und eine vergrößerte Gallenblase (die der Arzt ertasten kann oder die mit bildgebenden Verfahren zu entdecken ist).

Üblicherweise sind bei Patienten mit gestauter Galle die Blutwerte des Enzyms alkalische Phosphatase sehr hoch. Ein Bluttest, der den Bilirubinspiegel mißt, zeigt zwar an, wie ausgeprägt die Gallenstauung ist, aber nicht ihre Ursache. Ultraschall und Computertomographie (CT) werden fast immer durchgeführt, wenn die Ergebnisse der Bluttests ungewöhnlich hoch sind. Das hilft dem Arzt, zwischen einer Lebererkrankung und einer Verlegung der Gallengänge zu unterscheiden. Wenn die Ursache innerhalb der Leber zu liegen scheint, kann eine Leberbiopsie (Entnahme einer Gewebeprobe zur mikroskopischen Untersuchung) durchgeführt werden. Eine Biopsie begründet normalerweise die Diagnose. Scheint die Ursache in einer Blockade der Gallengänge zu liegen, wird oft ein endoskopisches Verfahren angewandt, um die Art der Verstopfung abzuklären.

Behandlung

Sind die Gallenwege außerhalb der Leber verstopft, werden sie meist operativ oder mit einer therapeutischen Endoskopie (ein Verfahren, bei dem ein biegsames, schlauchförmiges Instrument mit einem optischen System und chirurgischen Zusatzvorrichtungen verwendet wird) eröffnet. Eine Verstopfung innerhalb der Leber kann je nach Ursache auf verschiedene Arten behandelt werden. Ist vermutlich ein Arzneimittel die Ursache, nimmt es der Patient nicht mehr. Wenn eine Hepatitis für die Stauung verantwortlich ist, werden die Gallenstauung und die Gelbsucht verschwinden, wenn die Hepatitis ihren Lauf genommen hat.

Mit Colestyramin, das eingenommen wird, kann der Juckreiz behandelt werden. Dieses Arzneimittel verbindet sich mit bestimmten Gallenprodukten im Darm, so daß sie nicht mehr erneut aufgenommen werden und die Haut reizen können. Wenn die Leber nicht schwer geschädigt ist, kann die Blutgerinnung durch die Einnahme von Vitamin K gefördert werden. Kalzium- und Vitamin-D-Präparate werden oft eingenommen, wenn die Gallenstauung anhält; sie sind aber nicht sehr wirksam, um Knochenkrankheiten vorzubeugen. Wenn mit dem Stuhl zuviel Fett ausgeschieden wird, sollte der Patient vielleicht zusätzlich Triglyzeride einnehmen.

Vergrößerte Leber

Eine Lebervergrößerung (Hepatomegalie) zeigt eine Lebererkrankung an. Trotzdem haben viele Menschen mit einer Leberkrankheit eine normal große oder sogar eine geschrumpfte Leber. Eine vergrößerte Leber verursacht meistens keine Symptome. Ist das Organ aber extrem vergrößert, kann das Bauchschmerzen oder Völlegefühl verursachen. Eine Leber, die sich schnell vergrößert hat, kann sich weich anfühlen. Ein Arzt schätzt die Größe der Leber normalerweise, indem er sie während einer körperlichen Untersuchung durch die Bauchwand abtastet. Dabei bemerkt er auch ihre Beschaffenheit. Die Leber fühlt sich gewöhnlich weich an, wenn sie aufgrund akuter Hepatitis, Fetteinlagerung, Blutstauung oder früherem Verschluß der Gallengänge vergrößert ist. Sie erscheint hart und unregelmäßig, wenn sie wegen einer Leberzirrhose vergrößert ist. Deutliche Knoten weisen meistens auf Krebs hin.

Pfortaderhochdruck

Pfortaderhochdruck ist erhöhter Druck in der Pfortader, der großen Vene, die das Blut vom Darm zur Leber bringt.

Die Pfortader erhält Blut vom ganzen Darm und von Milz, Bauchspeicheldrüse und Gallenblase. Nach dem Eintritt in die Leber verteilt sich das Blut in winzigen Kanälen, die durch die Leber führen. Das Blut, das die Leber verläßt, fließt durch die Lebervene zurück in den allgemeinen Kreislauf. ▲

Zwei Faktoren können den Druck im Pfortadersystem erhöhen: das Volumen des durch die Gefäße fließenden Blutes und erhöhter Widerstand gegen den Blutfluß durch die Leber. In den Industrieländern ist die häufigste Ursache für Pfortaderhochdruck ein durch Leberzirrhose bedingter erhöhter Widerstand gegen den Blutfluß.

Pfortaderhochdruck führt zur Entwicklung venöser Blutgefäße (sogenannte kollaterale Gefäße), die das Pfortadersystem mit dem allgemeinen Kreislauf verbinden und damit die Leber umgehen. Wegen dieser Umgehung können Substanzen, die die Leber normalerweise aus dem Blut entfernt, in den allgemeinen Kreislauf gelangen. Kollaterale Gefäße entwickeln sich an bestimmten Stellen; die wichtigste liegt am unteren Ende der Speiseröhre. Hier schwellen die Gefäße an und krümmen sich – das heißt, sie werden zu Krampfadern (sogenannte Ösophagusvarizen). Diese angeschwollenen Gefäße sind brüchig und bluten leicht, manchmal stark. Andere kollaterale Gefäße können sich um den Nabel und am Mastdarm entwickeln.

Symptome und Diagnose

Durch Pfortaderhochdruck vergrößert sich oft die Milz. Aus der Leber kann Flüssigkeit sickern und die Bauchhöhle dehnen, eine Krankheit, die Bauchwassersucht (Aszites) genannt wird. Krampfadern am unteren Ende der Speiseröhre und in der Magenschleimhaut bluten leicht und manchmal sehr stark. Auch Krampfadern im Mastdarm können bluten, doch das ist viel seltener.

Der Arzt kann normalerweise eine vergrößerte Milz durch die Bauchdecke ertasten. Flüssigkeit kann er durch den geschwollenen Bauch bemerken und indem er beim Abklopfen des Bauches auf ein dumpfes Geräusch achtet. Ultraschall- und Röntgenuntersuchungen liefern viele Informationen über Pfortaderhochdruck. Ultraschall kann verwendet werden, um den Blutfluß in den portalen Blutgefäßen zu untersuchen und kann im Bauch vorhandene Flüssigkeit zeigen. Die vergrößerten Venen können auch mittels Computertomographie (CT) untersucht werden. Der Druck im Pfortadersystem kann direkt gemessen werden, indem eine Nadel durch die Bauchdecke in die Leber oder die Milz eingeführt wird.

Behandlung

Um das Risiko einer Blutung aus den Ösophagusvarizen zu verringern, kann der Arzt versuchen, den Druck in der Pfortader zu senken. Eine Möglichkeit ist die Gabe von Propranolol, einem Arzneimittel gegen Bluthochdruck.

Eine Blutung aus Ösophagusvarizen ist ein medizinischer Notfall. Medikamente wie Vasopressin oder Oktreotid können intravenös verabreicht werden, um die blutenden Venen zusammenzuziehen; der Blutverlust wird mit Transfusionen ausgeglichen. Meist wird eine endoskopische Untersuchung durchgeführt, um zu bestätigen, daß die Blutung aus den Krampfadern kommt. Die Venen können dann mit Gummibändern abgebunden oder mit Chemikalien verödet werden, die durch ein Endoskop (ein biegsamer Beobachtungsschlauch mit chirurgischen Instumenten) eingespritzt werden.

Hält die Blutung an, kann ein Ballonkatheter durch die Nase bis in die Speiseröhre eingeführt werden. Beim Aufblasen des Ballons werden die Krampfadern zusammengedrückt, was üblicherweise die Blutung stoppt. Dauert die Blutung an oder tritt sie immer wieder auf, kann in einer Operation eine Überbrückung (Shunt) zwischen dem portalen venösen System und dem allgemeinen Venensystem gelegt werden. Das senkt den Druck in der Pfortader, weil der Druck im allgemeinen Venensystem viel geringer ist. Es gibt verschiedene Arten solcher portosystemischer Shunt-Operationen. Shunt-Operationen stoppen zwar erfolgreich die Blutung, sind aber relativ gefährlich. Sie erhöhen auch das Risiko einer Funktionsstörung des Gehirns (hepatische Enzephalopathie) durch Leberversagen.

▲ Siehe Kasten, Seite 571

Ursachen von Bauchwassersucht

Lebererkrankungen
- Leberzirrhose, vor allem alkoholbedingte
- Alkoholische Hepatitis ohne Leberzirrhose
- Chronische Hepatitis
- Verstopfung der Lebervene

Andere Erkrankungen als die der Leber
- Herzversagen
- Nierenversagen, vor allem das nephrotische Syndrom
- Konstriktive Perikarditis
- Karzinomatose, bei der der Krebs auf Stellen in der Bauchhöhle übergreift
- Tuberkulose, die die Hüllschicht der Bauchhöhle betrifft
- Verringerte Schilddrüsenaktivität
- Entzündung der Bauchspeicheldrüse

Bauchwassersucht

Bauchwassersucht (Aszites) ist die Ansammlung von Flüssigkeit in der Bauchhöhle.

Bauchwassersucht tritt eher bei langwierigen (chronischen) als bei kurzen (akuten) Krankheiten auf. Sie kommt am häufigsten vor bei Leberzirrhose, vor allem bei alkoholbedingter Leberzirrhose. Bauchwassersucht kann auch bei Erkrankungen wie Krebs, Herzversagen, Nierenversagen und Tuberkulose vorkommen.

Bei Patienten mit einer Lebererkrankung sickert die Flüssigkeit von der Oberfläche der Leber und des Darmes. Verantwortlich ist dafür eine Kombination von Faktoren: Pfortaderhochdruck, verringerte Fähigkeit der Blutgefäße, Flüssigkeit zurückzuhalten, Wasserretention der Nieren und Veränderungen bei verschiedenen Hormonen und chemischen Substanzen, die die Körperflüssigkeiten regulieren.

Symptome und Diagnose
Kleine Flüssigkeitsmengen im Bauch machen normalerweise keine Symptome, große Mengen können aber einen aufgeblähten Bauch, Unwohlsein und auch Kurzatmigkeit verursachen. Wenn ein Arzt den Bauch abklopft, ruft die Flüssigkeit ein dumpfes Geräusch hervor. Enthält der Bauch große Flüssigkeitsmengen, ist er gespannt und der Nabel ist flach oder sogar nach außen gewölbt. Bei manchen Patienten mit Bauchwassersucht schwellen die Fußknöchel an (Ödem).

Wenn unklar ist, ob eine Bauchwassersucht vorliegt oder worauf sie beruht, kann Ultraschall eingesetzt werden. Es kann aber auch eine Flüssigkeitsprobe entnommen werden, indem eine Nadel durch die Bauchwand gestochen wird (diagnostische Parazentese).▲ Labortests können helfen, die Ursache zu bestimmen.

Behandlung
Die grundlegende Behandlung der Bauchwassersucht ist Bettruhe und eine salzarme Ernährung, die normalerweise mit Diuretika kombiniert werden – Arzneimittel, die die Nieren mehr Flüssigkeit ausscheiden lassen. Wenn die Bauchwassersucht das Atmen oder Essen erschwert, kann die Flüssigkeit durch eine Nadel abgezogen werden (therapeutische Parazentese). Die Flüssigkeit sammelt sich aber wieder im Bauch an, wenn der Patient nicht auch ein Diuretikum einnimmt. Oftmals gehen große Mengen Albumin (das wichtigste Bluteiweiß) vom Blut in die Bauchflüssigkeit über, weshalb Albumin intravenös zugeführt werden muß.

Manchmal entwickelt sich ohne ersichtlichen Grund eine Infektion bei Bauchwassersucht, vor allem bei Menschen mit alkoholbedingter Leberzirrhose. Diese Infektion heißt spontane bakterielle Bauchfellentzündung (Peritonitis) und wird mit Antibiotika behandelt.

Hepatische Enzephalopathie

Bei der hepatischen Enzephalopathie (auch portosystemische Enzephalopathie oder Leberkoma) verschlechtert sich die Gehirnfunktion, weil sich giftige Substanzen, die die Leber normalerweise entfernt, nun im Blut ansammeln.

Substanzen, die vom Darm ins Blut aufgenommen werden, passieren die Leber, wo dann Giftstoffe entfernt werden. Bei einem Leberkoma werden die Giftstoffe nicht entfernt, weil die Leberfunktion beeinträchtigt ist. Wenn sich zwischen dem Pfortadersystem und dem allgemeinen Kreislauf Verbindungen gebildet haben (als eine Auswirkung der Lebererkrankung), können manche Gifte die Leber überhaupt umgehen. Eine chirurgische Umgehung (portosystemischer Shunt) zur Korrektur eines Pfortaderhochdrucks kann die gleiche Wirkung haben. Was auch immer die Ursache ist, das Ergebnis ist gleich: Giftstoffe können ins Gehirn gelangen und seine Funktion beeinträchtigen. Es ist nicht genau bekannt, welche Substanzen für das Gehirn giftig sind; hohe Blutspiegel von Eiweißab-

▲ Siehe Seite 482

bauprodukten, wie Ammoniak, scheinen aber eine Rolle zu spielen.

Bei einer Person mit einer langdauernden Lebererkrankung wird die Enzephalopathie meistens durch ein Ereignis wie eine akute Infektion oder einen Alkoholexzeß, der den Leberschaden verstärkt, ausgelöst. Oder sie wird durch einen zu hohen Eiweißkonsum ausgelöst, der den Gehalt von Eiweißabbauprodukten im Blut erhöht. Auch Blutungen im Verdauungstrakt, wie aus Ösophagusvarizen, können die Konzentration von Eiweißabbauprodukten ansteigen lassen, die das Gehirn direkt schädigen. Auch Medikamente – vor allem manche Beruhigungsmittel, Schmerzmittel und Diuretika – können eine Enzephalopathie auslösen. Wenn eine solche Ursache beseitigt wird, kann die Enzephalopathie verschwinden.

Symptome und Diagnose

Die Symptome einer hepatischen Enzephalopathie beruhen auf der verminderten Gehirnfunktion, vor allem auf Bewußtseinsstörungen. In den frühesten Stadien erscheinen leichte Veränderungen im logischen Denken, in der Persönlichkeit und im Verhalten. Die Stimmung kann sich verändern, das Urteilsvermögen kann beeinträchtigt sein. Mit fortschreitender Krankheit wird die Person meistens schläfrig und verwirrt, Bewegungen und Sprechen werden schleppend. Häufig ist sie desorientiert. Ein Patient mit Enzephalopathie kann aufgeregt sein, aber das ist selten. Schließlich kann der Patient das Bewußtsein verlieren und ins Koma fallen.

Bei einem Leberkranken sind die Symptome einer gestörten Gehirnfunktion ein starker Hinweis auf die Diagnose. Es kann auch sein, daß der Atem der Person süß riecht. Wenn sie die Arme ausstreckt, kann sie die Hände nicht ruhig halten und zeigt eine grobe, flatternde Bewegung.

Ein Elektroenzephalogramm (EEG) kann bei der Diagnose einer frühen Enzephalopathie helfen. Sogar in leichten Fällen zeigt es ungewöhnliche Gehirnwellen. Bluttests weisen meistens ungewöhnlich hohe Ammoniakwerte auf.

Behandlung

Der Arzt sucht jede beschleunigende Ursache, wie eine Infektion oder ein Arzneimittel, und versucht, sie zu beseitigen. Er versucht auch, giftige Substanzen aus dem Darm zu entfernen. Eiweiß wird aus der Ernährung ausgeschlossen, oral oder intravenös zugeführte Kohlenhydrate dienen als wichtigste Kalorienquelle. Der synthetische Zucker Laktulose, der eingenommen wird, hat drei positive Effekte: Er verändert den Säuregehalt des Darms und damit die Art der Bakterien, er verringert die Aufnahme von Ammoniak, und er wirkt als Abführmittel. (Es können auch Einläufe gegeben werden.) Gelegentlich kann ein Patient statt Laktulose das Antibiotikum Neomyzin einnehmen. Neomyzin reduziert die Anzahl der Darmbakterien, die normalerweise die Eiweißverdauung unterstützen.

Durch die Behandlung ist die hepatische Enzephalopathie häufig reversibel. Eine vollständige Heilung ist vor allem dann möglich, wenn die Enzephalopathie durch eine reversible Ursache beschleunigt wurde. Für jemanden mit einem schweren Koma als Folge einer akuten Leberentzündung endet die Krankheit jedoch trotz intensivmedizinischer Behandlung oft tödlich.

Leberversagen

Leberversagen ist eine schwere Verschlechterung der Leberfunktion.

Leberversagen kann durch jede Art von Lebererkrankung wie Virushepatitis, Leberzirrhose und Leberschaden durch Alkohol oder Arzneimittel wie Parazetamol entstehen. Bevor die Leber versagt, muß ein großer Teil von ihr geschädigt sein.

Symptome und Diagnose

Ein Patient mit Leberversagen hat meistens Gelbsucht, eine Neigung zu Blutergüssen und Blutungen, Bauchwassersucht, eine Funktionsstörung des Gehirns (hepatische Enzephalopathie) und einen schlechten Allgemeinzustand. Zu den anderen häufigen Symptomen gehören Erschöpfung, Schwäche, Übelkeit und Appetitverlust.

Die klinischen Erscheinungsformen allein liefern schon einen starken Hinweis auf Leberversagen. Bluttests zeigen meistens schwer gestörte Leberfunktionen an.

Behandlung und Prognose

Die Behandlung hängt von der Ursache und den spezifischen klinischen Erscheinungsformen ab. Der Patient erhält meist eine Diät mit genau kontrolliertem Eiweißgehalt: Zuviel Eiweiß kann eine Funktionsstörung des Gehirns verursachen; zuwenig kann zu Gewichtsverlust führen. Der Natriumkonsum wird niedrig gehalten, um die Bauchwassersucht (Aszites) zu behandeln. Alkohol ist gänzlich untersagt, weil er den Leberschaden verschlimmern kann.

Leberversagen ist letztlich tödlich, wenn es nicht behandelt wird oder die Lebererkrankung fortschreitet. Sogar nach einer Behandlung kann es irreversibel sein. Der Patient kann an Nierenversagen (hepatorenales Syndrom) sterben, weil die Leber ausfällt. Eine Lebertransplantation kann, wenn sie rechtzeitig erfolgt, einen Menschen wieder gesund machen; sie eignet sich aber nur für eine Minderheit der Patienten mit Leberversagen.

Fettleber, Leberzirrhose und verwandte Krankheiten

Fettleber, alkoholbedingte Lebererkrankung, Leberzirrhose, primäre biliäre Zirrhose, primäre sklerosierende Cholangitis und Alpha-$_1$-Antitrypsinmangel sind alles Krankheiten, die auf einer Schädigung der Leber zu beruhen scheinen. Viele Faktoren können die Leber schädigen, bei einigen dieser Krankheiten ist die Art der Schädigung unbekannt.

Fettleber

Fettleber ist eine übermäßige Ansammlung von Fett in den Leberzellen.

Manchmal ist die Ursache der Fettleber unbekannt, vor allem bei Neugeborenen. Im allgemeinen sind es die bekannten Ursachen, die die Leber irgendwie schädigen.

Eine Fettleber ruft meistens keine Symptome hervor. Nur selten verursacht sie Gelbsucht, Übelkeit, Erbrechen und Schmerzen.

Eine körperliche Untersuchung, die eine vergrößerte Leber ohne andere Symptome aufdeckt, weist auf eine Fettleber hin. Die Diagnose wird durch eine Leberbiopsie bestätigt, bei der mit einer langen Hohlnadel eine kleine Gewebeprobe zur mikroskopischen Untersuchung entnommen wird.

Allein das Vorhandensein von zuviel Fett in der Leber ist kein ernstes Problem. Die Behandlung zielt auf eine Beseitigung der Ursache oder die Behandlung der Grundkrankheit ab. Die wiederholte Schädigung der Leber durch Gifte, wie Alkohol, kann die Fettleber zur Zirrhose fortschreiten lassen.

Alkoholbedingte Lebererkrankung

Dieser Begriff umfaßt alle Leberschäden, die durch Alkoholmißbrauch resultieren.

Die alkoholbedingte Lebererkrankung ist ein häufiges vermeidbares Gesundheitsproblem. Wieviel und wie oft Alkohol getrunken wird, bestimmt das Risiko und das Ausmaß des Leberschadens. Ein täglicher Alkoholkonsum von etwa zwei Litern Bier, einem Dreiviertelliter Wein oder einem Viertelliter Whisky über 15 Jahre birgt für Männer ein großes Risiko, daß sich eine Leberzirrhose entwickelt. Für Frauen genügt eine deutlich geringere Alkoholmenge. Die Alkoholmenge jedoch, die einen Leberschaden verursacht, ist von Mensch zu Mensch verschieden.

Alkohol kann drei Arten von Lebererkrankungen auslösen: Fettansammlung (Fettleber), Entzündung (Alkoholhepatitis) und Vernarbung (Zirrhose).

Alkohol liefert zudem Kalorien, aber ohne essentielle Nährstoffe, verringert den Appetit und sorgt aufgrund seiner schädlichen Effekte auf Darm und Bauchspeicheldrüse dafür, daß Nährstoffe schlechter aufgenommen werden. In der Folge entwickeln Menschen, die regelmäßig Alkohol trinken, aber nicht richtig essen, einen Zustand der Mangelernährung.

Symptome und Diagnose

Im allgemeinen hängen die Symptome davon ab, wieviel und wie lange schon ein Mensch trinkt. Bei starken Trinkern entstehen die ersten Symptome meistens Mitte 30, schwere Probleme ab 40. Bei Männern kann sich Alkohol ähnlich auswirken wie zu viel Östrogen und zu wenig Testosteron – die Hoden schrumpfen, die Brust vergrößert sich.

Menschen mit einer Fettleber haben meistens keine Symptome. Bei einem Drittel von ihnen ist die Leber vergrößert und manchmal weich.

Eine alkoholbedingte Entzündung der Leber (Alkoholhepatitis) kann zu Fieber, Gelbsucht, einer Erhöhung der weißen Blutkörperchen und einer weichen, schmerzhaften, vergrößerten Leber führen. In der Haut können sich spinnenartige Venen entwickeln.

Menschen mit einer vernarbten Leber (Zirrhose) können einige Symptome oder Kennzeichen einer Alkoholhepatitis haben. Auch Komplikationen der alkoholbedingten Leberzirrhose kommen vor: Pfortaderhochdruck mit vergrößerter Milz, Flüssigkeitsansammlung in der Bauchhöhle (Aszites), Nierenversagen durch Leberversagen (hepatorenales Syndrom), Verwirrung (eines der Hauptsymptome des Leberkomas) oder Leberzellkrebs (Hepatom). Manchmal führt der Arzt eine Leberbiopsie durch, um die Diagnose alkoholbedingte Lebererkrankung zu bestätigen. Dabei wird eine Hohlnadel durch die Haut in die Leber gestochen und ein kleines Gewebestück für eine mikroskopische Untersuchung entnommen. ▲

▲ Siehe Seite 556

Bei Menschen mit alkoholbedingter Lebererkrankung können die Ergebnisse der Leberfunktionstests normal oder verändert sein. Der Blutwert des Enzyms Gamma-Glutamyl-Transferase (Gamma-GT)▲ kann bei Alkoholkranken besonders hoch sein. Ein verräterisches Zeichen ist auch die Neigung, größere rote Blutkörperchen als üblich auszubilden. Die Blutwerte für Blutplättchen können niedrig sein.

Prognose und Behandlung

Wenn der Patient weiter Alkohol trinkt, wird der Leberschaden fortschreiten und wahrscheinlich tödlich sein. Gibt er das Trinken auf, kann sich ein Teil des Leberschadens (außer jenem mit Narbenbildung) zurückbilden, und die Chancen auf ein längeres Leben stehen gut.

Die einzige Behandlung der alkoholbedingten Lebererkrankung ist, keinen Alkohol mehr zu trinken. Das kann äußerst schwierig sein, und die meisten Kranken müssen an einem regulären Entzugsprogramm teilnehmen, wie es z. B. die Anonymen Alkoholiker anbieten. ■

Leberzirrhose

Eine Zirrhose ist die Zerstörung normalen Lebergewebes; dabei umgibt nicht mehr funktionstüchtiges Narbengewebe Gebiete mit funktionierendem Lebergewebe.

Die meisten der häufigen Ursachen von Leberschäden führen zur Zirrhose; die häufigste Ursache ist Alkoholmißbrauch. An chronischen Lebererkrankungen, zu denen auch die Zirrhose gehört, sind 1996 in Deutschland fast 20 000 Menschen gestorben. In weiten Teilen Asiens und Afrikas ist chronische Hepatitis eine Hauptursache der Leberzirrhose.★

Symptome

Viele Menschen mit einer leichten Leberzirrhose haben keine Symptome und erscheinen über Jahre hinweg gesund. Andere sind schwach, haben wenig Appetit, fühlen sich krank und nehmen ab. Wenn der Gallenfluß ständig behindert ist, treten Gelbsucht, Juckreiz und kleine gelbe Hautknötchen auf, vor allem um die Augenlider. Oft entsteht eine Unterernährung, weil die Kranken appetitlos sind und die Aufnahme von Fetten und fettlöslichen Vitaminen gestört ist, da die Produktion von Gallensalzen verringert ist.

Gelegentlich kann ein Patient große Mengen Blut aushusten oder erbrechen, was auf Blutungen aus den Krampfadern am unteren Ende der Speiseröhre (Ösophagusvarizen) beruht. Diese erweiterten Blutgefäße entstehen aufgrund des Bluthochdrucks in den Venen, die vom Darm zur Leber verlaufen. Ein solcher Pfortaderhochdruck● kann zusammen mit einer unzureichenden Leberfunktion zu einer Wasseransammlung im Bauch (Aszites) führen.◆ Auch Nierenversagen und Leberkoma können sich entwickeln.

Andere Symptome einer langdauernden Lebererkrankung wie Muskelschwund, Rötung der Handflächen (Palmarerythem), Beugekontraktur der Finger (Dupuytren-Kontraktur), kleine spinnenartige Venen in der Haut, Brustwachstum bei Männern (Gynäkomastie), Vergrößerung der Speicheldrüsen in den Wangen, Haarausfall, Schrumpfung der Hoden (Hodenatrophie) und Störungen

Ursachen von Fettleber

- Übergewicht
- Diabetes
- Chemikalien und Arzneimittel (wie Alkohol, Kortison, Tetrazykline, Valproinsäure, Methotrexat, Tetrachlorkohlenstoff)
- Unterernährung und mangelhafte Versorgung mit Eiweiß
- Schwangerschaft
- Überdosierung von Vitamin A
- Bypass-Operation des Dünndarms
- Mukoviszidose (wahrscheinlich von Unterernährung begleitet)
- Genetische Defekte im Glykogen-, Galaktose-, Tyrosin- oder Homozysteinstoffwechsel
- Mittelketten-Acyl-CoA-Dehydrogenase-Defekt
- Cholesterinesterasemangel
- Refsum-Syndrom
- Abeta-Lipoproteinämie
- Reye-Syndrom

▲ Siehe Kasten, Seite 554
■ Siehe Seite 441
★ Siehe Seite 569
● Siehe Seite 559
◆ Siehe Seite 560

Ursachen von Leberzirrhose

- Alkoholmißbrauch
- Medikamente
- Chemikalien
- Infektionen (inklusive Hepatitis B und C)
- Autoimmunerkrankungen (u. a. autoimmune chronische Hepatitis)
- Gallengangverschluß
- Ständige Behinderung des Blutflusses aus der Leber (wie bei Budd-Chiari-Syndrom)
- Störungen des Herzens und der Blutgefäße
- Alpha-$_1$-Antitrypsinmangel
- Hohe Galaktosewerte im Blut
- Hohe Tyrosinwerte im Blut bei der Geburt (angeborene Tyrosinose)
- Glykogenspeicherkrankheit
- Diabetes
- Unterernährung
- Angeborene Störung im Kupferstoffwechsel (Wilson-Krankheit)
- Eisenspeicherkrankheit (Hämochromatose)

der Nervenfunktion (periphere Neuropathie) können sich entwickeln.

Diagnose

Eine Ultraschalluntersuchung kann zeigen, daß die Leber vergrößert ist. Eine Leberszintigraphie zeigt, welche Gebiete der Leber funktionieren und welche vernarbt sind. Die Ergebnisse von Leberfunktionstests▲ sind oft normal, weil für die lebenswichtigen chemischen Funktionen nur ein geringer Prozentsatz funktionierender Leberzellen nötig ist. Die definitive Diagnose wird durch die mikroskopische Untersuchung einer Gewebeprobe aus der Leber gestellt.

Prognose und Behandlung

Eine Leberzirrhose schreitet meist fort. Wenn jemand, dessen Alkoholzirrhose noch im Anfangsstadium ist, zu trinken aufhört, stoppt der Vernarbungsprozeß der Leber, aber das bereits entstandene Narbengewebe bleibt. Im allgemeinen ist die Prognose schlechter, wenn ernste Komplikationen – wie Erbrechen von Blut, Bauchwassersucht oder Funktionsstörungen des Gehirns (Enzephalopathie) – aufgetreten sind.

Leberkrebs (hepatozelluläres Karzinom) ist häufiger bei Patienten, deren Leberzirrhose durch eine chronische Infektion mit Hepatitis B oder C, Eisenüberschuß (Hämochromatose) oder langdauernde Glykogenspeicherkrankheit verursacht wird. Leberkrebs kann auch bei Menschen mit Leberzirrhose durch Alkoholmißbrauch auftreten.

Eine Leberzirrhose ist nicht heilbar. Die Behandlung umfaßt das Meiden von giftigen Substanzen wie Alkohol, richtige Ernährung mit zusätzlichen Vitamingaben und die Behandlung auftretender Komplikationen.

Eine Lebertransplantation kann einem Patienten mit fortgeschrittener Zirrhose helfen. Wenn dieser aber weiter Alkohol konsumiert oder die eigentliche Ursache nicht verändert werden kann, wird letztlich auch eine transplantierte Leber eine Zirrhose entwickeln.

Primäre biliäre Zirrhose

Eine primäre biliäre Zirrhose ist eine Entzündung und schließlich Vernarbung und Verstopfung der Gallengänge in der Leber.

Primäre biliäre Zirrhose ist bei Frauen zwischen 35 und 60 Jahren am häufigsten, obwohl sie bei Frauen und Männern in jedem Alter auftreten kann. Die Ursache ist unbekannt, aber die Krankheit kommt häufig bei Menschen mit Autoimmunerkrankungen vor wie rheumatoider Arthritis, Sklerodermie oder Hashimoto-Thyreoiditis.

Primäre biliäre Zirrhose beginnt mit einer Entzündung der Gallengänge in der Leber. Die Entzündung behindert den Gallenfluß aus der Leber, so daß Galle in den Leberzellen bleibt oder in die Blutbahn übertritt. Wenn die Entzündung auf die restliche Leber übergreift, entwickelt sich ein Gitterwerk aus Narbengewebe in der ganzen Leber.

Symptome und Diagnose

Die primäre biliäre Zirrhose beginnt meistens allmählich. Bei der Hälfte der Menschen mit primärer biliärer Zirrhose sind Juckreiz und gelegentliche Müdigkeit die ersten Sym-

▲ Siehe Kasten, Seite 554

ptome, und sie können anderen Symptomen um Monate oder Jahre vorausgehen. Bei der körperlichen Untersuchung wird der Arzt bei der Hälfte der Patienten eine vergrößerte, feste Leber und bei etwa einem Viertel eine vergrößerte Milz ertasten. Etwa 15 Prozent hat kleine gelbe Ablagerungen in der Haut (Xanthome) oder an den Augenlidern (Xanthelasma). Bei etwa zehn Prozent ist die Haut stärker pigmentiert. Weniger als zehn Prozent haben nur Gelbsucht. Andere Symptome können eine Vergrößerung der Fingerenden (Trommelschlegelfinger) sowie ungewöhnliche Veränderungen von Knochen, Nerven und Nieren sein. Der Stuhl kann hell, grau und übelriechend sein. Später können sich alle Symptome und Komplikationen einer Leberzirrhose entwickeln.

Bei mindestens 30 Prozent der Kranken wird die Diagnose gestellt, bevor sie Symptome haben, weil bei einer routinemäßigen Blutuntersuchung abweichende Werte auffallen. Bei mehr als 90 Prozent der Betroffenen finden sich im Blut mitochondriale Antikörper.

Wenn Gelbsucht oder Abweichungen bei den Lebertests offensichtlich sind, ist die endoskopische retrograde Cholangiopankreatikographie (ERCP) ein brauchbares diagnostisches Instrument. Bei diesem Verfahren werden Röntgenaufnahmen gemacht, nachdem durch ein Endoskop ein Kontrastmittel in die Gallengänge gespritzt wurde. ▲ Dieses Verfahren kann zeigen, daß die Gallengänge nicht verschlossen sind, und ermöglicht es dem Arzt, besser die Leber als Problemstelle zu erkennen. Die Diagnose kann mit einer Leberbiopsie ■ bestätigt werden, bei der mit einer Hohlnadel Lebergewebe entnommen und mikroskopisch untersucht wird.

Prognose und Behandlung

Der Verlauf der primären biliären Zirrhose ist sehr unterschiedlich. Zu Beginn wird die Krankheit die Lebensqualität nicht vermindern, ein Patient mit dieser Krankheit hat eine recht gute Prognose. Menschen, deren Krankheit sich langsam verschlechtert, scheinen länger zu leben. Bei manchen verläuft die Krankheit unerbittlich und gipfelt nach ein paar Jahren in schwerer Leberzirrhose. Die Prognose ist schlecht bei Menschen mit einem hohen Bilirubinspiegel im Blut (Gelbsucht). Bei den meisten entwickelt sich eine Osteoporose.

Die Krankheit ist nicht heilbar. Der Juckreiz läßt sich eindämmen, indem Colestyramin eingenommen wird. Die zusätzliche Gabe von Kalzium, Vitamin A, D und K kann notwendig sein, weil sie nicht richtig aufgenommen werden, wenn nicht genügend Galle vorhanden ist. Das Medikament Ursodeoxycholsäure scheint den Verlauf der Krankheit etwas zu mildern und wird im allgemeinen gut vertragen. Eine Lebertransplantation ist die beste Behandlung für jene, die ins Endstadium mit Komplikationen kommen. Die Prognose für die transplantierte Leber ist sehr gut; ungeklärt ist, ob die primäre biliäre Zirrhose in der transplantierten Leber wieder auftritt.

Primäre sklerosierende Cholangitis

Eine primäre sklerosierende Cholangitis ist eine Entzündung und schließlich Vernarbung und Blockierung der Gallengänge innerhalb und außerhalb der Leber.

Bei primärer sklerosierender Cholangitis verengt die Vernarbung die Gallengänge, blockiert sie schließlich und verursacht eine Leberzirrhose. Die Ursache ist unbekannt, wahrscheinlich gibt es aber Bezüge zum Immunsystem. Die Krankheit betrifft am häufigsten junge Männer. Sie tritt gewöhnlich bei Patienten mit chronisch entzündlichen Darmerkrankungen auf, vor allem bei Kolitis ulzerosa.

Symptome und Diagnose

Die Krankheit beginnt für gewöhnlich langsam mit sich verstärkender Müdigkeit, Juckreiz und Gelbsucht. Es können anfallartige Schmerzen im rechten Oberbauch und Fieber auftreten, die von der Entzündung der Gallengänge verursacht werden; sie sind aber ungewöhnlich. Der Betroffene kann eine vergrößerte Leber und Milz haben oder Symptome einer Leberzirrhose. Er kann auch Pfortaderhochdruck, Bauchwassersucht und Leberversagen entwickeln, was tödlich sein kann. Die Diagnose wird gewöhnlich mit endoskopischer retrograder Cholangiopankreatikographie (ERCP) oder perkutaner Cholangiographie gestellt. ★ Bei einer ERCP werden Röntgenaufnahmen gemacht, nachdem ein Kontrastmittel durch ein Endoskop in die Gallengänge gespritzt wurde. Bei einer perkutanen Cholangiographie werden die Röntgenbilder gemacht, nachdem das Kontrastmittel durch die Leber direkt in die Gallengänge gespritzt wurde. Eine mikroskopische Untersuchung einer mit einer Hohlnadel aus dem Lebergewebe gewonnenen Probe (Leberbiopsie) kann notwendig sein, um die Diagnose zu bestätigen.

▲ Siehe Kasten, Seite 555

■ Siehe Seite 556

★ Siehe Kasten, Seite 555

Prognose und Behandlung

Manche Menschen haben über zehn Jahre lang keine Symptome (die Krankheit wurde durch routinemäßige Leberfunktionstests entdeckt). Die primäre sklerosierende Cholangitis verschlechtert sich gewöhnlich allmählich. Medikamente wie Kortison, Azathioprin, Penizillamin und Methotrexat haben sich als nicht sehr wirksam erwiesen und können schwere Nebenwirkungen haben. Der Wert von Ursodeoxycholsäure bleibt unklar. Primäre sklerosierende Cholangitis kann eine Lebertransplantation erforderlich machen – die einzige Heilungsmöglichkeit für die sonst tödliche Krankheit.

Eine wiederkehrende Infektion der Gallengänge (bakterielle Cholangitis) ist eine Komplikation der Krankheit und verlangt eine Behandlung mit Antibiotika. Verengte Gänge können endoskopisch oder chirurgisch erweitert werden. Bei 10 bis 15 Prozent der Patienten mit primärer sklerosierender Cholangitis entwickelt sich ein Krebs der Gallengänge (Gallengangkarzinom). Der Tumor wächst langsam; zur Behandlung gehört ein endoskopisches Verfahren, bei dem Röhrchen in die Gallengänge eingesetzt werden, um die erkrankten Gänge zu eröffnen. Gelegentlich ist eine Operation notwendig.

Alpha-$_1$-Antitrypsinmangel

Bei dieser Krankheit kann ein erblicher Alpha-$_1$-Antitrypsinmangel Lungen- und Lebererkrankungen verursachen.

Alpha-$_1$-Antitrypsin, ein von der Leber produziertes Enzym, kommt im Speichel, Verdauungssaft, Lungensekret, Tränen, Nasensekret und der Gehirn-Rückenmark-Flüssigkeit vor. Das Enzym hemmt die Tätigkeit anderer Enzyme, die Eiweiße abbauen. Ein Mangel an Alpha-$_1$-Antitrypsin ermöglicht es anderen Enzymen, Lungengewebe zu schädigen. Der Mangel im Blut zeigt an, daß die Leber dieses Enzym nicht mehr abgeben kann. Wenn es im Innern der Leberzellen zurückgehalten wird, kann das Schäden, Fibrose (Vernarbung) und Leberzirrhose verursachen.

Symptome und Prognose

Bis zu einem Viertel der Kinder mit Alpha-$_1$-Antitrypsinmangel entwickelt eine Leberzirrhose und Pfortaderhochdruck und stirbt vor dem zwölften Lebensjahr. Ungefähr ein Viertel stirbt mit 20 Jahren. Ein weiteres Viertel hat nur geringe krankhafte Leberveränderungen und lebt bis ins Erwachsenenalter. Die verbleibenden 25 Prozent haben keine Anzeichen einer fortschreitenden Krankheit.

Alpha-$_1$-Antitrypsinmangel ist ungewöhnlich bei Erwachsenen und wird wahrscheinlich, sogar wenn er vorhanden ist, keine Leberzirrhose auslösen. Erwachsene Kranke entwickeln häufiger ein Lungenemphysem, eine Lungenkrankheit, die zu Kurzatmigkeit führt. Schließlich kann sich auch Leberkrebs entwickeln.

Behandlung

Die Therapie mit synthetischem Alpha-$_1$-Antitrypsin hat sich als vielversprechend gezeigt, die Lebertransplantation bleibt aber die einzige erfolgreiche Behandlung. Normalerweise tritt in der transplantierten Leber, die Alpha-$_1$-Antitrypsin produziert, der Leberschaden nicht wieder auf.

Die Behandlung der Erwachsenen richtet sich für gewöhnlich gegen die Lungenkrankheit. Zu den Maßnahmen gehören die Vorbeugung von Infektionen und die Entwöhnung von Rauchern.

KAPITEL 118

Hepatitis

Hepatitis ist eine Entzündung der Leber aufgrund irgendeiner Ursache.

Hepatitis ist häufig die Folge einer Virusinfektion, vor allem mit einem der fünf Hepatitisviren – A, B, C, D oder E. Seltener ist Hepatitis eine Folge anderer Virusinfektionen wie Pfeifferschem Drüsenfieber, Gelbfieber und Zytomegalieinfektion. Die wichtigsten nichtviralen Ursachen von Hepatitis sind Alkohol und Arzneimittel. Hepatitis kann akut (dann dauert sie weniger als sechs Monate) oder chronisch sein; sie kommt auf der ganzen Welt häufig vor.

Der hauptsächliche Verbreitungsweg des **Hepatitis-A-Virus** verläuft vom Stuhl einer Person zum Mund einer anderen. Eine solche Übertragung ist normalerweise das Ergebnis schlechter Hygiene. Durch Trinkwasser und Nahrungsmittel übertragene Epidemien kommen vor allem in Entwicklungsländern häufig vor. Manchmal ist der Verzehr von verunreinigten, rohen Meeresfrüchten verantwortlich. Auch isolierte Erkrankungen, die normalerweise durch den Kontakt von Person zu Person entstehen, gibt es häufig. Die meisten Hepatitis-A-Infektionen verursachen keine Symptome und vergehen unerkannt.

Das **Hepatitis-B-Virus** wird nicht so einfach übertragen wie das Hepatitis-A-Virus. Ein Übertragungsweg ist verseuchtes Blut oder Blutprodukte. Durch Bluttransfusionen geschieht das nur noch selten, seit entsprechende Sicherheitsmaßnahmen getroffen wurden. Hepatitis B wird aber häufig von Drogenabhängigen übertragen, die dieselbe Nadel benutzen, und von heterosexuellen und männlichen homosexuellen Sexualpartnern. Eine schwangere Frau mit Hepatitis B kann bei der Geburt das Virus auf ihr Kind übertragen.

Das Risiko, Hepatitis-B-Viren ausgesetzt zu sein, ist erhöht für Patienten, die sich einer Dialyse unterziehen, oder auf Krebsstationen und für Klinikpersonal, das mit Blut in Kontakt kommt. Ebenso gefährdet sind Personen in geschlossenen Einrichtungen (wie Gefängnis, Einrichtungen für geistig Behinderte), wo ein enger persönlicher Kontakt besteht.

Hepatitis B kann von gesunden Menschen übertragen werden, die chronische Träger des Virus sind. Ungeklärt ist, ob Insektenstiche die Viren übertragen können. Bei vielen Hepatitis-B-Erkrankungen bleibt die Infektionsquelle unbekannt. Im Fernen Osten und Teilen von Afrika ist das Hepatitis-B-Virus für viele Fälle von chronischer Hepatitis, Zirrhose und Leberkrebs verantwortlich.

Das **Hepatitis-C-Virus** verursacht mindestens 80 Prozent der Hepatitiserkrankungen, die durch Bluttransfusionen entstehen, und viele vereinzelte Erkrankungen von akuter Hepatitis. Am häufigsten wird es von Drogenabhängigen übertragen, die dieselbe Nadel verwenden. Eine sexuelle Übertragung ist ungewöhnlich. Das Hepatitis-C-Virus ist für viele Fälle von chronischer Hepatitis und für einige von Zirrhose und Leberkrebs verantwortlich. Aus unbekanntem Grund haben Patienten mit alkoholbedingter Lebererkrankung oft auch Hepatitis C; durch die Kombination der Krankheiten ist der Verlust an Leberfunktion manchmal größer als er durch jede Krankheit allein wäre. Ein kleiner Anteil gesunder Menschen scheint ständiger Träger des Hepatitis-C-Virus zu sein.

Das **Hepatitis-D-Virus** tritt nur als Koinfektion mit dem Hepatitis-B-Virus auf und verschlimmert die Hepatitis-B-Infektion. Drogenabhängige haben ein relativ hohes Risiko.

Das **Hepatitis-E-Virus** verursacht gelegentlich Epidemien, die den Hepatitis-A-Virus verursachten ähnlich sind. Bis jetzt sind diese Epidemien nur in Entwicklungsländern aufgetreten.

Akute Virushepatitis

Eine akute Virushepatitis ist eine Entzündung der Leber, die durch eine Infektion mit einem der fünf Hepatitisviren ausgelöst wird; bei den meisten Menschen beginnt die Entzündung plötzlich und dauert nur ein paar Wochen.

Symptome und Diagnose

Die Symptome einer akuten Virushepatitis sind Appetitlosigkeit, Krankheitsgefühl, Übelkeit, Erbrechen und oft Fieber; in der Regel beginnen sie plötzlich. Bei Rauchern ist die Abneigung gegen Zigaretten ein typisches Symptom. Manchmal entwickeln Patienten, vor allem bei Hepatitis B, Gelenkbeschwerden und Quaddeln (ein juckender, roter Hautausschlag).

Nach ein paar Tagen wird der Urin dunkel, und es kann sich eine Gelbsucht entwickeln. Zu diesem Zeitpunkt verschwinden die meisten Symptome normalerweise wieder, und der Patient fühlt sich besser, obwohl sich die Gelbsucht verschlimmert. Die Symptome einer Gallenstauung ▲ – heller Stuhl und Juckreiz – können sich entwickeln. Die Gelbsucht erreicht meistens nach ein bis zwei Wochen ihren Höhepunkt und klingt dann über zwei bis vier Wochen ab.

Eine akute Virushepatitis wird aufgrund der Symptome und der Ergebnisse der Leberfunktionsprüfung aus dem Blut diagnostiziert. Bei ungefähr der Hälfte der Kranken wird der Arzt die Leber weich und etwas vergrößert finden.

Eine akute Virushepatitis muß von mehreren anderen Krankheiten unterschieden werden, die ähnliche Symptome auslösen. Die früh auftretenden grippeähnlichen Symptome können die anderer Viruserkrankungen, wie Grippe oder Pfeifferschem Drüsenfieber, nachahmen. Fieber und Gelbsucht sind auch Symptome von alkoholbedingter Hepatitis, die bei Menschen, die regelmäßig

▲ Siehe Seite 557

beträchtliche Mengen Alkohol trinken, auftritt.▲ Die spezifische Diagnose einer akuten Virushepatitis kann gestellt werden, wenn Bluttests Viruseiweiße oder Antikörper gegen Hepatitisviren nachweisen.

Prognose

Eine akute Virushepatitis kann von einer leichten grippeähnlichen Erkrankung bis zum tödlichen Leberversagen reichen. Im allgemeinen verläuft eine Hepatitis B schwerer als eine Hepatitis A und ist manchmal, vor allem bei älteren Menschen, tödlich. Der Verlauf einer Hepatitis C ist nicht vorhersehbar: Die akute Erkrankung ist meistens leicht, aber die Leberfunktion kann sich verbessern und dann immer wieder für mehrere Monate verschlechtern.

Ein Patient mit einer akuten Virushepatitis erholt sich meistens ohne Behandlung nach vier bis acht Wochen. Hepatitis A wird so gut wie nie chronisch. Hepatitis B wird bei fünf bis zehn Prozent der Infizierten chronisch und kann leicht oder schwer sein. Bei Hepatitis C ist es am wahrscheinlichsten, daß sie chronisch wird (etwa 75 Prozent). Obwohl Hepatitis C meistens mild und symptomlos verläuft, ist sie ein ernstes Problem, weil etwa 20 Prozent der Betroffenen schließlich eine Leberzirrhose bekommen.

Ein Patient mit akuter Virushepatitis kann zum chronischen Virusträger werden. Als solcher hat er keine Symptome, ist aber immer noch infiziert. Derartiges tritt nur bei Hepatitis-B- und -C-Viren auf, nicht beim Hepatitis-A-Virus. Ein chronischer Träger kann schließlich Leberkrebs bekommen.

Behandlung

Menschen mit ungewöhnlich schwerer akuter Virushepatitis brauchen wahrscheinlich eine Behandlung im Krankenhaus, aber meist ist keine Behandlung notwendig. Nach den ersten Tagen kehrt der Appetit zurück, der Patient muß nicht im Bett bleiben. Ernährung oder Aktivität einzuschränken ist ebenso unnötig wie Vitamingaben. Die meisten Menschen können ohne Bedenken wieder an ihren Arbeitsplatz zurückkehren, wenn die Gelbsucht abklingt, auch wenn die Ergebnisse ihrer Leberfunktionstests noch nicht ganz normal sind.

Vorbeugung

Gute Hygiene hilft, die Ausbreitung von Hepatitis-A-Viren zu verhindern. Da der Stuhl von Patienten mit Hepatitis A infektiös ist, muß das medizinische Personal Stuhlproben mit besonderer Vorsicht behandeln. Das gleiche gilt für das Blut von Patienten jedes Typs akuter Hepatitis. Andererseits brauchen infizierte Personen nicht isoliert zu werden – das hilft wenig gegen die Übertragung von Hepatitis A, und der Übertragung von Hepatitis B oder C beugt es nicht vor.

Das medizinische Personal verringert das Infektionsrisiko bei Bluttransfusionen, indem es unnötige Transfusionen vermeidet und wenn möglich zu einer Eigenblutspende anregt. Die Bestimmungen für Blutspender sollen das Risiko für eine Übertragung von Hepatitis B oder C so gering wie möglich halten; völlig ausschließen läßt es sich jedoch nicht.

Eine Impfung gegen Hepatitis B regt die Immunabwehr des Körpers an und schützt die meisten Menschen gut. Bei Dialysepatienten, Menschen mit Leberzirrhose und solchen mit geschädigtem Immunsystem ist der Schutz durch die Impfung geringer. Die Impfung ist besonders wichtig für Menschen, die einem Infektionsrisiko mit Hepatitis B ausgesetzt sind, allerdings ist sie wirkungslos, wenn die Krankheit einmal ausgebrochen ist. Darum wird immer häufiger die allgemeine Impfung aller Menschen gegen Hepatitis B empfohlen.

Eine Impfung gegen Hepatitis A wird Menschen empfohlen, deren Risiko, sich zu infizieren, groß ist, wie z. B. Reisenden in ein Land, in dem die Krankheit weit verbreitet ist. Gegen Hepatitis C, D und E gibt es keinen Impfstoff.

Ungeimpfte Menschen, die einem Hepatitisrisiko ausgesetzt sind, können zum Schutz ein Antikörperpräparat (Immunglobulin) erhalten. Antikörper sollen sofort vor Virushepatitis schützen, aber das Ausmaß des Schutzes ist je nach Situation unterschiedlich. Menschen, die – vielleicht durch einen unbeabsichtigten Nadelstich – Hepatitis-B-infiziertem Blut ausgesetzt waren, schützt Hepatitis-B-Immunglobulin besser als normales Immunglobulin. Säuglinge von Müttern mit Hepatitis B bekommen Hepatitis-B-Immunglobulin und werden geimpft. Diese Kombination beugt bei etwa 70 Prozent dieser Säuglinge einer chronischen Hepatitis B vor.

▲ Siehe Seite 562

Chronische Hepatitis

Chronische Hepatitis ist eine Entzündung der Leber, die länger als sechs Monate andauert.

Chronische Hepatitis ist viel seltener als akute Hepatitis; sie kann Jahre oder sogar Jahrzehnte dauern. Normalerweise ist sie ziemlich leicht und ruft keine Symptome oder deutliche Leberschäden hervor. Manchmal schädigt die ständige Entzündung aber langsam die Leber und führt schließlich zu Zirrhose und Leberversagen.

Ursachen

Eine häufige Ursache für chronische Hepatitis ist eine Hepatitis-C-Infektion; etwa 75 Prozent der akuten Hepatitis-C-Erkrankungen werden chronisch. Infektionen mit Hepatitis B, manchmal zusammen mit Hepatitis D, verursachen nur einen geringeren Prozentsatz an chronischen Infektionen. Hepatitis-A- und -E-Viren lösen keine chronische Hepatitis aus. Arzneimittel wie Methyldopa, Isoniazid, Nitrofurantoin und möglicherweise Parazetamol können eine chronische Hepatitis verursachen, vor allem wenn sie über längere Zeit eingenommen werden. Die Wilson-Krankheit, eine seltene Erbkrankheit, bei der es zu einer ungewöhnlichen Speicherung von Kupfer kommt ▲, kann bei Kindern und jungen Erwachsenen chronische Hepatitis auslösen.

Niemand weiß genau, warum die gleichen Viren und Arzneimittel bei manchen Menschen chronische Hepatitis auslösen und bei anderen nicht, oder warum sie unterschiedlich schwer verläuft. Eine mögliche Erklärung ist, daß das Immunsystem von Menschen mit chronischer Hepatitis auf die Virusinfektion oder das Arzneimittel überreagiert.

Bei vielen Menschen mit chronischer Hepatitis läßt sich keine offensichtliche Ursache finden. Bei manchen dieser Menschen scheint eine überschießende Reaktion des Immunsystems für die chronische Entzündung verantwortlich zu sein. Diese Autoimmunhepatitis ist bei Frauen häufiger als bei Männern.

Symptome und Diagnose

Etwa ein Drittel der chronischen Hepatitiserkrankungen entsteht nach einer akuten Virushepatitis. Der Rest entwickelt sich schrittweise ohne offensichtliche vorhergehende Krankheit.

Viele Menschen mit chronischer Hepatitis haben überhaupt keine Symptome. Wenn Symptome auftreten, sind es Krankheitsgefühl, wenig Appetit und Erschöpfung. Manchmal hat der Patient etwas Fieber und Oberbauchbeschwerden. Gelbsucht kann auftreten oder auch nicht. Schließlich können sich die Kennzeichen einer chronischen Lebererkrankung entwickeln. Dazu können eine vergrößerte Milz, spinnenartige Blutgefäße in der Haut und Flüssigkeit im Gewebe gehören. Andere Kennzeichen können vor allem bei jungen Frauen mit Autoimmunhepatitis auftreten. Sie können fast jedes Organ betreffen und umfassen Akne, Ausbleiben der Menstruation, Gelenkschmerzen, Vernarbung der Lungen, Entzündung von Schilddrüse und Nieren und Blutarmut.

Obwohl die Symptome und die Ergebnisse der Leberfunktionstests nützliche diagnostische Informationen liefern, ist eine Leberbiopsie (Entnahme einer Gewebeprobe zur mikroskopischen Untersuchung) ■ für eine endgültige Diagnose unbedingt erforderlich. Durch sie kann der Arzt feststellen, wie schwer die Entzündung ist und ob sich eine Vernarbung oder Zirrhose entwickelt hat. Die Biopsie kann auch die eigentliche Ursache der Hepatitis aufdecken.

Prognose und Behandlung

Viele Menschen leben jahrelang mit einer chronischen Hepatitis, ohne einen fortschreitenden Leberschaden zu entwickeln. Bei anderen verschlechtert sich die Krankheit schrittweise. Wenn das geschieht und die Krankheit auf einer Infektion mit Hepatitis-B- oder -C-Viren beruht, kann die antivirale Substanz Alfa-Interferon die Entzündung stoppen. Das Arzneimittel ist aber teuer, Nebenwirkungen sind häufig, und die Hepatitis neigt nach dem Absetzen der Behandlung dazu, wieder aufzutreten. Diese Behandlung ist daher ausgewählten Patienten vorbehalten.

Die Autoimmunhepatitis wird normalerweise mit Kortison, manchmal zusammen mit Azathioprin behandelt. Diese Medikamente unterdrücken die Entzündung, vertreiben die Symptome und verlängern die Lebensdauer. Trotzdem kann sich die Vernarbung (Fibrose) in der Leber langsam verschlechtern. Wird die Therapie abgebrochen, führt das meistens zu einem Rückfall, die meisten Patienten müssen die Medikamente daher ständig einnehmen. Über die Jahre hinweg entstehen bei etwa der Hälfte der Patienten mit Autoimmunhepatitis Leberzirrhose, Leberversagen oder beides.

▲ Siehe Seite 658

■ Siehe Seite 556

Wenn ein Medikament im Verdacht steht, Hepatitis zu verursachen, sollte es der Patient absetzen. Dadurch kann die chronische Hepatitis wieder vergehen.

Ohne Rücksicht auf die Ursache oder die Art der chronischen Hepatitis erfordern alle Komplikationen – wie Flüssigkeitsansammlung in der Bauchhöhle (Aszites)▲ oder Enzephalopathie (gestörte Gehirnfunktion)■ – eine Behandlung.

KAPITEL 119

Erkrankungen der Blutgefäße der Leber

Ein Viertel ihrer Blutversorgung erhält die Leber von der Leberarterie, die vom Herzen kommt. Die restlichen drei Viertel ihrer Blutversorgung stammen von der Pfortader, die alles venöse Blut, das aus dem Bauchraum zurückfließt, sammelt. Dieses Blut aus dem Darm enthält verdaute Nahrungsbestandteile, welche die Leber verarbeiten soll.

Das Blut verläßt die Leber durch die Lebervene. Dieses Blut ist eine Mischung aus dem Blut der Leberarterie und dem Blut der Pfortader. Die Lebervene mündet in die Hohlvene – die größte Vene im Körper –, die sich dann ins Herz entleert.

Fehlbildungen der Leberarterie

Für bestimmte Teile der Leber, vor allem für das Stützgewebe und die Wände der Gallengänge, ist die Leberarterie die einzige Blutversorgung. Eine Verengung oder Blockierung der Arterie oder ihrer Zweige kann in diesen Gebieten beträchtlichen Schaden anrichten. Der Durchfluß durch die Arterie kann durch eine Verletzung, z. B. eine Schußwunde, durch einen chirurgischen Eingriff oder ein Blutgerinnsel unterbrochen sein. Blutgerinnsel werden im allgemeinen durch eine Entzündung der Arterienwand (Arteriitis) oder durch die Infusion von Zytostatika oder andere giftige oder reizende Substanzen verursacht.

Aneurysmen können auch die Leberarterie betreffen. Ein Aneurysma ist eine Ausbuchtung an einer Schwachstelle in einer Arterie; ein Aneurysma in der Leberarterie wird normalerweise durch Infektion, Arteriosklerose, Verletzung oder Panarteriitis nodosa ausgelöst. Ein Aneurysma, das auf einen benachbarten Gallengang drückt, kann diesen verengen oder sogar blockieren; eine Gelbsucht kann sich entwickeln, weil sich die Galle von der Leber zurückstaut. Drei Viertel dieser Aneurysmen brechen auf und verursachen oft massive Blutungen. Ein Aneurysma kann behandelt werden, indem ein Katheter in die Leberarterie eingeführt und eine Substanz eingespritzt wird, die die Arterienwände miteinander verkleben läßt. Wenn diese Embolisierung versagt, wird die Arterie operativ repariert.

Venenverschlußkrankheit

Die Venenverschlußkrankheit ist eine Verstopfung der kleinen Venen in der Leber.

Die Venenverschlußkrankheit kann in jedem Alter auftreten, aber Kinder zwischen dem ersten und dem dritten Lebensjahr sind besonders anfällig, weil sie kleinere Blutgefäße haben. Die Blockade kann durch Arzneimittel und andere für die Leber giftige Substanzen entstehen wie Dimethylnitrosamin, Aflatoxin und Zytostatika wie Azathioprin. Eine Strahlentherapie kann ebenso wie Antikörper, die bei der Abstoßung eines Lebertransplantats entstehen, eine Verstopfung der kleinen Venen auslösen.★ Diese verursacht einen Blutstau in der Leber und verringert ihre Blutversorgung. Die ungenügende Blutversorgung schädigt wiederum die Leberzellen.

▲ Siehe Seite 560

■ Siehe Seite 560

★ Siehe Seite 832

Blutversorgung der Leber

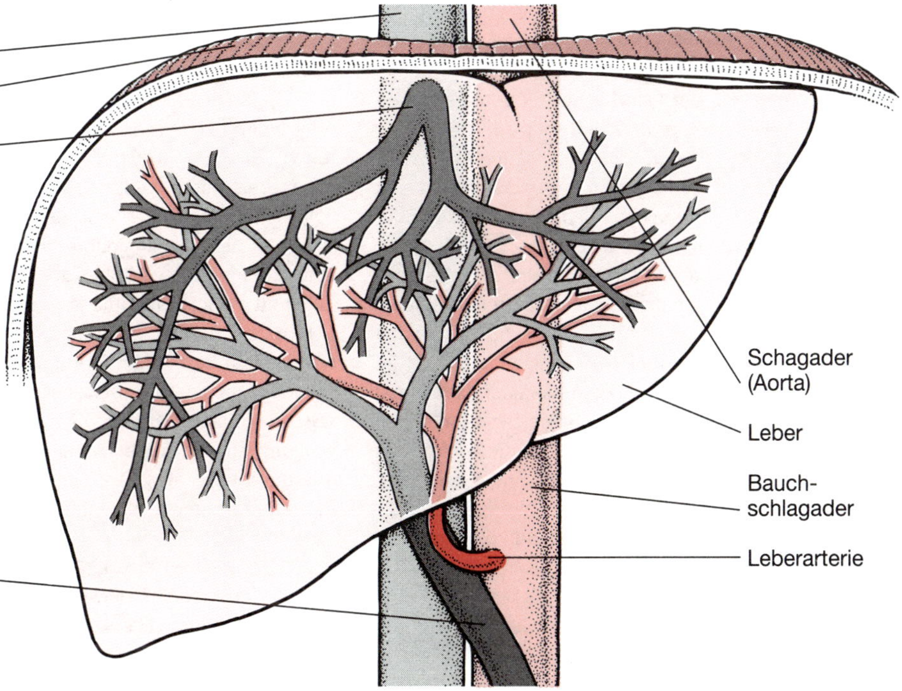

Symptome, Prognose und Behandlung

Durch die Verstopfung der kleinen Venen schwillt die Leber an; dadurch wird sie druckempfindlich. Von der Oberfläche der geschwollenen Leber kann Flüssigkeit tropfen, sich im Bauchraum sammeln und eine Bauchwassersucht hervorrufen. ▲ Der Blutrückstau in der Leber erhöht den Druck in der Pfortader (Pfortaderhochdruck) ■ und in den Venen, die in die Pfortader münden. Der höhere Druck kann Krampfadern in der Speiseröhre (Ösophagusvarizen) entstehen lassen, die aufreißen und bluten können. Normalerweise verschwindet eine Venenblockade schnell, und der Patient erholt sich mit oder ohne Behandlung. Manche Menschen sterben aber an Leberversagen. ★ Bei anderen bleibt der Druck in der Pfortader hoch, und der Schaden führt zur Leberzirrhose. ● Die einzige Behandlung besteht darin, die Substanz oder das Arzneimittel, das die Blockade verursacht hat, nicht mehr zu nehmen. Der genaue Verlauf der Erkrankung hängt vom Ausmaß des Schadens ab und ob er wieder auftritt.

Budd-Chiari-Syndrom

Das Budd-Chiari-Syndrom ist eine seltene Krankheit, die meistens durch Blutgerinnsel ausgelöst wird, die vollständig oder teilweise die großen Venen verstopfen, die von der Leber wegführen.

Die Ursache des Budd-Chiari-Syndroms ist meistens unbekannt. Manchmal gibt es bei dem Betroffenen Bedingungen, die die Wahrscheinlichkeit erhöhen, daß sich Blutgerinnsel bilden – z. B. Schwangerschaft oder Sichelzellenerkrankung. Nur selten sind die Venen nicht blockiert, sondern fehlen vielmehr aufgrund eines angeborenen Defekts. Weniger als ein Drittel der Menschen mit

▲ Siehe Seite 560
■ Siehe Seite 559
★ Siehe Seite 561
● Siehe Seite 563

Budd-Chiari-Syndrom überlebt ein Jahr ohne wirksame Behandlung.

Symptome und Diagnose

Die Symptome des Budd-Chiari-Syndroms können plötzlich beginnen und verheerend sein, meistens setzen sie aber allmählich ein. Die Leber schwillt an und wird weich. Flüssigkeit tropft von der Oberfläche der geschwollenen Leber in die Bauchhöhle. Bauchschmerzen und leichte Gelbsucht können auftreten. Die Blutansammlung in der Leber erhöht den Druck in der Pfortader ▲, obwohl sich die Folgen, wie eine Blutung aus Ösophagusvarizen, über Wochen oder Monate nicht entwickeln.

Nach einigen Monaten können Gelbsucht, Fieber und andere Symptome von Leberversagen auftreten. Manchmal vergrößern sich die Blutgerinnsel so sehr, daß sie den unteren Teil der größten Vene, die ins Herz eintritt, (die untere Hohlvene) blockieren. Diese Blockade verursacht beträchtliche Schwellungen in den Beinen und im Bauch.

Die charakteristischen Symptome sind die wichtigsten Hinweise für die Diagnose. Röntgenaufnahmen der Venen nach der Injektion eines Kontrastmittels können den genauen Ort der Verstopfung aufzeigen. Auch eine Kernspintomographie kann bei der Diagnose helfen. Eine Leberbiopsie (bei der mit einer Nadel aus der Leber eine Gewebeprobe für eine mikroskopische Untersuchung entnommen wird) und Ultraschallaufnahmen können helfen, das Budd-Chiari-Syndrom von anderen Krankheiten zu unterscheiden.

Behandlung

Wenn die Vene eher verengt als verstopft ist, können Mittel zur Blut»verdünnung« oder solche, die die Gerinnsel auflösen, angewandt werden. Manchmal kann eine Operation durchgeführt werden, um die Pfortader mit der Hohlvene zu verbinden; diese Umgehung kann die Pfortader vom hohen Druck entlasten. Die effektivste Behandlung kann jedoch eine Lebertransplantation sein.

▲ Siehe Seite 559

■ Siehe Seite 1154

Pfortaderthrombose

Bei der Pfortaderthrombose ist die Pfortader durch ein Blutgerinnsel verstopft.

Die Verstopfung kann durch Zirrhose oder Leber-, Bauchspeicheldrüsen- oder Magenkrebs verursacht werden. Oder sie kann durch eine Entzündung der Gallengänge (Cholangitis), der Bauchspeicheldrüse (Pankreatitis) oder einen Leberabszeß ausgelöst werden. Bei Neugeborenen kann die Pfortaderthrombose von einer Infektion des Nabels stammen. Eine Pfortaderthrombose kann bei Schwangeren auftreten, vor allem bei jenen mit Eklampsie. Zu dieser Störung gehören Bluthochdruck, Eiweiß im Urin, Einlagerung von Flüssigkeit im Gewebe, Krampfanfälle und manchmal Koma. ■

Pfortaderthrombose kann bei jeder Krankheit auftreten, bei der sich Blut in der Pfortader zurückstaut, wie Budd-Chiari-Syndrom, chronisches Herzversagen oder chronische konstriktive Perikarditis. Auch eine ungewöhnliche Neigung zu verstärkter Blutgerinnung kann eine Pfortaderthrombose auslösen. Oft läßt sich die Ursache der Pfortaderthrombose nicht finden.

Symptome und Diagnose

Da die Pfortader drei Viertel der Blutversorgung der Leber sichert, kann es die Leberzellen schädigen, wenn die Vene teilweise oder völlig verstopft ist – je nachdem, wo das Gerinnsel sitzt, wie groß es ist und wie schnell es sich entwickelt. Die Verstopfung erhöht den Druck in der Pfortader und in den anderen Venen, die in sie einmünden. Die Venen in der Speiseröhre vergrößern sich. Oft ist eine Blutung aus Krampfadern am unteren Ende der Speiseröhre (Ösophagusvarizen) das erste Symptom einer Pfortaderthrombose. Dadurch wird Blut ausgehustet oder erbrochen. Die Milz vergrößert sich üblicherweise, vor allem bei Kindern mit dieser Krankheit. Ein Arzt wird dann eine vergrößerte Milz ertasten, die weich sein kann.

Bei etwa einem Drittel der Menschen mit Pfortaderthrombose entwickelt sich die Verengung langsam; es entstehen andere Blutgefäße (kollaterale Gefäße) um die Blockade herum, und schließlich öffnet sich die Pfortader wieder. Obwohl sie wieder geöffnet ist, kann der Pfortaderhochdruck weiterbestehen.

Wenn jemand einen Pfortaderhochdruck hat und die mikroskopische Untersuchung einer Gewebeprobe aus der Leber normale Zellen zeigt, handelt es sich wahrscheinlich um eine Pfortaderthrombose. Ultraschall oder Computertomographie kann die Verengung zeigen. Die Diagnose wird durch eine Angiographie bestätigt – diese

Röntgenaufnahme zeigt Bilder der Vene nach dem Einspritzen eines Kontrastmittels in die Pfortader.

Behandlung

Die Behandlung zielt darauf ab, den Druck in der Pfortader zu verringern und einer Blutung aus den Krampfadern in der Speiseröhre vorzubeugen. Ein Arzt kann zunächst versuchen, die Krampfadern mit einem Gummiband abzubinden oder in sie durch ein Endoskop (ein biegsamer Beobachtungsschlauch mit chirurgischen Instrumenten) Chemikalien einzuspritzen. Eine Operation kann notwendig sein, um die Pfortader mit der Hohlvene zu verbinden (Shunt); dadurch umgeht das Blut die Leber, und der Druck in der Pfortader verringert sich. Diese Operation erhöht aber das Risiko einer hepatischen Enzephalopathie (Leberkoma, Hirnschaden durch Lebererkrankung). ▲

Störungen in den Blutgefäßen durch andere Krankheiten

Durch schweres Herzversagen kann sich der Druck in den von der Leber wegführenden Venen erhöhen. Dieser erhöhte Druck kann zu einem Leberschaden führen. Wird das Herzversagen behandelt, kann oft auch die Leber wieder normal funktionieren.

Bei der Sichelzellenerkrankung verstopfen ungewöhnlich geformte rote Blutkörperchen die Blutgefäße in der Leber und verursachen einen Leberschaden.

Die hämorrhagische Teleangiektasie (Osler-Rendu-Weber-Krankheit) ■ ist eine Erbrankheit, die die Leber betreffen kann. Dann entstehen in der Leber kleine Gebiete, in denen die Blutgefäße ungewöhnlich weit sind (Teleangiektasien). Diese Blutgefäße schaffen Kurzschlüsse (Shunts) zwischen Arterien und Venen. Die Shunts können schweres Herzversagen auslösen, das die Leber weiter schädigen und vergrößern kann. Dieser kurzgeschlossene Blutfluß erzeugt auch ein ständiges rauschendes Geräusch, das man mit einem Stethoskop hören kann. Teile der Leber sind vernarbt (Leberzirrhose und Fibrose), und es gibt gutartige Tumore aus Blutgefäßen (Hämangiome).

KAPITEL 120

Lebertumore

Lebertumore können gutartig (benigne) oder bösartig (maligne) sein. Bösartige Tumore können in der Leber entstehen, oder sie können sich von anderen Körperteilen auf die Leber ausbreiten (metastasieren). Krebs, der in der Leber entsteht, wird primärer Leberkrebs genannt; der Streuherd eines Krebses von einer anderen Stelle des Körpers wird metastasierender Krebs genannt. Der Großteil der Leberkrebse sind Metastasen.

Gutartige Lebertumore sind relativ häufig, verursachen aber meistens keine Symptome. Die meisten werden bei einer Ultraschallaufnahme, Computertomographie (CT) oder Kernspintomographie aus einem anderen Grund entdeckt. Durch manche dieser Tumore vergrößert sich die Leber oder blutet in die Bauchhöhle hinein. Meist arbeitet die Leber normal; darum sind die Leberenzyme im Bluttest normal oder nur leicht erhöht.

Leberzelladenom

Ein hepatozelluläres Adenom ist ein häufiger gutartiger Tumor der Leber.

Hepatozelluläre Adenome treten hauptsächlich bei Frauen im gebärfähigen Alter auf, wahrscheinlich weil die »Pille« das Risiko für diese Art von Gewächs erhöht. Da diese Tumore in der Regel keine Symptome verursachen, bleiben die meisten unentdeckt. Ein Adenom bricht selten durch und blutet in die Bauchhöhle, was eine Notoperation erfordert. Durch hormonelle Empfängnisverhü-

▲ Siehe Seite 560

■ Siehe Seite 751

tungsmittel ausgelöste Adenome verschwinden oft, wenn die Frau diese Mittel absetzt. Nur extrem selten kann ein Adenom bösartig werden.

Hämangiom

Ein Hämangiom ist ein gutartiger Tumor, der sich aus vielen veränderten Blutgefäßen zusammensetzt.

Geschätzte ein bis fünf Prozent der Erwachsenen haben kleine Leberhämangiome, die keine Symptome verursachen. Diese Tumore werden meist zufällig bei einer Ultraschalluntersuchung oder Computertomographie entdeckt. Sie erfordern keine Behandlung. Bei Kleinkindern verursachen große Hämangiome gelegentlich Symptome wie verbreitete Blutgerinnsel und Herzversagen, die dann zu ihrer Entdeckung führen. Dann kann eine Operation erforderlich sein.

Hepatozelluläres Karzinom

Ein hepatozelluläres Karzinom ist ein Krebs, der in den Leberzellen beginnt.

Hepatozelluläre Karzinome sind die häufigste Krebsart, die in der Leber entsteht (primärer Leberkrebs). In bestimmten Gegenden Afrikas und Südostasiens ist er häufiger als metastasierender Leberkrebs und ist eine bedeutende Todesursache. In diesen Gebieten sind chronische Hepatitis-B-Infektionen weit verbreitet, was das Risiko für solche Karzinome um mehr als das Hundertfache erhöht. Auch eine chronische Hepatitis-C-Infektion erhöht das Risiko für diesen Krebs. Schließlich lösen bestimmte krebserregende Substanzen (Karzinogene) Leberzellkrebs aus. Zu den gefährlichsten krebserregenden Stoffgruppen gehören die Aflatoxine; sie werden von bestimmten Schimmelpilzen produziert, die auf verschimmelten Lebensmitteln vorkommen.

In den Industriestaaten sind die meisten Patienten mit Leberzellkrebs Alkoholkranke mit langdauernder Leberzirrhose. Auch andere Arten von Zirrhose werden mit Leberzellkrebs in Verbindung gebracht, allerdings ist das Risiko bei primärer biliärer Zirrhose geringer als bei anderen Arten.

Das fibrolamelläre Karzinom ist eine seltene Art von Leberzellkrebs, der meistens relativ junge Erwachsene betrifft. Dieses Karzinom wird nicht durch Leberzirrhose, Hepatitis-B- oder -C-Infektion oder andere bekannte Risikofaktoren verursacht.

▲ Siehe Kasten, Seite 554

■ Siehe Seite 556

Symptome

Die ersten Symptome eines Leberzellkrebses sind meistens Bauchschmerzen, Gewichtsverlust und eine große Masse, die im rechten Oberbauch ertastet werden kann. Im anderen Fall kann jemand, der schon lange eine Leberzirrhose hat, unerwartet schwer erkranken. Fieber ist häufig. Manchmal sind die ersten Symptome akute Bauchschmerzen und Schock, die durch ein Bersten oder eine Blutung des Tumors ausgelöst werden.

Diagnose

Bei Patienten mit Leberzellkrebs sind die Blutwerte für Alpha-Fetoprotein normalerweise hoch.▲ Manchmal zeigen die Bluttests niedrige Glukosewerte oder hohe Werte für Kalzium, Lipide oder rote Blutkörperchen.

Zuerst geben die Symptome nicht viele Anhaltspunkte für die Diagnose. Wenn sich die Leber aber tastbar vergrößert, kann ein Arzt die Diagnose vermuten, vor allem wenn der Patient eine langdauernde Leberzirrhose hat. Manchmal kann der Arzt mit einem Stethoskop über der Leber rauschende (Lebergeräusche) und kratzende Geräusche (Reiben) hören.

Die Untersuchung des Bauches mit Ultraschall und Computertomographie kann manchmal einen Krebs entdecken, der noch keine Symptome zeigt. In Ländern wie Japan, wo das Hepatitis-B-Virus häufig ist, werden infizierte Menschen mit Ultraschall auf Leberkrebs untersucht. Eine hepatische Arteriographie (Röntgenaufnahme nach dem Einspritzen eines Kontrastmittels in die Leberarterie) kann Leberzellkarzinome sichtbar machen. Diese Untersuchungsmethode ist besonders nützlich vor einer operativen Entfernung des Krebses, weil sie dem Chirurgen die genaue Position der Leberblutgefäße zeigt.

Eine Leberbiopsie, bei der aus der Leber eine Gewebeprobe für eine mikroskopische Untersuchung entnommen wird■, kann die Diagnose bestätigen. Das Risiko einer Blutung oder anderen Verletzung während einer Leberbiopsie ist im allgemeinen gering.

Prognose und Behandlung

Die Prognose für Patienten mit einem Leberzellkrebs ist meistens schlecht, weil der Tumor zu spät entdeckt wird. Gelegentlich kann es einem Patienten mit einem kleinen Tumor nach einer operativen Entfernung sehr gutgehen.

Andere primäre Leberzellkarzinome

Ein Gallengangkarzinom ist ein Krebs, der in der obersten Zellschicht der Gallenwege in der Leber oder den Gallengängen entsteht. Im Orient kann teilweise ein Befall mit Leberegeln für diesen Krebs verantwortlich sein. Patienten mit langdauernder Kolitis ulzerosa und sklerosierender Gallengangentzündung entwickeln manchmal ein Gallengangkarzinom.

Ein **Hepatoblastom** ist eines der häufigeren Krebsarten bei Säuglingen. Gelegentlich tritt es bei älteren Kindern auf und kann Gonadotropine bilden, Hormone, die zu einer verfrühten Pubertät führen. ▲ Ein Hepatoblastom wird meistens wegen eines schlechten Allgemeinzustands und einer großen Masse im rechten Oberbauch entdeckt.

Ein **Angiosarkom** ist ein seltener Krebs, der in den Blutgefäßen der Leber entsteht. Ein Angiosarkom kann durch den Kontakt mit Vinylchlorid am Arbeitsplatz ausgelöst werden.

Diagnose und Behandlung

Gallengangkarzinome, Hepatoblastome und Angiosarkome können nur durch eine Leberbiopsie diagnostiziert werden, bei der aus der Leber eine Gewebeprobe für eine mikroskopische Untersuchung entnommen wird. ■ Eine Behandlung hat meistens nur einen geringen Wert, die meisten Patienten sterben innerhalb weniger Monate nach der Entdeckung des Tumors. Wenn der Krebs aber relativ früh entdeckt wird, kann der Tumor operativ entfernt werden, was Hoffnung auf ein langfristiges Überleben gibt.

Lebermetastasen

Lebermetastasen sind Tumore, die sich von anderen Stellen im Körper auf die Leber ausgebreitet haben.

Lebermetastasen stammen am häufigsten von einem Krebs der Lunge, der Brust, des Dickdarms, der Bauchspeicheldrüse oder des Magens. Leukämie und andere Blutzellkrebsarten, wie Lymphome, können die Leber einbeziehen. Manchmal ist die Entdeckung einer Lebermetastase das erste Anzeichen, daß ein Mensch Krebs hat.

Symptome

Oft gehören zu den ersten Symptomen Gewichtsverlust und Appetitlosigkeit. Normalerweise ist die Leber vergrößert und hart. Fieber kann auftreten. Gelegentlich ist die Milz vergrößert, vor allem wenn der Krebs in der Bauchspeicheldrüse entstanden ist. Der Bauch kann durch Flüssigkeit aufgebläht sein (Bauchwassersucht). ★ Zuerst ist keine oder nur eine leichte Gelbsucht vorhanden, solange der Krebs die Gallengänge nicht verstopft. In den Wochen, bevor der Patient stirbt, verschlechtert sich die Gelbsucht immer mehr. Der Patient kann auch verwirrt und benommen werden, weil sich Giftstoffe im Gehirn ansammeln; diese Krankheit wird hepatische Enzephalopathie genannt. ●

Diagnose

Im letzten Krankheitsstadium kann der Arzt Lebermetastasen meistens ziemlich leicht diagnostizieren, aber im Frühstadium ist die Diagnose schwierig. Ultraschall, Computer- und Kernspintomographie können den Krebs sichtbar machen, aber diese Aufnahmen können kleine Tumore nicht immer entdecken oder einen Tumor von einer Leberzirrhose und anderen Störungen unterscheiden. Die Tumore verursachen oft eine Fehlfunktion der Leber, die mit Bluttests entdeckt werden kann.

Eine Leberbiopsie, bei der mit einer Nadel aus der Leber eine kleine Gewebeprobe für eine mikroskopische Untersuchung entnommen wird, bestätigt die Diagnose nur in etwa 75 Prozent der Fälle. Ultraschall wird verwendet, um das Einstechen der Biopsienadel zu kontrollieren; dadurch erhöht sich die Wahrscheinlichkeit, bösartiges Gewebe zu gewinnen. Eine Gewebeprobe läßt sich auch gewinnen, indem der Arzt die Leber durch ein Laparoskop (ein biegsamer Schlauch mit optischem System und Instrumenten, der durch die Bauchdecke eingeführt wird) betrachtet.

Leukämie wird meistens aufgrund der Ergebnisse von Blut- und Knochenmarkuntersuchungen diagnostiziert. Normalerweise ist keine Leberbiopsie notwendig.

Behandlung

Je nach der Art des Krebses können Zytostatika den Tumor zeitweise schrumpfen lassen und das Leben verlängern, aber sie heilen den Krebs nicht. Zytostatika können in die Leberarterie gespritzt werden, die die Medikamente dann in hoher Konzentration direkt zu den Krebszellen in der Leber bringt. Diese Technik läßt den Tumor eher schrumpfen, und sie hat weniger Nebenwirkungen, aber es gibt keinen Beweis, daß sie lebensverlängernd wirkt. Strahlentherapie der Leber kann manchmal schwere Schmerzen verringern, hat aber wenig anderen Nutzen.

Wenn nur ein einziger Tumor in der Leber gefunden wird, kann er operativ entfernt werden, vor allem wenn er von einem Darmkrebs stammt. Nicht alle Experten halten diese Operation aber für lohnend. Bei den meisten Patienten mit ausgedehntem Krebs kann der Arzt nur die Symptome lindern.

▲ Siehe Seite 1253
■ Siehe Seite 556
★ Siehe Seite 560
● Siehe Seite 560

Gallenblasenerkrankungen

Die Gallenblase ist ein kleines birnenförmiges Organ, das unterhalb der Leber liegt. Sie speichert die Galle, einen von der Leber erzeugten grünlich-gelben Verdauungssaft, bis sie im Verdauungstrakt gebraucht wird. Galle besteht aus Gallensalzen, Mineralien, Bilirubin, Cholesterin und Fetten (Lipide). Die Gallenflüssigkeit macht Cholesterin, Fette und Vitamine in fetthaltigen Nahrungsmitteln leichter löslich, so daß der Körper sie besser aufnehmen kann. Gallensalze regen den Dickdarm an, Wasser und andere Salze abzugeben, was hilft, den Darminhalt zu bewegen und auszuscheiden. Bilirubin, ein Abbauprodukt, das aus den Überresten verbrauchter roter Blutkörperchen besteht, wird mit der Galle ausgeschieden. Auch die Abbauprodukte von Medikamenten und die von der Leber verarbeiteten Produkte des Stoffwechsels werden mit der Galle ausgeschieden.

Die Galle fließt von den engen Sammelgängen in der Leber in den linken und rechten Lebergallengang, dann in den gemeinsamen Gallengang und dann in den größeren Hauptgallengang.▲ Etwa die Hälfte der zwischen den Mahlzeiten abgesonderten Galle fließt direkt durch den Hauptgallengang in den Dünndarm. Die andere Hälfte wird vom Lebergallengang durch den Gallenblasengang in die Gallenblase geleitet, wo die Galle gespeichert wird. In der Gallenblase werden bis zu 90 Prozent des Wassers aus der Gallenflüssigkeit ins Blut aufgenommen, so daß in der Gallenblase eine konzentrierte Lösung aus Gallensalzen, fettähnlichen Bestandteilen und Natrium zurückbleibt. Wenn Nahrung in den Dünndarm gelangt, regt eine Reihe von Hormon- und Nervensignalen die Gallenblase dazu an, sich zusammenzuziehen und einen Schließmuskel, den Oddi-Sphinkter, zu öffnen. Dann fließt die Galle aus der Gallenblase in den Dünndarm, um sich mit dem Nahrungsbrei zu vermischen und ihre Verdauungsfunktionen zu erfüllen.

Ein Großteil der in der Gallenblase gespeicherten Gallensalze wird in den Dünndarm abgegeben, doch etwa 90 Prozent dieser Gallensalze werden durch die Wand des unteren Dünndarms wieder ins Blut aufgenommen. Die Leber entzieht dem Blut die Gallensalze und sondert sie wieder in die Gallenflüssigkeit ab. Die Gallensalze im Körper durchlaufen diesen Kreislauf etwa zehn- bis zwölfmal pro Tag. Jedesmal gelangen kleine Mengen Gallensalze in den Dickdarm, wo sie von den Bakterien aufgespalten werden. Manche Gallensalze werden im Dickdarm wieder aufgenommen; der Rest wird mit dem Stuhl ausgeschieden.

▲ Siehe Seite 552

Gallensteine

Gallensteine sind eine Ansammlung von Kristallen in der Gallenblase oder den Gallengängen (Cholelithiasis).

Gallensteine treten bei Frauen häufiger auf als bei Männern. Zu den Risikofaktoren für die Bildung von Gallensteinen gehören das Alter, Übergewicht, fettreiche Ernährung und eine genetische Veranlagung.

Der wichtigste Bestandteil der meisten Gallensteine ist Cholesterin, obwohl manche aus Kalziumsalzen bestehen. Die Gallenflüssigkeit enthält große Mengen Cholesterin, das meistens flüssig bleibt. Wenn die Galle aber mit Cholesterin übersättigt ist, kann es aus der Gallenflüssigkeit ausfallen.

Die meisten Gallensteine bilden sich in der Gallenblase. Die meisten Gallensteine, die sich in den Gallengängen finden, sind von der Gallenblase dorthin gewandert. In einem Gallengang können Steine entstehen, wenn sich die Galle zurückstaut, weil sich ein Gang verengt hat oder die Gallenblase entfernt wurde.

Gallensteine in den Gallengängen können zu einer schweren oder lebensbedrohlichen Infektion der Gallengänge (Cholangitis), der Bauchspeicheldrüse (Pankreatitis) oder der Leber führen. Wenn das Gallengangsystem verlegt ist, können sich Bakterien leicht vermehren und rasch eine Infektion in den Gängen bewirken. Die Bakterien können sich bis ins Blut ausdehnen und an anderen Stellen im Körper Infektionen auslösen.

Symptome

Die meisten Gallensteine verursachen über lange Zeit keine Symptome, vor allem wenn sie in der Gallenblase bleiben. Selten jedoch können große Gallensteine allmählich die Wand der Gallenblase angreifen und in den Dünn- oder Dickdarm übertreten, wo sie einen Darmverschluß, auch Gallensteinileus genannt, auslösen können. Viel typischer ist es, daß sich die Gallensteine von der Gallenblase in die Gallengänge bewegen. Durch diese Gänge können sie ohne Probleme in den Dünndarm gelangen, oder sie können in den Gängen bleiben, ohne den Gallenfluß zu behindern oder Symptome zu verursachen.

Wenn Gallensteine teilweise oder zeitweise einen Gallengang verlegen, hat der Betroffene Schmerzen. Der Schmerz einer solchen Gallenkolik kommt und geht. Normalerweise steigt er langsam bis zu einem Plateau an und fällt dann allmählich ab. Der Schmerz kann scharf sein, zwischenzeitlich nachlassen und einige Stunden dauern. Am häufigsten sitzt der Schmerz im rechten Oberbauch, kann aber bis ins rechte Schulterblatt ausstrahlen. Der Bauch kann weich sein. Dem Patienten ist oft übel, und er übergibt sich; wenn sich mit dem Gangverschluß eine Infektion entwickelt, hat der Patient Fieber, Schüttelfrost und Gelbsucht. Meist ist der Verschluß jedoch nur vorübergehend und wird nicht durch eine Infektion kompliziert. Schmerzen, die von einem verschlossenen Gallengang ausgelöst werden, können nicht von jenen unterschieden werden, die durch eine verschlossene Gallenblase verursacht werden.

Ist der Gallenblasengang dauerhaft verlegt, entzündet sich die Gallenblase (akute Gallenblasenentzündung). ▲ Gallensteine, die den Ausführungsgang der Bauchspeicheldrüse verlegen, lösen eine Entzündung der Bauchspeicheldrüse (Pankreatitis) aus, Schmerzen, Gelbsucht und möglicherweise eine Infektion. Manchmal kehren nach der Entfernung der Gallenblase periodisch auftretende Schmerzen zurück; sie können durch Gallensteine im Hauptgallengang verursacht sein.

Die Symptome einer Verdauungsstörung oder die schlechte Verträglichkeit von fetten Speisen wird oft fälschlich Gallensteinen angelastet. Jemand, der unter saurem Aufstoßen, Blähungen, Übelkeit und Völlegefühl leidet, kann ebenso ein peptisches Geschwür oder eine Verdauungsstörung haben wie Gallensteine. Schmerzen im rechten Oberbauch, die nach dem Essen fetter Speisen auftreten, können von Gallensteinen herrühren. Eine Verdauungsstörung nach den Mahlzeiten ist häufig und weist nur selten auf Gallensteine hin.

Diagnose

Ultraschall ist die beste Methode, um Gallensteine in der Gallenblase zu diagnostizieren. Auch mit einer Cholezystographie gelingt das. Bei einer Cholezystographie zeigen Röntgenaufnahmen den Weg eines Kontrastmittels: wie es geschluckt, im Darm aufgenommen, in die Galle abgesondert und in der Gallenblase gespeichert wird. Wenn die Gallenblase nicht funktioniert, wird das Kontrastmittel nicht in ihr erscheinen. Andernfalls macht das Kontrastmittel die Umrisse des Steins in der Gallenblase in der Röntgenaufnahme sichtbar. Durch den Einsatz von Ultraschall und Cholezystographie kann der Arzt bei 98 Prozent der Patienten Gallensteine in der Gallenblase identifizieren. Die Tests können aber bei einigen Menschen, die keine Gallensteine haben, falsch positive Ergebnisse ergeben.

Seltene Gallenblasenerkrankungen

Cholesterin kann in der obersten Hautschicht der Gallenblase abgelagert werden. Diese Ablagerungen erscheinen als kleine, gelbe Flecken, die gegen einen roten Hintergrund hervortreten (eine Krankheit, die **Erdbeergallenblase** genannt wird). Schließlich können sich in der Gallenblase gutartige Wucherungen (Polypen) bilden. Die Krankheit kann manchmal Schmerzen auslösen und eine operative Entfernung der Gallenblase erforderlich machen.

Eine **Divertikulose der Gallenblase**, kleine fingerähnliche Ausstülpungen von der obersten Hautschicht der Gallenblase, kann sich im Alter entwickeln. Die Divertikulose kann eine Entzündung verursachen und eine chirurgische Entfernung der Gallenblase erforderlich machen.

Wenn jemand Bauchschmerzen, Gelbsucht, Schüttelfrost und Fieber hat, sind Gallensteine im Gallengang sehr wahrscheinlich. Die Ergebnisse von Bluttests zeigen meistens ein Muster abweichender Leberfunktionen, das auf einen verlegten Gallengang hinweist. Weitere Untersuchungen können zusätzliche Information liefern, die für eine endgültige Diagnose notwendig sind. Dazu gehören Ultraschall, Computertomographie (CT) und Röntgenaufnahmen nach der Gabe eines Kontrastmittels, um die Gallengänge sichtbar zu machen. ■ Ultraschall und CT können zeigen, ob der Gallengang erweitert ist; die Gänge können aber verlegt sein, ohne erweitert zu sein. Die Röntgenaufnahmen helfen, einen Verschluß zu entdecken und zu erkennen, ob er von einem Gallenstein verursacht ist. Welche Röntgentechnik verwendet wird, hängt von der Situation ab. In jedem Fall wird geröntgt, bevor über eine Operation entschieden wird.

Behandlung

Die meisten Menschen, die »stumme« Gallensteine in der Gallenblase haben, die also keine Beschwerden bereiten, brauchen keine Behandlung. Patienten mit periodisch auftretenden Schmerzen können versuchen, fettes Essen zu meiden oder einzuschränken. Das kann helfen, Schmerzepisoden vorzubeugen oder ihre Anzahl zu verringern.

▲ Siehe Seite 578

■ Siehe Kasten, Seite 555

Gallensteine in der Gallenblase

Wenn Gallensteine in der Gallenblase trotz einer Ernährungsumstellung wiederkehrende Schmerzattacken auslösen, kann der Arzt empfehlen, die Gallenblase zu entfernen **(Cholezystektomie)**. Ein Leben ohne Gallenblase verursacht keinen Ernährungsmangel, und es sind keine Einschränkungen bei der Ernährung notwendig. Während der Operation kann der Arzt prüfen, ob sich auch in den Gallengängen Steine befinden.

Vor einigen Jahren wurde die laparoskopische Cholezystektomie eingeführt, die in erstaunlich kurzer Zeit die chirurgische Tätigkeit revolutioniert hat. Etwa 90 Prozent der Gallenblasenoperationen werden jetzt laparoskopisch durchgeführt. Bei dieser Technik wird die Gallenblase durch Schläuche, die durch schmale Einschnitte in der Bauchdecke eingeführt werden, entfernt. Das ganze Verfahren wird unter Sicht durch eine Kamera (Laparoskop) durchgeführt, die durch dieselben Einschnitte in den Bauch eingeführt wird. Die laparoskopische Cholezystektomie hat die Beschwerden nach der Operation verringert und die Zeit des Krankenhausaufenthalts und der Krankschreibung verkürzt.

Zu den anderen neuen Methoden zur Entfernung von Gallensteinen gehört die Zertrümmerung mit Schallwellen (Lithotripsie).

Gallensteine mit Urso- oder Chenodeoxycholsäure aufzulösen, ist nur bei einer bestimmten Art von Gallensteinen möglich.

Gallensteine in den Gallengängen

Gallensteine in den Gallengängen können ernste Probleme verursachen; sie sollten daher entweder durch eine offene Operation oder eine **endoskopische retrograde Cholangiopankreatikographie (ERCP)** entfernt werden. Bei einer ERCP wird ein Endoskop (ein biegsamer Beobachtungsschlauch mit chirurgischen Instrumenten) über Mund, Speiseröhre und Magen in den Dünndarm eingeführt.▲ Durch einen Schlauch im Oddi-Sphinkter wird ein Röntgenkontrastmittel in den Gallengang eingebracht. Bei der **Sphinkterotomie** wird der Schließmuskel des Gallengangs so weit geöffnet, daß die Gallensteine, die den Gang verlegt haben, in den Dünndarm abgehen können. ERCP und Sphinkterotomie sind in 90 Prozent der Fälle erfolgreich. Zu den unmittelbaren Komplikationen gehören Blutungen, Entzündung der Bauchspeicheldrüse (Pankreatitis) und Durchbruch oder Infektion der Gallengänge. Bei zwei bis sechs Prozent der Betroffenen verengen sich die Gänge wieder, und es treten wieder Gallensteine auf. Gallensteine, die sich in der Gallenblase befinden, können nicht mit der ERCP entfernt werden.

Die ERCP allein eignet sich meist am besten für ältere Menschen, die Gallensteine in den Gängen haben und deren Gallenblase schon entfernt wurde. Für sie ist die Erfolgsrate vergleichbar mit der einer Bauchoperation. Bei den meisten älteren Menschen, die nie Probleme mit der Gallenblase hatten, ist es unnötig, dieses Organ zu entfernen, weil nur etwa fünf Prozent der älteren Menschen wiederholt Symptome der Gallensteine in den Gallengängen haben.

Menschen unter 60 Jahren mit zeitweisen Problemen in den Gallengängen oder der Gallenblase wird meistens die Gallenblase nach einer ERCP und einer Sphinkterotomie mittels Operation entfernt. Sonst haben sie ein gewisses Risiko, in späteren Jahren akute Probleme mit der Gallenblase zu entwickeln. Die meisten Steine werden während des ERCP-Verfahrens aus dem Gallengang entfernt. Bleiben welche im Gang zurück, so werden sie oft durch die bei der Sphinkterotomie entstandene Öffnung hinaustransportiert. Eventuell zurückbleibende Gallensteine können dann endoskopisch entfernt werden, bevor der Schlauch, der während der Operation in den Gallengang eingesetzt wurde, herausgenommen wird.

Akute Gallenblasenentzündung

Bei der akuten Gallenblasenentzündung (Cholezystitis) ist die Gallenblasenwand entzündet. Das geschieht meist durch einen Gallenstein im Gallenblasengang, der eine plötzliche extreme Schmerzattacke auslöst.

Mindestens 95 Prozent der Patienten mit einer akuten Gallenblasenentzündung haben Gallensteine. Selten löst eine bakterielle Infektion eine Entzündung aus.

Eine akute Gallenblasenentzündung ohne Gallensteine ist eine ernste Erkrankung. Sie tritt leicht nach einer Verletzung, Operation, Verbrennung, Blutvergiftung (Sepsis) und kritischen Erkrankung auf – vor allem bei Patienten, die längere Zeit intravenös ernährt werden. Der Patient hat meistens keine Anzeichen einer Gallenblasenerkrankung, bis er plötzlich furchtbare Schmerzen im Oberbauch bekommt. Meistens ist die Krankheit sehr schwer. Sie kann dazu führen, daß das Gewebe abstirbt oder die Gallenblase in den Bauchraum durchbricht. Es ist eine sofortige Operation notwendig, um die erkrankte Gallenblase zu entfernen.

Symptome

Schmerz, in der Regel im rechten Oberbauch, ist das erste Anzeichen einer Gallenblasenentzündung. Der Schmerz kann sich verschlimmern, wenn die Person tief atmet, und erstreckt sich oft bis zum unteren Teil des rechten Schul-

▲ Siehe Kasten, Seite 555

terblatts. Der Schmerz kann unerträglich werden; Übelkeit und Erbrechen sind üblich.

Der Betroffene fühlt normalerweise einen scharfen Schmerz, wenn der Arzt auf den rechten Oberbauch drückt. Innerhalb weniger Stunden können die Bauchmuskeln auf der rechten Seite hart werden. Zuerst hat der Patient nur leichtes Fieber, mit der Zeit neigt es aber dazu anzusteigen.

Normalerweise läßt die Gallenkolik in zwei oder drei Tagen nach und verschwindet innerhalb einer Woche vollständig. Wenn nicht, können schwere Komplikationen auftreten. Wenn hohes Fieber und Schüttelfrost auftreten, die Zahl der weißen Blutkörperchen deutlich ansteigt und sich der Darm nicht mehr bewegt (Ileus), kann das darauf hinweisen, daß sich ein Abszeß oder ein Wundbrand gebildet hat oder die Gallenblase in den Bauchraum durchgebrochen ist. Unter diesen Umständen ist eine Notoperation erforderlich.

Auch andere Komplikationen können auftreten. Eine Gallenkolik, die von Gelbsucht oder einem Gallerückstau in der Leber begleitet wird, zeigt an, daß der Hauptgallengang teilweise durch einen Gallenstein oder eine Entzündung verlegt sein kann. Wenn Bluttests einen erhöhten Spiegel des Enzyms Lipase anzeigen, kann der Patient eine Entzündung der Bauchspeicheldrüse (Pankreatitis) haben; sie kann von einem Gallenstein verursacht sein, der den Bauchspeicheldrüsengang verlegt hat.

Diagnose

Ärzte diagnostizieren eine akute Gallenblasenentzündung aufgrund der Symptome und bestimmter Untersuchungsergebnisse. Ultraschallbilder können oft helfen, Gallensteine in der Gallenblase zu bestätigen und die verdickte Gallenblasenwand zeigen.

Behandlung

Ein Patient mit einer akuten Gallenblasenentzündung wird im allgemeinen ins Krankenhaus eingeliefert, bekommt intravenös Flüssigkeiten und Mineralstoffe und darf weder essen noch trinken. Ein Arzt kann einen Schlauch durch die Nase in den Magen legen, damit der Magen durch Absaugen leer bleibt und die Gallenblase möglichst wenig angeregt wird. Sobald der Verdacht einer akuten Gallenblasenentzündung besteht, werden Antibiotika verabreicht.

Wenn die Diagnose gesichert und das Operationsrisiko gering ist, wird die Gallenblase meistens während der ersten beiden Tage der Erkrankung entfernt. Hat der Patient aber eine andere Krankheit, die das Operationsrisiko erhöht, kann der Eingriff so lange verschoben werden, wie diese Krankheit behandelt wird. Läßt die Gallenkolik nach, kann die Gallenblase später entfernt werden – vorzugsweise nach sechs Wochen oder mehr. Wenn Komplikationen wie Abszeß, Wundbrand oder Gallenblasendurchbruch vermutet werden, ist im allgemeinen eine Notoperation erforderlich.

Ein Teil der Patienten hat erneute oder wiederkehrende Schmerzepisoden, die sich wie Gallenkoliken anfühlen, obwohl sie keine Gallenblase mehr haben. Die Ursache dieser Episoden ist unbekannt, sie können aber von der gestörten Funktion des Oddi-Sphinkters herrühren, jener Öffnung, die die Abgabe von Galle in den Dünndarm kontrolliert. Schmerz soll sich auch aus dem erhöhten Druck in den Gängen ergeben, der durch den Widerstand gegen den Gallefluß oder die Absonderungen der Bauchspeicheldrüse verursacht wird. Bei manchen Menschen können nach der Operation verbliebene, kleine Gallensteine Schmerz auslösen. Ein Arzt kann den Oddi-Sphinkter endoskopisch erweitern. Dieses Verfahren lindert die Symptome bei Menschen, die eine erkennbare Fehlbildung des Sphinkters haben, aber es wird jenen nicht helfen, die nur Schmerzen haben.

Chronische Gallenblasenentzündung

Eine chronische Gallenblasenentzündung ist eine langdauernde Entzündung der Gallenblase, die durch wiederholte anfallartige, schwere, scharfe Bauchschmerzen gekennzeichnet ist.

Eine geschädigte Gallenblase ist dickwandig, zusammengezogen und klein. Die Wände bestehen hauptsächlich aus bindegewebigem Material. Die oberste Hautschicht kann mit Geschwüren überzogen und vernarbt sein. Oft enthält die Gallenblase Grieß oder Gallensteine, die den Gallenblasengang verlegen. Dieser Zustand wird wahrscheinlich dadurch verursacht, daß vorangegangene akute Entzündungen, die oft durch Gallensteine entstanden sind, die Gallenblase geschädigt haben und sie diese Schäden wiederholt reparieren mußte.

Gallengangtumore

Krebs ist, abgesehen von Gallensteinen, die häufigste Ursache eines verlegten Gallengangs. Die meisten Tumore entstehen im Kopf der Bauchspeicheldrüse, durch den der Hauptgallengang verläuft. Seltener entstehen sie im Gallengangsystem selbst, am Zusammenfluß von Hauptgallengang und Pankreasgang, in der Gallenblase oder in der Leber. Noch seltener sind die Gallengänge von einem Krebs verlegt, der sich von einem anderen Körperteil aus verbreitet (metastasiert) hat. Die Gallengänge können auch von Lymphknoten zusammengedrückt werden, die durch ein Lymphom vergrößert sind. Auch gutartige (be-

Seltenere Ursachen für einen verlegten Gallengang

Manchmal verlegt etwas anderes als Gallensteine oder Tumore einen Gallengang. Eine Verletzung während einer Gallenblasenoperation kann beispielsweise einen Verschluß auslösen, oder der Gang kann verengt sein, wenn er durch eine chronisch kranke Bauchspeicheldrüse führt. Zu den selteneren Ursachen eines Verschlusses gehören Infektionen durch die Parasiten *Ascaris lumbricoides* oder *Clonorchis sinensis*.

nigne) Tumore in den Gallengängen führen zu einem Verschluß.

Symptome und Diagnose

Die Symptome eines Gallengangverschlusses sind Gelbsucht, Bauchschmerzen, Appetitlosigkeit, Gewichtsverlust und Juckreiz, meistens ohne Fieber und Schüttelfrost. Die Symptome verschlechtern sich allmählich. Krebs als Ursache des Verschlusses wird durch Ultraschallaufnahmen diagnostiziert, durch Computertomographie (CT) oder direkte Cholangiographie (eine Röntgenaufnahme, die nach dem Einspritzen eines Kontrastmittels gemacht wird). Für eine endgültige Diagnose führt der Arzt eine Biopsie durch (Entnahme einer Gewebeprobe zur mikroskopischen Untersuchung).

Behandlung

Die Behandlung von Gallengangtumoren hängt von der Ursache und den Umständen ab. Eine Operation ist der direkte Weg, um die Art des Tumors zu bestimmen, um herauszufinden, ob er entfernt werden kann, und um sicherzustellen, daß die Galle um den Verschluß herumfließen kann. Meistens kann der Krebs nicht vollständig entfernt werden, und die meisten dieser Tumore sprechen auf eine Strahlentherapie nicht gut an. Eine Chemotherapie kann die Symptome etwas lindern.

Manche Menschen mit einem Gallengangverschluß durch Krebs haben Schmerzen, Juckreiz und einen Abszeß aufgrund einer bakteriellen Infektion. Wenn sie nicht operiert werden, kann der Arzt durch ein bewegliches Endoskop ein Röhrchen einsetzen, damit Galle und Eiter um den Krebs herumfließen können. Dieses Verfahren erleichtert nicht nur den Abfluß von Galle oder Eiter, sondern hilft auch, die Schmerzen und den Juckreiz zu lindern.

Erkrankungen der Nieren und Harnwege

Nieren und Harnwege

Normalerweise hat ein Mensch zwei Nieren. Jede Niere hat einen Harnleiter, der Harn vom zentralen Sammelbereich der Niere (Nierenbecken) in die Blase leitet. Von der Blase gelangt der Harn durch die Harnröhre und bei Männern durch den Penis, bei Frauen aus der Vulva aus dem Körper.

Die wichtigste Funktion der Nieren ist, Abbauprodukte des Stoffwechsels und überschüssiges Natrium und Wasser aus dem Blut zu filtern und ihre Ausscheidung aus dem Körper zu unterstützen. Die Nieren helfen auch dabei, den Blutdruck zu regulieren und rote Blutkörperchen zu produzieren.

Jede Niere enthält etwa eine Million Filtereinheiten (Nephrone). Ein Nephron hat eine hohlwandige, schalenähnliche Struktur (Bowman-Kapsel), die ein Bündel Blutgefäße (den Glomerulus) enthält. Diese beiden Strukturen zusammen heißen Nierenkörperchen.

Das Blut tritt mit hohem Druck in den Glomerulus ein. Ein Großteil der Blutflüssigkeit wird durch die kleinen Poren in den Gefäßwänden im Glomerulus und in den inneren Schichten der Bowman-Kapsel gefiltert, Blutkörperchen und die meisten großen Moleküle, wie Eiweiße, bleiben zurück. Die klare gefilterte Flüssigkeit (Filtrat) befindet sich dann im Bowman-Raum (das Gebiet zwischen den inneren und äußeren Schichten der Bowman-Kapsel) und gelangt in die Röhre, die von der Bowman-Kapsel wegführt. Im ersten Abschnitt der Röhre (proximaler Tubulus) werden das meiste Natrium, Wasser, Glukose und andere gefilterte Substanzen letztlich wieder ins Blut zurückgeschleust. Die Niere setzt auch Energie ein, um gezielt einige große Moleküle, darunter Arzneimittel wie Penizillin, aber keine Eiweiße, in den Tubulus zu befördern. Diese Moleküle werden mit dem Urin ausgeschieden, obwohl sie eigentlich zu groß sind, um die Poren des glomerulären Filters zu passieren. Der nächste Abschnitt des Nephrons ist die Henle-Schleife. Während des Durchgangs der Flüssigkeit durch die Schleife werden Natrium und verschiedene andere Elektrolyte herausgepumpt, und die verbleibende Flüssigkeit wird immer mehr verdünnt. Diese Flüssigkeit gelangt hinauf in den nächsten Abschnitt des Nephrons (distaler Tubulus), wo im Tausch gegen Kalium noch mehr Natrium hinausgepumpt wird.

Die Flüssigkeit aus mehreren Nephronen gelangt in ein Sammelrohr. In ihm kann diese Flüssigkeit als verdünnter Harn weiter durch die Niere laufen, es kann aber auch Wasser daraus ins Blut zurückgeschleust werden, so daß sich der Harn stärker konzentriert. Durch Hormone, die die Nierenfunktion beeinflussen, steuert der Körper die Konzentration des Harns entsprechend seinem Wasserbedarf.

Der Harn, der in den Nieren gebildet wurde, fließt zwar durch die Harnleiter in die Blase, aber nicht passiv wie Wasser durch ein Rohr. Die Harnleiter sind Muskelschläuche, die immer wieder kleine Harnmengen in Kontraktionswellen weitertreiben. An der Blase angekommen, läuft jeder Harnleiter durch einen Schließmuskel, einen ringförmigen Muskel, der sich öffnet, um den Harn durchzulassen und sich dann wie die Blende einer Kamera wieder fest schließt.

In der Blase sammelt sich der Urin, den jeder Harnleiter regelmäßig heranführt. Die Blase ist dehnbar und vergrößert sich, um das steigende Urinvolumen aufzunehmen. Wenn sich die Blase schließlich füllt, werden Nervensignale ins Gehirn gesendet, die den Harndrang übermitteln.

Während des Wasserlassens öffnet sich ein anderer Schließmuskel, der zwischen Blase und Harnröhre liegt (beim Blasenhals), und ermöglicht es dem Urin abzufließen. Gleichzeitig zieht sich die Blasenwand zusammen und erzeugt Druck, der den Urin durch die Harnröhre preßt. Werden die Muskeln der Bauchwand angespannt, erhöht das den Druck noch. Die Schließmuskeln, durch die die Harnleiter in die Blase eintreten, bleiben fest geschlossen, damit der Harn nicht in die Harnleiter zurückfließen kann.

Symptome von Erkrankungen der Nieren und Harnwege

Die Symptome von Nieren- und Harnwegerkrankungen unterscheiden sich je nach Störung und betroffenem Teil des Systems.

Fieber und ein allgemeines Krankheitsgefühl treten häufig auf, obwohl eine Blasenentzündung (Zystitis) im allgemeinen kein Fieber verursacht. Eine bakterielle Infektion der Niere (Pyelonephritis) verursacht meistens hohes Fieber, Nierenkrebs tut das nur manchmal.

Die meisten Menschen müssen etwa vier- bis sechsmal täglich zur Toilette, meistens tagsüber. Häufiges Wasserlassen, ohne daß aber insgesamt die Tagesharnmenge ansteigt, ist das Symptom einer Blasenentzündung oder von etwas, das die Blase reizt, wie ein Fremdkörper, Stein oder Tumor. Ein Tumor oder eine andere Masse, die auf die Blase drückt, kann auch häufiges Urinieren nach sich ziehen. Eine Blasenreizung kann das Wasserlassen schmerzhaft machen (Dysurie) und einen zwanghaften Harndrang auslösen, der sich wie eine nahezu ununterbrochene schmerzhafte Spannung (Tenesmus) anfühlt. Die Harnmenge ist meistens gering, aber wer nicht sofort die Toilette aufsucht, kann die Blasenkontrolle verlieren.

Häufiges Wasserlassen während der Nacht (Nykturie) kann in den frühen Stadien einer Nierenerkrankung auftreten; allerdings kann es auch daran liegen, daß abends viel getrunken wurde, vor allem Alkohol, Kaffee oder Tee. Wenn jemand nachts häufig zur Toilette muß, liegt es wahrscheinlich daran, daß die Nieren den Harn nicht gut konzentrieren können. Andere Gründe sind bei vielen Menschen Herzversagen, Nierenschwäche oder Diabetes, auch ohne daß sie eine Harnwegerkrankung haben. Vermehrtes nächtliches Abgeben sehr kleiner Mengen Urin kann die Folge eines Harnstaus sein, weil der Abfluß der Blase verlegt ist; vor allem bei älteren Männern liegt das meist an einer vergrößerten Prostata.

Bettnässen (Enuresis) ist während der ersten drei oder vier Lebensjahre normal. Danach kann es auf ein Problem, wie die verzögerte Reifung der Muskeln und Nerven der unteren Harnwege, eine Infektion oder Verengung der Harnröhre oder unzureichende Kontrolle über die Blasennerven (Reizblase), hinweisen. Eine solche Störung ist oft genetisch bedingt, gelegentlich auch psychisch. ▲

Wenn der Urin nur zögerlich zu fließen beginnt, man pressen muß, der Harnstrahl schwach ist und es am Ende noch eine Zeitlang nachtröpfelt, ist meist die Harnröhre verengt. Bei Männern werden diese Symptome am häufigsten von einer vergrößerten Prostata verursacht, seltener durch eine verengte Harnröhre (Striktur). Ähnliche Symptome bei einem Knaben können bedeuten, daß er mit einer ungewöhnlich engen Harnröhre geboren wurde oder daß seine Harnröhrenöffnung äußerst eng ist. Auch bei Frauen kann diese Öffnung sehr eng sein.

Unkontrollierter Harnabgang (Inkontinenz) kann die Folge verschiedener Krankheiten sein. Eine Frau kann beim Husten, Lachen, Niesen oder Heben Urin verlieren, weil sich die Blase in die Scheide senkt. Eine solche Senkung entsteht meist aufgrund der Dehnung und Schwächung der Beckenbodenmuskulatur während einer Geburt oder durch Veränderungen, die auftreten, wenn der Östrogenspiegel nach den Wechseljahren absinkt. Bei einer Abflußbehinderung kann Inkontinenz auftreten, wenn der Druck in der Blase die Kraft der Sperre übersteigt; allerdings entleert sich die Blase in dieser Situation nicht völlig.

Das seltene Symptom des Abgehens von Winden mit dem Harn zeigt meistens eine unnatürliche Verbindung (Fistel) zwischen Harnwegen und Darm an. Eine Fistel kann eine Komplikation einer Divertikulitis, anderer Arten von Darmentzündungen, eines Abszesses oder Krebses sein. Auch eine Fistel zwischen Blase und Scheide kann die Ursache dafür sein, daß mit dem Urin Luft abgeht. Selten können Bakterien im Urin Gas erzeugen.

Erwachsene scheiden normalerweise täglich etwa zwischen 400 ml und 2 Litern Urin aus. Viele Nierenerkrankungen beeinträchtigen die Fähigkeit der Nieren, Harn zu konzentrieren; dann kann die Urinmenge 2,5 Liter übersteigen. Sehr große Harnmengen sind meistens eine Reaktion auf einen hohen Blutzuckerspiegel, eine zu geringe Menge des von der Hirnanhangdrüse erzeugten antidiuretischen Hormons (Diabetes insipidus) ■ oder beruhen auf der mangelnden Reaktion der Nieren auf das antidiuretische Hormon (nephrogener Diabetes insipidus). ★

Eine Nierenerkrankung, die Blockade eines Harnleiters, der Blase oder der Harnröhre kann den täglichen Harnausstoß plötzlich auf weniger als 300 ml pro Tag verringern. Hält das über längere Zeit an, erhöht sich der Anteil von Stoffwechselendprodukten im Blut (Azotämie). Eine so geringe Harnmenge kann bedeuten, daß die Nieren plötzlich versagt haben oder daß sich ein chronisches Nierenproblem verschlimmert hat.

Verdünnter Harn ist nahezu farblos, konzentrierter dunkelgelb. Lebensmittelfarbstoffe können den Harn rot färben, und Arzneimittel können vielerlei Farben hervorrufen: braun, schwarz, blau, grün oder rot. Andere Farben als gelb sind ungewöhnlich, wenn sie nicht durch Nahrung oder Arzneimittel verursacht werden. Brauner Harn kann abgebautes Hämoglobin (das Eiweiß, das den Sauerstoff in den roten Blutkörperchen transportiert) oder abgebautes Muskeleiweiß enthalten. Der Harn kann aufgrund einer Porphyrie rot und aufgrund von Melanomen schwarz gefärbt sein. Trüber Harn weist auf Eiter aus einer Harnweginfektion oder Salzkristalle aus Harn- oder Phosphorsäure hin. Eine mikroskopische Untersuchung des

▲ Siehe Seite 629 und 1245

■ Siehe Seite 699

★ Siehe Seite 611

Darstellung der Harnwege

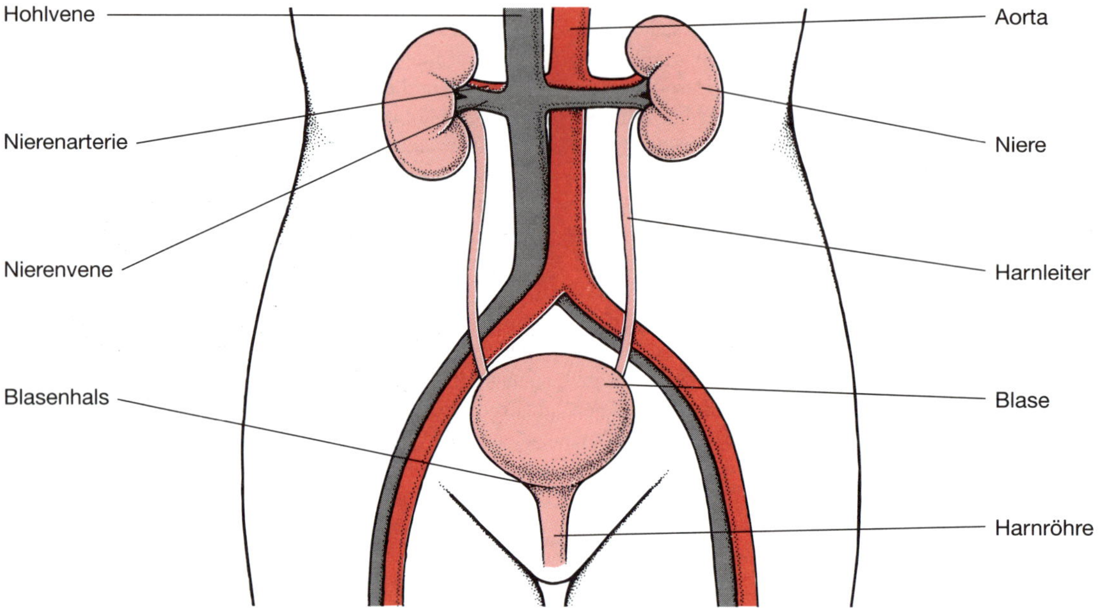

Niere

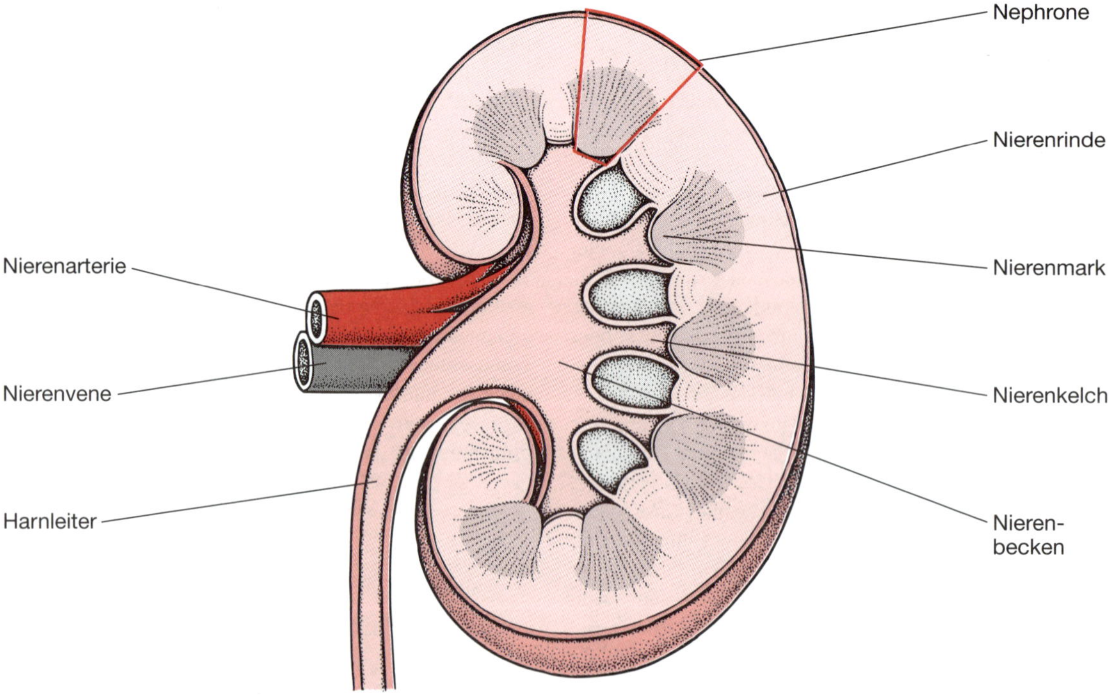

Nierenkörperchen

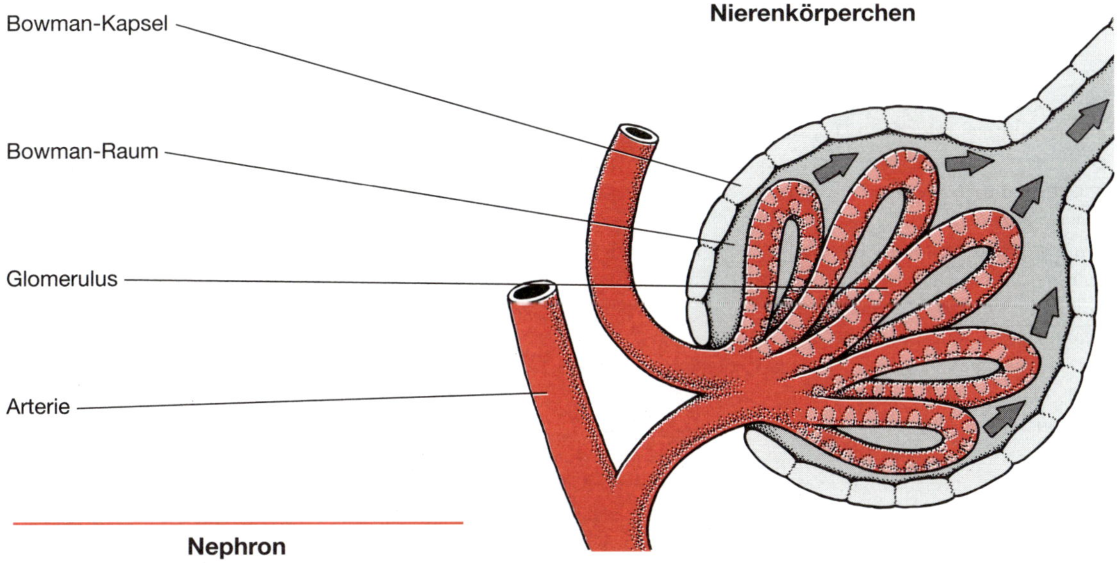

Nephron

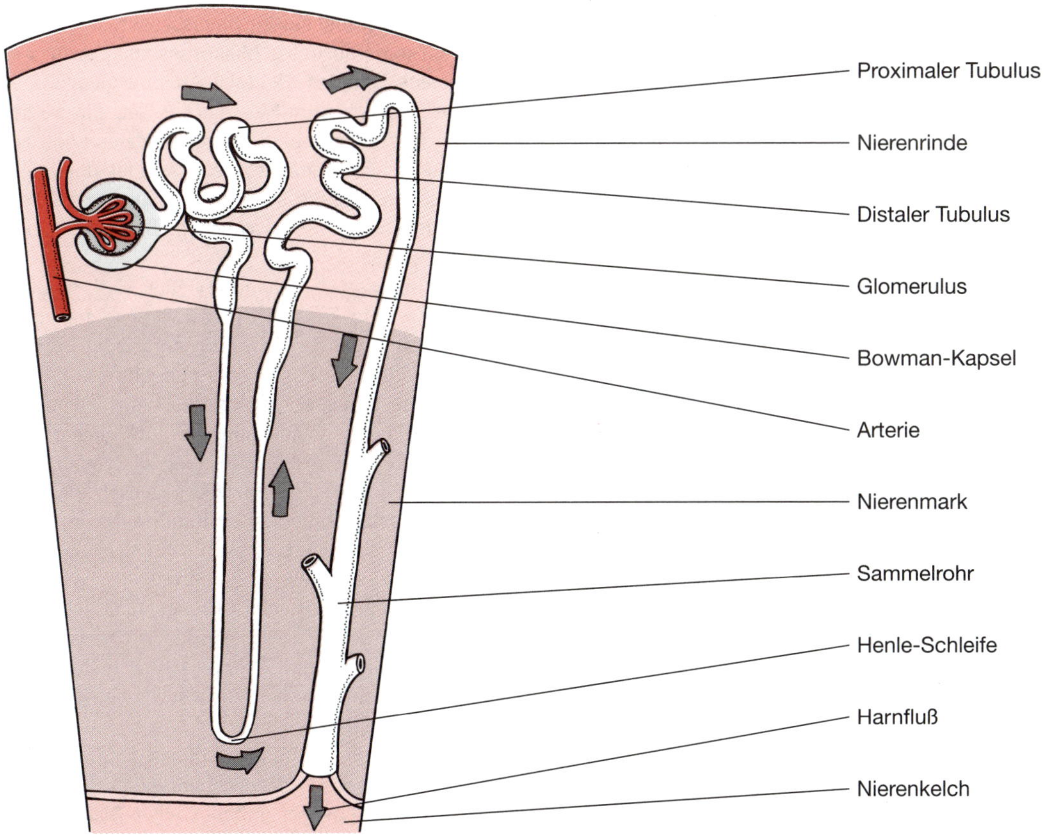

Harnsediments▲ und eine chemische Analyse des Urins klären meist den Grund der ungewöhnlichen Farbe.

Blut (Hämaturie) kann den Harn rot bis braun färben, je nachdem wieviel er enthält, wie lange das Blut im Harn gewesen ist und wie sauer der Urin ist. Eine Blutmenge, die zu gering ist, um den Harn rot zu färben, kann durch eine chemische oder mikroskopische Untersuchung entdeckt werden. Blut im Harn ohne Schmerzen kann durch Blasen- oder Nierenkrebs ausgelöst werden. Solche Krebse bluten meist mit Unterbrechungen; die Blutung kann spontan aufhören, obwohl der Krebs noch vorhanden ist. Andere Ursachen für Blut im Harn sind Glomerulonephritis, Nierensteine, Nierenzysten, Sichelzellenanämie und Stauungsniere.

Nierenschmerzen werden meistens in der Seite oder im Rücken empfunden, manchmal strahlen sie bis in die Bauchmitte aus. Wahrscheinlich beruht der Schmerz darauf, daß sich die äußere, schmerzempfindliche Hülle der Niere (Nierenkapsel) dehnt; das kann bei jeder Krankheit, die das Nierengewebe anschwellen läßt, auftreten. Die Nieren sind oft druckempfindlich.

Ein Nierenstein verursacht furchtbare Schmerzen, wenn er in einen Harnleiter gelangt. Der Harnleiter zieht sich zusammen und löst heftige krampfartige Schmerzen im unteren Rückenbereich aus, die oft bis in die Leistengegend ausstrahlen. Die Schmerzen hören auf, sobald der Stein in die Blase gelangt ist.

Schmerzen in der Blase werden meistens durch eine bakterielle Infektion ausgelöst und sind während des Wasserlassens über dem Schambein und am äußeren Ende der Harnröhre spürbar. Ist der Harnfluß blockiert, schmerzt es meist oberhalb des Schambeins. Eine sich langsam entwickelnde Blockade kann die Blase schmerzlos vergrößern.

Prostatakrebs und -vergrößerung verlaufen im allgemeinen schmerzlos; eine Entzündung der Prostata (Prostatitis) kann im Gebiet zwischen After und Geschlechtsorganen unklare Beschwerden oder ein Völlegefühl entstehen lassen. Andererseits verursachen Hodenerkrankungen meistens schwere Schmerzen direkt an der Problemstelle.

Manchmal ist das Ejakulat eines Mannes blutig. Der Grund bleibt meistens unklar. Männer mit Gerinnungsstörungen, welche übermäßige Blutungen auslösen, können blutiges Sperma haben. Bei manchen Männern treten diese Episoden wiederholt auf, bei anderen nur einmal. Obwohl der Anblick von Blut im Sperma erschrecken kann, ist dies im allgemeinen harmlos. Manche Urologen empfehlen die Einnahme von Tetrazyklin und eine sanfte Massage der Prostata, der Nutzen ist aber unsicher.

▲ Siehe Seite 587

Untersuchungsmethoden

Wenn der Arzt eine Nieren- oder Harnwegerkrankung vermutet, tastet er die Nieren ab. Normalerweise gelingt das nicht, aber geschwollene Nieren oder ein Nierentumor sind manchmal zu fühlen. Auch eine geschwollene Blase ist oft zu spüren. Männer wird der Arzt vom Mastdarm her untersuchen, um zu fühlen, ob die Prostata vergrößert ist. Bei einer Frau kann eine Scheidenuntersuchung Informationen über Blase und Harnröhre liefern. Weitere Diagnoseverfahren bei Nieren- und Harnwegerkrankungen können Harnanalyse, Bluttests, die die Nierenfunktion widerspiegeln, bildgebende Verfahren sowie Gewebe- und Zellproben sein.

Urinuntersuchung

Routinemäßig wird der Urin mit chemischen Verfahren auf Eiweiß, Zucker und Ketone untersucht, mikroskopisch kann er auf rote und weiße Blutkörperchen geprüft werden. Einfache Labortests können Art und Menge einer Reihe von Substanzen im Harn nachweisen. Sie werden mit einem Teststreifen durchgeführt, an dessen Ende sich ein mit Chemikalien getränktes Feld befindet; die Chemikalien reagieren auf Substanzen im Urin, und das Feld verfärbt sich. Teststreifen werden routinemäßig zur Urinuntersuchung eingesetzt.

Eiweiß im Harn (Proteinurie) läßt sich meistens schnell mit einem Teststreifen nachweisen, manchmal sind aber kompliziertere Techniken notwendig. Je nach Ursache kann Eiweiß ständig oder nur zeitweise im Urin auftreten. Eine Proteinurie ist meistens ein Zeichen für eine Nierenerkrankung, aber sie kann auch ganz normal sein, z. B. nach einer großen Belastung wie einem Marathonlauf. Selten tritt eine harmlose genetisch angelegte Form auf, die **orthostatische Proteinurie**; bei ihr ist der Urin eiweißfrei, solange die Person ruht, aber eiweißhaltig, nachdem sie eine Weile in Aktion war.

Glukose (Zucker) läßt sich im Urin ebenfalls mit einem Teststreifen nachweisen. Die häufigste Ursache ist Diabetes. Wenn der Urin immer wieder Glukose enthält, obwohl die Blutzuckerwerte normal sind, liegt wahrscheinlich eine Nierenstörung vor.

Ketone im Harn (Ketonurie) können mit Teststreifen nachgewiesen werden. Sie entstehen, wenn der Körper Fett abbaut. Hungern, ein unbehandelter Diabetes und manchmal eine Alkoholvergiftung können Ketone im Harn auftreten lassen.

Blut im Harn (Hämaturie) ist mit einem Teststreifen oder einer mikroskopischen Untersuchung feststellbar. Manchmal enthält der Harn soviel Blut, daß es ihn rot oder braun färbt.

Nitrit im Harn (Nitriturie) ist ebenfalls mit einem Teststreifen nachweisbar. Die Nitritwerte steigen an, wenn der Urin Bakterien enthält. Darum wird dieser Test zur schnellen Diagnose von Infektionen verwendet.

Leukozytenesterase (ein Enzym in bestimmten weißen Blutkörperchen) im Harn kann mit einem Teststreifen festgestellt werden. Leukozytenesterase ist ein Zeichen für eine Entzündung, am häufigsten beruht diese auf einer bakteriellen Infektion. Der Test kann falsch-negativ sein, wenn der Harn sehr konzentriert ist oder Glukose, Gallensalze, Arzneimittel, wie das Antibiotikum Rifampizin, oder viel Vitamin C enthält.

Der **Säuregehalt** des Harns wird auch mit einem Teststreifen gemessen. Bestimmte Nahrungsmittel können ihn erhöhen.

Die **Konzentration des Harns** (Osmolalität, spezifisches Gewicht) kann wichtig sein, um eine gestörte Nierenfunktion zu diagnostizieren. Der Arzt kann eine übliche Urinprobe untersuchen oder spezielle Tests veranlassen, die die Fähigkeit der Nieren prüfen, Urin zu konzentrieren. Bei einem dieser Tests darf die Person 12 bis 14 Stunden lang nichts trinken, bei einem anderen bekommt sie das antidiuretische Hormon Vasopressin injiziert. Danach wird die Harnkonzentration gemessen. Normalerweise sollte jeder dieser Tests zu hochkonzentriertem Harn führen; bei bestimmten Nierenerkrankungen ist er aber ungewöhnlich verdünnt.

Normaler Harn enthält nur wenig Zellen und andere Gewebereste aus den Harnwegen. Wer eine Harnwegerkrankung hat, scheidet mehr Zellen ab; sie bilden ein **Sediment**, wenn der Harn zentrifugiert wird oder sich absetzt. Das Sediment kann man unter dem Mikroskop untersuchen, um Informationen über die Erkrankung zu erhalten.

Mit **Harnkulturen**, in denen Bakterien in einem Labor gezüchtet werden, werden Harnweginfektionen diagnostiziert. Dazu ist eine nicht verunreinigte Harnprobe notwendig, die aus Mittelstrahlurin gewonnen werden kann. Mit anderen Methoden wird der Urin direkt aus der Blase entnommen: Es kann ein Katheter durch die Harnröhre in die Blase geschoben werden, oder die Blase kann mit einer Nadel durch die Bauchdecke punktiert werden (suprapubische Punktion).

Mittelstrahlurin gewinnen

1. Männer waschen die Spitze ihres Penis, Frauen den Bereich der Öffnung ihrer Harnröhre.
2. Die erste Portion Urin, die die Harnröhre auswäscht, läßt man in die Toilette fließen.
3. Dann setzt man wieder zum Urinieren an und sammelt eine Probe des Strahls in einem sterilen Becher.

Nierenfunktionstests

Die Nierenfunktion läßt sich sowohl durch die Analyse einer Blutprobe als auch einer Harnprobe beurteilen. Die Filtrationsrate der Nieren kann man schätzen, indem man das Abbauprodukt Kreatinin im Blut mißt. Auch der Blutwert von Harnstoff-N (BUN) kann anzeigen, wie gut die Nieren funktionieren, obwohl viele Faktoren diesen Wert ändern können. Der Kreatininclearance – einem genaueren Test – kann man sich annähern, indem man eine Blutprobe untersucht und den dabei gefundenen Serumkreatininspiegel zu Alter, Gewicht und Geschlecht in Beziehung setzt; will man die Kreatininclearance genau bestimmen, muß man den Harn von 24 Stunden sammeln.

Bildgebende Verfahren

Eine **Röntgenaufnahme** des Bauchs kann Größe und Lage der Nieren zeigen, aber eine Ultraschallaufnahme eignet sich dafür meistens besser.

Die **intravenöse Urographie** ist eine Röntgentechnik, mit der die Nieren und ableitenden Harnwege dargestellt werden. Dazu wird ein Kontrastmittel, das auf dem Röntgenbild sichtbar ist, intravenös gespritzt. Die Substanz reichert sich meist in weniger als fünf Minuten in den Nieren an. Dann wird geröntgt. Das Bild zeigt die Nieren und wie das Kontrastmittel durch die Harnleiter in die Blase strömt. Für Menschen mit schlecht funktionierenden Nieren, die das Kontrastmittel nicht konzentrieren können, eignet sich die intravenöse Urographie nicht gut.

Nach der Injektion eines Röntgenkontrastmittels versagen bei weniger als einem von 200 Untersuchten plötzlich die Nieren. Der Grund dafür ist unbekannt, aber das Risiko für diese unerwünschte Wirkung ist bei älteren Menschen oder denjenigen, die eine Niereninsuffizienz, Diabetes mellitus, Wassermangel oder multiple Myelome haben, erhöht. Wenn bei einem Risikopatienten vor einer Röntgenuntersuchung ein Kontrastmittel injiziert werden muß, bekommt er zuvor Flüssigkeit infundiert. Außerdem wird das Kontrastmittel möglichst niedrig dosiert. Manchmal wird auch eine andere Untersuchung gewählt, z. B. eine Computertomographie.

Ein **Zystogramm**, ein Röntgenbild der Blase, erhält man als Teil der intravenösen Urographie. Ein **retrogrades Zystogramm** entsteht, wenn der Arzt das Kontrastmittel durch die Harnröhre einlaufen läßt; es liefert oft mehr Informationen über die Blase und die Harnleiter. Röntgenaufnahmen werden vor, während und nach dem Urinieren gemacht.

Bei der retrograden Urographie werden ähnliche Kontrastmittel wie bei einer intravenösen Urographie direkt durch ein Endoskop oder einen Katheter in einen Harnleiter eingebracht. Diese Technik liefert gute Bilder von Blase, Harnleiter und dem unteren Teil der Nieren und wird veranlaßt, wenn die intravenöse Urographie nicht erfolgreich war. Eine retrograde Urographie ist auch nützlich, wenn ein blockierter Harnleiter untersucht werden soll oder eine Person, die auf intravenöse Kontrastmittel allergisch reagiert. Nachteilig sind das Infektionsrisiko und die Notwendigkeit einer Narkose.

Bei der **Ultraschalluntersuchung** dienen Schallwellen dazu, die anatomischen Strukturen sichtbar zu machen. Die Technik ist einfach, schmerzlos und sicher. Mit ihr können Nieren, Harnleiter und Blase dargestellt werden; die Methode hat zusätzlich den Vorteil, daß selbst dann gute Bilder entstehen, wenn die Nieren schlecht funktionieren. Ultraschalluntersuchungen liefern einige indirekte Informationen über die Nierenfunktion. Die Ärzte setzen sie z. B. ein, um bei einem mehr als 20 Wochen alten Fetus abzuschätzen, wie schnell er Urin produziert; das geschieht, indem sie die Volumenänderung der Fruchtblase bestimmen. Das Ergebnis liefert Informationen darüber, wie gut die Nieren des Fetus arbeiten. Bei Neugeborenen ist eine Ultraschalluntersuchung die beste Möglichkeit, den Bauch, Harnweginfektionen und vermutete angeborene Schäden der Harnwege zu untersuchen, weil das Verfahren sanft und seine Ergebnisse sehr genau sind.

Eine Ultraschalluntersuchung ist eine ausgezeichnete Methode, um die Größe der Nieren abzuschätzen und einige Störungen, einschließlich Nierenblutungen, zu diagnostizieren. Sie dient auch dazu, die am besten geeignete Stelle für eine Biopsie zu finden. Sie ist die beste diagnostische Methode für Patienten mit fortgeschrittenem Nierenversagen, deren Nieren kein Röntgenkontrastmittel aufnehmen oder die diese Substanzen nicht vertragen.

Eine gefüllte Blase ist im Ultraschallbild am besten zu erkennen. Blasentumore können zwar mit Ultraschall erkannt werden, doch die Computertomographie ist zuverlässiger.

Eine **Computertomographie** (CT) hat gegenüber der Ultraschalluntersuchung und der intravenösen Urographie einige Vorteile. Da man im CT feste Strukturen von mit Flüssigkeit gefüllten unterscheiden kann, ist sie besonders hilfreich, um Art und Ausmaß von Nierentumoren oder anderen Gewebeansammlungen zu beurteilen, die den Harntrakt verformen. Zusätzlich kann ein Kontrastmittel gespritzt werden, um mehr Information zu bekommen. CT-Aufnahmen können helfen festzustellen, wie weit sich ein Tumor außerhalb der Nieren ausgedehnt hat. Eine Mischung aus Luft und Kontrastmittel, die während der CT in die Blase gepumpt wird, kann den Umriß eines Blasentumors deutlich zeigen.

Die **Angiographie**, bei der das Kontrastmittel in eine Arterie gespritzt wird, ist das eingreifendste Verfahren, um die Nieren darzustellen; es bleibt jenen Situationen vorbehalten, in denen der Arzt beispielsweise die Blutversorgung der Nieren beurteilen muß. In vielen Krankenhäusern wird die Angiographie durch ein Spiral-CT ersetzt. Bei dieser Technik werden Computer eingesetzt, um das Bild zu verbessern, das entsteht, wenn man nur eine sehr geringe Menge Kontrastmittel verwendet. Als Komplikationen können bei einer Angiographie auftreten: Verletzung der Arterie und benachbarter Organe, Reaktionen auf das Kontrastmittel und Blutung.

Eine **Phlebographie** ist eine Röntgenkontrastaufnahme der Venen. Komplikationen sind selten und meistens auf das Entweichen von Blut und Kontrastmittel an der Einstichstelle begrenzt. Allergische Reaktionen auf das Kontrastmittel können vorkommen.

Die **Kernspintomographie** (NMR) kann über Nierengewebe Informationen liefern, welche keine andere Technik erzielen kann. Zum Beispiel läßt sich die Form eines Tumors in den dreidimensionalen Bildern der NMR erkennen. Festes Nierengewebe sieht anders aus als hohles (zystisches), und das Bild von der Flüssigkeit in einer Zyste hilft dem Arzt, eine Blutung von einer Infektion zu unterscheiden. Außerdem liefert die NMR ausgezeichnete Bilder der Blutgefäße und der Strukturen um die Nieren herum, so daß eine Vielzahl von Diagnosen erstellt werden kann. Kalziumablagerungen und Steine in den Nieren sind aber unklar und lassen sich besser im CT erkennen.

Gewebe- und Zellproben

Bei einer **Nierenbiopsie** wird eine Gewebeprobe entnommen und unter einem Mikroskop untersucht; mit ihr kann der Arzt eine Diagnose erstellen und den Behandlungsfortschritt beobachten. Eine Nadelbiopsie, bei der die Nadel durch die Haut eingestochen wird, gehört zur Beurteilung von Nierenversagen. Sie wird auch oft bei einer transplantierten Niere durchgeführt, um Anzeichen einer Abstoßungsreaktion zu erkennen. Für eine Nierenbiopsie liegt die Person auf dem Bauch. Sie bekommt ein Lokalanästhetikum in die Haut und die Muskeln des Rückens über den Nieren gespritzt. Die Biopsienadel wird eingeführt und Gewebe für die mikroskopische Untersuchung entnommen. Für die Biopsie einer transplantierten Niere wird die Nadel direkt durch die Bauchdecke eingestochen. Der Weg der Nadel wird im Ultraschallbild kontrolliert.

Eine mikroskopische Untersuchung der Zellen im Urin **(Zytologie)** ist nützlich für die Diagnose eines Krebses der Harnwege. Bei gefährdeten Personen – z. B. Rauchern, Arbeitern in der Petrochemie und Menschen mit schmerzlosen Blutungen – kann mit der Harnzytologie auf Krebs geprüft werden. Bei Menschen, deren Blasen- oder Nierentumor entfernt wurde, kann sie zur Nachuntersuchung dienen. Falsch-positive Ergebnisse können durch eine andere Krankheit, wie eine Entzündung, zustande kommen und Krebs anzeigen, obwohl keiner vorhanden ist; und sie können falsch-negativ sein – also einen bestehenden Krebs nicht anzeigen –, möglicherweise wenn bei einem erst gering entwickelten Krebs die Zellen noch normal erscheinen.

KAPITEL 123

Nierenversagen

Beim Nierenversagen ist die Nierenfunktion derart gestört, daß die Nieren nicht in der Lage sind, giftige Substanzen hinreichend auszuscheiden. Nierenversagen kann viele Ursachen haben; einige von ihnen lassen die Nierenfunktion schnell zusammenbrechen (akutes Nierenversagen), wohingegen andere zu einem allmählichen Niedergang der Nierenfunktion (chronisches Nierenversagen) führen.

Akutes Nierenversagen

Beim akuten Nierenversagen verschlechtert sich die Fähigkeit der Nieren, das Blut von Giftstoffen zu reinigen, zunehmend schneller. Dadurch sammeln sich Stoffwechselendprodukte, wie Harnstoff, im Blut an.

Akutes Nierenversagen kann durch alles entstehen, was die Blutversorgung der Nieren verringert, den Abfluß des Harns blockiert, nachdem er die Nieren verlassen hat, oder was die Nieren selbst verletzt. Zu den nierenschädigenden Substanzen gehören Arzneimittel, Gifte, im Harn ausgefällte Kristalle und Antikörper, die sich gegen die Nieren richten.

Symptome und Diagnose

Die Symptome hängen von der Schwere des Nierenversagens, der Geschwindigkeit, mit der es sich entwickelt, und der zugrundeliegenden Ursache ab.

Die Erkrankung, die zum Nierenschaden geführt hat, ruft oft schwere Symptome hervor, die mit den Nieren in keinerlei Zusammenhang stehen. Hohes Fieber, Schock, Herz- und Leberversagen können vor dem Nierenversagen auftreten und schlimmer sein als eines der Symptome des Nierenversagens. Manche Erkrankungen, die akutes Nierenversagen auslösen, beeinträchtigen auch andere Körperteile. Die Wegener-Granulomatose z. B., die die Blutgefäße in den Nieren schädigt, kann auch Blutgefäße in den Lungen in Mitleidenschaft ziehen, wodurch die Betroffenen dann Blut husten. Hautausschläge sind typisch für manche Ursachen von akutem Nierenversagen, zu denen rheumatoide Arthritis, systemischer Lupus erythematodes und bestimmte Arzneimittel gehören.

Eine Stauungsniere ▲ kann akutes Nierenversagen aus-

▲ Siehe Seite 621

Wichtigste Ursachen akuten Nierenversagens

Problem	Mögliche Ursachen
Unzureichende Blutversorgung der Nieren	• Nicht genug Blut wegen eines Blutverlusts, Wassermangels oder einer Verletzung, die die Blutgefäße blockiert • Das Herz pumpt zu schwach (Herzversagen) • Extrem niedriger Blutdruck (Schock) • Leberversagen (hepatorenales Syndrom)
Harnstauung	• Vergrößerte Prostata • Tumor, der auf die Harnwege drückt
Verletzungen in den Nieren	• Allergische Reaktionen (z. B. auf Röntgenkontrastmittel) • Giftige Substanzen • Erkrankungen, die die Filtereinheiten (Nephrone) der Nieren beeinträchtigen • Verstopfte Arterien oder Venen in den Nieren • Kristalle, Eiweiß oder andere Substanzen in den Nieren

lösen, weil der Harnfluß blockiert ist. Der Rückstau des Harns in den Nieren zwingt das Nierenbecken, sich auszudehnen, was meistens einen leichten bis unerträglichen Schmerz in der Seite hervorruft. Etwa zehn Prozent der Patienten haben Blut im Urin.

Die Ärzte vermuten ein akutes Nierenversagen, wenn die Urinmenge abnimmt. Blutuntersuchungen, mit denen die Kreatinin- und Harnstoff-N-Spiegel (Abbauprodukte, die die Nieren normalerweise aus dem Blut entfernen) bestimmt werden, helfen, die Diagnose zu belegen. Wenn der Kreatininwert zunehmend ansteigt, weist das auf akutes Nierenversagen hin.

Bei der körperlichen Untersuchung tastet der Arzt die Nieren ab, um festzustellen, ob sie vergrößert oder druckempfindlich sind. Ist die Hauptarterie verengt, die zu einer Niere führt, kann das ein Rauschen erzeugen, das hörbar ist, wenn ein Stethoskop am Rücken über den Nieren angesetzt wird.

In eine vergrößerte Blase kann der Arzt einen Katheter einführen, um herauszufinden, ob sie mit Urin überfüllt ist. Vor allem bei älteren Männern wird der Harnfluß meistens am Blasenhals (der Öffnung der Blase in die Harnröhre) blockiert. Die Blase vergrößert sich dann, der Harn staut sich und schädigt die Nieren. Wird eine solche Verengung vermutet, wird vom Mastdarm bzw. der Scheide her untersucht, um zu ergründen, ob die Blockade aus einem dieser Gebiete herrührt.

Labortests können helfen, Ursache und Grad des Nierenversagens genau zu bestimmen. Zuerst wird der Urin gründlich untersucht. Beruht das Nierenversagen auf einer ungenügenden Blutversorgung oder Blockade der Harnwege, erscheint der Urin üblicherweise normal. Hat aber ein Problem in der Niere zum Versagen geführt, kann der Urin Blut oder zusammengeballte rote und weiße Blutkörperchen enthalten. Der Urin kann auch viel Eiweiß oder Eiweißarten, die normalerweise nicht im Harn vorhanden sind, aufweisen.

Bluttests decken üblicherweise ungewöhnlich hohe Harnstoff- und Kreatininwerte auf und Stoffwechselstörungen, wie einen zu hohen Säuregehalt (Azidose), einen hohen Kalium- (Hyperkaliämie) und einen geringen Natriumspiegel (Hyponatriämie).

Die Untersuchung der Nieren mit Ultraschall oder Computertomographie (CT) ist hilfreich. Röntgenaufnahmen der Nierenarterien oder Venen (Angiographie) können eingesetzt werden, wenn blockierte Blutgefäße vermutet werden. Eine Kernspintomographie kann durchgeführt werden, wenn man die Röntgenkontrastmittel für zu gefährlich hält. Decken diese Untersuchungen die Ursache des Nierenversagens nicht auf, kann eine Biopsie ▲ notwendig sein.

Behandlung

Akutes Nierenversagen und seine unmittelbaren Komplikationen können oft erfolgreich behandelt werden. Die Überlebensrate reicht von weniger als 50 Prozent bei Menschen, bei denen mehrere Organe versagen, bis zu 90 Prozent bei denjenigen, deren Blutversorgung der Nieren ein-

▲ Siehe Seite 588

geschränkt ist, weil sie durch Blutung, Erbrechen oder Durchfall Körperflüssigkeit verloren haben.

Oft genügt eine zwar einfache, aber äußerst gewissenhafte Behandlung, damit sich die Nieren selbst heilen können. Die Trinkmenge wird auf die Menge beschränkt, die verlorengegangen ist. Der Patient wird täglich gewogen, um die Flüssigkeitsaufnahme zu überwachen. Steigt das Gewicht von einem Tag auf den anderen deutlich an, weist das darauf hin, daß zu viel getrunken wurde. Zusätzlich zu Glukose oder hochkonzentrierten Kohlenhydratnahrungen werden oral oder intravenös Aminosäuren (Bausteine von Eiweißen) gegeben, um entsprechende Eiweißspiegel aufrechtzuerhalten. Die Anwendung aller Substanzen, die durch die Nieren ausgeschieden werden, inklusive Arzneimittel wie Digoxin und bestimmte Antibiotika, muß streng beschränkt werden. Da aluminiumhaltige Antazida im Darm Phosphor binden, können sie eingenommen werden, um einem zu starken Anstieg des Phosphorspiegels im Blut vorzubeugen. Polystyroldivinylbenzolsulfonsäure wird gegeben, um einen hohen Kaliumspiegel zu senken.

Das Nierenversagen kann so schwer sein, daß eine Dialyse notwendig ist, um schwere Schäden an anderen Organen zu verhindern und die Symptome einzudämmen. Dann wird mit der Dialyse so schnell wie möglich nach der Diagnose begonnen. Eine Dialyse kann auch nötig sein, um das Leben zu retten, bis die Nieren nach einigen Tagen bis Wochen ihre Funktion wiedererlangt haben. Sind die Nieren jedoch zu stark geschädigt, um sich zu erholen, wird eine Dialyse auf unbestimmte Zeit notwendig, wenn keine Spenderniere transplantiert▲ werden kann.

Chronisches Nierenversagen

Chronisches Nierenversagen ist eine langsam fortschreitende Abnahme der Nierenfunktion, bei der sich Stoffwechselabbauprodukte im Blut anreichern (Azotämie).

Eine Verletzung der Nieren durch viele Krankheiten kann irreversible Schäden anrichten.

Symptome

Bei chronischem Nierenversagen entwickeln sich die Symptome langsam. Zuerst gibt es keine Symptome; die gestörte Nierenfunktion ist nur mit Labortests nachweisbar. Ein Mensch mit leichter bis mittelschwerer Nierenschwäche kann nur leichte Symptome haben, obwohl der Gehalt von Harnstoff, einem Abbauprodukt des Stoffwechsels, im Blut ansteigt. In diesem Stadium wird er mehrmals in der Nacht zur Toilette müssen (Nykturie), weil die Nieren nicht genügend Wasser aus dem Urin aufnehmen können, um ihn wie gewöhnlich im Laufe der Nacht zu konzentrieren. Bei Menschen mit Nierenversagen entsteht oft hoher Blutdruck, weil die Nieren das überschüssige Salz und Wasser nicht ausscheiden können. Hoher Blutdruck kann zu Schlaganfall oder Herzversagen führen.

Je weiter das Nierenversagen fortschreitet und sich Giftstoffe im Blut anreichern, desto mehr fühlt sich der Betroffene erschöpft, ermüdet schnell und wird geistig träge. Durch die Ansammlung von giftigen Substanzen kommt es zu Nerven- und Muskelsymptomen wie Muskelzuckungen, -schwäche und -krämpfen. In den Gliedmaßen kann der Patient ein Brennen und Stechen verspüren und in bestimmten Gebieten das Gefühl verlieren. Krampfanfälle können auftreten, wenn der hohe Blutdruck oder die Zusammensetzung des Blutes die Funktion des Gehirns stören. Die angesammelten Giftstoffe beeinträchtigen den Verdauungstrakt, führen zu Appetitlosigkeit, Übelkeit, Erbrechen, Entzündung der Mundschleimhaut (Stomatitis) und einem unangenehmen Geschmack im Mund. Diese Symptome können Unterernährung und Gewichtsverlust bedingen. Patienten mit fortgeschrittenem Nierenversagen haben häufig Darmgeschwüre und Blutungen. Die Haut kann sich gelbbraun verfärben, manchmal ist die Harnstoffkonzentration so hoch, daß die Substanz aus dem Schweiß auskristallisiert und die Haut weiß überpudert (urämischer Frost). Manche Patienten mit chronischem Nierenversagen haben einen sehr unangenehmen Juckreiz am ganzen Körper.

Ursachen chronischen Nierenversagens

- Hoher Blutdruck
- Blockade der Harnwege
- Glomerulonephritis
- Nierenfehlbildungen wie polyzystische Nieren
- Diabetes mellitus
- Autoimmunerkrankungen wie systemischer Lupus erythematodes

▲ Siehe Seite 831

Wie sich chronisches Nierenversagen auf das Blut auswirkt

- Erhöhte Harnstoff- und Kreatininkonzentration
- Blutarmut
- Erhöhter Säuregehalt des Blutes (Azidose)
- Verringerte Kalziumkonzentration
- Erhöhte Phosphatkonzentration
- Erhöhte Parathormonkonzentration
- Geringere Vitamin-D-Konzentration
- Normale oder leicht erhöhte Kaliumkonzentration

Diagnose

Chronisches Nierenversagen wird mit Bluttests diagnostiziert. Typisch ist, daß das Blut mäßig sauer reagiert (Azidose). Die beiden Stoffwechselabbauprodukte Harnstoff und Kreatinin, die die Nieren normalerweise herausfiltern, reichern sich im Blut an. Der Kalziumspiegel sinkt, der Phosphatspiegel steigt an. Der Kaliumspiegel im Blut ist normal oder leicht erhöht, kann aber auch gefährlich ansteigen. Das Harnvolumen bleibt in der Regel annähernd gleich – ein bis drei Liter pro Tag – unabhängig von der Trinkmenge. Meistens hat der Patient eine mittelgradige Blutarmut. Eine Urinuntersuchung kann viele Störungen, wie veränderte Zellen und Salzkonzentrationen, aufdecken.

Prognose und Behandlung

Chronisches Nierenversagen verschlechtert sich im allgemeinen ungeachtet der Behandlung und endet unbehandelt tödlich. Dialyse oder Nierentransplantation können das Leben des Patienten retten.

Erkrankungen, die Nierenversagen auslösen oder verschlimmern, müssen so schnell wie möglich behandelt werden. Zu diesen Maßnahmen gehören der Ausgleich von Natrium, Wasser und des Säure-Basen-Ungleichgewichts, die Entfernung von für die Niere giftigen Substanzen, die Behandlung von Herzversagen, Bluthochdruck, Infektionen, das Senken hoher Kalium- oder Kalziumwerte (Hyperkalzämie) und die Beseitigung jeder Harnabflußbehinderung.

Mit dem gewissenhaften Befolgen einer Diät lassen sich Azidose und erhöhte Kalium- und Phosphatkonzentrationen beherrschen. Eine strikt eiweißarme Ernährung vermag das Fortschreiten eines chronischen Nierenversagens bis zu dem Stadium zu verlangsamen, in dem eine Dialyse oder Nierentransplantation notwendig wird. Diabetiker brauchen eine dieser Behandlungen meistens früher als andere. Bei einer stark eingeschränkten Ernährung oder mit dem Beginn der Dialyse wird die Einnahme eines Vitaminpräparats mit Vitamin B und C empfohlen.

Patienten mit chronischem Nierenversagen haben häufig einen hohen Gehalt an Triglyzeriden im Blut. Dadurch erhöht sich das Risiko für Komplikationen wie Schlaganfall und Herzinfarkt. Arzneimittel, wie Gemfibrozil, können den Triglyzeridspiegel senken; allerdings ließ sich noch nicht nachweisen, daß sich durch diese Therapie die kardiovaskulären Komplikationen verringern.

Während eines Nierenversagens bestimmen meistens die Veränderungen im Durstgefühl, wieviel jemand trinkt. Gelegentlich wird die Flüssigkeitsmenge eingeschränkt, damit die Natriumkonzentration im Blut nicht zu stark absinkt. Die Natrium(Salz)zufuhr wird meistens nicht beschränkt, es sei denn, es sammelt sich Flüssigkeit im Gewebe an (Ödeme) oder es entsteht Bluthochdruck. Sehr kaliumhaltige Nahrungsmittel sollten nur in Maßen verzehrt werden; Kochsalzersatz, der meist aus einem Kaliumsalz besteht, ist zu meiden. Zu viel Kalium im Blut (Hyperkaliämie)▲ ist gefährlich, weil es das Risiko für Herzrhythmusstörungen und Herzstillstand erhöht. Übersteigt der Kaliumspiegel eine Grenze, kann Polystyroldivinylbenzolsulfonsäure gegeben werden, welches Kalium bindet, so daß es mit dem Stuhl ausgeschieden wird; es kann aber auch eine Notfalldialyse notwendig sein.

Die Knochenbildung kann gestört sein, wenn bestimmte Bedingungen lange anhalten. Zu diesen Bedingungen gehören eine niedrige Konzentration von Kalzitriol (ein Abkömmling von Vitamin D), geringe Aufnahme von Kalzium und hohe Konzentrationen von Phosphat und Parathormon im Blut. Den Phosphatgehalt kann man begrenzen, indem man den Anteil an stark phosphathaltigen Nahrungsmitteln in der Nahrung begrenzt; dazu gehören Milchprodukte, Leber, Gemüse, Nüsse und sogenannte Softdrinks. Auch Arzneimittel wie Kalziumkarbonat, Kalziumazetat und Aluminiumhydroxid (ein gebräuchliches Antazidum), die bei oraler Einnahme Phosphat binden, können helfen.

▲ Siehe Seite 666

Blutarmut entsteht, wenn die Nieren nicht mehr genügend Erythropoetin bilden können – jenes Hormon, das die Produktion der roten Blutzellen anregt. Die Blutarmut vergeht langsam, wenn Erythropoetin als Medikament gespritzt wird. Bluttransfusionen kommen nur in Frage, wenn die Blutarmut bedrohlich ist oder Symptome verursacht. Die Ärzte suchen auch nach anderen Ursachen der Blutarmut, vor allem nach dem ernährungsbedingten Mangel an Eisen, Folsäure oder Vitamin B_{12} oder nach einem Überschuß an Aluminium im Körper.

Eine Blutungsneigung bei chronischem Nierenversagen kann für eine gewisse Zeit durch die Transfusion von roten Blutkörperchen oder Blutplättchen oder durch Arzneimittel, wie Desmopressin oder Östrogene, behoben werden. Solch eine Behandlung kann nach einer Verletzung oder vor einer Operation oder Zahnextraktion notwendig sein.

Die Symptome einer Herzschwäche, die meist darauf beruhen, daß übermäßig viel Natrium und Wasser gespeichert wird, bessern sich, wenn man die Natriumzufuhr mit der Nahrung verringert. Diuretika – Furosemid, Bumetanid oder Torasemid – können sogar bei schlechter Nierenfunktion wirken. Ein mäßiger bis starker Anstieg des Blutdrucks wird mit den üblichen Hochdruckmedikamenten behandelt, um einer Störung der Herz- und Nierenfunktion vorzubeugen.

Wenn die anfänglichen Behandlungen das Nierenversagen nicht mehr aufhalten, wird eine Dialyse oder eine Transplantation erwogen.

Verfahren zur Blutreinigung

Bei allen Verfahren zur Blutreinigung (Dialyse) werden Substanzen, die der Körper mit dem Urin ausscheiden muß, Abbauprodukte des Stoffwechsels und überschüssiges Wasser aus dem Körper entfernt.

Es gibt mehrere Methoden, mit denen Blut gereinigt werden kann; die wichtigsten sind Hämodialyse, Hämofiltration und Peritonealdialyse. Bei der **Hämodialyse** (Blutwäsche) wird das Blut außerhalb des Körpers durch das Schlauchsystem einer Maschine geleitet, das so konstruiert ist, daß die Giftstoffe das Blut verlassen und der Patient das Blut gereinigt zurückbekommt.

Auch die **Hämofiltration** findet außerhalb des Körpers statt. Nur werden die unerwünschten Substanzen hier mit Druck aktiv aus dem Blut herausfiltriert. Bei diesem Verfahren verliert der Körper zugleich Wasser und Elektrolyte, die ersetzt werden müssen. Mit der zurückgegebenen Flüssigkeitsmenge läßt sich der Wasserhaushalt des Körpers bis zu einem gewissen Grad steuern.

Bei der **Peritonealdialyse** wird eine Flüssigkeit mit einer Spezialmischung aus Glukose und Salzen in die Bauchhöhle infundiert; dort entzieht sie dem Gewebe Giftstoffe. Die Flüssigkeit läßt man dann ablaufen und entsorgt sie. Die Glukosemenge kann angepaßt werden, um mehr oder weniger Flüssigkeit aus dem Körper zu entfernen.

Gründe für eine Dialyse

Ärzte entscheiden sich, mit einer Dialyse zu beginnen, wenn folgende Bedingungen eingetreten sind: Das Nierenversagen stört die Gehirnfunktion (urämische Enzephalopathie), der Herzbeutel hat sich entzündet (Perikarditis), das Blut enthält zu viel Säure (Azidose), die anders nicht zu entfernen ist, es haben sich Herzschwäche oder ein sehr hoher Kaliumspiegel im Blut (Hyperkaliämie) eingestellt. Die Symptome einer durch Nierenversagen gestörten Gehirnfunktion vergehen durch die Dialyse im allgemeinen nach einigen Tagen oder selten zwei Wochen.

Viele Ärzte beginnen bei akutem Nierenversagen vorbeugend mit der Dialyse, wenn die Urinmenge gering ist, und sie setzen die Behandlung fort, bis die Blutuntersuchungen zeigen, daß die Nierenfunktion wiederhergestellt ist. Bei chronischem Nierenversagen kann die Dialyse beginnen, wenn die Tests zeigen, daß die Nieren die Abbauprodukte nicht mehr ausreichend entfernen oder wenn jemand seinen alltäglichen Tätigkeiten nicht mehr nachkommen kann.

Wie oft ein Patient sein Blut mechanisch reinigen lassen muß, ändert sich entsprechend der verbliebenen Nierenfunktion; die meisten brauchen die Hämodialyse aber dreimal pro Woche. Eine erfolgreiche Dialysebehandlung führt zu einem relativ normalen Leben und einer ebensolchen Ernährung, wobei die Zahl der roten Blutkörperchen akzeptabel und der Blutdruck normal sind und ein Nervenschaden nicht fortschreitet. Bei chronischem Nierenversagen kann die Dialyse eine Langzeittherapie sein oder eine vorläufige Maßnahme vor einer Transplantation.

Mit der Hämodialyse, vor allem aber mittels Hämofiltration lassen sich auch bestimmte Arzneimittel oder Gifte aus dem Körper entfernen. Menschen überleben eine Vergiftung oft dann, wenn Atmung und Herzfunktion schnell unterstützt werden, während das Gift entfernt wird.

Probleme

Dialysepatienten brauchen eine besondere Ernährung und Medikamente. Da sie wenig Appetit haben und während der Peritonealdialyse Eiweiß verlieren, benötigen sie im allgemeinen eine relativ eiweißreiche Kost. Menschen, die sich einer Hämodialyse unterziehen, sollten ihre tägliche Natrium- und Kaliumzufuhr auf zwei Gramm pro Tag beschränken. Auch den Konsum phosphatreicher Nahrungsmittel müssen sie vielleicht einschränken. Die Trinkmenge ist nur für Menschen begrenzt, deren Natriumkonzentration im Blut ständig niedrig ist oder abnimmt. Tägliches Wiegen ist wichtig; eine übermäßige Gewichtszunahme zwischen den Hämodialysen weist auf eine zu große Flüssigkeitseinlagerung hin. Für Patienten mit einer Peritonealdialyse sind die Beschränkungen bei Kalium (4 Gramm täglich) und Natrium (3 bis 4 Gramm täglich) weniger streng.

Multivitamin- und Eisengaben müssen die Nährstoffe ersetzen, die durch die Dialyse verlorengehen. Dialysepatienten, die häufig Bluttransfusionen erhalten, bekommen aber oft zuviel Eisen, weil Blut viel Eisen enthält; sie sollten daher keine Eisenpräparate einnehmen. Hormone, wie Testosteron oder Erythropoetin, können gegeben werden, um die Produktion der roten Blutkörperchen anzuregen. Mit Phosphatbindern wie Kalziumkarbonat oder Kalziumazetat soll überschüssiges Phosphat zur Ausscheidung gebracht werden.

Eine geringe Kalziumkonzentration im Blut oder eine Knochenerkrankung aufgrund einer Überfunktion der Nebenschilddrüsen kann mit Kalzitriol (eine Form von Vitamin D) und Kalziumgaben behandelt werden.

Patienten mit Nierenversagen haben oft zu hohen Blutdruck. Er läßt sich bei etwa der Hälfte von ihnen unter Kontrolle bringen, indem man die bei der Dialyse zurückgegebene Flüssigkeitsmenge verringert. Die andere Hälfte muß blutdrucksenkende Medikamente einnehmen.

Die regelmäßigen Behandlungen erhalten das Leben der Langzeitpatienten. Die Dialyse ist aber sehr belastend, weil sie niemals ausgesetzt werden kann und mehrmals pro Woche einige Stunden dauert.

Dialysepatienten büßen immer an Lebensqualität ein. Viele belastet vor allem der Verlust ihrer Unabhängigkeit sehr: Sie sind vom Behandlungsteam abhängig und müssen sich regelmäßig den Transport zum Dialysezentrum und zurück organisieren. Dialysesitzungen, deren Termine sich oft nach den Bedürfnissen anderer richten müssen, beeinflussen Arbeitszeit, Terminplan und Freizeitaktivitäten der Patienten. Für manche mag es unmöglich werden, noch regelmäßig erwerbstätig zu sein. Dialysepatienten sind im Hinblick auf die hohen Kosten für Behandlungen, Arzneimittel, Spezialdiäten und Transport auf die Hilfe der Gemeinschaft angewiesen. Ältere Dialysepatienten, die nicht mehr allein leben können, werden vielleicht von ihren erwachsenen Kindern abhängig. Erprobte Familienrollen und eingeführte Verantwortlichkeiten müssen an die Dialyseroutine angepaßt werden, was Streß, Schuldgefühle und das Gefühl der Unzulänglichkeit auslösen kann.

Dialysepatienten sind mit Verlusten und Veränderungen in ihrem Körperbild und den Körperfunktionen konfrontiert. Kinder mit gestörtem Wachstum mögen sich isoliert und von den Altersgenossen verschieden fühlen. Für Jugendliche und junge Erwachsene wird die Auseinandersetzung mit Identität, Unabhängigkeit und Körperbild durch die Dialyse noch komplizierter.

Als Folge dieser Verluste können Dialysepatienten depressiv und ängstlich werden, doch die meisten lernen letztlich, mit der Dialyse zu leben. Wie die Patienten und ihr Behandlungsteam mit diesen Themen umgehen, wirkt sich nicht nur auf ihr soziales Leben aus, sondern langfristig auch auf ihr Überleben. Psychologische und soziale Probleme nehmen im allgemeinen ab, wenn es gelingt, die Patienten zu ermuntern, ihre Unabhängigkeit zu wahren und sich wieder ihren früheren Interessen zu widmen.

Die Dialysepatienten und ihre Familien brauchen psychologische und soziale Beratung bei Depressionen, Verhaltensproblemen, Verlusten oder Fragen der Anpassung, wie sie viele Dialysezentren anbieten. Besonders hilfreich ist die Teilnahme an einer Selbsthilfegruppe.

Hämodialyse

Bei der Hämodialyse wird das Blut aus dem Körper entfernt und durch einen Dialysator außerhalb des Körpers geleitet. Dazu braucht man jedesmal einen Zugang zur Blutbahn. Um das zu erleichtern, werden eine Arterie und eine Vene chirurgisch miteinander verbunden.

Bei der Hämodialyse fließt das Blut des Patienten durch einen Schlauch, der an die arteriovenöse (A-V) Fistel angeschlossen ist, und wird zum Dialysator gepumpt. Das Blut wird mit Heparin versetzt, um zu verhindern, daß es im Dialysator gerinnt. Der Dialysator besteht aus zwei Kammern, die durch eine poröse künstliche Membran voneinander getrennt sind. In der einen befindet sich das Blut, in der anderen eine Spülflüssigkeit (das Dialysat), deren chemische Zusammensetzung der normalen Körperflüssigkeit ähnelt. Der osmotische Druck in der Kammer mit dem Dialysat ist geringer als in der mit dem Blut. Dem Konzentrationsgefälle folgend treten die Flüssigkeit, die Abbauprodukte und Giftstoffe des Bluts, die alles relativ kleine Moleküle sind, durch die Membran in das Dialysat über. Blutkörperchen und die meisten Eiweißmoleküle sind zu groß, um die Poren der Membran zu passieren. Sie bleiben im dialysierten Blut zurück, das in den Körper des Patienten zurückgeleitet wird.

Dialysatoren sind verschieden groß und unterschiedlich leistungsfähig. Durch die neuen, leistungsstarken Geräte kann das Blut schneller fließen, so daß sich die Dialysedauer verkürzt – zum Beispiel dreimal pro Woche zwei bis drei statt drei bis fünf Stunden, die ein älteres Gerät braucht. Die meisten Patienten mit chronischem Nierenversagen benötigen dreimal pro Woche eine Hämodialyse, um gesund zu bleiben.

Peritonealdialyse

Bei der Peritonealdialyse wirkt das Bauchfell – jene Membran, die den Bauch auskleidet und die Bauchorgane bedeckt – als durchlässiger Filter. Diese Membran hat eine große Oberfläche und ist reich an Blutgefäßen. Unter den richtigen Bedingungen können Substanzen aus dem Blut leicht durch das Bauchfell in die Bauchhöhle durchsickern. Durch die Bauchdecke wird ein Katheter eingeführt und Flüssigkeit in die Bauchhöhle infundiert. Die Flüssigkeit muß lange genug im Bauch bleiben, damit die Abbaustoffe im Blut langsam in sie übergehen können. Dann läßt man die Flüssigkeit ablaufen, entsorgt sie und ersetzt sie durch frische Flüssigkeit.

Meistens wird ein Katheter aus Silikon oder Polyurethan verwendet, weil durch ihn die Flüssigkeit gleichmäßig fließt und er kaum Schaden anrichtet. Der Katheter wird dem Patienten vorübergehend oder auf Dauer operativ eingesetzt. Eine Art von Dauerkatheter kann mit der Haut einen Abschluß bilden; man kann ihn verschließen, wenn er nicht benutzt wird.

Für eine Peritonealdialyse gibt es verschiedene Techniken. Bei der einfachsten, der **manuellen intermittierenden Peritonealdialyse**, werden die mit Flüssigkeit gefüllten Beutel auf Körpertemperatur erwärmt; die Flüssigkeit wird dann zehn Minuten lang in die Bauchhöhle gepumpt, bleibt dort 60 bis 90 Minuten und läuft dann 10 bis 20 Minuten lang ab. Die gesamte Behandlung kann zwölf Stunden dauern. Diese Technik wird vor allem zur Behandlung von akutem Nierenversagen eingesetzt.

Die **automatische intermittierende Peritonealdialyse** kann der Patient selbst zu Hause durchführen. Die vollautomatischen Geräte lassen sich so programmieren, daß sie die Flüssigkeit automatisch in die Bauchhöhle pumpen, wieder ablaufen lassen und den Zyklus erneut beginnen. Man kann sie so einstellen, daß die Dialyse während der Schlafenszeit stattfindet. Die Behandlungen müssen während sechs oder sieben Nächten pro Woche durchgeführt werden.

Bei der **kontinuierlichen ambulanten Peritonealdialyse** (CAPD) bleibt die Flüssigkeit sehr lange Zeit im Bauch. Für gewöhnlich läßt man die Lösung vier- oder fünfmal pro Tag ablaufen und ergänzt sie. Die Lösung ist in zusammenlegbaren PVC-Beuteln verpackt, die nach der Entleerung gefaltet, in eine Hülle gesteckt und für das spätere Auffangen verwendet werden, ohne vom Katheter abgehängt zu werden. Die Patienten tauschen die Flüssigkeit dreimal täglich im Abstand von vier oder mehr Stunden aus. Jeder Austausch dauert 30 bis 45 Minuten. Ein längerer Austausch (acht bis zwölf Stunden) erfolgt nachts im Schlaf.

Bei einer anderen Technik, der **kontinuierlichen automatischen Peritonealdialyse**, wird das Dialysat nachts im Schlaf in kurzen Abständen automatisch gewechselt, wohingegen es am Tag, ohne es zu wechseln, länger in der Bauchhöhle verbleibt. Bei dieser Technik braucht das Dialysat am Tag nicht so oft ausgetauscht zu werden; wegen der sperrigen Ausrüstung, die in der Nacht benötigt wird, schränkt sie aber die Mobilität ein.

Mögliche Komplikationen einer Dialyse

Komplikation	Ursache
Fieber	Bakterien oder fiebererregende Substanzen (Pyrogene) in der Blutbahn Überhitztes Dialysat
Lebensbedrohliche allergische Reaktion (Anaphylaxie)	Allergie auf eine Substanz in der Maschine
Hepatitis B oder C	Übertragung der Infektionserreger durch die Maschine
Niedriger Blutdruck	Zu großer Flüssigkeitsentzug
Herzrhythmusstörungen	Ungewöhnliche Blutwerte für Kalium und andere Substanzen
Luftembolie	Luft gelangt über die Maschine ins Blut
Blutung in Darm, Gehirn, Augen oder Bauch	Heparin, mit dem einer Blutgerinnung in der Maschine vorgebeugt wird

Vergleich von Hämodialyse und Peritonealdialyse

Wenn die Nieren versagen, können Abbauprodukte und überschüssiges Wasser durch Hämodialyse oder Peritonealdialyse aus dem Blut entfernt werden. Bei der Hämodialyse wird das Blut aus dem Körper abgeleitet und durchströmt einen Dialysator, eine Maschine, die das Blut filtert. Bei einer Peritonealdialyse wird das Bauchfell (Peritoneum), eine Membran im Bauch, als Filter benutzt.

Für die Hämodialyse wird zwischen einer Arterie und einer Vene chirurgisch eine Verbindung geschaffen (arteriovenöse Fistel), um den Blutaustausch zu erleichtern. Das Blut fließt durch einen an die Fistel angeschlossenen Schlauch in den Dialysator. Im Dialysator trennt eine künstliche Membran das Blut von einer Flüssigkeit (dem Dialysat), die den normalen Körperflüssigkeiten gleicht. Flüssigkeit, Abbauprodukte und Giftstoffe im Blut sickern durch die Membran ins Dialysat. Das gereinigte Blut wird in den Körper des Patienten zurückgeleitet.

Bei einer Peritonealdialyse wird ein Katheter durch einen kleinen Einschnitt in der Bauchdecke in die freie Bauchhöhle eingeführt. Das Dialysat fließt durch die Schwerkraft oder wird durch den Katheter gepumpt und so lange in dem Raum belassen, daß die Abbauprodukte aus dem Blut durch das Bauchfell in das Dialysat durchsickern können. Dann wird das Dialysat abgesaugt, entsorgt und ersetzt.

Hämodialyse

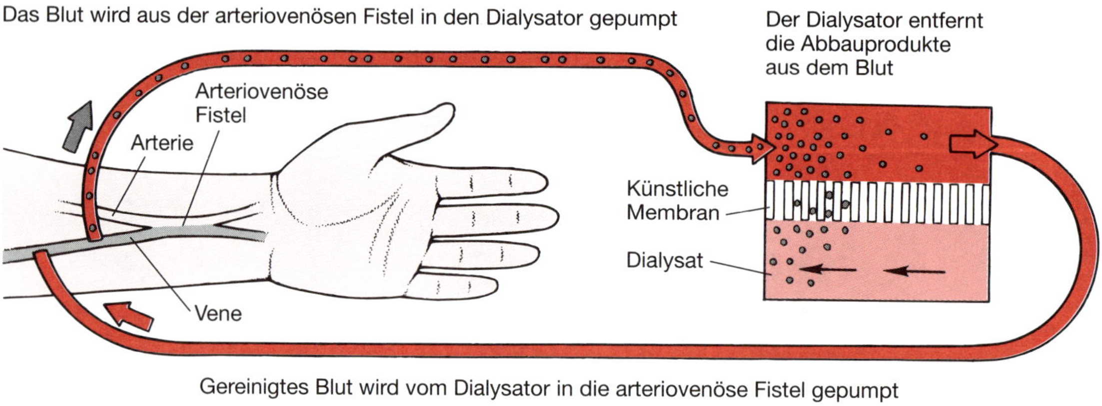

Peritonealdialyse

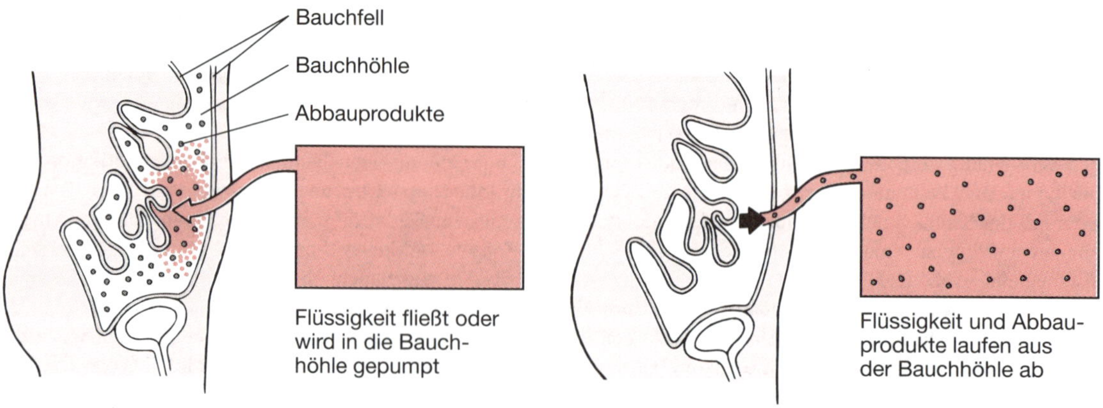

Komplikationen

Obwohl sich viele Menschen einer Peritonealdialyse jahrelang problemlos unterziehen, können Komplikationen vorkommen. An der Austrittsstelle des Katheters aus dem Körper kann es bluten, oder beim Setzen des Katheters kann ein inneres Organ durchbohrt werden. Flüssigkeit kann um den Katheter oder in die Bauchdecke austreten. Der Katheter kann durch Klumpen oder andere Ablagerungen blockiert werden.

Das unangenehmste Problem der Peritonealdialyse sind aber Infektionen. Sie können das Bauchfell oder die Haut um den Katheter einbeziehen und einen Abszeß verursachen. Eine Infektion tritt meistens aufgrund mangelnder Sterilität beim Dialysevorgang auf. Für gewöhnlich können Antibiotika die Infektion stoppen; wenn nicht, muß möglicherweise der Katheter entfernt werden, bis die Infektion abklingt.

Auch andere Probleme können mit der Dialyse zusammenhängen. Häufig ist der Albuminspiegel im Blut niedrig (Hypalbuminämie). Seltene Komplikationen sind die Vernarbung des Bauchfells (Peritonealsklerose), durch die sich Teile des Dünndarms verengen können, ein Absinken der Schilddrüsenhormone (Hypothyreoidismus) und Krampfanfälle. Außer bei Diabetikern steigt der Blutzuckerspiegel nur selten an (Hyperglykämie). Bauch- und Leistenbrüche entwickeln sich bei etwa zehn Prozent der Patienten.

Menschen, die sich einer Peritonealdialyse unterziehen, können leicht Verstopfung bekommen, was die Katheterdrainage beeinträchtigt. Sie müssen dann Abführmittel einnehmen.

Im allgemeinen wird bei jenen Menschen keine Peritonealdialyse durchgeführt, deren Bauchdecke entzündet ist, die eine unnatürliche Verbindung zwischen Brust und Bauch haben, denen gerade ein künstliches Blutgefäß in den Bauch eingepflanzt wurde oder die eine frische Bauchwunde haben.

KAPITEL 124

Nierenentzündung

Mediziner nennen eine Entzündung der Nieren Nephritis.

Eine Nierenentzündung wird im allgemeinen durch eine Infektion verursacht, wie bei der Nierenbeckenentzündung▲, oder einer entgleisenden Immunreaktion, die die Nieren schädigt. Eine fehlgeleitete Immunreaktion kann auf zwei Arten entstehen: 1. Antikörper können entweder die Niere selbst angreifen oder Antigene (jene Substanzen, die eine Immunreaktion anregen), die auf den Nierenzellen sitzen. 2. Antigen und ein Antikörper können sich an einem anderen Ort im Körper aneinanderkoppeln und sich dann an die Nierenzellen hängen. Die Symptome einer Nierenentzündung, wie Blut und Eiweiß im Urin und eine eingeschränkte Nierenfunktion, hängen von der Art, dem Ort und der Intensität der Immunreaktion ab. Darüber hinaus können viele verschiedene Erkrankungen, die die Nieren in Mitleidenschaft ziehen, ähnliche Arten von Schäden, Symptomen und Ergebnissen bewirken.

Im allgemeinen ist nicht die gesamte Niere entzündet. Welche Art von Krankheit entsteht, hängt davon ab, ob die Entzündung hauptsächlich die Glomeruli (den ersten Teil des Filterapparats der Niere), die Tubuli und die umgebenden Gewebe (tubulointerstitielles Gewebe) oder die Blutgefäße betrifft (Vaskulitis).

Glomerulopathien

Nierenerkrankungen, bei denen die Entzündung vor allem die Glomeruli beeinträchtigt, heißen Glomerulopathien. Trotz der unterschiedlichen Ursachen ähneln sich die Glomerulopathien, weil die Glomeruli auf alle Schädigungen ähnlich reagieren.

Es gibt vier Haupttypen von Glomerulopathien. Das akute nephritische Syndrom beginnt plötzlich und ist meistens schnell wieder vorbei. Die rasch fortschreitende Glomerulonephritis beginnt plötzlich und verschlechtert sich

▲ Siehe Seite 620

Entzündungen in den Nieren

Betroffenes Gebiet	Erkrankung
Blutgefäße	Vaskulitis
Glomeruli	• Akutes nephritisches Syndrom • Rasch fortschreitende Glomerulonephritis • Nephrotisches Syndrom • Chronisches nephritisches Syndrom
Interstitielles Gewebe	• Akute interstitielle Nephritis • Chronische interstitielle Nephritis

schnell. Das nephrotische Syndrom führt zum Verlust großer Eiweißmengen mit dem Urin. Das chronisch nephritische Syndrom beginnt allmählich und verschlechtert sich sehr langsam, oft über Jahre hinweg.

Ein geschädigter Glomerulus läßt Substanzen passieren und in den Urin gelangen, die normalerweise nicht aus dem Blut herausgefiltert werden: Eiweiße, Blut, weiße Blutkörperchen und Gewebereste. In den Kapillargefäßen, die die Glomeruli versorgen, können sich winzige Blutgerinnsel (Mikrothrombi) bilden; zusammen mit anderen Veränderungen können sie die Harnmenge stark vermindern. Zusätzlich können die Nieren die Fähigkeit verlieren, den Harn zu konzentrieren, Säure aus dem Körper auszuscheiden ▲ oder die Ausscheidung von Salzen auszugleichen. ■ Zuerst kann der Glomerulus das teilweise kompensieren, indem er wächst, aber je schwächer er wird, desto geringer wird die Urinproduktion und desto mehr giftige Stoffwechselabbauprodukte reichern sich im Blut an.

▲ Siehe Seite 672
■ Siehe Kasten, Seite 664
★ Siehe Kasten, Seite 737

Diagnose

Eine genaue Diagnose erfolgt bei allen Glomerulopathien durch eine Nierenbiopsie. Aus der Niere wird eine kleine Probe entnommen, meist indem eine Nadel durch die Haut in die Niere hineingestochen wird. Die Probe wird mikroskopisch untersucht, bevor und nachdem sie angefärbt wurde, um Art und Ort der Immunreaktionen in der Niere sichtbar zu machen.

Die Untersuchung einer Harnprobe hilft bei der Diagnose, und einfache Bluttests zeigen, wie sehr die Nierenfunktion geschädigt wurde. Den Antikörpergehalt im Blut zu bestimmen, kann helfen, das Fortschreiten der Erkrankung zu verfolgen. Steigen die Werte an, verschlechtert sich die Erkrankung, fallen sie, bessert sie sich.

Prognose und Behandlung

Verlauf und Prognose einer Glomerulopathie sind sehr verschieden und hängen von der zugrundeliegenden Ursache ab. Die Immunreaktionen, die viele Nierenerkrankungen verursachen, sind zwar mittlerweile bekannt, eine Behandlung gibt es aber meist nicht, oder sie ist nicht spezifisch. Ärzte versuchen die Immunreaktion zu verändern, indem sie z. B. mittels Plasmapherese die schädlichen Substanzen ★, also das Antigen, den Antikörper oder den aus beiden entstandenen Komplex, aus dem Blut entfernen. Oder sie versuchen, die Immunreaktion mit entzündungshemmenden Medikamenten oder Immunsuppressiva wie Kortison, Azathioprin und Cyclophosphamid zu unterdrücken. Manchmal helfen Arzneimittel, die die Blutgerinnung hemmen. Wenn möglich, wird die zugrundeliegende Erkrankung spezifisch behandelt – z. B. Antibiotika bei einer Infektion.

Akutes nephritisches Syndrom

Beim akuten nephritischen Syndrom (akute postinfektiöse Glomerulonephritis) sind die Glomeruli entzündet. Dadurch enthält der Urin plötzlich Blut, Ansammlungen roter Blutkörperchen (Harnzylinder) und eine schwankende Menge Eiweiß.

Ein akutes nephritisches Syndrom kann auf eine Streptokokkeninfektion wie eine Streptokokkenangina folgen. Dann wird die Krankheit Poststreptokokken-Glomerulonephritis genannt. Die Streptokokken wurden von Antikörpern neutralisiert und haben sich mit ihnen zusammengelagert. Dieser Komplex schädigt als Antigen die Glomeruli. Diese Immunkomplexe kleiden die Membranen der Glomeruli aus und beeinträchtigen ihre Filterleistung. Da die Nierenentzündung eine bis sechs (im Durchschnitt zwei)

Wochen nach der Infektion beginnt und die Streptokokken schon abgestorben sind, sind Antibiotika unwirksam. Poststreptokokken-Glomerulonephritis tritt am häufigsten bei Kindern über drei Jahren und jungen Erwachsenen auf.

Das akute nephritische Syndrom kann auch eine Reaktion auf andere Infektionen sein, wie die eines künstlichen Körperteils (Prothese), bakterielle Endokarditis, Lungenentzündung, Abszesse der Bauchorgane, Windpocken, infektiöse Hepatitis, Syphilis und Malaria. Die letzten drei Infektionen lösen eher eine Nephrose als ein akutes nephritisches Syndrom aus.

Symptome und Diagnose

Etwa die Hälfte der Patienten hat keine Beschwerden. Wenn Symptome auftreten, staut sich als erstes Flüssigkeit, und das Gewebe schwillt an (Ödem), die Urinmenge nimmt ab, der Urin wird dunkel und enthält Blut. Ein Ödem kann zunächst als geschwollene Augenlider und dickes Gesicht auffallen, betrifft aber später vornehmlich die Beine; dieses kann ernst werden. Bluthochdruck und Gehirnschwellung können Kopfschmerzen, Sehstörungen und weitere gefährliche Funktionsstörungen des Gehirns auslösen. Eine Urinuntersuchung zeigt schwankende Eiweißmengen. Die Blutwerte für Harnstoff und Kreatinin – zwei Abbauprodukte – sind oft hoch.

Ärzte prüfen die Möglichkeit einer Poststreptokokken-Glomerulonephritis bei Patienten, die solche Symptome entwickeln, und deren Labortests auf eine gestörte Nierenfunktion nach einer Halsentzündung oder – am überzeugendsten – eine in einer Kultur nachgewiesenen Streptokokkeninfektion hinweisen. Die Antikörperwerte im Blut gegen Streptokokken können höher sein als normal. Bei etwa 30 Prozent dieser Patienten entwickelt sich ein nephrotisches Syndrom. Selten stoppt die Urinproduktion völlig, sobald die Poststreptokokken-Glomerulonephritis beginnt; das Blutvolumen steigt plötzlich an, ebenso der Kaliumspiegel. Der Tod kann eintreten, wenn nicht schnell mit einer Dialyse begonnen wird.

Ein akutes nephritisches Syndrom, das auf eine Infektion mit anderen Erregern als Streptokokken folgt, ist meistens leichter zu diagnostizieren, weil seine Symptome oft einsetzen, wenn die Infektion noch offensichtlich ist.

Prognose und Behandlung

Die meisten Patienten mit akutem nephritischem Syndrom erholen sich vollständig. Weist der Urin aber große Eiweißmengen auf oder läßt die Nierenfunktion schnell nach, sind Nierenversagen und ein bleibender Nierenschaden möglich. Bei einem Prozent der Kinder und zehn Prozent der Erwachsenen wird aus dem akuten nephritischen Syndrom eine rasch fortschreitende Glomerulonephritis. Bei etwa 85 bis 95 Prozent der Kinder normalisiert sich die Nierenfunktion aber wieder; allerdings können sie später ein erhöhtes Risiko für Bluthochdruck haben. Etwa 40 Prozent der Erwachsenen behalten weiterhin Funktionsstörungen der Niere.

Für die meisten Kranken gibt es keine Behandlung. Medikamente, die das Immunsystem unterdrücken (Immunsuppressiva) und Kortison helfen nicht; Kortison kann die Erkrankung sogar verschlimmern. Wenn die bakterielle Infektion bei der Entdeckung des akuten nephritischen Syndroms noch besteht, wird eine Antibiotikatherapie begonnen. Stammt die Erkrankung von einem künstlichen Körperteil, wie einer Herzklappe, bleibt die Prognose gut, solange die Infektion gestoppt werden kann. Um die Erreger zu beseitigen, müssen aber oft zusätzlich zur Antibiotikatherapie die künstlichen Teile entfernt und ersetzt werden.

Eine eiweiß- und salzarme Ernährung kann notwendig sein, bis sich die Nierenfunktion erholt hat. Diuretika können die Nieren dabei unterstützen, überschüssiges Wasser und Salz auszuscheiden. Hoher Blutdruck muß medikamentös gesenkt werden. Patienten mit schwerem Nierenversagen brauchen eine Dialyse.

Rasch fortschreitende Glomerulonephritis

Bei dieser seltenen Erkrankung werden die meisten Glomeruli teilweise zerstört. Das führt zu schwerem Nierenversagen mit Eiweiß, Blut und Ansammlungen roter Blutkörperchen (Harnzylinder) im Harn.

Die rasch fortschreitende Glomerulonephritis ist Teil einer Erkrankung, die bei etwa 40 Prozent der Menschen auch andere Organe betrifft. Von jenen Erkrankungen, die vor allem die Nieren beeinträchtigen, scheint ein Drittel von Antikörpern herzurühren, die die Glomeruli angreifen; für etwa die Hälfte sind keine Ursachen bekannt, und der Rest wird von Ablagerungen von Antikörpern und Antigenen verursacht, die in anderen Körperteilen entstehen (Immunkomplexkrankheit).

Es ist nicht bekannt, warum der Körper Antikörper gegen seine eigenen Glomeruli bildet. Möglicherweise hängt derartiges mit Virusinfektionen oder Autoimmunerkrankungen, wie systemischer Lupus erythematodes, zusammen. Bei manchen Menschen, die Antikörper gegen ihre Glomeruli entwickeln, reagieren die Antikörper auch mit den Lungenbläschen; das führt zum Goodpasture-Syndrom ▲, einer Erkrankung, die Lunge und Nieren schädigt. Auch Kohlenwasserstoffe wie Ethylenglykol, Tetrachlorkohlenstoff, Chloroform und Toluol können die Glomeruli schädigen, aber sie lösen keine Immunreaktion oder die Bildung von Antikörpern aus.

Symptome und Diagnose

Schwäche, Erschöpfung und Fieber sind die offensichtlichsten Frühsymptome. Auch Übelkeit, Appetitlosigkeit, Erbrechen, Gelenk- und Bauchschmerzen sind häufig. Etwa die Hälfte der Patienten hatte im Monat vor dem Nierenversagen eine grippeähnliche Erkrankung. Diese Menschen leiden unter Ödemen, die durch die Flüssigkeitsstauung ausgelöst werden; die meisten produzieren sehr wenig Urin. Bluthochdruck ist nicht häufig und selten schwer. Wenn die Lunge betroffen ist (Goodpasture-Syndrom), hustet der Patient Blut und hat Atembeschwerden.

Der Urin ist oft blutig, und unter dem Mikroskop sind immer Klumpen von roten Blutkörperchen zu sehen. Bluttests weisen eine manchmal schwere Blutarmut und meistens eine unnatürlich hohe Anzahl weißer Blutkörperchen nach. Nierenfunktionstests decken auf, daß sich giftige Stoffwechselendprodukte ansammeln.

Zuerst können die Nieren in Ultraschall- oder Röntgenaufnahmen vergrößert erscheinen, allmählich schrumpfen sie aber. Oft wird aus der Niere mit einer Nadel eine Gewebeprobe entnommen (Biopsie) und mikroskopisch untersucht, um die Diagnose zu bestätigen und um sicherzustellen, daß keine andere Krankheit übersehen wird, die behandelt werden könnte.

Prognose

Die Prognose hängt von der Schwere der Symptome ab. Da die Frühsymptome nur schwach sind, sind sich die Betroffenen ihrer Krankheit nicht bewußt und gehen erst bei schwerem Nierenversagen zum Arzt. Patienten mit einem Nierenversagen sterben innerhalb weniger Wochen, wenn sie sich keiner Dialyse unterziehen.

Die Prognose hängt auch von der Ursache und vom Alter des Betroffenen ab. Wenn die Ursache eine Autoimmunerkrankung ist, bei der der Körper Antikörper gegen seine eigenen Zellen bildet, verbessert eine Behandlung meistens die Situation. Ist die Ursache unbekannt oder der Patient schon älter, ist die Prognose schlechter. Bei den meisten Menschen, die nicht behandelt werden, versagen innerhalb von zwei Jahren die Nieren.

Behandlung

Wenn Ärzte eine rasch fortschreitende Glomerulonephritis vermuten, wird so bald wie möglich eine Nierenbiopsie durchgeführt, damit sie die Diagnose stellen, die Prognose abschätzen und die Behandlung planen können. Das Blut wird auf Antikörper und Infektionen getestet.

Wenn die Ergebnisse der Biopsie eine schwere Erkrankung der Glomeruli anzeigen, wird sofort mit der medikamentösen Behandlung begonnen. Hochdosiertes Kortison wird meistens eine Woche lang intravenös und dann als Tabletten gegeben. Auch Cyclophosphamid oder Azathioprin – Arzneimittel, die das Immunsystem unterdrücken –, können eingesetzt werden. Zusätzlich kann eine Plasmapherese durchgeführt werden. Dabei wird das Patientenblut von einem Gerät gefiltert, von Antikörpern befreit und ihm dann wieder zurückgegeben.

Ist die Krankheit schon fortgeschritten, kann eine Dialyse die einzige brauchbare Behandlung sein. Die Alternative ist eine Nierentransplantation, obwohl die ursprüngliche Erkrankung auch die transplantierte Niere beeinträchtigen kann.

Nephrotisches Syndrom

Das nephrotische Syndrom vereint viele Symptome und wird von Erkrankungen verursacht, die die Nieren betreffen. Durch die Krankheit verliert der Körper mit dem Urin laufend viel Eiweiß; vor allem der Albumingehalt im Blut sinkt, überschüssiges Salz und Wasser werden zurückgehalten, und der Blutfettspiegel steigt.

Das nephrotische Syndrom kann in jedem Alter auftreten. Bei Kindern ist es am häufigsten zwischen 18 Monaten und vier Jahren, es sind mehr Jungen als Mädchen betroffen. Bei älteren Menschen ist die Geschlechtsverteilung nicht mehr so ungleich.

Ursachen

Das nephrotische Syndrom kann durch eine der Glomerulopathien oder viele andere Krankheiten verursacht werden. Nierenschädigende Arzneimittel können ebenso wie intravenöser Heroinmißbrauch ein nephrotisches Syndrom auslösen. Dieses kann mit bestimmten Überempfindlichkeiten zusammenhängen; manche Arten sind erblich.

▲ Siehe Seite 185

Im Zusammenhang mit einer HIV-Infektion tritt das nephrotische Syndrom vor allem bei dunkelhäutigen Patienten auf. Das Syndrom schreitet in drei bis vier Monaten bis zum völligen Nierenversagen fort.

Symptome

Frühsymptome sind Appetitlosigkeit, allgemeines Krankheitsgefühl, geschwollene Augenlider, Bauchschmerzen, Muskelschwund, Gewebeschwellung, weil übermäßig viel Salz und Flüssigkeit zurückgehalten werden, und schaumiger Urin. Der Bauch kann durch die große Flüssigkeitsmenge geschwollen sein; Flüssigkeit im Raum um die Lungen (Pleuraerguß) kann Kurzatmigkeit verursachen. Andere Symptome können geschwollene Knie und bei Männern ein geschwollener Hodensack sein. Meist zirkuliert die Flüssigkeit, die zur Schwellung führt, und sammelt sich am Morgen in den Augenlidern und nach dem Gehen in den Knöcheln. Einen Muskelschwund kann die Schwellung verbergen.

Bei Kindern kann nach dem Aufstehen der Blutdruck abfallen; es kann sich insgesamt ein niedriger Blutdruck entwickeln, der zum Schock führen kann. Die Urinmenge kann abnehmen; wegen des geringen Blutvolumens und der verminderten Blutversorgung der Nieren kann es zum Nierenversagen kommen. Gelegentlich tritt das Nierenversagen plötzlich auf. Wenn ein Patient frühzeitig beim Arzt erscheint, findet der meist erhöhte Eiweißwerte im Urin.

Weil mit dem Urin viele Nährstoffe, wie Glukose, verlorengehen, kann eine Mangelernährung einsetzen. Das kann das Wachstum bremsen, die Knochen können Kalzium verlieren. Haare und Nägel können brüchig werden, und es können Haare ausfallen. Aus unbekanntem Grund können sich in den Nagelbetten horizontale weiße Linien bilden.

Das Bauchfell kann sich entzünden (Peritonitis). Opportunistische Infektionen, die durch normalerweise harmlose Bakterien ausgelöst werden, sind häufig. Das soll daran liegen, daß die Antikörper, die normalerweise Infektionen bekämpfen, in den Urin abgegeben oder nicht in der normalen Menge gebildet werden. Die Blutgerinnung wird gestört; das erhöht das Risiko erheblich, daß sich in den Gefäßen, vor allem in der Hauptvene der Niere, Blutgerinnsel bilden (Thrombose). Andererseits kann auch der Fall eintreten, daß das Blut nicht gerinnt, was dann zu vermehrten Blutungen führt. Hoher Blutdruck und Komplikationen, die das Herz und das Gehirn betreffen, treten am ehesten bei Diabetikern und Menschen mit einer Bindegewebeerkrankung auf. ▲

Was kann zu einem nephrotischen Syndrom führen?

Erkrankungen

- Amyloidose
- Krebs
- Diabetes
- Glomerulopathien
- HIV-Infektion
- Leukämien
- Lymphome
- Monoklonale Gammopathie
- Multiple Myelome
- Systemischer Lupus erythematodes

Arzneimittel

- Bestimmte Schmerzmittel (Schmerzmittelniere)
- Gold
- Penizillamin
- Intravenös gespritztes Heroin

Allergien

- Insektenstiche
- Sonnenlicht

Diagnose

Die Diagnose des nephrotischen Syndroms beruht auf den Symptomen und den Laborergebnissen. Urinuntersuchungen weisen hohe Eiweißwerte und Harnzylinder nach. Die Albuminkonzentration im Blut ist niedrig, weil dieses lebenswichtige Eiweiß mit dem Harn verlorengeht und seine Neubildung gestört ist. Der Natriumspiegel im Harn ist niedrig, der Kaliumspiegel hoch.

▲ Siehe Seite 222

Die Blutfettwerte sind hoch, manchmal erreichen sie das Zehnfache des Normalwerts oder mehr. Auch die Fettwerte im Urin sind hoch. Blutarmut kann auftreten. Die Blutgerinnungsfaktoren können erhöht oder verringert sein.

Der Arzt untersucht mögliche Ursachen des nephrotischen Syndroms inklusive Arzneimittel. Die Analyse von Harn und Blut kann eine zugrundeliegende Erkrankung aufdecken. Wenn der Patient abgenommen hat oder älter ist, wird eine Krebsuntersuchung gemacht. Eine Nierenbiopsie ist besonders nützlich, um spezifische Schäden des Nierengewebes zu erkennen.

Prognose

Die Prognose variiert in Abhängigkeit von der Ursache des nephrotischen Syndroms, vom Alter des Patienten und der Art des Nierenschadens, den die mikroskopische Untersuchung der Gewebeprobe ergeben hat. Die Symptome können völlig verschwinden, wenn das nephrotische Syndrom durch eine behandelbare Krankheit, wie eine Infektion oder Krebs, oder durch Arzneimittel verursacht wird. Das ist bei etwa der Hälfte der erkrankten Kinder so, aber seltener bei Erwachsenen. Die Prognose ist im allgemeinen gut, wenn die zugrundeliegende Erkrankung auf Kortison anspricht. Wurde das Syndrom durch eine HIV-Infektion ausgelöst, schreitet es meistens unerbittlich fort. Kinder, die mit nephrotischem Syndrom geboren werden, überleben selten den ersten Geburtstag, obwohl einige durch Dialysebehandlung oder Nierentransplantation überlebt haben.

Die Prognose des nephrotischen Syndroms ist am besten, wenn es von einer milden Form, der **minimal proliferierenden interkapillären Glomerulonephritis**, hervorgerufen ist; 90 Prozent der Kinder und fast ebenso viele Erwachsene sprechen auf eine Behandlung an. Die Erkrankung schreitet selten bis zum Nierenversagen fort, obwohl sie wahrscheinlich wieder auftritt. Wenn jemand ein Jahr krankheitsfrei blieb, ist ein Rückfall unwahrscheinlich.

Die **membranöse Glomerulonephritis**, eine schwerere Form, die ein nephrotisches Syndrom verursacht, ist vor allem bei Erwachsenen verbreitet und schreitet bei der Hälfte der Patienten über 15 Jahren langsam bis zum Nierenversagen fort. Die andere Hälfte ist krankheitsfrei oder hat ständig Eiweiß im Urin, aber eine ausreichende Nierenfunktion. Bei der Mehrheit der Kinder mit membranöser Glomerulonephritis verschwindet das Eiweiß innerhalb von fünf Jahren nach der Diagnose vollständig und spontan aus dem Urin.

Zwei andere Formen, **familiäres nephrotisches Syndrom** und **membranoproliferative Glomerulonephritis**, sprechen schlecht auf Behandlungen an; die Prognose ist weniger optimistisch. Mehr als die Hälfte der Patienten mit dem familiären Typ entwickelt innerhalb von zehn Jahren Nierenversagen. Bei 20 Prozent ist die Prognose noch schlechter: Innerhalb von zwei Jahren versagen die Nieren. Die Erkrankung schreitet bei Erwachsenen schneller voran als bei Kindern. In ähnlicher Weise entwickelt sich bei der Hälfte der Patienten mit dem membranoproliferativen Typ innerhalb von zehn Jahren Nierenversagen; die Erkrankung verschwindet bei weniger als fünf Prozent. Eine andere Form, die **mesangiale proliferative Glomerulonephritis**, spricht fast nie auf Kortison an.

Bei nephrotischem Syndrom, das durch systemischen Lupus erythematodes, Amyloidose oder Diabetes entsteht, zielt die Behandlung vor allem auf eine Unterdrückung der Symptome und weniger auf Heilung. Obwohl neuere Therapien für systemischen Lupus erythematodes die Symptome verringern und die krankhaften Testergebnisse stabilisieren oder verbessern, erleiden die meisten Patienten ein progressives Nierenversagen. Bei einem diabetischen nephrotischen Syndrom entwickelt sich meistens in drei bis fünf Jahren eine schwere Nierenerkrankung.

Entsteht das nephrotische Syndrom im Rahmen anderer Krankheiten, wie einer Infektion, Allergie oder bei intravenösem Heroingebrauch, hängt die Prognose davon ab, wie bald und wie wirksam die Grundkrankheit behandelt wird.

Behandlung

Die Behandlung zielt auf die zugrundeliegende Ursache. Wird eine Infektion gestoppt, die das nephrotische Syndrom auslöst, ist eine Heilung möglich. Liegt die Ursache in einer behandelbaren Erkrankung, wie Hodgkin-Krankheit oder einer anderen Art von Krebs, kann eine erfolgreiche Behandlung dieser Krankheit die Nierensymptome beseitigen. Beendet ein Heroinabhängiger mit nephrotischem Syndrom im Frühstadium den Mißbrauch, können die Symptome verschwinden. Menschen, die auf Sonnenlicht oder Insektenstiche allergisch reagieren, sollten diese Reizmittel vermeiden. Bei einer Insektenstichallergie kann eine Hyposensibilisierung ▲ vorgenommen werden,

▲ Siehe Seite 820

durch die sich das nephrotische Syndrom zurückbilden kann. Wenn Medikamente für das Syndrom verantwortlich sind, muß das Arzneimittel abgesetzt werden.

Bleibt die Ursache im dunkeln, erhält der Patient Kortison und Medikamente, die das Immunsystem dämpfen, wie Cyclophosphamid. Solche Arzneimittel sind für Kinder problematisch, weil sie das Wachstum hemmen und die sexuelle Entwicklung unterdrücken können.

Zur allgemeinen Therapie gehört eine Ernährung, die normale Mengen Eiweiß und Kalium, aber wenig gesättigtes Fett und Natrium enthält. Bei Verzehr von zuviel Eiweiß steigt der Eiweißgehalt im Urin. ACE-Hemmer, wie Enalapril, Captopril und Lisinopril, verringern meistens die Eiweißausscheidung im Harn und die Lipidkonzentration im Blut. Diese Medikamente können aber bei Menschen mit mittlerer bis schwerer Fehlfunktion der Niere den Kaliumspiegel im Blut erhöhen.

Wenn sich im Bauch Flüssigkeit ansammelt, können mehrere kleinere Mahlzeiten die Symptome lindern. Bluthochdruck wird meistens mit Diuretika behandelt. Diese können auch die Flüssigkeitsansammlung und die Gewebeschwellung verringern, aber das Risiko der Bildung von Blutgerinnseln erhöhen. Blutgerinnungshemmende Mittel können das vermeiden helfen. Infektionen können lebensgefährlich sein und müssen sofort behandelt werden.

Chronisches nephritisches Syndrom

Das chronische nephritische Syndrom (chronische Glomerulonephritis) tritt bei mehreren Erkrankungen auf, bei denen die Glomeruli geschädigt werden und die Nierenfunktion im Verlauf von Jahren nachläßt.

Die Ursache ist unbekannt. Bei ungefähr der Hälfte der Patienten liegt dem chronischen nephritischen Syndrom eine Glomerulopathie zugrunde, obwohl ihre Krankheitsgeschichte keine Symptome aufweist.

Symptome und Diagnose

Da sich das Syndrom allmählich entwickelt und jahrelang keine Symptome zeigt, bleibt es bei den meisten Menschen unerkannt. Vielleicht wird es bei einer Routineuntersuchung eines Menschen erkannt, der sich wohl fühlt, eine normale Nierenfunktion hat und bei dem nichts auf ein Problem hinweist, außer daß Eiweiß und möglicherweise Blutkörperchen im Urin vorkommen. Andere Betroffene können aber auch Nierenversagen haben, das zu Übelkeit, Erbrechen, Atembeschwerden, Juckreiz oder Erschöpfung führt. Flüssigkeitsstau (Ödem) kann auftreten. Häufig ist der Blutdruck erhöht.

Da die Symptome vieler Nierenerkrankungen identisch sind, ist eine Nierenbiopsie die zuverlässigste Methode, um sie im Frühstadium voneinander zu unterscheiden. Eine Biopsie wird selten gemacht, wenn die Nieren schon geschrumpft und vernarbt sind, weil dann die Chancen, spezifische Informationen über die Ursache zu erhalten, gering sind.

Prognose und Behandlung

Es wurden zwar viele Therapien getestet, aber keine hat das Fortschreiten der Krankheit verhindert. Die Einnahme von Medikamenten zur Blutdrucksenkung und eine Einschränkung des Salzkonsums sollen helfen. Die Eiweißzufuhr zu beschränken, ist nur mäßig hilfreich, um die Verschlechterung der Nierenfunktion zu verlangsamen. Ein Nierenversagen muß mit Dialyse oder Transplantation behandelt werden.

Interstitielle Nephritis

Eine interstitielle Nephritis kann akut oder chronisch sein. Sie kann durch verschiedene Erkrankungen, Medikamente oder Bedingungen, die die Nieren schädigen, verursacht werden.

Akute interstitielle Nephritis

Eine akute interstitielle Nephritis ist ein plötzlich beginnendes Nierenversagen, weil die Nierenkanälchen und das umgebende Gewebe geschädigt sind.

Die häufigste Ursache einer akuten interstitiellen Nephritis sind Medikamente, auf die die Person allergisch reagiert oder durch die sie eine akute Vergiftung erleidet (toxische Reaktion). Arzneimittel, wie Amphotericin B und Aminoglykoside, können eine toxische Reaktion verursachen. Eine allergische Reaktion kann durch Arzneimittel, wie Penizillin, Sulfonamide, Diuretika und nichtsteroidale Entzündungshemmer inklusive Aspirin, ausgelöst werden.

Zu den anderen Ursachen gehören eine bakterielle Infektion der Nieren (Pyelonephritis), Krebs, wie Leukämie und Lymphom, und erbliche Krankheiten.

Die Symptome sind sehr verschieden. Manche Menschen haben Beschwerden wie bei einem Harnweginfekt: Fieber, schmerzhaftes Wasserlassen und Schmerzen im unteren Rücken oder in der Seite. Andere haben wenig Symptome, aber Labortests zeigen ein Nierenversagen an. Die Urinmenge kann normal oder verringert sein.

Der Urin kann fast normal sein und nur Spuren von Eiweiß oder Eiter aufweisen, meist sind die Störungen aber auffällig. Der Harn kann soviel Eiweiß enthalten, daß es auf ein nephrotisches Syndrom hinweist, ferner sichtbares oder nur mikroskopisch erkennbares Blut oder Eiter mit Eosinophilen, einer Art von weißen Blutkörperchen. Eosinophile tauchen im Urin selten auf; sind sie aber vorhanden, hat die Person fast sicher eine akute interstitielle Nephritis, verursacht durch eine allergische Reaktion.

Bei einer allergischen Reaktion sind die Nieren wegen der Entzündung meistens groß. Zwischen dem Kontakt mit dem Allergen, das die Reaktion ausgelöst hat, und der Entwicklung von Nierenstörungen liegen fünf Tage bis fünf Wochen. Andere Symptome einer allergischen Reaktion sind Fieber, Hautausschlag und eine erhöhte Anzahl von Eosinophilen im Blut.

Eine Nierenbiopsie ist das einzige schlüssige Mittel zur Diagnose dieser Erkrankung.

Manche Menschen müssen wegen akuten Nierenversagens behandelt werden. ▲ Die Nierenfunktion kehrt meistens zurück, wenn das auslösende Medikament abgesetzt wird, obwohl die Nieren häufig etwas vernarben. Manchmal ist der Schaden irreversibel. Eine Kortisonbehandlung kann die Erholung der Nierenfunktion beschleunigen, wenn die Ursache der Erkrankung eine allergische Reaktion war.

Chronische interstitielle Nephritis

Eine chronische interstitielle Nephritis ist jede chronische Nierenerkrankung, bei der die Schädigung der Kanälchen oder des umgebenden Gewebes bedeutender ist als die der Glomeruli oder Blutgefäße.

Dieser Erkrankungstyp ist für etwa ein Drittel der Fälle von chronischem Nierenversagen verantwortlich. Etwa 20 Prozent der chronischen interstitiellen Nephritiden entstehen durch den Langzeitgebrauch eines Arzneimittels, vor allem von Schmerzmitteln, oder den Gebrauch eines Giftstoffs. Der Rest kann zahlreiche Erkrankungen begleiten.

Bestimmte Symptome sind allen Arten von chronischer interstitieller Nephritis gemein. Aufgedunsensein oder sichtbare Gewebeschwellung (Ödem) aufgrund gestauter Flüssigkeit fehlt meistens. Mit dem Urin geht nur wenig Eiweiß verloren, und Blut im Harn ist ungewöhnlich. Im Frühstadium der Erkrankung ist der Blutdruck normal oder nur leicht erhöht. Enthält der Urin viel Eiweiß oder Blut, sind meistens auch die Glomeruli stark betroffen. Wenn die Nierentubuli nicht normal funktionieren, ähneln die Symptome einer akuten interstitiellen Nephritis. Nierensteine bilden sich bei manchen Arten von chronischer interstitieller Nephritis.

KAPITEL 125

Blutgefäßerkrankungen der Nieren

Die Versorgung der Nieren mit Blut ist wesentlich für ihre Arbeit. Jede Verringerung oder Unterbrechung der Blutversorgung kann zu Problemen wie Nierenschaden, Nierenfunktionsstörung oder erhöhtem Blutdruck führen.

▲ Siehe Seite 589

Niereninfarkt

Bei einem Niereninfarkt stirbt ein Teil des Nierengewebes ab. Verursacht wird das, weil die Nierenarterie blockiert ist, jene Schlagader, die der Niere Blut zuführt.

Ein Verschluß der Nierenarterie ist selten und entsteht am ehesten, wenn ein im Blut schwimmendes Teilchen (Embolus) in der Arterie steckenbleibt. Der Embolus kann von einem Blutgerinnsel (Thrombus) im Herzen stammen oder sich von einer Cholesterinablagerung (Atherom) in der Aorta abgelöst haben. Andererseits kann der Infarkt von einem Blutgerinnsel in der Nierenarterie (akute Thrombose) selbst herrühren, das in einer verletzten Arterie entstanden ist. Die Verletzung kann durch eine Operation, eine Angiographie oder Gefäßplastik verursacht sein. ▲ Das Gerinnsel kann auch von einer schweren Arteriosklerose stammen, einer Arterienentzündung (Arteriitis), Sichelzellenerkrankung oder einem gerissenen Aneurysma der Nierenarterie. (Ein Aneurysma ist eine bauchige, dünne Stelle in der Gefäßwand.) Ein Riß in der Innenwand (akute Dissektion) der Nierenarterie blockiert den Blutfluß in der Arterie, oder die Arterie platzt. Zu den dem Infarkt zugrundeliegenden Ursachen gehören Arteriosklerose und eine krankhafte Entwicklung von Bindegewebe in der Arterienwand (fibröse Dysplasie).

Ein Niereninfarkt wird manchmal absichtlich (therapeutischer Infarkt) herbeigeführt, um Nierentumore, massiven Eiweißverlust mit dem Urin (Proteinurie) oder eine schwere, unkontrollierbare Nierenblutung zu behandeln. Die Blutzufuhr zu den Nieren wird durch einen Katheter blockiert, der in die Arterie, die die Niere versorgt, eingeführt wird.

Blutgefäßerkrankungen, die die Nieren beeinträchtigen

- Entzündung der Blutgefäße (Vaskulitis), die die Blutversorgung gefährden kann
- Blockade der Nierenarterie, durch die das Gewebe in jenem Teil der Niere abstirbt, den dieses Gefäß versorgt (Niereninfarkt)
- Verstopfung der kleinen Nierengefäße durch winzige Fettpartikel, die sich von den Wänden von Blutgefäßen außerhalb der Niere abgelöst haben (atheroembolische Nierenerkrankung)
- Schädigung der gesamten oder von Teilen der äußeren Schicht (Rinde) einer oder beider Nieren (Nierenrindennekrose)
- Verstopfung der Nierenvene (Nierenvenenthrombose)

Symptome und Diagnose

Kleine Verschlüsse der Nierenarterie verursachen oft keine Symptome. Sie können aber an der betroffenen Seite einen ständigen Schmerz im unteren Rücken (Flankenschmerz) auslösen. Fieber, Übelkeit und Erbrechen können auftreten. Ist die Arterie teilweise blockiert, kann das zu Bluthochdruck führen.

Eine vollständige Blockade beider Nierenarterien – oder einer bei Menschen, die nur eine Niere haben – stoppt die Harnproduktion völlig und legt die Nieren lahm (akutes Nierenversagen).

Bluttests zeigen meistens eine ungewöhnlich hohe Zahl weißer Blutkörperchen. Im Urin finden sich Eiweiß und mikroskopisch kleine Mengen Blut; selten ist es soviel, daß man es sehen kann.

Für die Diagnose ist eine Aufnahme der Niere notwendig, weil man aufgrund der Symptome oder Labortests einen Niereninfarkt nicht genau bestimmen kann. Während der ersten zwei Wochen nach einem großen Infarkt funktioniert die Niere schlecht. Eine intravenöse Urographie ■ oder Szintigraphie kann die schlechte Nierenfunktion zeigen, weil die Niere nicht die übliche Menge Kontrastmittel (das auf Röntgenbildern sichtbar ist) oder radioaktive Stoffe ausscheiden kann. Da die schlechte Nierenfunktion aber auch auf anderem als einem Infarkt beruhen kann, kann eine Ultraschalluntersuchung ★ oder eine retrograde Urographie nötig werden, um die verschiedenen Ursachen zu unterscheiden. Der beste Weg, um die Diagnose zu bestätigen und ein klares Bild zu bekommen, ist eine Arteriographie der Niere, bei der ein Kontrastmittel in die Nierenarterie gespritzt wird. Eine Arteriographie wird aber nur durchgeführt, wenn der Arzt erwägt, den Verschluß zu eröffnen. Wie gut sich die Nierenfunktion wieder erholt, läßt sich mit einer intravenösen Urographie oder Szintigraphie, die im Abstand von einem Monat wiederholt werden, beurteilen.

Behandlung

Die übliche Behandlung besteht aus gerinnungshemmenden Mitteln, die eine Verstopfung der Nierenarterie durch weitere Gerinnsel verhindern sollen. Medikamente, die Gerinnsel auflösen (Thrombolytika) sind neuer und viel-

▲ Siehe Seite 121
■ Siehe Seite 587
★ Siehe Seite 588

Blutversorgung der Niere

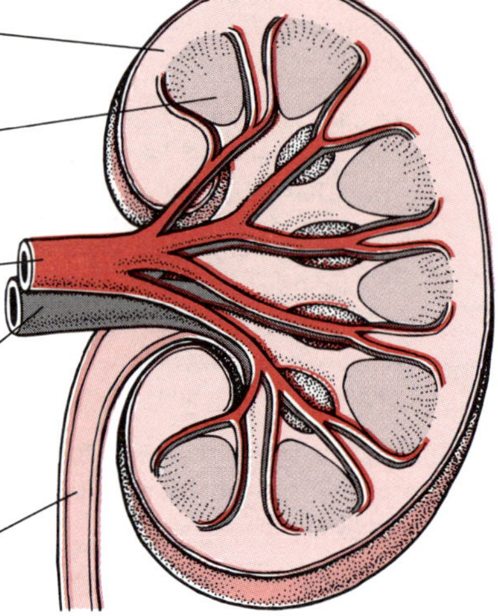

Nephron

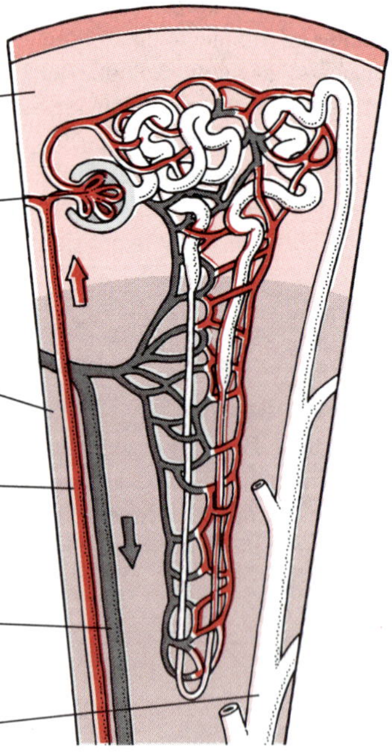

leicht wirksamer als andere Behandlungen. Arzneimittel verbessern die Nierenfunktion nur, wenn die Arterie nicht völlig verstopft ist oder die Gerinnsel innerhalb von eineinhalb bis drei Stunden aufgelöst werden können – solange kann das Nierengewebe eine unterbrochene Blutversorgung tolerieren.

Um die Engstelle zu erweitern, kann der Arzt einen Ballonkatheter von der Oberschenkelarterie in der Leiste bis zur Nierenarterie einführen (perkutane transluminale Angioplastie). Der Ballon wird aufgeblasen, um das verlegte Gebiet aufzudehnen.

Welches die optimale Behandlung für einen Niereninfarkt ist, ist unklar; eine medikamentöse Therapie wird aber bevorzugt. Verstopfte Blutgefäße können zwar operativ eröffnet werden, doch das Komplikations- und Todesrisiko ist relativ groß; außerdem verbessert das die Nierenfunktion nicht mehr als blutgerinnungshemmende oder gerinnselauflösende Mittel. Unter folgender Voraussetzung ist eine Operation die Behandlung der Wahl: Sie wird innerhalb von zwei bis drei Stunden durchgeführt, um ein Blutgerinnsel in der Nierenarterie zu entfernen, das durch eine Verletzung (traumatische Nierenarterienthrombose) entstanden ist.

Die Nierenfunktion kann sich zwar durch Behandlung verbessern, meistens wird sie aber nicht so wie vorher.

Nierenerkrankung bei überhöhten Blutfettwerten

Wenn die Blutfettwerte lange Zeit überhöht sind und sich in den Blutgefäßen Ablagerungen gebildet haben, sind meist auch die Nieren in Mitleidenschaft gezogen. Dann kann viel kleines, fettiges Material (Emboli) die kleinen Nierenarterien verstopfen und Nierenversagen auslösen.

Von den Fettauflagerungen, die an der Gefäßwand kleben, brechen Teile ab, werden zu den kleinen Nierenarterien transportiert und blockieren ihre Blutversorgung. Diese Erkrankung kann spontan auftreten oder als Komplikation einer Operation oder von Manipulationen an der Aorta, z. B. einer Angiographie, bei der unabsichtlich Fettstücke abgelöst werden, die die Aortainnenwand bedecken. Die atheroembolische Nierenerkrankung tritt am häufigsten bei älteren Menschen auf.

Symptome

Die atheroembolische Nierenerkrankung entwickelt sich allmählich; sie bleibt so lange symptomlos, bis das Nierenversagen fortgeschritten ist. Wenn die Blockade durch medizinische Maßnahmen an der Aorta entstanden ist, ist der zeitliche Zusammenhang meistens offensichtlich, und die Nieren versagen plötzlich. Völliges Nierenversagen ist mit einer Reihe von Symptomen verbunden, beginnend mit Erschöpfung und allgemeinem Krankheitsgefühl. Die Symptome werden nicht spezifisch von der atheroembolischen Nierenerkrankung verursacht, sondern sie spiegeln die Störungen in Muskeln, Nerven, Herz, Verdauungstrakt und der Haut wider, die auf dem Nierenversagen beruhen.

Die Emboli sind meistens nicht auf die Nierenarterien begrenzt, sondern verstopfen häufig auch die Blutgefäße anderer Organe, wie die der Bauchspeicheldrüse und des Darms; häufige Symptome sind Bauchschmerzen, blutiger Stuhl und Durchfall. Wenn Emboli in die Extremitäten gelangen, kann sich die Haut netzartig violett verfärben, es können schmerzende Muskelknoten auftreten und sogar ein Wundbrand entstehen. Im Auge können Emboli plötzliche Blindheit auslösen.

Diagnose und Behandlung

Das Nierenversagen wird leicht mit Bluttests diagnostiziert. Die atheroembolische Nierenerkrankung wird durch eine Nierenbiopsie diagnostiziert: Bei der mikroskopischen Untersuchung der mit einer Nadel gewonnene Gewebeprobe fallen Fetteilchen auf, welche die kleinen Arterien verstopfen.

Die einzige Behandlung eines fortgeschrittenen Nierenversagens aufgrund einer atheroembolischen Nierenerkrankung sind Dialyse▲ oder Transplantation.■

Nierenrindennekrose

Eine Nierenrindennekrose ist eine seltene Art von Gewebetod. Hierbei stirbt ein Teil oder das gesamte Gewebe im äußeren Bereich der Nieren (Nierenrinde) ab, nicht jedoch der innere Teil (Nierenmark).

Eine Nierenrindennekrose kann in jedem Alter auftreten. Etwa zehn Prozent der Erkrankungen betreffen Säuglinge und Kinder. Bei mehr als der Hälfte der Neugeborenen mit dieser Erkrankung war die Geburt schwierig, weil sich der Mutterkuchen abgelöst hatte (Abruptio placentae); die nächst häufige Ursache ist eine bakterielle Infektion des Bluts (bakterielle Sepsis). Bei Kindern kann die Nierenrindennekrose einer Infektion, einem Wassermangel, Schock oder einem hämolytisch-urämischen Syndrom folgen. Bei Erwachsenen verursachen Blutvergiftungen ein Drittel der Nierenrindennekrosen. Etwa die Hälfte tritt bei Schwangeren mit Komplikationen auf, wie einer plötzlichen Ablösung der Plazenta, ungewöhnlichen Lage der Plazenta (Placenta praevia), Blutung aus der Gebärmutter, Infektionen unmittelbar nach der Geburt (Kindbettfieber), Verstopfung einer Arterie (Embolie) durch Fruchtwasser, Tod des Fetus in der Gebärmutter und Schwangerschaftshochdruck.

Zu den anderen Ursachen gehören die Abstoßung einer transplantierten Niere, Verbrennungen, Entzündung der Bauchspeicheldrüse (Pankreatitis), Verletzung, Schlangenbiß und Vergiftung – z. B. mit Phosphor oder Arsen.

Symptome

Eine Nierenrindennekrose kann anderen Arten von Nierenversagen ähneln. Ärzte vermuten aber eine Nekrose, wenn die Harnproduktion plötzlich völlig zurückgeht, ohne daß etwas auf eine Verstopfung in den Harnleitern oder der Blase hinweist, und es findet sich Blut im Urin von Patienten mit Bedingungen, die eine Nierenrindennekrose auslösen könnten. Fieber kommt oft vor. Häufig ist der Blutdruck nur leicht erhöht oder sogar niedrig.

Der wenige Urin, der produziert wird, enthält Eiweiß und viele rote Blutkörperchen zusammen mit weißen Blutkörperchen und Harnzylindern (Klumpen aus roten und weißen Blutkörperchen und Geweberesten). Im Frühstadium der Krankheit sind einige Enzymwerte, die sich aus einer Blutprobe bestimmen lassen, ungewöhnlich hoch.

Diagnose und Behandlung

Die Diagnose wird meistens durch Ultraschall oder Computertomographie (CT) gestellt. Eine Nierenbiopsie oder Arteriographie kann gemacht werden, ist aber meist nicht nötig. Kalziumablagerungen im Röntgenbild weisen auf eine Nierenrindennekrose hin, sie entwickeln sich aber erst spät, sind schon ein Heilungsprodukt und tauchen zudem nur bei 20 bis 50 Prozent der Patienten auf.

Die Behandlung ist oft kompliziert, weil die zugrundeliegende Erkrankung behandelt werden muß. Nierenversagen erfordert eine Dialyse. Manchmal verbessert sich die Nierenfunktion wieder so sehr, daß die Dialyse nach einigen Monaten beendet werden kann. Bei etwa 20 bis 40 Prozent der Patienten wird die Nierenfunktion teilweise wiederhergestellt. Für die Mehrheit ist aber eine Nierentransplantation oder lebenslange Dialyse die einzige Lösung.

▲ Siehe Seite 593

■ Siehe Seite 831

Bösartige Nephrosklerose

Die bösartige (maligne) Nephrosklerose geht mit sehr hohem Blutdruck (maligne Hypertonie) einher. Es werden die kleinsten Arterien (Arteriolen) in den Nieren geschädigt, und das Nierenversagen schreitet schnell fort.

Nephrosklerose mit malignem Bluthochdruck tritt am häufigsten bei Männern im Alter zwischen 40 und 50 Jahren und bei Frauen von etwa 30 Jahren auf. Eine Arteriosklerose in den Nierenarterien (benigne Nephrosklerose) begleitet häufig den Alterungsprozeß und hängt mit Bluthochdruck zusammen. Die bösartige Nephrosklerose ist dagegen eine viel schwerere Erkrankung, die mit malignem Bluthochdruck auftritt. Dieser entsteht am häufigsten aus schlecht eingestelltem Bluthochdruck, kann aber auch von anderen Krankheiten herrühren wie Glomerulonephritis, chronischem Nierenversagen, Verengung der Nierenarterie (renal vaskuläre Hypertonie), Entzündung der Nierenblutgefäße (renale Vaskulitis) oder selten hormonellen Störungen wie Phäochromozytom, Conn-Syndrom oder Cushing-Krankheit.

Symptome und Diagnose

Die Symptome entstehen durch die Schäden an Gehirn, Herz und Nieren, die der sehr hohe Blutdruck verursacht; der Wert des diastolischen Blutdrucks liegt meist über 130 Millimeter Quecksilber (mmHg). Auffällig sind Unruhe, Verwirrung, Schläfrigkeit, Sehstörungen, Kopfschmerzen, Übelkeit und Erbrechen. Wenn der Arzt den Augenhintergrund im Ophthalmoskop betrachtet, kann er Blutungen, Flüssigkeitsansammlungen und Schwellungen am Sehnerv sehen. Das Herz vergrößert sich, Herzschwäche tritt häufig auf. Bei einer Schwellung (Ödem) oder einer Blutung im Gehirn kann der Patient ins Koma fallen.

Da die Nieren nicht funktionieren, gelangt Eiweiß in den Urin. Die mikroskopische Urinuntersuchung zeigt Blutzellen und Zylinder verklumpter roter Blutkörperchen. Oft besteht Blutarmut, weil die roten Blutkörperchen abgebaut werden, ihre Produktion aber gestört ist. Auch eine ausgedehnte Blutgerinnung in den Gefäßen ist häufig. Die Renin- und Aldosteronwerte (Substanzen, die die Nieren produzieren und den Blutdruck regulieren) im Blut sind sehr hoch.

Prognose und Behandlung

Unbehandelt stirbt die Hälfte der Patienten innerhalb von sechs Monaten, die restlichen meist innerhalb eines Jahres. Etwa 60 Prozent der Todesfälle beruhen auf Nierenversagen, 20 Prozent auf Herzversagen, 20 Prozent auf Schlaganfällen und ein Prozent auf Herzinfarkten. Die Todesrate sinkt deutlich, wenn der Blutdruck gesenkt und das Nierenversagen behandelt wird, vor allem bei Herz- und Nierenversagen und Schlaganfällen.

Patienten mit leichterem Nierenversagen profitieren am ehesten von der Behandlung. Bei den meisten Menschen läßt sich der extrem hohe Blutdruck durch Ernährung und medikamentöse Therapie ausreichend senken. Die Dialyse erhält das Leben von Menschen mit fortschreitendem Nierenversagen; manchmal erholen sie sich so weit, daß die Dialyse beendet werden kann.

Nierenvenenthrombose

Bei einer Nierenvenenthrombose ist jene Nierenvene verstopft, die das Blut von der Niere wegführt.

Die Verstopfung kann sich akut (plötzlich) oder chronisch (allmählich) entwickeln und eine Reihe von Symptomen hervorrufen. Meistens führt sie zum nephrotischen Syndrom ▲, bei dem mit dem Urin große Mengen Eiweiß verlorengehen.

Bei Erwachsenen begleitet diese Erkrankung meistens andere Nierenerkrankungen, durch die mit dem Urin Eiweiß verlorengeht. Sie kann durch Nierenkrebs ausgelöst werden oder durch Krankheiten (z. B. einen Tumor), die auf die Nierenvene oder auf die untere Hohlvene drükken, in die die Nierenvene mündet. Andere mögliche Ursachen sind Einnahme der »Pille«, eine Verletzung oder, selten, eine Thrombophlebitis migrans – bei dieser Krankheit entstehen Blutgerinnsel abschnittweise in verschiedenen Venen im ganzen Körper.

Symptome und Diagnose

Menschen mit Nierenvenenthrombose haben meistens keine Symptome, die Krankheit vergeht unerkannt. Gibt es jedoch Symptome, folgen diese einem von zwei Mustern, je nachdem, ob die Krankheit allmählich oder plötzlich beginnt.

Bei Erwachsenen beginnt die Krankheit meistens **allmählich** und schreitet langsam fort. Der Urin enthält Eiweiß, seine Menge verringert sich. Bricht sie bei einem Erwachsenen **plötzlich** aus, hat dieser üblicherweise Schmerzen in der Seite zwischen den Rippen und den Hüften. Er hat Fieber, Blut im Urin und wenig Urin. Weil zu

▲ Siehe Seite 600

wenig Flüssigkeit und Salz (Natrium) ausgeschieden werden, schwillt das Gewebe an (Ödem). Bei der Blutuntersuchung fällt ein Anstieg der weißen Blutkörperchen auf, andere Werte deuten auf Nierenversagen hin. Die Symptome bei Kindern sind ähnlich, die Krankheit beginnt aber häufig mit Durchfall, Austrocknung und einer verstärkten Gerinnungsneigung des Blutes. Daß die Niere massiv zerstört wird, ist selten.

Eine Ultraschallaufnahme zeigt eine vergrößerte Niere, wenn sich die Verstopfung plötzlich entwickelt hat, oder eine geschrumpfte Niere, wenn sie sich allmählich entwickelt hat. Intravenöse Urographie und Szintigraphie zeigen eine schlechte Nierenfunktion. Bei diesen Untersuchungen wird ein Kontrastmittel in eine Vene gespritzt und sein Weg verfolgt. Röntgenaufnahmen der unteren Hohlvene oder der Nierenvene (Venographie) können die Thrombose im Umriß sichtbar machen. Wenn noch mehr Informationen nötig sind, können eine Computertomographie gemacht oder die Nierenarterien geröntgt werden.

Prognose und Behandlung

Wie sich die Krankheit entwickelt, hängt von der Ursache der Thrombose, den Komplikationen und dem Grad des Nierenversagens ab. An einer Nierenvenenthrombose stirbt nur selten jemand; wenn, beruht der Tod meist auf einer tödlichen Ursache der Thrombose oder auf Komplikationen. Gefährlich ist eine Lungenembolie, bei der ein Blutgerinnsel ein Lungengefäß verschließt. Ob die Nierenfunktion noch ausreicht, hängt davon ab, ob eine oder beide Nieren beeinträchtigt sind, ob die Blutversorgung wiederhergestellt werden kann und wie die Nierenfunktion vor der Thrombose war.

Selten wird operiert, um ein Gerinnsel in der Nierenvene zu entfernen. Entfernt wird eine Niere nur, wenn das gesamte Gewebe abgestorben ist, weil es nicht mehr mit Blut versorgt wurde (totaler Infarkt). Gerinnungshemmende Arzneimittel verbessern meistens die Nierenfunktion, weil sie der Bildung weiterer Gerinnsel vorbeugen und eine Lungenembolie verhindern. Medikamente, die Gerinnsel auflösen (Thrombolytika), zusätzlich zu gerinnungshemmenden Mitteln zu geben, wird erst erprobt, ist aber vielversprechend.

KAPITEL 126

Stoffwechselbedingte und angeborene Nierenkrankheiten

Nierenstörungen können ihren Ursprung im Aufbau des Organs oder in seinem Stoffwechsel haben. Viele sind erblich und schon bei der Geburt vorhanden (angeboren).

Renal-tubuläre Azidose

Bei der renal-tubulären Azidose können die Nierenkanälchen nicht genügend Säure aus dem Blut entfernen und in den Harn ausscheiden.

Normalerweise entfernen die Nieren Säure aus dem Blut und scheiden sie in den Harn aus. Bei renal-tubulärer Azidose funktionieren die Nierenkanälchen nicht richtig, in der Folge gelangt zu wenig Säure in den Harn, es reichert sich Säure im Blut an. Es entsteht eine metabolische Azidose. ▲ Diese führt zu folgenden Problemen:

- Niedriger Kaliumgehalt im Blut
- Kalziumablagerungen in der Niere
- Eine Neigung zum Austrocknen
- Schmerzhafte Erweichung und Verbiegung der Knochen (Osteomalazie oder Rachitis)

Eine renal-tubuläre Azidose kann erblich sein oder durch Arzneimittel, eine Schwermetallvergiftung oder eine Autoimmunerkrankung wie systemischer Lupus erythematodes oder Sjögren-Syndrom verursacht werden.

▲ Siehe Seite 672

Typen renal-tubulärer Azidose

Typ*	Ursache	Zugrunde-liegende Störung	Auftretende Symptome und Stoffwechselstörungen
1	Kann erblich sein; kann von einer Autoimmunerkrankung oder bestimmten Arzneimitteln ausgelöst werden; Ursache meistens unbekannt, besonders bei Frauen	Unvermögen, Säure in den Urin auszuscheiden	Hoher Säuregehalt des Blutes; leichter Wassermangel; niedriger Blutkaliumspiegel, der zu Muskelschwäche und Lähmung führt; brüchige Knochen; Knochenschmerzen; Nierensteine (Kalziumablagerungen); Nierenversagen
2	Wird meistens durch eine Erbkrankheit wie Fanconi-Syndrom, erbliche Fruktoseintoleranz, Wilson-Krankheit oder Lowe-Syndrom verursacht; kann auch durch eine Schwermetallvergiftung oder bestimmte Medikamente bedingt sein	Unvermögen, Bikarbonat aus dem Urin wieder ins Blut aufzunehmen, es geht daher verloren	Hoher Säuregehalt des Blutes, leichter Wassermangel und niedriger Blutkaliumspiegel
4	Nicht erblich bedingt; wird durch Diabetes, eine Autoimmunerkrankung, Sichelzellenanämie oder eine Blockade der Harnwege verursacht	Mangel an Aldosteron oder Unvermögen, darauf angemessen zu reagieren (das Hormon Aldosteron hilft bei der Regulation der Kalium- und Natriumausscheidung durch die Nieren)	Hoher Gehalt des Blutes an Säure und Kalium, was selten Symptome verursacht, es sei denn, der Kaliumspiegel ist so hoch, daß unregelmäßiger Herzschlag und Muskellähmung auftreten

* Anmerkung: Es gibt keinen Typ 3

Symptome und Diagnose

Es gibt drei Typen von renal-tubulärer Azidose, von denen jeder Typ etwas andere Symptome hervorruft. Bei einem niedrigen Kaliumgehalt des Bluts können sich neurologische Störungen entwickeln: Muskelschwäche, verminderte Reflexe und sogar Lähmung. Es können sich Nierensteine bilden, die Nierenzellen schädigen und zu chronischem Nierenversagen führen. Ein Arzt zieht eine renal-tubuläre Azidose in Betracht, wenn jemand charakteristische Symptome hat oder wenn eine Blutuntersuchung hohe Säure- und niedrige Kaliumwerte zeigt. Spezielle Tests helfen, den Typ der renal-tubulären Azidose zu bestimmen.

Behandlung

Die Behandlung hängt vom Typ ab. Bei den Typen 1 und 2 wird die Säure im Blut neutralisiert, indem man täglich Bikarbonatlösung trinkt. Die Therapie lindert die Symptome, beugt Nierenversagen und Knochenerkrankung vor oder verhindert, daß sich diese Störungen verschlechtern. Es gibt auch andere speziell zubereitete Lösungen, und manchmal sind Kaliumpräparate notwendig. Bei Typ 4 ist die Azidose so leicht, daß wohl kein Bikarbonat nötig ist. Hohe Kaliumspiegel lassen sich durch reichliche Flüssigkeitszufuhr und die Einnahme von Diuretika senken.

Renale Glukosurie

Bei der renalen Glukosurie wird mit dem Urin Glukose (Zucker) ausgeschieden, obwohl die Blutzuckerwerte normal oder sogar niedrig sind.

Die Nieren dienen als Filter für das Blut. Bei dem Filtervorgang werden Glukose und viele andere Substanzen entfernt. Das Filtrat durchläuft das Netzwerk der Nierenkanälchen, wo erwünschte Substanzen, darunter auch Glukose, wieder aus dem Filtrat aufgenommen und ins Blut zurückbefördert werden; unerwünschte Substanzen werden mit dem Urin ausgeschieden. Bei den meisten gesunden Menschen wird die Glukose wieder vollständig ins Blut aufgenommen.

Normalerweise scheidet der Körper nur dann Glukose mit dem Urin aus, wenn das Blut zuviel davon enthält. Bei renaler Glukosurie ist jedoch der Blutzuckerspiegel normal, und es geht trotzdem Glukose mit dem Urin verloren. Ursache ist eine Fehlfunktion der Nierenkanälchen. Glukosurie kann erblich sein.

Glukosurie verursacht weder Symptome noch ernste Störungen. Der Arzt stellt die Diagnose, wenn eine Urinuntersuchung Glukose im Harn nachweist, obwohl die Blutzuckerwerte normal sind. Eine Behandlung ist nicht nötig. Manche Personen mit Glukosurie entwickeln allerdings einen Diabetes.

Nephrogener Diabetes insipidus

Beim nephrogenen Diabetes insipidus verläßt eine große Menge verdünnten Urins die Nieren, weil sie nicht auf das antidiuretische Hormon reagieren und den Harn nicht konzentrieren können.

Sowohl beim Diabetes insipidus als auch bei jenem besser bekannten Diabetestyp, dem Diabetes mellitus▲, werden große Harnmengen ausgeschieden. Abgesehen davon sind die beiden Diabetestypen aber sehr unterschiedlich.

Ursachen

Normalerweise passen die Nieren die Harnkonzentration an die Bedürfnisse des Körpers an. Dazu reagieren sie auf den Gehalt des Bluts an antidiuretischem Hormon. Dieses Hormon, das von der Hirnanhangdrüse produziert wird, signalisiert den Nieren, Wasser zurückzuhalten und den Harn zu konzentrieren.

Es gibt zwei Typen von Diabetes insipidus. Beim nephrogenen Diabetes insipidus reagieren die Nieren nicht auf das antidiuretische Hormon und scheiden daher weiterhin große Mengen verdünnten Harns aus. Beim anderen Typ kann die Hirnanhangdrüse kein antidiuretisches Hormon abgeben.■

Nephrogener Diabetes insipidus kann erblich sein. Das Gen, das die Erkrankung verursacht, ist rezessiv und liegt auf dem X-Chromosom; deshalb entwickeln meistens nur Männer Symptome. Frauen, die das Gen tragen, können aber die Krankheit an ihre Söhne weitergeben.★ Zu den anderen Ursachen von nephrogenem Diabetes insipidus gehören bestimmte nierenschädigende Medikamente. Solche Arzneimittel sind Aminoglykosidantibiotika und Lithium, das bei manisch-depressiven Störungen genommen wird.

Symptome und Diagnose

Beim vererbten nephrogenen Diabetes insipidus beginnen die Symptome meistens bald nach der Geburt: übermäßiger Durst (Polydipsie) und große Mengen verdünnter Urin (Polyurie). Da Säuglinge ihren Durst nicht mitteilen können, können sie sehr stark austrocknen. Sie können hohes Fieber bekommen, das von Erbrechen und Krampfanfällen begleitet wird.

Wird ein nephrogener Diabetes insipidus nicht rasch diagnostiziert und behandelt, kann das Gehirn Schaden nehmen und das Kind eine geistige Behinderung davontragen. Häufige Episoden von Austrocknung können die körperliche Entwicklung verzögern. Ein richtig behandelter Säugling kann sich aber normal entwickeln.

Ein Arzt vermutet einen nephrogenen Diabetes insipidus aufgrund der Symptome. Labortests weisen hohe Natriumwerte im Blut und sehr verdünnten Urin nach. Sonst erscheint die Nierenfunktion normal. Die Diagnose wird bestätigt, indem man mit dem Wasserentzugstest● die Reaktion der Nieren auf das antidiuretische Hormon prüft.

Behandlung

Um einer Austrocknung vorzubeugen, müssen Menschen mit nephrogenem Diabetes insipidus immer ausreichend trinken, sobald sie durstig sind. Säuglinge und Kleinkinder

▲ Siehe Seite 713

■ Siehe Seite 694

★ Siehe Kasten, Seite 11

● Siehe Seite 699

müssen häufig Wasser bekommen. Mehr als zwölf Stunden ohne Flüssigkeit kann eine schwere Austrocknung verursachen. Bestimmte Medikamente, wie Thiazid-Diuretika (z.B. Hydrochlorothiazid) und nichtsteroidale Entzündungshemmer (z.B. Indometazin oder Tolmetin) können helfen.

Zystinurie

Zystinurie ist eine seltene Erkrankung, bei der die Aminosäure Zystin mit dem Urin ausgeschieden wird, was oft zur Bildung von Zystinsteinen in den Harnwegen führt.

Zystinurie wird durch einen erblichen Defekt der Nierenkanälchen verursacht. Das Gen, das Zystinurie verursacht, ist rezessiv; wer diese Erkrankung hat, muß also zwei entsprechende Gene geerbt haben, von jedem Elternteil eines. ▲ Personen, die das Gen tragen, aber nicht krank sind, haben ein normales und ein krankes Gen. Diese Menschen können mehr Zystin als üblich in den Harn ausscheiden; selten ist es aber so viel, daß sich Steine bilden.

Symptome und Diagnose

Zystinsteine bilden sich in der Blase, dem Nierenbecken (dem Gebiet, in dem sich der Harn sammelt und aus der Niere fließt) oder den Harnleitern (langen, engen Schläuchen, die den Urin von den Nieren in die Blase leiten). Symptome treten meistens zwischen dem 10. und 30. Lebensjahr auf. Als erstes quält meistens ein intensiver Schmerz, der durch den Krampf des Harnleiters ausgelöst wird, in dem ein Stein steckengeblieben ist. Sind die Harnwege durch Steine blockiert, kann das zu Harnweginfekten und Nierenversagen führen.

Ein Arzt untersucht auf Zystinurie, wenn jemand immer wieder Nierensteine hat. Zystin bildet im Harn gelbbraune, sechseckige Kristalle, die unter dem Mikroskop sichtbar sind. Eine übermäßige Zystinmenge im Urin kann durch mehrere Tests bestimmt werden.

Behandlung

Die Zystinkonzentration niedrig zu halten, soll der Bildung von Zystinsteinen vorbeugen. Dazu muß ein Patient mit Zystinurie viel trinken, um täglich etwa vier Liter Urin zu bilden. Während der Nacht, ohne Flüssigkeitszufuhr, wird weniger Harn produziert, dann steigt die Wahrscheinlichkeit, daß sich Steine bilden. Dieses Risiko läßt sich durch Flüssigkeitszufuhr vor dem Schlafengehen verringern. Eine andere Behandlungsmöglichkeit ist, den Urin durch die Einnahme von Natriumbikarbonat und Azetazolamid alkalischer zu machen. Zystin löst sich leichter in alkalischem als in saurem Harn.

Wenn sich trotz dieser Maßnahmen weiter Steine bilden, kann das Arzneimittel Penizillamin versucht werden. Penizillamin reagiert mit Zystin, so daß es in Lösung bleibt. Bei etwa der Hälfte derjenigen, die Penizillamin einnehmen, treten unerwünschte Wirkungen wie Fieber, Ausschlag oder Gelenkschmerzen auf.

▲ Siehe Kasten, Seite 10

Debré-Toni-Fanconi-Syndrom

Das Debré-Toni-Fanconi-Syndrom ist eine seltene Erkrankung, bei der die Funktion der Nierenkanälchen gestört ist. Dadurch werden mit dem Urin übermäßig viel Glukose, Bikarbonat, Phosphat und bestimmte Aminosäuren ausgeschieden.

Das Fanconi-Syndrom kann erblich sein oder durch Schwermetalle oder andere chemische Substanzen, Vitamin-D-Mangel, Nierentransplantation, multiples Myelom oder Amyloidose ausgelöst werden. Auch die Einnahme von überaltetem Tetrazyklin (ein Antibiotikum) kann zum Fanconi-Syndrom führen.

Beim ererbten Fanconi-Syndrom beginnen die Symptome meistens im Säuglingsalter. Das Kind scheidet große Harnmengen aus. Andere Symptome sind Schwäche und Knochenschmerzen.

Die Symptome und eine Blutuntersuchung, die hohe Säurewerte nachweist, können den Arzt ein Fanconi-Syndrom vermuten lassen. Die Diagnose wird bestätigt, wenn Harntests hohe Glukose-, Phosphat-, Bikarbonat-, Harnsäure-, Kalium- und Natriumwerte ergeben.

Das Fanconi-Syndrom ist unheilbar. Der hohe Säuregehalt des Blutes (Azidose) kann durch das Trinken von Natriumbikarbonatlösung ausgeglichen werden. Niedrige Kaliumwerte können die Einnahme von Kaliumpräparaten erforderlich machen. Sind die Knochen betroffen, müssen Phosphat und Vitamin D eingenommen werden. Eine Nierentransplantation kann lebensrettend sein, wenn bei einem erkrankten Kind die Nieren versagen.

Vitamin-D-resistente Rachitis

Bei der Vitamin-D-resistenten Rachitis werden die Knochen weich und verbiegen sich leicht, weil das Blut zu wenig Phosphat und nicht genügend aktives Vitamin D enthält.

Diese ganz seltene Krankheit ist fast immer erblich; sie ist in einem dominanten Gen auf dem X-Chromosom angelegt. ▲ Der genetische Defekt verursacht eine Nierenstörung, durch die Phosphat mit dem Urin ausgeschieden wird; dadurch ist der Phosphatgehalt im Blut niedrig. Weil die Knochen zum Wachsen Phosphat brauchen, verursacht sein Mangel schadhafte Knochen. Bei Frauen mit Vitamin-D-resistenter Rachitis ist die Knochenerkrankung leichter als bei Männern. Nur selten entwickelt sie sich als Folge bestimmter Krebserkrankungen wie Riesenzelltumoren, Knochensarkomen, Prostata- und Brustkrebs. Vitamin-D-resistente Rachitis ist etwas anderes als die durch Vitamin-D-Mangel ausgelöste Rachitis. ■

Symptome und Behandlung

Vitamin-D-resistente Rachitis beginnt meistens im ersten Lebensjahr. Sie kann so leicht verlaufen, daß sie keine Beschwerden macht, oder so schwer, daß sich die Beine und andere Knochen verbiegen, Kleinwuchs und Knochenschmerzen auftreten. Ein knöcherner Höcker an der Stelle, an der sich die Muskeln mit den Knochen verbinden, kann die Bewegung der Gelenke behindern. Wenn sich die Schädelknochen eines Babys zu früh schließen, kann das zu Krampfanfällen führen. Labortests zeigen, daß der Kalziumspiegel im Blut normal, der Phosphatspiegel aber niedrig ist.

Das Ziel der Behandlung ist, mehr Phosphat ins Blut zu bekommen, so daß sich die Knochen normal entwickeln können. Phosphat kann in Tablettenform eingenommen werden und sollte mit Kalzitriol, der aktivierten Form von Vitamin D, kombiniert werden. Vitamin D allein ist nicht hilfreich. Bei manchen Erwachsenen hat sich eine krebsbedingte Rachitis deutlich gebessert, nachdem der Tumor entfernt wurde.

Hartnup-Krankheit

Die Hartnup-Krankheit ist eine seltene Erbkrankheit, die zu Hautausschlag und Gehirnveränderungen führt. Bei ihr werden Tryptophan und andere Aminosäuren nicht gut aus dem Darm aufgenommen, aber übermäßig viel von ihnen mit dem Urin ausgeschieden.

Die Hartnup-Krankheit tritt auf, wenn jemand zwei rezessive Gene für die Erkrankung, eines von jedem Elternteil, erbt. Die Krankheit beeinflußt, wie der Körper Aminosäuren, die Bausteine der Eiweiße, verarbeitet. Menschen mit dieser Erkrankung können die Aminosäure Tryptophan nicht in das B-Vitamin Nikotinamid umwandeln. Außerdem können sie Aminosäuren nicht richtig aus dem Darm aufnehmen, scheiden aber große Mengen davon mit dem Urin aus. Der Körper verarmt daher an Aminosäuren.

Symptome

Die Symptome können durch Sonnenlicht, Fieber, Arzneimittel oder Streß ausgelöst werden. Fast immer geht dem Schub eine Phase schlechter Ernährung voraus. Die Krankheitsausbrüche werden meistens mit zunehmendem Alter seltener. Die meisten Symptome treten sporadisch auf und beruhen auf einem Mangel an Nikotinamid. An Körperteilen, die der Sonne ausgesetzt sind, tritt ein Ausschlag auf. Geistige Behinderung, Kleinwuchs, Kopfschmerzen, ein unruhiger Gang, Kollaps oder Ohnmachtsanfälle sind häufig. Der Betroffene kann eine psychische Störung entwickeln.

Diagnose und Behandlung

Urinuntersuchungen zeigen das abweichende Ausscheidungsmuster der Aminosäuren und ihrer Abbauprodukte.

Patienten mit der Hartnup-Krankheit können Schübe vermeiden, indem sie auf eine gute Ernährung achten und zusätzlich Nikotinamid oder Niacin einnehmen. Eine eiweißangereicherte Ernährung kann den Mangel ausgleichen, der durch die schlechte Aufnahme von Aminosäuren im Magen-Darm-Trakt und die übermäßige Ausscheidung entsteht.

Bartter-Syndrom

Beim Bartter-Syndrom scheiden die Nieren zu viele Elektrolyte (Kalium, Natrium und Chlorid) aus. Dadurch ist der Kaliumgehalt des Bluts zu niedrig (Hypokaliämie); sein Gehalt an den Hormonen Aldosteron und Renin steigt an.

Das Bartter-Syndrom ist erblich angelegt und wird von einem rezessiven Gen verursacht. Betroffene haben also zwei rezessive Gene für die Krankheit geerbt, eines von jedem Elternteil.

Symptome

Kinder mit Bartter-Syndrom wachsen langsam und scheinen unterernährt zu sein. Sie können Muskelschwäche und übermäßigen Durst haben, viel Urin ausscheiden und geistig behindert sein.

Das Blut enthält wenig Natriumchlorid und Wasser. Das versucht der Körper auszugleichen, indem er mehr Aldosteron und Renin bildet; diese Hormone verringern den Kaliumgehalt des Bluts. ★

▲ Siehe Seite 9

■ Siehe Seite 652

★ Siehe Seite 666

Polyzystische Nierenerkrankung

Bei polyzystischer Nierenerkrankung bilden sich in beiden Nieren viele Zysten. Sie vergrößern sich allmählich und zerstören etwas oder das meiste des normalen Nierengewebes.

Normale Niere Polyzystische Niere

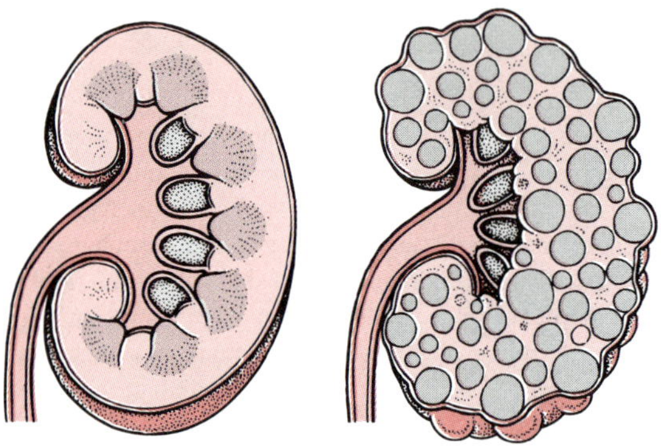

Diagnose und Behandlung

Ein Arzt vermutet ein Bartter-Syndrom aufgrund der Symptome. Die Laborergebnisse, die abweichende Kalium- und Hormonwerte im Blut zeigen, unterstützen die Diagnose.

Viele Folgen des Bartter-Syndroms lassen sich verhindern, indem Kaliumpräparate eingenommen werden und ein Medikament, das die Ausscheidung von Kalium in den Urin verringert, wie Spironolakton (das auch die Aldosteronwirkung blockiert), Triamteren, Amilorid, Propranolol oder Indometazin. Es ist wichtig, ausreichend zu trinken, um die übermäßigen Flüssigkeitsverluste auszugleichen.

Liddle-Syndrom

Das Liddle-Syndrom ist eine seltene Erbkrankheit, bei der die Nieren Kalium ausscheiden, aber zuviel Natrium und Wasser zurückhalten. Das führt zu Bluthochdruck.

Eine Fehlbildung in den Nieren verursacht das Liddle-Syndrom. Mit Triamteren oder Amilorid – Arzneimitteln, die die Kaliumausscheidung behindern – können die Ausscheidung von Natrium und Wasser angeregt und der Blutdruck gesenkt werden.

Polyzystische Nierenerkrankung

Die polyzystische Nierenerkrankung wird vererbt. Dabei bilden sich in beiden Nieren viele Zysten; die Nieren vergrößern sich, haben aber nur wenig funktionierendes Nierengewebe.

Der genetische Defekt, der polyzystische Nieren verursacht, kann dominant oder rezessiv sein. Betroffene haben also entweder von einem Elternteil ein dominantes Gen oder von jedem Elternteil ein rezessives Gen bekommen. Diejenigen, deren Gen dominant ist, haben meistens bis ins Erwachsenenalter keine Probleme; bei rezessivem Erbgang verläuft die Erkrankung von der Kindheit an schwer.

Symptome

Bei Kindern läßt die polyzystische Nierenerkrankung die Nieren so groß werden, daß der Bauch hervortritt. Ein schwerkranker Säugling kann kurz nach der Geburt sterben, weil sich im Fetus durch das Nierenversagen die Lunge nur schlecht entwickeln konnte. Auch die Leber ist beeinträchtigt. Im Alter von fünf bis zehn Jahren neigen Kinder mit dieser Erkrankung dazu, einen Bluthochdruck in jenen Gefäßen zu entwickeln, die Darm und Leber verbinden (Pfortaderhochdruck). Schließlich versagen die Leber- und Nierenfunktion.

Bei Erwachsenen schreitet die polyzystische Nierenerkrankung langsam über viele Jahre fort. Charakteristischerweise beginnen die Symptome im frühen oder mittleren Erwachsenenalter; manchmal wird die Krankheit aber auch erst nach dem Tod, bei einer Autopsie, entdeckt. Zu den Symptomen zählen Rückenschmerzen, Blut im Urin, Infektion und heftige, krampfartige Schmerzen (Koliken) durch Nierensteine. Erschöpfung, Übelkeit, mangelnde Harnproduktion und andere Folgen eines Nierenversagens können auftreten, wenn der Betroffene nur wenig funktionierendes Nierengewebe hat. Chronische Infektionen sind häufig und können das Nierenversagen verschlimmern. Etwa die Hälfte der Patienten mit polyzystischen Nieren haben hohen Blutdruck.

Etwa ein Drittel der Menschen mit polyzystischen Nieren hat auch Zysten in der Leber; sie beeinträchtigen aber die Leberfunktion nicht. Mehr als 20 Prozent der Betroffenen haben erweiterte Blutgefäße im Schädel, und 75 Prozent von ihnen erleiden eine Gehirnblutung (Subarachnoidalblutung). ▲

▲ Siehe Seite 353

Diagnose, Prognose und Behandlung

Ein Arzt vermutet diese Krankheit auf der Grundlage der Familiengeschichte und von Symptomen. Bei fortgeschrittener Krankheit und sehr großen Nieren ist die Diagnose offensichtlich. Ultraschall und Computertomographie (CT) zeigen das charakteristische Bild der Nieren und Leber, die durch die Zysten wie von Motten zerfressen aussehen.

Mehr als die Hälfte der Kranken erleidet irgendwann einmal ein Nierenversagen. Die Behandlung von Harninfektionen und Bluthochdruck kann das Leben verlängern. Ohne Dialyse ▲ oder Nierentransplantation ist Nierenversagen tödlich.

Eine genetische Beratung kann Menschen mit polyzystischen Nieren verstehen helfen, wie wahrscheinlich es ist, daß ihre Kinder die Krankheit erben werden.

Markzystenerkrankung

Bei der Markzystenerkrankung (familiäre juvenile Nephronophthise) entwickelt sich ein Nierenversagen mit Zysten tief in den Nieren.

Die Markzystenerkrankung ist entweder erblich oder wird durch einen Geburtsschaden verursacht.

Die Symptome setzen meistens vor dem 20. Lebensjahr ein, sind aber sehr verschieden, und bei einigen Menschen beginnen sie erst viel später. Die Betroffenen produzieren große Mengen Urin, weil ihre Nieren nicht auf das antidiuretische Hormon reagieren, das den Nieren das Signal gibt, den Harn zu konzentrieren. Damit wird auch übermäßig viel Salz ausgeschieden. Die Kranken brauchen täglich große Mengen Flüssigkeit und Salz (Natrium). Verzögertes Wachstum und Anzeichen einer Knochenerkrankung sind bei Kindern häufig. Bei vielen Menschen entwickeln sich diese Probleme langsam über mehrere Jahre; der Körper gleicht das so gut aus, daß die Probleme erst erkannt werden, wenn das Nierenversagen fortgeschritten ist.

Labortests zeigen die schlechte Nierenfunktion, Röntgenbilder kleine Nieren. Ultraschallaufnahmen können Zysten zeigen, die tief in den Nieren liegen; meist sind die Zysten aber zu klein, um sie nachzuweisen.

Die Krankheit schreitet langsam, aber unerbittlich fort. Bei Nierenversagen ist eine Dialyse oder Nierentransplantation notwendig.

Markschwammniere

Die Markschwammniere ist eine angeborene Erkrankung. Bei ihr sind die harnführenden Nierenkanälchen erweitert; das läßt das Nierengewebe schwammig erscheinen.

Eine Markschwammniere verursacht meist keine Symptome, kann aber für Nierensteine, Blut im Urin und Niereninfektionen anfällig machen. Kalziumablagerungen in den Nieren treten bei mehr als der Hälfte der Betroffenen auf.

Die Symptome veranlassen den Arzt, die Nieren zu röntgen; dabei werden die Kalziumablagerungen sichtbar. Die Diagnose läßt sich durch Röntgenaufnahmen bestätigen, durch die erkennbar wird, wie die Nieren ein intravenös gespritztes Kontrastmittel ausscheiden. Ultraschallaufnahmen können zwar gemacht werden, zeigen aber die winzigen Zysten nicht, die tief in den Nieren liegen.

Wenn eine Markschwammniere nicht zu Kalziumablagerungen führt, ist meistens keine Behandlung notwendig. Die Einnahme von Thiazid-Diuretika, viel Flüssigkeit und eine kalziumarme Ernährung können der Bildung von Nierensteinen und einer Verstopfung der Harnwege vorbeugen. Eine Operation kann bei einer Blockade der Harnwege notwendig werden. Infektionen werden mit Antibiotika behandelt.

Alport-Syndrom

Bei dieser erblichen Erkrankung ist die Nierenfunktion schlecht; mit dem Urin wird Blut ausgeschieden, und manchmal treten Taubheit und Augenschäden auf.

Das Alport-Syndrom wird zwar von einem defekten Gen auf dem X-Chromosom verursacht ■, aber andere Faktoren bestimmen, wie schwer die Erkrankung wird. Frauen mit einem defekten Gen auf einem ihrer zwei X-Chromosome bleiben meistens symptomlos, obwohl ihre Nierenleistung etwas verringert sein kann. Bei Männern mit dem defekten Gen (Männer haben kein zweites X-Chromosom, das den Defekt ausgleicht) entwickelt sich meistens zwischen dem 20. und 30. Lebensjahr Nierenversagen. Viele Patienten haben keine anderen Symptome als Blut im Urin; allerdings kann er auch Eiweiß, weiße Blutkörperchen und verschiedene Arten von Harnzylindern (kleine Zellklumpen) enthalten, die unter dem Mikroskop sichtbar sind.

Das Alport-Syndrom kann auch andere Organe als die Nieren betreffen. Hörprobleme – meistens eine Unfähigkeit, hochfrequente Töne zu hören – sind häufig. Auch ein grauer Star kann auftreten, ist aber seltener als Schwerhörigkeit. Schäden an Hornhaut, Linse oder Netzhaut

▲ Siehe Seite 593

■ Siehe Seite 10

führen manchmal zu Blindheit. Ferner können Nervenstörungen (Polyneuropathie) auftreten und eine verringerte Zahl von Blutplättchen (Thrombozytopenie). ▲

Menschen mit Nierenversagen brauchen eine Dialysetherapie oder eine Nierentransplantation. Menschen mit Alport-Syndrom, die Kinder bekommen möchten, können sich genetisch beraten lassen.

Nagel-Patella-Syndrom

Diese seltene Erbkrankheit des Bindegewebes führt zu Fehlbildungen der Nieren, Knochen, Gelenke und Fingernägel.

Bei Menschen mit diesem Syndrom fehlen meistens eine oder beide Kniescheiben (Patella), oder ein Armknochen (der Radius) ist am Ellenbogen verdreht, und der Hüftknochen ist ungewöhnlich geformt. Sie haben entweder keine oder schlecht entwickelte Fingernägel mit Kanten und Furchen. Die Regenbogenhaut der beiden Augen kann unterschiedlich gefärbt sein.

Der Harn enthält wenig Eiweiß und selten Blut. Das kann den Arzt veranlassen, einen Nierenfunktionstest durchzuführen. Nierenversagen entwickelt sich schließlich bei etwa 30 Prozent der Menschen mit beeinträchtigten Nieren. Die Diagnose wird bestätigt, indem man die Knochen röntgt und Nierengewebe entnimmt.

Die meisten Patienten brauchen keine Behandlung. Wer jedoch Nierenversagen erleidet, braucht eine Dialysetherapie oder eine Spenderniere. Personen, die Kinder haben möchten, können sich genetisch beraten lassen. Das Nagel-Patella-Syndrom wird von einem dominanten Gen verursacht; damit besteht ein 50prozentiges Risiko, daß die Kinder eines Betroffenen das defekte Gen erben.

KAPITEL 127

Harnweginfekte

Bei gesunden Menschen ist der Urin in der Blase steril; er enthält weder Bakterien noch andere Krankheitserreger. Auch in der Harnröhre, dem Kanal, in dem der Urin von der Blase aus dem Körper geführt wird, befinden sich keine Erreger oder zu wenige, um eine Infektion auszulösen. Doch jeder Teil der Harnwege kann infiziert werden. Diese Infektionen werden unterteilt in solche der ableitenden oder oberen Harnwege; »ableitend« bezieht sich auf die Harnröhre oder Blase, »obere« meint Infektionen der Nieren oder Harnleiter.

Die Infektionserreger können auf zwei Wegen in die Harnwege gelangen. Am häufigsten steigen sie vom unteren Ende des Harntrakts auf, von der Öffnung der Harnröhre – beim Mann von der Spitze des Penis, bei der Frau von der Vulva –, und breiten sich nach oben aus. Der andere mögliche Weg geht über die Blutbahn meistens direkt in die Nieren.

Harnweginfekte können durch Bakterien, Viren, Pilze oder verschiedene Parasiten ausgelöst werden.

Bakterien: Bakterielle Infektionen der ableitenden Harnwege – der Blase und Harnröhre – sind sehr häufig. Sie sind häufiger bei männlichen als weiblichen Neugeborenen; aber ab dem ersten Lebensjahr sind sie bei Mädchen zehnmal häufiger als bei Jungen. Etwa fünf Prozent der jungen Mädchen bekommen einmal einen Harnweginfekt, junge Männer nur selten. Im Alter von 20 und 50 Jahren sind Harnweginfekte bei Frauen 50mal häufiger als bei Männern. Im höheren Alter gibt es oft solche Infektionen, aber nur noch einen geringen Häufigkeitsunterschied zwischen Männern und Frauen

Mehr als 85 Prozent der Harnweginfekte werden durch Bakterien aus dem Darm oder der Scheide verursacht. In der Regel werden die Bakterien, die die Harnwege erreichen, jedoch wieder hinausgespült, wenn sich die Blase entleert.

Viren: Infektionen mit dem Herpes-simplex-Virus Typ 2 (HSV-2) ■ betreffen bei Männern den Penis und können bei Frauen die Vulva, den Damm, das Gesäß, den Muttermund oder die Scheide befallen. Ist die Harnröhre infiziert, kann das Wasserlassen schmerzhaft sein und die Entleerung der Blase Probleme bereiten.

▲ Siehe Seite 752

■ Siehe Seite 912 und 942

Pilze: Pilzinfektionen▲ der Harnwege werden am häufigsten von *Candida* (Hefepilz, der Candidiasis auslöst) verursacht, und zwar bei Menschen mit einem Blasenkatheter. Selten befallen andere Pilzarten die Harnwege; zu ihnen gehören jene, die zu Blastomykose (*Blastomyces*) oder Coccidioidesmykose (*Coccidioides*) führen. Pilze und Bakterien infizieren die Nieren oft gleichzeitig.

Parasiten: Eine Reihe von Parasiten ■, darunter auch Würmer, können Harnweginfekte auslösen. **Malaria,** eine Krankheit, die durch von Stechmücken übertragenen Protozoen ausgelöst wird, kann die kleinen Blutgefäße der Nieren verstopfen oder rasch die roten Blutkörperchen schädigen (Hämolyse) und führt zu Nierenversagen.

Trichomoniasis, auch von Protozoen verursacht, ist eine sexuell übertragbare Erkrankung, die einen grünlich-gelben, schaumigen Ausfluß aus der Scheide hervorrufen kann. Selten wird die Blase infiziert. Trichomoniasis ruft bei Männern meistens keine Symptome hervor, kann aber eine Entzündung der Prostata (Prostatitis) verursachen.

Bilharziose, eine Wurminfektion, kann die Nieren, Harnleiter und Blase betreffen und ist eine häufige Ursache schwerer Nierenfunktionsstörungen bei Bewohnern von Ägypten und Brasilien. Die Infektion kann anhaltende Blasenentzündungen auslösen, die schließlich zu Blasenkrebs führen können. **Filariose**, eine Fadenwurminfektion, verstopft die Lymphgefäße, wodurch Lymphflüssigkeit in den Urin gelangt (Chylurie). Filariose führt zu enormen Gewebeschwellungen (Elephantiasis), die Hoden und Beine einbeziehen können.

Harnröhrenentzündung

Bei einer Harnröhrenentzündung (Urethritis) ist die Harnröhre infiziert, jener Kanal, der den Harn aus der Blase und dem Körper leitet.

Die Harnröhre kann mit Bakterien, Pilzen oder Viren infiziert werden. Bei Frauen gelangen die Erreger im allgemeinen von der Scheide in die Harnröhre. Meist stammen die Bakterien aus dem Dickdarm und erreichen die Scheide vom After her. Bei Männern entwickelt sich eine Harnröhrenentzündung viel seltener. Sexuell übertragbare Erreger – wie *Neisseria gonorrhoeae*, der Tripper★ verursacht – erreichen die Scheide oder den Penis beim Geschlechtsverkehr mit einem infizierten Partner und können sich in die Harnröhre ausbreiten. Wenn Männer eine Harnröhrenentzündung bekommen, sind sehr häufig Gonokokken die Ursache. Bei Frauen können diese Erreger zwar auch die Harnröhre befallen, doch Scheide, Gebärmutterhals, Gebärmutter, Eierstöcke und Eileiter sind stärker gefährdet. Auch Chlamydien und Herpes-simplex-Viren können sexuell übertragen werden und eine Harnröhrenentzündung auslösen.

Harnweginfektionen

Organ	Infektion
Harnröhre	Harnröhrenentzündung (Urethritis)
Blase	Blasenentzündung (Zystitis)
Harnleiter	Harnleiterentzündung (Ureteritis)
Nieren	Nierenentzündung (Pyelonephritis)

Symptome

Bei Männern beginnt eine Harnröhrenentzündung meistens mit einem Ausfluß aus der Harnröhre. Er enthält Eiter, wenn Gonokokken beteiligt sind, oder bei anderen Organismen Schleim. Andere Symptome einer Harnröhrenentzündung sind Schmerzen während des Wasserlassens und ein häufiger, starker Harndrang. Eine Scheideninfektion kann Schmerzen beim Wasserlassen verursachen, weil der saure Urin über die entzündeten Schamlippen fließt.

Eine nicht oder unzureichend behandelte Gonokokkeninfektion der Harnröhre kann schließlich die Harnröhre verengen (Striktur). Dadurch erhöht sich das Risiko, daß sich die Harnröhre weiter oben entzündet, was gelegentlich zu einem Abszeß● um die Harnröhre führt. Der Abszeß kann Ausstülpungen aus der Harnröhrenwand (Harnröhrendivertikel) bilden, die sich auch infizieren können. Wenn der Abszeß die Haut durchbricht, kann der Harn durch den neugeschaffenen Gang (Harnröhrenfistel) fließen.

▲ Siehe Seite 904
■ Siehe Seite 891
★ Siehe Seite 937
● Siehe Seite 852

Faktoren, die bakterielle Harnweginfektionen fördern

Aufsteigende Infektionen

- Blockierung irgendwo im Harntrakt (z. B. durch Steine)
- Gestörte Blasenfunktion, wie sie bei neurologischen Erkrankungen auftritt, aufgrund derer die Blase nicht völlig entleert werden kann
- Undichtigkeit der Klappe zwischen Harnleiter und Blase, wodurch Harn und Bakterien aus der Blase zurückfließen können (Reflux) und möglicherweise bis in die Nieren zurückgelangen
- Einführung eines Katheters oder eines Instruments durch den Arzt

Durch das Blut übertragene Infektionen

- Infektionen in der Blutbahn (Blutvergiftung)
- Infektion der Herzklappen (infektiöse Endokarditis)

Diagnose und Behandlung

Die Diagnose einer Harnröhrenentzündung ergibt sich meist allein durch die Symptome. Von dem Ausfluß kann im Labor eine Probe untersucht werden, um den Erreger zu bestimmen.

Die Behandlung hängt von der Infektionsursache ab. Bei einer bakteriellen Infektion werden Antibiotika gegeben. Eine Herpes-simplex-Infektion kann mit einem antiviralen Medikament, wie Aciclovir, behandelt werden.

Blasenentzündung

Mediziner nennen eine Blasenentzündung Zystitis.

Frauen haben häufig Blaseninfektionen; bei manchen treten sie immer wieder auf.

Bakterien aus der Scheide können in die Harnröhre und in die Blase gelangen. Oft folgen solche Blaseninfektionen dem Geschlechtsverkehr, wahrscheinlich weil beim Sex Bakterien in die Harnröhre hineingerieben werden. Selten beruhen wiederkehrende Blaseninfektionen bei Frauen auf einer unnatürlichen Verbindung zwischen Blase und Scheide (vesikovaginale Fistel), die vielleicht keine anderen Symptome auslöst.

Blaseninfektionen sind bei Männern selten; sie beginnen im allgemeinen mit einer Infektion der Harnröhre, die in die Prostata und dann in die Blase zieht. Andererseits kann eine Blaseninfektion durch einen Katheter oder ein bei einer Operation verwendetes Instrument bedingt sein. Die häufigste Ursache von wiederkehrenden Blaseninfektionen bei Männern ist eine chronische bakterielle Infektion der Prostata. ▲ In der Blase können Antibiotika die Bakterien zwar schnell beseitigen, doch die Prostata erreichen die meisten dieser Medikamente nicht gut genug, um eine Infektion zu heilen. Bakterien, die in der Prostata bleiben, neigen dazu, die Blase erneut zu infizieren, wenn die Medikamente abgesetzt werden.

Selten entwickelt sich eine unnatürliche Verbindung zwischen Blase und Darm; durch eine derartige Verbindung gelangen manchmal gasproduzierende Bakterien in die Blase und wachsen dort. Diese Infektionen können Luftblasen im Urin hervorrufen (Pneumaturie).

Symptome

Blaseninfektionen rufen meist häufigen Harndrang und Brennen oder Schmerzen beim Wasserlassen hervor. Der Schmerz wird meistens über dem Schambein und oft auch im unteren Rücken gefühlt. Ein weiteres Symptom ist häufiges Wasserlassen in der Nacht. Der Harn ist oft trübe und enthält bei etwa 30 Prozent der Patienten Blut. Die Symptome können ohne Behandlung verschwinden. Manchmal verursacht eine Blaseninfektion keine Symptome und wird entdeckt, wenn der Urin aus einem anderen Grund untersucht wird. Symptomlose Blaseninfektionen sind besonders häufig bei älteren Menschen, die in der Folge eine Inkontinenz ■ entwickeln können.

Eine Person mit gestörter Nervenversorgung der Blase (Reizblase) oder mit einem Dauerkatheter kann eine symptomlose Blaseninfektion haben, bis es zu einer Niereninfektion kommt oder unerklärliches Fieber auftritt.

Diagnose

Ein Arzt kann eine Blaseninfektion aufgrund ihrer typischen Symptome diagnostizieren. Zur Untersuchung muß der Patient Mittelstrahlurin ★ abgeben, der nicht mit Bakterien aus der Scheide oder der Penisspitze verunreinigt sein darf. Dazu uriniert die Person in die Toilette, hält an

▲ Siehe Seite 1057

■ Siehe Seite 627

★ Siehe Kasten, Seite 587

und uriniert dann in einen sterilen Behälter. Der Urin wird mikroskopisch auf rote oder weiße Blutkörperchen oder andere Substanzen untersucht. Die Bakterien werden gezählt, und es wird eine Kultur angelegt, um die Bakterienart zu bestimmen. Bei einer Infektion findet sich meistens eine Bakterienart im Übermaß.

Bei Männern genügt meist eine Probe Mittelstrahlurin für die Diagnose. Bei Frauen ist diese Probe manchmal durch Bakterien aus der Scheide verunreinigt. Dann kann der Arzt die Urinprobe mit einem Katheter direkt aus der Blase gewinnen, um sicherzustellen, daß der Urin nicht verunreinigt ist.

Es ist wichtig, die Ursache häufig wiederkehrender Infektionen zu finden. Dazu kann der Arzt eine Röntgenuntersuchung veranlassen, bei der ein Kontrastmittel in eine Vene gespritzt wird, das die Nieren dann in den Harn ausscheiden.▲ Die Röntgenbilder zeigen die Nieren, Harnleiter und Blase. Eine Ausscheidungszystourethrographie, bei der das Kontrastmittel in die Blase eingebracht und sein Austritt verfolgt wird, ist besonders bei Kindern eine gute Technik, um den Abfluß des Urins aus der Blase zu untersuchen. Außerdem lassen sich damit alle Harnröhrenverengungen erkennen. Eine retrograde Urethrographie, bei der das Kontrastmittel direkt in die Harnröhre gespritzt wird, ist hilfreich, um Verengungen, Ausstülpungen oder unnatürliche Verbindungen (Fisteln) der Harnröhre zu erkennen. Das Innere der Blase mit einem Endoskop direkt zu betrachten (Zystoskopie), kann bei der Diagnose helfen, wenn sich eine Blaseninfektion trotz Behandlung nicht bessert.

Behandlung

Eine symptomlose Infektion bei älteren Menschen erfordert im allgemeinen keine Behandlung. Viel Flüssigkeit behebt eine leichte Blaseninfektion oft schon. Die spülende Kraft des Harns wäscht viele Bakterien aus; die natürlichen Abwehrkräfte beseitigen den Rest.

Bevor der Arzt ein Antibiotikum verordnet, prüft er, ob die Person eine Erkrankung hat, die eine Blaseninfektion verschlechtern würde, etwa Nervenstörungen, Diabetes oder ein geschwächtes Immunsystem, das die Fähigkeit des Patienten verringert, Infektionen zu bekämpfen. Bei solchen Erkrankungen kann eine aggressivere Behandlung nötig sein – vor allem, weil die Infektion wahrscheinlich zurückkehrt, sobald der Patient keine Antibiotika mehr einnimmt.

Das Antibiotikum drei Tage lang oder in entsprechender Dosierung sogar nur als Ein-Tages-Dosis einzunehmen, reicht meistens aus, wenn die Infektion nicht zu Komplikationen geführt hat. Bei hartnäckigen Infektionen wird das Antibiotikum gewöhnlich sieben bis zehn Tage lang eingenommen.

Menschen, die mehr als zwei Blaseninfektionen jährlich haben, können ständig Antibiotika in niedriger Dosierung einnehmen, um Infektionen vorzubeugen (Prophylaxe). Das Antibiotikum wird für gewöhnlich einmal täglich oder dreimal pro Woche oder unmittelbar nach dem Geschlechtsverkehr geschluckt.

Eine Reihe von Medikamenten sollen vor allem häufigen, hartnäckigen Harndrang und schmerzhaftes Wasserlassen erleichtern. Atropin z. B. kann Muskelkrämpfe lösen, Phenazopyridin kann den Schmerz verringern, indem es das entzündete Gewebe beruhigt. Manche Symptome schwächen sich ab, wenn der Urin durch Trinken einer Natriumbikarbonatlösung alkalisiert wird.

Mit einer Operation kann eine Harnabflußbehinderung (obstruktive Uropathie) beseitigt oder z. B. eine Gebärmutter- und Blasensenkung korrigiert werden, welche eine Infektion wahrscheinlicher machen. Den Urin aus einem blockierten Bereich mit einem Katheter abzuführen hilft, die Infektion unter Kontrolle zu bekommen. Vor der Operation wird meistens ein Antibiotikum gegeben, um das Risiko zu verringern, daß sie sich auf den ganzen Körper ausbreitet.

Interstitielle Zystitis

Die interstitielle Zystitis ist eine schmerzhafte Entzündung der Blase.

Die Ursache dieser Entzündung ist unbekannt; im Urin sind keine Infektionserreger zu finden. Üblicherweise sind Frauen mittleren Alters betroffen. Die Symptome sind häufiges schmerzhaftes Wasserlassen und oft Eiter und Blut im Urin, die bei einer mikroskopischen Untersuchung entdeckt werden. Gelegentlich sieht man das Blut sogar im Urin, und es können Transfusionen notwendig sein. Am Ende der Krankheit steht oft eine geschrumpfte Blase. Die Diagnose wird nach einer Zystoskopie gestellt, bei der kleine oberflächliche Blutungen und Geschwüre zu sehen sind. Eine Reihe von Behandlungen wurde versucht, aber keine ist besonders zufriedenstellend. Wenn bei jemandem die Symptome unerträglich sind und auf keine Behandlung ansprechen, kann die Blase entfernt werden.

▲ Siehe Seite 587

Harnleiterentzündung

Eine Infektion einer oder beider Harnleiter, jener Röhren, die die Nieren mit der Blase verbinden, nennen Mediziner Ureteritis.

Häufigste Ursache ist die Ausbreitung einer Infektion von den Nieren oder der Blase. Auch eine Harnstauung ▲ kommt in Frage, die darauf beruht, daß die Nervenversorgung eines Teils des Harnleiters gestört ist. Die zugrundeliegende Blasen- oder Niereninfektion wird behandelt. Die Harnleiterabschnitte mit schadhaften Nerven können chirurgisch entfernt werden.

Nierenbeckenentzündung

Bei einer Nierenbeckenentzündung (Pyelonephritis) sind eine oder beide Nieren mit Bakterien infiziert.

Escherichia coli, eine Bakterienart, die normalerweise im Dickdarm vorkommt, verursacht etwa 90 Prozent der Niereninfektionen bei Normalbürgern, aber nur etwa die Hälfte bei Klinikpatienten. Die Infektion steigt meistens aus dem Genitalbereich zur Blase auf. In einem gesunden Harntrakt verhindert der Harnfluß, daß die Infektion über die Harnleiter in die Nieren aufsteigt, weil er die Erreger auswäscht; außerdem versperren die Harnleiter an ihrer Mündung in die Blase den Weg nach oben. Alles, was den Harnfluß behindert, z. B. ein Nierenstein oder eine vergrößerte Prostata, oder wenn Harn aus der Blase in die Harnleiter zurückfließt, erhöht die Wahrscheinlichkeit einer Niereninfektion.

Infektionen anderer Körperbereiche können vom Blut zu den Nieren getragen werden. Eine Staphylokokkeninfektion der Haut z. B. kann sich über das Blut auf die Nieren ausbreiten.

Andere Bedingungen, die das Risiko einer Niereninfektion erhöhen, sind Schwangerschaft, Diabetes und Erkrankungen, die die Abwehrkräfte des Körpers verringern.

Symptome

Die Symptome einer Niereninfektion beginnen meistens plötzlich: Schüttelfrost, Fieber, Schmerzen auf beiden Seiten des unteren Rückens, Übelkeit und Erbrechen. Etwa ein Drittel der Patienten mit Niereninfektionen haben auch Symptome einer Infektion der ableitenden Harnwege wie häufiges, schmerzhaftes Wasserlassen. Eine oder beide Nieren können vergrößert sein und die Seiten des Rückens druckempfindlich machen. Manchmal sind die Bauchmuskeln stark zusammengezogen. Auch heftigste Schmerzen durch Krämpfe eines Harnleiters (Nierenkolik) sind möglich. Die Krämpfe können auf infektionsbedingten Reizungen oder einem abgehenden Nierenstein beruhen. Bei Kindern sind die Symptome einer Niereninfektion oft mild und darum schwieriger zu erkennen. Bei einer langdauernden Infektion (chronische Nierenbeckenentzündung) kann der Schmerz verschwommen sein, das Fieber kann kommen und gehen oder fehlen. Eine chronische Nierenbeckenentzündung gibt es nur bei Menschen mit einer ernsthaften Grunderkrankung, wie einer Harnwegverengung, großen, hartnäckigen Nierensteinen oder, am häufigsten, bei kleinen Kindern Rückfluß von Urin aus der Blase in die Harnleiter. Eine chronische Nierenbeckenentzündung kann die Nieren so schädigen, daß sie nicht mehr richtig funktionieren. Die Folge ist ein Nierenversagen. ■

Diagnose

Bei den typischen Symptomen einer Nierenentzündung läßt der Arzt zwei Labortests durchführen: mikroskopische Untersuchung einer Urinprobe und das Anlegen einer Bakterienkultur, um die Art der Bakterien zu bestimmen.

Zusätzliche Untersuchungen werden dann durchgeführt, wenn die Nierenkoliken starke Rückenschmerzen verursachen, jemand auf Antibiotika nicht innerhalb von 48 Stunden anspricht oder die Symptome kurz nach dem Absetzen der Antibiotika wieder auftreten; desgleichen bei Männern, weil sie so selten Niereninfektionen bekommen. Ultraschall- oder Röntgenaufnahmen können Nierensteine, strukturelle Veränderungen oder andere Ursachen für blockierte Harnwege zeigen.

Behandlung

Antibiotika werden eingesetzt, sobald die Diagnose Nierenbeckeninfektion wahrscheinlich ist und der Patient Blut- und Harnproben für Labortests abgegeben hat. Die Wahl des Antibiotikums oder seine Dosierung kann geändert werden, wenn die Testergebnisse das nahelegen. Eine Antibiotikabehandlung, mit der ein Wiederauftreten der Infektion verhindert werden soll, dauert meistens zwei Wochen, kann aber bei Männern, bei denen sie für gewöhnlich hartnäckiger ist, bis zu sechs Wochen dauern. Eine letzte Harnprobe wird meist vier bis sechs Wochen nach dem Absetzen der Antibiotika geprüft, um sich zu vergewissern, daß die Erreger eliminiert wurden.

▲ Siehe Seite 621

■ Siehe Seite 589

Wurde etwas festgestellt, was eine Nierenbeckenentzündung begünstigt, wie eine Blockade der Harnwege, eine strukturelle Veränderung oder ein Stein, kann eine Operation notwendig sein.

Menschen, die häufig Niereninfektionen haben oder deren Infektionen nach dem Absetzen der Antibiotika zurückkehren, können vorbeugend täglich eine geringe Antibiotikadosis einnehmen. Wie lange eine solche Therapie idealerweise dauert, ist nicht bekannt; sie wird aber oft nach einem Jahr beendet. Tritt die Infektion erneut auf, kann die Prophylaxe auf unbestimmte Zeit fortgesetzt werden.

KAPITEL 128

Blockierte Harnwege

Sind die Harnwege verstopft – irgendwo zwischen den Nieren, wo der Harn entsteht, bis zur Harnröhre, durch die er den Körper verläßt –, steigt der Druck in den Harnwegen, und der Harnfluß verlangsamt sich. Durch blockierte Harnwege können sich die Nieren erweitern, es können sich Harnweginfekte und Steine bilden, und die Nierenfunktion kann zum Erliegen kommen. Eine Infektion kann entstehen, weil die in die Harnwege eingedrungenen Bakterien nicht ausgewaschen werden, wenn der Harnfluß behindert ist.

Stauungsniere

Bei einer Stauungsniere (Hydronephrose) erweitern sich die Nieren durch den rückwärts gerichteten Druck des Urins, der entsteht, wenn der Harnfluß behindert ist.

Normalerweise fließt der Harn mit sehr geringem Druck aus den Nieren. Wenn der Harnfluß stockt, staut sich der Harn in den kleinen Kanälen der Nieren und in den zentralen Sammelgebieten (Nierenbecken); dadurch erweitern sich die Nieren und drücken auf ihre empfindlichen Gewebe. Der langanhaltende Druck einer schweren Stauungsniere schädigt das Nierengewebe letztlich so sehr, daß die Nierenfunktion allmählich verlorengeht.

Ursachen

Eine Stauungsniere entsteht für gewöhnlich, weil die Verbindungsstelle von Harnleiter und Nierenbecken verstopft ist. Folgende Ursachen kommen in Frage:

- Strukturelle Veränderungen – z. B. wenn der Harnleiter im Nierenbecken zu hoch ansetzt
- Ein Knick in dieser Verbindung, weil eine Niere abrutscht
- Steine im Nierenbecken
- Der Harnleiter wird durch Bänder, eine ungewöhnlich verlaufende Arterie oder Vene oder durch einen Tumor zusammengepreßt

Die Stauungsniere kann auch durch eine Blockade unterhalb der Verbindungsstelle von Harnleiter und Nierenbecken oder durch Rückfluß von Harn aus der Blase entstehen. Hier gibt es folgende Ursachen:

- Steine im Harnleiter
- Tumore im oder beim Harnleiter
- Verengung des Harnleiters durch einen angeborenen Schaden, eine Verletzung, eine Infektion, Strahlentherapie oder Operation
- Erkrankungen der Muskeln oder Nerven im Harnleiter oder in der Blase
- Bildung von Bindegewebe im oder um den Harnleiter durch Operation, Röntgenbestrahlung oder Medikamente (besonders Methysergid)
- Ausbuchtung des unteren Endes eines Harnleiters in die Blase (Ureterozele)
- Krebs in Blase, Gebärmutterhals, Gebärmutter, Prostata oder anderen Beckenorganen
- Engstelle, die den Fluß des Urins von der Blase in die Harnröhre behindert und durch Prostatavergrößerung, -entzündung oder -krebs entsteht
- Rückfluß von Harn aus der Blase aufgrund eines angeborenen Schadens oder einer Verletzung
- Schwere Harnweginfekte, die zeitweise verhindern, daß sich die Harnleiter zusammenziehen

Gelegentlich entsteht eine Stauungsniere während der Schwangerschaft, wenn die wachsende Gebärmutter die Harnleiter zusammendrückt. Hormonelle Veränderungen in der Schwangerschaft können das Problem verschärfen,

Stauungsniere: eine erweiterte Niere

Bei einer Stauungsniere ist die Niere erweitert, weil der Harnfluß behindert ist und sich Urin in den kleinen Kanälen der Niere und im zentralen Sammelgebiet (Nierenbecken) zurückstaut.

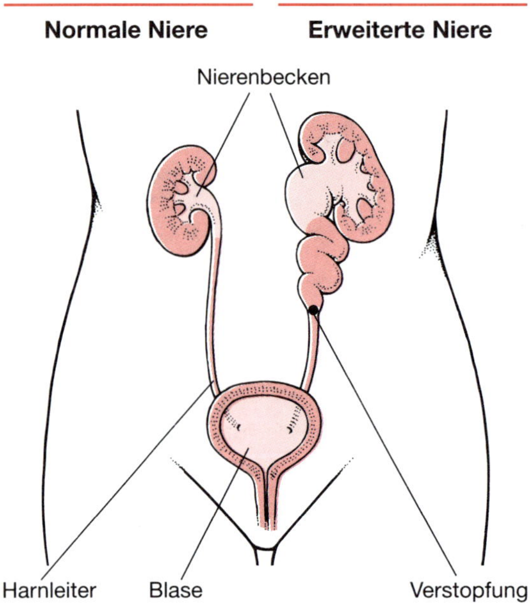

wenn sie die Muskelkontraktionen, die normalerweise den Harn zur Blase bewegen, verringern. Diese Art von Stauungsniere endet meistens mit der Geburt, obwohl das Nierenbecken und die Harnleiter danach noch ein wenig erweitert bleiben können. Eine lange dauernde Überdehnung des Nierenbeckens kann die rhythmischen Muskelkontraktionen hemmen, die normalerweise den Harn über die Harnleiter in die Blase treiben. Wenn dann Bindegewebe das Muskelgewebe in den Wänden des Harnleiters ersetzt, kann das zu einem Dauerschaden führen.

Symptome

Die Symptome hängen von der Ursache der Verengung, dem Ort und der Dauer ab. Wenn die Blockade schnell einsetzt **(akute Stauungsniere)**, kommt es meistens zur Nierenkolik – furchtbare an- und abschwellende Schmerzen in der Flanke (dem Gebiet zwischen Rippen und Hüfte) der betroffenen Seite. Wenn sie langsam fortschreitet **(chronische Stauungsniere)**, können die Symptome ausbleiben, oder es kann Anfälle von dumpfem Schmerz in der Flanke der betroffenen Seite geben. Vielleicht kann der Arzt in der Flanke eine Masse ertasten, vor allem wenn bei einem Säugling oder Kind die Niere stark erweitert ist. Die Stauungsniere kann periodisch auftreten und extrem schmerzhaft sein, wenn sie auf einer zeitweisen Überfüllung des Nierenbeckens oder einem zeitweisen Verschluß des Harnleiters beruht, der dadurch zustande kommt, daß die Niere nach unten verschoben wird.

Etwa zehn Prozent der Patienten mit Stauungsniere haben Blut im Urin. Harnweginfekte – mit Eiter im Harn (meist bei einem Labortest gefunden), Fieber und Beschwerden im Gebiet der Blase oder Niere – sind ziemlich häufig. Ist der Harnfluß behindert, können sich Steine bilden. Bluttests können einen hohen Harnstoffspiegel zeigen – dann entfernen die Nieren nicht genug von diesem Abbauprodukt aus dem Blut. Die Stauungsniere kann unklare Darmsymptome wie Übelkeit, Erbrechen und Bauchschmerzen verursachen. Diese Symptome treten manchmal bei Kindern auf, deren Stauungsniere von einem Geburtsschaden stammt, bei dem die Verbindungsstelle zwischen Nierenbecken und Harnleiter zu eng ist. Wenn sie unbehandelt bleibt, schädigt die Stauungsniere schließlich die Nieren und kann zu Nierenversagen führen.

Diagnose

Die Stauungsniere läßt sich mit verschiedenen Verfahren diagnostizieren. Eine Ultraschalluntersuchung liefert gute Bilder von Nieren, Harnleiter und Blase und ist bei Kindern besonders nützlich. Bei der intravenösen Urographie werden die Nieren geröntgt, nachdem ein Kontrastmittel in die Blutbahn gespritzt wurde. Röntgenbilder der Blase und der Harnröhre werden gemacht, nachdem das Kontrastmittel die Nieren passiert hat; bei der retrograden Urographie wird das Kontrastmittel durch die Harnröhre in die Harnwege eingebracht. Diese Untersuchungen geben Informationen über den Harnfluß durch die Nieren. Bei der Zystoskopie, bei der ein Beobachtungsschlauch mit einer Glasfaseroptik in die Harnröhre eingeführt wird, wird das Blaseninnere direkt betrachtet.

Behandlung und Prognose

Harnweginfekte und Nierenversagen werden sofort behandelt.

Bei einer **akuten Stauungsniere** wird – wenn die Nierenfunktion abnimmt, die Infektion andauert oder die Schmerzen stark sind – der Harn, der sich über der Engstelle in der Niere angesammelt hat, so schnell wie möglich – meistens mit einer Nadel durch die Haut – abgesaugt. Bei vollständigem Verschluß, schwerer Infektion oder Steinen kann für eine gewisse Zeit ein Katheter durch die Haut in das Nierenbecken eingeführt werden, um den Harn abzusaugen.

Eine **chronische Stauungsniere** wird behandelt, indem man die Ursache behebt und die Verengung korrigiert. Ein enger oder fehlgebildeter Harnleiterabschnitt kann chirurgisch entfernt und die Schnittenden verbunden werden. Manchmal müssen die Harnleiter operativ von Bindegewebe befreit werden. Ist die Einmündung der Harnleiter in die Blase verstopft, können die Harnleiter chirurgisch abgetrennt und an einen anderen Teil der Blase angeschlossen werden.

Wenn die Harnröhre zusammengedrückt ist, kann die Behandlung in Medikamenten bestehen, z. B. einer Hormontherapie bei Prostatakrebs, in einer Operation oder in einer Erweiterung der Harnröhre mit Dilatatoren. Bei Steinen, die den Harnfluß blockieren, können wieder andere Therapien notwendig sein.

Eine Operation, um eine akute Stauungsniere in einer oder beiden Nieren zu beheben, ist meistens dann erfolgreich, wenn die Infektion im Griff ist und die Nieren angemessen funktionieren. Die Prognose für eine chronische Stauungsniere ist weniger gewiß.

Steine in den Harnwegen

Überall in den Harnwegen können sich harte, steinähnliche Massen bilden, Schmerzen, Blutungen oder eine Infektion auslösen oder den Harnabfluß behindern.

Je nachdem, wo sich ein Stein bildet, bezeichnet man ihn als Nieren- oder Blasenstein. Der Prozeß der Steinbildung wird Urolithiasis (Nephrolithiasis) genannt.

Steine können entstehen, weil der Urin zu sehr mit Salzen gesättigt ist, die Steine bilden können, oder weil ihm die normalen Hemmstoffe gegen die Steinbildung fehlen. Etwa 80 Prozent der Steine bestehen aus Kalzium; der Rest aus verschiedenen Substanzen wie Harnsäure, Zystin und Phosphat. Phosphatsteine – eine Mischung aus Magnesium, Ammonium und Phosphat – werden auch Infektionsteine genannt, weil sie sich nur in infiziertem Harn bilden.

Die Steine können so klein sein, daß das Auge sie nicht erkennt, oder bis zu drei Zentimeter oder mehr Durchmesser haben. Ein großer sogenannter Nierenbeckenausgußstein wird durch das Nierenbecken geformt und kann dieses und die zufließenden Kanäle (Nierenkelche) fast vollständig ausfüllen.

Symptome

Steine, besonders die kleinen, können symptomlos existieren. Steine in der Blase können Schmerzen im Unterbauch verursachen. Solche, die den Harnleiter, das Nierenbecken oder einen Harnleiter verlegen, können Rückenschmerzen oder starke kolikartige Schmerzen (Nierenkolik) auslösen. Das Kennzeichen einer Nierenkolik ist furchtbarer an- und abschwellender Schmerz, meistens in der Seite, der sich über den Bauch oft bis zu den Geschlechtsorganen und der Innenseite der Oberschenkel ausbreitet. Andere Symptome sind Übelkeit und Erbrechen, aufgeblähter Bauch, Schüttelfrost, Fieber und Blut im Harn. Der Betroffene muß oft urinieren, vor allem wenn der Stein durch den Harnleiter abgeht.

Steine können einen Harnweginfekt verursachen. Wenn Steine den Harnfluß blockieren, sammeln sich Bakterien in jenem Urin an, der über dem Verschluß steht; das führt zu einer Infektion. Wenn Steine lange Zeit die Harnwege verlegen, staut sich der Harn in den Kanälen in der Niere und erzeugt Druck, der die Niere erweitern (Stauungsniere) und sie schließlich schädigen kann.

Diagnose

Steine, die keine Beschwerden bereiten, können zufällig bei einer mikroskopischen Urinuntersuchung entdeckt werden. Verursachen sie Schmerzen, sprechen die Nierenkolik und die Druckempfindlichkeit im Rücken und in der Leiste oder Schmerzen im Genitalbereich, für die kein anderer Grund ersichtlich ist, für Nierensteine. Eine mikroskopische Urinanalyse kann Blut oder Eiter sowie kleine Kristalle nachweisen. Meist sind keine weiteren Tests nötig – es sei denn, der Schmerz hält länger als ein paar Stunden an oder die Diagnose ist ungewiß.

Zu den zusätzlichen Tests, die bei der Diagnose helfen, gehören die Prüfung von 24-Stunden-Urin und Blutproben auf ihren Gehalt an Kalzium, Zystin, Harnsäure und andere steinbildende Substanzen.

Röntgenbilder des Bauchs können Kalzium- und Phosphatsteine zeigen. Bei Bedarf sind auch andere Verfahren möglich. Für eine intravenöse Urographie wird ein Röntgenkontrastmittel in eine Vene gespritzt; es gelangt in die Nieren, wo es die Harnsäuresteine umfließt und so auf den Röntgenbildern sichtbar macht. Bei einer retrograden Urographie wird das Kontrastmittel durch die Harnröhre in die Harnwege eingebracht.

Nierensteinzertrümmerung mit Schallwellen

Manche Nierensteine lassen sich durch Schallwellen zertrümmern, die von einem Lithotripter erzeugt werden. Dieses Verfahren heißt extrakorporale Stoßwellenlithotripsie. Nachdem der Stein im Ultraschallbild geortet wurde, wird der Lithotripter gegen den Rücken gedrückt, die Stoßwellen werden auf den Stein gebündelt und zerteilen ihn. Dann muß der Patient viel trinken, um die Bruchstücke des Steins aus der Niere herauszuspülen und ihre Ausscheidung mit dem Urin zu unterstützen. Manchmal erscheint Blut im Harn oder der Bauch ist nach dem Eingriff geschwollen, aber ernste Probleme sind selten.

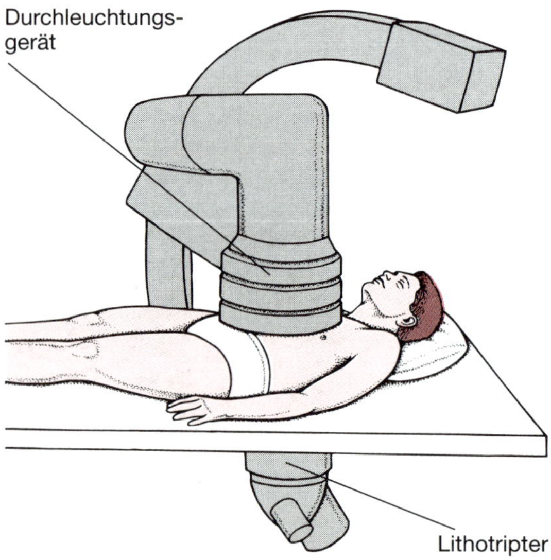

Zertrümmerung des Nierensteins

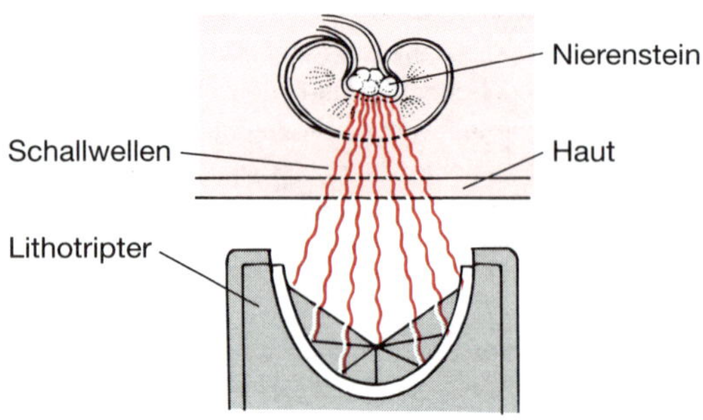

Behandlung

Kleine Steine, die weder Beschwerden machen noch eine Verengung oder Infektion verursachen, brauchen nicht behandelt zu werden. Viel zu trinken vermehrt die Harnproduktion und hilft, manche Steine auszuspülen; wenn ein Stein einmal abgegangen ist, ist unmittelbar keine andere Behandlung notwendig. Die Nierenkolikschmerzen können mit starken Schmerzmitteln gelindert werden.

Manche Arten von Steinen können, wenn ihr Durchmesser weniger als 1,5 cm beträgt, im Nierenbecken oder dem obersten Teil des Harnleiters mit Stoßwellen zertrümmert werden (extrakorporale Stoßwellenlithotripsie). Die Trümmer des Steins gehen dann mit dem Urin ab. Manchmal wird ein Stein durch einen kleinen Einschnitt in der Haut entfernt (perkutane Nephrolithotomie); dem schließt sich eine Stoßwellenbehandlung an. Kleine Steine im unteren Teil des Harnleiters können endoskopisch entfernt werden – durch einen dünnen, biegsamen Schlauch, der durch die Harnröhre und die Blase eingeführt wird.

Harnsäuresteine lassen sich manchmal allmählich auflösen, indem man den Urin alkalisiert (z. B. mit Kaliumzitrat); andere Steinarten können auf diese Weise aber nicht beseitigt werden. Größere Steine, die die Harnwege blockieren, müssen chirurgisch entfernt werden.

Vorbeugung

Mit welchen Maßnahmen sich die Bildung neuer Steine verhindern läßt, hängt von ihrer Zusammensetzung ab. Sie werden analysiert, und es wird der Gehalt des Urins an diesen steinbildenden Substanzen bestimmt.

Die meisten Menschen mit Kalziumsteinen scheiden mit dem Urin überschüssiges Kalzium aus (Hyperkalziurie). Thiazid-Diuretika, wie Trichlormethiazid, verhindern bei solchen Menschen die Bildung neuer Steine. Es wird empfohlen, täglich zwei bis drei Liter zu trinken. Auch eine kalziumarme Ernährung kann helfen. Mit Kaliumzitrat läßt sich der Zitratspiegel im Urin anheben – Zitrat bremst die Entstehung von Kalziumsteinen. Viel Oxalat im Urin fördert die Bildung von Kalziumsteinen. Oxalat gelangt durch übermäßigen Verzehr von Nahrungsmitteln wie Rhabarber, Spinat, Kakao, Nüssen, Pfeffer und Tee oder durch bestimmte Darmerkrankungen in den Urin. Bei dem einen kann eine Ernährungsumstellung helfen; beim anderen muß die Darmerkrankung behandelt werden.

Nur selten entstehen Kalziumsteine durch Krankheiten wie Nebenschilddrüsenüberfunktion, Sarkoidose, Vitamin-D-Überdosierung, renal-tubuläre Azidose oder Krebs. Dann muß die Grundkrankheit behandelt werden.

Bei Harnsäuresteinen wird empfohlen, wenig Fleisch, Fisch und Geflügel zu essen, weil diese Nahrungsmittel die Harnsäurewerte erhöhen. Mit Allopurinol läßt sich die Bildung von Harnsäure verringern. Kaliumzitrat macht den Urin alkalisch. Das ist vorteilhaft, weil sich Harnsäuresteine bilden, wenn der Säuregehalt im Harn hoch ist. Es hilft auch, viel zu trinken.

Bei Phosphatsteinen – sie zeigen einen Harnweginfekt an – werden Antibiotika verordnet.

KAPITEL 129

Neurogene Blasenentleerungsstörungen

Durch einen Schaden in einem Teil des Nervensystems geht die normale Blasenfunktion verloren.

Neurogene Blasenentleerungsstörungen können die Folge einer Erkrankung sein, einer Verletzung oder eines Geburtsschadens, der Gehirn, Rückenmark oder die Nerven betrifft, die zur Blase, dem Blasenhals (die Öffnung von der Blase in die Harnröhre) oder beidem führen. Bei einer solchen Störung kann die Blase unfähig sein, sich zusammenzuziehen und sich zu entleeren, oder sie kann übermäßig angespannt (spastisch) sein und sich durch unkontrollierte Reflexe entleeren.

Ursache

Eine kontraktionsschwache Blase entsteht meistens, weil die Nerven, die die Blase versorgen, unterbrochen sind. Die häufigste Ursache bei Kindern ist eine Fehlbildung des Rückenmarks wie Spina bifida oder eine Myelomeningozele (Vorwölbung des Rückenmarks durch die Wirbel).▲

Eine spastische Blase entsteht meistens, weil die normale Blasenkontrolle, die Rückenmark und Gehirn ausüben, unterbrochen ist. Eine häufige Ursache ist eine Verletzung oder eine Erkrankung wie multiple Sklerose, die das Rückenmark betrifft und auch die Beine (Querschnittlähmung) oder Arme und Beine lähmen kann (hoher Querschnitt). Oft erschlafft die Blase durch eine solche Verletzung zunächst einmal für Tage, Wochen oder Monate (die Schockphase). Später wird sie spastisch und entleert sich ohne willentliche Kontrolle.

Symptome

Die Symptome der kontraktionsschwachen und spastischen Blase sind verschieden.

Da sich eine erschlaffte Blase meistens nicht von selbst entleert, dehnt sie sich sehr stark aus. Diese Vergrößerung ist meistens nicht schmerzhaft, weil sich die Blase langsam dehnt und kaum mit Nerven versorgt ist. Manchmal bleibt sie groß, verliert aber ständig etwas Urin (Überlaufinkontinenz). Menschen mit einer kontraktionsschwachen Blase haben oft Blaseninfektionen, weil in der Blase Restharn zurückbleibt, in dem sich Bakterien vermehren können. In der Blase können sich vor allem dann Steine bilden, wenn jemand eine chronische Blaseninfektion hat und einen Dauerkatheter tragen muß. Die Symptome einer Blaseninfektion können entsprechend dem Grad der noch vorhandenen Nervenversorgung verschieden sein.

Eine spastische Blase füllt und leert sich, ohne daß man es merkt, weil sie sich durch einen Reflex zusammenzieht und entleert (nicht willentlich).

Bei beiden Arten von neurogenen Blasenentleerungsstörungen können der Druck und der Rückfluß von Urin aus der Blase und die Harnleiter hinauf die Nieren schädigen. Bei Menschen mit einer Rückenmarkverletzung kann es sein, daß das Zusammenziehen der Blase und die Entspannung des Blasenhalses nicht aufeinander abgestimmt

▲ Siehe Kasten, Seite 1231

sind, so daß der Blasendruck erhöht bleibt; dann können sich die Nieren nicht entleeren.

Diagnose

Eine große Blase kann der Arzt oft beim Abtasten des Unterbauchs bemerken. Röntgenuntersuchungen, bei denen ein Kontrastmittel durch eine Vene (intravenöse Urographie) oder durch einen Katheter in die Blase (Zystographie) und die Harnröhre (Urethrographie) gespritzt werden, liefern mehr Informationen. ▲ Die Röntgenbilder können die Größe der Harnleiter und der Blase, mögliche Steine und einen Nierenschaden zeigen und geben Hinweise auf die Nierenfunktion. Ultraschallbilder liefern ähnliche Informationen. Bei einer Zystoskopie kann der Arzt durch einen biegsamen Beobachtungsschlauch, der durch die Harnröhre eingeführt wird, in das Innere der Blase schauen.

Die nach dem Wasserlassen in der Blase zurückbleibende Urinmenge läßt sich messen, indem die Blase durch einen Katheter entleert wird. Der Druck in Blase und Harnröhre wird ermittelt, indem der Katheter an ein Meßgerät angeschlossen wird (Zystometrographie).

Behandlung

Wenn eine Nervenverletzung die **kontraktionsschwache Blase** verursacht, kann ein Katheter durch die Harnröhre eingeführt werden, um die Blase ständig oder zeitweise zu entleeren. Der Katheter wird so bald wie möglich nach dem Unfall gesetzt, um einer Schädigung des Blasenmuskels durch Überdehnung und einer Blaseninfektion vorzubeugen.

Ein Dauerkatheter bereitet bei Frauen weniger Probleme als bei Männern. Bei einem Mann können sich durch den Katheter die Harnröhre und das umgebende Gewebe entzünden. Dennoch zieht man es bei Männern wie Frauen vor, daß sie sich vier- bis sechsmal täglich selbst einen Katheter legen und ihn nach der Blasenentleerung entfernen.

Auch bei Patienten mit einer **spastischen Blase** kann es notwendig sein, sie zu katheterisieren, wenn Krämpfe im Blasenhals eine vollständige Entleerung der Blase verhindern. Männlichen Querschnittgelähmten, die sich den Katheter nicht selbst legen können, muß wahrscheinlich der Schließmuskel am Blasenhals entfernt werden, damit der Urin in einen äußerlich getragenen Beutel entleert werden kann. Die Blase, die Nerven, welche die Blase kontrollieren, oder das Rückenmark können elektrisch stimuliert werden, um in der Blase eine Kontraktion auszulösen; diese Art der Behandlung befindet sich aber noch im Versuchsstadium.

Medikamentös läßt sich die Speicherung von Urin in der Blase verbessern. Eine spastische Blase läßt sich meist durch Anticholinergika entspannen. Diese Arzneimittel verursachen aber häufig Nebenwirkungen wie Mundtrockenheit und Verstopfung. Es ist schwierig, die Blasenentleerung bei Patienten mit einer neurogenen Entleerungsstörung durch Medikamente zu verbessern.

Manchmal wird eine Operation empfohlen, bei der man den Urin zu einer äußeren Öffnung (Stoma) umleitet, die in der Bauchdecke angelegt wird oder bei der die Blase vergrößert wird. Für einen künstlichen Blasenausgang wird ein kurzer Abschnitt des Dünndarms entfernt, mit den Harnleitern verbunden und an eine Öffnung in der Körperoberfläche angeschlossen (Ileumschlinge), wo der Urin in einem Beutel gesammelt wird. Die Vergrößerung der Blase geschieht mit einem Darmabschnitt; entleert wird sie, indem sich der Patient selbst katheterisiert. Bei Säuglingen kann als vorübergehende Maßnahme zwischen der Blase und einer Öffnung in der Haut eine Verbindung (Vesikostomie) geschaffen werden, bis das Kind alt genug ist für eine endgültige Operation.

Gleichgültig, ob der Urin umgeleitet wird oder nicht oder ob katheterisiert wird, – in jedem Fall bemüht man sich sehr, das Risiko einer Steinbildung im Harn gering zu halten. Die Nierenfunktion wird streng überwacht. Eine Niereninfektion wird sofort behandelt. Es wird empfohlen, täglich mindestens zwei Liter zu trinken. Obwohl es selten gelingt, eine neurogene Blasenentleerungsstörung zu heilen, erholen sich manche Patienten durch die Behandlung beträchtlich.

▲ Siehe Seite 588

Harninkontinenz

Als Harninkontinenz bezeichnet man das unkontrollierte Abgehen von Urin.

Harninkontinenz kann in jedem Alter auftreten. Die Ursachen unterscheiden sich aber nach dem Alter, und die Häufigkeit nimmt mit dem Alter zu.

Etwa einer von drei älteren Menschen hat Probleme mit der Blasenkontrolle; Frauen trifft es doppelt so oft wie Männer. Mehr als die Hälfte der Bewohner von Pflegeheimen sind inkontinent. Inkontinente Menschen liegen sich leicht wund, Blasen- und Niereninfektionen treten häufig auf. Das Leiden ist peinlich und frustrierend und begünstigt oft Depressionen.

Die Nieren produzieren ständig Harn, der durch die Harnleiter in die Blase fließt und dort gesammelt wird. Der unterste Teil der Blase (der Blasenhals) ist von einem Schließmuskel umgeben. Solange dieser geschlossen ist, ist die Harnröhre, die den Urin aus der Blase leitet, versperrt. Der Schließmuskel sorgt dafür, daß der Urin in der Blase zurückgehalten wird. Ist die Blase bis zu einem bestimmten Grad gefüllt, übermittelt die Blase Nervensignale zum Rückenmark und an das Gehirn; die Person wird sich des Harndrangs bewußt. Dann kann man bewußt entscheiden, ob man die Blase entleert oder den Urin noch eine Weile zurückhält. Ist die Entscheidung zum Urinieren gefallen, entspannt sich der Schließmuskel. Dann kann der Urin durch die Harnröhre hinausfließen, und die Muskeln der Blasenwand ziehen sich zusammen, um den Harn hinauszudrücken. Diesen Druck auf die Blase kann man verstärken, indem man die Muskeln in der Bauchdecke und im Beckenboden anspannt.

Der gesamte Prozeß des Haltens und Entleerens von Urin ist komplex. Die Fähigkeit, das Wasserlassen zu kontrollieren, kann an vielen Stellen und durch viele Beeinträchtigungen gestört werden. Das Ergebnis dieser Störungen ist ein Kontrollverlust – Harninkontinenz.

Die Inkontinenzarten werden danach eingeteilt, ob sich der Kontrollverlust vor kurzem und plötzlich eingestellt oder sich allmählich entwickelt hat und andauert. Eine plötzlich beginnende Inkontinenz zeigt oft ein Blasenproblem an. Häufigste Ursache ist eine Blaseninfektion (Zystitis). Andere Ursachen sind Nebenwirkungen von Medikamenten, Krankheiten, welche die Beweglichkeit beeinträchtigen oder Verwirrung auslösen, übermäßiger Konsum von koffeinhaltigen Getränken und Alkohol und Erkrankungen, die die Blase oder Harnröhre reizen, wie atrophische Scheidenentzündung und schwere Verstopfung. Eine anhaltende Inkontinenz kann durch Veränderungen im Gehirn, in der Blase oder Harnröhre oder bei Problemen mit den Nerven von und zur Blase entstehen. Diese Veränderungen sind bei älteren Menschen und Frauen nach den Wechseljahren besonders häufig.

Harninkontinenz wird nach ihren Symptomen in Drang-, Streß-, Überlauf- und völlige Inkontinenz unterteilt.

Ursachen und Arten

Dranginkontinenz ist starker Harndrang gefolgt von unkontrolliertem Harnverlust. Normalerweise können Menschen den Urin einige Zeit zurückhalten, nachdem sie bemerkt haben, daß ihre Blase voll ist. Menschen mit Dranginkontinenz bleibt dagegen nur wenig Zeit, um zur Toilette zu kommen. Bei Frauen kann eine Dranginkontinenz allein auftreten oder sich mit einer Streßinkontinenz in unterschiedlichem Ausmaß kombinieren (gemischte Inkontinenz). Die häufigste plötzliche Ursache ist ein Harnweginfekt. Bei älteren Menschen ist jedoch eine Dranginkontinenz ohne Infektion am häufigsten; oft gibt es keine klare Ursache. Andere Ursachen von Dranginkontinenz bei älteren Menschen sind Überaktivität der Blase und neurologische Erkrankungen wie Schlaganfall und Demenz, die die Fähigkeit des Gehirns beeinträchtigen, die Blase zu steuern. Dranginkontinenz wird besonders dann zum Problem, wenn jemand durch eine Krankheit oder eine Verletzung gehindert wird, schnell die Toilette zu erreichen.

Streßinkontinenz ist der unkontrollierte Abgang von Harn beim Husten, Niesen, bei Anstrengung, beim Heben schwerer Lasten oder immer dann, wenn sich plötzlich der Druck im Bauch erhöht. Sie ist die häufigste Art von Inkontinenz bei Frauen. Sie kann durch eine Schwäche des Blasenschließmuskels ausgelöst werden. Manchmal liegt die Ursache in Veränderungen der Harnröhre, die durch Geburten oder eine Beckenoperation entstanden sind. Streßinkontinenz nach den Wechseljahren beruht darauf, daß der geringere Östrogenspiegel zu einer geschwächten Harnröhre beiträgt und sich daher ihr Widerstand gegen den Harnfluß verringert. Bei Männern kann Streßinkontinenz dann auf eine Entfernung der Prostata folgen, wenn der obere Teil der Harnröhre oder der Blasenhals verletzt wurde.

Überlaufinkontinenz ist das unkontrollierte Austreten kleiner Harnmengen aus einer vollen Blase. Derartiges tritt auf, wenn die Blase aufgrund einer chronischen Harnstauung vergrößert ist und unempfindlich wird. Der Druck in der Blase steigt so stark an, daß kleine Mengen Urin her-

Was verursacht Inkontinenz?

Art	Beschreibung	Einige mögliche Ursachen
Dranginkontinenz	Unvermögen, das Wasserlassen länger als einige Minuten aufzuschieben, nachdem einmal Harndrang gespürt wurde	• Harnweginfektion • Überaktivität der Blase • Harnstauung • Blasensteine und Tumore • Medikamente, vor allem Diuretika
Streßinkontinenz	Austreten von Urin, meistens geringe Mengen, beim Ansteigen der Bauchspannung, z. B. wenn jemand hustet, lacht, sich (über)-anstrengt, niest oder schwer hebt	• Schwäche des Blasenschließmuskels (des Muskels, der den Harnfluß aus der Blase kontrolliert) • Bei Frauen nach den Wechseljahren ein abnehmender Widerstand gegen Harnfluß durch die Harnröhre, meistens bedingt durch geringe Östrogenkonzentration • Anatomische Veränderungen durch mehrere Geburten oder Beckenoperationen • Bei Männern Entfernung der Prostata oder eine Verletzung des oberen Teils der Harnröhre oder des Blasenhalses
Überlauf-inkontinenz	Ansammlung von so viel Harn in der Blase, daß der Blasenschließmuskel nicht mehr hält und immer wieder Harn austritt, oft ohne Empfindung in der Blase	• Harnstauung, bei Männern meistens durch eine Vergrößerung oder Krebs der Prostata verursacht, bei Kindern durch eine Harnröhrenverengung (angeborener Defekt) • Geschwächte Blasenmuskulatur • Funktionsstörung der Nerven • Medikamente
Völlige Inkontinenz	Ständiges Austreten, weil der Blasenschließmuskel nicht dicht schließt	• Angeborener Defekt • Verletzung des Blasenhalses – z. B. durch eine Operation
Psychogene Inkontinenz	Kontrollverlust aus psychischen Gründen	• Emotionale Störungen wie Depression
Gemischte Inkontinenz	Kombination der obigen Probleme (bei vielen Frauen liegt beispielsweise eine Mischung aus Streß- und Dranginkontinenz vor)	• Kombination der obigen Ursachen

auströpfeln. Bei einer körperlichen Untersuchung kann der Arzt oft die volle Blase tasten.

Es kann soweit kommen, daß der Patient gar nicht mehr urinieren kann, weil der Harnfluß unterbrochen ist oder weil sich die Muskeln der Blasenwand nicht mehr zusammenziehen können. Bei Kindern können Verengungen am Ende der Harnröhre oder des Blasenhalses die ableitenden Harnwege blockieren. Bei erwachsenen Männern beruht ein verengter Blasenhals meistens auf einer gutartigen Vergrößerung der Prostata oder auf Prostatakrebs. Seltener liegt es daran, daß der Blasenhals oder die Harnröhre nach einer Prostataoperation verengt sind (Striktur). Sogar eine Verstopfung kann eine Überlaufinkontinenz bedingen, denn wenn der Stuhl den Mastdarm füllt, kann er auf den Blasenhals und die Harnröhre drücken. Eine Reihe von Medikamenten können die Fähigkeit der Blase, sich zusammenzuziehen, beeinträchtigen und zu einer erweiterten Blase und Überlaufinkontinenz führen. Zu ihnen gehören solche, die das Gehirn und das Rückenmark beeinflussen oder die Übermittlung von Nervensignalen stören wie Anticholinergika oder Narkotika.

Auch eine Fehlfunktion der Nerven, die zu **neurogenen Blasenentleerungsstörungen**▲ führt, kann eine Überlaufinkontinenz verursachen.

Völlige Inkontinenz ist ein Zustand, bei dem Tag und Nacht Urin ausläuft. Sie tritt auf, wenn sich der Blasenschließmuskel nicht ausreichend schließt. Bei manchen Kindern beruht diese Art von Inkontinenz darauf, daß sich die Harnröhre nicht zu einem Kanal geschlossen hat. Bei Frauen ist die Ursache völliger Inkontinenz meistens eine Verletzung an Blasenhals und Harnröhre während einer Geburt. Bei Männern ist die häufigste Ursache eine Verletzung an Blasenhals und Harnröhre durch eine Operation, vor allem nach der Entfernung der Prostata wegen Krebs.

Psychogene Inkontinenz entsteht eher aus emotionalen als aus körperlichen Gründen. Sie tritt gelegentlich bei Kindern und sogar bei Erwachsenen mit psychischen Problemen auf. Ein Beispiel ist das Bettnässen (Enuresis) bei Kindern.■ Eine psychische Ursache liegt nahe, wenn emotionales Leid oder eine Depression offensichtlich ist und andere Ursachen der Inkontinenz ausgeschlossen sind.

Mischtypen der Inkontinenz treten manchmal auf. Zum Beispiel kann ein Kind eine Inkontinenz haben, die aus einer Fehlfunktion der Nerven und psychischen Faktoren resultiert. Ein Mann kann eine Überlaufinkontinenz durch eine Prostatavergrößerung mit einer Dranginkontinenz durch einen Schlaganfall haben. Bei älteren Frauen treten oft Drang- und Streßinkontinenz auf.

Diagnose

Viele Menschen versuchen, allein mit ihrer Inkontinenz zurechtzukommen. Sie meiden das Gespräch mit einem Arzt, weil es ihnen peinlich ist oder weil sie glauben, daß Inkontinenz ein unvermeidlicher Bestandteil des Alterns ist. Bei vielen Menschen kann die Inkontinenz aber gestoppt oder zumindest kontrolliert werden, vor allem, wenn die Behandlung früh beginnt.

Zunächst wird der Arzt den Patienten nach der Geschichte des Problems befragen und ihn körperlich untersuchen. Der Urin muß untersucht werden, um eine Infektion auszuschließen. Der Urin, der nach dem Wasserlassen noch in der Blase bleibt (Restharn), wird oft im Ultraschallbild ermittelt oder indem man ihn über einen Katheter ableitet. Viel Restharn weist auf eine Verengung oder ein Problem mit den Nerven oder dem Blasenmuskel hin.

Manchmal können Spezialtests während des Urinierens (urodynamische Bewertung) notwendig sein; besonders nützlich ist das bei chronischer Inkontinenz. Es wird der Druck in der Blase im Ruhe- und Füllungszustand gemessen. Dazu wird ein Katheter in die Blase eingeführt, durch den die Blase mit Wasser gefüllt wird. Dann wird der Druck in der Blase aufgezeichnet. Normalerweise nimmt der Druck langsam zu. Bei manchen Menschen baut sich der Druck aber wellenförmig auf oder steigt vor der vollständigen Füllung der Blase zu stark an. Das Druckmuster hilft dem Arzt, den Mechanismus der Inkontinenz zu verstehen und die beste Behandlung zu finden.

Ein anderer Test mißt die Geschwindigkeit des Harnflusses. Er kann helfen festzustellen, ob der Urinfluß behindert ist oder ob sich die Blasenmuskeln stark genug zusammenziehen können, um den Harn nach außen zu befördern.

Streßinkontinenz wird aufgrund der Krankheitsgeschichte diagnostiziert, und nachdem bei Frauen die Scheide untersucht und der Harnabgang beim Husten oder bei Belastung beobachtet wurde. Eine Beckenuntersuchung hilft festzustellen, ob die Schleimhaut von Harnröhre oder Scheide aufgrund des geringen Östrogenspiegels ausgedünnt ist.

Behandlung

Welche Behandlung die beste ist, hängt von der Art des Problems und den Bedingungen des jeweiligen Patienten ab. Die meisten Menschen können wieder kontinent werden, oder es kann ihnen zumindest deutlich geholfen werden.

Manchmal genügen schon einfache Verhaltensveränderungen. Dazu gehört z.B., in regelmäßigen Abständen – alle zwei bis drei Stunden – zur Toilette zu gehen, um die Blase relativ leer zu halten. Koffeinhaltige Getränke reizen die Blase und sollten gemieden werden. Ferner sollten die Patienten täglich 1,5 bis 2 Liter trinken, damit sich der Urin nicht zu stark konzentriert; dieses kann die Blase reizen. Viele Medikamente, die die Blasenfunktion beeinträchtigen, können abgesetzt werden. Auch spezifische Behandlungen, wie sie unten skizziert werden, können versucht werden. Läßt sich die Inkontinenz damit nicht völlig unter Kontrolle bringen, können spezielle Inkontinenzeinlagen getragen werden. Sie sind in der Apotheke oder im Sanitätshandel erhältlich und gestatten es, weiter-

▲ Siehe Seite 625

■ Siehe Seite 1245

hin sozial aktiv zu bleiben, weil sie den Urin geruchsneutral auffangen und unauffällig getragen und entsorgt werden können.

Episoden von **Dranginkontinenz** lassen sich oft verhindern, indem man zur Toilette geht, bevor der Drang auftritt. Sehr hilfreich können Techniken sein, mit denen man die Blase trainiert, oder Beckenbodenübungen und Biofeedback. Medikamente, die die Blase entspannen, wie Atropin, Oxybutynin, Flavoxat und Propiverin, können helfen. Zwar können viele Medikamente nützlich sein, doch jedes arbeitet etwas anders und kann andere Nebenwirkungen haben. Ein Arzneimittel, das die Blase entspannt, kann z. B. ihre Reizbarkeit und starken Harndrang verringern, aber es kann Mundtrockenheit oder einen Harnstau auslösen. Manchmal können andere Wirkungen eines Arzneimittels seinen Vorteil ausmachen. So kann beispielsweise Imipramin, das ein wirksames Antidepressivum ist, eingesetzt werden, wenn jemand zugleich inkontinent und depressiv ist. Zeitweise sind Kombinationen von Arzneimitteln sinnvoll. Die medikamentöse Therapie muß an die Bedürfnisse jedes Patienten angepaßt werden.

Bei vielen Frauen mit **Streßinkontinenz** können Östrogene das Problem erleichtern – entweder lokal angewandt als Scheidencreme oder -zäpfchen, als Tabletten eingenommen oder als Pflaster angewandt. Die Beckenbodenmuskulatur läßt sich mit einem gezielten Training stärken. Ohne Anleitung fällt es allerdings meist schwer zu lernen, welche Muskeln man wie anspannen soll. Darum sind Kurse bei Hebammen oder Physiotherapeutinnen sehr empfehlenswert. Bei den Übungen werden die Muskeln mehrmals am Tag immer wieder zusammengezogen, um sie zu kräftigen und um zu lernen, wie man sie in jenen Situationen richtig einsetzt, bei denen man Urin verlieren kann, z. B. beim Husten. Inkontinenzbinden können die geringe Harnmenge aufnehmen, die bei Belastung meistens austritt.

Eine schwere Inkontinenz, die auf eine konservative Behandlung nicht anspricht, kann chirurgisch behoben werden. Dazu dienen Verfahren, die die Blase anheben und den Abflußweg stärken. Manchmal hilft eine Kollageninjektion um die Harnröhre.

Bei einer **Überlaufinkontinenz** aufgrund einer vergrößerten Prostata oder einer anderen Verengung ist meistens eine Operation notwendig. Es gibt mehrere Verfahren, mit denen die Prostata als Ganzes oder ein Teil von ihr entfernt werden kann. Bei manchen Männern kann das Medikament Finasterid die Prostata verkleinern oder ihr Wachstum stoppen, so daß eine Operation vermieden oder zumindest hinausgezögert werden kann. Auch Medikamente wie Terazosin, die den Schließmuskel entspannen, helfen.

Wenn die Überlaufinkontinenz in einer Schwäche der Blasenmuskeln begründet ist, kann das Medikament Bethanechol hilfreich sein, das die Blasenkontraktion fördert. Ein leichter Druck der Hände auf den Unterbauch genau über der Blase kann vor allem den Patienten helfen, die Schwierigkeiten haben, die Blase völlig zu entleeren. Manchmal muß die Blase mit einem Katheter entleert werden, um Komplikationen, wie periodisch wiederkehrende Infektionen und Nierenschäden, zu vermeiden. Dazu kann ein Dauerkatheter dienen oder einer, den man dann einführt, wenn es nötig ist, und sonst wieder entfernt.

Völlige Harninkontinenz wird chirurgisch behandelt. Ein Blasenschließmuskel, der nicht richtig schließt, kann z. B. durch einen künstlichen ersetzt werden.

Psychogene Inkontinenz wird mit Psychotherapie behandelt. Meist bedient man sich dabei Verfahren zur Verhaltensmodifikation, bei Kindern vor allem mit Geräten, die das Kind aufwecken, wenn das Bett naß wird. Auch Medikamente, die die Blasenkontraktion hemmen, können zum Einsatz kommen. Ein Patient, der zugleich inkontinent und depressiv ist, kann von Antidepressiva profitieren.

Verletzungen der Harnwege

Die Harnwege (Nieren, Harnleiter, Blase und Harnröhre) können durch tiefe Wunden, stumpfe Gewalteinwirkung, Strahlenbehandlung oder Operation verletzt werden. Blut im Urin, verringertes Wasserlassen und Schmerzen sind die häufigsten Symptome. Diese Verletzungen können Druckempfindlichkeit, Schwellungen, Bluterguß und, wenn sie sehr schwerwiegend sind, gefährlich niedrigen Blutdruck zur Folge haben (Schockzustand). Da die Nieren die Abbaustoffe des Stoffwechsels fortlaufend aus dem Blut filtern und durch die Harnwege aus dem Körper ableiten müssen▲, können Verletzungen, die diesen Vorgang beeinflussen, tödlich sein.

Nierenverletzungen

Normalerweise werden Nierenverletzungen durch stumpfe Gewalteinwirkung verursacht, z.B. bei Autounfällen, Stürzen oder Sportverletzungen. Tiefe Nierenverletzungen entstehen gewöhnlich durch Schüsse oder Messerstiche. Diese Verletzungen sind vielfältig. Bei leichten Verletzungen lassen sich kleine Mengen Blut im Urin nur unter dem Mikroskop feststellen, bei schwerwiegenden Verletzungen dagegen ist das Blut im Urin mit bloßem Auge sichtbar. Ist die Niere schwer verletzt (zertrümmerte Niere), kann die Blutung so stark sein, daß Urin in das umliegende Gewebe gelangt. Wird die Niere von ihrem Stiel abgerissen, der die Nierenarterie und die Nierenvene enthält, kann dies zu massiven Blutungen, Schock und Tod führen. Verletzungen durch extrakorporale Stoßwellenlithotripsie (ein Verfahren zur Zertrümmerung von Nierensteinen) können vorübergehend Blut im Urin erscheinen lassen. Dieses ist gewöhnlich bedeutungslos; die Verletzung heilt ohne Behandlung.

Durch Röntgenuntersuchungen der Nieren und der Harnwege■, wie zum Beispiel intravenöse Urographie mit Computertomographie, lassen sich Lage und Ausmaß der Verletzung genau feststellen. Ab und zu sind weiterführende bildgebende Untersuchungen nötig.

Die Behandlung beginnt mit Maßnahmen, die den Blutverlust auffangen und einen Schock verhindern sollen. Um den Blutdruck zu normalisieren und die Urinproduktion anzuregen, wird Flüssigkeit intravenös gegeben. Wenn erforderlich, kann eine entsprechende Röntgenuntersuchung gemacht werden, um die Verletzung zu bestimmen. Bei leichten Schäden der Niere, wie z.B. bei jenen durch die extrakorporale Stoßwellenlithotripsie, genügen meist eine geregelte Flüssigkeitsaufnahme und Bettruhe als Behandlung. Schwerwiegende Verletzungen, die zu unkontrollierbaren Blutungen oder Eintritt von Urin in das umliegende Gewebe führen, erfordern häufig einen chirurgischen Eingriff.

Bei unzureichender Durchblutung der Niere kann das Nierengewebe absterben und durch Narbengewebe ersetzt werden. Dieses kann Wochen oder Monate nach der Nierenverletzung zu hohem Blutdruck führen. Die meisten Nierenverletzungen haben eine gute Prognose, wenn sie schnell erkannt und behandelt werden.

Harnleiterverletzungen

Die Mehrzahl der Harnleiterverletzungen (Harnleiter sind jene Röhren, in denen der Urin von den Nieren zur Blase läuft) ereignen sich bei Operationen im Becken- oder Bauchbereich, wie z.B. bei einer Gebärmutterentfernung (Hysterektomie), einer Dickdarmentfernung (Kolonresektion) oder einer Harnleiterspiegelung (Ureteroskopie). Häufig werden solche Verletzungen erst erkannt, wenn sich der Harnfluß verringert oder wenn Urin aus der Wunde läuft. Die Symptome sind gewöhnlich unspezifisch, Schmerzen oder Fieber können auftreten.

Andere Ursachen für Harnleiterverletzungen sind tiefe, normalerweise durch einen Schuß hervorgerufene Wunden. Eine durch einen Schlag auf den Körper verursachte Verletzung des Harnleiters ist eher ungewöhnlich. Selten kann bei stumpfen Verletzungen, insbesondere solchen, bei denen der Rumpf gewaltsam zurückgebogen wird, der obere Harnleiterteil von der Niere abreißen. Zu den üblichen Diagnoseverfahren zählen intravenöse Urographie, Computertomographie und gegebenenfalls retrograde Urographie. Bei der retrograden Urographie wird ein Kontrastmittel direkt in den Harnleiter gespritzt und so der gesamte Verlauf des Harnleiters auf dem Röntgenbild sichtbar gemacht.

Wird ein Harnleiter versehentlich während einer Operation verletzt, kann ein weiterer chirurgischer Eingriff erfor-

▲ Siehe Seite 672

■ Siehe Seite 587

Verletzungen der Nieren

Nierenverletzungen können unterschiedlich schwer sein. Eine geringfügige Verletzung quetscht die Niere möglicherweise nur. Bei einer schwerwiegenderen Verletzung kann die Niere reißen, wobei Urin in das umliegende Gewebe gelangt. Reißt die Niere von ihrem Stiel ab, kann das zu massiven Blutungen und zum Schock oder Tod führen. Bei all diesen Verletzungen kann Blut im Urin auftreten oder auch nicht.

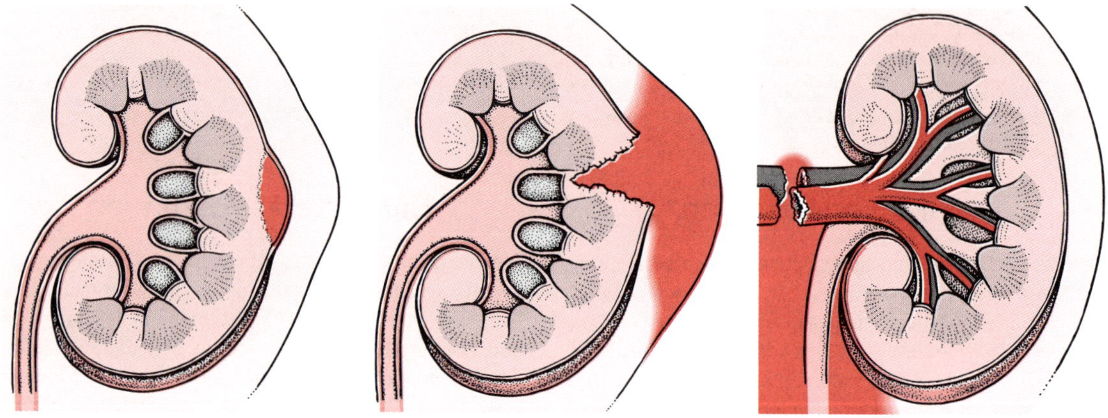

derlich werden. Ein Urologe kann die beiden Enden des Harnleiters wieder miteinander verbinden oder den Harnleiter an einem anderen Teil der Blase befestigen. Damit eine weitere Operation vermieden wird, kann bei leichteren Verletzungen für zwei bis sechs Wochen ein Katheter in den Harnleiter eingeführt werden, um das Problem zu beheben. Tiefe, durch Schüsse oder Messerstiche herbeigeführte Harnleiterverletzungen werden am besten chirurgisch behandelt.

Blasenverletzungen

Mit Brüchen verbundene Quetschungen des Beckenbereiches, wie sie häufig bei Autounfällen vorkommen, können die Blase reißen lassen (Blasenruptur). Darüber hinaus können tiefe Wunden, die gewöhnlich durch Schüsse entstanden sind, die Blase verletzen. Die wichtigsten Symptome sind Blut im Urin und Schwierigkeiten beim Wasserlassen. Die Diagnose wird am besten durch eine Zystographie gestellt; hierbei werden ein Kontrastmittel in die Blase gespritzt und dann Röntgenaufnahmen gemacht, um undichte Stellen festzustellen.

Kleinere Risse (Lazerationen) können behandelt werden, indem man einen Katheter in die Harnröhre einführt und den Urin sieben bis zehn Tage lang so ablaufen läßt. In dieser Zeit kann die Blase abheilen. Um nach schwereren Verletzungen festzustellen, wie groß der Blasenriß ist und um ihn zu beheben, wird gewöhnlich operiert. Dann wird der Urin sehr effektiv mit zwei Kathetern aus der Blase abgeleitet: Der eine Katheter wird durch die Harnröhre eingeführt (transurethral), der andere durch den Unterbauch direkt in die Blase (suprapubisch). Diese Katheter werden nach sieben bis zehn Tagen oder wenn die Blase abgeheilt ist, entfernt.

Harnröhrenverletzungen

Erhebliche Verletzungen der Harnröhre entstehen häufig bei einem Beckenbruch und bei Männern durch eine extreme Grätsche der Beine. Durch chirurgische Eingriffe kann die Harnröhre direkt verletzt werden, desgleichen, wenn durch sie Instrumente eingeführt werden. Allerdings ist diese Art der Verletzung normalerweise relativ geringfügig. Zu den Symptomen gehören Blut an der Penisspitze, blutiger Urin und Harnverhalten. Nur selten gelangt Urin in das Gewebe der Bauchdecke, des Hodensacks oder des Dammbereichs (der Bereich zwischen After und Vulva bzw. Hodensack). Eine übliche, sich später einstellende Komplikation ist eine Verengung (Striktur) der Harnröhre an der verletzten Stelle. Diese Verletzungen können die zum Penis führenden Arterien und Nerven schädigen und dadurch Impotenz verursachen. Die Diagnose einer solchen Verletzung wird durch eine retrograde Urethrographie erstellt (Röntgenaufnahme nach dem Einleiten eines Kontrastmittels direkt in die Harnröhre).

Geringfügigere Quetschungen der Harnröhre werden behandelt, indem ein Katheter von unten in die Blase eingeführt wird. Er leitet einige Tage den Urin ab, bis die Harnröhre abgeheilt ist. Bei allen anderen Verletzungen muß der Urin durch einen direkt in die Blase gelegten Katheter um die Harnröhre herumgeleitet werden. Eine Verengung der Harnröhre kann chirurgisch behoben werden.

KAPITEL 132

Krebs der Nieren und Harnwege

Bei Menschen jeden Alters oder Geschlechts können sich Tumore der Nieren und Harnwege entwickeln. Viele von ihnen sind Krebstumore.

Nierenkrebs

Nierenkrebs (Adenokarzinom der Niere; Nierenzellkarzinom; Hypernephrom) macht ungefähr zwei Prozent der Krebserkrankungen von Erwachsenen aus, wobei Männer eineinhalb mal häufiger betroffen sind als Frauen. Die meisten soliden Tumore sind krebsartig, Nierenzysten (hohle, mit Flüssigkeit gefüllte Gewächse) dagegen normalerweise nicht.

Symptome und Diagnose

Meistens ist blutiger Urin das erste Symptom; allerdings kann die Blutmenge so gering sein, daß sie nur unter dem Mikroskop zu erkennen ist. Doch der Urin kann auch deutlich rot gefärbt sein. Weitere, sehr häufig auftretende Symptome sind Schmerzen in der Seite und Fieber. Manchmal wird ein Nierentumor entdeckt, wenn der Arzt eine Vergrößerung oder eine Geschwulst im Unterleib ertastet. Ein Tumor kann zufällig entdeckt werden, wenn man ein anderes Problem abklärt, zum Beispiel hohen Blutdruck. Wenn nämlich ein Teil oder die ganze Niere unzureichend durchblutet ist, werden chemische Botenstoffe freigesetzt, die den Blutdruck erhöhen. Auch die Zahl der roten Blutkörperchen kann enorm ansteigen. Dies führt zu einer sekundären Polyzythämie.▲ Dieses beruht darauf, daß die erkrankte Niere sehr viel von dem Hormon Erythropoetin produziert, welches das Knochenmark verstärkt zur Bildung von roten Blutkörperchen anregt.

Bei einem Verdacht auf Nierenkrebs kann der Tumor durch intravenöse Urographie, Ultraschall oder Computertomographie diagnostiziert werden.■ Mit einer Kernspintomographie erhält man weitere Angaben darüber, wie weit sich der Tumor in die umliegenden Gewebe einschließlich der Venen ausgebreitet hat. Ist der Tumor hohl (eine Zyste), kann aus ihm mit einer Nadel Flüssigkeit abgezogen werden. Um nähere Angaben über den Tumor und die ihn versorgenden Arterien zu bekommen, können im Vorfeld einer Operation Röntgenaufnahmen gemacht werden, wie z. B. eine Aortographie oder eine Angiographie der Nierenarterie.

Behandlung und Prognose

Beschränkt sich der Krebs ausschließlich auf die Niere, sind die Heilungsaussichten relativ gut, wenn die betroffene Niere und die Lymphknoten entfernt werden. Hat der Tumor bereits die Nierenvene und sogar die Hohlvene erreicht (die große Vene, die das Blut zum Herzen trans-

▲ Siehe Seite 779

■ Siehe Seite 588

portiert), sich jedoch nicht auf entfernter liegende Bereiche ausgebreitet (Metastasen gebildet), bietet eine Operation immer noch eine gewisse Heilungschance. Allerdings metastasiert Nierenkrebs frühzeitig, insbesondere in die Lunge. Hat sich der Krebs auf entlegenere Gewebe ausgebreitet, ist die Prognose schlecht, da er weder durch Bestrahlung noch durch eine Chemotherapie oder Hormone behandelt werden kann.

Eine Behandlung, bei der das Immunsystem so gestärkt wird, daß es den Tumor angreift, veranlaßt manche Krebsarten zum Schrumpfen und verlängert somit die Lebensdauer einiger Patienten ▲. Für die Behandlung von Nierentumoren wird Interleukin-2 empfohlen; darüber hinaus werden zur Zeit Kombinationen von Interleukin-2 und anderen biologischen Wirkstoffen untersucht. Nur selten (das heißt bei weniger als einem Prozent der Patienten) führt die Entfernung der erkrankten Niere dazu, daß die Tumore schrumpfen, die zu anderen Stellen des Körpers gewandert sind; allerdings ist eine solche Rückentwicklung allein kein ausreichender Grund, eine vom Krebs befallene Niere zu entfernen, wenn sich der Krebs bereits ausgebreitet hat.

Krebs von Nierenbecken und Harnleiter

Krebs kann sich auch in den Harnleitern entwickeln oder in jenen Zellen, die das Nierenbecken auskleiden (Übergangszellkarzinom des Nierenbeckens). Das Nierenbecken ist jener Teil der Niere, durch den der Urin in die Harnleiter läuft (die dünnen Röhren, die den Urin in die Blase leiten).

Symptome und Diagnose

Für gewöhnlich ist blutiger Urin das erste Symptom. Ist der Harnfluß behindert, kann es zu krampfartigen Schmerzen in der Seite oder im Unterbauch kommen.

Die Diagnose wird mittels intravenöser oder retrograder Urographie erstellt. ■ Eine Computertomographie kann es dem Arzt erleichtern, zwischen einem Nierenstein und einem Tumor oder einem Blutgerinnsel zu unterscheiden. Außerdem kann sie darüber Aufschluß geben, wie weit der Krebs gewachsen ist. Bei einer mikroskopischen Urinuntersuchung können Krebszellen festgestellt werden. Mit Hilfe eines Geräts mit Glasfaseroptik – ein Ureteroskop oder ein Nephroskop –, das durch die Blase geschoben oder durch die Bauchdecke eingeführt wird, können kleine Tumore untersucht und gelegentlich sogar behandelt werden.

Behandlung und Prognose

Hat sich der Krebs noch nicht ausgebreitet, werden für gewöhnlich Niere und Harnleiter sowie ein Teil der Blase chirurgisch entfernt (Nephroureterektomie). Manchmal jedoch, zum Beispiel wenn die Nieren nicht gut funktionieren oder der Patient nur eine Niere hat, wird die Niere nicht entfernt, da der Patient sonst auf eine Dialyse angewiesen wäre. Hat sich der Krebs ausgebreitet, wird mit Chemotherapie behandelt, obwohl diese Krebsart darauf nicht so gut anspricht wie ein Blasenkrebs.

Die Prognose ist gut, wenn sich der Krebs noch nicht ausgebreitet hat und chirurgisch vollständig entfernt werden kann. Nach der Operation werden regelmäßig Zystoskopien durchgeführt (endoskopische Untersuchung des Blaseninneren), da Patienten, die diese Krebsart hatten, anfällig für Blasenkrebs sind. Wird der Blasenkrebs frühzeitig entdeckt, kann er durch das Zystoskop entfernt werden oder (wie bei anderen Krebserkrankungen der Blase) mit Chemotherapeutika behandelt werden, die man in die Blase hineinlaufen läßt.

Blasenkrebs

Von Blasenkrebs sind ungefähr dreimal soviel Männer betroffen wie Frauen. Im Urin können sich bestimmte Chemikalien anreichern, die Krebs verursachen. Rauchen ist der wichtigste einzelne Risikofaktor für Blasenkrebs und die Ursache für mindestens die Hälfte aller Neuerkrankungen. Auch eine chronische Reizung, wie sie beispielsweise mit Schistosomiasis ★ (einer Parasiteninfektion) oder Blasensteinen einhergeht, macht für Blasenkrebs anfällig. Allerdings ist eine solche Reizung nur an wenigen Erkrankungen beteiligt.

Symptome und Diagnose

Oft entsteht der Verdacht auf Blasenkrebs, bevor Symptome auftreten, wenn bei einer mikroskopischen Routineuntersuchung des Urins rote Blutkörperchen festgestellt werden. Das Blut im Urin kann allerdings auch mit dem bloßen Auge sichtbar sein. Später können Symptome, wie Schmerzen und Brennen beim Wasserlassen und ein häufiges, dringendes Bedürfnis zum Wasserlassen, auftreten. Die Beschwerden von Blasenkrebs können dieselben sein wie bei einer Blasenentzündung (Zystitis); beide Erkran-

▲ Siehe Seite 788

■ Siehe Seite 587

★ Siehe Kasten, Seite 903

kungen können auch gemeinsam auftreten. Wenn die Symptome nach der Behandlung einer Infektion nicht verschwinden, verstärkt sich der Verdacht auf Blasenkrebs. Bei mikroskopischen Routineuntersuchungen oder in anderen Urintests lassen sich Blut- und Eiterzellen feststellen; bei einer speziellen mikroskopischen Untersuchung (Zytodiagnostik) sind häufig Krebszellen erkennbar.

Zystographie oder intravenöse Urographie – nach Injektion eines Kontrastmittels durchgeführte Röntgenaufnahmen – können eine unregelmäßige Kontur der Blasenwand zeigen, was an einen Tumor denken läßt. Auch mit Hilfe von Ultraschall, Computertomographie oder Kernspintomographie lassen sich Blasenveränderungen feststellen. Gewöhnlich geschieht das zufällig, wenn ein anderes gesundheitliches Problem abgeklärt wird. Wurde bei einer dieser Untersuchungen ein Geschwür festgestellt, schaut der Arzt durch ein durch die Harnröhre geführtes Zystoskop in das Blaseninnere und entnimmt für die mikroskopische Untersuchung Proben der veränderten Bereiche (Biopsie). Manchmal wird der ganze Krebs durch das Zystoskop entfernt.

Behandlung und Prognose

Krebsgeschwüre, die an der Innenwand der Blase sitzen oder nur in die oberste Lage der dortigen Muskelschicht eindringen, können bei einer Zystoskopie komplett entfernt werden. Allerdings entstehen bei diesen Patienten später häufig neue Krebsgeschwüre, manchmal an der gleichen, öfter jedoch an anderen Stellen in der Blase. Das Wiederauftreten von Oberflächengeschwüren an der Innenwand der Blase läßt sich begrenzen, wenn nach der zystoskopischen Entfernung des Tumors wiederholt Chemotherapeutika oder BCG (eine Substanz, die das körpereigene Immunsystem anregt) in die Blase hineingetropft werden. Dieses Eintropfen von Medikamenten kann auch bei Patienten angewandt werden, deren Tumore sich nicht durch ein Zystoskop entfernen lassen.

Tumore, die tief in die Blasenwand eingedrungen oder sogar ganz durch sie hindurchgewachsen sind, können nicht komplett durch ein Zystoskop entfernt werden. Normalerweise wird dann die Blase ganz oder teilweise entfernt (Zystektomie). Für gewöhnlich werden auch die Lymphknoten in diesem Bereich entfernt, um festzustellen, ob sich der Tumor schon ausgebreitet hat. Manchmal läßt sich die Krebserkrankung allein durch Strahlentherapie oder in Verbindung mit Chemotherapie heilen.

Wurde die Blase komplett entfernt, muß der Urin auf andere Weise abgeleitet werden. Normalerweise wird der Urin in einer aus einem Darmabschnitt gebildeten Röhre (Ileumschlinge) durch eine Öffnung in der Bauchdecke (Stoma) geleitet. Der Urin wird dann außerhalb des Körpers in einem Plastikbeutel gesammelt.

Einige andere Methoden, den Urin umzuleiten, werden immer häufiger angewandt. Sie können in zwei Gruppen unterteilt werden: das Einsetzen einer neuen Blase an die Stelle der entfernten und der kontinente transkutane Blasenersatz. Beide Male wird aus einem Darmabschnitt ein inneres Reservoir gebildet. Bei der ersten Methode wird der Sammelbehälter an die Harnröhre angeschlossen. Der Patient lernt, diesen Behälter durch Entspannen der Beckenbodenmuskulatur und Anspannen des Bauches zu leeren, so daß der Urin mehr oder weniger normal durch die Harnröhre fließt. Die meisten Patienten beherrschen diese Methode tagsüber, nachts kann es allerdings sein, daß sie inkontinent sind. Beim kontinenten transkutanen Blasenersatz wird der Sammelbehälter an eine Öffnung in der Bauchdecke angeschlossen. Ein außerhalb des Körpers angebrachter Plastikbeutel ist nicht erforderlich, da der Urin in dem Sammelbehälter verbleibt, bis ihn der Patient durch Einführen eines Katheters durch das Stoma entleert. Der Behälter wird in regelmäßigen Abständen geleert.

Tumore, die Metastasen gebildet haben, müssen chemotherapeutisch behandelt werden. Es gibt verschiedene Kombinationen von Chemotherapeutika, die gegen diese Tumorart wirksam sind; allerdings wird nur ein relativ kleiner Anteil der Patienten geheilt.

Krebs der Harnröhre

Krebserkrankungen der Harnröhre sind selten. Sie können bei Männern und bei Frauen vorkommen. Das erste Symptom ist normalerweise Blut im Urin, das entweder nur unter dem Mikroskop sichtbar ist oder den Urin rot färbt. Der Harnfluß kann behindert sein, so daß das Wasserlassen erschwert oder nur langsam mit dünnem Strahl möglich ist. Dünnwandige, blutende Gewächse am Ausgang der Harnröhre einer Frau können krebsartig sein. Um einen Tumor zu bestätigen, muß eine Biopsie durchgeführt werden. Zur Behandlung von Harnröhrentumoren wird bestrahlt, operiert oder beide Methoden werden miteinander kombiniert. Die Ergebnisse sind unterschiedlich. Die Prognose hängt von der genauen Lage und der Größe des Tumors in der Harnröhre ab.

Ein Harnröhrenkarunkel tritt relativ häufig auf. Dieses ist ein kleines, rotes, schmerzhaftes, jedoch nicht krebsartiges Gewächs an der Öffnung der Harnröhre der Frau. Auch hierbei kann der Urin blutig sein. Eine operative Entfernung des Gewächses löst das Problem.

Ernährungs- und Stoffwechselstörungen

Ernährung – ein Überblick

Ernährung ist der Vorgang, bei dem Nahrung verzehrt, vom Körper aufgenommen und für Wachstum, Entwicklung und Lebenserhaltung verwertet wird. Nährstoffe sind chemische Substanzen in Lebensmitteln, die den Körper ernähren.

Viele Nährstoffe kann der Körper selbst herstellen. Diejenigen, die er nicht produzieren kann, nennt man essentielle Nährstoffe. Sie müssen von außen zugeführt werden. Zu den essentiellen Nährstoffen gehören einige Aminosäuren (in Eiweißen), bestimmte Fettsäuren (in Fetten und Ölen), Mineralien und fast alle Vitamine. Von den 23 Aminosäuren, die in Eiweißen (Proteinen) enthalten sind, sind zehn essentiell.

Werden essentielle Nährstoffe nicht in der erforderlichen Menge aufgenommen, können ernährungsbedingte Störungen auftreten. Um herauszufinden, ob jemand ausreichend Nährstoffe bekommt, erkundigt sich der Arzt nach den Eßgewohnheiten, untersucht die Verteilung von Fett und Muskeln und die Körperfunktionen und ordnet Laboruntersuchungen an, die den Gehalt bestimmter Nährstoffe in Blut und Gewebe ermitteln.

Im Prinzip werden Nährstoffe in zwei Gruppen eingeteilt: Makro- und Mikronährstoffe. Zu den Makronährstoffen gehören die energieliefernden Eiweiße, Fette und Kohlenhydrate und einige Mineralstoffe; von ihnen sind täglich erhebliche Mengen nötig. Sie machen den größten Teil der Nahrung aus und liefern die Energie und die Bausteine für Wachstum, Leben und Aktivität. Von den nicht-energieliefernden Mikronährstoffen sind nur geringe Mengen erforderlich – Milligramm (tausendstel Gramm) bis Mikrogramm (millionstel Gramm). Zu ihnen gehören Vitamine und Spurenelemente, die im Körper die Verwertung der energieliefernden Nährstoffe in Gang setzen oder unterhalten.

Andere nützliche Bestandteile der Nahrung werden kaum oder gar nicht verdaut. Zu ihnen gehören einige Ballaststoffe wie Zellulose, Pektine und Harze. Es wird empfohlen, täglich 30 Gramm Ballaststoffe zu verzehren, um die Bewegungen im Magen-Darm-Trakt zu fördern, den Blutzucker- und Cholesterinspiegel nach den Mahlzeiten nicht so stark schwanken zu lassen und um krebserregende Substanzen, welche die Bakterien im Dickdarm produzieren, schneller auszuscheiden. Die Bundesbürger nehmen durchschnittlich jedoch nur etwa 65 Prozent der wünschenswerten 30 Gramm Ballaststoffe pro Tag auf. Zusatzstoffe wie Konservierungsmittel, Emulgatoren, Antioxidantien und Stabilisatoren erleichtern die Herstellung, Verarbeitung, Lagerung und Verpackung von Lebensmitteln. Gewürze, Aromen, Duftstoffe, Farbstoffe, sekundäre Pflanzenstoffe (SPS – die für Pflanzen keine Nährstoffe sind, aber an den biologischen Vorgängen von Lebewesen beteiligt sind) und viele andere natürliche Substanzen verbessern Aussehen, Geschmack und Haltbarkeit der Nahrung. Was wir täglich zu uns nehmen, enthält bis zu 100 000 Substanzen, von denen nur 300 Nährstoffe und 45 von ihnen unverzichtbar sind.

Makronährstoffe

Kohlenhydrate, Fette und Eiweiße sind **organische, energieliefernde Nährstoffe**, die 90 Prozent des Trockengewichts unserer Nahrung ausmachen und den größten Teil der Energie liefern. Bei Männern zwischen 25 und 50 Jahren stellt jedoch der Alkohol mit durchschnittlich 23,6 Gramm pro Tag fast sieben Prozent der täglich zugeführten Energiemenge. Kohlenhydrate, Fette und Eiweiße werden im Darm verdaut und in ihre Grundeinheiten zerlegt: Kohlenhydrate zu Zuckern, Fette zu Fettsäuren und Glyzerin sowie Eiweiße zu Aminosäuren. Ein Gramm Eiweiß oder ein Gramm Kohlenhydrate liefert vier Kalorien, ein Gramm Fett neun Kalorien, ein Gramm Alkohol sieben Kalorien. Entsprechend dem Verhältnis ihres Energiegehalts sind Kohlenhydrate, Fette und Eiweiße als Energiequellen untereinander austauschbar.

Die Energieaufnahme schwankt zwischen etwa 1 000 und mehr als 4 000 Kalorien am Tag je nach Alter, Geschlecht und körperlicher Aktivität. Im Durchschnitt benötigen junge Frauen mit vorwiegend sitzender Tätigkeit täglich 2 200 Kalorien, ab 50 Jahren nur noch etwa 1 800 Kalorien. Die entsprechenden Zahlen für Männer lauten 2 600 Kalorien bzw. 2 200 Kalorien. Für Kleinkinder bis vier Jahren wird ein durchschnittlicher Kalorienbedarf von 1 300 angegeben, für Menschen über 65 Jahren um 1 800 Kalorien. Bei einer ausgewogenen Ernährung sollte der Fettanteil etwa 30 Prozent der täglichen Kalorienzufuhr ausmachen, der der Eiweiße zwölf bis 13 Prozent, und den Rest sollten die Kohlenhydrate liefern. Wenn die Energieaufnahme den Bedarf des Körpers unterschreitet, verliert er an Gewicht; das im Körper gespeicherte Fett – und in geringerem Maße auch Eiweiße – werden mobilisiert, um die erforderliche Energie bereitzustellen. Hungern, also das völlige Fehlen von Nahrung, führt nach acht bis zwölf Wochen zum Tod.

Der Anteil an gesättigten Fettsäuren soll maximal ein Drittel des Gesamtfetts ausmachen, der der einfach unge-

Die Nahrungspyramide: Täglich abwechslungsreiche Kost für die Gesundheit

Zehn Regeln

- Vielseitig, aber nicht zuviel
- Weniger Fett und fettreiche Lebensmittel
- Würzig, aber nicht salzig
- Wenig Süßes
- Mehr Vollkornprodukte
- Reichlich Gemüse, Kartoffeln und Obst
- Weniger tierisches Eiweiß
- Trinken mit Verstand
- Öfter kleinere Mahlzeiten
- Schmackhaft und nährstoffschonend zubereiten

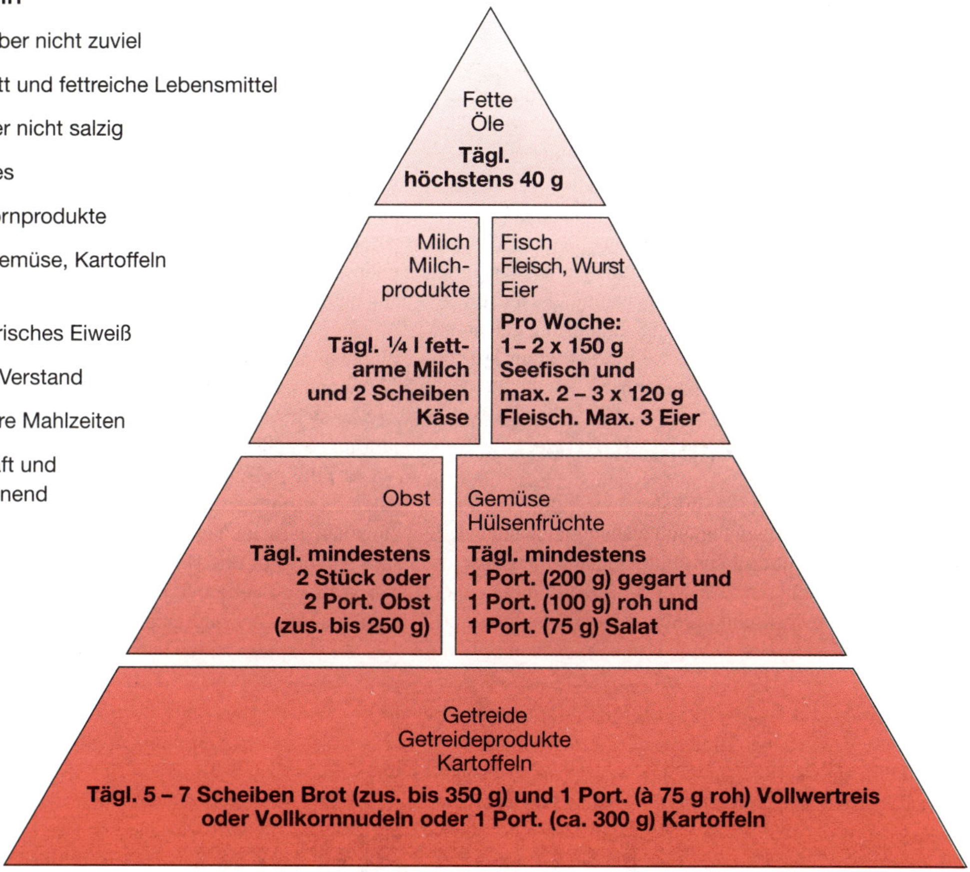

sättigten Fettsäuren hingegen mindesten zehn Prozent der gesamten Fettzufuhr und der der mehrfach ungesättigten Fettsäuren höchstens zehn Prozent. Die durchschnittliche Ernährungsweise zeigt jedoch ein anderes Bild: Der Fettverzehr ist zu hoch; der Anteil an gesättigten Fettsäuren ist zu hoch und der an ungesättigten Fettsäuren zu niedrig. Dennoch ist der Bedarf an **essentiellen Fettsäuren**, die mit den ungesättigten Fetten in den Körper gelangen, gedeckt. Zu den essentiellen Fettsäuren gehören Linolsäure, Linolensäure, Arachidonsäure, Eicosapentaensäure und Docosahexaensäure. Linol- und Linolensäure sind in Pflanzenölen enthalten; Eicosapentaensäure und Docosahexaensäure, die für die Entwicklung des Gehirns wichtig sind, finden sich in Fischölen. Arachidonsäure kann der Körper aus Linolsäure herstellen. Eicosapentaensäure und Docosahexaensäure können aus Linolensäure gebildet werden; Fischöl ist jedoch eine bessere Quelle für diese Substanzen.

Mineralstoffe sind Kalzium, Phosphor, Natrium, Chlorid, Kalium und Magnesium.▲ Sie werden den Makronährstoffen zugerechnet, weil sie in verhältnismäßig großer Menge benötigt werden (etwa 1 oder 2 Gramm pro Tag). In diesem Sinne ist auch Wasser ein Makronährstoff; von ihm wird 1 Milliliter für jede verbrauchte Kalorie benötigt bzw. ungefähr 2,5 Liter am Tag.

▲ Siehe Kasten, Seite 649

Mikronährstoffe

Vitamine und Spurenelemente sind nicht-energieliefernde Nährstoffe. Die Vitamine werden in wasserlösliche (Vitamin C und acht Vitamine des B-Komplexes) und fettlösliche (Vitamin A, D, E und K) unterteilt.▲

Zu den **essentiellen Spurenelementen** gehören Eisen, Zink, Kupfer, Mangan, Molybdän, Selen, Jod und Fluor. Außer Fluor aktivieren alle diese Elemente Enzyme, die für den Stoffwechsel wichtig sind. Fluorid bildet eine feste Verbindung mit Kalzium; es hilft, den Mineralgehalt von Knochen und Zähnen zu erhalten, und trägt dazu bei, Karies zu verhüten. Spurenelemente wie Arsen, Chrom, Kobalt, Nickel, Silizium und Vanadium, die für Tiere unverzichtbar sein können, werden bislang nicht für unverzichtbare Bestandteile menschlicher Ernährung gehalten. Alle Spurenelemente sind in hohen Dosen giftig; Arsen, Nickel und Chrom sind krebserregend.

Verzehrsempfehlungen

Eine ausgewogene, gesunde Ernährung soll die Voraussetzung schaffen, daß Menschen voll leistungsfähig sind und daß sie durch die Art und Zusammensetzung ihrer Kost ihrer Gesundheit nicht schaden. Wieviel jemand an energieliefernden Nährstoffen und an Mineralien, Vitaminen und Spurenelementen zu sich nehmen muß, hängt von seinem Alter, seiner Körpergröße, seinem Geschlecht, seiner körperlichen Aktivität und seiner Stoffwechselgeschwindigkeit ab. Der Ernährungsbericht, den die Deutsche Gesellschaft für Ernährung alle vier Jahre im Auftrag des Bundesministeriums für Gesundheit und des für Ernährung, Landwirtschaft und Forsten herausgibt, dokumentiert, wie gut die Bundesbürger mit den jeweiligen Nährstoffen versorgt sind bzw. bei welchen es eine Unter- oder Überversorgung gibt. Im langjährigen Durchschnitt resultieren daraus Verzehrsempfehlungen, die die Deutsche Gesellschaft für Ernährung in ihren »Zehn Regeln« und im Ernährungskreis, der hier als Pyramide dargestellt ist, allgemeinverständlich zusammengestellt hat. Die Angaben in der Ernährungspyramide bedeuten nicht, daß Nahrungsmittel grammgenau abgewogen werden müssen. Es sind auch keine »Muß-Angaben«, die niemals verlassen werden dürfen, sondern Richtlinien für eine langfristig gesunde Ernährung.

Die zehn Regeln mit ihrem »mehr« und »weniger« beziehen sich auf jene Kost, welche die Bundesbürger erfahrungsgemäß im Alltag zu sich nehmen.

Der Punkt »Trinken mit Verstand« hebt darauf ab, den Alkoholkonsum so weit wie möglich zu reduzieren. Als Durstlöschern im Tagesablauf ist Mineralwasser, Kräuter- und Früchtetees und verdünnten Obst- und Gemüsesäften der Vorzug zu geben. Ein Glas reiner Obst- oder Gemüsesaft kann von Zeit zu Zeit eine Portion Obst oder Gemüse aus der entsprechenden Pyramidenstufe ersetzen.

KAPITEL 134

Fehlernährung

Fehlernährung kann die Folge von Unter- oder Überernährung sein. Beides wird hervorgerufen durch ein Ungleichgewicht zwischen dem, was der Körper an notwendigen Nährstoffen braucht, und dem, was er bekommt.

Unterernährung, ein Mangel an essentiellen Nährstoffen, entsteht durch unzureichende Aufnahme. Gründe dafür können sein: schlechte Ernährungsweise oder mangelnde Aufnahme aus dem Darm (Malabsorption), besonders hoher Bedarf des Körpers an Nährstoffen oder ungewöhnlicher Nährstoffverlust aufgrund von Durchfall, Blutungen, Nierenversagen oder übermäßigem Schwitzen. Überernährung, ein Übermaß an Nährstoffen, ist die Folge von zuviel Essen bei mangelnder Bewegung oder übermäßiger Zufuhr von Vitaminen und anderen Stoffen.

Fehlernährung entwickelt sich in mehreren Stufen. Zuerst ändert sich die Konzentration von Nährstoffen in Blut und Gewebe, daraufhin verändert sich der Enzymhaushalt, und es kommt zu Funktionsstörungen der Organe und Gewebe, schließlich treten Krankheitssymptome auf, letztlich der Tod.

In bestimmten Lebensabschnitten braucht der Körper mehr Nahrung, besonders im Säuglings- und Kleinkindalter und in der Pubertät, während der Schwangerschaft und in der Stillzeit. Im Alter verringert sich der Nahrungsbedarf, gleichzeitig läßt oft die Fähigkeit nach, Nahrungsbestandteile aufzunehmen. Daher ist in diesem Altersabschnitt die Gefahr von Unterernährung größer, besonders bei Menschen in schwieriger wirtschaftlicher Lage.

▲ Siehe Seite 646

Beurteilung des Ernährungszustandes

Um festzustellen, ob sich jemand angemessen ernährt, fragt der Arzt nach Eßgewohnheiten und Gesundheitsproblemen, untersucht die Person und ordnet bestimmte Labortests an. Dabei werden die Blutspiegel von Nährstoffen gemessen sowie die Konzentration von Substanzen, die von diesen Nährstoffen abhängen (z.B. Hämoglobin, Schilddrüsenhormone und Transferrin).

Zur Bestimmung der bisherigen Ernährungsweise fragt der Arzt, was in den vorangegangenen 24 Stunden gegessen wurde und welche Art von Nahrung normalerweise verzehrt wird. Er kann die Person bitten, ein Ernährungstagebuch zu führen, in welchem drei Tage lang jeder Bissen und Schluck notiert werden. Bei der körperlichen Untersuchung überprüft der Arzt das allgemeine Erscheinungsbild der Person und ihr Verhalten, ferner die Verteilung von Fett im Körper und die Funktion der Organe.

Ernährungsmängel können eine Reihe von medizinischen Problemen hervorrufen. Blutungen im Magen-Darm-Trakt können z. B. eine Eisenmangelanämie verursachen. Wird jemand mit hohen Dosen Vitamin A behandelt, können Kopfschmerzen und Doppeltsehen aufgrund einer Vitamin-A-Vergiftung auftreten. Ernährungskrankheiten können jeden Teil des Körpers betreffen. Das Nervensystem wird beispielsweise durch Niazinmangel (Pellagra), Beriberi, Vitamin-B_6-(Pyridoxin)Mangel oder -Überdosierung sowie durch Vitamin-B_{12}-Mangel beeinträchtigt. Geschmacks- und Geruchssinn leiden unter Zinkmangel. Herz und Blutgefäße werden durch Beriberi und Übergewicht geschädigt; zu fettreiche Kost führt zu Hypercholesterinämie und koronarer Herzkrankheit, und zu salzige Nahrung könnte Bluthochdruck begünstigen. Der Magen-Darm-Trakt wird von Pellagra, Folsäuremangel und Alkoholismus in Mitleidenschaft gezogen. Ein Mangel an B-Vitaminen und Vitamin C (Skorbut) machen sich am Mund bemerkbar (Lippen, Zunge, Zahnfleisch und Schleimhäute). Eine vergrößerte Schilddrüse kann auf Jodmangel zurückzuführen sein. Eine Neigung zu Blutungen und Hautsymptome wie Ausschlag, Trockenheit und Schwellungen aufgrund von Flüssigkeitsansammlungen (Ödeme), können bei Skorbut, Vitamin-K-Mangel, Vitamin-A-Mangel und Beriberi auftreten. Rachitis, Osteomalazie, Osteoporose und Skorbut beeinflussen Knochen und Gelenke.

Der Ernährungszustand eines Menschen läßt sich auf verschiedene Arten feststellen. Eine Möglichkeit ist, Größe und Gewicht zu messen und mit Standardwerten zu vergleichen. Eine andere ist die Ermittlung des »Body-Mass-Index« (BMI): Gewicht in Kilogramm geteilt durch Größe in Meter zum Quadrat. Ein BMI von 20 bis 25 gilt für Männer und Frauen als normal.

Wer ist durch Unterernährung gefährdet?

- Säuglinge und Kleinkinder mit geringem Appetit
- Jugendliche mit heftigen Wachstumsschüben
- Schwangere und stillende Frauen
- Ältere Menschen
- Menschen mit chronischen Erkrankungen des Magen-Darm-Traktes, der Leber oder Nieren, besonders nach raschem Verlust von zehn bis 15 Prozent des Körpergewichts
- Menschen, die über längere Zeit eine strenge Abmagerungsdiät machen
- Menschen, die alkohol- oder drogensüchtig sind und nicht genug oder das Falsche essen
- Menschen mit Aids
- Menschen, die Medikamente nehmen, die den Appetit beziehungsweise die Aufnahme oder Ausscheidung von Nährstoffen beeinflussen
- Menschen mit Magersucht (Anorexia nervosa)
- Menschen mit anhaltendem Fieber, Schilddrüsenüberfunktion, Verbrennungen oder Krebs

Genauere Ergebnisse liefert das Messen der Hautfaltendicke. Eine Hautfalte am hinteren Oberarm (Trizeps-Hautfalte) wird vom Arm weggezogen, damit die darunterliegende Fettschicht mit einem Greifzirkel gemessen werden kann. Die Fettschicht unter der Haut macht 50 Prozent des gesamten Körperfetts aus. Ein Ergebnis der Hautfaltenmessung von etwa 1,25 cm bei Männern und 2,5 cm bei Frauen gilt als normal.

Der Ernährungszustand kann auch anhand des Umfangs des linken Oberarms festgestellt werden; so läßt sich die Menge an Skelettmuskeln im Körper schätzen.

Mit Röntgenstrahlen können die Dichte der Knochen und der Zustand von Herz und Lunge bestimmt werden. Sie spüren auch Magen-Darm-Störungen auf, die durch Fehlernährung verursacht wurden.

Vermutet der Arzt eine schlimme Fehlernährung, kann er ein großes Blutbild▲ machen lassen. In weiteren Blut-

▲ Siehe Kasten, Seite 732

Wer ist durch Überernährung gefährdet?

- Kinder und Erwachsene mit gutem Appetit, aber wenig Bewegung
- Menschen, die viel Fett essen
- Menschen, die große Mengen von Nikotinsäure (Niazin) gegen Hypercholesterinämie nehmen
- Frauen, die große Mengen Vitamin B_6 (Pyridoxin) gegen prämenstruelles Syndrom nehmen
- Menschen, die große Mengen Vitamin A einnehmen
- Menschen, die große Mengen Eisen oder andere Spurenelemente einnehmen

und Harnuntersuchungen kann die Konzentration von Vitaminen, Mineralien und Abbauprodukten, wie Harnsäure, gemessen werden. Mit Hauttests stellt man bestimmte Arten von Immunität fest.

Risikofaktoren

Bei Säuglingen und Kleinkindern ist die Gefahr einer Unterernährung besonders groß, weil sie für Wachstum und Entwicklung besonders viel Kalorien und Nährstoffe brauchen.▲ Durch falsche Ernährung können sie einen Eisen-, Folsäure-, Vitamin-C- und Kupfermangel entwickeln. Wenn sie kalorienarm ernährt werden und dabei zu wenig Eiweiß und andere Nährstoffe bekommen, kann das zu einer Eiweißmangeldystrophie führen, einer besonders schweren Form von Unterernährung, die Wachstum und Entwicklung verzögert. Eine Blutungsneigung bei Neugeborenen (Hämorrhagie bei Neugeborenen) aufgrund von Vitamin-K-Mangel kann lebensbedrohlich sein. Wenn Kinder in die Pubertät kommen, wächst ihr Nährstoffbedarf, weil sich die Wachstumsrate erhöht.

Schwangere oder stillende Frauen brauchen mehr von allen Nährstoffen, denn sie müssen nicht nur sich, sondern auch das Baby ernähren. Es wird empfohlen, schon vor und auch während der Schwangerschaft zusätzlich Folsäure einzunehmen, um das Risiko von Gehirn- oder Rückenmarkschäden (Spina bifida) beim Baby zu verringern. Obwohl Frauen, die die Pille eingenommen haben, eher zu Folsäuremangel neigen, ist nicht bewiesen, daß dadurch fehlgebildete Kinder geboren worden sind. Das Baby einer alkoholabhängigen Frau kann geistig und körperlich behindert sein (fetales Alkoholsyndrom), denn Alkoholmißbrauch und die daraus folgende Fehlernährung der Mutter beeinflussen auch die Entwicklung des Fetus.■ Ein Säugling, der nur gestillt wird, kann einen Vitamin-B_{12}-Mangel entwickeln, wenn die Mutter sich streng vegan ernährt und alle tierischen Produkte rigoros meidet.

Bei älteren Menschen kann Fehlernährung als Folge von Einsamkeit, körperlicher oder geistiger Behinderung, Bewegungsproblemen oder chronischer Krankheit auftreten. Dazu kommt, daß sie Nährstoffe nicht mehr so gut aufnehmen können, was wahrscheinlich zu Eisenmangelanämie, Osteoporose, Osteomalazie und ähnlichem beiträgt.

Mit dem Alter schwindet die Muskelmasse, ohne daß das mit Krankheit oder Mangelernährung zusammenhängt. Bei Männern beträgt der Verlust im Durchschnitt etwa 11 Kilogramm, bei Frauen 5,5 Kilogramm. Dadurch verlangsamt sich der Stoffwechsel, und der Körperfettanteil steigt bei Männern von etwa 20 auf 30 Prozent, bei Frauen von 27 auf 40 Prozent. Das Körpergewicht würde sich entsprechend verringern, wenn die Menschen dem durch ihre Ernährung Rechnung trügen und weniger Kalorien aufnähmen. Tun sie das nicht, legen sie an Gewicht zu, weil zudem meist auch noch ihre körperliche Aktivität zurückgeht.

Menschen mit einer chronischen Krankheit, die Malabsorption verursacht, neigen zu Problemen bei der Aufnahme fettlöslicher Vitamine (A, D, E und K), Vitamin B_{12}, Kalzium und Eisen. Lebererkrankungen behindern die Speicherung von Vitamin A und B_{12} und stören den Eiweiß- und Glukosestoffwechsel. Menschen mit Nierenerkrankungen, einschließlich Dialysepatienten, neigen zu einem Mangel an Eiweiß, Eisen und Vitamin D.

Die meisten Vegetarier sind Ovo-Lakto-Vegetarier. Sie verzichten auf Fleisch und Fisch, essen aber Eier und Milchprodukte. Die einzige Gefahr bei dieser Ernährungsweise könnte Eisenmangel sein. Ovo-Lakto-Vegetarier haben eine längere Lebenserwartung als Fleischesser und sind weniger anfällig für chronische Krankheiten. Ihre bessere Gesundheit könnte aber zum Teil auch darauf

▲ Siehe Seite 1284

■ Siehe Seite 1210

zurückzuführen sein, daß sie gesundheitsbewußter leben. Vegetarier, die tierische Produkte strikt meiden (Veganer), können einen Vitamin-B_{12}-Mangel bekommen. Viele asiatische Gerichte und fermentierte Lebensmittel wie Sauerkraut und Sojasoße enthalten jedoch Vitamin B_{12}.

Viele Schlankheitsdiäten behaupten, das Wohlbefinden zu verbessern und das Gewicht zu verringern. Stark einschränkende Vorschriften sind ernährungswissenschaftlich gesehen jedoch ungesund: Sie können einen Mangel an Vitaminen, Mineralien und Eiweiß hervorrufen, Störungen der Herz- und Nierenfunktionen und des Stoffwechsels verursachen und manchmal sogar tödlich sein. Auf Dauer kann bei weniger als 400 Kalorien täglich die Gesundheit nicht aufrechterhalten werden.

Die Abhängigkeit von Alkohol oder Drogen kann die Lebensweise eines Menschen so sehr verändern, daß er sich nicht mehr ausreichend ernährt und die Aufnahme und der Stoffwechsel von Nährstoffen gestört ist. Alkoholismus ist die häufigste Form von Sucht und wirkt sich beträchtlich auf den Ernährungszustand aus. Große Mengen Alkohol wirken als Gewebegift, besonders im Magen-Darm-Trakt, in der Leber, der Bauchspeicheldrüse und im Nervensystem (einschließlich Gehirn). Menschen, die viel Bier trinken und weiter normal essen, nehmen oft zu, wer jedoch täglich 0,75 Liter Schnaps trinkt, verliert meist an Gewicht und ist unterernährt. Alkoholismus ist die häufigste Ursache von Vitamin-B_1(Thiamin)-Mangel und kann auch einen Mangel an Magnesium, Zink und anderen Vitaminen hervorrufen.

Künstliche Ernährung

Können Nährstoffe nicht durch den Mund aufgenommen werden, werden sie über einen Schlauch zugeführt (Sondenernährung), der in den Magen-Darm-Trakt geschoben wird (enterale Ernährung), oder intravenös verabreicht (parenterale Ernährung). Mit diesen Methoden können Menschen versorgt werden, die sich nicht selbst ernähren wollen oder können oder die die Fähigkeit zur Verdauung und Aufnahme von Nährstoffen verloren haben.

Sondenernährung

Sondenernährung wird vielfach eingesetzt, etwa bei Verbrennungen oder Darmentzündungen. Ein dünner Plastikschlauch (Nasen-Magen-Sonde, nasogastrale Sonde) wird durch die Nase und vorsichtig die Kehle hinuntergeschoben, bis er den Magen oder den Dünndarm erreicht. Das Einführen des Schlauches ist zwar etwas unangenehm, aber die meisten Menschen haben kaum Schwierigkeiten, wenn er einmal an seinem Platz ist. Wenn jemand lange Zeit mit einer Sonde ernährt werden muß, kann der Schlauch durch einen kleinen Einschnitt in der Bauchdecke direkt in den Magen oder Dünndarm gelegt werden.

Die zur Sondenernährung verwendeten Lösungen enthalten alle Nährstoffe, die der Körper braucht, einschließlich Eiweißen, Kohlenhydraten, Fetten, Vitaminen und Spurenelementen. Fette liefern 2 bis 45 Prozent der Kalorien.

Probleme bei Sondenernährung sind selten und meist nicht ernst. Manche Patienten leiden an Durchfall und leichten Unterleibsbeschwerden. Die Nasen-Magen-Sonde kann die Speiseröhre reizen und Entzündungen hervorrufen. Das Einatmen (Aspiration) von Nahrung in die Lunge ist eine ernste, aber seltene Komplikation; um sie zu vermeiden, erhöht man das Kopfteil des Bettes, was Rückfluß verhindert, und führt die Lösung langsam zu.

Intravenöse Ernährung

Intravenöse Ernährung wird eingesetzt, wenn die Patienten durch eine Nasen-Magen-Sonde nicht genügend Nahrung aufnehmen können. Dies betrifft z. B. stark unterernährte Menschen, die sich einer Operation, Strahlenbehandlung oder Chemotherapie unterziehen müssen, oder Patienten mit schweren Verbrennungen, Lähmung des Magen-Darm-Traktes oder ständigem Durchfall oder Erbrechen.

Die intravenöse Ernährung kann einen Teil der erforderlichen Nährstoffe bereitstellen oder auch alle zuführen (totale parenterale Ernährung). Es gibt eine Reihe von Lösungen, und sie können an den Bedarf von Patienten mit Nieren- oder Lebererkrankungen angepaßt werden. Die totale parenterale Ernährung macht einen größeren Schlauch (Katheter) erforderlich, als er für intravenös verabreichte Flüssigkeiten normalerweise nötig ist. Daher wird auch eine größere Vene benutzt, etwa die Vena subclavia, die unter dem Schlüsselbein entlangführt.

Patienten, die ausschließlich parenteral ernährt werden, müssen gut überwacht werden, damit jede Veränderung von Gewicht und Urinproduktion sowie Anzeichen von Entzündungen sofort bemerkt werden. Bei zu hohen Glukosespiegeln im Blut kann der Lösung Insulin zugefügt werden. Entzündungen sind eine ständige Gefahr, denn der Katheter bleibt meist lange Zeit in der Vene, und die Nährflüssigkeiten, die ihn durchströmen, haben einen hohen Anteil an Glukose – ein Stoff, in dessen Gegenwart sich Bakterien gut vermehren können.

Eine totale parenterale Ernährung kann auch andere Probleme verursachen. Die Leber kann sich vergrößern,

Wie Hungern den Körper beeinflußt

Körpersystem	Effekte
Verdauungssystem	• Niedrige Säureproduktion im Magen • Häufiger, oft tödlicher Durchfall
Herz-Kreislauf-System	• Herzverkleinerung, es wird weniger Blut durchgepumpt, langsamer Puls und niedriger Blutdruck • Letztlich Herzversagen
Atmungssystem	• Langsames Atmen, verringerte Lungenleistung • Letztlich Atemstillstand
Fortpflanzungssystem (Geschlechtsorgane)	• Verkleinerung von Eierstöcken bei Frauen und Hoden bei Männern • Verlust des sexuellen Antriebs (Libido) • Aussetzen der Monatsblutung
Nervensystem	• Teilnahmslosigkeit und Reizbarkeit, obwohl der Verstand nicht betroffen ist
Bewegungsapparat	• Weniger Leistungsfähigkeit bei Sport oder Arbeit aufgrund verringerter Muskelgröße und -kraft
Blut	• Blutarmut
Stoffwechsel	• Niedrige Körpertemperatur (Hypothermie), trägt oft zur Todesursache bei • Flüssigkeitsansammlungen in der Haut, vorwiegend aufgrund von Fettschwund unter der Haut
Immunsystem	• Störung der Fähigkeit, Entzündungen zu bekämpfen und Wunden zu heilen

wenn zu viele Kalorien, besonders aus Fetten, aufgenommen werden. Das überschüssige Fett in den Venen kann zu Rückenschmerzen, Fieber, Erkältungen, Übelkeit und einer Verringerung der Blutplättchen führen. Diese Probleme treten jedoch nur bei weniger als drei Prozent der Patienten auf, die komplett parenteral ernährt werden. Ausschließlich parenterale Ernährung über sehr lange Zeit kann Knochenschmerzen verursachen.

Fasten

Wer fastet, hungert freiwillig; sonst ist Hungern eine Folge von Not, Magersucht, schweren Magen-Darm-Erkrankungen, Schlaganfall oder Koma. Der Körper begegnet dem, indem er das eigene Gewebe abbaut und als Energiequelle benutzt – das ist so, als ob man die Möbel verbrennt, um das Haus zu heizen. In der Folge werden innere Organe und Muskeln zunehmend geschädigt, und Körperfett verschwindet fast ganz.

Erwachsene können bis zur Hälfte ihres Körpergewichts verlieren, Kinder sogar mehr. Der verhältnismäßige Gewichtsverlust ist am größten bei Leber und Darm, geringer bei Herz und Nieren und am geringsten im Nervensystem. Die deutlichsten Anzeichen von Auszehrung sind Abnehmen in den Bereichen, in denen der Körper normalerweise Fett speichert, wenig Muskeln und hervorstehende Knochen. Die Haut wird dünn, trocken, unelastisch, blaß und kalt. Die Haare werden trocken und schütter und fallen leicht aus. Die meisten Körpersysteme sind betroffen. Gänzlich ohne Nahrung verhungert ein Mensch nach acht bis zwölf Wochen.

Behandlung

Die Nahrungsaufnahme wieder auf normale Mengen zu bringen erfordert viel Zeit, abhängig davon, wie lange der Patient ohne Nahrung war und wie schwer der Körper betroffen ist. Der Magen-Darm-Trakt schrumpft während des Hungerns und kann nicht sofort wieder auf eine normale Ernährung umstellen. Für Menschen, die normal essen können, werden Flüssigkeiten wie Saft, Milch, Brühe und klare Suppen empfohlen. Nach ein paar Tagen flüssiger Nahrung kann mit fester Nahrung begonnen und die Menge nach und nach auf 5 000 Kalorien oder mehr täglich gesteigert werden. Meist wird empfohlen, mehrmals am Tag wenig gewürzte Nahrungsmittel in kleinen Portionen zuzuführen, damit kein Durchfall entsteht. Die Patienten sollten 1,5 bis 2 Kilogramm pro Woche zunehmen, bis das Normalgewicht erreicht ist. Manche Menschen müssen zuerst mit Hilfe einer Nasen-Magen-Sonde ernährt werden. Intravenöse Ernährung kann erforderlich sein, wenn schlechte Nährstoffaufnahme (Malabsorption) und Durchfall anhalten.

Eiweißmangeldystrophie

Zwischen den Extremen Hungern und normaler Ernährung gibt es verschiedene Stadien unzureichender Ernährung wie etwa Mangelkrankheiten durch Fehlernährung, oft auch als Eiweißmangeldystrophie bezeichnet. Sie sind die häufigste Todesursache bei Kindern in Entwicklungsländern. Diese Ernährungskrankheiten werden durch ungenügende Kalorienzufuhr verursacht, bei der es zugleich auch an Eiweiß, Vitaminen und Spurenelementen fehlt. Schnelles Wachstum, Infektionen, Verletzungen oder eine chronisch schwächende Krankheit können den Bedarf an Nährstoffen anheben, besonders bei Kleinkindern und Kindern, die bereits schlecht ernährt sind.

Symptome

Es gibt drei Arten von Eiweißmangelkrankheiten: die trockene (Patient ist dünn und ausgetrocknet), die feuchte (Patient ist aufgedunsen durch Flüssigkeitsansammlungen) und eine Zwischenart zwischen diesen beiden Extremen.

Der trockene Typ, auch Marasmus genannt, entsteht durch fast völlige Auszehrung. Ein Kind, das an Marasmus leidet, nimmt nur sehr wenig Nahrung auf, zumeist weil die Mutter zum Stillen nicht in der Lage ist, und magert ab durch den Verlust von Muskeln und Körperfett. Meist unausweichlich entwickelt sich eine Infektion. Wird das Kind verletzt oder breitet sich die Infektion aus, verschlechtern sich die Aussichten, und das Kind ist in Lebensgefahr.

Die feuchte Variante heißt Kwashiorkor, ein afrikanisches Wort mit der Bedeutung »erstes Kind – zweites Kind«. Es entstand aus der Beobachtung, daß das erste Kind Kwashiorkor bekommt, wenn das zweite geboren wird und den Platz des ersten an der Mutterbrust einnimmt. Das abgestillte Kind erhält einen dünnen Brei, der im Vergleich zur Muttermilch wenig nahrhaft ist; daher gedeiht dieses Kind nicht. Der Mangel an Eiweiß ist bei Kwashiorkor meist deutlicher als der an Kalorien (Energie) und führt zu Flüssigkeitsansammlungen (Ödemen), Hauterkrankungen und Haarverfärbung. Da Kinder Kwashiorkor nach dem Entwöhnen bekommen, sind sie meist älter als die Kinder mit Marasmus.

Die Zwischenstufe nennt man marasmischen Kwashiorkor. Kinder, die daran erkranken, besitzen noch eine gewisse Menge Flüssigkeit im Körper und mehr Körperfett als Kinder mit Marasmus.

Kwashiorkor ist seltener als Marasmus und tritt meist in Form von marasmischem Kwashiorkor auf. Im allgemeinen ist das Auftreten auf bestimmte Teile der Welt beschränkt (afrikanisches Hinterland, karibische und pazifische Inseln sowie Südostasien), wo Grundnahrungsmittel und die Nahrung, die zum Entwöhnen von Säuglingen benutzt wird – etwa Yams, Maniok, Reis, Süßkartoffeln und grüne Bananen – wenig Eiweiß enthält, aber überaus stärkehaltig ist.

Wie beim Hungern baut der Körper bei Marasmus sein eigenes Gewebe ab, um Kalorien zu gewinnen. Kohlenhydrate, die in der Leber gespeichert sind, werden aufgebraucht, Eiweiße aus den Muskeln werden zur Synthese neuer Eiweiße abgebaut, und gespeichertes Fett wird in Kalorien verwandelt. Das hat zur Folge, daß der gesamte Körper schrumpft.

Bei Kwashiorkor ist der Körper kaum in der Lage, neues Eiweiß zu bilden. Daher sinkt der Eiweißgehalt des Bluts, was dazu führt, daß sich in Armen und Beinen Flüssigkeit als Ödem sammelt. Auch der Cholesterinspiegel sinkt, und es entwickelt sich eine vergrößerte Fettleber (übermäßige Ansammlung von Fett in den Leberzellen).▲ Der Eiweißmangel stört Körperwachstum, Immunsystem, die Fähigkeit zur Heilung von geschädigtem Gewebe und die Produktion von Enzymen und Hormonen. Marasmus und Kwashiorkor werden meist von Durchfall begleitet.

Ein schwer unterernährtes Kind entwickelt sich bemerkenswert langsam, es kann sogar geistig behindert werden. Meist sind Kinder mit Marasmus schwerer betroffen als die älteren Kashiorkor-Kinder.

Behandlung

Säuglinge mit diesen Mangelkrankheiten werden im Krankenhaus meist in den ersten 24 bis 48 Stunden intravenös ernährt. Da diese Kinder fast immer schwere Entzündungen haben, fügt man der Nährlösung meist Antibiotika bei. So bald wie möglich bekommen sie eine Säuglingsnahrung auf Milchbasis gefüttert. Die Menge der zugeführten Kalorien wird stetig erhöht, so daß ein Säugling, der mit 6,5 bis 8,5 Kilogramm in Krankenhaus eingeliefert wurde, nach zwölf Wochen etwa 3,5 Kilogramm zugenommen hat.

▲ Siehe Seite 562

Prognose

Bis zu 40 Prozent der Kinder mit Mangelkrankheiten durch Fehlernährung sterben. Meist verursachen Elektrolytstörungen, Infektionen, ungewöhnlich tiefe Körpertemperatur (Hypothermie) oder Herzversagen den Tod in den ersten Behandlungstagen. Benommenheit (Stupor), Gelbsucht, winzige Blutungen in der Haut, niedrige Natriumspiegel im Blut und anhaltender Durchfall sind schlechte Zeichen. Wenn die Teilnahmslosigkeit, die Ödeme und die Appetitlosigkeit verschwinden, ist das ein gutes Zeichen. Von Kwashiorkor erholen sich Kinder schneller als von Marasmus.

Die Langzeitauswirkungen von Fehlernährung in der Kindheit sind unbekannt. Werden Kinder entsprechend behandelt, erholen sich Leber und Immunsystem völlig. Bei einigen Kindern bleibt jedoch die Aufnahme von Nährstoffen im Darm gestört. Das Ausmaß geistiger Behinderung hängt davon ab, wie lange und wie schwer das Kind fehlernährt war und in welchem Alter dies begann. Leichte geistige Behinderungen können bis ins Schulalter und möglicherweise auch danach bestehen bleiben.

KAPITEL 135

Vitamine, Mineralstoffe und Spurenelemente

Vitamine, Mineralstoffe und Spurenelemente sind wichtige Bestandteile einer gesunden Ernährung. Bei einer abwechslungsreichen Speisenauswahl kommt ein Mangel an diesen Nährstoffen kaum vor. Menschen mit einseitiger Ernährungsweise mögen jedoch von einem bestimmten Vitamin oder Mineralstoff zuwenig aufnehmen. Rein vegetarisch lebende Menschen könnte es z. B. an Vitamin B_{12} mangeln, weil dieses fast nur in Nahrungsmitteln tierischer Herkunft vorkommt. Andererseits können große Mengen (Megadosen) von Vitamin- und Mineralstoffpräparaten, ohne ärztliche Kontrolle eingenommen, schädliche, teilweise auch giftige (toxische) Wirkungen haben.

Vitamine

Vitamine sind unverzichtbare, nicht-energieliefernde Mikronährstoffe, von denen der Körper winzige Mengen braucht. Sie sind entweder fettlöslich (A, D, E und K) oder wasserlöslich (B-Vitamine und Vitamin C). Zu den B-Vitaminen gehören Vitamin B_1 (Thiamin), B_2 (Riboflavin) und B_6 (Pyridoxin), Pantothensäure, Niazin, Biotin, Folsäure (Folat) und Vitamin B_{12} (Kobalamin). Die im folgenden als »empfohlene Zufuhr pro Tag« angegebene Menge wurde von der Deutschen Gesellschaft für Ernährung ermittelt. Die Menge ist so bemessen, daß sie bei nahezu 98 Prozent der Bevölkerung den jeweiligen Tagesbedarf an diesem Nährstoff deckt und keine ernährungsbedingten Gesundheitsschäden auftreten. Die Mengenangaben enthalten bereits einen Sicherheitszuschlag, so daß auch ein vorübergehend höherer Bedarf abgedeckt ist. Die Mengenangaben berücksichtigen bereits den Verlust, den manche Lebensmittel dadurch erleiden, daß sie üblicherweise vor dem Verzehr zubereitet werden. Wer zuwenig oder zuviel von bestimmten Vitaminen aufnimmt, kann eine ernährungsbedingte Störung entwickeln.

Die Aufnahme von mehr als dem Zehnfachen der empfohlenen Tagesmenge von Vitamin A oder D ist schädlich, bei den Vitaminen E und K (Phyllochinon) hingegen nicht. Auch große Mengen von Niazin, Vitamin B_6 und Vitamin C sind schädlich, andere wasserlösliche Vitamine jedoch nicht.

Nur die fettlöslichen Vitamine A und E werden im Körper in nennenswerter Menge gespeichert, Vitamin D und K nur in winziger Menge. Im Verhältnis zur benötigten Menge wird von Vitamin C die geringste Menge gespeichert und von Vitamin B_{12} die größte; es dauert etwa sieben Jahre, bis der Körper seinen Vorrat von 2 oder 3 Milligramm Vitamin B_{12} verbraucht hat.

Vitamin-A-Mangel

Vitamin A (Retinol) kommt überwiegend in Lebertran, Leber, Eigelb, Butter und Sahne vor. Grüne Blattgemüse und gelbes Obst und Gemüse enthalten Karotinoide, wie Betakarotin, das der Körper nach und nach in Vitamin A umwandelt. Der größte Teil des im Körper gespeicherten

Vitamine, Mineralstoffe und Spurenelemente

Nährstoff	Hauptlieferanten	Hauptaufgabe	Auswirkung von Mangel oder Überdosierung	Empf. Tagesmenge f. Erw.
Fettlösliche Vitamine				
Vitamin A (Retinol)	Als Vitamin A: Lebertran, Rinderleber, Eigelb, Butter, Sahne Als Karotinoide (werden im Darm in Vitamin A umgewandelt): Dunkelgrüne Blattgemüse, rotes und gelbes Obst und Gemüse	Normale Sicht, gesunde Haut und andere Oberflächengewebe, Schutz vor Infektionen	*Mangel:* Nachtblindheit; Hautverdickung um Haarwurzeln; Austrocknen der Leder- und Hornhaut des Auges – eventuell gefolgt vom Hervortreten des Augapfels, Geschwürbildung und Reißen der Hornhaut, Ausfließen der Augapfelflüssigkeit; Blindheit; Flecken auf dem Augenweiß; Risiko von Infektionen und Tod *Überdosierung*: Kopfschmerzen, Hautabschälen, Vergrößerung von Milz und Nieren, Knochenverdickungen und Gelenkschmerzen	1 Milligramm (Retinoläquivalent)
Vitamin D	Als Vitamin D_3 (Colecalciferol): Lebertran, Eigelb, Butter; wird in der Haut durch Sonnenlicht (ultraviolettes Licht) gebildet	Aufnahme von Kalzium und Phosphat aus dem Darm, Knochenmineralisation, -wachstum und -heilung	*Mangel*: Übermäßiges Knochenwachstum und -heilung, bei Kindern Rachitis, bei Erwachsenen Osteomalazie, Muskelkrämpfe (gelegentlich) *Überdosierung*: Appetitlosigkeit, Übelkeit, Erbrechen, vermehrtes Wasserlassen, Schwäche, Nervosität, Durst, Hautjucken, Nierenversagen, Kalziumablagerungen im ganzen Körper	5 Mikrogramm
Vitamin E	Pflanzenöl, Weizenkeime, Blattgemüse, Eigelb, Hülsenfrüchte	Antioxidans	*Mangel*: Platzen von roten Blutkörperchen, Nervenschädigung *Überdosierung:* Steigerung des Bedarfs an Vitamin K	12 Milligramm
Vitamin K	Blattgemüse, Schweinefleisch, Leber, Pflanzenöl; von Bakterien im Darm produziert	Bildung von Blutgerinnungsfaktoren, normale Blutgerinnung	*Mangel*: Blutungen	80 Mikrogramm
Wasserlösliche Vitamine				
Vitamin B_1 (Thiamin)	Hefe, Vollkornprodukte, Fleisch (besonders Schweinefleisch und Leber), Nüsse, Hülsenfrüchte, Kartoffeln	Kohlenhydratstoffwechsel, Nerven- und Herzfunktionen	*Mangel*: Beriberi bei Kindern und Erwachsenen mit Herzversagen und gestörten Nerven- und Hirnfunktionen	1,4 Milligramm

(Fortsetzung nächste Seite)

Vitamine, Mineralstoffe und Spurenelemente (Fortsetzung)

Nährstoff	Hauptlieferanten	Hauptaufgabe	Auswirkung von Mangel oder Überdosierung	Empf. Tagesmenge f. Erw.
Wasserlösliche Vitamine (Fortsetung)				
Vitamin B_2 (Riboflavin)	Milch, Käse, Leber, Fleisch, Eier	Kohlenhydratstoffwechsel, gesunde Schleimhäute	*Mangel*: Risse und Abschälen der Lippen und Mundwinkel, Hauterkrankungen	1,7 Milligramm
Niazin (Nikotinsäure)	Hefe, Leber, Fleisch, Fisch, Hülsenfrüchte	Chemische Reaktionen in der Zelle, Kohlenhydratstoffwechsel	*Mangel*: Pellagra (Hauterkrankungen, Entzündung der Zunge, gestörte Darm- und Hirnfunktionen)	18 Milligramm
Vitamin B_6 (Pyridoxin)	Hefe, Leber, Innereien, Vollkorngetreide, Fisch, Hülsenfrüchte	Stoffwechsel von Amino- und Fettsäuren, Funktionen des Nervensystems, gesunde Haut	*Mangel*: Krampfanfälle bei Kleinkindern, Blutarmut, Nerven- und Hauterkrankungen	1,8 Milligramm
Biotin	Leber, Nieren, Eigelb, Hefe, Blumenkohl, Nüsse, Hülsenfrüchte	Kohlenhydrat- und Fettsäurestoffwechsel	*Mangel*: Haut- und Lippenentzündungen	30 – 100 Mikrogramm (Schätzwert)
Vitamin B_{12} (Cobalamin)	Leber, Fleisch (besonders Rind- und Schweinefleisch, Innereien), Eier, Milch und Milchprodukte, Sauerkraut	Reifung der roten Blutkörperchen, Nervenfunktionen, DNA-Synthese	*Mangel*: perniziöse Anämie und andere Formen von Blutarmut (bei Vegetariern und Patienten mit Fischbandwurm), einige psychiatrische Erkrankungen, schlechte Sehfähigkeit	3 Mikrogramm
Folsäure	Frische grüne Blattgemüse, Obst, Leber und andere Innereien, Hefe	Reifung der roten Blutkörperchen, DNA- und RNA-Synthese	*Mangel*: Rückgang der Menge aller Arten von Blutkörperchen (Panzytopenie), große rote Blutkörperchen (besonders bei Schwangeren, Kleinkindern, Patienten mit Absorptionsstörungen)	300 Mikrogramm
Pantothensäure	Leber, Hefe, Gemüse	Kohlenhydrat- und Fettstoffwechsel	*Mangel*: Nervenerkrankungen, Brennen in den Füßen	6 Milligramm
Vitamin C	Grüner Paprika, schwarze Johannisbeeren, Kohl, Zitrusfrüchte, Tomaten, Kartoffeln	Knochen- und Bindegewebewachstum, Wundheilung, Blutgefäßfunktionen, Antioxidans	*Mangel*: Skorbut (Blutungen, lockere Zähne, Zahnfleischentzündung)	75 Milligramm

(Fortsetzung nächste Seite)

Vitamine, Mineralstoffe und Spurenelemente (Fortsetzung)

Nährstoff	Hauptlieferanten	Hauptaufgabe	Auswirkung von Mangel oder Überdosierung	Empf. Tagesmenge f. Erw.
Mineralstoffe				
Natrium	Salz, Rind- und Schweinefleisch, Sardinen, Käse, grüne Oliven	Säure-Basen-Haushalt, Nerven- und Muskelfunktionen	*Mangel*: Niedriger Natriumgehalt im Blut, Verwirrung, Koma *Überdosierung*: Hoher Natriumgehalt im Blut, Verwirrung, Koma	550 Milligramm (Schätzwert)
Chlorid	Wie bei Natrium	Elektrolythaushalt	*Mangel*: Störung des Säure-Basen-Haushalts	830 Milligramm (Schätzwert)
Kalium	Milch, Bananen, Pflaumen, Rosinen	Nerven- und Muskelfunktionen, Säure-Basen- und Wasserhaushalt	*Mangel*: Niedriger Kaliumgehalt im Blut, Lähmungen, Herzstörungen	2 Gramm (Schätzwert)
Kalzium	Milch und Milchprodukte, Fleisch, Fisch, Eier, Getreideprodukte, Bohnen, Obst, Gemüse	Knochen- und Zahnwachstum, Blutgerinnung, Nerven- und Muskelfunktionen, normaler Herzrhythmus	*Mangel*: Niedriger Kalziumgehalt im Blut und Muskelkrämpfe *Überdosierung*: Hoher Kalziumgehalt im Blut, Verlust der Darmspannung, Nierenversagen, ungewöhnliches Verhalten (Psychose)	1 Gramm
Phosphor	Milch, Käse, Fleisch, Geflügel, Fisch, Vollkorngetreide, Nüsse, Hülsenfrüchte	Knochen- und Zahnwachstum, Säure-Basen-Haushalt, Bestandteil von Nukleinsäuren, Energieproduktion	*Mangel*: Reizbarkeit, Schwäche, Störungen der Blutzellen, Fehlbildungen von Darm und Nieren *Überdosierung*: Bei Menschen mit Nierenversagen hohe Phosphatwerte im Blut	1,5 Gramm
Magnesium	Grüne Blattgemüse, Nüsse, Vollkorngetreide, Meeresfrüchte	Knochen- und Zahnwachstum, Nerven- und Muskelfunktionen, Enzymaktivierung	*Mangel*: Niedriger Magnesiumgehalt im Blut, ungewöhnliche Nervenfunktionen *Überdosierung*: Hoher Magnesiumgehalt im Blut, niedriger Blutdruck, Atemversagen, Herzrhythmusstörungen	350 Milligramm

(Fortsetzung nächste Seite)

Vitamine, Mineralstoffe und Spurenelemente (Fortsetzung)

Nährstoff	Hauptlieferanten	Hauptaufgabe	Auswirkung von Mangel oder Überdosierung	Empf. Tagesmenge f. Erw.
Spurenelemente				
Eisen	Sojamehl, Rindfleisch, Nieren, Leber, Bohnen, Muscheln, Pfirsiche; der Körper nimmt aber weniger als 20 % des Eisens in der Nahrung auf	Bildung von Enzymen, die viele chemische Reaktionen im Körper beeinflussen, sowie der Hauptkomponenten von roten Blutkörperchen und Muskelzellen	*Mangel*: Blutarmut, Schluckbeschwerden, löffelförmige Nägel, Störungen der Darmfunktion, verringerte Arbeitsleistung, gestörte Lernfähigkeit *Überdosierung*: Eiseneinlagerungen, Leberschäden (Zirrhose), Diabetes mellitus, Hautverfärbungen	10 Milligramm
Zink	Innereien, Meeresfrüchte; das meiste Zink in der Nahrung wird nicht aufgenommen	Bestandteil von Enzymen und Insulin, gesunde Haut, Wundheilung, Wachstum	*Mangel*: Verlangsamtes Wachstum, verzögerte Geschlechtsreife, vermindertes Geschmacksempfinden	15 Milligramm
Kupfer	Innereien, Austern, Nüsse, Hülsenfrüchte, Vollkorngetreide	Enzymbestandteil, Bildung von roten Blutkörperchen und Knochen	*Mangel*: Blutarmut bei fehlernährten Kindern *Überdosierung*: Kupferablagerungen im Hirn, Leberschäden	1,5–3 Milligramm (Schätzwert)
Mangan	Vollkorngetreide, Trockenfrüchte	Enzymbestandteil	*Mangel*: Gewichtsverlust, Hautreizungen, Übelkeit und Erbrechen, Haarverfärbung, verlangsamtes Haarwachstum *Überdosierung*: Nervenschäden	2,5–5 Milligramm (Schätzwert)
Molybdän	Milch- und Getreideprodukte	Enzymaktivierung	*Mangel*: Azidose, Herzrasen, schnelle Atmung, blinde Flecken, Nachtblindheit, Reizbarkeit	75–250 Mikrogramm (Schätzwert)
Selen	Fleisch und andere tierische Produkte, Gehalt im Boden beeinflußt Gehalt in Pflanzen	Wichtig für die Synthese eines antioxidativen Enzyms	*Mangel:* Muskelschmerzen und Schwäche *Überdosierung:* Ausfall von Haaren und Nägeln, Hautentzündungen, möglicherweise Nervenerkrankungen	20–100 Mikrogramm (Schätzwert)
Jod	Meeresfische und -früchte, jodiertes Speisesalz, Milchprodukte, Mineralwasser (unterschiedlicher Gehalt)	Bildung der Schilddrüsenhormone, die Vorgänge im Energiehaushalt regulieren	*Mangel*: Vergrößerung der Schilddrüse (Kropf), Taubstummheit, Fehlbildungen des Fetus bei Wachstum und Gehirnentwicklung (Kretinismus) *Überdosierung*: Gelegentlich hohe Spiegel von Schilddrüsenhormon	200 Mikrogramm

(Fortsetzung nächste Seite)

Vitamine, Mineralstoffe und Spurenelemente (Fortsetzung)

Nährstoff	Hauptlieferanten	Hauptaufgabe	Auswirkung von Mangel oder Überdosierung	Empf. Tagesmenge f. Erw.
Spurenelemente (Fortsetzung)				
Fluorid	Schwarzer Tee	Bildung von Knochen und Zähnen	*Mangel*: Erhöhtes Kariesrisiko bei schlechter Zahnpflege, möglicherweise Knochenausdünnung *Überdosierung*: Fluorose, Flecken und körnige Ablagerungen auf den bleibenden Zähnen, Knochenwucherungen am Rückgrat	1,5–4 Milligramm

Vitamin A befindet sich in der Leber. Eine Form von Vitamin A (Retinal) ist Bestandteil der lichtempfindlichen Nervenzellen (Fotorezeptoren) in der Netzhaut des Auges (Retina). Eine weitere Form von Vitamin A (Retinolsäure) schützt die Haut und die Schleimhäute in Lunge, Magen, Darm und im Harntrakt. Mit Vitamin A verwandte Substanzen (Retinoide) werden zur Behandlung starker Akne verwendet.

Vitamin-A-Mangel tritt häufig in Regionen wie Südostasien auf, in denen polierter Reis – der kein Vitamin A enthält – das Hauptnahrungsmittel darstellt. Viele Krankheiten, die die Fähigkeit des Darms beeinträchtigen, Fette und damit auch fettlösliche Vitamine aufzunehmen, z. B. Zöliakie, Mukoviszidose und Gallengangverschluß, erhöhen das Risiko eines Vitamin-A-Mangels. Operationen an Darm oder Bauchspeicheldrüse können sich ebenso auswirken.

Symptome und Behandlung

Das erste Anzeichen eines Vitamin-A-Mangels ist meist Nachtblindheit. Später kann ein schaumiger Rückstand (Bitot-Flecken) am Augenweiß (Bindehaut) auftreten, und die Hornhaut kann sich verhärten und vernarben. Diese sogenannte Xerophthalmie kann zur Blindheit führen. Bei bestimmten Krankheiten, die auf Mangelernährung beruhen und bei Kindern vorkommen (Marasmus und Kwashiorkor), tritt die Xerophthalmie häufig nicht nur wegen des Vitamin-A-Mangels auf, sondern auch, weil der Mangel an Eiweiß und Energie (Kalorien) den Transport von Vitamin A verhindert. Die Haut und Schleimhäute in Lunge, Magen, Darm und im Harntrakt können sich verhärten. Vitamin-A-Mangel führt auch zu Hauterkrankungen (Dermatitis) und erhöhter Anfälligkeit für Entzündungen. Bei manchen Menschen kann eine leichte Blutarmut auftreten. Bei Vitamin-A-Mangel sinkt der Gehalt von Vitamin A im Blut auf weniger als 15 Mikrogramm pro 100 Milliliter (normal sind 20 bis 50).

Der Mangel wird drei Tage lang mit dem 20fachen der empfohlenen Tagesmenge an Vitamin A behandelt, danach einen Monat lang mit dem Dreifachen der empfohlenen Tagesmenge. Danach sollten alle Symptome abgeklungen sein. Wer nach zwei Monaten noch nicht symptomfrei ist, sollte auf Malabsorption hin untersucht werden. So bezeichnet man die gestörte Aufnahme von Nährstoffen aus dem Darm.

Vitamin-A-Überdosierung

Zuviel Vitamin A kann zu Vergiftungen führen, gleichgültig, ob es auf einmal (akute Intoxikation) oder über einen langen Zeitraum (chronische Intoxikation) aufgenommen wird. Polarforscher litten wenige Stunden, nachdem sie Eisbär- oder Seehundleber gegessen hatten, unter Schläfrigkeit, Reizbarkeit, Kopfschmerzen und Erbrechen. Beide Leberarten enthalten extrem viel Vitamin A. Tabletten, die deutlich mehr als die empfohlene Tagesmenge an Vitamin A enthalten, sind darum verschreibungspflichtig.

Eine chronische Intoxikation bei älteren Kindern und Erwachsenen rührt meist daher, daß monatelang große Mengen (das Zehnfache der empfohlenen Tagesmenge) eingenommen wurden. Bei Kleinkindern kann eine Vitamin-A-Vergiftung innerhalb weniger Wochen eintreten. Frühe Anzeichen von chronischer Vergiftung sind schüttere, borstige Haare, teilweiser Ausfall der Augenbrauen, aufgeplatzte Lippen und trockene, rauhe Haut. Später kommen starke Kopfschmerzen, erhöhter Druck im Hirn und allgemeine Mattigkeit hinzu. Knochenwucherungen und Gelenkschmerzen sind häufig, besonders bei Kindern. Leber und Milz können sich vergrößern. Babys von Frauen, die während der Schwangerschaft Isotretinoin (ein Vitamin-A-Derivat gegen Hauterkrankungen) eingenommen haben, können Geburtsschäden haben. Darum ist ein sicherer Empfängnisschutz Voraussetzung für diese Therapie.

Die Diagnose einer Vitamin-A-Vergiftung beruht auf den Symptomen und einem ungewöhnlich hohen Spiegel von Vitamin A im Blut. Die Symptome verschwinden nach vier Wochen, in denen kein Vitamin A mehr eingenommen wurde.

Betakarotin, das in Obst und Gemüse, etwa Karotten, vorkommt, wird im Körper nach und nach in Vitamin A umgewandelt und kann ohne Vergiftungsgefahr in großen Mengen aufgenommen werden. Außer daß sich die Haut stark gelblich färbt, besonders an Handflächen und Fußsohlen, treten keine schädlichen Effekte auf.

Vitamin-D-Mangel

Vitamin D tritt in zwei Formen auf. Vitamin D_2 (Ergocalciferol) entsteht aus einem Pflanzeninhaltsstoff, wenn er mit ultraviolettem Licht bestrahlt wird, Vitamin D_3 (Colecalciferol) ist in Fischlebertran und Eigelb enthalten. Es wird auch in der Haut gebildet, wenn sie ultraviolettem Licht, etwa Sonnenlicht, ausgesetzt wird. In der Leber wird Vitamin D in eine Form umgewandelt, die im Blut transportiert werden kann. Erst nach einer weiteren Veränderung in den Nieren entsteht die biologisch aktive Form des Vitamin D. Dessen Hauptaufgabe besteht darin, die Aufnahme von Kalzium aus dem Verdauungstrakt zu erhöhen und die normale Knochenbildung zu fördern.

Bei Vitamin-D-Mangel verringert sich der Gehalt von Kalzium und Phosphat im Blut, was zu Knochenerkrankungen führt, weil nicht genügend Kalzium und Phosphat zur Verfügung stehen. Diese Krankheit wird bei Kindern Rachitis und bei Erwachsenen Osteomalazie genannt.

Vitamin-D-Mangel entsteht entweder durch zu wenig Sonnenlicht oder weil die Nahrung zu wenig Vitamin D enthält. Ein Vitamin-D-Mangel während der Schwangerschaft kann bei der Frau zu Osteomalazie und beim Neugeborenen zu Rachitis führen. Gestillte Säuglinge können eine Rachitis bekommen, weil Muttermilch nur wenig Vitamin D enthält. In den Tropen können Kinder an Rachitis erkranken, wenn sie stets vor der Sonne geschützt werden. Bei älteren Menschen kann ein Mangel entstehen, weil ihre Haut bei Sonnenbestrahlung weniger Vitamin D produziert. Vor allem bettlägerige Menschen und Heimbewohner kommen zu selten nach draußen ans Licht. Einige seltene Arten von Rachitis, die durch gestörten Vitamin-D-Stoffwechsel entstehen, sind erblich.

Symptome, Diagnose und Behandlung

Muskelkrämpfe (Tetanie) aufgrund eines niedrigen Kalziumspiegels können beim Säugling das erste Zeichen einer Rachitis sein. Ältere Kleinkinder lernen langsamer sitzen und krabbeln; die Spalten zwischen den Schädelknochen (Fontanellen) schließen sich verzögert. Kinder im Alter zwischen ein und vier Jahren können eine seltsam gebogene Wirbelsäule, O- oder X-Beine haben und lernen nur langsam laufen. Älteren Kindern und Jugendlichen bereitet das Laufen Schmerzen. Das Abflachen der Beckenknochen kann bei jungen Frauen dazu führen, daß sich der Geburtskanal verengt. Bei Erwachsenen verursacht der Kalziumverlust der Knochen, besonders jener der Wirbelsäule, des Beckens und der Beine, Schwäche und möglicherweise Brüche.

Die Diagnose Rachitis oder Osteomalazie beruht auf den Symptomen, der Darstellung der Knochen auf Röntgenbildern und den niedrigen Blutspiegeln von Kalzium, Phosphat und Vitamin-D-Nebenprodukten. Rachitis und Osteomalazie werden behandelt, indem zwei oder drei Wochen lang täglich das Fünffache der empfohlenen Tagesmenge an Vitamin D eingenommen wird. Bestimmte erbliche Rachitisformen bessern sich gewöhnlich, wenn sie mit der biologisch aktiven Form von Vitamin D behandelt werden.

Vitamin-D-Überdosierung

Das Zehnfache der empfohlenen Tagesmenge an Vitamin D über mehrere Monate kann zu einer Vergiftung führen, die sich in einem hohen Kalziumspiegel im Blut äußert. Die ersten Anzeichen einer Vitamin-D-Vergiftung sind Appetitlosigkeit, Übelkeit und Erbrechen, später übermäßiger Durst, häufiges Wasserlassen, Mattigkeit, Nervosität und hoher Blutdruck. Kalzium kann sich im gesamten Körper ablagern, besonders in den Nieren, die es dauerhaft schädigen kann. Die Nierenfunktion wird eingeschränkt; deshalb gelangt Eiweiß in den Urin, und der Gehalt an Harnstoff im Blut, ein Abbauprodukt, kann sich erhöhen.

Die Behandlung besteht darin, kein zusätzliches Vitamin D mehr einzunehmen. Eine kalziumarme Ernährung verringert die Auswirkungen des hohen Kalziumspiegels im Körper. Um die Gefahr von Gewebeschäden zu vermeiden, kann Kortison gegeben werden; mit Ammoniumchlorid kann der Urin sauer gehalten werden, was die Gefahr von Nierensteinen verringert.

Vitamin-E-Mangel

Vitamin E (Alfa-Tokopherol) ist ein Antioxidans, das die Körperzellen vor aggressiven chemischen Substanzen schützt, die als freie Radikale bezeichnet werden. Vitamin E und Selen (ein Spurenelement, das Bestandteil eines antioxidativen Enzyms ist) haben ähnliche Aufgaben.

Frühgeborene haben eine sehr geringe Vitamin-E-Reserve, sie können in einen Mangelzustand geraten, wenn ihre Ernährung viele ungesättigte Fettsäuren und wenig Vitamin E enthält. Solche Fettsäuren gehen leicht eine Sauerstoffverbindung (Prooxidantien) ein und bilden so freie Radikale; sie sind Gegenspieler des Vitamin E und können rote Blutkörperchen zum Platzen bringen (Hämolyse). Störungen des Fettstoffwechsels wie Zöliakie, Mukoviszidose, Gallengangverschluß und Morbus Crohn können die Aufnahme von Vitamin E verringern und die Gefahr einer Mangelerscheinung erhöhen.

Bei Frühgeborenen kann Vitamin-E-Mangel zu Augenerkrankungen (Retinopathie)▲ und Hirnblutungen führen; diese beiden Probleme können durch den hohen Sauerstoffgehalt im Brutkasten auftreten. Bei älteren Kindern treten die Anzeichen eines Vitamin-E-Mangels bei einer Resorptionsstörung im Darm auf und ähneln denen einer nervlich bedingten Störung. Dazu gehören reduzierte Reflexe, Schwierigkeiten beim Laufen, Doppeltsehen, Verlust des Gleichgewichtssinns und Muskelschwäche.

Die Diagnose wird durch einen niedrigen Blutspiegel von Vitamin E bestätigt. Die meisten Symptome werden durch die Gabe von Vitamin-E-Präparaten gelindert, aber bis das Nervensystem wiederhergestellt ist, können mehrere Monate vergehen.

Vitamin-E-Überdosierung

Hohe Dosen von Vitamin E, wie Frühgeborene sie bekommen, um die Gefahr einer Retinopathie zu verringern, scheinen keine nennenswerte unerwünschte Wirkung zu haben. Für Erwachsene gilt das gleiche, nur steigt dadurch ihr Vitamin-K-Bedarf. Das kann bei Patienten, die blutverdünnende Medikamente einnehmen, zu Blutungen führen.

Vitamin-K-Mangel

Vitamin K ist ein Sammelbegriff für mehrere miteinander verwandte Stoffe, die für die normale Blutgerinnung notwendig sind. Die wichtigste Form ist Vitamin K_1 (Phyllochinon), das in Pflanzen, besonders in grünen Blattgemüsen, vorkommt. Zusätzlich erzeugen Bakterien im unteren Dünndarm und im Dickdarm Vitamin K_2 (Menachinon), das in geringem Maße aufgenommen werden kann.

Hämorrhagie bei Neugeborenen, die sich durch Neigung zu Blutungen äußert, ist die bekannteste Krankheit bei Vitamin-K-Mangel. Sie kann folgende Ursachen haben: Die Plazenta leitet Fette und somit das fettlösliche Vitamin K schlecht weiter; die Leber des Neugeborenen ist zu wenig entwickelt, um genügend Blutgerinnungsfaktoren zu produzieren (Eiweiße, die die Blutgerinnung fördern und Vitamin K benötigen); im Darm gibt es keine Bakterien, die in den ersten Tagen nach der Geburt Vitamin K produzieren können; die Muttermilch enthält nicht genügend Vitamin K. Es wird empfohlen, den Kindern kurz nach der Geburt Vitamin K zu geben, um das Risiko von Blutungen, die auf einem Vitamin-K-Mangel beruhen, zu verringern. Intramuskulär gespritzt schützt Vitamin K zwar zuverlässig, wird aber verdächtigt, Krebs auszulösen. Darum wird eher empfohlen, dem Kind nach der Geburt 2 mg Vitamin K in Tropfenform und dann für drei Monate 1 mg pro Woche einzugeben. Da Vitamin K fettlöslich ist, können Krankheiten, die die Fettaufnahme stören, wie Zöliakie und Mukoviszidose, bei Kindern und Erwachsenen einen Vitamin-K-Mangel verursachen. Die häufige Einnahme von Paraffin als Abführmittel kann ebenfalls die Aufnahme von Vitamin K verhindern. Ein Mangel kann auch bei Patienten auftreten, die blutgerinnungshemmende Medikamente einnehmen, um Blutgerinnsel zu vermeiden.

Symptome, Diagnose und Behandlung

Das Hauptsymptom sind Blutungen – in die Haut, aus der Nase, einer Wunde oder im Magen –, begleitet von Erbrechen. Auch in Urin oder Stuhl kann Blut auftreten. Das schwerste Symptom können Hirnblutungen bei Neugeborenen sein.

Wird ein Vitamin-K-Mangel vermutet, kann mit einem Bluttest die Konzentration an Prothrombin festgestellt werden, einem der Gerinnungsfaktoren, die Vitamin K benötigen. Ein niedriger Spiegel (weniger als die Hälfte des Normalen) deutet auf Vitamin-K-Mangel hin. Ein niedriger Prothrombinspiegel kann jedoch auch auf blutgerinnungshemmenden Medikamenten oder Leberschäden beruhen. Meist wird die Diagnose dadurch bestätigt, daß eine Vitamin-K-Injektion den Prothrombinspiegel in wenigen Stunden ansteigen läßt und die Blutungen nach drei bis sechs Stunden aufhören. Bei einer schweren Lebererkrankung kann die Leber möglicherweise keine Gerinnungsfaktoren bilden, obwohl Vitamin K gespritzt wurde. Dann können Plasmaübertragungen nötig sein, um die Gerinnungsfaktoren zu verabreichen.■

▲ Siehe Seite 1203

■ Siehe Seite 737

Vitamin-B_1-Mangel

Vitamin B_1 (Thiamin) ist unverzichtbar für eine Reihe von Reaktionen, an denen Enzyme beteiligt sind, einschließlich der Freisetzung von Energie aus Glukose. Gute Lieferanten für dieses Vitamin sind Hefe, Schweinefleisch, Hülsenfrüchte und Vollkorngetreide. Ein Vitamin-B_1-Mangel kann entstehen, wenn diese Nahrungsmittel nicht auf den Tisch kommen. Bei poliertem Reis ist das Silberhäutchen entfernt, damit hat er so gut wie alle Vitamine verloren. Das Risiko eines Vitamin-B_1-Mangels ist für Asiaten groß, denn sie ernähren sich vorwiegend von poliertem Reis. Wird der Reis jedoch vor dem Schälen kurz erhitzt (parboiled), verteilen sich die Vitamine im ganzen Korn, bleiben erhalten und können ihre Schutzwirkung entfalten.

Ein Mangel kann auch entstehen, wenn aufgrund von chronischem Durchfall zu wenig Vitamin B_1 aufgenommen wird oder wenn bei Schilddrüsenüberfunktion, Schwangerschaft oder Fieber der Bedarf erhöht ist. Alkoholkranke ersetzen Nahrung oft durch Alkohol und nehmen damit zu wenig Vitamine auf, einschließlich B_1. Daher laufen diese Menschen Gefahr, durch Fehlernährung krank zu werden.

Symptome und Behandlung

Erste Anzeichen sind Erschöpfung, Reizbarkeit, Gedächtnisschwäche, Appetit- und Schlaflosigkeit, Magendrücken und Gewichtsverlust. Schließlich kann sich ein schwerer Vitamin-B_1-Mangel (Beriberi) entwickeln, der durch Nerven-, Hirn- und Herzschäden gekennzeichnet ist. Bei allen Formen von Beriberi verändert sich der Stoffwechsel der roten Blutkörperchen, und die Vitamin-B_1-Spiegel in Blut und Harn sind deutlich verringert.

Nervenschäden (»trockene« Beriberi) machen sich zuerst als Prickeln (wie Nadelstiche) in den Zehen bemerkbar, als Brennen in den Füßen, besonders nachts, Muskelkrämpfe in den Waden und Schmerzen in Beinen und Füßen. Fehlt es dem Patienten gleichzeitig an Pantothensäure, können sich diese Symptome verschlimmern. Die Wadenmuskeln können erschlaffen. Das Aufstehen aus der Hocke kann schwierig werden, und die Fähigkeit, Schwingungen in den Zehen zu spüren, kann sich verringern. Schließlich können die Muskeln in Ober- und Unterschenkel schwinden (Atrophie) und Fallfuß und Fallzehen auftreten (Füße oder Zehen hängen schlaff herunter und können nicht rechtwinklig angezogen werden; Spitzfuß), weil Nerven und Muskeln nicht mehr richtig funktionieren. Auch Fallhand kann vorkommen.

Hirnschäden (Korsakow-Syndrom ▲, zerebrale Beriberi) sind oft die Folge eines plötzlichen schweren Vitamin-B_1-Mangels, der durch anfallartige Alkoholexzesse oder heftiges Erbrechen während der Schwangerschaft entsteht und einen bereits bestehenden Mangel verstärkt. Erste Anzeichen von zerebraler Beriberi sind geistige Verwirrung, Kehlkopfentzündung und Doppeltsehen. Im weiteren Verlauf kommt es vor, daß der Patient Tatsachen und Erlebnisse erfindet (Konfabulation), um Gedächtnislücken zu vertuschen. Wird eine Wernicke-Enzephalopathie (Teil des Korsakow-Syndroms) nicht behandelt, können sich die Symptome verschlimmern und zu Koma oder Tod führen. Eine solche Enzephalopathie ist ein medizinischer Notfall, der mehrere Tage lang mit Vitamin-B_1-Injektionen in der 100fachen Dosis der empfohlenen Tagesmenge behandelt werden sollte. Anschließend sollte das 10fache der empfohlenen Tagesmenge oral eingenommen werden, bis die Symptome abklingen. Oft werden die Patienten nicht wieder völlig gesund, weil ein Teil der Hirnschäden dauerhaft ist.

Die Herzschäden (»feuchte« Beriberi) sind gekennzeichnet durch einen hohen Ausstoß von Blut aus dem Herzen, schnellen Puls und erweiterte Blutgefäße, wodurch die Haut warm und feucht wird. Wegen des Vitamin-B_1-Mangels kann das Herz diesen hohen Ausstoß nicht aufrechterhalten, was zu Herzschwäche ■ führt, mit stark erweiterten Blutgefäßen, Kurzatmigkeit und Flüssigkeit in der Lunge und in den peripheren Geweben. Zur Behandlung wird zwei oder drei Tage lang das 20fache der empfohlenen Tagesmenge an Vitamin B_1 intravenös verabreicht, danach wird es oral eingenommen.

Bei gestillten Säuglingen tritt Beriberi auf, wenn ihre Mutter einen Vitamin-B_1-Mangel hat. Die Anzeichen dafür sind Herzschwäche, Stimmverlust und Schädigung der peripheren Nerven, typischerweise im Alter von zwei bis vier Monaten. Herzschäden gehen meist schnell und vollständig zurück, wenn sie mit Vitamin B_1 behandelt werden.

Vitamin-B_2-Mangel

Vitamin B_2 (Riboflavin) ist für viele Vorgänge in der Zelle wichtig, besonders bei der Energiegewinnung und im Aminosäurestoffwechsel. Das Vitamin ist vor allem in Milchprodukten, Fleisch, Fisch und Geflügel enthalten. Ein Mangel an Vitamin B_2 ist selten, außer in Gebieten, in denen polierter Reis das Hauptnahrungsmittel ist. Er kann ferner bei Menschen auftreten, die an Alkoholismus, Lebererkrankungen oder ständigem Durchfall leiden.

Die häufigsten Anzeichen sind wunde Stellen in den Mundwinkeln, die sich zu Rissen in den Lippen erweitern und Narben hinterlassen können. Wenn in diesen Bereichen Soor, eine Hefepilzinfektion, auftritt, können grau-

▲ Siehe Seite 360

■ Siehe Seite 83

weiße Flecken erscheinen. Die Zunge kann sich grellrosa färben, und zwischen Nase und Lippen können fettige (seborrhoische) Flecken entstehen. Gelegentlich wachsen Blutgefäße in die Hornhaut des Auges hinein und verursachen bei hellem Licht Unbehagen. Bei Männern entzündet sich die Haut des Hodensacks. Die Symptome verschwinden schnell, wenn sie mit dem Zehnfachen der empfohlenen Tagesmenge an Vitamin B_2 behandelt werden.

Niazinmangel

Niazin (Nikotinsäure) ist in vielen Nahrungsmitteln enthalten und wichtig für den Stoffwechsel vieler Substanzen im Körper.

Durch Niazinmangel wird die Ernährungskrankheit **Pellagra** verursacht. Auch ein Mangel an der Aminosäure Tryptophan spielt bei der Entstehung der Pellagra eine Rolle, denn Tryptophan kann zu Niazin umgewandelt werden. Menschen, die in Gebieten leben, in denen Mais das Hauptnahrungsgetreide ist, laufen Gefahr, Pellagra zu bekommen, denn Mais enthält wenig Tryptophan und Niazin. Außerdem kann der Darm das Niazin aus Mais nur aufnehmen, wenn das Korn mit alkalischen Substanzen behandelt wird, wie bei der Tortillaherstellung. Pellagra tritt im Frühjahr auf und dauert den Sommer hindurch. Sie betrifft Menschen, die sich einseitig von Getreideprodukten ernähren.

Chronisch Alkoholkranke haben aufgrund ihrer einseitigen Ernährung ebenfalls ein hohes Risiko für Pellagra. Ferner entsteht Pellagra bei Patienten mit der Hartnup-Krankheit, einer seltenen Erbkrankheit, bei der die Aufnahme von Tryptophan im Darm und den Nieren gestört ist. Sie brauchen viel Niazin, um Symptome zu vermeiden.

Symptome, Diagnose und Behandlung

Pellagra ist gekennzeichnet durch Veränderungen der Haut, des Verdauungstraktes und des Gehirns. Das erste Symptom sind symmetrisch gerötete Hautbereiche, ähnlich wie beim Sonnenbrand, die sich verschlimmern, wenn sie Sonnenlicht ausgesetzt werden (fotosensitiv). Die Hautveränderungen verschwinden nicht und können braun und schuppig werden.

Nach den Hautsymptomen treten meist Verdauungsprobleme auf, wie Übelkeit, Appetitverlust und Durchfall, der übelriechend und manchmal blutig ist. Der gesamte Verdauungstrakt ist betroffen. Der Magen kann nicht genug Säure produzieren (Anazidität), Zunge und Mund entzünden sich und werden scharlachrot. Auch die Scheide kann betroffen sein.

Schließlich können geistige Veränderungen auftreten, einschließlich Mattigkeit, Schlaflosigkeit und Teilnahmslosigkeit; diese Symptome gehen häufig einer Fehlfunktion des Gehirns voraus, die sich durch Verwirrung, Orientierungslosigkeit, Sinnestäuschungen, Gedächtnisverlust und sogar manisch-depressive Krankheit äußern kann.

Die Diagnose beruht auf dem Wissen um die bisherige Ernährungsweise, den Symptomen und der geringen Konzentration an Niazinnebenprodukten im Harn. Bluttests können hilfreich sein. Die Behandlung von Pellagra besteht in der Gabe hoher Dosen (etwa das 25fache der empfohlenen Tagesmenge) Niazinamid, einer Form von Niazin, plus hoher Dosen (das 10fache der empfohlenen Tagesmenge) anderer B-Vitamine. Es sollten die Vitamine B_1, B_2 und B_6 sowie Pantothensäure gegeben werden, denn ein Mangel an diesen Vitaminen ruft teilweise dieselben Symptome hervor wie Pellagra.

Niazinüberdosierung

Mit Niazin (aber nicht Niazinamid) in Mengen, die das 200fache der empfohlenen Tagesmenge übersteigen, wird versucht, hohe Blutfettspiegel zu senken. Diese Dosierungen können zu schweren Hitzewallungen, Jucken, Leberschäden, Hauterkrankungen, Gicht, Geschwüren und gestörter Glukoseverträglichkeit führen.

Vitamin-B_6-Mangel

Vitamin B_6 ist ein Sammelbegriff für Pyridoxol, Pyridoxal und Pyridoxamin. Diese Vitamine sind wichtig, weil sie chemische Reaktionen in Blut-, Hirn- und Hautzellen in Gang setzen, an denen Aminosäuren beteiligt sind. Ein Mangel kann entstehen, wenn das Vitamin im Verdauungstrakt schlecht aufgenommen wird oder wenn Medikamente eingenommen werden, die die Vitamin-B_6-Reserven im Körper aufbrauchen, dazu gehören Isoniazid, Hydralazin und Penizillamin. Auch Erbkrankheiten können den Stoffwechsel von Vitamin B_6 beeinflussen und zu einem Mangel führen; diese Störungen können schwere geistige Behinderung, Krämpfe und Blutarmut verursachen, die schwer zu beheben ist.

Vitamin-B_6-Mangel kann bei Kleinkindern zu Krämpfen führen und bei Erwachsenen zu Blutarmut, Hautkrankheiten, Nervenschäden (Neuropathie) und Verwirrung. Weitere Symptome sind eine wunde, rote Zunge, eingerissene Mundwinkel sowie Taubheit und Prickeln in Händen und Füßen.

Bei der Diagnose kann ein Bluttest helfen. Der Mangel wird mit täglichen hohen Dosen von Vitamin B_6 (das 10- bis 20fache der empfohlenen Tagesmenge) behandelt, bis die Symptome abklingen. Bei Erbkrankheiten können sogar noch höhere Mengen erforderlich sein.

Vitamin-B_6-Überdosierung

Die Einnahme von großen Mengen Vitamin B_6 (das 500- bis 3000fache der empfohlenen Tagesmenge), wie sie beim Karpaltunnel-Syndrom oder beim prämenstruellen Syndrom manchmal empfohlen werden, kann die Nerven schwer schädigen; werden Teile des Rückenmarks zerstört, entstehen Gehstörungen. Die Genesung dauert lange, und es können dauerhafte Schwierigkeiten beim Gehen zurückbleiben, auch wenn die Behandlung mit Vitamin B_6 aufhört.

Biotinmangel

Biotin gehört zu den B-Vitaminen und ist wichtig für den Fett- und Kohlenhydratstoffwechsel. Es ist in vielen Nahrungsmitteln enthalten, besonders in Leber, Nieren, Eiern, Milch, Fisch und Nüssen. Bei Menschen, die sich ausgewogen ernähren, ist ein Biotinmangel unwahrscheinlich. Verzehrt man jedoch wochenlang rohes Eiklar, so kann ein Mangel entstehen, weil darin ein Stoff enthalten ist, der sich mit dem Biotin verbindet und seine Aufnahme im Körper verhindert. Zu den Symptomen gehören Schläfrigkeit, Gewichtsverlust, Hautentzündungen, Angstanfälle, Muskelschmerzen und bestimmte nervöse Anzeichen wie Erschöpfung, Schlaflosigkeit und Sinnestäuschungen. Auch bei Menschen, die über lange Zeit intravenös (parenteral) ernährt werden, kann ein Mangel auftreten, wenn der künstlichen Nahrung kein Biotin zugesetzt ist. Labortests weisen auf niedrige Biotinspiegel in Blut und Harn hin.

Folsäure- und Vitamin-B_{12}-Mangel

Folsäure (Folat) und Vitamin B_{12} (Cobalamin) wirken voneinander abhängig mit bei der Bildung von normalen roten Blutkörperchen und einem wichtigen Baustein der DNA, dem Thymidin. Ein Mangel an einem der beiden Vitamine führt zu schwerer Blutarmut (perniziöser Anämie ▲), bei der nur wenige, aber sehr große rote Blutkörperchen gebildet werden. Zu den Symptomen gehören Blässe, Schwäche, verminderte Magensäureproduktion und Nervenschäden (Neuropathie). Nervenschäden treten meist bei Vitamin-B_{12}-Mangel auf.

Perniziöse Anämie ist eine Blutarmut aufgrund von Vitamin-B_{12}-Mangel. Bei dieser Krankheit kann der Körper kein Vitamin B_{12} aufnehmen, weil der Magen keinen Intrinsic-Faktor bildet, der sich mit Vitamin B_{12} verbindet und es in die Blutbahn befördert. Diese Blutarmut tritt manchmal auf, weil ein überaktives Immunsystem die Magenzellen angreift, die den Intrinsic-Faktor produzieren (eine Autoimmunreaktion). Bei strikt vegetarisch lebenden Personen, denen Vitamin B_{12} fehlt, und Menschen mit einer Erbkrankheit, die den Transport oder die Aktivität dieses Vitamins blockiert, können andere Formen von Vitamin-B_{12}-Mangel auftreten.

Folsäuremangel kann bei Schwangeren vorkommen, die keine grünen Blattgemüse und Hülsenfrüchte essen, denn in denen kommt Folsäure reichlich vor. Säuglinge können Mangelerscheinungen zeigen, wenn ihre Flaschennahrung selbst gemacht wird und wenig Folsäure enthält. Industriell hergestellte Säuglingsnahrung ist mit Folsäure angereichert.

Eine Blutarmut mit großen roten Blutkörperchen und ein niedriger Blutspiegel von einem oder beiden Vitaminen legt einen Vitamin-B_{12}- oder Folsäuremangel nahe. Die Diagnose wird bestätigt, wenn eine Knochenmarkprobe große, unreife Vorstufen roter Blutkörperchen zeigt.

Die perniziöse Anämie wird mit monatlichen Vitamin-B_{12}-Injektionen behandelt. Bei einem Mangel an Folsäure wird diese in Tablettenform eingenommen.

Folsäureüberdosierung

Unter besonderen Umständen kann Folsäure giftig sein. Bei einer Dosis, die die empfohlene Tagesmenge um das 100fache überschreitet, kann sich die Anfallhäufigkeit bei Epileptikern erhöhen, bei Patienten mit Vitamin-B_{12}-Mangel verschlimmern sich die Nervenschäden.

Vitamin-C-Mangel

Vitamin C (Askorbinsäure) ist enthalten in grünem Paprika, Tomaten, Kartoffeln, Kohl und Zitrusfrüchten. Es ist unverzichtbar für die Bildung von Bindegewebe, das die Körperstrukturen zusammenhält. Es hilft dem Körper, Eisen aufzunehmen und Verbrennungen und Wunden zu heilen. Wie Vitamin E ist Vitamin C ein Antioxidans. Schwangerschaft, Stillen, Überfunktion der Schilddrüse (Hyperthyreose), verschiedene Arten von Entzündungen, Operationen und Verbrennungen können den Bedarf des Körpers an Vitamin C deutlich steigern und die Gefahr eines Mangels erhöhen.

Bei Kleinkindern zwischen sechs und zwölf Monaten kann das Fehlen von Vitamin C in der Flaschen- und Breinahrung zu Skorbut, einer Mangelkrankheit, führen. Zu den ersten Anzeichen gehören Reizbarkeit, Schmerzen bei Bewegung, Appetitlosigkeit und mangelnde Gewichtszunahme. Die Knochen sind dünn, und die Gelenke können knotig sein. Typisch sind Blutungen unter dem

▲ Siehe Seite 741

Gewebe, das die Knochen umgibt (Periost), und um die Zähne herum.

Bei Erwachsenen kann Skorbut auftreten, wenn die Nahrung sehr einseitig ist und nur Trockenfleisch und Mehl oder Tee, Weißbrot und Konservengemüse umfaßt – typisch für ältere Menschen, die kein Interesse am Essen haben. Nach wenigen Monaten dieser Ernährung kommt es zu Blutungen unter der Haut, besonders um Haarwurzeln herum, unter den Fingernägeln, am Zahnfleisch und in den Gelenken. Die Menschen werden deprimiert, müde und schwach. Blutdruck und Puls schwanken. Im Bluttest zeigt sich ein sehr niedriger Vitamin-C-Spiegel.

Bei Kleinkindern und Erwachsenen wird Skorbut eine Woche lang mit hohen Vitamin-C-Gaben behandelt, anschließend wird einen Monat lang eine geringere Menge gegeben.

Vitamin-C-Überdosierung

Hohe Gaben von Vitamin C (500 Milligramm bis zu 10 Gramm) sind empfohlen worden, um Erkältungen, Schizophrenie, Krebs, erhöhte Blutfettwerte und Arteriosklerose zu verhüten. Diese Empfehlungen beruhen jedoch nicht auf wissenschaftlichen Erkenntnissen. Mehr als ein Gramm Vitamin C täglich verursacht Durchfall, Nierensteine bei dafür anfälligen Menschen und Veränderungen im Menstruationszyklus. Einige Menschen, die plötzlich mit der Einnahme von großen Mengen aufhören, bekommen Skorbut.

Mineralstoffe

Einige Mineralstoffe – Natrium, Chlorid, Kalium, Kalzium, Phosphor und Magnesium – werden als nicht-energieliefernde Makronährstoffe angesehen, weil der Körper sie in verhältnismäßig großer Menge braucht. Andere nicht-energieliefernde Mineralstoffe heißen Spurenelemente, weil der Körper sie nur in kleiner Menge benötigt. Zu ihnen gehören Eisen, Zink, Kupfer, Mangan, Molybdän, Selen, Jod und Fluor. An Eisen und Jod mangelt es oft, sonst ist Mineralmangel selten. Überdosierungen können bei einigen Mineralstoffen zu Vergiftungen führen.

Eisenmangel

Eisen ist ein Bestandteil vieler Enzyme, die wichtige chemische Reaktionen im Körper beeinflussen. Es ist auch im Hämoglobin enthalten, wo es die roten Blutkörperchen befähigt, Sauerstoff zu transportieren und im Körper zu verteilen.

In der Nahrung kommt Eisen in zwei Formen vor: Hämeisen, das überwiegend in tierischen Produkten auftritt, und Nichthämeisen, das mehr als 85 Prozent des Eisens in der durchschnittlichen Nahrung ausmacht. Hämeisen wird viel besser aufgenommen als Nichthämeisen. Die Aufnahme von Nichthämeisen verbessert sich jedoch, wenn es zusammen mit tierischem Eiweiß und Vitamin C verzehrt wird.

Eisenmangel ist weltweit der häufigste Ernährungsmangel und führt bei Männern, Frauen und Kindern zu Blutarmut. Bei Blutungen (Hämorrhagie) verliert der Körper Eisen; dieser Mangel muß durch zusätzliches Eisen ausgeglichen werden. Auch unausgewogene Ernährung kann Eisenmangel verursachen. In der Schwangerschaft tritt Eisenmangel häufig auf, weil die Frau den wachsenden Fetus mit Eisen versorgen muß. Mädchen, die noch wachsen und bereits ihre Monatsblutung haben, können an Eisenmangel leiden, wenn sie sich fleischlos ernähren.

Sind die Eisenvorräte im Körper erschöpft, entsteht Blutarmut. Ihre Symptome sind Blässe, Löffelnägel (eine Deformität der Nägel, sie werden dünn und wölben sich nach innen), Schwäche mit gestörter Muskelfunktion und Veränderungen der Wahrnehmung.

Die Diagnose eines Eisenmangels basiert auf den Symptomen und den Ergebnissen von Blutuntersuchungen, die Blutarmut nachweisen, sowie einem niedrigen Blutspiegel von Eisen und Ferritin, dem Eiweiß, das Eisen bindet. Eisenmangel wird mehrere Wochen lang mit hohen Dosen Eisen in Tablettenform behandelt. Die Behandlung sollte fortgesetzt werden, bis die roten Blutkörperchen wieder normal und die Eisenvorräte aufgefüllt sind.

Eisenüberdosierung

Zuviel Eisen ist giftig und verursacht Erbrechen, Durchfall und Schäden im Darm. Eisen kann sich im Körper ansammeln, wenn jemand eine hochdosierte oder zu lange andauernde Eisentherapie erhält, mehrere Bluttransfusionen bekommt oder alkoholkrank ist. Eisenspeicherkrankheit **(Hämochromatose)** ist eine potentiell tödliche, aber leicht zu behandelnde Erbkrankheit, bei der der Körper zuviel Eisen aufnimmt. Symptome treten meist erst im mittleren Alter auf und entwickeln sich heimtückisch. Die Haut wird bronzefarben, und Leberzirrhose, Leberkrebs, Diabetes und Herzschwäche können zu vorzeitigem Tod führen. Zu den Symptomen können Arthritis, Impotenz, Unfruchtbarkeit, Schilddrüsenüberfunktion und ständige Müdigkeit gehören. Mit Blutuntersuchungen läßt sich nachweisen, ob jemand zuviel Eisen hat. Alle Verwandten des Betroffenen sollten untersucht werden. Die Therapie der Wahl ist Aderlaß. Eine frühe Diagnose und Behandlung erlaubt ein langes und symptomfreies Leben.

Zinkmangel

Zink gibt es im ganzen Körper, denn es ist ein Baustein von über 100 Enzymen, einschließlich jener, die für die Synthese von RNA und DNA zuständig sind. Die Gewebe mit dem höchsten Zinkgehalt sind Knochen, Leber, Prostata und Hoden. Die Zinkmenge im Blut hängt davon ab, wieviel Zink die Nahrung enthält. Fleisch, Leber, Eier und Meeresfrüchte liefern viel Zink, Getreideprodukte nur wenig.

Vollkornprodukte enthalten Ballaststoffe und Phosphate, die die Zinkaufnahme hemmen. Tonerde, die manche Menschen regelmäßig einnehmen, hemmt ebenfalls die Zinkaufnahme und verursacht Zinkmangel. Das Brandt-Syndrom (Akrodermatitis enteropathica), eine erblich bedingte Störung der Zinkaufnahme, führt ebenfalls zu Zinkmangel.

Zu den Symptomen gehören Appetitlosigkeit, Haarausfall, Hauterkrankungen, Nachtblindheit und vermindertes Geschmacksempfinden. Auch die Funktion der Geschlechtsorgane kann gestört sein, was zu verzögerter sexueller Entwicklung und bei Männern zu verminderter Spermienproduktion führen kann. Das Wachstum kann verlangsamt sein. Das Immunsystem des Körpers und die Wundheilung können gestört sein. Bei Kindern sind die ersten Anzeichen dieses Mangels langsames Wachstum, Appetitlosigkeit, gestörtes Geschmacksempfinden und niedriger Zinkgehalt in den Haaren.

Die Bestimmung des Zinkspiegels im Blut hilft bei der Diagnose. Die Behandlung besteht aus der zusätzlichen Gabe von Zink.

Zinküberdosierung

Große Mengen Zink, die meist mit säurehaltiger Nahrung oder Getränken aus verzinkten (galvanisierten) Behältnissen aufgenommen werden, führen zu metallischem Geschmacksempfinden, Erbrechen und Magenproblemen. Mengen von mehr als einem Gramm können tödlich sein.

Kupfermangel

Kupfer ist Bestandteil vieler Enzyme, die für Energieproduktion, Antioxidation, zur Bildung des Hormons Adrenalin und von Bindegewebe nötig sind. Kupfermangel ist bei Gesunden selten. Meist tritt er bei Säuglingen auf, die zu früh geboren sind oder sich von schwerer Mangelernährung erholen. Bei Patienten, die lange Zeit intravenös ernährt werden, besteht ebenfalls das Risiko eines Kupfermangels.

Menkes-Syndrom ist eine Erbkrankheit, die Kupfermangel verursacht. Die Symptome umfassen Spindelhaare, geistige Behinderung, niedriger Kupferspiegel im Blut und die Unfähigkeit, Enzyme zu bilden, die Kupfer benötigen.

Kupfermangel äußert sich in Erschöpfung und niedrigem Kupfergehalt im Blut. Häufig verringert sich auch die Zahl der roten Blutkörperchen (Anämie), weißen Blutkörperchen (Leukopenie) und einer bestimmten Art von weißen Blutkörperchen, der Neutrophilen, (Neutropenie); außerdem verlieren die Knochen Kalzium (Osteoporose). Kleine, punktförmige Blutungen in der Haut und Aneurysmen in den Arterien kommen ebenfalls vor.

Kupfermangel wird mit der Gabe von Kupfer über mehrere Wochen behandelt. Patienten mit Menkes-Syndrom sprechen jedoch auf diese Behandlung nicht gut an.

Kupferüberdosierung

Kupfer, das nicht an ein Eiweiß gebunden ist, ist giftig. Die Aufnahme von verhältnismäßig kleinen Mengen freien Kupfers kann zu Übelkeit und Erbrechen führen. Säurehaltige Nahrung und Getränke, die länger mit kupferhaltigen Behältnissen, Röhren oder Ventilen in Kontakt waren, können mit Kupfer verunreinigt sein. Werden größere Mengen von Kupfersalzen aufgenommen, die nicht an Eiweiß gebunden sind, gelangt genügend davon in den Körper, um die Nieren zu schädigen, die Harnproduktion zu hemmen und eine Blutarmut auszulösen, die durch das Platzen von roten Blutkörperchen (Hämolyse) verursacht wird. Dasselbe kann eintreten, wenn auf große Brandwunden Kompressen aufgelegt werden, die mit einer Kupfersalzlösung getränkt sind.

Da Säuglinge für solche Kupferwirkungen besonders empfindlich sind, sollte das Wasser, mit dem Säuglingsnahrung zubereitet wird, kupferarm sein. Der Kupfergehalt des Wassers, das aus dem Hahn läuft, läßt sich nur durch eine selbst in Auftrag gegebene Analyse ermitteln; die Wasserwerke kennen diesen Wert nicht. Die Wasserqualität überprüfen zu lassen, ist dann besonders empfehlenswert, wenn das Wasser aus einem hauseigenen Brunnen stammt. Im Zweifelsfall sollte Säuglingsnahrung mit Mineralwasser zubereitet werden, das als für diesen Zweck geeignet gekennzeichnet ist.

Die **Wilson-Krankheit** ist eine Erbkrankheit, bei der sich Kupfer im Gewebe anreichert und großen Schaden verursacht. Unter 30 000 Menschen gibt es einen mit dieser Krankheit. Bei der Wilson-Krankheit setzt die Leber kein Kupfer ins Blut frei und scheidet keines in die Galle aus. Daher ist der Kupfergehalt im Blut niedrig, während sich das Kupfer im Gehirn, den Augen und der Leber, wo es eine Zirrhose auslöst, ansammelt. In der Hornhaut der Augen führt dieses Spurenelement zu goldenen oder grünlich-goldenen Ringen. Die ersten Anzeichen rühren meist von dem Hirnschaden her: Zittern, Kopfschmerzen, Sprechunfähigkeit, Bewegungsstörungen und sogar Psychosen. Kupfervergiftung wird mit Penizillamin behandelt, das Kupfer bindet und seine Ausscheidung fördert – ein Beispiel für eine Chelattherapie. Die Behandlung muß lebenslang fortgesetzt werden.

Manganmangel

Mangan ist Bestandteil von mehreren Enzymen und wichtig für die normale Knochenstruktur. Gute Lieferanten sind Vollkorngetreide und grüne Blattgemüse.

Fehlt Mangan mehrere Wochen lang in der Nahrung, scheint der Körper mit dem Metall erfolgreich hauszuhalten. Das einzige Symptom ist ein vorübergehender Ausschlag.

Hydralazin, ein Medikament gegen Bluthochdruck, kann Manganmangel und ähnliche Nebenwirkungen hervorrufen. Dazu gehören Schmerz, der entlang eines Nervs ausstrahlt (Neuralgie), Gelenkschmerzen, Fieber, Ausschlag, geschwollene Lymphknoten und vergrößerte Leber. Zur Behandlung werden Mangansalze verwendet.

Manganüberdosierung

Manganvergiftung tritt nur bei Menschen auf, die Manganerz abbauen und verarbeiten. Langzeitkontakt führt zu Nervenschäden mit Symptomen, die an die Parkinson-Krankheit erinnern: Zittern und Bewegungsprobleme.

Molybdänmangel

Molybdän ist notwendig für die Oxidation von Schwefel, einem Eiweißbaustein, und ist in Milch, Bohnen, Brot und Getreideprodukten enthalten. Bei gesunden Menschen wurde noch kein Molybdänmangel aufgrund ungenügender Zufuhr beobachtet. Unter bestimmten Bedingungen kann jedoch ein Mangel auftreten – wenn z.B. ein schlecht ernährter Patient mit Morbus Crohn über lange Zeit nur intravenös und ohne Molybdängabe ernährt wird. Zu den Symptomen gehören schneller Herzschlag, Kurzatmigkeit, Übelkeit, Erbrechen, Orientierungslosigkeit und schließlich Koma. Eine Behandlung mit Molybdän führt zur vollständigen Genesung.

Molybdänüberdosierung

Menschen, die große Mengen Molybdän verzehren, können Symptome entwickeln, die an Gicht▲ erinnern. Dazu gehören ein hoher Harnsäurespiegel im Blut und Gelenkschmerzen. Bergleute, die Molybdänstaub ausgesetzt sind, können unspezifische Symptome aufweisen.

Selenmangel

Selen ist notwendig, um eines der antioxidativen Enzyme aufzubauen. Die Symptome eines Selenmangels, der aber nur selten auftritt, können weitgehend durch den Mangel an Antioxidantien in Leber, Herz und Muskeln erklärt werden, durch den Gewebe absterben und Organe versagen.

Frühgeborene und Erwachsene, die ohne Selenzusatz parenteral ernährt werden, sind von Herz- und Muskelschäden bedroht, die der Selenmangel verursacht. Durch die Einnahme von Selen werden sie wieder vollständig gesund.

Die **Keshan-Krankheit** wird von einem Virus verursacht und schädigt den Herzmuskel; sie kann mit Selengaben verhindert werden. Sie betrifft etwa ein Prozent der Menschen in einem Teil Chinas, in dem der Selengehalt des Bodens und in den dort wachsenden Pflanzen niedrig ist.

Selenüberdosierung

Zuviel Selen kann schädlich wirken. Zeichen einer chronischen Selenvergiftung können bereits auftreten, wenn täglich 800 Mikrogramm Selen eingenommen werden. Zu den Symptomen gehören Übelkeit und Erbrechen, Ausfall von Haaren und Nägeln, Hautausschlag und Nervenschäden.

Jodmangel

Jod ist wichtig für die Bildung von Schilddrüsenhormonen. Fast 80 Prozent des Jods im Körper finden sich in der Schilddrüse, das meiste davon in den Schilddrüsenhormonen. Meeresfische und -früchte sind gute Jodlieferanten. Der Jodidgehalt des Trinkwassers hängt vom Jodgehalt des Bodens ab. In Deutschland enthalten Nahrung und Trinkwasser zuwenig Jod, um den täglichen Bedarf sicherzustellen. Darum wird dringend geraten, im Haushalt jodiertes Salz zu verwenden.

Bei Jodmangel vergrößert sich die Schilddrüse (Kropf). Die Jodkonzentration in Blut und Harn ist sehr niedrig. Das Kind einer schwangeren Frau mit Jodmangel kann ein unterentwickeltes Gehirn haben; dieser Kretinismus führt zu lebenslanger geistiger Behinderung.

Ein Jodmangelkropf wird einige Wochen lang mit täglich 300 bis 500 Mikrogramm Jodid behandelt. Später genügen täglich etwa 100 Mikrogramm Jodid.

▲ Siehe Seite 240

Jodüberdosierung

Jodvergiftung wird hervorgerufen durch den täglichen Verzehr von sehr großen Mengen Jodid (das 400fache der empfohlenen Tagesmenge); manchmal geschieht das bei Küstenbewohnern. Jodüberdosierung kann einen Kropf und gelegentlich Schilddrüsenüberfunktion verursachen.

Fluormangel

Fluorid, eine Form von Fluor, wird in Knochen und Zähnen eingelagert. Meeresfische, Tang und schwarzer Tee sind reich an Fluorid. Bei Fluoridmangel kann sich in schlecht gepflegten Zähnen, die massiv von zahnschädigenden Säuren attackiert werden, leichter Karies entwickeln.

Fluorüberdosierung

Menschen in Gebieten, in denen das Trinkwasser viel Fluorid enthält, können zuviel von diesem Mineral aufnehmen; dann entsteht eine Fluorose. Fluorid reichert sich in Zähnen und Knochen an. Auf dem Zahnschmelz erscheinen kalkig-weiße, unregelmäßige Flecken; sie werden nach und nach gelb oder braun.

KAPITEL 136

Wasserhaushalt

Etwa zwei Drittel des Körpergewichtes stellt der Wasseranteil. Ein Mensch, der 75 Kilogramm wiegt, hat etwa 40 Liter Körperflüssigkeit. Davon befinden sich etwa 23 bis 27 Liter innerhalb der Zellen, 8 Liter in den Zellzwischenräumen und knapp 4 Liter im Blutkreislauf. Diese relativ geringe Flüssigkeitsmenge im Kreislauf ist für die Körperfunktionen sehr wichtig und muß konstant aufrechterhalten werden. Das Wasser außerhalb des Kreislaufs dient als Speicher, der entweder überschüssiges Wasser aus dem Blut aufnehmen oder fehlendes auffüllen kann.

Wasser gelangt vornehmlich in den Körper, indem es aus dem Verdauungstrakt aufgenommen wird. Es verläßt ihn in erster Linie wieder als Urin, den die Nieren ausscheiden. Die Nieren können mehrere Liter Urin am Tag abgeben oder sich auf einen halben Liter beschränken, wenn Wasser zurückgehalten werden muß. Zusätzlich verliert der Körper täglich knapp einen Liter Wasser durch Verdunstung über die Haut und die Lunge. Übermäßiges Schwitzen, wie es bei großen körperlichen Anstrengungen und in heißem Klima auftritt, kann zu erheblichem Wasserverlust führen. Durch den Magen-Darm-Trakt geht normalerweise nur wenig Wasser verloren. Allerdings kann der Körper bei heftigem Erbrechen oder anhaltendem Durchfall vier Liter Flüssigkeit oder mehr verlieren.

Wenn sich Wasseraufnahme und -abgabe die Waage halten, befindet sich der Wasserhaushalt des Körpers im Gleichgewicht. Um dieses Gleichgewicht aufrechtzuerhalten, sollte ein gesunder Mensch mit normal funktionierenden Nieren und ohne übermäßige Schweißabsonderung mindestens einen Liter Flüssigkeit jeden Tag trinken. Besser ist es jedoch, 1,5 bis 2 Liter täglich zu trinken, um sowohl einer Austrocknung als auch der Bildung von Nierensteinen vorzubeugen. ▲

Wenn das Gehirn und die Nieren richtig arbeiten, kann der Körper extreme Unterschiede bei der Wasseraufnahme bewältigen. Normalerweise können Menschen ausreichend trinken, um größere Flüssigkeitsverluste auszugleichen und so das Blutvolumen und die Konzentration an gelösten Mineralsalzen (Elektrolyte) stabil zu halten. Allerdings kann es zur Austrocknung (Dehydratation) kommen, wenn jemand – z. B. aufgrund von Erbrechen und starkem Durchfall – nicht genügend trinken kann, um erhebliche Wasserverluste auszugleichen.

Die Wassermenge im Körper steht in enger Beziehung zu seinem Vorrat an Mineralien. Die Konzentration an Natriumionen im Blut (der Natriumspiegel) ist ein gutes Maß für die Wassermenge im Körper. Der Körper bemüht sich, seine Wasserbilanz und damit den Natriumspiegel des Blutes konstant zu halten. Wenn der Natriumspiegel zu hoch ist, hält der Körper Wasser zurück, um die Konzentration abzusenken. Es entsteht Durst, und die Nieren produzieren weniger Urin. Wenn der Natriumspiegel zu weit

▲ Siehe Seite 623

absinkt, scheiden die Nieren mehr Wasser aus, um die Natriumkonzentration auf den richtigen Wert zurückzubringen.▲

Austrocknung

Austrocknung (Dehydratation) ist ein Mangel an Körperflüssigkeit.

Wenn der Körper mehr Wasser ausscheidet als er aufnimmt, trocknet er aus. Durch den Wassermangel erhöht sich normalerweise die Natriumkonzentration im Blut. Zur Austrocknung können führen: Erbrechen, Durchfall, die Einnahme von Diuretika (Arzneimittel, die die Nieren veranlassen, viel Salze und Wasser auszuscheiden), extreme Hitze, Fieber und eine aus irgendeinem Grund verminderte Wasseraufnahme. Krankheiten wie Diabetes mellitus, Diabetes insipidus■ und die Addison-Krankheit★ können durch den übermäßigen Wasserverlust zur Dehydratation führen.

Bei einer Austrocknung wird als erstes das Durstzentrum im Gehirn angeregt, damit die Person mehr trinkt. Kann aber die Wasseraufnahme mit der Ausscheidung nicht Schritt halten, verschlimmert sich die Dehydratation. Dann wird die Schweißbildung verringert und weniger Urin produziert. Aus den enormen Vorräten innerhalb der Zellen wird Wasser ins Blut abgegeben. Wenn die Austrocknung ungebremst fortschreitet, beginnen die Körpergewebe auszutrocknen. Die Zellen fangen an zu schrumpfen und können ihre Aufgaben nicht mehr richtig erfüllen. Die Gehirnzellen reagieren besonders empfindlich auf Wasserverlust. Darum ist geistige Verwirrung eines der hervorstechenden Zeichen für eine Austrocknung; sie kann bis zum Koma führen.

Bei den üblichen Ursachen einer Austrocknung wie übermäßiges Schwitzen, Erbrechen und Durchfall gehen mit dem Wasser auch Mineralien (vor allem Natrium und Kalium) verloren.● Deshalb ist eine Dehydratation meist mit einem Elektrolytmangel verbunden. Wenn Elektrolyte fehlen, fließt das Wasser nicht so schnell aus dem Reservoir des Zellinneren ins Blut. Dadurch verringert sich die Wassermenge im Blutkreislauf weiter. Der Blutdruck kann abfallen, es treten Schwindel auf und das Gefühl einer nahenden Ohnmacht; besonders im Stehen wird einem schwarz vor Augen (orthostatische Hypotonie). Wenn sich die Wasser- und Elektrolytverluste fortsetzen, kann der Blutdruck gefährlich tief absinken; das kann zu einem Schock und zu Schädigungen innerer Organe wie Nieren, Leber und Gehirn führen.

Behandlung

Bei einer leichten Austrocknung genügt es, Wasser zu trinken. Wenn allerdings beides verlorengegangen ist, also Wasser und Mineralien, müssen neben dem Wasser auch die Salze (besonders Natrium und Kalium) ersetzt werden. Die handelsüblichen Sportler- oder Elektrolytgetränke wurden entwickelt, um den Mineralienverlust bei großen körperlichen Anstrengungen auszugleichen. Mit diesen Getränken kann man einer Austrocknung vorbeugen oder leichte Fälle behandeln. Eine Apfelsaft-Mineralwasser-Mischung während oder nach körperlichen Betätigungen tut es aber ebensogut. Wer jedoch Probleme mit dem Herzen oder den Nieren hat, sollte sich mit dem Arzt beraten, bevor er sich sportlichen Belastungen aussetzt.

Ein ausgeklügeltes Gleichgewicht

Um den Wasserhaushalt des Körpers im Gleichgewicht zu halten, arbeiten mehrere Mechanismen Hand in Hand. Einer der wichtigsten dabei ist der Durst. Braucht der Körper mehr Wasser, werden im Inneren des Gehirns Nervenzentren angeregt, die Durstgefühl hervorrufen. Das Durstempfinden wächst, wenn der Flüssigkeitsbedarf des Körpers steigt, und veranlaßt den Menschen, zu trinken und so seinen Wasserbedarf zu decken.

Ein weiterer Mechanismus, die Wasservorräte des Körpers unter Kontrolle zu halten, bezieht die an der Schädelbasis liegende Hirnanhangdrüse ein. Wenn der Körper wenig Flüssigkeit hat, schüttet die Hirnanhangdrüse das sogenannte antidiuretische Hormon ins Blut aus. Dieses veranlaßt die Nieren, so viel Wasser wie möglich zurückzuhalten.

Wenn nicht genügend Wasser vorhanden ist, »sparen« die Nieren Wasser, bis der Mangel durch verstärkte Wasseraufnahme behoben ist. Währenddessen läuft aus dem großen Wasserreservoir des Inneren der Zellen Flüssigkeit in den Blutkreislauf, um das Blutvolumen und den Blutdruck stabil zu halten. Hat der Körper Wasser im Überschuß, wird das Durstgefühl unterdrückt, und die Hirnanhangdrüse schüttet nur sehr wenig antidiuretisches Hormon aus, so daß die Nieren ungehemmt das überflüssige Wasser mit dem Urin ausscheiden können.

▲ Siehe Seite 663
■ Siehe Seite 699
★ Siehe Seite 708
● Siehe Seite 663

Wenn der Blutdruck soweit abfällt, daß ein Schock auftritt oder droht, infundieren Ärzte im allgemeinen eine Kochsalzlösung. Zunächst läßt man diese intravenöse Flüssigkeit relativ schnell ins Blut laufen und dann langsamer, wenn sich die körperliche Verfassung des Betreffenden bessert.

In jedem Fall muß die Hauptursache für die Dehydratation festgestellt werden. Bei bestimmten Arten von Durchfall müssen neben dem Flüssigkeitsersatz Medikamente gegeben werden, die den Durchfall stoppen oder seine Ursache behandeln. Wenn die Nieren zuviel Wasser ausscheiden, weil es ihnen an antidiuretischem Hormon mangelt, was bei Diabetes insipidus der Fall ist, ist eine Dauerbehandlung mit synthetischem antidiuretischem Hormon nötig. Sobald die Ursache der Austrocknung behoben ist, werden die Patienten unter Beobachtung gestellt, um sicherzugehen, daß die orale Flüssigkeitsaufnahme für die Wasserversorgung wieder ausreicht.

Überwässerung

Überwässerung (Hyperhydratation) ist ein Überschuß an Wasser im Körper.

Überwässerung tritt auf, wenn die Wasseraufnahme des Körpers die -ausscheidung übersteigt. Durch das überschüssige Körperwasser ist das Natrium im Blutkreislauf stark verdünnt. Wenn man viel trinkt, entsteht normalerweise keine Überwässerung, solange Hirnanhangdrüse, Herz und Nieren richtig funktionieren. Um die Ausscheidungskapazität des Körpers zu überschreiten, müßte ein Erwachsener mehr als sieben Liter Wasser am Tag trinken.

Überwässerung kommt bei jenen Menschen eher vor, deren Nieren das Wasser nicht richtig ausscheiden können, z. B. bei Herz-, Nieren- und Leberkranken. Menschen mit diesen Krankheiten müssen ihre Flüssigkeits- und Salzaufnahme beschränken.

Genau wie bei der Austrocknung reagiert auch bei der Überwässerung das Gehirn am empfindlichsten. Wenn sich die Überwässerung langsam entwickelt, können sich die Hirnzellen anpassen, so daß nur sehr wenig Symptome auftreten. Eine plötzliche Überwässerung kann zu geistiger Verwirrung, Krampfanfällen und zum Koma führen.

Ärzte versuchen, zwischen Überwässerung und überhöhtem Blutvolumen zu unterscheiden. Bei einer Überwässerung enthalten sowohl die Zellen als auch die Zellzwischenräume überschüssiges Wasser; es kommt dabei nicht zwangsläufig zu den Symptomen einer Flüssigkeitsansammlung. Bei einem überhöhten Blutvolumen ist auch der Natriumspiegel des Körpers zu hoch. Deshalb kann das Wasser nicht in das Innere der Zellen verlagert werden. Bei einer Volumenüberlastung, wie sie bei Herzschwäche und Leberzirrhose auftritt, sammelt sich Flüssigkeit in den Zellzwischenräumen der Brust, des Bauches und der Unterschenkel. Die Unterscheidung zwischen Überwässerung und überhöhtem Blutvolumen ist oft sehr schwierig, da die erstere sowohl allein als auch in Verbindung mit überhöhtem Blutvolumen auftreten kann.

Behandlung

Die Behandlung einer Überwässerung hängt bis zu einem gewissen Grad von der Ursache ab. Davon unabhängig muß allerdings die Flüssigkeitsaufnahme eingeschränkt werden. Wird weniger als ein Liter pro Tag getrunken, bessert sich die Überwässerung in der Regel innerhalb von einigen Tagen. Die Flüssigkeitsaufnahme sollte aber nur auf ärztliche Anweisung hin eingeschränkt werden.

Manchmal verschreibt der Arzt ein Diuretikum, um die Ausscheidung von Wasser durch die Nieren zu fördern. Grundsätzlich sind Diuretika aber eher nützlich, um ein überhöhtes Blutvolumen zu behandeln, daher wirken sie am besten, wenn die Überwässerung mit überhöhtem Blutvolumen einhergeht.

KAPITEL 137

Salzhaushalt

Salze sind einfache chemische Verbindungen aus Atomen mit einer positiven oder negativen Ladung (Ionen). Tafelsalz (Natriumchlorid) z. B. besteht aus positiv geladenen Natriumatomen und negativ geladenen Chloratomen. Trockenes Natriumchlorid bildet Kristalle, aber wie viele andere Salze, die im Körper vorkommen, ist es leicht wasserlöslich.

Wenn sich ein Salz in Wasser löst, trennt es sich in seine

geladenen Bestandteile, die Ionen. Diese gelösten, geladenen Partikel werden unter dem Namen **Elektrolyte** zusammengefaßt. Der Spiegel (die Konzentration) jedes Elektrolyts in einer Salzlösung kann gemessen werden. Die Menge wird gewöhnlich in Millimol (mmol) pro Volumen einer Lösung (meistens pro Liter) angegeben.

Elektrolyte sind in den drei großen Speichern der Körperflüssigkeit gelöst▲: in der Flüssigkeit in den Zellen, in der Flüssigkeit in den Zellzwischenräumen und im Blut (Elektrolyte sind im *Serum* gelöst, dem flüssigen Teil des Blutes). Die normalen Elektrolytkonzentrationen dieser Flüssigkeiten schwanken. Manche Elektrolyte sind innerhalb der Zellen höher konzentriert als außerhalb. Bei anderen ist es umgekehrt.

Um richtig zu funktionieren, muß der Körper die Elektrolytkonzentration innerhalb eines eng gesteckten Rahmens stabil halten. Dazu werden Elektrolyte in die Zellen hinein- bzw. aus ihnen heraustransportiert. Die Nieren filtern die Elektrolyte im Blut und scheiden sie über den Urin aus; so halten sie das Gleichgewicht zwischen täglicher Elektrolytaufnahme und -ausscheidung.

Die Elektrolytkonzentrationen lassen sich im Labor aus Blut- oder Urinproben bestimmen. Der Arzt mißt die Blutelektrolytkonzentration, um festzustellen, ob eine Abweichung vorliegt. Das Ergebnis dieser Untersuchungen gibt Hinweise auf die erforderliche Behandlung. An Störungen des Salzhaushaltes sind am häufigsten Natrium, Kalium, Kalzium, Magnesium und Phosphat beteiligt. Auch Chlorid und Hydrogenkarbonat werden häufig gemessen. Die Chloridkonzentration entspricht gewöhnlich der Natriumkonzentration des Blutes. Hydrogenkarbonat ist an Störungen im Säure-Basen-Haushalt beteiligt.■

Natriumhaushalt

Das meiste im Körper vorhandene Natrium findet sich im Blut und in den Zellzwischenräumen. Natrium wird beim Essen und Trinken aufgenommen und durch Schweiß und Urin wieder ausgeschieden. Gesunde Nieren können die Natriummenge, die im Urin ausgeschieden wird, so anpassen, daß der Natriumspiegel im Körper von einem Tag zum anderen nur wenig schwankt.

Ein gestörtes Gleichgewicht zwischen Natriumaufnahme und -ausscheidung beeinflußt den Gesamtnatriumgehalt des Körpers. Veränderungen der Gesamtmenge an Natrium hängen eng mit Veränderungen des Wasseranteils im Blut zusammen. Verringert sich der Gesamtnatriumgehalt des Körpers, muß nicht zwangsläufig auch der Natriumgehalt des Blutes fallen; eher verringert sich das Blutvolumen. Mit dem Blutvolumen fällt auch der Blutdruck, das Herz schlägt schneller, und manchmal kann es zu Benommenheit oder sogar Schock kommen.

Hauptelektrolyte im Körper

Positiv geladen	**Negativ geladen**
Natrium (Na^+)	Chlorid (Cl^-)
Kalium (Ka^+)	Phosphate (HPO_4^{2-} und $H_2PO_4^-$)
Kalzium (Ca^{2+})	Hydrogenkarbonat (HCO_3^-)
Magnesium (Mg^{2+})	

Umgekehrt kann das Blutvolumen ansteigen, wenn zuviel Natrium im Körper ist. Die zusätzliche Flüssigkeit sammelt sich in den Zellzwischenräumen; diesen Zustand nennt man Ödem. Ein Ödemzeichen ist, daß Füße, Sprunggelenke und Unterschenkel anschwellen. Wenn der Körper zugleich zuviel Wasser und Natrium zugeführt bekommt oder verliert, kann sich das sowohl auf das Blutvolumen als auch auf die Natriumkonzentration des Blutes auswirken.

Der Körper überwacht Blutvolumen und Natriumgehalt des Blutes ständig. Wird der Natriumgehalt zu hoch, signalisiert das Gehirn Durst und veranlaßt den Menschen zu trinken.★ »Fühler« in den Blutgefäßen und Nieren stellen fest, wenn das Blutvolumen zu gering wird. Sie lösen eine Kettenreaktion aus, an deren Ende das Bemühen steht, den Flüssigkeitsanteil des Blutes zu erhöhen. Die Nebennieren geben das Hormon Aldosteron ab, das die Nieren veranlaßt, Natrium zurückzuhalten.● Die Hirnanhangdrüse setzt antidiuretisches Hormon frei; dieses sorgt dafür, daß die Nieren Wasser zurückhalten. Da beide, Wasser und Natrium, zurückgehalten werden, verringert sich die Urinproduktion. Das führt schließlich zu einem Anstieg des Blutvolumens, und der Blutdruck normalisiert sich wieder. Wenn die »Fühler« in den Blutgefäßen und Nieren den gestiegenen Blutdruck und die Sensoren im Herz das gestiegene Blutvolumen registrieren, werden die Nieren veranlaßt, mehr Natrium und Urin auszuscheiden und das Blutvolumen wieder zu verringern.

▲ Siehe Seite 660
■ Siehe Seite 672
★ Siehe Kasten, Seite 661
● Siehe Seite 711

Wodurch wird das Schwartz-Bartter-Syndrom verursacht?

Hirnhautentzündung und Gehirnentzündung

Gehirntumore

Psychosen

Lungenerkrankungen (einschließlich Lungenentzündung und akute Atmungsinsuffizienz)

Krebs (vor allem der Lunge und Bauchspeicheldrüse)

Arzneimittel
- Carbamazepin (bei Epilepsie)
- Vincristin (bei Krebs)
- Clofibrat (bei Fettstoffwechselstörungen)
- Psychopharmaka
- Azetylsalizylsäure, Ibuprofen und andere frei erhältliche Schmerzmittel
- Vasopressin und Oxytozin (synthetische antidiuretische Hormone)

Niedriger Natriumspiegel

Bei einem Natriumspiegel von unter 135 Millimol pro Liter (mmol/l) Blut sprechen Mediziner von Hyponatriämie.

Wenn das Natrium im Körper durch zuviel Wasser verdünnt wird, sinkt der Natriumspiegel zu weit ab. Dazu kann es kommen, wenn Menschen riesige Mengen Wasser trinken, wie das bei einigen psychisch Kranken der Fall ist, oder wenn Patienten im Krankenhaus intravenös große Mengen Wasser zugeführt bekommen. In beiden Fällen übersteigt die aufgenommene Wassermenge die Fähigkeit der Nieren, den Überschuß auszuscheiden. Bei Menschen mit Funktionsstörungen der Nieren (wie Nierenversagen) kann bereits die Aufnahme sehr viel geringerer Wassermengen – manchmal sogar ein Liter am Tag – zu Hyponatriämie führen. Hyponatriämie kommt auch bei Menschen mit Herzschwäche und Leberzirrhose häufig vor, deren Blutvolumen erhöht ist. Bei diesen Erkrankungen führt das erhöhte Blutvolumen zu der geringen Natriumkonzentration, obwohl der Gesamtnatriumgehalt des Körpers im allgemeinen erhöht ist.

Hyponatriämie tritt bei Menschen mit einer Unterfunktion der Nebennieren auf ▲, die zuviel Natrium ausscheiden. Dieser Natriumverlust im Urin wird durch einen Mangel des Nebennierenhormons Aldosteron verursacht.

Bei Menschen, die krankheitsbedingt zu wenig antidiuretisches Hormon ausscheiden, ist der Natriumspiegel ebenfalls zu niedrig. Bei dieser Krankheit setzt die Hirnanhangdrüse zuviel antidiuretisches Hormon frei. ■ Dieses Hormon bewirkt, daß der Körper Wasser zurückhält und die Natriumkonzentration im Blut fällt.

Symptome

Wie schwer die Symptome sind, hängt zum Teil davon ab, mit welcher Geschwindigkeit der Natriumspiegel des Blutes sinkt. Wird die Konzentration langsam geringer, sind die Symptome gewöhnlich weniger schwer und treten erst auf, wenn der Spiegel bereits extrem niedrig ist. Sinkt die Konzentration rasch ab, sind die Symptome schwerer und können sogar auftreten, wenn der Spiegel nur leicht fällt. Das Gehirn reagiert besonders empfindlich auf Veränderungen des Natriumgehalts im Blut. Daher gehören Lethargie und Verwirrung zu den ersten Symptomen einer Hyponatriämie. Wenn der Natriumspiegel weiter absinkt, können Muskelzuckungen und Krampfanfälle auftreten. Bei allerschwersten Erkrankungen kann es zu Bewußtseinsstörungen, Koma und sogar zum Tod kommen.

Behandlung

Eine schwere Hyponatriämie ist ein Notfall, der sofortiger intensivmedizinischer Behandlung bedarf. Nach den ersten Notfallmaßnahmen hebt der Arzt den Natriumspiegel des Blutes langsam durch Infusionen an. Steigt der Spiegel zu schnell, kann es zu dauerhaften Gehirnschäden kommen.

Die Flüssigkeitsaufnahme wird eingeschränkt. Der Arzt versucht, die Ursache für die Hyponatriämie zu finden und zu beseitigen. Bei Menschen, die zu viel antidiuretisches Hormon produzieren, wird die Ursache ermittelt und nach Möglichkeit behandelt. Demeclozyklin oder Thiaziddiuretika – Arzneimittel, die die Wirkung des antidiuretischen Hormons auf die Nieren verringern – können gegeben werden, wenn sich die Hyponatriämie verschlimmert oder sich trotz verringerter Flüssigkeitszufuhr nicht bessert.

Hoher Natriumspiegel

Bei einer Natriumkonzentration von über 145 Millimol pro Liter (mmol/l) Blut sprechen Mediziner von Hypernatriämie.

Bei einer Hypernatriämie enthält der Körper im Verhältnis zur Natriummenge zuwenig Wasser. Der Natriumspie-

▲ Siehe Seite 708

■ Siehe Seite 694

gel im Blut steigt im allgemeinen ungewöhnlich stark an, wenn mehr Wasser als Natrium ausgeschieden wird. Das ist meist der Fall, wenn man zuwenig trinkt. Eine hohe Natriumkonzentration im Blut legt nahe, daß dieser Mensch entweder keinen Durst verspürt hat, obwohl er das eigentlich sollte, oder daß er durstig war und dennoch nicht genug getrunken hat. Hypernatriämie kommt auch bei Menschen mit Störungen der Nierenfunktion, Durchfall, Erbrechen, Fieber oder starker Schweißbildung vor.

Hypernatriämie ist bei alten Menschen verbreitet. Meist ist bei ihnen das Durstgefühl weniger stark ausgeprägt als bei jungen. Alte Menschen, die bettlägerig oder geistig verwirrt sind, können manchmal keine Getränke erreichen, obwohl ihr Durstgefühl funktioniert. Hinzu kommt, daß mit fortschreitendem Alter die Nieren den Urin nicht mehr so stark konzentrieren, so daß alte Menschen Wasser nicht mehr so gut im Körper halten können. Nehmen sie Diuretika ein, also Arzneimittel, die die Wasserausscheidung durch die Nieren fördern, ist die Gefahr der Hypernatriämie noch größer, besonders bei Hitze, Krankheit oder wenn sie nicht genügend trinken. Hypernatriämie ist eine ernstzunehmende Störung, besonders bei alten Menschen. Etwa die Hälfte der alten Menschen, die deswegen ins Krankenhaus eingeliefert werden, sterben daran. Das kann aber auch daran liegen, daß viele von ihnen eine schwere Grunderkrankung haben, durch die die Hypernatriämie hervorgerufen wurde.

Wenn die Nieren unverhältnismäßig große Wassermengen ausscheiden, wie das bei Diabetes insipidus der Fall ist, kann es ebenfalls zur Hypernatriämie kommen. Bei dieser Erkrankung setzt entweder die Hirnanhangdrüse zuwenig antidiuretisches Hormon frei▲ (dieses veranlaßt die Nieren, Wasser zurückzuhalten), oder die Nieren reagieren nicht richtig auf das Hormon. Trotz des extremen Wasserverlustes durch die Nieren tritt bei Patienten mit Diabetes insipidus nur selten Hypernatriämie auf, wenn ihr Durstgefühl normal funktioniert und sie genug trinken können.

Hauptgründe für einen hohen Natriumspiegel

- Kopfverletzung oder neurochirurgischer Eingriff mit Beteiligung der Hirnanhangdrüse
- Störungen, die andere Elektrolyte betreffen (hoher Kalziumspiegel und niedriger Kaliumspiegel)
- Einnahme von Arzneimitteln wie Lithium oder Diuretika
- Extremer Wasserverlust (Durchfall, Erbrechen, Fieber, starkes Schwitzen)
- Sichelzellenanämie
- Diabetes insipidus
- Zu geringe Trinkmenge (besonders in Verbindung mit einer der anderen Ursachen)

Symptome

Wie bei zuwenig Natrium werden auch bei zuviel Natrium die meisten Symptome durch Fehlfunktionen des Gehirns ausgelöst. Schwere Hypernatriämie kann zu Verwirrung, Muskelzuckungen, Krampfanfällen, Koma und zum Tod führen.

Behandlung

Hypernatriämie wird behandelt, indem man das fehlende Wasser ersetzt. Nur in ganz leichten Fällen kann auf eine intravenöse Flüssigkeitszufuhr verzichtet werden. Im Abstand von wenigen Stunden werden Blutuntersuchungen durchgeführt, um festzustellen, wann der Patient genug Flüssigkeit bekommen hat. Die Natriumkonzentration im Blut wird sehr langsam reduziert, weil eine zu schnelle Normalisierung zu dauerhaften Gehirnschäden führen kann.

Möglicherweise wird der Arzt zusätzliche Blutuntersuchungen durchführen, um der Ursache für den hohen Natriumspiegel auf die Spur zu kommen. Ist diese erst einmal erkannt, kann gezielt behandelt werden. Leidet ein Patient z. B. unter Diabetes insipidus, kann antidiuretisches Hormon verabreicht werden (Vasopressin).

Kaliumhaushalt

Kalium spielt eine große Rolle im Zellstoffwechsel und für die Funktionen der Nerven- und Muskelzellen. Im Gegensatz zu Natrium ist das meiste Kalium innerhalb der Körperzellen zu finden, nicht in den Zellzwischenräumen oder im Blut.

Die Kaliumkonzentration im Blut muß innerhalb eines sehr engen Rahmens aufrechterhalten werden. Zu hohe oder zu niedrige Werte können ernste Konsequenzen haben, z. B. Herzrhythmusstörungen und Herzstillstand. Das in den Zellen gelagerte Kalium hilft dem Körper, die Kaliumkonzentration im Blut stabil zu halten.

Wie bei anderen Elektrolyten bleibt das Kaliumgleich-

▲ Siehe Seite 694

gewicht erhalten, wenn mit der Nahrung ebensoviel Kalium aufgenommen wird, wie der Körper ausscheidet. Zwar geht im Magen-Darm-Trakt etwas Kalium verloren, aber der Hauptteil wird mit dem Urin ausgeschieden. Normalerweise passen die Nieren die Kaliumausscheidung den Veränderungen in der Kaliumaufnahme durch die Nahrung an. Einige Arzneimittel und verschiedene Erkrankungen veranlassen Kalium, in die Zellen hinein- oder aus ihnen herauszuwandern und beeinflussen damit stark den Kaliumspiegel des Blutes.

Niedriger Kaliumspiegel

Bei einem zu niedrigen Kaliumspiegel (Hypokaliämie) liegt die Kaliumkonzentration unter 3,6 Millimol pro Liter (mmol/l) Blut.

Gesunde Nieren können Kalium hervorragend zurückhalten. Sinkt die Kaliumkonzentration im Blut zu stark ab, liegt es meist daran, daß die Nieren nicht normal funktionieren oder durch den Magen-Darm-Trakt zu viel Kalium verlorenging (z. B. durch Erbrechen, Durchfall, Abführmittelmißbrauch oder Dickdarmpolypen). Da viele Nahrungsmittel Kalium enthalten, ist Hypokaliämie nur sehr selten ernährungsbedingt.

Es gibt verschiedene Gründe, warum zuviel Kalium im Urin ausgeschieden wird. Am häufigsten ist die Einnahme bestimmter Diuretika, die die Nieren veranlassen, überschüssiges Natrium, Wasser und Kalium auszuscheiden. Andere Ursachen sind selten. Beim Cushing-Syndrom ▲ produzieren die Nebennieren zuviel Glukokortikoidhormone, darunter auch Aldosteron, das die Nieren zur Ausscheidung großer Kaliummengen veranlaßt. Auch bei Menschen, die bestimmte Tabaksorten kauen oder große Mengen Lakritze essen, scheiden die Nieren große Mengen Kalium aus. Menschen mit Liddle-, Bartter- und Debré-Toni-Fanconi-Syndrom haben seltene, angeborene Defekte des Mechanismus, mit dem die Nieren Kalium zurückhalten.

Bestimmte Arzneimittel wie Insulin und die Asthmamittel Terbutalin und Theophyllin erhöhen den Kaliumeinstrom ins Zellinnere. Das kann zur Hypokaliämie führen. Nur selten sind diese Arzneimittel jedoch die einzige Ursache der Hypokaliämie.

Symptome

Ein leichtes Absinken des Kaliumspiegels im Blut verursacht normalerweise keine Symptome. Schwerer Kaliummangel (Werte unter 3,0 mmol pro Liter Blut) kann Muskelschwäche, Zuckungen und sogar Lähmungen verursachen. Besonders herzkranke Menschen können Herzrhythmusstörungen bekommen. Hypokaliämie ist für jene Patienten besonders gefährlich, die das Herzmittel Digoxin einnehmen.

Behandlung

Durch kaliumreiche Nahrung oder Kaliumsalze (z. B. Kaliumchlorid) läßt sich Kalium gewöhnlich leicht ergänzen. Da Kalium den Magen-Darm-Trakt reizen kann, sollte es als Arzneimittel lieber mehrmals täglich in kleinen Dosen mit dem Essen als in einer einzigen großen Dosis eingenommen werden.

Die meisten Menschen, die Diuretika einnehmen, brauchen nicht noch ein Medikament mit Kalium. Dennoch sollte der Arzt regelmäßig die Kaliumkonzentration im Blut messen, damit er die Medikation unter Umständen anpassen kann.

Bei schwerem Kaliummangel kann Kalium infundiert werden. Dies sollte im Krankenhaus und mit äußerster Vorsicht geschehen, damit die Kaliumkonzentration des Blutes nicht zu sehr ansteigt.

Hoher Kaliumspiegel

Bei einem zu hohen Kaliumspiegel (Hyperkaliämie) liegt die Kaliumkonzentration über 5,0 Millimol pro Liter Blut (mmol/l).

Grundsätzlich ist ein zu hoher Kaliumspiegel im Blut gefährlicher als ein niedriger. Liegt die Konzentration über 5,5 mmol pro Liter, wird das elektrische Reizleitungssystem des Herzens beeinträchtigt. Steigt die Konzentration weiter an, kommt es zu Herzrhythmusstörungen und Herzstillstand.

Hyperkaliämie tritt gewöhnlich dann auf, wenn die Nieren nicht genug Kalium ausscheiden. Eine leichte Hyperkaliämie entsteht am häufigsten durch Arzneimittel, die die Kaliumausscheidung der Nieren blockieren (Triamteren, Spironolakton und ACE-Hemmer). Auch die Addison-Krankheit ■ kommt als Ursache in Frage. Hierbei produzieren die Nebennieren nicht genug von jenem Hormon, das die Nieren zur Ausscheidung von Kalium veranlaßt. Die Addison-Krankheit als Ursache für Hypokaliämie ist im Steigen begriffen, da bei vielen Aidskranken die Nebennierenfunktion gestört ist.

Ein partielles oder vollständiges Nierenversagen kann zur Hyperkaliämie führen. Menschen mit Nierenfunktionsstörungen sollten darum kaliumreiche Nahrungsmittel meiden.

Hyperkaliämie kann auch entstehen, wenn plötzlich eine große Kaliummenge aus dem Zellinnern freigesetzt

▲ Siehe Seite 710

■ Siehe Seite 708

wird. Das kann z. B. vorkommen, wenn bei einem Unfall viel Muskulatur zerstört wird, jemand eine schwere Verbrennung erleidet oder eine Überdosis Crack nimmt. Dieser rapide Anstieg der Kaliumkonzentration im Blut kann die Nieren überfordern; sie scheiden nicht genügend Kalium aus, und es kommt zu einer lebensbedrohlichen Hyperkaliämie.

Symptome

Eine leichte Hyperkaliämie verursacht wenig oder keine Symptome. Gewöhnlich wird sie bei einer Routineuntersuchung des Blutes festgestellt oder wenn der Arzt Veränderungen im Elektrokardiogramm bemerkt. Gelegentlich treten Herzrhythmusstörungen auf; diese werden von den Betroffenen als Herzklopfen wahrgenommen.

Behandlung

Steigt der Kaliumspiegel im Blut auf mehr als 6 mmol/l oder auf mehr als 5 mmol/l bei einem Menschen mit gestörter Nierenfunktion, ist eine umgehende Behandlung erforderlich. Kalium kann den Körper durch den Magen-Darm-Trakt, durch die Nieren oder mittels Dialyse verlassen. Es wird aus dem Körper entfernt, indem der Arzt Durchfall auslöst und ein Mittel mit einem kaliumresorbierenden Harz schlucken läßt. Das Harz wird im Magen-Darm-Trakt nicht aufgenommen; das daran gebundene Kalium wird mit dem Stuhl ausgeschieden. Wenn die Nieren normal funktionieren, kann auch ein Diuretikum gegeben werden, um die Kaliumausscheidung zu erhöhen.

Ist eine noch schnellere Behandlung erforderlich, kann eine Lösung mit Kalzium, Glukose oder Insulin infundiert werden. Kalzium schützt das Herz vor den Wirkungen des hohen Kaliumspiegels, aber seine Wirkung hält nur wenige Minuten an. Glukose und Insulin bewirken, daß Kalium wieder in die Zellen aufgenommen wird und verringern so die Kaliumkonzentration im Blut. Wenn diese Maßnahmen fehlschlagen oder jemand unter Nierenversagen leidet, kann eine Dialyse erforderlich sein.

Kaliumquellen

- Kaliumhaltige Medikamente
- Kochsalzersatz (Kaliumchlorid)
- Bananen
- Tomaten
- Orangen
- Melonen
- Kartoffeln
- Spinat, die Blätter weißer Rüben, Kohlblätter, Grünkohl und andere grüne Blattgemüse
- Die meisten Erbsen- und Bohnensorten
- Trockenfrüchte (z. B. Aprikosen)

Kalziumhaushalt

Kalzium ist für verschiedene Funktionen des Körpers unverzichtbar. Dazu gehören Muskelkontraktionen, die Weiterleitung von Reizen in den Nerven und die Funktion vieler Enzyme. Der Großteil des Körperkalziums lagert in den Knochen, aber auch in den Zellen und im Blut ist es zu finden. Der Körper kontrolliert die Kalziummenge in Blut und Zellen ganz genau.

Um eine normale Kalziumkonzentration im Blut aufrechtzuerhalten, muß man täglich mit der Nahrung mindestens 500 bis 1 000 Milligramm Kalzium zu sich nehmen, die erforderliche Menge aus dem Magen-Darm-Trakt aufnehmen und überschüssiges Kalzium im Urin ausscheiden. Ist der Kalziumspiegel zu niedrig, tritt es aus den Knochen ins Blut über, um die erforderliche Kalziumkonzentration im Blut zu gewährleisten. Wird jedoch zuviel Kalzium aus den Knochen ins Blut abgegeben, kann sich die Knochendichte verringern, was zu einer Osteoporose führt.

Zwei Hormone steuern den Kalziumspiegel im Blut: das Nebenschilddrüsenhormon Parathormon und Kalzitonin. **Parathormon** wird von den vier Nebenschilddrüsen gebildet, die um die Schilddrüse herum im Hals liegen. Wenn der Kalziumspiegel fällt, produzieren die Nebenschilddrüsen mehr Parathormon; steigt die Konzentration, produzieren sie weniger. Parathormon regt den Magen-Darm-Trakt an, mehr Kalzium aufzunehmen, und die Nieren, Vitamin D zu aktivieren. Vitamin D steigert die Fähigkeit des Magen-Darm-Traktes, Kalzium aufzunehmen. Parathormon sorgt außerdem dafür, daß die Knochen Kalzium ins Blut abgeben und die Nieren weniger Kalzium ausscheiden. **Kalzitonin** wird in den Zellen der Schilddrüse, Nebenschilddrüse und Thymusdrüse gebildet. Es sorgt dafür, daß die Knochen Kalzium einlagern und senkt so den Kalziumspiegel des Blutes.

Niedriger Kalziumspiegel

Bei einer Kalziumkonzentration unter 8,5 Milligramm pro Deziliter Blut (mg/dl) bzw. 2,2 mmol/l sprechen Mediziner von einer Hypokalzämie.

Ursachen eines niedrigen Kalziumspiegels

Ursache	Bemerkungen
Niedriger Parathormonspiegel	Tritt gewöhnlich nach Schädigung oder versehentlicher Entfernung der Nebenschilddrüsen bei einer Schilddrüsenentfernung auf
Angeborenes Fehlen der Nebenschilddrüsen	Eine seltene Erbkrankheit; kann auch im Rahmen des DiGeorge-Syndroms auftreten
Pseudohypoparathyreoidismus	Kaum verbreitete Erbkrankheit; der Parathormonspiegel ist normal, aber Knochen und Nieren sprechen weniger auf das Hormon an
Vitamin-D-Mangel	Meist verursacht durch Mangelernährung, zu wenig Sonne (Vitamin D wird aktiviert, wenn die Haut der Sonne ausgesetzt ist), Lebererkrankungen, Magen-Darm-Erkrankungen mit Störung der Vitamin-D-Aufnahme oder die Einnahme der Epilepsiemittel Phenobarbital und Phenytoin, die die Wirksamkeit von Vitamin D verringern
Nierenschäden	Beeinträchtigung der Vitamin-D-Aktivierung in den Nieren
Niedriger Magnesiumspiegel	Führt zu verringerter Ausschüttung von Parathormon
Mangelernährung oder Resorptionsstörungen im Darm	Tritt mit oder ohne Vitamin-D-Mangel auf
Bauchspeicheldrüsenentzündung	Tritt auf, wenn sich durch Bauchspeicheldrüsenverletzung im Blut überschüssige Fettsäuren mit Kalzium verbinden
Niedriger Albuminspiegel	Verringert die an Albumin gebundene Kalziummenge, verursacht aber gewöhnlich keine Symptome, weil die freie Kalziummenge normal bleibt

Als Ursache für einen niedrigen Kalziumspiegel kommen mehrere Möglichkeiten in Frage. Er ist häufig bei Krankheiten mit einem chronischen Kalziumverlust im Urin oder wenn das Kalzium aus den Knochen nicht mobilisiert werden kann. Da das meiste Kalzium im Blut von dem Eiweißstoff Albumin transportiert wird, führt zu wenig Albumin zu einem niedrigen Kalziumspiegel. Allerdings spielt Hypokalzämie durch Albuminmangel nur eine untergeordnete Rolle, weil nur Kalzium, das nicht an Albumin gebunden ist, die Symptome einer Hypokalzämie verhindern kann.

Symptome und Diagnose

Ein ungewöhnlich niedriger Kalziumspiegel braucht keine Symptome zu verursachen. Mit der Zeit kann das aber die Gehirnfunktionen beeinträchtigen und neurologische Symptome wie Verwirrung, Gedächtnisverlust, Delirium, Depression und Halluzinationen hervorrufen. Diese Symptome bilden sich zurück, wenn die Kalziumkonzentration wieder ansteigt. Eine extrem niedrige Kalziumkonzentration (unter 7 Milligramm pro Deziliter Blut bzw. 1,8 mmol/l) kann Muskelschmerzen und Prickeln verursachen, am meisten in Lippen, Zunge, Fingern und Füßen. Bei schweren Fällen kann es zu Krampfanfällen, Muskelkrämpfen im Hals (mit Atembeschwerden) und Tetanie kommen (allgemeine Verkrampfung und Muskelkrämpfe im ganzen Körper). Es können Veränderungen am elektrischen Reizleitungssystem des Herzens auftreten, die im Elektrokardiogramm (EKG) zu sehen sind.

Meistens wird eine Abweichung des Kalziumspiegels bei einer Routineuntersuchung des Blutes festgestellt. Hypokalzämie wird daher oft diagnostiziert, bevor Symptome auftreten. Dann müssen die Krankheitsgeschichte erhoben, eine vollständige körperliche Untersuchung durchgeführt und andere Urin- und Blutuntersuchungen gemacht werden, um die Ursache zu finden.

Behandlung

Die Behandlung hängt von der Grunderkrankung ab. Das fehlende Kalzium kann eingenommen oder gespritzt werden. Menschen mit chronischer Hypokalzämie können vielleicht Kalziumpräparate einnehmen. Wenn bereits Symptome auftreten, ist gewöhnlich eine intravenöse Behandlung erforderlich. Die zusätzliche Einnahme von Vitamin-D-Tabletten kann dafür sorgen, daß der Magen-Darm-Trakt Kalzium besser aufnimmt.

Hoher Kalziumspiegel

Bei einem Kalziumspiegel von mehr als 10,5 Milligramm pro Deziliter (mg/dl) Blut bzw. 2,6 mmol/l sprechen Mediziner von Hyperkalzämie.

Die Ursache ist entweder eine gesteigerte Kalziumaufnahme aus dem Magen-Darm-Trakt oder eine erhöhte Kalziumzufuhr mit der Nahrung. Menschen mit Magengeschwüren trinken häufig viel Milch und nehmen zusätzlich kalziumhaltige Medikamente gegen Magenübersäuerung ein. Bei ihnen kann es zur Hyperkalzämie kommen. Eine Überdosis Vitamin D kann den Kalziumspiegel im Blut ebenfalls erhöhen, weil es die Aufnahme von Kalzium aus dem Magen-Darm-Trakt verbessert.

Die häufigste Ursache für Hyperkalzämie ist jedoch eine **Überfunktion der Nebenschilddrüse (Hyperparathyreoidismus)**. Dabei produziert die Nebenschilddrüse eine ungewöhnlich große Menge Parathormon. Etwa 90 Prozent der Menschen mit Überfunktion der Nebenschilddrüsen haben einen nichtkanzerösen Tumor (Adenom) in einer dieser kleinen Drüsen. Bei den übrigen zehn Prozent sind die Drüsen lediglich vergrößert und produzieren zuviel Hormon. Nur selten verursacht ein Krebs der Nebenschilddrüse die Überfunktion.

Eine Überfunktion der Nebenschilddrüse kommt bei Frauen häufiger vor als bei Männern. Alte Menschen und solche, deren Hals bestrahlt wurde, erkranken häufiger als andere. Manchmal ist die Überfunktion der Nebenschilddrüse eine Begleiterscheinung der multiplen endokrinen Neoplasie, einer seltenen erblichen Krankheit.▲

Krebspatienten leiden oft unter Hyperkalzämie. Krebstumore der Lunge, der Nieren und der Eierstöcke setzen oft große Mengen eines Eiweißes frei, das ähnlich wie Parathormon wirkt. Diese Krankheit heißt paraneoplastisches Syndrom.■ Der Krebs kann Metastasen in den Knochen bilden, Knochenzellen zerstören und so Kalzium ins Blut freisetzen. Das ist häufig bei Prostata-, Brust- und Lungenkrebs der Fall. Ein multiples Myelom (ein Krebs, der das Knochenmark befällt) kann ebenfalls den Knochen zerstören und zu einer Hyperkalzämie führen. Auch andere Krebsarten erhöhen die Kalziumkonzentration des Blutes; doch wie sie das tun, ist noch ungeklärt.

Krankheiten, bei denen Knochensubstanz zerstört oder aufgenommen wird, können ebenfalls Hyperkalzämie verursachen. Dazu gehört z.B. die Paget-Krankheit. Menschen, die sich nicht bewegen können, wie Querschnittgelähmte, und solche, die lange Zeit liegen müssen, können eine Hyperkalzämie bekommen, weil der Körper Knochensubstanz abbaut.

Symptome und Diagnose

Da eine Hyperkalzämie meist keine Symptome verursacht, wird sie gewöhnlich bei einer Routineuntersuchung des Blutes festgestellt. Die Ursache ist oft an der Vorgeschichte des Patienten oder seinem Verhalten abzulesen (z.B., wenn jemand viel Milch trinkt und kalziumhaltige Antazida gegen Magenbeschwerden einnimmt). Gewöhnlich sind aber Laboruntersuchungen und Röntgenbilder erforderlich.

Die ersten Anzeichen einer Hyperkalzämie sind im allgemeinen Verstopfung, Appetitverlust, Übelkeit, Erbrechen und Bauchschmerzen. Die Nieren scheiden möglicherweise ungewöhnlich viel Urin aus. Dadurch sinkt der Flüssigkeitsgehalt des Körpers, und es können Symptome der Austrocknung auftreten.★ Eine sehr schwere Hyperkalzämie verursacht Funktionsstörungen des Gehirns wie Verwirrung, Störungen des seelischen Gleichgewichts, Delirium, Halluzinationen, Schwäche und Koma. Herzrhythmusstörungen und Tod können folgen.

Bei Menschen mit chronischer Hyperkalzämie können sich kalziumhaltige Nierensteine bilden. Bei schwerer und lange andauernder Hyperkalzämie kann in den Nieren Kalzium auskristallisieren und Dauerschäden verursachen.

Behandlung

Die Behandlung hängt davon ab, wie hoch der Kalziumspiegel des Blutes ist und warum er so angestiegen ist. Liegt die Konzentration unter 11,5 Milligramm pro Deziliter Blut bzw. 3 mmol/l, reicht es oft aus, die Grunderkrankung zu behandeln. Menschen mit normaler Nierenfunktion und einer Neigung zur Hyperkalzämie sollen gewöhnlich sehr viel trinken, um die Kalziumausscheidung durch die Nieren zu fördern und Austrocknung zu verhindern.

Ist der Kalziumspiegel des Blutes sehr hoch (mehr als 15 Milligramm pro Deziliter Blut bzw. 3,5 mmol/l) oder treten Störungen der Hirnfunktion auf, wird bei normaler Nierenfunktion die Flüssigkeit intravenös verabreicht. Diuretika wie Furosemid erhöhen die Kalziumausscheidung der Nieren und sind eine wichtige Stütze der Behandlung. Die Dialyse ist eine sehr wirkungsvolle, sichere und zuverlässige Behandlung, wird aber gewöhnlich nur bei Patienten mit schwerer Hyperkalzämie angewendet, die nicht anders behandelt werden können.

Eine Überfunktion der Nebenschilddrüsen wird meist operativ behandelt, indem man eine oder mehrere Nebenschilddrüsen entfernt. Für eine erfolgreiche Operation muß der Chirurg jenes Gewebe restlos entfernen, das überschüssige Hormone produziert. Manchmal wird auch außerhalb des Organs noch Nebenschilddrüsengewebe festgestellt. Erfahrene Chirurgen haben bei der Operation eine Erfolgsquote von 90 Prozent.

▲ Siehe Seite 722

■ Siehe Seite 794

★ Siehe Seite 661

Wenn die bisher geschilderten Methoden nicht erfolgreich sind, kann die Hyperkalzämie mit Arzneimitteln behandelt werden. Zu ihnen gehören vor allem Bisphosphonate, Kalzitonin und Kortison.

Eine von Krebs verursachte Hyperkalzämie ist besonders schwierig zu behandeln. Wenn die Grunderkrankung nicht beseitigt werden kann, tritt die Hyperkalzämie trotz bester Behandlung immer wieder auf.

Phosphathaushalt

Das Element Phosphor ist im Körper fast ausschließlich in Form von Phosphat vorhanden (ein Phosphor- und vier Sauerstoffatome). Die Knochen enthalten den größten Teil des Körperphosphats. Der Rest befindet sich vornehmlich in den Zellen, wo es eng in den Energiestoffwechsel eingebunden ist und für so wichtige Moleküle wie DNA als Baustein dient. Phosphat wird mit Urin und Stuhl ausgeschieden.

Niedriger Phosphatspiegel

Bei einem niedrigen Phosphatspiegel (Hypophosphatämie) liegt die Phosphatkonzentration unter 2,5 Milligramm pro Deziliter (mg/dl) Blut bzw. 0,8 mmol/l.

Eine chronische Hypophosphatämie kommt bei einer Überfunktion der Nebenschilddrüsen und der Schilddrüse, bei Nierenfunktionsstörungen und Langzeitgebrauch von Diuretika vor. Eine Überdosis des Arzneimittels Theophyllin kann die Phosphatmenge im Körper verringern. Auch die Einnahme einer großen Menge aluminiumhydroxidhaltiger Magenmittel über längere Zeit kann die Phosphatmenge verringern, vor allem bei Menschen, die auf eine Dialyse angewiesen sind. Bei schwerer Fehlernährung, diabetischer Ketoazidose, schwerer Alkoholvergiftung oder starken Verbrennungen baut der Körper seine Phosphatreserven ab. Wenn sich diese Menschen wieder erholen, braucht ihr Körper sehr viel Phosphat. Daher kann die Phosphatkonzentration im Blut plötzlich stark abfallen.

Symptome

Ein Phosphatmangel kann ohne eine Grunderkrankung vorliegen. Symptome treten erst auf, wenn der Phosphatspiegel stark abgesunken ist. Als erstes Anzeichen verspürt der Betroffene möglicherweise Muskelschwäche. Später können die Knochen schwach werden, was zu Schmerzen und Brüchen führt. Ein extrem niedriger Phosphatspiegel (unter 1,5 Milligramm pro Deziliter Blut bzw. 0,5 mmol/l) kann sehr ernste Auswirkungen haben; er führt zu fortschreitender Muskelschwäche, Stumpfsinn, Starre, Koma und schließlich zum Tod.

Behandlung

Die Behandlung hängt davon ab, wie schwer die Symptome sind und was die Ursache ist. Wer keine Beschwerden hat, kann eine Phosphatlösung einnehmen, aber gewöhnlich ruft das Durchfall hervor. Ein halber Liter fettarme Milch liefert viel Phosphat und läßt sich leichter trinken. Wenn das Phosphat nicht oral aufgenommen werden kann oder eine sehr schwere Hypophosphatämie vorliegt, kann es auch intravenös gegeben werden.

Hoher Phosphatspiegel

Von einem hohen Phosphatspiegel (Hyperphosphatämie) spricht man, wenn die Phosphatkonzentration 4,5 Milligramm pro Deziliter Blut bzw. 1,5 mmol/l übersteigt.

Gesunde Nieren scheiden Phosphat so hervorragend aus, daß eine Hyperphosphatämie selten ist – es sei denn bei Menschen mit Nierenfunktionsstörungen. Bei Patienten mit Nierenversagen ist Hyperphosphatämie ein ernstes Problem, weil die Dialyse das Phosphat nicht sonderlich wirkungsvoll aus dem Körper entfernt.

Symptome

Es gibt nur wenige äußerliche Anzeichen einer Hyperphosphatämie. Wenn sich bei Dialysepatienten die Blutphosphatkonzentration erhöht, sinkt der Kalziumspiegel. Das veranlaßt die Nebenschilddrüsen, Parathormon zu produzieren. Dieses wiederum sorgt dafür, daß in den Knochen Kalzium mobilisiert wird und ins Blut wandert, um dort die Konzentration zu erhöhen. Wenn die Grundkrankheit weiterbesteht, kann die Knochendichte immer weiter abnehmen; schon minimale Einwirkungen verursachen dann Schmerzen und Brüche. Kalzium und Phosphat können sich als Kristalle in den Wänden der Blutgefäße ablagern und eine schwere Arteriosklerose (Verhärtung der Arterien) verursachen, die wiederum zu Schlaganfall, Herzinfarkt und Durchblutungsstörungen führt. Kristalle können sich auch in der Haut bilden und dort Juckreiz verursachen.

Behandlung

Eine Hyperphosphatämie wird bei Patienten mit Nierenschäden behandelt, indem man die Phosphorzufuhr einschränkt und die Aufnahme von Phosphat im Magen-Darm-Trakt verringert. Nahrungsmittel mit hohem Phosphatgehalt sollten gemieden werden. Zu den Mahlzeiten werden kalziumhaltige Antazida eingenommen, so daß sich das Kalzium im Darm an das Phosphat binden kann und es nicht resorbiert wird.

Die dauerhafte Anregung der Nebenschilddrüsen kann zu einer Überfunktion führen. Dann müssen die Drüsen operativ entfernt werden.

Magnesiumhaushalt

Eine Reihe von Enzymen des Körpers ist auf Magnesium angewiesen, um richtig zu funktionieren. Das meiste Magnesium im Körper lagert in den Knochen; nur wenig ist im Blut. Der Magnesiumspiegel wird hauptsächlich durch die Ernährung aufrechterhalten. Magnesium wird sowohl im Stuhl als auch im Urin ausgeschieden.

Niedriger Magnesiumspiegel

Bei einer Magnesiumkonzentration unter 1,6 Millimol pro Liter (mmol/l) Blut spricht man von einer Hypomagnesiämie.

Durch viele Erkrankungen kann der Magnesiumspiegel abfallen; meist ist es das Ergebnis von Fehlernährung und Stoffwechselstörungen. Die häufigsten Ursachen für einen niedrigen Magnesiumspiegel sind eine verringerte Aufnahme durch Hungern, Resorptionsstörungen des Magen-Darm-Traktes und eine verstärkte Ausscheidung durch die Nieren. Hypomagnesiämie tritt außerdem häufig bei Menschen auf, die viel Alkohol trinken oder bei denen Durchfall lange andauert. Ein hoher Spiegel von Aldosteron, antidiuretischem Hormon oder Schilddrüsenhormon kann zu Hypomagnesiämie führen, weil sie die Magnesiumausscheidung der Nieren verstärken. Die Behandlung mit entwässernden Mitteln, dem Pilzmittel Amphotericin B oder dem Krebsmedikament Cisplatin kann ebenfalls Hypomagnesiämie verursachen.

Symptome

Zu wenig Magnesium im Blut kann zu Appetitlosigkeit, Übelkeit und Erbrechen, Schlaflosigkeit, Schwäche, Persönlichkeitsveränderungen, Muskelkrämpfen und Zittern führen. Tritt der Magnesiummangel in Verbindung mit einem Kalziummangel auf, muß zuerst das Magnesium ersetzt werden, bevor die Kalziumstörung erfolgreich behandelt werden kann.

Phosphatreiche Nahrungsmittel

- Milch und Milchprodukte
- Die meisten Erbsen- und Bohnensorten
- Spinat, die Blätter weißer Rüben, Kohlblätter, Grünkohl und andere grüne Blattgemüse
- Nüsse
- Schokolade
- Softdrinks, Limonaden

Behandlung

Magnesium wird ersetzt, wenn der Mangel Symptome verursacht oder die Konzentration sehr niedrig ist (unter 1 mmol pro Liter Blut). Magnesium kann geschluckt oder gespritzt werden.

Hoher Magnesiumspiegel

Bei einem Magnesiumspiegel von mehr als 2,1 mmol pro Liter (2,1 mmol/l) Blut sprechen Mediziner von einer Hypermagnesiämie.

Ein zu hoher Magnesiumspiegel ist ausgesprochen selten. Er kann auftreten, wenn Menschen mit Nierenversagen Magnesiumsalze oder magnesiumhaltige Arzneimittel einnehmen wie Antazida oder Abführmittel. Hypermagnesiämie kann zu Schwäche, niedrigem Blutdruck und unregelmäßiger Atmung führen. Das Herz kann stehenbleiben, wenn der Magnesiumspiegel über 12 bis 15 mmol pro Liter Blut steigt.

Behandlung

Eine schwere Hypermagnesiämie wird mit intravenöser Gabe von Kalziumglukonat behandelt, Kreislauf und Atmung brauchen Unterstützung. Starke intravenös gegebene Diuretika können die Magnesiumausscheidung der Nieren erhöhen. Ist die Nierenfunktion gestört, kann eine Dialyse in Frage kommen.

Säure-Basen-Haushalt

Eine wichtige chemische Eigenschaft des Blutes und anderer Körperflüssigkeiten ist der Säuregrad. Er wird auf der pH-Skala dargestellt, bei der ein pH-Wert von 7,0 als neutral gilt, solche zwischen 7 und 14 als basisch (alkalisch) und zwischen 7 und 1 als sauer. Eine starke Säure hat einen sehr niedrigen pH-Wert (nahe 1,0), während der einer starken Base sehr hoch ist (nahe 14). Blut ist normalerweise leicht alkalisch mit einem pH-Wert zwischen 7,35 und 7,45. Der Körper kontrolliert den Säure-Basen-Haushalt sehr genau, weil bereits geringe Abweichungen vom Normalen viele Organe erheblich beeinträchtigen können.

Der Körper setzt drei Kontrollmechanismen ein, um den Säure-Basen-Haushalt stabil zu halten. Zum einen wird überschüssige Säure von den Nieren ausgeschieden, größtenteils in Form von organisch gebundenem Ammoniak. Die Nieren sind bis zu einem gewissen Grad in der Lage, die Menge der ausgeschiedenen Säuren oder Basen zu verändern, aber das braucht im allgemeinen einige Tage.

Zum anderen benutzt der Körper pH-Puffer im Blut, um sich vor plötzlichen Säureschwankungen zu schützen. Ein Puffer bewirkt auf chemischem Wege, daß sich der pH-Wert einer Lösung nur geringfügig ändert. Der wichtigste Puffer im Blut nutzt Hydrogenkarbonat. Hydrogenkarbonat (oder Bikarbonat), eine alkalische Verbindung, steht im Gleichgewicht mit Kohlendioxid, einer sauren Verbindung. Je mehr Säure in den Blutkreislauf gelangt, desto mehr Hydrogenkarbonat und desto weniger Kohlendioxid werden produziert; je alkalischer das Blut ist, desto mehr Kohlendioxid und weniger Hydrogenkarbonat werden gebildet. In beiden Fällen sorgt der Puffer dafür, daß sich der pH-Wert nur wenig verändert.

Zum dritten Kontrollmechanismus gehört die Ausscheidung von Kohlendioxid. Kohlendioxid ist ein wichtiges Nebenprodukt bei der Verarbeitung kohlenstoffhaltiger Substanzen mit Hilfe von Sauerstoff und wird als solches dauernd in den Zellen produziert. Das Blut transportiert das Kohlendioxid zur Lunge, wo es ausgeatmet wird. Das Atemzentrum im Gehirn reguliert über die Tiefe und Frequenz der Atemzüge die Menge an ausgeatmetem Kohlendioxid. Bei verstärkter Atmung sinkt der Kohlendioxidgehalt des Blutes, und es wird basisch. Flacht die Atmung ab, steigt der Kohlendioxidgehalt des Blutes, und es wird sauer. Das Atemzentrum und die Lunge können den pH-Wert des Blutes von Minute zu Minute regulieren, indem sie die Tiefe und die Geschwindigkeit der Atemzüge angleichen.

Wenn einer oder mehrere dieser Kontrollmechanismen für den pH-Wert gestört sind, ruft das eine oder zwei Störungen im Säure-Basen-Haushalt hervor: Azidose oder Alkalose. **Azidose** ist ein Zustand, bei dem das Blut zu viel Säure (oder zu wenig Basen) enthält, dadurch sinkt meist der pH-Wert ab. Bei **Alkalose** enthält das Blut zu viele Basen (oder zu wenig Säuren), und dadurch steigt der pH-Wert an. Azidose und Alkalose sind keine Krankheiten, sondern vielmehr das Ergebnis einer ganzen Zahl von Störungen. Eine Azidose oder Alkalose ist für Ärzte ein wichtiger Hinweis, daß ein ernsthaftes Stoffwechselproblem besteht.

Azidose und Alkalose werden entsprechend ihren Hauptursachen als metabolisch oder respiratorisch bezeichnet. Metabolische Azidose und metabolische Alkalose entstehen, wenn zwischen der Produktion von Säuren oder Basen und ihrer Ausscheidung durch die Nieren ein Ungleichgewicht besteht. Respiratorische Azidose und Alkalose beruhen vornehmlich auf Krankheiten der Lunge und der Atmung.

Metabolische Azidose

Bei metabolischer Azidose enthält das Blut sehr viel Säure bei einem ungewöhnlich niedrigen Spiegel an Hydrogenkarbonat.

Wenn ein Anstieg des Säuregrades das Puffersystem des Körpers überfordert, kann das Blut übersäuern. Dem fallenden pH-Wert des Blutes entsprechend wird die Atmung tiefer und schneller, weil der Körper versucht, das Blut von der überschüssigen Säure zu befreien, indem er den Kohlendioxidgehalt senkt. Möglicherweise bemühen sich auch die Nieren um Ausgleich, indem sie mit dem Urin mehr Säure ausscheiden. Allerdings kann es sein, daß beide Mechanismen nicht ausreichen, wenn der Körper weiter zu viel Säure bildet. Das führt zu einer heftigen Azidose und möglicherweise zum Koma.

Ursachen

Die Ursachen für die metabolische Azidose lassen sich in drei Gruppen einteilen.

Erstens erhöht sich der Säuregehalt im Körper, wenn man Säuren oder Substanzen zu sich nimmt, die in Säuren umgewandelt werden. Die meisten Substanzen, die nach Einnahme Azidose hervorrufen, kennt man als Gifte. Dazu zählen Holzgeist (Methanol) und Frostschutzmittel (Ethylenglykol). Doch schon eine Überdosis Azetylsalizylsäure kann eine metabolische Azidose hervorrufen.

Zweitens kann der Körper stoffwechselbedingt zuviel Säure produzieren. Dieses kann das Ergebnis gewisser Krankheiten sein. Eine der bekanntesten ist der Typ-I-Diabetes mellitus. Wenn der Diabetes schlecht eingestellt ist, baut der Körper Fette ab, und es entstehen sauer reagierende Verbindungen, die Ketone. Auch im fortgeschrittenen Schockzustand, wenn im Zuckerstoffwechsel Milchsäure entsteht, produziert der Körper Säure im Überschuß.

Drittens kann eine Azidose auftreten, wenn die Nieren nicht genug Säure ausscheiden können. Sogar die normale Säurebildung kann zur Azidose führen, wenn die Nieren nicht richtig arbeiten. Diese Fehlfunktion der Nieren heißt renale tubuläre Azidose und kann bei Menschen mit Nierenversagen oder mit Fehlbildungen vorkommen, die die Fähigkeit der Nieren beeinträchtigen, Säuren auszuscheiden.

Symptome und Diagnose

Bei leichter metabolischer Azidose treten möglicherweise keine Symptome auf; meistens kommt es jedoch zu Übelkeit, Erbrechen und Erschöpfung. Die Atmung wird tiefer und etwas schneller, was die meisten Betroffenen aber gar nicht bemerken. Sie fühlen sich sehr schwach und müde, manchmal auch verwirrt und leiden unter zunehmender Übelkeit. Wenn sich die Azidose verschlimmert, kann es zum Blutdruckabfall kommen; die Folgen können Schock, Koma und Tod sein.

Zur Diagnose einer Azidose muß gewöhnlich der pH-Wert in einer arteriellen Blutprobe untersucht werden. Meist wird die Probe an der Pulsader des Handgelenks genommen. Das Blut muß aus einer Arterie stammen, weil sich venöses Blut zu einer genauen pH-Wert-Messung nicht eignet.

Um die Ursache der Azidose herauszufinden, werden auch die Kohlendioxid- und Hydrogenkarbonatspiegel des Blutes gemessen sowie weitere Blutuntersuchungen durchgeführt. Ein hoher Blutzuckerspiegel und Ketone im Blut weisen auf einen entgleisten Diabetes hin. Giftige Substanzen im Blut legen nahe, daß die metabolische Azidose durch eine Vergiftung oder eine Überdosis Arzneimittel verursacht wurde. Manchmal wird der pH-Wert des Urins gemessen, und der Urin wird mikroskopisch untersucht.

Behandlung

Die Behandlung der metabolischen Azidose hängt in erster Linie von ihren Ursachen ab. Wenn möglich wird die Ursache behandelt, z. B. wird ein diabetisches Koma mit Insulin behandelt oder eine Vergiftung durch Entfernen der giftigen Substanz aus dem Blut. Bei erheblichen Überdosen oder Vergiftungen ist gelegentlich eine Dialyse erforderlich.

Hauptursachen der metabolischen Azidose und Alkalose

Metabolische Azidose

- Nierenversagen
- Renale tubuläre Azidose
- Diabetische Ketoazidose
- Laktazidose (Milchsäureansammlung)
- Gifte wie Ethylenglykol, Salizylat (Überdosis), Methanol, Paraldehyd, Azetazolamid oder Ammoniumchlorid
- Basenverlust (z. B. Hydrogenkarbonat) im Magen-Darm-Trakt wegen Durchfall, Ileostomie oder Kolostomie

Metabolische Alkalose

- Einnahme von Diuretika (Thiazide, Furosemid, Ethacrynsäure)
- Magensäureverlust durch Erbrechen oder Absaugen
- Überfunktion der Nebennieren (Cushing-Syndrom oder Einnahme von Kortison)

Metabolische Azidose kann auch direkt behandelt werden. In leichten Fällen genügt es manchmal, die Ursache zu beheben und intravenös Flüssigkeiten zu verabreichen. Bei schwerer Azidose kann intravenös Hydrogenkarbonat gegeben werden; allerdings führt das nur zu einer vorübergehenden Besserung und kann sogar Schaden anrichten.

Metabolische Alkalose

Bei einer metabolischen Alkalose ist das Blut alkalisch, weil der Hydrogenkarbonatspiegel unangemessen hoch ist.

Verliert der Körper zuviel Säure, kann es zu einer metabolischen Alkalose kommen. Wenn z. B. eine bedeutende Menge Magensäure durch andauerndes Erbrechen verlorengeht oder abgesaugt wird (wie es nach einer Magenoperation vorkommt), kann sich eine metabolische Alkalose entwickeln. Nur selten haben die Patienten zuviel Alkalien aufgenommen, z. B. aus Substanzen wie Natron. Außerdem kann sich eine metabolische Alkalose entwickeln, wenn ein hoher Natrium- oder Kaliumverlust die

Fähigkeit der Nieren beeinträchtigt, den Säure-Basen-Haushalt zu steuern.

Symptome und Diagnose

Metabolische Alkalose kann Reizbarkeit, Muskelzuckungen und Muskelkrämpfe oder auch gar keine Symptome verursachen. In schweren Fällen kann es zu anhaltenden Muskelkontraktionen und -krämpfen kommen (Tetanie).

Eine Blutprobe aus einer Arterie zeigt meist, daß das Blut alkalisch ist. Eine Probe mit venösem Blut weist einen hohen Hydrogenkarbonatspiegel auf.

Behandlung

Gewöhnlich werden bei der Behandlung der metabolischen Alkalose die Ursache bekämpft sowie Wasser und Elektrolyte ersetzt. In sehr schweren Fällen kann verdünnte Säure in Form von Argininhydrochlorid intravenös verabreicht werden.

Respiratorische Azidose

Bei einer respiratorischen Azidose ist das Blut stark sauer, weil sich in ihm Kohlendioxid angereichert hat. Verursacht wird dieses durch eine gestörte Lungenfunktion oder eine flache Atmung.

Die Frequenz und Tiefe der Atmung bestimmen, wieviel Kohlendioxid im Blut ist. Wenn sich Kohlendioxid im Blut anreichert, fällt normalerweise der pH-Wert, und das Blut wird sauer. Ein hoher Kohlendioxidgehalt des Bluts stimuliert jenen Teil des Gehirns, der die Atmung reguliert. Sie wird dann schneller und tiefer.

Ursachen

Eine respiratorische Azidose entsteht, wenn die Lunge das Kohlendioxid nicht richtig ausatmen kann. Das kann bei schweren Lungenerkrankungen wie einem Lungenemphysem, chronischer Bronchitis, schwerer Lungenentzündung, Lungenödem und Asthma vorkommen. Andere mögliche Ursachen einer respiratorischen Azidose sind Nerven- oder Muskelerkrankungen der Brust, die das Atmen behindern; eine zu lange Narkose und starke Schlafmittel, die die Atmung verlangsamen, kommen ebenfalls in Frage.

Symptome und Diagnose

Als erste Symptome können Kopfschmerzen und Benommenheit auftreten. Verschlimmert sich der Zustand, kann die Benommenheit in Betäubung und Koma übergehen. Betäubung oder Koma können innerhalb weniger Augenblicke einsetzen, wenn die Atmung stillsteht oder stark beeinträchtigt ist, oder aber innerhalb von Stunden, wenn die Beeinträchtigung geringer ist. Die Nieren versuchen, der Azidose entgegenzuwirken, indem sie Hydrogenkarbonat zurückhalten, aber dieser Vorgang dauert Stunden bis Tage.

Im allgemeinen ist die Diagnose einer respiratorischen Azidose anhand der Messungen des pH-Wertes und des Kohlendioxidgehalt in einer arteriellen Blutprobe eindeutig.

Behandlung

Die Behandlung einer respiratorischen Azidose zielt darauf, die Lungenfunktion zu verbessern. Bei Lungenerkrankungen wie Asthma und Lungenemphysem können Arzneimittel die Atmung verbessern. Bei Menschen mit schweren Lungenfunktionsstörungen kann, unabhängig von der Art der Störung, künstliche Beatmung erforderlich werden.

Respiratorische Alkalose

Hierbei bleibt im Blut durch rasches und tiefes Atmen zu wenig Kohlendioxid zurück, und es wird alkalisch.

Rasches, tiefes Atmen (Hyperventilation) entfernt zuviel Kohlendioxid aus dem Blutkreislauf. Die häufigste Ursache für diese Art von Atmung ist Angst. Respiratorische Alkalose kann auch durch Schmerzen, Leberzirrhose, niedrigen Sauerstoffgehalt des Bluts und eine Überdosis Azetylsalizylsäure entstehen.

Symptome und Diagnose

Eine respiratorische Alkalose kann Angst und ein prickelndes Gefühl an Lippen und im Gesicht auslösen. Ist sie schlimmer, können sich anhaltende Muskelkrämpfe und Störungen des Realitätssinnes einstellen.

Gewöhnlich kann der Arzt die Diagnose bereits nach der Beobachtung und einem Gespräch mit dem Patienten stellen. Ist die Diagnose nicht offensichtlich, kann der Kohlendioxidgehalt einer arteriellen Blutprobe bestimmt werden. Häufig ist auch der pH-Wert des Blutes erhöht.

Behandlung

Meistens genügt es, die Atemfrequenz zu verringern. Ist Angst die Ursache der respiratorischen Alkalose, kann das bewußte Bemühen, langsamer zu atmen, bereits Abhilfe schaffen. Wird das Problem durch Schmerz ausgelöst, genügt meist die Beseitigung der Schmerzen. Atmet der Patient in eine Papiertüte (keine Plastiktüte), kann er damit den Kohlendioxidgehalt seines Blutes anheben, weil er das ausgeatmete Kohlendioxid beim nächsten Atemzug wieder einatmet.

Steigt der Kohlendioxidgehalt wieder an, verschwinden die Symptome der Hyperventilation langsam wieder; die Angst des Betroffenen läßt nach, und der Anfall ist vorüber.

Fettstoffwechselstörungen

Fette, auch Lipide genannt, sind energiereiche Substanzen, die dem Körper für seine Stoffwechselvorgänge als Hauptbrennstoffquelle dienen. Fette stammen aus der Nahrung oder werden im Körper gebildet, meistens in der Leber. Sie können für einen späteren Gebrauch in Fettzellen gespeichert werden. Fettzellen schützen den Körper außerdem vor Kälte und Verletzungen. Fette sind lebenswichtige Bestandteile der Zellwände, der die Nerven umgebenden Markscheiden und der Gallenflüssigkeit.

Die wichtigsten Fettstoffe im Blut sind Cholesterin und die Triglyzeride. Die Fette binden sich an bestimmte Eiweiße und werden so auf dem Blutweg durch den Körper transportiert; diese Verbindungen aus Fett und Eiweiß (Protein) heißen Lipoproteine. Die größten Lipoproteine sind Chylomikronen, Lipoproteine mit sehr geringer Dichte (VLDL = very low density lipoproteins), Lipoproteine mit geringer Dichte (LDL = low density lipoproteins) und Lipoproteine mit hoher Dichte (HDL = high density lipoproteins).

Jeder dieser Lipoproteintypen dient einem bestimmten Zweck und wird auf eine etwas andere Art abgebaut und ausgeschieden. Chylomikronen z. B. entstehen im Darm und transportieren bestimmte Arten verdauter Fette vom Darm in den Blutkreislauf. Eine Reihe von Enzymen nimmt den Chylomikronen das Fett ab, um es als Energielieferant zu verwenden oder in Fettzellen zu lagern. Schließlich wird das vom größten Teil seines Fettes (Triglyzerid) befreite Chylomikron von der Leber aus dem Blut entfernt.

Der Körper reguliert den Lipoproteinspiegel auf verschiedene Weise. Zum einen verringert er die Synthese von Lipoproteinen und ihre Aufnahme ins Blut. Ein anderer Weg ist, die Geschwindigkeit zu verändern, mit der er die Lipoproteine aus dem Blut entfernt.

Ein sehr hoher Blutfettspiegel (vor allem Cholesterin) kann Folgeschäden verursachen. Wenn der Gesamtcholesterinspiegel steigt, wächst auch die Gefahr, Arteriosklerose und Erkrankungen der Herzkranzgefäße oder der Halsschlagader zu bekommen; dadurch erhöht sich das Risiko eines Herzinfarktes oder Schlaganfalls. Grundsätzlich ist also ein niedriger Cholesterinspiegel besser als ein hoher, wobei aber auch ein zu niedriger Cholesterinspiegel nicht unbedingt gesund sein muß. Ideal ist vermutlich ein Cholesterinspiegel von 140 bis 200 Milligramm pro Deziliter Blut (mg/dl) oder weniger. Liegt der Cholesterinspiegel bei 300 mg/dl, wird das Risiko einer koronaren Herzkrankheit mehr als verdoppelt.

Aber nicht alle Cholesterinarten wirken sich auf das Risiko einer koronaren Herzerkrankung gleich aus. LDL-Cholesterin (das sogenannte »schlechte« Cholesterin) vergrößert das Risiko; HDL-Cholesterin (das sogenannte »gute« Cholesterin) verringert es und ist nützlich. Im Idealfall liegen die LDL-Werte unter 130 mg/dl, die HDL-Werte über 40 mg/dl. Der HDL-Spiegel sollte mehr als ein Viertel des Gesamtcholesterinspiegels ausmachen. Der Gesamtcholesterinspiegel ist als Risikofaktor für eine Herzerkrankung oder einen Schlaganfall weniger bedeutend als das Verhältnis Gesamtcholesterin zu HDL-Cholesterin oder LDL- zu HDL-Cholesterin.

Noch ungeklärt ist, ob hohe Triglyzeridspiegel das Risiko einer Herzerkrankung oder eines Schlaganfalls vergrößern. Triglyzeridspiegel über 250 mg/dl gelten als zu hoch, scheinen jedoch das Risiko einer Arteriosklerose oder einer koronaren Herzerkrankung nicht gleichmäßig zu erhöhen. Extrem hohe Triglyzeridspiegel (über 800 mg/dl) können jedoch zu Bauchspeicheldrüsenentzündung führen.▲

Überhöhte Blutfettwerte

Wenn die Konzentration verschiedener Fette (Cholesterin, Triglyzeride) im Blut zu hoch ist, sprechen Mediziner von Hyperlipidämie.

Die Konzentration an Lipoproteinen, vor allem der LDL-Cholesterinspiegel, nimmt mit dem Alter zu. Männer haben normalerweise höhere Fettwerte als Frauen; allerdings steigen sie bei den Frauen nach den Wechseljahren an. Zu den anderen Faktoren, die zu einer Erhöhung der Blutfettwerte (wie VLDL und LDL) beitragen, gehören überhöhte Blutfettwerte in der Familie, Übergewicht, fettreiche Ernährung, Bewegungsmangel, mittlerer bis reichlicher Alkoholkonsum, Rauchen, schlecht eingestellter Diabetes und Schilddrüsenunterfunktion.

Häufig sind Triglyzerid- und Cholesterinwerte nur vorübergehend hoch, meistens, weil fettreich gegessen wurde. Der menschliche Körper entfernt Fette unterschiedlich schnell wieder aus dem Blut. Manche Personen können viel tierisches Fett essen, ohne daß ihr Gesamtcholesterinspiegel je über 200 mg/dl steigt; andere ernähren sich streng fettarm und erreichen dennoch nie Werte unter 260 mg/dl. Diese Unterschiede scheinen teilweise gene-

▲ Siehe Seite 500

Ursachen eines hohen Fettspiegels

Cholesterin

Nahrung enthält zuviel gesättigte Fette und Cholesterin

Leberzirrhose

Schlecht eingestellter Diabetes

Unterfunktion der Schilddrüse

Überfunktion der Hirnanhangdrüse

Niereninsuffizienz

Porphyrie

Vererbung

Triglyzeride

Nahrung ist zu kalorienreich

Alkoholmißbrauch

Schwerer, schlecht eingestellter Diabetes

Niereninsuffizienz

Bestimmte Arzneimittel
- Östrogene
- Pille
- Kortison
- Thiazide (bis zu einem gewissen Grad)

Vererbung

tisch bedingt zu sein und hängen größtenteils davon ab, mit welcher Geschwindigkeit die Lipoproteine in den Blutkreislauf eintreten und wieder aus ihm entfernt werden.

Symptome und Diagnose

Normalerweise verursacht ein hoher Fettspiegel keine Symptome. Bei besonders hohen Werten entstehen in Sehnen und Haut manchmal Fettspeicher, sogenannte Xanthome. Extrem hohe Triglyzeridwerte (über 800 mg/dl) können zur Vergrößerung von Leber und Milz, Symptomen einer Bauchspeicheldrüsenentzündung und starken Schmerzen im Bauchraum führen.

Blutproben, aus denen der Gesamtcholesterinspiegel bestimmt werden soll, können jederzeit abgenommen werden. Sollen jedoch die HDL- und LDL-Werte ermittelt werden, nimmt man die Probe am besten, nachdem mindestens zwölf Stunden lang nichts gegessen wurde.

Behandlung

Eine Ernährung mit wenig Cholesterin und gesättigten Fettsäuren verringert den LDL-Spiegel. Bewegung kann dazu beitragen, den LDL-Spiegel zu verringern und den HDL-Spiegel zu erhöhen. Dieses läßt sich möglicherweise auch durch den täglichen Konsum einer geringen Menge Alkohol erreichen. »Gering« bedeutet: für Männer nicht mehr als 20 g reinen Alkohol am Tag; das sind ein halber Liter Bier oder ein Viertel Wein, Frauen höchstens die Hälfte.

Die beste Behandlung für Menschen mit hohen Blutfettwerten ist abzunehmen, wenn sie übergewichtig sind, den Fettanteil in der Nahrung auf 25 bis 30 Prozent zu beschränken und dabei möglichst viel gesättigte Fette gegen einfach und mehrfach ungesättigte Fette auszutauschen (sie sollten zwei Drittel der gesamten Fettmenge ausmachen). Die tägliche Cholesterinzufuhr sollte unter 300 mg liegen, der Ballaststoffanteil aber möglichst auf mehr als 30 Gramm pro Tag gesteigert werden. Sich ausreichend zu bewegen und gegebenenfalls das Rauchen aufzugeben, sind weitere wichtige Behandlungsschritte. Die Einnahme von lipidsenkenden Arzneimitteln steht an letzter Stelle des Behandlungsschemas. Sind die Blutfettwerte extrem hoch oder reagieren sie nicht auf die übliche Behandlung, sollte die Erkrankung mit speziellen Blutuntersuchungen genauer bestimmt werden, damit sie gezielt behandelt werden kann.

Angeborene Fettstoffwechselstörungen

Die höchsten Cholesterin- und Triglyzeridwerte haben Menschen mit einer erblichen Fettstoffwechselstörung. Mediziner nennen diese Erkrankungen Hyperlipoproteinämien. Sie beeinflussen die Fähigkeit des Körpers, Fette umzusetzen und auszuscheiden. Jede der fünf Hauptarten von Hyperlipoproteinämien produziert ein spezifisches Muster an Blutfettwerten und verbindet sich mit speziellen Risiken.

Typ I (familiäre Hyperchylomikronämie) ist eine seltene Erbkrankheit, die von Geburt an vorliegt. Der Körper ist nicht in der Lage, Chylomikronen aus dem Blut zu entfernen. Kinder und Jugendliche mit Typ-I-Hyperlipoproteinämie leiden unter immer wiederkehrenden starken Bauchschmerzen. Leber und Milz sind vergrößert. Auf der Haut lagern sich rosagelbe, fettige Wucherungen (eruptive Xanthome) ab. Die Triglyzeridwerte sind extrem hoch. Diese Erkrankung führt nicht zu Arteriosklerose, kann aber eine tödliche Bauchspeicheldrüsenentzündung hervorrufen. ▲ Menschen mit dieser Krankheit müssen alle Arten von Fett meiden – gesättigte, ungesättigte und mehrfach ungesättigte Fettsäuren.

Typ II (familiäre Hypercholesterinämie) ist eine Erbkrankheit, die zu beschleunigter Arteriosklerose und frühem Tod führt, meistens durch Herzinfarkt. Menschen mit dieser Erkrankung haben hohe LDL-Werte und Fettablagerungen in Sehnen und Haut (Xanthome). Von sechs betroffenen Männern erleidet einer bis zum 40. Lebensjahr einen Herzinfarkt, bis zum 60. Lebensjahr sind es zwei von dreien. Frauen mit Typ-II-Hyperlipoproteinämie sind ebenfalls stark gefährdet, aber ihr Risiko setzt später ein – eine von zwei erkrankten Frauen bekommt bis zum 55. Lebensjahr einen Herzinfarkt. Menschen, die zwei Gene für diese Krankheit besitzen (was nur sehr selten vorkommt), erreichen Gesamtcholesterinwerte von 500 bis 1 200 mg/dl. Sie sterben oft schon in der Kindheit an einer Erkrankung der Herzkranzgefäße.

Die Behandlung ist darauf ausgerichtet, Risikofaktoren wie Rauchen und Übergewicht zu vermeiden und den Cholesterinspiegel mit Arzneimitteln zu senken; hinzu kommen Bewegung und eine fettarme Ernährung (besonders Cholesterin und gesättigte Fettsäuren werden gemieden). Haferkleie kann bei der Ernährung hilfreich sein, da sie Fette im Darm bindet. Häufig sind lipidsenkende Arzneimittel erforderlich.

Typ III ist eine seltene Erbkrankheit, bei der die Blutspiegel an Triglyzeriden und VLDL-Cholesterin hoch sind. Männer mit dieser Erkrankung haben bereits als junge Erwachsene Fettablagerungen in der Haut; bei Frauen tauchen sie zehn bis 15 Jahre später auf. Bei beiden Geschlechtern treten die Wucherungen früher auf, wenn die Patienten übergewichtig sind. Im mittleren Lebensalter blockiert häufig Arteriosklerose die Arterien und vermindert die Durchblutung der Beine. Die Blutuntersuchungen ergeben hohe Gesamtcholesterin- und Triglyzeridwerte. Es handelt sich zum Großteil um VLDL-Cholesterin. Menschen mit Typ-III-Hyperlipoproteinämie haben oft einen leichten Diabetes, und ihre Harnsäurewerte im Blut sind erhöht.

Die Behandlung sieht vor, Übergewicht abzubauen und die Zufuhr von Cholesterin und gesättigten Fettsäuren zu verringern. Meistens sind lipidsenkende Arzneimittel nötig. Die Blutfettwerte können fast immer normalisiert und die Arteriosklerose verlangsamt werden.

Typ IV ist eine verbreitete Erkrankung, von der oft mehrere Mitglieder einer Familie betroffen sind. Bei dieser Form der Krankheit sind die Triglyzeridwerte besonders hoch. Die Erkrankung kann das Arterioskleroserisiko der Betroffenen erhöhen. Menschen mit einer Typ-IV-Hyperlipoproteinämie sind oft übergewichtig und haben einen leichten Diabetes. Die Behandlung besteht darin, Übergewicht abzubauen, den Blutzucker zu normalisieren und Alkohol zu meiden. Auch die Einnahme eines lipidsenkenden Arzneimittels kann hilfreich sein.

Typ V ist eine seltene Erkrankung, bei der der Körper überschüssige Triglyzeride nicht ausreichend umsetzen und ausscheiden kann. Sie wird manchmal vererbt, kann aber auch durch Alkoholmißbrauch, schlecht eingestellten Diabetes, Nierenversagen oder Nahrungsaufnahme nach einer Phase des Hungerns verursacht werden. Ist die Erkrankung ererbt, tritt sie meist im frühen Erwachsenenalter auf. Bei Menschen mit einer Typ-V-Hyperlipoproteinämie können viele Fettwucherungen (Xanthome) in der Haut, eine vergrößerte Leber und Milz und Schmerzen im Bauchraum auftreten. Leichter Diabetes und hohe Harnsäurewerte sind häufig. Viele Betroffene sind übergewichtig. Die Hauptkomplikation ist eine Bauchspeicheldrüsenentzündung, die durch Essen von Fett ausgelöst wird und tödlich enden kann. Die Behandlung besteht darin, Nahrungsfette und Alkohol zu meiden und das Gewicht zu verringern. Lipidsenkende Arzneimittel können hilfreich sein.

Blutfettspiegel

Laboruntersuchung	Idealer Bereich*
Gesamtcholesterin	120 bis 200 mg/dl
Chylomikronen	Keine (nach 12 Stunden fasten)
Lipoproteine sehr niedriger Dichte (VLDL)	1 bis 30 mg/dl
Lipoproteine niedriger Dichte (LDL)	60 bis 160 mg/dl
Lipoproteine hoher Dichte (HDL)	35 bis 65 mg/dl
Verhältnis LDL zu HDL	weniger als 3,5
Triglyzeride	10 bis 160 mg/dl

* mg/dl = Milligramm pro Deziliter Blut

▲ Siehe Seite 500

Arzneimittel zur Senkung des Blutfettspiegels

Art des Arzneimittels	Beispiele	Wie es wirkt
Gallensäureabsorbierendes Mittel	• Cholestyramin • Colestipol	Bindet die Gallensäure im Darm; verbessert LDL-Entfernung aus dem Blut
Lipoprotein-Synthesehemmer	• Niazin	Verringert die VLDL-Produktion (VLDL ist der Vorläufer von LDL)
Koenzym-A-Reduktasehemmer	• Fluvastatin • Lovastatin • Pravastatin • Simvastatin	Blockiert die Synthese von Cholesterin; verbessert die Entfernung von LDL aus dem Blut
Fibrate	• Clofibrat • Fenofibrat • Gemfibrozil	Unbekannt; erhöht vermutlich den Abbau von Fetten

Zu geringe Blutfettwerte

Bei einer Hypolipoproteinämie ist der Blutfettspiegel sehr niedrig. Das verursacht normalerweise keine Probleme, kann aber das Zeichen einer Erkrankung sein. Bei Schilddrüsenüberfunktion, Blutarmut, Mangelernährung, Krebs oder einer Störung der Nährstoffaufnahme im Magen-Darm-Trakt kann der Cholesterinspiegel sehr niedrig sein. Ein Cholesterinwert unter 120 mg/dl ist für den Arzt unter Umständen Anlaß zur Beunruhigung.

Nur wenige, sehr seltene Krankheiten senken den Fettspiegel so weit, daß es schwerwiegende Folgen haben kann. Bei Menschen mit **Hypobetalipoproteinämie** ist der LDL-Cholesterinspiegel ungewöhnlich niedrig. Normalerweise verursacht das aber keine Symptome und erfordert keine Behandlung. Menschen mit **Abetalipoproteinämie** (Bassen-Kornzweig-Syndrom) haben überhaupt kein LDL-Cholesterin und können keine Chylomikronen bilden. Daher ist bei ihnen die Aufnahme von Fett und fettlöslichen Vitaminen gestört. Außerdem haben sie unangenehme Darmbewegungen, Fettstühle (Steatorrhoe), merkwürdig geformte rote Blutkörperchen und können an Retinopathia pigmentosa erkranken, die zur Blindheit führen kann. Zwar kann die Abetalipoproteinämie nicht geheilt werden, aber die Einnahme hoher Dosen von Vitamin E und A kann die Schäden am Nervensystem verzögern oder verringern. Menschen, die an der **Tangier-Krankheit** leiden, haben extrem niedrige HDL-Cholesterinwerte und dadurch vergrößerte Lymphknoten, Mandeln, Leber und Milz.

Lipidosen

Lipidosen entstehen, wenn die fettabbauenden Enzyme nicht richtig funktionieren. Dabei sammeln sich in den Geweben giftige Fettnebenprodukte an.

Gruppen von speziellen Enzymen helfen dem Körper, jede Art von Fett abzubauen. Funktionieren diese Enzyme nicht richtig, können sich bestimmte Fettsubstanzen im Körper anreichern, welche die Enzyme normalerweise abbauen würden. Mit der Zeit können Ansammlungen dieser Substanzen Organe schädigen.

Gaucher-Krankheit

Bei dieser Erbkrankheit häufen sich Glukozerebroside im Körper an – Produkte des Fettstoffwechsels.

Die genetische Abweichung, die die Gaucher-Krankheit verursacht, wird rezessiv vererbt. Jemand muß zwei veränderte Gene geerbt haben, damit Symptome auftreten. Die Erkrankung führt zu Leber- und Milzvergrößerung und einer bräunlichen Färbung der Haut. Ansammlungen von Glukozerebrosiden in den Augen verursachen gelbe Punkte, die man als Lidspaltenflecke (Pinguikulae) bezeichnet. Treten sie im Knochenmark auf, können sie Schmerzen verursachen.

Die meisten Menschen mit Gaucher-Krankheit entwikkeln den Typ I der Erkrankung, die chronisch-adulte Form mit vergrößerter Leber und Milz sowie Knochenveränderungen. Typ II, die infantile Form, tritt im Babyalter auf. Die Kinder haben eine vergrößerte Milz und schwere Störungen des Nervensystems. Hals und Rücken können durch Muskelkrämpfe verbogen sein. Diese Kinder sterben meist innerhalb eines Jahres. Typ III, die juvenile

Form, kann irgendwann in der Kindheit auftreten. Kinder mit dieser Erkrankung haben eine vergrößerte Leber und Milz, Knochenveränderungen und langsam fortschreitende Störungen des Nervensystems. Falls die Kinder das Erwachsenenalter erreichen, können sie noch viele Jahre leben.

Knochenveränderungen können Schmerzen und Schwellungen in den Gelenken verursachen. Schwer erkrankte Menschen können blutarm werden und unfähig sein, weiße Blutkörperchen und Blutplättchen zu produzieren. Die Folge davon sind Blässe, Schwäche, Anfälligkeit für Infektionen und starke Blutungen. Entsteht bei einer Lebervergrößerung und Blutarmut der Verdacht auf die Gaucher-Krankheit, wird die Diagnose mit einer Gewebeentnahme aus Leber oder Knochenmark bestätigt. Bei einem Fetus diagnostiziert man sie aus den Zellen, die bei einer Chorionzottenbiopsie oder Amniozentese gewonnen werden. ▲

Viele Gaucher-Patienten können die fehlenden Enzyme als Medikament erhalten. Bei dieser teuren Therapie werden die Enzyme intravenös verabreicht, meist im Abstand von zwei Wochen. Die Enzymersatztherapie schlägt bei jenen Patienten am besten an, die keine Komplikationen am Nervensystem haben. Um die Blutarmut zu beheben, können Bluttransfusionen gegeben werden. Die Milz kann entfernt werden, wenn die Blutarmut, die geringe Zahl weißer Blutkörperchen oder Blutplättchen oder die Beschwerden durch die vergrößerte Milz anders nicht zu beheben sind.

Niemann-Pick-Krankheit

Bei dieser Erbkrankheit sammelt sich aufgrund eines speziellen Enzymmangels Sphingomyelin an, ein Produkt des Fettstoffwechsels.

Diese Erkrankung wird rezessiv vererbt. Das bedeutet, daß ein krankes Kind von beiden Eltern ein defektes Gen bekommen hat.

Es gibt fünf oder noch mehr Formen der Niemann-Pick-Krankheit, eingeteilt nach der Schwere des Enzymmangels. Bei der schweren juvenilen Form fehlt das Enzym ganz. Es kommt zu schweren Fehlfunktionen des Nervensystems, weil die Nerven das vorhandene Sphingomyelin nicht für den Aufbau der Myelinscheiden nutzen können, die viele Nerven umgeben. ■ Bei Kindern mit dieser Krankheit treten Fettwucherungen der Haut, stark pigmentierte Stellen und vergrößerte Leber, Milz und Lymphknoten auf. Die Kinder können geistig behindert sein. Meist leiden sie unter Blutarmut und haben zu wenig weiße Blutkörperchen und Blutplättchen. Sie sind daher anfällig für Infektionen und Verletzungen.

Einige Formen der Niemann-Pick-Krankheit lassen sich bereits beim Fetus durch Chorionzottenbiopsie oder Amniozentese nachweisen. Nach der Geburt wird die Erkrankung durch eine Leberbiopsie diagnostiziert. Die Krankheit ist unheilbar. Die Kinder sterben gewöhnlich an einer Infektion oder an den zunehmenden Funktionsstörungen des Zentralnervensystems.

Fabry-Krankheit

Bei dieser seltenen Erbkrankheit sammelt sich Glykolipid an, ein Produkt des Fettstoffwechsels.

Das defekte Gen liegt auf einem X-Chromosom. In ihrer vollen Form tritt die Krankheit nur beim männlichen Geschlecht auf, weil Männer nur ein einziges X-Chromosom haben. Die Anhäufung von Glykolipid verursacht Angiokeratome (nichtkanzeröse Hautwucherungen) in der unteren Rumpfhälfte. Die Hornhaut der Augen wird trübe, was Sehstörungen zur Folge hat. In Armen und Beinen können brennende Schmerzen auftreten, und es kann zu Fieberanfällen kommen. Charakteristische Todesursachen sind Nierenversagen, Herzkrankheiten oder Schlaganfall; sie alle können durch hohen Blutdruck entstehen.

Die Fabry-Krankheit kann beim Fetus durch Chorionzottenbiopsie oder Amniozentese festgestellt werden. Die Behandlung besteht in der Einnahme von Schmerzmitteln, um Fieber und Schmerzen zu lindern. Die Krankheit ist unheilbar. Forscher arbeiten jedoch an einer Methode, bei der die fehlenden Enzyme infundiert werden.

Wolman-Krankheit

Bei dieser Erbkrankheit sammeln sich im Gewebe verschiedene Arten von Cholesterin und Glyzeriden an.

Durch die Erkrankung vergrößern sich Milz und Leber. Die Nebennieren verhärten sich durch Kalziumablagerungen; fettiger Durchfall (Steatorrhoe) kann auftreten. Kinder, die mit der Wolman-Krankheit geboren werden, überleben selten die ersten sechs Monate.

Zerebrotendinöse Xanthomatose

Bei dieser seltenen Erbkrankheit sammelt sich Cholestanol im Gewebe an, ein Produkt des Cholesterinstoffwechsels.

Diese Erkrankung führt schließlich zu Koordinationsstörungen, Demenz, grauem Star und Fettwucherungen (Xanthomen) an den Sehnen. Die Symptome erscheinen häufig erst nach dem 30. Lebensjahr. Setzen sie früh ein, kann das Arzneimittel Chenodiol helfen, das Fortschreiten der Krankheit aufzuhalten. Es kann allerdings bereits entstandene Schäden nicht rückgängig machen.

▲ Siehe Seite 1129 und Kasten, Seite 1131

■ Siehe Kasten, Seite 316

Sitosterolämie

Bei dieser seltenen Erbkrankheit sammeln sich Fette, die in Obst und Gemüse enthalten sind, in Blut und Gewebe an.

Die Anhäufung von Fetten führt zu Arteriosklerose, krankhaften roten Blutkörperchen und Fettablagerungen an den Sehnen (Xanthome). Die Behandlung besteht darin, den Nahrungsanteil zu verringern, der reichlich Pflanzenfette enthält, und Cholestyramin einzunehmen.

Refsum-Syndrom

Bei dieser seltenen Erbkrankheit sammelt sich Phytansäure im Gewebe an, ein Produkt des Fettstoffwechsels.

Zu viel Phytansäure schädigt Nerven und Netzhaut, führt zu spastischen Bewegungen und Veränderungen an Haut und Knochen. Die Behandlung besteht darin, keine grünen Früchte und Gemüse zu essen, weil sie Chlorophyll enthalten. Möglicherweise ist eine Plasmapherese hilfreich; dabei wird die Phytansäure aus dem Blut entfernt.▲

Tay-Sachs-Syndrom

Bei dieser Erbkrankheit sammeln sich im Gewebe Ganglioside an, Produkte des Fettstoffwechsels.

Bei Kindern, die mit dieser Erkrankung geboren werden, treten schon sehr früh zunehmende geistige Behinderung, Lähmungen, Demenz, Erblindung und kirschrote Flecken auf der Netzhaut auf. Die Kinder sterben meist im dritten oder vierten Lebensjahr. Das Tay-Sachs-Syndrom kann beim Fetus gewöhnlich mit einer Chorionzottenbiopsie oder Amniozentese festgestellt werden. Die Krankheit ist unheilbar; es gibt keine Behandlung.

▲ Siehe Kasten, Seite 737

Übergewicht

Übergewicht ist die Ansammlung von viel Körperfett.

Man spricht von Übergewicht, wenn der Body-Mass-Index (BMI) ▲ eines Menschen zwischen 25 und 30 liegt. Ein BMI von über 30 wird mit dem Krankheitsbegriff Adipositas (Fettsucht) belegt und gilt als behandlungsbedürftig.

Übergewicht bei Erwachsenen

Je nach Altersgruppe sind zwischen 25 und 70 Prozent der Menschen Deutschlands übergewichtig bzw. adipös. Den Statistiken zufolge haben zwischen zwölf und 18 Prozent der erwachsenen Menschen im Westen Deutschlands einen BMI über 30, im Osten sind es mehr als 20 Prozent. Etwa 3,3 Millionen Frauen in Deutschland sind adipös, hinzu kommen 2,8 Millionen adipöse Männer. In den vergangenen 15 Jahren hat sich die Zahl der adipösen Menschen in Deutschland nahezu verdoppelt. Experten rechnen mit einer weiteren Zunahme im nächsten Jahrtausend.

Bisher nahm man immer an, daß auch im höheren Alter ein überhöhtes Gewicht der Gesundheit abträglich sei. Dieses läßt sich jedoch heute so nicht mehr halten. Wer mit etwa 65 Jahren ein geringes Übergewicht hat, hat tödlichen Krankheiten offenbar mehr entgegenzusetzen als jemand mit Soll- oder Untergewicht. Andererseits haben aber viele Hochbetagte ihre gesamte Lebenszeit mit einem Körpergewicht an der unteren Grenze gelebt.

Ursachen

Übergewicht entsteht, wenn mehr Kalorien aufgenommen werden, als der Körper verbraucht. Genetische und umweltbedingte Faktoren beeinflussen das Körpergewicht, aber wie genau diese Einflüsse wirken, ist noch unbekannt. Ein Erklärungsversuch geht dahin, daß der Körper darauf eingestellt ist, ein bestimmtes Gewicht zu halten und dabei ähnlich funktioniert wie ein Thermostat. Liegt das »eingestellte« Gewicht höher als normal, ist erklärlich, warum manche Menschen übergewichtig sind und große Probleme haben, abzunehmen und ein niedrigeres Gewicht zu halten.

Genetische Faktoren: Neue Forschungen legen nahe, daß der genetische Einfluß im Durchschnitt etwa ein Drittel zum Körpergewicht beiträgt. Doch dieser Anteil kann bei jeder Person größer oder kleiner sein.

Gesellschaftliche und wirtschaftliche Faktoren: Sie haben einen großen Einfluß, besonders bei Frauen. Alle Untersuchungen belegen, daß Übergewicht bei Frauen der unteren Gesellschaftsschichten erheblich häufiger ist als bei Frauen höherer sozialer Schichten. Es ist noch nicht vollständig geklärt, warum gesellschaftliche und wirtschaftliche Faktoren eine so große Rolle bei dem Gewicht von Frauen spielen, aber mit steigendem sozialen Ansehen steigt auch die Ablehnung von Übergewicht. Besser gestellte Frauen haben mehr Zeit und finanzielle Mittel, um sich gesund zu ernähren und Sport zu treiben, wodurch sie sich diesen gesellschaftlichen Anforderungen eher anpassen können.

Psychologische Faktoren: Früher betrachtete man Störungen des seelischen Gleichgewichts als wichtige Ursache für Übergewicht; heute sieht man in dem Mißbefinden eher eine Reaktion auf die Vorurteile und die Diskriminierung, denen übergewichtige Menschen ausgesetzt sind. Das dadurch entstehende negative Bild des eigenen Körpers ist für viele junge Frauen ein großes Problem. Es führt zu extremer Unsicherheit und Unbehagen in der Gesellschaft anderer.

Bei manchen Menschen hat das Übergewicht seelische Ursachen (Eßsucht) ■: Sie leiden z. B. unter unkontrollierten Eßanfällen und nächtlichen Heißhungerattacken. Diese Eßanfälle können durch starke seelische Belastungen und Gefühlsaufruhr ausgelöst werden. Bei dieser Form der Eßstörung wird die Nahrung nicht wie bei der Bulimie wieder erbrochen. Daher werden mehr Kalorien aufgenommen, was sich als Gewichtszunahme bemerkbar macht.

Entwicklungsfaktoren: Wenn sich die Fettzellen vergrößern oder sie an Zahl zunehmen (oder beides), lagert der Körper mehr Fett ein. Übergewichtige Menschen, vor allem jene, die bereits als Kinder übergewichtig waren, können bis zu fünfmal mehr Fettzellen haben als Normalgewichtige. Da die Anzahl der Fettzellen nicht verringert werden kann, läßt sich Gewicht nur abbauen, wenn man die Fettmenge pro Zelle verringert.

▲ Siehe Seite 641

■ Siehe Seite 412

Körperliche Betätigung: Bewegungsmangel ist eine der Hauptursachen für die steigende Zahl übergewichtiger Menschen in Überflußgesellschaften. In den vergangenen 150 Jahren ist der durchschnittliche tägliche Kalorienverbrauch von 2210 auf 3325 angestiegen, der Anteil der Schwerst- und Schwerarbeiter jedoch von 30 auf fünf Prozent gesunken. Menschen mit überwiegend sitzender Lebensweise benötigen jedoch weniger Kalorien. Stärkere körperliche Betätigung führt bei normalgewichtigen Menschen dazu, daß sie mehr essen. Bei übergewichtigen Menschen ist das jedoch nicht unbedingt der Fall.

Hormone: Hormonelle Ursachen für Übergewicht kommen nur selten vor.

Gehirnverletzungen: Ganz selten kann eine Verletzung des Gehirns, vor allem des Hypothalamus, zu Übergewicht führen.

Arzneimittel: Eine Reihe weitverbreiteter Arzneimittel verursacht Gewichtszunahme. Dazu gehören Kortisone wie Prednison, viele Antidepressiva sowie die meisten anderen Arzneimittel, die zur Behandlung psychischer Störungen eingesetzt werden, bei Frauen oft auch die Pille.

Symptome

Die Anhäufung von Fett unterhalb des Zwerchfells und in der Brustwand kann auf die Lunge drücken und Atembeschwerden und Kurzatmigkeit verursachen, selbst bei geringer Anstrengung. Die Atembeschwerden können zu Schlafstörungen und zu vorübergehendem Atemstillstand führen (Schlafapnoe). Daraus können starke Müdigkeit am Tag oder andere Komplikationen resultieren.▲

Bei Übergewicht können verschiedene orthopädische Probleme auftreten. Dazu gehören Schmerzen in der Lendenwirbelsäule und Verschlimmerung einer Arthrose, vor allem in Hüften, Knien und Sprunggelenken. Hauterkrankungen treten besonders häufig auf. Da übergewichtige Menschen im Verhältnis zu ihrem Körpergewicht eine relativ kleine Körperoberfläche haben, können sie Wärme nicht wirksam abgeben und schwitzen mehr als Normalgewichtige. Außerdem schwellen ihnen häufig Füße und Sprunggelenke an, weil sich dort ein wenig bis mäßig viel Flüssigkeit einlagert (Ödem).

Komplikationen

Übergewichtige Menschen haben ein größeres Krankheitsrisiko; zudem ist bei den meisten Krankheiten, Verletzungen oder Unfällen ihr Risiko erhöht, daran zu sterben. Diese Gefahr wächst mit zunehmendem Übergewicht. Ein Indikator für die Höhe des Risikos ist auch die Verteilung der Fettpolster am Körper. Bei Männern sammelt es sich vornehmlich am Bauch (»Apfelform«), bei Frauen an Oberschenkeln und Gesäß (»Birnenform«). Das typisch männliche Fettverteilungsmuster wird mit einem erhöhten Risiko für Krankheiten der Herzkranzgefäße und drei der dafür wichtigsten Risikofaktoren in Verbindung gebracht: Bluthochdruck, Typ-II-Diabetes und ein hoher Blutfettspiegel. Wenn Menschen mit einer solchen Fettverteilung ihr Körpergewicht reduzieren, verringern sie auch ihr Krankheitsrisiko dramatisch. Bei den meisten Menschen mit Bluthochdruck sinkt dadurch der Blutdruck; mehr als die Hälfte der Typ-II-Diabetiker kommt ohne Insulin oder andere Arzneimittel aus, wenn sie mehrere Kilogramm abnehmen.

Bestimmte Krebsarten sind bei übergewichtigen Menschen häufiger als bei normalgewichtigen; dazu gehören Brust-, Gebärmutter- und Eierstockkrebs bei Frauen, Dickdarm-, Enddarm- und Prostatakrebs bei Männern. Menstruationsstörungen treten häufiger auf; auch Gallenblasenerkrankungen gibt es bei übergewichtigen Menschen öfter.

Diagnose und Behandlung

Übergewicht ist zwar nicht zu übersehen, doch sein Ausmaß wird durch Größe und Gewicht bestimmt. Zur Ermittlung dient der Body-Mass-Index (BMI): Gewicht in Kilogramm geteilt durch Körpergröße in Metern zum Quadrat. Werte über 25 gelten als Übergewicht, Werte über 30 werden als behandlungsbedürftige Fettsucht (Adipositas) angesehen.

Frauen mit einem Fettverteilungsmuster, das vornehmlich die untere Körperhälfte betont, sind wesentlich weniger krankheitsgefährdet als entsprechend übergewichtige Männer. Dennoch suchen sie erheblich öfter als Männer Hilfe, um ihr Übergewicht loszuwerden. Unbehandelt steigt das Übergewicht zwar meist mit den Jahren, andererseits sind die Langzeitergebnisse von Behandlungen jedoch enttäuschend. Anfangs sind die Erfolge einer Gewichtsabnahme zwar beachtlich, doch innerhalb von drei Jahren nehmen die meisten Menschen das Verlorene wieder zu – und oftmals sogar noch mehr, so daß sie dann mehr wiegen als vor der Diät. Dieser ständige Kreislauf aus Abnehmen und Zunehmen (»Jo-Jo-Effekt«) kann die Gesundheit gefährden und zu Eßstörungen führen. Darum sollte eine Gewichtsabnahme immer langsam vonstatten gehen und von einer Umstellung der Ernährungs- und Lebensgewohnheiten begleitet sein.

Gewicht verliert man, indem man mehr Kalorien verbraucht, als man aufnimmt. Man kann dies allein in Angriff nehmen oder sich Unterstützung in Selbsthilfegruppen, bei Ernährungsberatern oder in einer Fachklinik suchen.

▲ Siehe Seite 300

Die meisten modernen Programme zur Gewichtsreduktion legen den Schwerpunkt nicht darauf, eine strenge Diät einzuhalten, sondern das Eßverhalten zu ändern und sich regelmäßig zu bewegen. Die Teilnehmer lernen, langsam an gesunder Ernährung Geschmack zu finden, bei der mehr komplexe Kohlenhydrate (Obst, Gemüse, Vollkornprodukte) und weniger Fett aufgenommen wird. Bei geringem Übergewicht genügt es meist, die Kalorienzufuhr zu beschränken und den Fettanteil in der Nahrung zu verringern.

Diäten mit 800 oder weniger Kalorien täglich wurden für Menschen mit mittlerem Übergewicht konzipiert, die rasch Gewicht verlieren wollen. Unter ärztlicher Anleitung durchgeführt, bergen sie zwar keine gesundheitlichen Gefahren, aber sie sind meist teuer und langfristig erfolglos, weil sich nach dem Ende der Diät das Gewicht prompt wieder einstellt.

In Deutschland sind mittlerweile nahezu alle Arzneimittel zur Gewichtsreduktion verschreibungspflichtig. Sie sind effektiv, solange das Arzneimittel eingenommen wird. Nach dem Absetzen nehmen die Patienten das verlorengegangene Gewicht aber umgehend wieder zu.

Die vielen ernsten Komplikationen, die sich mit erheblicher Fettsucht verbinden, lassen eine Behandlung notwendig erscheinen. Wenn alle konservativen Bemühungen mehrfach fehlgeschlagen sind, kann ein operativer Eingriff in Frage kommen. Dabei wird der Magen so verkleinert, daß nur noch geringe Nahrungsmengen auf einmal aufgenommen werden können. Dadurch kann der Patient sehr viel an Gewicht verlieren, gewöhnlich etwa die Hälfte seines Übergewichts. Am Anfang nehmen die Patienten rasch sehr viel ab; im Laufe der folgenden zwei Jahre verlangsamt sich der Gewichtsverlust. Häufig können sie das geringere Gewicht halten. Durch die Gewichtsabnahme verringern sich in der Regel die Beschwerden, Stimmung, Selbstwertgefühl, Körperbild, Bewegungsdrang, Arbeits- und Kontaktfähigkeit verbessern sich.

Eine operative Korrektur bei stark Übergewichtigen sollte nur in Kliniken durchführt werden, die darauf spezialisiert sind und ihre Erfolge und die Sicherheit der Behandlung nachweisen können. In diesem Rahmen ist die Operation meist erfolgreich: Weniger als zehn Prozent der stark gefährdeten Patienten bekommen Komplikationen, weniger als ein Prozent stirbt.

Übergewicht bei Jugendlichen

Die Faktoren, die das Gewicht von Jugendlichen beeinflussen, unterscheiden sich nicht von denen bei Erwachsenen. Häufig nehmen etwas rundliche Jugendliche sehr rasch zu und entwickeln innerhalb weniger Jahre erhebliches Übergewicht. Viele leiden unter mangelndem Selbstvertrauen, Bewegungsmangel und gesellschaftlicher Isolation. Die Eltern wissen oft nicht, wie sie ihren Kindern helfen können.

Mittlerweile gibt es auch für Jugendliche spezielle Behandlungsangebote, allerdings erst vereinzelt. Die kommerziellen Angebote sind für Jugendliche meist kaum geeignet. Ihren Bedürfnissen kommen noch am ehesten die Mädchen- oder Jugendlichenberatungsstellen entgegen.

Auch Jugendliche müssen ihr Eßverhalten und ihre Bewegungsgewohnheiten ändern. Besonders hilfreich sind Gruppenangebote wie Walking, Radfahren, Schwimmen und Tanzen. Eine psychologische Beratung kann den Jugendlichen helfen, mit ihren Problemen zurechtzukommen und ihr Selbstvertrauen zu stärken. Für eßsüchtige Jugendliche gibt es mittlerweile Angebote in speziellen Selbsthilfe- oder Therapiezentren. Bei übergewichtigen Kindern führt der Weg zur Verbesserung über eine Familienberatung, denn Übergewicht ist nicht allein ein Problem des Kindes, sondern immer auch eines der Familie.

KAPITEL 141

Porphyrien

Porphyrien sind eine Gruppe von Erkrankungen, die durch den Mangel an einem Enzym entstehen, das am Aufbau von Häm beteiligt ist.

Häm ist jene chemische Verbindung, die Sauerstoff transportiert und das Blut rot färbt. Es ist der wichtigste Bestandteil der Hämoproteine, einer Eiweißart, die sich in allen Geweben findet. Das meiste Häm bildet das Knochenmark, um Hämoglobin zu produzieren. Auch die Leber bildet viel Häm, von denen das meiste als Bestandteil von Zytochromen gebraucht wird. Einige Zytochrome in der Leber oxidieren fremde Substanzen, zu denen auch Arzneimittel gehören, so daß sie leichter aus dem Körper ausgeschieden werden können.

Acht verschiedene Enzyme steuern den Ablauf der

Hämsynthese. Wenn eines auf diesem Weg ausfällt, können sich chemische Vorstufen von Häm in den Geweben, vor allem in Knochenmark und Leber, anreichern. Zu diesen Vorstufen gehören Delta-Aminolävulinsäure, Porphobilinogen und Porphyrine; sie tauchen im Blut auf und werden über Urin und Stuhl ausgeschieden.

Ein Überschuß an Porphyrinen verursacht Lichtempfindlichkeit: Die Person reagiert übermäßig empfindlich auf Sonnenlicht. Wenn sie Licht und Sauerstoff ausgesetzt ist, erzeugen Porphyrine eine geladene, instabile Form von Sauerstoff, die die Haut schädigen kann. Bei einigen Porphyrien – vor allem, wenn sich viel Delta-Aminolävulinsäure und Porphobilinogen ansammelt – treten Nervenschäden auf, die zu Schmerzen und sogar Lähmungen führen können.

Die drei häufigsten Formen von Porphyrie sind Porphyria cutanea tarda, akute intermittierende Porphyrie und erythropoetische Porphyrie. Diese Erkrankungen sind sehr charakteristisch. Ihre Symptome unterscheiden sich deutlich voneinander, die Diagnose erfordert unterschiedliche Untersuchungen, und auch die Behandlungen sind verschieden. Einige Merkmale entsprechen denen anderer, weniger verbreiteter Porphyrien wie Delta-Aminolävulinsäure-Mangel, Porphyria congenita, erythrohepatischer Porphyrie, hereditärer Koproporphyrie und Porphyria variegata.

Alle Porphyrien mit Ausnahme der Porphyria cutanea tarda werden vererbt. Alle Menschen mit einer bestimmten ererbten Porphyrie leiden unter demselben Enzymmangel. Wenn sie jedoch nicht aus einer Familie stammen, liegen vermutlich verschiedene Mutationen des Genes vor, das für das Enzym zuständig ist.

Porphyrien können verschieden eingeteilt werden, bevorzugt wird die nach dem speziellen Enzymmangel. Andere Einteilungen unterscheiden zwischen akuter Porphyrie, die neurologische Symptome verursacht, oder kutaner Porphyrie, die eine Lichtüberempfindlichkeit der Haut zur Folge hat. Eine dritte Einteilung richtet sich danach, ob die überschüssigen Enzymvorstufen in erster Linie in der Leber entstehen (dann handelt es sich um hepatische Porphyrie) oder im Knochenmark (erythropoetische Porphyrie).

Ein Mensch mit Symptomen einer Porphyrie hat deutlich von der Norm abweichende Laborwerte. Die Untersuchungsergebnisse müssen jedoch sorgfältig ausgewertet und interpretiert werden, um Porphyrie zu diagnostizieren oder auszuschließen. In den meisten Fällen mißt der Arzt den Spiegel von Delta-Aminolävulinsäure und Porphobilinogen im Urin, wenn der Verdacht auf akute Porphyrie besteht. Wird eine kutane Porphyrie vermutet, untersucht man den Porphyringehalt des Blutplasmas. Andere Untersuchungen, bei denen der Enzymgehalt der roten Blutkörperchen gemessen wird, können durchgeführt werden, wenn die Ergebnisse der ersten Untersuchungen auffällig waren.

Porphyria cutanea tarda

Porphyria cutanea tarda ist die häufigste Form der Porphyrie. Sie verursacht Blasen auf der Haut, wenn diese dem Sonnenlicht ausgesetzt wird.

Porphyria cutanea tarda tritt weltweit auf und ist die einzige nicht erbliche Form von Porphyrie. Es handelt sich um eine hepatische Porphyrie. Sie entsteht, wenn Uroporphyrinogen-Dekarboxylase, eines der in der Leber für die Hämsynthese zuständigen Enzyme, inaktiviert wird. Faktoren, die das begünstigen, sind unter anderem Eisen, Alkohol, Östrogene und Infektionen mit dem Hepatitis-C-Virus. Die Erkrankung tritt weniger häufig bei Menschen auf, die mit HIV (human immunodeficiency virus) infiziert sind. Die Krankheit ist zwar nicht erblich, aber manchmal macht ein teilweiser, von einem Elternteil geerbter Mangel an Uroporphyrinogen-Dekarboxylase einen Menschen besonders anfällig dafür. In solchen Fällen spricht man von einer familiären Porphyria cutanea tarda.

Symptome

Auf den Hautbereichen, die der Sonne ausgesetzt sind (Handrücken, Arme und Gesicht), entstehen Blasen. Die Haut, vor allem die der Hände, ist verletzungsanfällig. Die Blasen verkrusten und vernarben, doch die Haut heilt nur sehr langsam. Die Hautschäden entstehen, weil das Blut die in der Leber produzierten Porphyrine in die Haut transportiert. Der Haarwuchs im Gesicht kann zunehmen. Die Leber ist gewöhnlich leicht geschädigt, zeitweise durch Infektion mit dem Hepatitis-C-Virus oder durch Alkoholmißbrauch. Im Laufe der Zeit können Leberzirrhose und sogar Leberkrebs entstehen.

Diagnose

Zur Diagnose einer Porphyria cutanea tarda werden Blutplasma, Urin und Stuhl auf Porphyrine untersucht. Jede Porphyrie, die zu Hautsymptomen führt, ist von einem hohen Porphyrinspiegel im Blutplasma begleitet. Bei Porphyria cutanea tarda sind auch die Porphyrinwerte in Urin und Stuhl erhöht.

Behandlung

Porphyria cutanea tarda ist die am leichtesten zu behandelnde Form. Am häufigsten wird der Aderlaß empfohlen, bei dem im Abstand von ein bis zwei Wochen ein halber Liter Blut abgenommen wird. Dadurch entsteht ein leichter Eisenmangel. Der Porphyrinspiegel in Leber und Blutplasma fällt langsam, die Haut kann sich erholen und heilt schließlich. Die meisten Patienten müssen nur fünf- bis sechsmal zur Ader gelassen werden; zu viele Blutabnahmen verursachen eine Blutarmut. Weitere Aderlässe sind nur nötig, wenn die Erkrankung wieder auftritt.

Wirksam ist auch die Einnahme geringer Dosen Chloroquin oder Hydroxychloroquin. Diese Arzneimittel entfernen überschüssige Porphyrine aus der Leber. Eine zu hohe Dosierung (sogar Dosen, wie sie bei anderen Krankheiten normalerweise eingesetzt werden) kann den Porphyrinspiegel zu schnell senken; dadurch verschlimmert sich die Porphyria cutanea tarda zeitweise und führt zu Leberschäden. Außerdem sollte Alkohol gemieden werden.

Akute intermittierende Porphyrie

Akute intermittierende Porphyrie ist die am weitesten verbreitete akute Form der Porphyrie. Sie verursacht neurologische Symptome.

Akute intermittierende Porphyrie ist eine hepatische Form und wird durch einen Mangel an dem Enzym Porphobilinogen-Deaminase verursacht (auch als Hydroxymethylbilan-Synthase bekannt). Der Enzymmangel wird von einem Elternteil vererbt, aber die meisten, die diese Anlage mitbekommen, entwickeln keine Symptome. Akute intermittierende Porphyrie kommt bei Menschen aller Rassen vor, ist aber bei Nordeuropäern etwas häufiger.

Andere Faktoren – Arzneimittel, Hormone oder Ernährung – müssen hinzukommen, um die Erkrankung zu aktivieren und Symptome hervorzurufen. Viele Arzneimittel, einschließlich Epilepsiemedikamente und Sulfonamidantibiotika, können als Auslöser fungieren; Hormone wie Progesteron und verwandte Steroide, eine kalorienreduzierte oder kohlenhydratarme Ernährung oder erhebliche Alkoholmengen kommen ebenfalls in Frage. Auch Streß als Folge einer Infektion, einer anderen Krankheit, Operation oder psychischer Belastung kann daran beteiligt sein. Gewöhnlich wird die Kombination verschiedener Faktoren zum Auslöser. Manchmal ist er aber auch nicht festzustellen.

Symptome

Die Symptome kommen schubweise, wobei die Anfälle sieben Tage oder länger dauern. Die Schübe treten nach der Pubertät auf und sind bei Frauen häufiger als bei Männern. Bei manchen Frauen treten die Anfälle in der zweiten Zyklushälfte auf. Bauchschmerzen sind das häufigste Symptom. Sie können so stark werden, daß der Arzt den Eindruck bekommt, es sei ein sofortiger operativer Eingriff erforderlich. Zu den Magen-Darm-Symptomen gehören Übelkeit, Erbrechen, Verstopfung oder Durchfall und Völlegefühl. Ist die Blase betroffen, wird das Wasserlassen schwierig. Beschleunigter Herzschlag, hoher Blutdruck, Schwitzen und Unruhe treten während eines Anfalls ebenfalls häufig auf.

All diese Symptome einschließlich jener des Magen-Darm-Traktes entstehen durch Einwirkungen auf das Nervensystem. Wenn Nerven betroffen sind, die Muskeln steuern, kann dies zu Schwäche führen, die meist in Armen und Schultern beginnt. Diese Schwäche kann sich auf alle Muskeln ausdehnen, einschließlich der Atemmuskulatur. Es kann zu Zittern und Krampfanfällen kommen. Auch nach dem Anfall kann der Blutdruck erhöht bleiben. Die Patienten können sich innerhalb weniger Tage wieder erholen, wenn die vollständige Erholung von einer schweren Muskelschwäche auch mehrere Monate oder Jahre dauern kann.

Diagnose

Die schweren Symptome der Nerven und des Magen-Darm-Traktes ähneln denen vieler anderer Erkrankungen. Allerdings läßt sich die Diagnose einer akuten intermittierenden Porphyrie durch Laboruntersuchungen stellen, bei denen die Spiegel zweier Hämvorstufen im Urin gemessen werden (Delta-Aminolävulinsäure und Porphobilinogen). Während eines Schubes sind diese Spiegel sehr hoch; bei Patienten mit häufigen Anfällen bleiben sie hoch. Die Vorstufen können Porphyrine bilden, die rötlich sind, und andere, bräunliche Substanzen. Daher kann der Urin gefärbt sein, vor allem, nachdem der Patient Sonnenlicht ausgesetzt war. Solche Veränderungen der Urinfarbe können beim Arzt den Verdacht auf Porphyrie wecken.

Behandlung und Vorbeugung

Schwere Anfälle akuter intermittierender Porphyrie werden mit Häm behandelt. Es muß infundiert werden. Häm ist in Deutschland als Hämin erhältlich. Häm wird in die Leber aufgenommen, wo es den verringerten Hämaufbau ausgleicht. Die Blut- und Urinspiegel von Delta-Aminolävulinsäure und Porphobilinogen sinken, und die Symptome werden gelindert – meist innerhalb einiger Tage. Wird die Behandlung verzögert, verzögert sich auch die Heilung, und es kann zu dauerhaften Nervenschäden kommen.

Intravenöse Gabe von Glukose oder eine kohlenhydrathaltige Ernährung kann ebenfalls von Vorteil sein, aber diese Maßnahmen sind nicht so wirkungsvoll wie Häm. Bis die Patienten auf Häm oder Glukose ansprechen, können die Schmerzen mit Arzneimitteln gelindert werden. Der Arzt wird verhindern, daß der Patient weiter schädliche Arzneimittel einnimmt und, wenn möglich, andere Faktoren ansprechen, die den Anfall ausgelöst haben können.

Schübe akuter intermittierender Porphyrie können durch gesunde Ernährung und Vermeidung anfallauslösender Arzneimittel verhindert werden. Blitzdiäten, um rasch viel Gewicht zu verlieren, sollten vermieden werden. Mit Häm kann auch den Krankheitsschüben vorgebeugt werden, aber es gibt keine Standardbehandlung. Prämenstruelle Anfälle bei Frauen können mit einem jener gonadotropinfreisetzenden Hormonmittel behandelt werden, die auch bei Endometriose eingesetzt werden. Diese Behandlung befindet sich allerdings noch im Versuchsstadium.

Erythropoetische Protoporphyrie

Bei einer erythropoetischen Protoporphyrie sammelt sich Protoporphyrin im Knochenmark, den roten Blutkörperchen und im Blutplasma an und macht die Haut extrem lichtempfindlich.

Bei dieser erblichen Porphyrie fehlt das Enzym Ferrochelatase. Dieser Enzymmangel wird von einem Elternteil vererbt und sorgt dafür, daß sich Protoporphyrin im Knochenmark und im Blut anhäuft. Überschüssiges Protoporphyrin wird von der Leber in die Galle weitergeleitet und mit dem Stuhl ausgeschieden.

Symptome und Diagnose

Die Symptome machen sich gewöhnlich in der Kindheit erstmals bemerkbar. Schmerzen und Schwellungen treten auf, kurz nachdem die Haut der Sonnenbestrahlung ausgesetzt war. Weil Blasenbildung und Vernarbung ungewöhnlich sind, erkennen Ärzte die Krankheit nicht immer. Die Diagnose ist schwierig, weil Protoporphyrin schwer löslich ist und nicht im Urin ausgeschieden wird. Daher wird die Krankheit erst diagnostiziert, wenn erhöhte Protoporphyrinspiegel im Plasma und in den roten Blutkörperchen entdeckt werden.

Aus ungeklärter Ursache schwankt die Schwere der erythropoetischen Protoporphyrie erheblich von Mensch zu Mensch. Eine Person kann stark betroffen sein, während bei engen Verwandten mit derselben Genmutation das Protoporphyrin nur wenig oder gar nicht ansteigt und sie keine Symptome verspüren.

Behandlung

Sonnenlicht sollte vermieden werden. Wenn Betakarotin in solcher Menge eingenommen wird, daß es die Haut leicht gelb färbt, kann es sehr wirksam sein, weil viele Patienten dann das Sonnenlicht besser vertragen. Menschen mit erythropoetischer Protoporphyrie können protoporphyrinhaltige Gallensteine bekommen, die möglicherweise operativ entfernt werden müssen. Eine weitere schwere Komplikation ist ein Leberschaden, der manchmal eine Transplantation erforderlich macht.

KAPITEL 142

Amyloidose

Bei der Amyloidose wird Amyloid, ein im Körper normalerweise nicht vorhandenes Eiweiß, in verschiedene Gewebe eingelagert.

Es gibt viele Formen von Amyloidose. Die Ursache der primären Amyloidose ist unbekannt. Die Krankheit wird jedoch mit Abweichungen der Plasmazellen in Verbindung gebracht, genau wie beim multiplen Myelom. Bei sekundärer Amyloidose tritt die Erkrankung als Begleiterscheinung einer Grundkrankheit wie Tuberkulose, Knocheninfektionen, rheumatoider Arthritis, Mittelmeerfieber oder Morbus Crohn auf. Eine dritte Form, die familiäre Amyloidose, betrifft Nerven und Organe. Sie wurde bei Menschen aus Portugal, Schweden, Japan und vielen anderen Ländern beobachtet.

Eine weitere Form der Amyloidose wird mit dem normalen Alterungsprozeß in Verbindung gebracht und betrifft vor allem das Herz. Warum so viel Amyloid gebildet wird, ist nicht bekannt. Amyloidose kann jedoch als Reaktion auf verschiedene Krankheiten auftreten, die hartnäckige Infektionen oder Entzündungen auslösen. Eine weitere Form der Amyloidose wird mit der Alzheimer-Krankheit in Verbindung gebracht.

Symptome

Die Ansammlung großer Mengen Amyloid kann die normale Funktion vieler Organe stören. Die Symptome hängen davon ab, wo das Amyloid eingelagert wird. Viele Menschen haben wenig Symptome, bei manchen entwickelt sich jedoch eine schwere, lebensbedrohliche Krankheit.

Bei der **primären Amyloidose** wird das Amyloid hauptsächlich in Herz, Lunge, Haut, Zunge, Schilddrüse, Darm, Leber, Nieren und Blutgefäßen eingelagert. Diese Anhäufung kann zu Herzschwäche führen, zu Herzrhythmusstörungen, Atembeschwerden, verdickter Zunge, Schilddrüsenunterfunktion, gestörter Nährstoffaufnahme, Leber- und Niereninsuffizienz und der Neigung zu Blutergüssen oder anderen Blutgerinnungsstörungen. Fehlfunktionen der Nerven können zu Schwäche und Empfindungsstörungen führen. Es kann sich ein Karpaltunnelsyndrom entwickeln. Lagert sich das Amyloid im Herzen ab, kann dies zum Tod durch Herzversagen oder Herzrhythmusstörungen führen.

Bei sekundärer Amyloidose lagert sich das Eiweiß meistens in Milz, Leber, Nieren, Nebennieren und Lymphknoten ab. Milz und Leber vergrößern sich und fühlen sich für den untersuchenden Arzt meist fest und gummiartig an. Auch andere Organe und die Blutgefäße können betroffen sein, selten das Herz.

Diagnose

Da eine Amyloidose so viele verschiedene Probleme verursacht, ist sie für den Arzt manchmal schwer zu diagnostizieren. Der Verdacht fällt auf Amyloidose, wenn mehrere Organe geschwächt sind oder es ohne erkennbaren Grund immer wieder schnell zu Blutungen kommt. Die familiäre Form wird vermutet, wenn in der Familie eine ererbte Erkrankung der peripheren Nerven diagnostiziert wurde.

Zur Diagnose wird meist eine geringe Menge Fett aus dem Bauchraum entnommen; dazu wird eine Nadel in der Nähe des Nabels eingestochen. Der Arzt kann auch eine Gewebeprobe von Haut, Enddarm, Zahnfleisch, Nieren oder Leber nehmen. Amyloid wird durch bestimmte Farbstoffe unter dem Mikroskop sichtbar.

Behandlung

Eine Amyloidose muß nicht immer behandelt werden. Wenn sie von einer anderen Krankheit verursacht wird, verlangsamt sich die Amyloidose meist oder bildet sich sogar zurück, wenn die Grunderkrankung behandelt wird. Handelt es sich bei der Grunderkrankung allerdings um ein multiples Myelom, sind die Überlebenschancen schlecht. Die meisten Patienten, die unter beiden Erkrankungen leiden, sterben innerhalb von ein bis zwei Jahren.

Die Behandlung einer Amyloidose ist meist nicht besonders erfolgreich. Die Einnahme von Prednison oder Melphalan, manchmal in Kombination mit Kolchizin, lindert die Beschwerden. Ist Mittelmeerfieber der Auslöser, kann auch Kolchizin allein helfen. Anhäufungen von Amyloid (Amyloidtumore) in einem bestimmten Bereich des Körpers können manchmal operativ entfernt werden.

Patienten, deren Nieren durch Amyloidose zerstört wurden, kommen für eine Transplantation in Frage. Dasselbe gilt für Herzpatienten. Allerdings können die Amyloidansammlungen später auch die transplantierten Organe schädigen. Bei der familiären Form der Amyloidose tritt der amyloidproduzierende Defekt in der Leber auf; daher konnte bei einigen Patienten die Krankheit durch eine Lebertransplantation aufgehalten werden.

Erkrankungen im Hormonsystem

KAPITEL 143

Das Hormonsystem

Das Hormonsystem besteht aus einer Gruppe von Organen, die manchmal auch als innersekretorische Drüsen bezeichnet werden. Ihre Hauptaufgabe besteht darin, Hormone zu produzieren und in den Blutkreislauf abzugeben. Die Hormone dienen als Botenstoffe. Mit ihrer Hilfe können die Funktionen der verschiedenen Körperteile aufeinander abgestimmt werden.

Hormondrüsen

Die wichtigsten Organe des Hormonsystems sind Hypothalamus, Hirnanhangdrüse (Hypophyse), Schilddrüse, die Nebenschilddrüsen, die Inselzellen der Bauchspeicheldrüse, Nebennieren, Hoden und Eierstöcke. Während einer Schwangerschaft arbeitet die Plazenta neben ihren anderen Aufgaben ebenfalls wie eine Hormondrüse.

Der Hypothalamus gibt verschiedene Hormone ab, die die Hirnanhangdrüse stimulieren. Einige sorgen dafür, daß die dort produzierten Hormone freigesetzt werden, andere verhindern die Freisetzung.

Die Hirnanhangdrüse wird manchmal als Hauptdrüse bezeichnet, weil sie viele Funktionen der anderen Drüsen koordiniert. ▲ Manche Hormone der Hirnanhangdrüse wirken direkt, und manche beeinflussen die Hormonmengen, die von anderen Drüsen produziert werden. Die Hirnanhangdrüse steuert ihre eigene Hormonfreisetzung durch einen Rückkopplungsmechanismus. Sie stellt fest, wie hoch die von anderen Drüsen produzierten Hormonmengen im Blut sind. So weiß sie, ob sie mehr oder weni-

▲ Siehe Kasten, Seite 693

Wichtige Hormondrüsen

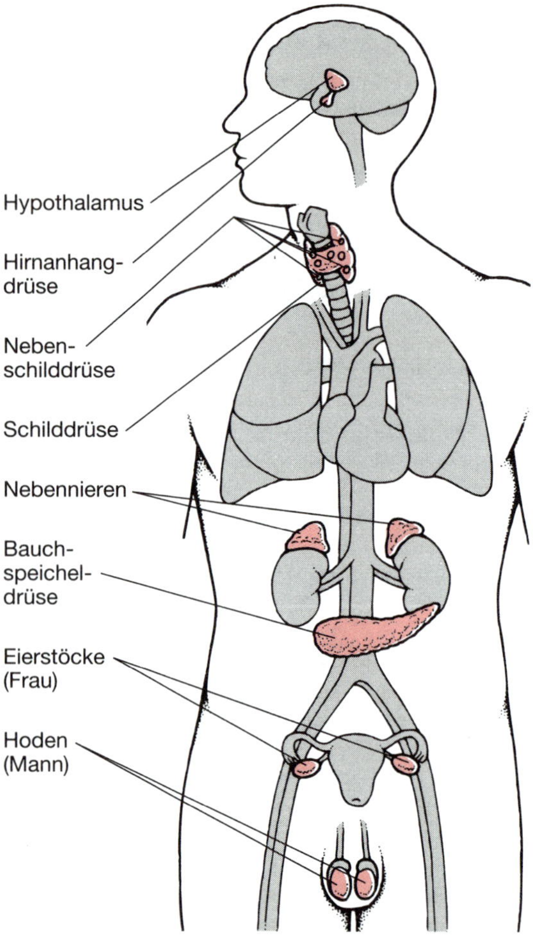

ger arbeiten muß. Nicht alle Drüsen werden von der Hirnanhangdrüse gesteuert. Manche reagieren direkt oder indirekt auf die Substanzen im Blut:

- Die insulinproduzierenden Zellen der Bauchspeicheldrüse reagieren auf Glukose und Fettsäuren.
- Die Zellen der Nebenschilddrüsen reagieren auf Kalzium und Phosphat.
- Das Nebennierenmark (Teil der Nebennieren) reagiert auf direkte Anregung durch das parasympathische Nervensystem.

Viele Organe geben Hormone oder hormonähnliche Stoffe ab, werden aber dennoch nicht als Teil des Hormonsystens betrachtet. Manche Organe produzieren Stoffe, die nur dort wirken, wo sie freigesetzt wurden. Manche geben ihre Produkte gar nicht in den Blutkreislauf ab. Das Gehirn produziert z. B. viele Hormone, deren Wirkung im wesentlichen auf das Nervensystem beschränkt ist.

Hormone

Hormone sind Stoffe, die von einer Drüse oder einem Organ in den Blutkreislauf abgegeben werden und an einer anderen Stelle die Tätigkeit der Zellen beeinflussen. Die meisten Hormone sind Eiweiße, die aus unterschiedlich langen Aminosäureketten bestehen. Andere sind Steroide, fettige Substanzen, die vom Cholesterin abgeleitet werden. Schon sehr geringe Hormonmengen können sehr heftige Körperreaktionen auslösen.

Hormone binden sich an Rezeptoren an der Oberfläche einer Zelle oder im Zellinnern. Wenn sich das Hormon an den Rezeptor bindet, wird die Zelltätigkeit verändert; die Zelle arbeitet z. B. langsamer oder schneller. Hormone steuern die Arbeitsweise ganzer Organe. Sie steuern Wachstum und Entwicklung, Fortpflanzung und sexuelle Merkmale. Sie beeinflussen die Art und Weise, in der der Körper Energie verbraucht und lagert. Hormone steuern den Flüssigkeitsgehalt und den Salz- und Zuckerspiegel im Blut. Manche Hormone beeinflussen nur ein oder zwei Organe, andere den ganzen Körper. Das schilddrüsenstimulierende Hormon TSH wird von der Hirnanhangdrüse hergestellt und wirkt nur an der Schilddrüse. Schilddrüsenhormon dagegen wird von der Schilddrüse produziert und wirkt auf Zellen im ganzen Körper. Insulin wird von den Inselzellen der Bauchspeicheldrüse hergestellt und beeinflußt den Zucker-, Eiweiß- und Fettstoffwechsel des gesamten Körpers.

Regulationsmechanismen

Wenn eine Drüse nicht richtig funktioniert, kann der Hormonspiegel im Blut extrem hoch oder extrem niedrig werden und die Körperfunktionen empfindlich stören. Damit das Hormonsystem einwandfrei arbeiten kann, müssen von jedem Hormon bestimmte Mengen verfügbar sein. Der Körper muß ständig überwachen, ob mehr oder weniger eines bestimmten Hormons benötigt wird.

Wenn Hypothalamus und Hirnanhangdrüse feststellen, daß der Blutspiegel eines von ihnen gesteuerten Hormons zu niedrig oder zu hoch ist, setzen sie ihre Hormone frei. Die Hormone der Hirnanhangdrüse strömen dann durch den Blutkreislauf und regen die entsprechenden Organe an. Wenn diese genug Hormone produziert haben, erkennen Hypothalamus und Hirnanhangdrüse am Blutspiegel, daß keine Stimulation mehr erforderlich ist und stellen ihrerseits die Hormonabgabe ein. Dieses Rückkopplungs-

Wichtige Hormone

Hormon	Entstehungsort	Funktion
Aldosteron	Nebennieren	Hilft, den Salz-Wasser-Haushalt zu regulieren, indem es Natrium und Wasser zurückhält und Kalium ausscheidet
Antidiuretisches Hormon (Vasopressin)	Hirnanhangdrüse	Veranlaßt die Nieren, Wasser zurückzuhalten, und hilft, mit Aldosteron den Blutdruck zu steuern
Kortikoide	Nebennieren	Vielfältige Wirkung im ganzen Körper; wirken entzündungshemmend, halten Blutzucker, Blutdruck und Muskelkraft aufrecht; helfen beim Ausgleich des Salz-Wasser-Haushalts
ACTH	Hirnanhangdrüse	Steuert die Produktion und Ausscheidung von Hormonen der Nebennierenrinde
Erythropoetin	Nieren	Regt die Bildung von roten Blutkörperchen an
Östrogen	Eierstöcke	Steuert die Entwicklung der weiblichen Geschlechtsmerkmale und der Sexualorgane
Testosteron	Hoden	Steuert die Entwicklung der männlichen Geschlechtsmerkmale und der Sexualfunktionen
Glukagon	Bauchspeicheldrüse	Hebt den Blutzuckerspiegel
Wachstumshormon	Hirnanhangdrüse	Steuert Wachstum und Entwicklung, fördert die Eiweißproduktion
Insulin	Bauchspeicheldrüse	Senkt den Blutzuckerspiegel; beeinflußt Glukose-, Eiweiß- und Fettstoffwechsel im gesamten Körper
Luteinisierendes Hormon (LH) und follikelstimulierendes Hormon (FSH)	Hirnanhangdrüse	Steuerung der Fortpflanzung einschließlich Samenproduktion, Eireifung und Menstruationszyklus; Steuerung der männlichen und weiblichen Geschlechtsmerkmale (einschließlich Behaarung, Muskelbildung, Hautstruktur und -dicke, Stimme und vielleicht sogar der Persönlichkeit)
Oxytozin	Hirnanhangdrüse	Veranlaßt das Zusammenziehen der Gebärmuttermuskeln und der Milchgänge in der Brust
Nebenschilddrüsenhormon	Nebenschilddrüsen	Steuert die Knochenbildung und das Ausscheiden von Kalzium und Phosphor
Progesteron	Eierstöcke	Bereitet die Gebärmutterschleimhaut auf das Einnisten des befruchteten Eis und die Brustdrüsen auf die Milchproduktion vor
Prolaktin	Hirnanhangdrüse	Sorgt für Beginn und Fortsetzung der Milchproduktion in den Brustdrüsen
Renin und Angiotensin	Nieren	Kontrollieren den Blutdruck
Schilddrüsenhormone	Schilddrüse	Steuern Wachstum, Reife und Stoffwechselgeschwindigkeit
Thyreoidea-stimulierendes Hormon	Hirnanhangdrüse	Regt die Produktion und Abgabe der Hormone in der Schilddrüse an

Die Aufgaben der Botenstoffe

Alle Zellen reagieren auf Botenstoffe, und die meisten Zellen produzieren selbst welche. Die Botenstoffe sind unentbehrlich, um die Körperfunktionen aufeinander abzustimmen. Man ordnet sie nach ihrer Wirkung drei Gruppen zu: dem Nervensystem, dem Immunsystem und dem Hormonsystem. Diese drei Systeme haben vieles gemeinsam und arbeiten sehr eng zusammen. Ihre Botenstoffe bestehen aus Eiweißen oder Fettderivaten. Manche bewegen sich nur ein paar Millimeter, andere legen über den Blutkreislauf beachtliche Strecken zurück, um ihr Ziel zu erreichen.

Die Botenstoffe heften sich an die Zielzellen. Dabei benutzen sie bestimmte Rezeptoren, die entweder auf der Zelloberfläche oder in der Zelle liegen. Manche Botenstoffe ändern die Durchlässigkeit der Zellmembranen für bestimmte Stoffe; Insulin verändert z. B. den Transport von Glukose durch die Zellmembranen. Andere Boten wie Adrenalin und Glukagon verändern die Funktion der Rezeptoren und bringen sie dazu, Stoffe zu produzieren, die als Zweitboten dienen. Sie beeinflussen die Funktion des Erbmaterials der Zelle und verändern die Eiweißproduktion der Zelle oder die Funktion der Eiweiße, die sich bereits in der Zelle befinden.

Die Wirkung eines bestimmten Botenstoffs hängt davon ab, wo er freigesetzt wird. Noradrenalin hebt z. B. den Blutdruck, wenn es von den Nebennieren ins Blut abgegeben wird. Wird dieser Bote aber innerhalb des Nervensystem freigesetzt, regt er die Aktivität der umgebenden Zellen an, ohne den Blutdruck zu beeinflussen.

system funktioniert bei allen von der Hirnanhangdrüse gesteuerten Drüsen.

Bestimmte von der Hirnanhangdrüse gesteuerte Hormone werden rhythmisch produziert. Zum Menstruationszyklus der Frau gehören z. B. die von der Hirnanhangdrüse freigesetzten Hormone luteinisierendes Hormon (LH) und follikelstimulierendes Hormon (FSH). Ihre Menge schwankt im Laufe eines Zyklus, genauso wie die Menge an Östrogen und Progesteron, die die Eierstöcke produzieren. Es ist noch nicht erforscht, wie Hypothalamus und Hirnanhangdrüse diese Biorhythmen kontrollieren. Sicher ist jedoch, daß sie auf eine Art biologische Uhr reagieren.

Es gibt noch mehr Faktoren, die die Hormonproduktion beeinflussen. Prolaktin, ein Hormon der Hirnanhangdrüse, regt die Milchdrüsen in der Brust zur Produktion von Milch an. Wenn ein Baby an der Brustwarze saugt, veranlaßt es dadurch die Hirnanhangdrüse, mehr Prolaktin zu produzieren. Das Saugen bewirkt außerdem die Freisetzung von Oxytozin, wodurch sich die Milchgänge zusammenziehen und mehr Milch in die Brustwarze pressen.

Drüsen wie die Inselzellen und die Nebenschilddrüsen werden nicht von der Hirnanhangdrüse gesteuert und haben deshalb eigene Kontrollsysteme, die ihnen sagen, wieviel Hormon benötigt wird. Der Insulinspiegel steigt z. B. kurz nach einer Mahlzeit, weil der Körper den Zucker aus der Nahrung verarbeiten muß. Bliebe der Insulinspiegel danach aber hoch, würde der Blutzucker gefährlich sinken.

Bei anderen Hormonspiegeln sind die Schwankungen nicht so leicht zu erklären. Kortisone und Wachstumshormone erreichen morgens ihren höchsten Blutspiegel, am späten Nachmittag ihren niedrigsten. Warum das so ist, weiß man nicht genau.

KAPITEL 144

Erkrankungen der Hirnanhangdrüse

Die Hirnanhangdrüse (Hypophyse) hat die Größe einer Erbse und liegt in der Vertiefung des Türkensattels (Sella turcica) im Zentrum der Schädelbasis. Der knochige Türkensattel schützt die Hirnanhangdrüse, läßt ihr aber wenig Raum zur Ausdehnung. Wenn sich die Drüse vergrößert, drückt sie nach oben und damit auf jene Bereiche des Gehirns, die Signale von den Augen weiterleiten. Dadurch können Kopfschmerzen und Sehstörungen entstehen.

Hirnanhangdrüse: die Hauptdrüse

Die Hirnanhangdrüse ist erbsengroß und sitzt im Zentrum der Schädelbasis. Sie produziert verschiedene Hormone, die bestimmte Teile des Körpers (Zielorgane) beeinflussen. Weil sie die meisten anderen Hormondrüsen steuert, wird sie auch als Hauptdrüse bezeichnet.

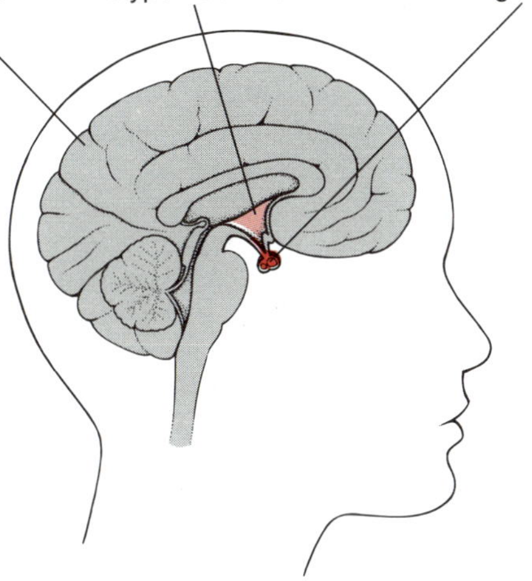

Hormone	Zielorgane
Antidiuretisches Hormon	Niere
Beta-Melanotropin	Haut
ACTH	Nebennieren
Endorphine	Gehirn
Enkephaline	Gehirn
Follikelstimulierendes Hormon	Eierstöcke oder Hoden
Wachstumshormon	Muskeln und Knochen
Luteinisierendes Hormon	Eierstöcke oder Hoden
Oxytozin	Gebärmutter und Brustdrüsen
Prolaktin	Brustdrüsen
Schilddrüsenstimulierendes Hormon	Schilddrüse

Die Hirnanhangdrüse steuert die meisten anderen Hormondrüsen und wird selbst vom Hypothalamus kontrolliert. Dieser Gehirnbereich liegt direkt über der Hirnanhangdrüse. Die Hirnanhangdrüse ist in zwei Teile gegliedert, den Vorderlappen und den Hinterlappen. Der Hypothalamus steuert den Vorderlappen (Adenohypophyse) durch hormonähnliche Stoffe, die als Freigabefaktoren wirken (Releasing-Hormone). Diese Releasing-Hormone werden durch Blutgefäße transportiert, die Hypothalamus und Hypophysenvorderlappen direkt verbinden. Der Hinterlappen (Neurohypophyse) wird durch Nervenimpulse gesteuert.

Der Vorderlappen produziert Hormone, mit denen letztlich die Schilddrüse, die Nebennieren, die Sexualorgane (Eierstöcke und Hoden), die Milchproduktion in der Brust (Laktation) und das gesamte Körperwachstum gesteuert werden. Außerdem stellt er Hormone her, durch die die Haut dunkler wird und das Schmerzempfinden nachläßt. Die im Hinterlappen produzierten Hormone regeln den Salz-Wasser-Haushalt, stimulieren bei stillenden Frauen das Einschießen der Milch in die Brust und das Zusammenziehen der Gebärmutter.

Hypothalamus oder Hirnanhangdrüse überprüfen, wieviel Hormone die von ihnen gesteuerten Drüsen (Zieldrüsen) ins Blut abgeben. So können sie feststellen, ob die Hirnanhangdrüse die Aktivität ihrer Zieldrüsen anregen oder unterdrücken muß.▲ Die von der Hirnanhangdrüse und vom Hypothalamus produzierten Hormone werden nicht ununterbrochen ins Blut abgegeben, sondern meist schubweise im Abstand von einer bis drei Stunden. Manche Hormone wie ACTH (steuert die Nebennieren), Wachstumshormon (steuert das Wachstum) oder Prolaktin (steuert die Milchproduktion) folgen einem 24-Stunden-Rhythmus. Die Hormonspiegel fallen und steigen regelmäßig über den Tag verteilt. Morgens kurz vor dem Aufwachen sind sie gewöhnlich am höchsten, kurz vor dem Schlafengehen am niedrigsten. Bei anderen Hormo-

▲ Siehe Seite 690

nen hängen die Schwankungen von anderen Faktoren ab. So ist z. B. bei Frauen die Produktion von luteinisierendem Hormon und follikelstimulierendem Hormon, mit denen die Fortpflanzungsfähigkeit gesteuert wird, vom Menstruationszyklus abhängig.▲ Wenn die Hirnanhangdrüse zu viel oder zu wenig Hormon produziert, kann das zu einer großen Bandbreite verschiedener Symptome führen.

Funktion des Vorderlappens

Der Vorderlappen der Hirnanhangdrüse macht etwa 80 Prozent des Gesamtgewichts aus. Er setzt Hormone frei, die Wachstum und körperliche Entwicklung steuern beziehungsweise Nebennieren, Schilddrüse und Eierstöcke oder Hoden stimulieren. Wenn der Vorderlappen zuviel oder zu wenig Hormon abgibt, produzieren die anderen Hormondrüsen ebenfalls zuviel oder zuwenig Hormone.

Eines der vom Vorderlappen produzierten Hormone ist **ACTH** (adrenokortikotropes Hormon oder Kortikotropin). Es regt die Nebennieren an, Kortisol herzustellen (ein lebenserhaltendes, kortisonähnliches Hormon) und verschiedene androgene (testosteronähnliche) Steroide. Ohne ACTH schrumpfen die Nebennieren und stellen die Kortisolproduktion ein. Es kommt zum Nebennierenversagen (Nebenniereninsuffizienz).■ Gleichzeitig mit dem ACTH werden noch viele andere Hormone produziert. Dazu gehört das **Beta-Melanozyten stimulierende Hormon**, das die Hautpigmentierung steuert, und **Enkephaline** und **Endorphine**, die für Schmerzwahrnehmung, Stimmung und Wachheit zuständig sind.

Thyreoideastimulierendes Hormon (TSH) wird ebenfalls vom Vorderlappen produziert und veranlaßt die Schilddrüse, ihre Hormone zu bilden.★ Nur selten verursacht zuviel TSH eine Überproduktion von Hormonen durch die Schilddrüse. Es entsteht eine Schilddrüsenüberfunktion (Hyperthyreose). Zuwenig TSH verursacht eine Unterfunktion (Hypothyreose).

Zwei weitere Hormone werden im Vorderlappen gebildet: **luteinisierendes Hormon** (LH) und **follikelstimulierendes Hormon** (FSH). Beides sind Gonadotropine, die sich an die Eierstöcke und Hoden (Gonaden) wenden. Bei Frauen regen die beiden Hormone die Produktion von Östrogen und Progesteron und die monatliche Reifung eines Eis in den Eierstöcken an. Bei Männern bewirkt LH die Produktion von Testosteron in den Hoden, FSH regt die Produktion der Spermien an.

Eines der wichtigsten vom Vorderlappen der Hirnanhangdrüse produzierten Hormone ist das **Wachstumshormon**. Es regt das Wachstum von Muskeln und Knochen an und hilft, den Stoffwechsel zu regulieren. Wachstumshormon kann die Weiterleitung von Zucker in Muskeln oder Fett drastisch erhöhen, die Eiweißproduktion in Leber und Muskeln steigern und die Entstehung von Fettgewebe verlangsamen. Langfristig blockiert es die Aufnahme und Verarbeitung von Zucker, läßt den Blutzuckerspiegel ansteigen und erhöht Blutfettwerte und Fettproduktion. Auf den ersten Blick scheint das dem direkten Effekt entgegenzuwirken, aber diese Funktionen des Wachstumshormons sind sehr wichtig, weil sich der Körper in einer Fastenzeit an den Nahrungsmangel anpassen muß. Gemeinsam mit Kortisol hält das Wachstumshormon den Blutzuckerspiegel für das Gehirn aufrecht und mobilisiert Fett, damit es anderen Körperzellen als alternativer »Treibstoff« zur Verfügung steht. In vielen Fällen aktiviert das Hormon eine Reihe von Wachstumsfaktoren, von denen Somatomedin C der wichtigste ist. (Somatomedine heißen auch IGF, abgekürzt von insulin-like growth factor.)

Funktion des Hinterlappens

Der Hinterlappen der Hirnanhangdrüse gibt nur zwei Hormone ab: antidiuretisches Hormon (ADH) und Oxytozin. Eigentlich werden diese Hormone von Nervenzellen im Hypothalamus produziert. Diese Nervenzellen haben jedoch Fortsätze, die bis in den Hinterlappen reichen, wo die Hormone freigesetzt werden. Im Gegensatz zu den meisten anderen Hormonen der Hirnanhangdrüse regen antidiuretisches Hormon und Oxytozin andere Drüsen nicht zur Hormonproduktion an, sondern wirken direkt an den Zielorganen.

Antidiuretisches Hormon (auch Vasopressin genannt) bewirkt, daß die Nieren Wasser zurückhalten. Es hilft dem Körper, die richtige Flüssigkeitsmenge aufrechtzuerhalten.● Wenn ein Mensch zuwenig Flüssigkeit im Körper hat, wird der Hirnanhangdrüse von besonderen Rezeptoren in Herz, Lunge, Gehirn und Schlagader gemeldet, daß mehr antidiuretisches Hormon benötigt wird. Der Elektrolytspiegel im Blut (z. B. Natrium, Kalium, Chlorid) muß innerhalb eines bestimmten, eng gestecken Rahmens aufrechterhalten werden, damit die Zellen normal funktionieren können. Wenn das Gehirn hohe Elektrolytspiegel wahrnimmt, regt es die Freisetzung dieses Hormons an. Das gleiche geschieht durch Schmerz, Streß, körperliche Anstrengung, niedrigen Blutzuckerspiegel, Angiotensin, Prostaglandin und Arzneimittel wie Choliner-

▲ Siehe Seite 1071

■ Siehe Seite 708

★ Siehe Seite 700

● Siehe Kasten, Seite 661

gika und solche Medikamente, die zur Behandlung von Asthma und Lungenemphysem verordnet werden.

Alkohol, bestimmte Steroide und einige andere Stoffe unterdrücken die Produktion von antidiuretischem Hormon. Der Mangel an ADH führt zu einer Erkrankung namens Diabetes insipidus, bei der die Nieren extrem viel Wasser ausscheiden. ▲ Manchmal wird zuviel antidiuretisches Hormon produziert. Das kommt bei einer Erkrankung vor, bei der zuviel ADH ins Blut abgegeben wird und der Körper daher zuviel Wasser zurückhält. Dadurch sinkt der Elektrolytspiegel (z.B. Natrium). Dieses Syndrom kommt bei Patienten mit Herzschwäche oder, in seltenen Fällen, bei einer Hypothalamuserkrankung vor. Manchmal wird außerhalb der Hirnanhangdrüse antidiuretisches Hormon produziert, vor allem bei bestimmten Lungentumoren. Wenn ein Arzt also einen zu hohen ADH-Spiegel feststellt, wird er die Funktion der Hirnanhangdrüse prüfen, aber auch nach einer Krebserkrankung Ausschau halten.

Oxytozin verursacht das Zusammenziehen der Gebärmuttermuskulatur während und direkt nach der Geburt, um zu große Blutverluste zu verhindern. Außerdem regt es bestimmte Zellen im Bereich der Brustdrüsen dazu an, sich zusammenzuziehen. Das Saugen des Babys an der Brustwarze regt die Hirnanhangdrüse an, Oxytozin freizusetzen. Die Zellen in der Brust ziehen sich zusammen und befördern damit die Milch von ihrer Produktionsstätte in der Brust direkt in die Brustwarze.

Syndrom der leeren Sella

Bei dieser Erkrankung handelt es sich um eine typische Vergrößerung des Türkensattels (ein knochiges Gebilde im Zentrum der Schädelbasis), in dem eine normal große oder kleine Hirnanhangdrüse ruht.

Das Syndrom der leeren Sella kommt hauptsächlich bei Frauen vor, die übergewichtig sind oder Bluthochdruck haben. Bei ungefähr zehn Prozent der Betroffenen ist der Druck der Gehirnflüssigkeit ■ zu hoch, und etwa 10 Prozent leiden unter einer chronisch laufenden Nase. Manchmal kommt auch ein kleiner, fast immer gutartiger Tumor der Hirnanhangdrüse vor, der Wachstumshormon, Prolaktin oder ACTH produziert. Auf einer Röntgenaufnahme des Schädels, einer Computer- oder einer Kernspintomographie ist der vergrößerte Türkensattel zu sehen.

Normalerweise ist bei dieser Erkrankung keine Behandlung erforderlich. Ein vergrößerter Türkensattel kann aber auf eine Vergrößerung der Hirnanhangdrüse hinweisen. Kernspin- oder Computertomographie helfen dem Arzt dabei, das Syndrom der leeren Sella von anderen Ursachen eines vergrößerten Türkensattels zu unterscheiden. Ein bösartiger oder gutartiger Tumor (Adenom) kann die Hirnanhangdrüse vergrößern und dabei die Drüse selbst oder den Hypothalamus beeinträchtigen. Eine vergrößerte Hirnanhangdrüse kann Symptome wie Kopfschmerzen und Sehprobleme bereiten, weil die vergrößerte Drüse häufig auf den Sehnerv drückt. Dieser Sehverlust ist einzigartig; am Anfang betrifft er nur die äußersten Gesichtsfelder beider Augen.

Unterfunktion des Hypophysenvorderlappens

Unter Hypopituitarismus versteht man eine teilweise oder vollständige Unterfunktion des Vorderlappens der Hirnanhangdrüse.

Die im Vorderlappen produzierten Hormone stimulieren verschiedene Hormondrüsen. Welche Symptome bei dieser Erkrankung auftreten, hängt also davon ab, von welchen Vorderlappenhormonen zu wenig produziert wird und welche Drüsen demzufolge nicht ausreichend stimuliert werden. Zwar kann es zu einem plötzlichen, dramatischen Auftreten verschiedener Symptome kommen; normalerweise entwickelt sich das Krankheitsbild jedoch langsam und bleibt häufig lange Zeit unentdeckt.

Es kann zu einem Mangel von einem, mehreren oder allen Hormonen kommen, die im Vorderlappen der Hirnanhangdrüse produziert werden. Eine Unterversorgung mit Gonadotropinen (LH und FSH) verursacht bei Frauen vor der Menopause Ausbleiben der Blutung, Unfruchtbarkeit, Trockenheit der Scheide und den Verlust einiger weiblicher Merkmale. Bei Männern führt der Gonadotropinmangel zu Impotenz, Hodenschrumpfung, verringerter Samenproduktion mit folgender Unfruchtbarkeit sowie dem Verlust einiger männlicher Merkmale wie dem Wuchs von Gesichts- und Körperhaaren. Ein Gonadotropinmangel tritt zudem beim Kallmann-Syndrom auf. Die davon Betroffenen sind möglicherweise zusätzlich farbenblind, haben keinen Geruchssinn und eine Lippen- oder Gaumenspalte.

Ein Mangel an Wachstumshormon verursacht bei Erwachsenen gewöhnlich wenig oder keine Symptome. Bei Kindern führt er jedoch zu verzögertem Wachstum, manchmal sogar zum Zwergwuchs. ★

▲ Siehe Seite 699

■ Siehe Kasten, Seite 379

★ Siehe Seite 1291

Ursachen für eine Unterfunktion der Hirnanhangdrüse

Ursachen, die direkt die Hirnanhangdrüse betreffen (primärer Hypopituitarismus)

- Tumore der Hirnanhangdrüse
- Mangelnde Blutversorgung der Hirnanhangdrüse (durch starke Blutung, Thrombose, Blutarmut oder andere Ursachen)
- Infektionen und Entzündungen
- Sarkoidose oder Amyloidose (ungewöhnliche Krankheiten)
- Bestrahlung
- Operative Entfernung von Hirnanhangdrüsengewebe
- Autoimmunerkrankung

Ursachen, die direkt den Hypothalamus und damit indirekt die Hirnanhangdrüse betreffen (sekundärer Hypopituitarismus)

- Tumore des Hypothalamus
- Entzündliche Krankheiten
- Kopfverletzungen
- Verletzung der Hirnanhangdrüse oder der für sie zuständigen Blutgefäße oder Nerven durch eine Operation

Zuwenig schilddrüsenstimulierendes Hormon (TSH) führt zu einer Unterfunktion der Schilddrüse (Hypothyreose)▲. Dabei entstehen Symptome wie Verwirrung, Kälteempfindlichkeit, Gewichtszunahme, Verstopfung und trockene Haut. ACTH-Mangel kommt nur selten allein vor; er führt zu einer Unterfunktion der Nebennieren■ und damit zu Müdigkeit, niedrigem Blutdruck, niedrigem Blutzuckerspiegel und einer herabgesetzten Streßtoleranz (zum Beispiel bei Verletzungen, Operationen oder Infektionen).

In seltenen Fällen wird nur zuwenig Prolaktin gebildet; das könnte aber erklären, warum manche Frauen nach der Geburt keine Milch haben. Extrem selten kommt es bei der Geburt zum Sheehan-Syndrom, bei dem durch extremen Blutverlust und Schock während der Geburt die Hirnanhangdrüse teilweise zerstört wird. Die Symptome sind unter anderem Müdigkeit, Verlust der Achsel- und Schambehaarung und keinerlei Milchproduktion.

Diagnose

Da die Hirnanhangdrüse andere Drüsen stimuliert, verursacht ein Mangel an Hirnanhangdrüsenhormonen einen Mangel jener Hormone, die die anderen Drüsen produzieren. Der Arzt wird also die Möglichkeit einer Hirnanhangdrüsenfehlfunktion in Betracht ziehen, wenn er zum Beispiel den Hormonmangel der Schilddrüse oder der Nebennieren untersucht. Wenn die Symptome nahelegen, daß mehrere Hormondrüsen ungenügend arbeiten, hegt der Arzt sofort den Verdacht auf eine Unterfunktion der Hirnanhangdrüse oder eine ungenügende Funktion von mehreren Hormondrüsen.★

Die Struktur der Hirnanhangdrüse wird gewöhnlich mittels Computertomographie oder Kernspintomographie abgebildet. Blutuntersuchungen geben Aufschluß über die Hormonspiegel. Hochauflösende Computertomogramme oder Kernspinbilder helfen dabei, ungewöhnliches Gewebewachstum oder eine Vergrößerung oder Schrumpfung der Drüse aufzudecken. Die Blutgefäße, die die Hirnanhangdrüse versorgen, können mittels Angiographie untersucht werden.● In Zukunft werden die Bilder der Positronenemissionstomographie vermutlich noch viel mehr Informationen über die Hirnanhangdrüse liefern können.

Eine verringerte Wachstumshormonproduktion durch die Hirnanhangdrüse ist schwer nachzuweisen, weil es keine wirklich zuverlässigen Blutuntersuchungen gibt. Da das Wachstumshormon schubweise produziert und mehrmals täglich freigesetzt wird (der größte Teil davon während des Schlafs), ist die Blutprobe lediglich eine Momentaufnahme und sagt nichts über die Gesamtproduktion aus. Ärzte messen deshalb gern den Wachstumsfaktor Somatomedin C im Blut, weil sich dessen Spiegel nur langsam und in einem festen Verhältnis zur Gesamtmenge an ausgeschüttetem Wachstumshormon verändert. Ein teilwei-

▲ Siehe Seite 704
■ Siehe Seite 708
★ Siehe Seite 725
● Siehe Seite 283

ser Mangel an Wachstumshormon ist besonders schwierig festzustellen. Außerdem ist der Wachstumshormonspiegel sowieso niedrig, wenn eine Unterfunktion von Schilddrüse oder Nebennieren vorliegt.

Da sich bei Frauen der LH- und FSH-Spiegel im Laufe des Menstruationszyklus verändert, sind die Meßwerte schwierig zu deuten. Bei Frauen nach den Wechseljahren, die keine Östrogene einnehmen, sind die Werte normal hoch. Bei Männern gibt es keine besonderen Schwankungen.

Manche Erkrankungen behindern vorübergehend die Aktivität der Hirnanhangdrüse und erzeugen so die Symptome einer Unterfunktion. Längere Zeiten des Hungerns, wie sie bei Magersucht vorkommen, sind eine mögliche Ursache. Bei Männern, die durch jahrelangen Alkoholmißbrauch unter einer Leberzirrhose leiden, treten ähnliche Symptome wie bei einer Unterfunktion auf: Brustvergrößerung, Schrumpfen der Hoden, Hautveränderungen und Gewichtszunahme. Ein prolaktinproduzierender Tumor der Hirnanhangdrüse ist eine häufige Ursache für einen Mangel an LH und FSH. Der Tumor kann beim Wachsen die Hirnanhangdrüse völlig zerstören und damit auch einen Mangel an Wachstumshormon, TSH und ACTH verursachen.

Behandlung

Bei der Behandlung ersetzt man nicht die Hormone der Hirnanhangdrüse, sondern die fehlenden Hormone der Zielorgane. Liegt z. B. ein Mangel an schilddrüsenstimulierendem Hormon vor, bekommt der Patient Schilddrüsenhormone; fehlt ACTH, werden Nebennierenrindenhormone verordnet. Ist zu wenig LH und FSH vorhanden, bekommen Frauen Östrogen und Progesteron, Männer Testosteron. Wachstumshormon wird nur bei Kindern verordnet; bei Erwachsenen ist im allgemeinen keine Behandlung erforderlich.

Ist ein Hirnanhangdrüsentumor die Ursache für das Problem, muß er behandelt werden. Wenn der Tumor klein ist und kein Prolaktin produziert, bevorzugen die meisten Experten die operative Entfernung durch die Nase. Produziert der Tumor Prolaktin, kann er mit Bromocriptin behandelt werden. Andere Möglichkeiten, den Tumor zu zerstören, bedienen sich der Strahlentherapie mit hochenergetischer oder Protonenstrahlung. Große Tumore und solche, die sich jenseits des Türkensattels ausgedehnt haben, sind durch eine Operation nicht immer vollständig zu entfernen. In diesem Fall folgt auf die Operation eine Behandlung mit Hochenergiestrahlung, um die restlichen Tumorzellen zu zerstören. Häufig verliert die Hirnanhangdrüse durch die Bestrahlung ihre Funktion schleichend, teilweise oder komplett. Daher wird die Funktion der Zielorgane üblicherweise im ersten Jahr nach der Behandlung im Abstand von drei bis sechs Monaten und danach jährlich untersucht.

Akromegalie

Extremes Wachstum bei Erwachsenen durch einen Überschuß an Wachstumshormon nennt man Akromegalie.

Die Überproduktion von Wachstumshormon ist fast immer durch einen gutartigen Tumor der Hirnanhangdrüse (Adenom) bedingt. Dieser Tumor verursacht viele Veränderungen in Geweben und Organen. Zum Beispiel vergrößern sich viele innere Organe, darunter Herz, Leber, Nieren, Milz, Schilddrüse, Nebenschilddrüse und Bauchspeicheldrüse. Einige sehr selten auftretende Tumore der Bauchspeicheldrüse und der Lunge können ebenfalls zu einem Überschuß an Wachstumshormon führen. Die Folgen sind dieselben.

Symptome

Meist beginnt die übermäßige Ausschüttung von Wachstumshormon zwischen dem 30. und 50. Lebensjahr, lange nachdem sich die Wachstumsfugen der Knochen geschlossen haben. Deshalb verformen sich die Knochen eher als daß sie sich verlängern. Die Gesichtszüge der Betroffenen werden gröber, Hände und Füße schwellen an. Ringe, Schuhe, Handschuhe und Hüte passen nicht mehr. Da diese Veränderungen schleichend sind, dauert es gewöhnlich Jahre, bis sie bemerkt werden. Die Haut wird dicker und häufig dunkler, die Körperbehaarung nimmt zu. Die Schweiß- und Talgdrüsen der Haut werden größer und produzieren große Mengen Schweiß und häufig einen unangenehmen Körpergeruch.

Übermäßiges Wachstums des Unterkieferknochens führt zu einem vorspringenden Kinn, die Verdickung des Kehlkopfknorpels zu einer tiefen und heiseren Stimme. Die Zunge wird dicker und zeigt mehr Furchen; verdickte Rippen erzeugen eine Faßbrust.

Gelenkschmerzen treten bei Akromegalie häufig auf. Nach vielen Jahren kann es zu schmerzhaften, die Funktionen behindernden Gelenkveränderungen kommen. Das Herz ist gewöhnlich vergrößert. Seine Funktion kann bis zum Herzversagen beeinträchtigt sein. Manchmal spüren die Betroffenen ein unangenehmes Kribbeln und Schwächegefühl in Armen und Beinen, wenn das sich ausdehnende Gewebe auf die Nerven drückt. Werden die Nerven, die vom Auge zum Gehirn führen, zusammengedrückt, treten Sehstörungen auf, vor allem an den äußeren Gesichtsfeldern. Der Hirnanhangdrüsentumor kann auch starke Kopfschmerzen verursachen.

Fast alle Frauen mit Akromegalie haben einen unregelmäßigen Menstruationszyklus. Manche bilden Milch, obwohl sie nicht stillen, weil zuviel Wachstumshormon vorhanden ist oder wegen des damit verbundenen Prolaktinanstiegs. Ungefähr ein Drittel der betroffenen Männer wird impotent.

Nur sehr selten setzt die Überproduktion des Wachstumshormons in der Kindheit ein, bevor sich die Wachstumsfugen geschlossen haben. Da Knochen so lange wachsen, wie diese Fugen offen sind, kommt es zu übertriebenem Knochenwachstum und damit zu Riesenwuchs **(hypophysärer Gigantismus)**. Trotz des beschleunigten Wachstums verformen sich die Knochen der Kinder nicht. Allerdings können die Weichteile um die Knochen herum anschwellen, und einige Nerven können sich vergrößern. Möglich ist auch eine verzögerte Pubertät und eine Unterentwicklung der Sexualorgane.

Diagnose

Da der hohe Spiegel an Wachstumshormon nur schleichende Veränderungen bewirkt, wird Akromegalie oft erst Jahre nach dem Auftreten der ersten Symptome diagnostiziert. Der Vergleich von Fotos aus mehreren Jahren hilft dem Arzt bei der Diagnose. Röntgenaufnahmen zeigen eine Verdickung der Knochen, Vergrößerung der Nasennebenhöhlen und Vergrößerung oder Erosionen des Türkensattels. Röntgenbilder der Hand zeigen eine Knochenverdickung unter den Fingerspitzen und geschwollenes Gewebe um die Knochen herum. Viele Akromegaliepatienten haben einen zu hohen Blutzuckerspiegel.

Wenn die Symptome auf Akromegalie deuten, kann die Diagnose mit einer Bestimmung des Wachstumsfaktors Somatmedin C im Blut bestätigt werden. Zeigt die Blutuntersuchung einen Grenzwert, muß der Betreffende eine genau bemessene Menge Zucker zu sich nehmen. Bei einem gesunden Menschen fällt dann der Wachstumshormonspiegel, bei Akromegaliepatienten bleiben Hormonspiegel und Blutzuckerspiegel hoch.

Behandlung

Um die Überproduktion des Hormons zu unterbinden oder zu verringern, wird der Tumor operativ entfernt oder durch Bestrahlung zerstört. Zur Bestrahlung wird hochenergetische Strahlung eingesetzt. Diese Methode ist weniger traumatisch als eine Operation und beeinträchtigt im allgemeinen die Produktion anderer Hirnanhangdrüsenhormone nicht. Allerdings kann es Jahre dauern, bis sich der Wachstumshormonspiegel wieder normalisiert hat. Zur Zeit werden andere Bestrahlungsverfahren erprobt, um den Zeitraum zu verkürzen.

Auch bei einer Operation mit anschließender Strahlentherapie ist es nicht einfach, den Wachstumshormonspiegel zu reduzieren. Injektionen mit Octreotid helfen, die Hormonproduktion zu blockieren. Auch Bromocriptin kann dabei nützlich sein.

Galaktorrhoe

Unter Galaktorrhoe versteht man die Produktion von Milch in der Brust von Männern oder von Frauen, die nicht stillen.

Bei beiden Geschlechtern ist die häufigste Ursache dieses Milchflusses ein Tumor der Hirnanhangdrüse, der Prolaktin produziert (Prolaktinom). Diese Tumore sind anfänglich sehr klein, bei Männern jedoch meist größer als bei Frauen. Überproduktion von Prolaktin und Galaktorrhoe können auch von Medikamenten hervorgerufen werden wie Phenothiazin, von bestimmten Medikamenten gegen Bluthochdruck (vor allem Methyldopa) und von Opioiden. Als Ursache kommt auch eine Unterfunktion der Schilddrüse (Hypothyreose) in Frage.

Symptome

Der Milchfluß kann das einzige Symptom der Erkrankung sein, aber bei vielen betroffenen Frauen bleibt auch die Blutung aus, oder der Menstruationszyklus wird unregelmäßig. Zusätzlich leiden sie unter Hitzewallungen und einer trockenen Scheide, was den Geschlechtsverkehr sehr unangenehm macht. Männer mit einem Prolaktinom haben meist Kopfschmerzen oder haben seitliche Gesichtsfeldausfälle. Zwei Drittel der erkrankten Männer verlieren das Interesse am Sex und werden impotent.

Diagnose

Um die Ursache des Milchflusses zu finden, ist eine Kombination von Blutuntersuchungen und Computertomographie oder Kernspintomographie erforderlich. Zeichen eines Östrogenmangels sind bei einer allgemeinen körperlichen Untersuchung zu erkennen. Bei anderen Hormonen wie Prolaktin, LH und FSH wird der Blutspiegel gemessen. Auf hochauflösenden Bildern von Computertomographie und Kernspintomographie sind auch kleine Prolaktinome zu erkennen. Ist der Tumor groß, untersucht der Augenarzt den Patienten auf eventuelle Sehstörungen.

Behandlung

Es gibt verschiedene Möglichkeiten, ein Prolaktinom zu behandeln. Wenn der Hormonspiegel nicht allzu hoch ist und auf einem Computer- oder Kernspintomogramm kein oder nur ein sehr kleiner Tumor gefunden wird, verordnet der Arzt gewöhnlich Bromocriptin oder empfiehlt gar keine Behandlung. Bei Frauen hat Bromocriptin den Vorteil, den Östrogenspiegel zu erhöhen – der bei Frauen mit hohen Prolaktinwerten oft sehr niedrig ist – und sie somit vor Osteoporose zu schützen. Bromocriptin kann Frauen mit einem Prolaktinom auch helfen, schwanger zu werden. Außerdem verhindert es den unangenehmen Milchfluß. Östrogen oder »die Pille« können verordnet werden, wenn die Frau nur ein kleines Prolaktinom hat. Es gibt keinen Nachweis, daß Östrogen das Wachstum dieser kleinen Tumore beschleunigt. Die meisten Experten empfehlen, in den ersten beiden Jahren nach Entdecken des Tumors jährlich eine Computertomographie oder eine Kernspintomographie zu machen, um sicherzugehen, daß der Tumor nicht unverhältnismäßig stark wächst.

Patienten mit größeren Tumoren (Makroadenome) werden vom Arzt meist mit Bromocriptin behandelt oder operiert; dem geht eine gründliche Untersuchung des gesamten Hormonsystems voraus. Die Behandlung wird mit einem Endokrinologen, einem Neurochirurgen und einem Radiologen abgestimmt. Wenn Bromocriptin die Prolaktinwerte senkt und die Symptome verschwinden, ist eine Operation nicht unbedingt notwendig. Wenn operiert wird, bekommen die Patienten vorher häufig Bromocriptin, um den Tumor zu verkleinern. Durch die Operation normalisiert sich der Prolaktinspiegel zwar anfangs, aber die meisten Prolaktinome kommen schließlich wieder. Bestrahlungstherapie wird nur dann angewandt, wenn die Symptome schlimmer werden und der Tumor trotz Behandlung mit Bromocriptin größer wird. Nach einer Bestrahlungstherapie kann es mehrere Jahre dauern, bis sich der Spiegel der anderen Hirnanhangdrüsenhormone wieder normalisiert hat.

Diabetes insipidus

Diabetes insipidus ist eine Krankheit, bei der es an antidiuretischem Hormon mangelt. Dadurch entsteht ein extremes Durstgefühl (Polydipsie), und es werden große Mengen stark verdünnten Urins gebildet (Polyurie).

Diabetes insipidus entsteht durch eine verringerte Produktion von antidiuretischem Hormon (Vasopressin). Dieses Hormon bewahrt den Körper normalerweise davor, zuviel Urin zu produzieren. Antiduretisches Hormon (ADH) nimmt eine Sonderstellung ein: Es wird im Hypothalamus gebildet, von der Hirnanhangdrüse gespeichert und ins Blut freigesetzt. Die Krankheit kann auch auftreten, wenn zwar genug Hormon produziert wird, die Nieren aber nicht normal darauf reagieren. Diese Krankheit heißt **nephrogener Diabetes insipidus**.

Ursachen

Eine mögliche Ursache für Diabetes insipidus ist eine Fehlfunktion des Hypothalamus, bei der zuwenig ADH produziert wird. Es ist auch möglich, daß die Hirnanhangdrüse das Hormon nicht ins Blut abgibt. Zu den anderen möglichen Ursachen zählen die Verletzung der Hirnanhangdrüse oder des Hypothalamus bei einer Operation, eine Gehirnverletzung – vor allem ein Schädelbasisbruch –, ein Tumor, eine Sarkoidose oder Tuberkulose, ein Aneurysma oder eine Blockierung der Arterien, die zum Gehirn führen, einige Formen von Gehirnentzündung und Hirnhautentzündung und die seltene Histiozytose (Hand-Schüller-Christian-Krankheit).

In seltenen Fällen hat jemand psychisch bedingt ein starkes Durstgefühl und scheidet dann dementsprechend viel Urin aus. Diese Symptome ähneln denen des Diabetes insipidus, nur daß diese Menschen gewöhnlich nicht nachts zum Urinieren aufstehen. Mit der Zeit führt die extreme Flüssigkeitsaufnahme dazu, daß der Körper auf das antidiuretische Hormon nicht mehr regelrecht reagiert.

Symptome

Diabetes insipidus kann in jedem Alter auftreten und sich langsam entwickeln oder ganz plötzlich einsetzen. Häufig sind großer Durst und gesteigerte Urinproduktion die einzigen Symptome. Die Patienten nehmen große Flüssigkeitsmengen auf – zwischen 4 und 40 Litern pro Tag –, um die mit dem Urin verlorengegangene Flüssigkeit wieder aufzufüllen. Wenn das nicht möglich ist, kann es rasch zur Austrocknung kommen; niedriger Blutdruck und Schock sind die Folge. Die Betroffenen scheiden auch nachts mehrmals große Urinmengen aus.

Diagnose

Wenn jemand extrem viel Urin produziert, hegt der Arzt meist den Verdacht auf Diabetes insipidus, testet aber sicherheitshalber den Blutzuckerspiegel, um die andere Form von Diabetes (Diabetes mellitus, Zuckerkrankheit) auszuschließen. Bei Blutuntersuchungen zeigen sich Abweichungen vieler Elektrolytwerte.

Der Wasserentzugstest ist der einfachste und zuverlässigste Test bei Verdacht auf Diabetes insipidus. Da der Patient während des Tests nichts trinken darf und stark austrocknen kann, muß der Test in einer Arztpraxis oder einem Krankenhaus durchgeführt werden. Urinproduktion, Blutelektrolytwerte (Natrium) und Gewicht werden über einen Zeitraum von mehreren Stunden mehrmals gemessen. Bei sinkendem Blutdruck, beschleunigtem Puls oder dem Verlust von mehr als 5 Prozent des Körpergewichtes wird der Versuch abgebrochen, und der Patient erhält eine Injektion mit antidiuretischem Hormon. Wenn das übermäßige Urinieren dann aufhört, der Blutdruck steigt und sich der Puls normalisiert, ist die Diagnose bestätigt.

Behandlung

Wenn möglich sollte die eigentliche Ursache des Diabetes insipidus behandelt werden. Vasopressin oder Desmopressin, modifizierte Formen des antidiuretischen Hormons, werden als Nasenspray mehrmals täglich angewandt, um die Urinproduktion zu normalisieren. Zu häufige Anwendung dieser Medikamente kann zu Flüssigkeitseinlagerung, Schwellungen und anderen Nebenwirkungen führen. Diabetes-insipidus-Patienten, die bewußtlos sind oder operiert werden müssen, bekommen normalerweise ADH-Injektionen.

Manchmal läßt sich die Krankheit durch Medikamente beherrschen, die die Produktion von ADH anregen, wie Carbamazepin, Clofibrat und verschiedene Diuretika (Thiazide). Bei schwerem Diabetes insipidus können sie die Symptome jedoch nicht völlig unterdrücken.

KAPITEL 145

Erkrankungen der Schilddrüse

Die Schilddrüse (Glandula thyreoidea) ist eine kleine Drüse und nur etwa fünf Zentimeter breit. Sie liegt unter der Haut des Halses direkt unter dem Adamsapfel. Die beiden Hälften (Lappen) der Drüse sind durch das Schilddrüsenmittelstück (Isthmus) miteinander verbunden. Die Schilddrüse sieht also wie ein H oder eine Fliege aus. Normalerweise sieht man sie nicht und fühlt sie auch kaum, aber wenn sie vergrößert ist, kann der Arzt sie leicht ertasten. Es kann sich ein deutlicher Kropf unter oder neben dem Adamsapfel bilden.

Lage der Schilddrüse

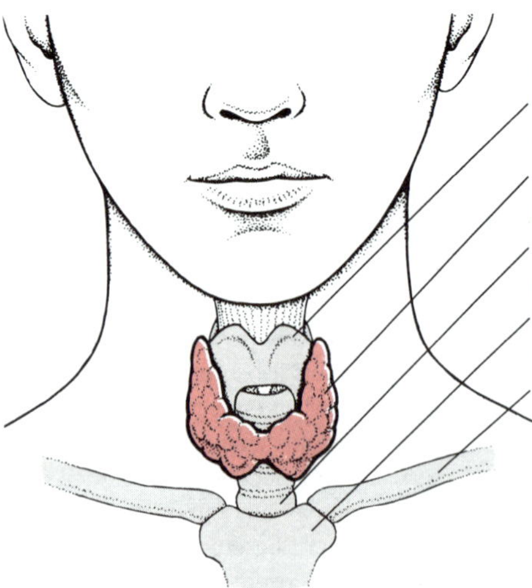

Die Schilddrüse produziert Schilddrüsenhormone. Diese Hormone steuern die Geschwindigkeit, mit der die chemischen Vorgänge im Körper stattfinden (Stoffwechselrate). Das tun sie auf zwei verschiedene Arten: Einerseits regen sie nahezu jedes Gewebe im Körper dazu an, Eiweiß zu bilden, andererseits erhöhen sie die Sauerstoffmenge, die die Zellen verbrauchen. Wenn die Zellen mehr arbeiten, arbeiten auch die Organe stärker.

Die Schilddrüse braucht Jod, um Schilddrüsenhormone herstellen zu können. Jod ist in Wasser und Nahrungsmitteln enthalten. Die Schilddrüse bindet das Jod und verarbeitet es zu Schilddrüsenhormonen. Wenn die Hormone aufgebraucht sind, wandert ein Teil des darin enthaltenen Jods in die Schilddrüse zurück und wird wieder aufbereitet, um neue Schilddrüsenhormone herzustellen.

Der Spiegel an Schilddrüsenhormon wird durch ein vielschichtiges System reguliert. Als erstes scheidet der Hypothalamus, der knapp oberhalb der Hirnanhangdrüse liegt, Thyreotropin-freisetzendes-Hormon (TRH) aus und fordert damit die Hirnanhangdrüse auf, Thyreoidea-stimulierendes-Hormon (TSH) zu produzieren. Wie der Name schon sagt, regt das TSH die Schilddrüse (Thyreoidea) dazu an, Hormone zu produzieren. Wenn die im Blut kreisenden Schilddrüsenhormone einen bestimmten Spiegel erreicht haben, produziert die Hirnanhangdrüse weniger

TSH. Sinkt die Menge der Hormone im Blut, produziert die Hirnanhangdrüse mehr TSH – ein negativer Rückkopplungsmechanismus.

Es gibt zwei Sorten von Schilddrüsenhormonen. Thyroxin (T_4) wird in der Schilddrüse hergestellt und beschleunigt – wenn überhaupt – den Stoffwechsel nur geringfügig. Es wird in der Leber und in anderen Organen zu seiner stoffwechselaktiven Form umgearbeitet, dem Trijodthyronin (T_3). Bei dieser Umwandlung werden etwa 80 Prozent der aktiven Form dieses Hormons produziert; die anderen 20 Prozent werden von der Schilddrüse hergestellt und ins Blut abgegeben. Die Umwandlung von T_4 zu T_3 in der Leber und in anderen Organen wird von vielen verschiedenen Faktoren beeinflußt, nicht zuletzt vom ständig wechselnden Bedarf des Körpers. Die überwiegende Menge von T_3 und T_4 ist im Blut fest an Eiweiß gebunden und wird nur aktiv, wenn diese Bindung gelöst ist. Auf diese Art hat der Körper immer die richtige Menge Schilddrüsenhormon auf Vorrat, um die Stoffwechselrate stabil zu halten.

Damit die Schilddrüse normal arbeiten kann, müssen viele Bestandteile des Körpers gut aufeinander eingespielt sein: der Hypothalamus, die Hirnanhangdrüse, die Eiweiße, die im Blut Schilddrüsenhormone binden, sowie die Leber und andere Organe, die T_4 in T_3 umwandeln.

Laboruntersuchungen

Wie gut die Schilddrüse arbeitet, läßt sich mit verschiedenen Laboruntersuchungen feststellen. Am häufigsten wird die Menge an TSH im Blut gemessen. Da dieses Hormon die Schilddrüse stimuliert, ist besonders viel davon im Blut, wenn die Schilddrüse nicht aktiv genug ist (und daher mehr Anregung braucht). Ist die Schilddrüse überaktiv (und braucht weniger Anregung), ist weniger TSH im Blut. Liegt eine Funktionsstörung der Hirnanhangdrüse vor (was selten vorkommt), läßt sich aus der Menge an TSH im Blut nicht ganz genau auf die Art der Schilddrüsenstörung schließen. Deshalb wird zusätzlich die Menge an freiem T_4 im Blut gemessen.

Diese beiden Untersuchungen sind im Normalfall ausreichend. Manchmal wird zusätzlich die Menge eines Eiweiß namens Thyroxin-bindendes-Globulin überprüft, weil ungewöhnliche Werte dieses Eiweißes dazu führen können, daß der Arzt den Gesamtspiegel an Schilddrüsenhormonen falsch interpretiert. Menschen, die z. B. an Nierenerkrankungen, einigen Erbkrankheiten oder bestimmten anderen Erkrankungen leiden oder Anabolika nehmen, haben niedrigere Werte. Dagegen kann das Thyroxin-bindende-Globulin bei bestimmten Erkrankungen sowie im Anfangsstadium einer Hepatitis, bei schwangeren Frauen oder bei Frauen, die die Pille oder Östrogene einnehmen, deutlich erhöht sein.

Manche Untersuchungen können direkt an der Schilddrüse vorgenommen werden. Bei einer vergrößerten Schilddrüse kann man mit einer Ultraschalluntersuchung feststellen, ob das gewachsene Gewebe fest oder mit Flüssigkeit gefüllt ist. Bei einer Schilddrüsenszintigraphie wird durch radioaktives Jod oder Technetium ein Bild der Schilddrüse erzeugt, auf dem man mögliche Abweichungen erkennen kann. Ein solches Schilddrüsenszintigramm hilft dem Arzt auch festzustellen, in welchen Bereichen der Schilddrüse normale, zuviel oder zuwenig Aktivität herrscht.

Nur selten ist sich der Arzt nicht sicher, ob es sich um eine Störung der Hirnanhangdrüse oder der Schilddrüse handelt. Das läßt sich mit einem Funktionsstimulationstest feststellen. Dabei wird z. B. TRH intravenös gespritzt und anschließend bei einer Blutuntersuchung die Reaktion der Hirnanhangdrüse gemessen.

Überfunktion der Schilddrüse

Hyperthyreose ist ein Zustand, bei dem die Schilddrüse überaktiv ist; sie produziert zuviel Hormone.

Eine Schilddrüsenüberfunktion kann verschiedene Ursachen haben, darunter auch immunologische Reaktionen (was als Ursache der Basedow-Krankheit gilt). Menschen mit einer Schilddrüsenentzündung machen meist eine Phase der Überfunktion durch. Die Entzündung kann die Schilddrüse allerdings schädigen, so daß die anfängliche Überaktivität nur das Vorspiel zu einer vorübergehenden (was häufiger vorkommt) oder einer dauerhaften Unterfunktion (Hypothyreose) ist.

Autonome Schilddrüsenknoten (Adenome) sind Stellen innerhalb der Schilddrüse mit ungewöhnlichem Gewebewachstum. Manchmal unterliegen diese Knoten nicht mehr den Mechanismen, die die Schilddrüse kontrollieren, und können dann große Mengen Hormone produzieren. Jemand kann einen oder mehrere dieser Knoten haben. Bei einer multifokalen Schilddrüsenautonomie gibt es viele Knoten in der Schilddrüse. Bei Heranwachsenden und jungen Erwachsenen kommt diese Krankheit kaum vor; mit dem Alter wird sie häufiger.

Unabhängig von den Ursachen der Erkrankung sind die Körperfunktionen bei einer Überfunktion der Schilddrüse beschleunigt. Das Herz schlägt schneller, manchmal sogar unregelmäßig, was die Betroffenen verstärkt wahrnehmen (Herzklopfen). Meist steigt auch der Blutdruck. Den meisten Menschen mit einer Schilddrüsenüberfunktion ist es auch in einem kühlen Raum sehr warm. Durch heftiges

Symptome einer Schilddrüsenerkrankung

Hyperthyreose (zuviel Hormone)	Hypothyreose (zuwenig Hormone)
Schneller Herzschlag	Verlangsamter Puls
Bluthochdruck	Heisere Stimme
Feuchte Haut und vermehrtes Schwitzen	Langsames Sprechen
Zittern	Aufgedunsenes Gesicht
Nervosität	Verlust der Augenbrauen
Vermehrter Appetit und Gewichtsverlust	Herabhängende Augenlider
Schlafstörungen	Häufiges Frieren
Häufige Darmtätigkeit und Durchfall	Verstopfung
Schwäche	Gewichtszunahme
Verdickte Haut über den Schienbeinen	Dünnes, trockenes, sprödes Haar
Geschwollene, rote, hervortretende Augen	Trockene, schuppige, dicke, spröde Haut; verdickte Haut über den Schienbeinen
Lichtempfindliche Augen	Karpaltunnelsyndrom
Starrender Blick	Verwirrung
Verwirrung	Depression
	Demenz

Schwitzen ist die Haut feucht; die Hände können leicht zittern. Der Großteil der Betroffenen ist nervös, fühlt sich müde und schwach und ist doch wesentlich aktiver als zuvor. Sie haben mehr Appetit, verlieren aber an Gewicht, schlafen schlecht und haben eine erhöhte Darmtätigkeit, häufig mit Durchfällen.

Ältere Menschen mit einer Überfunktion der Schilddrüse leiden nicht immer unter diesen typischen Symptomen, sondern unter einer sogenannten **apathischen** oder **versteckten** Schilddrüsenüberfunktion. Sie werden schwach und müde, sind verwirrt, geistesabwesend und depressiv. Herzbeschwerden, vor allem Herzrhythmusstörungen, werden bei älteren Menschen mit einer Überfunktion der Schilddrüse häufiger beobachtet als bei jungen.

Es kann durch eine Überfunktion der Schilddrüse auch zu Veränderungen an den Augen kommen: Die Umgebung der Augen ist aufgedunsen, die Augen tränen vermehrt, das Auge ist gereizt und ungewöhnlich lichtempfindlich. Die Patienten haben einen starrenden Blick. Mit Ausnahme der Basedow-Krankheit, bei der besondere Augenprobleme auftreten, verschwinden die Symptome an den Augen, sobald die Hormonproduktion der Schilddrüse richtig eingestellt ist.

Eine Schilddrüsenüberfunktion kann in Form der Basedow-Krankheit, als disseminierte Schilddrüsenautonomie, oder als sekundäre Überfunktion auftreten.

Basedow-Krankheit

Bei der Basedow-Krankheit (disseminierte Schilddrüsenautonomie) wird angenommen, daß sie von Antikörpern verursacht wird, die die Schilddrüse zur Überproduktion von Hormonen anregen. Außer den typischen Symptomen der Schilddrüsenüberfunktion treten bei der Basedow-Krankheit drei zusätzliche Symptome auf. Da die gesamte Schilddrüse stimuliert wird, kann sie sich vergrößern und einen Kropf am Hals verursachen (Struma). Außerdem leiden die Patienten häufig unter hervorquellenden Augen (Exophthalmus)▲ und, weniger häufig, unter Hautverdickungen im Bereich der Schienbeine.

Die Augen werden nach vorne gedrückt, weil sich das Gewebe in der Augenhöhle verdickt und den Augapfel nach vorne schiebt. Die normalerweise bei einer Überfunktion der Schilddrüse auftretenden Augenprobleme (das Starren usw.) kommen noch hinzu. Die Augenmuskeln funktionieren nicht mehr richtig, so daß es schwierig wird, die Augen normal zu bewegen oder die Bewegung beider Augen zu koordinieren. Dadurch entstehen Doppelbilder. Die Augenlider lassen sich meist nicht mehr ganz schließen, so daß das Auge austrocknet und verletzungsgefährdet ist. Die Veränderungen am Auge können bereits Jahre vor dem Auftreten anderer Symptome beginnen und damit einen wichtigen Hinweis auf die Basedow-Krankheit geben. Sie können aber auch gleichzeitig mit anderen Symptomen einsetzen. Die Augensymptome können sogar nach der erfolgreichen Behandlung der Hormonüberproduktion auftreten beziehungsweise schlimmer werden.

Sie lassen sich lindern, indem man das Kopfteil des Bettes anhebt, Augentropfen verabreicht und die Augenlider während des Schlafens zuklebt; manchmal helfen auch

▲ Siehe Seite 1030

harntreibende Mittel. Die Doppelbilder können mit einer Brille korrigiert werden. Weitere Möglichkeiten sind kortisonhaltige Medikamente, die Bestrahlung der Augenhöhlen oder eine Operation.

Bei der Basedow-Krankheit kann es vorkommen, daß der Stoff, der die Verdickung der Augenhöhle verursacht, auch in der Haut abgelagert wird, meistens an den Schienbeinen. Die Haut ist gerötet, juckt und fühlt sich hart an, wenn man darauf drückt. Genau wie bei den Augensymptomen kann dieses Problem lange vor oder erst nach den anderen Symptomen einer Schilddrüsenüberfunktion auftreten. Kortisoncremes und -salben helfen gegen die Verhärtung und den Juckreiz. Häufig verschwindet das Symptom ohne erkennbaren Grund Monate oder Jahre später.

Multifokale Schilddrüsenautonomie

Bei einer multifokalen Schilddrüsenautonomie produzieren einer oder mehrere Knoten in der Schilddrüse zuviel Hormon; diese Hormonproduktion in den Knoten kann nicht von TSH gesteuert werden. Die Knoten sind gutartige, überfunktionierende Schilddrüsentumore und haben nichts mit den hervorquellenden Augen und den Hautproblemen bei der Basedow-Krankheit zu tun.

Sekundäre Schilddrüsenüberfunktion

Eine Hyperthyreose kann selten auch von einem Tumor der Hirnanhangdrüse ausgelöst werden, der zuviel TSH produziert. Das TSH regt dann die Schilddrüse an, zuviel Hormone herzustellen. Ebenfalls selten ist die Unempfindlichkeit der Hirnanhangdrüse für Schilddrüsenhormone. Die Hirnanhangdrüse produziert in diesem Fall zuviel TSH.

Bei Frauen mit einer Blasenmole ▲ kann es zur Schilddrüsenüberfunktion kommen, weil der hohe Gehalt an Human-Choriongonadotropin (HCG) im Blut die Schilddrüse stimuliert. Die Schilddrüse funktioniert wieder normal, wenn die Molenschwangerschaft beendet ist und das HCG aus dem Blut verschwindet.

Komplikationen

Die **thyreotoxische Krise**, eine plötzliche extreme Überfunktion der Schilddrüse, verursacht Fieber, ungewöhnliche Schwäche und Muskelschwund, Ruhelosigkeit, Stimmungsschwankungen, Verwirrung, Bewußtseinsstörungen (sogar Koma) und eine Lebervergrößerung mit leichter Gelbsucht. *Eine thyreotoxische Krise ist lebensbedrohend und erfordert sofortige Notfallmaßnahmen.* Schwere Störungen am Herzen können eine lebensgefährliche Rhythmusstörung und einen Schock verursachen.

Die thyreotoxische Krise entsteht meist durch eine schlecht oder gar nicht behandelte Überfunktion der Schilddrüse und wird am häufigsten durch jodhaltige Röntgenkontrastmittel ausgelöst. Andere Auslöser können sein: eine Infektion, ein Trauma, eine Operation, ein schlecht eingestellter Diabetes, Angst, Schwangerschaft, Wehen, Absetzen der Schilddrüsenmedikamente oder andere Streßsituationen. Bei Kindern kommt eine thyreotoxische Krise nur selten vor.

Behandlung

Die Überfunktion der Schilddrüse kann normalerweise mit Medikamenten behandelt werden, aber auch eine operative Entfernung der Schilddrüse oder ihre Verkleinerung durch radioaktives Jod ist möglich. Jede Behandlungsmethode hat Vor- und Nachteile.

Die Schilddrüse benötigt eine kleine Jodmenge, um richtig funktionieren zu können, aber eine große Jodmenge verringert die Hormonproduktion der Schilddrüse und verhindert, daß sie exzessiv viel Hormone abgibt. Ärzte können also große Jodmengen einsetzen, um die übermäßige Abgabe von Schilddrüsenhormonen ins Blut zu stoppen. Die Jodbehandlung ist vor allem dann hilfreich, wenn die Schilddrüsenüberfunktion schnell unter Kontrolle gebracht werden muß, z. B. bei einer thyreotoxischen Krise oder vor einer Notoperation. Für die langfristige oder Routinebehandlung der Schilddrüsenüberfunktion wird Jod nicht verwendet.

Mit Propylthiouracil, Thiamazol oder Carbimazol wird eine Schilddrüsenüberfunktion am häufigsten behandelt. Carbimazol wird im Körper zu Thiamazol verwandelt. Alle drei verlangsamen die Aktivität der Schilddrüse, indem sie die Produktion ihrer Hormone verringern. Die Medikamente werden geschluckt. Man beginnt mit einer hohen Dosierung, die später an die Ergebnisse der Blutuntersuchungen angepaßt werden. Mit diesen Wirkstoffen kann die Schilddrüsenfunktion innerhalb von sechs Wochen bis drei Monaten beherrscht werden. Höhere Dosen können dieses Ziel schneller erreichen, aber es besteht eine erhöhte Gefahr unerwünschter Nebenwirkungen. Dazu gehören allergische Reaktionen (meistens Hautrötungen), Übelkeit, Geschmacksverlust und, in seltenen Fällen, verringerte Bildung von Blutkörperchen im Knochenmark. Diese Knochenmarkdepression kann die Zahl der weißen Blutkörperchen so weit sinken lassen, daß es zu einer lebensbedrohlichen Situation kommt, in der der Patient stark infektionsgefährdet ist.

▲ Siehe Seite 1109

Betablocker wie Propranolol helfen, einige Symptome einer Schilddrüsenüberfunktion zu unterdrücken. Diese Medikamente verlangsamen den Herzschlag, vermindern das Zittern und verringern die Angstgefühle. Deshalb werden sie von Ärzten gern in einer Krise eingesetzt oder bei Patienten, die unter besonders lästigen oder gefährlichen Symptomen leiden und deren Schilddrüsenüberfunktion noch nicht richtig auf die Medikamente anspricht. Betablocker wirken nur auf die Symptome; sie verbessern nicht die Schilddrüsenfunktion.

Die Überfunktion der Schilddrüse kann auch mit radioaktivem Jod behandelt werden. Dieses zerstört die Schilddrüse. Da es geschluckt wird, nimmt die Schilddrüse sehr viel Radioaktivität auf, der restliche Körper aber nur wenig. Der Arzt versucht, mit der Dosierung der Jodmenge nur soviel Schilddrüsengewebe zu zerstören, daß die Hormonproduktion wieder ein normales Maß annimmt, ohne die Schilddrüsenfunktion unnötig zu beeinträchtigen. Dennoch führt die Behandlung mit radioaktivem Jod meistens zu einer Unterfunktion der Schilddrüse (Hypothyreose), die dann wieder mit Hormonen ausgeglichen werden muß. Betroffene Patienten nehmen täglich bis an ihr Lebensende eine Tablette mit Schilddrüsenhormon ein. Damit ersetzen sie, was ihre Schilddrüse nicht mehr produzieren kann. Von den Menschen, die mit radioaktivem Jod behandelt wurden, leiden 25 Prozent nach einem Jahr unter einer Schilddrüsenunterfunktion. Der Prozentsatz steigt im Laufe der nächsten 20 Jahre stetig an. Der Verdacht, daß radioaktives Jod Krebs verursacht, ist nicht bestätigt worden. Schwangere werden nicht mit radioaktivem Jod behandelt, weil es in die Plazenta wandert und die Schilddrüse des Fetus zerstören kann.

Bei einer Thyreoidektomie wird die gesamte Schilddrüse operativ entfernt. Diese Möglichkeit ist vor allem für junge Menschen mit einer Schilddrüsenüberfunktion interessant, für Menschen mit einem großen Kropf (Struma) und für diejenigen, die auf die Schilddrüsenmedikamente allergisch reagieren oder unter schweren Nebenwirkungen leiden. Bei 90 Prozent aller Betroffenen ist die Schilddrüsenüberfunktion nach der Operation im Griff. Bei manchen tritt nach der Operation eine Unterfunktion auf. Sie müssen für den Rest ihres Lebens Schilddrüsenhormone einnehmen. Selten treten bei der Operation Komplikationen wie Stimmbandlähmung oder Schäden an den Nebenschilddrüsen auf. (Die Nebenschilddrüsen sitzen hinter der Schilddrüse und regeln den Kalziumspiegel des Blutes.)

▲ Siehe Seite 705
■ Siehe Seite 333

Unterfunktion der Schilddrüse

Bei einer Unterfunktion der Schilddrüse (Hypothyreose) produziert die Schilddrüse zuwenig Schilddrüsenhormon. Eine sehr schwere Unterfunktion der Schilddrüse nennt man Myxödem.

Eine häufige Ursache von Schilddrüsenunterfunktion ist die Hashimoto-Thyreoiditis.▲ Dabei ist die Schilddrüse häufig vergrößert. Die Unterfunktion macht sich oft erst Jahre später bemerkbar, da die noch funktionierenden Gewebe erst nach und nach zerstört werden. Eine weitere Ursache ist die Behandlung einer Schilddrüsenüberfunktion. Die Behandlung mit radioaktivem Jod wie auch die operative Entfernung der Schilddrüse können zu einer Unterfunktion führen. Jodmangel in der Ernährung verursacht ebenfalls eine vergrößerte Schilddrüse mit Unterfunktion.

Seltener sind einige Erbkrankheiten, bei denen eine Besonderheit der Enzyme in den Schilddrüsenzellen die Produktion oder Abgabe von Hormonen verhindert, die Ursache der Erkrankung. In anderen Fällen scheidet entweder der Hypothalamus oder die Hirnanhangdrüse nicht genug Hormone aus, um eine normale Schilddrüsenfunktion anzuregen.

Symptome

Wenn der Körper nicht genug Schilddrüsenhormone bekommt, verlangsamen sich seine Funktionen. Im krassen Gegensatz zur Überfunktion der Schilddrüse, sind bei der Unterfunktion die Symptome wenig auffällig und schleichend. Sie können leicht mit einer Depression verwechselt werden. Der Gesichtsausdruck wird teilnahmslos, die Stimme rauh. Die Patienten sprechen sehr langsam. Die Augenlider hängen herab, Augenumgebung und Gesicht sind aufgedunsen und geschwollen. Viele Patienten nehmen zu und leiden unter Verstopfung, andere sind besonders kälteempfindlich. Das Haar wird trocken, spröde und rauh, die Haut trocken, dick, rauh und schuppig. Häufig entwickelt sich ein Karpaltunnelsyndrom, wodurch die Hände schmerzen oder prickeln.■ Der Puls wird langsamer; Handflächen und Sohlen nehmen einen orangeroten Farbton an, und die Augenbrauen fallen an der Seite aus. Manchmal, vor allem bei älteren Menschen, kann es zu Vergeßlichkeit, Verwirrung und Demenz kommen – Anzeichen, die leicht mit der Alzheimer-Krankheit oder anderen Formen von Demenz verwechselt werden können.

Wird die Schilddrüsenunterfunktion nicht behandelt, kann sie zu Blutarmut (Anämie), niedriger Körpertemperatur und Herzinsuffizienz führen. Das kann sich über Verwirrung, Teilnahmslosigkeit bis zum lebensbedrohenden Koma (Myxödemkoma) steigern. Dabei verlangsamt sich die Atmung; es kommt zu Krampfanfällen, und die Blutzufuhr zum Gehirn wird verringert. Ein Myxödemkoma kann durch extreme Kälte, durch eine Infektion oder ein Trauma oder durch Medikamente (wie Beruhigungsmittel) ausgelöst werden, die die Gehirnfunktion dämpfen.

Behandlung

Eine Schilddrüsenunterfunktion wird mit Tabletten behandelt, die das fehlende Hormon enthalten. Bevorzugt wird dabei die synthetische Form des Hormons T_4, Levothyroxin oder auch L-Thyroxin genannt.

Bei älteren Menschen wird die Behandlung mit geringen Hormondosen begonnen, weil sonst sehr starke Nebenwirkungen auftreten können. Die Dosis wird langsam erhöht, bis sich der TSH-Spiegel wieder normalisiert hat. Normalerweise müssen die Medikamente lebenslang eingenommen werden. In Notfällen wie bei einem Myxödemkoma müssen die Schilddrüsenhormone eventuell intravenös verabreicht werden.

Jodmangelkropf

In Deutschland ist eine unzureichende Jodzufuhr mit der Nahrung einer der häufigsten Gründe dafür, daß ein Kropf (eine Struma) entsteht. Mangelt es dem Körper an Jod, kann die Schilddrüse nicht genügend Hormone produzieren. Auf dieses Signal hin veranlassen Wachstumsfaktoren in der Schilddrüse die Zellen, sich zu vermehren. Mit dem zusätzlichen Gewebe versucht der Körper, den Mangel an Schilddrüsenhormonen auszugleichen. Ein Kropf, der aufgrund von Jodmangel entstanden ist, wächst, bis so viel hormonproduzierendes Gewebe vorhanden ist, daß es den Körper ausreichend mit Schilddrüsenhormonen versorgen kann. Durch Jodmangel vergrößert sich die Schilddrüse also zunächst, später bilden sich in ihr Knoten. Solche Knoten, die dann nicht mehr der Steuerung durch die Gehirndrüsen gehorchen, können nach einigen Jahren zu einer Schilddrüsenüberfunktion führen.

Bei vielen Menschen entwickelt sich ein solcher Kropf unbemerkt. Die Situation der Schilddrüse ist oft ein Zufallsbefund, wenn der Arzt die Schilddrüsenhormone mißt, um andere Symptome abzuklären.

In Ländern, in denen die Bevölkerung ausreichend mit Jod versorgt ist, ist ein Jodmangelkropf so gut wie unbekannt. Da der Boden in Deutschland aber jodarm ist, enthalten die Nahrungsmittel nicht genügend Jod, um die tägliche Versorgung zu gewährleisten. Als notwendig gelten für Jugendliche und Erwachsene bis 50 Jahre 200 Mikrogramm, über 50 Jahre 180 Mikrogramm, für Kinder von 1 bis 4 Jahren 100 Mikrogramm, für Schwangere 230 Mikrogramm und für Stillende 260 Mikrogramm.

Aus diesem Grund ist in vielen europäischen Staaten und war bis 1989 im Osten Deutschlands jedes Kochsalz von Gesetz wegen mit Jod versetzt. Mittlerweile geschieht der Gebrauch von jodiertem Speisesalz jedoch in ganz Deutschland nur noch auf freiwilliger Basis. Zwar darf die Lebensmittelindustrie für ihre Fertigprodukte wie Brot, Käse, Wurst usw. inzwischen jodiertes Speisesalz verwenden, doch reicht der Verzehr dieser Produkte nicht aus, um die Deutschen hinreichend mit Jod zu versorgen. Dazu bedarf es der Eigeninitiative, indem jeder im Haushalt jodiertes Speisesalz verwendet.

Zur Behandlung eines Jodmangelkropfes reicht das Jod, das mit jodiertem Salz zugeführt wird, jedoch nicht aus. Dafür wird Jod in Tablettenform gegeben, gegebenenfalls anfangs auch noch zusätzlich das Schilddrüsenhormon L-Thyroxin.

Schilddrüsenentzündung

Eine Entzündung der Schilddrüse (Thyreoiditis) verursacht eine vorübergehende Schilddrüsenüberfunktion, auf die häufig eine vorübergehende Schilddrüsenunterfunktion oder gar keine Veränderung der Schilddrüsenfunktion folgt.

Es gibt drei Formen der Schilddrüsenentzündung: Hashimoto-Thyreoiditis, subakute Thyreoiditis und lymphozytäre Thyreoiditis.

Hashimoto-Thyreoiditis

Hashimoto-Thyreoiditis (Autoimmunthyreoiditis) ist die am häufigsten vorkommende Form der Schilddrüsenentzündung und die häufigste Ursache für eine Schilddrüsenunterfunktion. Aus noch unbekannten Gründen bekämpft der Körper sich selbst, indem er Antikörper gegen die eigene Schilddrüse produziert. ▲ Diese Form kommt vor allem bei älteren Frauen vor; die Anlage dazu scheint vererbt zu sein. Die Krankheit tritt bei Frauen achtmal häufiger auf als bei Männern und kann bei Menschen mit genetischem Defekt vorkommen, zum Beispiel beim Turner-Syndrom, Down-Syndrom und Klinefelter-Syndrom.

Hashimoto-Thyreoiditis beginnt häufig mit einer schmerzlosen Vergrößerung der Schilddrüse und einem Völlegefühl im Hals. Beim Abtasten zeigt sich die Schilddrüse gewöhnlich vergrößert und fühlt sich gummiartig – aber nicht weich – an, manchmal sogar knotig. Bei 20 Prozent der Menschen liegt bereits eine Schilddrüsenunterfunktion vor, wenn die Hashimoto-Thyreoiditis entdeckt wird. Bei den anderen funktioniert die Schilddrüse normal. Viele Patienten mit Hashimoto-Thyreoiditis leiden un-

▲ Siehe Seite 811

ter anderen Erkrankungen des Hormonsystems wie Diabetes, einer Unterfunktion der Nebennieren oder der Nebenschilddrüsen und anderen Autoimmunerkrankungen wie perniziöse Anämie, rheumatoide Arthritis, Sjögren-Syndrom oder einem systemischen Lupus erythematodes.

Der Schilddrüsenfunktionstest bei einer Blutprobe zeigt, ob die Drüse normal funktioniert. Die Hashimoto-Thyreoiditis wird diagnostiziert aufgrund der Symptome, einer körperlichen Untersuchung und einer Blutuntersuchung. Sie gibt darüber Aufschluß, ob im Blut des Patienten Antikörper vorhanden sind, die die eigene Schilddrüse bekämpfen.

Es gibt für die Hashimoto-Thyreoiditis keine spezielle Behandlung. Die meisten Patienten entwickeln mit der Zeit eine Unterfunktion der Schilddrüse und müssen für den Rest ihres Lebens Medikamente nehmen. Die Gabe von Schilddrüsenhormonen kann die vergrößerte Schilddrüse außerdem verkleinern.

Subakute granulomatöse Thyreoiditis (De Quervain-Thyreoiditis)

Diese Form der Schilddrüsenentzündung wird vermutlich von einem Virus verursacht und ruft viel schneller Symptome hervor als die Hashimoto-Thyreoiditis. Oft folgt sie auch einer Viruserkrankung und beginnt so, wie viele Menschen normales Halsweh beschreiben. Tatsächlich geht der Schmerz im Hals jedoch von der Schilddrüse aus. Diese wird zunehmend weicher und die Betroffenen bekommen leichtes Fieber (um 38° Celsius). Der Schmerz kann von einer Halsseite zur anderen wandern, sich auf Unterkiefer und Ohr ausdehnen und stärker werden, wenn die Patienten den Kopf drehen oder schlucken. Die subakute granulomatöse (Riesenzell-)Thyreoiditis wird anfangs häufig mit einer Hals- oder Ohrentzündung oder einem Kieferproblem verwechselt.

Durch die Entzündung setzt die Schilddrüse große Hormonmengen frei, was zu einer Überfunktion der Schilddrüse führt. Fast immer folgt darauf eine vorübergehende Unterfunktion. Viele Patienten mit dieser Form der Schilddrüsenentzündung leiden unter extremer Müdigkeit.

Die meisten Betroffenen genesen vollständig. Die Erkrankung verschwindet unbehandelt nach wenigen Monaten, kommt aber manchmal wieder oder – was ganz selten vorkommt – beschädigt die Schilddrüse so stark, daß es zu einer dauerhaften Unterfunktion kommt.

Azetylsalizylsäure oder andere nichtsteroidale Entzündungshemmer (wie Ibuprofen) lindern Schmerzen und Entzündung. In besonders schweren Fällen kann der Arzt ein Kortison wie Prednison empfehlen, was aber über einen Zeitraum von sechs bis acht Wochen langsam abgesetzt werden muß. Bricht man die Behandlung mit Kortison einfach ab, treten die Symptome häufig in voller Stärke wieder auf.

Latente Lymphozyten-Thyreoiditis

Vor allem bei Frauen, besonders direkt nach der Entbindung, tritt diese Form der Schilddrüsenentzündung auf. Die Schilddrüse vergrößert sich, bleibt aber fest. Eine Frau mit latenter Lymphozyten-Thyreoiditis leidet mehrere Wochen bis Monate an einer Überfunktion der Schilddrüse, auf die eine Unterfunktion folgt. Danach erholt sich die Schilddrüse gewöhnlich wieder und funktioniert normal. Eine spezielle Behandlung der Entzündung ist nicht erforderlich; es ist möglich, daß Über- oder Unterfunktion einige Wochen lang behandelt werden müssen. Häufig genügt ein Betablocker wie Propranolol, um die Symptome der Überfunktion zu kontrollieren. Während der Unterfunktion muß die Frau möglicherweise ein paar Monate lang Schilddrüsenhormone einnehmen. Bei etwa 10 Prozent aller Betroffenen entwickelt sich eine dauerhafte Schilddrüsenunterfunktion.

Schilddrüsenkrebs

Jedes der vier Krebsgeschwüre der Schilddrüse wird als Karzinom bezeichnet: das papilläre, das follikuläre, das anaplastische und das medulläre.

Schilddrüsenkarzinome treten eher bei Menschen auf, bei denen meist gutartige Geschwüre an Kopf, Hals oder Brust mit Bestrahlungen behandelt wurden. (Heutzutage werden gutartige Geschwüre nicht mehr bestrahlt.) Statt zu einer Vergrößerung der gesamten Schilddrüse zu führen, ruft das Karzinom meistens kleine Geschwüre (Knoten) innerhalb der Schilddrüse hervor. Die meisten Schilddrüsenknoten sind allerdings gutartig, und ein Schilddrüsenkrebs ist prinzipiell heilbar. Ein bösartiges Geschwür kann in der Regel nicht soviel Jod aufnehmen wie gesundes Gewebe. Es produziert Hormone, aber nur selten in solchen Mengen, daß es zu einer Überfunktion kommt. Es ist wahrscheinlicher, daß es sich bei einer bösartigen Geschwulst um einen Krebs handelt, wenn es ein einzelner Knoten ist statt mehrerer, wenn er im Szintigramm keine Aktivität zeigt, wenn er fest ist statt mit Flüssigkeit gefüllt, wenn er hart ist oder schnell wächst.

Das erste Anzeichen von Schilddrüsenkrebs ist gewöhnlich ein schmerzloser Knoten im Hals. Wenn der Arzt einen Knoten in der Schilddrüse entdeckt, werden mehrere Untersuchungen durchgeführt. Ein Szintigramm gibt Aufschluß darüber, ob das Gewebe des Knotens normal funktioniert; tut es das nicht, ist die Gefahr einer bösartigen Geschwulst größer. Eine Ultraschalluntersuchung ist weniger hilfreich, kann jedoch zeigen, ob der Knoten fest oder mit Flüssigkeit gefüllt ist. Bei einer Biopsie wird mit einer ganz feinen Nadel eine Probe des Knotens entnommen und unter dem Mikroskop untersucht. Das ist die beste Methode, um herauszufinden, ob es ein gutartiger oder bösartiger Knoten ist. Im Zweifelsfall wird der Knoten operativ entfernt.

Papilläres Karzinom

In diese Kategorie fallen 60 bis 70 Prozent aller bösartigen Schilddrüsenkrebse. Bei Frauen treten sie zwei- bis dreimal häufiger auf als bei Männern. Da jedoch Schilddrüsenknoten bei Frauen generell viel häufiger vorkommen als bei Männern, besteht bei Männern eher die Gefahr eines Karzinoms. Papilläre Karzinome kommen bei jüngeren Menschen häufiger vor, wachsen und streuen aber bei älteren schneller. Wer in seiner Kindheit oder Jugend wegen eines – meist gutartigen – Geschwürs im Halsbereich bestrahlt worden ist, hat ein höheres Risiko.

Das papilläre Karzinom streut manchmal Metastasen in die nahe liegenden Lymphknoten. Die Behandlung besteht in ihrer operativen Entfernung. Knoten mit weniger als 1,5 cm Durchmesser werden mit dem Gewebe, das sie direkt umgibt, entfernt. Manche Experten raten allerdings zu einer kompletten Schilddrüsenentfernung. Fast alle kleinen Schilddrüsenkarzinome werden auf diese Art geheilt.

Es ist möglich, daß das papilläre Karzinom auf TSH anspricht. Deshalb werden Schilddrüsenhormone in einer Menge eingenommen, die die Freisetzung von TSH unterbindet, damit kein weiteres Karzinom auftritt. Ist der Knoten größer, wird die Schilddrüse ganz oder zum größten Teil entfernt. Häufig wird dann radioaktives Jod verordnet, damit Schilddrüsengewebe, das sich von der eigentlichen Schilddrüse entfernt hat, oder eventuelle Metastasen des Karzinoms zerstört werden. Möglicherweise ist eine weitere Gabe von radioaktivem Jod erforderlich, um ganz sicherzugehen, daß alles bösartige Gewebe zerstört wurde. Das papilläre Schilddrüsenkarzinom ist fast immer heilbar.

Follikuläres Karzinom

Follikuläre Karzinome machen etwa 15 Prozent aller bösartigen Schilddrüsentumore aus und treten meist bei älteren Menschen auf. Frauen sind häufiger betroffen als Männer. Wie beim papillären Karzinom ist bei Männern die Wahrscheinlichkeit größer, daß der Knoten bösartig ist. Follikuläre Karzinome sind wesentlich aggressiver als papilläre und streuen über den Blutkreislauf Metastasen. Die Behandlung besteht im Entfernen der Schilddrüse und der Zerstörung des restlichen Gewebes und der Metastasen durch radioaktives Jod.

Anaplastisches Karzinom

Diese Form des Schilddrüsenkarzinoms kommt in 10 Prozent der Fälle vor und betrifft meistens ältere Frauen. Der Krebs wächst sehr schnell zu einem großen Geschwür im Hals heran. Etwa 80 Prozent der Patienten mit anaplastischem Karzinom sterben innerhalb von einem Jahr. Eine Behandlung mit radioaktivem Jod ist wirkungslos, weil anaplastische Karzinome kein Jod aufnehmen. Die Gabe von Krebsmedikamenten und Bestrahlungstherapie vor und nach der Operation haben in einigen Fällen zur Heilung geführt.

Medulläres Karzinom

Ein medulläres Karzinom veranlaßt die Schilddrüse, große Mengen Kalzitonin herzustellen. Dieses Hormon wird normalerweise von bestimmten Schilddrüsenzellen produziert. Da das Karzinom auch andere Hormone produzieren kann, treten unter Umständen ungewöhnliche Symptome auf. Diese Krebsart streut ihre Metastasen über das Lymphsystem in die Lymphknoten und über den Blutkreislauf in Leber, Lunge und Knochen. Diese Krebsart kann mit anderen Krebserkrankungen des Hormonsystems gebündelt auftreten. Man nennt das multiple endokrine Neoplasie. ▲

Die Schilddrüse muß komplett entfernt werden. Möglicherweise sind weitere Operationen erforderlich, um festzustellen, ob es Metastasen in den Lymphknoten gibt. Mehr als zwei Drittel der Patienten, deren medulläres Karzinom im Rahmen einer multiplen endokrinen Neoplasie auftritt, haben eine Lebenserwartung von mindestens zehn Jahren. Tritt das Karzinom allein auf, stehen die Chancen weniger gut.

Da medulläre Karzinome manchmal gehäuft in bestimmten Familien auftreten, sollten nahe Verwandte eines Patienten mit dieser Krebserkrankung vorsorglich auf genetische Abweichungen untersucht werden. Das läßt sich leicht anhand der Blutkörperchen feststellen. Ist das Untersuchungsergebnis negativ, wird der Verwandte mit an Sicherheit grenzender Wahrscheinlichkeit kein medulläres Karzinom bekommen. Ist das Ergebnis allerdings positiv, hat der Verwandte bereits ein medulläres Karzinom oder er wird eines bekommen. Es sollte erwogen werden, die Schilddrüse zu entfernen, bevor die ersten Symptome auftreten und der Kalzitoninspiegel steigt. Ein Hinweis für die Diagnose ist auch ein hoher Kalzitoninspiegel im Blut oder ein rasanter Anstieg des Spiegels nach einem Stimulationstest. Wenn ein sehr hoher Kalzitoninspiegel vorliegt, raten Ärzte meist zur Entfernung der Schilddrüse, da eine frühzeitige Behandlung die besten Ergebnisse verspricht.

▲ Siehe Seite 722

Erkrankungen der Nebennieren

Der Körper hat zwei Nebennieren, die jeweils oberhalb der Nieren liegen. Der innere Teil der Nebennieren (Nebennierenmark oder Medulla) scheidet Hormone wie Adrenalin (Epinephrin) aus, die Blutdruck, Herzschlag, Schweißabsonderung und andere Vorgänge beeinflussen, die vom sympathischen Nervensystem gesteuert werden. Der äußere Teil (Nebennierenrinde oder Kortex) sondert viele verschiedene Hormone ab, darunter Kortikoide (kortisonähnliche Hormone), Androgene (männliche Hormone) und Mineralokortikoide, die den Blutdruck sowie Salz- und Kaliumgehalt im Körper regulieren.

Die Nebennieren gehören zu einem ausgeklügelten System, dessen Hormone sich gegenseitig beeinflussen. Der Hypothalamus produziert ACTH-freisetzendes Hormon, was die Hirnanhangdrüse zur Freisetzung von ACTH veranlaßt. Das wiederum steuert die Produktion von Kortikoiden in den Nebennieren. Zu einer Funktionsstörung der Nebennieren kann es kommen, wenn entweder die Hirnanhangdrüse oder der Hypothalamus nicht genug Hormone produziert. Unter- oder Überproduktion jeglicher Art von Nebennierenhormonen kann zu schweren Erkrankungen führen.

Unterfunktion der Nebennieren

Die Addison-Krankheit (Unterfunktion der Nebennierenrinden) entsteht, wenn die Nebennieren zu wenig Kortikoide produzieren.

Von 100 000 Menschen leiden vier unter der Addison-Krankheit. Sie kann in jedem Alter auftreten und kommt bei Männern und Frauen etwa gleich häufig vor. Bei 30 Prozent der Addison-Patienten wurden die Nebennieren durch Krebs, Amyloidose, eine Infektion wie Tuberkulose, oder eine andere bekannte Krankheit zerstört. Bei 70 Prozent der Erkrankten ist die Ursache unbekannt. Wissenschaftler vermuten jedoch, daß die Nebennieren durch eine Autoimmunreaktion zerstört werden.▲

Die Nebennierenfunktion wird auch dann unterdrückt, wenn jemand Kortisone wie Prednison einnimmt. Normalerweise wird die Kortisondosis langsam reduziert, bevor man die Medikamente ganz absetzt. Wenn Kortison über einen Monat oder länger regelmäßig eingenommen und dann plötzlich abgesetzt wird, kann es mehrere Wochen bis Monate dauern, bis die Nebennieren wieder eine ausreichende Kortikoidmenge produzieren. Wie lange es dauert, hängt von der Dosierung und der Behandlungsdauer ab. Manche Medikamente wie Ketoconazol, mit dem man Pilzinfektionen behandelt, können die natürliche Kortikoidproduktion hemmen und einen Hormonmangel verursachen.

Kortikoidmangel kann viele Probleme hervorrufen. Zum Beispiel scheidet der Körper bei Kortikoidmangel große Mengen Natrium aus und hält Kalium zurück, wodurch der Natriumspiegel im Blut stark sinkt und der Kaliumspiegel ansteigt. Die Nieren können dadurch den Urin nicht konzentrieren. Wenn also ein Mensch mit Kortikoidmangel zuviel Wasser trinkt oder zuviel Natrium verliert, sinkt der Natriumspiegel im Blut. Da der Urin nicht konzentriert werden kann, scheidet die betreffende Person große Mengen Flüssigkeit aus, so daß der Körper austrocknet. Starke Austrocknung des Körpers und Natriummangel verringern das Blutvolumen und können zum Schock führen.

Kortikoidmangel verursacht außerdem eine starke Insulinüberempfindlichkeit. Da sich normalerweise immer Insulin im Blut befindet, kann der Blutzuckerspiegel gefährlich abfallen. Der Kortikoidmangel hindert den Körper daran, aus Eiweißen Kohlenhydrate zu bilden und Infektionen zu bekämpfen. Außerdem erschwert er die Wundheilung. Es kommt zur Muskelschwäche, und sogar das Herz kann so stark betroffen sein, daß es nicht mehr ausreichend Blut pumpt.

Um den Kortikoidmangel auszugleichen, produziert die Hirnanhangdrüse mehr ACTH, ein Hormon, das normalerweise die Nebennierentätigkeit anregt. Da ACTH auch die Melaninproduktion beeinflußt, haben Menschen mit der Addison-Krankheit häufig eine stark pigmentierte Haut und Schleimhaut. Diese intensive Färbung der Haut tritt meist fleckenartig auf. Diese starke Pigmentierung der Haut tritt nicht auf, wenn die Unterfunktion der Nebennieren durch eine Fehlfunktion der Hirnanhangdrüse oder des Hypothalamus verursacht wird, weil dabei das Hauptproblem ein ACTH-Mangel ist.

▲ Siehe Seite 811

Symptome

Kurz nach Entstehen der Addison-Krankheit fühlen sich die Betroffenen schwach, müde und schwindelig, wenn sie aufstehen. Die Haut wird dunkler. Das kann wie Sonnenbräune wirken, tritt aber auch an Stellen auf, die nicht der Sonne ausgesetzt waren. Auf Stirn, Gesicht und Schultern können schwarze Sommersprossen auftauchen; im Bereich von Brustwarzen, Lippen, Mund, After, Hodensack oder Scheide kann es zu einer bläulich-schwarzen Verfärbung kommen. Die meisten Betroffenen verlieren Gewicht, trocknen aus und haben keinen Appetit. Sie leiden unter Muskelschmerzen, Übelkeit, Erbrechen und Durchfall. Viele sind besonders kälteempfindlich. Außer in schweren Fällen werden die Symptome nur in Streßzeiten sichtbar.

Wird die Krankheit nicht behandelt, kommt es zu starken Bauchschmerzen, ausgeprägter Schwäche, extrem niedrigem Blutdruck und Nierenversagen. Der Patient kann einen Schock bekommen, vor allem dann, wenn der Körper durch schwere Infektionen, eine Verletzung oder eine Operation zusätzlichem Streß ausgesetzt ist. Dieser Schock kann rasch zum Tod führen.

Diagnose

Da die ersten Symptome oft schwach sind, schleichend auftreten und ein einzelner Labortest nicht aussagekräftig genug ist, hegen Ärzte am Anfang nur selten den Verdacht auf Addison. Manchmal treten die Symptome durch eine Streßsituation wie Unfall, Operation oder ernste Erkrankung deutlicher zutage.

Eine Blutuntersuchung ergibt einen Mangel an Kortikoiden, vor allem an Kortisol, einen niedrigen Natrium- und einen hohen Kaliumspiegel. Eine Überprüfung der Nierenfunktion durch Tests auf Harnstoff-Stickstoff und Kreatinin im Blut weisen meistens auf eine Fehlfunktion der Nieren hin. Der Kortikoidspiegel wird nach einer Injektion von ACTH gemessen und hilft dem Arzt, zwischen einer Unterfunktion der Nebenniere und einer Unterfunktion der Hirnanhangdrüse zu unterscheiden. Im zweiten Fall kann durch eine Injektion von ACTH-freisetzendem Hormon festgestellt werden, ob eine Fehlfunktion des Hypothalamus als Ursache für die Unterfunktion der Hirnanhangdrüse in Frage kommt.

Behandlung

Unabhängig von der Ursache kann die Addison-Krankheit lebensgefährlich sein und muß mit Kortison behandelt werden. Meistens beginnt die Behandlung mit der Einnahme von Prednison. Besonders schwer erkrankte Patienten bekommen auch vor der Prednisongabe eine intravenöse Injektion mit Kortisol. Die meisten Addison-Patienten nehmen täglich 1 bis 2 Tabletten Fludrokortison, damit der Körper das Natrium/Kalium-Gleichgewicht wiederherstellen kann. Bei einigen kann das Fludrokortison

Die Nebennieren aus der Nähe

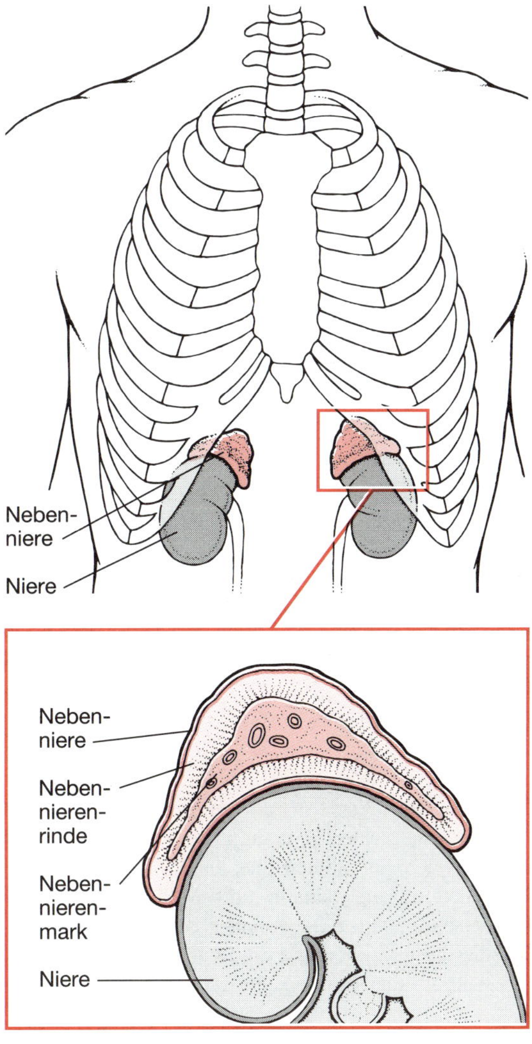

mit der Zeit reduziert oder unregelmäßig gegeben werden; Prednison müssen die Patienten aber bis zu ihrem Lebensende täglich einnehmen. In besonderen Streßsituationen, z. B. bei einer Erkrankung, muß die Dosis eventuell erhöht werden. Obwohl die Patienten ihr Leben lang von Medikamenten abhängig bleiben, können sie mit einer normalen Lebenserwartung rechnen.

Überfunktion der Nebennieren

Es kommt vor, daß die Nebennieren zuviel von einem oder mehreren Hormonen produzieren. Das kann an Veränderungen der Nebennieren oder an einer zu starken Stimulation durch die Hirnanhangdrüse liegen. Symptome und Behandlung sind davon abhängig, welche Hormone – Androgene, Kortikoide oder Aldosteron – im Überfluß produziert werden.

Überproduktion von Androgenen

Die Überproduktion von Androgenen (Testosteron und ähnliche Hormone) hat eine Vermännlichung (Virilisierung) zur Folge. Bei Männern und Frauen werden männliche Eigenschaften übertrieben stark ausgebildet.

Eine geringe Überproduktion von Androgenen ist weit verbreitet, führt aber normalerweise nur zu vermehrtem Haarwuchs (Hirsutismus). Eine wirkliche Vermännlichung (Virilismus) kommt selten vor. Von 100 000 Frauen sind ein bis zwei betroffen. Bei Männern läßt sich kaum schätzen, wie häufig eine krankhafte Vermännlichung vorkommt.

Symptome

Als Anzeichen einer Vermännlichung gelten vermehrter Haarwuchs im Gesicht und am Körper, Kahlköpfigkeit, Akne, tiefere Stimme und Muskelzuwachs. Bei Frauen schrumpft die Gebärmutter, die Klitoris wird größer, die Brüste kleiner, und die Regelblutung bleibt aus. Bei Männern und Frauen kann der Sexualtrieb verstärkt sein.

Diagnose

Durch die verschiedenen körperlichen Veränderungen ist es für den Arzt nicht besonders schwierig, die Vermännlichung zu erkennen. Eine Urinuntersuchung gibt Aufschluß über den Androgenspiegel. Ist er hoch, kann der Dexamethason-Hemmtest helfen festzustellen, ob Krebs, ein gutartiger Tumor (Adenom) oder eine Vergrößerung der hormonproduzierenden Abschnitte der Nebennierenrinde (Nebennierenhyperplasie) vorliegt. Bei diesem Test wird das Kortison Dexamethason geschluckt. Ist die Nebennierenrinde vergrößert, verhindert das Dexamethason die Produktion von Androgenen in der Nebenniere. Ist jedoch ein Adenom oder Krebs die Ursache, beeinflußt Dexamethason die Androgenproduktion kaum oder gar nicht. Möglicherweise ordnet der Arzt auch eine Computer- oder Kernspintomographie an, um die Nebennieren genau anzusehen.

Behandlung

Bei androgenproduzierenden Adenomen und Nebennierenkrebs wird meistens die Nebenniere entfernt. Ist die Nebennierenrinde vergrößert, erhält der Patient eine geringe Menge Kortison, z. B. Dexamethason. Dadurch wird die Produktion der Androgene verringert. Ist die Dosis jedoch zu hoch bemessen, können Symptome des Cushing-Syndroms auftreten.

Überproduktion von Kortikoiden

Ein stark erhöhter Kortikoidspiegel führt zum ***Cushing-Syndrom****. Dabei spielt es keine Rolle, ob der zu hohe Hormonspiegel durch eine Überproduktion der Nebennieren oder durch zu hohe vom Arzt verordnete Kortisondosen entstanden ist.*

Eine Veränderung in der Hirnanhangdrüse – z. B. ein Tumor – kann dafür sorgen, daß die Hirnanhangdrüse zuviel ACTH herstellt. Dieses Hormon steuert die Nebennieren. Von einer Million Menschen haben sechs einen Tumor der Hirnanhangdrüse, der zuviel ACTH produziert. Kleinzellige Lungenkarzinome und einige andere Tumore außerhalb der Hirnanhangdrüse können ebenfalls ACTH produzieren. Das nennt man ektopes ACTH-Syndrom. Es ist die häufigste Ursache für eine Überfunktion der Nebennierenrinde und kommt bei mindestens zehn Prozent aller Patienten mit einem kleinzelligen Lungenkarzinom vor, einer verbreiteten Tumorart.

Manchmal produzieren die Nebennieren einen Kortikoidüberschuß, obwohl der ACTH-Spiegel niedrig ist. Gewöhnlich ist dann in der Nebenniere ein gutartiger Tumor (Adenom) entstanden. Gutartige Tumore der Nebennierenrinde sind weit verbreitet; die Hälfte aller Menschen haben einen, wenn sie das 70. Lebensjahr erreichen. Nur ein geringer Teil dieser gutartigen Tumore ist aktiv. Von einer Million Menschen erkranken nur zwei. Auch bösartige Tumore der Nebennierenrinde sind verbreitet, verursachen aber nur selten eine Erkrankung der Hormondrüsen.

Symptome

Da Kortison die Menge und Verteilung des Körperfetts beeinflussen, haben Menschen mit Cushing-Syndrom meist ein großes, rundes Gesicht (Mondgesicht). Am Rumpf wird übermäßig viel Fett eingelagert, besonders im oberen Teil des Rückens (Büffelnacken). Finger, Hände und Füße sind im Verhältnis zum verdickten Rumpf schlank. Die Muskelmasse verringert sich. Das führt zu Muskelschwäche. Die Haut wird dünn, reißt leicht und heilt schlecht. Im Bauchbereich können blaurote Streifen auftauchen, die an Schwangerschaftsstreifen erinnern.

Über einen längeren Zeitraum hinweg steigt durch einen erhöhten Kortisonspiegel der Blutdruck, die Knochen verlieren an Dichte (Osteoporose) und die Widerstandskraft gegen Infektionen läßt nach. Das Risiko, Nierensteine oder einen Diabetes zu bekommen, wächst. Geistige Verwirrung, Depressionen und Halluzinationen kommen vor. Frauen mit Cushing-Syndrom haben gewöhnlich eine unregelmäßige Monatsblutung. Betroffene Kinder wachsen langsam und bleiben klein. Bei manchen Menschen produzieren die Nebennieren auch große Androgenmengen. Dadurch nimmt die Gesichts- und Körperbehaarung zu, das Kopfhaar fällt aus, und der Sexualtrieb wird stärker.

Diagnose

Ein Arzt, der bei einem Patienten den Verdacht auf Cushing-Syndrom hegt, ordnet einen Dexamethason-Hemmtest an. Der Test beruht darauf, daß Dexamethason die Funktion der Hirnanhangdrüse unterdrücken und damit die Anregung der Nebenniere verringern kann. Spätabends muß der Patient Dexamethason-Tabletten einnehmen. Am kommenden Morgen wird dann der Kortisolgehalt des Bluts bestimmt. Wird das Cushing-Syndrom durch die vermehrte Stimulation der Hirnanhangdrüse ausgelöst, fällt der Kortisolspiegel. Liegt die Ursache für die erhöhten Kortisolwerte bei einem Nebennierentumor oder wird außerhalb der Hirnanhangdrüse ACTH produziert, bleibt der Kortisolspiegel hoch.

Die Ergebnisse des Dexamethason-Hemmtests sind nicht immer eindeutig. Möglicherweise müssen weitere Laboruntersuchungen durchgeführt werden, um die genaue Ursache des Syndroms festzustellen. Zusätzlich kann eine Computer- oder eine Kernspintomographie der Hirnanhangdrüse oder Nebennieren beziehungsweise eine Röntgenaufnahme oder Computertomographie der Lunge erforderlich sein.

Behandlung

Je nach der Ursache der Erkrankung setzt die Behandlung an der Hirnanhangdrüse oder den Nebennieren an. Um einen Tumor der Hirnanhangdrüse zu zerstören, kann eine Operation oder Bestrahlungstherapie erforderlich sein. Gutartige Tumore der Nebenniere können oft operativ entfernt werden. Wenn die Behandlung nicht anschlägt oder kein Tumor gefunden wird, kann es sein, daß die Nebennieren entfernt werden müssen. Jeder Mensch, dem beide Nebennieren entfernt wurden und viele, denen Teile der Nebennieren entnommen wurden, müssen ihr Leben lang Kortison einnehmen.

Etwa 5 bis 10 Prozent der Patienten, denen beide Nebennieren entfernt wurden, erkranken am **Nelson-Syndrom**. Dabei vergrößert sich die Hirnanhangdrüse und produziert große Mengen ACTH und anderer Hormone, wie z. B. Beta-Melanozyten-stimulierendes Hormon, das die Haut dunkler macht. Wenn nötig, kann das Nelson-Syndrom mit Bestrahlungen oder durch Entfernung der Hirnanhangdrüse behandelt werden.

Überproduktion von Aldosteron

Wenn die Nebennieren zuviel Aldosteron produzieren (Hyperaldosteronismus), beeinflußt das den Gehalt des Blutes an Natrium, Kalium, Bikarbonat und Chlorid. Die Krankheit führt zu Bluthochdruck, Schwäche und in seltenen Fällen zu zeitweisen Lähmungen.

Aldosteron ist ein Hormon, das von den Nebennieren produziert und ausgeschieden wird. Es veranlaßt die Nieren, weniger Natrium und mehr Kalium auszuscheiden. Die Aldosteronproduktion wird zum einen Teil durch ACTH aus der Hirnanhangdrüse gesteuert, zum anderen durch einen Kontrollmechanismus der Nieren (Renin-Angiotensin-Aldosteron-System). ▲ Renin ist ein Eiweiß (Enzym), das in den Nieren produziert wird und die Aktivierung des Hormons Angiotensin steuert. Angiotensin wiederum regt die Nebennieren dazu an, Aldosteron zu produzieren.

Die Überproduktion von Aldosteron kann durch einen meist gutartigen Tumor der Nebennieren verursacht werden (Conn-Syndrom). Manchmal tritt sie jedoch als Reaktion auf bestimmte Krankheiten auf. So scheiden die Nebennieren große Mengen von Aldosteron aus, wenn der Blutdruck sehr hoch oder die Arterie verengt ist, die Blut zu den Nieren transportiert.

▲ Siehe Kasten, Seite 110

Symptome

Hohe Aldosteronwerte können einen niedrigen Kaliumspiegel nach sich ziehen. Dieser verursacht Schwäche, stechende, brennende Schmerzen, Muskelkrämpfe und Lähmungen. Die Funktion des Nervensystems kann gestört sein. Manche Menschen sind sehr durstig und scheiden häufig Urin aus, bei anderen verändert sich die Persönlichkeit.

Die Symptome der Aldosteronüberproduktion werden auch mit dem übermäßigen Konsum von Süßholz (z. B. in Lakritze) in Verbindung gebracht, da es eine dem Aldosteron ähnliche Substanz enthält. In seltenen Fällen kommt es bei Menschen, die Unmengen von Lakritze essen, zu den typischen Symptomen des Hyperaldosteronismus.

Diagnose und Behandlung

Vermutet der Arzt, daß hoher Blutdruck oder andere Symptome durch eine Überproduktion von Aldosteron verursacht werden, untersucht er die Natrium- und Kaliumwerte im Blut. Außerdem kann er den Aldosteronspiegel messen. Ist er hoch, wird meist Spironolacton verabreicht. Dieses Medikament blockiert die Aktivitäten von Aldosteron, und der Arzt kann sehen, ob sich die Werte wieder normalisieren. Weitere Untersuchungen sind gewöhnlich nicht nötig.

Wenn zuviel Aldosteron produziert wird, untersucht der Arzt die Nebennieren auf gutartige oder bösartige Tumore. Zwar kann eine Computertomographie oder eine Kernspintomographie bei der Diagnose behilflich sein, dennoch ist vielfach ein operativer Eingriff nötig. Wird ein Tumor gefunden, kann er meistens entfernt werden. Nach dem Entfernen eines gutartigen Tumors wird der Blutdruck wieder normal, und in 70 Prozent der Fälle bilden sich die Symptome zurück. Wird kein Tumor gefunden und die ganze Nebenniere ist überaktiv, reicht eine teilweise Entfernung häufig nicht aus, um den erhöhten Blutdruck zu normalisieren. Eine vollständige Entfernung führt jedoch zum Nebennierenversagen, und der Patient muß bis an sein Lebensende Medikamente einnehmen. Meistens können die Symptome jedoch mit Spironolacton beherrscht werden, und Medikamente gegen Bluthochdruck gibt es reichlich. Nur ganz selten müssen beide Nebennieren entfernt werden.

▲ Siehe Seite 722

Phäochromozytom

Ein Phäochromozytom ist ein Tumor, der aus den anfärbbaren (chromaffinen) Zellen der Nebennieren entsteht. Er verursacht eine Überproduktion von Katecholaminen, sehr wirkungsvollen Hormonen, die neben anderen Symptomen den Blutdruck erhöhen.

Bei etwa 20 Prozent dieser Tumore wachsen die chromaffinen Zellen außerhalb ihres eigentlichen Bestimmungsortes in den Nebennieren. Nur 5 Prozent der Phäochromozytome, die in den Nebennieren wachsen, sind bösartig. Bei denen außerhalb der Nebennieren sind es schon 30 Prozent. Auf 1 000 Menschen kommt das Phäochromozytom seltener als einmal vor. Männer und Frauen jeden Alters können davon betroffen sein; meist tritt es jedoch zwischen dem 30. und 60. Lebensjahr auf.

Die Tumore sind gewöhnlich sehr klein. Sie verursachen selten Beschwerden durch Druck, Verschluß von Gefäßen und können vom Arzt normalerweise nicht getastet werden. Aber bereits ein sehr kleines Phäochromozytom kann eine große Menge Hormone produzieren, die viele verschiedene Symptome hervorrufen. Zu den Katecholaminen gehören zum Beispiel Adrenalin (Epinephrin), Noradrenalin (Norepinephrin), Dopamin und Dopa, die alle zu Bluthochdruck führen. Sie verursachen außerdem weitere Symptome, die für gefährliche Situationen typisch sind (Angstzustände, Panikreaktionen).

Einige Patienten mit Phäochromozytom leiden unter einer ererbten Krankheit, der multiplen endokrinen Neoplasie, wodurch sie für Tumore an Schilddrüse, Nebenschilddrüse und Nebenniere besonders anfällig sind.▲ Phäochromozytome können auch bei Menschen mit dem v. Hippel-Lindau-Syndrom auftreten. Dabei kommt es zu einem ungewöhnlichen Wachstum der Blutgefäße und der Bildung gutartiger Tumore. Auch Patienten mit Neurofibromatose, bei der fleischige Tumore an den Nerven wachsen, sind davon betroffen.

Symptome

Das auffälligste Symptom eines Phäochromozytoms ist der erhöhte Blutdruck, der gefährliche Ausmaße annehmen kann. Bei der Hälfte der Patienten ist der Blutdruck ständig stark erhöht, bei den anderen kommen erhöhter Blutdruck und andere Symptome schubweise. Manchmal werden sie durch Druck auf den Tumor, Massage, Medikamente (vor allem Betäubungsmittel und Betablocker), emotionales Trauma und in seltenen Fällen durch einfaches Urinieren ausgelöst. Weitere Symptome sind schneller, lauter Herzschlag, extreme Schweißausbrüche, Benommenheit, Schwindel im Stehen, schnelle Atmung, Erröten, kalte, klamme Haut, starke Kopfschmerzen, Brust- und Bauchschmerzen, Übelkeit, Erbrechen, Sehstörungen, schmerzende, kribbelnde Finger, Verstopfung und ein merkwürdiges Gefühl drohender Gefahr. Wenn diese Symptome plötzlich und sehr stark auftreten, können sie zu Angstzuständen führen.

Diagnose

Häufig hegt der Arzt keinen Verdacht auf Phäochromozytom, weil 50 Prozent der Patienten stetigen Bluthochdruck als einziges Symptom aufweisen. Wenn allerdings hoher Blutdruck bei einem jungen Menschen schubweise auftritt oder von anderen Symptomen eines Phäochromozytoms begleitet wird, veranlaßt der Arzt gewöhnlich verschiedene Laboruntersuchungen. So kann z. B. die Menge der Katecholamine in einer Urinprobe gemessen werden.

Computer- oder Kernspintomographie können behilflich sein, den Tumor aufzufinden. Dazu kann man auch radioaktive Chemikalien spritzen, die sich in den Tumor einlagern. Der Tumor kann dann mit Hilfe einer Szintigraphie gefunden werden.

Behandlung

Die beste Therapie ist meistens die Entfernung des Phäochromozytoms. Häufig wird damit jedoch so lange gewartet, bis der Arzt den Katecholaminspiegel des Patienten mit Medikamenten im Griff hat, weil ein hoher Katecholaminspiegel bei einer Operation gefährlich sein kann. Phenoxybenzamin und Propranolol werden meist gemeinsam verabreicht; zur Kontrolle des Bluthochdrucks werden Methyldopa oder zusätzliche Medikamente benötigt.

Wenn das Phäochromozytom bösartig ist und bereits gestreut hat, kann sein Wachstum durch eine Chemotherapie mit Cyclophosphamid, Vincristin und Dacarbazin verlangsamt werden. Die gefährlichen Auswirkungen der vom Tumor produzierten Katecholamine werden durch die weitere Einnahme von Phenoxybenzamin und Propranolol gestoppt.

KAPITEL 147

Diabetes mellitus

Diabetes mellitus ist eine Krankheit, bei der der Blutspiegel an Glukose (ein einfacher Zucker) ungewöhnlich hoch ist, weil der Körper nicht genug Insulin freisetzt oder es nicht richtig verwerten kann.

Statt *Diabetes* gebrauchen Ärzte meist den vollen Namen *Diabetes mellitus*, um keine Verwechslung mit der relativ seltenen Krankheit Diabetes insipidus aufkommen zu lassen. ▲ Laien kennen die Krankheit oft unter dem Namen »Zuckerkrankheit«.

Der Blutzuckerspiegel (Glukosespiegel) schwankt im Laufe des Tages. Nach einer Mahlzeit steigt er an; zwei Stunden danach ist er wieder auf Normalwerte abgesunken. Der Blutzuckerspiegel liegt morgens normalerweise zwischen 70 und 110 Milligramm pro Deziliter Blut (mg/dl), wenn über Nacht nichts gegessen wurde. Zwei Stunden, nachdem man etwas Zucker- oder Kohlenhydrathaltiges gegessen oder getrunken hat, liegt er gewöhnlich unter 120 bis 140 mg/dl. Nach dem 50. Lebensjahr steigen die Werte leicht und stetig an, vor allem bei Personen mit vorwiegend sitzender Lebensweise.

Insulin ist ein Hormon, das von der Bauchspeicheldrüse freigesetzt wird. Es ist hauptverantwortlich dafür, daß ein angemessener Blutzuckerspiegel aufrechterhalten wird. Insulin ermöglicht den Transport von Glukose in die Zellen, die damit Energie produzieren oder die Glukose einlagern, bis sie gebraucht wird. Der Anstieg des Blutzuckerspiegels nach dem Essen oder Trinken veranlaßt die Bauchspeicheldrüse, Insulin zu produzieren. Dadurch steigt der Blutzuckerspiegel nicht weiter an, sondern sinkt langsam wieder ab. Da auch die Muskeln Energie in Form

▲ Siehe Seite 699

von Glukose benötigen, sinkt der Blutzuckerspiegel bei körperlichen Aktivitäten.

Ursachen

Diabetes entsteht, wenn der Körper nicht genug Insulin produziert, um einen normalen Blutzuckerspiegel aufrechtzuerhalten, oder wenn die Zellen nicht richtig auf das Insulin reagieren. Menschen mit Diabetes mellitus Typ I (insulinabhängiger Diabetes) produzieren wenig oder gar kein Insulin. In Deutschland gibt es etwa 200 000 insulinpflichtige Typ-I-Diabetiker. Die meisten von ihnen erkranken vor ihrem 30. Lebensjahr.

Wissenschaftler glauben, daß äußere Einflüsse – vielleicht eine Virusinfektion oder ernährungsbedingte Faktoren in der Kindheit oder frühen Jugend – das Immunsystem veranlassen, die insulinproduzierenden Zellen der Bauchspeicheldrüse zu zerstören. Eine genetische Veranlagung muß wahrscheinlich ebenfalls vorhanden sein. Unabhängig von der Ursache werden bei einem Typ-I-Diabetes über 90 Prozent der insulinproduzierenden Zellen (Beta-Zellen) der Bauchspeicheldrüse dauerhaft zerstört. Um den dadurch entstehenden Insulinmangel zu überleben, muß ein Mensch mit Typ-I-Diabetes regelmäßig Insulin spritzen.

Beim **Diabetes mellitus Typ-II (nicht insulinabhängiger Diabetes)** produziert die Bauchspeicheldrüse weiter Insulin, zu Anfang sogar mehr als normal. Der Körper wird allerdings gegen die Insulinwirkung resistent, so daß ein relativer Insulinmangel entsteht. Typ-II-Diabetes kann zwar bei Kindern und Jugendlichen vorkommen, tritt normalerweise aber erst nach dem 30. Lebensjahr und mit zunehmendem Alter häufiger auf: In Deutschland leben etwa drei Millionen Typ-II-Diabetiker. Risikofaktor ist hierbei vor allem Übergewicht. 80 bis 90 Prozent der Patienten mit Typ-II-Diabetes sind übergewichtig. Außerdem wird die Veranlagung, einen Diabetes zu entwickeln, vererbt.

Seltenere Ursachen für einen Diabetes sind eine ungewöhnlich hohe Kortikoidproduktion, Schwangerschaft (Schwangerschafts- oder Gestationsdiabetes)▲, Medikamente und Gifte, die sich auf die Produktion oder Verwertung von Insulin auswirken, wodurch ein zu hoher Blutzuckerspiegel entsteht.

▲ Siehe Seite 1159

■ Siehe Seite 672

Symptome

Die ersten Symptome des Diabetes sind direkte Auswirkungen des hohen Blutzuckerspiegels. Steigt er auf über 160 bis 180 mg/dl, wird Glukose über den Urin ausgeschieden. Steigt der Spiegel noch weiter, scheiden die Nieren zusätzlich Wasser aus, um die große Glukosemenge zu verdünnen, die verlorengeht. Ein an Diabetes Erkrankter uriniert daher häufig und in großen Mengen (Polyurie). Durch den Flüssigkeitsverlust entsteht ein extremes Durstgefühl (Polydipsie). Da durch den ausgeschiedenen Zucker Kalorien verlorengehen, verliert der Mensch an Gewicht. Zum Ausgleich verspürt er ein starkes Hungergefühl (Polyphagie). Weitere Symptome sind Sehstörungen, Schläfrigkeit, Übelkeit und mangelnde Ausdauer bei körperlichen Aktivitäten. Hinzu kommt eine Anfälligkeit für Infektionen bei den Menschen, deren Diabetes schlecht eingestellt ist. Wegen des starken Insulinmangels kommt es bei einem Typ-I-Diabetes vor dem Beginn der Behandlung fast immer zu Gewichtsverlust. Die meisten Patienten mit einem Typ-II-Diabetes verlieren kein Gewicht.

Bei einem Typ-I-Diabetes treten die Symptome plötzlich auf und können sich rasch zu einer sogenannten diabetischen **Ketoazidose** steigern. Auch wenn reichlich Zukker im Blut vorhanden ist, können es vor allem die Muskelzellen ohne Insulin nicht verwerten. Deshalb versuchen sie, andere Energiequellen zu nutzen. Es werden Fette abgebaut, und bei diesem Vorgang entstehen Ketone, giftige chemische Substanzen, die das Blut sauer reagieren lassen (Ketoazidose). Anfangssymptome einer diabetischen Ketoazidose sind starker Durst und extreme Urinausscheidung, Gewichtsverlust, Übelkeit, Erbrechen und – vor allem bei Kindern – Bauchschmerzen. Die Atmung wird tief und schnell, weil der Körper versucht, den Säuregehalt des Blutes zu neutralisieren.■ Der Atem der Betroffenen riecht wie Nagellackentferner. Ohne Behandlung kann eine diabetische Ketoazidose ins Koma führen, manchmal sogar innerhalb weniger Stunden.

Bei Menschen mit Typ-I-Diabetes kann es sogar nach Beginn der Insulinbehandlung noch zu einer Ketoazidose kommen, wenn sie eine Insulinspritze vergessen oder wenn durch eine Infektion, einen Unfall oder eine andere ernste Erkrankung zusätzlicher Streß entsteht.

Wer einen Typ-II-Diabetes hat, verspürt manchmal jahre- oder sogar jahrzentelang keinerlei Symptome. Sie treten erst bei fortschreitendem Insulinmangel auf. Durstgefühl und vermehrte Urinausscheidung machen sich anfangs nur schwach bemerkbar, werden aber über Wochen und Monate hin immer stärker. Ketoazidose kommt selten vor. Wenn der Blutzuckerspiegel sehr hoch ansteigt (häufig über 1 000 mg/dl) – meist bei zusätzlichem Streß, durch

Spätfolgen des Diabetes

Betroffenes Organ oder Gewebe	Reaktion	Komplikationen
Blutgefäße	Atherosklerotischer Plaque baut sich auf und blockiert große oder mittelgroße Arterien in Herz, Gehirn, Beinen und Penis. Die Wände der kleinen Blutgefäße sind beschädigt; die Gefäße transportieren den Sauerstoff nicht normal und können lecken.	Schlechte Durchblutung bedingt Wundheilungsstörungen und führt zu Herzerkrankungen, Schlaganfall, Nekrosen an Füßen und Händen, Impotenz und Infektionen.
Augen	Die kleinen Blutgefäße in der Netzhaut werden beschädigt.	Nachlassen der Sehkraft bis zur Erblindung
Nieren	Die Blutgefäße in den Nieren werden dicker; Eiweiß wird mit dem Urin ausgeschieden; das Blut wird nicht normal gefiltert.	Schlechte Nierenfunktion; Nierenversagen
Nerven	Die Nerven werden geschädigt, weil die Glukose nicht normal verstoffwechselt wird und die Blutversorgung nicht ausreicht.	Plötzliche oder schrittweise Schwächung eines Beines; Empfindungsverlust, Prickeln und Schmerzen in Händen und Füßen, chronische Schädigung der Nerven
Autonomes Nervensystem	Die Nerven, die Blutdruck und Verdauung steuern, werden geschädigt.	Blutdruckschwankungen; Schluckbeschwerden und Veränderungen der Magen-Darm-Funktion mit plötzlichem Durchfall
Haut	Schlechte Blutversorgung der Haut und Empfindungsverlust; daraus resultieren häufige Verletzungen.	Wundliegen, tiefe Infektionen (Geschwüre); schlechte Wundheilung
Blut	Die Funktion der weißen Blutkörperchen ist gestört.	Steigende Anfälligkeit für Infektionen, vor allen der Haut und des Harntrakts
Bindegewebe	Glukose wird nicht normal verstoffwechselt, dadurch verdickt das Gewebe oder zieht sich zusammen.	Karpaltunnelsyndrom; Dupuytrensche Kontraktur

eine Infektion oder Medikamente – kann es zu einem starken Mangel an Körperflüssigkeit (Austrocknung, Dehydration) kommen. Dadurch entstehen geistige Verwirrung, Schläfrigkeit, Krampfanfälle und ein sogenanntes hyperosmolares Koma.

Spätfolgen

Mit der Zeit schädigt ein erhöhter Blutzuckerspiegel die Blutgefäße, Nerven und andere innere Körperstrukturen. »Verzuckerte« Stoffe lagern sich auf die Wände der kleinen Blutgefäße auf, so daß sie sich verdicken und durchlässig werden. Je dicker die Wände werden, desto weniger Blut kann in ihnen transportiert werden, vor allem zur Haut und zu den Nerven. Bei einem schlecht eingestellten Blutzuckerspiegel steigen auch die Fettstoffe im Blut an, was zu einer beschleunigten Gefäßverkalkung führt (Ablagerung von Plaques in den Blutgefäßen).▲ Gefäßverkal-

▲ Siehe Seite 115

kung tritt bei Diabetikern zwei- bis sechsmal häufiger auf als bei Nichtdiabetikern. Männer sind gleichermaßen betroffen. Die schlechte Durchblutung sowohl kleiner als auch größerer Blutgefäße kann in Herz, Gehirn, Beinen, Augen, Nieren, Nerven und Haut zu Schädigungen führen und verlangsamt die Wundheilung.

Aus all diesen Gründen kann es bei Patienten mit Diabetes zu vielen schwerwiegenden Folgeschäden kommen. Herzinfarkt und Schlaganfall treten häufiger auf. Die Schädigung der Blutgefäße in den Augen kann zu Sehverlusten führen (Retinopathie). Eine Beeinträchtigung der Nierenfunktion kann bis zum Nierenversagen gehen, so daß der Patient auf regelmäßige Dialysen angewiesen ist. Eine Schädigung der Nerven zeigt sich auf vielerlei Arten. Wenn ein einzelner Nerv betroffen ist (Mononeuropathie), kann plötzlich ein Arm oder Bein schwach werden. Wenn die Nerven der Hand, der Beine und der Füße betroffen sind (Polyneuropathie), verändert sich das Empfindungsvermögen, und in Armen und Beinen können stechende oder brennende Schmerzen auftreten.▲ Sind die Hautnerven geschädigt, kommt es häufig zu Verletzungen, weil der Patient Druck- und Temperaturveränderungen nicht mehr wahrnimmt. Eine schlechte Blutversorgung der Haut kann auch Geschwüre entstehen lassen. Wunden heilen nur langsam. Fußgeschwüre können so tief gehen, sich entzünden und so schlecht heilen, daß ein Teil des Beines amputiert werden muß.

Solche Spätfolgen des Diabetes können durch eine genaue Einstellung des Blutzuckers verhindert, hinausgezögert oder verringert werden.

Diagnose

Eine Diabetesdiagnose wird gestellt, wenn ein Mensch einen ungewöhnlich hohen Blutzuckerspiegel hat. Der Blutzuckerspiegel wird häufig bei einer jährlichen Routineuntersuchung entdeckt, oder wenn sich jemand aus anderen Gründen ärztlich untersuchen läßt. Ein Arzt, der die Ursache für starken Durst, vermehrte Urinausscheidung oder Hungergefühl sucht, überprüft gewöhnlich den Blutzuckerspiegel. Auch Personen mit typischen Risikofaktoren – erbliche Vorbelastung, Übergewicht, hoher Blutdruck, erhöhte Blutfettwerte, häufige Infektionen – oder solche, bei denen die für Diabetes typischen Komplikationen auftreten, werden daraufhin untersucht.

Um den Blutzuckerspiegel zu messen, wird normalerweise nach achtstündigem Fasten eine Blutprobe genommen, manchmal aber auch nach einer Mahlzeit. Es ist normal, daß der Blutzuckerspiegel nach dem Essen ansteigt; zu hoch sollte er allerdings nicht werden. Bei Menschen über 65 Jahren sollte der Test auf nüchternen Magen durchgeführt werden, weil bei ihnen der Blutzuckerspiegel nach dem Essen stärker ansteigt.

Ein anderer Test, der orale Glukosetoleranztest, wird vom Arzt in bestimmten Situationen durchgeführt, z. B. wenn bei einer Frau der Verdacht auf einen Schwangerschaftsdiabetes besteht.■ Bei diesem Test wird nüchtern eine Blutprobe genommen. Danach trinkt die Frau eine Lösung mit einer Standardmenge an Glukose. Im Laufe der folgenden zwei bis drei Stunden werden weitere Blutproben genommen.

Behandlung

Das Ziel einer Diabetesbehandlung ist, den Blutzuckerspiegel so gut wie möglich innerhalb des normalen Rahmens zu halten. Ein völlig normaler Spiegel ist schwierig zu erreichen, aber je näher die Werte am Normbereich liegen, desto geringer ist die Gefahr von zeitweisen oder langfristigen Komplikationen. Das Hauptproblem bei der Kontrolle des Blutzuckerspiegels ist die Gefahr, über das Ziel hinauszuschießen und einen zu niedrigen Blutzuckerspiegel zu verursachen (Unterzuckerung, Hypoglykämie).★

Bei der Behandlung muß auf Bewegung, Ernährung und Gewicht geachtet werden. Viele Patienten mit Typ-II-Diabetes bräuchten keine Medikamente, wenn sie Gewicht verlieren und sich regelmäßig bewegen würden. Bewegung senkt den Blutzuckerspiegel umgehend und reduziert oft die Menge der benötigten Medikamente. Eine Reduktion des Gewichts und regelmäßige Bewegung gelingt allerdings nur einem kleinen Teil der Diabetiker. Deshalb bekommen die meisten von ihnen blutzuckersenkende Medikamente.

Die richtige Ernährung spielt eine wichtige Rolle. Grundsätzlich sollten Diabetiker wenig Süßes zu sich nehmen und regelmäßig kleine Mahlzeiten essen. Da bei fast allen Diabetikern auch der Blutfettspiegel zu hoch ist, raten Ernährungsexperten, den Fettanteil in der Nahrung, besonders den tierischer Fette, zu reduzieren. Der beste Weg zur Reduktion der Blutfette ist abzunehmen, sich viel zu bewegen und den Blutzucker normnah einzustellen.

Die meisten Diabetiker profitieren sehr davon, wenn sie etwas über ihre Krankheit lernen und darüber, wie man sie am besten in den Griff bekommt. Alle Diabetiker müs-

▲ Siehe Seite 334

■ Siehe Seite 1159

★ Siehe Seite 720

sen lernen, wie Bewegung und Ernährung ihren Blutzuckerspiegel beeinflussen und wie man Komplikationen vermeidet, indem man z. B. die Haut auf Geschwüre untersucht. Außerdem müssen sie besonders darauf achten, Entzündungen an den Füßen zu vermeiden; der Gang zur Fußpflege kann dabei sehr hilfreich sein. Die Augen sollten jährlich untersucht werden, damit Veränderungen der Blutgefäße, die zur Erblindung führen können (diabetische Retinopathie), rechtzeitig entdeckt werden können.

Diabetiker sollten immer einen Ausweis mit sich führen, damit bei einem Unfall oder bei einer Über- oder Unterzuckerung medizinisches Personal sofort informiert ist. Nur so ist es den Helfern möglich, umgehend lebensrettende Maßnahmen einzuleiten.

Insulinbehandlung

Bei einem Typ-I-Diabetes kann die Bauchspeicheldrüse kein Insulin produzieren. Deshalb muß es als Medikament gegeben werden. Dieser Ersatz kann bislang nur mit einer Injektion erfolgen, weil Insulin im Magen zerstört wird; die Einnahme von Tabletten wäre wirkungslos. Zur Zeit werden andere Formen der Insulinaufnahme wie z. B. ein Nasenspray getestet. Bisher hat sich das jedoch als schwierig erwiesen, weil die Insulinmenge stark schwankt, die vom Körper aufgenommen wird. Daher ist es schwierig, die richtige Dosis zu bestimmen.

Insulin wird in die Fettschicht unter die Haut gespritzt, meistens in den Arm, den Oberschenkel oder den Bauch. Kleine Spritzen mit sehr feinen Nadeln sorgen für eine fast schmerzlose Injektion.

Mittlerweile ist der »Pen«, der wie ein großer Füllfederhalter aussieht und eine Patrone mit Insulin enthält, bei Diabetikern ein sehr beliebtes Gerät, um sich selbst Insulin zu injizieren. Die andere Möglichkeit ist eine Insulinpumpe, die aus einem Reservoir Insulin durch eine kleine Nadel pumpt, die in der Haut verbleibt. Zusätzliche Insulinmengen können programmiert oder mit der Hand ausgelöst werden. Die Pumpe imitiert damit die Insulinproduktion des Körpers ziemlich genau. Manche Menschen schätzen die exakte Blutzuckereinstellung, die die Pumpe ermöglicht; andere finden sie lästig oder bekommen Entzündungen an der Einstichstelle der Nadel.

Insulin steht in drei Formen zur Verfügung, die unterschiedlich schnell und unterschiedlich lange wirken. Bei **Normalinsulin** tritt die Wirkung am schnellsten ein, die Wirkdauer ist jedoch kurz. Nach der Injektion beginnt der Insulinspiegel schon innerhalb von 20 Minuten zu sinken. Normalinsulin erreicht nach zwei bis vier Stunden seine höchste Wirkung, die sechs bis acht Stunden anhält. Es wird vor allem von Personen verwendet, die mehrmals täglich Insulin spritzen. Man injiziert es 15 bis 20 Minuten vor den Mahlzeiten. Die Wirkung der **Verzögerungsinsuline** (Depotinsuline, Intermediärinsuline) wie Insulin-Zink-Suspension oder Insulin-Isophan beginnt ein bis drei Stunden nach der Injektion, erreicht seine stärkste Wirkung nach sechs bis zehn Stunden und hält 18 bis 26 Stunden an. Verzögerungsinsuline werden z. B. morgens gespritzt, um die erste Tageshälfte abzudecken, oder abends, um die Insulinversorgung bis zum nächsten Morgen zu sichern. **Langzeitinsuline** wie Insulin-Zink-Suspension mit Langzeitwirkung versorgen den Körper zwar für 28 bis 36 Stunden mit Insulin, wirken aber in den ersten sechs Stunden kaum. Die verschiedenen Insuline kann man im Kühlschrank monatelang aufbewahren; eine angebrochene Flasche kann man ohne Kühlung mitnehmen, zur Arbeit oder auf eine Reise.

Bei der Wahl des Insulins gibt es vieles zu beachten. Wesentlich ist dabei, wie genau der Betroffene seinen Diabetes im Griff haben möchte, wie bereitwillig er seinen Blutzuckerspiegel testet und die Dosis anpaßt, wie sein normaler Tagesablauf aussieht, wieviel er über seine Krankheit lernt und wie stabil der Blutzuckerspiegel tagsüber und von einem Tag zum nächsten ist.

Am einfachsten ist es, einmal täglich ein Verzögerungsinsulin zu spritzen. Allerdings hat man dabei den Blutzuckerspiegel am wenigsten unter Kontrolle. Besser ist es, wenn man ein rasch wirkendes Normalinsulin und ein Verzögerungsinsulin mischt und in einer Dosis am Morgen spritzt. Solche Insulinkombinationen gibt es als fertige Mischung. Eine zweite Dosis kann vor dem Abendessen oder zur Schlafenszeit gespritzt werden. Eine noch bessere Kontrolle erreicht man, wenn man morgens und abends eine Mischung aus Normal- und Verzögerungsinsulin spritzt und dieses tagsüber mit mehreren Normalinsulininjektionen ergänzt.

Vor allem ältere Menschen spritzen jeden Tag die gleiche Insulinmenge, andere passen die tägliche Dosis ihrem Speiseplan, den sportlichen Aktivitäten und dem Blutzuckerspiegel an. Je nachdem, wieviel ein Mensch ißt und wieviel er sich bewegt, schwankt der Insulinbedarf. Wer also seinen Ernährungsplan einhält und sich wenig bewegt, braucht an seiner Insulindosis kaum etwas zu verändern. Dennoch kann es vorkommen, daß sich der Insulinbedarf aufgrund von Gewichtszunahme, seelischem Streß oder Krankheiten, vor allem Infektionen, verändert. Wer unregelmäßig ißt und unregelmäßig Sport treibt, muß seine Insulindosis dementsprechend anpassen.

Manche Menschen entwickeln eine Insulinresistenz. Ihr Körper entwickelt Antikörper gegen dieses Insulin. Die

Antikörper beeinträchtigen die Insulinwirkung. Menschen mit einer Insulinresistenz müssen daher sehr große Mengen Insulin spritzen.

Es kommt vor, daß Haut und Unterhautgewebe auf die Insulininjektionen reagieren. Eine Allergie tritt nur sehr selten auf. Dabei kommt es zu brennenden Schmerzen, Rötung, Jucken und Schwellung um die Einstichstelle. Die Beschwerden können mehrere Stunden anhalten. Häufiger entstehen durch die Injektionen entweder Fettdepots, durch die die Haut knotig aussieht, oder sie zerstören Fettzellen, und die Haut dellt sich ein. Um solche Komplikationen zu vermeiden, sollte bei jeder Injektion eine neue Einstichstelle gewählt werden. Insulinresistenz und Insulinallergie kommen bei der Anwendung von synthetisch hergestelltem Humaninsulin, das heute vorwiegend benutzt wird, kaum noch vor.

Blutzuckersenkende Tabletten

Als blutzuckersenkende Tabletten (orale Antidiabetika) werden in Deutschland in erster Linie Sulfonylharnstoffe verordnet, allen voran Glibenclamid. Sie senken bei Menschen mit Typ-II-Diabetes den Blutzucker häufig ausreichend; bei Typ-I-Diabetikern wirken sie nicht. Sie regen die Bauchspeicheldrüse an, Insulin freizusetzen und steigern dessen Wirkungsgrad. Ein anderer Wirkstoff, den man einnehmen kann, ist Metformin. Es beeinflußt zwar nicht die Insulinfreisetzung, macht den Körper aber empfindlicher, so daß er intensiver auf das eigene Insulin reagiert. Der Arzt verschreibt Metformin allein oder in Verbindung mit einem Sulfonylharnstoff. Ein weiterer Wirkstoff ist Acarbose. Er verzögert die Aufnahme von Glukose durch den Darm.

Blutzuckersenkende Tabletten werden normalerweise Typ-II-Diabetikern verschrieben, die den Blutzuckerspiegel mit Diät und Bewegung nicht ausreichend in den Griff bekommen. Bei Glibenclamid genügt es, die gesamte Tagesdosis am Morgen einzunehmen. Wenn der Blutzucker mit Tabletten nicht mehr richtig eingestellt werden kann, sind möglicherweise Injektionen oder eine Kombination aus Spritze und Tablette erforderlich.

Überwachung der Behandlung

Die Kontrolle des Blutzuckers ist bei der Behandlung von Diabetikern besonders wichtig. Zwar kann auch der Urin auf Zucker untersucht werden, aber das genügt nicht, um die Behandlung an die Erfordernisse anzupassen und exakt zu überwachen. Doch der Blutzuckerspiegel läßt sich überall ganz einfach bestimmen.

Mit einer kleinen Lanzette sticht man in den Finger und drückt einen Tropfen Blut heraus. Die Lanzette enthält eine winzige Nadel, die automatisch in den Finger sticht und die Haut schnell und einfach durchdringt. Die meisten Diabetiker empfinden den Einstich nicht als schmerzhaft. Der Blutstropfen wird dann auf einen Teststreifen gegeben. Als Reaktion auf den Zuckergehalt verändert der Streifen seine Farbe. Dann kann man den Blutzuckergehalt an einer Farbvergleichstabelle ablesen. Genauere Werte bekommt man mit einem Meßgerät, das die Veränderungen am Teststreifen fotometrisch mißt und das Ergebnis auf einer Digitalanzeige mitteilt. Die meisten dieser Geräte arbeiten schnell und zeigen automatisch den Blutzuckerwert an. Sie sind nicht größer als eine Packung Zigaretten.

Diabetiker sollten ihre Blutzuckerwerte notieren und sie ihrem Arzt mitteilen, damit die Insulin- oder Tablettendosis angepaßt werden kann. Noch besser ist es, wenn sie in Schulungen lernen, die Dosis entsprechend ihren individuellen Erfordernissen selbständig anzupassen. Um den Erfolg der Behandlung zu prüfen, messen Ärzte das sogenannte glykosilierte Hämoglobin, den HbA_{1C} im Blut. Wenn der Blutzuckerspiegel hoch ist, verändert sich das Hämoglobin, das den Sauerstoff im Blut transportiert. Diese Veränderungen stehen in direktem Verhältnis zur Höhe des Blutzuckerspiegels über einen längeren Zeitraum. Im Gegensatz zur Blutzuckermessung, die den augenblicklichen Blutzuckerspiegel wiedergibt, kann die Messung des verzuckerten Hämoglobins zeigen, wie der Blutzuckerspiegel in den vergangenen Wochen gewesen ist. Gut eingestellte Diabetiker haben einen HbA_{1C}-Wert unter 7 Prozent. Werte über 9 Prozent bedeuten ungenügende, Werte über 12 Prozent mangelhafte Kontrolle des Blutzuckers. Ärzte, die sich auf Diabetes spezialisiert haben, empfehlen, den HbA_{1C}-Wert regelmäßig im Abstand von drei bis sechs Monaten zu messen.

Behandlung von Komplikationen

Insulin und Sulfonylharnstoffe können den Blutzuckerspiegel zu weit absenken. Dann kommt es zu einer Unterzuckerung, einer **Hypoglykämie**.▲ Sie kann auch auftreten, wenn Diabetiker nicht genug oder nicht regelmäßig essen oder sich körperlich verausgaben, ohne Nahrung zu sich zu nehmen. Von einem zu niedrigen Blutzuckerspiegel ist als erstes das Gehirn betroffen. Um es zu schützen, wandelt der Körper umgehend das in der Leber gespeicherte Glykogen in Glukose um. Dabei wird unter anderem Adrenalin freigesetzt, was zu Hunger, Unbehagen, ver-

▲ Siehe Seite 720

stärkter Wachsamkeit und leichtem Schwächegefühl führt. Der Mangel an Blutzucker im Gehirn kann Kopfschmerzen verursachen.

Eine Unterzuckerung muß schnell behandelt werden, weil sie sich binnen Minuten verschlimmern kann. Sie führt zu zunehmender Verwirrung, Koma und in seltenen Fällen zu einer dauerhaften Schädigung des Gehirns. Beim ersten Anzeichen von Unterzuckerung sollten die Betroffenen Zucker, am besten reinen Traubenzucker, zu sich nehmen. Diabetiker sollten deshalb immer eine Süßigkeit, ein paar Zuckerwürfel oder Traubenzuckerplättchen bei sich tragen. Man kann auch ein Glas Fruchtsaft oder Zuckerwasser trinken. Kuchen ist weniger geeignet, noch unpassender ist Schokolade, weil das begleitende Fett verhindert, daß der Zucker schnell ins Blut gelangt. Typ-I-Diabetiker sollten immer Glukagon mit sich führen. Dieses Hormon hebt den Blutzuckerspiegel an und kann gespritzt werden, wenn die Betroffenen bei einer Unterzuckerung bewußtlos sind und nichts mehr schlucken können.

Eine **Ketoazidose** ist ein medizinischer Notfall. Wenn nicht sofort richtig behandelt wird, kann es zum Koma und zum Tod kommen. Der Aufenthalt in einem Krankenhaus, meist auf der Intensivstation, ist dringend erforderlich. Den Patienten werden intravenös große Flüssigkeitsmengen zugeführt, dazu Elektrolyte wie Natrium, Kalium, Chlorid und Phosphat, um den Verlust auszugleichen, der beim Ausscheiden großer Urinmengen entsteht. Insulin wird in solchen Fällen intravenös verabreicht, damit es schnell wirkt und häufig angepaßt werden kann. Im Abstand von wenigen Stunden werden Glukose, Ketone sowie die Elektrolyte im Blut gemessen, damit die Behandlung angepaßt werden kann. Außerdem wird arterielles Blut entnommen, um den Säuregehalt zu bestimmen. Manchmal sind zusätzliche Maßnahmen nötig, um den Säuregehalt zu korrigieren, aber im Normalfall genügt es, den Blutzucker einzustellen und die Elektrolyte zu ersetzen, so daß der Körper sein normales Säuren-Basen-Gleichgewicht wieder herstellen kann.

Symptome bei zu niedrigem Blutzucker

- Plötzlicher Heißhunger
- Kopfschmerzen
- Plötzliche Unruhe
- Zittern
- Schwitzen
- Verwirrung
- Bewußtlosigkeit, Koma

Die Behandlung eines **hyperosmolaren Komas** mit starker Überzuckerung entspricht der einer Ketoazidose. Flüssigkeiten und Elektrolyte müssen ersetzt werden. Der Blutzuckerspiegel wird langsam auf die richtigen Werte gebracht, um plötzliche Flüssigkeitsströme ins Gehirn zu vermeiden. Der Blutzuckerspiegel läßt sich meist leichter unter Kontrolle bringen als bei einer Ketoazidose, und die Übersäuerung des Blutes ist nicht so schwerwiegend.

Die meisten Spätfolgen des Diabetes verschlimmern sich stetig, wenn der Blutzucker nicht streng reguliert wird. Eine **Retinopathie** kann man allerdings direkt behandeln. Mit einer Laserbehandlung werden die undichten Adern im Auge versiegelt, um einen Dauerschaden an der Netzhaut zu verhindern. Rechtzeitige Behandlung verhindert den Sehverlust oder zögert ihn zumindest lange hinaus.

Unterzuckerung

Wenn das Blut ungewöhnlich wenig Zucker (Glukose) enthält, spricht man von einer Unterzuckerung (Hypoglykämie).

Normalerweise hält der menschliche Körper einen Blutzuckerspiegel von 70 bis 110 mg pro 100 ml Blut aufrecht. Bei Diabetes sind die Blutzuckerwerte zu hoch, bei einer Unterzuckerung zu niedrig. Ein niedriger Blutzuckerspiegel stört die Funktionen in vielen Organsystemen. Das Gehirn wird besonders beeinträchtigt, weil Glukose sein hauptsächlicher Energielieferant ist. Es reagiert auf den zu niedrigen Blutzuckerspiegel, indem es über das Nervensystem die Nebennieren anregt, Adrenalin (Epinephrin) auszuschütten. Dies wiederum bringt die Leber dazu, Zucker freizusetzen, damit der Blutzuckergehalt wieder normalisiert wird. Sinkt der Blutzuckerspiegel jedoch zu weit ab, kann die Funktion des Gehirns beeinträchtigt werden.

Ursachen

Eine Unterzuckerung kann viele Ursachen haben: zu hohe Insulinproduktion der Bauchspeicheldrüse, zu viel Insulin gespritzt oder Sulfonylharnstoffe zu hoch dosiert, eine Unregelmäßigkeit der Hirnanhangdrüse oder der Nebennieren oder eine Funktionsstörung der Leber beim Speichern von Kohlenhydraten oder bei der Glukoseproduktion.

Grundsätzlich kann man Unterzuckerungen in arzneimittelbedingte und nicht-arzneimittelbedingte unterteilen. Die meisten Unterzuckerungen treten bei Diabetikern auf und werden von Arzneimitteln ausgelöst. Die nichtarzneimittelbedingte Hypoglykämie kann man wiederum unterteilen in Fasten-Hypoglykämie, die bei längerem Fasten vorkommt, und in reaktive Hypoglykämie, die als Reaktion auf die Nahrungsaufnahme, zumeist auf Kohlenhydrate, auftritt.

Meistens wird eine Unterzuckerung durch Insulin oder Sulfonylharnstoffe ausgelöst, jene Tabletten, mit denen die meisten Diabetiker ihren Blutzuckerspiegel senken. Wenn die Medikamentendosis für die aufgenommene Nahrungsmenge zu hoch ist, senkt das Medikament den Blutzuckerspiegel zu weit ab. Menschen, die schon seit langem an schwerem Diabetes leiden, sind für starke Unterzuckerungen besonders anfällig. Das liegt daran, daß die Glukagonproduktion in den Inselzellen ihrer Bauchspeicheldrüse gestört ist, und in den Nebennieren nicht die richtige Menge Adrenalin produziert wird. Damit fallen die natürlichen Mechanismen weg, mit denen der Körper eine Unterzuckerung ausgleicht. Außer den Medikamenten, die Diabetiker einnehmen, gibt es noch viele andere, die eine Hypoglykämie auslösen können, darunter z. B. Pentamidin, mit dem eine durch Aids verursachte Lungenentzündung behandelt wird.

Auch bei Menschen mit psychischen Störungen, die heimlich Insulin oder andere blutzuckersenkende Medikamente einnehmen, kann es zu einer Unterzuckerung kommen. Meistens handelt es sich dabei um Menschen, die Zugang zu diesen Medikamenten haben, wie Mitarbeiter im Gesundheitswesen oder Angehörige von Diabetikern.

Wer große Mengen Alkohol trinkt und über einen längeren Zeitraum nichts ißt, kann ebenfalls in eine Unterzuckerung hineingeraten, weil dadurch die in der Leber gespeicherten Kohlenhydratvorräte erschöpft werden. Die Unterzuckerung kann so stark sein, daß sie zur Benommenheit oder zu Betäubungszuständen führt. Dies kann sogar bei Personen auftreten, deren Alkoholspiegel unter der gesetzlich erlaubten Promillegrenze für die Fahrtüchtigkeit liegt. Es besteht die Gefahr, daß Polizei und Rettungssanitäter den durch die Unterzuckerung hervorgerufenen Betäubungszustand bei einem Patienten, der nach Alkohol riecht, mit einem Rausch verwechseln.

Körperliche Dauerbelastung führt bei gesunden Menschen selten zur Unterzuckerung. Längeres Fasten verursacht nur dann eine Unterzuckerung, wenn eine Grunderkrankung vorliegt, z. B. eine Störung der Hirnanhangdrüse oder der Nebennieren oder wenn große Mengen Alkohol konsumiert werden. Die Kohlenhydratspeicher der Leber können dadurch so geleert werden, daß der Körper den normalen Blutzuckerspiegel nicht mehr aufrechterhalten kann. Bei Menschen mit einer Leberfunktionsstörung können bereits einige Stunden ohne Nahrungsaufnahme genügen, um eine Unterzuckerung auszulösen. Bei Kindern und Kleinkindern mit einer Funktionsstörung der zuckerverarbeitenden Leberenzyme kann es zwischen den Mahlzeiten zu einer Hypoglykämie kommen.

Bei einigen Patienten tritt nach bestimmten Magenoperationen zwischen den Mahlzeiten eine Unterzuckerung auf (alimentäre Hypoglykämie, eine reaktive Hypoglykämie). Das hängt damit zusammen, daß der Zucker sehr rasch aufgenommen und dadurch eine starke Insulinproduktion angeregt wird. Der hohe Insulinspiegel senkt den Blutzucker sehr schnell ab. Nur selten tritt die alimentäre – also durch Nahrung hervorgerufene – Hypoglykämie bei Menschen auf, die nicht operiert wurden; dann nennt man sie idiopathische alimentäre Hypoglykämie, durch

Nahrung hervorgerufene Unterzuckerung unbekannter Ursache.

Früher wurde bei Menschen, die allgemeine Krankheitssymptome hatten (meistens Mattigkeit) oder bei denen zwei bis vier Stunden nach den Mahlzeiten hypoglykämieähnliche Erscheinungen auftraten, häufig eine reaktive Hypoglykämie diagnostiziert. Doch den Blutzuckerspiegel während des Auftretens der Symptome zu messen, sagt wenig darüber, ob eine echte Unterzuckerung vorliegt. Man hat versucht, die reaktive Hypoglykämie durch einen oralen Glukosetoleranztest, also durch die Einnahme einer bestimmten Zuckermenge, künstlich hervorzurufen. Aber isolierte Glukose einzunehmen, wirkt sich im Körper nicht so aus wie eine normale Mahlzeit.

Eine für Kinder und Kleinkinder typische Form der reaktiven Hypoglykämie wird von Nahrungsmitteln ausgelöst, in denen die Zucker Fruktose und Galaktose oder die Aminosäure Leuzin enthalten sind. Fruktose und Galaktose verhindern, daß die Leber Glukose freisetzt; Leuzin regt die Bauchspeicheldrüse zu einer Insulinüberproduktion an. In beiden Fällen sinkt einige Zeit nach dem Essen der Blutzuckerspiegel. Bei Erwachsenen kann eine reaktive Hypoglykämie durch das Zusammenwirken von Alkohol und Zucker ausgelöst werden, wie z. B. durch das Trinken von Gin und Tonic Water.

Auch eine stark erhöhte Insulinproduktion kann eine Unterzuckerung auslösen. Ursache der Überproduktion kann ein Insulinom sein, ein Tumor der insulinproduzierenden Zellen in der Bauchspeicheldrüse. Seltener ist eine Wucherung dieser Zellen für die Überproduktion verantwortlich. Gelegentlich produziert ein Tumor außerhalb der Bauchspeicheldrüse ein insulinähnliches Hormon.

In Einzelfällen wurde als Ursache der Hypoglykämie auch eine Erkrankung des Immunsystems festgestellt, bei der Antikörper gegen Insulin gebildet werden. ▲ Der Insulinspiegel im Blut ist dann ungewöhnlich starken Schwankungen unterworfen, weil die Bauchspeicheldrüse große Mengen Insulin produziert, um die Antikörper auszugleichen. Diese Erkrankung kann bei Menschen mit und ohne Diabetes vorkommen.

Als weitere Ursachen für eine Hypoglykämie kommen Nieren- oder Herzversagen in Frage, Krebs, Unterernährung, Funktionsstörungen der Nebennieren und der Hirnanhangdrüse, Schock und starke Entzündungen. Auch schwere Leberleiden wie Virushepatitis, Zirrhose oder Krebs können eine Unterzuckerung verursachen.

Symptome

Wenn der Blutzuckerspiegel sinkt, schüttet der Körper zuerst Adrenalin (Epinephrin) aus den Nebennieren und bestimmten Nervenenden aus. Adrenalin regt die Freisetzung von Zucker aus den körpereigenen Speichern an, verursacht aber auch Symptome wie bei Angstzuständen: Schweißausbrüche, Nervosität, Zittern, Ohnmacht, Herzklopfen und manchmal Hunger. Bei einer schweren Unterzuckerung wird die Glukosezufuhr zum Gehirn eingeschränkt. Daraus resultieren Schwindelgefühle, Mattigkeit, Schwächezustände, Kopfschmerzen, ungewöhnliches Verhalten, das leicht mit Trunkenheit verwechselt wird, Konzentrationsmangel, Sehstörungen, Krampfanfälle und Koma. Eine länger anhaltende Unterzuckerung schädigt das Gehirn dauerhaft. Die oben aufgeführten Symptome können schleichend oder ganz plötzlich auftreten und sich innerhalb von Minuten von leichter Unruhe bis zu starker Verwirrtheit oder Panik steigern. Am häufigsten sind davon Menschen betroffen, die Insulin spritzen oder blutzuckersenkende Medikamente einnehmen.

Diagnose

Wenn ein gesunder Mensch, der nicht unter Diabetes leidet, Angstzustände bekommt, sich wie ein Betrunkener benimmt oder andere der oben beschriebenen Symptome zeigt, die für eine beeinträchtigte Gehirnfunktion typisch sind, mißt der Arzt Blutzucker- und Insulinspiegel. Bei Hypoglykämie treten die Symptome meist erst dann auf, wenn der Blutzuckerspiegel unter 50 Milligramm pro 100 ml Blut gefallen ist. Es gibt allerdings auch Fälle, bei denen schon Symptome auftreten, wenn der Blutzuckerspiegel noch nicht so stark abgesunken ist; bei anderen entwickeln sich die Symptome erst bei einem deutlich niedrigeren Blutzuckerspiegel. Die für eine Unterzuckerung typischen Symptome bestätigen in Verbindung mit einem niedrigen Blutzuckerspiegel die Diagnose. Als Bestätigung der Diagnose gilt auch, wenn der Blutzuckerspiegel wenige Minuten nach der Aufnahme von Zucker ansteigt.

Der Arzt testet den Blutzuckergehalt in seiner Praxis. Man kann den Blutzuckerspiegel auch zu Hause testen, indem man sich beim Auftreten der Symptome in den Finger sticht, den Blutstropfen auf einen Teststreifen gibt und von einem Gerät den Blutzuckerspiegel bestimmen läßt. Das wird aber nur Diabetikern empfohlen. Der orale Glukosetoleranztest, der häufig für die Diagnose eines Diabetes eingesetzt wird, kommt bei Unterzuckerungen kaum zum Einsatz, da seine Ergebnisse oft irreführend sind.

Der Arzt findet die Ursache für die Unterzuckerung fast immer heraus. Dazu genügen meistens die medizinische Vorgeschichte eines Menschen, eine körperliche Untersuchung und eine Reihe von Labortests. Dennoch kann es vorkommen, daß der Betroffene für ausführlichere Unter-

▲ Siehe Seite 812

suchungen in ein Krankenhaus eingewiesen wird. Wenn der Arzt eine Autoimmun-Hypoglykämie vermutet, wird das Blut auf Antikörper gegen Insulin untersucht. Um herauszufinden, ob ein Mensch einen insulinproduzierenden Tumor hat, muß der Blutzuckerspiegel über einen Fastenzeitraum von bis zu 72 Stunden gemessen werden. Im Idealfall wird der Tumor vor der Operation entdeckt. Aber obwohl manche insulinproduzierenden Tumore der Bauchspeicheldrüse bei einer Computertomographie, einer Ultraschalluntersuchung oder einer Kernspintomographie sichtbar werden, sind die meisten so klein, daß sie mit diesen Verfahren nicht entdeckt werden können. Dazu ist oft ein chirurgischer Eingriff nötig.

Behandlung

Die Symptome einer Hypoglykämie lassen innerhalb von Minuten nach der Aufnahme von Zucker in beliebiger Form nach: Traubenzuckertabletten, Süßigkeiten, ein Glas Fruchtsaft, ein Glas Wasser mit mehreren Eßlöffeln Zucker oder ein Glas Milch (sie enthält Laktose, einen Zucker). Menschen, die immer wieder Unterzuckerungen bekommen – vor allem Diabetiker –, bevorzugen meistens Traubenzuckertabletten, weil sie sehr schnell wirken und den Körper gleichmäßig mit Zucker versorgen. Bei Menschen, die Acarbose einnehmen, werden alle Zucker außer reinem Traubenzucker nur langsam in das Blut aufgenommen. Sie sollten daher für den Notfall unbedingt Traubenzucker verwenden, keine anderen süßen Produkte. Diabetiker und andere Personen mit Unterzuckerungen profitieren unter Umständen davon, wenn sie nach der Traubenzuckerzufuhr noch Kohlenhydrate zu sich nehmen, die langsamer in den Körper aufgenommen werden, z. B. Brot oder Kräcker. Wenn es sich um eine besonders schwere oder langanhaltende Hypoglykämie handelt und kein Zucker über den Mund aufgenommen werden kann, werden Glukoseinfusionen angelegt, um eine Schädigung des Gehirns zu vermeiden.

Menschen, die öfter unter schwerer Hypoglykämie leiden, können für den Notfall Glukagon bereithalten. Glukagon ist ein Hormon, das von den Inselzellen der Bauchspeicheldrüse produziert wird. Es regt die Leber dazu an, aus den eingelagerten Kohlenhydratreserven Glukose freizusetzen. Es hilft deshalb nur bei Unterzuckerungen, deren Ursache nicht eine Lebererkrankung ist. Glukagon wird in den Muskel gespritzt und normalisiert den Blutzuckerspiegel in der Regel innerhalb von 5 bis 15 Minuten. Danach muß dann Zucker aufgenommen werden, da die Wirkung von Glukagon bald nachläßt.

Insulinproduzierende Tumore sollten chirurgisch entfernt werden. Da sie sehr klein und schwer zu finden sind, sollte die Operation von einem Spezialisten durchgeführt werden. Vor der Operation benötigt der Patient manchmal ein Medikament wie Diazoxid, um die Insulinproduktion des Tumors zu unterbinden. Manchmal sind mehrere Tumore vorhanden. Wenn der Chirurg nicht alle findet, ist eine zweite Operation erforderlich.

Nichtdiabetiker, die häufig Unterzuckungen bekommen, können diese Anfälle reduzieren, indem sie statt der üblichen drei großen Mahlzeiten am Tag häufiger kleine Mahlzeiten zu sich nehmen. Wer besonders anfällig für Unterzuckerungen ist, sollte einen Ausweis mit sich führen, um den Rettungsdienst darüber zu informieren.

KAPITEL 149

Multiple endokrine Neoplasie

Unter dem Begriff multiple endokrine Neoplasie faßt man seltene ererbte Krankheiten zusammen, bei denen in mehreren hormonproduzierenden Drüsen gutartige (benigne) oder bösartige (maligne) Tumore auftreten.

Diese Tumore können bereits im Kleinkindalter, aber auch erst im 70. Lebensjahr auftreten. Die Symptome bei einer multiplen endokrinen Neoplasie entstehen meistens durch den Hormonüberschuß, den die Tumore produzieren.

Multiple endokrine Neoplasie tritt in drei Formen auf, die man in Typ I, II a und II b unterteilt. Die verschiedenen Formen überschneiden sich gelegentlich.

Tumore bei multipler endokriner Neoplasie

Tumor	Patienten mit diesem Tumortyp in Prozent		
	Typ I	Typ II a	Typ II b
Gutartiger Tumor der Nebenschilddrüsen	90 % oder mehr	25 %	Weniger als 1 %
Gutartiger oder bösartiger Tumor der Bauchspeicheldrüse	80 %	0 %	0 %
Gutartiger Tumor der Hirnanhangdrüse	65 %	0 %	0 %
Bösartiger Tumor (medulläres Karzinom) der Schilddrüse	0 %	Über 90 %	Über 90 %
(Meist gutartiger) Tumor der Nebennieren (Phäochromozytom)	0 %	50 %	60 %
Nervengeschwülste (Neurome)	0 %	0 %	100 %

Typ I

Menschen mit einer multiplen endokrinen Neoplasie vom Typ I entwickeln Tumore an den Nebenschilddrüsen (die kleinen Drüsen, die direkt neben der Schilddrüse liegen), der Bauchspeicheldrüse, der Hirnanhangdrüse oder an allen dreien.

Fast alle Patienten mit dieser Erkrankung haben Nebenschilddrüsentumore. Diese Tumore veranlassen die Drüse, zuviel Nebenschilddrüsenhormon (Parathormon) zu produzieren (Hyperparathyreoidismus). ▲ Durch den Überschuß an Nebenschilddrüsenhormon steigt gewöhnlich der Kalziumspiegel im Blut, was zu Nierensteinen führen kann.

Die meisten Menschen, die an der Typ-I-Form leiden, bekommen auch Tumore an den Inselzellen der Bauchspeicheldrüse. Etwa 40 Prozent dieser Tumore produzieren große Mengen Insulin, wodurch eine ständige Unterzuckerung entsteht (Hypoglykämie), vor allem, wenn der Patient mehrere Stunden lang nichts gegessen hat. Mehr als die Hälfte aller Inselzelltumore produziert sehr viel Gastrin, das den Magen zur Säurebildung anregt. Patienten mit diesem Tumor bekommen in der Regel Magengeschwüre, die häufig bluten, durchbrechen, so daß sich der Mageninhalt in den Bauchraum ergießt, oder den Magen blockieren. Häufig kommt es zu Durchfall und fettigem, stark riechendem Stuhl (Fettdurchfall). Die übrigen Inselzelltumore produzieren andere Hormone wie vasoaktives intestinales Polypeptid, die schwere Durchfälle auslösen und zur Austrocknung des Körpers führen können.

In einem Drittel der Fälle sind Inselzelltumore bösartig. Manchmal bilden sie Metastasen in anderen Teilen des Körpers. Diese Geschwüre wachsen jedoch meist langsamer als andere Formen des Bauchpeicheldrüsenkrebses.

Zwei Drittel der Menschen mit einer Typ-I-Erkrankung bekommen Tumore an der Hirnanhangdrüse. Etwa 25 Prozent dieser Tumore produzieren das Hormon Prolaktin, dessen Überschuß bei Frauen Menstruationsstörungen und bei Männern Impotenz verursacht. Weitere 25 Prozent produzieren Wachstumshormon, was zu Akromegalie führt. ■ Ein sehr kleiner Anteil der Hirnanhangdrüsentumore produziert ACTH. Dadurch erhöht sich der Spiegel der Kortikoidhormone; es kommt zum Cushing-Syndrom. ★ Ungefähr 25 Prozent aller Hirnanhangdrüsentumore produzieren überhaupt keine Hormone. Manche verursachen Kopfschmerzen, Sehstörungen und eine Verschlechterung der Hirnanhangdrüsenfunktion.

Manche Patienten mit einer Typ-I-Erkrankung bekommen Schilddrüsen- oder Nebennierentumore. Bei einem sehr geringen Prozentsatz entwickeln sich Karzinoide. ● Bei einigen Erkrankten entstehen weiche, gutartige Fettansammlungen unter der Haut (Lipome).

▲ Siehe Seite 669
■ Siehe Seite 697
★ Siehe Seite 710
● Siehe Seite 726

Typ II a

Beim Typ II a der multiplen endokrinen Neoplasie kann eine seltene Form des Schilddrüsenkrebses (medulläres Karzinom), ein meist gutartiger Nebennierentumor und eine Überfunktion der Nebenschilddrüse auftreten.

Fast alle Typ-II-a-Patienten bekommen ein medulläres Schilddrüsenkarzinom.▲ Etwa 50 Prozent bekommen gutartige Nebennierentumore, die Adrenalin und andere Substanzen produzieren. Dadurch steigt gewöhnlich der Blutdruck.■ Dieser Anstieg ist häufig sehr stark; der Blutdruck kann dauerhaft so hoch sein oder zwischendurch wieder sinken.

Etwa 25 Prozent der Typ-II-a-Patienten leiden unter einer Überfunktion der Nebenschilddrüse und zeigen Symptome, die typisch sind für einen erhöhten Kalziumspiegel im Blut. Dies kann zu Nierensteinen und Nierenversagen führen. Bei weiteren 25 Prozent ist die Nebenschilddrüse zwar vergrößert, aber die Hormonproduktion normal. Hierbei erhöht sich der Kalziumspiegel nicht.

Typ II b

Beim Typ II b der multiplen endokrinen Neoplasie kann es zu einem medullären Schilddrüsenkarzinom, gutartigen Nebennierentumoren und Nervengeschwülsten kommen. Nicht alle Patienten mit Typ II b sind erblich vorbelastet.

Der bei diesem Erkrankungstyp vorkommende Schilddrüsenkrebs entwickelt sich meist schon sehr früh und wurde bereits bei drei Monate alten Babys beobachtet. Außerdem wächst er schneller und breitet sich rascher aus als der für II a typische Krebs.

Fast alle Patienten mit Typ II b bekommen Nervengeschwülste in den Schleimhäuten. Sie tauchen als glänzende Knoten an Lippen, Zunge und Mundschleimhaut auf. Auch an den Lidern und den glänzenden Oberflächen der Augen einschließlich Hornhaut und Bindehaut können derartige Geschwülste entstehen. Eine Verdickung von Lidern und Lippen ist möglich.

Durch Veränderungen im Magen-Darm-Trakt kommt es zu Durchfällen und Verstopfung. Durch Geschwülste an den Nerven der Eingeweide entstehen im Dickdarm gelegentlich große, erweiterte Schlingen (Megakolon).

Patienten mit einer Typ-II-b-Erkrankung entwickeln häufig Probleme mit der Wirbelsäule, vor allem eine unnatürliche Krümmung sowie Veränderungen an den Fuß- und Oberschenkelknochen. Manche Menschen haben lange Gliedmaßen und Schlottergelenke. (Man nennt das den »Marfan-Habitus«, weil die Patienten aussehen, als litten sie unter dem Marfan-Syndrom.)★

Behandlung

Für keine Form der multiplen endokrinen Neoplasie gibt es bisher eine Heilung. Ärzte behandeln jeden Tumor individuell, indem sie ihn entfernen oder den Hormonspiegel ausgleichen. Wird das medulläre Karzinom der Schilddrüse nicht behandelt, führt es unweigerlich zum Tod. Daher empfehlen Ärzte die Entfernung der Schilddrüse, wenn bei einem Typ-II-a-Patienten ein gutartiger Nebennierentumor oder eine Überfunktion der Nebenschilddrüse festgestellt wird, selbst wenn die Diagnose erst bei der Operation bestätigt werden kann. Beim Typ II b der Erkrankung ist der Schilddrüsenkrebs besonders aggressiv. Ärzte empfehlen die Entfernung der Schilddrüse, sobald die Diagnose feststeht. Diese Form des Schilddrüsenkrebses kann nicht mit radioaktivem Jod behandelt werden.

Früherkennung

Die Hälfte aller Kinder von Menschen mit multipler endokriner Neoplasie erben diese Krankheit. Die Früherkennung ist daher für eine rechtzeitige Diagnose und Behandlung sehr wichtig. Mittlerweile gibt es für jeden Tumortyp einen geeigneten Test. Vor kurzem wurde entdeckt, welche Genveränderung für Typ II a und Typ II b der Erkrankung verantwortlich ist. Dadurch können Tests entwickelt werden, die eine wirkungsvolle Frühdiagnose und Behandlung ermöglichen.

▲ Siehe Seite 707
■ Siehe Seite 712
★ Siehe Seite 1302

Pluriglanduläre Insuffizienz

Unter einer pluriglandulären Insuffizienz versteht man eine Krankheit, bei der mehrere Drüsen unzureichend funktionieren, so daß nicht genug Hormone produziert werden.

Menschen, die daran erkranken, haben vermutlich eine erbliche Veranlagung dazu. Häufig wird die Aktivität einer Drüse durch eine Autoimmunreaktion ▲ unterdrückt, die eine Entzündung hervorruft und die Drüse ganz oder teilweise zerstört. Die Drüsenfunktion kann aber auch durch eine Infektion, mangelhafte Blutversorgung der Drüse oder durch einen Tumor unterdrückt werden. Häufig zieht die Schädigung einer Drüse Schäden an weiteren Drüsen nach sich, so daß viele Drüsen nur noch unzureichend oder gar nicht mehr funktionieren.

Symptome

Die Symptome der Krankheit hängen von den betroffenen Drüsen ab. Eine Unterfunktion der Schilddrüse (Hypothyreoidismus) entsteht, wenn die Schilddrüse zuwenig Hormone produziert ■; zur Addison-Krankheit kommt es, wenn durch eine Unterfunktion der Nebennieren nicht genug Kortikoide produziert werden. ★

Je nachdem, ob die Erkrankung bereits im Kindes- oder erst im Erwachsenenalter auftritt und welche Drüsen davon betroffen sind, teilt man die pluriglanduläre Insuffizienz in drei Formen ein.

Typ 1 der pluriglandulären Insuffizienz entsteht gewöhnlich in der Kindheit. Am häufigsten kommt es zur Unterfunktion der Nebenschilddrüse. Ebenfalls oft vertreten sind die Unterfunktion der Nebennieren (Addison-Krankheit) und chronische Pilzinfektionen der Haut und Schleimhaut. Die Pilzinfektionen entstehen vermutlich dadurch, daß das Abwehrsystem von Menschen, die an dieser Krankheit leiden, nicht normal funktioniert. Die Pilze können deshalb nicht richtig bekämpft werden. Nur selten verursacht eine Unterfunktion der Bauchspeicheldrüse und der damit verbundene Insulinmangel einen Diabetes. Außerdem leiden Menschen, die an der Typ-1-Form erkranken, häufig an Hepatitis, Gallensteinen, Problemen bei der Nährstoffaufnahme im Darm und vorzeitigem Verlust der Kopfhaare.

Typ 2 der pluriglandulären Insuffizienz tritt gewöhnlich bei Erwachsenen auf, etwa um das 30. Lebensjahr. Eine Unterfunktion der Nebennieren liegt dabei immer vor, häufig auch eine der Schilddrüse. Bei einigen Patienten entwickelt sich jedoch eine Überfunktion der Schilddrüse. Die mangelnde Insulinproduktion der Bauchspeicheldrüse führt zum Diabetes. Beim Typ 2 kommen weder eine Unterfunktion der Nebenschilddrüsen noch Pilzinfektionen vor.

Typ 3 der pluriglandulären Insuffizienz tritt bei Erwachsenen auf und kann als Vorstadium von Typ 2 gelten. Zum Typ 3 zählt man Patienten, die unter mindestens zwei der folgenden Symptome leiden – Unterfunktion der Schilddrüse, Diabetes, perniziöse Anämie, Pigmentverlust der Haut und Haarverlust –, aber keine Funktionsstörungen der Nebennieren haben. Kommt eine Fehlfunktion der Nebennieren hinzu, rechnet man sie zu Typ 2.

Diagnose

Mit Blutuntersuchungen stellt man fest, wieviel Hormon die betroffenen Drüsen produzieren. Wenn eine Drüse deutlich weniger aktiv ist als die anderen, fällt dem Arzt möglicherweise erst beim Auftreten zusätzlicher Symptome auf, daß auch bei anderen Drüsen eine Unterfunktion vorliegt. Die Diagnose einer pluriglandulären Insuffizienz wird bestätigt, wenn zusätzliche Tests eine Unterfunktion mehrerer Drüsen zeigen.

Behandlung

Eine pluriglanduläre Insuffizienz kann zwar nicht geheilt werden, aber der Arzt kann eine Hormonersatztherapie verordnen. Bei einer Unterfunktion der Schilddrüse werden Schilddrüsenhormone gegeben, bei einer Unterfunktion der Nebennieren Kortison, bei Diabetes Insulin. Eine Hormonersatztherapie kann jedoch bei Unfruchtbarkeit und anderen Störungen, die bei einer Unterfunktion der Geschlechtsdrüsen auftreten, nichts bewirken.

▲ Siehe Seite 811

■ Siehe Seite 704

★ Siehe Seite 708

KAPITEL 151

Karzinoid

Ein Karzinoid ist ein Krebsgeschwür, das gewöhnlich im Magen-Darm-Trakt vorkommt und dort einen Überschuß verschiedener Amine und Neuropeptide produzieren kann. Diese Stoffe wirken ähnlich wie Hormone. Wenn sich das Karzinoid auf die Leber ausbreitet, kann es schubweise Gesichtsröte, Blaufärbung der Haut, Bauchkrämpfe und Durchfall sowie Herzschäden und andere Symptome hervorrufen, die man unter dem Begriff ***Karzinoidsyndrom*** *zusammenfaßt.*

Karzinoide produzieren einen Überschuß hormonähnlicher Stoffe wie Bradykinin, Serotonin, Histamin und Prostaglandine. Diese Stoffe steuern normalerweise die Körperfunktionen. Wenn zuviel davon vorhanden ist, verursachen sie jedoch die Symptome des Karzinoidsyndroms.

Die Tumore entstehen normalerweise in hormonproduzierenden Zellen in der Dünndarmschleimhaut oder in anderen Zellen des Magen-Darm-Traktes, der Bauchspeicheldrüse, Hoden, Eierstöcke oder der Lunge. Bisher ist nicht bekannt, wodurch sie entstehen. Nur selten produzieren andere Krebsarten wie das kleinzellige Bronchialkarzinom in der Lunge, das Inselzellkarzinom der Bauchspeicheldrüse und das medulläre Schilddrüsenkarzinom Stoffe, die ein Karzinoidsyndrom hervorrufen.

Ein Karzinoid im Magen-Darm-Trakt gibt hormonähnliche Stoffe ins Blut ab. Von dort werden sie direkt zur Leber transportiert und von Enzymen zerstört. Tumore, die bereits Tochtergeschwülste (Metastasen) in die Leber gestreut haben, geben ihre hormonähnlichen Stoffe ins Blut ab, ohne daß sie vorher in der Leber verarbeitet werden. Deshalb verursachen Karzinoide im Magen-Darm-Trakt gewöhnlich erst dann Symptome, wenn es bereits Metastasen in der Leber gibt. Dann nämlich zirkulieren die hormonähnlichen Stoffe im Blut und lösen verschiedene Symptome des Karzinoidsyndroms aus, je nachdem, welche Stoffe produziert werden. Karzinoide in der Lunge und in den Eierstöcken verursachen ebenfalls Symptome, weil die von ihnen produzierten Stoffe die Leber umgehen und direkt in den Blutkreislauf gelangen.

Symptome

Nicht einmal zehn Prozent aller Menschen mit einem karzinoiden Tumor bekommen ein Karzinoidsyndrom. Die meisten Patienten haben Symptome, die denen anderer Darmkrebsarten entsprechen. Das sind vor allem schmerzhafte Krämpfe und Veränderungen der Darmtätigkeit aufgrund eines Darmverschlusses oder einer Darmverlegung.

Als erstes und häufigstes Symptom des Karzinoidsyndroms tritt eine unangenehme schubweise auftretende Röte auf, vor allem an Hals und Kopf. Dieses Erröten wird auf einen Überschuß an Histamin und Bradykinin zurückgeführt. Diese Stoffe erweitern die Blutgefäße. Die Röte wird oft durch starke Gefühle, eine Mahlzeit, Alkohol oder heiße Getränke ausgelöst. Die Haut kann dabei ihre Farbe drastisch verändern: von blaß über rot bis zu einem blauen Farbton (Zyanose). Ein Überschuß an Serotonin löst das Zusammenziehen der Muskeln um die Gedärme aus. Es kommt zu Durchfall, Krämpfen und Störungen bei der Nährstoffaufnahme. Bei manchen Menschen entsteht dadurch Mangelernährung, und sie scheiden fettigen, faulig riechenden Stuhl aus.

Das Karzinoidsyndrom kann Herz und Lunge schädigen. Bei manchen Menschen entsteht im Herz Bindegewebe (endokardiale Fibrose), das die Herzklappen schädigt und die Pumpfähigkeit des Herzens verringert. Da das Serotonin im Blut auf seinem Weg durch die Lunge (bevor es die linke Seite des Herzens erreicht) fast vollständig zerstört wird, treten fast alle Herzprobleme auf der rechten Seite auf. Bisher ist noch ungeklärt, ob Serotonin der einzige dafür verantwortliche Stoff ist, und wie der Körper das Bindegewebe produziert. Manche Patienten mit Karzinoidsyndrom entwickeln asthmatische Beschwerden, andere verlieren das Interesse am Sex und werden impotent.

Diagnose

Karzinoide können durch Röntgenaufnahmen, Computertomographie (CT), Kernspintomographie (NMR), Spiegelungen des Magen-Darm-Traktes und Urintests erkannt werden.

Wenn der Arzt ein Karzinoid vermutet, wird der Urin des Patienten über 24 Stunden gesammelt und die darin enthaltene Menge an 5-Hydroxyindolessigsäure (5-HIAA) gemessen. Dieser Stoff entsteht bei der Verarbeitung von Serotonin im Körper. Mindestens drei Tage vor dieser Untersuchung sollte der Patient auf Nahrungsmittel verzichten, die Serotonin enthalten: Bananen, Tomaten, Pflaumen, Avocados, Ananas, Auberginen und Walnüsse. Einige medizinische Wirkstoffe wie Guaifenesin (häufig in Hustenmitteln enthalten), Methocarbamol (ein Muskelentspannungsmittel) und Phenothiazine (Psychopharmaka) beeinflussen die Untersuchungsergebnisse ebenfalls.

Eine Ultraschalluntersuchung, Computer- oder Kernspintomographie kann darüber Aufschluß geben, ob der

Tumor bereits Metastasen in der Leber gebildet hat. Möglicherweise sind ausführliche Untersuchungen und manchmal sogar eine Operation erforderlich, um die Lage des Tumors (oder der Tumore) im Bauchraum zu entdecken und ihre Größe zu bestimmen.

Die Röntgenkontrastdarstellung von Arterien und deren Ästen (Arteriographie) und die Szintigraphie sind wichtige Methoden, um ein Karzinoid zu entdecken und seine Größe zu bestimmen. Vor kurzem hat man herausgefunden, daß die meisten Karzinoide Rezeptoren für das Hormon Somatostatin haben. Ärzte können daher ihren Patienten das radioaktiv markierte Hormon ins Blut injizieren und mit Hilfe einer Szintigraphie Karzinoide und ihre Metastasen entdecken. Mit dieser Methode lassen sich 90 Prozent der Tumore auffinden.

Behandlung

Wenn ein Karzinoid auf ein bestimmtes Gebiet wie Lunge, Blinddarm, Dünndarm oder Enddarm beschränkt ist, läßt sich das Problem möglicherweise durch eine Operation beheben. Wenn der Tumor bereits Metastasen in der Leber gebildet hat (was bei Tumoren außerhalb der Lunge vorkommen kann), läßt sich die Krankheit zwar nur selten durch eine Operation heilen, aber der Eingriff bestätigt die Diagnose und hilft dem Arzt bei der Linderung der Symptome.

Karzinoide können weder durch Chemotherapie noch durch radioaktive Bestrahlung geheilt werden. Dennoch kann eine Kombination aus verschiedenen Medikamenten der Chemotherapeutika Streptozocin mit Fluorouracil und manchmal Doxorubicin die Symptome mildern. Ein Wirkstoff namens Octreotid kann die Symptome ebenfalls lindern, und Tamoxifen, Interferon alfa und Eflornithin verringern das Wachstum des Tumors. Phenothiazine, Cimetidin und Phentolamin werden verwendet, um den Flush zu unterdrücken. Manchmal erhalten Patienten mit Karzinoiden der Lunge Prednison gegen schwere Schübe von Flush. Gegen Durchfall helfen ggf. Kodein, Opiumtinktur, Diphenoxylat, Cyproheptadin oder Methysergid. Bluthochdruck kann mit diversen blutdrucksenkenden Medikamenten wie Methyldopa und Phenoxybenzamin behandelt werden.

Geheilt werden kann die Krankheit nur durch die operative Entfernung des Tumors, der noch keine Metastasen gestreut hat. Allerdings wachsen die Tumore so langsam, daß sogar Patienten mit Metastasen häufig noch eine Lebenserwartung von 10 bis 15 Jahren haben.

Blutkrankheiten

Das Blut

Das Blut besteht aus Flüssigkeit, Zellen und zellähnlichen Bestandteilen. Es fließt durch die Arterien, die feinsten Blut- und Lymphgefäße und die Venen. Dabei versorgt es die Gewebe mit Sauerstoff und lebensnotwendigen Nährstoffen und transportiert gleichzeitig Kohlendioxid sowie andere Abbauprodukte ab.

Flüssige Bestandteile

Zu mehr als der Hälfte besteht das Blut aus Flüssigkeit, dem Blutplasma: Wasser, in dem Salze und Eiweißstoffe (Proteine) gelöst sind. Den Hauptanteil der Eiweiße stellt das Albumin. Weitere Eiweiße sind die Antikörper (Immunglobuline) und die für die Blutgerinnung wichtigen Eiweiße. Das Plasma enthält außerdem Hormone, Elektrolyte, Fette, Zucker, Mineralstoffe und Vitamine.

Das Plasma transportiert nicht nur die Blutzellen. Es ist für den Körper auch ein wichtiges Wasserreservoir, schützt die Blutgefäße davor zu zerreißen oder zu verstopfen, und es hilft, den Blutdruck und den Kreislauf überall im Organismus stabil zu halten. Ebenso wichtig sind die Antikörper im Blutplasma, die den Körper aktiv gegen aggressive Fremdstoffe wie Viren, Bakterien, Pilze und Krebszellen verteidigen. Und dann gibt es da noch die an der Blutgerinnung beteiligten Eiweiße. Weitere Aufgaben des Blutplasmas sind, die Hormone zu befördern, die Hormontätigkeit zu regulieren und die Temperatur im Körper zu steuern.

Blutzellen

Im Plasma befinden sich rote und weiße Blutkörperchen sowie Blutplättchen; sie sind der zelluläre Bestandteil des Blutes.

Rote Blutkörperchen (Erythrozyten) stellen den höchsten Anteil an diesen Blutzellen. Normalerweise bilden sie die Hälfte der gesamten Blutmenge. Diese Zellen enthalten roten Blutfarbstoff, das Hämoglobin. Es bindet Sauerstoff und transportiert ihn von der Lunge zu allen Körpergeweben. Sauerstoff verbrauchen die Zellen bei der Energiegewinnung. Das dabei entstehende Kohlendioxid geben sie als Abfallprodukt ab. Die roten Blutkörperchen befördern es von den Geweben zurück zur Lunge, über die es abgeatmet wird.

Weiße Blutkörperchen (Leukozyten) sind in weitaus geringerer Zahl vorhanden. Auf ein weißes Blutkörperchen kommen etwa 660 rote. Die weißen Blutkörperchen werden in fünf Hauptgruppen unterteilt, die gemeinsam vorrangig die Aufgabe haben, den Körper vor Infektionen zu schützen. Dazu gehört auch die Produktion von sogenannten Antikörpern (Immunglobuline).▲

Neutrophile zählen zu den Granulozyten. Sie enthalten enzymreiche Körnchen (lat. granulum) und stellen den Hauptanteil aller weißen Blutkörperchen. Sie helfen, den Körper vor Bakterien und Pilzen zu schützen, und vernichten gefährliche Abfallstoffe in der Blutbahn. Unterschieden werden zwei Typen: stabkernige (unreife) und segmentkernige (reife) Neutrophile. **Lymphozyten** bestehen ebenfalls aus zwei Hauptgruppen: zum einen T-Zellen, die helfen, sich vor Virusinfektionen zu schützen, und die außerdem einige Arten von Krebszellen erkennen und zerstören können; zum anderen B-Zellen, die sich zu antikörperproduzierenden Zellen entwickeln (Plasmazellen). Die **Monozyten** beseitigen tote oder beschädigte Zellen und aktivieren das Abwehrsystem dahingehend, daß es infektiöse Mikroorganismen bekämpft. **Eosinophile** töten Parasiten, zerstören Krebszellen und sind an allergischen Reaktionen beteiligt. **Basophile** wirken ebenfalls bei allergischen Reaktionen mit.

Blutplättchen (Thrombozyten) sind zellähnliche Teilchen und kleiner als weiße oder rote Blutkörperchen. Als Teil des körpereigenen Schutzmechanismus haben sie die Aufgabe, Blutungen zu stoppen. Sie sammeln sich an der blutenden Stelle, werden klebrig und ballen sich zusammen, um das Blutgefäß abzudichten und die Blutung zu stillen. Gleichzeitig setzen sie Stoffe frei, die die Blutgerinnung begünstigen.■

Rote Blutkörperchen fließen ruhig im Blutstrom, weiße hingegen sind aktiv. Viele von ihnen kleben an den Wänden der Blutgefäße fest oder durchdringen sogar deren Wände, um in tiefer liegende Gewebe vorzudringen. Wenn die weißen Blutkörperchen eine infizierte oder anderweitig erkrankte Stelle erreichen, setzen sie Botenstoffe frei, die weitere Blutkörperchen anlocken. Die weißen Blutkörperchen gleichen einer Armee, die normalerweise im ganzen Körper verteilt und jederzeit bereit ist, sich an bestimmten Stellen zum Kampf zu sammeln, z. B. dort, wo Krankheitskeime oder Schadstoffe eindringen.

▲ Siehe Seite 807

■ Siehe Seite 748

Wie sich die Blutkörperchen entwickeln

Die Stammzellen teilen sich und durchlaufen verschiedene Entwicklungsstufen. Zum Schluß entstehen die einzelnen Blutkörperchen und Blutplättchen. In dieser Zeichnung sind einige Zwischenstufen weggelassen worden.

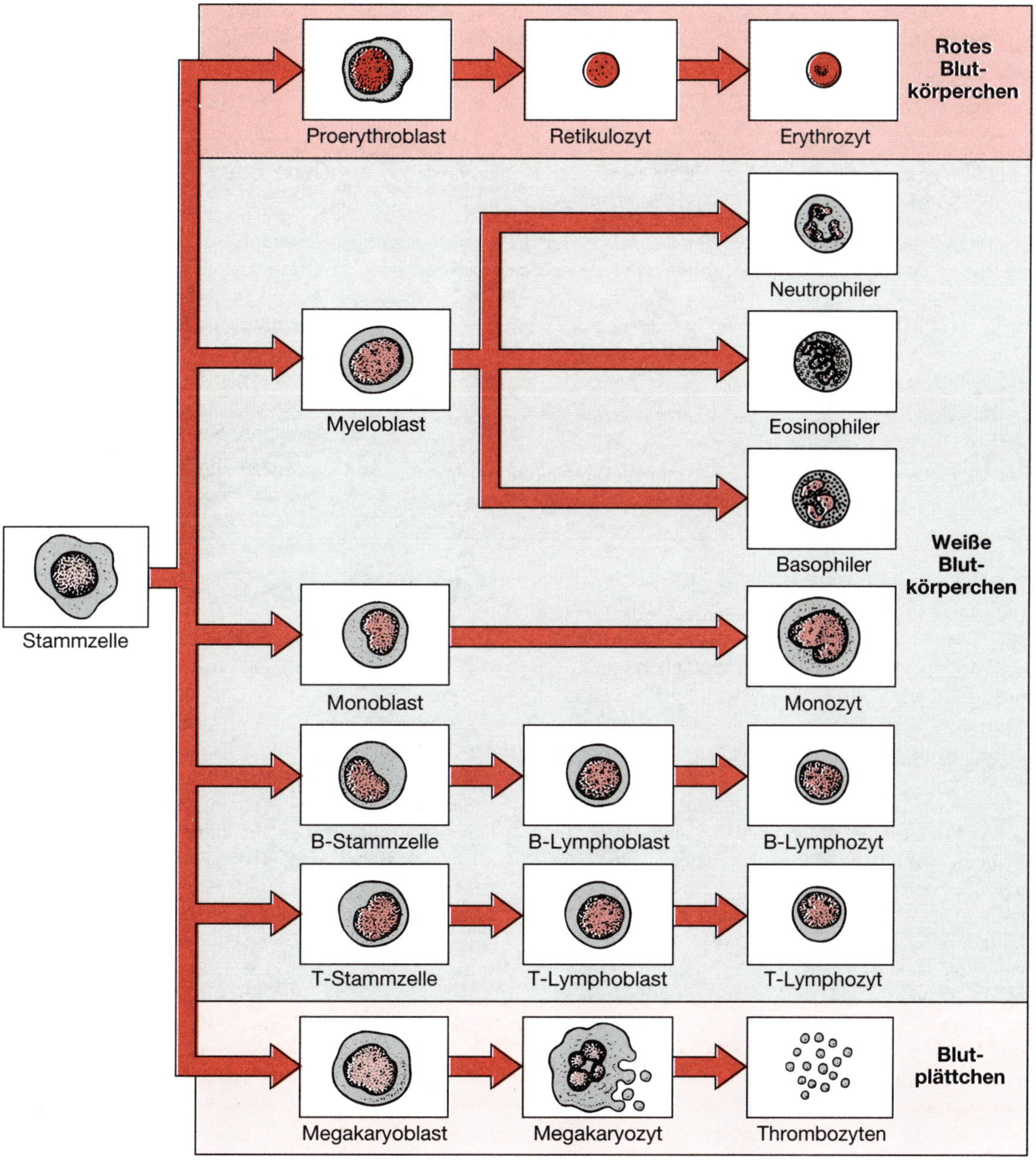

Blutbild (Hämogramm)

Test	Was gemessen wird	Normalwerte
Hämoglobin	Menge des sauerstofftransportierenden Proteins in den roten Blutkörperchen (Hämoglobin)	Männer: 14 – 16 g/dl Frauen: 12,5 – 15 g/dl
Hämatokrit	Anteil der roten Blutkörperchen am gesamten Blutvolumen	Männer: 42 – 50 % Frauen: 38 – 47 %
Durchschnittliche Größe der einzelnen Zellen	Geschätzter Rauminhalt des einzelnen Blutkörperchens	86 – 98 Femtoliter
Blutzählung der weißen Blutkörperchen	Anzahl der weißen Blutkörperchen in einer bestimmten Menge Blut	4500 – 10 500 pro Mikroliter Blut
Differentialblutbild der weißen Blutkörperchen	Prozentualer Anteil der verschiedenen Arten von weißen Blutkörperchen	Neutrophile segmentkernige Granulozyten: 34 – 75 % Neutrophile stabkernige Granulozyten: 0 – 8 % Lymphozyten: 12 – 50 % Monozyten: 15 % Eosinophile Granulozyten: 0 – 5 % Basophile Granulozyten: 0 – 3 %
Blutplättchenzählung	Anzahl der Blutplättchen (Thrombozyten) in einer bestimmten Menge Blut	140 000 – 450 000 pro Mikroliter Blut

Entstehung der Blutkörperchen

Die roten und weißen Blutkörperchen sowie die Blutplättchen werden im Knochenmark gebildet. Zusätzlich werden in den Lymphdrüsen und in der Milz Lymphozyten produziert, während im Thymus, einer kleinen Drüse in der Herzgegend, T-Zellen heranwachsen. Die Thymusdrüse arbeitet jedoch nur bei Kindern und jungen Erwachsenen.

Innerhalb des Knochenmarks stammen alle Blutzellen von einem einzigen Zelltyp ab, den Stammzellen. Wenn sich eine Stammzelle teilt, werden daraus zuerst unreife rote oder weiße Blutkörperchen oder plättchenproduzierende Zellen (Megakaryozyten). Dann teilt sich die unreife Zelle erneut, entwickelt sich weiter, und schließlich wird ein rotes oder weißes Blutkörperchen oder ein Blutplättchen daraus. Der Bedarf im Körper bestimmt die Geschwindigkeit, mit der die Blutkörperchen gebildet werden. Wenn der Sauerstoffgehalt im Blut oder die Zahl der roten Blutkörperchen abnimmt, setzen die Nieren den Stoff Erythropoetin frei: ein Hormon, das das Knochenmark zur Herstellung von mehr roten Blutkörperchen anregt. Bei Infektionen entläßt das Knochenmark zusätzliche weiße Blutkörperchen, im Falle von Blutungen verstärkt Blutplättchen.

Blutuntersuchungen im Labor

Ärzte wenden eine ganze Reihe von unterschiedlichen Tests an, um Krankheiten erkennen und ihren Verlauf beobachten zu können. Einige Untersuchungen messen die Zusammensetzungen und Funktionen vom Blut selbst, andere prüfen den Gehalt von Stoffen im Blut, die die Aufgaben anderer Organe im Körper steuern.

Eine häufig angewandte Blutuntersuchung ist das sogenannte **Blutbild**, bei dem die grundsätzliche Zusammensetzung des Blutes ermittelt wird. Entsprechende Apparate liefern dieses Ergebnis in weniger als einer Minute aus einem kleinen Tropfen Blut. Neben der Anzahl der Blutkörperchen und Blutplättchen, dem prozentualen Anteil der verschiedenen Arten von weißen Blutkörperchen und dem Gehalt an rotem Blutfarbstoff (Hämoglobin) gibt das Blutbild auch die Größe und Form der roten Blutkörperchen an. Anormale rote Blutkörperchen sind entweder zerstückelt oder ihre Form gleicht Tränentropfen, Mondsicheln oder Nadeln. Ein Arzt, der über die möglichen Unregelmäßigkeiten in Form und Größe Bescheid weiß, kann aus ihnen auf bestimmte Krankheiten schließen. Zum Beispiel sind sichelförmige Zellen bezeichnend für die Sichelzellenanämie. Zu kleine rote Blutkörperchen können das frühe Zeichen eines Eisenmangels sein, während große, ovale rote Blutkörperchen einen Mangel an Folsäure oder Vitamin B_{12} (perniziöse Anämie) vermuten lassen.

Weitere Untersuchungen können zusätzliche Informationen über die Blutkörperchen bringen. Ein spezielles Blutbild, die **Retikulozyten-Zählung**, zeigt beispielsweise die Zahl der neuentstandenen, jungen, roten Blutzellen (Retikulozyten). Diese bilden im Normalfall ein Prozent der Gesamtzahl an roten Blutkörperchen. Ein erhöhter Bedarf an roten Blutkörperchen, wie bei einer Blutarmut (Anämie), regt das Knochenmark normalerweise zur Produktion von mehr Retikulozyten an. So ist die Anzahl der jungen Blutkörperchen ein Gradmesser für die richtige Funktion des Rückenmarks. Tests, die die Brüchigkeit von Blutzellen und charakteristische Merkmale der Zellmembran ermitteln, geben dem Arzt weiteren Aufschluß über die Ursache der Blutarmut.

Weiße Blutkörperchen können als Gesamtgruppe gezählt werden. Wenn noch weitergehende Informationen nötig sind, veranlaßt der Arzt ein besonderes Blutbild (Differentialblutbild) über die verschiedenen Arten von weißen Blutkörperchen. ▲ Auch die Blutplättchen können gesondert gezählt werden.

Eine der gebräuchlichsten Untersuchungen des Blutplasmas gibt Aufschluß über den Gehalt an Elektrolyten im Körper. Elektrolyte sind etwa Natrium, Chlorid, Kalium und Bikarbonat sowie die nicht so häufig bestimmten Mineralien Kalzium, Magnesium und Phosphat. Andere Tests messen den Gehalt an Eiweiß (gewöhnlich Albumin), Zucker (Glukose) und Abbauprodukten des Körpers wie Kreatinin und Harnstoff, die von den Nieren normalerweise herausgefiltert und mit dem Harn ausgeschieden werden.

Die meisten weiteren Blutuntersuchungen dienen dazu, die Funktionstüchtigkeit der Organe zu prüfen. Da das Blut so viele, für die Organe lebensnotwendige Stoffe befördert, haben die Bluttests eine hohe Aussagekraft als Spiegel der Ereignisse im Körper. Hinzu kommt, daß Blutuntersuchungen relativ leicht zu vollziehen sind. Die Funktionsfähigkeit der Schilddrüse kann z. B. leichter durch die Messung der Schilddrüsenhormone im Blut überprüft werden als durch Entnahme einer Gewebeprobe aus der Drüse. In gleicher Weise lassen sich auch die Enzyme der Leber im Blut leichter messen als in der Leber selbst.

Knochenmarkuntersuchung

Manchmal muß eine Probe aus dem Knochenmark untersucht werden, um zu erkennen, warum Blutzellen nicht normal ausgebildet sind. Der Arzt kann auf zwei verschiedene Arten Proben aus dem Knochenmark entnehmen: mit der Absaugmethode (Aspirationsbiopsie) oder durch eine Punktion (Biopsie). Beide Arten von Proben werden gewöhnlich aus dem Beckenkamm (Crista iliaca) entnommen; die Absaugmethode wird manchmal auch am Brustbein (Sternum) gemacht. Bei jüngeren Kindern werden die Proben aus der Wirbelsäule oder dem Schienbein (Tibia) gewonnen.

Die beiden geschilderten Arten von Proben werden gewöhnlich zur gleichen Zeit entnommen. Nachdem die Haut und das Gewebe über dem Knochen örtlich betäubt wurde, wird die Nadel einer Spritze in den Knochen eingeführt. Um das Knochenmark abzusaugen, zieht der Arzt den Kolben der Spritze zurück und zieht eine kleine Menge des weichen Knochenmarks heraus, das dann auf eine Glasscheibe gestrichen und unter dem Mikroskop geprüft werden kann. Spezielle Tests wie Bakterien- und Pilzkulturen oder Virusuntersuchungen sowie auch die Bestimmung von Chromosomen können mit Hilfe dieser Probe durchgeführt werden. Theoretisch würde die abgesaugte Probe genügend Informationen enthalten, um eine Diagnose zu stellen, in der Praxis zerstört aber das Aufziehen in die Spritze häufig das empfindliche Knochenmark. So ist der wirkliche Zustand der Zellen oft nur sehr schwer zu bestimmen.

Entnahme einer Knochenmarkprobe

Knochenmarkproben werden gewöhnlich aus dem Beckenkamm (Crista iliaca) entnommen. Der Patient liegt auf der Seite, das Gesicht vom Arzt abgewandt, ein Knie abgeknickt über dem anderen Bein. Nachdem die Haut über dem Knochen örtlich betäubt worden ist, führt der Arzt eine Nadel in den Knochen ein und entnimmt das Mark.

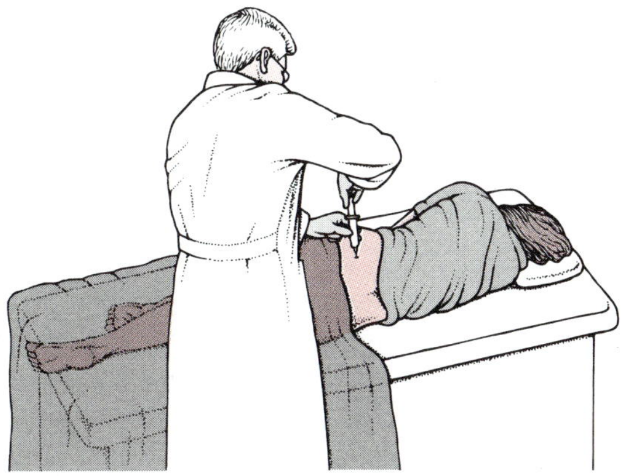

▲ Siehe Seite 758

Der Arzt entnimmt auch eine Gewebeprobe, wenn er die anatomischen Verhältnisse der Zellen und die Struktur der Gewebe genau bestimmen will. Mit einer Hohlnadel wird ein kleines Stück Knochenmark entnommen. Diese Probe wird konserviert und in dünne Scheiben geschnitten, die unter dem Mikroskop untersucht werden.

Eine Entnahme von Knochenmark verursacht im allgemeinen nur mäßige Schmerzen und ein wenig Unwohlsein. Die ganze Angelegenheit dauert nur wenige Minuten.

KAPITEL 153

Bluttransfusion

Bei einer Bluttransfusion werden Blut oder Blutbestandteile von einer Person (Spender) auf eine andere (Empfänger) übertragen.

Transfusionen dienen vor allem dazu, die Kapazität des Blutes für den Sauerstofftransport zu verbessern, nach Blutverlusten dem Körper die benötigte Blutmenge zurückzugeben, die Abwehrkraft zu stärken und Störungen der Blutgerinnung zu beheben.

Je nach dem Zweck der Blutübertragung wählt der Arzt Vollblut oder einen bestimmten Bestandteil aus dem Blut – wie z. B rote Blutkörperchen, Blutplättchen, Stoffe für die Blutgerinnung (Gerinnungsfaktoren), frisch gefrorenes Plasma (der flüssige Teil des Blutes)▲ oder weiße Blutkörperchen. Wann immer es möglich ist, wird nur der Blutbestandteil, der für den Patienten nötig ist, übertragen; selten Vollblut. Einzelne Bestandteile zu geben, erhöht die Sicherheit einer Transfusion und ist zudem kostengünstiger.

Früher sah man das größte Risiko bei Blutübertragungen darin, versehentlich die falsche Blutgruppe bzw. -untergruppe zu wählen. Heute richtet sich das Augenmerk vor allem auf Krankheiten, die mit den Blutprodukten übertragen werden können. Dank der verbesserten Technik für Bluttests sind Transfusionen heutzutage jedoch sicherer als je zuvor. Dennoch lassen sich für den Empfänger immer noch nicht alle Gefahren wie allergische Reaktionen und Infektionen ausschließen. Das Risiko, die erworbene Immunschwäche Aids oder eine Hepatitis durch Transfusionen zu bekommen, ist zwar durch Tests des gespendeten Bluts kleiner geworden; ein Restrisiko bleibt dennoch, und die Ärzte verharmlosen das Risiko nicht. Sie ordnen eine Blutübertragung nur dann an, wenn es wirklich keine Alternative dazu gibt.

▲ Siehe Seite 730

Blutspende und Blutgruppen

In Deutschland werden jährlich etwa vier Millionen Bluttransfusionen durchgeführt. Blutabnahme, Testung, Konservierung, den Transport von und den Umgang mit Blut, seiner Bestandteile und der daraus hergestellten Produkte regelt das Transfusionsgesetz. Daß es eingehalten wird, überprüft die für Blut und Blutprodukte zuständige Bundesbehörde, das Paul-Ehrlich-Institut in Langen.

Blutspender werden vor der Spende untersucht, um sicherzugehen, daß sie völlig gesund sind. Dazu werden Puls, Blutdruck und die Körpertemperatur gemessen und das Gewicht kontrolliert; außerdem wird in einer Blutprobe der Hämoglobingehalt bestimmt. Jeder potentielle Blutspender muß einen Fragebogen zu seiner gesundheitlichen Vorgeschichte ausfüllen. Faktoren, die ihn als Blutspender ausschließen könnten, sind z. B Krankheiten wie Hepatitis, Herzschwäche, Krebs (außer Formen, die nur an bestimmten Hautstellen auftreten), verschiedene Arten von Asthma, Malaria, Störungen im Blut, Aids und Verhaltensweisen, die nahelegen, daß jemand mit dem Aidsvirus in Kontakt kommt. Folgende Faktoren werden zum Anlaß genommen, jemanden vorübergehend von der Blutspende auszuschließen: jede Art von Krankheit, Schwangerschaft und Stillzeit, zu hoher oder zu niedriger Blutdruck, Blutarmut oder die Einnahme bestimmter Medikamente. Nach einem Krankenhausaufenthalt, Tätowierungen, Ohrlochstechen oder Piercing soll ein halbes Jahr Pause sicherstellen, daß mit dem gespendeten Blut keine noch unerkannten Infektionen übertragen werden. Diese Beschränkungen sind gleichermaßen zum Schutz von Spender und Empfänger notwendig. Männer dürfen höchstens sechsmal, Frauen höchstens viermal pro Jahr spenden. Heute bekommen Blutspender kein Geld mehr, denn der pekuniäre Anreiz hatte bedürftige Menschen dazu veranlaßt, Blut zu spenden und dabei Umstände zu verheimlichen, die sie als Spender ungeeignet machen.

Test von Spenderblut auf Krankheitserreger

Mit dem Transfusionsblut können Erreger einer ansteckenden Krankheit, die im Spenderblut enthalten sind, auf den Empfänger übertragen werden. Deshalb wird das gespendete Blut besonders sorgfältig auf all die ansteckenden Krankheiten untersucht, für die es heute einen Test gibt. Gespendetes Blut wird auf die Erreger von virusbedingten Leberentzündungen, Aids, Syphilis und weitere Erreger, besonders Viren, geprüft.

Virushepatitis

Gespendetes Blut wird überprüft, ob es mit dem Erreger von Hepatitis B oder C infiziert ist, die bei Bluttransfusionen übertragen werden können. Diese Tests können zwar nicht alle Virusvarianten erkennen, aber aufgrund der verbesserten Untersuchungsmethoden besteht nur noch ein minimales Restrisiko, sich durch eine Bluttransfusion mit Hepatitis B zu infizieren. Für Hepatitis C wird die Wahrscheinlichkeit mit 1 : 10 000 bis 20 000 angegeben, für Hepatitis B mit 1 : 50 000 bis 100 000.

Aids

Jedes Spenderblut wird auf HI-Viren, die Erreger der Immunschwächekrankheit Aids, geprüft. Der Test ist nicht hundertprozentig verläßlich, aber die möglichen Spender werden schon bei den Reihenuntersuchungen nach Verhaltensweisen gefragt, die eine HIV-Infektion möglich machen. Blutplasma muß zudem ein halbes Jahr liegenbleiben, bis es verwendet werden darf. In dieser Zeit würde sich eine HIV-Infektion offenbaren, die zur Zeit der Blutabnahme schon vorlag, aber noch nicht nachweisbar war. Das Restrisiko, sich durch eine Bluttransfusion mit HIV zu infizieren, wird mit 1 : 1 Million beziffert.

Syphilis

Mit Bluttransfusionen wird nur selten Syphilis übertragen. Die Blutspender werden nicht nur untersucht, sondern auch das Spenderblut wird auf Syphilis getestet. Die Blutkonserven werden darüber hinaus auf sehr niedrige Temperaturen heruntergekühlt – Temperaturen, die Syphiliserreger abtöten.

Für geeignete Spender ist die Blutabnahme eine risikolose Angelegenheit. Der gesamte Vorgang dauert ungefähr eine Stunde, die Spende selbst nimmt nur zehn Minuten in Anspruch. Der Spender spürt gewöhnlich einen kleinen Stich beim Einführen der Nadel in das Blutgefäß, aber danach bleibt der Vorgang schmerzlos.

Eine einzelne Spende umfaßt ungefähr einen halben Liter Blut. Das frisch abgenommene Blut wird, versehen mit Konservierungsmitteln und Stoffen, die das Gerinnen verhindern, in sterile Plastikbeutel eingeschweißt. Eine Probe von jeder Spende wird auf infektiöse Krankheiten wie Aids, Virushepatitis oder Syphilis hin untersucht. Gekühltes Blut hält sich gewöhnlich 42 Tage lang. Bestimmte Blutbestandteile sind erheblich länger haltbar. Rote Blutkörperchen können z. B. eingefroren werden und sind in diesem Zustand bis zu zehn Jahre haltbar.

Gesundheitliche Gefahren drohen einem Empfänger durch Blut, das nicht mit der Blutgruppe und weiteren Verträglichkeitskomponenten des Empfängers übereinstimmt. Deshalb werden bei Blutabnahmen die sogenannten Blutgruppen bestimmt. Dieses sind die Gruppen A, B, AB oder 0 und die zusätzlichen Bezeichnungen Rh-positiv und Rh-negativ. Zum Beispiel hat jemand die Blutgruppe 0-positiv oder AB-negativ. Doch selbst wenn die Blutgruppe eines Patienten mit der eines Spenders übereinstimmt, ist es möglich, daß das Blut des Empfängers durch Antikörper aggressiv auf das des Spenders reagiert. Bevor eine Transfusion eingeleitet wird, mischt deshalb ein Mitarbeiter im Labor einen Tropfen Spenderblut mit einem Blutstropfen des Empfängers, um sicherzugehen, daß das Blut zusammenpaßt. Dieser Test wird Kreuzprobe genannt.

Blut und Blutbestandteile

Wenn jemand schnell eine große Menge Blut benötigt, weil er sehr viel Blut verloren hat, bekommt er Vollblut, um den Flüssigkeitshaushalt und die Blutzirkulation wieder zu normalisieren. Vollblut wird auch gegeben, wenn ein benötigter Bestandteil aus dem Spenderblut nicht herausgefiltert werden kann.

Der am häufigsten übertragene Blutbestandteil ist ein Konzentrat aus roten Blutkörperchen (Erythrozytenkonzentrat), das dem Empfängerblut die Fähigkeit zum Sauerstofftransport zurückgibt. Solches Konzentrat wird Patienten mit hohem Blutverlust oder einer schweren Blutarmut (Anämie) gegeben. Teurer als das Erythrozytenkonzentrat sind tiefgefrorene und wieder aufgetaute rote Blutkörper-

Miteinander verträgliche Blutgruppen

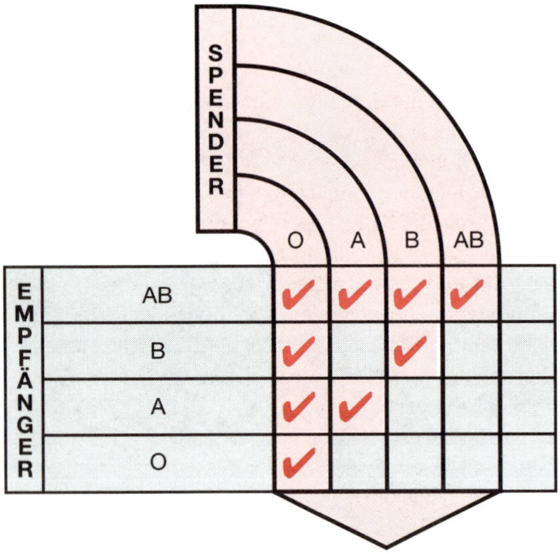

chen, die gewöhnlich nur dann übertragen werden, wenn jemand eine sehr seltene Blutgruppe hat.

Manche Menschen, die fremdes Blut brauchen, reagieren darauf allergisch. Falls Medikamente solche körpereigenen Reaktionen nicht unterdrücken können, erhält der Patient gewaschene rote Blutkörperchen. Beim Waschen der roten Blutkörperchen werden aus dem Plasma des Spenders alle Spuren jener Stoffe entfernt, die eine allergische Reaktion auslösen könnten.

Wenn insgesamt zuwenig Blutplättchen vorhanden sind (Thrombopenie), treten plötzlich schwere Blutungen auf. Werden dann Blutplättchen übertragen, gewinnt das Blut des Empfängers seine Gerinnungsfähigkeit zurück. Blutgerinnungsfaktoren sind Eiweißstoffe im Plasma, die im Normalfall den Blutplättchen helfen, sich zusammenzuballen. Fehlen einige von diesen Gerinnungsfaktoren, dann kommt die Blutung z. B nach einer Verletzung nur ganz langsam zum Stillstand. Konzentrierte Gerinnungsfaktoren bekommen Patienten mit angeborener Gerinnungsstörung wie Bluterkrankheit (Hämophilie) oder dem Von-Willebrand-Jürgens-Syndrom.

Auch im Blutplasma sind Gerinnungsfaktoren enthalten. Frisch gefrorenes Plasma wird bei Blutungsstörungen verwendet, wenn unklar ist, welcher Gerinnungsfaktor fehlt, oder wenn das entsprechende Konzentrat nicht verfügbar ist. Solches Plasma wird auch benötigt, wenn der Mangel an Gerinnungsfaktoren von einem Leberschaden herrührt.

Menschen, die gefährdet sind, eine infektiöse Krankheit wie Windpocken oder Gelbsucht zu bekommen, oder die generell zu wenig Antikörper im Blut haben, können spezielle Antikörper (Immunglobuline) gegen die jeweilige Krankheit oder auch ein Antikörperkonzentrat gespritzt bekommen.

Spezielle Methoden der Blutübertragung

Bei der üblichen Transfusion bekommt ein Empfänger das Blut, das jemand anderer gespendet hat. Die Behandlung mit Blutprodukten ist aber erheblich vielfältiger. Je nach Bedarf können einzelne Blutzellen, in anderen Fällen nur die Gerinnungsfaktoren oder andere Blutbestandteile übertragen werden. Die Transfusion einzelner Bestandteile des Blutes erlaubt eine gezielte Behandlung, vermindert das Risiko von Nebenwirkungen und ermöglicht es sogar, eine einzige Spende für mehrere Personen zu verwenden. In besonderen Fällen erhalten Patienten ihr eigenes Blut (autologe Transfusion).

Plasmapherese

Bei der Plasmapherese wird dem Spender nur ein bestimmter Blutbestandteil abgenommen, der für den Empfänger wichtiger ist als das Vollblut. Werden z. B Blutplättchen gebraucht, wird dem Spender erst einmal das volle Blut abgenommen. In einem Spezialgerät werden aus diesem Blut die Blutplättchen herausgefiltert, das restliche Blut wird dem Spender zurückgegeben. Auf diese Weise wird der Blutverlust des Spenders so gering gehalten, daß insgesamt acht- bis zehnmal so viele Blutplättchen gewonnen werden können wie bei einer einzelnen Vollblutspende.

Eigenbluttransfusion

Am sichersten wird das Blut transfundiert, das sich der Empfänger selbst gespendet hat. Dabei gibt es kein Risiko für Unverträglichkeiten und Krankheiten aus dem Spenderblut. Bei einem Patienten, der stark blutet oder eine ausgedehnte Operation durchmachen muß, kann das austretende Blut gesammelt, seine festen Bestandteile herausgefiltert und ihm dann zurückgegeben werden. Noch einfacher ist es, wenn etwa im Hinblick auf eine bevorstehende Operation das eigene Blut abgenommen und dann bei Bedarf als Transfusion gegeben wird. Beispielsweise kann der Patient im letzten Monat vor einem geplanten operativen Eingriff mehrere Einheiten Blut spenden, die ihm dann während oder nach dem Eingriff verabreicht werden.

Gezielte Blutspende

Familienmitglieder oder Freunde können einander gezielt Blut spenden, vorausgesetzt, daß Blutgruppe und Rhesus-

Krankheiten, die mit Blutübertragungen behandelt werden

Bestimmte Krankheiten behandeln Ärzte mit einer besonderen Art von Blutübertragung, die Hämapherese genannt wird. Hämapherese ist ein apparativer Prozeß, bei dem bestimmte Bestandteile aus dem Blut entfernt werden. Dem Kranken wird Blut abgenommen, aus dem bestimmte unerwünschte Zellen entfernt werden, und das restliche Blut wird dem Patienten wieder zurückgegeben.

Die gebräuchlichsten Arten von Hämapherese sind die Zellapherese und die Plasmapherese. Die **Zellapherese** entfernt bestimmte überzählige Blutzellen. Auf diese Weise werden die Polyzythämie behandelt, bei der die roten Blutkörperchen krankhaft vermehrt sind, bestimmte Arten von Leukämie und die Thrombozytose, bei der die Anzahl der Blutplättchen erhöht ist. Bei der **Plasmapherese** werden schädliche Stoffe aus dem Blutplasma (dem flüssigen Anteil des Blutes) entfernt. Beispielsweise wird damit die Myasthenia gravis, eine krankhafte Muskelschwäche, behandelt, und auch das Guillain-Barré-Syndrom (eine Art entzündlicher Lähmung der Nervenbahnen).

Da die Hämapherese teuer und kompliziert ist, bleibt sie vor allem Patienten mit sehr ernsten Erkrankungen vorbehalten, die auf herkömmliche Behandlungen nicht ansprechen. Um hilfreich zu sein, muß bei der Hämapherese der unerwünschte Blutbestandteil schneller und wirksamer entfernt werden können, als der Körper ihn nachbildet. Die Behandlung sollte dann wiederholt werden, wenn sie unbedingt notwendig ist. Die große Flüssigkeitsmenge, die zwischen Blutgefäßen und Körpergeweben bei der Abnahme und Rückgabe des Blutes ständig wechselt, bereitet dem Körper, der ohnehin schon krank ist, zusätzliche Schwierigkeiten. So eignet sich die Hämapherese eher dazu, manche Krankheiten zu beherrschen, als sie zu heilen.

faktor übereinstimmen. Manche Menschen haben ein besseres Gefühl, wenn sie wissen, von wem das Transfusionsblut stammt – selbst wenn das Blut von Familienangehörigen oder Freunden nicht unbedingt weniger gefährlich ist als das von einem unbekannten Menschen. Blut von Familienangehörigen wird beispielsweise einer Strahlenbehandlung unterzogen, um die Abstoßungsreaktion (graft-versus-host) zu verhindern. Solche Abstoßungsreaktionen auf Bluttransfusionen sind zwar selten, aber sie kommen häufiger vor, wenn Spender und Empfänger verwandt sind.

Gegenreaktionen und Vorsichtsregeln

Um die Möglichkeit einer Gegenreaktion während der Transfusion gering zu halten, trifft das medizinische Personal verschiedene Vorsichtsmaßnahmen. Zweimal wird untersucht, ob sich das Blut des Spenders mit dem des Empfängers verträgt. Erst dann wird das Spenderblut dem Kranken langsam in die Vene infundiert. Normalerweise dauert das Einleiten jedes Beutels Blut zwei Stunden oder mehr. Da die meisten gefährlichen Gegenreaktionen während der ersten 15 Minuten auftreten, wird der Patient in diesem Zeitraum besonders genau beobachtet. Danach sieht eine Krankenschwester alle 30 bis 45 Minuten nach dem Blutempfänger. Die Transfusion wird sofort beendet, wenn sich Gegenreaktionen zeigen.

Die überwiegende Mehrheit aller Blutübertragungen verläuft heute sicher und erfolgreich; jedoch gibt es gelegentlich leichte, etwas seltener aber auch ernste oder sogar sehr schwere Gegenreaktionen. Die häufigste Abwehrreaktion sind Fieber und allergische Reaktionen (Hypersensibilität), die bei etwa ein bis zwei Prozent aller Transfusionen beobachtet werden. Die Anzeichen sind zumeist Juckreiz, Ausschlag, Schwellungen, Fieber und Kopfschmerzen. Weniger häufig sind Atembeschwerden, Atemnot und Muskelkrämpfe. Nur selten bedeutet eine allergische Reaktion wirklich Lebensgefahr. Allerdings gibt es heute vorbeugende Maßnahmen, die eine Blutübertragung auch für solche Patienten verträglich machen, bei denen früher allergische Reaktionen auftraten.

Auch nach der sorgfältigsten Blutgruppenbestimmung und durchgeführter Kreuzprobe kann eine Unverträglichkeit auftreten und etwa dazu führen, daß die roten Blutkörperchen kurz nach der Transfusion durch das Abwehrsystem des Empfängers zerstört werden (hämolytische Reaktion). Gewöhnlich beginnt dieser Abwehrkampf mit einem allgemeinen Unwohlsein oder Angstzuständen des Patienten während oder unmittelbar nach der Transfusion. Manchmal zeigen sich Atembeschwerden, Brustbeklemmungen, Hitzewallungen oder starke Rückenschmerzen. Sehr selten werden diese Reaktionen verhängnisvoll. Der Arzt kann bei einer Untersuchung feststellen, ob eine hämolytische Reaktion rote Blutkörperchen zerstört; dann wird nämlich roter Blutfarbstoff, das Hämoglobin, ins Blut und in den Urin freigesetzt.

Transfusionspatienten können auch durch die Menge der verabreichten Flüssigkeit überlastet werden. Blutempfänger, die unter einer Herzkrankheit leiden, sind dafür besonders anfällig. Deshalb wird bei solchen Patienten die Transfusion besonders langsam verabreicht, und sie werden dabei pausenlos beobachtet.

Die **Graft-versus-host-Reaktion** ist eine ungewöhnliche Komplikation bei Bluttransfusionen. Sie betrifft hauptsächlich Menschen, deren Abwehrkräfte durch Medikamente oder Krankheit geschwächt sind. Bei dieser Reaktion wird das Gewebe des Blutempfängers (des Wirtes = host) von den gespendeten weißen Blutkörperchen (Transplantat = graft) angegriffen. Die Anzeichen dabei sind Fieber, Ausschlag, niedriger Blutdruck, Zerstörung der Gewebe und Schock.

KAPITEL 154

Blutarmut

Blutarmut (Anämie) entsteht bei einem Mangel an roten Blutkörperchen oder an rotem Blutfarbstoff (Hämoglobin). Dieses Eiweiß transportiert im Blut den Sauerstoff.

Mit Hilfe des Hämoglobins transportieren die roten Blutkörperchen den Sauerstoff von den Lungen in alle Bereiche des Organismus. Ist die Zahl der roten Blutkörperchen (Erythrozyten) oder der Gehalt an rotem Blutfarbstoff (Hämoglobin) vermindert, kann das Blut nicht mehr genügend Sauerstoff transportieren. Verschiedene Anzeichen deuten auf einen zu niedrigen Sauerstoffgehalt im Blut hin. Zum Beispiel kann eine Blutarmut Müdigkeit und Schwäche, aber auch Konzentrationsstörungen und leichten Schwindel verursachen. Eine schwere Anämie kann sogar zum Schlaganfall oder zu Herzattacken führen.

Blutarmut kann durch einfache Bluttests festgestellt werden. Dabei werden der Prozentsatz der roten Blutkörperchen im Verhältnis zum gesamten Blutvolumen (Hämatokrit) sowie der Gehalt an rotem Blutfarbstoff in einer Blutprobe ermittelt. Die Untersuchung ist Teil des großen Blutbildes.▲

Eine Blutarmut kann beispielsweise durch starke Blutungen hervorgerufen werden, wenn die Produktion von roten Blutkörperchen vermindert ist, oder sie entsteht, wenn vermehrt Blutzellen zerstört werden (Hämolyse).

Starke Blutungen

Die häufigste Ursache für eine Blutarmut ist übermäßig starker Blutverlust. Wenn Blut verlorengeht, entzieht der Körper den Geweben außerhalb der Blutbahnen ganz schnell Wasser, um das Flüssigkeitsvolumen in den Blutgefäßen aufrechtzuerhalten. Dadurch wird das Blut aber verdünnt, und die Konzentration der roten Blutzellen wird im Verhältnis geringer. Normalerweise gleicht der Körper den Verlust allmählich durch eine erhöhte Produktion von roten Blutkörperchen wieder aus. Ernst wird es jedoch, wenn eine starke Blutung ganz plötzlich auftritt, wie beispielsweise durch einen Unfall, eine Operation, Geburt oder durch ein verletztes Blutgefäß.

Ein plötzlicher hoher Blutverlust kann zwei Probleme bewirken: Einerseits fällt der Blutdruck ab, da die geringe Menge Flüssigkeit den Druck in den Blutgefäßen nicht mehr erhalten kann, andererseits nimmt der Sauerstoffgehalt im Körper ab, da die Zahl der Blutkörperchen, die ihn transportieren, vermindert ist. In beiden Fällen können ein Herzinfarkt oder Schlaganfall und sogar der Tod die Folge sein.

Weit häufiger als ein plötzlicher kommt ein chronischer Blutverlust vor (durch fortwährende oder immer wieder auftretende Blutungen). Solche Blutungen können in verschiedenen Organen auftreten. Allgemein bekannt sind häufiges Nasenbluten und Blutungen bei Hämorrhoiden, den krampfaderähnlichen Gefäßerweiterungen im unteren Mastdarm. Chronische Blutungen in anderen Bereichen des Körpers sind nicht so augenfällig, wie z.B blutende Geschwüre im Magen oder Dünndarm sowie blutende Wucherungen (Polypen) und Tumore im Dickdarm, besonders bei Dickdarmkrebs. In all diesen Fällen ist der Blutverlust nur gering und erscheint nicht als sichtbares, rotes Blut im Stuhl. Dieser Blutverlust wird deshalb okkult (= verborgen) genannt. Weitere Quellen für fort-

▲ Siehe Kasten, Seite 732

Übliche Ursachen für Blutarmut

Übermäßig starke Blutung	Verminderte Produktion roter Blutkörperchen	Vermehrte Zerstörung roter Blutkörperchen
Plötzliche starke Blutung • Unfälle • Operationen • Geburten • Verletzte Blutgefäße Chronische Blutungen • Nasenbluten • Hämorrhoiden • Geschwüre im Magen oder Dünndarm • Krebs oder Geschwülste im Magen-Darm-Trakt • Nieren- oder Blasentumore • Übermäßig starke Monatsblutungen	Eisenmangel Vitamin-B_{12}-Mangel Folsäuremangel Vitamin-C-Mangel Chronische Krankheiten	Vergrößerte Milz Mechanische Schädigung der roten Blutkörperchen Autoimmunreaktionen gegen rote Blutkörperchen Paroxysmale nächtliche Hämoglobinurie Erbliche Sphärozytose Kugelzellenanämie Erbliche Elliptozytose Mangel an Glukose-6-Phosphat-Dehydrogenase HbG-Krankheit HbS-G-Krankheit HbE-Krankheit Sichelzellenanämie Thalassämie

währende Blutungen können Nieren- oder Blasentumore sein. Bei ihnen wird das Blut mit dem Urin ausgeschieden. Außerdem kann hoher Blutverlust auch seine Ursache in wiederholt starken Monatsblutungen haben.

Eine durch Blutverlust hervorgerufene Anämie kann mehr oder weniger ernst sein. Entsprechend sind die Symptome. Manchmal äußert sich die Blutarmut überhaupt nicht in Beschwerden, manchmal verursacht sie dagegen Ohnmachtsanfälle, Schwindel, Durst, Schweißausbrüche, schwachen oder schnellen Puls sowie rasche Atmung. Gewöhnlich treten dabei Schwindelzustände im Sitzen oder Stehen (orthostatische Hypotonie) auf. Außerdem können sehr große Müdigkeit, Kurzatmigkeit und Brustschmerzen die Folge von Blutarmut sein.

Die Geschwindigkeit und das Ausmaß des Blutverlustes sind entscheidend dafür, ob leichte oder ernste Symptome auftreten. Verliert der Körper innerhalb weniger Stunden ein Drittel seiner Blutmenge, können die Folgen sehr gefährlich sein. Wenn der Blutverlust über mehrere Tage, Wochen oder einen längeren Zeitraum verteilt ist, selbst wenn dabei zwei Drittel des Blutvolumens verlorengehen, treten wahrscheinlich nur Müdigkeit oder Schwächegefühl oder möglicherweise gar keine Symptome auf.

Behandlung

Die Behandlung hängt davon ab, wie schnell das Blut verlorengeht und wie ernst die Anämie ist. Eine Transfusion von roten Blutkörperchen ist bei plötzlichem, hohem Blutverlust oder schwerer Anämie die einzige zuverlässige Methode. ▲ Außerdem muß die Ursache gefunden und die Blutung gestillt werden. Wenn das Blut nur langsam verlorengeht oder die Blutarmut nicht so schwer ist, kann der Körper selbst ausreichend viele rote Blutzellen herstellen, um die Anämie auch ohne Transfusion zu beheben. Da bei den Blutungen Eisen verlorengeht, das zur Produktion roter Blutkörperchen benötigt wird, müssen viele Patienten eisenhaltige Präparate, gewöhnlich als Tabletten, einnehmen.

Verminderte Produktion von roten Blutkörperchen

Zur Bildung der roten Blutkörperchen sind viele Nährstoffe nötig. Die entscheidenden Stoffe dabei sind Eisen, Vit-

▲ Siehe Seite 734

Wie sich eine Eisenmangelanämie entwickelt

Eine Blutarmut durch Eisenmangel entwickelt sich gewöhnlich stufenweise.

Stufe 1

Wenn Eisen schneller verlorengeht als zugeführt wird, werden die Eisenreserven im Körper aufgezehrt, zuerst im Knochenmark. Der Gehalt an Ferritin (ein Eiweiß, das für Einlagerung von Eisen zuständig ist) im Blut nimmt dementsprechend ab.

Stufe 2

Da die Eisenspeicher nicht mehr für die Bildung der roten Blutkörperchen ausreichen, werden weniger Blutkörperchen produziert.

Stufe 3

Die Blutarmut beginnt sich zu entwickeln. In diesem frühen Stadium scheinen die roten Blutkörperchen noch gesund zu sein, aber es sind weniger. Der Gehalt an Blutfarbstoff (Hämoglobin) und der Anteil der roten Blutkörperchen am Blutvolumen (Hämatokritwert) sinken.

Stufe 4

Das Knochenmark versucht, das fehlende Eisen zu ersetzen, indem es die Zellteilung beschleunigt und sehr kleine rote Blutkörperchen (Mikrozyten = ungewöhnlich kleine Erythrozyten) bildet. Sie sind ein typisches Anzeichen für eine Eisenmangelanämie.

Stufe 5

Wenn der Eisenmangel und die damit verbundene Blutarmut fortschreitet, verschlimmern sich die Krankheitsmerkmale für Eisenmangel und Blutarmut.

amin B_{12} und Folsäure. Der Körper braucht aber auch kleine Mengen von Vitamin C, Vitamin B_2 und Kupfer, ebenso wie ein ausgewogenes Maß an Hormonen, besonders Erythropoetin (ein Hormon, das die Blutzellenproduktion anregt). Ohne diese Nährstoffe und Hormone erfolgt die Produktion roter Blutkörperchen verlangsamt und unzureichend. Die Zellen können deformiert sein und unfähig, genügend Sauerstoff zu transportieren. Auch chronische Krankheiten können die Produktion von roten Blutkörperchen behindern.

Eisenmangelanämie

Der Körper gewinnt das Eisen aus den Blutzellen immer wieder zurück: Wenn rote Blutkörperchen absterben, wird ihr Eisen ins Knochenmark zurückgebracht, um dort für die Produktion neuer Blutzellen zur Verfügung zu stehen. Bei einer starken Blutung gehen mit den roten Blutkörperchen große Mengen Eisen verloren; die Folge davon ist ein Eisendefizit. Eisenmangel ist eine der häufigsten Ursachen für eine Blutarmut, und ein hoher Blutverlust ist praktisch der einzige Grund für einen Eisenmangel bei Erwachsenen. Eine eisenarme Ernährung kann allerdings bei Kindern und Jugendlichen einen Eisenmangel hervorrufen, da sie während der Wachstumsphase einen erhöhten Bedarf haben. Bei Männern und bei Frauen in den Wechseljahren liegen einem Eisenmangel gewöhnlich innere Blutungen im Magen-Darm-Trakt zugrunde. Jüngere Frauen leiden ab und zu durch starke Monatsblutungen an einem Eisendefizit – vor allem wenn sie sich dann noch besonders schlankheitsbewußt ernähren.

Die übliche Durchschnittsernährung mit einem entsprechenden Eisengehalt genügt gewöhnlich nicht, um einen Eisenmangel durch chronische Blutungen auszugleichen. Die Eisenreserve des Körpers ist gering, so daß sie durch Präparate aufgestockt werden muß. Da ein sich entwickelnder Fetus viel Eisen braucht, sollten auch schwangere Frauen Eisenpräparate einnehmen.

Ernährungsstudien zeigen, daß die männlichen Bundesbürger und ältere Frauen mit ihrer Kost in der Regel ihren täglichen Eisenbedarf decken. Frauen zwischen 10 und 50 Jahren erreichen jedoch nur zwei Drittel der erforderlichen Menge. Fleisch ist der bedeutendste Lieferant von Eisen, auch wenn davon nicht alles aufgenommen werden kann. Pflanzenfasern, Phosphate, Ballaststoffe und Mittel gegen überschüssige Magensäure hemmen die Eisenaufnahme im Körper, indem sie sich mit dem Eisen verbinden. Vitamin C (Askorbinsäure) ist der einzige Stoff, der die Eisenaufnahme fördern kann. Der Körper nimmt täglich ein bis zwei Milligramm Eisen aus der Nahrung auf, was ungefähr der Menge entspricht, die er pro Tag auf natürliche Weise verliert.

Symptome

Eine Blutarmut führt auf Dauer zu ständiger Müdigkeit, Kurzatmigkeit, zu Konzentrationsschwierigkeiten und anderen Krankheitsanzeichen. Eisenmangel kann aber noch ganz spezielle Symptome entwickeln, wie z.B den Pikazismus (Pica-Syndrom), wobei Gelüste nach eigentlich Ungenießbarem wie Schmutz, Eis oder reiner Stärke auftreten. Zu den Eisenmangelerkrankungen zählen auch Entzündungen der Zungenschleimhaut (Glossitis) sowie entzündliche Schwellungen und Einrisse in den Mundwinkeln (Cheilosis) und Fingernägeln, die dabei eine löffelförmige Form annehmen (Koilonychie).

Diagnose

Um eine Anämie festzustellen, werden Bluttests durchgeführt. Gewöhnlich wird zuerst nach einem Eisenmangel gesucht, da der Eisengehalt im Blut leicht gemessen werden kann. Eisengehalt und Transferrin (das Eiweiß, das Eisen im Serum, außerhalb der roten Blutzellen transportiert) werden gemessen und verglichen. Falls weniger als zehn Prozent des Transferrins mit Eisen gesättigt sind, liegt höchstwahrscheinlich ein Eisenmangel vor. Der empfindlichste Test, um einem Eisenmangel auf die Spur zu kommen, ist die Bestimmung des Ferritins, einer Verbindung aus Eiweiß und Eisen, mit der das Eisen im Organismus gespeichert wird. Niedrige Ferritinspiegel signalisieren ein Eisendefizit. Jedoch ist manchmal der Ferritinspiegel normal oder sogar erhöht – ungeachtet eines Eisenmangels –, wenn dieser durch einen Leberschaden, eine Entzündung, Infektion oder durch Krebs hervorgerufen wurde.

Gelegentlich sind detailliertere Untersuchungen nötig, um eine Diagnose zu stellen. Der gezielteste Test ist die Knochenmarkuntersuchung, bei der in einer Zellprobe unter dem Mikroskop der Eisengehalt bestimmt wird. ▲

Behandlung

Da starke Blutungen den häufigsten Grund für einen Eisenmangel darstellen, ist es stets der erste Schritt, die Ursache zu finden und die Blutung zu stillen. Häufig werden Medikamente eingesetzt oder auch Operationen durchgeführt, um etwa allzu starke Menstruationsblutungen unter Kontrolle zu bekommen, ein blutendes Geschwür zu heilen, eine Geschwulst aus dem Darm zu entfernen oder eine Blutung in den Nieren zu stillen.

Generell schließt eine solche Behandlung den Ersatz des verlorengegangenen Eisens mit ein. Die meisten Eisentabletten enthalten Eisensulfat, Eisenglukonat oder ein Polysaccharid. Am besten kann der Organismus das Eisen aufnehmen, wenn die Tabletten eine halbe Stunde vor den Mahlzeiten eingenommen werden. Normalerweise ist eine Eisentablette pro Tag ausreichend, manchmal werden auch zwei benötigt. Da die Kapazität des Magen-Darm-Traktes, Eisen zu verwerten, nur begrenzt ist, wären höhere Dosen Verschwendung. Ein Überangebot an Eisen könnte Verdauungsstörungen und Verstopfung hervorrufen. In jedem Fall färben die Eisenpräparate den Stuhl schwarz – eine normale, harmlose Begleiterscheinung.

Eine Eisenmangelanämie durch Arzneimittel zu beseitigen, dauert gewöhnlich drei bis sechs Wochen, selbst wenn die Blutung inzwischen gestillt ist. Ist die eigentliche Blutarmut behoben, sollte der Patient aber die Behandlung noch weitere sechs Monate fortsetzen, damit der Körper seine Eisenreserven wieder auffüllen kann. In gewissen Zeitabständen sollten Bluttests bestätigen, daß der Eisenspiegel wieder normal und die Blutung dauerhaft zum Stillstand gekommen ist.

Nur sehr selten muß Eisen in Form einer Injektion verabreicht werden. Eiseninjektionen bleiben Patienten vorbehalten, die Tabletten nicht vertragen oder die ständig große Mengen Blut verlieren. Ob aber das Eisen in Form von Tabletten oder Spritzen gegeben wird – die Behandlungszeit der Anämie ist in jedem Fall die gleiche.

Vitaminmangel

Neben Eisen benötigt das Knochenmark Vitamin B_{12} und Folsäure, um rote Blutkörperchen bilden zu können. Fehlen beide Stoffe, führt dies zu einer sogenannten megaloblastären Anämie. Dann produziert das Knochenmark ungewöhnlich große rote Blutzellen (Megaloblasten). Die weißen Blutkörperchen und die Blutplättchen sind dabei gewöhnlich auch nicht normal geformt.

Am häufigsten wird die megaloblastäre Anämie dadurch verursacht, daß es in der Nahrung an Vitamin B_{12} oder Folsäure mangelt oder daß der Körper unfähig ist, diese Vitamine zu verwerten. Manchmal tritt sie auch nach der Einnahme von Arzneimitteln auf, wie z. B Methotrexat, Fluorouracil und Cytarabin, mit denen Krebs behandelt wird.

Perniziöse Anämie

Die perniziöse Anämie beruht auf einem Vitamin-B_{12}-Mangel und ist eine megaloblastäre Anämie.

Eine unzureichende Verwertung von Vitamin B_{12} (Kobalamin) verursacht eine perniziöse Anämie. Dieses Vitamin, das ausschließlich von tierischen Lebewesen und einigen Bakterienarten produziert wird, wird normalerweise im Krummdarm (Ileum = der Abschnitt des Dünndarms, der in den Dickdarm einmündet) dem Nahrungsbrei vollständig entzogen. Um aber vom Körper verwertet zu werden, muß sich das Vitamin mit dem sogenannten Intrinsic-Faktor verbinden, einem Eiweiß, das in der Magenschleimhaut gebildet wird. Dieses Eiweiß befördert das Vitamin B_{12} zum Krummdarm, schleust es durch seine Darmwände hindurch und in die Blutbahn. Ohne diesen Intrinsic-Faktor bleibt das Vitamin im Darm und wird mit dem Stuhl wieder ausgeschieden. Bei einer perniziösen Anämie bildet der Magen diesen Intrinsic-Faktor nicht; also wird das Vitamin B_{12} nicht aufgenommen und vom Körper nicht verwertet. So kann sich eine Blutarmut entwickeln, auch wenn große Mengen des Vitamins mit der

▲ Siehe Kasten, Seite 733

Nahrung aufgenommen werden. Da allerdings die Leber einen beträchtlichen Vorrat an Vitamin B_{12} speichert, entwickelt sich eine solche Anämie erst zwei bis vier Jahre, nachdem die Aufnahme des Vitamins im Körper nicht mehr funktioniert.

Der fehlende Intrinsic-Faktor ist zwar die häufigste Ursache eines Vitamin-B_{12}-Mangels, dennoch gibt es dafür auch andere Ursachen. Zum Beispiel können sich bestimmte Bakterien, die die Vitamin-B_{12}-Verwertung verhindern, im Dünndarm ungewöhnlich vermehren; auch manche Krankheiten können dabei eine Rolle spielen, wie der Morbus Crohn, eine entzündliche Darmerkrankung, sowie Operationen, bei denen der Magen oder der Teil des Dünndarms entfernt wird, in dem das Vitamin normalerweise aufgenommen wird. Auch eine vegane Ernährung kann einen Vitamin-B_{12}-Mangel zur Folge haben.

Ein Mangel an Vitamin-B_{12} beeinträchtigt neben der Bildung roter Blutkörperchen auch das Nervensystem. Dies führt zu Symptomen wie Kribbeln in Händen und Füßen sowie Gefühllosigkeit und Krämpfen in Beinen und Händen. Weitere Symptome können sein: eine besondere Form von Farbenblindheit, die nur die Farben Gelb und Blau betrifft, eine entzündete oder brennende Zunge, Gewichtsverlust, dunkler werdende Haut, Verwirrung, Depression und eine verminderte geistige Regsamkeit.

Diagnose

Gewöhnlich wird ein Vitamin-B_{12}-Mangel bei einer routinemäßigen Untersuchung auf Blutarmut aufgedeckt. Dabei können die für den Mangelzustand typischen Megaloblasten (ungewöhnlich große, rote Blutzellen) aus einer Blutprobe unter dem Mikroskop festgestellt werden. Auch Veränderungen bei den weißen Blutkörperchen und den Blutplättchen können dabei entdeckt werden, besonders wenn der Patient schon längere Zeit an einer Anämie leidet.

Bei einem vermutetem Mangel wird der Gehalt von Vitamin B_{12} im Blut gemessen. Bestätigt sich der Verdacht, wird nach der Ursache für den Vitaminmangel geforscht. Generell steht dabei der Intrinsic-Faktor im Mittelpunkt. Zuerst wird gewöhnlich in einer Blutprobe nach Antikörpern gegen den Intrinsic-Faktor gesucht. Bei 60 bis 90 Prozent der Patienten mit perniziöser Anämie werden solche Antikörper gefunden. Als weitere Maßnahme wird eine Magenspiegelung durchgeführt, bei der eine Gewebeprobe entnommen wird. Unter dem Mikroskop sieht man dann an der Magenschleimhaut Zeichen der Entzündung und des Abbaus (chronisch atrophe Gastritis).

Ist die Ursache für den Vitamin-B_{12}-Mangel jetzt immer noch unklar, kann der Arzt den sogenannten Schilling-Test (Urinexkretionstest) anordnen. Dabei muß der Patient zunächst eine kleine, unschädliche Menge radioaktives Vitamin B_{12} schlucken. Anschließend wird dessen Aufnahme im Organismus gemessen. Dann erhält der Patient zusammen mit dem Vitamin B_{12} auch den Intrinsic-Faktor. Auch dessen Aufnahme wird gemessen. Wenn der Körper das Vitamin zwar zusammen mit dem Intrinsic-Faktor verwertet, nicht aber ohne dessen Gabe, ist die Diagnose für perniziöse Anämie erhärtet. Häufig wird auch noch eine Knochenmarkuntersuchung durchgeführt.

Behandlung

Die Behandlung der perniziösen Anämie zielt darauf ab, den Vitamin-B_{12}-Mangel auszugleichen. Da die meisten Patienten das Vitamin nicht im Körper verwerten können, wenn sie es schlucken, müssen sie es gespritzt bekommen. Zuerst erhalten sie die Spritze einige Wochen lang wöchentlich, bis sich der Vitamin-B_{12}-Spiegel im Blut normalisiert hat; danach reicht eine Injektion pro Monat aus. Menschen mit einer perniziösen Anämie müssen ihr Leben lang Vitamin B_{12} erhalten.

Folsäuremangelanämie

Blutarmut, die durch einen Mangel an Folsäure hervorgerufen wird und zu den megaloblastären Anämien gehört.

Das Vitamin Folsäure kommt in rohem Gemüse, frischem Obst und Fleisch vor, wird aber gewöhnlich beim Kochen zerstört. Da der Körper nur eine kleine Menge davon in der Leber speichern kann, führt eine folsäurearme Ernährung innerhalb weniger Monate zu einem Defizit.

Folsäuremangel ist in der westlichen Welt viel häufiger verbreitet als ein Mangel an Vitamin B_{12}, da viele Menschen nicht genug rohes, grünes Gemüse essen. In Deutschland deckt die übliche Ernährung nicht einmal zwei Drittel des Bedarfs. Erkrankungen im Dünndarm, besonders die Crohn-Krankheit und Sprue, können die Aufnahme von Folsäure aus der Nahrung erschweren. Bestimmte krampflösende Medikamente und Empfängnisverhütungsmittel können die Verwertung von Folsäure behindern. Schwangere und stillende Frauen sowie Patienten, die sich infolge eines Nierenleidens immer wieder einer Blutwäsche (Hämodialyse) unterziehen müssen, können einen Folsäuremangel entwickeln, da sie einen erhöhten Bedarf an diesem Vitamin haben. Alkohol beeinträchtigt die Aufnahme und den Stoffwechsel von Folsäure; darum leiden Alkoholiker oft unter einem Folsäuremangel.

Menschen mit einem ständigen Folsäuremangel entwickeln eine Blutarmut. Kinder (nicht Erwachsene) können dadurch neurologische Störungen bekommen, und bei Schwangeren kann ein Folsäuremangel dazu führen, daß das Kind Fehlbildungen im Rückenmark, einen sogenannten »offenen Rücken« (Spina bifida), und andere Fehlbildungen entwickelt.

Findet der Arzt Megaloblasten (große rote Blutzellen) im Blut eines anämischen Patienten, bestimmt er immer auch den Folsäurespiegel. Ist dieser zu niedrig, besteht die Behandlung darin, täglich Folsäuretabletten einzunehmen. Menschen, die Probleme mit der Verwertung von Folsäure haben, müssen das Vitamin ihr ganzes Leben lang einnehmen.

Vitamin-C-Mangelanämie

Eine Vitamin-C-Mangelanämie ist eine seltene Form von Blutarmut, die auf einen jahrelangen, ernsten Mangel an Vitamin C zurückzuführen ist.

Bei diesem Typ von Anämie produziert das Knochenmark zu kleine rote Blutkörperchen. Der Mangel an Vitamin C kann entdeckt werden, indem der Vitamin-C-Spiegel in den weißen Blutkörperchen gemessen wird. Eine Vitamin-C-Tablette täglich behebt den Mangel und heilt die Anämie.

Blutarmut als Folge chronischer Erkrankungen

Chronische Erkrankungen führen oft zu einer Anämie, besonders bei älteren Menschen. Infektionen, Entzündungen oder Krebs können die Bildung von roten Blutkörperchen im Knochenmark behindern. Da die sich entwickelnden roten Blutkörperchen das im Knochen gespeicherte Eisen nicht ausreichend aufnehmen, wird diese Art von Blutarmut oft auch als Eisenverwertungsanämie bezeichnet. Bei allen Menschen mit Infektionen – selbst wenn sie banal sind – oder mit Entzündungen, wie Gelenk- oder Sehnenscheidenentzündung, ist die Bildung von roten Blutkörperchen im Knochenmark gestört; das Ergebnis ist eine verminderte Zahl von Blutzellen. Jedoch führen diese Bedingungen nicht zwangsläufig zu einer Anämie, es sei denn, sie sind sehr ernst oder lang andauernd (chronisch).

Je schwerer die Krankheit, desto ernster ist die daraus folgende Blutarmut. Dennoch ist eine Blutarmut, die sich aus einer chronischen Krankheit entwickelt, nie wirklich bedrohlich. Der Hämatokritwert, also der prozentuale Anteil der roten Blutkörperchen im Blut, fällt dabei selten unter 25 Prozent (normal sind 45 bis 52 Prozent bei Männern und 37 bis 48 Prozent bei Frauen). Und der Hämoglobinanteil, der den Gehalt an dem sauerstofftransportierenden Eiweiß in den roten Blutkörperchen wiedergibt, fällt kaum unter acht Gramm pro Deziliter Blut (normal sind 13 bis 18 Gramm/Deziliter).

Da sich diese Art von Blutarmut langsam entwickelt und mild verläuft, zeigen sich gewöhnlich keine Symptome. Wenn Krankheitsanzeichen auftreten, so sind sie meist eine Auswirkung der Krankheit selbst und nur selten ein Symptom der Anämie. Ärztliche Untersuchungen können zwar eine Anämie aufdecken, die durch die chronische Erkrankung verursacht ist, aber sie können die Diagnose nicht ohne weiteres bestätigen. Deshalb wird der Arzt zuerst versuchen, andere mögliche Ursachen auszuschließen, wie z. B. starke Blutungen oder Eisenmangel.

Da es keine speziellen Maßnahmen zur Behandlung dieser Anämie gibt, kann sie nur durch die Behandlung der eigentlichen Krankheit gebessert werden. Die zusätzliche Einnahme von Eisen oder Vitaminen hilft nicht. Sollte der seltene Fall einer schweren Blutarmut eintreten, können Bluttransfusionen oder die Gabe von Erythropoetin helfen (das Hormon, das die Produktion von roten Blutzellen im Knochenmark anregt).

Beschleunigter Abbau von roten Blutkörperchen

Normalerweise haben die roten Blutkörperchen eine Lebensdauer von ungefähr 120 Tagen. Wenn sie so alt sind, werden sie von Freßzellen im Knochenmark, in der Milz und in der Leber aufgespürt und zerstört. Falls bei einer Krankheit die roten Blutkörperchen vorzeitig zerstört werden (Hämolyse), versucht das Knochenmark, den Verlust durch schnellere Bildung neuer Blutzellen auszugleichen. Es arbeitet dann bis zu zehnmal so schnell wie sonst. Wenn die Blutkörperchen aber noch schneller zerstört als neue produziert werden, spricht man von einer hämolytischen Anämie. Hämolytische Anämien sind ausgesprochen selten, verglichen mit den Anämien, die durch Blutverlust und verminderte Produktion roter Blutkörperchen entstanden sind.

Eine Reihe von Faktoren kann die beschleunigte Zerstörung roter Blutkörperchen verursachen. Zum Beispiel kann sie durch eine Vergrößerung der Milz (Splenomegalie) ausgelöst werden. Auch Fremdkörper, wie z. B. künstliche Herzklappen, können die Zellen zerstören. Körpereigene Abwehrzellen (Antikörper) binden sich manchmal an die roten Blutkörperchen und veranlassen das Immunsystem, seine eigenen Zellen anzugreifen (Autoimmunreaktion). Ab und zu sterben auch Blutkörperchen ab, die bezüglich Form, Oberfläche oder Funktion fehlgebildet sind, oder deren Hämoglobingehalt nicht stimmt. Die Zerstörung der roten Blutkörperchen kann durch Krankheiten ausgelöst werden, wie die Autoimmunerkrankung Lupus erythematodes, aber auch durch bestimmte Krebsarten, besonders durch Lymphome. Verschiedene Medikamente können die roten Blutzellen ebenfalls zerstören. Dazu gehören unter anderem Methyldopa (bei Bluthochdruck), Dapson (bei schweren Autoimmunerkrankungen der Haut) und Sulfonamide (bei Infektionen).

Die Symptome einer hämolytischen Anämie ähneln denen der anderen Formen von Blutarmut. Manchmal tritt die Anämie plötzlich auf und nimmt einen schweren Verlauf mit einer hämolytischen Krise, die sich durch Schüttelfrost, Fieber, Rücken- und Magenschmerzen, Schwindel und einen heftigen Blutdruckabfall äußert. Gelbsucht und dunkel gefärbter Urin treten auf, wenn eine große Zahl geschädigter roter Blutkörperchen im Blut abgebaut werden muß. Die Milz ist geschwollen, weil sie versucht, die zerstörten Blutzellen herauszufiltern, was oft starke Bauchschmerzen zur Folge hat. Schreitet die Hämolyse fort, kann eine seltene Form von Gallensteinen entstehen. Sie sind gefärbt, was auf den dunklen Farbstoff der roten Blutzellen zurückzuführen ist.

Vergrößerte Milz

Ein ganze Reihe von Störungen kann die Milz anschwellen lassen.▲ Wenn sie sich vergrößert, hält sie die roten Blutkörperchen fest und zerstört sie. Damit beginnt ein Teufelskreis: Je mehr Blutzellen die Milz an sich bindet, um so stärker schwillt sie an; und je mehr sie anschwillt, um so mehr Zellen bindet sie an sich.

Eine Blutarmut durch eine vergrößerte Milz entwickelt sich gewöhnlich langsam, und die Symptome sind relativ leicht. Oft vermindert sich durch eine geschwollene Milz aber auch die Anzahl der Blutplättchen und der weißen Blutkörperchen im Blutkreislauf.

Die Behandlung dieser Blutarmut zielt normalerweise darauf ab, die Störung zu beheben, die ursprünglich die Milz zum Anschwellen brachte. Nur ganz selten verläuft die Anämie so schwer, daß es gerechtfertigt erscheint, die Milz operativ zu entfernen (Splenektomie).

Mechanische Schädigung der roten Blutkörperchen

Normalerweise wandern die roten Blutkörperchen unversehrt durch die Blutgefäße. Jedoch können sie durch Hindernisse in den Gefäßen verletzt werden, wie z. B. durch ein Aneurysma (eine Ausbuchtung in der geschwächten Wand einer Arterie), durch eine künstliche Herzklappe oder durch extrem hohen Blutdruck. Durch solche Besonderheiten können die gesunden roten Blutkörperchen zerreißen, so daß ihr Inhalt ins Blut gelangt. Die Nieren filtern diese Reststoffe eventuell aus dem Blut heraus, werden dabei aber selbst geschädigt.

Ist eine bestimmte Anzahl von roten Blutkörperchen verletzt, spricht man von einer **mikroangiopathischen hämolytischen Anämie**. Diese Diagnose kann durch die mikroskopische Untersuchung einer Blutprobe gestellt werden, wenn darin Fragmente von Blutzellen entdeckt werden. Danach kann die Ursache für die Zerstörung der Blutzellen aufgespürt und beseitigt werden.

▲ Siehe Seite 783

Autoimmunreaktionen

Manchmal begeht das körpereigene Abwehrsystem den Irrtum, die eigenen Zellen zu zerstören, da es diese fälschlicherweise für fremde Stoffe hält (Autoimmunreaktion). Richtet sich diese Abwehrreaktion gegen die roten Blutkörperchen, entsteht eine **autoimmune hämolytische Anämie**. Solche Anämien haben viele verschiedene Ursachen, doch bei den meisten Menschen sind die Auslöser unbekannt (idiopathisch).

Diese Art von Blutarmut kann diagnostiziert werden, wenn im Bluttest jene Antikörper entdeckt werden, die sich an die eigenen roten Blutzellen binden und diese zerstören.

Autoimmune hämolytische Anämien können in zwei Hauptgruppen unterteilt werden: Erstens die durch Wärmeantikörper ausgelöste hämolytische Anämie, dies ist die häufigere Art; zweitens die durch Kälteantikörper (Kälteagglutinine) verursachte hämolytische Anämie.

Durch Wärmeantikörper ausgelöste hämolytische Anämie

Bei dieser hämolytischen Anämie werden Antikörper gebildet, die bei Körpertemperatur mit den roten Blutkörperchen reagieren.

Die Antikörper umhüllen die roten Blutkörperchen, die dann vom Immunsystem als Fremdkörper angesehen werden und von den Freßzellen in der Milz, manchmal in der Leber und im Knochenmark, zerstört werden. Solche Autoimmunreaktionen kommen bei Frauen häufiger vor als bei Männern. Ungefähr ein Drittel der Menschen mit dieser Anämie haben eine chronische Krankheit, beispielsweise Lymphdrüsenkrebs, Leukämie oder Bindegewebeerkrankungen wie systemischer Lupus erythematodes. Manche dieser Patienten haben Medikamente eingenommen, vornehmlich Methyldopa (bei Bluthochdruck).

Die Krankheitszeichen sind oft schlimmer, als man sie bei der Schwere der Anämie erwarten würde, wahrscheinlich weil sich die Anämie meistens sehr schnell entwickelt. Da die Milz anschwillt, ist der linke Teil des Oberbauchs druckempfindlich oder schmerzhaft.

Die Behandlung richtet sich gegen die ursächliche Erkrankung, wenn diese erkannt und behandelbar ist. Falls die auslösende Krankheit nicht entdeckt wird, verordnet der Arzt oft Kortison in hoher Dosierung, anfangs gespritzt, später dann als Mittel zum Einnehmen. Ungefähr ein Drittel der Patienten spricht gut auf diese Medikamente an; ist das der Fall, kann die Dosis der Medikamente mit der Zeit verringert und schließlich ganz weggelassen werden. Bei den zwei Dritteln der Patienten, die nicht auf Medikamente ansprechen, kann es nötig sein, die Milz operativ zu entfernen, um die Zerstörung der roten Blutkörperchen zu stoppen. Bei etwa der Hälfte der Operierten bekommt man die Anämie auf diese Weise in den Griff. Ist dies jedoch nicht der Fall, werden Arzneimittel gegeben, die das Immunsystem des Körpers unterdrücken. Eingesetzt werden dabei die Substanzen Ciclosporin und Cyclophosphamid.

Bluttransfusionen können für Menschen mit einer autoimmunen hämolytischen Anämie zum Problem werden. Für die Blutbanken kann es sehr schwierig sein, Blut zu finden, auf das die Autoantikörper nicht reagieren. Schließlich können die Blutübertragungen selbst die Bildung von aggressiven Autoantikörpern ankurbeln.

Durch Kälteantikörper ausgelöste hämolytische Anämie

Bei dieser Anämie entwickelt der Körper Autoantikörper, die bei Kälte oder Raumtemperatur mit den roten Blutkörperchen reagieren.

Diese Krankheit kann plötzlich auftreten oder chronisch werden. Akut kann sie bei Patienten mit Infektionskrankheiten auftreten, speziell bei Lungenentzündung oder Pfeifferschem Drüsenfieber. Diese akute Form von Anämie dauert meistens nicht lange, verläuft relativ mild und verschwindet, wenn die Infektion behandelt wird. Die chronische Form tritt am häufigsten bei Frauen über 40 Jahren auf, besonders wenn sie unter rheumatoider Arthritis oder Arthrose leiden.

Obwohl diese chronische Form der Anämie für die restlichen Lebensjahre bleibt, äußert sie sich meist nicht sehr heftig und zeigt, wenn überhaupt, nur wenig Symptome. Falls aber die Zerstörung der roten Blutkörperchen zunimmt, führt es zu Müdigkeit und Blaufärbungen der Arme und Hände; es kann auch zu Brennen in den befallenen Körperteilen kommen. Wie zu erwarten, haben Menschen mit dieser Störung in kalten Klimazonen mehr Probleme als in warmen.

Die Diagnose der autoimmunen hämolytischen Anämie durch Kälteantikörper erfolgt, indem Antikörper nachgewiesen werden, die sich bei niedriger werdenden Raumtemperaturen zunehmend aktiver zeigen. Da keine Behandlungsmöglichkeit gegen diese Anämie bekannt ist, kann nur versucht werden, die Beschwerden zu lindern. Die akute Form bessert sich mit der Heilung einer vorliegenden Infektionskrankheit und entwickelt selten ernste Symptome. Bei der chronischen Form ist es am besten, man versucht, Unterkühlungen jeder Art zu vermeiden.

Paroxysmale nächtliche Hämoglobinurie

Die paroxysmale nächtliche Hämoglobinurie ist eine seltene hämolytische Anämie, die immer wieder ganz plötzlich auftritt, und bei der das Immunsystem rote Blutkörperchen zerstört.

Die anfallartig (paroxysmal) auftretende Zerstörung vieler roter Blutkörperchen kann jederzeit – und nicht nur nachts – auftreten. Sie zerstört die roten Blutzellen, so daß ihr roter Farbstoff (Hämoglobin) ins Blut gelangt. Die Nieren filtern diesen Farbstoff heraus, wodurch sich der Urin rot färbt (Hämoglobinurie). Die sich entwickelnde Anämie ist zwar eher unter jungen Männern verbreitet, kann aber in jedem Alter und bei Männern ebenso wie bei Frauen auftreten. Die Ursache dafür ist noch unbekannt.

Die paroxysmale nächtliche Hämoglobinurie kann schwere Magenkrämpfe oder Rückenschmerzen verursachen und in den großen Venen im Bauch und in den Beinen Blutgerinnsel verursachen. Die Diagnose wird durch einen Bluttest gestellt, bei dem die für diese Krankheit typischen Veränderungen der roten Blutkörperchen entdeckt werden.

Kortison hilft oft, die Symptome zu lindern, aber eine Heilung ist nicht möglich. Menschen, bei denen sich Blutgerinnsel entwickeln, müssen Medikamente wie etwa Phenprocoumon einnehmen, die verhindern, daß sich die Blutzellen zusammenballen. Bei Menschen, die unter einer sehr schweren Form dieser Anämie leiden, kann eine Knochenmarktransplantation in Betracht gezogen werden.

Fehlbildungen der roten Blutkörperchen

Die Zerstörung der roten Blutkörperchen kann ihre Ursache auch darin haben, daß die Blutzellen deformiert sind, daß sie etwa zu dünne Zellwände haben, die leicht zerreißen können, oder daß die Enzyme fehlen, die ihnen die Beweglichkeit geben, selbst durch die dünnsten Blutgefäße zu schlüpfen. Solche Besonderheiten der roten Blutkörperchen sind auf bestimmte Erbkrankheiten zurückzuführen.

Die **Kugelzellenanämie** *ist eine Erbkrankheit, bei der die normalerweise scheibenförmigen roten Blutkörperchen eine kugelförmige Gestalt annehmen.*

Die fehlgebildeten und starren roten Blutkörperchen werden von der Milz festgehalten und zerstört. Dadurch vergrößert sie sich, und es entsteht eine Anämie. Gewöhnlich tritt nur eine leichte Blutarmut auf, die sich aber durch eine Infektion verschlimmern kann. Bei einer ernsten Erkrankung entwickelt sich die Anämie, verbunden mit einer Gelbsucht; auch Gallensteine können entstehen. Bei jun-

Formen von roten Blutkörperchen

Normale rote Blutkörperchen sind scheibenförmig und flexibel, an den Rändern dicker als in der Mitte. Bei einigen Erbkrankheiten verändern sich die Blutkörperchen zu Kugeln (Sphärozytose), bekommen eine ovale Form (Elliptozytose) oder nehmen eine Sichelform an (Sichelzellenkrankheit).

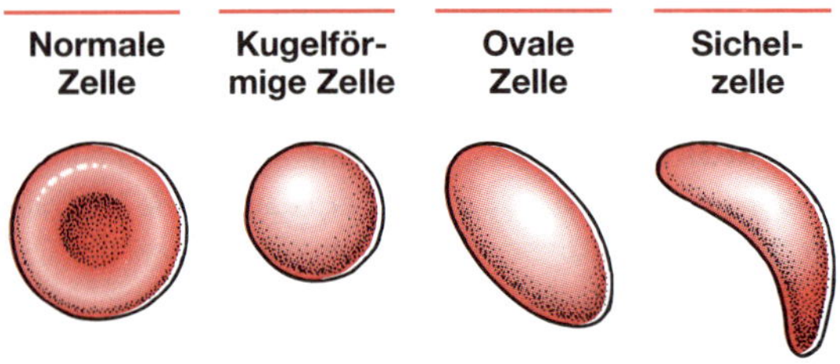

gen Erwachsenen kann diese Störung leicht mit einer Hepatitis verwechselt werden. Auch Fehlbildungen wie etwa der sogenannte Turmschädel oder zusätzliche Finger und Zehen sind möglich. Normalerweise ist eine Behandlung nicht nötig, allerdings muß – wenn die Anämie schwer verläuft – die Milz entfernt werden (Splenektomie). Diese Operation kann zwar nicht die Kugelform der Zellen beheben, aber sie reduziert die Anzahl der zerstörten roten Blutkörperchen und damit auch den Grad der Blutarmut.

Die **Elliptozytose** *ist eine seltene vererbte Störung, bei der die roten Blutkörperchen nicht wie runde Scheiben, sondern oval beziehungsweise ellipsenartig geformt sind.*

Der Defekt führt zu einer leichten Anämie, erfordert aber gewöhnlich keine Behandlung. Bei schwerer Erkrankung kann die Entfernung der Milz geboten sein.

Glukose-6-Phosphat-Dehydrogenase-Mangel *ist ein Defekt, bei dem das Enzym Glukose-6-Phosphat-Dehydrogenase in der Zellwand der roten Blutkörperchen fehlt.*

Das Enzym Glukose-6-Phosphat-Dehydrogenase ist notwendig, um Traubenzucker (Glukose) im Körper zu verarbeiten; Glukose ist der wichtigste Nährstoff für den Energiehaushalt der roten Blutkörperchen. Außerdem produziert das Enzym Glutathion, das die Aufgabe hat, die Zellen vor dem Verfall zu bewahren. Der vererbte Mangel an diesem Enzym kommt fast immer nur bei Männern vor und betrifft rund zehn Prozent der farbigen Bevölkerung. Ein kleinerer Prozentsatz kommt bei weißen Menschen im Mittelmeerraum vor. Einige Menschen mit diesem Enzymmangel entwickeln überhaupt nie eine Anämie. Bei anderen können Fieber, Infektionen durch Viren oder Bakterien, Diabetes und Arzneimittel, wie das Schmerzmittel Azetylsalizylsäure oder Vitamin K, oder das Essen von sogenannten Saubohnen die Zerstörung von roten Blutkörperchen auslösen und damit zu einer Anämie führen. Die Blutarmut kann verhindert werden, indem man die auslösenden Stoffe vermeidet oder Infektionen und Krankheiten vorbeugt; jedoch gibt es keine Behandlung, die den Mangel an Glukose-6-Phosphat-Dehydrogenase behebt.

Anomalien des roten Blutfarbstoffes

Vererbte Fehlbildungen des Hämoglobinanteils in den roten Blutzellen können eine Blutarmut hervorrufen. Die roten Blutkörperchen, die solchen Blutfarbstoff enthalten, sind mißgestaltet oder auch unfähig, Sauerstoff zu transportieren und Organe sowie alle anderen Gewebe damit zu beliefern.

Sichelzellenanämie

Die Sichelzellenanämie ist eine Erbkrankheit, bei der eine chronische Blutarmut durch sichelförmige, rote Blutkörperchen hervorgerufen wird.

Diese Krankheit kommt ausschließlich bei der schwarzen Bevölkerung vor. Ungefähr zehn Prozent der Farbigen in den Vereinigten Staaten tragen ein Gen, auf dem die Sichelzellenkrankheit angelegt ist, aber sie entwickeln diese Krankheit nie. Etwa 0,3 Prozent haben zwei solcher Gene, bei ihnen entwickelt sich die Anämie.

Bei der Sichelzellenkrankheit enthalten die roten Blutkörperchen eine veränderte Art von Hämoglobin (das Protein, das den Sauerstoff transportiert). Dadurch reduziert sich der Sauerstoffgehalt in den Zellen, die eine halbmond- oder sichelförmige Gestalt annehmen. Diese verformten Blutkörperchen verstopfen die feinsten Adern in der Milz, in den Nieren, im Gehirn, in den Knochen und in anderen Organen. Außerdem schädigen sie Organe, indem sie ihre Sauerstoffversorgung blockieren. Da diese anormalen Blutzellen auch nicht besonders widerstandsfähig sind, zerfallen sie sehr leicht beim Durchwandern der Blutgefäße. Sie können eine schwere Blutarmut hervorrufen, weil ihre Zerfallsprodukte den gesunden Blutkreislauf behindern, Organe zerstören und dadurch manchmal sogar zum Tod führen.

Symptome

Menschen mit dieser Krankheit leiden immer unter einer gewissen Blutarmut und einer leichten Gelbsucht, viel mehr Symptome gibt es aber nicht. Jedoch können Umstände, die den Sauerstoffgehalt des Blutes verringern, diese Anämie plötzlich verschlechtern, z. B. anstrengende, sportliche Übungen, Bergsteigen oder das Fliegen in großer Höhe sowie eine zusätzliche, schwere Krankheit.

Solche Krisen sind verbunden mit Schmerzanfällen, oft im Bauch und in den Knochen der Gliedmaßen, Fieber und manchmal Kurzatmigkeit. Die Bauchschmerzen können sehr stark werden und Erbrechen zur Folge haben. Die Symptome ähneln manchmal denen einer Blinddarmentzündung oder bei Frauen den Beschwerden, wie sie eine Eierstockzyste auslöst.

Bei Kindern äußert sich eine plötzlich auftretende Sichelzellenanämie in heftigen Brustschmerzen und Atembeschwerden. Die genaue Ursache für die Beschwerden in der Brust ist nicht bekannt. Vermutlich werden die Schmerzen durch eine Infektion hervorgerufen oder durch ein von einem Gerinnsel oder einer Embolie (ein im Blutgefäß wanderndes Gerinnsel) blockiertes Blutgefäß.

Bei den meisten Menschen mit der Sichelzellenkrankheit vergrößert sich schon während der Kindheit die Milz. Im Alter von neun Jahren ist die Milz so stark beschädigt, daß sie schrumpft und ihre Funktion einstellt. Da die Milz eine große Hilfe bei der Bekämpfung von Infektionen ist, erleiden solche Menschen häufig eine Lungenentzündung durch Pneumokokken und andere Infektionskrankheiten. Speziell eine Viruserkrankung kann die Produktion neuer roter Blutkörperchen so stark behindern, daß sich die Anämie verschlimmert. Die Leber wird im Laufe der Jahre ebenfalls immer größer, und Gallensteine entstehen aus den Farbstoffen der zerstörten Blutkörperchen. Auch das Herz vergrößert sich, und Herzgeräusche sind häufig.

Kinder mit Sichelzellenanämie haben oft einen relativ kurzen Rumpf, aber lange Arme, Beine, Finger und Zehen. Die krankhaften Veränderungen in den Knochen und im Knochenmark können Knochenschmerzen, besonders in Händen und Füßen, zur Folge haben. Immer wiederkehrende Gelenkschmerzen mit Fieber folgen, und das Hüftgelenk kann sich so stark verändern, daß es durch eine Prothese ersetzt werden muß.

Die unzureichende Durchblutung der Haut verursacht Entzündungen an den Beinen, besonders im Bereich der Fußknöchel. Störungen des Nervensystems können sogar zum Schlaganfall führen. Bei älteren Patienten verschlechtern sich die Lungen- und Nierenfunktion; junge Männer können an einer schmerzhaften Dauererektion ohne sexuelle Erregung leiden.

Nur selten tritt bei Menschen mit Sichelzellenanämie Blut im Urin auf, das aus einer Blutung der Niere stammt. Wenn der Arzt weiß, daß eine solche Blutung auf die Sichelzellenveranlagung zurückzuführen sein könnte, wird er einen nutzlosen operativen Eingriff zur Klärung der Blutungsursache vermeiden.

Diagnose

Blutarmut, Schmerzen im Magen und in den Knochen sowie Übelkeit werden kundige Ärzte bei einem jungen schwarzhäutigen Menschen immer als Zeichen einer plötzlich auftretenden Sichelzellenanämie erkennen. In einer Blutprobe unter dem Mikroskop finden sich, um den Verdacht zu bestätigen, sichelförmige rote Blutkörperchen und Bruchstücke roter Blutzellen.

Auch mit Hilfe der Elektrophorese, einem Bluttest, können Fehlbildungen des Hämoglobins aufgedeckt werden, die anzeigen, ob die Anlage zu Sichelzellen oder zur Sichelzellenkrankheit vorliegt. Für die Familienplanung ist es wichtig, die mögliche Anlage zu dieser Krankheit zu entdecken, damit man um das Risiko weiß, daß ein Kind mit dieser Krankheit geboren werden kann.

Behandlung und Vorbeugung

In der Vergangenheit wurden Menschen mit Sichelzellenkrankheit selten älter als zwanzig Jahre, aber heutzutage können sie gut ein Alter über 50 Jahre erreichen. Manchmal stirbt ein Mensch mit der Anlage zur Sichelzellenanämie während einer anstrengenden sportlichen Übung, die einen hohen Flüssigkeitsverlust des Körpers verursacht, wie er etwa beim Militär oder im Hochleistungssport vorkommen kann.

Da die Sichelzellenkrankheit unheilbar ist, muß sich die Behandlung darauf beschränken, Krankheitskrisen zu vermeiden, die Anämie unter Kontrolle zu behalten und die Symptome zu bessern. Menschen mit dieser Krankheit sollten möglichst Aktivitäten vermeiden, die den Sauerstoffgehalt im Blut übermäßig herabsetzen. Sie sollten auch bei harmlosen Erkrankungen, insbesondere bei Virusinfektionen, ärztliche Hilfe in Anspruch nehmen. Da bei ihnen ein erhöhtes Infektionsrisiko vorliegt, sollten sie unbedingt gegen Pneumokokken geimpft werden sowie gegen eine bestimmte Art von Erregern (Haemophilus influenzae), die Erkrankungen der oberen Luftwege verursachen.

Eine plötzliche Verschlimmerung der Sichelzellenanämie erfordert die Einweisung ins Krankenhaus. Der Patient bekommt große Mengen Flüssigkeit und Arzneimittel infundiert, um die Schmerzen zu lindern. Bluttransfusionen und Sauerstoff werden dem Kranken gegeben, wenn der Arzt die Anämie für so ernst hält, daß sie zu einem Herz- oder Schlaganfall oder zu einem Lungenschaden führen könnte. Gleichzeitig wird immer auch die Ursache der Krise, z. B. eine Infektion, behandelt.

Medikamente, um die Sichelzellenkrankheit unter Kontrolle zu halten, wie z. B. Hydroxyharnstoff, werden noch erforscht. Hydroxyharnstoff steigert die Produktion einer bestimmten Form des Hämoglobins, die überwiegend bei ungeborenen Kindern gefunden wurde, und die bei den roten Blutkörperchen die Neigung herabsetzt, sich sichelförmig zu verändern. Damit wird die Gefahr von Krisen bei der Krankheit verringert. Zur Besserung der Krankheit kann gesundes Knochenmark eines Familienmitgliedes oder eines anderen Spenders auf einen Kranken übertragen werden. Es darf aber nicht das Sichelzellen-Gen enthalten.▲ Obwohl sich die Transplantation von Knochenmark heilsam auswirken kann, ist sie riskant, und die Empfänger müssen ihr Leben lang Medikamente einnehmen, die das Immunsystem unterdrücken. Eine Gentherapie, bei der gesunde Gene in eine Vorstufe der roten Blutkörperchen eingepflanzt werden, wird ebenfalls erforscht.

THALASSÄMIE

Thalassämien sind eine Gruppe von vererbten Störungen, die auf einem Ungleichgewicht in der Bildung einer der vier Aminosäureketten beruht, aus denen das Hämoglobin besteht.

Die Thalassämien werden nach den jeweils vorliegenden defekten Aminosäureketten eingeteilt. Die zwei Hauptgruppen bilden die Alpha-Thalassämie (wobei die Alphakette betroffen ist) und die Beta-Thalassämie (betrifft die Betakette). Außerdem wird die Krankheit noch in zwei verschiedene Arten geteilt, je nachdem, ob ein Kranker ein Gen (Thalassämie minor) oder zwei Gene (Thalassämie major) dafür in sich trägt. Die Alpha-Thalassämie ist am häufigsten unter der schwarzen Bevölkerung verbreitet (25 Prozent aller Farbigen tragen mindestens ein Gen), während die Beta-Thalassämie vorwiegend Menschen im Mittelmeerraum und in Südostasien betrifft.

Ein einzelner Erbfaktor der Beta-Thalassämie verursacht nur eine leichte bis mittelschwere Blutarmut ohne Symptome; zwei Gene dagegen führen zu einer schweren Anämie. Zirka zehn Prozent der Menschen mit mindestens einem Gen der Alpha-Thalassämie haben eine leichte Anämie.

Alle Arten von Thalassämie haben ähnliche Krankheitsmerkmale, allerdings unterscheiden sich diese in der Heftigkeit. In den meisten Fällen zeigt sich nur eine leichte Blutarmut. Bei den ernsteren Formen, beispielsweise bei der Beta-Thalassämie major, können Gelbsucht, Hautausschläge, Gallensteine und eine teilweise ins Riesenhafte vergrößerte Milz die Folge sein. Das überaktive Knochenmark bewirkt das Wachstum mancher Knochen, besonders im Kopf und im Gesicht. Sie vergrößern und verdicken sich. Die langgestreckten Knochen der Gliedmaßen werden schwach und brechen leicht. Kinder mit Thalassämie wachsen langsamer und erreichen die Pubertät später als normale Kinder. Da die Eisenaufnahme gesteigert sein kann und das Angebot an Eisen in jedem Fall durch die benötigten Bluttransfusionen noch erhöht ist, speichert der Organismus das nicht benötigte Eisen im Herzmuskel, was eventuell zu Herzversagen führen kann.

Thalassämien sind schwerer zu erkennen als andere Hämoglobinstörungen. Ein Test mit Hilfe der Elektrophorese kann zwar hilfreich sein, er kann aber auch ergebnislos verlaufen, besonders im Falle der Alpha-Thalassämie. Deshalb wird die Diagnose hauptsächlich auf Vererbungsmustern und speziellen Hämoglobintests aufgebaut.

Die meisten von Thalassämie Betroffenen brauchen keine Behandlung, aber jene, die unter einer schweren Form leiden, benötigen eine Knochenmarktransplantation. Die Möglichkeit einer Gentherapie wird noch erforscht.

KAPITEL 155

Blutgerinnungsstörungen

Bei einer Blutgerinnungsstörung besteht die Neigung, leicht zu bluten. Dies kann auf einen Defekt in den Blutgefäßen oder auf Störungen im Blut selbst zurückzuführen sein. Dann sind möglicherweise Gerinnungsfaktoren im Blut verändert, oder die Blutplättchen sind fehlgebildet.

Normalerweise fließt das Blut nur innerhalb der Blutgefäße – also der Arterien, Kapillaren und Venen. Bei einer Blutung (Hämorrhagie) tritt das Blut aus den Gefäßen aus und verbreitet sich innerhalb oder außerhalb des Körpers. Der Körper beugt einer Blutung vor, oder er stillt sie auf unterschiedliche Weise.

Mit Hilfe der **Blutgerinnung (Hämostase)** wird ein verletztes Blutgefäß verschlossen und die Blutung gestillt. Dies geht hauptsächlich in drei Schritten vor sich: 1. Die Blutgefäße verengen sich. 2. Die Blutplättchen – unregelmäßig geformte, zellähnliche Teilchen im Blut, die sich zusammenballen können – werden aktiv. 3. Die Gerinnungsfaktoren im Blut (im Plasma gelöste Eiweiße) wirken. Läuft dieser dreistufige Prozeß nicht normal ab, kann es zu einer verstärkten Blutung oder zu einer verstärkten Gerinnung kommen; beides kann gefährlich werden.

▲ Siehe Seite 833

Wie der Körper einer Blutung vorbeugt

Die Wände der Blutgefäße sind der erste Faktor, der einem Blutverlust vorzubeugen vermag. Wird ein Gefäß verletzt, zieht es sich stark zusammen, so daß das Blut nur langsam herausfließen kann. Das begünstigt den Gerinnungsvorgang. Gleichzeitig sammelt sich das ausgetretene Blut (Hämatom) und drückt von außen gegen das Gefäß, damit möglichst kein weiteres Blut mehr herausfließen kann.

Sobald ein Blutgefäß beschädigt wird, heften sich die Blutplättchen als Folge einer ganzen Reihe von Reaktionen an die verletzte Stelle. Der »Klebstoff«, der die Plättchen an die defekte Gefäßwand leimt, ist der sogenannte Von-Willebrand-Faktor – ein Plasmaprotein, das die Zellen in der Gefäßwand bilden. Kollagen und andere Eiweiße wie etwa Thrombin treten gehäuft an der Verletzungsstelle auf und sorgen dafür, daß sich die Blutplättchen fest zusammenschließen. Die Blutplättchen formen sich an der verletzten Stelle zu einem netzartigen Gebilde, das wie ein Pfropfen die offene Stelle verschließt. Die normalerweise runde Form der Blutplättchen verändert sich und wird unregelmäßig. Sie setzen Eiweiße und andere Stoffe frei, die weitere Blutplättchen sowie Gerinnungseiweiß anlocken, um das Gerinnsel zu vergrößern.

Das Thrombin wandelt Fibrinogen – einen löslichen Gerinnungsfaktor im Blut – in lange Stränge von unlöslichem Fibrin um, das sich mit den zusammengeballten Blutplättchen zu einem netzartigen Gebilde verknüpft, welches noch mehr Plättchen und Zellen anlockt. Die Fibrinfäden halten sowohl dieses Netz zusammen als auch den Wundverschluß. Am Gerinnungsvorgang sind mindestens zehn verschiedene Gerinnungsfaktoren beteiligt. Aber schon die geringste Unregelmäßigkeit bei einem der vielen Schritte im Gerinnungsprozeß kann Probleme bereiten. Falls die Wände der Blutgefäße aus sehr dünnen Geweben bestehen, können sie einerseits leicht verletzt werden, andererseits haben sie dann nicht die nötige Kraft, sich ausreichend zusammenzuziehen. Der Gerinnungsvorgang läuft ebenfalls nicht ordnungsgemäß ab, wenn insgesamt zu wenig Blutplättchen zur Verfügung stehen, wenn ihre Funktion eingeschränkt ist oder wenn einer der Gerinnungsfaktoren nicht richtig arbeitet oder sogar fehlt. Bei einer derart gestörten Blutgerinnung genügt oft schon eine kleine Verletzung eines Blutgefäßes, um viel Blut zu verlieren.

Weil die meisten Gerinnungsfaktoren in der Leber gebildet werden, kann eine Lebererkrankung solche Faktoren im Blut verringern. Vitamin K, das in grünem Blattgemüse vorkommt und beim gesunden Menschen auch im Darm gebildet wird, ist nötig, um verschiedene aktive Gerinnungsfaktoren zu bilden. Deshalb können Blutungen auch durch falsche Ernährung, Darmkrankheiten oder Medikamente, die sich nicht mit Vitamin K vertragen, verursacht werden, z. B. durch Phenprocoumon. Eine ungewöhnliche Blutung kann ausgelöst werden, wenn durch zu heftige Gerinnung große Mengen an Gerinnungsfaktoren und Blutplättchen verbraucht werden, oder wenn eine Autoimmunreaktion die Arbeit der Gerinnungsfaktoren behindert. Dann reagiert das Abwehrsystem des Körpers falsch und richtet sich gegen seine eigenen Zellen.

Blutgerinnung: Das Verschließen des geschädigten Blutgefäßes

Wenn ein Blutgefäß durch eine Verletzung geschädigt wird, werden die Blutplättchen aktiviert: Sie wechseln ihre runde Form zu einer unregelmäßigen, versammeln sich an der verletzten Gefäßwand und beginnen, das Loch zu schließen. Mit anderen Blutbestandteilen zusammen bilden sie einen Kleber, das Fibrin. Die Fibrinstränge verbinden sich zu einem Netzgewebe, das noch mehr Blutplättchen und -zellen anlockt, damit sich ein Pfropfen bildet, der die Verletzung verschließen kann.

Ein Riß in der Gefäßwand

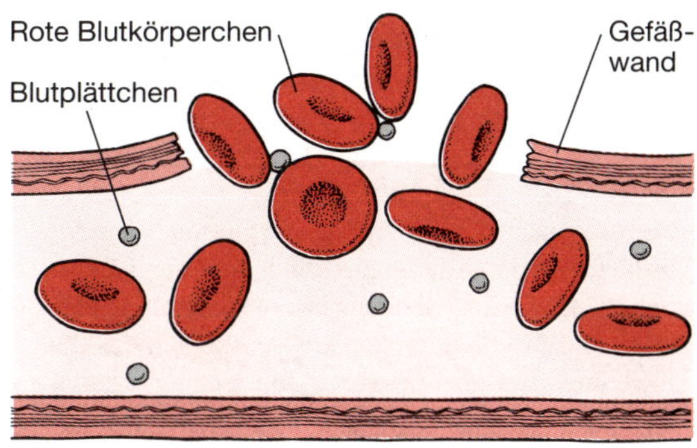

Gerinnselbildung

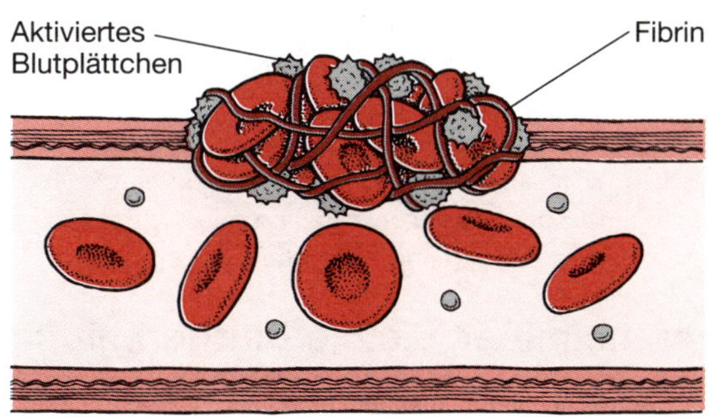

Blutungsstörungen: Warum das Blut nicht gerinnt

Thrombopenie
Die Anzahl der Blutplättchen im Blut ist zu gering.

Von-Willebrand-Jürgens-Syndrom
Die Blutplättchen binden sich nicht an den Defekt in der Gefäßwand.

Erworbene Störung der Blutplättchen
Die Blutplättchen verbinden sich nicht miteinander, um ein Gerinnsel zu bilden.

Bluterkrankheit
Der Gerinnungsfaktor VIII oder IX fehlt.

Verbrauchskoagulopathie
Die Gerinnungsfaktoren werden durch übermäßige Gerinnung aufgebraucht.

Die Vorgänge, die die Bildung von Fibringerinnseln hervorrufen, werden wiederum durch andere Reaktionen kontrolliert, die den Gerinnungsvorgang auch wieder beenden und den Blutpfropfen auflösen, sobald das Blutgefäß verheilt ist. Ohne dieses Kontrollsystem würden nämlich schon winzige Verletzungen an Blutgefäßen eine über den ganzen Körper verbreitete Gerinnung auslösen. Tatsächlich kommen derartige Störungen bei einigen Krankheiten vor. Durch eine unkontrollierte Gerinnung werden vor allem kleine Blutgefäße an besonders empfindlichen Stellen verschlossen. Blockierte Adern im Gehirn lösen Schlaganfälle aus; verstopfte Blutgefäße im Herzen verursachen Herzinfarkt, und losgelöste Teile von Blutgerinnseln in den Venen der Beine, im Becken oder Bauch (sogenannte Thromben) können durch den Blutkreislauf bis in die Lunge gelangen und dort die großen Arterien blockieren (Lungenembolie).

Arzneimittel, die die Blutgerinnung beeinflussen

Gerinnungshemmende Arzneimittel können Menschen helfen, die einem erhöhten Risiko durch gefährliche Blutgerinnsel ausgesetzt sind. Bei einer starken, krankhaften Verengung der Herzkranzgefäße können schon kleine Zusammenballungen von Blutplättchen diese ohnehin engen Kranzgefäße verstopfen und damit den Blutstrom zum Herzen blockieren. Das führt zu einem Herzinfarkt. Kleine Mengen Azetylsalizylsäure beziehungsweise andere Medikamente können die Klebrigkeit der Blutplättchen herabsetzen. Dann können sie sich nicht mehr so schnell zusammenballen und die Arterien verstopfen.

Eine weitere Sorte von Hemmstoffen der Blutgerinnung, die Antikoagulanzien, greifen in den Wirkmechanismus der Gerinnungsfaktoren ein. Obwohl oft von »Blutverdünnern« gesprochen wird, verdünnen diese Antikoagulanzien das Blut nicht wirklich. Die gebräuchlichsten Gerinnungshemmer sind Phenprocoumon, das eingenommen werden muß, und Heparin, das gespritzt wird. Menschen mit künstlichen Herzklappen oder Patienten, die für längere Zeit das Bett hüten müssen, bekommen meist Antikoagulanzien vorbeugend, damit sich keine Blutgerinnsel bilden. Allerdings müssen diese Menschen kontinuierlich ärztlich überwacht werden. Der Arzt kontrolliert regelmäßig die Gerinnungszeit des Blutes, womit er die Wirkung der Medikamente überprüft. Die Mittel werden dann entsprechend dosiert.

Fibrinolytika dienen dazu, bereits gebildete Blutpfropfen wieder aufzulösen. Die schnelle Auflösung solcher Gerinnsel bewahrt bei einem Herzinfarkt vor dem Herztod. ▲

Drei verschiedene Fibrinolytika werden üblicherweise bei Patienten mit Herzinfarkt angewandt: Streptokinase, Urokinase und Plasminogenaktivatoren. Diese Medikamente können Leben retten, wenn sie in den ersten Stunden nach einem Herzinfarkt oder bei anderen Gerinnungsstörungen gegeben werden. Aber sie können gleichzeitig auch übermäßig starke Blutungen bewirken.

Neigung zu blauen Flecken

Menschen mit verletzlichen, dünnen Blutgefäßen in der Haut neigen dazu, »blaue Flecken« (Blutergüsse oder Hämatome) zu bekommen. Jedesmal, wenn eine kleine Ader platzt, tritt ein wenig Blut aus und hinterläßt winzige, rote Flecken in der Haut (Petechien) sowie bläulich-purpurrote Flecken (Purpura). Frauen scheinen eher dazu zu neigen als Männer, sich durch eine unbedeutende Verletzung einen blauen Fleck zu holen, besonders an den Oberschenkeln, am Gesäß und an den Oberarmen. In manchen Familien ist die Anlage zu blauen Flecken vererbt. Für die meisten Menschen ist diese Neigung zu blauen Flecken harmlos, jedoch kann sie auch ein Zeichen für einen Defekt im Gerinnungsprozeß sein; meist betrifft dieser Defekt dann die Blutplättchen. Eine Blutuntersuchung hilft, solche Probleme zu erkennen.

Bei älteren Menschen, hauptsächlich, wenn sie starker Sonnenbestrahlung ausgesetzt sind, erscheinen die geschilderten Flecken gewöhnlich auf den Handrücken und Unterarmen (Purpura senilis). Außerdem bilden sich bei

▲ Siehe Seite 122

älteren Menschen nach Stößen oder nach Stürzen blaue Flecken. Solche Personen haben bereits brüchige Blutgefäße und meist auch ein dünneres Unterhautfettgewebe, was normalerweise als Polster vor Verletzungen schützt. Tritt Blut aus zerstörten Gefäßen aus und sammelt sich im Weichteilgewebe, entstehen Blutergüsse als dunkelrote Flecken, die lange Zeit bleiben können. Manchmal verfärben sie sich nach und nach grün, gelb und braun.

Dabei liegt keine wirkliche Krankheit vor, und auch eine Behandlung ist nicht notwendig. Um blauen Flecken zu entgehen, kann man nur aufpassen, daß man sich nicht verletzt.

Osler-Rendu-Weber-Krankheit

Die hämorrhagische Teleangiektasie (Osler-Rendu-Weber-Krankheit) ist eine erbliche Fehlbildung der Blutgefäße. Sie sind so brüchig, daß sie leicht aufplatzen und bluten.

Die Blutungen unter der Haut erscheinen als kleine, rote bis violette Verfärbungen, speziell im Gesicht, auf den Lippen, auf der Lippenfalte sowie auf den Finger- und Zehenkuppen. Ähnliche Veränderungen treten im Magen-Darm-Trakt auf. Die brüchigen Blutgefäße platzen leicht und können dadurch auch schweres Nasenbluten und Blutungen im Magen-Darm-Trakt hervorrufen. Auch Störungen der Nervenfunktionen können auftreten.

Eine Behandlung des Leidens selbst gibt es nicht, aber die Blutungen können entweder durch Kompressen oder durch Adstringentien gestillt werden. Bei wiederholten Blutungen kann das geplatzte Blutgefäß mit Laserlicht verödet werden. Bei einer sehr starken Blutung wird die Arterie verschlossen, indem ein Kügelchen als Stopfen mit Hilfe eines Katheters in das Blutgefäß eingeführt wird. Manchmal wird auch ein Pfropfen aus Körpergewebe zur Reparatur auf die zerrissene Ader aufgebracht. Patienten, die über längere Zeit immer wieder Blutungen haben, entwickeln mit der Zeit eine Eisenmangelanämie; in solchen Fällen ist die Einnahme von Eisenpräparaten geboten.

Bindegewebeerkrankungen

Bei bestimmten Erbkrankheiten, wie z.B. beim Ehlers-Danlos-Syndrom, ist das Kollagen (das Gerüsteiweiß, das den Hauptbaustoff im Bindegewebe ausmacht) ungewöhnlich schwach und dehnbar. Da Kollagen die Aufgabe hat, die Blutgefäße im Bindegewebe ähnlich wie eine Kabelumhüllung zu umschließen und zu stützen▲, werden die Gefäße mit defektem Kollagen besonders empfindlich. Es gibt keine Heilung dieser Krankheit; Menschen, die davon betroffen sind, müssen versuchen, alle Situationen mit erhöhter Verletzungsgefahr zu meiden und eine auftretende Blutung sofort zu stillen.

Purpura Schoenlein-Henoch

Die allergische Blutfleckenkrankheit (Schoenlein-Henoch-Syndrom) ist eine Entzündung der kleinen Blutgefäße infolge einer anormalen Reaktion des körpereigenen Abwehrsystems (autoimmune Reaktion).

Die allergische Purpura ist eine seltene Krankheit, die hauptsächlich kleine Kinder betrifft. Meistens folgt sie unmittelbar auf eine Infektion der Atemwege, aber sie kann auch durch Medikamente ausgelöst werden. Die Erkrankung kann sich plötzlich entwickeln und dauert dann nur kurze Zeit; oder sie beginnt allmählich und vergeht erst nach langer Zeit wieder. Dabei entzünden sich die Blutgefäße in der Haut, in den Gelenken, im Magen-Darm-Trakt oder in den Nieren und bluten.

Symptome und Diagnose

Die Krankheit beginnt mit kleinen Bereichen roter Flecken (Purpura) – meistens an den Füßen, Beinen, Händen und am Gesäß – als Folge von Blutungen aus den Blutgefäßen in der Haut. Nach einigen Tagen erscheinen die purpurfarbigen Flecken verdickt und hart; Mengen von neuen Flecken tauchen innerhalb weniger Wochen auf, sobald die ersten verschwunden sind. Geschwollene Fußknöchel, Hüftknochen, Knie, Handgelenke und Ellenbogen sind Begleitsymptome, gewöhnlich kommen Fieber und Schmerzen in den Gelenken hinzu. Blutungen im Magen-Darm-Trakt verursachen Bauchkrämpfe und Druckempfindlichkeit; fast die Hälfte der Patienten mit allergischer Purpura hat Blut im Urin (Hämaturie). Die meisten der Kranken werden innerhalb eines Monats wieder ganz gesund, allerdings tauchen die Symptome hin und wieder auf, verschwinden aber nach einiger Zeit. Manchmal werden die Nieren dauerhaft geschädigt.

Die Diagnose kann aufgrund der Krankheitsmerkmale gestellt werden. Falls durch Blut- oder Urinuntersuchungen Veränderungen der Nierenfunktion erkannt werden, entnimmt der Arzt eine Gewebeprobe aus der Niere (Feinnadelbiopsie).

Behandlung und Prognose

Falls der Arzt den Auslöser dieser allergischen Reaktion in einem Medikament vermutet, muß dieses sofort abgesetzt werden. Kortison kann gegen die Schwellungen und Schmerzen helfen, aber es hält die Nierenschädigung nicht auf. Mittel zur Unterdrückung des Immunsystems wie Azathioprin oder Cyclophosphamid werden gelegentlich verordnet, wenn die Nieren weitergehend geschädigt werden; ob sie aber wirklich helfen, ist nicht gesichert.

▲ Siehe Seite 4

Ursachen für Blutplättchenmangel

Das Knochenmark bildet nicht genügend Blutplättchen

- Leukämie
- Aplastische Anämie
- Paroxysmale nächtliche Hämoglobinurie
- Übermäßiger Alkoholkonsum
- Megaloblastäre Anämie
- Einige Erkrankungen des Knochenmarks

Die Blutplättchen werden in der vergrößerten Milz festgehalten

- Leberzirrhose mit Vergrößerung der Milz
- Osteomyelofibrose
- Gaucher-Krankheit

Die Blutplättchen sind geschwächt

- Häufige und umfangreiche Austauschtransfusionen (da die Blutplättchen sich im gelagerten Blut nicht lange halten)
- Operation mit der Herz-Lungen-Maschine

Erhöhter Verbrauch oder Zerstörung der Blutplättchen

- Idiopathische thrombozytopenische Purpura
- HIV-Infektion
- Purpura nach Blutübertragungen
- Medikamente wie Heparin, Chinidin, Chinin, Sulfonamide, manche blutzuckersenkende Tabletten, Goldsalze und Rifampizin
- Chronische Leukämie bei Neugeborenen
- Lymphome
- Systemischer Lupus erythematodes
- Umstände, die zu einer Gerinnung innerhalb der Blutgefäße führen wie Komplikationen bei einer Geburt, Krebs, Blutvergiftung (Sepsis) durch gramnegative Bakterien oder eine Gehirnverletzung
- Thrombotisch-thrombozytopenische Purpura
- Hämolytisch-urämisches Syndrom
- Schocklunge
- Schwere Infektionen mit Blutvergiftung

Blutplättchenmangel

Als Thrombopenie oder Thrombozytopenie bezeichnen Mediziner einen Mangel an Blutplättchen (Thrombozyten), die für die Blutgerinnung zuständig sind.

Im Normalfall enthält das Blut ungefähr 140 000 bis 450 000 Blutplättchen pro Mikroliter. Ungewöhnliche Blutungen können auftreten, wenn die Anzahl unter 30 000 pro Mikroliter fällt. Gesundheitliche Probleme treten erst bei einem Absinken unter 10 000 pro Mikroliter auf.

Viele Krankheiten können einen Mangel an Blutplättchen verursachen, jedoch wird häufig auch keine Ursache gefunden. Die vier Hauptgründe für einen Blutplättchenmangel sind: Das Knochenmark produziert nicht genügend Plättchen; die Thrombozyten werden in einer vergrößerten Milz abgebaut▲; es werden vermehrt Blutplättchen verbraucht oder zerstört; es kann eine Funktionsschwäche der Plättchen selbst vorliegen.

Symptome

Blutungen in der Haut können ein erstes Anzeichen für einen Thrombozytenmangel sein. Dabei erscheinen viele purpurfarbene Pünktchen auf den unteren Beinpartien, und harmlose Verletzungen verursachen kleine, sich ausbreitende Blutergüsse. Das Zahnfleisch kann bluten, und es ist auch möglich, daß Blut im Stuhl oder Urin zu sehen ist. Die monatlichen Regelblutungen können ungewöhnlich heftig ausfallen. Operationen und Unfälle stellen eine große Gefahr dar, weil diese Blutungen schwer zu stillen sind.

Die Blutungen verschlimmern sich, wenn die Menge der Blutplättchen weiter abnimmt. Menschen mit sehr wenig Blutplättchen (gewöhnlich unter 5000 bis 10 000 pro Mikroliter Blut) können erhebliche Mengen Blut im Magen-Darm-Trakt verlieren, oder aber sie erleiden eine lebensbedrohliche Blutung im Gehirn, selbst wenn sie sich gar nicht verletzt haben.

Diagnose

Mediziner vermuten eine Thrombopenie bei Kranken, die ungewöhnlich starke Blutungen und eine verstärkte Neigung zu Blutergüssen aufweisen. Routinemäßig wird der Thrombozytengehalt im Blut kontrolliert, wenn jemand an Störungen leidet, wie sie als Ursache einer Thrombopenie bekannt sind. Manchmal entdecken die Ärzte einen Mangel an Blutplättchen zufällig, wenn sie eine Blutuntersuchung aus anderen Gründen veranlaßt haben, da manche Patienten keine Symptome einer Blutung zeigen.

Bei der Diagnose der Thrombopenie müssen alle Umstände kritisch betrachtet werden. Zuerst muß der Arzt feststellen, ob eine Störung vorliegt, die Blutplättchen-

▲ Siehe Seite 783

mangel auslösen kann. Ist das nicht der Fall, können andere Merkmale auf die Ursache hinweisen. Zum Beispiel haben die Patienten gewöhnlich Fieber, wenn die Thrombopenie die Folge einer Infektion, einer Autoimmunkrankheit wie Lupus erythematodes oder einer thrombotischen bzw. thrombozytopenischen Purpura ist. Die Patienten bekommen aber kein Fieber, wenn die Ursache in einem idiopathischen Blutplättchenmangel oder in bestimmten Medikamenten liegt. Eine vergrößerte Milz, die der Arzt ertasten kann, läßt vermuten, daß die Thrombopenie aus einer Krankheit entstanden ist.

Eine Blutprobe, die unter dem Mikroskop untersucht wird, oder die Messung von Anzahl und Gehalt der Plättchen im Blut mit einem elektronischen Zählapparat kann Aufschluß über die Schwere der Thrombopenie und einen Fingerzeig auf die Ursachen geben. Eine Probe vom Knochenmark, die mit einer Spritze abgesaugt und unter dem Mikroskop untersucht wird ▲, kann Informationen über die Bildung der Blutplättchen im Knochenmark liefern.

Behandlung

Ein Blutplättchenmangel, der auf ein Medikament zurückzuführen ist, kann gewöhnlich durch Absetzen des Präparates behoben werden. Patienten mit einer sehr niedrigen Anzahl von Thrombozyten werden oft im Krankenhaus behandelt oder angewiesen, ständig das Bett zu hüten, um einer zufälligen Verletzung vorzubeugen. Bei einer sehr heftigen Blutung werden ggf. Blutplättchen transfundiert, vor allem wenn die Thrombopenie auf einer verminderten Produktion der Plättchen basiert.

Blutplättchenmangel aus unbekannter Ursache

Bei dieser, von Medizinern idiopathische thrombozytopenische Purpura genannten Krankheit liegt ein Blutplättchenmangel vor, der anormale Blutungen verursacht.

Die Ursache für den Mangel an Blutplättchen ist unbekannt (idiopathisch), es wird aber vermutet, daß sich durch eine Fehlreaktion des Immunsystems Antikörper gegen die eigenen Blutplättchen richten, um sie zu zerstören (Autoimmunreaktion). Das Knochenmark versucht in solchen Fällen, durch erhöhte Produktion von Blutplättchen den Mangel auszugleichen; jedoch werden mehr Plättchen zerstört als produziert.

Bei Kindern tritt die Störung gewöhnlich nach einer Virusinfektion auf; sie verschwindet ohne Behandlung nach ein paar Wochen oder Monaten wieder.

Symptome und Diagnose

Die Krankheitsmerkmale treten plötzlich auf (akute Form) oder entwickeln sich allmählich (chronische Form). Dabei treten stecknadelkopfgroße, rote Flecken auf der Haut auf, unerklärliche Blutergüsse, Blutungen aus der Nase und dem Zahnfleisch sowie Blut im Stuhl. Die Krankheit wird aufgrund des verringerten Anteils von Blutplättchen im Blut diagnostiziert und aufgrund von Hinweisen auf eine vermehrte Zerstörung der Blutplättchen, die sich aus der Blut- und Knochenmarkprobe ergeben.

Behandlung

Um Erwachsene zu behandeln, versucht der Arzt zuerst, die krankhafte Immunreaktion zu unterdrücken, indem er hohe Dosen Kortison verordnet. Kortison erhöht fast immer die Anzahl der Blutplättchen, aber die Steigerung ist nur vorübergehend. Da jedoch eine längere Therapie mit diesem Medikament eine Reihe von unerwünschten Nebenwirkungen mit sich bringt, wird es so schnell wie möglich wieder abgesetzt. Auch Mittel zur Unterdrückung des Immunsystems, beispielsweise Azathioprin, werden manchmal versucht. Falls die Medikamente nicht die beabsichtigte Wirkung zeigen oder die Krankheit erneut auftritt, wird bei den meisten Patienten die Milz operativ entfernt (Splenektomie).

Hohe Dosen von Immunglobulinen oder Rh-Antikörpern (bei rh-positiven Menschen) werden Patienten mit einer lebensbedrohlichen Blutung in die Venen injiziert. Diese Behandlung wird ab und zu auch über eine längere Zeitspanne angewendet, besonders bei Kindern, um den Blutplättchenspiegel auf der erforderlichen Höhe zu halten und so die Blutungen zu verhindern.

Blutplättchenmangel durch Infektionen

Häufig führt die Ansteckung mit HIV, dem Virus, das Aids verursacht, zu einer Thrombopenie. Dabei zerstören offenbar Antikörper die Blutplättchen. Die Behandlung ist ähnlich wie bei der idiopathischen thrombozytopenischen Purpura. Jedoch wird in solchen Fällen mit einer gezielten Behandlung so lange gewartet, bis die Blutplättchenkonzentration extrem niedrig ist, da bei Aidskranken erst ein sehr geringer Anteil an Blutplättchen eine gefährliche Blutung auslöst. Das Medikament Zidovudin, das die Vermehrung von HI-Viren verlangsamen soll, erhöht häufig die Zahl der Blutplättchen.

Auch einige andere Krankheiten können einen Mangel an Blutplättchen hervorrufen. Etwa der systemische Lupus erythematodes; er vermindert die Anzahl der Blutplättchen, da Antikörper dagegen gebildet werden. Eine Verbrauchskoagulopathie bedeutet eine verstärkte Gerinnung innerhalb der Blutgefäße, wobei winzige Gerinnsel überall im Körper entstehen, die sehr rasch die Blutplättchen und Gerinnungsfaktoren verbrauchen.

▲ Siehe Seite 733

Moschcowitz-Krankheit

Diese Krankheit wird auch thrombotisch thrombozytopenische Purpura genannt. Sie ist zwar sehr selten, aber lebensgefährlich. Im ganzen Körper bilden sich plötzlich kleine Blutgerinnsel, die schlagartig die Menge an Blutplättchen und roten Blutkörperchen verringern, verbunden mit Fieber und der Schädigung verschiedener Organe.

Die Ursache dieser Krankheit ist unbekannt. Durch die verstärkte Gerinnung kann die Blutzufuhr zu Teilen des Gehirns zusammenbrechen, was zu seltsamen an- und abschwellenden neurologischen Störungen führen kann. Weitere Anzeichen sind Gelbsucht, Blut und Eiweiß im Urin, Nierenschaden, Bauchkrämpfe und ein unregelmäßiger Herzrhythmus. Wird die Krankheit nicht behandelt, führt sie zum Tod; mit einer geeigneten Behandlung kann jedoch mehr als die Hälfte der Betroffenen überleben.

Behandlung

Wiederholter Plasmaaustausch (Plasmapherese) oder eine Transfusion großer Mengen von Plasma (der flüssige, zellfreie Anteil des Blutes) kann die Zerstörung der Blutplättchen und der roten Blutkörperchen stoppen. Kortison und Medikamente, die die Haftfunktion der Blutplättchen hemmen, wie Azetylsalizylsäure und Dipyridamol, werden manchmal eingesetzt, aber die Wirkung ist ungewiß. Obwohl die Moschcowitz-Krankheit meist nur für begrenzte Zeit auftritt, sollten Patienten nach dem Abklingen noch einige Jahre lang ihr Blut und ihren Körper untersuchen und beobachten lassen.

Hämolytisch-urämisches Syndrom

Das hämolytisch-urämische Syndrom ist eine Erkrankung, bei der die Anzahl der Blutplättchen plötzlich absinkt, die roten Blutkörperchen zerstört werden und die Nierenfunktion ausfällt.

Diese Krankheit tritt hauptsächlich bei Babys und Kleinkindern sowie bei schwangeren Frauen auf oder solchen, die gerade eine Geburt hinter sich haben; allerdings kann sie sich auch bei älteren Kindern, Erwachsenen und nicht schwangeren Frauen entwickeln. Manchmal ist eine Ansteckung durch Bakterien der Auslöser; auch Medikamente gegen Krebs wie Mitomyzin sowie das Immunsystem stark unterdrückende Medikamente können das Syndrom auslösen. Meist bleibt die Ursache unbekannt.

Symptome und Diagnose

Die Anzeichen der Erkrankung gleichen denen einer allgemeinen Blutkrankheit, ähnlich den Symptomen der Moschcowitz-Krankheit. Jedoch treten nur wenige neurologische Störungen auf, und die Schädigung der Nieren ist immer ernst.

Behandlung und Prognose

Die meisten Kinder werden wieder gesund; allerdings brauchen sie möglicherweise eine regelmäßige Blutwäsche (Dialyse), bis ihre Nieren wieder voll funktionsfähig sind. Bei vielen Erwachsenen, besonders bei Frauen, die die Krankheit nach einer Geburt entwickeln, erholen sich die Nieren nie wieder völlig. Bei einigen Kranken erscheint der Austausch von Plasma sinnvoll. Die meisten Patienten, die diese Krankheit als Folge der Einnahme von Mitomyzin entwickeln, sterben innerhalb weniger Monate an den Komplikationen.

Funktionsstörungen der Blutplättchen

Bei einigen Erkrankungen ist zwar der Bestand an Blutplättchen normal, aber sie sind unfähig, Blutungen zu verhüten. Der Grund für die Funktionsstörung kann vererbt sein (z. B. Von-Willebrand-Jürgens-Krankheit) oder erworben (beispielsweise durch Medikamente).

Von-Willebrand-Jürgens-Syndrom

Die Krankheit besteht in einem Mangel oder einem Defekt des sogenannten Von-Willebrand-Faktors im Blut. Das ist ein Eiweiß, das die Funktion der Blutplättchen beeinflußt.

Das Von-Willebrand-Jürgens-Syndrom ist die häufigste ererbte Störung in der Funktionstüchtigkeit der Blutplättchen. Der Von-Willebrand-Faktor findet sich im Plasma, in den Plättchen und in den Wänden der Blutgefäße. Wenn dieses Eiweiß fehlt oder defekt ist, findet bereits der erste Schritt der Blutstillung an einem defekten Blutgefäß nicht statt: nämlich die Blutplättchen an der betreffenden Stelle zu sammeln. Als Folge davon wird die Blutung nicht ausreichend schnell gestillt; meist hört sie aber letztlich doch auf.

Symptome und Diagnose

Typisch für die Krankheit ist z. B. ein Kind, das leicht Blutergüsse bekommt oder schon beim kleinsten Schnitt in die Haut sehr viel Blut verliert oder beim Ziehen eines Zahnes kaum stillbare Blutungen entwickelt. Manchmal haben Frauen mit dieser Krankheit ungewöhnlich starke Monatsblutungen. Die Blutungen verschlimmern sich mit der Zeit. Auf der anderen Seite können wechselnde Hormonspiegel, Streß, Schwangerschaft, Entzündungen und Infektionen den Körper in die Lage versetzen, die Produktion des Von-Willebrand-Faktors zu steigern. Dann wird vorübergehend die Gerinnungsfähigkeit des Blutes verbessert.

Azetylsalizylsäure und viele Arzneimittel gegen Gelenkentzündungen können Blutungen verstärken, da sie die Funktion der Blutplättchen behindern. Am Von-Willebrand-Jürgens-Syndrom Erkrankte können gegen Schmer-

Ererbte Störungen der Blutplättchen

Störung	Häufigkeit der Krankheit	Beschreibung	Heftigkeit der Blutungen
Von-Willebrand-Jürgens-Syndrom	Relativ häufig	Defekt oder völliges Fehlen des Von-Willebrand-Faktors, jenes Proteins, das die Blutplättchen an eine Wunde in der Gefäßwand bindet, oder ein Mangel des Gerinnungsfaktors VIII	Mild bis mäßig in den meisten Fällen; bei Menschen mit einem sehr niedrigen Spiegel des Von-Willebrand-Faktors können die Blutungen ernst werden
Speicherdefekt-krankheiten	Relativ ungewöhnlich	Defekte Blutplättchengranula, die das Zusammenballen der Plättchen behindern	Mild
Chediak-Higashi- und Hermansky-Pudlak-Syndrom	Selten	Spezielle Formen von Stoffwechselkrankheiten	Unterschiedlich
Funktionsstörung von Thromboxan A_2	Sehr selten	Gestörte Reaktion der Blutplättchen auf den Gerinnungsreiz	Mild
Thrombasthenie (Thrombozyten-funktionsstörung)	Selten	Fehlen der Proteine, die für die Verklumpung notwendig sind, in der Außenfläche der Blutplättchen	Unterschiedlich
Bernard-Soulier-Syndrom	Selten	Fehlen der Proteine, die für die Verklumpung notwendig sind, und ungewöhnliche Vergrößerung der Blutplättchen, so daß sie sich nicht an der verletzten Blutgefäßwand sammeln	Unterschiedlich

zen Parazetamol anwenden, da dieses Mittel nicht in die Funktion der Blutplättchen eingreift.

Labortests mögen zeigen, daß zwar die Anzahl der Blutplättchen in Ordnung, die Blutungszeit aber dennoch ungewöhnlich lang ist. Unter Blutungszeit wird die Zeit verstanden, die vergeht, bis die Blutung aus einem definierten kleinen Schnitt in den Unterarm zum Stillstand gekommen ist. Um die Krankheit zu diagnostizieren, veranlaßt der Arzt die Bestimmung des Von-Willebrand-Faktors im Blut. Da dieses Eiweiß den Faktor VIII im Blut transportiert, ist bei dieser Krankheit der Gehalt von Faktor VIII im Blut ebenfalls häufig verringert.

Behandlung

Viele Menschen mit dem Von-Willebrand-Jürgens-Syndrom brauchen nicht behandelt zu werden. Bei ungewöhnlich starken Blutungen kann jedoch die Transfusion eines Konzentrates aus Gerinnungsfaktoren, einschließlich des Von-Willebrand-Faktors, helfen. ▲ Bei milden Formen der Krankheit kann Desmopressin gegeben werden; dadurch wird der Anteil des Von-Willebrand-Faktors wenigstens so lange erhöht, daß z. B. bei einer Operation oder Zahnbehandlung keine Transfusion erforderlich wird.

Erworbene Störung der Blutplättchen

Verschiedene Krankheiten und Medikamente können die Funktion der Blutplättchen beeinträchtigen. Zu den Erkrankungen gehören Nierenversagen, Leukämie, Plasmozytom, Leberzirrhose und systemischer Lupus erythematodes. Zu den Arzneimitteln zählen Azetylsalizylsäure, Ticlopidin, nichtsteroidale Entzündungshemmer sowie Penizillin in hohen Dosen. In den meisten Fällen führt aber eine solche Störung der Blutplättchen nicht zu starken Blutungen.

▲ Siehe Seite 736

Bluterkrankheit

Die Bluterkrankheit (Hämophilie) wird durch den Mangel eines Gerinnungsfaktors verursacht.

Die Hämophilie A (klassische Hämophilie), zu der 80 Prozent aller Bluterkrankheiten gehören, basiert auf einem Mangel des Gerinnungsfaktors VIII (antihämophiles Globulin). Hämophilie B (Christmas-Erkrankung) entsteht durch einen Mangel an Faktor IX (Christmas-Faktor). Ursachen und Folgen beider Bluterkrankheiten sind gleich: Beide werden durch die Mutter vererbt (geschlechtsgebundene Vererbung), betreffen aber grundsätzlich nur männliche Kinder.▲

Symptome

Die Bluterkrankheit hängt mit mehreren verschiedenen genetischen Besonderheiten zusammen. Die Schwere der Krankheitssymptome ist davon abhängig, wie intensiv sich die defekten Gene auf die Funktion der Gerinnungsfaktoren VIII und IX auswirken. Falls die Funktionsfähigkeit unter ein Prozent der Norm abfällt, entstehen wiederholt starke, scheinbar grundlose Blutungen.

Werden fünf Prozent normaler Gerinnungsfähigkeit nicht unterschritten, haben die Betroffenen nur eine leichte Hämophilie. Selten tritt bei ihnen eine Blutung ohne erkennbare Ursache auf, jedoch können Operationen und Verletzungen zu unkontrollierbaren Blutverlusten führen, die bisweilen auch tödlich enden. Eine leichte Hämophilie wird oft überhaupt nicht erkannt. Bei Menschen, deren Blutgerinnung noch zu 10 bis 25 Prozent normal funktioniert, können jedoch nach Operationen, beim Zahnziehen oder bei schweren Verletzungen ungewöhnlich starke Blutungen auftreten.

Generell ist die erste außergewöhnlich starke Blutung bereits innerhalb der ersten 18 Lebensmonate zu beobachten, oft infolge einer kleinen Verletzung. Ein Kind mit Bluterkrankheit neigt übermäßig zu Blutergüssen. Schon der Stich mit einer Spritze in einen Muskel kann einen umfangreichen Bluterguß (Hämatom) entstehen lassen. Wiederholte Blutungen in den Gelenken oder Muskeln können langfristig zu Verformungen führen. Blutungen können den hinteren Teil der Zunge so stark anschwellen lassen, daß dadurch die Luftröhre verschlossen wird und erhebliche Atembeschwerden auftreten. Ein leichter Schlag auf den Kopf verursacht möglicherweise eine heftige innere Blutung im Schädel, wodurch Teile des Gehirns zerstört werden – manchmal mit tödlichem Ausgang.

Diagnose

Der Arzt vermutet eine Bluterkrankheit beispielsweise bei einem kleinen Jungen mit ungewöhnlich hoher Blutungsneigung. Die Laboruntersuchung einer Blutprobe kann in solchen Fällen klären, ob die Blutgerinnung des Jungen ungewöhnlich langsam verläuft. Ist dies der Fall, bestätigt sich der Verdacht auf Hämophilie. Der Arzt wird nun den Typ und die Schwere der Krankheit bestimmen, indem er die Aktivität der Gerinnungsfaktoren VIII und IX testet.

Behandlung

Menschen mit Bluterkrankheit müssen Situationen meiden, in denen es zu einer Blutung kommen könnte. So ist es ratsam, die Zähne gut zu pflegen, damit keine gezogen werden müssen. Falls sich Patienten mit leichter Hämophilie einer Zahn- oder sonstigen Operation unterziehen müssen, sollten sie vorher Desmopressin einnehmen, um die Gerinnung vorübergehend zu unterstützen, damit keine Transfusion erforderlich wird. Hämophiliepatienten müssen außerdem bestimmte Medikamente meiden, z. B. Azetylsalizylsäure, Heparin, Phenprocoumon und bestimmte Schmerzmittel nichtsteroidale Entzündungshemmer, da diese die Blutungsneigung verstärken.

Gewöhnlich sind Blutübertragungen, die die fehlenden Gerinnungsfaktoren ersetzen sollen, Bestandteil der Behandlung. Solche Faktoren finden sich im Plasma und in höherer Anzahl im Plasmakonzentrat. Etwas Plasmakonzentrat sollte zu Hause bereitgestellt und vom Kranken selbst eingesetzt werden, entweder zur regelmäßigen Vorsorge gegen starke Blutungen oder beim ersten Anzeichen einer Blutung. In vielen Fällen muß das Plasmakonzentrat dreimal am Tag verabreicht werden. Die Dosis und die Häufigkeit hängen in jedem Fall von der Schwere der Blutungsstörung ab. Die Dosis wird aufgrund regelmäßiger Blutuntersuchungen immer wieder neu festgesetzt. Während eines akuten Blutungsvorgangs werden mehr Gerinnungsfaktoren gebraucht; diese Behandlung muß durch eine Person erfolgen, die für diese Krankheit speziell ausgebildet ist.

In der Vergangenheit bestand noch das Risiko, mit dem Plasmakonzentrat eine im Blut eines Spenders vorhandene Krankheit wie Hepatitis oder Aids zu übertragen. Ungefähr 60 Prozent der Bluter, die in den frühen 80er Jahren mit Plasmakonzentrat behandelt wurden, sind mit HIV angesteckt worden. Inzwischen wurde das Risiko, sich durch das übertragene Plasma zu infizieren, weitgehend beseitigt, und zwar durch die heutigen strengen Untersuchungen und Behandlungen des gespendeten Blutes beziehungsweise durch den Einsatz gentechnisch hergestellter Faktor-VIII-Präparate.■

Einige der Bluter entwickeln Antikörper gegen die übertragenen Faktoren VIII und IX. Dadurch wirken die Trans-

▲ Siehe Kasten, Seite 11

■ Siehe Kasten, Seite 735

fusionen nicht mehr ausreichend. Falls Antikörper in Blutproben des Empfängers entdeckt werden, kann entweder die Dosis des Plasmakonzentrates erhöht werden, oder es werden andere Gerinnungsfaktoren beziehungsweise Medikamente eingesetzt, um die Antikörper zu verringern.

Verbrauchskoagulopathie

Eine Verbrauchskoagulopathie ist eine Störung, bei der kleine Blutgerinnsel überall im Körper auftauchen, feine Adern verstopfen und dabei die Gerinnungsfaktoren verbrauchen, die nötig wären, um eine Blutung zu stillen.

Die Erkrankung beginnt mit einer übermäßigen Gerinnselbildung, meist ausgelöst durch einen Giftstoff im Blut. Wenn die Gerinnungsfaktoren stark verringert sind, treten heftige Blutungen auf.

Symptome und Diagnose

Die unkontrollierte Blutgerinnung (Koagulation) innerhalb der Gefäße tritt ganz plötzlich auf und ist sehr ernst zu nehmen. Falls dies nach einer Operation oder Geburt geschieht, können die Schnittwunde oder das zerrissene Gewebe heftig und unkontrollierbar bluten. Auch eine Injektion in die Vene kann eine anhaltende Blutung auslösen; ebenso können massive Blutungen im Gehirn, im Magen-Darm-Trakt, in der Haut, den Muskeln und Körperhöhlen auftreten. Gleichzeitig können Gerinnsel in den kleinen Blutgefäßen der Nieren entstehen und diese schädigen – manchmal so schwer, daß sie keinen Urin mehr ausscheiden.

Der Arzt ordnet regelmäßige Blutuntersuchungen an, um Patienten mit hohem Risiko für eine Gerinnungsstörung zu beobachten. Die Tests zeigen, ob die Zahl der Blutplättchen in einer Probe plötzlich absinkt und das Blut längere Zeit zum Gerinnen braucht. Die Diagnose erhärtet sich, wenn sich in der Blutprobe eine verminderte Anzahl von Gerinnungsfaktoren befindet, wenn ungewöhnlich viele kleine Blutgerinnsel auftreten oder große Mengen an Abbauprodukten zerfallener Gerinnsel festzustellen sind.

Behandlung

Die Ursache für die Gerinnung innerhalb der Blutgefäße muß gefunden und beseitigt werden, je nachdem, ob es sich um ein Problem im Verlauf einer Geburt, um eine Infektionskrankheit oder um Krebs handelt. Die Gerinnungsstörung wird im Regelfall verschwinden, wenn die auslösende Ursache beseitigt ist.

Da die Blutgerinnsel stets eine Lebensgefahr darstellen, müssen sie so lange als Notfall behandelt werden, bis die Ursache behoben ist. Die Notfallhilfe muß vielschichtig sein, weil sich die körperliche Verfassung des Patienten einerseits durch heftige Blutungen, andererseits durch plötzliche starke Gerinnung rapide verschlechtern kann. Blutplättchen und Gerinnungsfaktoren können jeweils transfundiert werden, um das Fehlende zu ersetzen und massive Blutungen zu stillen, aber der Erfolg der Blutplättchentransfusionen ist nur von kurzer Dauer. Manchmal wird auch Heparin gegeben, um die Gerinnung zu verlangsamen.

Wer hat ein Risiko für eine Verbrauchskoagulopathie?

Menschen mit hohem Risiko

- Frauen mit Komplikationen oder einer Operation bei der Geburt, wenn etwa Teilchen der Gebärmutterschleimhaut in die Blutbahn geraten
- Menschen mit schwerer bakterieller Infektion. Die Bakterien setzen einen Giftstoff frei, der die Gerinnung beschleunigt
- Menschen mit bestimmten Formen von Leukämie oder Magen-, Bauchspeicheldrüsen- oder Prostatakrebs

Menschen mit geringerem Risiko

- Menschen mit schweren Kopfverletzungen
- Männer nach Operationen an der Prostata
- Menschen nach einem Biß einer Giftschlange

Störungen durch gerinnungshemmende Stoffe im Blut

Das Blut enthält Gerinnungshemmer – Stoffe, die einen wichtigen Schritt in dem Prozeß der Blutgerinnung blokkieren. Gewöhnlich sind dieses Antikörper gegen einen Gerinnungsfaktor, wie etwa Faktor VIII. Bei einigen Krankheiten produziert der Körper solche Gerinnungshemmer. Die betroffenen Patienten entwickeln ungewöhnlich starke Blutungen, ähnlich wie bei Patienten, die gerinnungshemmende Medikamente (Heparin, Phenprocoumon oder Warfarin) erhalten haben.

Menschen mit systemischem Lupus erythematodes bilden oft einen gerinnungshemmenden Stoff, der im Labor bei der Gerinnungsmessung entdeckt werden kann. Paradoxerweise ruft dieser Gerinnungshemmer keine starke Blutung hervor, sondern im Gegenteil eine verstärkte Gerinnung. Frauen mit diesem Stoff scheinen eine Anlage zu Fehlgeburten zu haben.

Störungen der weißen Blutkörperchen

Die weißen Blutkörperchen (Leukozyten) haben die Aufgabe, den Körper gegen Infektionserreger und schädliche Fremdstoffe zu verteidigen. Um den Körper ausreichend schützen zu können, muß eine entsprechende Anzahl weißer Blutkörperchen vorhanden sein, und die Blutkörperchen müssen die richtigen Signale erhalten, damit sie an jene Stellen im Körper gelangen, an denen sie gebraucht werden, um schädliche Fremdkörper und Stoffe abzutöten und zu beseitigen. ▲

Wie alle Blutzellen werden die weißen Blutkörperchen im Knochenmark gebildet. Sie entwickeln sich mit der Zeit aus einem Vorstadium (Stammzellen) zu einer der fünf Hauptgruppen weißer Blutzellen. Diese heißen Neutrophile, Lymphozyten, Monozyten, Eosinophile und Basophile. Normalerweise produziert ein einzelner Mensch ungefähr hundert Milliarden weiße Blutkörperchen pro Tag.

Bei Blutuntersuchungen wird die Anzahl der weißen Blutkörperchen aus einer Blutprobe mittels Computer in einem Blutzählautomaten bestimmt. Diese Instrumente liefern sowohl die Anzahl aller weißen Blutkörperchen pro Mikroliter Blut wie auch den Anteil der fünf verschiedenen Arten. Die Gesamtzahl der weißen Blutkörperchen bewegt sich normalerweise zwischen 4 000 und 10 000 Zellen pro Mikroliter.

Zu wenig oder zu viele weiße Blutkörperchen sind Zeichen einer Erkrankung. Leukopenie (oder Leukozytopenie) z. B. ist eine Verminderung der Zahl der weißen Blutkörperchen auf einen Wert von weniger als 4 000 pro Mikroliter Blut; die Betroffenen sind dann erheblich gefährdet, eine Infektionskrankheit zu bekommen. Leukozytose hingegen, eine erhöhte Zahl der weißen Blutkörperchen, kann als Reaktion auf Infektionen oder Fremdstoffe entstehen ■; auch Krebs, Verletzungen, Streß oder bestimmte Medikamente können die Auslöser sein. Bei den meisten Störungen der weißen Blutkörperchen sind die Neutrophilen, Lymphozyten, Monozyten und Eosinophilen betroffen. Erkrankungen, die die Basophilen betreffen, kommen äußerst selten vor.

▲ Siehe Seite 808

■ Siehe Seite 837

Neutropenie

Unter Neutropenie versteht man eine ungewöhnlich niedrige Anzahl von Neutrophilen im Blut.

Die Neutrophilen sind die wichtigste Einsatztruppe bei der körpereigenen Abwehr gegen Bakterien und Pilze. Sie helfen, Wunden zu heilen und schädliche Substanzen zu vertilgen, wie beispielsweise eingezogene Splitter.

Innerhalb von etwa zwei Wochen reifen die Neutrophilen im Knochenmark heran. Nach ihrem Eintritt in den Blutkreislauf treiben sie ungefähr sechs Stunden lang im Blutstrom und suchen dabei infektiöse Organismen und andere Eindringlinge. Wenn sie einen Feind gefunden haben, heften sie sich an ihn und wechseln aus dem Blut ins Gewebe über. Hier produzieren sie Gifte, die die feindlichen Substanzen töten und auflösen. Dieser Vorgang beeinträchtigt aber das umgebende gesunde Gewebe. Der Prozeß ruft dann an der infizierten Stelle eine Entzündung hervor, die sich auf der Körperoberfläche oft als Rötung, Schwellung und Wärme bemerkbar macht.

Da die Neutrophilen generell 70 Prozent der gesamten Anzahl der weißen Blutkörperchen ausmachen, bedeutet eine Verminderung der weißen Blutzellen automatisch ein Absinken der Gesamtzahl von bereitgestellten Neutrophilen. Fällt die Anzahl Neutrophiler unter tausend Zellen pro Mikroliter Blut, erhöht sich das Risiko einer Infektion nur wenig, fällt der Spiegel allerdings bis unter 500 Zellen pro Mikroliter Blut, wächst das Infektionsrisiko bereits beträchtlich. Ohne die entscheidende Abwehrkraft der Neutrophilen könnte ein Mensch schon an einer banalen Infektion sterben.

Ursachen

Neutropenie kann auf eine ganze Reihe von Ursachen zurückzuführen sein. Der Anteil an Neutrophilen kann sinken, wenn das Knochenmark nicht genügend davon bildet, oder wenn eine größere Anzahl von ihnen im Blutkreislauf zerstört wird.

Die aplastische Anämie kann eine Neutropenie verursachen, da sich bei ihr alle Blutzellen verringern. Bestimmte Erbkrankheiten wie eine Reifehemmung des Knochenmarks beim Säugling (infantile hereditäre Agranulozytose) und angeborene Neutropenie führen ebenso zu einer Verminderung der weißen Blutkörperchen.

Die zyklische Neutropenie ist eine seltene Störung, bei der die Anzahl der Neutrophilen innerhalb von 21 bis 28 Tagen zwischen normal und niedrig schwankt; dabei kann die Zahl fast bis auf Null absinken und dann spontan wieder ansteigen, so daß sie nach drei bis vier Tagen wieder den normalen Stand erreicht hat. Menschen mit dieser Störung haben ein erhöhtes Infektionsrisiko während der Perioden mit verringertem Neutrophilenspiegel.

Manche Patienten mit Krebs, Tuberkulose, Osteomyelofibrose, Vitamin-B_{12}- oder Folsäuremangel entwickeln eine Neutropenie. Einige Medikamente, besonders solche, die in der Krebstherapie angewendet werden▲, beeinträchtigen die Fähigkeit des Knochenmarks, Neutrophile zu produzieren.

Die neutrophilen weißen Blutkörperchen werden bei manchen bakteriellen Infektionen, einigen allergischen Störungen und Autoimmunkrankheiten sowie bei der Behandlung mit bestimmten Medikamenten schneller zerstört als sie produziert werden können. Menschen mit einer vergrößerten Milz, beispielsweise durch das Felty-Syndrom (Variante der rheumatoiden Arthritis), Malaria oder Sarkoidose (gutartige Geschwulsterkrankung) können einen verringerten Spiegel von Neutrophilen haben, da sie in der vergrößerten Milz gespeichert und zerstört werden.■

Medikamente, die eine Neutropenie verursachen können

Antibiotika (Penizillin, Sulfonamide und Chloramphenicol)

Antikonvulsiva (bei Epilepsie)

Thyreostatika (bei Schilddrüsenüberfunktion)

Chemotherapeutika (bei Krebs)

Goldsalze (bei rheumatoider Arthritis)

Phenothiazine (bei psychiatrischen Erkrankungen)

Symptome und Diagnose

Eine Neutropenie kann sich ganz plötzlich innerhalb von wenigen Stunden oder Tagen entwickeln (akute Neutropenie), oder sie kann sich über Monate oder Jahre hinziehen (chronische Neutropenie). Da sie keine charakteristischen Symptome zeigt, wird sie oft so lange nicht bemerkt, bis eine Infektionskrankheit auftritt. Bei einer akuten Neutropenie können Fieber und Entzündungen (Geschwüre) rund um Mund und After auftreten. Eine bakterielle Lungenentzündung und andere schwere Infektionen können folgen. Bei der chronischen Neutropenie ist der Verlauf meist nicht so schwer, sofern der Anteil der Neutrophilen nicht extrem verringert ist.

Wenn ein Patient unter immer wiederkehrenden oder außergewöhnlichen Infektionen leidet, vermutet der Arzt eine Neutropenie. Dann läßt er ein Blutbild machen, um die Diagnose zu bestätigen. Eine verringerte Anzahl von Neutrophilen zeigt eine Neutropenie an.

Als nächstes wird nach der Ursache für die Neutropenie geforscht. Gewöhnlich nimmt der Arzt dafür mit einer Nadel eine Probe aus dem Knochenmark.★ Diese Prozedur kann zwar unangenehm sein, doch sie ist nicht gefährlich. Das Knochenmark wird unter dem Mikroskop untersucht, ob es normal erscheint und ob es eine ausreichende Menge an Vorstufen der Neutrophilen aufweist. Schließlich wird festgestellt, ob es noch genügend weiße Blutkörperchen bilden kann. Wenn die Zahl der Vorstufen der Neutrophilen schon vermindert und deren Entwicklung behindert ist, kann der Arzt die Zeit einschätzen, die vergehen muß, bis der Gehalt an Neutrophilen wieder auf den Normalwert ansteigt. Falls die Anzahl der Vorstufen verringert ist, kann es zwei Wochen oder länger dauern, bis neue Neutrophile im Blut erscheinen. Wenn genügend Vorstufen vorhanden sind und sich diese normal entwickeln, brauchen die Neutrophilen nur wenige Tage, um sich zu entwickeln und im Blutkreislauf zu erscheinen. Manchmal enthüllt die Knochenmarkuntersuchung weitere Krankheiten, wie etwa Leukämie oder andere Arten von Blutkrebs, die das Knochenmark beeinträchtigen.

Behandlung

Die Behandlung der Neutropenie richtet sich nach ihrer Ursache, und Medikamente, die sie verursacht haben könnten, werden nach Möglichkeit abgesetzt. Manchmal erholt sich das Knochenmark ohne weitere Behandlung von selbst. Menschen mit einer leichten Form von Neutropenie – die noch mehr als 500 Neutrophile pro Mikroliter Blut aufweisen – zeigen generell keine Symptome und brauchen keine Behandlung.

Mit einer schweren Neutropenie (weniger als 500 Zellen pro Mikroliter Blut) können Patienten einer Infektionskrankheit erliegen, da der Körper nicht mehr in der Lage ist, die Erreger zu bekämpfen. Falls solche Personen eine Infektionskrankheit bekommen, müssen sie grundsätzlich im Krankenhaus behandelt werden. Sie brauchen in jedem Fall sofort stark wirkende Antibiotika, bevor noch die

▲ Siehe Seite 798
■ Siehe Seite 783
★ Siehe Seite 733

Lymphozyten: die Zerstörerzellen

Die beiden Hauptgruppen der Lymphozyten sind B-Lymphozyten, auch B-Zellen genannt, und T-Lymphozyten oder T-Zellen. Die B-Zellen entstehen und entwickeln sich im Knochenmark, während die T-Zellen zwar ihren Ursprung im Knochenmark haben, sich aber in der Thymusdrüse entwickeln. Die B-Zellen werden zu Plasmazellen, die Antikörper produzieren. Diese helfen dem Körper, veränderte Zellen und infektiöse Organismen wie Bakterien, Viren und Pilze zu zerstören. Bei den T-Zellen werden drei verschiedene Gruppen unterschieden:

- Killer-T-Zellen, die veränderte und infektiöse Zellen aufspüren und abtöten
- Helfer-T-Zellen, die anderen Zellen helfen, infektiöse Organismen zu zerstören
- Suppressorzellen, die die Aktivität anderer Lymphozyten unterdrücken, damit diese kein gesundes Gewebe zerstören

Infektionsursache und der Infektionsherd bekannt sind. Fieber zeigt gewöhnlich eine Infektion bei einem Patienten mit Neutropenie an; es ist ein wichtiges Zeichen, daß sofortige ärztliche Überwachung nötig ist.

Hilfreich sind manchmal Wachstumsfaktoren, die die Produktion weißer Blutkörperchen ankurbeln, speziell die G-CSF (granulocyte colony-stimulating factor) und GM-CSF (granulocyte-macrophage colony-stimulating factor). Diese Behandlung kann den Mangel an Neutrophilen bei einer zyklischen Neutropenie beheben. Kortisone helfen, wenn die Ursache der Neutropenie in einer Allergie oder einer Autoimmunreaktion zu suchen ist. Ein Serum aus Anti-T-Lymphozyten oder eine andere Art von immunsuppressiver Therapie, die die körpereigene Abwehr unterdrückt, kann eingesetzt werden, wenn Verdacht auf eine Autoimmunkrankheit besteht – wie z. B. bei der aplastischen Anämie. Die Entfernung einer vergrößerten Milz kann die Zahl der Neutrophilen erhöhen, wenn die weißen Blutkörperchen in der Milz abgebaut worden sind.

Wenn die Medikamente, die das Immunsystem unterdrücken, versagen, müssen sich Menschen mit aplastischer Anämie möglicherweise einer Knochenmarktransplantation unterziehen.▲ Eine Knochenmarktransplantation kann allerdings erhebliche Nebenwirkungen haben, bedingt in jedem Fall einen langen Krankenhausaufenthalt und kann ohnehin nur in ganz bestimmten Situationen helfen. Generell wird sie nie wegen einer Neutropenie allein angewendet.

Lymphopenie

Lymphopenie bedeutet eine ungewöhnlich niedrige Zahl von Lymphozyten im Blut (unter 1 500 Zellen pro Mikroliter Blut bei Erwachsenen und unter 3 000 Zellen pro Mikroliter bei Kindern).

Normalerweise stellen die Lymphozyten 15 bis 40 Prozent aller weißen Blutkörperchen im Blutkreislauf. Sie sind die zentrale Kraft unseres Abwehrsystems: Sie schützen den Körper vor Virusinfektionen; sie helfen anderen Zellen, den Körper gegen Infektionen mit Bakterien und Pilzen zu schützen; sie entwickeln sich zu Zellen, die Antikörper produzieren können (Plasmazellen); sie kämpfen gegen Krebs, und sie stimmen die Wirksamkeit der anderen Zellen des Immunsystems aufeinander ab. ■

Lymphopenie kann durch verschiedene Krankheiten und Umstände verursacht werden. Die Anzahl der Lymphozyten kann kurzfristig während einer erhöhten Streßsituation und während einer Behandlung mit Kortison absinken, ebenso bei einer Chemotherapie gegen Krebs oder einer Strahlentherapie. Menschen mit einem niedrigen T-Lymphozyten-Wert haben gewöhnlich eine schwerere Lymphopenie und leiden dementsprechend mehr unter den Begleitumständen als Menschen mit einem Mangel an B-Lymphozyten. Allerdings kann jede der beschriebenen Mangelkrankheiten lebensgefährlich sein.

Symptome und Diagnose

Da die Lymphozyten einen relativ kleinen Teil der weißen Blutkörperchen darstellen, muß ein Absinken ihrer Anzahl nicht zwangsläufig einen Mangel der gesamten weißen Blutkörperchen bedeuten. Die Lymphopenie selbst verursacht keine Krankheitsmerkmale und wird gewöhnlich zufällig in einem Blutbild entdeckt, das gemacht worden ist, um eine andere Krankheit zu diagnostizieren. Ein drastisch reduzierter Gehalt an Lymphozyten führt zu Infektionen mit Viren, Pilzen und Parasiten.

Mit Hilfe der modernen Labortechnik können Veränderungen der Anzahl bestimmter Arten von Lymphozyten aufgedeckt werden. Am Absinken jener Art von T-Lymphozyten, die unter dem Namen T4-Helferzellen bekannt sind, kann z. B. der Krankheitsverlauf bei Aids abgelesen werden.

Behandlung

Die Behandlung richtet sich hauptsächlich nach der Ursache der Erkrankung. Eine durch ein Medikament aufge-

▲ Siehe Seite 833
■ Siehe Seite 806

tretene Lymphopenie verschwindet gewöhnlich, nachdem das Mittel abgesetzt wird. Wenn es sich bei der Grunderkrankung um Aids handelt, kann wenig getan werden, den Anteil an Lymphozyten zu steigern, obwohl bestimmte Medikamente wie Zidovudin und Didanosin die Anzahl der T-Helferzellen erhöhen können.

Wenn es sich bei der Lymphopenie um einen Mangel an B-Lymphozyten handelt, sinkt meist der Gehalt an Antikörpern im Blut unter die Normalgrenze. In diesen Fällen können Gammaglobuline verordnet werden, die reich an Antikörpern sind; sie helfen, Infektionen vorzubeugen. Bei einer infektiösen Erkrankung werden unmittelbar gegen die Erreger gerichtete Medikamente, etwa Antibiotika, Antimykotika oder Virustatika gegeben.

Störungen der Monozyten

Die Monozyten unterstützen die anderen weißen Blutkörperchen dabei, totes oder beschädigtes Gewebe zu beseitigen, sie zerstören Krebszellen und regeln die Abwehr gegen fremde Stoffe. Wie die übrigen weißen Blutkörperchen werden auch die Monozyten im Knochenmark gebildet und gelangen dann in die Blutbahn. Innerhalb weniger Stunden wandern sie in die Gewebe ab, wo sie sich zu Makrophagen entwickeln, den Freßzellen (Phagozyten) des Immunsystems. Makrophagen sind zwar im ganzen Körper verteilt, kommen aber in größerer Menge hauptsächlich in der Lunge, der Leber, der Milz und im Knochenmark sowie in den größeren Körperhöhlen vor. Sie können mehrere Monate leben.

Bestimmte Infektionen, Krebs und Störungen im Immunsystem, können die Zahl der Monozyten ansteigen lassen. Bei Erbkrankheiten, wie beispielsweise der Gaucher-Krankheit und der Niemann-Pick-Krankheit, werden Zelltrümmer in den Makrophagen gespeichert, die deren Funktion stören.

Eosinophilie

Bei der Eosinophilie handelt es sich um eine ungewöhnliche Vermehrung der eosinophilen weißen Blutkörperchen.

Eosinophilie ist keine eigentliche Krankheit, aber sie ist möglicherweise die Antwort auf eine Erkrankung. Eine erhöhte Anzahl von Eosinophilen im Blut ist gewöhnlich die Reaktion auf veränderte Zellen, Parasiten oder Stoffe, die eine allergische Reaktion hervorrufen.

Nachdem das Knochenmark die Eosinophilen produziert hat, verbleiben sie nur ein paar Stunden im Blutkreislauf, bevor sie sich in den Geweben im ganzen Körper verteilen. Wenn ein fremder Stoff in den Körper eindringt, wird er von den Lymphozyten und den Neutrophilen entdeckt; diese setzen Substanzen frei, die die Eosinophilen an die betreffende Stelle locken. Die Eosinophilen setzen dann Giftstoffe frei, welche die Parasiten und veränderte menschliche Zellen, wie etwa Krebszellen, abtöten.

Krankheiten, die eine Lymphopenie verursachen

- Krebs (Leukämie, Lymphome, Hodgkin-Krankheit)
- Rheumatoide Arthritis
- Systemischer Lupus erythematodes
- Chronische Infektionen
- Seltene vererbte Störungen (bestimmte Form der Agammaglobulinämie, DiGeorge-Syndrom, Wiskott-Aldrich-Syndrom, schwerer kombinierter Immundefekt und Ataxia teleangiectatica)
- Aids
- Einige Virusinfektionen

Übermässige Vermehrung der Eosinophilen

Bei dem idiopathischen hypereosinophilen Syndrom liegt die Anzahl der eosinophilen Leukozyten über mehr als sechs Monate hinweg ohne ersichtlichen Grund bei über 1 500 Zellen pro Mikroliter Blut.

Menschen jeden Alters können diese Krankheit bekommen, aber gehäuft tritt sie bei Männern über 50 Jahren auf. Die erhöhte Zahl der Eosinophilen kann Herz, Lunge, Leber, Haut und das Nervensystem schädigen. Zum Beispiel kann eine Entzündung am Herzen zu einer Erkrankung führen, die Löffler-Syndrom (Endocarditis fibroplastica) genannt wird, die zu Blutgerinnseln, Herzversagen, Herzanfällen und Funktionsstörungen der Herzklappen führt.

Die Symptome der Hypereosinophilie können anhand der Organschädigungen erkannt werden. Sie können auch Gewichtsverlust einschließen, ebenso wie Fieber, Nachtschweiß, Müdigkeit, Husten, Brustschmerzen, Hautschwellungen, Magenschmerzen, Hautausschläge, Schmerzen, Schwäche, Benommenheit und Bewußtlosigkeit. Die Diagnose erhärtet sich, wenn sich bei Patienten mit diesen Erkrankungen eine ständige Erhöhung der Eosinophilen zeigt. Bevor eine Behandlung beginnt, muß der Arzt allerdings klären, ob die Eosinophilie nicht vielleicht durch eine Infektion mit Parasiten oder durch eine allergische Reaktion ausgelöst worden ist.

Ohne Behandlung sterben etwa 80 Prozent der Patienten innerhalb von zwei Jahren an dieser Krankheit. Die Schädigung des Herzens ist die hauptsächliche Todesursache. Werden die Patienten behandelt, überleben mehr als 80 Prozent von ihnen. Manche Kranke brauchen nur drei bis sechs Monate lang eine strenge ärztliche Überwachung, die meisten Patienten müssen jedoch Medikamente wie Kortison oder Hydroxyharnstoff bekommen. Falls diese Therapie nichts nützt, können verschiedene andere Arzneimittel ausprobiert werden. Die Medikamente können eventuell mit einem speziellen Verfahren kombiniert werden (Leukapherese), bei dem die Eosinophilen aus dem Blut abgetrennt werden.

Eosinophilie-Myalgie-Syndrom

Bei dem Eosinophilie-Myalgie-Syndrom handelt es sich um eine Erkrankung, bei der die Eosinophilie begleitet ist von Muskelschmerzen und -druckempfindlichkeit, von Müdigkeit, Schwellungen, Gelenkschmerzen, Husten, Kurzatmigkeit, Ausschlägen und nervösen Störungen.

Grundsätzlich kommt diese Krankheit selten vor, sie trat aber in den frühen 90er Jahren gehäuft bei solchen Menschen auf, die eine bestimmte Form des Schlaf- und Depressionsmittels L-Tryptophan eingenommen hatten. Die Erkrankung sollte auf eine Verunreinigung in dem Produkt zurückzuführen sein, weniger auf die Aminosäure L-Tryptophan selbst. Bewiesen wurde diese These jedoch nicht.

Das Eosinophilie-Myalgie-Syndrom kann noch Wochen und Monate bestehen bleiben, wenn das L-Tryptophan längst nicht mehr eingenommen wird. Ein dauerhafter Nervenschaden und in seltenen Fällen sogar der Tod kann die Folge sein. Eine Heilung ist nicht bekannt; empfehlenswert sind allerdings physiotherapeutische Rehabilitationsmaßnahmen.

Das L-Tryptophan, das jetzt wieder als Arzneimittel zugelassen worden ist, wird auf andere Weise hergestellt. Man hofft, auf diese Weise eine erneute Häufung von EMS zu vermeiden.

KAPITEL 157

Leukämien

Leukämien sind Krebserkrankungen der Blutzellen.

Im Normalfall betreffen Leukämien die weißen Blutkörperchen. Die Ursachen für die meisten Formen von Leukämie sind noch unbekannt. Bei Tieren, z. B. Katzen, können Viren bestimmte Arten von Leukämie auslösen. Beim Menschen steht ein Virus mit der Bezeichnung HTLV-1 (humanes T-Zell-Leukämie-Virus, Typ 1) unter Verdacht, eine seltene Form von Leukämie hervorzurufen; dieser HTLV-1 ist mit HIV, dem Erreger von Aids, eng verwandt. Bekannt ist ferner, daß sich das Leukämierisiko durch Strahlenbelastung und Umweltschadstoffe wie Benzol sowie durch Krebsmedikamente vergrößert. Eine erhöhte Anfälligkeit für Leukämie zeigen Menschen mit bestimmten Erbkrankheiten, z. B. Down-Syndrom oder Fanconi-Syndrom.

Weiße Blutkörperchen entwickeln sich aus den sogenannten Stammzellen im Knochenmark.▲ Eine Leukämie entsteht, wenn der Reifeprozeß von der Stammzelle zum weißen Blutkörperchen mißlingt und statt dessen Krebszellen als Fehlbildungen entstehen. Bei diesem Prozeß werden Teile der Chromosomen, also der vielfältigen Erbinformationen der Zellen, verändert und teilweise umgeschrieben. Solche Chromosomenveränderungen (Translokationen) stören die normale Zellteilung. Sie bewirken, daß sich die Zellen unkontrolliert vermehren, wie es etwa für Krebszellen typisch ist. Leukämische Krebszellen können sich in Organe einlagern, etwa in die Leber, die Milz, Lymphknoten, Nieren oder das Gehirn.

Insgesamt werden vier Hauptformen von Leukämie unterschieden. Ihre Bezeichnungen drücken vor allem aus, wie schnell sich die Krankheit entwickelt und welche Art von weißen Blutzellen jeweils betroffen ist. Akute Leukämien schreiten sehr rasch voran. Die chronischen Leukämien dagegen entwickeln sich nur langsam. Die chronische, lymphatische Leukämie (CLL) betrifft die Lymphozyten, während die chronische myeloische Leukämie (CML) die Knochenmarkzellen (Myelozyten) betrifft; in diesem Fall verändern sich die Myelozyten zu Granulozyten, ein anderer Begriff für neutrophile Blutzellen.

Akute lymphatische Leukämie

Die akute lymphatische (lymphoblastische) Leukämie (ALL) ist eine lebensbedrohliche Krankheit. Dabei entarten jene Zellen, die normalerweise zu Lymphozyten heranwachsen, und nehmen den Platz der normalen Knochenmarkzellen ein.

Die akute lymphatische Leukämie tritt am häufigsten bei Kindern auf; bei etwa einem Viertel aller Krebserkrankun-

▲ Siehe Kasten, Seite 731

Die Haupttypen der Leukämie

Typ	Krankheitsverlauf	Betroffene weiße Blutkörperchen	Zahl der jährlich in den USA diagnostizierten Fälle
Akute lymphozytische (lymphoblastische) Leukämie	Schnell	Lymphozyten	5 200
Akute myeloische (promyelozytäre, myelogene, myeloblastische und myelomonozytäre) Leukämie	Schnell	Myelozyten	7 000
Chronisch-lymphatische Leukämie, inklusive Sézary-Syndrom und Haarzell-Leukämie	Langsam	Lymphozyten	8 500
Chronisch-myelozytische (myeloische, myelogene, granulozytische Leukämie)	Langsam	Myelozyten	5 800

gen bei Kindern unter 15 Jahren handelt es sich um diese Krankheit. Besonders häufig ist sie bei Kindern zwischen drei und fünf Jahren, sie kann aber auch Heranwachsende, in seltenen Fällen sogar Erwachsene, betreffen.

Schon im Frühstadium verändern sich die unreifen Stammzellen, die sich sonst später zu Lymphozyten entwickeln würden, krebsartig. Diese leukämischen Zellen sammeln sich im Knochenmark, wo sie gesunde, heranwachsende Blutzellen zerstören und deren Platz einnehmen. Von hier aus treten sie in die Blutbahn über und werden auf diesem Weg z. B. zur Leber, zur Milz, in die Lymphknoten, ins Gehirn, in die Nieren oder in die Geschlechtsorgane transportiert. Dort wachsen diese Krebszellen weiter, teilen und vermehren sich ungehemmt. Sie können im Gehirn die Hirnhaut befallen und eine Hirnhautentzündung hervorrufen; auch können sie Blutarmut, Leber- und Nierenversagen sowie andere organische Störungen bewirken.

Symptome

Die ersten Anzeichen weisen immer darauf hin, daß das Knochenmark nicht mehr in der Lage ist, ausreichend viele gesunde Blutzellen herzustellen. Das kann sich in allgemeiner Schwäche und Kurzatmigkeit äußern – Symptome, die entstehen, wenn zu wenig rote Blutkörperchen für den Sauerstofftransport zur Verfügung stehen; weitere Anzeichen sind eine Abwehrschwäche gegen Infektionen und Fieber, was auf den Mangel an weißen Blutkörperchen zurückzuführen ist. Schließlich können Blutungen als Folge des Mangels an Blutplättchen und der damit verbundenen herabgesetzten Gerinnungsfähigkeit des Blutes auftreten. Bei manchen Patienten ist eine schwere Infektion das erste Anzeichen der Krankheit; bei anderen sind die ersten Zeichen beispielsweise zunehmende Schwäche, Müdigkeit und Blässe. Die verstärkte Blutungsneigung kann sich verschieden äußern: in Nasen- oder Zahnfleischbluten, in roten Blutflecken in der Haut oder in einer verstärkten Bereitschaft, blaue Flecken zu bekommen. Das Eindringen von Leukämiezellen in das Gehirn kann Kopfschmerzen, Übelkeit und Erbrechen oder auch Reizbarkeit auslösen; die erhöhte Anzahl von Krebszellen im Knochenmark kann Knochen- und Gelenkschmerzen auslösen.

Diagnose

Ein »großes Blutbild« mit kompletter Blutzellzählung▲ kann den ersten wichtigen Hinweis auf eine Leukämie geben. Im Blutbild erscheint dabei die Zahl der weißen Blutzellen teilweise vermindert, bisweilen normal oder auch erhöht; grundsätzlich ist aber die Zahl der roten Blutkörperchen und die der Blutplättchen reduziert. Ein noch wichtigeres Anzeichen sind die sehr unreifen weißen Blutzellen (Blasten), die sich bei der mikroskopischen Untersuchung der Blutprobe finden. Da solche Blasten normalerweise überhaupt nicht im Blut vorkommen, ist ihr Auftreten oft der einzig erforderliche Nachweis für eine Leukämie. Dennoch wird gewöhnlich dann noch das Knochenmark untersucht (Biopsie)■, um die Diagnose zu erhärten und darüber hinaus die genaue Art der Leukämie zu bestimmen.

Prognose und Behandlung

Bevor es eine wirksame Behandlungsmethode gab, starben die meisten Leukämiepatienten innerhalb von vier Monaten, nachdem die Diagnose gestellt worden war.

▲ Siehe Seite 732

■ Siehe Seite 733

Heute können die meisten Kranken geheilt werden. Bei 90 Prozent aller von akuter lymphatischer Leukämie betroffenen Menschen – meist Kindern – bringt schon die erste Chemotherapie die Krankheit unter Kontrolle. Oft gibt es zwar einen Krankheitsrückfall, aber immerhin zeigt die Hälfte aller behandelten Kinder fünf Jahre nach der erfolgreichen Erstbehandlung keine Symptome mehr. Die besten Prognosen haben übrigens Kinder im Alter zwischen drei und sieben Jahren; weniger gut sind die Heilungsaussichten für Menschen über 20 Jahren. Eine relativ gute Heilungschance haben Kinder und Erwachsene, bei denen in der Blutprobe weniger als 25 000 weiße Blutkörperchen pro Mikroliter Blut gezählt wurden. Schlechter ist die Prognose, wenn die Zahl über diesem Wert liegt.

Das Ziel der Behandlung besteht immer darin, die leukämisch veränderten Zellen komplett zu zerstören, damit das Knochenmark wieder ausreichend viele normale Blutzellen bilden kann. Während der Chemotherapie müssen die Patienten im Krankenhaus stationär aufgenommen werden: für einige Tage oder Wochen, je nachdem, wie schnell das Knochenmark seine normale Funktion wiedererlangt. Bevor es aber so weit ist, kann es erforderlich sein, rote Blutzellen zu transfundieren, um die Folgen der Anämie auszugleichen; es kann auch nötig werden, Blutplättchen gegen die Blutungsneigung oder Antibiotika zur Behandlung von Infektionen zu verabreichen.

Bei der Chemotherapie werden verschiedene Kombinationen von Medikamenten eingesetzt. Die Behandlung wird mehrere Tage oder Wochen lang wiederholt. Eine Kombination besteht z. B. aus dem Kortison Prednison, das oral eingenommen wird, und wöchentlichen intravenösen Gaben von Vincristin zusammen entweder mit Anthrazyklin oder mit Asparaginase. Weitere Medikamente befinden sich in der Erprobung.

Leukämische Zellen im Gehirn werden üblicherweise mit Hilfe des Medikamentes Methotrexat behandelt, das direkt in die Rückenmarkflüssigkeit gespritzt wird, und es wird eine Strahlenbehandlung des Gehirns durchgeführt. Wenn es nur die geringsten Anhaltspunkte gibt, daß sich der Blutkrebs auf das Gehirn ausgebreitet hat, wird er mit einer der beschriebenen Therapien behandelt.

Wenige Wochen beziehungsweise Monate nach der ersten Intensivbehandlung, die auf die Zerstörung der Leukämiezellen abzielt, erfolgt eine zusätzliche Therapie, eine sogenannte Konsolidierungsbehandlung. Sie hat den Sinn, eventuell noch vorhandene Leukämiezellen zu zerstören. Diese Art der Behandlung wird bis zu zwei oder drei Jahre lang fortgesetzt, in Einzelfällen auch kürzer.

Trotz allem können erneut Krebszellen auftreten (Rückfall), sehr häufig im Knochenmark, im Gehirn oder bei Männern in den Hoden. Dieses erneute Auftauchen von Leukämiezellen im Knochenmark ist ein sehr ernsthaftes Symptom. Dann muß erneut eine Chemotherapie durchgeführt werden. Obwohl die meisten Patienten auf diese Behandlung gut ansprechen, besteht immer die Gefahr eines Rückfalls. Die beste Heilungschance bietet in solchen Fällen die Knochenmarktransplantation. Allerdings ist diese Behandlung nur möglich, wenn Knochenmark von einer Person mit einem für den Patienten verträglichen Gewebefaktor (HLA) zur Verfügung steht – am wahrscheinlichsten ist das bei einem engen Verwandten. ▲ Wenn Leukämiezellen erneut im Gehirn auftreten, müssen Medikamente der Chemotherapie ein- oder zweimal wöchentlich in die Rückenmarkflüssigkeit gespritzt werden. Chemotherapie und Strahlenbehandlung werden auch eingesetzt bei einem Leukämierückfall im Bereich der Hoden.

Akute myeloische Leukämie

Die akute myeloische Leukämie (AML; dazu gehören die myeloblastische, die promyelozytäre, die myelomonozytäre, die monozytäre, die erythrozytäre und die megakaryozytäre) ist eine lebensbedrohliche Krankheit. Bei ihr verändern sich die Myelozyten (die Zellen, die normalerweise zu Granulozyten heranwachsen) krebsartig und ersetzen extrem schnell die gesunden Zellen im Knochenmark.

Diese Leukämieart betrifft Menschen jeder Altersstufe, aber hauptsächlich Erwachsene. Eine Strahlentherapie und einige bei der Chemotherapie gegen Krebs eingesetzte Medikamente erhöhen das Risiko, eine akute myeloische Leukämie zu bekommen.

Die Leukämiezellen sammeln sich im Knochenmark, wo sie jene Zellen zerstören und deren Platz einnehmen, die sich sonst zu gesunden Blutkörperchen entwickeln. Vom Knochenmark werden die Leukämiezellen in die Blutbahn freigesetzt und zu anderen Organen transportiert, wo sie weiter wachsen und sich teilen. Sie können kleine, bösartige Geschwülste (Chlorome) in oder unmittelbar unter der Haut bilden, und sie können Hirnhautentzündung, Blutarmut, Leber- und Nierenversagen sowie Schäden an weiteren Organen verursachen.

Symptome und Diagnose

Die ersten Krankheitsanzeichen treten gewöhnlich auf, wenn das Knochenmark nicht mehr in der Lage ist, genügend normale Blutkörperchen zu bilden. Diese Symptome können sein: Schwäche, Kurzatmigkeit, Infektionen, Fieber und ungewöhnliche Blutungen. Als weitere Merkmale können Kopfschmerzen, Erbrechen, Reizbarkeit, Knochen- und Gelenkschmerzen auftreten.

▲ Siehe Seite 833

Ein Blutbild kann die erste Aussage darüber liefern, ob ein Patient Leukämie hat. In einer Blutprobe erscheinen unter dem Mikroskop stark unterentwickelte weiße Blutkörperchen (Blasten). Auch eine Knochenmarkbiopsie sollte gemacht werden, um die Diagnose zu erhärten und den Typ der Leukämie zu bestimmen.

Prognose und Behandlung

Zwischen 50 und 85 Prozent der Patienten mit einer akuten myeloischen Leukämie sprechen auf eine Behandlung gut an. Etwa die Hälfte der Behandelten zeigt fünf Jahre nach der Behandlung keine Anzeichen der Krankheit mehr; die Möglichkeit der Knochenmarktransplantation hat die Erfolgsrate inzwischen sogar noch weiter erhöht. Eine weniger gute Aussicht auf Heilung haben Menschen im Alter von über 50 Jahren und Patienten, die eine akute myeloische Leukämie nach einer vorangegangenen Chemotherapie oder Strahlenbehandlung gegen andere Erkrankungen entwickelten.

Die Behandlung zielt grundsätzlich auf eine sofortige Besserung der Krankheit ab – und zwar durch die Zerstörung sämtlicher Leukämiezellen. Allerdings stehen bei der akuten myeloischen Leukämie weniger wirksame Arzneimittel zur Verfügung als bei anderen Leukämieformen, und die Behandlung verschlechtert häufig erst einmal den Zustand der Patienten, bevor eine Besserung eintritt. Den Kranken geht es deshalb vorübergehend schlechter, weil die Behandlung die Leistung des Knochenmarks unterdrückt, was eine Verringerung der Bildung weißer Blutkörperchen (besonders der Granulozyten) zur Folge hat. Ein solcher Mangel an Granulozyten vergrößert die Gefahr für Infektionen. Das Pflegepersonal im Krankenhaus trifft deshalb alle möglichen Vorbeugemaßnahmen gegen Infektionskrankheiten und verabreicht sofort Antibiotika, falls doch eine Infektion auftritt. Transfusionen von roten Blutkörperchen und Blutplättchen sind gelegentlich nötig, um die Therapie zu unterstützen.

Zur Chemotherapie gehört generell als erstes sieben Tage lang die Gabe von Cytarabin und für die darauf folgenden drei Tage die des Medikaments Daunorubicin. Manchmal werden zusätzlich Medikamente wie Thioguanin oder Vincristin und Prednison gegeben, allerdings ist ihre Wirkung begrenzt.

Patienten, die sich dann auf dem Weg der Besserung befinden, erhalten ein paar Wochen oder Monate nach der Anfangsbehandlung gewöhnlich eine weitere Behandlung (Konsolidierungsbehandlung). Dies geschieht, um sicherzugehen, daß etwaige noch vorhandene Leukämiezellen zerstört werden.

Eine länger andauernde medikamentöse Behandlung erhöht die Überlebenschancen nicht. Eine Behandlung des Gehirns ist gewöhnlich nicht nötig. Eine Knochenmarktransplantation kann bei Menschen geboten sein, die auf keine andere Behandlung angesprochen haben, oder auch bei jüngeren Menschen nach dem erfolgreichen ersten Teil der Behandlung, um sicherzugehen, daß alle noch etwa vorhandenen Leukämiezellen vernichtet werden.

Chronisch-lymphatische Leukämie

Charakteristisch für die chronisch-lymphatische Leukämie sind eine große Zahl von krebsartigen ausgereiften Lymphozyten (eine bestimmte Art weißer Blutkörperchen) sowie geschwollene Lymphknoten.

Mehr als drei Viertel der Menschen mit diesem Typ von Leukämie sind über 60 Jahre alt. Sie betrifft Männer zwei- bis dreimal häufiger als Frauen. Die Krankheit kommt nur selten in Japan oder China vor und ist auch bei Japanern, die in die USA eingewandert sind, ungewöhnlich – ein Zeichen dafür, daß genetische Merkmale eine gewisse Rolle bei der Anfälligkeit für diese Krankheit spielen.

Die ausgewachsenen, krebsartigen Lymphozyten vermehren sich zuerst in den Lymphknoten. Dann verbreiten sie sich über Leber und Milz; beide Organe vergrößern sich dadurch. Haben die veränderten Lymphozyten auch das Knochenmark befallen, verdrängen sie dort die normalen Zellen, was zu Blutarmut führt und im Blut zu einer verminderten Zahl von gesunden weißen Blutkörperchen und Blutplättchen. Der Anteil an Antikörpern, also der Eiweiße, die Infektionen bekämpfen, sinkt ebenso wie ihre Leistungsfähigkeit. Das Immunsystem, das den Körper eigentlich gegen fremde Stoffe verteidigen soll, wird dann oft fehlgeleitet, richtet sich gegen die körpereigenen Gewebe und zerstört sie. Durch diese falsche Reaktion können rote Blutkörperchen und Blutplättchen vernichtet werden, es können sich die Blutgefäße ebenso wie die Gelenke (rheumatoide Arthritis) oder die Schilddrüse (Thyreoiditis) entzünden.

Einige Arten von chronisch-lymphatischer Leukämie werden nach dem jeweiligen Typ von Lymphozyten klassifiziert, der die Krankheit bestimmt. Leukämie der B-Lymphozyten▲ ist der häufigste Typ; er macht allein drei Viertel aller Fälle von chronisch-lymphatischer Leukämie aus. Eine Leukämie der T-Lymphozyten ist dagegen selten. Zu weiteren Arten gehört das Sézary-Syndrom (der leukämischen Phase bei Mycosis fungoides■) und die sogenannte Haarzell-Leukämie – ein seltener Leukämietyp, bei dem riesige Mengen anormaler weißer Blutkörperchen gebildet werden, deren eigentümliche Form unter dem Mikroskop sichtbar wird.

▲ Siehe Seite 806

■ Siehe Seite 775

Symptome und Diagnose

Im Frühstadium der Krankheit haben die Patienten außer vergrößerten Lymphknoten keine Symptome. Möglicherweise sind sie oft müde, leiden unter Appetitlosigkeit, Gewichtsverlust und Kurzatmigkeit beim Sport. Durch die vergrößerte Milz kann ein ständiges Völlegefühl im Bauchraum auftreten. Bei den T-Zell-Leukämien wird gewöhnlich sehr früh im Krankheitsverlauf die Haut angegriffen. So macht sich z.B. beim Sézary-Syndrom ein ungewöhnlicher Hautausschlag bemerkbar. Schreitet die Erkrankung fort, zeigen die Patienten eine ungewöhnlich blasse Haut und neigen zur Bildung von blauen Flecken. Vermehrte Infektionen durch Bakterien, Viren und Pilze treten erst spät im Krankheitsverlauf auf.

Manchmal wird die Krankheit durch bloßen Zufall entdeckt, wenn für eine anderweitige Diagnose ein Blutbild angeordnet worden ist. Aufmerksam wird der Arzt, wenn eine stark erhöhte Zahl von Lymphozyten gefunden wird – mehr als 5000 Zellen pro Mikroliter Blut. Dann wird normalerweise gleich eine Knochenmarkbiopsie gemacht. Falls der Patient an einer chronisch-lymphatischen Leukämie leidet, kann nämlich auch im Knochenmark eine große Zahl an Lymphozyten festgestellt werden. Bei der Blutuntersuchung kann sich möglicherweise auch eine Blutarmut, ein Mangel an Blutplättchen oder eine verringerte Zahl an Antikörpern zeigen.

Prognose

Die meisten Formen von chronisch-lymphatischer Leukämie verlaufen recht langsam. Der Arzt erkennt am Stadium der Krankheit, wie groß die Aussicht auf Heilung für den Patienten ist. Das Stadium der Erkrankung ist jeweils dadurch gekennzeichnet, wie viele Lymphozyten sich im Blut und Knochenmark befinden, wie groß Milz und Leber sind, ob eine Blutarmut vorliegt oder nicht und wie viele Blutplättchen sich im Blut befinden. Menschen mit einer B-Zell-Leukämie können nach der Diagnose oft noch zehn bis zwanzig Jahre leben; sie brauchen im frühen Stadium der Krankheit gewöhnlich keine Behandlung. Bei Patienten mit einer schweren Blutarmut und weniger als 100000 Blutplättchen pro Mikroliter Blut ist die Wahrscheinlichkeit höher, bereits nach wenigen Jahren zu sterben, als bei solchen mit nicht so gravierender Anämie, deren Blut auch mehr normale Blutplättchen aufweist. Der Tod tritt üblicherweise dann ein, wenn das Knochenmark keine ausreichende Anzahl gesunder Zellen mehr bilden kann, um den lebenswichtigen Sauerstoff zu transportieren, um Infektionen zu bekämpfen und unkontrollierten Blutungen vorzubeugen. Die Prognose für Menschen mit T-Zell-Leukämie ist etwas schlechter.

Die Krankheitsumstände führen zu Veränderungen im Immunsystem. Menschen mit chronisch-lymphatischer Leukämie sind grundsätzlich stärker gefährdet, andere Arten von Krebs zu entwickeln.

Behandlung

Da eine chronisch-lymphatische Leukämie nur langsam fortschreitet, brauchen viele Patienten jahrelang keine Behandlung – bis die Zahl der Lymphozyten anzusteigen beginnt, die Lymphknoten anfangen, sich zu vergrößern, oder der Anteil der roten Blutkörperchen und die Zahl der Blutplättchen absinkt. Die Blutarmut wird mit Transfusionen behandelt. Bei einem Mangel an Blutplättchen werden Plättchen transfundiert, gegen Infektionen gibt man Antibiotika. Eine Strahlenbehandlung wird eingesetzt, um vergrößerte Lymphknoten, Leber oder Milz zu verkleinern, wenn die Schwellungen dieser Organe Beschwerden bereiten.

Medikamente, die bei der Behandlung der Leukämie eingesetzt werden, können die Krankheit selbst nicht heilen und das Leben nicht verlängern, sie können aber ernste Nebenwirkungen haben. Deshalb gilt: *Zu viel Behandlung ist gefährlicher als zu wenig.* Der Arzt kann Mittel gegen Krebs verordnen – allein oder kombiniert mit Kortison – wenn die Zahl der Lymphozyten sehr stark ansteigt. Prednison und andere Kortisone können den Zustand von Patienten mit fortgeschrittener Leukämie bemerkenswert und schnell verbessern. Jedoch ist dies nur von kurzer Dauer; zudem haben die Kortisone bei längerfristigem Gebrauch viele negative Wirkungen – unter anderem erhöhen sie das Risiko, an schweren Infektionen zu erkranken. Zur medikamentösen Behandlung der B-Zell-Leukämie werden Alkylantien eingesetzt, die die Krebszellen abtöten. Alkylantien wirken, indem sie sich mit der DNA (der Erbinformation von Zellen) verbinden und so die unkontrollierte Teilung verhindern. Bei der Haarzell-Leukämie ist die Anwendung von Interferon alpha und Pentostatin höchst wirkungsvoll.

Chronisch-myeloische Leukämie

Bei der chronisch-myeloischen Leukämie (CML) wird eine Zelle im Knochenmark krebsartig verändert und produziert daraufhin ungewöhnlich viele kranke Granulozyten (eine bestimmte Art von weißen Blutkörperchen).

Diese Krankheit kann Menschen jeder Altersstufe und beiderlei Geschlechts betreffen, ist allerdings bei Kindern unter zehn Jahren ungewöhnlich.

Die meisten der leukämischen Granulozyten werden im Knochenmark gebildet, einige aber auch in der Milz und Leber. Dabei gibt es sowohl sehr unreife wie auch voll ausgereifte leukämisch veränderte Zellen; nur bei der akuten myeloischen Leukämie werden ausschließlich unreife beobachtet. Die kranken Granulozyten verdrängen zunehmend die gesunden Zellen im Knochenmark; dabei verändert sich das Knochenmark zu sehr faserigem Bindegewebe. Während des Krankheitsverlaufs treten immer mehr solcher unreifer Granulozyten in den Blutkreislauf und in das Knochenmark ein. In dieser Phase entwickeln sich Blutarmut und Thrombopenie (verminderte Anzahl von Blutplättchen), und der Anteil an unreifen weißen Blutkörperchen (Blasten) nimmt dramatisch zu.

Manchmal verändern sich die leukämischen Granulozyten noch weiter; dann mündet die Erkrankung in die sogenannte Blastenkrise. In diesem Fall bilden die krebsbefallenen Stammzellen nur noch unreife Granulozyten, was die Krankheit ernsthaft verschlimmert. Zu dieser Zeit können Chlorome (Tumore aus Granulozyten, die sich rapide vermehren) in Haut, Knochen, Gehirn und Lymphknoten heranwachsen.

Symptome

Im Anfangsstadium zeigt die chronisch-myeloische Leukämie noch keine Symptome. Jedoch fühlen sich manche Patienten oft müde und schwach, verlieren den Appetit, leiden unter Fieber und nächtlichen Schweißausbrüchen und spüren ein ständiges Völlegefühl – was normalerweise durch die vergrößerte Milz hervorgerufen wird. Auch die Lymphknoten können anschwellen. Nach einiger Zeit werden die Menschen mit dieser Leukämieart schwer krank, da die Zahl der roten Blutkörperchen und der Blutplättchen sinkt, was zu Blässe, Blutergüssen und Blutungen führt. Fieber, Vergrößerungen der Lymphknoten und die Bildung von Hautknötchen aus leukämischen Granulozyten (Chlorome) gehören zu den besonders quälenden Krankheitsmerkmalen.

Diagnose

Die chronisch-myeloische Leukämie wird oft bei einer Routine-Blutuntersuchung entdeckt. Dabei wird ein ungewöhnlich hoher Anteil an weißen Blutkörperchen festgestellt, der von 50 000 bis zu einer Million weißer Blutzellen pro Mikroliter Blut reichen kann (normal ist eine Zahl unter 11 000). Die Blutprobe zeigt unter dem Mikroskop unreife weiße Blutkörperchen, die normalerweise nur im Knochenmark vorkommen, in verschiedenen Reifestadien (Differentialblutbild). Die Zahl der anderen Arten von weißen Blutkörperchen wie Eosinophile und Basophile steigt ebenfalls an, und auch unreife rote Blutkörperchen können vorhanden sein.

Um die Diagnose zu erhärten, sind Analysen der Chromosomen oder von Teilen der Chromosomen notwendig. Diese Analysen zeigen bei den leukämischen weißen Blutkörperchen beinahe immer eine Neuanordnung der Chromosomen. Die Leukämiezellen haben oft ein sogenanntes Philadelphia-Chromosom (eines, an dem ein spezielles Stück eines anderen Chromosoms angeheftet ist) und noch andere ungewöhnliche chromosomale Zusammenstellungen.

Prognose und Behandlung

Obwohl die meisten Therapien die Krankheit nicht heilen können, verlangsamen sie doch ihren Verlauf. Ein Teil der Patienten mit einer chronisch-myeloischen Leukämie stirbt innerhalb von zwei Jahren nach der Diagnose, ein etwa gleich großer Anteil stirbt ein Jahr danach. Jedoch können viele Patienten mit dieser Leukämieform auch länger als vier Jahre leben. Sie sterben dann meist in der Beschleunigungsphase oder Blastenkrise.

Die Behandlung in einer Blastenkrise gleicht der Therapie der akuten Leukämie. Die durchschnittliche Überlebenszeit nach einer Blastenkrise beträgt nur zwei Monate, kann aber durch Einsatz der Chemotherapie auf acht bis zwölf Monate verlängert werden.

Die Behandlung kann als erfolgreich angesehen werden, wenn die Zahl der weißen Blutkörperchen auf weniger als 50 000 Zellen pro Mikroliter Blut reduziert werden konnte. Aber auch die neuesten Behandlungsmethoden sind nicht in der Lage, alle Leukämiezellen zu zerstören. Die einzige Chance für eine Heilung ist die Knochenmarktransplantation.▲ Die Übertragung von Knochenmark, das von einem Spender mit passendem Gewebefaktor kommen muß – also fast immer von einem nahen Verwandten –, ist während des frühen Krankheitsstadiums äußerst erfolgreich, sie ist jedoch bedeutend weniger effektiv in der Beschleunigungsphase oder Blastenkrise. Erst kürzlich hat sich gezeigt, daß das Medikament Interferon alpha das Knochenmark normalisieren und den Krankheitszustand bessern kann, aber ob der Erfolg lange anhält, ist noch fraglich.

Hydroxyharnstoff, der eingenommen werden kann, ist das gebräuchlichste Arzneimittel in der Chemotherapie gegen diese Krankheit. Auch Busulfan ist hilfreich, hat aber eine Reihe schädlicher Nebenwirkungen und wird daher generell nur für kürzere Behandlungszeiträume verordnet als Hydroxyharnstoff.

Neben den Medikamenten wird manchmal eine Strahlenbehandlung der Milz angewendet, um die Anzahl der Leukämiezellen zu reduzieren. Manchmal muß die Milz operativ entfernt werden (Splenektomie), um die Beschwerden im oberen Bauchraum zu lindern, um den Anteil der Blutplättchen zu erhöhen und die Notwendigkeit von Bluttransfusionen zu verringern.

▲ Siehe Seite 833

Lymphome

Lymphome sind bösartige (maligne) Tumore des lymphatischen Systems.

Das lymphatische System besteht aus einer besonderen Art von weißen Blutkörperchen, den Lymphozyten, die in einem Netz von röhrenförmigen Kanälen (Lymphgefäße) in allen Teilen des Körpers, auch im Knochenmark, vorhanden sind.▲ Im gesamten Bereich dieses Netzes gibt es Ansammlungen solcher Lymphozyten, die sogenannten Lymphknoten (häufig unkorrekt als Lymph»drüsen« bezeichnet). Krebskranke Lymphozyten können sich in einem einzelnen Lymphknoten ansammeln, sie können sich aber auch über den ganzen Körper verteilen und jedes einzelne Organ befallen.

Die zwei Haupttypen von Lymphomen sind die Lymphogranulomatose, die auch als Hodgkin-Krankheit bezeichnet wird, und die Non-Hodgkin-Krankheit. Zum Non-Hodgkin-Lymphom gehören verschiedene Untergruppen, etwa das Burkitt-Lymphom und Mycosis fungoides.

Hodgkin-Krankheit

Bei der Hodgkin-Krankheit (Hodgkin-Lymphom) entsteht die Lymphknotenvergrößerung durch eine besondere Art von Krebszellen, Sternberg-Reed-Riesenzellen genannt, die unter dem Mikroskop ein unverwechselbares Aussehen haben.

Sternberg-Reed-Riesenzellen sind große, krebsartig veränderte Lymphozyten mit mehr als einem Zellkern. Sie können unter dem Mikroskop in einer Probe des Lymphknotengewebes erkannt werden.

Die Hodgkin-Krankheit wird aufgrund bestimmter, unter dem Mikroskop sichtbarer Eigenarten des Lymphknotengewebes in vier verschiedene Formen eingeteilt.

Ursache

In Deutschland erkranken jedes Jahr etwa 1900 Menschen an der Hodgkin-Krankheit, und zwar etwa 1100 Männer und etwa 800 Frauen. Die Krankheit kann in jedem Alter auftreten, allerdings nur selten bei Kindern unter zehn Jahren. Das mittlere Erkrankungsalter liegt bei 50 Jahren. Die Ursache ist unbekannt; einige Wissenschaftler vermuten ein Virus als Auslöser, z. B. das Epstein-Barr-Virus. Jedoch scheint die Krankheit nicht ansteckend zu sein.

Symptome

Die Hodgkin-Krankheit wird gewöhnlich entdeckt, wenn bei einem Patienten ein Lymphknoten vergrößert ist, meistens an einer Seite des Halses, aber oft auch in der Achsel oder Leistenbeuge. Die Vergrößerungen sind normalerweise schmerzlos, können aber einige Stunden nach dem Genuß großer Mengen von Alkohol weh tun. Manchmal werden vergrößerte Lymphknoten tief in der Brust oder im Bauchraum, die ansonsten schmerzfrei sind, durch eine Röntgenuntersuchung oder Computertomographie (CT) entdeckt, die aus einem anderen Grund angeordnet worden ist.

Außer den Lymphknotenvergrößerungen verursacht die Hodgkin-Krankheit noch Symptome wie Fieber, Nachtschweiß und Gewichtsverlust. Aus unerklärlichem Grund juckt die Haut oft sehr stark. Manche Menschen bekommen das sogenannte Pel-Ebstein-Fieber, ein ungewöhnliches Schwanken der Körpertemperatur während einiger Tage, abwechselnd tage- oder wochenlang mit normaler beziehungsweise deutlich erniedrigter Temperatur. Weitere Symptome können hauptsächlich dort auftreten, wo sich die Lymphknoten vergrößern. Betroffene zeigen manchmal gar keine Krankheitsmerkmale, andere nur wenige.

Diagnose

Bei der Hodgkin-Krankheit vergrößern sich die Lymphknoten normalerweise langsam und schmerzlos, ohne daß eine Infektion vorliegt. Ein plötzliches, starkes Anschwellen der Lymphknoten – wie es bei einer Erkältung oder Infektionskrankheit vorkommt – ist nicht typisch für die Hodgkin-Krankheit. Falls die Lymphknoten länger als eine Woche vergrößert bleiben, muß der Arzt eine Hodgkin-Krankheit vermuten, besonders wenn auch Symptome wie Fieber, nächtliche Schweißausbrüche und Gewichtsverlust vorliegen.

Auffälligkeiten im Blutbild oder weitere Blutuntersuchungen können die Vermutung erhärten; aber um die Krankheit klar zu diagnostizieren, muß der Arzt den betreffenden Lymphknoten entfernen – was meist gemacht wird – oder aus ihm eine Gewebeprobe (Biopsie) entnehmen, um zu sehen, ob Sternberg-Reed-Riesenzellen vorhanden sind. In jedem Fall muß genügend Gewebe gewonnen werden, um die Hodgkin-Krankheit von anderen Krankheiten unterscheiden zu können, die gleichfalls mit einer Vergrößerung von Lymphknoten einhergehen können. Dazu gehören das Non-Hodgkin-Lymphom, andere

▲ Siehe Kasten, Seite 806

Vier Arten von Hodgkin-Krankheit

Typ	Erscheinungsform unter dem Mikroskop	Häufigkeit	Verlauf
Lymphozytenreich	Sehr wenig Sternberg-Reed-Riesenzellen, aber viele Lymphozyten	3% der Fälle	Langsam
Noduläre Sklerose	Wenig Sternberg-Reed-Riesenzellen und Mischung aus anderen weißen Blutkörperchenarten; Regionen mit faserigem Bindegewebe	67% der Fälle	Mäßig
Gemischtzellig	Mäßig viele Sternberg-Reed-Riesenzellen und Mischung aus anderen weißen Blutkörperchenarten	25% der Fälle	Etwas schneller
Lymphozytenarm	Viele Sternberg-Reed-Riesenzellen und wenig Lymphozyten; umfangreiches, faseriges Bindegewebe	5% der Fälle	Schnell

Krebsarten mit ähnlichen Symptomen, Pfeiffersches Drüsenfieber (Mononukleose), Toxoplasmose, Zytomegalie, Leukämie, Sarkoidose, Tuberkulose und Aids.

Ein vergrößerter Lymphknoten unmittelbar unter der Haut ist für den Arzt leicht zugänglich. Befindet er sich jedoch z. B. tief in der Brust, kann ein umfangreicherer Eingriff notwendig werden.

Stadieneinteilung der Hodgkin-Krankheit

Bevor eine Behandlung beginnen kann, muß der Arzt prüfen, wie stark sich das Lymphom über den Körper verbreitet hat – dadurch ist zugleich das Stadium der Krankheit gekennzeichnet. Eine oberflächliche Untersuchung mag nur einen einzelnen betroffenen Lymphknoten aufzeigen, aber ein pathologisch-analytisches Verfahren zur Bestimmung der jeweiligen Krankheitsstufe deckt häufig verborgene Krankheitsherde im Körper auf. Die Erkrankung wird in vier Klassen eingeteilt, je nach ihrer Ausbreitung und den typischen Symptomen. Die Chance, die Krankheit ganz auszuheilen, ist bei den Stadien I, II oder III ausgesprochen gut, während nur noch etwas mehr als die Hälfte der Erkrankten der Stufe IV auf eine Gesundung hoffen können.

Die vier Krankheitsstufen sind wiederum nach bestimmten Kriterien unterteilt, ob nämlich jeweils eines oder mehrere der folgenden Symptome fehlen (Gruppe A) oder vorhanden sind (Gruppe B). Bei diesen Symptomen handelt es sich um unerklärliches Fieber (höher als 37,7° Celsius an mehr als drei aufeinanderfolgenden Tagen), Nachtschweiß und anscheinend grundloser Verlust von mehr als zehn Prozent des Körpergewichts innerhalb der vergangenen sechs Monate. Eine Krankheitsstufe wird beispielsweise als Stadium IIA oder IIB bezeichnet.

Verschiedene Verfahren werden bei der Feststellung und Beurteilung der Stadien der Hodgkin-Krankheit angewendet. Eine Röntgenuntersuchung des Brustraums ermöglicht es, vergrößerte Lymphknoten in Herznähe zu orten. Lymphographien sind Röntgenbilder, die aufgenommen werden, nachdem ein Röntgenkontrastmittel in die Lymphgefäße im Fuß gespritzt wurde. Das Kontrastmittel durchläuft die Lymphbahnen des Körpers und macht so im Röntgenbild die Lymphknoten tief im Bauch- und Beckenraum sichtbar. Dieses Verfahren wurde inzwischen weitgehend durch die Computertomographie (CT) abgelöst, mit deren Hilfe auch Bauch- und Beckenraum dargestellt werden können. Die CT arbeitet nicht nur schneller als die Lymphographie und ist weniger beschwerlich für den Patienten; sie kann auch viel genauer die vergrößerten Lymphknoten und die etwa auf Leber und andere Organe verteilten Lymphome feststellen.

Die Galliumszintigraphie bietet eine weitere Möglichkeit, die Krankheitsstadien und den Erfolg einer Behandlung zu beurteilen. Dabei wird eine kleine Dosis radioaktives Gallium in den Blutkreislauf gespritzt. Zwei bis vier Tage später wird der Körper mit einem Scanner abgetastet. Die radioaktiven Partikel haben sich inzwischen im Körper und auf die Organe verteilt; so daß auf dem Gerät nun ein Bild der inneren Organe sichtbar ist.

Operative Eingriffe in die Bauchhöhle, die die Entscheidung über die notwendige Behandlungsmethode erleichtern, sind heute kaum noch nötig. Meist genügt die Computertomographie, um zu beurteilen, ob eine Strahlenbehandlung, eine Chemotherapie oder sogar beides nötig ist.

Behandlung

Die beiden zum Erfolg führenden Behandlungsmethoden sind die Strahlen- und die Chemotherapie. Mit einer der beiden können die meisten Patienten mit Hodgkin-Krankheit geheilt werden.

Symptome der Hodgkin-Krankheit

Symptome	Ursache
Verminderte Anzahl der roten Blutkörperchen (führt zur Blutarmut), weißen Blutkörperchen und Blutplättchen; möglicherweise Knochenschmerzen	Das Knochenmark ist von Lymphomen befallen
Muskelschwäche, Heiserkeit	Vergrößerte Lymphknoten drücken auf die Nerven in der Wirbelsäule oder in den Stimmbändern
Gelbsucht	Die Lymphome behindern den Gallenfluß aus der Leber
Schwellungen im Gesicht, am Hals und den oberen Extremitäten (Vena-cava-superior-Syndrom)	Vergrößerte Lymphknoten blockieren den Blutstrom vom Kopf zum Herzen
Schwellungen an Beinen und Füßen	Lymphome blockieren den Lymphabfluß in den Beinen
Erkrankung, die einer Lungenentzündung gleicht	Die Lymphome haben die Lunge befallen
Geschwächte Abwehr gegen Infektionen und erhöhte Bereitschaft für Pilz- und Virusinfektionen	Die Krankheit dehnt sich weiter aus

Stadieneinteilung und Prognose der Hodgkin-Krankheit

Stadien	Ausmaß der Verbreitung	Heilungschance*
I	Beschränkung auf die Lymphknoten in einem Teil des Körpers (z. B. die rechte Seite am Hals)	Mehr als 95%
II	Befallene Lymphknoten in zwei oder mehr Körperregionen auf der gleichen Seite des Zwerchfells, entweder ober- oder unterhalb (z. B. einige vergrößerte Knoten im Hals und einige in der Armbeuge)	90%
III	Befallene Lymphknoten beiderseits des Zwerchfells (beispielsweise einige vergrößerte Lymphknoten im Hals und einige in der Leistenbeuge)	80%
IV	Befallene Lymphknoten und andere Körperteile (wie das Knochenmark, die Lunge oder Leber)	60 bis 77%

* Überlebenszeit von 15 Jahren ohne weitere Krankheiten

Für Patienten in der Krankheitsstufe I und II ist meist die Strahlentherapie ausreichend. Die Behandlung wird gewöhnlich vier oder fünf Wochen lang durchgeführt. Die Strahlung wird gezielt auf die betroffenen Hautstellen und auf die unmittelbare Umgebung der Lymphknoten gerichtet. Bei stark vergrößerten Lymphknoten in der Brust wird die Strahlenbehandlung gewöhnlich von einer Chemotherapie begleitet.

Die Behandlung der Stufe III richtet sich nach der jeweiligen Situation. Falls der Kranke keine Symptome zeigt, reicht die Bestrahlung allein aus. Wird auch eine Chemotherapie durchgeführt, erhöhen sich die Heilungschancen. Kommen zu den vergrößerten Lymphknoten andere Krankheitssymptome dazu, wird die Chemotherapie mit oder ohne Strahlenbehandlung angewendet.

Im Krankheitsstadium IV wird die Chemotherapie mit einer Kombination von Medikamenten durchgeführt. Die zwei gebräuchlichen Kombinationen sind MOPP (Mechlorethamin, Vincristin, Procarbazin und Prednison) und ABVD (Adriamyzin [= Doxorubicin], Bleomyzin, Vinblastin und Dacarbazin). Jeder Chemotherapiezyklus dauert einen Monat lang. Die gesamte Zeitdauer der Therapie beträgt sechs oder mehr Monate. Andere Behandlungsverfahren kombinieren andere Arzneimittel zur Krebstherapie. Sogar in diesem fortgeschrittenen Stadium wird durch diese Art von Behandlung noch die Hälfte der Kranken geheilt.

Die Entscheidung für eine Chemotherapie fällt sowohl dem Patienten als auch dem Arzt schwer. Obwohl die Chemotherapie die Heilungschancen ungemein erhöht, sind

Medikamentenkombinationen in der Chemotherapie bei Hodgkin-Krankheit

Kombination	Wirkstoffe	Anmerkungen
MOPP	Mechlorethamin, Vincristin, Procarbazin, Prednison	Ursprüngliche Behandlungsmethode, 1968 in den USA entwickelt; wird heutzutage kaum noch angewendet
ABVD	Adriamyzin (= Doxorubicin), Bleomyzin, Vinblastin, Dacarbazin	Wurde entwickelt, um die Nebenwirkungen von MOPP, wie lebenslange Sterilität und Leukämie, zu verringern. Hat aber Nebenwirkungen wie toxisch bedingte Schädigungen an Herz und Lunge. Die Heilungsrate gleicht jener von MOPP; es wird häufiger angewendet
ChlVPP	Chlorambucil, Vinblastin, Procarbazin, Prednison	Haarausfall begleitet von den Nebenwirkungen von MOPP und ABVD
MOPP/ABVD	Abwechselnde Behandlungszeiträume von MOPP und ABVD	Wurde entwickelt, um eine bessere Heilungsrate zu erzielen, es ist aber noch nicht erwiesen, ob dem so ist. Die rückfallfreie Überlebenszeit ist – verglichen mit anderen Behandlungsmustern – erhöht
MOPP/ABV hybrid	MOPP, alternativ mit den Wirkstoffen Adriamyzin (Doxorubicin), Bleomyzin, Vinblastin	Entwickelt, um die Heilungsrate zu verbessern und die toxischen Schäden im Vergleich zu MOPP/ABVD zu mindern. Die Wirkung wird noch getestet

die Nebenwirkungen erheblich. Die Medikamente können eine vorübergehende oder bleibende Sterilität, ein erhöhtes Infektionsrisiko sowie vorübergehenden Haarausfall bewirken. Einige Patienten entwickeln fünf bis zehn Jahre nach der Chemotherapie oder der Strahlenbehandlung Leukämie oder eine andere Krebsart; bei Patienten, die beide Behandlungsmethoden hinter sich haben, ist diese Gefahr sogar noch größer.

Ein Patient, dessen Zustand sich nach der Strahlenbehandlung oder der Chemotherapie nicht bessert, oder der nach der Besserung innerhalb von sechs bis neun Monaten einen Rückfall erleidet, hat eine geringere Heilungschance als einer, der erst ein Jahr nach der anfänglichen Behandlung oder später wieder erkrankt. Bei bestimmten Patienten mag eine weitere Chemotherapie, gepaart mit hochdosierter Strahlenbehandlung sowie die Transplantation von Knochenmark oder Stammzellen▲ hilfreich sein. Bei hochdosierter Chemotherapie, kombiniert mit einer Knochenmarktransplantation, besteht für den Patienten ein hohes Risiko, von einer tödlichen Infektionskrankheit heimgesucht zu werden. Insgesamt bleiben jedoch 20 bis 40 Prozent der Menschen, die sich einer Knochenmarktransplantation unterziehen, drei Jahre oder sogar länger frei von der Hodgkin-Krankheit und können vielfach sogar geheilt werden. Die besten Erfolgschancen bestehen bei Menschen unter 55 Jahren, die in gutem Allgemeinzustand sind.

Non-Hodgkin-Lymphome

Die Non-Hodgkin-Lymphome bilden eine Gruppe miteinander verwandter, bösartiger (maligner) Tumore, die im lymphatischen System ihren Ursprung haben und sich normalerweise über den ganzen Körper verbreiten.

Einige dieser Lymphome entwickeln sich sehr langsam – innerhalb von Jahren – während sich andere sehr rasch ausbreiten – innerhalb von Monaten. Non-Hodgkin-Lymphome treten häufiger auf als die Hodgkin-Krankheit. In Deutschland werden jedes Jahr ungefähr 9000 neue Erkrankungen diagnostiziert. Die Erkrankungshäufigkeit ist in den vergangenen 20 Jahren erheblich angestiegen. Am häufigsten sind Menschen ab 60 Jahren betroffen.

Obwohl die Ursache für Non-Hodgkin-Lymphome unbekannt ist, wird die Beteiligung eines noch nicht identifizierten Virus bei der Entstehung vermutet. Allerdings scheint die Krankheit nicht ansteckend zu sein. Ein seltener Typ von rasch fortschreitendem Non-Hodgkin-Lymphom ist mit einer Infektion verwandt, die von HTLV-1 (humanes T-Zell-Leukämie-Virus, Typ 1) verursacht wird, einem Retrovirus, das dem HI-Virus ähnelt, das die Immunschwächekrankheit Aids auslöst. Non-Hodgkin-Lymphome können auch als Komplikation einer Aids-Erkran-

▲ Siehe Seite 833

Symptome von Non-Hodgkin-Lymphomen

Symptome	Ursache	Wahrscheinlichkeit der Symptom-entwicklung
Atembeschwerden, Schwellungen im Gesicht	Vergrößerte Lymphknoten in der Brust	20 bis 30%
Appetitverlust, schwere Verstopfung oder Blähungen	Vergrößerte Lymphknoten in der Bauchhöhle	30 bis 40%
Fortschreitendes Anschwellen der Beine	Blockierte Lymphgefäße in der Leistenbeuge oder Bauchhöhle	10%
Gewichtsverlust, Durchfall, schlechter Ernährungszustand durch beeinträchtigte Verdauung	Befall des Dünndarms	10%
Wasseransammlung rund um die Lunge (Pleuraerguß)	Blockiertes Lymphgefäß in der Brust	20 bis 30%
Verdickte, dunkle, juckende Hautpartien	In die Haut eingedrungene Lymphome	10 bis 20%
Gewichtsverlust, Fieber, Nachtschweiß	Verbreitung der Krankheit über den ganzen Körper	50 bis 60%
Blutarmut (unzureichende Menge roter Blutkörperchen)	Blutungen im Magen-Darm-Trakt, Zerstörung der roten Blutkörperchen durch eine vergrößerte und überaktive Milz, Zerstörung der roten Blutkörperchen durch ungewöhnliche Antikörper (hämolytische Anämie), Zerstörung des Knochenmarks durch Befall von Lymphomen, Unfähigkeit des Knochenmarks infolge von Medikamenten oder Strahlenbehandlung, eine ausreichende Menge roter Blutkörperchen zu bilden	30%, eventuell fast 100%
Anfälligkeit für schwere Bakterieninfektionen	Befall des Knochenmarks und der Lymphknoten, führt zu verringerter Produktion von Antikörpern	20 bis 30%

kung auftreten; hierdurch wäre vielleicht zum Teil das Ansteigen der Erkrankungszahlen zu erklären.

Symptome

Das erste feststellbare Symptom sind oft vergrößerte Lymphknoten in einer einzelnen Körperregion, etwa am Hals oder in der Leistenbeuge, oder über den Körper verteilt. Die Lymphknoten vergrößern sich langsam und gewöhnlich schmerzlos. Gelegentlich verursachen vergrößerte Lymphknoten in den Gaumenmandeln Schluckbeschwerden. Große Lymphknoten tief in der Brust oder der Bauchhöhle können auf verschiedene Organe drücken, was beispielsweise zu Atembeschwerden, Appetitlosigkeit, starker Verstopfung, Bauchschmerzen oder starkem Anschwellen der Beine führen kann. Falls die Lymphomzellen in den Blutkreislauf eindringen, kann sich eine Leukämie entwickeln. Lymphome und Leukämien haben viele ähnliche Merkmale. ▲ Die Non-Hodgkin-Lymphome befal-

▲ Siehe Seite 762

len häufiger als die Hodgkin-Krankheit das Knochenmark, den Magen-Darm-Trakt und die Haut.

Bei Kindern sind die ersten Anzeichen für ein Non-Hodgkin-Lymphom seltener vergrößerte Lymphknoten, sondern eher das Eindringen von Lymphomzellen ins Knochenmark, ins Blut, in die Haut, in den Magen-Darm-Trakt, ins Gehirn und in das Rückenmark. Diese Vorgänge können zu Blutarmut, Ausschlägen und neurologischen Störungen wie Schwäche und Empfindungsstörungen führen. Die Lymphknoten, die sich vergrößern, sitzen gewöhnlich tief im Inneren des Körpers, was zu Flüssigkeitsansammlungen im Bereich der Lunge führt und damit Atembeschwerden oder Druck auf den Verdauungsapparat zur Folge hat. Der Druck wiederum verursacht Appetitlosigkeit oder Erbrechen, blockiert Lymphgefäße und führt zur Stauungen der Körperflüssigkeit.

Diagnose und Stadieneinteilung

Die Biopsie eines Lymphknotens ist nötig, um ein Non-Hodgkin-Lymphom zu diagnostizieren und es dabei von der Hodgkin-Krankheit und anderen Erkrankungen mit vergrößerten Lymphknoten zu unterscheiden.

Das Non-Hodgkin-Lymphom wird entsprechend der unter dem Mikroskop erkennbaren Erscheinungsform der entnommenen Lymphknotenzellen und dem Typ der Lymphozyten (B- oder T-Lymphozyten)▲ eingeteilt, aus denen sich die Lymphomzellen entwickeln. Es sind zwar verschiedene Arten von Klassifizierungen möglich, aber das zur Zeit angewandte System setzt den Zelltyp in Relation zur Prognose. Es teilt die Lymphome in drei Grade ein: 1. Niedriger Grad der Erkrankung mit günstiger Prognose. 2. Mittelschwerer Grad mit mittlerer Prognose. 3. Hoher Grad mit schlechter Prognose. Da diese Kategorien aber darauf basieren, daß der Patient nicht behandelt wird, führen sie leicht in die Irre: Viele niedriggradige Lymphome enden nach Jahren oder Jahrzehnten tödlich, und viele mittlere und hochgradige Lymphome können bei entsprechender Therapie inzwischen völlig geheilt werden. Die relative Überlebensrate beträgt in Deutschland für Männer 52 Prozent, für Frauen 56 Prozent.

Die meisten Non-Hodgkin-Lymphome haben sich zum Zeitpunkt der Diagnose meist schon auf den ganzen Körper ausgebreitet; bei höchstens 10 bis 30 Prozent der Patienten ist die Krankheit auf nur einen Teil des Körpers begrenzt. Um festzustellen, wie weit sich die Krankheit ausgebreitet hat und wieviel Lymphomgewebe vorhanden ist (Stadieneinteilung, Staging), werden gewöhnlich mittels Computertomographie (CT) der Bauchraum und das Becken untersucht; manchmal ist dazu auch die Gallium-Szintigraphie brauchbar. Um das Stadium der Krankheit zu ermitteln, ist nur selten eine Operation notwendig. Meist wird eine Probe aus dem Knochenmark entnommen. Die Einteilung in verschiedene Krankheitsgrade ist bei Non-Hodgkin-Lymphomen ähnlich wie bei der Hodgkin-Krankheit, läßt aber keine so exakte Prognose zu. Neue Formen zur Klassifizierung, die genauere Prognosen liefern können, basieren auf den Ergebnissen bestimmter Bluttests und dem Allgemeinzustand des Patienten.

Behandlung

Bei einigen Menschen ist eine vollständige Heilung möglich; bei anderen verlängert eine Behandlung zumindest das Leben und lindert die Symptome für viele Jahre. Die Chancen für Heilung oder für eine Verlängerung des Lebens um viele Jahre richtet sich nach dem Typ des Non-Hodgkin-Lymphoms und dem Krankheitsstadium bei Beginn der Behandlung. Generell spricht der Typ, der seinen Ursprung in den T-Lymphozyten hat, nicht so gut auf eine Behandlung an wie der Krankheitstyp, der sich aus den B-Lymphozyten entwickelt hat. Eine geringere Heilungschance besteht für Patienten, die über 60 Jahre alt sind, und auch für solche, bei denen sich die Lymphome über den ganzen Körper ausgebreitet haben; ebenso bei Patienten mit großen Tumoren (Ansammlungen von Lymphomzellen) und schließlich bei Patienten, deren Leistungsfähigkeit durch schwere Ermüdungserscheinungen und Bewegungslosigkeit eingeschränkt ist.

Menschen im **Frühstadium der Krankheit** (Stadium I oder II) werden oft mit Strahlentherapie behandelt, die nur auf die Lymphome und die umliegenden Regionen abzielt. Obwohl die Strahlenbehandlung auch Patienten mit niedrigem Krankheitsgrad gewöhnlich nicht heilen kann, kann sie das Leben immerhin verlängern – normalerweise zwischen fünf und acht Jahre. Patienten, die mittelschwer erkrankt sind, haben nach der Strahlenbehandlung noch eine Überlebenschance von zwei bis fünf Jahren, während hochgradig Erkrankte meist nur sechs Monate bis höchstens ein Jahr überleben. Allerdings kann eine kombinierte Chemotherapie mit oder ohne Strahlenbehandlung mehr als die Hälfte der Patienten mit mittelschweren und schweren Lymphomen heilen, wenn die Behandlung zu einem frühen Zeitpunkt der Krankheit begonnen wurde.

Die meisten Patienten befinden sich, wenn die Diagnose gestellt wird, aber bereits im **Spätstadium** der Krankheit (Stadium III und IV). Diejenigen, die nur unter der leichten Form des Lymphoms leiden, brauchen keine unmittelbare Behandlung, aber sie müssen sich häufig untersuchen lassen, um sicherzugehen, daß die Krankheit keine ernsten Komplikationen hervorruft. Für Menschen mit mittelschwerem Lymphom ist die Chemotherapie ange-

▲ Siehe Kasten, Seite 806

Medikamentenkombinationen in der Chemotherapie bei Non-Hodgkin-Lymphomen

Kombination	Wirkstoffe	Anmerkungen
Einzelne Wirkstoffe	Chlorambucil oder Cyclophosphamid	Wird bei Lymphomen der untersten Stufe eingesetzt, um die Lymphknoten zu verkleinern und die Symptome zu lindern
CVP (COP)	Cyclophosphamid, Vincristin, Prednison	Wird bei Lymphomen der untersten und einigen der mittleren Stufe eingesetzt, um die Lymphknoten zu verkleinern und die Symptome zu lindern; bewirkt eine schnellere Reaktion als die einzelnen Wirkstoffe
CHOP	Cyclophosphamid, Doxorubicin (Adriamyzin), Vincristin, Prednison	Standardtherapie bei den meisten mittel- und manchen hochgradigen Lymphomen; die Wirkung von sehr hohen Dosen für Risikopatienten wird noch untersucht
C-MOPP	Cyclophosphamid, Vincristin, Procarbazin, Prednison	Ältere Kombination, wird bei mittel- und einigen hochgradigen Lymphomen angewendet; wird auch Patienten mit Herzproblemen und solchen, die Doxorubicin nicht vertragen, verordnet
M-BACOD	Methotrexat, Bleomyzin, Adriamyzin (Doxorubicin), Cyclophosphamid, Vincristin, Dexamethason	Hat mehr toxische Wirkungen als CHOP und erfordert eine lückenlose Überwachung der Lungen- und Nierenfunktion; der Nutzen ist so wie bei CHOP
ProMACE/CytaBOM	Procarbazin, Methotrexat, Adriamyzin (Doxorubicin), Cyclophosphamid, Etoposid/ alternativ mit Cytarabin, Bleomyzin, Vincristin, Methotrexat	ProMACE wird alternativ zu CytaBOM verabreicht; Nutzen wie bei CHOP
MACOP-B	Methotrexat, Adriamyzin (Doxorubicin), Cyclophosphamid, Vincristin, Prednison, Bleomyzin	Der Hauptvorteil bei dieser Kombination ist die Dauer der Behandlung (nur 12 Wochen), aber es sind wöchentliche Behandlungen erforderlich (die meisten anderen Zusammenstellungen werden jeweils drei oder vier Wochen lang pro Behandlungsabschnitt gegeben); Nutzen wie bei CHOP

zeigt. Jene mit hochgradigem Lymphom brauchen eine gezielte, intensive Chemotherapie, weil diese Lymphome sonst sehr schnell wachsen.

Es gibt eine ganze Reihe von hochwirksamen Behandlungsstrategien der Chemotherapie. Beim untersten Grad der Erkrankung werden einzelne Medikamente gegeben; eine Kombinationstherapie wird bei mittelschweren und schweren Lymphomen angewandt. Verbesserungen bei den kombinierten Krebsmedikamenten haben die Aussicht auf Ausheilung bei Patienten mit fortgeschrittener Krankheit deutlich ansteigen lassen. Die medizinische Forschung ist derzeit dabei, starke Krebsmittel in der Kombination mit Wachstumsfaktoren und Knochenmarktransplantation zu erproben.

Neue Therapieformen mit wirksubstanzhaltigen monoklonalen Antikörpern werden noch erforscht. Diese Antikörper (Immunglobuline) werden mit spezifisch wirkenden Substanzen beladen, wie z. B. radioaktiven Bestandteilen oder dem Pflanzeneiweiß Rizin. Die maßgeschneiderten Antikörper heften sich speziell an die Lymphomzellen und setzen dort Giftstoffe frei, die diese abtöten.

Die Standard-Chemotherapie hat bei einem Krankheitsrückfall nur begrenzten Wert. Für solche Menschen werden neue Arzneimittelzusammenstellungen getestet, die zwar gefährlicher als andere Behandlungsmethoden sind, aber auch bessere Heilungschancen bieten.

Bei der Knochenmarktransplantation▲ wird dem Patienten Knochenmark entnommen und von Lymphomzellen befreit, oder es stammt von einem passenden Spender. Dieses Knochenmark wird dem Patienten transplantiert. Auf diese Weise können sich die Blutkörperchen wieder rasch vermehren, die durch eine hochdosierte Chemotherapie vernichtet wurden, und der Patient erholt sich schneller. Die Transplantation von Knochenmark ist bei Menschen unter 55 Jahren sehr hilfreich; 30 bis 50 Prozent jener Patienten können damit geheilt werden, die auf die normale Chemotherapie nicht ansprechen. Doch mit der Knochenmarktransplantation verbinden sich Risiken. Ungefähr fünf Prozent (oder weniger) der Patienten sterben während der ersten kritischen Wochen nach der Transplantation an einer Infektion, bevor sich das Knochenmark noch entsprechend erholt hat und genügend weiße Blutkörperchen bilden kann, um die Infektion zu bekämpfen. Eine Knochenmarktransplantation ist auch bei Patienten angezeigt, die gut auf eine anfängliche Chemotherapie ansprechen, die aber ein hohes Rückfallrisiko haben.

Burkitt-Lymphom

Der Burkitt-Tumor ist ein hochgradiges Non-Hodgkin-Lymphom, das sich aus B-Lymphozyten entwickelt und dazu tendiert, sich außerhalb des lymphatischen Systems auszustreuen, wie z. B. ins Knochenmark, Blut, zentrale Nervensystem und in die Rückenmarkflüssigkeit.

Obwohl das Burkitt-Lymphom in jedem Alter auftreten kann, kommt es fast nur bei Kindern oder Jugendlichen vor, speziell bei männlichen. Es kann sich auch bei Menschen mit Aids entwickeln.

Anders als sonstige Lymphome hat das Burkitt-Lymphom eine besondere geografische Verbreitung: Es ist sehr häufig in Zentralafrika vertreten. Es wird durch das Epstein-Barr-Virus hervorgerufen, das das Pfeiffersche Drüsenfieber verursacht. Jedoch können Menschen, die am Burkitt-Lymphom erkrankt sind, die Krankheit nicht auf Mitmenschen übertragen. Warum dasselbe Virus in Zentralafrika Lymphome, in anderen Regionen aber Pfeiffersches Drüsenfieber verursacht, ist unklar.

Symptome

Große Mengen von Lymphomzellen können sich in den Lymphknoten und den Organen im Bauchraum sammeln und diese anschwellen lassen. Die Zellen können den Dünndarm befallen und ihn verstopfen oder bluten lassen. Der Hals und die Kiefer können ebenfalls, manchmal schmerzhaft, anschwellen.

Diagnose und Behandlung

Für die Diagnose entnimmt der Arzt eine Probe aus dem kranken Gewebe und ordnet ein Verfahren an, mit dem er erkennen kann, wie weit sich die Krankheit ausgebreitet hat, und das es ihm erlaubt, sie Stadien zuzuordnen. Selten ist die Krankheit auf eine bestimmte Körperregion beschränkt. Falls das Lymphom bereits zum Zeitpunkt der Diagnose das Knochenmark, das Blut oder das zentrale Nervensystem befallen hat, ist die Prognose schlecht.

Ohne Behandlung schreitet das Burkitt-Lymphom schnell fort und führt zum Tod. Eine Operation kann notwendig sein, um befallene Teile des Dünndarms zu entfernen, weil sie sonst verstopfen, bluten oder reißen könnten. Die Chemotherapie ist hoch dosiert. Die Arzneimittelkombination besteht aus den Wirkstoffen Cyclophosphamid, Methotrexat, Vincristin, Doxorubicin und Cytarabin. Mit Hilfe der Chemotherapie können ungefähr 80 Prozent der Menschen, die eine lokale Erkrankung aufweisen, geheilt werden und 70 Prozent von jenen, bei denen die Krankheit nur mäßig fortgeschritten ist. Wenn sich die Krankheit über den ganzen Körper ausgebreitet hat, liegt die Heilungsrate gewöhnlich bei 50 bis 60 Prozent, fällt aber auf 20 bis 40 Prozent zurück, wenn die Lymphome das zentrale Nervensystem oder das Knochenmark befallen haben.

Mycosis fungoides

Mycosis fungoides ist eine seltene, langandauernde, langsam wachsende Form des Non-Hodgkin-Lymphoms, das aus T-Lymphozyten entsteht und die Haut betrifft. Es kann sich auf die Lymphknoten und inneren Organe ausbreiten.

Die Krankheit Mycosis fungoides beginnt unterschwellig und wächst so langsam, daß sie zuerst gar nicht bemerkt wird. Es entwickelt sich ein langandauernder, juckender Hautausschlag – manchmal entstehen kleine, juckende Hautverdickungen, die sich später in Knoten verwandeln und sich langsam ausbreiten.

Bei einigen Menschen führt Mycosis fungoides zu einer Leukämie (Sézary-Syndrom), bei der fehlgebildete Lymphozyten im Blutkreislauf auftauchen. Die Haut juckt intensiv, wird trocken, rot und schält sich.

▲ Siehe Seite 833

Diagnose und Behandlung

Sogar mit Hilfe einer Biopsie hat der Arzt im Frühstadium Mühe, diese Krankheit zu erkennen. Später jedoch, im Verlauf der Erkrankung, bringt die Biopsie Lymphomzellen in der Haut zum Vorschein. Die meisten Menschen sind über 50 Jahre alt, wenn bei ihnen Mycosis fungoides diagnostiziert wird. Auch ohne Behandlung können sie daraufhin weitere sieben bis zehn Jahre leben.

Die Hautverdickungen werden mit einer Strahlentherapie mit sogenannten Betastrahlen behandelt oder mit Sonnenlicht, sowie mit kortisonähnlichen Wirkstoffen. Stickstofflost, das direkt auf die Haut aufgetragen wird, kann helfen, den Juckreiz zu lindern und die Größe des Hautbefalls einzudämmen. Interferone können ebenfalls die Symptome vermindern. Wenn sich die Krankheit auf die Lymphknoten und andere Organe erstreckt, ist eine Chemotherapie nötig.

KAPITEL 159

Störungen der Plasmazellen

Störungen der Plasmazellen (monoklonale Gammopathie) werden hervorgerufen, wenn sich eine Gruppe (Klon) von Plasmazellen drastisch vermehrt und eine große Anzahl ungewöhnlicher Antikörper produziert.

Die Plasmazellen entwickeln sich aus den Lymphozyten, einem speziellen Typ von weißen Blutkörperchen. Normalerweise bilden sie die Antikörper, die den Körper beim Kampf gegen Infektionen unterstützen. Es gibt Tausende verschiedener Arten von Plasmazellen, die hauptsächlich im Knochenmark und in den Lymphknoten vorkommen. Jede Plasmazelle teilt sich, die Teile vermehren sich wiederum, um einen sogenannten Klon zu bilden, der aus vielen identischen Zellen besteht. Die Zellen eines Klons produzieren jeweils immer nur einen speziellen Typ von Antikörpern (Immunglobulin). ▲

Bei der **monoklonalen Gammopathie** sind die Plasmazellen zwar fehlgebildet, aber nicht krebsartig verändert. Sie produzieren riesige Mengen ungewöhnlicher Antikörper, verursachen aber keine bedeutenden Probleme. Diese Störungen bleiben oft jahrelang bestehen – bei manchen Menschen bis zu 25 Jahre – und bedürfen dennoch keiner Behandlung. Bei älteren Menschen kommen solche Erkrankungen häufiger vor. Aus noch unbekanntem Grund können sich diese Störungen bei 20 bis 30 Prozent der Menschen zu einem Plasmozytom (multiples Myelom) auswachsen, einem Plasmazellenkrebs. Ein Plasmozytom entwickelt sich ganz plötzlich und erfordert gewöhnlich eine Behandlung. Die Makroglobulinämie, eine weitere Störung der Plasmazellen, kann sich bei Menschen mit monoklonaler Gammopathie ebenfalls entwickeln.

Plasmozytom

Beim Plasmozytom (multiples Myelom) handelt es sich um einen Krebs der Plasmazellen, bei dem sich ein Klon von fehlgebildeten Plasmazellen vermehrt, wobei er Tumore im Knochenmark sowie große Mengen an ungewöhnlichen Antikörpern bildet, die sich im Blut oder Urin ansammeln.

Dieser ungewöhnliche Krebs betrifft Männer und Frauen gleichermaßen, hauptsächlich aber Menschen, die über 40 Jahre alt sind. Die Ursache ist unbekannt.

Plasmazelltumore (Plasmozytome) entstehen meistens in den Beckenknochen, der Wirbelsäule, den Rippen oder im Schädelknochen. Gelegentlich treten sie in anderen Körperteilen als in den Knochen auf, hauptsächlich in der Lunge und in den Geschlechtsorganen.

Die fehlgebildeten Plasmazellen produzieren fast immer große Mengen von ungewöhnlichen Antikörpern, die Bildung normaler Antikörper ist reduziert. Darum sind am multiplen Myelom Erkrankte besonders anfällig für Infektionen.

Bruchstücke der defekten Antikörper gelangen häufig in die Nieren, die dadurch geschädigt werden, was manchmal zu Nierenversagen führt. Ablagerungen von solchen Antikörperteilen in den Nieren oder anderen Organen können zu einer Amyloidose ■ führen, einer anderen ernsten Erkrankung. Ungewöhnliche Antikörperteile im Urin werden Bence-Jones-Proteine genannt.

▲ Siehe Seite 807

■ Siehe Seite 686

Symptome und Diagnose

Manchmal wird ein Plasmozytom diagnostiziert, bevor ein Patient irgendwelche Krankheitsmerkmale zeigt – wenn beispielsweise eine Röntgenuntersuchung, die aus einem anderen Grund durchgeführt wird, durchlöcherte Stellen im Knochenmark feststellt, wie sie für diese Krankheit typisch sind.

Das Plasmozytom verursacht oft Schmerzen in den Knochen, speziell in der Wirbelsäule oder den Rippen, und es schwächt die Knochen, so daß sie leicht brechen. Obwohl die Knochenschmerzen gewöhnlich das erste Symptom für diese Erkrankung sind, wird sie gelegentlich nur aufgrund einer Blutarmut (zu wenig rote Blutkörperchen), einem Rückfall bei einer bakteriellen Infektion oder bei akutem Nierenversagen entdeckt. Die Blutarmut entsteht, indem die normalen Zellen, die im Knochenmark die roten Blutkörperchen produzieren, durch andere Zellen verdrängt werden. Die Bakterieninfektionen sind eine Folge der fehlgebildeten Antikörper, die unfähig sind, Infektionen abzuwehren. Das Nierenversagen entsteht, wenn Bruchstücke von Antikörperteilen (Bence-Jones-Proteine) die Nieren schädigen.

Nur selten ruft das Plasmozytom Störungen in der Haut, in den Fingern, Zehen und der Nase hervor, weil sich das Blut verdickt (Hyperviskositätssyndrom). Die mangelhafte Durchblutung des Gehirns kann neurologische Probleme wie Verwirrung und Sehstörungen sowie Kopfschmerzen verursachen.

Verschiedene Bluttests können dem Arzt helfen, die Krankheit zu erkennen. Bei einem kompletten Blutbild zeigen sich die Blutarmut und die fehlgebildeten roten Blutkörperchen. Gewöhnlich ist die Blutkörperchensenkungsgeschwindigkeit – ein Test, der feststellt, wie schnell die roten Blutkörperchen auf den Boden eines genau definierten Teströhrchens absinken – ungewöhnlich hoch. Ebenso ist der Kalziumspiegel im Blut bei einem Drittel der Kranken ungewöhnlich hoch▲, da die Veränderungen im Knochenmark bewirken, daß Kalzium ins Blut freigesetzt wird. Die wichtigsten Tests, die die Krankheit entschlüsseln, sind die Serumelektrophorese und die Immunelektrophorese – Blutuntersuchungen, die jene für ein Plasmozytom charakteristischen fehlgebildeten Antikörper identifizieren. Dieser Typ von Antikörpern wird bei 85 Prozent der Erkrankten festgestellt. Die Immunelektrophorese kann im Urin die Bence-Jones-Proteine erkennen, die bei 30 bis 40 Prozent der am Plasmozytom erkrankten Patienten zu finden sind.

Oft zeigt eine Röntgenuntersuchung eine verringerte Knochendichte (Osteoporose) und löcherige Areale an den Knochen. Weitere Hinweise liefert eine Knochenmarkbiopsie■, bei der eine Probe des Marks mit einer Hohlnadel entnommen und unter dem Mikroskop untersucht wird. Sie zeigt große Mengen an Plasmazellen, die in seltsamen Platten und Trauben angeordnet sind; auch die Zellen selbst sind anormal.

Behandlung

Die Behandlung zielt darauf ab, die Symptome zu lindern und Komplikationen vorzubeugen, indem die kranken Plasmazellen zerstört werden und dadurch der Krankheitsverlauf verlangsamt wird.

Starke Schmerzmittel und eine Strahlentherapie der befallenen Knochen können die mitunter sehr heftigen Schmerzen lindern. Menschen mit Plasmozytom – besonders wenn sie Bence-Jones-Proteine im Urin aufweisen – müssen sehr viel trinken, um den Urin zu verdünnen und dadurch der Entwässerung des Körpers vorzubeugen, die zu einem Nierenversagen beitragen kann. Aktiv bleiben ist wichtig; längere Bettruhe fördert die Osteoporose und läßt die Knochen anfälliger für Brüche werden. Jedoch sollten bei den körperlichen Aktivitäten schnelles Laufen und schweres Heben vermieden werden, da die Knochen bereits geschwächt sind.

Patienten, die erste Anzeichen einer Infektion zeigen – Fieber, Schüttelfrost oder Hautrötungen – sollten augenblicklich den Arzt aufsuchen; sie brauchen Antibiotika. Für Kranke mit einer schweren Blutarmut kann eine Transfusion von roten Blutkörperchen nötig werden. Manche können die Blutarmut ganz gut mit Erythropoetin – einem Hormon, das die Bildung roter Blutkörperchen anregt – behandeln. Hohe Kalziumspiegel im Blut können mit Prednison und Infusionen behandelt werden, gelegentlich auch mit Bisphosphonaten, die den Kalziumspiegel senken. Allopurinol kann einen erhöhten Harnsäurespiegel senken.

Eine Chemotherapie hemmt den Fortschritt des Plasmozytoms, indem sie die kranken Plasmazellen abtötet. Die dabei am häufigsten verordneten Arzneimittel sind Melphalan und Cyclophosphamid. Da bei der Chemotherapie sowohl normale wie anormale Zellen abgetötet werden, muß die Zahl der Blutkörperchen ständig kontrolliert und die Dosis der Medikamente immer wieder angepaßt werden, falls die Anzahl der weißen Blutkörperchen und der Blutplättchen zu weit absinkt. Kortisone wie Prednison und Dexamethason werden ebenfalls als Bestandteil der Chemotherapie gegeben. Bei Patienten, die gut auf die Chemotherapie ansprechen, kann Interferon helfen, die positive Wirkung zu verlängern.

▲ Siehe Seite 668

■ Siehe Seite 733

Eine hochdosierte Chemotherapie, kombiniert mit Strahlenbehandlung, ist derzeit im Erprobungsstadium. Da diese Therapiekombination sehr stark toxisch wirkt, werden vor Beginn der Behandlung gesunde Stammzellen aus dem Blut oder Knochenmark des Patienten entnommen, um sie nach Abschluß der Behandlung wieder zurückzugeben. ▲ Generell ist diese Art von Behandlung Menschen unter 50 Jahren vorbehalten.

Gegenwärtig ist noch keine Heilung des Plasmozytoms möglich. Jedoch kann bei 60 Prozent der Betroffenen der Krankheitsverlauf verlangsamt werden. Gelegentlich entwickeln Menschen, die viele Jahre nach einer erfolgreichen Behandlung des Plasmozytoms noch leben, eine Leukämie, oder es zeigt sich faseriges Gewebe (Vernarbung) im Knochenmark. Diese Spätkomplikationen können durch die Chemotherapie verursacht worden sein und führen oft zu schwerer Blutarmut und einem erhöhten Infektionsrisiko.

Makroglobulinämie

Bei der Makroglobulinämie (Waldenström-Krankheit) produzieren die Plasmazellen eine große Menge Makroglobuline (große Antikörper), die sich im Blut anreichern.

Die Makroglobulinämie entsteht aus einer Gruppe (Klon) von krebskranken Lymphozyten und Plasmazellen. Männer sind von dieser Krankheit häufiger betroffen als Frauen; das Durchschnittsalter, in dem die Krankheit auftritt, beträgt 65 Jahre. Die Ursache ist unbekannt.

Symptome und Diagnose

Viele Menschen mit Makroglobulinämie haben keine Symptome. Andere, deren Blut sich durch die große Menge von Makroglobulinen verdickt hat (Hyperviskositätssyndrom), leiden unter einer gestörten Durchblutung in Haut, Fingern, Zehen und Nase sowie unter einer Reihe verschiedener anderer Symptome. Diese können sich als ungewöhnliche Blutungen der Haut und Schleimhäute (in Mund, Nase und Magen-Darm-Trakt) äußern, als Müdigkeit, Schwäche, Kopfschmerzen, Schwindel und sogar als Bewußtlosigkeit. Das zu dickflüssige Blut kann das Herz belasten und verstärkt auf das Gehirn drücken. Die winzigen Blutgefäße im Augenhintergrund können anschwellen und bluten; dadurch wird die Netzhaut geschädigt und die Sehkraft beeinträchtigt.

▲ Siehe Seite 833

Bei Menschen mit Makroglobulinämie zeigen sich geschwollene Lymphknoten, Ausschläge, eine vergrößerte Leber und Milz, immer wiederkehrende Bakterieninfektionen und Blutarmut.

Die Makroglobulinämie ruft oft eine Kryoglobulinämie hervor. Die für diese Krankheit charakteristischen Kryoglobuline sind Antikörper, die im Blut als feste Klümpchen auftreten, wenn sie unter die normale Körpertemperatur abkühlen. Bei Wärme lösen sie sich wieder auf. Menschen mit einer Kryoglobulinämie sind meist sehr kälteempfindlich, oder sie entwickeln das Raynaud-Phänomen, bei dem Hände und Füße bei Kälte heftig schmerzen und sich weiß verfärben.

Die Makroglobulinämie wird bei Blutuntersuchungen entdeckt. Die Zahl der roten und weißen Blutkörperchen und der Blutplättchen kann stark verringert sein, und die Blutkörperchensenkungsgeschwindigkeit, bei der gemessen wird, wie schnell die roten Blutkörperchen auf den Boden eines genau definierten Teströhrchens absinken, ist ungewöhnlich hoch. Auch der Blutgerinnungstest kann krankhaft ausfallen, und weitere Bluttests decken die Kryoglobuline auf. Im Urin können Bence-Jones-Proteine gefunden werden (Bruchstücke fehlgebildeter Antikörper). Die sicherste Diagnose liefern allerdings die Serumelektrophorese und die Immunelektrophorese, die die große Menge von ungewöhnlichen Makroglobulinen in der Blutprobe nachweisen.

Bei der Röntgenuntersuchung kann sich eine verringerte Knochendichte (Osteoporose) zeigen. Eine Knochenmarkbiopsie, bei der eine Probe des Marks mit einer Hohlnadel entnommen und unter dem Mikroskop untersucht wird, kann große Mengen von Lymphozyten und Plasmazellen zeigen, was die Diagnose erhärtet.

Prognose und Behandlung

Der Krankheitsverlauf variiert von Patient zu Patient. Ganz ohne Behandlung überleben viele Betroffene die Erkrankung fünf Jahre und länger.

Ein Patient mit verdicktem Blut benötigt sofort eine Plasmapherese, eine Prozedur, bei der Blut abgenommen wird, aus dem die kranken Antikörper entfernt werden, während die roten Blutkörperchen dem Kranken wieder zurückgegeben werden. Die Chemotherapie, gewöhnlich mit Chlorambucil, kann zwar das Wachstum der Plasmazellen hemmen, aber sie kann die Makroglobulinämie nicht heilen. Alternativ können Wirkstoffe wie Melphalan oder Cyclophosphamid und verschiedene andere Arzneimittel, einzeln oder kombiniert, verwendet werden.

Krankhafte Vermehrung der Blutzellen

Bei diesen Störungen (myeloproliferative Syndrome) wachsen und vermehren sich die Vorläufer der Blutzellen im Knochenmark (myeloische Stammzellen) krankhaft oder werden von faserigem Bindegewebe überwuchert.

Zu den vier vorherrschenden myeloproliferativen Störungen zählen die Polycythaemia rubra vera, die Osteomyelofibrose, die Thrombozythämie und die chronisch-myeloische Leukämie.▲ Die Osteomyelofibrose unterscheidet sich von den anderen drei Erkrankungen dadurch, daß Fibroblasten (Zellen, die Faser- oder Bindegewebe produzieren) beteiligt sind, die nicht zu den Knochenmarkstammzellen gehören. Aber es scheint so, als ob die Fibroblasten von den fehlgebildeten Stammzellen angeregt werden, möglicherweise von den Megakaryozyten (Zellen, die Blutplättchen bilden).

Polycythaemia rubra vera

Die Polycythaemia rubra vera ist eine Erkrankung der Vorläuferzellen der roten Blutkörperchen und führt zu einem Überschuß an roten Blutkörperchen.

Diese Krankheit ist selten; nur etwa fünf von einer Million Menschen bekommt sie. Das Durchschnittsalter, bei dem die Krankheit diagnostiziert wird, liegt bei 60 Jahren; sie kann aber auch früher auftreten.

Symptome

Der Überschuß an roten Blutkörperchen erhöht das Blutvolumen und verdickt gleichzeitig das Blut, so daß es nicht mehr so einfach durch die kleinen Blutgefäße fließen kann (Hyperviskosität). Allerdings kann der Anteil an roten Blutkörperchen schon lange Zeit, bevor sich Symptome zeigen, erhöht sein.

Oft bestehen die ersten Anzeichen der Krankheit aus Schwächegefühl, Müdigkeit, Kopfschmerzen, Schwindel und Kurzatmigkeit. Die Augen nehmen eventuell verzerrte Bilder, blinde Flecken oder Lichtblitze wahr. Starke Blutungen aus dem Zahnfleisch oder aus kleinen Schnittwunden gehören zu den Symptomen, und die Haut, speziell im Gesicht, kann gerötet sein. Am ganzen Körper kann Juckreiz auftreten, besonders nach einem heißen Bad. Ein brennendes Gefühl in Händen und Füßen kann hinzukommen, seltener treten Schmerzen in den Knochen auf. Wenn die Krankheit fortschreitet, können sich Leber und Milz vergrößern, was zu einem dumpfen, in Intervallen auftretenden Schmerz im Bauchraum führt.

Der Überschuß an roten Blutkörperchen kann mit weiteren Komplikationen einhergehen, wie beispielsweise Magengeschwüren, Nierensteinen und Blutgerinnseln in Venen und Arterien, die Herz- und Schlaganfälle verursachen und die Durchblutung in Armen und Beinen blockieren können. In seltenen Fällen führt die Polycythaemia rubra vera zu einer Leukämie; auch bestimmte Behandlungsmethoden erhöhen das Risiko für diese Entwicklung.

Diagnose

Bei einer Routine-Blutuntersuchung■, die aus einem anderen Grund durchgeführt wird, kann die Polycythaemia rubra vera entdeckt werden, noch ehe sich irgendein Symptom zeigt. Der Anteil des Hämoglobins und der Hämatokritwert (der prozentuale Anteil an roten Blutkörperchen im Blut) sind ungewöhnlich hoch. Ein Hämatokritwert, der bei Männern höher ist als 54 Prozent (bei Frauen höher als 49 Prozent), kann zwar eine Polyzythämie anzeigen, aber die Diagnose kann nicht allein auf Basis des Hämatokrits gestellt werden. Hilfreich für die Diagnose kann ein Test sein, der sich radioaktiv markierter roter Blutzellen bedient, um die gesamte Anzahl von roten Blutkörperchen im Körper zu bestimmen. In seltenen Fällen ist eine Knochenmarkbiopsie (Entnahme einer Probe zur Untersuchung unter dem Mikroskop) notwendig.★

Ein hoher Hämatokritwert kann das Zeichen für eine **relative Polyzythämie** sein, ein Zustand, bei dem zwar die Zahl der roten Blutkörperchen normal ist, es aber insgesamt zu wenig Blutflüssigkeit gibt.

Einen Überschuß an roten Blutkörperchen, der andere Ursachen als die Polycythaemia rubra vera hat, nennt man **sekundäre Polyzythämie**. Zum Beispiel regt ein zu niedriger Sauerstoffgehalt im Blut das Knochenmark an, mehr rote Blutkörperchen zu bilden. Deshalb können Menschen mit einer chronischen Lungen- oder Herzerkrankung, aber auch Raucher und Menschen, die in hochgele-

▲ Siehe Seite 766

■ Siehe Seite 732

★ Siehe Seite 733

Die häufigsten myeloproliferativen Störungen

Störung	Merkmale im Knochenmark	Merkmale im Blut
Polycythaemia rubra vera	Erhöhte Anzahl von Vorläuferzellen der roten Blutkörperchen	Erhöhte Anzahl roter Blutkörperchen
Osteomyelofibrose	Wucherndes Bindegewebe	Erhöhte Anzahl unreifer, roter und weißer Blutkörperchen und fehlgebildete rote Blutkörperchen
Thrombozythämie	Erhöhte Anzahl von Megakaryozyten (Zellen, die Blutplättchen bilden)	Erhöhte Anzahl von Blutplättchen
Chronisch-myeloische Leukämie	Erhöhte Anzahl von Myelozyten (Vorläufer der Granulozyten, einem Typ von weißen Blutkörperchen)	Erhöhte Anzahl reifer und unreifer Granulozyten

genen Gebieten leben, eine erhöhte Zahl roter Blutkörperchen haben. Um die Polycythaemia rubra vera von einigen Formen der sekundären Polyzythämie zu unterscheiden, mißt der Arzt den Sauerstoffwert in einer Blutprobe aus der Arterie. Falls der Wert sehr niedrig ist, könnte es sich um eine sekundäre Polyzythämie handeln.

Gemessen werden kann auch der Anteil an Erythropoetin im Blut – ein Hormon, welches das Knochenmark zur Bildung roter Blutkörperchen anregt. Der Erythropoetinspiegel ist bei der Polycythaemia rubra vera extrem niedrig, während er bei der sekundären Polyzythämie normal oder erhöht ist. Manchmal regen Zysten in der Leber oder den Nieren sowie Nieren- und Gehirntumore die Erythropoetinproduktion an; dies erhöht den Erythropoetinspiegel, und auch daraus kann sich eine sekundäre Polyzythämie entwickeln.

Prognose und Behandlung

Ohne Behandlung sterben Menschen an einer Polycythaemia rubra vera in weniger als zwei Jahren. Werden die Patienten behandelt, können sie durchschnittlich noch 15 bis 20 Jahre leben.

Das Ziel der Behandlung ist es, die Produktion der roten Blutkörperchen zu unterdrücken und ihre Anzahl zu senken. Gewöhnlich wird dem Körper Blut entzogen. Die Polyzythämie ist eine der wenigen Indikationen in der heutigen Medizin, bei der ein solcher Aderlaß noch angebracht ist. Dabei wird jeden zweiten Tag etwa ein halber Liter Blut abgenommen, bis der Hämatokrit zu sinken beginnt. Hat der Hämatokrit seinen normalen Wert erreicht, wird bei Bedarf nur noch alle paar Monate Blut abgenommen.

Bei manchen Patienten vermehren sich die Blutzellen im Knochenmark krankhaft; dadurch nimmt die Menge an Blutplättchen (zellähnliche Partikel, die zur Gerinnung beitragen) im Blut zu, oder Leber oder Milz vergrößern sich außergewöhnlich. Weil sich auch nach einem Aderlaß die Zahl der Blutplättchen erhöht, sich der Umfang von Körperorganen aber nicht verkleinert, brauchen diese Patienten eine Chemotherapie, um die Produktion der Blutzellen zu unterdrücken. Normalerweise wird dann Hydroxyharnstoff gegeben.

Weitere Medikamente können helfen, einige der Symptome unter Kontrolle zu bekommen. Antihistaminika können z. B. den Juckreiz lindern, und Azetylsalizylsäure kann gegen das brennende Gefühl in Händen und Füßen sowie gegen die Knochenschmerzen helfen.

Osteomyelofibrose

Bei der Osteomyelofibrose werden Stammzellen im Knochenmark, die normale Blutzellen produzieren, von Bindegewebe überwuchert, so daß sie ungewöhnlich geformte Blutkörperchen, Blutarmut und eine vergrößerte Milz verursachen.

Im Knochenmark produzieren bestimmte Zellen, die sogenannten Fibroblasten, das Bindegewebe, das normalerweise als Gitter die blutproduzierenden Zellen trägt. Bei der Osteomyelofibrose regt jedoch eine kranke Vorläuferzelle die Fibroblasten an, zuviel von diesem Bindegewebe zu bilden, das dann die bluterzeugenden Zellen verdrängt und erdrückt. Dadurch werden weniger rote Blutkörperchen gebildet, also auch weniger davon in den Blutkreislauf entlassen, und es entwickelt sich eine Blutarmut. Viele dieser roten Blutkörperchen sind unterentwickelt oder fehlgebildet. Die weißen Blutkörperchen und die Blutplättchen sind ebenfalls fehlgebildet; es können entweder zu viele oder zu wenig davon vorhanden sein.

Manchmal verwandelt sich so viel Knochenmark in Bindegewebe, daß sich die Produktion aller Blutzellen verringert. Wenn das passiert, kommt es zu einer schweren Blutarmut, die zahlenmäßig verringerten weißen Blutkörperchen können Infektionen nicht mehr abwehren, und die zu geringe Menge Blutplättchen kann Blutungen nicht mehr verhindern.

Der Körper produziert bei solchen Krankheiten Blutkörperchen außerhalb des Knochenmarks, hauptsächlich in der Leber und in der Milz, die sich dadurch vergrößern können (idiopathische myeloische Metaplasie).

Die Osteomyelofibrose tritt manchmal gemeinsam mit Leukämie, Polycythaemia rubra vera, Plasmozytom, Lymphom, Tuberkulose oder Infektion der Knochen auf, aber ihre Ursache ist unbekannt. Menschen, die bestimmten giftigen Stoffen wie Benzol und radioaktiven Strahlen ausgesetzt waren, haben ein erhöhtes Risiko, an Osteomyelofibrose zu erkranken. Sie tritt am häufigsten bei Menschen zwischen 50 und 70 Jahren auf. Da die Krankheit generell langsam fortschreitet, können die Betroffenen noch zehn Jahre oder länger leben. Gelegentlich kann sich die Krankheit aber auch sehr schnell verschlimmern. Diese Form, die bösartige (maligne) oder akute Osteomyelofibrose gehört zur Gruppe der Leukämien.

Symptome und Diagnose

Oft lassen sich bei der Osteomyelofibrose jahrelang keine Symptome erkennen. Eventuell macht die Blutarmut die Menschen matt und müde; sie fühlen sich nicht wohl und verlieren Körpergewicht. Vergrößerte Organe wie Milz und Leber können Schmerzen im Bauch verursachen.

Die fehlgebildeten, unreifen roten Blutkörperchen, die in einer Blutprobe unter dem Mikroskop festgestellt werden können, und die Blutarmut lassen zwar eine Osteomyelofibrose vermuten, aber erst eine Knochenmarkbiopsie (Entnahme einer Gewebeprobe, um sie unter dem Mikroskop zu prüfen) erhärtet die Diagnose.

Behandlung

Es gibt keine Behandlung, die die Erkrankung heilen oder ihren Verlauf dauerhaft verlangsamen kann, abgesehen von dem Krebsmittel Hydroxyharnstoff, das die Größe von Leber oder Milz verringern kann.

Die Behandlung dient hauptsächlich dazu, Komplikationen nach Möglichkeit zu verhindern. Eine Knochenmarktransplantation kann in bestimmten Einzelfällen Hoffnung bringen. Bei einigen Patienten kann die Bildung roter Blutkörperchen mit Hilfe von Erythropoetin angeregt werden, andere Patienten brauchen Bluttransfusionen, um die Blutarmut zu behandeln. Nur selten wird die Milz extrem groß und schmerzhaft und muß entfernt werden. Auftretende Infektionen müssen mit Antibiotika behandelt werden.

Vermehrung der Blutplättchen

Bei der Thrombozythämie (krankhafte Vermehrung der Blutplättchen) wird ein Überschuß an Plättchen gebildet, der zu einer ungewöhnlichen Blutgerinnung führt.

Die Blutplättchen (Thrombozyten) werden normalerweise im Knochenmark von Zellen gebildet, die Megakaryozyten heißen. Bei der Thrombozythämie verändern sich die Megakaryozyten und produzieren zu viele Blutplättchen.

Diese Erkrankung tritt gewöhnlich bei Menschen über 50 Jahren auf. Sie wird primäre Thrombozythämie genannt, wenn ihre Ursache nicht bekannt ist; sie heißt sekundäre Thrombozythämie, wenn sie aufgrund einer anderen Gesundheitsstörung, wie etwa als Folge starker Blutungen, nach Entfernen der Milz, durch Infektionen, rheumatoide Arthritis, bestimmte Arten von Krebs oder Sarkoidose entstanden ist.

Symptome

Ein Überschuß an Blutplättchen, die für die Blutgerinnung lebensnotwendig sind, kann spontan zu Gerinnseln führen, die den Durchfluß des Blutes in den Gefäßen blockieren. Die Anzeichen dafür sind Kribbeln und andere unangenehme Gefühle in Händen und Füßen, kalte Fingerspitzen, Kopfschmerzen, Schwäche und Schwindelgefühl. Blutungen, die gewöhnlich leicht sind, können auftreten; sie äußern sich oft in Nasenbluten, Neigung zu blauen Flecken, leichtem Zahnfleischbluten oder Blutungen im Magen-Darm-Trakt. Die Milz und die Leber können sich vergrößern.

Diagnose

Schon die Symptome lassen eine Thrombozythämie vermuten, und ein Bluttest kann die Diagnose bestätigen. Der Blutplättchenanteil ist höher als 500 000 pro Mikroliter Blut – fast zweimal so hoch wie normal – und übersteigt oft sogar den Wert von einer Million. Unter dem Mikroskop zeigen sich in der Blutprobe ungewöhnlich große Blutplättchen sowie Zusammenballungen von Plättchen und Fragmente von Megakaryozyten.

Um zwischen der primären und sekundären Thrombozythämie zu unterscheiden, achtet der Arzt auf Zeichen anderer Krankheiten, die den Blutplättchenanteil erhöht haben könnten. Manchmal ist eine Knochenmarkbiopsie (Entnahme einer Gewebeprobe zur Untersuchung unter dem Mikroskop) hilfreich, um die Diagnose zu sichern.

Behandlung

Falls eine andere Erkrankung an der zu hohen Zahl von Blutplättchen schuld ist (sekundäre Thrombozythämie), richtet sich die Behandlung nach der auslösenden Krankheit. Bei erfolgreicher Behandlung sinkt der Anteil der Plättchen wieder auf seinen normalen Wert ab.

Wenn keine Ursache für die erhöhte Anzahl von Blutplättchen zu erkennen ist (primäre Thrombozythämie), wird gewöhnlich ein Medikament verordnet, das die Produktion der Plättchen verlangsamt. Normalerweise wird eine Behandlung begonnen, wenn der Anteil der Blutplättchen auf 750 000 pro Mikroliter Blut angestiegen ist, oder wenn sich Probleme bei Blutungen oder bei der Gerinnung zeigen. Das Medikament wird gegeben, bis die Zahl der Plättchen unter 600 000 pro Mikroliter Blut gefallen ist. Normalerweise wird das Krebsmittel Hydroxyharnstoff angewendet. Weil aber dieses Mittel die Produktion von weißen und roten Blutkörperchen hemmen kann, muß die Dosis so eingestellt werden, daß immer noch eine ausreichende Menge dieser Zellen erhalten bleibt. Azetylsalizylsäure, die den Plättchen ihre Klebefähigkeit nimmt und dadurch die Gerinnung beeinflußt, kann den Einsatz von Hydroxyharnstoff hinauszögern. Eine andere Behandlungsmethode, die besonders für Menschen unter 60 Jahren in Frage kommt, besteht in der Gabe von Interferon alfa.

Falls die medikamentöse Behandlung die Bildung zu vieler Blutplättchen nicht schnell genug stoppt, kann dem Patienten mit der Thrombopherese geholfen werden. Bei diesem Verfahren wird Blut entnommen, die Blutplättchen (Thrombozyten) werden daraus entfernt, und das Blut wird zurückgegeben. Diese Behandlung wird gewöhnlich mit Medikamenten kombiniert.

KAPITEL 161

Milzerkrankungen

Die Milz produziert, kontrolliert, lagert und zerstört die Blutkörperchen. Sie ist ein schwammiges, weiches, purpurfarbenes Organ, ungefähr so groß wie eine Faust, und sitzt im oberen Teil der Bauchhöhle, direkt unterhalb des Brustkorbs auf der linken Seite.

Die Milz vereint die Aufgabe von zwei Organen: Die weiße Milzpulpa (Milzmark) ist Teil des Abwehrsystems, und die rote Milzpulpa entfernt unerwünschte Stoffe, wie defekte rote Blutkörperchen, aus dem Blut.

Bestimmte weiße Blutkörperchen (Lymphozyten) produzieren schützende Antikörper und spielen eine wichtige Rolle beim Kampf gegen Infektionen. Die Lymphozyten können in der weißen Pulpa entstehen und heranreifen.

Die rote Pulpa besitzt andere weiße Blutkörperchen (Phagozyten), die unerwünschte Teile wie Bakterien oder defekte Zellen aus dem Blutkreislauf entfernen. Die rote Milzpulpa kontrolliert, ob rote Blutkörperchen etwa fehlgebildet, zu alt oder zu geschädigt sind, um noch richtig zu funktionieren, und zerstört sie. Aus diesem Grund wird die rote Milzpulpa manchmal auch der Friedhof der roten Blutkörperchen genannt.

Die rote Pulpa dient zusätzlich als Reservoir für Blutbestandteile, besonders für weiße Blutkörperchen und Blutplättchen (zellähnliche Teilchen, die zur Gerinnung beitragen). Bei vielen Tieren setzt die rote Milzpulpa diese Blutbestandteile dann frei, wenn der Körper sie braucht; bei den Menschen ist das Freisetzen dieser Bestandteile keine wichtige Funktion der Milz.

Ansicht der Milz

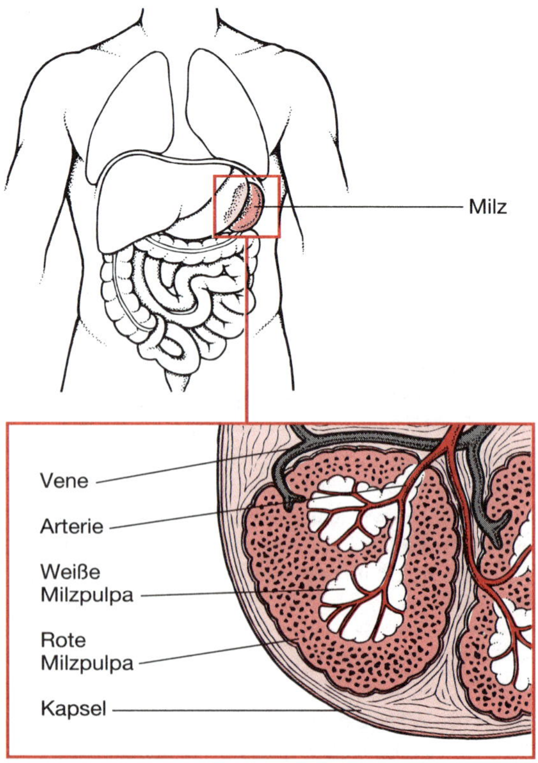

Ursachen einer vergrößerten Milz

Infektionen
- Hepatitis
- Pfeiffersches Drüsenfieber
- Papageienkrankheit
- Subakute bakterielle Herzinnenhautentzündung
- Brucellose
- Kala-Azar
- Malaria
- Syphilis
- Tuberkulose

Anämien
- Hereditäre Elliptozytose
- Hereditäre Sphärozytose
- Sichelzellenanämie (vorwiegend bei Kindern)
- Thalassämie

Blutkrebs und proliferative Störungen
- Hodgkin-Krankheit und andere Lymphome
- Leukämie
- Osteomyelofibrose
- Polycythaemia rubra vera

Entzündungskrankheiten
- Amyloidose
- Felty-Syndrom
- Sarkoidose
- Systemischer Lupus erythematodes

Leberkrankheiten
- Leberzirrhose

Speicherkrankheiten
- Gaucher-Krankheit
- Hand-Schüller-Christian-Krankheit
- Letterer-Siwe-Krankheit
- Niemann-Pick-Krankheit

Andere Ursachen
- Zysten in der Milz
- Druck der Milz auf Venen und die Leber
- Blutgerinnsel in einer Vene aus der Milz oder zur Leber

Falls die Milz operativ entfernt wurde (Splenektomie), verliert der Körper einen Teil seiner Fähigkeit, schützende Antikörper zu bilden und nicht erwünschte Bakterien im Blut zu bekämpfen. Folge davon ist eine geschwächte körpereigene Abwehr gegen Infektionen. Nach einiger Zeit steigern aber andere Organe (in erster Linie die Leber) ihre Abwehrkraft, um den Verlust der Milz auszugleichen.

Vergrößerte Milz

Wenn sich die Milz vergrößert (Splenomegalie), kann sie mehr Blutkörperchen abfangen und festhalten. So kann die Splenomegalie die Zahl der roten und weißen Blutkörperchen sowie die der Blutplättchen im Blutkreislauf verringern.

Viele Krankheiten können die Milz zur Vergrößerung anregen. Um die Ursache ausfindig zu machen, muß der Arzt verschiedene Erkrankungen in Betracht ziehen, die von Blutkrebs bis zu chronischen Infektionskrankheiten reichen.

Wenn die geschwollene Milz große Mengen fehlgebildeter Blutzellen abfängt, können diese Zellen die Milz in ihrer Funktion behindern. Dieser Prozeß kann zu einem Teufelskreis werden: Je mehr Zellen die Milz festhält, um so größer wird sie; und je größer sie wird, desto mehr Zellen entzieht sie dem Blut.

Entzieht die Milz dem Blutkreislauf zu viele Blutkörperchen (Hypersplenismus), können verschiedene Störungen auftreten; dazu gehören Blutarmut (zuwenig rote Blutkörperchen), häufige Infektionen (weil zuwenig weiße Blutkörperchen vorhanden sind) und Blutungsstörungen (weil zuwenig Blutplättchen vorhanden sind). Eventuell kann die übermäßig vergrößerte Milz auch normale Blutkörperchen abfangen und sie zusammen mit den anormalen zerstören.

Symptome
Eine geschwollene Milz verursacht nicht viele Symptome, und keines davon zeigt unmißverständlich den Grund für die Vergrößerung an. Da die vergrößerte Milz direkt neben dem Magen liegt und auf ihn drückt, fühlt ein Betroffener oft schon Druckbeschwerden, wenn er nur einen kleinen Bissen zu sich nimmt, manchmal sogar, wenn er überhaupt nichts ißt. Er kann Schmerzen im Bauch und im Rücken in der Milzumgebung haben; die Schmerzen können in die linke Schulter ausstrahlen, besonders wenn Teile der Milz nicht genügend durchblutet werden und abzusterben beginnen.

Diagnose

Gewöhnlich kann der Arzt bei einer körperlichen Untersuchung die vergrößerte Milz ertasten. Auch eine Ultraschall- oder Röntgenuntersuchung kann die geschwollene Milz zeigen. Eine Kernspintomographie (NMR) kann die gleichen Informationen liefern, zugleich aber Aufschluß geben über die Durchblutung der Milz. Andere Untersuchungsverfahren verwenden radioaktive Substanzen, um Größe und Funktion der Milz einzuschätzen und herauszufinden, weshalb die Milz so große Mengen Blutkörperchen ansammelt und zerstört.

Bei Blutuntersuchungen zeigt sich der Mangel an roten und weißen Blutkörperchen sowie an Blutplättchen. Unter dem Mikroskop geben Größe und Form der Blutkörperchen Aufschluß über die Ursache der Milzschwellung. Eine Knochenmarkuntersuchung ▲ könnte einen Blutkrebs aufdecken (wie Leukämie oder Lymphom) oder eine Speicherung unerwünschter Substanzen (Speicherkrankheiten). Auch diese Krankheiten können eine Vergrößerung der Milz verursachen.

Die Messung des Eiweißgehaltes im Blut kann dazu beitragen, daß Erkrankungen wie das Plasmozytom, Amyloidose, Malaria, Kala-Azar, Brucellose, Tuberkulose und Sarkoidose ausgeschlossen werden können. Der Gehalt an Harnsäure (ein Abbauprodukt) und die alkalische Leukozytenphosphatase (ein Enzym, das in manchen Blutzellen gefunden wird) werden gemessen, um festzustellen, ob bestimmte Formen von Leukämie oder Lymphomen vorhanden sind. Tests der Leberfunktion können Aufschluß darüber geben, ob neben der Milz auch die Leber geschädigt ist.

Behandlung

Soweit möglich, behandelt der Arzt die der vergrößerten Milz zugrundeliegende Krankheit. Nur selten ist es notwendig, die Milz operativ zu entfernen. Das kann ernste Probleme mit sich bringen, vor allem eine Anfälligkeit für schwere Infektionskrankheiten. Jedoch müssen diese Risiken in bestimmten kritischen Situationen in Kauf genommen werden: Wenn beispielsweise die Milz die roten Blutkörperchen so schnell zerstört, daß sich eine schwere Blutarmut anbahnt, oder wenn die Milz so große Mengen von weißen Blutkörperchen und Blutplättchen vernichtet, daß ein hohes Risiko für Infektionen und starke Blutungen besteht; wenn die Milz so groß ist, daß sie Schmerzen verursacht; wenn sie durch Druck auf andere Organe deren Funktion beeinträchtigt; oder wenn die Milz als Folge der Vergrößerung blutet oder Teile von ihr absterben. Als Alternative zur Operation kann manchmal eine Strahlentherapie eingesetzt werden, um die vergrößerte Milz zum Schrumpfen zu bringen.

Milzriß

Da die Milz im oberen linken Teil der Bauchhöhle liegt, kann ein Schlag oder Stoß in die Magengrube zu einem Milzriß (Milzruptur) führen. Dabei kann sowohl die Milzkapsel wie ihr inneres Gewebe zerreißen. Ein Milzriß ist die häufigste schwere Komplikation bei Bauchverletzungen durch Autounfälle, Sportunfälle oder Schlägereien.

Symptome

Ein Milzriß läßt den Bauch schmerzhaft und druckempfindlich werden. Blut in der Bauchhöhle wirkt als starker Reiz und verursacht Schmerzen. Die Bauchmuskulatur zieht sich zusammen und verhärtet sich. Falls das Blut nur allmählich austritt, machen sich keine Symptome bemerkbar, bis der Blutvorrat des Körpers so stark abnimmt, daß der Blutdruck sinkt, oder nicht mehr ausreichend viel Sauerstoff zum Gehirn und zum Herzen transportiert werden kann. Eine solche Situation ist ein Notfall, bei dem sofortige Bluttransfusionen nötig sind, um den Kreislauf zu stabilisieren. Außerdem ist eine Operation erforderlich, um den Blutverlust zu stoppen. Ohne diese Maßnahmen kann der Kranke einen Schock erleiden und sterben.

Diagnose und Behandlung

Mit einer Ultraschallaufnahme kann festgestellt werden, ob die Symptome auf eine andere Ursache als auf einen Milzriß zurückzuführen sind. Auf diese Weise kann auch festgestellt werden, ob sich im Bauchraum Flüssigkeit angesammelt hat. Bei starkem Verdacht auf Milzriß ist eine sofortige Operation notwendig, um den eventuell tödlichen Blutverlust aufzuhalten. Gewöhnlich wird die ganze Milz herausgenommen, aber manchmal gelingt es den Chirurgen auch, einen nur kleinen Riß des Organs zu schließen und die Milz zu retten.

Vor und nach der Entfernung der Milz sind bestimmte Vorkehrungen notwendig, um Infektionen vorzubeugen. Zum Beispiel wird nach Möglichkeit vor einer Milzentfernung gegen Pneumokokken geimpft, und nach der Operation wird eine jährliche Grippeimpfung empfohlen. Viele Ärzte verordnen Antibiotika zur Vorbeugung gegen Infektionen.

▲ Siehe Seite 733

Krebs

KAPITEL 162

Ursachen und Risiken für Krebs

Zu Krebs wird eine Zelle, die ihren normalen Kontrollmechanismus verloren hat und deshalb unkontrolliert wächst.

Krebs kann sich in jedem Gewebe und in jedem Organ entwickeln. Wenn Krebszellen wachsen und sich vermehren, entstehen Gebilde von Krebsgewebe, die auch die angrenzenden Gewebe befallen und sich überall im Körper verbreiten (metastasieren) können.

Wie Krebs entsteht

Die Entstehung von Krebszellen aus normalen Zellen ist ein komplizierter Vorgang, der Transformation genannt wird. Die erste Stufe in diesem Prozeß ist die **Initiation**, bei der sich das Erbgut einer Zelle verändert und sie veranlaßt, krebsartig zu werden. Die Veränderung im Erbgut der Zelle wird durch einen Krankheitsauslöser, das sogenannte Karzinogen, ausgelöst – beispielsweise durch eine Chemikalie, ein Virus, durch radioaktive Bestrahlung oder Sonnenlicht. Jedoch sind nicht alle Zellen gleichermaßen anfällig für Karzinogene. Ein genetischer Defekt in der Zelle oder ein anderer Auslöser, Promotor genannt, kann sie dafür anfälliger machen. Sogar ein langandauernder, physikalischer Reiz kann Zellen dazu bringen, zu entarten. Im nächsten Schritt, der **Promotion**, wird eine initiierte Zelle zur Krebszelle. Die Promotion hat keinen Einfluß auf nichtinitiierte Zellen. Folglich müssen verschiedene Faktoren zusammenkommen, um Krebs auszulösen; in den meisten Fällen sind es besonders anfällige Zellen, die von Karzinogenen beeinflußt werden.

Wenn eine normale Zelle zur Krebszelle wird, verändert sich letztendlich deren Erbinformation (DNA). Solche Änderungen im Erbgut der Zellen sind oft schwer festzustellen, aber manchmal kann schon die Größe oder Form eines speziellen Chromosoms auf eine bestimmte Krebsart hinweisen. Bei 80 Prozent der Menschen mit chronisch-myeloischer Leukämie wird z. B. ein verändertes Chromosom gefunden, das unter dem Namen »Philadelphia-Chromosom« bekannt ist.▲ Genetische Defekte wurden auch bei Gehirntumoren und bei Krebs im Dickdarm, in der Brust, der Lunge und in den Knochen entdeckt.

▲ Siehe Seite 767

Karzinogene: Chemikalien, die Krebs auslösen können

Chemikalie	Krebsart
Umwelt und Industrie	
Arsen	Lunge
Asbest	Lunge, Brustfell
Aromatische Amine	Blase
Benzol	Leukämie
Chromate	Lunge
Nickel	Lunge, Nasenhöhlen
Vinylchlorid	Leber
Zusammenhang mit Lebensführung	
Alkohol	Speiseröhre, Mund, Rachen
Betelnuß	Mund, Rachen
Tabak	Kopf, Mundhöhle, Lunge, Speiseröhre, Blase
Wirkstoffe in Medikamenten	
Alkylantien	Leukämie, Blase
Oxymetholon	Leber
Thorotrast	Blutgefäße

Für manche Krebsarten ist eine ganze Reihe von veränderten Chromosomen erforderlich. Bei der Polypose, einer erblichen Störung des Verdauungstraktes, bei der sich Polypen entwickeln und krebsartig werden, hat man das untersucht. Die normale Darmschleimhaut beginnt zu wuchern (Proliferation), weil die Zellen keinen wachstumshemmenden Erbfaktor auf dem Chromosom 5 mehr haben. Dieser begrenzt normalerweise das Wachstum der Schleimhäute. Eine geringfügige Veränderung der DNA führt zur Bildung eines Adenoms, einem gutartigen Tumor. Ein anderes Gen (das onkogene Gen RAS) regt jedoch das Adenom an, schneller zu wachsen. Wenn dann anschließend das wachstumsunterdrückende Gen auf dem Chromosom 18 verlorengeht, wird das Adenom zu noch schnellerem Wachstum angeregt. Letztlich führt das Fehlen eines Gens auf Chromosom 17 dazu, daß sich das gutartige Adenom in Krebs verwandelt. Weitere Veränderungen des Erbgutes können zur Metastasierung der Krebserkrankung führen.

Selbst wenn eine Zelle bösartig wird, entsteht daraus noch nicht unbedingt Krebs. Meist zerstört das Immunsystem sie, bevor sie sich vermehren und als Krebs festsetzen kann. ▲ Krebs entsteht schneller, wenn das Immunsystem nicht richtig funktioniert, wie es etwa bei Aids der Fall ist, oder auch bei Menschen, die Medikamente einnehmen müssen, die das Immunsystem unterdrücken, sowie bei bestimmten Autoimmunerkrankungen. Doch auch ein normal funktionierendes Immunsystem ist nicht unfehlbar; eine Krebskrankheit kann sich der Entdeckung durch die körpereigene Abwehr entziehen.

Risikofaktoren

Eine Unzahl genetischer und umweltbedingter Faktoren kann das Krebsrisiko erhöhen.

Die Familiengeschichte ist ein wichtiger Faktor. Manche Familien haben ein deutlich höheres Risiko für bestimmte Krebsformen als andere. Das Brustkrebsrisiko steigt z. B. bei Frauen, deren Mütter oder Schwestern an Brustkrebs erkrankt waren, auf das Eineinhalb- bis Dreifache. Einige Arten von Brustkrebs hängen mit einer spezifischen Genmutation zusammen, die in manchen Bevölkerungsgruppen beziehungsweise Familien häufiger auftritt. Frauen mit dieser Genmutation entwickeln überdurchschnittlich oft Brustkrebs. Auch ihr Risiko für einen Krebs der Eierstöcke ist deutlich erhöht. Viele andere Arten von Krebs, inklusive mancher Formen von Haut- und Darmkrebs, tendieren ebenfalls dazu, in Familien gehäuft aufzutreten.

Menschen mit veränderten Chromosomen haben ein erhöhtes Risiko für Krebs. Beispielsweise entwickelt sich bei Personen mit Down-Syndrom – sie haben drei Chromosomen Nummer 21 statt der üblichen zwei – deutlich häufiger als bei anderen Menschen eine akute Leukämie.

Auch zahlreiche Umwelteinflüsse erhöhen das Krebsrisiko. Einer der wichtigsten ist das Zigarettenrauchen. Das Rauchen von Zigaretten erhöht wesentlich das Risiko, daß sich Tumore in Lunge, Mund, Kehlkopf oder in der Blase bilden.

Unvernünftig lange Sonnenbäder mit häufigem Sonnenbrand begünstigen Hautkrebs. Ionisierte Strahlung ist stark krebsauslösend; sie ist Bestandteil der Röntgenstrahlen, entsteht aber auch in Atomkraftwerken und bei Atombombenexplosionen und gelangt als Bestandteil der kosmischen Strahlung aus dem Weltraum auf die Erde. Überlebende der Atombomben von Hiroshima und Naga-

▲ Siehe Seite 788

saki waren extrem gefährdet, an Leukämie zu erkranken. Der Umgang mit radioaktivem Uran führte dazu, daß Arbeiter in Uranminen nach 15 bis 20 Jahren Lungenkrebs bekamen; ihr Risiko war noch größer, wenn sie Zigaretten rauchten. Wer häufig ionisierter Strahlung ausgesetzt ist, wird anfällig für Blutkrebs, einschließlich akuter Leukämie.

Die Ernährung ist ein weiterer wichtiger Risikofaktor für solche Krebsarten, die vornehmlich im Magen-Darm-Trakt entstehen. Eine ballaststoffreiche Kost reduziert das Darmkrebsrisiko. Ein hoher Anteil von geräucherten und gepökelten Nahrungsmitteln vergrößert das Magenkrebsrisiko. Wissenschaftler vermuten, daß eine fettarme Ernährung (Fettanteil unter 30 Prozent der Gesamtkalorienmenge) das Risiko für Darm-, Brust- und möglicherweise auch für Prostatakrebs reduziert. Menschen, die große Mengen Alkohol trinken, sind stärker gefährdet, an Speiseröhrenkrebs zu erkranken.

Von vielen Chemikalien ist bekannt, daß sie Krebs verursachen, und bei vielen weiteren Substanzen wird dies vermutet. Der Kontakt mit bestimmten gebräuchlichen Chemikalien kann das Risiko, Jahre später an Krebs zu erkranken, erheblich vergrößern. Beispielsweise kann der Kontakt mit Asbest zur Entwicklung von Lungenkrebs oder eines Mesothelioms (Tumor am Brustfell) führen.▲ Zigarettenraucher, die der Wirkung von Asbest ausgesetzt sind, leiden sogar noch häufiger an Krebs.

Das Krebsrisiko variiert mit dem Lebensraum der Menschen. Darm- und Brustkrebs treten in Japan selten auf, jedoch steigt das Risiko für diese Krebsarten bei Japanern, die in die USA eingewandert sind; es gleicht sich dem der amerikanischen Bevölkerung an. Bei den Japanern gibt es hingegen sehr häufig Magenkrebs. Bei Japanern jedoch, die in den USA geboren sind, ist die Rate dagegen niedriger. Dieser Unterschied ist wahrscheinlich durch das Zusammenwirken mehrerer Faktoren erklärbar: Erbanlagen, Ernährung und Umwelt.

Als Krebsauslöser beim Menschen sind auch verschiedene Viren bekannt; bei weiteren Erregern wird vermutet, daß sie Krebs verursachen. Das Papillomavirus, das Warzen an den Geschlechtsorganen verursacht, ist aller Wahrscheinlichkeit nach einer der Auslöser von Gebärmutterhalskrebs. Das Zytomegalievirus führt zum Kaposi-Sarkom. Das Hepatitis-B-Virus kann die Ursache für Leberkrebs sein, obwohl noch unklar ist, ob es sich dabei um ein Karzinogen oder um einen Promotor der Krankheit handelt. In Afrika verursacht das Epstein-Barr-Virus den Burkitt-Tumor, während der gleiche Erreger in China zu Tumoren in Nase und Rachen führt; offensichtlich gehört ein zusätzlicher Auslösefaktor – entweder Umweltbedingungen oder eine Erbanlage – dazu, damit es Krebs zu verursacht. Einige menschliche Retroviren, wie das Immunschwächevirus HIV■, lösen Lymphome und andere Arten von Blutkrebs aus.

Eine Infektion mit dem Parasiten *Schistosoma* (Bilharziose) kann zum Blasenkrebs führen, weil dieses Organ dadurch fortwährend gereizt wird. Andere chronische Reize der Blase führen jedoch nicht zu Krebs. Die Infektion mit *Opisthorchis* – einem Leberegel, der hauptsächlich im fernen Osten auftritt – führt zu Krebs in der Bauchspeicheldrüse und in den Gallengängen.

Krebsepidemiologie

Das Krebsrisiko hat sich im Laufe der Zeit verändert. Manche einst häufige Krebsarten sind inzwischen selten geworden. Magenkrebs z. B. trat in den USA 1930 viermal öfter auf als heutzutage, vermutlich weil die Menschen inzwischen weniger häufig geräucherte und gepökelte oder auch verdorbene Lebensmittel essen als damals. Auf der anderen Seite erhöhte sich in den Vereinigten Staaten die Zahl der an Lungenkrebs Erkrankten von 5 Fällen pro 100 000 Menschen im Jahr 1930 auf 114 Krankheitsfälle pro 100 000 im Jahr 1990; dabei ist die Lungenkrebsrate bei Frauen sprunghaft angestiegen. Diese Entwicklung ist mit Sicherheit das Resultat des zunehmenden Zigarettenrauchens. Ebenso erhöht das Rauchen von Zigaretten die Zahl der Krebsfälle im Bereich der Mundhöhle.

Das Alter spielt bei der Entwicklung von Krebs ebenfalls eine wichtige Rolle. Einige Krebsarten wie der Wilms-Tumor, die akute lymphatische Leukämie und der Burkitt-Tumor treten meist nur bei jungen Menschen auf. Warum diese Tumore nur sie betreffen, ist nicht ganz klar, aber ein bestimmender Faktor ist die erbliche Veranlagung. Die Mehrzahl der Krebsarten kommt hingegen häufiger bei älteren Menschen vor. Viele Tumore, einschließlich des Prostata-, Magen- und Darmkrebses, betreffen die Menschen eher nach dem 60. Lebensjahr. Fast 70 Prozent aller Krebstoten in Deutschland sind Menschen über 65 Jahre. Im Alter zwischen 45 und 55 Jahren erkranken nahezu dreimal so viele Menschen an Krebs wie im Jahrzehnt davor. Die so erhöhte Krebsrate ist wahrscheinlich auf das Zusammenwirken eines verstärkten und verlängerten Kontaktes mit Karzinogenen und der abnehmenden Stärke des Immunsystems zurückzuführen.

▲ Siehe Seite 205

■ Siehe Kasten, Seite 923

Krebs und das Immunsystem

Das körpereigene Abwehrsystem bekämpft und beseitigt nicht nur Bakterien und andere Fremdstoffe, sondern auch Krebszellen. Eine Krebszelle ist keine fremde Zelle; vielmehr hat sich ihre biologische Funktion dahingehend verändert, daß sie nicht mehr auf den normalen Kontrollmechanismus des Körpers reagiert, der das Zellwachstum und die Zellvermehrung regelt. Die ungewöhnliche Zelle kann sich unkontrolliert vermehren, bis Krebs entsteht.

Der wesentliche Schutzmechanismus des Körpers gegen Krebs beruht direkt auf der Tätigkeit der Abwehrzellen des Immunsystems und weniger auf der Wirkung der im Blut kreisenden Antikörper. ▲ Zum Beispiel aktivieren Tumorantigene, die auf Krebszellen sitzen, bestimmte weiße Blutkörperchen (Lymphozyten und weniger häufig auch Monozyten). Sie sind eine Art immunologischer Überwachung, indem sie Krebszellen aufspüren und zerstören.

Wie wichtig die Aufgabe des Immunsystems bei der Krebsbekämpfung ist, unterstreichen verblüffende statistische Zahlen: Die Wahrscheinlichkeit, Krebs zu bekommen, ist bei Menschen, die Medikamente zur Unterdrückung des Immunsystems einnehmen müssen (beispielsweise nach einer Organtransplantation oder bei einer rheumatischen Erkrankung), hundertmal so hoch wie bei Menschen mit unbeeinträchtigter Abwehrkraft. Zusätzlich ist bei Organtransplantationen manchmal das transplantierte Organ bereits von Krebs betroffen, der jedoch vor der Operation nicht erkannt werden konnte. Der Tumor kann in dem Organ des Spenders entweder sehr langsam oder überhaupt nicht gewachsen sein. Beim Empfänger aber beginnt er, rapide zu wachsen und sich zu verbreiten, da dieser immunsuppressive Arzneimittel einnehmen muß, um die Abstoßungsreaktion des Körpers zu unterdrücken. Werden die Immunsuppressiva jedoch abgesetzt, wird das transplantierte Organ abgestoßen. Damit endet auch die mit dem Organ übertragene Krebskrankheit.

Tumorantigene

Ein Antigen ist ein Stoff, der vom körpereigenen Immunsystem als fremd erkannt und daraufhin gezielt zerstört wird. ■ Solche Antigene sind auf der Oberfläche aller menschlicher Zellen zu finden. Normalerweise richtet sich das Immunsystem eines Menschen nicht gegen körpereigene Zellen; wenn sich eine Zelle aber krebsartig verändert, erscheinen auf ihrer Oberfläche neue – dem Immunsystem bis dahin unbekannte – Antigene. Möglicherweise bemerkt das Immunsystem diese neuen Antigene, Tumorantigene genannt. Es kann auch in der Lage sein, die Krebszellen einzukapseln oder zu zerstören. Allerdings kann selbst ein voll funktionstüchtiges Abwehrsystem nicht immer alle Krebszellen zerstören.

Tumorantigene sind bereits für verschiedene Krebsarten identifiziert worden. Dazu gehören das maligne Melanom, Knochentumor (Osteosarkom) und einige Tumorarten im Magen-Darm-Trakt. Menschen mit diesen Krebsarten können Antikörper gegen die Tumorantigene aufweisen. Die Antigene lösen aber nicht generell eine Immunreaktion aus, die den Tumor wirksam unter Kontrolle bringt. Die Antikörper scheinen nicht in der Lage zu sein, den Krebs zu zerstören; manchmal kurbeln sie sein Wachstum offenbar sogar an.

Bestimmte Tumorantigene können jedoch nutzbar gemacht werden. Jene Antigene, die manche Tumore ins Blut freisetzen, können bei Blutuntersuchungen nachgewiesen werden. Solche Antigene werden auch **Tumormarker** genannt. Die Forschung konzentriert sich auf die Frage, ob solche Tumormarker für die Diagnose eingesetzt werden können – etwa zu Früherkennungsuntersuchungen bei Menschen, die noch keine Krebssymptome aufweisen. Weil diese Tests aber teuer und nicht sehr spezifisch sind, werden sie vorläufig bei Routineuntersuchungen noch nicht angewandt. Bedeutend wertvoller sind Tumormarker bei der gezielten Diagnose und bei der Behandlung von Krebs. Beispielsweise können Blutuntersuchungen klären, ob eine Tumorbehandlung wirkt. Falls der Tumormarker in der Blutprobe deutlich gesunken ist, war die Behandlung aller Wahrscheinlichkeit nach erfolgreich. War der Marker verschwunden, taucht aber später wieder auf, könnte dieses auf einen Rückfall der Krankheit hindeuten.

Das **karzinoembryonale Antigen (CEA)** ist ein Tumorantigen, das im Blut von Patienten mit verschiedenen Krebsarten gefunden wird: bei Tumoren im Dickdarm, in Brust, Bauchspeicheldrüse, Blase, Eierstöcken oder am Gebärmutterhals. Einen hohen Wert für dieses Antigen können aber auch Menschen aufweisen, die sehr viel rauchen, oder die an Leberzirrhose oder Kolitis ulzerosa leiden. Des-

▲ Siehe Seite 807

■ Siehe Seite 809

halb muß ein hoher Spiegel an karzinoembryonalem Antigen nicht unbedingt bedeuten, daß jemand an Krebs erkrankt ist. Aber bei Krebspatienten, die eine Behandlung hinter sich haben, ist die Bestimmung des karzinoembryonalen Antigens hilfreich, um einen Rückfall zu erkennen.

Alpha-1-Fetoprotein (AFP), das normalerweise unter anderem von den Leberzellen im ungeborenen Kind gebildet wird, findet sich als Tumormarker im Blut von Patienten mit Leberkrebs (hepatocelluläres Karzinom). Außerdem kann man Alpha-1-Fetoprotein oft bei Menschen mit Tumoren an den Eierstöcken oder Hoden sowie bei Kindern und jungen Erwachsenen mit Zirbeldrüsentumor finden.

Human-Choriongonadotropin (HCG) ist ein Hormon, das während der Schwangerschaft gebildet wird, und das als Grundlage für Schwangerschaftstests dient. Es ist auch bei Frauen zu finden, die an einem in der Plazenta entstandenen Tumor leiden, und bei Männern mit verschiedenen Arten von Hodenkrebs. Das Choriongonadotropin ist ein sehr empfindlicher Tumormarker. Sein Einsatz bei der Überwachung der Behandlung hat dazu beigetragen, daß die Heilungsrate bei diesen Krebsarten auf über 95 Prozent angehoben werden konnte.

Der Anteil des **prostataspezifischen Antigens (PSA)** ist bei Männern erhöht, deren Prostata sich gutartig (benigne) vergrößert hat, und kann bei Männern mit Prostatakrebs erheblich gesteigert sein. Es ist noch unklar, ab welchem Gehalt an prostataspezifischem Antigen eine konkrete Aussage über die Krankheit möglich ist. Dennoch wird man bei Männern mit erhöhtem PSA-Spiegel weitere Untersuchungen veranlassen, die klären, ob ein Prostatatumor vorliegt.▲ In jedem Fall kann der Anteil des prostataspezifischen Antigens nach einer Krebsbehandlung Aufschluß darüber geben, ob es einen Rückfall gegeben hat.

CA 125 ist ein weiteres Antigen. Sein Wert ist bei Frauen erhöht, die eine Eierstockerkrankung haben, einschließlich Eierstockkrebs. Da ein Tumor der Eierstöcke oft sehr schwer zu diagnostizieren ist, treten einige Krebsexperten dafür ein, den Anteil an CA 125 im Blut als Früherkennungsmaßnahme grundsätzlich bei Frauen über 40 Jahren zu messen. Zu diesem Zweck ist der Test aber nicht sehr aussagekräftig, da er für Eierstockkrebs nicht genau genug und nicht spezifisch genug ist.

Erhöhte Spiegel von **CA 15-3** im Blut sind bei Brustkrebs festzustellen, **CA 19-9** vornehmlich bei Bauchspeicheldrüsenkrebs, **Beta-2-Mikroglobulin** beim Plasmozytom und **Laktatdehydrogenase** bei Hodenkrebs. Doch keiner dieser Tumormarker ist aussagekräftig genug, um zur Krebsfrüherkennung eingesetzt zu werden. Hilfreich sind sie jedoch, wenn bei Krebspatienten festgestellt werden muß, wie sie auf die Behandlung ansprechen.

Immuntherapie

Um die Fähigkeit des Immunsystems zu verbessern, Tumore im Körper aufzuspüren und zu zerstören, haben Mediziforscher sogenannte **biologische Immunmodulatoren** entwickelt. Diese Stoffe werden für verschiedene Zwecke eingesetzt:

- Um die körpereigene Krebsabwehr anzukurbeln, indem die Behandlung entweder die Zahl der Killerzellen erhöht oder sich ein oder mehrere chemischen Botenstoffe (Mediatoren) bilden
- Um direkt als krebszellenzerstörender Stoff oder als chemischer Botenstoff zu fungieren
- Um den Abwehrmechanismus abzuschwächen, mit dem der Körper die Immunreaktion unterdrückt
- Um die Tumorzellen so zu verändern, daß sie mit größerer Wahrscheinlichkeit eine Immunreaktion auslösen, oder um sie anfälliger für den Angriff des Immunsystems werden zu lassen
- Um die Verträglichkeit einer Behandlung durch Strahlen oder Chemikalien anläßlich einer Chemotherapie zu verbessern

Interferon ist der bekannteste und am häufigsten genutzte biologische Immunmodulator. Fast alle menschlichen Zellen produzieren Interferon auf natürlichem Wege, aber dieser Wirkstoff kann auch im Labor gentechnisch hergestellt werden. Obwohl seine Wirkungsweise noch nicht restlos geklärt ist, spielt Interferon bei der Behandlung einiger Krebsarten eine Rolle. Exzellente Ergebnisse (einschließlich einiger vollständiger Heilungen) konnten bei 30 Prozent der Patienten mit Kaposi-Sarkom erzielt werden, bei 20 Prozent junger Menschen mit einer chronischen myeloischen Leukämie und bei 15 Prozent der Patienten mit Nierenkarzinom. Interferon verlängert auch die rückfallfreie Zeitspanne nach der Therapie bei Patienten mit multiplem Myelom oder bei manchen Formen von Lymphomen.

Bei der **Behandlung mit Killerzellen** werden dem Krebspatienten eigene Lymphozyten (ein bestimmter Typ der weißen Blutkörperchen) aus einer Blutprobe entnommen. Im Labor werden die Lymphozyten mit einer Substanz in Verbindung gebracht, die Interleukin-2 genannt wird (ein T-Zellen-Wachstumsfaktor). Auf diese Weise entstehen lymphokininduzierte Killerzellen, die dem Patienten als Injektion zurückgegeben werden. Solche Zellen sind eher als die körpereigenen natürlichen Zellen in der Lage, Krebszellen zu entdecken und sie zu zerstören. Obwohl sich gezeigt hat, daß 25 bis 50 Prozent der Patienten

▲ Siehe Seite 1056

mit malignem Melanom oder Nierentumor gut auf diese lymphokininduzierte Killerzellentherapie ansprechen, befindet sich diese Form der Behandlung noch im Stadium der wissenschaftlichen Erprobung.

Die **humorale (Antikörper-)Behandlung** verfolgt den Zweck, die Produktion von Antikörpern anzukurbeln. Dabei wurden bisher unterschiedliche Stoffe im Zusammenhang mit verschiedenen Krebsarten erprobt: beispielsweise Extrakte aus abgeschwächten Tuberkulosebakterien, von denen bekannt ist, daß sie Immunreaktionen auslösen. Wenn Tuberkulosebakterien direkt in ein Melanom gespritzt werden, lassen sie den Tumor fast immer schrumpfen. Gelegentlich erreicht dieser Effekt auch Tumore, die sich bereits in andere Teile des Körpers ausgebreitet haben (Metastasen). Ärzten ist es mit Tuberkulosebakterien auch gelungen, Blasenkrebs unter Kontrolle zu bekommen, sofern der Krebs nicht die Wände der Harnblase befallen hatte.

Bei einem weiteren experimentellen Ansatz werden tumorspezifische Antikörper mit Krebsmitteln zusammengebracht. Solche Antikörper, die im Labor synthetisch hergestellt und dem Patienten gespritzt werden, bringen die Medikamente zu den Krebszellen.

Alternativ werden Antikörper im Labor hergestellt, die in der Lage sind, sich sowohl an Killerlymphozyten als auch an die Krebszellen selbst anzuheften. Diese Antikörper bringen diese Zellen zusammen – auf diese Weise können die Killerlymphozyten die Krebszellen abtöten. Bisher hat diese Entwicklung aber noch nicht zu einer breit anwendbaren Krebstherapie geführt.

Jüngste Forschungsergebnisse lassen auf weitere neue Behandlungsmöglichkeiten hoffen. Bei einigen Verfahren werden Teile von onkogenen Genen verwendet, die wichtig für die Zellregulierung und das Zellwachstum sind.

KAPITEL 164

Krebsdiagnose

Die Beurteilung einer Krebserkrankung beginnt mit der Krankengeschichte und der körperlichen Untersuchung. Beides hilft dem Arzt dabei, das individuelle Krebsrisiko eines Patienten einzuschätzen und zu entscheiden, welche Tests notwendig sind. Im allgemeinen sollte eine Krebsuntersuchung auch Bestandteil einer routinemäßigen ärztlichen Untersuchung sein, damit Tumore in der Schilddrüse, in den Hoden, im Mund, in den Eierstöcken, auf der Haut oder in den Lymphknoten entdeckt werden können.

Früherkennungsuntersuchungen haben den Sinn, eine Krebserkrankung nach Möglichkeit bereits zu einem Zeitpunkt festzustellen, bevor sich Symptome zeigen. Falls eine solche Untersuchung den Verdacht auf Krebs ergibt, sind weitere Tests notwendig, um eine sichere Diagnose stellen zu können. Eine Krebsdiagnose muß immer so sicher wie möglich sein; dafür ist es gewöhnlich erforderlich, Gewebe zu entnehmen. Auch die genaue Krebsart muß unbedingt festgestellt werden. Wenn es Hinweise auf eine Krebserkrankung gibt, helfen spezielle Tests, deren Lage im Körper zu bestimmen, und festzustellen, ob sich der Krebs ausgebreitet hat. Die Bestimmung des Stadiums, in dem sich die Krebserkrankung befindet, hilft dem Arzt, den passenden Behandlungsplan für die Krankheit zu erstellen.

Krebsfrüherkennungsuntersuchung

Krebsfrüherkennungsuntersuchungen dienen in erster Linie dazu, eine *mögliche* Krebserkrankung zu entdecken. Das kann helfen, die Zahl der Todesfälle durch Krebs zu reduzieren: Wenn Krebs nämlich bereits in einem sehr frühen Stadium erkannt wird, kann er gewöhnlich effektiv behandelt werden, bevor er sich ausbreitet. Die Ergebnisse der Früherkennungsuntersuchungen erlauben keine endgültige Diagnose; sie müssen durch weitere Untersuchungen und Tests bestätigt oder widerlegt werden.

Solche Untersuchungen können Leben retten. Doch sie sind kostspielig und belasten die Betroffenen psychisch oder körperlich bisweilen erheblich. Früherkennungsuntersuchungen können sehr häufig **falsch-positive Ergebnisse** haben: Sie geben Hinweise auf eine Krebserkrankung, die zu diesem Zeitpunkt gar nicht vorliegt. Andererseits können die Tests auch zu **falsch-negativen Ergebnissen** führen: Sie liefern keinen Hinweis auf eine Krebserkrankung, obwohl eine solche vorhanden ist. Falsch-positive Ergebnisse können den Betroffenen psychisch erheblich belasten; außerdem führen sie im Regelfall zu weiteren Untersuchungen, die teuer oder auch riskant sein können. Falsch-negative Testergebnisse hingegen ver-

Empfehlungen zu Krebsfrüherkennungsuntersuchungen

Verfahren	Häufigkeit
Lungenkrebs	
Röntgen des Brustkorbs, Untersuchung des Sputums	Nicht empfehlenswert für Routineuntersuchungen
Kolorektales Karzinom und Darmkrebs	
Stuhluntersuchung auf okkultes Blut	Jährlich nach dem 50. Lebensjahr
Untersuchung des Rektums	Jährlich nach dem 40. Lebensjahr
Sigmoidoskopie	Alle 3 bis 5 Jahre nach dem 50. Lebensjahr
Prostatatumor	
Rektale Untersuchung und Blutuntersuchung auf prostataspezifisches Antigen	Jährlich nach dem 50. Lebensjahr
Krebs im Gebärmutterhals, in der Gebärmutter und in den Eierstöcken	
Untersuchung des Beckens	Alle 1 bis 3 Jahre zwischen 18 und 40 Jahren, danach jährlich

Verfahren	Häufigkeit
Gebärmutterhalskrebs	
Abstrich nach Papanicolaou (Pap)	Jährlich zwischen dem 18. und 65. Lebensjahr. Nach 3 oder mehr aufeinanderfolgenden, normalen Untersuchungen kann nach der Entscheidung des Arztes der Pap-Test seltener durchgeführt werden. Die meisten Frauen über 65 Jahren brauchen den Pap-Test seltener
Brustkrebs	
Selbstuntersuchung der Brust	Monatlich nach dem 18. Lebensjahr
Abtasten der Brust	Alle 3 Jahre zwischen 18 und 40 Jahren, dann jährlich
Mammografie	Erstmalig ab dem 40. Lebensjahr, jährlich ab dem 50. Lebensjahr

Modifiziert von der American Cancer Society publications *Nr.* 2070-LE and 92-1OM-No. 3402; Abdruck gestattet.

mitteln den Betroffenen ein ungerechtfertigtes, trügerisches Sicherheitsgefühl. Aus diesen Gründen müssen Ärzte das Für und Wider solcher Früherkennungsuntersuchungen im Einzelfall sorgfältig gegeneinander abwägen.

Die beiden am häufigsten durchgeführten Früherkennungsuntersuchungen bei Frauen sind der Abstrich nach Papanicolaou (PAP) zur Erkennung von Gebärmutterhalskrebs und die Mammografie zur Feststellung von Brustkrebs. Beide Tests haben erfolgreich dazu beigetragen, daß die Todesrate infolge dieser Krebsarten gesunken ist.

Ein häufig angewandter Früherkennungstest bei Männern ist die Bestimmung des prostataspezifischen Antigens im Blut. Der Anteil des PSA im Blut ist bei Männern mit Prostatakrebs hoch, allerdings ist er auch bei einer gutartigen Vergrößerung der Prostata erhöht. Zur Zeit soll das PSA im Rahmen der Früherkennungsuntersuchungen auf Prostatakrebs nur in Kombination mit einer rektalen Untersuchung bei Männern ab 50 Jahren angewendet werden, wenn anzunehmen ist, daß sie hinsichtlich ihres Alters und ihres Gesundheitszustandes noch mindestens zehn Lebensjahre vor sich haben werden. Die Nachteile des Tests sind die hohen Kosten und die immer bestehende Möglichkeit falsch-positiver Resultate.

Ein weiterer Früherkennungstest weist unsichtbare (okkulte) Spuren von Blut im Stuhl nach. Weil diese geringen Mengen Blut mit dem Auge allein nicht zu sehen sind, muß eine Stuhlprobe untersucht werden. Wird okkultes Blut im Stuhl gefunden, gilt dies als Zeichen, daß etwas im Darm nicht in Ordnung ist. Als Ursache kommen sehr viele Erkrankungen in Frage, allerdings kann es sehr wohl auch Krebs sein.

Einige Früherkennungstests kann man allein zu Hause durchführen. Der Test auf okkultes Blut im Stuhl (Hämokkult) gehört dazu. Für Frauen ist beispielsweise die monat-

Untersuchungen zur Stadieneinteilung von Krebs

Betroffenes Organ	Art der Biopsie	Andere Testverfahren
Brust	Feinnadelbiopsie oder bei der Operation entnommenes Gewebe	Mammographie Leber- und Knochenszintigraphie Computertomographie des Gehirns Prüfung auf Östrogen- und Progesteronrezeptoren
Magen-Darm-Trakt	Gewebeprobe durch Endoskopie oder Feinnadelbiopsie (gewöhnlich geleitet durch eine Computertomographie) durch die Haut aus der Leber, Bauchspeicheldrüse oder anderen Organen	Röntgenuntersuchung des Brustkorbs Röntgenkontrastuntersuchung (Bariumsulfat) Ultraschall Computertomographie Leberszintigraphie Leberenzyme im Blut
Lunge	Gewebeprobe aus der Lunge und möglicherweise aus dem Brustfell (Pleura) Mediastinoskopie	Röntgenuntersuchung des Brustkorbs Computertomographie Bronchoskopie Untersuchung des Sputums
Lymphatisches System	Lymphknotenbiopsie Knochenmarkbiopsie	Röntgenuntersuchung des Brustkorbs Blutbild Ultraschall Computertomographie Szintigraphie Eröffnung des Bauchraums Milzentfernung
Prostata	Feinnadelbiopsie	Bluttests auf saure Phosphatase und prostataspezifisches Antigen (PSA) Ultraschall
Hoden	Hodenentfernung zur Gewebeentnahme	Röntgenuntersuchung des Brustkorbs Computertomographie
Gebärmutter, Gebärmutterhals, Eierstöcke	Gewebeentnahme während einer Operation	Beckenuntersuchung unter Narkose Ultraschall Computertomographie Untersuchung nach Kontrastmitteleinlauf (Bariumsulfat)

liche Selbstuntersuchung der Brust wertvoll, um Brustkrebs frühzeitig zu entdecken. Periodisch durchgeführtes Abtasten der Hoden kann Männern helfen, Hodenkrebs zu entlarven; dies ist eine der Krebsarten mit den größten Heilungschancen, sofern sie frühzeitig diagnostiziert wird. Regelmäßiges Absuchen der Mundhöhle nach wunden Stellen kann dazu dienen, Tumore der Mundschleimhaut rechtzeitig zu erkennen.

Krebsdiagnose

Da es viele verschiedene Arten von Krebs gibt und die Behandlungsmethoden je nach Krebsart variieren, ist es unbedingt erforderlich, daß die Krankheit exakt diagnostiziert und dem jeweiligen Krebstyp zugeordnet wird. Dazu muß eigentlich immer eine Gewebeprobe aus dem vermuteten Tumor entnommen werden, um sie unter dem Mikroskop zu untersuchen. Dabei kann eine Vielzahl von Spezialtests mit dieser Probe notwendig sein, um die Krebserkrankung weitergehend zu charakterisieren. Wenn der Arzt den genauen Krebstyp kennt, hilft ihm das, die richtigen Untersuchungen durchzuführen, da jede Krebserkrankung nach ihrem eigenen Muster wächst und sich ausbreitet.

Bei einem Teil der Krebspatienten weisen die Untersuchungen bereits Metastasen nach, bevor noch der eigentliche Tumor klassifiziert werden konnte. Manchmal kann der ursprüngliche Tumor überhaupt nicht entdeckt werden. Im allgemeinen können die Ärzte den primären Tumor jedoch identifizieren, indem sie Gewebe aus der Tochtergeschwulst entnehmen und unter dem Mikroskop untersuchen. Trotzdem ist die Identifikation nicht immer leicht und auch nicht sicher. Mit welchem Aufwand der Arzt nach dem primären Tumor forscht, hängt von den Ergebnissen der Biopsie ab. Im allgemeinen wird der Arzt den ursprünglichen Tumor suchen, wenn angenommen werden kann, daß dessen Behandlung entscheidend zum Überleben des Patienten beitragen wird – z. B. bei Brustkrebs. Eine teure Untersuchung, um den Ursprungstumor zu finden, ist jedoch kaum zu vertreten, wenn nicht anzunehmen ist, daß das Therapieprogramm dadurch verbessert oder die Überlebenszeit des Betroffenen verlängert werden kann.

Tumorstadium

Wenn ein Tumor gefunden ist, helfen Untersuchungen zur Einteilung der Krebserkrankung in Stadien, die am besten passende Behandlung zu finden. Es gibt viele Testverfahren, um den Tumor zu lokalisieren, seine genaue Größe sowie sein Wachstum in die umliegenden Gewebe und schließlich seine Ausbreitung auf andere Bereiche des Körpers zu bestimmen. Das Krankheitsstadium zu bestimmen, ist bei Krebserkrankungen, bei denen Aussicht auf Heilung besteht, immer schwierig. Manchmal werden die Patienten während der Tests zur Stadieneinteilung ungeduldig und ängstlich, weil sie eine sofortige Therapie des Tumors erwarten. Aber nur die genaue Einteilung in Stadien erlaubt es dem Arzt, einen vernünftig geplanten Behandlungsweg einzuschlagen.

Zur Stadienbestimmung können beispielsweise Ultraschall, Leber- und Knochenszintigraphie eingesetzt werden, ferner Zellfärbeverfahren, Computertomographie (CT) oder Kernspintomographie (NMR), um festzustellen, ob sich der Tumor verbreitet hat. Die Mediastinoskopie ermöglicht es, den mittleren Brustraum (Mediastinum) mit Hilfe eines Endoskops▲ zu betrachten; sie zeigt, ob Tumore, gewöhnlich Lungentumore, Zellen in die nahe gelegenen Lymphknoten ausgestreut haben. Eine Knochenmarkbiopsie, bei der Gewebe aus dem Knocheninneren entnommen und unter dem Mikroskop untersucht wird, kann zeigen, ob sich der Krebs auf das Knochenmark ausgebreitet hat.■

Manchmal ist eine Operation nötig, um das entsprechende Stadium der Krebserkrankung zu erkennen. Eine Laparatomie (Operation im Bauchraum) erlaubt z. B. dem Chirurgen, einen Tumor im Darm zu entfernen oder zu behandeln, während er gleichzeitig feststellen kann, ob sich Metastasen in den nahe gelegenen Lymphknoten gebildet haben, von wo aus sie eventuell auch die Leber angreifen können. Bei Frauen, deren Brustkrebs operiert wird, werden gleichzeitig die Lymphknoten aus der Achselhöhle entfernt und feingeweblich untersucht, um festzustellen, wie weit sich der Krebs ausgebreitet hat. Danach richtet es sich, welche Behandlung der Frau nach der Operation empfohlen wird. Bei der operativen Entfernung der Milz (Splenektomie) kann das Stadium einer Hodgkin-Krankheit bestimmt werden.

Eine Ultraschalluntersuchung ist schmerzlos und erfordert keinen Eingriff in den Körper. Sie zeichnet mit Hilfe von Schallwellen die Struktur der inneren Organe nach. Sie ist besonders nützlich, um bestimmte Krebsarten, vornehmlich in den Nieren, der Leber, im Becken und in der Prostata aufzufinden und zu charakterisieren. Die Ärzte verwenden den Ultraschall auch, um während einer Gewebeentnahme, etwa einer Nadelbiopsie, zu sehen, wohin sie stechen.

Um Krebs im Gehirn, in den Lungen, den Organen der Bauchhöhle, einschließlich der Nebennieren, Leber und

▲ Siehe Seite 159

■ Siehe Seite 733

Milz zu finden, wird die Computertomographie (CT) verwendet. Die Lymphangiographie ist ein Verfahren, bei dem ein Kontrastmittel in bestimmte Blutgefäße der Füße injiziert wird; mit Hilfe von Röntgenstrahlen kann dann der Weg des Mittels in der Blutbahn verfolgt werden. Diese Untersuchung macht es möglich, Fehlbildungen in den Lymphknoten der Bauchhöhle zu erkennen. Obwohl die Lymphangiographie inzwischen weitgehend durch die CT abgelöst wurde, behält sie immer noch ihren Wert, um das Stadium einer Hodgkin-Krankheit oder bei Hodenkrebs zu ermitteln.

Die Kernspintomographie (NMR) ist eine Alternative zur Computertomographie. Bei diesem Verfahren erstellt ein starkes magnetisches Feld außerordentlich detaillierte Bilder des Körpers. Von größtem Wert ist die NMR bei der Diagnose von Tumoren im Gehirn, in den Knochen und im Rückenmark. Dabei werden keine Röntgenstrahlen eingesetzt, und die Kernspintomographie ist extrem sicher.

KAPITEL 165

Komplikationen bei Krebs

Tumore und ihre Tochtergeschwülste (Metastasen) können ein Organ befallen und dessen Funktion verändern, oder sie drücken auf die umliegenden Gewebe. Beides kann zu einer ganzen Reihe von Symptomen und medizinischen Problemen führen. Patienten mit Knochenmetastasen können erhebliche Schmerzen bekommen, wenn die Tumore innerhalb der Knochen wachsen, oder wenn Tumore auf Nerven oder andere Gewebe drücken.

Viele Tumore bilden Wirkstoffe wie Hormone, Zytokine und Eiweiße, die die Funktionen der anderen Gewebe und Organe beeinträchtigen. Das kann zu einer Vielzahl von Symptomen führen. Solche Komplikationen werden paraneoplastische Syndrome genannt. Manchmal sind die durch Krebs verursachten Probleme so ernst, daß sie als Notfälle behandelt werden müssen.

Paraneoplastische Syndrome

Als paraneoplastische Syndrome wird eine Gruppe von Symptomen bezeichnet, die nicht durch den Tumor selbst, sondern durch von ihm produzierte Wirkstoffe hervorgerufen werden.

Zu den Stoffen, die ein Tumor produzieren kann, gehören Hormone, Zytokine und eine Vielzahl anderer Eiweiße. Diese Produkte beeinflussen Organe oder Gewebe durch ihre chemische Wirkung, daher der Name paraneoplastisch. In welcher Weise Tumore andere Körpergewebe beeinflussen können, ist noch nicht vollständig geklärt. Einige Krebsarten setzen jedenfalls Substanzen ins Blut frei, wodurch fern vom Tumor liegende Gewebe durch autoimmune Reaktionen geschädigt werden. Andere Krebstumore bilden Stoffe, die unmittelbar die Funktion verschiedener Organe beeinflussen oder die sofort das benachbarte Gewebe zerstören.

Es können daraus Symptome wie niedriger Blutzucker, Durchfall und hoher Blutdruck entstehen. Oft beeinträchtigen paraneoplastische Syndrome das Nervensystem. ▲ Einige der Symptome können direkt behandelt werden, aber ansonsten erfordert die Behandlung eines paraneoplastischen Syndroms die Therapie des zugrundeliegenden Tumors.

Notfälle bei Krebs

Zu den Notfallsituationen bei einer Krebserkrankung zählen unter anderem Herzbeuteltamponade, Pleuraerguß, Vena cava superior-Syndrom, Rückenmarkkompression und Hyperkalzämiesyndrom.

Eine **Herzbeuteltamponade** ist eine Ansammlung von Flüssigkeit in dem beutelähnlichen Gewebe, das das Herz umgibt (Perikard). Sie drückt von außen auf das Herz und beeinträchtigt die Pumpleistung. Die Flüssigkeit kann sich anstauen, wenn ein Tumor den Herzbeutel beeinträchtigt und reizt. Zu den Krebsarten, die den Herzbeutel am häufigsten so reizen, gehören Lungenkrebs, Brustkrebs und Lymphome.

Die Herzbeuteltamponade tritt ganz plötzlich auf, wenn sich bereits so viel Flüssigkeit angesammelt hat, daß das Herz nicht mehr richtig schlagen kann. Vor dem durch die Tamponade ausgelösten Anfall fühlt der Patient einen vagen Schmerz oder Druck in der Brust, der sich verschlimmert, sobald er sich hinlegt, und der sich beim Aufsetzen wieder bessert. Wenn die Flüssigkeit den Herzbeutel kom-

▲ Siehe Seite 381

Einige Auswirkungen von paraneoplastischen Syndromen

Beeinträchtigter Körperteil	Auswirkung	Zugrundeliegender Krebs
Gehirn, Nerven und Muskeln	Neurologische Ausfälle, Muskelschmerzen, Schwäche	Lungenkrebs
Blut und blutbildende Gewebe	Blutarmut, hoher Anteil an Blutplättchen, hoher Anteil an weißen Blutkörperchen, Blutgerinnung innerhalb der Blutgefäße, geringer Anteil an Blutplättchen, Neigung zu blauen Flecken	Alle Formen von Krebs
Nieren	Membranöse Glomerulonephritis, die von Antikörpern im Blut verursacht wird	Darm- oder Eierstockkrebs, Lymphome, Hodgkin-Krankheit, Leukämie
Knochen	Trommelschlegelfinger	Lungenkrebs oder Metastasen in der Lunge von verschiedenen Krebsarten
Haut	Eine Vielzahl von Hautschäden, oft pigmentiert; z. B. Akanthosis nigricans, eine Ansammlung samtartiger, warzenähnlicher, gutartiger Auswüchse und dunkler Pigmentierung in den Achselhöhlen, im Nacken und im Genitalbereich	Krebs im Magen-Darm-Trakt oder in der Leber, Lymphome, Melanome
Der ganze Körper	Fieber	Leukämie, Lymphome, Hodgkin-Krankheit, Nieren- oder Leberkrebs

plett gefüllt hat, bekommt der Patient ernste Atembeschwerden; die Halsvenen schwellen beim Einatmen an.

Die Ärzte diagnostizieren eine Herzbeuteltamponade durch Röntgenuntersuchung des Brustkorbs, mit Elektro- und Echokardiogramm. Um den Druck zu lindern, führt der Arzt eine Nadel in den Herzbeutel ein und zieht die Flüssigkeit mit einer Spritze heraus (Perikardpunktion). Eine Probe der Flüssigkeit wird unter dem Mikroskop daraufhin untersucht, ob sie Krebszellen enthält. Dann wird eine Drainage gelegt, durch die die Häute hoffentlich verkleben. Gelingt das nicht, muß in den Herzbeutel eine Öffnung (Perikardfenster) hineingeschnitten werden, um zu verhindern, daß sich die Tamponade wiederholt. Die weitere Behandlung hängt von der jeweiligen Krebsart ab.

Ein **Pleuraerguß** – Flüssigkeitsansammlung im Brust- bzw. Rippenfell – kann zum Atemstillstand führen. Die Flüssigkeit kann sich in der Pleurahöhle aus unterschiedlichen Gründen stauen; nur einer davon ist Krebs. Der Arzt läßt die Flüssigkeit abfließen, indem er eine Injektionsnadel zwischen den Rippen in die Pleurahöhle einführt. Falls sich nach dieser Behandlung schnell wieder Flüssigkeit ansammelt, legt der Arzt eine Drainageröhre durch die Wand des Brustkorbs in die Pleurahöhle, bis sich der Zustand des Patienten gebessert hat. Manchmal werden bestimmte Chemikalien an diesen Ort gebracht. Sie reizen die Wände des Brustfells, so daß diese zusammenkleben. So wird der Hohlraum beseitigt, in dem sich die Flüssigkeit sammeln könnte, und damit die Möglichkeit eines Rückfalles verringert.

Das **Vena cava superior-Syndrom** entsteht, wenn ein Tumor bestimmte Venen (Vena cava superior) teilweise oder vollständig blockiert, die das Blut aus den oberen Körperteilen zum Herzen pumpen müssen. Eine Blockade der Hohlvenen im Brustkorb und im Hals führt zu Schwellungen in Gesicht, Hals und im oberen Teil des Brustkorbs. ▲

▲ Siehe Seite 206

Eine **Rückenmarkkompression** wird durch einen Tumor verursacht, der auf die Wirbelsäule oder auf die Nervenstränge der Wirbelsäule drückt. Dadurch entstehen Schmerzen, und es treten Funktionsstörungen auf. ▲ Je länger derartige neurologische Ausfälle bei einem Patienten andauern, um so unwahrscheinlicher ist es, daß sich die Nervenfunktion wieder normalisiert. Am besten wird die Behandlung 12 bis 24 Stunden nach dem Auftreten der ersten Symptome begonnen. Der Arzt verabreicht Kortison wie Prednison intravenös, damit die Schwellungen abklingen, sowie zusätzliche Strahlenbehandlung. Nur selten, wenn die Ursache der Rückenmarkkompression unbekannt ist, hilft eine Operation, die Diagnose zu sichern und gleichzeitig das Hauptproblem zu beheben, indem der Druck auf das Rückenmark beseitigt wird.

Das **Hyperkalzämiesyndrom** entsteht, wenn der Tumor ein Hormon produziert, das den Kalziumspiegel im Blut ansteigen läßt oder direkt die Knochen beeinflußt. Der Patient erleidet Bewußtseinsstörungen ■, die zum Koma und eventuell sogar zum Tod führen können. Verschiedene Medikamente können eingesetzt werden, die den Kalziumspiegel sehr schnell senken. ★

KAPITEL 166

Krebsbehandlung

Eine erfolgreiche Behandlung von Krebs richtet sich nicht nur gegen den ursprünglichen Tumor, sondern auch gegen die Krebszellen, die sich in andere Körperteile ausgebreitet haben (Metastasen). Eine Operation oder Strahlenbehandlung in einer bestimmten Körperregion wird deshalb oft mit einer Chemotherapie kombiniert, die auf den ganzen Körper wirkt. Selbst wenn eine Heilung des Krebses unmöglich ist, kann eine Behandlung der Symptome das Leiden oft lindern. Dadurch wird sowohl die Lebensqualität verbessert, als auch die Überlebenszeit verlängert.

Das Ansprechen auf die Behandlung

Während der Zeit, in der ein Patient gegen Krebs behandelt wird, muß ständig überprüft werden, wie der Krebs auf die Behandlung reagiert. Die erfolgreichste Form der Behandlung führt zur Heilung. Als Heilung wird eine völlige Wiederherstellung der Gesundheit bezeichnet, wobei jede Spur der Krebserkrankung verschwindet (**vollständige Remission**). Krebsspezialisten sprechen dabei häufig von Zeitabschnitten von fünf oder zehn krankheitsfreien Jahren; während dieser Zeitspanne ist der Patient frei von Krebs bzw. erleidet er keinen Krankheitsrückfall.

Von einem **teilweisen Ansprechen** auf die Behandlung ist die Rede, wenn sich ein oder mehrere Tumore um mehr als die Hälfte verkleinert haben; dadurch können Symptome gebessert und das Leben verlängert werden, allerdings wird der Tumor wahrscheinlich auch wieder wachsen. Am wenigsten erfolgreich ist eine Therapie, wenn die Krankheit überhaupt nicht auf die Behandlung anspricht.

Manchmal scheint eine Krebserkrankung vollständig zurückgegangen zu sein, kehrt aber später wieder zurück; die Intervalle dazwischen werden **krankheitsfreie Überlebenszeit** genannt. Der Zeitabschnitt von der vollständigen Remission bis zum Tod wird die **gesamte Überlebenszeit** genannt. Bei Menschen, die auf eine Behandlung teilweise angesprochen haben, wird die Dauer des Behandlungserfolges bis zu dem Zeitpunkt gerechnet, zu dem sich der Tumor wieder vergrößert oder sich die Krebskrankheit weiter ausgebreitet hat.

Manche Krebsarten sprechen gut auf eine Chemotherapie an. Andere bessern sich zwar, werden aber nicht geheilt. Einige Krebsarten (Melanome, Nierenzellenkrebs, Bauchspeicheldrüsenkrebs, Gehirntumor) sind mit einer Chemotherapie nur äußerst schlecht zu beeinflussen. Andere wiederum (Brustkrebs, kleinzelliger Lungenkrebs, Leukämie) können bei der ersten Behandlung mit Chemotherapeutika ausgezeichnet reagieren, doch wenn die Therapie wiederholt werden muß, bleibt die positive Reaktion auf die Medikamente möglicherweise aus. Sowohl normale Zellen wie auch Krebszellen können Gene aufweisen, die sie gegen mehrere Arzneimittel resistent machen. Deshalb kann ein Tumor, der einem der betreffenden Wirkstoffe aus-

▲ Siehe Seite 380
■ Siehe Seite 366
★ Siehe Seite 669

Prozentzahl der Krebspatienten, die nach 5 Jahren noch krankheitsfrei sind

Betroffenes Organ	Patienten mit Krebs in beliebigem Stadium	Patienten mit lokalisiertem Krebs	Patienten mit regionalen Metastasen	Patienten mit entfernteren Metastasen
Blase	80	92	48	8
Brust (bei Frauen)	80	94	73	18
Gebärmutterhals	67	90	51	12
Darm/Rektum	59	91	60	6
Nieren	56	87	57	9
Lunge	13	47	15	2
Mund	52	79	42	19
Eierstöcke	42	90	41	21
Bauchspeicheldrüse	3	9	4	2
Prostata	80	94	85	29
Haut (Melanome)	85	93	57	15
Gebärmutter	83	94	67	27

gesetzt wird, auch gegen ganz andere Krebsmittel resistent sein. Vermutlich entwickeln sich solche Gene, um die Zellen vor einer Zerstörung durch Schadstoffe zu bewahren. Als eine Art von Selbstverteidigung könnte die Zelle das Medikament nach außen pumpen, und die Therapie schlägt fehl. Wissenschaftler versuchen derzeit herauszufinden, ob und wie sich diese Reaktion unterdrücken läßt.

Die akute lymphatische und die akute myeloische Leukämie sind sehr gut heilbare Krebsarten. 80 Prozent der Kranken mit Hodgkin-Krankheit oder mit einem der Non-Hodgkin-Lymphome (diffuses großzelliges Lymphom, Burkitt-Lymphom und lymphoblastisches Lymphom) können geheilt werden. Die Chemotherapie heilt mehr als 90 Prozent der Männer mit fortgeschrittenem Hodentumor und ungefähr 98 Prozent der Frauen mit Chorionkarzinom (einer sehr seltenen Art von Krebs in der Gebärmutter).

Operation

Die Operation ist eine der ältesten Formen der Krebsbehandlung. Der Erfolg der Behandlung und die Heilungsaussicht (Prognose) hängen hauptsächlich davon ab, wie aggressiv der Krebs wächst und wie weit er sich ausgebreitet hat. An Hand dieser Kriterien gibt es für jede Krebsart gesondert eine Stadieneinteilung.▲ Da einige Krebsarten im Frühstadium schon allein durch eine Operation geheilt werden können, ist es lebenswichtig, so früh wie möglich zum Arzt zu gehen.

Strahlenbehandlung

Bei der Strahlenbehandlung werden in erster Linie Zellen zerstört, die sich sehr schnell teilen. Die Behandlung zielt grundsätzlich auf Krebszellen ab, aber die Strahlen können auch gesundes Gewebe schädigen. Besonders betroffen sind solche Gewebe, deren gesunde Zellen sich normalerweise schnell teilen, wie etwa die Haut, die Haarfollikel, die Schleimhaut von Magen und Darm, die Eierstöcke oder Hoden sowie das Knochenmark. Die Ärzte bemühen sich, die Strahlung möglichst präzise auf den Tumor zu richten, und so das gesunde Gewebe weitgehend unbeeinträchtigt zu lassen.

Zellen, die ausreichend mit Sauerstoff versorgt werden, sind besonders verwundbar durch die Strahlenbehandlung. Nun werden aber die Zellen, die sich im Inneren eines großen Tumors befinden, oft schlecht mit Blut und damit auch schlecht mit Sauerstoff versorgt. Wenn der Tumor schrumpft, scheint sich die Blutversorgung der verbleibenden Tumorzellen zu verbessern, und sie wer-

▲ Siehe Seite 793

Krebs im Frühstadium, der allein mit einer Operation geheilt werden kann

Krebsart	Prozentzahl der nach 5 Jahren krankheitsfreien Patienten
Blase	81
Brust (bei Frauen)	82
Gebärmutterhals	94
Darm	81
Nieren	67
Kehlkopf	76
Lunge (nicht-kleinzellig)	37 bis 70
Mund	67 bis 76
Eierstöcke	72
Prostata	80
Hoden	65
Gebärmutter	74

Krebs im Frühstadium, der allein durch Strahlenbehandlung geheilt werden kann

Krebsart	Prozentzahl der nach 5 Jahren krankheitsfreien Patienten
Brust (bei Frauen)	29
Gebärmutterhals	60
Hodgkin-Krankheit	71 bis 88
Lunge	9
Nasennebenhöhlen	35
Nasen-Rachen-Raum	35
Non-Hodgkin-Lymphom	60 bis 90
Prostata	67 bis 80
Hoden (Seminom)	84
Rachen	10

den anfälliger für die nächste Strahlendosis. Die zerstörerische Wirkung auf Tumorzellen kann erhöht und die schädlichen Auswirkungen auf die gesunden Zellen können verringert werden, wenn die Strahlenbehandlung über einen längeren Zeitraum verteilt und in verträglicher Dosierung verabreicht wird. Zellen haben nämlich die Fähigkeit, Strahlenschäden aus eigener Kraft zu reparieren. Die Behandlung wird deshalb möglichst so geplant, daß sich gesunde Zellen und Gewebe nach Möglichkeit wiederherstellen können.

Die Strahlentherapie wird gewöhnlich mit einem Linearbeschleuniger durchgeführt. Die Strahlen werden so genau und so nah wie möglich auf den Tumor gerichtet. Wie sehr das gesunde Gewebe durch die Strahlen geschädigt wird, hängt immer davon ab, wie groß die bestrahlte Fläche ist, und wie nah sich das gesunde Gewebe befindet. Zum Beispiel verursacht eine Strahlenbehandlung, die auf Tumore in Kopf oder Hals gerichtet ist, oft schmerzhafte und geschwürige Entzündungen der Schleimhäute in Nase und Mund. Strahlenbehandlungen im Bereich des Magens oder der Bauchhöhle rufen oft eine Entzündung des Magens (Gastritis) und des Dünndarms (Enteritis) hervor, was Durchfall zur Folge hat.▲

Die Strahlenbehandlung spielt eine Schlüsselrolle bei der Heilung vieler Krebsarten, einschließlich der Hodgkin-Krankheit, beim Frühstadium eines Non-Hodgkin-Lymphoms, beim Plattenepithelkarzinom an Kopf und Hals, beim Seminom (einer Form von Hodentumor), bei Prostatakrebs, Brustkrebs im Frühstadium, nicht-kleinzelligem Lungenkrebs und Medulloblastom (einem Hirntumor oder einem Tumor an der Wirbelsäule). Bei Kehlkopf- und Prostatakrebs im Anfangsstadium ist die Heilungschance durch die Strahlenbehandlung ähnlich hoch wie bei der Operation.

Eine Strahlenbehandlung kann die Symptome reduzieren, wenn eine Heilung unmöglich ist, beispielsweise beim multiplen Myelom und bei fortgeschrittenem Krebs in Lunge, Speiseröhre, Kopf und Hals sowie bei Magenkrebs. Die Therapie mit Strahlen kann auch die Krankheitserscheinungen lindern, die durch Metastasen in Knochen oder im Gehirn verursacht wurden.

Chemotherapie

Das ideale Krebsmittel müßte die Krebszellen zerstören, ohne dabei gesunde Zellen in Mitleidenschaft zu ziehen.

▲ Siehe Seite 1332

Doch ein solches Mittel gibt es nicht. Auch wenn der Spielraum zwischen Nutzen und Schaden nur gering ist, können viele Patienten wirksam mit Medikamenten gegen Krebs behandelt werden; einige von ihnen werden sogar geheilt. Die Nebenwirkungen der Chemotherapie können heute schon recht gering gehalten werden.

Die Arzneimittel gegen Krebs werden in verschiedene Kategorien eingeteilt: Alkylanzien, Antimetaboliten, pflanzliche Alkaloide, Tumorantibiotika, Enzyme, Antihormone und biologische Immunmodulatoren. Oft werden zwei oder mehrere Wirkstoffe in Kombination angewendet. Eine rational zusammengesetzte Chemotherapie greift in verschiedene Mechanismen des Zellenstoffwechsels ein, um soviel Krebszellen wie möglich abzutöten. Zusätzlich verringert es die schädlichen Nebenwirkungen der Chemotherapie, wenn Medikamente mit unterschiedlicher toxischer Wirkung miteinander kombiniert werden. Dabei wird jeder einzelne Wirkstoff in geringerer Dosierung eingesetzt, als nötig wäre, wenn nur eines der Mittel verwendet würde. Außerdem werden auch ganz verschiedene Wirkstoffe miteinander kombiniert. Zum Beispiel kann ein Mittel, das Krebszellen abtötet, zusammen mit einem Wirkstoff verabreicht werden, der das Immunsystem bei seinem Kampf gegen Krebs stimuliert.▲

Senfgas, das im Ersten Weltkrieg als chemische Waffe eingesetzt wurde, gehört beispielsweise zu den Alkylanzien. Alkylanzien reagieren mit dem DNA-Molekül, indem sie dessen Struktur oder Funktion so verändern, daß es sich nicht mehr reproduzieren kann. Dann kann sich die Zelle nicht mehr teilen. Zwischen der nutzbringenden und der schädlichen Dosis ist bei Alkylanzien der Spielraum nur klein. Als Nebenwirkungen der Behandlung treten Übelkeit, Erbrechen, Haarausfall, Blasenreizung (Zystitis) mit Blut im Urin auf. Die Blutbildung wird beeinträchtigt, so daß es zu einem Mangel an weißen und roten Blutkörperchen und Blutplättchen kommt. Bei Männern verringert sich die Spermienzahl; möglicherweise werden sie auch dauerhaft steril. Auch das Risiko für Leukämie kann sich erhöhen.

Antimetabolite gehören zu den Wirkstoffen, die Funktionen in der DNA- oder RNA-Synthese stören und so die Zellteilung verhindern. Außer den gleichen Nebenwirkungen wie bei den Alkylanzien verursachen bestimmte Antimetabolite auch Hautausschlag, eine verstärkte Pigmentierung der Haut oder Nierenversagen.

Pflanzliche Alkaloide sind Mittel, die die Zellteilung direkt verhindern können. Dadurch entstehen keine neuen Zellen mehr. Die Nebeneffekte sind die gleichen wie bei den Alkylanzien.

Tumorantibiotika beeinträchtigen ebenfalls die DNA und verhindern die Zellvermehrung. Sie haben ähnliche Nebenwirkungen wie die Alkylanzien.

Krebsarten, die allein durch Chemotherapie geheilt werden können

Krebsart	Prozentzahl der nach 5 Jahren krankheitsfreien Patienten
Burkitt-Lymphom	44 bis 74
Chorionkarzinom	98
Diffuses großzelliges Lymphom	64
Hodgkin-Krankheit	74
Leukämie (akute nicht-lymphatische Leukämie)	
• Kinder	54
• Erwachsene unter 40 Jahren	40
• Erwachsene über 40 Jahren	16
Lunge (kleinzellig)	25
Lymphoblastisches Lymphom	50
Hoden (nicht-seminomatös)	88

Mit Asparaginase können Patienten mit akuter lymphoblastischer Leukämie behandelt werden. Für das Fortschreiten der Krankheit Leukämie ist die Aminosäure Asparagin notwendig. Das Enzym Asparaginase zerstört jedoch das Asparagin im Blut. Als Nebenwirkungen dieser Behandlung können lebensbedrohliche allergische Reaktionen, Appetitverlust, Übelkeit, Erbrechen, Fieber und ein hoher Blutzuckerspiegel auftreten.

Hormontherapien werden eingesetzt, um den Anteil bestimmter Hormone im Blut zu heben oder zu senken. Auf diese Weise werden Tumore beeinflußt, deren Wachstum durch bestimmte Hormone entweder beschleunigt oder verhindert wird. Manche Brustkrebse brauchen Östrogen für das Wachstum. Das Antiöstrogen Tamoxifen blockiert diese Wirkung des Östrogens und führt möglicherweise zu einem Schrumpfen des Tumors. In ähnlicher Weise kann Prostatakrebs mit Östrogenen oder durch Antiandrogene

▲ Siehe Seite 789

Wo und wie die Chemotherapie angewendet wird

Wo	Wie	Wie oft
Krankenhaus Ambulant im Krankenhaus In der Arztpraxis Selten im Operationssaal, um den Tumor direkt mit Wirkstoffen zu behandeln Zu Hause (durch eine Hilfskraft, selbst oder durch Familienmitglieder)	Direkt in die Blutgefäße, die das Gewebe rund um den Tumor versorgen Intravenöse Tropfinfusion (aus einem Beutel oder einer Flasche mit der Lösung, mehrere Minuten bis mehrere Stunden lang) Intravenöser Schub (direkt in die Vene, einen zentralen Venenkatheter oder einen implantierten Zugang, einige Minuten lang) Oral (Kapseln, Tabletten oder Flüssigkeit)	Verschieden, je nach der Art der Krebserkrankung: mehrere Medikamente an einem Tag, eine Dosis täglich über mehrere Tage hinweg, kontinuierlich mehrere Tage lang, Medikamente einmal pro Woche, nur eine Dosis oder verteilt über ein paar Tage, jeweils einmal im Monat Die Behandlungen können mehrere Wochen oder mehrere Jahre lang gegeben werden Die Arzneimittel können ein einziges Mal eingenommen werden, es können auch mehrere Behandlungszyklen mit zeitlichem Abstand verordnet werden

gehemmt werden. Die Nebenwirkungen sind bei dieser Therapie unterschiedlich, je nachdem welche Hormone eingenommen werden. Gibt man einem Mann Östrogen, treten verweiblichende Effekte ein, etwa eine Vergrößerung der Brust. Antiöstrogene versetzen Frauen in einen Zustand wie in den Wechseljahren. Der Monatszyklus kommt zum Erliegen, Hitzewallungen treten auf.

Interferon, der erste effektive biologische Immunmodulator, wird beim Kaposi-Sarkom und beim multiplen Myelom eingesetzt.▲ Eine weitere Art von Immuntherapie verwendet Immunstimulanzien (lymphokinaktivierte Killerzellen), um gezielt Tumore wie Melanome oder Nierenzellkarzinome zu bekämpfen. Eine Behandlung mit Hilfe von Antikörpern, die entweder radioaktives Material oder ein Zellgift transportieren, wird wirksam gegen einige Lymphome eingesetzt.

Kombinierte Therapie

Die beste Behandlung ist bei einigen Krebsarten die Kombination von Operation, Strahlen- und Chemotherapie. Operation und Strahlentherapie richten sich gegen einen örtlich begrenzten Tumor, während die Chemotherapie Krebszellen abtötet, die sich in andere Regionen ausgebreitet haben. Manchmal wird ein Tumor vor der Operation mit Strahlen oder Chemotherapie verkleinert. Sonst folgen diese Behandlungen der Operation, um die restlichen Krebszellen zu zerstören. Die Kombination von Operation und Chemotherapie erhöht die Überlebenschancen von Patienten mit Darmkrebs, Brustkrebs oder Blasenkrebs, der sich auf die benachbarten Lymphknoten ausgebreitet hat. Ab und zu kann auch fortgeschrittener Eierstockkrebs mit einer Operation, kombiniert mit Chemotherapie, geheilt werden.

Krebs am Rektum konnte schon erfolgreich mit der Kombination von Chemotherapie und Strahlen behandelt werden. Eine Chemotherapie, die bei fortgeschrittenem Darmkrebs nach der Operation angewendet wird, kann die krankheitsfreie Zeitspanne verlängern. Ungefähr 20 bis 40 Prozent der Tumore in Kopf und Hals können mit der Chemotherapie, gefolgt von einer Strahlenbehandlung oder Operation, geheilt werden. Bei Patienten, die nicht geheilt werden, kann diese Art von Behandlung zumindest die Symptome lindern (palliative Therapie).

Operation, Strahlenbehandlung und Chemotherapie spielen eine ganz wichtige Rolle bei der Bekämpfung des Wilms-Tumors und des embryonalen Rhabdomyosarkoms.

▲ Siehe Seite 789

Erfolg von Kombinationsbehandlungen

Behandlungsart	Krebsart	Prozentzahl der nach 5 Jahren krankheitsfreien Patienten
Operation und Strahlenbehandlung	Blase	54
	Gebärmutterschleimhaut	62
	Kehlkopf	33
	Lunge	32
	Mund	36
Operation und Chemotherapie	Brust	62
	Eierstöcke	28 bis 40
	Prostata	50 bis 68
	Magen	54
Strahlenbehandlung und Chemotherapie	Zentrales Nervensystem (Medulloblastom)	71 bis 80
	Ewing-Sarkom	70
	Lunge (kleinzellig)	16 bis 20
	Rektum (Plattenepithelkarzinom)	40
Operation, Strahlenbehandlung und Chemotherapie	Embryonales Rhabdomyosarkom	80
	Nieren (Wilms-Tumor)	80
	Lunge	32
	Mundhöhle, Kehlkopf	20 bis 40

Beim Wilms-Tumor, einem Nierentumor im Kindesalter, ist das Ziel der Operation, den primären Tumor zu entfernen, auch wenn sich bereits Tumorzellen in andere Körperteile, weit entfernt von den Nieren, ausgebreitet haben. Die Chemotherapie wird gleichzeitig mit der Operation begonnen, danach wird an Stellen, wo sich noch Reste der Krankheit befinden, die Strahlenbehandlung angewendet.

Unglücklicherweise reagieren manche Tumore (z. B. im Magen, in der Bauchspeicheldrüse oder in den Nieren) nur teilweise auf die Strahlenbehandlung, auf die Chemotherapie oder auf die Kombination beider Behandlungsformen. Nichtsdestoweniger können diese Therapien Schmerzen lindern, die durch Druck oder Symptome entstehen, wenn sich der Tumor auf die umliegenden Gewebe ausbreitet. Einige resistente Tumore (beispielsweise nichtkleinzelliger Lungentumor, Speiseröhrenkrebs, Bauchspeicheldrüsenkrebs, Nierentumor) können behandelt werden, um die Überlebenszeit zu verlängern. Fortschritte in der Krebsbehandlung wurden erzielt durch bessere Kombinationen der Wirkstoffe, durch veränderte Dosierungen und durch eine verbesserte Koordination mit der Strahlenbehandlung.

Nebenwirkungen der Behandlung

Fast jeder Patient, der mit Chemotherapeutika oder Strahlen behandelt wird, leidet unter bestimmten Nebenwirkungen, am häufigsten unter Übelkeit oder Erbrechen und einer Verringerung der Blutzellen. Häufig fallen den Patienten bei der Chemotherapie die Haare aus. Diese Nebenwirkungen zu vermindern, ist ein wichtiger Gesichtspunkt bei der Behandlung.

Übelkeit und Erbrechen

Gegen Übelkeit und Erbrechen gibt es Arzneimittel, entweder zur Vorbeugung oder zur Behandlung (Antiemetika). Manchmal genügt es schon, der Übelkeit ohne Medikamente vorzubeugen: etwa durch häufige, aber kleine Mahlzeiten, durch eine ballaststoffarme und damit blähungsarme Kost, oder durch lauwarm temperierte Speisen.

Mangel an Blutzellen

Während einer Strahlen- oder Chemotherapie verringert sich die Zahl der Blutplättchen, es kann eine Zytopenie entstehen. Zum Beispiel kann die Zahl der roten Blutkörperchen ungewöhnlich sinken (Anämie), die der weißen Blutzellen (Neutropenie oder Leukopenie) oder die der Blutplättchen (Thrombopenie).▲ Im allgemeinen braucht eine Zytopenie nicht behandelt zu werden. Falls die Anämie bedrohlich wird, kann ein Konzentrat aus roten Blutkörperchen transfundiert werden. In ähnlicher Weise können bei einer schweren Thrombopenie Blutplättchen transfundiert werden, um das Risiko für starke Blutungen zu verringern.

Patienten mit Neutropenie (eine ungewöhnlich niedrige Zahl an Neutrophilen, eine Art weißer Blutkörperchen) haben ein erhöhtes Infektionsrisiko. Darum wird Fieber, das über 38° Celsius steigt, bei einem solchen Patienten notfallmäßig behandelt. Es liegt in diesem Fall höchstwahrscheinlich eine Infektionskrankheit vor, die Antibiotika und sogar eine Einweisung ins Krankenhaus erforderlich machen kann. Weiße Blutkörperchen werden selten transfundiert, weil sie nur wenige Stunden überlebensfähig sind und weil die Transfusion viele Nebenwirkungen auslöst. Statt dessen können bestimmte Stoffe (wie ein Granulozyten-Stimulationsfaktor) gegeben werden, die die Produktion der weißen Blutkörperchen anregen.

Weitere häufige Nebenwirkungen

Die Strahlen- oder Chemotherapie kann Entzündungen oder sogar Geschwüre an Schleimhäuten, z. B. im Mund, verursachen. Geschwüre im Mund sind schmerzhaft und bereiten Schwierigkeiten beim Essen. Eine Vielzahl von Lösungen, die ein Mittel gegen Magenübersäuerung, gegen Allergien und eines zur örtlichen Betäubung enthalten können, sollen die Beschwerden lindern. Nur selten muß die Nahrung durch einen Schlauch direkt in Magen oder Dünndarm geleitet oder intravenös verabreicht werden. Verschiedene Medikamente können Durchfall bekämpfen, der durch eine Strahlentherapie im Unterleib ausgelöst wurde.

Neue Erkenntnisse und in Erprobung befindliche Methoden

Eine neuere Behandlungsmethode bei Krebs ist die hochdosierte Chemotherapie, bei der die Wirkstoffe extrem hoch dosiert werden. Diese Therapie ist Krankheitsrückfällen vorbehalten, und zwar bei solchen Tumoren, die bei der ersten Behandlung gut auf die Medikamente angesprochen haben. Die Strategie besteht darin, die Medikamentendosis deutlich zu steigern, um mehr Krebszellen abzutöten.

Eine solche hochdosierte Chemotherapie kann jedoch das Knochenmark lebensgefährlich schädigen. Darum wird dem Patienten vor dem Beginn der Chemotherapie gesundes Knochenmark entnommen und nach der Behandlung zurückgegeben. In Einzelfällen können auch Blutstammzellen aus einer Blutprobe anstelle des Knochenmarks verwendet werden. Obwohl sich diese Behandlungsmethoden noch im Stadium der Erprobung befinden, wurden sie bereits bei Brustkrebs, Lymphomen, der Hodgkin-Krankheit und Myelomen versucht.

Die Knochenmarktransplantation – also die Übertragung von Knochenmark eines passenden Spenders (oft eines Geschwisters) – kann bei Patienten mit akuter Leukämie nach einer hochdosierten Chemotherapie durchgeführt werden. Eine der möglichen Komplikationen ist dabei die sogenannte »graft-versus-host-Reaktion«, eine Abstoßungsreaktion, bei der das übertragene Gewebe des Spenders das Gewebe des Empfängers zerstört.■

Neue Techniken in der Strahlentherapie, wie die Bestrahlung mit Protonen- oder Neutronenstrahlung, können bestimmte Tumorarten wirksam bekämpfen. Die Behandlung mit radioaktiven Farbstoffen und fotodynamische Therapie sind vielversprechende Ansätze.

Die Immuntherapie bedient sich einiger Verfahren wie etwa der biologischen Immunmodulatoren, der Killerzellentherapie und der Antikörpertherapie, um das körpereigene Abwehrsystem gegen den Krebs zu aktivieren.★ Diese Methoden sind bereits bei verschiedenen Krebsarten angewandt worden, wie beispielsweise bei Melanomen, Nierenkrebs, Kaposi-Sarkom und Leukämie.

Letztlich ist aber das wichtigste Ziel der medizinischen Forschung, Arzneimittel zu finden, die der Krebsvorsorge dienen. Retinoide (Vitamin-A-Derivate) haben schon die Zahl der Rückfälle bei einigen Krebsarten reduziert, speziell im Mundraum, am Kehlkopf und in den Lungen. Leider konnte bei anderen vielversprechenden Wirkstoffen, wie etwa Beta-Carotin oder anderen Antioxidantien, keine krebsvorbeugende Wirkung nachgewiesen werden.

▲ Siehe Seite 730

■ Siehe Seite 833

★ Siehe Seite 789

Erkrankungen des Immunsystems

KAPITEL 167

Das Immunsystem

Ebenso wie es der Geist dem Menschen erlaubt, seine intellektuelle Persönlichkeit zu entwickeln, ermöglicht es das Immunsystem, eine körperliche Individualität auszubilden. Das Immunsystem hat die Aufgabe, den Körper gegen Eindringlinge zu verteidigen. Mikroben (Erreger oder Mikroorganismen), Krebszellen und transplantierte Gewebe oder Organe werden vom Immunsystem als körperfremde Eindringlinge angesehen, gegen die der Körper geschützt werden muß.

Obwohl das Immunsystem so kompliziert aufgebaut ist, ist seine grundlegende Strategie einfach: Den Feind erkennen, die Abwehrkräfte mobilisieren und ihn angreifen. Wenn man den Aufbau und die Bestandteile des Immunsystems kennt, kann man auch dessen Strategien erkennen.

Aufbau

Das Immunsystem unterhält seinen eigenen Kreislauf – die Lymphgefäße, die alle Organe im Körper durchziehen, ausgenommen das Gehirn. Die Lymphgefäße sind mit einer durchscheinenden, zähen Flüssigkeit (Lymphe) gefüllt, die mit Fett angereichert ist und weiße Blutkörperchen enthält.

Neben den Lymphgefäßen gibt es spezielle Körperregionen – die Lymphknoten, die Mandeln, das Knochenmark, Milz, Leber, Lunge und Verdauungsorgane –, in denen die Lymphozyten geschult, mobilisiert und als Teil der Immunantwort für Spezialaufgaben an bestimmten Stellen des Körpers eingesetzt werden können. Der geniale Aufbau dieses Systems sorgt dafür, daß es stets einsatzbereit ist und schnell reagieren kann, wann und wo immer dies nötig ist. Die Arbeit des Systems kann man sehen, wenn etwa eine Wunde oder Infektion an einer Fingerspitze einen vergrößerten Lymphknoten am Ellenbogen hervorruft, oder wenn eine Infektion im Rachen die Lymphknoten unterhalb des Kieferknochens anschwellen läßt. Die Lymphknoten werden dick, weil die Lymphgefäße die Infektion zur nächstgelegenen Stelle transportieren, wo eine Immunreaktion ausgelöst werden kann.

Das Immunsystem verstehen

Antigen: Jedes Molekül, das fähig ist, eine Immunreaktion hervorzurufen.

Antikörper: Ein Eiweiß, das von den B-Lymphozyten gebildet wird und mit einem spezifischen Antigen reagiert; es wird auch Immunglobulin genannt.

Chemotaxis: Ein Vorgang, bei dem Zellen in einen bestimmten Bereich des Körpers zum Einsatz gelockt werden; bewirkt wird dies durch eine erhöhte Konzentration von chemischen Stoffen.

Endozytose: Vertilgung bestimmter Antigene durch eine Zelle.

Haupthistokompatibilitätskomplex (MHC): Eine Gruppe von Molekülen, die bedeutend dazu beitragen, daß der Körper zwischen körpereigen und körperfremd unterscheiden kann.

Histokompatibilität: Gewebeverträglichkeit. Sie muß bestimmt werden, um zu wissen, ob ein transplantiertes Gewebe oder Organ (z. B. Knochenmark oder eine Niere) von dem Empfänger angenommen wird. Die Gewebeverträglichkeit wird durch die Haupthistokompatibilitätskomplex-Moleküle geregelt.

HLA (Human leucocyte antigens): Synonym für den Haupthistokompatibilitätskomplex.

Immunglobulin: Ein anderes Wort für Antikörper.

Immunreaktion: Die Antwort auf ein Antigen durch Bestandteile des Immunsystems, entweder durch Zellen oder Antikörper.

Interleukin: Ein Zytokintyp, der eine Vielzahl von Zellen beeinflußt.

Komplement: Eine Gruppe von Eiweißen, die helfen, Antigene anzugreifen.

Leukozyten: Weiße Blutkörperchen. Zu den Leukozyten zählen unter anderem Lymphozyten und Neutrophile.

Lymphozyten: Die Hauptzellen des lymphatischen Systems; sie werden unterteilt in B-Lymphozyten (die Antikörper produzieren) und T-Lymphozyten (die dem Körper helfen, zwischen körpereigen und körperfremd zu unterscheiden).

Makrophage: Eine große Zelle, die Mikroben aufnimmt, sobald diese vom Immunsystem zur Zerstörung markiert wurden.

Moleküle: Eine Verbindung von Atomen, die eine einheitliche chemische Substanz ergeben.

Natürliche Killerzellen: Ein Typ der Lymphozyten, der bestimmte Mikroben und Krebszellen abtöten kann.

Neutrophile: Große weiße Blutkörperchen (Leukozyten), die Antigene und andere Stoffe beseitigen.

Peptide: Zwei oder mehr Aminosäuren, die chemisch zu einem Molekül verknüpft sind.

Protein: Eiweiße; chemisch gesehen eine Anzahl von Aminosäuren, die zu einer Kette verknüpft sind. Eiweiße (Proteine) sind, so gesehen, große Peptide.

Rezeptor: Ein Molekül auf der Zellenoberfläche oder im Zytoplasma, das als Verbindungsstelle für andere Moleküle nach dem Prinzip von Schloß und Schlüssel dient.

Zelle: Die kleinste lebende Einheit; besteht aus einem Zellkern und dem Zytoplasma, umhüllt von einer Membran. Im Zellkern liegt die DNA, und das Zytoplasma enthält Strukturen (Organellen), die die Funktionen der Zelle aufrechterhalten.

Zytokine: Lösliche Eiweiße, die von Zellen des Immunsystems abgesondert werden und als Botenstoffe dazu beitragen, eine Immunreaktion zu regulieren.

Bestandteile des Immunsystems

Das Immunsystem setzt sich aus Zellen und löslichen Stoffen zusammen. Die wichtigsten Zellen sind die weißen Blutkörperchen. Makrophagen, Neutrophile und Lymphozyten sind Arten von weißen Blutkörperchen. Zu den löslichen Substanzen zählen Moleküle, die sich nicht in den Zellen selbst befinden, sondern in einer Flüssigkeit, etwa dem Plasma, gelöst sind.▲ Die wichtigsten löslichen Stoffe sind Antikörper, Komplementfaktoren und Zytokine. Einige dieser löslichen Stoffe agieren als Botenstoffe, um

▲ Siehe Seite 730

Lymphatisches System: Abwehr gegen Infektionen

Das lymphatische System ist ein Netzwerk von Lymphknoten, die durch Lymphgefäße miteinander verbunden sind. Die Lymphknoten enthalten ein Netz aus Gewebe, in das eine große Zahl von Lymphozyten dicht hineingepackt ist. Dieses Maschengebilde aus Lymphozyten filtert schädliche Organismen heraus, die Infektionen verursachen; es greift sie an und zerstört sie. Lymphknoten sind oft dicht beieinander an Stellen zu finden, wo sich die Lymphgefäße verzweigen, wie z. B. am Hals, in den Achselhöhlen und Leistenbeugen.

Die Lymphe, eine an weißen Blutkörperchen reiche Flüssigkeit, fließt durch die Lymphgefäße. Die Lymphe hilft, Wasser, Eiweiße und andere Stoffe aus den Körpergeweben in den Blutkreislauf zurückzuführen. Alle Substanzen, die die Lymphe aufnimmt, passieren letztendlich einen Lymphknoten und werden dort in dem Lymphozytennetz gefiltert.

Noch weitere Körperorgane und -gewebe sind Teil des lymphatischen Systems: Thymus, Leber, Milz, »Blinddarm«, Knochenmark und kleine Ansammlungen von lymphatischem Gewebe, wie die Mandeln im Hals und die Peyer-Plaques im Dünndarm. Auch sie helfen dem Körper, Infektionen zu bekämpfen.

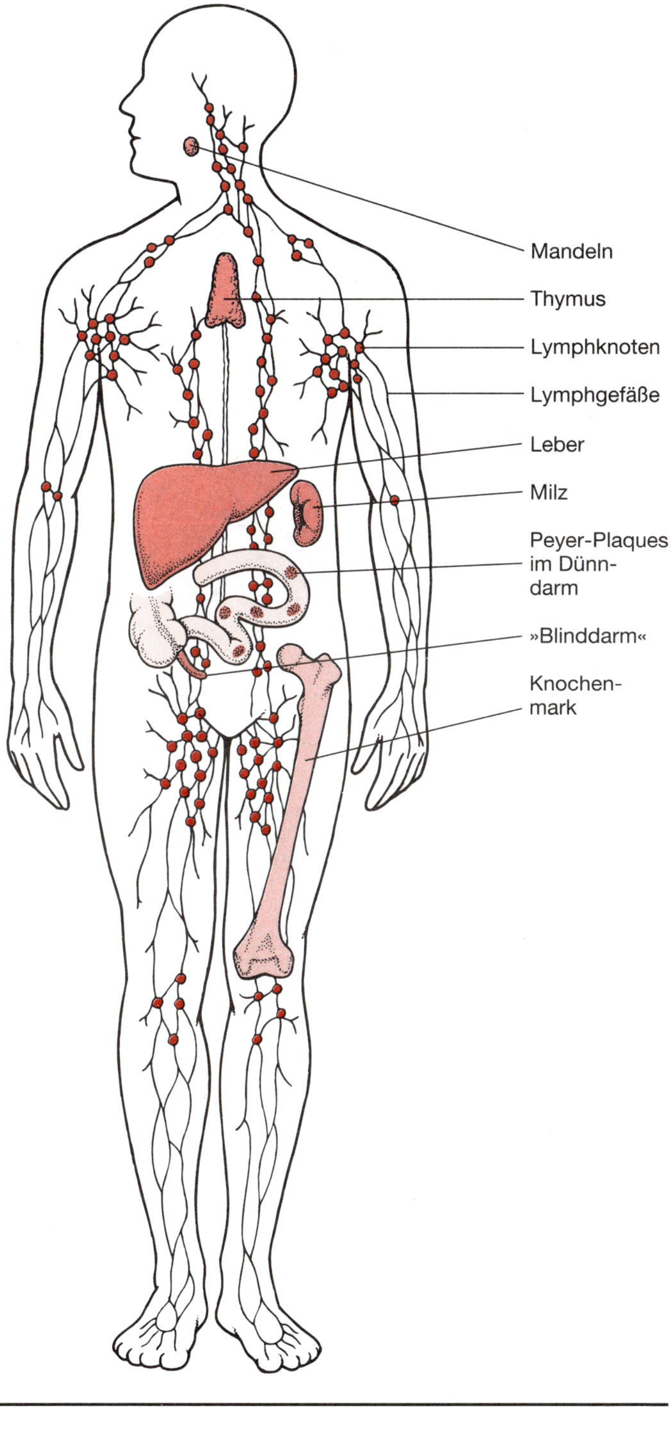

Einige weiße Blutkörperchen, die Infektionen bekämpfen

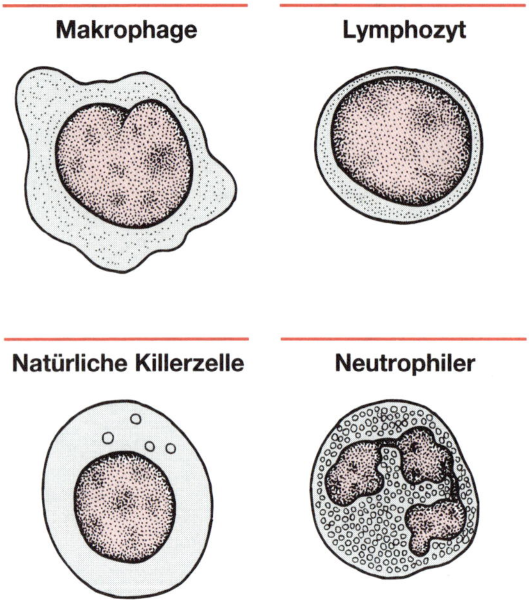

andere Zellen anzulocken und zu aktivieren. Der sogenannte Haupthistokompatibilitätskomplex ist sozusagen das Herz des Immunsystems; er sorgt dafür, daß die Eiweiße ausgebildet werden, die für die Gewebeverträglichkeit zuständig sind, und die helfen, körpereigene Stoffe von körperfremden zu unterscheiden.

Makrophagen

Makrophagen sind große weiße Blutkörperchen, die Mikroben, Antigene und andere fremde Stoffe vertilgen. Als Antigen wird jeder Stoff bezeichnet, der eine Immunreaktion hervorrufen kann. Bakterien, Viren, Eiweiße, Kohlenhydrate, Krebszellen und Gifte können beispielsweise als Antigen wirken.

Das Zytoplasma der Makrophagen enthält Körnchen oder Päckchen, die aus verschiedenen Chemikalien und Enzymen bestehen und von einer dünnen Haut umschlossen sind. Diese Enzyme und Chemikalien helfen den Makrophagen, die aufgenommenen Mikroben zu verdauen und im Normalfall zu zerstören.

Makrophagen schwimmen nicht im Blut; sie sind vielmehr dort strategisch positioniert, wo Organe mit dem Blutkreislauf oder mit der Außenwelt in Verbindung treten. Sie finden sich z. B. an den Stellen der Lunge, wo Außenluft einströmt, oder dort, wo Blutgefäße in Kontakt mit den Leberzellen treten. Ähnliche Zellen, die im Blut vorkommen, werden Monozyten genannt.

Neutrophile

Ähnlich wie die Makrophagen sind die Neutrophilen große weiße Blutkörperchen, die Mikroben und andere Antigene aufnehmen; auch sie enthalten Körnchen aus Enzymen, um die aufgenommenen Antigene zu zerstören. Anders als die Makrophagen zirkulieren die Neutrophilen aber im Blut; sie brauchen einen speziellen Reiz, um aus dem Blut ins Gewebe einzudringen.

Zu diesem Zweck arbeiten Makrophagen und Neutrophile oft zusammen: Die Makrophagen lösen eine Immunreaktion aus und senden Signale, um die Neutrophilen zu mobilisieren und sie an eine Notfallstelle zu begleiten. Dort zerstören die Neutrophilen die Eindringlinge, indem sie sie verschlingen. Die Ansammlung von Neutrophilen sowie das Töten und Verdauen von Mikroben führen zur Bildung von Eiter.

Lymphozyten

Lymphozyten, die wichtigsten Zellen des lymphatischen Systems, sind im Verhältnis zu den Makrophagen und Neutrophilen klein. Anders als die Neutrophilen, die nie länger als sieben bis zehn Tage leben, können die Lymphozyten jahre- oder sogar jahrzehntelang am Leben bleiben. Die meisten Lymphozyten gehören zu einer der drei nachfolgenden Kategorien:

- **B-Lymphozyten** entstehen aus Stammzellen im Knochenmark und reifen zu Plasmazellen, die Antikörper produzieren.
- **T-Lymphozyten** werden gebildet, wenn Stammzellen aus dem Knochenmark in die Thymusdrüse wandern, wo sie sich teilen und reifen. Die T-Lymphozyten werden in der Thymusdrüse geschult, wie sie körpereigene von körperfremden Stoffen unterscheiden können. Ausgereifte T-Lymphozyten verlassen die Thymusdrüse und wechseln in das lymphatische System, wo sie als Teil des immunen Überwachungssystems fungieren.
- **Natürliche Killerzellen**, wenig größer als T- und B-Lymphozyten, werden so genannt, weil sie bestimmte Mikroben und Krebszellen abtöten. Die Bezeichnung »natürlich« in ihrem Namen deutet darauf hin, daß diese Zellen schon zum Zeitpunkt ihrer Entstehung in der Lage sind, eine Vielzahl von Zielzellen abzutöten, ohne erst jenen Reife- und Lernprozeß durchmachen zu müssen, der für B- und T-Lymphozyten typisch ist. Natürliche Killerzellen produzieren außerdem Zytokine; das sind Botenstoffe, die einige der Funktionen von T- und B-Lymphozyten sowie von Makrophagen regeln.

Die Y-Struktur der Antikörper

Allen Antikörpern liegt eine Y-förmige Struktur zugrunde, deren verschiedene Teile über chemische Bindungen, die Disulfidbrücken, zusammengehalten werden. Ein Antikörpermolekül wird unterteilt in variable und konstante Regionen. Die variable Region bestimmt, welches Antigen sich an den Antikörper binden soll. Die konstante Region bestimmt die Antikörperklasse – IgM, IgG, IgA, IgE und IgD.

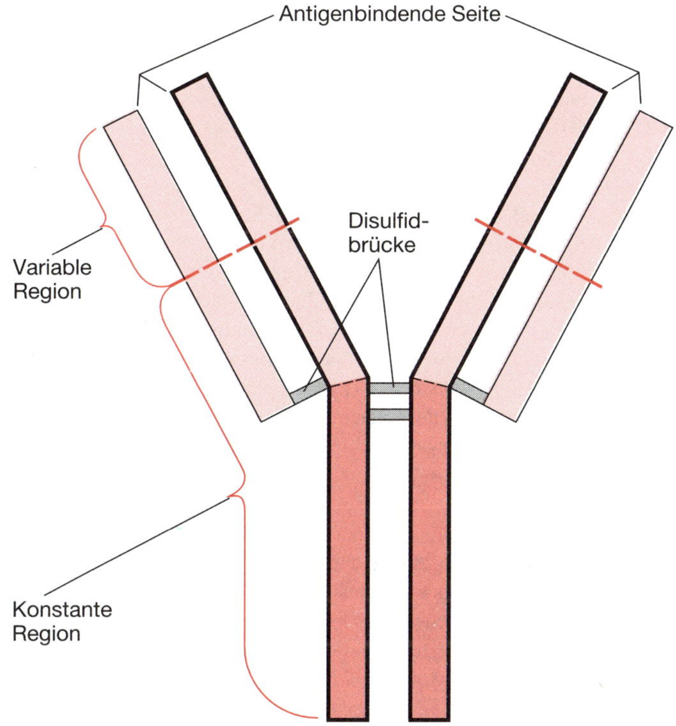

Antikörper

Auf den Reiz eines Antigens hin reifen B-Lymphozyten zu Zellen heran, die Antikörper bilden können. Antikörper sind Eiweiße, die mit dem Antigen reagieren, das die B-Lymphozyten ursprünglich stimuliert hat. Antikörper werden auch Immunglobuline genannt.

Jedes Antikörpermolekül besitzt einen einzigartigen Bestandteil, der es an ein spezifisches Antigen bindet, und einen weiteren Bestandteil, dessen Struktur die Klasse der Antikörper bestimmt, zu der es gehört. Es gibt fünf Klassen von Antikörpern: IgM, IgG, IgA, IgE und IgD.

- **IgM**-Antikörper werden produziert, wenn eine Person das erste Mal einem Antigen ausgesetzt ist. Ein Kind bildet z. B. nach der ersten Tetanusimpfung innerhalb von 10 bis 14 Tagen Tetanusantikörper der IgM-Klasse (primäre Antikörperreaktion). IgM ist im Blut reichlich vorhanden, normalerweise aber nicht in Organen oder Geweben.
- **IgG** ist der am meisten verbreitete Antikörpertyp. IgG wird auch bereits beim ersten Kontakt mit einem Antigen gebildet, allerdings erst später als IgM. Beim nächsten Kontakt mit dem Antigen kann dann sofort sehr viel IgG entstehen. Zum Beispiel bilden sich innerhalb von fünf bis sieben Tagen IgG-Antikörper, wenn ein Kind zum zweiten Mal gegen Tetanus geimpft wird. Diese zweite Antikörperreaktion erfolgt schneller und ist umfangreicher als die erste. IgG ist sowohl im Blut wie in den Geweben vorhanden. Es ist die einzige Art von Antikörpern, die die Schranke der Plazenta überwinden und von der Mutter in den Fetus gelangen kann. Das mütterliche IgG schützt den Fetus und das Neugeborene so lange, bis das kindliche Immunsystem seine eigenen Antikörper bilden kann.
- **IgA** spielt eine wichtige Rolle im Abwehrkampf des Körpers gegen Mikroorganismen, die durch Schleimhäute eindringen, einschließlich die der Nase, Augen, Lungen und Verdauungsorgane. Diese Antikörper finden sich im Blut und in Sekreten, beispielsweise im Magen-Darm-Trakt und in der Nase, sowie in den Augen, den Lungen und in der Muttermilch.
- **IgE** sind Antikörper, die akute (unmittelbare) allergische Reaktionen hervorrufen. In dieser Hinsicht sind die

IgE-Antikörper die einzigen, die anscheinend mehr schaden als nützen. Doch sie können wichtig sein, um parasitäre Infektionen zu bekämpfen, wie Flußblindheit und Schistosomiasis, die in den Ländern der dritten Welt häufig vorkommen.

• **IgD**-Antikörper kommen nur in sehr kleiner Zahl im Blutkreislauf vor. Ihre Funktion ist nicht ganz klar.

Das Komplementsystem

Zum Komplementsystem gehören mehr als 18 Eiweiße. Diese arbeiten in Form einer Kettenreaktion, wobei ein Eiweiß jeweils das nächste aktiviert. Das Komplementsystem kann auf zwei verschiedene Weisen angeregt werden. Bei dem einen der beiden Wege, alternativer Weg genannt, aktivieren bestimmte Produkte der Mikroben oder Antigene das System. Beim anderen, dem klassischen Weg, erfolgt der Reiz durch spezifische Antikörper, die an ihr Antigen gebunden sind (Immunkomplexe). Das Komplementsystem hat die Aufgabe, Fremdstoffe zu zerstören, entweder direkt oder in Verbindung mit anderen Bestandteilen des Immunsystems.

Zytokine

Zytokine dienen als Botenstoffe des Immunsystems. Die Zellen des Immunsystems sondern sie als Reaktion auf einen Reiz ab. Einige Wirkungen des Immunsystems werden dabei verstärkt oder unterstützt, andere dagegen gehemmt oder unterdrückt. Viele Zytokine konnten inzwischen identifiziert werden; ihre Zahl wächst kontinuierlich.

Einige Zytokine können als Injektion verabreicht werden, um bestimmte Krankheiten zu behandeln. Bestimmte Krebsarten, z. B. die Haarzell-Leukämie, können erfolgreich mit **Interferon alfa** behandelt werden. Ein anderes Zytokin, **Interferon beta**, kann bei der Behandlung der multiplen Sklerose hilfreich sein. Eine dritte Art, **Interleukin-2**, ist möglicherweise nützlich bei der Behandlung des malignen Melanoms und bei Nierenkrebs, auch wenn die Anwendung scheinbar gegenteilige Wirkungen hervorruft. Noch eine weitere Art von Zytokinen, der sogenannte **Granulozyten-koloniestimulierende Faktor**, der die Produktion der Neutrophilen anregt, kann Krebspatienten gegeben werden, die infolge der Chemotherapie eine zu geringe Anzahl Neutrophiler haben.

Der Haupthistokompatibilitätskomplex

Alle Zellen tragen auf ihrer Oberfläche Moleküle, die für jeden Menschen einzigartig sind. Diese Moleküle werden Haupthistokompatibilitätskomplex-Moleküle genannt. Mit ihrer Hilfe kann der Körper das eigene Gewebe von fremdem unterscheiden. Jede Zelle mit identischen Haupthistokompatibilitätskomplex-Molekülen wird ignoriert, jede Zelle mit nicht identischen Molekülen wird abgestoßen.

Es gibt zwei Arten von Haupthistokompatibilitätskomplex-Molekülen (die auch Leukozytenantigene oder HLA genannt werden): Klasse I und Klasse II. Die Klasse I ist auf allen Körperzellen vertreten, außer auf den roten Blutkörperchen. Die der Klasse II befinden sich nur auf der Oberfläche der Makrophagen und der B-Lymphozyten sowie auf T-Lymphozyten, die von einem Antigen stimuliert wurden. Die Haupthistokompatibilitätskomplex-Moleküle der Klasse I und II eines einzelnen Menschen sind gleich. Eineiige Zwillinge haben identische Moleküle; doch schon bei zweieiigen Zwillingen ist die Chance gering, daß identische Haupthistokompatibilitätskomplex-Moleküle vorhanden sind. (Bei vier Paaren kommt das nur in einem Fall vor.) Extrem selten finden sich identische Moleküle bei Nicht-Geschwistern.

Die Zellen des Immunsystems lernen in der Thymusdrüse, körpereigen von körperfremd zu unterscheiden. Wenn sich in einem ungeborenen Kind das Immunsystem zu entwickeln beginnt, wandern Stammzellen aus dem Knochenmark in die Thymusdrüse, wo sie sich teilen und zu T-Lymphozyten heranwachsen. Während der Entwicklung in der Thymusdrüse wird jeder T-Lymphozyt, der auf die Haupthistokompatibilitätskomplex-Moleküle der Drüse reagiert, abgetötet. Entwickeln dürfen sich nur T-Lymphozyten, die den Haupthistokompatibilitätskomplex des Thymus tolerieren und lernen, mit den körperidentischen Haupthistokompatibilitätskomplex-Molekülen zusammenzuwirken; sie dürfen die Thymusdrüse wieder verlassen.

Diese ausgewachsenen T-Lymphozyten tolerieren die körpereigenen Zellen und Organe und können mit den anderen Körperzellen zusammenarbeiten, wenn sie zur Verteidigung des Körpers herangerufen werden. T-Lymphozyten, die nicht den körpereigenen Haupthistokompatibilitätskomplex-Molekülen angepaßt wurden, könnten den Körper angreifen. Jedoch kommt es gelegentlich vor, daß die T-Lymphozyten ihre Fähigkeit einbüßen, körpereigen von körperfremd zu unterscheiden; das führt zu einer Autoimmunkrankheit, beispielsweise zum systemischen Lupus erythematodes (Lupus) oder zur multiplen Sklerose.▲

Immunität und Immunantwort

Das Immunsystem hat ein kompliziertes Netzwerk von Kontrollen und Ausgleichsmöglichkeiten entwickelt, das unterteilt werden kann in angeborene und erworbene Immunität.

Jeder Mensch kommt mit einer **angeborenen Immunität** zur Welt. Die Teile des Immunsystems, die die angeborene Immunität bilden – Makrophagen, Neutrophile

▲ Siehe Seite 811

und das Komplementsystem – reagieren ähnlich auf alle fremden Stoffe; alle Menschen erkennen Antigene auf die gleiche Art und Weise.

Wie der Name schon sagt, wird die **erlernte Immunität** erst erworben. Bis zur Geburt hat das Immunsystem noch keinen Kontakt mit der Außenwelt, und es hat auch noch nicht damit begonnen, sein »Gedächtnis« zu entwickeln. Das Immunsystem lernt aber, auf jedes neue Antigen zu reagieren, mit dem es in Kontakt kommt. Deshalb richtet sich die erworbene Immunität speziell gegen Antigene, die dem Menschen während seines Lebens einmal begegnet sind. Charakteristisch ist an der spezifischen Immunität die Fähigkeit, zu lernen, sich anzupassen und sich zu erinnern.

Das Immunsystem behält einen Steckbrief oder eine Erinnerung an jedes Antigen, mit dem der Mensch auf irgendeine Weise in Kontakt kommt, sei es durch die Lunge beim Atmen, durch das Verdauungssystem beim Essen oder durch die Haut. Das ist möglich, weil die Lymphozyten so lange leben. Wenn sie einem Antigen zum zweiten Mal begegnen, sind sie in der Lage, schnell, energisch und speziell darauf zu reagieren. Dank dieser spezifischen Immunreaktion bekommen Menschen Masern oder Röteln nur einmal im Leben, und eine Impfung kann diesen Krankheiten erfolgreich vorbeugen. Zum Beispiel erhält der Mensch gegen Kinderlähmung eine Impfung mit einer abgeschwächten Form des Poliovirus. Ist der Betreffende dann später dem Poliovirus ausgesetzt, überprüft das Immunsystem seine Gedächtnisspeicher, findet den Schlachtplan gegen das Poliovirus und setzt sofort geeignete Abwehrmaßnahmen in Gang. Dabei wird das Poliovirus von spezifischen Antikörpern entfernt, die es unschädlich machen, bevor es sich noch vermehren und das Nervensystem schädigen kann.

Angeborene und erlernte Immunität arbeiten nicht unabhängig voneinander. Jedes System reagiert mit dem anderen und beeinflußt es, entweder direkt oder durch den Einfluß der Zytokine (Botenstoffe). Selten ruft ein Reiz nur eine einzelne Reaktion hervor. Es entstehen vielmehr verschiedene Reaktionen; wobei einige sich gegenseitig verstärken, gelegentlich aber auch hemmen. Doch alle diese Reaktionen haben grundsätzlich ein gemeinsames Ziel: Erkennung, Mobilisierung und Angriff.

Erkennung

Bevor sich das Immunsystem gegen ein Antigen wenden kann, muß es fähig sein, dieses zu erkennen. Diese Fähigkeit erwirbt es innerhalb eines Vorgangs, der Antigenverarbeitung genannt wird. Die Makrophagen sind die wichtigsten Zellen, die auf Antigene reagieren; jedoch können andere Zellen, einschließlich der B-Lymphozyten, ebenfalls auf Antigene reagieren.

Die Antigene bekämpfenden Zellen nehmen das Antigen in sich auf und zerlegen es in kleine Teile. Diese Stücke werden dann innerhalb der Haupthistokompatibilitätskomplex-Moleküle gebündelt und zur Oberfläche der Zellmembran befördert. Der Bereich des Haupthistokompatibilitätskomplexes, an dem sich die Antigenbruchstükke befinden, bindet sich dann an ein spezielles Molekül auf der Oberfläche eines T-Lymphozyten, das T-Zell-Rezeptor genannt wird. Dieser T-Zell-Rezeptor paßt genau – wie ein Schlüssel ins Schloß – zu jenem Teil des Haupthistokompatibilitätskomplexes, der ein Antigenstück enthält.

Die T-Lymphozyten werden in zwei Hauptgruppen unterteilt, die sich in ihrer Fähigkeit unterscheiden, sich an eine der beiden Klassen der Haupthistokompatibilitätskomplex-Moleküle zu binden. T-Lymphozyten mit einem CD8-Molekül auf der Oberfläche können sich an die Haupthistokompatibilitätskomplex-Moleküle der Klasse I binden. Die T-Lymphozyten mit dem Molekül CD4 hingegen binden sich an die Klasse II der Haupthistokompatibilitätskomplex-Moleküle.

Mobilisierung

Wenn eine antigenverarbeitende Zelle und ein T-Lymphozyt einmal ein Antigen erkannt haben, folgt eine ganze Serie von Schritten, um das Immunsystem zu mobilisieren. Beim Verarbeiten des Antigens setzt die Zelle Zytokine frei – z. B. Interleukin-1, Interleukin-8 oder Interleukin-12 – die wiederum auf bestimmte andere Zellen wirken. Interleukin-1 aktiviert weitere T-Lymphozyten; Interleukin-12 regt natürliche Killerzellen zu verstärkter Aktivität und zur Freisetzung von Interferon an; Interleukin-8 wirkt als Signal, das Neutrophile zu der Stelle lockt, an der das Antigen entdeckt worden ist. Dieser Prozeß, Zellen anzulocken und einzusetzen, wird Chemotaxis genannt.

Wenn die T-Lymphozyten durch ihre T-Zell-Rezeptoren aktiviert werden, produzieren sie verschiedene Zytokine, die wiederum helfen, andere Lymphozyten herbeizurufen und somit die Immunreaktion zu verstärken. Zytokine können auch die nicht spezifische (angeborene) Immunabwehr aktivieren. Sie bilden eine Brücke von der angeborenen zur erworbenen Immunität.

Angriff

Ein großer Teil in dem Mechanismus des Immunsystems ist darauf ausgerichtet, eindringende Mikroben zu töten oder zu entfernen, sobald sie identifiziert worden sind. Makrophagen, Neutrophile und natürliche Killerzellen können eine Menge fremder Eindringlinge beseitigen.

Falls ein Angreifer nicht komplett entfernt werden kann, können um ihn Wände herum aufgebaut werden, um ihn einzukapseln. Eine solche Wand wird aus speziellen Zellen gefertigt; sie wird Granulom genannt. Die Tuberkulose

Wie T-Lymphozyten Antigene erkennen

T-Lymphozyten sind ein Teil des Überwachungsapparates im Immunsystem. Sie helfen, Antigene zu identifizieren, die für den Körper Fremdstoffe sind. Um von einem T-Lymphozyten bemerkt und identifiziert werden zu können, muß ein Antigen jedoch in besonderer Weise verarbeitet und den Lymphozyten »präsentiert« werden. Das wird hier gezeigt.

1. Ein Antigen mit einer Struktur, die der Körper nicht erkennen kann, kreist im Körper.
2. Eine antigenverarbeitende Zelle, beispielsweise ein Makrophage, nimmt dieses Antigen in sich auf.
3. Enzyme in der antigenverarbeitenden Zelle zerteilen das Antigen in Bruchstücke.
4. Einige Antigenstücke werden mit Haupthistokompatibilitätskomplex-Molekülen verbunden und zur Oberfläche der Zellmembran befördert.
5. Ein T-Zell-Rezeptor auf der Oberfläche eines T-Lymphozyten erkennt das Antigenstück, das mit einem Haupthistokompatibilitätskomplex-Molekül verknüpft ist, und bindet sich daran.

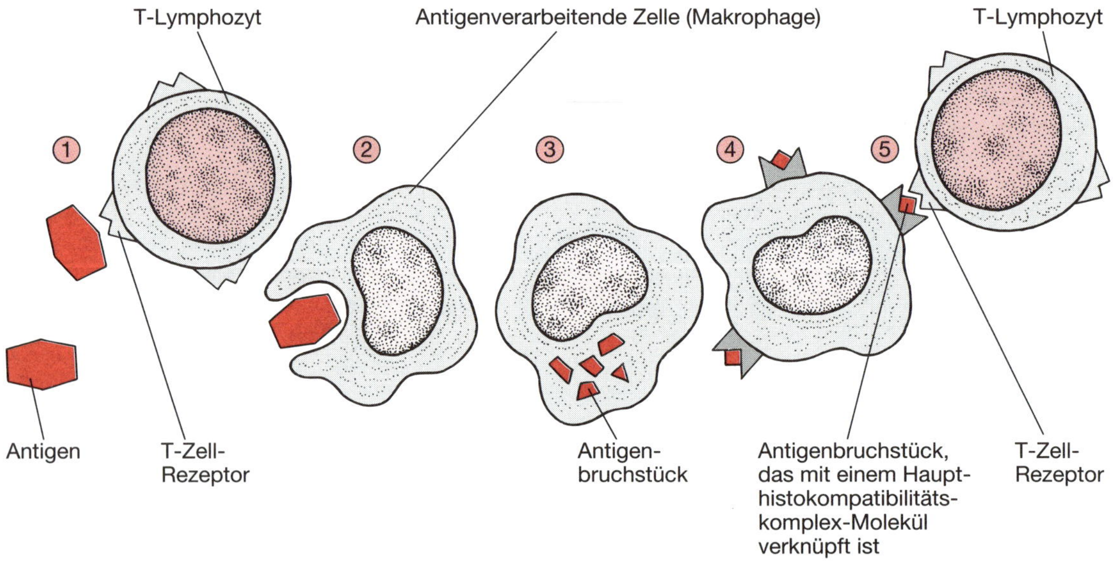

ist beispielsweise eine Infektion, die nicht ganz beseitigt werden kann; Bakterien, die Tuberkulose verursachen, werden in solche Granulome eingeschlossen. Die meisten gesunden Menschen, die diesen Bakterien ausgesetzt sind, wehren die Tuberkuloseinfektion ab, aber einige Bakterien überleben auf unbestimmte Zeit, gewöhnlich in der Lunge, umgeben von einem Granulom. Wird später einmal das Immunsystem sehr geschwächt (oft 50 bis 60 Jahre später), brechen die »Mauern« ein, und die Tuberkulosebakterien beginnen wieder, sich zu vermehren.

Der Körper bekämpft nicht alle Eindringlinge auf die gleiche Weise. Angreifer außerhalb der Körperzellen (extrazelluläre Organismen) sind relativ leicht zu bekämpfen; das Immunsystem mobilisiert seine Abwehrkräfte, um es den Makrophagen und anderen Zellen zu erleichtern, die Fremdstoffe zu vertilgen. Wie das Immunsystem dabei vorgeht, hängt stets davon ab, ob die Angreifer eingekapselt sind oder nicht. Fremdlinge, die ins Zellinnere eindringen (intrazelluläre Organismen), dort überleben konnten und funktionstüchtig blieben, werden auf unterschiedliche Weise bekämpft.

Eingekapselte extrazelluläre Organismen

Einige Bakterien sind von einer Kapsel umgeben, die ihre Zellwände schützt und sie davor bewahrt, daß Makrophagen sie erkennen. Ein Beispiel für eingekapselte Bakterien sind Streptokokken, die eine Angina hervorrufen. In diesem Fall besteht die Immunreaktion darin, daß die B-Lymphozyten Antikörper gegen die Kapsel produzieren. Antikörper neutralisieren auch Gifte, die bestimmte Bakterien produzieren.

Die fertigen Antikörper heften sich selbst an die Bakterienkapseln. Eine solche Bakterium-Antikörper-Einheit wird **Immunkomplex** genannt. Der Immunkomplex bindet sich an einen Rezeptor auf einem Makrophagen. Dieser Vorgang erleichtert es dem Makrophagen, den ganzen Komplex zu vertilgen, wobei die Bakterien zerstört werden. Die Immunkomplexe aktivieren auch das Komplementsystem. Wenn sich Produkte des Komplementsystems an die Immunkomplexe anbinden, vereinfacht das für die Makrophagen die Identifizierung der Immunkomplexe und deren Vernichtung.

Nicht eingekapselte, extrazelluläre Organismen

Manche Bakterien haben nur eine Zellwand, keine Kapsel darüber. *Escherichia coli*, ein häufiger Erreger von Nahrungsmittelvergiftungen und Harnweginfektionen, ist ein Beispiel für ein nicht eingekapseltes Bakterium. Wenn diese Bakterien in den Körper eindringen, werden Makrophagen, natürliche Killerzellen, Zytokine und das Komplementsystem aktiviert.

Die Makrophagen besitzen Sensoren, die Moleküle auf der Oberfläche der nicht eingekapselten Bakterien erkennen. Wenn sich diese Moleküle und die Sensoren verbinden, wird das Bakterium von dem Makrophagen durch einen Vorgang vernichtet, der Phagozytose heißt. Bei der Phagozytose werden die Makrophagen angeregt, verschiedene Zytokine freizusetzen, die Neutrophile anlocken. Die Neutrophilen zerstören und töten noch mehr Bakterien. Einige der Zytokine, die die Makrophagen freigesetzt haben, aktivieren natürliche Killerzellen. Diese können manche Bakterien direkt abtöten, oder sie stehen den Neutrophilen und Makrophagen bei der wirksamen Vernichtung bei.

Die nicht eingekapselten Bakterien kurbeln auch das Komplementsystem an. Es zerstört die Bakterien und sondert einen Stoff ab, der eine Signalwirkung auf die Neutrophilen ausübt, um die noch verbliebenen Bakterien zu vernichten.

Intrazelluläre Organismen

Einige Mikroorganismen, beispielsweise die Tuberkulosebakterien, können im Inneren einer Zelle bestens überleben. Weil diese Organismen in eine Zelle eindringen müssen, um lebensfähig zu sein, sind sie nicht durch besondere Abwehrkräfte gegen die Vernichtung geschützt. Während ihrer Aufnahme werden sie innerhalb der Zelle in eine schützende Hülle eingeschlossen, die Bläschen oder Vakuole genannt wird. Diese Bläschen können im Zytoplasma mit weiteren Bläschen verschmelzen, so wie jene, die von der Klasse II der Haupthistokompatibilitätskomplex-Moleküle gesammelt und gebündelt werden.

Beim Verschmelzen der Bläschen nimmt der Haupthistokompatibilitätskomplex einige der Bakterienbruchstücke auf. Wenn er dann zur Zelloberfläche wandert, enthält er diese fremden Teile. Die Haupthistokompatibilitätskomplex-Moleküle werden von den T-Lymphozyten entdeckt, die auf die Antigenbruchstücke wiederum mit der Freisetzung von Zytokinen reagieren. Diese Zytokine aktivieren Makrophagen. Dadurch bilden sich neue Chemikalien innerhalb der Zelle. Diese Chemikalien ermöglichen es nun dem Makrophagen, den fremden Organismus auch im Inneren der Zelle abzutöten.

Manche Zytokine fördern die Produktion von Antikörpern. Antikörper sind hilfreich, um Organismen außerhalb der Zelle abzuwehren; sie sind jedoch unwirksam gegen Erreger, die in die Zelle eingedrungen sind.

Viren sind ein Beispiel für einen weiteren Organismus, der in eine Zelle eindringen muß, um zu überleben. Viren werden jedoch nicht in Bläschen gehüllt, sondern in spezielle Strukturen, die Proteosome genannt werden. Proteosome zerbrechen das Virus in Einzelteile, die zu einer anderen Struktur innerhalb der Zelle transportiert werden, dem »endoplasmatischen Retikulum« – das ist die Fabrik der Zelle, in der Eiweiße hergestellt werden. Die Klasse I der Haupthistokompatibilitätskomplex-Moleküle wird ebenfalls im rauhen endoplasmatischen Retikulum gesammelt. Sobald diese Moleküle zusammengeballt sind, befördern sie die Virusfragmente an die Zelloberfläche.

Bestimmte T-Lymphozyten erkennen diese Klasse-I-Moleküle, die nun Virusbruchstücke enthalten, und heften sich an sie. Sobald diese Verbindung zustande gekommen ist, erfolgt ein Signal durch die Zellmembran hindurch, das die Aktivität der antigenspezifischen T-Lymphozyten anregt, von denen sich die meisten zu Killer-T-Zellen entwickeln. Anders als die natürlichen Killerzellen töten die Killer-T-Zellen jedoch nur Zellen, die mit dem speziellen Virus infiziert sind, das auch ihre Aktivität angeregt hat. Die Killer-T-Zellen helfen z. B. bei der Bekämpfung des Influenzavirus. Die meisten Menschen brauchen sieben bis zehn Tage, um eine echte Grippe abzuschütteln, weil diese Zeitspanne nötig ist, um die speziellen Killer-T-Zellen zu bilden, die das Influenzavirus bekämpfen können.

Autoimmunreaktionen

Manchmal entwickelt das Immunsystem eine Fehlfunktion. Es mißdeutet die Körpergewebe als fremd und greift sie an; das führt zu einer sogenannten Autoimmunreaktion. Diese Reaktion kann auf verschiedene Weise ausgelöst werden:

- Eine körpereigene Substanz, die normalerweise nur in einem bestimmten Körperteil vorkommt (und dadurch dem Immunsystem nicht zugänglich ist), kann in den allgemeinen Kreislauf freigesetzt werden. Beispielsweise befindet sich die Flüssigkeit des Augapfels im Normalfall nur in den Augenkammern. Gelangt aber durch einen Stoß auf das Auge diese Flüssigkeit in den Blutkreislauf, kann das Immunsystem dagegen reagieren.

- Eine normale Körpersubstanz kann sich verändern. Durch den Einfluß von Viren, Medikamenten, Sonnenlicht oder Bestrahlung kann eine Eiweißstruktur so verändert werden, daß sie dem Immunsystem als fremd erscheint.
- Das Immunsystem reagiert auf einen Fremdstoff, der einem natürlichen, körpereigenen Stoff sehr ähnlich ist; als Folge davon kann das Immunsystem versehentlich sowohl auf den eigenen wie auf den fremden Stoff reagieren.
- Eine Störung kann in den Zellen auftreten, die die Produktion der Antikörper kontrollieren. Zum Beispiel können krebsartige B-Lymphozyten ungewöhnliche Antikörper bilden, die dann rote Blutkörperchen angreifen.

Die Folgen einer solchen Autoimmunreaktion sind verschieden. Am häufigsten tritt Fieber auf. Verschiedene Gewebe, wie etwa Blutgefäße, Knorpel und Haut, können zerstört werden. Praktisch kann das Immunsystem jedes Organ angreifen, einschließlich Nieren, Lunge, Herz und Gehirn. Die Entzündungen und Gewebeschädigungen, die dabei entstehen, können zu Nierenversagen, Atembeschwerden, Herzfunktionsstörungen, Schmerzen, Fehlbildungen, Bewußtseinsstörungen und sogar zum Tod führen.

Eine große Anzahl von Erkrankungen beruht auf einer Autoimmunreaktion; dazu gehören systemischer Lupus erythematodes, Myasthenia gravis, Basedow-Krankheit, Hashimoto-Thyreoiditis, Pemphigus, rheumatoide Arthritis, Sklerodermie, Sjögren-Syndrom und perniziöse Anämie.

KAPITEL 168

Immunmangelkrankheiten

Immunmangelkrankheiten sind eine Gruppe von unterschiedlichen Störungen, bei denen das Immunsystem nicht richtig funktioniert. Als Folge treten häufiger Infektionen auf, und sie neigen dazu, in kürzeren Abständen wiederzukehren; sie verlaufen besonders ernst und dauern länger als normalerweise.

Häufig wiederkehrende, schwere durch Bakterien hervorgerufene Infektionskrankheiten – ob bei einem Neugeborenen, einem Kind oder Erwachsenen –, die nicht sofort auf Antibiotika ansprechen, lassen eine Störung im Immunsystem vermuten. Einige der Immunprobleme können auch bestimmte Krebsarten oder ungewöhnliche Infektionen durch Viren, Pilze oder Bakterien begünstigen.

Ursachen

Ein Immunmangel kann bereits bei der Geburt vorhanden sein **(angeborener Immundefekt)**, oder er kann sich erst später entwickeln. Immunmangelkrankheiten, die schon bei der Geburt bestehen, sind gewöhnlich vererbt. Sie treten zwar selten auf, dennoch sind mehr als 70 unterschiedliche vererbbare Immundefekterkrankungen bekannt. Bei manchen der Krankheiten ist die Anzahl der weißen Blutkörperchen verringert; bei anderen ist die Zahl der Blutkörperchen zwar normal, aber sie funktionieren nicht richtig. Bei wieder anderen sind die weißen Blutkörperchen gar nicht beteiligt, sondern es fehlen andere Bestandteile des Immunsystems –, oder sie funktionieren nicht richtig.

Ein Immunmangel, der im späteren Leben auftritt **(erworbener Immundefekt)** wird meistens durch eine Krankheit ausgelöst. Erworbene Immundefekte kommen viel häufiger vor als vererbte. Einige dieser Erkrankungen schädigen das Immunsystem nur geringfügig, während andere die Fähigkeit des Körpers, Infektionen zu bekämpfen, völlig zunichte machen. Allgemein bekannt ist die Infektion durch das »human immunodeficiency virus« (HIV), das zum »acquired immunodefiency syndrome« (erworbenes Immunmangelsyndrom, Aids) führt.▲ Das Virus greift die weißen Blutkörperchen an, die normalerweise Virus- und Pilzinfektionen bekämpfen, und zerstört sie. Aber auch eine ganze Reihe anderer Umstände können dem Immunsystem schaden. Schon jede länger dauernde, schwere Krankheit schwächt das Immunsystem.

Menschen mit Erkrankungen der Milz haben oft auch einen Immunmangel. Die Milz trägt nicht nur aktiv dazu bei, Bakterien und andere infektiöse Organismen im Blutkreislauf zu bekämpfen und zu zerstören; sie ist auch einer der Orte im Körper, wo Antikörper gebildet werden. Das Immunsystem ist immer beeinträchtigt, wenn die Milz operativ entfernt werden mußte oder wenn sie durch eine

▲ Siehe Seite 922

Krankheit, wie beispielsweise die Sichelzellenanämie, zerstört wurde. Menschen ohne Milz, speziell Kleinkinder, sind besonders anfällig für Bakterieninfektionen, speziell für solche, die durch *Haemophilus influenzae, Escherichia coli* und *Streptococcus* verursacht werden. Kinder ohne Milz sollten zusätzlich zu den Krankheiten, gegen die alle Kinder geimpft werden, auch Impfungen gegen Pneumokokken und Meningokokken erhalten. Kleine Kinder ohne Milz müssen mindestens während der ersten fünf Lebensjahre konsequent Antibiotika einnehmen. Alle Menschen mit einer erkrankten Milz sollten bei den ersten Anzeichen einer fieberhaften Infektion Antibiotika einnehmen.

Eine Mangelernährung kann das Immunsystem ebenfalls schwer schädigen. Dabei kann sich das Defizit zwar auf alle Nährstoffe beziehen, in erster Linie betrifft sie aber Eiweiß, bestimmte Vitamine und Mineralstoffe (speziell Vitamin A, Eisen und Zink). Falls das Körpergewicht aufgrund der Mangelernährung nur 20 Prozent unter dem Idealgewicht liegt, ist das Immunsystem gewöhnlich nur wenig geschädigt. Sinkt das Gewicht aber so weit ab, daß nur noch 70 Prozent des Idealgewichtes erreicht werden, ist das Immunsystem meist ernsthaft gestört. Infektionen, die bei Menschen mit geschwächtem Immunsystem häufig auftreten, unterdrücken einerseits den Appetit, regen aber andererseits den Stoffwechsel an – ein Teufelskreis, der den Nährstoffmangel immer mehr verschlimmert.

Wie ernst das Immunsystem geschädigt wird, hängt einerseits vom Grad und von der Dauer der Mangelernährung ab, andererseits von der Frage, ob eine Krankheit wie beispielsweise Krebs zugrunde liegt oder nicht. Sobald die Ernährung verbessert wird, kehrt auch das Immunsystem rasch wieder zu seiner Normalfunktion zurück.

Symptome

Die meisten gesunden Kleinkinder durchlaufen jährlich sechs oder mehr Infektionen der Atemwege, besonders wenn sie mit anderen Kindern Kontakt haben. Im Gegensatz dazu entwickeln kleine Kinder mit gestörter Immunfunktion gewöhnlich schwere Bakterieninfektionen, die hartnäckig bestehen bleiben, immer wiederkehren oder zu ernsten Komplikationen führen. Zum Beispiel entwickeln sich bei solchen Kindern nach einer Halsentzündung oder Erkältung häufig Nebenhöhlenentzündungen, chronische Mittelohrentzündungen und chronische Bronchitiden. Eine solche Bronchitis kann sich leicht zu einer Lungenentzündung ausweiten.

Die Haut und die Schleimhäute im Mund, in den Augen und an den Genitalien sind besonders anfällig für Infektionen. Mundsoor, eine Pilzinfektion im Mund, die mit einem Ausschlag (Geschwür) und einer Entzündung des Zahnfleisches einhergeht, kann das frühe Zeichen einer gestörten

Einige Ursachen für erworbenen Immunmangel

Erb- und Stoffwechselkrankheiten
- Diabetes
- Down-Syndrom
- Nierenversagen
- Mangelernährung
- Sichelzellenanämie

Wirkstoffe und Behandlungsmethoden, die das Immunsystem unterdrücken
- Krebs-Chemotherapie
- Kortisone
- Immunsuppressiva
- Strahlenbehandlung

Infektionen
- Windpocken
- Zytomegalievirusinfektion
- Röteln (vor der Geburt erworben)
- Infektion durch das Immunschwächevirus (Aids)
- Pfeiffersches Drüsenfieber
- Masern
- Schwere bakterielle Infektion
- Schwere Pilzinfektion
- Schwere Tuberkulose

Blutkrankheiten und Krebs
- Agranulozytose
- Alle Krebsarten
- Aplastische Anämie
- Histiozytose
- Leukämie
- Lymphom
- Osteomyelofibrose
- Myelom

Operation und Verletzung
- Verbrennungen
- Entfernung der Milz

Sonstige Störungen
- Leberzirrhose durch Alkohol
- Chronische Hepatitis
- Normales Altern
- Sarkoidose
- Systemischer Lupus erythematodes

Anzeichen einer chronischen Infektion

- Bleiches, abgemagertes Aussehen
- Hautausschlag
- Pusteln
- Ekzeme
- Gerissene Blutgefäße
- Haarausfall
- Purpurfarbene Hautflecke
- Rotgeränderte Augen (Bindehautentzündung)
- Vergrößerte Lymphknoten, z. B. am Hals, unter den Achseln und in den Leistenbeugen
- Vernarbtes und durchbohrtes Trommelfell
- Verkrustete Nasenlöcher
- Vergrößerte Leber und Milz
- Bei Kleinkindern Rötungen rund um den After durch chronische Durchfälle

Immunlage sein. Augenbindehautentzündung (Konjunktivitis), Haarausfall, schwere Ekzeme und Stellen mit vergrößerten, gerissenen Kapillargefäßen dicht unter der Haut können ebenfalls Zeichen einer Immunmangelkrankheit sein. Infektionen im Magen-Darm-Trakt können zu Durchfall, starken Blähungen und Gewichtsverlust führen.

Diagnose

Ein vererbter Defekt des Immunsystems ist anfangs meist nur schwer zu diagnostizieren. Wenn bei kleinen Kindern oder Erwachsenen wiederholt ernste oder seltene Infektionen auftreten, muß der Arzt eine Immunmangelkrankheit vermuten. Da Erkrankungen durch einen Immunmangel bei sehr kleinen Kindern oft durch Vererbung entstehen, sind ständig wiederkehrende Infektionskrankheiten bei Geschwistern ein wichtiger Anhaltspunkt. Auch Erkrankungen mit Erregern, die normalerweise keine Krankheiten verursachen, wie *Pneumocystis* oder das *Zytomegalievirus*, lassen ein Problem mit dem Immunsystem vermuten.

Bei älteren Kindern und Erwachsenen zeigt dem Arzt gewöhnlich die Krankheitsgeschichte, ob bestimmte Medikamente, die Einwirkung von bestimmten Giftstoffen, eine frühere Operation (z. B. die Entfernung der Gaumen- oder Rachenmandeln) oder ein anderer medizinisch bedingter Umstand die Ursache sein kann. Die Kenntnis der sexuellen Gewohnheiten des Patienten ist ebenfalls wichtig, da die Ansteckung mit dem Immunschwächevirus (HIV), eine häufige Ursache für die Fehlfunktion des Immunsystems bei Erwachsenen, sehr oft durch sexuellen Kontakt entsteht. Auch Neugeborene können damit angesteckt werden, wenn die Mutter infiziert ist; bei älteren Kindern ist an sexuelle Gewalt zu denken.

Die Art der Infektionskrankheit gibt dem Arzt Aufschluß, um welchen Immundefekt es sich handelt. Wurde die Infektion beispielsweise durch bestimmte Bakterien wie *Streptokokken* hervorgerufen, liegt der Schluß nahe, daß die B-Lymphozyten nicht genügend Antikörper produzieren. Schwere Infektionen durch Viren, Pilze und seltene Erreger wie *Pneumocystis* entstehen gewöhnlich durch Störungen der T-Lymphozyten. Erkrankungen mit den Bakterien *Staphylococcus* und *Escherichia coli* zeigen normalerweise an, daß die Phagozyten (weiße Blutkörperchen, die eindringende Mikroorganismen abtöten und beseitigen) nicht ordnungsgemäß gegen Eindringlinge vorgehen oder nicht fähig sind, sie ganz abzutöten. Infektionen durch das Bakterium *Neisseria* sind oft ein Zeichen für Probleme im Komplementsystem – den Eiweißen im Blut, die im Körper helfen, Infektionen zu bekämpfen.

Auch das Alter, in dem die Störungen beginnen, spielt eine Rolle. So zeigen Infektionen bei Babys unter sechs Monaten gewöhnlich Veränderungen der T-Lymphozyten an, Infektionen bei älteren Kindern dagegen Probleme bei der Bildung von Antikörpern und B-Lymphozyten. Ein Immunmangel, der erst im Erwachsenenalter auftritt, ist selten vererbt; viel häufiger sind die Ursache Aids oder andere krankhafte Umstände wie Diabetes, Mangelernährung, Nierenversagen oder Krebs.

Um die Immunmangelkrankheit genau bestimmen zu können, ist eine Laboruntersuchung erforderlich, gewöhnlich eine Untersuchung des Blutes. Zuerst bestimmt der Arzt die Gesamtzahl der weißen Blutkörperchen und die Zahl der einzelnen Typen von weißen Blutzellen. Die weißen Blutkörperchen werden unter dem Mikroskop auf ungewöhnliche Form und verändertes Aussehen hin untersucht. Die Menge der Antikörper (Immunglobuline) wird ebenso bestimmt wie die Zahl der roten Blutkörperchen und der Blutplättchen. Auch der Komplementspiegel kann gemessen werden.

Falls die Untersuchungsergebnisse eine Abweichung ergeben, sind zusätzliche Tests notwendig. Wenn z. B. die Gesamtzahl der Lymphozyten (einer Form der weißen Blutzellen) sehr niedrig ist, kann der Arzt die Menge der T- und B-Lymphozyten einzeln feststellen. Im Labor kann man sogar erkennen, welche Art von T- oder B-Lymphozyten betroffen ist. Bei Aids ist beispielsweise die Zahl der CD4 T-Lymphozyten im Verhältnis zu den CD8 T-Lymphozyten verringert.

In einem weiteren nützlichen Labortest wird bestimmt, ob die weißen Blutkörperchen normal funktionieren, indem ihre Fähigkeit beobachtet wird, unter bestimmten chemischen Reizen, genannt Mitogene, zu wachsen und sich zu teilen. Getestet werden kann auch, ob sie fremde Zellen und Organismen zerstören können.

Die Funktion der T-Lymphozyten kann anhand eines Hauttests untersucht werden. Dabei wird die Möglichkeit des Körpers geklärt, auf Fremdstoffe zu reagieren. Bei diesem Test werden kleine Mengen Eiweiß aus infektiösen Lebewesen wie etwa Hefepilzen unter die Haut gespritzt. Normalerweise reagiert der Körper darauf, indem er T-Lymphozyten zu der Stelle schickt, die dann leicht anschwillt, sich rötet und erwärmt. Dieser Test wird jedoch nicht durchgeführt, bevor ein Kind zwei Jahre alt ist.

Vorbeugung und Behandlung

Einigen der Krankheiten, die das Immunsystem im späteren Leben beeinträchtigen, kann man vorbeugen, diese kann man auch behandeln. Die regelmäßige Kontrolle des Blutzuckerspiegels kann z. B. bei Diabetikern dazu beitragen, daß die weißen Blutkörperchen in der Lage bleiben, Infektionen zu verhüten. Auch eine erfolgreiche Krebsbehandlung kann die Funktion des Immunsystems wiederherstellen. Entsprechender Schutz bei sexuellen Kontakten hilft, der Verbreitung des HIV (des Virus, das Aids verursacht) vorzubeugen. Eine vollwertige Ernährung kann Immunstörungen durch Mangelernährung verhüten.

Menschen mit einer Immunmangelkrankheit sollten auf optimale Ernährung achten, Wert auf die persönliche Hygiene legen und grundsätzlich unzureichend gegarte Nahrungsmittel sowie den Kontakt zu Mitmenschen mit infektiösen Erkrankungen meiden. Einige der Betroffenen dürfen nur in Flaschen abgefülltes Wasser trinken. Sie sollten nicht rauchen – auch nicht passiv rauchen – und keine Drogen nehmen. Gründliche Zahnpflege beugt Infektionen im Mund vor. Kranke, die noch Antikörper bilden können, sollten geimpft werden; allerdings werden bei Menschen mit einem Mangel an B- oder T-Lymphozyten bevorzugt sogenannte Totimpfstoffe gegen Viren oder Bakterien eingesetzt und Lebendimpfstoffe gemieden, wie sie bei der Schluckimpfung gegen Kinderlähmung, der Masern-Mumps-Röteln-Impfung und der Impfung gegen Tuberkulose verwendet werden.

Bereits beim ersten Anzeichen einer bakteriellen Infektion müssen Antibiotika verabreicht werden. Eine Infektionskrankheit, die sich rapide verschlimmert, erfordert sofortige ärztliche Hilfe. Einige der Betroffenen, besonders jene mit dem Wiskott-Aldrich-Syndrom und Patienten ohne Milz, bekommen vorbeugend Antibiotika, um das Ausbrechen einer Infektionskrankheit zu verhindern. Um eine Lungenentzündung zu verhüten, wird oft die fixe Kombination von Trimethoprim und Sulfamethoxazol (Cotrimoxazol) verwendet.

Bei Menschen mit zuwenig oder schlecht funktionierenden weißen Blutkörperchen sind Medikamente, die das Immunsystem unterstützen, wie Levamisol, Inosin und Thymushormone, erfolglos. Niedrige Antikörperspiegel können durch Infusionen oder Injektionen von Immunglobulinen, die gewöhnlich einmal im Monat gegeben werden, angehoben werden. Injektionen von Interferon gamma sind vorteilhaft bei der Behandlung der chronischen Granulomatose.

Experimentelle Verfahren wie die Transplantation von Thymus- und Leberzellen aus Ungeborenen waren gelegentlich hilfreich, besonders bei Menschen mit dem DiGeorge-Syndrom. Beim schweren kombinierten Immundefekt mit Adenosindesaminasemangel ist es manchmal möglich, Enzyme zu ersetzen. Vielversprechend ist bei dieser Krankheit und ein paar anderen angeborenen Immunmangelkrankheiten, bei welchen der genetische Defekt identifiziert werden konnte, eine Gentherapie.

Eine Knochenmarktransplantation kann manchmal einen schweren, angeborenen Defekt im Immunsystem beheben. Dieses Verfahren wird jedoch nur bei den schwerwiegendsten Krankheiten, wie dem schweren kombinierten Immundefekt, angewendet.

Die meisten Menschen mit krankhaften weißen Blutkörperchen erhalten keine Bluttransfusion, ohne daß das gespendete Blut vorher bestrahlt wurde, um die weißen Blutkörperchen im Spenderblut abzutöten; sie könnten die Blutkörperchen des Empfängers angreifen und eine ernste, manchmal sogar tödliche Krankheit verursachen (Graft-versus-host-Reaktion). ▲

Mit medizinischer Hilfe ist es Menschen mit einer familiären genetischen Anlage für Immundefekte manchmal möglich, Kinder ohne entsprechende Immunstörungen zu bekommen. Das Bruton-Syndrom, das Wiskott-Aldrich-Syndrom, der schwere kombinierte Immundefekt und die chronische Granulomatose sind einige der Krankheiten, die bereits beim Fetus anhand einer Blut- oder Fruchtwasserprobe diagnostiziert werden können. Bei vielen dieser Erkrankungen können auch die Eltern oder Geschwister untersucht werden, ob sie das defekte Gen in sich tragen.

Bruton-Syndrom

Das X-chromosomal-rezessiv-vererbte Antikörpermangelsyndrom (Agammaglobulinämie, Bruton-Syndrom), das nur Jungen betrifft, entsteht durch einen Defekt im X-Chromosom. Dadurch werden nur sehr wenig B-Lymphozyten gebildet, oder sie fehlen sogar ganz, und der Antikörperspiegel ist sehr niedrig. Kleinkinder mit dem Bruton-Syn-

▲ Siehe Seite 738

drom bekommen Infektionskrankheiten der Lungen, der Nasennebenhöhlen und Knochen, gewöhnlich durch Bakterien wie *Haemophilus* und *Streptococcus*, und es können sich auch in seltenen Fällen virale Infektionen im Gehirn entwickeln. Jedoch treten derartige Infektionen generell nicht vor dem sechsten Lebensmonat auf, weil bis zu diesem Zeitpunkt noch schützende Antikörper von der Mutter im kindlichen Blutkreislauf vorhanden sind.

Das Bruton-Syndrom kann bei Kindern dazu führen, daß sie Kinderlähmung bekommen, wenn sie mit dem Polio-Lebendserum (Schluckimpfung) geimpft werden. Auch kann sich bei ihnen eine Arthritis entwickeln.

Injektionen oder Infusionen von Immunglobulinen müssen während des ganzen Lebens verabreicht werden, um Antikörper bereitzustellen und Infektionen vorzubeugen. Wann immer bakterielle Infektionen auftreten, werden Antibiotika gegeben. Dennoch entstehen bei vielen Jungen mit dem Bruton-Syndrom chronische Nasennebenhöhlen- und Lungeninfektionen, und es besteht ein erhöhtes Risiko für Krebs.

Verschiedene Immundefektzustände

Verschiedene Immundefektzustände, die bei Männern und Frauen jeden Alters vorkommen – allerdings nicht vor dem 10. bis 20. Lebensjahr – führen zu sehr niedrigen Antikörperspiegeln trotz einer normalen Anzahl von B-Lymphozyten. Bei manchen der Kranken funktionieren die T-Lymphozyten normal, bei anderen nicht.

Autoimmunerkrankungen, einschließlich Versagen der Nebennieren (Addison-Krankheit), Basedow-Krankheit der Schilddrüse und rheumatoide Arthritis sind dann oft die Folge. ▲ Häufig entwickelt sich eine Neigung zu Durchfällen, und die Nahrung kann vom Magen-Darm-Trakt nicht richtig aufgenommen werden. Das ganze Leben hindurch müssen Injektionen oder intravenöse Infusionen von Immunglobulinen und bei jeder einsetzenden bakteriellen Infektion Antibiotika gegeben werden.

Selektiver Antikörpermangel

Beim selektiven Antikörpermangel ist zwar die Gesamtzahl der Antikörper normal, aber eine besondere Form fehlt. Am häufigsten fehlt das Immunglobulin A (IgA). Der Mangel an IgA ist manchmal familiär bedingt, entwickelt sich aber öfter auch aus ungeklärtem Grund. Die Störung kann durch das Medikament Phenytoin, einem Mittel gegen Epilepsie, ausgelöst werden.

Die meisten Menschen haben durch den IgA-Mangel nur kleine oder nicht nennenswerte Probleme, andere dagegen können chronische Atemweginfektionen und Allergien bekommen. Bei einigen Menschen mit diesem Mangel bilden sich Anti-IgA-Antikörper, falls sie Transfusionen mit IgA-haltigem Blut, Plasma oder Immunglobuline erhalten; das führt zu einer heftigen allergischen Reaktion, wenn sie das nächste Mal Plasma oder Immunglobuline bekommen. Führt der Betreffende einen entsprechenden Ausweis mit sich, wird durch ihn der Arzt gewarnt, und er kann Vorsorgemaßnahmen gegen die Reaktionen treffen. Gewöhnlich ist keine Behandlung gegen den IgA-Mangel notwendig. Wenn wiederholt Infektionen auftreten, können Antibiotika gegeben werden.

Schwerer kombinierter Immundefekt

Der schwere kombinierte Immundefekt ist die schlimmste aller Immunmangelkrankheiten. Bei dieser Erkrankung fehlen die B-Lymphozyten und die Antikörper; die T-Lymphozyten fehlen ebenfalls, oder sie arbeiten nicht richtig und sind deshalb nicht in der Lage, Infektionen zu bekämpfen. Verschiedene Störungen des Immunsystems, die gleichzeitig auftreten, führen zu der schweren kombinierten Immunmangelkrankheit, unter anderem auch zum Mangel an dem Enzym Adenosindesaminase. Die meisten von der Krankheit betroffenen Kleinkinder bekommen zuerst eine Lungenentzündung und Mundsoor (eine Pilzinfektion im Mund); im Alter von drei Monaten folgt gewöhnlich Durchfall. Weitere ernste Infektionen, einschließlich Pneumocystis-carinii-Lungenentzündung, können sich entwickeln. Falls sie nicht behandelt werden, sterben diese Kinder bereits, bevor sie zwei Jahre alt sind. Antibiotika und Immunglobuline sind zwar hilfreich, aber sie können die Krankheit nicht heilen. Die beste Behandlungsmethode ist die Übertragung von Knochenmark oder Blut aus der Nabelschnur.

Wiskott-Aldrich-Syndrom

Das Wiskott-Aldrich-Syndrom betrifft nur das männliche Geschlecht. Es verursacht Ekzeme, eine verminderte Zahl von Blutplättchen und einen kombinierten Mangel an B- und T-Lymphozyten, der zu wiederholten Infektionen führt. Da die Anzahl der Blutplättchen verringert ist, können Blutungen, beispielsweise blutiger Durchfall, der erste Hinweis auf die Krankheit sein. Der Mangel an B- und T-Lymphozyten macht die Kinder anfällig für Infektionen durch Bakterien, Viren und Pilze. Häufig sind dabei die Atemwege betroffen. Kinder, die das zehnte Lebensjahr überstehen, haben ein deutlich erhöhtes Risiko für bestimmte Arten von Krebs wie Lymphome und Leukämie.

▲ Siehe Seite 811

Eine operative Entfernung der Milz trägt oft dazu bei, die Probleme mit den Blutungen in den Griff zu bekommen, weil die am Wiskott-Aldrich-Syndrom Erkrankten zu wenig Blutplättchen haben, und diese Plättchen in der Milz zerstört werden.▲ Antibiotika und Infusionen von Immunglobulinen können hilfreich sein, aber eine Knochenmarktransplantation bietet die beste Heilungsaussicht.

Ataxia teleangiectatica

Ataxia teleangiectatica ist eine vererbte Störung, die sowohl das Immun- wie auch das Nervensystem betrifft. Fehlbildungen im Kleinhirn, jenem Teil des Gehirns, das die Bewegungsabläufe im Körper kontrolliert, führt zu unkoordinierten Bewegungen (Ataxien). Die Bewegungsstörungen werden gewöhnlich festgestellt, wenn das Kind laufen lernt; sie können aber auch erst im vierten Lebensjahr auftreten. Es folgen undeutliche Sprache, Muskelschwäche und manchmal geistige Unterentwicklung. Die Teleangiektasien, rot hervortretende Kapillargefäße in der Haut und in den Augen, entwickeln sich im Alter von ein bis sechs Jahren, gewöhnlich am deutlichsten sichtbar in den Augen, an den Ohren und Nasenflügeln sowie an den Armen.

Lungenentzündung, Bronchitis und Infektionen der Nasenhöhlen treten in regelmäßigen Abständen auf und führen zu chronischen Krankheiten der Atemwege. Störungen des Hormonsystems können zu verkleinerten Hoden, zu Unfruchtbarkeit und Diabetes führen. Viele Kinder mit Ataxia teleangiectatica entwickeln Krebs, besonders Leukämie, Gehirntumore und Magenkrebs.

Antibiotika und Injektionen oder Infusionen von Immunglobulinen können den Infektionen ein wenig vorbeugen, sie heilen aber die neurologischen Störungen nicht. Die Ataxia teleangiectatica führt zu einer immer schlimmer werdenden Muskelschwäche, schließlich zu Lähmungen, Gedächtnisstörungen und Tod.

IgE-Hyperimmunglobulin-Syndrom

Das IgE-Hyperimmunglobulin-Syndrom ist eine Immunmangelkrankheit, bei der sehr hohe Anteile an IgE-Antikörpern und wiederholte Infektionen mit dem Bakterium *Staphylococcus* typisch sind. Die Infektionen betreffen die Haut, die Lungen, Gelenke oder andere Organe. Viele Menschen mit dieser Krankheit haben schwache Knochen und erleiden immer wieder Knochenbrüche. Bei einigen zeigen sich Anzeichen von Allergien wie Ekzeme, verstopfte Nase und Asthma. Die Behandlung basiert auf Antibiotika, die kontinuierlich oder als Stoßbehandlung gegen die Staphylokokkeninfektionen gegeben werden. Die fixe Kombination von Trimethoprim und Sulfamethoxazol wird oft als Vorbeugemedikament verwendet.

Chronische Granulomatose

Die chronische Granulomatose, von der meist Jungen betroffen sind, wird durch einen vererbten Defekt der weißen Blutkörperchen verursacht, der ihre Fähigkeit zerstört, bestimmte Bakterien und Pilze abzutöten. Diese weißen Blutkörperchen produzieren kein Wasserstoffperoxid und andere Chemikalien, die notwendig wären, um diese Infektionen zu bekämpfen. Die Symptome dieser Erkrankung können in der frühen Kindheit auftreten, aber auch erst nach dem zehnten Lebensjahr. Chronische Infektionskrankheiten befallen die Haut, die Lunge, die Lymphknoten, den Mund, die Nase und die Eingeweide. Abszesse können sich rund um den After, in den Knochen und im Gehirn entwickeln. Die Lymphknoten neigen dazu, sich zu vergrößern und auszutrocknen, die Leber und die Milz vergrößern sich, und das Wachstum des Kindes verzögert sich. Antibiotika helfen, die bakteriellen Infektionen zu bekämpfen. Wöchentliche Injektionen von Interferon gamma haben eine gewisse Wirkung gezeigt, die Infektionsgefahr zu verringern. Bei einigen wenigen Erkrankungen führte eine Knochenmarktransplantation zur Heilung.

Vorübergehende Hypogammaglobulinämie im Kindesalter

Bei der vorübergehenden Hypogammaglobulinämie im Kindesalter entwickeln Kleinkinder ab dem dritten bis sechsten Lebensmonat nur geringe Mengen von Antikörpern. Die Störung kommt bei Frühgeborenen häufiger vor, da sie während der Schwangerschaft vergleichsweise wenig mütterliche Antikörper erhalten haben. Die Krankheit wird nicht vererbt und betrifft Jungen und Mädchen gleichermaßen. Sie dauert generell sechs bis achtzehn Monate. Da die meisten Babys einige Antikörper selbst bilden und keine Probleme mit Infektionen haben, muß die Erkrankung nicht behandelt werden.

Jedoch entwickeln einige Kleinkinder – besonders zu früh geborene – in regelmäßigen Abständen Infektionskrankheiten. Eine Behandlung mit Immunglobulinen ist sehr erfolgreich, um Infektionen vorzubeugen bzw. diese zu behandeln; die Therapie wird drei bis sechs Monate lang durchgeführt. Antibiotika werden im Bedarfsfall gegeben.

DiGeorge-Syndrom

Das DiGeorge-Syndrom entsteht durch eine ungewöhnliche Entwicklung des ungeborenen Kindes. Die Störung

▲ Siehe Seite 782

Angeborene Immunmangelkrankheiten

Erkrankungen bei niedrigem Antikörperspiegel

- Verschiedene Immundefektzustände
- Selektiver Antikörpermangel (z. B. ein Mangel an IgA)
- Vorübergehende Hypogammaglobulinämie im Kindesalter
- Bruton-Syndrom

Erkrankungen durch Störung der Funktion der weißen Blutkörperchen

Störungen der T-Lymphozyten

- Chronische mukokutane Candidiasis
- DiGeorge-Syndrom

Störungen der T- und B-Lymphozyten

- Ataxia teleangiectatica
- Schwerer kombinierter Immundefekt
- Wiskott-Aldrich-Syndrom
- X-chromosomales lymphoproliferatives Syndrom

Erkrankungen, bei denen die Killerfunktion der weißen Blutkörperchen herabgesetzt ist

- Chediak-Higashi-Syndrom
- Chronische Granulomatose
- Leukozyten-Glukose-6-Phosphat-Dehydrogenase-Mangel
- Myelo-Peroxidase-Mangel

Erkrankungen, bei denen die Beweglichkeit der weißen Blutkörperchen herabgesetzt ist

- IgE-Hyperimmunglobulin-Syndrom
- Leukozytenmigrationshemmung

Erkrankungen durch ein gestörtes Komplementsystem

- Komplementfaktor 3 (C3)-Mangel
- Komplementfaktor 6 (C6)-Mangel
- Komplementfaktor 7 (C7)-Mangel
- Komplementfaktor 8 (C8)-Mangel

wird gewöhnlich nicht vererbt und kann sowohl bei Jungen wie bei Mädchen auftreten. Kinder, die mit dem DiGeorge-Syndrom geboren werden, haben keine Thymusdrüse – eine wichtige Drüse für die normale Entwicklung der T-Lymphozyten. Ohne T-Lymphozyten können die Kinder Infektionen nicht effektiv genug bekämpfen. Die wiederholten Infektionen setzen bald nach der Geburt ein. Dabei schwankt das Ausmaß, in dem das Immunsystem geschädigt wird, von Fall zu Fall erheblich. Manchmal betrifft der Defekt nur Teile, und die Funktion der T-Lymphozyten bessert sich von selbst.

Typisch für Kinder mit dem DiGeorge-Syndrom sind Herzfehler und ungewöhnliche Gesichtszüge mit tiefsitzenden Ohren, kleiner, fliehender Kinnlade und großen Augen. Da diese Kinder auch keine Nebenschilddrüsen haben, ist ihr Kalziumspiegel im Blut sehr niedrig, und oft bekommen sie schon kurz nach der Geburt Muskelkrämpfe.

Bei Kindern mit einem schweren Immunmangel kann eine Knochenmarktransplantation sinnvoll sein. Die Transplantation einer Thymusdrüse aus einem Fetus (nach einem Schwangerschaftsabbruch) oder einem neugeborenen Kind (bei einer Fehlgeburt) auf ein Kind mit dem DiGeorge-Syndrom kann ebenfalls helfen. Manchmal sind die Probleme am Herzen schlimmer als die immunologischen; dann ist eine Operation nötig, um Herzversagen oder gar den Tod zu verhüten. Auch ist es wichtig, den Kalziumspiegel im Blut anzuheben.

Chronische mukokutane Candidiasis

Die chronische mukokutane Candidiasis ist die Folge von unzureichend funktionierenden weißen Blutkörperchen, die Infektionen mit dem Pilz *Candida* zulassen, der sich in Kindern und jungen Erwachsenen entwickelt und festsetzt. Der Pilz kann ebenso Infektionen im Mund (Mundsoor) auslösen wie auf der Kopfhaut, auf der Haut und an den Nägeln. Die Erkrankung kommt bei Mädchen etwas häufiger vor als bei Jungen und verläuft unterschiedlich schwer. Einige Menschen bekommen als Folge der Erkrankung Hepatitis oder chronische Lungenkrankheiten. Viele haben Probleme mit dem Hormonsystem, beispielsweise eine Unterfunktion der Nebenschilddrüsen.

Innere Infektionskrankheiten durch *Candida* sind selten. Generell können die Pilzinfektionen mit dem Mittel Nystatin oder Clotrimazol behandelt werden. Schwerere Infektionen erfordern ein wirksameres Pilzmittel wie Ketoconazol zum Einnehmen oder Amphotericin B intravenös. Die Krankheit gilt als unheilbar, dennoch war in einem Einzelfall eine Knochenmarktransplantation erfolgreich.

Allergische Reaktionen

Allergische Reaktionen, auch **Überempfindlichkeitsreaktionen** genannt, sind Wirkungen des Immunsystems, die das normale Körpergewebe schädigen. Die Mechanismen, mit denen das Immunsystem den Körper verteidigt, und die, mit denen es dem Körper mit einer Überempfindlichkeitsreaktion schaden kann, verlaufen ganz ähnlich. Antikörper, Lymphozyten und weitere Zellen im Immunsystem▲, die den Körper normalerweise schützen, können ebenso an Reaktionen auf Bluttransfusionen wie an Autoimmunerkrankungen und Abstoßungsreaktionen nach Organtransplantationen beteiligt sein.

Die meisten Menschen, die den Ausdruck *Allergie* gebrauchen, meinen damit Reaktionen der Antikörper der Immunglobulinklasse E (IgE). Die IgE-Antikörper binden sich nämlich an spezielle Zellen im Blutkreislauf, unter anderem an Basophile und an Mastzellen im Gewebe. Wenn solche, an Zellen gebundene IgE-Antikörper auf Antigene treffen, die in diesem Fall **Allergene** heißen, werden die Zellen veranlaßt, Chemikalien freizusetzen, die die umliegenden Gewebe schädigen. Beinahe jeder Stoff kann ein Allergen sein – ein Staubkörnchen, Pflanzenpollen, eine Arznei oder ein Nahrungsmittel –, das als Antigen eine Immunantwort bewirkt.

Manchmal wird der Ausdruck *atopische Erkrankung* verwendet, um eine Gruppe von häufig vererbten Krankheiten zu bezeichnen, bei denen IgE-Antikörper eine Rolle spielen – beispielsweise allergischer Schnupfen und allergisches Asthma. Bezeichnend für atopische Erkrankungen ist, daß der Körper bei ihnen IgE-Antikörper gegen harmlose Stoffe bildet wie Pollen, Schimmel, tierische Substanzen oder Hausstaubmilben. Ekzeme wie die Neurodermitis (atopische Dermatitis) zählen ebenfalls zu den atopischen Krankheiten, auch wenn die Rolle der IgE-Antikörper dabei nicht restlos geklärt ist.■ Ein Mensch mit einer atopischen Erkrankung lebt jedoch nicht automatisch mit einem erhöhten Risiko, IgE-Antikörper gegen injizierte Allergene wie Medikamente oder Insektengifte zu bilden.

Allergische Reaktionen können nur lästig sein, wie etwa tränende, juckende Augen und gelegentliches Niesen. Sie können aber auch lebensbedrohlich sein, wenn sie schwere Symptome hervorrufen wie Atemnot, Herzbeschwerden und sehr niedrigen Blutdruck, der zum Schock führen kann. Diese **Anaphylaxie** kann bei empfindlichen Personen in vielen Situationen auftreten, beispielsweise kurz nachdem sie von einer Biene gestochen wurden, nach dem Genuß bestimmter Nahrungsmittel oder nach der Einnahme spezieller Medikamente.

Diagnose

Da jede allergische Reaktion durch ein spezifisches Allergen ausgelöst wird, ist die Identifizierung des jeweiligen Allergens das Hauptziel der Diagnose. Das Allergen kann eine Pflanze sein oder ein saisonal auftretendes Produkt einer Pflanze, etwa Pollen von Gräsern oder vom Kreuzkraut. Substanzen wie Katzenhaare, Arznei- oder Nahrungsmittel können eine allergische Reaktion verursachen, wenn sie auf der Haut oder im Auge landen, wenn sie eingeatmet, gegessen oder gespritzt werden. Oft wird das Allergen erst nach sorgfältiger Detektivarbeit durch den Arzt oder Patienten entdeckt.

Bei der Bestimmung und Identifizierung des Allergens können Tests hilfreich sein, die angewendet werden, wenn Symptome auftreten, die für eine Allergie charakteristisch sind. In einer Blutprobe können sich viele Eosinophile zeigen, ein Typ von weißen Blutkörperchen, deren Zahl sich als Folge einer allergischen Reaktion oft erhöht. Der Radio-Allergo-Sorbent-Test (RAST) mißt den Spiegel der IgE-Antikörper im Blut auf einzelne Allergene. Das kann helfen, eine allergische Reaktion der Haut, einen Heuschnupfen oder allergisches Asthma nachzuweisen.

Mit Hilfe von Hauttests ist es möglich, bestimmte Allergene zu identifizieren. Bei diesen Tests werden verdünnte Lösungen mit Extrakten von Bäumen, Gräsern, Kräutern, Pollen, Staub, tierischen Substanzen, Insektengift, Nahrungsmitteln und einigen Arzneimitteln in winzigen Mengen einem Patienten in die Haut gespritzt. Falls die Person gegen einen oder mehrere dieser Stoffe allergisch ist, bilden sich innerhalb von 15 bis 20 Minuten an der Injektionsstelle dicke, oft juckende Quaddeln. Der Radio-Allergo-Sorbent-Test kann angewendet werden, wenn ein Hauttest nicht möglich oder nicht eindeutig genug ist. Beide Testverfahren sind sehr treffsicher, wobei der Hauttest generell noch etwas genauer und preiswerter ist; außerdem sind dabei die Ergebnisse sofort zu sehen.

Behandlung

Ein Allergen zu vermeiden ist grundsätzlich besser als der Versuch, die allergische Reaktion zu behandeln. Um einen bestimmten Stoff zu meiden, kann es erforderlich sein, ein Medikament abzusetzen, eine Klimaanlage mit Filtern

▲ Siehe Seite 804

■ Siehe Seite 807

auszurüsten, ein Haustier abzuschaffen oder eine bestimmte Art von Nahrungsmitteln nicht mehr zu sich zu nehmen. Manchmal muß jemand sogar den Beruf wechseln, wenn nämlich der Stoff, gegen den er allergisch ist, mit der Arbeit zusammenhängt. Menschen mit einer jahreszeitlich begrenzten Allergie können unter Umständen gezwungen sein, in Regionen umzuziehen, wo das Allergen klimabedingt nicht vorkommt.

Weitere Maßnahmen können dazu dienen, die Einwirkungsmöglichkeit des Allergens zu verringern. Unter Umständen muß jemand mit einer Hausstauballergie Staubfänger wie Möbel, Teppiche oder Vorhänge entfernen, die Matratzen und Kissen mit Plastik umhüllen, die Räume regelmäßig mit einem Staubsauger mit Spezialfilter saugen und feucht wischen. Oder er muß eine Klimaanlage und hochwirksame Luftfilter einbauen, um die vorhandene hohe Luftfeuchtigkeit zu verringern, die die Vermehrung der Hausstaubmilben begünstigt.

Weil manche Allergene, besonders solche aus der Luft, nicht gänzlich vermieden werden können, greift der Arzt zu bestimmten Methoden, um die allergische Reaktion abzumildern, oder er verschreibt Medikamente, um die Symptome zu lindern.

Hyposensibilisierung

Wenn ein Allergen nicht zu vermeiden ist, kann die Hyposensibilisierung (Injektion eines Allergens) eine Möglichkeit darstellen. Bei der Hyposensibilisierung werden winzige Mengen des Allergens in allmählich gesteigerter Dosierung unter die Haut gespritzt, bis ein bestimmter Spiegel erreicht ist. Diese Behandlung stimuliert den Körper, hemmende oder neutralisierende Antikörper zu bilden, die einer allergischen Reaktion vorbeugen können. Manchmal sinkt dabei auch der Blutspiegel der IgE-Antikörper, die mit dem Antigen reagieren. Die Hyposensibilisierung muß äußerst sorgfältig ausgeführt werden, denn bei einem zu plötzlichen Kontakt mit einer zu hohen Dosis des Allergens kann diese Behandlung ihrerseits zu einer lebensbedrohlichen allergischen Reaktion führen.

Obwohl sich viele Menschen einer Hyposensibilisierung unterziehen und auch Studien deren Wirksamkeit nachweisen, ist das Verhältnis von Kosten und Nutzen und von Risiko und Effekt der Therapie nicht immer günstig. Manche Personen und einige Allergien reagieren besser darauf als andere. Die Hyposensibilisierung wird am häufigsten bei Allergien durch Insektengifte, Pollen, Hausstaubmilben und tierischen Substanzen angewendet. Bei Menschen mit einer Nahrungsmittelallergie ist sie grundsätzlich nicht geeignet – wegen der immer drohenden Gefahr eines anaphylaktischen Schocks.

Das Verfahren ist am erfolgreichsten, wenn die Injektionen gleichmäßig über das ganze Jahr verteilt gegeben werden. Anfangs werden die Behandlungen einmal wöchentlich angesetzt; die meisten Patienten bekommen danach die Spritzen alle vier bis sechs Wochen.

Da die Injektion bei der Hyposensibilisierung Gegenreaktionen hervorrufen kann, muß der Patient hinterher noch mindestens 20 Minuten in der Praxis bleiben. Niesen, Husten, Hitzewallungen, Kribbeln, Juckreiz, Beklemmungen, Atemnot und Nesselsucht sind mögliche Erscheinungen einer allergischen Reaktion. Bei leichten Symptomen können Medikamente (geeignet sind Antihistaminika wie Diphenhydramin oder Chlorphenamin) helfen, die allergischen Reaktionen zu unterdrücken. Ernstere Reaktionen erfordern eine Injektion von Adrenalin.

Antihistaminika

Antihistaminika sind Medikamente, die am häufigsten bei der Behandlung von Allergien eingesetzt werden (sie werden aber nicht verwendet, um Asthma zu behandeln). Es gibt zwei verschiedene Histaminrezeptoren im Körper: Histamin$_1$ (H_1) und Histamin$_2$ (H_2). Unter *Antihistaminika* werden generell Arzneimittel verstanden, die den Histamin$_1$-Rezeptor blockieren; wenn Histamin diesen Rezeptor anregt, schädigt das das betroffene Gewebe. Histamin$_1$-Blocker dürfen nicht mit Medikamenten verwechselt werden, die den Histamin$_2$-Rezeptor hemmen (H_2-Blocker); diese Mittel werden eingesetzt, um Geschwüre im Verdauungstrakt und Sodbrennen zu behandeln.

Viele unerwünschte, aber relativ harmlose Wirkungen einer allergischen Reaktion – juckende Augen, tropfende Nase und Hautjucken – entstehen dadurch, daß Histamin freigesetzt wird. Gefährlicher sind andere Wirkungen des Histamins wie Kurzatmigkeit, niedriger Blutdruck und Schwellungen im Hals, die die Atmung behindern.

Alle Antihistaminika haben ähnliche erwünschte Effekte; sie unterscheiden sich hauptsächlich durch ihre unerwünschten Wirkungen. Sowohl die beabsichtigten wie auch die generell unerwünschten Wirkungen variieren erheblich in Abhängigkeit von dem spezifischem Antihistaminikum und dem Menschen, der es nimmt. Zum Beispiel machen einige Antihistaminika mehr müde als andere, obwohl darauf jeder Mensch unterschiedlich reagiert. Manchmal kann eine generell unerwünschte Wirkung auch nutzbringend eingesetzt werden. Manche Antihistaminika wirken z. B. zugleich anticholinerg; dadurch trocknen die Schleimhäute aus, was unter Umständen bei einer laufenden Nase, die durch Erkältung verursacht wurde, erwünscht sein kann.

Einige Antihistaminika sind ohne Rezept erhältlich (frei verkäuflich). Sie kommen entweder als sofort wirkende oder als verzögert wirkende Präparate auf den Markt. Sie können mit Mitteln kombiniert werden, die die Blutgefäße zusammenziehen und einer verstopften Nase Erleichterung verschaffen.▲ Andere Antihistaminika sind rezeptpflichtig und müssen unter ärztlicher Beobachtung angewendet werden.

Die meisten Antihistaminika verursachen Müdigkeit. Wegen dieser beruhigenden Wirkung finden sie sich auch als Hauptwirkstoff in frei verkäuflichen Schlafmitteln. Außerdem haben die meisten Antihistaminika auch einen stark anticholinergen Effekt, was zu Nebenwirkungen wie Verwirrtheit, Überempfindlichkeit gegenüber Licht, Mundtrockenheit, Verstopfung, Schwierigkeiten beim Wasserlassen und zu Sehstörungen, besonders bei älteren Menschen, führen kann.■ Jedoch bleiben die meisten Menschen frei von diesen Nebenwirkungen und können solche frei verkäuflichen Mittel verwenden, die viel weniger kosten als die weniger müde machenden, rezeptpflichtigen Antihistaminika. Müdigkeit und die anderen Nebenwirkungen lassen sich auch verringern, indem man anfangs mit einer kleinen Dosis des Arzneimittels beginnt und diese Dosis allmählich steigert, bis die Symptome unter Kontrolle gebracht sind. Auch eine Gruppe von nicht beruhigenden Antihistaminika, die kaum anticholinerge Wirkungen zeigen, ist inzwischen erhältlich. Zu ihnen gehören unter anderem die Wirkstoffe Astemizol, Cetirizin, Loratadin und Terfenadin.

Einige rezeptpflichtige und rezeptfreie Antihistaminika

Rezeptpflichtige Mittel	Rezeptfreie Mittel
Astemizol	Brompheniramin
Cyproheptadin	Cetirizin
Promethazin	Chlorphenamin
	Clemastin
	Diphenhydramin
	Loratadin
	Pheniramin
	Terfenadin
	Tripelennamin
	Triprolidin

Arten von allergischen Reaktionen

Die verschiedenen Arten von allergischen Reaktionen können grundsätzlich nach ihrer Ursache eingeteilt werden, nach dem Körperteil, der am meisten betroffen ist und noch nach anderen Merkmalen.

Heuschnupfen ist eine besonders häufige allergische Reaktion. Es ist eine Allergie auf Partikel in der Luft – gewöhnlich Blütenstaub und Gräserpollen, manchmal aber auch Schimmelpilze, Staub und tierische Substanzen –, die Niesen, eine juckende, rinnende oder verstopfte Nase, Juckreiz und Reizungen an den Augen verursachen kann. Der allergische Schnupfen kann jahreszeitlich bedingt (saisonal) oder als allergischer Dauerschnupfen chronisch das ganze Jahr über auftreten.

Heuschnupfen

Heuschnupfen ist eine allergische Reaktion auf Pollen in der Luft, häufig auch als ***Heufieber*** *oder* ***Pollinosis*** *bezeichnet.*

Die Pollensaison unterscheidet sich in verschiedenen Ländern und kann sogar in den einzelnen Landesteilen verschieden sein. Von Februar bis April haben die Bäume ihre Hauptblütezeit. Einen Heuschnupfen in dieser Zeit verursachen meist die Frühblüher Hasel, Erle und Birke. Zwischen Mai und Juli blühen die Gräser; dann plagen sich vor allem Menschen, die auf Ruch-, Knäuel-, Ray-, Wiesenrispen-, Honig-, Wiesenliesch-, Kamm-, Wiesenschwingel-, Straußgras und Roggen reagieren. Pflanzen, die zwar nicht zu den Gräsern gehören, aber ebenfalls in dieser Zeit blühen und potente Allergene sind, sind Wiesenfuchsschwanz, Wegerich und Beifuß. Ein Heuschnupfen, der später auftritt oder das ganze Jahr über anhält, wird meist durch Pilzsporen verursacht.

Symptome und Diagnose

Wenn die Pollen zu fliegen beginnen, fangen die Nase, der Gaumen, der Schlund und die Augen allmählich oder plötzlich an zu jucken. Gewöhnlich folgen wäßrige Augen, Niesen und ein Schwall klarer Flüssigkeit aus der Nase. Manche Menschen bekommen Kopfschmerzen, Husten und keuchenden Atem; sie sind gereizt und deprimiert, verlieren ihren Appetit und schlafen schlecht. Die Innenseite der Augenlider und das Weiße im Auge können sich entzünden (Bindehautentzündung). Die innere Nasenwand läuft bläulichrot an, was zu einer tropfenden oder verstopften Nase führt.

Den Heuschnupfen kann man normalerweise leicht erkennen. Ein Hauttest und die Beschreibung der Sympto-

▲ Siehe Kasten, Seite 56

■ Siehe Kasten, Seite 41

me geben dem Arzt Hinweise darauf, welche Art von Pollen die Erkrankung ausgelöst hat.

Behandlung

Antihistaminika sind gewöhnlich die erste Behandlungsmaßnahme bei einem Heuschnupfen. Cromoglicinsäure als Nasenspray sollte möglichst schon einige Tage vor Beginn des Heuschnupfens angewandt werden. Dann kann sie verhindern, daß er sehr heftig auftritt. Cromoglicinsäure wirkt in der Regel nur dort, wo das Medikament angewandt wird, wie etwa in der Nase oder in den Augen. Im Gegensatz dazu wirken Antihistaminika, die eingenommen werden, im gesamten Körper.

Mit gefäßverengenden Mitteln wie Pseudoephedrin, Phenylpropanolamin oder Diphenylpyralin zum Einnehmen kann man sich bei der verstopften oder laufenden Nase Erleichterung verschaffen. Menschen mit zu hohem Blutdruck dürfen solche Mittel jedoch nicht einnehmen, es sei denn, daß der Arzt sie ausdrücklich verordnet hat und den Patienten ständig beobachtet.

Wenn Cromoglicinsäure und Antihistaminika nicht helfen, die Allergiesymptome zu lindern, könnte der Arzt einen Spray mit Kortison verschreiben.

Menschen, die sehr unter dem Heuschnupfen leiden und unter ernsten Nebenwirkungen durch Medikamente leiden oder die Asthma bekommen, können über eine Hyposensibilisierung nachdenken. Diese besteht aus einer Reihe von Injektionen, die den Symptomen der Allergie vorbeugen können.▲ Die Hyposensibilisierung sollte bei Heuschnupfen einige Monate vor der Pollensaison beginnen.

Allergischer Dauerschnupfen

Ein allergischer Dauerschnupfen, der das ganze Jahr hindurch besteht, verursacht ähnliche Symptome wie der Heuschnupfen, allerdings sind sie unterschiedlich schwer und oft unberechenbar.

Das Allergen, das fortwährend eine Allergie hervorruft, können Hausstaubmilben, Federn, tierische Substanzen oder Schimmelpilze sein. Eine Augenbindehautentzündung kommt nur selten gleichzeitig vor. Oft verstopft die Nase; das kann die Ohrtrompete blockieren, was besonders bei Kindern zu Problemen beim Hören führt. Der Arzt muß erkennen, ob es sich bei der Erkrankung um einen allergischen Schnupfen oder eine immer wiederkehrende Infektion der Nasennebenhöhlen (Sinusitis) beziehungsweise um Wucherungen in der Nase (Nasenpolypen) handelt.■ Eine Sinusitis oder Nasenpolypen könnten auch Komplikationen des chronischen Schnupfens sein.

Einige Menschen mit chronischer Nasenentzündung, Sinusitis, Nasenpolypen und einer großen Anzahl von Eosinophilen (einer Art der weißen Blutkörperchen) in ihren Nasensekreten sind besonders anfällig für heftige Reaktionen auf Azetylsalizylsäure und andere nichtsteroidale Entzündungshemmer. Eine solche Reaktion löst bei diesen Personen gewöhnlich einen schweren Asthmaanfall aus, der nicht leicht zu behandeln ist. Es sollten deshalb diejenigen, die zu solchen Reaktionen neigen, auf die Einnahme von nichtsteroidalen entzündungshemmenden Arzneimitteln verzichten.

Bei Menschen, die zwar ständig eine verstopfte oder tropfende Nase haben, aber weder eine Nasennebenhöhlenentzündung noch Nasenpolypen oder eine sonstige erkennbare Allergie, kann eine andere Störung vorliegen – und zwar eine Rhinitis vasomotorica –, die nicht durch eine Allergie verursacht wird.★

Behandlung

Falls die einzelnen Allergene identifiziert werden konnten, verläuft die Behandlung des chronischen Schnupfens ähnlich wie die des Heuschnupfens. Nasentropfen und -sprays sollten immer nur wenige Tage lang verwendet werden, da sie bei längerer Anwendung – eine Woche oder länger – selbst einen Schnupfen hervorrufen können. In diesen Fällen verschlimmert oder verlängert sich die Entzündung der Nase. Manchmal ist eine Operation nötig, um die Nasenpolypen zu entfernen oder eine Nasennebenhöhlenentzündung zu behandeln.

Allergische Bindehautentzündung

Bei der allergischen Bindehautentzündung ist die Bindehaut, jene zarte Haut im inneren Augenlid und auf der Außenfläche des Augapfels, entzündet.

Bei den meisten Menschen ist die allergische Bindehautentzündung Bestandteil einer allergisch bedingten Störung wie etwa dem Heuschnupfen. Jedoch kann sie auch als Einzelsymptom auftreten, und zwar bei Menschen, die direkten Kontakt mit Schwebstoffen haben, wie Pollen, Pilzsporen, Staub und tierischen Substanzen. Das Weiße im Auge wird rot und schwillt an, die Augen jucken und können stark tränen. Die Augenlider schwellen an und werden rot.

Überempfindlichkeitsreaktionen können auch durch Antigene ausgelöst werden, die ins Auge gelangen; beispielsweise durch Inhaltsstoffe von Medikamenten, die

▲ Siehe Seite 820
■ Siehe Seite 1011
★ Siehe Seite 1011

am Auge angewandt werden müssen, durch Kosmetika wie Eyeliner und Gesichtspuder oder durch Chemikalien, die über die Finger ins Auge gelangen (was beim Arbeiten mit Chemikalien der Fall sein kann). Diese Erscheinungen, die gewöhnlich die Haut am Augenlid und rund ums Auge betreffen, sind Kontaktekzeme.

Behandlung

Zur Behandlung einer allergischen Bindehautentzündung können in erster Linie orale Antihistaminika verwendet werden. Zur Anwendung am Auge ist Cromoglicinsäure als Augentropfen erhältlich. Sie sollte möglichst einige Tage vor dem Ausbruch der Allergie angewandt werden und dient hauptsächlich dazu, die Allergiesymptome abzumildern. Eine andere Möglichkeit sind Augentropfen mit gefäßverengenden Wirkstoffen, die die Rötung beseitigen. In einigen Präparaten sind sie mit Antihistaminika zur äußerlichen Anwendung am Auge kombiniert. Bei diesen Tropfen kann aber das Antihistaminikum selbst oder das Konservierungsmittel, das alle Augentropfen enthalten, die nicht in Ein-Dosis-Pipetten abgefüllt sind, die allergische Reaktion eher verschlimmern. Augentropfen, die Kortison enthalten, werden in sehr schweren Fällen angewendet; sie können aber Komplikationen wie den grünen Star verursachen. Ein Augenarzt muß regelmäßig den Augeninnendruck messen, wenn er jemand mit kortisonhaltigen Augentropfen behandelt.

Augentropfen mit künstlicher Tränenflüssigkeit können die Reizungen lindern. Jeder Stoff, der eine allergische Reaktion auslösen könnte, sollte vermieden werden. Während der akuten Bindehautentzündung sollten keine Kontaktlinsen getragen werden. Eine Hyposensibilisierung kann ratsam sein, wenn andere Behandlungsmethoden nicht zufriedenstellend wirken.

Nahrungsmittelallergie und -unverträglichkeit

Eine Person mit einer Nahrungsmittelallergie reagiert auf ein bestimmtes Nahrungsmittel allergisch. Ein viel häufigeres Problem jedoch ist die Nahrungsmittelunverträglichkeit – keine wirkliche allergische Reaktion, sondern vielmehr jede unerwünschte Wirkung, die nach dem Genuß eines bestimmten Nahrungsmittels auftritt.

Viele Menschen können bestimmte Lebensmittel aus Gründen nicht vertragen, die mit einer Nahrungsmittelallergie nichts zu tun haben; z. B. kann bei ihnen ein Enzym fehlen, das notwendig ist, um diese Nahrung zu verdauen. Wenn das Verdauungssystem mit bestimmten Nahrungsmitteln nicht zurechtkommt, können Beschwerden im Magen-Darm-Trakt, Blähungen, Übelkeit, Durchfall und andere Störungen auftreten. Im allgemeinen sind jedenfalls allergische Reaktionen für diese Symptome nicht verantwortlich. Viele umstrittene Behauptungen werden über vermeintliche Nahrungsmittelallergien aufgestellt, wobei der Nahrung die Schuld für alle möglichen Leiden gegeben wird, die von der Überaktivität bei Kindern bis zum chronischen Müdigkeitssyndrom reichen. Unbegründet sind auch Vorwürfe, durch eine Nahrungsmittelallergie entstünden Probleme wie Arthritis, schwache sportliche Leistungen oder Depressionen.

Symptome

Bereits in der Kindheit beginnt eine häufige Erkrankung, die das Anzeichen einer Nahrungsmittelallergie sein kann. Sie wird sich im Laufe der Jahre höchstwahrscheinlich steigern, wenn in der Familie atopische Erkrankungen (wie allergischer Schnupfen oder allergisches Asthma) auftreten. Das erste Anzeichen für Allergieanfälligkeit kann ein Hautausschlag wie ein Ekzem sein (atopische Dermatitis). Der Ausschlag kann – muß aber nicht – von Störungen im Magen-Darm-Trakt wie Übelkeit, Erbrechen und Durchfall begleitet sein; ebenso kann er – muß aber wiederum nicht – durch eine Nahrungsmittelallergie hervorgerufen werden. Bis zum ersten Geburtstag eines Kindes ist das Ekzem oft nur ein geringes Problem. Kinder mit einer Nahrungsmittelallergie bekommen aber, wenn sie älter werden, meist andere atopische Krankheiten, unter anderem allergisches Asthma und Heuschnupfen. Bei Erwachsenen und Kindern über zehn Jahren ist es jedoch unwahrscheinlich, daß die Nahrung für Atembeschwerden verantwortlich ist, auch wenn das Ergebnis eines Hauttests positiv ausfällt.

Manche Menschen reagieren mit sehr schweren allergischen Erscheinungen auf bestimmte stark wirkende Allergene in Nahrungsmitteln, speziell auf Nüsse, Hülsenfrüchte, Samen und Schalentiere. Wer unter einer solchen Nahrungsmittelallergie leidet, kann bereits heftig reagieren, wenn er nur eine winzige Menge der auslösenden Nahrung zu sich nimmt. Er bekommt einen Ausschlag am ganzen Körper, das Innere des Halses schwillt an und verschließt sich, was zu heftiger Atemnot führt. Ein plötzlicher Blutdruckabfall kann Schwindel und einen Kreislaufzusammenbruch hervorrufen. Dieser lebensbedrohliche Zustand wird Anaphylaxie genannt. ▲ Bei einigen wenigen Menschen tritt eine Anaphylaxie nur dann auf, wenn sie unmittelbar nach dem Essen der betreffenden Nahrung Sport treiben. ■

▲ Siehe Seite 819 und 825

■ Siehe Seite 828

Häufige Auslöser von Nahrungsmittelallergien

Milch

Eier

Schalentiere

Nüsse

Weizen

Erdnüsse

Sojabohnen

Schokolade

Auch Nahrungsmittelzusätze können Symptome hervorrufen, die entweder auf einer Allergie oder einer Unverträglichkeit beruhen. Einige Nahrungsmittel enthalten Gifte oder Chemikalien (z. B. Histamin), die für nichtallergische Gegenreaktionen verantwortlich sind. Substanzen wie Natriumglutamat verursachen keine Allergien (China-Restaurant-Syndrom). Über Sulfite (beispielsweise Natriummetabisulfit, das in vielen Nahrungsmitteln als Konservierungsstoff zu finden ist) und Farbstoffe (z. B. Tartrazin, ein gelber Farbstoff in Süßigkeiten, Getränken und vielen Fertiggerichten) wurde berichtet, daß sie Asthma und Nesselsucht bei Menschen hervorrufen, die empfindlich gegen diese Stoffe sind. Manche Menschen bekommen Migräne nach dem Genuß bestimmter Nahrungsmittel.

Nahrungsmittelallergien und -unverträglichkeiten sind gewöhnlich leicht erkennbar, obwohl es oft gar nicht einfach ist, eine wirkliche Allergie von einer Unverträglichkeit zu unterscheiden. Offenbar wird durch die Verdauung bei Erwachsenen oft eine allergische Reaktion verhindert, selbst wenn das Allergen mit der Nahrung aufgenommen wurde. Ein Beispiel dafür ist das **Bäckerasthma**; viele Bäcker entwickeln Atemnot, wenn sie Mehl- oder anderen Getreidestaub einatmen; aber Produkte aus dem Getreide können sie problemlos essen, ohne daß sich eine allergische Reaktion zeigt.

Diagnose

Hauttests sind manchmal bei der Diagnose einer Nahrungsmittelallergie hilfreich; allerdings muß ein positives Testergebnis nicht unbedingt bedeuten, daß eine Allergie auf ein bestimmtes Lebensmittel vorliegt; andererseits erlaubt ein negatives Ergebnis, mit ziemlicher Sicherheit auszuschließen, daß die betreffende Person für dieses Nahrungsmittel empfindlich ist. Nach einem positiven Ergebnis muß der Allergologe grundsätzlich einen Immunitätstest durchführen, um die Diagnose zu erhärten. Bei diesem Test wird das fragliche Nahrungsmittel in einem unverdächtigen Trägerstoff wie Milch oder Apfelmus versteckt und dem Patienten zum Trinken bzw. Essen vorgesetzt. Wenn daraufhin keine Symptome auftreten, ist der Patient auch nicht allergisch auf das betreffende Nahrungsmittel. Der beste Immunitätstest wird blind durchgeführt; dabei ist das Nahrungsmittel bisweilen im Trägermaterial versteckt, manchmal aber auch nicht. Durch solche Tests kann der Arzt mit Sicherheit eine Überempfindlichkeit für das betroffene Nahrungsmittel feststellen.

Eine Eliminationsdiät kann die Ursache einer Allergie finden helfen. Der Patient hört auf, all jene Nahrungsmittel zu essen, die im Verdacht stehen, schuld an den Symptomen zu sein. Die Nahrungsmittel werden danach einzeln wieder in den Ernährungsplan aufgenommen. Der Arzt kann eine Anfangsdiät verordnen, die strikt befolgt werden muß und nur einige wenige Produkte enthält, die bekanntermaßen so gut wie nie eine Allergie auslösen. Diese Diät einzuhalten, ist nicht einfach, da viele Nahrungsbestandteile in anderen Lebensmitteln enthalten sind. Ein normales Roggenbrot enthällt z. B. auch etwas Weizenmehl. Keine anderen Nahrungsmittel oder Flüssigkeiten sollten konsumiert werden, als jene, die speziell für die Diät ausgesucht wurden. Es ist daher nicht ratsam, in Restaurants zu essen, weil der Patient (und der Arzt) jeden einzelnen Nahrungsbestandteil jeder Mahlzeit kennen muß.

Behandlung

Es ist keine besondere Behandlungsmethode gegen eine Nahrungsmittelallergie bekannt, außer der Vermeidung der auslösenden Nahrungsmittel. Jeder Mensch mit einer schweren Allergie, bei dem sich Ausschläge, Schwellungen (Nesselsucht) an den Lippen und im Hals oder Atembeschwerden zeigen, sollte unbedingt die auslösenden Nahrungsmittel vermeiden.

Als nicht wirkungsvoll erwiesen hat sich eine Hyposensibilisierung, bei der kleine Mengen der betroffenen Nahrung gegessen werden, oder bei der Extrakte des Nahrungsmittels zu Pillen verarbeitet und unter die Zunge gelegt werden. Antihistaminika sind von geringem praktischen Wert bei der Vorbeugung einer allergischen Reaktion, aber nützlich bei akuten Anfällen von allgemeinen allergischen Reaktionen mit Nesselsucht (Urtikaria) und bei großflächigen Schwellungen am ganzen Körper (Angioödem).

Anaphylaxie

Bei einer Anaphylaxie handelt es sich um eine akute, allgemeine, sehr schwere und lebensbedrohliche allergische Reaktion. Betroffen sind Menschen, die früher schon einmal überempfindlich auf ein Allergen reagiert haben, und nun erneut mit diesem Allergen in Kontakt kommen.

Anaphylaxien können von jedem Allergen ausgelöst werden. Am häufigsten sind es Medikamente, Insektenstiche, bestimmte Nahrungsmittel oder Injektionen bei der Hyposensibilisierung. Anaphylaxien können nicht beim ersten Kontakt mit dem Allergen auftreten. Zum Beispiel löst der erste Kontakt mit Penizillin oder der erste Bienenstich keine Anaphylaxie aus, wohl aber der nachfolgende vermag das. Viele Menschen erinnern sich allerdings überhaupt nicht an einen ersten Kontakt.

Die anaphylaktische Reaktion beginnt, wenn das Allergen in den Blutkreislauf eintritt und mit einem Antikörper der Immunglobulinklasse E (IgE) reagiert. Diese Reaktion regt die Zellen an, Histamin und andere Stoffe freizusetzen, die an entzündlichen Immunreaktionen beteiligt sind. Als Antwort darauf ziehen sich die Atemwege der Lunge zusammen, was Atemnot zur Folge hat; die Blutgefäße weiten sich, der Blutdruck fällt ab; die Blutgefäßwände verlieren Flüssigkeit, wodurch Schwellungen und Nesselsucht ausgelöst werden. Das Herz arbeitet nicht mehr richtig, es schlägt unregelmäßig und pumpt nicht mehr genügend Blut. Der Patient erleidet einen Schock. ▲

Anaphylak*toide* Reaktionen ähneln den anaphylak*tischen* Reaktionen, treten aber bereits nach der aller*ersten* Injektion bestimmter Wirkstoffe auf (z. B. Polymyxin, Pentamidin, Opioide oder Kontrastmittel, die bei Röntgenuntersuchungen verwendet werden). An diesen Vorfällen sind keine IgE-Antikörper beteiligt, sie gelten deswegen auch nicht als allergische Reaktionen. Azetylsalizylsäure und andere nichtsteroidale entzündungshemmende Arzneimittel können bei einigen Menschen anaphylaktoide Reaktionen hervorrufen, besonders bei Patienten mit chronischem allergischem Schnupfen und Nasenpolypen.

Symptome

Die Symptome beginnen manchmal unmittelbar oder jedenfalls fast immer innerhalb von zwei Stunden nach dem Kontakt mit dem auslösenden Stoff. Der Patient kann sich anfangs nur unbehaglich fühlen, er wird unruhig und bekommt Herzklopfen, die Haut beginnt zu brennen, zu jucken und rötet sich, er nimmt ein Klopfen in den Ohren wahr, er muß husten, niesen, er entwickelt Nesselausschlag und Schwellungen, oder er bekommt Atembeschwerden durch Asthma oder durch den allmählichen Verschluß der Luftröhre. Ein Herz-Kreislauf-Zusammenbruch kann auch einreten, ohne daß Probleme im Atmungssystem auftreten. Gewöhnlich kommt es entweder zu einem Zusammenbruch der Atmung oder zum Kreislaufzusammenbruch, beides tritt nicht gleichzeitig auf. Die Anfälle verlaufen meist ähnlich. Eine Anaphylaxie kann sich so schnell entwickeln, daß sie innerhalb von einer bis zwei Minuten zum Zusammenbruch führt, zu Krämpfen, Verlust der Kontrolle über die Blase, Bewußtlosigkeit oder Schlaganfall. Die Anaphylaxie kann tödlich enden, wenn sie nicht augenblicklich behandelt wird.

Vorbeugung

Ein Mensch, der schon einmal eine Anaphylaxie nach einem Bienenstich durchgemacht hat, ist besonders gefährdet, sie erneut zu erleiden, wenn er wieder gestochen wird. Genau das gleiche gilt für einen wiederholten Kontakt mit einem anderen Allergen, etwa einem Arzneimittel. So ist es beispielsweise nicht ratsam, einen Hauttest bei einem Patienten durchzuführen, der gerade ein Medikament eingenommen hat. Menschen, bei denen eine Allergie gegen ein Tierserum (z. B. gegen das antitoxinhaltige Serum von immunisierten Pferden als Vorbeugung gegen den Wundstarrkrampf) oder Penizillin bekannt ist, sollten den Hauttest machen, bevor ihnen derartige Präparate gegeben werden.

Die Langzeithyposensibilisierung kann eine Anaphylaxie verhindern, wenn beispielsweise eine Allergie gegen einen unvermeidlichen Stoff bekannt ist, wie etwa Insektenstiche. Die Hyposensibilisierung wird dann nicht angewendet, wenn es nicht schwerfällt, die auslösenden Substanzen zu vermeiden, z. B. bei Penizillin oder anderen Medikamenten. Allerdings kann bei einem dringenden Bedarf eines Arzneimittels (wie Penizillin oder antitoxinhaltiges Serum von immunisierten Pferden) eine Hyposensibilisierung unter sorgfältiger Beobachtung in der Arztpraxis oder im Krankenhaus auch im Schnellverfahren durchgeführt werden.

Einige Menschen haben in der Vergangenheit anaphylaktoide Reaktionen gegen Kontrastmittel erlebt, die bei Röntgenuntersuchungen gespritzt werden. Obwohl es die Ärzte bei solchen Patienten vermeiden, die fraglichen Kontrastmittel zu verwenden, sind einige Erkrankungen ohne Kontrastmittel nicht zu diagnostizieren. In solchen Fällen werden spezielle Kontrastmittel eingesetzt, bei denen die Möglichkeit solcher Reaktionen verringert ist. Bevor das Kontrastmittel gespritzt wird, kann der Arzt auch Mittel verabreichen, die eine anaphylaktische Reaktion unterbinden, z. B. Prednison, Diphenhydramin oder Adrenalin.

Behandlung

Die erste Maßnahme bei einer Anaphylaxie ist eine Adrenalininjektion. Menschen mit einer Allergie gegen Insek-

▲ Siehe Seite 107

tenstiche oder bestimmte Nahrungsmittel, besonders jene, die schon einmal einen anaphylaktischen Schock erlitten haben, sollten stets eine Adrenalinspritze bei sich haben, um sie sich im Notfall selbst zu injizieren.

Gewöhnlich hält diese Behandlung die anaphylaktische Reaktion auf. Jedoch sollte jemand mit einer anaphylaktischen Reaktion so schnell wie möglich in die Notaufnahme eines Krankenhauses gebracht werden, weil unter Umständen der Kreislauf und die Atmung sorgfältig überwacht werden müssen; und weil nur in der Klinik schnelle, fachkundige Behandlung möglich ist.

Nesselsucht

Nesselsucht, auch ***Urtikaria*** *genannt, ist eine Hautreaktion, die sich in kleinen, hellen oder geröteten Schwellungen (Quaddeln) äußert.*

Verwandt mit dieser Erscheinung und manchmal auch gleichzeitig mit den Quaddeln auftretend, ist das **Angioödem**, das größere Hautstellen und das tiefere Gewebe unter der Haut betrifft. Die Nesselsucht und das Angioödem sind anaphylaxieartige Reaktionen, die auf die Haut und darunterliegende Gewebe begrenzt sind. Sie können sowohl durch Allergene als auch durch andere Wirkstoffe ausgelöst werden. Manchmal ist ihre Ursache völlig unklar. Häufige auslösende Allergene sind Arzneimittel, Insektenstiche oder -bisse, Allergiespritzen bei Hyposensibilisierung und bestimmte Nahrungsmittel, hauptsächlich Eier, Schalentiere, Nüsse und Früchte. Manchmal tritt der Nesselausschlag ganz plötzlich auf, wenn jemand nur eine winzige Menge des betreffenden Nahrungsmittels zu sich genommen hat. Ein anderes Mal tritt die Reaktion erst nach dem Genuß großer Mengen auf (beispielsweise bei Erdbeeren). Manchmal tritt Nesselsucht als Folge von Virusinfektionen wie Gelbsucht, Pfeifferschem Drüsenfieber und Röteln auf.

Eine Nesselsucht, die wochen- oder monatelang immer wiederkehrt, ist oft schwer zu erklären; es kann sein, daß niemals ein Grund dafür gefunden wird. Nur selten ist eine Allergie die Ursache, allerdings kann der langfristige, unbewußte Gebrauch eines Nahrungszusatzes, eines Medikamentes oder einer anderen chemischen Substanz dafür verantwortlich sein. Beispiele für solche Auslöser sind Konservierungsstoffe, Farbstoffe und andere Nahrungszusätze, winzige Spuren von Penizillin in der Milch (wenn vom Bauern zur Behandlung von Infektionen bei den Kühen Medikamente verwendet wurden) und auch einige nicht verschreibungspflichtige Arzneimittel. Eine gleichzeitig auftretende, chronische Erkrankung (systemischer Lupus erythematodes, Polycythaemia rubra vera, Lymphom, Überfunktion der Schilddrüse oder eine Infektion) ist selten der Auslöser dafür. Oft werden auch psychische Ursachen vermutet, sie konnten allerdings noch nicht identifiziert werden.

Bestimmte Arzneistoffe wie Azetylsalizylsäure können die Symptome verschlimmern. Ein Patient, dessen Nesselsucht von Azetylsalizylsäure hervorgerufen wurde, kann möglicherweise auch auf andere nichtsteroidale Entzündungshemmer ähnlich reagieren, beispielsweise auf das Schmerzmittel Ibuprofen oder auf Tartrazin, einen gelben Farbstoff, der zum Färben von Nahrungs- und Arzneimitteln verwendet wird. Bei einem Angioödem, das ohne Begleiterscheinung eines gewöhnlichen Nesselausschlages auftritt, kann es sich um eine Erkrankung handeln, die sich hereditäres Angioödem nennt.▲

Symptome und Diagnose

Juckreiz ist gewöhnlich das erste Zeichen einer Nesselsucht. Darauf folgt rasch die Bildung von Quaddeln – glatten, leicht erhöhten Flecken, die sowohl dunkler rot, aber auch heller als die umliegende Haut sein können und die normalerweise klein bleiben (weniger als 1,5 cm im Durchmesser). Wenn die Quaddeln größer sind (mehr als 4 cm Durchmesser), bleibt das Innere der Flecke farblos, so daß sich ringförmige Strukturen ergeben. Üblich ist dabei, daß Schübe von Quaddeln kommen und wieder vergehen; ein Fleck kann für mehrere Stunden bleiben und dann verschwinden, um alsbald woanders wieder aufzutauchen.

Zusammen mit einem Angioödem bedecken die Schwellungen oft große Hautstellen und breiten sich bis tief unter die Haut aus. Sie können Teile davon oder die ganzen Hände und Füße, Augenlider, Lippen oder die Genitalien betreffen; sie können auch auf der Mundschleimhaut, im Rachen und in den Atemwegen auftreten, was zu Atembeschwerden führt.

Wenn der Nesselausschlag plötzlich auftritt und ohne Rückfall schnell wieder verschwindet, ist gewöhnlich keine ärztliche Untersuchung notwendig; es wird sich dadurch auch kaum die Ursache entdecken lassen – welche auch immer dahinterstecken mag. Wenn aber das Angioödem oder die Nesselsucht ohne erklärbaren Grund zurückkehren, ist normalerweise eine medizinische Beurteilung ratsam.

Behandlung

Eine Nesselsucht, die plötzlich auftritt, verschwindet normalerweise ohne Behandlung innerhalb weniger Tage, manchmal sogar innerhalb weniger Minuten wieder. Falls die Ursache noch nicht bekannt ist, sollte der Betroffene für alle Fälle alle nicht lebensnotwendigen Arzneimittel so lange absetzen, bis die Reaktion abklingt. Die Einnahme

▲ Siehe Seite 827

von Antihistaminika wie Diphenhydramin, Chlorphenamin oder Hydroxyzin lindert teilweise den Juckreiz und reduziert die Schwellungen. Prednison, ein Kortison, kann mehrere Tage lang eingenommen werden; es verringert starke Symptome wie Schwellungen und Juckreiz.

Patienten, die einen Kreislaufzusammenbruch erleiden oder über Schluck- und Atembeschwerden klagen, bedürfen dringend einer Notfallbehandlung.

So schnell wie möglich sollte eine Injektion mit Adrenalin zusammen mit Antihistaminika verabreicht werden. Die Behandlung wird am besten in der Notaufnahme eines Krankenhauses fortgeführt, wo der Patient sorgfältig beobachtet und die Behandlung dem Verlauf der Krankheit angepaßt werden kann.

Chronische Nesselsucht kann auch mit Hilfe von Antihistaminika gebessert werden. Das Antidepressivum Doxepin wirkt bei manchen Erwachsenen. Da Kortison viele Nebenwirkungen hat, wenn es länger als drei oder vier Wochen genommen wird, setzen Ärzte es nur bei sehr schweren Symptomen ein – zumal wenn alle anderen Behandlungsmethoden versagt haben. Sie werden grundsätzlich nur so kurz wie irgend möglich gegeben. Die chronische Nesselsucht verschwindet auch ohne Behandlung bei ungefähr der Hälfte der Patienten innerhalb von zwei Jahren wieder. Oft hilft der Abbau psychischer Belastungen schon, die Häufigkeit und Schwere der Krankheitsschübe zu verringern.

Hereditäres Angioödem

Das hereditäre Angioödem ist eine genetisch bedingte Erkrankung, die mit einem Mangel an C1-Inhibitor, einem Bluteiweiß, zusammenhängt.

Der C1-Inhibitor ist Teil des Komplementsystems, einer Gruppe von Eiweißen, die an einigen immunologischen und allergischen Reaktionen beteiligt sind. Ein Mangel dieses C1-Inhibitors oder seine zu geringe Aktivität verursacht schubweise Schwellungen an bestimmten Hautstellen und in dem darunterliegenden Gewebe oder in den Schleimhäuten der Körperöffnungen, wie etwa im Mund, Rachen und im Magen-Darm-Trakt. Die Anfälle werden meist durch Verletzungen oder Viruserkrankungen hervorgerufen; zusätzlich können sie durch emotionalen Streß verstärkt werden. Bei den Anfällen treten üblicherweise Schwellungen auf, die eher schmerzhaft als juckend sind, und die nicht von Nesselausschlag begleitet werden. Viele Patienten leiden dabei unter Übelkeit, Erbrechen und Krämpfen. Die schwerwiegendste Komplikation sind Schwellungen im Bereich der oberen Atemwege, die die Atmung erheblich beeinträchtigen können. Blutuntersuchungen, die den C1-Inhibitor im Blut oder seine Aktivität messen, können die Diagnose der Krankheit bestätigen.

Behandlung

Häufig werden Medikamente wie Adrenalin, Antihistaminika und Kortison angewendet; für ihre Wirksamkeit bei dieser Krankheit gibt es allerdings keinen Beweis. Wenn die Atmung während eines Anfalls versagt, muß ein Beatmungsschlauch in die Luftröhre gelegt werden.

Einem Anfall kann mit bestimmten Methoden vorgebeugt werden. Zum Beispiel kann ein Patient mit bekannter Neigung zum hereditärem Angioödem vor einer kleineren Operation oder Zahnbehandlung eine Transfusion mit frischem Plasma bekommen, um den Blutspiegel des C1-Inhibitors anzuheben. Reiner C1-Inhibitor kann zwar Anfälle des hereditären Angioödems verhindern, doch ist er für den Gebrauch in der allgemeinen medizinischen Praxis noch nicht verfügbar. Zur langfristigen Vorbeugung stehen Anabolika (Androgene) zur Verfügung, beispielsweise Danazol, was den Körper anregen kann, größere Mengen des C1-Inhibitors zu bilden. Da diese Mittel aber Nebenwirkungen haben, die in erster Linie zur Vermännlichung führen, muß die Dosis bei Frauen exakt abgestimmt und der Therapieverlauf genau beobachtet werden.

Mastozytose

Die Mastozytose ist eine Erkrankung, bei der sich die Histamin produzierenden Zellen im Hautgewebe und manchmal in verschiedenen anderen Körperteilen anhäufen; diese sogenannten Mastzellen sind an Immunreaktionen beteiligt.

Die häufigste Form der Mastozytose ist nur auf die Haut begrenzt, insbesondere bei Kindern; sie kann auch andere Organe betreffen, etwa den Magen, die Eingeweide, Leber, Milz, Lymphknoten und die Knochen. Seltenere Formen der Mastozytose können mit einer schweren Blutkrankheit verbunden sein (mit akuter Leukämie, einem Lymphom, mit chronischer Neutropenie oder einer krankhaften Vermehrung der Blutzellen). Sie tritt auch zusammen mit sehr schweren Krankheiten auf, wie der Mastzellenleukämie und der malignen Mastozytose. Annähernd 90 Prozent der Menschen mit einer normalen Mastozytose und etwas weniger als 50 Prozent der Patienten mit speziellen Erscheinungsformen der Mastozytose haben eine **Urticaria pigmentosa** – das sind kleine, rotbraune, über den Körper verstreute Flecken, die oft zu Quaddeln werden und sich röten, wenn sie gerieben oder gekratzt werden.

Die Ursachen für Mastozytose sind nicht bekannt. Im Laufe der Jahre sammeln sich immer mehr Mastzellen an, was die Symptome ständig verschlimmert; aber die Erscheinungen können gewöhnlich über Jahrzehnte hinweg mit Hilfe von Medikamenten unter Kontrolle gehalten werden. Einige der an Mastozytose Erkrankten haben Gelenk- und Knochenschmerzen und sind anfällig für heftige, allergische Reaktionen, unter anderem mit Symptomen, die der Anaphylaxie ähneln. Patienten können auch Geschwüre im Verdauungstrakt und chronischen Durchfall bekommen, weil ihr Magen zu viel Histamin produziert.

Behandlung

Zur Behandlung der Mastozytose werden zwei Arten von Antihistaminika eingesetzt: Histamin$_1$-Rezeptorblocker, die auch bei Allergien angewendet werden, und Histamin$_2$-Rezeptorblocker, die bei Geschwüren im Verdauungstrakt gegeben werden. Falls neben der Mastozytose eine schwere Krankheit besteht, muß die Behandlung entsprechend ausgeweitet werden.

Physikalische Urtikaria

Bei einer physikalischen Urtikaria treten die Symptome als Antwort auf einen physikalischen Reiz auf, beispielsweise auf Kälte, Sonnenlicht, Hitze oder eine geringfügige Verletzung.

Juckreiz, Hautflecke und Nesselausschlag sind die häufigsten Symptome einer physikalischen Allergie. Bei manchen Menschen verengen sich die Luftwege und verursachen dadurch Atembeschwerden. Eine heftige Reaktion auf Sonnenlicht **(Photosensibilität)** kann sowohl zu Nesselsucht führen als auch unnatürliche Hautflecken bilden.▲ Eine Photosensibilität kann auch durch die gleichzeitige Anwendung bestimmter Arzneien oder Substanzen, die auf die Haut aufgetragen werden, herbeigeführt werden.

Menschen, die besonders empfindlich auf Hitze reagieren, können eine **cholinergische Urtikaria** bekommen; diese äußert sich in kleinen, intensiv juckenden einzelnen Quaddeln, die jeweils mit einem roten Ring umgeben sind. Die cholinergische Urtikaria tritt beispielsweise auch beim Sport auf, bei seelischen Störungen oder bei Tätigkeiten, bei denen Betroffene ins Schwitzen geraten. Besonders gegen Kälte empfindliche Menschen können Nesselsucht bekommen, geschwollene Haut, Asthma und eine laufende oder verstopfte Nase, wenn sie der Kälte ausgesetzt sind.

Behandlung

Der beste Weg, mit einer physikalischen Allergie fertig zu werden, besteht darin, ihr vorzubeugen. Das heißt: alle Umstände zu vermeiden, die Auslöser sein könnten. Menschen mit allergischen Symptomen sollten für eine Weile aufhören, Kosmetika, Hautcremes, Lotionen und Öle zu verwenden, um zu sehen, ob einer dieser Stoffe vielleicht die Allergie hervorruft. Ein Antihistaminikum, wie Diphenhydramin, Cyproheptadin oder Hydroxyzin, kann gewöhnlich den Juckreiz bessern. Cyproheptadin wirkt am besten gegen durch Kälte ausgelöste Nesselsucht; während Hydroxyzin eher gegen streßbedingten Nesselausschlag hilft. Menschen mit einer Überempfindlichkeit gegen Sonnenlicht sollten Sonnencremes verwenden und sich vor allem nur so kurz wie irgend möglich in der Sonne aufhalten.

Belastungsasthma

Bei einigen Menschen kann Sport zu Asthma oder einer akuten anaphylaktischen Reaktion führen.

Asthma ist eine der unnatürlichen, durch körperliche Anstrengung ausgelösten Reaktionen. Belastungsasthma tritt regelmäßig bei Menschen auf, die auch ansonsten unter Asthma leiden; aber einige bekommen es nur, wenn sie Sport treiben. Ein beklemmendes Gefühl in der Brust, begleitet von Keuchen und Atembeschwerden, tritt fünf bis zehn Minuten nach einer anstrengenden, sportlichen Übung auf, üblicherweise aber erst, wenn die Anstrengung bereits vorbei ist. Ein solches trainingsbedingtes Asthma kommt bevorzugt vor, wenn die Luft kalt und trocken ist.

Eine viel seltenere Erscheinung ist die Belastungsanaphylaxie, die nach anstrengender sportlicher Betätigung auftreten kann. Bei manchen Menschen passiert dies nur dann, wenn sie vorher ein bestimmtes Nahrungsmittel gegessen haben.

Behandlung

Beim Belastungsasthma ist das Ziel der Behandlung, nach Möglichkeit Sport treiben zu können, ohne Symptome befürchten zu müssen. Dies kann gewöhnlich dadurch erreicht werden, daß ungefähr 15 Minuten vor Beginn der sportlichen Aktivität ein betaadrenerges Arzneimittel inhaliert wird, mit dem Asthmatiker ihre Anfälle durchbrechen. Bei einigen Menschen hilft Cromoglicinsäure. Asthmatiker beugen oft unbewußt durch ihre übliche Behandlung auch dem Anfall eines Belastungsasthmas vor. ■

Personen mit einer Belastungsanaphylaxie sollten entweder den Sport oder aber das Nahrungsmittel vermeiden, das die Symptome beim Sport auslöst. Einige Betroffene haben die Erfahrung gemacht, daß sie unempfindlicher gegen die Asthmaanfälle werden, wenn sie den Umfang und die Dauer der sportlichen Übungen allmählich steigern. Eine Spritze, um sich im Notfall selbst Adrenalin zu injizieren, sollten Betroffene aber immer bei sich haben.

▲ Siehe Seite 983

■ Siehe Seite 172

KAPITEL 170

Transplantation

Bei einer Transplantation werden lebende Zellen, Gewebe oder ganze Organe von einer Person (dem Spender) zu einer anderen (dem Empfänger) oder von einem Körperteil zu einem anderen (z. B. Hautübertragung) übertragen mit dem Ziel, eine verlorengegangene Funktion wiederherzustellen.

Eine Transplantation kann bei Menschen von größter Bedeutung sein, deren gesundheitliche Probleme auf andere Art nicht zu heilen sind. Bluttransfusionen, die bei Millionen von Menschen jedes Jahr durchgeführt werden, sind die häufigste Art von Übertragung. Die Transplantation von Organen setzt voraus, daß zum einen ein passender Spender gefunden wird, und daß andererseits beim Empfänger die Bereitschaft zum Risiko besteht, sich einer schweren Operation mit entsprechenden Konsequenzen zu unterziehen: nämlich hinterher starke, die körpereigene Abwehr unterdrückende Medikamente einzunehmen, eine mögliche Abstoßung des Transplantats in Kauf zu nehmen und mit ernsten Komplikationen oder schlimmstenfalls sogar dem Tod zu rechnen. Wenn jedoch lebenswichtige Organe – wie Herz, Lunge, Leber, Nieren oder Knochenmark – ihre Aufgabe nicht mehr ordnungsgemäß erfüllen und auch nicht mehr in diese Lage versetzt werden können, besteht in der Transplantation eines normal funktionierenden Ersatzorgans auf Dauer die einzige Überlebenschance.

Gespendetes Gewebe oder Organe können von einem lebenden Menschen stammen, aber auch von einer Person, die gerade erst verstorben ist. Gewebe und Organe eines lebenden Spenders sind im Prinzip geeigneter, weil sie eine bessere Chance bieten, erfolgreich übertragen zu werden. Jedoch können Organe, wie beispielsweise das Herz, die Leber, die Lunge und Teile des Auges (Hornhaut und Linse), nur von jemandem entnommen werden, der gerade verstorben ist – dabei eher durch einen Verkehrsunfall als durch eine Krankheit.

Lebende Organspender sind fast immer Familienmitglieder. Am häufigsten handelt es sich dabei um die Transplantation von Knochenmark oder einer Niere. Weil der Körper zwei Nieren hat und im Normalfall auch gut mit einer auskommt, ist die Übertragung der Niere eines Familienmitgliedes oft recht sicher. Teile der Leber und Lungengewebe wurden auch schon von Lebenden gespendet und transplantiert. Die Übertragung eines Organs von einem lebenden Spender auf den Empfänger dauert von der Entnahme bis zur Einpflanzung nur wenige Minuten.

Seit Ende 1997 regelt in Deutschland das Transplantationsgesetz die Spende, Entnahme und Übertragung von Organen, ausgenommen die von Knochenmark. In ihm werden die Krankenversicherungen aufgefordert, ihren Mitgliedern nahezulegen, sich mit einem Ausweis als potentieller Organspender zu deklarieren. Mit einem solchen Organspendeausweis kann man der Organentnahme grundsätzlich zustimmen, man kann sie aber auch auf bestimmte Organe beschränken. Die Daten des Ausweises können in einem Organspenderegister gespeichert und einem Krankenhaus jederzeit zur Verfügung gestellt werden.

In Deutschland werden jährlich etwa 3 000 Organtransplantationen durchgeführt; doppelt so viele wären nötig, und etwa 13 000 Patienten warten auf ein passendes Spenderorgan. Doch erst etwa acht Prozent der Deutschen haben einen Organspendeausweis.

Damit eine Organtransplantation ohne Verzögerung durchgeführt werden kann, werden die Informationen über Patienten, die ein bestimmtes Organ zum Überleben brauchen, in einer Computerdatenbank gespeichert, ebenso der jeweilige Gewebetyp (um die Anpassungsfähigkeit prüfen zu können). Diese Datenbank heißt Eurotrans-

Warum Hornhauttransplantate in der Regel funktionieren

Hornhaut wird sehr häufig und höchst erfolgreich transplantiert. Eine vernarbte oder trübe gewordene Hornhaut kann durch eine klare, gesunde ersetzt werden. Die Operation unter dem Mikroskop dauert ungefähr eine Stunde. Die gespendete Hornhaut kommt in der Regel von Verstorbenen.

Eine Hornhaut wird selten abgestoßen, da sie keine eigene Blutzufuhr hat – sie bekommt den Sauerstoff und andere Nährstoffe aus den nächstliegenden Geweben und Flüssigkeiten. Und weil Antikörper (Eiweiße, die als Reaktion auf Antigene gebildet werden, in diesem Fall fremdes Gewebe) und Zellen des Immunsystems, die im Blutkreislauf zirkulieren, die transplantierte Hornhaut nicht erreichen, ist die Abstoßung eines Hornhauttransplantats weniger wahrscheinlich als bei Geweben mit reichlicher Blutzufuhr.

Überlebensraten von einem Jahr bei Organtransplantaten

Organ	Überlebensraten 1980	Überlebensraten 1995
Niere	60%	90%
Herz	60%	90%
Leber	30%	80%
Bauchspeicheldrüse	20%	70%
Lunge und Herz-Lunge	*	70%

* Daten nicht verfügbar, da Lungen- und Herz-Lungen-Transplantationen in nennenswerter Zahl erst seit weniger als zehn Jahren durchgeführt werden.

plant, hat ihren Sitz in den Niederlanden und arbeitet europaweit. Von dort haben die deutschen Transplantationszentren bisher erheblich mehr Organe erhalten, als sie dorthin abgeben konnten.

Manche Organe können außerhalb des Körpers nur wenige Stunden überleben; andere können gekühlt gelagert werden, um erst nach einigen Tagen transplantiert zu werden. Manchmal kann die Organentnahme aus einem Körper gleich mehreren Menschen helfen. Zum Beispiel kann ein Spender theoretisch zwei Patienten mit der Hornhaut des Auges, zwei weiteren mit je einer Niere helfen, einem mit der Leber, zwei mit Lungen und einem weiteren mit einem Herzen.

Gewebevergleich

Zu der Übertragung von Geweben und Organen eines Menschen auf einen anderen gehören viele Vorgänge. Normalerweise greift das Immunsystem fremdes Gewebe an und zerstört es; diese ist als Abstoßungsreaktion des Transplantats bekannt. Um die Gefahr der Abstoßung zu verringern, muß das gespendete Gewebe bestmöglich zu dem Gewebe des Empfängers passen.

Um dies zu erreichen, bestimmt der Arzt den Gewebetyp sowohl vom Spender wie vom Empfänger. Jede Zelle des Körpers trägt auf ihrer Oberfläche **Antigene** – Stoffe, die eine Immunantwort hervorrufen. Wenn jemand also fremdes Gewebe erhält, erkennt der Organismus des Empfängers das Signal der Antigene, daß fremdes Gewebe vorhanden ist. Auf den roten Blutkörperchen sind es drei spezifische Antigene – die **A-, B- und Rh-Antigene**. Sie bestimmen, ob transfundiertes Blut angenommen oder abgestoßen wird.▲ Deshalb wird das Blut nach diesen drei Antigenen in Gruppen eingeteilt. Andere Gewebe verfügen über eine größere Anzahl verschiedener Antigene, was einen umfassenderen Vergleich ermöglicht. Eine Gruppe von Antigenen, die **humane Leukozytenantigene (HLA-System)**■ genannt werden, sind enorm wichtig, wenn nicht rote Blutkörperchen, sondern andere Gewebe transplantiert werden sollen. Je besser die HLA-Antigene von Spender und Empfänger zueinander passen, desto erfolgreicher wird die Transplantation verlaufen. Jedoch ist die Diskussion der Experten über Wert und Unwert des Gewebevergleichs, speziell bei Transplantaten aus der Leber, noch nicht abgeschlossen.

Bevor ein Organ übertragen wird, müssen aber in jedem Fall sowohl das Gewebe des Spenders wie das des Empfängers auf den HLA-Typ hin untersucht werden. Bei eineiigen Zwillingen sind die HLA-Antigene exakt gleich. Bei Eltern und den meisten Geschwistern sind bestimmte HLA-Antigene identisch, manche aber auch verschieden. Bei einem von vier Geschwisterpaaren sind gleiche HLA-Antigene vorhanden und damit vollständig übereinstimmend. Bei Menschen, die nicht aus einer Familie stammen, stimmen aber nur wenige HLA-Antigene überein.

Unterdrückung des Immunsystems

Selbst wenn die HLA-Typen sorgfältig aufeinander abgestimmt wurden, werden transplantierte Organe gewöhnlich abgestoßen, wenn das Immunsystem des Empfängers nicht an der Abstoßung gehindert wird. Transplantierte Organe werden normalerweise bald nach der Transplantation abgestoßen; diese Reaktion kann aber auch erst Wochen oder sogar Monate später eintreten. Die Abstoßungsreaktion kann manchmal leicht und einfach zu unterdrücken sein; in anderen Fällen ist sie sehr stark und hält trotz einer entsprechenden Behandlung an. Dadurch kann nicht nur das transplantierte Gewebe oder Organ zerstört werden, sondern es kann auch zu Fieber, Schüttelfrost, Übelkeit, Müdigkeit und zu plötzlichen Veränderungen des Blutdrucks kommen.

Die Entdeckung, daß bestimmte Arzneimittel das Immunsystem unterdrücken, hat die Erfolgsrate bei Transplantationen enorm ansteigen lassen. Aber die Medikamente zur Unterdrückung des Immunsystems bergen

▲ Siehe Kasten, Seite 736
■ Siehe Seite 808

auch Risiken. Während sie nämlich die Immunreaktion gegen das transplantierte Organ unterdrücken, verringern sie zugleich die Kraft der körpereigenen Abwehr, Infektionen zu bekämpfen und andere Fremdstoffe zu zerstören.

Eine intensive Unterdrückung des Immunsystems ist gewöhnlich nur während der ersten Wochen nach der Transplantation nötig, beziehungsweise immer dann, wenn es Anzeichen dafür gibt, daß ein übertragenes Organ abgestoßen wird. Nach dem Zeitraum der intensiven Immunsuppression werden nur noch geringe Mengen der Medikamente auf unbestimmte Zeit genommen; mit dem Ziel, das Immunsystem hinreichend zu unterdrücken, damit das Transplantat dauerhaft toleriert wird.

Eine Reihe unterschiedlicher Medikamente wirkt als Immunsuppressivum. Kortisone, wie Prednison, werden regelmäßig angewendet. Sie werden zuerst intravenös gegeben, nach der Operation dann kontinuierlich eingenommen. Azathioprin war lange Zeit das Standardmedikament bei der immunsuppressiven Behandlung. Verschiedene andere Arzneimittel haben sich für diesen Zweck bewährt, darunter Tacrolimus und (seit neuestem) Mycophenolatmofetil. Ciclosporin ist ein weiteres, häufig verwendetes Immunsuppressivum. Außerdem gibt es noch Cyclophosphamid, das vorrangig bei Knochenmarktransplantationen Verwendung findet, Antilymphozytenglobulin und Antithymozytenglobulin, sowie monoklonale Antikörper gegen die T-Lymphozyten.

Nierentransplantation

Bei Menschen, deren Nierenfunktion erheblich gestört ist, ist die Nierentransplantation eine lebensrettende Alternative zur Dialyse; sie wird bei Patienten aller Altersstufen erfolgreich durchgeführt. Es gibt durchaus schon Menschen, die seit 30 Jahren mit derselben transplantierten Niere leben. Menschen mit einer erfolgreich transplantierten Niere führen gewöhnlich ein normales, aktives Leben.

Die Transplantation ist eine der schwersten Operationen, da die gespendete Niere mit den Blutgefäßen und den Harnwegen des Empfängers verbunden werden muß. Mehr als zwei Drittel aller transplantierten Nieren werden von einem toten Spender übertragen; es handelt sich dabei meistens um einen gesunden Menschen, der bei einem Verkehrsunfall gestorben ist. Die Nieren werden entnommen, auf 4° Celsius gekühlt und schnellstens in das Transplantationszentrum gebracht, wo ein entsprechender Patient mit dem passenden Gewebetyp liegt, dessen Blutserum auch keine Antikörper gegen das Spendergewebe enthält.

Trotz der Medikamente, die das Immunsystem unterdrücken, kommt es normalerweise einmal oder mehrmals zu einer Abwehrreaktion gegen die transplantierte Niere. Die Abstoßungsreaktion kann als Nebenwirkung eine Gewichtszunahme durch die Speicherung der Körperflüssigkeit verursachen, ebenso Fieber und Druckempfindlichkeit und Schwellungen über der Stelle, wo die eingepflanzte Niere sitzt. Blutuntersuchungen können jeweils über die Verschlechterung der Nierenfunktion Aufschluß geben. Falls die Ärzte nicht sicher sind, ob eine Abstoßung bevorsteht, können sie eine Nadelbiopsie durchführen (sie entnehmen ein kleines Stück Nierengewebe mit Hilfe einer Nadel und untersuchen es unter dem Mikroskop).

Die Abstoßung kann gewöhnlich aufgehalten werden, indem die Dosierung der Immunsuppressiva erhöht wird. Falls die Abstoßung nicht gestoppt werden kann, ist die Transplantation fehlgeschlagen. Die abgestoßene Niere kann an ihrem Platz belassen werden, vorausgesetzt, das Fieber geht zurück, die Stelle über der Niere bleibt nicht druckempfindlich, es ist kein Blut im Urin, und der Blutdruck ist nicht dauerhaft erhöht. Nach einer mißlungenen Transplantation muß erneut mit einer Dialyse begonnen werden. Eine zweite Transplantation mit einer anderen Niere wird zumeist versucht, sobald sich der Patient von der ersten Operation erholt hat; die Erfolgschancen sind dann beinahe ebenso groß wie bei einer Ersttransplantation.

Die meisten Abstoßungsreaktionen oder andere Komplikationen treten innerhalb von drei bis vier Monaten nach der Transplantation auf. Sofern nicht ernste Nebenwirkungen oder schwere Infektionen auftreten, muß nach diesem Zeitraum der Empfänger fortfahren, die Medikamente zur Unterdrückung des Immunsystems einzunehmen. Denn wenn er damit auch nur kurzfristig aufhört, kann der Körper die neue Niere abstoßen. Es kommt sehr selten vor, daß eine transplantierte Niere erst nach vielen Wochen oder Monaten abgestoßen wird. Doch wenn dies passiert, gibt es Anzeichen wie Erhöhung des Blutdrucks beim Empfänger, Verschlechterung der Nierenfunktion und allmähliches Versagen des Organs.

Nierentransplantierte haben ein zehn- bis fünfzehnfach erhöhtes Risiko, Krebs zu bekommen. Das Risiko, Krebs im lymphatischen System (ein Lymphom) zu entwickeln, ist bei Transplantierten ungefähr dreißigmal größer als normalerweise, vermutlich als Folge der Unterdrückung des Immunsystems.▲

▲ Siehe Seite 788

Lebertransplantation

Während die Dialyse nierenkranken Menschen die Möglichkeit zum Weiterleben bietet, gibt es für Patienten mit einer schweren Lebererkrankung keine ähnliche Behandlungsmethode. Wenn die Leber nicht mehr arbeitet, bleibt nur die Transplantation einer fremden Leber. Manche Menschen, deren Zustand sich durch eine Transplantation bessern ließe, sterben allerdings, bevor eine passende Spenderleber gefunden werden konnte.

Obwohl die Erfolgsrate bei Lebertransplantationen etwas niedriger liegt als bei Nierentransplantationen, überleben immerhin wenigstens siebzig bis neunzig Prozent der Empfänger ein Jahr. Bei den meisten dieser Überlebenden war die ursprüngliche Leber durch primäre biliäre Zirrhose, Hepatitis oder eine Arzneimittelvergiftung zerstört worden. Eine Lebertransplantation ist zur Behandlung von Leberkrebs selten erfolgreich. Der Krebs tritt gewöhnlich in der transplantierten Leber erneut oder in anderen Körperteilen auf; weniger als 20 Prozent der Empfänger überleben länger als ein Jahr.

Erstaunlicherweise werden Lebertransplantate nicht so heftig abgestoßen wie Transplantate der Niere und des Herzens. Dennoch müssen nach der Operation Immunsuppressiva eingenommen werden. Falls sich die Leber beim Empfänger vergrößert, wenn sich Symptome wie Übelkeit, Schmerzen, Fieber oder Gelbsucht einstellen oder sich die Leberfunktion verschlechtert, kann der Arzt eine Nadelbiopsie durchführen (indem er ein kleines Stück Lebergewebe entnimmt und unter dem Mikroskop untersucht). Das Ergebnis der Biopsie kann bei der Feststellung helfen, ob eine Abstoßungsreaktion gegen das Organ begonnen hat und ob die Dosis der Immunsuppressiva erhöht werden muß.

Herztransplantation

Vor wenigen Jahrzehnten noch unvorstellbar, ist die Herztransplantation heute an der Tagesordnung. Fast 95 Prozent der Empfänger von Herztransplantaten können wesentlich besser ihre täglichen, körperlichen und geistigen Aufgaben erledigen als vor der Transplantation. Mehr als 70 Prozent der Transplantatempfänger sind wieder berufstätig.

Herztransplantationen bleiben Menschen mit schwersten Herzkrankheiten vorbehalten, denen mit Medikamenten oder anderen Operationen nicht mehr geholfen werden kann. In einigen Kliniken überleben Patienten, angeschlossen an eine Herzmaschine, für Wochen oder Monate, bis ein passendes Spenderherz gefunden wird. Dennoch sterben viele Patienten während der Wartezeit.

Menschen mit einem transplantierten Herzen brauchen nach der Operation immunsuppressive Medikamente. Die Abstoßung des Herzens verursacht Fieber, Schwäche und schnelle, beziehungsweise in anderer Weise anormale Herzschläge. Die Unterfunktion des Herzens führt zu niedrigem Blutdruck, Schwellungen (Ödemen) und zur Ansammlung von Flüssigkeit in der Lunge. Eine sehr schwache Abwehrreaktion gegen das neue Herz verursacht möglicherweise überhaupt keine Symptome, aber das Elektrokardiogramm (EKG) wird dennoch charakteristische Veränderungen aufzeigen. Wenn Ärzte eine Abstoßung vermuten, führen sie gewöhnlich eine Biopsie durch. Bei diesem Verfahren wird ein Katheter, versehen mit einem kleinen Messer am Kopfende, durch eine Vene vom Hals aus bis zum Herzen geschoben, um damit eine winzige Gewebeprobe aus dem Herzen zu entnehmen. Dieses Gewebe wird unter dem Mikroskop untersucht. Finden sich Anzeichen einer Abwehrreaktion, müssen die Ärzte die Dosierung der Immunsuppressiva entsprechend anpassen.

Annähernd die Hälfte der Todesfälle nach Herztransplantationen sind auf Infektionen zurückzuführen. Eine weitere Komplikation ist die Arteriosklerose (der Verschluß von Arterien), die sich in den Herzkranzgefäßen bei einem Viertel der Herztransplantierten entwickelt.

Lungen- und Herz-Lungen-Transplantation

Die Lungentransplantation hat in der jüngsten Zeit erheblich an Bedeutung zugenommen. Gewöhnlich wird nur ein Lungenflügel transplantiert, manchmal aber auch alle beide. Wenn die zugrundeliegende Krankheit auch das Herz geschädigt hat, wird die Lungen- mit einer Herztransplantation kombiniert. Es ist schwierig, Spenderlungen zu bekommen, da sie nur schwer zu konservieren sind. Darum muß die Transplantation sofort durchgeführt werden, sobald eine Lunge zur Verfügung steht.

Lungentransplantate können von einem lebenden Spender stammen oder auch von einem kürzlich verstorbenen. Von einem lebenden Spender kann nur ein unbeschädigter Lungenflügel entnommen werden, und in der Regel wird nur ein Lappen gespendet. Beide Lungenflügel oder gar das Herz und die Lunge können nur einem toten Menschen entnommen werden.

Zirka 80 bis 85 Prozent der Menschen, die Lungentransplantate erhalten, überleben mindestens ein Jahr, und ungefähr 70 Prozent fünf Jahre lang. Mehrere Komplikationen können das Leben der Empfänger von Lungen- und Herz-Lungen-Transplantaten gefährden. Das Infektionsrisiko ist hoch, denn die Lungen sind fortwährend der Atemluft ausgesetzt, die ja nicht steril ist. Eine der häufigsten

Schwierigkeiten besteht darin, daß die Stelle, wo die Atemwege mit der Lunge verbunden werden, nur schlecht ausheilen. Bei manchen Menschen verschließen sich teilweise die Atemwege durch gebildetes Narbengewebe, was eine zusätzliche Behandlung erforderlich macht.

Die Abstoßung eines Lungentransplantats ist schwer zu entdecken, zu beurteilen und zu behandeln. Wenn die Lunge abgestoßen wird, dann geschieht das bei mehr als 80 Prozent der Transplantierten wahrscheinlich innerhalb eines Monats nach der Operation. Die Abstoßung geht einher mit Fieber, Kurzatmigkeit und Schwäche; diese rührt von der unzureichenden Sauerstoffzufuhr im Blut her. Wie auch bei anderen transplantierten Organen, kann die Abstoßung des Lungentransplantats durch eine Änderung oder eine Dosisanpassung der Immunsuppressiva aufgehalten werden. Eine späte Komplikation nach Transplantationen stellt der Verschluß der kleinen Atemwege dar, was eine allmähliche Abstoßung des Transplantats anzeigt.

Bauchspeicheldrüsen-transplantation

Die Bauchspeicheldrüse kann bei bestimmten Diabetespatienten übertragen werden.▲ Anders als bei sonstigen Organen, stellt diese Transplantation nicht den letzten Ausweg dar, um Leben zu retten, vielmehr beugt sie Komplikationen des Diabetes vor, weil sich so der Blutzucker viel besser regulieren läßt als durch die mehrmals am Tage vorgenommenen Insulininjektionen. Versuchsstudien lassen vermuten, daß die Übertragung der Bauchspeicheldrüse die Beschwerden bei Diabetes verlangsamen oder ganz beheben kann. Dennoch eignet sich die Transplantation der Bauchspeicheldrüse für die meisten Diabetiker nicht; sie bleibt denjenigen vorbehalten, deren Blutzucker extrem schwer einzustellen ist und die noch keine ernsten Komplikationen in anderen Organen entwickelt haben.

Mehr als die Hälfte der Diabetiker, die sich einer Transplantation der Bauchspeicheldrüse unterziehen, haben hinterher einen normalen Blutzuckerspiegel, oft ohne weiterhin Insulin spritzen zu müssen. Jedoch muß der Empfänger einer neuen Bauchspeicheldrüse Medikamente einnehmen, um die Abwehr zu unterdrücken, was das Risiko für Infektionen und andere Komplikationen erhöht. Daher wird das Risiko, den Diabetes durch die Insulininjektionen doch nie wie beim Gesunden einstellen zu können, eingetauscht gegen die Gefahr der schwächeren Abwehrkraft bei gleichzeitig besserer Diabeteskontrolle. Wegen der Risiken, die die Unterdrückung des Immunsystems birgt, werden die meisten Bauchspeicheldrüsentransplantationen bei Menschen durchgeführt, denen wegen Nierenversagens auch eine Niere übertragen werden muß.

Wissenschaftler prüfen inzwischen die Möglichkeit, statt der gesamten Bauchspeicheldrüse nur jene Inselzellen der Bauchspeicheldrüse zu übertragen, die das Insulin produzieren. Auch wenn die Ergebnisse vielversprechend sind, befindet sich das Verfahren derzeit noch im Experimentierstadium.

Knochenmarktransplantation

Die Knochenmarktransplantation wurde zuerst als Teil der Behandlung bei Leukämie, bei bestimmten Arten von Lymphomen und bei aplastischer Anämie durchgeführt. Als sich die Techniken und Erfolgsraten verbesserten, verbreiterte sich auch das Anwendungsspektrum der Knochenmarktransplantation. Zum Beispiel werden Knochenmarktransplantationen heute auch bei manchen Frauen mit Brustkrebs und bei Kindern mit bestimmten Erbkrankheiten vorgenommen. Wenn Krebspatienten mit Chemotherapie oder mit Strahlen behandelt werden, werden zusammen mit den Krebszellen auch die normalen blutbildenden Zellen im Knochenmark zerstört. Manchmal wird den Patienten deshalb vor der Behandlung etwas Knochenmark entnommen, um es ihm wieder zurückzugeben, nachdem er mit hochdosierten Chemotherapeutika behandelt wurde. Auf diese Weise kann ein Krebspatient sehr hohe Dosen bei der Strahlenbehandlung und der Chemotherapie erhalten, die dann hoffentlich sämtliche Krebszellen zerstören.

Wenn das Knochenmark von einem Spender transplantiert wird, muß der HLA-Typ des Empfängers ganz genau mit dem HLA-Typ des Spenders übereinstimmen; daher sind die geeignetsten Spender enge Familienmitglieder. Das Transplantationsverfahren selbst ist einfach. Gewöhnlich liegt der Spender unter Vollnarkose, und der Arzt entnimmt Mark mit einer Spritze aus dem Hüftbein und bereitet es für die Transplantation vor. Der Arzt injiziert das Mark dann in die Vene des Empfängers. Das Spendermark wandert auf diesem Weg in die Knochen des Empfängers, wo es sich festsetzt, und die Zellen beginnen, sich zu teilen. Schließlich ist, nach gelungener Transplantation, das Knochenmark des Empfängers vollständig ersetzt.

Nichtsdestoweniger ist das Verfahren nicht ohne Risiko, weil die weißen Blutkörperchen des Empfängers durch die Strahlenbehandlung und die Chemotherapie zerstört wurden. Es dauert ungefähr zwei bis drei Wochen, bis das transplantierte Knochenmark genügend weiße Blutkörperchen bilden kann, um durch sie den Körper vor Infek-

▲ Siehe Seite 713

tionen zu schützen. Dadurch ist die Gefahr für schwere Infektionen in dieser Zeitspanne erheblich. Ein weiteres Problem besteht darin, daß das neue Knochenmark immunologisch aktive Zellen produzieren kann, die möglicherweise die Wirtszellen angreifen (Graft-versus-host-Reaktion)▲. Und ungeachtet des gespendeten Knochenmarks kann letztlich auch der Krebs zurückkehren.

Transplantation anderer Organe

Menschen, die großflächige Verbrennungen erlitten haben oder durch andere Ursachen sehr viel Haut verloren haben, kann Haut übertragen werden. Die **Hautübertragung** gelingt am besten, wenn ein gesundes Stück Haut von einem Körperteil entfernt und auf einen anderen gepflanzt wird. Wenn eine solche Übertragung unmöglich ist, bietet die Haut von einem Spender oder sogar von Tieren (wie Schweinen) vorübergehenden Schutz – so lange, bis die eigene Haut nachgewachsen ist und das Transplantat ersetzen kann. Es wurde auch schon der Versuch gemacht, die Menge Haut, die für eine Übertragung zur Verfügung stand, zu vergrößern, indem man kleine Stücke der Haut eines Patienten in einer Gewebekultur wachsen ließ.

Manchmal werden bei Kindern **Knorpel** verpflanzt, gewöhnlich um Schäden in den Ohren oder der Nase zu beheben. Transplantierter Knorpel wird selten von dem körpereigenen Abwehrsystem angegriffen. Die **Knochentransplantation** beruht darauf, daß Knochenmasse aus einem Körperteil genommen wird, um sie in einem anderen Teil des Körpers, wo sie fehlt, zu ersetzen. Knochen, die von einem Menschen auf einen anderen übertragen werden, können nicht überleben, stimulieren aber das Knochenwachstum und dienen als gutes Stützgewebe, um schadhafte Stellen zu überbrücken und zu festigen, bis sich neuer Knochen bilden kann.

Die Transplantation des **Dünndarms** ist noch im Versuchsstadium. Sie kann bei Menschen hilfreich sein, deren Darm durch eine Krankheit zerstört wurde oder nicht ausreichend funktioniert, um den Betreffenden am Leben zu erhalten. Die meisten dieser Transplantate haben bisher nicht lang gehalten, aber die Erfolgsraten erhöhen sich.

▲ Siehe Seite 738

Infektionen

KAPITEL 171

Ansteckende Krankheiten

Allerkleinste Lebewesen gibt es überall: im Boden, in Süß- und Salzwasser, auf dem Meeresgrund und in der Luft. Jeden Tag essen und trinken wir sie und atmen sie ein. Aber ungeachtet ihrer anscheinend beachtlichen Überzahl dringen diese Organismen nur selten in Menschen ein, um sich dort zu vermehren und eine Infektion auszulösen. Doch selbst wenn dies der Fall ist, ist die Infektion meist so leicht, daß sie nicht einmal Symptome verursacht.

Relativ wenige Mikroorganismen sind wirklich imstande, Krankheiten hervorzurufen. Viele von ihnen leben auf der Haut, im Mund, in den Atemwegen, im Darm und in den Genitalien (hauptsächlich in der Scheide). Ob sich nun ein solches Kleinstlebewesen als harmloser Kamerad auf seinem menschlichen Wirt aufhält oder ob er in ihn eindringt und eine Erkrankung hervorruft, hängt immer von seiner Natur und vom Immunsystem des betroffenen Menschen ab.

Bakterienflora

Ein gesunder Mensch lebt in Harmonie mit seiner natürlichen Besiedelung durch Kleinlebewesen, die sich an einigen Orten des Körpers ansiedeln. Diese Mikroben, die sich gewöhnlich immer an der gleichen Stelle aufhalten, nennt man die Bakterienflora des Menschen. Normalerweise schützen diese Bakterien den Körper viel eher vor krankheitsauslösenden Organismen, als daß sie selbst Krankheiten verursachen. Wenn die Flora geschädigt wird, stellt sie sich so schnell wie möglich wieder her. Kleinstlebewesen, die ihren Wirt nur stunden- beziehungsweise wochenlang besiedeln, sich aber nicht ständig erneuern, werden als vorübergehende Bakterienflora bezeichnet.

Umweltbedingungen – wie die Ernährung, sanitäre Bedingungen, Luftverschmutzung und Hygienegewohnheiten – entscheiden mit darüber, welche Art von natürlicher Besiedelung sich bei einem Menschen bildet. Zum Beispiel enthält der Darm jener Menschen, die reichlich Milchprodukte verzehren, gewöhnlich viel Milchsäurebakterien. Das Bakterium *Haemophilus influenzae* siedelt sich gewöhnlich in den Atemwegen von Menschen mit chronischer obstruktiver Bronchitis an.

Unter bestimmten Umständen können aber auch Bestandteile der körpereigenen Bakterienflora Krankheiten verursachen. Beispielsweise kann sich *Streptococcus pyogenes* normalerweise im Rachen aufhalten, ohne Schaden anzurichten; falls aber die körpereigenen Abwehrkräfte geschwächt sind oder wenn es sich bei den Streptokokken um einen besonders gefährlichen Stamm handelt, kann ein akuter Rachenkatarrh entstehen. Auf ähnliche Weise können auch andere Organismen, die Teil der ständigen Bakterienflora sind, in den Körper eindringen und bei Menschen mit geschädigten Abwehrbarrieren Krankheiten auslösen. Menschen mit Darmkrebs sind z. B. besonders anfällig für Mikroorganismen, die normalerweise im Darm leben; diese können über das Blut zum Herzen gelangen und die Herzklappen infizieren. Ebenso kann eine hochdosierte radioaktive Bestrahlung diese Mikroorganismen dazu anregen, ins Gewebe einzudringen und schwerwiegende Infektionen hervorzurufen.

Entwicklung einer Infektion

Die meisten infektiösen Erkrankungen werden durch Kleinstlebewesen verursacht, die in den Körper eindringen und sich vermehren. Überwiegend gelingt ihnen dies, indem sie sich an Körperzellen anheften. Dieses Anheften ist ein ganz spezieller Vorgang, bei dem eine »Schlüssel-Schloß«-Verbindung zwischen der menschlichen Zelle und dem Mikroorganismus eine Rolle spielt.▲ Ob das fremde Wesen in der Nähe der Stelle des Eindringens bleibt oder ob es sich auf andere Bereiche ausbreitet, ist immer davon abhängig, ob es Gifte, Enzyme oder andere Stoffe produziert.

Einige Mikroorganismen, die den Körper befallen, stellen Giftstoffe her, die angrenzende oder auch entfernter liegende Zellen angreifen. Die meisten dieser Gifte enthalten Bestandteile, die sich speziell an Moleküle auf bestimmten Zellen (Zielzellen) binden, wodurch sie Krankheiten verursachen. Zu Erkrankungen, bei denen derartige Giftstoffe eine zentrale Rolle spielen, gehören Wundstarrkrampf (Tetanus), das toxische Schocksyndrom und Cholera. Einige Infektionskrankheiten werden sogar von Giftstoffen ausgelöst, die von Bakterien außerhalb des Körpers gebildet werden. Ein Beispiel dafür ist die Lebensmittelvergiftung durch Staphylokokken.

Nach dem Eindringen müssen sich die Mikroorganismen vermehren, um eine Infektion hervorzurufen. Dann kann dreierlei passieren: Erstens kann sich der Mikroorganismus fortwährend vermehren und die körpereigene Abwehr überwältigen. Dieser Vorgang kann so großen Schaden anrichten, daß der Mensch stirbt. Im zweiten Fall kommt es möglicherweise zu einem Gleichgewichtszustand; daraus kann sich eine chronische Infektionskrankheit entwikkeln. Das heißt, es gibt keinen Sieger, weder der Mikroorganismus noch der Patient gewinnt diesen Kampf. Drittens besteht die Möglichkeit, daß der Betroffene – mit oder ohne medizinische Behandlung – den Eindringling besiegen kann. Dieser Vorgang stellt die Gesundheit wieder her und hinterläßt häufig eine langandauernde Immunität gegen weitere Infektionen durch denselben Organismus.

Viele krankheitsverursachende Organismen besitzen Eigenschaften, die den Krankheitsverlauf schwerwiegender machen (Virulenz) beziehungsweise die dem Abwehrsystem des Körpers standhalten. Beispielsweise produzieren einige Bakterien Enzyme, die Gewebe zerstören können und es dadurch der Infektion ermöglichen, sich schneller auszubreiten.

Einige der Kleinstlebewesen können die körpereigene Abwehrkraft blockieren. Zum Beispiel kann ein Mikroorganismus imstande sein, die Produktion von Antikörpern zu unterbrechen oder die Entwicklung von T-Zellen zu stören – eine Art von weißen Blutkörperchen, die extra dazu ausgebildet werden, Schädlinge anzugreifen. Andere wieder haben äußere Hüllen (Kapseln), die verhindern, daß sie von den weißen Blutkörperchen vertilgt werden. Manche Bakterien können von Abwehrstoffen, die im Blutkreislauf zirkulieren, nicht aufgelöst (lysiert) werden. Einige produzieren sogar Chemikalien, die die Wirkung von Antibiotika verhindern können.

Die Beziehungsarten

Zwischen einem Mikroorganismus und seinem menschlichen Wirt sind drei Arten von Beziehung möglich:
- Die Symbiose; von ihr profitieren sowohl der Mikroorganismus als auch der Wirt.
- Der Kommensalismus; der Mikroorganismus zieht daraus Nutzen, fügt aber dem Wirt keinen Schaden zu.
- Der Parasitismus; allein der Mikroorganismus hat einen Vorteil, der Wirt erleidet Schaden.

Bakterien und Pilze gehören zu den häufigsten Mikroorganismen, die in symbiotischer oder kommensaler Beziehung leben.

Auswirkungen einer Infektion

Bestimmte Infektionen führen zu Veränderungen im Blut, im Herzen, in der Lunge, im Gehirn, in den Nieren, in der Leber oder im Verdauungstrakt. Der Arzt kann feststellen, ob der Patient an einer Infektionskrankheit leidet, indem er diese spezifischen Veränderungen herausfindet.

Blutbildveränderungen

Während des Abwehrkampfes gegen Infektionen ist häufig die Zahl der weißen Blutkörperchen erhöht. Diese Vermehrung kann sich innerhalb mehrerer Stunden vollziehen, hauptsächlich indem weiße Blutkörperchen aus den Vorräten im Knochenmark freigesetzt werden. Zuerst steigt die Zahl der Neutrophilen an – einer besonderen Art der weißen Blutkörperchen. Falls die Infektion weiter bestehenbleibt, erhöht sich auch die Zahl der Monozyten, einer weiteren Art weißer Blutzellen. Eine dritte Art weißer Blutkörperchen, die Eosinophilen, vermehren sich bei allergischen Reaktionen und Parasitenbefall, jedoch gewöhnlich nicht bei Bakterieninfektionen.

Spezielle Infektionen, wie z. B. Typhus, senken im akuten Stadium die Anzahl der weißen Blutkörperchen, indem sie sie zerstören. Dieses tritt bei einer massiven Infektion ein, wenn das Knochenmark die Zellen nicht schnell genug ersetzen kann, die der Invasion der Erreger zum Opfer gefallen sind.

Blutarmut kann durch Blutungen entstehen, die unter anderem von Infektionen verursacht werden, durch Zerstörung der roten Blutkörperchen oder durch Schädigung des

▲ Siehe Kasten, Seite 810

Infektion durch medizinische Instrumente

Die meisten Menschen glauben, bei einer Infektion dringen Mikroorganismen in den Körper ein und heften sich an bestimmte Zellen an. Aber die Mikroorganismen können sich ebenso an medizinischen Geräten, beispielsweise Kathetern, künstlichen Gelenken und Herzklappen, festsetzen und Kolonien bilden. Wenn der Gegenstand dann in den Körper eingepflanzt wird, können sich diese Mikroorganismen ausbreiten und eine Infektion verursachen.

Knochenmarks. Eine schwere Infektion kann in den Blutgefäßen eine ausgedehnte Blutgerinnung bewirken, ein Vorgang, der Verbrauchskoagulopathie genannt wird. ▲ Der beste Weg, diese Störung wieder rückgängig zu machen, besteht darin, die zugrundeliegende Krankheit zu behandeln, in diesem Fall die Infektion. Ein Absinken des Blutplättchenspiegels ohne irgendwelche andere Veränderungen kann gleichfalls das Anzeichen einer Infektion sein.

Veränderungen von Herz, Lunge und Gehirn

Zu möglichen Veränderungen der Herzfunktion während einer Infektionskrankheit gehört ein erhöhter Herzschlag und entweder ein zu hoher oder ein zu geringer Blutausstoß durch den Herzmuskel. Obwohl die meisten Infektionen den Pulsschlag erhöhen, gibt es auch solche wie Typhus, die einen langsameren Pulsschlag bewirken, als aufgrund des hohen Fiebers normalerweise zu erwarten wäre. Auch der Blutdruck kann abfallen. Bei einer schweren Infektion können sich die Blutgefäße so stark erweitern, daß der Blutdruck massiv absinkt (septischer Schock). ■

Infektionen und Fieber lassen den Patienten im allgemeinen schneller atmen; dadurch entsteht mehr Kohlendioxid, das über das Blut, welches dadurch saurer wird, zur Lunge transportiert und ausgeatmet wird. Ferner kann sich die Lunge verhärten, was die Atmung behindert und zu einem akuten Atemnotsyndrom führt. ★ Doch auch die an der Atmung beteiligten Brustmuskeln können ermüden.

Bei schweren Infektionen können Störungen der Gehirnfunktion auftreten, ob nun das Gehirn selbst von einem Mikroorganismus befallen wird oder nicht. Besonders bei älteren Menschen kann dies zu Bewußtseinsstörungen führen. Hohes Fieber kann Krampfanfälle auslösen.

Veränderungen an Nieren, Leber und im Verdauungstrakt

Die Beeinflussung der Nieren durch Infektionen kann von geringfügiger Eiweißausscheidung im Urin bis hin zu akutem Nierenversagen reichen. Diese Veränderungen können durch Herzschwäche und Blutdruckabfall bedingt sein oder auf der direkten Wirkung eines Mikroorganismus auf die Nieren beruhen.

Viele Infektionen können die Leberfunktion beeinträchtigen, sogar wenn die Mikroorganismen die Leber gar nicht direkt angreifen. Ein häufiges Problem ist Gelbsucht, die durch gestaute Gallenflüssigkeit verursacht wird (cholestatischer Ikterus). ● Eine Gelbsucht ist immer ein beunruhigendes Krankheitszeichen, wenn sie eine Infektion begleitet.

Eine schwere Infektionskrankheit kann auch Streßgeschwüre im oberen Verdauungstrakt verursachen, die möglicherweise Blutungen auslösen. Gewöhnlich ist der Blutverlust nur gering, aber einige wenige Betroffene erleiden auch einen starken Blutverlust.

Infektionsabwehr

Die erste Abwehrmaßnahme des Körpers gegen Infektionen stellen die natürlichen Barrieren, wie die Haut, dar. Zu den unspezifischen Mechanismen gehören die Aktivität bestimmter Arten weißer Blutkörperchen und Fieber, zu den spezifischen Mechanismen die Antikörper. Falls ein fremdes Lebewesen die natürlichen Abwehrbarrieren zu durchbrechen versucht, wird es von den unspezifischen und den spezifischen Abwehrmechanismen abgefangen, bevor es sich im Körper vermehren kann.

Natürliche Barrieren

Normalerweise beugt die Haut dem Eindringen von Mikroorganismen vor, solange sie nicht beschädigt ist – beispielsweise durch Verletzung, Insektenbiß oder Verbrennung. Es gibt jedoch Ausnahmen, wie etwa das Papillomavirus, das Warzen verursacht.

Andere erfolgreiche natürliche Barrieren sind die Schleimhäute, beispielsweise im Atem- und Verdauungstrakt. Zu diesem Zweck sind die Schleimhäute mit Sekret bedeckt, das in der Lage ist, Mikroorganismen zu bekämpfen. Ein Beispiel ist die Tränenflüssigkeit der Augen; sie

▲ Siehe Seite 757
■ Siehe Seite 856
★ Siehe Seite 160
● Siehe Seite 557

enthält das Enzym Lysozym. Dieses greift Bakterien an und trägt dazu bei, die Augen vor Infektionen zu schützen.

Die Atemwege filtern wirkungsvoll Teilchen aus der einströmenden Luft. Schon die kurvenreiche Passage durch die Nase, deren Wände mit Schleimhaut ausgekleidet sind, ist dazu gedacht, viel Material vom weiteren Eindringen abzuhalten. Falls ein Organismus trotzdem die unteren Luftwege erreicht, wird er durch die Bewegung der in Schleim gehüllten Flimmerhärchen (Zilien) von der Lunge aus wieder nach draußen transportiert. Zusätzlich unterstützt das Husten den Organismus, Material zu entfernen.

Auch der Magen-Darm-Trakt hat eine ganze Reihe von wirksamen Barrieren. Dazu zählen die Magensäure, die antibakterielle Aktivität der Enzyme der Bauchspeicheldrüse, der Galle sowie der im Darm aktiven Sekrete. Das gleichmäßige Zusammenziehen der Darmmuskulatur (Peristaltik) und das normale Abschilfern von Zellen in der Darmschleimhaut sorgen ebenfalls dafür, daß schädliche Mikroorganismen entfernt werden können.

Die Harn- und Geschlechtsorgane des Mannes sind schon allein durch die Länge der Harnröhre (etwa 20 cm) vor Eindringlingen geschützt. Dadurch gelangen Bakterien nur selten in die Harnröhre – es sei denn, sie werden unbeabsichtigt durch Operationsgeräte direkt hineingebracht. Bei Frauen werden Mikroorganismen durch das saure Scheidenmilieu abgewehrt. Ein weiterer Abwehrmechanismus besteht bei Männern und Frauen im Spüleffekt beim Leeren der Blase.

Menschen mit geschwächten Abwehrmechanismen sind anfälliger für bestimmte Infektionen. ▲ Zum Beispiel sind Menschen, deren Magen keine Säure produziert, besonders gefährdet, an Tuberkulose zu erkranken oder sich mit *Salmonellen* zu infizieren. Ebenso wichtig, um die körpereigenen Abwehrkräfte zu erhalten, ist das Gleichgewicht der verschiedenen Organismen in der Darmflora. Manchmal kann ein Antibiotikum, das gegen eine Infektion im Körper genommen wurde, die Balance der natürlichen Bakterienflora erheblich stören. Dann kann es geschehen, daß sich krankmachende Keime vermehren.

Unspezifische Abwehrmechanismen

Jede Verletzung – und dazu gehört auch eine Bakterieninvasion – ruft eine Entzündung hervor. Der Entzündungsvorgang dient teilweise dazu, bestimmte Abwehrkräfte an den Ort der Verletzung oder der Infektion zu locken. Im Zuge der Entzündung verstärkt sich die Durchblutung in dem betreffenden Bereich, und die weißen Blutkörperchen können leichter aus den Blutgefäßen heraus in das entzündete Gewebe gelangen. Außerdem steigt die Zahl der weißen Blutkörperchen im Blut an, denn das Knochenmark setzt viele aus seinen Speichern frei und beginnt zugleich, neue zu bilden.

Die ersten weißen Blutkörperchen, die am Ort des Geschehens eintreffen, sind die Neutrophilen. Sie beginnen, die eindringenden Organismen zu verschlingen, und versuchen, das Ausmaß der Infektion in Grenzen zu halten. ■ Dauert die Infektion weiter an, kommen in immer größerer Zahl die Monozyten hinzu – eine weitere Art weißer Blutkörperchen, die feindliche Organismen noch besser beseitigen können. Zu viele Eindringlinge können diese unspezifischen Abwehrmechanismen jedoch überwältigen; daneben können auch andere Ursachen eine Rolle spielen, die die körpereigene Abwehr herabsetzen, beispielsweise Luftverschmutzung (einschließlich Tabakrauch).

Fieber

Fieber ist ein Anstieg der Körpertemperatur auf mehr als 38° Celsius (im Mund gemessen). Es ist eine Abwehrreaktion gegen eine Infektion oder eine Verletzung. Die erhöhte Körpertemperatur dient dazu, die Abwehrkräfte zu steigern, während sie für den Kranken selbst nur eine relativ geringe Unpäßlichkeit bedeutet.

Normalerweise steigt und fällt die Körpertemperatur jeden Tag. Sie ist morgens um 6 Uhr am niedrigsten und nachmittags zwischen 16 und 18 Uhr am höchsten. Obwohl die normale Körpertemperatur gewöhnlich mit 37° Celsius angegeben wird, sollte sie morgens um 6 Uhr maximal 37,2° Celsius betragen und um 16 Uhr höchstens 37,7° Celsius.

Der Hypothalamus, ein Teil des Gehirns, kontrolliert die Körpertemperatur; Fieber entsteht durch die Regulierung des »Thermostaten« im Hypothalamus. Der Körper reguliert seine Temperatur auf das neue Niveau, indem er Blut von der Körperoberfläche in das Körperinnere schleust; dadurch verringert sich zugleich der Wärmeverlust. Um mehr Wärme zu erzeugen, ziehen sich die Muskeln zusammen – Schüttelfrost entsteht. Die Bemühungen des Körpers, Hitze zu erzeugen und zu erhalten, dauern so lange an, bis das Blut die vom Hypothalamus erwartete, höhere Temperatur erreicht hat. Dann wird die Temperatur auf diesem Niveau gehalten. Später, wenn der »Thermostat« wieder die Normaltemperatur vorgibt, wird der Körper die überschüssige Hitze los, indem er schwitzt und das Blut in die Haut zurückfließen läßt. Wenn die Temperatur sinkt, kann es ebenfalls zu Schüttelfrost kommen.

Das Fieber kann bestimmten Mustern folgen, etwa indem es regelmäßig jeden Tag einen Höchststand erreicht und dann zu normaler Körpertemperatur absinkt. Andererseits kann das Fieber schwanken, wobei die Temperatur aber nie auf den Normalwert absinkt. Bestimmte Men-

▲ Siehe Seite 929

■ Siehe Seite 806

Einige Ursachen für Fieber

- Infektion, z. B. mit Bakterien oder Viren
- Krebs
- Eine allergische Reaktion
- Hormonstörungen, beispielsweise Phäochromozytom oder Schilddrüsenüberfunktion
- Autoimmunkrankheiten, wie die rheumatoide Arthritis
- Extreme Anstrengung, besonders bei heißem Wetter
- Ausgedehnter Aufenthalt in der Sonne
- Bestimmte Arzneimittel, unter anderem Narkosemittel, Psychopharmaka und Mittel, die die Reizleitung in den Nerven hemmen (Anticholinergika), außerdem eine zu hohe Dosis Azetylsalizylsäure
- Schädigung des Hypothalamus (des Gehirnteils, der die Körpertemperatur kontrolliert), z. B. durch eine Gehirnverletzung oder einen Tumor

schen, beispielsweise Alkoholiker sowie sehr alte Menschen und kleine Kinder, können einen *Temperaturabfall* (Untertemperatur) als Folge einer schweren Infektion erleiden.

Substanzen, die Fieber erzeugen, nennt man Pyrogene. Sie können im Inneren des Körpers erzeugt werden oder auch von außen kommen. Beispiele für Pyrogene, die von außerhalb des Körpers stammen, sind Mikroorganismen sowie von ihnen produzierte Stoffe, wie etwa Gifte. Pyrogene aus der Umwelt rufen in Wirklichkeit daduch Fieber hervor, daß sie den Körper dazu anregen, körpereigene Pyrogene zu produzieren. Innerhalb des Körpers werden die Pyrogene gewöhnlich von einer bestimmten Art der weißen Blutkörperchen, nämlich den Monozyten, erzeugt. Jedoch ist der Grund für Fieber nicht in jedem Fall eine Infektion; Fieber kann auch durch eine Entzündung, durch Krebs oder eine allergische Reaktion hervorgerufen werden.

Suche nach der Fieberursache

Meist ist die Ursache des Fiebers naheliegend, wenn jemand beispielsweise eine Grippe oder eine Lungenentzündung hat. Aber manchmal verbirgt sich die Ursache auch, z. B. wenn es um eine Infektion der Herzinnenhaut (Endokarditis) geht. Wann immer bei einem Kranken Fieber von mehr als 38,3° Celsius gemessen wird und selbst aufwendige Untersuchungen keine Ursache dafür erbringen, wird der Arzt Fieber aus unbekannter Ursache diagnostizieren. ▲ Zu den möglichen Auslösern eines solchen Fiebers gehört im Prinzip jede Störung, die die Körpertemperatur erhöht; meistens sind es bei Erwachsenen aber Infektionen oder Krankheiten, die durch Antikörper hervorgerufen werden, die die eigenen Gewebe angreifen (Autoimmunkrankheiten); es kann sich auch um eine unentdeckte Krebserkrankung handeln.

Um die Ursache des Fiebers zu finden, fragt der Arzt den Patienten nach Symptomen, nach Medikamenten, die er gerade einnimmt, nach der Möglichkeit, sich angesteckt zu haben, nach Reisen in jüngster Zeit und so weiter. Lediglich die Art des Fiebers zu kennen, erleichtert üblicherweise die Diagnose nicht. Doch es gibt ein paar Ausnahmen. Zum Beispiel ist Fieber, das jeden zweiten oder dritten Tag erneut auftritt, typisch für Malaria.

Unlängst zurückgelegte Reisen, besonders Fernreisen, oder der Kontakt mit bestimmten Stoffen oder Tieren können Anhaltspunkte für die Ursache des Fiebers sein.

Nach der Befragung wird eine sorgfältige körperliche Untersuchung durchgeführt, um den Ursprung einer Infektion oder den Beweis einer Erkrankung zu finden. Je nachdem, wie hoch das Fieber und wie der Allgemeinzustand des Patienten ist, kann die Untersuchung in der Arztpraxis oder muß im Krankenhaus stattfinden.

Es wird der Urinstatus bestimmt und ein Blutbild gemacht, bei dem auch die weißen Blutkörperchen gezählt werden. Ihre Vermehrung zeigt fast immer eine Infektion an. Das Differentialblutbild (die getrennte Ermittlung der verschiedenen Arten weißer Blutkörperchen) gibt weitere Anhaltspunkte. Ein Anstieg der Neutrophilen läßt beispielsweise eine akute Bakterieninfektion vermuten. Die Vermehrung der Eosinophilen deutet auf einen Parasitenbefall hin. Mit einer Röntgenaufnahme des Brustkorbs wird nach Lungeninfektionen gesucht. Von Blut, Urin, Sputum und Magensaft können Kulturen angelegt werden, um darin infektiöse Erreger zu identifizieren. Auch Ultraschall und evtl. eine Computertomographie (CT) können zur Diagnose beitragen. Erst dann folgen aufwendigere Laboruntersuchungen, bei denen z. B. Antikörper gegen Erreger nachgewiesen werden. Zeigt sich, daß eine bestimmte Art von Antikörpern in großer Zahl vorhanden ist, kann dies zur Identifizierung der eingedrungenen Mikroorganismen beitragen. Nur bei gezieltem Verdacht wird eine Lumbalpunktion gemacht, bei der Gehirn-Rückenmark-Flüssigkeit oder eine Gewebeprobe aus dem Knochenmark entnommen wird. Die Probe wird dann unter dem Mikroskop untersucht.

▲ Siehe Seite 1275

Fieberbehandlung

Wegen der potentiellen gesundheitlichen Vorteile des Fiebers wird immer wieder darüber gestritten, ob es routinemäßig gesenkt werden sollte. Fest steht: Ein Kind, das einen Fieberkrampf erlitten hat, sollte in jedem Fall behandelt werden. Ebenso wird ein Erwachsener mit einer Herz- oder Lungenerkrankung gewöhnlich behandelt, da Fieber den Sauerstoffbedarf erhöhen kann. Oberhalb von 37° Celsius steigt der Sauerstoffbedarf um sieben Prozent pro halbem Grad Celsius. Auch die Gehirnfunktion kann durch Fieber beeinträchtigt werden.

Arzneimittel, die die Körpertemperatur senken, heißen Antipyretika. Die am weitesten verbreiteten und wirksamsten Antipyretika sind Parazetamol und die sogenannten nichtsteroidalen entzündungshemmenden Wirkstoffe wie Azetylsalizylsäure. Bei Kindern und Jugendlichen darf Fieber jedoch nicht mit Azetylsalizylsäure gesenkt werden, weil bei ihnen die Gefahr erhöht ist, daß sie als Nebenwirkung das Reye-Syndrom ▲ erleiden, das tödlich ausgehen kann.

Spezifischer Abwehrmechanismus

Ist eine Infektion erst einmal ausgebrochen, setzt das Immunsystem all seine Kräfte ein, sie zu bekämpfen. ■ Es produziert mehrere Substanzen, die gezielt die eingedrungenen Mikroorganismen angreifen. Zum Beispiel heften sich Antikörper an die Eindringlinge und tragen dazu bei, sie unbeweglich zu machen. Die Antikörper können sie direkt abtöten, oder sie erleichtern es den weißen Blutkörperchen, die Erreger aufzuspüren und zu töten. Außerdem kann das Immunsystem Zellen aussenden – Killer-T-Zellen –, um die Eindringlinge gezielt anzugreifen.

Arzneimittel gegen Infektionen wie Antibiotika, Pilzmittel und Virusmittel können die natürliche körpereigene Abwehrkraft unterstützen. Ist das Immunsystem jedoch stark beeinträchtigt, sind diese Medikamente oft wirkungslos.

KAPITEL 172

Impfung zur Krankheitsvorbeugung

Impfstoffe enthalten Bakterien- oder Virusbestandteile, die nicht ansteckend sind, oder vollständige Bakterien oder Viren, die so verändert wurden, daß sie keine heftige Infektion verursachen können. Der Körper reagiert auf einen solchen Impfstoff, indem er die Abwehrkräfte aktiviert, beispielsweise Antikörper und weiße Blutkörperchen bildet.★ Dieser Schutz beugt dann einer Erkrankung vor, wenn der betreffende Mensch den Bakterien und Viren ausgesetzt ist.

Die heutigen Impfstoffe sind höchst zuverlässig, und die meisten Menschen vertragen sie gut. Allerdings wirken sie nicht bei jedem, und gelegentlich verursachen sie Nebenwirkungen.

Manche Impfstoffe werden heute nahezu routinemäßig verabreicht – z. B. impft man Erwachsene gegen Tetanus am besten alle zehn Jahre mit einem Toxoidimpfstoff. Andere Impfstoffe werden hauptsächlich Menschen aus bestimmten Risikogruppen gegeben – beispielsweise der Grippeschutzimpfstoff für ältere Menschen und für solche, die mit einem erhöhten Risiko für eine Virusinfektion und deren Komplikationen leben müssen. Eine ganze Reihe von Impfungen wird regelmäßig bei Kindern durchgeführt.● Wieder andere Impfstoffe gibt man Menschen nach dem Kontakt mit einer bestimmten Krankheit – z. B. wird jemand, der von einem Fuchs gebissen wurde, gegen Tollwut geimpft.

Immunglobuline erhalten Erwachsene, die sich angesteckt haben können, bevor sie geimpft werden konnten, oder deren Immunsystem nicht ausreichend auf eine Infektion reagiert. Immunglobuline bestehen aus einer Mischung von Antikörpern.

Impfungen bei Erwachsenen

Je nach den Umständen werden bei Erwachsenen unter anderem Impfungen gegen Diphtherie, Tetanus, Kinderlähmung (Polio), Masern, Mumps, Röteln, Hepatitis A und B, Grippe sowie Pneumokokkeninfektionen (hauptsächlich Lungenentzündung) empfohlen. Andere Impfungen kommen unter bestimmten Lebensbedingungen hinzu.

▲ Siehe Seite 1276
■ Siehe Seite 808
★ Siehe Seite 806 und 802
● Siehe Kasten, Seite 1196

Schutz gegen Krankheit

Gegen folgende Krankheiten sind Impfstoffe verfügbar:

- Cholera
- Diphtherie
- Gelbfieber
- Grippe (Influenza)
- Hepatitis A
- Hepatitis B
- Infektionen mit *Haemophilus influenzae* Typ b (Hirnhautentzündung)
- Japan-Enzephalitis
- Keuchhusten (Pertussis)
- Masern
- Meningokokken-Meningitis
- Milzbrand
- Mumps
- Pest
- Pneumokokkeninfektion (Hirnhautentzündung, Lungenentzündung)
- Polio (Kinderlähmung)
- Röteln
- Tollwut
- Tuberkulose
- Typhus
- Windpocken (Varizellen)
- Wundstarrkrampf (Tetanus)

Tetanus, Diphtherie

Da eine Tetanusinfektion (Wundstarrkrampf) oft tödlich endet, ist eine Impfung wichtig. Elf Tetanuserkrankungen wurden 1997 in Deutschland gemeldet. Fast alle Kinder bekommen im ersten Lebenshalbjahr drei Injektionen gegen Tetanus, kombiniert mit der Impfung gegen Diphtherie. Diese Impfung wird dann im ersten Jahr noch einmal wiederholt. Erwachsene sollten alle zehn Jahre eine Auffrischimpfung bekommen.

Poliomyelitis

Gegen Kinderlähmung (Polio) sollte sich jeder Erwachsene impfen lassen, der in der Kindheit nicht geimpft wurde oder dessen Grundimmunisierung unvollständig gewesen ist. Wer drei Schluck- oder Spritzimpfungen bekommen hat, benötigt routinemäßig keine Auffrischimpfung mehr. Anders ist es bei besonders großem Infektionsrisiko; in diesem Fall ist eine Auffrischung sinnvoll, wenn die letzte Impfung zehn Jahre her ist.

Masern, Mumps und Röteln

Alle ungeimpften Erwachsenen, die beruflich mit Kindern arbeiten, sollten sich gegen Masern und Mumps impfen lassen. Das gleiche gilt hinsichtlich der Rötelnimpfung für diejenigen, die als Ungeimpfte mit Geburtshilfe, Säuglings- oder Kinderpflege beschäftigt sind. Frauen, die weder rötelnkrank gewesen noch geimpft worden sind, sollten sich unbedingt gegen Röteln impfen lassen, bevor sie schwanger werden wollen.

Hepatitis B

Jeder, der ein hohes Risiko hat, sich mit Hepatitis-B-Viren zu infizieren, sollte eine Impfung gegen diese Krankheit erhalten. Zu Menschen mit hohem Risiko gehören (Zahn-)Ärztinnen, (Zahn-)Ärzte, medizinisches Labor- und Pflegepersonal, Personal in psychiatrischen und Fürsorgeeinrichtungen, Polizisten, Sozialarbeiter, Gefängnisaufseher, Kranke, die regelmäßig Bluttransfusionen oder eine Hämodialyse bekommen, Personen, die sich Drogen injizieren, Prostituierte, Strafgefangene, Menschen mit häufig wechselnden Sexualpartnern und Sexualpartner von Menschen, die das Hepatitis-B-Virus tragen, sowie Reisende in Entwicklungsländer, die in engem Kontakt mit der einheimischen Bevölkerung leben.

Der Impfstoff wird als Serie von drei Injektionen verabreicht. Dann wird der Gehalt an Antikörpern gemessen, um zu testen, ob die Impfung »angegangen« ist. Wenn nicht, muß noch einmal geimpft werden. Je nachdem, wie groß das Ansteckungsrisiko ist, wird der Antikörpertiter in regelmäßigen Abständen kontrolliert und gegebenenfalls nachgeimpft. Besteht das Ansteckungsrisiko fort, ist spätestens nach zehn Jahren eine Auffrischimpfung fällig.

Hepatitis A

Eine Impfung gegen Hepatitis A empfiehlt sich für medizinisches und anderes Fach- und Pflegepersonal sowie für Küchen- und Reinigungskräfte, außerdem für Menschen, die in Länder mit niedrigem hygienischem Standard reisen, sich dort außerhalb der touristischen Regionen aufhalten und bei der Auswahl ihrer Nahrungsmittel und Getränke nicht sicher auf hygienische Bedingungen vertrauen können.

Grippe

Personen, die stark infektionsgefährdet sind oder für die eine Grippe eine schwere gesundheitliche Belastung darstellen würde, sollten sich dagegen impfen lassen. Zu dieser Personengruppe gehören Ärztinnen, Ärzte und Krankenpflegepersonal, aber auch Insassen von Pflegeheimen und allgemein Menschen über 65 Jahre. Durch die Krankheit gefährdet sind auch Menschen mit chronischen Herz- oder Lungenkrankheiten, mit Stoffwechselkrankheiten (z. B. Diabetes), Nierenversagen, einem geschwächten Immunsystem oder mit einer Infektion durch das Immunschwächevirus HIV.

Grippeepidemien fangen gewöhnlich im späten Dezember oder in der Mitte des Winters an. Darum ist die beste Zeit für die Grippeimpfung der September oder Oktober.

Pneumokokkeninfektion

Mit einer Pneumokokkenimpfung sollten Risikopersonen einer Lungenentzündung vorbeugen. Dazu zählen Menschen über 60 Jahre, solche, deren Milz entfernt wurde oder nicht mehr funktioniert, solche mit Blutkrebs, mit Rückenmarkschädigungen sowie Alkoholiker.

Das Impfserum ist bei zwei von drei Erwachsenen wirksam, allerdings weniger bei älteren Personen. Vermutlich bietet die Impfung lebenslangen Schutz. Menschen mit hohem Risiko wird angeraten, die Impfung alle sechs Jahre zu wiederholen.

Impfungen vor Fernreisen

Für viele Menschen kann es erforderlich sein, sich impfen zu lassen, bevor sie in Gebiete reisen, wo sie infektiöse Krankheiten bekommen können, die es normalerweise in ihrem Heimatland nicht gibt. Welche Impfungen empfehlenswert und welche sogar vorgeschrieben sind, kann man in jeder Apotheke erfahren.

KAPITEL 173

Medikamente gegen Infektionen

Die Arzneimittel, mit denen Infektionen bekämpft werden, wirken gegen Bakterien, Viren und Pilze. Diese Medikamente sind darauf abgestimmt, daß sie so aggressiv wie möglich gegen den Erreger wirken, aber zugleich so sicher wie möglich für menschliche Zellen sind – das heißt, ihre Giftstoffe sind zielgerichtet. Gegen Bakterien und Pilze sind solche Mittel relativ leicht herzustellen, da sich Bakterien und Pilzzellen sehr stark von Körperzellen unterscheiden. Jedoch ist es äußerst schwierig, einen Wirkstoff gegen ein schädliches Virus zu produzieren, der die infizierte, menschliche Zelle nicht schädigt. Denn Viren dringen in die Körperzellen ein, verlieren dadurch ihre Erkennbarkeit für das Abwehrsystem und programmieren die Zellen, nur noch Virusteilchen zu produzieren.

Antibiotika

Mit Antibiotika werden bakterielle Infektionen behandelt. Leider werden immer mehr Bakterien gegen die derzeit verfügbaren Antibiotika unempfindlich. Diese sogenannte Resistenz entsteht teilweise auch dadurch, daß diese Mittel übermäßig und nicht angemessen eingesetzt werden. Daher werden immer neue Antibiotika entwickelt, um auch resistente Bakterien noch bekämpfen zu können. Dennoch besteht immer die Gefahr, daß die Bakterien auch gegen die neuen Antibiotika unempfindlich werden.

Antibiotika werden nach ihrer Stärke eingeteilt. Bakterizide Antibiotika töten die Bakterien tatsächlich ab, bakteriostatische Antibiotika hindern sie lediglich daran, sich zu vermehren; diese Hilfe genügt dem Körper jedoch oft schon, die verbleibenden Bakterien zu vernichten. Bei den meisten Infektionen scheinen beide Arten von Antibiotika gleichermaßen wirkungsvoll zu sein. Falls aber das Immunsystem geschwächt ist oder der Kranke unter einer schweren Infektionskrankheit leidet, beispielsweise einer bakteriellen Entzündung der Herzinnenhaut oder Hirnhautentzündung, ist der Einsatz von bakteriziden Antibiotika gewöhnlich wirksamer.

Wahl des Antibiotikums

Um eine Infektion zu behandeln, wählen Ärzte das Antibiotikum nach der Bakterienart aus, die ihrer Meinung nach für die Erkrankung verantwortlich ist. Zusätzlich werden die Infektionserreger im Labor bestimmt, um dem Arzt die Auswahl des richtigen Mittels zu erleichtern. Im allgemeinen dauert es jedoch ein bis zwei Tage, bis die Testergebnisse vorliegen, so daß sie bei der ersten Auswahl des Antibiotikums noch nicht zur Verfügung stehen.

Arzneimittel gegen Infektionen: Anwendung und Nebenwirkungen

Wirkstoff	Übliche Anwendung	Nebenwirkungen
Antibiotika		
Aminoglykoside Amikacin Gentamicin Neomyzin Streptomyzin; Tobramyzin	Infektionen durch gramnegative Bakterien wie *Escherichia coli* und *Klebsiella*	• Gehörschäden, Schwindel und Nierenschäden
Cephalosporine Cefaclor Cefadroxil Cefalexin Cefazolin Cefetamet Cefixim; Cefoperazon Cefotaxim; Cefoxitin Cefpodoxim; Ceftazidin Ceftibuten; Ceftriaxon Cefuroxim; Loracarbef	Großer Bereich von Infektionen; Lyme-Borreliose, spätes Stadium (nur Ceftriaxon)	• Magen-Darm-Störungen und Durchfall • Übelkeit (falls gleichzeitig Alkohol getrunken wird) • Allergische Reaktionen
Makrolide Azithromyzin Clarithromyzin Erythromyzin Roxithromyzin	Streptokokkeninfektionen, Syphilis, Atemwegerkrankungen, Infektionen durch Mykoplasmen, Lyme-Borreliose	• Übelkeit, Erbrechen und Durchfall (besonders bei höheren Dosierungen) • Gelbsucht
Penizilline Amoxizillin Amoxizillin/ Clavulansäure Ampizillin Ampizillin/Sulbactam Azlozillin; Carbenizillin Cloxazillin; Mezlozillin Penizillin; Piperazillin Piperazillin/Tazobactam Ticarzillin/Clavulansäure	Großer Bereich von Infektionen, bei Streptokokkeninfektionen, Syphilis, Lyme-Borreliose (spätes Stadium)	• Magen-Darm-Störungen und Durchfall • Allergien mit schweren anaphylaktischen Reaktionen • Gehirn- und Nierenschäden (selten)
Polypeptid-Antibiotika Bacitracin Colistin Polymyxin B	Ohren-, Augen- oder Blaseninfektionen; gewöhnlich als Augentropfen, Inhalation oder Spülung, selten als Injektion	• Nieren- und Nervenschäden (bei Injektion)
Chinolone Ciprofloxazin Enoxazin Grepafloxazin Levofloxazin Norfloxazin; Ofloxazin Sparfloxazin; Trovafloxazin	Infektionen der Harnwege, Atemweginfektionen, bakterielle Prostatitis, bakterieller Durchfall, Tripper, Haut- und Weichteilinfektionen	• Übelkeit (selten) • Zentralnervöse Störungen • Lichtüberempfindlichkeit • Geschmacksstörungen

(Fortsetzung nächste Seite)

Arzneimittel gegen Infektionen: Anwendung und Nebenwirkungen

Wirkstoff	Übliche Anwendung	Nebenwirkungen
Antibiotika (Fortsetzung)		
Sulfonamide		
Sulfazetamid Sulfamethizol Sulfamethoxazol Sulfasalazin Trimethoprim-Sulfamethoxazol	Infektionen der Harnwege (außer Sulfazetamid, dieses als Augentropfen)	• Übelkeit, Erbrechen und Durchfall • Allergien (einschließlich Hautausschlag) • Kristallbildung im Urin • Nierenversagen • Verminderte Anzahl weißer Blutkörperchen • Lichtüberempfindlichkeit
Tetrazykline		
Doxyzyklin Minozyklin Tetrazyklin	Syphilis, Chlamydieninfektionen, Lyme-Borreliose (frühes Stadium), Infektionen durch Mykoplasmen und Rickettsien	• Magen-Darm-Störungen • Lichtüberempfindlichkeit • Zahnverfärbung • Mögliche Gefährdung von Mutter und Kind während der Schwangerschaft
Sonstige Antibiotika		
Aztreonam	Infektionen durch gramnegative Bakterien	• Allergische Reaktionen
Chloramphenicol	Typhus und andere *Salmonellen*-infektionen, Hirnhautentzündung	• Starke Abnahme der Zahl der weißen Blutkörperchen (selten)
Clindamyzin	Strepto- und Staphylokokkeninfektionen, Infektionen der Atemwege, Lungenabszeß	• Schwere Durchfälle
Ethambutol	Tuberkulose	• Sehnerventzündung (rückgängig bei rechtzeitigem Absetzen)
Imipenem/ Cilastatin	Sehr breites Spektrum von Infektionen	• Schmerzen an der Infusionsstelle • Übelkeit, Erbrechen, Durchfall • Allergische Reaktionen (selten) • Vorübergehend niedriger Blutdruck • Krampfanfälle (selten)
Isoniazid	Tuberkulose	• Schwerer, aber sich rückbildender Leberschaden • Allergie
Lincomyzin	Streptokokkeninfektionen, Infektionen der Atemwege	• Schwere Durchfälle
Metronidazol	Entzündungen der Scheide durch *Trichomonaden* oder *Gardnerella*, Infektionen im Becken und in der Bauchhöhle	• Übelkeit • Kopfschmerzen • Metallischer Geschmack im Mund • Dunkler Urin
Nitrofurantoin	Harnweginfektionen	• Übelkeit und Erbrechen • Allergie

(Fortsetzung nächste Seite)

Arzneimittel gegen Infektionen: Anwendung und Nebenwirkungen

Wirkstoff	Übliche Anwendung	Nebenwirkungen
Antibiotika (Fortsetzung)		
Sonstige Antibiotika (Fortsetzung)		
Pyrazinamid	Tuberkulose	• Erhöhter Harnsäurespiegel im Blut
Rifampizin	Tuberkulose und Lepra	• Ausschlag • Hepatitis • Rot-orange-Färbung von Speichel, Schweiß, Tränen und Urin
Spectinomyzin	Tripper	• Allergie • Fieber
Vankomyzin	Schwere Infektionen durch grampositive Bakterien (besonders Staphylokokken) mit Resistenz gegen andere Antibiotika	• Starker Blutdruckabfall (bei zu schneller Infusion) • Nierenschäden • Allergische Reaktionen • Schüttelfrost und Fieber (selten; bei intravenöser Gabe)
Antivirale Wirkstoffe		
Aciclovir	Herpes simplex, Gürtelrose und Windpocken	• Bewußtseinsstörungen, Krampfanfälle oder Bewußtlosigkeit (bei intravenöser Gabe) • Nebenwirkungen bei örtlicher Anwendung gering
Amantadin	Grippe (Vorbeugung)	• Nervosität • Benommenheit • Sprachstörungen • Unsicherheit
Didanosin (DDI)	HIV-Infektion	• Schädigung des peripheren Nervensystems, Entzündung der Bauchspeicheldrüse
Foscarnet	Zytomegalie, Herpes simplex	• Nierenschäden • Krampfanfälle
Ganciclovir	Gürtelrose, Herpes simplex und Zytomegalie	• Gefährdung der blutbildenden Zellen im Knochenmark, dadurch Anämie und Gerinnungsstörungen
Idoxuridin	Herpes simplex der Haut und der Augen	• Reizung, Schmerzen und Schwellungen (wenn an den Augen oder den Augenlidern aufgetragen)
Indinavir	HIV-Infektion	• Nierensteine
Interferon-alfa	Haarzell-Leukämie, Kaposi-Sarkom, Hepatitis B und C, Feigwarzen	• Grippeähnliche Symptome (Fieber, Muskelschmerzen, Kopfschmerzen, Müdigkeit) • Übelkeit und Durchfall

(Fortsetzung nächste Seite)

Arzneimittel gegen Infektionen: Anwendung und Nebenwirkungen

Wirkstoff	Übliche Anwendung	Nebenwirkungen
Antivirale Wirkstoffe (Fortsetzung)		
Lamivudin (3TC)	HIV-Infektion	• Schädigung des peripheren Nervensystems, Haarausfall
Ribavirin	RS-Virusinfektion	• Zerfall der roten Blutkörperchen, verursacht Blutarmut
Ritonavir	HIV-Infektion	• Übelkeit, Erbrechen, Durchfall
Saquinavir	HIV-Infektion	–
Stavudin (d4T)	HIV-Infektion	• Schädigung des peripheren Nervensystems
Trifluridin	Herpes simplex am Auge	• Brennen in den Augen • Schwellung der Augenlider
Vidarabin	Herpes simplex- und Herpes-zoster-Infektionen, Augeninfektion: direkt auftragen, Gehirninfektion: intravenös	• Übelkeit und Erbrechen • Zittern (bei intravenöser Gabe) • Leber- und Knochenmarkschäden • Wenig Nebenwirkungen bei örtlicher Anwendung
Zalcitabin (ddC)	HIV-Infektion	• Schädigung des peripheren Nervensystems
Zidovudin (AZT)	HIV-Infektion	• Zerstörung der blutbildenden Zellen im Knochenmark, dadurch Blutarmut und Gerinnungsstörungen
Antimykotika		
Amphotericin B	Breites Wirkungsspektrum bei Pilzinfektionen	• Schüttelfrost, Fieber, Kopfschmerzen und Erbrechen • Absinken des Kaliumspiegels im Blut • Nierenschäden
Flucozanol	Infektionen durch *Candida* und andere Pilzinfektionen	• Geringere Gefahr für die Leber als bei Ketoconazol
Flucytosin	Infektionen durch *Candida* und *Cryptococcus*	• Knochenmark- und Nierenschäden
Griseofulvin	Pilzinfektionen an Haut, Haaren und Nägeln	• Ausschlag
Itraconazol	Infektionen durch *Candida* und andere Pilzinfektionen	• Geringere Gefahr für die Leber als bei Ketoconazol
Ketoconazol	Infektionen durch *Candida* und andere Pilzinfektionen	• Hemmt die Bildung von Testosteron und Kortisol • Leberschädigung

Selbst wenn das Bakterium im Labor identifiziert und seine Empfindlichkeit gegenüber Antibiotika bestimmt worden ist, ist die Wahl des Antibiotikums nicht immer einfach. Die im Labor gezeigte Wirksamkeit entspricht nicht unbedingt der, die es in einem infizierten Menschen entwickelt. Der Erfolg der Behandlung hängt von verschiedenen Umständen ab, etwa davon, wie gut das Medikament in den Blutkreislauf aufgenommen wird, wieviel von dem Wirkstoff in die verschiedenen Körperflüssigkeiten übergeht und wie schnell der Körper das Mittel wieder ausscheidet. Die Medikamentenwahl muß jeweils auch die Art und Schwere der Krankheit berücksichtigen, ebenso die Nebenwirkungen der Mittel, die Möglichkeit von allergischen oder anderen ernsten Reaktionen sowie schließlich die Kosten des Arzneimittels.

Um schwere Infektionen zu behandeln, sind manchmal Kombinationen von Antibiotika nötig, vor allem wenn die Antibiotikaempfindlichkeit der Bakterien noch nicht bekannt ist. Kombinationen sind auch bei Infektionskrankheiten wie Tuberkulose notwendig, bei denen die Bakterien sehr schnell gegen ein einzelnes Antibiotikum resistent werden. Gelegentlich wirken zwei Antibiotika zusammen stärker als nur ein einzelnes; solche Kombinationen werden bei Bakterien eingesetzt, die besonders schwer zu bekämpfen sind, wie *Pseudomonas*.

Anwendungsformen von Antibiotika

Bei schweren bakteriellen Infektionen werden Antibiotika gewöhnlich zuerst gespritzt – meist intravenös. Sobald die Infektion unter Kontrolle ist, können die meisten Antibiotika dann geschluckt werden. Sie müssen grundsätzlich so lange genommen werden, bis die Erreger aus dem Körper entfernt sind; das ist oft erst mehrere Tage, nachdem die Symptome verschwunden sind, der Fall. Wird die Behandlung zu früh abgebrochen, kann es zu einem Rückfall kommen. Aus diesem Grund wird das Antibiotikum noch mehrere Tage über die Zeit hinaus genommen, zu der das Ende der Infektionskrankheit zweifelsfrei festgestellt wurde. Allerdings gibt es Ausnahmen von dieser Regel. So können einfache Harnweginfektionen z. B. mit einer Ein- oder Dreitagetherapie behandelt werden.

Mit Antibiotika werden Infektionskrankheiten aber nicht nur behandelt, sondern man beugt mit ihnen auch vor. Damit die vorbeugende Antibiotikagabe wirksam ist, sich aber dennoch keine resistenten Bakterien bilden, muß das Mittel gegenüber den Erregern sehr effektiv wirken, und es darf nur kurzzeitig angewendet werden. Ein Beispiel für eine vorbeugende Antibiotikagabe ist bei Fernreisen die Einnahme eines Mittels gegen Reisedurchfall. Auch Menschen, die Kontakt zu Patienten haben, die an Meningokokken-Meningitis erkrankt sind, bekommen oft vorbeugend Antibiotika, um sich nicht selbst anzustecken. Doch auch von dieser Regel gibt es Ausnahmen. So müssen Aidspatienten oder Tuberkulosekranke oft für lange Zeit Antibiotika einnehmen, um schweren Krankheitsausbrüchen vorzubeugen.

Menschen mit schadhaften Herzklappen müssen vor einigen eingreifenden Untersuchungen, vor jeder Operation oder Zahnbehandlung routinemäßig Antibiotika einnehmen. Diese Menschen haben ein erhöhtes Risiko, eine Entzündung der Herzklappen (Endokarditis) durch Bakterien zu entwickeln, die sich normalerweise im Mund oder an anderen Stellen des Körpers befinden. Solche Bakterien können während einer Operation über den Blutkreislauf zu den geschädigten Herzklappen wandern. Um auf diese Gefahr hinzuweisen, bekommen solche Menschen einen sogenannten »Endokarditispaß«. Auch Menschen, deren Immunsystem nicht voll funktionstüchtig ist, können vorbeugend Antibiotika einnehmen; das betrifft z. B. Leukämiekranke und Krebspatienten, die eine Chemotherapie bekommen, oder Aidskranke. Auch gesunde Menschen können bei einer Operation, die ein hohes Infektionsrisiko birgt (wie eine größere Gelenk- oder Darmoperation), Antibiotika zur Vorbeugung einnehmen.

Leider werden Antibiotika oft ohne triftigen Grund verordnet. So werden sie beispielsweise häufig falsch eingesetzt, indem sie bei Viruserkrankungen wie Erkältung oder Grippe verordnet werden.

Nebenwirkungen

Ein Antibiotikum kann eine allergische Reaktion auslösen, wie sie häufig bei Penizillin vorkommt, oder es kann eine ganze Reihe anderer unerwünschter Wirkungen nach sich ziehen. So können Aminoglykoside z. B. die Nieren und das Innenohr schädigen.

Die Antibiotikabehandlung kann meist trotz der Nebenwirkungen fortgesetzt werden, besonders wenn das Präparat das einzig wirksame gegen die betreffende Infektion ist. Der Arzt wägt im Einzelfall die Gefährdung durch Nebenwirkungen gegenüber der gesundheitlichen Bedrohung durch die Infektionskrankheit ab.

Mittel gegen Viren

Virusmittel wirken, indem sie den Prozeß stören, den ein Virus durchläuft, um sich zu vermehren (Reproduktion). Dieser Vorgang besteht aus folgenden Einzelschritten: An die Zelle andocken; in sie aufgenommen werden; die Hülle ablegen, um das Erbgut freizusetzen; die Zelle veranlassen, neue Virusteile zu produzieren.

Weil sich Viren nur innerhalb von Zellen vermehren können und dabei die gleichen Stoffwechselwege benutzen, wie es auch gesunde Zellen tun, sind antivirale Arzneimittel für menschliche Zellen oft gefährlicher als die

Antibiotika. Ein weiteres Problem dieser Mittel stellt die rasch wachsende Resistenz dar, die Viren gegen sie entwickeln.

Mittel gegen Pilze

Antimykotika können direkt auf eine Pilzinfektion der Haut aufgetragen werden oder auf andere, oberflächlich betroffene Stellen, wie in der Scheide oder im Mund. Sie können aber auch eingenommen oder gespritzt werden.

Im allgemeinen verursachen Arzneimittel gegen Pilze mehr Nebenwirkungen als Antibiotika. Außerdem wirken sie meist nicht so stark. Pilzinfektionen sind folglich schwer zu behandeln und bestehen oft lange Zeit (sie werden chronisch). Eine Behandlung mit Pilzmitteln dauert oft mehrere Wochen und muß häufig wiederholt werden.

KAPITEL 174

Infektionen der Haut und des Unterhautgewebes

Zu den Infektionen, die die Haut und das Unterhautgewebe betreffen, gehören Wundrose, nekrotisierende Fasziitis, Gasbrand, Lymphknotenentzündung, akute Lymphgefäßentzündung und Abszesse. Die meisten dieser Infektionen werden durch Bakterien verursacht. Außerdem gibt es noch viele weitere Hautinfektionen, die durch Pilze ▲, Parasiten ■, Viren ★ und verschiedene Bakterien ● hervorgerufen werden.

Wundrose

Bei der Wundrose (Erysipel) handelt es sich um eine Infektion, die sich über die Haut und die unmittelbar darunter liegenden Gewebe ausbreitet.

Die Krankheit wird von Bakterien der Art *Streptococcus* verursacht. Sie verbreiten sich sehr rasch über große Areale, weil sie Enzyme bilden, die das betroffene Gewebe daran hindern, die Infektion aufzuhalten. Wenn andere Bakterien die Infektion hervorgerufen haben oder zu den Streptokokken noch hinzugekommen sind, allen voran Staphylokokken, nennt man die Entzündung manchmal auch Zellulitis. Meist aber wird die Erregerart so genau nicht unterschieden – zumal beide Keimarten auf der gesunden Haut vorkommen und eine Mischinfektion sehr wahrscheinlich ist –, so daß im allgemeinen von Wundrose gesprochen wird.

Am häufigsten entwickelt sich eine Wundrose in den Beinen. Im allgemeinen tritt sie auf, wenn die Haut durch eine Verletzung oder ein Geschwür, durch Fußpilz oder Dermatitis geschädigt wurde. Dort, wo das Gewebe Flüssigkeit gespeichert hat und geschwollen ist (Ödem), ist die Haut besonders anfällig. Außerdem tritt eine Wundrose immer wieder an oder in der Umgebung von Operationsnarben auf (z. B. nach der Operation von Krampfadern). Jedoch kann sie auch unverletzte Hautstellen betreffen.

Die Infektion kann sich rasch ausbreiten und auf die Lymphgefäße sowie das Blut übergreifen. Dann kann sie sich auf den ganzen Körper ausdehnen.

Symptome und Komplikationen

Das erste Symptom ist eine gerötete und empfindliche kleine Hautfläche. Die infizierte Haut wird heiß, schwillt an und kann wie eine Orangenschale aussehen (diesen Zustand nennt man peau d'orange – Orangenhaut). Die Ränder der infizierten Stelle können erhöht sein. Kleine, rote Flecken (Petechien) treten häufig auf; größere Flecken, die durch Hautblutungen (Ekchymosen) hervorgerufen werden, sind selten. Kleine, mit Flüssigkeit gefüllte Blasen (Vesikel) oder große, mit Flüssigkeit gefüllte Blasen (Bullae) können auf der infizierten Haut erscheinen und platzen.

Wenn sich die Infektion auf eine größere Hautfläche ausbreitet, können sich die nahe gelegenen Lymphknoten vergrößern und druckempfindlich werden. Infektionen an den Beinen können die Lymphknoten in der Leistenbeuge anschwellen lassen, solche an den Armen die Lymph-

▲ Siehe Seite 975
■ Siehe Seite 978
★ Siehe Seite 980
● Siehe Seite 972

knoten unter den Achseln. Zwischen dem Infektionsherd und den nahe liegenden Lymphknoten erscheinen mitunter rote Streifen auf der Haut.

Ein an Wundrose Erkrankter bekommt Fieber, Schüttelfrost und Kopfschmerzen, sein Herzschlag kann sich beschleunigen, der Blutdruck absinken, und sein Bewußtsein kann gestört sein. Manchmal beginnen diese Symptome schon mehrere Stunden, bevor die Anzeichen der Krankheit auf der Haut zu erkennen sind, aber vielfach treten sie überhaupt nicht auf.

Gelegentlich bilden sich Abszesse als Folge einer Wundrose. Zu seltenen, aber ernsten Komplikationen zählt die Ausbreitung der Krankheit unter der Haut, wodurch das Gewebe absterben kann (Brand, wenn durch Streptokokken ausgelöst, und nekrotisierende Fasziitis), sowie über den Blutkreislauf (Bakteriämie)▲, wodurch andere Körperteile infiziert werden. Wenn eine Wundrose immer wieder an der gleichen Stelle auftritt, können die nahegelegenen Lymphgefäße Schaden nehmen; dadurch können die betroffenen Gewebe bleibend anschwellen.

Diagnose

Jene Bakterien, die eine Wundrose verursachen, sind schwer zu identifizieren – selbst mit einer Blutuntersuchung und einer Hautbiopsie (mikroskopische Untersuchung einer Gewebeprobe). Allerdings kann eine Untersuchung von Proben aus Eiter oder aus einer offenen Wunde helfen, die Bakterien zu bestimmen. Um die Wundrose von einem Blutgerinnsel in den tiefen Beinvenen zu unterscheiden (tiefe Venenthrombose)■, muß der Arzt manchmal entsprechende Untersuchungen durchführen, weil sich die Symptome dieser beiden Erkrankungen ähneln.

Behandlung

Sobald der Arzt eine Wundrose diagnostiziert hat, beginnt er meist mit einer intravenösen Antibiotikabehandlung. Der betroffene Körperteil wird ruhiggestellt und hochgelegt, um die Schwellung zu reduzieren. Kalte, nasse Umschläge auf der infizierten Stelle helfen, die Beschwerden zu lindern. Später wird die Behandlung mit Tabletten fortgesetzt.

Bei einer Wundrose wird gewöhnlich Penizillin zum Einnehmen verordnet. Bei schweren Erkrankungen kann Penizillin intravenös gegeben werden, und Clindamyzin kann in den Behandlungsplan aufgenommen werden. Menschen, die kein Penizillin erhalten dürfen, können Erythromyzin bekommen. Dicloxazillin, Oxazillin oder Clindamyzin werden verordnet, wenn man vermutet, daß Staphylokokken an der Infektion beteiligt sind.

Die Symptome einer Wundrose verschwinden gewöhnlich wenige Tage nach dem Beginn der Antibiotikatherapie. Manchmal verschlimmern sie sich jedoch auch erst einmal, bevor sie abklingen; möglicherweise deshalb, weil dann, wenn plötzlich viele Bakterien absterben, gewebeschädigende Enzyme freigesetzt werden.

Bereits bei der Suche nach der Krankheitsursache wird nach anderen Erkrankungen geschaut, die die Infektion begünstigt haben könnten. Dazu gehört z. B. der sogenannte Athletenfuß, eine Fußpilzerkrankung. Sie muß selbstverständlich mit Pilzmitteln behandelt werden, damit die Wundrose nicht immer wieder erneut auftritt. Ein Patient mit hartnäckig wiederkehrender Wundrose könnte jeden Monat eine Penizillinspritze bekommen oder jeden Monat eine Woche lang Penizillin einnehmen.

Nekrotisierende Fasziitis

Die nekrotisierende Fasziitis ist eine sehr schwere Form der Wundrose, die das infizierte Gewebe unter der Haut zerstört.

Diese Infektion wird von einem ganz besonders üblen Stamm *Streptococcus* verursacht. Sie äußert sich auf die gleiche Weise wie jede andere Wundrose, zerstört in ihrem Verlauf aber mit enormer Geschwindigkeit das Gewebe. Die Haut nimmt eine violette Farbe an, und es können sich große, mit Flüssigkeit gefüllte Blasen (Bullae) bilden; außerdem kann ein Brand entstehen. Der Patient fühlt sich sehr krank, hat Fieber, Herzrasen und Bewußtseinsstörungen, die von Verwirrung bis Ohnmacht reichen können. Der Blutdruck kann absinken, weil über die infizierte Hautfläche große Mengen Körperflüssigkeit ausgeschieden werden.

Die Behandlung der nekrotisierenden Fasziitis besteht in einer Antibiotikatherapie und einer Operation, bei der das tote Gewebe weggeschnitten wird. Wird zu spät behandelt, muß manchmal der betroffene Arm oder ein Bein amputiert werden. Etwa ein Drittel der Betroffenen stirbt an dieser Krankheit. Ältere Menschen, besonders solche, die noch weitere gesundheitliche Störungen haben, und solche in fortgeschrittenem Krankheitsstadium haben schlechte Heilungsaussichten.

Gasbrand

Unter einem Brand versteht man den Tod von Gewebe, gewöhnlich verbunden mit verringerter Blutzufuhr in die betroffene Hautfläche und Bakterieninfektion.

Ein Gasbrand entsteht als Folge einer Infektion mit Clostridien, manchmal auch mit anderen Bakterien. Clostridien sind sogenannte anaerobe Bakterien, die – an-

▲ Siehe Seite 855
■ Siehe Seite 137

ders als andere Keime – nur wachsen können, wenn es keinen Sauerstoff gibt.▲ Clostridien produzieren Gas, wenn sie wachsen; deshalb heißt die Infektion Gasbrand.

Größere Verletzungen – beispielsweise ein zerquetschtes Bein – können die Zufuhr von Blut und Sauerstoff zu der verletzten Stelle unterbinden und damit eine Situation herbeiführen, die den Clostridien das Wachstum ermöglicht. Die Infektion entwickelt sich innerhalb von Stunden oder Tagen nach der Verletzung. Ein Gasbrand kann sich auch in einer Operationswunde entwickeln, besonders wenn sie nicht ausreichend mit Blut versorgt wird. Menschen mit schlechter Durchblutung haben ein besonders hohes Risiko für die Krankheit.

Symptome

Die Haut sieht zuerst meist bleich aus, verfärbt sich aber dann rot oder bronzefarben und schließlich grün. Durch die Clostridieninfektion wird die Haut warm und schwillt an. Die Infektion kann sich bis tief unter die Haut ausbreiten; dabei bilden sich oft große, mit Flüssigkeit gefüllte Blasen (Bullae). Die Flüssigkeit sieht braun aus und riecht faulig. Das Gas, das die Clostridien produzieren, schäumt oft in der Flüssigkeit und läßt die Haut darüber durchlässig erscheinen, wenn sie berührt wird.

Innerhalb mehrerer Tage kann sich die Infektion von einer leichten Wundrose zum ausgedehnten Gasbrand entwickeln, der zum Schock, zu Nierenversagen, Delirium und Tod führen kann. Die Krankheit kann sogar innerhalb weniger Stunden dramatisch verlaufen, indem sie große Haut- und Muskelflächen zerstört.

Diagnose

Oft genügen schon die Symptome, damit der Arzt einen Gasbrand vermutet. Röntgenstrahlen können das Gas unter der Haut erkennen lassen. Die Computertomographie (CT) und die Kernspintomographie (NMR) können helfen, die Gasmenge und die Ausdehnung der Gewebezerstörung festzustellen.

Aus der Wunde kann Flüssigkeit entnommen werden, mit der im Labor eine Bakterienkultur angelegt wird, um sicherzugehen, daß es sich bei den infektionsauslösenden Mikroorganismen um *Clostridium* handelt. Oft ist aber eine Operation nötig, um totes Gewebe zu entfernen oder ein Glied zu amputieren, noch bevor der Arzt genau weiß, welcher Erreger die Infektion hervorgerufen hat.

Behandlung und Prognose

Wenn ein Gasbrand vermutet wird, gibt man gewöhnlich sofort ein Antibiotikum mit weitem Anwendungsspektrum, obwohl Penizillin ausreichen würde, um die Clostridien zu vernichten. Zusätzlich entfernt der Arzt das zerstörte Gewebe. Manchmal muß ein Teil oder das vollständige Glied amputiert werden, um einer Ausbreitung der Infektion vorzubeugen.

Ein ausgedehnter Gasbrand kann mit einer Sauerstoff-Überdrucktherapie (hyperbare Oxygenierung) behandelt werden. Trotz Behandlung stirbt einer von fünf Menschen, bei denen sich ein Gasbrand entwickelt hat.

Lymphknotenentzündung

Bei dieser Erkrankung sind einer oder mehrere Lymphknoten entzündet.

Eine Lymphknotenentzündung kann durch die Infektion mit allen Arten von Erregern – Bakterien, Viren, Protozoen, Rickettsien oder Pilzen – hervorgerufen werden. Charakteristisch ist, daß eine Infektion der Haut, des Ohres, der Nase oder der Augen auf die Lymphknoten übergreift.

Symptome und Diagnose

Infizierte Lymphknoten vergrößern sich, sind gewöhnlich druckempfindlich und schmerzhaft. Manchmal sieht die Haut über den Knoten rot aus und fühlt sich warm an.

Normalerweise ist die Ursache der Lymphknotenentzündung leicht durch eine nahe liegende Infektion zu erkennen. Ist die Ursache nicht so leicht zu entdecken, kann eine Biopsie (Entnahme und mikroskopische Untersuchung einer Gewebeprobe) nötig sein.

Behandlung und Prognose

Bei einer Bakterieninfektion wird meist ein Antibiotikum intravenös oder oral gegeben. Warme Umschläge können dazu beitragen, die Schmerzen in den entzündeten Lymphknoten zu lindern. Ist die Infektion wirksam bekämpft, verkleinern sich die Lymphknoten langsam wieder, und die Schmerzen klingen ab. Manchmal bleiben die Knoten vergrößert und hart, sind aber nicht mehr druckempfindlich.

Lymphbahnentzündung

Von einer akuten Lymphbahnentzündung sind ein oder mehrere Lymphgefäße betroffen; sie wird normalerweise durch eine Streptokokkeninfektion verursacht.

Die Lymphbahnen sind kleine Kanäle, über die die Lymphe aus den Geweben zu den Lymphknoten und überallhin im Körper geleitet wird.■ Streptokokken dringen gewöhnlich aus einem Kratzer, einer Wunde oder aus einem Infektionsherd (typisch dafür ist eine Wundrose) in einem Arm oder einem Bein in diese kleinen Kanäle ein.

▲ Siehe Seite 879

■ Siehe Kasten, Seite 805

In dem betroffenen Arm oder Bein entwickeln sich rote, unregelmäßige, warme, empfindliche Streifen. Die Streifen führen meist von der infizierten Stelle zu einer Ansammlung von Lymphknoten, etwa in den Leistenbeugen und Achselhöhlen. Die Lymphknoten schwellen an und werden druckempfindlich.

Der Kranke hat häufig Fieber, Schüttelfrost, Herzrasen und Kopfschmerzen. Manchmal treten diese Symptome noch vor den Hautveränderungen auf. Wenn die Infektion vom lymphatischen System in den Blutkreislauf übergeht, kann das dazu führen, daß sie sich oft mit erschreckender Geschwindigkeit auf den gesamten Körper ausbreitet (Blutvergiftung). Über den infizierten Lymphbahnen können sich in der Haut Geschwüre bilden.

Bei einer Blutuntersuchung stellt sich heraus, daß sich die weißen Blutkörperchen vermehrt haben, um die Infektion zu bekämpfen. Bevor sich der infektionsauslösende Mikroorganismus nicht über das Blut verbreitet hat, ist er meist nicht zu isolieren, so daß man auch keine Bakterienkultur anlegen kann; es sei denn, man kann ihn aus Eiter oder der Wunde selbst entnehmen.

Die meisten Menschen werden mit Hilfe von Antibiotika, die Staphylokokken und Streptokokken abtöten, schnell wieder gesund.

Hautabszesse

Hautabszesse (kutane Abszesse) sind Ansammlungen von Eiter, die durch eine Bakterieninfektion hervorgerufen werden.

Die Abszesse bilden sich gewöhnlich, wenn Bakterien, die normalerweise auf der Haut leben, in eine Hautverletzung eindringen und eine Infektion hervorrufen.▲ Oft geschieht das in verstopften Schweiß- oder Talgdrüsen oder Haarfollikeln. Ein Hautabszeß erscheint als geschwollene, schmerzhafte, empfindliche Stelle, die sich anfühlt, als ob sie mit zäher Flüssigkeit gefüllt wäre.

Die Bakterien können aus dem Abszeß austreten und das umliegende Gewebe infizieren, wobei sie eine Wundrose verursachen. Ebenso können sie die nahe gelegenen Lymphbahnen sowie die Lymphknoten, in die diese münden, befallen; dadurch schwellen die Knoten an. Der Patient kann Fieber haben.

Behandlung

Der Arzt kann den Abszeß aufschneiden und den Eiter abfließen lassen. Zur Betäubung verwendet er ein Lokalanästhetikum, wie z. B. Lidokain. Nachdem der Arzt den Abszeß eröffnet hat, untersucht er ihn eingehend, um sicher zu sein, daß alle Eiterherde erfaßt sind. Eventuell noch vorhandener Eiter wird mit einer Salzlösung ausgewaschen. Manchmal wird der eröffnete Abszeß mit Mull tamponiert, der 24 bis 48 Stunden später wieder entfernt wird. Leichte Wärme auf der Wunde und Hochlegen der betroffenen Stelle können die Heilung beschleunigen.

Wenn der Abszeß vollständig gereinigt ist, sind gewöhnlich keine Antibiotika erforderlich. Sie sind jedoch notwendig, wenn sich die Infektion ausgebreitet hat, oder falls der Abszeß in der Mitte oder im oberen Teil des Gesichtes liegt; dann besteht die Gefahr, daß die Infektion auf das Gehirn übergreift. Angewendet werden Antibiotika, die Staphylokokken und Streptokokken abtöten: Nafzillin, Dicloxazillin und Oxazillin.

KAPITEL 175

Abszesse

Unter Abszeß wird eine Ansammlung von Eiter verstanden, die gewöhnlich durch eine Bakterieninfektion verursacht wird.

Wenn Bakterien in gesundes Gewebe eindringen, breitet sich die Infektion an dieser Stelle aus. Einige Zellen sterben ab und lösen sich auf, wobei sie Hohlräume hinterlassen, in denen sich Flüssigkeit und infizierte Zellen ansammeln. Weiße Blutkörperchen, die körpereigene Abwehr gegen Infektionen, wandern in diese Hohlräume, vernichten die Bakterien und sterben danach ab. Die Ansammlung der toten weißen Blutkörperchen ergibt den Eiter. Je mehr Eiter sich bildet, desto größer wird der Druck auf das gesunde Gewebe. Eventuell wächst als Folge das Gewebe rund um den Abszeß und kapselt ihn ab; dies ist der Versuch des Körpers zu verhindern, daß sich die Infektion weiter ausbreitet. Wenn ein Abszeß nach innen aufplatzt, verbreitet sich die Infektion sowohl innerhalb des Körpers wie unter der Hautoberfläche, je nachdem, wo sich der Abszeß befindet.

▲ Siehe unten

Eine Bakterieninfektion kann auf verschiedenen Wegen zu einem Abszeß führen. Zum Beispiel können die Bakterien durch einen Stich mit einer unreinen Nadel unter die Haut gelangen. Oder die Bakterien können sich von einer Infektion, die irgendwo im Körper besteht, ausbreiten. Außerdem können normalerweise unschädliche Bakterien, die auf der Haut leben, manchmal einen Abszeß verursachen. Die Wahrscheinlichkeit, daß sich ein Abszeß bildet, ist größer, wenn die infizierte Stelle unsauber ist oder wenn sich ein Fremdkörper darin befindet; das Risiko wächst ebenfalls, wenn die infizierte Stelle nicht ausreichend mit Blut versorgt wird, wie es oft bei Diabetes der Fall ist; oder wenn das Immunsystem geschwächt ist, wie bei Aids.

Abszesse können sich überall im Körper bilden, auch in der Lunge▲, im Mund■, im Mastdarm★ und in den Muskeln. Besonders häufig treten sie in oder unmittelbar unter der Haut auf, besonders im Gesicht.

Symptome und Diagnose

Die Symptome hängen davon ab, wo der Abszeß sitzt und ob er die Funktion eines Organs oder einer Nervenbahn beeinträchtigt. Zu den Symptomen zählen Schmerzen, Druckempfindlichkeit, Hitze, Schwellung, Rötung und möglicherweise Fieber. Wenn sich der Abszeß direkt unter der Haut bildet, erscheint er gewöhnlich als sichtbare Beule. Ist er kurz vor dem Platzen, bildet sich ein weißlicher Mittelpunkt. Tief innerhalb des Körpers kann ein Abszeß ins Riesenhafte anwachsen, bevor sich erste Symptome zeigen. Bleibt ein solcher Abszeß unbemerkt, kann sich die Infektion von dort aus über den ganzen Körper ausbreiten.

Ärzte erkennen einen auf oder unmittelbar unter der Haut sitzenden Abszeß leicht, sie übersehen aber oft einen, der tief im Inneren des Körpers sitzt. Bei einem Patienten mit einem derartigen Abszeß zeigen Blutuntersuchungen oft eine ungewöhnlich große Zahl weißer Blutkörperchen. Röntgenuntersuchungen, Ultraschall, Computertomographie (CT) oder Kernspintomographie (NMR) können eingesetzt werden, um die Größe und Position eines Abszesses zu bestimmen. Da Abszesse und Tumore oft die gleichen Symptome verursachen und ähnliche Erscheinungsbilder aufweisen, bedarf es einer Eiterprobe oder der operativen Entfernung des Abszesses für eine mikroskopische Untersuchung, um die Diagnose abzusichern.

Behandlung

Oft heilt ein Abszeß ohne Behandlung ab, indem er platzt und seinen Inhalt entleert. Gelegentlich verschwindet er, ohne zu platzen, langsam wieder, wenn der Körper die Infektion bekämpft und die Rückstände beseitigt. Möglicherweise läßt der Abszeß eine harte Beule zurück.

Ein Abszeß kann aufgestochen und der Eiter abgezogen werden, um die Schmerzen zu lindern und die Heilung zu beschleunigen. Einen großen Abszeß muß der Arzt öffnen, damit der Eiter abfließen kann. Ist dieser abgeleitet, bleibt bei großen Abszessen ein Hohlraum übrig, den der Arzt vorübergehend mit Mull tamponiert. Manchmal ist es notwendig, den Eiter mit einem dünnen Plastikröhrchen abzuleiten (drainieren).

Da ein Abszeß nicht an den Blutkreislauf angeschlossen ist, helfen Antibiotika nicht. Nachdem der Abszeß eröffnet wurde, können Antibiotika einem Rückfall vorbeugen. Ebenso werden Antibiotika angewendet, wenn durch den Abszeß die Infektion auf andere Körperteile übergegriffen hat.

Abszesse im Bauch

Abszesse können sich unterhalb des Zwerchfells, im mittleren Bauch, im Becken oder hinter der Bauchhöhle bilden. Außerdem können sie an oder in jedem Organ in der Bauchhöhle entstehen, beispielsweise in den Nieren, in der Milz, Bauchspeicheldrüse, Leber oder Prostata. Oft werden sie durch eine Verletzung, eine Infektion oder einen Darmdurchbruch verursacht oder durch die Infektion eines anderen Bauchorgans.

Ein **Abszeß unterhalb des Zwerchfells** kann sich durch infektiöse Flüssigkeit bilden, die beispielsweise von einem durchbrochenen Blinddarm oder von den Organen im Bauch stammt und durch den Saugeffekt des Zwerchfells beim Atmen nach oben gezogen wird. Zu den Symptomen zählen Husten, Schmerzen beim Atmen und in einer Schulter – ein Beispiel für einen sogenannten übertragenen Schmerz, der entsteht, weil derselbe Nervenstrang durch Schulter und Zwerchfell verläuft, das Gehirn aber fälschlicherweise die Schulter als Schmerzquelle anzeigt.

Abszesse im mittleren Bauchraum können durch einen durchgebrochenen Blinddarm oder löcherigen Dickdarm, durch eine Darmentzündung oder durch Divertikel entstehen. Der Bauch schmerzt dabei an der Stelle, wo der Abszeß sitzt.

Abszesse im Becken bilden sich durch die gleichen Erkrankungen wie jene im mittleren Bauchraum sowie durch Infektionen der weiblichen Geschlechtsorgane. Zu den Symptomen können Bauchschmerzen, Durchfall durch die Reizung des Darms und ein heftiger oder häufiger Harndrang als Folge einer Blasenreizung gehören.

Abszesse hinter der Bauchhöhle (retroperitoneale Abszesse) liegen hinter dem Peritoneum, der dünnen

▲ Siehe Seite 197
■ Siehe Seite 462
★ Siehe Seite 497

Haut, die die Bauchhöhle auskleidet und die Organe umschließt. Die Ursachen sind ähnlich wie bei den anderen Abszessen im Bauch; zu ihnen zählen Blinddarmentzündung (Appendizitis) und Entzündung der Bauchspeicheldrüse (Pankreatitis). Schmerzen treten gewöhnlich im tieferen Bereich des Rückens auf und verschlimmern sich, wenn der Kranke sein Bein in der Hüfte bewegt.

Abszesse in den Nieren werden durch Bakterien verursacht, durch eine Infektion, die über das Blut auf die Nieren übertragen wird, oder durch eine Infektion des Harntraktes, die auf die Nieren übergreift und sich auf das Nierengewebe ausbreitet. Abszesse auf der Nierenoberfläche (perinephritische Abszesse) werden fast immer durch einen geplatzten Abszeß innerhalb der Niere hervorgerufen, der die Infektion zur Außenfläche und zum umgebenden Gewebe lenkt. Zu den Symptomen eines Nierenabszesses gehören Fieber, Schüttelfrost und Schmerzen im unteren Rücken. Das Wasserlassen kann schmerzhaft sein, manchmal findet sich Blut im Urin.

Abszesse in der Milz entstehen durch eine Infektion, die durch den Blutkreislauf zur Milz gelangt, durch eine Verletzung der Milz oder durch Ausbreitung eines in der Nähe gelegenen Abszesses, beispielsweise unterhalb des Zwerchfells. Dabei können Schmerzen in der linken Bauchseite, im Rücken oder in der linken Schulter auftreten.

Abszesse in der Bauchspeicheldrüse treten charakteristischerweise nach einem akuten Schub einer Pankreatitis auf. Die Symptome wie Fieber, Oberbauchschmerzen, Übelkeit und Erbrechen beginnen oft erst eine Woche oder länger nach dem Abklingen der Pankreatitis.

Leberabszesse können durch Bakterien oder Amöben (einzellige Parasiten) verursacht werden. Die Amöben erreichen die Leber aus einer Darminfektion über die Lymphbahnen. Die Bakterien können aus einer infizierten Gallenblase in die Leber gelangen, durch eine offene oder stumpfe Verletzung der Leber, durch eine Infektion im Bauchraum – durch einen benachbarten Abszeß –, oder sie werden auf dem Blutweg von einer Infektion an anderer Stelle im Körper herbeigeführt. Appetitverlust, Übelkeit und Fieber zählen zu den Symptomen eines Leberabszesses. Der Kranke kann, aber muß nicht zwingend Oberbauchschmerzen haben.

Prostataabszesse entstehen gewöhnlich durch eine Infektion des Harntraktes, die zu einer Entzündung der Prostata (Prostatitis) geführt hat. Diese Abszesse kommen am häufigsten bei Männern zwischen 40 und 60 Jahren vor. Der Mann leidet dann unter schmerzhaftem, häufigem beziehungsweise erschwertem Wasserlassen. Weniger häufig fühlt er innere Schmerzen an der Penisbasis und bemerkt Eiter oder Blut im Urin.

Diagnose und Behandlung

Bei Abszessen im Bauchraum muß der Eiter fast immer abgeleitet werden, entweder durch eine Operation oder mittels einer Nadel durch die Haut. Um die richtige Stelle für den Einstich der Nadel zu finden, gebraucht der Arzt die Computertomographie (CT) oder Ultraschall. Bei der Laboruntersuchung werden im Eiter die infektiösen Erreger ermittelt, damit das wirksamste Antibiotikum ausgewählt werden kann.

Abszesse in Kopf und Hals

Abszesse in Kopf und Hals entwickeln sich häufig, besonders hinter dem Rachen und in den Ohrspeicheldrüsen. Ebenso können Abszesse im Gehirn auftreten.▲

Abszesse hinter oder an den Seiten des Rachens (Rachen-Kiefer-Abszesse) werden oft durch Racheninfektionen hervorgerufen, einschließlich Infektionen der Mandeln und Polypen.■ Kinder sind anfälliger für Abszesse im Rachen als Erwachsene.★ Ein Abszeß kann sich auch innerhalb eines Lymphknotens seitlich im Rachen bilden (parapharyngealer Abszeß).● Weniger häufig kommen diese Abszesse von einer Infektion in der Nähe, wie etwa einem Zahnabszeß oder einer Infektion der Speicheldrüsen. Begleitet von Fieber, leidet der Kranke unter Halsschmerzen und fühlt sich elend. Den Mund zu öffnen, kann Schwierigkeiten bereiten. Die Infektion kann sich ausbreiten und Schwellungen am Hals verursachen. Falls der Abszeß die Halsschlagader beschädigt, können Gerinnsel oder heftige Blutungen die Folge sein.

Ein Abszeß kann sich auch an dem Ausgang einer Ohrspeicheldrüse bilden. Er wird gewöhnlich durch eine Infektion im Mund verursacht. Diese Art von Abszeß tritt vor allem bei älteren oder chronisch kranken Menschen auf, die unter Mundtrockenheit durch Flüssigkeitsmangel leiden; hervorgerufen wir dies, weil sie zuwenig trinken oder bestimmte Medikamente, wie Antihistaminika, einnehmen. Zu den Symptomen gehören Schmerzen und Schwellungen in einer Wange sowie plötzlich auftretendes Fieber und Schüttelfrost.

Abszesse im Muskel

Gelegentlich bilden sich tief in den Muskeln Abszesse. Sie können durch Bakterien aus einer nahe gelegenen Infektion in einem Knochen oder anderem Gewebe hervor-

▲ Siehe Seite 373
■ Siehe Seite 1011
★ Siehe Seite 1261
● Siehe Seite 1014

gerufen werden oder durch Erreger, die der Blutkreislauf aus einem anderen Körperteil herangetragen hat.

Bei der Pyomyositis werden die Muskeln von eiterbildenden Bakterien infiziert; das führt oft zu einem Abszeß. An Pyomyositis erkranken vornehmlich Menschen in tropischen Ländern oder solche mit geschwächtem Immunsystem. Meist sind die Muskeln in den Oberschenkeln und im Gesäß sowie die in den Oberarmen und rund um die Schultern betroffen. Symptome sind krampfartige Schmerzen, gefolgt von Schwellungen, leichtem Fieber und wachsendem Unbehagen, besonders wenn der infizierte Muskel bewegt wird.

Abszesse in der Hand

In den Händen bilden sich relativ oft Abszesse, gewöhnlich als Folge von Verletzungen. Ein Abszeß im weichen Polster an der Fingerspitze wird fast immer durch eine kleine Verletzung, etwa durch Splitter oder Nadelstiche, verursacht. Über dem Abszeß entwickeln sich starke Schmerzen, Wärme und Rötung, oft begleitet von einer Schwellung der nahe gelegenen Lymphknoten im Arm. Wenn der unter dem Abszeß liegende Knochen infiziert wird, können sich die Schmerzen verschlimmern.

Abszesse können auch im Bereich der Sehnen auftreten, die sich entlang der Innenseiten der Finger erstrecken. Solche Abszesse werden durch eine Verletzung der Fingerfalten auf der Handinnenseite verursacht. Die Infektion und der Eiter bilden sich um die Sehne und zerstören sehr rasch das Gewebe. Der Gleitmechanismus der Sehne wird geschädigt, so daß sich der Finger kaum noch bewegen läßt. Zu den Symptomen zählen Schwellung und Entzündung des Fingers, Schmerzhaftigkeit über der Sehnenscheide und extreme Schmerzen beim Versuch, den Finger zu bewegen. Geschwollene Lymphknoten in der Nähe des Abszesses und Fieber treten häufig auf.

KAPITEL 176

Blutvergiftung und septischer Schock

Normalerweise befinden sich ständig Bakterien in der Blutbahn, verursachen aber gewöhnlich keine Symptome. Die meisten Erreger, die in das Blut eindringen, werden von den weißen Blutkörperchen sofort wieder entfernt.▲ Manchmal ist jedoch die Anzahl der Bakterien zu groß, um sie zu beseitigen; dann entwickelt sich eine Infektion – eine Blutvergiftung oder Sepsis. Manchmal führt eine solche Blutvergiftung zu einem lebensbedrohlichen Zustand, dem septischen Schock.

Bakteriämie und Blutvergiftung

Von Bakteriämie spricht man, wenn sich Bakterien in der Blutbahn befinden; bei der Blutvergiftung handelt es sich um eine Infektion im Blut.

Eine sehr leichte Bakteriämie kann schon auftreten, wenn sich jemand beim Kauen im Mund verletzt. Dann gelangen Bakterien, die auf dem Zahnfleisch leben, in die Blutbahn. Oft dringen auch Bakterien aus dem Darm in die Blutbahn ein, werden aber sofort daraus entfernt, wenn das Blut die Leber passiert.

Das Risiko für eine Blutvergiftung oder Sepsis ist erheblich größer, wenn im Körper bereits eine Infektion besteht, beispielsweise in der Lunge, im Bauch, im Harntrakt oder in der Haut. Sie kann auch die Folge der Operation eines infizierten Bereichs oder eines Organs sein, in dem immer Bakterien vorkommen, z. B. im Darm. Auch das Einführen eines Fremdkörpers in den Körper – wie Gefäß- oder Blasenkatheter sowie Drainageröhrchen – kann eine Blutvergiftung hervorrufen. Die Wahrscheinlichkeit einer Blutvergiftung wird größer, je länger der betreffende Gegenstand im Körper bleibt. Häufig tritt bei spritzenden Drogenabhängigen eine Sepsis auf. Ebenso sind Menschen mit Abwehrschwäche stark gefährdet – z. B. wenn sie Medikamente gegen Krebs einnehmen müssen.

Symptome

Da der Körper mit einer geringen Zahl von Bakterien normalerweise schnell fertig wird, verursacht eine vorüber-

▲ Siehe Seite 806

gehende Bakteriämie selten Symptome. Ist jedoch erst einmal eine Blutvergiftung eingetreten, stellen sich Symptome ein wie Zittern, Schüttelfrost, Fieber, Schwäche, Übelkeit, Erbrechen und Durchfall.

Falls die Vergiftung nicht schnellstens behandelt wird, infiziert sie weitere Bereiche im ganzen Körper (metastatische Infektion). Diese Herde können sich an der Gehirnhaut festsetzen (Meningitis), im Herzbeutel (Perikarditis), in der Herzinnenhaut (Endokarditis), den Knochen (Osteomyelitis) und den großen Gelenken. Beinahe überall kann sich ein Abszeß (Ansammlung von Eiter)▲ bilden.

Diagnose

Eine Blutvergiftung liegt nahe, wenn jemand, der eine Infektion hat, plötzlich hohes Fieber bekommt. Gewöhnlich ist bei einer Sepsis die Zahl der weißen Blutkörperchen im Blut erheblich erhöht. Es werden Blutkulturen angelegt, um den Erreger zu züchten und zu identifizieren. Es kann jedoch sein, daß die Bakterien in der Blutkultur nicht wachsen, besonders wenn der Patient Antibiotika eingenommen hat. Kulturen werden auch von Proben angelegt, die aus der Lunge abgehustet wurden (Sputum), oder aus Urin, Wunden oder aus Körperteilen, in die ein Katheter eingeführt wurde.

Behandlung und Prognose

Bakterien, die durch eine Operation oder einen Blasenkatheter in den Körper gelangt sind, brauchen gewöhnlich nicht bekämpft zu werden, wenn der Katheter schnell wieder entfernt wird. Allerdings bekommen Menschen mit einem Risiko für schwere Infektionen – dazu gehören solche mit einer defekten Herzklappe oder geschwächter Abwehr – vor und während einer solchen Behandlung Antibiotika. Damit beugt man einer Sepsis vor.

Die Blutvergiftung ist eine sehr schwere und lebensgefährliche Erkrankung. Der Arzt muß unverzüglich mit einer Antibiotikatherapie beginnen, auch wenn die Resultate aus den Kulturen im Labor, die die Erreger identifizieren sollen, noch nicht vorliegen. Ein verzögerter Beginn der Antibiotikabehandlung verringert die Überlebenschancen erheblich. Zu Anfang richtet der Arzt seine Antibiotikawahl danach aus, welche Bakterien am ehesten an der Infektion beteiligt sind. Dies hängt meist davon ab, wo die Infektion begonnen hat – im Harntrakt, im Mund, in der Lunge, im Darm oder an anderer Stelle. Oft werden zwei Antibiotika kombiniert, um die Chance zu vergrößern, die Bakterien abzutöten. Später, wenn die Ergebnisse aus der Kultur vorliegen, kann der Arzt immer noch auf das wirksamste Antibiotikum gegen die spezifischen Bakterien umstellen.

Septischer Schock

Beim septischen Schock fällt der Blutdruck infolge einer Blutvergiftung auf ein lebensbedrohlich niedriges Niveau ab.

Ein septischer Schock ist am häufigsten bei Neugeborenen■, Menschen über 50 Jahren und solchen mit geschwächter Abwehr. Zu einem besonders großen Risiko wird der septische Schock bei Menschen, die zuwenig weiße Blutkörperchen haben; das ist bei Krebskranken der Fall, bei Patienten, die eine Chemotherapie bekommen, oder bei Menschen mit einer chronischen Krankheit wie Diabetes oder Leberzirrhose.

Verursacht wird der septische Schock durch die Gifte von Bakterien★ und durch Zytokine, die die Abwehr produziert, um gegen Infektionen anzukämpfen.● Die Blutgefäße weiten sich, dadurch fällt der Blutdruck, obwohl gleichzeitig der Herzschlag beschleunigt und auch das durchgepumpte Blutvolumen erhöht ist. Außerdem werden die Blutgefäße durchlässig für die Blutflüssigkeit; sie sammelt sich im Gewebe und läßt es anschwellen. Die Blutzufuhr lebenswichtiger Organe ist verringert, besonders zu den Nieren und dem Gehirn. Später ziehen sich die Blutgefäße zusammen in dem Bemühen, den Blutdruck zu erhöhen, weil aber zugeich der Blutausstoß aus dem Herzen sinkt, bleibt der Blutdruck doch sehr niedrig.

Symptome und Diagnose

Die ersten Anzeichen eines septischen Schocks können bereits 24 Stunden oder mehr vor dem Absinken des Blutdrucks auftreten. Oft ist die Aufmerksamkeit der Betroffenen eingeschränkt, sie sind verwirrt. Der Grund ist die verminderte Blutzufuhr zum Gehirn. Der Blutausstoß vom Herzen ist zwar erhöht, aber weil sich die Blutgefäße weiten, sinkt der Blutdruck. Der Kranke atmet meist sehr schnell, so daß die Lunge extrem viel Kohlendioxid freisetzt, dadurch sinkt der Gehalt an Kohlendioxid im Blut. Zu den frühen Symptomen können Zittern und Schüttelfrost gehören, ein rapider Temperaturanstieg, warme, gerötete Haut, unregelmäßiger Puls und ein abwechselnd steigender und fallender Blutdruck. Der Harnfluß nimmt ab, trotz des erhöhten Blutausstoßes vom Herzen. Im fortgeschrittenen Stadium fällt die Körpertemperatur oft unter das Normalmaß ab. Bei fortschreitendem Schock können mehrere Organe versagen, so die Nieren, die Lunge und das Herz. In den Blutgefäßen können sich Gerinnsel bilden.

▲ Siehe Seite 852
■ Siehe Seite 1213
★ Siehe Seite 808
● Siehe Seite 808

Blutuntersuchungen ergeben eine zu hohe oder zu geringe Zahl an weißen Blutkörperchen, und die Zahl der Blutplättchen kann abnehmen. Die schädlichen Stoffwechselprodukte wie Harnstoff, dessen Stickstoffanteil leicht im Blut zu messen ist, nehmen zu, wenn die Nieren versagen. Weist das Elektrokardiogramm (EKG) Unregelmäßigkeiten beim Herzrhythmus auf, deutet das auf eine unzureichende Blutzufuhr zum Herzmuskel hin. Blutkulturen werden angelegt, um die Bakterien zu identifizieren.

Behandlung und Prognose

Sobald die Symptome eines septischen Schocks erkennbar werden, muß der Kranke sofort auf die Intensivstation. Er braucht große Mengen intravenös verabreichter Flüssigkeit, um den Blutdruck zu erhöhen. Dieser muß sorgfältig überwacht werden. Dopamin oder Noradrenalin können gegeben werden, damit sich die Blutgefäße zusammenziehen und der Blutdruck steigt; dadurch erhöht sich der Blutzufluß zum Gehirn und zum Herzen. Falls die Lunge versagt, muß der Kranke an ein Beatmungsgerät angeschlossen werden.

Hohe Dosen Antibiotika werden intravenös gegeben, sobald Blutproben für die Kulturen im Labor abgenommen worden sind. Bis das Labor die Bakterien identifiziert hat, werden im allgemeinen zwei Antibiotika in Kombination gegeben, um die Chance zu erhöhen, daß die Bakterien abgetötet werden.

Jeder Abszeß wird drainiert, und alle Katheter, die möglicherweise Ausgangspunkt für die Infektion waren, werden entfernt. Eventuell ist auch eine Operation nötig, um totes Gewebe im Körper zu beseitigen, beispielsweise brandiges Gewebe aus dem Darm. Trotz aller Bemühungen stirbt aber mehr als ein Viertel der Menschen, die einen septischen Schock erleiden.

KAPITEL 177

Infektionen durch Bazillen

Bakterien sind entweder kugelförmig (Kokken), stäbchenförmig (Bazillen) oder spiralig-schraubenförmig (Spirochäten). Ihre typische Form erhalten die Bakterien durch ihre Zellwand.

Die Bakterien werden zwar teilweise nach ihrer Form klassifiziert, doch die meisten, einschließlich der Bazillen, kann man außerdem noch als grampositiv oder gramnegativ einstufen – je nachdem, ob sie bei der im Labor durchgeführten Färbung einen bestimmten Farbstoff annehmen oder nicht. Dieses ist die sogenannte Gram-Färbung. Bakterien, die sich beim Test blau färben, heißen grampositiv, während rotgefärbte als gramnegativ bezeichnet werden. Die Einteilung in gramnegative und grampositive Bakterien geht mit bestimmten Merkmalen im Zellwandaufbau einher, mit der Art von Infektionen, die sie auslösen, und mit der Art von Antibiotika, die sie am sichersten abtöten können.

Infektionen durch grampositive stäbchenförmige Bakterien

In der Welt der stäbchenförmigen Bakterien stellen die grampositiven eine Minderheit dar. Im allgemeinen sind sie empfindlich gegenüber Penizillin. Einige der grampositiven Bakterien (beispielsweise Streptokokken) können tief ins Körpergewebe eindringen, wohingegen andere Schaden anrichten, indem sie extrem giftige Stoffe produzieren (z. B. das Botulinusgift, das *Clostridium botulinum* bildet). Von grampositiven stäbchenförmigen Bakterien verursachte Infektionskrankheiten sind unter anderem der Rotlauf, die Listeriose und der Milzbrand.

Rotlauf

Rotlauf (Erysipeloid) ist eine sich langsam entwickelnde Hautinfektion, die durch Bakterien mit dem Namen Erysipelothrix rhusiopathiae *verursacht wird.*

Obwohl *Erysipelothrix rhusiopathiae* in erster Linie auf toter oder verwesender Materie wächst, können diese Bakterien auch Insekten, Schaltiere, Fische, Vögel und Säugetiere befallen. Menschen können sich durch eine während der Arbeit erlittene, typischerweise tief reichende Verletzung damit infizieren, während sie mit tierischem Material hantieren.

Symptome und Diagnose

Innerhalb einer Woche nach der Ansteckung mit *Erysipelothrix rhusiopathiae* erscheint um die verletzte Stelle ein erhabener, purpurroter und verhärteter Bereich. Weitere Symptome sind Juckreiz, Brennen und Schwellung rings

Erscheinungsformen von Bakterien

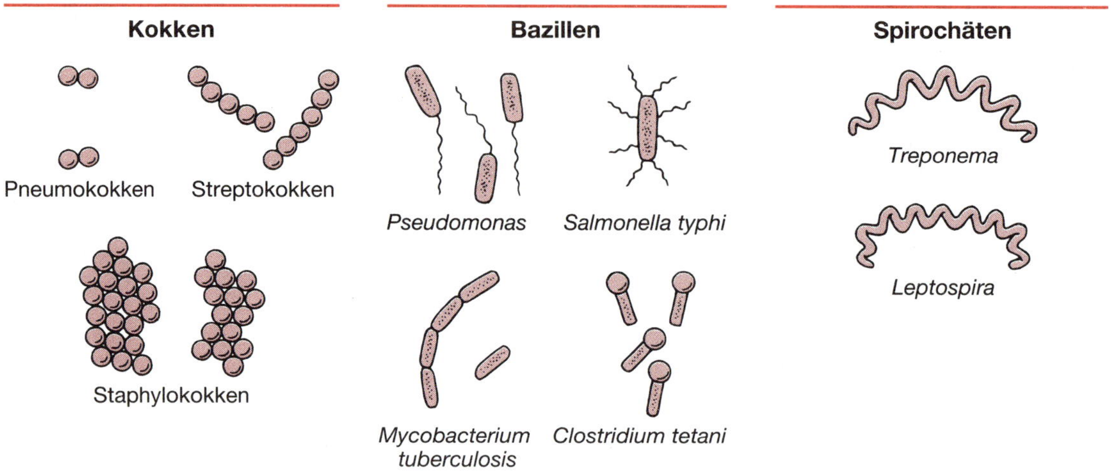

um die betroffene Stelle. Am häufigsten tritt diese Infektion an der Hand auf. Der Infektionsherd auf der Haut kann sich langsam vergrößern. Obwohl die Infektion auch ohne Behandlung wieder abklingt, können die Schmerzen und die Behinderung zwei bis drei Wochen dauern. Nur selten breitet sich die Infektion über die Blutbahn auf die Gelenke oder auf die Herzklappen aus.

Der Arzt stützt seine Diagnose auf die festgestellten Symptome und auf die Umstände, die zu der Infektion geführt haben. Eine Hautprobe, die vom äußeren Rand der befallenen Fläche genommen und von der eine Bakterienkultur angelegt wird, kann die Diagnose sichern.

Behandlung

Eine Einzeldosis Penizillin, die injiziert wird, oder die Einnahme von Erythromyzin für eine Woche heilt die Infektionskrankheit. Falls Gelenke oder Herzklappen infiziert sind, ist eine längere Behandlung mit intravenös verabreichten Antibiotika erforderlich.

Listeriose

Die Listeriose, eine Krankheit, die von Listeria monocytogenes *verursacht wird, äußert sich mit verschiedenen Symptomen, je nach der Stelle des Körpers, die infiziert ist, oder dem Alter der betroffenen Person.*

Listerien kommen überall auf der Erde vor, und zwar in der Umwelt und speziell in den Eingeweiden von Vögeln, Spinnen, Krusten- und Säugetieren. Beim Menschen kann die Listeriose beinahe jedes Organ im Körper befallen. Am anfälligsten für Listeriose sind Neugeborene, Menschen über 70 Jahre und solche mit medikamentös unterdrückter oder geschwächter Abwehr oder z. B. Alkoholiker. Die Ansteckung erfolgt gewöhnlich durch den Verzehr von verseuchten Rohmilchprodukten, Käse mit Rotschmiere vor allem, und rohem Gemüse.

Schwangere Frauen sind durch die Krankheit besonders gefährdet, weil die Listerien das Kind infizieren können. Dieses kann dann eine generalisierte Listeriose oder eine Gehirnhautentzündung entwickeln. Durch die Infektion kommt es häufig zu Tot- oder Frühgeburt.

Symptome und Diagnose

Bei Erwachsenen kommt als häufigste Form der Listeriose eine Hirnhautentzündung (Meningitis)▲ vor. Bei bis zu 20 Prozent der Erkrankten bilden sich Gehirnabszesse. Die Hirnhautentzündung verursacht Fieber und Nackensteife; falls sie nicht behandelt wird, können Bewußtseinsstörungen, Koma und der Tod eintreten.

Manchmal befallen die Listerien auch die Augen. Die Listeriose kann sich dann auf die Lymphknoten, das Blut und die Hirnhäute ausbreiten. Nur selten kann die Infektion der Herzklappen durch Listerien zu Herzversagen führen.

Der Arzt wird eine Listeriose aufgrund der Symptome bei einem Kranken vermuten. Um die endgültige Diagnose stellen zu können, wird er eine Gewebeprobe oder eine Probe der Körperflüssigkeit nehmen und in einem Labor eine Kultur anlegen lassen. In einer Blutprobe können auch Antikörper gegen Listerien gefunden werden.

▲ Siehe Seite 370

Behandlung

Generell wird eine Listeriose mit Penizillin behandelt. Falls die Herzklappen in Mitleidenschaft gezogen sind, kann als zweites Antibiotikum zusätzlich Tobramyzin gegeben werden. Augeninfektionen können mit Erythromyzin behandelt werden.

Milzbrand

Milzbrand oder Anthrax wird durch Bacillus anthracis *ausgelöst und kann die Haut, die Lunge und den Magen-Darm-Trakt betreffen.*

Der Milzbrand ist eine höchst ansteckende und tödliche Krankheit. Sie wird von Tieren auf Menschen übertragen, besonders von Kühen, Ziegen und Schafen. Als Ruheform (Sporen) können die Bakterien jahrzehntelang in der Erde oder in tierischen Produkten (z. B. Wolle) überleben. Obwohl die Infektion bei Menschen normalerweise durch die Haut erfolgt, kann sie auch durch das Essen von infiziertem Fleisch oder das Einatmen der Sporen beziehungsweise der Bakterien entstehen.

Symptome und Diagnose

Symptome können zwölf Stunden bis fünf Tage nach der Infektion auftreten. Eine Hautinfektion beginnt als sich rasch vergrößernde, rotbraune Beule mit starker Schwellung an den Rändern. Auf der Beule entwickelt sich eine Blase, die hart wird; dann bricht sie in der Mitte auf und entläßt eine klare Flüssigkeit, bevor sich eine schwarze Kruste (Schorf) bildet. Die Lymphknoten in der näheren Umgebung der Infektion können anschwellen, und der Betroffene fühlt sich krank; manchmal kommen Muskelschmerzen, Kopfschmerzen, Fieber, Übelkeit und Erbrechen hinzu.

Lungenmilzbrand entsteht durch Einatmen von Sporen der Milzbrandbakterien. Die Sporen vermehren sich in den Lymphknoten in der Umgebung der Lunge. Die Lymphknoten zerfallen dann und bluten; dadurch wird die Infektion in die umliegenden Gewebe in der Brust verteilt. In der Lunge und zwischen Lunge und Brustwand bildet sich infektiöse Flüssigkeit. Zuerst sind die Symptome unbestimmt und ähneln einer Grippe. Dann jedoch steigt das Fieber, nach ein paar Tagen folgen Atembeschwerden, danach Schock und Bewußtlosigkeit. Eine Infektion des Gehirns und seiner Häute (Meningoenzephalitis) kann ebenfalls auftreten. Sogar bei früh beginnender Behandlung endet diese Art von Milzbrand fast immer tödlich.

Ein Milzbrand im Magen-Darm-Trakt ist selten. Die Bakterien können in die Darmwand eindringen und Gift freisetzen, das eine heftige Blutung auslöst. Die Infektion kann tödlich sein, wenn sie ins Blut übergeht.

Dem Arzt wird die Diagnose erleichtert, wenn er von einem Kontakt des Patienten mit Tieren erfährt. Um eine Lungeninfektion zu erkennen, kann er für eine Bakterienkultur den Patienten eine Schleimflocke aus der Lunge abhusten lassen; allerdings können die Bakterien nicht immer im Labor identifiziert werden. Manchmal wird die Behandlung bereits begonnen, wenn Milzbrand zwar vermutet wird, die Laborergebnisse aber noch nicht vorliegen.

Vorbeugung und Behandlung

Menschen mit einem hohen Risiko, Milzbrand zu bekommen – wie Tierärzte, Labortechniker und Angestellte in Textilfabriken, die Tierhaare verarbeiten –, können geimpft werden.

Eine Milzbrandinfektion auf der Haut wird mit Penizillinspritzen behandelt oder mit Tetrazyklin- oder Erythromyzintabletten. Lungeninfektionen erfordern eine intravenöse Penizillingabe. Andere Antibiotika können zusätzlich gegeben werden. Außerdem kann Kortison eingesetzt werden, um die Lungenentzündung einzudämmen. Wenn die Behandlung mit Verzögerung einsetzt, verläuft die Infektion wahrscheinlich tödlich.

Infektionen durch gramnegative stäbchenförmige Bakterien

Das charakteristische Merkmal gramnegativer Bakterien ist eine doppelte Haut, die jede bakterielle Zelle umgibt. Obgleich alle Bakterien eine innere Zellmembran besitzen, haben nur gramnegative Bakterien eine einzigartige Außenhaut. Diese äußere Membran hindert bestimmte Arzneiwirkstoffe, so auch Antibiotika, in die Zelle einzudringen; so erklärt sich, daß gramnegative Bakterien generell unempfindlicher gegen Antibiotika sind als grampositive.

Die Zellaußenhaut der gramnegativen Bakterien enthält als einen Hauptbestandteil Lipopolysaccharid. Wenn dieses aus der Zellaußenhaut der gramnegativen Bakterien in die Blutbahn gelangt, kann es eine Kette von Ereignissen auslösen, einschließlich hohem Fieber und plötzlichem Blutdruckabfall. Aus diesem Grund wird Lipopolysaccharid oft als Endotoxin bezeichnet – als Giftstoff, der erst nach Bekämpfung und Auflösung der Bakterien freigesetzt wird.

Gramnegative Bakterien haben in großem Maße die Fähigkeit, Erbmaterial (DNA) zwischen Bakterien der gleichen Art und sogar zwischen verschiedenen Arten auszutauschen. Das bedeutet, daß ein gramnegatives Bakterium seine Erbinformation einem anderen Bakterienstamm weitergeben kann. Das spielt bei der Entwicklung von Resistenzen eine Rolle. Dabei ist es belanglos, ob das Bakterium selbst eine genetische Veränderung (Mutation) erfährt oder ob es fremdes Material aufnimmt, das ihm eine Resistenz gegen Antibiotika überträgt. In jedem Fall kann es seine Informationen weitergeben, was bedeutet, daß auch ein zweiter Bakterienstamm dadurch resistent wird.

Beispiele für gramnegative Bakterien

Bartonellen	*Proteus*
Brucellen	*Providencia*
Campylobacter	*Pseudomonas*
Enterobacter	*Salmonellen*
Escherichia	*Serratia*
Francisellen	*Shigellen*
Haemophilus	*Vibrionen*
Klebsiellen	*Yersinien*
Morganellen	

***Haemophilus*infektionen**

Diese Infektionen werden durch Haemophilus*bakterien verursacht.*

*Haemophilus*bakterien wachsen in den oberen Luftwegen bei Kindern und Erwachsenen, verursachen aber selten Krankheiten. Der Stamm, der am häufigsten Krankheiten hervorruft, ist *Haemophilus influenzae*. Er kann Hirnhautentzündung (Meningitis, Infektion der Häute um Gehirn und Rückenmark) verursachen, ebenso eine Infektion des Blutes (Bakteriämie), infizierte Gelenke (septische Arthritis), Lungenentzündung, Bronchitis, Mittelohrentzündung (Otitis media), Entzündung der Augenbindehaut (Konjunktivitis), Nasennebenhöhlenentzündung und eine akute Infektion des Kehlkopfdeckels (Epiglottitis). Diese Infektionen können zwar auch bei Erwachsenen vorkommen, doch häufiger sind Kinder betroffen.

Andere *Haemophilus*bakterien können Infektionen in den Atemwegen verursachen, Infektionen am Herzen (Endokarditis) und Gehirnabszesse. *Haemophilus ducreyi* löst den weichen Schanker aus, eine Geschlechtskrankheit.▲

Bei den üblichen Standardimpfungen können Kinder routinemäßig mit *Haemophilus influenzae* Typ B-Serum (Hib) geimpft werden, um sie vor einer Hirnhautentzündung zu schützen, die durch diesen Erreger verursacht wird.■

▲ Siehe Seite 938

■ Siehe Kasten, Seite 1196

Brucellose

Eine Brucellose (undulierendes Fieber, Malta-, Mittelmeer- oder Gibraltarfieber) ist eine Infektion, die durch Bakterien mit dem Namen Brucella *verursacht werden.*

Eine Brucellose kann man sich zuziehen, wenn man mit den Sekreten und Exkrementen infizierter Tiere direkt in Kontakt kommt; wenn man unpasteurisierte Milch von Kühen, Schafen oder Ziegen trinkt oder Milchprodukte (Butter oder Käse) ißt, die lebende Brucellen enthalten. Selten kommt eine Übertragung von Mensch zu Mensch vor. Die Krankheit tritt am häufigsten in ländlichen Gegenden auf und gilt bei Arbeitern in Fleischverpackungsbetrieben, Tierärzten, Bauern und Viehhaltern sogar als Berufskrankheit. 1997 wurden in Deutschland 25 Bruceloseerkrankungen gemeldet.

Symptome und Komplikationen

Die Symptome beginnen fünf Tage bis mehrere Monate – gewöhnlich zwei Wochen – nach der Ansteckung und sind sehr unterschiedlich, besonders im frühen Stadium. Die Krankheit kann plötzlich mit Schüttelfrost, Fieber, schweren Kopfschmerzen, Schmerzen, Krankheitsgefühl und gelegentlich Durchfall anfangen. Sie kann aber auch im Körperinnern beginnen mit einem leichten Unwohlsein, Muskel-, Kopf- und Nackenschmerzen. Im Verlauf der Erkrankung steigt das Fieber abends auf 40° bis 40,5° Celsius; nach und nach sinkt die Temperatur wieder, bis sie jeden Morgen einen normalen oder fast normalen Wert erreicht hat, begleitet von starkem Schwitzen.

Kennzeichnend für die Krankheit ist, daß dieses Wechselfieber zwischen einer und fünf Wochen andauert; dann folgt eine zwei- bis 14tägige Phase, in der die Symptome größtenteils abgeklungen oder ganz verschwunden sind. Danach kehrt das Fieber zurück. Dieser Krankheitsverlauf kann einmalig vorkommen, aber bei manchen Menschen wird die Brucellose chronisch, wobei sich Wellen von Fieberschüben und des Nachlassens der Symptome über Monate oder Jahre hinziehen.

Nach der ersten Phase der Krankheit gehören zu den Symptomen gewöhnlich hartnäckige Stuhlverstopfung, Appetitlosigkeit, Gewichtsabnahme, Bauchschmerzen, Schmerzen in den Gelenken, Kopf- und Rückenschmerzen, Schwächegefühl, Reizbarkeit, Schlaflosigkeit, Depression und Gefühlsschwankungen. Später können sich die Lymphknoten, Milz und Leber vergrößern.

Treten keine Komplikationen ein, erholen sich die Betroffenen normalerweise nach zwei bis drei Wochen von einer Brucellose. Begleiterscheinungen sind selten, es können aber Infektionen des Herzens, des Gehirns und der Hirnhäute, ebenso Nervenentzündungen, Entzündungen der Hoden, Gallenblase, Leber und Knochen auftreten.

Diagnose

Der Arzt kann eine Brucellose vermuten, wenn der Kranke Kontakt mit infizierten Tieren oder Tierprodukten, beispielsweise Rohmilch, hatte. Die Diagnose kann auf einer Blutprobe des infizierten Patienten basieren oder – weniger oft – auf einer Probe aus der Gehirn-Rückenmark-Flüssigkeit, aus dem Urin oder einer Gewebeprobe, von der in einem Labor eine Bakterienkultur angelegt wurde. Bei der Blutuntersuchung kann sich eine große Zahl von Antikörpern gegen die Bakterien zeigen.

Vorbeugung und Behandlung

Um eine Ansteckung mit *Brucella* zu verhindern, sollte keine unpasteurisierte Milch getrunken oder Rohmilchkäse gegessen werden. Menschen, die mit Tieren oder Tierkadavern umgehen, sollten Schutzbrille sowie Gummihandschuhe tragen, und sie sollten jede Schnittwunde auf der Haut gut versorgen. Das Beseitigen infizierter Tiere und das Impfen junger, gesunder Tiere kann der Ausbreitung der Infektionskrankheit vorbeugen.

Häufig gibt es bei der Krankheit Rückfälle, wenn nur mit einem einzigen Antibiotikum behandelt wird; deshalb wird meist eine Kombination mehrerer Antibiotika verordnet. Doxyzyklin oder Tetrazyklin, zusammen mit einer täglichen Injektion von Streptomyzin, senkt das Risiko eines Rückfalls. Kinder unter acht Jahren können Trimethoprim-Sulfamethoxazol (Cotrimoxazol) und entweder Streptomyzin oder Rifampizin bekommen, weil Tetrazykline die Zähne schädigen können. In schweren Fällen kann auch Kortison angewendet werden, beispielsweise Prednison. Leidet jemand unter starken Muskelschmerzen, braucht er möglicherweise ein wirksames schmerzstillendes Mittel wie Kodein.

Tularämie

Bei der Tularämie (Hasenpest, Lemmingfieber) handelt es sich um eine bakterielle Infektionskrankheit, die durch den Erreger Francisella tularensis *verursacht wird.*

Menschen stecken sich mit *Francisella tularensis* an, indem sie infizierte Tiere anfassen oder essen. Dabei können die Bakterien durch unverletzte Haut eindringen. Die Krankheit kann übertragen werden, wenn Bakterien aus tierischem Gewebe in die Luft gelangen und eingeatmet werden; die Infektion wird auch durch infizierte Zecken und ähnliches blutsaugendes Ungeziefer übertragen.

Jäger, Metzger, Bauern, Kürschner und Laborangestellte werden am häufigsten angesteckt. Im Winter treten die meisten Krankheitsfälle durch Kontakt von Menschen mit wilden Kaninchen auf. Im Sommer sind die Infektionen gewöhnlich auf den Umgang mit infizierten Tieren oder auf Bisse von infizierten Zecken und ähnlichem Ungeziefer zurückzuführen. Nur selten kann die Tularämie auch durch schlecht gegartes Fleisch oder verseuchtes Wasser ausgelöst werden. Eine Übertragung von Mensch zu Mensch ist bisher noch nicht berichtet worden.

Formen der Tularämie

Es gibt vier Formen von Tularämie. Bei der am häufigsten vorkommenden **(ulzeroglandulären)** Form entwickeln sich Geschwüre an den Händen und Fingern, und die Lymphknoten, die auf der gleichen Körperseite wie die Infektion sitzen, schwellen an. Die zweite **(okuloglanduläre)** Form infiziert ein Auge und verursacht Rötung und Schwellung, zusammen mit geschwollenen Lymphknoten; diese Art rührt möglicherweise von der Berührung des Auges mit einem infizierten Finger her. Bei der dritten **(glandulären)** Form schwellen die Lymphknoten an, aber es entwickelt sich kein Geschwür, was vermuten läßt, daß der Ausgangspunkt verschluckte Bakterien waren. Die vierte **(typhöse)** Form führt zu hohem Fieber, Bauchschmerzen und Entkräftung. Falls die Tularämie die Lunge betrifft, kann eine Lungenentzündung auftreten.

Symptome

Die Symptome beginnen plötzlich ein bis zehn Tage – gewöhnlich zwei bis vier Tage – nach dem Kontakt mit den Bakterien. Sie äußern sich in Kopfschmerzen, Schüttelfrost, Übelkeit, Erbrechen, Fieber über 40° Celsius und totaler Entkräftung. Starkes Schwächegefühl, immer wiederkehrender Schüttelfrost und übermäßiges Schwitzen folgen. Nach 24 bis 48 Stunden erscheint an der infizierten Stelle ein entzündetes Bläschen – normalerweise an Finger, Arm, Auge oder Gaumen – außer bei den Tularämieformen, die Lymphknoten befällt und den typhusähnlichen Formen. Das Bläschen füllt sich sehr schnell mit Eiter, platzt auf und bildet ein Geschwür. An den Armen und Beinen entwickeln sich häufig einzelne Geschwüre, im Mund und an den Augen entstehen sie jedoch zahlreich. Charakteristisch für die Krankheit ist, daß jeweils nur ein Auge betroffen ist. Die Lymphknoten rund um die Geschwüre vergrößern sich und können Eiter bilden.

Menschen mit tularämischer Lungenentzündung können Bewußtseinsstörungen bekommen. Jedoch verursacht die Lungenentzündung relativ milde Symptome, wie trockenen Husten, der einen brennenden Schmerz in der Brust auslöst. In jedem Stadium der Krankheit kann ein Ausschlag auftreten.

Diagnose
Der Arzt vermutet eine Tularämie bei jemandem, der plötzlich die genannten Symptome und charakteristischen Geschwüre entwickelt. Vor allem, wenn er sich in einem Zeckengebiet aufgehalten oder zu einem freilebenden Säugetier, vor allem Kaninchen, Kontakt hatte. Bei Angestellten in einem Labor betrifft die Infektion oft nur die Lymphknoten oder die Lunge und ist schwer zu diagnostizieren. Die Diagnose kann erhärtet werden, indem Bakterien aus Proben der Geschwüre, der Lymphknoten, aus dem Blut oder Sputum in Kulturen gezüchtet werden.

Behandlung
Die Tularämie kann mit Antibiotika behandelt werden, die entweder injiziert oder fünf bis sieben Tage lang geschluckt werden. Feuchte Umschläge, die häufig gewechselt werden müssen, werden auf die Geschwüre aufgelegt. Diese Bandagen beugen zugleich der Ausbreitung der Infektion vor und verhindern das Anschwellen der Lymphknoten. Selten müssen große Abszesse drainiert werden. Warme Kompressen auf das befallene Auge und eine dunkle Brille bringen etwas Erleichterung. Menschen mit starken Kopfschmerzen werden gewöhnlich mit Schmerzmitteln wie Kodein behandelt.

Kranke, die behandelt werden, überleben fast immer. Ohne Behandlung sterben ungefähr sechs Prozent der Infizierten. Der Tod tritt gewöhnlich durch die nicht zu bewältigende Infektion, als Folge einer Lungenentzündung, einer Infektion der Hirnhäute (Meningitis)▲ oder einer Infektion in der Bauchhöhle (Bauchfellentzündung)■ ein. Rückfälle sind ungewöhnlich, können aber durch unzureichende Behandlung auftreten. Hat jemand eine Tularämie durchgemacht, entwickelt er eine Immunität gegen eine neuerliche Ansteckung.

Pest

Die Pest (der schwarze Tod) ist eine schwere Infektionskrankheit, die durch Bakterien mit Namen Yersinia pestis *hervorgerufen wird.*

Die Bakterien, die Pest verursachen, infizieren in erster Linie wilde Nagetiere wie Ratten, Mäuse, Eichhörnchen und Präriehunde. Im Laufe der Menschheitsgeschichte töteten Pestepidemien, wie der Schwarze Tod im Mittelalter, eine große Zahl von Menschen. In jüngerer Zeit gab es höchstens gelegentlich einmal Einzelfälle oder Erkrankungen einer kleinen Gruppe von Menschen.

Normalerweise wird die Pest durch Flöhe von infizierten Tieren auf den Menschen übertragen. Beim Husten oder Niesen kann die Krankheit aber durch bakterienhaltige Tröpfchen von einem Menschen zum anderen überspringen. Die Übertragung von Haustieren, speziell Katzen, kann ebenfalls durch Flohbisse geschehen oder durch Einatmen von infizierten Tröpfchen.

Symptome und Diagnose
Die Pest kann sich in mehreren Formen äußern: Beulenpest, Lungenpest, Pestsepsis oder abortive Pest.

Bei der **Beulenpest** treten die Symptome gewöhnlich zwei bis fünf Tage nach dem Kontakt mit den Bakterien auf, können aber auch bereits nach wenigen Stunden bis zwölf Tagen danach zum Vorschein kommen. Sie beginnen plötzlich mit Schüttelfrost und Fieber bis über 41° Celsius. Der Herzschlag wird rasend schnell und schwach, und der Blutdruck kann abfallen. Die Lymphknoten schwellen (Beulen) während des Fiebers oder kurz zuvor an. Charakteristisch ist, daß sie bei Berührung extrem schmerzempfindlich sind, außerdem hart und umgeben von geschwollenem Gewebe. Das darüberliegende Gewebe ist glatt und rot, aber nicht warm. Der Kranke neigt zu Unruhe, Bewußtseinsstörungen und Delirien, seine Bewegungen sind unkoordiniert. Leber und Milz können beträchtlich anschwellen und dann vom Arzt leicht ertastet werden. Die Lymphknoten können sich mit Eiter füllen, der innerhalb der zweiten Woche ausfließt. Mehr als 60 Prozent der Kranken sterben. Die meisten Todesfälle treten zwischen dem dritten und fünften Tag auf.

Die **Lungenpest** ist eine Infektion der Lunge durch Pestbakterien. Zu den Symptomen, die zwei bis drei Tage nach dem Kontakt mit den Bakterien plötzlich auftreten, gehören hohes Fieber, Schüttelfrost, rasender Herzschlag und häufig schwere Kopfschmerzen. Innerhalb von 24 Stunden entwickelt sich Husten. Der Auswurf ist dabei zuerst klar, enthält aber schnell Blutflecken, bis er einfarbig rosa oder hellrot wird und schäumt. Häufig wird das Atmen mühsam und schnell. Die meisten unbehandelten Menschen sterben innerhalb von 48 Stunden nach Auftreten der Symptome an dieser Krankheit.

Bei der **Pestsepsis**, einer weiteren Form der Pest, breitet sich die Beulenpest im Blut aus. Die Pestsepsis kann bereits zum Tod führen, bevor noch erste Symptome der Beulen- oder Lungenpest erscheinen.

Die **abortive Pest** ist eine milde Form der Pest, die gewöhnlich nur in bestimmten geographischen Gebieten gehäuft (endemisch) auftritt. Die Symptome – geschwollene Lymphknoten, Fieber, Kopfschmerzen und Erschöpfung – klingen innerhalb einer Woche ab.

Die Pest wird diagnostiziert, indem im Labor Bakterienkulturen aus Proben von Blut, Auswurf oder den Lymphknoten gezüchtet werden.

▲ Siehe Seite 370

■ Siehe Seite 544

Vorbeugung und Behandlung

Um der Krankheit vorzubeugen, sollten Nagetiere unter Kontrolle gehalten und Mittel eingesetzt werden, die Flohbisse verhüten. Es gibt zwar eine Impfung gegen die Pest; sie ist aber für die meisten Menschen nicht notwendig, wenn sie in Gebiete reisen, in denen Krankheitsfälle bekannt geworden sind. Reisende mit einem hohen Risiko, mit der Erkrankung in Kontakt zu kommen, können vorsorglich Tetrazyklin einnehmen.

Wenn bei jemandem Verdacht auf Pest besteht, beginnt der Arzt augenblicklich mit der Behandlung. Bei der Pestsepsis und der Lungenpest muß die Behandlung innerhalb von 24 Stunden einsetzen. Wird die Erkrankung sofort bekämpft, ist das Sterberisiko auf weniger als fünf Prozent verringert. Viele Antibiotika sind wirksam.

Anders als bei der Beulenpest müssen Menschen mit der Lungenpest isoliert werden. Jeder, der mit an Lungenpest Erkrankten Kontakt hatte, muß streng auf Zeichen einer Infektion beobachtet und ggf. behandelt werden.

Katzenkratzkrankheit

Bei der Katzenkratzkrankheit handelt es sich um Infektionen in Kratzspuren von Katzen; die Infektion wird von Bakterien mit Namen Bartonella henselae *verursacht.*

Nachdem jemand von einer mit *Bartonella henselae* infizierten Katze gekratzt wurde, befallen die Bakterien die Wände der Blutgefäße. Die Katze zeigt gewöhnlich keine Anzeichen einer Krankheit.

Symptome

Innerhalb von drei bis zehn Tagen nach einem unbedeutenden Kratzer entwickelt sich eine rote, verkrustete Blase mit manchmal mehr als 6 cm Durchmesser. Selten erscheint eine mit Eiter gefüllte Blase (Pustel), außerdem schwellen die Lymphknoten an, werden hart und berührungsempfindlich. Später füllen sie sich mit Eiter, der eventuell durch die Haut austritt. Der Betroffene fühlt sich krank, ist appetitlos, hat Fieber oder Kopfschmerzen. Ungefähr zehn Prozent der Infizierten haben andere Symptome, beispielsweise Probleme mit den Augen, die Sehstörungen hervorrufen können, oder Schwellungen im Gehirn, was zu Kopfschmerzen oder Benommenheit führt.

Bei fast allen infizierten Personen klingen die Hauterscheinungen wieder ab, und die Schwellung der Lymphknoten verschwindet innerhalb von zwei bis fünf Monaten. Die Krankheit heilt vollständig aus.

Diagnose und Behandlung

Die Katzenkratzkrankheit liegt aller Wahrscheinlichkeit nach vor, wenn sich bei einem Menschen länger als drei Wochen geschwollene Lymphknoten zeigen, nachdem er von einer Katze gekratzt wurde. Im Zweifelsfall kann eine Blutprobe auf Antikörper gegen *Bartonella henselae* untersucht werden.

Die Behandlung besteht aus heißen Umschlägen und Schmerzmitteln. Ein mit Flüssigkeit gefüllter Lymphknoten kann normalerweise mit einer Nadel drainiert werden, um die Schmerzen zu lindern. Antibiotika können verabreicht werden, um die Bakterien zu bekämpfen, besonders bei Aidskranken.

*Pseudomonas*infektionen

Diese Infektionen werden von den Pseudomonaden hervorgerufen, speziell von Pseudomonas aeruginosa.

Pseudomonas ist der Haupterreger von zwei häufigen, leichten Infektionskrankheiten, die ansonsten gesunde Menschen befallen: Badeotitis, eine Entzündung des äußeren Gehörgangs, und Follikulitis. **Otitis externa** ist eine Infektion des äußeren Gehörgangs, meist nach einem längeren Aufenthalt in Süßwasser.▲ Sie kann mit antibiotikahaltigen Ohrentropfen behandelt werden. Bei der **Follikulitis** handelt es sich um einen Hautausschlag aus kleinen Pickeln, von denen einige einen Tropfen Eiter in der Mitte bilden. Die Behandlung besteht im Trockenhalten der Haut und dem gelegentlichen Auftragen einer Antibiotikasalbe.

Ernste *Pseudomonas*infektionen treten am häufigsten in Krankenhäusern auf, wo die Erreger in feuchten Bereichen zu finden sind, wie in Ausguß- und Toilettenbecken. Überraschenderweise finden sie sich sogar in bestimmten Lösungen gegen Wundinfektionen. Die schlimmsten Infektionen durch *Pseudomonas* befallen Menschen, deren Abwehrkräfte durch Medikamente, andere Therapien oder eine Krankheit beeinträchtigt sind.

Pseudomonas kann das Blut, die Haut, Knochen, Ohren, Augen, den Harntrakt, die Herzklappen und die Lunge befallen. Bei Verbrennungen kann *Pseudomonas* schwere Infektionen verursachen, was zu einer Blutinfektion führen kann, die dann oft tödlich endet.

Symptome

Die Symptome sind abhängig von der infizierten Stelle am Körper, jedoch neigen *Pseudomonas*infektionen dazu, schwer zu verlaufen. Die fortschreitende Gehörganginfektion kann schlimme Ohrenschmerzen und Nervenschäden verursachen und kommt meistens bei Diabetikern vor. Ebenso können die Erreger Geschwüre in den Augen hervorrufen, nachdem sie durch eine Augenverletzung, mittels einer mit *Pseudomonas* verunreinigten Kontaktlin-

▲ Siehe Seite 998

se oder Kontaktlinsenflüssigkeit ins Auge gelangt sind. Eine Infektion durch *Pseudomonas* kann auch in tiefen Stichwunden auftreten, besonders in solchen an Kinderfüßen.

Bei Krankenhauspatienten, speziell jenen in der Intensivstation, kann *Pseudomonas* eine schwere Lungenentzündung verursachen. Diese Bakterienart ist auch eine häufige Ursache für Infektionen im Harntrakt, gewöhnlich bei Patienten, bei denen Eingriffe an den Harnwegen durchgeführt worden sind oder die eine massive Harnabflußstörung haben.

Die Bakterien befallen oft das Blut von Menschen mit Brandwunden und von Krebskranken. Ohne Behandlung kann eine Infektion zu Schock und Tod führen. Oft ruft sie einen Ausschlag hervor, bei dem dunkelrote Hautflächen mit knapp einem Zentimeter Durchmesser entstehen; in der Mitte dieser Flächen bildet sich ein Geschwür, umringt von Rötung und Schwellung. Vielfach tritt der Ausschlag am Unterarm und in der Leistenbeuge auf.

Nur selten infiziert *Pseudomonas* die Herzklappen. Menschen, die eine künstliche Herzklappe bekommen haben, sind anfälliger, jedoch können auch die natürlichen Herzklappen infiziert werden, besonders bei Personen, die sich Drogen spritzen.

Behandlung

Wenn die Infektion auf äußere Körperregionen wie die Haut beschränkt ist, wird der Arzt totes Gewebe und große Abszesse operativ entfernen und die Stelle mit einer antibiotischen Lösung spülen. Die fortschreitende Gehörganginfektion, innere Infektionen und Infektionen im Blut erfordern eine tage- oder wochenlange intravenöse Antibiotikatherapie. Manchmal kann eine infizierte Herzklappe mit Antibiotika geheilt werden, oft ist jedoch eine Operation am offenen Herzen nötig, um die Klappe zu ersetzen.

Pseudomonaden widerstehen vielen Antibiotika bzw. entwickeln gegen sie eine Resistenz. Das macht die Behandlung dieser Infektionen relativ schwierig.

*Campylobacter*infektionen

Mit Campylobacter*bakterien wird der Magen-Darm-Trakt oder das Blut infiziert.*

Die häufigste Erkrankung, die durch *Campylobacter* hervorgerufen wird, ist die Gastroenteritis.▲ Sie kann entstehen, wenn man verseuchtes Wasser trinkt, unzureichend gegartes Geflügel oder Fleisch ißt oder Kontakt zu infizierten Tieren hat. Die Bakterien können auch die Ursache von Durchfällen bei Reisenden in Entwicklungsländern sein. Ebenso können sie eine Infektion in der Blutbahn hervorrufen (Bakteriämie), meistens bei Menschen mit einer Grunderkrankung wie Diabetes oder Krebs. Ein Erreger, der Magengeschwüre verursacht, wurde ursprünglich *Campylobacter pylori* genannt; heute wird er als *Helicobacter pylori* bezeichnet.■

Symptome

Die durch *Campylobacter* verursachte Gastroenteritis äußert sich in Durchfall, Bauchschmerzen und schweren Bauchkrämpfen. Der Durchfall kann blutig sein, und es kann Fieber von 37,8° bis zu 40° Celsius auftreten.

Manchmal ist Fieber, das abwechselnd kommt und geht, das einzige Zeichen für eine *Campylobacter*infektion außerhalb des Magen-Darm-Trakts. Als zusätzliche Symptome für eine im ganzen Körper verbreitete (systemische) Infektion können auftreten: ein schmerzendes, rotes, geschwollenes Gelenk, Bauchschmerzen und eine vergrößerte Leber oder Milz. Selten kann die Infektion die Herzklappen befallen (Endokarditis)★ oder das Gehirn und das Rückenmark (Meningitis).●

Diagnose und Behandlung

Der Arzt diagnostiziert *Campylobacter*infektionen, indem er Proben aus Blut, Stuhl oder anderen Körperflüssigkeiten im Labor untersuchen läßt.

Verschiedene Antibiotika werden, entweder einzeln oder in Kombination, angewendet, um diese Infektionen zu bekämpfen. Norfloxazin, Tetrazyklin oder Erythromyzin beseitigen gewöhnlich die Bakterien und heilen den Durchfall. Blutinfektionen erfordern normalerweise eine Behandlung mit intravenösen Antibiotika.

Cholera

Bei der Cholera wird der Dünndarm von Bakterien mit Namen Vibrio cholerae *befallen.*

Die Cholerabakterien produzieren ein Gift, das den Dünndarm zur Ausscheidung großer Flüssigkeitsmengen anregt, mit denen zugleich Salze und Mineralstoffe verlorengehen. Da die Bakterien empfindlich gegen Magensäure sind, sind Menschen mit einem Mangel an Magensäure anfälliger für diese Krankheit. Menschen, die in Regionen leben, wo die Cholera häufig vorkommt (endemisch ist), entwickeln mit der Zeit eine gewisse natürliche Immunität.

Die Cholera verbreitet sich über Trinkwasser, Meeresfrüchte oder andere Nahrungsmittel, die mit den Exkrementen infizierter Menschen in Kontakt gekommen sind. Die Krankheit tritt in Teilen von Asien, des Nahen Ostens,

▲ Siehe Seite 510
■ Siehe Seite 490
★ Siehe Seite 97
● Siehe Seite 370

in Afrika und Lateinamerika auf. Sie bricht in diesen Gebieten gewöhnlich während der warmen Jahreszeit aus, am häufigsten unter Kindern. In anderen Regionen können zu jeder Jahreszeit Epidemien ausbrechen, und Menschen jeden Alters sind gleichermaßen anfällig dafür.

Auch andere Arten der *Vibrio*bakterien können Menschen infizieren. Die Durchfälle, die dabei auftreten, sind gewöhnlich sehr viel weniger schwerwiegend als bei der Cholera.

Symptome und Diagnose

Die Symptome, die ein bis drei Tage nach der Infektion durch die Bakterien auftreten, können von einem leichten, unkomplizierten Durchfall bis hin zu einer schweren, möglicherweise tödlichen Erkrankung reichen. Einige infizierte Menschen haben gar keine Symptome.

Die Krankheit fängt gewöhnlich mit plötzlichem, schmerzlosem, wäßrigem Durchfall und Erbrechen an. Bei einer schweren Erkrankung verursacht der Durchfall Flüssigkeitsverluste von mehr als einem Liter pro Stunde, jedoch ist der Verlust normalerweise geringer. Bei schwerem Krankheitsverlauf bedingt der gefährliche Wasser- und Salzverlust eine übermäßige Entwässerung des Körpers, die heftigen Durst, Muskelkrämpfe, Schwächezustände und eine viel zu geringe Harnproduktion zur Folge hat. Der alarmierende Flüssigkeitsverlust in den Geweben zeigt sich daran, daß die Augen in ihre Höhlen einsinken und die Haut an den Fingern stark runzlig wird. Falls die Infektion nicht behandelt wird, kann das Ungleichgewicht von Blutvolumen und Salzkonzentration zu Nierenversagen, Schock und Koma führen.

Fast immer verschwinden die Symptome nach drei bis sechs Tagen. Die meisten Menschen sind nach zwei Wochen erregerfrei, jedoch werden einige zu Langzeitträgern.

Die Diagnose der Cholera wird bestätigt, indem Bakterien aus einem rektalen Abstrich oder einer frischen Stuhlprobe isoliert werden. Da *Vibrio cholerae* sich in den üblichen Stuhlkulturen nicht züchten läßt, muß der Arzt eine spezielle Kultur für die *Vibrio*erreger anlegen lassen.

Vorbeugung und Behandlung

Die Entkeimung von Wasservorräten und die saubere Entsorgung menschlicher Exkremente sind entscheidend, um die Cholera unter Kontrolle zu bringen. Zu weiteren Vorbeugemaßnahmen gehört, ausschließlich abgekochtes Wasser zu verwenden und kein ungekochtes Gemüse, unzureichend gegarten Fisch oder Schaltiere zu essen. Die Impfung gegen Cholera schützt nur teilweise und wird deshalb generell nicht empfohlen. Die sofortige Gabe des Antibiotikums Tetrazyklin kann die Krankheit bei jenen Menschen verhindern, die im gleichen Haushalt mit einem Cholerapatienten leben.

Das Wichtigste bei der Behandlung ist, die verlorengegangene Körperflüssigkeit sowie Salze und Mineralstoffe schnellstens zu ersetzen. Bei Menschen, die unter sehr starker Austrocknung leiden und nicht trinken können, wird die Flüssigkeit intravenös zugeführt. Bei Epidemien erhalten die Menschen manchmal die Flüssigkeit durch eine Sonde, die durch die Nase in den Magen gelegt wird. Ist die Austrocknung erst einmal beseitigt, ist das nächste Behandlungsziel, die Flüssigkeit, die durch die Stuhlgänge und das Erbrochene verlorengegangen ist, wieder zu ersetzen. Feste Nahrung kann wieder gegessen werden, sobald das Erbrechen aufhört und der Appetit zurückkehrt.

Frühzeitige Behandlung mit Tetrazyklin oder einem anderen Antibiotikum tötet die Bakterien ab, und der Durchfall hört gewöhnlich nach 48 Stunden auf.

Mehr als die Hälfte der unbehandelten Patienten mit schwerer Cholera sterben. Von denjenigen, die rechtzeitig einen ausreichenden Flüssigkeitsersatz erhalten, sterben weniger als ein Prozent.

Enterobakterieninfektionen

Enterobakterien bilden eine Gruppe von Bakterien, die Infektionen im Magen-Darm-Trakt und in anderen Organen verursachen können. Viele dieser Mikroorganismen leben ständig im Magen-Darm-Trakt. Zu der Gruppe gehören unter anderem Salmonellen, Shigellen, *Escherichia,* Klebsiellen, *Enterobacter, Serratia, Proteus,* Morganellen, *Providencia und* Yersinien.

Obwohl *Escherichia coli (E. coli)* normalerweise im Magen-Darm-Trakt leben, können bestimmte Stämme blutige, wäßrige oder entzündliche Durchfälle verursachen (Reisediarrhoe). Bei Kindern kann der Durchfall, der durch die enterohämorrhagische Form von *E. coli* verursacht wird, zum hämolytisch-urämischen Syndrom führen,▲ einer Krankheit, bei der rote Blutkörperchen zerstört werden und die Nieren versagen. *E. coli ist* ein häufiger Auslöser von Harnweginfektionen; ebenso können Infektionen in der Blutbahn, der Gallenblase, Lunge und auf der Haut auftreten. Bakteriämie und Hirnhautentzündung durch *E. coli* treten bei neugeborenen Kindern, besonders bei Frühgeborenen, auf. Gewöhnlich wird sofort mit einer Antibiotikatherapie begonnen, die später immer noch angepaßt werden kann, sobald die Resultate einer Blutkultur zeigen, daß ein anderes Antibiotikum wirkungsvoller ist. Bei einer einfachen Harnweginfektion genügt es, ein Sulfonamid einzunehmen. Schwere Infektionen erfordern die intravenöse Gabe von Antibiotika.

▲ Siehe Seite 754

Infektionen durch *Klebsiella*, *Enterobacter* und *Serratia* bekommen Patienten gewöhnlich im Krankenhaus, und zwar hauptsächlich solche Kranken, deren Abwehrkraft gegen Infektionen herabgesetzt ist. Diese Bakterien befallen oft die gleichen Stellen im Körper wie *E. coli*. Die Friedländer-Pneumonie durch *Klebsiella* ist eine seltene, aber schwere Lungeninfektion, die meistens bei Diabetikern und Alkoholikern auftritt. Der Kranke kann dabei dunkelbraunen oder dunkelroten Auswurf abhusten. Diese Lungenentzündung kann Abszesse in der Lunge hervorrufen sowie eine Eiteransammlung (Empyem). Wenn die Krankheit früh genug behandelt wird, kann die Friedländer-Pneumonie durch intravenös verabreichte Antibiotika, gewöhnlich Cephalosporine oder Chinolone, geheilt werden.

Proteus umfaßt eine Gruppe von Bakterien, die normalerweise in der Erde, im Wasser und in Fäkalien vorkommen. Auch sie können tiefsitzende Infektionen hervorrufen, besonders in der Bauchhöhle, im Harntrakt und in der Blase.

Typhus

Typhus ist eine Infektion, die durch Salmonella typhi *hervorgerufen wird.*

Infizierte Menschen scheiden Typhusbakterien mit dem Stuhl und Urin aus. Durch unzureichendes Händewaschen nach dem Stuhlgang und Wasserlassen kann sich *Salmonella typhi* auf Lebensmittel und Wasservorräte ausbreiten. Fliegen können die Bakterien direkt von Fäkalien auf Nahrungsmittel übertragen. Ab und zu bekommen Krankenpfleger Typhus, wenn sie beim Wechseln der Bettwäsche von infizierten Patienten unachtsam sind.

Die Bakterien gelangen in den Magen-Darm-Trakt und wandern von dort in die Blutbahn. Entzündungen des Dünn- und Dickdarms folgen. In schweren Fällen, die lebensbedrohlich sein können, bilden sich an dem befallenen Gewebe blutige Geschwüre, die es durchlöchern können.

Etwa drei Prozent der Menschen, die mit *Salmonella typhi* angesteckt und nicht behandelt wurden, scheiden die Bakterien mehr als ein Jahr lang mit dem Stuhl aus. Bei einigen dieser Bakterienträger zeigen sich nie Symptome eines Typhus. Die meisten Bakterienträger sind Menschen mit chronischem Gallenblasenleiden oder Gallensteinen.

Symptome und Diagnose

Gewöhnlich setzen die Symptome allmählich ein und zwar acht bis 14 Tage nach der Ansteckung. Zu den Anzeichen gehören Fieber, Kopfschmerzen, Gelenkschmerzen, Halsentzündung, Verstopfung, Appetitverlust und Bauchschmerzen sowie Druckempfindlichkeit des Bauchs. Weniger häufig sind schmerzhaftes Wasserlassen, Husten und Nasenbluten.

Falls die Infektion nicht behandelt wird, steigt die Körpertemperatur langsam zwei bis drei Tage lang, bleibt für zehn bis 14 Tage bei 39,4° bis 40° Celsius stehen, fällt gegen Ende der dritten Woche allmählich und erreicht während der vierten Woche wieder den Normalstand. Dieses anhaltende Fieber wird oft von einem verlangsamten Herzschlag und extremer Erschöpfung begleitet. Bewußtseinsstörungen, Antriebslosigkeit oder Ohnmacht können bei einer schweren Erkrankung auftreten. Bei ungefähr zehn Prozent der Betroffenen erscheinen während der zweiten Krankheitswoche Ansammlungen von kleinen rosa Flecken auf dem Brustkorb und dem Oberbauch, die zwei bis fünf Tage lang bestehenbleiben. Manchmal kann die Infektion Symptome verursachen wie eine Lungenentzündung, manchmal nur Fieber oder Symptome, die einer Harnweginfektion gleichen.

Auch wenn die Symptome und die Krankengeschichte des Patienten Typhus vermuten lassen, muß die Diagnose erhärtet werden, indem die Bakterien in Kulturen aus Blut, Stuhl, Urin oder anderen Körperflüssigkeiten identifiziert werden.

Komplikationen

Obwohl die meisten Betroffenen wieder ganz gesund werden, können Komplikationen auftreten, in erster Linie bei unbehandelten Kranken oder wenn die Behandlung mit Verzögerung eingesetzt hat. Bei vielen Erkrankten treten Darmblutungen auf, bei ungefähr zwei Prozent von ihnen schwere Blutungen. Gewöhnlich kommen die Blutungen in der dritten Krankheitswoche vor. Einen Darmdurchbruch erleiden ein bis zwei Prozent der Kranken; heftige Bauchschmerzen treten auf, wenn sich der Darminhalt in die Bauchhöhle entleert und diese infiziert. Es entsteht eine Bauchfellentzündung.▲

Während der zweiten oder dritten Woche kann sich eine Lungenentzündung entwickeln, die meist durch Pneumokokken hervorgerufen wird, auch wenn Typhusbakterien sie auslösen können. Ebenso kann sich die Infektion auf die Gallenblase und die Leber ausbreiten. Eine Blutinfektion (Bakteriämie) führt gelegentlich zu einer Knochenentzündung (Osteomyelitis), zur Entzündung der Herzklappen (Endokarditis), Gehirnhaut (Meningitis), Nieren (Glomerulonephritis), Geschlechtsorgane oder des Harntrakts. Eine Infektion in den Muskeln kann Abszesse verursachen.

Bei ungefähr zehn Prozent der unbehandelten Erkrankungen kehren die Symptome der anfänglichen Infektion zwei Wochen nach dem Entfiebern zurück. Aus unbekannter Ursache erhöht sich die Rückfallquote auf 15 bis

▲ Siehe Seite 544

20 Prozent, wenn in der Anfangsphase der Krankheit Antibiotika genommen werden. Falls Antibiotika gegen Rückfälle gegeben werden, vertreiben sie das Fieber viel schneller als bei der ursprünglichen Erkrankung, jedoch folgen gelegentlich trotzdem weitere Rückfälle.

Vorbeugung und Behandlung

Eine Schluckimpfung gegen Typhus schützt zu etwa 70 Prozent vor der Krankheit. Sie wird Menschen verabreicht, die mit dem Erreger in Kontakt gekommen sind, und solchen, die ein hohes Risiko haben, mit ihm in Kontakt zu kommen: Angestellte in Laboratorien, in denen der Erreger erforscht wird, und Personen, die in Gebiete reisen, wo die Krankheit häufig vorkommt. Reisende in solche Regionen sollten kein rohes Blattgemüse und andere Nahrungsmittel roh essen, die bei Raumtemperatur serviert oder gelagert werden. Frisch zubereitete Mahlzeiten, heiß oder gekühlt serviert, kohlensäurehaltige Getränke in Flaschen und rohe Nahrungsmittel, die geschält wurden, sind im allgemeinen sicher. Wasser, dessen Herkunft unbekannt ist, sollte vor dem Trinken abgekocht oder gechlort werden.

Eine sofortige Antibiotikatherapie heilt 99 Prozent der Typhuskranken. Bezeichnenderweise sind die Menschen, die an Typhus sterben, unterernährt, sehr jung oder sehr alt. Antriebslosigkeit, Bewußtlosigkeit und Schock sind Zeichen einer schweren Infektion und einer ungünstigen Heilungsaussicht.

Die Genesung kann mehrere Monate dauern, doch Antibiotika können die Schwere der Krankheit, die Komplikationen und Dauer der Symptome verringern. Weltweit wurde bisher das Antibiotikum Chloramphenicol eingesetzt, doch die zunehmende Resistenz der Bakterien gegen dieses Medikament war Anlaß, zu anderen Mitteln überzugehen. Falls der Kranke unter Bewußtseinsstörungen leidet, im Koma liegt oder unter Schock steht, kann die Entzündung im Gehirn durch Kortison gebessert werden.

Häufige Mahlzeiten sind wegen der Blutungen und anderer Wunden im Magen-Darm-Trakt notwendig. Manchmal wird die Nahrung intravenös zugeführt, bis der Patient sie wieder normal verdauen kann. Kranke mit einem Darmdurchbruch brauchen Antibiotika mit einem breiten Wirkungsspektrum, weil sich viele verschiedene Arten von Bakterien in die Bauchhöhle ergossen haben; sehr oft muß operiert werden, um den durchgebrochenen Teil des Darms zu nähen oder zu entfernen.

Rückfälle werden genauso behandelt wie die ursprüngliche Erkrankung, jedoch müssen die Antibiotika nur fünf Tage lang genommen werden.

Keimträger (Menschen, die keine Krankheitssymptome haben, aber die Bakterien mit ihrem Stuhl ausscheiden) müssen beim Gesundheitsamt registriert sein. Ihnen ist es untersagt, beruflich mit Lebensmitteln umzugehen. Die Bakterien können bei vielen Trägern innerhalb von vier bis sechs Wochen mit einer Antibiotikatherapie ausgerottet werden.

> ### Wodurch erhöht sich das Risiko einer Salmonelleninfektion?
>
> - Entfernung eines Teils vom Magen
> - Mangel an Magensäure
> - Langfristige Anwendung von Antazida
> - Sichelzellenanämie
> - Fehlende Milz
> - Von Läusen übertragenes Rückfallfieber
> - Malaria
> - Bartonellose
> - Zirrhose
> - Leukämie
> - Lymphom
> - Immunschwächekrankheit (einschließlich Aids)

Andere Salmonellosen

Ungefähr 2200 Arten von *Salmonellen* sind bekannt, einschließlich des Erregers von Typhus. Jede Art kann Störungen im Magen-Darm-Trakt verursachen, Darmentzündungen und bestimmte örtlich begrenzte Infektionen. Infiziertes Fleisch, Geflügel, rohe Milch, Eier und Eierspeisen sind vielfach Quellen von *Salmonellen*. Andere Ausgangspunkte sind infizierte Reptilien, die als Haustiere gehalten werden, karminroter Farbstoff und verseuchtes Marihuana. *Salmonellen*infektionen sind in den vergangenen Jahren immer wieder zu einem Gesundheitsproblem geworden.

Symptome und Diagnose

Infektionen durch *Salmonellen* können Störungen im Magen-Darm-Trakt und Darmentzündung verursachen; manchmal befallen die Bakterien eine bestimmte Stelle am Körper. Einige Menschen haben keine Symptome, sind aber Träger der Bakterien.

Störungen im Magen-Darm-Trakt beginnen gewöhnlich 12 bis 48 Stunden nach dem Verzehr von *Salmonellen*. Die Symptome beginnen mit Übelkeit und krampfartigen Bauchschmerzen, denen bald Durchfall, Fieber und manchmal Erbrechen folgen. In der Regel sind die Durchfälle wäßrig, der Stuhl eines Betroffenen kann aber auch klebrig oder halbfest sein. Die Störung ist normalerweise leicht und dauert ein bis vier Tage, kann aber auch viel länger bestehenbleiben. Die Diagnose wird in einem Labor bestätigt, wo aus der Stuhlprobe oder einem rektalen Abstrich der infizierten Person eine Kultur angelegt wird.

Die **Darmentzündung** tritt auf, wenn die *Salmonellen* ins Blut gelangen. Das Fieber führt zu äußerster Erschöpfung (Prostration). Typhus ist der Prototyp dieser Erkrankung. Eine weniger schwere Form kann durch andere *Salmonellen*stämme verursacht werden.

Es kann auch eine ganz bestimmte Körperstelle von *Salmonellen* infiziert werden. Beispielsweise können sich die Bakterien im Verdauungstrakt einnisten und vermehren, in den Blutgefäßen, Herzklappen, den Häuten des Gehirns und Rückenmarks, in der Lunge, den Gelenken, Knochen, im Harntrakt, in den Muskeln oder in anderen Organen. Gelegentlich wird ein Tumor infiziert, daraufhin bildet sich ein Abszeß, der eine immerwährende Quelle für Infektionen im Blut darstellt.

Keimträger haben zwar keine Symptome, scheiden aber kontinuierlich Bakterien mit ihrem Stuhl aus. Weniger als ein Prozent der Personen mit *Salmonellen*infektionen, die aber nicht zur Typhusgruppe gehören, scheiden ein Jahr oder länger Bakterien mit ihrem Stuhl aus.

Behandlung

Magen-Darm-Störungen werden mit viel Flüssigkeit und einer milden Diät behandelt. Antibiotika verlängern die Ausscheidungsphase der Bakterien mit dem Stuhl, sind also für Personen, die nur Störungen im Magen-Darm-Trakt haben, nicht empfehlenswert. Kleinkinder, Menschen in Pflegeheimen und HIV-infizierte Menschen werden hingegen mit Antibiotika behandelt. Bei Keimträgern ohne Symptome geht die Infektion gewöhnlich von selbst zurück; eine Antibiotikabehandlung ist selten nötig.

Wenn ein Antibiotikum gebraucht wird, sind Ampizillin, Amoxizillin oder Ciprofloxazin im allgemeinen wirksam, jedoch besteht häufig eine Resistenz gegen diese Antibiotika. Die Mittel werden drei bis fünf Tage lang genommen, allerdings muß die Behandlung bei Menschen mit einer HIV-Infektion generell länger dauern, um sie vor Rückfällen zu bewahren. Jemand, bei dem sich *Salmonellen* im Blut finden, muß vier bis sechs Wochen lang Antibiotika nehmen. Abszesse werden operativ drainiert und vier Wochen lang mit Antibiotika behandelt. Menschen mit infizierten Blutgefäßen, Herzklappen und anderen Körperteilen brauchen im allgemeinen eine Operation und eine längerdauernde Antibiotikatherapie.

Bakterienruhr

Die Shigellose (Bakterienruhr) ist eine Darminfektion, die sich in schweren Durchfällen äußert; sie wird von Shigellen *verursacht.*

Shigella-Bakterien verursachen auf der ganzen Welt die Ruhr und sind in vielen Regionen für fünf bis zehn Prozent aller Durchfallerkrankungen verantwortlich. Die Infektion verbreitet sich durch den Kontakt mit Fäkalien von infizierten Menschen. Ein Betroffener kann die Krankheit durch Kontakt zwischen Mund und After bekommen, durch unsaubere Lebensmittel, verseuchtes Wasser, Gegenstände oder Fliegen. Epidemien treten häufig in übervölkerten Gebieten mit mangelhaften sanitären Einrichtungen auf. Kinder haben gewöhnlich ernstere Symptome.

Symptome

Shigellen verursachen die Erkrankung, indem sie in die Darmwand eindringen und dort Schwellungen und oberflächliche Geschwüre hervorrufen. Die Symptome beginnen ein bis vier Tage nach der Ansteckung. Bei kleinen Kindern beginnt die Krankheit plötzlich mit Fieber, Reizbarkeit oder Schläfrigkeit, Appetitverlust, Übelkeit und Erbrechen, Durchfall, Bauchschmerzen und Aufgedunsensein, sowie Schmerzen während der Stuhlentleerung. Innerhalb von drei Tagen erscheinen Eiter, Blut und Schleim im Stuhl. Die Anzahl der Stuhlgänge steigert sich bis auf mehr als 20 Ausscheidungen pro Tag. Gefährlich wirkt sich der Gewichts- und Flüssigkeitsverlust aus.

Bei Erwachsenen muß sich nicht zwangsläufig Fieber einstellen, und oft enthält der Stuhl weder Blut noch Schleim. Die Krankheit kann mit wiederholten Bauchschmerzen einsetzen, mit Stuhldrang und der Entleerung von festem Stuhl, was die Schmerzen vorübergehend lindert. Diese Entleerungen kehren mit gesteigerter Heftigkeit und Häufigkeit zurück. Der Durchfall wird massiv, und der nun weiche oder flüssige Stuhl enthält Schleim, Eiter und oft auch Blut.

Seltener beginnt die Krankheit ganz plötzlich mit klaren oder trüben Stühlen, gelegentlich plötzlich mit blutigen Stühlen. Häufig muß erbrochen werden, was rapide Entwässerung zur Folge haben kann. Übermäßige Austrocknung, die zum Schock und Tod führen kann, kommt nur bei chronisch kranken Erwachsenen und Kindern unter zwei Jahren vor.

Eine vorläufige Diagnose aufgrund der Symptome kann bei jenen Menschen gestellt werden, die in Gebieten wohnen, wo *Shigella* häufig vorkommt. Sie muß jedoch durch eine Kultur aus einer frischen Stuhlprobe bestätigt werden.

Komplikationen

Manchmal verursacht die Bakterienruhr zwar Bewußtseinsstörungen, Krampfanfälle und Ohnmacht, aber nur leichten oder gar keinen Durchfall. Diese Form der Infektion kann innerhalb von 12 bis 24 Stunden tödlich verlaufen.

Andere Bakterieninfektionen können die Shigellose begleiten, besonders bei geschwächten und ausgetrockneten Patienten. Geschwüre im Darm als Folge der Bakterienruhr können hohen Blutverlust nach sich ziehen.

Weniger häufig treten als Komplikationen Nervenschäden, Schäden an Gelenken und dem Herzen auf, selten ein Darmdurchbruch. Heftige Anstrengungen beim Stuhlgang können einen Rektumprolaps verursachen, wobei ein Teil des Mastdarms aus dem Körper herausgedrückt wird. Ein dauerhafter Verlust der Stuhlkontrolle kann die Folge sein.

Behandlung

In den meisten Fällen verschwindet die Krankheit innerhalb von vier bis acht Tagen wieder. Schwere Fälle können zwischen drei und sechs Wochen dauern.

Die Behandlung beruht hauptsächlich auf dem Ersatz der Flüssigkeit und der Salze, die durch den Durchfall verlorengegangen sind. Antibiotika sind notwendig, wenn der Patient sehr jung und der Krankheitsverlauf sehr schwer ist oder wenn große Ansteckungsgefahr für andere Menschen besteht. Die Heftigkeit der Symptome und die Dauer, in der sich *Shigellen* im Stuhl finden, kann mit Antibiotika reduziert werden, beispielsweise mit Trimethoprim-Sulfamethoxazol (Cotrimoxazol), Norfloxazin, Ciprofloxazin und Furazolidon.

KAPITEL 178

Infektionen durch Kokken

Bakterien können auf verschiedene Weise klassifiziert werden. Kugelförmige heißen Kokken.▲ Zu den Kokken, die beim Menschen Infektionen verursachen können, gehören Staphylokokken, Streptokokken, Pneumokokken und Meningokokken.

Staphylokokkeninfektionen

Diese Infektionen werden von Staphylokokken verursacht, einer häufig vorkommenden Art von grampositiven Bakterien.

Bei 20 bis 30 Prozent der gesunden Erwachsenen finden sich normalerweise harmlose Staphylokokken in der Nase und auf der Haut (weniger häufig im Mund, in den Brustdrüsen und den Harnwegen, im Darm und in den oberen Luftwegen); jedoch können sie über einen Riß in der Haut oder eine andere Verletzung die körpereigene Abwehr durchbrechen und eine Infektion hervorrufen.

Zu Menschen, die besonders anfällig für Staphylokokkeninfektionen sind, gehören Neugeborene, stillende Frauen, Menschen mit chronischen Krankheiten (speziell Lungenkrankheit, Diabetes und Krebs), solche mit Hautproblemen und Operationswunden und solche, deren Immunsystem geschwächt ist durch Kortison, Strahlenbehandlung, das Abwehrsystem unterdrückende Medikamente oder Krebsmedikamente.

Symptome

Staphylokokken können im Grunde jede Stelle des Körpers infizieren; die Symptome richten sich jeweils nach dem Ort der Infektion. Sie kann leicht ausfallen oder lebensbedrohlich sein. Oft bilden sich durch eine Staphylokokkeninfektion Eiteransammlungen wie Abszesse und Beulen (Furunkel und Karbunkel). Die Staphylokokken können sich über das Blut ausbreiten und Abszesse an inneren Organen verursachen, beispielsweise in der Lunge, ebenso Infektionen in den Knochen (Osteomyelitis), an der Herzinnenwand und an den Herzklappen (Endokarditis).

Staphylokokken neigen dazu, die Haut zu infizieren. Auf diese Weise entstandene Abszesse erscheinen als warme, mit Eiter gefüllte Taschen dicht unter der Hautoberfläche. Gewöhnlich platzen sie ähnlich wie ein großer Pickel auf, wobei Eiter auf die Haut austritt; das kann weitere Infektionen zur Folge haben, wenn die betroffene Stelle nicht vom Eiter gesäubert wird. Durch Staphylokokken kann auch eine Wundrose entstehen, eine sich unter der Haut ausbreitende Infektionskrankheit.■ Eiterbeulen werden ebenfalls durch Staphylokokken verursacht. Zwei besonders schwere, durch Staphylokokken verursachte Hautinfektionen sind die toxische epidermale Nekrolyse★ und das Syndrom der verbrühten Haut (staphylogenes Lyell-Syndrom)●; bei beiden Krankheiten schält sich die Haut großflächig ab.

▲ Siehe Kasten, Seite 858
■ Siehe Seite 973
★ Siehe Seite 962
● Siehe Seite 974

Bei Neugeborenen können Staphylokokken Hautinfektionen hervorrufen, meist innerhalb von sechs Wochen nach der Geburt. Das häufigste Symptom sind dabei große, mit klarer Flüssigkeit oder Eiter gefüllte Blasen unter den Achseln, in der Leistenbeuge oder am Hals in den Hautfalten. Schwer verlaufende Staphylokokkeninfektionen verursachen eine ganze Anzahl von Hautabszessen, die auf der Haut in großen Flecken verschorfen; dabei können auch Infektionen des Blutes, der Gehirn- und Rückenmarkhäute (Meningitis) und Lungenentzündung auftreten.

Stillende Frauen können ein bis zwei Wochen nach der Geburt durch Staphylokokken Brustinfektionen (Mastitis) und Abszesse bekommen. Mit solchen Erregern kommt das Baby in der Säuglingsstation in Kontakt und überträgt sie während des Stillens auf die mütterliche Brust.

Die Lungenentzündung durch Staphylokokken ist eine schwere Infektionskrankheit. ▲ Menschen mit chronischen Lungenkrankheiten (wie chronische Bronchitis und Lungenemphysem) und jene mit einer Grippe haben ein besonders hohes Risiko. Es entstehen dabei oft hohes Fieber und ernsthafte Lungenprobleme wie Kurzatmigkeit, schnelles Atmen und Husten mit reichlichem Auswurf, der mit Blut durchsetzt sein kann. Bei Neugeborenen – und manchmal auch bei Erwachsenen – kann die Staphylokokkenlungenentzündung Abszesse in der Lunge und eine Infektion des Brustfells (der Membran, die die Lunge umgibt) hervorrufen. Die Infektion, Pleuraempyem genannt, verschlimmert die Beschwerden beim Atmen noch, die durch die Lungenentzündung entstanden sind.

Bei einer Staphylokokkeninfektion im Blut (Staphylokokkenbakteriämie) können die Erreger zwar auch von einer Infektion irgendwo im Körper stammen, doch gewöhnlich wird sie von einem intravenös eingeführten Instrument wie einem Katheter ausgelöst, der die Staphylokokken direkt in der Blutbahn absetzt. Die Staphylokokkenbakteriämie ist eine häufige Todesursache bei Menschen mit schweren Brandwunden. Charakteristisch für die Bakteriämie ist anhaltendes, hohes Fieber und manchmal ein Schock.

In die Blutbahn gelangte Staphylokokken können die Herzinnenhaut und die Herzklappen infizieren (Endokarditis) ■, besonders bei spritzenden Drogenabhängigen. Die Infektion kann die Herzklappen sehr schnell schädigen – die Folgen sind Herzversagen und Tod.

Knocheninfektionen (Osteomyelitis) betreffen vorwiegend Kinder, obwohl auch ältere Menschen daran erkranken können, speziell solche mit tiefen Hautgeschwüren (etwa vom Wundliegen). Es treten Schüttelfrost, Fieber und Knochenschmerzen auf. Rötung und Schwellungen erscheinen über dem infizierten Knochen, und in den Gelenken in der Nähe der von den Bakterien befallenen Regionen kann sich Flüssigkeit ansammeln. Die von der Infektion betroffene Stelle kann schmerzen, gewöhnlich hat der Kranke Fieber. Manchmal wird mit Hilfe von Röntgenaufnahmen eine infizierte Stelle am Körper entdeckt, aber dies trägt im allgemeinen nicht dazu bei, daß der Arzt eine frühe Diagnose stellen kann.

Eine Darminfektion durch Staphylokokken verursacht oft Fieber, aufgetriebenen Bauch und Blähungen, eine vorübergehende Lähmung der normalen Darmtätigkeit (Ileus) und Durchfall. Diese Infektion kommt am häufigsten bei Krankenhauspatienten vor, besonders bei Menschen, die eine Darmoperation hinter sich haben oder eine Behandlung mit Antibiotika.

Operationen erhöhen das Risiko für Staphylokokkeninfektionen. Dabei können Abszesse an den Einstichstellen einer Operationsnaht auftreten oder auch erhebliche Gewebezerstörungen an den Schnittstellen. Solche Infektionen treten gewöhnlich ein paar Tage bis mehrere Wochen nach einer Operation auf, können aber leichter verlaufen, wenn der Patient während der Operation Antibiotika bekommt. Verschlimmert sich eine postoperative Staphylokokkeninfektion, kann sie zum toxischen Schocksyndrom führen.

Behandlung

Bei den meisten Hautinfektionen helfen orale Antibiotika wie Cloxazillin, Dicloxazillin und Erythromyzin. Schwerere Infektionen, besonders solche des Blutes, erfordern eine intravenöse Antibiotikatherapie, oft bis zu sechs Wochen lang.

Die Wahl des Antibiotikums hängt davon ab, wo die Infektion sitzt, wie schwer die Erkrankung ist und welches Mittel die entsprechenden Bakterien am wirkungsvollsten abtötet. *Staphylococcus aureus*, die gegen Methizillin resistent sind, widerstehen auch den anderen gebräuchlichen Antibiotika; sie geben Grund zu großer Besorgnis, weil sie sich hauptsächlich in den großen Krankenhäusern und Universitätskliniken vermehren. Zu den wenigen Antibiotika, die normalerweise gegen methizillinresistenten *Staphylococcus aureus* wirksam sind, gehören Vancomyzin und Trimethoprim-Sulfamethoxazol (Cotrimoxazol). Vancomyzin tötet die Bakterien ab, während Trimethoprim-Sulfamethoxazol (Cotrimoxazol) sie daran hindert, sich zu vermehren.

Ein sich vergrößernder Abszeß muß drainiert werden. Sitzt er auf der Haut, ist dieses relativ einfach. Der Arzt macht einen kleinen Schnitt in die betroffene Stelle und drückt darauf, so daß die infektiöse Substanz herausquillt.

▲ Siehe Seite 192

■ Siehe Seite 97

Sitzt der Abszeß tiefer im Körper, kann eine Operation erforderlich sein.

Toxisches Schocksyndrom

Bei dem toxischen Schocksyndrom handelt es sich um eine durch Staphylokokken verursachte Infektion, die sich rasch bis zum schweren tödlichen Schock steigern kann.

1978 wurde das toxische Schocksyndrom zuerst ausgeprägt bei Kindern zwischen acht und siebzehn Jahren beobachtet. 1980 tauchte eine ganze Reihe von Erkrankungen auf, hauptsächlich bei jungen Frauen – fast immer bei solchen, die Tampons zur Monatshygiene verwendeten. 1980 wurde von ungefähr 700 Erkrankungen in den USA berichtet. 1981, nach weitgehender Aufklärung der Öffentlichkeit und nachdem bestimmte, »superabsorbierende« Tampons vom Markt genommen worden waren, verringerte sich die Häufigkeit des toxischen Schocksyndroms drastisch. Aber immer noch gibt es hin und wieder ein Schocksyndrom auch bei Frauen, die keine Tampons verwenden, und solchen, die gerade eine Operation oder Entbindung hinter sich haben. Etwa 15 Prozent der Schocksyndrome kommen bei Männern nach einer Operation vor. Milde Verläufe sind relativ häufig.

Obgleich der Stamm von *Staphylococcus* bekannt ist, der die meisten derartigen Schocksyndrome verursacht, weiß man nichts über die Umstände, die es auslösen. Die Verwendung eines Tampons kann unter Umständen die Bakterien dabei unterstützen, ein Gift zu bilden, das durch kleine Wunden in der Scheide ins Blut gelangt oder durch die Gebärmutter in die Bauchhöhle. Dieses Gift scheint die Symptome auszulösen.

Symptome und Diagnose

Die Symptome beginnen plötzlich mit Fieber von 38,9° bis 40,5° Celsius. Rasend schnell entwickeln sich schlimme Kopfschmerzen, Halsentzündung, rote Augen, extreme Müdigkeit, Verwirrung, Erbrechen, heftiger wäßriger Durchfall und ein sonnenbrandähnlicher Hautausschlag am ganzen Körper. Innerhalb von 48 Stunden kann der Patient in Ohnmacht fallen und einen Schock erleiden. Zwischen dem dritten und siebten Tag schält sich die Haut, besonders an den Handflächen und den Fußsohlen.

Das Syndrom verursacht Blutarmut. Sehr häufig werden die Nieren, die Leber und die Muskeln geschädigt, vorwiegend in der ersten Woche. Herz- und Lungenstörungen können auch vorkommen. Die meisten Organe heilen aber wieder voll aus, nachdem die Symptome verschwunden sind.

Die Diagnose basiert gewöhnlich auf den Symptomen. Es gibt zwar keinen Labortest, der speziell das toxische Schocksyndrom kennzeichnet, dennoch werden Blutuntersuchungen durchgeführt, um andere mögliche Ursachen für die Symptome auszuschließen.

Vorbeugung, Behandlung und Prognose

Es ist schwierig, genau zu sagen, wie man sich vor dem toxischen Schocksyndrom schützen könnte. Generell sollten Frauen vermeiden, während der Periode ununterbrochen Tampons zu tragen. Zumindest nachts ist die Vorlage einer Binde sinnvoll. Tampons mit hoher Saugfähigkeit, die erfahrungsgemäß eher zu dem Syndrom führen, weil sie zu lange im Körper belassen werden, sollten überhaupt nicht verwendet werden.

Wenn bei jemandem das toxische Schocksyndrom vermutet wird, muß er sofort ins Krankenhaus eingeliefert werden. Die Behandlung beginnt mit der Entfernung des Tampons, Diaphragmas oder anderer Fremdkörper; so bald wie möglich werden Antibiotika verabreicht.

Ungefähr acht bis 15 Prozent der Menschen mit einem voll ausgebildeten toxischen Schocksyndrom sterben. Rückfälle ereignen sich häufig bei Frauen, die in den nächsten vier Monaten nach einem durchlebten Schocksyndrom erneut Tampons verwenden, ohne daß zuvor eine Behandlung mit Antibiotika die Staphylokokken sicher beseitigt hat.

Streptokokkeninfektionen

Diese Infektionen werden von grampositiven Bakterien verursacht, die Streptokokken heißen.

Die verschiedenen krankheitsauslösenden Stämme von Streptokokken werden nach ihrem Verhalten, ihrem chemischen Aufbau und ihrem äußeren Erscheinungsbild eingeteilt. Jede Gruppe kann spezifische Arten von Infektionen und Symptomen auslösen.

- **Gruppe-A-**Streptokokken sind am angriffslustigsten gegen Menschen, die ihre natürlichen Wirte sind. Diese Erreger können Streptokokkenangina (eine Infektion im Hals) hervorrufen, Mandelentzündung, Wund- und Hautinfektionen, Blutvergiftung (Sepsis), Scharlach, Lungenentzündung, rheumatisches Fieber, Sydenham-Chorea (Chorea minor)▲ und Nierenentzündung (Glomerulonephritis).
- **Gruppe-B-**Streptokokken verursachen am häufigsten gefährliche Infektionen bei Neugeborenen (Neugeborenensepsis)■ sowie Infektionen in den Gelenken (septische Arthritis) und im Herzen (Endokarditis).
- **Gruppe-C-und-G-**Streptokokken leben oft auf Tieren, können aber auch im menschlichen Rachen wachsen sowie im Darm, in der Scheide und auf der Haut. Sie kön-

▲ Siehe Seite 310

■ Siehe Seite 1213

nen schwere Infektionen hervorrufen; dazu gehören Streptokokkenangina, Lungenentzündung, Haut- und Wundinfektionen, Sepsis nach der Entbindung und Neugeborenensepsis, Endokarditis und septische Arthritis. Nach der Infektion mit einem der beiden Bakterienstämme kann sich eine Nierenentzündung entwickeln.

• **Gruppe-D-**-Streptokokken und Enterokokken wachsen normalerweise im unteren Verdauungstrakt, in der Scheide und in der umliegenden Haut. Sie können aber ebenso Infektionen in Wunden und den Herzklappen, in der Blase, im Bauch und im Blut verursachen.

Infektionen mit bestimmten Arten von Streptokokken können eine Autoimmunerkrankung auslösen, wobei der Körper seine eigenen Gewebe angreift.▲ Solche Reaktionen können nach einer Infektion auftreten wie z. B. Streptokokkenangina und können zu rheumatischem Fieber, Veitstanz und Nierenschaden (Glomerulonephritis) führen.

Symptome

Die Streptokokken können in den Atemwegen, im Darm, in der Scheide oder an anderen Stellen im Körper leben, ohne Probleme zu bereiten. Gelegentlich finden sich bei Keimträgern solche Bakterien im Bereich einer entzündeten Stelle (im Hals oder in der Scheide); dann werden solche Streptokokken irrtümlich als Ursache der Erkrankung angenommen.

Die häufigste Art von Streptokokkeninfektionen sitzt im Hals (Streptokokkenangina). Bezeichnend für eine solche Infektion ist, daß die Symptome sehr plötzlich auftreten und sich als Halsentzündung, allgemeines Krankheitsgefühl, Schüttelfrost, Fieber, Kopfschmerzen, Übelkeit, Erbrechen und Herzrasen äußern. Die Zunge ist kräftig gerötet, die Mandeln sind geschwollen, die Lymphknoten im Hals können vergrößert und empfindlich sein. Kinder können Fieberkrämpfe bekommen. Bei Kindern unter vier Jahren kann als einziges Symptom eine laufende Nase auftreten. Husten, Kehlkopfentzündung (Laryngitis) und eine verstopfte Nase sind ungewöhnlich bei Streptokokkeninfektionen; sie lassen eher eine andere Ursache vermuten, z. B. eine Erkältung oder eine Allergie.

Scharlach wird von den Stoffwechselgiften der Streptokokken hervorgerufen; dabei entsteht ein weit ausgebreiteter, rosaroter Ausschlag. Den Ausschlag sieht man am deutlichsten auf dem Bauch, an den Brustseiten und in den Hautfalten. Andere Symptome können Blässe in der Mundregion, gerötetes Gesicht, eine entzündete, rote Zunge und dunkelrote Linien in den Hautfalten sein. Die äußeren Schichten der geröteten Haut schälen sich oft, wenn das Fieber vorbei ist.

Streptokokken können verschiedene Arten von Hautinfektionen verursachen, allerdings bilden sich selten Abszesse. Vielmehr neigen die Infektionen dazu, sich in den tieferen Hautschichten auszubreiten und eine Wundrose zu verursachen. Die Streptokokken können sich allein oder zusammen mit Staphylokokken in den oberen Hautschichten ausbreiten und Eiterflechten, die sogenannte Grindflechte (Impetigo) hervorrufen. ■

Bestimmte Streptokokkenstämme können sich rasend schnell ausbreiten und zu zerstörerischer Infektion unter der Haut führen (nekrotisierende Fasziitis).★ Aus unbekannten Gründen ist das Auftreten dieser Infektion in letzter Zeit häufiger geworden.

Diagnose

Die Symptome einer Streptokokkeninfektion lassen die Diagnose zwar vermuten, dennoch muß sie durch Tests bestätigt werden. Der beste Weg, um eine Streptokokkeninfektion klar zu diagnostizieren, ist das Anlegen einer Bakterienkultur aus einer Probe aus der infizierten Region. Man läßt sie über Nacht wachsen; bei einem positiven Ergebnis zeigen sich auf der Kultur dann die charakteristischen Bakterienkolonien.

Um eine Streptokokkenangina zu erkennen, muß eine Kultur aus einer Probe angelegt werden, die mit einem sterilen Wattestäbchen aus dem hinteren Rachen genommen wurde. Die Probe kommt in eine Petrischale und darf über Nacht wachsen. Alternativ dazu können Streptokokken der Gruppe A durch spezielle, schnelle Testverfahren entdeckt werden, bei denen die Ergebnisse schon nach wenigen Stunden vorliegen. Falls das Resultat aus einem solchen Schnelltest positiv ausfällt, ist die zeitraubende Kultur über Nacht nicht mehr nötig. Da beide Methoden Streptokokken auch bei Menschen nachweisen können, die gar keine Behandlung brauchen, ist in jedem Fall eine ärztliche Untersuchung notwendig.

Behandlung

Kranken mit Streptokokkenangina und Scharlach geht es im allgemeinen nach zwei Wochen besser, auch ohne Behandlung. Dennoch können Antibiotika bei kleinen Kindern die Dauer der Symptome verkürzen und sie vor ernsten Komplikationen schützen, wie etwa vor dem rheumatischen Fieber. Ebenso tragen Antibiotika dazu bei, die Ausbreitung der Infektion auf das Mittelohr, in die Nasennebenhöhlen und zum Warzenfortsatz ebenso zu verhindern wie die Ansteckung anderer Menschen. Ein Antibiotikum, gewöhnlich Penizillin V, sollte gleich nach dem Auftreten der Symptome eingenommen werden.

▲ Siehe Seite 811

■ Siehe Seite 972

★ Siehe Seite 850

Durch Pneumokokken verursachte Krankheiten

Lungenentzündung
- Vielleicht die schwerste Infektion durch Pneumokokken
- Betrifft gewöhnlich nur einen Lungenlappen, kann sich aber auch auf den anderen ausbreiten

Brustfellentzündung (Pleuraempyem)
- Pneumokokken sind die häufigste Ursache für diese eiterbildende Infektion
- Kann operative Drainage erfordern

Mittelohrentzündung (Otitis media)
- Durch Pneumokokken entsteht ungefähr die Hälfte der Ohrentzündungen bei Babys und Kindern
- Falls sie nicht behandelt wird, kann sich die Infektion auf die Nasennebenhöhlen, den Warzenfortsatz, die Hirn- und Rückenmarkhäute ausbreiten und Hirnhautentzündung verursachen

Bakterielle Hirnhautentzündung (Meningitis)
- Pneumokokken sind in allen Altersgruppen mit die häufigsten Ursachen
- Kann von einer Blut- oder Lungeninfektion übergreifen, auch von einer Ohr- oder Nasennebenhöhleninfektion, einer Infektion der Schädelknochen (wie Mastoiditis) oder durch einen Schädelbruch verursacht werden

Blutinfektion (Bakteriämie)
- Kann durch eine Lungenentzündung oder Hirnhautentzündung beginnen und auf die Herzklappen übergreifen

Infektion der Herzklappen (Pneumokokken-Endokarditis)
- Kann besonders gefährlich sein, weil sich die Bakterien und ihre Abbauprodukte an den Herzklappen sammeln – besonders an verletzten, verformten oder künstlichen Herzklappen – und sie schädigen
- In schweren Fällen können die geschädigten Herzklappen reißen, was zu rapid verlaufendem Herzversagen führt

Bauchfellentzündung (Infektion der Bauchhöhle)
- Gewöhnlich kommt diese Infektion bei jungen Mädchen vor, wo sie sich von der Scheide über die Eileiter in die Bauchhöhle ausbreitet
- Kann auch bei Menschen mit einer Leberzirrhose auftreten

Arthritis durch Pneumokokken
- Seltene Ursache für Gelenkinfektionen
- Tritt gewöhnlich zusammen mit Endokarditis oder Meningitis auf

Andere Streptokokkeninfektionen wie Wundrose, nekrotisierende Fasziitis und Endokarditis sind sehr gefährlich und erfordern die intravenöse Gabe von Penizillin, manchmal zusammen mit anderen Antibiotika. Die Gruppe-A-Streptokokken werden gewöhnlich durch Penizillin beseitigt. Einige Streptokokken der Gruppe D, besonders Enterokokken, sind resistent gegen Penizillin und die meisten Antibiotika; für viele Enterokokkenstämme gibt es keine verläßliche Antibiotikatherapie.

Symptome wie Fieber, Kopfschmerzen und Halsentzündung können mit schmerzlindernden Medikamenten (Analgetika) und fiebersenkenden Mitteln (Antipyretika), beispielsweise Parazetamol, behandelt werden. Weder Bettruhe noch Isolierung sind notwendig; jedoch können Familienmitglieder oder Freunde, die ähnliche Symptome haben oder schon einmal Komplikationen durch eine Streptokokkeninfektion durchmachen mußten, ein erhöhtes Ansteckungsrisiko haben.

Pneumokokkeninfektionen

Pneumokokkeninfektionen werden durch die grampositiven Bakterien Streptococcus pneumoniae verursacht.

Pneumokokken siedeln häufig in den oberen Atemwegen der Menschen als ihren natürlichen Wirten, hauptsächlich während des Winters und im zeitigen Frühjahr. Trotzdem verursachen diese Pneumokokken nur gelegentlich eine Lungenentzündung. Da die Pneumokokkenpneumonie▲ selten von einem Menschen zum anderen übertragen wird, brauchen solche Erkrankte den Kontakt zu ihren Mitmenschen nicht zu meiden. Pneumokokken können auch Infektionen im Gehirn, in den Ohren und anderen Organen hervorrufen.

▲ Siehe Seite 191

Zu den Menschen mit einem besonders hohen Risiko für eine Lungenentzündung durch Pneumokokken gehören chronisch Kranke und solche mit einem geschwächten Immunsystem – beispielsweise Personen mit Hodgkin-Krankheit, Lymphom, Plasmozytom, Unterernährung und Sichelzellenanämie. Weil die Antikörper, die in der Milz gebildet werden, normalerweise helfen, Pneumokokkeninfektionen vorzubeugen, sind Menschen, deren Milz entfernt wurde oder nicht mehr funktionstüchtig ist, ansteckungsgefährdet. Die Lungenentzündung durch Pneumokokken kann als Folge einer chronischen Bronchitis entstehen oder wenn ein häufig auftretendes Virus in den Atemwegen, vorwiegend das Grippevirus, die Schleimhäute des Atemtrakts schädigt.

Vorbeugung und Behandlung

Eine wirksame Pneumokokkenimpfung gibt es für alle Menschen, die älter als zwei Jahre sind. Die Impfung schützt vor den meisten Pneumokokkenstämmen und verringert die Gefahr für eine Pneumokokkenpneumonie und Bakteriämie bei 80 Prozent, das Sterberisiko bei 40 Prozent der Betroffenen. Empfehlenswert ist die Impfung für ältere Personen und für Menschen mit Herz- und Lungenkrankheiten, Hodgkin-Krankheit, Infektion mit dem Immunschwächevirus HIV oder Stoffwechselkrankheiten wie Diabetes. Sie kann hilfreich sein für Kinder mit Sichelzellenanämie sowie für Menschen, deren Milz entfernt wurde oder funktionsuntüchtig ist.

Penizillin ist das bevorzugte Medikament bei den meisten Pneumokokkeninfektionen. Es wird bei Ohr- und Nasennebenhöhleninfektionen eingenommen, bei schweren Infektionen wird es intravenös gegeben.

Neisseriainfektionen

Neisseria meningitidis (Meningokokkus) ist ein gramnegatives Kokkenbakterium, für das der Mensch der natürliche Wirt ist. Meningokokken können eine Hirnhautentzündung (Meningitis)▲, Blutinfektionen und andere schwere Infektionen bei Kindern und Erwachsenen hervorrufen. *Neisseria gonorrhoeae*, ebenfalls gramnegative Kokken, für die Menschen die natürlichen Wirte darstellen, verursachen den Tripper (Gonorrhoe) – eine sexuell übertragbare Krankheit, die Harnröhre, Scheide und After infiziert und sich auf die Gelenke ausbreiten kann.■ Viele andere Formen von *Neisseria* leben normalerweise im Rachen und im Mund, in der Scheide und im Darm, führen aber selten zu Krankheiten.

KAPITEL 179

Infektionen durch Spirochäten

Spirochäten sind spiralförmige Bakterien★, die sich schrauben- oder propellerartig bewegen. Die vorherrschenden Spirochätengattungen sind *Treponema*, *Borrelia*, *Leptospira* und *Spirilla*.

Treponematosen

Treponematosen sind nicht sexuell übertragbare Infektionen, die von Spirochäten verursacht werden; diese sind nicht von Treponema pallidum *zu unterscheiden – jenen Bakterien, die Syphilis hervorrufen.*

Zu den Treponematosen gehören hartnäckige Infektionskrankheiten in bestimmten Gebieten der Erde, z. B. die endemische Syphilis, Frambösie und Pinta. Endemische Syphilis tritt hauptsächlich in Trockengebieten des vorderen Orients und Westafrika auf. Frambösie findet sich in feuchten Regionen in Äquatornähe, Pinta kommt häufig unter den Indianern von Mexiko, Mittel- und Südamerika vor.

Symptome

Endemische Syphilis (Bejel) beginnt in der Kindheit mit einem schleimigen Fleck an der Innenseite der Wangen, gefolgt von Blasen am Rumpf, an Armen und Beinen. Häufig sind die Beinknochen betroffen. Im späteren Verlauf der Krankheit entwickeln sich weiche, klebrige Geschwülste in der Nase und am Gaumen (weicher Gaumen).

Frambösie (Yaws) fängt mehrere Wochen nach dem Kontakt mit *Treponema*bakterien als leicht erhabenes Ge-

▲ Siehe Seite 370
■ Siehe Seite 937
★ Siehe Kasten, Seite 858

schwür an der infizierten Stelle an, gewöhnlich am Bein. Das Geschwür heilt ab, doch danach bilden sich weiche, tumorartige Gewebeknötchen (Granulome) im Gesicht, an Armen, Beinen und Gesäßbacken. Diese Granulome heilen nur langsam und können wiederkehren. Schmerzhafte, offene Geschwüre können sich an den Fußsohlen entwickeln (Krebs-Frambösie). Später können Teile des Schienbeins zerstört werden, und es können viele Entstellungen, besonders rund um die Nase (Gangosa), auftreten.

Pinta beginnt mit flachen, geröteten Flächen auf Händen, Füßen, Beinen, Armen, Gesicht und Hals. Nach mehreren Monaten zeigen sich schieferblaue Flecken an den gleichen Stellen auf beiden Körperseiten und über knochigen Stellen, wie etwa den Ellenbogen. Später verlieren die Flecken ihre Färbung. Hautverdickungen können sich im Bereich der Flecken an den Handtellern und Fußsohlen bilden.

Diagnose und Behandlung

Der Arzt stellt die Diagnose nach den typischen Anzeichen bei Menschen aus Gebieten, in denen diese Krankheiten häufig vorkommen. Menschen mit Treponematosen reagieren bei Tests auf Geschlechtskrankheiten positiv; allerdings kann dabei nicht zwischen Syphilis und einer Infektion unterschieden werden, die nicht zu den Geschlechtskrankheiten gehört.

Die Schädigungen zerstören Gewebe und hinterlassen Narben. Doch schon eine einzelne Injektion von Penizillin tötet die Bakterien ab, so daß die Haut abheilen kann.

Rückfallfieber

Das Rückfallfieber (Zeckenfieber, Wiederholungsfieber oder Hungersnotfieber) wird von verschiedenen Arten von Borrelia*bakterien verursacht.*

Je nach geographischer Lage wird das Rückfallfieber von Läusen oder Zecken auf den Menschen übertragen. Durch Läuse übertragenes Rückfallfieber kommt nur in einigen Teilen Afrikas oder Südamerikas vor, während das von Zecken übertragene Fieber in Nord- und Südamerika, Afrika, Asien und Europa auftritt.

Menschenläuse werden mit den Spirochäten angesteckt, wenn sie auf einer infizierten Person Blut saugen; die Infektion kann übertragen werden, wenn die Laus ihren Wirt wechselt. Beim Zerquetschen einer Laus werden die Bakterien freigesetzt und durchdringen die verletzte Haut, z. B. an Stellen mit Kratzern oder Bissen. Zecken infizieren sich, wenn sie bei Nagetieren Blut saugen, die die natürlichen Wirte dieser Bakterien sind. Die Infektion wird durch den Zeckenbiß später auf Menschen übertragen.

Symptome und Diagnose

Infizierte Menschen haben unter Umständen drei bis elf Tage lang keine Symptome – charakteristisch sind sechs Tage Inkubationszeit. Die Anfangssymptome bestehen aus plötzlich auftretendem Schüttelfrost, gefolgt von hohem Fieber, Herzrasen, schweren Kopfschmerzen, Erbrechen, Muskel- und Gelenkschmerzen und häufig auch Bewußtseinsstörungen. Im Frühstadium der Erkrankung kann sich ein rötlicher Ausschlag über Rumpf, Arme und Beine ausbreiten. Der Arzt kann geplatzte Blutgefäße in der Augenbindehaut, der Haut und in Schleimhäuten feststellen. Im weiteren Krankheitsverlauf können Fieber, Gelbsucht, eine vergrößerte Leber und Milz, Herzmuskelentzündung und Herzversagen auftreten, besonders bei der durch Läuse übertragenen Infektion. Das Fieber bleibt drei bis fünf Tage lang hoch und verschwindet dann plötzlich zusammen mit den anderen Symptomen.

Nach sieben bis zehn Tagen kehrt das Fieber gemeinsam mit den anderen Symptomen unvermittelt zurück, oft begleitet von Schmerzen in den Gelenken. Die Gelbsucht tritt während eines Rückfalls häufiger auf. Bei durch Läuse übertragenem Rückfallfieber kommt es gewöhnlich nur zu einem einzigen Rückfall, während bei der von Zecken übertragenen Variante häufig eine ganze Reihe von Rückfällen (zwei- bis zehnmal in ein- bis zweiwöchigen Intervallen) auftritt. Die Krankheitsphasen verlaufen erst allmählich weniger heftig, und der Patient erholt sich, sobald seine Abwehrkräfte wieder zunehmen.

Das Rückfallfieber kann mit vielen Krankheiten verwechselt werden, einschließlich Malaria und Lyme-Borreliose. Der wichtigste Anhaltspunkt, um die Krankheit zu diagnostizieren, ist das wiederkehrende Fieber. Die Diagnose wird bestätigt, wenn während einer Fieberperiode Spirochäten in einer Blutprobe gefunden werden. Weil Zecken vorzugsweise nachts aktiv sind und sie kurz und weitgehend schmerzlos saugen, können sich Betroffene meistens nicht an den ursächlichen Zeckenbiß erinnern.

Prognose, Vorbeugung und Behandlung

Weniger als fünf Prozent der Menschen mit Rückfallfieber sterben; doch sehr junge und sehr alte Menschen, Unterernährte oder Geschwächte sind stärker gefährdet. Zu den Komplikationen der Erkrankung gehören Augenentzündung, Asthmaanfälle und ein roter Ausschlag am ganzen Körper (Erythema multiforme). Gehirn, Rückenmark und die Regenbogenhaut im Auge können sich ebenfalls entzünden. Infizierte schwangere Frauen erleiden unter Umständen eine Fehlgeburt.

Das Einstäuben der Unterwäsche und der Innenseiten von Kleidungsstücken mit Malathion- oder Lindanpuder kann vor Rückfallfieber durch Läuse schützen. Den Zeckenbissen selbst ist schwerer vorzubeugen, weil die meisten Insektizide und Insektenabwehrmittel wirkungslos gegen Zecken sind. Jedoch können Mittel, die Diethyltoluamid (DEET) (für die Haut) oder Permethrin (für die Kleider) enthalten, vor Zeckenbissen schützen.

Die Behandlung mit Tetrazyklinen, Erythromyzin oder Doxyzyklin heilt die Infektionskrankheit. Die Mittel werden zwar normalerweise eingenommen, können aber gespritzt werden, wenn heftiges Erbrechen das Schlucken unmöglich macht.

Am besten wird mit der Behandlung entweder in einer frühen Fieberphase oder in einer symptomlosen Phase begonnen. Beginnt die Therapie am Ende der Fieberperiode, kann unter Umständen die sogenannte Jarisch-Herxheimer-Reaktion ausgelöst werden, für die hohes Fieber, ein Anstieg und anschließendes Absinken des Blutdrucks (manchmal gefährlich tief) typisch sind. Diese Reaktion ist bei der von Läusen übertragenen Krankheit manchmal tödlich.

Austrocknung wird mit intravenös zugeführter Flüssigkeit behandelt. Bei schweren Kopfschmerzen helfen schmerzstillende Mittel wie Kodein. Dimenhydrinat oder Prochlorperazin können gegen Übelkeit verabreicht werden.

Lyme-Borreliose

Die Lyme-Borreliose oder Lyme-Krankheit wird durch Spirochäten mit Namen Borrelia burgdorferi *verursacht, die gewöhnlich durch Zecken übertragen werden.*

Die Krankheit wurde 1975 entdeckt und bekam ihren Namen nach der kleinen Gemeinde Lyme im US-Staat Connecticut, in der eine ganze Reihe von Krankheitsfällen auftraten. Seitdem ist die Lyme-Borreliose in 47 amerikanischen Staaten aufgetaucht, und auch in Europa ist sie gut bekannt. Es wurden Erkrankungen aus Rußland, China, Japan und Australien berichtet. Die Lyme-Borreliose tritt gewöhnlich im Sommer und Frühherbst auf, meist bei Kindern und jungen Erwachsenen, die sich in bewaldeten Gebieten aufgehalten haben.

Borrelia-burgdorferi-Bakterien treten dort in die Haut ein, wo die Zecke zugebissen hat. Nach drei bis 32 Tagen verlassen die Bakterien die Haut und gelangen über die Lymphe oder das Blut zu anderen Organen oder Hautflächen.

Symptome

Die Krankheit beginnt typischerweise mit einem großen roten Fleck, gewöhnlich auf einem Oberschenkel, an einer Gesäßhälfte, am Rumpf oder in einer Achselhöhle. Dieser Fleck kann sich bis zu einem Durchmesser von 15 Zentimetern ausdehnen; oft bleibt dabei die Mitte hell. Mindestens 15 Prozent der infizierten Menschen weisen dieses frühe Zeichen auf. Fast die Hälfte der Infizierten bekommt zusätzlich meist kleinere, rote Flecken – kurz nachdem der große Fleck erschienen ist.

Viele Borrelioseinfizierte fühlen sich krank und haben Symptome wie Müdigkeit, Schüttelfrost und Fieber, Kopfschmerzen, einen steifen Nacken sowie Muskel- und Gelenkschmerzen. Weniger häufig treten Rückenschmerzen, Übelkeit und Erbrechen, Halsentzündung, geschwollene Lymphknoten und eine vergrößerte Milz auf. Die meisten dieser Symptome entstehen zwar und verschwinden wieder, doch das Krankheitsgefühl und die Müdigkeit können wochenlang bestehenbleiben.

Mehrere Wochen oder Monate nach den ersten Symptomen treten bei etwa 15 Prozent der Betroffenen Störungen der Nervenfunktionen auf, die einige Monate andauern, aber normalerweise wieder vollkommen verschwinden. Die häufigste Begleiterscheinung ist eine Infektion der Hirnhaut (Meningitis)▲, die zu einem steifen Hals, zu Kopfschmerzen, Entzündung der Gesichtsnerven und einer halbseitigen Gesichtslähmung führen kann. Andere Körperteile können ebenfalls gefühllos werden. Bei acht Prozent der Infizierten entwickeln sich Herzstörungen – begleitet von Herzrhythmusstörungen und einer Entzündung des Herzbeutels (Perikarditis). Die Perikarditis kann Brustschmerzen verursachen.

Zusätzlich bekommt ungefähr die Hälfte der Betroffenen erst Wochen oder Monate nach dem Beginn der Symptome eine Gelenkentzündung. Manchmal erscheint diese Arthritis erst zwei Jahre nach den ersten Symptomen. Mehrere Jahre lang treten immer wieder Schwellungen und Schmerzen in den großen Gelenken auf, besonders im Knie. Das betroffene Knie ist häufig stark geschwollen, aber nicht besonders schmerzhaft; oft fühlt es sich heiß an, und selten rötet es sich. Zysten können sich im Knie entwickeln und platzen, was die Beschwerden plötzlich verschlimmert. Ungefähr zehn Prozent der Kranken mit Borreliosearthritis tragen dauerhafte Knieprobleme davon.

Diagnose

Die Bakterien *Borrelia burgdorferi* sind sehr schwer im Labor zu züchten, und kein Test kann die Lyme-Borreliose zuverlässig bestimmen. Deshalb gründet sich die Diagnose gewöhnlich auf die charakteristischen Anzeichen einer Lyme-Borreliose sowie auf die Ergebnisse verschiedener Untersuchungen. Am häufigsten wird dabei die Anzahl der Antikörper gegen Borrelien im Blut gemessen. Ein zusätzlicher Hinweis ist, wenn ein Zeckenbiß vorausgegangen ist.

▲ Siehe Seite 370

Behandlung

Eine Lyme-Borreliose spricht zwar in jedem Stadium gut auf Antibiotika an, doch eine möglichst frühe Behandlung trägt dazu bei, jeder Art von Komplikationen vorzubeugen. Ein Antibiotikum wie beispielsweise Doxyzyklin, Amoxizillin, Penizillin oder Erythromyzin kann im Frühstadium der Krankheit eingenommen werden. Intravenös werden Antibiotika nur im späteren Stadium, bei schwerem oder hartnäckigem Verlauf gegeben, insbesondere wenn das Gehirn infiziert ist.

Antibiotika helfen auch, eine Arthritis zu lindern, allerdings kann diese Behandlung bis zu drei Wochen dauern. Azetylsalizylsäure und andere nichtsteroidale entzündungshemmende Arzneimittel können die Schmerzen in den geschwollenen Gelenken mildern. Flüssigkeit, die sich in den Gelenken angesammelt hat, kann abgezogen werden.

Leptospirosen

Leptospirosen bilden eine Gruppe von Infektionskrankheiten, die von Leptospira*bakterien verursacht werden. Zu ihnen gehören Weil-Krankheit, infektiöse (spirochätale) Gelbsucht und Kanikolafieber.*

Viele Wild- und Haustiere sind mit Leptospiren infiziert. Manche Tiere sind dabei nur Keimträger und scheiden die Bakterien mit ihrem Urin aus; andere werden krank und sterben. Menschen bekommen diese Infektionen durch Kontakt mit einem infizierten Tier oder dessen Harn.

Leptospirosen gelten als Berufskrankheit bei Bauern, Kanalarbeitern und beim Personal in Schlachthöfen; allerdings infizieren sich die meisten Betroffenen beim Sport, z. B., wenn sie in verunreinigten Gewässern schwimmen. Weil die charakteristischen Symptome von Leptospirosen grippeähnlich sind, bleiben viele Erkrankungen vermutlich unentdeckt.

Symptome und Diagnose

Gewöhnlich entwickeln sich die Symptome innerhalb von zwei bis zwanzig Tagen nach der Ansteckung mit den *Leptospira*bakterien. Meist beginnt die Krankheit plötzlich mit Fieber, Kopfschmerzen, schweren Muskelschmerzen und Schüttelfrost. Bei zehn bis 15 Prozent der infizierten Menschen wird die Lunge angegriffen (was blutigen Husten mit einschließen kann). Phasen von Schüttelfrost und Fieber, das oft bis auf 38,9° Celsius steigen kann, halten vier bis neun Tage lang an. Am dritten oder vierten Tag kann sich ein Auge röten.

Das Fieber kann ein paar Tage lang sinken, kehrt aber zwischen dem sechsten und zwölften Tag zusammen mit anderen Symptomen zurück. Gleichzeitig entzünden sich gewöhnlich die Hirnhäute (Meningitis)▲; dann wird der Nacken steif, Kopfschmerzen und manchmal Benommenheit und Ohnmacht treten auf. Diese Symptome entstehen jedoch nicht durch Infektion der Hirnhaut. Vielmehr sind sie die Folge einer Entzündung, die von Giftstoffen ausgelöst wurde, die beim Zerstören der Bakterien durch die körpereigene Abwehr gebildet werden. Eine schwangere Frau, die sich mit Leptospiren ansteckt, kann eine Fehlgeburt erleiden.

Die **Weil-Krankheit** ist eine schwere Form von Leptospirose, die fortdauerndes Fieber verursacht, ebenso Benommenheit und eine mangelhafte Gerinnungsfähigkeit des Blutes, was zu Blutungen in den Geweben führt. Dieses Syndrom beginnt genauso wie die leichteren Leptospirosen. Bei Blutuntersuchungen zeigt sich eine Blutarmut, und zwischen dem dritten und sechsten Tag deuten Anzeichen auf einen Nierenschaden und eine kranke Leber hin. Die Nierenstörungen können Schmerzen beim Wasserlassen oder Blut im Urin verursachen. Die Leberentzündung verläuft meistens leicht und heilt gewöhnlich wieder ganz aus.

Der Arzt kann die Diagnose einer Leptospirose stellen, indem er die Bakterien in Kulturen aus dem Blut, dem Harn oder der Gehirn-Rückenmark-Flüssigkeit identifiziert; oder – was häufiger vorkommt – er weist Antikörper gegen die Bakterien im Blut nach.

Prognose und Behandlung

Infizierte Personen, die keine Gelbsucht entwickeln, werden normalerweise wieder gesund. Eine Gelbsucht ist das Zeichen für einen Leberschaden und erhöht die Todesrate auf zehn Prozent oder mehr bei Menschen, die über 60 Jahre alt sind.

Das Antibiotikum Doxyzyklin kann während einer Epidemie vor der Krankheit schützen. Penizillin, Ampizillin oder ähnliche Antibiotika werden verabreicht, um die Krankheit zu behandeln. Bei schwerem Krankheitsverlauf werden die Mittel intravenös gegeben. Patienten mit dieser Erkrankung brauchen nicht isoliert zu werden, allerdings ist Vorsicht beim Umgang mit ihrem Urin erforderlich.

Rattenbißkrankheit

Die Rattenbißkrankheit wird durch einen von zwei Bakteriengattungen verursacht, die durch den Biß eines Nagetieres übertragen werden.

Bis zu zehn Prozent der Rattenbisse führen zur Rattenbißkrankheit. Dabei handelt es sich vornehmlich um eine Krankheit von Ghettobewohnern, Obdachlosen und des Personals in biomedizinischen Labors.

▲ Siehe Seite 370

Streptobacillus moniliformis, eine Bakterienart, die im Maul und Rachen von gesunden Ratten lebt, stellt die häufigste Ursache für die Rattenbißkrankheit in den USA dar. Die Bakterien gehören nicht zu den Spirochäten. Epidemien der Infektion sind unter Menschen aufgetreten, die unpasteurisierte, verunreinigte Milch getrunken hatten. Wenn die Bakterien auf diese Weise übertragen werden, heißt die Krankheit Haverhill-Fieber. Normalerweise folgt die Erkrankung jedoch dem Biß einer infizierten wilden Ratte oder Maus. Gelegentlich wird die Krankheit auch von Wieseln oder anderen Nagetieren übertragen.

Die Bißwunde heilt gewöhnlich rasch wieder ab. Jedoch ein bis 22 Tage nach dem Biß (meist nach weniger als zehn Tagen) können plötzlich Schüttelfrost, Fieber, Erbrechen, Kopf-, Rücken- und Gelenkschmerzen auftreten. Ein Ausschlag von kleinen roten Flecken taucht nach drei Tagen auf Händen und Füßen auf. Bei vielen Betroffenen folgen Gelenkschwellungen und -schmerzen innerhalb einer Woche, die mehrere Tage oder sogar Monate andauern können, falls nicht mit einer Behandlung begonnen wird. Zu zwar seltenen, aber schweren Komplikationen zählen die Infektion der Herzklappen sowie Abszesse im Gehirn oder in anderen Geweben. Der Arzt stellt die Diagnose, indem er die Bakterien identifiziert, die er in einer Kultur aus einer Probe von Blut oder Gelenkflüssigkeit gezüchtet hat. Behandelt wird mit Penizillin, das entweder oral oder intravenös gegeben wird; für Menschen mit einer Penizillinallergie ist auch Erythromyzin geeignet.

Eine weitere Form von Rattenbißkrankheit (Sodoku genannt) wird durch Spirochäten mit Namen *Spirillum minus* verursacht. Diese Infektionskrankheit tritt in Asien häufig auf. Sie wird ebenfalls durch einen Ratten-, gelegentlich auch durch einen Mausbiß hervorgerufen. Die Wunde heilt gewöhnlich schnell, entzündet sich aber zwischen dem vierten und 28. Tag nach dem Biß (gewöhnlich sind es mehr als zehn Tage danach). Die Entzündung wird von Fieber begleitet, das kommt und geht, sowie von geschwollenen Lymphknoten an der befallenen Stelle. Manchmal erscheint ein roter Ausschlag. Andere Symptome sind ein allgemeines Krankheitsgefühl, Kopfschmerzen und Müdigkeit während der Fieberperioden. Charakteristisch für die Krankheit ist, daß das Fieber alle zwei bis vier Tage wiederkommt, wenn es nicht behandelt wird; diese Phasen wiederholen sich bis zu acht Wochen lang, manchmal sogar bis zu einem Jahr.

Der Arzt diagnostiziert die Infektion, indem er die Bakterien in einer Blutprobe identifiziert. Alternativ kann eine Gewebeprobe aus dem Ausschlag oder einem Lymphknoten genommen werden. Ein Patient mit dieser Form von Rattenbißkrankheit wird gewöhnlich mit Penizillin behandelt, entweder oral oder intravenös. Personen, die allergisch auf Penizillin reagieren, bekommen Tetrazyklin.

KAPITEL 180

Infektionen durch anaerobe Bakterien

Anaerobe Bakterien unterscheiden sich in verschiedener Hinsicht von anderen Bakterien. Die Erreger, die von den körpereigenen Abwehrkräften nicht so leicht erreicht werden können, gedeihen in Körperregionen mit niedrigem Sauerstoffgehalt (z. B. im Darm) und in absterbendem Gewebe, besonders in tiefen und verunreinigten Wunden, in denen andere Bakterien nicht leben könnten. Anaerobe Bakterien brauchen keinen Sauerstoff zum Leben; einige Arten sterben in Gegenwart von Sauerstoff sogar ab. Meistens verursachen diese Erreger eitrige Infektionen (Abszesse). ▲

Hunderte von Stämmen anaerober Bakterien leben normalerweise harmlos auf der Haut und den Schleimhäuten, wie in Mund, Darm und in der Scheide; mehrere hundert Billionen können in nur zehn Kubikzentimeter Stuhl vorhanden sein. Wenn eine Operation, eine unzureichende Sauerstoffzufuhr oder andere Gewebeschäden die normale Umgebung bestimmter Formen von anaeroben Bakterien stören, können sie in das Gewebe eindringen und schwere bis tödliche Infektionen hervorrufen.

▲ Siehe Seite 852

Zu den krankheitserregenden anaeroben Bakterien gehören Clostridien – die im Staub, in der Erde, auf Pflanzen und in den Gedärmen von Menschen und Tieren leben – und Peptokokken sowie Peptostreptokokken –, die einen Teil der normalen Bakterienbesiedelung im Mund, in den oberen Atemwegen und im Dickdarm bilden. Weitere anaerobe Bakterien sind *Bacteroides fragilis*, die Teil der regulären Dickdarmflora sind, und *Prevotella melaninogenica* sowie *Fusobacterium*, die zur gesunden Mundflora gehören.

Symptome und Diagnose

Die Symptome einer Infektion durch anaerobe Bakterien hängen davon ab, welche Stelle des Körpers sie betreffen. Zu den Infektionen können ebenso Zahnabszesse, Kieferentzündungen, Wurzelhautentzündung, chronische Nasennebenhöhlen- und Mittelohrentzündung gehören wie Abszesse in Gehirn, Rückenmark, Lunge, Bauchhöhle, Leber, Gebärmutter, den Genitalien, auf der Haut und in den Blutgefäßen.

Um eine anaerobe Infektion festzustellen, entnimmt der Arzt gewöhnlich eine Probe des Eiters oder der Körperflüssigkeit und läßt in einem Labor eine Bakterienkultur anlegen. Die Probe muß sehr sorgfältig behandelt werden, denn anaerobe Bakterien sterben ab, wenn sie der Luft ausgesetzt werden. Dieses würde die Kultur wertlos machen.

Vorbeugung und Behandlung

Einer ernsten Infektion durch anaerobe Bakterien kann normalerweise vorgebeugt werden, indem man eine lokal begrenzte Infektion behandelt, bevor sie sich ausbreitet. Wenn Wunden gründlich gereinigt, Fremdkörper entfernt werden und frühzeitig mit der Antibiotikatherapie begonnen wird, hilft das, Schlimmeres zu verhüten. Die intravenöse Gabe von Antibiotika vor, während und nach einer Bauchoperation schützt vor einer Infektion.

Tiefe Wundinfektionen werden meistens von anaeroben Bakterien verursacht. Solche Infektionen werden in erster Linie behandelt, indem der Abszeß drainiert und totes Gewebe operativ entfernt wird (Wundtoilette). Da die anaeroben Bakterien im Labor schwer zu züchten sind, gibt der Arzt meist schon Antibiotika, bevor er die Ergebnisse der Kultur vorliegen hat. An den tiefen Wundinfektionen sind oft mehr als ein Bakterienstamm beteiligt; deshalb werden manchmal verschiedene Antibiotika gleichzeitig intravenös verabreicht. Penizillin wird bei Infektionen angewendet, die durch eine Bakterienmischung im Mund oder Rachen verursacht werden. Weil Infektionen im Darm gewöhnlich unter anderem von *Bacteroides fragilis* hervorgerufen werden, der resistent gegen Penizillin ist, kommen hier andere Antibiotika zur Anwendung, z.B. Imipenem/Cilastatin.

Durch Clostridien verursachte Krankheiten

Krankheit	Bakterien
Tetanus	*Clostridium tetani*
Botulismus und kindlicher Botulismus	*Clostridium botulinum, Clostridium baratii*
Lebensmittelvergiftung	*Clostridium perfringens*
Antibiotikaassoziierte Kolitis	*Clostridium difficile*
Nekrotisierende Enteritis	*Clostridium perfringens*
Gebärmutter- und Wundinfektionen	*Clostridium perfringens* und andere

Clostridieninfektionen

Viele anaerobe Infektionen werden durch Clostridien verursacht. Sie produzieren mannigfaltige Gifte, die Gewebe und das Nervensystem schädigen.

Zu den häufigsten Clostridieninfektionen gehören nicht lange andauernde und relativ leichte Lebensmittelvergiftungen. ▲ Zusätzlich können Clostridien aber Entzündungen hervorrufen, die die Wände des Dick- und Dünndarms zerstören; diese Erkrankung heißt Enteritis necroticans. Diese Krankheit kann zwar als Einzelfall vorkommen; doch unter Umständen tritt sie auch bei vielen Menschen auf, wenn diese alle verseuchtes Fleisch gegessen haben.

Wunden können ebenfalls durch Clostridien infiziert werden. Tödlich verlaufende Clostridieninfektionen, einschließlich Gasbrand ■ und Tetanus, kommen zwar relativ selten vor, können aber nach Verletzungen auftreten und bei spritzenden Drogenabhängigen. Durch Nahrungsmittel, die mit einem von Clostridien gebildeten Gift verseucht sind, wird Botulismus verursacht. ★

Clostridieninfektionen haben oft eine schwere Erkrankung zur Folge, bei der tiefe Gewebezerstörungen auftreten und das Krankheitsbild verschlimmern können. Die Todesgefahr ist groß, besonders bei Krebskranken und älteren Menschen.

▲ Siehe Seite 514

■ Siehe Seite 850

★ Siehe Seite 513

Tetanus

Tetanus (Wundstarrkrampf) wird durch ein Gift verursacht, das von Bakterien mit Namen Clostridium tetani *gebildet wird.*

1996 gab es in Deutschland 17 Tetanuserkrankungen. In anderen Teilen der Erde, besonders in weniger entwickelten Ländern, kommt die Krankheit noch häufig vor.

Die Sporen von *Clostridium tetani* können jahrelang in der Erde und in Tierkot überleben. Wenn es den Tetanusbakterien gelungen ist, in den menschlichen Körper einzudringen, kann sich sowohl in oberflächlichen als auch in tiefen, verunreinigten Wunden eine Infektion entwickeln. Die Tetanusbakterien produzieren ein Gift. Diese Giftstoffe und nicht die Bakterien selbst verursachen die Symptome der Infektion.

Symptome

Die Symptome erscheinen gewöhnlich fünf bis zehn Tage nach der Ansteckung mit den Bakterien, können aber auch bereits nach zwei oder erst nach 50 Tagen auftreten. Das häufigste Anzeichen der Krankheit ist eine Kieferlähmung. Weitere Symptome sind Rastlosigkeit, Schluckbeschwerden, Reizbarkeit, Kopfschmerzen, Fieber, Halsentzündung, Schüttelfrost, Muskelkrämpfe und Versteifung des Nackens, der Arme und Beine. Im weiteren Verlauf kann der Kranke Schwierigkeiten beim Öffnen des Kiefers haben (Kiefersperre). Muskelverkrampfungen im Gesicht können den Ausdruck eines festgefrorenen Lächelns und hochgezogener Augenbrauen erzeugen. Erstarrung oder Verkrampfung der Bauch-, Nacken- und Rückenmuskulatur können eine charakteristische Pose auslösen, bei der der Kopf und die Fersen nach hinten gedreht, der Körper aber nach vorn gebeugt ist. Krämpfe der Schließmuskeln im Unterleib können zu Verstopfung und Harnverhaltung führen.

Geringfügige Störungen wie Lärm, Luftzug oder Bettknarren können schmerzhafte Muskelkrämpfe und starkes Schwitzen auslösen. Wenn sich der ganze Körper verkrampft, kann der Kranke nicht mehr schreien oder sprechen, weil die Brustmuskulatur erstarrt ist oder die Rachenmuskeln krampfhaft zusammengezogen sind. Dieser Zustand verhindert auch das normale Atmen. Es kommt zu Sauerstoffmangel oder sogar zum Tod durch Erstickung.

Gewöhnlich hat der Kranke kein Fieber. Atmung und Herzschlag sind beschleunigt, und die Reflexe können außer Kontrolle geraten.

Die Tetanuserkrankung kann sich auch auf eine Muskelgruppe in der Nähe der Wunde beschränken. Die Verkrampfungen können an dieser Stelle wochenlang anhalten.

Diagnose und Prognose

Der Arzt vermutet Tetanus, wenn Muskelsteifheit oder -krämpfe auftreten, nachdem sich jemand eine Wunde zugezogen hat. *Clostridium tetani* läßt sich zwar in einer Kultur aus einem Abstrich züchten, den man aus der Wunde entnimmt, allerdings schließt ein negatives Ergebnis nicht unbedingt eine Tetanusinfektion aus.

Weltweit stirbt etwa die Hälfte der mit Tetanus Infizierten. Bei sehr jungen und sehr alten Menschen sowie solchen, die sich Drogen spritzen, ist die Todesgefahr am größten. Die Heilungschancen sind gering, wenn sich die Symptome rasch verschlimmern oder die Behandlung zu spät einsetzt.

Vorbeugung und Behandlung

Der Krankheit durch eine Impfung vorzubeugen, ist weitaus besser, als sie zu behandeln, wenn sie erst einmal ausgebrochen ist. Kleine Kinder bekommen die Impfung normalerweise kombiniert mit jener gegen Diphtherie und Keuchhusten. ▲ Erwachsene sollten ihre Tetanusimpfung alle zehn Jahre auffrischen lassen.

Jemand mit einer geringfügigen, sauberen Verletzung, dessen letzte Tetanusauffrischimpfung nicht länger als zehn Jahre zurückliegt, braucht keine weitere Impfung. Er bekommt die Impfung nur dann, wenn nicht sicher ist, ob er jemals gegen Tetanus geimpft wurde, oder wenn er weniger als drei Injektionen bekommen hat. Bei anderen Verletzungen ist eine Tetanusimpfung fällig, wenn die letzte Impfung länger als fünf Jahre zurückliegt. Ein Verletzter, der noch nie gegen Tetanus geimpft wurde oder weniger als zwei Injektionen bekommen hat, erhält bei schweren, unsauberen Wunden eine Injektion von Tetanusimmunglobulin und die erste Spritze des dreimonatigen Impfprogramms. Bei leichten, sauberen Verletzungen verzichtet man auf die Injektion von Tetanusimmunglobulin. Weil so viele Menschen die Auffrischimpfungen gegen Diphtherie vernachlässigen, wird empfohlen, bei jeder Impfung den kombinierten Impfstoff gegen Tetanus und Diphtherie zu verwenden.

Die Wunde sollte umgehend versorgt und gründlich gereinigt werden – besonders wichtig bei tiefen Stichwunden – da Schmutz und abgestorbenes Gewebe das Wachstum von *Clostridium tetani* begünstigen. Antibiotika wie Penizillin und Tetrazyklin können zwar gegeben werden, sind aber kein Ersatz für die operative Entfernung von zerstörtem Gewebe.

Tetanusimmunglobuline werden verabreicht, um das Gift zu neutralisieren. Antibiotika wie Penizillin und Tetrazyklin gibt man, um einer weiteren Giftproduktion vorzubeugen. Weitere Arzneimittel dienen zur Beruhigung, sie verhindern Krämpfe und entspannen die Muskeln.

Der Kranke kommt gewöhnlich im Krankenhaus in einen ruhigen Raum. Bei Personen mit mittelschwerer bis

▲ Siehe Kasten, Seite 1196

schwerer Infektion kann es nötig sein, die Atmung maschinell zu unterstützen. Die Nahrung wird entweder intravenös zugeführt oder über eine Sonde, die durch die Nase in den Magen gelegt wird. Blasenkatheter und rektale Katheter sind oft nötig, um die Körperausscheidungen abzuleiten. Der Patient wird häufig im Bett gedreht und zum Husten gebracht, damit er keine Lungenentzündung bekommt. Um die Schmerzen zu lindern, bekommt er Kodein. Weitere Arzneimittel können ihm gegeben werden, um den Blutdruck und den Herzschlag stabil zu halten.

Nach einer Tetanusinfektion ist der Körper nicht immun gegen nachfolgende Infektionen. Darum ist anschließend eine komplette Grundimmunisierung notwendig, sobald die akute Krankheit überstanden ist.

Strahlenpilzkrankheit

Die Strahlenpilzkrankheit (Aktinomykose) ist eine chronische Infektion, die hauptsächlich durch Actinomyces israelii *hervorgerufen wird. Diese Bakterien können am Zahnfleisch, an den Zähnen und Mandeln vorkommen.*

Die Infektion verursacht an verschiedenen Stellen Abszesse. Sie tritt in vier Formen auf und betrifft meist erwachsene Männer. Gelegentlich zeigt sie sich bei Frauen, die ein Intrauterinpessar (»Spirale«) zur Empfängnisverhütung tragen.

Die **abdominale Form** der Infektion entsteht durch das Hinunterschlucken von Speichel, der mit den Bakterien durchsetzt ist. Die Infektion betrifft die Gedärme und das Innere der Bauchhöhle (Bauchfell). Schmerzen, Fieber, Erbrechen, Durchfall oder Verstopfung und starker Gewichtsverlust sind häufige Symptome. Im Bauch bildet sich eine Geschwulst, aus der Eiter an die Hautoberfläche dringen kann.

Die **zervikofaziale Form** (Kieferschwellung genannt) beginnt gewöhnlich als eine kleine, harte Schwellung im Mund, auf der Haut im Nacken oder unter dem Kiefer. Die Schwellung kann manchmal Schmerzen bereiten. Danach entwickeln sich weiche Flächen, die eine Flüssigkeit absondern, die kleine, runde, schwefelgelbe Körnchen enthält. Die Infektion kann sich dann über Wangen, Zunge, Rachen, Speicheldrüsen, Schädelknochen oder das Gehirn und die Gehirnhäute (Meningen) ausbreiten.

Die thorakale Form verursacht Brustschmerzen, Fieber und Husten mit Auswurf. Diese Symptome müssen nicht zwangsläufig erscheinen, bevor die Lunge ernsthaft infiziert ist. Geschwülste können aber sogar die Brustwand durchbrechen und Eiter auf die Haut austreten lassen.

Bei der **allgemeinen Form** wird die Infektion mit dem Blut in die Haut, in die Rückenwirbelknochen, ins Gehirn, die Leber, Nieren, Harnröhre und bei Frauen in die Gebärmutter und Eierstöcke transportiert.

Diagnose

Die Symptome, Röntgenuntersuchungen und die Isolierung von *Actinomyces-israelii*-Bakterien aus Eiter-, Sputum- oder Gewebeproben erleichtern dem Arzt die Diagnose. Einige Darminfektionen lassen keine Entnahme von Proben zu; in diesen Fällen ist eine Operation nötig, um die Diagnose zu stellen.

Prognose und Behandlung

Der geschwollene Kiefer ist die am leichtesten zu behandelnde Art der Strahlenpilzkrankheit. Schlecht sind die Heilungsaussichten für die thorakale, abdominale und allgemeine Form der Erkrankung. Am ungünstigsten ist die Prognose, wenn Gehirn und Rückenmark befallen sind: Mehr als die Hälfte der Betroffenen tragen neurologische Schäden davon, und mehr als ein Viertel stirbt.

Den meisten Menschen geht es durch die Behandlung langsam besser, jedoch sind dafür oft eine monatelange Antibiotikatherapie und wiederholte operative Eingriffe notwendig. Unter Umständen müssen noch mehrere Wochen nach Abklingen der Symptome große Abszesse operativ drainiert und die Behandlung mit Penizillin oder Tetrazyklin fortgesetzt werden.

KAPITEL 181

Tuberkulose

Bei der Tuberkulose handelt es sich um eine ansteckende, auch tödlich verlaufende Infektionskrankheit, die durch Bakterien verursacht wird, welche auf dem Luftweg übertragen werden.

Tuberkulose wird meistens durch *Mycobacterium tuberculosis* verursacht, manchmal auch durch *M. bovis* oder *M. africanum*. Andere Mykobakterien führen zu Krankheiten, die einer Tuberkulose ähneln; sie sind zwar nicht

Krankheiten, die einer Tuberkulose ähneln

Es gibt zahlreiche Arten von Mykobakterien. Einige davon ähneln jenen, die Tuberkulose verursachen; sie können Infektionen hervorrufen, die viele gleichartige Symptome haben wie die Tuberkulose. Obgleich diese Mykobakterien weit verbreitet sind, lösen sie im allgemeinen nur bei Menschen mit einem gestörten Immunsystem Infektionen aus. Die Bakterien infizieren in erster Linie die Lunge, können aber auch die Lymphknoten, Knochen, Haut und andere Gewebe angreifen.

Die am häufigsten vorkommende Gruppe von Mykobakterien ist der *Mycobacterium avium* (MAC) genannte Komplex. Diese Mykobakterien sind äußerst widerstandsfähig gegen die meisten Antibiotika, einschließlich jener, mit denen Tuberkulose bekämpft wird. Die Infektionskrankheiten, die durch diese Bakterien verursacht werden, sind jedoch nicht ansteckend.

Eine Lungenerkrankung durch den *Mycobacterium-avium*-Komplex kann bei Männern mittleren Alters auftreten, deren Lunge durch jahrelanges Rauchen, eine ältere Tuberkuloseinfektion, Bronchitis, ein Emphysem oder eine andere Krankheit geschädigt ist. Doch Infektionen mit diesen Mykobakterien kommen bei Personen mit Aids am häufigsten vor.

Gewöhnlich entwickelt sich die Infektionskrankheit langsam. Zu den ersten Anzeichen gehören Husten und das Ausspucken von Schleim. Schreitet die Krankheit fort, kann der Betroffene regelmäßig Blut spucken und unter Atembeschwerden leiden. Eine Röntgenuntersuchung kann den Hinweis auf eine Infektion liefern. Allerdings ist normalerweise eine Laboruntersuchung des Auswurfs der infizierten Person nötig, um die Erkrankung von der Tuberkulose zu unterscheiden. Eine Behandlung mit Antibiotika ist oft wirkungslos, sogar bei der kombinierten Anwendung verschiedener Medikamente. Bald werden jedoch neuere Arzneimittel verfügbar sein, die den Verlauf der Infektion bei älteren Menschen hemmen. Milde Formen der Krankheit bei Menschen ohne Aids können ohne Behandlung wieder abklingen.

Bei Menschen mit Aids oder anderen Krankheiten, die das Immunsystem schwächen, kann sich *Mycobacterium avium* über den ganzen Körper ausbreiten. Die Symptome umfassen Fieber, Blutarmut, Blutkrankheiten, Durchfälle und Magenschmerzen. Obwohl Antibiotika vorübergehend die Symptome lindern können, verläuft die Infektion oft tödlich, wenn die körpereigene Abwehr nicht gestärkt wird.

Eine Infektion der Lymphknoten durch den *Mycobacterium-avium*-Komplex kann bei Kindern auftreten, im allgemeinen zwischen dem ersten und fünften Lebensjahr. Sie erfolgt in der Regel, wenn die Kinder Schmutz essen oder mit Mykobakterien verseuchtes Wasser trinken. Meist heilen Antibiotika die Krankheit nicht; aber die betroffenen Lymphknoten können operativ entfernt werden.

Andere Mykobakterien wachsen in Schwimmbecken und sogar in Aquarien und können Hautkrankheiten verursachen. Diese Infektionen können ohne Behandlung abklingen. Unter chronischen Infektionskrankheiten leidende Personen brauchen gewöhnlich drei bis sechs Monate lang eine Behandlung mit Tetrazyklin oder einem anderen Antibiotikum. Eine weitere Art von Mykobakterien, *Mycobacterium fortuitum*, kann Wunden infizieren und künstliche Körperteile befallen, beispielsweise künstliche Herzklappen oder Brustimplantate. Antibiotika und die operative Entfernung der infizierten Gebiete heilen normalerweise die Infektion.

ansteckend, aber kaum durch jene Medikamente zu beeinflussen, die gegen Tuberkulose wirksam sind.

Die Menschheit kennt Tuberkulose bereits seit dem Altertum. Zur großen Plage wurde sie in Europa während der Zeit der sogenannten industriellen Revolution im 19. Jahrhundert, als die Städte überbevölkert waren. Die Krankheit war damals für ein Drittel aller Todesfälle verantwortlich. Mit der Entwicklung von Antibiotika – Streptomyzin um 1940, Isoniazid um 1950, Ethambutol ungefähr 1960 und Rifampizin um 1970 – schien der Kampf gegen die Tuberkulose gewonnen zu sein. Doch in den USA begann etwa Mitte der 80er Jahre die Zahl der Erkrankungen wieder zuzunehmen. Verantwortlich gemacht wurden dafür die Immunschwäche Aids, Armut und soziale Probleme. In Deutschland ist die Erkrankungsrate seit Jahren rückläufig; 1996 sind 11 814 Neuerkrankungen bekannt geworden. Die in letzter Zeit immer wieder berichtete Resistenz einiger Stämme von Tuberkulosebakterien gegen die bisher eingesetzten Antibiotika beruht vor allem auf Beobachtungen in den Entwicklungsländern, in denen die Medikamente häufig nicht so zuverlässig und nicht ausreichend lange eingenommen werden. Bei Menschen, die sich in solchen Regionen infiziert haben, treten vermehrt Resistenzen gegen die gebräuchlichen Arzneimittel auf; bei einer im Inland erworbenen Tuberkulose sind sie deutlich seltener.

Wie die Infektion entsteht

Heutzutage wird Tuberkulose ausschließlich durch das Einatmen von Raumluft übertragen, in der sich *Mycobacterium tuberculosis* befinden. Um die Bakterien in die Luft zu bringen, muß jemand mit akuter Tuberkulose die Bakterien aushusten. Sie können sich mehrere Stunden lang in der Luft aufhalten. Ein ungeborenes Kind kann sich bereits vor oder bei der Geburt bei seiner Mutter mit Tuberkulose anstecken, wenn es etwa Fruchtwasser einatmet oder schluckt; ein Baby kann die Krankheit bekommen, wenn es nach der Geburt Luft einatmet, die Tuberkuloseerreger enthält. ▲ In Entwicklungsländern können Kinder mit anderen Mykobakterien infiziert werden, die ebenfalls Tuberkulose hervorrufen. Einer dieser Erreger, *Mycobacterium bovis*, kann durch nichtpasteurisierte Milch übertragen werden.

Das Immunsystem eines Menschen, der sich mit Tuberkulose angesteckt hat, zerstört gewöhnlich die Bakterien, oder es kapselt sie am Ort der Infektion ein. 90 bis 95 Prozent aller Tuberkuloseinfektionen heilen, ohne daß sie bemerkt wurden. Allerdings werden die Bakterien manchmal nicht zerstört, sondern ruhen jahrelang schlafend in den weißen Freßzellen (Makrophagen). Ungefähr 80 Prozent der Tuberkuloseinfektionen entstehen dadurch, daß schlafende Bakterien aktiviert werden. Bakterien, die im Narbengewebe einer ersten Infektion leben – gewöhnlich in der Spitze eines oder beider Lungenflügel – können sich zu vermehren beginnen, wenn das Immunsystem geschwächt ist – z. B. durch Aids, durch die Einnahme von Kortison oder durch fortgeschrittenes Alter. Dann kann die Infektion lebensbedrohlich werden.

Die Wahrscheinlichkeit, innerhalb von ein bis zwei Jahren nach einer Infektion mit Tuberkulosebakterien akut zu erkranken, liegt bei fünf Prozent. Doch wie sich die Tuberkulose entwickelt, ist individuell sehr verschieden. Ihr Verlauf hängt vor allem von der Stärke des Immunsystems ab. So ist bei Aidskranken der Ausbruch einer akuten Infektion viel wahrscheinlicher, und sie verläuft auch viel schneller. Ein Aidskranker, der sich mit Tuberkulose ansteckt, hat ein 50prozentiges Risiko, innerhalb von zwei Monaten eine akute Tuberkulose zu bekommen. Falls die Bakterien gegen Antibiotika resistent sind, ist jeder zweite Patient mit Aids und Tuberkulose in Gefahr, innerhalb von zwei Monaten zu *sterben*.

Eine akute Tuberkulose beginnt gewöhnlich in der Lunge (Lungentuberkulose). Betrifft die Tuberkulose andere Körperteile (extrapulmonale Tuberkulose), hat sich meistens die Lungentuberkulose über das Blut auf die anderen Organe ausgebreitet. So wie in der Lunge muß die Infektion nicht zwangsläufig zu einer Erkrankung führen, aber die Bakterien können in einer kleinen Narbe schlafend überdauern.

Symptome und Komplikationen

Anfangs fühlt sich der Erkrankte vielleicht nur nicht wohl, oder er hat Husten vom Rauchen oder von einer momentanen Grippe. Der Husten kann morgens eine kleine Menge grünen oder gelben Auswurfs hervorbringen. Gewöhnlich verstärkt sich der Auswurf, wenn die Krankheit fortschreitet. Eventuell kann er auch mit Blut durchsetzt sein; allerdings sind größere Mengen Blut in diesem Stadium selten.

Eines der häufigsten Anzeichen der Erkrankung ist, daß der Betroffene nachts in kaltem Schweiß gebadet aufwacht; die Menge an Schweiß ist oft so groß, daß der Betroffene gezwungen ist, die Nachtwäsche oder sogar die Bettwäsche zu wechseln. Dieses Schwitzen entsteht, wenn ein leichtes, vom Kranken nicht bemerktes Fieber wieder absinkt.

Atemnot kann ein Zeichen dafür sein, daß sich Luft (Pneumothorax) oder Flüssigkeit in der Pleurahöhle (Pleuraerguß) ansammeln. ■ Ungefähr bei einem Drittel der Infektionen zeigt sich ein Pleuraerguß. Bei zirka 95 Prozent aller jungen Erwachsenen mit einem Pleuraerguß wurde dieser durch eine erst kürzlich erfolgte Infektion mit *Mycobacterium tuberculosis* verursacht. Die Diagnose ist zwar schwierig, aber erfahrene Ärzte wissen, daß der Pleuraerguß als Tuberkulose behandelt werden muß, zumal sich ungefähr die Hälfte dieser Krankheitszustände zu einer voll entwickelten Tuberkulose in der Lunge oder einem anderen Organ auswachsen.

Bei einer frischen Tuberkuloseinfektion wandern die Bakterien von der Lunge zu den Lymphknoten, die die Flüssigkeit aus der Lunge ableiten. Falls die körpereigenen Abwehrkräfte die Infektion unter Kontrolle bringen, breitet sie sich nicht weiter aus, und die Bakterien »schlafen ein«. Bei Kindern können sich die Lymphknoten jedoch vergrößern und auf die Bronchien drücken, was einen metallisch klingenden Husten hervorruft und möglicherweise sogar zum Kollaps der Lunge führen kann. Gelegentlich breiten sich die Bakterien über die Lymphbahnen aus und lassen die Lymphknoten am Hals deutlich

▲ Siehe Seite 1218

■ Siehe Seite 202 und 204

Tuberkulose: Eine Erkrankung vieler Organe

Sitz der Infektion	Symptome oder Komplikationen
Bauchhöhle	Müdigkeit, leichte Druckempfindlichkeit, Schmerzen ähnlich einer Blinddarmentzündung
Blase	Schmerzen beim Wasserlassen
Gehirn	Fieber, Kopfschmerzen, Übelkeit, Schläfrigkeit, Hirnschaden, der zum Koma führt
Herzbeutel (die Haut rund ums Herz)	Fieber, vergrößerte Halsvenen, Atemnot
Gelenke	Arthritisähnliche Symptome
Nieren	Nierenschaden, Infektion im Gewebe rund um die Nieren
Geschlechtsorgane	
Männer	Knoten im Hodensack
Frauen	Sterilität
Wirbelsäule	Schmerzen, führt zu zusammenbrechenden Wirbeln und Beinlähmung

anschwellen. Eine Infektion dieser Lymphknoten kann unter Umständen die Haut durchbrechen und nach außen Eiter absondern.

Die Tuberkulose kann auch andere Körperteile außer der Lunge befallen; dann handelt es sich um eine extrapulmonale Tuberkulose. Von den gemeldeten Tuberkulosefällen waren etwas mehr als zehn Prozent solche Organtuberkulosen. Die Nieren und Knochen sind am häufigsten betroffen. Bei der Nierentuberkulose können wenig Symptome auftreten, allerdings können Teile der Nieren zerstört werden. Die Tuberkulose kann sich auf die Blase ausbreiten, was aber, im Gegensatz zu anderen Blaseninfektionen, kaum Krankheitszeichen zur Folge hat.

Bei Männern kann die Infektion die Prostata, Samenblasen und Nebenhoden befallen, wobei sich ein Knoten im Hodensack bildet. Bei Frauen kann die Tuberkulose die Eierstöcke und Eileiter verkleben, was zu Sterilität führt. Von den Eierstöcken kann die Krankheit auf das Bauchfell (die innere Haut der Bauchhöhle) übergreifen. Diese tuberkulöse Bauchfellentzündung kann sich als ständige Müdigkeit oder vage Magenschmerzen mit leichter Druckempfindlichkeit äußern oder auch als quälende Schmerzen, die an eine Blinddarmentzündung denken lassen.

Gelenke können ebenfalls von der Infektion betroffen sein; dies führt zu tuberkulöser Arthritis. Das Gelenk entzündet sich und schmerzt. Die am häufigsten betroffenen Gelenke sind die Hüften und Kniegelenke, auf denen das Körpergewicht lastet, aber ebenso können die Handgelenke, Hände und Ellenbogen befallen sein.

Haut, Eingeweide und Nebennieren können ebenfalls von Tuberkulose befallen werden. Sogar in der Aortawand (die wichtigste Arterie im Körper) ist die Infektion schon beobachtet worden; sie führte zu einem Riß in der Gefäßwand. Wenn sich die Tuberkulose auf den Herzbeutel (die bindegewebige Umhüllung des Herzens) ausbreitet, füllt sich dieser mit Flüssigkeit (tuberkulöse Perikarditis). Die Flüssigkeit kann die Fähigkeit des Herzens beeinträchtigen, Blut in das Gefäßsystem zu pumpen. Zu den Symptomen gehören Fieber, Anschwellen der Halsvenen und Atemnot.

Eine Tuberkuloseinfektion in der Hirnbasis (tuberkulöse Meningitis) ist besonders gefährlich. Früher betraf sie hauptsächlich Kinder unter fünf Jahren; heute kommt sie in Deutschland jedoch kaum noch vor. Die Symptome einer tuberkulösen Meningitis sind Fieber, fortwährende Kopfschmerzen, Übelkeit und Schläfrigkeit, die zum Koma führen kann. Der Nacken ist oft so steif, daß das Kinn die Brust nicht berühren kann. Je länger mit der Behandlung gewartet wird, desto größer ist die Gefahr eines bleibenden, irreparablen Gehirnschadens. Manchmal, wenn es einem an tuberkulöser Meningitis Erkrankten bessergeht, bleibt tuberkulöses Gewebe im Gehirn zurück, das Tuberkulom genannt wird. Das Tuberkulom kann Symptome auslösen wie Muskelschwäche, und es kann viele Anzeichen eines Schlaganfalles haben. Unter Umständen muß es operativ entfernt werden.

Bei Kindern können die Bakterien die Knochen der Wirbelsäule und die Enden der langen Knochen in den Armen und Beinen infizieren. Sind die Wirbel betroffen, treten Schmerzen auf. Da bei Röntgenuntersuchungen die Wirbelsäule der Betroffenen normal erscheinen kann, sind möglicherweise andere Diagnosetechniken wie Computer- (CT) oder Kernspintomographie (NMR) erforderlich. Falls die Erkrankung nicht behandelt wird, können ein oder zwei Wirbel in sich zusammenbrechen und die Nerven einklemmen, was eine Lähmung der Beine nach sich zieht.

Strenge Kontrollen haben dafür gesorgt, daß es in

Deutschland praktisch keine Bestände an Milchkühen mehr gibt, die mit Tuberkulose infiziert sind. Außerdem wird die meiste Milch pasteurisiert, bevor sie in den Handel kommt. Früher war das anders, und Tuberkulosebakterien konnten durch verunreinigte Milch übertragen werden und dann die Lymphknoten im Hals oder im Dünndarm besiedeln. Da die Schleimhäute im Verdauungstrakt widerstandsfähig gegen die Bakterien sind, bricht die Infektionskrankheit nur aus, wenn eine große Zahl von Bakterien längere Zeit im Dünndarm bleibt, oder wenn das Immunsystem geschwächt ist. Tuberkulose im Darm braucht keine Symptome zu machen, kann aber zu ungewöhnlichem Gewebewachstum an der infizierten Stelle führen – ein Zustand, der immer wieder mit Krebs verwechselt werden kann.

Diagnose

Oft entdeckt der Arzt auf einer Röntgenaufnahme der Brust, die anläßlich der Untersuchung einer anderen Erkrankung ausgewertet wird, Unregelmäßigkeiten als erstes Indiz für eine Tuberkulose. Auf dem Röntgenbild läßt die Krankheit weiße Flächen gegen den ansonsten dunklen Hintergrund erkennen; allerdings können auch andere Infektionskrankheiten und Krebs solche Röntgenbilder ergeben. Unter Umständen kann die Röntgenaufnahme einen Pleuraerguß oder sogar einen aufgeblähten Herzbeutel (Perikarditis) enthüllen.

Die Diagnose beruht auf Ergebnissen des Tuberkulinhauttests und der Untersuchung des Auswurfs auf *Mycobacterium tuberculosis*. Der Tuberkulinhauttest ist zwar einer der hilfreichsten Tests zur Tuberkuloseerkennung, doch er bestätigt nur, daß irgendwann in der Vergangenheit eine Infektion durch die Bakterien oder eine Tuberkuloseimpfung stattgefunden hat. Er zeigt nicht an, ob die Infektion gegenwärtig akut ist, sondern nur, daß sich der Körper schon mit Tuberkulosebakterien auseinandergesetzt hat.

Ein Tuberkulinhauttest wird durchgeführt, indem eine kleine Menge Eiweiß aus Tuberkulosebakterien unter die Haut, gewöhnlich am Unterarm, gespritzt wird. Manchmal wird in eine andere Stelle eine Kontrollsubstanz injiziert. Die Kontrollsubstanz wird aus Stoffen gewonnen, auf die die meisten Menschen reagieren – z. B. Hefe oder Pilze. Ungefähr zwei Tage später wird die Einstichstelle untersucht: Schwellung und Rötung zeigen ein positives Ergebnis. Jemand, bei dem keine Reaktion auf die Kontrollsubstanz auftritt, hat möglicherweise ein nicht voll funktionstüchtiges Immunsystem. In diesem Fall kann ein negatives Ergebnis des Tuberkulintests ungenau sein. Menschen mit schwerer Tuberkulose und einem defekten Immunsystem können ebenfalls falsch negative Testergebnisse haben.

Was ist Miliartuberkulose?

Eine unter Umständen lebensbedrohliche Art der Tuberkulose kann auftreten, wenn sich eine große Zahl von Bakterien über die Blutbahn auf den ganzen Körper ausbreitet. Diese Infektion heißt Miliartuberkulose, weil die Millionen winziger Krankheitsherde die Größe von Hirsekörnern (lat.: milium) haben.

Die Symptome der Miliartuberkulose können sehr unbestimmt und schwer zu identifizieren sein; es gehören Gewichtsverlust, Fieber, Schüttelfrost, Schwäche, allgemeines Unbehagen und Atembeschwerden dazu. Ist das Knochenmark betroffen, kann dies zu schwerer Blutarmut und anderen Blutstörungen führen, die an Leukämie denken lassen. Stoßweise in die Blutbahn entlassene Bakterien aus einer verborgenen Wunde können ein Wechselfieber hervorrufen, das den Körper nach und nach immer mehr schwächt.

Um die Diagnose abzusichern, muß der Arzt eine Probe von Auswurf, Magensaft, infizierter Flüssigkeit oder Gewebe für eine Laboruntersuchung entnehmen. Dazu sticht er eine Nadel in die Brust, die Bauchhöhle, ein Gelenk oder die Herzgegend und zieht Flüssigkeit ab. Ein kleinerer operativer Eingriff kann nötig sein, um ein kleines Stück infiziertes Gewebe zu entnehmen (Biopsie). Der Auswurf kann für eine geeignete Probe aus der Lunge dienen; alternativ dazu kann der Arzt mit einem Bronchoskop die Bronchien untersuchen und Proben aus Schleim oder Lungengewebe entnehmen.

Eine Lumbalpunktion, bei der aus dem Wirbelkanal Gehirn-Rückenmark-Flüssigkeit abgezogen wird, kann notwendig sein, um festzustellen, ob eventuell eine tuberkulöse Meningitis vorliegt, bei der die Häute, die das Gehirn und das Rückenmark bedecken, infiziert sind. Im Labor können die Bakterien aus der Flüssigkeit mit der Polymerase-Kettenreaktion (PCR) identifiziert werden. Auch wenn die Testergebnisse meist schnell vorliegen, beginnt der Arzt schon beim bloßen *Verdacht* auf eine tuberkulöse Meningitis mit einer Antibiotikatherapie, um eine mögliche Gehirnschädigung in Grenzen zu halten.

Die Nieren auf Tuberkulose zu untersuchen, ist erheblich schwieriger als die Untersuchung der Lunge. Eine Urinprobe kann zwar für einen PCR-Test verwendet werden, aber erst mit weiteren Tests läßt sich feststellen, in welchem Umfang die Krankheit die Nieren schon geschädigt hat. Am besten eignet sich dafür eine Ultraschallaufnahme. Eine andere Möglichkeit besteht in einer Röntgenkontrastaufnahme. Durch das Kontrastmittel werden die Umrisse der Nieren auf den Röntgenbildern ebenso sichtbar wie unnatürliche Gewebeansammlungen oder Aushöhlungen, die durch die Tuberkulose entstanden sein können. Gelegentlich wird der Arzt mit einer Nadel eine Gewebeprobe aus einem solchen Knoten entnehmen. Die Probe wird unter dem Mikroskop untersucht, um festzustellen, ob es sich um Krebs oder Tuberkulose handelt.

Um eine Tuberkulose an den weiblichen Geschlechtsorganen zu diagnostizieren, kann der Arzt das Becken durch ein Laparoskop anschauen – ein röhrenartiges Instrument mit Licht und einer Vergrößerungsoptik. Manchmal wird die Krankheit bei der mikroskopischen Untersuchung von Gewebe entdeckt, das durch eine Ausschabung der Gebärmutter gewonnen wurde.

Selten sind Gewebeproben aus der Leber, einem Lymphknoten oder dem Knochenmark erforderlich. Gewöhnlich werden solche Proben mit einer Nadel entnommen, ab und zu ist die Entnahme aber auch erst durch eine Operation möglich.

Behandlung

Antibiotika können normalerweise sogar eine sehr fortgeschrittene Tuberkulose heilen. Dazu sind verschiedene Substanzen gebräuchlich. Jede von ihnen ist in der Lage, von einer Unzahl Bakterien *fast* alle abzutöten – aber eben nur fast alle. Da bei einer akuten Lungentuberkulose aber oft Milliarden Bakterien im Körper sind, würde ein einzelnes Medikament immer noch genügend Erreger zurücklassen, die dann resistent wären. Deswegen werden immer mindestens zwei, oft drei bis vier Mittel mit unterschiedlicher Wirkung gegeben, die gemeinsam praktisch alle Bakterien abtöten. Die Behandlung muß, auch wenn sich der Patient bereits vollständig gesund fühlt, noch lange fortgesetzt werden, denn es dauert eine geraume Zeit, bis die langsam wachsenden Bakterien abgetötet sind und das Risiko eines Krankheitsrückfalls bis auf nahezu Null reduziert ist.

Die am häufigsten angewendeten Antibiotika sind Isoniazid, Rifampizin, Pyracinamid, Streptomyzin, Ethambutol und Protionamid. Die ersten drei Mittel können in einer einzigen Kapsel enthalten sein. Auch Ethambutol und Isoniazid werden oft miteinander kombiniert. Auf diese Weise verringert sich die Anzahl Tabletten, die ein Kranker am Tag einnehmen muß, und zusätzlich wird sichergestellt, daß er die richtigen Mittel einnimmt.

Isoniazid, Rifampizin und Pyrazinamid können unerwünschte Wirkungen auf die Leber haben. Wenn Übelkeit und Erbrechen auftreten, müssen die Arzneistoffe so lange abgesetzt werden, bis ein Leberfunktionstest durchgeführt worden ist. Zeigt das Ergebnis eine Reaktion der Leber auf eines der Medikamente, kann gewöhnlich ein wirksames Ersatzpräparat gefunden werden, um die Behandlung zu ergänzen.

Mit Ethambutol wird in relativ hohen Dosen begonnen, um die Bakterienzahl schnell herunterzudrücken. Die Dosis wird nach zwei Monaten verringert, um schädliche Nebenwirkungen auf die Augen zu verhindern. Streptomyzin war das erste wirksame Arzneimittel, das gegen Tuberkulose entdeckt wurde, es muß aber injiziert werden. Streptomyzin hilft höchst wirkungsvoll gegen fortgeschrittene Infektionen, kann allerdings zu Gleichgewichtsstörungen und Hörschäden führen, wenn es hoch dosiert oder die Anwendung länger als drei Monate fortgeführt wird.

Eine Operation, um einen Teil der Lunge zu entfernen, ist heutzutage kaum mehr nötig, wenn der Patient seinen Behandlungsplan zuverlässig einhält. Jedoch muß manchmal operativ Eiter abgeleitet werden, der sich an bestimmten Stellen gesammelt hat; und gelegentlich muß eine Fehlbildung der Wirbelsäule, die durch Tuberkulose entstanden ist, chirurgisch korrigiert werden.

Vorbeugung

Menschen mit hohem Risiko, Tuberkulose zu bekommen, können vorbeugend Isoniazid einnehmen. Zu diesem Personenkreis gehören jene, die engen Kontakt zu TBC-Kranken hatten; beispielsweise wenn bei Krankenpflegepersonal der Tuberkulinhauttest positiv wird, die Röntgenaufnahme der Lunge aber kein Anzeichen der Krankheit zeigt. Letzteres ist bezeichnend für eine länger zurückliegende Infektion, die sich nicht voll entfaltet hat; sie kann geheilt werden, wenn Isoniazid sechs bis neun Monate lang täglich eingenommen wird. Studien haben gezeigt, daß sich bei ungefähr zehn Prozent der Menschen mit einer überstandenen Infektion eine Tuberkulose entwickelt, falls keine Behandlung erfolgt, *ungeachtet ihres Alters*.

Bei Menschen unter 25 Jahren, die auf den Tuberkulinhauttest reagieren, ist der Nutzen einer vorbeugenden Behandlung deutlich. Bei ihnen sind die Chancen gut, daß die Infektion abgeschlossen ist und geheilt werden kann, bevor sie sich festsetzt. Bei Menschen über 25 Jahren ist es schwieriger, den Nutzen einer vorbeugenden Behandlung abzuschätzen. Das Nebenwirkungsrisiko der Antibiotika kann größer sein als das, eine Tuberkulose zu bekommen, es sei denn, die Reaktion beim Test ist aller Wahrscheinlichkeit nach das Ergebnis einer zurückliegenden Infektion.

Ein Mensch mit positivem Tuberkulinhauttest, der sich mit dem Immunschwächevirus HIV, das Aids hervorruft, ansteckt, hat ein sehr hohes Risiko, eine aktive Tuberkulose zu bekommen; in einem solchen Fall wird Isoniazid so lange wie möglich gegeben, um dem Ausbruch der Krankheit vorzubeugen. Menschen mit einer HIV-Infektion, die auf den Tuberkulinhauttest nicht reagieren, aber durch Kontakt zu Personen mit akuter Tuberkulose gefährdet sind, selbst zu erkranken, können ebenfalls Isoniazid einnehmen. Diese Chemoprophylaxe tötet die Tuberkulosebakterien wirksam ab, bevor sie sich ansiedeln.

Menschen mit einer Lungentuberkulose, die sich einer Behandlung unterziehen, müssen höchstens ein paar Tage isoliert werden, da die Medikamente schnell die Übertragbarkeit der Bakterien verringern. Kranke mit Husten oder solche, die die Einnahme ihrer Medikamente vernachlässigen, müssen hingegen länger isoliert werden, damit sie die Krankheit nicht verbreiten. Nach zehn bis 14 Tagen Medikamenteneinnahme ist der Infizierte gewöhnlich nicht mehr ansteckend. Falls jemand allerdings mit Hochrisikopersonen umgehen muß, beispielsweise mit Aidskranken oder Flüchtlingen, Aussiedlern oder Ausländern, in deren Heimatland die Tuberkulose noch häufig vorkommt, kann der Arzt wiederholte Untersuchungen von Sputumproben für erforderlich halten, um das Ausmaß der Ansteckungsgefahr zu bestimmen.

KAPITEL 182

Lepra

Bei Lepra (Aussatz) handelt es sich um eine chronische Infektionskrankheit, die von Bakterien mit Namen Mycobacterium leprae *verursacht wird und zu Schädigungen an den peripheren Nerven (Nerven außerhalb von Gehirn und Rückenmark) sowie an der Haut und den Schleimhäuten von Nase, Hoden und Augen führt.*

Der Übertragungsweg der Lepra ist unklar. Wenn eine unbehandelte, schwer erkrankte Person niest, werden die Leprabakterien in die Luft geblasen. Ungefähr die Hälfte der Leprakranken bekam die Krankheit wahrscheinlich durch engen Kontakt mit einem infizierten Menschen. Eventuell kann eine Infektion durch *Mycobacterium leprae* auch durch Schmutz erfolgen, durch den Kontakt mit Ungeziefer wie Asseln, möglicherweise auch durch Wanzen und Moskitos.

Ungefähr 95 Prozent der Menschen, die dem Lepraerreger ausgesetzt waren, bekommen keine Lepra, weil ihr Immunsystem die Infektion erfolgreich bekämpft. Entwickelt sich die Krankheit, kann sie leicht (tuberkuloide Lepra) bis schwer (lepromatöse Lepra) verlaufen. Die milde, tuberkuloide Form der Lepra ist nicht ansteckend.

Mehr als fünf Millionen Menschen sind weltweit mit *Mycobacterium leprae* infiziert. Am häufigsten kommt die Lepra in Asien, Afrika, Lateinamerika und auf den Inseln im Pazifischen Ozean vor. Die Infektionskrankheit kann in jeder Altersstufe beginnen, meist aber zwischen dem 20. und 30. Lebensjahr. Die schwere, lepromatöse Form der Lepra kommt bei Männern doppelt so häufig vor wie bei Frauen, während die leichte, tuberkuloide Form gleichmäßig über beide Geschlechter verteilt ist.

Symptome

Da sich die Leprabakterien sehr langsam vermehren, treten die Symptome nicht früher als ein Jahr nach der Ansteckung auf, im Durchschnitt aber erst fünf bis sieben Jahre danach, manchmal auch erst viele Jahre später. Die Anzeichen und Symptome der Lepra richten sich nach der persönlichen Immunreaktion des Betroffenen. Die jeweilige Art der Lepra, die sich entwickelt, bestimmt die langfristige Heilungsaussicht, mögliche Komplikationen und die benötigte Antibiotikabehandlung.

Bei der **tuberkuloiden Lepra** erscheint ein Ausschlag, der aus ein paar flachen, weißlichen Stellen besteht. Solche Flächen sind taub, wenn sie berührt werden, weil die Mykobakterien die Nerven zerstört haben.

Bei der **lepromatösen Lepra** tauchen auf der Haut kleine Beulen oder verbreiterte, erhöhte Ausschläge von unterschiedlicher Größe und Form auf. Körperhaare, einschließlich Augenbrauen und Wimpern, fallen aus.

Die **Borderline-Lepra** ist ein nicht stabiler Zustand, der Merkmale beider Lepraformen enthält. Bei Menschen mit der Borderline-Lepra kann sich der Zustand entweder verbessern – in diesem Fall ähnelt sie der tuberkuloiden Form – oder verschlechtern, was mehr der lepromatösen Form gleichkommt.

Während des Verlaufs einer unbehandelten, ja selbst

einer behandelten Lepra, können bestimmte Immunreaktionen auftreten, die manchmal zu Fieber und Entzündungen der Haut, der peripheren Nerven und, weniger oft, der Lymphknoten, Gelenke, Hoden, Nieren, Leber und Augen führen. Je nach Art und Heftigkeit der Immunreaktion kann eine Behandlung mit Kortison oder Thalidomid wirksam sein. Thalidomid, das unter dem Namen *Contergan* wegen Fehlbildungen von Armen und Beinen bei Neugeborenen bekannt und aus dem Verkehr gezogen wurde, ist – unter entsprechenden Sicherheitsmaßnahmen, was die Empfängnisverhütung betrifft – in den USA einzig für die Behandlung der Lepra wieder zugelassen.

Mycobacterium leprae ist der einzige Bakterienstamm, der die peripheren Nerven befällt, und fast alle Komplikationen der Krankheit sind eine direkte Folge davon. Gehirn und Rückenmark sind nicht betroffen. Da die Fähigkeit abnimmt, Berührungen, Schmerzen, Hitze und Kälte zu spüren, können sich Menschen mit schadhaften peripheren Nerven unwissentlich verbrennen, schneiden oder anderweitig verletzen. Ebenso führt eine Schädigung der peripheren Nerven zu Muskelschwäche; mit der Zeit krallen sich dadurch die Finger zusammen und der Fuß wird deformiert. Zum Schluß erscheinen Leprakranke entstellt (Löwengesicht).

Menschen mit Lepra können Geschwüre an den Fußsohlen bekommen. Schädigung der Nasendurchgänge können die Nase chronisch verstopfen. Eine Erkrankung der Augen kann zur Erblindung führen. Männer mit lepromatöser Lepra können impotent und zeugungsunfähig werden, weil die Infektion sowohl die Menge des Testosterons verringern kann, wie auch die Anzahl der in den Hoden gebildeten Spermien.

Diagnose

Die Symptome, wie ein charakteristischer Hautausschlag, der nicht verschwindet, ein Verlust des Tastsinns und besondere Entstellungen, die auf der Muskelschwäche beruhen, sind wichtige Anhaltspunkte für eine Lepradiagnose. Die mikroskopische Untersuchung einer Probe aus infiziertem Hautgewebe bestätigt die Diagnose. Für den Krankheitsbefund sind weder Bluttests noch Kulturen sinnvoll.

Vorbeugung und Behandlung

In der Vergangenheit führten die Entstellungen durch die Lepra zur Diskriminierung der Kranken, diese wurden oft in Institutionen und Kolonien isoliert. Einige Länder verfahren heute immer noch so. Obwohl eine frühzeitige Behandlung die schwersten Entstellungen verhüten oder korrigieren kann, sind Leprakranke immer in Gefahr, unter Ächtung und sozialer Ausgrenzung zu leiden.

Die Isolation ist jedoch unnötig. Nur die unbehandelte lepromatöse Form der Lepra ist ansteckend, und selbst sie ist nicht leicht auf andere Menschen übertragbar. Außerdem sind die meisten Menschen immun gegen Lepra, und nur jene, die längere Zeit in einem Haushalt mit einer infizierten Person leben, haben ein erhöhtes Ansteckungsrisiko. Ärzte und Krankenschwestern, die Menschen mit Lepra behandeln, scheinen kein erhöhtes Risiko zu haben.

Antibiotika können den Krankheitsverlauf der Lepra aufhalten oder die Krankheit sogar heilen. Da einige Mykobakterien resistent gegen bestimmte Antibiotika sein können, kann der Arzt mehr als ein Mittel verschreiben, besonders für Patienten mit der lepromatösen Lepra. Dapson, das Antibiotikum, das zur Behandlung von Lepra am häufigsten angewendet wird, ist relativ preiswert und im allgemeinen sicher im Gebrauch; es verursacht nur gelegentlich Hautausschläge und Blutarmut. Rifampizin ist teurer und wirkt stärker als Dapson; seine schwersten Nebenwirkungen sind Leberschaden und grippeähnliche Symptome. Weitere Antibiotika, mit denen Leprakranke behandelt werden, sind Clofazimin, Minozyklin, Clarithromyzin und Ofloxazin.

Die Antibiotikatherapie muß über einen langen Zeitraum hinweg fortgesetzt werden, da die Bakterien schwer zu vernichten sind. Je nach Stärke der Infektion und abhängig von der ärztlichen Entscheidung kann die Behandlung von sechs Monaten bis zu vielen Jahren dauern. Viele Menschen, die an der lepromatösen Lepra leiden, nehmen Dapson bis zu ihrem Lebensende.

Rickettsiosen

Rickettsien sind Mikroorganismen, die sowohl Merkmale von Bakterien wie von Viren zeigen. Wie Bakterien besitzen Rickettsien Enzyme und Zellwände, sie verarbeiten Sauerstoff und können mit Antibiotika bekämpft werden. Ähnlich den Viren können Rickettsien aber nur innerhalb von Zellen leben und sich dort vermehren.

Normalerweise leben Rickettsien in Zecken, Milben, Flöhen und Läusen; durch Bisse oder Stiche dieses blutsaugenden Ungeziefers können sie auf Menschen übertragen werden. Beim Menschen halten sich Rickettsien gewöhnlich in den Zellen der Innenwände kleiner Blutgefäße auf, wodurch sie Entzündungen und Verschlüsse der Gefäße oder Blutungen in das umgebende Gewebe verursachen.

Symptome und Diagnose

Eine Rickettsieninfektion kann Fieber hervorrufen, Hautausschlag und ein allgemeines Krankheitsgefühl. Da der charakteristische Ausschlag oft mehrere Tage lang auf sich warten läßt, ist eine frühe Diagnose schwer zu erstellen. Hilfreiche Hinweise sind stets Floh- oder Läuseplagen oder ein früherer Zeckenbiß, besonders in einem Gebiet, wo Rickettsiosen häufig vorkommen.

Die Diagnose einer Rickettsiose kann gestellt werden, indem die Erreger in Kulturen aus Blut- oder Gewebeproben gezüchtet und unter dem Mikroskop identifiziert werden. Dazu werden bestimmte Farbstoffe verwendet; es ist auch möglich, Antikörper gegen die Mikroorganismen in einer Blutprobe nachzuweisen.

Behandlung

Eine Infektion durch Rickettsien spricht sofort auf eine frühe Behandlung mit Chloramphenicol oder Tetrazyklin an; beide werden als Tabletten geschluckt. Eine spürbare Besserung tritt gewöhnlich innerhalb von 24 bis 36 Stunden ein, das Fieber geht normalerweise nach zwei bis drei Tagen zurück. Wenn die Behandlung später beginnt, schreitet die Besserung langsamer voran, und das Fieber bleibt länger bestehen. Die Antibiotika müssen, nachdem das Fieber abgeklungen ist, immer noch mindestens 24 Stunden lang eingenommen werden.

Menschen, die zu krank sind, um Antibiotika einzunehmen, können diese intravenös erhalten. Jemand, der schwer erkrankt ist und sich im Spätstadium der Krankheit befindet, kann für einige Tage zusätzlich zum Antibiotikum Kortison nehmen, um ernste und gefährliche Symptome zu lindern und die Entzündung der Blutgefäße zu reduzieren.

Rattenfleckfieber

Rattenfleckfieber (Flohfleckfieber, murines Fleckfieber) wird durch Rickettsia typhi *verursacht, es äußert sich durch Fieber und Ausschlag.*

Ricksettsia typhi lebt in Flöhen, die Ratten, Mäuse und andere Nagetiere befallen. Die Rattenflöhe übertragen die Rickettsien auf Menschen. Die Krankheit kommt auf der ganzen Welt vor und bricht oft in Epidemien aus, besonders in übervölkerten städtischen Gebieten, wo häufig Ratten vorkommen.

Symptome und Behandlung

Die Symptome beginnen sechs bis 18 Tage nach der Ansteckung. Gewöhnlich treten zuerst Schüttelfrost, Kopfschmerzen und Fieber auf. Das Fieber dauert ungefähr zwölf Tage. Nahezu 80 Prozent der Patienten bekommen nach vier bis fünf Tagen einen schwachen, auf der Haut leicht erhöht erscheinenden, rosa Ausschlag. Der Ausschlag betrifft nur ein kleines Hautareal und ist kaum zu erkennen. Nach vier bis acht Tagen verblaßt er allmählich.

Die Krankheit wird, wie andere Rickettsiosen auch, mit Antibiotika behandelt. Die meisten Menschen werden vom Rattenfleckfieber wieder vollständig geheilt. Jedoch kann die Krankheit bei älteren oder geschwächten Personen, besonders bei solchen mit geschwächtem Immunsystem, auch tödlich ausgehen.

Felsengebirgsfieber

Felsengebirgsfieber (amerikanisches Zeckenfleckfieber) wird durch Rickettsia rickettsii *verursacht, die von Zecken übertragen werden.*

Rickettsia rickettsii kommen ausschließlich in der westlichen Hemisphäre vor. Obgleich der Erreger zuerst in den Rocky Mountains entdeckt wurde, kann man ihn überall in den Vereinigten Staaten finden, außer in Maine, auf Hawaii und in Alaska. Besonders häufig trifft man ihn an der Atlantikküste. Die Krankheit tritt meistens zwischen Mai und September auf, wenn die erwachsenen Zecken aktiv sind, und sich die Menschen viel im Freien aufhalten. In den südlichen Staaten kommen das ganze Jahr über Krankheitsfälle vor. Menschen, die sich über längere Zeiträume hinweg in zeckenbefallenen Gebieten im Freien aufhalten – wie z. B. Kinder unter 15 Jahren – haben ein erhöhtes Infektionsrisiko. Die infizierten Zecken übertragen die Rickettsiose auf Kaninchen, Eichhörnchen,

Einige Rickettsiosen

Krankheit	Infizierender Erreger	Wo die Infektion auftritt	Merkmale der Infektion
Klassisches Fleckfieber	*Rickettsia prowazekii*, übertragen durch Kleiderläuse	Weltweit	Nach einer Inkubationszeit von 7 bis 14 Tagen tritt die Krankheit plötzlich mit Fieber, Kopfschmerzen und extremer Erschöpfung (Prostration) auf. Ein Ausschlag erscheint am 4. bis 6. Tag. Unbehandelt kann die Infektion tödlich sein, besonders bei Menschen über 50 Jahren.
Tsutsugamushikrankheit	*Rickettsia tsutsugamushi*, übertragen durch Milben	Asiatisch-pazifischer Raum, beschränkt auf Japan, Indien, Australien und Thailand	Nach einer Inkubationszeit von 6 bis 21 Tagen bricht die Krankheit plötzlich mit Fieber, Schüttelfrost und Kopfschmerzen aus. Ein Ausschlag tritt am 5. bis 8. Tag auf.
Rickettsienpocken	*Rickettsia akari*, durch Milben übertragen	Zuerst in New York City entdeckt, danach auch in anderen Gebieten der USA, sowie in Rußland, Korea und Afrika	Ungefähr eine Woche vor Einsetzen des Fiebers erscheint ein kleines, knopfartiges Geschwür mit schwarzem Mittelpunkt auf der Haut; Fieber steigt und fällt, dauert zirka eine Woche und ist begleitet von Schüttelfrost, heftigem Schwitzen, Kopfschmerzen, Muskelschmerzen sowie Empfindlichkeit gegen Sonne.
Q-Fieber	*Coxiella burnetii (Rickettsia burnetii)*, übertragen durch das Einatmen erregerhaltiger Tröpfchen oder durch Trinken infizierter, roher Milch	Weltweit	Nach einer Inkubationszeit von 9 bis 28 Tagen tritt die Krankheit plötzlich mit Fieber, schweren Kopfschmerzen, Schüttelfrost, extremer Schwäche, Muskel- und Brustschmerzen, sowie Lungenentzündung, aber ohne Ausschlag, auf.
Wolhynisches Fieber	*Rickettsia quintana*, übertragen durch Kleiderläuse	Mexico, Tunesien, Eritrea, Polen und Rußland	Nach einer 14- bis 30tägigen Inkubationszeit folgt ein plötzlicher Ausbruch mit Fieber, Schwäche, Schwindel, Kopfschmerzen und starken Schmerzen im Rücken und in den Beinen; die Krankheit kann lange dauern und den Körper auszehren.

Wild, Bären, Hunde und Menschen. Hingegen kann die Erkrankung nicht direkt von Mensch zu Mensch übertragen werden.

Die Rickettsien leben und vermehren sich in den Zellen der Innenwände von Blutgefäßen. Häufig sind dabei Blutgefäße in und unter der Haut betroffen, sowie solche im Gehirn, in der Lunge, im Herzen, in Nieren, Leber und Milz. Als Folge der Infektion können Blutgerinnsel die Blutgefäße verschließen.

Symptome

Die Symptome treten ganz plötzlich drei bis zwölf Tage nach einem Zeckenbiß auf. Je früher sie nach der Infektion erscheinen, desto schwerer sind sie. Quälende Kopfschmerzen, Schüttelfrost, extreme Erschöpfung (Prostration) und Muskelschmerzen treten auf. Fieber zwischen 39,4° und 40° Celsius entsteht innerhalb mehrerer Tage und bleibt in schweren Fällen 15 bis 20 Tage lang bestehen. Das Fieber kann morgens vorübergehend absinken. Stoßweiser, trockener Husten entwickelt sich.

Ungefähr am vierten Tag des Fiebers taucht ein Ausschlag an den Handgelenken, Fußknöcheln, Handflächen, Sohlen und Unterarmen auf, der sich rasch weiter über Hals, Gesicht, Gesäß und Rumpf ausdehnt. Zuerst ist er flach und rosa, später erscheint er leicht erhöht und dunkler. Warmes Wasser – z. B. durch ein warmes Bad – läßt den Ausschlag deutlicher werden. Innerhalb von etwa vier Tagen entwickeln sich kleine, purpurrote Stellen (Petechien) als Folge von Blutungen in der Haut. Es kann sich ein Geschwür bilden, wenn sich solche Stellen gegenseitig überlagern.

Sind Blutgefäße im Gehirn betroffen, führt dies zu Kopfschmerzen, Unruhe und Schlaflosigkeit, zu Bewußtseinsstörungen und Ohnmacht. Die Leber kann sich vergrößern; eine Leberentzündung kann Gelbsucht verursachen. Dies kommt allerdings selten vor. Die Atemwege können sich entzünden. Ebenso können Lungenentzündungen sowie Gehirn- und Herzschäden auftreten. Es ist zwar ungewöhnlich, aber gelegentlich fällt der Blutdruck stark ab, in schweren Fällen kann sogar plötzlich der Tod eintreten.

Vorbeugung und Behandlung

Gegen das Felsengebirgsfieber gibt es keinen Impfstoff. Abwehrmittel gegen Zecken, wie DEET (Diethyltoluamid) sollten bei Personen auf die Haut aufgetragen werden, die in zeckenverseuchten Gebieten arbeiten müssen. Dieses Mittel ist zwar wirksam, hat aber gelegentlich giftige Wirkungen, besonders bei Kindern. Körperpflege und wiederholtes Absuchen des Körpers nach Zecken sind notwendig, um einer Infektion vorzubeugen. Zecken sollten mit Vorsicht und Sorgfalt entfernt werden, da die Rickettsien übertragen werden können, wenn eine infizierte, mit Blut vollgesogene Zecke versehentlich zwischen den Fingern zerquetscht wird.

Es gibt keine geeigneten Verfahren, Zecken im Freien vollständig auszurotten. Jedoch kann die Anzahl der Zecken verringert werden, indem der Bestand der Wirtstiere dieser Zecken unter Kontrolle gehalten wird. Insektizide sind ebenfalls hilfreich.

Das Felsengebirgsfieber kann eine schwere Krankheit verursachen und zum Tod führen. Deshalb wird der Arzt, wenn er diese Erkrankung vermutet, sofort ein Antibiotikum verordnen, noch bevor die Ergebnisse entsprechender Labortests vorliegen. In ähnlicher Weise sollte jemand, der in einer bewaldeten Gegend wohnt und über Fieber, Kopfschmerzen und Krankheitsgefühl klagt, mit einem Antibiotikum behandelt werden, auch wenn noch kein Testergebnis bekannt ist – selbst wenn kein Zeckenbiß entdeckt werden konnte. Eine Antibiotikatherapie reduziert die Todesrate deutlich von ungefähr 20 auf sieben Prozent. Der Tod tritt manchmal ein, wenn die Behandlung verschleppt wird.

An Felsengebirgsfieber schwer erkrankte Patienten leiden oft unter einer unzureichenden Blutzirkulation, die Nierenschäden, Blutarmut, Gewebeschwellungen und Ohnmacht zur Folge haben kann. Außerdem können die infizierten Blutgefäße laufend Gewebeflüssigkeit absondern. Aus diesem Grund kann es notwendig sein, intravenös Flüssigkeit zuzuführen; dies muß vorsichtig geschehen, damit keine Flüssigkeitsansammlungen in der Lunge oder im Gehirn entstehen, besonders während der späteren Krankheitsstadien.

KAPITEL 184

Infektionen durch Parasiten

Parasiten sind Lebewesen, beispielsweise einzellige Tiere (Protozoen) oder Würmer, die nur innerhalb eines anderen, gewöhnlich viel größeren Organismus – dem Wirt – überleben können.

Infektionen durch Parasiten kommen häufig in ländlichen Gebieten Afrikas, Asiens und Südamerikas vor, aber selten in den Industriestaaten. Allerdings können Menschen aus diesen Bereichen bei einem Besuch in Entwicklungsländern durch Parasiten infiziert werden und die Krankheit unwissentlich mit nach Hause bringen; hier wird sie oft nicht richtig diagnostiziert, weil die Ärzte mit diesen Krankheiten nicht so vertraut sind.

Würmer gelangen meist über Mund und Nahrung in den Körper, können aber auch die Haut durchdringen.

Jene, die den Darm befallen, können darin bleiben, oder sie bohren sich durch die Darmwand und infizieren andere Organe. In die Haut dringen Würmer ein, indem sie sich etwa durch die Fußsohle bohren; oder sie setzen sich auf der Haut fest, wenn jemand in verseuchtem Wasser schwimmt.

Vermutet der Arzt bei einem Patienten eine Parasiteninfektion, entnimmt er Proben von Blut, Stuhl oder Urin für eine Laboruntersuchung. Ebenso kann der Arzt eine Flüssigkeitsprobe aus einem infizierten Organ oder Gewebe entnehmen. Gewöhnlich sind wiederholte Prüfungen notwendig, um die Parasiten in diesen Proben zu finden.

Meist vermehren sich die Parasiten in ihrem Wirt, so daß sich manchmal auch ihre Eier finden lassen. Falls sich die Parasiten im Verdauungstrakt vermehren, werden solche Eier möglicherweise im Stuhl des Betroffenen ausgeschieden. Um eine parasitäre Infektion zu erkennen, nimmt der Arzt gewöhnlich drei Stuhlproben in ein- bis zweitägigem Abstand. Gelegentlich werden die Stuhlproben mit Hilfe eines Sigmoidoskops gewonnen (eine biegsame Röhre mit Licht und Optik, mit der der untere Teil des Dickdarms untersucht werden kann).▲ Vor einer Stuhlprobe sollte der Patient keine Antibiotika, Abführmittel oder Antazida einnehmen, weil diese Medikamente die Zahl der Parasiten verringern und ihren Nachweis erschweren können.

Für die Diagnose kann etwas Flüssigkeit aus dem Zwölffingerdarm (dem obersten Teil des Dünndarms) entnommen werden, oder es wird eine Probe des Mageninhalts mit Hilfe einer Magensonde genommen, die durch den Mund eingeführt wird.

Amöbenruhr

Bei der Amöbenruhr handelt es sich um eine Infektion des Dickdarms, die durch einzellige Parasiten mit Namen Entamoeba histolytica *verursacht wird.*

Entamoeba histolytica existiert während ihres Lebenszyklus in zweierlei Formen: als aktive Parasiten (Trophozoiten) und als Dauerform (Zyste). Die Trophozoiten leben im Darm und ernähren sich entweder von Darmbakterien oder von Zellen der Darmwand. Zu Beginn der Infektionskrankheit können die Trophozoiten Durchfall verursachen, der den Sinn hat, sie aus dem Körper auszuschwemmen. Außerhalb des Körpers sterben die empfindlichen Trophozoiten ab. Bekommt der erkrankte Mensch keinen Durchfall, verwandeln sich die Trophozoiten gewöhnlich in Zysten, bevor sie den Körper verlassen. Diese sind sehr robust; sie können entweder direkt von Mensch zu Mensch oder indirekt durch Nahrungsmittel oder Wasser übertragen werden.

Die Infektion erfolgt durch Kontakt mit infiziertem Stuhl. Unhygienische Zustände erleichtern ihre Verbreitung. Obst und Gemüse können verseucht sein, wenn sie mit menschlichen Exkrementen gedüngt, mit verunreinigtem Wasser gewaschen oder von einer infizierten Person zubereitet werden.

Symptome

Die meisten infizierten Menschen bleiben symptomlos – besonders jene, die in gemäßigtem Klima wohnen. Manchmal sind die Symptome auch so vage, daß sie kaum bemerkt werden. Zu den Krankheitszeichen können zeitweiliger Durchfall und Verstopfung gehören, sowie vermehrte Blähungen und krampfartige Bauchschmerzen. Der Bauch kann druckempfindlich sein, und der Stuhl kann Schleim und Blut enthalten. Manchmal tritt leichtes Fieber auf. Zwischen den Anfällen verringern sich die Symptome auf gelegentliche Krämpfe und lockere oder sehr weiche Stuhlgänge. Häufig tritt mit der Zeit eine Schwächung des Körpers (Auszehrung) und Blutarmut auf.

Der Trophozoitenbefall der Darmwand kann eine große Geschwulst (Amöbom) bilden. Das Amöbom kann den Darm blockieren und mit einer Krebsgeschwulst verwechselt werden. Gelegentlich durchbrechen die Trophozoiten die Darmwand. Der Austritt des Darminhalts in die Bauchhöhle kann zu einer Infektion im Bauchraum (Bauchfellentzündung) mit starken Bauchschmerzen führen, die sofort einen ärztlichen Eingriff erfordert.

Siedeln sich Trophozoiten im Blinddarm und dem unmittelbar benachbarten Darm an, kann das eine leichte Form von Blinddarmentzündung hervorrufen. Wird der Blinddarm dann entfernt, können die Trophozoiten bei der Operation über den gesamten Bauchraum ausgestreut werden. Deshalb muß eine solche Operation eventuell um 48 bis 72 Stunden verschoben werden; in dieser Zeit werden die Trophozoiten mit Medikamenten abgetötet.

In der Leber kann sich ein mit Trophozoiten gefüllter Abszeß bilden. Zu den Symptomen gehören Schmerzen oder Beschwerden im Bereich der Leber, wechselndes Fieber, Schweißausbrüche, Schüttelfrost, Übelkeit, Erbrechen, Schwäche, Gewichtsverlust und gelegentlich eine leichte Gelbsucht.

Vereinzelt können sich die Trophozoiten über die Blutbahn ausbreiten und Infektionen in der Lunge, im Gehirn und in anderen Organen verursachen. Die Haut kann ebenfalls infiziert werden, besonders im Bereich des Gesäßes und der Geschlechtsorgane; das gleiche gilt für Operationswunden oder Verletzungen.

▲ Siehe Seite 481

Diagnose

Die Amöbenruhr wird im Labor anhand von Stuhlproben diagnostiziert; dazu können drei bis sechs Proben nötig sein. Mit Hilfe eines Proktoskops (einer flexiblen Sichtröhre) kann in das Innere des Rektums geschaut und eine Gewebeprobe von jedem gefundenen Geschwür entnommen werden.

Menschen mit einem Leberabszeß haben fast immer eine große Zahl Antikörper gegen die Parasiten in ihrem Blut. Da diese Antikörper jedoch monate- oder jahrelang in der Blutbahn verweilen können, muß ein hoher Antikörperspiegel nicht zwangsläufig einen akuten Abszeß anzeigen. Deshalb wird der Arzt, wenn er einen solchen Leberabszeß vermutet, höchstwahrscheinlich ein Mittel gegen die Amöben (ein Amöbizid) verschreiben. Erweist sich das Medikament als wirksam, ist anzunehmen, daß Amöbenruhr die richtige Diagnose war.

Behandlung

Empfohlene Mittel sind bei allen Formen von Amöbenruhr die Nitroimidazole Metronidazol, Tinidazol oder Ornidazol. Auch einige Antibiotika wie Tetrazyklin oder Paromomyzin bessern die Erkrankung. Wiederholte Untersuchungen der Stuhlproben ein, drei und sechs Monate nach der Behandlung sollen sicherstellen, daß der Patient wirklich geheilt ist.

Giardiasis

Die Giardiasis ist eine Infektion des Dünndarms, verursacht durch die einzelligen Parasiten Giardia lamblia.

Die Giardiasis kommt weltweit vor. Sie ist besonders unter Kindern und an Orten mit mangelhaften hygienischen Bedingungen verbreitet. Durch vermehrte Reisen in Entwicklungsländer wird die Krankheit auch häufig nach Deutschland eingeschleppt. Häufiger als andere bekommen Menschen mit sehr wenig Magensäure diese Krankheit, aber auch solche, deren Magen operativ entfernt wurde, die an einer chronischen Entzündung der Bauchspeicheldrüse leiden ▲ oder deren Immunsystem geschwächt ist.

Die Parasiten werden von einem Menschen zum anderen durch die Zysten im Stuhl übertragen. Die Übertragung kann direkt vor sich gehen, etwa zwischen Kindern oder Sexualpartnern, oder indirekt durch verseuchte Nahrungsmittel oder Wasser.

Symptome und Diagnose

Die Symptome verlaufen gewöhnlich mild: vorübergehende Übelkeit, Aufstoßen, Blähungen, Bauchschmerzen, massiger und übelriechender Stuhl sowie Durchfälle. Bei einer schweren Infektion kann der Kranke unter Umständen wichtige Nährstoffe aus der Nahrung nicht mehr aufnehmen, wodurch er viel an Gewicht verliert. Wie eine Giardiasis in die Verwertung der Nährstoffe eingreift, ist unklar.

Giardia lamblia: ein Darmparasit

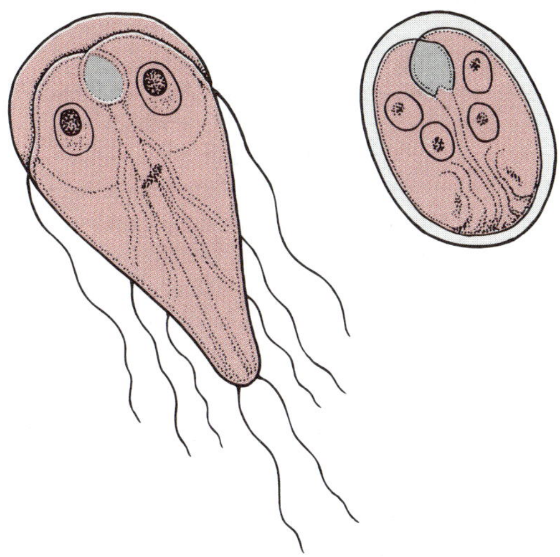

Der Arzt wird die Krankheit aufgrund der Symptome vermuten. Testergebnisse aus dem Labor, die Parasiten im Stuhl oder in Sekreten aus dem Zwölffingerdarm nachweisen, bestätigen die Diagnose. Da Menschen nach einer schon länger bestehenden Infektion oft die Parasiten in unregelmäßigen und unvorhersehbaren Abständen ausscheiden, können wiederholte Untersuchungen der Stuhlproben notwendig sein.

Behandlung

Eine Giardiasis wird vorzugsweise mit Metronidazoltabletten behandelt.

Menschen, die mit einer infizierten Person zusammenleben oder sexuellen Kontakt zu Infizierten hatten, sollten sich testen und notfalls behandeln lassen.

Malaria

Malaria ist eine Infektion der roten Blutkörperchen, die durch Plasmodien, *einzellige Lebewesen, verursacht wird.*

▲ Siehe Seite 500

Symptome und Entwicklung der Malaria

Malaria tertiana

Ein Anfall kann plötzlich mit Schüttelfrost auftreten, gefolgt von Schweißausbrüchen und wechselhaftem Fieber. Innerhalb einer Woche ist das charakteristische Muster der Fieberschübe feststellbar. Eine Phase mit Kopfschmerzen oder Krankheitsgefühl kann von Schüttelfrost gefolgt sein. Das Fieber dauert zwischen einer und acht Stunden. Nachdem das Fieber gefallen ist, fühlt sich der Kranke gut – bis zum nächsten Schüttelfrost. Neue Anfälle treten bei der Malaria tertiana meist alle 48 Stunden auf.

Malaria tropica

Ein Anfall kann als Schüttelfrost beginnen. Die Körpertemperatur erhöht sich allmählich und fällt dann jäh ab. Die Attacke kann 20 bis 36 Stunden dauern. Der Betroffene fühlt sich kränker als bei der Malaria tertiana und hat schlimmere Kopfschmerzen. Zwischen den Anfällen, in Zeiträumen, die zwischen 36 und 72 Stunden schwanken können, fühlt sich der Kranke meistens sehr elend und hat leichtes Fieber.

Malaria quartana

Eine Attacke beginnt oft plötzlich. Die Anfälle ähneln jenen der Malaria tertiana, wiederholen sich aber alle 72 Stunden.

Malaria wird durch den Stich der weiblichen *Anopheles*mücke übertragen. Vier Arten von Parasiten können Menschen infizieren und Malaria hervorrufen: *Plasmodium vivax, Plasmodium ovale, Plasmodium falciparum* und *Plasmodium malariae*. In vielen subtropischen und tropischen Ländern ist Malaria eine häufige Krankheit. Bei Fernreisen in diese Gebiete infizieren sich immer wieder Menschen der nördlichen Hemisphäre, die der Krankheit nicht ausreichend vorgebeugt haben. 1997 wurden in Deutschland 994 Malariaerkrankungen gemeldet.

Der Lebenszyklus der Malariaerreger beginnt damit, daß eine weibliche Mücke einen mit Malaria infizierten Menschen sticht. Die Mücke saugt Blut, das Malariaerreger enthält; diese wandern in die Speicheldrüsen der Mücke. Sticht die Mücke einen weiteren Menschen, werden die Erreger mit dem Speichel in die menschliche Blutbahn gespritzt. Im Organismus des Gestochenen wandern die Erreger zur Leber und vermehren sich dort. Sie entwickeln sich durchschnittlich zwei bis vier Wochen lang; dann verlassen sie die Leber und befallen die roten Blutkörperchen. Die Parasiten vermehren sich im Inneren der roten Blutkörperchen und bringen sie zum Platzen.

Plasmodium vivax und *Plasmodium ovale* bleiben unter Umständen in den Leberzellen, aber sie entlassen in regelmäßiger Folge ausgereifte Parasiten in die Blutbahn, was zu Malariaanfällen führt. *Plasmodium falciparum* und *Plasmodium malariae* bleiben nicht in der Leber. Wird die Infektion nicht oder nur unvollständig behandelt, setzt sich *Plasmodium falciparum* möglicherweise monatelang und *Plasmodium malariae* sogar jahrelang in der Blutbahn fest, wodurch wiederholt Malariaanfälle hervorgerufen werden.

Symptome und Komplikationen

Die Symptome beginnen gewöhnlich zehn bis 35 Tage nach der Infektion durch den Stich einer Mücke. Oft sind es zunächst leichtes Fieber, das wieder verschwindet, Kopfschmerzen, Muskelschmerzen und Schüttelfrost zusammen mit einem allgemeinen Krankheitsgefühl. Manchmal tritt nur Schüttelfrost auf, dem Fieber folgt. Diese Symptome dauern zwei oder drei Tage und werden oft für eine Grippe gehalten. Die nachfolgenden Symptome und Krankheitsmerkmale sind bei den vier Arten der Malaria unterschiedlich.

Bei Malaria tropica kann die Gehirnfunktion gestört werden, eine Komplikation, die zerebrale Malaria genannt wird. Zu den Symptomen gehören Fieber von mindestens 40° Celsius, starke Kopfschmerzen, Schläfrigkeit, Wahnvorstellungen und Verwirrung. Die zerebrale Malaria kann zum Tod führen. Meistens tritt sie bei Kindern, Schwangeren und Menschen auf, die sich in Gebieten mit höchstem Risiko infiziert haben. Bei der Malaria tertiana kann es bei hohem Fieber zu Wahnvorstellungen kommen; anderweitige Gehirnstörungen sind ungewöhnlich.

Bei allen Arten von Malaria ist zwar die Gesamtzahl der weißen Blutkörperchen normal, aber die Zahl der Lymphozyten und der Monozyten, zwei spezielle Arten weißer Blutzellen, ist erhöht. ▲ Wenn die Malaria nicht behandelt wird, tritt in der Regel eine leichte Gelbsucht auf und Leber sowie Milz vergrößern sich. Niedrige Blutzuckerspiegel sind üblich und können jene Kranken gefährden, die viele Parasiten in sich haben. Der Blutzuckerspiegel kann sogar bei Menschen sinken, die mit Chinin behandelt werden.

Manchmal dauert die Malaria längere Zeit an, wenn nur wenig Parasiten im Blut sind. Anzeichen dafür sind Teilnahmslosigkeit, regelmäßig wiederkehrende Kopfschmerzen, allgemeines Krankheitsgefühl, Appetitlosigkeit, Mü-

▲ Siehe Seite 806

digkeit und Anfälle von Schüttelfrost und Fieber. Die Symptome sind bedeutend leichter, und die Anfälle dauern nicht so lange wie beim ersten Mal.

Ohne Behandlung verschwinden die Symptome der Malaria tertiana und der Malaria quartana spontan nach zehn bis 30 Tagen, sie können aber in unterschiedlichen Zeitabständen wiederkehren. Unbehandelte Malaria tropica verläuft bei fast 20 Prozent der Erkrankten tödlich.

Das Schwarzwasserfieber, eine seltene Komplikation der Malaria, entsteht, wenn große Mengen roter Blutkörperchen zerstört werden. In der Folge gelangt freier roter Blutfarbstoff (Hämoglobin) in die Blutbahn. Das Hämoglobin wird mit dem Urin ausgeschieden und färbt ihn schwarz. Schwarzwasserfieber kommt fast ausschließlich bei Menschen mit chronischer Malaria tropica vor, besonders bei solchen, die mit Chinin behandelt wurden.

Diagnose

Der Arzt vermutet Malaria, wenn jemand ohne ersichtlichen Grund regelmäßig auftretende Anfälle von Schüttelfrost und Fieber hat. Der Verdacht verstärkt sich, wenn der Kranke im vergangenen Jahr in einem Gebiet war, in dem Malaria verbreitet ist, und wenn die Milz vergrößert ist. Die Diagnose bestätigt sich, wenn die Erreger in einer Blutprobe nachgewiesen werden. Für die Diagnose können unter Umständen mehrere Blutproben nötig sein, da die Anzahl der Parasiten im Blut zeitweise verschieden hoch ist. Der Laborbericht gibt Aufschluß über die Art der *Plasmodien*, die in der Probe gefunden wurden, da sich Behandlung, Komplikationen und Prognose danach richten, welcher Erreger die Ursache war.

Vorbeugung und Behandlung

Menschen, die in Malariagebieten wohnen oder dorthin reisen, müssen einer Infektion vorbeugen. Die erste Maßnahme ist, Insektenstiche zu verhindern. Dazu kann man lang wirkende Insektizide im Haus versprühen, Mückenschutzgitter an Türen und Fenstern anbringen, unter mit Insektiziden imprägnierten Moskitonetzen schlafen und Mückenabwehrmittel auf die Haut auftragen. Kleidung, die möglichst viel Hautfläche bedeckt, schützt besonders nach Sonnenuntergang vor Mückenstichen.

Um dennoch eingedrungene Plasmodien an der Vermehrung zu hindern, können vorbeugend Medikamente genommen werden. Damit wird eine Woche vor Antritt der Reise begonnen, und sie müssen während des Aufenthalts und noch einen Monat nach dem Verlassen der Region eingenommen werden. Das am häufigsten eingesetzte Arzneimittel ist Chloroquin, wenn nötig kombiniert mit Proguanil. Jedoch sind in vielen Regionen Stämme von *Plasmodium falciparum* bereits resistent gegen dieses Medikament. Weitere Mittel sind Mefloquin, Pyrimethamin, Sulfadoxin und Halofantrin. Welches Mittel für das jeweilige Reiseland am besten geeignet ist, sollte mit einem erfahrenen Tropenmediziner besprochen werden.

Kein Medikament kann einer Infektion hundertprozentig vorbeugen. Reisende, die in einem Malariagebiet Fieber bekommen, sollten sofort vom Arzt untersucht werden. Bis dieser erreichbar ist, kann ein Mittel zur Selbstbehandlung angewendet werden, das bei dem in dieser Region vorherrschenden Erregertyp geeignet ist. Die Auswahl und Dosierung des Mittels sollte mit dem Arzt zu Hause, der in Sachen Malariaprophylaxe beraten hat, besprochen worden sein.

Die Behandlung richtet sich jeweils nach dem Malariatyp, den der Kranke hat, aber auch nach der Resistenzlage der Parasiten in dem jeweiligen Gebiet. Bei einem akuten Anfall von Malaria tropica in einer Region, in der es viele gegen Chloroquin resistente Plasmodiumstämme gibt, kann mit einer Kombination aus Artesunat und Mefloquin oder mit Chinin und anderen Malariamedikamenten behandelt werden. Bei den anderen Arten von Malaria besteht seltener eine Resistenz gegen Chloroquin; deshalb kann gewöhnlich mit diesem Mittel behandelt werden.

Wichtig bei Malaria

- Medikamente, die zur Vorbeugung genommen werden, schützen nicht hundertprozentig.
- Die Symptome können einen Monat oder länger nach dem Stich einer infizierten Mücke beginnen.
- Frühe Anzeichen der Krankheit sind nicht charakteristisch und können irrtümlich für Grippe gehalten werden.
- Schnellste Diagnose und frühzeitig einsetzende Behandlung sind entscheidend, besonders bei der Malaria tropica, die bei 20 Prozent der infizierten Menschen zum Tod führt.

Toxoplasmose

Bei der Toxoplasmose handelt es sich um eine Infektion, die von Toxoplasma gondii, *einem einzelligen Parasiten, verursacht wird.*

Die geschlechtliche Vermehrung dieser Parasiten verläuft ausschließlich in den Zellen der Darminnenwand bei Katzen. Die Eier (Oozysten) werden mit dem Katzenkot ausgeschieden und können viele Säugetiere infizie-

Toxoplasmose: Symptome und Probleme

Die Symptome der Toxoplasmose können verschieden sein, je nachdem um welche Form der Infektion es sich handelt.

Die **leichte, lymphatische Toxoplasmose** kann dem Pfeifferschen Drüsenfieber ähneln. Zu den Symptomen können vergrößerte Lymphknoten im Hals und unter den Achseln zählen, die gewöhnlich nicht empfindlich sind, ein allgemeines Krankheitsgefühl, Muskelschmerzen und ein schwankendes, leichtes Fieber, das wochen- oder monatelang andauern kann, aber eventuell auch verschwindet. Außerdem kann der Kranke eine leichte Blutarmut, niedrigen Blutdruck, zu wenig weiße Blutkörperchen und eine erhöhte Zahl von Lymphozyten im Blut aufweisen sowie einen geringfügig abweichenden Leberfunktionstest. Meistens haben die infizierten Menschen aber lediglich vergrößerte, schmerzlose Lymphknoten im Hals.

Chronische Toxoplasmose ruft eine Entzündung im Inneren des Auges hervor. Die anderen Symptome sind oft vage.

Die **akute disseminierte Toxoplasmose** kann Hautausschlag, hohes Fieber, Schüttelfrost und starke Erschöpfungszustände verursachen. Diese Art der Toxoplasmose tritt in erster Linie bei Menschen mit gestörtem Immunsystem auf.
Bei manchen Menschen führt die Infektion zu Entzündungen des Gehirns und seiner Häute (Meningoenzephalitis), der Leber (Hepatitis), der Lunge (Pneumonie) oder des Herzens (Myokarditis).

Bei Aidskranken kann sich die **Toxoplasmose** über den ganzen Körper ausbreiten. Meistens tritt dabei eine Gehirnentzündung (Enzephalitis) auf, die eine Hälfte des Körpers lähmt, die Sinneswahrnehmung in bestimmten Körperregionen herabsetzt und Zuckungen, Zittern, Kopfschmerzen, Verwirrung oder Ohnmacht hervorruft.

ren. Menschen infizieren sich, wenn sie rohes oder ungenügend gegartes Fleisch essen, das die schlafende Form der Parasiten (Zysten) enthält, oder wenn sie mit Schmutz in Kontakt kommen, der Oozysten aus Katzenfäkalien birgt. Wenn sich eine schwangere Frau ansteckt, kann die Infektion durch die Plazenta auf ihr ungeborenes Kind übergehen. Die Frau erleidet dann womöglich eine Fehl- oder Totgeburt, oder das Kind wird mit einer Toxoplasmose geboren. ▲

Symptome
Bei Kindern, die mit Toxoplasmose zur Welt kommen, können die Symptome sehr ernst sein und schnell zum Tod führen, oder es treten gar keine Krankheitszeichen auf. Zu den Symptomen können Augenentzündungen gehören, die zur Erblindung führen, schwere Gelbsucht, Neigung zu Blutergüssen, Krämpfe, ein zu großer oder zu kleiner Kopf sowie erhebliche geistige Verlangsamung. Sehr leichte Anzeichen der Erkrankung können kurz nach der Geburt auftreten, häufiger erscheinen sie jedoch erst Monate oder Jahre später.

Toxoplasmose, die einen Menschen erst nach der Geburt befallen hat, verursacht meist nur Lymphknotenschwellungen. Sie kann in der Regel diagnostiziert werden, wenn sich in einem Bluttest Antikörper gegen die Parasiten zeigen.

Diagnose
Um eine Toxoplasmose zu diagnostizieren, wird gewöhnlich ein Bluttest durchgeführt, der Antikörper gegen die Parasiten nachweist. Hat ein Erkrankter ein defektes Immunsystem, kann der Arzt seine Diagnose auf die Untersuchung des Gehirns anhand der Computer- (CT) oder Kernspintomographie (NMR) stützen.

Behandlung und Prognose
Bei Neugeborenen wird die Toxoplasmose mit Clindamyzin behandelt, bei Menschen mit geschwächtem Immunsystem mit Spiramyzin oder mit Pyrimethamin und Sulfadioxin. Bei Aidskranken neigt Toxoplasmose dazu, so häufig zurückzukehren, daß sie auf unbestimmte Zeit dauerhaft behandelt werden muß. Während der Schwangerschaft ist die Behandlung umstritten, weil die Medikamente vermutlich das Kind schädigen können. Da die Krankheit bei Menschen mit intaktem Immunsystem von selbst verschwindet, müssen Schwangere nicht unbedingt medikamentös behandelt werden, es sei denn, daß ein lebenswichtiges Organ – vielleicht das Auge, Gehirn oder Herz – infiziert ist, oder wenn die Symptome sehr ernst sind und der ganze Organismus betroffen ist.

▲ Siehe Seite 1216

Gut sind die Heilungsaussichten bei Menschen, die Toxoplasmose erst nach der Geburt bekommen haben – außer bei solchen mit geschwächtem Immunsystem, wie beispielsweise Aidskranken; in diesen Fällen verläuft die Erkrankung oft tödlich.

Babesiose

Die Babesiose ist eine Infektion der roten Blutkörperchen, verursacht durch Babesia-*Parasiten.*

Jene Zecken, die FSME und Lyme-Borreliose übertragen, verbreiten auch die *Babesia*parasiten. Bei Tieren kommt diese Infektion häufig vor, Menschen werden aber nur selten angesteckt. Zu den Symptomen gehören unter anderem Fieber und Blutarmut, weil die roten Blutkörperchen zerstört werden.

Menschen, deren Milz entfernt worden ist, haben ein hohes Sterblichkeitsrisiko. Bei ihnen verläuft die Krankheit ähnlich wie die Malaria tropica; dabei treten hohes Fieber auf, Blutarmut, Hämoglobin im Urin, Gelbsucht und Nierenversagen. Ein Mensch mit funktionstüchtiger Milz entwickelt nur eine leichte Form der Erkrankung, die nach ein paar Wochen oder Monaten von selbst wieder abklingt. Die meisten Babesiosefälle verlaufen leicht.

Die Diagnose wird gestellt, indem man die Erreger identifiziert, die jenen der Malaria ähneln. Die Behandlung fußt auf der Einnahme des Arzneimittels Clindamyzin.

Peitschenwurminfektion

Die Peitschenwurminfektion oder Trichuriasis wird durch Trichuris trichiura, *einen Rundwurm im Darm, verursacht.*

Diese Parasiten treten hauptsächlich bei mangelhaften hygienischen Zuständen in den Subtropen und Tropen auf. Dort schafft ein warmes, feuchtes Klima die Bedingungen, die die Eier der Peitschenwürmer in der Erde zu ihrer Entwicklung brauchen.

Die Ansteckung erfolgt durch Lebensmittel mit Wurmeiern, welche zwei bis drei Wochen lang in der Erde reifen konnten. Die Larven schlüpfen im Dünndarm aus, wandern in den Dickdarm und bohren ihren Kopf in die Schleimhaut der Darmwand. Jede Larve wächst bis zu einer Größe von etwa elf Zentimetern heran. Voll entwickelte Weibchen legen ungefähr 5000 Eier am Tag, die mit dem Stuhl ausgeschieden werden.

Symptome und Diagnose

Nur eine schwere Infektion verursacht Bauchschmerzen und Durchfall. Sehr schwere Infektionen können Darmblutungen, Blutarmut, Gewichtsverlust und Blinddarmentzündung hervorrufen. Gelegentlich tritt der Enddarm durch den After aus (Rektumprolaps), besonders bei Kindern oder Frauen, die schwere, körperliche Arbeit verrichten müssen.

Die zylinderförmigen Eier sind normalerweise unter dem Mikroskop in Stuhlproben zu erkennen.

Vorbeugung und Behandlung

Die Vorbeugung besteht darin, stets saubere Toiletten zu benutzen, auf körperliche Hygiene zu achten und nur gewaschenes Gemüse zu verzehren. Bei leichten Infektionen ist keine Behandlung notwendig. Sonst ist Mebendazol das bevorzugte Medikament; allerdings kann es nicht bei Schwangeren angewendet werden, weil es möglicherweise das Kind schädigt.

Spulwurmbefall

Der Spulwurmbefall (Askariasis) erfolgt durch Ascaris lumbricoides, *einen Rundwurm im Darm.*

Die Infektion tritt weltweit auf, allerdings häufiger in warmen Gegenden mit unzulänglichen sanitären Einrichtungen, wo sich die Erreger vor allem durch Kinder äußerst stark ausbreiten.

Der Lebenszyklus der *Askariden* gleicht jenen Parasiten, die Peitschenwurminfektionen verursachen; mit dem Unterschied, daß die Larven auch in die Lunge wandern. Wenn die Larven ausgeschlüpft sind, bohren sie sich durch die Wand des Dünndarms und werden über die Lymphbahnen und die Blutbahn zur Lunge transportiert. Dort treten sie in die Lungenbläschen (Alveolen) ein und wandern aufwärts durch den Atemtrakt, bis sie in den Schlund des Menschen gelangen, der sie verschluckt. Die Larven entwickeln sich nach dem Passieren des Magens im Dünndarm, wo sie bis zum ausgewachsenen Stadium bleiben. Voll entwickelte Würmer sind 15 bis 50 Zentimeter lang und haben einen Durchmesser von einem viertel bis halben Zentimeter. Symptome können auftreten, wenn die Larven durch die Lunge wandern und wenn es im Darm erwachsene Würmer gibt.

Symptome und Diagnose

Das Eindringen der Larven durch die Lunge kann Fieber, Husten und Atemnot hervorrufen. Eine schwere Darminfektion kann zu Bauchkrämpfen und gelegentlich zum Darmverschluß führen. Sind viele Würmer vorhanden, können die Nährstoffe nur mangelhaft ausgenutzt werden. Gelegentlich verstopfen ausgewachsene Würmer den Blinddarm, den Gallengang oder den Durchgang der Bauchspeicheldrüse zum Zwölffingerdarm.

Der Befall durch ausgewachsene Würmer wird gewöhnlich durch Wurmeier in einer Stuhlprobe diagnostiziert. Ab und zu weisen Laboruntersuchungen auch erwachsene Würmer im Stuhl oder in Erbrochenem oder Larven im

Auswurf aus der Lunge nach. Im Blut kann die Anzahl der Eosinophilen, einer bestimmten Art weißer Blutkörperchen, erhöht sein. Eine Röntgenaufnahme der Brust kann Anzeichen für die Wanderung der Parasiten durch den Körper zu erkennen geben.

Vorbeugung und Behandlung

Zur Vorbeugung sind hygienisch einwandfreie sanitäre Einrichtungen erforderlich und das Meiden von ungewaschenem, ungeputztem Gemüse. Die Behandlung beruht auf der Einnahme von Pyrantel oder Mebendazol. Allerdings können Schwangere Mebendazol wegen der möglichen schädlichen Wirkungen auf das ungeborene Kind nicht einnehmen.

Hakenwurmbefall

Der Befall durch Hakenwürmer erfolgt durch Rundwürmer im Darm, entweder Ankylostoma duodenale *oder* Necator americanus.

Ungefähr ein Viertel der Weltbevölkerung ist von Hakenwürmern befallen. Die Infektion tritt meistens an warmen, feuchten Orten unter ungenügenden hygienischen Bedingungen auf. *Ankylostoma duodenale* gibt es im Mittelmeerraum, in Indien, China und Japan, *Necator americanus* in tropischen Gebieten Afrikas, Asiens und Amerikas.

Der Lebenszyklus jedes Hakenwurms beginnt mit dem Ausscheiden der Eier im Stuhl und dem Ausschlüpfen nach einer Brutzeit von ein bis zwei Tagen in der Erde. Nach ein paar Tagen wird die Larve entlassen und lebt in der Erde. Ein Mensch infiziert sich, indem er z. B. barfuß über Erde läuft, die mit menschlichen Exkrementen verunreinigt ist; die Larve kann dabei durch die Haut eindringen. Über die Lymphgefäße und die Blutbahn gerät die Larve zur Lunge. Danach wandert sie die Atemwege aufwärts bis zum Hals und wird verschluckt. Ungefähr eine Woche, nachdem sie durch die Haut eingedrungen ist, erreicht sie auf diese Weise den Darm. Mit ihren Mundwerkzeugen heftet sie sich an die Wand des oberen Dünndarms und saugt Blut.

Symptome und Diagnose

Ein juckender, flacher, leicht erhabener Ausschlag (Pruritus) kann sich an der Stelle entwickeln, wo die Larve in die Haut eingedrungen ist. Fieber, Husten und pfeifender Atem können auftreten, wenn die Larven durch die Lunge wandern. Erwachsene Würmer verursachen oft Schmerzen im Oberbauch. Eisenmangelanämie und ein verringerter Eiweißgehalt im Blut können als Folge von Darmblutungen auftreten. Bei Kindern kann ein lange andauernder, starker Blutverlust zu verzögertem Wachstum, Herzversagen und ausgedehnten Gewebeschwellungen führen.

Wenn die genannten Symptome auftreten, können die Eier gewöhnlich in einer Stuhlprobe nachgewiesen werden. Falls der Stuhlgang mehrere Stunden lang nicht untersucht wird, sind die Eier möglicherweise gereift und geben ihre Larven frei.

Behandlung

Der Arzt wird vorrangig zuerst die Blutarmut behandeln, die sich meist durch orale Eisenpräparate bessert; es kann aber auch erforderlich sein, das Mittel zu injizieren. In schweren Fällen ist unter Umständen eine Bluttransfusion notwendig. Wenn der Zustand des Kranken stabil ist, wird ein bis drei Tage lang ein Medikament, wie Pyrantel oder Mebendazol, eingenommen, um den Hakenwurm abzutöten. Diese Mittel sollten aber nicht von schwangeren Frauen angewendet werden.

Trichinenbefall

Trichinenbefall oder Trichinose erfolgt durch Parasiten mit Namen Trichinella spiralis.

Trichinenbefall kommt in fast allen Erdteilen vor. In Deutschland ist er infolge der gesetzlichen Fleischbeschau selten geworden.

Die Infektion erfolgt im allgemeinen durch den Verzehr von rohem, ungenügend gekochtem oder verarbeitetem Schweinefleisch oder Schweinefleischprodukten. In ihm können die Zysten der Larven (Trichinen) enthalten sein; auf diese wird das Fleisch bei der Trichinenbeschau geprüft. Durch die Verdauung der Zystenwände im Magen oder Zwölffingerdarm werden die Larven freigesetzt und dringen dann in die Darmwand des Dünndarms ein. Innerhalb von zwei Tagen entwickeln sich die Larven und paaren sich. Die männlichen Würmer spielen bei der Infektion keine weitere Rolle. Die weiblichen aber graben sich in die Darmwand ein und setzen nach dem siebten Tag lebendige Larven frei.

Jedes Weibchen kann mehr als 1 000 Larven produzieren. Dieser Prozeß setzt sich vier bis sechs Wochen lang fort; danach stirbt der weibliche Wurm und wird verdaut. Die winzigen Larven werden über die Lymph- und Blutbahnen über den gesamten Organismus verbreitet. Doch nur jene, die die Skelettmuskeln erreichen, überleben. Sie dringen in die Muskeln ein und verursachen eine Entzündung. Am Ende des dritten Monats verkapseln sie sich zu Zysten.

Bestimmte Muskeln, wie die Zunge, die Augenmuskeln und die Muskeln zwischen den Rippen werden besonders häufig befallen. Larven, die in den Herzmuskel gelangen, sterben durch die heftige Entzündungsreaktion, die sie auslösen, ab.

Der Lebenszyklus des Hakenwurms

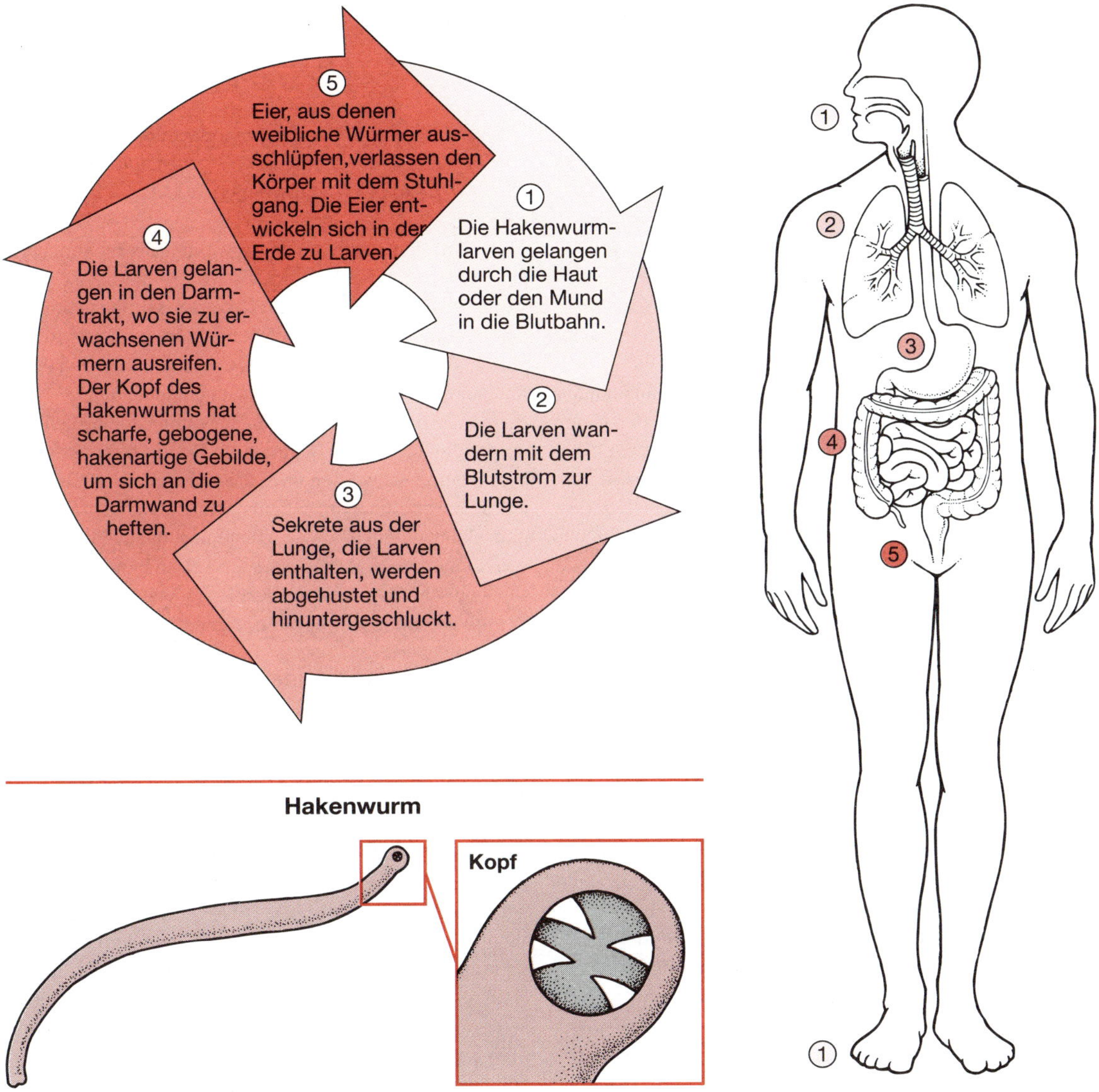

Symptome

Die Symptome sind verschieden, je nach Zahl der eingedrungenen Larven, dem befallenen Gewebe und dem allgemeinen körperlichen Zustand des Betroffenen. Viele Infizierte haben überhaupt keine Krankheitszeichen. Manchmal setzen Darmbeschwerden und ein leichtes Fieber ein – ein bis zwei Tage nach dem Verzehr von infiziertem Fleisch. Jedoch beginnen die durch den Larvenbefall ausgelösten Symptome nicht früher als nach sieben bis 15 Tagen.

Eine Schwellung der oberen Augenlider ist eines der frühesten und charakteristischen Zeichen für die Infektion; sie tritt plötzlich um den elften Tag nach der Infektion auf. Blutungen im weißen Bereich der Augen und im

Augenhintergrund sowie Schmerzen in den Augen und Empfindlichkeit gegen helles Licht folgen als weitere Symptome. Kurz danach können Muskelschmerzen, zusammen mit Hautausschlag und Blutungen unter den Nägeln auftreten. Die Schmerzen in den Muskeln werden beim Atmen, Sprechen, Kauen und Schlucken besonders spürbar. Heftige Atemprobleme können auftreten, die manchmal sogar zum Tod führen.

Zusätzliche Symptome können Durst, starke Schweißausbrüche, Fieber, Schüttelfrost und Schwäche sein. Das Fieber kommt und geht im allgemeinen – oft steigt es auf mindestens 38,9° Celsius, bleibt mehrere Tage erhöht und fällt allmählich wieder ab. Wenn das Immunsystem Larven außerhalb der Muskeln abtötet, können sich sowohl die Lymphknoten wie das Gehirn und die Hirnhäute entzünden und als Folge Seh- und Hörstörungen auftreten. Auch die Lunge und das Brustfell (die Haut, die die Lunge umgibt) sowie der Herzmuskel können sich entzünden. Zwischen der vierten und achten Woche kann das Herz versagen. Die meisten Symptome klingen nach dem dritten Monat wieder ab, allerdings können sich unbestimmte Muskelschmerzen und Müdigkeit monatelang fortsetzen.

Diagnose

So lange sich die Parasiten noch im Darm aufhalten, kann keine Diagnose gestellt werden. Eine Biopsie des Muskelgewebes (bei der eine Probe aus dem Muskelgewebe entnommen und mikroskopisch untersucht wird), die in der vierten Woche nach dem Befall durchgeführt wird, kann Larven oder Zysten nachweisen. Die Parasiten werden selten im Stuhl, im Blut oder in der Gehirn-Rückenmark-Flüssigkeit gefunden.

Blutuntersuchungen sind recht zuverlässig, obgleich dabei auch falsch-negative Ergebnisse herauskommen können (es wird keine Infektion angezeigt, obwohl eine vorliegt), besonders wenn die Untersuchungen innerhalb von zwei Wochen nach dem Ausbruch der Krankheit durchgeführt werden. Die Anzahl der Eosinophilen (einer Art weißer Blutkörperchen) beginnt gewöhnlich ungefähr in der zweiten Woche anzusteigen, erreicht die Höchstzahl um die dritte oder vierte Woche und nimmt allmählich wieder ab. Hauttests sind unzuverlässig.

Vorbeugung und Behandlung

Der Trichinose läßt sich vorbeugen, indem rohes Schweinefleisch, Schweinefleischprodukte und anderes Fleisch gründlich gegart werden. Auch das Einfrieren des Fleischs tötet die Larven gewöhnlich ab: bei minus 15° Celsius nach drei Wochen, bei minus 20° Celsius nach einem Tag.

Mebendazol und Thiabendazol, Medikamente, die geschluckt werden, helfen sicher gegen die Parasiten. Bettruhe lindert die Muskelschmerzen; allerdings können Schmerzmittel wie Azetylsalizylsäure oder Kodein nötig sein. Kortison wie Prednison kann angewendet werden, um die Herz- oder Gehirnentzündung zu bekämpfen. Die meisten von Trichinen befallenen Personen werden wieder vollständig gesund.

Toxocariasis

Die Toxocariasis (Larva migrans visceralis) ist eine Infektion, die durch den Befall von Organen mit Rundwurmlarven wie Toxocara canis *oder* Toxocara cati *hervorgerufen wird.*

Die Parasiteneier entwickeln sich in Erde, die durch Fäkalien infizierter Hunde und Katzen verunreinigt ist. Sandkästen für Kinder, die oft von Katzen beschmutzt werden, bergen ein Infektionsrisiko. Die Eier können direkt in den Mund gelangen, wenn ein Kind dort spielt oder verseuchten Sand ißt.

Nachdem die Eier verschluckt wurden, schlüpfen aus ihnen die Larven im Darm aus. Sie durchdringen die Darmwand und werden über das Blut verbreitet. Beinahe jedes Gewebe im Körper kann befallen werden – besonders Gehirn, Augen, Leber, Lunge und das Herz. Die Larven können viele Monate lang am Leben bleiben und die Gewebe schädigen, die sie befallen, sowie Entzündungen der umliegenden Gewebe verursachen.

Symptome und Diagnose

Die Toxocariasis ruft bei Kindern im Alter von zwei bis vier Jahren eine relativ leichte Infektion hervor, aber auch ältere Kinder und Erwachsene können betroffen sein. Die Symptome können innerhalb mehrerer Wochen nach der Ansteckung auftreten oder verzögert erst nach mehreren Monaten, je nach Stärke und Zahl der Kontakte mit den Parasiten, und je nach der Empfindlichkeit des Betroffenen gegen die Larven. Fieber, Husten, Atemnot und eine Vergrößerung der Leber können die ersten Anzeichen der Erkrankung sein. Einige Menschen entwickeln einen Hautausschlag, eine vergrößerte Milz und immer wiederkehrende Lungenentzündung. Ältere Kinder haben keine oder nur leichte Symptome, allerdings können Schäden an den Augen entstehen, die das Sehvermögen beeinträchtigen und mit einem bösartigen Tumor am Auge verwechselt werden können.

Der Arzt kann eine Toxocariasis bei jemandem vermuten, der eine hohe Anzahl von Eosinophilen (eine bestimmte Art weißer Blutkörperchen), eine vergrößerte Leber, Lungenentzündung, Fieber und viele Antikörper im Blut aufweist. Die Untersuchung von Lebergewebe, das mittels Biopsie entnommen wurde, kann den Nachweis für Larven oder eine Entzündung liefern, die durch sie entstanden ist.

Vorbeugung und Behandlung

Infizierte Hunde und Katzen, besonders solche, die noch keine sechs Monate alt sind, sollten regelmäßig entwurmt werden; damit sollte begonnen werden, bevor sie noch vier Wochen alt sind. Werden unbenutzte Sandkästen zugedeckt, verhindert dies, daß Tiere darin Kot ausscheiden.

Die Infektionskrankheit klingt gewöhnlich nach sechs bis 18 Monaten ohne Behandlung wieder ab. Der Erfolg der üblichen Behandlungsmethoden ist zweifelhaft. Das beste Mittel ist wahrscheinlich Mebendazol, auch Diethylcarbamazin könnte hilfreich sein. Manchmal wird Prednison gegeben, um die Symptome unter Kontrolle zu bringen.

Rinderbandwurmbefall

Bei dieser Infektion handelt es sich um den Befall des Darms durch den Bandwurm Taenia saginata.

Der Befall kommt besonders häufig in Afrika, dem Mittleren Osten, Osteuropa, Mexiko und Südamerika vor. In Deutschland sind Bandwürmer aufgrund der gesetzlich vorgeschriebenen Fleischbeschau selten geworden.

Der ausgewachsene Wurm lebt im menschlichen Darm und kann vier bis neun Meter lang werden. Eierhaltige Glieder des Wurms (Proglottiden) werden mit dem Stuhl ausgeschieden und von Rindern mit dem Gras gefressen. Die Eier entwickeln sich im Rind und dringen in die Darmwand ein. Von dort werden sie über die Blutbahn zu den Skelettmuskeln transportiert, wo sie sich zu Zysten (Zystizerken oder Finnen) entwickeln. Menschen werden durch den Verzehr von rohem oder ungenügend gegartem Rindfleisch infiziert.

Symptome und Diagnose

Obwohl die Infektion gewöhnlich keine Symptome verursacht, klagen manche Betroffene über Schmerzen im Oberbauch, Durchfall und Gewichtsverlust. Gelegentlich fühlen sie, daß beim Stuhlgang ein Stück Wurm abgeht.

Die Diagnose wird normalerweise gestellt, wenn ein solches Wurmteil im Stuhl gefunden wurde.

Vorbeugung und Behandlung

Dem Rinderbandwurmbefall kann vorgebeugt werden, indem Rindfleisch bei einer Mindesttemperatur von 56° Celsius wenigstens fünf Minuten lang gegart wird.

Eine infizierte Person wird mit Niclosamid oder Praziquantel behandelt; die Mittel werden geschluckt. Der Stuhl wird nach drei und sechs Monaten erneut untersucht, um sicher zu gehen, daß die Krankheit geheilt ist.

Rinderbandwurm

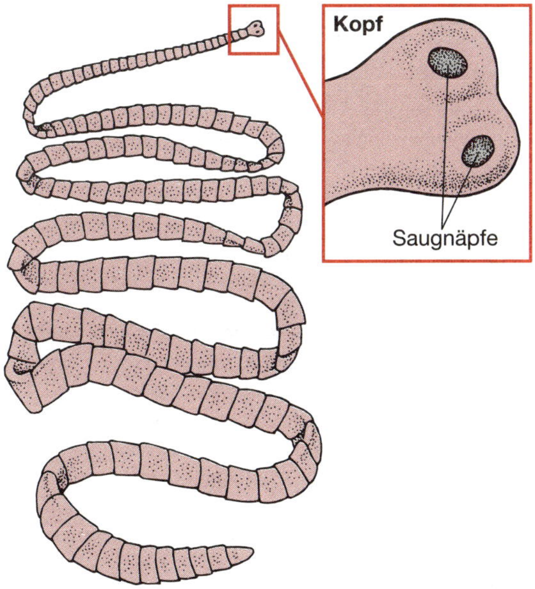

Schweinebandwurmbefall

Bei dieser Infektion handelt es sich um den Befall des Darms durch den ausgewachsenen Wurm Taenia solium. *Der Befall durch Wurmfinnen verursacht die Zystizerkose.*

Der Befall mit dem Schweinebandwurm ist häufig in Asien, der früheren Sowjetunion, Osteuropa und Lateinamerika zu beobachten. In Deutschland ist er selten.

Der ausgewachsene Bandwurm ist zwei bis drei Meter lang. Er besteht aus einem Kopf, an dem sich mehrere kleine Haken befinden, und einem Körper, der sich aus 1000 eierhaltigen Gliedern (Proglottiden) zusammensetzt. Sein Lebenszyklus ähnelt dem des Rinderbandwurms, nur daß die Zwischenwirte Schweine sind statt Rinder. Auch Menschen können als Zwischenwirt des Wurms fungieren. Die Eier erreichen den Magen, indem sie entweder mit der Nahrung heruntergeschluckt werden oder wenn Proglottiden vom Darm aus in den Magen gelangen. Innerhalb des Magens werden die Larven freigesetzt. Diese durchbrechen nach dem Verlassen des Magens die Darmwand und wandern zu den Muskeln, den inneren Organen, dem Gehirn oder Unterhautgewebe, wo sie Zysten bilden. Lebende Zysten verursachen lediglich leichte Gewebereaktionen, während tote eine heftige Reaktion hervorrufen.

Sonstige Wurminfektionen

Infektion	Herkunft und Eintrittstelle	Übliche Symptome	Anhaltspunkte zur Diagnose	Behandlung
Rundwürmer				
Strongyloidose (Fadenwürmer); tritt in feuchten Gebieten der Subtropen und Osteuropas auf; selten in gemäßigten Zonen	*Herkunft:* Durch Fäkalien verunreinigte Erde (Larven) *Eintrittstelle:* Haut, gewöhnlich die Füße	Ausstrahlende Schmerzen in der Magengrube, Durchfall, Nesselsucht oder Ausschlag in einem bestimmten Muster	Larven im Stuhl oder Zwölffingerdarm	Thiabendazol
Oxyuriasis (Madenwürmer); kommt weltweit vor, besonders bei Kindern	*Herkunft:* Eier von verunreinigten Gegenständen, werden durch Fingerkontakt, etwa vom After zum Mund, verteilt *Eintrittstelle:* Mund	Juckreiz rund um den After	Eier werden in der Nähe des Afters abgelegt; ausgewachsene Würmer in Afternähe	Pyrantel Mebendazol
Bandwürmer				
Zwergbandwurmbefall; kommt weltweit vor; durch Fernreisen auch in Europa; vor allem bei Kindern	*Herkunft:* Eier, die in der Umwelt vorhanden sind *Eintrittstelle:* Mund	Durchfall, Bauchbeschwerden bei Kindern mit starkem Befall	Eier im Stuhl	Praziquantel Niclosamid
Echinokokkose; kommt weltweit vor; in Gebieten mit Schafzucht zystische E., in Gebieten mit Rinderzucht alveoläre E.	*Herkunft:* Hundekot (zystische E.), Fuchskot (alveoläre E.) *Eintrittstelle:* Mund	Bei beiden E.-Arten: allergische Hauterscheinungen, Schwellungen im Bauch, Schmerzen, Husten, Aushusten von Blut	Leber- oder Lungenzysten, Antikörper gegen Bandwürmer, Flecken auf der Röntgenaufnahme der Brust	Mebendazol Operative Entfernung der Zysten
Egel				
Darmegel – Parasiten, die in Ostasien und den Tropen vorkommen	*Herkunft:* Pflanzen oder Süßwasserfische *Eintrittstelle:* Mund	Gewöhnlich keine Symptome; manchmal Bauchschmerzen, Durchfall, Darmverschluß	Eier im Stuhl	Praziquantel
Schafleberegel; kommt weltweit in Gebieten mit Rinder- und Schafzucht vor	*Herkunft:* Wasserkresse, an denen Zysten hängen *Eintrittstelle:* Mund	Akute Bauchschmerzen, Gallenblasenentzündung	Unreife Eier im Stuhl oder in der Galle	Praziquantel

(Fortsetzung nächste Seite)

Sonstige Wurminfektionen (Fortsetzung)

Infektion	Herkunft und Eintrittstelle	Übliche Symptome	Anhaltspunkte zur Diagnose	Behandlung
Egel (Fortsetung)				
Leberegel (Opisthorchiasis); kommt im fernen Osten vor	*Herkunft:* Süßwasserfische *Eintrittstelle:* Mund	Bauchschmerzen, Gelbsucht, Durchfall	Eier im Stuhl und im Darminhalt	Praziquantel
Lungenegel; sind in Afrika, im fernen Osten weit verbreitet, bestimmte Arten auch in Lateinamerika und den USA	*Herkunft:* Krabben und Flußkrebse, die Zysten enthalten *Eintrittstelle:* Mund	Atembeschwerden, Aushusten von Blut	Unausgereifte Eier im Stuhl oder im Auswurf, positive Bluttestergebnisse	Praziquantel
Bilharziose (Schistosomiasis); Asien, Afrika, Lateinamerika	*Herkunft:* Verseuchtes Wasser, das gabelschwänzige Zerkarien enthält, die aus Wasserschnecken, ihren Wirten, entlassen werden *Eintrittstelle:* Haut	Schwere Durchfälle, Vernarbungen der Darm- und Blasenwand oder der Leber, Blut im Urin	Eier, die sich im Stuhl oder Urin entwickeln	Praziquantel Oxamniquin Metrifonat

Symptome und Diagnose

Der Befall durch einen ausgewachsenen Wurm erzeugt gewöhnlich keine Symptome. Eine schwere Infektion durch die Finnen kann jedoch Muskelschmerzen, Schwäche und Fieber hervorrufen. Falls die Infektion das Gehirn oder die Hirnhaut betrifft, können dort Entzündungen entstehen. Ebenso können Krampfanfälle ausgelöst werden.

Ist jemand von einem ausgewachsenen Wurm befallen, können Eier rund um den After oder im Stuhl beobachtet werden. Ein Proglottid oder der Kopf des Wurms muß im Stuhl gefunden und unter dem Mikroskop geprüft werden, um den Schweinebandwurm von anderen Bandwürmern unterscheiden zu können. Lebende Zysten in Geweben, wie beispielsweise dem Gehirn, können am besten durch Computer- (CT) oder Kernspintomographie (NMR) entdeckt werden. Manchmal können Zysten auch bei der mikroskopischen Untersuchung einer Gewebeprobe aus einem Hautknötchen nachgewiesen werden. Ebenfalls möglich sind Bluttests, die Antikörper gegen die Parasiten aufweisen.

Vorbeugung und Behandlung

Gründliches Garen von Schweinefleisch beugt dem Wurmbefall vor. Behandelt wird die Krankheit durch die Einnahme von Niclosamid oder Praziquantel.

Fischbandwurmbefall

Der Fischbandwurmbefall (Diphyllobothriose) ist eine Darminfektion, verursacht durch den ausgewachsenen Bandwurm Diphyllobothrium latum.

Infektionen mit einem Fischbandwurm gibt es in Europa (besonders in Skandinavien), Japan, Afrika, Südamerika, Kanada und in den Vereinigten Staaten (speziell in Alaska und den großen Seengebieten). Oft wird die Infektion durch den Verzehr von rohen oder ungenügend gegarten Süßwasserfischen hervorgerufen.

Der ausgewachsene Wurm besitzt mehrere Tausend eierhaltige Glieder (Proglottiden) und ist vier bis neun Meter lang. Aus den Proglottiden werden die Eier innerhalb des Darms freigesetzt und mit dem Stuhl ausgeschieden. Aus Eiern, die im Süßwasser heranreifen, schlüpfen die Larven, die von kleinen Krebsen gefressen werden. Diese werden wiederum von den Fischen verzehrt. Menschen werden durch den Wurm befallen, indem sie rohen oder ungenügend gegarten, infizierten Süßwasserfisch essen.

Symptome und Diagnose

Der Befall durch den Fischbandwurm ruft gewöhnlich keine Symptome hervor; bei einigen Menschen können aber leichte Darmbeschwerden auftreten. Nur selten verursacht der Bandwurm eine Blutarmut, da er dem Körper Vitamin B_{12} entzieht. Die Wurmeier finden sich im Stuhl.

Vorbeugung und Behandlung

Gründliches Kochen der Süßwasserfische oder Einfrieren bei minus 10° Celsius, 48 Stunden lang, beugt der Infektion vor. Behandelt wird durch die Einnahme von Niclosamid oder Praziquantel.

KAPITEL 185

Infektionen durch Pilze

Als Pflanzenart schließt die Gattung der Pilze auch Schimmel- und Speisepilze mit ein. Die Sporen vieler Pilze sind überall in der Umwelt zu finden; oft schweben sie in der Luft. Aus der großen Anzahl der Sporen, die so auf die Haut oder mit der Atemluft in die Lunge gelangen, können einige Arten relativ unbedeutende Infektionen verursachen, die sich nur selten auf andere Teile des Körpers ausbreiten. Einige Pilzarten, wie beispielsweise die *Candida*stämme, können dauerhaft auf der Körperoberfläche oder im Darm leben. Diese ganz normalen Körperbewohner rufen zwar gelegentlich lokale Infektionen auf der Haut, an der Scheide oder am Mund hervor, verursachen aber nur selten größere Probleme. Gelegentlich können jedoch bestimmte Pilzarten schwere Infektionen in der Lunge, der Leber und im übrigen Körper hervorrufen.

Bei Menschen mit geschwächtem Immunsystem können Pilze schwerwiegende Infektionen verursachen. Zum Beispiel sind Aidskranke und Patienten, die eine Krebschemotherapie durchmachen, besonders gefährdet, sich ernsthafte Pilzinfektionen zuzuziehen. Manchmal treten bei Menschen mit Immunschwäche Pilzinfektionen auf, die bei Menschen mit gesundem Immunsystem nur selten oder nie Schaden anrichten. Zu solchen Erkrankungen zählen Mukormykosen und Aspergillosen. ▲

Einige Pilzinfektionen kommen in bestimmten geografischen Zonen besonders häufig vor. Beispielsweise tritt die Coccidioidesmykose beinahe ausnahmslos im Südwesten der Vereinigten Staaten auf, während die Histoplasmamykose häufig im Osten und Mittelwesten, speziell in den Flußtälern des Ohio und Mississippi, vorkommt. Die Blastomykose wiederum tritt nur in Nordamerika und Afrika auf.

Da sich viele Pilzinfektionen nur sehr langsam entwickeln, können Monate oder Jahre vergehen, bevor jemand merkt, daß er medizinische Betreuung braucht. Solche Infektionen können schwierig zu behandeln sein, und die Behandlung dauert gewöhnlich lange. Gegen Pilze gibt es eine Vielzahl von wirksamen Arzneimitteln. ■

Histoplasmamykose

Die Histoplasmamykose wird durch den Pilz Histoplasma capsulatum *verursacht, betrifft hauptsächlich die Lunge, kann sich aber manchmal auf alle Bereiche des Körpers ausbreiten.*

Die Sporen von *Histoplasma* kommen in der Erde vor. Bauern und andere Personen, die mit verseuchter Erde arbeiten, sind am ehesten gefährdet, die Sporen einzuatmen. Menschen mit einer HIV-Infektion haben ein höheres Risiko, eine Histoplasmamykose zu bekommen, besonders jene Form, die sich über den ganzen Körper ausbreitet.

Symptome und Prognose

Die meisten infizierten Menschen haben keine Symptome. Bei solchen mit Zeichen der Erkrankung kann die Histoplasmamykose in drei Formen auftreten: der primären Form, der progressiven, disseminierten Form oder der chronischen, kavernenbildenden Form.

▲ Siehe Seite 931
■ Siehe Kasten, Seite 847

Bei der **primären Form** erscheinen die Symptome gewöhnlich drei bis 21 Tage, nachdem Pilzsporen eingeatmet wurden. Der Betroffene fühlt sich elend, hat Fieber und Husten. Die Symptome vergehen meist ohne Behandlung nach zwei Wochen wieder; selten dauern sie länger als sechs Wochen. Diese Form der Histoplasmamykose verläuft fast nie tödlich.

Die **progressive, disseminierte Form** tritt bei gesunden Erwachsenen normalerweise nicht auf. Sie entwickelt sich am ehesten bei Kleinkindern und Menschen mit geschwächtem Immunsystem (Aidskranken). Entweder verstärken sich die Symptome nur langsam, oder sie werden außergewöhnlich schnell schlimmer. Leber, Milz und die Lymphknoten können sich vergrößern. Manchmal verursacht die Infektion Geschwüre im Mund und in den Gedärmen. Selten werden die Nebennieren geschädigt, was zur Addison-Krankheit führt. ▲ Ohne Behandlung verläuft die progressive, disseminierte Form der Histoplasmamykose bei 90 Prozent der Erkrankten tödlich. Aber trotz Behandlung kann sie bei Aidskranken binnen kurzem zum Tod führen.

Die **chronische, kavernenbildende Form** ist eine Lungeninfektion, die sich allmählich über mehrere Wochen hinweg entwickelt, begleitet von Husten und zunehmenden Atembeschwerden. Zu den Symptomen gehören Gewichtsverlust, ein allgemeines Krankheitsgefühl und leichtes Fieber. Die meisten Betroffenen werden ohne Behandlung innerhalb von zwei bis sechs Monaten wieder gesund. Jedoch können sich die Atembeschwerden immer weiter verschlimmern; manche Kranke husten Blut, gelegentlich auch große Mengen. Die Schädigung der Lunge oder eine Bakterieninfektion der Lunge kann eventuell sogar zum Tod führen.

Diagnose und Behandlung

Für die Diagnose entnimmt der Arzt Proben eines Infizierten aus dem Sputum, den Lymphknoten, dem Knochenmark, der Leber, aus Geschwüren im Mund, aus Urin oder Blut. Aus diesen Proben wird im Labor eine Kultur angelegt und untersucht.

Die primäre Form der Histoplasmamykose erfordert selten medikamentöse Behandlung. Bei der progressiven, disseminierten Form sprechen die Patienten gut auf Amphotericin B an, das intravenös gegeben wird, oder auf Itraconazol, das oral eingenommen wird. Bei der chronischen, kavernenbildenden Form können zwar durch Itraconazol oder Amphotericin B die Pilze abgetötet werden, aber die Zerstörungen, die die Infektion verursacht hat, hinterlassen Narben. Gewöhnlich bleiben Atemprobleme, ähnlich wie bei chronischer, obstruktiver Bronchitis zurück. Deshalb sollte eine Behandlung so bald wie möglich einsetzen, um den Schaden an der Lunge zu begrenzen.

▲ Siehe Seite 708

Risikofaktoren für Pilzinfektionen

Behandlungen, die das Immunsystem schwächen

- Krebsmittel (Chemotherapie)
- Kortison und andere das Immunsystem unterdrückende Medikamente

Krankheiten

- Aids
- Nierenversagen
- Diabetes
- Lungenkrankheiten, beispielsweise Emphysem
- Hodgkin-Krankheit oder andere Lymphome
- Leukämie
- Schwere Verbrennungen

Coccidioidesmykose

Die Coccidioidesmykose wird durch den Pilz Coccidioides immitis *verursacht und betrifft gewöhnlich die Lunge.*

Eine Coccidioidesmykose kann entweder als eine leichte Lungeninfektion auftreten, die ohne Behandlung wieder verschwindet (die akute, primäre Form), oder als schwere, fortschreitende Infektion, die sich über den ganzen Körper verbreitet und oft tödlich verläuft (die progressive Form). Die progressive Form ist oft das Zeichen für ein geschwächtes Immunsystem, meist als Folge einer HIV-Infektion.

Die Sporen von *Coccidioides* finden sich im Boden bestimmter Gebiete in Nord-, Zentral- und Südamerika. Bauern und andere Menschen, die bei ihrer Arbeit mit solcher Erde in Berührung kommen, sind am meisten gefährdet, die Sporen einzuatmen und sich zu infizieren. Personen, die sich auf einer Reise anstecken, bekommen die Symptome unter Umständen erst dann, wenn sie das Gebiet wieder verlassen haben.

Symptome

Die meisten Menschen mit der akuten, primären Form der Krankheit entwickeln keine Symptome. Falls doch welche auftreten, geschieht dies eine bis drei Wochen nach der

Ansteckung. Die Symptome sind bei fast allen Betroffenen leicht und können aus Fieber, Brustschmerzen und Schüttelfrost bestehen. Es kann auch ein Husten mit Auswurf auftreten, der gelegentlich Blut enthält. Einige Betroffene bekommen den sogenannten Wüstenrheumatismus – eine allergische Erkrankung, bei der Augen (Bindehautentzündung) und Gelenke entzündet sind (Arthritis) und sich Hautknötchen (Erythema nodosum) bilden.

Die progressive Form der Krankheit ist ungewöhnlich und entfaltet sich möglicherweise erst viele Wochen, Monate oder sogar Jahre nach der akuten, primären Form; sie kann auch auftreten, wenn jemand einige Zeit in einer Region gelebt hat, wo die Erkrankung häufig vorkommt. Dann entstehen leichtes Fieber, Appetit- und Gewichtsverlust sowie Kräfteabbau. Die Lungeninfektion kann sehr schlimm werden, was zu starker Kurzatmigkeit führt. Außerdem kann sich die Infektion von der Lunge auf Knochen, Gelenke, Leber, Milz, Nieren, Gehirn und Hirnhaut ausweiten.

Diagnose

Der Arzt wird eine Coccidioidesmykose vermuten, wenn jemand, der in einem Gebiet wohnt, in dem die Infektion vorkommt, oder kürzlich ein solches bereist hat, entsprechende Symptome aufweist. Proben aus Auswurf oder Eiter können im Labor untersucht werden. Bei Bluttests können sich Antikörper gegen den Pilz zeigen. Solche Antikörper tauchen zwar früh auf, verschwinden aber bei der akuten, primären Form der Krankheit wieder; bei der progressiven Form bleiben sie hingegen bestehen.

Prognose und Behandlung

Die akute Form der Coccidioidesmykose bessert sich gewöhnlich ohne Behandlung und heilt völlig aus. Bei der progressiven Form müssen die Betroffenen Amphotericin B intravenös oder Fluconazol oral erhalten. Alternativ dazu kann der Arzt die Infektion mit Itraconazol oder Ketoconazol behandeln. Auch eine Behandlung lokaler Erkrankungen kann wirksam sein, etwa auf der Haut, in den Knochen oder Gelenken; allerdings gibt es oft Rückfälle. Die schwersten Formen der progressiven, ausgebreiteten Coccidioidesmykose verlaufen tödlich, besonders wenn eine Hirnhautentzündung auftritt. Bei einer solchen Meningitis wird Fluconazol angewendet; alternativ dazu kann Amphotericin B in die Gehirn-Rückenmark-Flüssigkeit injiziert werden. Die Behandlung muß jahrelang fortgesetzt werden, oft bis zum Lebensende des Patienten. Eine unbehandelte Hirnhautentzündung führt stets zum Tod.

Blastomykose

Die Blastomykose wird durch den Pilz Blastomyces dermatitidis *verursacht.*

Bei der Blastomykose handelt es sich in erster Linie um eine Lungeninfektion, gelegentlich kann sie sich aber auf dem Blutweg ausbreiten. Die Sporen von *Blastomyces* gelangen vermutlich in den Körper, wenn sie eingeatmet werden. Es ist nicht bekannt, von wo aus die Sporen in die Umwelt kommen, aber es gibt Hinweise, daß Biberbauten eine Quelle für derartige Epidemien sein könnten. Männer zwischen 20 und 40 Jahren werden am häufigsten infiziert. Unter Aidskranken ist die Krankheit selten.

Symptome und Diagnose

Die Blastomykose in der Lunge beginnt allmählich mit Fieber, Schüttelfrösten und starken Schweißausbrüchen. Ein Husten mit oder ohne Auswurf kann auftreten, auch Brustschmerzen und Atembeschwerden. Obwohl die Lungeninfektion meist mit der Zeit immer schlimmer wird, bessert sie sich manchmal ganz ohne Behandlung.

Die disseminierte Form der Blastomykose kann viele Teile des Körpers befallen. Dabei kann eine Hautinfektion in Gestalt von kleinen, erhöhten Knötchen (Papeln) auftreten, die eventuell Eiter enthalten (pustulöse Papeln). Diese bestehen nur kurze Zeit und verbreiten sich langsam. Danach entwickeln sich erhabene, warzenartige Flecken, umgeben von winzigen, schmerzlosen Abszessen – einige haben nur die Größe einer Nadelspitze. An den Knochen können sich schmerzhafte Schwellungen bilden. Bei Männern können schmerzende Schwellungen der Nebenhoden auftreten, oder es können sich erhebliche Beschwerden durch eine Entzündung der Prostata (Prostatitis) einstellen.

Der Arzt kann die Krankheit diagnostizieren, indem er eine Probe aus dem Auswurf oder infiziertem Gewebe, z. B. aus der Haut, unter dem Mikroskop untersucht. Falls Pilze entdeckt werden, kann die Probe in einem Labor untersucht werden, um die Diagnose zu bestätigen.

Behandlung

Die Blastomykose kann intravenös mit Amphotericin B oder oral mit Itraconazol behandelt werden. So behandelt, fühlt sich der Kranke nach einer Woche bereits besser, und die Pilze verschwinden schnell. Ohne Behandlung verschlimmert sich die Infektion langsam immer mehr und führt allmählich zum Tod.

Candidamykosen

Candidamykosen (Candidosen, Moniliasis) werden von bestimmten Candida*stämmen, speziell von* Candida albicans, *verursacht.*

Diese Pilzinfektionen an den Schleimhäuten, wie beispielsweise im Mund oder in der Scheide, sind bei Menschen mit gesundem Immunsystem alltäglich.▲ Häufiger oder hartnäckiger sind sie bei Personen mit Diabetes oder Aids sowie bei schwangeren Frauen.

Bei Menschen mit einem geschwächten Immunsystem breiten sich die Candidamykosen oft über den ganzen Körper aus. Zu den Patienten, die gefährdet sind, eine Pilzinfektion in der Blutbahn zu entwickeln (Candidämie), gehören jene mit zu wenig weißen Blutkörperchen – verursacht durch Leukämie oder die Behandlung von Krebserkrankungen – und Patienten, die über einen Katheter in einem Blutgefäß mit Medikamenten oder Nährlösung versorgt werden. Ein Pilzbefall der Herzklappen (Endokarditis) könnte die Folge einer Operation oder anderweitiger Eingriffe am Herzen und an den Blutgefäßen sein.

Symptome und Diagnose

Candidamykosen rufen unterschiedliche Symptome hervor, je nachdem, welches Gewebe infiziert ist. Durch eine Infektion im Mund (Mundsoor) z.B. entstehen weiche, weiße, schmerzhafte Flecken. Ähnliche Flecken in der Speiseröhre können Schwierigkeiten beim Schlucken oder Essen bereiten. Sind die Herzklappen betroffen, kann dies zu Fieber, Herzgeräuschen und einer Vergrößerung der Milz führen. Eine Infektion der Netzhaut (die lichtempfindliche innere Augenhaut) kann Blindheit verursachen. Die Infektion des Bluts (Candidämie) oder der Nieren kann Fieber hervorrufen, extrem niedrigen Blutdruck (Schock) und eine verminderte Harnproduktion.

Viele Candidainfektionen sind allein durch die Symptome zu bestimmen. Um die Diagnose zu sichern, muß der Arzt die Pilze aus einer Hautprobe unter dem Mikroskop identifizieren. Proben aus dem Blut oder der Gehirn-Rückenmark-Flüssigkeit, mit denen eine Pilzkultur angelegt wurde, können ebenfalls *Candida*pilze nachweisen.

Prognose und Behandlung

Wenn die Candidamykose nur im Mund oder in der Scheide auftritt, können Pilzmittel auf die befallenen Stellen aufgetragen werden, oder es kann Nystatin oder Fluconazol eingenommen werden. Candidamykosen im ganzen Körper stellen eine schwere, sich steigernde und oft tödlich verlaufende Erkrankung dar, die im allgemeinen intravenös mit Amphotericin B behandelt wird; allerdings hilft bei einigen Menschen auch Fluconazol.

Sporothrixmykose

Die Sporothrixmykose wird durch den Pilz Sporothrix schenckii *verursacht.*

Sporothrix kommt typischerweise auf Rosensträuchern, Berberitzen, Torfmoos und anderen Mulcharten vor. Deshalb infizieren sich am häufigsten Bauern, Gärtner und Gartengestalter mit diesem Pilz.

Gewöhnlich betrifft die Sporothrixmykose die Haut und die in der Nähe liegenden Lymphgefäße. Gelegentlich sind die Lunge oder anderes Gewebe betroffen.

Symptome und Diagnose

Der Beginn einer Infektion der Haut und der naheliegenden Lymphgefäße äußert sich gewöhnlich an einem Finger als kleines, unempfindliches Knötchen, das sich langsam vergrößert und zu einem Geschwür heranwächst. In den folgenden Tagen oder Wochen breitet sich die Infektion über die Lymphbahnen von den Fingern durch die Hand und den Arm bis zu den Lymphknoten aus, wobei sich Knoten und Geschwüre entlang des Verlaufs bilden. Meist treten keine weiteren Symptome auf.

Ist die Lunge infiziert, kann eine Lungenentzündung entstehen, begleitet von leichten Brustschmerzen und Husten; meistens treten diese aber bei Menschen auf, die schon an einer anderen Lungenerkrankung leiden, beispielsweise an einem Emphysem. Seltener werden andere Körperteile infiziert wie Knochen, Gelenke, Muskeln oder die Augen. Sehr selten betrifft die Infektion die Milz, Leber, Nieren, Genitalien oder das Gehirn.

Die charakteristischen Knötchen und Geschwüre können dem Arzt den Verdacht nahelegen, daß es sich bei der Krankheit um eine Sporothrixmykose handelt. Bestätigen läßt sich dies durch Kulturen und die Identifizierung der *Sporothrix*pilze aus Proben von infiziertem Gewebe.

Behandlung

Eine Sporothrixmykose auf der Haut breitet sich normalerweise nur sehr langsam aus und verläuft selten tödlich. Diese Hautinfektion wird oral mit Itraconazol behandelt. Bei einer lebensgefährlichen Infektion, die den ganzen Körper betrifft, wird Amphotericin B intravenös gegeben; allerdings kann Itraconazol oral ebensogut oder sogar besser wirksam sein, wie sich bei Untersuchungen von immer mehr Krankheitsfällen erwiesen hat.

▲ Siehe Seite 941 und 976

KAPITEL 186

Infektionen durch Viren

Viren sind kleine infektiöse Organismen – viel kleiner als Pilze oder Bakterien –, die sich nur in lebenden Zellen vermehren können. Viren heften sich an die Zellen, meist an einen ganz speziellen Zelltyp, und dringen in sie ein. Im Inneren der Zellen setzen die Viren ihre DNA oder RNA frei (sie enthält die Erbinformation, die nötig ist, um neue Virusteile zu bilden) und übernehmen die Kontrolle über gewisse Mechanismen im Zellstoffwechsel. So werden innerhalb der Zellen Virusbestandteile produziert; diese müssen fehlerfrei sein, damit die Viren aus der Zelle freigesetzt werden können und infektiös bleiben.

Was mit der Zelle geschieht, richtet sich nach der Art der Viren, die sie befallen hat. Einige Erreger töten die Zellen, die sie infiziert haben. Andere verändern die Zellfunktionen so, daß die Zellen ihre Kontrolle über die normale Zellteilung verlieren und krebsartig werden. Manche Viren bringen einen Teil oder ihre gesamte Erbinformation in die DNA der Wirtszellen ein, verhalten sich selbst aber still, bis die Zellen so geschädigt sind, daß die Viren wieder zum Vorschein kommen.

Die meisten Viren bevorzugen bestimmte Wirte. Grippeviren können beispielsweise Menschen und eine Vielzahl von Tieren infizieren. Doch einige Grippestämme haben sich so verändert, daß sie gegen bestimmte Tierarten aggressiver sind als gegen andere. Fast alle Viren, die häufig bei Menschen zu finden sind, werden von Mensch zu Mensch übertragen. Manche, zu denen auch die Tollwut- und die Enzephalitisviren gehören, infizieren in erster Linie Tiere und nur gelegentlich Menschen.

Der Körper hat viele spezifische und unspezifische Abwehrmöglichkeiten gegen Viren. Physikalische Barrieren wie Haut und Schleimhäute verwehren den Eintritt in den Organismus. Außerdem stellen die infizierten Zellen Interferone her, eine Gruppe von Glykoproteinen, die nicht infizierte Zellen gegenüber Viren widerstandsfähiger machen können.

Die mit Viren infizierten Zellen werden von verschiedenen Arten weißer Blutkörperchen, wie z. B. Lymphozyten, angegriffen und zerstört. ▲ Deren wichtigste Arten sind B- und T-Lymphozyten. Ist der Körper einer Virusattacke ausgesetzt, erhöht sich die Zahl der T-Lymphozyten, und sie entwickeln sich entweder zu Helferzellen, die die Antikörperproduktion der B-Lymphozyten unterstützen, oder zu Killerzellen, die andere Zellen angreifen, wenn diese durch Viren infiziert sind. Die T-Lymphozyten können Zytokine produzieren, die ihren eigenen Entwicklungsprozeß beschleunigen. ■ Die Zytokine der Helferzellen können den B-Lymphozyten und den aus ihnen entstandenen Plasmazellen helfen, Antikörper zu bilden, die spezifische Viren angreifen und sie unschädlich machen.

Impfungen können gegen bestimmte Krankheiten Immunität vermitteln. Die Impfstoffe werden aus z. B. abgeschwächten Grippe- oder Masernviren gewonnen; sie können Menschen gespritzt werden, ohne daß das die Krankheit auslöst. Als Antwort auf den Impfstoff erhöht der Körper die Zahl seiner T- und B-Lymphozyten, die auf die Erkennung bestimmter Viren spezialisiert sind. Auf diese Weise können die Impfungen den Körper gegenüber spezifischen Viren immunisieren. Es gibt zahlreiche Impfstoffe, mit denen gegen häufig auftretende, schwere Infektionskrankheiten geimpft werden kann: Grippe, Masern, Mumps, Kinderlähmung (Polio), Windpocken (Varizellen), Tollwut, Röteln (Rubella), Hepatitis A und B, Japan-Enzephalitis und Gelbfieber. ★ Manche Viren verändern sich jedoch und entgehen dann den durch die Impfung entwickelten Antikörpern. Dann muß mit einem neuen Impfstoff erneut geimpft werden.

Sofortiger Schutz vor einer Viruserkrankung kann mit der Injektion von Immunglobulinen erreicht werden. Immunglobuline enthalten Antikörper, die ein anderer Mensch oder ein Tier gebildet hat. Eine Injektion mit Hepatitis-A-Immunglobulin kann z. B. jemanden schützen, der in ein Gebiet reist, in dem Hepatitis A verbreitet ist, der sich aber vorher nicht aktiv impfen lassen konnte. Allerdings setzen Immunglobuline die Wirksamkeit einiger Impfstoffe, wie jener gegen Masern oder Kinderlähmung, herab, wenn sie zeitgleich mit der Impfung verabreicht werden.

Arzneimittel, die eine virale Infektion bekämpfen, werden antivirale Mittel genannt (Virustatika). ● Gegen Viren gibt es weit weniger Mittel als gegen Bakterien (Antibiotika). Im Vergleich zu den meisten Antibiotika sind Arzneimittel gegen Viren schwieriger zu entwickeln, in ihrer Wirkung stärker auf einen Erreger spezialisiert, und sie sind im allgemeinen mit mehr unerwünschten Wirkungen belastet. Antibiotika helfen nicht gegen Virusinfektionen. Nur wenn gleichzeitig eine Bakterien- und Virusinfektion vorliegt, kann ein Antibiotikum sinnvoll sein.

▲ Siehe Seite 806

■ Siehe Seite 808

★ Siehe Seite 841

● Siehe Seite 848

Virusinfektionen der Atemwege

Die meisten Virusinfektionen betreffen die Lunge und die Atemwege. Zu diesen Krankheiten zählen Erkältungen, Grippe, Halsentzündungen (Rachenkatarrh oder Kehlkopfentzündung), Krupp bei Kleinkindern ▲ und die Entzündung der Luftröhre (Tracheitis) oder der übrigen Atemwege (Bronchiolitis, Bronchitis). ■

Erkältung

Eine Erkältung ist eine virale Infektion der Schleimhäute in der Nase, der Nasennebenhöhlen, im Rachen und in den Atemwegen.

Viele verschiedene Viren können Erkältungen hervorrufen. Picornaviren, darunter die Rhinoviren, verursachen die meisten Frühjahr-, Sommer- und Herbsterkältungen. Influenza- und RS-Viren, die regelmäßig im Spätherbst und Winter auftauchen, rufen eine Vielzahl von Krankheiten, einschließlich Erkältungen hervor. Über infizierte Tröpfchen, die in die Luft gehustet oder geniest werden, verbreiten sich Influenzaviren leicht von Mensch zu Mensch. Die Rhinoviren und die RS-Viren nehmen zwar den gleichen Weg, werden aber wahrscheinlich hauptsächlich durch direkten Kontakt der Hände mit virushaltigen Sekreten übertragen.

Warum sich jemand zu einer bestimmten Zeit leichter erkältet als zu einer anderen, ist nicht ganz klar. Frieren allein führt nicht zwangsläufig zu einer Erkältung oder macht für eine Virusinfektion der Atemwege anfällig. Auch der allgemeine Gesundheitszustand und die Eßgewohnheiten scheinen keinen nennenswerten Einfluß zu haben. Ebensowenig spielen Veränderungen der Nase oder des Rachens wie vergrößerte Mandeln oder Drüsen eine Rolle. Allerdings sind Menschen infektionsanfälliger, wenn sie übermüdet oder unglücklich sind oder Allergien im Bereich der Nase oder des Rachens haben; dasselbe gilt für Frauen in der Mitte zwischen den Perioden.

Symptome und Komplikationen

Die Symptome einer Erkältung beginnen ein bis drei Tage nach der Ansteckung. Gewöhnlich fängt es mit Beschwerden in der Nase oder im Rachen an. Später folgt Niesen, eine rinnende Nase, man fühlt sich ein wenig krank. Meistens entwickelt sich kein oder nur zu Beginn mildes Fieber. Die Nasensekrete sind wäßrig und klar und können während der ersten ein, zwei Tage reichlich fließen. Später werden die Sekrete dickflüssiger, trübe, gelbgrün und fließen weniger reichlich. Viele Menschen bekommen Husten. Die Symptome verschwinden normalerweise nach vier bis zehn Tagen, jedoch kann der Husten mit oder ohne Auswurf oft bis in die zweite Woche andauern.

Diagnose

Die meisten Erkältungen können ohne weiteres anhand der typischen Anzeichen diagnostiziert werden. Allerdings können Bakterieninfektionen, Allergien und andere Erkrankungen ähnliche Symptome verursachen. Die Viren, die eine Erkältung hervorrufen, können auch grippeähnliche Symptome hervorrufen. Hohes Fieber läßt immer vermuten, daß es sich bei der Infektion nicht um eine einfache Erkältung handelt. Labortests sind gewöhnlich nicht notwendig, es sei denn, es stellen sich Komplikationen ein.

Behandlung

Wer eine Erkältung hat, sollte sich warm halten und sich schonen; außerdem sollte er versuchen, die Infektion nicht auf andere Personen zu übertragen. Jeder Kranke mit Fieber oder ernsten Symptomen sollte nach Möglichkeit zu Hause bleiben. Reichliches Trinken trägt dazu bei, daß die Sekrete flüssig bleiben und sich leichter lösen.

Arzneimittel gegen Erkältungen sind zwar sehr gebräuchlich, aber ihr Nutzen ist zweifelhaft. ★ Azetylsalizylsäure kann sogar den Virenausstoß erhöhen, während die Symptome nur wenig verringert werden. Wenn bei einem Kind oder Jugendlichen medikamentös Schmerzen gelindert oder Fieber gesenkt werden soll, eignet sich Paracetamol. In dieser Altersgruppe gibt es durch Azetylsalizylsäure bei Virusinfektionen ein erhöhtes Risiko für das Reye-Syndrom, eine möglicherweise tödlich verlaufende Komplikation. ●

Gefäßverengende Schnupfenmittel erleichtern den Zustand nur vorübergehend ein wenig. Antihistaminika können helfen, das Laufen der Nase zu stoppen, wenn es auf einer Allergie beruht; doch die Mittel machen schläfrig und haben noch weitere Nebenwirkungen, vor allem bei älteren Menschen. Manche Menschen inhalieren Wasserdampf oder Nebel aus einem Zerstäuber, damit sich die Sekrete leichter lösen und die Beklemmung im Brustbereich nachläßt, andere spülen die Nase mit isotonischer Salzlösung, um den zähen Schleim loszuwerden. Husten ist manchmal der einzige Weg, während einer Virusinfektion die Atemwege von Sekreten und Abbaustoffen zu befreien; deshalb ist es ratsam, den Husten nicht zu unterdrücken, sofern er nicht den Schlaf stört oder erhebliche Beschwerden hervorruft. Starker, nächtlicher Husten kann mit hustenreizdämpfenden Mitteln behandelt werden. Antibiotika nützen bei einer Erkältung nichts; der Arzt sollte

▲ Siehe Seite 1269

■ Siehe Seite 1270

★ Siehe Seite 52

● Siehe Seite 1276

Erkältungen vorbeugen

Viele verschiedene Viren können eine Erkältung verursachen. Weil die Zahl der Antikörper, die gegen Erkältungsviren gebildet werden, relativ schnell zurückgeht und weil sich die Viren ständig ein wenig verändern, haben die meisten Menschen ihr ganzes Leben hindurch immer wieder Erkältungen. Ein wirksamer Impfstoff gegen jede Art von Viren, die den Atemtrakt infizieren, wurde noch nicht entwickelt. Der Grippeimpfstoff wird jedes Jahr mit Bestandteilen gegen neue Stämme von Grippeviren aktualisiert; an weiteren Impfstoffen wird gearbeitet, etwa gegen RS-Viren und Parainfluenzaviren.

Zu den besten Vorsorgemaßnahmen gehört Hygiene. Da viele Erkältungsviren beim Kontakt mit infizierten Sekreten übertragen werden, können häufiges Händewaschen, sorgfältige Beseitigung gebrauchter Taschentücher und die Säuberung von Gebrauchsgegenständen oder Möbeloberflächen helfen, die Verbreitung einzuschränken.

Bisher hat sich keine der vielen vorgeschlagenen Behandlungsmethoden zur Vorbeugung von Erkältungen als zuverlässig wirksam erwiesen. Hohe Dosen Vitamin C (mehr als zwei Gramm pro Tag) haben weder gezeigt, daß sie das Risiko reduzieren, Erkältungen zu bekommen, noch haben sie die Anzahl der Viren verringern können, die infizierte Personen ausscheiden.

sie nur verordnen, wenn er zusätzlich eine bakterielle Infektion festgestellt hat.

Grippe

Bei der Grippe (Influenza) handelt es sich um eine Virusinfektion, die Fieber, eine rinnende Nase, Husten, Kopfschmerzen, ein allgemeines Krankheitsgefühl und eine Entzündung der Schleimhäute in der Nase und in den Atemwegen verursacht.

Jedes Jahr im Spätherbst und zu Beginn des Winters treten Epidemien von Atemwegserkrankungen durch Grippeviren auf. Die Krankheit kommt auf der ganzen Welt vor. Obwohl viele verschiedene Viren die Symptome einer Grippe hervorrufen können, sind gewöhnlich nur die Influenza-A- und -B-Viren für die Epidemien in der genannten Zeit verantwortlich.

Die Viren werden durch das Einatmen infizierter Tröpfchen, die ein Kranker ausgehustet oder ausgeniest hat, oder durch direkten Kontakt mit den Sekreten einer infizierten Person übertragen. Manchmal ist der Umgang mit infizierten Gebrauchsgegenständen die Ursache einer Ansteckung.

Symptome

Grippe unterscheidet sich von der gewöhnlichen Erkältung. Die Symptome beginnen oft ganz plötzlich 24 bis 48 Stunden nach der Ansteckung. Frieren oder Schüttelfrost können die Anfangszeichen sein. Während der ersten Tage tritt häufig Fieber von 38,9° bis 39,4° Celsius auf. Viele Menschen fühlen sich so krank, daß sie im Bett bleiben; sie haben Beschwerden und Schmerzen am ganzen Körper, am ausgeprägtesten im Rücken und in den Beinen. Die Kopfschmerzen sind oft sehr schlimm und quälend im Bereich um und hinter den Augen. Helles Licht kann sie noch verschlimmern.

Anfangs können die Atemwegsymptome noch relativ leicht sein, z. B. ein wunder, entzündeter Hals, Brennen in der Brust, trockener Husten und rinnende Nase. Später wird der Husten stärker und fördert Auswurf zutage. Die Haut kann heiß werden und sich röten, besonders im Gesicht. Mund und Rachen röten sich, die Augen tränen, und die weißen Teile der Augen röten sich. Besonders Kinder leiden oft unter Übelkeit und Erbrechen.

Nach zwei, drei Tagen hören die meisten Beschwerden plötzlich auf; das Fieber kann manchmal bis zum fünften Tag andauern. Die Bronchitis und der Husten können zehn Tage oder länger bestehen bleiben, und bis sich die Atemwege bessern und vollständig ausheilen, können sechs bis acht Wochen vergehen. Schwächegefühl und Müdigkeit können sich über mehrere Tage, gelegentlich auch Wochen, hinziehen.

Diagnose

Da die meisten Menschen die Symptome der Grippe gut kennen und sie meist viele Menschen zugleich betrifft, stellen die Betroffenen oder ein Familienmitglied sie häufig selbst fest. Das Ausmaß der Erkrankung und das hohe Fieber unterscheiden sie von einer gewöhnlichen Erkältung. Eine Grippeinfektion läßt sich zwar durch einen Bluttest erkennen; allerdings ist dieser nicht immer nötig oder durchführbar. Um die Diagnose zu sichern, ist es besser, das Grippevirus in einer Kultur aus den Atemwegsekreten zu kultivieren.

Vorbeugung

Wer Grippeviren ausgesetzt ist, bildet Antikörper, die vor einer erneuten Ansteckung mit diesem Virusstamm schützen. Eine andere Möglichkeit ist, sich vorbeugend gegen Grippe impfen zu lassen. Die Impfstoffe enthalten abgeschwächte Grippeviren beziehungsweise Virusantigene. Der Impfstoff richtet sich immer gegen jene Virusstämme, von denen man aufgrund der Beobachtungen der Weltgesundheitsorganisation annimmt, daß sie in dem kommenden Winter die meisten Grippeerkrankungen auslösen werden.

Die Impfung ist für jene Menschen empfehlenswert, die ein schwerer Verlauf der Grippe gefährden kann. Sie sollte im Herbst erfolgen, damit die Zahl der Antikörper während der eigentlichen Grippemonate – November bis März – am höchsten ist. Die meisten Menschen brauchen ungefähr zwei Wochen, bis sie auf die Impfung ausreichend reagiert haben. Allerdings sollten Kinder bis zwölf Jahren, die noch keine Grippeimpfung erhalten haben, zweimal im Abstand von vier Wochen geimpft werden, damit sie ausreichend geschützt sind.

Amantadin, ein antivirales Arzneimittel, kann vor den Grippeviren A, nicht aber vor den Grippeviren B schützen. Die Medikamente können bei einer Influenza-A-Epidemie jene Menschen schützen, die engen Kontakt zu infizierten Personen halten müssen; auch Menschen mit einem hohen Infektionsrisiko, die nicht geimpft sind, können das Medikament einnehmen. Die Mittel können zwei bis drei Wochen nach einer Impfung wieder abgesetzt werden. Falls nicht geimpft werden kann, kann man Amantadin während des gesamten Zeitraums einer Epidemie einnehmen, gewöhnlich sechs bis acht Wochen lang. Es kann Nervosität, Schlaflosigkeit und andere Nebenwirkungen hervorrufen, besonders bei älteren Menschen und bei Gehirn- oder Nierenkranken.

Behandlung

In erster Linie besteht die Behandlung einer Grippe in Bettruhe und Schonung. Um den Wasserhaushalt aufrechtzuerhalten, muß viel getrunken werden. Körperliche Anstrengung sollte unterbleiben, am besten vom Beginn der Symptome an bis 24 beziehungsweise 48 Stunden, nachdem die Körpertemperatur wieder normal ist. Menschen, die schwer erkrankt sind, aber keine Komplikationen haben, können Parazetamol, Azetylsalizylsäure, Ibuprofen oder Naproxen einnehmen. Kinder sollten wegen der Gefahr des Reye-Syndroms keine Azetylsalizylsäure bekommen; wenn Medikamente nötig sind, ist Parazetamol geeignet. Nasensprays oder das Inhalieren von Dampf können die Beschwerden ebenfalls lindern.

Im Frühstadium einer unkomplizierten Influenza-A-Infektion kann Amantadin helfen, die Dauer und die Schwere des Fiebers und der Atemwegbeschwerden herabzusetzen. Das Mittel hilft zwar nicht gegen eine durch Viren ausgelöste Lungenentzündung, trotzdem kann versucht werden, damit die Heilungschancen zu erhöhen.

Komplikationen bei Grippe

Obwohl die Grippe eine schwere Erkrankung ist, fühlen sich gesunde Menschen meist nach sieben bis zehn Tagen wieder wohl. Komplikationen können die Krankheit allerdings verschlimmern. Sehr junge und sehr alte Menschen sowie solche mit einer Herz- oder Lungenkrankheit oder mit einer Erkrankung des Nervensystems haben ein besonders großes Risiko, Komplikationen bei der Grippe zu erleiden – bis hin zum tödlichen Ausgang.

Selten führt Grippe zu einer schweren Entzündung der Atemwege mit blutigem Auswurf (hämorrhagische Bronchitis). Die virenbedingte Lungenentzündung ist die schlimmste Komplikation; sie kann äußerst rasch verlaufen und in weniger als 48 Stunden zum Tod führen. Es ist unklar, welche Umstände eine solche Lungenentzündung begünstigen, aber es ist wahrscheinlicher, daß sie bei Grippeepidemien durch Influenzaviren der Gruppe A auftritt. Gegen diese sind nur wenige Menschen immun, und vor allem für Personen mit großem Risiko stellen sie eine erhebliche Krankheitsgefahr dar. Eine bakterielle Lungenentzündung kann ebenso eine Komplikation der Grippe sein, weil sie die Fähigkeit der Lunge einschränkt, Bakterien im Atemtrakt zu bekämpfen.

Grippeviren sind nur sehr selten an Entzündungen von Gehirn (Enzephalitis), Herz (Myokarditis) oder Muskeln (Myositis) beteiligt. Eine Enzephalitis kann den Betroffenen schläfrig, verwirrt oder sogar ohnmächtig werden lassen. Die Myokarditis kann Herzgeräusche oder Herzversagen verursachen.

Das Reye-Syndrom ist eine ernste und möglicherweise tödliche Komplikation, die meistens bei Kindern auftritt, die mit Grippeviren aus der Gruppe B infiziert sind und Azetylsalizylsäure bekommen.

Mit inhaliertem Ribavirin können die Symptome einer viralen Lungenentzündung behandelt werden.

Eine zusätzlich zur Virusinfektion auftretende Bakterieninfektion wird mit Antibiotika behandelt. Der bakteriellen Lungenentzündung, die von Pneumokokken verursacht wird, kann mit einem Mehrfachimpfstoff vorgebeugt werden, der häufig auftretende Pneumokokken enthält. ▲ Wer bereits an Grippe erkrankt ist, kann jedoch nicht geimpft werden.

Infektionen mit Herpesviren

Die beiden Hauptarten von Herpesviren, die Infektionen mit Bläschen auf der Haut verursachen, sind Herpes simplex und Herpes zoster. Ein anderes Virus, das Epstein-Barr-Virus, löst das Pfeiffersche Drüsenfieber aus. Das Zytomegalievirus, ein weiteres Herpesvirus, kann eine Krankheit hervorrufen, die vom Pfeifferschen Drüsenfieber nicht klar zu unterscheiden ist. Das humane Herpesvirus Typ 6 ist für das Dreitagefieber von Kindern verantwortlich. Ein weiterer Herpestyp, das humane Herpesvirus Typ 7, konnte bisher noch mit keiner Krankheit in Verbindung gebracht werden. In einigen Studien wurde das Herpesvirus Typ 8 als Verursacher des bei Aidskranken auftretenden Kaposi-Sarkoms genannt.

Herpes simplex

Bei der Herpes-simplex-Infektion bilden sich immer wieder kleine, schmerzhafte, mit Flüssigkeit gefüllte Bläschen auf der Haut oder an den Schleimhäuten.

Herpes simplex verursacht einen Ausschlag auf der Haut oder an den Schleimhäuten. Der Ausschlag klingt wieder ab, aber die Viren bleiben ruhend in den Nervenknoten, von wo aus die Nervenbahnen versorgt werden, die zu der infizierten Stelle führen. In regelmäßigen Abständen werden die Viren wieder aktiv, vermehren sich und lassen auf der Haut – oft an der gleichen Stelle wie bei der früheren Infektion – einen Bläschenausschlag entstehen. Doch die Viren können sich auch in der Haut aufhalten, ohne sichtbar Bläschen zu bilden. Sie bilden Herde und sind in diesem Stadium ausgesprochen infektiös. Die Ausschläge treten häufig nach intensiver Sonnenbestrahlung, Fieber, großer körperlicher oder seelischer Belastung, bei geschwächtem Immunsystem, nach dem Essen bestimmter Nahrungsmittel oder der Einnahme von Medikamenten auf; aber oft bleiben die auslösenden Umstände unbekannt.

Die beiden Herpes-simplex-Arten, die die Haut infizieren, sind HSV 1 und HSV 2. Der erstere ist gewöhnlich die Ursache für Ausschläge an den Lippen (Herpes labialis) ■ und Infektionen der Hornhaut im Auge (Keratokonjunktivitis herpetica) ★; diese wird gewöhnlich durch Kontakt mit Sekreten aus oder vom Mund übertragen. HSV 2 verursacht meist Herpes genitalis; die Ansteckung erfolgt in erster Linie durch direkten Kontakt mit den Ausschlägen, am häufigsten beim Geschlechtsverkehr. ●

Symptome und Komplikationen

Ein erneutes Auftreten von Herpes simplex kündigt sich durch Kribbeln, Unbehagen oder Juckreiz an. Die Anzeichen gehen den eigentlichen Bläschen um mehrere Stunden, mitunter zwei bis drei Tage, voraus. Die Bläschen, die mit einem roten Rand umgeben sind, können überall auf der Haut oder den Schleimhäuten auftreten, sie erscheinen aber meistens am oder rings um den Mund, auf den Lippen und an den Genitalien. Sie können schmerzhaft sein und neigen dazu, Gruppen zu bilden, die zu einer größeren Fläche verschmelzen. Nach ein paar Tagen trocknen die Bläschen ab und bilden dünne, gelbe Krusten sowie flache Geschwüre. Die Heilung setzt innerhalb von ein bis zwei Wochen nach dem Erscheinen der Bläschen ein und ist normalerweise nach 21 Tagen abgeschlossen. In feuchten Körperregionen dauert es jedoch manchmal länger, bis die Bläschen abgeheilt sind. Narben können entstehen, wenn die Ausschläge immer wieder an den gleichen Stellen auftreten oder eine Bakterieninfektion hinzukommt.

Bei Säuglingen und Kleinkindern kann die erste Herpesinfektion schmerzhafte Geschwüre und Entzündungen im Mund und am Zahnfleisch (Gingivostomatitis herpetica) oder qualvolle Entzündungen an den weiblichen Geschlechtsteilen und in der Scheide (Vulvovaginitis herpetica) hervorrufen. Das Kind wird reizbar, verliert den Appetit und bekommt Fieber. Bei Babys, und gelegentlich auch bei älteren Kindern, kann sich die Infektion auf dem Blutweg ausbreiten und innere Organe befallen, einschließlich des Gehirns – eine Infektion, die tödlich verlaufen kann.

Eine Frau, die einmal eine HSV-2-Infektion durchgemacht hat, kann damit ihr ungeborenes Kind anstecken, vor allem, wenn während der letzten drei Schwangerschaftsmonate eine Krankheitsepisode auftritt. ◆ Die Herpes-simplex-Viren können beim Fetus eine leichte Entzündung der Hirnhäute (Meningitis), gelegentlich auch eine schwere Gehirnentzündung (Enzephalitis) verursachen.

Kleinkinder oder Erwachsene mit einem atopischen Ekzem sind durch eine Infektion mit Herpes-simplex-Viren besonders gefährdet; sie können eine möglicherweise tödlich verlaufende Krankheit bekommen, die Ekzema herpeticatum genannt wird. ♥ *Deshalb sollten Menschen mit einem atopischen Ekzem unbedingt den nahen Kontakt zu jedem*

▲ Siehe Seite 191
■ Siehe Seite 452
★ Siehe Seite 1037
● Siehe Seite 942
◆ Siehe Seite 1215
♥ Siehe Seite 957

vermeiden, der gerade eine akute Herpes-simplex-Infektion hat. Bei Aidskranken können Herpesinfektionen auf der Haut besonders schwer und hartnäckig sein. Entzündungen in der Speiseröhre und im Darm, Geschwüre rund um den After, Lungenentzündung oder Nervenschäden kommen ebenfalls häufiger bei Aidskranken vor.

Eine geschwollene und schmerzende, gerötete Fingerspitze wird **herpesbedingter Nagelumlauf** genannt, wenn sie von Herpes-simplex-Viren verursacht worden ist, die durch eine Verletzung in die Haut eindringen konnten. Meistens trifft diese Erkrankung medizinische Pflegekräfte, die noch keine Herpes-simplex-Infektion hatten, aber durch Patienten in Kontakt mit Körperflüssigkeit kommen, in der die Viren enthalten sind.

Diagnose

Für den Arzt ist es oft schwierig, eine Herpes-simplex-Erkrankung zu erkennen. Sie kann mit einer allergischen Reaktion verwechselt werden, mit anderen Virusinfektionen oder sogar mit Hautreaktionen auf Arzneimittel. Bei der Diagnose kann es manchmal helfen, sich an der Stelle am Körper zu orientieren, an der sich die Bläschen befinden.

Wenn der Arzt Herpes-simplex vermutet, kann er Gewebe der Bläschen ablösen und mikroskopisch untersuchen. Handelt es sich um eine Herpes-simplex-Infektion, werden in der Gewebeprobe große, infizierte Zellen sichtbar. Viruskulturen, Bluttests auf einen erhöhten Antikörperspiegel sowie Gewebeproben können die Diagnose bestätigen. Diese Untersuchungen sind jedoch nur selten notwendig. In einem sehr frühen Krankheitsstadium ist die Diagnose unter Umständen durch neuere Verfahren möglich, wie beispielsweise die Polymerase-Kettenreaktion, die die DNA der Herpes-simplex-Viren in Körpergewebe oder -flüssigkeit identifizieren kann.

Behandlung

Die meisten Menschen müssen bei Herpes labialis lediglich die infizierte Stelle sauber halten, indem sie sie vorsichtig mit Wasser und Seife waschen. Danach sollte sie sorgfältig abgetrocknet werden; läßt man die Bläschen feucht, kann sich die Entzündung verschlimmern und die Heilung verzögern; möglicherweise wird auch noch einer Bakterieninfektion der Weg bereitet. Um eine bakterielle Infektion zu behandeln, kann eine antibiotische Salbe, z. B. mit Neomyzin und Bacitracin, auf die Haut aufgetragen werden. Falls sich eine Bakterieninfektion ausbreitet oder zusätzliche Symptome hervorruft, kann der Arzt Antibiotika oral oder als Injektion verordnen.

Antivirale Salben mit Idoxuridin, Trifluridin oder Aciclovir sind manchmal wirksam, wenn sie bei den allerersten Infektionszeichen auf die Bläschen aufgetragen werden. Aciclovir oder Vidarabin, oral genommen, können bei schweren, den ganzen Körper in Mitleidenschaft ziehenden Herpesinfektionen angewendet werden. Die tägliche Einnahme von Aciclovir ist manchmal nötig, um hartnäckig wiederkehrende Ausschläge zu behandeln, besonders wenn die Genitalien betroffen sind. Spezielle Behandlungsmaßnahmen können bei Keratokonjunktivitis herpetica ▲ oder bei Herpes genitalis ■ erforderlich sein. Eine Herpesenzephalitis erfordert eine sofortige Krankenhauseinweisung.

Gürtelrose

Die Gürtelrose (Herpes zoster) ruft einen schlimmen, schmerzhaften Hautausschlag aus Bläschen hervor, die mit Flüssigkeit gefüllt sind.

Die Gürtelrose wird vom gleichen Herpesvirus verursacht, das auch die Windpocken auslöst: dem Varicella-zoster-Virus. ★ Die Erstinfektion mit Varicella zoster führt zu der Krankheit Windpocken. Sie endet damit, daß die Viren in die Nervenknoten der Nerven der Wirbelsäule oder der Hirnnerven eindringen und dort ruhend verbleiben. Der Ausschlag der Gürtelrose ist immer auf die Hautpartien beschränkt, in der die betroffenen Nervenwurzeln sitzen (Dermatome). ●

Die Varicella-zoster-Viren verursachen oft ein ganzes Leben lang kein zweites Mal Symptome; manchmal werden sie aber viele Jahre nach der Infektion reaktiviert. Diese Krankheit ist die Gürtelrose. Manchmal ist die Aktivierung der Viren die Folge einer durch eine Erkrankung, wie Aids oder Hodgkin-Krankheit, oder durch immununterdrückende Medikamente geschwächten Abwehrkraft. Meistens ist die Ursache für die Reaktivierung aber unbekannt. Eine Gürtelrose deutet nicht auf einen ernsten, weiteren Krankheitsprozeß im Körper hin. Gürtelrose kann man in jedem Alter bekommen, am häufigsten ist sie allerdings nach dem 50. Lebensjahr.

Symptome und Komplikationen

Einige Betroffene fühlen sich bereits drei oder vier Tage, bevor sich die Gürtelrose zeigt, unwohl. Sie leiden unter Schüttelfrost, Fieber, Übelkeit, Erbrechen oder Schwierigkeiten beim Wasserlassen. Andere Menschen haben Schmerzen, oft auch nur ein Kribbeln oder Juckreiz auf einer bestimmten Hautstelle. Gruppen kleiner, mit Flüssigkeit gefüllter Bläschen entwickeln sich, umgeben von

▲ Siehe Seite 1037
■ Siehe Seite 942
★ Siehe Seite 1266
● Siehe Kasten, Seite 321

Was ist eine Zosterneuralgie?

Schmerzen in Hautpartien, die von infizierten Nerven versorgt werden, werden Zosterneuralgie genannt. Diese Schmerzen können noch Monate oder Jahre nach dem Auftreten einer Gürtelrose bestehen bleiben. Das bedeutet nicht unbedingt, daß sich die Viren fortgesetzt vermehren. Die Beschwerden der Zosterneuralgie können stetig oder mit Unterbrechungen vorhanden sein, und sie können sich in der Nacht oder bei Hitze oder Kälte verschlimmern. Manchmal machen die Schmerzen die Betroffenen sogar bewegungsunfähig.

Die Zosterneuralgie betrifft meistens ältere Menschen: 25 bis 50 Prozent der über Fünfzigjährigen mit Gürtelrose leiden unter geringfügiger Zosterneuralgie. Jedoch entwickeln nur zehn Prozent aller an Gürtelrose Erkrankten diese Neuralgie. Einige haben starke Beschwerden dabei.

Meist bessern sich die Beschwerden innerhalb von einem bis drei Monaten, aber bei zehn bis zwanzig Prozent der Betroffenen können sie länger als ein Jahr bestehenbleiben, ganz selten sogar länger als zehn Jahre.

Es wurde zwar eine Reihe von Behandlungsmethoden bei Zosterneuralgie ausprobiert, doch bisher gibt es keine sicher wirkende Therapie.

einer roten Hautfläche. Die Bläschen bedecken nur jene Hautfläche, die von den betroffenen Nerven versorgt wird. Fast immer treten sie am Rumpf auf, dabei gewöhnlich nur auf einer Seite. Allerdings können einige Bläschen auch an anderen Körperstellen erscheinen. Die betroffene Hautregion reagiert in der Regel empfindlich auf jede Art von Reiz, einschließlich der leichtesten Berührung, und kann äußerst schmerzhaft sein.

Fünf Tage nach ihrem Erscheinen fangen die Bläschen an, auszutrocknen und zu verkrusten. Bis zu diesem Zeitpunkt enthalten sie Varicella-zoster-Viren, die Windpocken verursachen können, wenn sie auf eine anfällige Person übertragen werden. Wenn die Bläschen besonders große Hautpartien bedecken oder länger als zwei Wochen hartnäckig bestehenbleiben, kann angenommen werden, daß das Immunsystem nicht ordnungsgemäß funktioniert.

Eine akute Gürtelrose verschafft gewöhnlich lebenslange Immunität gegen weitere Ausbrüche; weniger als vier Prozent der Betroffenen haben Rückfälle. Die meisten Menschen werden ohne Nachwirkungen wieder gesund. Manchmal bleiben die Schmerzen jedoch noch lange bestehen, nachdem der Hautausschlag abgeheilt ist (Zoster-Neuralgie). Auf der Haut können – auch ohne zusätzliche Bakterieninfektion – ausgedehnte Vernarbungen zurückbleiben. Sind die Verästelungen der Gesichtsnerven zum Auge betroffen, kann die Erkrankung sehr schlimm verlaufen.

Diagnose

Für den Arzt ist es unter Umständen mühsam, eine Gürtelrose zu erkennen, bevor die typischen Bläschen auftreten. Aber schon die Lokalisierung der anfänglichen Schmerzen, die sich in Form eines Bandes über die eine Körperhälfte ziehen, kann ein Hinweis sein. Je nachdem, welche Nerven im einzelnen betroffen sind, können die Schmerzen ähnlich sein wie jene, die durch Blinddarmentzündung, Nieren- oder Gallensteine oder durch eine Entzündung im Dickdarm entstehen. Die Bläschen der Gürtelrose können sehr jenen des Herpes simplex gleichen. Jedoch treten sie beim Herpes simplex in anderen, eingeschränkteren Mustern auf der Haut auf; außerdem sind es nie so viele wie bei der Gürtelrose, und sie können wiederholt an der gleichen Stelle erscheinen. Falls nötig, kann die Diagnose durch Labortests bestätigt werden.

Behandlung

Die beste Behandlungsmethode für Herpes zoster steht noch nicht fest. Weder Kortison noch ein Immunglobulin mit hohem Anteil an Antikörpern gegen Varicella-zoster-Viren nützen etwas, wenn die Gürtelrose erst einmal begonnen hat. Kein Medikament kann die Viren ausrotten. Allerdings können Arzneimittel wie Aciclovir oder Famciclovir eventuell die Dauer der Hautausschläge verkürzen, besonders bei Menschen mit einem geschwächten Immunsystem. Die Haut sollte sauber gehalten werden, um zusätzlichen Bakterieninfektionen vorzubeugen.

Azetylsalizylsäure oder Kodein können die Schmerzen vorübergehend lindern; dies kann nützlich sein, wenn die körperliche Beweglichkeit und der Schlaf eingeschränkt sind. Azetylsalizylsäure sollte aber bei Kindern wegen der Gefahr des Reye-Syndroms vermieden werden.

Eine ausreichende Schmerzbehandlung ist schon allein deshalb notwendig, um das Risiko zu verringern, daß die Schmerzen nach dem Abheilen des Hautausschlags weiter bestehenbleiben.

Pfeiffersches Drüsenfieber

Charakteristisch für das Pfeiffersche Drüsenfieber sind Fieber, Halsentzündung und vergrößerte Lymphknoten. Es wird durch das Epstein-Barr-Virus verursacht – eines der Herpesviren.

Die Epstein-Barr-Viren befallen zuerst die Zellen der Schleimhäute in der Nase und im Rachen. Dann breiten sie sich auf die B-Lymphozyten aus (weiße Blutkörperchen, die für die Bildung von Antikörpern verantwortlich sind). EBV-Infektionen kommen sehr häufig vor und betreffen Kinder, Jugendliche und Erwachsene gleichermaßen. Allerdings sind die Viren nicht sehr ansteckend. Teenager und junge Erwachsene erkranken gewöhnlich am Pfeifferschen Drüsenfieber, wenn sie sich beim Küssen oder bei intimen Kontakten mit infizierten Menschen anstecken.

Die Epstein-Barr-Viren werden mit dem Burkitt-Lymphom in Zusammenhang gebracht, einer Krebsart, die hauptsächlich in den tropischen Zonen von Afrika auftritt. Die Viren spielen möglicherweise auch eine Rolle bei bestimmten Tumoren der B-Lymphozyten bei Menschen, die etwa durch die Medikamente nach Organtransplantationen oder Aids ein geschwächtes Immunsystem haben, sowie bei einigen Krebserkrankungen in der Nase und im Rachen. Der genaue Mechanismus, den die Epstein-Barr-Viren bei diesen Krebsarten bewirken, ist nicht bekannt. Man nimmt an, daß spezielle Teile des Erbmaterials der Viren den Teilungszyklus der infizierten Zellen verändern.

Symptome und Komplikationen

Die meisten Kinder unter fünf Jahren haben nach der Infektion überhaupt keine Anzeichen einer Erkrankung. Bei Jugendlichen und Erwachsenen können manchmal Symptome auftreten, manchmal auch nicht. Der übliche Zeitraum zwischen der Ansteckung und dem Erscheinen von Symptomen (Inkubationszeit) wird auf 30 bis 50 Tage geschätzt.

Die vier Hauptsymptome sind Müdigkeit, Fieber, Halsentzündung und Schwellung der Lymphknoten. Nicht jeder Erkrankte weist alle vier Störungen auf. Gewöhnlich beginnt die Krankheit mit einem allgemeinen Krankheitsgefühl, das mehrere Tage bis zu einer Woche andauert. Dann folgen Fieber, Halsentzündung und die Vergrößerung der Lymphknoten. Das Fieber erreicht Spitzenwerte um 39,4° Celsius am Nachmittag oder frühen Abend. Der Hals kann sehr stark entzündet sein, und es kann sich eiterartige Substanz im Rachen bilden. Die Lymphknoten können anschwellen, allerdings sind meistens jene im Bereich des Halses vergrößert. Die Müdigkeit ist meist in den ersten zwei bis drei Wochen am stärksten.

Bei mehr als der Hälfte der Menschen mit Pfeifferschem Drüsenfieber vergrößert sich die Milz. Auch die Leber kann sich leicht vergrößern. Weniger häufig sind Gelbsucht sowie Schwellungen rund um die Augen. Selten tauchen Hautausschläge auf; jedoch hat sich gezeigt, daß nahezu jeder, der mit EBV infiziert war, einen Hautausschlag bekam, wenn er mit dem Antibiotikum Ampizillin behandelt wurde. Zu weiteren Komplikationen zählen Entzündung des Gehirns (Enzephalitis), Krämpfe, Nervenschäden, Entzündung der Hirnhäute (Meningitis) und Verhaltensstörungen.

Die Milz kann durch die Infektion anfälliger für Verletzungen werden; ein Milzriß ist eine mögliche, aber unübliche Komplikation. Falls dies passiert, kann eine Notoperation erforderlich werden, bei der die Milz entfernt wird. Die Anzahl der weißen Blutkörperchen ist gewöhnlich erhöht, sie kann aber auch fallen, ebenso wie die der Blutplättchen und der roten Blutkörperchen. Meist kehrt das normale Zahlenverhältnis der Blutzellen ohne Behandlung wieder zurück. Nur selten können die vergrößerten Lymphknoten im Hals auf die Luftröhre drücken. Eine Blutstauung kann sich in der Lunge bilden; diese verläuft aber oft ohne Probleme.

Diagnose

Der Arzt erkennt das Pfeiffersche Drüsenfieber an dessen Symptomen. Allerdings können sie denen anderer Infektionskrankheiten ähneln. Zytomegalieviren z. B. verursachen ein Krankheitsbild, das nur sehr schwer vom Pfeifferschen Drüsenfieber zu unterscheiden ist. Andere Viren sowie Toxoplasmose können ebenfalls ähnliche Symptome wie das Drüsenfieber hervorrufen; ebenso können diese als Nebenwirkungen einiger Arzneimittel und mancher nichtinfektiöser Erkrankungen auftreten.

Die Diagnose des Pfeifferschen Drüsenfiebers kann durch einen Bluttest bestätigt werden. Bei dem Test kann der Arzt Antikörper gegen Epstein-Barr-Viren nachweisen. Der Körper bildet auch zusätzliche B-Lymphozyten, um die infizierten zu ersetzen. Diese Lymphozyten haben unter dem Mikroskop ein charakteristisches Erscheinungsbild und treten in großer Menge im Blut von Menschen mit Pfeifferschem Drüsenfieber auf. Eine Streptokokkeninfektion im Hals, die dem Pfeifferschen Drüsenfieber ähnlich sein kann, wird durch eine Kultur aus den Halssekreten erkannt und erfordert eine Behandlung mit Antibiotika, um Abszessen vorzubeugen und das Risiko eines rheumatischen Fiebers zu verringern.

Prognose und Behandlung

Die meisten Menschen genesen vom Pfeifferschen Drüsenfieber vollkommen. Die Krankheit dauert unterschiedlich lange. Die akute Phase hält ungefähr zwei Wochen an; danach können fast alle Infizierten ihre normalen Tätigkeiten wieder aufnehmen. Allerdings kann die Müdigkeit noch mehrere Wochen und gelegentlich sogar Monate bestehenbleiben.

Nur extrem selten stirbt jemand an der Krankheit. Dann haben sich meist Komplikationen eingestellt, wie beispielsweise eine Gehirnentzündung, ein Milzriß oder ein Verschluß der Atemwege; besonders gefährdet sind Menschen mit geschwächtem Immunsystem.

Chronisches Müdigkeitssyndrom

Das chronische Müdigkeitssyndrom tritt hauptsächlich bei Erwachsenen zwischen 20 und 40 Jahren auf. Doppelt so viele Frauen wie Männer entwickeln das Syndrom. Es beginnt plötzlich, und für die Beschwerden lassen sich keine Ursachen finden. Zu den Symptomen gehören entkräftende Müdigkeit, Beeinträchtigung der Konzentrationsfähigkeit und, allerdings selten, leichtes Fieber und Schwellungen der Lymphknoten.

Ursprünglich schrieb man den Epstein-Barr-Viren die Ursache für die Erkrankung zu; diese Theorie wird aber kaum durch Beweise gestützt.

Für Kranke mit Pfeifferschem Drüsenfieber ist es ratsam, auszuspannen, bis das Fieber, die Halsentzündung und das Krankheitsgefühl vergangen sind. Wegen des Risikos eines Milzrisses sollten schweres Heben oder die Teilnahme am Sport sechs bis acht Wochen lang vermieden werden – dies auch, wenn die Milz nicht spürbar vergrößert ist.

Parazetamol oder Azetylsalizylsäure können gegen das Fieber und die Schmerzen angewendet werden. Jedoch sollte Azetylsalizylsäure wegen des Risikos des Reye-Syndroms, das tödlich verlaufen kann, bei Kindern vermieden werden. Einige Komplikationen, wie eine starke Schwellung in den Atemwegen, können eventuell mit Kortison behandelt werden. Obgleich Aciclovir die Produktion der Epstein-Barr-Viren reduziert, beeinflußt es die Symptome des Pfeifferschen Drüsenfiebers nur wenig.

Virusinfektionen im zentralen Nervensystem

Im Zentralnervensystem kann eine Vielzahl von Viren Infektionen verursachen, die in erster Linie das Gehirn und das Rückenmark sowie manchmal deren umliegende Häute (Meningen) betreffen.

Tollwut

Bei der Tollwut handelt es sich um eine Virusinfektion des Gehirns, die Reizzustände und eine Entzündung des Gehirns sowie des Rückenmarks hervorruft.

Tollwutviren finden sich im Speichel infizierter Tiere. Ein mit Tollwut infiziertes Tier überträgt die Infektion auf andere Tiere oder Menschen, indem es sie beißt oder bisweilen auch nur leckt. Die Viren wandern von der Stelle, an der sie in den Körper gelangt sind, entlang der Nervenbahnen zum Rückenmark und Gehirn, wo sie sich vermehren. Im Anschluß daran gelangen sie wieder entlang der Nerven in die Speicheldrüsen und auf diese Weise in den Speichel.

Viele verschiedene Tiere können Tollwut auf Menschen übertragen. Hunde sind zwar die häufigste Infektionsquelle für den Menschen, doch auch Katzen, Fledermäuse, Waschbären, Füchse und andere Tiere können für die Infektion verantwortlich sein. Ungewöhnlich ist es, daß Mäuse, Ratten oder andere kleine Säugetiere Tollwut bekommen, zum Teil auch, weil der Biß eines größeren Tieres sie meist tötet. In Deutschland bemüht man sich, die Tollwut bei Füchsen zu reduzieren, indem man Köder auslegt, die mit einem Schluckimpfstoff gegen Tollwut imprägniert sind. Hunde können vorbeugend gegen Tollwut geimpft werden. In den meisten Ländern Lateinamerikas, Afrikas und Asiens, wo Haustiere kaum gegen diese Krankheit geimpft werden, kommt Tollwut bei Hunden noch häufig vor. Infizierte Tiere können entweder die »wütende« oder die »stumme« Tollwut entwickeln. Bei der wütenden Tollwut verhält sich das Tier erregt und bösartig, später zeigt es Lähmungen und stirbt. Bei der stummen Tollwut fallen von Anfang an Lähmungen auf.

An Tollwut erkrankte Wildtiere können zwar die typische Wut zeigen, häufiger ist aber ein weniger auffälliges Betragen. Nachttiere (Füchse, Fledermäuse und Waschbären), die mit Tollwut infiziert sind, kommen möglicherweise schon tagsüber aus ihrem Bau und zeigen nicht, wie gewöhnlich, Scheu vor Menschen.

Mit Tollwut kann man sich auch durch Einatmen virushaltiger Luft infizieren, obwohl dies äußerst selten geschieht. In zwei Fällen wurden nachweislich Forscher durch die Luft in von Fledermäusen besiedelten Höhlen infiziert.

Symptome

Normalerweise setzen die Symptome 30 bis 50 Tage nach der Ansteckung ein, aber die Inkubationszeit kann zwischen zehn Tagen und mehr als einem Jahr betragen. Dabei ist sie am kürzesten bei Menschen, die an Kopf oder Rumpf gebissen wurden, oder die viele Bisse davontrugen.

Bei 20 Prozent der Gebissenen beginnt die Tollwut mit einer Lähmung in den unteren Beinabschnitten, von wo aus sie sich über den Körper ausbreitet. Häufig beginnt die Krankheit mit einer kurzen Phase von Depression und Rastlosigkeit, einem Gefühl von Übelkeit und Fieber. Die Rastlosigkeit steigert sich zu unkontrollierter Erregung, und der Betroffene bildet eine große Menge Speichel. Muskelverkrampfungen im Halsraum und an den Stimmbändern können unerträgliche Schmerzen bereiten. Diese

Krämpfe entstehen durch die Reizung jener Gehirnregionen, die für Schlucken und Atmen zuständig sind. Schon ein leichter Windhauch oder der Versuch, einen Schluck Wasser zu trinken, kann die Krämpfe auslösen. Darum kann jemand mit Tollwut nicht trinken. Die Krankheit wird aus diesem Grund manchmal Hydrophobie (Wasserscheu) genannt.

Diagnose

Wird ein Mensch von einem kranken oder wilden Tier gebissen, besteht immer die Gefahr einer Tollwutinfektion. Um abzuklären, ob ein Tier an Tollwut erkrankt ist, muß normalerweise eine Gewebeprobe aus dem Gehirn des Tieres untersucht werden. Das Tier sollte gefangen und beobachtet werden. Damit das Gehirn untersucht werden kann, muß das Tier natürlich getötet werden. Falls ein Hund oder eine Katze ohne auffällige Symptome einen Menschen beißt, genügt es jedoch, wenn ein Tierarzt das Tier für zehn Tage einsperrt und beobachtet. Bleibt das Tier gesund, kann der Tierarzt den sicheren Schluß ziehen, daß es zum Zeitpunkt des Bisses keine Tollwut hatte.

Entwickelt eine gebissene Person Symptome einer fortschreitenden Gehirnentzündung (Enzephalitis), ist Tollwut die naheliegendste Ursache. Bevor die Symptome auftreten, hilft jedoch auch ein Virentest nicht weiter. Eine Hautbiopsie, bei der eine Hautprobe (gewöhnlich aus dem Hals) unter dem Mikroskop untersucht wird, kann die Viren erkennen lassen.

Vorbeugung und Behandlung

Mit verschiedenen Maßnahmen kann man sich vor Tollwut schützen – sowohl, bevor jemand Tollwutviren ausgesetzt ist, als auch unmittelbar danach. Für Menschen mit hohem Infektionsrisiko kann eine Schutzimpfung ratsam sein. Zu diesem Personenkreis gehören Jäger, Tierärzte und Labormitarbeiter, die mit eventuell infizierten Tieren umgehen. Die Impfung verleiht den meisten Menschen lebenslang einen partiellen Schutz. Allerdings sinken die Anteile der Antikörper im Blut mit der Zeit wieder ab, so daß Personen mit einem anhaltenden Infektionsrisiko alle zwei Jahre eine Auffrischimpfung erhalten sollten.

Wird jemand von einem wilden Tier gebissen, entwickelt er nur selten Tollwut, sofern unverzüglich geeignete Gegenmaßnahmen ergriffen werden. Der Biß von Kaninchen und Nagetieren (einschließlich Eichhörnchen, Ratten und Mäusen) erfordert keine Behandlung, wenn nicht ein ausdrücklicher Verdacht auf Tollwut besteht; diese Tiere sind selten infiziert. Wurde jedoch jemand von einem wild lebenden Tier wie Hund, Katze, Fuchs, Waschbär oder Fledermaus gebissen, muß er so lange behandelt werden, bis das betreffende Tier eingefangen werden konnte und sich als frei von Tollwut erweist.

Besonders wichtig ist die sofortige Behandlung der Bißwunde. Die Hautfläche wird sorgfältig mit Seife gereinigt. Tiefe Bißwunden werden mit Seifenwasser ausgespült. Sobald die Wunde gesäubert ist, erhalten Menschen, die nicht gegen Tollwut geimpft sind, eine Injektion mit Tollwutimmunglobulin; die Hälfte der Dosis wird direkt in den Bereich der Bißwunde injiziert. Ungeimpfte Personen müssen die Injektionen mit dem Tollwutimpfstoff nicht nur am Tag des ersten Kontaktes mit den Viren erhalten, sondern auch drei, sieben, 14 und 28 Tage später jeweils noch einmal. Meist treten geringfügige Schmerzen und Schwellungen an der Einstichstelle der Injektion auf. Schwere allergische Reaktionen während der fünf Injektionen kommen nur selten vor; bei weniger als einem Prozent der Betroffenen stellt sich Fieber ein, wenn sie geimpft werden.

Bei Menschen, die gegen Tollwut geimpft sind, ist nach einem Tierbiß das Risiko deutlich verringert, Tollwut zu entwickeln; allerdings muß die Wunde auch in diesem Fall sofort gereinigt werden, und es müssen zwei Portionen des Impfstoffes gegeben werden (am gleichen Tag und zwei Tage später).

Bevor es diese Behandlungsmöglichkeiten gab, starben infizierte Menschen gewöhnlich nach drei bis zehn Tagen. Die meisten Menschen erstickten oder starben an Krampfanfällen, Erschöpfung oder ausgedehnter Lähmung. Dennoch überlebten immer wieder einzelne Betroffene die an sich tödliche Krankheit. Das kann möglicherweise auf die Sorgfalt zurückzuführen sein, mit der die Symptome der Krankheit, nämlich die Infektion der Lunge, des Herzens und des Gehirns, behandelt wurden. Wenn erst einmal Symptome aufgetreten sind, ist es erfahrungsgemäß nicht mehr hilfreich, den Impfstoff oder das Tollwutimmunglobulin zu spritzen.

Creutzfeldt-Jakob-Krankheit

Die Creutzfeldt-Jakob-Krankheit (subakute spongiforme Enzephalopathie) ist eine fortschreitende, in jedem Fall tödliche Infektion, die mit Muskelkrämpfen und zunehmendem Verlust geistiger Fähigkeiten einhergeht.

Die Krankheit tritt auf der ganzen Welt auf. Die Häufigkeit liegt überall bei etwa eins zu einer Million. Es ist noch wenig darüber bekannt, wie sie sich ausbreitet. Einige Menschen haben sie durch die Transplantation infizierter Hornhaut, harter Hirnhaut oder möglicherweise durch andere Gewebetransplantate infizierter Spender bekommen; andere wieder durch verunreinigte Instrumente während einer Gehirnoperation. Wachstumshormone, die aus der Hirnanhangdrüse Gestorbener gewonnen wurden, waren früher ebenfalls Infektionsursache. Inzwischen werden sie gentechnologisch hergestellt, so daß dieser Übertragungsweg nicht mehr in Frage kommt. Auch einige Pathologen haben sich die Creutzfeldt-Jakob-Krankheit zugezogen, vermutlich beim Umgang mit Leichen.

Die Creutzfeldt-Jakob-Krankheit betrifft in erster Linie Erwachsene, besonders im Alter ab Ende Fünfzig. Der Erreger ist nur mit großem Aufwand zu identifizieren, da keine fremde Erbsubstanz im Zusammenhang mit der Krankheit entdeckt werden konnte. Jedoch fand man bei Untersuchungen bestimmte Eiweißstoffe, die Prionen, in den Zellen von Erkrankten.

Eine ähnliche Erkrankung wie die Creutzfeldt-Jakob-Krankheit tritt bei Schafen **(Traberkrankheit, Scrapie)** und bei Kühen **(Rinderwahnsinn, BSE)** auf. Die Infektion ist auf die Nachkommen übertragbar.

Die Vermutung, daß BSE von Rindern auf Menschen übertragen werden könnte, hat die Aufmerksamkeit auf die Rinderkrankheit gelenkt. Als relevantester Übertragungsweg der Erreger der BSE gilt zur Zeit, daß ungenügend erhitzte Tierkörpermehle von Schafen, die an Scrapie erkrankt waren, beziehungsweise von Rindern, die an BSE erkrankt waren, an Wiederkäuer – also andere Rinder, die ohne den Eingriff von Menschen niemals tierisches Eiweiß fressen würden – verfüttert wurden. Es wird als wahrscheinlich angesehen, daß BSE auch auf Menschen übertragen werden kann, möglicherweise durch den Verzehr von infiziertem Rindfleisch. Im Frühjahr 1996 wurde in England eine neue Variante der Creutzfeldt-Jakob-Krankheit identifiziert, die ziemlich sicher im Zusammenhang mit der BSE bei Rindern steht. Neu ist auch, daß nun vermehrt junge Menschen an CJK erkranken; 1996 waren in Großbritannien mindestens zehn Menschen mit einem Durchschnittsalter von unter 30 Jahren betroffen.

Mit BSE infizierte Rinderbestände gibt es vor allem in England, Irland und der Schweiz. Die USA gilt als BSE-frei. 1986 wurde BSE zum ersten Mal aus Großbritannien gemeldet. In den darauffolgenden zehn Jahren wurden in England und Nordirland knapp 170 000 BSE-Fälle gemeldet, in der Schweiz bis 1998 280. Das führte zur Vernichtung von Millionen von Rindern und zu einem Exportverbot von Rindern aus diesen Ländern in die EU-Staaten. Dennoch traten in der Zwischenzeit in einer ganzen Reihe von Staaten BSE-Erkrankungen auf, zum Teil bei aus Großbritannien importierten Rindern. Da im Oktober 1998 auch in Portugal eine größere Anzahl von BSE-Fällen registriert wurde, wurde auch für dieses Land bei der EU ein Exportverbot für Rindfleisch beantragt. Ab Anfang 1999 darf englisches Rindfleisch – unter einer Reihe von Auflagen – wieder exportiert werden.

Symptome

Monate- oder jahrelang gibt es nach dem Kontakt mit den Erregern keine Symptome. Sehr langsam verändert sich dann das Gehirn, und die geistigen Fähigkeiten gehen allmählich verloren (Demenz). Zuerst können die Symptome anderen Demenzerkrankungen ähneln ▲: Vernachlässigung der Körperpflege, Teilnahmslosigkeit, Reizbarkeit, Vergeßlichkeit und Verwirrung. Manche Betroffene ermüden leicht, sind schläfrig, können nicht einschlafen oder leiden unter anderen Schlafstörungen. Dann beschleunigen sich die Symptome, gewöhnlich sehr viel schneller als bei der Alzheimer-Krankheit, bis der Betroffene vollkommen dement ist.

Innerhalb der ersten sechs Monate nach dem Auftreten der Symptome kommt es meistens zu Muskelzuckungen. Zittern, Unbeholfenheit und eigentümliche Körperbewegungen können ebenfalls in Erscheinung treten. Das Sehvermögen nimmt ab, die Betroffenen sehen nur noch unscharfe oder trübe Bilder. Die meisten Erkrankten sterben innerhalb von drei bis zwölf Monaten, nachdem die ersten Krankheitsanzeichen aufgetreten sind, oft an Lungenentzündung. Ungefähr fünf bis zehn Prozent von ihnen leben nach zwei oder mehr Jahren noch.

Diagnose

Der Arzt zieht die Creutzfeldt-Jakob-Krankheit in Betracht, wenn er einen dementen Patienten untersucht. Bei den meisten ist es zwar unwahrscheinlich, daß die Creutzfeldt-Jakob-Krankheit die Ursache der Demenz ist, es sei denn, daß sich die geistigen Fähigkeiten sehr rasch verschlechtern oder zugleich Muskelzucken auftritt. Beim lebenden Menschen kann die Krankheit nicht diagnostiziert werden, denn dafür ist Gehirngewebe für einen speziellen Test nötig.

Behandlung und Vorbeugung

Die Creutzfeldt-Jakob-Krankheit kann nicht geheilt und der Krankheitsverlauf nicht hinausgezögert werden. Der Arzt versucht, den Patienten zu beruhigen und behandelt die Symptome.

Die Bundesregierung versichert, daß die getroffenen Maßnahmen ausreichen, um die Bevölkerung vor BSE zu schützen; der Verzehr des im Handel erhältlichen Rindfleischs sei unbedenklich. Verbraucherschutzorganisationen raten jedoch, sich beim Kauf von Rindfleisch genau nach dem Herkunftsland zu erkundigen. Es wurden außerdem Bestimmungen erlassen, die sicherstellen sollen, daß Arzneimittel, die aus Rindergeweben hergestellt werden, frei von BSE-Erregern sind.

▲ Siehe Seite 362

Progressive multifokale Leukenzephalopathie

Die progressive multifokale Leukenzephalopathie ist das Zeichen einer selten auftretenden Infektion durch Polyomaviren im Gehirn. Treten erst einmal Symptome auf, verläuft die Krankheit gewöhnlich rasch.

Die Krankheit betrifft das Gehirn und das Rückenmark und wird durch CJ-Viren verursacht, die zu den Polyomaviren gehören. Am häufigsten betrifft die Erkrankung Menschen mit einer gestörten Funktion der T-Lymphozyten (der körperlichen Abwehr), wie sie bei Leukämie, Lymphom oder Aids auftritt. Männer sind häufiger betroffen als Frauen.

Symptome und Diagnose

Viele Menschen sind mit CJ-Viren infiziert, haben aber keine offensichtlichen Symptome. So wie die Herpesviren scheinen die CJ-Viren im Körper zu ruhen, bis sie, etwa durch ein geschwächtes Immunsystem, veranlaßt werden, wieder aktiv zu werden. Deshalb tritt eine progressive multifokale Leukenzephalopathie gewöhnlich erst mehrere Jahre nach der Erstinfektion in Erscheinung.

Die Symptome beginnen entweder allmählich oder ganz plötzlich. Sind sie einmal aufgetreten, verschlimmern sie sich rapide und äußern sich je nach dem betroffenen Teil des Gehirns verschieden. Häufig ist der Körper halbseitig gelähmt. Nur selten zeigen sich Kopfschmerzen und Krampfanfälle. Bei zwei von drei Betroffenen lassen die geistigen Fähigkeiten immer mehr nach (Demenz). Zunehmende Sprachschwierigkeiten können sich zeigen, vereinzelt kommt auch Erblindung vor. Häufig tritt der Tod innerhalb von einem bis sechs Monaten nach dem Beginn der Symptome ein; doch einige Betroffene haben überlebt.

Der Arzt stützt seine Diagnose auf die sich schnell verschlimmernden Anzeichen der Krankheit. Diagnoseverfahren wie Computer- (CT) und Kernspintomographie (NMR) können dabei helfen. Oft kann die sichere Diagnose aber erst nach dem Tod des Patienten gestellt werden, weil erst dann das Gehirngewebe untersucht werden kann.

Behandlung

Für die progressive multifokale Leukenzephalopathie gibt es keine erfolgreiche Behandlung. Bei Patienten, die überlebt haben, vermuten die Wissenschaftler, daß bestimmte Funktionen des Immunsystems für den Stillstand der Infektion oder der Gewebezerstörung verantwortlich waren.

Tropische spastische Paraparese

Die tropische spastische Paraparese ist eine langsam fortschreitende Virusinfektion des Rückenmarks, die eine Schwäche in den Beinen verursacht.

Die Infektion wird durch humane T-Zell-Leukämie-Viren vom Typ I (HTLV-I) hervorgerufen. Diese Retroviren können eine besondere Form der Leukämie verursachen. Die tropische spastische Paraparese wird durch sexuellen Kontakt oder verunreinigte Injektionsnadeln verbreitet. Über die Plazenta oder die Muttermilch kann sie auch von der Mutter auf das Kind übertragen werden. Die Krankheit tritt endemisch in Südjapan und der Karibik auf.

Die Anzeichen einer Erkrankung beginnen unter Umständen erst viele Jahre nach der ursprünglichen Infektion. Beim Abwehrkampf gegen HTLV-I schädigt das Immunsystem möglicherweise Nervengewebe, was zu den folgenden Symptomen führt: Eine Schwäche und Muskelsteifigkeit beginnt in beiden Beinen allmählich und verstärkt sich mit der Zeit. Dabei können die Füße zunehmend gefühllos werden.

Es ist zwar keine Heilungsmethode bekannt, aber Kortison kann das Befinden deutlich verbessern, da es das Immunsystem unterdrückt. Eine vorübergehende Besserung gelingt auch mit der Plasmapherese.

Infektionen durch Arboviren

Der Ausdruck Arboviren wird für Viren verwendet, die auf den Menschen durch Bisse und Stiche, beispielsweise von Zecken und Mücken, übertragen werden; diese wiederum werden von infizierten Tieren angesteckt, zu denen auch Haustiere und gezähmte Vögel gehören können.

Arbovirenenzephalitis

Bei der Arbovirenenzephalitis handelt es sich um eine schwere Infektion des Gehirns, die von verschiedenen Virusarten hervorgerufen werden kann.

Überall in der Welt gibt es unterschiedliche, aber miteinander verwandte Arboviren, die Enzephalitis verursachen. Sie werden von infizierten Tieren auf Menschen übertragen. Zu solchen Erkrankungen gehören die venezolanische Pferdeenzephalitis und die japanische B-Enzephalitis. In den USA gibt es häufig virale Enzephalitiden, die durch Insektenstiche übertragen werden: die westliche und die östliche Pferdeenzephalitis, die St.-Louis-Enzephalitis und die California-Enzephalitis. Die auslösenden Viren werden von Mückenarten übertragen, die für das jeweilige geographische Gebiet spezifisch sind. Die Krankheiten sind in dieser Region endemisch; Ausbrüche kommen immer dann regelmäßig vor, wenn sich die infizierten Tiere stark vermehren. Infektionen von Menschen sind dann eine Folge, tragen aber nicht zur Verbreitung der Viren bei.

Die für Fernreisende wichtigste Tropenkrankheit, vor der man sich mit einer Impfung schützen kann, ist das **Gelb-**

fieber. Diese Arbovirusinfektion wird durch Mücken übertragen und führt zu Fieber, Blutungen und Gelbsucht. Sie kann tödlich verlaufen. Die Krankheit kommt am häufigsten in Zentralafrika sowie in Mittel- und Südamerika vor.

Unter den Arbovirusinfektionen am weitesten verbreitet ist das **Denguefieber**, das im Bereich der Tropen und Subtropen in allen Erdteilen auftritt. Die Infektion, die auch durch Mücken übertragen wird, verursacht Fieber, Schwellungen der Lymphknoten und Blutungen. Das Denguefieber ruft schwere Gelenk- und Muskelschmerzen hervor und wird manchmal Knochenbruchfieber genannt. Es kann tödlich verlaufen. Meistens erkranken Kinder unter zehn Jahren. Erneute Infektionen durch verschiedene Virusarten treten in den nachfolgenden Jahren häufig auf.

Frühsommer-Meningoenzephalitis

Zecken, auch gemeiner Holzbock genannt, können zwei verschiedene Krankheiten übertragen: die durch Bakterien hervorgerufene Lyme-Borreliose und die durch Arboviren verursachte Frühsommer-Meningoenzephalitis (FSME). Borrelien übertragende Zecken kommen überall in Mittel-, Ost- und Nordeuropa vor, außerdem in Nordamerika und Australien. Mit dem FSME-Virus infizierte Zecken gibt es nur in sogenannten Endemiegebieten. Welche Regionen dazu gehören, zeigen Landkarten, die in Gesundheitseinrichtungen erhältlich sind. In den markierten Gebieten sind etwa zwei bis fünf von tausend Zecken mit dem FSME-Virus infiziert – allerdings nur in Höhen bis 800 Metern; darüber besteht kaum noch eine Gefahr, daß Zecken die Infektion übertragen.

Zecken leben in hohem Gras und sitzen auf den Blättern und Zweigen von Büschen. Sie lassen sich auf Menschen und Tiere, die durch das Gebüsch streifen, fallen und verkriechen sich bei ihnen in feuchtwarmen Körperpartien. Bei ihrem Biß, mit dem sie Blut saugen, gelangen die Viren aus dem Verdauungstrakt der Zecken in den Menschen.

Symptome

Die meisten FSME-Infektionen verlaufen unbemerkt. Zehn bis 30 Prozent der Infizierten bekommen grippeähnliche Symptome mit leichtem Fieber. Wiederum etwa zehn Prozent von diesen Erkrankten erleben eine zweite Krankheitsphase. Das Fieber steigt erneut an, Gehirn und Hirnhäute, Nervenbahnen und -wurzeln entzünden sich. Diese Entzündungen können mit Lähmungen, vor allem im Bereich des Schultergürtels, einhergehen. Bei Kindern und Jugendlichen verläuft die Krankheit in der Regel leichter.

Einige der an FSME-Erkrankten tragen einen dauerhaften Schaden davon. Sie haben lange anhaltende Kopfschmerzen, Lähmungen und eine Schwäche der Muskulatur. In Einzelfällen kann ein Anfalleiden zurückbleiben. Das Risiko, an einer FSME zu sterben, liegt bei etwa einem Prozent.

Vorbeugung und Behandlung

Die sicherste Vorbeugung ist der Schutz vor Zeckenbissen durch Kleidung, die möglichst viel Haut bedeckt. Nach einem Waldspaziergang sollte die Haut nach Zecken abgesucht und gefundene Tiere sofort entfernt werden. Nach Möglichkeit sollte dies mit einer speziellen Zeckenzange (aus der Apotheke) geschehen. Die früher empfohlene Anwendung von Öl, Klebstoff oder Nagellack sollte unterbleiben.

Gegen FSME steht eine aktive Impfung zur Verfügung, die aus drei Einzelimpfungen besteht und nach fünf Jahren wiederholt werden kann. Sie ist sinnvoll für Personen, die sich aus beruflichen Gründen oder bei Freizeitaktivitäten in FSME-Endemiegebieten aufhalten müssen (Waldarbeiter, Landwirte, Sportler). Unter bestimmten Voraussetzungen kann sie auch für Bewohner oder Urlauber in Endemiegebieten ratsam sein.

Die Injektion von Antikörpern kann in Erwägung gezogen werden, wenn sich eine ungeimpfte Person in einem Endemiegebiet mehr als fünf Zeckenbisse zugezogen hat. Für Kinder bis zum vollendetem 14. Lebensjahr darf diese passive Immunisierung nicht mehr angewendet werden, nachdem sich herausgestellt hat, daß bei ihnen die Krankheit nach einer solchen Antikörpergabe schwerer verlaufen kann als ohne.

Eine spezifische Behandlung der Frühsommer-Meningoenzephalitis gibt es nicht.

Infektionen mit Arenaviren

Arenaviren und einige andere Viren sind mit den Arboviren verwandt. Sie können durch Kontakt mit Nagetieren oder durch Bestandteile ihrer Ausscheidungen über die Luft auf Menschen übertragen werden.

Lymphozytäre Choriomeningitis

Diese auch als Armstrong-Krankheit bezeichnete Arenavirusinfektion ruft gewöhnlich eine grippeähnliche Erkrankung hervor.

Arenaviren, die Verursacher der lymphozytären Choriomeningitis, kommen häufig in Nagetieren, besonders bei Mäusen und Hamstern, vor. Diese Tiere sind meistens das ganze Leben lang mit den Viren infiziert und scheiden sie mit Harn, Kot, Sperma und Nasensekreten aus. Für eine Infektion bei Menschen ist normalerweise der Kontakt zu verseuchtem Staub oder infizierten Nahrungsmitteln verantwortlich. Die Krankheit tritt im allgemeinen im Winter auf, wenn die wild lebenden Nagetiere in den Häusern der Menschen Schutz suchen.

Symptome

Eine bis drei Wochen nach der Ansteckung entwickelt sich eine grippeähnliche Erkrankung. Meist bestehen die Symptome aus Fieber von 38,3° bis 40° Celsius und eventuell Zittern am ganzen Körper (Rigor). Weitere Anzeichen der Krankheit sind Unwohlsein, Übelkeit, Benommenheit, Schwäche, Muskelschmerzen, Kopfschmerzen hinter den Augen, die sich bei hellem Licht verschlimmern, und Appetitlosigkeit. Halsentzündung, schmerzende Glieder und Erbrechen können dazukommen. Ebenso können die Fingergelenke anschwellen und sich die Hoden entzünden. Die Kopfhaare können ausfallen.

Oft verläuft die Krankheit in zwei Phasen: Ein bis zwei Wochen nach der grippeähnlichen Erkrankung entzünden sich die Gehirnhäute. Als Folge dieser Meningitis haben die Kranken Kopfschmerzen und einen steifen Nacken. Meist werden sie wieder ganz gesund. Gelegentlich stellt sich eine Gehirnentzündung (Enzephalitis) mit Kopfschmerzen und Schläfrigkeit ein. Ein bleibender Nervenschaden ist zwar ungewöhnlich, kann aber vorkommen.

Diagnose und Behandlung

In der ersten Woche, in der die Symptome jenen einer Grippe oder vergleichbaren Virusinfektion ähneln, werden gewöhnlich keine besonderen Untersuchungen durchgeführt. Eine Röntgenaufnahme der Brust kann eine geringfügige Lungenentzündung zeigen, und Bluttests weisen eine verringerte Zahl an weißen Blutkörperchen und Blutplättchen nach. Wenn die Symptome auf eine Hirnhautentzündung hindeuten, kann bei einer Lumbalpunktion eine Probe der Gehirn-Rückenmark-Flüssigkeit entnommen werden. Bei der Armstrong-Krankheit enthält sie viele weiße Blutkörperchen, in erster Linie Lymphozyten. Zur sicheren Diagnose der Krankheit werden die Viren in der Gehirn-Rückenmark-Flüssigkeit identifiziert, oder man weist Antikörper gegen die Viren im Blut nach.

Es gibt keine spezielle Behandlung der Krankheit. Der Arzt versucht, die Symptome zu lindern, bis die Infektion nachläßt.

Hämorrhagisches Fieber

In mehreren Ländern der Erde breiten sich Infektionen, die gewöhnlich nur bei Tieren vorkommen (Zoonosen) zunehmend auf Menschen aus. Diese Infektionen sind an die jeweiligen Lebensräume und an die Überträger der Viren gebunden. Einige Viren verursachen schwere, meistens tödlich verlaufende Infektionskrankheiten, die gekennzeichnet sind durch Fieber, ausgedehnte Blutungen und das Versagen vieler Organe. Zu diesen Infektionen gehören das bolivianische und das argentinische hämorrhagische Fieber sowie das Lassa-Fieber.

Ebola- und Marburgviren

Ebola und Marburg sind zwei Virusgruppen aus Afrika, die zur Familie der Filoviren gehören. Sie verursachen bei Menschen schweres, hämorrhagisches Fieber.

Die Ebolaviren stammen wahrscheinlich von Affen. Sie werden unter Menschen durch den Kontakt mit Blut oder infiziertem Körpergewebe weitergegeben. Die Infektion äußert sich durch Fieber, Durchfall, Blutungen und Bewußtlosigkeit. Die Krankheit verläuft oft tödlich, aber es existieren wenig ansteckende Stämme dieser Viren. Am häufigsten tritt die Infektion in Ost-, Süd- und Zentralafrika auf.

Mit Marburgviren kommt man durch Gewebe infizierter Menschenaffen in Kontakt. Die Viren sind im höchsten Maße ansteckend und verursachen schwere Krankheiten, die viele Organe befallen können. Der Tod ist fast immer unausweichlich. Die Quelle der Viren scheint ausschließlich in Zentralafrika zu liegen.

Das **Lassa-Fieber** ist eine Infektion durch Arenaviren, die von Nagetieren auf Menschen oder von Mensch zu Mensch übertragen werden; es äußert sich durch Fieber, Erbrechen und Blutungen. Es verläuft meistens tödlich und erfordert strikte Isolation der Erkrankten. Hauptsächlich tritt es in Westafrika auf.

Hantavirusinfektion

Hantaviren werden von Nagetieren auf Menschen übertragen und verursachen schwere Erkrankungen der Lunge und der Nieren.

Die Hantaviren gehören zu den Bunyaviren und sind entfernt mit der Gruppe der California-Enzephalitis-Viren verwandt. Sie kommen auf der ganzen Welt im Harn, Kot und Speichel von Nagetieren vor, etwa bei Mäusen und Ratten. Menschen ziehen sich die Infektion zu, wenn sie mit den Nagetieren oder deren Ausscheidungen in Kontakt kommen oder Virusteilchen aus der Luft einatmen. Es gibt bisher keinen Nachweis dafür, daß Menschen untereinander die Viren übertragen können. In letzter Zeit kamen Epidemien von Hantavirusinfektionen, die die Lunge befallen, im Südwesten der Vereinigten Staaten vor. Jedoch wurden die gleichen oder verwandte Viren überall in den USA gefunden, und man nimmt an, daß sie überall dort vorkommen, wo die geeigneten Tiere als Wirte leben.

Symptome

Die Hantavirusinfektion beginnt mit Fieber und Muskelschmerzen. Es können auch Bauchschmerzen, Durchfall oder Erbrechen auftreten. Nach vier bis fünf Tagen können sich Husten und Kurzatmigkeit einstellen, die innerhalb von wenigen Stunden sehr quälend werden können. Ein drastischer, lebensbedrohlicher Blutdruckabfall (Schock) kann die Folge sein, wenn sich Flüssigkeit in der Lunge ansammelt. Ein solcher Schock ist fast ausnahmslos tödlich. Auch Lungeninfektionen durch Hantaviren enden fast immer tödlich. Die wenigen, die die Krankheit überleben, können unter Umständen wieder ganz gesund werden.

Die Niereninfektion kann leicht oder schwer verlaufen. Die leichte Form beginnt plötzlich mit hohem Fieber, Kopf-, Rücken- und Bauchschmerzen. Am dritten oder vierten Tag tauchen kleine, blutunterlaufene Flecken auf dem weißen Teil des Augapfels und am Gaumen auf, zusammen mit einem Ausschlag am Bauch. Ungefähr 20 Prozent der Betroffenen werden sehr krank und schläfrig. Die Nierenfunktion läßt nach, so daß sich Giftstoffe im Blut anreichern, was zu Übelkeit, Appetitverlust und Müdigkeit führt. Der Ausschlag verschwindet nach ungefähr drei Tagen wieder. Die Harnausscheidung steigt wieder auf das Normalmaß an, und der Kranke erholt sich nach mehreren Wochen.

Die schwere Form der Niereninfektion beginnt ähnlich wie die leichte, aber das Fieber ist am dritten oder vierten Tag am höchsten. Ein charakteristisches, frühes Anzeichen der Erkrankung ist eine ausgedehnte Rötung des Gesichts, die einem Sonnenbrand ähnelt. Ein leichter Druck auf die Haut hinterläßt einen bleibenden, rotgefärbten Abdruck. Nadelstichgroße Blutungen (Petechien) entwickeln sich am dritten bis fünften Tag, zuerst am Gaumen und dann auf allen Hautflächen, die Druck ausgesetzt sind. Blutungen im Bereich des weißen Teils der Augen treten ungefähr zur gleichen Zeit auf. Um den fünften Tag kann der Blutdruck rapide abfallen, und es kann zum Schock kommen. Ungefähr am achten Tag wird der Blutdruck zwar wieder normal, aber die Harnproduktion sinkt. Diese steigt um den elften Tag wieder an. Etwa zu dieser Zeit können Blutungen, besonders im Gehirn, zum Tod führen. Eine Hantavirusinfektion der Nieren verläuft bei ungefähr fünf Prozent der Menschen tödlich. Überlebende behalten meist einen bleibenden Nierenschaden zurück.

Behandlung

Generell muß die Behandlung den Gesamtzustand und die Abwehrkräfte des Patienten unterstützen. Das Virostatikum Ribavirin kann, wenn es früh genug gegeben wird, hilfreich sein. Bei einer Lungeninfektion scheinen die Gabe von Sauerstoff und die Beobachtung des Blutdrucks von entscheidender Bedeutung zu sein. Bei der Niereninfektion kann eine Dialyse lebensrettend sein.

KAPITEL 187

HIV-Infektion

Die Infektion durch HIV (human immunodeficiency virus) erfolgt durch einen von zwei Virusstämmen, die nach und nach die weißen Blutkörperchen (Lymphozyten) zerstören und die sogenannte erworbene Immunschwäche Aids (acquired immunodeficiency syndrome) hervorrufen. Begleitet wird die Infektion von Krankheiten, die durch die geschwächte Abwehr möglich werden.

In den frühen 1980er Jahren fiel in Amerika den Epidemiologen (Wissenschaftler, die die auslösenden Faktoren für die Häufigkeit und Verbreitung von Krankheiten erforschen) auf, daß bei homosexuellen Männern plötzlich zwei Krankheiten gehäuft vorkamen. Die eine war das Kaposi-Sarkom, eine seltene Form von Krebs; die andere war die Pneumocystis-carinii-Pneumonie, eine Form von Lungenentzündung, die nur bei Menschen mit geschwächtem Immunsystem vorkommt. Das Nachlassen des Immunsystems, welches die Entwicklung seltener Krebserkrankungen und ungewöhnlicher Infektionen ermöglicht, wurde als Aids bekannt. Ein solches Versagen des Immunsystems wurde dann auch bei spritzenden Drogenabhängigen, Blutern, Empfängern von Bluttransfusionen und bisexuellen Männern beobachtet. Einige Zeit später zeigten Heterosexuelle, die weder drogenabhängig noch Bluter waren und auch keine Bluttransfusionen erhalten hatten, die gleichen Symptome.

Die Forscher fanden schnell heraus, daß Aids durch Viren verursacht wird. Die beiden Virusstämme, die Aids hervorrufen, sind HIV 1 und HIV 2. HIV 1 kommt am häufigsten in der westlichen Hemisphäre, in Europa, Asien sowie in Zentral-, Süd- und Ostafrika vor. HIV 2 verursacht Aids hauptsächlich in Westafrika, obwohl dort auch gleichzeitig viele Menschen mit dem HIV-1-Virenstamm infiziert sind.

Aids hat inzwischen epidemische Ausmaße angenommen. Ende 1997 lebten nach den Berichten einer Organisation der Vereinten Nationen weltweit mehr als 30 Millionen Menschen mit dem HI-Virus. In dem gleichen Jahr sind 2,3 Millionen Menschen an Aids gestorben, 5,8 Millionen haben sich neu infiziert. In Deutschland schätzt man die Zahl der Menschen, die sich seit Ausbruch der Epidemie mit HIV infiziert haben, auf 50000 bis 60000. Davon sind 80 Prozent Männer und 20 Prozent Frauen. Etwa 500 Kinder unter 13 Jahren sind mit HIV infiziert. Jährlich infizieren sich in Deutschland etwa 2000 Personen neu.

Entstehung der Krankheit

Um einen Menschen zu infizieren, müssen sich die Viren Eintritt in Zellen verschaffen, beispielsweise in die Lymphozyten, eine Form weißer Blutkörperchen. Das Erbgut der Viren wird in die DNA der infizierten Zellen eingebaut. Die Viren vermehren sich innerhalb der Zellen; eventuell zerstören sie sie und setzen neue Viren frei. Diese neuen Viren infizieren weitere Lymphozyten und können diese genauso vernichten.

Die Viren heften sich an Lymphozyten, die in ihrer äußeren Zellschicht ein Rezeptoreiweiß aufweisen, das CD4. Zellen mit CD4-Rezeptoren heißen CD4-positive (CD4+)-Zellen oder Helfer-T-Lymphozyten. Helfer-T-Lymphozyten aktivieren und koordinieren andere Zellen des Immunsystems wie die B-Lymphozyten (die Antikörper bilden), Makrophagen und zellschädigende (CD8+)-T-Lymphozyten, die alle gemeinsam dazu beitragen, Krebszellen und von außen eingedrungene Krankheitserreger zu zerstören. ▲ Weil die HIV-Infektion die Helfer-T-Lymphozyten vernichtet, schwächt sie die körpereigene Abwehrkraft, die ansonsten den Körper vor Infektionen und Krebs schützt.

Mit HIV infizierte Menschen verlieren ihre Helfer-T-Lymphozyten (CD4+-Zellen) in drei Phasen innerhalb mehrerer Monate oder Jahre. Eine gesunde Person besitzt etwa 800 bis 1300 (CD4+)-Lymphozyten pro Mikroliter Blut. In den ersten Monaten nach einer HIV-Infektion kann die Zahl schon um 40 bis 50 Prozent sinken. In diesem Frühstadium kann ein Infizierter das Virus auf andere Menschen übertragen, da in diesem Stadium viele Viren im Blut zirkulieren. Obwohl der Körper gegen die Viren ankämpft, kann er die Infektion nicht aufhalten.

Nach ungefähr sechs Monaten stabilisiert sich die Zahl der Viruspartikel im Blut auf einem von Person zu Person unterschiedlich hohen Niveau. Allerdings sind es immer genug, um die Zerstörung der (CD4+)-Lymphozyten fortzusetzen und die Krankheit auf andere Menschen zu übertragen. Es können viele Jahre vergehen, in deren Verlauf der Infizierte eine niedrige und sich ständig noch verringernde Zahl von (CD4+)-Lymphozyten aufweist. Viele Viruspartikel und wenig (CD4+)-Lymphozyten im Blut sind für den Arzt ein wichtiger Hinweis, daß diese Person in höchstem Maße gefährdet ist, die Immunschwäche Aids auszubilden.

In den ein bis zwei Jahren, bevor Aids deutlich erkennbar wird, schwindet die Zahl der (CD4+)-Lymphozyten gewöhnlich sehr viel schneller als zuvor. Die Betroffenen werden immer anfälliger für Infektionen, wenn die Zahl der (CD4+)-Lymphozyten unter 200 pro Mikroliter Blut sinkt.

Eine HIV-Infektion verändert auch die Funktion der B-Lymphozyten, jener Zellen des Immunsystems, die Antikörper produzieren; dies führt oft dazu, daß übermäßig viel Antikörper gebildet werden. ■ Sie richten sich hauptsächlich direkt gegen die HIV-Erreger und gegen die Verursacher jener Infektionen, mit denen der Kranke in jüngster Zeit in Kontakt gekommen war; aber sie sind nicht besonders hilfreich gegen die mannigfaltigen opportunistischen Infektionen, die als Folge der Abwehrschwäche auftreten können. Denn gleichzeitig setzt die Zerstörung der (CD4+)-Lymphozyten die Fähigkeit des Immunsystems herab, eindringende Erreger als solche zu erkennen und gezielt anzugreifen.

Was ist ein Retrovirus?

Das Immunschwächevirus HIV ist ein Retrovirus, ein Virustyp, der sein Erbmaterial als RNA und nicht als DNA speichert. Wenn das Virus in eine Wirtszelle eindringt, setzt es seine RNA frei und gleichzeitig ein Enzym (die reverse Transkriptase); es zwingt die DNA der Zelle, seine RNA als Vervielfältigungsmuster zu verwenden. Die virale DNA wird anschließend in die DNA der Wirtszelle eingebracht.

Jedesmal, wenn sich eine Wirtszelle teilt, kopiert sie die integrierte Virus-DNA zusammen mit ihren eigenen Genen. Die Virus-DNA übernimmt die Funktionen der Zelle (wird aktiv) und veranlaßt die Zelle, neue Viren zu produzieren. Diese neuen Viren werden von der infizierten Zelle freigesetzt, um weitere Zellen zu befallen.

Infektionswege

Um HIV zu übertragen, ist der Kontakt mit Körperflüssigkeit erforderlich, die infizierte Zellen oder Viren enthält; zu solchen Flüssigkeiten gehören Blut, Sperma, Scheiden-

▲ Siehe Seite 808

■ Siehe Seite 807

Vereinfachte Darstellung des Lebenszyklus des Immunschwächevirus

Wie alle Viren vermehrt sich das Immunschwächevirus HIV, indem es den genetischen Mechanismus der Wirtszelle verwendet, gewöhnlich eines CD4-Lymphozyten. Die derzeit eingesetzten Medikamente stören zwei sensible Virusenzyme – die reverse Transkriptase und die Protease; beide braucht das Virus, um sich zu reproduzieren. Präparate, die ein drittes Enzym, die Integrase, angreifen, werden noch entwickelt.

1. Das HI-Virus heftet sich an eine Zelle und dringt in sie ein.
2. Die HIV-eigene RNA, der genetische Code des Virus, wird in die Zelle freigesetzt. Zur Reproduktion muß die RNA in DNA verwandelt werden. Das Enzym, das die Umwandlung durchführt, heißt reverse Transkriptase. Das HI-Virus mutiert an diesem Punkt sehr leicht, da die reverse Transkriptase während der Verwandlung von RNA in DNA gegen Fehler kaum geschützt ist.
3. Die Virus-DNA dringt in den Zellkern ein.
4. Mit Hilfe des Enzyms Integrase verschmilzt die Virus-DNA mit der DNA der Zelle.
5. Die DNA reproduziert nun RNA und Eiweiße. Die Eiweiße liegen als lange Kette vor, die in Stücke geteilt werden muß, nachdem das Virus die Zelle verlassen hat.
6. Ein neues Virus ist aus RNA und einem kurzen Stück der Kette zusammengesetzt worden.
7. Das Virus reift in der Zellwand, indem es sich in einen Teil von ihr einwickelt (Hülle).
8. Um für andere Zellen infektiös zu werden, muß ein weiteres Virusenzym (HIV-Protease) Eiweißbausteine innerhalb des eingehüllten Virus abschneiden und sie veranlassen, sich zur ausgereiften Form des HIV zu verändern.

Schlüssel

Virus-RNA Virus-DNA Zell-DNA

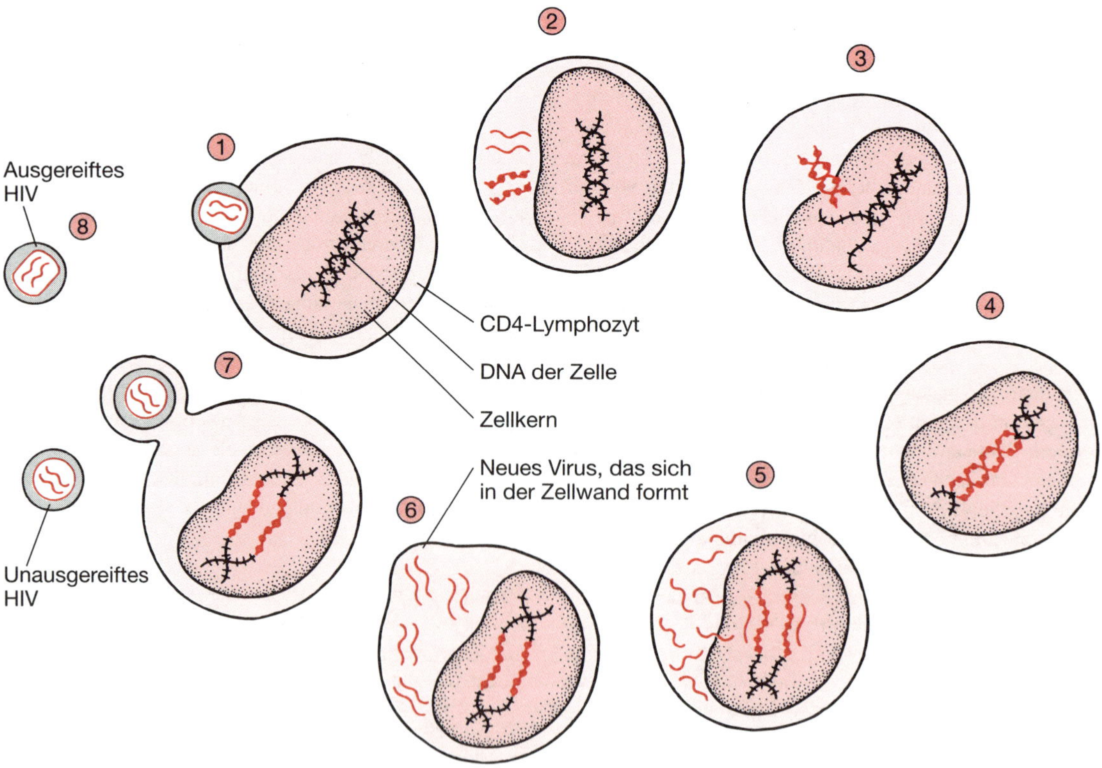

flüssigkeit, Gehirn-Rückenmark-Flüssigkeit und Muttermilch. HI-Viren sind auch in Tränen, Harn und Speichel enthalten, allerdings in geringerer Anzahl.

HIV wird auf folgenden Wegen übertragen:

- Durch Sex mit infizierten Menschen, bei dem die Schleimhaut in Mund, Scheide, Penis oder Rektum infizierter Körperflüssigkeit ausgesetzt ist
- Durch Injektion oder Infusion von virushaltigem Blut, z. B. bei Bluttransfusionen, durch Verwendung von gebrauchten Injektionsnadeln oder einen versehentlichen Stich mit einer HIV-infizierten Nadel
- Von einer infizierten Mutter auf das Kind – und zwar vor oder während der Geburt oder durch die Muttermilch

Eine verletzte oder zerstörte Haut oder Schleimhaut, z. B. bei heftigem Vaginal- oder Analverkehr, erhöht die Anfälligkeit für eine HIV-Infektion. Das Risiko für eine sexuell übertragene HIV-Infektion ist größer, wenn jemand an Herpes, Syphilis oder anderen sexuell übertragbaren Krankheiten leidet ▲, die die Haut schädigen können. HIV-Infektionen kommen auch nach oralem Sex vor, aber seltener als sonst.

In den Vereinigten Staaten und Europa sind die wichtigsten Infektionswege für HIV bisher immer noch homosexuelle Kontakte unter Männern und intravenöser Drogenmißbrauch. Langsam steigt allerdings auch die Zahl der durch heterosexuelle Kontakte übertragenen Infektionen. In den USA sind mehr als zehn Prozent der Aidskranken weiblich, und dort nehmen die HIV-Infektionen bei Frauen zahlenmäßig inzwischen schneller zu als bei Männern. In Afrika, im karibischen Raum und in Asien sind in erster Linie Heterosexuelle infiziert, wobei die HIV-Infektionen etwa gleichmäßig auf Männer und Frauen verteilt sind. In Deutschland stellt die Gruppe der homo- und bisexuellen Männer mit 40 Prozent den größten Anteil der HIV-Neuinfizierten. Der Anteil der intravenös Drogenabhängigen ist auf zehn Prozent zurückgegangen, dagegen macht jener der auf heterosexuellem Weg Infizierten mittlerweile 16 Prozent aus.

Wenn sich Angehörige des medizinischen Personals versehentlich mit einer HIV-infizierten Injektionsnadel stechen, liegt das Risiko bei 1 zu 300, sich dabei mit HIV anzustecken. Das Risiko einer HIV-Infektion erhöht sich jedoch, wenn die Kanüle tief eingedrungen ist oder verseuchtes Blut injiziert wurde. Offenbar läßt sich das Infektionsrisiko verringern, wenn ein antiretrovirales Mittel wie AZT (Zidovudin) gegeben wird.

Weniger als ein Prozent der HIV-Infizierten in Deutschland sind Bluter, welche häufig Vollblut oder Plasmaprodukte benötigen. Seit die Vorschriften für Blutspender verschärft, alles Blut auf HIV getestet und die Plasmaprodukte mit Hitze behandelt werden, ist für sie das Risiko, sich mit HIV zu infizieren, verschwindend gering geworden.

Über ihre Mutter können sich auch Kinder mit HIV anstecken. ■ Die Viren können schon früh in der Schwangerschaft über die Plazenta auf das Kind übertragen werden oder während der Geburt bei der Passage durch den Geburtskanal. Gestillte Kinder können durch die Muttermilch mit HIV infiziert werden. Auch durch sexuelle Gewalt können Kinder mit HIV infiziert werden.

HIV wird nicht übertragen durch zufälligen, oberflächlichen Kontakt, auch nicht durch enge nichtsexuelle Kontakte, wie etwa bei der Arbeit, in der Schule oder zu Hause. Es wurde bisher kein Fall einer HIV-Ansteckung bekannt, die durch Husten oder Niesen einer infizierten Person oder durch einen Mückenstich herbeigeführt worden ist. Auch die Übertragung von einem infizierten Arzt oder Zahnarzt auf einen Patienten ist äußerst selten.

Symptome

Einige Personen entwickeln einige Wochen nach der HIV-Infektion Anzeichen einer Erkrankung, die dem Pfeifferschen Drüsenfieber ähnelt: Fieber, Ausschlag, geschwollene Lymphknoten und allgemeines Unbehagen können drei bis 14 Tage lang anhalten. Die meisten Symptome verschwinden wieder, allerdings können die Lymphknoten vergrößert bleiben. Weitere Symptome erscheinen möglicherweise über Jahre hinweg nicht mehr. Eine große Zahl von Viren zirkuliert jedoch von Anfang an im Blut und in anderen Körperflüssigkeiten, so daß der Betreffende schon kurze Zeit nach der Infektion selbst ansteckend ist. Innerhalb mehrerer Monate nach einer HIV-Infektion kann der Betroffene wiederholt leichte Symptome beobachten, die aber noch nicht auf eine Aids-Erkrankung schließen lassen.

Die Symptome einer HIV-Infektion können jahrelang bestehen, ehe sich die für die Krankheit Aids charakteristischen Symptome, Infektionskrankheiten oder Tumore zeigen. Zu diesen gehören geschwollene Lymphknoten, Gewichtsverlust, Fieber, das abwechselnd steigt und fällt, Krankheitsgefühl, Müdigkeit, wiederkehrende Durchfälle, Blutarmut und Soor – eine Pilzinfektion im Mund. Ein besonders schwerwiegendes Problem ist der Gewichtsverlust (Auszehrung).

Die eindeutige Diagnose von Aids kann aufgrund einer niedrigen Zahl von (CD4+)-Lymphozyten (weniger als 200 Zellen pro Mikroliter Blut) erfolgen sowie durch das Auftreten sogenannter opportunistischer Infektionskrankheiten (Infektionen durch Erreger, die bei Menschen mit einem gesunden Immunsystem keine Krankheiten auslösen). Krebserkrankungen, beispielsweise das Kaposi-

▲ Siehe Seite 933

■ Siehe Seite 1271

Sarkom und das Non-Hodgkin-Lymphom können sich ebenfalls entwickeln.

Sowohl die HIV-Infektion selbst wie die opportunistischen Infektionen und Krebskrankheiten verursachen Symptome von Aids. Zum Beispiel kann das Gehirn durch HIV infiziert werden und Demenz verursachen; damit gehen ein Gedächtnisverlust, Konzentrationsschwierigkeiten und schleppende Verarbeitung von Informationen einher. Nur wenige Menschen sterben indes direkt an den Folgen einer HIV-Infektion. Gewöhnlich wird der Tod durch das Zusammenwirken opportunistischer Infektionen oder Tumore hervorgerufen. Erreger und Krankheiten, die einen gesunden Menschen normalerweise kaum bedrohen, können bei Aidskranken rasch zum Tod führen, besonders wenn die Zahl der (CD4+)-Lymphozyten schon unter 50 Zellen pro Mikroliter Blut gefallen ist.

Verschiedene opportunistische Infektionen und Krebsarten sind charakteristisch für Aids. Soor, eine Überwucherung der Schleimhaut durch *Candida*hefepilze im Mund, in der Scheide oder in der Speiseröhre, kann ein erstes Anzeichen sein. ▲ Die frühesten Symptome einer HIV-Infektion bei einer Frau können häufige Hefepilzinfektionen in der Scheide sein, die schwer zu heilen sind. Jedoch haben auch sonst gesunde Frauen häufig ständig wiederkehrende Hefepilzinfektionen in der Scheide; sie können ebenso durch andere Faktoren wie die »Pille«, Antibiotika und hormonelle Veränderungen begünstigt sein.

Eine Lungenentzündung, die durch den Pilz mit Namen *Pneumocystis carinii* verursacht wird, ist eine häufige und ständig wiederkehrende opportunistische Infektionskrankheit bei Aidskranken. Die Pneumocystis-carinii-Pneumonie ■ ist oft die erste schwere opportunistische Infektionskrankheit, die sich entwickelt; sie war die häufigste Todesursache von Aidskranken, bevor die Behandlungs- und die Vorsorgemethoden gegen Lungenentzündungen verbessert wurden.

Häufig kommen chronische Infektionen mit *Toxoplasma* vor (Toxoplasmose) ★, die schon in der Kindheit erworben wurden; sie verursachen aber nur bei wenigen Aidskranken Symptome. Wird die Infektion jedoch in Aidspatienten reaktiviert, führt *Toxoplasma* zu schweren Infektionen, in erster Linie im Gehirn.

Tuberkulose ● kommt bei Menschen mit HIV-Infektion öfter vor und verläuft häufiger tödlich als bei Gesunden; sie ist schwer zu heilen, wenn der Stamm der beteiligten Tuberkulosebakterien bereits gegen mehrere Antibiotika resistent ist. Mykobakterien aus der Gruppe *Mycobacterium avium* ◆ sind eine weitere häufige Ursache für Fieber, Gewichtsverlust und Durchfall bei Menschen mit fortgeschrittener Erkrankung. Der Infektion kann mit Hilfe neu entwickelter Medikamente vorbeugend oder therapeutisch begegnet werden.

Auch Infektionen im Magen-Darm-Trakt treten bei Aidskranken oft in Erscheinung. *Cryptosporidien*, Parasiten, die in verunreinigten Lebensmitteln oder Wasser vorkommen, führen zu schweren Durchfällen, Bauchschmerzen und Gewichtsverlust.

Die progressive, multifokale Leukenzephalopathie (PML), eine Virusinfektion im Gehirn, kann die Nervenfunktionen beeinträchtigen. ♥ Die ersten Symptome sind dabei gewöhnlich Schwächegefühle in einem Arm oder Bein, Koordinationsprobleme bei Bewegungen und Gleichgewichtsstörungen. Innerhalb einiger Tage oder Wochen kann der Betroffene nicht mehr gehen oder stehen; meist tritt nach wenigen Monaten der Tod ein.

Häufig stecken sich Aidskranke mit Zytomegalieviren an. Menschen mit fortgeschrittener Aidserkrankung neigen zu wiederholten Infektionen, oft in der Netzhaut der Augen, was zu Blindheit führen kann. Eine Behandlung mit geeigneten Medikamenten kann die Zytomegalieviren unter Kontrolle bringen. Aidskranke sind äußerst anfällig für eine Vielzahl verschiedener Bakterien-, Pilz- und Virusinfektionen.

Das Kaposi-Sarkom ✚ ist ein Tumor, der in Gestalt roter bis purpurfarbener erhöhter Flecken auf der Haut erscheint; er tritt bei Aidskranken, vornehmlich homosexuellen Männern, auf. Menschen mit Aids können auch Tumore des Immunsystems bekommen (Lymphome), die möglicherweise zuerst das Gehirn oder andere innere Organe betreffen. Frauen sind gefährdet, Krebs im Gebärmutterhals zu bekommen. Bei homosexuellen Männern ist die Gefahr eines Tumors im Rektum erhöht.

Diagnose

Mit einem relativ einfachen, weitgehend verläßlichen Bluttest (ELISA-Test) können sich Menschen auf eine HIV-Infektion testen lassen. Dieser Test weist Antikörper gegen HIV in einer Blutprobe nach. Er ist sehr empfindlich und gelegentlich falsch-positiv. Darum wird ein positiver Test mit der gleichen Blutprobe wiederholt, um die Aussage zu bestätigen. Ist auch dieses Ergebnis positiv, wird routinemäßig ein noch genauerer und teurerer Bluttest durch-

▲ Siehe Seite 941
■ Siehe Seite 195
★ Siehe Kasten, Seite 896
● Siehe Seite 881
◆ Siehe Kasten, Seite 882
♥ Siehe Seite 919
✚ Siehe Seite 990

geführt, beispielsweise nach dem Western-Blot-Verfahren. Dieser Test weist die Antikörper gegen HIV auf spezifischere Weise nach als der ELISA-Test. Fällt der Western-Blot-Test positiv aus, ist es so gut wie sicher, daß die getestete Person mit HIV infiziert ist.

Die meisten Menschen bilden innerhalb einiger Wochen nach der Ansteckung Antikörper gegen HIV. Diese Zeit muß verstreichen, bevor ein Antikörpertest positiv ausfallen kann. Andere hochempfindliche Testverfahren (P24-Antigen) können die Viren selbst bereits während dieses Zeitraums im Blut nachweisen; sie werden beispielsweise angewendet, um gespendetes Blut für Transfusionen zu untersuchen.

Einige wenige infizierte Personen produzieren allerdings monatelang oder noch länger keine nachweisbaren Mengen von Antikörpern.

Strategien zur Vorbeugung einer HIV-Infektion

Für nichtinfizierte Menschen

- Enthaltsamkeit
- Geschützter Sex

Für HIV-positive Menschen

- Enthaltsamkeit
- Geschützter Sex
- Keine Blut- oder Organspende
- Verhütung einer Schwangerschaft
- Information früherer und zukünftiger Partner

Für Drogensüchtige

- Mit- oder Wiederverwendung von Injektionsnadeln vermeiden
- An Programmen zur Drogenbehandlung teilnehmen

Für medizinisches und zahnärztliches Personal

- Immer Tragen von Gummihandschuhen, wenn die Möglichkeit besteht, mit Körperflüssigkeiten in Kontakt zu kommen
- Vorsichtiger Umgang mit Hohlnadeln und richtige Entsorgung

Prognose

Der Kontakt mit HI-Viren führt nicht zwangsläufig zu einer Infektion. Einige Menschen, die den Viren jahrelang ausgesetzt sind, haben sich nicht infiziert. Außerdem ist es immer wieder vorgekommen, daß sich infizierte Personen wohl fühlten und mehr als ein Jahrzehnt symptomlos blieben. Ohne Behandlung beträgt das Risiko für einen infizierten Menschen etwa ein bis zwei Prozent, während der ersten Jahre nach der Ansteckung die Immunschwäche Aids zu entwickeln. Die Gefahr wächst in jedem darauffolgenden Jahr um fünf Prozent. Das Risiko, innerhalb von zehn bis elf Jahren nach der Infektion Aids zu entwickeln, liegt schon bei etwa 50 Prozent. Bisher nimmt man zwar an, daß nahezu alle infizierten Menschen auch aidskrank werden, doch neu entwickelte Medikamente, die miteinander kombiniert werden, verbessern die Aussichten.

Die ersten Arzneimittel zur Behandlung einer HIV-Infektion wie AZT (Zidovudin) und ddI (Didanosin), haben die Zahl der opportunistischen Infektionen reduzieren und die Lebenserwartung der Aidskranken erhöhen können; Kombinationen dieser Mittel bringen sogar noch bessere Ergebnisse. Neuere Reverse-Transkriptasehemmer wie Stavudin und Lamivudin und Proteasehemmer wie Saquinavir, Ritonavir und Indinavir sind noch erheblich wirksamer. Bei einigen Betroffenen verringert die moderne Kombinationstherapie die Anzahl der Viren im Blut bis unter die Nachweisbarkeitsgrenze. Eine vollständige Heilung konnte bisher aber noch nicht nachgewiesen werden.

Meßtechniken (z. B. die Polymerase-Kettenreaktion [PCR] und der davon abgeleitete Desoxiribonukleinsäure-Test [bDNA]), mit denen die Menge der HI-Viren (Plasma-RNA) im Blut festgestellt wird, helfen, die Wirkung der Arzneimittel zu beobachten. Die Anzahl der Viren kann beträchtlich variieren – von ein paar Hundert bis zu über einer Million RNA-enthaltender Viren pro Milliliter Plasma; das gibt dem Arzt wichtige Hinweise auf den Krankheitsverlauf. Stark wirkende Medikamente sind in der Lage, die Zahl der Viren oft um das 10- bis 100fache abzusenken. Die Leistungsfähigkeit der neuen Arzneimittelkombinationen und die Nachweistechniken für die Viren sind vielversprechend, um die Überlebenschancen zu verbessern; in ihrer Langzeitwirkung sind sie aber bisher noch nicht abschließend zu beurteilen.

In der Anfangszeit von Aids mußten viele Kranke einen erheblichen Verlust an Lebensqualität hinnehmen, wenn sie erst einmal ins Krankenhaus eingewiesen worden waren, wo sie den größten Teil ihrer noch verbleibenden Lebenszeit verbringen mußten. Die meisten Aidskranken starben damals innerhalb von zwei Jahren nach Ausbruch der Krankheit. Durch die neuen antiviralen Medikamente und verbesserten Behandlungs- und Vorbeugemöglichkeiten gegen opportunistische Infektionen gelingt es vielen Erkrankten, ihre körperliche und geistige Leistungsfähigkeit noch Jahre nach der Aidsdiagnose zu behalten. Aids ist somit eine behandelbare, aber immer noch nicht heilbare Krankheit geworden.

Vorbeugung

Die Programme zur Verhütung der Verbreitung von HIV beruhen hauptsächlich darauf, die Bevölkerung über die Ansteckungswege aufzuklären und das Verhalten der Personen mit dem höchsten Risiko zu verändern. Lehr- und Motivationsprogramme wurden mit unterschiedlichem Erfolg angeboten; für viele Menschen ist es offenbar schwierig, ihre Gewohnheiten in bezug auf Drogen oder Sex zu ändern. Kondome zu benutzen ist noch immer eine der wirksamsten Vorsorgemaßnahmen gegen die Ausbreitung von HIV. Eine weitere Methode, die Ausbreitung von Aids einzudämmen, ist, Drogensüchtigen kostenlosen Zugriff auf saubere Injektionsnadeln zu verschaffen.

Impfstoffe, um einer HIV-Infektion vorzubeugen oder den Krankheitsverlauf bei infizierten Menschen zu verlangsamen, sind noch in weiter Ferne. Dutzende von Impfseren wurden schon getestet, viele versagten; die Forschung wird dennoch fortgesetzt.

Krankenhäuser und Kliniken isolieren HIV-positive Patienten, wenn sie unter ansteckenden Infektionskrankheiten leiden, beispielsweise Tuberkulose. Mit HIV kontaminierte Oberflächen von Gegenständen können leicht gereinigt werden, da HIV durch Hitze und die üblichen Desinfektionsmittel wie Wasserstoffperoxid und Alkohol unschädlich gemacht wird. Für Arztpraxen und Krankenhäuser gibt es strenge Vorschriften für den Umgang mit Proben aus Blut oder anderen Körperflüssigkeiten, um der Übertragung von HIV und anderen ansteckenden Erregern vorzubeugen. Diese Vorsorgemaßnahmen gelten allerdings für die Proben aller Patienten, nicht nur für jene, die von Aidskranken kommen.

Behandlung

Um eine HIV-Infektion zu behandeln, gibt es mittlerweile eine Reihe von Medikamenten; dazu gehören die nukleosidanalogen Reverse-Transkriptasehemmer AZT (Zidovudin), ddI (Didanosin), ddC (Zalcitabin), D4T (Stavudin) und 3TC (Lamivudin) und die nichtnukleosidischen Reverse-Transkriptasehemmer Nevirapin, Delavirdin und Efavirenz; ferner die Proteasehemmer Saquinavir, Ritonavir, Indinavir und Nelfinavir. All diese Wirkstoffe hindern die Vermehrung der Viren und verzögern dadurch den Krankheitsverlauf. Die HI-Viren entwickeln Resistenzen gegen alle diese Mittel, wenn sie allein angewendet werden; manchmal dauert das nur ein paar Tage, manchmal auch ein paar Jahre, je nach Medikament und Person des Kranken.

Die Behandlung ist am wirkungsvollsten, wenn wenigstens zwei, besser drei der Arzneimittel miteinander kombiniert werden. Die Arzneimittelkombinationen können den Ausbruch von Aids bei HIV-positiven Personen erheblich verzögern und das Leben verlängern. Allerdings ist noch nicht sicher, zu welchem Zeitpunkt am besten mit der Therapie begonnen werden sollte. Theoretische Überlegungen sprechen zwar für einen möglichst frühen Beginn, doch es gibt noch keine Daten, wie sich eine Langzeittherapie auswirkt. Problematisch sind die teilweise erheblichen Nebenwirkungen der Therapie, die hohe Motivation der Betroffenen, die ganz zuverlässig über lange Zeit jeden Tag eine Vielzahl von Medikamenten in genau festgelegten Zeitabständen einnehmen müssen, und die dadurch bedingte erhebliche Minderung der Lebensqualität. Erfüllt der Patient diese hohen Ansprüche nicht, versagt die Therapie; Alternativen sind dann meist rar, weil die Viren resistent geworden sind. Auch die Vorbehandlung mit anderen Medikamenten kann die Möglichkeit der antiretroviralen Therapie deutlich einschränken.

Zidovudin, Didanosin, Stavudin und Zalcitabin verursachen Bauchschmerzen, Übelkeit und Kopfschmerzen (speziell AZT). Der Langzeitgebrauch von Zidovudin kann das Knochenmark schädigen und Neutropenie und Blutarmut verursachen. Die Wirkstoffe Didanosin, Zalcitabin und Stavudin können die peripheren Nerven schädigen, Didanosin kann zudem die Bauchspeicheldrüse angreifen. Unter den Nukleosidanaloga scheint Lamivudin am wenigsten Nebenwirkungen hervorzurufen.

Alle Proteasehemmer können schwere Nebenwirkungen haben, einschließlich Übelkeit, Erbrechen, Durchfall und Beschwerden im Bauch. Indinavir verursacht einen leichten, aber vorübergehenden Anstieg der Leberenzyme; möglicherweise macht das keine Beschwerden, es kann aber auch heftige Schmerzen hervorrufen durch eine Nierenkolik mit Nierensteinen. Ritonavir hat durch seinen Einfluß auf die Leber den Nachteil, daß es die Wirkungen vieler anderer Medikamente verstärkt oder mindert. Saquinavir und Nelfinavir verursachen vor allem Durchfälle.

Aidskranke müssen viele Arzneimittel einnehmen, um Infektionen vorzubeugen oder sie zu behandeln. Wenn die Zahl der (CD4+)-Lymphozyten auf unter 200 pro Milliliter Blut gesunken ist, wird meist Sulfamethoxazol-Trimethoprim gegeben, um einer Pneumocystis-carinii-Pneumonie vorzubeugen. Diese Medikamentenkombination beugt auch einer Gehirninfektion durch Toxoplasmose vor. Menschen, die weniger als 75 bis 100 (CD4+)-Lymphozyten im Milliliter Blut haben, kann die wöchentliche Einnahme von Azithromyzin oder die tägliche Einnahme von Rifabutin gegen Infektionen durch *Mycobacterium avium* schützen. Kranke, die sich von einer Kryptokokkenmeningitis erholen müssen, oder solche, die wiederholt Soor hatten (Infektionen mit *Candida*pilzen im Mund, in der Speiseröhre oder Scheide), können über längere Zeit das Pilzmittel Fluconazol einnehmen. Wiederkehrende Herpes-simplex-Infektionen am Mund, an den Lippen, Genitalien oder im Rektum können eine langdauernde Behandlung mit Aciclovir erforderlich machen, um vor Rückfällen zu schützen.

Infektionen bei Abwehrschwäche

Körperliche Barrieren und das Immunsystem wirken bei der Abwehr des Organismus gegen Infektionserreger zusammen. Die körperlichen Barrieren sind vor allem Haut, Tränenflüssigkeit, Ohrenschmalz, Schleim (z. B. in der Nase) und Magensäure. Auch der Urin spült Erreger, die über die Harnröhre aufsteigen, hinaus. Das sehr komplexe und hochentwickelte Immunsystem besteht unter anderem aus weißen Blutkörperchen und Antikörpern, die zum Erkennen und Bekämpfen der Krankheitserreger dienen. ▲

Die natürlichen Abwehrmechanismen können durch viele Krankheiten, Medikamente und Umstände geschwächt werden. Eine solche Abwehrschwäche kann Infektionen zur Folge haben, verursacht durch ansonsten ungefährliche Erreger, die den Körper besiedeln. ■

Risikofaktoren

Menschen mit ausgedehnten Verbrennungen haben ein erhöhtes Infektionsrisiko, da die geschädigte Haut eine Eintrittspforte für gefährliche Krankheitserreger darstellt. In ähnlicher Weise sind Personen einem erhöhten Infektionsrisiko ausgesetzt, wenn Bedingungen oder Behandlungen ihre körperlichen Abwehrkräfte schwächen. Solche Umstände können sein: das Einführen eines Katheters in die Blase oder ein Blutgefäß oder eines Beatmungsschlauchs in die Lunge. Viele Medikamente können das Immunsystem unterdrücken, vor allem Mittel gegen Krebs (Chemotherapie), Präparate, die Abstoßungsreaktionen des Organismus gegen transplantierte Organe unterdrücken (beispielsweise Azathioprin, Methotrexat oder Ciclosporin), ebenso Kortison, wie z. B. Prednison.

Bei HIV-infizierten Personen ist vor allem im fortgeschrittenen Stadium die Fähigkeit erheblich verringert, Infektionserreger abzuwehren. Solche Menschen haben ein hohes Risiko, an sogenannten opportunistischen Infektionen zu erkranken – das sind Infektionen durch Mikroorganismen, die Menschen mit intaktem Immunsystem nicht krank machen würden. Aidskranke können durch ansonsten leicht verlaufende Infektionen wie Herpes schwerkrank werden.

Bei älteren Menschen entwickeln sich Infektionen häufiger und schwerwiegender als bei jüngeren, vermutlich weil die Abwehrkräfte im Verlaufe des Alterungsprozesses nachlassen. Chronische Erkrankungen, die bei älteren Menschen häufig vorkommen – wie chronisch obstruktive Bronchitis, Diabetes und Krebs –, steigern ebenfalls das Infektionsrisiko. Hinzu kommt, daß sich ältere Menschen häufiger im Krankenhaus oder einem Pflegeheim aufhalten, wo die Gefahr einer schweren Infektion größer ist. In Krankenhäusern führt beispielsweise die häufige Anwendung von Antibiotika zur Entwicklung von resistenten Erregern, die schwerere und komplizierter zu behandelnde Infektionen auslösen als die in der heimischen Umgebung.

Überhaupt kann die Einnahme von Antibiotika Menschen infektionsanfälliger machen. Bisweilen bekämpfen Antibiotika nicht nur gefährliche Erreger, sondern auch harmlose Mikroorganismen, die jederzeit auf der Haut vorkommen, oder hilfreiche Bakterien, die den Verdauungstrakt besiedeln. Dann können sich Pilze oder Bakterien, die gegen Antibiotika resistent sind, vermehren und eine Superinfektion hervorrufen. Derartige Superinfektionen kommen bevorzugt bei sehr jungen und sehr alten Menschen vor, aber auch bei Patienten mit chronischen Krankheiten oder körperlichen Behinderungen. Auch bei Menschen, die gleichzeitig mehrere Antibiotika einnehmen oder solche mit breiter Wirksamkeit gegen eine Reihe von Erregern (Breitbandantibiotika), treten Superinfektionen häufiger auf.

Vorbeugung und Behandlung

Verschiedene Maßnahmen können Menschen mit erhöhtem Infektionsrisiko vor Ansteckung schützen. Sorgfältiges Händewaschen zählt zu den wirksamsten Möglichkeiten. Ein anfälliger Patient kann auch durch isolierte Unterbringung in einem eigenen Krankenzimmer mit gut schließender Tür geschützt werden. Eine weitere Maßnahme besteht darin, Besucher des Kranken steril zu umkleiden und ihnen einen Mundschutz umzubinden, sie zum Händewaschen anzuhalten und sie Gummihandschuhe überziehen zu lassen, bevor sie das Krankenzimmer betreten.

Antibiotika können zwar das Infektionsrisiko erhöhen, indem sie bestimmte Bakterien abtöten und das Wachstum anderer begünstigen, dennoch sind diese Medikamente bei vorschriftsmäßiger Anwendung sehr wohl geeignet, das Infektionsrisiko erheblich zu verringern. Eine vorbeugende Gabe von Antibiotika ist etwa üblich vor bestimmten Operationen, insbesondere vor Eingriffen in den Bauchraum oder vor Organverpflanzungen.

▲ Siehe Seite 806

■ Siehe Seite 836

Das kann das Immunsystem schwächen

Folgende Umstände oder Behandlungen können das Abwehrsystem schwächen und die Anfälligkeit für Infektionen erhöhen:

- Veränderungen der weißen Blutzellen, speziell der Neutrophilen oder der T- und B-Lymphozyten
- Abweichende Antikörperproduktion
- Krebserkrankungen (z. B. Leukämie, Hodgkin-Krankheit oder Myelom)
- Aids (die Immunschwächekrankheit nach Infektion mit HIV)
- Versagen der Produktion der roten Blutzellen (aplastische Anämie)
- Diabetes
- Vermehrte Produktion von körpereigenen Kortisonen (Cushing-Syndrom)
- Chemotherapie (Medikamente gegen Krebs)
- Strahlentherapie (bei Krebs)
- Immunsuppressive Medikamente (etwa zur Behandlung von Autoimmunerkrankungen)
- Behandlung mit Kortison (bei Asthma, Allergien oder Autoimmunerkrankungen)

Auch Impfungen können Infektionen verhüten.▲ Deshalb sollten sich Personen mit erhöhtem Infektionsrisiko, vor allem ältere Menschen und HIV-Infizierte, gegen alle Krankheiten impfen lassen, die sie gefährden können. Bei einer aktiven Immunisierung wird der Impfstoff gespritzt, so daß der Organismus Antikörper (Eiweißstoffe, die bestimmte Krankheitserreger gezielt bekämpfen) bilden kann. Bei einer passiven Immunisierung werden spezifische Antikörper gespritzt, die sofort, aber nur zeitlich begrenzt vor Infektionen schützen. Eine passive Immunisierung ist vor allem hilfreich, wenn das Immunsystem nicht in der Lage ist, ausreichend Antikörper zu produzieren, um vor einer Infektion zu schützen, oder wenn ein sofortiger Infektionsschutz erforderlich ist; z. B., wenn jemand Hepatitiserregern ausgesetzt war.

Da Superinfektionen beziehungsweise opportunistische Infektionen häufig resistent sind gegen die gebräuchlichen Antibiotika, kann sich die Behandlung sehr schwierig gestalten. Vielfach ist eine Langzeitbehandlung erforderlich. Blutproben sowie Proben von Gewebe oder Körperflüssigkeiten werden entnommen und im Labor untersucht; sind die Infektionserreger identifiziert, kann der Arzt das wirksamste Medikament auswählen. Aber schon vorher wird er mit einer antibiotischen Behandlung beginnen. Bei schweren Infektionen werden häufig Kombinationen verschiedener Antibiotika angewendet. In bestimmten Fällen kann ein Patient, der etwa nur eine verringerte Zahl weißer Blutzellen hat, eine Transfusion solcher Blutkörperchen erhalten.

▲ Siehe Seite 841

Spezielle Infektionen

Menschen mit Abwehrschwäche haben ein besonderes Risiko für eine Reihe von Infektionen, unter anderem für Nokardiose, Aspergillose, Schimmelpilzmykose und Zytomegalieinfektionen.

Nokardiosen

Nokardiosen werden hervorgerufen durch das Bakterium Nocardia asteroides. *Sie beginnen gewöhnlich in der Lunge, können von hier aus aber auch auf die Haut oder das Gehirn übergreifen.*

Nocardia asteroides kommt gewöhnlich in vermodernden Bestandteilen des Erdbodens vor. Die Bakterien werden durch aufgewehten Erdstaub über die Luft übertragen und eingeatmet. Nur selten gelangen die Bakterien durch Verschlucken oder über die Haut in den Körper. Ein erhöhtes Infektionsrisiko für Nokardiose haben Personen, die immunsuppressive Medikamente einnehmen müssen. Allerdings hat etwa die Hälfte der Betroffenen – bevorzugt ältere Menschen – keine Vorerkrankung, wenn sie an Nokardiose erkranken. Zur Zeit sind Nokardiosen eine selten auftretende Komplikation bei Aids.

Symptome

Nokardiose beginnt meist als Lungenentzündung. Sie kann sich aber über den Blutkreislauf ausbreiten, indem sie in verschiedenen Regionen des Körpers Abszesse bildet, z. B. auch im Gehirn oder, etwas seltener, in den Nieren. In oder unterhalb der Haut treten bei etwa einem Drittel der Erkrankten derartige Abszesse auf.

Bei der durch *Nocardia* ausgelösten Lungenentzündung sind die häufigsten Symptome Husten, Schwäche, Frösteln, Brustschmerzen, Kurzatmigkeit, Fieber, Appetitlosigkeit und Gewichtsverlust. Es kann zu Flüssigkeitsansammlungen in der Pleurahöhle kommen (der Raum zwischen Lunge und jener Haut, von der die Lunge umhüllt ist). Die Symptome ähneln denen der Tuberkulose und denen, die bei anderen Formen von Lungenentzündung auftreten.

Etwa ein Drittel der Nokardiosepatienten entwickelt Abszesse im Gehirn, begleitet von heftigen Kopfschmerzen, Veränderungen der Sinneswahrnehmungen und Schwächegefühlen. Der Teil des Körpers, in dem eine solche Schwäche empfunden wird, hängt von der Region des Gehirns ab, in der der Abszeß auftritt.

Diagnose und Behandlung

Die Diagnose basiert auf der Identifizierung des Erregers *Nocardia asteroides* anhand der Proben von Gewebe oder Körperflüssigkeit, die dem Kranken entnommen werden. Nokardiose kann sowohl mit als auch ohne entsprechende Behandlung tödlich verlaufen. Die Heilungsaussichten sind besser, wenn die Infektion auf die Lungen beschränkt ist, als wenn sich die Krankheit bereits auf andere Teile des Körpers, speziell das Gehirn, ausgebreitet hat. Schlechtere Aussichten haben Menschen mit immunsuppressiver Behandlung.

Nur bei 40 Prozent der Kranken ist Penizillin wirksam. Sulfadiazin muß über mehrere Monate eingenommen werden. Therapie der Wahl ist heute eine hochdosierte, intravenöse Behandlung mit Imipenem/Cilastatin kombiniert mit Amikacin.

Aspergillosen

Aspergillosen werden durch den Pilz Aspergillus *verursacht; diese Infektionen betreffen vornehmlich die Lunge.*

Der Pilz *Aspergillus* findet sich normalerweise im Kompost, in der Umgebung von Häusern, auf Nahrungsmitteln und dem menschlichen Körper. Manche Menschen reagieren allergisch auf *Aspergillus* – selbst wenn der Pilz nicht in das Gewebe selbst eindringt und eine Infektion auslöst.▲

Zu einer Aspergillose kommt es vor allem bei Menschen, die gerade eine Tuberkulose oder Bronchitis überstanden haben, wenn die auf der Körperoberfläche vorhandenen *Aspergillus*pilze in tieferliegende Gewebe eindringen, etwa in den Gehörgang oder die Lunge. In der Lunge kann sich dadurch ein Pilzknoten (Aspergillom) bilden. Dieser Knoten besteht aus einer verschlungenen Masse von Pilzfäden, geronnenem Fibrin und weißen Blutkörperchen. Der Knoten nimmt allmählich an Umfang zu und zerstört Lungengewebe. Bei Menschen mit geschwächtem Immunsystem, etwa bei Patienten nach einer Herz- oder Lebertransplantation, kann sich die Aspergillose über den Blutkreislauf auch auf das Gehirn oder die Nieren ausbreiten. Bei Aidskranken ist die Infektion als Komplikation bekannt, aber sie tritt nicht besonders häufig auf.

Symptome

Eine Aspergillose im Gehörgang verursacht Juckreiz, gelegentlich auch Schmerzen. Über Nacht aus dem Ohr austretende Flüssigkeit kann das Kopfkissen beflecken.

Der Pilzknoten in der Lunge macht möglicherweise überhaupt keine Beschwerden; eventuell wird er zufällig bei einer Röntgenaufnahme des Brustraums entdeckt. Bereitet er Probleme, handelt es sich um wiederholte Hustenanfälle bis hin zu Blutungen mit gelegentlich sogar tödlichem Ausgang.

Die Infektion von Geweben im Körperinneren kann zu einer schweren Erkrankung führen. Symptome sind Fieber, Schüttelfrost, Schock, Delirium und Blutgerinnsel. Bei dem Patienten kann es zu Nieren- oder Leberversagen (letzteres bewirkt Gelbsucht) und zu Atemnot kommen. Der Tod kann sehr rasch eintreten.

Diagnose und Behandlung

Schon die Symptome geben wichtige Anhaltspunkte für die Diagnose. Wenn irgend möglich, wird eine Probe mit infektiösem Material genommen, von dem ein Labor eine Kultur anlegt. Damit der Pilz wachsen und identifiziert werden kann, sind einige Tage erforderlich; dennoch muß sofort behandelt werden, da die Infektion sonst sehr schnell tödlich enden kann.

Ein infiziertes Ohr wird mit Aluminiumazetat (essigsaurer Tonerde) gespült. Pilzknoten in der Lunge müssen operativ entfernt werden. Gegen den Pilz selbst wird ein Pilzmittel infundiert, z.B. Amphotericin B. Ketoconazol und Itraconazol können eingenommen werden. Einige Arten von *Aspergillus* sind allerdings resistent gegen diese Medikamente.

Schimmelpilz-Mykosen

Schimmelpilz-Mykosen (Phykomykosen) werden durch einen Pilz aus der großen Gruppe von Mikroorganismen ausgelöst, die unter der Bezeichnung Mucoraceae *zusammengefaßt werden.*

Eine Schimmelpilz-Mykose unter der Haut (subkutane Mukormykose) kommt häufiger in Südostasien und Afrika vor. Die Infektion heilt meist ohne Behandlung ab. Allerdings kann sie bisweilen groteske Schwellungen unter der Haut von Hals oder Oberkörper hervorrufen.

▲ Siehe Seite 184

In westlichen Ländern kommt eine Form der Schimmelpilz-Mykosen vor, die Nase und Gehirn betreffen kann (rhinozerebrale Mukormykose). Sie trifft vor allem Menschen, deren Abwehrkräfte z. B. durch einen schlecht eingestellten Diabetes geschwächt sind. Zu den Symptomen gehören Schmerzen, Fieber und eine Infektion der Augenhöhle (orbitale Wundrose), die das betroffene Auge anschwellen läßt. Aus der Nase kann Eiter austreten. Die Infektion kann die Nasenscheidewand, den Oberteil der Mundhöhle (Gaumen) und die Gesichtsknochen rund um das Auge oder im Bereich der Nebenhöhlen zerstören. Eine Beteiligung des Gehirns kann zu Krampfanfällen, Störungen des Sprechvermögens und teilweiser Lähmung führen.

Diagnose und Behandlung

Die Diagnose kann sich für den Arzt schwierig gestalten, da die Symptome der Mukormykose auch auf andere Infektionen hindeuten können. Proben von Körpergewebe, von denen im Labor eine Kultur angelegt wird, sind nicht besonders hilfreich, weil der Pilz unter Laborbedingungen schwer zu züchten ist. Die besten Hinweise für die Diagnose sind immer noch die Symptome im Zusammenhang mit typischen Umständen, etwa einem nachweislich geschwächten Immunsystem oder schlecht eingestelltem Diabetes.

Grundsätzlich werden Patienten mit Mukormykose mit Amphotericin-B-Infusionen behandelt; das Medikament kann auch direkt in die Rückenmarkflüssigkeit gespritzt werden. Infiziertes Gewebe muß eventuell chirurgisch entfernt werden. Falls die betroffene Person unter Diabetes leidet, wird der Blutzucker eingestellt.

Zytomegalie

Diese Virusinfektion können sich die Betroffenen schon vor der Geburt, aber auch in jedem Lebensalter danach zuziehen.

Zytomegalieviren sind allgegenwärtig. Infizierte Personen können die Viren monatelang im Urin ausscheiden oder mit dem Speichel absondern. Die Erreger können im Schleim des Gebärmutterhalses, Samen, Stuhl und in der Muttermilch auftreten. Vor allem Kinder übertragen die Viren häufig in der Schule oder im Tagesheim. Verbreitet werden die Erreger auch durch ungeschützten Sex unter männlichen Homosexuellen. Auch durch infiziertes Transfusionsblut oder ein ebensolches Transplantationsorgan können die Viren Menschen infizieren.

Die in den Körper gelangenden Viren müssen nicht zwangsläufig eine akute Krankheit auslösen. Nach der Infektion können sie sogar Jahre »schlafend« im Organismus verbringen, um bei irgendeiner Gelegenheit aktiv zu werden und die Krankheit auszulösen. Eine ernsthafte Infektion kommt üblicherweise nur bei Menschen mit geschwächtem Immunsystem vor – z. B. bei Knochenmarktransplantierten oder Aidskranken.

Symptome

Eine Zytomegalievirusinfektion des Feten kann zur Fehl- oder Totgeburt oder zum Tod des Neugeborenen führen. Bei ihnen wird der Tod durch Blutungen, Blutarmut oder erhebliche Schädigungen von Leber oder Gehirn verursacht. ▲

Die meisten Personen, die sich erst später anstecken, entwickeln keine Symptome. Dennoch kann sich ein gesunder Mensch nach der Infektion krank fühlen und Fieber bekommen. Wenn jemand eine virushaltige Bluttransfusion bekommt, bilden sich eventuelle Symptome erst zwei bis vier Wochen nach der Infektion aus. Hierzu gehören Fieber, das zwei bis drei Wochen lang anhält, und Leberentzündung (Hepatitis), manchmal begleitet von Gelbsucht. Dabei kann die Zahl der Lymphozyten, einer speziellen Art der weißen Blutzellen, ansteigen. Gelegentlich entwickelt sich ein Hautausschlag.

Menschen mit geschwächtem Immunsystem haben bei einer Zytomegalie ein besonders hohes Risiko, schwer zu erkranken. Ihr Zustand kann sich drastisch verschlimmern, und die Krankheit kann tödlich ausgehen. Bei Aidskranken infizieren die Viren häufig die Netzhaut im Auge, was Blindheit zur Folge haben kann. Es können sich auch eine Gehirnentzündung (Enzephalitis) und Geschwüre im Darm oder in der Speiseröhre entwickeln. Menschen nach einer Organtransplantation haben ein erhöhtes Sterberisiko, wenn sie mit Zytomegalieviren infiziert werden, weil sie immunsuppressive Medikamente einnehmen müssen, um die Abstoßungsreaktionen des Körpers zu unterdrücken.

Diagnose und Behandlung

Eine Zytomegalie entwickelt sich allmählich und läßt sich deshalb nicht immer frühzeitig feststellen. Hilfreiche Hinweise für die Diagnose sind typische Symptome und das Wissen, daß jemand ein geschwächtes Immunsystem hat. Sobald nur der Verdacht auf Zytomegalie besteht, sollten Labortests gemacht werden, um die Erreger im Urin, in an-

▲ Siehe Seite 1216

deren Körperflüssigkeiten oder im Gewebe nachzuweisen. Allerdings beweist dieser Nachweis nicht immer eine akute Erkrankung, da die Erreger oft jahrelang »schlafend« im Organismus vorhanden sein können. Der Anstieg von Antikörpern gegen die Viren – der durch Labortests im Abstand von wenigen Tagen nachgewiesen werden kann – ist dagegen ein wichtiges Indiz für eine akute Virusinfektion. Die Veränderungen am Auge kann der Arzt mit Hilfe eines Ophthalmoskops erkennen (ein Instrument, mit dem sich die inneren Strukturen des Auges betrachten lassen). Bei Neugeborenen wird die Diagnose gewöhnlich gestellt, nachdem während der ersten drei Lebenswochen der Urin im Labor getestet wurde.

Eine leicht verlaufende Zytomegalie wird gewöhnlich nicht behandelt; sie klingt von selbst ab. Bedroht die Infektion jedoch das Augenlicht oder das Leben eines Patienten, werden Virustatika wie Ganciclovir oder Foscarnet verabreicht, auch wenn diese Mittel schwere Nebenwirkungen verursachen. Ihr zweiter Nachteil ist, daß sie die Infektion nicht immer heilen können. Trotzdem kann eine konsequente Behandlung zumindest den Fortschritt der Krankheit hemmen.

KAPITEL 189

Sexuell übertragbare Krankheiten

Sexuell übertragbare (venerische) Krankheiten sind Infektionen, die zwar nicht nur, aber meistens durch sexuellen Kontakt von einem Menschen auf den anderen übertragen werden.

Sexuelle Aktivitäten sind für Krankheitserreger eine günstige Gelegenheit, neue Wirte zu finden; durch sexuellen Kontakt können viele verschiedene Mikroorganismen verbreitet werden. Die Bandbreite reicht von mikroskopisch kleinen Viren (z. B. HIV) bis hin zu sichtbarem Ungeziefer (beispielsweise Filzläuse). Um sich mit einer sexuell übertragbaren Krankheit zu infizieren, ist nicht zwangsläufig Geschlechtsverkehr erforderlich. Meist werden diese Erkrankungen zwar durch vaginalen, oralen oder analen Sex mit einem infizierten Partner weitergetragen, doch gelegentlich werden sie allein durch Küssen oder Körperkontakt verbreitet. Die Erreger einiger dieser Krankheiten können auch durch Lebensmittel, Wasser, Bluttransfusionen, verunreinigte medizinische Instrumente oder Injektionsnadeln übertragen werden.

Häufigkeit

Sexuell übertragbare Krankheiten gehören weltweit zu den häufigsten Infektionskrankheiten. In den westlichen Ländern stieg die Zahl der Erkrankten seit den 50er Jahren bis zum Ende der 70er Jahre an, stabilisierte sich aber in den 80er Jahren. Zur Zeit ist die Tendenz bei Syphilis gleichbleibend, die bei Tripper rückläufig: 1995 waren 1138 Syphiliskranke und 4061 Tripperkranke gemeldet, 1996 waren es jeweils 1130 und 3433. Andere sexuell übertragbare Krankheiten wie Trichomonadeninfektionen und Genitalherpes kommen sehr viel häufiger vor. Da diese Krankheiten aber nicht meldepflichtig sind, gibt es keine verläßlichen Zahlen.

Mit den heutigen Behandlungsmethoden können die meisten sexuell übertragbaren Erkrankungen schnell geheilt werden; ihrer Verbreitung kann man vorbeugen. Allerdings haben sich einige neue Arten beziehungsweise resistente Varianten älterer Erreger weit verbreitet.

Um sexuell übertragbare Krankheiten unter Kontrolle zu bekommen, müssen Safer-Sex-Praktiken propagiert werden, und es müssen gute medizinische Voraussetzungen für Diagnose und Behandlung zur Verfügung stehen. Wichtig ist vor allem, die Menschen aufzuklären, wie sie sexuell übertragbare Krankheiten verhindern können – besonders sie zur Verwendung von Kondomen zu ermutigen. Eine Möglichkeit, einige dieser Erkrankungen zu bekämpfen, besteht darin, die sexuellen Kontakte der Betroffenen zu verfolgen. Das ärztliche Personal versucht, jene Personen zu finden und zu behandeln, die mit einer infizierten Person Kontakt hatten. Zudem werden die Patienten nach der Behandlung ein weiteres Mal untersucht, um sicherzugehen, daß sie auch wirklich geheilt sind.

Einteilung

Entsprechend dem Gesetz zur Bekämpfung von Geschlechtskrankheiten gelten vier Erkrankungen als melde-

Sexuell übertragbare Krankheiten

Seit langem als sexuell übertragbare Krankheiten bekannt

- Weicher Schanker
- Tripper (Gonorrhoe)
- Granuloma inguinale
- Venerische Lymphknotenentzündung
- Syphilis

Erst seit kurzem als sexuell übertragbare Krankheiten erkannt

- Gebärmutterhalsentzündung durch Chlamydien
- Filzläuse
- Pilzinfektionen der Genitalien (gewöhnlich nicht sexuell übertragen)
- Genitalherpes
- Feigwarzen
- HIV-Infektion
- Dellwarzen
- Nichtgonorrhoische Harnröhrenentzündung (oft eine Chlamydien- oder Ureaplasmainfektion)
- Krätze
- Trichomonadeninfektion

Krankheiten, die nur manchmal sexuell übertragen werden

- Amöbenruhr
- Campylobacterinfektionen
- Zytomegalie
- Giardiasis
- Hepatitis A und B
- Salmonellosen
- Bakterienruhr

▲ Siehe Seite 567
■ Siehe Seite 981
★ Siehe Seite 978
● Siehe Seite 978
◆ Siehe Seite 922
♥ Siehe Seite 1217

pflichtige sexuell übertragbare Krankheiten: Syphilis, Tripper, weicher Schanker und venerische Lymphknotenentzündung. Es können aber noch viel mehr Krankheiten sexuell übertragen werden, darunter Granuloma inguinale, Genitalherpes, Hepatitis B▲, Dellwarzen■, Filzläuse★, Krätze● und das HI-Virus◆, das Aids verursacht. Andere Krankheiten wie Salmonellose und Amöbenruhr können zwar manchmal durch Geschlechtsverkehr übertragen werden, zählen aber nicht zu den sexuell übertragbaren Krankheiten.

Diese werden manchmal auch nach den Symptomen eingeteilt, die sie verursachen. Syphilis, Genitalherpes und weicher Schanker verursachen allesamt Geschwüre auf der Haut, an der Schleimhaut, in der Scheide oder im Mund. Sowohl Tripper wie Chlamydieninfektionen führen bei Männern zur Entzündung der Harnröhre (Urethritis) und bei Frauen zu einer Entzündung im Gebärmutterhals (Zervizitis); ferner verursachen sie bei Frauen Beckeninfektionen und bei Neugeborenen Augenentzündungen.

Syphilis

Syphilis ist eine sexuell übertragbare Krankheit, die durch Bakterien mit dem Namen Treponema pallidum *verursacht wird.*

Treponema-pallidum-Bakterien dringen in den Körper über die Schleimhäute, z. B. der Scheide oder des Mundes, ein oder direkt über die Haut. Innerhalb weniger Stunden erreichen sie die nächst gelegenen Lymphknoten und verbreiten sich anschließend auf dem Blutweg über den gesamten Körper. Mit Syphilis kann auch das ungeborene Kind während der Schwangerschaft angesteckt werden♥, was Geburtsschäden und andere Probleme zur Folge haben kann.

Ein Mensch mit ausgeheilter Syphilisinfektion wird nicht immun, sondern kann sich jederzeit erneut infizieren.

Symptome

Die Symptome einer Syphilis beginnen gewöhnlich zwischen einer und 13 Wochen nach der Ansteckung; im Durchschnitt nach drei bis vier Wochen. Die Infektion verläuft in mehreren Stadien: dem Primär- und Sekundärstadium, dem latenten Stadium und dem Tertiärstadium. Die Infektion kann hartnäckig über viele Jahre andauern und eventuell Herz- und Gehirnschäden verursachen sowie den Tod.

Primärstadium

Es erscheinen schmerzlose Geschwüre (Schanker) an der infizierten Stelle – oft am Penis, an der Scham oder in der

Scheide. Der Schanker kann auch am After, im Rektum, an den Lippen, auf der Zunge, im Rachen, im Gebärmutterhals, an den Fingern oder seltener an anderen Körperstellen auftreten. Normalerweise entwickelt ein Betroffener nur ein Geschwür, gelegentlich können aber mehrere auftreten.

Der Schanker ist eine kleine, rote, erhabene Fläche, die sich bald zum offenen Geschwür entwickelt, aber keine Schmerzen bereitet. Das Geschwür blutet nicht, aber wenn man daran reibt, sondert es eine klare Flüssigkeit ab, die äußerst ansteckend ist. In der Nähe gelegene Lymphknoten schwellen gewöhnlich an, bleiben aber auch schmerzlos. Da das Geschwür so wenig Probleme bereitet, wird es oft ignoriert. Ungefähr die Hälfte der infizierten Frauen und ein Drittel der Männer bemerken das Geschwür gar nicht. Es heilt normalerweise nach drei bis zwölf Wochen ab; danach scheint der Betroffene wieder ganz gesund zu sein.

Sekundärstadium

Es beginnt mit einem Hautausschlag, der charakteristischerweise sechs bis zwölf Wochen nach der Infektion auftritt. Ungefähr 25 Prozent der Infizierten haben zu dieser Zeit immer noch ein heilendes Geschwür aus dem Primärstadium. Der Hautausschlag kann kurz anhalten, aber auch monatelang andauern. Er bessert sich gewöhnlich ohne Behandlung. Allerdings können Wochen oder Monate später erneut Ausschläge erscheinen.

Im Sekundärstadium treten häufig Mundgeschwüre auf; mehr als 80 Prozent der Infizierten sind davon betroffen. Bei ungefähr der Hälfte von ihnen sind die Lymphknoten am ganzen Körper vergrößert, etwa zehn Prozent weisen Augenentzündungen auf. Diese verursachen an sich keine Probleme, obgleich gelegentlich der Sehnerv anschwillt, was zu verschwommenem Sehen führen kann. Bei rund zehn Prozent der Kranken treten Entzündungen an Knochen und Gelenken auf, die qualvoll schmerzen. Wenn sich die Nieren entzünden, wird im Harn Eiweiß ausgeschieden. Gelbsucht kann von einer Leberentzündung herrühren. Nur wenige Infizierte leiden unter einer Entzündung der Hirnhaut (akute Meningitis syphilitica), wodurch Kopfschmerzen, Nackensteifigkeit und manchmal Taubheit auftreten können.

Erhöhte Areale (Condylomata lata) können sich an Stellen bilden, an denen Haut und Schleimhaut aufeinandertreffen – z.B. an den Innenrändern der Lippen und Schamlippen – sowie an feuchten Hautpartien. Diese extrem ansteckenden Stellen sind flach und matt rosa oder grau gefärbt. Das Haar fällt oft büschelweise aus und hinterläßt Stellen, die wie Mottenfraß aussehen. Andere Symptome sind allgemeines Krankheitsgefühl, Appetitverlust, Übelkeit, Müdigkeit, Fieber und Anämie.

Latentes Stadium

Nachdem sich der Kranke vom sekundären Stadium erholt hat, tritt die Erkrankung in ein sogenanntes latentes Stadium, in dem sich meist keine Anzeichen der Krankheit mehr zeigen. Dieses Stadium kann jahre- oder jahrzehntelang dauern – sogar bis zum Lebensende. Während der Anfangszeit des latenten Stadiums kehren allerdings manchmal die infektiösen Geschwüre zurück.

Tertiärstadium

Im dritten Stadium der Syphilis ist der Erkrankte nicht mehr ansteckend. Die Symptome reichen von mild bis lebensbedrohlich. Drei Hauptformen von Symptomen können auftreten: die gutartige, tertiäre Syphilis, die kardiovaskuläre Syphilis und die Neurosyphilis.

Die **gutartige, tertiäre Syphilis** gibt es heute nur noch selten. Sogenannte Gummiknoten tauchen in verschiedenen Organen auf, wachsen langsam, heilen allmählich wieder und hinterlassen Narben. Diese Knoten können fast überall im Körper auftreten, erscheinen aber meistens am Bein, direkt unterhalb des Knies, am oberen Teil des Rumpfes, im Gesicht und auf dem Kopf. Die Knochen können ebenso betroffen sein, was zu starken, bohrenden Schmerzen führt, die sich gewöhnlich nachts verschlimmern.

Die **kardiovaskuläre Syphilis** taucht meist erst zehn bis 25 Jahre nach der ursprünglichen Infektion auf. Dabei kann ein sogenanntes Aneurysma (Schwäche und Ausbuchtung) der Aorta entstehen (die Hauptschlagader, die aus dem Herzen führt) oder eine Verletzung der Aortenklappe. Diese Störungen können Brustschmerzen, Herzversagen oder den Tod verursachen.

Neurosyphilis (Syphilis des Nervensystems) betrifft ungefähr fünf Prozent aller unbehandelten Menschen mit einer Syphilisinfektion. Ihre drei Hauptformen sind die meningovaskuläre Neurosyphilis, die Neurosyphilis mit progressiver Paralyse und die Rückenmarkschwindsucht.

Diagnose

Der Arzt vermutet eine Syphilis aufgrund der vorliegenden Symptome. Die endgültige Diagnose stützt sich auf die Ergebnisse von Labortests und die körperliche Untersuchung.

Zwei Arten von Bluttests sind üblich. Der sogenannte TPHA-Test, der etwa drei Wochen nach der Infektion anspricht, genügt im allgemeinen für die Routinediagnose. Der zweite, spezifischere Bluttest weist Antikörper gegen die Syphilisbakterien nach. Dieser Fluoreszenz-Treponemen-Antikörpertest (FTA-ABS-Test) kann ein positives Ergebnis des ersten Tests bestätigen. Beide Tests bleiben bei einem infizierten Menschen lebenslang positiv, so daß sich ein Behandlungserfolg damit nicht kontrollieren läßt.

Syphilis des Nervensystems

Ungefähr fünf Prozent aller Menschen mit unbehandelter Syphilis entwickeln eine Neurosyphilis, allerdings ist das in den Industrieländern selten. Die Symptome fallen entsprechend den drei Hauptarten der Neurosyphilis unterschiedlich aus.

Meningovaskuläre Neurosyphilis ist eine chronische Form der Hirnhautentzündung. Die Anzeichen der Krankheit richten sich danach, ob in erster Linie das Gehirn betroffen ist oder ob sowohl Gehirn als auch Rückenmark erkrankt sind. Handelt es sich hauptsächlich um das Gehirn, zählen zu den Symptomen Kopfschmerzen, Schwindel, Konzentrationsstörungen, Müdigkeit und Mangel an Energie, Schlafstörungen, Nackensteifigkeit, verschwommenes Sehen, geistige Verwirrung, Krampfanfälle, Schwellung des Sehnervs (Stauungspapille), Störungen der Pupillenweite, Sprachstörungen (Aphasie) und Lähmung von Gliedmaßen oder einer Körperhälfte. Wenn sowohl das Gehirn wie das Rückenmark betroffen sind, äußern sich die Symptome als Schwierigkeiten beim Kauen, Schlucken und Sprechen, Schwäche und Schwund der Schulter- und Armmuskulatur, eine langsam fortschreitende Lähmung mit Muskelkrämpfen (spastische Paralyse), Unfähigkeit, die Blase zu entleeren, und Entzündung eines Rückenmarkabschnitts, was zum Verlust der Blasenkontrolle führt und zu plötzlicher Lähmung, während die Muskeln schlaff bleiben (schlaffe Lähmung).

Die Neurosyphilis mit **progressiver Paralyse** (Untergang grauer Hirnsubstanz) beginnt allmählich damit, daß sich das Verhalten bei Menschen von ungefähr 40 oder 50 Jahren verändert. Sie werden langsam dement. Zu den Symptomen können Krämpfe gehören, Sprachstörungen, die vorübergehende Lähmung einer Körperhälfte, Reizbarkeit, Konzentrationsstörungen, Gedächtnisstörungen, gestörtes Urteilsvermögen, Kopfschmerzen, Schlafstörungen, Müdigkeit, Lethargie, Vernachlässigung der Körperpflege, Stimmungsschwankungen, Kräfte- und Energieabbau, Depressionen, Größenwahn und Mangel an Einsicht.

Die **Rückenmarkschwindsucht** (Tabes dorsalis) ist eine fortschreitende Erkrankung des Rückenmarks, die schleichend beginnt. Charakteristisch ist zuerst ein intensiver, stechender Schmerz in den Beinen, der unregelmäßig kommt und wieder vergeht. Der Betroffene wird unsicher beim Gehen, besonders in der Dunkelheit. Mitunter geht er mit weit gespreizten Beinen, wobei er manchmal mit den Füßen stampft. Da der Kranke seinen Harndrang nicht fühlt, kommt es zu Harnstau, zum Verlust der Blasenkontrolle und wiederholten Infektionen im Harntrakt. Häufig tritt Impotenz ein. Mund, Zunge, Hände und der ganze Körper können zittern. Die Handschrift ist zittrig und unleserlich.

Die meisten Menschen mit Rückenmarkschwindsucht sind dünn und haben ein trauriges Gesicht. Sie haben krampfartige Schmerzen in verschiedenen Organen, besonders im Magen. Diese Magenkrämpfe können zu Erbrechen führen. Ähnlich schmerzhafte Krämpfe können im Rektum auftreten, in der Blase und im Kehlkopf. Durch die Gefühllosigkeit in den Füßen können sich offene Geschwüre an den Fußsohlen bilden. Diese Geschwüre können tief in die Haut eindringen und sogar den darunterliegenden Knochen erreichen. Da der Kranke das Gefühl für Schmerzen verliert, können auch die Gelenke verletzt werden.

Im primären oder sekundären Stadium können die Syphilisbakterien aus der Flüssigkeit eines Haut- oder Mundgeschwürs mikroskopisch nachgewiesen werden. Auch der Antikörpertest aus einer Blutprobe kann eingesetzt werden. Bei der Neurosyphilis ist eine Lumbalpunktion notwendig, um Gehirn-Rückenmark-Flüssigkeit für den Antikörpertest zu gewinnen. Im latenten Stadium kann Syphilis nur mit den Antikörpertests aus dem Blut und der Gehirn-Rückenmark-Flüssigkeit nachgewiesen werden. Im tertiären Stadium erfolgt die Diagnose mit Hilfe der Symptome und durch einen Antikörpertest.

Behandlung und Prognose

Menschen im primären oder sekundären Stadium von Syphilis sind ansteckend. Sie müssen sexuellen Kontakt vermeiden, bis sie und ihre Partner die Behandlung vollständig abgeschlossen haben. Beim Primärstadium sind alle Partner der vergangenen drei Monate infektionsgefährdet, beim Sekundärstadium sogar alle Partner des vergangenen Jahres. Die Partner müssen zur Sicherheit einen Bluttest machen und sich behandeln lassen, wenn das Ergebnis positiv ausfällt.

Penizillin ist das am besten geeignete Antibiotikum für

alle Stadien, es wird bei Syphilis grundsätzlich gespritzt. Im primären und sekundären Stadium wird einmal ein Langzeitpenizillin, nämlich Benzathinpenizillin, gespritzt; eventuell statt dessen auch zwei Wochen lang ein mittellang wirkendes Penizillin. Im tertiären Stadium wird drei Wochen lang einmal pro Woche Benzathinpenizillin injiziert. Menschen, die allergisch auf Penizillin reagieren, nehmen 20 Tage lang Doxyzyklin ein.

Mehr als die Hälfte der Syphiliskranken in den Frühstadien, besonders jene im Sekundärstadium, erleben zwei bis zwölf Stunden nach der ersten Behandlung etwas Unangenehmes: die Jarisch-Herxheimer-Reaktion. Man geht davon aus, daß das plötzliche Absterben von Millionen von Bakterien dieses verursacht. Zu den Symptomen gehören ein Krankheitsgefühl des gesamten Körpers, Fieber, Kopfschmerzen, Schweißausbrüche, Schüttelfrost und vorübergehende Verschlimmerung der syphilitischen Geschwüre. Selten können bei Patienten mit Neurosyphilis Krämpfe oder Lähmungserscheinungen auftreten.

Menschen im latenten oder tertiären Syphilisstadium werden nach der Behandlung regelmäßig untersucht, um neue Infektionen aufzudecken.

Nach der Behandlung ist die Heilungsaussicht im Primär-, Sekundär- und latentem Stadium hervorragend. Die Chancen stehen nur dann schlechter, wenn im Tertiärstadium Gehirn oder Herz betroffen sind, da bis dahin eingetretene Schäden gewöhnlich nicht mehr rückgängig zu machen sind.

Tripper

Tripper (Gonorrhoe) wird durch Bakterien mit Namen Neisseria gonorrhoeae *verursacht. Sie infizieren die inneren Schleimhäute von Harnröhre, Gebärmutterhals, Rektum und Rachen sowie die Bindehaut der Augen (Conjunctiva).*

Tripper kann sich auf dem Blutweg auf andere Körperteile ausbreiten, besonders auf Haut und Gelenke. Bei Frauen kann er über die Geschlechtsorgane ins Becken aufsteigen und verursacht dort Infektionen und Schädigungen an den Geschlechtsorganen.

Symptome

Bei Männern erscheinen die ersten Anzeichen der Erkrankung gewöhnlich zwei bis sieben Tage nach der Ansteckung. Sie äußern sich als leichte Beschwerden in der Harnröhre, ein paar Stunden später gefolgt von leichten bis starken Schmerzen beim Wasserlassen und Absonderung von Eiter aus dem Penis. Der Mann leidet unter häufigem und quälendem Harndrang, der schlimmer wird, je weiter sich die Krankheit auf den oberen Teil der Harnröhre ausbreitet. Die Penisöffnung kann gerötet sein und anschwellen.

Bei Frauen treten die ersten Symptome sieben bis 21 Tage nach der Infektion auf; oft bleiben sie aber wochen- oder monatelang symptomlos. Bei ihnen wird die Krankheit häufig als Folge der Diagnose beim Partner entdeckt, wenn die Frau nämlich als eine Kontaktperson des Infizierten untersucht wird. Falls sich bei Frauen Krankheitsanzeichen zeigen, sind sie meistens nur leicht. Manche haben aber auch ernste Probleme, wie beispielsweise häufigen Harndrang, Schmerzen beim Wasserlassen, Ausfluß aus der Scheide und Fieber. Gebärmutterhals, Gebärmutter, Eileiter, Eierstöcke, Harnröhre oder die Drüsen nahe der Scheidenöffnung können infiziert sein.

Personen, die analen Sex praktizieren, können den Tripper im Rektum bekommen. Die Erkrankung kann Beschwerden rund um den After und Ausfluß aus dem Rektum verursachen. Die Hautfläche kann rot und rauh erscheinen, und der Stuhl kann Schleim und Eiter aufweisen. Wenn der Arzt das Rektum mit einem Anoskop (einer Sichtröhre) untersucht, können Schleim und Eiter an der Rektumwand sichtbar werden.

Oraler Sex mit einem infizierten Partner kann zu Tripper im Rachen führen (Gonokokken-Pharyngitis). Normalerweise verursacht die Infektion keine Symptome, aber manchmal können Halsentzündung und Schluckbeschwerden auftreten.

Falls die Augen mit infizierter Flüssigkeit in Kontakt kommen, kann sich die Bindehaut entzünden (Gonoblennorrhoe).▲ Neugeborene können sich während der Geburt mit Gonorrhoe bei der Mutter anstecken; dadurch schwellen beide Augenlider an und sondern Eiter ab.■ Bei Erwachsenen können die gleichen Symptome auftreten, oft ist aber nur ein Auge betroffen. Erblindung kann die Folge sein, wenn die Infektion nicht behandelt wird.

Eine Infektion in der Scheide bei kleinen Mädchen entsteht gewöhnlich nach sexueller Gewalt durch Erwachsene, kann aber ab und zu auch vom Gebrauch infizierter Haushaltsartikel herrühren. Zu den Symptomen gehören Reizung, Rötung und Schwellung der Schamlippen, zusammen mit eitrigem Ausfluß aus der Scheide. Das Mädchen kann Geschwüre an der Scheide bekommen oder hat Schmerzen beim Wasserlassen. Das Rektum kann sich ebenfalls entzünden. Die Unterwäsche kann Flecken von Ausfluß zeigen.

Diagnose

Der Arzt kann die Diagnose beinahe sofort stellen, indem er die Bakterien (Gonokokken) unter dem Mikroskop

▲ Siehe Seite 1034

■ Siehe Seite 1212

Komplikationen bei Tripper

Als seltene Komplikation des Trippers verbreitet sich die Infektion auf dem Blutweg auf ein oder mehrere Gelenke, die anschwellen, empfindlich und äußerst schmerzhaft werden und die Bewegungsfreiheit einschränken. Dann können auch rote, mit Eiter gefüllte Beulen auf der Haut auftreten sowie Fieber, ein allgemeines Krankheitsgefühl oder Schmerzen, die von Gelenk zu Gelenk wandern (Arthritis-Dermatitis-Syndrom).

Die Herzinnenhaut kann ebenfalls infiziert werden (Endokarditis). Eine Infektion der Leberkapsel (Perihepatitis) führt zu ähnlichen Schmerzen wie eine Erkrankung der Gallenblase. Diese Infektionen sind alle behandelbar und selten tödlich, allerdings bessert sich eine Arthritis oder Endokarditis nur sehr langsam.

identifiziert. Bei mehr als 90 Prozent der infizierten Männer ist die Diagnose durch eine Probe des Ausflusses aus dem Penis möglich. Nur bei 60 Prozent der Frauen gelingt das gleiche, wenn eine Probe aus dem Gebärmutterhals genommen wird. Werden im Ausfluß keine Bakterien entdeckt, wird die Probe an ein Labor für eine Bakterienkultur geschickt.

Vermutet der Arzt eine Infektion im Hals oder Rektum, entnimmt er Proben von diesen Körperstellen, um eine Kultur anlegen zu lassen. Obwohl bei Tripper kein Bluttest möglich ist, kann der Arzt mit einer Blutprobe testen, ob der Patient eventuell gleichzeitig mit Syphilis oder HIV infiziert ist.

Behandlung

Tripper wird gewöhnlich einmal hochdosiert mit einem Chinolon, z.B. Norfloxacin, in Tablettenform behandelt, oder es wird Ceftriaxon in einen Muskel injiziert; eine Alternative ist Azithromyzin oder Doxyzyklin. Falls sich der Tripper auf dem Blutweg ausgebreitet hat, wird der Kranke normalerweise im Krankenhaus behandelt, oftmals intravenös mit Antibiotika. Da sowohl bei Männern wie Frauen Gonorrhoe häufig zugleich mit einer Infektion durch Chlamydien vorkommt, die aber schwer zu erkennen ist, bekommen solche Personen eine Woche lang Doxyzyklin oder Tetrazyklin oder eine Einzeldosis Azithromyzin.

Falls die Symptome nach dem Ende der Behandlung bestehenbleiben oder zurückkehren, kann der Arzt Proben für eine Bakterienkultur entnehmen, um sicherzugehen, daß der Patient geheilt ist. Bei Männern können die Symptome der Harnröhrenentzündung wieder auftreten (postgonokokkale Urethritis). Diese Erkrankung wird meistens durch Chlamydien und andere Erreger verursacht, die nicht auf die Behandlung mit Ceftriaxon ansprechen; dieses Problem kommt besonders bei Personen vor, die den vorgeschriebenen Behandlungsplan nicht exakt einhalten.

Weicher Schanker

Der weiche Schanker (Ulcus molle) wird durch Haemophilus-ducreyi-*Bakterien verursacht und ruft schmerzhafte, dauerhafte Geschwüre an den Genitalien hervor.*

Eine Person mit einem solchen Geschwür kann sich leichter mit dem Immunschwächevirus (HIV) anstecken, wenn sie ihm ausgesetzt ist.

Symptome und Diagnose

Die Symptome beginnen drei bis sieben Tage nach der Infektion. Es entstehen kleine, schmerzhafte Blasen an den Genitalien und in der Aftergegend, die rasch aufplatzen und oberflächliche Geschwüre bilden. Diese können sich vergrößern und miteinander verschmelzen. Die Lymphknoten in der Leistenbeuge werden empfindlich und vergrößern sich; daraus entsteht ein Abszeß (Eiteransammlung). Die Haut über dem Abszeß kann rot und glänzend sein und möglicherweise durchbrechen, so daß Eiter durch die Haut abgesondert wird.

Die Diagnose des weichen Schankers stützt sich auf sein Erscheinungsbild und auf die Ergebnisse der Tests, die durchgeführt werden, um andere Gründe für die Geschwüre auszuschließen. Nimmt man eine Eiterprobe aus einem Geschwür und legt damit eine Bakterienkultur im Labor an, was technisch allerdings schwierig ist, kann dies dem Arzt bei der Diagnose helfen.

Behandlung

Ein Antibiotikum, entweder Ceftriaxon oder Erythromyzin, wird für mindestens sieben Tage alle sechs Stunden injiziert. Aus einem geschwollenen Lymphknoten kann Eiter mit einer Spritze entnommen werden.

Ein Kranker mit weichem Schanker wird mindestens drei Monate lang vom Arzt beobachtet, damit die Heilung sichergestellt ist. Auch alle Sexualpartner des Kranken sollten sich untersuchen und, wenn nötig, behandeln lassen.

Venerische Lymphknotenentzündung

Die venerische Lymphknotenentzündung wird durch Chlamydia trachomatis *verursacht. Diese Bakterien können nur innerhalb von Zellen wachsen.*

Diese Krankheit wird durch andere Stämme von *Chlamydia trachomatis* verursacht als durch jene, die Entzündungen der Harnröhre (Urethritis) und des Gebärmutterhalses (Zervizitis) hervorrufen. Die venerische Lymphknotenentzündung tritt meistens in tropischen und subtropischen Gebieten auf.

Symptome und Diagnose

Die ersten Anzeichen der Krankheit erscheinen drei bis zwölf Tage oder noch länger nach der Infektion. Gewöhnlich entwickelt sich am Penis oder in der Scheide eine kleine, schmerzlose, mit Flüssigkeit gefüllte Blase. Charakteristisch ist, daß sich die Blase zu einem Geschwür entwickelt, das schnell abheilt – oft bleibt es völlig unbemerkt. Als nächstes können sich die Lymphknoten in einer Leistenbeuge oder auf beiden Seiten vergrößern und empfindlich werden. Die Haut über den infizierten Stellen wird warm und gerötet; ohne Behandlung können Austrittskanäle (Sinus) über den Lymphknoten entstehen. Aus diesen Öffnungen können Eiter oder blutige Flüssigkeit austreten; sie heilen gewöhnlich wieder, können aber Narben hinterlassen und wiederkommen. Weitere Symptome sind Fieber, Krankheitsgefühl, Kopfschmerzen, Gelenkschmerzen, Appetitlosigkeit, Erbrechen, Rückenschmerzen und eine Infektion des Rektums, wodurch Ausfluß von mit Blut vermischtem Eiter auftritt.

Als Folge fortwährender und wiederholter Krankheitsepisoden können sich die Lymphgefäße verschließen; dann schwillt das Gewebe an. Die Infektion des Rektums kann Narben nach sich ziehen, die das Rektum verengen.

Der Arzt diagnostiziert die venerische Lymphknotenentzündung anhand ihrer Symptome. Die Diagnose kann durch einen Bluttest, der Antikörper gegen *Chlamydia trachomatis* aufweist, bestätigt werden.

Behandlung

Im Frühstadium bringt die Einnahme von Doxyzyklin, Erythromyzin oder Tetrazyklin für drei Wochen am schnellsten Heilung. Nach der Behandlung sollte der Arzt regelmäßig überprüfen, ob die Krankheit weg ist. Alle Personen, mit denen sexueller Kontakt bestand, sollten sich ebenfalls untersuchen und, wenn nötig, behandeln lassen.

Granuloma inguinale

Granuloma inguinale wird von Bakterien mit Namen Calymmatobacterium granulomatis *verursacht und ruft chronische Entzündungen an den Geschlechtsorganen hervor.*

Die Krankheit kommt selten in gemäßigten Klimazonen, aber häufig in einigen tropischen und subtropischen Gebieten vor.

Symptome und Diagnose

Die Symptome beginnen ungefähr eine bis zwölf Wochen nach der Ansteckung. Das erste Anzeichen ist ein schmerzloses, rotes Knötchen, das langsam zu einem runden, erhöhten Knoten heranwächst. Zu den Stellen, die infiziert werden können, gehören bei Männern Penis, Hodensack, Leistenbeuge und Oberschenkel, bei Frauen Scham, Scheide und die umgebenden Hautpartien. Bei Männern wie bei Frauen können auch After, Gesäß und Gesicht infiziert werden. Unter Umständen können fühlbare Knoten die ganzen Genitalien bedecken. Die Heilung geht langsam vor sich, dabei entsteht Narbengewebe. Häufig werden die Knoten noch zusätzlich durch andere Erreger infiziert. Bleibt das Granuloma inguinale unbehandelt, kann sich die Infektion über den gesamten Körper ausbreiten, auf Knochen, Gelenke oder die Leber übergreifen und starken Gewichtsverlust, Fieber und Blutarmut verursachen.

Der Arzt diagnostiziert das Granuloma inguinale aufgrund der charakteristischen, leuchtendroten Knoten. Die mikroskopische Untersuchung von Gewebeproben aus dem Rand der Knoten kann die Diagnose bestätigen.

Behandlung

Eine ganze Reihe von Antibiotika sind wirksam: Streptomyzin, Tetrazyklin, Erythromyzin, Chloramphenicol und Trimethoprim-Sulfamethoxazol. Nach der Behandlung sollte der Patient ein halbes Jahr lang vom Arzt beobachtet werden, um sicher zu sein, daß die Infektionskrankheit geheilt wurde.

Chlamydien- und Ureaplasmainfektionen

Die nichtgonorrhoische Harnröhrenentzündung und die durch Chlamydien bedingte Entzündung des Gebärmutterhalses werden gewöhnlich durch Chlamydia trachomatis *oder (bei Männern) durch* Ureaplasma urealytikum *verursacht, gelegentlich aber auch durch* Trichomonas vaginalis *oder* Herpes-simplex-Viren.

Diese Infektionen werden »nichtgonorrhoisch« genannt, um klarzumachen, daß sie nicht durch *Neisseria gonorrhoeae* verursacht sind – also jenen Bakterien, die Tripper▲ hervorrufen. *Chlamydia trachomatis* verursacht etwa die Hälfte aller Harnröhreninfektionen bei Männern, die kein Tripper sind; sie löst auch die meisten eitrigen Infektionen im Gebärmutterhals bei Frauen aus, abgesehen die durch Tripper bedingten. Den Rest der Harnröhrenentzündungen ruft *Ureaplasma urealyticum* hervor; dieses sind mykoplasmaähnliche Bakterien.

Chlamydien sind kleine Bakterien, die sich nur innerhalb von Zellen vermehren können. Ureaplasmen sind winzig kleine Bakterien, die selbst keine feste Zellwand haben, sich aber außerhalb von Zellen vermehren können.

Symptome und Diagnose

Gewöhnlich zwischen vier und 28 Tagen nach dem Geschlechtsverkehr mit einer infizierten Person fühlt der angesteckte Mann ein leichtes Brennen in der Harnröhre beim Wasserlassen. Danach entwickelt sich meistens ein Ausfluß aus dem Penis. Der Ausfluß kann klar sein oder trüb, ist aber im allgemeinen nicht so dickflüssig wie beim Tripper. Am frühen Morgen ist die Penisöffnung oft durch angetrocknete Sekrete gerötet und verklebt. Gelegentlich fängt die Krankheit dramatischer an. Der Mann hat Schmerzen beim Wasserlassen, häufigen Harndrang, und die Harnröhre sondert eitrigen Ausfluß ab.

Die meisten der mit Chlamydien infizierten Frauen haben keine Zeichen einer Erkrankung. Manche haben häufigen Harndrang, Schmerzen beim Wasserlassen, im Unterleib und beim Geschlechtsverkehr; aus der Scheide kann gelber Schleim und Eiter fließen.

Beim analen oder oralen Sex können das Rektum oder der Hals infiziert werden. Diese Infektionen können Schmerzen und gelbe Absonderungen aus Eiter und Schleim hervorrufen.

Eine Infektion mit *Chlamydia trachomatis* läßt sich meist durch eine Laboruntersuchung des Ausflusses aus Penis oder Gebärmutterhals diagnostizieren. Infektionen durch *Ureaplasma urealyticum* lassen sich mit einfachen medizinischen Geräten nicht bestimmen. Da es schwierig ist, von diesen Bakterien eine Kultur anzulegen, und andere Diagnosetechniken kostspielig sind, werden die Infektionen durch *Chlamydia* oder *Ureaplasma* oft auf der Grundlage der charakteristischen Symptome und ihrer Unterscheidungsmerkmale zum Tripper diagnostiziert.

Komplikationen und Prognose

Wenn eine Chlamydieninfektion nicht behandelt wird, verschwinden die Symptome nach vier Wochen bei ungefähr 60 bis 70 Prozent der Betroffenen wieder. Dennoch kann sie eine ganze Reihe von Komplikationen verursachen. Ob dabei auch *Ureaplasma* eine Rolle spielt, ist unklar.

Eine unbehandelte Chlamydieninfektion steigt oft in die Eileiter auf und ruft Schmerzen hervor; Vernarbungen können zu Unfruchtbarkeit und Eileiterschwangerschaft■ führen. Diese Komplikationen können auch ohne vorausgehende Symptome auftreten und erhebliches Leid verursachen. Bei Männern können Chlamydien eine Nebenhodenentzündung (Epididymitis) verursachen, bei der der Hodensack auf einer oder beiden Seiten schmerzhaft anschwillt.★

Behandlung

Chlamydien- und Ureaplasmainfektionen werden normalerweise mit Tetrazyklin oder Doxyzyklin behandelt, die mindestens sieben Tage lang eingenommen werden müssen; oder es wird eine Einzeldosis Azithromyzin gegeben. Schwangere Frauen dürfen kein Tetrazyklin einnehmen. Bei ungefähr 20 Prozent kehrt die Infektion nach der Behandlung zurück. Die Therapie wird dann über einen längeren Zeitraum fortgesetzt.

Infizierte Personen, die Geschlechtsverkehr haben, bevor die Behandlung abgeschlossen ist, können ihre Partner anstecken. Deshalb sollten sich diese, wenn möglich, gleichzeitig behandeln lassen.

Trichomonadeninfektion

Trichomonas vaginalis, *ein einzelliges Wesen mit einem peitschenförmigen Schwanz, verursacht in der Scheide oder der Harnröhre eine Entzündung.*

Trichomonas vaginalis kann zwar den Urogenitaltrakt von Männern wie von Frauen infizieren, die Symptome zeigen sich aber häufiger bei Frauen. Ungefähr 20 Prozent aller Frauen haben einmal eine Trichomoniasis.

Bei Männern infizieren die Erreger Harnröhre, Prostata und Blase; es erscheinen aber nur selten Symptome. In einigen Bevölkerungsgruppen werden fünf bis zehn Prozent aller nichtgonorrhoischen Harnröhrenentzündungen durch *Trichomonas* verursacht. Die Erreger sind bei Männern schwerer nachzuweisen als bei Frauen.

Symptome

Bei Frauen beginnt die Erkrankung gewöhnlich mit einem grünlich-gelben, schaumigen Scheidenausfluß. Bei eini-

▲ Siehe Seite 937
■ Siehe Seite 1149
★ Siehe Seite 1059

gen Frauen ist dieser nur schwach. Die Vulva kann gereizt und wund sein; Geschlechtsverkehr bereitet möglicherweise Schmerzen. Bei einer ausgeprägten Infektion können die Vulva und die umliegende Haut entzündet und die Schamlippen geschwollen sein. Schmerzen beim Wasserlassen oder häufiger Harndrang, ähnlich wie bei einer Blaseninfektion, können auftreten.

Männern bereitet eine Trichomonadeninfektion im allgemeinen keine Beschwerden, aber sie können ihre Sexualpartner anstecken. Manche haben vorübergehend schaumigen oder eiterartigen Ausfluß aus der Harnröhre, Schmerzen beim Wasserlassen und häufigen Harndrang. Diese Symptome treten gewöhnlich früh am Morgen auf. Die Harnröhre kann leicht gereizt sein, gelegentlich tritt aus der Penisöffnung Feuchtigkeit aus. Selten kommt es zu einer Infektion der Nebenhoden, wodurch die Hoden schmerzen. Die Prostata kann ebenfalls infiziert werden, allerdings ist unklar, welche Rolle *Trichomonas* dabei spielt. Diese Infektionen sind die einzig bekannten Komplikationen der Trichomoniasis bei Männern.

Diagnose

Bei Frauen kann die Diagnose innerhalb weniger Minuten gestellt werden, indem eine Probe aus dem Scheidensekret unter dem Mikroskop untersucht wird. Gleichzeitig wird auch nach anderen sexuell übertragbaren Krankheiten gesucht.

Bei Männern sollte etwas Flüssigkeit aus Sekreten von der Penisspitze früh am Morgen vor dem ersten Wasserlassen genommen werden. Die Sekrete werden mikroskopisch untersucht, und eine Probe wird an ein Labor zum Anlegen einer Kultur geschickt. Auch eine Harnkultur kann hilfreich sein, da *Trichomonas*erreger, die bei der mikroskopischen Prüfung übersehen wurden, dabei eher entdeckt werden können.

Behandlung

Eine Einzeldosis Metronidazol heilt bis zu 95 Prozent der infizierten Frauen, vorausgesetzt, ihre Sexualpartner lassen sich auch behandeln. Da man nicht sicher ist, ob eine Einzeldosis bei Männern ausreicht, werden sie gewöhnlich sieben Tage lang behandelt.

Falls Metronidazol zusammen mit Alkohol genommen wird, kann es Übelkeit und Hautrötung verursachen. Das Medikament kann auch die Zahl der weißen Blutkörperchen absinken lassen und Frauen für Hefepilzinfektionen in der Scheide (Candidose) anfälliger machen. Metronidazol sollte während der Schwangerschaft, vor allem in den ersten drei Monaten, gemieden werden. Mit Trichomonaden infizierte Personen, die Geschlechtsverkehr haben, bevor die Erkrankung geheilt ist, stecken mit großer Wahrscheinlichkeit ihre Partner an.

Komplikationen bei Chlamydien- und Ureaplasmainfektionen

Komplikation	Mögliche Wirkung
Bei Männern	
Infektion der Nebenhoden	Schmerzen in den Hoden
Verengung der Harnröhre	Behinderung des Harnflusses
Bei Frauen	
Infektion der Eileiter	Schmerzen, Eileiterschwangerschaft und Unfruchtbarkeit
Infektion der Leberkapsel und des Bereichs, der die Leber umgibt	Schmerzen im Oberbauch
Bei Männern und Frauen	
Bindehautentzündung	Augenschmerzen und Ausfluß
Bei Neugeborenen	
Bindehautentzündung	Augenschmerzen und Ausfluß
Lungenentzündung	Fieber und Husten

Pilzinfektion

Eine Pilzinfektion der Scheide oder am Penis wird durch Hefepilze hervorgerufen, häufig verursacht durch Candida albicans.

Candidapilze finden sich normalerweise auf der Haut oder im Darm. Von dort können sie sich auf die Geschlechtsorgane ausbreiten. *Candida* wird gewöhnlich nicht sexuell übertragen.

Eine Hefepilzinfektion ist sehr oft die Ursache für eine Scheidenentzündung. Candidosen an den Geschlechtsorganen treten zunehmend häufiger auf, vornehmlich als Folge einer Antibiotikabehandlung, oraler Verhütungsmittel und anderer Medikamente, die das Scheidenmilieu verändern und dem Wachstum von *Candida* den Weg ebnen. Frauen haben auch während der Schwangerschaft oder Menstruation häufiger eine Pilzinfektion, das gleiche gilt für Diabetikerinnen und Diabetiker. Auch Arzneimittel, wie Kortison oder Chemotherapeutika bei Krebs, und Krankheiten, die das Immunsystem schwächen, wie Aids, können die Infektion fördern.

Symptome und Diagnose

Frauen mit einer Hefepilzinfektion der Geschlechtsorgane leiden gewöhnlich unter Juckreiz und Reizung in der Scheide und der Vulva und haben Ausfluß. Häufig ist die Reizung sehr stark, der Ausfluß aber nur leicht. Die äußere Scham kann gerötet und geschwollen sein. Die Haut kann rauh werden und einreißen. Die Scheidenwand ist meistens mit einer weißen, käseartigen Substanz bedeckt, manchmal sieht sie aber auch ganz normal aus.

Männer haben oft keine Symptome, allerdings können die Penisspitze und die Vorhaut wund und gereizt sein, besonders nach dem Geschlechtsverkehr. Gelegentlich bemerken Männer einen dünnflüssigen Ausfluß aus dem Penis. Penisspitze und Vorhaut können gerötet sein, kleine, verkrustete Bläschen oder Geschwüre aufweisen und mit weißer, käseartiger Substanz bedeckt sein.

Für die Diagnose werden Proben aus der Scheide oder vom Penis genommen und mikroskopisch untersucht.

Behandlung

Bei Frauen wird eine Pilzinfektion vornehmlich mit Vaginaltabletten mit Clotrimazol, Miconazol, Econazol oder Oxiconazol behandelt. Alternativ können Fluconazol, Ketoconazol oder Itraconazol eingenommen werden. Bei Männern sollten Penis und Vorhaut gewaschen und abgetrocknet werden, bevor eine Creme gegen Pilze aufgetragen wird.

Für Frauen, die immer wiederkehrende Pilzinfektionen haben und mit der »Pille« verhüten, ist es ratsam, zu einer anderen Verhütungsmethode zu wechseln oder für einige Monate mit der »Pille« auszusetzen. Frauen mit einem unvermeidbaren Risiko für vaginale Pilzinfektionen, die z. B. ein geschwächtes Immunsystem haben oder über längere Zeit Antibiotika einnehmen müssen, brauchen unter Umständen ein Medikament gegen Pilze oder eine andere vorbeugende Therapie.

Genitalherpes

Herpes genitalis wird durch Herpes-simplex-Viren verursacht und betrifft die Haut rund um das Rektum oder angrenzende Bereiche.

Es gibt zwei Stämme von Herpes-simplex-Viren: HSV 1 und HSV 2. HSV 2 wird gewöhnlich sexuell übertragen, während HSV 1 meistens den Mund infiziert. Beide Stämme können die Geschlechtsorgane infizieren, die Haut um das Rektum oder die Hände (besonders die Nagelbetten); außerdem können sie auf andere Körperteile (z. B. die Augen) übertragen werden. Herpesgeschwüre infizieren sich normalerweise nicht mit Bakterien; allerdings kommen bei manchen Menschen mit Herpes in den Geschwüren auch andere sexuell übertragbare Erreger vor, wie die von Syphilis oder weichem Schanker.

Symptome

Beim allerersten Ausbruch der Erkrankung beginnen die Symptome vier bis sieben Tage nach der Ansteckung. Sie äußern sich zuerst als Juckreiz, Kribbeln und Wundsein. Dann rötet sich eine kleine Stelle, darauf folgt eine Gruppe kleiner, schmerzhafter Bläschen. Die Bläschen platzen und verschmelzen miteinander, wodurch sich kreisförmige Geschwüre bilden. Diese sind fast immer schmerzhaft und verkrusten gewöhnlich nach ein paar Tagen. Das Wasserlassen kann Schwierigkeiten bereiten, beim Gehen können Schmerzen auftreten. Die Geschwüre heilen nach ungefähr zehn Tagen ab, können aber Narben hinterlassen. Die Lymphknoten in der Leistenbeuge sind meistens leicht vergrößert und druckempfindlich. Der erste Mal ist die Krankheit schmerzhafter, andauernder und ausgedehnter als folgende Ausbrüche; auch Fieber und Krankheitsgefühl können auftreten.

Bei Männern können die Bläschen und Geschwüre überall auf dem Penis erscheinen, einschließlich der Vorhaut. Bei Frauen können Bläschen und Geschwüre an der Scham, in und rund um die Scheide und am Gebärmutterhals auftreten. Nach analem Sex können sich rund um den After oder im Rektum Bläschen und Geschwüre bilden.

Bei Menschen mit einem geschwächten Immunsystem, wie jene mit einer HIV-Infektion, können Herpesgeschwüre sehr schlimm sein; sie können sich auf andere Teile des Körpers ausbreiten, mehrere Wochen oder länger hartnäckig bestehenbleiben und mitunter resistent werden gegen eine Behandlung mit Aciclovir.

Die Symptome neigen dazu, stets an den gleichen oder benachbarten Stellen wieder aufzutauchen, da die Viren sich in nahegelegenen Nervenknoten im Becken festsetzen, von wo aus sie reaktiviert werden und die Haut erneut infizieren. HSV 2 gelingt es besser, sich in den Beckennerven zu reaktivieren; HSV 1 können in den Gesichtsnerven effektiver wiederbelebt werden. Dort verursachen sie dann Fieberbläschen (Lippenherpes, Herpes labialis). Dennoch können beide Virusstämme an beiden Körperstellen Ausschlag hervorrufen. Eine durchgemachte Infektion von einer der beiden Virusarten vermittelt auch eine gewisse Immunität gegen die zweite; das läßt die durch sie verursachten Symptome dann möglicherweise weniger schwer ausfallen.

Diagnose

Der Arzt vermutet Herpes aufgrund der Symptome des Kranken. Die Diagnose ist sofort möglich, wenn er eine Probe aus den Geschwüren mikroskopisch untersucht. Um die Diagnose zu bestätigen, können Abstriche aus einem Geschwür in ein Speziallabor geschickt werden, um eine Kultur anzulegen. Die Ergebnisse können in weniger als 48 Stunden vorliegen. Bluttests können Anzeichen von Infektionen aus früherer oder jüngster Vergangenheit aufdecken, falls die Zahl der Antikörper erhöht ist.

Behandlung

Keine Behandlungsmethode kann Genitalherpes heilen, aber die Therapie kann den Krankheitsverlauf verkürzen. Die akuten Erscheinungen lassen sich verringern, wenn bei den ersten Symptomen Aciclovir oder ein verwandtes Virustatikum eingenommen oder als Creme lokal aufgetragen wird. Diese Mittel reduzieren die Ausscheidung der lebenden Viren aus den Geschwüren und damit das Risiko der Übertragung. Außerdem können diese Medikamente die Symptome während des ersten Ausbruchs mildern. Allerdings kann selbst eine frühe Behandlung der ersten Attacke nicht vor Rückfällen schützen.

Wer irgendwann einmal mit Herpes zu tun hatte, kann seinen Sexualpartner auch dann anstecken, wenn er nichts von einer akuten Krankheitsphase merkt.

Komplikationen bei Genitalherpes

Ungefähr drei bis zwölf Tage, nachdem Bläschen zuerst an den Geschlechtsorganen aufgetreten sind, können sich die Herpesviren auf andere Körperteile ausbreiten. Schwere Komplikationen sind jedoch selten. Die Hirnhäute (Meningen) können infiziert werden; dies führt zu Erbrechen, Kopfschmerzen und Nackensteifigkeit. Wird das Rückenmark infiziert, werden die Beine schwach. Die Nerven im Gebiet des Beckens können ebenfalls betroffen sein, was zu vorübergehenden Schmerzen, Verstopfung, Unfähigkeit, Wasser zu lassen, und bei Männern zu Impotenz führt. Es kommt zwar selten vor, aber die Viren können sich auf dem Blutweg auf die Haut, die Gelenke, Leber oder Lunge ausbreiten – besonders bei Neugeborenen oder Menschen mit geschwächtem Immunsystem.

Die häufigste Komplikation bei Genitalherpes ist das wiederholte Auftreten der Bläschen und Geschwüre, die gewöhnlich auf eine Stelle am Körper beschränkt sind und leichter als beim ersten Ausbruch der Krankheit ausfallen. Die Betroffenen fühlen sich krank und leiden unter Juckreiz, oder die befallene Stelle schmerzt vor jedem Ausbruch. Die Rückfallgefahr im Bereich der Genitalien ist bei HSV 2 größer als bei HSV 1. Jedoch ist die Zahl der Rückfälle unterschiedlich. Bei einigen Menschen kehren die Krankheitsphasen häufig viele Jahre lang wieder. Die Geschwüre können über die Geschlechtsorgane hinaus das Gesäß, die Leistenbeuge oder die Oberschenkel befallen.

Feigwarzen

Feigwarzen (Condylomata acuminata) sind Warzen, die in oder rund um die Scheide, dem Penis oder Rektum auftreten; sie werden durch Papillomaviren verursacht.

Feigwarzen treten häufig auf, sind unansehnlich, können zusätzlich mit Bakterien infiziert werden und ein Zeichen für ein gestörtes Immunsystem sein. Bei Frauen können zudem die Papillomavirusstämme 16 und 18, die im Gebärmutterhals vorkommen, aber keine Warzen an den äußeren Geschlechtsorganen verursachen, eventuell Gebärmutterhalskrebs auslösen.▲ Diese Stämme und andere Papillomaviren können Wucherungen im Gewebe des Gebärmutterhalses (erkennbar bei der Krebsfrüherkennung im Pap-Test) oder Krebs in der Scheide, an der Scham, am After, am Penis, im Mund, im Rachen oder in der Speiseröhre auslösen.

Symptome und Diagnose

Feigwarzen bilden sich meist auf warmen, feuchten Körperpartien. Bei Männern gehören zu den häufig betroffenen Stellen das Ende und der Schaft des Penis und die untere Seite der Vorhaut. Bei Frauen erscheinen die Warzen an der Scham, an der Scheidenwand, im Gebärmutterhals und auf der Haut in der Umgebung der Scheide. Die Feigwarzen können auch auf der Haut rund um den After und im Rektum auftreten, besonders bei Menschen, die analen Sex praktizieren.

Die Warzen treten normalerweise ein bis sechs Monate nach der Infektion als winzige, weiche, feuchte, rosa oder rote Schwellungen in Erscheinung. Sie wachsen schnell und können Stiele bilden. Oft wachsen viele Warzen an der gleichen Stelle; ihre zerklüftete Oberfläche läßt sie wie einen kleinen Blumenkohl aussehen. Äußerst rasch können die Warzen bei schwangeren Frauen wachsen sowie bei Menschen mit geschwächtem Immunsystem (beispielsweise durch Aids oder eine Behandlung mit immunsuppressiven Arzneimitteln); gefährdet sind auch Menschen, die eine Hautentzündung haben.

Feigwarzen können gewöhnlich schon durch ihr Erscheinungsbild diagnostiziert werden. Allerdings können sie mit Geschwüren verwechselt werden, die im Sekundär-

▲ Siehe Seite 1105

stadium der Syphilis auftreten. Unnatürliches Aussehen oder hartnäckiger Bestand der Warzen können es erforderlich machen, sie operativ zu entfernen und mikroskopisch zu untersuchen, um sicherzugehen, daß sie nicht krebsartig sind. Frauen mit Warzen am Gebärmutterhals sollten regelmäßig zur Krebsfrüherkennung gehen.

Behandlung

Keine Behandlungsmethode ist restlos zufriedenstellend. Äußere Feigwarzen können mit dem Laser entfernt werden, durch eine Kryotherapie (Kälteanwendung) oder eine Operation in lokaler Betäubung. Chemische Mittel wie Podophyllotoxin oder Trichloressigsäure können direkt auf die Warzen aufgebracht werden. Diese Anwendungen müssen jedoch wochen- oder monatelang fortgesetzt werden, können Brennen auf der umgebenden Haut hervorrufen, und häufig versagen sie auch.

Warzen in der Harnröhre können mit Zytostatika behandelt werden, wie beispielsweise Thiotepa oder Fluorouracil. Alternativ dazu können die Warzen durch eine endoskopische Operation aus der Harnröhre entfernt werden (dabei wird eine flexible Sichtröhre mit Operationsinstrumenten verwendet). Injektionen mit Interferon alfa werden derzeit als Behandlungsmöglichkeit untersucht, aber ihr Nutzen ist noch nicht bekannt.

Feigwarzen kehren häufig wieder und machen wiederholte Behandlungen nötig. Bei Männern kann eine Beschneidung Rückfällen vorbeugen. Alle Sexualpartner sollten untersucht und, wenn nötig, behandelt werden.

Sexuell übertragbare Darminfektionen

Verschiedene Bakterienarten *(Shigella, Campylobacter* und *Salmonella)*, Viren (Hepatitis A) und Parasiten (*Giardia* und andere Amöben), die Darminfektionen hervorrufen, können sexuell übertragen werden – besonders bei Sexpraktiken, bei denen der Mund mit den Geschlechtsorganen oder dem After in Kontakt kommt. Die Symptome sind charakteristisch für die jeweils übertragenen Erreger und können sich als Durchfälle, Fieber, Blähungen, Übelkeit und Erbrechen, Bauchschmerzen und Gelbsucht äußern. Die Infektionen kehren häufig zurück, vorwiegend bei homosexuellen Männern mit wechselnden Sexualpartnern. Bei einigen Infektionen treten keine Anzeichen einer Erkrankung auf.

Erkrankungen der Haut

Die Haut

Die Haut ist mehr als nur eine Schutzhülle. Sie ist ein Organsystem, das die Körpertemperatur reguliert, schmerzhafte und angenehme Reize wahrnimmt, das Eindringen von Fremdkörpern verhindert und den Körper vor den schädlichen Einflüssen der Sonne schützt. Die Farbe der Haut, ihre Beschaffenheit und auch ihre Falten gehören zu den individuellen Merkmalen. Wenn die Funktion der Haut oder ihr Aussehen gestört ist, kann das Folgen für die körperliche und psychische Gesundheit haben.

Jede Hautschicht hat ganz spezielle Aufgaben. Die oberste Hautschicht, die Oberhaut (Epidermis), ist an den meisten Stellen dünner als eine Plastikfolie. Der äußere Teil der Epidermis, das Stratum corneum, enthält Keratin. Dieser Hornstoff schützt die Haut vor schädlichen Substanzen. Die untere Schicht der Epidermis bilden die Melanozyten – Zellen, in denen Melanin, das dunkle Pigment der Haut, gebildet wird.

Unter der Epidermis liegt die Lederhaut (Dermis), die Schmerzrezeptoren und Tastkörperchen enthält, die auf Reize an der Hautoberfläche reagieren, sowie viele Hautdrüsen. Alle diese Drüsen produzieren etwas: die Schweißdrüsen Schweiß, die Talgdrüsen Fett und die Haarfollikel Haare. In der Lederhaut liegen die Blutgefäße, die die Haut mit Nährstoffen und Wärme versorgen, sowie Nerven, die sämtliche Hautschichten durchziehen.

Unter der Lederhaut befindet sich eine Fettschicht, die den Körper vor Hitze und Kälte schützt.

Die Dicke und Farbe der Haut und auch die Anzahl der Schweiß- und Talgdrüsen, der Haarfollikel und Nerven ist nicht an allen Stellen des Körpers gleich. So finden sich auf dem Oberkopf viele Haarfollikel, an den Fußsohlen dagegen keine. An den Fußsohlen und Handflächen sind die Oberhaut und die Keratinschicht dafür um vieles dicker als im Gesicht. In den Finger- und Fußspitzen liegen viele Nerven, so daß sie ausgesprochen berührungsempfindlich sind.

Die Haut verändert sich im Laufe des Lebens. So ist das Unterhautfettgewebe beim Baby recht dick, die schützende Keratinschicht dafür aber sehr dünn. Mit zunehmendem Alter bildet sich das Unterhautfettgewebe zurück, Leder- und Oberhaut werden dünner, die elastischen Fasern in der Lederhaut verändern sich, die Haut wird runzelig. Auch die Hautdurchblutung geht mit zunehmendem Alter zurück. Deshalb heilt die Haut älterer Menschen langsamer. Und schließlich bildet ältere Haut weniger schützenden Hauttalg, so daß sie schneller austrocknet.

Ein Blick unter die Haut

Dieser Querschnitt durch die Haut zeigt die verschiedenen Hautschichten und -strukturen unter der Hautoberfläche.

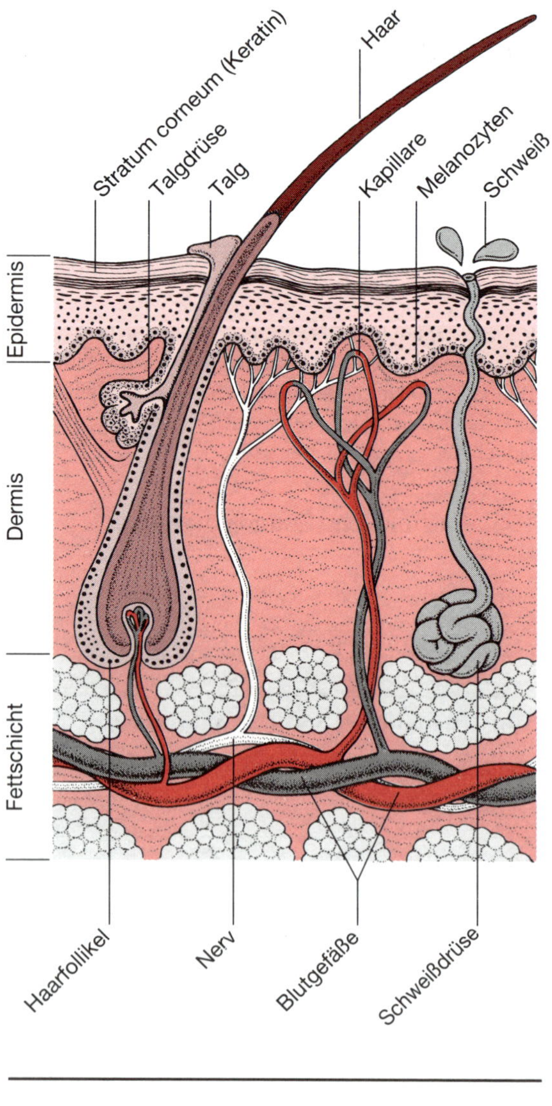

Medizinische Fachbegriffe für krankhafte Hautveränderungen

Atrophie: Papierdünne, gefältete Haut.

Cicatrix: Narbe, ein Bereich, in dem normale Haut durch Bindegewebe ersetzt wird. Sie bildet sich nach der Zerstörung von Hautteilen.

Crusta (Kruste): Eingetrocknetes Blut, Eiter oder Hautflüssigkeit auf der Hautoberfläche. Krusten können sich überall dort bilden, wo die Haut geschädigt ist.

Erosion: Verlust eines Teiles oder der gesamten Oberhaut. Sie entsteht oft bei Hautschäden, die durch Infektionen, Druck, Reizung oder Temperatureinflüsse verursacht sind.

Exkoriation: Ein strichförmiger oder vertiefter verkrusteter Bezirk, entstanden durch Kratzen, Reiben oder Schürfen.

Lichenifikation: Verdickung der Haut, bei der die Hautfelder gröber erscheinen und sich tiefe Furchen und Runzeln zeigen.

Macula: Eine flache, verfärbte Stelle unterschiedlicher Form von weniger als 10 mm Durchmesser. Beispiele sind Sommersprossen, flache Muttermale, Feuermale und viele flüchtige Hautausschläge.

Nodulus: Ein kleiner derber, möglicherweise erhabener Knoten von 5 bis 10 mm Durchmesser. Noduli können sich unter der Hautoberfläche bilden und dann nach oben drücken.

Papel: Ein derber Knoten von weniger als 10 mm Durchmesser. Warzen, Insektenstiche, verschiedene Verhornungsstörungen und auch einige Formen von Hautkrebs beginnen mit einer Papel. Eine **Plaque** ist eine große, plattenförmige Papel.

Pustula: Ein mit Eiter gefülltes Bläschen (eine Ansammlung weißer Blutzellen).

Squama: Bereiche, in denen sich abgestorbene Epidermiszellen anhäufen und schuppige, trockene Flecken bilden. Zu den Hauterkrankungen, die mit Schuppenbildung einhergehen, gehören u. a. Schuppenflechte und seborrhoische Dermatitis.

Teleangiektasien: Erweiterte, gewundene Blutgefäße in der Haut.

Ulkus: Geschwür. Hat dieselben Ursachen wie die Erosion, reicht aber tiefer in die Haut hinein und betrifft zumindest auch Teile der Lederhaut.

Urtica: Quaddel. Erhabene, weiche, schwammig aussehende Hautschwellung, die plötzlich auftritt und dann wieder verschwindet. Meist handelt es sich um eine allergische Reaktion auf Medikamente, Insektenstiche oder andere Hautreize.

Vesicula: Kleines, mit Flüssigkeit gefülltes Bläschen mit weniger als 0,5 mm Durchmesser. Eine **Bulla** ist eine große Blase. Bläschen und Blasen entstehen durch Insektenstiche, Gürtelrose, Windpocken, Verbrennungen und Hautreizungen.

Diagnose von Hauterkrankungen

Zahlreiche Hauterkrankungen kann der Arzt allein mit dem Auge diagnostizieren. Hinweise geben unter anderem Größe, Form, Farbe und Sitz der Hautveränderung. Auch wenn bestimmte Zeichen oder Symptome vorliegen oder fehlen, hilft das dem Arzt weiter. Manchmal muß er eine Gewebeprobe entnehmen (Biopsie), um sie unter dem Mikroskop zu untersuchen. Bei einer Biopsie wird ein kleiner Hautbereich mit einem Mittel zur örtlichen Betäubung (Lokalanästhetikum) schmerzunempfindlich gemacht. Dann wird mit einem kleinen Messer (Skalpell) oder einem runden Fräsgerät (Stanzmesser) ein Stück Gewebe von höchstens drei Millimetern Durchmesser entnommen. Die Stelle wird häufig mit einem Stich wieder vernäht.

Vermutet der Arzt eine Infektion, kratzt er etwas Material von der Haut ab und sendet diese Probe ins Labor. Dort wird eine Kultur angelegt. Enthält die Probe Bakterien, Pilze oder Viren, wachsen diese in der Kultur und können so identifiziert werden.

Der Arzt verfügt noch über weitere Labortests, um eine Hautinfektion zu diagnostizieren. Er kann die Haut unter dem Wood-Licht betrachten. So werden verschiedene Pilzarten sichtbar und Veränderungen des Hautpigments deutlicher. Der Tzanck-Test hilft, Virusinfektionen wie z. B. eine Herpeserkrankung zu diagnostizieren. Hierzu schabt der Arzt mit einem kleinen Skalpell die Oberfläche des entzündeten Hautareals ab und betrachtet sie unter dem Mikroskop. Vergrößerte Zellen oder Zellgruppen deuten auf eine Virusinfektion hin. Die Hautprobe kann aber auch in ein Labor eingesandt werden, um eine Viruskultur anzulegen.

Viele Hautbeschwerden beruhen auf einer Erkrankung, die allein die Haut betrifft. Manchmal sind Hauterscheinungen jedoch der Ausdruck einer Allgemeinerkrankung. So bekommen Patienten mit systemischem Lupus erythematodes beispielsweise einen rötlichen Hautausschlag auf den Wangen, nachdem sie sich der Sonne ausgesetzt haben. Wenn der Arzt Hauterkrankungen beurteilt, muß er also eine ganze Bandbreite möglicher Ursachen berücksichtigen. Bei der Suche nach einer eventuellen Allgemeinerkrankung hilft es ihm, die gesamte Hautoberfläche zu untersuchen und nach einem Ausschlag zu suchen.

Um die charakteristische Erscheinungsform der Hauterkrankung bestimmen zu können, muß sich der Patient möglicherweise ganz entkleiden, auch wenn ihm selbst nur an einem kleinen, umschriebenen Bereich der Haut etwas aufgefallen ist. Auch werden manchmal Blutuntersuchungen oder andere Labortests angeordnet, selbst wenn es sich um eine rein äußerliche Hauterkrankung zu handeln scheint.

KAPITEL 191

Äußerliche Hautbehandlung

Hauterkrankungen werden entweder äußerlich, also direkt am erkrankten Hautbereich, oder systemisch behandelt. Systemische Mittel wirken im gesamten Organismus; sie werden eingenommen oder injiziert. Nur selten muß der erkrankte Hautbereich mit einer hohen Arzneimitteldosis behandelt werden; dann wird das Mittel direkt unter die Haut gespritzt – man bezeichnet dies als intradermale Injektion.

Manche Medikamente zur Anwendung an der Haut sind verschreibungspflichtig, andere rezeptfrei. Die frei verkäuflichen Medikamente gelten zwar im allgemeinen als weniger gefährlich als die verschreibungspflichtigen, doch ist auch bei ihnen Vorsicht angebracht. Ein falsches Mittel kann eine Hauterkrankung verschlimmern, oder es können Symptome verschleiert und die ärztliche Diagnose erschwert werden.

Äußerliche Mittel für die Haut

Die Wirkstoffe des Arzneimittels sind in eine Trägersubstanz – bei Salben z. B. die Salbengrundlage – eingearbeitet, die keine arzneiliche Wirkung hat. Diese Trägersubstanz begründet die Unterschiede in der Art und Beschaffenheit der verschiedenen Zubereitungen. Sie prägt die Konsistenz des Produktes und bestimmt, ob die Wirkstoffe auf der Hautoberfläche wirken oder in die Haut eindringen – je nachdem, ob die Zubereitung dick und fettig oder dünn und wäßrig ist. Je nach eingesetzter Grundlage bzw. Trägersubstanz handelt es sich bei der Zubereitung um eine Salbe, Creme, Lotion, Lösung, um ein Puder oder ein Gel.

Salben sind ölig und enthalten nur wenig Wasser, sie fühlen sich fettig an, meist lassen sie sich nur schwer abwaschen. Sie eignen sich besonders zum Einfetten und um Feuchtigkeit in der Haut festzuhalten. Ihre Anwendung ist meist weniger angenehm als die von Cremes auf Wasserbasis, doch aus Salben dringen die Wirkstoffe gewöhnlich besser in die Haut ein. Salben mit einem hohen Anteil an Feststoffen heißen Pasten.

Cremes, Wasser-in-Öl- oder Öl-in-Wasser-Emulsionen, werden am häufigsten eingesetzt. Sie lassen sich leicht auftragen und ziehen nach dem Einreiben in die Haut ein.

Lotionen sind den Cremes ähnlich, enthalten jedoch mehr Wasser. Es sind Suspensionen aus fein pulverisierten Stoffen in Wasser oder Öl und Wasser. Sie sind einfach aufzutragen und wirken kühlend und austrocknend.

Lösungen sind Flüssigkeiten, in denen Wirkstoffe gelöst sind. Lösungen trocknen eher aus, als daß sie Feuchtigkeit spenden. Die am häufigsten verwendeten Lösungsmittel sind Alkohol, Propylenglykol, Polyethylenglykol und Wasser.

Puder sind trockene Zubereitungen, mit denen man Stellen schützen kann, wo Haut auf Haut reibt – z. B. zwischen den Zehen, den Gesäßhälften, in den Achselhöhlen und Leisten oder in der Hautfalte unter der Brust. Puder trocknet aufgeweichte Hautstellen (Hautschäden durch Feuchtigkeit) und verringert die Reibung, weil er die Feuchtigkeit aufnimmt.

Gele sind Substanzen auf der Grundlage von Wasser, die ohne Öl oder Fett streichfähig gemacht werden. Gele werden von der Haut nicht so gut aufgenommen wie öl- oder fetthaltige Zubereitungen.

Die unterschiedlichen Typen äußerlicher Arzneimittel

Äußerlich anzuwendende Arzneimittel lassen sich in sieben, sich teilweise überschneidende Kategorien unterteilen: Reinigungsmittel, Schutzmittel, desinfizierende Mittel, feuchtigkeitsspendende Mittel, austrocknende Mittel, juckreizstillende Mittel, entzündungshemmende Mittel.

Reinigungsmittel

Die hauptsächlichen Reinigungsmittel sind Seifen, Detergenzien und Lösungsmittel. Seife ist zwar immer noch ein beliebtes Waschmittel, doch es werden auch synthetische Waschmittel (Syndets) benutzt. Manche Seifen trocknen die Haut aus, andere tun dies nicht. Einige Flüssigseifen wirken feuchtigkeitsspendend, andere austrocknend.

Babyshampoos sind hervorragende Reinigungsmittel und besonders hautschonend. Sie eignen sich gut, um Schnitt- oder Schürfwunden zu reinigen. Außerdem unterstützen sie bei Schuppenflechte, Ekzemen und anderen Hauterkrankungen das Ablösen abgestorbener Hautpartikel. Nässende Wunden, die Sekret absondern, sollten nur mit Wasser gereinigt werden, da selbst milde Reinigungsmittel hier reizen könnten.

Oft werden den Waschmitteln chemische Substanzen zugesetzt. So enthalten Anti-Schuppenshampoos und -lotionen häufig Pyrithion-Zink, Selendisulfid oder Teerextrakte. In kleinen Mengen können sie außerdem Essigsäure, Aluminiumazetat und Magnesiumsulfat enthalten.

Schutzmittel

Viele verschiedene Zubereitungen helfen, die Haut zu schützen. Hautschutzöle und -salben auf Ölbasis schonen geschürfte oder gereizte Haut und erhalten ihre natürliche Feuchtigkeit. Puder können die Haut vor Reibung schützen. Synthetische hydrokolloide Verbände schützen wundgelegene Stellen (Druckgeschwüre) und andere offene Hautstellen. Sonnenschutzmittel bewahren vor dem schädlichen ultravioletten Licht.

Desinfizierende Mittel

Die Haut kann von Viren, Bakterien und Pilzen infiziert werden. Vor solchen Infektionen schützt man die Haut immer noch am besten durch gründliches Waschen mit Wasser und Seife. Andere Mittel wirken desinfizierend oder bekämpfen bereits bestehende Infektionen. Manche Desinfektionsmittel werden lediglich vor einer Operation eingesetzt, um die Haut des Chirurgen und des Patienten zu desinfizieren. Mit einigen gängigen Mitteln werden aber auch häufig Pilz- oder Bakterieninfektionen behandelt. So werden bei Akne oder zur Behandlung oberflächlicher Hautinfektionen beispielsweise lokal wirksame Antibiotika auf die Haut aufgetragen. Pilzinfektionen werden häufig mit clotrimazol-, miconazol- oder ketoconazolhaltigen Mitteln – alle rezeptfrei erhältlich – behandelt. Andere Pilzmittel sind dagegen rezeptpflichtig. Mittel wie Hexachlorzyklohexan (Lindan) helfen gegen Läuse und bei Krätze.

Feuchtigkeitsspendende Mittel

Feuchthaltemittel helfen der Haut, ihre natürliche Feuchtigkeit zu bewahren. Bei den meisten Mitteln dieser Art handelt es sich um ölhaltige Cremes oder Lotionen. Sie überziehen die Haut mit einem dünnen Ölfilm und verhindern so, daß die Hautfeuchtigkeit verdunstet. Am besten wendet man diese Mittel auf feuchter Haut an, also etwa direkt nach dem Baden oder Duschen. Stärker wirksame Feuchthaltemittel enthalten Substanzen wie Harnstoff.

Austrocknende Mittel

Feuchte Hautstellen können aufweichen. Zu diesem Problem kommt es häufig, wenn Haut auf Haut reibt, und sich hier, vor allem an schwülen Tagen, Feuchtigkeit absetzt. Bevorzugte Stellen hierfür sind die Zehenzwischenräume, Gesäßspalte, Achselhöhlen, Leisten und die Falte unter der Brust. Diese feuchten Zonen sind ideale Brutstätten für Infektionen, vor allem mit Pilzen und Bakterien.

Ein viel gebrauchtes austrocknendes Mittel ist Talkum. Talk nimmt die Feuchtigkeit von der Hautoberfläche auf. Die meisten Talkumzubereitungen unterscheiden sich lediglich in ihrem Duft und der Verpackung voneinander.

Aluminiumhaltige Lösungen bieten sich bei Hautschäden an, die durch übermäßige Nässe entstanden sind. Diese Lösungen werden meist im Krankenhausbereich eingesetzt.

Juckreizstillende Mittel

Hauterkrankungen gehen häufig mit Juckreiz einher. Manchmal wird ein Mittel angewandt, um den Juckreiz zu lindern, und ein anderes, um die Erkrankung selbst zu stoppen. Juckreiz und leichte Schmerzen lassen sich mit Mitteln wie Eukalyptus, Kampfer, Menthol, Zinkoxid, Talkum oder Glyzerin lindern. Antihistaminika, wie Diphenhydramin, finden sich in äußerlichen Mitteln, um den Juckreiz bei allergischen Reaktionen zu lindern. Sie können bei dafür empfindlichen Personen jedoch auch eine allergische Reaktion hervorrufen.

Bei bestimmten Arten von Juckreiz sollten Antihistaminika zum Einnehmen den äußerlich angewandten vorgezogen werden. Die innerlich gebrauchten hemmen zwar in erster Linie die allergische Reaktion, lindern aber aufgrund ihrer müdemachenden Wirkung häufig auch den Juckreiz.

Wirkungsgrad äußerlich angewandter Kortisone

Wirkungsgrad	Wirkstoff	Darreichungsform
Niedrig	Hydrokortison	Creme, Salbe oder Lotion 2,5 % oder 1,0 %
Mittelstark	Betamethasonvalerat	Creme 0,1 %
	Fluocinolonacetonid	Creme oder Salbe 0,025 %
	Hydrokortisonvalerat	Creme oder Salbe 0,2 %
	Triamcinolonacetonid	Creme, Salbe oder Lotion 0,1 % oder 0,025 %
Stark	Betamethasondiproprionat	Creme oder Salbe 0,05 %
	Betamethasonvalerat	Salbe 0,1 %
	Fluocinolonacetonid	Creme 0,2 %
	Halcinonid	Creme oder Salbe 0,1 %
Sehr stark	Clobetasolpropionat	Creme oder Salbe 0,05 %

Entzündungshemmende Mittel

Äußerlich oder innerlich angewandte Kortisone wirken Entzündungen entgegen. Durch sie klingen Schwellung, Juckreiz und Hautrötung ab. Kortisone eignen sich vor allem bei allergiebedingten Hautausschlägen oder entzündlichen Reaktionen auf Metalle, Textilien oder andere Substanzen. Da Kortisone die Widerstandskraft gegen Infektionen herabsetzen, dürfen sie auf infizierten Hautbereichen oder Wunden normalerweise nicht angewandt werden. Kombinationspräparate aus Kortisonen und Antibiotika sind nicht wirksamer als jedes der beiden Arzneimittel allein. Mit manchen Antibiotika (vor allem bei Neomyzin) verbindet sich ein erhöhtes Risiko für allergische Reaktionen und damit für weitere Komplikationen.

Zur äußeren Anwendung gibt es Kortisone in Lotionen, Cremes und Salben. Cremes wirken am besten, wenn sie in die Haut eingerieben werden. Die wirksamste Darreichungsform sind normalerweise Salben. Von der Art des Kortisons und seiner jeweiligen Konzentration hängt es ab, wie stark das Präparat wirkt. Hydrokortison gibt es in Konzentrationen bis zu 0,25 Prozent rezeptfrei. Stärkere und andere Kortisonpräparate sind verschreibungspflichtig. Kortisone können auch direkt unter die Haut injiziert werden.

Wenn es notwendig ist, wird zunächst ein stark wirkendes Kortison verschrieben und später auf ein schwächer wirkendes Mittel gewechselt. Die Präparate werden im allgemeinen nicht öfter als zweimal täglich sparsam aufgetragen. Das Gesicht und Kinderhaut reagieren besonders empfindlich auf Kortisone. Die Aufnahme des Hormons in den Körper und damit die Wirkung lassen sich erheblich steigern, wenn man einen Okklusivverband anlegt. Dann deckt man die aufgetragene Creme oder Salbe über Nacht mit Haushaltsfolie ab. Okklusivverbände sind jedoch einer Hoch-Dosisbehandlung vergleichbar. Sie haben ein großes Risiko für unerwünschte Wirkungen und bleiben im allgemeinen der Behandlung von Erkrankungen wie Schuppenflechte und starken Ekzemen vorbehalten.

KAPITEL 192

Juckreiz

Auf Juckreiz (Pruritus) reagieren alle Menschen instinktiv mit Kratzen.

Ständiges Kratzen kann eine Rötung der Haut und tiefe Kratzwunden verursachen. Kratzen kann die Haut so stark reizen, daß erneut Juckreiz und damit ein Teufelskreis entsteht. Durch anhaltendes Kratzen und Reiben kann sich die Haut verdicken und vernarben.

Ursachen

Juckreiz kann durch eine Hautkrankheit oder eine Erkrankung, von der der gesamte Organismus betroffen ist, verursacht sein. Hauterkrankungen mit heftigem Juckreiz sind beispielsweise Parasiteninfektionen (Krätze, Läuse), Insektenstiche, Nesselsucht (Urtikaria), atopische und allergische Dermatitis sowie Kontaktdermatitis. Häufig wird Juckreiz durch Wolle oder Reizstoffe wie Reinigungsmittel oder Kosmetika ausgelöst. Auch trockene Haut, vor allem bei älteren Menschen, juckt oft heftig.

Zu den Allgemeinerkrankungen, bei denen Juckreiz auftritt, gehören Lebererkrankungen (vor allem Gelbsucht), Niereninsuffizienz, Lymphome, Leukämie und andere Bluterkrankungen. Manchmal entwickeln auch Menschen mit einer Schilddrüsenerkrankung, mit Diabetes oder Krebs Juckreiz. Auch in den letzten Schwangerschaftsmonaten kann Juckreiz auftreten. Das muß nicht beunruhigen, kann aber auf eine leichte Leberfunktionsstörung hinweisen. Auch eine ganze Reihe von Medikamenten kann Juckreiz auslösen, dazu gehören Barbiturate (bei Epilepsie), Azetylsalizylsäure (bei Schmerzen) und überhaupt jedes Mittel, auf das jemand allergisch reagiert.

Behandlung

Zuerst wird nach der Ursache des Juckreizes gesucht und diese zu beheben versucht. Im allgemeinen, vor allem solange die Haut noch entzündet ist, wird empfohlen, eine milde, feuchtigkeitsspendende Creme oder Lotion ohne Duft- oder Farbstoffe auf die Haut aufzutragen. Zusatzstoffe würden die Haut zusätzlich reizen. Auch Substanzen wie Menthol oder Kampfer lindern den Juckreiz. Kortisonhaltige Cremes wirken entzündungshemmend. Sie sollten bei Juckreiz nur eingesetzt werden, wenn die zu behandelnde Hautfläche klein ist.

Antihistaminika zum Einnehmen, wie Hydroxyzin oder Diphenhydramin, können ebenfalls hilfreich sein, machen jedoch müde. Äußerlich sollen sie grundsätzlich nicht angewandt werden, weil die Gefahr einer allergischen Reaktion besteht.

KAPITEL 193

Oberflächliche Hauterkrankungen

Die oberste Hautschicht, die Hornschicht (Stratum corneum), besteht aus vielen Schichten abgestorbener Zellen und schützt das darunterliegende Gewebe vor Verletzungen und Infektionen. Die Fette, die diese Hautschicht enthält, wirken der Verdunstung von Wasser aus der Haut entgegen. Das erhält den tieferen Hautschichten ihre Feuchtigkeit und sorgt für eine weiche, elastische Haut.▲

Die Hornschicht stellt lediglich einen Teil der Oberhaut (Epidermis) dar, die an den meisten Stellen des Körpers nur dünn ist. An manchen Stellen, wie den Handflächen und Fußsohlen, ist sie jedoch von Natur aus dicker – hier sorgt die Hornschicht für einen extra starken Schutz vor Stößen und Abschürfungen. Aber auch in besonders trokkenen Hautbereichen kann die Oberhaut dick und hart werden.

Erkrankungen der oberflächlichen Hautschichten erstrecken sich auf die Hornschicht und die darunterliegenden Schichten. Die Bandbreite der Symptome, die sie hervorrufen, reicht von vorübergehenden Beschwerden bis hin zu chronischen Beeinträchtigungen.

▲ Siehe Kasten, Seite 946

Trockene Haut

Trocken wird die Haut vor allem bei kalter Witterung und durch häufiges Baden oder Duschen. Vor allem beim Baden werden die Hautfette in den oberen Hautschichten weggewaschen, die Haut trocknet aus. In der zweiten Lebenshälfte gehört trockene Haut zu den unvermeidlichen Veränderungen. Trockene Haut ist oft gereizt und juckt. Manchmal beginnt die Haut dann abzuschuppen, vor allem an den Unterschenkeln.

Sehr trockene Haut (Ichthyosis) kann manchmal auf einer vererbten Schuppenkrankheit (Ichthyosis vulgaris) oder einer Verhornungsstörung (epidermolytische Hyperkeratose) beruhen. Bei der Ichthyosis vulgaris liegen nur feine Schuppen vor, bei der Erythrodermia congenitalis dagegen dicke, warzige Schuppen und schmerzende, übelriechende Blasen. Ichthyosis kommt auch bei einigen Allgemeinerkrankungen wie Lepra, Schilddrüsenunterfunktion, Lymphom, Aids und Sarkoidose vor.

Behandlung

Das A und O bei der Behandlung trockener Haut ist, sie feucht zu halten. Wenn nur selten gebadet wird, bleiben die schützende Fette in der Haut. Abdeckende Fette wie Vaseline, Paraffinöl oder unparfümierte Feuchthaltemittel helfen der Haut ebenfalls, ihren Wasseranteil zu erhalten. Aggressive Seifen, Schaumbildner und die in manchen Feuchthaltemitteln enthaltenen Duftstoffe reizen die Haut und können sie noch weiter austrocknen. Reiben oder Kratzen führt schnell zu Infektionen oder Narben.

Schuppen können mit salizylsäurehaltigen Salben oder Lösungen entfernt werden. Bei Erwachsenen kann der Arzt raten, die Stellen, auf denen diese Mittel aufgetragen wurden, mit einer Kunststoffolie abzudecken (Okklusivverband). *Bei Kindern verbietet sich diese Maßnahme jedoch.*

Bei verschiedenen Formen schwerer Ichthyosis sind Vitamin-A-Säure (Tretinoin) enthaltende Produkte wirksam. Vitamin-A-Säure hilft der Haut, überschüssiges Hornmaterial abzustoßen. Acitretin, eine mit Vitamin-A-Säure verwandte Substanz, wird ebenfalls bei verschiedenen Formen der Ichthyosis verschrieben. Bei der epidermolytischen Hyperkeratose können Antibiotika und eine stark desinfizierende Seife, die beispielsweise Chlorhexidin enthält, eingesetzt werden.

Keratosis pilaris

Eine häufig vorkommende Verhornungsstörung, bei der abgestorbene Zellen von der obersten Hautschicht abschilfern und dann die Öffnungen der Haarfollikel verstopfen.

Diese Pfropfen verursachen kleine, spitze Papeln, die sich vorwiegend an den Oberarmen, Oberschenkeln und am Gesäß zeigen. Aber auch das Gesicht kann betroffen sein, vor allem bei Kindern. Diese Verhornungsstörung ist bei kaltem Wetter am stärksten ausgeprägt und bildet sich im Sommer im allgemeinen von selbst wieder zurück.

Die Ursache ist unbekannt – allerdings tritt die Keratosis pilaris familiär gehäuft auf, so daß eine vererbbare Komponente beteiligt zu sein scheint.

Behandlung

In der Regel sind die Papeln nur kosmetisch störend. Die Keratosis pilaris klingt im allgemeinen von selbst wieder ab. Eine Mischung aus Vaseline mit Kühlsalbe oder Salizylsäure kann jedoch dazu beitragen, die Papeln abzuflachen. Auch hochprozentigere Salizylsäurepräparate oder eine Vitamin-A-Säure-haltige Creme können hilfreich sein.

Schwielen und Hühneraugen

Eine Schwiele (Callus) ist ein oberflächlicher, umschriebener Bereich auf der Hornschicht (Stratum corneum), der ungewöhnlich dick wird und sich als Reaktion auf wiederholte Reibung bildet. Es ist eine Art Schutzpolster.

Schwielen können sich überall am Körper bilden, finden sich aber vor allem über vorstehenden Knochen an Händen, Füßen und Ellenbogen oder an anderen Stellen, die wiederholt Verletzungen bzw. Druck und Reibung ausgesetzt sind (z. B. der Unterkiefer bei Geigern).

Beim Hühnerauge (Clavus) handelt es sich um eine erbsengroße Verhornung an den Füßen.

Harte Hühneraugen sitzen auf den Zehengelenken, weiche zwischen den Zehen. Im Gegensatz zu den meisten Schwielen können Hühneraugen schmerzhaft sein, da die Hautverdickung den Druck auf den darunterliegenden Knochen weitergibt.

Diagnose

Schwielen und Hühneraugen sind im allgemeinen gut zu erkennen. Manchmal werden Schwielen mit Plantarwarzen verwechselt, die ebenfalls eine verdickte Hornschicht aufweisen. Warzen reagieren jedoch sehr empfindlich, wenn man sie von der Seite her zusammenpreßt, Schwielen dagegen eher auf direkten Druck, der nach unten oder innen gegen den Knochen gerichtet ist.

Behandlung

Auch hier gilt: Vorbeugen ist besser als heilen. Schwielen entstehen gar nicht erst, wenn es keine starken Reize gibt. Lassen sie sich jedoch nicht vermeiden, können Handschuhe, Schutzpolster oder andere Mittel helfen, den Druck zu verteilen. Die meisten Apotheken oder Drogerien führen Polster und Ringe in unterschiedlichen Formen und Größen. Da Hühneraugen in erster Linie durch schlecht sitzendes Schuhwerk verursacht werden, läßt sich hier mit gut passenden Schuhen Abhilfe schaffen. Schneller entfernen hornhautauflösende Mittel die Hühneraugen. Diese sogenannten keratolytischen Mittel enthalten meist Salizylsäure. Sie können als Lösung auf die Stelle aufgetragen oder als Salizylsäurepflaster aufgeklebt werden. Salizylsäure sollte aber möglichst nicht mit der gesunden Haut in Kontakt kommen, da die Säure sie stark schädigen kann. Zum Abtragen von Hühneraugen und Schwielen ist nach wie vor der Bimsstein bewährt, der während des Badens angewandt wird. Man kann aber beides auch vom Arzt mit einem Skalpell abschälen lassen.

Bei Menschen mit Diabetes und Durchblutungsstörungen können Schwielen und Hühneraugen langsamer heilen, vor allem wenn die Füße schlecht durchblutet sind. Diabetiker sollte ihre Fußpflege grundsätzlich nur von speziell geschulten Fachkräften durchführen lassen.

Schuppenflechte

Eine chronische, stets wiederkehrende Erkrankung (Psoriasis), bei der auf der Haut silberweiß schuppende Papeln und Plaques (erhabene Hautflecken) unterschiedlicher Größe sitzen.

Die schuppige Haut wird dadurch verursacht, daß sich die Hautzellen stark vermehren und ungewöhnlich schnell erneuern. Der Grund für dieses schnelle Zellwachstum ist nicht bekannt, immunologische Mechanismen sollen jedoch eine Rolle spielen. Die Erkrankung kommt familiär gehäuft vor. Etwa zwei bis vier Prozent der Bevölkerung erkranken an Schuppenflechte. Die Erkrankung beginnt meist im Alter zwischen 10 und 40 Jahren, grundsätzlich kann sie aber in jedem Alter auftreten.

Symptome

Die Erkrankung beginnt normalerweise mit einer oder mehreren kleinen, stark schuppenden Plaques. In dem gesamten Bereich können sich kleine Papeln bilden. Die ersten Plaques verschwinden zwar häufig von selbst, doch bald darauf zeigen sich schon die nächsten. Manche Plaques werden nicht größer als ein Fingernagel, andere breiten sich aus, ringeln sich oder winden sich spiralförmig.

Schuppenflechte sitzt typischerweise am behaarten Kopf, an den Ellenbogen und Knien sowie an Rücken und Gesäß. Die silbrigen Schuppen können auf den ersten Blick mit denen einer seborrhoischen Dermatitis verwechselt werden. Bei der Psoriasis treten die Schuppenflechten aber herdartig zwischen gesunden Hautbereichen auf – anders als bei der seborrhoischen Dermatitis. Schuppenflechte kann auch im Nagelbereich auftreten. Dann verdicken und verformen sich die Fingernägel.

Normalerweise verursacht die Psoriasis lediglich eine Schuppung. Auch Juckreiz kommt nur selten vor. Die schuppigen Hautflecken heilen normalerweise ab, ohne Narben zu hinterlassen. Die nachwachsende Haut sieht ganz normal aus, und auch der Haarwuchs ändert sich nicht. Bei den meisten Patienten bleibt die Erkrankung auf Hauterscheinungen bzw. die Schuppenbildung begrenzt. Sie leiden vor allem unter der psychischen Belastung durch das Aussehen ihrer Haut.

Bei manchen Menschen entwickelt sich die Psoriasis jedoch sehr stark und geht mit ernsthaften Begleiterscheinungen einher. Bei der psoriatischen Arthritis oder Psoriasis arthropathica beispielsweise gibt es Gelenkentzündungen, die der rheumatoiden Arthritis sehr ähnlich sind. Nur sehr selten befällt die Psoriasis die gesamte Hautfläche. Man spricht hier von der erythrodermatischen Psoriasis, bei der die gesamte Haut gerötet und entzündet ist. Diese Psoriasisform ist sehr gefährlich, da bei ihr, genau wie bei einer Verbrennung, die Haut ihre Schutzfunktion gegenüber Verletzungen oder Infektionen verliert. Eine andere, selten vorkommende Form von Schuppenflechte ist die Psoriasis pustulosa, bei der sich kleine und große, eitrige Pusteln auf den Handflächen und Fußsohlen bilden. Manchmal sind diese Pusteln auch über den gesamten Körper verteilt.

Psoriasis kann unvermittelt ohne ersichtlichen Grund aufblühen, ein Schub kann aber auch durch einen starken Sonnenbrand, eine Hautreizung, Malariamittel, Lithium (bei Depressionen), Betablocker (z.B. Propranolol und Metoprolol, bei zu hohem Blutdruck) oder durch jede medizinische Salbe oder Creme ausgelöst werden. Streptokokkeninfektionen (vor allem bei Kindern), Prellungen und Kratzwunden können außerdem die Bildung neuer Plaques begünstigen.

Diagnose

Da es viele Erkrankungen mit ähnlicher Schuppen- und Plaquebildung gibt, kann es bei der Psoriasis zunächst einmal zu Fehldiagnosen kommen. Meist kann der Arzt die Diagnose aber schon aufgrund der charakteristischen Schuppung stellen, die er am Körper sieht, ohne daß andere Tests erforderlich wären. Um die Diagnose zu bestätigen, wird gelegentlich eine Hautbiopsie vorgenommen und eine kleine Hautprobe mikroskopisch untersucht.

Behandlung

Patienten mit nur wenigen, kleinen Plaques reagieren im allgemeinen schnell auf eine Behandlung. Erweichend wirkende Salben und Cremes, ein- oder zweimal täglich angewandt, halten die Haut feucht. Kortisonhaltige Salben verringern die Schuppung. Sie wirken erheblich stärker, wenn der Bereich nach dem Auftragen des Medikaments mit einer Folie abgedeckt wird, haben dann aber auch viel eher gravierende Nebenwirkungen.

Salizylsäure- oder steinkohlenteerhaltige Mittel zur äußerlichen Behandlung werden ebenfalls eingesetzt. Sie werden meist zweimal täglich auf den erkrankten Bereich aufgetragen. Stärkere Mittel wie Dithranol werden ebenfalls verwendet, können jedoch die Haut reizen und Bettwäsche und Kleidung verfärben. Zur Behandlung des behaarten Kopfes gibt es die meisten dieser Substanzen auch in Shampoos oder Lösungen.

Auch UV-Strahlen lassen die Schuppenflechte abheilen. Darum können im Sommer die Hautbereiche, die von der Sonne beschienen werden, sich spontan bessern. Eine ebenfalls bewährte Therapie ist das kontrollierte Bestrahlen mit UV-Licht. Bei ausgedehnter Schuppenflechte kann die Lichttherapie durch die Gabe von Psoralen – einer Substanz, die die Haut besonders empfindlich für ultraviolette Strahlung macht – verstärkt werden. Die Kombination aus Psoralen und UVA-Licht (PUVA) ist sehr wirksam und kann – über Monate hinweg – die Haut abheilen lassen. Da die PUVA-Therapie aber das Risiko für Hautkrebs erhöht, muß die Behandlung streng überwacht werden.

Eine stark ausgeprägte oder sehr ausgedehnte Schuppenflechte kann mit Methotrexat behandelt werden. Dieser Wirkstoff stört das Wachstum und die Vermehrung von Zellen. Im allgemeinen wird Methotrexat nur bei solchen Patienten eingesetzt, die auf andere Behandlungsformen nicht ansprechen. Die Einschränkung beruht darauf, daß Methotrexat erhebliche unerwünschte Wirkungen auf Knochenmark, Nieren und Leber hat. Das gleiche gilt für Ciclosporin, das bei Schuppenflechte ebenfalls eingesetzt wird.

Die beiden wirksamsten Mittel bei der pustulösen Psoriasis sind Vitamin-A-Säure und Isotretinoin, die auch zur Behandlung starker Akne eingesetzt werden.

Pityriasis rosea

Eine mild verlaufende Hauterkrankung, die mit schuppenden, rosafarbenen und entzündlichen Hauterscheinungen einhergeht.

Die Pityriasis rosea wird möglicherweise durch einen noch nicht bekannten Erreger hervorgerufen. Sie kann in jedem Alter auftreten, in erster Linie jedoch bei jungen Erwachsenen. Sie kommt im Frühjahr und Herbst am häufigsten vor.

Symptome

Die Pityriasis rosea setzt mit einer rosa- oder rehfarbenen Hauterscheinung ein, die Mediziner Herold- oder Mutterfleck nennen. Dieser runde oder ovale Ausschlag tritt in der Regel am Rumpf auf. Fünf bis zehn Tage später folgen zahlreiche ähnliche, jedoch kleinere Herde an anderen Körperstellen. Diese Sekundärherde oder -medaillons erscheinen vor allem längs der Wirbelsäule und strahlenförmig von ihr ausgehend. Die meisten Patienten mit Pityriasis rosea haben wenig Symptome, der Ausschlag juckt meist nur wenig. Gelegentlich treten Müdigkeit, Kopfschmerzen und stärkerer Juckreiz auf.

Behandlung

Normalerweise klingt der Ausschlag nach vier bis fünf Wochen von selbst wieder ab, er kann aber auch zwei Monate oder länger bestehenbleiben. Sonnenlicht oder künstliche UV-Bestrahlung können den Heilungsprozeß beschleunigen und den Juckreiz lindern. Auch eine mentholhaltige Creme lindert den Juckreiz. Manchmal, bei wirklich heftigem Juckreiz, werden Kortisone verschrieben.

Lichen ruber planus

Ein stets wiederkehrender, juckender Hautausschlag, der durch kleine, zunächst einzeln auftretende Papeln gekennzeichnet ist, die später zu rauhen, schuppenden Plaques (erhabene Hautflecken) zusammenlaufen.

Bei etwa der Hälfte der Patienten ist die Mundschleimhaut mitbefallen. Die Ursache für Lichen ruber planus ist unbekannt. Der gleiche Hautausschlag tritt manchmal bei Personen auf, die mit Arzneimitteln, die Gold, Wismut, Arsen, Chinin oder Chinidin enthalten, oder mit bestimmten Farbfilmentwicklern zu tun haben. Lichen ruber planus kann also die Reaktion des Körpers auf bestimmte von außen einwirkende Chemikalien oder sonstige Wirkstoffe sein.

Symptome

Der erste Schub kann plötzlich oder sich allmählich verstärkend auftreten und Wochen oder Monate bestehenbleiben. Gewöhnlich klingt die Erkrankung von selbst wieder ab. Bei manchen kehren die Hauterscheinungen jedoch oft wieder, und manchmal gibt es jahrelang Rückfälle. Der Ausschlag juckt fast immer – manchmal sogar heftig. Die Papeln sind normalerweise violett, ihre Ränder sind vieleckig. Unter schräg einfallendem Licht glänzen sie deutlich. Neue Papeln können an der Stelle leichter Hautverletzungen oder oberflächlicher Kratzer entstehen. Sind die Hauterscheinungen abgeheilt, bleiben manchmal dunkle Hautverfärbungen bestehen.

Die Hauterscheinungen treten normalerweise symmetrisch auf, meist in der Mundschleimhaut, am Rumpf, an den Beugeseiten der Handgelenke, an den Beinen, an der Eichel und in der Scheide. Das Gesicht ist meist nicht betroffen. An den Beinen ist der Ausschlag oft besonders ausgedehnt und schuppig. Manchmal fällt auch das Kopfhaar fleckförmig aus.

Der Befall der Mundschleimhaut ist ausgesprochen unangenehm, wenn auch meist nicht schmerzhaft. Die Geschwüre sind gewöhnlich blauweiß und in einer Linie angeordnet. Oft treten die Mundgeschwüre vor dem Hautausschlag auf. Sobald die Geschwüre tiefer gehen, können sie schmerzhaft sein. Neue Schübe und ein Abklingen der Hauterscheinungen wechseln häufig. Geschwüre, die lange Zeit bestehen, können, wenn auch selten, zu einem Krebs der Mundschleimhaut führen.

Diagnose

Da viele Hauterkrankungen Lichen ruber planus ähneln, ist die Diagnose nicht einfach. Ein Hautarzt erkennt ihn jedoch schon aufgrund des Erscheinungsbildes und am zeitlichen Ablauf der Symptome. Um die Diagnose zu bestätigen, kann jedoch eine Biopsie (Entnahme einer Gewebeprobe und anschließende mikroskopische Untersuchung) erforderlich sein.

Behandlung

Zunächst einmal gilt es, das auslösende Arzneimittel oder die Chemikalie zu meiden – wenn dieses die Ursache ist. Gegen den Juckreiz können Antihistaminika wie Diphenhydramin oder Hydroxyzin eingenommen werden, die allerdings müde machen. Außerdem können Kortisone in die Papeln injiziert, auf die Haut aufgetragen oder eingenommen werden, manchmal zusammen mit anderen Medikamenten wie Tretinoin. Bei schmerzhaften Mundgeschwüren helfen Mundspülungen mit Lidokain vor den Mahlzeiten.

Lichen ruber planus kann spontan abheilen, um dann nach mehreren Jahren plötzlich wieder aufzutreten. Während der einzelnen Krankheitsschübe kann eine Langzeitbehandlung erforderlich sein. In der symptomfreien Zwischenzeit ist keine Behandlung nötig.

KAPITEL 194

Dermatitis

Bei der Dermatitis (Ekzem) handelt es sich um eine Entzündung der oberflächlichen Hautschichten, bei der Bläschen, Rötung, Schwellung, Sekretabsonderung, Krusten- und Schuppenbildung und gewöhnlich auch Juckreiz auftreten.

Durch anhaltendes Kratzen und Reiben kann sich die Haut verdicken und verhärten. Manche Dermatitistypen betreffen nur bestimmte Körperpartien.

Kontaktdermatitis

Diese entzündliche Hauterkrankung wird durch den Kontakt mit bestimmten Substanzen hervorgerufen. Der Ausschlag bleibt auf einen umschriebenen Hautbereich beschränkt und ist oft scharf begrenzt.

Die Hautentzündung kann durch zwei verschiedene Mechanismen ausgelöst werden: Hautreizung (nichtallergische Kontaktdermatitis oder kumulativ-irritatives Kontaktekzem) oder allergische Reaktion (allergische Kontaktdermatitis). Sogar milde Seifen, Schaumbildner und bestimmte Metalle können die Haut bei häufigem Kontakt reizen. Manchmal kann wiederholter Kontakt, sogar mit Wasser, die Haut austrocknen und reizen. Starke Reizmittel wie Säuren, Laugen (z. B. Abflußreiniger) und manche organische Lösungsmittel (z. B. Azeton) verursa-

Häufige Auslöser einer allergischen Kontaktdermatitis

Kosmetika: Enthaarungsmittel, Nagellack, Nagellackentferner, Deodorant, Feuchthaltemittel, After-Shave-Lotion, Parfum, Sonnencreme

Metallverbindungen (im Schmuck): Nickel

Pflanzen: Giftsumach (Rhus toxicodendron), Ambrosia-Arten, Primeln

Bestandteile von Hautcremes: Antibiotika (Penizilline, Sulfonamide, Neomyzin), Antihistaminika (Diphenhydramin, Promethazin), Anästhetika (Benzokain), Antiseptika (Thiomersal), Stabilisatoren

Chemische Substanzen, die in der Bekleidungsindustrie eingesetzt werden: Gerbstoffe in Schuhen, Gummi-Akzeleratoren und Antioxidanzien in Handschuhen, Schuhen, Unterwäsche und anderen Kleidungsstücken chen zwar keine direkte Reaktion, können jedoch beim nächsten Kontakt innerhalb von vier bis 24 Stunden eine Dermatitis mit Juckreiz verursachen. Man kann jahrelang mit einer bestimmten Substanz problemlos umgehen und dann plötzlich und unvermittelt allergisch darauf reagieren. Selbst Salben, Cremes und Lotionen, mit denen normalerweise eine Dermatitis behandelt wird, können eine solche allergische Reaktion verursachen. Etwa zehn Prozent aller Frauen reagieren allergisch auf Nickel, das häufigste allergieauslösende Metall bei Schmuckstücken. Auch auf Materialien, mit denen man im Beruf zu tun hat, kann man allergisch reagieren (berufsbedingte Dermatitis).

Tritt die Dermatitis erst auf, wenn der Kontakt mit einer bestimmten Substanz und die Bestrahlung mit Sonnenlicht zusammentreffen, spricht man von einer photoallergischen oder phototoxischen Kontaktdermatitis. Zu solchen Substanzen gehören bestimmte Duftstoffe, Antibiotika, Steinkohlenteer und Öle. Manche sind in Sonnencremes oder After-Shave-Lotionen enthalten.

Symptome

Das Bild einer Kontaktdermatitis reicht von einer milden, nur flüchtigen Rötung bis hin zur starken Schwellung und Blasenbildung. Oft geht der Ausschlag mit winzigen, juckenden Bläschen (Vesikeln) einher. Zunächst bleibt der Ausschlag auf die Kontaktstelle begrenzt, später kann er sich jedoch auf andere Bereiche ausbreiten. Der befallene Bereich kann sehr klein sein (z. B. die Ohrläppchen, wenn Ohrringe die Allergieursache sind) oder sich über große Körperpartien erstrecken (wenn beispielsweise eine Körperlotion die Ursache ist).

Wird die allergieauslösende Substanz entfernt, klingt die Rötung gewöhnlich innerhalb weniger Tage ab. Bläschen und Blasen können platzen, nässen und eine Kruste bilden. Danach kann sich die Haut noch einige Tage oder Wochen lang schuppen, jucken und manchmal auch vorübergehend verdickt sein.

Diagnose

Die Ursache der Kontaktdermatitis festzustellen, ist nicht immer einfach, da es eine Unzahl möglicher Auslöser gibt. Außerdem weiß man meist gar nicht, mit welchen Stoffen die Haut überhaupt in Kontakt gekommen ist. Oft weist der Ausgangspunkt des ursprünglichen Ausschlages auf die Ursache hin.

Besteht der Verdacht auf eine Kontaktdermatitis, wird zunächst versucht, die Ursache zu ermitteln, indem der Arzt den Betroffenen befragt. Der nächste Schritt ist, die möglichen auslösenden Stoffe systematisch auszuschalten. Bleibt das alles erfolglos, kann ein Pflastertest durchgeführt werden. Hierbei werden verschiedene häufig allergieauslösende Substanzen auf Spezial-Testpflaster aufgebracht und dem Betroffenen zwei Tage lang aufgeklebt, um zu sehen, ob sich in dem Bereich ein Ausschlag bildet.

Der Pflastertest ist zwar nützlich, aber aufwendig und kompliziert. Der Arzt muß zunächst entscheiden, welche Substanzen er in welcher Konzentration prüfen will und wann der günstigste Zeitpunkt für den Test ist. Außerdem ist die Auswertung der Testergebnisse problematisch. Die Testergebnisse können falsch-positiv oder falsch-negativ sein. Dennoch kann ein Pflastertest wichtige Hinweise auf die mögliche Ursache geben.

Behandlung

Die Behandlung besteht im wesentlichen darin, die auslösende Substanz zu meiden. Um einer Infektion vorzubeugen und eine Reizung zu vermeiden, sollte der erkrankte Hautbereich regelmäßig mit Wasser und einer milden Seife gereinigt werden. Die Blasen dürfen nicht geöffnet werden. Trockenverbände helfen ebenfalls, eine Infektion zu vermeiden.

Kortisonhaltige Cremes oder Salben lindern die Symptome einer milden Kontaktdermatitis, solange sich noch keine großen Blasen gebildet haben. Bei einer schweren Kontaktdermatitis werden manchmal Kortisontabletten (z. B. Prednison) verschrieben. Antihistaminika lindern zwar bisweilen den Juckreiz, doch bei der Kontaktdermatitis sind sie meist relativ wirkungslos.

Chronische Dermatitis der Hände und Füße

Zu der chronischen Dermatitis der Hände und Füße gehört eine ganze Gruppe von Störungen, die durch häufige Entzündungen und Reizungen an Händen und Füßen gekennzeichnet sind.

Eine chronische Dermatitis der Hände entsteht durch häufigen Kontakt mit chemischen Substanzen. Die chronische Dermatitis der Füße entsteht durch Feuchtigkeit und Wärme in Schuhen und Strümpfen. Bei der chronischen Dermatitis kann die Haut an den Händen und Füßen jucken und schmerzen.

Eine **Kontaktdermatitis**, ein Typ der chronischen Dermatitis der Hände, ist häufig Folge einer durch chemische Substanzen (wie Seifen) oder auch Gummihandschuhe verursachten Reizung.

Pompholyx ist eine chronische Erkrankung, die durch juckende Blasen in den Handflächen, an den Seiten der Finger und auch an den Fußsohlen charakterisiert ist. Die Blasenbildung geht häufig mit Schuppung, Rötung und Nässen einher. Die Erkrankung wird manchmal auch als Dyshidrosis bezeichnet, was »übermäßiges Schwitzen« bedeutet, aber nicht zutreffend ist.

Pilzinfektionen sind häufig die Ursache für an den Füßen auftretende kleine Blasen oder einen dunkelroten Ausschlag. Personen mit chronischer Pilzinfektion der Füße können manchmal auf den Pilzbefall allergisch reagieren und dann auch eine Handdermatitis entwickeln.

Behandlung

Die Behandlung der chronischen Dermatitis hängt von der jeweiligen Ursache ab. Meist besteht sie darin, die hautreizende Chemikalie zu meiden. Kortisonhaltige Cremes drängen die Symptome zurück. Antibiotika bieten sich an, wenn offene Wunden zusätzlich bakteriell infiziert sind. Werden die Symptome durch eine Pilzinfektion verursacht, werden Pilzmittel (Antimykotika) eingesetzt.

Atopische Dermatitis

Diese chronische, juckende Entzündung der oberen Hautschichten tritt häufig bei Personen auf, die Heuschnupfen oder Asthma haben, oder in deren Familie diese allergischen Erkrankungen vorkommen.

Menschen mit atopischer Dermatitis leiden oft noch an einer ganzen Reihe anderer Allergien. Die Beziehung zwischen diesen Störungen und der Dermatitis ist jedoch unklar. Manche Personen mit atopischer Dermatitis neigen von Geburt an dazu, als Reaktion auf bestimmte Reize zu viele Antikörper, vor allem Immunglobulin E, zu produzieren. ▲

Die atopische Dermatitis kann durch viele Faktoren verschlimmert werden: durch psychischen Streß, Temperaturschwankungen oder Veränderungen der Luftfeuchtigkeit, bakterielle Hautinfektionen und Kontakt mit hautreizenden Kleidungsstücken (z.B. Wolle). Bei Kleinkindern kann die atopische Dermatitis durch eine Nahrungsmittelallergie ausgelöst werden.

Symptome

In den ersten Lebensmonaten kann die atopische Dermatitis mit gerötetem, nässendem und verkrustetem Ausschlag im Gesicht, auf dem Kopf, im Windelbereich, an Händen, Armen, Füßen oder Beinen auftreten. Meist klingt die Erkrankung zwischen dem 3. und 4. Lebensjahr ab, aber es kommt häufig zu Rückfällen. Bei älteren Kindern und Erwachsenen tritt sie häufig (und wiederholt) an vereinzelten Stellen auf, vor allem an den Oberarmen, an der Innenseite der Ellenbogen oder in den Kniekehlen.

Der Ausschlag ist bei jedem anders gefärbt, unterschiedlich stark und sitzt an verschiedenen Orten. Doch Juckreiz gehört bei allen regelmäßig dazu. Das Jucken reizt oft zu unkontrolliertem Kratzen und führt zu einem Juck-Kratz-Auschlag-Juck-Zyklus, der die Erkrankung verschlimmert. Durch das Kratzen und Reiben kann die Haut einreißen. Dadurch entstehen Eintrittspforten für Bakterien und Infektionen.

Aus bislang unbekannten Gründen können Patienten mit langwieriger atopischer Dermatitis im Alter zwischen 20 und 30 Jahren einen grauen Star entwickeln. Herpes simplex kann bei Patienten mit atopischer Dermatitis eine ernste, fieberhafte Erkrankung verursachen (Ekzema herpeticatum).

Diagnose

Bis die Diagnose definitiv gestellt werden kann, sind meist mehrere Arztbesuche nötig. Einen speziellen Test gibt es nicht. Der Arzt stellt die Diagnose vielmehr anhand des typischen Verteilungssmusters des Ausschlags und von allergischen Erkrankungen in der Familie. Beim Kleinkind ist es häufig schwer, die atopische von der seborrhoischen Dermatitis zu unterscheiden, doch das ist wichtig, weil sie sich hinsichtlich der möglichen Komplikationen und der Behandlung voneinander unterscheiden.

Behandlung

Heilung gibt es nicht, wohl aber hilfreiche Maßnahmen. Dem Ausschlag läßt sich häufig bereits vorbeugen, indem man Reizstoffe meidet.

Kortisonhaltige Cremes und Salben helfen, den Ausschlag zu vertreiben und den Juckreiz zu lindern. Eine großflächige Langzeitanwendung stark wirkender kortisonhaltiger Cremes und Salben sollte, vor allem beim Kleinkind, die Ausnahme sein. Derartiges kann ernste Störungen verursachen. Besser ist es, das Kortisonpräparat nur so kurz wie möglich anzuwenden und sonst Mittel zu benutzen, die die Haut fetten und feucht halten. Sehr gut geeignet sind harnstoffhaltige Mittel.

Bei manchen Patienten mit atopischer Dermatitis verschlimmert Baden den Ausschlag. Seife und Wasser und sogar Abtrocknen, vor allem Abrubbeln mit einem Handtuch, können reizen. Diese Personen sollten nur selten baden, die Haut nur sanft mit einem Handtuch abtupfen und auf die noch feuchte Haut Öl oder eine unparfümierte Feuchtigkeitscreme auftragen.

Antihistaminika (Diphenhydramin, Hydroxyzin) helfen, vor allem durch ihre beruhigende Wirkung, den Juckreiz zu lindern. Da diese Mittel aber müde machen, sollten sie vor dem Zubettgehen genommen werden.

Die Fingernägel sind kurz zu halten, damit die Haut nicht zerkratzt wird und die Gefahr einer bakteriellen Infektion gering bleibt. Wichtig ist, die Zeichen einer Hautinfektion erkennen zu lernen (verstärkte Rötung, Schwel-

▲ Siehe Seite 807

lung, rote Streifen und Fieber), und sich dann schnell in ärztliche Behandlung zu begeben. Bakterielle Infektionen werden mit Antibiotika behandelt.

Da Kortisone zum Einnehmen ernste Nebenwirkungen haben, werden sie nur in ganz hartnäckigen Fällen eingesetzt. Vor allem bei Kindern und wenn sie lange Zeit eingenommen werden, können sie Wachstumsstörungen, Knochenschwund, eine Unterfunktion der Nebennieren und viele andere Störungen verursachen.

Aus unbekannten Gründen hilft bei manchen Erwachsenen eine Behandlung mit ultraviolettem Licht in Kombination mit der oralen Gabe von Psoralen, das die Wirkung der UVA-Strahlen verstärkt. Diese Therapie wird kurz als PUVA bezeichnet. Wegen ihrer möglichen Langzeitnebenwirkungen, wie Hautkrebs und grauem Star, empfiehlt sich diese Behandlungsform bei Kindern nur selten.

Seborrhoische Dermatitis

Diese entzündliche Erkrankung der oberflächlichen Hautschichten geht mit Schuppenbildung auf der Kopfhaut, im Gesicht und gelegentlich auch an anderen Körperpartien einher.

Die seborrhoische Dermatitis kommt oft familiär gehäuft vor und verschlimmert sich in der Regel im Winter.

Symptome

Die seborrhoische Dermatitis entwickelt sich nur langsam und zeigt sich in Form trockener oder fettiger Schuppen auf der Kopfhaut, manchmal mit Juckreiz, aber immer ohne Haarausfall. In schweren Fällen bilden sich gelblichrote schuppende Knötchen entlang der Haarlinie, hinter den Ohren, im äußeren Gehörgang, in den Augenbrauen, auf dem Nasenrücken und um die Nase herum und schließlich auch über dem Brustbein.

Im ersten Lebensmonat können sich dicke gelbe Schuppenkrusten (Milchschorf) auf dem behaarten Kopf und manchmal gelbe Schuppen hinter den Ohren und rote Knötchen im Gesicht entwickeln. Häufig wird das von einer hartnäckigen Windeldermatitis begleitet. Bei älteren Kindern können dicke, fest haftende und große, schuppende Plaques auf der Kopfhaut auftreten.

Behandlung

Beim **Erwachsenen** kann die Kopfhaut mit Shampoos behandelt werden, die Pyrithion-Zink, Selendisulfid, Salizylsäure, Schwefel oder Teer enthalten. Gewöhnlich werden diese Shampoos jeden zweiten Tag benutzt, bis die Kopfschuppung unter Kontrolle ist, danach zweimal wöchentlich. Die Behandlung muß oft über Monate fortgesetzt werden. Stellt sich die Dermatitis später wieder ein, kann die Behandlung wieder aufgenommen werden. Am Kopf und an anderen Körperpartien können auch kortisonhaltige Lotionen aufgetragen werden. Im Gesicht sollten lediglich schwache kortisonhaltige Mittel eingesetzt werden, so z. B. einprozentige Hydrokortisoncreme. Aber selbst dieses muß sehr vorsichtig angewandt werden, da die Haut bei Langzeitanwendung dünn wird und andere ernste Nebenwirkungen auftreten können. Falls Kortison das Ekzem nicht beseitigt, wird manchmal Ketoconazolcreme eingesetzt

Bei **jüngeren Kindern** mit dicken Schuppenkrusten auf der Kopfhaut kann vor dem Zubettgehen Salizylsäure in Paraffinöl mit einer weichen Zahnbürste aufgetragen werden. Außerdem ist die Kopfhaut täglich zu shampoonieren, bis die Schuppen verschwunden sind.

Bei **Kleinstkindern** wird der Kopf mit einem milden Babyshampoo gewaschen und eine Hydrokortisoncreme auf die Kopfhaut aufgetragen.

Nummuläre Dermatitis

Bei dieser chronischen Entzündung der Haut tritt gewöhnlich ein juckender Hautausschlag auf, der durch münzförmige Läsionen mit kleinen Bläschen, Krusten und Schuppen charakterisiert ist.

Die Ursache der Erkrankung ist unbekannt. Sie befällt häufig Personen mittleren Alters und geht mit trockener Haut einher. Besonders oft kommt sie im Winter vor. Der Ausschlag kann ohne ersichtlichen Grund kommen und gehen.

Die runden Läsionen beginnen mit juckenden Flecken mit Bläschen und Blasen, die später nässen und dann verkrusten. Der Ausschlag kann weit verstreut auftreten, am stärksten ausgeprägt ist er oft an den Streckseiten der Arme oder Beine und am Gesäß. Er tritt aber auch am Rumpf auf.

Eine einheitliche, bei jedem wirksame Behandlungsform gibt es nicht. Zu den möglichen Behandlungen gehören orale Antibiotika, Kortisoncremes und -injektionen, sonstige Medikamente und eine UVA-Therapie.

Generalisierte exfoliative Dermatitis

Eine schwere, die gesamte Hautoberfläche befallende Entzündung, bei der sich die Haut stark rötet und schuppt.

Medikamente wie Penizilline (bei Infektionen), Sulfonamide (vor allem bei Harnwegsinfektionen), Isoniazid (bei Tuberkulose), Phenytoin oder Barbiturate (beide bei Epilepsie) können diese Erkrankung auslösen. Manchmal stellt sie die Komplikation einer anderen Hauterkrankung dar, so bei der atopischen Dermatitis, Schuppenflechte und Kontaktdermatitis. Auch bestimmte Karzinome der

Lymphknoten (Lymphome) können sie hervorrufen. In vielen Fällen jedoch bleibt die Ursache unbekannt.

Symptome

Die Erkrankung kann stürmisch oder schleichend ausbrechen. Die gesamte Hautoberfläche rötet, schuppt, verdickt sich und verkrustet gelegentlich. Manchmal jucken die Lymphknoten und schwellen an. Viele Patienten haben zwar Fieber, frieren aber dennoch, weil sie durch die Hautschädigung soviel Wärme verlieren. Aus demselben Grund kann es zu einem erhöhten Flüssigkeits- und Eiweißverlust über die Haut kommen. Und schließlich kann die geschädigte Haut auch nicht mehr oder kaum vor Infektionen schützen.

Behandlung

Eine frühe Diagnose und Behandlung sind wichtig, um Infektionen zu verhindern und den Flüssigkeits- und Eiweißverlust einzudämmen, bevor er lebensbedrohliche Formen annimmt.

Jedes Arzneimittel oder jede chemische Substanz, die Ursache für die Dermatitis sein könnte, gilt es, sofort auszuschalten. Ist ein Lymphom die Ursache, klingt die Dermatitis durch dessen Behandlung ab. Bei Patienten mit starker exfoliativer Dermatitis ist eine Krankenhauseinweisung unumgänglich. Dort bekommen sie Antibiotika gegen die Infektionen und Flüssigkeit und Nährstoffe infundiert, um den Flüssigkeitsverlust über die Haut auszugleichen. Gegen den Wärmeverlust helfen Heizdecken. Kühle Bäder und das Auftragen von Vaseline und Auflegen von Mull helfen, die Haut zu schützen.

Stauungsdermatitis

Eine chronische Entzündung der Unterschenkel mit Rötung, Wärmegefühl, Schuppung und Schwellung sowie Neigung zur Braunfärbung.

Die Erkrankung entsteht, wenn sich Blut und Körperflüssigkeit unter der Haut sammeln. Sie ist häufig bei Patienten mit Krampfadern und Ödemen (geschwollenen Beinen).

Symptome

Der Hautausschlag zeigt sich in der Regel im Bereich der Knöchel. Zunächst ist die Haut gerötet und schuppt leicht. Nach mehreren Wochen oder Monaten verfärbt sich die Haut dann bräunlich. Die zugrundeliegende Blutstauung wird oft lange übersehen. In dieser Zeit nimmt die Schwellung immer mehr zu; auch die Gefahr einer bakteriellen Infektion und schweren Hautschädigung durch Geschwürbildung steigt.

Behandlung

Ziel der Langzeitbehandlung ist es, das Risiko, daß sich Blut im Knöchelbereich staut, zu senken. Der venöse Rückstrom verbessert sich, wenn die Beine hoch gelagert oder gut sitzende Stützstrümpfe getragen werden. Das wirkt dem Stau in den Gefäßen und der Flüssigkeitsansammlung in den Beinen entgegen. Zusätzliche Maßnahmen sind in der Regel nicht nötig.

Bei akuter Stauungsdermatitis haben sich feuchte Umschläge, z. B. mit Leitungswasser getränkte Mullkompressen, bewährt. Dadurch fühlt sich die Haut besser an, und das Infektionsrisiko sinkt, weil die Haut sauber gehalten wird. Verschlimmert sich die Erkrankung – stärkeres Wärmegefühl, Rötung, kleine Geschwüre oder Eiterbildung –, kann ein Verband aufgelegt werden, der mehr Flüssigkeit aufnimmt. Ebenfalls hilfreich sind kortisonhaltige Cremes, die oft mit Zinkpaste kombiniert dünn auf die erkrankte Haut aufgetragen werden.

Bei großen oder ausgedehnten Geschwüren sind andere Verbände erforderlich. Altbewährt ist die Zinkpaste, neue Verbandsarten mit eingearbeiteten absorbierenden Materialien sind jedoch wirksamer. Antibiotika werden nur eingesetzt, wenn bereits eine Infektion vorliegt. Manchmal wird Haut aus anderen Körperbereichen transplantiert, um sehr große Geschwüre abzudecken.

Es kommt auch noch vor, daß ein Zinkleimverband angelegt wird – ein gipsähnlicher Stützverband aus einer Gelatinepaste, der Zinkoxid zugesetzt ist. Er schützt die Haut vor Reizungen, die Zinkpaste unterstützt den Heilungsprozeß.

Da bei der Stauungsdermatitis die Haut schnell gereizt reagiert, sollten keine antibiotikahaltigen Salben, Anästhetika oder Salbengrundlagen wie Lanolin oder Wollwachsalkohole angewandt werden.

Örtlich begrenzte Kratzdermatitis

Die örtlich begrenzte Kratzdermatitis (Lichen simplex chronicus oder zirkumskripte Neurodermitis) ist eine chronische, juckende Entzündung der oberen Hautschichten. Sie verursacht trockene, schuppende, dunkle und verdickte Hautflecken von ovaler, unregelmäßiger oder eckiger Form.

Die Krankheitsursache ist unbekannt, psychische Faktoren scheinen eine Rolle zu spielen. Frauen sind öfter betroffen als Männer, meist zwischen dem 20. und 50. Lebensjahr.

Symptome und Diagnose

Die örtlich begrenzte Kratzdermatitis bzw. Neurodermitis kann überall am Körper auftreten, einschließlich After (Pruritus ani) und Vagina (Pruritus vulvae). In den Frühstadien der Erkrankung sieht die Haut noch normal aus, juckt jedoch. Später beginnt die Haut trocken zu werden und zu schuppen, durch das Kratzen und Reiben bilden sich bräunliche Flecken auf der Haut.

Zunächst wird versucht, die Ursache, die das Hautjucken verursacht – psychischer Streß, Allergien oder Allgemeinerkrankungen –, auszuschalten. Tritt der Juckreiz im Anal- oder Vaginalbereich auf, können Würmer, Trichomonaden, Hämorrhoiden, Pilzinfektionen, Warzen, Kontaktdermatitis oder Schuppenflechte die Ursache sein.

Behandlung

Damit die Haut heilen kann, darf nicht mehr gekratzt oder gerieben werden. Gegen den Juckreiz können Antihistaminika eingenommen oder kortisonhaltige Cremes auf den befallenen Hautbereich aufgetragen werden. Ein mit einem Kortison imprägniertes Pflaster macht neben seiner medizinischen Wirkung außerdem das Kratzen unmöglich.

Tritt der Juckreiz im Anal- oder Vaginalbereich auf, wird am besten mit kortisonhaltigen Cremes behandelt. Als Schutz kann noch Zinkpaste über die Creme gestrichen werden, mit Paraffinöl läßt sie sich leicht wieder entfernen. Bei der Handhabung von Toilettenpapier ist Vorsicht geboten.

KAPITEL 195

Entzündliche Erkrankungen der Haut

Auf der Haut kann eine ganze Reihe von Ausschlägen, Läsionen und Bläschen (Hauteruptionen) auftreten. Manchmal nimmt die Haut schnell wieder ihr normales Aussehen an, manche Hauteruptionen können jedoch lange bestehenbleiben und sogar lebensbedrohliche Formen annehmen. Verschiedene Hautreaktionen werden durch innerlich angewandte Arzneimittel verursacht.

Arzneimittelexanthem

Arzneimittelexantheme sind unerwünschte Wirkungen von Medikamenten. ▲

Arzneimittelexantheme beruhen auf verschiedenen Mechanismen, meist ist es eine allergische Reaktion. Nachdem der Körper ein Quantum eines bestimmten Medikamentes aufgenommen hat, kann ihn das sensibilisieren. Kommt er später mit dem gleichen Medikament in Kontakt, kann das innerhalb weniger Minuten oder auch erst nach Stunden oder Tagen eine allergische Reaktion auslösen. Erstes Symptom dafür ist meist ein Hautausschlag. Er kann mit anderen allergischen Symptomen, wie Schnupfen, tränenden Augen oder Asthmaanfällen, einhergehen.

Arzneimittel können einen Ausschlag aber auch direkt auslösen, ohne daß eine allergische Reaktion vorliegt. So können Kortisone beispielsweise Akne verursachen und die Haut dünner werden lassen, und Mittel zur »Blutverdünnung« (nach Herzinfarkt, bei Thrombose) können Blutergüsse entstehen lassen, wenn Blut aus den Gefäßen austritt und unter die Haut sickert.

Verschiedene Arzneimittel machen die Haut besonders empfindlich für Sonnenlicht (Photosensibilität). Hierzu zählen bestimmte Neuroleptika, Tetrazykline, sulfonamidhaltige Antibiotika, Hydrochlorothiazid (zur Entwässerung, bei Bluthochdruck) und verschiedene Süßstoffe. Bei diesen photoallergischen Dermatosen tritt der Ausschlag nicht direkt nach der Einnahme des Medikamentes auf, sondern erst, wenn später Sonnenlicht auf die Haut trifft. Dieser Ausschlag ist meist rötlich oder graublau und juckt manchmal.

Medikamente können praktisch jede Form von Ausschlag verursachen, am häufigsten aber sind Nesselsucht (Urtikaria) ■, toxische epidermale Nekrolyse, Erythema multiforme, Stevens-Johnson-Syndrom und Erythema nodosum.

Symptome

Arzneimittelexantheme können ganz unterschiedlich schwer sein: von einer örtlich begrenzten leichten Rötung mit Pusteln bis hin zur flächigen Ablösung der Oberhaut.

▲ Siehe Seite 43

■ Siehe Seite 826

Typische Hautausschläge beim Arzneimittelexanthem

Hauterkrankung	Beschreibung	In Frage kommende Medikamente
Fixe Arzneimittelexantheme	Dunkel- oder purpurroter Ausschlag, der bei jedem Kontakt mit dem Medikament immer wieder an derselben Stelle erscheint. Der Ausschlag tritt meist an der Mundschleimhaut oder an den Genitalien auf	In der Regel Antibiotika (Tetrazykline und sulfonamidhaltige Antibiotika), Phenolphthalein (in manchen Abführmitteln)
Purpuriforme Eruptionen	Purpuriforme Flecken auf der Haut, meist an den Beinen	Entwässerungsmittel, manche »Blutverdünnungsmittel«
Akneähnliche Hautausschläge	Pickel und Pusteln sowie rote Flecken, vornehmlich im Gesicht, an den Schultern und im oberen Brustbereich	Kortisone, Jod, Brom, Phenytoin, männliche Sexualhormone
Nesselsucht (Urtikaria)	Erhabene, gut umschriebene, rote und weiße ödematöse Quaddeln, Zeichen einer allergischen Reaktion	Penizillin, Azetylsalizylsäure, verschiedene Lebensmittelfarbstoffe
Morbilliforme oder makulo-papulöse Hautausschläge	Flacher, roter, schlecht umrissener masernähnlicher Ausschlag, manchmal auch mit Pusteln und Quaddeln	Praktisch jedes Medikament, vor allem aber Barbiturate, Ampizillin, Sulfonamide und andere Antibiotika
Stevens-Johnson-Syndrom oder weniger starke Hauterkrankungen mit Schleimhautbefall	Kleine Bläschen oder nesselsuchtähnlicher Ausschlag auf den Schleimhäuten von Mund, Scheide oder Eichel	Penizillin, sulfonamidhaltige Antibiotika, Barbiturate, verschiedene Mittel gegen Bluthochdruck und Diabetes
Dermatitis exfoliativa	Rötung, Schuppung und Verdickung der gesamten Hautoberfläche	Penizillin, sulfonamidhaltige Antibiotika

Sie können plötzlich nach der Einnahme des Medikaments auftreten (z. B. eine Urtikaria als Reaktion auf Penizillin) oder erst Stunden oder Tage später. Selten kann eine solche Reaktion sogar erst nach Jahren auftreten. So kann es durch Arsen beispielsweise Jahre später zur Hautschuppung, -verfärbung und manchmal sogar zu Krebs kommen.

Diagnose

Hautausschläge können viele Ursachen haben. Einen Labortest, der ein bestimmtes Arzneimittel als krankheitserregende Ursache nachweist, gibt es nicht. Die Suche nach einem Medikament als möglicher Krankheitsursache kann sich sehr schwierig gestalten, da bereits winzige Mengen den Ausschlag verursachen können, er aber erst viel später ausbrechen und noch Wochen oder Monate nach dem Absetzen des Medikaments weiterbestehen kann. Alle verwendeten Arzneimittel kommen in Betracht, auch die rezeptfrei gekauften – Augen- und Nasentropfen und selbst Zäpfchen können verantwortlich sein. Oft läßt sich das verursachende Medikament nur ermitteln, indem alle bis auf die lebensnotwendigen Arzneimittel abgesetzt werden. Wann immer möglich, werden sie durch chemisch nicht verwandte Substanzen ersetzt. Ist das nicht möglich, werden sie schrittweise eines nach dem anderen wieder eingesetzt, um feststellen zu können, welches die Reaktion auslöst. Wenn es sich um eine schwere allergische Reaktion handelt, kann dieser erneute Kontakt mit dem Arzneimittel jedoch gefährlich werden.

Behandlung

Die meisten Arzneimittelreaktionen verschwinden, wenn man das Mittel absetzt. Bei trockenem oder juckendem Hautausschlag kann eine Kortisonsalbe helfen. Eine Urtikaria verschwindet meist auch ohne Behandlung schnell wieder. Ist das nicht der Fall, kann es manchmal notwendig werden, Antihistaminika oder Kortisone einzunehmen. Ist die Reaktion ganz heftig, wird Adrenalin oder ein Kortison injiziert.

Toxische epidermale Nekrolyse

Bei dieser lebensbedrohlichen Hauterkrankung löst sich die Oberhaut großflächig ab.

Etwa ein Drittel dieser Erkrankungen entsteht als Reaktion auf ein Arzneimittel, meist Penizillin, sulfonamidhaltige Antibiotika, Barbiturate (bei Epilepsie), krampflösende Mittel, nichtsteroidale Entzündungshemmer (bei Rheuma) oder Allopurinol (bei Gicht). Bei einem weiteren Drittel geht die toxische epidermale Nekrolyse (TEN) mit einer anderen schweren Erkrankung einher, was die Diagnose erschwert. Bei dem restlichen Drittel bleibt die Ursache unbekannt. Die Erkrankung kommt häufig bei Kindern vor.

Symptome

Die toxische epidermale Nekrolyse beginnt mit einem schmerzhaften roten Bereich, der sich rasch ausbreitet. Es treten Blasen auf, oder die Oberhaut löst sich ohne Blasenbildung ab. Manchmal genügt dafür schon eine leichte Berührung oder Druck. Die betroffenen Hautpartien sehen aus, als wären sie verbrannt. (Eine ähnliche Krankheit, das Lyell-Syndrom oder staphylogene Syndrom der verbrühten Haut, entsteht durch eine Staphylokokkeninfektion bei Säuglingen, kleinen Kindern und Erwachsenen mit erkranktem Immunsystem.) Wenn die TEN fortschreitet, kommt es zu starkem Krankheitsgefühl, Schüttelfrost und Fieber. Innerhalb von drei Tagen lösen sich ausgedehnte Hautbereiche ab, oft sind auch die Schleimhäute von Augen, Mund und Genitalien mitbetroffen.

Wie bei schweren Verbrennungen ist auch hier der Hautverlust lebensbedrohlich, weil durch die ausgedehnten Areale offenen Gewebes enorme Mengen Flüssigkeit und Mineralsalze austreten können. Dort, wo die Gewebeschädigung vorliegt, kommt es häufig zu Sekundärinfektionen – die häufigste Todesursache bei dieser Erkrankung.

Behandlung

Bei der TEN ist eine Krankenhauseinweisung unumgänglich. Alle Medikamente, die die Krankheit ausgelöst haben könnten, müssen sofort abgesetzt werden. Um das Risiko von Infektionen zu senken, sollten die Kranken wie Patienten mit Verbrennungen behandelt werden. Dazu gehört, daß das Krankenhauspersonal sich vor jedem Körperkontakt die Hände gründlich waschen muß, daß der Patient von den anderen isoliert und seine Haut mit einem Schutzverband abgedeckt wird. Der Verlust an Flüssigkeit und Salzen muß durch Infusionen ersetzt werden. Der Einsatz von Kortisonen ist umstritten. Manche Ärzte halten die Gabe hoher Dosen in den ersten Behandlungstagen für therapeutisch sinnvoll. Andere sprechen sich dagegen aus, da diese Medikamente das Immunsystem weiter schwächen und damit die Gefahr schwerer Infektionen begünstigen können. Tritt eine Infektion auf, werden unverzüglich Antibiotika gegeben.

Erythema exsudativum multiforme

Eine entzündliche Hauterkrankung, die charakterisiert ist durch rote, erhabene Hautflecken, die manchmal wie Zielscheiben aussehen und meist symmetrisch angeordnet sind.

Wahrscheinlich mehr als die Hälfte der Erkrankungen wird durch eine Herpes-simplex-Infektion verursacht. Die übrigen hängen unter anderem mit Medikamenten zusammen (fast jedes Medikament kommt dafür in Frage, meist sind es jedoch Penizilline, sulfonamidhaltige Antibiotika und Barbiturate) und anderen Infektionskrankheiten (beispielsweise Coxsackie- oder Echovirus-Infektion, Myoplasma pneumoniae, Psittakose und Histoplasmose). Selten können auch bestimmte Impfstoffe die Ursache sein. Auf welche Weise Herpes simplex oder Medikamente die Erkrankung bewirken, ist nicht bekannt, man vermutet aber eine Art allergischer Reaktion.

Symptome

Die Krankheit beginnt normalerweise plötzlich mit geröteten Flecken oder Papeln, meist an den Handtellern und Fußsohlen und im Gesicht. Blutige Bläschen an den Lippen und an der Mundschleimhaut sind ebenfalls möglich. Die auf beiden Körperseiten gleich angeordneten Hauterscheinungen sind flach, rund und rot und können dunkle konzentrische Ringe mit einem bläulichen Zentrum bilden. Die geröteten Bereiche können jucken. Patienten mit Erythema exsudativum multiforme können Lippenherpes haben oder kurz zuvor gehabt haben, sich müde fühlen, Gelenkschmerzen und Fieber haben. Die Krankheitsschübe können zwei bis vier Wochen dauern und sich mehrere Jahre lang im Herbst und im Frühling wiederholen.

Das **Stevens-Johnson-Syndrom**, das durch einen Bläschenausschlag in der Mundschleimhaut, im Rachen, in der anogenitalen Region und an der Bindehaut gekennzeichnet ist, ist eine sehr schwere Form des Erythema exsudativum multiforme. An anderen Stellen der Haut können gerötete Flecken auftreten. Wenn die Mundschleimhaut betroffen ist, kann es sein, daß es unmöglich ist, zu essen, den Mund zu schließen und den Speichel zu schlucken. Die Augen können heftig schmerzen und sich durch die stark vereiterten Bindehäute nicht mehr öffnen lassen. Es können bleibende Hornhautnarben entstehen. Ist die Harnröhrenöffnung infiziert, kommt es zu Problemen und Schmerzen beim Wasserlassen.

Behandlung

Das Erythema exsudativum multiforme heilt normalerweise von allein, das Stevens-Johnson-Syndrom jedoch verläuft gelegentlich tödlich. Ist eine Infektion die Krankheitsursache, so wird diese behandelt, verdächtige Medikamente werden abgesetzt. Ist eine Herpes-simplex-Infektion die Ursache, wird normalerweise Aciclovir gegeben.

Blasen oder wunde Hautstellen werden in der Regel mit Umschlägen mit kaltem Wasser behandelt. Bei schweren oder chronisch verlaufenden Erkrankungen werden orale Kortisone gegeben, ihr Einsatz ist jedoch umstritten.

Beim geringsten Verdacht auf eine Infektion sind Antibiotika notwendig. Sind Essen und Trinken aufgrund ausgedehnten Schleimhautbefalls in Mund und Rachen nicht möglich, können Nahrung und Flüssigkeit intravenös zugeführt werden.

Erythema nodosum

Eine entzündliche Hauterkrankung, die weiche rote Knoten (Noduli) unter der Haut verursacht, meist auf den Schienbeinen, gelegentlich aber auch an den Armen und an anderen Stellen.

Das Erythema nodosum ist oft das Zeichen einer anderen Erkrankung oder einer Arzneimittelunverträglichkeit. Die Krankheit betrifft vor allem junge Erwachsene und kann nach Monaten oder Jahren erneut auftreten. Bei Kindern wird das Erythema nodosum meist durch eine Erkältung oder Halsentzündung, vor allem wenn sie durch Streptokokken verursacht ist, hervorgerufen. Bei Erwachsenen sind Streptokokkeninfektion und Sarkoidose die häufigste Ursache. Weitere Ursachen sind Lepra, Kokzidioidomykose, Histoplasmose, Tuberkulose, Psittakose, Lymphogranuloma venereum und Kolitis ulzerosa. Bei der Erkrankung kann es sich aber auch um eine Reaktion auf Medikamente handeln, vor allem auf sulfonamidhaltige Antibiotika, Brom, Jod und »die Pille«.

Symptome und Diagnose

Die normalerweise auf den Schienbeinen erscheinenden Knoten verändern ihre Farbe von rosa zu bläulich-braun und sehen Quetschwunden ähnlich. Fieber und Gelenkschmerzen kommen häufig vor, die Lymphknoten im Brustbereich sind gelegentlich vergrößert.

Die schmerzhaften Knoten sind normalerweise ein entscheidender Diagnosehinweis für den Arzt. Um die Diagnose zu bestätigen, wird von den Knoten häufig eine Probe entnommen (Biopsie) und mikroskopisch untersucht.

Granuloma anulare

Eine chronische Hauterkrankung mit unbekannter Ursache, die durch kleine derbe, erhabene Knoten (Noduli) charakterisiert ist, die einen Ring um ein Zentrum mit normaler oder leicht eingesunkener Haut bilden.

Die Knoten sind entweder gelblich oder hautfarben. Es können ein oder mehrere Ringe vorhanden sein. Die Knoten schmerzen oder jucken in der Regel nicht. Die Erkrankung tritt normalerweise an den Füßen, Beinen, Händen oder Fingern auf und kann sowohl Kinder als auch Erwachsene befallen. Bei einigen wenigen Kranken breiten sich die Knoten aus, wenn Sonnenlicht auf die Haut trifft.

Meist heilt die Erkrankung von selbst wieder. Okklusivverbände mit kortisonhaltigen Cremes, kortisonhaltige Folienpflaster sowie Kortisoninjektionen unterstützen die Rückbildung des Ausschlags.

KAPITEL 196

Blasenbildende Erkrankungen

Viele Erkrankungen und Verletzungen können mit Blasen einhergehen. Zu den ernsthaftesten Erkrankungen dieser Art zählen die drei Autoimmunerkrankungen Pemphigus, bullöses Pemphigoid und Dermatitis herpetiformis. Bei einer Autoimmunerkrankung richtet sich die Kraft des Immunsystems, das normalerweise körperfremde Substanzen abwehrt, gegen körpereigene Substanzen, in diesem Fall gegen Hautgewebe.

Pemphigus

Eine seltene, gelegentlich tödlich verlaufende Hauterkrankung, bei der sich Blasen (Bullae) an verschiedenen Stellen der Haut und Schleimhaut bilden.

Pemphigus betrifft in erster Linie Personen in den mittleren Jahren und ältere Menschen, selten Kinder. Diese Autoimmunerkrankung richtet sich gegen solche Strukturen der Oberfläche von Zellen der obersten Hautschicht, über die die Zellen miteinander Kontakt halten, und die für die Beschaffenheit des Gewebes verantwortlich sind.

Symptome

Beim Pemphigus bilden sich klare, normalerweise weiche, mit Flüssigkeit gefüllte Blasen unterschiedlicher Größe. Bei einigen Varianten gibt es schuppige Flecken. Allein schon durch leichtes Kneifen oder Reiben kann sich die Hautoberfläche von den darunterliegenden Schichten ablösen.

Die Blasen treten oft im Mund auf, wo sie schnell platzen und schmerzhafte offene Stellen hinterlassen. Die Blasen- und Geschwürbildung kann fortschreiten, bis schließlich die gesamte Mundschleimhaut befallen ist. Ähnlich verläuft die Krankheit an der Haut: Die Blasen bilden sich zunächst auf gesund aussehender Haut, platzen dann und hinterlassen offene, verkrustete Wunden. Die Blasen können sich stark ausbreiten und nach dem Platzen infizieren.

Diagnose und Behandlung

Die mikroskopische Untersuchung und ein Immuntest, bei dem eine Hautprobe auf Antikörper untersucht wird, sichern die Diagnose.

Primäres Ziel der Behandlung ist es, zu verhindern, daß sich weitere Blasen bilden. Hierzu muß das Immunsystem geschwächt werden, was meist durch Kortisone wie Prednison erreicht wird – mit dem Nachteil allerdings, daß der Körper dadurch anfällig wird für Infektionen. In den ersten sieben bis zehn Tagen wird das Kortison normalerweise hochdosiert gegeben, danach wird die Dosis langsam verringert. Um die Krankheit unter Kontrolle zu halten, muß das Medikament möglicherweise monate- oder sogar jahrelang eingenommen werden.

Das Immunsystem läßt sich auch mit anderen Medikamenten unterdrücken. Dazu gehören Methotrexat, Cyclophosphamid, Azathioprin und Goldsalze. Doch auch diese hochwirksamen Medikamente haben gravierende unerwünschte Wirkungen. Die Gabe solcher Immunsuppressiva kann mit der Plasmapherese kombiniert werden, einem Verfahren, bei dem die Antikörper aus dem Blut gefiltert werden.

Die offenen Hautflächen bedürfen besonders intensiver Pflege, ähnlich der bei Verbrennungen. Treten Infektionen auf, müssen diese unverzüglich mit Antibiotika oder anderen Medikamenten behandelt werden. Mit Vaselineverbänden oder anderen Verbandstypen können offene und nässende Hautbereiche abgedeckt werden.

Bullöses Pemphigoid

Eine blasenbildende Autoimmunerkrankung, die in erster Linie ältere Menschen betrifft.

Diese Erkrankung ist zwar nicht so gefährlich wie Pemphigus, doch sie kann sehr langwierig sein.

Die Blasen sind hart und prall, die dazwischenliegende Haut ist rot und manchmal geschwollen. Anders als beim Pemphigus ist die Schleimhaut normalerweise nicht betroffen. Juckreiz gehört meist dazu. Im Anfangsstadium können Juckreiz und nesselsuchtähnliche Bereiche die einzigen Symptome sein.

Diagnose und Behandlung

Die mikroskopische Untersuchung und ein Immuntest, bei dem eine Hautprobe auf Antikörper untersucht wird, sichern die Diagnose.

In der Regel wird die Krankheit mit Kortisonen behandelt, die das Immunsystem unterdrücken sollen. Die anfangs hohe Dosis wird nach einigen Wochen langsam verringert.

Dermatitis herpetiformis

Eine Autoimmunerkrankung, bei der es Gruppen von kleinen, heftig juckenden Blasen und nesselsuchtähnliche Schwellungen gibt.

Die Erkrankung betrifft in erster Linie Personen im Alter zwischen 15 und 60 Jahren. Bei dieser Erkrankung aktiviert das in den meisten Getreidearten vorkommende Gluten (ein Eiweiß) das Immunsystem, das dann die Haut angreift und Juckreiz und Ausschlag verursacht. Patienten mit Dermatitis herpetiformis weisen fast immer auch Zeichen der Darmerkrankung Zöliakie auf. Auch Schilddrüsenerkrankungen kommen bei ihnen häufiger vor.

Die Blasen treten gewöhnlich schubweise auf, in erster Linie an den Ellenbogen, Knien, am Gesäß, Kreuzbein und Hinterkopf. Manchmal sind auch Gesicht und Nacken betroffen. Meist juckt die Haut heftig und brennt.

Diagnose und Behandlung

Die Diagnose erfolgt anhand des Antikörpernachweises in frischen Hautproben.

Wird eine streng glutenfreie Ernährung eingehalten – also ohne Weizen, Roggen, Gerste und Hafer –, erübrigt sich oft eine weitere Behandlung. Entzündungshemmer wie Ibuprofen können den Ausschlag verschlimmern. Das Medikament Dapson dagegen führt in der Regel innerhalb von ein bis zwei Tagen zu einer Linderung. Allerdings hat es viele unerwünschte Wirkungen, vor allem auf die Blutbildung. Weil es meist zur Blutarmut führt, muß das Blut der Patienten, die dieses Mittel einnehmen, regelmäßig kontrolliert werden.

Druckgeschwüre

Druckgeschwüre (Dekubitus, wundgelegene Stellen) sind Hautschäden, die über einem Knochen entstehen, wenn die Haut lange Zeit dem Druck eines harten Gegenstandes, beispielsweise Bett, Rollstuhl, Gipsverband oder Schiene, ausgesetzt war. Der Druck verringert die Durchblutung und reizt die Haut.

Ursachen

Normalerweise ist die Haut gut durchblutet – Blut, das Sauerstoff in alle Hautschichten transportiert. Ist diese Blutversorgung für mehr als zwei oder drei Stunden unzureichend, stirbt Haut ab. Dieser Prozeß beginnt an den äußeren Hautschichten, der Epidermis. Häufige Ursache für eine Minderdurchblutung der Haut ist Druck. Bei Menschen, die sich normal bewegen können, wird der Druck permanent verlagert, so daß die Blutversorgung nie über einen längeren Zeitraum unterbrochen ist. Das Unterhautfettgewebe, vor allem über vorstehenden Knochen, polstert die Haut ab und schützt die Blutgefäße davor, eingeklemmt zu werden.

Druckgeschwüre entwickeln sich besonders leicht bei bewegungsunfähigen Personen. Zu ihnen zählen gelähmte, sehr schwache oder sonst in der Beweglichkeit eingeschränkte Personen. Ebenfalls gefährdet sind Personen, die Schmerzen und andere Zeichen, die sie normalerweise zur Lageänderung veranlassen würden, nicht spüren. Eine Nervenschädigung – infolge Verletzungen, Schlaganfall, Diabetes oder anderer Ursachen – setzt z.B. diese Schmerzempfindlichkeit herab. Unterernährten Menschen fehlt die schützende Fettschicht, außerdem heilt ihre Haut schlechter, weil es ihnen an essentiellen Nährstoffen mangelt. Aus diesem Grund entwickeln auch sie häufiger Druckgeschwüre.

Wenn äußerer Druck die Blutzirkulation unterbricht, rötet sich zunächst der Hautbereich, der den Sauerstoffmangel erleidet, und wird dann wund. Selbst wenn die Blutversorgung nur teilweise unterbrochen ist, kann allein schon Reibung oder eine andere Einwirkung auf die äußere Hautschicht ein Geschwür entstehen lassen. Schlecht sitzende Kleidung, Schuhe oder Falten in der Bettwäsche können zur Hautschädigung beitragen. Wenn Feuchtigkeit länger einwirkt – oft durch Schwitzen, Urin oder Kot –, kann das die Hautoberfläche schädigen und die Bildung von Druckgeschwüren begünstigen.

Typische Druckstellen bei Dekubitus

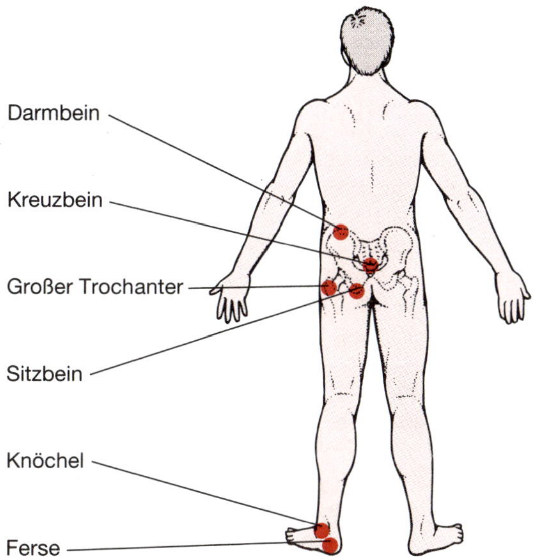

Symptome

Druckgeschwüre schmerzen und jucken meist. Patienten jedoch, deren Empfindungsfähigkeit gestört ist, können selbst schwere, tiefgehende Geschwüre nicht bemerken.

Druckgeschwüre werden nach ihrem Verlauf in Stadien unterteilt. Im 1. Stadium liegt noch kein Geschwür vor, die noch intakte Haut ist lediglich gerötet. Im 2. Stadium ist die Haut rot und geschwollen – oft haben sich Blasen gebildet. Die oberste Hautschicht beginnt abzusterben. Im 3. Stadium ist das Geschwür durchgebrochen und legt tiefere Hautschichten frei. Im 4. Stadium dehnt sich das Geschwür durch die Haut und das Fettgewebe bis zum Muskel aus. Im 5. Stadium ist das Muskelgewebe selbst zerstört. Und im 6. Stadium schließlich beginnt die Zerstörung des Knochens, der sich auch infizieren kann.

Sobald die Haut einmal aufgebrochen ist, besteht Infektionsgefahr. Eine Infektion verzögert jedoch bei den flachen Geschwüren die Heilung und kann bei tiefen Geschwüren sogar lebensbedrohlich sein.

Vorbeugung

Druckgeschwüre sind schmerzhaft und können lebensbedrohlich werden. Sie verlängern den Krankenhausaufenthalt bzw. die Dauer der Bettlägerigkeit daheim und erhöhen die Pflegekosten.

Das Wichtigste ist, Druckgeschwüren vorzubeugen. Tiefe Geschwüre lassen sich praktisch immer durch sorgfältige Pflege verhindern. Hier ist meist die Mithilfe von Familienangehörigen gefragt. Die Haut einer bettlägerigen Person muß täglich sorgfältig auf rote Stellen hin untersucht werden. *Bereits die geringste Rötung macht sofortiges Handeln erforderlich, um eine Hautschädigung zu verhindern.*

Empfindliche Bereiche wie vorspringende Knochen lassen sich mit weichen Materialien wie Baumwolle oder weicher Wolle abpolstern. Betten, Stühle und Rollstühle können mit druckmindernden Polstern ausgestattet werden. Bewegungsunfähige Personen müssen häufig in ihrer Lage verändert werden. Bettlägerige Personen sollten alle zwei Stunden gedreht werden, ihre Haut ist sauber und trocken zu halten. Bei längerer Bettlägerigkeit empfehlen sich Spezialmatratzen (wasser- oder luftgefüllte Antidekubitusmatratzen). Gibt es bereits Druckgeschwüre, empfehlen sich luftgefüllte oder Schaumgummimatratzen, die den Druck verteilen.

Behandlung

Druckgeschwüre zu behandeln ist wesentlich schwieriger, als ihnen vorzubeugen. Glücklicherweise heilt ein Druckgeschwür im Frühstadium gewöhnlich von selbst wieder, sobald die Haut keinem Druck mehr ausgesetzt ist. Der Heilungsprozeß läßt sich beschleunigen, indem das Allgemeinbefinden durch eiweiß- und kalorienreiche Mittel verbessert wird.

Geschädigte Haut heilt schneller, wenn man einen Mullverband anlegt. Teflonbeschichtete oder mit Vaseline behandelte Gaze ist vorteilhaft, weil sie nicht an der Wunde klebt. Bei tieferen Geschwüren unterstützen Spezialverbände mit einem gelatineähnlichen Material das Wachstum neuer Haut. Infizierte oder eiternde Geschwüre müssen gespült und leicht mit Seife ausgewaschen oder mit einem Desinfektionsmittel behandelt werden, um abgestorbenes und infiziertes Gewebe zu entfernen. Eine unsanfte Wundsäuberung stört jedoch den Heilungsprozeß. Manchmal muß das abgestorbene Gewebe mit dem Skalpell entfernt bzw. ausgeräumt werden, man spricht hier von einer Wundtoilette. Anstelle des Skalpells können hierzu auch chemische Substanzen eingesetzt werden, diese Vorgehensweise ist jedoch nicht so gründlich.

Druckgeschwüre sind schwer zu behandeln. Wenn sehr große Hautdefekte vorliegen, muß sogar gesunde Haut transplantiert werden. Das ist jedoch nicht immer möglich, vor allem nicht bei gebrechlichen und mangelernährten Patienten. Bei tief in den Geschwüren sitzenden Infektionen werden Antibiotika gegeben. Eine Knocheninfektion (Osteomyelitis) im Bereich des Druckgeschwürs ist extrem schwierig zu behandeln. Die Infektion kann sich über den Blutkreislauf im Körper ausbreiten und eine mehrwöchige Antibiotikabehandlung erforderlich machen.

KAPITEL 198

Störungen der Schweißproduktion

Schweiß wird von den Schweißdrüsen in der Haut produziert und durch Ausführungsgänge an die Hautoberfläche gebracht. Schwitzen reguliert die Körpertemperatur bzw. kühlt den Körper. Deshalb schwitzt man bei warmem Wetter viel. Dasselbe gilt, wenn man nervös ist oder unter Streß steht.

Schweiß besteht in erster Linie aus Wasser, enthält aber auch Salze (Natriumchlorid) und andere chemische Substanzen. Wer stark geschwitzt hat, muß den Mineralien- und Flüssigkeitsverlust wieder ausgleichen.

Frieseln

Frieseln (Miliaria) sind ein juckender Hautausschlag, der entsteht, weil der Schweiß nicht austreten kann.

Verstopfen die engen Schweißausführungsgänge, kann der Schweiß nicht an die Hautoberfläche dringen. Er bleibt damit in der Ober- oder Lederhaut und verursacht eine Entzündung, die Reizung und Juckreiz hervorruft. Der Frieselausschlag besteht normalerweise aus winzigen Bläschen, kann aber auch als großer, geröteter Hautbereich erscheinen.

Frieseln treten meist bei feucht-warmem Wetter auf, können sich aber auch bei kaltem Wetter zeigen, wenn jemand zu warm angezogen ist. Charakteristische Stellen sind Oberkörper und Oberschenkel.

Man bekommt die Störung bereits in den Griff, indem man dafür sorgt, daß man weniger schwitzen muß: die Haut kühlen und trocknen, Situationen vermeiden, in denen man vermehrt schwitzen muß, eine Klimaanlage wäre ideal. Kortisonhaltige Lotionen, zuweilen mit etwas Menthol, könnten zwar aufgetragen werden, doch kann diese Behandlung nie so wirksam sein wie eine Veränderung der Klimabedingungen und die richtige Bekleidung.

Exzessives Schwitzen

Exzessives Schwitzen (Hyperhidrosis) kann auf der gesamten Hautoberfläche auftreten, ist aber oft auf die Handflächen, Fußsohlen, Achselhöhlen oder Leistengegend beschränkt. Der Bereich ist häufig rosa oder bläulich-weiß gefärbt. In schweren Fällen kann er, vor allem an den Füßen, rissig, schuppig und aufgeweicht sein. Manchmal verströmt der befallene Bereich einen üblen Geruch (Bromhidrosis), der dadurch verursacht wird, daß Bakterien und Pilze den Schweiß zersetzen.

Mit feuchten Händen und Füßen reagiert der Körper normalerweise auf Angst; auch bei Fieber schwitzt er stark. Häufiges starkes Schwitzen am gesamten Körper sollte jedoch unbedingt ärztlich untersucht werden, da es Zeichen einer Schilddrüsenüberfunktion, eines zu niedrigen Blutzuckerspiegels oder einer Fehlfunktion in dem für die Schweißproduktion verantwortlichen Teil des Nervensystems sein kann. Mit Hilfe von Blutuntersuchungen läßt sich feststellen, ob die Schilddrüsenfunktion oder der Blutzuckerspiegel normal sind.

Behandlung

Bei starkem Schwitzen der Handflächen, Fußsohlen oder Achselhöhlen hilft oft eine Aluminiumchloridlösung. Die Lösung wird über Nacht auf den zuvor abgetrockneten Bereich aufgetragen und dann mit einer dünnen Kunststoffolie bedeckt. Morgens wird die Folie entfernt und der Bereich abgewaschen. Manchmal sind zwei Anwendungen täglich nötig. Damit verschafft man sich normalerweise innerhalb einer Woche Erleichterung. Reizt die Lösung die Haut, sollte die Folie entfernt werden.

Mit einer Methenaminlösung läßt sich das Problem ebenfalls häufig bereinigen. Auch die Leitungswasser-Iontophorese – ein Verfahren, bei dem der betreffende Bereich mit Schwachstrom behandelt wird – wird manchmal angewandt. Extrem starkes Schwitzen der Achselhöhlen kann, wenn all diese Maßnahmen wirkungslos bleiben, operativ behandelt werden, indem die Schweißdrüsen entfernt werden. Psychotherapeutische Beratung oder angstlösende Mittel können wirksam sein, wenn das Schwitzen psychisch bedingt ist.

Um unangenehmen Geruch zu vermeiden, muß der betreffende Bereich sauber gehalten werden. Ein tägliches Bad mit einer Flüssigseife, die Chlorhexidin oder ein anderes Antiseptikum enthält, und anschließendes Auftragen eines Aluminiumchlorhydroxid-Präparates (in den meisten Deodorants enthalten) wirkt geruchshemmend. Bei manchen Personen hilft es auch, die Achselhaare auszurasieren. In hartnäckigen Fällen läßt sich die Geruchsbildung nur mit Hilfe von Cremes oder Lotionen, die Antibiotika enthalten (z. B. Clindamyzin oder Erythromyzin), vermeiden.

Wie entstehen Frieseln?

»Hitzepickel« treten auf, wenn Schweißdrüsen verstopft oder unterbrochen sind und der Schweiß sich unter der Haut staut.

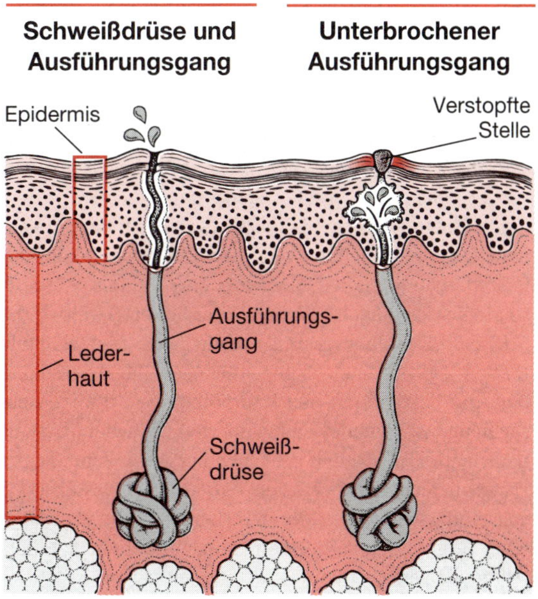

Erkrankungen der Talgdrüsen

Die Talgdrüsen, die Fette bzw. Talg an die Hautoberfläche absondern, befinden sich in der Lederhaut – in der Hautschicht direkt unter der Hautoberfläche (Epidermis). Zu den Erkrankungen der Talgdrüsen gehören Akne, Rosazea, periorale Dermatitis und Atherome.

Akne

Eine häufige Hauterkrankung, bei der die Hautporen verstopfen. Dadurch bilden sich Papeln und Pusteln sowie entzündete, infizierte Abszesse (Eiterherde).

Akne betrifft in erster Linie Teenager, weil die Akne auf einer Wechselbeziehung zwischen Hormonen, Talg und Bakterien beruht und die in dieser Entwicklungsphase besonders ausgeprägt ist. Während der Pubertät werden die Schweißdrüsen aktiver und produzieren viel Hauttalg (Sebum). Oft sammeln sich getrockneter Talg, Hautschuppen und Bakterien in den Hautporen an und bilden ein sogenanntes Komedo, das verhindert, daß der Talg aus den Haarfollikeln durch die Poren abfließen kann. Ist die Hautpore nicht völlig verstopft, entsteht ein Mitesser. Ist sie vollständig verstopft, bildet sich Hautgrieß, die sogenannten Milien. In den verstopften Poren vermehren sich Bakterien. Sie zersetzen einige im Talg enthaltene Fette, was die Haut weiter reizt. Aus den gereizten Mitessern und Milien bilden sich die bekannten Aknepickel. Schreiten Infektion und Reizung dieser Pickel weiter fort, kann ein Abszeß entstehen.

Von oberflächlicher Akne spricht man, wenn Komedonen, Pickel und Pusteln (eitrige Bläschen) vorliegen, ohne daß sich ein Abszeß bildet. Eine schwere Akne liegt vor, wenn die entzündeten Pickel tief in die darunterliegende Hautschicht reichen und sich eitrige Zysten bilden, die platzen und sich zu größeren Abszessen weiterentwickeln.

Symptome

Akne verschlimmert sich häufig im Winter und bessert sich im Sommer, wahrscheinlich aufgrund der heilenden Wirkung des UV-Lichtes. Die Ernährung beeinflußt die Akne nur wenig – wenn überhaupt –, obgleich manchmal eine Nahrungsmittelunverträglichkeit vermutet wird. Um dies abzuklären, sollten die verdächtigen Nahrungsmittel erst mehrere Wochen weggelassen und dann wieder in den Speiseplan aufgenommen werden. Akne kann bei jungen Frauen im gleichen Zyklus wie die Regelblutung auftreten und sich während der Schwangerschaft bessern oder beträchtlich verschlimmern. Teenager, die Hormone zum Muskelaufbau nehmen, verschlimmern damit häufig ihre Akne. Bestimmte Kosmetika können ebenfalls die Akne verschlimmern, indem sie die Poren verschließen.

Behandlung

Häufiges Waschen der betroffenen Areale nützt nur wenig, außer daß die fettige Gesichtshaut besser aussieht. Jede gute Seife ist dazu geeignet. Antibakterielle Seifen wirken nicht besser als andere. Schmirgelseifen trocknen aus, können jedoch die Haut noch weiter reizen. Heißwasserkompressen weichen die Komedonen auf, so daß sie sich besser entfernen lassen. Der Arzt kann dem Betroffenen selbst oder einem Familienmitglied zeigen, wie sich die Komedonen ein- oder zweimal wöchentlich entfernen lassen. Pickel sollten erst geöffnet werden, wenn sie sich zu einer Pustel entwickelt haben. Andere Behandlungsformen hängen vom Schweregrad der Akne ab.

Oberflächliche Akne

Zum Abheilen der Pickel kann äußerlich ein Antibiotikum (Clindamyzin oder Erythromyzin) aufgetragen werden, vielleicht kombiniert mit äußerlich angewandter Vitamin-A-Säure (Tretinoin). Antibiotika zum Einnehmen wie Minozyklin, Erythromyzin oder Doxyzyklin können oberflächliche Akne bessern bzw. ihr vorbeugen. Dazu müssen diese Mittel jedoch monate- oder jahrelang eingenommen werden.

Sonnenlicht kann ebenfalls helfen, weil es die Haut austrocknet, sie sich leicht schält und schneller heilt. Vitamin-A-Säure, flüssig oder als Creme oder Gel, trocknet die Haut ebenfalls aus, ist jedoch mit Vorsicht anzuwenden. Reagiert die Haut darauf gereizt, sollte sie nur noch nachts oder jede zweite Nacht angewandt werden. Außerdem darf Vitamin A-Säure im Gesicht nur sparsam aufgetragen werden; die Augenregion, die Mundfalten und die Falten direkt neben der Nase müssen ausgespart bleiben. In den ersten Tagen der Behandlung kann sich die Akne verschlimmern, bis zur Besserung können drei bis vier Wochen vergehen.

Andere äußerlich wirksame Medikamente sind Benzoylperoxid und Schwefelpräparate. Diese Mittel werden in der Regel zweimal täglich, abends und morgens, aufgetragen.

Tiefe Akne

Um zu vermeiden, daß eine tiefe Akne Narben hinterläßt, werden oft Antibiotika zum Einnehmen, wie Minozyklin

Oberflächliche und tiefe Akne im Vergleich

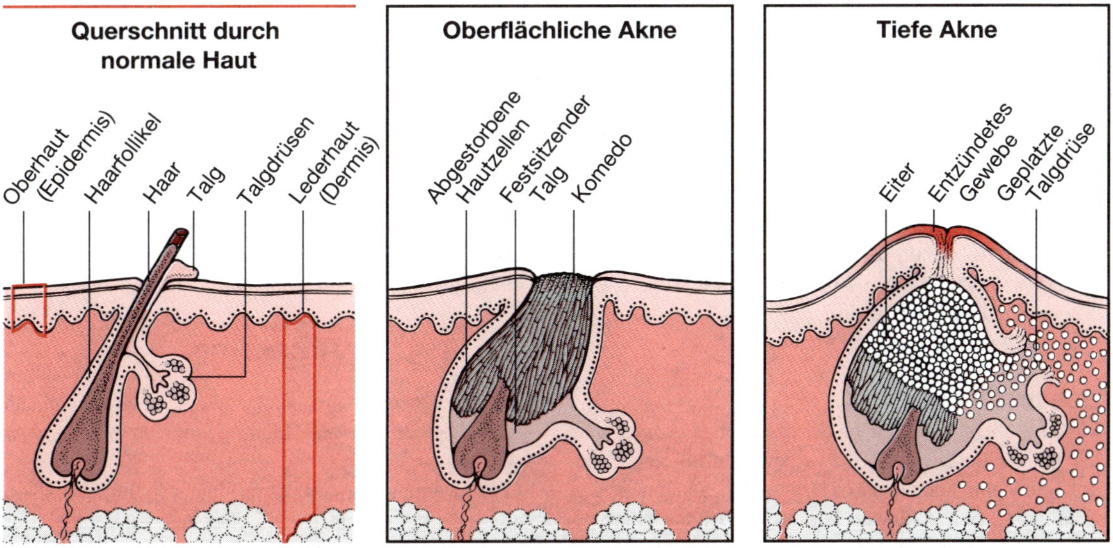

oder Erythromyzin, verschrieben. Häufig läßt sich eine langdauernde Behandlung über Wochen, Monate oder sogar Jahre nicht umgehen. Als unerwünschte Wirkung kann eine Pilzinfektion der Scheide (Candida-Vaginitis) auftreten, die medikamentös behandelt werden muß. Läßt sich die Pilzinfektion nur schwer beherrschen, muß die Antibiotikatherapie der Akne möglicherweise abgebrochen werden.

Bleiben Antibiotika unwirksam, ist Isotretinoin zum Einnehmen die beste Therapie. Dieses Medikament hat die Aknetherapie revolutioniert, kann aber ganz gravierende Nebenwirkungen haben. *Da Isotretinoin beim Fetus zu schwersten Fehlbildungen führt, müssen Frauen während sowie einen Monat vor und einen nach der Behandlung mit einer sicheren Verhütungsmethode dafür sorgen, daß sie nicht schwanger werden.* Eine sexuell aktive Frau muß vor Beginn der Isotretinointherapie und in monatlichen Abständen einen Schwangerschaftstest machen. In regelmäßigen Abständen sollten das Blutbild, die Leberwerte sowie der Triglyzerid- und Cholesterinspiegel bestimmt werden. Diese Untersuchungen werden vor Behandlungsbeginn, zwei Wochen danach und während der Behandlung in monatlichen Abständen durchgeführt. Die Mehrzahl der Personen, die Isotretinoin einnehmen, bekommen dadurch trockene Bindehäute, rissige Lippen und eine trockene Genitalschleimhaut. Vaseline ist im allgemeinen gut geeignet, die Symptome der trockenen Haut zu lindern. Bei etwa 15 Prozent der Personen, die Isotretinoin einnehmen, schmerzen die großen Gelenke und die untere Rückenpartie und werden steif. Wird die Dosis verringert, verschwinden diese Symptome im allgemeinen wieder von selbst.

Die Therapie dauert im allgemeinen 20 Wochen. Ist ein zweiter Behandlungszyklus erforderlich, sollte dieser erst nach einer vierwöchigen Behandlungspause beginnen. Entzündete Zysten oder Abszesse werden manchmal durch Injektion von Kortisonen behandelt. Oder aber sie werden aufgeschnitten, damit der Eiter ablaufen kann. Kleinere Narben können mittels Dermabrasion entfernt werden. Dabei wird die oberste Hautschicht mit einem Gerät abgeschliffen.

Strahlentherapie empfiehlt sich nicht zur Behandlung der Akne, und äußerlich angewandte Kortisone können sie sogar noch verschlimmern. Bei Frauen kann eine schwere Akne, die in zeitlichem Zusammenhang mit der Menstruation auftritt, mit der »Pille« beeinflußt werden, deren Zusammensetzung dann gezielt auf diese Indikation abgestimmt ist. Damit eine solche Behandlung erfolgreich ist, muß sie jedoch mindestens vier bis sechs Monate fortgeführt werden.

Rosazea

Eine chronische Hauterkrankung, bei der die Haut gerötet ist, winzige Papeln und Pusteln bekommt und sich die Blutgefäße speziell in der Gesichtsmitte erweitern.

Die Haut kann sich verdicken, vor allem im Bereich der Nase. Dadurch wird sie rot und knollenförmig. Es entsteht ein sogenanntes Rhinophym. Gelegentlich tritt die Rosazea auch am Rumpf, an den Armen und Beinen auf.

Die Krankheitsursache ist nicht bekannt. Die Störung tritt meist im mittleren Alter oder später auf. Manche Alkoholiker entwickeln Rosazea, vor allem ein Rhinophym. Äußerlich angewandte Kortisone verschlimmern die Störung meist noch. Rosazea kann einer Akne und anderen Hauterkrankungen ähneln, doch der Arzt kann das in der Regel problemlos auseinanderhalten.

Behandlung

Rosazeapatienten sollten nichts essen oder trinken, was die Blutgefäße erweitert – etwa gewürzte Speisen, Alkohol, Kaffee und koffeinhaltige Limonaden. Von den oralen Antibiotika, die die Rosazea bessern, sind Tetrazykline gewöhnlich am wirksamsten. Bei stark ausgeprägtem Rhinophym bleiben Antibiotika in der Regel unwirksam, hier hilft oft nur eine operative Korrektur.

Der Hautarzt kann eine 1- bis 2%ige Metronidazolzubereitung in nicht fettender Cremegrundlage verordnen, die vom Apotheker angemischt werden muß und die der Patient aufträgt.

Periorale Dermatitis

Ein roter Ausschlag, oft mit Papeln, der um den Mund und am Kinn auftritt.

Die periorale Dermatitis kann einer Akne oder Rosazea sehr ähneln. Als Unterscheidungsmerkmal dient ein weißes, nicht von der Hauterscheinung befallenes Dreieck um den Mund herum.

Kortisone sowie einige fettende Kosmetika, vor allem Feuchtigkeitscremes, können das Problem verschlimmern. Die Krankheitsursache bleibt häufig unbekannt. Überwiegend sind Frauen zwischen 20 und 60 Jahren betroffen.

Behandlung

Die besten Behandlungsergebnisse erzielen Tetrazyklintabletten. In hartnäckigen und schweren Fällen, die auf die Antibiotikatherapie nicht ansprechen, kann das Aknemittel Isotretinoin helfen. Eine andere Möglichkeit ist die Verordnung der Rezeptur einer 1- bis 2%igen Metronidazolzubereitung in nicht fettender Cremegrundlage, die der Apotheker anrühren muß und die der Patient aufträgt.

Atherome

Langsam wachsende, gutartige Hauttumore, die mit abgestorbenen Hautzellen, Talg und anderen Hautpartikeln gefüllt sind.

Die Atherome können winzig klein sein und überall am Körper auftreten, vorwiegend aber auf der Kopfhaut, an den Ohren, im Gesicht, auf dem Rücken oder an den Hoden. Sie fühlen sich derb an, sind leicht verschiebbar und in der Regel nicht schmerzhaft. Atherome können gelblich oder fleischfarben sein. Öffnet man sie, entleert sich ein käseartiger, fettiger Inhalt. Gelegentlich können Infektionen auftreten.

Behandlung

Atherome werden in der Regel mit einer Kanüle punktiert, oder es wird ihnen die Spitze abgeschnitten und dann der Inhalt ausgedrückt. Solange große Atherome nicht komplett entfernt werden, können sie sich erneut entwickeln. Infizierte Atherome werden mit Antibiotika behandelt und sodann chirurgisch entfernt.

Erkrankungen der Haarfollikel

Das Haar wächst aus der Lederhaut (Dermis), der Hautschicht also, die direkt unter der Hautoberfläche (Epidermis) sitzt. Zu den Erkrankungen der Haarfollikel zählen übermäßiger Haarwuchs, vollständiger Haarausfall und eingewachsene Barthaare.

Übermäßiger Haarwuchs

Übermäßiger Haarwuchs in normalerweise nicht sehr behaarten Bereichen (Hirsutismus oder Hypertrichosis) kann bei Männern wie Frauen auftreten. Die Störung kommt familiär gehäuft vor, vor allem bei Personen aus dem Mittelmeerraum. Bei Frauen und Kindern kann übermäßiger Haarwuchs aufgrund einer Störung der Funktion der Hirnanhangdrüse oder der Nebennieren entstehen, durch die mehr männliche Geschlechtshormone produziert werden. Hirsutismus tritt nach den Wechseljahren oft auf und bei Personen, die Sexualhormone zum Muskelaufbau einnehmen, oder die mit Kortisonen oder bestimmten Blutdruckmitteln wie Minoxidil behandelt werden. Er kann auch bei der Stoffwechselstörung Porphyria cutanea tarda ▲ auftreten.

Behandlung

Zunächst einmal wird nach der Ursache für den übermäßigen Haarwuchs gesucht. Oft sind keine speziellen Laboruntersuchungen erforderlich. Vermutet man jedoch eine Stoffwechselstörung als Ursache, wird das Blut untersucht.

Als Soforthilfe können die Haare entfernt werden, z. B. indem man sie auszupft oder sie mit flüssigem Wachs oder Enthaarungsmitteln beseitigt. Dunkle Haare fallen weniger auf, wenn man sie bleicht.

Von Dauer ist der Erfolg aber nur, wenn die einzelnen Haarfollikel zerstört werden. Das einzig sichere Verfahren hierfür ist die Verödung mit Strom.

Haarausfall

Vollständiger Haarausfall (Alopezie) kommt bei Männern weitaus häufiger vor als bei Frauen. Er kann von genetischen Faktoren, dem Alter, Hauterkrankungen oder Erkrankungen ausgelöst werden, die den gesamten Körper betreffen. Auch Medikamente, wie sie beispielsweise in der Krebstherapie eingesetzt werden, können Haarausfall verursachen.

Haarausfall vom männlichen Typ. Diese Art von Haarausfall kommt fast nur bei Männern vor. Bei Frauen und Kindern ist sie selten, weil sie an die männlichen Geschlechtshormone (Androgene) gebunden ist. Ein solcher Haarausfall kann ab der Pubertät in jedem Alter einsetzen, sogar schon mit 15, 16 Jahren; meist sind viele männliche Familienmitglieder davon gleichermaßen betroffen.

Normalerweise fallen zuerst die Haare an den seitlichen Stirnpartien oder über dem Scheitel aus. Manche Männer verlieren nur wenig Haare: Sie bekommen eine kahle Stelle am Hinterkopf oder eine »hohe Stirn«. Bei anderen dagegen, vor allem bei jenen, deren Haare sich bereits in jungen Jahren lichten, entwickelt sich eine Vollglatze.

Haarausfall vom weiblichen Typ. Diese Art von Haarausfall ist seltener als der vom männlichen Typ. Meist dünnen nur die Haare im Stirn- und Seitenbereich sowie am Scheitel etwas aus. Eine komplette Glatzenbildung ist selten.

Toxische Alopezie kann nach einer schweren, hochfiebrigen Erkrankung und auch in der Schwangerschaft auftreten. Auch bestimmte Medikamente, wie Thallium, Vitamin A und seine Verwandten, können, wenn sie überdosiert werden, diesen Haarausfalltyp nach sich ziehen. Viele Krebsmittel verursachen Haarausfall. Als weitere Ursache kommt eine Unterfunktion der Schilddrüse oder Hirnanhangdrüse in Frage. Der Haarausfall kann noch drei bis vier Monate nach der Erkrankung bzw. nach der Medikamentengabe auftreten. Meist geht er aber vorüber, und das Haar wächst wieder nach.

Bei der **Alopecia areata** kommt es zu einem plötzlichen Haarverlust in fest umgrenzten Bereichen, normalerweise an der Kopfhaut und am Bart. Nur selten fallen alle Körperhaare aus (Alopecia universalis). Das Haar wächst normalerweise nach einigen Monaten wieder nach, außer bei sehr ausgedehntem Haarausfall.

Zwanghaftes Ausrupfen der Haare (Trichotillomanie) kommt bei Kindern vor, kann aber als Angewohnheit ein Leben lang bestehenbleiben. Die Störung kann lange Zeit unbeachtet bleiben und Ärzte und Eltern irrtümlich an eine Alopecia areata als Ursache für den Haarausfall denken lassen. Eine Biopsie (die Entnahme und anschließende mikroskopische Untersuchung einer Gewebeprobe) kann die Diagnose erleichtern.

▲ Siehe Seite 684

Narbige Alopezie liegt vor, wenn im Bereich von Narben keine Haare mehr wachsen. Die Narben können durch Verbrennungen, schwere Verletzungen oder Röntgentherapie entstanden sein. Weniger offensichtliche Ursachen für Narbenbildung können beispielsweise Lupus erythematodes, Lichen planus, chronische Infektionen mit Bakterien oder Pilzen, Sarkoidose oder Tuberkulose sein. Auch Hautkrebs kann Narben entstehen lassen.

Diagnose und Behandlung

Der Haarausfalltyp läßt sich manchmal nicht einfach durch Betrachtung feststellen, hier hilft eine Biopsie weiter. Mit Hilfe der anschließenden mikroskopischen Untersuchung läßt sich feststellen, ob und häufig auch warum die Haarfollikel verändert sind.

Gegen die meisten Formen von Haarausfall gibt es kein Mittel. Beim geschlechtsgebundenen Haarausfall hilft eine operative Haarverpflanzung, bei der Haarfollikel von einer anderen Körperstelle in die Kopfhaut transplantiert werden. Minoxidil, ein Medikament, das zunächst zur Blutdrucksenkung eingesetzt wurde, ist eines der wenigen Arzneimittel, das tatsächlich das Haarwachstum fördert. Ein weiteres ist Finasterid, ein Mittel, das die Wirkung des männlichen Hormons Testosteron blockiert und den geschlechtsgebundenen Haarausfall beim Mann stoppen kann.

Bei Alopecia areata können Kortisone, unter die Haut injiziert, helfen; allerdings ist der Behandlungserfolg nicht von Dauer. Wenn das Haarwachstum angeregt wird, beruht das wahrscheinlich darauf, daß eine milde allergische Reaktion oder Reizung erzeugt wird. Die narbige Alopezie ist besonders schwer zu behandeln. Zunächst einmal gilt es, die der Störung zugrundeliegende Ursache zu behandeln bzw. auszuschalten. Wenn ein Hautbereich jedoch erst einmal vernarbt ist, ist es so gut wie ausgeschlossen, daß darauf Haare wachsen.

Eingewachsene Barthaare

Biegt sich ein Haar so, daß es mit seiner Spitze die benachbarte Haut durchbohrt, kann es zu einer Entzündung kommen (Pseudofolliculitis barbae). Die beste Reaktion darauf ist, den Bart wachsen zu lassen. Dann nämlich biegen sich die Haare nicht mehr zurück und können die Haut nicht mehr durchbohren. Wer sich keinen Bart stehen lassen möchte, kann Enthaarungsmittel verwenden. Die Haut wird dadurch jedoch häufig gereizt.

KAPITEL 201

Bakterielle Hautinfektionen

Die Haut ist eine erstaunlich gute Barriere gegenüber bakteriellen Infektionen. Zwar leben viele Bakterien auf der Haut, doch sind sie unter normalen Bedingungen nicht krankmachend. Bakterielle Hautinfektion können lediglich einen kleinen Pickel verursachen, genausogut können sie sich aber auch binnen Stunden flächendeckend ausbreiten. Die Palette von Erkrankungen reicht von einer milden Akne bis hin zum lebensbedrohlichen Syndrom der verbrühten Haut.

Viele Bakterienarten können eine Hautinfektion verursachen. Am häufigsten kommen *Staphylococcus* und *Streptococcus* vor. Mit selteneren Erregern kann man im Krankenhaus, bei der Gartenarbeit oder beim Schwimmen in Kontakt kommen.

Einige Personen sind besonders anfällig für Hautinfektionen, beispielsweise Diabetiker, wenn ihre Haut vor allem an Händen und Füßen schlecht durchblutet ist, und Aidskranke, weil ihr Immunsystem geschwächt ist. Auch Hautschäden, wie sie beispielsweise bei Sonnenbrand, Schürfwunden oder anderen Reizungen entstehen, erhöhen die Infektionsgefahr. Jeder Hautriß kann zur Eintrittspforte für Bakterien werden.

Infektionen kann man vorbeugen, indem man die Haut intakt und sauber hält. Schnitt- oder Schürfwunden sollten gründlich mit Wasser und Seife gereinigt werden. Die meisten antibiotikahaltigen Cremes und Salben haben so gut wie keine vorbeugende Wirkung. Allerdings richten einige der neueren, äußerlich anzuwendenden Antibiotika, wie beispielsweise Mupirocin, bei bestimmten Hautinfektionen etwas aus. Sobald sich die Infektion ausbreitet, müssen Antibiotika innerlich angewandt werden – geschluckt oder injiziert.

Impetigo

Eine Hauterkrankung, die durch Staphylokokken oder Streptokokken verursacht wird, und bei der sich Eiterbläschen (Pusteln) bilden.

Die Erkrankung betrifft in erster Linie Kinder und kann überall am Körper auftreten, häufig jedoch im Gesicht, an den Armen und den Beinen. Die Bläschen können nur erbsengroß sein, genausogut aber auch große Ringe formen. Impetigo kann als Folge oberflächlicher Verletzungen oder Hauteinrisse oder nach Pilzinfektionen, Sonnenbrand oder Insektenstichen auftreten. Impetigo kann auch auf gesunder Haut entstehen, bei Kindern vor allem an den Beinen.

Mit einer frühzeitigen Behandlung läßt sich verhindern, daß sich die Erkrankung in die tieferen Hautschichten ausbreitet (Ekthym). Gewöhnlich werden Antibiotika wie Penizillin oder Cephalosporin zum Einnehmen verschrieben. Selten kann durch *Streptokokken* verursachter Impetigo zum Nierenversagen führen.

Follikulitis, Furunkel und Karbunkel

Follukulitis ist eine durch Staphylokokken verursachte Entzündung der Haarfollikel.

In dem Haarfollikel bildet sich etwas Eiter, die Haut ist gereizt und gerötet. Die Infektion schädigt das Haar, das sich leicht entfernen läßt. Dort, wo die Haarfollikel am tiefsten in der Haut liegen, wie etwa im Bartbereich, kann die Follikulitis chronisch werden. Die Haare können sich einwärts biegen, wieder in die Haut eindringen und so eine Reizung, jedoch ohne nennenswerte Infektion, verursachen.

Furunkel sind große, spannende, geschwollene und erhabene Knoten, die durch eine Streptokokkeninfektion im Bereich der Haarfollikel verursacht werden.

Furunkel treten meist im Nacken, auf der Brust, im Gesicht und am Gesäß auf, schmerzen jedoch am heftigsten auf der Nase, am Ohr oder an den Fingern. Furunkel haben meist einen Eiterherd im Zentrum. Oft scheiden sie eine weißlich-blutige Substanz aus. Bei manchen Menschen tritt die Erkrankung immer wieder auf und ist sehr unangenehm (Furunkulose). Gelegentlich kann es bei Teenagern, die in beengten Quartieren und unter unzureichenden hygienischen Verhältnissen leben, zu kleineren Epidemien kommen.

Karbunkel sind ganze Furunkelgruppen, die aus der Tiefe eitern und Narben hinterlassen.

Karbunkel entwickeln sich meist langsamer als einzelne Furunkel und gehen häufig mit Fieber und Müdigkeit einher, da es sich bei ihnen um eine schwere Infektion handelt. Sie heilen auch langsamer als Furunkel. Sie befallen in erster Linie Männer und treten vornehmlich im Nacken auf. Besonders anfällig für Karbunkel sind ältere Menschen, Diabetiker und Patienten mit schwächenden Erkrankungen.

Behandlung

Am wirksamsten lassen sich diese Infektionen bzw. ihre Ausbreitung durch gründliche Reinigung der Haut, am besten mit einer antibakteriellen Flüssigseife, verhindern. Einzelne Furunkel bringt man durch feucht-warme Umschläge zum Reifen, so daß der Eiter schließlich abfließen kann. Bei Furunkeln im Nasenbereich werden gewöhnlich Antibiotika eingenommen, da sich die Infektion schnell auf das Gehirn ausbreiten kann. Sonst wird aus Furunkeln und Karbunkeln eine Eiterprobe entnommen und im Labor untersucht, und es werden Antibiotika verschrieben. Patienten mit stets wiederkehrenden Furunkeln müssen monate- oder sogar jahrelang Antibiotika einnehmen.

Wundrose

Eine Hautinfektion, die durch Streptokokken verursacht wird (Erysipel), an der oft aber auch Staphylokokken beteiligt sind und die dann manchmal auch Zellulitis genannt wird. Die Entzündung breitet sich in und manchmal auch unter den tiefen Hautschichten aus.

Wenn die hier besprochene Erkrankung als Zellulitis angesprochen wird, dann darf sie nicht mit der Cellulite verwechselt werden, die auch als »Orangenhaut« oder eben »Zellulitis« bezeichnet wird, und keine Entzündung ist, sondern eher ein ästhetisch-kosmetisches Problem darstellt.

Die Wundrose entsteht häufig als Folge einer Streptokokken- oder Staphylokokkeninfektion – letzteres vor allem, wenn eine offene Wunde vorlag. Doch auch viele andere Bakterien können eine Wundrose verursachen. Vor allem spezielle Verletzungen wie Tierbisse oder Verletzungen, die man sich im Wasser zugezogen hat, begünstigen eine Infektion mit diesen Erregern.

Die Infektion kommt am häufigsten an den Beinen vor. Bei der Wundrose schwillt die Haut an und rötet sich, sie wird warm und druckschmerzhaft. Manche Bereiche sehen aus, als läge ein Bluterguß vor, und es können sich kleine Bläschen bilden. Allgemeine Symptome sind Fieber, Schüttelfrost, Kopfschmerzen und ernstere Komplikationen wie Verwirrtheit, Blutdruckabfall und beschleunigter Herzschlag.

Die Diagnose ist für den Arzt normalerweise kein Problem, schwieriger gestaltet es sich jedoch, den verantwortlichen Erreger auszumachen. In der Regel wird eine Blutprobe (manchmal auch eine Hautprobe) entnommen, um eine Kultur anzulegen und den Erreger nachzuweisen.

Behandlung

Eine rechtzeitige Behandlung kann verhindern, daß sich die Infektion schnell ausbreitet und in den Blutkreislauf und in andere Organe gelangt. Eine leichte Wundrose wird mit Penizillin oder penizillinähnlichen Medikamenten wie Dicloxazillin behandelt. Bei älteren Patienten und solchen mit sich schnell ausbreitender Infektion, hohem Fieber oder anderen Zeichen einer schweren Infektion werden vor der oralen Behandlung Antibiotika gespritzt. Sind die Beine von der Infektion betroffen, helfen Hochlagerung und feuchte, kühle Umschläge, die Schmerzen zu lindern und die Schwellung zu verringern.

Bei einer Wundrose muß z. B. an Fußpilz als zugrundeliegender Erkrankung gedacht und diese mitbehandelt werden, damit die Wundrose abheilen kann.

Paronychie

Eine Infektion und Entzündung entlang des Nagelrandes.

Ausgangspunkt der Infektion ist häufig ein sogenannter Niednagel, Risse oder Abhebungen am Nagelwall also, eine Verletzung, wie sie beispielsweise beim Maniküren entstanden sein kann, oder eine chronische Reizung. Da der Nagelbereich einer Schwellung nur wenig Raum bietet, ist diese Infektion oft ausgesprochen schmerzhaft. Anders als die meisten anderen Hautinfektionen können Paronychien durch viele verschiedene Erreger, darunter die Bakterienarten *Pseudomonas* und *Proteus* und den Pilz *Candida,* verursacht werden.

Behandlung

Heiße Kompressen und warme Bäder lindern die Schmerzen und helfen, den Eiter abfließen zu lassen. Warme Bäder wirken außerdem durchblutungsfördernd und damit infektabwehrend. Manchmal wird eine Infektionstasche (Abszeß) mit einem Skalpell geöffnet, damit der Eiter ablaufen kann. Geschieht das, sind keine Antibiotika notwendig. Scheint sich die Infektion jedoch auszubreiten, sind Antibiotika erforderlich.

Ist die Paronychie durch einen Pilz verursacht, läßt man erst das Sekret ablaufen und behandelt dann mit einem Pilzmittel, wie Ketoconazol, Ciclopirox oder Miconazol, und warmen Bädern. Ist die Infektion schwer, werden orale Pilzmittel gegeben.

Staphylogenes Lyell-Syndrom

Eine ausgedehnte Hautinfektion, bei der sich die Haut großflächig wie verbrannt ablöst.

Bestimmte Staphylokokkenarten produzieren eine giftige Substanz, die die oberste Hautschicht (Epidermis) vom Rest der Haut abspaltet. Durch *Staphylococcus* verursachte Hautinfektionen können manchmal zum sogenannten toxischen Schocksyndrom, einem lebensgefährlichen Ereignis, führen.▲

Das staphylogene Lyell-Syndrom, auch staphylogenes Syndrom der verbrühten Haut genannt, tritt gewöhnlich nur bei Kleinkindern, jüngeren Kindern und Personen mit geschwächtem Immunsystem auf. Das Krankenhauspersonal kann den Infektionserreger *Staphylococcus* über die Hände von Kind zu Kind übertragen und damit manchmal auf der Kinderstation im Krankenhaus eine Epidemie auslösen. Allerdings gibt es das staphylogene Lyell-Syndrom auch als schwerwiegende unerwünschte Wirkung bei einer Reihe von Arzneimitteln.

Symptome

Das Syndrom beginnt meist damit, daß die Haut an einer Stelle verkrustet, was manchmal der Hauterkrankung Impetigo ähnelt. Meist liegt diese Stelle im Windelbereich oder, während der ersten Lebenstage, am Nabelrest. Bei Kindern im Alter zwischen einem und sechs Jahren beginnt sie manchmal mit einem verkrusteten Bereich auf der Nase oder in der Ohrmuschel. Innerhalb eines Tages treten rund um den verkrusteten Bezirk herum scharlachrote Areale auf. Diese Bereiche können schmerzhaft sein. Andere große Hautareale können sich röten und Bläschen bilden, die schnell aufplatzen.

Die Oberhaut beginnt danach schnell, oft bereits bei leichter Berührung oder nur sanftem Druck, sich abzuschälen, oft in großen Flächen. Innerhalb von ein, zwei Tagen kann die gesamte Hautoberfläche befallen sein. Das Kind wirkt sehr krank, bekommt Fieber, Schüttelfrost und fühlt sich sehr schwach. Weil die schützende Hautbarriere fehlt, können nun auch andere Bakterien und Krankheitserreger leicht in den Körper eindringen. Durch das Eitern und die Hautverdunstung können gefährlich große Mengen an Flüssigkeit verlorengehen.

Diagnose

Der Arzt muß das staphylogene Lyell-Syndrom von anderen ähnlich aussehenden Störungen wie der toxischen epidermalen Nekrolyse unterscheiden. Dazu entnimmt er eine Gewebeprobe (Biopsie), läßt eine Kultur anlegen und so den Erreger bestimmen.

Behandlung

Wird die Krankheit frühzeitig erkannt, reicht die Einnahme von Penizillintabletten für mindestens zehn Tage zur Behandlung aus. Sonst werden Penizilline wie Cloxazillin, Dicloxazillin oder Cephalexin intravenös verabreicht. Bei

▲ Siehe Seite 871

rechtzeitiger Behandlung heilt die Erkrankung gewöhnlich nach fünf bis sieben Tagen ab.

Um eine weitere Hautablösung zu vermeiden, sollte die Haut sehr vorsichtig, wie nach Verbrennungen, behandelt werden. Der Arzt kann die Haut mit einem schützenden Gelverband abdecken. In schweren Fällen kann eine Krankenhauseinweisung nötig werden.

Erythrasma

Eine oberflächliche Hautinfektion, die durch das Bakterium Corynebacterium minutissimum *verursacht wird.*

Diese Infektion betrifft in erster Linie Erwachsene, besonders Diabetiker, und tritt vor allem in den Tropen auf. Wie bei Pilzinfektionen findet sich das Erythrasma oft dort, wo Haut auf Haut trifft, so beispielsweise in der Falte unter der Brust, in der Achselhöhle, in den Zehenzwischenräumen und beim Mann im Genitalbereich, wo die Oberschenkel die Hoden berühren. Die Infektion zeigt sich in Form unregelmäßiger rosa Flecken, die sich später bräunlich färben und eine zarte Schuppung aufweisen können. Bei verschiedenen Patienten kann sich die Infektion auf den Rumpf und die Analregion ausbreiten.

Ein Erythrasma läßt sich leicht diagnostizieren, da der Erreger, das Corynebacterium, im Wood-Licht, einer speziellen Lampe mit ultraviolettem Licht, typisch korallenrot fluoresziert. Mit Antibiotika wie Erythromyzin oder Tetrazyklin heilt die Infektion normalerweise aus. Antibakteriell wirksame Seifen können ebenfalls hilfreich sein. Sechs bis zwölf Monate nach der Heilung kann das Erythrasma erneut auftreten und einen zweiten Behandlungszyklus erforderlich machen.

KAPITEL 202

Pilzinfektionen der Haut

Pilze, die die Haut infizieren können (Dermatophyten), siedeln sich lediglich in der toten, obersten Hautschicht (Stratum corneum) an und dringen nicht in tiefere Hautschichten vor. Einige Pilzinfektionen verursachen keine Symptome oder lediglich eine leichte Reizung, Schuppung und Rötung. Andere wiederum verursachen Juckreiz, Schwellung, Bläschenbildung und starke Schuppung.

Pilze bevorzugen normalerweise feuchtes Milieu, am Körper also die Bereiche, wo Haut auf Haut trifft: zwischen den Zehen, in der Leiste und unter der Brust. Weil übergewichtige Personen mehr Hautfalten haben, sind sie anfälliger für Pilzinfektionen.

Pilzinfektionen, die an einer bestimmten Stelle lokalisiert sind, können an einer anderen, von der Infektion nicht befallenen Stelle, Hautveränderungen verursachen. So kann Fußpilz beispielsweise einen juckenden, rauhen Ausschlag an den Fingern hervorrufen. Diese Hautveränderungen (Dermatophytide oder »id«-Reaktionen) sind eine allergische Reaktion auf den Pilz.

Zeigt sich ein roter Ausschlag mit Hautreizung an einer der üblicherweise betroffenen Stellen, besteht Verdacht auf eine Pilzinfektion. Um die Diagnose zu bestätigen, kann der Arzt von der obersten Hautschicht eine Probe abkratzen, sie mikroskopisch untersuchen oder von ihr eine Kultur anlegen.

Tinea

Eine Pilzinfektion der Haut, die durch verschiedene Pilze verursacht wird und nach den Stellen unterteilt wird, an denen sie auftritt.

Fußpilz (Athletenfuß, Tinea pedis) kommt häufig vor, vor allem bei warmem Wetter. Er wird normalerweise durch *Trichophyton* oder *Epidermophyton* ausgelöst – Pilze, die bei den feucht-warmen Bedingungen im Zehenzwischenraum hervorragend gedeihen. Diese Pilzinfektion kann als einziges Symptom eine ganz leichte Schuppung verursachen, genausogut aber auch eine stärkere Schuppung mit juckendem, rauhem, schmerzhaftem Ausschlag zwischen den Zehen und an den Fußseiten. Es können sich auch mit Flüssigkeit gefüllte Bläschen entwickeln. Wird die Haut rissig, kann sich eine bakterielle Infektion aufpfropfen, dies vor allem bei älteren Menschen oder bei Personen mit schlecht durchbluteten Füßen.

Tinea inguinalis kann durch eine Vielzahl von Pilzen und Hefepilzen verursacht werden. Sie kommt wesentlich häufiger beim Mann als bei der Frau vor und tritt häufiger bei warmem Wetter auf. Die Infektion verursacht rote, runde Flecken, manchmal mit kleinen Bläschen in der Leistengegend und auf den inneren Oberschenkeln. Es können heftiger Juckreiz und sogar Schmerzen auftreten. Die Krankheit tritt häufig wieder auf – bei hierfür anfälligen

Personen auch trotz richtiger Behandlung –, da der Pilz unbegrenzt lange auf der Haut überleben kann.

Pilzerkrankung der Kopfhaut (Tinea capitis) wird durch *Trichophyton* oder *Microsporum* verursacht. Diese Pilzinfektion ist äußerst ansteckend, vor allem unter Kindern. Sie kann einen roten, schuppigen, manchmal juckenden Ausschlag verursachen. Manchmal verursacht sie kahle Flecken ohne Hautausschlag.

Nagelpilz (Tinea unguium) ist eine Infektion der Nägel, verursacht durch *Trichophyton*. Der Pilz betrifft den sich neu bildenden Nagelanteil. Die Nägel verdicken, werden glanzlos und sehen fehlgebildet aus. Die Infektion tritt an den Zehennägeln wesentlich häufiger auf als an den Fingernägeln. Ein infizierter Zehennagel kann sich vom Zeh ablösen, abbröckeln oder abschilfern.

Körperpilz (Tinea corporis) wird ebenfalls von *Trichophyton* hervorgerufen. Die Infektion verursacht im allgemeinen rosarote, ringförmige Hautveränderungen, die in ihrem Zentrum hell sind. Körperpilz kann sich überall am Körper entwickeln.

Bartflechte (Tinea barbae) kommt selten vor. Die meisten Hautinfektionen im Bartbereich sind bakteriell und nicht durch Pilze verursacht.

Behandlung

Die meisten Pilzinfektionen der Haut, mit Ausnahme der der Kopfhaut und Nägel, sind mild und heilen in der Regel durch pilzabtötende Cremes ab. Zu den Wirkstoffen zählen Miconazol, Clotrimazol, Econazol und Ketoconazol. Einige dieser Mittel sind rezeptfrei erhältlich. Pilzpuder wirken im allgemeinen nicht sonderlich gut.

Die Cremes werden normalerweise zweimal täglich angewandt. Die Behandlung sollte noch sieben bis zehn Tage lang, nachdem der Ausschlag komplett abgeklungen ist, fortgeführt werden. Wird sie zu früh beendet, sind möglicherweise nicht alle Pilze abgetötet, und der Ausschlag flackert wieder auf.

Bis das Pilzmittel erste Wirkung zeigt, können mehrere Tage vergehen.

In schweren oder hartnäckigen Fällen wird mehrere Monate lang mit Griseofulvin behandelt, manchmal in Kombination mit Pilzcremes. Griseofulvin ist ein Pilzmittel zum Einnehmen, hochwirksam, kann aber Nebenwirkungen haben: Kopfschmerzen, Magenbeschwerden, Lichtempfindlichkeit, Ausschlag und einen Rückgang der weißen Blutkörperchen. Wird die Griseofulvinbehandlung beendet, kann die Infektion wieder auftreten. Ketoconazol wird ebenfalls eingenommen, ist auch wirksam und kann ebenso ernste Nebenwirkungen haben, darunter Leberfunktionsstörungen.

Den befallenen Hautbereich sauber und trocken zu halten, verhindert weiteres Pilzwachstum und unterstützt den Heilungsprozeß. Der infizierte Bereich sollte öfter mit Seife und Wasser gewaschen und dann mit Talkum gepudert werden. Von Puder, das Stärkemehl enthält, raten die Ärzte ab, da es das Pilzwachstum fördern kann.

Beginnt eine Pilzinfektion zu nässen, kann sich eine bakterielle Infektion aufgepfropft haben, die mit Antibiotika – oral oder lokal – behandelt werden muß.

Candidose

Die Candidose ist eine Infektion mit dem Hefepilz Candida albicans.

Candida betrifft normalerweise die Haut und Schleimhaut, so etwa die Mund- und Vaginalschleimhaut. Selten sind auch tieferliegende Körpergewebe oder gar das Blut infiziert. Eine solche lebensbedrohliche systemische Candidose▲ kommt am ehesten bei Menschen mit schlechter Immunlage vor – beispielsweise bei Aidskranken oder Krebspatienten mit einer Chemotherapie.

Hefepilze kommen im Verdauungstrakt und in der Scheide vor, machen dort aber normalerweise nicht krank. Wenn die Wachstumsbedingungen jedoch besonders günstig sind und zudem noch die Abwehrkraft der betreffenden Person geschwächt ist, kann dieser Hefepilz eine Hautinfektion verursachen. Wie die Dermatophyten gedeiht auch *Candida* gut in feucht-warmem Milieu. Manche Menschen bekommen durch eine Antibiotikatherapie eine Candidainfektion, weil Antibiotika auch die wünschenswerten Bakterien abtöten, die normalerweise das Candidawachstum kontrollieren. Auch Kortisone oder die immunschwächenden Arzneimittel nach einer Organtransplantation hemmen die Abwehrkräfte des Körpers gegenüber einer Hefepilzinfektion. Schwangere, Übergewichtige und Diabetiker sind ebenfalls anfälliger für Candidainfektionen.

Symptome

Die Symptome variieren je nach Sitz der Infektion.

Infektionen in den Hautfalten (intertriginöse Infektionen) oder im Nabelbereich verursachen gewöhnlich einen roten, oft fleckigen Ausschlag, der etwas weißliche Flüssigkeit absondert. Kleine Pusteln können sich entwickeln, vor allem am Rand des Ausschlags; der Ausschlag kann jucken oder brennen. Ein Candidaausschlag am After ist rauh, weiß oder rot und verursacht Juckreiz.

Candidainfektionen der Scheide (Vulvovaginitis) kommen häufig vor, vor allem bei Schwangeren, Diabetikerinnen und Frauen, die »die Pille« oder Antibiotika ein-

▲ Siehe Seite 907

nehmen. Symptome dieser Infektion sind weißer oder gelblicher Ausfluß sowie Brennen, Juckreiz und Rötung der Scheidenwand und der Vulva.

Candidainfektionen des Penis betreffen in erster Linie Diabetiker und Männer, deren Sexualpartnerin einen Scheidenpilz hat. Die Infektion verursacht im allgemeinen einen roten, schuppenden und manchmal schmerzhaften Ausschlag an der Unterseite des Penis. Eine Infektion von Penis oder auch Scheide kann aber auch völlig symptomlos verlaufen.

Soor ist eine Candidainfektion der Mundschleimhaut. Die für Soor typischen cremigweißen Flecken haften auf der Zunge und an der Mundschleimhaut und können schmerzen. Die Flecken lassen sich mit dem Finger oder einem Löffel leicht abkratzen. Soor ist bei ansonsten gesunden Kindern nichts Ungewöhnliches. Bei Erwachsenen hingegen kann er auf eine Immunschwäche hindeuten, wie sie bei Aids oder Diabetes vorkommt. Eine Antibiotikabehandlung erhöht die Anfälligkeit für Soor.

Perlèche ist eine Candidainfektion der Mundwinkel, die rissig werden und aufspringen. Sie kann durch ein schlecht sitzendes Gebiß, bei dem die Mundwinkel permanent feucht sind, begünstigt werden.

Candidabedingte Paronychie, Candidabefall des Nagelbetts, verursacht eine schmerzhafte Schwellung und Eiterbildung. Candidainfizierte Nägel verfärben sich weißlich oder gelblich und lösen sich vom Nagelbett ab.

Diagnose

Eine Candidainfektion läßt sich allein anhand ihres charakteristischen Ausschlags bzw. des dicken, weißen, pastösen Belags, den sie hervorruft, erkennen. Um die Diagnose abzusichern, kratzt der Arzt mit dem Skalpell oder mit dem Spatel etwas von der Haut oder dem Belag ab. Die Probe wird danach zum Erregernachweis unter dem Mikroskop untersucht, oder es wird eine Kultur angelegt.

Behandlung

Im allgemeinen sprechen Candidainfektionen der Haut gut auf die üblichen Pilzmittel an. Zur Behandlung von Haut-, Scheiden- und Penisinfektionen mit *Candida* eignen sich z. B. Clotrimazol, Miconazol, Econazol und das ältere Nystatin. Bei Vaginalinfektionen ist mit den »Azolen« eine Kurzzeitbehandlung über ein oder drei Tage möglich; Nystatin muß für sieben bis zehn Tage zweimal täglich angewandt werden. Vaginalzäpfchen, Creme und Tabletten zum Schlucken unterscheiden sich nicht in ihrer Wirksamkeit.

Bei Mundsoor werden Spülungen oder Pastillen, die man langsam im Mund zergehen läßt, eingesetzt. Zur Behandlung von Hautinfektionen werden manchmal Kortisone (z. B. Hydrokortison) und Pilzmittel in einem Produkt kombiniert. Diese Salben helfen zwar nicht gegen die Infektion selbst, lindern dafür aber schnell Juckreiz und Schmerzen.

Wichtig ist auch, die Haut trocken zu halten. Dadurch heilt die Infektion ab, und es wird neuem Pilzwachstum vorgebeugt. Talkum oder ein Puder mit einem Pilzmittel helfen, die Hautoberfläche trocken zu halten.

Pityriasis versicolor

Eine Pilzinfektion, die weiße bis hellbraune Flecken auf der Haut verursacht (Kleienpilzflechte).

Die Infektion kommt relativ häufig vor, vor allem bei jungen Erwachsenen. Sie verursacht nur selten Schmerzen oder Juckreiz. Die Hautveränderungen bräunen nicht und hinterlassen bei Personen mit normalerweise dunklem Teint helle, bei hellhäutigen Personen dunkle Flecken. Die Flecken zeigen sich oft auf der Brust oder am Rücken und können leicht schuppen. Im Laufe der Zeit können kleinere Hautbereiche zusammenfließen und große Flecken bilden.

Diagnose und Behandlung

Pityriasis versicolor wird anhand des äußeren Erscheinungsbildes diagnostiziert. Im sogenannten Wood-Licht, einem speziell gefilterten ultravioletten Licht, ist die Infektion deutlicher zu erkennen. Außerdem können Hautproben des infizierten Bereichs mikroskopisch untersucht werden. Mit einem Antischuppenshampoo, das z. B. ein Prozent Selendisulfid enthält, läßt sich die Erkrankung normalerweise ausheilen. Diese Shampoos werden abends unverdünnt auf den erkrankten Hautbereich aufgetragen (einschließlich der Kopfhaut) und morgens wieder abgewaschen. Die Behandlung wird gewöhnlich über drei bis vier Nächte fortgesetzt. Treten Hautreizungen auf, kann die Anwendungsdauer verkürzt und das Präparat bereits nach jeweils 20 bis 60 Minuten abgewaschen werden, notfalls muß es ganz abgesetzt werden.

Es kann sein, daß die Haut erst Monate nach Abklingen der Infektion wieder ihre gewohnte Färbung annimmt. Auch nach erfolgreicher Behandlung tritt die Infektion häufig wieder auf, da der Pilzerreger die Haut natürlich besiedelt. Bei Wiederauftreten der Infektion muß der Behandlungszyklus wiederholt werden.

Parasitäre Hautinfektionen

Bei den meisten Hautparasiten handelt es sich um winzig kleine Insekten oder Würmer, die Gänge in die Haut bohren und sich in ihr ansiedeln. Manche Parasiten leben nur zeitweise in der Haut, andere ständig – sie legen dort auch ihre Eier ab und vermehren sich.

Krätze

Befall mit Milben, der winzige rötliche Knötchen auf der Haut hervorruft und starken Juckreiz verursacht.

Krätze (Scabies) wird durch die Krätzmilbe *Sarcoptes scabiei* verursacht. Diese Milben sind gerade groß genug, um sie mit bloßem Auge zu erkennen. Die Parasiten werden durch körperlichen Kontakt schnell von Mensch zu Mensch übertragen, so daß oft die gesamte Familie betroffen ist. Die Ansteckung erfolgt vor allem, wenn man Betten gemeinsam benutzt. Nur selten werden die Milben durch Kleidung, Bettwäsche oder persönliche Gegenstände übertragen. Ohne den direkten Kontakt zum menschlichen Körper können die Parasiten nicht lange überleben; bei der normalen Wäsche sterben sie ab.

Die weibliche Milbe bohrt sich Tunnel unter die oberste Hautschicht und legt ihre Eier in den Gängen ab. Die Larven schlüpfen innerhalb weniger Tage. Die Infektion verursacht intensiven, wahrscheinlich durch eine allergische Reaktion auf die Milben hervorgerufenen Juckreiz.

Symptome

Das deutlichste Zeichen für Milbenbefall ist intensiver Juckreiz, der nachts im allgemeinen schlimmer wird. Die Milbengänge sind als gewellte, bis einen Zentimeter lange Linien, oft mit einem winzigen Knötchen an einem Ende, auf der Haut zu erkennen. Die Gänge befinden sich vornehmlich zwischen den Fingern, am Handgelenk, am Ellbogen, in der Achselhöhle, bei Frauen in der Umgebung der Brustwarze, bei Männern an den Genitalien (Penis und Hoden), an der Gürtellinie und am unteren Gesäß – hier ist auch der Juckreiz am stärksten. Das Gesicht ist nur selten befallen. Nur bei kleinen Kindern können sich im Gesicht wassergefüllte Bläschen zeigen. Im Laufe der Zeit sind die Gänge immer schwerer zu erkennen, da sie schnell verdeckt werden von Entzündungen, die durch das Kratzen verursacht werden.

Diagnose und Behandlung

Normalerweise wird die Diagnose allein anhand der sichtbaren Gänge und des intensiven Juckreizes gestellt. Um sie zu bestätigen, können jedoch von den Gängen Schuppen abgekratzt und zum Milbennachweis mikroskopisch untersucht werden.

Gegen Krätze werden Mittel aufgetragen, die Mesulfen oder Lindan enthalten, wobei letzteres die Haut stärker reizt, giftiger und für Kinder ungeeignet ist.

Familienmitglieder und Personen mit direktem Hautkontakt wie z. B. Sexualpartner sollten gleichzeitig mitbehandelt werden. Eine Spezialreinigung zur Desinfektion ist nicht erforderlich.

Läuse

Läuse verursachen starken Juckreiz. Sie können praktisch an allen Körperbereichen sitzen. Mediziner bezeichnen einen Läusebefall als Pediculosis.

Läuse sind kleine, mit bloßem Auge wahrnehmbare, flügellose Insekten, die durch Körperkontakt oder die gemeinsame Benutzung von Kleidungsstücken oder anderen persönlichen Gegenständen schnell übertragen werden. Die Läuse, die am Kopf sitzen, und jene, die den Körper befallen, sehen sich sehr ähnlich; dennoch gehören sie zu verschiedenen Arten. Filzläuse, die im Genitalbereich vorkommen, haben einen breiteren, gedrungeneren Körper als die beiden anderen Arten. Ihre rundliche Form verleiht ihnen ein krebsähnliches Aussehen. Kopfläuse und Filzläuse leben direkt auf dem Wirt, hier also dem Menschen, die Kleiderlaus siedelt sich auch in der Wäsche an.

Kopfläuse werden durch direkten Kontakt und durch gemeinsam genutzte Kämme, Bürsten, Mützen und andere persönliche Gegenstände übertragen. Manchmal sitzen die Läuse auch in Augenbrauen, Wimpern und Bart. Kopfläuse kommen häufig bei Kindergarten- und Schulkindern aller sozialer Schichten vor.

Kleiderläuse werden nicht so schnell übertragen wie Kopfläuse. Sie treten vornehmlich unter schlechten hygienischen und in beengten Verhältnissen auf. Diese Läuseart kann Krankheiten wie Typhus, Fünftagefieber und Rückfallfieber übertragen.

Filzläuse, die sich in der Genitalregion ansiedeln, werden durch Geschlechtsverkehr übertragen.

Symptome

Läusebefall verursacht starken Juckreiz. Wird die Haut aufgekratzt, kann sich eine bakterielle Infektion entwickeln.

Ist der Kopf von Läusen befallen, schwellen manchmal die Lymphknoten im Nacken an. Kinder merken von den Parasiten manchmal gar nichts oder haben lediglich eine leichte Reizung der Kopfhaut. Bei Kleiderläusen ist der Juckreiz im allgemeinen an den Schultern, am Gesäß und am Bauch am schlimmsten. Filzläuse verursachen Juckreiz am Penis, an der Scheide und am After.

Diagnose

Die weiblichen Läuse legen glänzende, grauweiße Eier (Nissen), die wie kleine eiförmige Gebilde fest an den Haaren haften. Erwachsene Kleiderläuse und ihre Eier kommen nicht nur an den Körperhaaren vor, sondern auch in den Nähten der dicht am Körper anliegenden Kleidungsstücke. Filzläuse hinterlassen winzig kleine, dunkelbraune Tüpfel (Läusekot) an den Stellen der Unterwäsche, die mit After, Penis und Scheide in Berührung kommen. Filzläuse sind besonders schwer zu entdecken, gelegentlich sind sie aber als kleine bläuliche Punkte auf der Haut zu sehen. Anders als bei den anderen Läusearten sitzen ihre Nissen am Haar direkt über der Haut.

Behandlung

Eine Behandlung mit Pyrethrum-Extrakt ist am wirksamsten. Lindan, als Flüssigkeit oder Gel, tötet die Läuse ebenfalls ab, ist aber für Kinder ungeeignet, weil es Nervenschäden hervorrufen kann. Beide Mittel können die Haut reizen. Um die Läuse abzutöten, die später aus den Nissen geschlüpft sind, sollte die Behandlung nach zehn Tagen wiederholt werden.

Augenlider und Wimpern sind schwierig zu entlausen. Die Parasiten werden gewöhnlich mit einer Pinzette entfernt. Mit Paraffinöl lassen sich die Läuse an den Wimpern abtöten oder zumindest schwächen. Die Infektionsquellen (Kämme, Mützen, Kleidung und Bettwäsche) müssen durch Vakuumbehandlung, Waschen bei 60° Celsius, Dampfbügeln oder Trockenreinigung entseucht werden. Andernfalls können die Läuse darin weiterleben und erneut jemanden infizieren.

Verschiedene Läusearten

Die Abbildung zeigt, wie unterschiedlich die drei Läusearten aussehen. Läuse werden bis zu drei Millimeter groß.

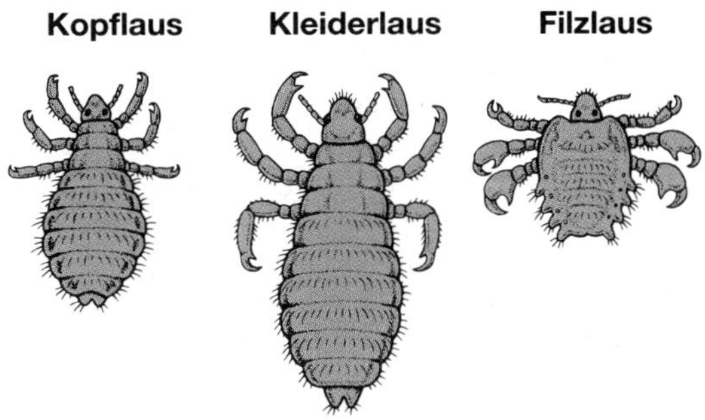

Larva migrans cutanea

Larva migrans cutanea (Creeping eruption) ist eine Infektion mit den Larven des Hakenwurms, die aus warmer, feuchter Erde in die Haut eindringen.

Träger des Hakenwurms sind Hunde oder Katzen. Sie scheiden mit ihrem Kot die Parasiteneier aus. Aus ihnen entwickeln sich in der Erde die Larven der Parasiten. Diese bohren sich in die Haut ein, wenn z. B. jemand barfuß über diesen Erdbereich geht, und können so in den Blutkreislauf des Menschen gelangen. Meist bohrt sich die Larve des Hakenwurms aber in gewundenen, fadenförmigen Gängen durch die Haut. Die Infektion verursacht heftigen Juckreiz.

Ein Hakenwurmbefall wird mit Mebendazoltabletten bekämpft.

Virusinfektionen der Haut

Viele verschiedene Virusarten können die Haut befallen, von medizinischem Interesse sind aber nur drei Gruppen. Zwei davon kommen recht häufig vor und sind allseits bekannt: die Viren, die Warzen, und die, die Lippen- (Fieberbläschen) oder Genitalherpes hervorrufen. Warzen werden durch das Papillomavirus verursacht, Lippen- und Genitalherpes durch das Herpes-simplex-Virus. Die dritte Virusgruppe, die Hautinfektionen verursachen kann, gehört zur Familie der Pockenviren. Ihr bekanntester Vertreter sind die Pocken (Blattern), die jedoch nur noch von historischem Interesse sind, da sie weltweit ausgerottet sind. Ebenfalls von einem Pockenvirus verursacht wird das Molluscum contagiosum. Die Windpocken▲, die zu den typischen Kinderkrankheiten gehören, und die Erwachsenenkrankheit Gürtelrose■ werden beide von demselben Virus hervorgerufen. Dieses Virus gehört ebenfalls zu den Herpesviren.

Warzen

Warzen (Verrucae) sind kleine, gutartige Hautwucherungen, die durch jeden der vielen miteinander verwandten humanen Papillomavirustypen verursacht werden können.

Warzen können in jedem Alter auftreten, kommen jedoch vorwiegend bei Kindern und am seltensten bei älteren Leuten vor. Warzen breiten sich zwar auf der Haut schnell aus, doch von einer Person auf die andere werden sie in der Regel nicht so schnell übertragen. Feigwarzen dagegen, die im Genitalbereich auftreten, sind ansteckend.

Die meisten Warzen sind harmlos. Nur seltene Typen und einige, die den Gebärmutterhals und den Penis befallen, können sich, aber auch das nur ganz selten, bösartig verändern.

Aussehen und Größe einer Warze hängen davon ab, welches Virus sie hervorgerufen hat und wo am Körper sie sitzt. Manche Warzen sind schmerzlos, andere verursachen durch eine Nervenreizung Schmerzen. Manche Warzen bilden Gruppen (Mosaikwarzen), andere treten einzeln auf. Warzen bilden sich häufig auch ohne Behandlung wieder zurück. Manche können jedoch über Jahre bestehenbleiben, andere verschwinden und kehren dann wieder.

▲ Siehe Seite 1266

■ Siehe Seite 913

★ Siehe Seite 943

Diagnose

Bei Hautwucherungen ist zunächst einmal abzuklären, ob es sich um eine Warze oder ein anderes Gewächs handelt. Es gibt Hautgeschwülste, die aussehen wie Warzen, bei denen es sich aber um Muttermale, Hühneraugen, Schwielen oder sogar Hautkrebs handelt. Warzen werden danach unterteilt, wo sie sitzen und wie sie aussehen.

Gewöhnliche Warzen (Verrucae vulgares) bekommt praktisch jeder einmal. Diese harten Geschwülste haben normalerweise eine rauhe Oberfläche, sind rund oder unregelmäßig geformt, gräulich, gelb oder braun und haben meist einen Durchmesser von weniger als einem Zentimeter. Sie sind meist an Stellen zu finden, die häufig Verletzungen ausgesetzt sind, so an den Fingern, um den Nagel herum (periunguale Warzen), an den Knien, im Gesicht und an der Kopfhaut. Sie können sich zwar weiterverbreiten, sind aber niemals bösartig.

Plantarwarzen (Dornwarzen) treten an den Fußsohlen auf. Durch den Druck, der auf sie ausgeübt wird, sind sie flach und von Hornhaut umgeben. Sie können sehr empfindlich sein. Im Gegensatz zu Hühneraugen und Schwielen neigen sie zu nadelstichartigen Blutungen, wenn sie geschält oder geschnitten werden.

Filiforme Warzen sind lange, schmale und kleine Gewächse, die vor allem an den Augenlidern, im Gesicht, am Hals oder an den Lippen sitzen.

Flachwarzen kommen in erster Linie bei Kindern und jungen Erwachsenen vor und treten im allgemeinen gruppenweise in Form glatter, gelbbrauner Knoten in erster Linie im Gesicht auf.

Das Virus, das an den Genitalien **Feigwarzen (venerische Warzen** oder **Kondylome)** verursacht, wird sexuell übertragen.★

Behandlung

Wie Warzen behandelt werden, hängt davon ab, wo sie sitzen, was für ein Typ Warze es ist, wie viele es sind und wie lange sie schon bestehen.

Die meisten **gewöhnlichen Warzen** bilden sich ohne Behandlung innerhalb von zwei Jahren wieder zurück. Die tägliche Anwendung von Lösungen oder Pflastern, die Salizylsäure und Milchsäure enthalten, erweicht die Haut, so daß sie sich abschält. Der Arzt kann die Warze mit flüssigem Stickstoff vereisen. Das muß jedoch eventuell nach zwei bis drei Wochen wiederholt werden, um die Warze komplett zu entfernen. Warzen lassen sich auch mit Elektrodesikkation oder Laserchirurgie entfernen, beide Behandlungsarten können jedoch Narben hinterlassen. Ein Drittel der Warzen kommt – unabhängig von der Behandlungsmethode – wieder. Gewöhnliche Warzen lassen sich auch mit chemischen Substanzen wie Trichloressigsäure oder Cantharidin zerstören. Dann können sich jedoch an den Rändern der alten Warze neue bilden.

Plantarwarzen werden gewöhnlich mit einem hochkonzentrierten Salizylsäurepflaster oder einer ebensolchen Lösung aufgeweicht. Anschließend wird das Warzengewebe mit dem Messer herausgeschnitten, vereist oder mit Säure verätzt. Es können auch Chemikalien in die Warze injiziert werden. Letztendlich sind Plantarwarzen aber schwer zu behandeln.

Flachwarzen lassen sich häufig mit Schälmitteln wie Vitamin-A-Säure oder Salizylsäure behandeln.

Molluscum contagiosum (Dellwarze)

Eine Virusinfektion der Haut, die hautfarbene, glatte, wachsartige Knoten verursacht.

Die Knoten haben normalerweise weniger als einen Zentimeter Durchmesser und eine eingedellte Kuppel. Vereinzelte Knoten können auch zwei bis drei Zentimeter messen. Das verursachende Virus ist ansteckend und wird über direkten Hautkontakt, oft auch sexuell, übertragen.

Die Knoten können überall auf der Haut auftreten, meist aber in der Leistengegend und im Schambereich (jedoch nicht unbedingt auf dem Penis oder in der Scheide). Die Knoten jucken oder schmerzen gewöhnlich nicht und werden häufig nur zufällig bei der körperlichen Untersuchung entdeckt. Die Knoten sind oft in der Mitte eingedellt und mit einer zähen, weißen Masse gefüllt. Dieses typische Merkmal erleichtert meist die Diagnose.

Das Molluscum wird meist behandelt, indem man es vereist oder den Knoteninhalt mit einer Nadel entfernt.

KAPITEL 205

Sonnenlicht und Hautschäden

Die Haut schützt den Körper vor den zellschädigenden UV-Strahlen des Sonnenlichts. Bereits eine nur kurze übermäßige Sonnenbestrahlung kann einen Sonnenbrand hervorrufen. Hält die Sonnenbestrahlung länger an, verdickt sich die oberste Hautschicht (Epidermis), und bestimmte Hautzellen, die Melanozyten, produzieren mehr von dem Pigment Melanin, das der Haut ihre Tönung verleiht. Melanin, eine natürlich schützende Substanz, absorbiert die Energie der UV-Strahlen und hindert sie daran, tiefer in das Gewebe einzudringen.

Die Empfindlichkeit gegen Sonnenlicht variiert nach Rasse, vorhergehender Sonnenbestrahlung und Hauttyp. Da dunkelhäutige Menschen mehr Melanin haben, sind sie besser gegen die schädlichen Auswirkungen des Sonnenlichts – hierzu gehören Sonnenbrand, vorzeitige Hautalterung und Hautkrebs – geschützt. Die Haut von Albinos enthält überhaupt kein Melanin. Sie bekommen schon bei geringer Sonnenbestrahlung starken Sonnenbrand und werden nicht braun. Ohne einen entsprechenden Sonnenschutz entwickeln Albinos schon in jungen Jahren Hautkrebs. Menschen mit Vitiligo haben Hautflecken, in denen kein Melanin gebildet wird, und die darum schnell und stark verbrennen können.

Sonnenbrand

Sonnenbrand ist das Ergebnis einer übermäßigen Bestrahlung mit UV-B-Strahlen. Je nach Pigmenttyp und Strahlenmenge wird die Haut eine Stunde bis einen Tag nach dem Sonnenbad rot, schwillt an und schmerzt. Im weiteren Verlauf können sich Blasen bilden, und die Haut kann sich abschälen. Manchmal treten Fieber, Schüttelfrost und Schwäche auf. Bei ganz schwerem Sonnenbrand kann es sogar zum Schock – Blutdruckabfall, starke Schwäche und Ohnmacht – kommen.

Vorbeugung

Die sicherste Methode, sich dem schädlichen Einfluß der Sonne zu entziehen, ist, sich nicht ungeschützt starkem, direktem Sonnenlicht auszusetzen. Dunkle Kleidung und normales Fensterglas filtern praktisch alle schädigenden Strahlen heraus. Wasser ist als UV-Filter nicht besonders wirksam: UV-A- und UV-B-Strahlen dringen in eine Wassertiefe bis zu 30 cm vor, was schon viele Schnorchler und barfüßige Wattwanderer schmerzhaft zu spüren bekamen. Auch Wolken oder Nebel haben keine gute UV-Filterfunktion – auch an einem bewölkten oder nebelverhangenen Tag kann man

Die Gefahren des unsichtbaren Lichts

Die Sonne strahlt Energie in verschiedenen Wellenlängen aus – gelbes Licht hat beispielsweise eine größere Wellenlänge als blaues. Die ultravioletten (UV) Strahlen haben eine kürzere Wellenlänge als das sichtbare Licht und können lebendes Gewebe schädigen. Glücklicherweise filtert die Ozonschicht der äußeren Erdatmosphäre die meisten schädlichen UV-Strahlen heraus. Doch verschiedene UV-Strahlen, vornehmlich im A- (UV-A) und B- (UV-B)-Strahlenspektrum, gelangen dennoch zur Erde und verursachen hier Hautschäden.

Art und Menge des UV-Lichts schwanken je nach Jahreszeit, Klimabedingungen und Ort. Da in den gemäßigten Zonen der Einfallswinkel der Strahlen zu den verschiedenen Tageszeiten unterschiedlich ist, ist die Sonnenbestrahlung dort vor 10 Uhr und nach 15 Uhr weniger gefährlich. In höheren Lagen, in denen die schützende Atmosphäre dünner ist, nimmt die Gefahr der Lichtschädigung zu.

Außerdem nimmt die Menge an UV-Licht, die die Erdoberfläche erreicht, immer mehr zu, dies vor allem in den nördlichen Breiten. Der Grund ist, daß die schützende Ozonschicht durch chemische Reaktionen zwischen Ozon und Chlorfluorkohlenwasserstoffen (chemische Substanzen, die in Kühlaggregaten und in Spraydosen mit Treibgas enthalten waren) zerstört wird, wodurch die Ozonschicht dünner und löchrig wird.

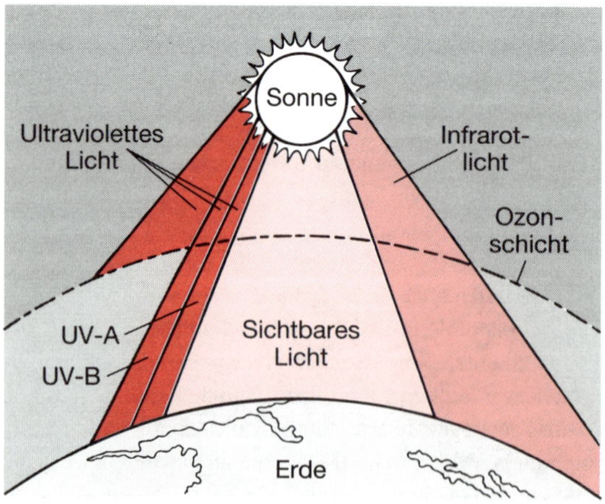

einen Sonnenbrand bekommen. Schnee, Wasser und Sand reflektieren die Sonnenstrahlen und vermehren damit die Menge an UV-Licht, die die Haut erreicht.

Bevor man sich starkem und direktem Sonnenlicht aussetzt, sollte ein Sonnenschutzmittel aufgetragen werden, das UV-A- und UV-B-Strahlen absorbiert. Nicht alle Sonnenschutzmittel sind wasserfest. Viele enthalten den Wirkstoff Paraaminobenzoesäure (PAB). Da es jedoch 30 bis 45 Minuten dauert, bis der fest an die Haut gebunden wird, sollte ein solches Mittel nicht erst direkt vor dem Sonnenbad aufgetragen werden, weil Schweiß oder Wasser es sonst wieder abspülen. PAB kann gelegentlich die Haut reizen und bei manchen Menschen eine allergische Reaktion verursachen. Ein weiterer Inhaltsstoff von Sonnenschutzmitteln ist Benzophenon. Viele dieser Produkte enthalten sowohl PAB als auch Benzophenon oder andere chemische Substanzen. Diese Kombinationen schützen vor einem breiteren Spektrum an UV-Strahlen.

Sonnenschutzmittel mit besonders hohem Lichtschutzfaktor enthalten Zinkoxid oder Titandioxid. Sie wirken als physikalischer Lichtschutz und reflektieren die Sonnenstrahlen, bevor sie die Haut erreichen. In eine Paste oder Creme eingearbeitet, können sie gezielt auf kleine, besonders empfindliche Bereiche wie Nase oder Lippen aufgetragen werden.

Die Stärke eines Sonnenschutzmittels wird durch den Lichtschutzfaktor (LSF) angegeben – je höher die Zahl, desto höher der Schutz. Sonnenschutzmittel mit einem Lichtschutzfaktor von 15 oder mehr halten die meisten UV-Strahlen ab. Früher schützten die meisten Mittel lediglich vor UV-B-Strahlen. Mittlerweile bieten viele aber auch einen Schutz vor UV-A-Strahlen. Allerdings gibt es noch keine einheitliche Kennzeichnung, wie hoch dieser Schutzfaktor ist.

Behandlung

Beim ersten Zeichen von Brennen oder Rötung sollte man sich schnell aus der Sonne begeben. Kompressen mit kaltem Leitungswasser lindern. Lotionen oder Cremes, die Anästhetika oder Duftstoffe enthalten, können die Haut hingegen noch mehr reizen.

Sonnenverbrannte Haut heilt bereits nach wenigen Tagen von allein; bis zur kompletten Ausheilung kann es jedoch Wochen dauern. Sonnenbrand auf den Schienbeinen ist sehr unangenehm und heilt nur langsam. Hautbereiche, die meist bedeckt sind und nur selten der Sonne ausgesetzt werden, können sehr schnell und stark verbrennen, da sie nur wenig Melanin enthalten. Zu diesen besonders gefährdeten Bereichen zählt die normalerweise vom Badeanzug bedeckte Haut, der Fußrücken und die Stelle am Handgelenk, wo normalerweise die Armbanduhr sitzt.

Sonnengeschädigte Haut ist besonders infektionsanfällig. Entwickelt sich dann tatsächlich eine Infektion, verzögert das die Heilung. Je nachdem, wie schwer die Infektion ist, kann die Gabe von Antibiotika notwendig sein.

Die neue Haut, die sich nach Abschälen der alten, verbrannten bildet, ist dünn und am Anfang sehr sonnenlichtempfindlich. Diese Hautbereiche können noch wochenlang ausgesprochen empfindlich sein.

Chronische Wirkungen des Sonnenlichts

Jahrelange Sonnenlichteinwirkung läßt die Haut altern. Am gefährlichsten jedoch sind Sonnenbrände vor dem 18. Lebensjahr. Hellhäutige Menschen sind zwar besonders lichtempfindlich, aber letztlich kann jede Haut bei reichlicher Bestrahlung Schaden nehmen.

Werden die Zellen in den tiefen Hautschichten geschädigt, entstehen Falten, und die Haut verfärbt sich gelblich. Sonnenlicht macht die Haut außerdem dünner und kann für die Entstehung von Krebsvorstufen verantwortlich sein: präkanzeröse Tumore wie die aktinische bzw. solare Keratose. Diese Tumore zeigen sich in Form schuppiger, abschilfernder Bereiche, die nicht heilen. Sie können auch dunkel oder grau aussehen und sich hart anfühlen. Wer sich viel in der Sonne aufhält, hat ein größeres Risiko, daß sich ein Hautkrebs, wie das spinozelluläre Karzinom, Basalzellkarzinom oder maligne Melanom, entwickelt.

Behandlung

Das A und O der Behandlung ist, weitere Sonnenlichteinwirkung zu meiden. Bereits entstandene Schäden lassen sich allerdings nicht mehr rückgängig machen. Manchmal werden chemische Schälmittel, Alphahydroxysäuren oder Vitamin-A-Säure eingesetzt, um chronische Hautschäden, wie sehr feine Falten und ungleichmäßige Pigmentierung, auszugleichen. Die Vorzüge dieser Behandlung wurden zwar sehr gepriesen, doch lassen sich mit ihr weder tiefe Falten dauerhaft glätten noch Hautschäden rückgängig machen.

Aus präkanzerösen Veränderungen, also Krebsvorstufen, kann sich Hautkrebs entwickeln. Die solare oder aktinische Keratose läßt sich normalerweise durch Vereisung mit flüssigem Stickstoff beseitigen. Liegen viele solcher Hautveränderungen vor, kann Fluorouracil aufgetragen werden. Während dieser Behandlung sieht die Haut oft sogar noch schlimmer aus, da Fluorouracil auf den Keratosen und der umliegenden sonnengeschädigten Haut eine Rötung, Schälung und ein Brennen verursacht.

Ist Braunsein gesund?

Die Antwort lautet schlichtweg nein. Sonnenbräune gilt zwar als Zeichen für Gesundheit und ein aktives Leben, doch Bräunen um des Braunseins willen ist eine Gefahr für die Gesundheit. Jede Einwirkung von UV-A- oder UV-B-Licht kann die Haut verändern und schädigen. Die Einwirkung von natürlichem Sonnenlicht oder Solariumlicht über lange Zeit kann dauerhafte Hautschäden verursachen. Kurz und bündig: »Sicheres Bräunen« gibt es nicht.

Lichtempfindlichkeitsreaktionen

Meist dauert es einige Zeit, bis ein Sonnenbrand und die Schäden, die die Sonne an der Haut angerichtet hat, sichtbar werden. Bei einigen Menschen allerdings zeigen sich schon wenige Minuten nach einer Sonnenbestrahlung ungewöhnliche Hautreaktionen. Die Haut rötet, schuppt und verdickt sich, es bilden sich Quaddeln und Blasen. Zu einer solchen Lichtempfindlichkeit (Photosensibilität) kann eine ganze Reihe von Faktoren beitragen.

Die häufigste Ursache ist die Einnahme von Arzneimitteln, so z. B. von Antibiotika, Entwässerungsmitteln (Diuretika) und Pilzmitteln (Antimykotika). Lichtempfindlichkeitsreaktionen können aber noch durch vieles andere verursacht werden: Seifen, Parfums, Gesichtswasser (vor allem solche, die Bergamottöl enthalten oder nach Minze oder Zitrone riechen), Steinkohlenteer, der bei der Behandlung von Schuppen und Ekzemen eingesetzt wird, sowie einige Substanzen, die in manchen Wiesengräsern oder Petersilie vorkommen. Auch verschiedene Krankheiten wie der systemische Lupus erythematodes und Porphyrie können Lichtempfindlichkeitsreaktionen verursachen.

Manche Lichtempfindlichkeitsreaktionen (polymorphe Eruptionen auf Licht) scheinen in keinem Zusammenhang mit Krankheiten oder Medikamenten zu stehen. Bei manchen Menschen verursacht bereits nur kurze Sonnenlichteinwirkung auf den sonnenlichtbeschienenen Hautbereichen Quaddeln (rote, erhabene Flecken) oder Hauterscheinungen wie beim Erythema multiforme. Hautreaktionen auf Licht treten in erster Linie bei Bewohnern der gemäßigten Klimazonen auf, wenn sich diese im Frühjahr oder Sommer zum ersten Mal intensiv der Sonne aussetzen. Bei Menschen, die das ganze Jahr über von Sonnenlicht beschienen werden, sind sie nur selten zu beobachten.

Vorbeugung und Behandlung

Bei extrem starker Lichtempfindlichkeit hilft nur, Kleidung zu tragen, die vor Sonneneinstrahlung schützt, direktes Sonnenlicht weitgehend zu meiden und Sonnenschutzmittel einzusetzen. Ferner ist abzuklären, ob bestimmte Erkrankungen, Medikamente oder äußerlich angewandte Substanzen, z.B. Kosmetika, als Ursache in Frage kommen. Die Ursache zu ermitteln, ist jedoch sehr schwierig und manchmal erfolglos.

Manchmal läßt sich den Lichtempfindlichkeitsreaktionen erfolgreich durch eine Langzeittherapie mit Hydroxychloroquin vorbeugen. Orale Kortisone helfen oft, den Heilungsprozeß zu beschleunigen. Bei bestimmten Formen der Lichtempfindlichkeit kann die Behandlung mit Psoralen (Medikament, das die Haut empfindlicher für das Sonnenlicht macht) plus UV-A-Licht wirksam sein, bei Lupus erythematodes darf diese Behandlung jedoch nicht angewandt werden.

KAPITEL 206

Pigmentstörungen

Die Hautfarbe wird durch die in der Haut vorhandenen und noch zusätzlich produzierten Pigmente bestimmt. Ohne Pigmentierung wäre die Haut blaß mit verschiedenen Rosaschattierungen – aufgrund der darunterliegenden Blutgefäße. Das wichtigste Hautpigment ist Melanin – ein dunkelbraunes Pigment, das die Zellen (Melanozyten) produzieren, die in der oberen Hautschicht (Epidermis) überall zwischen den anderen Zellen verteilt sitzen.

Hypopigmentierung, ungewöhnlich wenig Pigment in der Haut, ist normalerweise auf kleine Hautbereiche beschränkt. Sie entsteht in der Regel in Folge einer entzündlichen Erkrankung der Haut, kann aber in seltenen Fällen auch angeboren sein.

Wird die Haut dem Sonnenlicht ausgesetzt, nimmt die Melaninproduktion zu, die Haut bräunt sich. Hyperpigmentierung, ungewöhnlich viel Pigment in der Haut, kann eine Reaktion auf hormonelle Veränderungen sein, wie sie bei der Addison-Krankheit, in der Schwangerschaft oder bei Einnahme der »Pille« eintreten. Bei verschiedenen Krankheiten wie der Hämochromatose oder Hämosiderose oder als Reaktion auf Arzneimittel, die lokal oder innerlich angewandt werden, kann sich die Haut dunkler färben.

Albinismus

Bei dieser seltenen, vererbten Störung wird kein Melanin gebildet.

Personen mit dieser Störung (Albinos) haben weißes Haar, blasse Haut und rötliche Augen. Sehstörungen und unwillkürliche Augenbewegungen (Nystagmus) kommen bei ihnen häufig vor.

Da Melanin die Haut vor der Sonne schützt, sind Albinos äußerst anfällig für Sonnenbrand und damit auch für Hautkrebs. Sie sollten deshalb direktes Sonnenlicht meiden, eine Sonnenbrille tragen und auf die unbedeckte Haut ein Sonnenschutzmittel mit einem Lichtschutzfaktor von mindestens 15 auftragen.

Vitiligo

Eine erworbene Störung, bei der in bestimmten Hautbezirken die Melanozyten fehlen. Dadurch entstehen glatte, weißliche Hautflecken.

Bei manchen Menschen bilden sich nur ein oder zwei scharf begrenzte Flecken, bei anderen breiten sie sich großflächig über den Körper aus. Die Hautveränderungen fallen bei Menschen mit dunklerer Hautfarbe besonders auf. Wie beim Albinismus ist die unpigmentierte Haut ausgesprochen anfällig für Sonnenbrand. An den Stellen mit den weißen Hautflecken sind auch die Haare weiß, da die Melanozyten auch in den Haarfollikeln fehlen.

Vitiligo kann nach ungewöhnlichen körperlichen Verletzungen auftreten, hier vor allem Kopfverletzungen, und kommt häufig in Verbindung mit Erkrankungen wie der Addison-Krankheit, Diabetes, perniziöser Anämie (Blutarmut aufgrund von Vitamin-B_{12}-Mangel) und Schilddrüsenfunktionsstörungen vor. Wenn die Pigmentveränderung kosmetisch sehr auffällt, kann das psychisch sehr belastend sein.

Pityriasis versicolor ▲, eine Pilzinfektion der Haut, kann der Vitiligo ähneln und führt manchmal auch zu einer Hyperpigmentierung.

▲ Siehe Seite 977

Behandlung

Vitiligo ist nicht heilbar. Kleinere Hautbereiche können mit speziellen Gerbstofflösungen, die nicht auf die Kleidung abfärben und für mehrere Tage vorhalten können, abgedeckt werden. Eine Behandlung mit Psoralen (Arzneimittel, das lichtempfindlich macht) plus UV-A-Licht (PUVA) ist ebenfalls manchmal wirksam. Die Behandlung dauert jedoch lange und muß auf unbegrenzte Dauer fortgesetzt werden. Sonnenschutzmittel und Kleidung schützen vor der Lichteinwirkung und können einem Sonnenbrand vorbeugen.

Pigmentverlust nach Hautschädigung

Wenn bestimmte Hauterkrankungen wie Verbrennungen oder Hautinfektionen mit Blasen und Geschwüren abheilen, kann die Haut ihr Pigment verlieren. Meist weist sie dann aber nicht die elfenbeinweiße Farbe auf wie bei der Vitiligo, und letztlich kann die Pigmentierung auch wiederkehren. Mit Kosmetika lassen sich diese Hautveränderungen zufriedenstellend abdecken.

Chloasma

Ein Chloasma erscheint im Gesicht (meist auf der Stirn, den Wangen, an den Schläfen und auf den Wangenknochen) in Form einer fast symmetrischen Gruppe dunkelbrauner und meist scharf begrenzter Pigmentflecken.

Es tritt meist während der Schwangerschaft auf (Schwangerschaftsmaske) und auch bei Frauen, die »die Pille« einnehmen. Die Dunkelfärbung verblaßt meist kurze Zeit nach der Geburt oder nach dem Absetzen der Pille.

Frauen mit Chloasma sollten Sonnenbestrahlung meiden und ein Sonnenschutzmittel auf die dunklen Hautflecken auftragen, wenn sie sich im Freien aufhalten, damit sich die Störung nicht noch verschlimmert. Mit der regelmäßigen Anwendung bestimmter Salben lassen sich die dunklen Hautflecken bleichen.

KAPITEL 207

Gutartige Hauttumore

Hautgeschwülste, eine ungewöhnliche Ansammlung verschiedener Zelltypen, können von Geburt an vorliegen oder sich erst später entwickeln. Wenn sich die Zellen nicht auf andere Körperbereiche ausbreiten, sind die Hautgeschwülste (Tumore) gutartig, also kein Krebs. Wachsen sie unkontrolliert und greifen sie auf normales Gewebe über oder breiten sie sich sogar auf andere Körperbereiche aus (metastasieren, Tochtergeschwülste bilden), dann sind die Tumore bösartig (maligne).

Muttermal, Leberfleck

Ein kleiner, gewöhnlich dunkel pigmentierter Fleck, der sich aus pigmentproduzierenden Hautzellen (Melanozyten) entwickelt.

Muttermale (Nävi) sind unterschiedlich groß, können flach oder erhaben, glatt oder rauh (warzenähnlich) sein, und es können auch Haare auf ihnen wachsen. In der Regel sind sie dunkelbraun oder schwarz; doch es gibt auch fleischfarbene oder gelbbraune. Praktisch jeder Mensch hat etwa zehn Leberflecke, die meisten entstehen in der Kindheit oder in der Jugend. Wie alle anderen Zellen reagieren auch die Pigmentzellen auf hormonelle Veränderungen. So können sie während einer Schwangerschaft erstmals auftreten, größer oder dunkler werden.

Je nach Aussehen und Sitz werden sie als Problem oder als Schönheitsfleck empfunden. Häßliche Muttermale oder Nävi, die an Stellen sitzen, wo die Kleidung sie reizt, können unter örtlicher Betäubung mit dem Skalpell entfernt werden.

Die meisten Leberflecke sind harmlos und müssen nicht entfernt werden. Manche sind jedoch äußerlich von einem malignen Melanom, einem Hautkrebs, nicht zu unterscheiden. Außerdem können sich gutartige Leberflecke auch zu einem malignen Melanom entwickeln. Fast die Hälfte aller maligner Melanome entsteht aus einem Leberfleck. Deshalb sollte ein auch nur irgendwie verdächtig aussehender Fleck entfernt und mikroskopisch untersucht werden. *Verändert sich ein Nävus – wird er größer (vor allem mit unregelmäßigem Rand), dunkler, entzündet er sich, weist er punktförmige Farbveränderungen auf oder Blutungen, bricht die Haut auf (Geschwür), beginnt er zu jucken oder zu schmerzen –, dann kann dies ein Warnhinweis auf ein malignes Melanom sein.* Erweist sich ein Nävus als bösartig, müssen sowohl er als auch das umliegende Gewebe operativ entfernt werden.

Dysplastische Nävi

Dysplastische oder atypische Nävi sind flache oder erhabene, dunkle Hautveränderungen mit einem Durchmesser von mehr als einem Zentimeter. Damit sind sie größer als die normalen Leberflecke. Sie müssen nicht unbedingt rund sein. Ihr Farbspektrum reicht von gelbbraun bis dunkelbraun, gewöhnlich auf rosafarbenem Grund.

Manche Menschen haben mehr als 100 solcher dysplastischen Nävi, die auch noch nach dem 35. Lebensjahr neu entstehen können. Sie können überall am Körper auftreten, sind jedoch am häufigsten an bedeckten Hautpartien zu finden, so am Gesäß, an der Brust und auf der Kopfhaut – damit unterscheiden sie sich vom Verteilungsmuster gewöhnlicher Leberflecke.

Die Neigung zur Entwicklung dysplastischer Nävi ist angeboren. Sie können jedoch auch bei Personen ohne entsprechende Familiengeschichte auftreten. Wer selbst dysplastische Nävi und dazu noch zwei oder mehr enge Verwandte hat, die ihrerseits viele dysplastische Nävi und Melanome (dysplastisches Nävuszellnävus-Syndrom) haben bzw. hatten, hat ein erhöhtes Risiko, ein malignes Malignom zu entwickeln. Ob bei Personen mit dysplastischen Nävi, die aber keine auf ein Melanom hinweisende Familiengeschichte haben, das Melanomrisiko ebenfalls erhöht ist, ist nicht bekannt.

Personen mit dysplastischen Nävi – vor allem solche mit einer auf ein Melanom hinweisenden Familiengeschichte – sollten sorgfältig auf Hautveränderungen achten, die auf ein malignes Melanom hindeuten könnten. Sie sollten sich einmal im Jahr routinemäßig von einem Hautarzt untersuchen lassen. Mit Hilfe von Farbaufnahmen wird versucht, auch die geringsten Veränderungen im Farbton oder in der Größe der Leberflecke zu registrieren. Jede Veränderung macht die Entfernung des Flecks erforderlich.

Verschiedene Experten sind der Ansicht, Sonnenlicht beschleunige die Entstehung neuer und die Veränderung bereits bestehender dysplastischer Nävi. Aus diesem Grunde sollten Personen mit dysplastischen Nävi Sonnenlicht meiden und ein Sonnenschutzmittel mit einem Lichtschutzfaktor von mindestens 15 verwenden – sie schirmen vor den krebserzeugenden UV-Strahlen ab.

Fibroma pendulans

Kleine, weiche, fleischfarbene oder etwas dunklere Hautlappen, die in erster Linie am Hals, in den Achselhöhlen und in der Leistengegend auftreten.

Diese gestielten Tumore verursachen in der Regel keine Beschwerden, können aber unansehnlich sein und außerdem z.B. durch die Kleidung gereizt werden. Sie lassen sich mit flüssigem Stickstoff vereisen oder mit einem Skalpell oder einer Schere abschneiden.

Lipom

Weiche Fettgeschwulst, die unter der Haut wächst und runde oder ovale Knoten bildet.

Man kann eine oder mehrere solcher Geschwülste aufweisen. Lipome kommen häufiger bei Frauen als bei Männern vor und treten vorzugsweise an den Unterarmen, am Rumpf und am Nacken auf. Grundsätzlich können sie sich aber überall entwickeln. Sie verursachen selten Beschwerden, können gelegentlich jedoch auch schmerzhaft werden.

Die Diagnose wird gewöhnlich problemlos anhand des klinischen Bildes gestellt, weitere Tests sind nicht nötig. Die Geschwülste sind gutartig und entarten nur sehr selten bösartig. Verändert sich ein Lipom jedoch in irgendeiner Weise, sollte eine Biopsie (die Entnahme einer kleinen Gewebeprobe und anschließende mikroskopische Untersuchung) vorgenommen werden. Eine Behandlung ist normalerweise nicht notwendig, störende Knoten können jedoch operativ oder durch Fettabsaugung entfernt werden.

Angiom

Eine Ansammlung ungewöhnlich dichter Blut- oder Lymphgefäße, normalerweise in oder unter der Haut. Sie verursacht rote oder purpurne Hautverfärbungen.

Angiome sind normalerweise angeboren oder treten kurz nach der Geburt auf und gehören mit zu den Muttermalen. Etwa ein Drittel aller Neugeborenen hat ein Angiom. Angiome sehen individuell unterschiedlich aus und stellen im allgemeinen nur ein kosmetisches Problem dar. Viele bilden sich von selbst zurück. Zu den Angiomen zählen Feuermal, kapilläres Hämangiom, kavernöses Hämangiom, Spider-Nävus und Lymphangiom.

Feuermal

Ein Feuermal (Naevus flammeus) ist ein flacher, rosafarbener, roter oder purpurner Hautbezirk, der bei der Geburt vorhanden ist.

Feuermale verblassen im allgemeinen nicht; kleinere, im Gesicht sitzende können jedoch innerhalb weniger Monate verschwinden. Vom medizinischen Standpunkt aus sind sie harmlos, doch sie können, je nachdem, wo sie sitzen, eine große psychische Belastung darstellen. Gelegentlich treten sie im Zusammenhang mit dem Sturge-Weber-Syndrom auf, einer seltenen angeborenen Störung, bei der die Kinder geistig zurückbleiben. Kleinere Feuermale lassen sich mit Schminke abdecken; sehr störende können mit Lasertherapie entfernt werden.

Kapillares Hämangiom

Das kapillare Hämangiom ist eine erhabene, hellrote Hautveränderung mit einem Durchmesser von einem bis zehn Zentimetern.

Das kapillare Hämangiom entwickelt sich normalerweise kurz nach der Geburt und vergrößert sich in den ersten Lebensmonaten langsam. Bei mehr als zwei Dritteln der Kinder bildet es sich bis zum siebten Lebensjahr komplett zurück. Hin und wieder bleiben jedoch Runzeln und eine bräunliche Pigmentierung zurück. Kapillare Hämangiome bedürfen normalerweise keiner Behandlung, es sei denn, sie sitzen in der Nähe der Augen oder lebenswichtiger Organe, wo sie die Körperfunktion beeinträchtigen können. Das Kortison Prednison, oral genommen, läßt ein Hämangiom schrumpfen. Am wirksamsten ist diese Behandlung, sofort nachdem das Hämangiom größer zu werden beginnt. Kapillare Hämangiome werden nur selten operativ entfernt, weil sich danach oft unschöne Narben bilden.

Kavernöses Hämangiom

Das kavernöse Hämangiom ist eine erhabene, rote oder blaurote Geschwulst, die aus ungewöhnlich vergrößerten Blutgefäßen besteht, die von Geburt an vorliegen.

Kavernöse Hämangiome können sich manchmal geschwürig verändern, bluten und danach teilweise zurückbilden. Eine komplette Rückbildung kommt ohne Behandlung nur selten vor. Bei Kindern kann geschlucktes Prednison zur Rückbildung führen. Kleinere Tumore lassen sich manchmal mittels Elektrokoagulation entfernen – ein Verfahren, bei der das Gewebe unter örtlicher Betäubung mit einer heißen Elektrosonde zerstört wird. Manchmal ist auch eine operative Entfernung erforderlich, insbesondere wenn sich ein Arm oder ein Bein durch den gesteigerten Blutfluß vergrößert.

Spider-Nävus

Ein Spider-Nävus oder Spider-Angiom ist eine hellrote Hauterscheinung mit normalerweise einem blauroten Punkt in der Mitte und feinen Ästen, die wie Spinnenbeine aussehen.

Durch Druck auf den zentralen Punkt (das zentrale Blutgefäß im Spider-Nävus, das ihn mit Blut speist) verblaßt die Farbe vorübergehend. Es können sich einzelne oder mehrere dieser Herde zeigen. Patienten mit Leberzirrhose und auch Schwangere oder Frauen, die »die Pille« nehmen, entwickeln oft viele Spider-Nävi. In der Regel verursachen sie jedoch keine Symptome und bilden sich sechs bis neun Monate nach der Geburt beziehungsweise nach Absetzen der Pille von selbst wieder zurück. Ist aus kosmetischen Gründen eine Behandlung erforderlich, wird das zentrale Blutgefäß mittels Elektrokoagulation (ein Verfahren, bei dem mit örtlicher Betäubung und heißer Elektrosonde gearbeitet wird) oder mit einem Argonlaser zerstört.

Lymphangiom

Ein Hautknoten, der durch eine Ansammlung vergrößerter Lymphgefäße – durch die die Lymphe (eine hellgelbe Flüssigkeit) durch den Körper transportiert wird – entsteht.

Die meisten Lymphangiome sind gelbbraun, einige wenige auch rötlich. Werden sie verletzt oder punktiert, verlieren sie eine farblose Flüssigkeit. In der Regel ist zwar keine Behandlung erforderlich, doch grundsätzlich lassen sie sich operativ entfernen. Bei einem solchen Eingriff muß jedoch viel Haut- und Unterhautgewebe mit entfernt werden, da Lymphangiome sehr tief wachsen.

Granuloma pyogenicum

Scharlachrote, braune oder blauschwarze leicht erhabene Hauterscheinungen, die durch vermehrtes Wachstum von Kapillaren (die kleinsten Blutgefäße) und Anschwellen des umliegenden Gewebes entstehen.

Die Hauterscheinung entwickelt sich sehr schnell, meist an der Stelle einer kurz zurückliegenden Hautverletzung. Die Granulome bluten schnell, da die darüberliegende Haut oft nur dünn ist. Aus bislang unbekannten Gründen können sich in der Schwangerschaft große Granulomata pyogenica, sogenannte Schwangerschaftstumore, sogar auf dem Zahnfleisch, bilden. Ein Granuloma pyogenicum bildet sich manchmal von selbst wieder zurück. Wenn nicht, sollte eine Biopsie (Entnahme einer Gewebeprobe und anschließende mikroskopische Untersuchung) vorgenommen werden, um auszuschließen, daß es sich dabei um ein malignes Melanom oder eine andere Krebsart handelt. Der Tumor kann operativ oder mit Hilfe der Elektrokoagulation (ein Verfahren, bei dem das veränderte Gewebe unter örtlicher Betäubung mit heißer Elektrosonde zerstört wird) entfernt werden, er kann sich jedoch wieder neu bilden.

Seborrhoische Warze

Die seborrhoische Warze (Verruca seborrhoica oder seborrhoische Keratose) ist eine fleischfarbene, braune oder schwarze Geschwulst, die überall auf der Haut auftreten kann.

Solche Hautveränderungen gibt es oft am Rumpf und an den Schläfen. Sie kommen am häufigsten bei Personen im mittleren oder höheren Lebensalter vor, ihre Ursache ist unbekannt.

Seborrhoische Warzen sind unterschiedlich groß und wachsen sehr langsam. Sie sind rund oder oval, sehen wie aufgeklebt aus und können eine wachsartige oder schuppende Oberfläche haben. Es sind gutartige Geschwülste, die nicht entarten. Sie müssen nicht behandelt werden, es sei denn, sie werden irritiert, jucken oder stören in kosmetischer Hinsicht. Sie können mit flüssigem Stickstoff vereist oder unter örtlicher Betäubung mit einem scharfen Löffel oder einem Skalpell herausgeschnitten werden. Beide Verfahren hinterlassen nur wenig oder gar keine Narben.

Histiozytom

Histiozytome oder Dermatofibrome sind kleine, rotbraune Knoten, die aus den im Bindegewebe vorkommenden Fibroblasten bestehen.

Die Ursache der Erkrankung ist nicht bekannt. Histiozytome sind häufig und treten gewöhnlich als einzelne, derbe Knötchen, oft an den Beinen, auf. Manche Menschen entwickeln viele Histiozytome. Eine Behandlung ist normalerweise nicht nötig, es sei denn, sie verursachen Beschwerden oder werden größer. Sie können unter örtlicher Betäubung operativ entfernt werden.

Keratoakanthom

Runde, derbe, gewöhnlich fleischfarbene Tumore mit einem ungewöhnlichen zentralen Krater, der mit hornigem Material gefüllt ist.

Keratoakanthome sitzen meist im Gesicht, am Unterarm oder am Handrücken und wachsen schnell. Innerhalb von ein bis zwei Monaten kann der Tumor einen Durchmesser von bis zu fünf Zentimetern erreichen. Jedoch beginnt er häufig, sich innerhalb weniger Monate zurückzubilden, manchmal bleiben aber Narben zurück.

Keratoakanthome sind gutartig. Da sie manchmal jedoch schwer von einem Plattenepithelkarzinom bzw. spinozellulären Karzinom zu unterscheiden sind, wird häufig eine Biopsie (Entnahme einer Gewebeprobe und anschließende mikroskopische Untersuchung) gemacht. Die Tumore lassen sich operativ oder mittels Injektion von Kortisonen oder Fluorouracil entfernen. Beide Verfahren hinterlassen weniger Narben, als dies der Fall wäre, wenn die Tumore von selbst heilen würden.

Keloid

Eine glatte, glänzende, hellrosa, oft gewölbte Wucherung aus fibrösem Bindegewebe, die sich am Ort einer Verletzung oder Operationswunde bildet.

Keloide können sich als Folge einer schweren Akne bilden. Gelegentlich können sie auch auftreten, ohne daß eine Verletzung vorliegt.

Keloide sprechen nicht gut auf eine Behandlung an, durch monatliche Kortisoninjektionen flachen sie aber etwas ab. Auch eine Entfernung mit Skalpell oder Laser mit anschließender Kortisoninjektion kann versucht werden, führt aber selten zu einem optimalen Ergebnis. Verschiedentlich wurde auch schon durch Aufbringen von Silikonpflaster auf die Keloide eine gewisse Abflachung erzielt.

KAPITEL 208

Hautkrebs

Hautkrebs zählt zu den häufigsten bösartigen Tumoren beim Menschen, ist aber meist heilbar. Die am weitesten verbreiteten Arten von Hautkrebs entstehen in Bereichen, die von Sonnenlicht beschienen werden. Personen, die sich viel im Freien aufhalten – vor allem hellhäutige Menschen –, sind besonders hautkrebsgefährdet.

Basalzellkarzinom

Ein Karzinom, das aus Zellen der untersten Epidermisschicht entsteht.

Das Basalzellkarzinom entwickelt sich normalerweise auf sonnenlichtbeschienenen Hautflächen. Die Tumore treten als sehr kleine, glänzende, derbe, erhabene Knötchen auf und werden nur langsam größer. Wie schnell sie wachsen, ist von Tumor zu Tumor sehr verschieden. Einige können jedes Jahr bis zu einem Zentimeter größer werden. Ein Basalzellkarzinom kann sich geschwürig verändern oder in der Mitte eine Kruste aufweisen. Sein Rand sieht manchmal perlweiß aus. Der Tumor kann wiederholt bluten, verkrusten und heilen und so leicht mit einem Geschwür verwechselt werden. Gerade aber dieses wiederholte Bluten und Verkrusten ist oft ein deutliches Symptom für ein Basalzellkarzinom oder ein spinozelluläres Karzinom.

Basalzellkarzinome streuen selten in andere Organe, können dafür aber auf umliegendes Gewebe übergreifen und es zerstören. Tumore, die in der Nähe von Augen, Mund, Knochen oder Gehirn sitzen, können sehr gefährlich werden. Bei den meisten Menschen wächst das Basalzellkarzinom aber nur langsam in der Haut. Wird es rechtzeitig entfernt, läßt sich die Zerstörung darunterliegenden Gewebes verhindern.

Diagnose und Behandlung

Oft läßt sich ein Basalzellkarzinom schon anhand seines Aussehens erkennen. Um die Diagnose zu bestätigen, wird immer eine Biopsie vorgenommen: Es wird eine Gewebeprobe entnommen und anschließend mikroskopisch untersucht.

Der Tumor kann in der ärztlichen Praxis bei örtlicher Betäubung durch Ausschaben (Kürettage), Ausbrennen mit einer Elektronadel (Elektrodesikkation) oder durch Herausschneiden komplett entfernt werden. Nur selten schließt sich noch eine Strahlentherapie an. Bei wiederkehrenden Tumoren und narbenähnlichen Basalzellkarzinomen ist es manchmal erforderlich, sie unter dem Mikroskop herauszuschneiden (mikroskopisch kontrollierte Chirurgie, MKC).

Eine lokale Behandlung mit Fluorouracil reicht nicht aus, weil sich der Krebs hierbei manchmal unter der verheilten Hautoberfläche weiter ausbreitet.

Spinozelluläres Karzinom

Ein Tumor, der aus Zellen der mittleren Epidermisschicht entsteht.

Das spinozelluläre Karzinom findet man meist an sonnenbestrahlter Haut. Es kann aber grundsätzlich überall am Körper auftreten, so auch auf der Zunge oder auf der Mundschleimhaut. Es kann sich in gesundem Gewebe oder – sogar noch viele Jahre später – in bereits sonnengeschädigten Bereichen (aktinische Keratose) entwickeln.

Der Tumor beginnt als roter Bereich mit schuppender oder verkrusteter Oberfläche, die nicht heilen will. Wenn er größer wird, kann er zu einem derben Knoten mit einer manchmal warzigen Oberfläche werden. Schließlich kann sich der Tumor geschwürig verändern und in das darunterliegende Gewebe eindringen.

Das spinozelluläre Karzinom betrifft meist nur den umliegenden Hautbereich und dringt tief in angrenzendes Gewebe ein. Manche Tumore breiten sich jedoch in entfernt liegende Organe aus (metastasieren) und können tödlich sein.

Morbus Bowen ist eine oberflächliche, auf die Epidermis beschränkte Form des spinozellulären Karzinoms, von der die darunterliegende Lederhaut noch nicht befallen ist. Die erkrankte Haut ist rotbraun und schuppend oder verkrustet. Die Hautveränderung ist flach und erinnert manchmal an Schuppenflechte, Dermatitis oder eine Pilzinfektion.

Warnsignale für ein malignes Melanom – die ABCDE-Regel

A: Asymmetrie. Melanomverdächtige Hautveränderungen sind häufig asymmetrisch.

B: Begrenzung. Der Fleck oder das Muttermal hat einen unregelmäßigen oder unscharf begrenzten Rand.

C: Color. Melanome sind oft ungleichmäßig gefärbt. Als Farben kommen Schwarz, Braun, Grau, Rot bis Hautfarben vor.

D: Durchmesser. Ein pigmentierter (vor allem schwarzer oder dunkelblauer) Fleck oder Muttermalfleck wird größer und erreicht mehr als 5 Millimeter.

E: Erhabenheit. Melanome liegen teilweise im Hautniveau, teilweise sind sie erhaben.

Diagnose und Behandlung

Bei Verdacht auf ein spinozelluläres Karzinom wird zunächst eine Biopsie (Entnahme einer Gewebeprobe zur anschließenden mikroskopischen Untersuchung) vorgenommen, um ähnlich aussehende Hauterkrankungen ausschließen zu können.

Das spinozelluläre Karzinom und seine Sonderform, Morbus Bowen, werden auf dieselbe Art entfernt wie das Basalzellkarzinom. Die aktinische Keratose, eine warzige Unregelmäßigkeit der Hautoberfläche, die zum spinozellulären Karzinom werden kann, wird oft durch Vereisung mit Stickstoff oder durch Auftragen einer fluorouracilhaltigen Creme, die die sich schnell teilenden Zellen abtötet, behandelt.

Malignes Melanom

Ein Tumor, der in den pigmentproduzierenden Hautzellen (Melanozyten) entsteht.

Ein malignes Melanom zeigt sich zuerst oft als neue, kleine, pigmentierte Geschwulst in gesunder Haut, fast die Hälfte aller Melanome entsteht jedoch aus pigmentierten

Muttermalen. ▲ Anders als die anderen Formen von Hautkrebs greift das maligne Melanom schnell auf andere, weit entfernt liegende Körperbereiche über (Metastasen), wächst dort weiter und zerstört das Gewebe.

Je weniger tief ein malignes Melanom in die Haut gewachsen ist, desto größer ist die Heilungschance. Ist es bereits tief eingedrungen, ist die Gefahr groß, daß es sich über die Lymph- und Blutgefäße ausgebreitet hat und innerhalb weniger Jahre zum Tode führt. Der Krankheitsverlauf ist sehr unterschiedlich und scheint von der individuellen Abwehrkraft abzuhängen. Manche Patienten überleben bei anscheinend guter Gesundheit viele Jahre, obwohl sich das Melanom bereits ausgebreitet hat.

Diagnose und Behandlung

Bei Verdacht auf ein malignes Melanom wird eine Biopsie durchgeführt. Kleinere Tumore werden dabei komplett entfernt, von größeren wird nur eine Probe entnommen. Das Gewebe wird mikroskopisch untersucht, um festzustellen, ob es sich um ein malignes Melanom handelt.

Melanome können operativ komplett entfernt werden. Hat das Melanom einen Durchmesser von weniger als 0,75 Millimeter und haben sich noch keine Metastasen gebildet, beträgt die Heilungsrate nahezu 100 Prozent. Bei Melanomen, die größer als 1,5 Millimeter sind, wird zusätzlich zur chirurgischen Entfernung empfohlen, den Patienten noch mit Interferon alfa zu behandeln. Da jeder, der einmal ein Melanom hatte, ein erhöhtes Risiko für Neubildungen hat, müssen diese Personen ihre Haut regelmäßig untersuchen lassen.

Haben sich bereits Metastasen gebildet, folgt eine Chemotherapie. Die Heilungsrate ist dann jedoch meist niedrig, oft endet die Krankheit tödlich. Derzeit laufen Versuche, zusätzlich zur Chemotherapie eine Immuntherapie mit Interleukin-2 und Interferon alfa durchzuführen, die vielversprechende Ergebnisse erbrachten.

Kaposi-Sarkom

Ein Tumor, der seinen Ursprung in den Blutgefäßen, und zwar meist denen der Haut, hat.

Das Kaposi-Sarkom tritt in zwei Formen auf. In der einen Form trifft es hauptsächlich ältere Menschen. Es wächst nur sehr langsam auf der Haut und breitet sich nur selten aus. Die zweite Form tritt vornehmlich bei Aidskranken auf. Sie wächst wesentlich schneller und betrifft oft Blutgefäße der inneren Organe.

Bei älteren Männern erscheint das Kaposi-Sarkom meist als blaurote oder dunkelbraune Papel oder als Knoten an den Zehen oder Beinen. Der Tumor kann viele Zentimeter groß werden und sich als dunkler, flacher oder leicht erhabener Bereich zeigen, der zu Blutungen und Geschwüren neigt. Der Tumor kann sich langsam entlang der Beine ausbreiten.

Die bei Aidspatienten typische Krankheit zeigt sich gewöhnlich zunächst als rosafarbene, rote oder blaurote, runde oder ovale Hauterscheinung. Innerhalb weniger Monate können diese Plaques an verschiedenen Körperstellen, einschließlich dem Mundraum, auftreten. Sie können sich auch in inneren Organen und Lymphknoten entwickeln und innere Blutungen verursachen.

Behandlung

Ältere Männer mit langsam wachsendem Kaposi-Sarkom, die ansonsten symptomlos sind, bedürfen meist keiner Behandlung. Die Hauterscheinungen selbst können jedoch mit Vereisung, Strahlentherapie oder Elektrokauterisation (Zerstörung des Gewebes mit einer Elektrosonde) behandelt werden.

Für Patienten mit Aids oder mit der aggressiveren Form des Kaposi-Sarkoms gibt es keine wirklich zufriedenstellende Behandlung. Chemotherapie mit Mitteln wie Etoposid, Vincristin, Vinblastin, Bleomyzin und Doxorubicin führt nicht zu befriedigenden Ergebnissen. Im Frühstadium vermag Interferon alfa das Fortschreiten der Hauttumore zu hemmen; Vincristin, in die Tumore injiziert, bewirkt eine Rückbildung. Ob das Kaposi-Sarkom behandelt wird oder nicht, scheint die Lebenserwartung von Aidspatienten nicht zu verlängern. Ein verbesserter Immunstatus kann zur Rückbildung des Kaposi-Sarkoms führen.

Paget-Krankheit

Eine seltene Art von Hautkrebs, die wie ein entzündeter, geröteter Hautfleck (Dermatitis) aussieht, und seinen Ursprung in Drüsen in oder unter der Haut hat.

(Denselben Namen trägt eine Stoffwechselerkrankung der Knochen, die mit der Hautkrankheit nichts zu tun hat und damit auch nicht verwechselt werden darf.)

Da die Paget-Krankheit ihren Ursprung normalerweise in einem Karzinom der Milchdrüsenausführungsgänge hat, tritt die ekzemartige Veränderung meist um die Brustwarze herum auf. ■

Die Paget-Krankheit kann aber auch in einer Sonderform als roter, nässender, verkrustender Ausschlag in der Leistengegend oder um den After herum auftreten. In diesem Fall geht sie von einem Karzinom der Ausführungsgänge nahegelegener Schweißdrüsen aus. Die Therapie besteht normalerweise in der Entfernung sämtlicher Krebszellen.

▲ Siehe Seite 985

■ Siehe Seite 1103

Erkrankungen von Hals, Nase, Ohren

KAPITEL 209

Hals, Nase, Ohren

Hals, Nase und Ohren stehen, sowohl was ihren Sitz als auch ihre Funktion angeht, in enger Beziehung zueinander. Störungen und Erkrankungen dieser Organe fallen in das Fachgebiet des Hals-Nasen-Ohren-Arztes (Otorhinolaryngologen).

Ohren

Das Ohr, das Hör- und Gleichgewichtsorgan, besteht aus dem äußeren Ohr sowie dem Mittel- und Innenohr. Die Schallwellen gelangen in das äußere Ohr, passieren den Gehörgang und werden vom Mittelohr in mechanische

Ein Blick ins Ohr

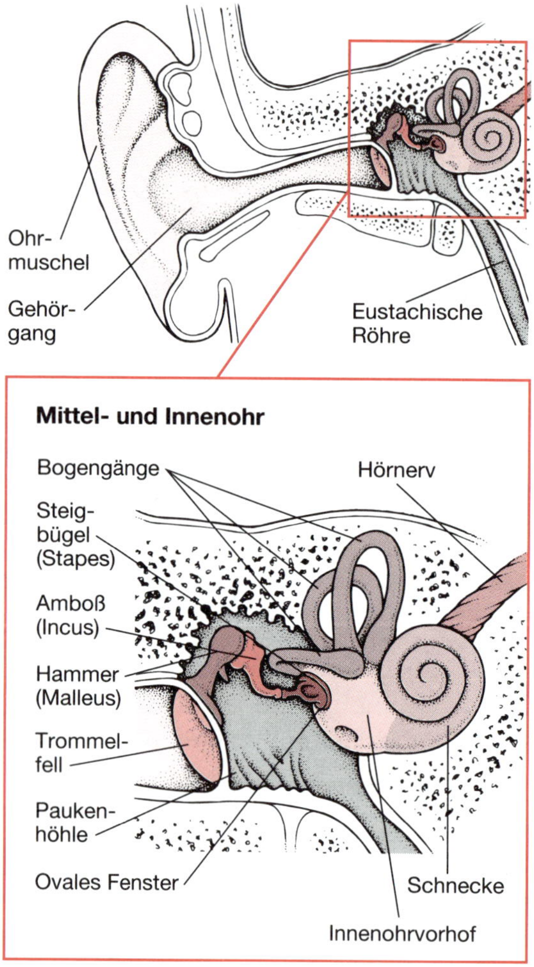

Energie umgewandelt. Das Innenohr wiederum setzt die mechanische Energie in Nervenimpulse um, die ins Gehirn weitergeleitet werden. Im Innenohr sitzt auch das Gleichgewichtsorgan.

Äußeres Ohr

Zum äußeren Ohr gehören die Ohrmuschel (Aurikel) und der äußere Gehörgang. Die aus Knorpel bestehende Ohrmuschel ist zwar steif, aber beweglich. Die von der Ohrmuschel aufgefangenen Schallwellen gelangen durch den Gehörgang zum Trommelfell, eine dünne Membran, die das äußere Ohr vom Mittelohr trennt.

Mittelohr

Das Mittelohr besteht aus dem Trommelfell (Membrana tympanica) und einer kleinen, luftgefüllten Kammer, in der die Gehörknöchelchenkette sitzt, die das Trommelfell mit dem Innenohr verbindet. Diese Gehörknöchelchen (Ossicula) sind nach ihrer Form benannt: der Hammer (Malleus) ist am Trommelfell angewachsen, der Amboß (Incus) verbindet Hammer und Steigbügel, und der Steigbügel (Stapes) schließlich setzt an dem ovalen Fenster an, das die Schalleintrittspforte in die Schnecke (Cochlea) darstellt. Schwingungen des Trommelfells werden mechanisch durch die Gehörknöchelchen verstärkt und zu dem ovalen Fenster weitergeleitet.

Im Mittelohr befinden sich außerdem zwei kleine Muskeln: Der Musculus tensor tympani, der am Hammer ansetzt, hält das Trommelfell straff. Der Musculus stapedius, der am Steigbügel ansetzt, stabilisiert die Verbindung zwischen dem Steigbügel und dem ovalen Fenster. Bei lauten Geräuschen zieht sich der Musculus stapedius reflektorisch zusammen und behindert die freie Schwingung der Gehörknöchelchenkette. Dadurch werden weniger Schallwellen übertragen. Diese Reaktion, der sogenannte akustische oder Stapedius-Reflex, schützt das empfindliche Innenohr vor Lärmschädigung.

Durch die Eustachische Röhre, eine enge Verbindung zwischen dem Mittelohr und dem Nasen-Rachen-Raum, gelangt die Außenluft in das Mittelohr. Diese Röhre, die sich beim Schlucken öffnet, sorgt für den Druckausgleich auf beiden Seiten des Trommelfells. Deswegen hilft Schlucken auch häufig bei Ohrdruck, wie er durch einen plötzlichen Luftdruckabfall, z. B. während eines Fluges, entsteht. Die Verbindung zwischen der Eustachischen Röhre und dem Mittelohr erklärt auch, warum Infektionen der oberen Atemwege (wie eine Erkältung), bei der sich die Eustachische Röhre entzündet und verschließt, eine Mittelohrentzündung oder einen erhöhten Druck im Mittelohr und dadurch ausgelöst Mittelohrschmerzen zur Folge haben können.

Innenohr

Das Innenohr (Labyrinth) ist ein Gangsystem, zu dem als wichtigste Teile die Schnecke (Cochlea) als Hörorgan und die drei Bogengänge als Gleichgewichtsorgan gehören.

Die Cochlea, ein schneckenförmiger Gang, enthält eine zähe Flüssigkeit und das Corti-Organ, zu dem Tausende von winzigen Zellen mit kleinen haarähnlichen Fortsätzen (Haarzellen) gehören, die in die Flüssigkeit hineinreichen. Die Schallschwingungen, die von den Gehörknöchelchen aus dem Mittelohr zum ovalen Fenster im Innenohr weitergeleitet wurden, versetzen die Flüssigkeit und die haarähnlichen Fortsätze in Schwingungen. Die verschiedenen Haarzellen reagieren auf unterschiedliche

Schallfrequenzen und wandeln sie in Nervenimpulse um. Die Nervenimpulse leitet der Hörnerv zum Gehirn.

Trotz der Schutzfunktion des akustischen Reflexes können extrem laute Geräusche die Haarzellen schädigen. Eine zerstörte Haarzelle wächst jedoch nicht mehr nach. Andauernder Lärm schädigt die Zellen immer mehr und verursacht letztlich Schwerhörigkeit.

Die Bogengänge, die mit für das Gleichgewicht verantwortlich sind, sind drei mit Flüssigkeit gefüllte Röhren, die im rechten Winkel zueinander angeordnet sind. Bei jeder Kopfbewegung bewegt sich auch die Flüssigkeit in diesen Gängen. Je nach Drehrichtung des Kopfes bewegt sich die Flüssigkeit in einem der Bogengänge stärker als in den beiden anderen. Die Bogengänge enthalten Haarzellen, die auf die Bewegung der Flüssigkeit reagieren. Sie erzeugen Nervenimpulse, die dem Gehirn die Drehrichtung des Kopfes übermitteln; das Gehirn kann dann Verhaltensweisen veranlassen, um das Gleichgewicht zu halten.

Entzünden sich die Bogengänge, wie bei einer Mittelohrentzündung oder Grippe, kann der Gleichgewichtssinn verlorengehen und z. B. Schwindel auftreten. ▲

Nase

Die Nase ist das Geruchsorgan und der Hauptzugang für den Luftstrom in die und aus den Lungen. Die Nebenhöhlen und der Tränennasenkanal münden in die Nase. Außerdem verleiht die Nase der Stimme Resonanz.

Der obere Teil der Nase besteht aus Knochen, der untere aus Knorpel. Im Naseninnern befinden sich die beiden Nasenhaupthöhlen, die durch die Nasenscheidewand (Nasenseptum), die sich von den Nasenlöchern bis zur Rachenwand erstreckt, getrennt werden. In das Naseninnere ragen drei Knochen, die Nasenmuscheln, die eine Reihe von Falten bilden. Diese Falten vergrößern die Oberfläche, die die ein- und ausströmende Luft passieren muß. Die Nasenhöhle wird durch eine mit vielen Blutgefäßen durchzogene Schleimhaut ausgekleidet. Dank der großen Oberfläche und der vielen Blutgefäße kann die Nase die einströmende Luft schnell anwärmen und anfeuchten. Schleimhautzellen produzieren Schleim und haben winzige, haarähnliche Fortsätze (Zilien). Normalerweise werden eindringende Schmutzpartikel an den Schleim gebunden und dann von den Zilien zur Nasenrachenwand bzw. in den Rachen hinunter und damit aus den Luftwegen hinaus befördert. So wird die Luft gereinigt, bevor sie in die Lungen gelangt. Niesen ist eine Reaktion auf eine Reizung, mit ihm werden die Nasengänge automatisch gereinigt, genauso wie Husten die Lunge reinigt.

Im oberen Teil der Nasenhöhle befinden sich Geruchsrezeptorzellen. Diese Zellen haben haarähnliche Fortsätze (Zilien), die nach unten in die Nasenhöhle, und Nervenfasern, die nach oben in den Riechkolben reichen. Dieser ist eine Anschwellung am Ende jedes Riechnervs. Die Riechnerven reichen direkt bis ins Gehirn. ■

Der Geruchssinn, der noch nicht ganz erforscht ist, ist wesentlich höher entwickelt als der Geschmackssinn. So gibt es wesentlich mehr verschiedene Geruchs- als Geschmacksempfindungen. Der subjektive Geschmack beim Essen wird sowohl vom Geschmacks- als auch vom Geruchssinn vermittelt. Deshalb ist das Geschmacksempfinden bei einer Erkältung, bei der die Nase verstopft ist, häu-

Ein Blick ins Innere von Nase und Rachen

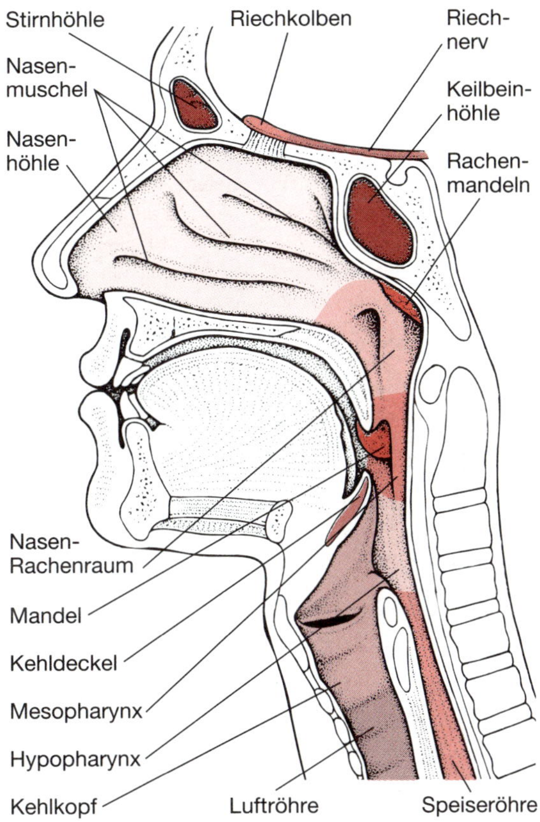

▲ Siehe Seite 295

■ Siehe Kasten, Seite 340

fig beeinträchtigt. Die Geruchsrezeptoren sitzen im oberen Teil der Nase. Beim normalen Atmen zieht gewöhnlich recht wenig Luft über sie hinweg, beim Schnuppern hingegen kommen die Riechzellen mit vielen Duftstoffen in Kontakt.

Nasennebenhöhlen

In den an die Nase angrenzenden Knochenbereichen befinden sich die Nasennebenhöhlen, Hohlräume, die sich zur Nasenhöhle hin öffnen und durch die Flüssigkeit abfließen kann. Das Nebenhöhlensystem setzt sich aus vier dieser paarig angelegten Höhlen zusammen: Kieferhöhlen, Siebbeinzellen, Stirnhöhlen und Keilbeinhöhlen. Die Nebenhöhlen verringern das Gewicht der Gesichtsknochen, geben dem Gesichtsschädel seine Architektur und verleihen der Stimme mehr Resonanz.

Wie die Nasenhöhle sind auch die Nebenhöhlen mit Schleimhaut ausgekleidet, auf der schleimproduzierende Zellen mit haarähnlichen Fortsätzen (Zilien) sitzen. Eindringende Schmutzpartikel werden vom Schleim gebunden und dann von den Zilien über die Ausführungsgänge in die Nasenhöhle befördert. Wenn dieser Weg blockiert ist, werden die Nebenhöhlen anfällig für Infektionen und Entzündungen (Sinusitis).▲

Rachen

Der Rachen (Pharynx) sitzt hinter dem Mund, unter der Nasenhöhle und über Speiseröhre (Ösophagus) und Luftröhre (Trachea). Er besteht aus einem oberen Teil, dem Nasenrachen (Nasopharynx), einem mittleren Teil, dem Mundrachen (Mesopharynx), und einem unteren Teil, dem Kehlkopfrachen (Hypopharynx). Der Rachen ist ein muskulärer Schlauch, durch den Nahrung zur Speiseröhre und Luft zu den Lungen transportiert wird. Wie Nase und Mund ist auch der Rachen mit Schleimhaut ausgekleidet, die wieder mit schleimproduzierenden Zellen mit winzigen haarähnlichen Fortsätzen (Zilien) besetzt ist. An den Schleim gebundene Schmutzpartikel werden von diesen Fortsätzen zur Speiseröhre transportiert und dann verschluckt.

Die Gaumenmandeln sitzen am Gaumenbogen, die Rachenmandeln am Rachendach. Gaumen- und Rachenmandeln sind lymphatisches Gewebe, das hilft, Infektionen zu bekämpfen. Während der Kindheit sind sie am größten, später schrumpfen sie allmählich.

Am oberen Ende der Luftröhre sitzt der Kehlkopf (Larynx). In ihm sitzen die Stimmbänder und hier entstehen die Laute. In entspanntem Zustand bilden die Stimmbänder eine V-förmige Öffnung, durch die die Luft ungehindert strömen kann. Sind sie angespannt, vibrieren sie und bringen Laute hervor, die Zunge, Nase und Mund so formen können, daß Sprache entsteht.

Der knorpelige Kehldeckel (Epiglottis) sitzt über und vor dem Kehlkopf. Beim Schlucken schließt sich der Kehldeckel und verhindert so, daß Nahrung und Flüssigkeit in die Luftröhre gelangen.

KAPITEL 210

Schwerhörigkeit und Taubheit

Schwerhörigkeit ist eine Verschlechterung des Hörvermögens, Taubheit ein vollständiger oder nahezu totaler Verlust des Hörvermögens.

Schwerhörigkeit kann verursacht sein durch eine mechanische Störung im Gehörgang oder im Mittelohr, die die Übertragung der Schallwellen verhindert (Schalleitungsschwerhörigkeit) oder durch eine Schädigung des Innenohrs, Hörnervs oder der Hörnervbahnen zum Gehirn (Schallempfindungsschwerhörigkeit). Die beiden Formen von Schwerhörigkeit lassen sich voneinander unterscheiden, indem man die Luftleitung von Tönen mit der Knochenleitung vergleicht.

Die Schallempfindungsschwerhörigkeit wird als sensorisch bezeichnet, wenn das Innenohr geschädigt ist, oder als neural, wenn der Hörnerv oder die Hörnervbahnen zum Gehirn geschädigt sind. Sensorische Schwerhörigkeit kann angeboren sein oder durch extremen Lärm (Lärm-

▲ Siehe Seite 1012

schaden), eine Virusinfektion des Innenohrs, Medikamente oder Menière-Krankheit ▲ verursacht sein. Neurale Schwerhörigkeit kann durch Gehirntumore verursacht sein, die die umliegenden Nerven und den Hirnstamm schädigen. Weitere mögliche Ursachen sind Infektionen, verschiedene Hirn- und Nervenstörungen wie Schlaganfall oder Refsum-Syndrom. Bei Kindern kann der Hörnerv durch Mumps, Röteln, Hirnhautentzündung oder Innenohrinfektionen geschädigt werden. Die Hörnervbahnen zum Gehirn können durch Krankheiten, die die Markscheiden der Nerven zerstören, geschädigt werden.

Diagnose

Hörtests können in der ärztlichen Praxis mit einer Stimmgabel durchgeführt werden, besser ist aber eine Hörprüfung in einer schalldichten Kabine beim Facharzt, bei der ein elektrisches Gerät akustische Signale verschiedener Frequenzen in verschiedenen Lautstärken produziert. Beim Erwachsenen wird die Luftleitung geprüft, indem man ihm eine vibrierende Stimmgabel vor das Ohr hält, so daß der Ton durch die Luft zum Ohr gelangen muß. Eine Hörminderung oder ungewöhnlich niedrige Hörschwelle (der schwächste noch wahrnehmbare Ton) deutet auf eine Störung irgendwo im Hörapparat hin – im Gehörgang, Mittel- oder Innenohr, Hörnerv oder in der Hörnervbahn zum Gehirn.

Die Knochenleitung prüft man beim Erwachsenen, indem man eine vibrierende Stimmgabel direkt an den Schädel hält. Die Vibration setzt sich durch die Schädelknochen, einschließlich die knöcherne Innenohrschnekke, fort. Die Haarzellen in der Schnecke wandeln diese Vibrationen in Nervenimpulse um, die dann den Hörnerv entlang geleitet werden. ■ Bei diesem Hörtest werden das äußere Ohr und das Mittelohr umgangen. Es wird lediglich die Hörleistung von Innenohr, Hörnerv und Hörnervbahnen zum Gehirn geprüft. Es wird mit Stimmgabeln unterschiedlicher Frequenzen gearbeitet, da es möglich ist, daß jemand bestimmte Frequenzen hören kann, andere aber nicht.

Ist die Hörleistung bei Luftleitung herabgesetzt, bei Knochenleitung jedoch normal, liegt eine Schalleitungsschwerhörigkeit vor. Ist die Hörleistung bei Luft- und Knochenleitung herabgesetzt, liegt eine Schallempfindungsschwerhörigkeit vor. Gelegentlich gibt es auch eine kombinierte Schwerhörigkeit.

Bei den audiometrischen Hörprüfungen wird die Hörminderung exakt mit Hilfe eines elektronischen Gerätes (Audiometer) gemessen, das akustische Signale verschiedener Frequenzen (reine Töne) in verschiedenen Lautstärken produziert. Die Hörschwelle des Betroffenen wird für ein Spektrum an Frequenzen bzw. Tönen bestimmt, indem die Lautstärke für jede Frequenz solange gemindert wird, bis der Patient nichts mehr hört. Beide Ohren werden getrennt geprüft. Die Luftleitung wird mittels Kopfhörer gemessen, die Knochenleitung, indem man einen Vibrationen erzeugenden Oszillator an den Schädel bzw. an den Knochen hinter das Ohr (Processus mastoideus = Warzenfortsatz des Schläfenbeines) hält. Da sehr laute Töne auch von dem nicht untersuchten Ohr gehört werden könnten, wird dieses durch Geräusche ausgeschaltet, um zu gewährleisten, daß die Reaktion der Person nur im Hörvermögen des untersuchten Ohres begründet ist. Dieses Vorgehen bezeichnet man als Vertäubung.

Bei der **Sprachaudiometrie** wird die **Sprachverständlichkeitsschwelle** gemessen, d.h. die Lautstärke, ab der die Sprache verständlich ist. Hierbei wird dem Untersuchten eine Reihe zweisilbiger, gleichbetonter Wörter in einer bestimmten Lautstärke vorgegeben. Die Lautstärke, bei der er die Hälfte der Wörter korrekt nachspricht, wird festgehalten.

Das **Diskriminationsvermögen**, die Fähigkeit zur Unterscheidung ähnlich klingender Wörter, wird durch Vorgabe ähnlich klingender, einsilbiger Wortpaare geprüft. Der Diskriminationsindex (der Prozentsatz an Wörtern, die korrekt nachgesprochen wurden) bleibt bei der Schalleitungsschwerhörigkeit im Normalbereich, ist bei der Schallempfindungsschwerhörigkeit jedoch verringert, bei neuralen Störungen sogar stark verringert.

Die **Tympanometrie**, eine Form der Audiometrie, mißt die Impedanz (der Wellenwiderstand bei der Ausbreitung von Schallwellen) des Mittelohres. Dieses Verfahren wird zur Ermittlung der Ursache einer Schalleitungsschwerhörigkeit eingesetzt. Es erfordert keine aktive Mitarbeit vom Untersuchten und wird gerne bei Kindern eingesetzt. Schallquelle und Mikrofon werden im Gehörgang befestigt und messen die Schallenergie bzw. wie viele Schallwellen vom Mittelohr durchgelassen werden und wie viele als Druckveränderungen im Gehörgang reflektiert werden. Die Testergebnisse geben Aufschluß darüber, ob die Störung durch eine verlegte Eustachische Röhre verursacht ist (die Röhre, die das Mittelohr mit dem Nasen-Rachen-Raum verbindet), durch Flüssigkeit im Mittelohr oder eine Unterbrechung der Gehörknöchelchenkette, die die Schallwellen durch das Mittelohr leiten.

Die Tympanometrie kann auch Veränderungen in der Kontraktion des Musculus stapedius feststellen, der am Steigbügel, einem der drei Mittelohrknöchelchen, ansetzt. Dieser Muskel zieht sich als Reaktion auf laute Geräusche normalerweise zusammen (akustischer oder Stapedius-

▲ Siehe Seite 1005

■ Siehe Kasten, Seite 992

Reflex), so daß weniger Schallwellen übertragen werden, und schützt so das Innenohr. Bei einer neuralen Hörstörung verändert sich dieser Reflex bzw. wird schwächer. In diesem Fall ist es dem Muskel nicht möglich, bei anhaltendem Lärm zusammengezogen zu bleiben.

Die **Hirnstammaudiometrie** ist ein weiterer Test, um sensorischen und neuralen Hörverlust zu unterscheiden. Sie mißt die Nervenimpulse im Gehirn, die durch Anregung der Hörnerven ausgelöst wurden. Mit dem Computer lassen sich die Wellenmuster der Nervenimpulse in einem Diagramm darstellen. Scheint die Ursache für den Hörverlust im Gehirn zu liegen, wird häufig eine Kernspintomographie (NMR) des Kopfes angeordnet.

Bei der **Elektrocochleographie** wird die Aktivität der Schnecke und des Hörnervs gemessen. Mit diesem Test und der Hirnstammaudiometrie läßt sich die Hörleistung auch bei Menschen messen, die auf akustische Reize nicht reagieren wollen oder können. So werden diese Tests beispielsweise bei Kleinkindern und Säuglingen mit Verdacht auf Schwerhörigkeit eingesetzt oder bei Menschen, von denen man annimmt, daß sie ihre Schwerhörigkeit nur simulieren oder übertreiben (psychogene Hypakusis). Manchmal hilft der Test auch, die Ursache einer Schallempfindungsschwerhörigkeit festzustellen. Mit der Hirnstammaudiometrie lassen sich bestimmte Hirnfunktionen bei Komapatienten oder Patienten mit Gehirnoperation überwachen.

Mit verschiedenen Hörprüfungen lassen sich zentrale Hörwahrnehmungsstörungen feststellen. Hierbei wird die Fähigkeit bestimmt, ob jemand verzerrte Sprache auswerten und verstehen kann, ob er mit einem Ohr gehörte Information versteht, während das andere Ohr beschallt wird, ob er unvollständige Informationen in jedem Ohr zu verständlicher Information zusammenzufügen kann und ob er Geräusche im Raum lokalisieren kann, wenn gleichzeitig beide Ohren akustisch angeregt werden.

Behandlung

Die Behandlung des Hörverlusts hängt von der jeweiligen Ursache ab. Verursacht beispielsweise Flüssigkeit im Mittelohr oder Ohrenschmalz im Gehörgang eine Schalleitungsschwerhörigkeit, kann die Flüssigkeit abgeleitet bzw. das Ohrenschmalz entfernt werden. Vielfach gibt es aber keine Heilung. Hier gilt es, den Hörverlust so gut wie möglich auszugleichen. Dies geschieht meist mit einem Hörgerät, seltener mit einem Cochlearimplantat.

Hörgeräte

Die Hörwahrnehmung zu verstärken, bietet sich für Personen mit Schalleitungs- und Schallempfindungsschwerhörigkeit an, vor allem, wenn ihr Hörverlust im normalen Sprachfrequenzbereich liegt. Aber auch Menschen mit einer Hochton-Innenohrschwerhörigkeit oder mit einseitigem Hörverlust kann mit Hörgeräten geholfen werden. Hörgeräte bestehen aus einem Mikrofon, mit dem die Töne aufgenommen werden, einem Verstärker der Lautstärke und einem Lautsprecher zur Übertragung der verstärkten Töne.

Luftleitungshörgeräte, die im allgemeinen den Knochenleitungshörgeräten überlegen sind, werden am meisten eingesetzt. Sie werden in den äußeren Gehörgang eingebracht und dort mit einem luftdichten oder offenen Ohrpaßstück befestigt. Zu den Luftleitungshörgeräten gehören Kastengeräte, die am Körper getragen werden, »Hinter-dem-Ohr«-Geräte, »Im-Ohr«-Geräte, CICs, CROS- und Bi-CROS-Hörhilfen. Die Kasten- bzw. Taschengeräte, die für Menschen mit sehr starker Hörminderung gedacht sind, sind am leistungsfähigsten. Sie werden in der Brusttasche oder in einem speziellen Halfter getragen und sind über ein Kabel mit dem Ohrpaßstück verbunden, das am Ohr mit einem plastischen Einsatz befestigt ist. Säuglinge und Kleinkinder mit Schwerhörigkeit tragen oft diese Taschengeräte, da sie einfacher zu bedienen sind, nicht so schnell kaputtgehen und keine solchen Probleme machen, wie sie schlecht sitzende Ohrgeräte verursachen können.

Bei mittlerer und schwerer Schwerhörigkeit bietet sich ein »Hinter-dem-Ohr«-Gerät an, das hinter der Ohrmuschel liegt und mit dem Ohrpaßstück über einen kleinen Plastikschlauch verbunden ist. Bei geringer bis mittlerer Schwerhörigkeit kann ein schwächeres Gerät, das völlig in das Ohrpaßstück eingearbeitet ist, ein »Im-Ohr«-Gerät, benutzt werden. Es sitzt im äußeren Gehörgang und ist relativ unauffällig. Ein Hörgerät, das komplett im Gehörgang verschwindet und damit unsichtbar ist, ein sogenannter CIC (Completely in the Canal), bietet sich für die Menschen an, die ein anderes Hörgerät nicht tragen würden.

Die CROS-Versorgung (contralateral routing of signals) eignet sich für Personen mit einseitigem Hörvermögen. Das Mikrofon wird im hörgeschädigten Ohr angebracht und der Ton über einen Draht oder einen Miniaturradioüberträger zum gesunden Ohr geleitet. Diese Hörhilfe versetzt den Betroffenen in die Lage, Geräusche mit dem schwerhörigen Ohr zu hören und einigermaßen gut zu lokalisieren, also räumlich wahrzunehmen. Falls das bessere Ohr ebenfalls schwerhörig ist, können die Geräusche für beide Seiten mit einer Bi-CROS-Hörhilfe verstärkt werden.

Ein **Knochenleitungshörgerät** eignet sich für Menschen, die Luftleitungshörgeräte nicht tragen können, z. B. solche, die ohne äußeren Gehörgang geboren wurden, oder Patienten mit Ohrfluß (Otorrhoe). Das Hörgerät wird mit einem Haarreif am Ohr, gewöhnlich direkt hinter dem Ohr, angebracht und leitet den Schall durch den Schädel zum Innenohr. Knochenleitungshörgeräte brauchen mehr Verstärkung, verursachen mehr Verzerrungen und sind unkomfortabler zu tragen als Luftleitungshörgeräte. Einige Knochenleitungshörgeräte können in dem Knochen hinter dem Ohr implantiert werden.

Ein Hörgerät sollte vom Ohrenarzt oder Hörakustiker ausgewählt werden, der hierbei die speziellen Eigenschaften der jeweiligen Hörhilfe und die Art der Schwerhörigkeit, vor allem den Schweregrad und die betroffenen Frequenzen, berücksichtigt. So lassen sich hohe Frequenzen beispielsweise verstärken, indem man das Ohrpaßstück durchbohrt, um den Schallwellen den Durchgang zum Ohr zu erleichtern. Von einer solchen Hörhilfe profitieren viele Menschen, deren Schallempfindungsschwerhörigkeit in höheren Frequenzen stärker ist als in niedrigen. Personen mit reduzierter Schalltoleranz, die also keine lauten Geräusche ertragen können, brauchen speziell gesteuerte Systeme, die die Lautstärke in einem erträglichen Bereich halten.

Für Personen mit stark eingeschränktem Hörvermögen gibt es verschiedene Hilfsvorrichtungen. So können sie über Lichtalarmsysteme feststellen, wann es an der Tür schellt oder das Baby schreit. Spezielle Tonsysteme helfen ihnen, auch im Theater, in der Kirche oder an anderen Plätzen zu hören, wo es mehrere miteinander konkurrierende Schallquellen gibt. Für Telefonhörer gibt es spezielle Verstärker.

Cochlearimplantate

Extrem schwerhörigen bzw. tauben Menschen kann mit einem Cochlearimplantat geholfen werden. Das Implantat besteht aus Elektroden, die in die Schnecke eingebracht werden, und einer inneren Spule, die im Schädel implantiert wird. Äußerlich angebracht sind eine äußere Spule, ein Sprachprozessor und ein Mikrofon. Das Mikrofon nimmt die Schallwellen auf, die dann von dem Prozessor in elektrische Impulse umgewandelt werden. Diese werden von der äußeren Spule durch das Gehirn erst zur inneren Spule und dann zu den Elektroden weitergeleitet. Die Elektroden stimulieren den Hörnerv.

Ein Cochlearimplantat kann die Schallwellen zwar nicht so gut weiterleiten wie eine gesunde Schnecke, dennoch kann es Menschen auf verschiedene Art und Weise helfen. So erleichtert es einigen Tauben das Ablesen von den Lippen. Manchen gelingt es sogar, einige Worte zu unterscheiden.

Ein Cochlearimplantat hilft tauben Menschen außerdem, Umwelt- und Warngeräusche wahrzunehmen, so etwa Tür- und Telefonklingeln und Alarm. Es hilft ihnen bei der Modulation der eigenen Stimme, so daß ihre Sprache verständlicher wird. Ein Cochlearimplantat erzielt bei Menschen, deren Hörverlust noch nicht lange zurückliegt oder die vor dem Implantat erfolgreich ein Hörgerät getragen haben, die besten Erfolge.

Cochlearimplantat – eine Hörhilfe für taube Menschen

Ein Cochlearimplantat, eine Hörhilfe für taube Menschen, besteht aus einer inneren Spule, Elektroden, einer äußeren Spule, einem Sprachprozessor und einem Mikrofon. Die innere Spule wird operativ in den Schädel hinter und über dem Ohr implantiert, die Elektroden werden in die Schnecke eingebracht. Die äußere Spule wird auf der Haut durch die beiden Magneten am richtigen Platz gehalten. Der Sprachprozessor, der mit der äußeren Spule über einen Draht verbunden ist, kann in einer Tasche oder einem speziellen Halfter getragen werden. Das Mikrofon sitzt in einem Hörgerät hinter dem Ohr.

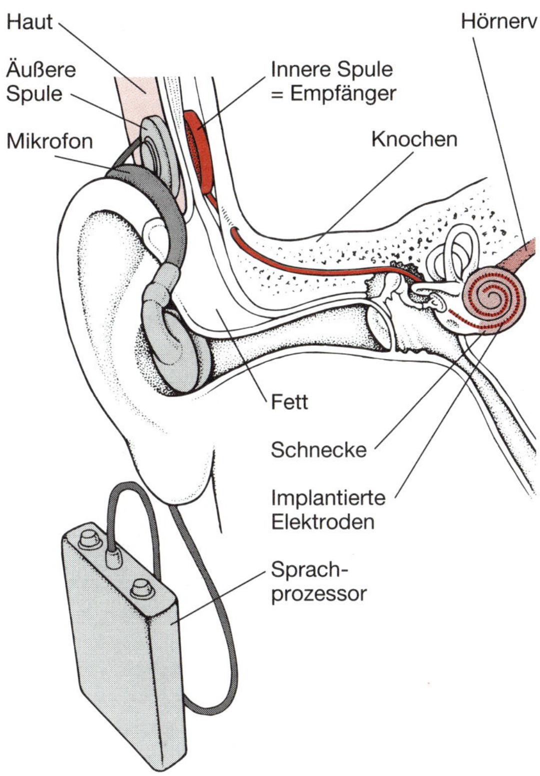

Störungen im äußeren Ohr

Das Außenohr besteht aus der Ohrmuschel (Aurikel) und dem äußeren Gehörgang (Meatus acusticus externus). ▲ Zu den möglichen Störungen des äußeren Ohres zählen Blockierungen, Infektionen, Verletzungen und Tumore.

Blockierungen

Ohrenschmalz (Cerumen) kann den Gehörgang verlegen und Juckreiz, Schmerzen und einen vorübergehenden Hörverlust verursachen. Der Arzt kann das Ohrenschmalz mit warmem Wasser sanft aus dem Gehörgang ausspülen. Eine solche Spülung darf nicht durchgeführt werden, wenn jemand schon einmal Ohrausfluß, ein Loch im Trommelfell oder wiederholte Entzündungen im äußeren Gehörgang hatte. Hat das Trommelfell ein Loch, kann Wasser in das Mittelohr gelangen und eine chronische Infektion möglicherweise verschlimmern. ■ In diesem Fall wird das Ohrenschmalz mit einer stumpfen Kürette bzw. einem stumpfen Haken oder einer Schlinge entfernt. Diese Verfahren sind meist sauberer und angenehmer als eine Spülung. Ohrenschmalz auflösende Mittel werden üblicherweise nicht eingesetzt, weil sie die Haut im Gehörgang oft reizen, allergische Reaktionen auslösen und das Ohrenschmalz darüber hinaus auch nicht wirklich zufriedenstellend auflösen.

Kinder können sich alle möglichen Gegenstände in den Gehörgang stecken, besonders gerne Perlen, Radiergummis oder Bohnen. Diese Fremdkörper im Ohr werden meist mit einem stumpfen Haken entfernt. Tiefer im Gehörgang liegende Fremdkörper sind wegen der Gefahr, das Trommelfell oder die Gehörknöchelchen im Mittelohr zu verletzen, schwerer zu entfernen. Manchmal lassen sich Metall- oder Glasperlen mittels Spülung entfernen. Andere Fremdkörper, wie beispielsweise Bohnen, würden durch Wasser aufquellen und dadurch schwerer zu entfernen sein. Ist das Kind nicht kooperativ oder stellt sich die Entfernung als besonders schwierig dar, wird eine Vollnarkose vorgenommen.

Auch Insekten können in den Gehörgang gelangen. Wird der Gehörgang mit Öl gefüllt, stirbt das Tier; durch das Öl lassen die Schmerzen sofort nach, und die Entfernung wird einfacher.

▲ Siehe Kasten, Seite 992

■ Siehe Seite 1004

Entzündung des äußeren Gehörgangs

Eine Infektion des äußeren Gehörganges nennen Mediziner Otitis externa.

Die Infektion kann den gesamten Gehörgang einbeziehen (generalisierte Otitis externa) oder auf einen kleinen Bereich begrenzt sein (Furunkel). Da sie während der Badesaison gehäuft auftritt, wird sie gelegentlich auch Badeotitis genannt.

Ursachen

Die generalisierte Otitis externa kann durch eine Vielzahl von Bakterien, selten auch durch Pilze verursacht werden. Furunkel entstehen in der Regel durch *Staphylococcus*. Manche Menschen, vor allem solche mit Allergien, Schuppenflechte, Ekzemen oder einer seborrhoischen Dermatitis, sind besonders anfällig für eine Entzündung des äußeren Gehörgangs. Verletzungen bei der Ohrreinigung oder Reizungen des Gehörgangs durch Haarspray oder -tönungsmittel führen ebenfalls oft zu dieser Entzündung.

Der äußere Gehörgang reinigt sich selbst, indem er abgestorbene Hautzellen vom Trommelfell aus wie auf einem Förderband nach außen schiebt. Versuche, den Gehörgang mit einem Wattestäbchen zu reinigen, stören diesen Selbstreinigungsmechanismus und fördern die Ansammlung von Zellresten zum Trommelfell hin. Diese angesammelten Zellreste und Ohrenschmalz halten das Wasser fest, das beim Duschen oder Schwimmen in den Gehörgang gelangt. Dadurch wird die Haut im Gehörgang naß, weicht auf und wird anfälliger für bakterielle oder Pilzinfektionen.

Symptome

Zu den Symptomen einer generalisierten Otitis externa gehören Juckreiz, Schmerzen und ein übelriechender Ohrausfluß. Wenn der Gehörgang anschwillt oder sich mit Eiter und Zellresten füllt, beeinträchtigt das das Hörvermögen. Der Gehörgang reagiert sehr empfindlich und schmerzhaft, wenn man an der Ohrmuschel zieht oder auf die Hautfalte vor dem Gehörgang drückt. Bei der Untersuchung des Gehörgangs mit dem Otoskop (ein Ohrtrichter, mit dem der Arzt den äußeren Gehörgang und das Trommelfell sehen kann) erscheint die Haut im äußeren Gehörgang rot und geschwollen und ist mit eitrigem Zellmaterial bedeckt.

Furunkel verursachen starke Schmerzen. Platzen sie, kann es zu blutig-eitrigem Ausfluß kommen.

Behandlung

Zur Behandlung der generalisierten Otitis externa wird zunächst einmal das infizierte Zellmaterial mit Sog oder einem Watteträger entfernt. Nach der Reinigung kann man meist wieder wie vorher hören. Manchmal werden antibiotikahaltige Ohrentropfen verschrieben, die bis zu einer Woche lang mehrmals täglich in das Ohr geträufelt werden sollen. Zur Abschwellung kann der Arzt Ohrentropfen verordnen, die außerdem noch Kortison enthalten. Schmerzmittel wie Parazetamol können in den ersten 24 bis 48 Stunden die Schmerzen lindern, bis die Entzündung abklingt. Hat sich die Infektion bis hinter den Gehörgang ausgedehnt (Zellulitis), werden orale Antibiotika gegeben.

Bei Furunkeln wird im allgemeinen gewartet, ob sie sich von allein entleeren. Schneidet man sie auf, könnte sich die Infektion ausbreiten. Antibiotikahaltige Ohrentropfen sind unwirksam. Warme Auflagen und Schmerzmittel wirken schmerzlindernd und unterstützen den Heilungsprozeß.

Perichondritis

Eine Infektion der Knorpelhaut des äußeren Ohrs.

Verletzungen, Insektenstiche oder ein aufgeschnittener Furunkel am Ohr können eine Perichondritis verursachen. Es sammelt sich Eiter zwischen dem Knorpel und der ihn umgebenden Bindegewebeschicht (Perichondrium) an. Gelegentlich wird dadurch die Blutzufuhr zum Knorpel unterbrochen, der Knorpel stirbt ab, und das Ohr kann sich verformen. Diese Erkrankung ist zwar zerstörerisch und langwierig, doch sie verursacht im allgemeinen nur milde Symptome.

Damit der Eiter abfließen kann und die Blutzufuhr des Knorpels wiederhergestellt wird, schneidet der Arzt das Gewebe ein. Bei einer leichten Infektion werden Antibiotika eingenommen, bei einer schweren Infektion wird gespritzt. Die Wahl des Antibiotikums richtet sich nach dem Schweregrad der Infektion und dem Erreger.

Ohrekzem

Eine Entzündung der Haut im äußeren Ohr und Gehörgang, mit Juckreiz, Rötung, Schuppen- und Rhagadenbildung sowie Ohrausfluß.

Durch das Ekzem können sich das äußere Ohr und der Gehörgang entzünden. Man kann den befallenen Bereich mit einer Aluminiumazetatlösung betropfen. Juckreiz und Entzündung können mit einer kortisonhaltigen Creme oder Salbe gebessert werden. Infiziert sich die Stelle, kann mit lokal wirksamen Antibiotika behandelt werden.

Spülung des Gehörgangs

Die Spitze einer mit Wasser gefüllten Spritze wird direkt in den Gehörgang plaziert und ein Schwall warmen Wassers in den Gehörgang gespült, um Ohrenschmalz zu entfernen. Dieses sollte nur ein Arzt oder ärztliches Personal durchführen.

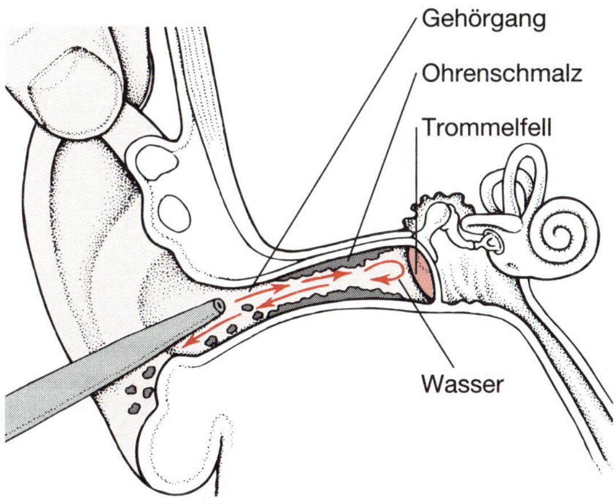

Verletzungen

Stumpfe Verletzungen der Ohrmuschel können einen Bluterguß zwischen dem Knorpel und seinem bindegewebigen Überzug (Perichondrium) zur Folge haben. Sammelt sich Blut in diesem Bereich an, wird die Ohrmuschel zu einer unförmigen, rötlich-violetten Masse. Die Blutansammlung kann die Blutzufuhr zum Knorpel unterbrechen und damit eine Verformung des Ohrs zur Folge haben. Man spricht dann von einem Blumenkohlohr, das bei Ringern und Boxern häufig vorkommt. Das Blut wird normalerweise mit einer Saugdrainage entfernt. Sie wird solange fortgeführt, bis der Bluterguß vollständig verschwunden ist – das dauert im allgemeinen drei bis sieben Tage. Durch die Behandlung nehmen Haut und Perichondrium wieder ihre normale Position ein, und der Knorpel wird wieder mit Blut versorgt.

Bei Schnittverletzungen, die durch das ganze Ohr gehen, werden die Hautränder vernäht und der Knorpel geschient, damit er heilen kann.

Starke Schläge auf den Unterkiefer können die Knochen, die den Gehörgang umgeben, brechen und die Form des Gehörgangs zerstören, meist indem sie ihn verengen. Die Form läßt sich operativ unter Vollnarkose wieder herstellen.

Tumore

Tumore im Ohr können gutartig (benigne) oder bösartig (maligne) sein.

Gutartige Tumore können sich im Gehörgang entwickeln und ihn blockieren; dadurch sammelt sich Ohrenschmalz an, und der Betroffene wird schwerhörig. Zu diesen Tumoren gehören Atherome (kleine mit Flüssigkeit gefüllte Säcke bzw. Zysten mit Hautsekreten), Osteome (Knochentumore) und Keloide (wucherndes Narbengewebe). Die wirksamste Behandlung besteht darin, den Tumor zu entfernen. War das erfolgreich, stellt sich die normale Hörleistung im allgemeinen wieder ein.

Ceruminome entstehen im äußeren Drittel des Gehörgangs und können sich ausbreiten. Diese Tumore und das umliegende Gewebe müssen operativ entfernt werden.

Basalzell- und Plattenepithelkarzinome ▲ entwickeln sich im äußeren Ohr nicht selten nach längerer Sonnenbestrahlung. Direkt nach ihrem Auftreten lassen sie sich erfolgreich herausschneiden bzw. mit Strahlen behandeln. Später muß ein größerer Bereich des äußeren Ohrs operativ entfernt werden. Ist bereits der Ohrknorpel befallen, ist eine Operation wirkungsvoller als eine Strahlentherapie.

Basalzell- und Plattenepithelkarzinome können sich auch im Gehörgang entwickeln oder sich dorthin ausbreiten. Dann wird der Tumor zusammen mit einem breiten Rand des umliegenden Gewebes entfernt. Daran schließt sich eine Strahlenbehandlung an.

KAPITEL 212

Störungen im Mittel- und Innenohr

Das Mittelohr besteht aus dem Trommelfell (Membrana tympanica) und einer luftgefüllten Kammer, in der sich drei Gehörknöchelchen (Ossicula) befinden, die das Trommelfell mit dem Innenohr verbinden. ■ Das mit Flüssigkeit gefüllte Innenohr (Labyrinth) setzt sich im wesentlichen aus zwei Teilen zusammen: der Hörschnecke (Cochlea) als Hörorgan und dem knöchernen Bogengang als Gleichgewichtsorgan. Mittel- und Innenohrstörungen haben viele Symptome gemeinsam. Eine Störung des Mittelohres kann auch das Innenohr in Mitleidenschaft ziehen und umgekehrt.

Störungen im Mittelohr

Störungen und Erkrankungen des Mittelohrs verursachen Symptome wie Schmerzen, Verstopfungs- oder Druckgefühl im Ohr, Ohrfluß, Schwerhörigkeit, Ohrgeräusche (Tinnitus) und Schwindel (Vertigo). ★ Diese Symptome können durch Infektionen, Verletzungen oder einen erhöhten Druck im Innenohr, bedingt durch eine blockierte Eustachische Röhre (die Röhre, die das Mittelohr mit dem Nasen-Rachen-Raum verbindet) verursacht sein. Ist eine Infektion die Ursache, können zudem noch Beschwerden allgemeiner Art wie Fieber oder Schwäche auftreten.

Trommelfellperforation

Das Trommelfell kann von Gegenständen durchbohrt werden, die entweder absichtlich ins Ohr gelangen, wie Wattestäbchen, oder versehentlich dort hineingelangen, wie ein tiefhängender Zweig. Das Trommelfell kann aber auch durch plötzlichen Überdruck, wie er beispielsweise durch Explosion, Schlag oder einen Schwimm- oder Tauchunfall verursacht wird, oder plötzlichen Unterdruck ein Loch bekommen. Durchstößt ein Gegenstand das Trommelfell, kann dabei die Gehörknöchelchenkette verschoben werden oder der Steigbügel, einer der drei Knöchelchen, brechen. Teile der gebrochenen Gehörknöchelchen oder der Gegenstand selbst können in das Innenohr gelangen.

Symptome

Wenn das Trommelfell durchstoßen wird, verursacht das einen plötzlichen heftigen Schmerz, dem eine Blutung aus dem Ohr, Schwerhörigkeit und Ohrgeräusche (Tinni-

▲ Siehe Seite 988

■ Siehe Kasten, Seite 992

★ Siehe Seite 295

Tinnitus

Beim Tinnitus handelt es sich um Geräusche, die ihren Ursprung im Ohr selbst und nicht in der Außenwelt haben. Wie es zum Tinnitus kommt, ist ungeklärt. Ein Ohrgeräusch kann jedoch Symptom nahezu jeder Ohrerkrankung, z. B. der folgenden sein:

- Ohrinfektionen
- Blockierung des äußeren Gehörganges
- Blockierung der Eustachischen Röhre
- Otosklerose
- Tumore im Mittelohr
- Menière-Krankheit
- Schädigung des Ohres durch Medikamente (z. B. Azetylsalizylsäure oder verschiedene Antibiotika)
- Schwerhörigkeit
- Trauma durch einen Knall oder eine Explosion

Ohrgeräusche können auch in Verbindung mit anderen Erkrankungen auftreten, so etwa Blutarmut, Herz- und Gefäßerkrankungen wie Bluthochdruck und Arteriosklerose, Schilddrüsenunterfunktion und Kopfverletzungen.

Tinnitus kann ein summendes, klingelndes, rauschendes, pfeifendes oder zischendes Geräusch sein. Manche Menschen hören auch komplexere Geräusche, die sich mit der Zeit ändern. Die Ohrgeräusche können vorübergehend auftreten, anhalten oder im selben Rhythmus wie der Herzschlag pulsieren. Ein pulsierendes Geräusch kann die Folge einer verlegten Arterie sein, eines Aneurysmas, von Gefäßtumoren oder einer Blutgefäßerkrankung. Da Tinnitus meist mit einem gewissen Grad an Schwerhörigkeit einhergeht, werden dann Hörprüfungen sowie eine Kernspintomographie (NMR) des Kopfes und Computertomographie (CT) des Schläfenbeins (des Schädelknochens, der Teile des äußeren Gehörgangs, des Mittel- und Innenohrs enthält) vorgenommen.

Versuche, die Tinnitusursache herauszufinden und zu behandeln, verlaufen meist ergebnislos. Mit verschiedenen Techniken wird versucht, das Ohrgeräusch für den Patienten erträglicher zu machen – die Toleranzschwelle variiert jedoch individuell stark. Ein Hörgerät hilft oft, das Ohrgeräusch zu unterdrücken. Manche Patienten profitieren davon, wenn sie das Ohrgeräusch mit Hintergrundgeräuschen überlagern. Andere tragen einen sogenannten »Tinnitus-Masker«, ein Gerät, das wie ein Hörgerät getragen wird, und einen Ton produziert, der angenehmer ist als das Ohrgeräusch. Bei tauben Patienten kann auch ein Cochlearimplantat die Ohrgeräusche mindern.

tus) folgen. Der Hörverlust ist ausgeprägter, wenn die Gehörknöchelchenkette unterbrochen ist oder das Innenohr verletzt wurde. Eine Innenohrverletzung kann Schwindel verursachen. Innerhalb von 24 bis 48 Stunden kann Eiter aus dem Ohr laufen, insbesondere wenn Wasser in das Mittelohr gelangt.

Behandlung

Um einer Infektion vorzubeugen, werden normalerweise Antibiotika eingenommen. Das Ohr wird trockengehalten. Bei einer Infektion können auch antibiotikahaltige Ohrentropfen eingesetzt werden. Normalerweise heilt das Trommelfell ohne weitere Behandlung. Geschieht das jedoch innerhalb von zwei Monaten nicht, muß der Arzt das Trommelfell operativ verschließen (Tympanoplastik).

Eine fortdauernde Schalleitungsschwerhörigkeit▲ deutet darauf hin, daß die Gehörknöchelchenkette unterbrochen wurde; das kann operativ behoben werden. Eine Schallempfindungsschwerhörigkeit oder Schwindel, die bzw. der nach einer Verletzung Stunden oder länger anhält, spricht für eine Innenohrbeteiligung. Dann wird die Paukenhöhle normalerweise eröffnet (Tympanotomie), um den Schaden abzuklären und zu beheben.

Aerootitis

Bei der Aerootitis (Barootitis media) handelt es sich um eine Mittelohrverletzung aufgrund ungleicher Druckverhältnisse zu beiden Seiten des Trommelfells.

Das Trommelfell trennt Gehörgang und Mittelohr voneinander. Entsprechen sich die Luftdruckverhältnisse im Gehörgang und die im Mittelohr nicht, kann das das Trommelfell schädigen. Normalerweise sorgt die Eustachische Röhre, die das Mittelohr mit dem Nasen-Rachen-Raum verbindet, mit dafür, daß die Druckverhältnisse zu beiden

▲ Siehe Seite 994

Der Druck im Mittelohr

Die Eustachische Röhre sorgt mit für gleiche Druckverhältnisse zu beiden Seiten des Trommelfells, indem sie Außenluft ins Mittelohr strömen läßt. Ist die Eustachische Röhre verschlossen, gelangt keine Luft mehr ins Mittelohr; dann fällt der Druck dort ab. Bei einem Unterdruck, wenn also der Luftdruck im Innenohr geringer ist als der im äußeren Gehörgang, wölbt sich das Trommelfell nach innen. Diese Druckdifferenz kann Schmerzen verursachen, zu einem Bluterguß führen und sogar das Trommelfell platzen lassen.

Gleiche Luftdruckverhältnisse

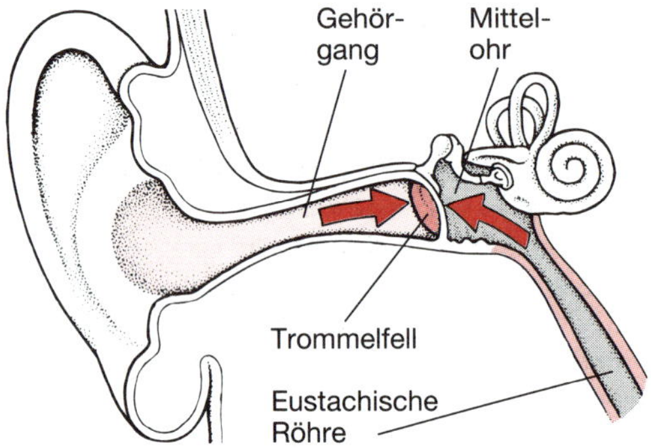

Ungleiche Luftdruckverhältnisse

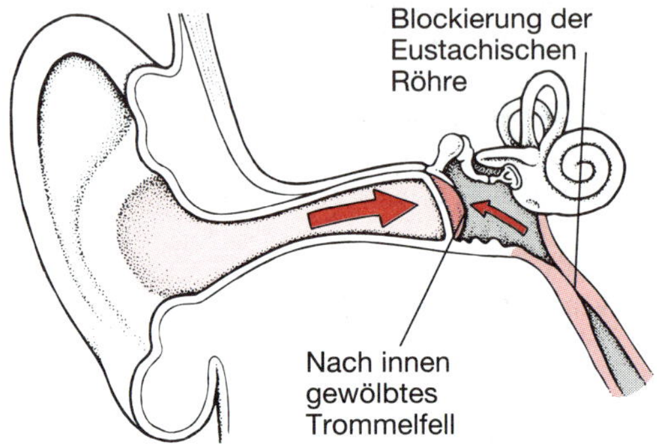

Seiten des Trommelfells ausgeglichen sind, indem sie Außenluft in das Mittelohr strömen läßt. Steigt der Luftdruck außen plötzlich an, z. B. bei einer Flugzeuglandung oder beim Tauchen, muß Luft durch die Eustachische Röhre strömen, um den Druck im Mittelohr auszugleichen. ▲

Ist die Eustachische Röhre aufgrund einer Vernarbung, einer Infektion oder Allergie ganz oder teilweise verschlossen, kann keine Luft ins Mittelohr gelangen. Dann entsteht eine Druckdifferenz, durch die im Trommelfell ein Bluterguß entstehen kann, oder es kann sogar platzen und bluten. Ist die Druckdifferenz sehr groß, kann das ovale Fenster (die Eintrittspforte vom Mittelohr ins Innenohr) reißen; dann gelangt Flüssigkeit aus dem Innenohr ins Mittelohr. Schwerhörigkeit und Schwindel beim Tiefseetauchen weisen darauf hin, daß ein solcher Riß im ovalen Fenster aufgetreten ist. Beim Aufsteigen nach einem Tauchvorgang können dieselben Symptome jedoch darauf hindeuten, daß sich im Innenohr Blasen gebildet haben.

Verursachen die plötzlichen Luftdruckveränderungen während eines Fluges ein Verstopfungsgefühl oder Schmerzen in den Ohren, läßt sich der Druck oft schon durch Gähnen, Kauen von Kaugummi, Schlucken oder Atmen mit geöffnetem Mund ausgleichen. Personen mit Infektionen oder allergischen Beschwerden im Nasen- und Rachenraum können beim Fliegen oder Tauchen Beschwerden bekommen. Lassen sich diese Aktivitäten nicht vermeiden, können schleimhautabschwellende Nasentropfen oder Nasensprays der Blockade entgegenwirken, die Eustachische Röhre offenhalten und so für einen Druckausgleich sorgen.

Trommelfellentzündung

Nach bakteriellen oder viralen Infekten kann sich das Trommelfell entzünden.

Auf dem Trommelfell bilden sich kleine, mit Flüssigkeit gefüllte Blasen. Die Schmerzen setzen plötzlich ein und dauern 24 bis 48 Stunden. Bei Fieber und Hörminderung besteht Verdacht auf eine bakterielle Infektion.

Die Infektion selbst wird oft mit Antibiotika behandelt. Gegen die Schmerzen werden entweder Schmerzmittel gegeben oder die Blasen eröffnet.

▲ Siehe Seite 1348

Akute Mittelohrentzündung

Eine bakterielle oder virusbedingte Infektion des Innenohrs.

Eine Mittelohrentzündung kann grundsätzlich in jedem Alter auftreten, besonders häufig kommt sie aber bei Kindern vor, besonders im Alter zwischen drei Monaten und drei Jahren. Die Erkrankung entwickelt sich häufig als Komplikation einer Erkältung. Viren oder Bakterien können aus dem Rachen durch die Eustachische Röhre oder manchmal über den Blutstrom ins Mittelohr gelangen. Auf eine virusbedingte Mittelohrentzündung pfropft sich oft eine bakterielle auf.

Symptome

Das erste Anzeichen sind in der Regel anhaltende starke Ohrenschmerzen. Es kann auch vorübergehende Schwerhörigkeit auftreten. Bei kleinen Kindern können Übelkeit, Erbrechen, Durchfall und Fieber bis zu 40,5° Celsius hinzukommen. Das Trommelfell ist gerötet und kann vorgewölbt sein. Platzt das Trommelfell, kann zunächst blutiger Ohrausfluß auftreten, der danach flüssig-klar und schließlich eitrig wird.

Ernste Komplikationen sind Infektionen in den umgebenden Knochen (Mastoiditis), eine Infektion der Bogengänge (Labyrinthitis), Gesichtslähmung (Fazialisparese), Schwerhörigkeit, Hirnhautentzündung (Meningitis) und Hirnabszeß. Zu den Symptomen einer drohenden Komplikation zählen Kopfschmerzen, plötzlicher und ausgeprägter Hörverlust, Schwindel, Schüttelfrost und Fieber.

Diagnose und Behandlung

Zunächst einmal wird das Ohr untersucht. Bei eitrigem oder sonstigem Ohrausfluß wird eine Probe davon zum Erregernachweis ins Labor geschickt.

Die meisten Mittelohrentzündungen vergehen binnen kurzem ohne Behandlung. Der Arzt kann sich aber auch entscheiden, orale Antibiotika zu verordnen. Amoxizillin ist häufig das Mittel der Wahl für Patienten aller Altersstufen, Erwachsene können auch hochdosiertes Penizillin bekommen. Phenylephrinhaltige Nasentropfen können die Schleimhaut der Eustachischen Röhre abschwellen lassen, Antihistaminika können bei Allergiepatienten nützlich sein. Bei starken oder andauernden Schmerzen, Fieber, Erbrechen oder Durchfall oder vorgewölbtem Trommelfell kann das Trommelfell eingeschnitten werden (Parazentese), damit aus dem Mittelohr Flüssigkeit abfließen kann. Der Schnitt, der die Hörleistung nicht beeinträchtigt, heilt von allein.

Ohrenschmerzen

Ohrenschmerzen entstehen fast immer im Außen- oder Mittelohr oder scheinen zumindest von dort zu stammen. Ohrenschmerzen können Folge einer Entzündung sein, die durch Infektionen, Tumore oder andere Geschwülste im äußeren oder Mittelohr verursacht wurde. Schon eine leichte Entzündung des äußeren Gehörgangs kann sehr schmerzhaft sein. Eine Entzündung des äußeren Ohrknorpels (Perichondritis) kann starke Schmerzen und Berührungsempfindlichkeit verursachen.

Eine Mittelohrentzündung (Otitis media), die häufigste Ursache für Ohrenschmerzen bei Kindern, ist sehr schmerzhaft. Eine Blockierung der Eustachischen Röhre (die Röhre, die das Mittelohr mit dem Nasen-Rachen-Raum verbindet) verringert den Druck im Mittelohr; dadurch wölbt sich das Trommelfell ins Mittelohr vor, und es entstehen Schmerzen. Plötzliche Luftdruckveränderungen während eines Fluges verursachen vorübergehend ähnliche Ohrenschmerzen – Schlucken führt zum Druckausgleich und lindert die Schmerzen.

Ohrenschmerzähnliche Schmerzen können von nahegelegenen Strukturen stammen, die von denselben Hirnnerven versorgt werden. Dieses nennt man übertragenen Schmerz. Strukturen, die von denselben Hirnnerven versorgt werden wie das Ohr sind Nase, Nebenhöhlen, Zähne, Zahnfleisch, Kiefergelenk, Zunge, Rachenmandeln, Rachen (Pharynx), Kehlkopf (Larynx), Luftröhre (Trachea), Speiseröhre (Ösophagus) und die Speicheldrüsen (Glandula parotidea). So sind Ohrenschmerzen häufig das Erstsymptom von bösartigen Tumoren in diesen Regionen.

Die Behandlung hängt von der Ursache für die Ohrenschmerzen ab. Eine Mittelohrentzündung kann mit Antibiotika behandelt werden. Scheint das Ohr selbst nicht beteiligt zu sein, untersucht der Arzt die Strukturen, die von denselben Hirnnerven versorgt werden wie das Ohr, und behandelt sie entsprechend. Zur Schmerzlinderung können Schmerzmittel wie Parazetamol eingesetzt werden.

Exsudative Mittelohrentzündung

Als Folge einer nicht ausgeheilten akuten Mittelohrentzündung oder einer blockierten Eustachischen Röhre sammelt sich Flüssigkeit im Mittelohr an.

Die Flüssigkeit bzw. der Ausfluß enthält meist, wenn auch nicht immer, Bakterien. Die Erkrankung kommt häufig bei Kindern vor, da deren enge Eustachische Röhre aufgrund von allergischen Reaktionen, vergrößerten Rachenmandeln oder Nebenhöhlen- und Halsentzündungen leicht zugeht. Normalerweise wird der Druck im Mittelohr drei- oder viermal pro Minute ausgeglichen – nämlich immer dann, wenn sich die Eustachische Röhre beim Schlucken öffnet. Ist sie jedoch verschlossen, nimmt der Druck im Mittelohr ab, weil der Sauerstoff zwar wie immer im Mittelohr vom Blut aufgenommen, aber nicht wieder ersetzt wird. Nimmt der Druck ab, sammelt sich Flüssigkeit im Mittelohr an; das schränkt die Bewegungsfähigkeit des Trommelfells ein, in der Folge entsteht eine Schalleitungsschwerhörigkeit.

Um die Diagnose zu stellen, genügt es meist, das Ohr zu untersuchen. Oft wird mit Hilfe der Tympanometrie, einer einfachen Hörprüfung, der Druck zu beiden Seiten des Trommelfells gemessen.

Behandlung

Die Behandlung wird in der Regel mit der Gabe von Antibiotika eingeleitet. Damit die Schleimhaut abschwillt und die Eustachische Röhre offenbleibt, werden abschwellende Nasentropfen gegeben. Der Unterdruck im Mittelohr kann kurzzeitig behoben werden, indem das Mittelohr belüftet wird. Dazu muß sich der Patient die Nase zuhalten und mit geschlossenem Mund die Luft gegen die Ohren drücken. Außerdem kann der Arzt das Trommelfell einritzen (Parazentese), damit die im Mittelohr angesammelte Flüssigkeit ablaufen kann. In dieses Loch kann er ein sogenanntes Paukenröhrchen einsetzen, durch das die Flüssigkeit ablaufen und das Mittelohr belüftet werden kann.

Störungen, die die Eustachische Röhre blockieren, wie beispielsweise Allergien, werden behandelt. Bei Kindern kann es notwendig sein, die Rachenmandeln zu entfernen.

Akute Mastoiditis

Eine bakterielle Infektion im Warzenfortsatz des Schläfenbeins, dem hinter dem Ohr hervorstehenden Knochen.

Diese Erkrankung entsteht in der Regel, wenn sich eine unbehandelte oder nicht ausgeheilte akute Mittelohrentzündung auf den umgebenden Knochen, den Processus mastoideus, ausbreitet.

Symptome

Die Symptome treten meist zwei oder mehr Wochen nach Beginn einer akuten Mittelohrentzündung auf, sobald die sich ausbreitende Infektion den inneren Anteil des Warzenfortsatzes zerstört hat. Im Knochen kann sich ein Abszeß bilden. Die den Knochen umhüllende Haut kann rot, geschwollen und druckempfindlich werden, die Ohrmuschel wird nach unten seitwärts weggedrückt. Weitere Symptome sind Fieber, Schmerzen im und um das Ohr herum sowie reichlich dickflüssiger Ausfluß. Charakteristisch sind ein ständig pochender Schmerz sowie fortschreitende Schwerhörigkeit.

Eine Computertomographie zeigt, daß die normalerweise mit Luft gefüllten Zellen im Knochen Flüssigkeit enthalten. Schreitet die Mastoiditis fort, werden diese Hohlräume größer. Eine unbehandelte oder nicht vollständig ausgeheilte Mittelohrentzündung kann Taubheit, Blutvergiftung (Sepsis), Hirnhautentzündung (Meningitis), Hirnabszeß oder sogar den Tod zur Folge haben.

Behandlung

Normalerweise werden zu Beginn der Behandlung Antibiotika intravenös gegeben. Der Ohrausfluß wird auf die Infektionserreger hin untersucht, dementsprechend werden die Antibiotika ausgesucht. Die Antibiotikatherapie, die gegebenenfalls nochmals angepaßt werden muß, sollte mindestens zwei Wochen lang durchgeführt werden. Hat sich im Knochen bereits ein Abszeß gebildet, muß er chirurgisch entfernt werden.

Chronische Mittelohrentzündung

Eine dauerhafte Infektion infolge einer bleibenden Öffnung im Trommelfell.

Das Loch im Trommelfell kann sich aufgrund einer akuten Mittelohrentzündung, einer blockierten Eustachischen Röhre, einer Verletzung durch einen eingedrungenen Fremdkörper, durch plötzliche Luftdruckveränderung oder Verbrennungen oder Verätzungen entwickeln.

Die Symptome hängen vom Sitz des Trommelfelldefektes ab. Hat das Trommelfell eine **zentrale Perforation** (ein Loch in der Mitte), kann die chronische Mittelohrentzündung bei jeder gewöhnlichen Erkältung oder wenn beim Baden oder Schwimmen Wasser in das Mittelohr gelangt wieder aufflackern. Normalerweise werden diese Ohrentzündungen durch Bakterien verursacht und äußern sich in einem schmerzlosen, eitrigen, häufig übelriechenden Ohrausfluß. Stets wiederkehrende Entzündungen können Ohrpolypen verursachen, die vom Mittelohr aus durch das Loch in den äußeren Gehörgang wachsen. Eine anhaltende Infektion kann Teile der Gehörknöchelchen zerstören – also der kleinen Knöchelchen im Mittelohr, die

Schallwellen vom äußeren Ohr zum Innenohr leiten – und so eine Schalleitungsschwerhörigkeit ▲ verursachen.

Eine chronische Mittelohrentzündung durch **randständige Perforationen** (Löcher im Randbereich) im Trommelfell kann ebenfalls eine Schalleitungsschwerhörigkeit und denselben verstärkten Ohrausfluß verursachen. Bei ihr entwickeln sich häufiger ernsthafte Komplikationen, wie eine Innenohrentzündung (Labyrinthitis), Gesichtslähmung (Fazialisparese) oder Gehirninfektionen. Randständige Perforationen gehen häufig mit Cholesteatomen (Ansammlungen weißen, hautähnlichen Materials) im Mittelohr einher. Cholesteatome, die Knochen zerstören, erhöhen die Gefahr einer ernsthaften Komplikation beträchtlich.

Behandlung

Tritt eine chronische Mittelohrentzündung wieder auf, werden der Gehörgang und das Mittelohr zunächst mit Sog und Watteträger gründlich gereinigt. Danach wird das Ohr mit einer Lösung aus Essigsäure und Hydrokortison behandelt. Schwere Entzündungen werden mit Antibiotikatabletten wie Amoxizillin behandelt. Sobald die Bakterien, die die Infektion verursachen, identifiziert sind, wird die Antibiotikatherapie entsprechend angepaßt.

Das Trommelfell läßt sich in der Regel operativ wiederherstellen (Tympanoplastik). Ist die Gehörknöchelchenkette unterbrochen, kann auch sie wiederhergestellt werden. Cholesteatome werden operativ entfernt. Geschieht dies nicht, bleibt die Mittelohrfunktion möglicherweise gestört.

Otosklerose

Eine Erkrankung, bei der der Knochen, der das Mittel- und Innenohr umgibt, ungewöhnlich schnell wächst. Er macht damit den Steigbügel (der Mittelohrknochen, der am Innenohr ansetzt) bewegungsunfähig, so daß er Schallwellen nicht mehr richtig weiterleiten kann.

Die Otosklerose ist erblich bedingt und die häufigste Ursache für fortschreitende Schalleitungsschwerhörigkeit beim Erwachsenen mit normalem Trommelfell. Eine Otosklerose kann auch eine andere Art von Schwerhörigkeit verursachen, wenn das Knochenwachstum die Nerven abklemmt und schädigt, die das Innenohr mit dem Gehirn verbinden. Etwa zehn Prozent der Erwachsenen haben eine Otosklerose, doch lediglich ein Prozent von ihnen entwickelt in der Folge eine Schalleitungsschwerhörigkeit. Die Störung zeigt sich zum ersten Mal im frühen Erwachsenenalter.

Die mikrochirurgische Entfernung des Steigbügels und sein künstlicher Ersatz stellen meist das Hörvermögen wieder her. Manche Patienten ziehen jedoch ein Hörgerät dem operativen Eingriff vor.

Störungen im Innenohr

Innenohrerkrankungen verursachen Symptome wie Schwerhörigkeit, Schwindel (Vertigo), Ohrgeräusche (Tinnitus) und Verstopfungsgefühl in den Ohren. Diese Störungen können viele Ursachen haben, darunter Infektionen, Verletzungen, Tumore und Arzneimittel. Manchmal bleibt die Ursache unbekannt.

Menière-Krankheit

Eine Störung mit stets wiederkehrenden Schwindelanfällen, Schwerhörigkeit und Ohrensausen.

Die Krankheitsursache ist unbekannt. Zu den Symptomen zählen plötzliche Schwindelanfälle, Übelkeit und Erbrechen, die drei bis 24 Stunden anhalten können und dann allmählich wieder verschwinden. Der Patient kann in regelmäßigen Abständen ein Verstopfungs- oder Druckgefühl in dem betroffenen Ohr haben. Das Hörvermögen in dem betroffenen Ohr schwankt, neigt aber im Laufe der Jahre dazu, sich fortschreitend zu verschlechtern. Das Ohrgeräusch kann konstant sein, zwischendurch immer wieder aussetzen oder sich vor, nach oder während eines Schwindelanfalls verschlimmern. Meist ist zwar nur ein Ohr betroffen, doch zehn bis 15 Prozent der Patienten erkranken auf beiden Ohren.

Bei einer Sonderform der Menière-Krankheit gehen Hörverlust und Tinnitus dem ersten Schwindelanfall um Monate oder Jahre voraus. Das Hörvermögen kann sich mit Einsetzen des Schwindelgefühls verbessern.

Behandlung

Der Schwindel läßt sich vorübergehend durch Medikamente wie Scopolamin, Antihistaminika oder Diazepam bessern. Scopolamin ist auch als Membranpflaster erhältlich.

Patienten, die durch häufige Schwindelanfälle stark beeinträchtigt sind, stehen verschiedene chirurgische Verfahren zur Verfügung. So bessert sich der Schwindel beispielsweise, wenn man die Nerven durchtrennt, die mit den Bogengängen (der für den Gleichgewichtssinn verantwortliche Innenohranteil) verbunden sind. Das Hörvermögen wird dabei normalerweise nicht beeinträchtigt. Dieses Verfahren wird als vestibuläre Neurektomie bezeichnet. Ist der Patient durch die Schwindelanfälle stark beeinträchtigt und ist das Hörvermögen bereits stark reduziert, können Schnecke (der Innenohranteil, in dem das Hörorgan sitzt) und Bogengänge entfernt werden (Labyrinthektomie).

▲ Siehe Seite 994

Neuronitis vestibularis

Bei dieser Erkrankung ist der Nerv entzündet, der zu den Bogengängen führt. Dadurch treten plötzlich schwere Schwindelanfälle auf.

Die Krankheit wird wahrscheinlich durch Viren verursacht. Der erste Schwindelanfall ist sehr heftig, geht mit Übelkeit und Erbrechen einher und dauert sieben bis zehn Tage. Das Auge flackert unwillkürlich zur kranken Seite hin (Nystagmus). Die Krankheit verschwindet von selbst wieder. Sie kann als einzelner, isolierter Anfall auftreten oder in mehreren Anfällen über 12 bis 18 Monaten. Jede folgende Attacke ist schwächer und dauert kürzer als die vorhergehende. Das Hörvermögen ist nicht beeinträchtigt.

Die Diagnose wird mittels Hörprüfungen und Nystagmusprüfungen gestellt. Eine Nystagmusprüfung besteht darin, eine kleine Menge Eiswasser in jeden Gehörgang zu träufeln und dabei die Augenbewegungen des Patienten elektronisch aufzuzeichnen (Elektronystagmographie mit thermischer Reizung). Zum Ausschluß anderer Krankheitsursachen wird meist eine Kernspintomographie (NMR) des Kopfes durchgeführt.

Die Neuronitis vestibularis wird genauso behandelt wie die Menière-Krankheit. Hält das Erbrechen an, kann es notwendig werden, Flüssigkeit und Mineralsalze intravenös zuzuführen.

Lageabhängiger Schwindel

Der lageabhängige oder haltungsbedingte Schwindel ist ein heftiger Schwindel, der mindestens 30 Sekunden lang andauert und durch verschiedene Kopfhaltungen ausgelöst wird.

Dieser Schwindeltyp kann durch Störungen verursacht werden, die die Bogengänge (der für den Gleichgewichtssinn verantwortliche Innenohranteil) schädigen. So kann der lageabhängige Schwindel beispielsweise durch eine Innenohrverletzung, Mittelohrentzündung, Ohroperation oder Blockade der zum Innenohr führenden Arterie verursacht sein.

Der Schwindel entwickelt sich, wenn der Betroffene auf einem Ohr liegt oder den Kopf zurückbeugt, um nach oben zu schauen. Absonderliche unwillkürliche Augenbewegungen (Nystagmus) können ebenfalls vorkommen. Meist klingt der lageabhängige Schwindel nach einigen Wochen oder Monaten von allein wieder ab, kann aber nach Monaten oder Jahren wieder auftreten.

Diagnose und Behandlung

Zunächst wird versucht, einen Schwindelanfall auszulösen, indem der Betroffene aufgefordert wird, sich flach auf den Untersuchungstisch zu legen, der Kopf ist dabei seitwärts gedreht und hängt über die Tischkante. Nach einigen Sekunden stellen sich, normalerweise für 15 bis 20 Sekunden, starker Schwindel und Nystagmus ein.

Die Person sollte die Haltung meiden, die Schwindel verursacht. Hält der lageabhängige Schwindel länger als ein Jahr an, können die Nerven durchtrennt werden, die zu einem der Bogengänge im erkrankten Ohr führen. Das lindert gewöhnlich die Symptome.

Zoster des Ohrs

Der Zoster oticus ist eine durch Varicella-zoster-Viren verursachte Entzündung von Nerven, die zum Ohr führen. Sie verursacht starke Ohrenschmerzen, Schwerhörigkeit und Schwindel.

Im Bereich der Ohrmuschel und des Gehörganges bilden sich kleine mit Flüssigkeit gefüllte Blasen. Die Blasen können auch im Gesicht und am Hals in jenem Bereich auftreten, den der infizierte Nerv versorgt. Ist der Gesichtsnerv infiziert und geschwollen und dadurch zusammengedrückt, können die Muskeln auf einer Gesichtshälfte vorübergehend oder dauerhaft gelähmt sein. Der Hörverlust kann dauerhaft sein, ebenso kann sich das Hörvermögen aber auch ganz oder teilweise wieder einstellen. Der Schwindel dauert einige Tage bis zu mehreren Wochen an.

Die Infektion wird mit dem Virusmittel Aciclovir behandelt. Gegen die Schmerzen werden Schmerzmittel gegeben, gegen den Schwindel Diazepam. Ist der Gesichtsnerv zusammengedrückt, kann die Öffnung, durch die der Gesichtsnerv den Schädel verläßt, operativ vergrößert werden. Dieses Verfahren lindert gelegentlich die Gesichtslähmung.

Hörsturz

Ein schwerer Hörverlust, der in der Regel einseitig ist und sich ganz plötzlich oder innerhalb weniger Stunden entwickelt.

Jährlich erleidet etwa eine von 5000 Personen einen Hörsturz. Er wird vornehmlich als Streßfolge aufgefaßt. Manchmal tritt er allerdings im Gefolge einer Virusinfektion wie Mumps, Masern, Grippe, Windpocken oder Pfeifferschem Drüsenfieber (infektiöse Mononukleose) auf. Gelegentlich können auch anstrengende körperliche Belastungen, wie beispielsweise Gewichtheben, starken Druck auf das Innenohr ausüben, es schädigen und damit einen plötzlichen oder an- und abschwellenden Hörverlust und Schwindel verursachen. Gelegentlich kann der Betroffene beim erstmaligen Auftreten eines Hörsturzes ein explosionsartiges Geräusch hören. Manchmal bleibt die Ursache für die Störung unbekannt.

Der Hörverlust ist meist schwer. Die meisten Menschen erlangen ihr Hörvermögen jedoch innerhalb von 10 bis 14 Tagen komplett zurück, andere partiell. Der Hörsturz kann mit Tinnitus und Schwindel einhergehen. Der Schwindel klingt normalerweise nach einigen Tagen wieder ab, der Tinnitus bleibt dagegen oft bestehen.

Bislang hat sich keine Behandlung als wirklich wirksam erwiesen, obwohl fast alle Patienten zunächst Medikamente infundiert bekommen, die das Blut leichter fließen lassen sollen, und später durchblutungsfördernde Mittel verordnet bekommen.

Lärmschwerhörigkeit

Laute Geräuschquellen wie Preßlufthammer, Kettensägen, Verbrennungsmotoren, große Maschinen, der Mündungsknall von Schußwaffen oder auch Flugzeuglärm können zur Schwerhörigkeit führen, indem sie die Hörrezeptoren (Haarzellen) im Innenohr schädigen.▲ Lärmschwerhörigkeit entsteht außerdem häufig, wenn jemand über Kopfhörer sehr laute Musik hört oder sich in der Disko oder in Konzerten direkt neben der Lautsprecheranlage aufhält. Die Lärmempfindlichkeit ist zwar individuell sehr verschieden, doch praktisch jeder erleidet einen Hörverlust, wenn er sich lange genug starkem Lärm aussetzt. Jeder Lärm über 85 dB ist schädlich. Knalltraumata nach Explosionen (akustisches Trauma) verursachen denselben Typ von Schwerhörigkeit.

Diese Schwerhörigkeit ist nicht wieder rückgängig zu machen. Gelegentlich ist sie von einem Tinnitus begleitet.

Altersschwerhörigkeit

Altersschwerhörigkeit (Presbyacusis) ist eine cochleoneurale Schwerhörigkeit■ und Teil des normalen Alterungsprozesses.

Dieser Typ von Schwerhörigkeit beginnt nach dem 20. Lebensjahr. Zunächst fallen die hohen Frequenzen aus, dann geht allmählich auch der tiefere Bereich verloren. Der Grad des Hörverlusts schwankt jedoch beträchtlich. Manche Menschen sind mit 60 Jahren praktisch taub, während andere mit 90 noch ausgezeichnet hören können. Männer sind im allgemeinen häufiger und schwerer betroffen als Frauen. Das Ausmaß, mit dem man Lärm ausgesetzt war, scheint an der Entstehung der Schwerhörigkeit beteiligt zu sein.

Es gibt keine Behandlung, mit der sich die Altersschwerhörigkeit verhindern oder zurückbilden ließe. Der Hörverlust läßt sich nur ausgleichen, indem man ein Hörgerät trägt, lernt, von den Lippen abzulesen, und andere Informationen wie die Körpersprache zu verwerten lernt.

Wie sich Hörstörungen auf den Gesichtsnerv auswirken

Da der Gesichtsnerv durch das Ohr zieht, kann er von Hörstörungen beeinflußt werden. So kann der Herpes zoster des Ohrs beispielsweise den Gesichtsnerv wie den Hörnerv befallen. Der Gesichtsnerv schwillt dann an und drückt gegen die Öffnung im Schädel, durch die er austritt. Der Druck auf diesen Nerv kann eine vorübergehende oder dauerhafte Gesichtslähmung zur Folge haben.

Das Ohr in der Innenansicht

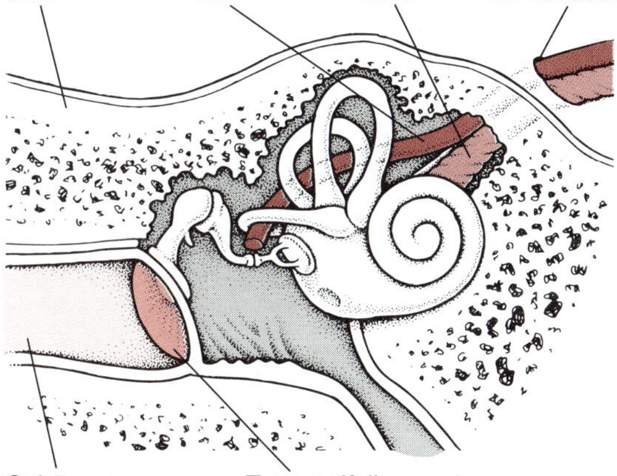

Arzneimittelbedingte Schwerhörigkeit

Verschiedene Arzneimittel, wie bestimmte Antibiotika, Entwässerungsmittel (vor allem Etacrynsäure und Furosemid), Azetylsalizylsäure und ähnliche Substanzen (Salizylate) und Chinin, können das Ohr schädigen. Betroffen sind dabei sowohl der Hör- als auch der Gleichgewichtssinn, das Gehör jedoch meist stärker.

Praktisch alle diese Substanzen werden über die Nieren ausgeschieden. Wenn sich die Nierenfunktion verschlechtert, steigt die Gefahr, daß sich die jeweilige Substanz im Blut anreichert und schädliche Konzentrationen erreicht.

▲ Siehe Seite 992

■ Siehe Seite 994

Von den Antibiotika hat Neomycin den stärksten toxischen Effekt auf das Gehör. Es folgen Kanamycin und Amikacin. Gentamicin und Tobramycin wirken sich sowohl auf das Hörvermögen als auch auf den Gleichgewichtssinn aus. Sie alle werden aber innerlich nur bei ungewöhnlich schweren Infektionen angewandt.

Das Antibiotikum schädigt in erster Linie den Gleichgewichtsapparat. So entstehen Schwindel und Gleichgewichtsstörungen, meist ist das jedoch nur vorübergehend. Sind die Gleichgewichtsstörungen jedoch stark und anhaltend, können sie Störungen beim Gehen im Dunkeln hervorrufen sowie das Gefühl, die Umgebung schwanke bei jedem Schritt (Dandy-Syndrom).

Die intravenöse Gabe von Etacrynsäure und Furosemid hat bei Patienten mit unzureichender Nierenfunktion schwere und dauerhafte beziehungsweise vorübergehende Hörschäden verursacht.

Eine hochdosierte und langdauernde Behandlung mit Azetylsalizylsäure kann Schwerhörigkeit und Tinnitus verursachen, beides meist nur vorübergehend. Chinin kann einen dauerhaften Gehörschaden verursachen.

Vorsichtsmaßnahmen

Medikamente, die das Ohr schädigen können, sogenannte ototoxische Medikamente, dürfen nicht direkt im Ohr angewandt werden, wenn das Trommelfell ein Loch hat, da sie sonst von der Innenohrflüssigkeit aufgenommen werden.

Antibiotika, die das Gehör schädigen, dürfen in der Schwangerschaft keinesfalls angewandt werden. Auch sonst versucht man, wenn irgend möglich, ihre innerliche Anwendung zu vermeiden. Besonders vorsichtig ist man auch bei älteren Menschen oder solchen, die bereits einen Hörverlust aufweisen. Unabhängig von den individuellen Unterschieden in der Empfindlichkeit läßt sich ein Hörverlust im allgemeinen vermeiden, wenn die Konzentration dieser Medikamente im Blut im empfohlenen Bereich gehalten wird. Aus diesem Grunde werden die Serumspiegel normalerweise regelmäßig kontrolliert. Wenn möglich, wird eine Hörprüfung vor und während der Behandlung durchgeführt.

Das erste Zeichen einer Schädigung ist normalerweise die Unfähigkeit, hohe Frequenzen zu hören. Tinnitus oder Schwindel können auftreten.

Schläfenbeinbruch

Das Schläfenbein (der Schädelknochen, der Teile des Gehörgangs sowie des Mittel- und Innenohrs enthält) kann durch einen Schlag oder einen Stoß gegen den Kopf brechen. Blutungen aus dem Ohr oder fleckige Blutergüsse hinter dem Ohr nach einer Kopfverletzung deuten auf einen Schläfenbeinbruch hin. Tritt eine klare Flüssigkeit aus dem Ohr aus, kann es sich dabei um Hirnflüssigkeit handeln. Dann ist das Gehirn infektionsgefährdet. Schläfenbeinbrüche zerreißen häufig das Trommelfell und können eine Gesichtslähmung und eine ausgeprägte Schallempfindungsschwerhörigkeit verursachen. Mit Hilfe der Computertomographie (CT) läßt sich ein Schläfenbeinbruch meist nachweisen.

Um eine Hirnhautentzündung (Meningitis) zu verhindern, werden Antibiotika intravenös verabreicht. Ist durch den Druck auf den Gesichtsnerv eine anhaltende Gesichtslähmung aufgetreten, muß operiert werden, um diesen Druck zu verringern. Die Schädigung des Trommelfells und der Mittelohrstrukturen wird erst Wochen oder Monate später korrigiert.

Hörnervtumore

Ein Hörnervtumor (Akustikusneurinom, Vestibularis-Schwannom, Tumor des VIII. Hirnnerven) ist ein gutartiger Tumor, der sich aus den Schwannschen Zellen (Zellen, die die Nerven umhüllen) entwickelt.

Akustikusneurinome machen etwa sieben Prozent aller Tumore aus, die im Schädel vorkommen.

Hörminderung, Tinnitus, Schwindel und Gangunsicherheit sind Frühsymptome. Weitere Symptome können hinzukommen, wenn der Tumor größer wird und andere Teile des Gehirns, den Gesichtsnerv oder den Trigeminusnerv (der das Gehirn mit Augen, Mund und Kiefer verbindet) zusammendrückt. Die Frühdiagnose geschieht mit einer Kernspintomographie (NMR) und Hörprüfungen einschließlich der Hirnstammaudiometrie, die die Nervenimpulse, die zum Hirn geleitet werden, untersucht.

Kleine Tumore werden mikrochirurgisch entfernt, um den Gesichtsnerv zu schonen. Große Tumore müssen herausgeschnitten werden.

Erkrankungen der Nase und Nasennebenhöhlen

Der obere Anteil der Nase besteht aus Knochen, der untere aus Knorpel. Der Hohlraum im Innern der Nase, die Nasenhöhle, wird durch die Nasenscheidewand in zwei Teile unterteilt. Die Gesichtsknochen enthalten die Nebenhöhlen – Hohlräume, die sich zur Nasenhöhle hin öffnen.▲

Da die Nase aus dem Gesicht hervorragt, ist sie besonders verletzungsanfällig. Darüber hinaus kann sie von Infektionen, Nasenbluten oder Polypen betroffen sein. Die Nasennebenhöhlen können infiziert werden und sich entzünden (Sinusitis)

Nasenbruch

Die Nasenknochen brechen häufiger als jeder andere Gesichtsknochen. Bricht ein Nasenknochen, wird meist auch die Schleimhaut verletzt, die Nase blutet. Weil die Schleimhaut und andere Weichteilgewebe rasch anschwellen, ist der Bruch manchmal schwer aufzufinden. Meist wird der Nasenrücken zu einer Seite hin verschoben, während die Nasenknochen auf der anderen Seite eingedrückt sind. Sammelt sich Blut im Knorpel der Nasenscheidewand an, kann sich das Knorpelgewebe infizieren und absterben. Es kann eine sogenannte Sattelnase entstehen, bei der der Nasenrücken in der Mitte einsinkt.

Diagnose und Behandlung

Schmerzt die Nase und blutet sie nach einer stumpfen Verletzung, besteht Verdacht auf einen Bruch. Dann wird normalerweise der Nasenrücken vorsichtig befühlt und auf Verformungen untersucht. Weitere Zeichen sind eine ungewöhnliche Beweglichkeit der Knochen, ein knisterndes Gefühl beim Aneinanderreiben rauher Flächen und Druckempfindlichkeit. Die Diagnose wird durch eine Röntgenaufnahme gesichert.

Ein Nasenbruch wird beim Erwachsenen meist unter örtlicher, bei Kindern unter Vollnarkose gerichtet. In der Nasenscheidewand angesammeltes Blut muß entleert werden, um einer Infektion und Knorpelschäden vorzubeugen. Nachdem die Nase wieder in ihre normale Position gebracht wurde, wird sie innen durch eine Tamponade und außen durch eine Schiene fixiert. Brüche der Nasenscheidewand sind schwer zu stabilisieren und erfordern häufig eine spätere operative Korrektur.

Nasenscheidewandverbiegung

Normalerweise ist die Nasenscheidewand (Septum), die mittlere Trennwand der Nase, relativ gerade. Sie kann aber durch Geburtsschäden oder Verletzungen verbogen sein. Eine solche Septumdeviation kommt häufig vor, verursacht aber normalerweise keine Symptome und braucht auch nicht behandelt zu werden. Verlegt sie jedoch die Nase, kann es sie anfällig für Nasennebenhöhlenentzündungen machen, vor allem wenn die Verbiegung den Abfluß einer Nebenhöhle in die Nasenhöhle verlegt. Durch eine Septumdeviation kann die Nase häufig bluten, weil die verstärkten Luftströmungen auf der freien Seite die Schleimhäute austrocknen lassen. Eine Nasenscheidewandverbiegung, die Beschwerden bereitet, kann operativ behoben werden.

Septumperforationen

Geschwüre und Löcher (Perforationen) in der Nasenscheidewand können durch nasenchirurgische Eingriffe oder wiederholte Verletzungen, z. B. durch Nasenbohren, durch Infektionen wie Tuberkulose und Syphilis und Kokainschnupfen verursacht sein. Mögliche Symptome sind Krustenbildung um die Nasenlöcher herum und wiederholtes Nasenbluten. Kleine Perforationen in der Nasenscheidewand können ein pfeifendes Geräusch beim Atmen verursachen. Die Krustenbildung kann durch fettende Salbe verringert werden. Septumperforationen können mit Schleimhautlappen aus der Wange oder Nase oder mit einer künstlichen, weichen, biegsamen Membran gedeckt werden. Solange Nasenbluten und Krustenbildung keine größeren Beschwerden bereiten, bedürfen die meisten Perforationen jedoch keiner Behandlung.

Nasenbluten

Nasenbluten (Episaxis) kann eine Fülle von Ursachen haben. Die meisten Nasenblutungen kommen aus der gefäßreichen Gegend im vorderen Bereich der knorpeligen Nasenscheidewand, dem sogenannten Locus Kiessel-

▲ Siehe Kasten, Seite 1012

Ursachen von Nasenblutungen

Örtlich begrenzt auftretende Infektionen
- Naseneingangsentzündung
- Nasennebenhöhlenentzündung

Trockene Nasenschleimhaut

Verletzungen
- Wiederholte Verletzungen durch Nasenbohren
- Nasenbruch

Arteriosklerose

Bluthochdruck

Erkrankungen, die häufiges Nasenbluten verursachen können
- Aplastische Anämie
- Leukämie
- Niedrige Thrombozytenzahl
- Lebererkrankungen
- Erbliche Bluterkrankungen wie Hämophilie
- Erbliche Teleangiektasie (Osler-Rendu-Weber-Krankheit)

bachi. Die Blutung läßt sich in der Regel stoppen, indem man die Nasenflügel fünf bis zehn Minuten lang zusammendrückt. Versagt diese Maßnahme, muß die Blutungsstelle ausgemacht werden. Man kann die Blutung auch zum Stillstand bringen, indem man in der Nase mit einem Mulltupfer Druck auf die Blutungsquelle ausübt; dieser Mull sollte mit einem örtlichen Betäubungsmittel wie Lidocain und einer gefäßzusammenziehenden Substanz wie Phenylephrin getränkt sein. Sobald die Blutung gestillt und die Stelle betäubt ist, wird die Blutungsquelle mit Silbernitrat oder mit Strom verschlossen (kauterisiert).

Beruht die Neigung zum Nasenbluten auf einer speziellen Störung, wird die Blutungsquelle nicht so behandelt, weil es sonst wieder bluten könnte. Statt dessen wird ein Vaselinetupfer gegen die Blutungsquelle gedrückt. Ist die Blutung gestillt, wird nach der Ursache der Blutung gesucht und versucht, sie zu beheben.

Bei Arteriosklerose und Bluthochdruck liegt die Blutungsquelle häufig weiter hinten in der Nase, wo sie schwerer unter Kontrolle zu bringen ist. Manchmal muß die Arterie, die den Bereich mit Blut versorgt, unterbunden oder der hintere Nasenabschnitt mit einer Tamponade versorgt werden. Die Tamponade bleibt normalerweise etwa vier Tage liegen. Gleichzeitig werden orale Antibiotika gegeben, um eine Infektion der Nebenhöhlen oder des Mittelohrs zu verhindern.

Bei der Osler-Rendu-Weber-Krankheit, bei der die Blutgefäße fehlgebildet sind, kann es zu schweren Nasenblutungen kommen, die eine ausgeprägte, anhaltende Blutarmut zur Folge haben, die mit Eisengaben kaum zu beheben ist. Ein Hauttransplantat auf der Nasenscheidewand verringert die Blutungshäufigkeit und bessert die Blutarmut.

Auch schwere Lebererkrankungen können starke Nasenblutungen verursachen. Oft werden große Blutmengen verschluckt, aus denen die im Darm siedelnden Bakterien Ammoniak freisetzen. Da Ammoniak im Blutkreislauf krank machen und sogar einen komatösen Zustand auslösen kann, wird mit Hilfe von Einläufen und Brechmitteln versucht, das Blut so schnell wie möglich zu entfernen. Außerdem wird ein Antibiotikum gegeben, um die Bakterien zu zerstören und zu verhindern, daß Ammoniak entsteht. War der Blutverlust groß, ist eine Bluttransfusion erforderlich.

Entzündung am Naseneingang

Eine Infektion des Naseneingangs (der vorderste Abschnitt im Nasenloch).

In diesem Bereich kommt es häufig zu Infektionen. Kleinere Infektionen wie die der Haarfollikel (Follikulitis) erzeugen Krusten um die Nasenlöcher herum. Lösen sich die Krusten ab, blutet die Nase. Fettende Salben sind in der Regel hilfreich.

Furunkel im Naseneingang werden meist von dem Bakterium *Staphylococcus* verursacht. Furunkel können sich zu einer ausgedehnten Infektion unter der Haut (Zellulitis) der Nasenspitze weiterentwickeln. Dann müssen Antibiotika eingenommen und dreimal täglich für 15 bis 20 Minuten heiße Umschläge gemacht werden. Furunkel in diesem Bereich sollten sich von allein entleeren. Werden sie aufgeschnitten, könnte sich die Infektion ausbreiten und zum Gehirn aufsteigen. Das kann zu einer lebensbedrohlichen Störung, der sogenannten Sinus-cavernosus-Thrombose, führen.

Nichtallergischer Schnupfen

Bei einem nichtallergischen▲ Schnupfen ist die Nasenschleimhaut entzündet und die Nase meist verstopft. Ursache ist eine Infektion.

Die Nase ist der am häufigsten infizierte Teil der oberen Atemwege. Ein Schnupfen (Rhinitis) kann akut sein und kurz dauern oder langanhaltend (chronisch) sein.

▲ Siehe Seite 821

Der **akute Schnupfen** ist das verbreitete Zeichen einer banalen Erkältung. ▲ Er wird fast immer durch Viren hervorgerufen. Gegen sie sind Antibiotika wirkungslos. Nur die Symptome lassen sich durch Phenylephrin als Nasentropfen oder -spray oder Pseudoephedrin in Tablettenform lindern. Beide Wirkstoffe verengen die Blutgefäße in der Nasenschleimhaut. Nasentropfen oder -sprays sollten nicht länger als drei bis vier Tage verwendet werden. Kommt eine bakterielle Infektion der Nasenschleimhaut hinzu, wird der Ausfluß gelblich-grün.

Ein **chronischer Schnupfen** wird meist durch Rauchen, Luftverschmutzung oder Allergien hervorgerufen. Er kann aber auch in der Folge von Infektionen wie Syphilis, Tuberkulose, Rhinosklerom, Rhinosporidiose, Lepra, Leishmaniose, Blastomykose und Histoplasmose auftreten. Alle diese Infektionen zerstören das Weichteil-, Knorpel- und Knochengewebe der Nase. Zu den Symptomen der chronischen Rhinitis zählen verstopfte und laufende Nase. Liegt der Rhinitis eine Infektion zugrunde, sind eitriges Nasensekret und häufiges Nasenbluten charakteristisch. Mit Hilfe einer Biopsie (Entnahme einer Gewebeprobe zur mikroskopischen Untersuchung) wird der für die Infektion verantwortliche Erreger gesucht. Die Behandlung hängt vom jeweiligen Erreger ab.

Die **atrophische Rhinitis** ist eine chronische Rhinitis, bei der die Schleimhaut dünner wird (atrophiert) und verhärtet. Dadurch werden die Nasenhöhlen ungewöhnlich weit – der Hauptunterschied zwischen atrophischem und anderen Formen des chronischen Schnupfens. Die genaue Ursache ist unbekannt, es werden jedoch bakterielle Infektionen diskutiert. Im Naseninnern bilden sich Krusten, und es entsteht ein unangenehmer Geruch. Die Zellen, die normalerweise in der Nasenschleimhaut zu finden sind – schleimproduzierende Zellen mit haarähnlichen Fortsätzen, die eindringende Schmutzpartikel beseitigen –, werden durch Zellen ersetzt, die sonst in der normalen Haut vorkommen. Das Geruchsvermögen geht verloren (Anosmie), und es blutet oft heftig aus der Nase. Die Behandlung zielt darauf ab, die Krustenbildung zu vermindern und die Geruchsbildung zu hemmen. Antibiotika wie Bacitracin werden z. B. in die Nase gesprüht, um die Bakterien abzutöten. Östrogene und Vitamin A und D, in Sprays oder oral angewandt, unterstützen die Schleimsekretion. Wenn die Nase operativ verengt wird, verringert sich die Krustenbildung, weil die Luftströmung geringer wird, die die atrophierte Schleimhaut austrocknet.

Die **vasomotorische Rhinitis** ist ein chronischer Schnupfen, bei dem die Blutgefäße in der Nasenschleimhaut geschwollen sind und Niesanfälle auftreten. Die Ursache ist nicht bekannt, eine Allergie scheint jedoch ausgeschlossen zu sein. Die Beschwerden treten plötzlich auf und verschwinden genauso schnell wieder, werden aber durch trockene Luft schlimmer. Die Färbung der geschwollenen Schleimhaut variiert von Hellrot bis Purpur. Es bilden sich weder Krusten noch eitriger Ausfluß. Die Behandlung zielt auf die Linderung der Symptome ab, ist aber nicht immer zufriedenstellend. Meist hilft es, wenn in geschlossenen Räumen für hohe Luftfeuchtigkeit gesorgt wird.

Bildung von Nasenpolypen

Polypen bilden sich meist in dem Bereich, in dem sich die Nebenhöhlen zur Nasenhöhle hin öffnen, und können den Abfluß aus den Nebenhöhlen blockieren. In den verstopften Nebenhöhlen kann sich dann Flüssigkeit ansammeln, es entsteht eine Nebenhöhleninfektion.

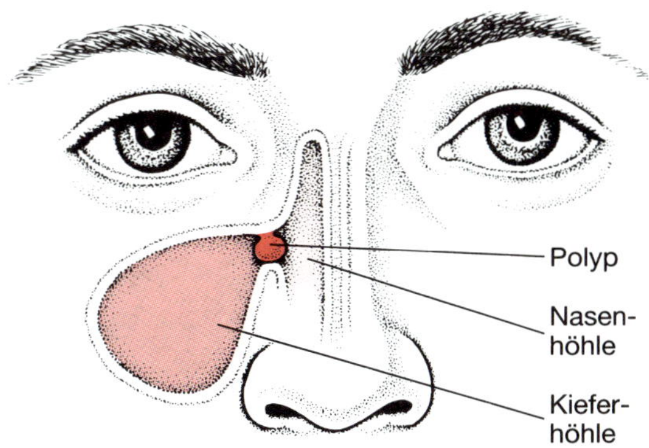

Polypen

Fleischige Geschwülste, die sich aus der Nasenschleimhaut aufbauen.

Polypen treten häufig bei Menschen mit allergischem Schnupfen auf. Sie können sich während einer Infektion bilden und später wieder zurückbilden. Polypen entstehen normalerweise in Bereichen, in denen die Schleimhaut aufgrund einer Flüssigkeitsansammlung geschwollen ist, beispielsweise um die Öffnungen der Nebenhöhlen in der Nasenhöhle herum. Im Entwicklungsstadium sehen Polypen tropfenförmig aus, ausgereift ähneln sie einer geschälten, kernlosen Traube.

Durch kortisonhaltige Nasensprays lassen sich Polypen manchmal verkleinern oder gar komplett zurückbilden.

▲ Siehe Seite 909

Sitz der Nebenhöhlen

Die Nebenhöhlen sind Hohlräume in den an sie angrenzenden Knochenbereichen. Die beiden Stirnhöhlen sitzen direkt oberhalb der Augenbrauen, die Kieferhöhlen in den Wangenknochen, das Siebbeinlabyrinth zu beiden Seiten der Nasenhöhle. Die beiden Keilbeinhöhlen (nicht abgebildet) befinden sich hinter den Siebbeinzellen.

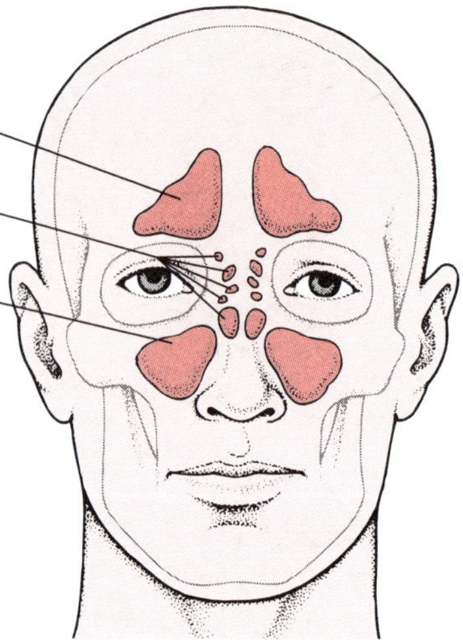

Wenn sie die Atemwege verlegen, die Entstehung von Nebenhöhlenentzündungen fördern, weil sie den Abfluß aus den Nebenhöhlen verhindern, oder mit Tumorbildung einhergehen, müssen sie operativ entfernt werden. Solange eine zugrundeliegende Infektion oder Allergie nicht beseitigt ist, können sich die Polypen wieder neu bilden. Um das zu vermeiden oder zumindest hinauszuzögern, kann ein kortisonhaltiger Spray eingesetzt werden. Kehren die Polypen mehrfach wieder, wird operativ versucht, den Nebenhöhlenabfluß zu verbessern und infiziertes Material auszuräumen.

Nebenhöhlenentzündung

Eine Entzündung der Nasennebenhöhlen aufgrund einer Allergie oder einer Bakterien-, Virus- oder Pilzinfektion.

Eine Nebenhöhlenentzündung kann sich in jeder der vier Gruppen von Nebenhöhlen entwickeln: Kiefer-, Stirn-, Keilbeinhöhle oder Siebbeinzellen.

Mögliche Ursachen

Eine Nebenhöhlenentzündung (Sinusitis) kann akut auftreten und kurz dauern oder langandauernd (chronisch) sein. Eine akute Nebenhöhlenentzündung kann durch viele Bakterien verursacht werden und entwickelt sich häufig im Gefolge einer Virusinfektion der oberen Atemwege, z. B. einer Erkältung. Gelegentlich entsteht eine chronische Sinusitis der Kieferhöhle durch eine Zahninfektion.

Bei einer Erkältung blockiert die geschwollene Nasenschleimhaut häufig den Eingang der Nebenhöhlen. Dann nehmen die Blutgefäße der Schleimhaut die Luft aus der Nebenhöhle auf. Dadurch verringert sich der Druck in der Nebenhöhle, es entsteht ein schmerzhafter Unterdruck (Vakuumsinusitis). Bleibt der Unterdruck bestehen, kann Flüssigkeit in die Nebenhöhle fließen, die Bakterien einen guten Nährboden bietet. Durch den weiteren Zustrom von Flüssigkeit und weißen Blutkörperchen, die die Bakterien bekämpfen sollen, nimmt der Druck in der Nebenhöhle zu und verursacht noch mehr Schmerzen.

Symptome und Diagnose

Akute und chronische Nebenhöhlenentzündungen verursachen ähnliche Symptome. Hierzu gehören Druckempfindlichkeit und Schwellung über der betreffenden Nebenhöhle; die genauen Symptome hängen von der jeweils betroffenen Nebenhöhle ab. So verursacht eine Kieferhöhlenentzündung beispielsweise Schmerzen im Bereich des Oberkiefers, direkt unter den Augen, sowie Zahn- und Kopfschmerzen. Eine Stirnhöhlenentzündung verursacht Stirn-Kopfschmerzen. Eine Siebbeinzellenentzündung verursacht Schmerzen hinter und zwischen den Augen und Kopfschmerzen im Stirnbereich, die oft als »schädelspaltend« beschrieben werden. Die Schmerzen bei einer Keilbeinhöhlenentzündung sind weniger genau lokalisiert und können im Stirnbereich oder im Hinterkopf empfunden werden.

Es kann auch ein allgemeines Krankheitsgefühl bestehen. Fieber und Schüttelfrost sind ein Zeichen dafür, daß die Infektion über die Nebenhöhlen hinausgegangen ist. Die Nasenschleimhaut ist rot und geschwollen. Es kann zu gelb- oder grünlich-eitrigem Ausfluß kommen.

Auf dem Röntgenbild sind die Nebenhöhlen bei der Sinusitis undurchsichtig. Mit Hilfe einer Computertomographie lassen sich Ausdehnung und Schweregrad der Nebenhöhlenentzündung bestimmen. Bei einer Kieferhöhlenentzündung sollten die Zähne geröntgt werden, um einen Zahnabszeß auszuschließen.

Behandlung

Ziel der Behandlung ist, den Nebenhöhlenabfluß zu verbessern und den Infekt zu bekämpfen. Dampfinhalationen sorgen dafür, daß sich die Blutgefäße in der Nasenschleimhaut zusammenziehen, und sie fördern den Sekretabfluß. Gefäßzusammenziehende Mittel wie Phenylephrin können in Form von Nasentropfen oder -sprays angewandt werden, allerdings nur für begrenzte Zeit. Ähnliche Wirkstoffe in Tablettenform, wie Pseudoephedrin, sind weniger wirksam.

Sowohl bei der akuten als auch der chronischen Sinusitis werden Antibiotika wie Amoxicillin gegeben. Bei der chronischen Krankheit dauert diese Antibiotikatherapie jedoch länger. Bessert das die Entzündung nicht, muß operiert werden, um den Sekretabfluß zu verbessern und alles infizierte Material auszuräumen.

Nebenhöhlenentzündung und geschwächtes Abwehrsystem

Bei schlecht eingestelltem Diabetes oder geschwächtem Immunsystem können Pilze eine schwere und gelegentlich sogar lebensbedrohliche Nebenhöhlenentzündung verursachen.

Eine Mukormykose ist eine Pilzinfektion, die sich bei Patienten mit schlecht eingestelltem Diabetes entwickeln kann. Sie läßt das Gewebe in der Nasenhöhle absterben und unterbricht die Blutzufuhr zum Gehirn, was zu neurologischen Symptomen wie Kopfschmerzen und Erblindung führen kann. Für die Diagnose wird eine Probe infizierten Gewebes entnommen und anschließend mikroskopisch untersucht. Zur Behandlung wird das Pilzmittel Amphotericin B intravenös gegeben. Ansonsten muß der Diabetes korrekt eingestellt werden.

Aspergillose und Candidose sind häufig tödlich verlaufende Pilzinfektionen, die sich in den Nebenhöhlen von Patienten entwickeln, deren Immunsystem durch eine Krebsbehandlung oder Erkrankungen wie Leukämie, Lymphom, multiples Myelom oder Aids geschwächt ist. Bei der Aspergillose bilden sich Polypen in Nase und Nebenhöhlen. Die Diagnose stützt sich auf eine Gewebeprobe und deren anschließende mikroskopische Untersuchung. Versuche, diese Infektionen in den Griff zu bekommen, bestehen in einer Nebenhöhlenoperation und der intravenösen Gabe von Amphotericin B.

KAPITEL 214

Erkrankungen von Rachen und Kehlkopf

Zu den Erkrankungen von Rachen und Kehlkopf zählen Entzündungen und Infektionen, gutartige Geschwülste wie Stimmlippenpolypen und -knötchen, Kontaktgeschwüre, Krebs, Stimmlippenlähmung und Laryngozelen.

Rachenentzündung

Eine Entzündung des Rachens (Pharyngitis) wird meist von Viren ausgelöst, kann aber auch durch Bakterien hervorgerufen werden.

Eine Rachenentzündung kann im Rahmen einer Virusinfektion wie einer Erkältung, Grippe oder Pfeifferschem Drüsenfieber sowie bakterieller Infektionen wie einer Streptokokkeninfektion (Streptokokkenangina) ▲ und sexuell übertragbarer Krankheiten (z. B. Tripper) auftreten.

Charakteristische Symptome sind Halsschmerzen und Schluckbeschwerden. Bei beiden Formen kann die Rachenschleimhaut entzündet und mit einer weißlichen Haut oder eitrigem Sekret belegt sein. Fieber, geschwollene Halslymphknoten und eine Vermehrung der weißen Blutkörperchen sind typisch für beide Formen der Rachenentzündung, können bei der bakteriellen Form jedoch ausgeprägter sein.

Behandlung

Gegen die Halsbeschwerden helfen die üblichen Schmerzmittel, Halspastillen oder Gurgeln mit warmem Salzwasser. *Kinder und Jugendliche unter 18 Jahren dürfen jedoch keine Azetylsalizylsäure einnehmen, weil sie durch eine Nebenwirkung von Azetylsalizylsäure, das Reye-Syndrom* ■, *besonders gefährdet sind.* Bei einer virusbeding-

▲ Siehe Seite 871

■ Siehe Seite 1276

Die zwei Formen von Rachenentzündung

Virale Rachenentzündung	Bakterielle Rachenentzündung
Gewöhnlich ohne Sekret- oder Eiterfluß im Rachen	Gewöhnlich mit Eiterfluß im Rachen
Leichtes oder kein Fieber	Leichtes bis mäßig starkes Fieber
Zahl der weißen Blutkörperchen normal oder leicht erhöht	Zahl der weißen Blutkörperchen leicht bis mittelstark erhöht
Lymphknoten normal oder leicht geschwollen	Lymphknoten leicht bis mittelstark geschwollen
Rachenabstrich negativ	Rachenabstrich positiv auf Strep-Angina
Kein bakterieller Nachweis in der Laborkultur	Bakterieller Nachweis in der Laborkultur

ten Infektion sind Antibiotika unwirksam. Der Arzt kann sie jedoch verordnen, wenn er sich relativ sicher ist, daß die Infektion bakteriell bedingt ist – sonst wird gewartet, bis die Laboruntersuchungen Bakterien als Ursache bestätigen. Weisen die Untersuchungen eine Streptokokkeninfektion (Streptokokkenangina) nach, wird Penizillin, gewöhnlich zum Einnehmen, verordnet, um die Infektion zu bekämpfen und Komplikationen wie das rheumatische Fieber zu vermeiden. Verträgt jemand kein Penizillin, wird statt dessen Erythromycin oder ein anderes Antibiotikum gegeben.

Mandelentzündung

Eine Entzündung der Gaumenmandeln (Tonsillitis), die meist durch eine Streptokokken- oder, seltener, eine Virusinfektion verursacht wird.

Typische Symptome sind Halsschmerzen und Schluckbeschwerden. Die Schmerzen strahlen oft zu den Ohren aus. Kleinkinder klagen oft nicht über Halsschmerzen, sondern wollen nicht mehr essen. Fieber, ein allgemeines Krankheitsgefühl, Kopfschmerzen und Erbrechen kommen häufig vor.

Die Mandeln sind geschwollen und blutunterlaufen. Es können eitriges Sekret und weiße, dünne Beläge auf den Mandeln zu sehen sein, die sich ohne zu bluten abziehen lassen. Ein Rachenabstrich (eine Eiter- oder Schleimprobe, die mit einem Watteträger von der hinteren Rachenwand genommen wird) wird im Labor auf die Erreger untersucht, damit das entsprechend wirksame Antibiotikum ausgewählt werden kann.

Behandlung

Gegen die Symptome einer virusbedingten Mandelentzündung helfen dieselben Mittel wie gegen Rachenentzündung. Eine Streptokokkenangina wird mit Penizillin behandelt. Die Tabletten müssen zehn Tage lang eingenommen werden – auch dann, wenn man sich schon vorher wieder besser fühlt. Erst nach dieser Zeit sind alle Bakterien sicher abgetötet. Es kann sein, daß der Arzt bei allen Familienmitgliedern einen Rachenabstrich macht, um jene herauszufinden und zu behandeln, die ebenfalls von diesen Bakterien infiziert sind, aber keine Beschwerden haben (asymptomatische Träger). Die Mandeln zu entfernen ist nur selten nötig und auch nur dann, wenn mehrere Mandelentzündungen pro Jahr auftreten, die eine Antibiotikabehandlung erfordern.

Peritonsillitis und Peritonsillarabszeß

Eine Entzündung der Zellen um die Mandeln herum (Peritonsillitis) kann mit oder ohne Abszeß im Mandelbereich (Peritonsillarabszeß) auftreten. Meist wird die Peritonsillitis durch eine Streptokokkeninfektion verursacht, es kommen aber auch andere Bakterien vor. Peritonsillarabszesse kommen bei Kindern selten, bei jungen Erwachsenen dagegen recht häufig vor.

Schlucken verursacht starke Schmerzen. Der Patient fühlt sich insgesamt krank, fiebert und hält den Kopf zur Abszeßseite hin geneigt, um die Schmerzen zu mindern.

Penizillin wird intravenös verabreicht. Liegt kein Abszeß vor, spricht die Infektion normalerweise innerhalb von 24 bis 48 Stunden auf das Penizillin an. Einen Abszeß, der sich nicht von allein entleert, muß der Arzt eröffnen, damit der Eiter ablaufen kann. Die Penizillintherapie wird oral fortgeführt. Da Peritonsillarabszesse häufig erneut auftreten, werden die Mandeln meist sechs Wochen nach Abklingen der Infektion oder – wenn die Infektion mit Antibiotika behandelt wurde – noch früher entfernt.

Parapharyngealabszeß

Eine Eiteransammlung in dem Lymphknoten, der neben dem Rachen (Pharynx) sitzt.

Der Abszeß bildet sich meist nach einer Rachen- oder Mandelentzündung und kann in jedem Alter auftreten.

Der Rachen muß nicht entzündet sein. Der vordere Halsbereich unter dem Kiefer kann auf der erkrankten Seite deutlich geschwollen sein. Zunächst wird Penizillin intravenös, dann oral gegeben.

Kehlkopfentzündung

Eine Entzündung des Kehlkopfs (Larynx).

Die häufigste Ursache für eine Kehlkopfentzündung (Laryngitis) ist eine Virusinfektion der oberen Atemwege wie eine Erkältung. Die Kehlkopfentzündung kann sich im Verlauf einer Bronchitis, Lungenentzündung, Keuchhusten, Masern, Diphtherie oder jeder anderen Entzündung oder Infektion der oberen Atemwege entwickeln. Eine Überbeanspruchung der Stimme, allergische Reaktionen und das Einatmen von Reizstoffen wie Zigarettenrauch können sowohl eine akute, kurzdauernde als auch eine chronische Kehlkopfentzündung verursachen.

Das auffälligste Symptom ist normalerweise, daß sich die Stimme unnatürlich verändert: Man wird heiser oder verliert sogar die Stimme. Es kitzelt und kratzt im Hals, man muß sich ständig räuspern. Die Symptome variieren je nach Schweregrad der Entzündung. Bei schweren Infektionen kommen Fieber, ein allgemeines Krankheitsgefühl, Schluckbeschwerden und Halsschmerzen hinzu. Durch die Schwellung des Kehlkopfs (Larynxödem) kann Atemnot auftreten. Mit Hilfe des Kehlkopfspiegels (Laryngoskop), der einem Zahnarztinstrument mit abgewinkeltem Spiegel ähnelt, ist eine Rötung der Kehlkopfschleimhaut zu erkennen; manchmal ist sie auch geschwollen.

Die Behandlung der virusbedingten Kehlkopfentzündung hängt von den Symptomen ab. Die Stimme sollte geschont werden; das bedeutet, nicht oder nur im Flüsterton zu sprechen. Inhalationen lindern die Symptome und unterstützen die Ausheilung. Bei einer Bronchitis bessert sich die Kehlkopfentzündung meist, wenn die Bronchitis behandelt wird. Ist die Infektion bakteriell bedingt, sind orale Antibiotika wirksam.

Stimmlippenpolypen

Gutartige Geschwülste auf den Stimmbändern, die durch Überbeanspruchung der Stimme, chronisch-allergische Reaktionen im Kehlkopf oder anhaltendes Einatmen von Reizstoffen wie Industrieabgase oder Zigarettenrauch entstehen.

Symptome sind eine chronische Heiserkeit und eine rauhe Stimme.

Die Diagnose wird durch Untersuchung der Stimmbänder mit dem Kehlkopfspiegel gestellt. Eine Biopsie (Entnahme einer Gewebeprobe zur mikroskopischen Untersuchung) wird gemacht, um einen bösartigen Tumor auszuschließen.

Um die Stimme wiederherzustellen, wird der Polyp entfernt. Die zugrundeliegende Ursache wird ausgemacht und ausgeschaltet, damit die Polypen nicht wieder auftreten. Liegt die Ursache in einer Überbeanspruchung der Stimme, ist eine Stimmtherapie angezeigt.

Stimmlippenknötchen

Stimmlippenknötchen (Sängerknötchen) sind gutartige, bindegewebige Geschwülste auf den Stimmbändern. Sie ähneln den Stimmlippenpolypen, sind aber derber und bilden sich nicht wieder zurück, wenn man die Stimme schont.

Stimmlippenknötchen werden durch eine chronische Überbeanspruchung der Stimme wie wiederholtes Schreien, lautes Sprechen oder anstrengendes Singen verursacht. Typische Symptome sind Heiserkeit und eine rauhe Stimme. Von einem Knoten wird eine kleine Gewebeprobe entnommen, um auszuschließen, daß es sich bei der Geschwulst um einen bösartigen Tumor handelt. Bei Kindern bilden sich Stimmbandknötchen im allgemeinen allein mit einer Stimmtherapie wieder zurück. Die Bildung neuer Knötchen läßt sich lediglich verhindern, wenn man vermeidet, seine Stimme übermäßig zu beanspruchen.

Kontaktgeschwüre

Schleimhautverletzungen auf dem Knorpel, an dem die Stimmbänder ansetzen.

Kontaktgeschwüre entstehen meist, wenn man seine Stimme stark einsetzt und dabei übermäßig beansprucht, dies vor allem, wenn die Stimmtechnik schlecht ist. Diese Geschwüre treten typischerweise bei Predigern, Vertretern oder Anwälten auf. Rauchen, ständiger Husten und Rückfluß von Mageninhalt können ebenfalls zur Bildung von Kontaktgeschwüren führen.

Zu den Symptomen gehören leichte Schmerzen beim Sprechen oder Schlucken sowie Heiserkeit. Manchmal wird eine Biopsie vorgenommen (die Entnahme einer Gewebeprobe zur mikroskopischen Untersuchung), um einen bösartigen Tumor auszuschließen.

Die Stimme muß mindestens sechs Wochen lang geschont werden, damit die Geschwüre ausheilen können. Damit die Geschwüre nicht wieder auftreten, müssen die Patienten die Grenzen ihrer Stimme kennenlernen und ihre Stimmaktivitäten dem anpassen. Eine Stimmtherapie kann hilfreich sein. Läßt sich auf den Röntgenbildern ein Säurereflux nachweisen, können Magenmittel, die die Säure binden oder ihre Produktion verhindern, wirksam sein. Ebenfalls hilfreich kann es sein, in den letzten zwei Stunden vor dem Zubettgehen nichts mehr zu essen und den Kopf beim Schlafen erhöht zu lagern.

Probleme mit den Stimmbändern

In entspanntem Zustand bilden die Stimmbänder normalerweise eine V-förmige Öffnung in der Luftröhre, durch die die Luft ungehindert strömen kann. Beim Sprechen und Schlucken schließen sich die Stimmbänder.

Mit einem Spezialspiegel kann der Arzt die Stimmbänder betrachten und auf Störungen wie Polypen, Knötchen, Kontaktgeschwüre oder eine Lähmung hin untersuchen, die alle die Stimmbildung beeinflussen. Die Stimmlippenlähmung kann eine Stimmlippe (einseitig) oder beide (beidseitig) betreffen.

Untersuchung der Stimmbänder

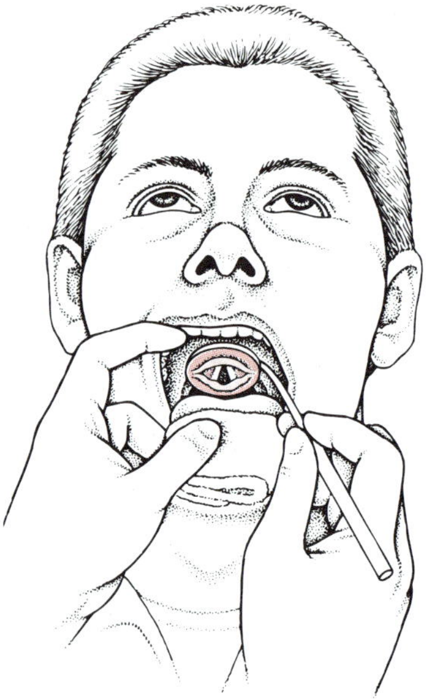

Untersuchungsbefunde

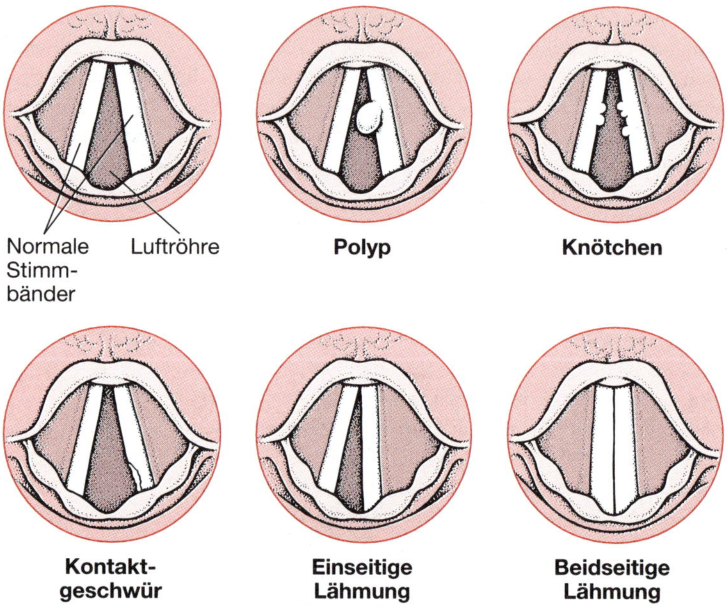

Stimmlippenlähmung

Die Stimmlippen sind nur eingeschränkt oder gar nicht mehr beweglich.

Die Stimmlippenlähmung kann durch Hirnstörungen wie Hirntumore, Schlaganfall und entmarkende Erkrankungen ▲ oder eine Schädigung der Nerven, die zum Kehlkopf führen, hervorgerufen werden. Die Nervenschädigung wiederum kann durch Tumore, Verletzungen, eine Virusinfektion der Nerven oder Nervengifte wie Blei oder die bei einer Diphtherie auftretenden Gifte verursacht werden.

▲ Siehe Seite 315

Symptome und Diagnose

Die Stimmlippenlähmung kann Stimme, Atmung und Schlucken beeinträchtigen und dazu führen, daß Nahrung und Flüssigkeit in die Luftröhre und Lungen gelangen. Bei einseitigen Lähmungen ist die Stimme heiser und rauh. Die Atemwege sind normalerweise nicht verlegt, weil die gesunde Stimmlippe auf der anderen Seite die Öffnung groß genug hält. Bei der beidseitigen Lähmung hat die Stimme einen normalen Klang, ist aber weniger laut. Der Abstand zwischen den beiden Stimmlippen ist jedoch so eng, daß nur wenig Luft eingeatmet werden kann. Das führt bereits bei mäßiger Anstrengung zu Atemnot und einem hohen, scharfen Ton bei jedem Atemzug.

Um die Ursache der Lähmung herauszufinden, werden Kehlkopf, Bronchien oder Speiseröhre mit einem dünnen, röhrenförmigen Instrument mit Sichtgerät untersucht (endoskopische Untersuchung). Eine Computertomographie von Schädel, Hals, Brust und Schilddrüse sowie Röntgenaufnahmen der Speiseröhre können ebenfalls notwendig sein.

Behandlung

Bei einer einseitigen Lähmung kann die gelähmte Stimmlippe durch eine Tefloninjektion näher an die Mittellinie heran und mit der gesunden Stimmlippe in Kontakt gebracht werden. Das verbessert die Stimmqualität und verhindert, daß Nahrung in die Lunge gerät. Bei der beidseitigen Lähmung ist es schwierig, die Atemwege ausreichend weit zu halten. Der Arzt kann die Luftröhre durch den Hals hindurch aufschneiden (Tracheotomie). Dieser Luftröhrenschnitt kann dauerhaft bestehenbleiben oder lediglich während einer Infektion der oberen Atemwege nötig sein. Eine Operation, bei der die Stimmlippen auf Dauer voneinander getrennt werden, erweitert zwar die Atemwege, kann jedoch die Stimmqualität beeinträchtigen.

Laryngozelen

Schleimhautausstülpungen im Kehlkopfraum.

Laryngozelen können sich nach innen stülpen und verursachen dann Heiserkeit und verlegen die Luftwege. Stülpen sie sich nach außen, entsteht eine sichtbare Verdickung am Hals. Laryngozelen sind luftgefüllt und dehnen sich aus, wenn bei geschlossenem Mund und zugehaltener Nase kräftig ausgeatmet wird. Sie treten bevorzugt bei Musikern auf, die ein Blasinstrument spielen. Sie erscheinen auf dem Computertomogramm als glattrandige, eiförmige Gebilde. Laryngozelen können sich infizieren oder mit einer schleimähnlichen Flüssigkeit füllen. Sie sollten operativ entfernt werden.

Nasopharynxmalignom

Bösartige Tumore im oberen Rachenanteil (Nasopharynx) können sich bei Kindern und jungen Erwachsenen entwickeln. Sie kommen besonders häufig in Südchina vor bzw. bei Menschen, die aus dieser Region stammen.

Das Epstein-Barr-Virus, der Erreger des Pfeifferschen Drüsenfiebers, scheint bei der Entwicklung des Nasopharynxmalignoms eine Rolle zu spielen.

Das erste Symptom ist häufig eine anhaltende Verlegung der Nase oder Eustachischen Röhre. Ist die Eustachische Röhre blockiert, kann sich Flüssigkeit im Mittelohr ansammeln. Es können eitriges oder blutiges Nasensekret oder Nasenblutungen auftreten. Selten ist das Gesicht halbseitig gelähmt. Der Krebs kann sich auf die Halslymphknoten ausbreiten.

Um die Diagnose zu stellen, wird von der Geschwulst eine Biopsie (Entnahme einer Gewebeprobe zur mikroskopischen Untersuchung) genommen. Der Tumor wird bestrahlt. Ist er groß oder spricht er auf die Strahlentherapie nicht an, muß er operativ entfernt werden.

Mandelkrebs

Mandelkrebs (Tonsillenkarzinom) tritt vorwiegend bei Männern auf und steht in enger Verbindung mit Nikotin- und Alkoholkonsum.

Halsschmerzen sind häufig das erste Symptom. Die Schmerzen strahlen oft zum Ohr der betroffenen Seite hin aus. Manchmal wird aber als allererstes Symptom ein Knoten im Hals festgestellt. Hierbei handelt es sich um eine Lymphknotenmetastase. Die Diagnose wird mit Hilfe einer Biopsie der Gaumenmandel (die Entnahme einer Gewebeprobe zur mikroskopischen Untersuchung) gestellt. Da Nikotin- und Alkoholkonsum auch die Entstehung anderer Krebsarten begünstigen, werden zusätzlich der Kehlkopf, die Bronchien und die Speiseröhre endoskopisch untersucht (Laryngoskopie, Bronchoskopie Ösophagoskopie).

Bei einem Mandelkrebs wird alles betroffene Gewebe chirurgisch entfernt, anschließend wird bestrahlt.

Kehlkopfkrebs

Kehlkopfkrebs gehört zu den häufigsten bösartigen Tumoren im Kopf-Hals-Bereich. Er kommt häufig bei Männern vor und steht in engem Zusammenhang mit einem hohen Nikotin- und Alkoholkonsum.

Der Tumor entwickelt sich meist aus den Stimmlippen und verursacht Heiserkeit. Bei unerklärlicher Heiserkeit, die länger als zwei Wochen andauert, sollte deshalb der Arzt aufgesucht werden. Krebs in anderen Kehlkopfbereichen verursacht Schmerzen und Schluckbeschwerden. Manchmal ist jedoch eine Schwellung am Hals das erste erkennbare Symptom. Meist handelt es sich dabei um eine Lymphknotenmetastase.

Für die Diagnose wird der Kehlkopf untersucht und eine Biopsie (Entnahme einer Gewebeprobe zur mikroskopischen Untersuchung) des krebsverdächtigen Gewebes durchgeführt. Danach wird der Tumor je nach Ausbreitungsgrad in Stadien von I bis IV eingestuft.

Behandlung

Die Behandlung hängt vom genauen Sitz des Tumors im Kehlkopf ab. Ein Krebs im Frühstadium wird gewöhnlich mit Strahlen behandelt oder operiert. Sind die Stimmlippen beteiligt, wird die Strahlentherapie bevorzugt, weil dann die normale Stimme meist erhalten bleibt. Krebs im fortgeschrittenen Stadium muß in der Regel operiert werden. Der Kehlkopf kann ganz oder teilweise entfernt werden (totale oder partielle Laryngektomie), daran schließt sich oft eine Strahlentherapie an.

Mußten die Stimmlippen vollkommen entfernt werden, hat der Patient keine Stimme mehr. Um sich dennoch verständigen zu können, gibt es drei Möglichkeiten: das Erlernen der Ösophagussprache, das Anlegen einer tracheoösophagealen Fistel oder der Einsatz des Elektrolarynx. Bei der Ösophagussprache lernt der Patient, beim Einatmen Luft in die Speiseröhre zu schlucken und anschließend langsam so wieder auszustoßen, daß dabei Laute erzeugt werden. Bei der tracheo-ösophagealen Fistel wird eine Einwegventilprothese zwischen Luft- und Speiseröhre eingesetzt. Durch das Ventil wird beim Einatmen Luft in die Speiseröhre gepreßt, wodurch Laute entstehen. Funktioniert das Ventil jedoch nicht richtig, können Flüssigkeit und Nahrung versehentlich in die Luftröhre gelangen. Der Elektrolarynx ist ein Apparat, der von außen gegen die Halswand gehalten wird und elektronisch einen Summ- oder Brummton erzeugt. Bei allen drei Arten der Verständigung werden die erzeugten Laute in Sprache umgewandelt, und zwar genau wie bei der normalen Sprache mit Hilfe von Mund, Nase, Zähnen, Zunge und Lippen. Allerdings kann sich die Stimme monoton anhören und ist wesentlich schwächer als die normale Stimme.

KAPITEL 215

Tumore im Kopf-Hals-Bereich

Krebs im Kopf-Hals-Bereich breitet sich gewöhnlich zunächst zu den nahegelegenen Lymphknoten aus. Andere Körperbereiche bleiben von Absiedelungen eines solchen Krebses mindestens sechs Monate, oft sogar bis zu drei Jahre lang verschont, d.h. Fernmetastasen treten erst relativ spät auf. Metastasen stammen in der Regel von großen, bereits lange bestehenden Tumoren und entwickeln sich meist bei Menschen mit geschwächtem Immunsystem.

Ursachen

Etwa 85 Prozent der Patienten mit Kopf-Hals-Karzinomen haben viel geraucht und viel Alkohol getrunken. Mundkrebs kann durch schlechte Mundhygiene, schlecht sitzende Zahnprothesen und den Gebrauch von Schnupf- und Kautabak begünstigt werden. Das Epstein-Barr-Virus, der Erreger des Pfeifferschen Drüsenfiebers (infektiöse Mononukleose), spielt bei der Entstehung des Nasopharynxkarzinoms eine Rolle, einem Krebs im oberen Rachenanteil.

Menschen, die vor mehr als 20 Jahren mit Röntgenstrahlen behandelt wurden – das gab es im Rahmen einer Aknetherapie, um exzessive Gesichtsbehaarung zu behandeln, einen vergrößerten Thymus oder Gaumen- oder Rachenmandeln zu verkleinern –, haben ein erhöhtes Risiko, Schild- und Speicheldrüsenkrebs zu entwickeln. Für solche Indikationen wird heute keine Strahlentherapie mehr eingesetzt.

Stadieneinteilung und Prognose

Mit der Stadieneinteilung (Staging) wird der Ausdehnungsgrad eines bösartigen Tumors angegeben, um in etwa festzulegen, wie behandelt werden soll, und um den Erfolg der Behandlung abschätzen zu können. Die Stadieneinteilung berücksichtigt Größe und Sitz des Primärtumors, Anzahl und Größe der Metastasen in den Halslymphknoten und ob es Fernmetastasen gibt. Stadium I ist das früheste, Stadium IV das am weitesten fortgeschrittene Stadium.

Nach außen wachsende Tumoren sprechen besser auf eine Behandlung an als solche, die in die umliegenden Strukturen hineinwachsen, geschwürig werden oder verhärten. Sobald der Tumor Muskeln, Knochen oder Knorpel erfaßt hat, nehmen die Heilungsaussichten ab. Krebs, der sich entlang einer Nervenbahn ausbreitet und Schmerzen, Lähmungen und ein Taubheitsgefühl verursacht, ist meist äußerst aggressiv und nur schwer zu behandeln.

Behandlung

Die Behandlung hängt vom Krebsstadium ab. Stadium-I-Karzinome sprechen, unabhängig ob sie im Kopf oder Hals sitzen, gleich gut auf eine Strahlentherapie oder eine Operation an. Meist wird nicht nur das Karzinom allein bestrahlt, sondern auch die Lymphknoten zu beiden Seiten des Halses, da sich diese Karzinome relativ oft zu den Lymphknoten hin ausbreiten.

Krebs von einer Größe von mehr als zwei Zentimetern und einer, der Knochen oder Knorpel erfaßt hat, erfordern in jedem Fall eine Operation. Sind auch die Lymphknoten betroffen, schließt sich an die Operation im allgemeinen eine Strahlentherapie an. Alternativ dazu kann in bestimmten Fällen auch Strahlentherapie mit oder ohne Chemotherapie▲ eingesetzt werden. Tritt der Krebs wieder auf, kann meist später noch operiert werden. Bei fortgeschrittenem Krebs sind die Erfolge größer, wenn mit einer Kombination aus Operation und Strahlentherapie behandelt wird.

Die Chemotherapie tötet Krebszellen im Bereich des Primärtumors, der Lymphknoten- und auch der Fernmetastasen ab. Ob eine unterstützende Chemotherapie in Kombination mit Chirurgie oder Bestrahlung die Heilungsrate verbessert, ist nicht bekannt; auf jeden Fall verlängert sie aber die Zeit, bis der Krebs erneut auftritt. Ist der Krebs schon zu weit fortgeschritten, um ihn noch zu operieren oder mit Strahlen zu behandeln, kann die Chemotherapie die Schmerzen lindern und den Tumor verkleinern.

Jede dieser Behandlungen hat gravierende unerwünschte Wirkungen. Eine Operation beeinträchtigt oft das Schlucken und die Sprache, dann ist eine Rehabilitation notwendig. Die Strahlentherapie kann Hautveränderungen (Entzündung, Juckreiz und Haarausfall), Narben, Geschmacksverlust und Mundtrockenheit hervorrufen und, wenn auch selten, gesundes Gewebe zerstören. Die Chemotherapie kann Übelkeit und Erbrechen, vorübergehenden Haarausfall und eine Entzündung der Magen- und Darmschleimhaut verursachen. Darüber hinaus senkt sie die Zahl der roten und weißen Blutkörperchen und schwächt vorübergehend das Immunsystem.

Metastasen in den Halslymphknoten

Wenn jemand, der keine Beschwerden hat, einen ungewöhnlichen Knoten am Hals bemerkt, kann das angeboren, ein durch eine Infektion vergrößerter Lymphknoten oder eine Krebsmetastase sein. In den Halslymphknoten sitzen häufig Tochtergeschwülste von Krebserkrankungen aus allen Bereichen des Körpers. Der Primärtumor kann in Rachen, Kehlkopf, Mandeln, Zungenwurzel oder entfernter liegenden Organen wie Lunge, Brust, Magen, Prostata, Darm oder Nieren sitzen.

Diagnose und Behandlung

Die Ursache für einen einzelnen vergrößerten Halslymphknoten ist entweder schnell oder nur schwer festzustellen. Dazu werden Ohren, Nase, Rachen, Kehlkopf, Mandeln, Zungenwurzel sowie die Schild- und Speicheldrüsen untersucht. Es werden Röntgenaufnahmen des oberen Magen-Darm-Traktes, eine Schilddrüsenszintigraphie und eine Computertomographie von Schädel, Hals und Brust vorgenommen. Möglicherweise werden Kehlkopf, Lunge und Speiseröhre auch endoskopisch untersucht (Laryngoskopie, Bronchoskopie, Ösophagoskopie).

Legen diese Untersuchungen den Verdacht auf Krebs nahe, wird eine Biopsie (Entnahme einer Gewebeprobe zur mikroskopischen Untersuchung) durchgeführt. Läßt sich der Primärtumor immer noch nicht lokalisieren, können von Rachen, Mandeln und der Zungenwurzel Gewebeproben entnommen werden. Dies kann mit einer Feinnadelbiopsie geschehen, bei der eine feine Hohlnadel in den Knoten bzw. den vergrößerten Lymphknoten gestochen und Zellmaterial zur anschließenden Untersuchung angesaugt wird. Für Diagnosezwecke wird jedoch meist die Entfernung der gesamten Geschwulst vorgezogen.

Werden Krebszellen in einem vergrößerten Lymphknoten nachgewiesen, ohne daß der Primärtumor gefunden wird, werden meist Rachenraum, Mandeln, Zungenwurzel und beide Halsseiten bestrahlt. Zusätzlich werden die bösartigen Halslymphknoten und andere befallene Halsgewebe chirurgisch entfernt.

▲ Siehe Seite 798

Augenleiden

Augen und Sehkraft

Struktur und Funktion der Augen sind faszinierend und äußerst komplex. Die Augen regulieren ununterbrochen die einfallende Lichtmenge, stellen sich auf nah und weit entfernte Gegenstände ein und produzieren Bilder, die sofort an das Gehirn weitergeleitet werden.

Struktur und Funktion

Die Vorderseite der relativ robusten weißen Außenschicht des Auges, der Lederhaut (Sklera), ist mit einer dünnen Bindehaut (Konjunktiva) überzogen. Das Licht fällt durch die Hornhaut (Kornea) ein, die durchsichtige Wölbung auf der Augenoberfläche. Die Hornhaut dient dem Auge nicht nur als Schutz, sondern hilft auch, das Licht auf der Netzhaut (Retina) am Augenhintergrund zu bündeln. Nachdem das Licht durch die Hornhaut gefallen ist, gelangt es durch die Pupille, das schwarze »Loch« in der Regenbogenhaut (Iris) – der runde, farbige Bereich im Auge – in das Auge hinein. Die Pupille kontrolliert die Lichtmenge, die in das Auge fällt, indem sie sich eng oder weit stellt, wie die Öffnung einer Kamera. Bei dunkler Umgebung gelangt mehr Licht durch die Pupille ins Auge, bei heller Umgebung entsprechend weniger. Die Größe der Pupille wird durch den Muskel um die Pupille, den Musculus sphincter pupillae, bestimmt, der die Regenbogenhaut öffnet und zusammenzieht.

Hinter der Regenbogenhaut sitzt die Linse. Indem sie ihre Größe verändert, bündelt die Linse das Licht so, daß es auf die Netzhaut fällt. Damit sich das Auge auf nahegelegene Gegenstände einstellen kann, zieht sich ein kleiner Muskel, der sogenannte Ziliarmuskel, zusammen und macht damit die Linse dicker und stärker. Wenn sich das Auge auf einen weit entfernten Gegenstand einstellt, entspannt sich derselbe Muskel und macht damit die Linse dünner und schwächer. Mit zunehmendem Alter verliert die Linse an Elastizität und kann nicht mehr so schnell ihre Form verändern. Dann kann sie sich nicht mehr richtig auf nahegelegene Gegenstände einstellen. Dieser Vorgang bedingt die sogenannte Altersweitsichtigkeit (Presbyopie).

Ein Blick ins Innere des Auges

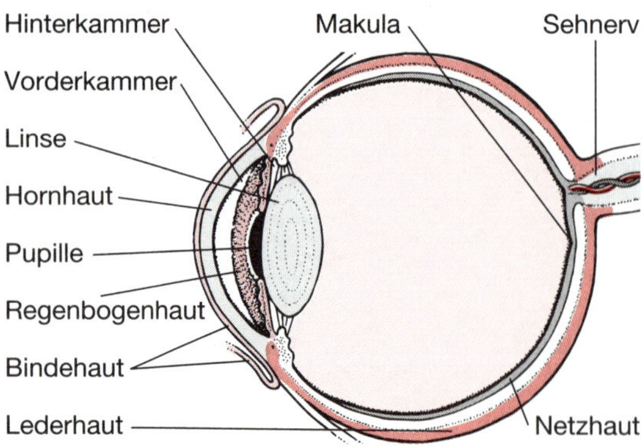

In der Netzhaut (Retina) befinden sich die lichtempfindlichen Zellen und die zu deren Blutversorgung nötigen Blutgefäße. Der lichtempfindlichste Teil der Netzhaut ist ein kleiner Bereich, die sogenannte Makula, in der Hunderte von Nervenzellen dicht beieinanderliegen. Die hohe Dichte an Nervenendigungen sorgt für ein scharfes Bild. Die Netzhaut wandelt die Bilder in elektrische Impulse um, die der Sehnerv zum Gehirn weiterleitet.

Die Sehnerven verbinden die Netzhaut mit dem Gehirn – allerdings nicht direkt, denn die Sehnerven teilen sich. Jeweils eine Hälfte der Fasern eines Sehnervs zieht an der Sehnervenkreuzung auf die andere Kopfseite, vereinigt sich dort mit dem Rest des anderen Sehnervs und zieht dann mit diesem gemeinsam zur Rückseite des Gehirns. Dort wird die übermittelte Information aufgeschlüsselt und zum Seheindruck. Die Sehnervenkreuzung nennen Mediziner Chiasma opticum; sie befindet sich im Zentrum der Schädelhöhlenbasis.

Der Augapfel selbst ist in zwei mit Flüssigkeit gefüllte Segmente unterteilt. Das vordere Segment erstreckt sich von der Hornhaut bis zur Linse, das hintere Segment von den hinteren Rändern der Linse bis zur Netzhaut. Das vordere Segment ist mit dem sogenannten Kammerwasser gefüllt, das die nichtdurchblutete Hornhaut und Linse ernährt. Das hintere Segment enthält eine gelartige Substanz, den Glaskörper. Diese Flüssigkeit hilft dem Augapfel, seine Form zu bewahren. Das vordere Segment selbst ist wiederum in zwei Kammern unterteilt. Die Vorderkammer erstreckt sich von der Hornhaut bis zur Regenbogenhaut, die Hinterkammer von der Regenbogenhaut bis zur Linse. Normalerweise wird das Kammerwasser in der Hinterkammer produziert, gelangt dann durch die Pupille in die Vorderkammer und fließt durch Abflußkanäle am Rand der Regenbogenhaut aus dem Augapfel heraus.

Muskeln, Nerven und Blutgefäße

Für die Augenbewegung ist die Zusammenarbeit verschiedener Muskeln notwendig. Jeder Muskel wird von einem spezifischen Hirnnerven angeregt. Die knöcherne Augenhöhle, die das Auge schützt, enthält auch viele andere Nerven. Der Sehnerv tritt, wie bereits erwähnt, auf der Augenrückseite aus und leitet Nervenimpulse, die in der Netzhaut erzeugt werden, zum Gehirn weiter. Der Tränennerv regt die Produktion der Tränendrüsen an. Andere Nerven übermitteln Sinnesempfindungen zu anderen Teilen des Auges und stimulieren die Muskeln der Augenhöhle.

Die Augenschlagader (Arteria ophthalmica) und die Netzhautschlagader (Arteria centralis retinae) versorgen das Auge mit sauerstoffreichem Blut. Die Augenhöhlenvenen und die Netzhautvene leiten verbrauchtes Blut wieder aus ihr ab. Ein- und Austrittsstelle dieser Blutgefäße liegen im Augenhintergrund.

Schützende Strukturen

Die das Auge umgebenden Strukturen schützen es und gewähren ihm gleichzeitig Bewegungsfreiheit zu allen Seiten hin. Sie schützen das Auge, das permanent Staub, Wind, Bakterien, Viren, Pilzen und anderen potentiell gefährlichen Substanzen ausgesetzt ist, und ermöglichen ihm dabei doch, so weit geöffnet zu bleiben, daß es sehen kann.

Die knöchernen Augenhöhlen enthalten den Augapfel, Muskeln, Nerven, Blutgefäße, Fett sowie Tränenflüssigkeit produzierende und ableitende Strukturen. Die Augenlider, dünne Hautfalten, bedecken die Augen. Um das Auge vor Fremdkörpern, Wind, Staub und sehr hellem Licht zu schützen, schließen sie sich schnell reflexartig. Mit dem Zwinkern helfen die Augenlider, Flüssigkeit auf der Augenoberfläche zu verteilen, in geschlossenem Zustand halten sie das Auge feucht. Ohne diese Feuchtigkeit würde die normalerweise durchsichtige Hornhaut austrocknen, verletzt und trübe werden.

Die Innenseite des Augenlids ist mit einer dünnen Bindehaut, der Konjunktiva, überzogen, die den vorderen Teil des Augapfels bedeckt. Die Wimpern, die aus dem Lidrand wachsen, haben ebenfalls eine Schutzfunktion. Kleine Drüsen auf dem Lidrand scheiden eine ölige Substanz aus, die Bestandteil des Tränenfilms ist und dafür sorgt, daß die Tränenflüssigkeit nicht gar so schnell verdunstet.

Die Tränendrüsen, die an der oberen Außenkante der Augen sitzen, produzieren den wäßrigen Teil der Tränenflüssigkeit. Die Tränenflüssigkeit wird über die beiden Tränennasengänge vom Auge in die Nase abgleitet. Die Öffnungen dieser Tränenkanälchen liegen auf der oberen und unteren Lidkante, am der Nase zugekehrten Lidwinkel. Die Tränenflüssigkeit hält die Augenoberfläche feucht und gesund. Darüber hinaus bindet sie kleine ins Auge eindringende Fremdkörper und spült sie aus dem Auge heraus. Und schließlich ist die Tränenflüssigkeit auch noch reich an infektabwehrenden Antikörpern.

Strukturen zum Schutz des Auges

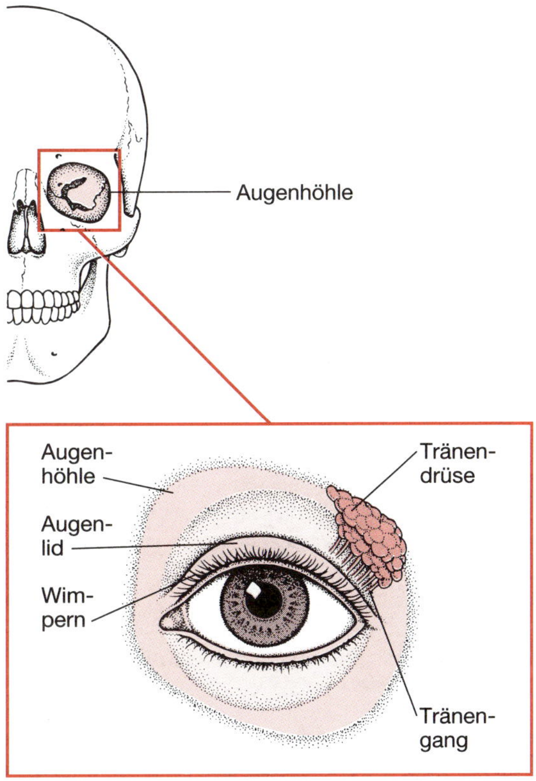

Blindheit

Sowohl Augenverletzungen als auch -krankheiten können die Sehfähigkeit beeinträchtigen. Die Stärke der Sehfähigkeit wird Sehschärfe (Visus) genannt – sie kann voll ausgeprägt sein (Visus von 1 oder sogar noch größer) oder kaum bzw. gar nicht vorhanden sein (Sehschwäche bzw. Blindheit). Je geringer die Sehschärfe, desto verschwommener ist das wahrgenommene Bild.

Die Sehschärfe wird normalerweise mit einer Sehprobentafel bestimmt, die Zeichen unterschiedlicher Größe enthält, die Personen mit normaler Sehschärfe aus einer bestimmten Distanz noch erkennen können. Wenn jemand beispielsweise Zeichen, die normalsichtige Personen aus

Häufige Ursachen für Blindheit

Grauer Star
- Die häufigste Ursache
- Läßt sich operativ korrigieren

Infektionen
- Weltweit sind sie die am häufigsten abwendbare Ursache
- In Deutschland nicht häufig

Diabetes
- Eine der häufigsten Ursachen
- Durch eine optimale Blutzuckereinstellung zu vermeiden
- Lasertherapie kann Schäden begrenzen

Makuladegeneration
- Betrifft das zentrale Sehen, nicht das periphere
- Bei weniger als zehn Prozent der Patienten zu verhindern und zu behandeln

Grüner Star
- Gut behandelbar
- Muß nicht zur Erblindung führen, wenn rechtzeitig behandelt wird

25 Metern Entfernung noch erkennen, erst aus 5 Meter Entfernung erkennen kann, so ist dessen Sehleistung deutlich eingeschränkt (5/25 = 1/5 = Visus 0,2).

Als blind gelten Menschen, deren Sehschärfe des besseren Auges nicht mehr als 1/50 beträgt oder deren Gesichtsfeld bei besserer Sehschärfe hochgradig konzentrisch eingeengt ist. Viele Blinde können noch Licht und Schatten unterscheiden, sehen aber keine Details mehr.

Ursachen

Zur Erblindung kann es aus einem der folgenden Gründe kommen:

- Es gelangt kein Licht zur Netzhaut.
- Die Lichtstrahlen werden nicht richtig auf der Netzhaut gebündelt.
- Die Lichtempfindlichkeit der Netzhaut ist gestört.
- Die von der Netzhaut ausgehenden Nervenimpulse werden nicht richtig an das Gehirn weitergeleitet.
- Das Gehirn kann die vom Auge übermittelten Informationen nicht richtig auswerten.

Die hier genannten möglichen Ursachen für eine Erblindung werden durch verschiedene Augenerkrankungen verursacht. Beim grauen Star (Katarakt) ▲ gelangt das Licht gar nicht erst bis zur Netzhaut. Brechungsfehler ■ lassen sich meist, jedoch nicht immer hundertprozentig, durch eine Sehhilfe korrigieren. Eine Netzhautablösung oder erbliche Störungen wie die Retinopathia pigmentosa ★ beeinträchtigen die Lichtempfindlichkeit der Netzhaut. Diabetes oder Makuladegenerationen ● können ebenfalls die Netzhaut schädigen. Erkrankungen des Nervensystems wie multiple Sklerose oder eine unzureichende Blutzufuhr können den Sehnerv, der Impulse zum Gehirn weiterleitet, schädigen. Tumore in nahegelegenen Strukturen wie beispielsweise ein Hirnanhangdrüsentumor können diesen Nerv ebenfalls schädigen. Und schließlich können auch die Bereiche im Gehirn, die für die Auswertung der visuellen Impulse zuständig sind, durch Schlaganfall, Tumore oder andere Erkrankungen geschädigt sein.

KAPITEL 217

Brechungsfehler

Normalerweise erzeugt das Auge scharfe Bilder, da Hornhaut und Linse die einfallenden Lichtstrahlen bündeln, um sie dann auf die Netzhaut zu bringen. Die Form der Hornhaut ist unveränderlich, die Linse dagegen kann ihre Form verändern, um sich auf unterschiedlich entfernte Gegenstände einzustellen. Auch die Form des Augapfels unterstützt die Entstehung scharfer Bilder auf der Netzhaut.

▲ Siehe Seite 1039

■ Siehe unten

★ Siehe Seite 1043

● Siehe Seite 1042

Personen mit Weitsichtigigkeit (Hyperopie) haben Probleme, nahgelegene Gegenstände zu erkennen, solche mit Kurzsichtigkeit (Myopie) sehen hingegen weiter entfernte Gegenstände nur verschwommen. Ab etwa dem 40. Lebensjahr verliert die Linse zunehmend an Elastizität, so daß sie schließlich ihre Form nur noch wenig verändern und sich nicht mehr optimal auf nahegelegene Gegenstände einstellen kann. Man spricht hier von Altersweitsichtigkeit (Presbyopie). Personen, denen zur Behandlung des grauen Stars eine Linse entfernt wurde, ohne daß das mit einer implantierten Linse oder einer Brille ausgeglichen wurde, sehen in jeder Entfernung verschwommen. Das Fehlen der Augenlinse wird als Aphakie bezeichnet. Eine ungewöhnlich gewölbte Hornhaut bedingt einen Astigmatismus, durch den man verzerrte Bilder sieht, weil die in das Auge einfallenden Strahlen nicht punktförmig abgebildet werden.

Jeder sollte seine Augen regelmäßig untersuchen lassen. Im Rahmen dieser augenärztlichen Untersuchung werden die Augen zusammen und getrennt untersucht sowie unter anderem Prüfungen auf Farbfehlsichtigkeit durchgeführt.

Behandlung

Brechungsfehler werden normalerweise mit Brillengläsern bzw. Kontaktlinsen korrigiert. Manchmal ist auch eine operative Behandlung möglich, die die Form der Hornhaut verändert.

Brillengläser oder Kontaktlinsen

Brechungsfehler lassen sich mit Brillengläsern aus Glas oder Kunststoff oder mit direkt auf der Hornhaut sitzenden Kontaktlinsen aus Kunststoff korrigieren. Bei der Wahl zwischen diesen verschiedenen Sehhilfen spielen praktische Gesichtspunkte, Aussehen und Tragekomfort eine Rolle.

Kunststoffgläser sind leicht, zerkratzen dafür aber schnell. Brillengläser aus Glas zerkratzen nicht so leicht, können dafür aber zerbrechen. Beide Brillenglastypen gibt es getönt bzw. mit einer chemischen Substanz behandelt, so daß sie sich automatisch an die Lichtverhältnisse anpassen. Die Gläser können speziell beschichtet werden, um die Menge an einfallender UV-Strahlung zu verringern. Bifokalgläser haben zwei Sehbereiche – den oberen für die Fernsicht, den unteren für das Sehen in der Nähe.

Manche Menschen finden sich mit Kontaktlinsen ästhetisch ansprechender als mit Brille. Manche Sehfehler lassen sich mit Kontaktlinsen besser korrigieren als mit einer Brille. Kontaktlinsen erfordern jedoch eine intensive und zuverlässige Pflege, und sie können das Auge schädigen. Ältere Menschen und solche mit Gelenkbeschwerden können zudem Probleme mit der Handhabung und der Pflege haben.

Die Lichtbrechung

Diese Abbildungen zeigen, wie Hornhaut und Linse das Licht bei Normal- und Fehlsichtigkeit auf die Netzhaut bündeln und wie diese Brechungsfehler mit Brille bzw. Kontaktlinse korrigiert werden.

Normalsichtigkeit

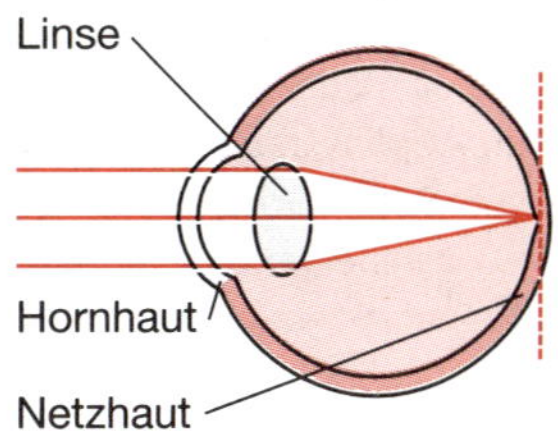

Kurzsichtigkeit

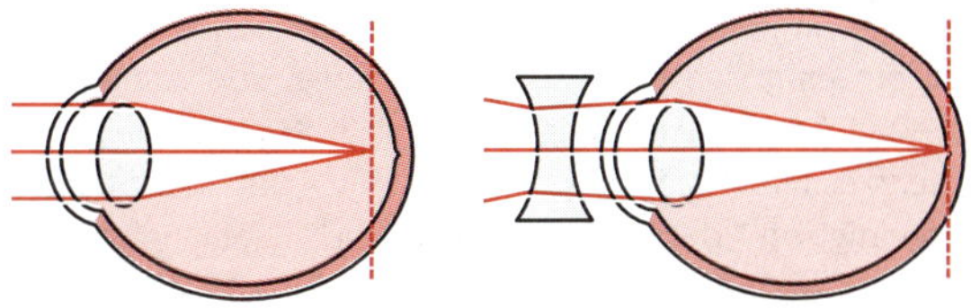

Nicht korrigiert | **Mit Konkavgläsern korrigiert**

Weitsichtigkeit

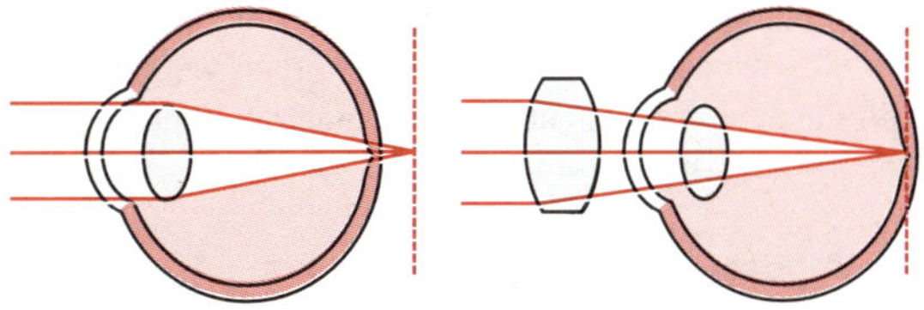

Nicht korrigiert | **Mit Konvexgläsern korrigiert**

Harte Kontaktlinsen sind dünne Scheiben aus stabilem Kunststoff. Die meisten Produkte bestehen heute aus einem Material, das durch einen Anteil an Silikonverbindungen gasdurchlässig gemacht wurde und damit eine sehr gute Sauerstoffversorgung der Hornhaut garantiert. Hydrophile Kontaktlinsen aus Weichkunststoff sind größer und bedecken die gesamte Hornhaut.

Viele Menschen bevorzugen Weichlinsen. Sie erfordern, wenn überhaupt, nur eine ganz kurze Eingewöhnungszeit.

Weil sie so groß sind, ist die Gefahr gering, daß sie von selbst herausfallen. Fremdkörper wie Staubpartikel geraten nicht so schnell unter die Linse. Dafür sind sie aber ausgesprochen pflegeintensiv.

Wer zum ersten Mal harte Kontaktlinsen trägt, braucht eine Eingewöhnungszeit von bis zu einer Woche, bis sie über einen längeren Zeitraum komfortabel getragen werden können. Während dieser Zeit wird die Tragedauer der Linsen täglich erhöht. Zu Anfang sind die Linsen zwar im Auge spürbar, doch sie dürfen zu keinem Zeitpunkt Schmerzen bereiten. Schmerzen sind ein Zeichen für eine schlecht sitzende Kontaktlinse.

Die meisten Kontaktlinsen müssen jeden Tag herausgenommen und gereinigt werden. Alternativ dazu gibt es Wegwerflinsen – manche werden wöchentlich oder alle zwei Wochen erneuert, andere täglich. Wegwerflinsen müssen nicht gereinigt und sorgfältig aufbewahrt werden, da sie einfach regelmäßig durch neue ersetzt werden.

Jede Art von Kontaktlinsen birgt die Gefahr ernster und schmerzhafter Komplikationen. Zu ihnen gehören infektionsbedingte Hornhautgeschwüre, die die Sehfähigkeit gefährden können. ▲ Diese Risiken lassen sich mindern, indem man sich strikt nach den Pflege- und Kontrollanweisungen der Anpasser richtet. Alle Kontaktlinsen, die nicht als Einmaltragelinsen konzipiert sind, müssen täglich gereinigt und desinfiziert werden. Die Gefahr ernsthafter Nebenwirkungen nimmt zu, wenn jemand selbstgemachte Salzlösungen verwendet, unkonserviertes Leitungs- oder destilliertes Wasser zum Abspülen verwendet oder die Linsen ableckt. Kontaktlinsen dürfen nicht über Nacht getragen werden, es sei denn, es gibt spezielle Gründe dafür. Kommt es beim Tragen zu Beschwerden, erhöhtem Tränenfluß, Sehveränderungen oder Augenrötung, sollten die Linsen unverzüglich herausgenommen werden. Klingen die Symptome nicht schnell wieder ab, sollte der Augenarzt aufgesucht werden.

Operationen und Laserbehandlung

Mit verschiedenen Operationsmethoden können Weit- oder Kurzsichtigkeit und Astigmatismus korrigiert werden. Allerdings erzielen diese Maßnahmen in der Regel kein so gutes Ergebnis wie eine Brille oder Kontaktlinsen. Bevor sich jemand zu einer solchen Operation entscheidet, sollte er sich in jedem Fall gründlich von mehr als einem Augenarzt beraten lassen und die Vor- und Nachteile gewissenhaft abwägen.

Am besten eignen sich die Maßnahmen für Menschen, deren Sehfehler sich durch eine Brille oder Kontaktlinsen nur schlecht korrigieren lassen oder die aus kosmetischen Gründen oder z. B. berufsbedingt keine Brille tragen können bzw. wollen.

Radiäre oder astigmatische Keratotomie: Mit diesem chirurgischen Verfahren werden Kurzsichtigkeit und Astigmatismus korrigiert. Bei der radiären Keratotomie schneidet der Chirurg den Kreis der Hornhaut in der Regel vier- bis achtmal, also nach Art von Radspeichen, ein. Mit der astigmatischen Keratotomie wird der natürlich vorkommende Astigmatismus korrigiert und solcher, wie er nach Grauem-Star-Operationen oder Hornhauttransplantationen vorkommt. Hier werden die Einschnitte senkrecht gesetzt. Da die Hornhaut lediglich 0,5 Millimeter dick ist, muß die Schnittiefe genau bestimmt werden. Nach Untersuchung der Hornhautform und der individuellen Sehschärfe wird festgelegt, wo genau jeder Einschnitt vorzunehmen ist.

Bei diesem Verfahren flacht die Hornhaut ab und kann dann das einfallende Licht besser bündeln. Diese Veränderung verbessert die Sehschärfe, und etwa 90 Prozent der Menschen können danach ohne weitere Sehhilfe Auto fahren. Manchmal ist aber auch eine zweite oder dritte Korrektur nötig, um eine zufriedenstellende Sehschärfe zu erreichen.

Die Risiken der radiären und astigmatischen Keratotomie sind gering. Die größte Gefahr liegt in einer Über- oder Unterkorrektur des Sehfehlers. Da sich eine Überkorrektur in der Regel nicht zufriedenstellend beheben läßt, versucht der Chirurg, dieses unter allen Umständen zu vermeiden. Eine Unterkorrektur läßt sich dagegen, wie bereits erwähnt, durch eine zweite oder dritte Nachkorrektur beheben; meist wird dann aber doch eine Brille für die optimale Sehschärfe angepaßt. Die ernsthafteste Komplikation ist eine Infektion, die sich allerdings in weit weniger als einem Prozent der Fälle entwickelt. Liegt eine Infektion vor, muß sie antibiotisch behandelt werden.

Photorefraktäre Keratektomie: Bei diesem laserchirurgischen Verfahren wird die Hornhaut neu geformt. Die photorefraktäre Keratektomie arbeitet mit einem stark konzentrierten Laserstrahlbündel, um winzige Hornhautschichten zu entfernen und damit die Form der Hornhaut zu verändern. Dadurch wird, genau wie bei dem chirurgischen Verfahren, das Licht besser auf die Netzhaut fokussiert und die Sehschärfe verbessert.

Die Laserchirurgie hat jedoch, so vielversprechend sie zur Korrektur von Sehfehlern auch sein mag, ihre Nachteile. So ist die Erholungszeit bei ihr länger und auch schmerzhafter als bei anderen chirurgischen Maßnahmen zum Ausgleich von Brechungsfehlern. Die Risiken sind jedoch denen der radiären und astigmatischen Keratotomie vergleichbar.

▲ Siehe Seite 1037

Augenverletzungen

Die Strukturen des Gesichts und der Augen sind ideal geformt, um die Augen vor Verletzungen zu bewahren. Der Augapfel sitzt in einer Höhle, die von einem starken, knöchernen Wulst umgeben ist. Die Augenlider können sich zum Schutz vor eindringenden Fremdkörpern blitzschnell schließen. Und das Auge selbst kann einen leichten Stoß vertragen, ohne Schaden zu nehmen. Und doch können das Auge und seine umgebenden Strukturen▲ verletzt werden, manchmal sogar so stark, daß die Sehkraft verlorengeht. In seltenen Fällen muß sogar das Auge entfernt werden. Die meisten Augenverletzungen sind relativ harmlos, sehen aber wegen der starken Prellung oft schlimmer aus, als sie sind. Jede Augenverletzung sollte dem Arzt vorgestellt werden, um festzustellen, ob sie behandlungsbedürftig ist und ob das Augenlicht möglicherweise dauerhaft beeinträchtigt werden könnte.

Stumpfe Verletzungen

Durch eine stumpfe Verletzung wird das Auge gewaltsam in die Augenhöhle gedrückt, wobei Oberflächenstrukturen (Augenlid, Bindehaut, Lederhaut, Hornhaut und Linse) und Strukturen am Augenhintergrund (Netzhaut und Nerven) geschädigt werden können.■ Durch einen solchen Schlag oder Stoß können auch die die Augen umgebenden Knochen brechen.

Symptome

In den ersten 24 Stunden nach einer Augenverletzung entsteht durch das Blut, das in die das Auge umgebende Haut sickert, meist eine Prellung (Kontusion), das sogenannte »blaue Auge«. Platzt ein Blutgefäß auf der Augenoberfläche, sieht dieses blutunterlaufen und rot aus. Eine solche Blutung ist jedoch meist harmlos.

Ein Schaden im Augeninneren ist oft ernsthafter als einer an der Oberfläche. Eine Blutung in der Vorderkammer (Vorderkammerblutung oder traumatisches Hyphäma) kann ernste Folgen haben und muß augenärztlich behandelt werden. Stets wiederkehrende Blutungen und ein erhöhter Augeninnendruck können die Hornhaut blutig verfärben, was eine stärkere Sehminderung als beim grauen Star (Katarakt)★ zur Folge hat und das Risiko erhöht, daß sich ein grüner Star (Glaukom) entwickelt.

Blut kann auch ins Augeninnere sickern, die Regenbogenhaut (der farbige Teil im Auge) kann reißen, oder die Linse kann sich verlagern. Kommt es in der Netzhaut zu Blutungen, kann sich diese von dem darunterliegenden Gewebe abheben. Am Anfang verursacht die Netzhautablösung● ungleichmäßige Glaskörpertrübungen, die als »Rußregen«, »Bienenschwarm« oder »Wolke« oder »Schatten« empfunden werden, sowie Lichtblitze. Nach anfänglichem Verschwommensehen nimmt die Sehschärfe dann immer mehr ab. Bei starken Verletzungen kann der Augapfel reißen.

Behandlung

Auf ein »blaues Auge« können zu Anfang zum Abschwellen und zur Linderung der Schmerzen Eisbeutel aufgelegt werden. Am zweiten Tag helfen warme Umschläge, das angesammelte Blut aufzunehmen. Kleine Schnittwunden in der das Auge umgebenden Haut oder an den Lidern können genäht werden. Ist die Lidkante verletzt, sollte die Versorgung möglichst durch einen Augenchirurgen erfolgen, um sicherzustellen, daß der Lidschluß später nicht durch Fehlbildungen gestört wird. Auch Verletzungen der Tränengänge sollten durch einen Augenchirurgen versorgt werden.

Bei Kratzwunden im Auge werden Schmerzmittel zusammen mit pupillenerweiternden Mitteln gegeben und mit Medikamenten, die eine Infektion verhindern sollen. Um das Auge vor weiteren Verletzungen zu schützen, wird häufig ein Metallschirm eingesetzt. Schwere Verletzungen können, selbst nach operativer Behandlung, eine Sehminderung zur Folge haben.

Verletzungsbedingte innere Blutungen im Auge erfordern immer Bettruhe. Manchmal müssen Medikamente verordnet werden, die einen erhöhten Augeninnendruck senken (z. B. Azetazolamid), und manchmal noch zusätzlich Aminocapronsäure, um die Blutung zu stillen. Azetylsalizylsäurehaltige Medikamente dürfen nicht gegeben werden, da sie die Augenblutung verstärken könnten. Menschen, die »blutverdünnende« Medikamente wie Phenprocoumon, Heparin oder Azetylsalizylsäure einnehmen, sollten den behandelnden Augenarzt davon unverzüglich in Kenntnis setzen. In seltenen Fällen müssen stets wiederkehrende Blutungen operativ durch den Augenarzt behoben werden.

▲ Siehe Seite 1023

■ Siehe Kasten, Seite 1022

★ Siehe Seite 1039

● Siehe Seite 1042

Fremdkörper

Verletzungen der Leder-, Horn- und Schleimhaut durch Fremdkörper kommen häufig vor. Meist sind diese Verletzungen harmlos. Das ist anders, wenn ein Fremdkörper tief in die Hornhaut eingedrungen ist oder im Gefolge einer Schnitt- oder Kratzwunde sich die Hornhaut entzündet.

Die vielleicht häufigste Ursache für oberflächliche Augenverletzungen sind Kontaktlinsen. Schlecht sitzende Kontaktlinsen, zu lange oder während des Schlafens im Auge belassene, schlecht desinfizierte oder gewaltsam oder ungeschickt entfernte Kontaktlinsen können zu Kratz- bzw. Schürfwunden auf der Augenoberfläche führen. Andere Ursachen für oberflächliche Augenverletzungen sind beispielsweise Glassplitter, herangewehte Partikel oder tiefhängende Zweige. Wer von Berufs wegen damit rechnen muß, daß ihm kleine Partikel ins Gesicht fliegen, sollte eine Schutzbrille tragen.

Symptome

Jede oberflächliche Augenverletzung verursacht Schmerzen sowie ein Fremdkörpergefühl im Auge. Möglich sind auch Lichtempfindlichkeit, Blutungen aus den oberflächlichen Blutgefäßen im Auge oder Schwellungen von Auge und Augenlid sowie Verschwommensehen.

Behandlung

Ein Fremdkörper im Auge muß entfernt werden. Spezielle fluoreszeinhaltige Augentropfen, mit denen der Augenarzt die Hornhaut anfärbt, machen den Fremdkörper besser sichtbar und lassen jede oberflächliche Abschürfung erkennen. Ein örtlich betäubend wirkendes Medikament, das auf die Bindehaut geträufelt wird, macht die Augenoberfläche empfindungslos. Mit Hilfe einer speziellen Lampe zur mikroskopischen Untersuchung der Augenoberfläche wird der Fremdkörper dann entfernt. Oft läßt sich der Fremdkörper bereits mit einem feuchten, sterilen Watteträger entfernen. Das Auge kann auch mit sterilem Wasser gespült werden.

Hat der Fremdkörper lediglich eine kleine oberflächliche Hornhautabschürfung verursacht, genügt mehrtägiges Einstreichen einer antibiotischen Augensalbe. Größere Hornhautabschürfungen bedürfen einer zusätzlichen Behandlung. Zunächst wird die Pupille medikamentös erweitert. Dann werden Antibiotika eingetropft und ein Verband angelegt, um das Auge geschlossen zu halten. Glücklicherweise regenerieren sich die Zellen der Hornhautoberfläche recht schnell. Unter einem solchen Verband heilen selbst größere Hornhautverletzungen meist innerhalb von ein bis drei Tagen. Hat der Fremdkörper tiefere Augenschichten durchbohrt, ist eine sofortige Notfallversorgung durch einen Augenarzt erforderlich.

Verbrennungen, Verätzungen

Werden die Augen starker Hitze ausgesetzt oder geraten sie in Kontakt mit chemischen Substanzen, schließen sich die Augenlider reflexartig, um die Augen zu schützen. Damit würde lediglich das Augenlid verbrennen – bei wirklich starker Hitze können jedoch auch die Augen selbst verbrennen. Die Schwere der Verletzung, die Schmerzintensität und das Aussehen der Augenlider hängen vom Verbrennungsgrad ab.

Verätzungen können entstehen, wenn ein Reizstoff ins Auge gelangt. Selbst nur leicht reizende Substanzen können starke Schmerzen verursachen und das Auge schädigen. Wegen der großen Schmerzen wird meist versucht, das Auge geschlossen zu halten. Das allerdings verlängert den direkten Augenkontakt mit der schädigenden Substanz.

Behandlung

Lidverbrennungen sollten gründlich mit einer sterilen Lösung gereinigt und dann mit einer antibiotischen Salbe oder einer Salbengaze abgedeckt werden. Darüber kann ein steriler Verband, der mit einer Plastik- oder Schlauchbinde fixiert wird, angelegt werden.

Verätzungen werden durch sofortige Augenspülungen mit reichlich Wasser behandelt. Diese Notfallmaßnahme muß erfolgen, noch bevor fachkundige Hilfe eintrifft. Es kostet zwar viel Überwindung, das verletzte Auge während dieser schmerzhaften Behandlung geöffnet zu halten, doch es ist wichtig, damit die Chemikalie rasch ausgespült werden kann. Die Behandlung kann durch Eintropfen lokal betäubender sowie pupillenerweiternder Medikamente eingeleitet werden. Antibiotika werden meist in Salbenform eingesetzt. Auch orale Schmerzmittel können nötig werden. Starke Verletzungen müssen nach der Notfallbehandlung augenärztlich behandelt werden, um die Sehkraft zu erhalten und schwereren Komplikationen wie einer Schädigung der Regenbogenhaut, einer Hornhautperforation und Liddeformierungen vorzubeugen. Doch selbst die beste Behandlung kann bei einer schweren Hornhautverätzung nicht immer verhindern, daß die Hornhaut ein Loch bekommt oder sich auf ihr Narben bilden, was letztlich eine Erblindung zur Folge haben kann.

Erkrankungen der Augenhöhle

Die knöcherne Augenhöhle (Orbita) enthält das Auge und schützt es. Zu den Erkrankungen der Augenhöhle zählen Brüche, Orbitalphlegmone, Thrombose des Sinus cavernosus und Exophthalmus.

Brüche

Bei jeder Verletzung im Gesicht kann einer oder können mehrere der die Augenhöhle formenden Knochen▲ brechen. Normalerweise beeinflußt der Bruch eines Gesichtsknochens das Sehvermögen nicht; doch es gibt auch Ausnahmen.

Das sich nach einem Bruch ansammelnde Blut kann auf das Auge oder auf die das Auge versorgenden Nerven und Blutgefäße drücken. Außerdem kann der Bruch die Funktion der das Auge bewegenden Muskeln beeinträchtigen. Mögliche Folgen sind Doppeltsehen oder die Unfähigkeit der Augen, sich nach rechts, links, oben oder unten zu bewegen. Selten drückt oder schneidet ein Knochensplitter in einen Nerv oder Muskel oder in ein Blutgefäß und beeinträchtigt so die Augenbeweglichkeit und das Sehvermögen.

Wenn durch einen Bruch Muskeln oder Nerven eingeklemmt werden oder der Augapfel nach hinten gedrückt wird, müssen die Gesichtsknochen wieder gerichtet werden; dies geschieht meist operativ. Nachdem sichergestellt wurde, daß der Knochen keine lebenswichtigen Strukturen verletzt hat, werden die Knochen in die richtige Lage gebracht und mit Hilfe kleiner Metallplatten und Schrauben oder Drähte fixiert.

Orbitalphlegmone

Eine Entzündung des Augenhöhlengewebes.

Die Infektion kann sich von den Nebenhöhlen, Zähnen oder über das Blut ausbreiten oder sich nach einer Augenverletzung entwickeln. Symptome sind extreme Schmerzen, vorstehender Augapfel, verminderte Augenbeweglichkeit, Lidschwellung, Fieber sowie geschwollen und verschwommen aussehende Augäpfel. Wird die Orbitalphlegmone nicht ausreichend therapiert, kann dies zur Erblindung, Infektionen in Gehirn Hirn und Rückenmark und zur Bildung von Blutgerinnseln im Gehirn führen.

Diagnose und Behandlung

Eine Orbitalphlegmone läßt sich meist auf den ersten Blick diagnostizieren. Um die Ursache der Erkrankung festzustellen, bedarf es aber meist weiterer Untersuchungen der Zähne und des Mundraums sowie einer Röntgenaufnahme oder einer Computertomographie (CT) der Nebenhöhlen. Oft werden Gewebeproben von Bindehaut und Haut, Blut, Rachen oder Nebenhöhlen entnommen und ins Labor geschickt, damit dort der verantwortliche bakterielle Erreger ermittelt wird. Ist er gefunden, bestimmt das das weitere therapeutische Vorgehen.

Bei einer leichten Entzündung genügt es, wenn die Antibiotika eingenommen werden, in schweren Fällen werden sie gespritzt. Die Antibiotikabehandlung beginnt schon, bevor das Ergebnis der Laboruntersuchung vorliegt. Eventuell muß das Medikament dann entsprechend dem Kulturergebnis noch einmal ausgetauscht werden. Infektionstaschen (Abszeß) oder Nebenhöhleninfektionen müssen eventuell chirurgisch entleert (Drainage) werden.

Kavernosusthrombose

Eine große Vene an der Hirnbasis (Sinus cavernosus) ist blockiert. Ursache ist meist eine bakterielle Infektion der Nebenhöhlen oder im Mittelgesichtsbereich, die sich ausbreitet.

Eine Infektion der Nebenhöhlen oder der Haut um Nase oder Augen herum kann sich entweder direkt oder aber entlang der ableitenden Venen ausbreiten. Diese Infektion verursacht vorstehende Augäpfel, starke Kopfschmerzen, Koma, Krampfanfälle und andere zentralnervöse Störungen in Verbindung mit Fieber.

Glücklicherweise kommt die Kavernosusthrombose sehr selten vor. Bei etwa einem Drittel der Betroffenen endet sie tödlich. Wer diese Krankheit überlebt, behält trotz medikamentöser Behandlung häufig dauerhafte Schäden zurück, wie schwere geistige oder neurologische Störungen.

Diagnose und Behandlung

Um die Ursache der Kavernosusthrombose zu ermitteln und die Erreger nachzuweisen, werden Blutproben sowie Sekret-, Schleim- oder Eiterproben aus Rachen und Nase entnommen und zum Anlegen einer Kultur ins Labor geschickt. Meist wird auch noch eine Ultraschallaufnahme oder Computertomographie (CT) der Nebenhöhlen, Augen und des Gehirns vorgenommen.

▲ Siehe Kasten, Seite 1023

Sofort zu Beginn werden hohe Dosen Antibiotika gespritzt. Stellt sich auch nach 24stündiger Antibiotikatherapie keine Besserung ein, müssen die Nebenhöhlen chirurgisch entleert werden.

Exophthalmus

Ein ungewöhnliches Hervortreten beider Augäpfel.

Hervorstehende Augäpfel müssen nicht immer und in jedem Fall Zeichen eines Exophthalmus sein. Manche Menschen haben einfach etwas stärker vorstehende Augen, die mehr Augenweiß sehen lassen als andere. Das Ausmaß der Vorwölbung läßt sich mit einem Lineal oder mit einem Spezialinstrument, dem sogenannten Exophthalmometer, messen. Andere Diagnoseverfahren sind die Computertomographie und Schilddrüsenfunktionstests.

Exophthalmus kann durch viele Störungen verursacht werden. Bei einer Art von Schilddrüsenüberfunktion, der Basedow-Krankheit, schwillt das Gewebe in der Augenhöhle an und eine besondere Form von Ablagerungen drückt die Augäpfel nach vorn. Der Exophthalmus kann jedoch auch plötzlich nach einer Blutung hinter dem Auge oder durch eine Entzündung in der Augenhöhle entstehen. Tumore – gutartige wie bösartige – können sich in der Augenhöhle hinter dem Augapfel bilden und ihn nach vorne drängen. Ein ungewöhnliches Gewebewachstum (Pseudotumor) kann innerhalb von zwei bis drei Wochen einen Exophthalmus entstehen lassen. Eine Kavernosusthrombose verursacht durch den Blutstau in den vom Auge wegführenden Venen eine Schwellung. Ungewöhnliche arterielle oder venöse Verbindungen (arteriovenöse Fehlbildungen) hinter dem Auge können zu einem pulsierenden Exophthalmus führen, bei dem das Auge im Rhythmus mit dem Herzschlag vordrängt und pulsiert.

Behandlung

Die Behandlung hängt von der jeweiligen Ursache ab. Liegt der Störung eine arteriovenöse Fehlbildung zugrunde, muß operiert werden. Bei der Schilddrüsenüberfunktion kann die Vorwölbung zurückgehen, wenn die Hormonstörung behoben wird. Wird der Sehnerv zusammengedrückt, müssen Kortisontabletten, Bestrahlung oder eine Operation dafür sorgen, daß sich der Druck verringert. Deckt das Augenlid das vordrängende Auge nicht ganz ab, kann eine Augenlidoperation erforderlich sein, um die Hornhaut vor dem Austrocknen und vor Infektionen zu bewahren. Zur Behandlung von Pseudotumoren und Schwellungen helfen Kortisone. Tumore, die das Auge nach vorn drängen, müssen operativ entfernt werden.

KAPITEL 220

Erkrankungen der Lider und der Tränenorgane

Die Augenlider sind ein wichtiger Schutz der Augen. Beim Schließen (z. B. beim Blinzeln) helfen sie, Feuchtigkeit (Tränen) auf der Augenoberfläche zu verteilen, und bewahren damit die Augen vor dem Austrocknen. Die Augenlider schützen mechanisch vor Verletzungen, indem sie sich reflexartig schließen, wenn ein Fremdkörper dem Auge zu nahe kommt. Dieser Reflex wird ausgelöst, wenn man einen herannahenden Gegenstand erblickt, einen Gegenstand auf der Augenoberfläche spürt oder die Wimpern mit Wind oder Partikeln wie Sand oder Staub in Kontakt kommen.

Tränen sind eine salzige Flüssigkeit, die die Augenoberfläche ständig befeuchtet. Diese Flüssigkeit enthält Antikörper, die das Auge vor Infektionen schützen. Die Tränenflüssigkeit wird durch die Tränendrüsen produziert, die im Außenwinkel des Auges sitzen. Die Flüssigkeit fließt über das Auge und wird durch zwei kleine Öffnungen in den Augenlidern, die Tränenpunkte, aufgesogen und von dort in den Tränennasengang weitergeleitet, der sich in die Nase entleert.

Produzieren die Tränendrüsen nicht genügend Flüssigkeit, trocknen die Augen schmerzhaft aus und nehmen Schaden. Eine seltene Ursache für eine unzureichende Tränenproduktion ist das Sjögren-Syndrom. ▲ Die Augen können auch durch zu starke Verdunstung der Tränenflüs-

▲ Siehe Seite 230

sigkeit austrocknen, wenn beispielsweise die Augenlider nicht richtig schließen.

Verschluß des Tränennasengangs

Ein Verschluß des Tränennasengangs (Dakryostenose) kann Folge einer angeborenen Entwicklungsstörung des Tränennasengangsystems sein, einer chronischen Infektion im Nasenraum, schwerer oder stets wiederkehrender Augeninfektionen oder von Brüchen der Nasen- oder Gesichtsknochen. Der Verschluß kann komplett sein oder nur Teile betreffen.

Ist der Verschluß durch ein unausgereiftes Tränennasengangsystem verursacht, laufen die Tränen zwischen der 3. und 12. Lebenswoche meist spontan über den Lidrand (Epiphora). Meist ist nur ein Auge betroffen, seltener beide. Diese Störung verschwindet meist unbehandelt bis zum sechsten Lebensmonat von selbst, wenn das Tränennasengangsystem langsam ausreift. Manchmal läßt sich der Verschluß schneller beheben, wenn der Tränensackinhalt mit der Fingerspitze sanft ausmassiert wird.

Entwickelt sich eine Bindehautentzündung (Konjunktivitis), können unabhängig von der Verschlußursache antibiotische Augentropfen notwendig werden. Öffnet sich der Tränennasengang nicht von allein, muß ihn der Hals-Nasen-Ohren- oder Augenarzt mit einer kleinen Sonde öffnen, die meist durch die Tränenpunkte im Augenwinkel eingeführt wird. Dieses Verfahren wird bei Kindern unter Vollnarkose, bei Erwachsenen mit örtlicher Betäubung durchgeführt. Bei einem Totalverschluß ist eine umfangreiche operative Eröffnung erforderlich.

Tränensackentzündung

Eine Tränensackentzündung (Dakryozystitis) entsteht gewöhnlich durch einen verschlossenen Tränengang. Infolge der Entzündung schmerzt die Tränensackgegend, rötet sich und schwillt an. Das Auge ist gerötet mit wäßrigen oder eitrigen Absonderungen. Durch leichten Druck auf den Tränensack entleert sich häufig Eiter aus den Tränenpunkten am inneren Augenwinkel in Nasennähe. Auch Fieber kommt vor.

Bleibt eine leichte oder stets wiederkehrende Infektion über längere Zeit bestehen, klingen die meisten Symptome bis auf eine leichte Schwellung im Tränensackbereich ab. Manchmal bleibt Flüssigkeit im Tränensack zurück, so daß sich eine große, mit Flüssigkeit gefüllte Zyste (Mukozele) unter der Haut bildet. Stets wiederkehrende Tränensackentzündungen führen zu einer verdickten, geröteten Veränderung im Bereich des Tränensacks. Es kann sich ein Abszeß bilden, der nach außen durch die Haut aufplatzt, so daß das Sekret ablaufen kann.

Der Tränenapparat

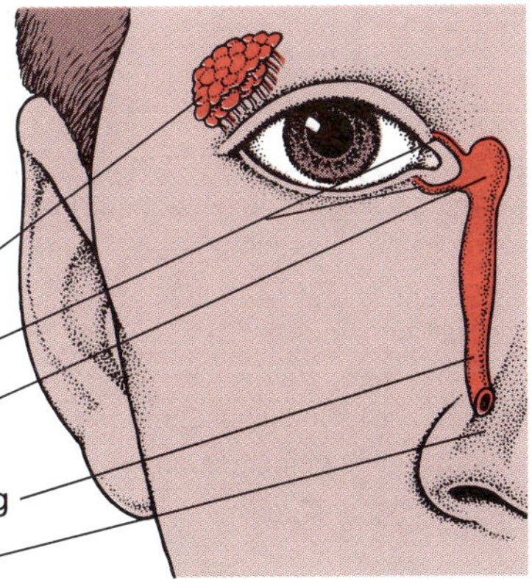

Die Infektion wird mit Antibiotika behandelt. Hilfreich ist auch die Behandlung mit warmen Umschlägen. Entwickelt sich ein Abszeß, muß er operativ eröffnet und entleert werden. Bei einer chronischen Tränensackentzündung kann der Nasentränengangverschluß mit einer Sonde oder chirurgisch geöffnet werden. Nur selten ist es erforderlich, den gesamten Tränensack operativ zu entfernen.

Lidschwellung

Alles, was die Augen reizt, kann auch die Augenlider reizen und sie anschwellen lassen (Lidödem). Die häufigste Ursache für eine Lidschwellung ist eine Allergie. Allergische Reaktionen können durch Augentropfen, andere Medikamente oder Kosmetika, Pollen oder andere in der Luft schwebende Allergene verursacht werden. Außerdem kann eine Lidschwellung nach Insektenstichen oder -bissen auftreten und bei Bakterien-, Virus- oder Pilzinfektionen.

Damit das Lid abschwillt, muß zunächst einmal die Ursache ausgeschaltet werden. Auch kalte Umschläge helfen. Bei einer allergischen Lidschwellung muß das verantwortliche Allergen gemieden werden. Medikamente können das Abschwellen unterstützen. Im Augenlid festsitzende Fremdkörper wie ein Insektenstachel müssen entfernt werden.

Lidrandentzündung

Bei einer Entzündung des Lidrandes (Blepharitis) ist das Auge rot und dick, es bilden sich Krusten und Borken und

Der Umgang mit Augentropfen und -salben

Um Augentropfen oder -salbe ins Auge zu bringen, sollten Sie den Kopf zurückbeugen und nach oben schauen. Verabreicht eine andere Person das Medikament, legt sich der Patient am besten hin. Das Unterlid wird, wie unten abgebildet, mit dem sauberen Zeigefinger nach unten gezogen, um die Bindehaut freizulegen. In diese Tasche, und nicht etwa direkt auf das Auge, werden die Augentropfen getropft. Bei Salben wird ein kleiner Strang in die Bindehauttasche des Unterlids gelegt. Durch Blinzeln wird das Medikament im Auge verteilt.

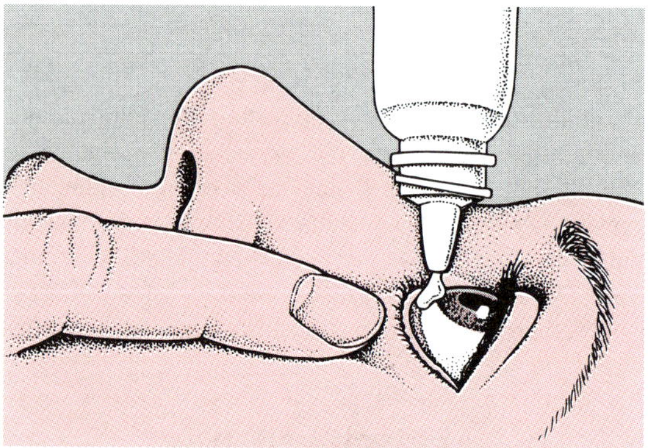

oft auch flache Geschwüre auf dem Lidrand. Eine Lidrandentzündung wird meist durch eine Staphylokokkeninfektion der Augenlider und Talgdrüsen am Lidrand sowie durch eine seborrhoische Dermatitis der Gesichts- und Kopfhaut und Rosazea verursacht.

Die Lidrandentzündung wird häufig von einem Fremdkörpergefühl begleitet. Das Augenlid juckt, brennt und ist rot. Es kann anschwellen, die Wimpern können teilweise ausfallen. Die Augen sind gerötet, tränen und können lichtempfindlich sein. Es können sich zäh am Lidrand klebende Krusten bilden, die nach Ablösung eine blutende Oberfläche hinterlassen. Während des Schlafs können die Lider durch antrocknendes Sekret zusammenkleben.

Eine Lidrandentzündung neigt dazu, wiederholt aufzutreten und spricht oft nur schlecht auf eine Behandlung an. Sie ist unangenehm und unansehnlich, meist jedoch ohne schwerwiegende Folgen. Manchmal kann sie jedoch auch zum Verlust der Wimpern, zu Vernarbungen der Lidränder und sogar zur Hornhautschädigung führen.

Die Basistherapie besteht im allgemeinen darin, die Augenlider sauber zu halten, indem sie beispielsweise mit einem milden Babyshampoo gereinigt werden. Manchmal wird eine antibiotikahaltige (z. B. Erythromyzin oder Sulfazetamid) Salbe verschrieben. Liegt gleichzeitig auch eine seborrhoische Dermatitis vor, müssen Gesichts- und Kopfhaut ebenfalls behandelt werden.

Gerstenkorn

Ein Gerstenkorn (Hordeolum) ist eine meist durch Staphylokokken verursachte Infektion einer oder mehrerer Drüsen am oder unter dem Lidrand.

Es bildet sich ein Abszeß, der häufig platzt und Eiter absondert. Gerstenkörner entwickeln sich häufig zusammen mit oder als Folge einer Lidrandentzündung. Gerstenkörner können ein paarmal im Leben auftreten, bei manchen Menschen entwickeln sie sich jedoch immer wieder.

Ein Gerstenkorn beginnt normalerweise mit Rötung, Berührungsempfindlichkeit und Schmerzen am Lidrand. Danach bildet sich eine kleine, runde, schmerzhaft-empfindliche und geschwollene Verhärtung. Tränenfluß, Lichtempfindlichkeit und Fremdkörpergefühl können hinzukommen. Normalerweise ist nur ein kleiner Bereich des Lides geschwollen, manchmal kann es jedoch auch insgesamt dick werden. Oft erscheint ein kleiner gelber Punkt im Zentrum der Schwellung.

Antibiotika nutzen bei einem Gerstenkorn nicht sonderlich viel. Am besten hilft es, mehrmals am Tag für zehn Minuten einen heißen Umschlag aufzulegen. Durch die Wärme reift das Gerstenkorn schneller; dann platzt es und entleert sich. Bildet sich ein Gerstenkorn in den tiefer sitzenden Drüsen des Augenlids – man spricht hier von einem inneren Gerstenkorn –, sind die Schmerzen und sonstigen Symptome meist stärker ausgeprägt. Schmerzen, Rötung und Schwellung treten lediglich in einem kleinen, sehr begrenzten Bereich, meist am Lidwinkel, auf. Da dieser Typ von Gerstenkorn nur selten von selbst platzt, muß es meist vom Arzt aufgestochen werden. Innere Gerstenkörner treten häufig wieder auf.

Hagelkorn

Die lange, schmale Drüse im Augenlid, die sogenannte Meibom-Drüse, schwillt an, weil sich ihr Ausführungsgang am Lidrand verschließt.

Zu Beginn entwickelt sich ein Hagelkorn (Chalazion) wie ein Gerstenkorn mit Lidschwellung, Schmerzen und Reizung. Nach einigen Tagen klingen die Symptome jedoch ab, zurück bleibt eine runde, schmerzlose Schwellung im Lid, die in der ersten Wochen langsam größer wird. Unter dem Augenlid kann sich eine rötliche oder graue Schwellung bilden.

Meist verschwinden Hagelkörner ohne Behandlung von selbst nach einigen Monaten wieder. Dieser Prozeß läßt sich durch mehrmals tägliches Auflegen heißer Umschläge beschleunigen. Ein Hagelkorn, das sich nach sechs Wochen noch nicht zurückgebildet hat, kann vom Arzt aufgeschnitten oder mit Kortisoninjektionen behandelt werden.

Ein- oder auswärtsgerolltes Lid

Der Rand der Lider kann sich zum Augapfel hin einrollen (Entropium) oder sich nach außen wenden (Ektropium). Dann hat der Lidrand keinen Kontakt mehr mit dem Augapfel.

Normalerweise schließen Ober- und Unterlid dicht und schützen so das Auge vor Verletzungen und verhindern die Verdunstung der Tränenflüssigkeit. Bei einer Einwärtswendung des Lidrandes (Entropium) reiben die Wimpern gegen das Auge, was auf der Hornhaut zu Geschwüren und Narben führen kann. Ist der Lidrand nach außen gewendet (Ektropium), ist der Lidschluß nicht mehr gewährleistet, die Tränenflüssigkeit wird nicht mehr auf dem Augapfel verteilt. Diese beiden Störungen treten häufig bei älteren Menschen auf und nach Augenlidverletzung mit nachfolgender Narbenbildung. Beide reizen die Augen, die tränen und gerötet sind. Beide Veränderungen lassen sich chirurgisch behandeln.

Augenlidtumore

Auf dem Augenlid können sich gutartige (benigne) oder bösartige (maligne) Tumore entwickeln. Einer der häufigsten gutartigen Tumore ist das Xanthelasma – ein gelblichweißes, flaches Gebilde, das aus Fettsubstanzen besteht. Eine operative Entfernung ist höchstens aus kosmetischen Gründen notwendig. Vor allem bei jungen Menschen weist ein Xanthelasma auf eine Fettstoffwechselstörung hin, bei der der Cholesterinspiegel erhöht ist.

Plattenepithelkarzinome und die häufiger vorkommenden Basalzellkarzinome ▲, beide bösartig, können auf dem Augenlid wie auch in anderen Hautbereichen auftreten. Bildet sich eine Geschwulst auf dem Augenlid nicht nach einigen Wochen zurück, sollte eine Biopsie (die Entnahme einer Gewebeprobe zur mikroskopischen Untersuchung) vorgenommen werden. Die Therapie besteht meist in der operativen Entfernung der Geschwulst.

KAPITEL 221

Erkrankungen der Bindehaut

Die Bindehaut überzieht die Innenfläche der Lider, überbrückt den Raum zwischen Lidern und Augapfel und erstreckt sich, die Lederhaut bedeckend, bis zur Hornhaut. ■ Die Bindehaut schützt das Auge vor Fremdkörpern und Infektionen, kann selbst aber durch chemische Substanzen oder allergische Reaktionen gereizt oder durch Viren oder Bakterien infiziert werden. Diese Störungen verursachen im allgemeinen Schmerzen, Juckreiz und Rötung der Augenoberfläche.

Bindehautentzündung

Eine Bindehautentzündung (Konjunktivitis) ist meist durch Viren, Bakterien oder eine Allergie verursacht.

Die Bindehaut kann sich als allergische Reaktion auf Staub, Schimmelpilze, Tierhaare und -schuppen oder Pollen entzünden und von Wind, Staub, Rauch und anderen Luftbestandteilen gereizt werden. Die Bindehautreizung kann auch durch eine Erkältung oder Masernerkrankung verursacht werden oder als Folge einer UV-Bestrahlung wie etwa beim Schweißen, durch Heimsonnen oder durch Lichtreflexion von spiegelnden Flächen auftreten.

Eine Konjunktivitis kann manchmal Monate oder gar Jahre bestehenbleiben. Diese Form der Bindehautentzündung (chronische Konjunktivitis) kann durch eine Auswärts- (Ektropium) oder Einwärtswendung (Entropium) des Augenlids, Störungen der Tränenwege, eine Überempfindlichkeit gegen chemische Substanzen, Kontakt mit Reizstoffen oder eine Infektion mit speziellen Bakterien – meist Chlamydien – verursacht werden.

Symptome und Diagnose

Eine gereizte Bindehaut sieht blutunterlaufen aus und

▲ Siehe Seite 988

■ Siehe Kasten, Seite 1022

scheidet meist ein Sekret aus. Bei der bakteriellen Konjunktivitis ist dieses Sekret meist dicklich weiß oder cremefarben. Bei der viralen oder allergischen Konjunktivitis ist das Sekret meist klar. Das Augenlid kann anschwellen und intensiv jucken, vor allem bei der allergischen Konjunktivitis.

Die Konjunktivitis läßt sich meist leicht erkennen, weil sie im allgemeinen mit einer Erkältung oder mit Allergien einhergeht. Manchmal ähnelt sie einer Entzündung der Regenbogenhaut (Iritis), einer schwerwiegenden Augenentzündung, oder sogar dem akuten grünen Star (Glaukom) – einer ernsten Augenerkrankung. Der Arzt kann die verschiedenen Augenerkrankungen jedoch voneinander abgrenzen. Bei den ernsten Augenerkrankungen sind die dicht an der Regenbogenhaut gelegenen Blutgefäße stark entzündet. Die Konjunktivitis kann zwar ein Brennen verursachen, ist aber meist weniger schmerzhaft als die ernsthaften Störungen. Eine Konjunktivitis beeinträchtigt praktisch nie das Sehvermögen, es sei denn, das Sekret verschleiert vorübergehend die Hornhaut.

Behandlung

Die Behandlung der Konjunktivitis hängt von der jeweiligen Ursache ab. Die Augenlider sollten sanft mit Leitungswasser gesäubert werden, um sie sekretfrei zu halten. Bei einer bakteriellen Infektion kann der Augenarzt antibiotikahaltige Augentropfen oder Salben verordnen. ▲ Manchmal wird mit einem sterilen Watteträger eine Sekretprobe zur Laboranalyse abgenommen. Das zu Beginn ausgewählte Antibiotikum muß dann eventuell den Laborergebnissen entsprechend gewechselt werden. Kortisonhaltige Augenmedikamente dürfen nie mit Antibiotika zusammen eingesetzt werden. Ebensowenig dürfen sie bei einer Herpesinfektion oder dem Verdacht darauf angewandt werden, weil das die Herpeserkrankung massiv verschlimmern kann.

Antibiotika sind bei einer allergisch oder viral bedingten Konjunktivitis wirkungslos. Gegen eine allergische Augenentzündung helfen cromoglicinhaltige Augentropfen; bei einer herpesbedingten sollte der Augenarzt Aciclovir verschreiben.

Eine infektiöse Konjunktivitis ist äußerst ansteckend. Darum muß sich der Betroffene vor und nach den Augenbädern oder nach Anwendung der Augenmedikamente sorgfältig die Hände waschen. Um zu vermeiden, daß sich die Infektion auf das gesunde Auge ausbreitet, sollten die Hände das gesunde Auge nicht berühren, nachdem sie Kontakt mit dem kranken hatten. Handtücher und Waschlappen, die mit dem erkrankten Auge in Berührung gekommen sind, sollten separat aufbewahrt werden.

▲ Siehe Kasten, Seite 1032

Die Ausrichtung der Augenlider muß eventuell chirurgisch korrigiert und verstopfte Tränenwege müssen operativ eröffnet werden.

Gonorrhoische Bindehautentzündung

Eine Frau mit einem Tripper (Gonorrhoe) bzw. einer Gonokkokeninfektion kann während der Geburt die Erreger auf die Bindehaut des Neugeborenen übertragen. Um der daraus entstehenden gefährlichen Bindehautentzündung (Gonoblennorrhoe) vorzubeugen, bekommen Neugeborene oft routinemäßig Augentropfen mit Silbernitrat (Credé-Prophylaxe) oder einem Antibiotikum eingetropft. Früher war diese vorbeugende Gabe gesetzlich vorgeschrieben, heute können die Eltern dieses auch ablehnen. Erwachsene können eine gonorrhoische Bindehautentzündung durch Geschlechtsverkehr bekommen, wenn beispielsweise infizierte Samenflüssigkeit ins Auge gelangt. Meist ist nur ein Auge betroffen.

Innerhalb von 12 bis 48 Stunden nach der Infektion beginnt das Auge sich zu röten und zu schmerzen. Bleibt die Infektion unbehandelt, können sich Hornhautgeschwüre oder -abszesse mit Perforation bilden. Schließlich kann es sogar zur Erblindung kommen. Die Erkrankung läßt sich mit Antibiotika heilen, die geschluckt, gespritzt oder als Augentropfen gegeben werden.

Trachom

Ein Trachom (Konjunktivitis granulosa, ägyptische Augenkrankheit, Körnerkrankheit) ist eine chronische, sich über viele Jahre hinziehende Bindehautentzündung, die durch das Bakterium Chlamydia trachomatis verursacht wird.

Die Erkrankung ist in den ärmeren Teilen der heißen, trockenen Mittelmeerländer und des Fernen Ostens weit verbreitet. Die Übertragung geschieht durch direkten Hand-zu-Auge-Kontakt, bestimmte Fliegen oder kontaminierte Gegenstände wie Hand- und Taschentücher. Im Frühstadium der Erkrankung besteht große Ansteckungsgefahr.

Symptome und Behandlung

In den Frühstadien dieser Erkrankung ist die Bindehaut entzündet, gerötet und gereizt und sondert Sekret ab. In den späteren Krankheitsstadien vernarben Binde- und Hornhaut, wodurch sich die Wimpern einwärts biegen und sich das Sehen verschlechtert.

Bei Verdacht auf ein Trachom wird von dem Auge eine kleine Sekretprobe zum Erregernachweis entnommen. Die Behandlung besteht in der vier- bis sechswöchigen Anwendung tetrazyklin- oder erythromyzinhaltiger Salben. Alternativ dazu können diese Antibiotika auch eingenommen werden. Deformierende Lid-, Bindehaut- oder Hornhautveränderungen müssen chirurgisch behandelt werden.

Einschlußkonjunktivitis

Eine durch das Bakterium Chlamydia trachomatis *verursachte Bindehautentzündung.*

Neugeborene können sich während der Geburt im Genitaltrakt der Mutter infizieren, Erwachsene durch Kontakt mit kontaminierten genitalen Absonderungen.

Symptome und Behandlung

Etwa fünf bis 14 Tage nach der Geburt entwickelt das Neugeborene eine starke Konjunktivitis mit Lid- und Bindehautschwellung und schleimig-eitrigem Sekret. Bei Erwachsenen ist zumeist nur ein Auge infiziert. Die Lymphknoten in Ohrnähe können geschwollen sein. Gelegentlich kann auch die Hornhaut geschädigt werden, die sich teilweise eintrübt, weil sich in ihr Blutgefäße bilden. Antibiotika können eine solche Schädigung zwar nicht mehr reparieren, ihr bei rechtzeitiger Gabe wohl aber vorbeugen.

Etwa die Hälfte der Kinder mit dieser Augenentzündung hat gleichzeitig auch eine Chlamydieninfektion von Hals und Rachen, und etwa zehn Prozent von ihnen entwickeln eine Lungenentzündung (Pneumonie). Das Antibiotikum Erythromyzin bekämpft die Erreger zuverlässig. Erwachsene können auch andere Antibiotika wie Tetrazyklin oder Doxyzyklin einnehmen. Die Mutter des infizierten Säuglings bzw. der Sexualpartner des infizierten Erwachsenen sollte mitbehandelt werden.

Keratokonjunktivitis vernalis

Eine stets wiederkehrende Entzündung der Bindehaut und der Hornhaut, die meist beide Augen erfaßt.

Da diese Störung in der Regel allergisch bedingt ist, tritt sie meist im Frühjahr oder Sommer auf. Die Keratokonjunktivitis vernalis ist bei Kindern weitverbreitet. Sie tritt meist vor der Pubertät auf und verschwindet vor dem 20. Lebensjahr wieder von allein.

Symptome und Behandlung

Symptome sind ein heftiger Juckreiz, Rötung, Tränenfluß, Lichtempfindlichkeit und ein zähes, schleimiges Sekret. Bei einer Unterform der Erkrankung ist die Bindehaut unter dem Oberlid besonders stark betroffen. Sie schwillt an, wird blaßrosa bis gräulich, während die restliche Bindehaut sich milchigweiß verändert. Bei einer anderen Form wird die den Augapfel bedeckende Bindehaut dick und gräulich. Manchmal ist ein kleiner Hornhautbereich geschädigt und verursacht Schmerzen und extreme Lichtempfindlichkeit. Die Symptome klingen meist bei kalter Witterung wieder ab und werden im Verlaufe der Jahre immer milder.

Antiallergische Augentropfen mit Cromoglicinsäure oder Levocabastin bekämpfen die Entzündung sicher. Kortison kommt nur ausnahmsweise und nur für kurze Zeit in Frage. Es kann den Augeninnendruck erhöhen (grüner Star), die Entwicklung eines grauen Stars (Katarakt) beschleunigen und andere Infektionen begünstigen.

Trockene Augen

Wenn die Augen nicht ausreichend mit Tränenflüssigkeit benetzt sind, trocknen Binde- und Hornhaut aus. Daraus entwickelt sich ein entzündungsähnlicher Zustand (Keratokonjunktivitis sicca).

Trockene Augen können ein Symptom von Erkrankungen wie rheumatoider Arthritis, systemischem Lupus erythematodes oder dem Sjögren-Syndrom sein. Trockene Augen, ob nun als Begleiterscheinung der oben genannten Erkrankungen oder als eigenständige Erkrankung, treten bei Frauen häufiger auf als bei Männern.

Symptome, Diagnose und Behandlung

Eine verminderte Tränenproduktion oder der Verlust von Tränenflüssigkeit durch Verdunstung reizt die Augen. Wenn die Oberfläche der Hornhaut geschädigt ist, verstärken sich die Beschwerden und die Lichtempfindlichkeit. Der Augenarzt sieht dann auf der Hornhaut einzelne »Stippen«. Schreitet die Erkrankung fort, verdickt sich die Augenoberfläche, es entstehen Geschwüre, Narben und neue Blutgefäße. Wenn sich auf der Hornhaut Narben bilden, beeinträchtigen diese das Sehen erheblich.

Die Diagnose ergibt sich meist allein anhand der Symptome. Mit dem Schirmertest – bei dem ein Filterpapierstreifen auf die Unterlidkante gelegt wird – wird das Ausmaß der Tränensekretion gemessen. Mit der Spaltlampe (ein Mikroskop, das die Augenstrukturen vergrößert) wird geprüft, ob bereits eine Augenschädigung eingetreten ist.

Zur Behandlung gibt es Augentropfen mit künstlicher Tränenflüssigkeit, die in bestimmten Zeitabständen in das Auge eingetropft werden müssen. Der Arzt kann versuchen, die Tränenpunkte zu verschließen, so daß die Tränen nicht mehr in den Nasenraum abfließen können und die Augen wieder über mehr Flüssigkeit verfügen. Bei sehr trockenen Augen können die Augenlider ein Stück zusammengenäht werden, um die Verdunstungsrate der Tränenflüssigkeit zu senken.

Episkleritis

Eine Entzündung der Lederhaut (Sklera), der unter der Bindehaut gelegenen Gewebeschicht.

Die Entzündung ist meist auf einen kleinen Bereich des Augapfels begrenzt und verursacht eine gelbliche leichte Schwellung, die man als episkleritischen Buckel bezeichnet. Die Störung ist meist kein Zeichen einer den ganzen Körper betreffenden Erkrankung. Sie bildet sich meist von allein wieder zurück, neigt aber leider dazu, erneut aufzutreten. Eine Behandlung ist in der Regel nicht erforderlich.

Lederhautentzündung

Eine tiefe, extrem schmerzhafte Entzündung und purpurne Verfärbung der Lederhaut (Skleritis), die zu einer starken Sehminderung führen kann.

Die Lederhautentzündung kann mit einer rheumatoiden Arthritis und verwandten Erkrankungen einhergehen. Eine sehr schwere Entzündung kann in den Augapfel durchbrechen und zum Verlust des Auges führen.

Die Lederhautentzündung muß mit nichtsteroidalen Entzündungshemmern oder Kortison behandelt werden. Liegt eine rheumatoide Arthritis vor oder spricht der Patient auf eine Behandlung mit Kortison nicht an, müssen Immunsuppressiva (Mittel, die das Immunsystem schwächen) gegeben werden.

Gutartige Tumore

Es gibt zwei Formen gutartiger Bindehautgeschwülste. Der Lidspaltenfleck (Pinguecula) ist eine erhabene gelblichweiße Geschwulst, die sich in unmittelbarer Nachbarschaft der Hornhaut entwickelt. Sie ist unansehnlich, verursacht in der Regel aber keine ernsthaften Probleme und muß nicht entfernt werden. Das Flügelfell (Pterygium) ist ein fleischartiger Auswuchs der Bindehaut, der zur Hornhaut vorwächst. Die dadurch entstehende Hornhautverformung verursacht Astigmatismus und andere Sehfehler. Das Flügelfell findet sich vor allem in heißen, trockenen Klimazonen. Beide Tumorformen können operativ vom Augenarzt entfernt werden.

KAPITEL 222

Erkrankungen der Hornhaut

Die Hornhaut, die sich kuppelartig über Regenbogenhaut und Linse wölbt und hilft, das Licht auf der Netzhaut zu bündeln, besteht aus Zellen und Flüssigkeit und ist normalerweise durchsichtig. ▲ Hornhauterkrankungen oder -schäden können Schmerzen und eine Sehminderung verursachen.

Keratitis superficialis punctata

Eine Erkrankung, bei der die Zellen der Hornhautoberfläche absterben.

Ursachen können sein: Virus- oder bakterienbedingte Infektion, trockene Augen, UV-Strahlung (Sonnenlicht, Höhensonne oder Schweißlicht), Reizungen durch zu langes Tragen von Kontaktlinsen oder eine allergische Reaktion auf Augentropfen. Die Störung kann aber auch die unerwünschte Wirkung verschiedener innerlich angewandter Arzneimittel wie z. B. Vidarabin sein.

Symptome und Behandlung

Die Augen schmerzen, tränen, sind lichtempfindlich und blutunterlaufen. Auch Schleiersehen kann auftreten. Wurde die Störung durch UV-Strahlung verursacht, stellen sich die Symptome im allgemeinen erst nach Stunden ein und halten ein bis zwei Tage an. Wurde die Entzündung durch Viren verursacht, kann der Lymphknoten vor dem Ohr angeschwollen und schmerzhaft sein. Bei bakterieller Ursache müssen Antibiotika gegeben werden. Liegen der Entzündung trockene Augen zugrunde, ist eine Behandlung mit künstlicher Tränenflüssigkeit wirksam. Ist die Ursache UV-Strahlung, müssen vorübergehend kortisonhaltige Augentropfen angewandt werden. Bei Gefahr einer zusätzlichen Infektion können auch noch Antibiotika notwendig sein. Sind Kontaktlinsen die Ursache, muß zunächst zur Brille gewechselt und dann mit dem Anpasser besprochen werden, ob das Problem mit neu angepaßten Linsen zu lösen ist oder man zukünftig auf das Linsentragen verzichten muß. Ist die Keratitis dagegen arzneimittelbedingt, muß das verantwortliche Medikament abgesetzt werden.

▲ Siehe Kasten, Seite 1022

Hornhautgeschwür

Ein Hornhautschaden, der meist im Gefolge einer Infektion mit Bakterien, Viren, Pilzen oder der Protozoen (tierischer Einzeller) Acanthamoeba *auftritt und manchmal auch durch Verletzungen verursacht wird.*

Bakterien (oft Staphylokokken, Pseudomonas oder Pneumokokken) können die Hornhaut nach einer Verletzung, einem Kontakt mit einem Fremdkörper oder einer Reizung durch Kontaktlinsen infizieren. Dabei kann sich ein Hornhautgeschwür (Hornhautulkus, Ulcus corneae) bilden. Diese können auch durch andere Bakterien wie Gonokokken und durch Viren wie das Herpes-simplex-Virus verursacht werden. Langsam wachsende Geschwüre können durch Pilze verursacht sein. Nur selten kann ein Mangel an Eiweiß oder Vitamin A ein Geschwür auf der Hornhaut entstehen lassen.

Schließen die Augenlider nicht komplett, können sie die Hornhaut nicht mehr richtig schützen und feucht halten. Dann kann sich schon allein durch das Austrocknen und die Reizung ein Hornhautgeschwür bilden, auch ohne Infektion.

Symptome und Behandlung

Hornhautgeschwüre verursachen Schmerzen, Lichtempfindlichkeit und eine verstärkte Tränenproduktion – sämtliche Symptome können nur mild ausgeprägt sein. Auf der Hornhaut können sich weißlich-gelbe Eiterstippen bilden. Manchmal dehnen sich die Geschwüre über die gesamte Hornhaut aus und dringen auch in tieferliegende Zellschichten vor. Hinter der Hornhaut kann es zu weiteren Eiterabsonderungen kommen. Je tiefgreifender das Geschwür ist, desto schwerwiegender sind die Symptome und Komplikationen.

Bei einer sachgerechten Behandlung kann das Geschwür zwar abheilen, es bleibt aber fast immer eine Narbe zurück. An dieser Stelle wird die Hornhaut dann undurchsichtig, was eine Sehverschlechterung zur Folge hat. Weitere mögliche Komplikationen sind schwerwiegende Infektionen z. B. der Regenbogenhaut und angrenzender Gewebe, eine Durchbohrung der Hornhaut, eine Verlagerung der Iris und schließlich die Zerstörung des Auges.

Ein Hornhautgeschwür ist ein Notfall und muß unverzüglich von einem Augenarzt versorgt werden. Um das Geschwür besser erkennen zu können, färbt der Augenarzt die Hornhaut mit fluoreszeinhaltigen Augentropfen an. Zur Behandlung können Antibiotika erforderlich sein. Hat die Hornhaut definitiven Schaden genommen, kann eine Hornhauttransplantation das Augenlicht retten.

Hornhautentzündung durch Herpes simplex

Eine Infektion der Hornhaut ▲ mit Herpes-simplex-Viren kann zu Beginn aufgrund ihrer Symptome – geringe Augenschmerzen, Tränenfluß, Rötung und Lichtempfindlichkeit – wie eine leichte bakterielle Infektion erscheinen. Wenn die Hornhaut dann jedoch anschwillt, sieht man verschwommen. Eine Herpesinfektion spricht jedoch nicht auf Antibiotika an, sondern verschlimmert sich meist.

Die Infektion verursacht meist keine starken Hornhautveränderungen und heilt auch ohne Behandlung ab. Nur selten infiziert das Virus tiefere Hornhautanteile und zerstört sie. Die Infektion kann jedoch erneut auftreten und die Hornhautoberfläche weiter schädigen. Hat sich die Infektion mehrfach wiederholt, kann sie zur Geschwür- und Narbenbildung führen, womit dieser Bereich der Hornhaut undurchsichtig wird, und durch sie kann die Augenoberfläche ihre Empfindungsfähigkeit verlieren. Durch eine Herpes-simplex-Infektion können sich verstärkt neue Blutgefäße bilden, wodurch sich die Sehfähigkeit verschlechtert oder sogar total verlorengehen kann.

Zur Behandlung eignen sich Virustatika wie Trifluridin, Vidarabin, Idoxuridin oder Aciclovir. Sie müssen als Augensalbe oder -tropfen mehrmals täglich angewandt werden. Bei wiederkehrenden Infektionen oder Menschen, deren Immunsystem stark geschwächt ist, ist die innerliche Behandlung mit Aciclovir notwendig. Um den Heilungsprozeß zu beschleunigen, kann der Arzt mit einem Watteträger vorsichtig abgestorbenes und geschädigtes Zellmaterial von der Hornhaut entfernen.

Hornhautentzündung durch Zosterviren

Das Zostervirus, das sich nach der Erstinfektion »schlafend« in Nervenzellen zurückzieht, kann aktiviert werden und eine Gürtelrose verursachen. ■ Selbst wenn sich die Gürtelrose im Gesichts- und Stirnbereich ausbreitet, müssen die Augen von der Zosterinfektion nicht zwangsläufig mitbetroffen sein. Ist jedoch der zum Auge ziehende Ast des Trigeminusnervs infiziert, breitet sich die Infektion meist auch auf die Augen aus. Die Infektion verursacht Schmerzen, Rötung und Lidschwellung. Ist die Hornhaut entzündet, schwillt sie stark an; sie bekommt Schäden und Narben. Entzünden sich die Gewebe hinter der Hornhaut, entsteht eine sogenannte Uveitis. Dadurch steigt

▲ Siehe Seite 912

■ Siehe Seite 913

meist der Augeninnendruck, es entwickelt sich ein grüner Star (Glaukom). Häufige Komplikationen einer Hornhautinfektion sind ein Sensibilitätsverlust der Hornhaut sowie ein Glaukom.

Bei einer Gürtelrose im Gesicht und der damit verbundenen Gefährdung der Augen kann die rechtzeitige Einnahme von Aciclovir über sieben Tage die Gefahr von Augenkomplikationen verringern. Auch kortisonhaltige Augentropfen können helfen. Um die Pupillen weit und damit den Augeninnendruck niedrig zu halten, werden oft Atropintropfen gegeben. Menschen über 60 Jahre mit einem guten Allgemeinzustand können über einen Zeitraum von zwei Wochen Kortison einnehmen, um zu verhindern, daß sich nach dem Abklingen der Gürtelrose schwere Nervenschmerzen entwickeln.

Periphere geschwürige Hornhautentzündung

Eine Entzündung der Hornhaut mit Geschwürbildung, die oft bei Menschen mit solchen Erkrankungen wie der rheumatoiden Arthritis auftritt.

Die Erkrankung verursacht eine Sehverschlechterung, Lichtempfindlichkeit sowie ein Fremdkörpergefühl im Auge. Ursache ist wahrscheinlich eine Autoimmunreaktion.▲

Die Kombination der beiden Erkrankungen – rheumatoide Arthritis und periphere geschwürige Hornhautentzündung – ist ein Indiz für eine relativ schlechte Prognose, wenn die Grundkrankheit unbehandelt bleibt. Das bessert sich, wenn die Autoimmunkrankheit mit Immunsuppressiva (Medikamente, die das Immunsystem schwächen) behandelt wird.

Keratomalazie

Bei der Keratomalazie (Xerophthalmie) wird die Hornhaut aufgrund eines Vitamin-A- und Eiweißmangels sowie Unterernährung trocken und undurchsichtig. In den armen Ländern der Welt ist diese Krankheit eine der wichtigsten Ursachen von Blindheit.

Die Oberflächenzellen der Hornhaut sterben ab, danach können sich Geschwüre und bakterielle Infektionen bilden. Tränendrüsen und Bindehaut sind mitbetroffen, die daraus resultierende verminderte Tränenproduktion verursacht trockene Augen. Durch den Vitamin-A-Mangel kann Nachtblindheit entstehen. Zur Behandlung der Hornhautentzündung dienen antibiotische Augenmedikamente. Wichtiger ist jedoch, den Vitamin-A-Mangel und die Unterernährung zu beheben.

Keratokonus

Eine sich fortschreitend entwickelnde Formveränderung der Hornhaut, die schließlich eine Kegelform annimmt.

Die Erkrankung beginnt zwischen dem 10. und 20. Lebensjahr und betrifft ein oder beide Augen. Durch sie verändert sich die Form der Hornhaut und damit die Brechkraft der Augen so erheblich, daß ein häufiger Wechsel der Brillengläser nötig wird. Mit Kontaktlinsen läßt sich die Sehschwäche meist besser korrigieren als mit einer Brille. Es gibt aber auch Fälle, in denen sich die Form der Hornhaut bereits so stark verändert hat, daß Kontaktlinsen nicht mehr getragen werden oder die Sehschwäche nicht mehr beheben können. Durch die Vorwölbung wird die Hornhaut extrem dünn und verletzlich. Um die Sehfähigkeit zu erhalten, ist dann manchmal eine Hornhauttransplantation■ erforderlich.

Blasige Hornhautentzündung

Eine Schwellung der Hornhaut, die meist bei älteren Menschen auftritt (bullöse Keratopathie).

Manchmal tritt diese Erkrankung nach Augenoperationen wie einer Staroperation auf. Die Hornhaut schwillt an, auf ihrer Oberfläche entstehen mit Flüssigkeit gefüllte Bläschen, die, wenn sie platzen, starke Schmerzen verursachen. Durch die Hornhautveränderung verschlechtert sich das Sehen erheblich.

Die Behandlung besteht darin, die Flüssigkeitsansammlung in den Hornhautschichten durch Anwendung von Salzlösungen oder den Einsatz von weichen Kontaktlinsen zu reduzieren. Manchmal ist eine Hornhauttransplantation notwendig.

▲ Siehe Seite 811

■ Siehe Kasten, Seite 829

Grauer Star

Bei einem grauen Star wird die Augenlinse trübe und undurchsichtig. Dadurch verschlechtert sich das Sehen. Ein beidseitiger grauer Star (Katarakt) führt, wenn die Linse nicht entfernt wird, zur Blindheit.

Ein grauer Star entwickelt sich schmerzlos und zunächst unbemerkt und schreitet unaufhaltsam fort. Eine Ursache für sein Entstehen läßt sich im allgemeinen nicht angeben. Es ist jedoch bekannt, daß sich die Augenlinse durch Röntgenstrahlen, langjährige UV-Bestrahlung, das Arzneimittel Kortison und bei einem über lange Zeit schlecht eingestellten Diabetes eintrübt. Linsentrübungen kommen bei älteren Menschen häufiger vor, können aber auch angeboren sein (angeborene Katarakt).

Symptome

Auf seinem Weg zur Netzhaut muß das Licht die Linse passieren. Eine vollständig trübe Linse läßt kein Licht mehr hindurch. Ist die Linse nur an einigen Stellen eingetrübt, erreicht das Licht die Netzhaut gestreut oder verzerrt. Dadurch verschlechtert sich die Sehfähigkeit. Wie stark die Sehverschlechterung ist, hängt davon ab, wo innerhalb der Linse die Trübung sitzt und wie dicht sie ist.

Bei hellem Licht verengen sich die Pupillen, so daß nur ein schmaler Lichtkegel ins Auge einfällt und das Licht schlecht um die Trübung herum ins Auge gelangen kann. Dadurch empfinden viele Menschen mit beginnendem grauem Star helles Licht als sehr störend: Sie sehen Lichtkreise, gestreutes Licht und fühlen sich geblendet. Besonders unangenehm ist dies beim Wechsel vom Dunkeln ins Helle oder wenn man bei hellem Licht lesen möchte. Menschen mit einer Linsentrübung, die pupillenverengende Medikamente anwenden müssen, weil sie gleichzeitig einen grünen Star haben, sehen besonders schlecht.

Wenn die Trübung in der hinteren Linsenkapsel sitzt, beeinträchtigt das das Sehvermögen im Hellen besonders stark. Dies Art des Stars beeinträchtigt das Sehvermögen überhaupt stärker als andere Kataraktformen, weil die Trübung im Kreuzungspunkt der Strahlen liegt.

Eine Trübung im Linsenkern kann am Anfang sogar das Sehvermögen verbessern. Die Trübung bewirkt, daß das Licht zurückfokussiert wird; dadurch sind nahegelegene Gegenstände klarer zu erkennen. Ältere Menschen mit Alterssichtigkeit stellen plötzlich fest, daß sie wieder ohne Brille lesen können – ein Phänomen, das oft als »zweites Sehen« bezeichnet wird.

Linsentrübungen können dann Schmerzen bereiten, wenn die Linse aufquillt und sich dadurch der Augeninnendruck erhöht (Glaukom).

Wie die Linsentrübung die Sehkraft beeinträchtigt

Links ist zu sehen, wie eine normale Linse Licht aufnimmt und es auf der Netzhaut bündelt. Rechts werden einige Lichtstrahlen durch die Linsentrübung nicht durchgelassen, andere nicht richtig auf die Netzhaut gesandt.

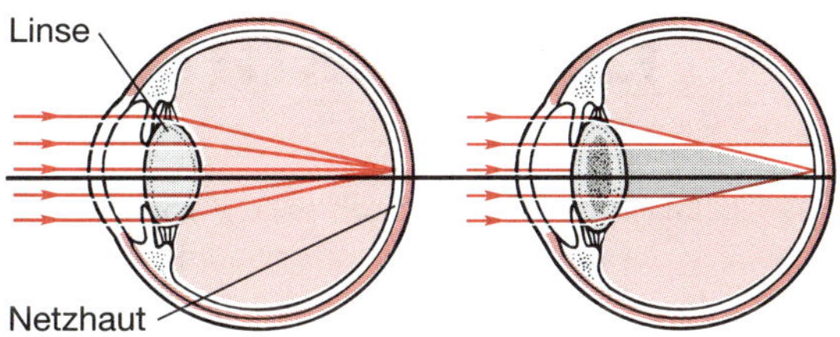

Diagnose und Behandlung

Im Ophthalmoskop (ein Augenspiegel) ist die Linsentrübung zu sehen. Mit der Spaltlampe lassen sich der genaue Ort und das Ausmaß der Trübung feststellen.

Menschen mit einer Linsentrübung erkennen meist selbst, wann die Linse entfernt werden muß: Wenn sie sich aufgrund ihrer Sehminderung unsicher oder unwohl fühlen oder ihren Alltag nicht mehr bewältigen können. Eine Operation vor diesem Zeitpunkt bringt keinerlei Vorteil.

Bevor operiert wird, sollte jedoch versucht werden, die Sehfähigkeit mit anderen Maßnahmen zu verbessern. So läßt sich die Sehschärfe häufig mit einer Brille oder mit Kontaktlinsen verbessern. Bei bestimmten Kataraktformen, bei denen nicht gleichzeitig auch noch ein grüner Star vorliegt, können pupillenerweiternde Medikamente helfen. Gegen die Blendung hilft das Tragen einer Sonnenbrille bei hellem Licht; im Zimmer können Lampen aufgestellt werden, die kein direktes, sondern reflektiertes Licht abgeben.

Eine Staroperation kann in jedem Alter und in der Regel bei lokaler Betäubung und ambulant vorgenommen werden. Während der Operation wird die Linse entfernt und durch ein Linsenimplantat aus Kunststoff oder Silikon ersetzt. Wird keine künstliche Linse eingesetzt, muß das Sehvermögen mit einer sogenannten Starbrille oder durch Kontaktlinsen wieder hergestellt werden.

Staroperationen werden häufig durchgeführt und sind im allgemeinen ungefährlich. Nur selten entwickelt sich nach der Operation eine Infektion oder eine Blutung im Auge, die eine schwere Sehminderung zur Folge haben kann. Vor allem ältere Menschen sollten dafür sorgen, daß sie in den ersten Tagen nach der Operation zu Hause Hilfe haben. In den ersten Wochen nach der Operation müssen verschiedene Augenmedikamente angewandt werden, die Infektionen verhüten, die Entzündung lindern und den Heilungsprozeß beschleunigen sollen. Nachkontrollen finden einen Tag nach der Operation und dann sechs Wochen lang wöchentlich oder alle zwei Wochen statt.

Manche Menschen entwickeln Wochen oder manchmal sogar Jahre nach der Linsenimplantation eine Trübung hinter der künstlichen Linse. Eine solche Trübung läßt sich normalerweise laserchirurgisch beheben.

KAPITEL 224

Erkrankungen der Gefäßhaut

Die Gefäßhaut (Uvea) besteht aus drei Geweben: der Regenbogenhaut (Iris), dem Ziliarkörper und der Aderhaut (Choroidea). Die Regenbogenhaut, der farbige Ring um die Pupille herum, öffnet und schließt sich wie die Öffnung einer Kameralinse. Der Ziliarkörper besteht aus Muskeln, die die Linse entweder dicker werden lassen, wenn sich das Auge auf nahegelegene Gegenstände einstellt, oder sie abflachen lassen, wenn weit entfernte Gegenstände gesehen werden sollen. Die Aderhaut schließlich kleidet das Auge von innen aus und zieht sich vom Rand der Ziliarmuskeln bis zum Sehnerv am Augengrund.

Ein Blick auf die Gefäßhaut

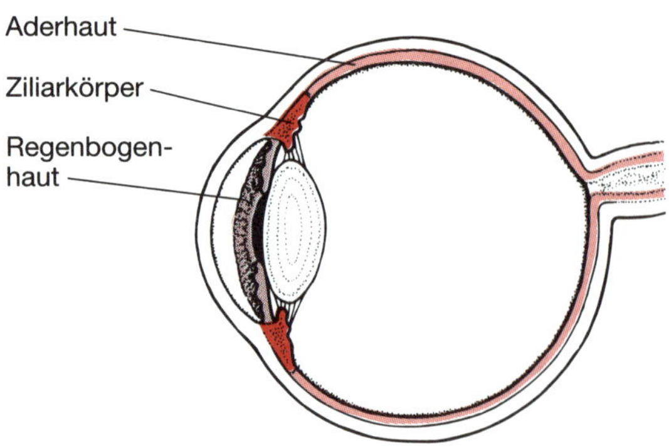

Häufige Ursachen einer Gefäßhautentzündung

- Bechterew-Krankheit
- Reiter-Syndrom
- Juvenile rheumatoide Arthritis
- Spezielle Form der Gefäßhautentzündung (Pars planitis)
- Toxoplasmose
- Zytomegalie-Virusinfektion
- Akute Nierennekrose
- Larvenbefall (Toxokariasis)
- Birdshot-Chorioretinopathie
- Spezielle Pilzerkrankung (Histoplasmose)
- Tuberkulose
- Syphilis
- Behçet-Syndrom
- Spezielle Form der Gefäßhautentzündung (Ophthalmia sympathica)
- Vogt-Koyanagi-Harada-Syndrom
- Sarkoidose
- Sarkom oder Lymphom

Entzündung der Gefäßhaut

Eine Entzündung der Gefäßhaut (Uveitis) oder einzelner ihrer Abschnitte.

Die Gefäßhaut kann teilweise oder vollständig entzündet sein. Bleibt die Entzündung auf die Regenbogenhaut beschränkt, liegt eine Iritis vor. Ist die Aderhaut entzündet, handelt es sich um eine Choroiditis. Eine Entzündung der Gefäßhaut kann viele Ursachen haben. Manchmal handelt es sich um reine Augenerkrankungen, bei etwa 40 Prozent ist die Gefäßhautentzündung allerdings Begleiterscheinung von Erkrankungen, die den gesamten Körper betreffen. Unabhängig von der jeweiligen Ursache kann die Uveitis das Auge beängstigend schnell schädigen und Langzeitkomplikationen wie einen grünen Star, eine Linsentrübung oder eine Netzhautablösung verursachen.

Symptome und Diagnose

Die Anfangssymptome der Gefäßhautentzündung können recht subtil sein: Schleiersehen oder das Sehen von schwarzen Punkten, ähnlich wie Mücken. Starke Schmerzen, gerötete Augen und Lichtscheu kommen besonders häufig bei einer entzündeten Regenbogenhaut vor. Wenn der Augenarzt die Augen untersucht, sieht er am Rand der Iris prall gefüllte Blutgefäße, leichte Hornhautveränderungen und daß sich die Flüssigkeit getrübt hat, mit der der Glaskörper gefüllt ist. Die ärztliche Diagnose stützt sich auf die Symptome und die Befunde der Augenuntersuchung.

Behandlung

Um einem dauernden Schaden vorzubeugen, muß die Behandlung möglichst frühzeitig einsetzen. Sie besteht praktisch immer aus der Gabe von kortisonhaltigen und pupillenerweiternden Augenmedikamenten. Ansonsten richtet sich die Behandlung nach der zugrundeliegenden Ursache. Liegt z. B. eine Infektion mit Parasiten oder Bakterien vor, werden sie mit entsprechenden Arzneimitteln behandelt.

Entzündung der Augeninnenräume

Eine Entzündung sämtlicher Innenschichten des Auges (Endophthalmitis), des Glaskörpers (Humor vitreus) und der Lederhaut (Sklera) ist wahrscheinlich durch Bakterien oder Pilze hervorgerufen.

Infektionsursache können eine das Auge durchbohrende Wunde oder ein operativer Eingriff sein oder Bakterien, die über den Blutstrom ins Auge gelangt sind.

Die Symptome sind meist stark ausgeprägt: Schmerzen, gerötete Augen, extreme Lichtscheu und Sehverlust.

Die Endophthalmitis ist ein medizinischer Notfall. Sie muß sofort behandelt werden, da bereits eine Verzögerung von nur wenigen Stunden eine Erblindung zur Folge haben kann. Es werden sofort zu Beginn Antibiotika und oft auch Kortison gegeben. Gelegentlich ist auch ein operativer Eingriff nötig, um die Flüssigkeit aus dem Augapfel abzuleiten.

Malignes Melanom der Aderhaut

Ein malignes Melanom ▲ der Aderhaut ist der häufigste bösartige Tumor des Auges. Im Frühstadium beeinträchtigt der Tumor die Sehfähigkeit nicht; er wird meist zufällig während einer routinemäßigen Augenuntersuchung festgestellt. Die Frühdiagnose ist wichtig, da die Heilungsaussichten von der Tumorgröße abhängen. Bei kleinen Tumoren können Auge und Augenlicht gerettet werden, indem man den Tumor mit Laserlicht operiert oder ihn durch Strahlung zerstört, die von eingepflanztem radioaktivem Material ausgesendet wird. Ist der Tumor groß, muß das Auge entfernt werden. Geschieht das nicht, kann er sich in die Augenhöhle (Orbita) und über den Blutstrom zu anderen Organen ausbreiten.

KAPITEL 225

Erkrankungen der Netzhaut

Die Netzhaut (Retina) ist die lichtempfindliche Schicht auf der Innenfläche des Augenhintergrunds. Der Sehnerv erstreckt sich vom Gehirn bis etwa zur Mitte der Netzhaut. An der Stelle der sogenannten Makula sitzen die meisten lichtempfindlichen Nervenzellen, es ist die »Stelle des schärfsten Sehens«. Die Netzhautvene und die zentrale Netzhautarterie treten in der Nähe des Sehnervs in die

▲ Siehe Seite 989

Ein Blick auf die Netzhaut

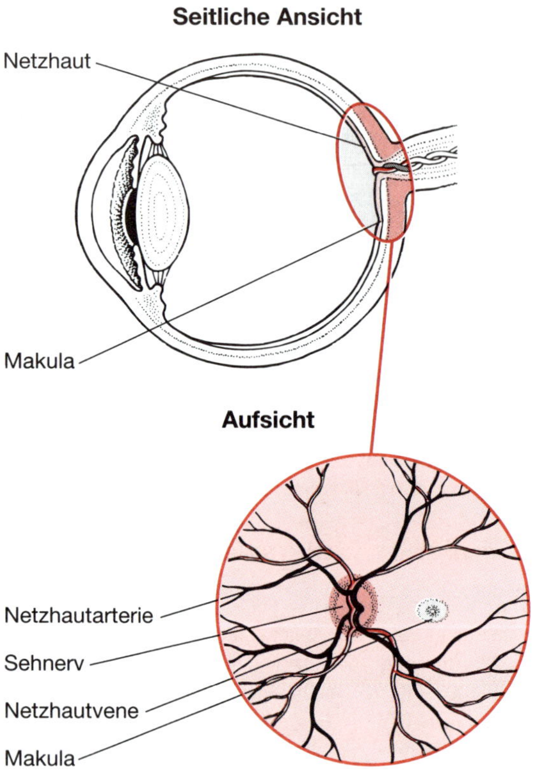

Netzhaut ein und verzweigen sich dann den Nervenbahnen folgend. Die Netzhaut ist genauso wie der Sehnerv und seine Äste von einem umfangreichen Blutgefäßsystem durchzogen, das sie mit Blut und Sauerstoff versorgt.

Hornhaut und Linse am »Eingang« des Auges bündeln das Licht auf der Netzhaut. Die Sehzellen in der Netzhaut nehmen das Licht auf. Von dort wird es als elektrischer Impuls vom Sehnerven zum Gehirn weitergeleitet, das daraus den eigentlichen Seheindruck zusammensetzt.

Makuladegeneration

Die Makula, der wichtigste zentrale Sehbereich der Netzhaut, bildet sich zurück.

Die Störung ist vor allem bei älteren Menschen zu beobachten und tritt bei Männern und Frauen gleichermaßen auf. Die Ursache ist unbekannt, es scheint aber eine familiäre Anlage zu geben.

Es gibt zwei Formen der Makuladegeneration. Bei der trockenen (atrophischen) Makuladegeneration wird ein Pigment in der Makula abgelagert; es gibt aber keine Narben, Blutungen oder Ödeme. Bei der feuchten (disziformen) Makuladegeneration bildet sich ein Wall aus Ausscheidungsstoffen, der oft von kleinen Blutungen umgeben ist. Schließlich zieht sich der Wall zurück, und es bleibt eine erhabene Narbe übrig. Beide Formen der Makuladegeneration treten üblicherweise beidseitig auf.

Symptome und Behandlung

Die Makuladegeneration verursacht eine langsam oder plötzlich eintretende schmerzlose Sehverschlechterung. Das erste Symptom ist manchmal das Verzerrtsehen mit einem Auge, bei dem feine, gerade Linien wellig erscheinen. Manchmal kann der Augenarzt die frühen Veränderungen im Makulabereich bereits erkennen, bevor die ersten Symptome auftreten. Die Makuladegeneration verschlechtert das Sehen zwar sehr, doch nur selten erblindet jemand dadurch völlig. Meist bleiben das Sehen im äußeren Gesichtsfeld und das Farbsehen unbeeinträchtigt.

Viele Behandlungsmöglichkeiten gibt es nicht. Infusionen mit durchblutungsfördernden Mitteln zu geben ist zwar üblich, aber wenig nützlich. Neue Blutgefäße jedoch, die in oder um die Makula herum wachsen, können manchmal mit Hilfe der Laserkoagulation zerstört werden, bevor weiterer Schaden entsteht.

Netzhautablösung

Die Netzhaut löst sich von dem darunterliegenden Gewebe ab.

Das eng verzweigte Nervennetz, das den lichtempfindlichen Teil der Netzhaut ausmacht, bildet einen dünnen Film, der fest an dem darunterliegenden Stützgewebe, dem Pigmentblatt, haftet. Werden diese beiden Schichten voneinander getrennt, ist die Funktion der Netzhaut in diesem Bereich aufgehoben. Wird die Ablösung der beiden Gewebeblätter voneinander nicht behandelt, schädigt das die Netzhaut dauerhaft.

Die Ablösung beginnt erst in einem kleinen Bereich, kann sich aber, wenn sie unbehandelt bleibt, schließlich über die gesamte Netzhaut erstrecken. Bei einer Form entsteht sogar ein kleiner Netzhautriß. Diese Art von Netzhautablösung tritt meist bei einer mittleren Kurzsichtigkeit, nach Staroperation oder nach einer Augenverletzung auf. Bei einer anderen Form löst sich die Netzhaut vom darunterliegenden Gewebe, weil der Glaskörper an der Netzhaut zieht oder weil Flüssigkeit zwischen der Netzhaut und dem darunterliegenden Pigmentblatt gegen die Netzhaut drückt.

Symptome

Eine Netzhautablösung verursacht keine Schmerzen. Wenn sich aber der Glaskörper trübt, sieht man Lichtblitze sowie dunkle, ungewöhnliche Schatten, die als »Rußregen« beschrieben werden. Insgesamt verschlechtert sich das Sehen. Dieses tritt erst in einem Bereich des Gesichtsfeldes auf, dehnt sich aber immer weiter aus, wenn der Ablösungsprozeß fortschreitet. Sobald sich der Makulabereich der Netzhaut abzulösen beginnt, verschlechtert sich das Sehvermögen drastisch; dann sieht man alles nur noch verschwommen.

Mit dem Ophthalmoskop (einem Spiegel zur Untersuchung des Augeninneren) ▲ läßt sich eine Netzhautablösung meist diagnostizieren. In den Fällen, in denen dies nicht möglich ist, sollte eine Ultraschalluntersuchung durchgeführt werden.

Behandlung und Prognose

Bei einer plötzlich eintretenden Sehverschlechterung sollte in jedem Fall unverzüglich der Augenarzt aufgesucht werden. Die Behandlungsart – Laser- oder Kältetherapie oder chirurgisches Vorgehen – richtet sich nach der Ablösungsform und ihrer Ursache.

Hat sich die Makula nicht mit abgelöst, ist die Prognose hervorragend. Wird die Abhebung innerhalb von 48 Stunden wieder angelegt bzw. korrigiert, ist die Prognose gut. Schlecht ist die Prognose dagegen, wenn die Netzhautablösung über einen längeren Zeitraum bestehenbleibt oder es zu Blutungen und Narbenbildung gekommen ist.

Retinopathia pigmentosa

Eine seltene Erbkrankheit, bei der die Netzhaut langsam und fortschreitend bis zur völligen Erblindung degeneriert.

Einige Formen der Retinopathia pigmentosa sind dominant vererbt; das bedeutet, die Krankheit tritt bereits auf, wenn nur ein Elternteil ein krankes Gen vererbt. Beim X-chromosomalen Erbgang ist die Erkrankung daran gebunden, daß die Mutter ein krankes Gen vererbt. Bei manchen, meist männlichen Patienten kann sich außerdem noch eine erbliche Form von Hörverlust entwickeln.

Die lichtempfindlichen Zellen (Stäbchenzellen) der Netzhaut, die für das Hell-Dunkel-Sehen verantwortlich sind, bilden sich allmählich zurück; dadurch entsteht Nachtblindheit. Diese ersten Symptome zeigen sich meist schon in der frühen Kindheit. Im Laufe der Zeit geht allmählich das Sehen in den Randbereichen verloren. In den späteren Krankheitsstadien bleibt nur noch ein schmaler zentraler Rest übrig, der gesehen werden kann; es entsteht eine Art von »Tunnel-« oder »Röhrensicht«.

Bei der ophthalmoskopischen Untersuchung lassen sich für die Krankheit spezifische Veränderungen feststellen. Die Diagnose wird durch Spezialuntersuchungen gestützt, eine Familienuntersuchung gibt Aufschluß über den Vererbungstyp. Das Fortschreiten der Netzhautschädigung läßt sich nicht aufhalten.

Das Ophthalmoskop

Mit einem Ophthalmoskop kann der Arzt das Augeninnere untersuchen. Das Instrument ist mit einem Spiegel, verschiedenen Linsen und einer Lichtquelle ausgerüstet. Der Arzt kann damit den Glaskörper, die Netzhaut, die Einmündung des Sehnervs, die Netzhautvene und die -arterie sehen.

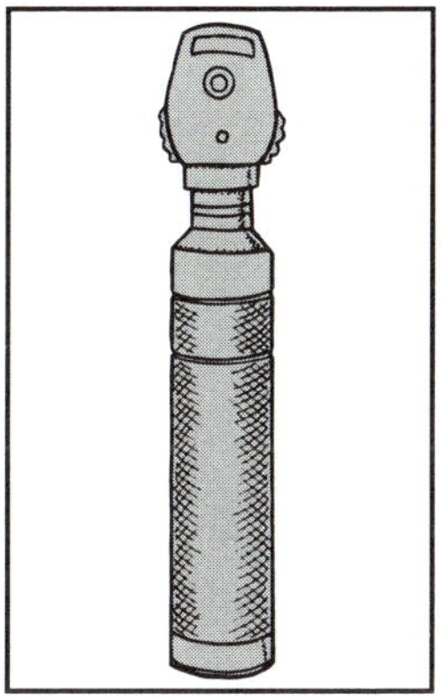

Ophthalmoskopische Untersuchung

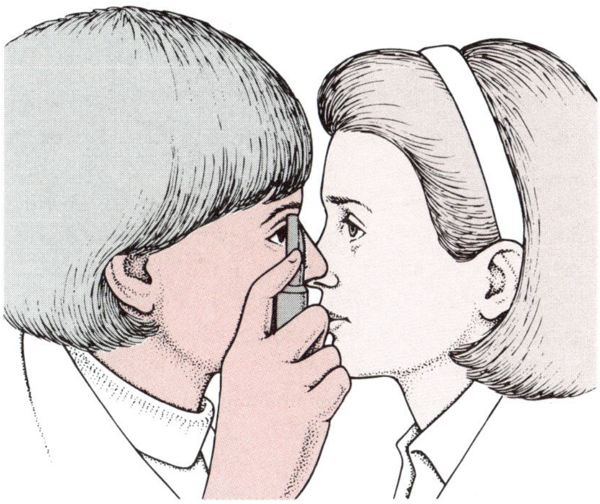

Gefäßbedingte Netzhauterkrankungen

Zu den gefäßbedingten Augenerkrankungen gehören Blutungen (Hämorrhagien), Minderdurchblutung und Gefäßverschlüsse. Diese Störungen können schwerwiegende Konsequenzen haben: Sie können die Netzhaut manch-

▲ Siehe Kasten oben

mal sogar auf Dauer schädigen und eine Sehverschlechterung oder sogar Erblindung zur Folge haben. Außerdem sind sie ein Warnsignal für eine drohende Allgemeinerkrankung, wie beispielsweise einen Schlaganfall.

Arteriosklerotische Retinopathie

Bei dieser Erkrankung verdickt sich die Gefäßwand der kleinsten Blutgefäße, die das Auge mit Blut versorgen; dadurch lassen sie nur noch wenig Blut hindurch. Im Ophthalmoskop lassen sich die verdickten Blutgefäße und andere Zeichen einer Minderdurchblutung der Netzhaut erkennen. Allein durch die verdickte Gefäßwand verschlechtert sich das Sehen noch nicht. Doch solche Blutgefäße zeigen an, daß die Blutgefäße an dieser und anderen Stellen des Körpers nicht gesund sind. Es muß alles getan werden, um weiteren Schäden vorzubeugen bzw. bereits bestehende Schäden zu behandeln.▲

Retinopathie durch zu hohen Blutdruck

Eine »hypertensive Retinopathie« ist Folge eines extrem hohen Blutdrucks, wie er bei der malignen Hypertonie oder einem Schwangerschaftshochdruck vorkommen kann. Schreitet die Krankheit fort, blutet es in die Netzhaut hinein. Weil diese unzureichend durchblutet wird, kommt es zu Schädigungen und im Laufe der Jahre zu Fettablagerungen. Schwillt der Sehnerv an, entsteht ein sogenanntes Papillenödem.■ Eine solche Schwellung deutet auf einen zu hohen Druck im Gehirn hin. All diese Veränderungen führen zur Sehverschlechterung und müssen als Notfall behandelt werden.

Die Behandlung besteht darin, den zugrundeliegenden Bluthochdruck zu senken. Bei lebensbedrohlich hohem Bluthochdruck ist eine sofortige Behandlung nötig, damit die Sehkraft erhalten bleibt und andere Komplikationen vermieden werden.

Verschluß der Zentralarterie

Die Arteria centralis retinae ist das zentrale Blutgefäß zur Versorgung der Netzhaut. Wenn sie blockiert ist, wird man auf dem betroffenen Auge plötzlich, aber schmerzlos blind. Der Verschluß kann verschiedene Ursachen haben: Arteriosklerose, ein Blutpfropf (Thrombus) oder Fett, das meist aus dem Knochenmark stammt und nach einem Wirbelbruch mit dem Blutstrom in die Augenarterie transportiert wurde. Eine andere wichtige Ursache, vor allem bei älteren Menschen, ist eine Entzündung der Blutgefäße im Kopf (Arteriitis temporalis). Eine sofortige Behandlung ist unbedingt erforderlich, um das Augenlicht zu retten.

Verschluß der Zentralvene

Die Vena centralis retinae ist das wichtigste Blutgefäß für den Abtransport verbrauchten Blutes von der Netzhaut. Ist sie blockiert, erscheinen die kleinen Netzhautvenen erweitert und gewunden. Die Netzhautoberfläche ist gestaut und aufgequollen, es gibt Blutungen. Ein Verschluß der Zentralvene tritt in erster Linie bei älteren Menschen mit folgenden Krankheiten auf: Glaukom, Diabetes, Bluthochdruck oder Erkrankungen, bei denen das Blut schneller gerinnt (erhöhte Blutviskosität).

Bei einem Verschluß der Zentralvene erblindet man ebenfalls schmerzlos, allerdings wesentlich langsamer als beim Verschluß der Zentralarterie. Zu den dauerhaften Veränderungen gehört, daß sich neue, ungewöhnliche Netzhautgefäße bilden und sich ein Glaukom entwickelt. Mit Hilfe der Fluoreszenzangiographie läßt sich der Umfang des Schadens bestimmen. Hierzu wird der Farbstoff Fluoreszein in die Vene injiziert, durch den sich die Netzhaut anfärbt. Entsprechend dem fotografisch festgehaltenen Bild wird dann die Behandlung festgelegt. Die Gefäßneubildungen können mit Hilfe von Laserlicht zerstört werden.

Diabetische Retinopathie

Diabetes kann am Auge zwei Typen von Veränderungen hervorrufen, die zu den Hauptursachen der erworbenen Blindheit zählen: die nichtproliferative und die proliferative Retinopathie. Beide können sowohl beim Typ-I- als auch beim Typ-II-Diabetes, dem Altersdiabetes, auftreten.

Durch einen über lange Zeit zu hohen Blutzuckerspiegel verdicken sich die Wände der kleinen Blutgefäße in der Netzhaut. Zugleich werden sie jedoch schwächer und damit anfälliger für Verformungen, und sie werden durchlässiger. Das Ausmaß der Retinopathie und der Sehverschlechterung hängt davon ab, wie gut der Blutzuckerspiegel im Laufe der Diabetesdauer eingestellt ist. Eine Blutzuckereinstellung, die dem Normalwert nahekommt, kann solche Augenschäden jahrzehntelang vermeiden.

Bei der **nichtproliferativen (Hintergrunds-) Retinopathie** bekommen die winzigen Blutgefäße in der Netzhaut Risse und werden durchlässig. Der Bereich um diese Risse herum schwillt an und bildet kleine Aussackungen, in denen Bluteiweiß abgelagert wird. Die Störung läßt sich bei einer augenärztlichen Untersuchung der Netzhaut dia-

▲ Siehe Seite 114

■ Siehe Seite 1047

gnostizieren. Das Ausmaß der Störung ist mit Hilfe der Fluoreszenzangiographie zu ermitteln. Dazu wird der Farbstoff Fluoreszein in die Vene injiziert, durch den sich die Netzhaut anfärbt und dann fotografiert werden kann. Kleine Netzhautblutungen können Ausfälle im Gesichtsfeld verursachen oder, wenn sie sich in Makulanähe befinden, zu Schleiersehen führen. In ihren frühen Stadien verursacht die nichtproliferative Retinopathie keine Erblindung.

Bei der **proliferativen Retinopathie** wird durch den Netzhautschaden die Bildung neuer, ungewöhnlicher Blutgefäße angeregt. Durch diese Gefäßneubildungen entstehen Narben und manchmal eine Netzhautablösung. Die Gefäße können in den Glaskörper einwachsen oder in ihn hineinbluten. Die proliferative Retinopathie beeinträchtigt das Sehvermögen wesentlich stärker als die nichtproliferative Form und kann zur weitgehenden Erblindung führen.

Vorbeugung und Behandlung

Der Entwicklung einer diabetischen Retinopathie läßt sich am besten vorbeugen, indem der Blutzucker möglichst im Normalbereich gehalten wird. Dasselbe gilt für den Blutdruck. Diabetiker sollten jährlich ihre Augen untersuchen lassen, damit Schäden gegebenenfalls frühzeitig behandelt werden können.

Die Netzhautschäden werden mit dem Laser behandelt. Dazu wird Laserlicht in das Auge gesandt, das die neugebildeten Gefäße zerstört und die Gefäßrisse versiegelt. Die Behandlung ist schmerzlos, da die Netzhaut empfindungslos ist. Sind durch die Gefäßdefekte starke Blutungen entstanden, muß das in den Glaskörper gesickerte Blut operativ entfernt werden. Hierbei werden Teile des Glaskörpers entfernt (Vitrektomie). Das Sehvermögen bessert sich nach dem Eingriff wieder; die aus dem Glaskörper entfernte Masse ersetzt der Körper nach und nach wieder.

KAPITEL 226

Grüner Star

Beim grünen Star (Glaukom) ist der Augeninnendruck angestiegen. Bleibt das unbehandelt, verursacht es eine Sehverschlechterung und schädigt letztlich den Sehnerv.

Die vordere und hintere Augenkammer sind mit Flüssigkeit gefüllt. Normalerweise wird die Flüssigkeit in der hinteren Kammer produziert, gelangt durch die Pupille in die Vorderkammer und wird dann durch die Tränenkanäle von den Augen abgeleitet. Wird der Kammerwasserabfluß behindert – meist durch ein Hindernis in der Vorderkammer –, steigt der Augeninnendruck an.

Die Ursache für ein Glaukom ist meist nicht bekannt, es kommt allerdings familiär gehäuft vor. Sind die Abflußkanäle offen, spricht man von einem Offen- oder Weitwinkelglaukom. Sind die Kanäle von der Regenbogenhaut verlegt, wird die Störung als Engwinkelglaukom bezeichnet.

Der Augendruck in der Vorderkammer (intraokularer Druck) wird mit einem Tonometer gemessen. Meßwerte von mehr als 20 bis 22 Millimeter Hg bedeuten einen erhöhten Druck. Manchmal liegt ein grüner Star aber auch vor, obwohl die Druckwerte normal sind. Dann ist eine ganze Meßreihe nötig, bis mit Sicherheit gesagt werden kann, ob es sich um ein Glaukom handelt. Im Ophthalmoskop wird sichtbar, wenn das Glaukom schon Veränderungen am Sehnerv hervorgerufen hat. Manchmal werden die Abflußkanäle mit einem Kontaktglas mit Spiegel (Gonioskop) ausgeleuchtet und betrachtet.

Durch einen grünen Star verengt sich das periphere Gesichtsfeld, und es treten blinde Flecken auf. Ob solche blinden Flecken vorliegen, läßt sich feststellen, indem der Betreffende aufgefordert wird, starr geradeaus auf einen zentralen Punkt zu schauen und anzugeben, ab wann er Licht sehen kann.

Diese Untersuchung kann mit dem sogenannten Bjerrum-Schirm oder mit einem Perimeter durchgeführt werden.

Weitwinkelglaukom

Beim Offen- oder Weitwinkelglaukom läuft die Kammerflüssigkeit zu langsam aus der Vorderkammer ab. Der Druck steigt allmählich an – fast immer beidseitig. Dennoch verursacht er eine allmähliche Sehverschlechterung und schädigt den Sehnerv. Die Sehverschlechterung betrifft am Anfang nur das periphere Sehen und dehnt sich allmählich auf das zentrale Sehvermögen aus, bis schließlich vollständige Erblindung eintritt.

Das Weitwinkelglaukom ist die am häufigsten vorkommende Glaukomform. Sie tritt üblicherweise nach dem 35. Lebensjahr auf, kann aber auch schon in der Kindheit

Normaler Kammerwasserabfluß

Das Kammerwasser wird in der hinteren Kammer produziert, gelangt durch die Pupille in die vordere Kammer und fließt dann durch die Abflußkanäle ab.

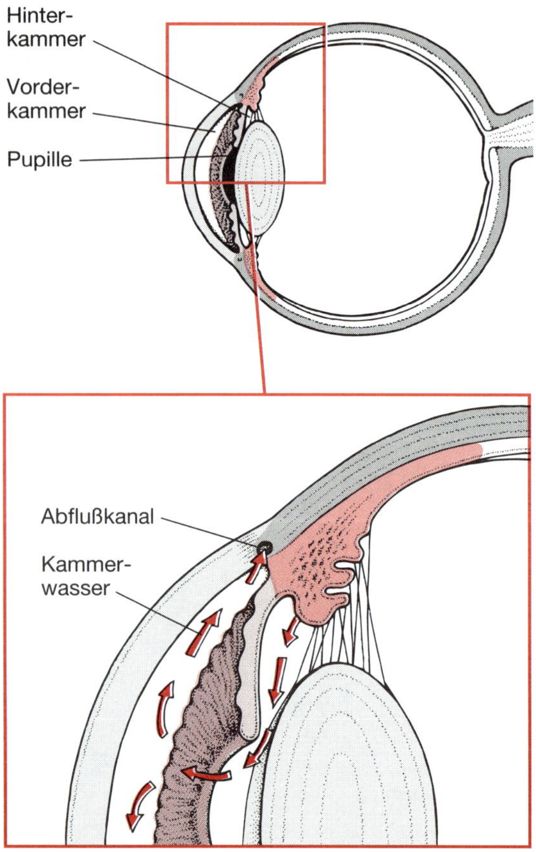

beginnen. Die Erkrankung kommt familiär gehäuft vor und tritt häufig zusammen mit Diabetes und Kurzsichtigkeit auf.

Symptome und Diagnose

Am Anfang verursacht der erhöhte Augeninnendruck keine Symptome. Später kann das Gesichtsfeld am Rand eingeschränkt sein, leichte Kopfschmerzen können sich einstellen und unbestimmte Sehstörungen wie das Sehen von Höfen um Lichtquellen oder Störungen beim Dämmerungssehen. Schließlich entwickelt sich eine Art »Tunnelblick«: Das Gesichtsfeld ist extrem eingeschränkt, beim Geradeausschauen wird rechts und links vom Zentrum kaum etwas gesehen.

Ein Weitwinkelglaukom kann völlig symptomlos bleiben, bis irreversible Schäden entstanden sind. Die Diagnose wird nur bei einer Augendruckmessung gestellt. Aus diesem Grund sollte der Augendruck routinemäßig bei jeder Augenuntersuchung gemessen werden.

Behandlung

Je früher die Behandlung einsetzt, desto besser. Ist das Sehvermögen bereits deutlich beeinträchtigt, läßt sich der Schaden meist nicht mehr vollständig beheben, wohl aber noch größerer Schaden abwenden.

Das Weitwinkelglaukom läßt sich meist mit Augentropfen behandeln. Am ehesten kommen dafür Augentropfen mit Betablockern wie Timolol, Betaxolol, Carteolol, Levobunolol oder Metipranolol in Frage, die vermutlich die Kammerwasserproduktion bremsen. Ebenfalls wirksam ist Pilokarpin, das die Pupillen verengt und den Kammerwasserabfluß aus der Vorderkammer unterstützt. Andere wirksame Augenmedikamente sind Adrenalin, Dipivefrin und Carbachol. Sie wirken, indem sie entweder den Kammerwasserabfluß verbessern oder die Flüssigkeitsproduktion hemmen. Als Tabletten zum Einnehmen dienen Carboanhydrasehemmer wie Azetazolamid oder Diclofenamid. Der Carboanhydrasehemmer Dorzolamid wird in Form von Augentropfen angewandt.

Läßt sich der Augeninnendruck medikamentös nicht ausreichend senken oder sind die unerwünschten Wirkungen der Arzneimittel nicht akzeptabel, bleibt nur die Operation. Entweder mit Laserlicht oder chirurgisch wird ein Stück aus der Iris entfernt, wodurch der Kammerwasserabfluß aus der Vorderkammer verbessert wird.

Engwinkelglaukom

Bei einem Engwinkelglaukom erhöht sich der Augeninnendruck immer mal wieder plötzlich, jedoch meist nur in einem Auge. Bei dieser Erkrankung ist der Zwischenraum zwischen Hornhaut und Regenbogenhaut, wo die Kammerflüssigkeit aus dem Auge gefiltert wird, enger als gewöhnlich. Alles, was die Pupillen verengt – Dämmerlicht, vor einer augenärztlichen Untersuchung gegebene Augentropfen oder bestimmte Medikamente –, kann dazu führen, daß die Regenbogenhaut den Kammerwasserabfluß verlegt. Ist das der Fall, steigt der Augeninnendruck plötzlich an.

Symptome

Wenn der Augeninnendruck akut ansteigt, treten plötzlich Beschwerden auf: eine leichte Sehverschlechterung, das Sehen von farbigen Säumen um Lichtquellen herum, Augen- und Kopfschmerzen. Diese Symptome können nach wenigen Stunden abklingen und in Abständen wiederkehren, bevor ein akuter Glaukomanfall auftritt. Bei einem akuten Anfall geht die Sehfähigkeit plötzlich vollkommen verloren, es gibt massive und pulsierende Augenschmerzen. Häufige Begleiterscheinung sind Übelkeit und Erbrechen, die eine Magen-Darm-Erkrankung vortäuschen können. Das Augenlid schwillt an, das Auge tränt und rötet sich. Die Pupille ist weit und verengt sich nicht mehr, wenn Licht hineinfällt.

Die meisten Symptome klingen durch eine medikamentöse Behandlung wieder ab, doch die Anfälle können wiederkehren. Jeder Anfall engt das Gesichtsfeld stärker ein.

Behandlung

Mit einer Reihe von Medikamenten läßt sich der Augeninnendruck während eines akuten Glaukomanfalls recht schnell senken. Auch Carboanhydrasehemmer wie Azetazolamid können, wenn sie sofort zu Beginn eines Anfalls gegeben werden, helfen. Pilokarpin-Augentropfen verengen die Pupille. Durch diesen Zug an der Regenbogenhaut wird die Abflußbehinderung aufgehoben. Nach dem akuten Anfall werden gewöhnlich Augentropfen und über einige Zeit ein Carboanhydrasehemmer weitergegeben. In schweren Fällen wird Mannitol infundiert, um den Augeninnendruck zu senken. Auch beim Engwinkelglaukom kann der Augeninnendruck mit Augentropfen gesenkt werden, die Betablocker enthalten.

Die Laser-Iridotomie, bei der in die Regenbogenhaut ein Loch geschnitten wird, damit das Kammerwasser besser abfließen kann, hilft, weiteren Anfällen vorzubeugen, heilt die Störung oft aber auch grundsätzlich. Sind die Abflußkanäle bzw. Kammerwinkel beider Augen eng, müssen auch beide behandelt werden, selbst wenn vom Anfall nur eines betroffen war.

Sekundärglaukom

Ein Sekundärglaukom entsteht als Folge einer Augenschädigung aufgrund von Infektionen, Entzündungen, Tumoren, ausgedehnter Linsentrübung oder einer Augenerkrankung, bei der der Kammerwasserabfluß aus der Vorderkammer gestört ist. Entzündliche Erkrankungen wie eine Gefäßhautentzündung gehören zu den häufigsten Ursachen. Weitere häufige Ursachen sind der Verschluß der Augenvene, Augenverletzungen, Augenoperationen und Blutungen im Auge. Auch Arzneimittel wie Kortison können den Augeninnendruck erhöhen.

Die Behandlung eines Sekundärglaukoms hängt von der jeweiligen Ursache ab. Ist die Ursache beispielsweise eine Entzündung, wird häufig Kortison zur Entzündungshemmung in Kombination mit pupillenerweiternden Medikamenten gegeben. Manchmal ist auch ein operativer Eingriff erforderlich.

KAPITEL 227

Erkrankungen des Sehnervs

Die Sehzellen der Netzhaut (die Innenfläche der kugeligen Hülle des Augapfels) nehmen Licht wahr und übermitteln Impulse an den Sehnerv, der diese zum Gehirn weiterleitet. Störungen im Bereich des Sehnervs und seiner Äste oder in den Bereichen an der Rückseite des Gehirns, wo die visuellen Informationen verarbeitet werden, können Sehveränderungen verursachen.

Der Sehnerv nimmt von den Augen bis zur Rückseite des Gehirns einen ungewöhnlichen Weg: Die Nerven teilen sich; die Hälfte der Nervenfasern überkreuzen sich an der Sehnervenkreuzung (Chiasma opticum). Wegen dieser anatomischen Besonderheit verursachen Schäden entlang der Sehbahn ganz eigentümliche Formen von Sehverschlechterung. Liegt die Sehnervschädigung zwischen dem Augapfel und der Sehnervenkreuzung, kann das Auge erblinden. Liegt die Störung im hinteren Abschnitt der Sehbahn, geht lediglich die Hälfte des Gesichtsfeldes, jetzt allerdings beider Augen, verloren. Man spricht hier von einer Halbseitenblindheit (Hemianopsie). Geht beiden Augen das Sehen in den Randbereichen verloren, kann die Ursache in einer Schädigung der Sehnervenkreuzung liegen. Geht beiden Augen die Hälfte des Gesichtsfelds auf derselben Seite – z. B. auf der rechten – verloren, ist die Ursache hierfür meist eine Schädigung der Sehbahn auf der gegenüberliegenden Gehirnseite, die durch Schlaganfall, Blutungen oder Tumore verursacht wurde.

Stauungspapille

Dort, wo der Sehnerv in das Auge übertritt, ist das Gewebe geschwollen. Grund ist meist ein erhöhter Schädelinnendruck.

Den Sehbahnen auf der Spur

Der Sehnerv beider Augen teilt sich auf, die Hälfte der Nervenfasern jeder Seite kreuzt sich in der Sehnervenkreuzung, dem Chiasma opticum. Aufgrund dieser anatomischen Besonderheit wird das Gehirn für das linke und für das rechte Gesichtsfeld von den Sehnervästen beider Seiten mit getrennten Informationen versorgt.

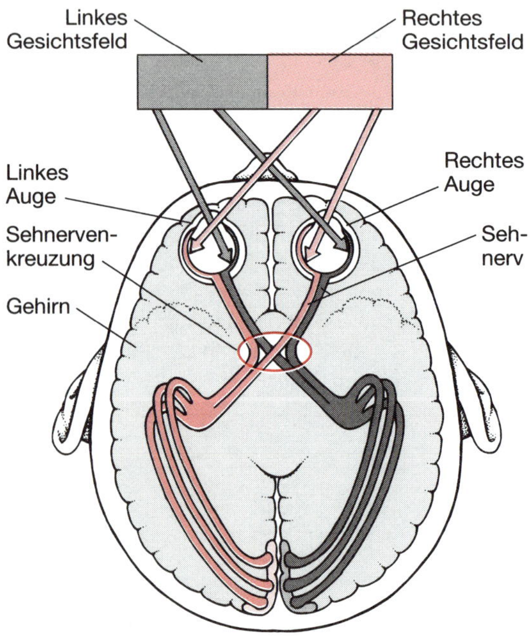

Diese Störung, die fast immer beidseitig auftritt, wird meist durch einen Gehirntumor oder -abszeß, Kopfverletzungen, Gehirnblutungen, Hirn- oder Hirnhautentzündungen, Pseudotumor cerebri, Sinus-cavernosus-Thrombose oder schweren Bluthochdruck verursacht. Auch schwere Lungenerkrankungen können den Schädelinnendruck erhöhen und damit zu einer Stauungspapille führen.

Die Stauungspapille kann zunächst Kopfschmerzen ohne Sehbeeinträchtigung verursachen. Die Behandlung hängt davon ab, warum der Schädelinnendruck erhöht ist. Dieser muß gegebenenfalls medikamentös oder operativ gesenkt werden. Geschieht das nicht schnell genug, können Sehnerv und Gehirn dauerhaft geschädigt werden.

Sehnervenentzündung

Bei einer Sehnervenentzündung (Neuritis nervi optici) ist der vordere Anteil des Sehnervs entzündet.

Eine solche Entzündung kann viele Ursachen haben, die meist aber nicht abzuklären sind. Bei Menschen über 60 Jahren ist eine Arteriitis temporalis eine der häufigsten Ursachen. Möglich sind aber auch virusbedingte Störungen.

Die Sehnervenentzündung tritt zwar meist einseitig auf, doch sie kann auch beide Augen befallen. Sie äußert sich in einer Sehverschlechterung, die innerhalb von ein bis zwei Tagen von einem kleinen blinden Fleck bis zur völligen Erblindung fortschreiten kann. Manchmal bleibt die Sehverschlechterung auf Dauer bestehen. Schmerzen können, müssen aber nicht vorliegen.

Für die Diagnose wird getestet, ob das Gesichtsfeld in allen Bereichen normal ist und ob die Pupillen normal auf Licht reagieren. Die Mündung des Sehnervs wird mit Hilfe eines Ophthalmoskops (ein Augenspiegel zur Betrachtung des Augeninneren) betrachtet. Manchmal ist auch eine Computer- (CT) oder Kernspintomographie (NMR) notwendig.

Die Behandlung richtet sich nach der jeweiligen Ursache. Kortison ist oft das Mittel der Wahl.

Retrobulbäre Neuritis

Eine Entzündung des Anteils des Sehnervs, der direkt hinter dem Augapfel liegt. Sie tritt meist einseitig auf.

Die Entzündung und damit Schädigung kann verschiedene Ursachen haben. Oft liegt eine multiple Sklerose zugrunde. Meist bleibt die Ursache jedoch unerkannt.

Die retrobulbäre Neuritis verursacht eine rasche Sehverschlechterung und Schmerzen, wenn die Augäpfel bewegt werden. Bei der Untersuchung mit dem Ophthalmoskop lassen sich nur geringfügige oder gar keine Veränderungen an dem sichtbaren Teil des Sehnervs feststellen, der hinter dem Augapfel liegt.

Etwa die Hälfte der Erkrankungen bessert sich oft innerhalb von zwei bis acht Wochen auch ohne Behandlung. Manchmal bleiben jedoch Eintrübungen im Zentrum des Gesichtsfeldes bestehen. Außerdem kann die Störung, vor allem bei multipler Sklerose, wieder auftreten. Bei jedem erneuten Auftreten verschlechtert sich die verbliebene Sehkraft weiter. Der Sehnerv kann dauerhaft geschädigt werden. Selten führen wiederholte Anfälle letztlich zur völligen Erblindung. Die Behandlung richtet sich nach der jeweiligen Ursache und kann in der Gabe von Kortison bestehen.

Sehnervenschaden durch Vergiftung

Eine Intoxikationsamblyopie ähnelt der beidseitig auftretenden retrobulbären Neuritis. Dieser Sehnervenschaden kommt meist bei Alkoholikern vor, bei denen jedoch eher eine Fehl- bzw. Unterernährung die Ursache ist, weniger der Alkohol selbst. Giftige Substanzen, wie sie im Zigarettenrauch enthalten sind, aber auch Blei, Methanol, die Arzneimittel Chloramphenicol, Digitalis, Ethambutol und viele andere können ebenfalls einen solchen Sehnervenschaden verursachen.

Die Intoxikationsamblyopie verursacht zunächst einen kleinen blinden Bereich im Zentrum des Gesichtsfelds, der sich langsam ausbreitet und bis zur völligen Erblindung weiterentwickeln kann. Bei der Untersuchung mit dem Ophthalmoskop lassen sich nur geringfügige oder gar keine Veränderungen feststellen.

Menschen mit einem solchen Schaden am Sehnerv sollten Tabak und Alkohol beziehungsweise die jeweils krankheitsauslösende Substanz meiden. Ist Alkohol an der Entwicklung der Störung beteiligt, sollte sich der Patient ausgewogen ernähren und eventuell ein Vitamin-B-Komplex-Medikament einnehmen. Bei einer Bleivergiftung kann der Arzt eine Entgiftung mit einem Chelatbildner durchführen.

Ursachen für eine Sehnervenentzündung und retrobulbäre Neuritis

- Multiple Sklerose
- Viruserkrankungen
- Arteriitis temporalis und andere Formen von Gefäßentzündung (Vaskulitis)
- Vergiftung mit chemischen Substanzen wie Blei und Methanol
- Tumor des Sehnervs
- Allergische Reaktion auf Bienenstiche
- Hirnhautentzündung
- Syphilis
- Gefäßhautentzündung
- Arteriosklerose

Männergesundheit

KAPITEL 228

Geschlechtsorgane des Mannes

Zu den äußeren Geschlechtsorganen des Mannes gehören Penis, Hodensack (Skrotum) und Hoden (Testes). Innere Geschlechtsorgane sind Samenleiter, Harnröhre, Prostata und Samenblase.

Die Spermien, Träger der männlichen Gene, werden in den Hoden produziert und in der Samenblase gespeichert. Während des Geschlechtsverkehrs werden die Spermien zusammen mit der Samenflüssigkeit durch Samenleiter und erigierten Penis transportiert.

Aufbau

Der Penis besteht aus der Peniswurzel (Radix penis), die an der Bauchwand ansetzt, dem Penisschaft (Corpus penis) als mittlerem Anteil und der Eichel (Glans penis), dem kegelförmigen Ende. Die Öffnung der Harnröhre (der Kanal, durch den Urin und Samen transportiert werden) befindet sich an der Spitze der Eichel. Die Basis der Eichel besteht aus einem kreisförmigen Wulst. Hier setzt die Vorhaut (Präputium) an, die beim nichtbeschnittenen Mann die Eichel bedeckt.

Den wesentlichen Anteil im Inneren des Penis machen drei zylindrische Hohlräume (Kavernen) mit erektilem Gewebe aus. Die beiden größeren dieser sogenannten Schwellkörper, das Corpus cavernosum penis, liegen nebeneinander. Der dritte, das Corpus spongiosum, umgibt die Harnröhre. Füllen sich diese Hohlräume mit Blut, wird der Penis groß und hart, er erigiert.

Das Skrotum (Hodensack) ist eine beutelartige Hauttasche, die Hoden und Nebenhoden enthält und schützt. Außerdem ist es für die Hoden noch eine Art Klimaanlage; es sorgt dafür, daß die Temperatur der Hoden stets etwas unter der übrigen Körpertemperatur liegt – eine wichtige Voraussetzung für eine normale Spermienproduktion. Wenn sich der zwischen Hoden und Penis liegende Muskel (Musculus cremaster) entspannt, bewirkt das, daß die Hoden weiter vom Körper weg hängen und damit kühler sind. Spannt er sich an, zieht das die Hoden zum Schutz und zum Wärmen näher an den Körper heran.

Die Hoden, ovale Organe von Walnußgröße, liegen im Hodensack. Gewöhnlich steht der linke Hoden etwas tiefer als der rechte. Die Hoden haben zwei Funktionen: Sie produzieren Spermien und das männliche Geschlechtshormon Testosteron. Der vier bis fünf Zentimeter lange Nebenhoden sitzt dem Hoden schweifartig auf, d. h. er liegt ihm von hinten oben an. Hier werden die Spermien gespeichert und bekommen die Möglichkeit zu reifen.

Der Samenleiter (Ductus deferens) ist eine Art Gang, der die Spermien von den Nebenhoden abtransportiert. Ein solcher Gang geht von jedem Hoden ab, zieht zur Rückseite der Prostata und mündet in die Harnröhre – die-

Die männlichen Geschlechtsorgane

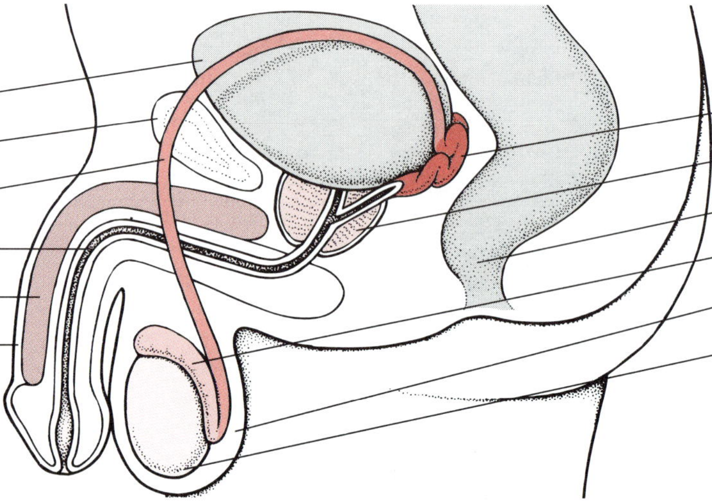

ses Endstück wird Spritzkanälchen (Ductus ejaculatorius) genannt. Andere Strukturen wie Blutgefäße und Nerven verlaufen gemeinsam mit den Samenleitern im Samenstrang durch den Leistenkanal.

Die Harnröhre beim Mann hat zwei Funktionen: Als Teil der Harnwege transportiert sie den Urin von der Harnblase, als Bestandteil des Fortpflanzungsapparats transportiert sie das Sperma.

Die Prostata liegt direkt unterhalb der Harnblase im Becken und umgibt den mittleren Anteil der Harnröhre. Diese normalerweise walnußgroße Drüse nimmt im Alter an Umfang zu. ▲ Die Prostata und die darübersitzende Samenblase produzieren eine Flüssigkeit, die für die Beweglichkeit und Lebensfähigkeit der Spermien lebenswichtig ist. Diese Flüssigkeit macht den größten Anteil des Spermas aus. Ein Teil der Samenflüssigkeit wird vom Samenleiter und von den in der Eichel lokalisierten Schleimdrüsen produziert.

Funktion

Bei sexueller Erregung wird der Penis hart (erigiert) und ermöglicht damit das Eindringen in die Scheide während des Geschlechtsverkehrs. Die Erektion ist das Ergebnis eines komplexen Zusammenspiels von Psyche, Nerven, Gefäßen und Hormonen. Sinnesreize lösen eine Reaktion im Gehirn aus, welches über das Rückenmark Nervensignale zum Penis sendet. Die Arterien, die die Schwellkörper (Corpus cavernosum und Corpus spongiosum) mit Blut versorgen, reagieren darauf, indem sie sich erweitern. Dadurch erhöht sich die Blutzufuhr zu den Schwellkörpern erheblich, sie füllen sich mit Blut und schwellen an. Die Muskeln, in die die Venen gebettet sind, die normalerweise verbrauchtes Blut vom Penis ableiten, werden angespannt. Dadurch wird der Abstrom von venösem Blut gedrosselt. Durch die stärkere Füllung der Blutgefäße im Penis nimmt dieser an Länge und Umfang zu.

Zum Samenerguß (Ejakulation) kommt es auf dem Höhepunkt sexueller Erregung, wenn die Reibung an der Eichel und andere Reize Signale an Gehirn und Rückenmark senden. Nervenimpulse rufen Muskelkontraktionen hervor, die sich entlang des Nebenhodengangs, der Samenleiter, der Samenblase und Prostata ausbreiten. Diese Kontraktionen befördern den Samen durch die Harnröhre hindurch. Durch Kontraktion der Muskeln im Bereich der Harnröhre wird der Samen durch und aus dem Penis herausgeschleudert. Der Blasenhals zieht sich ebenfalls zusammen, um einen Rückfluß der Samenflüssigkeit in die Blase zu verhindern.

Sobald die Ejakulation eintritt bzw. die Stimulation aufhört, ziehen sich die Arterien zusammen, die Venen entspannen sich. Dann reduziert sich die Blutzufuhr, es fließt vermehrt Blut ab – der Penis erschlafft.

▲ Siehe Seite 1055

Verletzungen und Erkrankungen von Penis, Prostata und Hoden

Fehlbildungen von Penis, Prostata und Hoden (Testes) können psychische wie physische Störungen verursachen. Der Penis kann Gegenstand einer Verletzung, Entzündung oder Infektion – einschließlich sexuell übertragbarer Krankheiten – sein. Auch Hautkrebs (Melanome, Basaliome, Spinaliome) und andere Karzinome können sich am Penis entwickeln. Angeborene Defekte können Schwierigkeiten beim Wasserlassen und beim Geschlechtsverkehr bereiten.

Die häufigste Form der Prostataerkrankung ist eine gutartige Vergrößerung, die mit Schwierigkeiten beim Wasserlassen verbunden ist. Weitere Erkrankungen der Prostata sind die Prostataentzündung und der Prostatakrebs – eine der häufigsten Krebsarten beim Mann. Auch die Hoden können Krebs entwickeln, was zur Unfruchtbarkeit und unbehandelt zum Tode führt. Zu den Entwicklungsstörungen der Hoden gehören Hodenverdrehungen und Leistenbruch.

Verletzungen und Entzündungen des Penis

Der Penis kann auf vielerlei Art verletzt werden. Häufig wird er im Hosenreißverschluß eingeklemmt. Die dabei entstehende Wunde verheilt jedoch meist rasch wieder. Infizierte Schnittwunden oder Reizungen werden mit Antibiotika behandelt. Wird der Penis im erigierten Zustand zu stark gekrümmt, kann dies Schmerzen verursachen. Gewebe, die an der Erektion beteiligt sind, können stark geschädigt werden und dann Probleme beim Geschlechtsverkehr verursachen. Wird der Penis ganz oder teilweise abgetrennt, kann er zwar wieder angenäht werden, volle Funktionsfähigkeit und Empfindungsvermögen werden dabei aber nur selten wiedererlangt.

Eine **Entzündung von Eichel und Vorhaut** (Balanoposthitis) wird meist durch eine Infektion mit Bakterien oder Hefepilzen unter der Vorhaut bei nichtbeschnittenen Männern verursacht. Die Entzündung ruft Schmerzen, Juckreiz, Rötung und Schwellung hervor und kann letztlich zu einer Verengung (Striktur) der Harnröhre führen. Männer mit einer solchen Entzündung können später eine Balanitis xerotica obliterans, eine Vorhautverengung, Paraphimose oder Krebs entwickeln.

Bei der **Balanitis xerotica obliterans** verursacht eine chronische Entzündung einen verhärteten, weißlichen Bezirk nahe der Eichelspitze. Ihre Ursache ist meist nicht bekannt, sie kann aber Folge einer Infektion oder allergischen Reaktion sein. Häufig liegt dieser harte, weiße Hautbereich um die Harnröhrenöffnung herum und behindert den Harn- und Samenabfluß. Die Entzündung selbst heilt meist mit Hilfe antibakterieller oder entzündungshemmender Cremes ab. Die Harnröhre jedoch muß häufig chirurgisch wieder eröffnet werden.

Mit einer **Vorhautverengung** (Phimose) kommen viele Knaben zur Welt; normalerweise reguliert sich das bis zum Schulalter von selbst. Später kann die Vorhautverengung die Folge einer längeranhaltenden Reizung sein. Wenn sich die verengte Vorhaut nicht mehr zurückziehen läßt, entstehen Schwierigkeiten beim Wasserlassen und beim Geschlechtsverkehr. Die übliche Behandlung besteht in der Beschneidung (Zirkumzision).

Eine **Paraphimose** liegt vor, wenn sich die über die Eichel zurückgezogene Vorhaut nicht mehr zurückstreifen läßt. Auch dieses läßt sich nur mit einer Beschneidung definitiv behandeln.

Erythroplasie Queyrat ist ein scharf begrenzter rötlicher Bereich mit samtiger Oberfläche, der sich auf der Penishaut, meist an der Eichel oder am Eichelwulst, entwickelt. Die Störung tritt meist beim nichtbeschnittenen Mann auf. Unbehandelt kann sie bösartig werden. Für die Diagnose wird häufig eine Biopsie (Entnahme einer Gewebeprobe zur mikroskopischen Untersuchung) vorgenommen. Behandelt wird mit einer fluorouracilhaltigen Creme. Weil es sich bei dem Gewebe um ein Krebsvorstadium handeln kann, wird der Bereich nach der Behandlung alle paar Monate sorgfältig nachuntersucht. Manchmal kann das Gewebe auch entfernt werden.

Penistumore

Das Peniskarzinom kann sich zwar überall am Penis entwickeln, meist tritt es jedoch an der Eichel oder am Eichelwulst auf. Beim beschnittenen Mann kommt es selten vor. Ein Hautkrebs zeigt sich am Anfang meist als geröteter, schmerzloser Bereich mit verletzten Stellen, die auch nach Wochen noch nicht abheilen. Meist handelt es sich

Substanzen, die einen Priapismus auslösen können

Medikamente zur Behandlung von Impotenz

Mittel zur »Blutverdünnung« (z. B. nach Herzinfarkt, Thrombosen)

Chlorpromazin (bei Angst und Psychosen)

Kortison (bei schweren Entzündungen)

Marihuana

Prazosin (bei zu hohem Blutdruck)

Tolbutamid (bei Diabetes)

Trazodon (bei Depressionen)

um Plattenepithelkarzinome▲; seltenere Vorstufen (Präkanzerosen) eines Hautkarzinoms des Penis sind das Bowen-Karzinom und der Paget-Krebs. Der Tumor wird zusammen mit einem kleinen Bereich umliegenden normalen Gewebes chirurgisch entfernt. Es wird jedoch versucht, so wenig Penisgewebe wie möglich zu entfernen.

Andere Penisgeschwülste können durch eine Infektion verursacht sein. So können kleine, schmerzlose Verletzungen beispielsweise Zeichen von Syphilis sein. Schmerzlose, kleine Bläschen werden meist durch das Herpes-simplex-Virus verursacht. Nur selten sind Bläschen, die sich später zu kleinen Geschwüren weiterentwickeln, durch Schanker■ verursacht. Ein oder mehrere erhabene, derbe Knötchen, die stecknadelkopf- bis linsengroß sind, beruhen meist auf von Viren verursachten Genitalwarzen (Condylomata acuminata). Kleine, derbe Wucherungen mit zentraler Eindellung (Molluscum contagiosum) werden durch ein anderes Virus verursacht.

▲ Siehe Seite 988

■ Siehe Seite 938

Priapismus

Eine schmerzhafte, anhaltende Erektion ohne gleichzeitige sexuelle Erregung.

Meist ist ein Priapismus durch Arzneimittel ausgelöst, oder die Ursache ist unbekannt. Weitere Ursachen sind Bluterkrankungen wie die Bildung von Blutgerinnseln, Leukämie oder Sichelzellenanämie, Tumore des Beckens oder der Wirbelsäule und Infektionen der Geschlechtsorgane. Die Störung entsteht wahrscheinlich aufgrund von Gefäß- und Nervenfehlbildungen, die zu einem Blutstau im erektilen Gewebe führen.

Die Behandlung des Priapismus hängt von der jeweiligen Ursache ab. Ist ein Medikament für die Störung verantwortlich, muß es sofort abgesetzt werden. Bei einer Nervenschädigung hilft es oft, wenn die Nerven an ihrem Austrittsort aus der Wirbelsäule dauerhaft betäubt werden. Ist ein Blutgerinnsel die Ursache, muß es chirurgisch entfernt werden, oder es muß chirurgisch ein Shunt – eine »Kurzschlußverbindung« zwischen arteriellen und venösen Blutgefäßen – eingesetzt werden, um den Penis wieder normal zu durchbluten.

Die akute Hilfe beim Priapismus besteht darin, das überschüssige Blut mit Hilfe von Nadel und Spritze abzuziehen und die Gefäße anschließend mit Flüssigkeit auszuspülen, um etwaige Blutgerinnsel auszuwaschen oder andere Verlegungen zu beheben. Auch medikamentöse Gegenmaßnahmen stehen zur Verfügung. Wird ein Priapismus nicht schnell behandelt bzw. spricht er nicht schnell auf eine Behandlung an, ist die Wahrscheinlichkeit gering, daß die sexuelle Funktion erhalten werden kann.

Peyronie-Krankheit

Das Bindegewebe verdickt sich. Dadurch zieht sich der Penis an einer Seite zusammen; der erigierte Penis krümmt sich zur Seite.

Die Peyronie-Krankheit kommt nur beim erwachsenen Mann vor. Ihre Ursache ist nicht bekannt. Das sich verhärtende Bindegewebe verursacht eine Krümmung des erigierten Penis, die Geschlechtsverkehr schwierig, wenn nicht unmöglich macht. Gelegentlich treten auch Schmerzen auf. Das Bindegewebe kann sich sogar in die Schwellkörper ausdehnen; dann kommt keine Erektion zustande.

Die Peyronie-Krankheit kann sich nach Monaten von allein wieder zurückbilden. Die Injektion von Kortison in den Penis kann manchmal helfen. In einigen Fällen kann eine Ultraschallbehandlung die Symptome lindern. Meist müssen die bindegewebigen Bereiche jedoch chirurgisch entfernt werden. Infolge dieser Operation treten manchmal noch weitere Narben auf, die den Schaden noch vergrößern. Eine Operation kann auch Impotenz zur Folge haben.

Vergrößerte Prostata

Das Prostatagewebe nimmt zu, ohne daß das auf einem Krebs beruht (benigne Prostatahyperplasie).

Die Prostatavergrößerung kommt vorwiegend bei Männern über 50 Jahren vor. Die Ursache ist unbekannt, altersbedingte hormonelle Veränderungen spielen jedoch eine Rolle. Da die Prostata die Harnröhre umgibt, engt eine Vergrößerung dieser Drüse unweigerlich die Harnröhre ein. Im Laufe der Zeit stört das den Harnabfluß. Als Reaktion darauf erstarken die Muskeln der Harnblase, um den Harn besser herauszupressen. Und trotzdem entleert sich bei einer vergrößerten Prostata die Blase beim Wasserlassen nicht vollständig. Es bleibt Urin in der Blase zurück, der die Entstehung von Infektionen und Harnsteinen fördert. Eine anhaltende Abflußbehinderung kann die Nieren schädigen. Bei Männern mit vergrößerter Prostata können Medikamente, die den Harnfluß beeinträchtigen, wie beispielsweise Mittel gegen Allergie, dazu führen, daß die Harnröhre keinen Urin mehr durchläßt.

Symptome

Eine vergrößerte Prostata bereitet erst dann Beschwerden, wenn sie den Harnabfluß behindert. Zu Anfang fällt es schwer, Wasser zu lassen; es besteht das Gefühl, die Blase sei nur unvollständig entleert. Dadurch müssen die Männer häufiger zur Toilette, vor allem nachts (Nykturie). Kraft und Stärke des Harnstrahls nehmen deutlich ab, am Ende des Wasserlassens träufelt etwas Urin nach. Schließlich entleert sich der Urin unkontrolliert (Harninkontinenz).

Wird beim Wasserlassen zu stark gepreßt, können kleine Venen in Harnröhre und Blase platzen, der Harn ist dann blutig gefärbt. Ist die Harnröhre völlig verschlossen, entsteht Harnverhaltung. Anzeichen sind ein Völlegefühl im Unterbauch und schließlich starke Schmerzen.

Bei einer Blaseninfektion brennt es beim Wasserlassen, Fieber tritt auf. Der Harnrückstau drückt verstärkt auf die Nieren; dauerhafte Nierenschäden entstehen dadurch allerdings nur selten.

Diagnose

Deuten die Symptome auf eine vergrößerte Prostata hin, wird zunächst einmal körperlich untersucht. Bei der rektalen Untersuchung läßt sich eine vergrößerte Prostata meist ertasten. Knotige Erscheinungen weisen meist auf eine krebsartige Veränderung hin, Verhärtungen und Schmerzempfindlichkeit auf eine Infektion.

Eine Blutuntersuchung gibt Auskunft über die Nierenfunktion. Mit einem weiteren Bluttest wird die Konzentration des sogenannten prostataspezifischen Antigens (PSA) gemessen, das Hinweise auf einen Prostatakrebs geben kann. Etwa 30 bis 50 Männer mit einer vergrößerten Prostata haben erhöhte PSA-Werte. Ein solcher erhöhter Meßwert bedeutet jedoch nicht, daß tatsächlich ein Prostatakrebs vorliegt, sondern lediglich, daß weitere Untersuchungen erforderlich sind, um den Verdacht abzuklären.

Manchmal sind noch weitere Verfahren nötig, um die Diagnose abzusichern. Mit Hilfe eines Katheters kann der Restharn gemessen werden, der nach dem Wasserlassen noch in der Blase verbleibt. Es kann auch sein, daß der Betroffene in ein Uroflowmeter urinieren muß, mit dem die Harnmenge pro Zeit gemessen wird. Per Ultraschall läßt sich die Größe der Prostata bestimmen und feststellen, ob möglicherweise Prostatakrebs vorliegt. Nur selten wird ein Endoskop (ein biegsames röhrenförmiges Instrument mit optischem System) in die Harnröhre eingeführt, um nach anderen Abflußbehinderungen als einer Prostatavergrößerung zu suchen.

Behandlung

Die Symptome lassen sich mit Alpha-Rezeptorenblockern wie Alfuzosin oder Doxazosin lindern, die die Blasenauslaßmuskulatur entspannen. Um die Prostata zu verkleinern und einen operativen Eingriff zu vermeiden, eignen sich Substanzen wie Finasterid. Meist dauert es jedoch mindestens drei Monate, bis sich die Symptome bessern. Die in Deutschland vielfach gebrauchten Pflanzenmittel haben keinen Einfluß auf die Größe der Prostata. Eingreifendere Maßnahmen werden nötig, wenn die Symptome unerträglich werden, sich häufig Harnweginfektionen einstellen, die Nierenfunktion beeinträchtigt wird oder kein Urin mehr ausgeschieden werden kann. Bei völliger Harnverhaltung muß der Blaseninhalt mit einem Katheter abgeleitet werden. Infektionen werden mit Antibiotika behandelt.

Die besten Ergebnisse liefert immer noch eine Operation. Bevorzugte Methode ist die transurethrale Resektion der Prostata (TURP), bei der ein Endoskop durch den Harnleiter nach oben geschoben wird und Teile der Prostata entfernt werden. Bei dieser Methode ist kein Einschnitt nötig, die Betäubung erfolgt vom Rückenmark aus. Bei einem Teil der so operierten Männer bleibt danach noch eine gewisse Harninkontinenz bestehen. Nur selten entwickelt sich in den darauffolgenden drei Jahren Impotenz, wird eine Harnröhrenerweiterung erforderlich oder muß eine zweite TURP durchgeführt werden. Alternativ zu dieser Operation kann die Prostata – ebenfalls endoskopisch – mit Laserlicht verkleinert werden. Bei diesem Verfahren werden kaum Nerven geschädigt, und das Komplikationsrisiko ist gering. Zu den neueren Behandlungsverfahren gehören die Mikrowellendiathermie, bei der mit kurzwelliger, aber hochfrequenter elektromagnetischer Energie das Prostatagewebe verringert wird, und die Ballondilatation, bei der die Harnröhre mit einem Ballonkatheter erweitert wird.

Prostatakrebs

Prostatakrebs kommt sehr häufig vor, ohne daß allerdings die genaue Ursache bekannt wäre. Bei der mikroskopischen Untersuchung des Prostatagewebes nach einer Prostataoperation oder bei einer Autopsie läßt sich bei der Hälfte der Männer über 70 Jahren und bei praktisch allen Männern über 90 Jahren Krebs nachweisen. Meist verursacht dieser aber keine Symptome, weil er im allgemeinen nur langsam fortschreitet. Einige Prostatakarzinome sind aber aggressiver, wachsen schnell und siedeln Krebszellen im ganzen Körper ab (Metastasen). Prostatakrebs ist in Europa nach dem Lungenkrebs die zweithäufigste Krebstodesursache bei Männern.

Symptome

Prostatakrebs schreitet im allgemeinen nur langsam fort und verursacht erst im fortgeschrittenen Stadium Symptome. Manchmal ähneln die Beschwerden denen der gutartigen Prostatavergrößerung, darunter Schwierigkeiten beim Wasserlassen und häufiges Wasserlassen. Sie entstehen, wenn der Krebs den Urinfluß durch die Harnröhre teilweise blockiert. Im späteren Verlauf können Blut im Urin oder plötzliche Harnverhaltung hinzukommen.

Manchmal wird der Prostatakrebs erst diagnostiziert, wenn er bereits Tochtergeschwülste (Metastasen) gebildet hat. Sie finden sich vor allem in den Knochen im Becken und in der Wirbelsäule; Nierenmetastasen zeigen sich daran, daß die Nieren nicht mehr wie gewohnt arbeiten. Knochenkrebs ist sehr schmerzhaft und kann die Knochen so sehr schwächen, daß sie brechen. Hat sich der Krebs erst einmal ausgebreitet, kommt meist Blutarmut hinzu. Metastasen eines Prostatakrebses können auch ins Gehirn gelangen und Krampfanfälle, Verwirrtheit und andere psychische und neurologische Störungen verursachen.

Diagnose

Prostatakrebs könnte viel öfter in einem frühen, heilbaren Stadium entdeckt werden, wenn alle Männer über 50 einmal im Jahr zur Krebsfrüherkennungsuntersuchung gingen. Dabei werden sie rektal untersucht, und ihr Blut wird getestet. Bei der rektalen Untersuchung tastet der Arzt die Prostata vom Darm her ab – liegt ein Krebs vor, sind häufig Knoten fühlbar. Bei der Blutuntersuchung wird die Konzentration an prostataspezifischem Antigen (PSA) gemessen – bei Männern mit Veränderungen der Prostata ist der Wert gewöhnlich erhöht. Allerdings ist diese Blutuntersuchung nicht krebsspezifisch: Der Wert ist auch bei einer gutartigen Vergrößerung erhöht – wenn auch geringer –, und auch bei Entzündungen der Drüse steigt der PSA-Wert an. Bei einem Teil der Männer weist der Test auf den bestehenden Krebs nicht hin, und bei einem recht großen Anteil an Männern schürt er einen Krebsverdacht, obwohl gar kein Krebs besteht.

Auf der einen Seite verbessert der PSA-Test die Früherkennungschancen, auf der anderen macht sein Ergebnis unnötig angst und veranlaßt womöglich zu überflüssigen kostspieligen Diagnoseverfahren. Weil es aber zur Zeit keine spezifischere Diagnosemethode für die Früherkennung des Prostatakarzinoms gibt, wird empfohlen, rektale Untersuchung und PSA-Test bei all den Männern ab 50 durchzuführen, von denen hinsichtlich ihres Alters und ihres Gesundheitszustandes anzunehmen ist, daß sie noch mindestens zehn Lebensjahre vor sich haben werden. Dann nämlich wird man ihnen zur Operation eines eventuellen Prostatakarzinoms raten.

Eine Ultraschalluntersuchung ergänzt die Diagnose. Sie ist vor allem dann angebracht, wenn der Tastbefund unverdächtig, der PSA-Wert aber unerklärlich hoch ist. Und sie dient in jedem Fall dann als Hilfsmittel, wenn aus den verdächtigen Knoten der Prostata Gewebeproben entnommen werden müssen. Dies geschieht unter örtlicher Betäubung und ambulant. Die Gewebeproben werden unter dem Mikroskop untersucht, um festzustellen, ob es sich um einen Tumor handelt. Biochemische Untersuchungsverfahren geben dann Aufschluß darüber, ob der Tumor zum aggressiven Typ gehört und sich wahrscheinlich schnell ausbreiten wird oder ob er eher langsam wächst und sich nur langsam ausbreitet. Die Biopsie liefert außerdem Informationen, wie weit sich das Karzinom bereits ausgedehnt hat. Knochenmetastasen lassen sich röntgenologisch oder mit einer Szintigraphie nachweisen.

Zwei Kriterien helfen, den möglichen Verlauf der Krebserkrankung und die beste Behandlungsmethode festzulegen:

- Der Ausbreitungsgrad des Karzinoms. Ist der Krebs auf einen kleinen Prostatabereich begrenzt, dauert es im allgemeinen viele Jahre, bevor er sich auf umliegende Bereiche und schließlich auf Knochen und andere Körperbereiche ausdehnt.
- Die Frage, wie bösartig die Zellen sind. Krebszellen, die unter dem Mikroskop stärker verändert aussehen, wachsen und breiten sich im allgemeinen schneller aus.

Behandlung

Die Behandlung kann das Leben des Patienten stark verändern. Größere Operationen, Strahlen- und Chemotherapie verursachen oft Impotenz und manchmal auch Harninkontinenz. Patienten über 70 Jahre ziehen deutlich weniger Nutzen aus der Behandlung als jüngere Männer, da ältere Männer meist unabhängig vom Krebs an anderen Krankheiten sterben. Viele Männer mit Prostatakrebs, vor allem ältere mit einem langsam wachsenden Karzinom im Frühstadium, halten aufmerksames Beobachten für die beste Vorgehensweise.

Erweist sich jedoch – in gemeinsamer Absprache von Arzt und Patient – eine Behandlung als erforderlich, hängt die Art der Behandlung vom Ausmaß der Erkrankung ab. Die besten Heilungschancen bestehen, wenn das Organ komplett entfernt wird. Immer wird man versuchen, eine Behandlungsart zu finden, die es den Männern weiterhin erlaubt, sexuell aktiv zu bleiben. Dennoch gilt der Grundsatz: Leben geht vor Potenz, wobei die Tumorgröße für die Prognose als ausschlaggebend angesehen wird. Bei den heutigen Operationstechniken geht man davon aus, daß etwa fünf Prozent der Operierten mit einer Inkontinenz leben müssen, etwa die Hälfte, bei einigen Tumorarten auch nur ein Drittel der Betroffenen, wird impotent.

Ein auf das Organ begrenzter Prostatakrebs und ein Krebs mit nahegelegenen Metastasen kann statt zu operieren radioaktiv bestrahlt werden. Die Radiotherapie wird auch bei sehr großen Tumoren eingesetzt. Bei Metastasen in entfernt liegenden Organen ist diese Behandlungsform jedoch nicht geeignet. Die Strahlentherapie kann mit externer Strahlenquelle oder mit interner in Tumornähe in Form einer Kontaktbestrahlung, bei der radioaktive Implantate in die Prostata eingebracht werden, durchgeführt werden.

Bei fortgeschrittenen metastasierenden Prostatakarzinomen ist man vor allem bemüht, die Beschwerden zu bessern. Da Prostatakarzinome schneller wachsen, wenn ihnen das männliche Geschlechtshormon Testosteron zur Verfügung steht, versuchen verschiedene Behandlungsverfahren, die Testosteronspiegel zu senken. Etwa 80 Prozent der Männer mit Prostatakrebs sprechen positiv auf eine solche Behandlung an. Der Testosteronspiegel läßt sich zum einen mit Medikamenten senken. Diese Behandlung verursacht jedoch beträchtliche körperliche Veränderungen, so eine verminderte Libido, Impotenz und Brustvergrößerung (Gynäkomastie). Außerdem wird der Krebs bei bis zu einem Drittel der Männer mit fortgeschrittenem Karzinom innerhalb eines Jahres resistent gegen die Behandlung.

Auch die Entfernung beider Hoden (bilaterale Orchiektomie) senkt den Testosteronspiegel radikal. Weil sich diese Behandlung jedoch körperlich und psychisch gravierend auswirkt, ist sie für manche Patienten nicht akzeptabel. Dennoch gilt: Sie ist wirksam, braucht nicht wiederholt zu werden, ist kostengünstiger als eine medikamentöse Therapie und kann ambulant vorgenommen werden. Schmerzhafter Knochenkrebs, der auf andere Behandlungsverfahren nicht angesprochen hat, kann mit Strahlentherapie oder mit dem Östrogen Mestranol behandelt werden.

Prostataentzündung

Mediziner nennen die Entzündung der Prostata Prostatitis.

Die nichtbakterielle Prostataentzündung ist weiter verbreitet als die bakterielle, ihre Ursache ist nicht bekannt. Manchmal wird sie jedoch von Bakterien verursacht, die sich von den Harnwegen auf die Prostata ausbreiten. Eine Prostataentzündung verursacht Schmerzen in der Leiste, im Bereich zwischen Penis und After und im Lendenwirbelbereich sowie Schüttelfrost und Fieber. Häufiges Wasserlassen, plötzlicher Harndrang sowie Blut im Urin können ebenfalls auftreten. Eine bakterielle Infektion kann sich auf den Hodensack ausbreiten und hier starke Beschwerden, Schwellung, Rötung sowie starke Berührungsempfindlichkeit verursachen.

Eine Prostataentzündung kann auch durch eine Infektion mit Pilzen, Viren oder Protozoen verursacht werden.

Diagnose und Behandlung

Die Diagnose der Prostataentzündung stützt sich gewöhnlich auf die Symptome und die körperliche Untersuchung. Bei der rektalen Untersuchung kann sich die Prostata geschwollen anfühlen und berührungsempfindlich sein. Gelegentlich wird während der Untersuchung auch eine Harnprobe oder durch Drücken der Prostata etwas Flüssigkeit zum Anlegen einer Kultur entnommen.

Bei der nichtinfektiös bedingten Prostataentzündung bessern sich die Symptome durch warme Sitzbäder, regelmäßige Prostatamassagen und häufige Ejakulationen. Auch stuhlerweichende Mittel sowie die Zufuhr von viel Flüssigkeit helfen.

Bei der bakteriellen Prostataentzündung werden orale Antibiotika wie Cotrimoxazol über 30 bis 90 Tage gegeben. Bei einer kürzeren Antibiotikatherapie heilt die Infektion nicht komplett aus und führt zu einer chronischen Infektion.

Hodenkrebs

Hodenkrebs kann einen vergrößerten Hoden oder Knoten im Hodensack verursachen. Bei den meisten Knoten, die im Hodensack spürbar sind, handelt es sich allerdings nicht um Krebs, wohl aber bei den meisten Knoten in den Hoden selbst.

Die Ursache von Hodenkrebs ist nicht bekannt. Männer, deren Hoden bis zum dritten Lebensjahr noch nicht von selbst in den Hodensack gewandert sind, haben jedoch ein wesentlich höheres Risiko. Hodenkrebs tritt vorwiegend bei Männern unter 40 Jahren auf.

Die bösartigen Hodentumore lassen sich in vier Gruppen einteilen: Seminome, Teratome, embryonale Karzinome und Chorionkarzinome.

Symptome und Diagnose

Hodenkrebs verursacht einen harten, größer werdenden und manchmal schmerzhaften Knoten im Hodensack. Platzen Blutgefäße im Tumor, entsteht dadurch eine schnell wachsende Geschwulst, die starke Schmerzen verursacht. Ein harter Knoten am Hoden ist besorgniserregend und sollte in jedem Fall unverzüglich ärztlich untersucht werden.

Durch körperliche Untersuchung und Ultraschall läßt sich feststellen, ob der Knoten tatsächlich im Hoden sitzt. Handelt es sich bei dem Knoten, vor allem wenn er am Hoden lokalisiert ist, um eine feste Geschwulst, wird eine kleine Gewebeprobe zur mikroskopischen Untersuchung entnommen. Diese Biopsie wird unter örtlicher Betäubung vorgenommen, der Hoden selbst wird dabei nicht verletzt.

Die Konzentrationen zweier Bluteiweiße, Alpha-Fetoprotein und Humanes-Choriongonadotropin (HCG), ist bei Männern mit Hodenkrebs meist erhöht. Die entsprechenden Blutuntersuchungen werden sowohl durchgeführt, um einen Hodenkrebs zu diagnostizieren als auch um den Verlauf nach der Behandlung zu kontrollieren. Steigen die Konzentrationen nach der Behandlung wieder an, deutet dies darauf hin, daß die Erkrankung erneut auftritt.

Behandlung

Der erkrankte Hoden muß chirurgisch entfernt werden. Der gesunde Hoden bleibt erhalten, so daß der Mann noch genügend Geschlechtshormone produziert und fruchtbar bleibt. Bei bestimmten Karzinomtypen müssen auch die Bauchlymphknoten entfernt werden, weil sich in ihnen Metastasen angesiedelt haben können.

Nach der Operation wird, vor allem bei Seminomen, eine Bestrahlungstherapie durchgeführt. Bestrahlt werden die Lymphknoten im Bauch, in der Brust und im Nacken, um Krebszellen zu zerstören, die sich möglicherweise dorthin abgesiedelt haben.

Bei Hodentumoren, die bereits Metastasen in andere Organe abgesiedelt haben, schließt sich an die Operation meist eine Chemotherapie an. Die Heilungschancen hängen von Typ und Ausmaß des Tumors ab. Doch der Hodenkrebs bei jungen Männern ist, besonders wenn er frühzeitig erkannt und behandelt wird, einer der Krebse mit den besten Heilungsaussichten. Seine Behandlung ist einer der großen Triumphe der Krebstherapie.

Hodenverdrehung

Hoden und Samenstrang haben sich um die Längsachse verdreht (Hodentorsion).

Die Hodenverdrehung entsteht durch eine ungewöhnliche Entwicklung des Samenstrangs bzw. der Hodenhülle. Sie tritt meist zwischen der Pubertät und etwa dem 25. Lebensjahr auf, kann grundsätzlich aber in jedem Alter vorkommen. Eine Hodentorsion kann nach körperlicher Anstrengung, aber auch ohne ersichtlichen Grund auftreten.

Symptome sind starke Schmerzen und eine Hodenschwellung, begleitet von Übelkeit und Erbrechen. Die Diagnose stützt sich häufig allein auf die Beschreibung der Symptome und die Befunde der körperlichen Untersuchung. Der Arzt kann allerdings auch eine Szintigraphie des Hodens vornehmen. Deren Ergebnis ist jedoch nicht immer zuverlässig. Häufig wird darum eine spezielle Ultraschalluntersuchung, die sowohl das Gewebe als auch die Durchblutung des Hodens zeigt, vorgezogen.

Der gedrehte Samenstrang unterbricht die Blutversorgung des Hodens. Um ihn zu retten, muß die Drehung innerhalb von 24 Stunden behoben werden. Während der Operation wird der andere Hoden meist besser fixiert, um zu verhindern, daß sich auch auf dieser Seite noch etwas verdreht.

Leistenbruch

Bei einem Leistenbruch (Leistenhernie) tritt der Bruchsack mit den in ihm befindlichen Eingeweiden durch eine Öffnung in der Bauchwand in den Leistenkanal. (Durch den Leistenkanal wandern die Hoden normalerweise kurz vor der Geburt vom Bauch in den Hodensack.)

Ein angeborener oder indirekter Bruch entsteht, wenn sich der Leistenkanal nach der Geburt nicht ordnungsgemäß verengt. Tritt der Bruchsack mit Inhalt durch einen Defekt am Boden des Leistenkanals, spricht man von einem erworbenen oder direkten Bruch.

Bei beiden Brucharten kann der Bruchsack mit seinem Inhalt in den Hodensack treten. Dann entsteht eine meist schmerzlose Schwellung in der Leiste oder im Hodensack. Im Stehen kann die Schwellung größer werden, im Liegen kleiner, weil der Inhalt der Schwerkraft folgend vor- und zurückgleitet. Ein schmerzloser Bruch kann zunächst meist wieder zurückgedrückt werden. Wird allerdings ein Teil des Bruchsacks eingeklemmt, wird die Blutzufuhr unterbrochen und der eingeklemmte Darmabschnitt kann absterben. Dann treten starke Schmerzen auf. Ein einge-

Hodenverdrehung

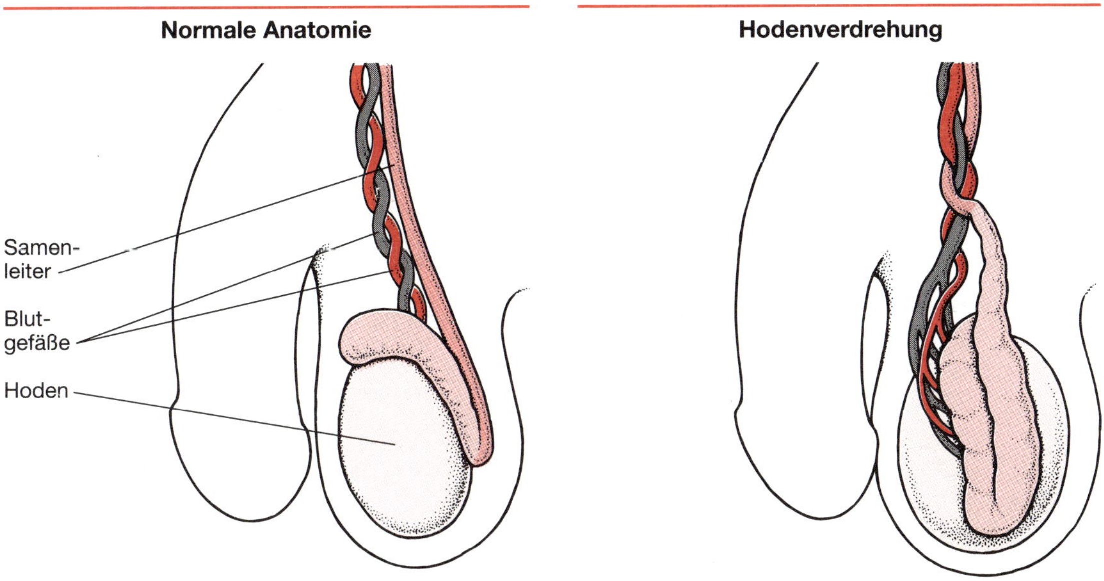

klemmter Bruch muß sofort als Notfall operiert werden. Dabei wird der Bruchsack mit Inhalt aus dem Leistenkanal herausgezogen und die Bruchpforte verschlossen. Um es nicht erst zu einer solchen Notoperation kommen zu lassen, sollte ein Leistenbruch operiert werden, sobald er das erste Mal aufgetreten ist. (Siehe Abb. Seite 1060)

Sonstige Erkrankungen von Hodensack und Hoden

Eine **Entzündung von Nebenhoden und Hoden** (Epididymo-Orchitis) kann als Komplikation einer Entzündung der Blase oder der Harnröhre, als Folge eines Trippers, als Komplikation nach einer Prostataoperation oder nach verschiedenen Eingriffen wie dem Legen eines Dauerkatheters auftreten. Der Hoden schmerzt, schwillt und fühlt sich warm an. Die Schmerzen können mit Parazetamol oder anderen Schmerzmitteln gestillt werden. Gelegentlich bildet sich ein Abszeß (Eiteransammlung), der sich wie ein weicher Knoten im Hodensack anfühlt. Der Hodenabszeß entleert sich meist von allein, andernfalls muß er operativ eröffnet und geleert werden.

Mumps ist eine Virusinfektion, die vor allem im Kindesalter auftritt. Erkrankt ein erwachsener Mann an Mumps, kann als Komplikation eine Hodenentzündung (Orchitis) auftreten. Die Infektion verursacht eine schmerzhafte Schwellung, die die Fähigkeit der Hoden, Spermien zu produzieren, dauerhaft schädigen kann.

Ein **Wasserbruch** (Hydrozele) ist eine Flüssigkeitsansammlung in der Hülle des Hodens, die eine weiche Schwellung im Hoden verursacht. Sie kann angeboren sein oder sich erst später entwickeln. Ein Wasserbruch ist oft schmerzlos, kann aber so groß werden, daß er operativ entfernt werden sollte.

Ein **Blutbruch** (Hämatozele) ist eine Blutansammlung, die sich gewöhnlich nach einer Verletzung des Hodensacks bildet. Manchmal nimmt der Körper das Blut von selbst wieder auf. Große Hämatozelen müssen jedoch oft operativ entfernt werden.

Ein **Samenbruch** (Spermatozele) bildet sich normalerweise im Bereich des Nebenhodens und enthält Sperma. Vergrößert sich der Samenbruch oder macht er Beschwerden, wird er operativ entfernt.

Krampfadernbruch (Varikozelen) beschreibt eine Ansammlung verlängerter, erweiterter Venen, die sich wie die Krampfadern am Bein über den Hodensack schlängeln. Sie treten meist im linken Hodensack auf. In aufrechter Position sind sie deutlich erkennbar, verschwinden in der Rückenlage jedoch gewöhnlich wieder, da dann der Blutfluß zu den erweiterten Venen abnimmt. Verursachen sie Schmerzen oder ein Spannungsgefühl im Hoden oder beeinträchtigen sie die Fruchtbarkeit, sollten sie chirurgisch entfernt werden.

Leistenbruch

Beim Leistenbruch drückt eine Darmschlinge durch eine Öffnung in der Bauchwand in den Leistenkanal, durch den die Hoden in den Hodensack wandern.

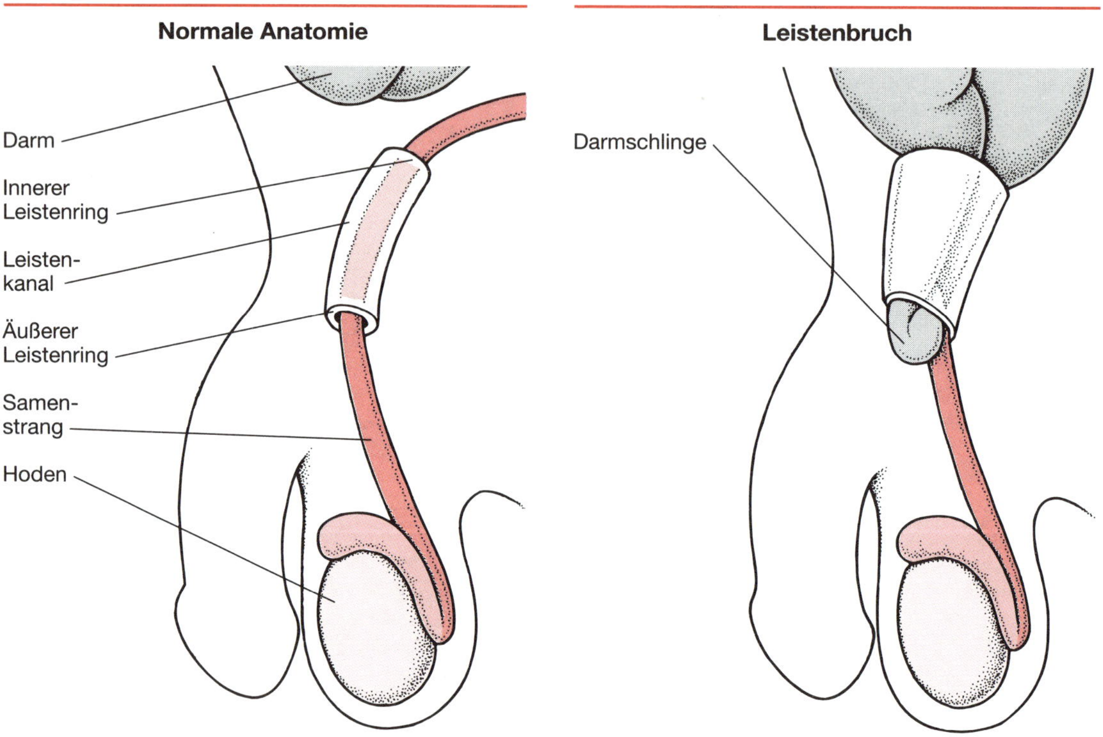

KAPITEL 230

Impotenz

Impotenz (erektile Dysfunktion) ist die Unfähigkeit, bei mehr als der Hälfte aller Versuche eine Erektion zu bekommen oder aufrechtzuerhalten, die ausreicht, um Geschlechtsverkehr auszuüben.

▲ Siehe Kasten, Seite 418

Ursachen

Impotenz wird gewöhnlich durch Gefäßveränderungen oder anatomische Besonderheiten des Penis, Nervenstörungen, Medikamente oder psychische Störungen, die die sexuelle Erregung beeinträchtigen ▲, verursacht. Körperliche Ursachen spielen vor allem beim älteren Mann eine Rolle, psychische beim jungen Mann. Impotenz kommt im Alter zwar häufiger vor, sie gilt aber nicht als natürliche Alterserscheinung, sondern geht vielmehr auf Störungen zurück, die in diesem Lebensabschnitt gehäuft auftreten. Etwa die Hälfte der Männer über 65 Jahren und 75 Prozent der Männer über 80 Jahren sind impotent.

Am häufigsten wird eine erektile Dysfunktion durch psychische Faktoren, wie Depressionen und Leistungsdruck, hervorgerufen. Dasselbe gilt für sexuelle Schuldgefühle, Angst vor Intimität und Unsicherheit bezüglich der eigenen Heterosexualität beziehungsweise latente Homosexualität. ▲

Da der Penis für eine Erektion ausreichend durchblutet sein muß, können Gefäßerkrankungen, wie die Arteriosklerose, Impotenz verursachen. Die arterielle Blutversorgung des Penis kann aber auch durch einen Blutpfropfen oder durch einen gefäßchirurgischen Eingriff beeinträchtigt sein. Bei etwa 75 Prozent der impotenten Männer mit normaler Nerven- und Hormonfunktion ist der Blutfluß in den Penis normal, das Blut fließt nur zu schnell wieder ab.

Auch eine Schädigung der zum Penis hin- oder von dort wegführenden Nerven kann Impotenz verursachen. Eine solche Nervenschädigung kann viele Ursachen haben: Verletzungen, Diabetes mellitus, multiple Sklerose, Schlaganfall und Medikamente. Diabetes verursacht eine periphere Neuropathie ■, eine spezielle Form der Nervenschädigung, die vor allem beim älteren Mann häufig Ursache von Impotenz ist. Alkoholismus verursacht eine ähnliche Form der peripheren Neuropathie. Erkrankungen im Lendenwirbelbereich sowie Mastdarm- oder Prostataoperationen können ebenfalls die Penisnerven schädigen.

Medikamente spielen bei schätzungsweise etwa einem Viertel der impotenten Männer eine Rolle, vor allem bei älteren Männern. Medikamente, die häufig Impotenz verursachen, sind Mittel gegen Bluthochdruck, bei Angsterkrankungen, psychiatrischen Erkrankungen, Depressionen und Cimetidin, das bei Magengeschwüren angewandt wird. Auch Alkohol kann Impotenz verursachen.

Manchmal hat Impotenz auch hormonelle Ursachen. So können beispielsweise zu niedrige Testosteronspiegel Impotenz verursachen. Die im Alter üblicherweise sinkende Konzentration an männlichen Geschlechtshormonen hat jedoch eher ein abnehmendes Sexualverlangen (Libido) zur Folge.

Diagnose

Nachdem der Mann dem Arzt von seiner Erektionsstörung erzählt hat, wird er ausführlich zu seinen Symptomen befragt, um auszuschließen, daß es sich nicht um eine andere Störung der Sexualfunktion handelt (beispielsweise Ejakulationsstörungen). Der Arzt fragt, ob sexuelles Verlangen normalerweise von einer ausreichenden Erektion begleitet wird und ob es im Schlaf oder beim morgendlichen Erwachen eine Erektion gibt. Die Antworten hierauf geben Aufschluß darüber, ob die Gründe für die Impotenz eher im psychischen oder im körperlichen Bereich zu suchen sind.

Weiterhin wird nach früheren Gefäß-, Becken-, Mastdarm- oder Prostataoperationen gefragt. Veränderungen der männlichen Geschlechtsmerkmale – wie der Brust-, Hoden- und Penisgröße – sowie Veränderungen von Behaarung, Stimme oder Haut werden ebenfalls berücksichtigt. Auch die Möglichkeit etwaiger psychischer Störungen wie Depressionen oder Angst sollte untersucht werden. Jede neue belastende Situation wie der Wechsel der Sexualpartnerin oder berufliche oder Beziehungsprobleme kann ebenfalls ein wichtiger Faktor sein. Und schließlich wird der Mann nach der Einnahme von Medikamenten sowie seinem Alkohol- und Drogenkonsum befragt.

Mit Hilfe von Blutproben wird die Konzentration an Testosteron gemessen. Testosteronmangel kann Impotenz verursachen. Anzeichen dafür sind meist eine Brustvergrößerung (Gynäkomastie), Ausfall der Schambehaarung und kleine, weiche Hoden. Durch Messung des Blutdrucks in den Beinen läßt sich feststellen, ob die vom Becken und von der Leiste ausgehende arterielle Blutversorgung des Penis gestört ist. Festgestellt werden kann auch, ob die Nervenversorgung des Penis gestört ist.

Andere Tests helfen, Allgemeinerkrankungen, die zur Impotenz führen können, zu erkennen. Mit Blutuntersuchungen beispielsweise lassen sich Blutarmut, Infektionen und Diabetes nachweisen und mit dem TSH-Stimulations-Test eine Schilddrüsenüber- oder -unterfunktion.

Die Blutgefäße des Penis lassen sich per Ultraschall untersuchen. Im Rahmen eines weiteren Tests wird ein arterienerweiterndes Mittel in den Penis injiziert. Verursacht diese Injektion keine Erektion oder kann der Mann die Erektion nicht aufrechterhalten, deutet dies darauf hin, daß die Penisvenen durchlässig und damit unfähig sind, das Blut im Penis zu halten.

Behandlung

Impotenz läßt sich normalerweise ohne Operation behandeln. Die Art der Behandlung hängt von der jeweiligen Ursache und vom individuellen Lebensstil ab.

Für die psychisch bedingte Impotenz gibt es eine dreistufige Behandlungsmethode. Diese spezielle Technik stellt erst einmal den Intimkontakt und emotionale Wärme in den Vordergrund und verlagert das Schwergewicht

▲ Siehe Kasten, Seite 418

■ Siehe Seite 333

vom reinen Geschlechtsakt hin auf den Aufbau einer Beziehung. Die erste Stufe besteht in der nichtgenitalen Stimulation der Partnerin. In der zweiten Stufe dürfen die genitalen und erogenen Zonen berührt werden, ohne daß es allerdings zum Geschlechtsverkehr kommt. In der dritten Stufe schließlich wird der Geschlechtsverkehr vollzogen. Beide Partner sollen bei jeder einzelnen Stufe Lust empfinden, bevor sie zur nächsten weitergehen. Bleibt diese Technik erfolglos, kann eine Psychotherapie oder verhaltenstherapeutische Sexualtherapie angezeigt sein. Leidet der Mann an Depressionen, ist eine medikamentöse Behandlung zusammen mit Psychotherapie notwendig.

Verschiedene Medikamente bessern die Impotenz. Yohimbin wirkt im Grunde nicht besser als ein Scheinmedikament. Von einer Testosteronbehandlung profitieren die Männer, deren Impotenz oder abnehmendes Sexualverlangen durch zu niedrige Testosteronspiegel bedingt ist. Das Testosteron wird in wöchentlichen Abständen injiziert oder mit einem auf die Haut geklebten Pflaster in den Körper gebracht. Es können jedoch Nebenwirkungen wie Prostatawachstum und eine Vermehrung der roten Blutkörperchen mit der damit verbundenen erhöhten Schlaganfallgefahr auftreten.

Das neueste und bislang wirkungsvollste Medikament gegen Impotenz enthält den Wirkstoff Sildenafil (*Viagra*). Er sorgt dafür, daß das in den Penis hineingeflossene Blut nicht so schnell wieder abfließen kann. Sildenafil wird etwa eine Stunde vor dem Verkehr eingenommen. Als unangenehme, aber harmlose Nebenwirkungen treten vor allem Kopfschmerzen und Hitzegefühl auf. Nicht einnehmen dürfen jene Männer die Potenzpille, die eine koronare Herzkrankheit, deutlich erhöhten Blutdruck oder eine Herzschwäche haben. Absolut verboten ist die Kombination von Sildenafil mit Nitraten, wie sie als Kapseln oder Spray angewandt werden, um die Schmerzen einer Angina pectoris zu behandeln. Auch mit einer Reihe anderer Arzneimittel und bei einigen anderen Erkrankungen ist bei der Einnahme von Sildenafil Vorsicht geboten.

Um eine Erektion zu bekommen und aufrechtzuerhalten, gibt es ferner Vakuumvorrichtungen. Für Männer mit Blutgerinnungsstörungen oder solche, die »blutverdünnende« Medikamente einnehmen, sind sie jedoch ungeeignet. Vakuumvorrichtungen bestehen aus einer Hohlkammer und einer Spritze, einer Pumpe oder einem Rohrstück, die über den schlaffen Penis passen. Mit Hilfe der Spritze oder Pumpe oder durch Ansaugen am Rohr wird ein leichtes Vakuum geschaffen. Durch das Vakuum wird Blut in die Penisarterien gezogen. Ist der Penis dann erigiert, wird eine Bindevorrichtung angebracht, um zu verhindern, daß das Blut wieder durch die Venen abfließt. Diese Kombination verschiedener Hilfsvorrichtungen hilft, eine Erektion 30 Minuten lang aufrechtzuerhalten. Nach dieser Zeit muß die Vorrichtung entfernt werden, um Schäden durch einen Blutstau zu vermeiden. Vakuumvorrichtungen können, wenn sie zu häufig benutzt werden, Blutergüsse verursachen. Dennoch gelten diese Arten von Hilfsvorrichtung als sicher.

Bewährt haben sich mittlerweile auch Medikamente zum Einnehmen oder solche, die sich der Mann selbst in die Schwellkörper injiziert (SKAT). Die Injektionstechnik lernt er beim Arzt, so daß er sie später ohne Sorge allein durchführen kann. Fünf bis zehn Minuten nach der Injektion kommt es zur Erektion, die bis zu 60 Minuten lang anhalten kann. Mögliche Nebenwirkungen sind Blutergüsse und Schmerzen. Darüber hinaus können solche Injektionen eine schmerzhafte, anhaltende Erektion (Priapismus) ▲ verursachen. Ein neues Verfahren bringt mit einem biegsamen Röhrchen ein Medikament in die Harnröhre, von wo aus es seine erektionsfördernde Wirkung entfaltet (MUSE).

Spricht die Impotenz auf keine der genannten Behandlungsformen an, kann ein dauerhaftes Penisimplantat oder eine Penisprothese helfen. Diese Art dauerhafter Hilfsvorrichtungen eignet sich vor allem für chronische, durch Diabetes verursachte Impotenz. Zur Auswahl steht eine ganze Reihe von Implantaten oder Prothesen, die alle chirurgisch eingesetzt werden müssen. Mit einer Vorrichtung werden harte Stäbe in den Penis eingebracht und verursachen so eine dauerhafte Erektion. Bei einer anderen wird ein aufblasbarer Ballon in den Penis eingebracht und kurz vor dem Geschlechtsverkehr aufgeblasen. Ein solcher chirurgischer Eingriff erfordert im allgemeinen einen mindestens dreitägigen Krankenhausaufenthalt, die Rekonvaleszenz beträgt etwa sechs Wochen.

Chirurgische Techniken, um den Blutfluß zum Penis wiederherzustellen, befinden sich noch im Versuchsstadium.

▲ Siehe Seite 1054

Frauengesundheit

KAPITEL 231

Geschlechtsorgane der Frau

Die äußeren weiblichen Geschlechtsorgane haben mehrere Funktionen: Unter anderem nehmen sie den männlichen Samen auf und schützen die inneren Geschlechtsorgane vor Infektionserregern. Durch ihre Öffnung nach außen sind die Fortpflanzungsorgane der Frau durch krankheitserregende Mikroorganismen (Pathogene) gefährdet, die eindringen und gynäkologische Infektionen verursachen können. Diese Krankheitserreger werden meist während des Geschlechtsverkehrs übertragen.

Die inneren Geschlechtsorgane bilden eine Art Schlauch. Zu ihm gehören die Eierstöcke (Ovarien), in denen die Eizellen freigegeben werden, die Eileiter, in denen die Eizelle befruchtet wird, die Gebärmutter (Uterus), in der der Embryo zum reifen Fetus heranwächst, und der Geburtskanal (Vagina), durch den schließlich das vollentwickelte Baby hinausgleitet. Sperma wandert diesen Weg hinauf, Eizellen wandern ihn hinunter.

Äußere Geschlechtsorgane

Die äußeren Geschlechtsorgane (Vulva) werden von den relativ großen, fleischigen Schamlippen (Labia majora pudendi) begrenzt. Die großen Schamlippen enthalten Schweiß- und Talgdrüsen; letztere produzieren ein öliges Sekret. Nach der Pubertät sind sie mit den Schamhaaren bedeckt. Die kleinen Schamlippen (Labia minora pudendi) können wirklich sehr klein, genausogut aber auch bis zu fünf Zentimeter breit sein. Sie sitzen direkt unter den großen Schamlippen und umschließen die Öffnung von Scheide (Vagina) und Harnröhre (Urethra). Der halbmondförmige Bereich an der hinteren Verbindung der großen Schamlippen, ein feines verbindendes Häutchen, wird als Frenulum labiorum pudendi bezeichnet. Durch zwei winzige Gänge neben der Scheidenöffnung geben die Bartholin-Drüsen bei sexueller Erregung eine schleimige Flüssigkeit ab, die die Scheide schlüpfrig macht. Die Öffnung der Harnröhre liegt vor der Scheide; aus ihr wird der Urin ausgeschieden, der aus der Blase kommt.

Die beiden kleinen Schamlippen treffen an der Klitoris, dem Kitzler, zusammen – ein relativ kurzes Organ. Die Klitoris wird von einer Schleimhautfalte, der Klitorisvorhaut (Praeputium clitoridis) überzogen. Die Klitoris reagiert genau wie der Penis sehr empfindlich auf Stimulation und kann sich aufrichten.

An die hintere Verbindung der großen Schamlippen schließt sich ein Bereich aus Bindegewebe und Muskeln an, die Dammregion zwischen Scheide und After (Perineum). Die Haut, die den Damm und die großen Schamlippen bedeckt, ähnelt der des restlichen Körpers: Sie ist dick und trocken und kann schuppen. Im Gegensatz dazu sind die kleinen Schamlippen und die Scheide von Schleimhaut bedeckt. Ihre inneren Schichten ähneln zwar von der Struktur her der Epidermis, doch ihre Oberfläche wird von einer Flüssigkeit feucht gehalten, die aus Blutgefäßen in den tieferliegenden Schichten stammt. Die starke Blutversorgung in dieser Region verleiht ihr eine rosarote Farbe.

Die Scheidenöffnung wird vom Jungfernhäutchen (Hymen) umschlossen. Bei Frauen, die noch keinen Verkehr hatten, kann diese Haut die Öffnung fast vollständig verschließen, meist umgibt sie sie wie ein straff sitzender Ring, die Haut kann aber auch sehr nachgiebig sein oder fast ganz fehlen. Da der Hymen bei jeder Frau unterschiedlich fest ist, kann er beim ersten Geschlechtsverkehr reißen, aber auch intakt bleiben, wenn er sehr weich und nachgiebig ist. Nach den ersten sexuellen Kontakten bleiben vom Jungfernhäutchen meist nur noch vernarbte Gewebeteile um die Scheidenöffnung herum übrig.

Äußere weibliche Geschlechtsorgane

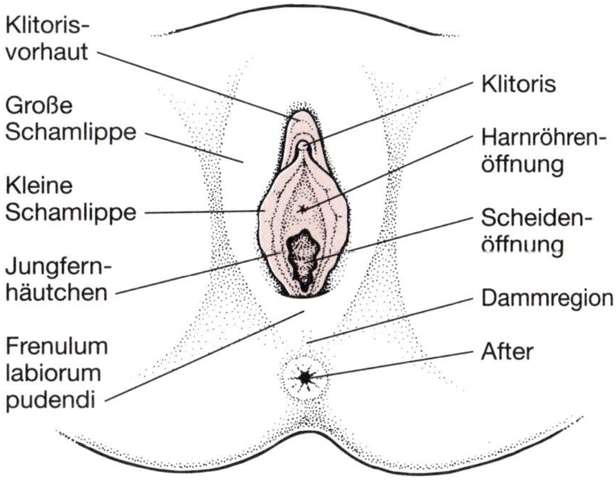

Innere Geschlechtsorgane

Vorder- und Rückwand der Scheide berühren sich normalerweise, so daß in der Scheide kein Leerraum besteht – es sei denn, sie wird geöffnet, wie z. B. beim Geschlechtsverkehr oder während der gynäkologischen Untersuchung. Die Scheide einer erwachsenen Frau ist etwa acht bis zehn Zentimeter lang. Das untere Drittel wird von Muskeln umschlossen, die ihren Durchmesser bestimmen. Die oberen zwei Drittel der Scheide liegen oberhalb dieser Muskeln und sind sehr dehnbar. Am inneren Ende der Scheide befindet sich der Gebärmuttermund (Portio), auf den der Gebärmutterhals (Zervix) folgt. Während der fruchtbaren Jahre sieht die Scheidenschleimhaut gewellt aus. Vor der Pubertät und nach den Wechseljahren ist sie glatt – es sei denn, die Frau nimmt Hormone ein.

Die Gebärmutter (Uterus) ist ein birnenförmiges Organ am inneren Ende der Scheide. Sie liegt hinter der Harnblase und vor dem Mastdarm und wird von sechs Bändern an Ort und Stelle gehalten. Die Gebärmutter wird in zwei Abschnitte unterteilt: der Gebärmutterhals (Zervix) und der Körper (Corpus). Die Zervix, das untere Drittel der Gebärmutter, mündet in die Scheide. An der Stelle, an der der Gebärmutterhals in den Gebärmutterkörper übergeht, ist das Corpus meist nach vorn geneigt. Während der fruchtbaren Jahre ist es doppelt so lang wie der Gebärmutterhals. Das Corpus ist ein äußerst muskulöses Organ, das sich während der Schwangerschaft auf ein Vielfaches seiner Größe ausdehnen kann, um den Fetus zu beherbergen. Seine Muskelwände ziehen sich während der Wehen zusammen und schieben das Baby durch den bindegewebigen Gebärmutterhals und die Scheide hinaus.

Durch den Kanal im Gebärmutterhals kann das Sperma in die Gebärmutter eindringen, das Menstruationsblut fließt durch ihn ab. Der Gebärmutterhals schützt sehr gut vor eindringenden Bakterien – außer während des Eisprungs und der Menstruation. Der Gebärmutterhalskanal ist eng – so eng, daß der Fetus während der Schwangerschaft nicht hindurchpaßt. Während der Wehen dehnt er sich jedoch, um dem Kind den Weg nach außen zu ermöglichen. Während einer gynäkologischen Untersuchung kann der Arzt den Teil des Gebärmutterhalses sehen, der in das obere Ende der Scheide hineinragt. Wie die Scheide ist auch er mit Schleimhaut überzogen – die Zervixschleimhaut ist jedoch glatt.

Im Gebärmutterhals sitzen schleimproduzierende Drüsen. Deren Schleim ist die meiste Zeit so zäh, daß ihn die Spermien nicht passieren können. Während der fruchtbaren Tage, kurz vor dem Eisprung, verändert sich das Gebärmutterhalssekret jedoch derart, daß die Spermien es jetzt durchdringen können. Zum selben Zeitpunkt entwickeln die schleimproduzierenden Drüsen des Gebärmutterhalses die Fähigkeit, mit ihrem Sekret die Spermien zwei bis drei Tage lang am Leben zu erhalten. Die Spermien wandern später durch das Corpus hoch in die Eileiter, um dort eine reife Eizelle zu befruchten. Damit kann also Geschlechtsverkehr ein bis zwei Tage vor dem Eisprung zu einer Schwangerschaft führen. Bei Frauen mit unregelmäßigem Eisprung kann es zu unterschiedlichen Zeiten nach der letzten Regelblutung zur Schwangerschaft kommen.

Die Gebärmutterschleimhaut (Endometrium) baut sich jeden Monat nach der Monatsblutung (Menstruation) dick

Innere weibliche Geschlechtsorgane

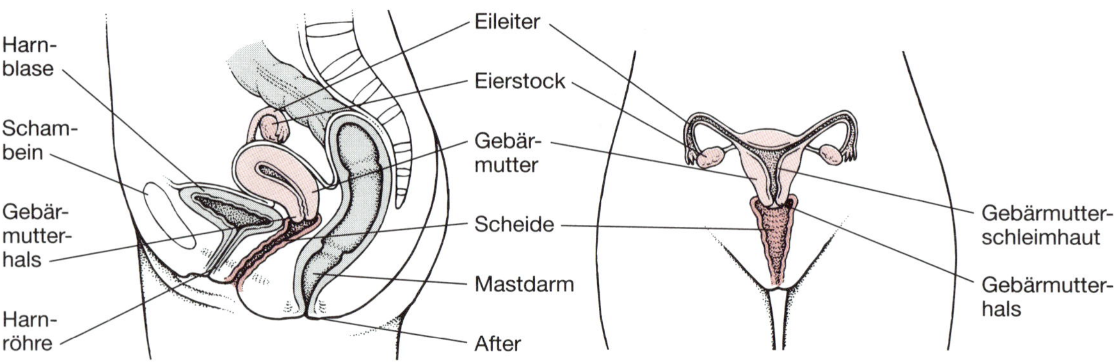

auf.▲ Stellt sich keine Schwangerschaft ein, wird der größte Teil der Gebärmutterschleimhaut abgebaut und zusammen mit etwas Blut im Menstruationsfluß ausgestoßen.

Die jeweils etwa 11 bis 14 Zentimeter langen Eileiter verbinden den oberen Teil der Gebärmutter mit den Eierstöcken. Die trichterförmig erweiterten Enden der Eileiter nehmen die beim Eisprung frei gewordene Eizelle aus dem Eierstock auf. Die Eierstöcke sind zwar nicht an den Eileitern befestigt, sind aber ganz in der Nähe an Bändern aufgehängt. Die Eierstöcke sind meist perlfarben, länglich und etwas schmaler als ein Hühnerei. Die haarähnlichen Zellfortsätze (Zilien) auf der Innenfläche der Eileiter und die Muskeln in der Eileiterwand befördern die reife Eizelle den Eileiter hinunter. Treffen im Eileiter reife Eizelle und Spermien aufeinander und kommt es zur Befruchtung, beginnt die befruchtete Eizelle, sich zu teilen. Vier Tage lang braucht sie auf ihrem Weg den Eileiter hinunter in die Gebärmutter, und in dieser Zeit teilt sie sich immer weiter. In der Gebärmutter angekommen, nistet sich die befruchtete Eizelle in die Schleimhaut ein – dieser Vorgang wird als Nidation■ bezeichnet.

Bei jedem weiblichen Fetus werden in der 20. Schwangerschaftswoche sechs bis sieben Millionen Eizellen (Oozyten) angelegt, bei der Geburt sind davon noch etwa zwei Millionen vorhanden. Bis zur Pubertät verringert sich diese Zahl auf etwa 300 000 bis 400 000, die sich dann zu reifen Eizellen entwickeln können. Die vielen tausend Eizellen, die nicht zu reifen Eizellen werden, sterben nach und nach ab, bis zum Zeitpunkt der Wechseljahre keine mehr vorhanden ist.

▲ Siehe Seite 1071
■ Siehe Seite 1132

In der gynäkologischen Praxis

Mit der Gynäkologin bzw. dem Frauenarzt, die sich eine Frau ausgewählt hat, sollte sie über so heikle Themen wie Sex, Empfängnisverhütung und Schwangerschaft problemlos sprechen können. Gynäkologinnen und Frauenärzte sind auch im Umgang mit familiären Problemen wie Mißbrauch oder Drogen- und Alkoholabhängigkeit geschult. Wie alle Ärzte behandeln sie alle Informationen absolut vertraulich. Sie beantworten Fragen nach den Fortpflanzungs- und Sexualfunktionen, zur Anatomie und auch zu Safer-Sex-Praktiken.

Gynäkologische Vorgeschichte

Zu Beginn der gynäkologischen Untersuchung werden im allgemeinen eine Reihe von Fragen (gynäkologische Vorgeschichte bzw. Anamnese) gestellt, die letztlich alle den Grund des aktuellen Arztbesuches erhellen sollen. Zu einer kompletten gynäkologischen Vorgeschichte gehören folgende Fragen: Zeitpunkt der ersten Regelblutung (Menarche), Häufigkeit, Regelmäßigkeit, Dauer und Menge des Menstruationsflusses sowie die Daten der letzten beiden Monatsblutungen. Liegen Zyklusstörungen vor – besonders starke, schwache oder unregelmäßige Blutungen? Wie sieht das augenblickliche Sexualleben aus – könnte eine gynäkologische Infektion, Verletzung oder Schwangerschaft vorliegen? Verwendet die Frau Verhütungsmittel oder möchte sie es tun? Wünscht sie Informationen oder Beratung zu diesem Thema? Anzahl und Zeitpunkt früherer Schwangerschaften, Geburten und Komplikationen? Bestehen Menstruationsschmerzen, Schmerzen beim Geschlechtsverkehr oder bei anderen Bedingungen – wie stark sind sie und was verschafft Linderung? Liegen Brustbeschwerden vor – Schmerzen, Geschwülste, berührungsempfindliche oder gerötete Bereiche, Absonderungen aus den Brustwarzen? Untersucht die Frau ihre Brust selbst und wenn ja, wie oft? Möchte sie diese Selbstuntersuchungstechnik lernen?

Der Arzt verschafft sich einen Überblick über die zurückliegenden gynäkologischen und meist auch Allgemeinerkrankungen und operativen Eingriffe. Er braucht eine Aufstellung aller Medikamente, die die Frau einnimmt – ob rezeptfrei gekauft oder verordnet –, über ihren Alkohol-, Zigaretten- und gegebenenfalls auch Drogenkonsum, da viele dieser Substanzen die gynäkologischen Funktionen sowie die Gesundheit allgemein beeinträchtigen können. Auch Fragen bezüglich körperlichen, psychischen oder sexuellen Mißbrauchs in der Vergangenheit sind wichtig. Fragen zum Wasserlassen sollen klären, ob eine Harnweginfektion oder Inkontinenz (bei der Urin unkontrolliert abgeht) vorliegt.

Gynäkologische Untersuchung

Manche Frauen fürchten sich vor einer gynäkologischen Untersuchung. Läßt man dies den Arzt rechtzeitig wissen, kann er sich besonders viel Zeit nehmen und alle Fragen beantworten.

Vor der Untersuchung sollte die Frau ihre Blase entleeren; oft wird sie eine Urinprobe zur Laboranalyse abgeben müssen. Die Brüste können vor oder nach der Beckenuntersuchung abgetastet werden. ▲ Während die Frau vor dem Arzt sitzt oder steht, untersucht er die Brüste auf Unregelmäßigkeit, Dellen, spannende Haut, Knoten und Absonderungen. Danach stemmt die Frauen die Hände in die Seiten oder nimmt sie über den Kopf. Jetzt tastet (palpiert) der Arzt die Brüste mit der flachen Hand ab und untersucht die Achselhöhlen nach vergrößerten Lymphknoten. Auch Hals und Schilddrüse werden nach Knoten und anderen Auffälligkeiten abgetastet.

Der Arzt tastet den gesamten Bereich zwischen Brustkorb und Becken (Abdomen) sanft ab, um nach ungewöhnlichen Wucherungen oder Vergrößerungen, vor allem an Leber und Milz, zu suchen. Es mag sich vielleicht unangenehm anfühlen, wenn der Arzt fest drückt, doch sollte die Untersuchung nicht wirklich schmerzhaft sein.

Zellgewinnung für den Pap-Test

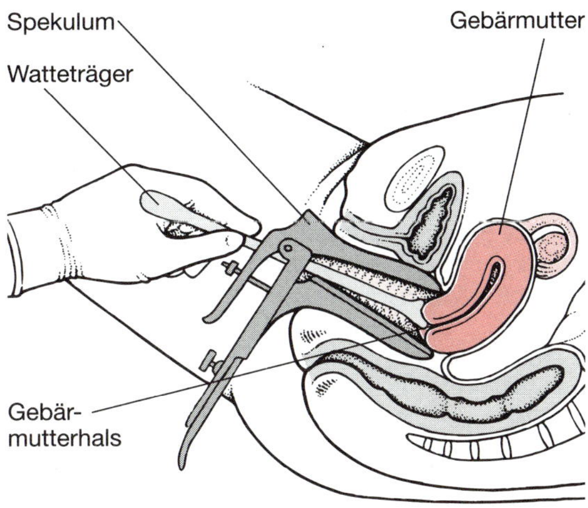

Indem der Arzt den Grenzbezirk zwischen hohl und dumpf klingenden Bereichen mit den Fingern abklopft (Perkussion), kann er die Größe von Leber und Milz feststellen. Abhorchen dient dazu, Veränderungen an den Stellen zu erkennen, wo das Ertasten häufig nicht weiterbringt. So kann der Arzt beispielsweise mit dem Stethoskop die Darmaktivität abhorchen oder nach ungewöhnlichen Strömungsgeräuschen in verengten Blutgefäßen suchen.

Während der Beckenuntersuchung liegt die Frau mit bis an den Rand des Untersuchungsstuhls vorgezogenem Gesäß, die Beine sind hochgelagert, gespreizt und im Hüft- und Kniegelenk gebeugt. Die meisten Untersuchungsstühle haben Kniestützen, die der Frau helfen, diese Position beizubehalten. Wenn sie es wünscht, kann die Frau die Beckenuntersuchung mit Hilfe von Spiegeln beobachten. Zu Beginn der Untersuchung werden die äußeren Geschlechtsorgane betrachtet, die Verteilung des Haarwuchses und etwaige Auffälligkeiten, Verfärbungen, Absonderungen oder Entzündungen registriert. So bekommt der Arzt Hinweise, ob Hormonstörungen, Infektionen, Verletzungen oder ein Tumor vorliegen.

Der Arzt spreizt die Schamlippen mit den behandschuhten Fingern, um die Scheidenöffnung zu untersuchen. Mit Hilfe eines angewärmten und gleitfähig gemachten Spekulums (ein Metall- oder Kunststoffinstrument, mit

▲ Siehe Seite 1095

Gynäkologische Diagnoseverfahren

Papanicolaou-Abstrich (Pap-Abstrich): Von der Oberfläche des Gebärmutterhalses werden Zellen abgeschabt und auf Krebs untersucht. Der Test sollte ab dem 18. Lebensjahr bzw. nach dem ersten Geschlechtsverkehr jährlich durchgeführt werden. Das Verfahren ist sicher und dauert nur einige Sekunden.

Kolposkopie: Die beidäugige Lupenbetrachtung des Gebärmutterhalses in zehnfacher Vergrößerung, um nach Anzeichen für Krebs zu suchen – oft im Anschluß an einen verdächtigen Pap-Befund. Die Kolposkopie ist schmerzlos und wird ohne Betäubung durchgeführt. Sie dauert nur ein paar Minuten.

Biopsie: Eine Biopsie des Gebärmutterhalses und der Scheide wird meist mit Hilfe der Kolposkopie durchgeführt. So können die Gewebeproben gezielt aus den Bereichen entnommen werden, die besonders auffällig sind. Eine kleine Gewebeprobe aus der Vulva kann unter örtlicher Betäubung ambulant in der gynäkologischen Praxis entnommen werden. Eine Zervixbiopsie kann meist ohne Betäubung durchgeführt werden. Bei Krebsverdacht werden weniger als 6 mm Gewebe zur anschließenden mikroskopischen Untersuchung entnommen.

Endozervikale Kürettage: Mit Hilfe eines kleinen, in den Gebärmutterhalskanal eingeführten Instruments werden zur anschließenden mikroskopischen Untersuchung Zellen aus dem inneren Anteil des Gebärmutterhalses abgeschabt. Dieses Verfahren wird im allgemeinen im Rahmen einer Kolposkopie durchgeführt.

Konisation der Zervix (Konusbiopsie): Ein kegelförmiges Gewebestück von etwa 1,3 bis 2,5 cm Länge und 2 cm Durchmesser wird aus dem Gebärmutterhals entfernt. Das Gewebe wird mit Laser, Hitze (Elektrokauterisation) oder Skalpell unter Vollnarkose entfernt. Eine Konisation wird manchmal gemacht, um nach einer verdächtigen Biopsie die Diagnose zu sichern oder um verändertes Gewebe zu entfernen.

Endometriumbiopsie: Ein schmales Metall- oder Kunststoffrohr wird durch den Gebärmutterhals in die Gebärmutterhöhle geschoben. Das Rohr wird dann vor- und zurück- und rundherumbewegt. Dabei wird vom anderen Ende angesaugt, um Zellmaterial aus der Gebärmutterschleimhaut zu gewinnen. Das Gewebe wird ins Labor geschickt, um – das ist der häufigste Grund – die Ursache für Blutungsstörungen festzustellen. Die Endometriumbiopsie kann in der ärztlichen Praxis ambulant und ohne Narkose vorgenommen werden – die Frau spürt Schmerzen wie bei Menstruationskrämpfen.

Hysteroskopie: Ein etwa 9 mm dickes Rohr wird durch den Gebärmutterhals in die Gebärmutterhöhle geschoben. Das Rohr ist mit einer Glasfaseroptik ausgestattet, das Licht in die dunkle Höhle bringt, um sie zu betrachten, und enthält manchmal noch zusätzlich ein Biopsie- oder Elektrokauterisationsinstrument. Mit diesem Gerät lassen sich meist die Ursachen für Blutungsstörungen oder andere Auffälligkeiten feststellen; mit ihm kann eine Gewebeprobe entnommen und es können Gewebeteile entfernt oder ausgebrannt

dem die Scheidenwände gespreizt werden) untersucht der Arzt die tieferen Scheidenabschnitte sowie den Gebärmutterhals. Dieser wird sorgfältig auf Zeichen einer Reizung oder eines Krebses hin untersucht. Für die Krebsfrüherkennung wird der **Papanicolaou-Abstrich (Pap-Abstrich)** gemacht: Mit einem Watteträger werden vom Gebärmutterhals Zellen abgeschabt. Danach kann beispielsweise mit einer kleinen Bürste eine Zellprobe aus dem Gebärmutterhals entnommen werden. Diese Vorgänge kann die Frau zwar spüren, aber sie sind nicht schmerzhaft. Das so gewonnene Material wird auf einen Objektträger ausgestrichen und mit Alkohol oder einem Fixierspray haltbar gemacht. Das Ganze wird dann ins Labor geschickt und dort mikroskopisch untersucht. ▲ Der Pap-Abstrich ist die beste Nachweismethode für einen Gebärmutterhalskrebs: Damit lassen sich 80 bis 85 Prozent dieser Krebse, selbst in frühestem Stadium, nachweisen. Wichtig für ein unverfälschtes Untersuchungsergebnis ist, daß in den letzten 24 Stunden vor der Untersuchung keine Schei-

▲ Siehe Kasten, Seite 1106

werden. Dieses Verfahren kann in der ärztlichen Praxis oder im Krankenhaus durchgeführt werden, wobei gleichzeitig, nachdem der Gebärmutterhals erweitert wurde, eine Ausschabung gemacht werden kann.

Erweiterung und Ausschabung: Der Gebärmutterhals wird erweitert (Dilatation), so daß ein löffelartiges Instrument, die Kürette, eingeführt werden kann, um Gewebeproben aus der Gebärmutterschleimhaut zu schaben (Kürettage). Auf diese Weise können Biopsiebefunde, die auf Schleimhautveränderungen hindeuten, bestätigt werden, oder es können die Gewebereste nach einer unvollständigen Fehlgeburt entfernt werden. Bei der letztgenannten Anwendung handelt es sich bei der Kürette um ein Kunststoffrohr, das an eine elektrische Saugvorrichtung angeschlossen ist. Eine Ausschabung wird fast immer im Krankenhaus unter Vollnarkose durchgeführt.

Hysterosalpingographie: Früher war dieses Verfahren gebräuchlich, das von Gebärmutter und Eileiter Röntgenkontrastaufnahmen lieferte. Heute ist es abgelöst worden durch die Chromopertubation, bei der im Rahmen einer Laparoskopie eine Farbstofflösung in die Eileiter hineingespritzt wird, um festzustellen, ob diese durchgängig sind. Mit diesem Verfahren wird nach den Ursachen von Unfruchtbarkeit gesucht.

Ultraschall (Sonographie): Schallwellen (mit einer für menschliche Ohren nicht wahrnehmbaren Frequenz) werden durch die Bauchwand oder Scheide gesandt. Die reflektierten Echoimpulse werden in elektrische Impulse verwandelt, verstärkt, auf einem Monitor dargestellt und ergeben ein Bild von den inneren Strukturen. Auf diese Weise kann man schon das Ungeborene auf Größe, Zustand und Fehlbildungen hin untersuchen, im Rahmen der Schwangerenvorsorge läßt sich eine Mehrlings- oder Eileiterschwangerschaft nachweisen, per Ultraschall sind Tumore, Zysten oder andere Veränderungen der Beckenorgane erkennbar. Das Ultraschallverfahren ist schmerzlos. Es wird auch eingesetzt, wenn zur vorgeburtlichen Untersuchung Fruchtwasser entnommen wird (Amniozentese).

Laparoskopie: Ein dünnes Rohr mit Glasfaseroptik wird durch einen kleinen Einschnitt in der Nähe des Nabels in die Bauchhöhle eingeführt. Es wird Kohlendioxid in den Bauch eingeleitet, damit sich die Beckenorgane voneinander trennen und besser sichtbar werden. Oft wird die Laparoskopie eingesetzt, um die Ursache für Beckenschmerzen, Unfruchtbarkeit und andere gynäkologische Störungen herauszufinden. Durch spezielle Kanäle des Laparoskops können noch andere Instrumente eingeführt werden, um eine Biopsie, Sterilisation oder andere Eingriffe vorzunehmen. Bei der künstlichen Befruchtung wird das Laparoskop gebraucht, um Eizellen aus den Eierstöcken zu entnehmen. Handelt es sich um einen begrenzten Eingriff, genügt bei einer Laparoskopie eine örtliche Betäubung; sonst wird eine Vollnarkose gemacht.

denspülungen vorgenommen oder Scheidenmedikamente eingeführt wurden.

Liegt der Verdacht auf eine andere Störung nahe, können zusätzliche Tests durchgeführt werden. So werden bei Verdacht auf eine Infektion beispielsweise Scheide und Gebärmutterhals mit einem Watteträger abgetupft. Diese Scheidensekretprobe wird ins Labor geschickt, wo man eine Kultur anlegt und sie anschließend mikroskopisch untersucht.

Auch die Scheidenwand wird beurteilt. Der Arzt sucht nach einem Blasenvorfall in die Vorderwand (Zystozele), Mastdarmvorfall in die Rückwand (Rektozele) oder einem Darmvorfall am obersten Ende der Scheide (Enterozele).

Wenn der Arzt das Spekulum entfernt hat, untersucht er den Unterbauch mit beiden Händen. Dazu führt er seinen behandschuhten Mittel- und Zeigefinger in die Scheide ein, während er die andere Hand auf den Unterbauch über das Schambein legt. Zwischen beiden Händen läßt sich die Gebärmutter normalerweise als birnenförmige, glatte und feste Struktur ertasten. Der Arzt kann ihre Lage, Größe, Konsistenz und Berührungsempfindlichkeit fest-

Erweiterung und Ausschabung

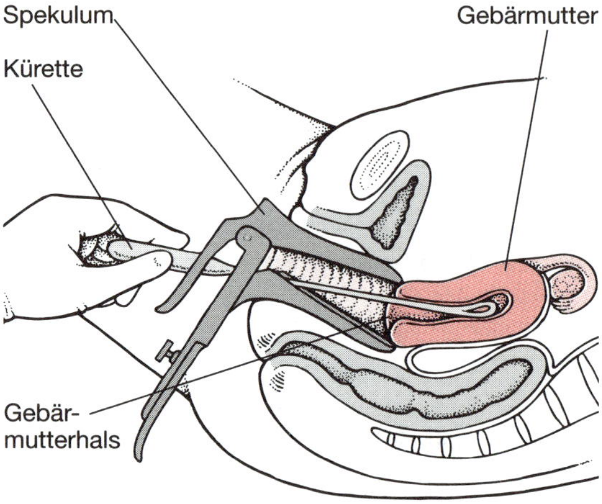

stellen. Danach versucht er, die Eierstöcke zu untersuchen, indem er die Hand auf dem Bauch etwas zur Seite gleiten läßt und etwas stärker drückt. Dieser Druck ist notwendig, weil die Eierstöcke kleiner und wesentlich schwerer zu ertasten sind als die Gebärmutter. Manche Frauen empfinden diesen Teil der Untersuchung als unangenehm. Der Arzt stellt fest, wie groß die Eierstöcke sind und ob sie berührungsempfindlich sind. Weiterhin sucht er nach Wucherungen oder empfindlichen Stellen in der Scheide.

Zum Schluß untersucht der Arzt rektovaginal, indem er den Zeigefinger in die Scheide und den Mittelfinger in den Mastdarm einführt. Hierbei kann er die Scheidenrückwand auf Wucherungen oder eine Verdickung sowie den Mastdarm auf Hämorrhoiden, Risse, Polypen und Knoten untersuchen.

Als zweite Krebsfrüherkennungsuntersuchung bekommen Frauen, die älter sind als 45 Jahre, ein Päckchen mit drei Briefen (Hämoccult-Test). Diese sollen sie zu Hause nach Vorschrift mit Stuhlproben versehen und dann wieder in die Arztpraxis zurückbringen. Diese Proben werden auf Blut aus dem Darm untersucht, das mit bloßem Auge nicht erkennbar ist (okkult).

Manchmal sind umfangreichere Untersuchungen nötig. Zur Untersuchung der inneren Geschlechtsorgane steht eine ganze Reihe verschiedener Diagnoseverfahren zur Verfügung, die zum Teil endoskopisch durchgeführt werden – mit hauchdünnen, flexiblen Kunststoff- oder Glasfasern, die Licht übertragen. So lassen sich mit einem Laparoskop, ein röhrenförmiges Instrument, das mit einem Sichtgerät ausgestattet ist, Gebärmutter, Eileiter oder Eierstöcke ohne großen Bauchschnitt untersuchen. Mit Hilfe des Laparoskops können auch chirurgische Eingriffe im Genitaltrakt durchgeführt werden.

KAPITEL 232

Hormone und Fortpflanzung

Die menschliche Fortpflanzung basiert auf dem Wechselspiel einer Vielzahl von Hormonen und Organen – Regie führt der Hypothalamus, eine spezielle Region des Gehirns. Hier werden – bei Mann und Frau – die sogenannten Releasinghormone gebildet, die zur Hirnanhangdrüse, einer erbsengroßen, direkt unter dem Hypothalamus gelegenen Drüse wandern. ▲ Diese Hormone regen die Hirnanhangdrüse dazu an, ihrerseits wieder Hormone freizusetzen. So veranlaßt das Gonadotropin-Releasinghormon, ein im Hypothalamus gebildetes Releasinghormon, die Hirnanhangdrüse, luteinisierendes und follikelstimulierendes Hormon freizusetzen. Diese beiden Hormone regen die Fortpflanzungsdrüsen an, Spermien zu bilden, Eizellen reifen zu lassen und Geschlechtshormone zu produzieren. Die Eierstöcke setzen Östrogen frei, die Hoden Androgene, wie Testosteron. Auch die Nebennieren, die oben auf der Niere liegen, produzieren Geschlechtshormone.

Die Konzentration der Geschlechtshormone im Blut bestimmt darüber, ob die Hirnanhangdrüse angeregt oder gehemmt wird, luteinisierendes und follikelstimulierendes Hormon abzugeben. Wenn der Gehalt an Geschlechtshormonen im Blut sinkt, stimuliert das die Hirnanhangdrüse, die beiden genannten Hormone in größerer Menge freizusetzen – ein negativer Rückkopplungsmechanismus. Nahezu alle Hormone werden stoßweise (pulsatil) alle ein

▲ Siehe Kasten, Seite 693

bis drei Stunden freigesetzt. Dadurch erklären sich die Konzentrationsschwankungen der Hormone im Blut.

Pubertät

Bei der Geburt hat jeder Säugling viel luteinisierendes und follikelstimulierendes Hormon im Blut. Deren Konzentration nimmt jedoch innerhalb weniger Monate ab und bleibt bis zur Pubertät niedrig. Zu Beginn der Pubertät steigt der Spiegel dieser Hormone und regt die Produktion der Geschlechtshormone an. Beim Mädchen bewirkt der erhöhte Hormonspiegel, daß Brust, Eierstöcke, Gebärmutter und Scheide reifen. Die erste Regelblutung (Menarche) stellt sich ein, und die sekundären Geschlechtsmerkmale wie Scham- und Achselbehaarung entwickeln sich. Beim Jungen setzt die Reifung von Hoden, Prostata, Samenbläschen und Penis ein, Gesichts-, Scham- und Achselbehaarung wachsen. Normalerweise vollziehen sich diese Veränderungen aufeinanderfolgend während der Pubertät – am Ende steht die sexuelle Reife. ▲

Das erste Zeichen der einsetzenden Pubertät sind bei Mädchen knospende Brüste. Unmittelbar danach beginnen Scham- und Achselbehaarung zu wachsen. Im allgemeinen vergehen zwischen der Brustentwicklung und der ersten Regelblutung etwa zwei Jahre. Die Körperform verändert sich, der Körperfettanteil nimmt zu. Der mit der Pubertät einhergehende Wachstumsschub beginnt meist schon, bevor sich die Brüste entwickeln. Am schnellsten wachsen Mädchen zu Beginn der Pubertät, bevor die erste Regelblutung einsetzt. Danach geht das Wachstum deutlich zurück, zwischen dem 14. und 16. Lebensjahr ist es schließlich abgeschlossen. Jungen wachsen hingegen zwischen dem 13. und 17. Lebensjahr am schnellsten, bis Anfang 20 können sie kontinuierlich weiterwachsen.

Das Alter, in dem die Pubertät einsetzt, scheint von der allgemeinen gesundheitlichen Verfassung des Kindes und seiner Ernährung sowie von sozioökonomischen und erblichen Faktoren beeinflußt zu werden. In Westeuropa hat sich der Zeitpunkt der ersten Regelblutung zwischen 1850 und 1950 alle zehn Jahre um vier Monate nach vorne verlagert; in den letzten vier Jahrzehnten hat sich dagegen nichts mehr verändert. Mädchen, die relativ viel wiegen, bekommen ihre erste Regelblutung im allgemeinen früher, stark untergewichtige oder mangelernährte Mädchen meist später. Mädchen aus städtischen Bereichen haben meist früher ihre erste Regel, dasselbe gilt für Mädchen, deren Mütter ihre Menarche ebenfalls früh hatten.

Menstruationszyklus

Sofern die Frau nicht schwanger ist, wird die Gebärmutterschleimhaut (Endometrium) mit einer Blutung in monatlichen Zyklen abgestoßen. Diese Menstruation kennzeichnet die fruchtbaren Jahre der Frau; sie beginnen in der Pubertät mit der ersten Regelblutung, der Menarche, und enden mit der Menopause, der letzten Regelblutung.

Definitionsgemäß gilt der erste Blutungstag jeweils als Beginn des neuen Menstruationszyklus (Tag 1). Der Zyklus endet, bevor die nächste Regelblutung einsetzt. Ein Menstruationszyklus kann 21 bis, in Ausnahmefällen, 40 Tage dauern. Lediglich bei 10 bis 15 Prozent der Frauen dauert er wirklich genau 28 Tage. In den Jahren direkt nach der Menarche und vor der Menopause sind die Abstände zwischen den einzelnen Regelblutungen im allgemeinen am längsten. Der Menstruationszyklus läßt sich in drei Abschnitte unterteilen: Follikel-, Ovulations- und Lutealphase.

Wie viele Eier?

In den weiblichen Eierstöcken sind bereits bei der Geburt Eizellen (Oozyten) angelegt. In der 20. bis 24. Schwangerschaftswoche enthalten die Eierstöcke eines Mädchens 7 bis 20 Millionen Eier. Die Eizellen werden in Follikel (mit Flüssigkeit gefüllte Bläschen) eingebettet, genauer gesagt in der Wand der Follikel. In der Zeit, da sich die Eibläschen bilden, gehen die meisten Eizellen nach und nach zugrunde, so daß bei der Geburt schließlich nur noch etwa zwei Millionen vorliegen. Neue Eizellen entwickeln sich nach der Geburt nicht mehr. Wenn die erste Regelblutung einsetzt, sind keine 400 000 mehr übrig – doch das ist mehr als genug für ein fruchtbares Leben.

Nur etwa 400 Eizellen werden während der fruchtbaren Jahre der Frau freigegeben, in der Regel eine pro Menstruationszyklus. Bis zum Eisprung ruht die Eizelle im Eibläschen; damit ist die Eizelle die Zelle im menschlichen Körper mit der längsten Lebensdauer. Da bei der im Eibläschen ruhenden Eizelle die üblichen Zellreparaturmechanismen ausbleiben, nimmt die Gefahr, daß eine solche Zelle geschädigt ist, zu, je älter die Frau ist. Darum ist bei Frauen, die relativ spät schwanger werden, die Gefahr größer, daß die Chromosomen oder Gene im Erbgut ihres Kindes geschädigt sein könnten.

▲ Siehe Kasten, Seite 1252

Veränderungen während des Menstruationszyklus

Der Menstruationszyklus wird durch ein komplexes Wechselspiel der Hormone der Hirnanhangdrüse (luteinisierendes und follikelstimulierendes Hormon) und der Geschlechtshormone der Eierstöcke (das Östrogen Estradiol und Progesteron) gesteuert.

Der Menstruationzyklus beginnt mit der **Follikelphase**. Während dieser Phase ist der Spiegel an Estradiol und Progesteron niedrig. Die Gebärmutterschleimhaut (Endometrium) baut sich langsam ab und wird dann, am ersten Tag des Menstruationszyklus, abgestoßen. Während der ersten Hälfte dieser Phase steigt die Konzentration an follikelstimulierendem Hormon leicht an und regt die Reifung einer neuen Generation von Follikeln an. Sie alle enthalten eine Eizelle. Doch nur einer der Follikel wird zum Reifefollikel. Während des letzten Abschnitts dieser Phase produzieren die Eierstöcke viel Estradiol, das die Gebärmutterschleimhaut dazu anregt, sich dick aufzubauen.

Ein plötzlicher Anstieg an luteinisierendem und follikelstimulierendem Hormon kennzeichnet den Beginn der **Ovulationsphase**. Etwa 16 bis 32 Stunden danach wird die reife Eizelle gewöhnlich freigegeben – der Eisprung (Ovulation) findet statt. In dieser Phase ist der Estradiolspiegel am höchsten, der Progesteronspiegel beginnt jetzt anzusteigen.

Während der sich anschließenden **Lutealphase** fällt die Konzentration an luteinisierendem und follikelstimulierendem Hormon ab. Nachdem der Follikel die Eizelle freigegeben hat, schließt er sich und wird zum Gelbkörper, der Progesteron produziert. Durch die Wirkung von Progesteron und Estradiol baut sich die Gebärmutterschleimhaut jetzt noch dicker auf. Wird die Eizelle nicht befruchtet, bildet sich der Gelbkörper zurück und stellt die Progesteronproduktion ein. Der Estradiolspiegel sinkt, ein neuer Menstruationszyklus beginnt.

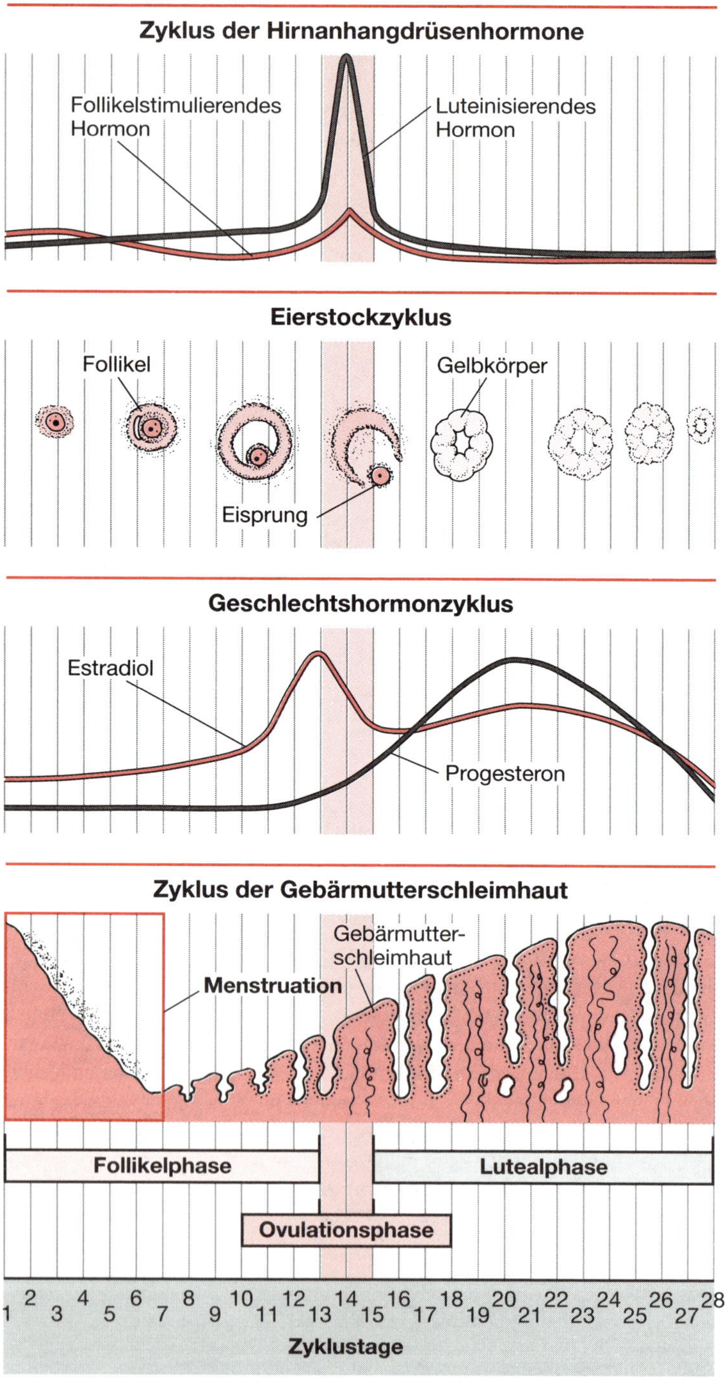

Die **Follikelphase** kann unterschiedlich lang sein. Sie dauert vom ersten Blutungstag bis unmittelbar zu dem Tag, an dem die Konzentration des luteinisierenden Hormons sprunghaft ansteigt und den Eisprung (Ovulation) auslöst, die Freigabe der reifen Eizelle. Ihren Namen hat diese Phase davon, daß in der Zeit die Follikel (Eibläschen) in den Eierstöcken heranreifen. Während der ersten Hälfte dieser Phase produziert die Hirnanhangdrüse etwas mehr follikelstimulierendes Hormon und sorgt so dafür, daß drei bis 30 Eibläschen heranreifen, die jeweils eine Eizelle enthalten. Lediglich eines dieser Eibläschen wird zum Reifefollikel. Die anderen Eibläschen gehen zugrunde. Gegen Ende der fruchtbaren Jahre, vor der Menopause, verkürzt sich die Follikelphase meist.

Bei der Menstruation wird unter dem Einfluß der sinkenden Östrogen- und Progesteronspiegel ein Teil der Gebärmutterschleimhaut abgestoßen. Die Gebärmutterschleimhaut setzt sich aus drei Schichten zusammen. Abgestoßen werden die oberflächliche und der größte Teil der mittleren Schicht. Die unterste Schicht, die sogenannte Zona basalis, bleibt erhalten und produziert neue Zellen, um die beiden anderen Schichten wieder aufzubauen. Die Regelblutung dauert drei bis sieben Tage, im Schnitt fünf Tage. Während der Zeit verliert die Frau etwa 130 ml Blut, die Menge schwankt aber von 15 ml bis 280 ml. Eine Monatsbinde oder ein Tampon können je nach Typ bis zu 30 ml Blut aufnehmen. Das Regelblut klumpt im allgemeinen nicht, es sei denn, die Blutung ist wirklich sehr stark.

Während der **Ovulationsphase** wird die Eizelle freigegeben. Sie setzt mit dem sprunghaften Anstieg des luteinisierenden Hormons ein. Die Eizelle wird normalerweise 16 bis 32 Stunden nach diesem Anstieg freigegeben. Der Reifefollikel wächst zum sprungreifen Follikel heran, wölbt sich von der Eierstockoberfläche vor, platzt schließlich und entläßt die Eizelle. Um den Zeitpunkt des Eisprungs herum fühlen manche Frauen im Unterleib einen dumpfen, einseitigen Schmerz, den sogenannten Mittelschmerz, der minuten- bis stundenlang währen kann. Der Schmerz tritt zwar genau auf der Seite auf, auf der sich der Eierstock befindet, der die Eizelle freigegeben hat, die genaue Ursache für die Schmerzen ist aber nicht bekannt. Die Schmerzen können dem Eisprung vorausgehen oder auf ihn folgen und müssen nicht in jedem Zyklus auftreten. Die Eibläschen springen nicht abwechselnd mal in dem einen, dann in dem anderen Eierstock; die Seitenwahl scheint zufällig zu sein. Wird ein Eierstock entfernt, gibt der verbleibende jeden Monat eine Eizelle frei.

Die **Lutealphase** schließt sich an den Eisprung an. Sie dauert 14 Tage, sofern keine Befruchtung stattfindet, und endet direkt vor Einsetzen der nächsten Regelblutung. In der Lutealphase schließt sich der geplatzte Follikel, nachdem er die Eizelle freigegeben hat, und wird zum Gelbkörper (Corpus luteum), der immer mehr Progesteron produziert.

Unter dem Einfluß des Progesterons steigt die Körpertemperatur der Frau während der Lutealphase leicht an und bleibt bis zum Einsetzen der Regelblutung leicht erhöht. Anhand dieses Temperaturanstiegs läßt sich feststellen, ob der Eisprung stattgefunden hat. ▲

Nach 14 Tagen bildet sich der Gelbkörper zurück, ein neuer Menstruationszyklus beginnt – sofern die Eizelle nicht befruchtet wurde. Hat eine Befruchtung stattgefunden, beginnt der Gelbkörper, Human-Choriongonadotropin (HCG) zu produzieren. Dieses Hormon erhält den progesteronproduzierenden Gelbkörper, bis die Plazenta in der Lage ist, selbst ausreichende Mengen Hormon zu produzieren. Schwangerschaftstests basieren auf dem Nachweis von HCG im Urin.

KAPITEL 233

Wechseljahre

Die Wechseljahre sind jener Zeitraum im Leben einer Frau, in dem die Eierstöcke ihre Funktion langsam einstellen und an deren Ende die Regelblutung dauerhaft ausbleibt.

Als Menopause wird definitionsgemäß die letzte reguläre Menstruation bezeichnet. Wann die Menopause war, läßt sich jedoch erst feststellen, nachdem es mindestens zwölf Monate lang keine weitere Regelblutung mehr gegeben hat. Das Durchschnittsalter, in dem die Menopause eintritt, liegt bei etwa 50 Jahren, aber auch 40 Jahre gelten noch als normal. Bis zur Menopause können durchaus regelmäßige Menstruationszyklen vorliegen, gegen Ende

▲ Siehe Seite 1112

werden die Intervalle jedoch meist länger und die Blutungen schwächer. Immer seltener findet in diesen Zyklen ein Eisprung statt.

Mit zunehmendem Alter reagieren die Eierstöcke immer träger auf die Stimulierung durch das luteinisierende und follikelstimulierende Hormon der Hirnanhangdrüse.▲ Das wiederum hat zur Folge, daß die Östrogen- und Progesteronproduktion der Eierstöcke immer sparsamer ausfällt und schließlich kein Eisprung mehr stattfindet.

Bei der **vorzeitigen Menopause** tritt die Menopause bereits vor dem 40. Lebensjahr ein.■ Mögliche Ursachen sind eine genetische Anlage und Autoimmunerkrankungen, bei denen Antikörper produziert werden, die zahlreiche Gewebe, darunter auch die Eierstöcke, schädigen können. Auch Rauchen kann Ursache für eine vorzeitige Menopause sein.

Die **künstliche Menopause** ist Folge eines medizinischen Eingriffs, aufgrund dessen die Eierstöcke ihre Hormonproduktion verringern oder komplett einstellen. Zu diesen Eingriffen gehören die Entfernung der Eierstöcke, Operationen, die die Blutversorgung der Eierstöcke beeinträchtigen, eine Chemotherapie oder eine Bestrahlung des Beckens – inklusive der Eierstöcke – im Rahmen einer Krebstherapie. Die operative Entfernung der Gebärmutter (Hysterektomie) setzt zwar den Menstruationsblutungen ein Ende, da sie aber, solange die Eierstöcke belassen werden, den Hormonspiegel nicht beeinträchtigt, verursacht sie keine Menopause.

Symptome

In der Zeit vor der Menopause, also während der sogenannten Wechseljahre (Klimakterium), können milde, mäßige oder starke Beschwerden auftreten. Genausogut kann diese Zeit aber auch völlig symptomlos ablaufen. 75 Prozent der Frauen leiden jedoch an Hitzewallungen. Während einer solchen Hitzewallung rötet sich die Haut, vor allem im Gesicht und am Hals, es stellen sich Hitzegefühl und zum Teil heftige Schweißausbrüche ein. Die meisten Frauen haben solche Hitzewallungen etwa ein Jahr lang, 25 bis 50 Prozent sogar mehr als fünf Jahre. Hitzewallungen dauern jeweils zwischen 30 Sekunden und fünf Minuten und können von Schüttelfrost gefolgt sein.

Die sinkenden Östrogenspiegel können psychische Symptome wie Müdigkeit, Reizbarkeit, Schlaflosigkeit und Nervosität verursachen. Nächtliche Schweißausbrüche können zu Schlafstörungen führen und die Müdigkeit und Reizbarkeit noch verschlimmern. Manche Frauen fühlen sich schwindelig, ihnen kribbelt es in der Haut, und sie nehmen ihren Herzschlag, den sie oft als hämmernd empfinden, auffallend deutlich wahr. Manche können ihre Blasenfunktion nicht mehr kontrollieren und werden inkontinent, andere leiden unter häufigen Blasen- oder Scheidenentzündungen oder Schmerzen beim Geschlechtsverkehr, weil die Scheide aufgrund der geringeren Östrogenversorgung trockener wird. Gelegentlich kommt es auch zu Muskel- und Gliederschmerzen.

Osteoporose, der Verlust an Knochenmasse★, gehört zu den ernsteren Gesundheitsproblemen der Menopause. Besonders gefährdet sind sehr schlanke, hellhäutige Frauen. Weitere Risikofaktoren sind Zigarettenrauchen, starker Alkoholkonsum, die Einnahme von Kortison, eine knappe Kalziumversorgung und zu wenig Bewegung. Während der ersten fünf Jahre nach der Menopause gehen jährlich drei bis fünf Prozent an Knochenmasse verloren. Danach pendelt sich der Knochenverlust auf jährlich ein bis zwei Prozent ein. Bereits aus relativ nichtigem Anlaß können jetzt Knochen brechen, bei sehr starkem Knochenschwund oder alten Frauen sogar ohne jeden Grund. Besonders bruchanfällig sind die Wirbelkörper der Wirbelsäule, der Oberschenkelhals sowie das Handgelenk. Wenn mehrere Wirbel gebrochen sind, kann sich das Rückgrat so verkrümmen, daß der typische Witwenbuckel entsteht und Rückenschmerzen auftreten.

Auch Herz-Kreislauf-Erkrankungen kommen nach den Wechseljahren, wenn die Östrogenspiegel sinken, häufiger vor. Das Risiko dafür steigt für Frauen mit frühzeitiger Menopause, die nicht mit Östrogen behandelt werden, auf das Doppelte an. Frauen, die nach den Wechseljahren Östrogene einnehmen, erkranken seltener an Herz-Kreislauf-Erkrankungen als Frauen, die kein Östrogen einnehmen. Diese positive Wirkung der Östrogene auf das Herz-Kreislauf-System läßt sich zum Teil mit ihrem günstigen Einfluß auf den Cholesterinspiegel erklären. Bei sinkendem Östrogenspiegel steigt der Anteil des sogenannten »schlechten« Cholesterins bzw. der Lipoproteine niedriger Dichte (LDL = low density lipoproteins) an, und der des sogenannten »guten« Cholesterins bzw. der Lipoproteine hoher Dichte (HDL = high density lipoproteins) sinkt.●

Behandlung

Die Beschwerden lassen sich behandeln, indem der Östrogenspiegel wieder so angehoben wird, wie er vor den Wechseljahren war. Eine solche Östrogenbehandlung verfolgt im wesentlichen folgende Ziele:

▲ Siehe Seite 692
■ Siehe Seite 1083
★ Siehe Seite 214
● Siehe Seite 675

- Symptome wie Hitzewallungen, trockene Scheide und Harnwegprobleme lindern
- Osteoporose vorbeugen
- Arteriosklerose (Arterienverkalkung) und Erkrankung der Herzkranzgefäße vorbeugen

Die Östrogene, die Frauen nach den Wechseljahren verordnet bekommen, sind – anders als die der »Pille« – natürliche Hormone. Synthetische Östrogene wirken hundertmal stärker als natürliche. Um Hitzewallungen zu behandeln oder Osteoporose vorzubeugen, genügen schon geringe Mengen an natürlichen Östrogenen. Hohe Dosen können Probleme wie eine verstärkte Migräneneigung verursachen.

Östrogene können als Tabletten eingenommen oder als Pflaster auf die Haut aufgeklebt werden (transdermale Systeme). Um eine trockene Scheide und Schmerzen beim Geschlechtsverkehr zu behandeln und gleichzeitig die Gefahr von Harnweginfektionen und Harninkontinenz zu verringern, kann man Östrogene auch als Vaginalcreme oder -zäpfchen anwenden. Ein Teil der Östrogene wird dabei in den Blutkreislauf aufgenommen – je gesünder die Scheidenschleimhaut ist, desto größer ist der Anteil.

Da Östrogen neben all seinen positiven auch unerwünschte Wirkungen und Langzeitrisiken mit sich bringt, müssen Arzt und Patientin sorgfältig Nutzen und Risiken einer Östrogenbehandlung gegeneinander abwägen. Zu den Nebenwirkungen der Östrogene zählen Übelkeit, Brustbeschwerden, Kopfschmerzen und Stimmungsschwankungen.

Wenn eine Frau nach den Wechseljahren nur Östrogen und kein zusätzliches Gestagen einnimmt, hat sie ein erhöhtes Risiko für einen Krebs der Gebärmutterschleimhaut. ▲ Normalerweise erkrankt nur eine von 1000 Frauen jährlich an Gebärmutterschleimhautkrebs, doch dann sind es vier von 1000. Das Risiko steigt mit der Dosis und der Dauer der Östrogenbehandlung. Bei ungewöhnlichen Blutungen aus der Scheide kann mit einer Biopsie (Entnahme einer Gewebeprobe zur mikroskopischen Untersuchung) der Gebärmutterschleimhaut festgestellt werden, ob ein Krebs vorliegt. Nimmt die Frau jedoch zusätzlich zu dem Östrogen auch Gestagen ein, erhöht sich das Risiko für einen Gebärmutterschleimhautkrebs nicht – im Gegenteil, es sinkt sogar unter das von Frauen, die keine Hormone einnehmen. (Eine Frau, deren Gebärmutter entfernt wurde, braucht kein zusätzliches Gestagen, weil sie keine Gebärmutter mehr hat, die Krebs entwickeln könnte.) Die Gestagene scheinen die schützende Östrogenwirkung auf das Herz nicht aufzuheben.

Lange Zeit wurde diskutiert, ob Östrogen das Brustkrebsrisiko erhöht. Eine eindeutige Verbindung zwischen der Östrogenbehandlung und Brustkrebs konnte jedoch bislang nicht nachgewiesen werden. Das Risiko von Brustkrebs steigt vermutlich an, wenn die Frau länger als zehn Jahre Östrogen schluckt. Frauen mit einem erhöhten Brustkrebsrisiko sollten mit ihrer Ärztin oder ihrem Arzt sehr genau besprechen, wodurch sie stärker gefährdet sind: durch Osteoporose und Herzerkrankungen oder durch Brustkrebs. Danach wird sich die Entscheidung für oder gegen eine Östrogenbehandlung richten.

Im ersten Jahr der Östrogentherapie steigt das Risiko für eine Gallenblasenerkrankung leicht an.

Frauen, die Brustkrebs haben oder hatten, einen fortgeschrittenen Gebärmutterschleimhautkrebs oder Blutungen unbekannter Ursache aus der Scheide, eine akute Lebererkrankung oder Blutgerinnungsstörungen, werden

Östrogen plus Gestagen

Um das Risiko von Gebärmutterschleimhautkrebs zu senken, muß die Frau zusätzlich zu dem Östrogen ein Gestagen einnehmen. Bei dieser Östrogen-Gestagen-Kombinationstherapie können entweder beide Hormone täglich eingenommen werden, oder es wird mit einer zyklischen Einnahme die Situation im ungestörten Hormonzyklus nachgeahmt. Werden beide Hormone jeden Tag zusammen eingenommen, treten meist in den ersten zwei bis drei Anwendungsmonaten unregelmäßige Blutungen auf, die allerdings innerhalb eines Jahres wieder vergehen können. Bei der zyklischen Hormoneinnahme schluckt die Frau etwa zehn Tage lang nur Östrogen, dann etwa zehn Tage lang Östrogen und Gestagen kombiniert. In der vierten Woche nimmt sie dann keine Tabletten. Bei diesem Einnahmeschema haben allerdings viele Frauen während der tablettenfreien Zeit eine Blutung. Auch Frauen, die das Östrogen als Pflaster aufkleben, müssen entweder ein kombiniertes Pflaster mit Gestagen verwenden oder nach zwei Wochen zusätzlich zu dem aufgeklebten Östrogenpflaster noch Gestagentabletten einnehmen.

Zu den möglichen Nebenwirkungen der Gestagene gehören Blähungen, Brustspannen, Kopfschmerzen, Stimmungsschwankungen und Akne. Darüber hinaus können sie den Cholesterinspiegel negativ beeinflussen.

▲ Siehe Seite 1104

nicht mit Östrogen behandelt. Auch Frauen mit chronischer Lebererkrankung oder akuter intermittierender Porphyrie▲ bekommen normalerweise kein Östrogen verschrieben.

Frauen, die kein Östrogen nehmen können oder wollen, können angstlösende Medikamente, Gestagene oder das Blutdruckmittel Clonidin verschrieben bekommen, um ihre Hitzewallungen zu lindern. Bei manchen Frauen helfen Antidepressiva gegen Depressionen, Ängste, Reizbarkeit und Schlaflosigkeit. Sehr beliebt sind in der Zeit des Wechsels pflanzliche Produkte, die Schlangenwurzel (Cimicifuga racemosa, Traubensilberkerze) enthalten. Sie beugen allerdings weder Osteoporose noch Herz-Kreislauf-Erkrankungen vor.

KAPITEL 234

Häufige gynäkologische Probleme

Gynäkologische Störungen oder Erkrankungen betreffen die weiblichen Geschlechtsorgane. Einige der häufiger vorkommenden Probleme werden durch Infektionen, Verletzungen oder hormonelle Veränderungen verursacht. In diese Kategorie fallen Unterleibsschmerzen, Entzündung von Gebärmutter, Eileiter, Scheide oder Vulva sowie gutartige Gebärmuttertumore, wie Myome. Gynäkologische Störungen können aber auch in Zusammenhang mit der Menstruation auftreten, das gilt für das prämenstruelle Syndrom und Periodenschmerzen (Dysmenorrhoe). Manche Störungen sind harmlos und klingen von selbst wieder ab, andere, wie beispielsweise Infektionen, können ernsthaft sein und ärztlicher Behandlung bedürfen.

Unterleibsschmerzen

Das Becken, in dem sich Gebärmutter, Eileiter, Eierstöcke, Scheide, Blase und Mastdarm befinden, ist der unterste Teil des Rumpfes – der zwischen den Hüftknochen und unter dem Bauch gelegene sogenannte Unterleib. Manche Frauen haben oft Schmerzen in diesem Bereich. Art und Intensität dieser Schmerzen können sehr unterschiedlich sein, ihre Ursache ist oft unklar.

Unterleibsschmerzen gehen häufig von den Geschlechtsorganen aus, können aber auch im Verdauungstrakt oder in den Harnwegen ihren Ursprung haben. Psychische Faktoren können die Schmerzen verschlimmern oder sie auch verursachen, ohne daß eine organische Störung vorliegt.

Diagnose

Treten plötzlich sehr starke Schmerzen im Unterleib oder in der Beckenregion auf, muß von ärztlicher Seite schnellstens abgeklärt werden, ob ein chirurgischer Notfall vorliegt. Ein solcher Notfall sind Blinddarmentzündung, Darmdurchbruch, eine stielgedrehte Eierstockzyste, Bauchhöhlenschwangerschaft und Eileiterriß.

Oft kann der Arzt die Ursache der Unterleibsschmerzen schon dadurch feststellen, daß die Frau sie ihm beschreibt: Wie fühlen sie sich an (z. B. scharf oder dumpf), unter welchen Umständen und wie plötzlich traten sie auf, wie lange bestehen sie schon, und wo sitzen sie genau? Besteht gleichzeitig noch Fieber, Übelkeit oder Erbrechen, trägt das ebenfalls zur Klärung der Ursache bei. Informationen zum zeitlichen Zusammenhang zwischen den Schmerzen und Vorgängen wie Essen, Schlafen, Geschlechtsverkehr, Bewegung, Wasserlassen und Stuhlgang sind ebenfalls hilfreich.

Die Frau wird körperlich untersucht. Mit Hilfe der (inneren) Beckenuntersuchung■ läßt sich feststellen, welche Organe beteiligt sind, und ob eine Infektion vorliegt. Mit Laboruntersuchungen, wie einem großen Blutbild, einer Urinuntersuchung oder einem Schwangerschaftstest, lassen sich innere Blutungen, Infektionen oder eine Bauchhöhlenschwangerschaft nachweisen. Um die Diagnose zu sichern, können Ultraschallaufnahmen, Computer- (CT) oder Kernspintomographie (NMR) der inneren Organe notwendig sein. Manchmal wird versucht, mit Hilfe der Laparoskopie (ein diagnostisches Verfahren, bei dem mit einem Instrument mit Glasfaseroptik die Bauch- und Beckenhöhle untersucht werden)★ die Schmerzursache zu finden.

▲ Siehe Seite 685
■ Siehe Seite 1067
★ Siehe Seite 482

Entzündung von Scheide und Vulva

Wenn die äußeren weiblichen Geschlechtsorgane entzündet sind, sprechen Ärzte von einer Kolpitis, wenn die Scheidenschleimhaut betroffen ist, von Vulvitis, wenn es sich um die Vulva handelt. Bei der Vulvovaginitis sind beide Bereiche entzündet.

Bei diesen Erkrankungen ist das Gewebe der befallenen Region entzündet, was manchmal mit Scheidenausfluß einhergeht. Mögliche Ursachen sind Infektionen, reizende Substanzen oder Gegenstände, Tumore oder andere Gewebeveränderungen, Strahlentherapie, bestimmte Medikamente und hormonelle Veränderungen. Mangelhafte Hygiene kann das Wachstum von Bakterien und Pilzen begünstigen und Reizungen verursachen. Eine Fistel ist eine normalerweise nicht vorhandene Verbindung zwischen Darm und Scheide, durch die Stuhl in die Scheide gelangen und eine Kolpitis verursachen kann.

Während der fruchtbaren Jahre einer Frau können hormonelle Veränderungen einen völlig normalen wäßrigen, schleimigen oder milchig-weißen Ausfluß verursachen. Menge und Beschaffenheit dieses Sekrets ändern sich im Zyklusverlauf. Nach den Wechseljahren werden die Scheidenschleimhaut und das Vulvagewebe dünner, die Sekretmenge kann abnehmen. Dadurch kann es schneller zu Infektionen und Verletzungen von Vulva und Scheide kommen.

Beim Neugeborenen kann durch die Östrogene, die das Kind innerhalb der letzten zwei Wochen vor der Geburt von der Mutter aufgenommen hat, ebenfalls Scheidenausfluß vorliegen.

Häufige Ursachen für Unterleibsschmerzen

Schmerzen genitalen Ursprungs

- Bauchhöhlenschwangerschaft
- Endometriose
- Myome
- Große Eierstockzysten bzw. geplatzte Zysten
- Mittelschmerz (durch den Eisprung verursachte Schmerzen in der Zyklusmitte)
- Gefäßstauung im Becken
- Eileiterentzündung
- Eileiterriß
- Stielgedrehter Eierstock

Schmerzen extragenitalen Ursprungs

- Blinddarmentzündung
- Blasenentzündung (Zystitis)
- Entzündung oder Infektion eines oder mehrerer kleiner Dickdarmausstülpungen (Divertikulitis)
- Magen-Darm-Entzündung (Gastroenteritis)
- Entzündung eines Dünndarmteils (Ileitis)
- Entzündliche Darmerkrankung
- Entzündung der Lymphknoten im Mesenterium, das bestimmte Dünndarmabschnitte an die Bauchwand anheftet (Mesenteriallymphadenitis)
- Nierenkolik (Lendenschmerzen, weil die Harnwege verlegt sind)

Symptome

Das Hauptsymptom einer Scheidenentzündung ist ein ungewöhnlicher Ausfluß. Ausfluß gilt dann als krankhaft, wenn es sehr viel ist, er unangenehm riecht oder mit Juckreiz, Wundsein oder Schmerzen verbunden ist. Ausfluß aufgrund von Krankheiten ist meist dicker als sonst und anders gefärbt. Er kann die Konsistenz von Hüttenkäse haben oder gelblich, grünlich oder blutig aussehen.

Eine bakterielle Scheideninfektion verursacht meist einen weißen, grauen oder gelblich trüben Ausfluß mit fauligem oder fischigem Geruch. Nach dem Geschlechtsverkehr oder nach dem Waschen mit Seife kann der Geruch stärker werden. Beides läßt das Scheidenmilieu weniger sauer reagieren, was das Bakterienwachstum begünstigt. Die Vulva kann sich gereizt anfühlen oder jucken.

Eine Candida-Pilzinfektion ▲ verursacht mäßig starken bis starken Juckreiz und Brennen von Vulva und Scheide. Die Haut sieht rot aus und kann sich wund anfühlen. Oft haftet an den Scheidenwänden ein dickflüssiger, käsiger Ausfluß. Die Symptome nehmen meist in der Woche vor der Menstruation zu. Bei Frauen mit schlecht eingestelltem Diabetes oder solchen, die Antibiotika einnehmen, kehren die Pilzinfektionen häufig wieder.

Eine Infektion mit dem Protozoon *Trichomonas vaginalis* verursacht einen weißen, gräulich-grünen oder gelblichen Ausfluß, der manchmal sogar schaumig ist. ■ Er tritt manchmal kurz nach der Menstruation auf und kann unangenehm riechen. Der Juckreiz ist stark.

Ein wäßriger Ausfluß, vor allem wenn er mit Blut durchsetzt ist, kann durch einen Krebs der Scheide, des Gebärmutterhalses (Zervixkarzinom) oder der Gebärmutterschleimhaut (Endometriumkarzinom) verursacht sein. Zervixpolypen können nach dem Geschlechtsverkehr ebenfalls blutigen Ausfluß verursachen. Über längere Zeit

▲ Siehe Seite 941

■ Siehe Seite 940

Häufige Ursachen für ungewöhnlichen Scheidenausfluß

Infektionen
- Bakterien wie Chlamydien und Gonokokken
- Pilze wie *Candida* (vor allem bei Diabetes, Schwangerschaft oder bei Antibiotikaeinnahme)
- Protozoen wie *Trichomonas vaginalis*
- Viren wie das humane Papillomavirus oder Herpes

Reizung
- Spermizide, Gleitmittel, Kondome, Diaphragma, Portiokappe und Verhütungsschwämme
- Waschmittel und Weichspüler
- Intimsprays und Seifen
- Badezusätze
- Häufiges Duschen
- Fremdkörper in der Scheide
- Zu eng sitzende, nicht luftdurchlässige und nicht saugfähige Unterwäsche
- Stuhl

Tumore oder andere Gewebewucherungen
- Krebserkrankung von Vulva, Scheide, Gebärmutterhals oder Gebärmutterschleimhaut

Strahlentherapie

bestehender Juckreiz oder Mißempfindungen an der Vulva können durch eine Infektion mit humanen Papillomaviren oder durch ein Carcinoma in situ, ein sogenanntes Oberflächenkarzinom, verursacht sein. Letzteres ist die Frühform eines Krebses, der noch keine anderen Bereiche befallen hat und sich meist leicht chirurgisch entfernen läßt.

Ein schmerzendes Geschwür an der Vulva kann durch eine Herpesinfektion oder einen Abszeß verursacht sein. Schmerzlose Geschwüre legen den Verdacht auf Krebs oder Syphilis nahe. Filzläuse verursachen Juckreiz im Bereich der Vulva (Pediculosis pubis). ▲

▲ Siehe Seite 978

■ Siehe Kasten, Seite 1068

Diagnose
Die charakteristischen Eigenschaften des Ausflusses geben oft schon Aufschluß über die mögliche Ursache. Für die abschließende Diagnose sind jedoch noch Zusatzinformationen erforderlich. So muß der Arzt beispielsweise wissen, in welchem Zyklusabschnitt der Ausfluß auftritt, ob er sporadisch oder ständig vorliegt, wie er auf eine vorausgehende Behandlung angesprochen hat und ob Juckreiz, Brennen oder Schmerzen der Vulva vorliegen oder die Scheide wund ist. Der Arzt wird weiterhin fragen, welche Methode der Empfängnisverhütung angewandt wird, ob nach dem Geschlechtsverkehr Schmerzen auftreten, ob es Scheideninfektionen oder sexuell übertragbare Krankheiten gibt, und ob Waschmittel die Reizung verursacht haben könnten. Wichtig ist auch, ob der Sexualpartner Symptome oder ein Familienmitglied Juckreiz im Schambereich hat bzw. gehabt hat.

Bei der Untersuchung der Scheide wird mit einem Watteträger eine Sekretprobe zur anschließenden mikroskopischen Untersuchung und/oder zum Anlegen einer Kultur entnommen – beides dient dazu, die Erreger nachzuweisen. Der Gebärmutterhals wird untersucht. Es wird ein Abstrich für den Papanicolaou-(Pap)Test ■ gemacht, um ein Zervixkarzinom auszuschließen. Bei der beidhändigen Tastuntersuchung führt der Arzt Zeige- und Mittelfinger seiner behandschuhten Hand in die Scheide ein und drückt vorsichtig mit der anderen Hand von außen auf den Unterbauch. So kann er zwischen beiden Händen die Geschlechtsorgane fühlen und auf Auffälligkeiten hin untersuchen. Bei einer chronischen Entzündung der Vulva, die bislang auf keine Behandlung angesprochen hat, wird meist eine Gewebeprobe entnommen (Biopsie), um anschließend unter dem Mikroskop nach Krebszellen zu suchen.

Behandlung
Liegt dem Ausfluß eine Entzündung zugrunde, müssen die spezifischen Ursachen gezielt behandelt werden. So werden Infektionen je nach Krankheitserreger mit Antibiotika, Pilzmitteln oder Virusmedikamenten behandelt. Vor häufigen Scheidenspülungen muß gewarnt werden, weil sie die Gefahr einer Eileiterentzündung erhöhen. Wenn die Schamlippen (die Hautfalten um die Scheiden- und Harnröhrenöffnung herum) durch vorangegangene Infektionen verklebt sind, kann man sie lösen, indem man sieben bis zehn Tage lang eine östrogenhaltige Vaginalcreme aufträgt.

Zusätzlich zu einem Antibiotikum kann das Scheidenmilieu mit Vaginaltabletten, die Milchsäure enthalten, sauer gehalten werden, um dem erneuten Keimwachstum entgegenzuwirken. Bei einigen sexuell übertragbaren Infektionen müssen beide Sexualpartner gleichzeitig behandelt werden, um eine Reinfektion zu verhindern.

Eine Kolpitis, die dadurch entstehen kann, daß die Scheidenschleimhaut nach den Wechseljahren dünner und empfindlicher wird, wird mit Östrogen behandelt.▲ Das Östrogen kann als Tabletten oder Dragees eingenommen werden, per Pflaster über die Haut in den Körper gelangen, als Creme direkt auf die Vulva aufgetragen oder als Creme oder Zäpfchen in die Scheide eingeführt werden.

Mit welchen Medikamenten eine Vulvitis bzw. Kolpitis behandelt wird – für beide Störungen werden die gleichen Medikamente eingesetzt –, richtet sich nach der spezifischen Ursache. Als zusätzliche Maßnahmen, die die Entzündung lindern, empfehlen sich das Tragen lockerer, saugfähiger Unterwäsche, die einen Luftaustausch gestattet (z. B. Baumwollslips), und das Sauberhalten der Vulva. Hierbei sollte Glyzerinseife benutzt werden, da viele andere Seifen noch stärker reizen. Gegen das Wundheitsgefühl und den Juckreiz helfen gelegentlich Eiskompressen, kühle Sitzbäder oder kalte Kompressen. Gegen Juckreiz, der nicht durch Infektionen verursacht ist, helfen Kortisoncremes und -salben oder die Einnahme von Mitteln gegen Juckreiz (Antihistaminika). Aciclovir in Salben- oder Tablettenform kann die Symptome einer Herpesinfektion lindern und ihren Verlauf verkürzen.

Wenn eine chronische Vulvitis auf mangelhafte Hygiene zurückzuführen ist, muß die Sauberkeit verbessert werden. Eine bakterielle Infektion in dieser Region wird mit Antibiotika behandelt. Hauterkrankungen, wie Psoriasis, können mit einer Kortisoncreme behandelt werden. Auf Substanzen, die dauerhaft reizen könnten, wie Cremes, Puder und verschiedene Kondommarken, sollte komplett verzichtet werden.

Übliche Behandlungen bei Scheiden- und Vulvainfektionen

Erreger	Behandlung
Candida (Pilz)	Clotrimazol, Econazol, Fenticonazol oder Miconazol (als Creme, Scheidentabletten oder Zäpfchen); Fluconazol oder Ketoconazol (oral)
Bakterien	Meist Metronidazol oder Clindamyzin (als Scheidencreme) oder Metronidazol (oral); bei Gonokokkeninfektionen meist Ceftriaxon (als Injektion) plus Doxyzyklin (oral)
Chlamydien	Doxyzyklin oder Erythromyzin, evtl. auch Azithromyzin (oral)
Trichomonaden	Metronidazol (oral bei beiden Partnern)
Viren	
Humanes Papillomavirus (Genitalwarzen)	Trichloressigsäure (direkt auf die Warzen), flüssiger Stickstoff oder Fluorouracil (direkt auf die Warzen) bei schweren Infektionen; Laser, elektrische Schlinge; Interferon (lokal und oral)
Herpesvirus	Aciclovir (oral oder als Salbe)

Eileiterentzündung

Eine Entzündung der Eileiter (Salpingitis) wird meist durch eine Infektion verursacht.

Wie Arme strecken sich die Eileiter vom oberen Gebärmutteranteil zu den Eierstöcken hin.■ Eine Entzündung der Eileiter kommt in erster Linie bei sexuell aktiven Frauen vor. Besonders gefährdet sind Frauen, die ein Intrauterinpessar (IUP, Spirale) tragen. Die Entzündung wird meist durch bakterielle Erreger verursacht, die von der Scheide aus in die Gebärmutter und die Eileiter wandern. Eine Eileiterentzündung tritt selten vor der ersten Regelblutung (Menarche), nach den Wechseljahren oder während einer Schwangerschaft auf. Meist ist sie die Folge einer Infektion, die beim Geschlechtsverkehr übertragen wurde. Weniger häufig kommt sie nach Geburten, Fehlgeburten oder einem Schwangerschaftsabbruch vor.

Zu den selteneren Ursachen der Eileiterentzündung zählen Aktinomykose (eine bakterielle Infektion), Schistosomiasis (eine Parasiteninfektion) und Tuberkulose. Auch bei Untersuchungsverfahren, wie einer Röntgenaufnahme, bei der ein Kontrastmittel injiziert wird, kann eine Infektion entstehen.

Die Symptome können zwar auf einer Seite überwiegen, doch meist sind beide Eileiter betroffen. Die Infektion kann in die Bauchhöhle aufsteigen und eine Bauchfellentzündung (Peritonitis) verursachen. Außer in

▲ Siehe Seite 1075

■ Siehe Kasten, Seite 1066

wirklich schweren Fällen bleiben die Eierstöcke meist verschont.

Symptome

Die Symptome setzen meist kurz nach der Menstruation ein: zunehmend stärker werdende Schmerzen, die von Übelkeit und Erbrechen begleitet sein können. Vor allem am Anfang haben viele Frauen nur leichtes Fieber, leichte bis mittelstarke Bauchschmerzen, Blutungsstörungen und leichten Ausfluß, die dem Arzt die Diagnose erschweren. Im späteren Verlauf sind hohes Fieber und eitriger Ausfluß aus der Scheide charakteristisch – bei einer Chlamydieninfektion muß jedoch kein Ausfluß vorliegen.

Meist kommt es durch die Infektion zum Verschluß der Eileiter. Ein verschlossener Eileiter kann mit Flüssigkeit gefüllt und dadurch erweitert sein. Chronische Schmerzen, Blutungsstörungen und Unfruchtbarkeit können die Folge sein. Die Infektion kann sich auf die benachbarten Strukturen ausbreiten, zu Vernarbungen, Verwachsungen oder Verklebungen (Adhäsionen) von Organen im Bauchraum führen und so chronische Schmerzen verursachen.

In den Eileitern, Eierstöcken und im kleinen Becken können sich Abszesse (Eiteransammlungen) entwickeln. Abszesse, die nicht auf Antibiotika ansprechen, müssen chirurgisch eröffnet und geleert werden. Platzt ein Abszeß, ergießt sich Eiter in die Beckenhöhle; dann entwickeln sich rasch heftigste Unterbauchschmerzen, Übelkeit und Erbrechen, und der Blutdruck fällt drastisch ab (Schock). Diese Form von Infektion kann in die Blutbahn übergehen und eine lebensbedrohliche Blutvergiftung ▲ (Sepsis) verursachen. Ein durchgebrochener Abszeß ist ein chirurgischer Notfall.

Diagnose und Behandlung

Die Symptome geben meist schon den entscheidenden Hinweis auf die Diagnose. Wenn der Arzt bei der Beckenuntersuchung auf den Gebärmutterhals oder benachbarte Gebiete drückt oder den Bauch abtastet, hat die Frau beträchtliche Schmerzen. Die Leukozytenzahl im Blut ist meist hoch. Im allgemeinen wird ein Abstrich vom Gebärmutterhals, manchmal auch von Mastdarm und Rachen entnommen, eine Kultur angelegt und anschließend mikroskopisch auf die Erreger hin untersucht. Manchmal wird eine Douglas-Punktion durchgeführt, bei der durch die Scheide hindurch in das hintere Scheidengewölbe hineingestochen wird, um eine Eiterprobe zu entnehmen. Und schließlich kann die Bauchhöhle auch mit dem Laparoskop (Instrument mit Glasfaseroptik) betrachtet werden.

Meist sofort nachdem die Proben entnommen wurden, um die Bakterienkultur anzulegen, werden Antibiotika gegeben. Im allgemeinen wird die Frau ambulant behandelt. Bessert sich das Befinden jedoch nach 48 Stunden nicht, ist im allgemeinen eine Krankenhauseinweisung erforderlich. Dort werden die Antibiotika intravenös gegeben, um die Infektion möglichst schnell und gründlich zu beseitigen. Je länger die Entzündung dauert und je schwerer sie verläuft, desto größer ist das Risiko für Unfruchtbarkeit und andere Komplikationen.

Myome

Ein Myom ist eine gutartige Geschwulst, die aus Muskel- und Bindegewebe besteht und in der Gebärmutterwand wächst.

Mindestens 25 Prozent aller Frauen über 35 Jahre haben ein Myom. Myome können so klein sein, daß sie nur unter dem Mikroskop zu erkennen sind. Genausogut können sie aber auch auf die Größe einer Faust heranwachsen. Ihre Ursache ist noch ungeklärt. Sie scheinen aber östrogenabhängig zu wachsen, da sie während der Schwangerschaft häufig größer werden und nach den Wechseljahren schrumpfen.

Symptome

Die meisten Myome, darunter auch wirklich große, bereiten keine Beschwerden. Treten Symptome auf, hängen sie von der Zahl der Myome ab, von ihrer Größe und ihrem Sitz in der Gebärmutter sowie davon, ob sie noch wachsen oder sich schon wieder zurückbilden. Mögliche Symptome sind verstärkte oder längerdauernde Regelblutungen oder, allerdings seltener, Zwischenblutungen; außerdem Schmerzen, Druck oder ein Schweregefühl im Beckenbereich während oder zwischen den Regelblutungen, häufigeres Wasserlassen, geschwollener Bauch und, allerdings nur sehr selten, Unfruchtbarkeit aufgrund eines Eileiterverschlusses oder einer Verformung der Gebärmutter. Verstärkte Regelblutungen können dadurch entstehen, daß die Myome die Oberfläche der Gebärmutterschleimhaut und damit auch die abzustoßende Menge an Schleimhaut vergrößern. Der starke Blutverlust kann zur Blutarmut führen. Während der Schwangerschaft kann ein bis dahin symptomloses Myom plötzlich ernsthafte Probleme, wie eine Fehlgeburt, vorzeitige Wehen oder Nachblutungen nach der Geburt, verursachen.

Diagnose und Behandlung

Myome sind normalerweise bei der Beckenuntersuchung zu tasten. Die Diagnose läßt sich durch eine Ultraschalluntersuchung bestätigen. Um sicherzustellen, daß die Symptome nicht durch andere Störungen wie Gebärmutterkrebs verursacht sind, kann ein Pap-Test durchgeführt

▲ Siehe Seite 855

werden, es kann Gewebe aus der Gebärmutterschleimhaut zur mikroskopischen Untersuchung entnommen (Endometriumbiopsie) und die Gebärmutter mit dem Hysteroskop (einem mit Glasfaseroptik ausgerüsteten röhrenförmigen Instrument) untersucht werden.

Die meisten Myome bedürfen keiner Behandlung. Sie sollten lediglich in halb- bis jährlichen Abständen kontrolliert werden. Wächst ein Myom weiter oder verursacht es unerträgliche Beschwerden, kann es aus der Gebärmutterwand herausoperiert werden (Enukleation). Einige Monate vor der Operation erhält die Frau ggf. Hormone, damit sich das Myom zurückbildet. Während einer Schwangerschaft wird im allgemeinen nicht operiert, weil dadurch eine Fehlgeburt und starker Blutverlust verursacht werden kann. Die Entfernung der gesamten Gebärmutter (Hysterektomie) läßt sich dann oft nicht umgehen, wenn die Regelblutungen sehr stark sind, sich Symptome wie Druckerscheinungen oder starke Schmerzen einstellen, das Myom sehr schnell wächst oder sich ein großes Myom verdreht oder infiziert.

Menstruationsstörungen

Zu den häufigsten Menstruationsstörungen zählen das prämenstruelle Syndrom (PMS) sowie Schmerzen während der Menstruation (Dysmenorrhoe). Ein komplexes Wechselspiel verschiedener Hormone kontrolliert den Beginn der ersten Menstruation während der Pubertät, den Rhythmus und die Dauer der einzelnen Zyklen während der fruchtbaren Jahre und den Zeitpunkt der letzten Menstruation, der Menopause. Die hormongesteuerte Kontrolle der Menstruation beginnt im Hypothalamus (dem Teil des Gehirns, der die hormonelle Aktivität koordiniert und kontrolliert), geht in der an der Hirnbasis sitzenden Hirnanhangdrüse weiter und wird letzten Endes durch die Eierstöcke bestimmt. ▲ Aber auch Hormone, die von anderen Drüsen, wie den Nebennierenrinden, produziert werden, können die Menstruation beeinflussen.

Prämenstruelles Syndrom

Das prämenstruelle Syndrom (PMS) ist durch eine Vielzahl von Symptomen einschließlich Nervosität, Reizbarkeit, emotionale Labilität, Depressionen, Kopfschmerzen, Ödemen und Spannungsgefühl in den Brüsten charakterisiert und kann sieben bis 14 Tage vor der Menstruation auftreten.

Das prämenstruelle Syndrom scheint in Beziehung zu den zyklisch auftretenden Schwankungen der Östrogen- und Progesteronspiegel zu stehen. Östrogen fördert die Flüssigkeitseinlagerung im Körper, mit der sich Symptome wie Gewichtszunahme, Ödembildung, Spannungsgefühl in den Brüsten und Aufgedunsensein erklären lassen. Es können aber auch andere Hormon- und Stoffwechselveränderungen ursächlich beteiligt sein.

Menstruationsstörungen

Art der Störung	Fachbegriff
Eine Vielzahl psychischer Symptome, die vor der Menstruation einsetzen	Prämenstruelles Syndrom (PMS)
Schmerzhafte Periode	Dysmenorrhoe
Ausbleiben der Periode	Amenorrhoe
Ausbleiben der ersten Regelblutung	Primäre Amenorrhoe
Ausbleiben der bislang normal verlaufenden Periode	Sekundäre Amenorrhoe
Zu lange oder zu starke Blutungen	Menorrhagie
Ungewöhnlich leichte Blutungen	Hypomenorrhoe
Zu häufige Periode	Polymenorrhoe
Zu seltene Periode	Oligomenorrhoe
Zwischenblutungen oder nichtmenstruelle Blutungen	Metrorrhagie
Starke und in Dauer und Häufigkeit völlig unregelmäßige Blutungen	Menometrorrhagie
Blutungen nach den Wechseljahren	Postmenopausale Blutung

Symptome

Art und Intensität der Symptome schwanken von Frau zu Frau und können bei derselben Frau von Monat zu Monat variieren. Das breite Spektrum an körperlichen und psychischen Symptomen kann das Leben einer Frau vorübergehend aus dem Gleichgewicht bringen. Frauen, die an Epilepsie leiden, können in dieser Phase öfter als sonst Krampfanfälle bekommen. Bindegewebeerkrankungen, wie der systemische Lupus erythematodes oder rheumatoide Arthritis, können aufflackern.

Die Symptome treten meist ein oder zwei Wochen vor

▲ Siehe Seite 1070

Symptome des prämenstruellen Syndroms

Körperliche Veränderungen

- Rückenschmerzen
- Aufgedunsensein
- Spannen und Schmerzen in den Brüsten
- Appetitveränderungen
- Verstopfung
- Schwindel
- Schwächegefühl
- Kopfschmerzen
- Schwere- oder Druckgefühl in der Beckenregion
- Hitzewallungen
- Schlaflosigkeit
- Energielosigkeit
- Übelkeit und Erbrechen
- Ausgeprägte Müdigkeit
- Hautprobleme wie Akne und Neurodermitis
- Gewichtszunahme

Stimmungsschwankungen

- Erregtheit
- Unwillen
- Depression
- Reizbarkeit
- Launenhaftigkeit
- Nervosität

Geistige Veränderungen

- Verwirrtheit
- Konzentrationsschwäche
- Gedächtnisstörungen oder Vergeßlichkeit

der Menstruation auf, dauern einige Stunden bis 14 Tage lang und klingen ab, wenn die Periode einsetzt. Zur Zeit der Wechseljahre können die Symptome während und nach der Menstruation bestehenbleiben. Oft folgt jeden Monat auf die Symptome des prämenstruellen Syndroms eine schmerzhafte Regelblutung.

Behandlung

Die Schwankungen der Östrogen- und Progesteronspiegel lassen sich verringern, wenn die Frau »die Pille« einnimmt, die die beiden Hormone Östrogen und Gestagen enthält. Flüssigkeitseinlagerungen und Blähungen werden oft günstig beeinflußt, wenn sie sich kochsalzarm ernährt. Weitere Ernährungsregeln können ebenfalls hilfreich sein: weniger Zucker, Koffein und Alkohol, mehr Kohlenhydrate und häufigere kleine Mahlzeiten. Auch Kalzium- und Magnesiumpräparate können helfen. Nahrungsergänzungsmittel mit den Vitaminen des B-Komplexes, vor allem mit Vitamin B_6 (Pyridoxin), könnten die Symptome lindern; allerdings ist ihr Nutzen umstritten, da zu hohe Dosen Vitamin B_6 gesundheitsschädigend wirken können – bereits 200 mg täglich können Nervenschädigungen verursachen. Nichtsteroidale Entzündungshemmer können Kopfschmerzen, Gebärmutterkrämpfe und Gelenkschmerzen lindern.

Gegen Nervosität und Erregtheit können körperliche Betätigung sowie Streßabbau (durch Meditation und Entspannungstechniken) helfen.

Regelschmerzen

Während der Menstruation können Bauchschmerzen auftreten, die von Gebärmutterkrämpfen ausgehen (Dysmenorrhoe).

Man spricht von einer primären Dysmenorrhoe, wenn sie seit Beginn der Monatsblutungen besteht. Eine sekundäre Dysmenorrhoe liegt vor, wenn eine gynäkologische Störung die Ursache ist. Die primäre Dysmenorrhoe kommt häufig vor; sie betrifft schätzungsweise mehr als die Hälfte aller Frauen, bei fünf bis 15 Prozent von ihnen ist sie stark ausgeprägt. Sie kann so stark sein, daß sie die normalen Alltagstätigkeiten beeinträchtigt. Die Folge sind häufige Fehltage in der Schule und am Arbeitsplatz. Mit zunehmendem Alter und nach einer Schwangerschaft nimmt die primäre Dysmenorrhoe eher ab. Die sekundäre Dysmenorrhoe kommt seltener vor und macht etwa ein Viertel aller Regelschmerzen aus.

Man nimmt an, daß die Schmerzen bei der primären Dysmenorrhoe durch Gebärmutterkrämpfe verursacht werden, die aufgrund der verminderten Blutversorgung der Gebärmutterschleimhaut (Endometrium) entstehen. Die Schmerzen treten nur in Zyklen auf, in denen es einen Eisprung gibt. Sie können sich verstärken, wenn die während der Periode abgestoßene Gebärmutterschleimhaut den Gebärmutterhals passiert, vor allem wenn der Zervixkanal besonders eng ist. Das kommt nach der Behandlung bestimmter Gebärmutterhalserkrankungen häufig vor. Die Schmerzen verschlimmern sich auch, wenn die Gebärmutter nach rückwärts geknickt ist (Retroflexio uteri), bei Bewegungsmangel und psychosozialem Streß.

Eine der häufigsten Ursachen der sekundären Dysmenorrhoe ist Endometriose.▲ Weitere Ursachen sind

▲ Siehe Seite 1088

Myome und die Adenomyosis (bei der sich Schleimhautzellen der Gebärmutter in der Muskelschicht der Wand ansiedeln). Eine Entzündung der Eileiter und Verwachsungen und Verklebungen (Adhäsionen) zwischen Organen können milde, diffuse und anhaltende Schmerzen, ebenso aber auch starke, örtlich begrenzte und nur kurzdauernde Schmerzen verursachen. Beide Schmerztypen können sich während der Menstruation verschlimmern.

Symptome

Die Regelschmerzen können vom Unterbauch ins Kreuz und in die Beine ausstrahlen. Sie können krampfartig kommen und gehen oder dumpf und anhaltend sein. Die Schmerzen setzen im allgemeinen kurz vor oder während der Periode ein, erreichen ihren Höhepunkt nach 24 Stunden und klingen nach zwei Tagen wieder ab. Oft liegen gleichzeitig Kopfschmerzen, Übelkeit, Verstopfung oder Durchfall und häufiges Wasserlassen vor. Gelegentlich kommt auch Erbrechen vor. Symptome des prämenstruellen Syndroms, wie Reizbarkeit, Nervosität, Depression und Aufgedunsensein, können am Anfang oder sogar während der gesamten Menstruation anhalten. Manchmal werden unter Schmerzen blutige Gewebefetzen aus der Gebärmutter ausgestoßen.

Behandlung

Die Schmerzen lassen sich meist sehr effektiv durch nichtsteroidale Entzündungshemmer, wie Ibuprofen oder Naproxen, lindern. Diese Mittel wirken am besten, wenn sie bereits zwei Tage vor Blutungsbeginn und dann noch ein bis zwei Tage lang weiter eingenommen werden. Gegen Übelkeit und Erbrechen können zwar Medikamente eingenommen werden, doch beide Symptome verschwinden im allgemeinen auch ohne Behandlung zusammen mit den Krämpfen. Von Nutzen sind ausreichend Ruhe und Schlaf sowie regelmäßige Bewegung. Wenn die Schmerzen fortwährend die alltäglichen Tätigkeiten beeinträchtigen, kann der Eisprung mit einem niedrigdosierten Östrogen-Gestagen-Kombinationspräparat oder mit dem lange wirkenden Medroxyprogesteron unterdrückt werden. Zeigt auch diese Behandlung keinen Erfolg, sollten andere Störungen mit zusätzlichen Untersuchungen, wie einer Laparoskopie (ein Verfahren, bei dem mit einem röhrenförmigen Instrument mit Glasfaseroptik die Bauchhöhle untersucht wird), ausgeschlossen werden.

Die Behandlung der sekundären Dysmenorrhoe richtet sich nach der Ursache. Ein zu enger Gebärmutterhalskanal kann chirurgisch erweitert werden, was drei bis sechs Monate lang Besserung bringt.

KAPITEL 235

Ausbleibende oder ungewöhnliche Blutungen

Unter Menstruation wird die monatliche Blutung aus der Gebärmutter verstanden. Ungewöhnliche Blutungen können durch körperliche oder hormonelle Störungen verursacht werden. Von Amenorrhoe spricht man, wenn die Blutung ausbleibt.

Ausbleibende Blutung

Als Amenorrhoe bezeichnen es Mediziner, wenn die Menstruation ausbleibt. Hat eine Frau noch nie eine Periodenblutung gehabt, spricht man von primärer Amenorrhoe, setzt die Menstruation über längere Zeit aus, liegt eine sekundäre Amenorrhoe vor.

Daß es keine Menstruation gibt, ist nur vor der Pubertät normal, während Schwangerschaft und Stillzeit und nach den Wechseljahren.

Ursachen

Wenn die Periode ausbleibt, kann das auf einer Funktionsstörung von Gehirn, Hirnanhangdrüse, Schilddrüse, Nebennierenrinde, der Eierstöcke oder jedem anderen Teil des Fortpflanzungsapparates beruhen. Normalerweise signalisiert der Hypothalamus (ein kleiner, direkt oberhalb der Hirnanhangdrüse gelegener Teil des Gehirns) der Hirnanhangdrüse, daß er die Hormone freisetzen soll, die den Eisprung auslösen. Bei manchen Störungen verändert sich die Produktion bestimmter Hormone der Hirnanhangdrüse. Dann wird der Eisprung (Ovulation) unterdrückt und die hormonellen Voraussetzungen, auf Grund derer schließlich die Menstruation eintritt, verändern sich. Ist die Konzentration an Schilddrüsenhormonen▲ zu hoch oder zu niedrig, kann die Periode ausbleiben, zu selten oder überhaupt nicht eintreten. Beim Cushing-Syndrom■ kann die Periode ausbleiben oder unregelmäßig werden, weil die Nebennierenrinden zuviel von dem Hormon Kortisol produzieren.

Auch ein Übermaß an körperlicher Betätigung wie z. B. beim Leistungssport kann zum Ausbleiben der Periode führen. Körperliche Betätigung scheint die Hirnanhangdrüse zu veranlassen, weniger eierstockanregende Hormone freizusetzen; dadurch wird weniger Östrogen produziert. Die Periode kann aber auch durch Gebärmuttererkrankungen wie einen Trophoblastentumor oder das Asherman-Syndrom (eine infektions- oder operationsbedingte Vernarbung der Gebärmutterschleimhaut) aussetzen.

Bei manchen Mädchen tritt die erste Regelblutung, die Menarche, aufgrund einer gestörten Sexualentwicklung erst gar nicht ein. Mögliche Ursachen sind angeborene Defekte wie eine Fehlentwicklung von Gebärmutter oder Eileiter sowie Chromosomenfehler, wie z. B. das Turner-Syndrom, bei dem in den Zellen anstelle der üblichen zwei X-Chromosomen lediglich eines angelegt ist.★ Eine sehr seltene Ursache ist der Pseudohermaphroditismus masculinus, bei dem eine Person, die von der genetischen Anlage her männlich ist, weibliche Geschlechtsmerkmale entwickelt.● Ein Mädchen sollte auf eine mögliche medizinische Störung hin untersucht werden, wenn es mit 13 Jahren noch keine Zeichen der beginnenden Pubertät entwickelt bzw. mit 16 Jahren noch keine Periode hat, oder wenn die erste Regelblutung noch nicht eingetreten ist, obwohl die ersten Pubertätszeichen schon vor fünf oder mehr Jahren sichtbar waren.

Symptome

Die Symptome variieren je nachdem, warum die Menstruation ausbleibt. Ist die Ursache beispielsweise eine gestörte Pubertätsentwicklung, fehlen die normalen Pubertätszeichen ganz oder teilweise, wie die Entwicklung der Brüste, das Wachstum der Achsel- und Schambehaarung sowie die Veränderungen der Figur. Ist die Ursache eine Schwangerschaft, können Symptome wie morgendliche Übelkeit sowie Zunahme des Bauchumfangs, auftreten. Ein Zuviel an Schilddrüsenhormonen zeigt sich in Herzjagen, Angstgefühlen sowie feuchtwarmer Haut. Das Cushing-Syndrom verursacht das typische Mondgesicht, Stammfettsucht und dünne Arme und Beine. Manche Ursachen, wie das Asherman-Syndrom, verlaufen, abgesehen vom Ausbleiben der Menstruation, symptomlos. Das Syndrom der polyzystischen Ovarien verursacht verschiedene Vermännlichungserscheinungen, wie vermehrte Gesichtsbehaarung; hierbei bleibt die Menstruation ebenfalls aus, oder die Zyklen werden unregelmäßig.

Diagnose und Behandlung

Die Diagnose stützt sich auf die Symptome und das Alter der Frau. Bei der körperlichen Untersuchung wird ermittelt, ob die Pubertätsentwicklung normal ist und ob es andere Ursachen für das Ausbleiben der Regel gibt. Je nach dem, was der Arzt vermutet, setzt er verschiedene Tests ein. So lassen sich beispielsweise mit Hilfe einer Blutuntersuchung die Konzentrationen der Hirnanhangdrüsen- und Schilddrüsenhormone sowie die von Östrogen und Kortisol bestimmen. Mit Hilfe einer Röntgenuntersuchung des Schädels lassen sich Tumore der Hirnanhangdrüse nachweisen. Eierstock- oder Nebennierentumore sind mittels Ultraschall, Computertomographie (CT) oder Kernspintomographie (NMR) zu erkennen.

So gut wie möglich werden die spezifischen Ursachen behandelt. Ein hormonproduzierender Tumor wird beispielsweise entfernt. Einige genetische Ursachen wie das Turner-Syndrom sind jedoch nicht zu verändern.

Wenn die Untersuchungen keine auffällige Ursache für das Ausbleiben der ersten Regel ergeben haben, sollte in Abständen von drei bis sechs Monaten das Fortschreiten der Pubertät kontrolliert werden. Mädchen, die von selbst weder Brüste noch Scham- oder Achselbehaarung entwickeln, können mit Östrogenen behandelt werden, um die Pubertät einzuleiten.

Vorzeitige Wechseljahre

Vorzeitig kommen Frauen in die Wechseljahre, wenn ihre Eierstöcke vor dem 40. Lebensjahr ihre Funktion einstellen bzw. die letzte Regelblutung eintritt.

▲ Siehe Seite 700
■ Siehe Seite 710
★ Siehe Seite 1235
● Siehe Seite 1233

Frauen mit einer vorzeitigen Menopause haben einen niedrigen Östrogenspiegel. Die Konzentration der Hirnanhangdrüsenhormone, die die Eierstöcke anregen (Gonadotropine), vor allem des follikelstimulierenden Hormons, ist jedoch erhöht. Mit diesem Hormon versucht die Gehirndrüse, die Eierstöcke zu stimulieren – allerdings vergeblich. Ursachen einer vorzeitigen Menopause sind genetische, meist chromosomenbedingte Besonderheiten sowie Autoimmunerkrankungen, bei denen sich Antikörper gegen die Eierstöcke richten. Aber auch bei Raucherinnen können die Wechseljahre einige Jahre früher eintreten.

Bei vorzeitigen Wechseljahren bleibt nicht nur die Regelblutung aus, sondern es können auch alle anderen Symptome, wie Hitzewallungen und Stimmungsschwankungen, auftreten. ▲

Diagnose und Behandlung

Für Frauen, die noch ein Kind bekommen wollen, ist es besonders wichtig, die Ursache für die vorzeitigen Wechseljahre herauszufinden. Oft hilft schon eine körperliche Untersuchung. Mit Blutuntersuchungen lassen sich Antikörper nachweisen, die sich gegen die Hormondrüsen richten – ein Beispiel für eine Autoimmunerkrankung.

Bei Frauen unter 30 Jahren wird normalerweise eine Chromosomenanalyse durchgeführt. Findet sich ein Y-Chromosom, ist die Person genetisch betrachtet männlich. Manchmal gibt es dann im Bauchraum Hodengewebe, das chirurgisch entfernt wird, weil es relativ oft bösartig wird. Bei Frauen über 35 Jahren ist eine Chromosomenanalyse meist nicht nötig.

Mit einer Östrogentherapie lassen sich Wechseljahrbeschwerden behandeln. Die Wahrscheinlichkeit, daß eine Frau mit früher Menopause schwanger wird, liegt allerdings unter zehn Prozent. Größer sind die Chancen für eine Schwangerschaft, wenn sich die Frau künstlich befruchtete Eizellen einer Spenderin in die Gebärmutter einpflanzen läßt. Bevor das geschieht, müssen mit der Gabe von Östrogen und Gestagen Menstruationszyklen hervorgerufen werden, um die Gebärmutterschleimhaut zu verjüngen und die Erfolgsaussichten für eine Schwangerschaft zu erhöhen.

Ungewöhnliche Blutungen

Regelblutungen können ungewöhnlich stark, leicht, häufig oder unregelmäßig sein, oder sie können nach den Wechseljahren auftreten. Etwa ein Drittel der Blutungsstörungen beruht auf einer organischen Ursache. Die restlichen zwei Drittel werden durch Hormonstörungen verursacht, die sich auf die hormonelle Kontrolle des Fortpflanzungssystems durch die Hirnanhangdrüse und den Hypothalamus auswirken. Diese Art von Hormonstörungen kommt in den fruchtbaren Jahren der Frau besonders häufig vor. Dieser Blutungstyp wird als dysfunktionelle genitale Blutung bezeichnet. Vor der Pubertät und nach den Wechseljahren sind Blutungen aus der Scheide immer als ungewöhnlich anzusehen.

Organisch bedingte Blutungen

Die Blutung kann durch eine Verletzung von Vulva oder Scheide verursacht werden, durch sexuellen Mißbrauch, eine Scheidenentzündung (z. B. durch einen eingeführten Gegenstand), Gebärmutterinfektionen oder Blutgerinnungsstörungen, wie sie bei der Leukämie oder einer niedrigen Thrombozytenzahl vorliegen. Andere Ursachen sind Krebs und gutartige Tumore im Fortpflanzungsapparat, wie Myome und Zysten, sowie eine Adenomyose (gutartige Ansiedelung von Gebärmutterschleimhautzellen in der Muskelschicht der Gebärmutterwand). Eierstocktumore, die Hormone produzieren, verursachen gelegentlich ebenfalls Blutungen aus der Scheide. Auch wenn die Harnröhre nach außen vorfällt, kann das Blutungen zur Folge haben.

Das Alter der Frau gibt einen wichtigen Hinweis auf die mögliche Blutungsursache. Bei neugeborenen Mädchen können noch einige Tage nach der Geburt durch das Östrogen, das sie von der Mutter aufgenommen haben, Schmierblutungen auftreten – das ist kein Grund zur Besorgnis. Blutungen in der Kindheit können durch eine viel zu früh einsetzende Pubertät bedingt sein (Pubertas praecox). ■ Die Entwicklung von Brüsten und Schamhaar sind sichtbare Zeichen, daß die Pubertät beginnt. Eine verfrühte Pubertät kann durch bestimmte Medikamente, Hirnfehlbildungen, eine zu geringe Konzentration an Schilddrüsenhormonen oder hormonproduzierende Tumore der Nebennieren oder Eierstöcke verursacht werden. Meist bleibt die Ursache jedoch unbekannt.

Wenn es bei einem Mädchen aus der Scheide blutet, kann das auch von einem übermäßigen Wachstum von Scheidendrüsengewebe (Scheidenadenose) herrühren. Derartiges könnte auch bei Mädchen auftreten, deren Mutter vor der Schwangerschaft Diethylstilbestrol (DES)

▲ Siehe Seite 1074

■ Siehe Seite 1253

eingenommen hat. ▲ In Deutschland wurde dieses Medikament jedoch – anders als in den USA – für Frauen kaum verordnet. Mädchen mit Scheidenadenose haben ein erhöhtes Risiko, daß sich bei ihnen später ein Scheiden- und Gebärmutterhalskarzinom entwickelt.

Während der fruchtbaren Jahre können ungewöhnliche Blutungen durch bestimmte Verhütungsmethoden verursacht werden, dazu gehören Intrauterinpessare (IUP, »Spirale«), »die Pille« oder gestagenhaltige Medikamente. Auch Schwangerschaftskomplikationen (z. B. Placenta praevia, bei der die Plazenta an der falschen Stelle in der Gebärmutter sitzt) oder eine Bauchhöhlenschwangerschaft können Blutungen auslösen. Weitere Ursachen für ungewöhnliche Blutungen sind Erkrankungen wie ein Trophoblastentumor oder Endometriose. Auch Krebs kann in dieser Altersstufe, wenn auch nur selten, zu Blutungen führen.

Nach den Wechseljahren sind Krebserkrankungen von Gebärmutterschleimhaut, Gebärmutterhals oder Scheide die ernstesten Ursachen für vaginale Blutungen. Die häufigsten gutartigen Ursachen für Blutungen sind die verletzlich gewordene Scheidenhaut (atrophische Kolpitis), verdünnte Gebärmutterschleimhaut und Wucherungen auf der Gebärmutterschleimhaut (Uteruspolypen).

Diagnose und Behandlung

Die Symptome und die Befunde der körperlichen Untersuchung bestimmen über die weiteren Diagnoseverfahren. Die Behandlung hängt von der Blutungsursache ab.

Besteht bei einem Mädchen der Verdacht auf eine Scheidenadenose oder Krebs, wird aus der Scheide eine Zellprobe entnommen und unter dem Mikroskop untersucht. Gibt es keine Zeichen einer bösartigen Veränderung, ist keine Behandlung erforderlich; es genügen regelmäßige Kontrolluntersuchungen.

Frauen mit ungewöhnlichen Blutungen müssen, vor allem nach den Wechseljahren, auf Krebs untersucht werden.

Polypen in der Gebärmutter, Myome und Krebs können chirurgisch entfernt werden. Wenn eine Frau in den Wechseljahren Östrogene einnimmt und dadurch unregelmäßige Blutungen hat, können diese durch eine gezielte Gestagengabe in den letzten zehn Tagen des Einnahmezyklus zu regelmäßigen Blutungen werden. Östrogen ohne zusätzliches Gestagen dürfen nur Frauen einnehmen, deren Gebärmutter entfernt wurde. Die anderen haben, wenn sie kein Gestagen einnehmen, ein erhöhtes Risiko für einen Krebs der Gebärmutterschleimhaut. Bei Frauen, deren Gebärmutterschleimhaut sich dick aufbaut und veränderte Zellen enthält, die möglicherweise ein Vorstadium von Krebs sein könnten, wird unter Umständen die Gebärmutter entfernt (Hysterektomie).

▲ Siehe Seite 1165

Hormonell bedingte Blutungen

Ungewöhnliche Blutungen aus hormoneller Ursache, die nicht auf einer Verletzung, Entzündung, Schwangerschaft oder einem Tumor beruhen, nennen Mediziner dysfunktionelle Blutungen.

Solche Blutungen kommen meist zu Beginn und gegen Ende der fruchtbaren Jahre vor; ein Teil betrifft junge Frauen, die meisten jedoch Frauen über 45 Jahren. Die meisten Blutungen sind zwar hormonell bedingt, doch kann die Diagnose nur gestellt werden, indem man alle anderen Ursachen ausschließt.

Ursachen und Symptome

Dysfunktionelle Blutungen treten meist auf, wenn die Gebärmutterschleimhaut durch Östrogen übermäßig stimuliert wird. Dann wird die Schleimhaut im Rahmen einer Blutung unvollständig und ungleichmäßig abgebaut. Ein Beispiel ist das Syndrom der polyzystischen Ovarien. Dabei wird zuviel luteinisierendes Hormon gebildet, das die Eierstöcke zur Produktion großer Mengen Androgen anregt – von denen ein Teil in Östrogen umgewandelt wird –, statt sie zu veranlassen, eine Eizelle freizugeben. Im Laufe der Zeit steht nicht mehr genügend Progesteron zur Verfügung, um die Wirkung des Östrogens auszugleichen, und es kommt zu unregelmäßigen, verlängerten und mitunter sehr starken Blutungen. Um festzustellen, ob die Frau dadurch schon blutarm geworden ist, wird eine Blutprobe entnommen.

Diagnose und Behandlung

Die Diagnose lautet »dysfunktionelle Uterusblutung«, wenn keine andere Ursache festgestellt werden kann. Bei Frauen ab 35 Jahren, bei solchen, die stark übergewichtig oder kinderlos sind, oder wenn ein Syndrom der polyzystischen Ovarien vorliegt, wird vor einer medikamentösen Therapie eine Endometriumbiopsie (Entnahme einer Gewebeprobe aus der Gebärmutterschleimhaut zur mikroskopischen Untersuchung) durchgeführt; diese Frauen haben ein erhöhtes Risiko für einen Krebs der Gebärmutterschleimhaut.

Die Behandlung richtet sich nach dem Alter der Frau, dem Zustand der Gebärmutterschleimhaut und danach, ob sie noch ein Kind bekommen möchte.

Ist die Gebärmutterschleimhaut dick aufgebaut und enthält verdächtige Zellen, wird die Gebärmutter häufig – vor allem bei Frauen über 35 Jahren, die keine Kinder mehr wollen – chirurgisch entfernt (Hysterektomie), da diese Zellen eine Krebsvorstufe darstellen können.

Ist die Gebärmutterschleimhaut dick aufgebaut, ohne jedoch verdächtige Zellen zu enthalten, kann der Arzt zur Behandlung einer starken Blutung ein Östrogen-Gestagen-Kombinationspräparat in hoher Dosierung verordnen oder Östrogen spritzen; nach einer Östrogeninjektion muß die Frau dann Gestagentabletten einnehmen. Die Blutung sollte innerhalb von zwölf bis 24 Stunden aufhören. Danach kann die Frau dann mindestens drei Monate lang eine niedrigdosierte »Pille« in der üblichen Weise einnehmen. Handelt es sich nur um leichte Blutungen, bekommt die Frau von Anfang an eine niedrigdosierte »Pille«.

Wenn die Frau kein Östrogen oder keine »Pille« einnehmen will oder darf, kann sie jeden Monat für zehn bis 14 Tage Gestagene einnehmen.

Spricht eine Frau auf die Östrogenbehandlung nicht an, wird meist eine Ausschabung der Gebärmutter vorgenommen. Möchte die Frau noch ein Kind bekommen, kann der Eisprung mit dem Medikament Clomifen ausgelöst werden.

KAPITEL 236

Syndrom der polyzystischen Ovarien

Beim Syndrom der polyzystischen Ovarien (Stein-Leventhal-Syndrom) sind die Eierstöcke vergrößert und enthalten mit Flüssigkeit gefüllte Hohlräume (Zysten). Die Konzentration an männlichen Geschlechtshormonen (Androgene) kann erhöht sein, so daß sich männliche Geschlechtsmerkmale entwickeln.

Bei dieser auch PCO-Syndrom oder PCO genannten Störung produziert die Hirnanhangdrüse ungewöhnlich viel luteinisierendes Hormon; dadurch wird die Androgenproduktion stärker angekurbelt. Ein hoher Androgenspiegel führt bei Frauen oft zu Akne oder verstärkter Körperbehaarung. Bleibt die Störung unbehandelt, kann ein Teil der Androgene in Östrogen umgewandelt werden. Dauerhaft erhöhte Östrogenspiegel sind ein Risikofaktor für die Entwicklung eines Krebses der Gebärmutterschleimhaut.

Symptome und Diagnose

Die Symptome treten typischerweise während der Pubertät auf, wenn die erste Regelblutung einsetzt bzw. ausbleibt. Mögliche Symptome sind Übergewicht und eine verstärkte Körperbehaarung nach dem Muster, wie es für Männer typisch ist, z. B. auf der Brust und im Gesicht (Hirsutismus).

Oft kann die Diagnose allein anhand der Symptome gestellt werden. Es werden die Konzentration an luteinisierendem Hormon und an männlichem Geschlechtshormon gemessen und die Eierstöcke per Ultraschall untersucht. Ob die männlichen Geschlechtshormone von einem Tumor produziert werden, läßt sich mit einer Reihe verschiedener Tests feststellen.

Behandlung

Eine ideale Therapie gibt es nicht. Die Wahl der Behandlung richtet sich nach Art und Schweregrad der Symptome, nach dem Alter der Frau und auch danach, ob sie Kinder bekommen möchte.

Eine Frau ohne übermäßige Körperbehaarung kann Antiandrogene oder eine »Pille« mit Antiandrogen einnehmen – vorausgesetzt, sie will nicht schwanger werden, ist noch nicht in den Wechseljahren und weist keine schwerwiegenden Risikofaktoren für Herz-Kreislauf-Erkrankungen auf. Gestagen kann auch gegeben werden, um das durch die hohen Östrogenspiegel erhöhte Risiko für einen Krebs der Gebärmutterschleimhaut zu senken.

Hat die Frau eine übermäßige Körperbehaarung, können kosmetische Maßnahmen hilfreich sein: Elektrolyse,

Zupfen, Enthaarung mit Chemikalien oder Wachs oder Bleichen. Es gibt jedoch kein wirklich ideales Enthaarungsmittel. Eine »Pille« mit einem Antiandrogen kann ausprobiert werden. Bis sich eine, oft jedoch nur leichte Wirkung einstellt, können Monate vergehen.

PCO-Patientinnen, die schwanger werden wollen, können mit Clomifen behandelt werden – ein Mittel, das die Eierstöcke zur Freigabe von Eizellen anregt. Bleibt Clomifen unwirksam, steht noch eine Reihe verschiedener Hormone zur Verfügung, darunter das follikelstimulierende Hormon und das Gonadotropin-Releasinghormon, das die Freisetzung des follikelstimulierenden Hormons anregt. Spricht die Frau auf keine medikamentöse Behandlung an, kann ein keilförmiges Stück aus dem Eierstock herausgeschnitten (Keilresektion) werden, oder die Eierstockzysten können mit Strom zerstört werden (Elektrokauterisation). Mit diesen Methoden läßt sich für eine bestimmte Zeit ein Eisprung künstlich herbeiführen. Weil durch chirurgische Verfahren aber immer Narben entstehen und diese die Chancen für eine Empfängnis einschränken, bleiben sie im allgemeinen den Frauen vorbehalten, bei denen alle anderen Methoden versagt haben.

KAPITEL 237

Endometriose

Bei dieser Störung siedelt sich Gewebe aus der Gebärmutterschleimhaut (Endometrium) außerhalb der Gebärmutter an.

Normalerweise bleibt die Endometriose auf die Schleimhaut der Bauchhöhle oder die Oberfläche der Bauchorgane beschränkt. Das verschleppte Endometriumgewebe findet sich meist an den Eierstöcken oder Gebärmutterbändern. Seltener siedelt es sich an der Oberfläche von Dünn- oder Dickdarm, Harnleiter, Harnblase, Scheide, in Operationsnarben des Bauchraums oder in der Schleimhaut des Brustraums an. Nur ganz selten findet es sich auch in der Lunge.

Da das verschleppte Endometriumgewebe auf dieselben Hormone anspricht wie die Gebärmutter, blutet es während jeder Menstruation und verursacht häufig Krämpfe, Schmerzen, Reizungen sowie Vernarbungen. Schreitet die Erkrankung weiter fort, können sich Verwachsungen am Bindegewebe, sogenannte Adhäsionen, bilden. Das verschleppte Gewebe und die Adhäsionen können die Funktionen verschiedener Organe beeinträchtigen. Selten kommt es aufgrund einer Adhäsion zu einem Darmverschluß.

Die Endometriose tritt familiär gehäuft auf; sie findet sich bei den Verwandten ersten Grades (Mutter, Schwester, Tochter) von Endometriosepatientinnen häufiger als bei anderen Frauen. Ein erhöhtes Erkrankungsrisiko haben außerdem Frauen, die nach dem 30. Lebensjahr zum ersten Mal Mutter wurden, sowie solche mit Gebärmutterfehlbildungen.

Eine Endometriose kommt bei schätzungsweise zehn bis 15 Prozent aller menstruierenden Frauen im Alter zwischen 25 und 44 Jahren vor. Sie kann aber auch schon im Teenageralter auftreten. Wie viele Frauen an dieser Krankheit leiden, ist nicht bekannt, da die Diagnose häufig nur durch Laparoskopie (bei der der Bauchraum mit einem mit Glasfaseroptik ausgerüsteten Sichtgerät inspiziert wird) gestellt werden kann. Bei schätzungsweise 25 bis 50 Prozent jener Frauen, die sich vergeblich bemühen, schwanger zu werden, behindert eine Endometriose die Empfängnis. Eine Endometriose kann, wenn sie den Weg der Eizelle vom Eierstock zur Gebärmutter blockiert, unfruchtbar machen. Aber auch eine leichte Endometriose kann zur Unfruchtbarkeit führen – das Wie und Warum ist hier allerdings weniger klar.

Ursachen und Symptome

Die Ursachen der Endometriose sind noch nicht bekannt. Sicher ist, daß sich Zellen aus der Gebärmutterschleimhaut außerhalb der Gebärmutter ansiedeln und dort weiterwachsen. Zu dieser Verschleppung von Endometriumgewebe könnte es kommen, wenn während der Menstruation Blut, statt durch die Scheide abzufließen, in die Eileiter zurückfließt und dabei kleine Partikel des Endometriumgewebes in die Eierstöcke und in die Bauchhöhle befördert.

Die Endometriose kann Schmerzen im Unterleib und in der Beckenregion, Blutungsstörungen, wie Schmierblutungen vor der Periode, und Unfruchtbarkeit verursachen. Manche Frauen mit schwerer Endometriose haben überhaupt keine Symptome, wohingegen mitunter bei nur leichter Erkrankung die Schmerzen so stark sein können, daß sie die Frau in ihrer Lebensführung erheblich behindern. Manchmal verursacht die Endometriose erst nach Jahren Menstruationsschmerzen. Manche Frauen haben vor oder während der Regel Schmerzen beim Geschlechtsverkehr (Dyspareunie).

Endometriumgewebe, das am Dickdarm oder an der Harnblase sitzt, kann einen aufgedunsenen Bauch, Schmerzen beim Stuhlgang, Blutungen aus dem After während der Regel oder Schmerzen beim Wasserlassen verursachen. Sitzt der Endometrioseherd am Eierstock oder an umliegendem Gewebe, kann sich ein Endometriom bilden, eine mit Blut gefüllte Geschwulst. Wird das Endometriom undicht oder reißt es, setzen plötzlich stechende Bauchschmerzen ein.

Endometriose: verschlepptes Gewebe

Kleine Gewebefetzen (hier als rötlich gepunktete Flecken dargestellt) können mit dem Menstruationsblut von der Gebärmutter zurück durch die Eileiter fließen und in die Bauchhöhle gelangen. Das Gewebe kann sich an den Eierstöcken, den Gebärmutterbändern, an Dünn- und Dickdarm, Harnleiter, Harnblase, Scheide, an Operationsnarben und sogar an der Schleimhaut des Brustraums ansiedeln.

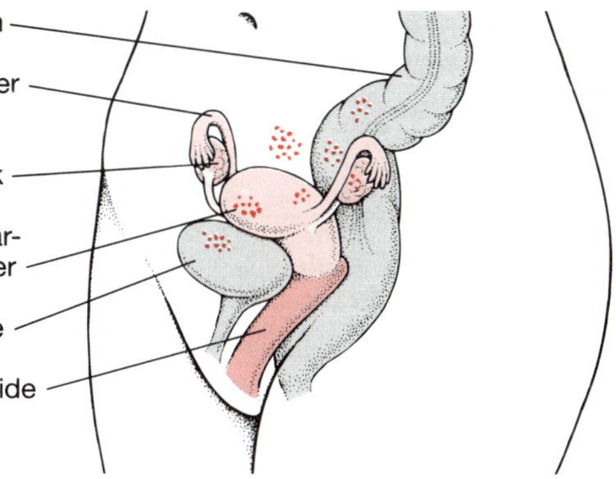

Diagnose

Bei typischen Symptomen oder ungeklärter Unfruchtbarkeit sollte eine Endometriose in Betracht gezogen werden. Die körperliche Untersuchung kann normale Befunde ergeben, aber sie kann auch Schmerzen verursachen, oder der Arzt fühlt eine Geschwulst hinter der Gebärmutter oder in der Nähe der Eierstöcke. Nur selten findet sich Endometriumgewebe in der Vulva, im Gebärmutterhals, in der Scheide, im Nabel oder in Operationsnarben.

Die Diagnose kann in der Regel nur gestellt werden, wenn Fetzen von Endometriumgewebe sichtbar sind. Meist wird die Bauchhöhle mit einem Instrument mit Glasfaseroptik (Laparoskop) betrachtet, das durch einen kleinen Einschnitt knapp unterhalb des Nabels in die Bauchhöhle eingeführt wird. Manchmal kann man die Endometriose nicht sicher sehen; dann wird meist im Rahmen derselben Laparoskopie eine Gewebeprobe entnommen und mikroskopisch untersucht (Biopsie).

Andere Verfahren, wie Ultraschall, Röntgenkontrastaufnahme, Computertomographie (CT) und Kernspintomographie (NMR), helfen zwar, die Ausdehnung der Erkrankung zu bestimmen und können zur weiteren Verlaufskontrolle herangezogen werden, für die Diagnose taugen sie jedoch nur begrenzt.

Ärzte haben Kriterien festgelegt, mit denen sie den Schweregrad der Endometriose bestimmen. Sie berücksichtigen, wo sich der Endometrioseherd befindet, ob er oberflächlich sitzt oder tief reicht und ob es zarte oder dichte Verwachsungen gibt. Danach läßt sich die Endometriose als minimale, leichte, mäßige oder schwere Erkrankung bezeichnen. Mit Hilfe verschiedener Tests läßt sich auch feststellen, ob die Endometriose die Fruchtbarkeit der Frau beeinträchtigt.

Behandlung

Die Behandlung erfolgt individuell unterschiedlich, je nach Symptomen, Kinderwunsch, Alter der Frau und nach Ausdehnung der Erkrankung.

Zu den Medikamenten, die die Eierstockfunktion unterdrücken und das Wachstum von Endometriumgewebe hemmen, zählen Östrogen-Gestagen-Kombinationspräparate, Gestagene, Danazol und GnRH-(Gonadotropin-Releasinghormon)-Analoga. Die GnRH-Mittel werden so verabreicht, daß sie die Freisetzung von Gonadotropinen aus der Hirnanhangdrüse unterdrücken. Ob mehr Frauen mit einer minimalen Endometriose schwanger werden, wenn sie sich einer Behandlung unterziehen, ist nicht geklärt. Bei einer schweren Erkrankung lassen sich durch eine medikamentöse oder chirurgische Behandlung jedoch Schwangerschaftsraten von 40 bis 60 Prozent erreichen.

Behandlungsmöglichkeiten bei Endometriose

- Medikamente, die die Eierstockfunktion unterdrücken und das Wachstum von Endometriumgewebe hemmen
- Chirurgische Entfernung möglichst vieler Endometriumherde
- Kombiniertes medikamentöses und chirurgisches Vorgehen
- Entfernung der Gebärmutter (Hysterektomie), oft zusammen mit den Eileitern und Eierstöcken

Allerdings heilt eine medikamentöse Behandlung die Endometriose nicht: Nach dem Absetzen der Medikamente tritt die Krankheit in der Regel erneut auf.

Bei einer mäßigen bis schweren Endometriose muß meist operiert werden. Dabei werden so viele Endometriumherde wie möglich entfernt – ohne jedoch die Fortpflanzungsfähigkeit der Frau zu gefährden. Oft wird das Gewebe bereits im Rahmen der diagnostischen Laparoskopie entfernt. Ein chirurgischer Eingriff ist im allgemeinen angezeigt, wenn Endometriumfetzen bzw. Endometriome mehr als zwei bis drei Zentimeter Durchmesser haben, es starke Verwachsungen im kleinen Becken oder einen Eileiterverschluß gibt und wenn extrem starke Unterleibs- oder Beckenschmerzen auf Medikamente nicht ansprechen. Manchmal läßt sich das Endometriumgewebe mit dem Elektrokauter (ein Instrument, das mit Hilfe von Strom Hitze erzeugt und Gewebe verschorft bzw. wegbrennt) oder dem Laser (der mit einem gebündelten Lichtstrahl Gewebe verdampft) entfernen. Aber auch diese Operationen lindern die Erkrankung nur vorübergehend; bei den meisten Frauen tritt die Endometriose wieder auf. Nach der Entfernung des Endometriumgewebes liegen die Schwangerschaftsraten, je nach Schweregrad der Erkrankung, bei 40 bis 70 Prozent. Eine zusätzliche medikamentöse Behandlung kann diese Raten noch verbessern.

Nach der medikamentösen Behandlung oder der chirurgischen Entfernung des Endometriumgewebes läßt sich das Fortschreiten der Krankheit verlangsamen, wenn die Frau »die Pille« einnimmt.

Daß die Erkrankung wiederkehrt, läßt sich allerdings nur verhindern, wenn beide Eierstöcke entfernt werden.

Bei Endometriose häufig eingesetzte Medikamente

Mittel	Nebenwirkungen
Orales Östrogen-Gestagen-Kombinationspräparat	Aufgedunsensein, schmerzhafte und empfindliche Brüste, wachsender Appetit, geschwollene Knöchel, Übelkeit, Zwischenblutungen, tiefe Venenthrombose
Gestagene	Zwischenblutungen, Stimmungsschwankungen, Depressionen, atrophische Kolpitis
Danazol	Gewichtszunahme, Akne, Tieferwerden der Stimme, Haarwachstum, Hitzewallungen, trockene Scheide, geschwollene Knöchel, Muskelkrämpfe, Zwischenblutungen, verringerter Brustumfang, Stimmungsschwankungen, Karpaltunnelsyndrom, negative Auswirkungen auf den Fettstoffwechsel
GnRH-Analoga	Hitzewallungen, trockene Scheide, Entkalkung der Knochen, Stimmungsschwankungen

Eine solche Kastration bleibt Patientinnen mit unstillbaren Unterleibs- oder Beckenschmerzen vorbehalten, die sicher keine Kinder mehr bekommen wollen. Sind Eierstöcke und Gebärmutter entfernt worden, sollte die Frau Östrogene einnehmen, da sie durch die Operation in die Wechseljahre gekommen ist. ▲ Die Therapie wird entweder unmittelbar nach der Operation begonnen oder – wenn viel Endometriumgewebe im Körper belassen werden mußte – nach einer Wartezeit von vier bis sechs Monaten. In dieser Zeit kann das Endometriumgewebe abgebaut werden, das durch die Östrogenbehandlung weiter stimuliert wird. Gleichzeitig können unterstützend Medikamente gegeben werden, die die Endometriose unterdrücken.

▲ Siehe Seite 1073

Brusterkrankungen

Es gibt gutartige (benigne) und bösartige (maligne) Brusterkrankungen. Zu den gutartigen zählen Brustschmerzen, Zysten, Mastopathie, Fibroadenom, Absonderungen aus der Brustwarze und Brustinfektion. Bösartige Brusterkrankungen umfassen verschiedene Formen von Brustkrebs sowie die Paget-Krankheit bzw. das sogenannte Krebsekzem der Brust. Das Cystosarcoma phylloides kann, muß aber nicht bösartig sein.

Brustschmerzen

Brustschmerzen (Mastodynie) oder eine Berührungsempfindlichkeit der Brüste können während oder kurz vor der Periode auftreten. Ursache sind wahrscheinlich die hormonellen Veränderungen, die die Periode auslösen. In den meisten Fällen stehen Brustschmerzen in keinem Zusammenhang mit Krebs. Manchmal können Zysten in den Brüsten Schmerzen verursachen. Verschiedene in Nahrungsmitteln oder Getränken enthaltene Substanzen (z. B. Koffein im Kaffee) wurden zwar ebenfalls als Ursache verdächtigt, doch die Schmerzen bessern sich nicht, wenn man die Substanzen meidet.

Bei den meisten Frauen sind die Brustschmerzen nicht stark ausgeprägt und verschwinden nach Monaten oder Jahren von allein wieder.

Zysten

In der Brust können sich mit Flüssigkeit gefüllte Hohlräume entwickeln, die leicht zu ertasten sind.

Warum sich in den Brüsten Zysten entwickeln, ist nicht bekannt. Verletzungen scheinen jedoch eine Rolle zu spielen. Zysten können manchmal Schmerzen verursachen. Um sie zu lindern, kann die Zyste durch eine feine Punktionsnadel entleert werden. Die abgezogene Flüssigkeit wird dann im Labor mikroskopisch untersucht. Es werden Farbe und Menge der Flüssigkeit notiert und ob die Zyste nach dem Abziehen der Flüssigkeit verschwand oder sich neu bildete. Ist die Flüssigkeit blutig, braun oder trübe oder bildet sie sich innerhalb von zwölf Stunden erneut, sollte die gesamte Zyste chirurgisch entfernt werden; es könnte sich, wenn auch nur selten, in der Zystenwand ein Krebs entwickelt haben. Bei den meisten Frauen mit Zysten ist jedoch das Risiko für die Entwicklung von Brustkrebs nicht erhöht. ▲

Fibrozystische Brusterkrankungen

Bei dieser häufig vorkommenden Störung liegen Brustschmerzen, Zysten und gutartige Knoten in der Brust gemeinsam vor.

Bei dieser Störung handelt es sich nicht eigentlich um eine Krankheit. Vielmehr haben die meisten Frauen, vornehmlich im oberen äußeren Brustbereich, knotige Areale. Diese Knoten kommen genauso wie Brustschmerzen und Zysten sehr häufig vor. Wenn überhaupt, müssen bei dieser Störung meist nur die Zysten behandelt werden.

Fibroadenome

Kleine, gutartige, derbe Knoten, die aus Binde- und Drüsengewebe bestehen.

Diese Knoten kommen am häufigsten bei jungen Frauen vor, vor allem bei Teenagern. Die Knoten sind leicht beweglich und haben klar umschriebene Ränder. Sie sind bei der Selbstuntersuchung der Brust als kleine, glatte Murmeln fühlbar. Sie haben eine derbe, gummiartige Konsistenz, da sie Kollagen (ein festes, faseriges Gerüsteiweiß, das im Knorpel, in Knochen, Bändern und in der Haut vorkommt) enthalten.

Die Knoten lassen sich meist unter örtlicher Betäubung operativ entfernen, sie bilden sich jedoch häufig erneut wieder. Wurden bereits mehrere solcher Knoten entfernt und als gutartig befunden, können die Patientin und ihr Arzt gemeinsam überlegen, ob die Knoten in Zukunft nicht belassen werden sollen, statt sie zu entfernen.

Andere gutartige, derbe Brustknoten sind die sklerosierende Adenose, bei der es sich um verhärtetes Drüsengewebe handelt, sowie eine Fettnekrose, bei der verletztes Fettgewebe durch Narbengewebe ersetzt wird. Diese knotigen Veränderungen lassen sich lediglich mit einer Biopsie (Entnahme einer Gewebeprobe zur mikroskopischen Untersuchung) diagnostizieren.

Absonderungen aus der Brustwarze

Daß aus den Brustwarzen Flüssigkeit austritt (Mamillensekretion), ist selbst bei Frauen nach den Wechseljahren nicht unbedingt krankhaft. Bei weniger als zehn Prozent

▲ Siehe Kasten, Seite 1094

Die weibliche Brust – eine Innenansicht

Die weibliche Brust besteht aus Brustdrüsen, die in Fett- und Bindegewebe eingebettet sind. Die von diesen Drüsen produzierte Milch fließt durch die Milchgänge zur Brustwarze. Die gerunzelte pigmentierte Umgebung der Brustwarze wird Warzenhof genannt.

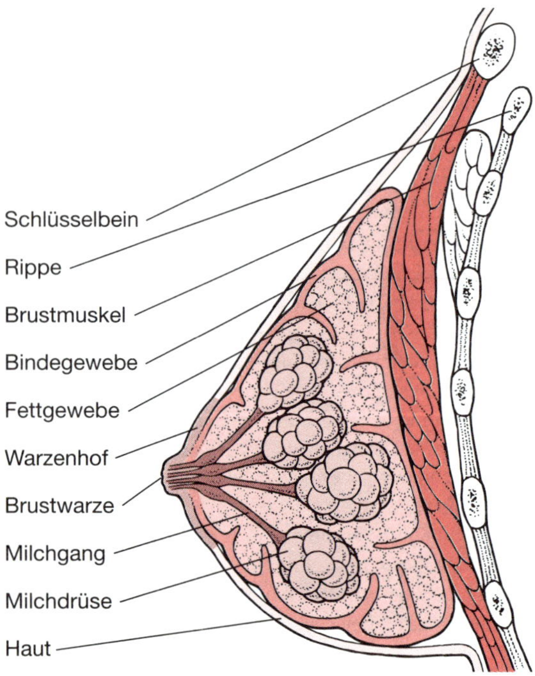

von ihnen handelt es sich um das Zeichen einer Krebserkrankung. ▲ Dennoch sollte bei Absonderungen aus der Brustwarze in jedem Fall ein Arzt konsultiert werden.

Ein blutiges Sekret wird meist durch einen kleinen, gutartigen Knoten im Milchgang (intraduktales Papillom) verursacht. Manchmal kann man diese Knoten fühlen, wenn nicht, sollte eine Mammografie (Röntgenuntersuchung der Brust) gemacht werden, um ihren Sitz festzustellen. Wenn die Frau das wünscht, kann ein solcher gutartiger Tumor bei örtlicher Betäubung ambulant entfernt werden.

Ein milchiges Sekret (Galaktorrhoe) aus der Brust einer Frau, die nicht vor kurzem entbunden hat, deutet auf eine Hormonstörung hin. ■

Brustinfektion und -abszeß

Brustinfektionen (Mastitis) kommen im allgemeinen selten vor, außer im Wochenbett und nach einer Verletzung. Manchmal kann auch Brustkrebs ähnliche Symptome verursachen.

Die betroffene Brust sieht meist rot und geschwollen aus und fühlt sich warm und gespannt an. Die Entzündung wird mit Antibiotika behandelt.

Beim noch seltener vorkommenden Brustabszeß handelt es sich um eine Eiteransammlung in der Brust, die sich im Rahmen einer unbehandelten Brustinfektion bilden kann. Brustabszesse werden mit Antibiotika behandelt und müssen gelegentlich aufgeschnitten werden, damit sich der Eiter entleeren kann.

Brustkrebs

Brustkrebs wird nach der Gewebeart, in der er entstanden ist, und nach dem Ausmaß seiner Ausbreitung klassifiziert. Der Krebs kann von den Brustdrüsen, Milchgängen, vom Fett- oder Bindegewebe ausgehen. Je nach Karzinomtyp verläuft die Krankheit unterschiedlich. Allgemeine Aussagen zu den einzelnen Brustkrebsarten beruhen darauf, daß sich diese hinsichtlich ihrer Diagnose, des Krankheitsverlaufs und der Behandlung ähneln. Manche Brustkrebsarten wachsen sehr langsam und breiten sich erst auf andere Körperteile aus (metastasieren), wenn sie sehr groß geworden sind. Andere, aggressivere, wachsen und breiten sich schneller aus. Doch derselbe Tumortyp kann bei verschiedenen Frauen unterschiedlich schnell fortschreiten. *Nur der Arzt, der die Frau untersucht hat und ihre Krankengeschichte kennt, kann für diese Frau etwas über die spezifischen Aspekte der Erkrankung aussagen.*

Ein **Carcinoma in situ** ist ein Krebs im Frühstadium. Er sitzt nur an der Oberfläche, wächst nicht invasiv, hat seinen Entstehungsort noch nicht verlassen und ist noch nicht in tiefere Gewebeschichten oder andere Organe eingedrungen.

Etwa 90 Prozent aller Brustkrebse entstehen in den Milchgängen oder Milchdrüsen. Ein **duktales Carcinoma in situ** beginnt in den Wänden der Milchgänge. Es kann sich vor oder nach den Wechseljahren entwickeln. Diese Krebsart ist manchmal als knotige Veränderung zu fühlen und zeigt sich in einer Mammographie häufig als winzige Kalkablagerungen (Mikrokalkherde). Die Mammographie weist ein duktales Carcinoma in situ häufig schon dann nach, wenn es noch nicht tastbar ist. Diese

▲ Siehe Seite 1103 f.
■ Siehe Seite 698

Wie hoch ist das Risiko, an Brustkrebs zu erkranken oder zu sterben?

Alter (Jahre)	Risiko (%)					
	In 10 Jahren		In 20 Jahren		In 30 Jahren	
	erkranken	sterben	erkranken	sterben	erkranken	sterben
30	0,4	0,1	2,0	0,6	4,3	1,2
40	1,6	0,5	3,9	1,1	7,1	2,0
50	2,4	0,7	5,7	1,6	9,0	2,6
60	3,6	1,0	7,1	2,0	9,1	2,6
70	4,1	1,2	6,5	1,9	7,1	2,0

Nach Feuer E. J. und Mitarbeiter: »The lifetime risk of developing breast cancer.« Journal of the National Cancer Institute 85 (11): 892–897, 1993.

Krebsart bleibt meist auf einen speziellen Bereich der Brust beschränkt und läßt sich chirurgisch vollständig entfernen. Doch ein Teil der Frauen, bei denen lediglich das Carcinoma in situ entfernt wird, entwickelt später, meist in derselben Brust, einen invasiv wachsenden Krebs.

Das in den Milchdrüsen beginnende **Carcinoma lobulare in situ** betrifft überwiegend Frauen vor den Wechseljahren. Diese Krebsart ist im Frühstadium nur schlecht zu erkennen, weil sie weder tastbar ist noch bei der Röntgen- oder Ultraschallaufnahme auffällt. Ein Teil der Frauen mit einem Carcinoma lobulare in situ entwickelt – manchmal bis zu 40 Jahre später – in derselben Brust und/oder auf der anderen Seite einen invasiv wachsenden Krebs.

Ein invasiver Brustkrebs, der auf anderes Gewebe übergreift und es zerstören kann, kann auf die Brust beschränkt bleiben oder sich in andere Körperpartien verbreiten (metastasieren). Bei 60 bis 70 Prozent der invasiven Brustkrebse handelt es sich um duktale, bei dem Rest um lobuläre Karzinome. Die Heilungsaussichten sind für beide Krebsarten, invasiv duktale und lobuläre Karzinome, ähnlich. Andere, seltenere Krebsarten, wie medulläre und tubuläre Karzinome (die ihren Ursprung in den Milchdrüsen haben), haben eine etwas bessere Prognose.

Risikofaktoren

Die Angst der Frauen vor Brustkrebs basiert zum Teil auf Fehlinformationen und einem Mißverständnis über die Erkrankungswahrscheinlichkeit. So ist beispielsweise die Behauptung »Jede achte Frau bekommt Brustkrebs« irreführend. Dieser Prozentsatz ist auf die gesamte Lebenszeit der Frau bis zum Alter von 95 und mehr Jahren hochgerechnet und bedeutet, daß theoretisch jede achte Frau, bis sie älter als 95 Jahre geworden ist, Brustkrebs bekommen hat. Für jüngere Frauen ist das Erkrankungsrisiko wesentlich geringer. So beträgt das Risiko einer 40jährigen Frau, im Laufe des nächsten Jahres Brustkrebs zu entwickeln, 1:1200. Aber auch diese Zahl entspricht nicht ganz den Tatsachen, da hierin unterschiedslos alle Frauen eingeschlossen sind. Die meisten Frauen haben ein geringeres Risiko, andere sind dafür stärker gefährdet.

Aber auch Frauen mit einem hohen Brustkrebsrisiko können mit den entsprechenden Vorkehrungen, wie regelmäßigen Brustuntersuchungen, etwas zu ihrem Schutz tun. Die einzige Maßnahme, die das Risiko, an Brustkrebs zu sterben, erwiesenermaßen senken kann, sind ab dem 50. Lebensjahr jährliche Mammographien. Neuere Untersuchungen belegen jedoch, daß auch regelmäßige körperliche Betätigung, vor allem in der Jugend und im jungen Erwachsenenalter, und möglicherweise auch das Vermeiden von Übergewicht das Risiko für Brustkrebs senken kann.

Symptome

Ein Teil der Frauen mit Brustkrebs hat zwar Schmerzen in der Brust, ohne daß ein Knoten zu fühlen ist, doch im allgemeinen sind Brustschmerzen ohne Knoten kein Zeichen für Krebs.

Ein Brustkrebs entwickelt sich symptomlos. Als erstes Zeichen fällt meist ein Knoten auf, der sich deutlich anders anfühlt als das umliegende Brustgewebe. Mehr als 80 Prozent der Frauen entdeckten den Knoten selbst. Diffuse knotige Veränderungen in der Brust, vor allem im oberen äußeren Bereich, sind meist nicht bösartig. Verdickungen jedoch, die nur ein wenig fester sind als die in der anderen Brust, können auf ein Karzinom hindeuten.

Risikofaktoren für Brustkrebs

Alter
Mit zunehmendem Alter steigt das Risiko. Etwa 60 Prozent aller Brustkrebse betreffen Frauen über 60 Jahre. Nach dem 75. Lebensjahr ist das Risiko am höchsten.

Eigene Krankengeschichte mit Brustkrebs
Das höchste Risiko haben Frauen, die bereits einmal ein Oberflächenkarzinom (Carcinoma in situ) oder ein invasives Mammakarzinom hatten. Das Risiko, nach Entfernung der erkrankten Brust einen Krebs in der anderen Brust zu entwickeln, beträgt danach 0,5 bis 1,0 Prozent pro Jahr.

Familienvorgeschichte bei Brustkrebs
Brustkrebs bei Verwandten ersten Grades (Mutter, Schwester, Tochter) erhöht das eigene Risiko, Brustkrebs zu entwickeln, um das Zwei- bis Dreifache. Sind dagegen weiter entfernte Verwandte (Großmutter, Tante, Kusine) betroffen, steigt es nur geringfügig an. Aber selbst bei einer Frau mit engen Verwandten, die an Brustkrebs erkrankt sind, beträgt die Wahrscheinlichkeit, einen Brustkrebs vor dem 75. Lebensjahr zu entwickeln, nicht mehr als 30 Prozent.

Brustkrebsgen
Es sind zwei verschiedene Gene für Brustkrebs identifiziert worden. Frauen, die eines dieser Gene aufweisen, haben ein sehr hohes Brustkrebsrisiko. Entwickelt eine solche Frau jedoch Brustkrebs, ist ihr Risiko, an der Erkrankung zu sterben, nicht größer als das jeder anderen Frau mit Brustkrebs. Diese Gene kommen vor allem bei Frauen mit einer starken familiären Vorbelastung für Brustkrebs vor: Meist haben mehrere Frauen in drei aufeinanderfolgenden Generationen Brustkrebs gehabt. Frauen mit einer in dieser Hinsicht auffallenden Familiengeschichte können eine Genanalyse machen lassen. Das sollte aber nur mit kompetenter Beratung geschehen, da die Analyse zwar Wissen bereitstellt, aber nichts getan werden kann, um den Krebs zu verhindern. Bei Frauen, die eines der beiden Brustkrebsgene aufweisen, ist auch die Erkrankungsrate für Eierstockkrebs erhöht.

Vorgeschichte mit gutartiger Brusterkrankung
Von den Frauen, die in der Vergangenheit eine gutartige Brusterkrankung hatten, scheinen nur jene ein erhöhtes Brustkrebsrisiko zu haben, die besonders viele Milchgänge aufweisen. Aber selbst bei diesen Frauen ist das Risiko nur mäßig erhöht, solange im Rahmen einer Biopsie keine ungewöhnlichen Gewebestrukturen (atypische Hyperplasie) gefunden werden oder in deren Familien Brustkrebs nicht häufiger vorkommt.

Erste Menstruation vor dem 12. Lebensjahr, Wechseljahre nach dem 55. Lebensjahr, erste Schwangerschaft nach dem 30. Lebensjahr oder keine Schwangerschaft
Bei den ersten drei Faktoren nimmt das Risiko mit dem Zeitfaktor kontinuierlich zu. Beispiel: Je früher die erste Regel eintritt, desto größer ist das Risiko. Frauen, die ihre erste Menstruation vor dem zwölften Lebensjahr bekamen, haben ein doppelt bis vierfach so hohes Risiko, Brustkrebs zu entwickeln, wie Frauen, deren erste Regel nach 14 Jahren kam. Diese Faktoren scheinen das Brustkrebsrisiko jedoch nur wenig zu beeinflussen.

Längere Einnahme der »Pille« oder Östrogenbehandlung
Die meisten Untersuchungen haben keinen Zusammenhang zwischen der Einnahme der »Pille« und der Entwicklung von Brustkrebs erbracht – außer möglicherweise nach jahrelanger Einnahme. Ebenso kann das Risiko nach den Wechseljahren durch eine Östrogenbehandlung, die länger als zehn Jahre fortgeführt wurde, geringfügig erhöht sein. Ob eine Östrogen-Gestagen-Kombinationstherapie das Risiko ebenfalls beeinflußt, ist nicht geklärt.

Übergewicht nach den Wechseljahren
Nach den Wechseljahren haben übergewichtige Frauen ein leicht erhöhtes Risiko. Es gibt jedoch keine Beweise dafür, daß eine bestimmte Ernährungsform wie eine fettreiche Ernährung die Entwicklung von Brustkrebs begünstigt. Einige Studien deuten sogar darauf hin, daß übergewichtige Frauen, die noch menstruieren, seltener Brustkrebs entwickeln.

Im Frühstadium sind die Knoten unter der Haut frei beweglich. Im weiter fortgeschrittenen Stadium sind sie meist mit der Brustwand oder der darüberliegenden Haut verwachsen. Dann läßt sich der Knoten entweder gar nicht mehr bewegen oder nur noch zusammen mit der darüberliegenden Haut verschieben. Bei weit fortgeschrittener Krankheit bilden sich Schwellungen oder eitrige Geschwüre auf der Haut. Manchmal sieht die Haut über dem Knoten eingedellt und lederig und – abgesehen von der Farbe – wie Orangenhaut aus.

Beim **inflammatorischen Mammakarzinom**, eine besonders bösartige und seltene Krebsart, sieht die Brust entzündet aus. Die Haut ist warm, gerötet und geschwollen. Oft sind keine Knoten in der Brust tastbar.

Früherkennung

Da Brustkrebs im Frühstadium nur selten Symptome verursacht, ist Früherkennung besonders wichtig. Eine frühzeitige Diagnose verbessert die Heilungschancen.

Bei der routinemäßigen Selbstuntersuchung ihrer Brust kann die Frau Knoten bereits in einem frühen Stadium selbst ertasten. Es ist zwar nicht erwiesen, daß sich mit der Selbstuntersuchung genauso viele Karzinome im Frühstadium nachweisen lassen wie bei der routinemäßig angewandten Mammographie, so daß sich die Sterberate damit senken ließe. Sicher ist aber, daß die Frau bei der Selbstuntersuchung kleinere Tumore finden kann als der Arzt bei seiner Tastuntersuchung, weil die Frau sie öfter wiederholt und so die Beschaffenheit ihrer Brüste besser kennenlernt. Früh erkannte Tumore haben im allgemeinen gute Heilungsaussichten und können eher brusterhaltend operiert werden.

Die Brustuntersuchung gehört routinemäßig zu jeder gynäkologischen Untersuchung. Die Brust wird auf Unregelmäßigkeit, Eindellungen, spannende Hautbereiche, Knoten oder Absonderungen hin untersucht. Beide Brüste werden mit der flachen Hand abgetastet (Palpation), die Lymphdrüsen unter der Achsel – der Bereich, auf den Brustkrebs als erstes übergreift – und über dem Schlüsselbein werden auf eine Vergrößerung hin untersucht. Normalerweise lassen sich die Lymphknoten nicht durch die Haut tasten. Ist das doch möglich, sind sie geschwollen. Das kann allerdings viele verschiedene Ursachen haben.

Die **Mammographie** (Röntgenuntersuchung der weiblichen Brust) ist eine der effektivsten Untersuchungsmethoden, um Brustkrebs im Frühstadium nachzuweisen. Weil dieses Verfahren aber so gestaltet ist, daß es empfindlich genug reagiert, um einen eventuellen Krebs im Frühstadium zu entdecken, kann das Untersuchungsergebnis auch auf Krebs lauten, obwohl in Wahrheit keiner vorliegt (falsch-positiver Befund). Darum sind Spezialuntersuchungen erforderlich, um einen Befund zu bestätigen.

Symptome, die auf Brustkrebs hinweisen können

Diese Symptome bedeuten nicht zwangsläufig, daß tatsächlich Brustkrebs vorliegt. Liegt jedoch eines dieser Symptome vor, sollte bald ein Arzt konsultiert werden.

- Ein Knoten, der sich deutlich anders anfühlt als das umliegende Brustgewebe oder nicht mehr verschwindet
- Schwellungen, die nicht verschwinden
- Runzelige oder eingedellte Haut
- Schuppige Haut im Bereich der Brustwarze
- Formveränderung der Brust
- Veränderung der Brustwarzen wie eingezogene Brustwarzen
- Absonderungen, vor allem blutige, aus der Brustwarze

Frauen über 50 Jahre sollten, auch wenn sie keine Symptome aufweisen, ihre Brust regelmäßig alle ein bis zwei Jahre röntgen lassen. Bei ihnen läßt sich ein Brustkrebs dadurch so früh entdecken und erfolgreich behandeln, daß deutlich weniger von ihnen sterben als von den Frauen, die diese Untersuchung nicht durchführen lassen. Ob sich auch bei Frauen unter 50 Jahren die Brustkrebssterberate durch regelmäßige Mammographien senken läßt, konnte bislang durch Studien nicht nachgewiesen werden. Das läßt sich vielleicht damit erklären, daß Brustkrebs bei jüngeren Frauen seltener vorkommt und damit regelmäßige Früherkennungsuntersuchungen nicht denselben Nutzen haben können. Möglicherweise ist bei vielen von ihnen das Brustgewebe aber auch noch so dicht, daß sich kleine Krebsherde darin länger »verbergen« können. Dennoch vermutet man aufgrund des vorliegenden Erkenntnisstands, daß auch jüngere Frauen von regelmäßigen Mammographien profitieren könnten.

Üblicherweise wird, wenn keine verdächtigen Symptome oder Befunde vorliegen, einmal im vierten Lebensjahrzehnt eine Basismammographie gemacht und dann vom 50. Lebensjahr an alle ein bis zwei Jahre erneut geröntgt. Die Basismammographie dient allen nachfolgenden Aufnahmen als Vergleich. Die American Cancer Society emp-

Selbstuntersuchung der Brust – Wie funktioniert das?

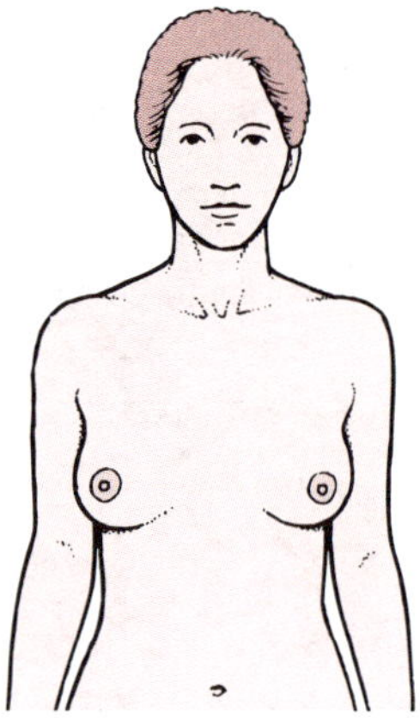

1. Stellen Sie sich vor einen Spiegel und betrachten Sie Ihre Brüste. Sie sind normalerweise etwas unterschiedlich groß. Achten Sie auf Veränderungen in der Größe, im Größenunterschied und darauf, ob die Brustwarzen anders aussehen, z. B. nach innen gezogen sind (eingezogene Brustwarzen), oder ein Sekret absondern, ob sich die Haut kräuselt, runzelt oder ob sie eingedellt ist.

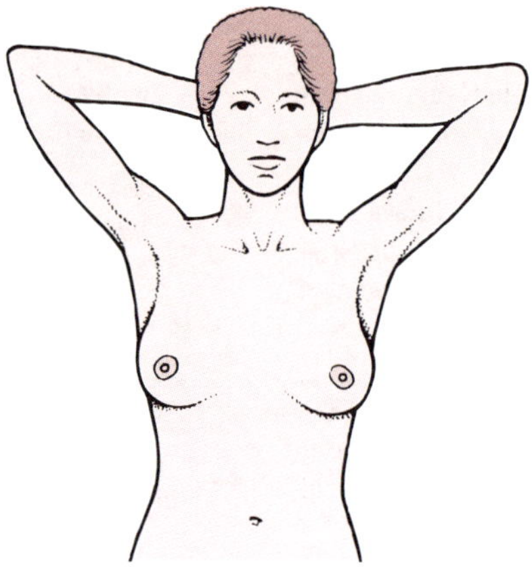

2. Schauen Sie aufmerksam in den Spiegel. Verschränken Sie die Hände hinter dem Kopf und drücken Sie sie gegeneinander. Die Position macht geringfügige Veränderungen sichtbarer. Achten Sie auf Veränderungen in Brustform und -kontur, vor allem was den unteren Teil der Brüste betrifft.

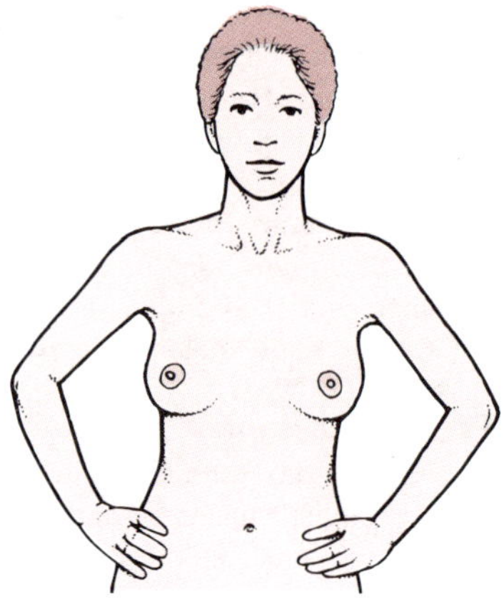

3. Stützen Sie die Hände fest in die Taille und beugen Sie sich leicht dem Spiegel entgegen. Schultern und Ellenbogen werden nach vorne gedrückt. Achten Sie auf Veränderungen der Form und der Umrisse.

Viele Frauen führen den nächsten Teil der Untersuchung unter der Dusche aus, da die Hand über schlüpfrig-nasse Haut besser gleitet.

fiehlt zwischen dem 40. und 49. Lebensjahr sogar alle ein bis zwei Jahre eine Mammographie, und vom 50. Lebensjahr an jährlich eine. In Studien mit Frauen, die keine Symptome aufwiesen, konnten mit Hilfe der Mammographie 40 Prozent der Tumore nachgewiesen werden, die bei der körperlichen Untersuchung unentdeckt geblieben waren. Absolut zuverlässig ist aber auch die Mammographie nicht; vor allem falsch-negative Befunde kommen relativ häufig vor. Zeigt eine Mammographie krebsverdächtige Veränderungen, kann eine Biopsie vorgenommen werden, bei der aus dem Knoten eine Gewebeprobe chirurgisch entnommen und mikroskopisch untersucht wird.

Ultraschall (ein Untersuchungsverfahren, das mit Schallwellen eines Frequenzbereichs arbeitet, den Men-

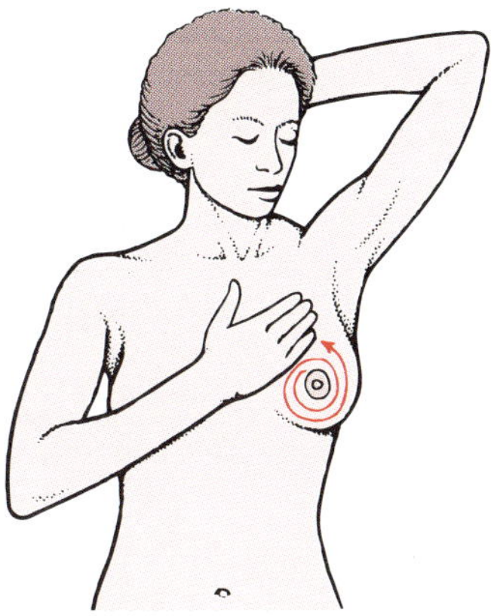

4. Heben Sie den linken Arm. Untersuchen Sie mit drei oder vier Fingern der rechten Hand die linke Brust gründlich, indem Sie kleine, kreisförmige Bewegungen auf der Brust ausüben. Beginnen Sie dazu am äußeren Rand im Achselbereich und bewegen Sie sich ganz allmählich auf die Brustwarze zu. Drücken Sie sanft, aber doch fest und achten Sie dabei auf ungewöhnliche Knoten oder Geschwülste unter der Haut. Lassen Sie keinen Teil der Brust aus. Untersuchen Sie den Bereich zwischen Brust und Unterarm, einschließlich der Achselhöhle, genauso gewissenhaft auf Knoten.

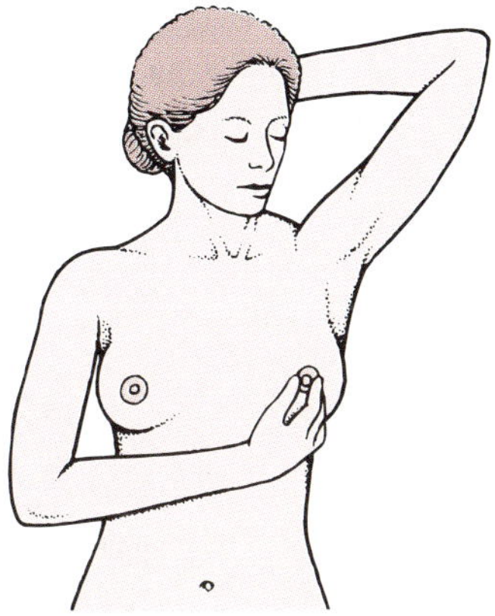

5. Pressen Sie die Brustwarze sanft zusammen, und achten Sie auf Absonderungen. (Grundsätzlich gilt: Bei jeder Absonderung aus der Brustwarze konsultieren Sie einen Arzt.)

Wiederholen Sie Schritt 4 und 5 an der rechten Brust, indem Sie den rechten Arm heben und mit der linken Hand arbeiten.

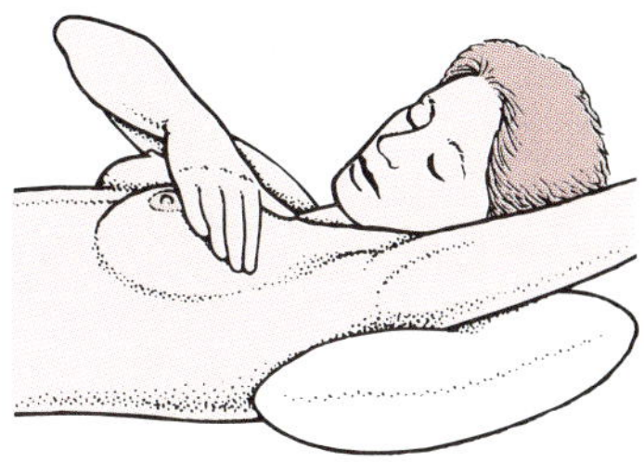

6. Legen Sie sich flach auf den Rükken, die linke Schulter liegt leicht erhöht auf einem Kissen oder einem zusammengefalteten Handtuch, der linke Arm ist unter den Kopf geschoben. In dieser Position wird die Brust flacher und ist einfacher zu untersuchen. Wiederholen Sie die Untersuchung auf der Gegenseite.

Die Brustuntersuchung sollte jeden Monat möglichst am selben Zyklustag ausgeführt werden. Am besten eignet sich der zweite oder dritte Tag nach der Regel, da die Brust dann meist nicht mehr spannt und nicht mehr geschwollen ist. Frauen nach den Wechseljahren können jeden beliebigen, am besten jedoch einen einfach zu merkenden Tag im Monat, wie beispielsweise jeden 1., frei wählen.

Nach einer Veröffentlichung der National Cancer Institutes

schen nicht wahrnehmen können) gehört nicht zu den routinemäßigen Brustkrebsfrüherkennungsmethoden. Er wird vor allem gebraucht, um bei einem Knoten in der Brust eine mit Flüssigkeit gefüllte Geschwulst (Zyste) von einem dichten, festen Knoten unterscheiden zu können. Diese Unterscheidung ist wichtig, da Zysten normalerweise, wenn keine weiteren Symptome vorliegen, nicht behandelt werden. Ein dichter, fester Knoten jedoch bedarf der Biopsie.

Die **Thermographie** (ein bildgebendes Verfahren, das die Wärmestrahlung, die manchmal von Karzinomen ausgeht, sichtbar macht) ist nicht geeignet, um Brustkrebs nachzuweisen oder zu überwachen, da sie viele Karzinome nicht findet (falsch-negative Befunde) oder auf Krebs

Brustkrebsoperationen

Es gibt viele verschiedene Operationsarten bei Brustkrebs; die beiden großen Gruppen sind die Entfernung der gesamten Brust (Mastektomie) und die brusterhaltende Operation, bei der nur der Tumor mit etwas umliegendem gesundem Gewebe entfernt wird. Zu den brusterhaltenden Operationen gehören die sogenannte Lumpektomie, bei der nur ein Saum des umliegenden gesunden Gewebes mit entfernt wird, die »weite Exzision«, bei der etwas mehr gesundes Gewebe mit entfernt wird, und die Segment- oder Quadrantresektion, bei der ein Viertel der Brust entfernt wird.

Brusterhaltende Operation | **Brustentfernung**

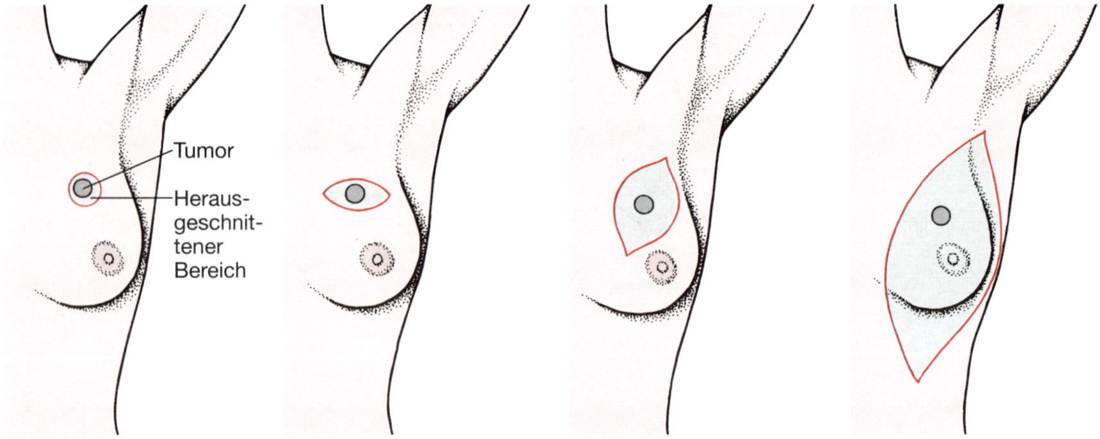

Lumpektomie | **Weite Exzision** | **Quadrantenresektion** | **Mastektomie**

hinweist, obwohl keiner vorliegt (falsch-positive Befunde).

Diagnose

Weist die Mammographie auf einen Knoten hin, der bösartig sein könnte, wird eine Biopsie gemacht. Dabei werden mit einer dünnen Hohlnadel am Ende einer Spritze Zellen aus dem Knoten abgesaugt (Aspirations- bzw. Feinnadelbiopsie), eine Gewebeprobe entnommen (Schnittbiopsie) oder der gesamte Knoten entfernt (Exzisionsbiopsie). Meist kann die Biopsie ambulant und bei örtlicher Betäubung durchgeführt werden. Wurden Krebszellen gefunden, sind weitere Untersuchungen erforderlich, weil sich die Behandlung nach den speziellen Eigenschaften des Krebses richtet.

Eine dieser Untersuchungen stellt fest, ob das Karzinom Östrogen- oder Progesteronrezeptoren aufweist. Karzinome mit Östrogenrezeptoren wachsen langsamer und sprechen meist auf eine Behandlung mit Antihormonen an. Dieser Karzinomtyp kommt häufiger bei Frauen nach den Wechseljahren vor.

Die mikroskopische Untersuchung der Biopsieprobe gestattet eine Voraussage, ob sich der Krebs schnell ausbreiten wird. Karzinome, die aus weniger differenzierten Zellen oder einer großen Anzahl sich teilender Zellen bestehen, sind meist gefährlicher als andere.

Diese detaillierten Untersuchungen werden auch durchgeführt, wenn ein Krebsherd gleich als Ganzes aus der Brust herausoperiert wird. Dann helfen die Ergebnisse bei der Frage, welche weitere Behandlung die Ärzte der Frau anraten.

Zusätzlich wird die Frau daraufhin untersucht, ob sich der Krebs bereits auf Lymphknoten, Haut, Leber oder andere Körperbereiche ausgebreitet hat. Wie es um die Lymphknoten bestellt ist, zeigt sich im allgemeinen erst bei der Operation. Eine Röntgenaufnahme der Lunge informiert über deren Zustand. Blutuntersuchungen geben Aufschluß über die Leberfunktion. Ob sie bereits vom

Überlebensdauer in Abhängigkeit vom Lymphknotenbefall

Lymphknotenbefall	10-Jahres-Überlebensaussichten	10-Jahres-Überlebens-aussichten ohne Rezidiv
Kein Krebs	Besser als 80%	Besser als 70%
Krebs in einem bis drei Lymphknoten	Etwa 40 bis 50%	Etwa 25 bis 40%
Krebs in vier oder mehr Lymphknoten	Etwa 25 bis 40%	Etwa 15 bis 35%

Krebs betroffen ist, zeigt eine Ultraschallaufnahme. Ein Knochenszintigramm zeigt, ob sich in den Knochen des Körpers bereits Metastasen gebildet haben. Wenn im Blut die sogenannten Tumormarker bestimmt werden, kann der Vergleich ihrer Konzentration vor der Operation und später darüber Aufschluß geben, wie die Krankheit verläuft.

Behandlung

Die Behandlung beginnt normalerweise, nachdem die körperliche Verfassung der Frau und die nähere Beschaffenheit der Krebszellen abschließend beurteilt wurden, also etwa eine Woche nach der Biopsie. Die Behandlung ist sehr komplex, da sich die verschiedenen Brustkrebstypen in ihren Wachstumsraten und in ihrer Neigung, sich auszubreiten (metastasieren), stark voneinander unterscheiden; außerdem sprechen sie ganz verschieden auf die Behandlung an. Behandelt wird chirurgisch, mit Strahlen, mit Chemotherapie und Antihormonen. Die Strahlentherapie vernichtet Krebszellen dort, wo der Tumor entfernt wurde, und im umliegenden Gewebe sowie in den regionalen Lymphknoten. Chemotherapie (eine Kombination mehrerer Medikamente, die sich schnell vermehrende Zellen abtöten oder ihre Vermehrungsfähigkeit unterdrücken) und Antihormone (Medikamente, die die Wirkung von Hormonen hemmen, die das Krebszellwachstum fördern) werden eingesetzt, um das Krebszellwachstum im gesamten Körper zu unterdrücken.▲ Oft werden diese verschiedenen Methoden miteinander kombiniert.

Da zum Thema Brustkrebs noch viele Fragen offen sind und keine Behandlung immer und bei allen Frauen wirkt, gibt es in der Ärzteschaft viele verschiedene Meinungen zum richtigen therapeutischen Vorgehen. In die Wahl der Behandlung fließen die Wünsche der Frau und des behandelnden Arztes mit ein. Eine Frau mit Brustkrebs hat das Recht auf umfassende Informationen über alle Daten, die zu der Krankheit vorliegen und noch ausstehen, sowie über alle verfügbaren Behandlungsmöglichkeiten. Nach dieser Aufklärung kann sich die Frau frei für oder gegen die vorgeschlagene Behandlung entscheiden.

Ständig wird daran gearbeitet, die Heilungsaussichten von Brustkrebspatientinnen zu verbessern. Darum kann es vorkommen, daß eine Frau gebeten wird, an einer Studie teilzunehmen, in der geprüft wird, ob sich durch die Kombination verschiedener Behandlungsmethoden die Überlebensrate oder die Lebensqualität verbessern läßt.

Behandlung von Brustkrebs ohne Fernmetastasen

Ein Krebs, der auf die Brust beschränkt ist, wird meist kurz nach der Diagnose chirurgisch möglichst vollständig entfernt. Hierzu steht eine Reihe verschiedener Techniken zur Verfügung. Die für die Frau entscheidende Frage ist, ob die gesamte Brust abgenommen werden muß (Mastektomie) oder der Tumor mit einem Rand gesunden Gewebes (brusterhaltende Operation) entfernt werden kann.

Für die **brusterhaltende Operation** gibt es im wesentlichen drei Techniken: Bei der **Lumpektomie** wird der Tumor mit einem kleinen Bereich umliegenden gesunden Gewebes entfernt; wird ein etwa ein Zentimeter breiter Bereich gesunden Gewebes mit entfernt, spricht man von »**weiter Exzision**«; werden Tumor, ein Teil des gesunden Brustgewebes, darüberliegende Haut, ein Teil der Brustwarze und des Brustmuskels entfernt, sprechen Mediziner von einer **Segment-** oder **Quadrantenresektion**. Letztere kommt heute nur noch selten vor.

Die Überlebensraten von Frauen, denen die gesamte Brust entfernt wurde, und von solchen nach brusterhaltender Operation sind zumindest für die ersten 20 Jahre nach der Operation identisch – unter der Voraussetzung, daß das Operationsgebiet nach einer brusterhaltenden Operation ausreichend bestrahlt wird. Der Hauptvorteil der brusterhaltenden Operation plus Bestrahlung ist das kosmetische Ergebnis und das Gefühl der Frau, nicht ver-

▲ Siehe Seite 798

stümmelt worden zu sein. Liegt die Tumorgröße jedoch wesentlich über vier Zentimetern – und auch bei verschiedenen anderen Bedingungen –, würde eine brusterhaltende Operation das Leben der Frau stärker gefährden. Je früher ein Brustkrebs erkannt wird und operiert werden kann, desto wahrscheinlicher bleibt die Brust erhalten. Bei einem Teil der Frauen braucht nur so wenig Gewebe entfernt zu werden, daß optisch kaum ein Unterschied zwischen der behandelten und der gesunden Brust festzustellen ist. Oft schrumpft die behandelte Brust jedoch und verändert eventuell ihre Kontur.

Auf eine brusterhaltende Operation folgt immer eine Bestrahlungstherapie. Sie ist schmerzlos und hat wenig und höchstens kurzzeitige Nebenwirkungen. Die Haut kann sich röten und Blasen bilden. Bei weniger als fünf Prozent der bestrahlten Patientinnen treten Rippenbrüche auf, die nicht allzuviel Beschwerden bereiten. Bei etwa 10 bis 20 Prozent der Frauen kommt es drei bis sechs Monate nach der Strahlentherapie zu einer leichten Lungenentzündung. Die Frauen haben dann bis zu sechs Wochen lang einen trockenen Husten und leiden bei körperlicher Betätigung an Kurzatmigkeit.

Bei der **modifiziert radikalen Mastektomie** wird das gesamte Brustgewebe entfernt, der darunterliegende Muskel bleibt jedoch intakt, und der darüberliegende Hautlappen ist groß genug, um die Operationswunde abzudecken. Eine Rekonstruktion der Brust ist um einiges einfacher, wenn die Brustmuskeln und anderes Gewebe in Brustnähe intakt bleiben. Dieses Verfahren wird dann durchgeführt, wenn ein invasiver Brustkrebs weit in die Milchgänge hineinreicht, da diese Krebsart nach einer brusterhaltenden Operation häufig wieder auftritt. Die Lymphknoten in der Achsel werden meist mit entfernt, um festzustellen, ob sich der Krebs bereits bis dorthin ausgebreitet hat.

Eine anschließende Bestrahlung verringert die Gefahr, daß sich in der Brustwand oder in den regionalen Lymphknoten erneut Krebs bildet. Die Überlebenszeit wird dadurch aber nicht erhöht, möglicherweise weil sich der Krebs bereits unbemerkt auf andere Körperbereiche ausgedehnt (metastasiert) hat. Frauen mit einer solchen modifiziert radikalen Mastektomie leben ebensolange wie Frauen mit **radikaler Mastektomie**, bei der auch die Brustmuskeln und andere Gewebe mit entfernt wurden.

Gleichzeitig mit der Brustoperation werden die Lymphknoten der Achselhöhle entfernt. Sie werden untersucht, um eine Prognose über den weiteren Krankheitsverlauf geben zu können. Die Langzeitüberlebenschancen der Frau sind gut, wenn keiner der Lymphknoten Krebszellen enthält.

Ob eine Chemo- oder Antihormontherapie folgt, hängt von der Tumorgröße und auch davon ab, ob die Lymphknoten ebenfalls befallen sind. Verschiedene Fachleute sind der Ansicht, daß bei Tumoren von weniger als einem Zentimeter Durchmesser außer Operation und Bestrahlung keine weitere Nachbehandlung erforderlich ist. Bei größeren Tumoren schließt sich nach der Operation meist eine Chemotherapie an. Ist der Tumor größer als sieben Zentimeter, kann es erforderlich sein, ihn vor der Operation mit einer Chemotherapie zu verkleinern.

Unter bestimmten Voraussetzungen kann bei einer Frau mit einem **lobulären Carcinoma in situ** die Brust operiert und dann engmaschig kontrolliert werden. Oftmals muß jedoch die gesamte Brust oder es müssen sogar beide Brüste amputiert werden. Für die meisten Ärzte ist ein lobuläres Carcinoma in situ noch kein echtes Karzinom, sondern vielmehr ein Zeichen, daß ein erhöhtes Brustkrebsrisiko vorliegt. Lediglich 25 bis 30 Prozent der Frauen mit einem solchen Tumor entwickeln tatsächlich einen invasiven Brustkrebs, und der Prozentsatz derer, die daran sterben, ist noch geringer. Aus diesem Grund entscheiden sich viele Frauen gegen eine Behandlung. Will eine Frau mit der Behandlung jedoch ihr Risiko verringern, Brustkrebs zu bekommen, müssen beide Brüste entfernt werden, da 70 Prozent dieser Karzinomart beidseitig auftreten. Wünscht die Frau eine andere Behandlung als die Entfernung der Brust, wird meist eine Behandlung mit dem Antihormon Tamoxifen eingeleitet. Den Frauen, die noch nicht in den Wechseljahren sind, können die Eierstöcke entfernt werden. Ob das jedoch ebenso wirksam oder noch wirksamer ist als die Tamoxifenbehandlung, ist nicht bekannt.

Die meisten Frauen mit einem **duktalen Carcinoma in situ** bleiben nach der Entfernung der Brust praktisch auf Dauer krebsfrei. Nur bei Frauen, deren Herde dieser Krebsart sehr klein sind, wird derzeit in Studien geprüft, ob eine brusterhaltende Therapie möglich ist, ohne ihr Risiko zu vergrößern.

Inflammatorische Karzinome werden meist sowohl mit Chemo- als auch mit Bestrahlungstherapie behandelt.

Brustrekonstruktion: Beim Wiederaufbau der Brust werden Prothesen eingesetzt, die mit Silikon oder Kochsalzlösung gefüllt sind, oder es wird Gewebe implantiert. Die Brustrekonstruktion kann zur selben Zeit wie die Mastektomie durchgeführt werden – in diesem Fall bleibt die Frau allerdings längere Zeit unter Vollnarkose. Die Brustrekonstruktion kann auch später durchgeführt werden, was allerdings eine zweite Vollnarkose erforderlich macht.

Wiederaufbau der Brust

Eine amputierte Brust kann wieder aufgebaut werden. Dazu eignet sich ein Implantat, das mit Silikon oder Kochsalzlösung gefüllt ist, oder ein Gewebetransplantat, das im Rahmen einer umfangreicheren Operation von einer anderen Körperregion entnommen wird und aus dem eine neue Brust aufgebaut wird.

Bei vielen Frauen sieht eine rekonstruierte Brust natürlicher aus als eine bestrahlte Brust, vor allem, wenn der Tumor groß war. Ist die Prothese mit Silikongel oder Kochsalzlösung gefüllt und wurde genügend viel Haut zum Abdecken belassen, ist die Empfindung in der Haut über dem Implantat relativ normal. Wie gewachsenes Brustgewebe fühlt sich jedoch keines der beiden Implantattypen an. Bei einem Gewebetransplantat aus einer anderen Körperregion geht viel Hautempfindung verloren, da die Haut nun einmal aus einer anderen Körperregion stammt. Eine so rekonstruierte Brust fühlt sich aber eher wie Brustgewebe an als eine mit Silikon oder Kochsalzlösung gefüllte Prothese.

Normale Brust

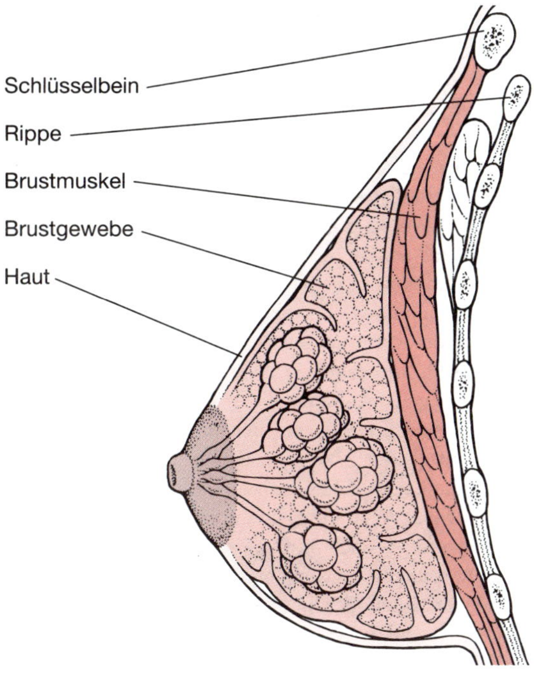

Wieder aufgebaute Brust

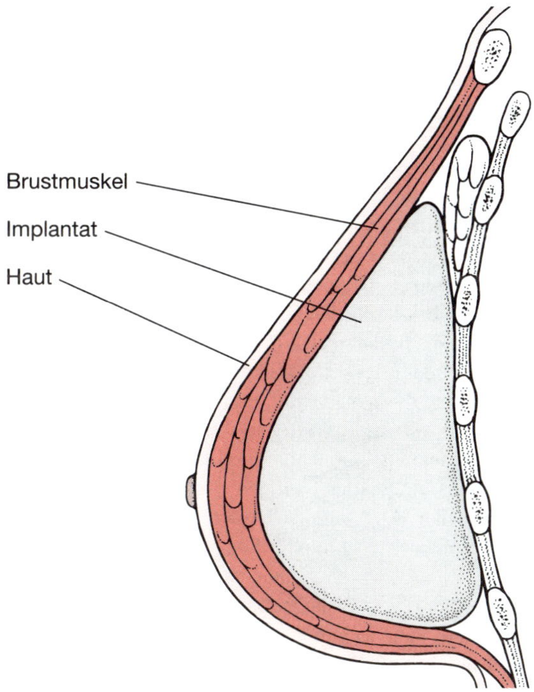

Seit einiger Zeit ist die Sicherheit von Silikonimplantaten umstritten. Wird die Prothese undicht, kann Silikon austreten. Das Implantat wird dann hart, bereitet Beschwerden und kann sich unansehnlich verformen. Außerdem kann das Silikon mit dem Blutstrom in den übrigen Körper transportiert werden. Ob das aber in anderen Körperbereichen tatsächlich Krebs oder seltene Bindegewebeerkrankungen wie Sklerodermie verursacht, ist nicht geklärt. Wegen des Verdachts auf solche ernsthaften Nebenwirkungen sollen Silikonprothesen nicht mehr bei Frauen eingesetzt werden, die sich ihre Brust aus ästhetischen Gründen operieren lassen.

Nachbehandlung mit Chemo- und Hormontherapie: Chemotherapie, die Krebszellen abtötet, und Hormontherapie, die die Wirkung jener Hormone hemmt, die das Krebszellwachstum fördern, werden meist kurz nach der Brustoperation begonnen und monate- oder jahrelang fortgesetzt. Beide Arten von Zusatzbehandlung verlängern die krebsfreie Zeit und das Überleben fast aller Patientinnen. Einige wenige Frauen sollen durch diese Medikamente sogar geheilt worden sein – endgültige Gewißheit gibt es darüber allerdings noch nicht. Durch den kombinierten Einsatz mehrerer Chemotherapeutika läßt sich eine Neuerkrankung länger unterdrücken als mit nur einem Mittel. Allein mit Medikamenten, ohne Operation oder Bestrahlung, läßt sich Brustkrebs jedoch nicht heilen.

Verschiedene Chemotherapeutika können als Nebenwirkung Übelkeit, Erbrechen, Müdigkeit, schmerzhafte Mundgeschwüre oder vorübergehenden Haarausfall verursachen. Erbrechen kommt heute allerdings dank Mitteln wie Ondansetron seltener vor. Werden solche Mittel gegen Erbrechen nicht angewandt, können ein bis drei Tage nach der Chemotherapie bis zu sechs Brechattacken auftreten. Schweregrad und Dauer des Erbrechens hängen von den jeweiligen Chemotherapeutika ab und fallen individuell unterschiedlich aus. Weitere mögliche Nebenwirkungen sind Infektanfälligkeit sowie verstärkte Blutungsneigung, die allerdings bei den meisten Frauen nach einigen Monaten wieder verschwinden. Bei ein bis zwei von tausend chemotherapeutisch behandelten Patientinnen verlaufen die Infektionen und Blutungen allerdings tödlich.

Mit dem Hormonblocker Tamoxifen wird ein Teil der Frauen nach Brustkrebsoperationen nachbehandelt. Durch Tamoxifen überleben in den ersten zehn Jahren nach der Brustkrebsdiagnose vor allem mehr Frauen jenseits der Wechseljahre. Da Tamoxifen chemisch mit Östrogen verwandt ist, weist es auch einige erwünschte wie unerwünschte Wirkungen der Östrogentherapie ▲ auf. So verringert es das Risiko einer Osteoporose oder einer Herzerkrankung, erhöht aber das für Gebärmutterschleimhautkrebs. Anders als Östrogen beeinflußt Tamoxifen jedoch weder Hitzewallungen noch die trockene Scheide nach den Wechseljahren.

Behandlung von Brustkrebs mit Fernmetastasen

Brustkrebs kann sich in fast jeden Körperbereich ausbreiten (metastasieren). Am häufigsten befallen sind Lymphknoten, Lunge, Leber, Knochen, Gehirn und Haut. Der Krebs kann sich in diesen Regionen Jahre und sogar Jahrzehnte nach der Diagnose und Behandlung des Primärtumors entwickeln. Liegen erst einmal Metastasen in einem Organ vor, sind meist auch schon andere Organe befallen, auch wenn sie sich noch nicht nachweisen lassen.

Brustkrebs, der sich auf Organe außerhalb der Brust ausgedehnt hat, ist nicht mehr heilbar. Die meisten Frauen mit Krebs in diesem Stadium leben noch zwei, einige wenige sogar zehn bis zwanzig Jahre. Die medikamentöse Behandlung wirkt sich auf die Überlebenszeit zwar kaum aus, kann aber die Symptome lindern und trotz Nebenwirkungen die Lebensqualität verbessern. Welche Behandlung gewählt wird, hängt von folgenden Kriterien ab: Wächst der Tumor östrogenabhängig? Wieviel Zeit liegt zwischen der Erstdiagnose und dem Behandlungsbeginn? Wie viele Organe sind betroffen? Hat die Frau die Wechseljahre schon hinter sich?

Da einer Frau mit metastasierendem Brustkrebs, die keine Beschwerden hat, eine Behandlung kaum etwas nützt, kann man damit warten, bis sich Schmerzen oder andere Beschwerden einstellen oder der Krebs schnell fortzuschreiten beginnt.

Hat die Frau Schmerzen oder andere stark beeinträchtigende Beschwerden, wird meist mit Hormonblockern oder Chemotherapeutika behandelt. Es gibt jedoch auch Ausnahmen. Wird beispielsweise nach einem langen krebsfreien Intervall lediglich ein Metastasenherd in einem Knochen entdeckt, kann eine Bestrahlungstherapie dieses Knochens allein sinnvoll sein. Dieses ist bei Knochenkrebs und bei Gehirnmetastasen die effektivste Behandlung, die sich dadurch manchmal jahrelang unter Kontrolle halten lassen.

Bei Frauen mit östrogenabhängig wachsenden Tumoren oder bei jenen, bei denen zwei Jahre nach der Diagnose kein Krebs mehr festgestellt wurde oder deren Krebs nicht unmittelbar lebensbedrohlich ist, wird die Antihormon- der Chemotherapie vorgezogen. Hormonblocker sind vor allem bei Patientinnen im fünften Lebensjahrzehnt geeignet, die noch menstruieren und noch viel Östrogen produzieren, und bei Frauen, die seit mindestens fünf Jahren ihre Wechseljahre hinter sich haben. Aber natürlich kommen auch hier noch andere Kriterien zum Tragen. Aufgrund seiner geringen Nebenwirkungen ist Tamoxifen als Hormonblocker meist das Mittel der Wahl. Alternativ dazu können die Eierstöcke operativ entfernt oder durch Bestrahlung zerstört werden, um die Östrogenproduktion zu stoppen.

Breitet sich der Krebs Monate oder Jahre nach erfolgreicher Hormontherapie erneut aus, kann die Hormontherapie mit einem anderen Hormonblocker versucht werden. Aminoglutethimid ist ein Antiöstrogen, mit dem oft schmerzhafter Knochenkrebs behandelt wird. Gleichzeitig wird meist Hydrokortison gegeben, da Aminoglutethimid die Produktion des körpereigenen Hydrokortisons hemmt. Seit kurzem sind neue Medikamente für die Brustkrebsbehandlung zugelassen, die Aminoglutethimid ähnlich sind und genauso wirksam zu sein scheinen, ohne allerdings den Zusatz von Hydrokortison zu erfordern.

Die effektivsten Chemotherapeutika zur Behandlung des metastasierenden Mammakarzinoms sind Cyclophosph-

▲ Siehe Seite 1075

Brusterkrankungen beim Mann

Brusterkrankungen sind beim Mann relativ selten. In diese Kategorie fallen eine Vergrößerung der Brust und, extrem selten, Brustkrebs.

Vergrößerung der Brust

Eine Vergrößerung der männlichen Brust (Gynäkomastie) kann während der Pubertät auftreten. Sie ist normal und bildet sich nach einigen Monaten oder wenigen Jahren wieder zurück. Ähnliche Veränderungen können im hohen Alter auftreten. Eine Vergrößerung der männlichen Brust kann durch verschiedene Erkrankungen, vor allem der Leber, nach medikamentöser Behandlung (z. B. mit weiblichen Geschlechtshormonen) oder durch den Konsum von Marihuana verursacht werden. Selten liegt dem eine Hormonstörung zugrunde, die durch östrogenproduzierende Tumore der Hoden und Nebennieren verursacht sein kann. Besteht der Verdacht, daß ein solcher Tumor vorliegt, werden die Hoden per Ultraschall und die Nebennieren mittels Computertomographie (CT) oder Kernspintomographie (NMR) untersucht.
Die Brustvergrößerung kann ein- oder beidseitig auftreten. Die Brust kann druckempfindlich sein. Dann handelt es sich wahrscheinlich nicht um Krebs. Brustschmerzen sind, bei Männern wie bei Frauen, selten Zeichen für Krebs.
Eine gezielte Behandlung ist meist nicht erforderlich, da sich die Brustvergrößerung meist von allein gibt oder wieder zurückbildet, wenn die zugrundeliegende Erkrankung erfolgreich behandelt oder das verursachende Medikament abgesetzt wurde. Der therapeutische Nutzen einer Hormonbehandlung ist umstritten. Das überschüssige Brustgewebe läßt sich zwar chirurgisch entfernen, doch meist ist das nicht erforderlich. Mit zunehmendem Erfolg wird hingegen die Technik der Fettabsaugung (Liposuktion) eingesetzt. Die Fettabsaugung gehört in den Bereich der kosmetischen Chirurgie.

Brustkrebs

Zwar können auch Männer Brustkrebs entwickeln, doch kommt das nur extrem selten vor. Weil es so selten ist, denken häufig weder Arzt noch Patient an die Möglichkeit einer solchen Diagnose. Dies hat zur Folge, daß Brustkrebs beim Mann häufig erst diagnostiziert wird, wenn er bereits weit fortgeschritten ist. Die Prognose entspricht der von Frauen mit einem Tumor im selben Stadium. Auch die Behandlung ist fast gleich, außer daß brusterhaltende Verfahren kaum eingesetzt werden und der therapeutische Nutzen einer medikamentösen oder strahlentherapeutischen Nachbehandlung nicht belegt ist. Metastasierende Tumore werden mit den gleichen Hormonblockern behandelt wie beim Brustkrebs der Frau, oder es werden die Hoden entfernt (Orchiektomie). Alternativ dazu kann auch eine Kombination aus verschiedenen Chemotherapeutika versucht werden.

amid, Methotrexat und Fluorouracil, die als sogenanntes CMF-Schema gegeben werden. Ferner können noch zum Einsatz kommen: Vincristin, Adriamyzin, Epirubizin, Doxorubizin und Taxol. Diese Mittel werden häufig zusätzlich zu Antiöstrogenen gegeben.

Sogenannte biologische Immunmodulatoren werden manchmal in Studien zur Behandlung von Brustkrebs eingesetzt.▲ Bei diesen Medikamenten handelt es sich um natürliche Substanzen, die Bestandteil des Immunsystems sind. Dazu gehören Interferon, Interleukin-2, lymphozytenaktivierte Killerzellen, Tumornekrosefaktor und monoklonale Antikörper. Diese Mittel werden schon in der Frühphase der Krankheit, noch vor einer ausgedehnten Chemotherapie eingesetzt, sie haben aber noch keinen etablierten Platz in der Behandlung von Brustkrebs.

Paget-Krankheit der Brustwarze

Diese Brustkrebsart zeigt sich als erstes in Form eines verkrusteten, schuppigen Brustwarzenekzems und durch Absonderungen aus der Brustwarze. ■

Da die Störung meist so gut wie keine Beschwerden verursacht, nimmt die Frau sie oft nicht ernst und zögert den Arztbesuch lange hinaus. Die endgültige Diagnose wird meist aufgrund einer Biopsie gestellt, bei der eine Gewebeprobe aus der Brustwarze entnommen wird. Manchmal liefert die mikroskopische Untersuchung des Brustwarzen-

▲ Siehe Seite 789

■ Siehe Seite 990

sekrets den entscheidenden diagnostischen Hinweis. Gut die Hälfte der Frauen mit diesem Krebs haben einen tastbaren Knoten in der Brust. Der zugrundeliegende Krebs kann invasiv oder in situ sein, d. h. tiefere Schichten befallen oder oberflächlich sein.

Meist wird eine modifizierte radikale Mastektomie durchgeführt, und auch die Lymphknoten werden entfernt. Nur selten wird die Brustwarze mit etwas umliegendem gesunden Gewebe entfernt. Die Prognose hängt davon ab, wie invasiv der Tumor wächst, wie groß er ist und ob er sich bereits auf die Lymphknoten ausgebreitet hat.

Cystosarcoma phylloides

Diese relativ seltene Form von Brusttumor kann bösartig sein.

Phylloidestumore breiten sich zwar nur selten auf andere Bereiche aus, dafür treten sie nach der operativen Entfernung aber häufig wieder an derselben Stelle auf. Die übliche Behandlung besteht in der Entfernung des Tumors mit einem breiten Rand umliegenden gesunden Gewebes (»weite Exzision«). Ist der Tumor im Verhältnis zum Brustvolumen groß, muß eine modifizierte radikale Mastektomie durchgeführt werden.

KAPITEL 239

Krebs der Geschlechtsorgane

Krebs kann praktisch alle weiblichen Geschlechtsorgane befallen – Vulva, Scheide, Gebärmutterhals, Gebärmutter, Eileiter und Eierstöcke. ▲

Gebärmutterschleimhautkrebs

Dieser auch kurz Gebärmutterkrebs genannte Krebs entsteht in der Gebärmutterschleimhaut (Endometrium). Es ist die vierthäufigste Krebsart bei Frauen und der häufigste gynäkologische Krebs. Der Gebärmutterschleimhautkrebs (Endometriumkarzinom) entwickelt sich meist nach den Wechseljahren, und zwar besonders häufig zwischen dem 50. und 60. Lebensjahr. Er kann entweder am Ort bleiben oder sich auf andere Organe ausbreiten (metastasieren): hinunter zum Gebärmutterhals, hoch durch die Eileiter bis hin zu den Eierstöcken, in das die Gebärmutter umgebende Gewebe, durch die Lymphgefäße und Lymphknoten (lymphatisches System), die Lymphe aus dem gesamten Körper zum Blutkreislauf transportieren und über die Blutbahn zu weiter entfernt liegenden Organen.

Symptome und Diagnose

Das häufigste Frühsymptom sind ungewöhnliche Blutungen – vor allem nach den Wechseljahren. Genauso auffällig sind aber immer wieder auftretende, unregelmäßige oder starke Blutungen bei noch menstruierenden Frauen. Bei jeder dritten Frau mit Blutungen nach den Wechseljahren liegt ein solcher Krebs vor. *Da jede Blutung nach den Wechseljahren ein Zeichen von Krebs sein kann, sollte sich die Frau sofort ärztlich untersuchen lassen.*

Es gibt eine Reihe von Diagnoseverfahren, mit denen sich dieser Krebs nachweisen läßt. Der Papanicolaou(Pap)-Abstrich, mit dem sich Gebärmutterhalskrebs zuverlässig nachweisen läßt, kann hilfreich sein. Bei 30 bis 40 Prozent der Frauen fällt der Abstrich allerdings falsch-negativ aus, d. h. das Gebärmutterschleimhautkarzinom bleibt unentdeckt. Deshalb wird meist noch eine Biopsie oder eine sogenannte fraktionierte Ausschabung vorgenommen; hierbei wird der Gebärmutter eine Gewebeprobe entnommen und mikroskopisch untersucht.

Bestätigen diese Befunde, daß es in der Gebärmutterschleimhaut Krebszellen gibt, kann mit weiterführenden Tests festgestellt werden, ob sich die Krebszellen bereits über die Gebärmutter hinaus ausgebreitet haben. Ultraschall, Computertomographie (CT), Kernspintomographie (NMR), Zystoskopie (Untersuchung der Harnblase mit einem röhrenförmigen Instrument), Röntgenkontrasteinlauf, Röntgenaufnahme der Brust, intravenöse Urographie (eine Röntgenuntersuchung der Nieren und Harnleiter), Lebersonographie, Knochenszintigraphie, Proktosigmoidoskopie (Untersuchung des Mastdarms mit Hilfe eines röhrenförmigen Instruments) und Lymphangiographie (Röntgenkontrastaufnahme der Lymphgefäße) können nützliche Informationen geben und helfen, die richtige Therapie auszuwählen. Doch nicht alle diese Tests sind immer notwendig.

▲ Siehe Kasten, Seite 1066

Behandlung

Die effektivste Behandlung bei einem Gebärmutterschleimhautkrebs ist die operative Entfernung der Gebärmutter (Hysterektomie). Ist der Krebs noch auf die Gebärmutter begrenzt, bringt diese Operation meist schon die Heilung. Oft werden gleichzeitig Eileiter und Eierstöcke (Salpingo-Oophorektomie) sowie die regionalen Lymphknoten mit entfernt. Die Entfernung der Eierstöcke begründen Ärzte damit, daß sich in ihnen mit zunehmendem Alter häufiger ein Krebs entwickelt, der schlechte Heilungschancen hat, weil er erst so spät erkannt werden kann. Das entfernte Gewebe wird anschließend daraufhin untersucht, ob und wie weit sich der Krebs bereits ausgedehnt hat bzw. haben könnte, und ob eine Bestrahlungstherapie folgen muß.

Auch wenn sich der Krebs nicht auszubreiten scheint, schließt sich nach der Operation häufig noch eine Chemotherapie an, um zurückgebliebene Krebszellen abzutöten. ▲ Meist werden hochdosierte Gestagene eingesetzt, die das Krebswachstum stoppen sollen. Gestagene sind synthetische Hormone, die ähnlich wie das körpereigene Progesteron wirken – jenes weibliche Geschlechtshormon, dessen Wirkung unter bestimmten Voraussetzungen der des Östrogens entgegengerichtet sein kann. Die Gestagentherapie kann einen metastasierenden Tumor bei bis zu 40 Prozent der Patientinnen zum Schrumpfen bringen. Die Ausbreitung des Krebses läßt sich damit zwei bis drei Jahre unter Kontrolle halten. Wenn die Frau auf die Therapie anspricht, kann sie unbegrenzt fortgeführt werden. Mögliche Nebenwirkungen sind Gewichtszunahme durch Wassereinlagerung und gelegentlich depressive Stimmungen.

Hat sich der Krebs bereits ausgebreitet oder spricht er auf die Hormontherapie nicht an, können zusätzlich Chemotherapeutika, wie Cyclophosphamid und Adriamyzin oder Vincristin und Cisplatin, gegeben werden. Diese Medikamente wirken ganz anders als Gestagene und haben viele Nebenwirkungen. Vor der Therapie müssen Nutzen und Risiken dieser Chemotherapie sorgfältig gegeneinander abgewogen werden.

Wird der Gebärmutterschleimhautkrebs bereits im Frühstadium entdeckt, beträgt die zu erwartende 5-Jahres-Überlebensrate fast 90 Prozent, die meisten Frauen werden geheilt. Jüngere Patientinnen, Frauen deren Krebs sich noch nicht über die Gebärmutter ausgebreitet hat, und Frauen mit einem langsam wachsenden Krebstyp haben die besten Prognosen.

Gebärmutterschleimhautkrebs: Risikofaktoren

- Wechseljahre nach dem 52. Lebensjahr
- Menstruationsstörungen (z. B. ungewöhnlich starke Blutungen, Zwischenblutungen oder lange blutungsfreie Intervalle)
- Kinderlosigkeit
- Hohe Östrogenspiegel (das wichtigste weibliche Geschlechtshormon) durch östrogenproduzierende Tumore oder östrogenhaltige Medikamente; auch die Hormonbehandlung in den Wechseljahren, wenn nicht zusätzlich Gestagen eingenommen wird
- Behandlung mit Tamoxifen
- Übergewicht
- Bluthochdruck
- Diabetes

Gebärmutterhalskrebs

Der Gebärmutterhals, die Zervix, stellt das untere, in die Scheide mündende Ende der Gebärmutter dar. Gebärmutterhalskrebs (Zervixkrebs) ist die zweithäufigste bösartige Erkrankung der weiblichen Geschlechtsorgane und die häufigste Erkrankung dieser Art bei jüngeren Frauen. Er betrifft in erster Linie Frauen im Alter zwischen 35 und 55 Jahren. Der Krebs kann durch ein Virus (humanes Papillomavirus) verursacht werden, das während des Geschlechtsverkehrs übertragen wird. ■

Das Risiko für einen Gebärmutterhalskrebs scheint um so höher zu sein, je früher die Frau sexuell aktiv war und je mehr Sexualpartner sie hatte. Läßt sie regelmäßig eine Krebsfrüherkennungsuntersuchung mit Pap-Test durchführen, hat sie gute Chancen, die Krankheit frühzeitig entdecken und behandeln zu können.

Etwa 85 Prozent der Gebärmutterhalskrebse sind Plattenepithelkarzinome, die sich in den schuppigen, flachen, hautähnlichen Zellen entwickeln, die die Gebärmutterhalsoberfläche bedecken. Die meisten anderen Gebärmutterhalskrebse entwickeln sich in Drüsenzellen (Adenokrebse) oder sind eine Kombination verschiedener Zelltypen (adenosquamöses Karzinom).

▲ Siehe Seite 798

■ Siehe Seite 943

Pap-Test auf Gebärmutterhalskrebs: Stadieneinteilung des Befundes

- I: Normal
- II: Minimale Dysplasie (z. B. Entzündung, Degeneration, frühe, krebsähnliche Veränderung, Krebsvorstadium)
- III: Schwere Entzündung
- III_D: Leichte bis mittlere Dysplasie (späte, krebsähnliche Veränderung, auch noch Krebsvorstadium)
- IV: Schwere Dysplasie, Carcinoma in situ (auf die Oberfläche des Gebärmutterhalses beschränkter Krebs)
- V: Invasives Karzinom (in tiefere Schichten eingedrungener Krebs)

Der Gebärmutterhalskrebs kann tief unter die Oberfläche des Gebärmutterhalses in das Geflecht aus kleinen Blut- und Lymphgefäßen, die die Innenseite des Gebärmutterhalses auskleiden, eindringen und sich von da aus in andere Körperpartien ausbreiten.

Symptome und Diagnose

Als Symptome können Zwischenblutungen und Blutungen nach dem Geschlechtsverkehr auftreten. Genausogut kann die Frau aber bis zum Spätstadium der Erkrankung völlig schmerz- und symptomlos bleiben. Wirklich frühzeitig läßt sich der Gebärmutterhalskrebs nur mit routinemäßig durchgeführten Pap-Abstrichen nachweisen. Ein Gebärmutterhalskrebs beginnt mit langsam fortschreitenden Veränderungen der normalen Zellen und kann mehrere Jahre zu seiner Entwicklung brauchen. Diese fortschreitenden Veränderungen sind in den Zellen zu sehen, die im Rahmen des Pap-Abstrichs entnommen und mikroskopisch untersucht werden. Diese Veränderungen lassen sich in Stadien von normal bis zum invasiven Krebs einteilen.

Der Pap-Abstrich vermag zuverlässig bis zu 90 Prozent aller Gebärmutterhalskrebse nachzuweisen, und das sogar in einem Stadium, in dem noch keine Symptome vorliegen. Seit seiner Anwendung hat sich die Zahl der Todesfälle durch Gebärmutterhalskrebs um mehr als die Hälfte senken lassen. Auch junge Frauen, die zum ersten Mal sexuell aktiv werden oder das 18. Lebensjahr erreichen, sollten jährlich zur Krebsfrüherkennungsuntersuchung gehen und einen Pap-Abstrich machen lassen. Waren die Befunde in drei aufeinanderfolgenden Jahren unauffällig, braucht der Abstrich nur noch alle zwei bis drei Jahre vorgenommen zu werden, solange die Frau nichts an ihrer Lebensweise ändert. Würden alle Frauen die jährliche Früherkennungsuntersuchung wahrnehmen, könnte der Gebärmutterhalskrebs als Todesursache eliminiert werden.

Wird bei der Beckenuntersuchung eine Geschwulst, ein Geschwür oder ein anderer verdächtiger Bereich auf dem Gebärmutterhals gefunden, oder weist der Pap-Test eine Auffälligkeit oder Krebs nach, wird eine Gewebeprobe zur mikroskopischen Untersuchung entnommen. Diese Biopsie findet meist im Rahmen einer Kolposkopie statt, bei der der Gebärmutterhals mit Hilfe eines röhrenförmigen Instruments mit optischem System und Lupenvergrößerung (Kolposkop) untersucht und so die beste Stelle für die Gewebeentnahme gesucht wird. Zwei Formen von Biopsie sind möglich: Zum einen die Stanzbiopsie, bei der mit einer Hohlnadel ein kleines zylinderförmiges Stück aus dem Gebärmutterhals entnommen wird. Zum anderen die endozervikale Ausschabung, bei der Zellen aus dem nicht einsehbaren inneren Anteil des Gebärmutterhalses geschabt werden. Beide Verfahren verursachen kaum Schmerzen und eine nur leichte Blutung. Die Knipsbiopsie oder Abschabung des Gebärmutterhalses liefert genügend Zellmaterial, um eine Diagnose stellen zu können. Ist die Diagnose immer noch nicht sicher, kann eine Konisation gemacht werden. Dabei wird ein größeres, konusförmiges Gewebestück entnommen. Gewöhnlich wird die Biopsie ambulant in der ärztlichen Praxis durchgeführt.

Bei einem Gebärmutterhalskrebs gilt es als nächstes, exakt festzustellen, wie groß er ist und wo er sitzt. Diesen Prozeß bezeichnet man als Staging, d. h. klinische Stadieneinteilung des Krebs. Diese Stadieneinteilung beginnt mit einer Beckenuntersuchung und einer Vielzahl von Tests (Zystoskopie, Röntgenaufnahme der Brust, intravenöse Urographie, Proktosigmoidoskopie), um festzustellen, ob sich der Krebs auf das umliegende Gewebe oder weiter entfernt liegende Körperpartien ausgebreitet hat. Je nach den Gegebenheiten der Frau können auch eine Computertomographie, ein Röntgenkontrasteinlauf sowie Knochenszintigraphie und Lebersonographie durchgeführt werden.

Behandlung

Die Behandlung richtet sich nach dem Tumorstadium. Ist der Krebs auf die Gebärmutterhalsoberfläche beschränkt

(Carcinoma in situ), läßt er sich oft vollständig beseitigen, indem ein Teil des Gebärmutterhalses mit dem Messer oder mit einer elektrochirurgischen Schlinge entfernt wird. Der Vorteil dieser Behandlung ist, daß die Frau weiterhin Kinder bekommen kann. Um sicherzustellen, daß der Krebs nicht wiederkehrt, sind nach dem Eingriff im ersten Jahr alle drei Monate und danach alle sechs Monate Kontrolluntersuchungen einschließlich eines Pap-Abstrichs erforderlich. Liegt ein Carcinoma in situ vor und besteht kein Kinderwunsch mehr, kann die Gebärmutter entfernt werden (Hysterektomie).

Bei weiter fortgeschrittenem Krebs ist es unumgänglich, die Gebärmutter und die umliegenden Gewebe und Lymphknoten zu entfernen (radikale Hysterektomie). Funktionierende Eierstöcke werden bei jüngeren Frauen normalerweise nicht entfernt.

Die Strahlentherapie ist sehr wirksam, um einen weiter fortgeschrittenen Krebs, der sich noch nicht über die Beckenregion hinaus ausgebreitet hat, zu behandeln. Im allgemeinen verursacht sie zwar nur wenig oder keine unmittelbaren Probleme, doch es kann zu Reizungen des Mastdarms und der Scheide kommen. Spätfolgen können eine Schädigung von Harnblase und Mastdarm sein, die Eierstöcke stellen meist ihre Funktion ein.

Hat sich der Krebs bereits über die Beckenregion hinaus ausgebreitet, bietet sich manchmal eine Chemotherapie an. Aber nur 25 bis 30 Prozent der Tumore sprechen auf die Behandlung an, und das im allgemeinen auch nur für kurze Zeit.

Eierstockkrebs

Eierstockkrebs (Ovarialkrebs) entwickelt sich meist im Alter zwischen 50 und 70 Jahren; etwa jede 70. Frau erkrankt daran. Er steht an dritter Stelle aller bösartigen gynäkologischen Tumore. Es sterben jedoch mehr Frauen an Eierstockkrebs als an jedem anderen gynäkologischen Tumor.

Die Eierstöcke bestehen aus einer Vielzahl von Zelltypen, von denen jeder der Ursprungsort eines speziellen Krebstyps sein kann. Es sind mindestens zehn verschiedene Typen von Ovarialkrebsen bekannt, die sich alle im therapeutischen Vorgehen und in ihren Heilungsaussichten voneinander unterscheiden.

Eierstockkrebszellen können sich direkt in das umliegende Gewebe und über die Lymphwege in andere Becken- und Bauchbereiche ausbreiten. Die Krebszellen können sich aber auch über die Blutbahn im ganzen Körper verbreiten und schließlich Fernmetastasen, vor allem in der Leber und der Lunge, bilden.

Symptome und Diagnose

Ein Eierstockkrebs kann sehr groß werden, bevor überhaupt Symptome auftreten. Die frühesten Symptome sind diffuse Unterbauchbeschwerden, die Verdauungsstörungen ähneln. Blutungen aus der Scheide sind eher ungewöhnlich. Wenn eine Frau nach den Wechseljahren vergrößerte Eierstöcke hat, kann das ein Frühzeichen für Eierstockkrebs sein. Genausogut kann das aber auch durch Zysten, gutartige Geschwülste und andere Störungen verursacht sein. Im Bauch kann sich Flüssigkeit ansammeln. Schließlich wird der Leib aufgrund der vergrößerten Eierstöcke und der Wasseransammlung immer dicker. In diesem Erkrankungsstadium können Beckenschmerzen, Blutarmut und Gewichtsverlust auftreten. Nur selten produzieren die Eierstocktumore Hormone, die zu einem exzessiven Wachstum der Gebärmutterschleimhaut, einer Vergrößerung der Brüste und vermehrtem Haarwachstum führen.

Im Frühstadium ist Eierstockkrebs nur schwer zu diagnostizieren, da gewöhnlich erst dann Symptome auftreten, wenn sich der Krebs bereits über die Eierstöcke hinaus ausgebreitet hat, außerdem verursachen viele weniger gefährliche Erkrankungen ähnliche Symptome.

Bei Verdacht auf Eierstockkrebs sind zur weiteren Untersuchung und Beurteilung der vergrößerten Eierstöcke eine Ultraschallaufnahme oder eine Computertomographie (CT) erforderlich. Manchmal werden die Eierstöcke auch mit Hilfe eines Laparoskops, eines Instruments mit optischem System, das durch einen kleinen Einschnitt in der Bauchwand eingeführt wird, direkt betrachtet. Deuten die Untersuchungsbefunde auf eine gutartige Zyste hin, sind, solange die Zyste besteht, regelmäßige Beckenuntersuchungen erforderlich. Sind die Untersuchungsbefunde jedoch nicht eindeutig und kann der Verdacht auf Eierstockkrebs nicht ausgeräumt werden, wird meist die Bauchhöhle operativ eröffnet. Auf diese Weise erfährt der Arzt, wie weit sich der Krebs ausgebreitet hat (Staging); das bestimmt das weitere therapeutische Vorgehen.

Eine Flüssigkeitsansammlung im Bauchraum kann durch eine Hohlnadel abgesaugt und auf Krebszellen untersucht werden.

Behandlung

Eierstockkrebs wird operativ behandelt. Das Ausmaß der Operation hängt vom speziellen Krebstyp und seinem Stadium ab. Hat sich der Krebs noch nicht über den Eierstock hinaus ausgebreitet, genügt es meist, den betroffenen Eierstock und den dazugehörigen Eileiter zu entfernen. Bei fortgeschrittenen Tumoren, die sich über den Eierstock hinaus ausgebreitet haben, müssen die Eierstöcke samt Gebärmutter und ausgewählten Lymphknoten sowie die umliegenden Strukturen, in die sich der Krebs typischerweise ausbreitet, entfernt werden.

An die Operation schließt sich ggf. eine Strahlen- und Chemotherapie an, um alle noch verbliebenen Krebszellen abzutöten. Die Heilungsaussichten von Eierstockkrebs, der sich über das Organ hinaus ausgebreitet hat, sind schlecht.

15 bis 85 Prozent der Frauen mit einer der häufigeren Formen eines Eierstockkrebses leben fünf Jahre nach der Diagnose noch. Diese große Schwankungsbreite erklärt sich mit der unterschiedlichen Aggressivität bestimmter Karzinome und mit der individuell unterschiedlichen Immunreaktion der Frauen auf den Krebs.

Krebs der Vulva

Unter der Vulva versteht man die äußeren weiblichen Geschlechtsorgane. Der Vulvakrebs macht nicht mehr als drei bis vier Prozent aller bösartigen gynäkologischen Tumore aus und kommt meist erst nach den Wechseljahren vor. Da Frauen zunehmend länger leben, ist damit zu rechnen, daß auch diese Erkrankung immer häufiger auftritt.

Ein Krebs der Vulva ist in erster Linie ein Hautkrebs, der sich in der Nähe der Scheidenöffnung oder direkt an ihr entwickelt. Bei der überwiegenden Zahl der Vulvakarzinome sind dieselben Zelltypen wie beim Hautkrebs betroffen (Plattenepithel- und Basalzellen) ▲: Etwa 90 Prozent sind Plattenepithelkarzinome und etwa vier Prozent Basalzellkarzinome. Die verbleibenden sechs Prozent entfallen auf seltene Krebstypen (z.B. Paget-Krankheit, Krebs der Bartholin-Drüsen, Melanome und andere).

Wie andere Hautkrebsarten wächst auch der Vulvakrebs erst oberflächlich, ohne in tiefere Schichten vorzudringen. Manche dieser Krebse sind zwar aggressiv, doch die meisten wachsen nur relativ langsam. Unbehandelt können sie sich schließlich auf Scheide, Harnröhre oder After ausdehnen und sich über das Geflecht von Lymphgefäßen in diesem Bereich weiter ausbreiten.

Symptome und Diagnose

Vulvakrebs ist leicht zu erkennen und zu tasten: Er tritt in der Nähe der Scheidenöffnung oder direkt an ihr als ungewöhnliche Knoten oder Geschwüre in Erscheinung. Manchmal entstehen schuppige Flecken und Verfärbungen. Das umliegende Gewebe kann zusammengezogen und runzelig aussehen. Ein Krebs der Vulva verursacht im allgemeinen nur wenig Beschwerden, allerdings kann der befallene Bereich jucken. Zum Schluß kann der Tumor bluten und nässen. Diese Symptome machen eine sofortige ärztliche Behandlung erforderlich.

Die Diagnose wird meist durch eine Biopsie gestellt. Hierzu wird unter örtlicher Betäubung eine Gewebeprobe entnommen. Mit Hilfe der Biopsie soll festgestellt werden, ob tatsächlich Krebs vorliegt oder ob der Hautbereich lediglich infiziert oder gereizt ist. Außerdem läßt sich damit der Krebstyp und das weitere therapeutische Vorgehen bestimmen.

Behandlung

Es wird der gesamte Gewebebereich der Scheidenöffnung entfernt (Vulvektomie). Beim **Plattenepithelkrebs** ist das – außer bei minimalen Tumoren – die Behandlung der Wahl. Diese radikale Operation ist erforderlich, weil sich der Krebs schnell in nahegelegenes Gewebe und regionale Lymphknoten ausbreiten kann. Da es bei der Vulvektomie möglich ist, daß die Klitoris mit entfernt wird, wird die Behandlung in enger Zusammenarbeit mit der Frau geplant, um ihren individuellen Faktoren wie anderen gesundheitlichen Störungen, Alter und Sexualleben Rechnung zu tragen. Geschlechtsverkehr ist nach einer Vulvektomie im allgemeinen möglich. Ist die Krankheit so weit fortgeschritten, daß eine Heilung unwahrscheinlich ist, sollte mit Strahlentherapie nachbehandelt werden. Wird der Krebs frühzeitig erkannt und behandelt, hat der größte Teil der Frauen fünf Jahre nach der Diagnose keine Anzeichen für Krebs. Waren bereits die Lymphknoten mit befallen, liegt die 5-Jahres-Überlebensrate unter 50 Prozent.

Da der **Basalzellkrebs** in der Regel keine Fernmetastasen bildet, genügt es meist, das Tumorgewebe selbst zu entfernen. Die Entfernung der gesamten Vulva ist lediglich dann nötig, wenn sich der Krebs bereits weit ausgebreitet hat.

Scheidenkrebs

Lediglich etwa ein Prozent aller bösartigen gynäkologischen Tumore kommt in der Scheide vor. Scheidenkrebs (Vaginalkarzinom) tritt vorwiegend bei Frauen im Alter zwischen 45 und 65 Jahren auf. Mehr als 95 Prozent der Scheidenkrebse sind Plattenepithelkarzinome und ähneln damit dem Gebärmutterhals- oder Vulvakrebs. Plattenepithelkarzinome werden möglicherweise – genau wie Genitalwarzen ■ und Gebärmutterhalskrebs – durch das humane Papillomavirus verursacht. Das Klarzellkarzinom, eine seltene Form von Scheidenkrebs, tritt fast ausschließlich bei Frauen auf, deren Mutter während der Schwangerschaft Diethylstilbestrol (DES) eingenommen hatte.

▲ Siehe Seite 988

■ Siehe Seite 943

Symptome und Diagnose

Scheidenkrebs zerstört die Scheidenschleimhaut und verursacht Geschwüre, die bluten und sich infizieren können. Weitere Symptome sind ein wäßriger Ausfluß und Schmerzen während des Geschlechtsverkehrs. Große Tumore können auch die Blasen- und Mastdarmfunktion beeinträchtigen, was sich in vermehrtem Harndrang und Schmerzen beim Wasserlassen und beim Stuhlgang zeigt.

Bei Verdacht auf Scheidenkrebs wird ein Abstrich gemacht und mikroskopisch untersucht; das heißt, es werden Zellen aus der Scheidenwand geschabt, und von Geschwülsten, Geschwüren oder anderen während der Beckenuntersuchung verdächtig erscheinenden Bereichen wird eine Gewebeprobe entnommen. Diese Biopsie geschieht meist im Rahmen einer Kolposkopie.

Behandlung

Die Behandlung hängt vom Sitz des Tumors und von seiner Größe ab. Grundsätzlich lassen sich aber alle Scheidenkrebse mit Strahlung behandeln.

Bei einem Tumor im oberen Drittel der Scheide wird entweder die Gebärmutter samt Beckenlymphknoten und oberem Anteil der Scheide entfernt, oder es wird bestrahlt. Befindet sich der Tumor im mittleren Drittel der Scheide, wird nur bestrahlt. Ein Tumor im unteren Teil der Scheide kann entweder operativ entfernt oder bestrahlt werden.

Geschlechtsverkehr kann sich nach der Behandlung schwierig gestalten oder unmöglich sein. Manchmal kann die Scheide aber mit Hauttransplantaten oder mit einem Teil des Darms rekonstruiert werden.

Krebs der Eileiter

Eileiterkrebs (Tubenkarzinom) ist die seltenste Form bösartiger gynäkologischer Tumore. Zu den Symptomen zählen diffuse Bauchbeschwerden und gelegentlich wäßriger oder blutig gefärbter Scheidenausfluß. Meist wird ein großer Beckentumor gefunden, nach dessen Entfernung die Diagnose gestellt wird. Fast immer müssen Gebärmutter, Eierstöcke und andere umliegende Strukturen entfernt und eine Chemotherapie durchgeführt werden. Die Prognose ist der von Eierstockkrebs vergleichbar.

Trophoblasttumor

Diese tumoröse Geschwulst geht von der Plazenta oder der Nachgeburt aus.

Ein Trophoblasttumor kann von den nach einer Fehlgeburt oder einer ausgetragenen Schwangerschaft zurückgebliebenen Zellen ausgehen. Meist entwickelt er sich als Wucherung (Blasenmole) aus Chorionzotten, nur selten entstammt er der Plazenta, wenn sich der Fetus normal entwickelt. Mehr als 80 Prozent aller Trophoblasttumore sind gutartig. Bei 15 Prozent dringt der Tumor in umliegendes Gewebe vor (invasiver Trophoblasttumor), und zwei bis drei Prozent breiten sich im gesamten Körper aus (Chorionkrebs).

Erstgebärende im Alter von Ende 30 oder Anfang 40 haben das größte Risiko, einen Trophoblasttumor zu entwickeln.

Symptome und Diagnose

Die Blasenmole verrät sich häufig bereits kurz nach der Befruchtung. Die Frau fühlt sich schwanger, ihr Bauchumfang nimmt aber schneller zu, als man es von einer normalen Schwangerschaft erwarten dürfte, da die in der Gebärmutter sitzende Mole schnell wächst. Häufig kommt es zu starker Übelkeit und Erbrechen, auch Blutungen können auftreten. Solche Symptome machen sofortige ärztliche Behandlung erforderlich. Ein Trophoblasttumor kann schwere Komplikationen einschließlich Infektionen, Blutungen und Schwangerschaftshochdruck verursachen.

Liegt eine Blasenmole statt einer normalen Schwangerschaft vor, fehlen Herztöne und Bewegungen des Fetus. Geht traubenförmiges Molegewebe durch die Scheide ab, kann dieses mikroskopisch untersucht werden, um die Diagnose zu sichern.

Per Ultraschall läßt sich feststellen, ob es sich tatsächlich um eine Blasenmole oder um einen Fetus oder eine Fruchtblase (der von den Eihäuten gebildete Sack, der normalerweise den Fetus und das Fruchtwasser enthält) handelt. Mit Hilfe von Blutuntersuchungen wird die Konzentration an Human-Choriongonadotropin (HCG, ein Hormon, das normalerweise in der Frühschwangerschaft gebildet wird) gemessen. Liegt eine Blasenmole vor, ist diese Konzentration extrem hoch, da die Mole dieses Hormon in großer Menge produziert.

Behandlung

Eine Blasenmole muß komplett entfernt werden. Die Behandlung der Wahl ist eine Ausschabung. Nur selten ist es notwendig, die Gebärmutter zu entfernen.

Nach der Operation wird die Konzentration an Human-Choriongonadotropin (HCG) gemessen, um festzustellen, ob die Mole tatsächlich komplett entfernt wurde. Nach spätestens acht Wochen sollte dann dauerhaft kein HCG mehr nachweisbar sein. Stellt sich nach Entfernung einer Blasenmole eine Schwangerschaft ein, läßt sich nur schwer feststellen, ob die erhöhten HCG-Werte auf die Schwangerschaft oder auf eine nicht vollständig entfernte Mole zurückzuführen sind. Aus diesem Grunde sollte die Frau ein Jahr lang nicht schwanger werden.

Gutartige Trophoblasttumore brauchen nicht chemotherapeutisch behandelt zu werden, bei bösartigen ist das unumgänglich. Als Chemotherapeutikum bieten sich z. B. Methotrexat und Dactinomyzin an.

Fast alle Frauen, deren Erkrankung noch nicht so weit fortgeschritten ist, werden geheilt, doch nur etwa 85 Prozent der Frauen mit weit fortgeschrittenem Trophoblasttumor. Die meisten Frauen können später wieder schwanger werden.

KAPITEL 240

Unfruchtbarkeit

Von Unfruchtbarkeit spricht man, wenn sich bei einem Paar, das mindestens zwei Jahre lang regelmäßig ungeschützten Geschlechtsverkehr hatte, ungewollt keine Schwangerschaft einstellt.

Etwa fünfzehn von hundert Paaren in Deutschland warten vergeblich auf Nachwuchs. Die Gründe dafür sind vielfältig: Die Frauen bekommen ihr erstes Kind relativ spät; die Männer sind ebenfalls erheblich älter, ihre Spermienqualität ist deutlich schlechter als früher. Dennoch stellt sich bei vielen Paaren nach einiger Zeit des Wartens letztlich doch eine Schwangerschaft ein. Ziel der Unfruchtbarkeitsbehandlung ist es, die Zeit bis zur erfolgreichen Empfängnis zu verkürzen.

Je älter die Frau ist, desto geringer wird ihre Fruchtbarkeit. Nach dem 35. Lebensjahr bleibt der Frau nicht mehr viel Zeit, um abzuklären, warum sie nicht schwanger wird, und gezielt etwas dagegen zu unternehmen.

Die wichtigsten Ursachen für eine ausbleibende Schwangerschaft sind fehlgebildete Spermien, fehlender Eisprung, Fehlbildungen der Eileiter und des Gebärmutterhalses und eine Reihe ungeklärter Faktoren. Um die Störung abzuklären und zu beheben, müssen sich beide Partner in ärztliche Behandlung begeben.

Probleme mit den Spermien

Beim Erwachsenen produzieren die Hoden kontinuierlich Samenzellen (Spermatogenese). Eine unreife Zelle braucht etwa 72 bis 74 Tage, um sich zur reifen Samenzelle (Spermium, Spermatozoon) zu entwickeln. Die Samenzellen wandern von den Hoden zu den Nebenhoden (ein gewundenes, röhrenförmiges Organ, das dem Hoden von hinten oben anliegt), wo sie bis zum nächsten Samenerguß gespeichert werden. Von den Nebenhoden wandern die Samenzellen durch den Samenleiter. Hier wird den Spermien die von den Samenblasen produzierte Samenflüssigkeit zugesetzt. Es entsteht so das Sperma, das durch die Harnröhre transportiert und aus dem Penis hinausgeschleudert wird (Ejakulation).▲

Um eine Eizelle befruchten zu können, muß eine bestimmte Mindestmenge Sperma mit bestimmten Eigenschaften in die Scheide der Frau gelangen. Dieser Prozeß kann durch verschiedene Faktoren gestört werden – das Ergebnis ist Unfruchtbarkeit.

Hat der Mann längere Zeit hohes Fieber oder war er starker Hitze ausgesetzt, kann die Temperatur in den Hoden so ansteigen, daß die Zahl der Samenzellen stark verringert ist, sie zu wenig beweglich sind und ein großer Teil von ihnen fehlgebildet ist. Die ideale Temperatur für die Samenzellenproduktion liegt bei 34° Celsius, also unter der normalen Körpertemperatur. Diese niedrige Temperatur halten die Hoden, in denen die Samenzellen produziert werden, dadurch, daß sie sich außerhalb des Körpers im Hodensack befinden.

Wenn ein Mann gar keine Samenzellen produziert (Azoospermie), kann das auf einer schweren Hodenerkrankung beruhen oder darauf, daß die Samenleiter auf beiden Seiten entweder gar nicht angelegt oder verlegt sind. Enthält der Samen keine Fruktose – ein Zucker, den die Samenbläschen normalerweise produzieren –, deutet dies darauf hin, daß die Samenleiter oder die Samenbläschen fehlen oder die Ejakulationsgänge verlegt sind.

Der häufigste anatomische Grund für die Unfruchtbarkeit eines Mannes ist ein Krampfaderbruch (Varikozele), bei der die Venen im Hodensack krankhaft erweitert, verlängert und geschlängelt sind. Ein Krampfaderbruch behindert den Blutabfluß aus dem Hoden. Durch diesen Blutstau erhöht sich die Temperatur im Hoden, und die Samenzellenproduktion verringert sich.

Seltener kommt die sogenannte retrograde Ejakulation

▲ Siehe Seite 1052

vor, bei der der Samen in die falsche Richtung wandert, nämlich zurück zur Harnblase statt zum Penis hinunter. Diese Störung ist häufiger bei Männern mit vorangegangener Beckenoperation und bei Diabetikern. Auch eine gestörte Nervenfunktion kommt als Ursache in Betracht.

Diagnose

Nachdem die Krankengeschichte aufgenommen und der Mann körperlich untersucht wurde, wird eine **Samenanalyse** durchgeführt. Dieses ist der wichtigste Test, um eine Unfruchtbarkeit beim Mann festzustellen. Zwei bis fünf Tage vor dem Test darf der Mann keinen Samenerguß mehr haben. Die Samenprobe für die Analyse wird durch Masturbation erhalten und, am besten im Labor, in einem sauberen Glas aufgefangen. Männer, denen es nicht gelingt, auf diese Weise eine Samenprobe abzuliefern, können spezielle Kondome ohne Gleitmittel oder spermientötende Substanzen verwenden, die den Samen während des Geschlechtsverkehrs auffangen. Für ein verläßliches Ergebnis müssen zwei oder drei Ejakulate untersucht werden.

Ist der Befund ungewöhnlich, sollte die Analyse wiederholt werden, da die Samenproben eines Mannes normalerweise große Schwankungen aufweisen können. Bleibt das Untersuchungsergebnis auch nach der Wiederholung auffällig, wird nach möglichen Ursachen gesucht: einer Hodenentzündung infolge Mumps (Mumpsorchitis), einer akuten Erkrankung oder länger anhaltendem Fieber in den vorangegangenen drei Monaten, Hodenverletzungen, Kontakt mit Industrie- oder Umweltgiften, Einnahme von Diethylstilbestrol oder muskelaufbauenden Hormonen oder dem Mißbrauch von Drogen oder Alkohol. Eine niedrige Samenzellenzahl kann auch einfach bedeuten, daß seit der letzten Ejakulation zu wenig Zeit verstrichen ist oder das Ejakulat nicht komplett gesammelt wurde.

Bei der körperlichen Untersuchung wird nach anatomischen Besonderheiten, wie Hodenhochstand, gesucht und nach erblichen oder hormonellen Störungen, die als Ursache für Unfruchtbarkeit in Betracht kommen. Hormonstörungen, durch die zu wenig Testosteron produziert wird (Hypogonadismus)▲, können ihren Ursprung in den Hoden oder z. B. der Hirnanhangdrüse haben.

In Spezialkliniken zur Unfruchtbarkeitsbehandlung können die Funktion und Qualität der Samenzellen untersucht werden, bevor überhaupt Techniken zur künstlichen Befruchtung erwogen werden. Bei einer dieser Untersuchungen werden die Samenzellen auf Antikörper hin untersucht, eine andere stellt fest, ob die Plasmamembran der Samenzellen intakt ist. Und schließlich gibt es noch Verfahren, die die Fähigkeit der Samenzellen messen, sich an eine Eizelle zu binden und in sie einzudringen.

Ursachen für Unfruchtbarkeit

Störung im Bereich	Prozentsatz der Fälle
Spermien	30 bis 40
Eisprung	15 bis 20
Eileiter	25 bis 40
Gebärmutterhals	5
Unbekannt	5 bis 15

Behandlung

Die Behandlung richtet sich nach der Ursache für die Unfruchtbarkeit.

Zum Beispiel kann mit Clomifen – einer Substanz, mit der bei Frauen der Eisprung künstlich hervorgerufen wird – versucht werden, die Samenzellenzahl zu erhöhen. Clomifen scheint allerdings weder die Beweglichkeit der Samenzellen erhöhen noch die Anzahl fehlgebildeter Samenfäden verringern zu können. Daß Clomifen die Fruchtbarkeit verbessert, konnte bislang nicht nachgewiesen werden.

Bei Männern, die nur wenig normale Samenzellen produzieren, läßt sich durch eine künstliche Befruchtung etwas eher eine Schwangerschaft erzielen, weil hierfür die erste Portion des Ejakulats mit der höchsten Samenzellenkonzentration verwendet wird. Eine neuere Technik, bei der nur die aktivsten Samenzellen eingesetzt werden (»gewaschene« und mit »Swim-up-Technik« behandelte Samenprobe), weist etwas bessere Ergebnisse auf. Bei bestimmten Formen von männlicher Unfruchtbarkeit kann sich die Frau mit Hilfe einer In-vitro-Fertilisation (IVF) und dem intratubaren Gametentransfer (GIFT) befruchten lassen. Neuestes Verfahren im Rahmen einer In-vitro-Fertilisation ist die ICSI (intracytoplasmatische Spermieninjektion), bei der ein einzelnes Spermium aus dem Ejakulat gefischt und direkt in die Eizelle hineingespritzt wird. Dieses sind allerdings komplizierte und kostspielige Verfahren.

Produziert der Mann keine Samenzellen, kann eine Befruchtung seiner Partnerin mit Spendersamen in Erwägung gezogen werden. In Deutschland ist das jedoch nur in Ausnahmefällen möglich, die sich der Arzt von einer bei der Ärztekammer eingerichteten Kommission genehmigen lassen muß. Ein solcher Weg ist mit vielen rechtlichen Problemen verbunden. Spendersamen wird vor der Verwendung immer auf übertragbare Krankheiten, wie

▲ Siehe Seite 1294

Aids und Hepatitis, untersucht. Sperma wird tiefgefroren aufbewahrt; allerdings werden mit gefrorenem Sperma geringere Schwangerschaftsraten erzielt als mit frischem.

Ein Krampfaderbruch läßt sich mit einem kleineren operativen Eingriff behandeln. Verschiedene Studien deuten darauf hin, daß sich nach einer solchen Operation bei 30 bis 50 Prozent der Paare eine Schwangerschaft einstellt. Um dieses Ergebnis zu bestätigen, bedarf es allerdings noch weiterer Untersuchungen.

Probleme mit dem Eisprung

Beim Eisprung (Ovulation) wird die Eizelle aus dem reifen Eibläschen im Eierstock freigegeben.

Bei Frauen mit regelmäßigem Zyklus (26 bis 35 Tage) gibt ein Eibläschen, das die Eizelle enthält (Follikel), meist jeden Monat eine Eizelle frei. Hat eine Frau unregelmäßige Zyklen oder gar keine Periode (Amenorrhoe) ▲, sollte die Ursache hierfür festgestellt werden, bevor ein Eisprung künstlich ausgelöst wird.

Den Eisprung bestimmen

Wichtiger Bestandteil der Unfruchtbarkeitsbehandlung ist festzustellen, ob überhaupt ein Eisprung stattfindet. Dazu dient die Messung der Basaltemperatur (Körpertemperatur im Ruhezustand); sie wird im allgemeinen morgens unmittelbar nach dem Aufwachen gemessen. Sinkt die Basaltemperatur plötzlich ab, weist das darauf hin, daß der Eisprung bevorsteht. Steigt sie um 0,2 bis 0,5° Celsius an, zeigt das hingegen, daß der Eisprung bereits stattgefunden hat. Wirklich zuverlässig und präzise läßt sich der Eisprung mit der Basaltemperatur jedoch nicht bestimmen. Bestenfalls läßt sich damit der Eisprung innerhalb von zwei Tagen vorhersagen. Aussagekräftiger sind beispielsweise eine Ultraschalluntersuchung der Eierstöcke und ein spezieller Test, mit dem die Konzentration des luteinisierenden Hormons gemessen wird. Dieses Hormon leitet den Eisprung ein und erreicht 24 bis 36 Stunden vor dem Eisprung im Urin seine höchste Konzentration. Auch deutlich erhöhte Progesteronspiegel im Blut oder ein hoher Gehalt an Abbauprodukten des Progesterons im Urin deuten darauf hin, daß der Eisprung stattgefunden hat.

Behandlung

Mit welchem Medikament der Arzt den Eisprung auslöst, hängt von der Ursache der Störung ab. Für Frauen, die bereits seit längerer Zeit keinen Eisprung hatten (chronische Anovulation), ist Clomifen die erste Wahl. Bevor mit der Einnahme begonnen wird, kann die Frau Medroxyprogesteron einnehmen, um dadurch eine Abbruchblutung herbeizuführen. Anschließend nimmt sie fünf Tage lang Clomifen ein. Fünf bis zehn Tage (im Durchschnitt sieben Tage) nach Absetzen von Clomifen findet der Eisprung statt, auf den 14 bis 16 Tage später die Menstruation folgt.

Bleibt nach der Clomifentherapie die Menstruation aus, wird ein Schwangerschaftstest gemacht. Ist die Frau nicht schwanger, wird die Behandlung mit Clomifen in steigender Dosierung wiederholt, bis es zum Eisprung kommt oder die Maximaldosis erreicht ist. Die Behandlung mit der optimalen Clomifendosis sollte höchstens sechs weitere Zyklen lang fortgesetzt werden. Der größte Teil der Frauen hat zwar mit Hilfe von Clomifen letztlich einen Eisprung, doch nicht einmal die Hälfte von ihnen wird auch schwanger. Etwa fünf Prozent der mit Hilfe von Clomifen erzielten Schwangerschaften sind Mehrlings-, hauptsächlich Zwillingsschwangerschaften.

Eine längere Anwendung von Clomifen kann möglicherweise das Risiko von Eierstockkrebs erhöhen. Verschiedene Vorsichtsmaßnahmen sollen dem entgegenwirken: Vor der Behandlung wird die Frau gründlich untersucht, während der Therapie engmaschig kontrolliert, und schließlich wird auch die Zahl der Behandlungszyklen beschränkt.

Nebenwirkungen von Clomifen sind Hitzewallungen, Blähungen, empfindliche Brüste, Übelkeit, Sehstörungen und Kopfschmerzen. Bei etwa fünf Prozent der Frauen stimuliert Clomifen die Eierstöcke allzusehr: Sie vergrößern sich stark, und es tritt eine große Menge Flüssigkeit aus dem Blut in die Bauchhöhle über. Um dieser Störung vorzubeugen, muß der Arzt die geringste wirksame Dosis Clomifen verordnen und die Therapie sofort abbrechen, wenn er bemerkt, daß sich die Eierstöcke vergrößern.

Stellt sich trotz Clomifenbehandlung kein Eisprung und keine Schwangerschaft ein, kann eine Behandlung mit humanem Menopausengonadotropin versucht werden. Dieses Hormon wird aus dem Urin von Frauen gewonnen, die in den Wechseljahren sind. Dieses Hormon ist relativ teuer und hat erhebliche unerwünschte Wirkungen. Deshalb wird diese Behandlungsform nur empfohlen, wenn feststeht, daß die Unfruchtbarkeit durch fehlenden Eisprung bedingt ist und nicht durch eine gestörte Samenzellenproduktion oder Eileiterstörungen. Eine solche Behandlung sollten grundsätzlich nur Ärzte durchführen, die in der Unfruchtbarkeitsbehandlung sehr erfahren sind.

Menschliches Menopausengonadotropin wird in den Muskel injiziert und regt die Reifung der Eibläschen an. Dieser Vorgang wird überwacht, indem der Estradiolspiegel im Blut gemessen und das Becken im Ultraschallbild betrachtet wird. Die Dosierung des Hormons richtet sich nach der individuellen Reaktion der Frau. Sind die Eibläschen reif, bekommt die Frau Human-Choriongonadotro-

▲ Siehe Seite 1083

pin (HCG) gespritzt, um den Eisprung auszulösen. Bei mehr als 95 Prozent der Frauen, die mit diesen Hormonen behandelt werden, kommt es zwar zum Eisprung, doch nur etwa die Hälfte von ihnen wird schwanger. 10 bis 30 Prozent der mit dieser Behandlung erzielten Schwangerschaften sind Mehrlings-, vornehmlich Zwillingsschwangerschaften.

Eine ernste Nebenwirkung der Behandlung mit humanem Menopausengonadotropin ist die Überstimulierung der Eierstöcke, die bei 10 bis 20 Prozent der so behandelten Frauen auftritt. Diese Störung kann lebensgefährlich sein. Sie läßt sich verhindern, indem die Frau engmaschig überwacht und kein HGG gespritzt wird, wenn es Anzeichen für eine übermäßige Eierstockreaktion gibt. Auch bei humanem Menopausengonadotropin wird diskutiert, ob es das Risiko für Eierstockkrebs erhöht; doch liegen dafür keine ausreichenden Nachweise vor.

Bei manchen Frauen bleibt der Eisprung aus, weil der Hypothalamus (die Region im Gehirn, die die Aktivität der Hormone koordiniert und kontrolliert) das notwendige Gonadotropin-Releasinghormon (GnRH) nicht ins Blut abgibt. Bei ihnen wird der Eisprung mit einem synthetisch hergestellten Gonadotropin-Releasinghormon eingeleitet. Bei dieser Behandlungsform ist die Gefahr einer Überstimulierung der Eierstöcke nur gering; darum ist auch keine engmaschige Überwachung notwendig.

Probleme mit den Eileitern

Die Eileiter können in ihrer Struktur oder Funktion verändert sein. Hauptursachen hierfür sind Infektionen, Endometriose und der operative Eileiterverschluß (Tubenligatur) im Rahmen einer Sterilisation.

Um festzustellen, ob die Eileiter durchgängig sind, werden sie kurz nach dem Ausklingen der Regelblutung laparoskopisch untersucht (Chromopertubation▲). Bei einer Laparoskopie können auch angeborene Fehlbildungen von Gebärmutter und Eileiter, Myome und Verwachsungen in der Gebärmutter oder im Beckenraum entdeckt werden.

Gibt es Hinweise auf Verwachsungen der Gebärmutter, wird das Organ mit einem Hysteroskop (ein röhrenförmiges Instrument mit optischem System, das durch den Gebärmutterhals in die Gebärmutter eingeführt wird) untersucht. Mit Hilfe dieses Geräts können Verwachsungen gelöst und die Chancen für eine Schwangerschaft verbessert werden. Weitere Informationen zur Eileiterfunktion liefert die diagnostische Laparoskopie, bei der ein Laparoskop (ein röhrenförmiges Instrument mit optischem System) durch einen kleinen Einschnitt in der Bauchwand in die Beckenhöhle eingeführt wird.■ Diese Untersuchung wird bei Vollnarkose gemacht und ermöglicht die Inspektion von Gebärmutter, Eileitern und Eierstöcken. Manchmal lassen sich mit dem Endoskop auch Endometrioseherde oder Verwachsungen in der Beckenhöhle entfernen. Eine Endometriose kann medikamentös behandelt werden. Gegen Infektionen werden Antibiotika gegeben. Schäden an den Eileitern infolge Eileiterschwangerschaft, Eileiterunterbrechung oder Eileiterinfektion kann man versuchen operativ zu beheben. Eine solche Operation wird jedoch nicht häufig empfohlen, da sie nur selten zu einer normalen Schwangerschaft, statt dessen aber oft zu einer Eileiterschwangerschaft führt.

Ursachen für Eileiterstörungen

Angeborene Fehlbildungen

Entzündung der Eileiter

Eileiterschwangerschaft

Blinddarmdurchbruch

Unterbauchoperationen

Endometriose

Sterilisation

Probleme mit dem Gebärmutterhals

Der Schleim, mit dem der Gebärmutterhals zur Scheide hin bedeckt ist, dient als Filter, der das Eindringen von Bakterien aus der Scheide in die Gebärmutter verhindert. Er fördert außerdem das Überleben von Samenzellen. Bis zu der Phase im Menstruationszyklus, in der Eibläschen und Eizelle noch im Eierstock heranreifen, ist er zäh und für die Samenzellen undurchlässig. Während der Zeit des Eisprungs steigen die Estradiolspiegel an und stimulieren die Produktion von klarem, fadenziehendem Schleim, den die Samenzellen passieren können, um so in die Gebärmutter und von hier aus weiter in die Eileiter zur Befruchtung zu wandern.

Diagnose und Behandlung

Mit Hilfe eines sogenannten Postkoitaltests läßt sich feststellen, ob die Samenzellen im Zervixschleim überleben

▲ Siehe Kasten, Seite 1069

■ Siehe Kasten, Seite 1069

können. Dieser Test wird innerhalb von zwei bis acht Stunden nach dem Geschlechtsverkehr durchgeführt. Das sollte in der Zyklusmitte geschehen, wenn die Estradiolkonzentration am höchsten ist und der Eisprung stattfindet. Normalerweise ist der Schleim klar, und man kann ihn acht bis zehn Zentimeter weit auseinanderziehen. Unter dem Mikroskop sieht der getrocknete Schleim aus wie Farnkraut; bei größter Vergrößerung sieht man mindestens fünf bewegliche Samenzellen. Abweichende Untersuchungsergebnisse sind zu dicker Schleim, keine Samenzellen und Verklumpungen von Samenzellen aufgrund von Samenzellen-Antikörpern im Schleim. Solche Untersuchungsergebnisse deuten aber nicht zwangsläufig auf eine schlechte Beschaffenheit des Schleims hin. Wenn die Samenzellen fehlen, kann das einfach daran liegen, daß das Sperma nicht in die Scheide ejakuliert wurde. Ist der Schleim zu zäh, kann das an einem falschen Testzeitpunkt liegen. Dieser Test wird zwar viel eingesetzt, aber er ist nicht allzu zuverlässig.

Wird die Beschaffenheit des Schleims für die Unfruchtbarkeit verantwortlich gemacht, kann der Frau der Samen direkt in die Gebärmutter gespritzt werden (intrauterine Insemination); der Zervixschleim wird dabei umgangen. Möglich ist auch eine lokale oder orale Östrogenbehandlung der Frau.

Unbekannte Faktoren

Selbst bei den Paaren, bei denen sich die Ursache für die Unfruchtbarkeit nicht feststellen läßt, stellt sich häufig letztlich doch eine Schwangerschaft ein. Die Zeit bis zur erfolgreichen Befruchtung läßt sich verkürzen, wenn die Frau mit Clomifen oder humanem Menopausengonadotropin behandelt wird oder wenn sie »gewaschenes« Sperma direkt in die Gebärmutter gespritzt bekommt. Stellt sich innerhalb von vier bis sechs Menstruationszyklen keine Schwangerschaft ein, können spezielle Techniken wie die In-vitro-Fertilisation oder die intratubare Gametenübertragung in Erwägung gezogen werden.

Fruchtbarkeitstechnologie

Immer mehr Paare machen, wenn alle anderen Methoden der Unfruchtbarkeitsbehandlung erfolglos geblieben sind, von der **In-vitro-Fertilisation (IVF)** Gebrauch. Hierbei werden die Eierstöcke gezielt überstimuliert, die freigesetzten Eizellen entnommen, im Labor befruchtet und anschließend mehrere befruchtete Eier, nachdem sie sich mehrmals geteilt haben, in die Gebärmutter der Frau eingebracht.

Normalerweise werden die Eierstöcke durch eine Kombination von Clomifen, humanem Menopausengonadotropin und einem GnRH-Mittel (einem Medikament, das die Hirnanhangdrüse anregt, Gonadotropine freizusetzen) so stimuliert, daß viele Eizellen gleichzeitig heranreifen. Unter Ultraschallsicht wird eine Nadel durch die Scheide oder die Bauchwand in den Eierstock eingeführt, um mehrere Eizellen zu entnehmen. Die Eizellen werden in eine Glasschale gegeben und mit gewaschenen Samenzellen befruchtet. Nach etwa 40 Stunden werden höchstens drei Embryonen durch die Scheide in die Gebärmutter übertragen. Weitere Embryonen lassen sich tiefgefroren in flüssigem Stickstoff für einen späteren Transfer aufheben, falls sich beim ersten Mal keine Schwangerschaft einstellt. Die Chance für eine erfolgreich ausgetragene Schwangerschaft beträgt bei einer IVF lediglich etwa 18 bis 25 Prozent.

Bei Frauen mit ungeklärter Unfruchtbarkeit, mit Endometriose und normaler Eileiterfunktion bietet sich die **intratubare Gametenübertragung (Gift**, Abkürzung von: **g**amete **i**ntra**f**allopian tube **t**ransfer) an. Hierbei werden Eizellen und gewaschene Samenzellen wie für die IVF gewonnen. Die Befruchtung der Eizellen mit den Samenzellen findet jedoch nicht außerhalb der Frau statt, sondern in ihr. Dazu werden Eizellen und Samenzellen in den von der Körpermitte entfernt liegenden Abschnitt der Eileiter eingesetzt, damit dort die Befruchtung stattfindet. Der Arzt arbeitet dabei mit einem durch die Bauchwand eingeführten Instrument (Laparoskop) oder unter Ultraschallsicht durch die Scheide. Die Erfolgsrate liegt in den meisten Fertilitätszentren zwischen 20 bis 30 Prozent.

Die Möglichkeiten im Bereich der Fruchtbarkeitstechnologie sind so groß und bergen so viele ethische, moralische und rechtliche Probleme, daß sich sowohl die Regierung als auch die Ärzteschaft veranlaßt sahen, diesen Bereich zu regeln. So ist in Deutschland nach dem Embryonenschutzgesetz z. B. alles verboten, was zu einer gespaltenen Mutterschaft führt: Weder Eispende noch Leihmutterschaft sind erlaubt. Um das Kindeswohl zu schützen, ist es verboten, eine Eizelle mit dem Samen eines bereits verstorbenen Mannes zu befruchten. Auch das Verfügungsrecht der Männer über ihren konservierten Samen ist geregelt. Mit diesen Vorschriften hat man versucht, eine Reihe von Problemen zu umgehen, denen sich z. B. die amerikanische Gesellschaft gegenübersieht.

Psychologische Aspekte

Während der Unfruchtbarkeitsbehandlung können bei einem oder beiden Partnern Frustration, psychischer Streß sowie Unzulänglichkeits- oder Schuldgefühle entstehen. Durch das Gefühl der Isolation und die Unfähigkeit, sich mitzuteilen, bauen sich Aggressionen und Vorurteile gegeneinander, gegen die Familie, Freunde oder auch gegen den Arzt auf. In jedem Behandlungsmonat schwankt das

Paar immer wieder aufs neue zwischen Hoffnung und Verzweiflung. Der psychische Streß kann Tränenausbrüche, Müdigkeit, Ängste, Schlaf- oder Eßstörungen und Konzentrationsschwäche verursachen. Aber auch der zeitliche und finanzielle Aufwand, der für Diagnose und Behandlung betrieben wird, kann Auseinandersetzungen nach sich ziehen.

Abhilfe ist zumindest dadurch teilweise möglich, daß beide Partner in den Behandlungsprozeß eingebunden und über ihn informiert werden – unabhängig davon, bei welchem der beiden die Ursache des Problems liegt. Allein das Wissen, wie hoch die Erfolgsaussichten sind, daß die Therapie fehlschlagen und nicht auf unbegrenzte Zeit fortgeführt werden kann, hilft dem Paar, den Streß zu verkraften. Das Paar sollte auch beraten werden, ab welchem Zeitpunkt es besser ist, die Behandlung abzubrechen, eine zweite Meinung einzuholen oder eine Adoption in Betracht zu ziehen.

Hilfreich können Beratung und psychologische Unterstützung sein. Großen psychologischen Rückhalt und viele Informationen erhalten unfruchtbare Paare im Rahmen einer Selbsthilfegruppe.

KAPITEL 241

Familienplanung

Unter Familienplanung versteht man das Bemühen, die Anzahl der Kinder und den zeitlichen Abstand zwischen den Schwangerschaften zu kontrollieren.

Mit empfängnisverhütenden Maßnahmen läßt sich eine Schwangerschaft jeden Monat erneut verhüten; die Sterilisation verhindert eine Schwangerschaft endgültig. Mit einem Schwangerschaftsabbruch kann eine unerwünschte Schwangerschaft beendet werden.

Empfängnisverhütung

Mögliche Formen der Empfängnisverhütung sind orale Empfängnisverhütungsmittel (»die Pille«), Kondome, spermizide Substanzen in Form von Schaumtabletten, Tabletten, Zäpfchen, Salben und Gel, die Samenzellen abtöten und noch überlebenden den Zugang durch den Gebärmutterhals erschweren, Coitus interruptus (»Aufpassen«), Diaphragma, Portiokappe, natürliche Familienplanung, gespritztes Gestagen (»Dreimonatsspritze«), Intrauterinpessar (IUP, Spirale) und – in Deutschland allerdings nicht zugelassen – unter der Haut eingepflanztes Gestagen. Derartige Maßnahmen eignen sich für Paare, die (noch) kein Kind haben wollen. Nach ausführlicher Information über die Vor- und Nachteile der verschiedenen Verhütungstechniken kann das Paar die jeweils günstigste Variante wählen.

Um sicher zu sein, müssen die Verhütungsmittel bzw. Techniken korrekt angewandt werden. Ein nicht unerheblicher Anteil der Frauen, die Methoden gebrauchen, die zum Zeitpunkt des Geschlechtsverkehrs angewandt werden müssen (Diaphragma, Kondom, Schaum, Coitus interruptus), werden im ersten Anwendungsjahr schwanger. Diese Methoden sind im allgemeinen weniger sicher als geschluckte oder gespritzte Verhütungsmittel oder die »Spirale«; die beiden letztgenannten Methoden schützen über längere Zeit, werden ohne direkten zeitlichen Bezug zum Geschlechtsverkehr eingesetzt und erfordern nicht, sich jeweils aktuell dafür oder dagegen entscheiden zu müssen. Im ersten Anwendungsjahr beträgt die Schwangerschaftsrate bei einer dieser langfristigeren Verhütungsmethoden 0,1 bis drei Prozent.

Orale Empfängnisverhütungsmittel

Orale Empfängnisverhütungsmittel, besser als »die Pille« bekannt, enthalten Hormone – entweder eine Gestagen-Östrogen-Kombination oder nur ein Gestagen. Sie verhüten eine Schwangerschaft, indem sie den Eisprung verhindern, den Schleim im Gebärmutterhals dickflüssig und damit für die Spermien nur schwer passierbar machen und die Gebärmutterschleimhaut so verändern, daß sich ein befruchtetes Ei in ihr kaum einnisten kann.▲

▲ Siehe Seite 1132

Wie zuverlässig ist die Verhütung?

Methode	Prozentsatz von Frauen, die im ersten Anwendungsjahr schwanger werden
Die Pille:	
Östrogen-Gestagen-Kombinationspräparat	0,1–3
Reines Gestagenpräparat	0,5–3
Kondom für den Mann	3–12
Kondom für die Frau	5–21
Diaphragma mit Spermiziden	6–18
Portiokappe mit Spermiziden	11,5–18
Natürliche Familienplanung	20
Medroxyprogesteron-injektion	0,3
Intrauterinpessar (»Spirale«)	0,6–2

Am gebräuchlichsten sind Kombinationspräparate. Sie werden drei Wochen lang täglich eingenommen. Darauf folgt eine einwöchige Einnahmepause, in der eine Entzugsblutung auftritt. Bei jenen Präparaten, die 28 Tabletten enthalten, sind die Tabletten für die letzte Einnahmewoche ohne Hormone. Die reinen Gestagenpräparate (»Minipille«) werden kontinuierlich jeden Tag lang eingenommen. Wird die Einnahme vergessen, kann dies eine Schwangerschaft zur Folge haben.

Bei reinen Gestagenpräparaten treten oft unregelmäßige Blutungen auf. Diese Pillen werden in der Regel nur verschrieben, wenn die Frau kein Östrogen einnehmen soll, z. B. in der Stillzeit.

Die verschiedenen Kombinationspräparate unterscheiden sich in ihrer Wirksamkeit kaum voneinander. Die Präparate mit niedrigem Östrogengehalt haben weniger gravierende Nebenwirkungen als die höherdosierten Präparate. Frauen, die noch andere Medikamente einnehmen müssen, z. B. Mittel gegen Epilepsie, brauchen eventuell ein Präparat mit höherem Östrogengehalt.

Jede Frau, die sich für »die Pille« interessiert, sollte mit ihrer Ärztin oder ihrem Arzt über den Vorteil und die Risiken sprechen, die dieses Verhütungsmittel bei ihr speziell hat. Geringdosierte Pillen bergen nur wenig gesundheitliche Gefahren und haben noch einen gesundheitlichen Nutzen, der über die Verhütung hinausgeht. Sie senken das Erkrankungsrisiko für verschiedene Krebsformen, können allerdings das Risiko für andere Krebsarten erhöhen. Das Risiko einer Frau, bei einer Schwangerschaft oder bei einem Schwangerschaftsabbruch zu sterben, ist größer als das Risiko, im Zusammenhang mit der Einnahme der Pille zu sterben.

Die Pille hat eine Reihe günstiger Eigenschaften: Menstruationskrämpfe und prämenstruelle Spannung werden schwächer, Blutungen regelmäßig, Blutarmut vergeht, Zysten in der Brust und am Eierstock bilden sich zurück, Eileiterschwangerschaften ▲ und -infektionen werden seltener. Frauen, die einmal die Pille eingenommen haben, haben ein geringeres Risiko, rheumatoide Arthritis oder Osteoporose zu entwickeln, als Frauen, die die Pille nie genommen haben.

Vor der ersten Verwendung sollte die Frau körperlich untersucht werden, um sicherzustellen, daß nichts gegen die Einnahme der Pille spricht. Leidet sie selbst oder ein naher Verwandter an Diabetes oder Herzerkrankung, wird meist im Rahmen einer Blutuntersuchung der Cholesterin- und Blutzuckerspiegel (Glukose) bestimmt. Sind die Werte hoch, darf die Frau zwar eine niedrigdosierte Pille einnehmen, doch die Blutwerte müssen häufig kontrolliert werden und dürfen sich nicht weiter verschlechtern. Drei Monate nach der Erstuntersuchung findet eine Kontrolle statt, um eventuelle Blutdruckänderungen zu erfassen. Danach werden mindestens einmal jährlich Kontrolluntersuchungen anberaumt.

Manche Frauen sollten generell keine Pille einnehmen, weil die Risiken den Nutzen überwiegen; zu ihnen gehören Raucherinnen, die älter sind als 35 Jahre. Andere Störungen, wie beispielsweise Bluthochdruck, können ein erhöhtes Gesundheitsrisiko darstellen, wenn die Frau die Pille einnimmt. Dann müssen Ärztin oder Arzt abwägen, ob der Nutzen die Risiken überwiegt. Nimmt eine solche Frau die Pille, sind engmaschige Kontrolluntersuchungen erforderlich, um das Mittel nötigenfalls absetzen zu können.

Die Pille von Zeit zu Zeit abzusetzen (»Pillenpause«), bietet keinen Vorteil. Die Pille braucht nur dann abgesetzt zu werden, wenn die Frau schwanger werden möchte oder nicht tolerierbare Nebenwirkungen oder Gesundheitsstörungen auftreten. Gesunde Nichtraucherinnen

▲ Siehe Kasten, Seite 1151

Gegenanzeigen bei der Pille

Die Pille verbietet sich in jedem Fall bei

- Raucherinnen nach dem 35. Lebensjahr
- Aktiven Lebererkrankungen oder -tumoren
- Hohem Triglyzeridspiegel
- Unbehandeltem Bluthochdruck
- Diabetes mit Gefäßveränderungen
- Thrombose, Embolie und Gefäßkrankheiten (auch in der Familie)
- Bettlägerigkeit (z. B. bei Gips)
- Herzerkrankung
- Zurückliegendem Schlaganfall, Herzinfarkt
- Zurückliegender Schwangerschaftsgelbsucht, Leber- und Gallenblasenerkrankungen
- Brust- oder Gebärmutterkrebs
- Schwangerschaft und unklaren Blutungen

Frauen, die die Pille einnehmen, müssen regelmäßig ärztlich kontrolliert werden bei

- Depressionen
- Häufigen migräneartigen Kopfschmerzen
- Raucherinnen unter 35 Jahren
- Zurückliegender, voll ausgeheilter Hepatitis oder anderen Lebererkrankungen

können niedrigdosierte Pillen einnehmen, bis sie das Alter der Wechseljahre erreicht haben.

Einnahme nach der Schwangerschaft

Bei stillenden Frauen findet der erste Eisprung meist erst zehn bis zwölf Wochen nach der Geburt statt. Manchmal kann er, und dann eine Schwangerschaft allerdings auch, vor der ersten Menstruationsblutung auftreten. Deshalb sollten auch stillende Frauen, die nicht gleich wieder schwanger werden wollen, verhüten. Durch die Pille kann sich während der Stillzeit die Milchmenge und ihr Eiweiß- und Fettgehalt verringern. Außerdem gehen die Hormone in die Milch und damit auch auf den Säugling über. Stillende Frauen, die auf orale Empfängnisverhütungsmittel nicht verzichten möchten, sollten deshalb reine Gestagenpräparate verwenden (sogenannte Minipille); sie beeinflussen die Milchproduktion nicht. Orale Empfängnisverhütungsmittel, die direkt vor der Empfängnis oder in der Frühschwangerschaft – bevor die Frau überhaupt weiß, daß sie schwanger ist – eingenommen werden, schädigen den Fetus nicht.

Nebenwirkungen

Während der ersten Anwendungsmonate sind unregelmäßige Blutungen durchaus normal. Sie hören meist auf, wenn sich der Körper an die Hormone gewöhnt hat. Nach dem Absetzen der Pille kann die Periode zwar einige Monate ausbleiben, doch die Fruchtbarkeit kehrt bald zurück. Viele störende Nebenwirkungen, wie Übelkeit, Spannungsgefühl in den Brüsten, Aufgedunsensein, Flüssigkeitseinlagerung, erhöhter Blutdruck und depressive Stimmungen, stehen in Bezug zur Östrogenmenge und kommen bei den niedrigdosierten Präparaten entsprechend selten vor. Andere Nebenwirkungen, wie Gewichtszunahme, Akne und Nervosität, beruhen auf dem Gestagengehalt und kommen bei niedrigdosierten Präparaten ebenfalls seltener vor. Manche Frauen nehmen aufgrund der Flüssigkeitseinlagerung – und vor allem wegen des gesteigerten Appetits – drei bis fünf Pfund zu.

Wirklich ernsthafte Nebenwirkungen sind selten. Das Risiko, Gallensteine zu entwickeln, nimmt in den ersten Anwendungsjahren zu, danach sinkt es wieder. Eine von 30000 bis 500000 Frauen entwickelt einen gutartigen Lebertumor (Adenom), der gefährlich werden kann, wenn er reißt und in den Bauchraum blutet. Nach Absetzen der Pille bildet er sich im allgemeinen von selbst wieder zurück.

Das Risiko für die Bildung eines Blutpfropfens (Thrombus) wird bei Frauen, die ein hochdosiertes Präparat einnehmen, als drei- bis viermal höher eingeschätzt als bei Frauen, die keine Pille nehmen. Durch die Verringerung des Östrogengehalts in der neuen Pillengeneration (»Mikropille«) ist auch die Thrombosegefahr zurückgegangen; sie ist aber immer noch höher als bei Frauen, die keine Pille nehmen. Treten plötzlich Brustschmerzen oder Schmerzen in den Beinen auf, muß die Pille sofort abgesetzt und ein Arzt konsultiert werden. Diese Symptome können darauf hinweisen, daß sich Blutpfropfen in den Beinvenen gebildet haben und bereits zur Lunge gewandert sind oder kurz davorstehen. Wegen des erhöhten Thromboserisikos sollte die Pille einen Monat vor einer geplanten Operation abgesetzt und frühestens einen Monat danach wieder eingenommen werden.

Durch die Pilleneinnahme können Übelkeit und Kopfschmerzen und bei ein bis zwei Prozent der Frauen Depressionen und Schlafstörungen auftreten. Die nachfolgend aufgeführten Symptome können Vorboten eines Schlaganfalls sein; treten sie auf, muß die Pille sofort abgesetzt und ein Arzt konsultiert werden: häufigere oder stärkere Kopfschmerzen als gewöhnlich, Kribbelgefühl in Armen oder Beinen, Ohnmacht oder Sprachunfähigkeit. Allerdings ist das Schlaganfallrisiko für gesunde Frauen, die niedrigdosierte Östrogen-Gestagen-Kombinationspräparate einnehmen, nicht höher als für gleichaltrige Nichtanwenderinnen.

Die Einnahme der Pille kann den Gehalt einiger Vitamine und anderer Substanzen im Blut verändern. So sinkt beispielsweise der Gehalt an Vitamin B und C leicht, während der Vitamin-A-Spiegel erhöht ist. Diese Veränderungen werden jedoch als klinisch bedeutungslos angesehen; die Einnahme von Vitaminpräparaten ist unnötig.

Einige Frauen bekommen durch die Pille dunkle Flecken (Chloasma) ▲, ähnlich denen, die in der Schwangerschaft auftreten. Sonnenlicht verstärkt diese Hautveränderungen noch, nach Absetzen der Pille verblassen sie allmählich. Da es hierfür keine spezielle Behandlung gibt, sollte die Pille bei Auftreten der Hautflecken abgesetzt werden.

Die Pille vergrößert das Brustkrebsrisiko der Frau nicht. Hingegen erkranken Frauen, die die Pille nehmen, häufiger an Gebärmutterhalskrebs als andere – vor allem, wenn sie sie länger als fünf Jahre einnehmen. Aus diesem Grunde sollten Pillenverwenderinnen mindestens einmal im Jahr zur Krebsfrüherkennungsuntersuchung gehen, bei der ein Abstrich des Gebärmutterhals (Papanicolaou-Test) gemacht wird. Das Risiko, einen Gebärmutter- oder Eierstockkrebs zu entwickeln, ist bei Frauen, die die Pille nehmen, im Vergleich zu anderen um etwa die Hälfte geringer. Das Risiko bleibt auch nach Absetzen der Pille weiterhin verringert.

▲ Siehe Seite 985

Wechselwirkungen mit anderen Medikamenten

Die Pille hemmt zwar nicht die Wirkung anderer Medikamente, kann aber selbst durch andere Mittel, vor allem einige Beruhigungsmittel und Antibiotika, an Wirksamkeit verlieren. Frauen, die Antibiotika wie Rifampizin und möglicherweise auch Penizillin, Ampizillin, Tetrazykline oder Sulfonamide einnehmen, können trotz Pilleneinnahme schwanger werden. Müssen sie diese Antibiotika in hoher Dosierung einnehmen, sollten sie zusätzlich zur Pille eine Barrieremethode, wie Kondom oder Diaphragma, einsetzen. Medikamente gegen Epilepsie, wie Phenytoin und Phenobarbital, können zusammen mit der Pille dazu führen, daß vermehrt ungewöhnliche Blutungen auftreten. Um dem entgegenzuwirken, brauchen Epileptikerinnen, die diese Mittel einnehmen, ein Pillenpräparat mit einem höheren Östrogengehalt.

Barrieremethoden

Barrieremethoden versperren den Spermien den Zugang zur Gebärmutter. Zu den Barrieremethoden gehören Kondom, Diaphragma, Portiokappe sowie Spermizide (Schaumovula, Vaginalcreme, -gel und -zäpfchen).

Richtig angewandt schützen **Kondome** vor sexuell übertragbaren Krankheiten einschließlich Aids und beugen zudem bestimmten bösartigen Zellveränderungen am Gebärmutterhals vor. Einige Kondome haben an der Spitze ein Spermareservoir. Fehlt ein solches, sollte beim Überstreifen etwa ein Zentimeter an der Spitze überstehen, um das Ejakulat aufzufangen. Das Kondom muß nach dem Geschlechtsverkehr vorsichtig entfernt werden, damit kein Sperma in die Scheide gelangt und so doch eine Schwangerschaft entstehen könnte. Manche Kondome sind zusätzlich mit einem Spemizid beschichtet.

Das Kondom für die Frau ist eine in den USA entwickelte Verhütungsmethode. Dieses beutelähnliche Kondom hat einen inneren geschlossenen Ring, der zwischen Schambein und hinterer Scheidenwand festgehalten wird, ähnlich wie beim Diaphragma. Die Versagerquote ist höher als bei der des Kondoms für den Mann.

Das **Diaphragma**, eine halbkugelige Gummischale mit biegsamem Rand, wird über den Gebärmutterhals (Zervix) gestülpt und verhindert so das Eindringen von Spermien. Diaphragmen gibt es in unterschiedlichen Größen, so daß der Arzt für jede Frau das passende aussuchen kann. Der Arzt zeigt der Frau, wie das Diaphragma richtig eingesetzt wird, damit es den Gebärmutterhals komplett bedeckt, und wie es wieder entfernt wird. Es darf weder Beschwerden bereiten, noch darf es die Frau oder ihr Partner bemerken. Es sollte stets zusammen mit einem Spermizid angewandt werden, damit die schwangerschaftsverhütende Wirkung auch dann noch gewährleistet ist, wenn

Barrieremethoden

Barrieremethoden wie beispielsweise Kondom, Diaphragma und Portiokappe verhindern das Eindringen der Spermien in die Gebärmutter. Manche Kondome sind mit Spermiziden behandelt. Spermizide können zusammen mit Kondomen oder anderen Barrieremethoden angewandt werden.

Kondom

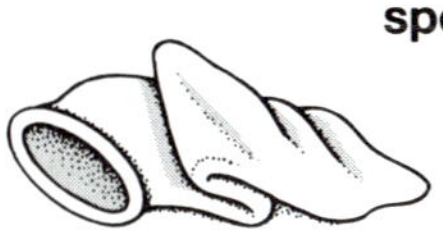

Diaphragma mit spermientötendem Gel

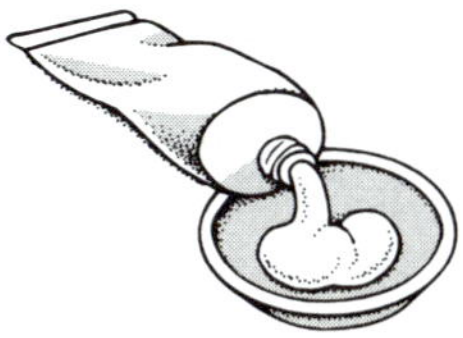

Portiokappe

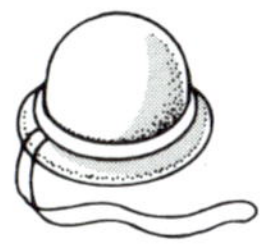

Über den Gebärmutterhals gestülptes Diaphragma

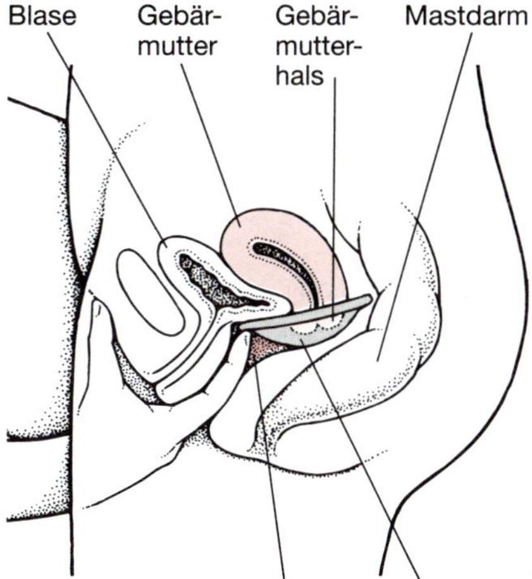

das Diaphragma während des Geschlechtsverkehrs verrutschen sollte. Das Diaphragma wird vor dem Sex eingeführt und frühestens acht und spätestens 24 Stunden später entfernt. Findet innerhalb dieser acht Stunden erneut Geschlechtsverkehr statt, sollte die Sicherheit durch das Einführen einer zusätzlichen Portion Spermizid vor jedem Sex erhöht werden. Hat die Frau das Diaphragma länger als ein Jahr benutzt, hat sie mehr als zehn Pfund Gewicht zu- oder abgenommen, oder nach Geburten oder Fehlgeburten, muß es neu angepaßt werden; Größe und Form der Scheide könnten sich verändert haben.

Die **Portiokappe** ähnelt dem Diaphragma, ist aber kleiner und nicht ganz so biegsam. Auch sie wird fest über den Gebärmutterhals gestülpt. Auch die Portiokappe gibt es in unterschiedlichen Größen, die der Arzt für jede Frau richtig anpassen muß. Die Portiokappe wird, immer zusammen mit einem spermiziden Mittel, vor dem Geschlechtsverkehr eingesetzt und darf frühestens acht Stunden danach – spätestens aber nach 48 Stunden – wieder entfernt werden.

Spermizide Ovula, Vaginalcreme, -gel und -zäpfchen müssen vor dem Geschlechtsverkehr in die Scheide eingeführt werden. Sie enthalten eine spermientötende Substanz und bilden außerdem für die Spermien eine mechanische Barriere. Die Produkte scheinen alle gleichermaßen wirksam zu sein. Mit zunehmendem Alter der Frau – und damit zunehmender Anwendungspraxis und abnehmender Fruchtbarkeit – nimmt die Zuverlässigkeit dieser Mittel zu.

Coitus interruptus

Bei dieser Form der Empfängnisverhütung wird der Penis vor der Ejakulation, die während des Orgasmus des Mannes stattfindet, aus der Scheide zurückgezogen. Diese Methode (»Aufpassen«) ist äußerst unzuverlässig, da bereits vor dem Orgasmus Sperma aus dem Penis austreten kann. Außerdem verlangt diese Methode vom Mann ein hohes Maß an Selbstbeherrschung und korrektes Timing.

Natürliche Familienplanung

Diese Methode beruht auf dem Verzicht auf Geschlechtsverkehr während der fruchtbaren Tage der Frau. Der Eisprung findet meist 14 Tage vor Beginn der nächsten Menstruation statt. Die unbefruchtete Eizelle lebt zwar nur etwa sechs bis zwölf Stunden, doch die Spermien können ein Ei noch zwei bis drei Tage nach dem Geschlechtsverkehr befruchten. Damit kann eine Befruchtung auch nach dem Sex, der vier Tage vor dem Eisprung stattgefunden hat, erfolgen.

Die **Kalendermethode** ist, selbst für Frauen mit regelmäßigem Zyklus, die unzuverlässigste Art der natürlichen Familienplanung. Um die fruchtbare Zeit und damit die Zeit zu bestimmen, in der Sex zu meiden ist, zieht man 18 Tage von der Zeit des kürzesten und elf Tage von der Zeit des längsten der vorangegangenen zwölf Zyklen ab. Schwankt der Zyklus beispielsweise zwischen 26 und 29 Tagen, darf vom 8. bis zum 18. Tag jedes Zyklus kein Sex stattfinden.

Andere, zuverlässigere Arten der natürlichen Familienplanung sind die Basaltemperaturmethode, die Schleimstrukturmethode und die Symptothermalmethode.

Bei der **Temperaturmethode** wird jeden Morgen vor dem Aufstehen die Aufwachtemperatur gemessen. Diese Temperatur fällt vor dem Eisprung kurz ab, um danach einige Tage lang leicht erhöht (0,2 bis ca. 0,5° Celsius) zu sein. Vom ersten Zyklustag bis mindestens 48 bis 72 Stunden nach Anstieg der Basaltemperatur verzichtet das Paar auf Geschlechtsverkehr.

Bei der **Schleimstrukturmethode** (Billings-Methode) werden die fruchtbaren Tage bestimmt, indem die Frau die Schleimveränderungen im Zyklusverlauf beobachtet: Kurz vor dem Eisprung wird der Schleim meist mehr und dünnflüssiger. Die Tage nach der Menstruation bis zum Auftreten von Schleimsymptomen gelten als sichere Tage. Danach wird bis zum vierten Tag nach dem Höhepunkt der Schleimsymptome auf Geschlechtsverkehr verzichtet.

Bei der **Symptothermalmethode** werden nicht nur die Veränderungen der Schleimstruktur beobachtet, sondern auch noch die Basaltemperatur und andere Symptome, die in Beziehung zum Eisprung stehen können, wie etwa leichte krampfartige Schmerzen, zur Beurteilung herangezogen. Sie stellt die genaueste Methode zur Bestimmung der enthaltsamen Tage im Zyklusverlauf dar.

Dreimonatsspritze

Hierbei wird z. B. das Gestagen Medroxyprogesteron alle drei Monate in den Gesäßmuskel oder Oberarm gespritzt. Medroxyprogesteron verhütet zwar wirksam, kann aber den Menstruationszyklus völlig zum Entgleisen bringen. Etwa ein Drittel aller Frauen hat in den ersten drei Monaten nach der ersten Injektion keine Menstruationsblutung. Ein weiteres Drittel hat unregelmäßige Blutungen und an mehr als elf Tagen pro Zyklus Schmierblutungen. Mit zunehmender Anwendungsdauer werden die unregelmäßigen Blutungen seltener, aber nach zwei Jahren haben 70 Prozent der Frauen überhaupt keine Blutung mehr. Wird das Gestagen nicht erneut gespritzt, stellen sich bei etwa der Hälfte der Frauen innerhalb von sechs Monaten und bei etwa 75 Prozent innerhalb eines Jahres wieder regelmäßige Menstruationszyklen ein.

Aufgrund der Langzeitwirkung der Injektionen kann es bis zu einem Jahr dauern, bis die Frau wieder schwanger werden kann. Dauerhafte Unfruchtbarkeit verursacht die Spritze jedoch nicht. Das Mittel kann zu einer leichten Gewichtszunahme führen. Außerdem verringert sich vorübergehend die Knochendichte. Wird nicht mehr nachgespritzt, festigen sich die Knochen wieder. Medroxyprogesteron erhöht nicht das Risiko für Krebs, einschließlich Brustkrebs, und verringert sogar beträchtlich das Risiko, an Gebärmutterkrebs zu erkranken. Wechselwirkungen mit anderen Medikamenten sind selten. Die Anwendungsempfehlungen und Kontraindikationen ähneln denen der Pille.

Intrauterinpessar

Intrauterinpessare (IUP, die »Spirale«) sind zwar sehr zuverlässig, werden aber dennoch nicht so häufig angewandt. Das Intrauterinpessar hat gegenüber der Pille einige Vorteile: Seine Nebenwirkungen bleiben auf die Gebärmutter beschränkt. Außerdem kann das IUP zwischen einem und zehn Jahre lang liegenbleiben.

Derzeit gibt es zwei IUP-Typen: die kupferhaltigen Modelle, die viele Jahre lang liegenbleiben können, und neuerdings ein gestagenfreisetzendes IUP.

Meist legt der Arzt das IUP der Frau während ihrer Menstruation ein; doch es ist auch jeder beliebige Zeitpunkt im Zyklus möglich, vorausgesetzt die Frau ist nicht schwanger. Bei Verdacht auf eine Infektion im Gebärmutterhals wird das Einlegen des IUPs solange verschoben, bis die Infektion ausgeheilt ist.

Das Kupfer-IUP wirkt, indem es die Sekrete in der Gebärmutter und in den Eileitern so verändert, daß sich die Spermien nicht mehr ungehindert bewegen können. Außerdem soll die Gebärmutter auf den Fremdkörper mit einer entzündlichen Reaktion reagieren, so daß sich eine befruchtete Eizelle in dieser Schleimhaut nicht einnisten kann. Diese entzündliche Fremdkörperreaktion geht nach Entfernung des IUPs zurück.

Die Wahrscheinlichkeit, im ersten Jahr nach Entfernung des IUPs schwanger zu werden, ist genauso groß wie nach dem Absetzen von Kondom oder Diaphragma. Am Ende des ersten Jahres sind 80 bis 90 Prozent der Frauen schwanger geworden.

Nebenwirkungen und Komplikationen

Blutungen und Schmerzen sind die häufigsten Gründe, warum ein IUP vorzeitig entfernt wird; derartiges gibt mehr als die Hälfte der Frauen an. Etwa 15 Prozent der Frauen lassen das IUP während des ersten Jahres und sieben Prozent während des zweiten Anwendungsjahres entfernen. Die Entfernung sollte genau wie das Einlegen durch den Arzt erfolgen.

Es kann vorkommen, daß das IUP ausgestoßen wird. Im

IUP (»Spirale«)

Ein Intrauterinpessar (IUP) wird durch die Scheide in die Gebärmutter eingeführt. Das IUP besteht aus Kunststoff. Das kupferhaltige IUP setzt aus einem dünnen Kupferdraht, der um seine Basis gewickelt ist, Kupfer frei. Der andere IUP-Typ setzt aus einem Depot in einem seiner Teile Gestagen frei. Mit dem anhängenden Kunststoffaden kann die Frau selbst den korrekten Sitz überprüfen.

Gestagenhaltiges IUP

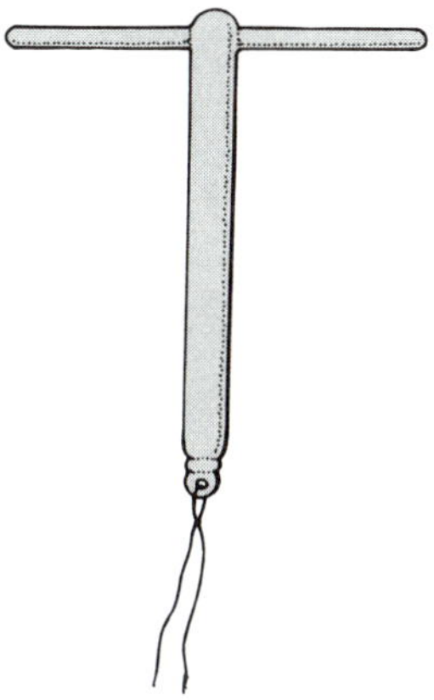

Kupferhaltiges IUP

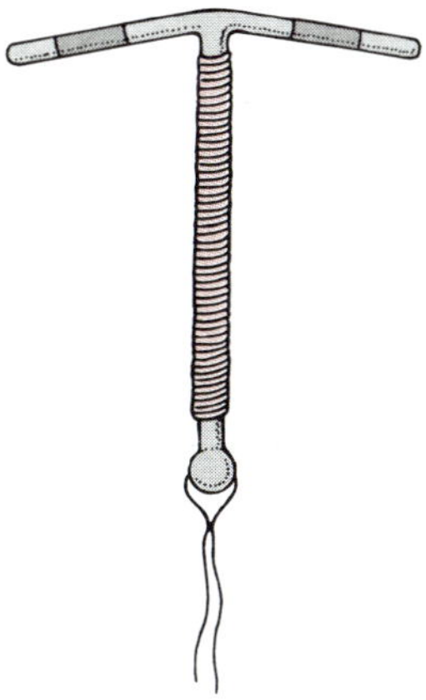

IUP in der Gebärmutter

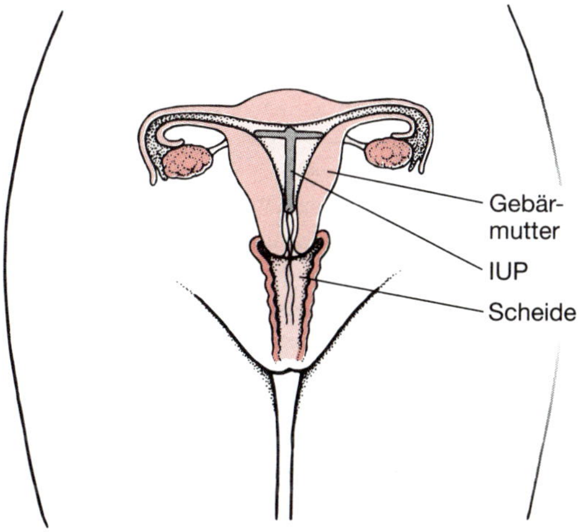

ersten Anwendungsjahr beträgt die Ausstoßungsrate etwa zehn Prozent, in den ersten Monaten nach dem Einsetzen ist sie am größten. Bei jungen Frauen und solchen, die noch nicht geboren haben, ist sie höher. Mit Hilfe des am IUP befestigten Kunststoffadens kann die Trägerin selber, insbesondere nach der Regelblutung, den korrekten Sitz überprüfen. Kann die Frau den Faden nicht finden, sollte sie solange eine andere Form der Empfängnisverhütung anwenden, bis ein Arzt bestätigt hat, daß das IUP noch korrekt sitzt. Wird nach einer Ausstoßung ein anderes IUP eingesetzt, sind die Aussichten gut, daß dieses nicht wieder ausgestoßen wird. Etwa 20 Prozent der Frauen bemerken nicht, wenn das IUP ausgestoßen wird; daraus kann dann eine Schwangerschaft resultieren.

Eine Gebärmutterperforation ist eine ernste, jedoch seltene Komplikation, die beim Einlegen vorkommen kann. Wenn der Arzt die Gebärmutter durchstößt, verursacht das zunächst meist keine Beschwerden. Die Perforation wird meist festgestellt, wenn die Frau den Faden nicht finden kann und der Arzt das IUP mit Ultraschall oder Röntgenstrahlen sucht. Ein IUP, das die Gebärmutter durchstoßen hat und in die Bauchhöhle hineinreicht, muß entfernt werden, um Verletzungen und Vernarbungen der Darmwand zu vermeiden.

Zum Zeitpunkt des Einlegens findet kurzfristig eine Infektion der Gebärmutter statt, die allerdings nach 24 Stunden wieder abklingt. Infektionen der Gebärmutter und nahegelegener Gewebe, die sich 30 Tage oder mehr nach dem Einlegen einstellen, sind meist durch sexuell übertragbare Krankheiten und nicht durch das IUP verursacht. Sie können behandelt werden, ohne das IUP zu entfernen, vorausgesetzt, sie sind nicht schwer und die Frau ist nicht schwanger. Eine Eileiterentzündung▲ kommt bei IUP-Trägerinnen nicht häufiger vor als bei anderen Frauen. Bei Frauen, die bereits einmal eine Eileiterentzündung hatten oder wechselnde Sexualpartner haben, ist das Risiko für eine Infektion der Gebärmutter oder nahegelegener Strukturen erhöht. Diese Frauen sollten beim Geschlechtsverkehr ein Kondom oder ein Diaphragma benutzen, da das IUP nicht vor Infektionen schützt.

Das Risiko einer Fehlgeburt beträgt etwa 55 Prozent,

▲ Siehe Seite 1079

wenn eine Frau, die ein IUP trägt, schwanger wird. Will die Frau die Schwangerschaft austragen und kann der Arzt den Rückholfaden sehen, kann er das IUP entfernen, um das Fehlgeburtrisiko zu senken. Frauen, die mit einem IUP in der Gebärmutter schwanger werden, haben ein zehnfach erhöhtes Risiko, daß sich eine Eileiterschwangerschaft entwickelt.

Sterilisation

Die Sterilisation ist sowohl beim Mann als auch bei der Frau möglich und sollte immer als endgültige Entscheidung, keine oder keine Kinder mehr zu bekommen, angesehen werden. Mit einer Wiederherstellungsoperation (Refertilisierung) kann jedoch versucht werden, die Ei- bzw. Samenleiter wieder durchgängig zu machen bzw. sie wieder miteinander zu verbinden. Beim Mann ist es sehr viel schwieriger als bei der Frau, die Sterilisation rückgängig zu machen, und es ist auch weniger erfolgversprechend. Die Schwangerschaftsraten nach einer solchen Operation der Samenleiter betragen 45 bis 60 Prozent, bei der der Eileiter 50 bis 80 Prozent.

Die Sterilisation des Mannes **(Vasektomie)** erfolgt, indem ein Stück des Samenleiters (Ductus deferens), der die Spermien aus den Hoden transportiert, durchtrennt und entfernt wird. Der Eingriff dauert etwa 20 Minuten und kann bei örtlicher Betäubung ambulant in der urologischen Praxis durchgeführt werden. Durch einen kleinen Schnitt im Hodensack wird von jedem Samenleiter ein Abschnitt entfernt, die offenen Enden werden verschlossen. Nach dem Eingriff müssen zunächst noch andere Formen der Empfängnisverhütung angewandt werden, da in den Samenbläschen noch soviel Sperma gespeichert ist, daß nach der Operation gewöhnlich 15 bis 20 Ejakulationen erforderlich sind, bis keine Spermien mehr ausgestoßen werden. Der Mann gilt erst dann als steril, wenn zwei spermienfreie Ejakulate nachgewiesen worden sind. Komplikationen der Sterilisation sind Blutungen (bei weniger als fünf Prozent der Männer), eine entzündliche Reaktion auf Austritt von Spermien ins Gewebe und eine spontane Wiedereröffnung (in weniger als einem Prozent), die meistens kurz nach dem Eingriff auftritt. Der Mann kann, sobald er es wünscht, wieder sexuell aktiv werden, *muß allerdings zunächst andere Mittel der Empfängnisverhütung anwenden.*

Die Sterilisation einer Frau, bei der die Eileiter für die Eizellen undurchlässig gemacht werden, ist komplizierter als die eines Mannes. Wenn sie direkt nach einer Geburt oder einen Tag später erfolgt, verlängert sich dadurch der Krankenhausaufenthalt nicht.

Früher wurden Frauen meist sterilisiert, indem ihre Eileiter durchtrennt und verknotet oder mit Hilfe von Bändern oder Clips abgebunden wurden **(Tubenligatur)**, so daß die Eizellen nicht mehr zur Gebärmutter transportiert werden können. Diese Sterilisation erfordert einen Schnitt durch die Bauchwand. Heute wird eine Sterilisation im allgemeinen im Rahmen einer Laparoskopie durchgeführt. Hierbei wird ein Rohr, das Laparoskop, durch einen kleinen Einschnitt in den Bauch der Frau eingeführt. Dann wird durch den Arbeitskanal des Laparoskops ein Instrument eingeführt, um die Eileiter entweder zu durchtrennen oder um sie mit Hitze zu verschweißen. Die Frau kann meist noch am selben Tag nach Hause gehen. Etwa ein Drittel der Schwangerschaften, die trotz Sterilisation eintreten, sind Eileiterschwangerschaften. Bei bis zu sechs Prozent der Frauen treten nach der Laparoskopie kleinere Komplikationen auf. Ernsthafte Komplikationen, wie Blutungen oder Stichverletzungen des Darms, gibt es dagegen bei weniger als einem Prozent der Frauen.

Manchmal wird Frauen mit dem Wunsch nach einer Sterilisation geraten, die Gebärmutter und manchmal sogar noch die Eierstöcke entfernen zu lassen. Dieses kann überlegenswert sein, wenn die Gebärmutter chronisch erkrankt ist. Komplikationen wie Blutverlust sind allerdings nach einer Gebärmutterentfernung größer als nach dem Abbinden der Eileiter, auch der Krankenhausaufenthalt dauert länger. Als Vorteil dieses Verfahrens führen Ärzte an: absolute Sicherheit, keine Menstruationsstörungen und keine Möglichkeit mehr, Gebärmutterkrebs zu entwickeln.

Schwangerschaftsabbruch

Die Gesetze der verschiedenen Staaten, die die Möglichkeit eines Schwangerschaftsabbruchs regeln, reichen vom völligen Verbot bis zum Abbruch auf Wunsch. Weltweit gesehen haben etwa zwei Drittel der Frauen die Möglichkeit, eine Schwangerschaft legal abbrechen zu lassen, etwa ein Zwölftel lebt in Ländern, in denen das strikt verboten ist. 1997 wurden nach Angaben des Statistischen Bundesamtes in Deutschland 130 890 Abbrüche vorgenommen. In Deutschland gilt die Fristenregelung mit Beratungspflicht. Danach bleibt ein Abbruch in den ersten zwölf Wochen der Schwangerschaft zwar gesetzeswidrig, aber straffrei, wenn sich die Frau vorher bei einer anerkannten Stelle beraten läßt. Straffrei und rechtmäßig ist der Abbruch mit einer medizinischen Indikation – ohne zeitliche Begrenzung. Nach einer Vergewaltigung bleibt ein Abbruch innerhalb von zwölf Wochen ebenfalls rechtmäßig und straffrei.

Empfängnisverhütung und Sterilisation sind, vor allem bei jungen Frauen, wesentlich weniger komplikationsbelastet als ein Schwangerschaftsabbruch, der der Situation vorbehalten bleiben sollte, in der andere, sicherere Techniken versagt haben.

Sterilisationstechniken

Beide Eileiter (die schlauchartigen Organe, die die Eizelle vom Eierstock zur Gebärmutter transportieren) werden durchtrennt, versiegelt oder unterbunden, so daß keine Befruchtung stattfinden kann.

Abgebundene Eileiter

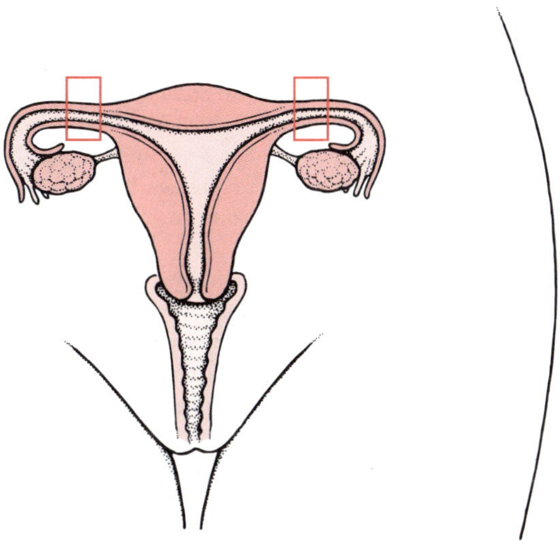

Durchtrennt und verknotet

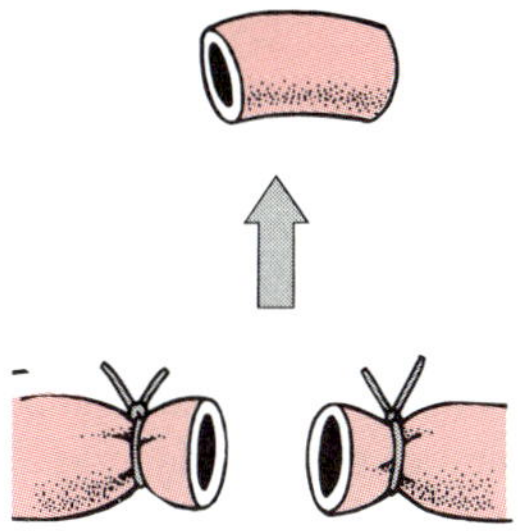

Mit Strom versiegelt

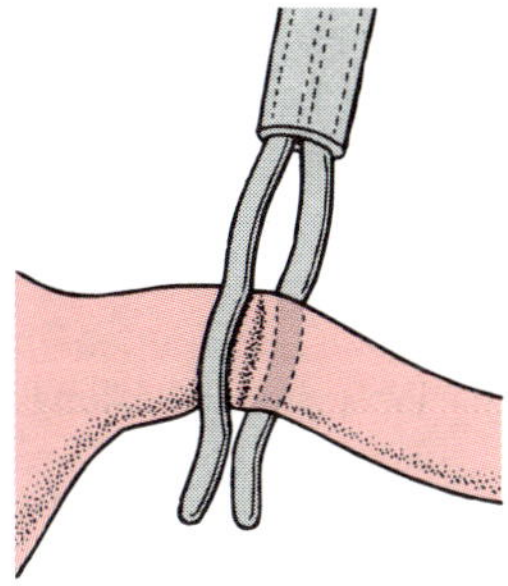

Mit einem Kunststoffband unterbunden

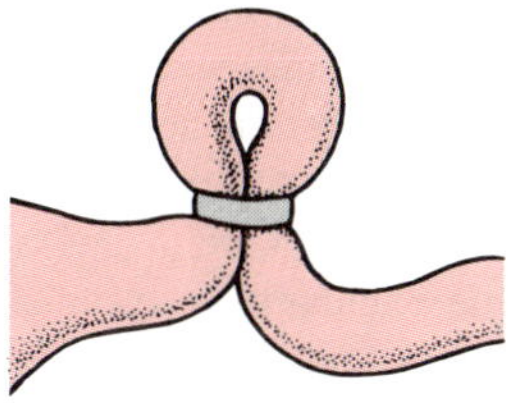

Mit einem Clip unterbunden

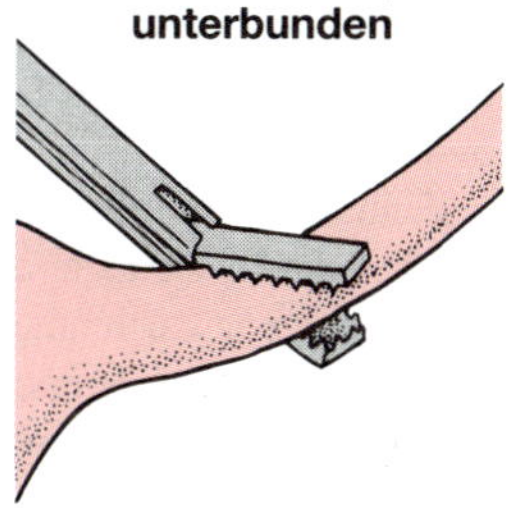

Zu den Techniken, mit denen eine Schwangerschaft abgebrochen werden kann, gehören die Absaugung des Gebärmutterinhalts durch die Scheide sowie eine Einleitung mit Pharmaka, die Kontraktionen der Gebärmutter verursachen und damit eine Spontanausstoßung auslösen. Das Vorgehen hängt von der Schwangerschaftsdauer ab.

Die **Saugkürettage**, bei der der Embryo durch die Scheide abgesaugt wird, wird praktisch immer angewandt, wenn die Schwangerschaft noch nicht länger als zwölf Wochen gedauert hat. Während der ersten vier bis sechs Schwangerschaftswochen muß der Gebärmutterhals dazu, wenn überhaupt, nur geringfügig erweitert werden. Meist wird ein kleiner, biegsamer Saugrohransatz an eine Vakuumvorrichtung angeschlossen – in der Regel eine elektrische Saug- oder Handpumpe, gelegentlich auch Vakuumspritze – und durch den Gebärmutterhals eingeführt. Die Gebärmutterhöhle wird dann damit sorgfältig und gründlich geleert. Vor allem in den ersten Schwangerschaftswochen kann es vorkommen, daß die Gebärmutter nicht vollständig geleert wird und der Embryo am Leben bleibt.

In der siebten bis zwölften Schwangerschaftswoche muß der Gebärmutterhals meist erweitert werden, da ein Absaugrohr mit einem größeren Durchmesser verwendet werden muß. Damit der Gebärmutterhals durch die mechanische Erweiterung nicht verletzt wird, wird der Muttermund mit Prostaglandinzäpfchen oder -gel auf das Aufdehnen vorbereitet.

Für eine Schwangerschaft jenseits der zwölften Woche ist die Erweiterung plus instrumentelle Ausräumung am gebräuchlichsten. Mit Hilfe eines Saugrohrs und einer Kürette wird das Schwangerschaftsgewebe aus der Gebärmutter entfernt. Danach wird die Gebärmutter noch vorsichtig ausgeschabt, um sicherzustellen, daß wirklich kein Gewebe mehr zurückgeblieben ist.

Eine Schwangerschaft kann auch durch **Medikamente** abgebrochen werden. Die sogenannte Abtreibungspille Mifepriston (RU 486) ist bisher erst in wenigen Staaten zugelassen. In Frankreich z. B. wird sie bevorzugt nach der 16. Schwangerschaftswoche eingesetzt, da eine instrumentelle Ausräumung in diesem Stadium schwere Komplikationen wie Gebärmutter- und Darmverletzungen verursachen kann. RU 486 kann auch kurz nach der Empfängnis eingesetzt werden. Prostaglandine, die Gebärmutterkontraktionen auslösen, können entweder als Vaginalzäpfchen oder als Injektionen verabreicht werden. Mögliche Komplikationen sind Übelkeit, Erbrechen, Durchfall, Gesichtsrötung mit Hitzegefühl und Ohnmacht. Bei manchen Frauen können Prostaglandine einen Asthmaanfall auslösen.

Mifepriston, kombiniert mit einem Prostaglandin, ist hochwirksam, um eine Schwangerschaft vor der siebten Woche zu beenden. Mifepriston hemmt die Wirkung von Progesteron in der Gebärmutterschleimhaut und verstärkt die Prostaglandinwirkung.

Als »Pille danach« ist ein hochdosiertes Hormonpräparat im Handel. Dieses Mittel muß so schnell wie möglich nach dem ungeschützten Verkehr, innerhalb von 48 Stunden eingenommen werden und ist nicht immer wirksam. Nebenwirkungen sind heftige Übelkeit und Erbrechen.

Komplikationen

Die Komplikationsrate beim Schwangerschaftsabbruch steht in direkter Beziehung zur Schwangerschaftsdauer und zur angewandten Methode. Je länger die Schwangerschaft dauerte, desto höher das Risiko. Die Schwangerschaftsdauer läßt sich nur schwer schätzen, wenn die Frau nach der Empfängnis noch eine Blutung hatte, wenn sie übergewichtig ist oder wenn die Gebärmutter nach hinten und nicht nach vorn gekippt ist. Dann muß immer eine Ultraschalluntersuchung gemacht werden.

Eine ernste Komplikation ist das Durchstoßen der Gebärmutter mit einem chirurgischen Instrument, was bei einem von 1000 Abbrüchen vorkommt. Manchmal werden auch der Darm oder andere Organe verletzt. Größere Blutungen während oder direkt nach dem Eingriff kommen bei sechs von 10000 Abbrüchen vor. Vor allem während des zweiten Schwangerschaftsdrittels können verschiedene Methoden dem Gebärmutterhals oberflächliche Risse oder andere Verletzungen zufügen.

Die häufigsten Spätkomplikationen sind Blutungen, die dadurch verursacht werden, daß in der Gebärmutter Reste des Schwangerschaftsgewebes verblieben sind, Infektionen und die Bildung von Blutpfropfen in den Beinvenen. Nur sehr selten kann eine Infektion in oder in der Nähe der Gebärmutter oder Vernarbung der Gebärmutterhöhle (Asherman-Fritsch-Syndrom) Sterilität zur Folge haben. Frauen mit Rh-negativem Blut können – wie bei jeder Schwangerschaft, bei jedem Spontanabort oder bei der Geburt – empfindlich auf das Rh-positive Blut des Fetus reagieren, wenn kein Rh_0(D)-Immunglobulin injiziert wird. ▲

Psychologische Aspekte

Die meisten Frauen verkraften einen Schwangerschaftsabbruch psychisch gut und ohne Langzeitfolgen. Sicherlich hängt dies auch mit der Frage zusammen, ob der Abbruch legal ist oder nicht: In den Ländern, in denen er ungesetzlich ist, erwächst den Frauen viel psychischer Streß aus der Suche nach einer Möglichkeit, die Schwangerschaft illegal abzubrechen. Generell kann man sagen, daß bei folgenden Frauen oder Bedingungen die meisten psychischen Probleme bestehen: Heranwachsende, psychische Störungen vor der Schwangerschaft, eine erwünschte Schwangerschaft muß aus medizinischen Indikationen abgebrochen werden, zwiespältige Gefühle im Hinblick auf die Schwangerschaft, der Abbruch erfolgte spät in der Schwangerschaft.

▲ Siehe Seite 1152

Vorgeburtliche Untersuchungen

Genetische Störungen können durch Gendefekte▲ oder durch Chromosomenanomalien■ verursacht werden. Bei bestimmten Personen ist es möglich, zu untersuchen, ob sie in ihrem Erbgut vererbbare Krankheiten tragen, bevor sie ein Kind bekommen. Bei anderen wird diese Tatsache erst bekannt, wenn sie bereits ein fehlgebildetes Baby haben oder Untersuchungen vor der Geburt darauf hinweisen, daß der Fetus nicht gesund ist. Eine genetische Störung kann mit verschiedenen Techniken vor oder nach der Geburt diagnostiziert werden.

Genetische Störungen können bereits bei der Geburt sichtbar sein (konnatale Defekte) oder erst Jahre später in Erscheinung treten. Verschiedene Defekte gehen auf die Einwirkung von Medikamenten, Chemikalien oder anderen schädlichen Faktoren, wie Röntgenstrahlen, während der Schwangerschaft zurück.

Familiengeschichte

Der erste Schritt bei der Risikoeinschätzung ist, die Familiengeschichte zu erfragen. Der Arzt bzw. die Person, die die genetische Beratung durchführt, erarbeitet eine Art Stammbaum, indem die medizinischen Störungen der einzelnen Familienmitglieder abfragt werden. Dazu werden die Daten von drei Generationen benötigt. Der Gesundheitszustand bzw. die Todesursache aller Verwandten ersten Grades (Eltern, Geschwister, Kinder) und zweiten Grades (Tanten, Onkel, Großeltern) werden notiert. Informationen über die ethnische Abstammung sowie Heiraten innerhalb der Familie sind ebenfalls nützlich. Ist die Familiengeschichte kompliziert, sind auch Angaben zu weiter entfernten Verwandten nötig. Von ausgewählten Verwandten, die eine genetische Störung gehabt haben könnten, können die Krankenberichte hilfreich sein.

Bei den meisten genetischen Störungen stützt sich die Diagnose auf die körperliche Untersuchung oder Laborbefunde. Wurde ein Kind tot geboren oder starb ein Neugeborenes kurz nach der Geburt, ist eine detaillierte Aufnahme aller Fehlbildungen erforderlich. Fotografien und Röntgenaufnahmen des kindlichen Körpers, die normalerweise Bestandteil des Krankenblattes sind, können für eine spätere genetische Beratung wertvoll sein. Auch tiefgefrorene Gewebeproben können sehr nützlich sein.

Humangenetische Beratung

Manche Menschen tragen in ihrem Erbgut ein rezessives Gen für ein bestimmtes Merkmal, weisen dieses Merkmal aber selbst nicht auf. Diese bezeichnet man als Träger eines Gens. Mit Hilfe von Tests läßt sich feststellen, ob die künftigen Eltern bestimmte Störungen übertragen können. Für das Kind können dann Probleme auftreten, wenn sowohl Frau als auch Mann ein rezessives Gen für dieselbe Krankheit tragen. Dann wird jenes Kind, das von beiden Elternteilen das rezessive Gen erbt, die Krankheit bekommen, von der das Paar selbst nicht betroffen ist. Das rechnerische Risiko, daß ein Kind mit einer solchen Krankheit geboren wird, ist bei jeder Schwangerschaft 1 zu 4.

Bei der humangenetischen Beratung geht es in erster Linie darum, das Paar darüber zu informieren, wie wahrscheinlich es ist, daß es ein Kind bekommt, das beide kranken Gene hat, und den beiden Partnern bei der Entscheidung zu helfen, ob sie ein eigenes Kind haben wollen oder nicht. Aufgrund dieser Informationen kann sich das Paar z.B. entscheiden, vorgeburtliche Untersuchungen durchführen zu lassen, so daß der möglicherweise bereits erkrankte Fetus behandelt werden oder das Paar die Schwangerschaft abbrechen kann. Ebenso kann das Paar von seinem Kinderwunsch Abstand nehmen.

Es ist nicht möglich, routinemäßig jedes Paar auf die am häufigsten vorkommenden Erbkrankheiten zu untersuchen. Ob eine vorgeburtliche Untersuchung durchgeführt wird, hängt von folgenden Kriterien ab:

- Die durch das rezessive Gen verursachte Krankheit führt zu erheblichen Behinderungen oder ist tödlich.
- Es gibt einen zuverlässigen Test.
- Das noch ungeborene Kind kann behandelt werden, oder das Paar kann nach künstlicher Befruchtung ein Kind aus dem Samen eines fremden Mannes bekommen.

▲ Siehe Seite 9

■ Siehe Seite 1233

- Aufgrund einer Familiengeschichte oder der ethnischen, rassischen oder geographischen Herkunft ist zu vermuten, daß die Frau oder der Mann Träger einer vererbbaren Krankheit ist.

Krankheiten, die diese Kriterien erfüllen, sind z. B. die Sichelzellenanämie und die Thalassämie. Eine vorgeburtliche Untersuchung kann ebenfalls durchgeführt werden, wenn in einer Familie Bluterkrankheit (Hämophilie), zystische Fibrose (Mukoviszidose) oder Huntington-Chorea gehäuft vorkommen. Hat die Frau einen Bruder, der Bluter ist, ist sie mit 50prozentiger Sicherheit Trägerin des Hämophiliegens. Wenn aus der Untersuchung hervorgeht, daß sie das Gen nicht hat und damit die Krankheit auch nicht weitergeben kann, erspart dies weitere vorgeburtliche Untersuchungen. Meist werden mehrere Familienmitglieder, einschließlich derer, die die Krankheit haben, mit in die Untersuchung einbezogen, um das familiäre Vererbungsmuster zu bestimmen und damit das Risiko so gut wie möglich einschätzen zu können.

Vorgeburtliche Diagnostik

Hat ein Paar ein erhöhtes Risiko, ein Baby mit einer Chromosomen- oder Genanomalie zu bekommen, kann es bereits vor der Geburt spezielle Untersuchungen durchführen lassen. Chromosomenanomalien – bei denen die Zahl oder Struktur der Chromosomen abweichend ist – kommen bei einer von 200 Lebendgeburten vor. Die meisten Feten mit Chromosomenanomalien sterben bereits vor der Geburt, meist in den ersten Schwangerschaftsmonaten. Verschiedene dieser Abweichungen sind erblich, die meisten entstehen zufällig. Die häufigste und bekannteste Erbkrankheit bei Lebendgeborenen, die auf einem Chromosomendefekt beruht, ist das Down-Syndrom (Trisomie 21 oder Mongolismus), es gibt aber noch viele andere. Sie können zwar vor der Geburt festgestellt werden, doch die Diagnoseverfahren sind immer mit Gefahren, vor allem für den Fetus, verbunden.

Chromosomenanomalien kommen bei Kindern von Müttern jeden Alters vor. Allerdings nimmt die Häufigkeit des Down-Syndroms mit dem Alter der Frau zu und steigt ab dem 35. Lebensjahr aus bislang unbekannten Gründen deutlich an. Alle Frauen, die zum Zeitpunkt der Geburt älter als 35 Jahre sind, können – aber müssen nicht – mit einer vorgeburtlichen Untersuchung feststellen lassen, ob ihr Kind eine solche Chromosomenanomalie hat. Wenn sich ein Paar sehr sorgt, ein solches Kind zu bekommen, kann eine solche vorgeburtliche Untersuchung auch unabhängig vom Alter der Frau durchgeführt werden.

Es weist auf ein mögliches Down-Syndrom hin, wenn spezielle Stoffe im Blut der Frau in ungewöhnlichen Konzentrationen vorliegen. Zu diesen Markern gehören Alpha-Fetoprotein (ein vom Fetus produziertes Eiweiß), Human-Choriongonadotropin (ein von der Plazenta produziertes Hormon) und Estriol (ein Östrogen). In diesem Fall können die Eltern eine Amniozentese in Betracht ziehen.

Auch eine Familiengeschichte mit Chromosomenanomalien spricht für ein erhöhtes Risiko. Für Paare, die bereits ein Kind mit Down-Syndrom haben, beträgt das Risiko, ein weiteres Kind mit dieser Chromosomenanomalie zu bekommen, etwa ein Prozent für Frauen, die zum Zeitpunkt der Geburt noch keine 30 Jahre alt sind. Ist die Frau dagegen bereits über 30 Jahre, entspricht ihr Risiko dem anderer gleichaltriger Frauen.

Das Risiko, ein Kind mit einer Chromosomenanomalie zu bekommen, ist auch für jene Paare erhöht, die bereits einmal ein totes oder ein fehlgebildetes Kind bekommen haben, dessen Chromosomen man aber nicht untersucht hat.

Chromosomenanomalien bei einem oder beiden Elternteilen erhöhen ebenfalls das Risiko für das Kind. Die Überträger einer Chromosomenanomalie können zwar selbst gesund sein und nichts von ihrer Erbgutstörung wissen, sie haben aber dennoch ein erhöhtes Risiko, ein Kind mit einer Chromosomenanomalie zu bekommen. Es kann auch sein, daß sie nur eingeschränkt fruchtbar sind.

Manchmal besteht eine Chromosomenanomalie darin, daß das genetische Material in den Chromosomen umgelagert ist, man spricht hier von einer Translokation oder Inversion. Diese Menschen können körperlich völlig unauffällig sein, haben aber dennoch ein erhöhtes Risiko, Kinder mit einer Chromosomenanomalie zu bekommen, da ihre Kinder ein Bruchstück eines Chromosoms zuviel oder zuwenig erhalten können.

Eine vorgeburtliche Untersuchung können sich jene Paare überlegen, von denen einer ein erhöhtes Risiko hat, ein chromosomal fehlgebildetes Kind zu bekommen. Solche Chromosomenabweichungen finden Ärzte meist dann, wenn sie versuchen herauszufinden, warum eine Frau mehrfache Fehlgeburten hatte oder warum ein fehlgebildetes Kind geboren wurde.

Bei mindestens der Hälfte der Fehlgeburten, die in den ersten drei Schwangerschaftsmonaten vorkommen, liegt beim Fetus eine Chromosomenanomalie vor. Bei wiederum der Hälfte dieser Fälle handelt es sich um Trisomie. ▲ Lag bei der ersten Fehlgeburt eine Chromosomenanomalie vor, ist es bei nachfolgenden Fehlgeburten wahrscheinlich, daß die Ursache ebenfalls darin liegt – es muß sich allerdings nicht um dieselbe Störung handeln. Bei wiederholten Fehlgeburten sollten die Chromosomen des betreffenden Paares analysiert werden. Wird eine Chromosomenanomalie gefunden, sollte bei der nächsten Schwangerschaft eine vorgeburtliche Untersuchung durchgeführt werden.

Vorgeburtliche Untersuchungen mittels Ultraschall und Amniozentese werden Paaren empfohlen, deren Risiko, ein Baby mit einem Hirnschaden oder einer Rückenmarkschädigung (Neuralrohrdefekt) zu bekommen, über einem Prozent liegt. Beispiele für solche Fehlbildungen sind Spina bifida (unvollständiger Verschluß der Wirbelsäule, »offener Rücken«) und Anenzephalie (Fehlen des Schädeldachs und wesentlicher Teile des Gehirns). ■ Die meisten dieser Defekte werden durch Abweichungen in mehreren Genen (polygen) verursacht. Einige wenige gehen auf Anomalien in einem einzelnen Gen, Chromosomenanomalien oder auf Medikamenteneinnahme zurück. Wie hoch das Risiko ist, daß die nach einem derart geschädigten Kind geborenen Kinder denselben Geburtsfehler aufweisen, hängt von der zugrundeliegenden Ursache ab. Das Risiko für ein Paar mit einem Kind mit Spina bifida oder Anenzephalie, noch ein Kind mit einem dieser Schäden zu bekommen, beträgt zwei bis drei Prozent. Bei zwei Kindern mit diesen Anomalien liegt das Risiko bei fünf bis zehn Prozent. Das Risiko für das wiederholte Auftreten genetischer Anomalien hängt auch vom Ort ab, an dem das Paar lebt. Offenbar spielen dabei Umgebungsbedingungen eine Rolle. Und auch die Ernährung ist mit im Spiel, wie das Beispiel des Folsäuremangels gezeigt hat. ★ Etwa 95 Prozent aller Kinder mit Spina bifida oder Anenzephalie werden in Familien geboren, die bislang davon unbelastet waren.

Methoden der vorgeburtlichen Untersuchung und Diagnostik

Die am häufigsten durchgeführten Methoden, um einen Fetus auf genetische Fehlbildungen zu untersuchen, sind die Ultraschalluntersuchung, die Bestimmung der Konzentration von Alpha-Fetoprotein im Blut der Frau, Chorionzottenbiopsie, Amniozentese und die perkutane Nabelschnurpunktion.

Ultraschall

Ultraschall ist ein ganz häufig angewandtes Verfahren in der Schwangerschaft, das weder für die Mutter noch für das Kind bekannte Risiken birgt. Die bei Schwangeren im Rahmen des Mutterpasses durchgeführten Untersuchungen sehen drei Routine-Ultraschallaufnahmen vor.

Mit einer Ultraschalluntersuchung lassen sich in den ersten drei Schwangerschaftsmonaten die Lebenszeichen des Feten, das Schwangerschaftsalter und die Anzahl der Feten feststellen. Nach dem dritten Schwangerschaftsmonat lassen sich damit grobe Fehlbildungen nachweisen sowie die Lage der Plazenta und das Fruchtwasservolumen bestimmen. Das Geschlecht des Kindes ist meist gegen Ende des zweiten Schwangerschaftsdrittels auszumachen.

Die Ultraschalluntersuchung wird häufig eingesetzt, wenn eine hohe Alpha-Fetoproteinkonzentration bei der Frau oder fehlgebildete Kinder in der Familie auf ein erhöhtes Risiko für fetale Anomalien hinweisen. Kein Test kann jedoch mit hundertprozentiger Sicherheit Fehlbildungen identifizieren, und ein Ultraschallbild, das nichts Auffälliges zeigt, ist keine Garantie für ein gesundes Baby.

Alpha-Fetoproteinkonzentration

Die Alpha-Fetoproteinkonzentration (AFP) im Blut der Schwangeren wird bestimmt, weil ein erhöhter Spiegel auf ein erhöhtes Risiko für Spina bifida, Anenzephalie oder andere Fehlbildungen hindeutet. Ein erhöhter Alpha-Fetoproteinwert kann aber auch bedeuten, daß die Schwangerschaft zum Zeitpunkt der Blutentnahme schon länger dauerte als angenommen, daß eine Mehrlingsschwangerschaft vorliegt, eine Fehlgeburt droht oder der Fetus in der Gebärmutter abgestorben ist.

Bei dem Test bleiben zehn bis 15 Prozent der Feten mit Rückenmarkdefekten unerkannt. Die besten Ergebnisse erhält man, wenn das Blut zum ersten Mal zwischen der 16. und 18. Schwangerschaftswoche entnommen wurde – Blutentnahmen vor der 14. und nach der 21. Schwangerschaftswoche sind unbrauchbar. Manchmal wird der Test sieben Tage nach der ersten Blutentnahme wiederholt.

▲ Siehe Kasten, Seite 1235

■ Siehe Seite 1230

★ Siehe Seite 1220

Risiko für eine Chromosomenabweichung beim Kind in Abhängigkeit vom Alter der Mutter

Alter der Mutter Jahre	Risiko des Down-Syndroms	Risiko einer Chromosomenabweichung	Alter der Mutter Jahre	Risiko des Down-Syndroms	Risiko einer Chromosomenabweichung
20	1 von 1667	1 von 526	35	1 von 385	1 von 192
21	1 von 1667	1 von 526	36	1 von 294	1 von 156
22	1 von 1429	1 von 500	37	1 von 227	1 von 127
23	1 von 1429	1 von 500	38	1 von 175	1 von 102
24	1 von 1250	1 von 476	39	1 von 137	1 von 83
25	1 von 1250	1 von 476	40	1 von 106	1 von 66
26	1 von 1176	1 von 476	41	1 von 82	1 von 53
27	1 von 1111	1 von 455	42	1 von 64	1 von 42
28	1 von 1053	1 von 435	43	1 von 50	1 von 33
29	1 von 1000	1 von 417	44	1 von 38	1 von 26
30	1 von 952	1 von 384	45	1 von 30	1 von 21
31	1 von 909	1 von 384	46	1 von 23	1 von 16
32	1 von 769	1 von 323	47	1 von 18	1 von 13
33	1 von 625	1 von 286	48	1 von 14	1 von 10
34	1 von 500	1 von 238	49	1 von 11	1 von 8

Nach Hook E. B.: »Rates of chromosome abnormalities at different maternal ages.« Obstetrics and Gynecology 58: 282–285; und Hook E. B., Cross P. K., Schreinemachers D. M.: »Chromosomal abnormality rates at amniocentesis and in live-born infants.« Journal of the American Medical Association 249 (15): 2034–2038, 1983

Ist das AFP erhöht, wird mit Hilfe einer Ultraschalluntersuchung nach Fehlbildungen beim Feten gesucht. Bei etwa zwei Prozent der untersuchten Frauen liefert auch die Ultraschalluntersuchung keine Anhaltspunkte dafür, warum das AFP erhöht ist. Dann ist eine Amniozentese nötig, um die Alpha-Fetoproteinkonzentration im Fruchtwasser zu bestimmen. Mit diesem Test lassen sich Neuralrohrdefekte zuverlässiger nachweisen als mit der AFP-Bestimmung aus dem Blut. Wird das Fruchtwasser allerdings mit dem Blut des Feten verunreinigt, können fälschlicherweise erhöhte AFP-Werte daraus resultieren. Der Nachweis des Enzyms Azetylcholinesterase aus dem Fruchtwasser unterstützt die Diagnose einer Fehlbildung beim Kind. Bei praktisch allen Kindern mit Anenzephalie und 90 bis 95 Prozent von denen mit Spina bifida weist das Fruchtwasser erhöhte Werte für Alpha-Fetoprotein und Azetylcholinesterase auf. Etwa fünf bis zehn Prozent der Kinder mit Spina bifida können nicht durch die Fruchtwasserun-

Genetische Störungen, die vor der Geburt festgestellt werden können

Störung	Häufigkeit	Vererbung
Mukoviszidose	1 von 2 500	Rezessiv
Angeborene Nebennierenrindenhyperplasie	1 von 10 000	Rezessiv
Duchenne-Muskeldystrophie	1 von 3 000 Jungen	X-chromosomal
Hämophilie A	1 von 8 500 Jungen	X-chromosomal
Alpha- und Beta-Thalassämie	Starke Schwankungen, kommt aber in den meisten Bevölkerungen vor	Rezessiv
Huntington-Chorea	4 bis 7 von 100 000	Dominant
Polyzystische Nieren (Erwachsenen-Typ)	1 von 3 000, klinische Diagnose	Dominant
Sichelzellenanämie	1 von 400 Schwarzen in den USA	Rezessiv

Bearbeitet nach Simpson J. L., Elias S.: »Prenatal diagnosis of genetic disorders«, in Maternal-Fetal Medizine: Principles and Practice, 2. Auflage, herausgg. von R. K. Creasy und R. Resnick. Philadelphia, W. B. Saunders Company, 1989, S. 99–102, mit freundlicher Genehmigung

tersuchung erkannt werden, da die offene Rückenmarkspalte mit Haut bedeckt ist, so daß kein Alpha-Fetoprotein austreten kann.

Eine Reihe anderer Fehlbildungen kann ebenfalls mit einer erhöhten Alpha-Fetoproteinkonzentration im Fruchtwasser und mit einem manchmal, aber nicht immer, gleichzeitig erhöhten Azetylcholinesterasespiegel einhergehen. Hierzu gehören eine Verengung des Magenausganges (Pylorusstenose) und Bauchwanddefekte wie eine Omphalozele.▲ Oft lassen sich derartige Fehlbildungen zwar mit hochauflösenden Ultraschalluntersuchungen nachweisen, doch nicht jeder Defekt muß wirklich entdeckt werden. Wenn der Alpha-Fetoproteinspiegel erhöht ist, steigt auch das Risiko für Schwangerschaftskomplikationen: Mangelentwicklung des Fetus, intrauteriner Fruchttod, d.h. der Fetus stirbt noch in der Gebärmutter, oder Plazentalösung.

Ist der AFP-Wert im Blut der Frau ungewöhnlich niedrig, zugleich aber die Konzentration an Human-Choriongonadotropin erhöht und der Estriolspiegel verringert, deutet das auf eine andere Gruppe von Fehlbildungen hin, darunter das Down-Syndrom. Um das Risiko eines Down-Syndroms abschätzen zu können, kann man beispielsweise das Alter und das Gewicht der Mutter und die Konzentration dieser Serummarker heranziehen. Ungewöhnliche Konzentrationen dieser Serummarker können auch darauf hinweisen, daß die Dauer der Schwangerschaft falsch eingeschätzt wurde oder daß das Kind in der Gebärmutter abgestorben ist.

Läßt sich die Ursache für die ungewöhnlichen Serummarkerkonzentrationen mit Ultraschall nicht feststellen, werden meist eine Amniozentese und eine Chromosomenanalyse durchgeführt, um abzuklären, ob ein Down-Syndrom oder andere Chromosomenanomalien vorliegen.

Amniozentese

Eine der am weitesten verbreiteten vorgeburtlichen Untersuchungen ist die Amniozentese, die am besten zwischen der 15. und 17. Schwangerschaftswoche durchgeführt wird.

Während dieser Untersuchung überwacht der Arzt den Feten mit Ultraschall. Zunächst werden die Herzaktionen des Kindes geprüft, die Dauer der Schwangerschaft, die

▲ Siehe Seite 1227

Lage der Plazenta, die Lage des Fruchtwasserdepots und die Zahl der Feten. Dann wird unter Ultraschallsicht eine Nadel durch die Bauchwand in das Fruchtwasserdepot eingeführt. Das Fruchtwasser wird entnommen und die Nadel wieder herausgezogen. Die Befunde liegen meist ein bis drei Wochen später vor. Frauen mit Rh-negativem Blut sollten nach der Amniozentese Rh_0(D)-Immunglobulin bekommen, um die Möglichkeit gering zu halten, daß es durch den Kontakt mit fetalem Blut zu einer Sensibilisierung kommt. ▲

Die Amniozentese birgt nur geringe Risiken für Mutter und Kind. Vorübergehende Blutungen aus der Scheide oder Fruchtwasserabgang kommen bei ein bis zwei Prozent der Amniozentesen vor und vergehen meist von selbst wieder. Das Risiko einer Fehlgeburt nach einer Amniozentese wird auf etwa 0,5 Prozent geschätzt, manche Studien geben sogar ein noch geringeres Risiko an. Daß der Fetus durch die Nadel verletzt wird, kommt äußerst selten vor. Allerdings wird das Risiko, daß das Kind einen Klumpfuß entwickelt, als zehnmal so groß angegeben, wenn die Untersuchung in der 11. bis 13. Schwangerschaftswoche stattfindet. Eine Amniozentese ist meist auch bei Zwillings- und Mehrlingsschwangerschaften möglich.

Chorionzottenbiopsie

Auch die Chorionzottenbiopsie wird eingesetzt, um Fehlbildungen beim Kind nachzuweisen – gewöhnlich zwischen der 10. und 12. Schwangerschaftswoche. Sie kann anstelle der Amniozentese durchgeführt werden – es sei denn, es ist zwingend erforderlich, daß das Fruchtwasser untersucht wird und nicht die aus der Plazenta gewonnenen Zellen. Fruchtwasser ist z. B. nötig, um den Alpha-Fetoproteinspiegel zu bestimmen. Vor dem Eingriff sollte mit Ultraschall geklärt werden, daß der Fetus lebt, wie lange die Schwangerschaft schon dauert und wo die Plazenta sitzt.

Der Hauptvorteil der Chorionzottenbiopsie gegenüber der Amniozentese liegt darin, daß ihr Ergebnis zu einem viel früheren Schwangerschaftszeitpunkt vorliegt. Sollte sich das Paar aufgrund des Befundes entschließen, die Schwangerschaft abbrechen zu lassen, so ist das einfacher und risikoärmer möglich als später. Sind die Befunde normal, können die Eltern früher aufatmen. Eine frühe Diagnose kann erforderlich sein, wenn der Fetus noch vor der Geburt behandelt werden soll. So läßt sich z. B. verhindern, daß ein weiblicher Fetus mit einer angeborenen Erkrankung der Nebennieren, bei der die vergrößerten Nebennieren sehr viel männliche Geschlechtshormone produzieren (Nebennierenrindenhyperplasie), männliche Geschlechtsmerkmale entwickelt, indem die Frau Kortison einnimmt.

Wenn eine Rh-negative Frau sensibilisiert ist für Rh-positives Blut, wird keine Chorionzottenbiopsie durchgeführt, weil das den Zustand verschlechtern kann. Statt dessen kann zwischen der 15. und 17. Schwangerschaftswoche eine Amniozentese durchgeführt werden.

Bei der Chorionzottenbiopsie wird eine Gewebeprobe aus den Chorionzotten (kleine, fingerförmige Fortsätze der Plazenta) entnommen. Früher wählte man dazu den Zugang durch den Gebärmutterhals. Dabei liegt die Frau mit gespreizten und im Hüft- und Kniegelenk gebeugten Beinen auf dem Rücken. Unter Ultraschallsicht wird ein Katheter (ein flexibler Schlauch) durch Scheide und Gebärmutterhals in die Plazenta eingeführt, und mit einer an dem Katheter angebrachten Spritze werden Chorionzotten angesaugt. Der Weg durch den Gebärmutterhals ist nicht möglich, wenn der Gebärmutterhals fehlgebildet oder chronisch entzündet ist oder eine aktive Genitalinfektion wie Herpes genitalis oder Tripper vorliegt.

Heute zieht man den Weg durch die Bauchwand vor. Dazu wird die Haut über der Einstichstelle örtlich betäubt und dann eine Nadel durch die Bauchwand in die Plazenta eingeführt. Auch hier werden Chorionzotten mit einer Spritze angesaugt. Beide Methoden sind schmerzlos. Das Gewebe wird im Labor untersucht.

Die Risiken der Chorionzottenbiopsie sind denen der Amniozentese vergleichbar, lediglich das Risiko für Hand- und Fußverletzungen des Fetus ist leicht erhöht (1 von 3000). Bei unklarem Befund kann eine Amniozentese erforderlich sein; im allgemeinen ist die Aussagekraft beider Verfahren jedoch vergleichbar.

Perkutane Nabelschnurpunktion

Blutproben des Feten aus der Nabelschnur (perkutane Nabelschnurpunktion) eignen sich zur schnellen Chromosomenanalyse, vor allem gegen Ende der Schwangerschaft, wenn die Ultraschalluntersuchung auf Fehlbildungen hingewiesen hat. Die Befunde liegen oft innerhalb von 48 Stunden vor. Unter Ultraschallsicht wird durch die Bauchwand eine Nadel in die Nabelschnur eingeführt, meist dort, wo die Nabelschnur an der Plazenta ansetzt, und eine Blutprobe des Feten entnommen.

▲ Siehe Seite 1151

Nachweis von Fehlbildungen vor der Geburt

Mit Amniozentese und Chorionzottenbiopsie werden Fehlbildungen beim Kind vor der Geburt erkannt. Bei der Amniozentese wird unter Ultraschallsicht eine Nadel durch die Bauchwand in das Fruchtwasserdepot eingeführt und eine Fruchtwasserprobe entnommen. Dieses Verfahren wird am besten zwischen der 15. und 17. Schwangerschaftswoche durchgeführt.

Bei der Chorionzottenbiopsie wird eine Probe des Chorionzottengewebes, das Teil der Plazenta ist, entnommen. Möglich ist dies auf zweierlei Art. Bei der transzervikalen Methode wird ein Katheter (ein flexibler Schlauch) durch die Scheide und den Gebärmutterhals in die Plazenta geschoben. Bei der transabdominalen Methode wird eine Nadel durch die Bauchwand in die Plazenta geschoben. Beide Methoden werden unter Ultraschallsicht durchgeführt, und jedesmal wird Gewebe mit einer Spritze aus der Plazenta angesaugt. Die Chorionzottenbiopsie wird meist zwischen der 10. und 12. Schwangerschaftswoche durchgeführt.

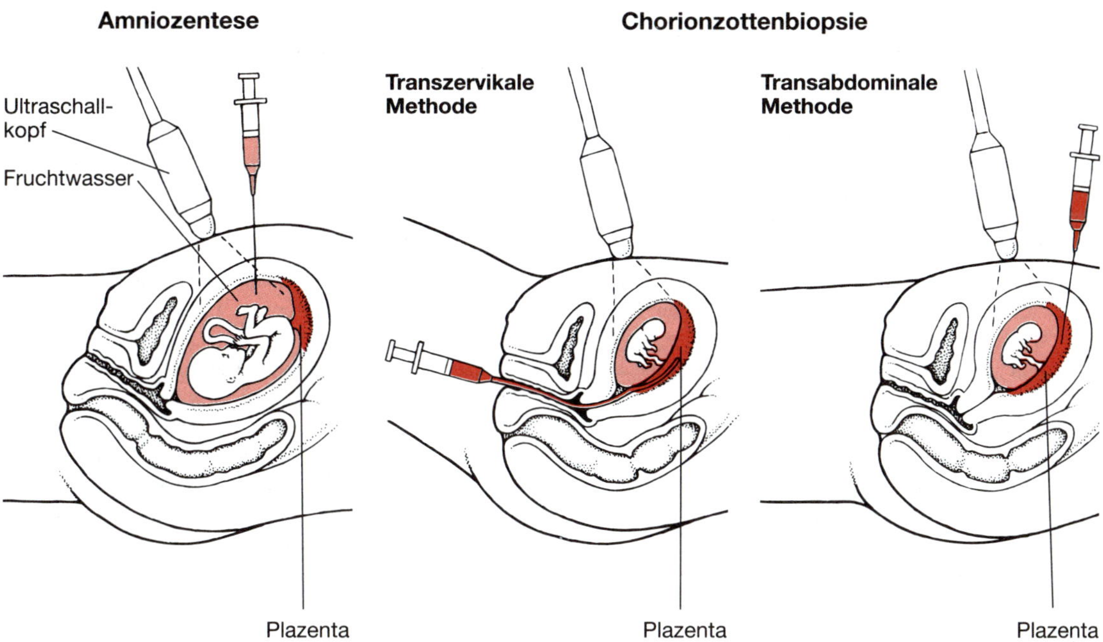

Schwangerschaft

Eine Schwangerschaft ist die Zeit von der Empfängnis bis zur Geburt, in der die Frau den Fetus austrägt.

Empfängnis

Die Empfängnis kennzeichnet den Beginn der Schwangerschaft, wenn die Eizelle durch ein Spermium befruchtet wird.

Im Rahmen des normalen Menstruationszyklus gibt einer der beiden Eierstöcke etwa 14 Tage vor der nächsten erwarteten Regelblutung eine Eizelle (Ovum) frei. Dieses ist der Eisprung (Ovulation). Die Eizelle gelangt in das trichterförmige Ende des Eileiters, wo die Befruchtung stattfinden kann, und wird dann zur Gebärmutter weitertransportiert. Findet keine Befruchtung statt, bildet sich die Eizelle zurück. Dringt jedoch ein Spermium in eine Eizelle ein und vereinigt sich mit ihr, ist sie befruchtet. Von diesem Zeitpunkt an beginnt die befruchtete Eizelle, sich zu teilen und zum Embryo heranzureifen.

Wird mehr als eine Eizelle freigegeben und befruchtet, kann eine Mehrlingsschwangerschaft entstehen – meist sind es Zwillinge. In diesem Fall handelt es sich um zweieiige Zwillinge. Eineiige Zwillinge entstehen, wenn sich eine befruchtete Eizelle bei ihrer ersten Teilung in zwei Zellen teilt, die unabhängig voneinander je einen Organismus bilden.

Zum Zeitpunkt der Ovulation wird der Schleim im Gebärmutterhals (der untere, sich in die Scheide öffnende Teil der Gebärmutter) dünnflüssiger, so daß die Spermien leicht in die Gebärmutter vordringen können. Die Spermien können innerhalb von fünf Minuten den Weg von der Scheide bis zum trichterförmigen Ende einer der beiden Eileiter – dem üblichen Ort der Befruchtung – zurücklegen. Die Zellen, die die Eileiter auskleiden, unterstützen die Befruchtung und die nachfolgende Entwicklung der befruchteten Eizelle (Zygote).

Die befruchtete Eizelle teilt sich auf ihrem Weg den Eileiter hinunter mehrmals und gelangt innerhalb von drei bis fünf Tagen in die Gebärmutter. Hier wird die befruchtete Eizelle zur Blastozyste, einer kugelförmigen Zellansammlung mit einer Höhle in der Mitte.

Einnistung des Eis und Entwicklung der Plazenta

Das befruchtete Ei heftet sich an der Gebärmutterwand an, dringt in sie ein und nistet sich dort ein (Nidation).

Die Blastozyste nistet sich meist in der Nähe des oberen Gebärmutterendes an der vorderen oder hinteren Wand ein. Sie besteht nur aus einer Lage Zellen, außer in einem bestimmten Bereich, in dem sich drei bis vier Zellagen ausbilden. Die inneren Zellen in dieser verdickten Blastozystenwand entwickeln sich zum Embryo, die äußeren Zellen dringen in die Gebärmutterwand ein und bilden die Plazenta. Zunächst die Eierstöcke, später die Plazenta produzieren schwangerschaftserhaltende Hormone und ermöglichen den Austausch von Sauerstoff sowie Nähr- und Abbaustoffen zwischen Mutter und Kind. Fünf bis acht Tage nach der Befruchtung setzt die Nidation ein, sie ist um den 9. bis 10. Tag abgeschlossen.

Bei der Entwicklung bildet sich ein Hohlraum, die sogenannte Amnionhöhle. Sie füllt sich mit Flüssigkeit. Dadurch entsteht die Fruchtblase, die im Verlauf der Schwangerschaft um den ganzen Embryo herumwächst und eine Art »Wasserkissen« darstellt, das das Kind schützt.

Feine Fortsätze aus der sich entwickelnden Plazenta, sogenannte Zotten, dehnen sich in einem komplizierten, baumartig verzweigten Netzwerk in die Gebärmutterwand aus. Dadurch vergrößert sich die Kontaktstelle zwischen Frau und Plazenta sehr, was die Nährstoffzufuhr von der Frau zum Feten und den Abtransport von Abbaustoffen in die umgekehrte Richtung verbessert. Die Plazenta erreicht in der 18. bis 20. Schwangerschaftswoche ihre endgültige Form. Sie nimmt bis zum Ende der Schwangerschaft an Umfang zu, und wiegt bei der Geburt schließlich etwa 500 Gramm.

Entwicklung des Embryos

Der Embryo ist etwa zehn Tage nach der Befruchtung in der Blastozyste erkennbar. Kurz danach setzt die Entwicklung jenes Bereichs ein (Neuralleiste), der einmal Gehirn und Rückenmark bilden wird, und um den 16. bis 17. Tag herum die des Herzens und der großen Blutgefäße. Am 20. Tag beginnt das Herz, Flüssigkeit durch die Blutgefäße zu pumpen, und am 21. Tag erscheinen die ersten fetalen

Von der Eizelle zum Embryo

Einmal im Monat gibt ein Eierstock eine Eizelle in den Eileiter frei. Nach dem Geschlechtsverkehr wandern die Spermien von der Scheide durch den Gebärmutterhals und die Gebärmutter in die Eileiter, wo ein Spermium dann die Eizelle befruchten kann. Die befruchtete Eizelle (Zygote) teilt sich mehrmals auf ihrem Weg die Eileiter hinunter zur Gebärmutter. Zuerst entwickelt sich die Zygote zu einem massiven kugeligen Zellhaufen, dann zur Blastozyste, eine einreihige Zellage mit zentraler Höhle. Im Innern der Gebärmutter nistet sich die Blastozyste in die Gebärmutterwand ein, um sich hier zum Embryo und der Plazenta weiterzuentwickeln.

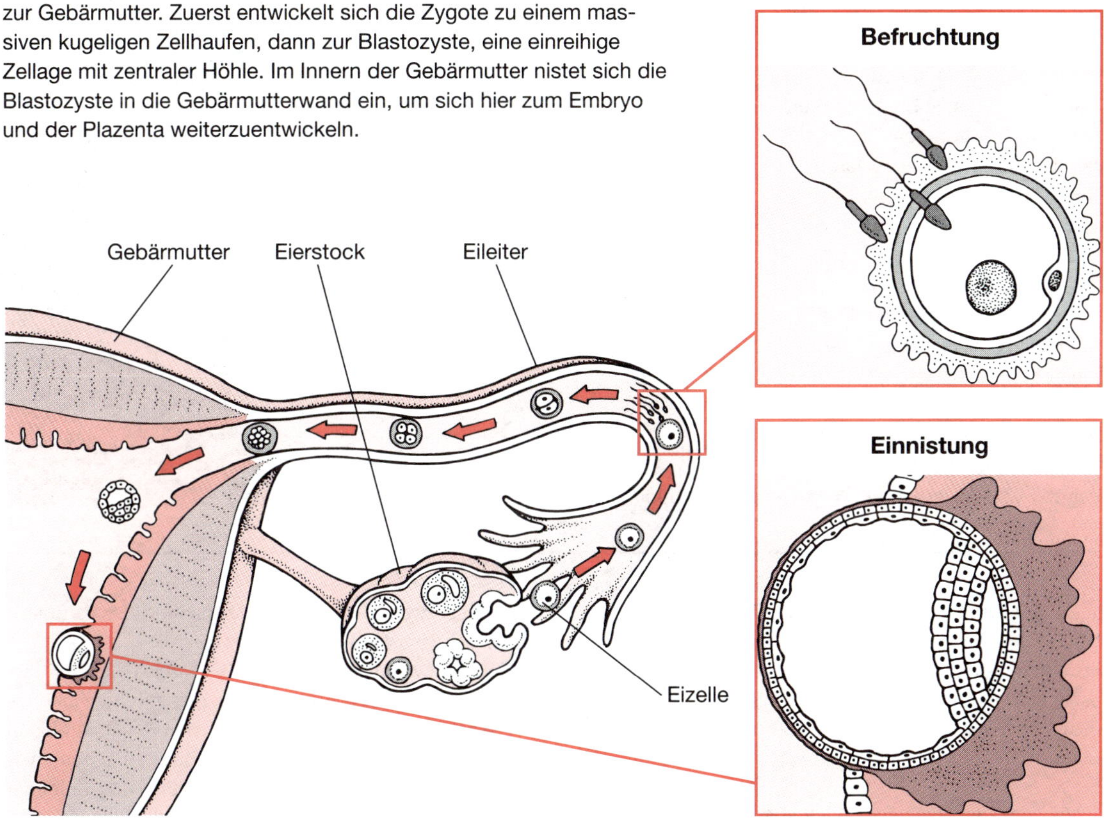

roten Blutkörperchen. Kurz danach entwickeln sich im gesamten Embryo und in der Plazenta Blutgefäße. Bis zur 12. Schwangerschaftswoche (etwa zehn Wochen nach der Befruchtung) ist die Organentwicklung abgeschlossen, mit Ausnahme von Gehirn und Rückenmark, des zentralen Nervensystems also, das sich während der gesamten Schwangerschaft weiterentwickelt. Die meisten Fehlbildungen entstehen in den ersten zwölf Schwangerschaftswochen, während der Organbildungsphase, in denen Einflüsse von außen, wie Medikamente oder z. B. Rötelnviren, den Embryo besonders stark schädigen können. Deshalb sollte während der ersten zwölf Schwangerschaftswochen jede Impfung oder Medikamentengabe vermieden werden, es sei denn, sie ist zum Schutz der Frau unerläßlich. Medikamente, die bekanntermaßen Fehlbildungen verursachen, dürfen während dieses Zeitraums nicht eingenommen werden. ▲

▲ Siehe Seite 1163

Plazenta und Embryo von acht Wochen

Die sich entwickelnde Plazenta bildet feine Fortsätze, sogenannte Zotten, die sich in die Gebärmutterwand ausdehnen. In den Zotten entwickeln sich die Blutgefäße des Embryos, die ihren Weg durch die Nabelschnur nehmen. Eine dünne Haut trennt das embryonale Blut in den Zotten von dem der Mutter, das durch den intervillären Raum fließt. Damit ist der Stoffaustausch zwischen dem mütterlichen und dem embryonalen Blut gewährleistet.

Der Embryo schwimmt in einer Flüssigkeit (Fruchtwasser), die in der Fruchtblase enthalten ist. Das Fruchtwasser bietet dem Embryo Raum zum ungehinderten Wachstum und schützt vor Verletzungen.

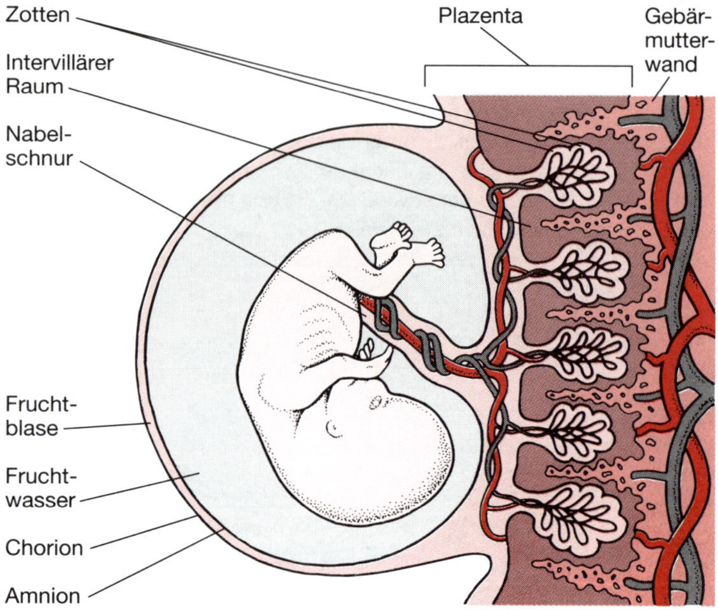

Zunächst sitzt der sich entwickelnde Embryo auf einer Seite der Gebärmutterhöhle. Nach zwölf Wochen ist der Fetus – so nennt man das sich entwickelnde Kind ab der 8. Schwangerschaftswoche – so groß geworden, daß er die gesamte Gebärmutter ausfüllt.

Schwangerschaftsdauer

Das Schwangerschaftsalter wird gewöhnlich in Wochen berechnet, Stichtag ist der erste Tag der letzten Regelblutung. Weil der Eisprung aber meist etwa zwei Wochen nach dem ersten Tag der Regelblutung stattfindet und die Befruchtung gewöhnlich kurz nach dem Eisprung, ist der Embryo etwa zwei Wochen jünger als die angegebene Zahl von Schwangerschaftswochen. Anders ausgedrückt: Eine Frau in der vierten Schwangerschaftswoche trägt einen zwei Wochen alten Embryo. Bei unregelmäßigen Zyklen kann diese Differenz entsprechend größer oder geringer sein. Gewöhnlich geht man davon aus, daß eine Frau zwei Wochen nach Ausbleiben der Periode in der 6. Schwangerschaftswoche ist.

Eine Schwangerschaft dauert im Durchschnitt 266 Tage (38 Wochen) vom Zeitpunkt der Empfängnis oder 280 Tage (40 Wochen) vom ersten Tag der letzten Regelblutung an. Der errechnete Geburtstermin ergibt sich, indem man vom ersten Tag der letzten Regelblutung drei Kalendermonate zurückrechnet und ein Jahr und sieben Tage hinzuaddiert. Lediglich zehn Prozent oder weniger der Schwangeren gebären zu dem errechneten Termin. Innerhalb einer Woche um den Termin sind es schon 50 Prozent, und innerhalb von zwei Wochen vor oder nach dem Termin fast 90 Prozent. Deshalb gilt es als völlig normal, wenn die Geburt zwei Wochen vor oder nach dem errechneten Termin stattfindet.

Die Schwangerschaft wird in drei Abschnitte à drei Monate unterteilt. Das erste Trimenon dauert von der 1. bis zur 12. Schwangerschaftswoche, das zweite Trimenon von der 13. bis 24. Schwangerschaftswoche und das dritte Trimenon von der 25. Schwangerschaftswoche bis zur Geburt.

Feststellen der Schwangerschaft

Ist die Periode bei einer Frau mit sonst regelmäßigem Zyklus eine Woche oder zwei überfällig, kann der Grund eine Schwangerschaft sein. In der Frühschwangerschaft kann die Vergrößerung der Brust und Übelkeit mit gelegentlichem Erbrechen auf eine Schwangerschaft hinweisen. Die Vergrößerung der Brust beruht auf einem erhöhten Spiegel an weiblichen Geschlechtshormonen – vor allem an Östrogen, aber auch Progesteron. Übelkeit und Erbrechen werden möglicherweise durch Östrogen und Human-Choriongonadotropin (HCG) verursacht. Diese beiden schwangerschaftserhaltenden Hormone werden vom zehnten Tag nach der Befruchtung in wachsender Menge von der Plazenta gebildet. Viele Frauen fühlen sich in dieser Zeit ungewöhnlich müde, und manche stellen fest, daß ihr Bauch aufgedunsen ist.

Bei einer Schwangeren ist der Gebärmutterhals weicher als gewöhnlich und die Gebärmutter ungleichmäßig aufgelockert und vergrößert. Durch das vermehrte Blutvolumen sehen Scheide und Gebärmutterhals bläulich bis violett aus. Bei der Untersuchung sind diese Schwangerschaftszeichen erkennbar.

Die Schwangerschaft läßt sich normalerweise mit einem Blut- oder Urintest nachweisen. Mit dem ELISA-Schwangerschaftstest (Abkürzung für: **e**nzyme-**l**inked **i**mmuno**s**orbent **a**ssay) lassen sich selbst geringe Konzentrationen von Human-Choriongonadotropin (HCG) im Urin schnell und leicht nachweisen. Einige der empfindlichsten Schwangerschaftstests können in einer halben Stunde sogar so geringe HCG-Konzentrationen nachweisen, wie sie eineinhalb Wochen nach der Befruchtung vorliegen. Andere, noch empfindlichere Tests, die ebenfalls auf dem Nachweis von HCG beruhen, können bereits wenige Tage nach der Befruchtung eine Schwangerschaft feststellen, noch bevor die Regel überhaupt ausbleibt. Im Laufe der ersten 60 Tage einer normalen Schwangerschaft verdoppelt sich die HCG-Konzentration ungefähr jeden zweiten Tag.

Die Gebärmutter nimmt während der gesamten Schwangerschaft an Umfang zu. In der 12. Schwangerschaftswoche dehnt sie sich über das Becken hinaus in den Bauchraum aus und ist zu tasten, wenn der Unterleib untersucht wird. In der 24. Schwangerschaftswoche erreicht die vergrößerte Gebärmutter Nabelhöhe und in der 36. Schwangerschaftswoche den unteren Rippenbogen.

Andere deutliche Zeichen einer Schwangerschaft sind:

- Kindliche Herztöne. Sie lassen sich in der 18. bis 20. Schwangerschaftswoche mit einem Spezialstethoskop und schon in der 10. bis 12. Schwangerschaftswoche mit einem Doppler-Ultraschallgerät nachweisen.
- Kindsbewegungen. Die Frau kann die Bewegungen gewöhnlich in der 16. bis 20. Schwangerschaftswoche fühlen. Frauen, die schon einmal geboren haben, spüren die Bewegungen meist früher als Erstgebärende.
- Eine vergrößerte Gebärmutter. Die Gebärmuttervergrößerung ist bereits etwa in der 6. Schwangerschaftswoche mit Ultraschall deutlich erkennbar. Der Herzschlag des Feten ist frühestens ab der 6. Schwangerschaftswoche zu sehen und läßt sich bei mehr als 95 Prozent der Feten in der 8. Schwangerschaftswoche nachweisen.

Körperliche Veränderungen während der Schwangerschaft

Die Schwangerschaft verursacht viele Veränderungen im gesamten Körper, die sich nach der Geburt größtenteils zurückbilden.

Herz und Kreislauf

Während der Schwangerschaft steigt das Blutvolumen, das das Herz jede Minute pumpt (Herzzeitvolumen), um 30 bis 50 Prozent an. Dieser Anstieg beginnt um die 6. Schwangerschaftswoche herum und erreicht zwischen der 16. und 28. Woche (meist um die 24. Woche) seinen Höhepunkt. Mit dem erhöhten Herzzeitvolumen steigt auch der Ruhepuls von normal 70 Schlägen pro Minute auf 80 bis 90 Schläge pro Minute an. Nach der 30. Schwangerschaftswoche kann das Herzzeitvolumen leicht abnehmen, da jetzt die vergrößerte Gebärmutter auf die Venen drückt, die das Blut von den Beinen zum Herzen zurücktransportieren. Während der Wehen steigt das Herzzeitvolumen jedoch nochmals um 30 Prozent an. Nach der Geburt fällt es zunächst schnell auf einen Wert von 15 bis 20 Prozent über dem normalen Wert vor der Schwangerschaft und nimmt dann über die nächsten Wochen langsam weiter ab, bis etwa sechs Wochen nach der Geburt ein Wert wie vor der Schwangerschaft erreicht ist.

Der Anstieg des Herzzeitvolumens ist wahrscheinlich durch Veränderungen in der Blutversorgung der Gebärmutter bedingt. Mit zunehmender Größe und Entwicklung des Feten wird die Gebärmutter mit mehr Blut versorgt. Am Ende der Schwangerschaft macht die Durchblutung der Gebärmutter etwa ein Fünftel der gesamten mütterlichen Blutversorgung aus.

Körperliche Aktivität verursacht bei Schwangeren einen größeren Anstieg von Herzzeitvolumen, Puls und Atemminutenvolumen als bei Nichtschwangeren. Röntgenuntersuchungen und Elektrokardiographie zeigen eine Reihe von Veränderungen am Herzen. Bestimmte Herzgeräusche und gelegentlich auch Rhythmusstörungen können auftreten. Alle diese Veränderungen sind in der Schwangerschaft jedoch normal. Es gibt allerdings auch behandlungsbedürftige Herzrhythmusstörungen.

Der Blutdruck sinkt im zweiten Schwangerschaftsdrittel normalerweise, kann im dritten Trimenon aber wieder normale Werte erreichen.

Während das Blutvolumen im Kreislauf in der Zeit der Schwangerschaft um 50 Prozent ansteigt, nimmt die Zahl der roten Blutkörperchen, die Sauerstoff durch den Körper transportieren, jedoch nur um 25 Prozent zu. Die Gründe hierfür sind nicht bekannt. Die Zahl der infektabwehrenden weißen Blutkörperchen nimmt während der Schwangerschaft leicht, während der Wehen und an den ersten Tagen nach der Geburt dagegen deutlich zu.

Nieren

Genau wie das Herz müssen auch die Nieren während der Schwangerschaft mehr arbeiten. Sie müssen ein um 30 bis 50 Prozent erhöhtes Blutvolumen filtern. Diese Filtrationsrate erreicht zwischen der 16. und 24. Schwangerschaftswoche ihren Gipfel und bleibt bis kurz vor der Geburt, wenn die Blutzufuhr durch den Druck der vergrößerten Gebärmutter leicht eingeschränkt ist, auf diesem Wert.

Die Nierenfunktion ist normalerweise im Liegen erhöht und im Stehen verringert. Dieser Unterschied ist in der Schwangerschaft stärker – ein Grund, warum Schwangere nachts häufiger zur Toilette müssen. In der Spätschwangerschaft ist die Nierenfunktion in der Seitenlage noch deutlich höher als in der Rückenlage. In der Seitenlage verringert sich der Druck, mit dem die Gebärmutter auf die Venen drückt, die Blut aus den Beinen abtransportieren. Das wiederum verbessert die Durchblutung und steigert die Funktion von Nieren und Herz.

Lunge

Durch den Raum, den die vergrößerte Gebärmutter einnimmt, und die gesteigerte Progesteronproduktion ändert sich während der Schwangerschaft die Funktion der Lunge. Da Mutter und Kind mehr Sauerstoff benötigen, atmet die Frau schneller und tiefer. Ihr Brustumfang nimmt leicht zu. Die Schleimhäute der Atemwege sind besser durchblutet und etwas verlegt. Gelegentlich verengt sich der Nasen-Rachen-Raum, dadurch verstopft die Nase, und die Eustachische Röhre (die Röhre, die das Mittelohr mit dem Nasen-Rachen-Raum verbindet) schließt sich vorübergehend. Die Tonlage und die Qualität der Stimme können sich leicht verändern. Praktisch jede schwangere Frau kommt bei körperlicher Anstrengung, vor allem gegen Ende der Schwangerschaft, stärker als sonst außer Atem.

Verdauungstrakt

Mit dem Fortschreiten der Schwangerschaft drückt die sich vergrößernde Gebärmutter stärker gegen den Mastdarm und den unteren Teil des Enddarms; das kann Verstopfung verursachen. Die Verstopfung kann sich dadurch verschlimmern, daß der schwangerschaftsbedingt erhöhte Progesteronspiegel die unwillkürlichen, wellenförmig verlaufenden Muskelkontraktionen im Darm, die normalerweise eine schnelle Passage der Nahrung garantieren, verlangsamt. Sodbrennen und Aufstoßen kommen häufig vor, möglicherweise durch eine verzögerte Magenentleerung und eine Lockerung bzw. Erschlaffung des ringförmigen Schließmuskels am unteren Ende der Speiseröhre (Sphinkter) und dem damit verbundenen Rückfluß von Mageninhalt. Magengeschwüre sind in der Schwangerschaft dagegen eher ungewöhnlich, bereits bestehende bessern sich sogar häufig, da weniger Magensäure produziert wird.

Gallenblasenerkrankungen kommen etwas häufiger vor. Und auch später im Leben erkranken Frauen, die einmal schwanger gewesen sind, häufiger an Gallenerkrankungen als Frauen, die nie schwanger waren.

Haut

Beim Chloasma bzw. Melasma handelt es sich um eine fleckige, bräunliche Pigmentierung, die auf der Stirn und über den Wangenknochen auftreten kann. Auch die Haut im Bereich der Brustwarzen (Warzenhof) und über der Mittellinie des Bauches kann sich stärker färben.

Außerdem können kleine spinnenähnliche Blutgefäße auftreten, sogenannte Gefäßspinnen (Spider naevi), meist oberhalb der Taille, und dünnwandige, erweiterte Kapillaren, vor allem an den Unterschenkeln.

Hormone

Die Schwangerschaft wirkt sich praktisch auf die gesamte Hormonlage aus. Die Plazenta produziert verschiedene schwangerschaftserhaltende Hormone. Das wichtigste Schwangerschaftshormon, das Human-Choriongonadotropin, verhindert, daß die Eierstöcke weitere Eizellen freisetzen, und regt sie an, die zum Erhalt der Schwangerschaft nötigen großen Mengen Östrogen und Progesteron zu produzieren. Die Plazenta produziert außerdem ein

Hormon, das die Schilddrüsenfunktion der Frau steigert. Eine gesteigerte Schilddrüsenfunktion verursacht Herzklopfen, vermehrtes Schwitzen und Stimmungsschwankungen sowie eine möglicherweise vergrößerte Schilddrüse.▲ Eine echte Schilddrüsenüberfunktion kommt jedoch bei weniger als einem Prozent der Schwangeren vor.

Die Plazenta produziert auch ein melanozytenstimulierendes Hormon, das für die stärkere Pigmentierung der Haut verantwortlich ist, und sie kann ein Hormon bilden, das den Spiegel der Nebennierenrindenhormone ansteigen läßt. Sie sind wahrscheinlich dafür verantwortlich, daß sich auf dem Bauch rötliche »Striche« bilden, die bekannten Schwangerschaftsstreifen.

Da der Insulinbedarf während der Schwangerschaft erhöht ist, produziert die Bauchspeicheldrüse entsprechend mehr Insulin. Deshalb kann sich ein bereits bestehender Diabetes in der Schwangerschaft verschlimmern. Daneben kann sich ein Diabetes aber auch erst in der Schwangerschaft entwickeln, man spricht hier vom sogenannten Schwangerschaftsdiabetes.■

Schwangerenbetreuung

Manche Frauen lassen sich bereits vor einer Schwangerschaft ärztlich untersuchen, um schon im Vorfeld nach eventuellen Grundkrankheiten suchen zu lassen. Der Arzt wird dann über die Gefahren aufklären, die mit dem Konsum von Nikotin, Alkohol und Medikamenten während der Schwangerschaft verbunden sind. Auch die Ernährung sowie soziale und medizinische Probleme können zu diesem Zeitpunkt zur Sprache kommen.

Alle Frauen sollten sich zwischen der 6. und 8. Schwangerschaftswoche, also wenn die Periode zwei bis vier Wochen überfällig ist, untersuchen lassen, damit das Schwangerschaftsalter früh geschätzt und der Geburtstermin möglichst genau bestimmt werden kann. Der Arzt wird dann den »Mutterpaß« ausstellen, in den er die Ergebnisse der Untersuchungen einträgt, die er im Verlauf der Schwangerschaft macht.

Die Erstuntersuchung fällt immer sehr gründlich aus. Körpergewicht, -größe und Blutdruck werden gemessen. Hals, Schilddrüse, Brüste, Bauch, Arme und Beine werden abgetastet bzw. untersucht, Herz und Lunge mit dem Stethoskop abgehorcht. Größe und Lage der Gebärmutter werden registriert. Die Beckenweite wird bestimmt, um abschätzen zu können, ob der Beckenausgang für die Geburt des Kindes groß genug ist.

Es wird eine Blutprobe entnommen, um ein großes Blutbild zu erstellen. Gesetzlich vorgeschrieben ist, daß die Blutgruppe und der Rh-Faktor bestimmt werden. Es muß auf Syphilis geprüft und der Rötelnantikörper-Titer bestimmt werden. Andere Tests haben die Krankenkassen in ihr Untersuchungsprogramm aufgenommen. Dazu gehört der Test auf Chlamydieninfektionen und Hepatitis. Ein HIV-Test (das Aids verursachende Virus) kann gemacht werden.

Routinemäßig gehören zur Erstuntersuchung umfassende Urinuntersuchungen sowie ein Krebsabstrich aus dem Gebärmutterhals (Papanicolaou-Test★). Bei Frauen mit einem hohen Risiko, ein Kind mit angeborenen Fehlbildungen zu bekommen, kann eine vorgeburtliche Untersuchung durchgeführt werden.● Weiß der Arzt von einer Herz- oder Lungenerkrankung, könnte er eine Röntgenaufnahme der Brust veranlassen. Sonst muß während der ersten zwölf Schwangerschaftswochen jegliche Strahlenbelastung vermieden werden, da der Fetus extrem empfindlich auf Röntgenstrahlen reagiert. Ist eine Röntgenaufnahme unumgänglich, muß der Unterleib der Frau mit einer Bleischürze oder ähnlichem abgedeckt werden, um den Fetus zu schützen.

Frauen, die übergroße Kinder geboren haben oder aus ungeklärten Gründen eine Fehlgeburt hatten, die Zucker im Urin oder einen nahen Verwandten mit Diabetes haben, sollten zu Beginn des zweiten Trimenons mit einem Glukosebelastungstest auf Diabetes geprüft werden. In der 28. Woche sollte bei allen Schwangeren ein Suchtest auf Diabetes durchgeführt werden.

Zwischen der 16. und 18. Schwangerschaftswoche kann die Konzentration an Alpha-Fetoprotein, ein vom Fetus produzierter Eiweißstoff, im Serum der Frau bestimmt werden. Ein erhöhter Wert kann auf Spina bifida beim Fetus oder eine Mehrlingsschwangerschaft hindeuten. Genausogut kann aber auch das Schwangerschaftsalter falsch datiert sein. Ein verringerter Wert deutet auf Chromosomenanomalien hin.

Ultraschall ist das sicherste bildgebende Verfahren in der Geburtshilfe. Im Rahmen der Mutterpaß-Vorsorgeuntersuchungen sind drei Routine-Ultraschalluntersuchun-

▲ Siehe Seite 1160

■ Siehe Seite 1159

★ Siehe Seite 1068

● Siehe Seite 1125

gen vorgesehen: die erste zwischen der 9. und 12. Schwangerschaftswoche, die zweite in der 19. bis 22. und die dritte in der 29. bis 32. Schwangerschaftswoche.

Eine Schwangerschaft läßt sich bereits in der dritten Woche nach dem Eisprung mit Ultraschall nachweisen, und mit ihr kann man das Wachstum des Kindes bis zur Geburt kontrollieren. Mit Hilfe von hochauflösenden Ultraschallaufnahmen lassen sich sogar die Bewegungen des Kindes, seine Herzaktionen und Atembewegungen erkennen. Diese Bilder geben dem Arzt wertvolle Informationen und können eine ängstliche Frau beruhigen.

Vor der Ultraschalluntersuchung, vor allem in der Frühschwangerschaft, muß die Frau viel trinken, da eine volle Blase die Gebärmutter aus dem kleinen Becken heraushebt und damit die Darstellung des Fetus erleichtert. Wird die Ultraschalluntersuchung von der Scheide aus durchgeführt, braucht die Blase nicht voll zu sein. Auf diese Weise kann eine Schwangerschaft noch früher nachgewiesen werden als mit der Ultraschalluntersuchung durch den Bauch hindurch.

Mit einer Ultraschalluntersuchung läßt sich der Empfängnistermin auch dann bestimmen, wenn die Frau und der Arzt unsicher sind. Am genauesten läßt sich das Alter der Schwangerschaft in den ersten zwölf Schwangerschaftswochen bestimmen und dann wieder zwischen der 18. und 20. Woche.

Mit der Ultraschalluntersuchung kann man prüfen, ob der Fetus normal wächst; man kann seine Größe und Lage ermitteln. Sie empfiehlt sich, um festzustellen, wie das Herz des Kindes arbeitet oder wie die Atembewegungen sind; eine Mehrlingsschwangerschaft wird sichtbar, und der Arzt kann sehen, wo die Plazenta sitzt – und registriert auch eine falsche Lage, wie bei der Placenta praevia. Schließlich wird mit Ultraschall auch die Nadelführung aller Untersuchungsverfahren kontrolliert: bei der Fruchtwasseruntersuchung (Amniozentese), um genetische Schäden oder die Lungenreife des Kindes festzustellen, und wenn das ungeborene Kind eine Bluttransfusion bekommt.

Gegen Ende der Schwangerschaft kann die Ultraschalluntersuchung dem Arzt bei der Entscheidung helfen, ob ein Kaiserschnitt notwendig ist.

Zu Beginn der Schwangerschaft finden die Vorsorgeuntersuchungen alle vier Wochen statt, später alle zwei Wochen und vor der Geburt wöchentlich. Bei jeder Untersuchung wird die Frau gewogen und ihr Blutdruck gemessen. Größe und Gestalt der Gebärmutter werden ermittelt, um zu beurteilen, ob das Kind wächst und sich normal entwickelt. Der Urin wird auf Eiweiß und Zucker untersucht. Zucker im Urin weist auf einen Diabetes hin, Eiweiß auf einen Schwangerschaftshochdruck. Die Knöchel der Frau werden auf Ödeme geprüft.

Ist die Schwangere Rh-negativ, muß ihr Blut auf Rh-Antikörper untersucht werden. Ist die Schwangere Rh-negativ und der Vater Rh-positiv, kann der Fetus Rh-positiv sein. ▲ Gelangt das Rh-positive Blut des Feten irgendwann im Verlaufe der Schwangerschaft in den mütterlichen Kreislauf, produziert die Mutter Rh-Antikörper, die wiederum in den Kreislauf des Kindes gelangen und dessen rote Blutkörperchen zerstören können. Dies kann beim Kind Gelbsucht und möglicherweise eine Hirnschädigung oder sogar den Tod zur Folge haben.

Eine durchschnittlich große Frau sollte während der Schwangerschaft 11 bis 14 kg an Gewicht zunehmen. Eine Zunahme von mehr als 16 kg ist zuviel und bedeutet Fettansatz sowohl beim Fetus als auch bei der Frau. Da sich die Frau in der Spätschwangerschaft nicht reduziert ernähren darf, sollte sie versuchen, in den ersten Monaten nicht schon allzuviel an Gewicht zuzulegen. Nimmt die Frau allerdings nicht zu, ist dies ein bedrohliches Zeichen, vor allem wenn die Gewichtszunahme insgesamt unter 4,5 kg bleibt. Dieses spricht dafür, daß sich der Fetus nicht richtig entwickelt; es tritt eine sogenannte fetale Wachstumsretardierung ein.

Manche Frauen nehmen besonders viel an Gewicht zu, weil sich in ihren Beinen Flüssigkeit ansammelt; dieses beruht auf einer Mangeldurchblutung in den Beinen im Stehen. Hier läßt sich leicht Abhilfe schaffen, indem sich die Frau zwei- oder dreimal täglich für 30 bis 45 Minuten auf die linke Seite legt.

Während der Schwangerschaft sollte die tägliche Kalorienzufuhr um 250 kcal erhöht werden, um die Ernährung des sich entwickelnden Kindes sicherzustellen. Der größte Teil dieser Zusatzkalorien sollte zwar aus Eiweiß bestehen, dennoch sollte die Kost insgesamt ausgewogen sein und viel frisches Obst, Gemüse und Vollkornprodukte enthalten. Ballaststoffreiche, zuckerfreie Getreideprodukte sind besonders empfehlenswert. Salz – am besten jodiertes – darf in Maßen konsumiert werden, stark gesalzene Nahrungsmittel oder solche, die Konservierungsmittel enthalten, sollten jedoch gemieden werden. Vor einer Abmagerungskur während der Schwangerschaft wird gewarnt. Das gilt sogar für stark übergewichtigte Schwangere, da eine

▲ Siehe Seite 1151

gewisse Gewichtszunahme notwendig ist, damit sich der Fetus regelgerecht entwickelt. Fasten schränkt die Nährstoffversorgung des Feten ein.

Medikamente sollten während der Schwangerschaft möglichst nicht eingenommen werden▲ – schon gar nicht ohne vorherige Rücksprache mit dem Arzt. Das gilt auch für rezeptfreie Arzneimittel und vor allem für die ersten drei Schwangerschaftsmonate. Bei einer vollwertigen Ernährung sind zwar keine Vitamin- oder Mineralstoffergänzungen erforderlich, doch um die Eisen- und Jodversorgung ist es meist schlecht bestellt.

Um den hohen Eisenbedarf von Mutter und Kind zu decken, der in der zweiten Schwangerschaftshälfte sogar noch zunimmt, muß die Frau mehr Eisen zuführen. Vor allem wenn die Frau bereits blutarm in die Schwangerschaft hineingeht, reichen die im Körper gespeicherten Eisendepots nicht für die gesamte Zeit. Solche Frauen brauchen in der Schwangerschaft ein Eisenpräparat. Dieses und in der fortgeschrittenen Schwangerschaft die Einnahme von Jodtabletten sind sehr anzuraten. Eisenpräparate können leichte Magen-Darm-Beschwerden und Verstopfung verursachen. Frauen, die schwanger werden wollen, sollten vorher schon Folsäuretabletten einnehmen.

Übelkeit und Erbrechen lassen sich lindern, indem die Frau ihr Ernährungsverhalten ändert, z. B. indem sie öfter und dafür weniger ißt, indem sie ißt, bevor sie hungrig wird, und leicht Verdauliches (z. B. Bouillon, Reis und Nudeln) statt schwerer, stark gewürzter Speisen bevorzugt. Gegen die Übelkeit helfen oft schon ein Zwieback und ein paar Schlucke eines kohlensäurehaltigen Getränks. Ein gebräuchliches Mittel bei Schwangerschaftserbrechen ist Meclozin. Sind Übelkeit und Erbrechen derart stark ausgeprägt oder anhaltend, daß sie Austrocknung, Gewichtsverlust oder andere Störungen zur Folge haben, kann es notwendig sein, daß die Frau in der Klinik intravenös Flüssigkeit verabreicht bekommt.■

Schwellungen bzw. Ödeme treten vor allem in den Beinen häufig auf. Auch Krampfadern in den Beinen und im Bereich um die Scheidenöffnung sind häufig und können Beschwerden verursachen. Die Kleidung sollte Taille und Beine nicht einengen. Stützstrümpfe und häufiges Hochlagern der Beine, am besten im Liegen auf der linken Seite, lassen die Beine in der Regel abschwellen.

Hämorrhoiden kommen ebenfalls oft vor; ihre Beschwerden lassen sich mit stuhlerweichenden Mitteln, örtlich betäubenden Gels und Salben und warmen Sitzbädern behandeln.

Rückenschmerzen gehören in verschiedenen Ausprägungen ebenfalls zu den häufigen Schwangerschaftsbeschwerden. Starke Belastungen für den Rücken sollten gemieden werden, ein leichtes Schwangerschaftsmieder könnte dagegen helfen. Schmerzen in dem Beckenknochen, der sich quer über den Unterbauch zieht (Symphyse oder Schambeinfuge), kommen nur gelegentlich vor.

Sodbrennen, das meist durch den Rückfluß von Mageninhalt in die Speiseröhre verursacht wird, läßt sich lindern, indem man nur kleine Mahlzeiten zu sich nimmt, sich anschließend nicht hinlegt und sich mehrere Stunden nach den Mahlzeiten nicht bückt. Auch die Einnahme von Antazida, außer Natron, kann helfen.

Müdigkeit ist weitverbreitet, vor allem in den ersten drei Schwangerschaftsmonaten und dann wieder in der Spätschwangerschaft.

Ultraschall: Überwachung des Kindes

Beim Ultraschall wird der Schallkopf, der Schallwellen produziert, auf den Unterbauch der Frau plaziert. Die Schallwellen durchdringen den Körper, und die inneren Organe reflektieren Echoimpulse, die in elektrische Impulse umgewandelt und wiederum auf dem Monitor dargestellt werden.

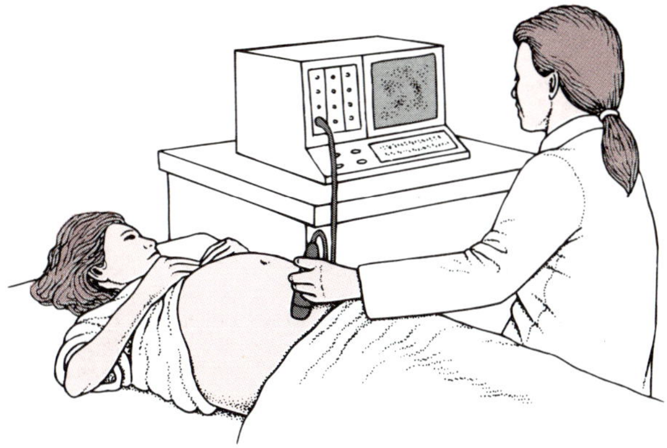

▲ Siehe Seite 1163

■ Siehe Seite 1154

Symptome, von denen der Arzt bald wissen sollte

- Anhaltende Kopfschmerzen
- Anhaltende Übelkeit und Erbrechen
- Schwindel
- Sehstörungen
- Schmerzen oder Krämpfe im Unterleib
- Wehen
- Blutungen aus der Scheide
- Abgang von Fruchtwasser
- Anschwellen von Händen oder Füßen
- Verminderte oder vermehrte Urinproduktion
- Jede Erkrankung oder Infektion

▲ Siehe Seiten 941 und 942

Viele Schwangere entwickeln einen stärkeren vaginalen Ausfluß, der meist nicht krankhaft ist. Trichomonaden- und Candida-Pilzinfektionen sind in der Schwangerschaft zwar häufig, aber problemlos zu behandeln. ▲ Eine bakterielle Vaginose kann dagegen vorzeitige Wehen auslösen und muß sofort behandelt werden.

Exzessiver Speichelfluß kann gelegentlich störend sein.

Viele Frauen sind sich unsicher, welche – wenn überhaupt – ihrer Aktivitäten sie in der Schwangerschaft einstellen sollen. Die meisten Frauen können ihre normalen Aktivitäten und gewohnten Sportübungen auch während der Schwangerschaft betreiben. Gegen Schwimmen und andere nicht zu anstrengende Sportarten ist nichts einzuwenden. Auch Reiten oder ähnliche kraftfordernde Aktivitäten sind möglich, wenn die Frau dabei vorsichtig ist. Das sexuelle Verlangen kann während der Schwangerschaft gesteigert oder vermindert sein. Geschlechtsverkehr ist während der gesamten Schwangerschaft erlaubt, sollte aber unterbleiben, wenn vaginale Blutungen, Schmerzen, Abgang von Fruchtwasser und vor allem Wehen auftreten.

Jede Schwangere sollte die Zeichen der einsetzenden Wehen kennen. Die wichtigsten Signale sind in regelmäßigen Abständen auftretende Krämpfe im Unterbauch und Rückenschmerzen. Frauen, die bereits mehrere rasche Geburten hinter sich haben, sollten den Arzt recht früh verständigen.

KAPITEL 244

Risikoschwangerschaft

Von einer Risikoschwangerschaft sprechen Ärzte, wenn die Frau, der Fetus oder das Neugeborene ein erhöhtes Erkrankungs- bzw. Sterberisiko hat.

Um eine Risikoschwangerschaft zu erkennen, sollten alle schwangeren Frauen daraufhin untersucht werden, ob es bei ihnen Störungen oder Merkmale (Risikofaktoren) gibt, die sie selbst oder den Fetus einem erhöhten Risiko aussetzen, während der Schwangerschaft zu erkranken oder zu sterben. Die Risikofaktoren können entsprechend dem Gefährdungsgrad mit einem Punktwert versehen werden. Wenn eine Schwangerschaft als Risikoschwangerschaft eingestuft wird, können Frauen, die medizinischen Beistand besonders nötig haben, mit zusätzlicher Aufmerksamkeit rechnen.

Frauen mit einer diagnostizierten Risikoschwangerschaft können in ein perinatales Zentrum überwiesen werden – perinatal bezeichnet den Zeitraum kurz vor, während und nach der Geburt. Ein solches Zentrum ist in der Regel mit einer geburtshilflichen Abteilung und einer Neugeborenen-Intensivstation ausgestattet, die der Frau und ihrem Kind die bestmögliche Versorgung garantieren. Durch die Behandlung in einem perinatalen Zentrum läßt sich das Risiko einer Frühgeburt▲ senken.

Die Zahl der Frauen, die im Zusammenhang mit der Schwangerschaft sterben, ist in den vergangenen Jahren kontinuierlich zurückgegangen. Die Säuglingssterblichkeit ist in den vergangenen 25 Jahren um 75 Prozent auf fünf von tausend zurückgegangen.

Einige Risikofaktoren liegen schon vor der Schwangerschaft vor, andere entwickeln sich erst in ihrem Verlauf.

Risikofaktoren vor der Schwangerschaft

Bevor eine Frau schwanger wird, kann sie bereits Merkmale oder Störungen aufweisen, die dann während der Schwangerschaft ein erhöhtes Risiko bedeuten. Außerdem ist für Frauen, die bereits bei einer früheren Schwangerschaft Probleme hatten, die Wahrscheinlichkeit größer, daß in einer nachfolgenden Schwangerschaft dieselbe Störung erneut auftritt.

Eigenschaften der Frau

Das Alter der Frau beeinflußt das mit der Schwangerschaft verbundene Risiko. Frauen, die jünger sind als 15 Jahre, entwickeln häufiger einen Schwangerschaftshochdruck (mit Eiweiß im Urin und Flüssigkeitsansammlung in den Geweben)■ und eine Eklampsie (Krampfanfälle im Rahmen eines Schwangerschaftshochdrucks). Außerdem bekommen sie häufiger untergewichtige oder mangelernährte Kinder. Bei Frauen, die älter sind als 35 Jahre, ist das Risiko erhöht, daß sie in der Schwangerschaft Bluthochdruck, Diabetes und gutartige Geschwülste der Gebärmutter (Myome) entwickeln, und sie haben häufiger eine Wehenschwäche. Das Risiko, ein Kind mit einer Chromosomenanomalie wie dem Down-Syndrom zu bekommen, steigt nach dem 35. Lebensjahr an.★ Frauen in dieser Altersgruppe können mit einer Chorionzottenbiopsie oder Amniozentese prüfen lassen, ob das Kind ein Down-Syndrom haben wird.●

Bei Frauen, die vor der Empfängnis weniger als 48 Kilogramm wiegen, ist das Kind oft für das Schwangerschaftsalter zu klein. Nehmen sie dann während der Schwangerschaft auch noch weniger als acht Kilogramm an Gewicht zu, erreicht dieses Risiko fast 30 Prozent. Umgekehrt haben übergewichtige Schwangere ein erhöhtes Risiko, sehr große Kinder zu bekommen sowie während der Schwangerschaft Bluthochdruck und Diabetes zu entwickeln.

Frauen, die kleiner sind als 147 cm, haben häufig ein schmales Becken und damit ein erhöhtes Risiko, vorzeitige Wehen und ein ungewöhnlich kleines Kind aufgrund einer intrauterinen Wachstumsverzögerung zu bekommen.

Probleme in einer vorausgegangenen Schwangerschaft

Für eine Frau, die dreimal hintereinander in den ersten drei Schwangerschaftsmonaten eine Fehlgeburt hatte, beträgt das Risiko für eine erneute Fehlgeburt etwa 35 Prozent. Aber auch nach einer Totgeburt zwischen dem vierten und achten Schwangerschaftsmonat oder bei vorzeitigen Wehen in einer früheren Schwangerschaft besteht in den folgenden Schwangerschaften ein erhöhtes Fehlgeburtrisiko. Vor einer erneuten Schwangerschaft sollten bei diesen Frauen Abweichungen der Chromosomen oder

▲ Siehe Seite 1174

■ Siehe Seite 1154

★ Siehe Kasten, Seite 1128

● Siehe Kasten, Seite 1131

Bewertung einer Risikoschwangerschaft

Ein Punktwert von 10 oder mehr deutet auf ein erhöhtes Risiko hin.

Risikofaktoren	Punktwert
Vor der Schwangerschaft	
Eigenschaften der Mutter	
35 Jahre oder älter bzw. 15 Jahre oder jünger	5
Gewicht unter 48 kg oder mehr als 90 kg	5
Probleme bei vorangegangenen Schwangerschaften	
Totgeburt	10
Tod des Neugeborenen	10
Frühgeburt	10
Für das Schwangerschaftsalter zu kleines Kind	10
Bluttransfusion beim Fetus oder Morbus haematolyticus neonatorum	10
Übertragung (Geburt nach der 42. Schwangerschaftswoche)	10
Wiederholte Fehlgeburten	5
Übergroßes Kind (mehr als 4500 g)	5
6 oder mehr vorausgegangene ausgetragene Schwangerschaften	5
Vorausgegangene Eklampsie (Krampfanfälle während der Schwangerschaft)	5
Kaiserschnitt	5
Vorausgegangener Schwangerschaftshochdruck (mit Eiweiß im Urin und Flüssigkeitsansammlung)	1
Vorausgegangenes Kind mit Geburtsfehlern	1
Strukturelle Fehlbildungen	
Doppelter Uterus	10
Gebärmutterhalsschwäche	10
Enges Becken	5

Risikofaktoren	Punktwert
Vor der Schwangerschaft (Fortsetzung)	
Innere Krankheiten	
Chronischer Bluthochdruck	10
Mittelschwere bis schwere Nierenerkrankung	10
Schwere Herzerkrankung	10
Insulinpflichtiger Diabetes	10
Sichelzellenanämie	10
Bedenklicher Krebsabstrich	10
Mittelschwere Herzerkrankung	5
Schilddrüsenerkrankung	5
Vorausgegangene Tuberkulose	5
Lungenerkrankung wie Asthma	5
Positive Befunde bei der Blutuntersuchung auf Syphilis oder HIV	5
Vorausgegangene Blaseninfektion	1
Familienanamnese mit Diabetes	1
Während der Schwangerschaft	
Drogen-, Genußmittel- und Medikamentenkonsum und Infektionen	
Medikamenten-, Drogen- und Alkoholkonsum	5
Virusinfektionen wie Röteln	5
Grippe (schwere)	5
Rauchen	1
Medizinische Komplikationen	
Mittelschwerer bis schwerer Schwangerschaftshochdruck	10
Leichter Schwangerschaftshochdruck	5
Niereninfektion	5

(Fortsetzung)

Bewertung einer Risikoschwangerschaft (Fortsetzung)

Risikofaktoren	Punktwert
Während der Schwangerschaft (Fortsetzung)	
Medizinische Komplikationen (Fortsetzung)	
Diätetisch behandelter Schwangerschaftsdiabetes	5
Schwere Anämie	5
Blaseninfektion	1
Leichte Anämie	1
Schwangerschaftskomplikationen	
Frau:	
Lagenanomalie der Plazenta (Placenta praevia)	10
Vorzeitige Plazentalösung	10
Zuviel oder zuwenig Fruchtwasser	10
Infektionen der Plazenta	10
Uterusruptur	10
Übertragung (Geburt nach der 42. Woche bzw. mehr als 2 Wochen über dem Termin)	10
Rh-Sensibilisierung gegen das kindliche Blut	5
Vaginale Schmierblutungen	5
Vorzeitige Wehen	5
Blasensprung (Abgang von Fruchtwasser) mehr als 12 Stunden vor der Geburt	5
Ungenügende oder verzögerte Erweiterung des Gebärmutterhalses	5
Mehr als 20 Stunden dauernde Wehentätigkeit	5
Mehr als 2 Stunden dauernde Preßwehen	5

Risikofaktoren	Punktwert
Während der Schwangerschaft (Fortsetzung)	
Schwangerschaftskomplikationen (Fortsetzung)	
Kurze Geburtszeit (weniger als 3 Stunden)	5
Kaiserschnitt	5
Aus medizinischen Gründen künstlich eingeleitete Wehen	5
Ohne medizinische Indikation künstlich eingeleitete Wehen	1
Kind:	
Dunkelgrünes, mit Kindspech (Mekonium) verunreinigtes Fruchtwasser	5
Ungewöhnliche Kindslage (z. B. Steißlage)	10
Geburt aus Steißlage mit viel medizinischer Hilfe	10
Mehrlingsgeburt (vor allem Drillinge oder mehr)	10
Langsamer oder sehr schneller Herzschlag	10
Nabelschnurvorfall	10
Geburtsgewicht von weniger als 2 500 g	10
Hellgrünes, mit Kindspech (Mekonium) verunreinigtes Fruchtwasser	5
Geburt mit Zange oder Saugglocke	5
Geburt aus Steißlage mit wenig medizinischer Hilfe	5
Vollnarkose der Mutter während der Geburt	5

Kleine Babys

- Ein **Frühgeborenes** ist ein Kind, das vor der 37. Schwangerschaftswoche zur Welt kommt.

- Ein **untergewichtiges Kind** wiegt bei der Geburt nach einer voll ausgetragenen Schwangerschaft 2500 g oder weniger.

- Ein **für das Schwangerschaftsalter zu kleines Kind** wiegt im Verhältnis zur jeweiligen Schwangerschaftszeit zuwenig.

- Ein **wachstumsverzögertes Kind** ist ein Kind mit intrauteriner Mangelentwicklung. Die harmonische Hypotrophie bezieht sich auf Gewicht und Länge. Ein Kind kann zu klein für das Schwangerschaftsalter oder mangelentwickelt oder beides sein.

der Hormone ausgeschlossen werden, Fehlbildungen der Gebärmutter und des Gebärmutterhalses, Bindegewebeerkrankungen wie Lupus erythematodes oder Immunreaktionen gegen den Feten, vor allem eine Rh-Unverträglichkeit. Ist die Ursache der Fehlgeburt gefunden, wird eventuell eine Behandlung möglich.

Eine Totgeburt oder der Tod des Neugeborenen kann auf eine Chromosomenanomalie beim Feten oder auf Diabetes, chronische Nieren- oder Gefäßerkrankungen, Bluthochdruck, Drogen- oder Medikamentenmißbrauch oder eine Bindegewebeerkrankung der Mutter wie Lupus erythematodes zurückzuführen sein.

Je mehr Frühgeburten eine Frau bereits hatte, desto größer ist ihr Risiko dafür auch in den nachfolgenden Schwangerschaften. Eine Frau, die ein Kind mit einem Gewicht von weniger als 1400 g geboren hat, hat in der nächsten Schwangerschaft ein Frühgeburtrisiko von 50 Prozent. Eine Frau mit einem wachstumsretardierten Neugeborenen hat für die nächste Schwangerschaft dafür ebenfalls ein erhöhtes Risiko. Deshalb sollte sie auf mögliche Ursachen für eine intrauterine Wachstumsverzögerung wie Bluthochdruck, Nierenerkrankung, unzureichende Gewichtszunahme, Infektionen, Rauchen und Alkoholmißbrauch hin untersucht werden.

Ein Neugeborenes mit einem Geburtsgewicht von mehr als 4500 Gramm kann auf einen Diabetes der Mutter hinweisen. ▲ Eine schwangere Diabetikerin hat ein erhöhtes Fehlgeburtrisiko, und es ist wahrscheinlicher, daß sie oder ihr Kind bei oder kurz nach der Geburt stirbt. Darum wird bei den Vorsorgeuntersuchungen routinemäßig der Blutzuckerspiegel bestimmt. Eine schwangere Diabetikerin muß immer in enger Zusammenarbeit mit dem behandelnden Diabetologen betreut werden.

Frauen mit sechs oder mehr vorausgegangenen Schwangerschaften haben öfter eine Wehenschwäche und Blutungen nach der Geburt aufgrund einer erschlafften Gebärmutter. Bei diesen Frauen kommen auch häufiger überstürzte Geburten vor, bei denen es ein Risiko für starke Vaginalblutungen gibt. Auch daß die Plazenta im unteren Anteil der Gebärmutter liegt, also vor dem Gebärmutterausgang (Placenta praevia), kommt bei ihnen öfter vor. Diese Störung kann Blutungen verursachen und macht, wenn die Plazenta den Gebärmutterhals verlegt, einen Kaiserschnitt erforderlich.

Eine Frau, die in einer vorausgegangenen Schwangerschaft ein Kind mit Morbus haemolyticus neonatorum geboren hat ■, hat dafür in der nachfolgenden Schwangerschaft ebenfalls ein erhöhtes Risiko. Wie schwer die Erkrankung beim vorausgegangenen Kind gewesen ist, gibt Aufschluß darüber, wie es beim nächsten Kind sein wird. Die Erkrankung entwickelt sich, wenn in einer Rh-negativen Frau ein Kind mit Rh-positivem Blut heranwächst und die Frau Antikörper gegen das Blut des Kindes entwickelt (Rh-Sensibilisierung). Sie zerstören dann die roten Blutkörperchen des Kindes. Bei diesem Problem müssen die Blutgruppen beider Elternteile bestimmt werden. Hat der Vater zwei Gene für Rh-positives Blut, werden seine Kinder alle Rh-positiv sein. Hat er lediglich ein Gen dafür, beträgt die Wahrscheinlichkeit, daß das Kind Rh-positiv wird, 50 Prozent. Diese Informationen braucht der Arzt, um für die nachfolgende Schwangerschaft die nötigen Vorsorgemaßnahmen ergreifen zu können. Bei der ersten Schwangerschaft mit einer solchen Rh-Unverträglichkeit gibt es normalerweise keine Probleme. Weil aber während der Geburt mütterliches und kindliches Blut miteinander in Kontakt kommen, produziert die Mutter dann Rh-Antikörper, durch die sich in der nächsten Schwangerschaft das Risiko für das Kind erhöht. Da Rh-negative Frauen, die ein Rh-positives Kind geboren haben, nach der Geburt allerdings in der

▲ Siehe Seite 1159

■ Siehe Kasten, Seite 1207

Regel $Rh_0(D)$-Immunglobulin gespritzt bekommen, um die Rh-Antikörper abzufangen, ist ein Morbus haemolyticus neonatorum recht selten.

Frauen mit einem Schwangerschaftshochdruck oder einer Eklampsie entwickeln, vor allem wenn sie ohnehin zu hohen Blutdruck haben, diese Störung häufig auch in der folgenden Schwangerschaft.

Nach der Geburt eines Kindes mit genetischen Schäden oder angeborener Fehlbildung sollte bei dem Kind – auch wenn es sich um eine Totgeburt handelte – und bei beiden Eltern eine Genanalyse durchgeführt werden, bevor die Frau erneut schwanger wird. Bei einer erneuten Schwangerschaft sollte dann mit Hilfe von Ultraschall, Chorionzottenbiopsie oder Amniozentese versucht werden festzustellen, ob sich das Ereignis wiederholen wird. ▲

Strukturelle Fehlbildungen

Strukturelle Fehlbildungen des Genitaltraktes wie eine doppelte Gebärmutter oder ein zu schwacher Gebärmutterhals, der den sich entwickelnden Fetus nicht halten kann (Zervixinsuffizienz), erhöhen das Fehlgeburtrisiko. Um diese Störungen nachzuweisen, können diagnostische chirurgische Eingriffe, Ultraschall oder Röntgenuntersuchungen erforderlich sein. Haben sich bei einer Frau wiederholt Fehlgeburten ereignet, werden diese Untersuchungen durchgeführt, bevor die Frau wieder schwanger wird.

Gebärmuttermyome (gutartige Geschwülste), die bei älteren Frauen häufiger vorkommen, können das Risiko für vorzeitige Wehen, Wehenprobleme, falsche Geburtslage des Kindes, Lageanomalien der Plazenta (Placenta praevia) und wiederholte Fehlgeburten erhöhen.

Innere Krankheiten

Bestimmte innere Krankheiten können die Frau und das ungeborene Kind gefährden. Die wichtigsten internistischen Komplikationen einer Schwangerschaft sind chronischer Bluthochdruck, Nierenerkrankung, Diabetes, schwere Herzerkrankung, Sichelzellenanämie, Schilddrüsenerkrankung, systemischer Lupus erythematodes und Blutgerinnungsstörungen. ■

Familiengeschichte

Wenn es in der Familie des Vaters oder der Mutter ein geistig zurückgebliebenes Kind oder eines mit einer Erbkrankheit gegeben hat, erhöht sich die Wahrscheinlichkeit, daß das Kind eine solche Störung bekommt. Auch Zwillingsschwangerschaften kommen familiär gehäuft vor.

Risikofaktoren während der Schwangerschaft

Eine Frau, von der man ursprünglich annahm, daß ihre Schwangerschaft problemlos verlaufen wird, kann im Verlauf der Schwangerschaft Veränderungen durchmachen, die ihr Risiko erhöhen. So kann sie beispielsweise teratogenen Stoffen wie Röntgenstrahlen, Chemikalien und Medikamenten ausgesetzt werden, die beim Kind Fehlbildungen verursachen können, und Infektionen oder innere Erkrankungen können den Schwangerschaftsverlauf komplizieren.

Arzneimittel oder Infektionen

Zu den Arznei- bzw. Genußmitteln, von denen bekannt ist, daß sie beim Kind Fehlbildungen verursachen, gehören Alkohol, Phenytoin, Triamteren, Trimethoprim, Lithium, Streptomyzin, Tetrazyklin, Thalidomid und Warfarin. ★ Infektionen, die angeborene Fehlbildungen verursachen können, sind Herpes-simplex-Infektionen, Virushepatitis, Grippe, Mumps, Röteln, Windpocken, Syphilis, Listeriose, Toxoplasmose und Infektionen, die durch das Coxsackie- oder Zytomegalievirus verursacht werden. Zu Beginn der Schwangerschaft wird die Frau gefragt, ob sie, seit sie schwanger ist, eines dieser Medikamente genommen bzw. eine dieser Infektionen gehabt hat. Das Kind und seine spätere Entwicklung betreffen besonders die Auswirkungen von Zigarettenrauchen, Alkoholkonsum und Drogenmißbrauch.

Zigarettenrauchen ist wahrscheinlich die häufigste Sucht bei Schwangeren. Trotz der zunehmenden öffentlichen Diskussion über die gesundheitliche Gefährdung durch Rauchen hat der Anteil der erwachsenen Raucherinnen bzw. der von Frauen, die mit einem Raucher zusammenleben, zugenommen. Junge Mädchen rauchen heute deutlich früher und mehr, sogar mehr als Jungen.

Obwohl Rauchen nicht nur der Frau, sondern auch dem Kind schadet, geben nur etwa 20 Prozent der Raucherinnen das Rauchen auf, wenn sie schwanger sind. Die schädlichste Auswirkung des Nikotinkonsums, die immer wieder beobachtet wird, ist ein verringertes Geburtsgewicht: je höher der Nikotinkonsum während der Schwangerschaft, desto geringer das Geburtsgewicht des Kindes. Diese Auswirkung scheint bei älteren Raucherinnen, deren Kinder

▲ Siehe Seite 1127

■ Siehe Seite 1156

★ Siehe Seite 1163

bei der Geburt ohnehin schon häufig weniger wiegen und kleiner sind, am stärksten ausgeprägt zu sein. Bei schwangeren Raucherinnen treten häufiger auf: Plazentakomplikationen, vorzeitiger Blasensprung, vorzeitige Wehen und Gebärmutterinfektionen. Auch Passivrauchen gilt es zu vermeiden, da es für den Fetus ähnlich schädlich ist.

Angeborene Fehlbildungen an Herz, Gehirn und im Gesicht treten bei Kindern von Raucherinnen häufiger auf als bei den von Nichtraucherinnen. Außerdem scheint es eine Verbindung zwischen dem Rauchen der Mutter und dem Risiko für einen plötzlichen Kindstod zu geben. Und schließlich bleiben Kinder von Raucherinnen gering, aber meßbar, im körperlichen Wachstum, in der intellektuellen Entwicklung und im Verhalten zurück. Diese Auswirkungen sollen auf das Kohlenmonoxid zurückzuführen sein, das die Sauerstoffversorgung der Körpergewebe verringert, und auf das Nikotin, das jene Blutgefäße verengt, die der Blutversorgung von Plazenta und Gebärmutter dienen.

Alkoholkonsum während der Schwangerschaft ist die wichtigste Ursache für Fehlbildungen des Kindes. Eine der wichtigsten Folgen von Alkoholkonsum in der Schwangerschaft ist das fetale Alkoholsyndrom. Kinder mit diesem Schaden wachsen vor und nach der Geburt nur langsam, haben Fehlbildungen im Gesicht, einen verkleinerten Schädel (Mikrozephalie), wahrscheinlich aufgrund eines zu geringen Gehirnwachstums, und ihr Verhalten entwickelt sich absonderlich. Das fetale Alkoholsyndrom ist die häufigste Ursache für geistige Behinderung.▲ Darüber hinaus kann Alkohol ein breites Spektrum von Störungen verursachen, das von Fehlgeburten bis hin zu schweren Verhaltensstörungen bei Säugling und Kind, wie antisozialem Verhalten und dem hyperkinetischen Syndrom, reichen. Diese Störungen können auch auftreten, ohne daß offensichtliche körperliche Fehlbildungen vorliegen.

Das Fehlgeburtrisiko verdoppelt sich in etwa, wenn die Schwangere erhebliche Mengen Alkohol trinkt. Das Geburtsgewicht von Kindern, deren Mutter in der Schwangerschaft getrunken hat, ist oft sehr niedrig. Das durchschnittliche Geburtsgewicht dieser Kinder wird auf etwa 1800 Gramm geschätzt, während es sonst bei etwa 3200 Gramm liegt.

Drogenabhängigkeit und Genußmittelmißbrauch in der Schwangerschaft kommen immer häufiger vor. Der Konsum von Haschisch oder Kokain steigt. Mit Hilfe der Dünnschichtchromatographie lassen sich Heroin, Morphium, Amphetamine, Barbiturate, Kodein, Kokain, Marihuana, Methadon und Phenothiazine im Urin nachweisen. Frauen, die sich Drogen intravenös injizieren, haben ein erhöhtes Risiko für Blutarmut, Blutinfektionen (Bakteriämie) oder Herzinnenhautentzündung (Endokarditis), Hautabszesse, Hepatitis, Venenentzündung, Lungenentzündung, Tetanus und sexuell übertragbare Krankheiten einschließlich Aids. Bei etwa zwei Dritteln der aidskranken Säuglinge oder Kinder sind die Mütter i.v.-drogenabhängig oder gehen der Prostitution nach. Diese Kinder haben gleichzeitig ein erhöhtes Risiko für andere sexuell übertragbare Krankheiten, Hepatitis und Infektionen. Außerdem kommen intrauterine Wachstumsverzögerungen und Frühgeburten in dieser Risikogruppe häufiger vor.

Der Hauptinhaltsstoff von Haschisch oder Marihuana, Tetrahydrocannabinol, passiert die Plazentaschranke und gefährdet das Kind. Es gibt zwar keinen Nachweis dafür, daß Marihuana angeborene Fehlbildungen oder fetale Wachstumsverzögerungen verursacht, doch Studienergebnisse deuten auf eine Verbindung zwischen starkem Marihuanakonsum und Verhaltensauffälligkeiten beim Baby hin.

Kokainmißbrauch während der Schwangerschaft verursacht dagegen ernsthafte Störungen bei Mutter und Kind. Außerdem nehmen Kokainanwenderinnen häufig auch noch andere Drogen, womit die Gefährdung noch wächst. Kokain stimuliert das zentrale Nervensystem, wirkt örtlich betäubend und verengt die Blutgefäße. Durch diese Gefäßverengung entsteht eine Minderdurchblutung, die beim Fetus zu Sauerstoffmangel führen kann. Die verminderte Blut- und Sauerstoffversorgung beim Fetus kann sich negativ auf das Wachstum verschiedener Organe auswirken und hat gewöhnlich Fehlbildungen im Skelett und einen Verschluß des Darmlumens (Darmatresie) zur Folge. Zu den Verhaltensauffälligkeiten, die bei Kindern von Kokainanwenderinnen vorkommen, gehören Hyperaktivität, unkontrollierbare Zittrigkeit sowie deutliche Lerndefizite, die bis ins fünfte Lebensjahr und länger andauern können.

Steigt bei einer Schwangeren plötzlich der Blutdruck stark an, bekommt sie Blutungen aufgrund einer vorzeitigen Plazentalösung oder stirbt das Kind aus unerklärlichem Grund, könnte eine Ursache Kokain sein. Bei 31 Prozent der Frauen, die während der gesamten Schwangerschaft Kokain gebrauchen, kommt es zu einer Frühgeburt, 19 Prozent der Kinder haben eine Wachstumsverzögerung, und bei 15 Prozent der Frauen löst sich die Plazenta vorzeitig. Wird der Kokainkonsum nach den ersten drei Schwangerschaftsmonaten eingestellt, besteht zwar immer noch ein erhöhtes Risiko für vorzeitige Wehen und eine vorzeitige Plazentalösung, das Kind scheint dann jedoch normal zu wachsen.

Medizinische Komplikationen

Wird in der Schwangerschaft erstmals ein Bluthochdruck festgestellt, läßt sich schwer bestimmen, ob er schwangerschaftsbedingt ist oder andere Ursachen hat. Die Hochdruckbehandlung in der Schwangerschaft ist problema-

▲ Siehe Seite 1210

tisch, der therapeutische Nutzen für die Mutter ist sorgfältig gegen die potentiellen Risiken für den Fetus abzuwägen. In der Spätschwangerschaft kann Bluthochdruck jedoch eine echte Gefahr für Mutter und Kind darstellen und bedarf in jedem Fall der sofortigen Behandlung.

Hatte die Frau in der Vergangenheit eine Harnweginfektion, sollte in der Frühschwangerschaft der Urin untersucht werden. Finden sich Bakterien, werden Antibiotika verordnet▲, um einer Niereninfektion, die mit vorzeitigen Wehen und vorzeitigem Blasensprung einhergehen kann, vorzubeugen.

Auch bakterielle Scheideninfektionen können in der Schwangerschaft vorzeitige Wehen oder einen vorzeitigen Blasensprung auslösen. Um das Risiko hierfür zu verringern, wird regelmäßig der pH-Wert in der Scheide bestimmt und mit Antibiotika und Milchsäure behandelt.

Fieber bzw. eine Temperatur von mehr als 39° Celsius in den ersten drei Schwangerschaftsmonaten erhöht das Risiko für eine Fehlgeburt und neurologische Schäden beim Kind. In der Spätschwangerschaft erhöht Fieber das Frühgeburtrisiko.

Jeder akute chirurgische Eingriff in der Schwangerschaft erhöht das Risiko für vorzeitige Wehen. Viele Störungen wie Blinddarmentzündung, Gallenblasenkoliken und Darmverschluß sind wegen der normalen schwangerschaftsbedingten Veränderungen im Bauchraum schwer zu diagnostizieren. Bis die Diagnose feststeht, sind sie deshalb häufig schon so weit fortgeschritten, daß das Risiko für die Frau, daran zu sterben, erhöht ist.

Schwangerschaftskomplikationen

Rh-Unverträglichkeit: Die Blutgruppen von Mutter und Fetus vertragen sich nicht miteinander. Diese Rh-Unverträglichkeit■ kann beim Kind einen Morbus haemolyticus neonatorum verursachen. Diese Krankheit kann sich nur dann entwickeln, wenn eine Rh-negative Frau und ein Rh-positiver Mann ein Kind mit Rh-positivem Blut bekommen und die Frau Antikörper gegen das Blut des Kindes produziert. Wenn die Frau Rh-negatives Blut hat, sollte ihr Antikörperstatus alle zwei Monate überprüft werden. Die Gefahr der Antikörperbildung ist nach jeder Blutungsepisode, bei der mütterliches und fetales Blut miteinander in Kontakt kommen, nach Amniozentese und Chorionzottenbiopsie sowie in den ersten 72 Stunden nach der Geburt erhöht, wenn das Kind Rh-positives Blut hat. In diesen Fällen und in der 28. Schwangerschaftswoche erhält die Mutter Rh_0(D)-Immunglobulin, das die Antigene an sich bindet.

Blutungen: Die häufigste Ursache für Blutungen in den letzten drei Schwangerschaftsmonaten sind eine Lageanomalie der Plazenta, vorzeitige Plazentalösung und Scheiden- oder Gebärmutterhalserkrankungen wie Infektionen. Frauen, die innerhalb dieses Zeitraums bluten, werden als Risikofrauen eingestuft, deren Risiko für Fehlgeburten, exzessive Blutungen oder dafür, während der Wehen oder der Geburt zu sterben, erhöht ist. Ultraschall, Inspektion des Gebärmutterhalses und ein Papanicolaou-Test helfen, die Blutungsursache herauszufinden.

Fruchtwasseranomalien: Befindet sich in der Fruchtblase zuviel Fruchtwasser, wird die Gebärmutter stark gedehnt und drückt auf das mütterliche Zwerchfell. Dies kann bei der Frau schwere Atemnot oder vorzeitige Wehen auslösen. Zuviel Fruchtwasser entwickelt sich meist bei schlecht eingestelltem Diabetes, bei Mehrlingsschwangerschaften, Blutgruppenunverträglichkeit oder kindlichen Fehlbildungen, vor allem Speiseröhrenverschluß (Ösophagusatresie), oder Verschlüssen, die auf Nervenstörungen beruhen. Bei etwa der Hälfte der Frauen ist unklar, warum sie zuviel Fruchtwasser haben. Zuwenig Fruchtwasser kommt meist bei angeborenen Harnweganomalien, Wachstumsretardierungen oder intrauterinem Fruchttod vor.

Vorzeitige Wehen: Vorzeitige Wehen sind häufig mit Gebärmutter- oder Gebärmutterhalsfehlbildungen, Blutungen, psychischem oder körperlichem Streß, Mehrlingsschwangerschaften oder vorausgegangenen Operationen an der Gebärmutter kombiniert. Auch wenn das Kind falsch liegt, etwa in der Steißlage, sich die Plazenta vorzeitig löst, Bluthochdruck oder zuviel Fruchtwasser auftritt, können vorzeitige Wehen einsetzen. Dasselbe gilt für Lungenentzündung, Niereninfektionen und Blinddarmentzündung. Etwa ein Drittel der Frauen mit vorzeitigen Wehen hat eine Gebärmutterinfektion, obwohl die Fruchtblase intakt ist.

Mehrlingsschwangerschaften: Mehrlingsschwangerschaften erhöhen das Risiko für fetale Fehlbildungen, Frühgeburten und Komplikationen bei der Geburt.

Übertragung: Bei einer Schwangerschaft, die über die 42. Schwangerschaftswoche hinaus andauert (Übertragung), sterben dreimal so viele Kinder bzw. werden tot geboren wie bei einer termingerechten Geburt. Das Kind wird mit Kardiotokographie (Aufzeichnung der Herzschlagfrequenz des Kindes und der Wehentätigkeit) und Ultraschall überwacht.

▲ Siehe Seite 1166

■ Siehe Seite 1151

Schwangerschaftskomplikationen

Die meisten Schwangerschaften verlaufen komplikationslos. Die Probleme, die auftreten, lassen sich in der Regel behandeln. Mögliche Komplikationen sind Fehlgeburt, eine Schwangerschaft außerhalb der Gebärmutter (Extrauterinschwangerschaft), Blutarmut, Rh- bzw. Blutgruppenunverträglichkeit, Lageanomalie der Plazenta, exzessives Erbrechen, Schwangerschaftshochdruck und Eklampsie, Hautausschläge sowie vorzeitige Wehen und vorzeitiger Blasensprung. ▲ Nach einer Fehlgeburt sind die meisten Frauen später in der Lage, eine Schwangerschaft normal auszutragen.

Fehl- und Totgeburt

Als Fehlgeburt (Spontanabort) wird der ungewollte Verlust des Feten vor der 28. Schwangerschaftswoche bezeichnet. Eine Totgeburt ist die Geburt eines nicht lebensfähigen Kindes nach der 20. Schwangerschaftswoche, dessen Tod nicht durch einen Eingriff von außen herbeigeführt worden ist.

Der Begriff Abort bezeichnet sowohl eine Fehlgeburt als auch ein willentlich herbeigeführtes vorzeitiges Ende der Schwangerschaft (Abortus artificialis).

Wenn das Neugeborene nach der Geburt spontan geatmet hat oder wenn sein Herz geschlagen hat, spricht man bei seinem Tod, egal, in welcher Schwangerschaftswoche die Geburt stattfand, vom Neugeborenentod.

Im Verlaufe der ersten 20 Schwangerschaftswochen bluten etwa 20 bis 30 Prozent der Frauen oder haben gelegentlich krampfartige Schmerzen. Etwa die Hälfte von ihnen erleidet eine Fehlgeburt.

Zirka 85 Prozent der Fehlgeburten treten in den ersten drei Schwangerschaftswochen auf und stehen meist in Verbindung mit Fehlbildungen beim Fetus. Die restlichen 15 Prozent treten während der 13. bis 20. Schwangerschaftswoche auf. Bei etwa zwei Dritteln von ihnen liegt die Ursache bei der Frau, bei den restlichen bleibt sie unbekannt. Viele Studien haben belegt, daß es keinen Zusammenhang gibt zwischen psychischen Störungen der Frau und Fehlgeburten.

Symptome und Diagnose

Einer Fehlgeburt gehen meist Schmierblutungen oder stärkere Blutungen sowie Scheidenausfluß voraus. Die Gebärmutter zieht sich zusammen, es entstehen krampfartige Schmerzen. Schreitet dieses Geschehen fort, werden Blutungen, Ausfluß und Krämpfe deutlich stärker. Schließlich wird ein Teil oder der gesamte Gebärmutterinhalt ausgestoßen.

Im Frühstadium einer Fehlgeburt läßt sich mit Hilfe von Ultraschall feststellen, ob der Fetus noch lebt. Diese Ultraschallbilder und weitere Tests geben nach einer Fehlgeburt Aufschluß darüber, ob das gesamte Schwangerschaftsgewebe ausgestoßen wurde.

Behandlung

Wenn der gesamte Gebärmutterinhalt ausgestoßen wurde (vollständiger bzw. kompletter Abort), ist keine weitere Behandlung nötig. Wurde jedoch nur ein Teil des Schwangerschaftsgewebes ausgestoßen (unvollständiger Abort), ist eine Saugkürettage ■ erforderlich, um die Gebärmutter vollständig zu leeren.

Stirbt der Fetus ab, bleibt aber in der Gebärmutter (verhaltene Fehlgeburt), müssen Fetus und Plazenta, meist mittels Saugkürettage, aus der Gebärmutter entfernt werden. Findet eine solche verhaltene Fehlgeburt bei einer weiter fortgeschrittenen Schwangerschaft statt (Spätabort), ist ein zweizeitiger Abort angezeigt. Dann wird zunächst der Muttermund mit Prostaglandinzäpfchen oder -gel aufgedehnt und anschließend die Gebärmutter instrumentell geleert.

Blutungen und krampfartigen Schmerzen innerhalb der ersten 20 Schwangerschaftswochen (drohende Fehlgeburt bzw. Abortus imminens) lassen sich meist schon allein mit Bettruhe mindern. Die Frau sollte möglichst nicht arbeiten und soviel wie möglich liegen. Auf Geschlechtsverkehr sollte verzichtet werden, obgleich keine Verbindung zwischen Sex und Fehlgeburten nachgewiesen ist. Hormone werden nicht gegeben, da sie zum einen meist unwirksam sind und zum anderen beim Kind Fehlbildungen verursachen können, vor allem am Herzen und an den Geschlechtsorganen.

▲ Siehe Seite 1174

■ Siehe Seite 1123

Eine Fehlgeburt kann drohen, wenn sich der Muttermund aufgrund einer Bindegewebeschwäche vorzeitig öffnet. Manchmal läßt sich diese Öffnung operativ mit Hilfe einer Zerklage schließen, die kurz vor der Geburt wieder entfernt wird.

Beim septischen Abort, einer sehr ernsten Infektion, müssen der Gebärmutterinhalt unverzüglich entfernt und hohe Dosen Antibiotika gegeben werden.

Extrauterinschwangerschaft

Eine Schwangerschaft, die sich außerhalb der Gebärmutter entwickelt – im Eileiter, Gebärmutterhalskanal, in Becken- oder Bauchhöhle.▲

Normalerweise gelangt die Eizelle, nachdem sie den Eierstock verlassen hat, in die Eileiteröffnung.■ Im Eileiter selbst wird sie durch winzig kleine, haarähnliche Zilien, die den Eileiter auskleiden, weitergeschoben und erreicht nach einigen Tagen die Gebärmutter. Normalerweise wird die Eizelle im Eileiter befruchtet, und die Einnistung findet in der Gebärmutter statt. Ist der Eileiter jedoch verlegt, z. B. aufgrund einer vorausgegangenen Infektion, kommt die Eizelle nur langsam voran oder bleibt gar stecken. Dann erreicht sie die Gebärmutter nicht, und es entsteht eine Extrauterinschwangerschaft.

Etwa eine von 100 oder 200 befruchteten Eizellen nistet sich außerhalb der Gebärmutter ein. Aus bislang noch ungeklärten Gründen nimmt die Zahl solcher Extrauterinschwangerschaften zu. Das Risiko dafür steigt, wenn die Frau eine Eileitererkrankung oder schon einmal eine Extrauterinschwangerschaft hatte und wenn bei ihr eine Sterilisation fehlgeschlagen ist, bei der die Eileiter unterbunden oder durchtrennt worden sind. Es ist zwar selten, daß sich trotz Intrauterinpessar eine Schwangerschaft einstellt, doch dann ist das Risiko für eine Extrauterinschwangerschaft auch erhöht.

Eine Extrauterinschwangerschaft kommt am häufigsten im Eileiter vor (Eileiterschwangerschaft), seltener in Gebärmutterhalskanal, Eierstock, Becken- oder Bauchhöhle. Eine Extrauterinschwangerschaft ist lebensbedrohlich und muß unverzüglich beendet werden.

▲ Siehe Seite 1151

■ Siehe Kasten, Seite 1133

Fehlgeburten – einige Begriffe

Frühe Fehlgeburt
Verlust des Feten vor der 12. Schwangerschaftswoche

Späte Fehlgeburt
Verlust des Feten zwischen der 12. und 20. Schwangerschaftswoche

Spontane Fehlgeburt
Verlust des Feten ohne instrumentellen Eingriff

Künstliche Fehlgeburt
Künstlich eingeleiteter Schwangerschaftsabbruch

Therapeutische Fehlgeburt
Entfernung des Feten, um das Leben oder die Gesundheit der Frau zu retten

Drohende Fehlgeburt
Blutungen oder krampfartige Schmerzen in den ersten 20 Schwangerschaftswochen als Hinweis auf eine Gefährdung des Feten

Unvermeidliche Fehlgeburt
Unerträgliche Schmerzen oder Blutungen und Öffnung des Muttermundes als Zeichen für den unausweichlichen Abgang des Feten

Unvollständige Fehlgeburt
Ausstoßung eines Teils des Gebärmutterinhaltes oder Blasensprung

Vollständige Fehlgeburt
Ausstoßung des gesamten Gebärmutterinhaltes

Häufige Fehlgeburt
Drei oder mehr aufeinanderfolgende Fehlgeburten (habitueller Abort)

Verhaltene Fehlgeburt
Zurückbehalten des abgestorbenen Fetus in der Gebärmutter über einen Zeitraum von vier Wochen oder länger

Septische Fehlgeburt
Infektion des Gebärmutterinhaltes vor, während oder nach einer Fehlgeburt

Komplikationen bei der Frau, die eine Fehlgeburt zur Folge haben können

Gebärmutterfehlbildungen

Schwäche des Gebärmutterhalses (Zervixinsuffizienz), der sich zu öffnen beginnt, wenn die Gebärmutter größer wird

Schilddrüsenunterfunktion

Infektionen, z. B. mit dem Zytomegalievirus oder Röteln

Kokain-, vor allem Crackkonsum

Nährstoffmangel

Symptome

Zu den Symptomen einer Extrauterinschwangerschaft gehören Schmierblutungen und krampfartige Schmerzen, gewöhnlich kurz nach Ausbleiben der erwarteten Regel. Diese Symptome entstehen dadurch, daß der Fetus sofort, wenn er abgestorben ist, mit der Gebärmutterschleimhaut ausgestoßen wird.

Stirbt der Fetus in einem frühen Entwicklungsstadium ab, wird der Eileiter nicht geschädigt. Je größer der Fetus jedoch ist, desto größer ist auch die Gefahr, daß die Eileiterwand aufreißt und es daraus blutet. Eine langsam stärker werdende Blutung verursacht Schmerzen und manchmal ein Druckgefühl im Unterleib aufgrund des Blutstaus. Eine plötzliche Blutung kann dagegen zu einem starken Blutdruckabfall und sogar zum Schock führen. Um die sechste bis achte Schwangerschaftswoche können plötzliche starke Schmerzen im Unterleib mit nachfolgender Ohnmacht auftreten. Dieses weist darauf hin, daß ein Eileiter zerrissen ist und es heftig in den Bauchraum hineinblutet.

Bei manchen Frauen entwickelt sich die Extrauterinschwangerschaft zum Teil in einem der beiden Eileiter, zum Teil in der Gebärmutter. Die üblichen Symptome sind krampfartige Schmerzen und Blutungen.

Diagnose und Behandlung

Der Verdacht auf eine Extrauterinschwangerschaft kommt auf, wenn Urin- und Bluttests eindeutig eine Schwangerschaft nachweisen, die Gebärmutter der Frau jedoch im Verhältnis zur errechneten Schwangerschaftszeit zu klein ist. Der Ultraschall zeigt, daß die Gebärmutter leer ist, und weist eventuell auch Blut im Becken- oder Bauchraum nach. Mit Hilfe eines Laparoskops (ein mit Glasfaseroptik ausgestattetes Rohr, das durch einen kleinen Einschnitt in den Bauchraum eingeführt wird) kann der Arzt die Extrauterinschwangerschaft direkt sehen.

Um die Diagnose zu bestätigen, kann eine Nadel durch das hintere Scheidengewölbe in die Beckenhöhle eingeführt und Blut abgezogen werden, das sich dort durch die Extrauterinschwangerschaft angesammelt hat.

Eine Extrauterinschwangerschaft muß in der Regel chirurgisch beendet werden. Bei einer Eileiterschwangerschaft wird der Eileiter gegebenenfalls eingeschnitten, und der Embryo und die Plazenta werden ausgeräumt. Der Eileiter wird offengelassen, damit die Wunde ohne Narben abheilen kann, die eine neuerliche Schwangerschaft erschweren würde. Manchmal wird der Eingriff durch ein Laparoskop vorgenommen. Nur selten ist der Eileiter so stark geschädigt, daß er nicht mehr repariert werden kann und entfernt werden muß.

Eine Eileiterschwangerschaft im Frühstadium, bei der noch kein Herzschlag beim Embryo festzustellen ist, wird nicht chirurgisch, sondern mit dem Medikament Methotrexat beendet.

Blutarmut

Blutarmut (Anämie) bedeutet, daß die Zahl der roten Blutkörperchen bzw. ihr Gehalt an Hämoglobin (das sauerstofftransportierende Eiweiß) deutlich geringer ist als normal.

Weil in der Schwangerschaft das Blutvolumen zunimmt, ist es normal, daß sich die Konzentration der roten Blutkörperchen und des Hämoglobins leicht verringert (Hämodilution).

Während der Schwangerschaft steigt der Bedarf an Eisen, das zur Produktion der roten Blutkörperchen erforderlich ist, da nicht nur der Organismus der Frau, sondern auch der des Kindes damit versorgt werden muß. Der häufigste Typ von Blutarmut während einer Schwangerschaft ist die Eisenmangelanämie, die meist darauf zurückzuführen ist, daß mit der Nahrung nicht genügend Eisen aufgenommen wird oder es schon vor der Schwangerschaft an Eisen gefehlt hat. Sehr selten beruht eine Anämie darauf, daß es an Folsäure mangelt – ein B-Vitamin, das zur Produktion roter Blutkörperchen benötigt wird.

Möglicher Sitz einer Extrauterinschwangerschaft

Siehe Seite 1149

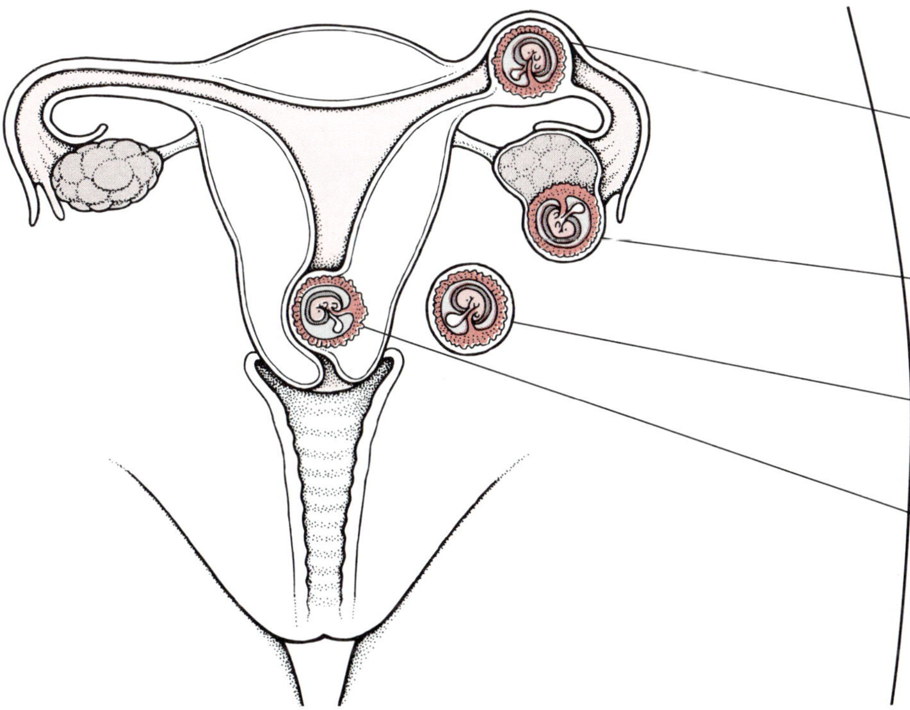

Diagnose und Behandlung

Die Diagnose beruht auf Blutuntersuchungen, bei denen die Zahl der roten Blutkörperchen, die Hämoglobinkonzentration und der Eisenspiegel im Blut bestimmt werden.

Eine Eisenmangelanämie wird mit Eisenpräparaten behandelt. Dieses zusätzlich zugeführte Eisen ist für den Fetus ungefährlich, kann jedoch bei der Frau – vor allem bei hoher Dosierung – Magenbeschwerden und Verstopfung verursachen. Ob alle Schwangeren Eisenpräparate einnehmen sollten, ist umstritten. Den meisten Schwangeren wird es, selbst bei ausreichender Anzahl roter Blutkörperchen und normalem Hämoglobinspiegel, empfohlen, um die Eisenversorgung auch in der Spätschwangerschaft zu gewährleisten. Eine durch Folsäuremangel verursachte Anämie wird durch Gabe eines Folsäurepräparates behandelt. Bei Schwangeren mit Sichelzellenanämie▲ (eine Erbkrankheit mit krankhaftem Hämoglobin) ist das therapeutische Vorgehen umstrittener. Manchmal sind Bluttransfusionen nötig.

Rh-Unverträglichkeit

Die Blutgruppe der Frau und die des Kindes vertragen sich nicht.

Aufgrund einer Blutgruppenunverträglichkeit kann die Mutter Antikörper gegen die roten Blutkörperchen des Kindes produzieren. Diese Antikörper bringen einen Teil der Blutkörperchen zum Platzen. Dadurch entsteht beim Feten manchmal eine hämolytische Anämie, eine Sonderform von Blutarmut.

Zu den einzigartigen Charakteristika eines Menschen gehören die Blutgruppe und die Rh-Blutgruppeneigenschaft. $Rh_0(D)$ verursacht die meisten Blutgruppenunverträglichkeiten. Weisen die roten Blutkörperchen $Rh_0(D)$-Moleküle auf, ist das Blut Rh-positiv, andernfalls ist es Rh-negativ.

▲ Siehe Seite 1158

Zu Problemen kommt es dann, wenn eine Rh-negative Frau von einem Rh-positiven Mann schwanger wird und ein Rh-positives Kind bekommt. Das Blut der Frau kann dann, vor allem in der Spätschwangerschaft und während der Geburt, über die Plazenta mit dem Blut des Kindes in Kontakt kommen. Wenn der mütterliche Organismus die roten Blutkörperchen des Feten als Fremdkörper erkennt, bildet er Antikörper (Rh-Antikörper), um sie zu zerstören. Die Konzentration an mütterlichen Antikörpern steigt im Verlauf der Schwangerschaft an. Die Antikörper können die Plazentaschranke passieren, gelangen in den Kreislauf des Kindes, zerstören einen Teil seiner roter Blutkörperchen und können eine hämolytische Anämie beim Fetus (Erythroblastosis fetalis) oder Neugeborenen (Erythroblastosis neonatorum) ▲ verursachen. Während der ersten Schwangerschaft treten beim Fetus bzw. Neugeborenen selten Probleme auf, weil bis zur Geburt selbst meist kein nennenswerter Austausch zwischen mütterlichem und fetalem Blut stattfindet. Bei jeder nachfolgenden Schwangerschaft jedoch reagiert die Frau immer empfindlicher auf das Rh-positive Blut und bildet jedesmal früher Antikörper dagegen.

Die Zerstörung der roten Blutkörperchen kann beim Fetus zur Anämie führen. Dadurch steigt die Bilirubinkonzentration (Farbstoff, der beim Abbau der roten Blutkörperchen entsteht) im Blut an. Eine zu hohe Bilirubinkonzentration kann das Gehirn des Kindes schädigen.

Vorbeugung und Behandlung

Bei der Erstuntersuchung wird die Blutgruppe der Frau bestimmt und ggf. ihr Rh-Antikörpertiter gemessen.

Während der Geburt können mütterliches und fetales Blut miteinander in Kontakt kommen, was bei der Rh-negativen Frau zur Bildung von Antikörpern führt. Um dieses zu verhindern, bekommen Rh-negative Frauen innerhalb von 72 Stunden nach der Geburt eines Rh-positiven Kindes Rh_0(D)-Immunglobulin injiziert – egal, ob es sich um eine Lebend-, Tot- oder Fehlgeburt handelt. Diese Rh-Antikörper zerstören alle Blutzellen des Kindes, die zu einer Sensibilisierung der Frau führen könnten, so daß keine Gefahr für spätere Schwangerschaften besteht. Bei etwa ein bis zwei Prozent der Frauen bleibt diese Maßnahme jedoch unwirksam; wahrscheinlich wurden sie bereits während der Schwangerschaft sensibilisiert. Um eine frühe Sensibilisierung zu verhindern, erhalten alle Rh-negativen Frauen um die 28. Schwangerschaftswoche herum, nach dem zweiten Antikörpersuchtest und nach der Geburt eine Injektion mit Rh-Antikörpern.

Wenn der Rh-Antikörpertiter regelmäßig bestimmt wird, lassen sich mögliche Probleme beim Kind voraussehen. Wird der Rh-Antikörperspiegel der Frau während der Schwangerschaft zu hoch, sollte eine Amniozentese durchgeführt werden. Dabei wird eine Nadel durch die Bauchwand in die Fruchtblase eingeführt und Fruchtwasser entnommen. Danach wird der Bilirubingehalt im Fruchtwasser bestimmt. Ist er erhöht, kann der Fetus eine Bluttransfusion bekommen. Diese Transfusionen werden zwischen der 32. bis 34. Schwangerschaftswoche meist alle zehn bis 14 Tage wiederholt. Dann wird die Geburt künstlich eingeleitet. Nach der Geburt erhält der Fetus in der Regel nochmals eine oder mehrere Transfusionen. In weniger schweren Fällen wartet man mit den Transfusionen bis nach der Geburt.

Plazentalösung

Die richtig sitzende Plazenta löst sich vorzeitig von der Gebärmutterwand (Abruptio placentae).

Die Plazenta kann sich unvollständig – manchmal sind es nicht mehr als zehn bis 20 Prozent – oder vollständig lösen. Die Störung tritt bei 0,4 bis 3,5 Prozent aller Geburten auf. Sie ist häufiger bei Frauen mit Bluthochdruck, Herzerkrankung, Diabetes oder rheumatischen Erkrankungen ■ sowie bei Kokainanwenderinnen.

Symptome und Diagnose

Die Gebärmutter blutet dort, wo ihr die Plazenta ansitzt. Das Blut kann durch Gebärmutterhals und Scheide nach außen gelangen (äußere Blutung) oder hinter der Plazenta zurückbleiben (innere Blutung). Die Symptome hängen davon ab, wieviel Plazenta sich gelöst hat und wie groß der Blutverlust ist; zu ihnen gehören vaginale Blutungen, plötzlich auftretende und anhaltende krampfartige Unterleibschmerzen sowie eine druckschmerzhafte Gebärmutter. Die Diagnose wird normalerweise mit Ultraschall bestätigt.

Durch die Plazentalösung wird der Fetus nur noch vermindert mit Sauerstoff und Nährstoffen versorgt; das kann sogar seinen Tod zur Folge haben. Zu den Komplikationen bei der Frau zählen ernsthafter Blutverlust, die Bildung vieler Blutpfropfen in den Gefäßen (disseminierte intravasale Gerinnung), Nierenversagen und Blutungen in die Muskelwand der Gebärmutter. Derartige Komplikationen kommen häufiger bei Frauen mit Schwangerschaftshochdruck vor und können darauf hindeuten, daß Kreislauf

▲ Siehe Kasten, Seite 1207

■ Siehe Seite 1156

Probleme mit der Plazenta

Normalerweise sitzt die Plazenta im oberen Anteil der Gebärmutter fest an der Gebärmutterwand. Bei einer Plazentalösung löst sich die Plazenta vorzeitig von der Wand. Dadurch entstehen Blutungen, und der Fetus wird nur unzureichend mit Sauerstoff und Nährstoffen versorgt. Eine Plazentalösung erfordert einen Krankenhausaufenthalt und häufig auch eine vorzeitige Geburt. Bei der Placenta praevia sitzt die Plazenta über oder nahe dem inneren Muttermund. Zu den Symptomen gehören schmerzlose und massive Blutungen in der Spätschwangerschaft. Das Baby wird meist per Kaiserschnitt entbunden.

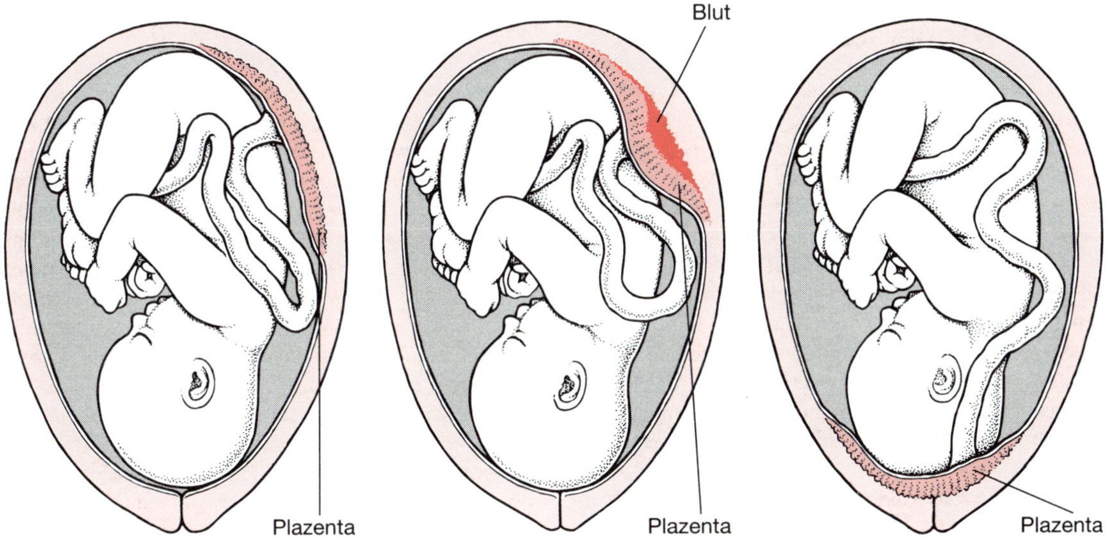

und zentrales Nervensystem des Fetus ernsthaft beeinträchtigt sind (fetale Asphyxie) oder der Fetus in der Gebärmutter gestorben ist.

Behandlung

Die Frau wird in der Klinik behandelt. Ist die Blutung nicht lebensbedrohlich, sind die Herztöne des Kindes normal und steht die Geburt nicht schon bald bevor, besteht die übliche Behandlung in Bettruhe. Dadurch läßt die Blutung nach. Bessert sich die Symptomatik, darf die Frau umhergehen und kann eventuell sogar wieder aus dem Krankenhaus entlassen werden. Bleibt die Blutung bestehen oder verschlimmert sie sich sogar, ist es oft nötig, die Schwangerschaft vorzeitig zu beenden. Ist eine normale Geburt nicht möglich, wird ein Kaiserschnitt vorgenommen.

Placenta praevia

Die Plazenta sitzt über oder dicht am inneren Muttermund, im unteren Teil der Gebärmutter.

Die Plazenta kann den inneren Muttermund vollständig oder teilweise bedecken. Eine Placenta praevia tritt bei 1 von 200 Geburten auf, meistens bei Frauen, die schon einmal geboren haben, oder bei Frauen mit Myomen.

In der Spätschwangerschaft setzt eine plötzliche, schmerzlose Blutung ein, die in eine massive Blutung übergehen kann. Das Blut kann hellrot sein. Mit einer Ultraschalluntersuchung läßt sich die Diagnose bestätigen und die Placenta praevia von einer vorzeitigen Plazentalösung abgrenzen.

Behandlung

Massive Blutungen machen Bluttransfusionen erforderlich. Ist die Blutung geringer und steht die Geburt noch nicht gleich bevor, reicht oft Bettruhe aus. Wenn die Blutung aufhört, darf die Frau in der Regel aufstehen; setzt sie nicht wieder ein, kann die Frau aus dem Krankenhaus entlassen werden, sofern sie die Klinik jederzeit problemlos wieder erreichen kann.

Das Kind wird meist mit Kaiserschnitt entbunden, weil sich die Plazenta beim Einsetzen der Wehen meist schon sehr früh ablöst und das Kind dadurch einen Sauerstoffmangel erleidet. Außerdem können bei der Frau massive innere Blutungen auftreten.

Schwangerschaftserbrechen

Im Gegensatz zur normalen morgendlichen Übelkeit ist beim unstillbaren Schwangerschaftserbrechen (Hyperemesis gravidarum) die Übelkeit sehr stark, hält lange an, und die Frau muß sich so heftig und oft erbrechen, daß sie austrocknet und durch Nährstoff- und Kalorienmangel an Gewicht verliert.

Die Ursache liegt wahrscheinlich in der hormonellen Situation. Psychische und soziale Faktoren können das Erbrechen auslösen oder verschlimmern. Eine Frau mit unstillbarem Schwangerschaftserbrechen verliert an Gewicht und trocknet aus. Wenn einer Frau zwar morgens schlecht ist, sie aber zunimmt und nicht ausgetrocknet ist, handelt es sich nicht um unstillbares Schwangerschaftserbrechen.

Durch den Wasserverlust kann sich der Elektrolythaushalt gefährlich verändern und das Blut zuviel Säure enthalten.▲ Bleibt das Erbrechen bestehen, kann es zur Leberschädigung mit Leberrissen und -blutungen kommen. Eine weitere ernste Komplikation ist die hämorrhagische Retinitis, eine Entzündung der Netzhaut mit Blutungen, die durch den erhöhten Augeninnendruck beim Erbrechen verursacht werden.

Behandlung

Da das Schwangerschaftserbrechen für Mutter und Kind lebensbedrohlich sein kann, sollte die Frau stationär aufgenommen werden und vor allem Eiweiß, Flüssigkeit, Zucker, Mineralstoffe und gegebenenfalls auch Vitamine intravenös erhalten. Sie sollte 24 Stunden lang nichts essen oder trinken. Wenn es nötig ist, bekommt sie Medikamente gegen das Erbrechen und Beruhigungsmittel. Nachdem der Flüssigkeitsmangel ausgeglichen wurde und das Erbrechen aufgehört hat, kann die Frau wieder leichte Kost in vielen kleinen Mahlzeiten zu sich nehmen. Die Portionen können allmählich gesteigert werden, wenn die Frau größere Mengen verträgt. Das Erbrechen hört meist nach einigen Tagen auf. Stellen sich die Symptome jedoch wieder ein, muß die Behandlung wiederholt werden.

▲ Siehe Seite 672

Schwangerschaftshochdruck und Eklampsie

Die hypertensive Schwangerschaftserkrankung *ist definiert als Bluthochdruck, der mit Eiweiß im Urin (Proteinurie) und Flüssigkeitsansammlung (Ödeme) einhergeht, und sich zwischen der 20. Schwangerschaftswoche und dem Ende der ersten Woche nach der Geburt entwickelt. Die* **Eklampsie** *ist eine schwere Form von Schwangerschaftshochdruck und führt zu Krampfanfällen oder Koma.*

Ein Schwangerschaftshochdruck kommt bei fünf Prozent aller Schwangeren vor, insbesondere bei Erstgebärenden und Frauen, die bereits vor der Schwangerschaft zu hohen Blutdruck oder Blutgefäßerkrankungen hatten. Die Eklampsie entwickelt sich bei einer von 200 Frauen mit Schwangerschaftshochdruck und verläuft unbehandelt meist tödlich. Die Ursache von Schwangerschaftshochdruck und Eklampsie ist unbekannt. Die Hauptgefahr beim Schwangerschaftshochdruck liegt in einer vorzeitigen Lösung der Plazenta.

Beim Schwangerschaftshochdruck liegt der Blutdruck über 140/90 mmHg, Gesicht und Hände sind geschwollen, der Urin enthält viel Eiweiß. Eine Schwangere, deren Blutdruck deutlich ansteigt, wird, auch wenn der Druck unter 140/90 mmHg bleibt, als Schwangerschaftshochdruckpatientin betrachtet.

Die Neugeborenen dieser Frauen haben vier- bis fünfmal so häufig Probleme nach der Geburt wie Kinder von Schwangeren ohne diese Störung. Die Kinder können wegen der unzureichenden Funktion der Plazenta klein sein, oder sie kommen vorzeitig auf die Welt.

Behandlung

Anders als der normale Bluthochdruck (Hypertonie) reagieren Schwangerschaftshochdruck und Eklampsie nicht auf Diuretika (harntreibende Mittel) und eine salzarme Ernährung. Die Frau braucht weiterhin eine normale Menge Salz und mehr Flüssigkeit. Bettruhe ist ganz wichtig. Oft wird der Frau empfohlen, sich auf die linke Seite zu legen. Dabei drückt weniger Gewicht auf die große Bauchvene (Vena cava inferior), die das sauerstoffarme Blut zum Herzen zurücktransportiert; dadurch verbessert sich die Durchblutung, und die Harnausscheidung nimmt prompt zu. Die Injektion von Magnesiumsulfat kann den Blutdruck senken und beugt Krampfanfällen vor.

Bei einem leichten Schwangerschaftshochdruck genügt meist Bettruhe. Die Frau sollte aber alle zwei Tage den Arzt aufsuchen. Bessert sich ihr Befinden nicht rasch, wird sie meist stationär aufgenommen und die Geburt so schnell wie möglich eingeleitet.

Bei schwerem Schwangerschaftshochdruck ist eine sofortige Krankenhauseinweisung und Bettruhe erforderlich. Durch die intravenöse Gabe von Flüssigkeit und Magnesiumsulfat bessern sich die Symptome meist rasch. Innerhalb von vier bis sechs Stunden sinkt der Blutdruck gewöhnlich wieder auf normale Werte. Danach kann das Kind gefahrlos entbunden werden. Bleibt der Blutdruck jedoch erhöht, werden zusätzlich Medikamente gegeben, bevor die Geburt eingeleitet wird.

Eine Sonderform beim schweren Schwangerschaftshochdruck und bei Eklampsie ist das sogenannte HELLP-Syndrom, zu dem folgende Störungen gehören:

- *H*ämolyse (Abbau roter Blutkörperchen)
- *E*rhöhte Menge an *L*eberenzymen, die auf eine Leberschädigung hinweisen kann
- Verringerte Thrombozytenzahl (engl. *l*ow *p*latelet count), was auf eine Blutgerinnungsstörung hindeutet – die bei und nach der Geburt Probleme bereiten könnte

Das HELLP-Syndrom tritt meist dann auf, wenn ein Schwangerschaftshochdruck verzögert behandelt wird. Tritt dieses Syndrom auf, wird das Kind mit Kaiserschnitt entbunden, wenn der Muttermund für eine rasche vaginale Geburt nicht weit genug ist.

Nach der Geburt wird die Frau engmaschig auf Zeichen einer Eklampsie hin überwacht. Jede vierte Eklampsie tritt nach der Geburt auf, meist innerhalb der ersten zwei bis vier Tage. Wenn es der Frau wieder besser geht, darf sie aufstehen. Um den Blutdruck niedrig zu halten, kann sie ein leichtes Beruhigungsmittel bekommen. Der stationäre Aufenthalt kann, je nach Schweregrad der Störung und auftretenden Komplikationen, einige Tage bis Wochen dauern. Auch nach der Krankenhausentlassung kann noch die Einnahme von blutdrucksenkenden Medikamenten erforderlich sein. Die Frau sollte sich innerhalb der ersten Monate nach der Geburt mindestens alle zwei Wochen zur Kontrolluntersuchung beim Arzt einfinden. Ihr Blutdruck kann noch sechs bis acht Wochen lang erhöht sein. Bleibt er auch weiterhin erhöht, spricht dies für einen echten Bluthochdruck, der nicht mit der Schwangerschaft zusammenhängt.

Hautausschlag

Manche Form von Hautausschlag tritt nur während der Schwangerschaft auf, dazu gehören Herpes gestationis und Schwangerschaftsurtikaria.

Herpes gestationis

Ein intensiv juckender, flüssigkeitsgefüllter Bläschenausschlag während der Schwangerschaft.

Die Bezeichnung *Herpes* ist irreführend, da der Hautausschlag weder mit Herpes noch mit anderen Viren zusammenhängt. Herpes gestationis soll vielmehr durch Antikörper, die gegen körpereigenes Gewebe gerichtet sind (Autoimmunreaktion)▲, verursacht werden. Dieser Hautausschlag kann zu jeder Zeit nach der zwölften Schwangerschaftswoche oder direkt nach der Geburt auftreten.

Der juckende Hautausschlag besteht meist aus mit Flüssigkeit gefüllten Bläschen (Vesikeln) und größeren, mit Flüssigkeit gefüllten unregelmäßig geformten Schwellungen (Bullae). Er entwickelt sich oft zuerst am Bauch und breitet sich von dort aus. Manchmal nimmt der Ausschlag Ringform an, mit Bläschen am äußeren Rand. Der Ausschlag verschlimmert sich meist kurz nach der Geburt, bildet sich dann aber innerhalb einiger Wochen oder Monate zurück. Er kann bei einer erneuten Schwangerschaft oder bei Einnahme der »Pille« erneut auftreten. Das Neugeborene kann einen ähnlichen Ausschlag aufweisen, der sich jedoch innerhalb weniger Wochen ohne Behandlung zurückbildet.

Um die Diagnose zu bestätigen, wird eine Probe des erkrankten Hautbereichs entnommen und auf Antikörper untersucht.

Ziel der Behandlung ist es, den intensiven Juckreiz zu lindern und neue Bläschenbildung zu verhindern. Handelt es sich um einen leichten Ausschlag, hilft es oft schon, eine Kortisonsalbe aufzutragen. Ist er ausgedehnt, wird Kortison eingenommen. In der Spätschwangerschaft scheint sich Kortison nicht nachteilig auf den Fetus auszuwirken. Verschlimmert sich der Juckreiz nach der Geburt oder dehnt sich der Ausschlag aus, muß möglicherweise die Kortisondosis erhöht werden.

Schwangerschaftsurtikaria

Ein häufig vorkommender juckender Ausschlag in der Schwangerschaft.

Die Ursache ist unbekannt. Auf dem Bauch entwickeln sich stark juckende, rote, flache oder leicht erhabene nesselsuchtähnliche Flecken unregelmäßiger Form – manchmal mit winzigen Bläschen im Zentrum. Der Ausschlag dehnt sich auf Oberschenkel, Gesäß und manchmal auch auf die Arme aus. Es können sich Hunderte dieser Hauterscheinungen entwickeln, die oft von einem hellen Hof umgeben sind. Der Ausschlag entsteht meist während der letzten zwei bis drei Schwangerschaftswochen, gelegentlich auch erst in den letzten Tagen vor der Geburt. Er kann

▲ Siehe Seite 811

aber grundsätzlich zu jeder Zeit nach der 24. Schwangerschaftswoche auftreten. Der Juckreiz kann so stark sein, daß er die Frau nachts wach hält. Meist verschwindet er aber direkt nach der Geburt und bildet sich auch in erneuten Schwangerschaften nicht wieder.

Da es keinen spezifischen Test zum Nachweis dieser Hauterkrankung gibt, kann es schwierig sein, die endgültige Diagnose zu finden.

Der Juckreiz und die Hauterscheinungen können sich innerhalb von zwei bis vier Tagen zurückbilden, wenn man häufig Kortisonsalbe aufträgt. Bei starkem Hautausschlag sind bisweilen Kortisontabletten nötig. In der Spätschwangerschaft scheinen Kortisontabletten keine nachteilige Wirkung auf den Fetus zu haben.

KAPITEL 246

Krankheiten, die eine Schwangerschaft komplizieren können

Bestimmte Krankheiten wie Herz- und Nierenerkrankungen, Blutarmut, Infektionen oder Diabetes können während der Schwangerschaft zu Komplikationen – bei der Frau allein oder bei Mutter und Kind – führen.

Herzerkrankungen

Herzerkrankungen sind bei Frauen im gebärfähigen Alter selten, vor allem weil es kaum noch rheumatisches Fieber gibt – eine Erkrankung, die in erster Linie Kinder und Jugendliche betrifft und das Herz schädigt. ▲ Etwa ein Prozent der Frauen mit schwerer Herzerkrankung stirbt während der Schwangerschaft, meist an Herzinsuffizienz. Verbesserte Diagnose und Behandlung machen es jedoch möglich, daß die meisten Frauen mit Herzerkrankung schwanger werden und gesunde Kinder bekommen können. Eine Geburt verkürzt weder ihre Lebenserwartung noch mindert sie dauerhaft ihre Herzfunktion.

Da die normalen schwangerschaftsbedingten Veränderungen das Herz zusätzlich belasten ■, sollte der Arzt bei einer Schwangerschaft oder geplanten Schwangerschaft in jedem Fall über Herzerkrankungen informiert sein.

Eine Schwangerschaft erschwert die Erstdiagnose von Herzerkrankungen. Durch das in der Schwangerschaft erhöhte Blutvolumen entstehen Herzgeräusche (Turbulenzen des durch das Herz rauschenden Blutstroms), die normalerweise auf eine Herzerkrankung hinweisen. Darüber hinaus sind die Venen erweitert, der Herzschlag ist beschleunigt, und das Herz sieht bei einer Röntgenuntersuchung anders aus als sonst.

Herzinsuffizienz

Die Unfähigkeit des Herzens, eine Pumpleistung zu erbringen, die den Anforderungen des Körpers entspricht.

Frauen mit Herzinsuffizienz werden bei fortschreitender Schwangerschaft zunehmend stärker müde – obwohl sie sich ausreichend ausruhen, Streß vermeiden, sich ausgewogen ernähren, Eisenpräparate einnehmen, um Blutarmut vorzubeugen, und nicht zuviel zunehmen. Besonders kritische Zeiträume, während derer das Herz sehr stark belastet wird, sind zwischen der 28. und 34. Schwangerschaftswoche, während der Wehen und direkt nach der Geburt. Die Herzerkrankung der Mutter kann sich auf den Feten auswirken. So kann er im Verlauf einer akuten Herzinsuffizienz der Frau sterben oder zu früh geboren werden.

Die Wehentätigkeit und der vermehrte venöse Rückfluß von der sich zusammenziehenden Gebärmutter zum Herzen belastet das Herz erheblich. Während jeder Wehe pumpt das Herz etwa 20 Prozent mehr Blut. Bei Frauen mit ausgeprägter Herzinsuffizienz kann man das Pressen in der Austreibungsperiode mit einer Periduralanästhesie verhindern, mit der die Schmerzempfindung im unteren Rückenmark ausgeschaltet wird. Beim Pressen wird nämlich die Sauerstoffaufnahme in der Lunge der Frau unterbrochen und die Sauerstoffversorgung des Kindes verringert. Die Geburt wird als Zangengeburt oder Kaiserschnitt durchgeführt. Eine Zangengeburt ist für die Mutter weniger risikoreich als ein Kaiserschnitt. Die Verletzungsgefahr

▲ Siehe Seite 1299

■ Siehe Seite 1135

für den Fetus ist jedoch leicht erhöht, obwohl es meist nur geringfügige Verletzungen sind.

Da die Veränderungen nach der Geburt im Körper der Frau mit großen Schwankungen ihrer Herzfunktion einhergehen, ist nach der Geburt eine engmaschige Überwachung erforderlich. Außer Gefahr sind Frauen mit Herzinsuffizienz frühestens sechs Monate nach der Geburt.

Rheumatische Herzerkrankung

Dieses ist eine häufige Komplikation des rheumatischen Fiebers, bei der eine oder mehrere Herzklappen, meist die Mitralklappe (Mitralstenose ▲), verengt ist.

Die durch die Verengung der Herzklappen verursachten Probleme verschlimmern sich während der Schwangerschaft. Dieser Herzfehler verstärkt die Belastung noch, die durch den beschleunigten Herzschlag, das erhöhte Blutvolumen und die erhöhte Pumpleistung des Herzens in der Schwangerschaft entsteht. Durch das Zusammenspiel all dieser Faktoren kann beispielsweise Flüssigkeit in die Lunge zurückfließen und ein Lungenödem verursachen – die häufigste Komplikation der Mitralstenose.

Frauen mit schwerer rheumatischer Herzerkrankung ist vor einer Schwangerschaft eine Operation anzuraten, bei der der Herzfehler behoben wird. Eine solche Operation kann, wenn nötig, auch während der Schwangerschaft durchgeführt werden. Eine Operation am offenen Herzen erhöht jedoch das Fehl- und Frühgeburtrisiko.

Während der Schwangerschaft sollte die Frau körperliche Anstrengung im Rahmen halten, Übermüdung und Angst vermeiden. Wehen und Geburt werden am besten zum errechneten Termin oder einige Tage davor ertragen. Da die durch die rheumatische Herzerkrankung geschädigten Herzklappen infektanfälliger sind, werden bereits während der Wehen, acht Stunden nach der Geburt und grundsätzlich bei allem, was mit einer erhöhten Infektionsgefahr verbunden ist, wie zahnchirurgische Eingriffe oder vorzeitiger Blasensprung, Antibiotika gegeben. Solche Infektionen sind sehr gefährlich.

Angeborene Herzerkrankung

Die meisten Frauen mit einer angeborenen Herzerkrankung ■, die vor der Schwangerschaft symptomlos waren, haben in der Schwangerschaft kein erhöhtes Komplikationsrisiko. Frauen jedoch mit Erkrankungen, die die rechte Herz- oder Lungenseite betreffen, wie das Eisenmenger-Syndrom oder die primäre pulmonale Hypertonie, neigen bei der Geburt oder kurz danach zu plötzlichem Kollaps. Die Todesursache ist unklar, die Gefahr aber groß genug, um diesen Frauen von einer Schwangerschaft abzuraten. Werden sie dennoch schwanger, sollte die Geburt unter den bestmöglichen Bedingungen mit der Möglichkeit zur kardialen Wiederbelebung durchgeführt werden. Sie sollten Antibiotika bekommen, um eine Infektion der kranken Herzklappen zu vermeiden. Eine Fehlgeburt oder ein Schwangerschaftsabbruch nach der 20. Woche ist für diese Frauen ebenso gefährlich.

Mitralklappenprolaps

Ballonartige Vorwölbung des Mitralklappensegels in den linken Vorhof während der Kammersystole; dadurch fließen manchmal kleine Mengen von Blut in den Vorhof zurück.

Der Mitralklappenprolaps ★ kommt häufiger bei jungen Frauen vor und tritt familiär gehäuft auf. Zu den Symptomen gehören Herzgeräusche, Herzklopfen und gelegentlich auch Herzrhythmusstörungen. Die meisten Frauen mit diesem Herzfehler haben keine Komplikationen in der Schwangerschaft. Während der Geburt werden jedoch generell vorbeugend intravenös Antibiotika gegeben, um eine Infektion der Herzklappen zu verhindern.

Bluthochdruck

Bluthochdruck ● kann bereits vor der Schwangerschaft bestehen, entwickelt sich bei einem kleinen Prozentsatz von Frauen jedoch erst während der Schwangerschaft.

Wenn eine Frau mit leichtem Bluthochdruck – 140/90 bis 150/100 Millimeter Quecksilber (mmHg) – schwanger werden möchte oder eine Schwangerschaft feststellt, werden die blutdrucksenkenden Mittel, die sie bislang eingenommen hat, meist abgesetzt. Die Gefahr, daß der Fetus durch die Medikamente geschädigt wird, ist größer als der mögliche Nutzen für die Frau. Die Frau kann ihren Blutdruck senken, indem sie ihre Kochsalzaufnahme einschränkt und ihre körperliche Aktivität verringert. Frauen mit mäßigem Bluthochdruck (150/90 bis 180/110 mmHg) müssen ihre Blutdrucktabletten meist weiter einnehmen. Manche der für die Frau unbedenklichen Medikamente können jedoch das Kind schädigen. In der Schwangerschaft bevorzugte Mittel sind Methyldopa und Hydralazin. Medikamente, die den Blutdruck senken, indem sie überschüssiges Wasser aus dem Körper ausschwemmen (Diuretika), reduzieren zwar das Blutvolumen der Frau, können aber das Wachstum des Kindes hemmen. Deshalb werden die Diuretika meist durch Methyldopa ersetzt, sobald eine Schwangerschaft festgestellt wird. Wenn nötig, kann zusätzlich Hydralazin gegeben werden. In monatlichen Abständen wird ein Nierenfunktionstest durch-

▲ Siehe Seite 91
■ Siehe Seite 1220
★ Siehe Seite 91
● Siehe Seite 108

geführt und das Wachstum des Kindes mit Ultraschall überwacht. Die Geburt wird meist in der 38. Schwangerschaftswoche eingeleitet.

Frauen mit ausgeprägtem Bluthochdruck (mehr als 180/110 mmHg) bedürfen der besonderen Überwachung. Die Schwangerschaft kann den Bluthochdruck stark verschlimmern und Hirnschwellung, Schlaganfall, Nieren- und Herzinsuffizienz verursachen oder sogar zum Tode führen. Bei diesen Frauen kommt es außerdem häufiger zur vorzeitigen Plazentalösung, die die Sauerstoff- und Nährstoffversorgung des Feten unterbricht und seinen Tod zur Folge haben kann. Aber auch ohne Plazentalösung kann die Blutversorgung der Plazenta durch den Bluthochdruck vermindert sein, so daß das Kind nur verzögert wächst. Soll die Schwangerschaft fortgesetzt werden, müssen stärkere Medikamente gegeben werden. Diese Frauen müssen zu ihrem eigenen Schutz und dem des Kindes zumindest die zweite Hälfte der Schwangerschaft oder gar noch länger stationär behandelt werden. Verschlechtert sich ihr Zustand, muß die Schwangerschaft eventuell beendet werden, um das Leben der Frau zu retten.

Blutarmut

Blutarmut (Anämie) bedeutet, daß die Zahl der roten Blutkörperchen bzw. ihr Gehalt an Hämoglobin (das sauerstofftransportierende Eiweiß) deutlich geringer ist als normal.

Die meisten Schwangeren haben eine geringe Blutarmut, die jedoch nicht schädlich ist. Blutarmut aufgrund angeborener Hämoglobinanomalien kann jedoch zu Schwangerschaftskomplikationen führen. Diese sogenannten Hämoglobinopathien wirken sich darauf aus, wie oft die Frau krank ist und auf die Erkrankungs- und Sterberate des Neugeborenen. Deshalb wird bei allen Frauen, die ein erhöhtes Risiko aufweisen, routinemäßig das Blut untersucht, um Hämoglobinanomalien nachzuweisen. Beim Fetus läßt sich eine Hämoglobinopathie mittels Chorionzottenbiopsie oder Amniozentese nachweisen.

Frauen mit Sichelzellenanämie▲, der häufigsten Hämoglobinopathie, sind in der Schwangerschaft besonders infektanfällig, wobei Lungenentzündung, Harnweg- und Gebärmutterinfektionen am häufigsten auftreten. Etwa ein Drittel der Schwangeren mit Sichelzellenanämie entwickelt einen Schwangerschaftshochdruck. Sichelzellenkrisen (plötzliche, starke Schmerzattacken, bei der sich die Blutarmut verschlimmert) kommen häufig vor. Auch Herzinsuffizienz und eine lebensbedrohliche Lungenschädigung durch Bildung kleiner Blutpfropfen in den Blutgefäßen (Lungenembolie) sind häufig. Je schwerer die Erkrankung vor der Schwangerschaft war, desto größer ist das Erkrankungs- und Sterblichkeitsrisiko während der Schwangerschaft.

Regelmäßige Bluttransfusionen, um die Hämoglobinkonzentration aufrechtzuerhalten, und andere Behandlungsmaßnahmen senken das Komplikationsrisiko.

Nierenerkrankungen

Frauen mit schwerer Nierenerkrankung können eine Schwangerschaft meist nicht bis zum Geburtstermin austragen. Einige Dialysepatientinnen und viele nierentransplantierte Frauen haben aber schon gesunde Kinder geboren.

Frauen mit einer Nierenerkrankung müssen während der Schwangerschaft nicht nur gynäkologisch, sondern auch von einem Nierenspezialisten (Nephrologen) betreut werden. Nierenfunktion, Blutdruck und Gewicht werden regelmäßig kontrolliert. Die Kochsalzaufnahme muß reduziert werden. Die Einnahme von Entwässerungsmitteln (Diuretika) hilft, den Blutdruck zu senken, und verhindert eine übermäßige Wasseransammlung (Ödem). Da eine Geburt vor dem Termin notwendig sein kann, um das Leben des Kindes zu retten, werden diese Frauen häufig nach der 28. Schwangerschaftswoche stationär aufgenommen. Die Geburt wird meist mittels Kaiserschnitt durchgeführt.

Infektionen

Harnweginfektionen kommen in der Schwangerschaft häufig vor, wahrscheinlich weil der Druck der vergrößerten Gebärmutter gegen die Harnleiter, die die Nieren mit der Blase verbinden, den Harnabfluß behindern. Dadurch kann es geschehen, daß Bakterien nicht aus dem Harntrakt ausgeschwemmt werden – die Infektionsgefahr steigt. Diese Art Infektionen erhöht das Risiko für vorzeitige Wehen und vorzeitigen Blasensprung. Blasen- und Harnleiterinfektionen können aufsteigen und auf die Nieren übergehen. Die Behandlung besteht in der Gabe von Antibiotika.

Manche Infektionen können den Fetus schädigen. Röteln beispielsweise■, eine Virusinfektion, ist eine der Hauptursachen für angeborene Fehlbildungen, die vor allem das Herz und das Innenohr betreffen. Infektionen mit dem Zytomegalievirus★ können die Plazenta passieren und die Leber des Kindes schädigen. Die Protozoeninfektion Toxoplasmose● kann zu einer Infektion und

▲ Siehe Seite 746
■ Siehe Seite 1264
★ Siehe Seite 932
● Siehe Seite 895

Schädigung des Gehirns beim Kind führen. Deshalb sollten Schwangere jeden Kontakt mit Katzen und Katzenkot, die die Toxoplasmose übertragen können, vermeiden – es sei denn, es handelt sich um eine Hauskatze, die keinen Kontakt mit Artgenossen hat. Eine infektiöse Hepatitis ▲ kann in der Schwangerschaft vor allem bei unterernährten Frauen ernsthafte Probleme bereiten. Wird im der späten Schwangerschaft auch das Kind infiziert, kommt es häufiger zu Frühgeburten.

Sexuell übertragbare Krankheiten können in der Schwangerschaft ebenfalls Probleme verursachen. Eine Chlamydieninfektion beispielsweise kann einen vorzeitigen Blasensprung und vorzeitige Wehen verursachen.

Eine Infektion mit dem Aids verursachenden HIV (human immunodeficiency virus) ist in der Schwangerschaft ein großes Problem: Etwa ein Viertel aller HIV-infizierten Schwangeren geben das Virus an ihr ungeborenes Kind weiter. Diese Frauen sollten möglichst früh in der Schwangerschaft AZT (Zidovudin) erhalten. Dieses Mittel vermag die HIV-Übertragung auf den Fetus deutlich zu reduzieren. Ein HIV-infiziertes Baby wird meist schnell sehr krank und stirbt in der Regel vor Erreichen des zweiten Lebensjahres an Aids. Die HIV-Infektion der Mutter scheint durch eine Schwangerschaft nicht schneller fortzuschreiten.

Herpes genitalis ■ kann während der Geburt auf natürlichem Wege auf das Neugeborene übertragen werden. Ein HIV-infiziertes Kind, das Herpes bekommt, kann eine lebensbedrohliche Gehirninfektion (Herpesenzephalitis) entwickeln. Hat die Frau in der Spätschwangerschaft durch Herpes verursachte Hautläsionen, empfiehlt sich im allgemeinen die Geburt mittels Kaiserschnitt, um zu verhindern, daß sich das Kind ansteckt.

Diabetes

Eine Stoffwechselerkrankung, bei der der Blutzuckerspiegel ungewöhnlich hoch ist. ★

Viele schwangerschaftsbedingte Veränderungen erschweren der Diabetikerin die Blutzuckerkontrolle. Veränderungen der Konzentration und der Art der Hormone, die während der Schwangerschaft produziert werden, können eine Insulinresistenz erzeugen, die einen erhöhten Insulinbedarf und damit bei manchen Frauen Diabetes zur Folge hat.

Bei ein bis drei Prozent aller Frauen tritt in der Schwangerschaft zum ersten Mal ein Diabetes auf (Gestationsdiabetes). Im Rahmen der Mutterpaß-Untersuchungen wird routinemäßig auf Diabetes, der nach der Schwangerschaft im allgemeinen wieder verschwindet, getestet.

Ein schlecht eingestellter Diabetes kann für Mutter und Kind gefährlich werden. Bei guter Einstellung sind die Risiken jedoch nicht größer als für Schwangere ohne Diabetes. Schwangere Diabetikerinnen müssen Insulin spritzen. Tabletten, die den Blutzucker senken, können das ungeborene Kind schädigen. Die meisten schwangeren Diabetikerinnen lernen, ihren Blutzucker selbst zu messen und ihre Insulindosis dem unterschiedlichen Bedarf im Schwangerschaftsverlauf anzupassen.

Diabetikerinnen sind in der Schwangerschaft infektanfälliger und haben ein erhöhtes Risiko für vorzeitige Wehen und Schwangerschaftshochdruck. Diese Störungen werden genauso behandelt wie bei anderen Schwangeren. Ist der Blutdruck unter Kontrolle, verschlechtert sich die diabetische Nierenerkrankung durch die Schwangerschaft nicht; Nierenkomplikationen während der Schwangerschaft sind selten.

Kinder von Diabetikerinnen können bei der Geburt ungewöhnlich groß sein, selbst wenn der Blutzuckerspiegel während der Schwangerschaft in normalem oder fast normalem Bereich gehalten wurde. Kinder von Diabetikerinnen haben ein doppelt so hohes Risiko für angeborene Fehlbildungen. Diese entstehen meist, wenn der Diabetes in der Phase, in der sich die Organe des Kindes bilden – also vor allem zwischen der sechsten und siebten Schwangerschaftswoche –, schlecht eingestellt ist. Zwischen der 16. und 18. Schwangerschaftswoche wird meist die Konzentration an Alpha-Fetoprotein, eines vom Fetus produzierten Eiweißes, im Blut der Frau bestimmt. Ein erhöhter Alpha-Fetoproteinspiegel deutet auf eine Fehlbildung von Wirbelsäule und Rückenmark (Spina bifida) hin, zu niedrige Konzentrationen auf das Down-Syndrom. ● Mit einer Ultraschalluntersuchung zwischen der 20. und 22. Schwangerschaftswoche wird nach anderen angeborenen Fehlbildungen gesucht.

Während der letzten drei Schwangerschaftsmonate stehen bei einer Diabetikerin die Überwachung des Feten, die Beurteilung seiner Lungenreife sowie die Kontrolle des Blutzuckerspiegels der Frau im Mittelpunkt.

Die meisten Frauen mit Diabetes können ihr Kind normal zur Welt bringen. Hat die Frau die Vorsorgeuntersuchungen nur unregelmäßig wahrgenommen oder war ihr Diabetes in der Frühschwangerschaft schlecht eingestellt, wird häufig von einer natürlichen und termingerechten Geburt abgeraten. In diesen Fällen kann die Lungenreife des Kindes und damit seine Überlebenschance mit Hilfe der Amniozentese bestimmt werden, so daß das Kind

▲ Siehe Seite 567

■ Siehe Seite 942

★ Siehe Seite 713

● Siehe Seite 1130

eventuell vorzeitig mit einem Kaiserschnitt entbunden werden kann. Eine Schnittentbindung kann auch bei Kindern erforderlich sein, die zu groß sind, um den Geburtskanal normal zu passieren, oder bei Schwierigkeiten während der Geburt.

Bei Diabetikerinnen ist eine Übertragung ausgesprochen gefährlich für den Fetus. Beginnt deshalb die Geburt nicht spätestens in der Schwangerschaftswoche spontan, wird sie, etwa in der 40. Woche, durch Blasensprengung und die intravenöse Gabe des Wehenmittels Ozytozin eingeleitet, um das Kind dann mittels Kaiserschnitt zu entbinden. Läßt man die Schwangerschaft über die 42. Woche hinaus bestehen, kann der Fetus im Uterus absterben.

Kurz nach der Geburt brauchen viele Diabetikerinnen kein Insulin, denn der Insulinbedarf nimmt nach der Geburt drastisch ab, um dann nach 72 Stunden allmählich wieder anzusteigen. Bei Frauen, die erst während der Schwangerschaft einen Diabetes entwickelt haben, wird nach der Geburt geprüft, ob sich der Blutzuckerspiegel wieder normalisiert.

Neugeborene diabetischer Mütter werden nach der Geburt besonders sorgfältig untersucht. Bei diesen Kindern besteht ein erhöhtes Risiko für das Atemnotsyndrom, niedrige Blutzucker- und Kalziumspiegel, Gelbsucht und eine erhöhte Anzahl roter Blutkörperchen. Diese Störungen sind jedoch vorübergehend und behandelbar.

Schilddrüsenerkrankungen

Funktionsstörungen der Schilddrüsen kommen in der Schwangerschaft häufig vor. Eine erhöhte Konzentration an Schilddrüsenhormonen beruht in der Schwangerschaft meist auf der Basedow-Krankheit oder einer Schilddrüsenentzündung.▲ Die Basedow-Krankheit wird durch Antikörper verursacht, die die Schilddrüse dazu anregen, zuviel Schilddrüsenhormon zu produzieren. Diese Antikörper können die Plazenta passieren und zu einer Schilddrüsenüberfunktion beim Kind führen. Dabei beschleunigt sich sein Herzschlag (mehr als 160 Schläge in der Minute), und es bleibt im Wachstum zurück. Manchmal bringt die Basedow-Krankheit Antikörper hervor, die die Schilddrüsenhormonproduktion hemmen. Auch diese Antikörper können die Plazenta passieren. Sie verhindern, daß die Schilddrüse des Kindes genügend Hormone produziert (Schilddrüsenunterfunktion). Dadurch bleibt das Kind geistig zurück, es entsteht ein Kretinismus.

Die Behandlung der Basedow-Krankheit wird unterschiedlich gehandhabt. Im allgemeinen ist die niedrigstmögliche Dosis von Propylthiouracil die Behandlung der Wahl. Die Frau wird sorgfältig überwacht, da das Medikament die Plazenta passieren und beim Kind eine Schilddrüsenunterfunktion verursachen kann. Meist bessert sich die Basedow-Krankheit in den letzten drei Schwangerschaftsmonaten, so daß die Dosis reduziert oder das Medikament sogar ganz abgesetzt werden kann. Steht ein erfahrener Schilddrüsenchirurg zur Verfügung, kann auch erwogen werden, der Frau die Schilddrüse im vierten bis sechsten Schwangerschaftsmonat zu entfernen (Thyreoidektomie). 24 Stunden nach der Operation muß die Frau mit der Einnahme von Schilddrüsenhormonen beginnen, die sie ein Leben lang fortsetzen muß. Das Medikament ersetzt die Hormone, die die Schilddrüse normalerweise produziert, und schadet deshalb dem Kind nicht.

Durch eine Schilddrüsenentzündung (Thyreoiditis) vergrößert sich der Halsumfang ein wenig. Während der Schwangerschaft verursacht eine zeitweise Zunahme der Schilddrüsenhormone vorübergehend Symptome, die allerdings keiner Behandlung bedürfen. In den ersten Wochen nach der Geburt kann sich plötzlich eine schmerzlose Form von Schilddrüsenentzündung entwickeln, bei der sich die Schilddrüsenhormonproduktion vorübergehend erhöht. Diese Störung kann bestehenbleiben oder gar noch fortschreiten, manchmal mit kurzen, wiederkehrenden Episoden erhöhter Schilddrüsenhormonspiegel.

Die häufigsten Ursachen einer Schilddrüsenunterfunktion während der Schwangerschaft sind die Hashimoto-Thyreoiditis■, die durch Antikörper verursacht wird, die die Schilddrüsenhormonproduktion hemmen, und die Behandlung einer Basedow-Krankheit. Die Hashimoto-Thyreoiditis bessert sich oft vorübergehend während der Schwangerschaft. Frauen mit niedrigem Schilddrüsenhormonspiegel erhalten Hormontabletten. Nach einigen Wochen wird der Schilddrüsenhormonspiegel im Blut der Frau bestimmt, um gegebenenfalls die Dosis anzupassen. Im Laufe der Schwangerschaft können leichte Dosisanpassungen notwendig werden.

Bei vier bis sechs Prozent der Frauen treten während der ersten sechs Wochen nach der Geburt Schilddrüsenfunktionsstörungen auf. Frauen mit Schilddrüsenstörungen wie einer Schilddrüsenvergrößerung (Kropf) oder Hashimoto-Thyreoiditis und solche, in deren Familie Schilddrüsenerkrankungen oder Diabetes vorkommen, sind besonders anfällig für diese Störung. Zu hohe oder zu niedrige Schilddrüsenhormonspiegel nach der Geburt gehen meist bald vorüber, können jedoch behandlungsbedürftig sein.

▲ Siehe Seite 705

■ Siehe Seite 705

Lebererkrankungen

Frauen mit chronisch-aktiver Hepatitis und vor allem jene mit Leberzirrhose (Leberschädigung mit Narbenbildung) ▲ haben oft Probleme, schwanger zu werden. Stellt sich dann doch eine Schwangerschaft ein, besteht ein erhöhtes Risiko für Fehl- und Frühgeburten.

Eine Schwangerschaft kann bei der primären biliären Zirrhose (narbig-bindegewebige Umwandlung der Gallengänge) die Gallenstauung vorübergehend verschlimmern. Manchmal kann sie Gelbsucht und einen dunkel verfärbten Urin verursachen, die allerdings nach der Geburt wieder verschwinden. Bei manchen Frauen mit Zirrhose geht die Schwangerschaft, vor allem im letzten Schwangerschaftsdrittel, mit einem erhöhten Risiko für massive Krampfaderblutungen im Bereich der Speiseröhre einher.

Asthma

Eine Schwangerschaft wirkt sich auf Frauen mit Asthma ■ unterschiedlich aus, doch eine Verschlechterung ist häufiger als eine Besserung. Umgekehrt gibt es keine zwingenden Auswirkungen von Asthma auf eine Schwangerschaft; dennoch kann das Kind langsamer wachsen, und es können vorzeitige Wehen auftreten. Die Asthmabehandlung in der Schwangerschaft hängt davon ab, wie schwer die Erkrankung ist und wie lange die Anfälle dauern. Leichte Anfälle lassen sich z. B. mit Salbutamol – einem Mittel, das die Atemwege in der Lunge erweitert – als Dosieraerosol behandeln. Diese Mittel sollten in der Schwangerschaft, vor allem im ersten Drittel, nur gebraucht werden, wenn es zwingend erforderlich ist. Bei schweren Anfällen wird das bronchienerweiternde Mittel Aminophyllin intravenös gegeben. Extrem schwere Anfälle (Status asthmaticus) werden auch mit intravenösem Kortison behandelt. Bei einer Infektion werden Antibiotika gegeben. Als Dauertherapie nach einem Anfall kann Theophyllin (ein bronchienerweiterndes Mittel) in Tablettenform gegeben werden, um neuen Anfällen vorzubeugen. Bronchienerweiternde Mittel und Kortison sind während der Schwangerschaft schon vielfach angewandt worden, ohne größere Probleme verursacht zu haben.

Systemischer Lupus erythematodes

Systemischer Lupus erythematodes (Lupus) ★, eine Autoimmunerkrankung, die bei Frauen neunmal häufiger auftritt als bei Männern, kann in der Schwangerschaft erstmals in Erscheinung treten, sich verschlimmern oder bessern. Wie sich eine Schwangerschaft auf den Krankheitsverlauf auswirkt, läßt sich nicht vorhersagen. Die Zeit, in der sich die Krankheit am häufigsten verschlechtert, ist das frühe Wochenbett.

Bei Frauen mit Lupus erythematodes sind oft mehrere Schwangerschaften mit einer Früh-, Fehl- oder Totgeburt im zweiten Schwangerschaftsdrittel zu Ende gegangen, oder der Fetus hatte eine Wachstumsverzögerung. Komplikationen, die die Krankheit der Frau mit sich bringt, wie Nierenschädigung, Bluthochdruck oder Herzfehler, können den Fetus oder das Neugeborene gefährden.

Die Antikörper, die bei der Mutter Probleme verursachen, können die Plazenta passieren und beim Fetus eine sehr langsame Herzfrequenz, Blutarmut, eine niedrige Thrombozytenzahl oder eine niedrige Leukozytenzahl zur Folge haben. Einige Wochen nach der Geburt verschwinden diese Antikörper jedoch allmählich wieder, und die dadurch verursachten Störungen bilden sich wieder zurück.

Rheumatoide Arthritis

Die rheumatoide Arthritis ist eine Autoimmunerkrankung, die bei Frauen doppelt so häufig auftritt wie bei Männern. ● Sie bessert sich oft in der Schwangerschaft, möglicherweise aufgrund des erhöhten Kortisonspiegels im mütterlichen Blut. Der Fetus selbst wird von der Krankheit nicht betroffen. Die Geburt kann jedoch erschwert sein, wenn die Hüfte oder die Lendenwirbelsäule der Mutter betroffen ist.

Myasthenia gravis

Diese Autoimmunerkrankung verursacht eine Muskelschwäche; sie kommt bei Frauen häufiger vor als bei Männern. ◆ Während der Geburt können Frauen mit dieser Erkrankung Hilfe bei der Atmung benötigen. Da die Antikörper, die diese Störung verursachen, die Plazenta passieren können, kommt eine Myasthenie bei 20 Prozent der Neugeborenen betroffener Mütter vor. Da die mütterlichen Antikörper jedoch nach und nach verschwinden

▲ Siehe Seite 563
■ Siehe Seite 169
★ Siehe Seite 227
● Siehe Seite 223
◆ Siehe Seite 330

und das Neugeborene selbst keine solchen Antikörper produziert, geht die Muskelschwäche meist bald vorüber.

Idiopathische thrombozytopenische Purpura

Bei der idiopathischen thrombozytopenischen Purpura (ITP), einer Autoimmunerkrankung, ist die Thrombozytenzahl im Körper stark reduziert, wahrscheinlich weil dieser Blutzelltyp von speziellen Antikörpern zerstört wird. Folge ist eine erhöhte Blutungsneigung. Die Krankheit tritt bei Frauen dreimal so häufig auf wie bei Männern. Ohne Behandlung verstärken sich die Symptome in der Schwangerschaft. Die Antikörper können auf den Fetus übergehen und seine Thrombozytenzahl vor und direkt nach der Geburt auf ein gefährlich niedriges Niveau absinken lassen. Hierdurch kann es während der Wehen und Geburt zu Blutungen beim Kind kommen, die Langzeitschäden oder sogar den Tod des Neugeborenen zur Folge haben können. Das gilt vor allem, wenn die Blutungen im Gehirn auftreten. Durch Entnahme einer Blutprobe aus der Nabelschnur lassen sich diese Antikörper und eine niedrige Thrombozytenzahl heute schon beim Fetus nachweisen. Sind die Antikörper tatsächlich auf den Fetus übergegangen, kann ein Kaiserschnitt vorgenommen werden, um einem Geburtstrauma, das Blutungen im kindlichen Gehirn verursachen kann, vorzubeugen. Die Antikörper verschwinden innerhalb von 21 Tagen, die kindliche Blutgerinnung normalisiert sich.

Kortison verbessert bei Schwangeren mit dieser Erkrankung die Blutgerinnung zwar, die Wirkung hält allerdings nur bei etwa der Hälfte der Frauen an. Die intravenöse Gabe hochdosierter Gammaglobuline verbessert die Blutgerinnung vorübergehend, so daß die Geburt eingeleitet werden kann und eine vaginale Geburt ohne unkontrollierte Blutungen möglich wird. Thrombozytentransfusionen werden nur dann gegeben, wenn ein Kaiserschnitt zum Schutz des Kindes nötig ist und wenn die Thrombozytenzahl der Frau so niedrig ist, daß sie stark bluten kann. Nur selten, nämlich dann, wenn die Thrombozytenzahl trotz Behandlung gefährlich niedrig bleibt, kann es notwendig sein, der Frau die Milz zu entfernen, in der die Thrombozyten gespeichert und zerstört werden. Der beste Zeitpunkt für diese Operation ist das zweite Schwangerschaftsdrittel. Die Entfernung der Milz bessert bei etwa 80 Prozent der Frauen die Krankheit für lange Zeit.

Operationen

Die meisten chirurgisch zu behandelnden Krankheiten in der Schwangerschaft betreffen den Bauchraum. Die Schwangerschaft kann die Diagnose erschweren und die notwendigen Operationen komplizieren. Da Operationen vor allem in der Frühschwangerschaft eine Fehlgeburt verursachen können, sollten sie so lange wie möglich hinausgeschoben werden.

Eine **Blinddarmentzündung** kann krampfartige Schmerzen verursachen, die Gebärmutterkontraktionen ähneln. Da bei schwangeren Frauen die Leukozytenzahl normalerweise etwas erhöht ist, hat dieser Befund in der Schwangerschaft keine Aussagekraft. Außerdem wird der Blinddarm mit Fortschreiten der Schwangerschaft höher in den Bauchraum gedrückt, so daß Schmerzen im rechten Unterbauch – dem üblichen Ort von Blinddarmschmerzen – in der Schwangerschaft nicht zwangsläufig auf eine Blinddarmentzündung hinweisen müssen. Bei Verdacht auf Blinddarmentzündung wird der Blinddarm sofort operativ entfernt (Appendektomie), da ein Blinddarmdurchbruch tödlich enden kann. Eine Blinddarmoperation wirkt sich in der Regel nicht negativ auf den Fetus oder auf das Fehlgeburtrisiko aus.

Eierstockzysten können sich in der Schwangerschaft entwickeln und krampfartige Schmerzen verursachen. Sie lassen sich mit Ultraschall sicher und zuverlässig nachweisen. Ist die Zyste nicht eindeutig bösartig, wird eine Operation meist bis nach der 12. Schwangerschaftswoche verschoben, da die Zyste schwangerschaftserhaltende Hormone produzieren kann und sich oft spontan wieder zurückbildet. Nimmt die Zyste jedoch kontinuierlich an Größe zu und ist sie druckschmerzhaft – beides Symptome, die auf eine Krebserkrankung oder einen Abszeß hindeuten können –, kann eine Operation auch schon vor der 12. Schwangerschaftswoche erforderlich werden.

Gallenblasenerkrankungen treten in der Schwangerschaft gelegentlich auf. Der Krankheitsverlauf wird regelmäßig überwacht. Bessert er sich nicht, kann eine Operation erforderlich werden.

Ein **Darmverschluß** kann sich in der Schwangerschaft verheerend auswirken. Entwickelt sich eine Gangrän (Absterben des Gewebes durch Zelltod) des Darms mit einer Bauchfellentzündung, ist das Leben der Frau und des Fetus in Gefahr. Bei Verdacht auf Darmverschluß ist eine sofortige chirurgische Abklärung gerechtfertigt, vor allem bei vorausgegangener Operation oder Infektion im Bauchraum.

Medikamente während der Schwangerschaft

Eine Untersuchung der Universität München 1997 zeigte, daß 84 Prozent der Frauen irgendwann während der Schwangerschaft ein Medikament einnehmen. Am häufigsten sind es Mineralstoffe, vor allem Magnesium, Jodid und Eisen. Dennoch nehmen nur 42 Prozent der Frauen Jodid in der empfohlenen Menge ein, und Folsäure, die schon vor der Schwangerschaft wichtig ist, um die Gefahr von Fehlbildungen der Wirbelsäule zu verringern, nehmen nur sehr wenige Frauen ein. Zwei bis drei Prozent aller angeborenen Fehlbildungen gehen auf Medikamentengebrauch zurück, für die Mehrzahl der anderen sind es genetische, umweltbedingte oder unbekannte Faktoren. ▲

Die Arzneiwirkstoffe gelangen in erster Linie über die Plazenta in den Kreislauf des Kindes, auf demselben Weg wie die Nährstoffe, die für Wachstum und Entwicklung des Feten so wichtig sind. In der Plazenta passieren die Medikamente und Nährstoffe eine dünne Gewebeschicht, die das mütterliche Blut vom Blut des Feten trennt.

Medikamente, die die Frau während der Schwangerschaft einnimmt, können auf verschiedene Art auf den Fetus einwirken.

- Sie können den Embryo bzw. Fetus direkt beeinflussen und ihn schädigen, Entwicklungsstörungen oder sogar seinen Tod verursachen.
- Sie können die Plazentafunktion beeinträchtigen, gewöhnlich indem sie die Gefäße verengen und damit den Sauerstoff- und Nährstoffaustausch zwischen Fetus und Mutter beeinflussen.
- Sie können die Gebärmuttermuskulatur zu kräftigen Kontraktionen anregen, dadurch Sauerstoffmangel hervorrufen und so den Fetus indirekt schädigen.

Wie sehr und wie stark das Medikament auf den Fetus einwirkt, hängt von seinem Entwicklungsstadium und von der Stärke und Dosierung des Medikamentes ab. Bestimmte Medikamente wirken in der Frühschwangerschaft – vor dem 17. Tag nach der Befruchtung – nach dem Alles-oder-nichts-Gesetz: Entweder sie töten den Embryo, oder sie schädigen ihn überhaupt nicht. In dieser Entwicklungsphase ist der Embryo gegenüber schädigenden Effekten recht unempfindlich. Dafür ist er während der Organbildungsphase – dem 17. bis 57. Tag nach der Befruchtung – für Fehlbildungen sehr anfällig. Mittel, die den Embryo in diesem kritischen Zeitabschnitt erreichen, können eine Fehlgeburt, grobe Fehlbildungen oder einen bleibenden geringfügigen Defekt, der erst später im Leben auffällt, verursachen, oder sich überhaupt nicht auswirken. Medikamente, die nach abgeschlossener Organbildung gegeben werden, verursachen in der Regel zwar keine groben Fehlbildungen mehr, können aber das Wachstum und die Funktion der sonst normal entwickelten Organe und Gewebe beim Fetus verändern.

Krebsmedikamente

Weil embryonales bzw. fetales Gewebe so schnell wächst, reagieren seine sich schnell vermehrenden Zellen besonders empfindlich auf Substanzen, die zur Krebsbehandlung eingesetzt werden. Viele dieser Medikamente können beim Kind Fehlbildungen verursachen, zu ihnen gehören intrauterine Wachstumsverzögerungen, Unterentwicklung des Unterkiefers, Gaumenspalten, Fehlentwicklung der Schädelknochen, Rückenmark- und Ohrdefekte, Klumpfuß und eine verzögerte geistige Entwicklung. Einige dieser Arzneistoffe wirken sich zwar bei den Feten von Tieren so aus, doch beim Menschen ist Derartiges bislang noch nicht nachgewiesen worden.

Thalidomid

Dieses Medikament wird nur noch unter besonderen Bedingungen als Mittel gegen Lepra gebraucht, weil es schwere Fehlbildungen verursacht. Thalidomid kam 1956 erstmals in Europa als Grippe- und Beruhigungsmittel auf den Markt. 1962 stellte sich heraus, daß Thalidomid bei den Kindern von Frauen, die das Medikament während der Organbildungsphase eingenommen hatten, Fehlbildungen verursacht, darunter starke Gliedmaßenverkürzung sowie Darm-, Herz- und Gefäßfehlbildungen.

Hautmedikamente

Isotretinoin, das zur Behandlung schwerer Akne, Psoriasis und anderer Hauterkrankungen eingesetzt wird, verursacht schwere Fehlbildungen beim Kind, wenn es in der Schwangerschaft angewandt wird. Die wichtigsten Fehlbildungen sind Herzfehler, zu kleine Ohren und Wasserkopf

▲ Siehe Seite 1219

Wie Medikamente die Plazenta passieren

In der Plazenta fließt das Blut der Frau durch einen Raum (intervillöser Raum), der winzige Fortsätze (Zotten) umschließt, die Blutgefäße vom Feten enthalten. Im intervillösen Raum wird in den Zotten das Blut der Frau vom Blut des Feten durch eine dünne Gewebeschicht, die sogenannte Plazentaschranke, getrennt. Arzneistoffe im mütterlichen Blut können diese Schranke passieren und über die Nabelschnur in den fetalen Kreislauf gelangen.

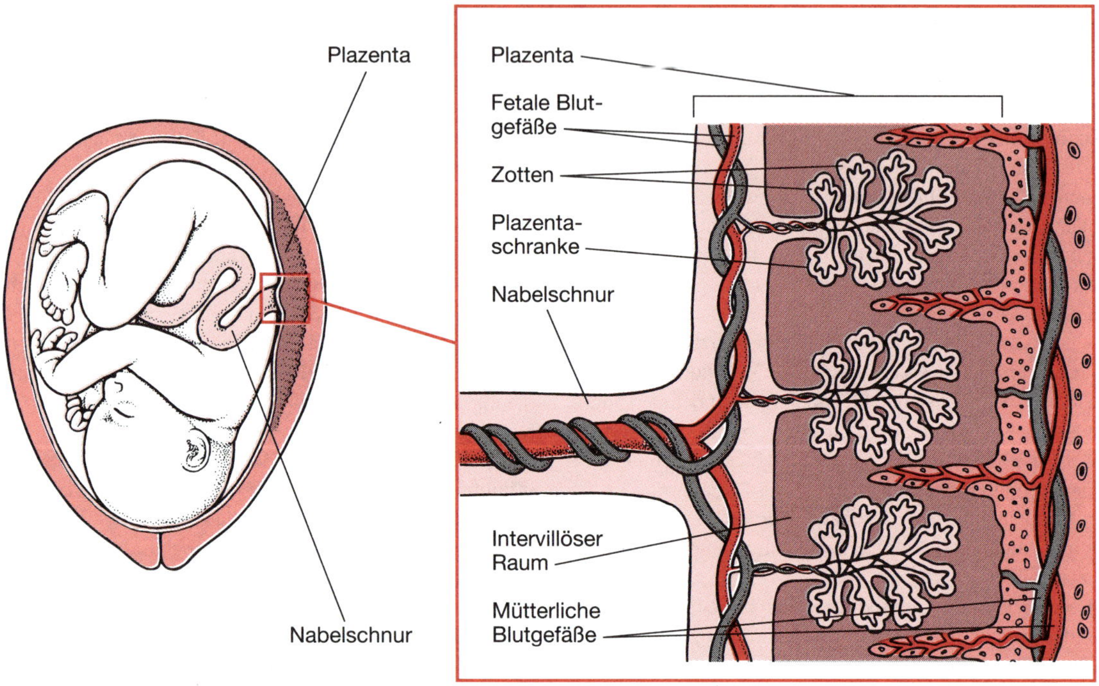

(Hydrozephalus). Das Risiko für Fehlbildungen beträgt etwa 25 Prozent. Auch Etretinat, ein anderes Hautmedikament, verursacht schwere Fehlbildungen. Da diese Substanz im Unterhautfettgewebe gespeichert und nur langsam freigesetzt wird, kann das Mittel noch sechs Monate und länger nach dem Absetzen Fehlbildungen beim Kind verursachen, wenn die Frau in dieser Zeit schwanger wird. Deshalb müssen Frauen, die dieses Medikament einnehmen, mindestens ein Jahr lang für einen sicheren Empfängnisschutz sorgen.

Sexualhormone

Nimmt die Frau in den ersten zwölf Schwangerschaftswochen Androgene (männliche Geschlechtshormone) – zur Behandlung verschiedener Bluterkrankungen – oder synthetische Gestagene ein, können diese bei einem Mädchen eine Vermännlichung der äußeren Geschlechtsorgane hervorrufen. Die Klitoris kann vergrößert sein – diese Fehlbildung läßt sich nur operativ beheben –, und die kleinen Schamlippen, die die Scheiden- und Harnröhrenöffnung umgeben, können miteinander verbunden sein. Orale Empfängnisverhütungsmittel (»die Pille«) enthalten nicht so viel Gestagen, daß sie einen solchen Effekt haben könnten.

Meclozin

Dieses häufig gegen Reisekrankheit, Übelkeit und Erbrechen eingesetzte Mittel verursacht beim Tier Fehlbildungen. Diese Wirkung hat sich beim Menschen allerdings nicht bestätigt.

Epilepsiemittel

Einige dieser krampflösenden Mittel können, wenn Epileptikerinnen sie in der Schwangerschaft einnehmen, beim Kind Gaumenspalten, Herzfehlbildungen, Fehlbildungen des Gesichtsschädels, der Hände und Eingeweide verursachen. Möglich sind auch Entwicklungsverzögerungen. Als besonders fruchtschädigend gelten die beiden Wirkstoffe Trimethadion und Valproinsäure, wobei das Fehlbildungsrisiko für Trimethadion bei 70 Prozent und für Valproinsäure ein Prozent beträgt. Auch Carbamazepin soll eine Reihe allerdings geringfügigerer Fehlbildungen beim Fetus verursachen. Ob Phenytoin tatsächlich, wie bislang angenommen, fruchtschädigend ist, wird mittlerweile in Frage gestellt, da ähnliche Fehlbildungen wie die, die man diesem Mittel anlastet, auch bei den Kindern von Epileptikerinnen auftraten, die nicht behandelt worden waren.

Neugeborene, die vor der Geburt Phenytoin und Phenobarbital ausgesetzt waren, haben eine erhöhte Blutungsneigung, da diese Mittel einen Mangel an Vitamin K verursachen können, das zur Blutgerinnung benötigt wird. Dieser Nebenwirkung läßt sich jedoch vorbeugen, indem die Frau einen Monat vor der Entbindung täglich Vitamin K einnimmt oder das Neugeborene direkt nach der Geburt und anschließend noch über längere Zeit Vitamin-K-Tropfen bekommt. Während der Schwangerschaft erhalten Epileptikerinnen ihr Medikament in der geringstmöglichen Dosierung und werden engmaschig überwacht.

Epileptikerinnen haben, selbst wenn sie während der Schwangerschaft keine Medikamente bekommen, häufiger Kinder mit angeborenen Fehlbildungen als nicht epileptische Mütter. Das höchste Risiko haben Frauen mit häufigen, schweren Krampfanfällen oder Schwangerschaftskomplikationen.

Impfstoffe

Impfungen mit lebenden Viren sollten in der Schwangerschaft, oder wenn eine Schwangerschaft zu vermuten ist, möglichst vermieden werden. Der Rötelnimpfstoff enthält lebende Keime und kann die Plazenta und den Fetus infizieren. Impfungen mit Lebendimpfstoff, beispielsweise gegen Masern, Mumps, Polio, Windpocken und Gelbfieber, sowie andere Impfungen, z. B. gegen Cholera, Hepatitis A und B, Influenza, Pest, Tollwut, Diphtherie und Typhus, dürfen in der Schwangerschaft nur durchgeführt werden, wenn das Infektionsrisiko für die werdende Mutter groß ist.

Schilddrüsenmedikamente

Wenn bei einer Schwangeren eine Schilddrüsenüberfunktion (Hyperthyreose) mit radioaktivem Jod behandelt wird, kann dieses die Plazentaschranke passieren und die Schilddrüse des Feten zerstören oder eine schwere Schilddrüsenunterfunktion (Hypothyreose) hervorrufen. Alle Medikamente, die zur Behandlung einer Schilddrüsenüberfunktion eingesetzt werden, durchdringen die Plazenta und können beim Kind eine Unterfunktion verursachen. Auf sie wird jedoch jedes Neugeborene routinemäßig untersucht.

Arzneimittelsicherheit in der Schwangerschaft – eine Einteilung der amerikanischen Arzneimittelbehörde

Kategorie	Beschreibung
A	Studien an Menschen haben kein Risiko nachgewiesen.
B	Tierversuche haben kein Risiko nachgewiesen, aber es gibt noch keine Studien am Menschen. Oder: Tierversuche haben ein Risiko nachgewiesen, Studien bei Menschen jedoch nicht.
C	Es liegen keine Studien an Tieren oder Menschen vor. Oder: Tierversuche haben ein Risiko nachgewiesen, aber es gibt noch keine Studien am Menschen.
D	Studien an Menschen haben ein Risiko nachgewiesen, in einigen Fällen kann die Anwendung jedoch gerechtfertigt sein.
X	Das Medikament sollte in der Schwangerschaft auf keinen Fall eingesetzt werden. Die bekannten Risiken überwiegen bei weitem einen etwaigen therapeutischen Nutzen.

Tabletten zur Diabetesbehandlung

Mit »Zuckertabletten« wird bei Typ-II-Diabetes der Blutzuckerspiegel gesenkt. In der Schwangerschaft ist damit jedoch keine Zuckereinstellung möglich, wie sie für die Gesundheit von Mutter und Kind notwendig ist. Deshalb muß ein Diabetes in der Schwangerschaft mit Insulin behandelt werden.

Opioide Schmerzmittel und nichtsteroidale Entzündungshemmer

Opioide Schmerzmittel und nichtsteroidale Entzündungshemmer (NSAR), wie Azetylsalizylsäure, überwinden die Plazentaschranke und erreichen im Fetus beträchtliche Konzentrationen. Neugeborene von Müttern, die während der Schwangerschaft Opioide eingenommen haben, entwickeln im Mutterleib eine Abhängigkeit und können sechs bis acht Stunden nach der Geburt Entzugserscheinungen aufweisen.

Die Einnahme größerer Mengen von Azetylsalizylsäure und anderer NSAR während der Schwangerschaft kann den Geburtsbeginn hinauszögern und bewirken, daß sich die Verbindung (Ductus arteriosus)▲ zwischen der Aorta (die Hauptschlagader, die Blut durch den Körper transportiert) und der Pulmonalarterie (die Arterie, die Blut zu der Lunge transportiert) beim Feten bereits vor und nicht, wie sonst normal, kurz nach der Geburt schließt. Durch diesen vorzeitigen Verschluß muß das Blut zwangsläufig durch die Lunge fließen, die sich zu dem Zeitpunkt noch nicht ausgedehnt hat, was den Kreislauf des Kindes überlastet.

Werden nichtsteroidale Entzündungshemmer in der Spätschwangerschaft eingenommen, können sie die Fruchtwassermenge (die Flüssigkeit, in der der Fetus in der Fruchtblase schwimmt) verringern – eine für das Kind möglicherweise gefährliche Situation. Große Dosen Azetylsalizylsäure können bei Mutter und Kind Blutungsstörungen verursachen. Azetylsalizylsäure und andere Salizylate können den Bilirubinspiegel im fetalen Blut erhöhen und so Gelbsucht und gelegentlich auch Hirnschäden verursachen.

Beruhigungsmittel und Mittel gegen Depressionen

Angstlösende Mittel (Tranquilizer), die in den ersten drei Schwangerschaftsmonaten eingenommen werden, können Fehlbildungen verursachen – diese Wirkung wurde allerdings noch nicht nachgewiesen. Der Einsatz der meisten Antidepressiva in der Schwangerschaft kann als relativ sicher angesehen werden. Lithium kann allerdings Fehlbildungen, vor allem am Herzen, verursachen.

▲ Siehe Kasten, Seite 1223

Antibiotika

Die Einnahme von Antibiotika in der Schwangerschaft kann Störungen verursachen. Tetrazykline passieren die Plazenta und werden in den Knochen und Zähnen des Kindes gespeichert, wo sie mit Kalzium eine Verbindung eingehen. Die Folge ist ein verlangsamtes Knochenwachstum, dauerhafte Gelbfärbung der Zähne sowie ein weicher, kariesanfälliger Zahnschmelz. Das Risiko für Zahnfehlbildungen ist von der Mitte der Schwangerschaft bis zur Geburt am höchsten. Da als Alternative eine Reihe von sicheren Antibiotika zur Verfügung steht, sollten Tetrazykline in der Schwangerschaft nicht eingenommen werden.

Die Einnahme von Antibiotika wie Streptomyzin oder Kanamyzin in der Schwangerschaft kann das Innenohr des Feten schädigen und möglicherweise Taubheit verursachen. Chloramphenicol schädigt den Feten zwar nicht, kann beim Neugeborenen jedoch eine ernste Erkrankung, das sogenannte Gray-Syndrom, verursachen. Ciprofloxazin sollte in der Schwangerschaft nicht angewandt werden, da es beim Tier nachgewiesenermaßen Gelenkfehlbildungen verursacht. Der Einsatz von Penizillinen scheint unbedenklich zu sein.

Die meisten Sulfonamide verursachen, wenn sie in der Spätschwangerschaft eingenommen werden, beim Neugeborenen Gelbsucht, die eine Gehirnschädigung zur Folge haben kann. Das Sulfonamid Sulfasalazin scheint hier jedoch eine Ausnahme darzustellen.

Blutgerinnungshemmer

Der sich entwickelnde Fetus reagiert hochempfindlich auf Warfarin, ein blutgerinnungshemmendes Mittel. Bis zu 25 Prozent aller Feten, die diesem Mittel im ersten Schwangerschaftsdrittel ausgesetzt waren, entwickeln grobe Fehlbildungen. Darüber hinaus kann es bei der Frau und dem Kind zu Blutungsstörungen kommen. Besteht bei einer Schwangeren die Gefahr der Blutpfropfbildung, ist Heparin eine wesentlich sicherere Behandlungsalternative. Eine Langzeitanwendung kann aber zu einer verringerten Thrombozytenzahl (Thrombozyten sind Zellpartikel, die die Blutgerinnung unterstützen) oder Knochenschwund (Osteoporose) führen.

Herz-Kreislauf-Medikamente

Manche Frauen müssen diese Medikamente in der Schwangerschaft einnehmen, um chronische oder durch die Schwangerschaft bedingte Erkrankungen wie Schwangerschaftshochdruck mit Eiweiß im Urin und Flüssigkeitsansammlung in den Geweben und Eklampsie (Krampfanfälle bei Schwangerschaftshochdruck) zu behandeln. Bluthochdruckmittel, die bei diesen Erkrankungen häufig gegeben werden, beeinträchtigen die Plazentafunktion und werden nur mit größter Vorsicht eingesetzt, um Störungen beim Kind zu vermeiden. ▲ Solche Störungen entstehen im allgemeinen dann, wenn bei der Frau der Blutdruck abrupt absinkt und dadurch die Blutversorgung der Plazenta deutlich eingeschränkt wird. ACE-Hemmer (Angiotensin-Conversions-Enzym-Hemmer) und Thiaziddiuretika werden in der Schwangerschaft wegen ihrer möglichen stark fruchtschädigenden Wirkung nicht verschrieben. Digoxin, ein Mittel, mit dem Herzinsuffizienz und Herzrhythmusstörungen behandelt werden, passiert zwar problemlos die Plazenta, hat aber auf den Fetus bzw. das Neugeborene so gut wie keine Wirkung.

Einige Medikamente wie Nitrofurantoin, Vitamin K, Sulfonamide und Chloramphenicol können bei Schwangeren und ihren Kindern mit genetisch bedingtem Glukose-6-Phosphat-Dehydrogenase-Mangel (G6PDH-Mangel) die roten Blutkörperchen zum Auflösen bringen. Frauen mit dieser Störung bekommen diese Mittel deshalb nicht verschrieben.

Medikamente, die häufig während der Wehen und der Geburt eingesetzt werden

Örtliche Betäubungsmittel, Opioide und andere Schmerzmittel passieren gewöhnlich die Plazenta und können sich auf das Neugeborene auswirken – indem sie beispielsweise das sogenannte Atemnotsyndrom auslösen. ■ Werden während der Wehen Medikamente benötigt, so werden sie deshalb in der geringsten noch wirksamen Dosis verabreicht und darüber hinaus so spät wie möglich, damit sie das Kind möglichst nicht mehr vor der Geburt erreichen.

Rausch- und Genußmittel

Rauchen während der Schwangerschaft ist schädlich. ★ Das durchschnittliche Geburtsgewicht der Kinder von Frauen, die während der Schwangerschaft geraucht haben, liegt 270 g unter dem der Kinder von Nichtraucherinnen. Fehlgeburten, Totgeburten, Frühgeburten und plötzlicher Kindstod kommen nach Rauchen in der Schwangerschaft häufiger vor.

Alkoholkonsum während der Schwangerschaft kann angeborene Fehlbildungen verursachen. Kinder von Frauen, die während der Schwangerschaft große Mengen Alkohol konsumiert haben, können eine Alkoholembryopathie entwickeln. ● Diese Babys sind meist zu klein, haben oft einen kleinen Kopf (Mikroenzephalie) sowie Gesichtsfehlbildungen und entwickeln sich geistig verzögert. Nur selten liegen auch Gelenkfehlbildungen und Herzfehler vor. Die Kinder gedeihen schlecht, und es sterben mehr von ihnen bald nach der Geburt. Da nicht bekannt ist, welche Alkoholmenge diese Störung verursacht, sollte in der Schwangerschaft grundsätzlich kein Alkohol getrunken werden.

Ob sich **Koffein** negativ auf die Entwicklung des Kindes auswirkt, ist umstritten. Verschiedene Studien deuten darauf hin, daß der Konsum von mehr als sieben oder acht Tassen Kaffee täglich mit einem erhöhten Risiko für Tot-, Früh-, Mangel- sowie Fehlgeburten einhergeht. Diese Studien haben allerdings keine große Aussagekraft, da viele Kaffeetrinkerinnen gleichzeitig auch Raucherinnen waren. Eine neuere Studie kam zu dem Ergebnis, daß die Störungen nicht durch den Koffein-, sondern den Zigarettenkonsum verursacht werden. Ob starker Koffeinkonsum während der Schwangerschaft das Neugeborene gefährdet, ist nicht bekannt.

Aspartam, ein künstlicher Süßstoff, scheint in der Schwangerschaft unbedenklich zu sein, sofern er in den zum Zuckerersatz üblichen Mengen verwendet wird.

Kokainkonsum während der Schwangerschaft erhöht das Risiko für Fehlgeburten, vorzeitige Plazentalösung, angeborene Fehlbildungen von Gehirn, Nieren und Geschlechtsorganen beim Neugeborenen.

▲ Siehe Seite 1157
■ Siehe Seite 1171
★ Siehe Seite 1145
● Siehe Seite 1210

KAPITEL 248

Wehen und Geburt

Wehen und Geburt erlebt zwar jede Frau individuell unterschiedlich, dennoch verlaufen sie nach einem bestimmten Muster. Damit bekommt die werdende Mutter eine grobe Vorstellung von den Veränderungen, die während der Geburt in ihrem Körper eintreten, um dem Kind den Weg nach draußen zu ermöglichen, und von den Maßnahmen, mit denen man sie von außen unterstützen kann. Die Frau hat verschiedene Wahlmöglichkeiten. So kann sie entscheiden, ob der Vater bei der Geburt dabei sein soll und wo sie das Baby zur Welt bringen möchte (Krankenhaus, Geburtshaus, ambulant in einer geburtshilflichen Praxis oder zu Hause).

Viele Paare entscheiden, daß der Vater bei der Geburt dabei sein soll. Sein Zuspruch und seine psychische Unterstützung helfen der Frau, sich zu entspannen, und verringern den Bedarf an schmerzlindernden Mitteln. Darüber hinaus wirkt sich das gemeinsame Geburtserlebnis emotional und psychisch günstig aus und stärkt die Familienbande. In Geburtsvorbereitungskursen werden die zukünftigen Eltern auf den Geburtsverlauf vorbereitet. Es kommt aber auch vor, daß die Frau die Geburt allein erleben möchte, der Vater nicht dabei sein will oder eine andere Begleitperson vielleicht hilfreicher ist. Die werdenden Eltern können gemeinsam entscheiden, welche Lösung für sie am besten ist.

Die meisten Kinder kommen zwar in der Klinik zur Welt, manche Frauen wünschen aber eine Hausgeburt. Viele Ärzte raten davon ab, weil sie unvorhergesehene Komplikationen fürchten: plötzliche, vorzeitige Plazentalösung, fetales Atemnotsyndrom (meist aufgrund von Sauerstoffmangel während der Wehen), eine unvorhergesehene Mehrlingsschwangerschaft oder starke Blutungen nach der Geburt (postpartale Hämorrhagie). Andere Ärzte meinen, Hausgeburten kommen nur bei jenen Frauen in Frage, die schon mindestens eine komplikationslose Schwangerschaft und Geburt hinter sich haben. Bei der Hausgeburt muß eine Hebamme und es sollte ein Arzt anwesend sein, am besten dieselben Personen, die die Frau bereits während der Schwangerschaft betreut haben. Für den Fall, daß unvorhergesehene Komplikationen eintreten, sollte eine Klinik in kurzer Zeit zu erreichen sein. Erfüllt das Zuhause der Frau diese Anforderung nicht, stellt vielleicht ein Freund oder Verwandter seine Räumlichkeiten zur Verfügung. Für den Notfall muß bereits vorher klar sein, wie die Gebärende möglichst schnell ins Krankenhaus transportiert werden kann.

Geburtszentren sind für die Geburt nach einer normalen, komplikationslosen Schwangerschaft ausgerüstet. Diese Zentren bieten den Vorteil einer angenehmen Atmosphäre durch wohnliche Ausstattung der Geburtszimmer und dadurch, daß hier die Familie und Freunde bei der Geburt zugegen sein dürfen. Treten während der Geburt Komplikationen auf, besteht meist mit benachbarten Kliniken eine Vereinbarung, Frau und Kind unmittelbar dorthin überführen zu können.

Wehen

Als Wehen wird eine Serie von rhythmischen, zunehmenden Kontraktionen der Gebärmutter bezeichnet, die das Kind immer weiter durch den Gebärmutterhals (der untere Gebärmutteranteil) und die Scheide (Geburtskanal) nach draußen befördern.

Die Kontraktionen bewirken, daß sich der Muttermund immer mehr weitet, der Gebärmutterhals dünner wird und sich zurückzieht (verstreicht), bis er praktisch mit dem Rest der Gebärmutter eins geworden ist. Diese Veränderungen ermöglichen dem Kind den Durchtritt durch den Geburtskanal.

Die Wehen setzen im allgemeinen innerhalb von zwei Wochen vor oder nach dem errechneten Termin ein. Was genau die Wehen auslöst, ist nicht bekannt. Möglicherweise ist es Ozytozin, ein von der Hirnanhangdrüse freigesetztes Hormon, das Gebärmutterkontraktionen auslöst. Ein Beweis für diese These steht jedoch noch aus. Bei Erstgebärenden dauern die Wehen gewöhnlich maximal zwölf bis 14 Stunden, bei Mehrgebärenden verkürzt sich diese Zeit auf durchschnittlich sechs bis acht Stunden.

Der Abgang von blutigem Schleim (»Zeichnen«) ist meist ein sicherer Hinweis, daß die Geburt kurz bevorsteht. Der blutige Schleimpfropf kann allerdings bis zu 72 Stunden vor Einsetzen der Wehentätigkeit abgestoßen werden. Normalerweise platzt die Fruchtblase, die den Fetus enthält, erst kurz vor der Geburt, das Fruchtwasser geht dann durch Gebärmutterhals und Scheide ab (»das Wasser bricht«). Springt die Fruchtblase, sollte die Frau sofort ihren Arzt oder ihre Hebamme informieren. Nach dem Blasensprung setzen bei etwa 80 bis 90 Prozent der Frauen innerhalb von 24 Stunden spontan die Wehen ein. Ist dies nicht der Fall, obwohl der errechnete Termin erreicht ist, wird die Frau meist stationär aufgenommen, um die Geburt einzuleiten und somit zu verhindern, daß Bakterien durch die Scheide zur Gebärmutter aufsteigen und dort eine Infektion verursachen. Die Infektion kann Mutter und

Die einzelnen Geburtsphasen

Erste Phase

Vom Beginn der Wehen bis zur vollen Eröffnung (Dilatation) des Muttermundes – etwa 10 cm

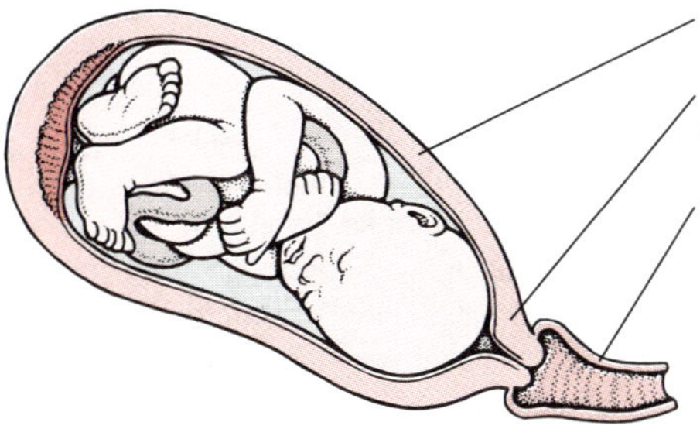

Eröffnungsperiode (Latenzphase)

- Die Wehen nehmen an Intensität zu und werden rhythmischer.
- Die Beschwerden lassen sich gut ertragen.
- Der Muttermund verstreicht und öffnet sich auf etwa 4 cm.
- Diese Phase dauert bei der Erstgebärenden im Durchschnitt 8 ½ Stunden, 5 Stunden bei Mehrgebärenden.

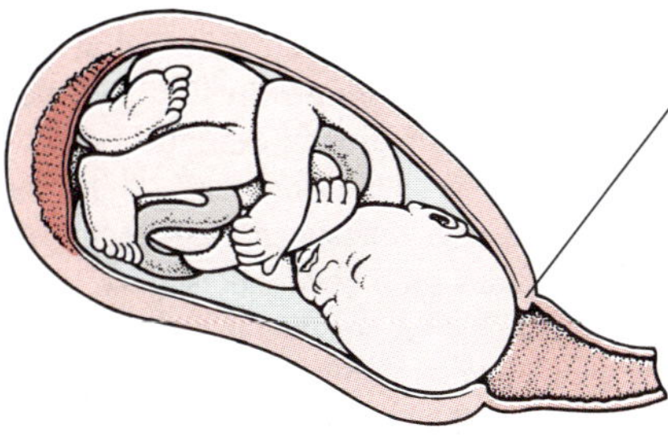

Aktivphase

- Der Muttermund öffnet sich von etwa 4 cm auf volle 10 cm.
- Der zuerst austretende Teil des kindlichen Körpers, meist der Kopf, tritt in das Becken der Frau.
- Wenn der Körper des Kindes tiefer tritt, spürt die Frau Preßdrang.
- Diese Phase dauert bei Erstgebärenden im Durchschnitt 5 Stunden, 2 Stunden bei Mehrgebärenden.

Zweite Phase

Von der kompletten Eröffnung des Muttermundes bis zur Geburt des Kindes. Diese sogenannte Austreibungsperiode dauert bei Erstgebärenden im Durchschnitt etwa 60 Minuten, bei Mehrgebärenden 15 bis 30 Minuten.

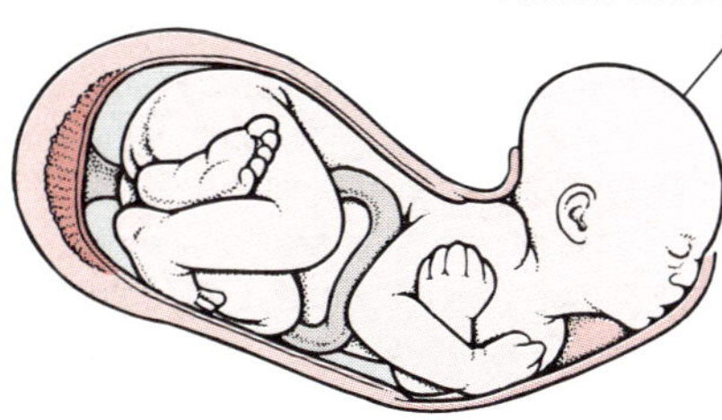

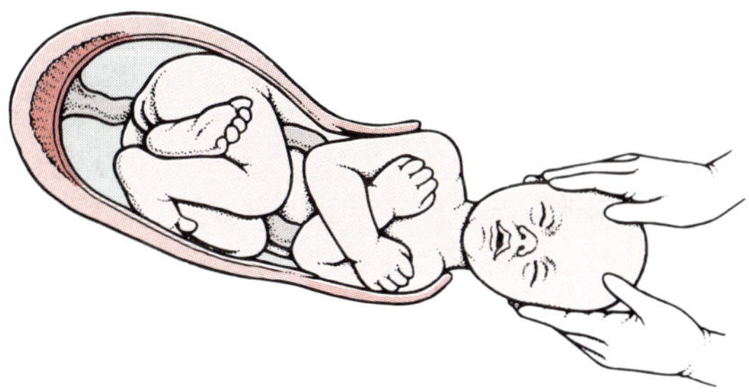

Dritte Phase

Von der Geburt des Kindes bis zur Ausstoßung der gelösten Plazenta. Diese Phase dauert meist lediglich einige Minuten.

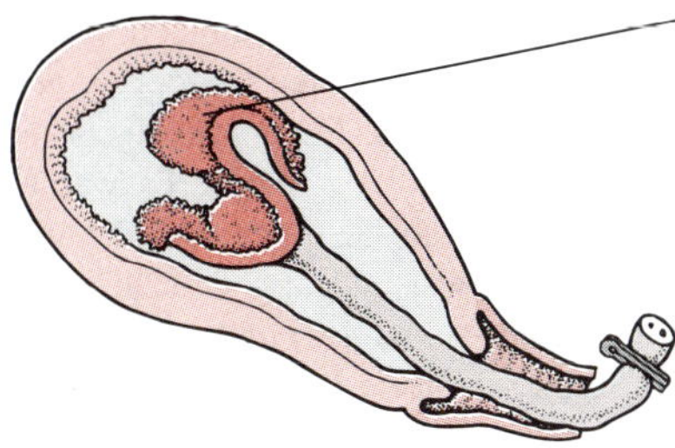

Die Wehen werden von alters her in drei Phasen eingeteilt. Die vier Stunden, die auf die Nachgeburtsphase folgen und in denen das Blutungsrisiko am höchsten ist, wird oft als vierte Geburtsphase bezeichnet.

Überwachung des kindlichen Befindens

Mit der **Kardiotokographie** wird zum einen die kindliche Herzaktion, zum anderen die Wehentätigkeit registriert. Viele Ärzte arbeiten damit bei allen Entbindungen, da bei 30 bis 50 Prozent aller Babys, die während der Geburt Probleme bekommen oder gar sterben, vorher keine sichtbaren äußeren Zeichen vorliegen. Durch die elektronische Überwachung läßt sich das Leben dieser Kinder retten. Allerdings bekommen elektronisch überwachte Frauen öfter einen Kaiserschnitt als jene Frauen, die nur mit einem Stethoskop abgehorcht werden. Deshalb sollte die kontinuierliche elektronische Überwachung im allgemeinen Risikoschwangerschaften vorbehalten bleiben: wenn die Herztöne mit dem Stethoskop nicht zu hören sind (z. B. aufgrund von Haltungs- oder Lageanomalien) oder wenn besorgniserregende Herztöne zu hören waren. Die Herzfrequenz läßt sich extern überwachen, indem Bauchdeckenelektroden (die Ultraschallwellen senden und empfangen) angebracht werden, oder innerlich, indem eine Elektrode durch die Scheide der Frau eingeführt und am Kopf des Kindes angelegt wird. Das Anlegen einer solchen sogenannten Skalpelektrode bleibt meist Risikoschwangerschaften vorbehalten.

Bei einer Risikoschwangerschaft wird die Kardiotokographie manchmal auch im Rahmen eines sogenannten **Nonstreßtests** eingesetzt; dabei wird die Herzfrequenz sowohl beim schlafenden oder bewegungsarmen als auch beim sich bewegenden Fetus kontrolliert. Steigt die Herzfrequenz bei Bewegung nicht an, kann ein **»(Wehen-)Belastungstest«** durchgeführt werden. Während der Kontraktionen werden die Herztöne kontrolliert, um festzustellen, ob das Kind die Geburt überstehen kann.

Bei einem weiteren Test, der **Fetalblutanalyse**, wird dem Kind ein Tropfen Blut aus dem Kopf entnommen und sein pH-Wert und damit der Säuregrad des Bluts während der Wehen bestimmt. Vom Befund hängt es ab, ob die Geburt weiter natürlich verlaufen kann oder ob sofort ein Kaiserschnitt gemacht werden soll.

Kind betreffen. Um Wehen hervorzurufen, werden Ozytozin oder ähnliche Mittel gegeben. Ist der Geburtstermin noch nicht erreicht, werden statt dessen das Befinden von Frau und Kind genau überwacht. Das Becken wird erst dann untersucht, wenn die Geburt eingeleitet werden soll.▲

Hat die Frau regelmäßige Wehen – mit starken Kontraktionen im Abstand von fünf Minuten oder weniger und einem auf mindestens vier Zentimeter eröffneten Muttermund –, wird sie stationär aufgenommen. Bei der Aufnahmeuntersuchung werden Gewicht, Blutdruck, Herz- und Atemfrequenz sowie Temperatur gemessen. Es werden Blut- und Urinproben untersucht. Außerdem wird festgestellt, wie groß das Kind ist, welche Haltung der Kopf hat (Stirn-, Gesichts- oder Vorderhauptlage) und welcher Körperteil vorangeht (Kopf, Schulter oder Steiß). Die kindlichen Herztöne werden abgehört. Intensität, Dauer und Häufigkeit der Wehen werden registriert. Bei der vaginalen Untersuchung wird festgestellt, ob die Fruchtblase bereits geplatzt ist, wie weit der Muttermund eröffnet und wie stark der Gebärmutterhals bereits verkürzt ist. Bei Blutungen oder spontanem Blasensprung wird auf diese Untersuchung verzichtet. Eine Grünfärbung des Fruchtwassers nach dem Blasensprung ist durch den ersten Stuhlgang des Kindes (Mekonium oder Kindspech) verursacht und deutet darauf hin, daß das Kind gefährdet ist bzw. Sauerstoffmangel hat.■ Normalerweise scheidet das Kind vor der Geburt nur dann Mekonium aus, wenn es Sauerstoffmangel hat oder mit dem Gesäß voran zur Welt kommt.

Wie das Kind den Geburtskanal durchtritt, hängt von seiner Haltung und Lage ab.★ Die häufigste und sicherste Kindslage bei der Geburt ist die Schädellage und hier wieder die Hinterhauptlage, bei der der Kopf des Kindes tief gebeugt ist, so daß sein Hinterhaupt die Führung übernimmt. In den letzten ein oder zwei Wochen vor der Geburt dreht sich das Kind im Mutterleib meist noch einmal, um zur Geburt mit dem Kopf voran zu stehen. Eine Steißlage, bei der das Kind mit dem Gesäß voran geboren wird, erschwert die Geburt für Mutter, Kind und Geburtshelfer beträchtlich. Da bei dieser Lage der Kopf erst wesentlich später den Geburtskanal durchtritt, nimmt das Risiko für einen Sauerstoffmangel zu. Weil das Gesäß ei-

▲ Siehe Seite 1174

■ Siehe Seite 1202

★ Siehe Kasten, Seite 1176

nen deutlich geringeren Umfang hat als der Kopf, ist der Geburtskanal weniger gut gedehnt, und der Kopf schiebt sich schwerer und langsamer hindurch, als wenn er vorangeht. Außerdem bleibt der Kopf leichter stecken. Bei der Schulterquerlage ist der Durchgang des Feten durch den Geburtskanal ebenfalls erschwert. Bei der Schädel- und Hinterhauptlage, bei der das Kind mit dem Hinterhaupt zuerst – und nicht mit dem Gesicht – durch den Geburtskanal tritt, entwickelt sich die Geburt im allgemeinen am schnellsten.

Während der Wehen könnte die Frau Flüssigkeit infundiert bekommen, wenn sie auszutrocknen droht. Die laufende Infusion ermöglicht im Notfall auch den unmittelbaren Zugang für Medikamente. Selbst wenn die Geburt länger dauert, sollte die Frau nichts essen oder trinken, damit sie nicht Gefahr läuft, zu erbrechen und Erbrochenes zu aspirieren.

Während der ersten Phase der Geburt darf die Frau selbst dann noch nicht pressen, wenn sie den Drang dazu verspürt, weil Pressen in dieser frühen Phase, wenn der Muttermund noch nicht voll eröffnet ist, unnötig Energie verbraucht und der Muttermund dadurch reißen könnte. Die Herzfrequenz des Kindes wird in etwa 15minütigen Abständen kontrolliert. Durch Überwachung der Herzaktion des Kindes mittels Kardiotokographie läßt sich ein möglicher Atemstillstand beim Kind am leichtesten und zuverlässigsten feststellen. Schlägt das Herz zu schnell oder zu langsam, können eine Zangengeburt, Schnittentbindung oder andere Maßnahmen wie die Linksseitenlagerung der Mutter, erhöhte Zufuhr intravenöser Flüssigkeit oder die Gabe von Sauerstoff über einen Nasentubus erforderlich werden.

Während der zweiten Geburtsphase preßt die Frau, die konstant überwacht wird, mit jeder Wehe mit, um den Fetus durch die Scheide ans Licht der Welt zu befördern. Die kindlichen Herztöne werden nach jeder Wehe, spätestens aber alle drei Minuten kontrolliert.

Schmerzlinderung

Auf welche Weise die Schmerzen während der Geburt gelindert werden, entscheidet sich meist spontan während der Geburt. Die meisten Frauen wünschen heute erst einmal eine natürliche Geburt, bei der sie auf Entspannungs- und Atemtechniken vertrauen. Je nachdem, wie die Geburt vorangeht, wie sich die Frau fühlt und was Geburtshelfer und Hebamme empfehlen, können dann im Bedarfsfall Schmerzmittel oder verschiedene Formen der Anästhesie eingesetzt werden.

Der Schmerzmittelbedarf während der Geburt ist individuell sehr verschieden und wird im wesentlichen davon mitbestimmt, wie groß die Angst ist. Die richtige Geburtsvorbereitung sowie psychische Unterstützung durch die am Geburtsgeschehen beteiligten Personen helfen im allgemeinen, viele Ängste zu mindern, so daß nur wenig Schmerzmittel nötig sind. Viele Frauen brauchen überhaupt keine Medikamente.

Verlangt die Frau während der Geburt nach Schmerzmitteln, so bekommt sie diese in der Regel auch, allerdings so wenig wie möglich, weil sie die Atmung verlangsamen (Atemdepression) und die Lebensfunktionen des Kindes nach der Geburt dämpfen. Die Geburt ist ein schwieriger Augenblick für das Kind: Viele innere Veränderungen treten ein, wenn das bislang völlig vom mütterlichen Körper abhängige Neugeborene plötzlich ein unabhängiges Leben beginnt. Ein durch starke Schmerzmittel betäubtes Neugeborenes hat mehr Anpassungsschwierigkeiten. Zur Schmerzlinderung wird meist Pethidin gespritzt. Da diese Medikamente die Eröffnungsphase in die Länge ziehen, werden sie meist erst während der Austreibungsperiode gegeben. Weil sie andererseits ihre maximale Wirksamkeit aber erst nach 30 Minuten erreichen, werden sie kurz vor der Geburt nicht mehr verabreicht. Um die dämpfende Wirkung dieser Medikamente auf das Neugeborene aufzufangen, kann es direkt nach der Geburt Naloxon bekommen.

Ist während der Austreibungsphase eine stärkere Schmerzlinderung notwendig, kann der Bereich der Scheidenöffnung örtlich betäubt werden. Vorteil dieser Betäubung ist, daß der schmerzende Bereich total empfindungslos wird, die Frau aber bei vollem Bewußtsein bleibt und die Funktionen des Kindes nicht gedämpft werden. Diese Betäubung kann in Form eines Pudendusblocks oder einer regionalen Leitungsanästhesie erfolgen. Beim **Pudendusblock**, einem häufig eingesetzten Verfahren, wird ein Lokalanästhetikum durch die Scheidenwand injiziert und der sogenannte Pudendusnerv betäubt; dadurch wird der gesamte Scheidenbereich mit Ausnahme der äußeren Geschlechtsorgane empfindungslos. Der Pudendusblock ermöglicht trotz Betäubung eine unkomplizierte Entbindung, bei der die Frau weiterhin Preßdrang empfindet und dem auch nachgeben kann.

Will die Frau zwar mitpressen, trotzdem aber eine stärkere Schmerzlinderung, stehen mehrere Methoden der **regionalen Anästhesie** zur Verfügung. Am häufigsten wird die sogenannte spinale Epi- bzw. Periduralanästhesie durchgeführt, bei der ein Lokalanästhetikum in den Raum im Lendenwirbelbereich, der die Wirbelsäule umgibt (Epiduralraum), injiziert wird. Alternativ dazu können Narkotika, wie Fentanyl und Sufentanil, über eine Dauerinfusion in den Epiduralraum infundiert werden. Diese Verfahren werden zwar oft eingesetzt, doch muß dann häufiger ein Kaiserschnitt gemacht werden, weil die Frau durch die Wirkung des Anästhetikums nicht richtig mitpressen kann. Die Spinalanästhesie, bei der ein Lokal-

Natürliche Geburt

Bei der natürlichen Geburt werden die Schmerzen mit Entspannungs- und Atemtechniken gelindert. In Geburtsvorbereitungskursen, die über Wochen verteilt sechs bis acht Sitzungen umfassen, können die Frau und ihr Partner diese Techniken erlernen. Hier werden sie auch auf die Wehen und die Geburt vorbereitet.

Bei den Entspannungstechniken geht es im wesentlichen darum, einen Körperteil erst anzuspannen und dann zu entspannen. Diese Technik hilft der Frau, den restlichen Körper zu entspannen, wenn sich die Gebärmutter während der Wehen zusammenzieht, und in den Wehenpausen zu entspannen. In der Eröffnungsphase, bevor die Frau mitzupressen beginnt, kann mit verschiedenen Atmungstypen gearbeitet werden:

- Tiefe Atmung, die die Entspannung fördert, kann am Anfang und am Ende jeder Wehe eingesetzt werden.
- Die schnelle, flache Atmung im oberen Brustbereich wird in den Wehenspitzen eingesetzt.
- Abwechselndes Hecheln und Schnaufen halten die Frau beim Preßdrang, bevor der Muttermund vollständig erweitert ist, vom Pressen ab.

In der Austreibungsperiode wechseln sich Pressen und Hechelatmung ab.

Die Frau und ihr Partner sollten im Laufe der Schwangerschaft regelmäßig Entspannungs- und Atemtechniken üben. Während der Wehen kann der Partner der Frau, abgesehen von dem psychischen Rückhalt, den er gibt, die Frau immer wieder daran erinnern, was sie in dem jeweiligen Stadium tun soll, und darauf achtgeben, wann sie verspannt ist. Zur Entspannung kann er sie auch massieren. Eine natürliche Geburt kommt häufig ohne Schmerzmittel und Betäubung aus.

Die bekannteste Methode der natürlichen Geburt ist wahrscheinlich die Lamaze-Technik. Bei der ebenfalls gebräuchlichen Technik nach Leboyer findet die Geburt im abgedunkelten Raum statt, und das Neugeborene wird direkt danach in lauwarmem Wasser gebadet.

anästhetikum in den zentralen Wirbelsäulenkanal injiziert wird, kann sowohl bei einer Geburt auf natürlichem Wege als auch bei einem Kaiserschnitt eingesetzt werden. Heute vermeidet man sie jedoch lieber, weil ihr manchmal nach der Geburt starke Kopfschmerzen folgen. Da jede Form der regionalen Anästhesie den Blutdruck gefährlich absinken lassen kann, wird der Blutdruck der Frau häufig kontrolliert.

Die **Allgemeinanästhesie** oder Vollnarkose, bei der die Frau vorübergehend das Bewußtsein verliert, wird, wann immer möglich, vermieden, da sie die Herz-, Lungen- und Hirnfunktionen sowohl bei der Frau als auch beim Kind dämpft. Sie eignet sich für eine Not- bzw. nichtgeplante Schnittentbindung, da mit ihr eine schnelle Betäubung erreicht wird.

Geburt

Der Weg von Fetus und Plazenta (Nachgeburt) von der Gebärmutter nach draußen.

Wenn die Geburt unmittelbar bevorsteht, wird die Frau in der Klinik meist vom Wehenzimmer in den Kreißsaal bzw. in den Entbindungsraum gebracht. In der Regel wird die Frau vom Vater des Kindes oder einer anderen Bezugsperson begleitet.

Im Kreißsaal wird die Frau häufig in eine halbaufrechte Position gebracht. Ihr Rücken kann mit Kissen oder einer Rückenlehne abgestützt werden. In dieser Lage kann die Gebärende die Schwerkraft für sich arbeiten lassen: Durch den Abwärtsdruck des Kindes dehnen sich Geburtskanal und Damm (der Bereich zwischen Scheide und Anus) nach und nach, so daß sie weniger leicht reißen. In der Position werden außerdem Rücken und Becken der Frau weniger belastet. Manche Frauen ziehen eine Geburt im Liegen vor. Dann dauert sie allerdings meist länger und ihr muß auch öfter nachgeholfen werden. Darüber hinaus werden in der halbaufrechten Position seltener beunruhigende Herztöne beim Kind registriert als in der liegenden Position.

Im Geburtsverlauf untersucht der Arzt oder die Hebamme durch die Scheide, um zu beurteilen, wo und wie hoch der Kopf des Kindes steht. Die Frau wird angewiesen, mit jeder Wehe kräftig nach unten zu drücken, um den Kopf durch den Beckenausgang voranzuschieben und die Scheidenöffnung zu dehnen, so daß immer mehr vom Kopf zum Vorschein kommt. Wenn etwa 4 bis 5 cm des Kopfes sichtbar sind, legt der Geburtshelfer während einer Kontraktion eine Hand auf den Kopf des Kindes, um seinen Durchtritt nötigenfalls etwas zu bremsen. Die Stirn und das Kinn werden vorsichtig aus der Scheidenöffnung herausgeleitet, um einen Dammriß zu vermeiden. Diese Handgriffe unterstützen die Entwicklung der Geburt.

Mit der **Geburtszange** oder Forzeps (ein aus zwei Löffeln bestehendes Zuginstrument, mit dem der kindliche Kopf umfaßt wird) kann der Geburtshelfer das Kind aus dem Geburtskanal herausziehen, wenn es notwendig ist. Die Verletzungsgefahr für Mutter und Kind ist dabei nur gering. Dieser geburtshilfliche Eingriff kann notwendig werden, wenn die Frau aufgrund einer Epiduralinjektion oder weil die Geburt nicht mehr richtig weitergeht, nicht pressen kann, oder wenn das Kind Sauerstoffmangel hat.

Wenn sich die Scheidenöffnung nicht ausreichend dehnt, um das Kind hindurchzulassen, und das Dammgewebe zu reißen droht, wird häufig eine **Episiotomie**, der sogenannte Dammschnitt (ein Einschnitt durch Damm und Scheidenwand), vorgenommen. Mit dieser Maßnahme wird zum einen die Geburt des Kindes erleichtert. Zum anderen ist ein kleiner, gerader Schnitt leichter zu versorgen als ein Riß. Bevor genäht wird, wird der Dammbereich mit einem Lokalanästhetikum betäubt. Wird der Afterschließmuskel beim Dammschnitt beschädigt oder ist er während der Geburt gerissen, kann er genäht werden. Die Wunde heilt gut. Sobald der kindliche Kopf aufgetaucht ist, dreht sich der Körper des Kindes, so daß die Schultern, eine nach der anderen, leicht herausgleiten können. Der Rest des kindlichen Körpers folgt dann meist ohne Schwierigkeiten nach. Aus Nase, Mund und Rachen des Kindes werden Schleim und Flüssigkeit abgesaugt. Die Nabelschnur wird zweifach abgeklemmt ▲ und zwischen den Klemmen durchtrennt, um eine Blutung zu verhindern. Das Neugeborene wird dann in eine leichte Decke gehüllt und auf den Bauch der Mutter gelegt.

Nach der Entbindung legt der Geburtshelfer oder die Hebamme eine Hand sanft auf den Bauch der Frau, um Nachgeburtswehen zu ertasten. Die Plazenta löst sich gewöhnlich nach der ersten oder zweiten Kontraktion mit einem Schwall Blut, das von der Rückseite der sich ablösenden Plazenta kommt. Die Frau kann die Nachgeburt meist selbst ausstoßen. Geschieht dies nicht oder tritt eine starke Blutung ein, üben Geburtshelfer oder Hebamme meist festen, nach unten gerichteten Druck auf die Gebärmutter aus. Ist die Nachgeburt nicht vollständig, werden in der Gebärmutterhöhle zurückgebliebene Teile instrumentell entfernt.

Direkt nach Ausstoßung der Plazenta erhält die Mutter Ozytozin, damit sich die Gebärmutter fest zusammenzieht; eine regelmäßige Massage der Bauchdecke unterstützt das noch. Die Kontraktionen sind wichtig, um weitere Blutungen der Gebärmutter im Ablösungsbereich der Plazenta zu verhindern.

Nachdem der Dammschnitt und eventuelle Risse in Gebärmutterhals oder Scheide versorgt sind, kann die Frau aus dem Kreißsaal verlegt werden. Ist mit dem Neugeborenen alles in Ordnung, kann es zusammen mit der Mutter ins Erholungszimmer gebracht werden. In den meisten Einrichtungen können Vater, Mutter und Kind drei bis vier Stunden in einer angenehmen, privaten Atmosphäre zusammenbleiben, so daß eine erste emotionale Eltern-Kind-Beziehung aufgebaut werden kann. Die meisten Mütter wollen direkt nach der Geburt mit dem Stillen beginnen. Später kann das Neugeborene entweder ins Säuglingszimmer verlegt werden oder, wenn Rooming-in möglich ist, bei der Mutter bleiben. Rooming-in ermöglicht außer einer engen Mutter-Kind-Bindung Füttern nach Bedarf, und die Mutter kann sich bereits mit der Säuglingspflege vertraut machen, bevor sie das Krankenhaus verläßt. Wenn sich die Mutter ausruhen möchte, hat sie selbstverständlich trotzdem die Möglichkeit, das Kind ins Säuglingszimmer zu geben.

Da die meisten Komplikationen, vor allem Blutungen, innerhalb der ersten vier Stunden nach der Entbindung (der vierten Geburtsphase) auftreten, wird die Mutter während dieses Zeitraums engmaschig überwacht.

▲ Siehe Kasten, Seite 1187

Komplikationen während der Geburt

Wehen und Geburt bringen schon ohne Störungen oder Komplikationen genug Aufregung und Ängste mit sich. Eine gute Beziehung zwischen Geburtshelfer und Hebamme auf der einen Seite und der Frau auf der anderen Seite hilft, einen Großteil der Ängste abzubauen, und schafft gute Voraussetzungen für einen günstigen Geburtsverlauf.

Die Hauptprobleme, die im Zusammenhang mit den Wehen auftreten können, haben etwas mit dem richtigen Geburtstermin zu tun. So ist es möglich, daß sich trotz Blasensprung keine spontanen Wehen einstellen (vorzeitiger Blasensprung) oder daß die Wehen vor der 37. Schwangerschaftswoche einsetzen (vorzeitige Wehen). Zu Problemen kann es kommen, wenn bei Mutter oder Kind eine internistische Störung vorliegt, wenn die Geburt zu langsam vorangeht oder wenn das Kind ungünstig liegt. Weitere Warnsignale sind starke vaginale Blutungen▲ sowie ungewöhnliche Herztöne beim Kind. Ernsthafte Probleme kommen nur selten vor und sind meist voraussehbar. Natürlich gibt es aber auch plötzlich eintretende und nicht voraussehbare Störungen. Je früher sie erkannt und behandelt werden, desto weniger beeinträchtigen sie den Geburtsverlauf bzw. das Geburtsergebnis.

Vorzeitiger Blasensprung

Die Fruchtblase (Blasensprung) platzt, und eine Stunde oder mehr vor Beginn der Wehen geht Fruchtwasser ab.

Wenn die Fruchtblase platzt, ob vorzeitig oder termingerecht, spricht man im allgemeinen davon, daß »das Wasser bricht«. Die in der Fruchtblase enthaltene Flüssigkeit (Fruchtwasser) tritt aus der Scheide aus.

Früher war man bei einem vorzeitigen Blasensprung bestrebt, möglichst bald zu entbinden, um eine Infektion von Mutter oder Kind zu verhindern. Dieses Vorgehen ist heute nicht mehr nötig, da die Infektionsgefahr dadurch gesenkt wird, daß nicht mehr so oft vaginal untersucht wird. In einer einzigen Untersuchung wird mit dem Spekulum (ein Instrument, mit dem die Scheidenwände gespreizt werden) der Blasensprung bestätigt, die Weite des Muttermunds eingeschätzt und eine Fruchtwasserprobe aus der Scheide entnommen. Läßt die Fruchtwasseranalyse erkennen, daß die Lunge des Kindes reif genug ist, um selbständig zu atmen, werden die Wehen künstlich eingeleitet. Andernfalls wird versucht, die Geburt bis zur nötigen Lungenreife hinauszuzögern.

Bei etwa der Hälfte der Frauen mit vorzeitigem Blasensprung wird versucht, die Geburt mittels Bettruhe und intravenöser Zufuhr von Flüssigkeit aufzuschieben. Einige wenige müssen wehenhemmende Mittel erhalten, so beispielsweise Magnesiumsulfat intravenös oder Fenoterol oral oder intravenös. Die Frau wird stationär aufgenommen und muß liegen, darf aber gegebenenfalls aufstehen, um beispielsweise ins Bad oder auf die Toilette zu gehen. Ihre Laborwerte, Temperatur und Puls werden mindestens zweimal am Tag kontrolliert. Ein Temperaturanstieg oder ein erhöhter Puls können ein Frühwarnzeichen für eine Infektion sein. Liegt eine Infektion vor, werden die Wehen eingeleitet. Tritt kein Fruchtwasser mehr aus und hören die Wehen auf, kann die Frau entlassen werden, muß zu Hause aber weiterhin das Bett hüten und mindestens einmal pro Woche zur Kontrolluntersuchung.

Vorzeitige Wehen

Wehenbeginn vor der 37. Schwangerschaftswoche.

Da Frühgeborene erhebliche Gesundheitsstörungen haben können, versucht man meist, vorzeitige Wehen aufzuhalten.■ Allerdings ist das bei gleichzeitiger vaginaler Blutung oder einem Blasensprung meist nur schwer möglich. Bei vorzeitiger Wehentätigkeit ohne vaginale Blutung oder Abgang von Fruchtwasser gelingt es jedoch bei der Hälfte der Frauen bereits mit Bettruhe und intravenöser Gabe von Flüssigkeit. Ist der Muttermund jedoch bereits mehr als fünf Zentimeter weit, schreitet der Vorgang gewöhnlich bis zur Geburt fort. Die intravenöse Gabe von Magnesiumsulfat kann bei bis zu 80 Prozent der Frauen die Wehentätig-

▲ Siehe Seite 1178

■ Siehe Seite 1197

keit aufhalten, hat aber negative Begleitwirkungen: Der Herzschlag von Mutter und/oder Kind beschleunigt sich. Die Injektion von Fenoterol bremst die Wehen ebenfalls erfolgreich. Haben die vorzeitigen Wehen aufgehört, bekommt die Frau Kortison, wie Betamethason, gespritzt, um die Lungenreifung des Kindes zu beschleunigen und damit einem Atemnotsyndrom vorzubeugen.

Übertragung und Überreife

Unter Übertragung versteht man die Fortsetzung der Schwangerschaft bis nach der 42. Woche. Überreife ist ein Syndrom, bei dem die Plazentafunktion versagt und das Kind gefährdet ist. ▲

Da sich der zu erwartende Geburtstermin nicht immer genau bestimmen läßt, kann die Diagnose einer Übertragung auch unsicher sein. Manchmal läßt sich der Zeitpunkt der Empfängnis nicht bestimmen, da die Frau unregelmäßige Zyklen hat bzw. nicht weiß, wieviel Zeit zwischen den einzelnen Menstruationsblutungen vergangen ist. Bei einem Zyklus von 35 Tagen oder länger kann die Geburt beispielsweise definitionsgemäß überfällig sein, obwohl das Kind in Wirklichkeit erst am Termin ist. In der Frühschwangerschaft kann mit Hilfe einer Ultraschalluntersuchung versucht werden, das Schwangerschaftsalter zu ermitteln. Später, jedoch noch vor der 32. Schwangerschaftswoche, können Messungen des kindlichen Kopfumfangs bei einer Ultraschallaufnahme helfen, das Schwangerschaftsalter zu bestätigen. Werden diese Untersuchungen nach der 32. Schwangerschaftswoche durchgeführt, kann daraus eine Terminberechnung resultieren, die so ungenau ist, daß die Geburt drei Wochen eher oder später stattfindet.

Besteht die Schwangerschaft, vom ersten Tag der letzten Regelblutung an gerechnet, über die 42. Schwangerschaftswoche hinaus, werden Mutter und Kind auf Zeichen der Überreife hin untersucht: Kleinerwerden der Gebärmutter und verminderte Kindsbewegungen. In der 41. Schwangerschaftswoche können die Bewegungen und Herztöne des Kindes bestimmt und die Fruchtwassermenge gemessen werden, die bei einer übertragenen Schwangerschaft deutlich abnimmt. Der Umfang des kindlichen Kopfes im Verhältnis zu dem seines Bauches wird bestimmt. Eine Amnioskopie kann die Diagnose einer Überreife bestätigen; ein Hinweis ist die Grünfärbung des Fruchtwassers, die durch den kindlichen Stuhl (Mekonium, Kindspech) verursacht ist – dieser Befund deutet darauf hin, daß das Kind möglicherweise einen Sauerstoffmangel erlitten hat.

Solange sich keine Zeichen der Überreife zeigen, kann man bei einer Übertragung abwarten. Weisen die Befunde jedoch Überreife nach, werden die Wehen eingeleitet und das Kind geboren. Ist der Muttermund nicht nachgiebig genug, um dem Kind den Durchgang zu gewähren, kann ein Kaiserschnitt (operative Geburt durch einen Einschnitt in Bauch und Gebärmutter) durchgeführt werden.

Zu langsam fortschreitende Geburt

Der Muttermund sollte sich jede Stunde mindestens einen Zentimeter weiter öffnen, und der Kopf des Kindes sollte ebenfalls pro Stunde mindestens einen Zentimeter weiter nach unten ins Becken treten. Geschieht das nicht, ist das Kind möglicherweise zu dick, um durch den Geburtskanal zu gleiten. Dann kann eine Zangen- oder Schnittentbindung nötig werden. Ist der Geburtskanal zwar groß genug für den Fetus, verzögert sich die Geburt aber wegen schwacher Wehen, kann die Gebärmutter durch intravenöse Gabe von Ozytozin zu kräftigeren Kontraktionen angeregt werden. Bleibt diese Maßnahme wirkungslos, wird ein Kaiserschnitt gemacht.

Störungen der Herzfrequenz beim Kind

Die Herzfrequenz des Kindes wird während der Geburt regelmäßig alle 15 Minuten mit einem Spezialstethoskop oder kontinuierlich mit Hilfe der Kardiotokographie überwacht. ■ So läßt sich am besten feststellen, ob das Kind Sauerstoffmangel hat.

Atemschwierigkeiten

Fast immer setzt bei Neugeborenen, die vor der Geburt nicht durch auffällige Befunde auf sich aufmerksam gemacht haben, die Atmung spontan ein. Ist das einmal anders, handelt es sich um einen Notfall. Um ihm begegnen zu können, müssen Geburtshelfer in der Wiederbelebung von Neugeborenen ausgebildet sein.

▲ Siehe Seite 1198

■ Siehe Kasten, Seite 1170

Lage und Haltung des Kindes bei der Geburt

Normal ist die Längslage, bei der das Gesicht des Kindes zum Rücken der Mutter zeigt. Der Kopf ist gebeugt, das Hinterhaupt führt. Seltener zeigt das Hinterhaupt zum Rücken der Mutter. Mögliche Haltungsanomalien sind Gesichts-, Stirn- und Vorderhaupthaltung, mögliche Lageanomalien Schräg-, Quer- (mit Schulterquerlage) und Beckenendlage, die bekannteste darunter die Steißlage.

Normale Haltung und Lage

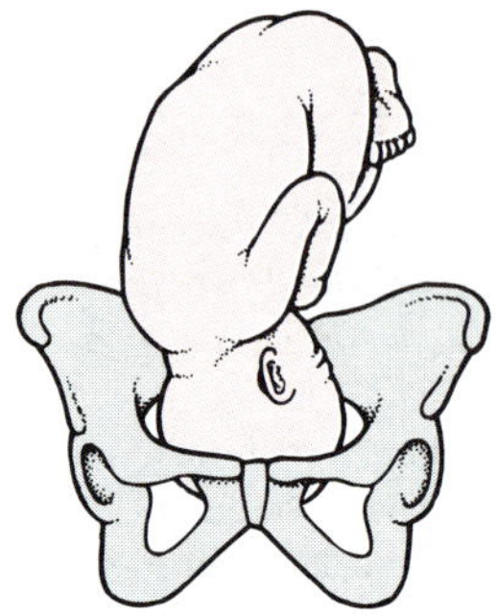

Hinterhauptstellung

Seltenere Haltung

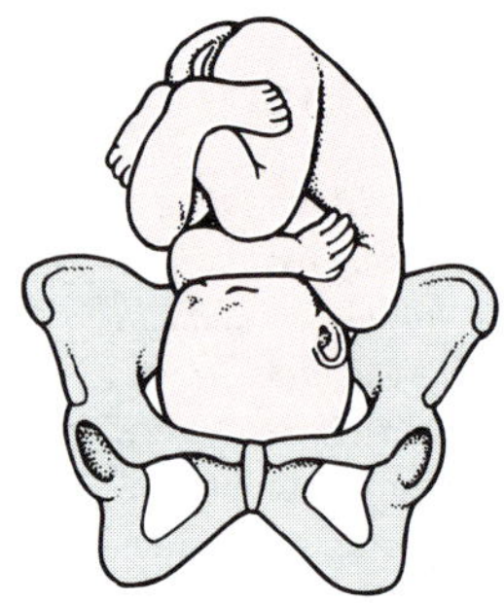

Vorderhauptstellung

Haltungs- und Lageanomalien

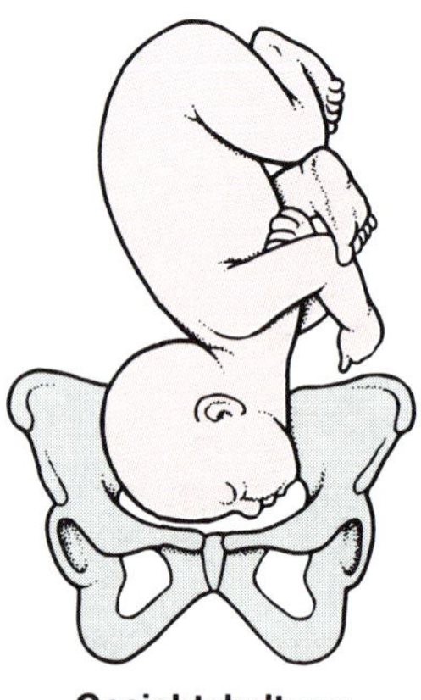

Gesichtshaltung

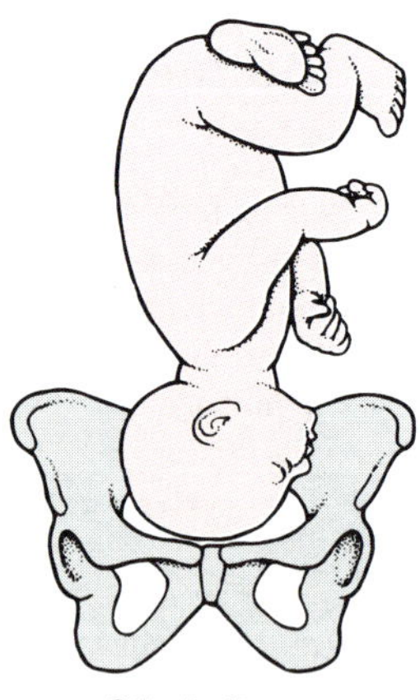

Stirnhaltung

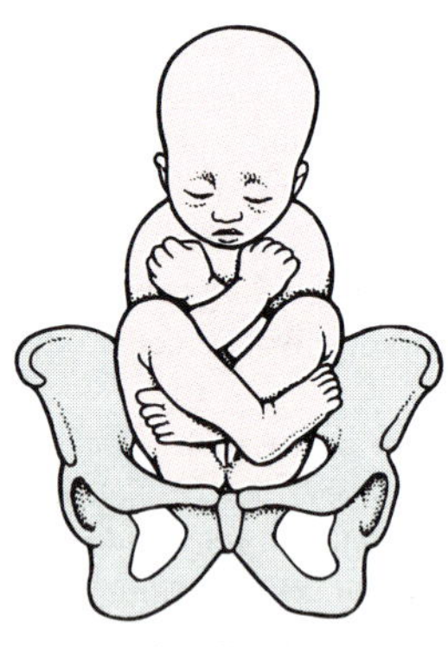

Steißlage

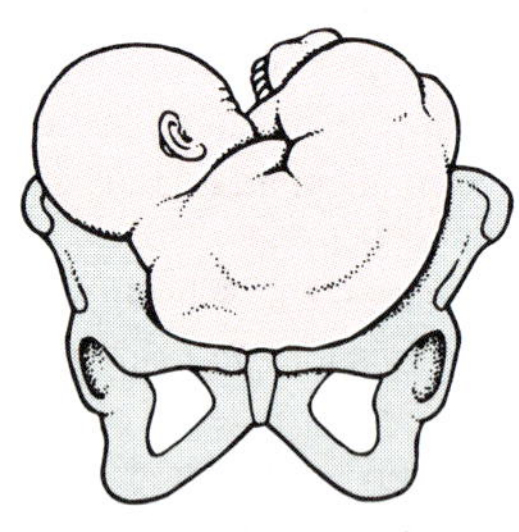

Schulterquerlage

Haltungs- und Lageanomalien

Bei einer Haltungs- oder Lageanomalie braucht das Kind bei seinem Weg durch den Geburtskanal mehr Platz als bei normaler Haltung und Lage, bei der sein Hinterhaupt die Führung übernimmt und das Gesicht zum Rücken der Mutter zeigt.

Die Haltung des Kindes in der Gebärmutter beschreibt, welcher Teil des Kopfes zuerst durch den Geburtskanal tritt. Die Lage beschreibt, in welcher Lage sich der kindliche Körper zur Geburt stellt. Bei der häufigsten und sichersten Geburtshaltung und -lage zeigt das nach links oder rechts abgewinkelte Gesicht des Kindes zum Rücken der Mutter, der Hinterkopf (Hinterhauptlage) führt, der Nacken ist gebeugt, das Kinn an die Brust gedrückt, die Arme sind über der Brust gekreuzt. Stellt sich das Kind in einer anderen Haltung oder Lage zur Geburt, kann dies den Geburtsverlauf behindern und eine natürliche Geburt gegebenenfalls sogar unmöglich machen.

Schaut das Kind mit dem Gesicht nach vorn, ist der Kopf meist nicht gebeugt (Deflexionshaltung). Bei dieser Haltung braucht der kindliche Kopf mehr Platz, wenn er durch den Geburtskanal tritt; das macht die Geburt schwieriger, und sie dauert länger. Möglicherweise wird dann eine Zangen- oder Schnittentbindung gemacht. Bei der Gesichtshaltung ist der Nacken überstreckt, das Kinn führt. Ist das Kinn nach hinten gerichtet und bleibt so, ist eine vaginale Geburt unmöglich. Bei der Stirnlage ist der Kopf nur leicht gebeugt, so daß die Stirn führt. Eine Stirnhaltung bleibt selten bis zur Geburt bestehen; falls doch, ist eine vaginale Entbindung nicht möglich.

Möglich ist auch, daß sich das Kind in der **Steißlage** – die häufigste Form der Beckenendlage –, mit dem Gesäß zuerst, zur Geburt stellt. Bei dieser Lageanomalie werden viermal so viele Kinder geschädigt oder sterben sogar wie bei einer normalen Schädellage; größtenteils sicherlich deshalb, weil Kinder aus einer Beckenend- oder Steißlage meist zu früh geboren werden oder fehlgebildet sind. Komplikationen lassen sich nur vermeiden, wenn die Lageanomalie vor der Geburt diagnostiziert wird. Manchmal, meist in der 37. oder 38. Schwangerschaftswoche, kann der Fetus auch durch eine äußere Wendung vor der Geburt in die Schädellage gebracht werden.

Da das Gesäß des Kindes einen geringeren Umfang hat als sein Kopf, wird der Geburtskanal für den Durchtritt des Kopfes nicht genügend vorgedehnt. Darüber hinaus kann sich der kindliche Kopf nicht durch Verformung an das Becken anpassen. Damit ist es möglich, daß der Körper voll aus der Scheide austritt, der Kopf aber im Geburtskanal festhängt. Dadurch wird das Rückenmark oder andere Nerven gedehnt, und es können Nerven geschädigt werden. Wenn der Nabel des Kindes in der Scheidenöffnung sichtbar wird, drückt der Kopf die Nabelschnur gegen das Becken der Frau, so daß die Sauerstoffzufuhr des Kindes unterbunden wird. Hirnschäden durch Sauerstoffmangel kommen häufiger in der Steiß- als in der Schädellage vor. Diese Probleme sind bei Erstgebärenden noch größer, weil ihr Beckengewebe durch vorausgegangene Geburten noch nicht gedehnt ist. Viele Geburtshelfer befürworten für die meisten Beckenendlagen bei Erstgebärenden und für alle Frühgeborenen in Beckenendlage einen Kaiserschnitt.

Gelegentlich führt bei einem quer im Geburtskanal liegenden Kind die Schulter. Diese Kinder werden – ausgenommen zweite Zwillinge, die für eine vaginale Entbindung noch gedreht werden können – durch Kaiserschnitt entbunden.

Zwillinge

Zwillinge finden sich bei einer von 70 bis 80 Geburten und können vorher im Ultraschall erkannt werden oder wenn sich bei der Kardiotokographie zwei verschiedene Herztonmuster finden. Da bei Zwillingen die überdehnte Gebärmutter schon vor dem Termin zu Wehen neigt, sind Zwillinge oft klein und unreif. Unterschiedliche Geburtseinstellungen und Lageanomalien können die Geburt erschweren. Da sich die Plazenta des zweiten Zwillings durch die Kontraktion der Gebärmutter nach Geburt des ersten Zwillings ablösen kann, sind Krankheitshäufigkeit und Sterblichkeit beim zweiten Zwilling höher.

Manchmal kontrahiert sich die überdehnte Gebärmutter nach der Geburt nicht ausreichend. Dann kommt es bei der Frau zu Blutungen. Der Geburtshelfer entscheidet bereits im Vorfeld, ob die Entbindung vaginal oder durch Kaiserschnitt erfolgen soll. Aber auch wenn der erste Zwilling vaginal entbunden wurde, kann es aus Gründen der Sicherheit noch notwendig sein, für die Geburt des zweiten Zwillings einen Kaiserschnitt zu machen.

Schulterdystokie

Eine seltene Komplikation, die bei etwa einer von 1000 Schädellagen vorkommt. Die Schulter des Kindes verkeilt sich gegen das Schambein und bleibt im Geburtskanal stecken.

Wenn der Kopf erscheint, wird er anscheinend fest in die Scheidenöffnung zurückgezogen. Der Brustkorb des Kindes wird vom Geburtskanal zusammengedrückt und der Mund durch Druck gegen die Vulva geschlossen gehalten, so daß der Geburtshelfer keinen Beatmungstubus einführen kann. Damit kann das Kind nicht atmen, und innerhalb von vier bis fünf Minuten gerät das Kind in einen Sauerstoffmangelzustand. Am häufigsten tritt die Schulterdystokie bei großen Kindern auf, vor allem wenn mit der Geburtszange gearbeitet wird, bevor der kindliche Kopf aus dem Geburtskanal herausgetreten ist. Nicht bei allen großen Kindern kommt es zur Schulterdystokie.

Sobald das Problem erkannt ist, wird schnell mit verschiedenen Techniken versucht, die Schulter zu befreien, so daß das Kind vaginal entbunden werden kann. Versagen diese Maßnahmen, gelingt es nur selten, das Kind wieder in die Scheide zurückzuschieben und durch einen Kaiserschnitt zu holen.

Nabelschnurvorfall

Eine seltene Komplikation, die bei etwa einer von 1000 Geburten auftritt und bei der die Nabelschnur vor dem vorangehenden Teil des Kindes austritt.

Wenn das Kind aus dem engen Geburtskanal austritt, wird die Nabelschnur zusammengedrückt und damit die Blutversorgung des Kindes unterbrochen. Die Komplikation kann offen (apparent) oder versteckt (okkult) verlaufen.

Beim apparenten Nabelschnurvorfall ist die Fruchtblase offen, und die Nabelschnur fällt, bevor das Kind aus der Scheide austritt, in die Scheide. Am häufigsten tritt dies bei der Steißlage auf, es kann aber auch bei Schädellagen vorkommen, vor allem bei vorzeitigem Blasensprung oder wenn der Fetus beim Blasensprung noch nicht tief in das Becken der Mutter gerutscht ist. Dann kann nämlich das abfließende Fruchtwasser die Nabelschnur mit sich reißen und vor den kindlichen Kopf tragen. Aus diesem Grund wird die Fruchtblase auch nicht gesprengt, wenn der kindliche Kopf noch nicht tief und fest im mütterlichen Becken steht. Ein Nabelschnurvorfall macht die sofortige Geburt – meist mittels Kaiserschnitt – erforderlich, um zu verhindern, daß das Kind durch Sauerstoffmangel geschädigt wird. Bis mit der Operation begonnen werden kann, muß die Nabelschnur entlastet werden, indem der vorangehende Teil des Kindes von der Nabelschnur abgeschoben wird. So kann eine weitere oder anhaltende Kompression der Nabelschnur verhindert werden.

Beim okkulten Nabelschnurvorfall ist die Fruchtblase noch intakt, und die Nabelschnur tritt vor dem vorausgehenden Teil des Kindes aus oder ist vor einer Schulter eingeklemmt. Die Diagnose kann meist anhand eines ungewöhnlichen Herzfrequenzmusters im Kardiotokogramm gestellt werden. Meist genügt es, die Frau umzulagern oder den Kopf des Kindes hochzulagern, um den Druck von der Nabelschnur zu nehmen. Manchmal ist jedoch eine Schnittentbindung erforderlich.

Fruchtwasserembolie

Ein Verschluß der mütterlichen Pulmonalarterie durch Einströmen von Fruchtwasser.

Sehr selten gelangt ein aus Fruchtwasser bestehender Embolus (ein »Pfropfen« in Blutgefäßen) in den mütterlichen Kreislauf – meist während besonders stürmischer Wehen mit gesprungener Fruchtblase. Der Embolus wandert zur Lunge der Frau und verschließt eine Arterie – es entsteht eine Lungenembolie. Mögliche Folgen sind beschleunigter Herzschlag, Herzrhythmusstörungen, Kollaps, Schock oder sogar Herzstillstand und Tod. Frauen, die dieses Ereignis überleben, haben oft weit verstreute Blutgerinnsel im Blutstrom (disseminierte intravasale Gerinnung), die als Notfall behandelt werden müssen.

Nachblutungen

Starke Blutungen (Hämorrhagien) aus der Gebärmutter gehören mit zu den gefürchtetsten Komplikationen in der Nachgeburtperiode. ▲ Normalerweise verliert die Frau während der Geburt etwa 400 bis 500 ml Blut. Wenn sich die Plazenta von der Gebärmutter löst, reißen Blutgefäße. Die Nachwehen helfen, diese Blutgefäße wieder zu verschließen. Wenn die Nachwehen zu schwach ausfallen oder Plazentareste in der Gebärmutter zurückgeblieben sind und kräftige Nachwehen verhindern, kann der Blutverlust auch größer sein. Aber auch Risse im Muttermund oder der Scheide können starke Blutungen verursachen.

Geburtshilfliche Eingriffe

Bei Komplikationen während der Wehen oder der Geburt wird eine Reihe verschiedener geburtshilflicher Eingriffe wie Geburtseinleitung und Wehenstimulation, Zangenentbindung oder Vakuumextraktion oder Kaiserschnitt eingesetzt.

Weheneinleitung

Unter Weheneinleitung versteht man die künstliche Einleitung der Wehen. Die Wehenstimulation arbeitet zwar mit denselben Techniken und Medikamenten wie die Weheneinleitung, wird aber erst eingesetzt, nachdem die Wehen spontan eingesetzt haben.

Normalerweise werden die Wehen nur eingeleitet, wenn bei der Frau eine geburtshilfliche oder beim Kind eine internistische Störung vorliegt. Bevor die Wehen eingeleitet werden, können verschiedene Untersuchungen

▲ Siehe Seite 1183

Geburtszange und Saugglocke

Eine Geburt kann mit einer Zange oder Saugglocke erleichtert werden. Mit der Geburtszange wird der kindliche Kopf umfaßt. Die kleine Saugglocke haftet durch ein Vakuum am kindlichen Schädel. Mit beiden geburtshilflichen Instrumenten wird das Kind sanft aus dem Geburtskanal herausgezogen, während die Frau gleichzeitig mitpreßt.

Geburtszange

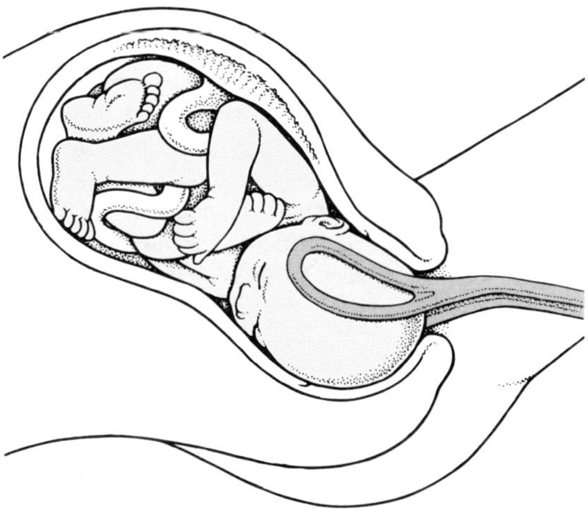

Saugglocke

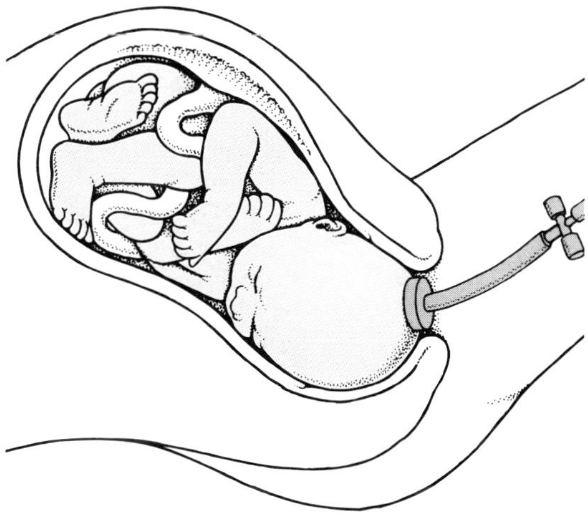

durchgeführt werden, so eine Amnioskopie, um festzustellen, wie reif das Kind ist.

Normalerweise werden die Wehen mit Ozytozin, einem Hormon, das die Gebärmutterkontraktionen kräftiger macht, eingeleitet. Gegebenenfalls wird vorher der Muttermund mit Prostaglandinzäpfchen oder -gel weicher gemacht. Ozytozin wird mit Hilfe einer Infusionspumpe intravenös verabreicht, so daß die Dosis genau kontrolliert werden kann. Die Herzfrequenz des Kindes wird während der Weheneinleitung und der gesamten Geburt kardiotokographisch überwacht. Zunächst wird hierzu bei der Mutter eine Bauchdeckensonde angebracht. Nachdem die Fruchtblase gesprengt wurde, wird bei Bedarf eine Skalpelektrode in die Scheide eingeführt und am Kopf des Kindes befestigt. Bleibt die Wehenstimulation erfolglos, wird das Kind mit einem Kaiserschnitt entbunden.

Eine Wehenstimulation mit Ozytozin ist dann angezeigt, wenn die Wehen der Frau nicht stark genug sind, um das Kind in den Geburtskanal hinunterzubewegen. Bei einer Frau in der frühen Eröffnungsphase – wenn der Muttermund nur minimal geöffnet ist und die Wehen noch unregelmäßig sind – sind Ruhe, Spazierengehen und allgemeine Unterstützung besser als eine Wehenstimulation.

Manchmal sind die Wehen auch zu stark oder sie folgen zu dicht aufeinander oder beides. Eine solche sogenannte hypertone Wehenstörung ist nicht leicht zu beheben. Ist sie durch Ozytozin verursacht, wird das Mittel sofort abgesetzt. Eine Lageveränderung und die Gabe schmerzstillender Mittel kann hier hilfreich sein. Wehenhemmer, wie Fenoterol, können wirksam sein.

Zangen- und Saugglockengeburt

Die Geburtszange (Forzeps) besteht aus zwei zusammensetzbaren metallenen Löffeln, die den Kopf des Kindes umfassen. Die Saugglocke ist eine kleine, flache, runde Schale, die durch die Scheide eingeführt wird und dem kindlichen Schädel anhaftet, nachdem man ein Vakuum erzeugt hat.

Mit der Geburtszange wird manchmal die Geburt erleichtert oder der kindliche Schädel durch den Geburtsweg geführt. Sie ist dann angebracht, wenn das Kind Atemnot hat, falsch liegt oder wenn die Wehen zu lange dauern. Manchmal kommt die Geburt in der Austreibungsphase nicht voran, wenn der Preßdrang der Frau durch eine Leitungsanästhesie unterdrückt wird. Dann fällt die Entscheidung zwischen Zangen- oder Schnittentbindung. Führt der Gebrauch der Zange nicht zum Erfolg, wird ein Kaiserschnitt durchgeführt.

Eine Alternative zur Zangenentbindung ist die Vakuumextraktion, bei der eine Saugglocke am kindlichen Schädel angebracht, dort durch ein Vakuum festgehalten und das Kind aus dem Geburtskanal herausgezogen wird.

Bei der Zangengeburt kann es beim Kind zu Gesichtsverletzungen, bei der Mutter zu Verletzungen der Scheide kommen. Die Saugglocke kann Schädelverletzungen beim Kind verursachen. Generell sind solche Verletzungen jedoch selten.

Kaiserschnitt

Operative Geburt des Kindes durch einen Schnitt durch Bauch und Gebärmutter.

Ein Kaiserschnitt ist immer dann angebracht, wenn er für die Mutter und/oder das Kind sicherer zu sein scheint als eine vaginale Entbindung. In Deutschland werden im Durchschnitt 15 von 100 Geburten als Kaiserschnitt durchgeführt; in den einzelnen Kliniken liegt die Zahl bei 20 bis 37 Prozent. Am Geburtsgeschehen ist neben Geburtshelfer, Anästhesisten und Krankenschwestern auch ein Neonatologe beteiligt oder jemand, der in der Wiederbelebung Neugeborener erfahren ist. Durch die modernen Anästhesiemöglichkeiten, i.v.-Therapie, Antibiotika und Bluttransfusionen ist ein Kaiserschnitt heute kaum noch gefährlich. Da die Frau heute bereits früh nach der Geburt zum Aufstehen und Umhergehen angehalten wird, ist auch das Risiko für Lungenembolien gesunken, bei denen Blutgerinnsel in den Beinen oder im Becken zur Lunge hochwandern und dort die Lungenarterie verschließen. Ein Kaiserschnitt bereitet allerdings mehr Schmerzen nach der Geburt und macht einen längeren Krankenhausaufenthalt notwendig.

Die Gebärmutter kann entweder im oberen Teil (klassische Inzision) oder im unteren eingeschnitten werden. Die klassische Inzision wird gewöhnlich nur bei einer Placenta praevia▲ oder bei Querlage des Kindes gemacht. Da die Gebärmutterwand in diesem Bereich stärker durchblutet ist, ist bei dieser Art der Schnittführung der Blutverlust größer und die Narbe bei Folgeschwangerschaften weniger widerstandsfähig. Die Inzision im unteren Gebärmuttersegment kann entweder quer oder längs erfolgen, gebräuchlich ist der Querschnitt.

Etwa zwei Drittel der Frauen können nach einem Kaiserschnitt, bei dem die Gebärmutter im unteren Teil geöffnet wurde, ihr nächstes Kind auf normalem Weg zur Welt bringen. Allerdings sollte die vaginale Entbindung dort erfolgen, wo man auf einen Kaiserschnitt vorbereitet ist, da die Gefahr besteht – so gering sie auch sein mag –, daß die Narbe während der Geburt aufgeht.

KAPITEL 250

Wochenbett

Nach der Geburt wird die Mutter überwacht, wenn nötig, bekommt sie Schmerzmittel. Sie wird über die Veränderungen informiert, die nach der Geburt in ihrem Körper stattfinden werden. Dazu gehört auch eine Beratung über Stillen und Empfängnisverhütung. Eine abschließende Untersuchung der Wöchnerin findet vor der Krankenhausentlassung, eine Kontrolluntersuchung nach sechs bis acht Wochen statt. Weiterhin werden Maßnahmen zur Vorbeugung bzw. Behandlung von Komplikationen ergriffen, die allerdings nur selten auftreten. Die häufigsten Komplikationen sind übermäßige Blutungen, Harnweginfektionen und Stillprobleme.

▲ Siehe Seite 1153

Die Zeit danach

Für sechs bis acht Wochen nach der Geburt muß die junge Mutter mit vorübergehenden und leichten Symptomen rechnen, die dadurch entstehen, daß ihr Körper wieder in seinen alten, nichtschwangeren Zustand zurückkehrt. Während der ersten 24 Stunden fällt die Pulsfrequenz leicht ab, die Temperatur kann leicht ansteigen. In den ersten drei bis vier Tagen hat sie blutigen Ausfluß, der in den nächsten zehn bis zwölf Tagen bräunlich und schließlich gelblich-weiß wird. Dieser sogenannte Wochenfluß läßt sich mit Binden oder Tampons auffangen.

Nach der Geburt zieht sich die vergrößerte Gebärmutter weiter zusammen (Nachwehen), um sich nach und nach zurückzubilden, bis sie schließlich wieder ihre normale Größe erreicht hat. Diese unregelmäßigen Nachwehen sind oft schmerzhaft und können Schmerzmittel erforderlich machen. Sie halten fünf bis sieben Tage an und können sich beim Stillen verstärken. Der Grund ist, daß beim Stillen das Hormon Ozytozin freigesetzt wird, das den Milchfluß auslöst, gleichzeitig aber auch Gebärmutterkontraktionen anregt. Nach fünf bis sieben Tagen ist die Gebärmutter normalerweise fest und nicht mehr druckempfindlich, allerdings durch die Bauchwand noch auf halber Höhe zwischen Nabel und Schambein tastbar. Nach zwei Wochen ist sie von außen nicht mehr zu tasten. Allerdings dauert es selbst mit sportlicher Betätigung einige Monate, bis der Bauch der jungen Mutter wieder so flach ist wie vor der Schwangerschaft. Schwangerschaftsstreifen verblassen meist erst nach einem Jahr.

In der Klinik

Im Krankenhaus werden alle Maßnahmen ergriffen, um das Blutungs- und Infektionsrisiko der Frau möglichst gering zu halten und etwaige Schmerzen zu lindern. Nachdem die Plazenta ausgestoßen wurde (Nachgeburt), soll die Gabe von Ozytozin die Gebärmutter zu Kontraktionen anregen. Das verhindert eine übermäßige Blutung. Wurde die Geburt bei Vollnarkose durchgeführt, muß die Frau noch zwei bis drei Stunden danach zusätzlich überwacht werden, vorzugsweise in einem gut ausgestatteten Aufwachraum, in dem Sauerstoff, Blutkonserven und intravenöse Flüssigkeit verfügbar sind.

Nach den ersten 24 Stunden erholt sich die Frau schnell von der Geburt. Sobald sie es verlangt, kann sie normale Kost zu sich nehmen, manchmal schon kurz nach der Entbindung. Sie sollte so schnell wie möglich wieder aufstehen und umhergehen. Mit Wochenbettgymnastik, um die Bauchmuskulatur zu kräftigen, kann sie oft schon am Tag danach beginnen. Sit-ups im Bett mit angezogenen Beinen sind sehr effektiv.

Bevor die junge Mutter entlassen wird, wird ein großes Blutbild gemacht, um eine Blutarmut auszuschließen. Frauen, die noch keine Röteln hatten, können am Entlassungstag gegen Röteln geimpft werden. Ist die Frau Rh-negativ und hat ein Rh-positives Kind geboren, erhält sie innerhalb von drei Tagen nach der Geburt Rh_0(D)-Immunglobulin, das die Antikörper abfängt, die die Mutter gegen das kindliche Blut produziert hat. Diese Antikörper können in späteren Schwangerschaften gefährlich werden. ▲

In den ersten drei Tagen nach der Geburt kann sich eine Verstimmung, der »Baby blues«, einstellen, die meist nach spätestens zwei Wochen vorbei ist. Besser als jede Behandlung ist familiärer Rückhalt. Geht eine solche Stimmung allerdings mit Interesselosigkeit am Kind, Mord- oder Selbstmordgedanken, Halluzinationen oder auffälligem Verhalten einher, ist dies als krankhafte Wochenbettdepression einzustufen. Eine schwere Depression bzw. Wochenbettpsychose kommt häufiger bei Frauen vor, die bereits vor der Schwangerschaft eine psychische Erkrankung hatten.

Zu Hause

Wenn alles in Ordnung ist, können Mutter und Kind 24 Stunden nach der Geburt die Klinik verlassen. Bei einer ambulanten Geburt verläßt die Frau bereits sechs Stunden nach der Geburt die Klinik, wenn sie keine Anästhesie bekommen hat und die Geburt komplikationslos verlief. Obwohl im Wochenbett im allgemeinen keine Probleme auftreten, wird die Frau doch in den ersten Tagen nach der Geburt zu Hause von einer Hebamme besucht, die unter anderem die Rückbildung der Gebärmutter überprüft und bei Stillproblemen hilft.

Die junge Mutter darf baden oder duschen, Vaginalspülungen sollten aber in den ersten zwei Wochen nach der Geburt unterbleiben. Der Scheiden- und Dammbereich sollte zwei- bis dreimal täglich mit warmem Wasser gespült werden, um das Spannungsgefühl zu lindern. Gegen Schmerzen an der Dammnaht helfen mehrmals täglich warme Sitzbäder. Lindert das die Schmerzen nicht ausreichend, erhalten nichtstillende Mütter meist nichtsteroidale Entzündungshemmer, stillende Frauen Parazetamol.

▲ Siehe Seite 1151

Das Harnvolumen ist nach der Geburt vorübergehend erhöht, vor allem nach Absetzen von Ozytozin. Da es nach der Geburt zu einer symptomlosen Überfüllung der Blase kommen kann, ist eine regelmäßige Blasenentleerung, spätestens alle vier Stunden, wichtig, um einer Harnweginfektion vorzubeugen. Die Frau kann, wenn nötig, mit einem leichten Abführmittel einer Verstopfung vorbeugen, die Hämorrhoiden verursachen könnte. Hämorrhoiden können mit warmen Sitzbädern behandelt werden.

Zu Beginn der Milchproduktion (Laktation), wenn die Milch einschießt, kann die Brust hart und schmerzhaft werden.▲ Will oder soll die Mutter nicht stillen, kann die Milchbildung medikamentös unterdrückt werden. Allerdings setzt die Milchbildung häufig wieder ein, wenn das Medikament abgesetzt wird. Ein festsitzender Büstenhalter ist hilfreich. Viele Frauen haben gute Erfahrungen mit dem Hochbinden der Brüste gemacht. Die Symptome halten drei bis fünf Tage an.

Frauen, die nicht stillen, können leichte Schlaf- oder Schmerzmittel nehmen, stillende Frauen nur in reduzierten Dosen, da viele Mittel in die Milch übergehen können.

Die Frau kann ihren normalen Verrichtungen wieder nachgehen, sobald sie sich dazu in der Lage fühlt. Sex darf sie wieder haben, sobald der Wochenfluß vollständig verschwunden ist, und sie Lust darauf hat. Wenn sie nicht sofort wieder schwanger werden will, muß sie Verhütungsmittel anwenden. Im allgemeinen wird der Frau davon abgeraten, in den nächsten Monaten, solange die Rückbildung noch nicht abgeschlossen ist, wieder schwanger zu werden. Frauen, die nicht stillen, können, wenn sie das wünschen, nach der ersten Regelblutung wieder mit der Einnahme der »Pille«■ beginnen. Ein Scheidendiaphragma sollte erst angepaßt werden, nachdem sich die Gebärmutter vollständig zurückgebildet hat, also etwa sechs bis acht Wochen nach der Geburt. Bis dahin kann das Paar Präservative oder Barrierekontrazeptiva wie Schaumovula oder Gel verwenden.

Nichtstillende Frauen haben meist etwa vier Wochen nach der Geburt wieder einen Eisprung (Ovulation). Manche Frauen sind allerdings auch schon zwei Wochen nach der Entbindung wieder schwanger geworden. Stillende Frauen haben ihren ersten Eisprung meist erst später, nämlich zehn bis zwölf Wochen nach der Geburt. Aber es ist auch schon vorgekommen, daß Stillende genauso früh einen Eisprung haben, ihre Regel bekommen und damit auch schwanger werden können wie nichtstillende Frauen. *Nach einer Rötelnimpfung darf eine Frau mindestens drei Monate lang nicht schwanger werden.*

▲ Siehe Seite 1190

■ Siehe Seite 1115

Infektionen im Wochenbett

Der Verdacht auf eine nachgeburtliche Infektion besteht, wenn 24 Stunden nach der Geburt an zwei aufeinanderfolgenden Tagen die Körpertemperatur zweimal im Abstand von mindestens sechs Stunden mit 38° Celsius oder mehr gemessen wird und andere Ursachen wie eine Bronchitis ausgeschlossen sind.

Aber bereits in den ersten drei Tagen nach der Geburt könnten – müssen aber nicht – Temperaturen von 38° Celsius und mehr eine Infektion anzeigen. Infektionen, die unmittelbar mit der Geburt zusammenhängen, betreffen gewöhnlich den Genitaltrakt. Auch Niereninfektionen kommen häufig schon früh nach der Geburt vor. Andere Fieberursachen wie Blutgerinnsel in den Beinvenen oder Brustinfektionen, treten meist erst vier Tage oder später nach der Geburt auf.

Gebärmutterinfektionen

Wochenbettinfektionen gehen meist von der Gebärmutter aus. Eine Infektion der Fruchtblase und Fieber während der Geburt können eine sekundäre Infektion von Gebärmutterschleimhaut (Endometritis), der Uterusmuskulatur oder des Bindegeweberaums, der die Gebärmutter umgibt (Parametritis), zur Folge haben.

Ursachen und Symptome

Unter bestimmten Bedingungen können Keime, die die gesunde Scheide besiedeln, im Wochenbett eine Infektion verursachen. Zu diesen Bedingungen, die die Infektanfälligkeit der Frau erhöhen, gehören Blutarmut, Schwangerschaftshochdruck (mit Eiweiß im Urin und Flüssigkeitsansammlung im Gewebe), wiederholte vaginale Untersuchungen, ein mehr als sechsstündiger Abstand zwischen Blasensprung und Geburt, verzögerter Geburtsverlauf, Kaiserschnitt, in der Gebärmutter nach der Geburt zurückgebliebene Plazentareste und übermäßige Nachblutungen (postpartale Hämorrhagie).

Frösteln, Kopfschmerzen, ein allgemeines Krankheitsgefühl und Appetitlosigkeit kommen häufig vor. Die Frau sieht meist blaß aus, hat einen schnellen Puls und eine ungewöhnlich erhöhte Leukozytenzahl. Die Gebärmutter ist weich, groß und druckschmerzhaft. Der Wochenfluß kann vermindert oder reichlich und übelriechend sein. Ist der die Gebärmutter seitlich umgebende Bindegeweberaum (Parametrium) betroffen, bestehen starke Schmerzen und hohes Fieber. Das geschwollene Gewebe hält die große, druckschmerzhafte Gebärmutter so fest, daß sie unbeweglich wird.

Mögliche Komplikationen sind eine Bauchfellentzündung (Peritonitis) und die Bildung von Blutgerinnseln in den Beckenvenen (Beckenvenenthrombose) mit dem Risiko einer Lungenembolie. Giftige, durch die Keime produzierte Substanzen (Toxine) können eine hohe Konzentration im Blutstrom erreichen (Endotoxinämie) und einen Endotoxinschock zur Folge haben; bei diesem lebensbedrohlichen Zustand fällt der Blutdruck dramatisch ab, und die Herzfrequenz erhöht sich. Der Endotoxinschock kann die Nieren schwer schädigen und sogar zum Tode führen.

Diagnose und Behandlung

Um festzustellen, ob eine Infektion vorliegt, werden Lunge und Gebärmutter der Frau untersucht sowie eine Urin- und Wochenflußprobe ins Labor geschickt, um eine Bakterienkultur anzulegen.

Oberstes Ziel ist es, alle Zustände, die eine Infektion zur Folge haben könnten, zu vermeiden oder zu behandeln. Eine vaginale Geburt verursacht nur selten eine Infektion. Liegt eine Infektion vor, wird solange intravenös mit Antibiotika behandelt, bis die Frau 48 Stunden fieberfrei ist.

Niereninfektion

Eine Niereninfektion (Pyelonephritis) kann im Wochenbett durch aus der Harnblase aufsteigende Keime entstehen. Eine Infektion kann schon während der Schwangerschaft symptomlos mit Bakterien im Urin beginnen. Sie kann auch durch eine Katheterisierung verursacht sein, mit der während oder nach der Geburt der Urin abgeleitet wurde. Mögliche Symptome sind hohes Fieber, Kreuz- oder Flankenschmerzen, ein allgemeines Krankheitsgefühl, Verstopfung und manchmal Schmerzen beim Wasserlassen.

Die Frau bekommt meist intravenös ein Antibiotikum, bis sie 48 Stunden fieberfrei ist. Urinproben werden auf Bakterien untersucht. Sollten sich die Bakterien resistent gegen die Therapie erweisen, wird das Antibiotikum gewechselt. Nach der Krankenhausentlassung wird die Antibiotikabehandlung noch zwei Wochen mit Tabletten fortgeführt. Viel trinken hilft, eine gute Nierenfunktion aufrechtzuerhalten. Eine erneute Urinkultur sechs bis acht Wochen nach der Entbindung ist zum Nachweis des Heilerfolgs erforderlich.

Weitere Infektionen im Wochenbett

Fieber zwischen dem vierten und zehnten Tag nach der Geburt kann auf die Bildung eines Blutgerinnsels in den Beinvenen hinweisen, was mit Wärme, Wickeln und Hochlagern behandelt wird. Gelegentlich müssen auch Gerinnungshemmer gegeben werden. Eine latente Tuberkulose kann nach der Entbindung aktiviert werden und muß ebenfalls mit Antibiotika behandelt werden.

Fieber, das erst nach dem zehnten Tag nach der Geburt auftritt, wird meist durch eine Brustentzündung (Mastitis) oder eine Blasenentzündung (Zystitis) verursacht. Beide Infektionen werden mit Antibiotika behandelt. Auch bei einer Brustentzündung sollte die Frau weiter stillen, da sich dadurch die Gefahr verringert, daß sich ein Abszeß bildet. Brustabszesse kommen selten vor. Sie werden mit Antibiotika und Abstillmitteln behandelt, nur ausnahmsweise muß ein Abszeß chirurgisch eröffnet werden.

Blutungen nach der Geburt

Ein Blutverlust von mehr als 500 ml während oder nach der Nachgeburtsphase.

Nachgeburtliche Blutungen sind nach Infektionen und Narkosekomplikationen die dritthäufigste Ursache für den Tod einer Frau bei der Geburt. Die Ursachen sind verschieden und meist vermeidbar. Es kann sich um Blutungen aus der Haftstelle der Plazenta handeln, die durch zu schwache Nachwehen entstehen, wenn die Gebärmutter überdehnt wurde, die Geburt verzögert oder sonstwie ungewöhnlich verlief, die Frau schon mehrere Kinder geboren hat oder während der Geburt ein muskelentspannendes Mittel bekommen hat. Blutungen nach der Geburt können aber auch durch Risse (Lazeration) bei einer Spontangeburt, durch in der Gebärmutter zurückgelassene Plazentareste oder einen zu niedrigen Fibrinogenspiegel (ein wichtiger Blutgerinnungsfaktor) verursacht werden.

Schwere Blutverluste treten gewöhnlich kurz nach der Geburt auf, können aber bis zu einem Monat danach vorkommen.

Vorbeugung und Behandlung

Bereits vor der Geburt werden Maßnahmen ergriffen, um nachgeburtlichen Blutungen vorzubeugen. Dazu gehören auch die Erkennung und Behandlung von Blutarmut und die Erkennung einer erhöhten Fruchtwassermenge, einer Mehrlingsschwangerschaft, einer seltenen Blutgruppe oder von Blutverlusten bei vorangegangener Geburt.

Generell wird versucht, in die Geburt so wenig wie möglich einzugreifen. Nach der Plazentalösung werden durch die Gabe von Ozytozin Gebärmutterkontraktionen gefördert und der Blutverlust vermindert. Wird die Nachgeburt nicht 30 Minuten nach der Geburt spontan ausgestoßen, wird sie manuell gelöst. Nur selten müssen infizierte Plazenta- oder andere Gewebereste chirurgisch mit einer Ausschabung entfernt werden. Nach Ausstoßen der Nachgeburt wird die Frau mindestens noch eine Stunde überwacht, um die Kontraktionen der Gebärmutter und die Stärke der vaginalen Blutungen zu beobachten.

Bei starken Blutungen wird die Gebärmutter massiert, um ihre Kontraktionen zu unterstützen. Ozytozin wird kontinuierlich infundiert. Bleibt die Blutung bestehen, kann eine Transfusion erforderlich werden. Die Gebärmutter wird unter Betäubung auf Risse und zurückgebliebene Plazenta- und andere Gewebereste hin untersucht. Auch Muttermund und Scheide werden untersucht. Die Injektion von Prostaglandinen in die Gebärmuttermuskulatur kann Kontraktionen auslösen. Lassen sich keine Kontraktionen erzielen und damit auch die Blutung nicht reduzieren, kann es erforderlich werden, die Arterien, die die Gebärmutter mit Blut versorgen, zu unterbinden. Da die Beckenregion reichlich mit Blut versorgt ist, hat dieser Eingriff keine nachteiligen Folgen, nachdem die Blutung gestoppt ist.

Uterusinversion

Ein seltener Zwischenfall, bei dem sich der Gebärmutterkörper umstülpt und durch den Gebärmutterhals hindurch in die Scheide oder sogar vor die Scheide fällt.

Am häufigsten kommt diese Störung zustande, wenn ein unerfahrener Geburtshelfer zu fest auf den oberen Gebärmutteranteil drückt oder wenn er zu fest an der Nabelschnur einer noch nicht gelösten Plazenta zieht. Die Uterusinversion ist eine medizinische Krisensituation und kann Schock, Infektion oder sogar den Tod zur Folge haben. Sie wird in Vollnarkose operativ korrigiert.

Krankheiten bei Kindern

Neugeborene, Säuglinge und Kinder

Die erfolgreiche Verwandlung vom Fetus – umgeben vom Fruchtwasser und, im Hinblick auf seine Nährstoff- und Sauerstoffzufuhr, völlig abhängig von der Plazenta – zum strampelnden, atmenden Neugeborenen ist und bleibt ein Wunder.

Erstversorgung

Direkt nach der Geburt macht das Neugeborene seinen ersten Atemzug. Wenn es notwendig ist, können seine Atemwege – Mund, Nase und Rachen – durch vorsichtiges Ab-

Durchtrennen der Nabelschnur

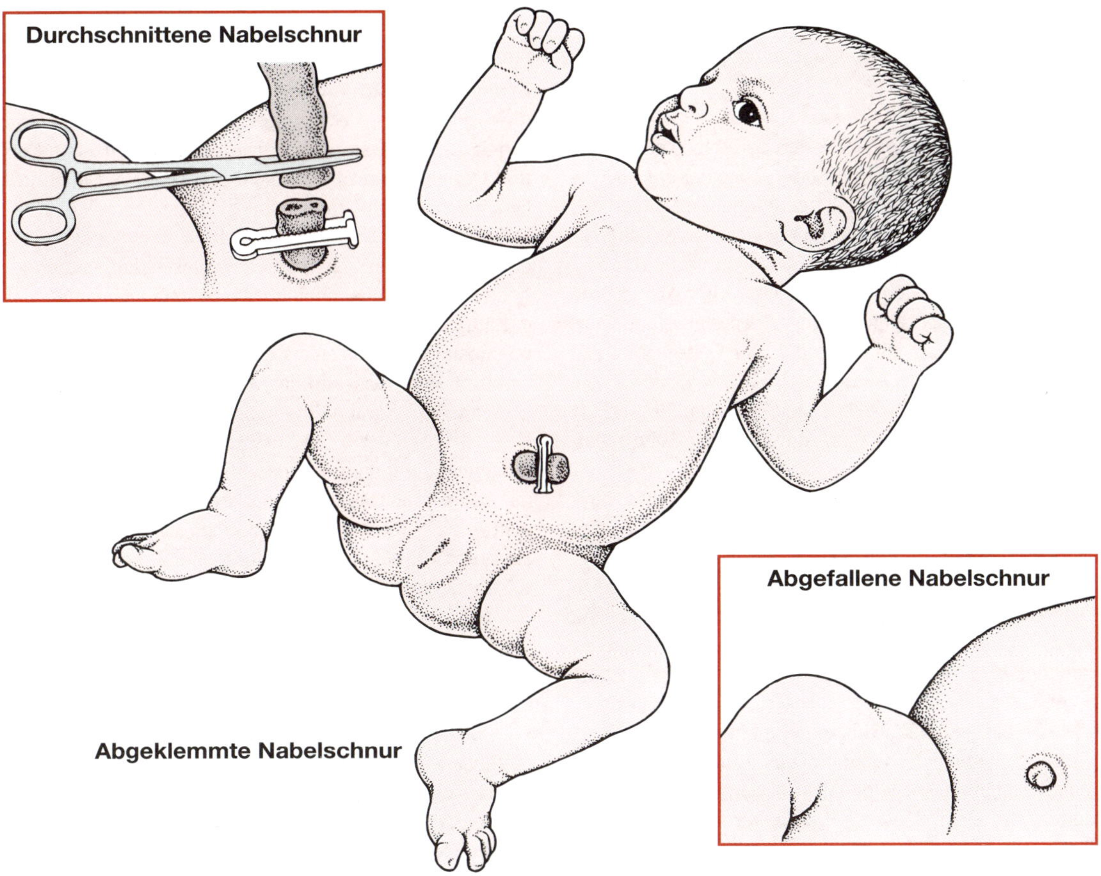

Gründe, warum ein Neugeborenes größer oder kleiner als der Durchschnitt sein kann

Größer

- Diabetes der Mutter
- Übergewichtige Mutter
- Herzfehler beim Kind

Kleiner

- Alkohol-, Medikamenten- oder Drogenmißbrauch während der Schwangerschaft
- Rauchen während der Schwangerschaft
- Mangelernährung während der Schwangerschaft
- Infektion des Fetus
- Chromosomenanomalie

saugen von Schleim und Zellresten gereinigt werden. Die Nabelschnur wird an beiden Enden abgeklemmt und dazwischen durchtrennt. Das Neugeborene wird abgetrocknet und auf den Bauch der Mutter gelegt.

Das Kind wird gemessen und gewogen und auf Auffälligkeiten hin untersucht – eine vollständige körperliche Untersuchung folgt später. Sein Allgemeinzustand wird jeweils ein und fünf Minuten nach der Geburt mit Hilfe des sogenannten Apgar-Schemas bewertet. Kriterien, die in die Bewertung einfließen, sind die Hautfarbe (rosa oder bläulich), Herzfrequenz, Atmung, Reflexe und Muskeltonus (schlaff oder aktiv).

Wichtig ist, daß das Neugeborene warm gehalten wird. Dazu wird es gewickelt, leicht angezogen und sein Kopf bedeckt, da über ihn viel Wärme verlorengeht. Ein Tropfen Silbernitratlösung oder eines Antibiotikums kann in seine Augen getropft werden, wenn die Gefahr besteht, daß es sich auf dem Geburtsweg mit einer Geschlechtskrankheit hat anstecken können. Früher war diese vorbeugende Gabe von Augentropfen gesetzlich vorgeschrieben, heute bedarf sie der Einwilligung der Eltern.

Danach kann sich die junge Familie meist erst einmal gemeinsam erholen. Bleibt das Kind danach nicht bei der Mutter, wird es im Säuglingszimmer warm zugedeckt auf der Seite liegend zu Bett gebracht. Die Seitenlagerung verhindert, daß Schleim oder Flüssigkeit die Atemwege verlegt und die Atmung behindert. Es wird empfohlen, den Kindern kurz nach der Geburt Vitamin K zu geben, um das Risiko von Blutungen (hämorrhagische Diathese des Neugeborenen) zu verringern, die auf einem Vitamin-K-Mangel beruhen. Intramuskulär gespritzt schützt Vitamin K zwar zuverlässig, wird aber verdächtigt, Krebs auszulösen. Darum wird eher empfohlen, dem Kind nach der Geburt 2 mg Vitamin K in Tropfenform und dann für drei Monate 1 mg pro Woche einzugeben.

Die durchschnittene Nabelschnur wird gewöhnlich mit einer antiseptischen Lösung behandelt, um einer Infektion vorzubeugen.

Einige Zeit nach der Geburt wird das Neugeborene gebadet. Dabei sollte die weißliche, schmierige Masse (Vernix caseosa oder Käseschmiere), die den größten Teil der kindlichen Haut bedeckt, möglichst nicht entfernt werden, da sie vor Bakterien und damit vor Infektionen schützt.

Körperliche Untersuchung

Zur ersten Beurteilung des Neugeborenen gehört eine vollständige körperliche Untersuchung. Sie beginnt mit einer Reihe von Messungen, darunter die des Körpergewichts, der Körpergröße und des Kopfumfangs. Das durchschnittliche Geburtsgewicht beträgt 3,2 kg, die Durchschnittsgröße 50,8 cm. Hiernach werden Haut, Kopf und Gesicht, Herz und Lunge, Nervensystem, Bauch und Geschlechtsorgane untersucht.

Die **Haut** ist gewöhnlich rötlich; allerdings können die Finger und Zehen wegen der in den ersten Lebensstunden noch schlechten Durchblutung bläulich sein.

Kam das Kind aus der Normallage, mit dem Schädel voran zur Welt, kann sein **Kopf** in den ersten Tagen leicht verformt sein. Das beruht darauf, daß die Schädelknochen an ihren Nähten übereinandergleiten, damit sich der Kopf leichter an den Geburtsweg anpassen kann. Schwellungen und Blutergüsse am Schädel kommen ebenfalls häufig vor. Eine Geburt aus der Beckenend- oder Steißlage verformt den Kopf gewöhnlich nicht; statt dessen können aber die Gesäßhälften, Genitalien oder Füße geschwollen sein und Blutergüsse aufweisen. Sammelt sich zwischen den Schädelknochen und der Knochenhaut Blut an, bildet sich ein sogenanntes Kephalhämatom, eine Kopfblutgeschwulst, die sich nach einigen Wochen wieder zurückbildet.

Der Druck bei einer vaginalen Geburt kann im **Gesicht** Prellungen oder Blutergüsse verursachen. Anfangs kann das Gesicht auch asymmetrisch aussehen. Solche Asymmetrien können auch entstehen, wenn einer der Nerven, die die Gesichtsmuskeln versorgen, während der Geburt geschädigt wurde. Diese Asymmetrie sollte sich in den ersten Lebenswochen allmählich zurückbilden.

Herz und **Lunge** des Neugeborenen werden mit einem Stethoskop abgehorcht. Die Hautfärbung des Neugeborenen und der Zustand seines Herzkreislaufs können auf eine Störung hinweisen. Der kindliche Pulsschlag in der Leistenarterie wird gemessen.

Bei der Untersuchung auf eine **Nerven**schädigung werden auch die Primärreflexe, der Moro-Umklammerungsreflex, der Greif- sowie Such- und Saugreflex überprüft.

Die Form des **Bauches** sowie Form, Größe und Lage der inneren Organe wie Nieren, Leber und Milz werden überprüft. Vergrößerte Nieren können auf eine Harnabflußbehinderung hinweisen.

Biegsamkeit und Beweglichkeit von **Armen, Beinen** und **Hüftgelenken** werden ebenfalls untersucht. Eine angeborene Fehlstellung der Hüftgelenke (Hüftgelenkluxation oder -dysplasie) kommt relativ häufig vor und läßt sich, wenn sie nur gering ausgeprägt ist, dadurch beeinflussen, daß das Baby besonders breit gewickelt wird. Ist sie stärker, muß mit einer orthopädischen Spezialbehandlung dafür gesorgt werden, daß Hüftkopf und -pfanne kontinuierlichen Kontakt zueinander bekommen, so daß sie sich ordnungsgemäß ausbilden können.

Auch die **Genitalien** werden auf Abweichungen hin untersucht. Beim Jungen sollten sich die Hoden im Hodensack befinden. Eine Hodenverdrehung▲ kommt zwar selten vor und scheint beim Neugeborenen nicht schmerzhaft zu sein, stellt aber einen chirurgischen Notfall dar. Beim Mädchen sind die Schamlippen während der ersten Lebenswochen unter dem Einfluß der mütterlichen Hormone geschwollen.

Reflexe des Neugeborenen

Reflex	Beschreibung
Mororeflex	Erschrickt das Neugeborene, breitet es die Arme mit gespreizten Fingern aus und führt sie anschließend wieder über der Brust zusammen. Die Beine werden ebenfalls ausgestreckt.
Suchreflex	Berührt man Mund bzw. Wange des Kindes auf einer Seite, wendet es seinen Kopf mit geöffnetem Mund dorthin. Dieser Reflex hilft dem Kind, die Brustwarze zu finden.
Saugreflex	Schiebt man einen Gegenstand in den Mund des Kindes, fängt es sofort zu saugen an.

Die ersten Tage

Direkt nach der Geburt bekommt die junge Mutter ihr Kind in die Arme gelegt, und ihr wird gezeigt, wie sie es am besten zum Stillen anlegt. Auch der Vater sollte die Möglichkeit haben, sein Kind in den Arm zu nehmen und diese Augenblicke mit ihm zu teilen. Für den Aufbau der Eltern-Kind-Beziehung und familiären Bindung ist ein früher Körper- und Augenkontakt mit dem Kind von großer Bedeutung. Doch auch wenn Eltern und Kind die ersten Stunden nicht zusammen verbringen, können sie zu ihrem Kind eine sehr gute Beziehung aufbauen.

Während der ersten Tage nach der Geburt lernen die Eltern, das Neugeborene zu füttern, zu baden und anzuziehen und werden mit seinen Bewegungen und Geräuschen allmählich vertraut.

Die Nabelschnurklemme aus Kunststoff wird innerhalb von 24 Stunden nach der Geburt entfernt. Der zurückbleibende Stumpf kann täglich mit einer Alkohollösung behandelt werden, damit er schneller abtrocknet und sich nicht infiziert.

Wenn ein Junge beschnitten werden soll, wird das gewöhnlich innerhalb der ersten Lebenstage gemacht. Der Eingriff sollte jedoch auf später verschoben werden, wenn der Penis eine Fehlbildung aufweist, da dann die Vorhaut für eine spätere plastische Operation benutzt werden kann. Nur selten ist eine Beschneidung medizinisch begründet. Der wichtigste Grund dafür wäre eine Vorhautverengung, die den Harnabfluß behindert. Andere medizinische Gründe, die als Argument für eine Beschneidung angeführt werden, wie eine Verringerung des Risikos eines Peniskarzinoms, sind umstritten. Eine Beschneidung kann gefährlich sein, wenn Bluterkrankungen familiär gehäuft auftreten, und muß verschoben werden, wenn die Frau während der Schwangerschaft blutverdünnende Medikamente oder Azetylsalizylsäure eingenommen hat. Dann wird mit der Beschneidung so lange gewartet, bis diese Medikamente im kindlichen Organismus vollständig abgebaut sind. Außerdem bekommt das Kind Vitamin K, um der gerinnungshemmenden Wirkung entgegenzuwirken.

Die meisten Neugeborenen bekommen in der ersten Lebenswoche einen leichten Hautausschlag. Gewöhnlich tritt er dort auf, wo die Kleidung an Armen, Beinen und Rücken reibt, selten auch im Gesicht. Der Ausschlag klingt meist von selbst ab. Lotionen oder Puder, parfümierte Sei-

▲ Siehe Kasten, Seite 1059

fe oder Kunststoffhosen über der Windel machen den Ausschlag, vor allem bei heißem Wetter, meist noch schlimmer. In den ersten Lebenstagen wird die Haut oft trocken oder schilfert ab, vor allem in den Hautfalten an den Handgelenken und Knöcheln.

Derbe Knoten unter der Haut (subkutane Fettgewebsnekrose) können beim Neugeborenen über allen knöchernen Vorsprüngen auftreten, auf die Druck ausgeübt wird, vor allem an Kopf, Wangen und Hals, wo während der Entbindung eine Zange angesetzt wurde. Diese knotigen Hautveränderungen können durch die Hautoberfläche durchbrechen, wobei eine klare, gelbliche Flüssigkeit austritt. Sie heilen aber in der Regel schnell ab.

Eine leichte Gelbsucht▲, die 24 Stunden nach der Geburt beginnt, ist bei Neugeborenen normal. Tritt sie jedoch vorher auf, sollte man sie besonders beachten.

Der erste ausgeschiedene Urin ist konzentriert und enthält oft Salze der Harnsäure, die die Windeln rosa färben können. Scheidet das Neugeborene innerhalb der ersten 24 Lebensstunden keinen Urin aus, muß der Arzt die Ursache dafür suchen. Diese Störung kommt häufiger bei Jungen vor und kann durch eine Vorhautverengung oder eine vorübergehende Penisschwellung nach einer Beschneidung verursacht sein.

Die erste Darmentleerung des Neugeborenen ist eine klebrige, grünschwarze Substanz, das Kindspech (Mekonium). Jedes Neugeborene sollte sein Kindspech innerhalb von 24 Stunden nach der Geburt abgegeben haben. Verzögert sich das, liegt es meist an einer Verstopfung durch eingedicktes oder verhärtetes Kindspech, die sich meist durch einen Einlauf beseitigen läßt. Nur selten liegt ein ernsthafter Verschluß aufgrund einer angeborenen Fehlbildung vor.■

Ein Neugeborenes verliert in den ersten Lebenstagen normalerweise fünf bis zehn Prozent seines Geburtsgewichts. Es legt jedoch schnell wieder an Gewicht zu, sobald es Nahrung aufnimmt.

Ernährung

Das normale Neugeborene hat einen aktiven Such- und Saugreflex und kann sofort nach der Geburt trinken.

Spucken und das Hochwürgen von Schleim sind am ersten Lebenstag normal. Hält es jedoch länger an, sollte der Schleim durch vorsichtiges Absaugen über eine durch die Nase geleitete Magensonde aus dem Magen entfernt werden.

▲ Siehe Seite 1208

■ Siehe Seite 1227

Bei Flaschenkindern kann es aufgrund einer Milchallergie zu Erbrechen kommen. Hier hilft meist, auf eine allergenarme Milchnahrung umzustellen. Ist dies nicht erfolgreich, muß sorgfältig nach den Ursachen geforscht werden. Beim Stillkind, das weiterhin erbricht, kann der Magenausgang verschlossen sein, da Säuglinge auf Muttermilch nicht allergisch reagieren.

Ein Neugeborenes näßt etwa sechs bis acht Windeln pro Tag ein, hat in den ersten Wochen täglich Stuhlgang, schreit kräftig, hat eine gesund aussehende, straffe Haut und einen guten Saugreflex. Dieses und die stetige Gewichtszunahme zeigen an, daß das Kind genug Milch bekommt.

Flaschenernährung

Kann ein Kind nicht gestillt werden, bekommt es fertige Flaschennahrung, die nach Vorschrift aus Pulver und abgekochtem Wasser zubereitet wird. Der Muttermilch am ähnlichsten ist sogenannte Säuglingsanfangsnahrung. Mit jenen Produkten, die ein »Pre« vor dem Namen tragen, können Säuglinge wie mit Muttermilch nach Bedarf gefüttert werden. Trägt das Produkt eine 1 nach dem Namen, handelt es sich ebenfalls um eine Säuglingsanfangsnahrung, der aber, anders als der »Pre«-Nahrung, Mais- oder Reisstärke zugesetzt ist. Mit dieser 1er-Nahrung sollten die Trinkmengen des Kindes entsprechend Größe, Gewicht und Alter begrenzt bleiben, damit es nicht zu dick wird. Mit der Säuglingsanfangsnahrung kann das Kind gefüttert werden, bis es alt genug ist, um Vollmilch aus der Flasche zu trinken.

Ab dem vierten Lebensmonat ist es aber auch möglich, dem Baby Folgemilch zu geben. Diese ist erkennbar an einer 2 nach dem Produktnamen und sättigt durch einen Zusatz von Stärke oder Maltodextrose stärker.

Säuglingsfertignahrungen enthalten alle für die gesunde Entwicklung eines Babys notwendigen Mineralstoffe und Vitamine, einschließlich Vitamin D, Eisen und Fluorid.

An heißen Tagen können Babys zwischen den Mahlzeiten Wasser aus der Flasche trinken, damit sie genügend Flüssigkeit bekommen.

Kinder, die nicht genügend Nahrung zu sich nehmen, müssen vorübergehend intravenös ernährt werden, bis die Ursache für die Störung gefunden und Abhilfe geschaffen wird.

Stillen

Muttermilch ist die beste Nahrung für Säuglinge. Sie enthält nicht nur alle notwendigen Nährstoffe in leicht verdaulicher und verwertbarer Form, sondern auch Antikörper und weiße Blutkörperchen, die das Kind vor Infektionen schützen. Muttermilch wirkt sich positiv auf den pH-Wert des kindlichen Stuhls und seine Darmflora aus und schützt vor bakteriellem Durchfall. Wegen der schützenden Eigenschaften von Muttermilch kommen Infektionskrankheiten bei Stillkindern seltener vor als bei Flaschenkindern. Das Stillen hat aber auch für die Mutter Vorteile: Sie hat die Nahrung ihres Kindes jederzeit fertig und keimfrei bei sich.

Bevor die Milchproduktion einsetzt, scheiden die Brustwarzen eine dünne, gelbliche Flüssigkeit, das Kolostrum, aus. Kolostrum ist reich an Kalorien, Eiweiß und Antikörpern. Diese im Kolostrum enthaltenen Antikörper sind besonders wertvoll, weil der kindliche Körper sie direkt aus dem Magen aufnehmen kann. Damit wird das Neugeborene vor den Krankheiten geschützt, gegen die seine Mutter Antikörper gebildet hat.

Die Brustwarzen auf das Stillen speziell vorzubereiten, ist unnötig. Ausdrücken von Flüssigkeit aus der Brust vor der Geburt kann zu einer Brustinfektion (Mastitits) führen oder vorzeitige Wehen auslösen. Die Natur bereitet den Warzenhof und die Brustwarzen ausreichend auf das Saugen vor, indem diese ein Gleitmittel zum Schutz der Oberfläche ausscheiden. Es sollte nicht weggewischt werden. Eine Frau, die auf jeden Fall stillen möchte, kann andere Frauen, die bereits erfolgreich gestillt haben, oder die Hebamme nach ihren Erfahrungen fragen. Beim Stillen zuzusehen und Fragen zu stellen, kann ebenfalls sehr lehrreich und ermutigend sein.

Die Mutter sollte sich zum Stillen bequem und entspannt hinsetzen und dem Kind nacheinander beide Brüste reichen. Sie sollte das Kind so halten, daß es sie anschaut. Zum Stillen wird die Brust mit einer Hand unterstützt, Daumen und Zeigefinger liegen auf, die restlichen Finger unter der Brust. Indem sie mit der Brustwarze die Unterlippe des Kindes berührt, stimuliert sie seinen Suchreflex – das Baby öffnet den Mund und nimmt die Brust. Indem das Kind nicht nur die Brustwarze, sondern auch einen Teil des Warzenhofes in den Mund nimmt, wird verhindert, daß die Brustwarze wund wird. Bevor das Kind von der Brust genommen wird, wird der Saugakt unterbrochen, indem der Zeigefinger sanft in den Mund des Kindes geschoben und sein Kinn nach unten gedrückt wird.

Am Anfang sollte das Kind an jeder Brust zumindest einige Minuten lang trinken, um das Einschießen der Milch zu erleichtern. Sehr lange Stillzeiten sollten anfangs vermieden werden, da wunde, entzündete Brustwarzen leichter zu vermeiden als zu behandeln sind. Andererseits ist die Milchproduktion von einer angemessenen Stillzeit abhängig. Die Stillzeiten werden allmählich gesteigert, bis die Milchproduktion voll in Gang gekommen ist. Zehn Minuten an der ersten Brust und noch ein paar Minuten an der zweiten Brust reichen im allgemeinen aus, um das Kind zufriedenzustellen. Bei einer Frau, die ihr erstes Kind bekommen hat, hat die Milchproduktion im allgemeinen nach 72 bis 96 Stunden voll eingesetzt, bei den anderen geht es schneller. Ist die Frau in der ersten Nacht sehr erschöpft, kann die erste Mahlzeit nach Mitternacht durch Wasser ersetzt werden. Allerdings sollten in den ersten Tagen nie mehr als sechs Stunden zwischen den einzelnen Stillmahlzeiten liegen. Der Bedarf des Kindes, nicht die Uhr, sollte das Stillen bestimmen, auch die Stillzeit selbst sollte jeweils auf die Bedürfnisse des Kindes abgestimmt sein.

In den ersten Tagen kann es zu einem Milchstau kommen, bei der sich die Brust hart, geschwollen, heiß und schmerzhaft anfühlt. Häufiges Stillen wirkt dem entgegen. Die Beschwerden können durch Tragen eines Stillbüstenhalters gelindert werden. Ausdrücken der Milch mit der Hand unter der heißen Dusche hilft ebenfalls, den Druck zu mildern. Die Frau muß eventuell vor dem Stillen etwas Milch mit der Hand ausdrücken, damit das Kind den angeschwollenen Warzenhof überhaupt in den Mund bekommt. Wird zwischen dem Stillen jedoch übermäßig ausgepreßt, verursacht das eine Dauerstauung.

Durch falsches Anlegen können sich die Brustwarzen entzünden. Manchmal zieht das Neugeborene seine Unterlippe ein und saugt daran, was die Brustwarze reizt. Die Mutter kann seine Lippe dann mit dem Daumen herauslösen. Nach dem Stillen sollte die Frau die Milch an den Brustwarzen antrocknen lassen. Sie kann sie auch mit einem Fön auf niedriger Stufe trocknen. Auf Stillbüstenhalter aus synthetischem Material sollte verzichtet werden.

Während der Stillzeit muß sich die Frau besonders nährstoffreich ernähren, wichtig ist vor allem, ausreichend Kalzium zuzuführen. Milchprodukte sind eine gute Kalziumquelle. Aber auch Nüsse oder grünes Blattgemüse sind gute Kalziumlieferanten. Alternativ dazu können Kalziumpräparate eingenommen werden. Bei einer ausgewogenen Ernährung, vor allem wenn sie genügend Vitamin C sowie Vitamin B_6 und B_{12} enthält, sind Vitaminpräparate überflüssig. Bei Vegetarierinnen ist jedoch die Vitamin-B_{12}-Zufuhr häufig unzureichend.

Wann abgestillt wird, hängt von den individuellen Wünschen und Bedingungen von Mutter und Kind ab. Die Empfehlungen gehen dahin, sechs Monate voll zu stillen. Am leichtesten geschieht das Abstillen für Mutter und Kind ausschleichend über mehrere Wochen.

Parallel zum Abstillen wird schrittweise feste Kost eingeführt. Es beginnt teelöffelweise, bis im Laufe eines Monats eine ganze Milchmahlzeit durch Brei ersetzt ist. Mit etwa einem halben Jahr kann das Kind Vollmilch bekommen, die es lernen sollte, aus der Tasse zu trinken. Einige Säuglinge beharren bis zum Alter von 18 bis 24 Monaten noch

Körperliche Entwicklung im ersten Lebensjahr

Gewicht und Größe des Kindes werden bei jeder Vorsorgeuntersuchung bestimmt und in ein sogenanntes Wachstumsdiagramm eingetragen, um zu kontrollieren, ob sich das Kind altersgerecht entwickelt. Diagrammlinien ermöglichen den Vergleich zwischen gleichaltrigen Säuglingen. Liegt beispielsweise das Gewicht eines Kindes auf der 90-Prozent-Linie, bedeutet dies, daß 90 Prozent der Kinder weniger und zehn Prozent mehr wiegen. Die 50-Prozent-Linie zeigt an, daß 50 Prozent aller Kinder unterhalb und 50 Prozent oberhalb dieses Wertes liegen. Von noch größerer Aussagekraft ist es, wenn sich dieser Prozentsatz von einem Vorsorgetermin zum nächsten deutlich ändert.

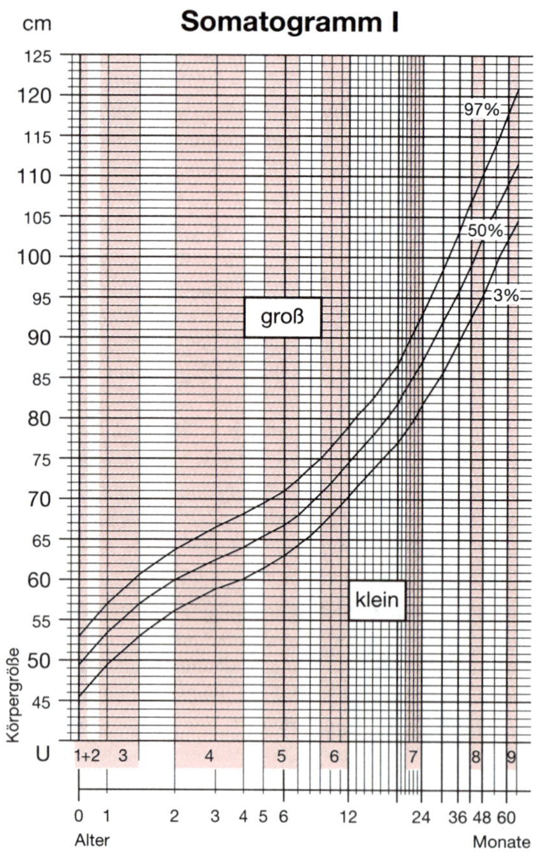

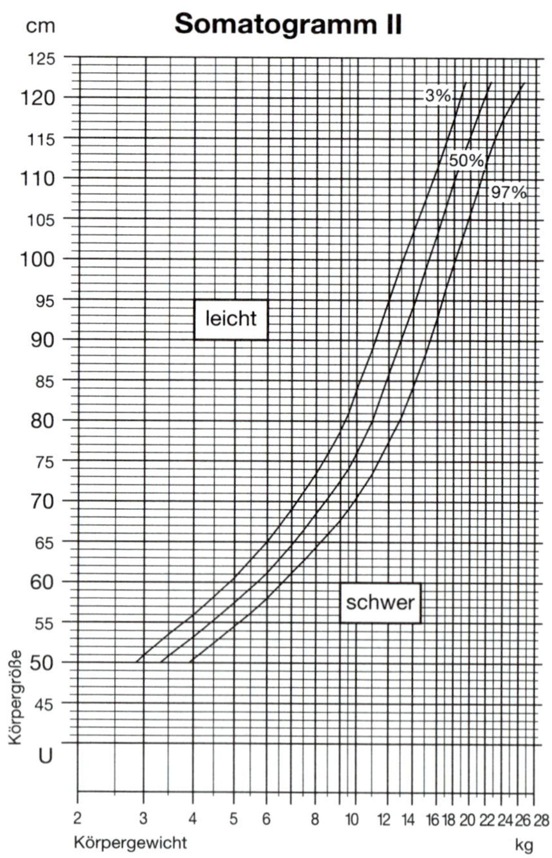

auf ein bis zwei Stillmahlzeiten pro Tag. Auch wenn die Frau länger als sechs Monate stillt, sollte das Kind von da ab zusätzlich feste Nahrung erhalten.

Erste Breimahlzeiten

Im allgemeinen kommen Säuglinge bis zum 6. Lebensmonat allein mit Milch aus, auch wenn sie bereits mit etwa drei oder vier Monaten feste Nahrung verdauen können. Wird sie auf dem hinteren Teil der Zunge plaziert, könnten sie sie sogar schon früher schlucken, verweigern dies aber meist. Manche Eltern bringen ihre Sprößlinge dazu, größere Mengen fester Nahrung zu sich zu nehmen, damit sie nachts durchschlafen. Doch das funktioniert oft nicht, und Säuglinge, die zum Essen gezwungen wurden, entwickeln später häufig Eßstörungen. Viele Säuglinge nehmen feste Nahrung widerstandslos auf, nachdem sie Brust oder Flasche bekommen haben, da damit sowohl ihr Saugbedürfnis befriedigt als auch ihr Hunger gestillt wird.

Der erste Brei sollte aus gedünsteten, zermusten Karotten und Kartoffeln, gekochtem, püriertem Fleisch und Fett bestehen. Der zweite ist dann ein Vollmilch-Getreide-Brei, der dritte wieder eine milchfreie Mahlzeit aus Obst und Getreide. Einige wenige Gemüse- und Obstsorten sind für so kleine Kinder ausreichend; Abwechslung brauchen sie noch nicht.

Vielmehr läßt sich eine Nahrungsmittelallergie oder -unverträglichkeit schneller feststellen, wenn das Kind mehrere Tage lang Brei aus derselben Getreide-, Obst- oder Gemüsesorte bekommen hat. Wird das Kind mit dem Löffel gefüttert, gewöhnt es sich ganz allmählich an diese neue Kostform.

Viele handelsübliche Babynahrungen enthalten viel Stärke. Diese ist kalorienreich und für Säuglinge schwer verdaulich. Einige Firmen setzen der Gläserkost außerdem zuviel Salz zu, und fast alle Produkte sind zu sehr gesüßt. Da sie außerdem fast alle mit Vitaminen angereichert sind, bekommt das Kind auch zuviel von diesen an sich notwendigen Stoffen. Selbstbereitete Breis sind nicht so teuer und völlig ausreichend.

Fleisch sollte bereits ab dem 6. Lebensmonat in den Speiseplan aufgenommen werden, damit das Kind ausreichend mit Eisen versorgt wird. Da viele Säuglinge Fleisch jedoch anfangs ablehnen, sollte es sehr fein püriert und in geringer Menge gegeben werden.

Körperliche Entwicklung

Die körperliche Entwicklung eines Kindes hängt von seiner Erbmasse, der Ernährung und den Umweltbedingungen ab. Aber auch körperliche und psychische Besonderheiten können das kindliche Wachstum beeinflussen. Optimales Wachstum erfordert optimale Ernährung und Gesundheit.

Bis zum Alter von fünf Monaten wächst ein Kind etwa 30 Prozent, in einem Jahr um mehr als 50 Prozent. Der Säugling verdoppelt sein Geburtsgewicht bis zum fünften Lebensmonat und verdreifacht es bis zum Ende des ersten Lebensjahres.

Die Organe wachsen unterschiedlich schnell. So erfahren die Geschlechtsorgane direkt nach der Geburt zwar einen kurzen Wachstumsschub, bleiben dann aber bis zur Pubertät nahezu gleich. Das Gehirn dagegen wächst fast ausschließlich im ersten Lebensjahr. Das Gehirn des Säuglings hat bei der Geburt etwa ein Viertel der Größe des von Erwachsenen, am Ende des ersten Lebensjahrs sind es bereits 75 Prozent. Mit einem Jahr erreicht die Nierenfunktion Erwachsenenwerte.

Die unteren Schneidezähne brechen im allgemeinen im Alter von fünf bis neun Monaten durch, die oberen mit acht bis zwölf Monaten.

Entwicklung von Verhalten und Intellekt

Verhalten und Intellekt entwickeln sich von Kind zu Kind unterschiedlich schnell. Manche Kinder lernen schnell, und in anderen Familien haben alle spät laufen oder sprechen gelernt. Umweltfaktoren wie mangelnde Anregung können die normale Entwicklung hemmen. Obwohl die Entwicklung eines Kindes normalerweise kontinuierlich verläuft, kann es bei bestimmten Funktionen, wie beispielsweise beim Sprechenlernen, zwischenzeitlich zu einem Stillstand kommen.

Am Anfang schläft das Neugeborene die meiste Zeit. Es trinkt, reinigt seine Atemwege durch Husten und reagiert mit Schreien auf Unbehagen oder Störungen. Mit sechs Wochen beachtet der Säugling Gegenstände, die sich direkt in seinem Gesichtsfeld befinden, und lächelt, wenn er angesprochen wird. Sein Kopf fällt noch nach hinten, wenn er zum Sitzen hochgezogen wird.

Mit drei Monaten lächelt das Kind, wenn es die Stimme seiner Mutter hört, erzeugt sprachähnliche Laute und folgt einem bewegten Gegenstand mit den Augen. Es kann jetzt den Kopf halten, wenn es in Sitzposition gebracht wird. Es ergreift Gegenstände, die in seine Hand gelegt werden. Mit sechs Monaten sitzt das Kind mit Unterstützung und dreht sich von einer Seite auf die andere. Die meisten Kinder stehen jetzt mit Unterstützung und wechseln einen Gegenstand von einer Hand in die andere. Das Kind plappert zu Spielsachen.

Mit neun Monaten kann das Kind frei sitzen und krabbeln, zieht sich selbst hoch und sagt zu jedem Mama und Papa. Mit zwölf Monaten können die meisten Kinder an

Meilensteine der Entwicklung – das erste Lebensjahr

Alter	Meilenstein
1 Monat	• Hebt die Hände vor Augen und Mund • Dreht, auf dem Bauch liegend, den Kopf von einer Seite zur anderen • Verfolgt einen Gegenstand mit den Augen, der im Abstand von etwa 15 cm bogenförmig vor seinem Gesicht bis zur Mittellinie bewegt wird • Reagiert auf Geräusche, z. B. indem es aufschreckt, weint oder sich beruhigen läßt • Wendet sich bekannten Geräuschen und Stimmen zu • Fixiert Gesichter
3 Monate	• Hebt, auf dem Bauch liegend, den Kopf um 45 Grad (evtl. sogar um 90 Grad) • Öffnet und schließt die Hände • Stößt den Fuß nach unten, wenn es auf eine flache Oberfläche gesetzt wird • Greift oder schlägt nach vor ihm baumelnden Spielsachen • Folgt mit den Augen einem bogenförmig oberhalb seines Gesichtes von einer Seite zur anderen bewegten Gegenstand • Betrachtet Gesichter intensiv • Lächelt, wenn es die Stimme seiner Mutter hört • Ahmt sprachähnliche Laute nach
5 Monate	• Hält seinen Kopf in aufrechter Position • Dreht sich auf die andere Seite, meist vom Bauch auf den Rücken • Greift nach Gegenständen • Erkennt weiter wegstehende Menschen • Lauscht intensiv menschlichen Stimmen • Lächelt spontan • Quietscht vor Vergnügen
7 Monate	• Sitzt ohne Unterstützung • Kann, wenn es aufrechtgehalten wird, etwas Gewicht selbst halten • Wechselt Gegenstände von einer Hand in die andere • Schaut heruntergefallenen Gegenständen nach • Reagiert auf seinen eigenen Namen • Versteht »nein« und reagiert darauf • Plappert, indem es Vokale und Konsonanten miteinander verbindet • Spielt Verstecken
9 Monate	• Versucht, Spielzeug außerhalb seiner Reichweite zu erreichen • Protestiert, wenn ihm Spielzeug weggenommen wird • Kriecht oder krabbelt auf allen vieren • Zieht sich selbst hoch • Steht gehalten oder gestützt • Sagt zu jedem Mama oder Papa
12 Monate	• Setzt sich aus der Bauchlage auf • Hangelt sich gehend an Möbeln entlang; geht ein oder zwei Schritte ohne Unterstützung • Steht minutenlang frei • Nennt die Eltern Mama und Papa • Trinkt aus der Tasse • Klatscht in die Hände und winkt

den Händen gehalten laufen und sprechen verschiedene Worte.

Vorsorgeuntersuchungen

Ziel und Zweck der Vorsorgeuntersuchungen sind, Probleme bereits im Frühstadium aufzudecken. Früh erkannt, lassen sich die meisten Störungen, die die gesunde kindliche Entwicklung beeinträchtigen können, verhindern oder zumindest eindämmen. Zu diesem Zweck bieten die Krankenkassen allen Kindern neun kostenlose Vorsorgeuntersuchungen an, die im Alter zwischen der Geburt und dem 6. Lebensjahr in festgelegten Abständen durchgeführt werden sollen. Seit Ende 1998 haben alle versicherten Jugendlichen auch Anspruch auf die Jugendgesundheitsuntersuchung U10, die zwischen 12 und 15 Jahren durchgeführt werden soll. Bei ihr soll noch einmal nach auffälligen körperlichen Fehlentwicklungen und seelischen Störungen wie Angstzuständen, Eßstörungen und Suchtgefährdung gefahndet werden, damit sie behandelt werden können, bevor sie sich verfestigt haben.

Bei der U2 zwischen dem 3. und 10. Lebenstag wird dem Kind Blut für Laboruntersuchungen abgenommen. Bei einem Test wird die Konzentration an Schilddrüsenhormonen bestimmt. Diese Untersuchung ist sehr wichtig, da ein zu geringer Gehalt an Schilddrüsenhormonen eine chronische Schilddrüsenerkrankung bedeuten kann; bei diesem sogenannten Kretinismus bleiben die Kinder in ihrer geistigen und körperlichen Entwicklung zurück. ▲ Ein Neugeborenes mit niedrigem Schilddrüsenhormonspiegel sollte innerhalb der ersten sieben bis zehn Lebenstage Schilddrüsenhormone erhalten. Bei der U2 wird auch auf die Stoffwechselkrankheit Phenylketonurie ■ geprüft, die unbehandelt zu geistiger Behinderung führen kann.

Gleichzeitig können noch eine Reihe anderer Tests durchgeführt werden, um beispielsweise nach Galaktosämie, Ahornsirupkrankheit oder Tyrosinämie zu suchen.

Größe, Gewicht und Kopfumfang des Kindes werden im ersten Lebensjahr bei jeder Vorsorgeuntersuchung ermittelt. Das Herz des Kindes wird mit einem Stethoskop auf Geräusche abgehorcht, die auf eine Herzerkrankung hindeuten können. Auch der Bauch wird bei jedem Besuch abgetastet, da einige seltene Tumore wie der Wilmstumor und das Neuroblastom nur zu bemerken sind, während der Säugling wächst. Auch das Hör- und Sehvermögen und die motorische Entwicklung werden geprüft und ihre Entwicklung verfolgt.

Impfungen

Zum Schutz vor verschiedenen Infektionskrankheiten können Kinder geimpft werden. Dieses sind empfohlene Impfungen, keine verpflichtenden. Wenn die Eltern es wünschen, können sie von dem empfohlenen Impfschema abweichen.

Die erste empfohlene Impfung findet im zweiten Lebensmonat statt und richtet sich gegen Hepatitis B. Bei gesunden Säuglingen kann dann im dritten Monat gegen Diphtherie, Tetanus, Keuchhusten, Kinderlähmung und Hib (Hämophilus influenzae) geimpft werden. Ein Teil dieser Impfungen wird in bestimmten Zeitabständen wiederholt, die sich danach richten, ob die Impfstoffe einzeln oder kombiniert verabreicht wurden und welche gleichzeitig gegeben wurden. Um den ersten Geburtstag herum kann dann noch die Impfung gegen Masern, Mumps und Röteln stattfinden. Mit eineinhalb Jahren sollte die Grundimmunisierung gegen alle relevanten Krankheiten abgeschlossen sein. Mit sechs Jahren kann die Impfung gegen Masern, Mumps und Röteln wiederholt werden, mit sechs und 11 bis 15 Jahren sollte die Impfung gegen Diphtherie und Tetanus noch einmal aufgefrischt werden, zwischen 11 und 15 Jahren auch noch einmal die gegen Kinderlähmung. Kinder, die die entsprechenden Impfungen nicht zu Beginn ihres Lebens bekommen haben, sollten zwischen 11 und 15 Jahren gegen Masern, Mumps, Röteln und Hepatitis geimpft werden.

Viele Impfungen müssen mehrfach wiederholt werden, bevor ein voller Impfschutz gegeben ist. Verzögerungen einzelner Schritte beeinträchtigen aber die Immunität nicht; es ist auch nicht notwendig, mit dem Impfschema neu zu beginnen.

Die Impfstoffe, die heute gespritzt werden, sind relativ sicher und wirksam. Wenn Impfreaktionen auftreten, verlaufen sie meist mild.

▲ Siehe Seite 1292
■ Siehe Seite 1289

Impfschema für Säuglinge und Kinder

Die Immunisierung gegen bestimmte Infektionskrankheiten spielt eine wichtige Rolle beim Schutz von Säuglingen und Kindern vor Krankheiten. Unten sind die von der Ständigen Impfkommission für Kinder und Jugendliche empfohlenen Impfungen dargestellt. Je nach den Umständen ist es jedoch möglich, einzelne Impfungen auszulassen oder zu verschieben. So wird bei einem Neugeborenen, dessen Mutter ein Hepatitis-B-Oberflächenantigen im Blut hat, eine Hepatitis-B-Impfung bereits kurz nach der Geburt empfohlen. Andere Kinder sollen erst im zweiten Monat dagegen geimpft werden. Die Zeitspanne, innerhalb derer geimpft werden kann, ist recht groß. Den für das einzelne Kind besten Impfzeitpunkt bestimmt am besten der Kinderarzt. Oft werden Kombinationsimpfstoffe gespritzt, was für das Kind die Zahl der Spritzen verringert.

Impfstoff/ Antigenkombination	**Lebensmonat**						**Lebensjahr**	
	Geburt	**2**	**3**	**4**	**5**	**12–15**	**6**	**11–15**
DPT*			1.	2.	3.	4.		
Hib			1.	2.	3.	4.		
IPV**			1.		2.	3.		A
HB		1.			2.	3.		G
MMR***						1.	2.	G
DT/Td****							A	A

D = Diphtherie

T = Tetanus

P = Pertussis (Keuchhusten), mit azellulärem Impfstoff

Hib = Hämophilus influenzae

IPV = Poliomyelitis (Kinderlähmung) mit gespritztem Impfstoff

HB = Hepatitis B

MMR = Masern, Mumps, Röteln

A = Auffrischimpfung. Erfolgte die letzte entsprechende Impfung vor weniger als zwölf Monaten, kann der Termin entfallen.

G = Grundimmunisierung. Sie sollte zu diesem Zeitpunkt bei all jenen Kindern und Jugendlichen durchgeführt werden, die bisher nicht geimpft wurden beziehungsweise deren Impfschutz unvollständig war.

Zu den Impfabständen:

Wenn Kombinationsimpfstoffe gespritzt werden, müssen bei den Impfabständen die Angaben des Herstellers beachtet werden. Ansonsten gilt:

* Der Abstand zwischen erster und zweiter sowie zweiter und dritter Impfung sollte mindestens 4 Wochen betragen, der zwischen dritter und vierter Impfung mindestens 6 Monate.

** Wird das Produkt *IPV-Virelon* verwendet, sind nur zwei Injektionen notwendig.

*** Die zweite MMR-Impfung kann bereits vier Wochen nach der ersten erfolgen.

**** Ab dem 6. Lebensjahr wird zur Auffrischimpfung bei Diphtherie ein Impfstoff mit verringertem Diphtherietoxoid-Gehalt verwendet. Er ist durch ein kleingeschriebenes »d« gekennzeichnet.

Störungen bei Neugeborenen und Säuglingen

Normalerweise hat ein Neugeborenes 37 bis 42 Wochen in der Gebärmutter verbracht. Ein Kind, das vor der 37. Woche zur Welt kommt, wird als frühgeboren bezeichnet, ein nach der 42. Woche geborenes Kind als übertragen. Mit der Dauer der Schwangerschaft verbindet sich eine gewisse Wahrscheinlichkeit der zu erwartenden Probleme, der späteren kindlichen Entwicklung und des Wachstums.

Das Frühgeborene

Frühgeboren sind Säuglinge, die vor der 37. Schwangerschaftswoche geboren werden.

Frühgeburten sind, vor allem wenn das Kind extrem unreif geboren wurde, die Hauptursache für Erkrankungen und Tod nach der Geburt. Da verschiedene innere Organe des Frühgeborenen häufig nicht voll entwickelt sind, ist es anfälliger für bestimmte Störungen.

Warum ein Kind zu früh geboren wird, läßt sich meist nicht feststellen. Risikofaktoren sind eine mangelhafte Schwangerenbetreuung, schlechte Ernährung oder eine unbehandelte Erkrankung oder Infektion während der Schwangerschaft.

Die Teilnahme an den regelmäßigen Vorsorgeuntersuchungen während der Schwangerschaft senkt das Frühgeburtrisiko und verbessert die Lebenschancen des Kindes, wenn es doch zu früh geboren wird. Vorzeitige Wehen oder eine drohende Frühgeburt können vielleicht durch den Einsatz von Wehenhemmern gestoppt werden, die Reifung der kindlichen Lunge läßt sich mit Kortison beschleunigen. ▲

Die Lungenreifung entscheidet oft über das Leben des Neugeborenen. Um selbständig atmen zu können, müssen sich die Lungenbläschen (Alveolen) bei der Geburt mit Luft füllen können und geöffnet bleiben. Dieses wird durch die Substanz Surfactant möglich, die von der Lunge produziert wird und die Oberflächenspannung herabsetzt. Da Frühgeborene häufig nicht genug Surfactant produzieren, bleiben die Lungenbläschen nicht offen, und die Alveolen fallen zwischen den Atemzügen immer wieder zusammen. Die entstehende Störung heißt Atemnotsyndrom des Neugeborenen ■, kann andere schwerwiegende Störungen nach sich ziehen und manchmal sogar tödlich enden. Neugeborene mit Atemnotsyndrom brauchen Sauerstoff. Ist es sehr ausgeprägt, müssen sie künstlich beatmet und mit Surfactant behandelt werden. Dieses wird durch einen Tubus, der durch die Luftröhre (Trachea) des Kindes geleitet wird, in seine Lunge geträufelt.

Neben der Lungenunreife haben Frühgeborene auch ein unterentwickeltes Gehirn. Die Unreife im Atemzentrum im Hirnstamm führt zu vorübergehenden Atemaussetzern (Apnoen). Mit Medikamenten kann die Häufigkeit dieser Apnoeanfälle verringert werden. Mit zunehmender Hirnreifung bildet sich die Störung dann von allein zurück. Das noch unreife Gehirn ist anfällig für Blutungen und Verletzungen, wenn die Sauerstoff- oder Blutversorgung unterbrochen wird. Doch selbst wenn es zu Gehirnblutungen kommt, entwickeln sich die meisten Frühchen normal – ausgenommen bei schweren Hirnverletzungen.

Infolge des unreifen Gehirns können die Such- und Saugreflexe beim Frühgeborenen zu Beginn unzureichend koordiniert sein. Viele werden anfangs intravenös und später über eine Magensonde ernährt. Ab etwa der 34. Woche sollten sie in der Lage sein, die Brust oder Flasche zu nehmen. Anfangs können sie nur geringe Nahrungsmengen aufnehmen, weil ihr Magen noch so klein ist. Zuviel Milch würden sie wieder ausspucken.

Bei Frühgeborenen schwankt der Blutzuckerspiegel häufig stark zwischen zu niedrig und zu hoch.

Auch das Immunsystem von Frühgeborenen ist unterentwickelt. Da sie nur einen Bruchteil der infektionsabwehrenden mütterlichen Antikörper über die Plazenta erhalten haben, ist für sie das Risiko erheblich größer als für voll ausgetragene Neugeborene, schwere Infektionen wie eine Sepsis zu entwickeln. Das gleiche gilt für das Risiko einer nekrotisierenden Enterokolitis, einer schweren entzündlichen Darmerkrankung. ★

Vor der Geburt treten die Abbauprodukte des Kindes durch die Plazenta hindurch und werden von der Mutter ausgeschieden. Nach der Geburt müssen die Nieren und der Darm des Kindes diese Arbeit selbst übernehmen. Die Nierenfunktion beim viel zu früh Geborenen ist begrenzt,

▲ Siehe Seite 1174

■ Siehe Seite 1200

★ Siehe Seite 1205

Körperliche Merkmale des Frühgeborenen

- Geringe Körpergröße
- Niedriges Geburtsgewicht
- Dünne, glänzende, rosa Haut
- Durch die Haut durchscheinende Venen
- Wenig Unterhautfettgewebe
- Wenig Haare
- Dünne Ohren mit wenig Knorpel
- Relativ großer Kopf
- Unterentwickeltes Brustgewebe
- Muskelschwäche und reduzierte körperliche Aktivität
- Schwacher Such- und Saugreflex
- Unregelmäßige Atmung
- Kleiner Hodensack mit wenig Runzeln beim Jungen
- Beim Mädchen bedecken die großen Schamlippen nicht die kleinen

bessert sich jedoch mit zunehmender Nierenreifung. Nach der Geburt müssen Leber und Darm normal funktionieren, damit sie Bilirubin (ein gelber Farbstoff, der beim Abbau der roten Blutkörperchen entsteht) mit dem Stuhl ausscheiden können. Bei den meisten Neugeborenen, vor allem aber bei Frühgeborenen, steigt der Bilirubingehalt des Blutes vorübergehend an; die Folge ist eine Gelbsucht. Diese sogenannte Hyperbilirubinämie entsteht, weil ihre Leber noch nicht voll ausgereift ist, sie meist noch keine normalen Milchmahlzeiten zu sich nehmen können und damit weniger Darmbewegungen haben als ältere Säuglinge. Sehr hohe Bilirubinspiegel können einen Kernikterus verursachen, eine Form von Hirnschädigung. Bei den meisten Neugeborenen ist die Gelbsucht jedoch nur mild und nicht besorgniserregend. Bei einer ausgeprägten Gelbsucht wird das Kind in der Klinik mehrere Stunden am Tag mit blauem Licht bestrahlt. Dadurch verwandelt sich das Abbauprodukt in eines, das die Nieren ausscheiden können.

Da Frühgeborene schnell Wärme verlieren und Schwierigkeiten haben, ihre Körpertemperatur aufrechtzuerhalten, liegen sie zunächst meist im Brutkasten oder Wärmebett.

Der übertragene Säugling

Übertragen sind Säuglinge, die nach der 42. Schwangerschaftswoche geboren werden.

Die Ursachen für eine Übertragung sind im allgemeinen unbekannt.

Wenn sich die Schwangerschaft ihrem Ende nähert und erst recht, wenn der Geburtstermin überschritten ist, beginnt die Gebärmutter zu schrumpfen und ihre Funktion einzuschränken. Da die Nährstoffversorgung über die Plazenta jetzt nachläßt, muß der Fetus sein eigenes Fett- und Kohlenhydratdepot angreifen, um Energie zu gewinnen. Das Ergebnis ist ein vermindertes Wachstum. Gelingt es einer solchen Plazenta nicht mehr, den Fetus während der Wehen genügend mit Sauerstoff zu versorgen, kann es zum fetalen Atemnotsyndrom kommen, bei dem Gehirn und andere Organe Gefahr laufen, geschädigt zu werden. Eine solche Schädigung ist wahrscheinlich die größte Gefahr für den übertragenen Säugling und für viele Ärzte ein Argument, nach der 42. Schwangerschaftswoche die Geburt künstlich einzuleiten.

Einige Störungen sind für übertragene Säuglinge typisch. Die meisten haben nach der Geburt aufgrund ihrer geringen Energiereserven einen zu niedrigen Blutzuckerspiegel. Diese Unterzuckerung verstärkt sich noch, wenn die Sauerstoffversorgung während der Geburt mangelhaft war. Übertragene Kinder neigen außerdem dazu, das sogenannte Mekoniumaspirationssyndrom zu entwickeln.▲

Der zu kleine Säugling

Als zu klein gelten alle Neugeborenen, ob früh- oder termingerecht geboren oder übertragen, die im Verhältnis zu der Zeit, die sie in der Gebärmutter verbracht haben (Gestationsalter), zu klein erscheinen.

Das geringe Wachstum kann durch genetische Faktoren – kleine Eltern oder einen Gendefekt – oder durch eine gestörte Plazentafunktion verursacht sein, bei der die Sauerstoff- und Nährstoffversorgung des Fetus vermindert ist. Eine Plazentainsuffizienz kann entstehen, wenn die Mutter während der Schwangerschaft an Bluthochdruck, Nierenerkrankung oder Diabetes leidet. Schlafmittel- oder

▲ Siehe Seite 1202

kokainsüchtige Schwangere und auch solche, die während der Schwangerschaft viel Alkohol trinken und stark rauchen, haben ebenfalls häufig Säuglinge, die für ihr Gestationsalter zu klein sind. Nur selten ist das Wachstum des Kindes durch eine Infektion von Mutter und Kind mit dem Zytomegalie- oder Rötelnvirus oder *Toxoplasma gondii* verlangsamt.

Obwohl sie so klein sind, sehen Mangelgeborene meist wie normalgroße Säuglinge desselben Gestatationsalters aus und verhalten sich auch wie diese. Anders als beim Frühgeborenen ist das Organsystem eines voll ausgetragenen, nur eben zu kleinen Säuglings voll ausgereift. Kinder, deren Wachstum aufgrund einer Fehlernährung der Frau zurückgeblieben ist, holen dies bei angemessener Ernährung nach der Geburt schnell wieder auf.

Beruht die Wachstumsverzögerung auf einer Plazentainsuffizienz, ist es möglich, daß der Fetus während der Geburt nicht genügend Sauerstoff erhält. Bei jeder Wehe werden die Arterien der Mutter, die zur Plazenta führen, an ihrer Eintrittsstelle in die Gebärmutterwand zusammengedrückt und damit die Durchblutung behindert. Lag die Plazentafunktion vor den Wehen noch an der Grenze, kann es sein, daß sie bei der Geburt nicht mehr ausreicht und die Sauerstoffversorgung des Kindes gefährdet ist. Normalerweise verlangsamt sich der Herzschlag des Kindes bei der Geburt während jeder Wehe. Beschleunigt er sich danach nur langsam wieder oder verändert er sich nicht, wenn sich das Kind bewegt, deutet das auf eine unzureichende Sauerstoffzufuhr hin. Beim Verdacht auf ein fetales Atemnotsyndrom ist eine rasche Entbindung notwendig, oft durch Kaiserschnitt.

Leidet das Kind während der Geburt unter Sauerstoffmangel, kann es Stuhl (Mekonium) in das Fruchtwasser abgeben. Aspiriert es danach das mit Mekonium verunreinigte Fruchtwasser, schädigt dies seine Lunge.▲ Das Mekonium kann die Bronchialwege verschließen und zu einem Kollaps verschiedener Lungenbereiche führen. In die Lunge inhaliertes Mekonium kann außerdem eine Lungenentzündung mit der damit verbundenen eingeschränkten Lungenfunktion zur Folge haben.

Wie beim übertragenen Säugling haben auch Mangelgeborene häufig in den ersten Stunden und Tagen nach der Geburt zu niedrige Blutzuckerspiegel ■, weil ihnen die entsprechenden Glykogenspeicher fehlen.

Der zu große Säugling

Als zu groß gelten alle Neugeborenen, ob früh- oder termingerecht geboren oder übertragen, die im Verhältnis zu der Zeit, die sie in der Gebärmutter verbracht haben, mehr als normal wiegen.

Körperliche Anzeichen des übertragenen Säuglings

- Normale Körperlänge, aber geringes Körpergewicht, wirkt deshalb dünn
- Erscheint reif und munter
- Wenig Unterhautfettgewebe, so daß die Haut an Armen und Beinen locker hängen kann
- Trockene, sich schälende Haut
- Lange Zehen- und Fingernägel
- Durch Mekonium (vor der Geburt ausgeschiedener Stuhl) grünlich oder bräunlich verfärbte Nägel und Nabelschnur

Neben genetischen Faktoren ist der Hauptgrund, daß ein Säugling für sein Gestationsalter zu groß ist, ein Diabetes der Frau während der Schwangerschaft. Der im mütterlichen Blut befindliche Zucker (Glukose) erreicht durch die Plazenta das Kind. Als Reaktion auf den hohen Blutzuckerspiegel produziert die Bauchspeicheldrüse des Kindes viel Insulin, welches das Kind übermäßig wachsen läßt. Je schlechter der Diabetes der Frau während der Schwangerschaft eingestellt ist, desto größer wird wahrscheinlich das Kind werden. Da ein sehr großes Kind eine vaginale Geburt oft schwierig und verletzungsträchtig macht, wird häufig ein Kaiserschnitt erwogen.

Wenn die Nabelschnur durchtrennt wird, stoppt die Glukosezufuhr durch die Mutter plötzlich, doch der Insulinspiegel beim Kind ist immer noch hoch. Dadurch wird die Glukose sehr schnell abgebaut, und das Kind gerät in den ersten ein bis zwei Stunden nach der Geburt in eine Unterzuckerung.★ Das Neugeborene kann dabei völlig symptomlos sein, aber auch die typischen Symptome einer Unterzuckerung aufweisen; es kann nervös, teilnahmslos, schlaff oder benommen sein, nimmt vielleicht die Brust nicht oder hat sogar Krampfanfälle. Eine Unterzuckerung beim Neugeborenen läßt sich verhindern, indem eine schwangere Diabetikerin und später der Gluko-

▲ Siehe Seite 1202
■ Siehe Seite 1209
★ Siehe Seite 1209

sespiegel des Säuglings engmaschig überwacht werden. Wenn nötig, bekommt das Kind in den ersten Stunden nach der Geburt intravenös Glukose.

Säuglinge von Diabetikerinnen haben eine ungewöhnlich hohe Zahl roter Blutkörperchen und entwickeln deshalb häufig einen hohen Bilirubinspiegel (der gelbe Farbstoff, der beim Abbau der roten Blutkörperchen entsteht) und damit Gelbsucht. Ist sie stark ausgeprägt, wird das Kind mit blauem Licht bestrahlt.▲ Nur selten ist eine Bluttransfusion nötig.

Säuglinge von Diabetikerinnen haben oft eine unreife Lunge. Sie entwickeln häufiger ein Atemnotsyndrom, selbst wenn sie nur wenige Wochen vor dem Termin zur Welt kommen. Mit Hilfe einer Amniozentese läßt sich der Reifegrad der Lunge noch vor der Geburt bestimmen.

Geburtsverletzungen

Die mütterlichen Beckenknochen bilden den Geburtskanal. Normalerweise bietet dieser genügend Raum, damit das Kind hindurchtreten kann. Hat die Mutter jedoch ein zu schmales Becken oder ist das Kind zu groß (oft bei Kindern von schlecht eingestellten Diabetikerinnen), kann der Weg durch den Geburtskanal schwierig oder mit großer Verletzungsgefahr verbunden sein. Stellt sich bei der Untersuchung heraus, daß das Kind für das mütterliche Becken zu groß ist, wird meist ein Kaiserschnitt gemacht. Bei diesem ist das Risiko für Geburtsverletzungen geringer als bei einer Zangenentbindung.

Praktisch jeder Teil des kindlichen Körpers kann während der Geburt verletzt werden. Die meisten Verletzungen sind harmlos und heilen relativ schnell. Prellungen oder Blutergüsse kommen häufig vor und haben keinerlei Folgen. Da die Schädelknochen des Kindes noch nicht miteinander verbunden sind, kann der Kopf seine Form dem Geburtskanal anpassen. So sind Verformungen des kindlichen Schädels bei der Geburt normal und bilden sich normalerweise innerhalb weniger Tage von selbst zurück. Schwere Kopfverletzungen kommen selten vor, Hirnverletzungen sind heute extrem selten. Die Nerven können im Verlauf einer schwierigen Geburt stark gedehnt werden, vor allem die der Arme, wodurch sie vorübergehend oder dauerhaft geschwächt sind (Erb-Duchenne-Lähmung). Brüche, vor allem des Schlüsselbeins, kommen gelegentlich vor und verheilen meist schnell ohne Spätschäden.

▲ Siehe Seite 1208

Atemnotsyndrom des Neugeborenen

Dieses ist eine Atemwegerkrankung, bei der die kleinen Luftblasen in der Lunge (Alveolen) des Kindes nicht geöffnet bleiben. Der Grund dafür ist die hohe Oberflächenspannung, weil nicht genügend Surfactant produziert wird.

Damit das Neugeborene selbständig atmen kann, müssen die Lungenbläschen offenbleiben und sich mit Luft füllen. Ermöglicht wird das durch eine oberflächenaktive Substanz, das Surfactant. Surfactant wird durch Zellen in den Lungenbläschen produziert und verringert die Oberflächenspannung. Diese Substanz wird erst gebildet, wenn die Lunge eine bestimmte Reife hat, oft schon in der 34. und praktisch immer in der 37. Schwangerschaftswoche.

Das Atemnotsyndrom des Neugeborenen tritt fast ausschließlich bei Frühgeborenen auf – je früher das Kind zur Welt kommt, desto größer ist das Risiko. Außerdem entwickelt sich das Atemnotsyndrom eher bei Kindern von Diabetikerinnen.

Symptome und Diagnose

Sehr frühreife Kinder können meist nicht selbständig atmen, da ihre Lunge ohne Surfactant zu »steif« ist. Bei größeren Kindern setzt die Atmung nach der Geburt zwar vielleicht spontan ein, da ihre Lunge aber aufgrund des Surfactantmangels zusammenfällt, entwickeln sie ein Atemnotsyndrom. Diese Kinder atmen rasch und angestrengt und bewegen dabei die Nasenflügel. Beim Einatmen ziehen sie die Brustwand ein, beim Ausatmen geben sie grunzende Laute von sich. Die Atemnot kann sich direkt nach der Geburt oder einige Stunden später entwickeln. Ist sie sehr schwer, ermüdet die Atemmuskulatur schließlich, und die Atmung wird noch ineffektiver. Weil das Gewebe nicht mehr mit genügend Sauerstoff versorgt wird, färbt sich die Haut bläulich. Unbehandelt kann dieser Sauerstoffmangel letztlich zum Tod führen.

Die Diagnose wird anhand der Vorgeschichte der Mutter (z. B. vorzeitige Wehen oder Diabetes), der körperlichen Untersuchung des Neugeborenen sowie einer Röntgenuntersuchung des Brustraums gestellt. Sie zeigt, daß die Lunge nicht vollständig entfaltet ist.

Komplikationen

Wenn die Lunge starr ist, muß entweder das Kind selbst oder ein Beatmungsgerät mehr Druck ausüben, um sie auszudehnen. Dabei kann die Lunge reißen und Luft in die Brusthöhle gelangen. Dann fällt die Lunge zusammen, was Atmung und Durchblutung noch mehr behindert. Ein

Lungenkollaps (Pneumothorax) ist ein Notfall, der sofort behandelt werden muß. Die freie Luft kann mit einer Nadel über eine Spritze aus der Brust abgesaugt werden. Danach wird ein Tubus, der mit einem Ventilsystem verbunden ist, in die kindliche Brust eingeführt, so daß sich nicht wieder aufs neue freie Luft im Brustraum ansammeln kann.

Neugeborene mit Atemnotsyndrom haben außerdem ein erhöhtes Risiko für Hirnblutungen. Diese Gefahr ist jedoch wesentlich geringer, wenn die Mutter vor der Geburt Kortison bekommen hat.

Vorbeugung und Behandlung

Das Risiko für ein Atemnotsyndrom beim Neugeborenen läßt sich verringern, wenn die Geburt so lange hinausgezögert werden kann, bis die Lunge des Kindes ausreichend Surfactant bildet. Bei drohender Frühgeburt läßt sich der Surfactantspiegel mit Hilfe einer Amniozentese messen.

Läßt sich die Geburt nicht weiter verzögern, obwohl die Lunge des Kindes noch unreif ist, sollte die Frau mindestens 24 Stunden vor der Geburt Kortison bekommen. Dieses Medikament passiert die Plazenta und regt die Surfactantproduktion der kindlichen Lunge an.

Bei Kindern mit leichtem Atemnotsyndrom kann es ausreichen, wenn sie nach der Geburt unterstützend Sauerstoff über eine Maske bekommen. Bei schwerer Atemnot müssen sie künstlich beatmet und mit Surfactantfaktoren behandelt werden.

Künstliche Surfactantfaktoren können direkt durch einen Tubus, der in die kindliche Luftröhre eingeführt wird, in die Lunge geträufelt werden. Das verbessert die Überlebenschancen und senkt das Risiko für Komplikationen, wie einen Lungenriß. Dieses Medikament kann bei sehr frühreifen Kindern direkt nach der Geburt gegeben werden, um die Entwicklung des Atemnotsyndroms von vornherein zu verhindern. Es kann aber auch angewandt werden, wenn entsprechende Krankheitszeichen auftreten. Der Säugling wird engmaschig überwacht, um sicherzustellen, daß das Surfactant gut vertragen wird und sich die Atmung tatsächlich bessert. Die Behandlung wird in der Regel einige Tage fortgesetzt, bis die körpereigene Surfactantproduktion des Kindes einsetzt.

Vorübergehende Tachypnoe des Neugeborenen

Hierbei handelt es sich um eine vorübergehende Atemnot mit niedrigem Sauerstoffspiegel im Blut.

Normalerweise wird die Flüssigkeit in der Lunge des Kindes nach der Geburt schnell aufgenommen. Die vorübergehende Tachypnoe entsteht meist, wenn diese Resorption verzögert ist. Kinder mit dieser Erscheinung wurden gewöhnlich termingerecht geboren, meist aber mit Kaiserschnitt. Kurz nach der Geburt beginnen sie beschleunigt zu atmen, geben grunzende Geräusche von sich und ziehen beim Atmen die Brustwand ein. Durch den Sauerstoffmangel kann sich ihre Haut bläulich verfärben. Eine Röntgenaufnahme der Brust zeigt Flüssigkeit in der Lunge.

Meist reicht eine Sauerstoffmaskenbeatmung. Bei manchen Kindern ist jedoch eine kontinuierliche Beatmung erforderlich, bei der sie gegen positiven Druck atmen müssen, der durch ein in die Nase eingeführtes Beatmungsröhrchen ausgeübt wird (CPAP); auch eine künstliche Beatmung kann notwendig sein. Die meisten Säuglinge erholen sich innerhalb von ein bis drei Tagen komplett wieder, wenn die Flüssigkeit in der Lunge resorbiert ist.

Apnoe des Frühgeborenen

Bei dieser Störung setzt die Atmung vorübergehend für 15 bis 20 Sekunden aus.

Viele Kinder, die vor der 34. Schwangerschaftswoche zur Welt kommen, entwickeln eine Apnoe; sie ist häufiger, je früher das Kind geboren wurde. Ursache soll die Unreife des Atemzentrums im Gehirn sein, das die Atmung kontrolliert. Auch ein Verschluß der oberen Atemwege, der ebenfalls mit dieser Unreife zusammenhängen kann, kann die Atmung behindern. Selten wird durch den gastroösophagealen Reflux, bei dem saurer Mageninhalt in die Speiseröhre zurückfließt (Reflux), ein Reflex ausgelöst, der zur Apnoe führt.

Symptome

Die Attacken beginnen oft in den ersten Tagen nach der Geburt. Häufig atmen diese Kinder eine Zeitlang regelmäßig, aber mit kurzen Pausen (periodische Atmung). Dauern die Pausen länger als 20 Sekunden, kann der Sauerstoffgehalt im Blut absinken. Die Haut des Kindes kann sich dann bläulich verfärben, der Herzschlag wird langsamer.

Behandlung

Indem man Kopf und Nacken des Kindes gestreckt hält und es auf den Rücken oder die Seite legt, läßt sich einer Verlegung der Atemwege vorbeugen. Halten die Apnoeattacken an, vor allem wenn sich das Kind aufgrund des Sauerstoffmangels bläulich verfärbt oder sich sein Herzschlag verlangsamt, können Theophyllin oder Koffein gegeben werden. Diese Mittel stimulieren das Atemzentrum im Gehirn und sorgen für eine kontinuierlichere Atmung. Dauert die Apnoe trotzdem an, kann Doxapram gegeben werden. In schweren Fällen kann das Kind eine CPAP-Maske erhalten oder künstlich beatmet werden.

Gastroösophagealer Reflux wird behandelt, indem die Säuglingsmilch mit Reisbrei angedickt und das Kopfteil des Bettes erhöht wird. Gelegentlich werden auch Medikamente gegeben, um die Refluxhäufigkeit zu reduzieren.

Bei den meisten Frühgeborenen enden die Apnoeanfälle, bevor sie das Gestationsalter von 40 Wochen erreichen, oft sogar in der 34. Woche. Ältere Frühgeborene mit weiter bestehenden Apnoen können mit einem Atem- oder Herzüberwachungsgerät entlassen werden.

Lungenhochdruck

Bei einem Hochdruck im Lungenkreislauf (pulmonale Hypertonie) sind die Blutgefäße in der Lunge des Neugeborenen verengt und behindern den Lungenkreislauf stark. Dadurch entsteht Sauerstoffmangel, der lebensbedrohlich werden kann.

Da das Kind im Mutterleib nicht atmet, braucht sein Blut auch nicht durch die Lunge zu fließen, um sich mit Sauerstoff anzureichern. Statt dessen fließt ein Großteil des fetalen Blutes direkt durch eine Öffnung zwischen den beiden Vorhöfen im Herzen, dem Foramen ovale, vom rechten zum linken Kreislauf. Der größte Teil des Blutes, das durch den rechten Kreislauf fließt, gelangt von der Lungenarterie durch ein weiteres Blutgefäß, den Ductus arteriosus Botalli, zur Aorta. Nur ein geringer Teil des Blutes aus dem rechten Kreislauf fließt durch die Lunge. Bei der Geburt schließen sich das Foramen ovale und der Ductus arteriosus normalerweise. Dann fließt das Blut aus dem rechten Kreislauf durch die Lunge. Bei einigen wenigen Neugeborenen verengen sich jedoch die Blutgefäße in der Lunge. Dadurch bleiben das Foramen ovale und manchmal auch der Ductus arteriosus offen. Dies hat zur Folge, daß der größte Teil des Blutes aus dem rechten Kreislauf die Lunge umgeht (wie beim Fetus). Die Folge ist ein sehr niedriger Sauerstoffgehalt im Blut.

Lungenhochdruck kommt häufiger bei Frühgeborenen oder Kindern vor, deren Mutter während der Schwangerschaft hohe Dosen von Azetylsalizylsäure oder Indometazin eingenommen hat. Häufig ist er auch bei Kindern mit anderen Lungenerkrankungen wie dem Mekoniumaspirationssyndrom oder Lungenentzündung, er kann sich aber auch bei Kindern mit ansonsten gesunder Lunge entwickeln.

Behandlung

Das Kind wird zunächst mit reinem Sauerstoff beatmet, meist über ein Beatmungsgerät. Natriumbikarbonat kann intravenös gegeben werden. Beide Behandlungen helfen, die Lungenarterien zu weiten. Der Blutdruck im Rest des Körpers wird durch die Zufuhr von Flüssigkeit und die Gabe von Medikamenten aufrechterhalten. Würde nämlich der Blutdruck absinken, würde mehr Blut vom rechten zum linken Kreislauf fließen, so daß am Ende noch weniger Blut in die Lunge gelangt.

In besonders kritischen Fällen wird das Kind an eine Herz-Lungen-Maschine angeschlossen, bis sich der Lungenhochdruck bessert und sein Zustand nicht mehr kritisch ist. Hierbei wird das Blut des Kindes durch die Maschine geleitet, die es mit Sauerstoff anreichert und Kohlendioxid entfernt. Danach wird es wieder in den kindlichen Kreislauf geleitet. Erprobt wird derzeit ein Verfahren, bei dem das Kind Stickoxid, das die Lungengefäße erweitert, in sehr niedriger Konzentration atmet.

Mekoniumaspirationssyndrom

Diese Störung kann entstehen, wenn das Kind Mekonium aspiriert, das die Atemwege verlegen und die Lunge reizen kann.

Mekonium (Kindspech) ist eine dunkelgrüne Substanz im Darm eines voll ausgetragenen Kindes. Auf Atemnot, wie sie bei unzureichender Sauerstoffversorgung durch die Plazenta auftritt, reagiert das Kind, indem es Mekonium in das Fruchtwasser abgibt. Außerdem schnappt es kräftig nach Luft und atmet auf diese Weise das mit Mekonium verunreinigte Fruchtwasser in die Lunge ein. Bei der Geburt kann das Mekonium die Atemwege verlegen und damit die Lungenbläschen (Alveolen) zusammenfallen lassen. Außerdem kann sich die inhalierte Luft in verschiedenen, von teilweise blockierten Bronchien versorgten Bereichen ansammeln und so zu einer Überblähung der Lunge führen. Hierdurch wiederum kann es zum Lungenriß und -kollaps (Pneumothorax) kommen.

Das Mekoniumaspirationssyndrom ist bei übertragenen Kindern, die zuletzt nur noch wenig Fruchtwasser umgab, häufig sehr schwer. Da das Mekonium dann fester ist, kann es die Atemwege eher verschließen.

Behandlung

Bereits im Kreißsaal sollte versucht werden, einem Mekoniumaspirationssyndrom vorzubeugen. Sofort bei Durchtritt des Kopfes sollten Mund, Nase und Rachen des Kindes abgesaugt werden, um mit Mekonium verunreinigte Flüssigkeit zu entfernen. Anschließend wird ein Absaugkatheter durch die Luftröhre eingeführt, um auch hier Mekonium abzusaugen.

Auf der Säuglingsstation wird die Lunge des Neugeborenen wieder mehrmals abgesaugt. Das Kind wird mit Sauerstoff behandelt oder nötigenfalls an ein Beatmungsgerät angeschlossen. Es wird engmaschig auf Zeichen ernster Komplikationen wie Lungenhochdruck oder Pneumothorax hin überwacht.

Pneumothorax

Hierbei sammelt sich Luft in dem die Lunge umgebenden Brustfellraum an, wodurch die Lunge zusammenfällt.

Bei einem Säugling mit starrer Lunge kann, vor allem wenn seine Atmung mit einem Gerät unterstützt wird, Luft aus den Lungenbläschen in das Bindegewebe der Lunge und in das weiche Gewebe zwischen Lunge und Herz austreten. Bei diesem Pneumomediastinum oder Mediastinalemphysem ist die Atmung normalerweise nicht beeinträchtigt und keine spezielle Behandlung erforderlich. Ein Pneumomediastinum kann allerdings zu einem Pneumothorax werden.

Ein Pneumothorax entwickelt sich, wenn Luft in den die Lunge umgebenden Brustfellraum austritt und von hier aus die Lunge zusammendrückt. Betrifft der Kollaps nur einen Teil der Lunge, kann das symptomlos verlaufen und bedarf keiner Behandlung. Wird die zusammengefallene Lunge jedoch stark zusammengedrückt, kann die Störung, vor allem bei einem Säugling mit schwerer Lungenerkrankung, lebensbedrohlich werden. Die angestaute Luft kann die Lunge gewaltsam zusammenfallen lassen, was die Atmung sehr mühsam macht und den Blutkreislauf in der Brusthöhle beeinträchtigt. Dann muß die die Lunge umgebende Luft schnell mit einer Nadel oder über einen Tubus entfernt werden.

Bronchopulmonale Dysplasie

Diese Lungenverletzung wird durch die Beatmung verursacht.

Säuglinge, die länger, meist mehr als eine Woche, beatmet werden, können eine bronchopulmonale Dysplasie (BPD) entwickeln. Die Störung kommt häufiger bei Frühgeborenen vor. Um eine BPD zu vermeiden, wird nur beatmet, wenn es unbedingt erforderlich ist, und auch dann nur möglichst kurz.

Die Lungenverletzung geht wahrscheinlich darauf zurück, daß die Lufträume durch den hohen Druck, der zum Aufblähen der Lunge nötig ist, zu stark gedehnt werden und daß die Sauerstoffkonzentration zu hoch ist. Diese Faktoren können zu einer Entzündung der Lunge führen. Nach mehrwöchiger Entzündung bilden sich vernarbte Bereiche.

Die Behandlung besteht in erster Linie darin, die Beatmung so früh wie möglich wieder abzusetzen. Eine gute Ernährung ist wichtig, damit die Lunge heilen und sich gesundes Lungengewebe bilden kann. Da sich in der entzündeten Lunge schnell Flüssigkeit ansammelt, sollten die Flüssigkeitszufuhr leicht eingeschränkt und gegebenenfalls harntreibende Mittel gegeben werden, um die Flüssigkeitsausscheidung zu unterstützen.

Einige wenige Kinder sterben nach einigen Monaten der Pflege. Das Atemnotsyndrom der anderen vermindert sich schrittweise. Bei diesen Kindern ist jedoch in den ersten Lebensjahren das Risiko erhöht, eine Lungenentzündung zu bekommen, vor allem eine virusbedingte.

Retinopathia prämaturorum

Bei dieser Störung von Frühgeborenen entwickeln sich die Blutgefäße der Netzhaut (Retina) im Augenhintergrund sonderbar. Sie können bluten, im schlimmsten Fall kann sich die Netzhaut ablösen, was Erblindung zur Folge hat.

Beim Fetus wachsen die Gefäße, die die Netzhaut versorgen, vom Zentrum der Netzhaut nach außen; gegen Ende der Schwangerschaft versorgen sie die gesamte Netzhaut. Dementsprechend ist das Gefäßsystem der Netzhaut bei Frühgeborenen noch nicht vollständig ausgebildet. Zwar wachsen diese Gefäße nach der Geburt weiter, wenn das allerdings in desorganisierter Form geschieht, entsteht eine Retinopathia prämaturorum. Der Hauptrisikofaktor für diese Störung ist eine sehr frühe Geburt. Das Risiko erhöht sich, wenn das Kind wegen seiner Atemstörungen mit hochkonzentriertem Sauerstoff behandelt werden muß.

Vorbeugung und Behandlung

Die wichtigste Vorbeugung besteht in einer guten Schwangerenbetreuung, durch die sich Frühgeburten vermeiden lassen. Gelingt das jedoch nicht und hat das Kind Atemstörungen, muß peinlichst darauf geachtet werden, daß die Sauerstoffkonzentration im Blut nicht sehr ansteigt.

Etwa sechs Wochen nach der Geburt und dann alle paar Wochen, bis die Gefäßbildung der Netzhaut abgeschlossen ist, sollten die Augen des Frühgeborenen gründlich untersucht werden. Leichte Netzhautveränderungen heilen normalerweise von selbst. Aber auch bei ihnen sind regelmäßige Kontrolluntersuchungen wichtig, denn das Risiko ist erhöht, kurzsichtig oder sehschwach zu werden oder zu schielen. Sind die Veränderungen sehr ausgeprägt, ist das Risiko für eine spätere Netzhautablösung erhöht.

Bei einer sehr starken Netzhauterkrankung läßt sich das Risiko der Netzhautablösung und Erblindung mit einer Kryotherapie verringern; bei ihr werden die äußeren Bereiche der Netzhaut durch Kälte bezielt geschädigt, so daß sie vernarben. Kinder mit verheilten Netzhautnarben sollten ihr ganzes Leben lang mindestens einmal jährlich kontrolliert werden. Wenn Sehstörungen frühzeitig, also bereits im ersten Lebensjahr, behandelt werden, sind die besten Voraussetzungen für ein späteres gutes Sehvermögen gegeben. Eine Netzhautablösung läßt sich manchmal noch korrigieren, wenn sie frühzeitig erkannt wird. Andernfalls kann das Kind auf dem erkrankten Auge erblinden.

Ernährungs- und Magen-Darm-Probleme

Die meisten Ernährungs- und Magen-Darm-Probleme beim Neugeborenen sind medizinisch gesehen nicht besorgniserregend. Sie verschwinden meist von allein oder lassen sich durch eine veränderte Ernährung beheben.

Spucken und Erbrechen

Säuglinge lassen häufig während oder kurz nach dem Füttern kleine Mengen Milch wieder hochkommen (Regurgitation), häufig beim Aufstoßen. Das ist völlig normal. Manchmal wird dieses Spucken durch zu schnelles Trinken oder Verschlucken von Luft verursacht. Bei Flaschenkindern hilft es oft schon, einen stärkeren Sauger mit kleinerem Loch zu verwenden. Auch häufigeres Aufstoßenlassen während der Mahlzeit kann Flaschen- wie Brustkindern helfen. Übermäßiges Spucken kann auf Überfüttern zurückzuführen sein. Aber viele Kinder lassen selbst bei optimalen Fütterungsmethoden immer wieder etwas Milch hochkommen. Auch das gilt als normal.

Das Erbrechen großer Mengen Nahrung kann aber auf eine Störung hinweisen. Wiederholtes Erbrechen im Schwall (explosionsartiges Erbrechen) kann darauf beruhen, daß der Magenausgang verengt oder verschlossen ist (Pylorusstenose). Ein Dünndarmverschluß kann galliges, grünlichgelbes Erbrechen verursachen, das ärztlich beurteilt werden muß. Verschiedene Stoffwechselstörungen wie Galaktosämie▲ (hohe Galaktosespiegel im Blut) können ebenfalls Erbrechen verursachen. Bei Erbrechen mit Fieber und/oder Benommensein kann eine Infektion vorliegen.

Unterernährung

Ausreichend gefütterte Säuglinge werden kurz nach der Mahlzeit meist ruhig oder schlafen ein. Ein unterernährter Säugling jedoch bleibt meist unruhig, wacht ein bis zwei Stunden nach der Mahlzeit auf und wirkt hungrig. Nimmt ein Säugling unter vier Monaten weniger als 200 bis 250 Gramm pro Woche zu, ist das zuwenig und kann auf Unterernährung hinweisen. Unterernährung ist manchmal die Ursache für Gedeihstörungen.■

Um festzustellen, ob das Kind tatsächlich unterernährt ist oder eine ernsthafte Störung vorliegt, muß zusammen mit den Eltern eine detaillierte Fütterungsanamnese erstellt werden. Brustkinder, die nicht genügend Gewicht zulegen, sollten vor und nach verschiedenen Mahlzeiten gewogen werden, um ihre Milchaufnahme genauer zu bestimmen. Bei Flaschenkindern kann die Gesamtmilchmenge erhöht werden.

Überernährung

Spätere Gewichtsprobleme haben ihren Ursprung oft bereits in einer Überernährung im Säuglingsalter und in der Kindheit. Außerdem werden Kinder übergewichtiger Eltern mit 80prozentiger Wahrscheinlichkeit ebenfalls übergewichtig. Nimmt der Säugling, gemessen an den altersentsprechenden Standardwerten★, zu schnell zu, sollte seine Gewichtszunahme regelmäßig kontrolliert werden.

Durchfall

Neugeborene haben vier bis sechs ungeformte Darmentleerungen am Tag. Brustkinder neigen zu häufigen, schaumigen Darmentleerungen, vor allem wenn sie noch keine feste Beikost erhalten. Die Beschaffenheit des Stuhlgangs ist solange bedeutungslos, wie nicht gleichzeitig Appetitlosigkeit, Erbrechen, Gewichtsverlust, fehlende Gewichtszunahme oder blutige Stühle vorliegen.

Bakterien- oder Virusinfektionen können plötzlichen, starken Durchfall verursachen. Infektionen sind bei weitem die häufigste Ursache für akuten Durchfall bei Säuglingen.● Leichter Durchfall, der wochen- oder monatelang anhält, kann durch verschiedene Krankheiten verursacht sein, darunter Zöliakie, Mukoviszidose, Kohlenhydratmalabsorption oder eine Allergie.

Zöliakie ist eine vererbbare Krankheit, bei der Gluten, das Klebereiweiß, das in Getreide vorkommt, eine allergische Reaktion auslöst; sie betrifft vor allem die Darmschleimhaut und verursacht eine mangelhafte Aufnahme

▲ Siehe Seite 1286
■ Siehe Seite 1241
★ Siehe Kasten, Seite 1192
● Siehe Seite 1218

der Nahrungsstoffe. ▲ Durch Zöliakie entstehen Fehlernährung, Appetitlosigkeit sowie helle, massige und faulig riechende Stühle. Behandelt wird die Störung mit einer glutenfreien Kost.

Mukoviszidose ■, eine vererbbare Krankheit, beeinträchtigt die Funktion verschiedener Organe, darunter die der Bauchspeicheldrüse. Sie produziert dann nicht genügend Enzyme zur Verdauung von Eiweiß und Fetten. Durch diesen Enzymmangel scheidet der Körper viel Eiweiß und Fett mit dem Stuhl aus, was eine Fehlernährung und Wachstumsverzögerung zur Folge hat. Die Stühle sind massig und riechen oft faulig. Die fehlenden Bauchspeicheldrüsenenzyme können als Medikament eingenommen werden. Die vielfältigen anderen Funktionsstörungen, die die Mukoviszidose verursacht, machen aber eine kontinuierliche ärztliche Betreuung der Kranken notwendig.

Kohlenhydratmalabsorption kommt vor, wenn dem Kind jene Darmschleimhautenzyme fehlen, die erforderlich sind, um bestimmte Zucker zu verdauen, z. B. die Laktase, die Laktose in Galaktose und Glukose spaltet. Diese Enzyme können aufgrund einer Magen-Darm-Infektion vorübergehend oder dauerhaft von Geburt an fehlen. Die Störung läßt sich behandeln, indem die jeweiligen Zucker aus dem Speiseplan gestrichen werden.

Eine **Allergie** auf Milch verursacht selten Durchfall, Erbrechen und blutige Stühle. Die Symptome verschwinden oft prompt, wenn die übliche Säuglingsmilch durch eine spezielle Sojamilchzubereitung ersetzt wird. Sie kehren jedoch sofort zurück, sobald wieder Kuhmilch gefüttert wird. Einige Kinder mit Kuhmilchunverträglichkeit vertragen auch Sojamilch nicht. Muttermilch verträgt aber praktisch jedes Kind.

Verstopfung

Verstopfung läßt sich bei Säuglingen nur schwer feststellen, da die Zahl ihrer Darmentleerungen stark variieren kann. So kann ein Kind, das normalerweise viermal täglich Stuhlgang hat, zu anderen Zeiten plötzlich nur alle zwei Tage seinen Darm entleeren.

Die meisten Kinder haben nur wenig Beschwerden, wenn sie harten Stuhl abgeben, andere dagegen schreien schon bei weichem. Kinder unter drei Monaten können einen engen After bzw. Darmausgang haben, durch den die Ausscheidung immer anstrengend und dünn ist. Durch vorsichtiges Abtasten kann der Arzt die Störung leicht diagnostizieren. Behutsames, ein- bis zweimaliges Dehnen des Afters lindert die Symptome meist.

Bei einer sehr großen Darmentleerung kann die Schleimhaut einreißen (Analfissur); dann sind die Stuhlentleerungen schmerzhaft, und gelegentlich gehen kleine Mengen hellroten Bluts ab. Der Arzt kann den Riß mit einem Anoskop erkennen. Beim Säugling heilen die meisten Fissuren unbehandelt. Ein weicherer Stuhl unterstützt allerdings den Heilungsprozeß.

Starke anhaltende Verstopfung, vor allem wenn sie vor dem ersten Lebensmonat beginnt, kann auf eine ernste Störung wie das angeborene Megakolon (Hirschsprung-Krankheit, bei der der Dickdarm erweitert ist) oder eine Schilddrüsenunterfunktion hinweisen.

Nekrotisierende Enterokolitis

Bei dieser Störung wird die Darmschleimhaut geschädigt und entzündet sich. Ist die Erkrankung schwer, kann ein Teil des Darms absterben (nekrotisch werden) und einen Darmdurchbruch und eine Bauchfellentzündung verursachen.

Die nekrotisierende Enterokolitis kommt in erster Linie bei Frühgeborenen vor. Die Ursache ist nicht endgültig geklärt. Ist der Darm beim kranken Frühgeborenen mangelhaft durchblutet, kann ein Darmbereich geschädigt werden. In die verletzte Darmwand können Bakterien eindringen und im Inneren der Darmwand Gase entstehen lassen. Reißt die Darmwand, kann sich der Darminhalt in die Bauchhöhle ergießen und eine Infektion verursachen (Peritonitis). Diese Infektion kann in die Blutbahn übergehen und eine Blutvergiftung (Sepsis) und sogar den Tod zur Folge haben.

Symptome und Diagnose

Säuglinge mit nekrotisierender Enterokolitis vertragen keine Nahrung und haben einen aufgeblähten Bauch. Sie erbrechen schließlich häufig galligen Darminhalt und haben blutigen Stuhl. Eine Blutvergiftung kann Teilnahmslosigkeit und eine ungewöhnlich niedrige Körpertemperatur verursachen. Das Blut kann säurehaltig werden, beim Kind können kurze Attacken mit Atemaussetzern auftreten. Zeigen Röntgenaufnahmen des Bauchs Gasansammlungen, die durch die Bakterien im Innern der Darmwand entstanden sind, gilt die Diagnose nekrotisierende Enterokolitis als sicher.

Behandlung und Prognose

Es deutet einiges darauf hin, daß Muttermilch Frühgeborene vor einer nekrotisierenden Enterokolitis zu schützen vermag. Bei sehr zarten oder kranken Frühgeborenen läßt sich das Risiko eindämmen, indem das Kind zunächst einige Tage lang nicht gefüttert wird. Danach wird die zuge-

▲ Siehe Seite 532

■ Siehe Seite 198

führte Nahrungsmenge langsam gesteigert. Bei Verdacht auf nekrotisierende Enterokolitis wird die Ernährung sofort eingestellt. Der Druck im Darm wird gelindert, indem Gase und Flüssigkeit durch ein in den Magen geleitetes Absaugröhrchen entfernt werden. Es werden intravenös Flüssigkeit zugeführt und sofort Antibiotika gegeben.

Kommt es zum Darmdurchbruch oder wird der Bauchraum infiziert, ist ein operativer Eingriff unumgänglich. Eine Operation wird auch dann nötig, wenn sich der Zustand des Kindes zunehmend verschlechtert. Doch 70 Prozent aller Säuglinge mit nekrotisierender Enterokolitis bleibt eine Operation erspart. Im Rahmen des chirurgischen Eingriffs werden durchgebrochene oder abgestorbene (nekrotische) Teile des Darms entfernt. Die abgeschnittenen Darmenden können an die Hautoberfläche angeschlossen werden (Stoma). Manchmal, wenn die Endabschnitte des Darms gesund sind, können sie sofort wieder miteinander verbunden werden. Ansonsten wartet man damit einige Wochen oder Monate, bis das Darmgewebe wieder geheilt ist.

Intensivmedizinische Behandlung und angemessenes operatives Vorgehen haben die Prognose von Säuglingen mit nekrotisierender Enterokolitis verbessert: Mehr als zwei Drittel dieser Kinder überleben heute.

Bei den Kindern, die nicht operiert werden, verengt sich in den folgenden Wochen oder Monaten der Dickdarm, wodurch sich der Darmtrakt teilweise verschließt. Der verengte und vernarbte Darmabschnitt muß operativ behandelt werden.

Kolik

Diese Störung ist durch Schreianfälle und Reizbarkeit sowie offensichtliche Bauchschmerzen charakterisiert.

Als Ursache für Koliken, die ihren Namen dem Dickdarm – Kolon – verdanken, vermutet man eine Gasansammlung im Darm. Die genauen Mechanismen sind jedoch derzeit nicht bekannt. Die Koliken können kurz nachdem das Kind vom Krankenhaus nach Hause kommt zum ersten Mal auftreten, beginnen aber meist erst einige Wochen später. Sie können während der ersten drei bis vier Lebensmonate mit Unterbrechungen immer wieder auftreten.

Symptome und Diagnose

Bei Koliken schreit das Kind unkontrollierbar; die Anfälle treten oft zu vorhersehbaren Tages- oder Nachtzeiten auf. Einige Säuglinge schreien fast unablässig. Durch das übermäßige Schreien verschluckt das Kind Luft, was zu Blähungen und einem aufgetriebenen Bauch führt. Typischerweise trinkt ein Säugling mit Koliken gut, legt an Gewicht zu, wirkt sehr hungrig und saugt oft kräftig an fast allem, was er erreichen kann.

Bevor eine Kolik diagnostiziert wird, müssen andere Ursachen für das Schreien und die Reizbarkeit wie Ernährungs- bzw. Fütterungsfehler, Überreizung, Krankheit oder eine Kuhmilchallergie ausgeschlossen werden.

Behandlung

Halten, Wiegen oder sanftes Klopfen wirken meist beruhigend auf einen Säugling mit Koliken. Einem Säugling mit starkem Saugdrang, der bald nach dem Füttern unruhig wird, sollte vielleicht mehr Gelegenheit zum Saugen gegeben werden. Wenn eine Flaschenfütterung keine 20 Minuten dauert, können Sauger mit kleineren Löchern versucht werden. Ein Schnuller kann das Kind ebenfalls beruhigen. Ein sehr aktiver, ruheloser Säugling kann auf enges Einwickeln in eine Windel gut ansprechen. Nach dem dritten Lebensmonat legen sich die Koliken von selbst wieder.

Blutarmut

Bei dieser Störung sind zu wenig rote Blutkörperchen (Erythrozyten) im Blut.

Blutarmut (Anämie) beim Neugeborenen kann durch massiven Blutverlust, exzessive Zerstörung oder eine gestörte Produktion der roten Blutkörperchen oder durch eine Kombination all dieser Faktoren verursacht sein.▲ Das Kind kann während der Geburt viel Blut verlieren, wenn sich die Plazenta vorzeitig von der Gebärmutterwand löst (Abruptio placentae)■ oder wenn die Nabelschnur reißt. Dann kann das Kind nach der Geburt extrem blaß sein, der Blutdruck fällt ab (Schock), und es unternimmt kaum Anstrengungen, selbst zu atmen.

Blutarmut beim Frühgeborenen wird häufig durch Blutverlust (durch wiederholte Blutentnahmen für Laboruntersuchungen) und durch die fehlende Produktion neuer roter Blutkörperchen verursacht. Das Knochenmark beginnt normalerweise erst drei bis vier Wochen nach der Geburt, rote Blutkörperchen zu produzieren. Verstärkt wird die Blutarmut noch durch die für Neugeborene typische rasche Wachstumsrate: Das Kind wächst schneller, als rote Blutkörperchen produziert werden können. Meist entwickeln Frühgeborene jedoch keine Symptome einer Blutarmut. Nach ein bis zwei Monaten gibt sie sich von selbst wieder.

Bei den hämolytischen Anämien des Neugeborenen wird eine große Zahl roter Blutkörperchen durch Antikör-

▲ Siehe Seite 738

■ Siehe Seite 1152

Hämolytische Erkrankung des Neugeborenen

Bei der hämolytischen Erkrankung des Neugeborenen (fetale Erythroblastose) werden die roten Blutkörperchen des Neugeborenen von mütterlichen Antikörpern zerstört, die die Plazenta durchdrungen haben. Die hämolytische Erkrankung beginnt bereits im Fetalstadium.

Vielfach entsteht eine schwere hämolytische Erkrankung, wenn das Kind Rh-positives und die Mutter Rh-negatives Blut hat. Das Blut des Kindes ist Rh-positiv, weil der Vater ein dominantes Rh-positives Merkmal weitergegeben hat. Der Organismus der Frau reagiert auf die unverträgliche Blutgruppe, indem er Antikörper bildet. Sie passieren die Plazenta und gelangen in die Blutbahn des Kindes, wo sie sich an seine roten Blutkörperchen anbinden und sie zerstören. Die Folge ist Blutarmut. Manchmal liegen auch andere Blutgruppenunverträglichkeiten vor. So kann die Mutter beispielsweise die Blutgruppe 0 und das Kind Blutgruppe A oder B haben. Selten können auch Unverträglichkeiten im Kell- oder Duffy-Blutgruppensystem vorliegen.

Schwere, durch eine hämolytische Erkrankung verursachte Blutarmut wird genauso behandelt wie anders bedingte Anämien. Auch hier wird auf Zeichen einer Gelbsucht geachtet; sie kann sich schnell entwickeln, weil bei dem ständigen Abbau von roten Blutkörperchen viel Hämoglobin frei wird, das in den hellgelben Farbstoff Bilirubin umgewandelt wird. Sammelt sich Bilirubin im Körper schneller an, als es über die Leber abgebaut werden kann, entsteht eine Gelbsucht. Sie wird mit Licht meist problemlos behandelt. Nur sehr selten kann sie so schwer werden, daß sie das Gehirn schädigt (Kernikterus).

per zerstört, die der mütterliche Organismus während der Schwangerschaft gegen die roten Blutzellen des Kindes gebildet hat. Bei manchen Erbkrankheiten entstehen Blutzellen, die ungewöhnlich geformt sind und schnell zerfallen. Eine solche Krankheit ist z. B. die vererbbare Sphärozytose oder Kugelzellenanämie, bei der die roten Blutkörperchen kugelförmig aussehen. Die roten Blutkörperchen können auch zu schnell zerstört werden, wenn sie ein abweichendes Hämoglobin enthalten (das sauerstofftransportierende Eiweiß in den roten Blutkörperchen), wie es bei der Sichelzellenanämie ▲ oder Thalassämie ■ der Fall ist. Eine vor der Geburt erworbene Infektion z. B. mit Toxoplasmose-, Röteln-, Zytomegalie- oder Herpes-simplex-Viren oder Syphilis können einen raschen Abbau der roten Blutkörperchen verursachen. Beim Zerfall roter Blutkörperchen wird Hämoglobin zu Bilirubin verstoffwechselt. Hohe Bilirubinspiegel im Blut (Hyperbilirubinämie) verursachen Gelbsucht und können in schweren Fällen zur Hirnschädigung führen (Kernikterus). ★

Eine **Eisenmangel**anämie kann bei Säuglingen zwischen drei und sechs Monaten auftreten, wenn sie mit selbstbereiteter Milch ohne Eisenzusatz gefüttert werden. Bleibt eine Blutarmut unbehandelt, kann das Kind teilnahmslos werden.

Behandlung

Neugeborene, die während der Geburt viel Blut verloren haben, erhalten unverzüglich eine Bluttransfusion. Geht die Blutarmut auf einen übermäßigen Abbau roter Blutkörperchen zurück, besteht die Behandlung darin, das Blut des Kindes langsam gegen frisches Blut auszutauschen. Die geschädigten roten Blutkörperchen, Bilirubin und Antikörper der Mutter werden im Rahmen einer solchen Transfusion ausgetauscht. Eine Eisenmangelanämie wird mit Eisenpräparaten behandelt. Entwickeln sich Symptome einer schweren Blutarmut, kann auch hier eine Bluttransfusion erforderlich werden.

Polyzythämie

Im Gegensatz zur Blutarmut ist die Polyzythämie durch eine extrem hohe Zahl roter Blutkörperchen gekennzeichnet. ●

Durch Polyzythämie wird das Blut »dicker«, die Geschwindigkeit, mit der es in den kleinen Blutgefäßen fließt, sinkt. Bei einer ausgeprägten Polyzythämie bilden sich in den Gefäßen Blutgerinnsel. Übertragene Kinder oder solche, deren Mutter während der Schwangerschaft Bluthochdruck oder Diabetes hatte oder in großer Höhe lebt, haben ein erhöhtes Risiko für eine Polyzythämie. Die

▲ Siehe Seite 746

■ Siehe Seite 748

★ Siehe Kasten, Seite 1208

● Siehe Seite 779

Was ist ein Kernikterus?

Beim Kernikterus gelangt Bilirubin ins Gehirn und schädigt es. Heute kommt ein Kernikterus nur noch selten vor und betrifft in erster Linie Frühgeborene oder ernsthaft kranke Neugeborene.

Ein Kernikterus beginnt mit Schläfrigkeit, Appetitlosigkeit und Erbrechen. Spastisches Rückwärtsbeugen des Kopfes und Überstrecken (Opisthotonus), Hochrollen der Augen, Krampfanfälle und sogar der Tod können folgen. Spätfolgen des Kernikterus sind geistige Behinderung, Lähmungen (Zerebralparese), Taubheit und Lähmung der aufwärts gerichteten Augenbewegungen.

Krankheit kann sich auch dann entwickeln, wenn das Kind zuviel Blut aus der Plazenta bekommt, bevor die Nabelschnur abgeklemmt wird.

Die Haut des Säuglings kann sich rötlich oder bläulich färben. Das Kind ist träge, trinkt schlecht, atmet schnell und hat einen schnellen Herzschlag. Nur sehr selten treten Krampfanfälle auf.

Bei einem Aderlaß würden zwar die überzähligen roten Blutkörperchen entfernt, doch verringert sich dadurch gleichzeitig das gesamte Blutvolumen. Das würde die Symptome noch verschlimmern. Darum wird statt dessen ein Teil des kindlichen Blutes entnommen und durch die entsprechende Menge Plasma (der flüssige Anteil des Blutes) ersetzt.

Hyperbilirubinämie

Bei dieser Störung enthält das Blut eine ungewöhnlich hohe Konzentration an Bilirubin.

Alte, beschädigte oder verformte rote Blutkörperchen werden aus dem Kreislauf entfernt. Bei diesem Prozeß, der sich vornehmlich in der Milz vollzieht, wird Hämoglobin (das sauerstofftransportierende Eiweiß in den roten Blutzellen) zu dem gelben Farbstoff Bilirubin abgebaut. Bilirubin wird mit dem Blut zur Leber befördert, dort chemisch verändert (konjugiert) und gelangt dann als Bestandteil der Gallenflüssigkeit in den Darmtrakt.

Bei den meisten Neugeborenen steigt der Bilirubinspiegel in den ersten Tagen nach der Geburt vorübergehend an; dadurch färbt sich ihre Haut gelblich (Gelbsucht).

Beim Erwachsenen bauen die im Darm vorkommenden Bakterien Bilirubin ab. Da es dem Neugeborenen an diesen Bakterien fehlt, wird ein Großteil des Bilirubins mit dem Stuhl ausgeschieden, was ihm die typisch hellgelbe Farbe gibt. Neugeborene haben ein Enzym im Darm, das einen Teil des Bilirubins umwandelt, so daß es wieder vom Blut aufgenommen werden kann; dieses trägt zur Entwicklung einer Gelbsucht bei. Wenn der Bilirubinspiegel steigt, wird die Gelbsucht immer deutlicher; sie beginnt im Gesicht und setzt sich allmählich abwärts bis zu den Füßen fort. Normalerweise bilden sich die große Menge Bilirubin im Blut und die sichtbare Gelbsucht innerhalb einer Woche zurück.

Ein hoher Bilirubinspiegel kann durch eine überhöhte Produktion von Bilirubin und/oder eine verringerte Fähigkeit, es auszuscheiden, verursacht werden. Gelegentlich steigt bei termingerecht geborenen, gestillten Kindern der Bilirubinspiegel während der ersten Lebenswoche kontinuierlich an. Man spricht hier von Gelbsucht durch Brustmilch. Die genaue Ursache ist nicht bekannt. Meist ist das jedoch ungefährlich. Erhöht sich der Bilirubinspiegel sehr, muß mit Licht behandelt werden. Meist bleibt eine Hyperbilirubinämie folgenlos. Ist sie jedoch extrem ausgeprägt, kann das Gehirn Schaden nehmen. Dieser sogenannte Kernikterus kommt vornehmlich bei sehr früh geborenen oder ernsthaft kranken Säuglingen vor.

Behandlung

Eine leichte Hyperbilirubinämie bedarf keiner Behandlung. Häufiges Füttern beschleunigt die Darmpassage, vermindert die Wiederaufnahme von Bilirubin aus dem Darm und senkt damit den Blutspiegel. Höhere Bilirubinspiegel lassen sich mit Fototherapie behandeln, bei der das Kind blauem Licht ausgesetzt wird. Die Bestrahlung verändert die Bilirubinmoleküle im Unterhautgewebe chemisch. Dadurch kann die Leber das Bilirubin schneller ausscheiden, ohne es erst umbauen zu müssen. Enthält das kindliche Blut gefährlich viel Bilirubin, wird es gegen frisches Blut ausgetauscht (Austauschtransfusion).

In seltenen Fällen, in denen Kinder mit von Muttermilch herrührender Gelbsucht extrem hohe Bilirubinspiegel entwickeln, sollte ein bis zwei Tage mit dem Stillen ausgesetzt werden. Die Mutter sollte in der Zeit die Milch regelmäßig abpumpen, so daß sie, sobald der Bilirubinspiegel zu sinken beginnt, weiterstillen kann.

Untertemperatur

Hierbei ist die Körpertemperatur ungewöhnlich niedrig (Hypothermie).

Neugeborene, vor allem solche mit niedrigem Geburtsgewicht, haben im Verhältnis zum Körpergewicht eine relativ große Körperoberfläche, über die viel Körperwärme verlorengehen kann. Bei niedriger Umgebungstemperatur sinkt die Körpertemperatur des Kindes. Körperwärme kann auch durch Verdunstung verlorengehen, so z.B. wenn das Neugeborene noch vom Fruchtwasser feucht ist.

Eine ungewöhnlich niedrige Körpertemperatur kann niedrige Blutzuckerspiegel (Unterzuckerung), einen hohen Blutsäuregehalt bzw. niedrigen Blut-pH-Wert (metabolische Azidose) und schließlich sogar den Tod zur Folge haben. Da der Körper bei dem Versuch, die Körpertemperatur aufrechtzuerhalten, viel Energie verbraucht, steigt der Sauerstoffbedarf des Kindes, wenn es kalt wird. Damit kann Untertemperatur die Sauerstoffversorgung des Körpergewebes beeinträchtigen.

Um eine Unterkühlung zu vermeiden, sollten Neugeborene warm gehalten werden. Die Vorkehrungsmaßnahmen beginnen bereits im Kreißsaal, wenn das Kind nach der Geburt rasch abgetrocknet wird, um Wärmeverlust durch Verdunstung zu verhindern, und dann in eine warme Decke eingehüllt wird. Eine Mütze verhindert den Wärmeverlust über den Kopf. Kinder, die zur Überwachung unbekleidet und unbedeckt bleiben müssen, werden in ein Wärmebett gelegt.

Unterzuckerung

Hierbei ist der Blutzuckerspiegel ungewöhnlich niedrig (Hypoglykämie).

Eine Hypoglykämie entsteht meist, wenn ein Kind bei der Geburt geringe Glykogenvorräte hat. Sie kommt ebenfalls häufig bei frühgeborenen und übertragenen Kindern sowie bei einer plazentaren Funktionsstörung während der Schwangerschaft vor. Kinder mit niedrigen Glykogenspeichern können in den ersten Lebenstagen, vor allem bei großen zeitlichen Abständen zwischen den einzelnen Mahlzeiten oder zu geringer Nährstoffzufuhr, in eine Unterzuckerung geraten.

Eine Unterzuckerung kann auch bei Säuglingen mit einem hohen Insulinspiegel auftreten. Das Kind einer schlecht eingestellten Diabetikerin hat oft einen hohen Insulinspiegel, da seine Mutter einen hohen Glukosespiegel hat, ein Großteil dieser Glukose die Plazenta passiert und in den Kreislauf des Kindes gelangt. Als Reaktion darauf produziert das Kind viel Insulin. Auch bei Neugeborenen mit schwerer hämolytischer Erkrankung kann der Insulinspiegel hoch sein. Hohe Insulinspiegel sorgen in den ersten Stunden nach der Geburt, wenn die kontinuierliche Glukoseversorgung durch die Plazenta abrupt aufhört, dafür, daß der Glukosespiegel rasch abfällt.

Viele Neugeborene mit Unterzuckerung haben keine Symptome. Andere sind lethargisch, appetitlos, schlaff, nervös, atmen schnell oder haben vorübergehende Atemaussetzer (Apnoen). Auch Krampfanfälle können vorkommen.

Je nach Schweregrad wird die Unterzuckerung durch orale oder intravenöse Gabe von Glukose behandelt.

Überzuckerung

Hierbei ist der Blutzuckerspiegel ungewöhnlich hoch (Hyperglykämie).

Eine Überzuckerung kommt bei Neugeborenen seltener vor als eine Unterzuckerung. Bei Säuglingen mit sehr niedrigem Geburtsgewicht kann die intravenöse Gabe von Glukose den Blutzuckerspiegel übermäßig ansteigen lassen. Kinder, die während der Geburt stark belastet waren, oder septische Neugeborene können ebenfalls hohe Glukosespiegel entwickeln. Ist der Blutzuckerspiegel sehr hoch, wird Glukose über den Urin ausgeschieden.

Die Behandlung besteht darin, die Glukoseinfusion zu stoppen. Bleibt die Überzuckerung weiter bestehen, kann Insulin gespritzt werden.

Hypokalzämie

Hierbei ist die Kalziumkonzentration im Blut ungewöhnlich niedrig. ▲

Eine leichte Hypokalzämie kommt bei kranken Neugeborenen in den ersten ein, zwei Tagen nach der Geburt relativ häufig vor. Als Hochrisikogruppe gelten Frühgeborene, Mangelgeburten, Kinder von Diabetikerinnen oder Neugeborene, die während der Geburt unter Sauerstoffmangel litten. Die Ursache für eine kurz nach der Geburt auftretende Hypokalzämie ist nicht bekannt, sie scheint aber zum Teil mit der plötzlichen Unterbrechung der Kalziumzufuhr von der Plazenta im Zusammenhang zu stehen.

Auch hohe Phosphatspiegel im Blut können eine Hypokalzämie verursachen. Diese Form kann bei älteren Säuglingen vorkommen, die mit aus Kuhmilch selbst hergestellter Milch gefüttert werden, da deren Phosphatgehalt für sie zu hoch ist.

Eine Hypokalzämie kann symptomlos verlaufen oder Schwäche, vorübergehende Atemaussetzer (Apnoen), Appetitlosigkeit, Nervosität oder Krampfanfälle verursachen. Symptomlose Kinder bedürfen keiner speziellen Behandlung. Liegen Symptome vor, wird Kalzium intravenös oder oral gegeben.

▲ Siehe Seite 667

Hypernatriämie

Hierbei ist der Natriumspiegel im Blut ungewöhnlich hoch. ▲

Eine Hypernatriämie kann durch übermäßige hohe Natrium(Kochsalz)-Zufuhr oder einen übermäßigen Wasserverlust des Körpers verursacht werden. Sehr früh Geborene verlieren besonders häufig viel freies Wasser durch Verdunstung über die Haut, die bei ihnen noch extrem wasserdurchlässig ist. Ihre unreifen Nieren verschlimmern diesen Zustand, weil sie den Harn noch nicht konzentrieren können. Die Kinder verlieren also beim Urinieren viel Wasser.

Bei Neugeborenen mit zuviel Natrium im Blut sammelt sich oft Wasser im Gewebe an (Ödem), und sie scheiden viel Natrium mit dem Urin aus. Neugeborene, die dagegen zuviel Wasser verloren haben, sind dehydriert. Ein ausgetrocknetes Kind hat eine trockene Haut und Mundschleimhaut, es läßt nur wenig oder überhaupt kein Wasser, und sein Blutdruck kann absinken. In schweren Fällen kann die Hypernatriämie oder die Austrocknung das Gehirn schädigen oder sogar den Tod des Kindes zur Folge haben. Bei einer Austrocknung wird intravenös Wasser zugeführt.

Fetales Alkoholsyndrom

Diese Störung entsteht, wenn die Frau während der Schwangerschaft im Übermaß Alkohol trinkt.

Alkoholkonsum während der Schwangerschaft kann schwere Fehlbildungen verursachen. Da nicht bekannt ist, ob es eine untere, für den Fetus noch gefahrlose Grenze für Alkohol gibt, sollte jede Frau während der Schwangerschaft generell auf Alkohol verzichten. Starker Alkoholkonsum kann eine Fehlgeburt oder das fetale Alkoholsyndrom verursachen.

Neugeborene mit dieser Störung wiegen für ihr Gestationsalter zu wenig und haben einen kleinen Kopf – Zeichen für ein unzureichendes Hirnwachstum. Zu den zahlreichen möglichen Fehlbildungen zählen kleine Augen bzw. kurze Lidspalten, ein abgeflachtes Mittelgesicht, ungewöhnliche Handlinien, Herzfehler und Gelenkfehlbildungen. Die wohl schwerste Folge ist eine Hirnentwicklungsstörung, aufgrund derer das Kind geistig zurückbleibt. Alkoholkonsum während der Schwangerschaft ist die häufigste vermeidbare Ursache für geistige Behinderung bei einem Kind.

Mißbrauch und Sucht während der Schwangerschaft

Ein Medikamenten- oder Drogenmißbrauch während der Schwangerschaft kann sich negativ auf die Entwicklung des Feten und Neugeborenen auswirken. Kokain und Opioide gehören zu den Drogen, die ernsthafte Entwicklungsstörungen verursachen können.

Kokain verengt die Blutgefäße und erhöht den Blutdruck. Kokainkonsum während der Schwangerschaft kann eine Fehlgeburt auslösen. Selten kann Kokainkonsum in der Frühschwangerschaft Fehlbildungen, z. B. der Nieren, Augen, des Gehirns oder der Extremitäten, verursachen. Kinder kokainsüchtiger Mütter wiegen bei der Geburt häufig zuwenig, sind zu klein und haben einen kleinen Kopf.

Opioide wie Heroin, Methadon und Morphium verursachen zwar nur selten fetale Fehlbildungen. Da sie jedoch durch die Plazenta hindurchtreten, können diese Kinder bereits süchtig zur Welt kommen. Sie entwickeln meist innerhalb von 72 Stunden nach der Geburt ein Entzugssyndrom. Typische Anzeichen hierfür sind Reizbarkeit mit exzessivem Schreien, Nervosität, Muskelsteifigkeit, Erbrechen, Durchfall, Schwitzen, schnelle Atmung und Krampfanfälle. Bei leichten Entzugssymptomen reicht es meist, das Kind eng zu wickeln und häufig zu füttern, um seine Ruhelosigkeit zu lindern. Schwere Entzugssymptome lassen sich durch niedrig dosierte Opiumtinktur behandeln. Die Dosis verringert man mit dem Abklingen der Symptome über Tage oder Wochen schrittweise.

Säuglinge süchtiger Mütter sollten nach der Krankenhausentlassung engmaschig überwacht werden. Manche von ihnen haben Fehlbildungen, die einer speziellen Förderung bedürfen, andere können geistig zurückgeblieben sein. Viele von ihnen brauchen im Schulalter eine Sonderförderung.

Krampfanfälle

Hierbei handelt es sich um ungewöhnliche, unwillkürliche elektrische Entladungen im Gehirn.

Krampfanfälle können bei jeder Grunderkrankung auftreten, die das zentrale Nervensystem direkt oder indirekt betrifft, so z. B. bei einem niedrigen Blutspiegel an Zucker, Kalzium, Magnesium oder Vitamin B_6 sowie viel oder wenig Natrium. Auch eine Hirnhautentzündung (Meningitis) kann Krampfanfälle verursachen. Weitere Ursachen sind Hirnschädigungen durch Sauerstoffmangel, Hirnblutungen, Geburtschäden, angeborene Hirnfehlbildungen oder Drogenentzug. Fieberkrämpfe kommen bei älteren Kindern vor und sind meist ungefährlich. ■

▲ Siehe Seite 664

■ Siehe Seite 342

Die Erkrankungen, die beim Neugeborenen Krampfanfälle verursachen, sind oft ernsthaft. Meist bleiben jedoch keine dauerhaften Behinderungen zurück. Durch zu niedrige Blutzucker- oder Kalziumspiegel verursachte Krampfanfälle gehen meist nicht mit Behinderungen einher. Krampfanfälle, die durch eine Fehlentwicklung des Gehirns, Hirnverletzungen oder eine Hirnhautentzündung verursacht sind, ziehen häufig neurologische Störungen nach sich.

Krampfanfälle sind nicht immer leicht zu erkennen. Rhythmische Zuckungen von Armen und Beinen, Kaubewegungen und anhaltendes Wegrollen der Augäpfel sind häufig. Manchmal verändert sich auch plötzlich die Atem- oder Herzfrequenz.

Diagnose und Behandlung

Die Diagnose stützt sich auf die komplette Krankengeschichte und die körperliche Untersuchung. Außerdem werden häufig die Blutzucker-, Kalzium- und Elektrolytspiegel gemessen. Oft wird vom Gehirn eine Ultraschallaufnahme, Computer- (CT) oder Kernspintomographie (NMR) gemacht. Der Typ des Krampfanfalls läßt sich meist mit Hilfe einer Elektroenzephalographie (EEG) feststellen, bei der die elektrische Aktivität im Gehirn aufgezeichnet wird.

Die Behandlung zielt gewöhnlich darauf ab, die den Krampfanfällen zugrundeliegende Störung zu beheben. Anhaltende Krämpfe werden mit Medikamenten behandelt.

Plötzlicher Kindstod

So bezeichnet man den plötzlichen und unerwarteten Tod eines anscheinend gesunden Säuglings.

Der plötzliche Kindstod (SIDS von sudden infant death syndrome) ist die häufigste Todesursache bei Kindern im Alter zwischen zwei Wochen und einem Jahr. Die meisten sind zwischen zwei und vier Monate alt. Doch die Zahl ist in den letzten Jahren rückläufig. Der Tod überrascht die Kinder praktisch immer im Schlaf. SIDS ist weltweit verbreitet. Bei Frühgeborenen, Säuglingen, die bei der Geburt wiederbelebt werden mußten, nachgeborenen Geschwistern von SIDS-Opfern sowie bei Säuglingen, deren Mutter während der Schwangerschaft geraucht hat, kommt SIDS etwas häufiger vor. Jungen sind etwas häufiger betroffen als Mädchen.

Die Ursache für den plötzlichen Kindstod ist nicht bekannt. Wahrscheinlich sind aber mehrere Faktoren beteiligt. Offenbar betrifft der plötzliche Kindstod jene Kinder häufiger, die auf dem Bauch liegen, als solche in Rücken- oder Seitenlage. Darum wird heute grundsätzlich empfohlen, Kinder auf den Rücken zu legen. Legt man ein Kind in Bauchlage auf eine weiche Unterlage, wie eine Wolldecke oder eine Schaumgummimatratze, besteht außerdem die Gefahr, daß das Kind erstickt. Deshalb sollten kleine Kinder nur auf feste Unterlagen gebettet werden. Außerdem sollte in einem Haushalt mit kleinen Kindern nicht geraucht werden.

Eltern, die ihr Kind durch den plötzlichen Kindstod verloren haben, sind zutiefst traurig, nicht zuletzt, weil sie diese Tragödie völlig unvorbereitet trifft. Da die genaue Todesursache nicht festgestellt werden kann, haben sie meist starke Schuldgefühle. Die sich oft anschließenden Untersuchungen und polizeilichen Ermittlungen können das noch verstärken. Psychologische Beratung und Behandlung durch geschulte Fachkräfte sowie der Kontakt in Selbsthilfegruppen mit anderen Eltern, die dasselbe Schicksal erfahren haben, sind nötig, um mit dem Schmerz fertig zu werden und Schuldgefühle abzubauen.

Infektionen bei Neugeborenen und Säuglingen

Ein Neugeborenes kann sich bereits vor oder während der Geburt bei der Mutter anstecken. Quelle häufiger Infektionen nach der Geburt ist die Neugeborenenstation.

Bei der Geburt wechselt das Baby von einer sterilen Umgebung im Innern der Gebärmutter auf einen wahren Tummelplatz von Mikroorganismen. Einige von ihnen beginnen sich in dem Kind anzusiedeln. Das ist der natürliche Gang, denn schließlich ist die Verdauung auf bestimmte Bakterien angewiesen, die von früher Kindheit an die Darmflora besiedeln. Einige Bakterien in der Umwelt können jedoch Krankheiten verursachen. Frühgeborene sind aufgrund ihres noch nicht ausgereiften Immunsystems besonders anfällig für solche Krankheitserreger. Außerdem werden Frühgeborene mehr Behandlungen und Untersuchungsverfahren unterzogen als andere Säuglinge und sind schon deshalb einem größeren Infektionsrisiko ausgesetzt.

Bindehautentzündung

Eine Bindehautentzündung beim Neugeborenen (Conjunctivitis neonatorum) ist eine Infektion der schleimhautähnlichen Fortsetzung der äußeren Haut, die die untere Fläche des Lids überzieht und sich dann auf der vorderen Fläche der Lederhaut fortsetzt. ▲

Das Kind infiziert seine Augen meist beim Durchtritt durch den Geburtskanal. Die Erreger sind gewöhnlich Bakterien, die häufig in der Scheide vorkommen. Eine *Chlamydien*infektion ist die häufigste Ursache für eine Bindehautentzündung beim Neugeborenen. Aber auch andere Bakterien, vor allem *Streptococcus pneumoniae, Haemophilus influenzae* und *Neisseria gonorrhoeae* (das Bakterium, das Tripper verursacht) können diese Augenerkrankung verursachen. Dasselbe gilt für Viren, am häufigsten ist das Herpes-simplex-Virus.

▲ Siehe Seite 1033
■ Siehe Seite 912

Symptome und Diagnose

Eine durch *Chlamydien* verursachte Bindehautentzündung entwickelt sich fünf bis 14 Tage nach der Geburt. Die Infektion kann mild oder stark sein und viel oder wenig eitrigen Augenausfluß verursachen. Eine Bindehautentzündung durch andere Bakterien kann vier bis 21 Tage nach der Geburt auftreten. Sie kann, muß aber nicht mit eitrigem Augenausfluß einhergehen. Bei einer Herpes-simplex-Infektion können nur ein Auge oder auch andere Körperpartien betroffen sein. ■ Schwere Infektionen können lebensbedrohlich werden und sich im ganzen Körper und im Gehirn ausbreiten. Symptome einer Infektion mit den Tripperbakterien treten zwei bis fünf Tage nach der Geburt auf oder auch früher, wenn sich die Infektion aufgrund eines vorzeitigen Blasensprungs schon vor der Geburt entwickeln konnte.

Bei der Neugeborenen-Bindehautentzündung schwellen unabhängig vom Erreger die Lider und das Weiße des Auges stark an. Werden die Lider geöffnet, kann Eiter herausspritzen. Verzögert sich die Behandlung, können sich Geschwüre auf der Hornhaut bilden, die das Sehvermögen dauerhaft beeinträchtigen. Um den Infektionserreger zu identifizieren, muß eine Eiterprobe entnommen und unter dem Mikroskop untersucht werden.

Vorbeugung und Behandlung

Um einer Bindehautentzündung vorzubeugen, können die Kinder nach der Geburt eine Silbernitratlösung oder Erythromyzin-Augentropfen in jedes Auge eingetropft bekommen. Eine Chlamydieninfektion läßt sich dadurch jedoch nicht verhindern. Dem Kind einer Frau mit Tripper wird das Antibiotikum Ceftriaxon injiziert, um einer Infektion der Augen und des restlichen Körpers vorzubeugen.

Zur Behandlung der bakteriellen Bindehautentzündung wird eine Salbe, die Polymyxin und Bacitracin, Erythromyzin oder Tetrazyklin enthält, angewandt. Da bei mindestens der Hälfte der Kinder mit einer durch Chlamydien hervorgerufenen Bindehautentzündung auch andere Körperteile infiziert sind, wird Erythromyzin meist oral gegeben. Eine durch Herpesviren hervorgerufene Bindehautentzündung wird vorzugsweise mit Aciclovir-Augensalbe behandelt. Weil die Gefahr besteht, daß sich das Virus auf das Gehirn oder andere Organe ausbreitet, kann Aciclovir auch innerlich angewandt werden. Kortisonhaltige Salben dürfen bei Chlamydien- und Herpes-Augeninfektionen nicht angewandt werden, weil sie sie noch verschlimmern können.

Blutvergiftung

Eine Blutvergiftung beim Neugeborenen (Sepsis neonatorum) ist eine schwere bakterielle Infektion, die sich im ersten Lebensmonat im kindlichen Körper ausbreitet.

Eine Blutvergiftung (Sepsis) tritt bei weniger als einem Prozent aller Neugeborenen auf. Eine solche bakterielle Infektion kommt bei Neugeborenen mit einem Geburtsgewicht unter 2 500 Gramm fünfmal häufiger vor als bei normalgewichtigen, termingerecht Geborenen. Jungen sind doppelt so häufig betroffen wie Mädchen. Komplikationen während der Geburt, wie ein vorzeitiger Blasensprung oder Blutungen oder Infektionen der Mutter, setzen das Neugeborene einem erhöhten Sepsisrisiko aus.

Symptome

Bei mehr als der Hälfte der Kinder entwickelt sich die Blutvergiftung innerhalb von sechs Stunden nach der Geburt, bei der überwiegenden Mehrheit innerhalb von 72 Stunden. Eine Sepsis, die vier Tage oder später nach der Geburt auftritt, wurde meist im Krankenhaus erworben (nosokomiale Infektion).

Ein Neugeborenes mit Blutvergiftung ist meist lethargisch, saugt nur schwach, hat eine verlangsamte Herzfrequenz, seine Körpertemperatur schwankt zwischen zu hoch und zu niedrig. Weitere typische Symptome sind Atemnot, Krampfanfälle, Nervosität, Gelbsucht, Erbrechen, Durchfall und ein aufgetriebener Leib.

Die Symptome hängen davon ab, wo die Infektion ihren Ausgang genommen und auf welche Organe sie sich ausgebreitet hat. So kann es bei einer Infektion des Nabelschnurstumpfs (Omphalitis) aus dem Nabel eitern oder bluten. Eine Hirnhautentzündung (Meningitis) oder ein Hirnabszeß können Koma, Krampfanfälle, Rückwärtsbeugung des Kopfes und Überstreckung von Rumpf und Extremitäten sowie eine vorgewölbte Fontanelle (die weiche Stelle zwischen den Schädelknochen) zur Folge haben. Durch eine Knocheninfektion (Osteomyelitis) kann die Beweglichkeit im betroffenen Arm oder Bein eingeschränkt sein, das infizierte Gelenk kann geschwollen, warm, rot und schmerzhaft sein. Ein aufgetriebener Bauch und blutiger Durchfall können auf eine Bauchfellentzündung (Peritonitis) hindeuten.

Diagnose

Der Infektionserreger läßt sich feststellen, indem aus einer Blutprobe eine Kultur angelegt wird. Auch Antikörpertests, die mikroskopische Untersuchung einer Urinprobe und das Anlegen einer Urinkultur geben zuverlässige diagnostische Informationen. Bei Verdacht auf eine Hirnhautentzündung wird eine Lumbalpunktion gemacht. ▲ Auch Flüssigkeitsproben aus den Ohren und dem Magen können mikroskopisch untersucht und aus ihnen eine Kultur angelegt werden.

Prognose und Behandlung

Eine Neugeborenensepsis wird intravenös mit Antibiotika behandelt. Diese Therapie wird schon eingeleitet, bevor die Laborbefunde vorliegen. Später kann auf Grundlage der Befunde gegebenenfalls zu einem anderen Antibiotikum gewechselt werden. Selten wird eine Zubereitung aus gereinigten Antikörpern oder weißen Blutzellen gespritzt.

Trotz moderner Antibiotikatherapie und Intensivversorgung stirbt mindestens ein Viertel der Neugeborenen mit Blutvergiftung. Die Sterberate ist bei Frühgeborenen mit niedrigem Geburtsgewicht doppelt so hoch wie bei normalgewichtigen, termingerecht Geborenen.

Lungenentzündung

Bei einer solchen Lungeninfektion füllt sich die Lunge mit Wasser. Das führt zu Atembeschwerden. ■

Bei Neugeborenen tritt eine Lungenentzündung häufig dann auf, wenn ein vorzeitiger Blasensprung zu einer Fruchtwasserinfektion (Amnionitis) geführt hat. Das Kind ist von infektiösem Fruchtwasser umgeben und kann diese Flüssigkeit in die Lunge einatmen. Dadurch entsteht eine Lungenentzündung, manchmal in Verbindung mit einer Blutvergiftung. Eine solche Lungenentzündung kann noch Wochen nach der Geburt auftreten. Von ihr sind in erster Linie Kinder betroffen, deren Atmung künstlich unterstützt wird.

Symptome

Die Symptome zum Zeitpunkt der Geburt können von rascher Atmung bis zu Atemversagen und extrem niedrigem Blutdruck (septischer Schock) reichen. Tritt die Lungenentzündung erst später auf, können die Symptome schlei-

▲ Siehe Kasten, Seite 371

■ Siehe Seite 190

chend sein. Wird das Kind künstlich beatmet, kann es beispielsweise sein, daß immer mehr Sekret aus der Luftröhre abgesaugt wird oder daß der Beatmungsdruck stetig erhöht werden muß. Andere werden plötzlich akut krank und haben schwankende Temperaturen.

Diagnose und Behandlung

Treten nach vorzeitigem Blasensprung bei dem Neugeborenen die entsprechenden Symptome auf, besteht starker Verdacht auf eine Lungenentzündung. Im Labor wird aus Proben des Bluts und der Flüssigkeit aus den Atemwegen eine Kultur angelegt. Außerdem werden die weißen Blutkörperchen und Blutplättchen gezählt. Auch eine Röntgenaufnahme der Brust kann hilfreich sein, und manchmal wird mit Hilfe einer Lumbalpunktion eine Probe der Gehirn- und Rückenmarkflüssigkeit entnommen und davon im Labor eine Kultur angelegt.

Eine Lungenentzündung wird intravenös mit Antibiotika behandelt. Die Behandlung sollte möglichst früh eingeleitet werden. Sobald die Laborbefunde vorliegen und der Erreger identifiziert ist, kann gegebenenfalls zu einem spezifischer wirkenden Antibiotikum gewechselt werden.

Hirnhautentzündung

Hierbei sind die das Gehirn umgebenden Hirnhäute aufgrund einer bakteriellen Infektion entzündet.▲

Eine Hirnhautentzündung tritt bei zwei von 10 000 normalgewichtigen, termingerecht geborenen Babys auf und bei zwei von 1 000 Säuglingen mit niedrigem Geburtsgewicht. Meist begleitet sie eine Neugeborenensepsis – eine Blutvergiftung, die sich auf das Gehirn ausbreitet.

Symptome und Diagnose

Zu den Symptomen der Hirnhautentzündung bei Neugeborenen gehören Fieber oder eine ungewöhnlich niedrige Körpertemperatur, Atembeschwerden, Gelbsucht, Schläfrigkeit, Krampfanfälle, Erbrechen und Reizbarkeit. Bei etwa einem Viertel ist die Fontanelle (die Lücke zwischen den Schädelknochen) durch den erhöhten Druck der Hirnflüssigkeit vorgewölbt. Etwa 15 Prozent haben einen steifen Nacken mit schmerzhaften Kopfbewegungen. Sind die Nerven geschädigt, die verschiedene Augen- und Gesichtsbewegungen steuern, kann sich ein Auge ein- oder auswärtsrichten oder das Gesicht schief aussehen.

Im kindlichen Gehirn können sich Eitertaschen (Abszesse) bilden. Je größer der Abszeß wird, desto mehr drückt er auf das Hirn. Das führt zu Erbrechen, einem vergrößerten Kopfumfang und vorgewölbten Fontanellen. Wenn sich die Symptome plötzlich verschlechtern, deutet das darauf hin, daß der Abszeß in die Gehirnkammern durchbricht und sich die Infektion ausbreitet.

Die Diagnose einer bakteriellen Hirnhautentzündung stützt sich auf eine Probe der Gehirn-Rückenmark-Flüssigkeit, von der eine Kultur angelegt wird. Die Probe wird mit Hilfe einer Lumbalpunktion gewonnen. Mit Ultraschall und Computertomographie (CT) wird festgestellt, ob ein Abszeß für die Hirnhautentzündung verantwortlich ist.

Prognose und Behandlung

Um die Bakterien in der Gehirn-Rückenmark-Flüssigkeit schnellstmöglich abzutöten, werden intravenös hohe Dosen Antibiotika gegeben. Das am besten wirkende Antibiotikum wird auf Grundlage des Erregernachweises ausgewählt.

Trotz der Antibiotikatherapie sterben immer noch 30 Prozent der Neugeborenen an den Folgen der Hirnhautentzündung. Kommt es zu einem Hirnabszeß, steigt die Sterberate auf 75 Prozent. 20 bis 50 Prozent der überlebenden Kinder behalten einen Gehirn- und Nervenschaden zurück, wie eine Vergrößerung der Hirnkammern (Wasserkopf, Hydrozephalus), Taubheit und geistige Behinderung.

Listeriose

Eine Infektion mit Listerien■ *kann vor oder während der Geburt durch die Mutter übertragen oder nach der Geburt im Krankenhaus erworben werden.*

Bei der Frau verursacht die Listeriose nur eine grippeähnliche Erkrankung oder bleibt sogar völlig symptomlos; für das Kind kann sie jedoch tödlich sein. Eine Infektion des Fruchtwassers, Früh- oder Totgeburt oder eine Blutvergiftung beim Neugeborenen (Neugeborenensepsis) kommen häufig vor. Die Symptome können innerhalb von Stunden oder Tagen nach der Geburt ausbrechen oder erst nach Wochen auftreten. Die Listeriose wird beim Neugeborenen mit Antibiotika wie Ampizillin oder Gentamizin behandelt.

Um eine Listeriose zu verhindern, sollte eine schwangere Frau keine Rohmilchprodukte oder ungekochtes Gemüse verzehren, das Tierexkrementen ausgesetzt gewesen sein könnte, da diese Nahrungsmittel mit *Listerien* kontaminiert sein können.

▲ Siehe Seite 369

■ Siehe Seite 858

Röteln

Wird das noch ungeborene Kind mit Rötelnviren infiziert, kann es zu einer Fehl- oder Totgeburt oder angeborenen Fehlbildungen kommen.

Man nimmt an, daß Rötelnviren übertragen werden, indem man Viruspartikel aus der Luft einatmet, oder durch engen körperlichen Kontakt mit infizierten Personen. ▲

Die Viren gelangen in die Blutbahn der Frau und breiten sich in ihrem Körper und in der Plazenta aus. Infiziert sich die Frau in den ersten 16 Schwangerschaftswochen, vor allem aber in den ersten acht bis zehn Wochen, beträgt das Fehlgeburtrisiko oder das Risiko für Fehlbildungen beim Kind 40 bis 60 Prozent. Eine Infektion in den ersten Schwangerschaftswochen kann Herzfehler oder Augenschäden verursachen. Bei einer Infektion im dritten Schwangerschaftsmonat liegt das Risiko für angeborene Entwicklungsstörungen wie Taubheit oder Herzfehler bei 30 bis 35 Prozent. Im vierten Schwangerschaftsmonat beträgt dieses Risiko nur noch zehn Prozent.

Bei einer Rötelninfektion in der Frühschwangerschaft können Immunglobuline gespritzt werden, doch diese Maßnahme unterbindet die Fehlbildungen nicht sicher. Eine Rötelnimpfung vor der Schwangerschaft verhindert hingegen relativ sicher, daß ein noch ungeborenes Kind durch eine Rötelninfektion geschädigt wird. Alle Frauen, die noch keine Röteln hatten, sollten zunächst ihr Blut auf Rötelnantikörper untersuchen lassen. Zeigt dieser Test, daß sie nicht ausreichend gegen Röteln geschützt sind, sollten sie sich impfen lassen und in den darauffolgenden drei Monaten eine Schwangerschaft verhüten.

1996 und 1997 wurde in Deutschland jeweils ein Kind mit Fehlbildungen geboren, die auf einer Rötelninfektion der Mutter beruhen.

Herpes simplex

Beim Neugeborenen ist die Infektion mit dem Herpes-simplex-Virus (HSV-Infektion) eine schwere Virusinfektion wichtiger Organe (Gehirn, Leber, Lunge), die oft Dauerschäden oder sogar den Tod zur Folge hat.

Bei einem von 2 500 bis 5 000 Neugeborenen tritt eine HSV-Infektion auf. Die Viren werden vor oder bei der Geburt übertragen. Die Mutter eines Babys mit HSV-Infektion weiß meist nichts von ihrer Herpeserkrankung und hat zum Zeitpunkt der Geburt keine Symptome. ■

Symptome und Diagnose

Die Symptome treten im allgemeinen erstmals zwischen der ersten und zweiten Lebenswoche auf, können aber auch erst im Alter von vier Wochen erscheinen. Erstes Krankheitszeichen kann ein Hautausschlag mit kleinen, flüssigkeitsgefüllten Blasen sein. Doch sehr viele infizierte Säuglinge haben keine solchen Hauterscheinungen. Wird keine Behandlung eingeleitet, entwickeln sich innerhalb von sieben bis zehn Tagen schwerere Symptome: Temperaturschwankungen, Schläfrigkeit, Krämpfe aufgrund einer Hirninfektion, schlaffe Muskelspannung, Atembeschwerden, Leberentzündung, und das Blut gerinnt innerhalb der Gefäße (disseminierte intravaskuläre Gerinnung).

Die Hautblasen werden schnell als Herpessymptom erkannt, andere Symptome sind dagegen weniger spezifisch. Die Infektion bestätigt sich im allgemeinen, wenn Flüssigkeit aus den Hautbläschen in einer Kultur untersucht wird. Die Ergebnisse liegen meist nach 24 bis 48 Stunden vor. Herpes-simplex-Viren lassen sich aber auch aus Urin- und Sekretproben, aus Augen und Nase, Blutproben oder der Gehirn-Rückenmark-Flüssigkeit gewinnen.

Prognose und Behandlung

Unbehandelt sterben 85 Prozent der Neugeborenen, deren Herpesinfektion den ganzen Körper erfaßt hat. Bleibt die Erkrankung auf Haut, Augen und Mund begrenzt, ist das selten. Doch bei etwa 30 Prozent dieser Kinder werden Hirn oder Nerven geschädigt, was erst im Alter von zwei bis drei Jahren in Erscheinung tritt.

Die intravenöse Behandlung mit Virustatika wie Aciclovir verringert die Sterberate um 50 Prozent und erhöht die Zahl der Kinder, die sich normal entwickeln. Augeninfektionen werden ebenfalls mit Aciclovir behandelt.

Hepatitis

Diese Leberinfektion geht praktisch immer von Hepatitis-B-Viren (HBV) aus ★, aber auch Infektionen mit Hepatitis-C-Viren kommen vor.

Säuglinge mit einer HBV-Infektion haben sich in der Regel während der Geburt bei ihrer infizierten Mutter angesteckt. Eine Infektion während der Schwangerschaft, bei der die Viren über die Plazenta übertragen werden, ist ungewöhnlich. Nur selten werden die Viren nach der Geburt von der Mutter auf das Kind übertragen.

▲ Siehe Seite 1264

■ Siehe Seite 912

★ Siehe Seite 567

Symptome und Diagnose

Die meisten HBV-infizierten Neugeborenen entwickeln eine chronische Leberentzündung (Hepatitis). Die Symptome treten meist erst im jungen Erwachsenenalter auf. Etwa ein Viertel der Infizierten stirbt letztlich an der Lebererkrankung. Gelegentlich kann es beim Kind zu einer Lebervergrößerung, Flüssigkeitsansammlung im Bauch (Aszites) und hohen Bilirubinspiegeln und damit zu einer Gelbsucht kommen.

Prognose und Behandlung

Die Langzeitprognose für diese Neugeborenen ist nicht bekannt. Eine Hepatitis-B-Infektion in der Kindheit erhöht das Risiko für Lebererkrankungen wie chronisch aktive Hepatitis, Leberzirrhose und Leberkrebs im späteren Leben.

Schwangere werden im Rahmen der Mutterpaß-Untersuchungen routinemäßig auf eine Hepatitis-B-Infektion untersucht. Da die Infektion gewöhnlich erst bei der Geburt auf das Kind übertragen wird, genügt es, um sie zu unterdrücken, wenn das Kind innerhalb von 24 Stunden nach der Geburt Hepatitis-B-Immunglobulin gespritzt bekommt. Dieser vorübergehende Schutz muß durch den Langzeitschutz einer sich sofort anschließenden Hepatitis-B-Impfung ergänzt werden.▲

Stillen scheint das Risiko für eine HBV-Übertragung nach der Geburt nicht zu erhöhen, insbesondere dann nicht, wenn das Kind Immunglobuline bekommen hat und gegen HBV geimpft wurde. Offene Brustwarzen oder andere Brusterkrankungen können jedoch dazu führen, daß beim Stillen HBV auf das Kind übertragen werden.

Für Neugeborene mit chronischer, symptomlos verlaufender Hepatitis gibt es keine besondere Behandlung. Liegen dagegen Symptome vor, müssen diese behandelt werden.

Zytomegalie

Eine Infektion mit Zytomegalieviren kann beim Neugeborenen Hirnschäden verursachen oder zum Tod führen.

Mit Zytomegalieviren kann sich das Kind vor der Geburt oder zu jedem beliebigen Zeitpunkt danach infizieren. Bei 50 von 500 Neugeborenen geschieht es vor der Geburt, vermutlich über die Plazenta. Ist die Frau bereits in der ersten Schwangerschaftshälfte infiziert, fällt die Infektion des Kindes meist schwerer aus.

Nach der Geburt werden Zytomegalieviren meist über die Muttermilch oder verseuchte Blutkonserven übertragen. Die meisten termingerecht geborenen Kinder infizierter Mütter entwickeln keine Symptome; Brustkinder sind durch die in der Muttermilch enthaltenen Antikörper ein wenig geschützt. Frühgeborene, die nicht gestillt werden und infiziertes Blut erhalten, können ernsthaft erkranken, da sie keine Antikörper gegen Zytomegalieviren haben.

Symptome und Diagnose

Etwa zehn Prozent der Neugeborenen mit angeborener Zytomegalie haben von Geburt an Symptome, darunter ein niedriges Geburtsgewicht, Frühreife, kleiner Kopf, Gelbsucht, kleine Blutergüsse, Leber- und Milzvergrößerung, Kalziumablagerungen im Gehirn sowie eine Entzündung der Ader- und Netzhaut im Auge. Bis zu 30 Prozent dieser Kinder sterben an den Folgen ihrer Erkrankung. Mehr als 90 Prozent der überlebenden Kinder und zehn Prozent der zunächst symptomlosen Säuglinge entwickeln später neurologische Ausfälle und Hirnschäden wie Taubheit, Sehstörungen und geistige Behinderung. Bei Säuglingen, die sich nach der Geburt mit Zytomegalieviren infizieren, können sich Lunge und Leber entzünden, Leber und Milz können sich vergrößern.

Eine Zytomegalievirusinfektion der Frau läßt sich gewöhnlich mit Hilfe eines Antikörpertests feststellen. Viele Frauen, die sich während der Schwangerschaft zum ersten Mal infizieren, haben keine Symptome, einige entwickeln jedoch ein Erkrankungsbild, das dem Pfeifferschen Drüsenfieber■ ähnelt. Beim Neugeborenen wird die Diagnose normalerweise gestellt, indem eine Viruskultur aus Blut- oder Urinproben angelegt wird.

Vorbeugung und Behandlung

Da sich Kinder, die eine Tagesstätte besuchen, häufig mit Zytomegalieviren infizieren, sollten sich Schwangere sorgfältig die Hände waschen, wenn sie mit Urin oder Atemwegsekreten dieser Kinder in Kontakt gekommen sind.

Eine Zytomegalie beim Säugling ist unheilbar. Bei Erwachsenen wird eine solche Infektion zwar mit dem Virustatikum Ganciclovir behandelt, aber das Medikament kann ernste Nebenwirkungen haben. Sein Einsatz bei Neugeborenen wird noch untersucht.

Toxoplasmose

Der Parasit Toxoplasma gondii *wird über die Plazenta auf den Fetus übertragen und infiziert ihn.*

▲ Siehe Kasten, Seite 1196

■ Siehe Seite 914

Dieser Parasit▲ ist weltweit verbreitet. 1997 wurde in Deutschland die Geburt von 23 Kindern mit einer angeborenen Toxoplasmose gemeldet. Je später in der Schwangerschaft sich die Frau infiziert, desto wahrscheinlicher ist es, daß die Viren über die Plazenta auf das Kind übertragen werden. Andererseits ist das Krankheitsbild um so schwerer, je früher in der Schwangerschaft die Übertragung erfolgte.

Toxoplasma infiziert Katzen, die Eier des Parasiten werden mit dem Katzenkot ausgeschieden und können monatelang infektiös bleiben. Die Übertragung erfolgt meist über den Kontakt mit Katzenstreu oder anderes mit Katzenkot verunreinigte Material. Auch mit rohem oder nicht ausreichend gegartem Schaf-, Hammel-, Schweine- oder Rindfleisch kann man sich infizieren.

Symptome und Diagnose

Schwangere haben im allgemeinen keine Symptome, und auch infizierte Kinder sind bei der Geburt meist ohne Krankheitszeichen. Mögliche Symptome beim Neugeborenen sind Wachstumsverzögerung, Frühreife, kleiner Kopf, Gelbsucht, Leber- und Milzvergrößerung, Herz-, Lungen- oder Augenentzündung, Hautausschläge, hoher Hirndruck aufgrund vermehrter Hirnflüssigkeit oder Kalziumablagerungen im Gehirn und schließlich auch Krampfanfälle.

Manche Säuglinge mit diesen Symptomen sind schwer krank und sterben kurz darauf. Andere dagegen sind dauerhaft geschädigt; sie haben eine Ader-Netzhaut-Entzündung (Chorioretinitis), sind geistig behindert, taub und haben Krampfanfälle. Derartiges kann sich Jahre später bei Kindern entwickeln, die bei der Geburt gesund gewirkt haben.

Die Diagnose der Toxoplasmose stützt sich bei Mutter wie Kind auf Blutuntersuchungen. Beim Neugeborenen werden außerdem der Kopf geröntgt und die Gehirn-Rückenmark-Flüssigkeit und die Augen gründlich untersucht. Auch die Plazenta kann nach der Geburt auf Infektionsherde hin untersucht werden.

Vorbeugung und Behandlung

Schwangere Frauen sollten sich von den Ausscheidungen von Katzen fernhalten. Fleisch sollte ausreichend gegart sein, um etwaige Parasiten abzutöten, die Hände sollten jedesmal gewaschen werden, nachdem sie rohes Fleisch oder ungewaschene landwirtschaftliche Produkte berührt haben.

Die Übertragung von der Frau auf das ungeborene Kind läßt sich durch Spiramyzin verhindern. Infizierte Neugeborene mit Symptomen werden mit Clindamyzin behandelt. Bei entzündlichen Erkrankungen kann außerdem Kortison notwendig sein.

Syphilis

Diese Infektionskrankheit wird durch das Bakterium Treponema pallidum *verursacht und von der Mutter über die Plazenta auf das Kind übertragen.* ■

Bei einer Syphiliserkrankung in der Schwangerschaft beträgt das Risiko, daß das Kind über die Plazenta infiziert wird, 60 bis 80 Prozent. Eine unbehandelte Syphilis im Anfangsstadium wird meist übertragen, eine latent verlaufende oder eine im Spätstadium dagegen nicht.

Symptome und Diagnose

Mit Syphilis infizierte Neugeborene können große, mit Flüssigkeit gefüllte Blasen oder einen flachen kupfernen Ausschlag an den Handflächen oder den Fußsohlen haben sowie Papeln um die Nase und den Mund sowie in der Windelregion. Meist sind Lymphknoten, Leber und Milz vergrößert. Möglicherweise gedeiht das Kind nicht und hat ein typisches »Greisengesicht« mit aufgesprungenen Lippen und schleimig-eitrigem oder blutigem Schnupfen. Einige wenige Säuglinge entwickeln eine Hirnhautentzündung (Meningitis) oder eine Aderhautentzündung (Chorioiditis). Diese Kinder können Krampfanfälle oder einen Wasserkopf mit erhöhtem Hirndruck bekommen, weil die Hirnzwischenräume mit Flüssigkeit gefüllt und vergrößert sind. Andere Kinder können geistig zurückbleiben. In den ersten drei Lebensmonaten kann eine Knochen- und Knorpelentzündung eine scheinbare Lähmung (Pseudoparalyse) der Extremitäten verursachen.

Viele Kinder mit angeborener Syphilis bleiben ihr Leben lang in der latenten Phase der Krankheit und haben nie Symptome. Bei anderen treten späte Symptome wie Geschwüre in der Nase und am Gaumen auf. Am Schienbein und an den Schädelknochen können sich höckrige Wölbungen bilden. Eine Gehirninfektion verursacht in der Kindheit meist keine Symptome, kann aber Taubheit und Erblindung nach sich ziehen. Die Schneidezähne können tonnenförmig geformt sein und an der Schneide eine halbmondförmige Aussparung zeigen – sogenannte Hutchinson-Zähne.

Die charakteristischen Symptome geben deutliche Hinweise auf die Diagnose. Bestätigt wird sie durch den Erregernachweis im Sekret der Haut- oder Schleimhauterscheinungen sowie mit Hilfe eines Antikörpertests.

▲ Siehe Seite 895

■ Siehe Seite 934

Vorbeugung und Behandlung

Angeborene Syphilis läßt sich verhindern, wenn die Frau während der Schwangerschaft Penizillin gespritzt bekommt. Setzt die Behandlung jedoch erst in der Spätschwangerschaft ein, lassen sich die Fehlbildungen, die die Infektion beim Kind bereits verursacht hat, nicht mehr vollständig zurückbilden. Das infizierte Neugeborene wird nach der Geburt ebenfalls mit Penizillin behandelt.

Die Behandlung kann bei der Frau eine schwere Störung, die Jarisch-Herxheimer-Reaktion, verursachen und eine Totgeburt nach sich ziehen. Beim Neugeborenen fällt diese Penizillinreaktion meist mild aus.

Tuberkulose

Diese dauerhafte Infektion mit Mycobacterium tuberculosis *befällt viele Organe, vor allem aber die Lunge.* ▲

Das Kind kann die Tuberkulose vor der Geburt über die Plazenta, vor oder während der Geburt durch Einatmen oder Verschlucken von infiziertem Fruchtwasser oder nach der Geburt durch Einatmen in der Luft enthaltener infizierter Tröpfchen bekommen. Etwa die Hälfte aller Kinder, deren Mutter eine aktive Tuberkulose hat, entwickelt während des ersten Lebensjahres die Krankheit, sofern sie nicht mit Antibiotika behandelt oder geimpft werden.

Symptome und Diagnose

Tuberkulosesymptome beim Neugeborenen sind Fieber, Schläfrigkeit, Appetitlosigkeit und Atembeschwerden. Je nach Ausmaß der Infektion sind noch viele andere Symptome möglich. Da Leber und Milz die Tuberkulosebakterien filtern und dadurch die weißen Blutzellen aktivieren, können diese Organe vergrößert sein. Auch Gedeihstörungen sind möglich.

Schwangere können mit einem Hauttest auf Tuberkulose (Tuberkulintest) untersucht werden. Bei einer positiven Reaktion sollte die Lunge geröntgt werden.

Der Tuberkulintest wird häufig auch bei Kindern gemacht, deren Mutter einen positiven Test hatte. Bei manchen Säuglingen ist der Test falsch-negativ. Bei Verdacht auf Tuberkulose werden Proben der Gehirn-Rückenmark-Flüssigkeit, von Magenspülflüssigkeit und Atemwegsekret zum Anlegen einer Kultur ins Labor gesandt. Ein Röntgenbild des Brustkorbs zeigt gewöhnlich, ob die Lunge mit Tuberkulose infiziert ist. Eine Gewebeuntersuchung von Leber, Lymphknoten oder Lunge sowie der sie umgebenden Hüllgewebe (Brustfell) kann notwendig werden, um die Diagnose zu bestätigen.

Vorbeugung und Behandlung

Eine Frau mit nachgewiesener Tuberkulose muß auch in der Schwangerschaft behandelt werden. Die dafür gebräuchlichen Mittel sind Isoniazid, Rifampizin und Ethambutol. Pyrazinamid gilt als Mittel der Reserve. Sie scheinen die Entwicklung des ungeborenen Kindes nicht zu beeinträchtigen. Besteht der Verdacht, daß die Erreger gegen die Medikamente resistent sind, müssen andere Substanzen eingesetzt werden. Die Mutter wird so lange von ihrem Kind getrennt, wie sie noch ansteckend ist. Das Baby erhält zur Vorbeugung Isoniazid.

Der Säugling kann gegen Tuberkulose geimpft werden. Die BCG-Impfung schützt nicht sicher vor einer tuberkulösen Erkrankung, jedoch deutlich vor einem schweren und ausgedehnten Verlauf. Da der Tuberkulintest bei geimpften Personen positiv wird, läßt sich damit keine neue Infektion mehr nachweisen.

Tuberkuloseinfizierte Säuglinge werden mit Isoniazid, Rifampizin und Ethambutol behandelt. Ist das Gehirn infiziert, kann gleichzeitig Kortison gegeben werden.

Akuter infektiöser Durchfall

Aufgrund einer Infektion geht oft dünnflüssiger, ungeformter Stuhl ab.

Durchfall kann viele verschiedene Ursachen haben■, doch eine Infektion mit Bakterien oder Viren ist im Neugeborenenalter die bei weitem häufigste Ursache. Das Neugeborene kann sich beim Durchtritt des Kopfes durch den Geburtskanal oder durch unsaubere Hände infizieren. Seltenere Infektionsquellen sind infizierte Haushaltsartikel sowie verunreinigte Säuglingsnahrung oder Zubehör. Gelegentlich findet auch eine Übertragung auf dem Luftweg statt, vor allem wenn eine Virusinfektion ausbricht. Auf überfüllten Neugeborenenstationen kann sich infektiöser Durchfall geradezu epidemieartig ausbreiten. Durchfall tritt unter schlechten hygienischen Bedingungen, beengten Wohnverhältnissen und in Tagesstätten gehäuft auf.

Symptome und Diagnose

Eine Darminfektion kann plötzlichen Durchfall, Erbrechen, blutige Stühle, Fieber, Appetitlosigkeit oder Apathie verursachen. Kinder trocknen bei Durchfall sehr schnell aus (Dehydratation). Verlieren sie nur wenig Flüssigkeit, haben sie lediglich einen trockenen Mund. Bei einer

▲ Siehe Seite 881
■ Siehe Seite 1204

mäßigen Austrocknung sieht die Haut schlaff aus, Augen und Fontanelle (die weiche Stelle auf dem Oberkopf) sind eingesunken. Eine starke Austrocknung, die sich recht schnell entwickeln kann, kann den Blutdruck lebensbedrohlich abfallen lassen (Schock).

Bei Durchfall verliert das Kind Flüssigkeit und Salze, was sich z.B. in einem gestörten Natrium- und Kaliumhaushalt bemerkbar macht; das Kind wird schläfrig und reizbar oder bekommt – dies allerdings nur selten – Herzrhythmusstörungen oder Hirnblutungen.

Der Salzgehalt des Bluts und die Zahl der weißen Blutkörperchen, die bei einer bakteriellen Infektion erhöht sind, werden in einer Blutprobe gemessen. Die Erreger werden mikroskopisch in einer Stuhlprobe und durch das Anlegen einer Kultur nachgewiesen.

Behandlung

Der erste und wichtigste Behandlungsschritt ist, Flüssigkeit und Salze zu ersetzen, die durch den Durchfall und das Erbrechen verlorengegangen sind. Ist das Kind schwer krank, wird die Flüssigkeit meist im Krankenhaus intravenös gegeben. Andernfalls kann das Kind die handelsüblichen Elektrolytmischungen trinken. Alle Personen, die mit dem erkrankten Kind Kontakt haben, müssen sich gründlich die Hände waschen, um zu verhindern, daß sich die Infektion ausbreitet.

Der Säugling sollte weiterhin gestillt werden, um eine Mangelernährung zu vermeiden und die Milchproduktion der Mutter weiter in Gang zu halten. Flaschenkinder sollten, sobald sich der Wasserhaushalt wieder normalisiert hat, ihre gewohnte Säuglingsnahrung bekommen.

Obwohl ein akuter infektiöser Durchfall auch bakteriell bedingt sein kann, erübrigt sich eine Antibiotikagabe meist; die Infektion klingt auch ohne sie ab. Manchmal werden aber dennoch Antibiotika verordnet, damit sich die Infektion nicht über den Darm hinaus weiterverbreitet. Grundsätzlich ist es aber eher schädlich, den Durchfall mit Medikamenten zu stoppen, weil die Infektionserreger dann nicht mehr mit dem Stuhl ausgeschieden werden können.

KAPITEL 254

Angeborene Fehlbildungen

Körperliche Defekte, die zum Zeitpunkt der Geburt bereits vorliegen.

Etwa drei bis vier Prozent der Neugeborenen werden mit einer groben Fehlbildung geboren. Manche Schäden werden erst beim älteren Kind sichtbar. Im Alter von fünf Jahren zeigen etwa 7,5 Prozent der Kinder einen angeborenen, meist allerdings nur geringfügigen Defekt. Daß solche Fehlbildungen relativ verbreitet sind, ist nicht weiter erstaunlich, wenn man bedenkt, welcher komplexen Vorgänge es bedarf, um aus einer einzelnen befruchteten Eizelle jene Millionen spezialisierter Zellen werden zu lassen, die den Menschen ausmachen.

Eine Reihe angeborener Fehlbildungen läßt sich bereits vor der Geburt diagnostizieren.▲ Die Defekte können grob oder mikroskopisch fein sein, viele lassen sich behandeln oder beheben. Einige von ihnen können zwar schon korrigiert werden, wenn sich der Fetus noch in der Gebärmutter befindet, bei den meisten geschieht das jedoch erst nach der Geburt oder später. Einige Fehlbildungen bedürfen überhaupt keiner Behandlung, andere wiederum können nicht behoben werden und führen zu einer dauerhaften und schweren Behinderung.

Ursachen und Risiken

Für die meisten angeborenen Fehlbildungen ist die spezifische Ursache nicht bekannt; dennoch weiß man um einige Faktoren, die das Risiko erhöhen. Hierzu gehören Nährstoffmangel, radioaktive Strahlung, bestimmte Medikamente, Alkohol, verschiedene Infektionskrankheiten und andere Erkrankungen der Frau, Verletzungen und Erbkrankheiten.

▲ Siehe Seite 1125

Einige dieser Risiken sind vermeidbar, andere nicht. Und selbst wenn eine Frau viel tut, um ein gesundes Kind zu bekommen – sich beispielsweise ausgewogen ernährt und keine Medikamente einnimmt –, so kann das Kind dennoch mit Fehlbildungen geboren werden. Eine andere Frau dagegen kann sich vermeintlich fruchtschädigend verhalten und dennoch ein vollkommen gesundes Baby bekommen.

Teratogene

Jeder Faktor oder jede Substanz, die das Risiko für Fehlbildungen erhöht, wird als Teratogen bezeichnet. Radioaktive Strahlung, bestimmte Medikamente und Giftstoffe (Toxine) gelten z. B. als Teratogene. Unterschiedliche Teratogene können, wenn sie zur selben Zeit während der Embryonalentwicklung einwirken, ähnliche Fehlbildungen verursachen. Andererseits können die gleichen Teratogene zu unterschiedlichen Zeiten in der Schwangerschaft verschiedene Defekte hervorrufen. Generell sollte jede Schwangere zunächst ihren Arzt befragen, bevor sie ein Medikament einnimmt. Sie sollte nicht rauchen und keinen Alkohol trinken und, wenn es nicht unbedingt erforderlich ist, sich nicht röntgen lassen. Läßt sich eine radiologische Untersuchung nicht umgehen, muß sie den Radiologen unbedingt von der Schwangerschaft in Kenntnis setzen, damit alle Vorkehrungen zum Schutz des Fetus getroffen werden können.

Auch Infektionen, die sich die Frau während der Schwangerschaft zuzieht, können teratogen wirken – das gilt vor allem für Röteln.▲ Frauen, die noch keine Röteln hatten, sollten sich, bevor sie schwanger werden, gegen Röteln impfen lassen. Schwangere, die weder jemals Röteln hatten noch dagegen geimpft sind, sollten peinlichst jeden Kontakt mit eventuellen Rötelnvirusüberträgern meiden.

Schwangere, die fruchtschädigenden Substanzen oder Faktoren ausgesetzt waren, können durch vorgeburtliche Untersuchungen prüfen lassen, ob beim Kind eine Fehlbildung vorliegt. Die meisten Frauen, die in der Schwangerschaft solchen Risiken ausgesetzt waren, bekommen jedoch ein gesundes Baby.

Ernährungsfaktoren

Damit der Fetus gesund bleibt, muß die Schwangere auf eine ausgewogene, nährstoffreiche Ernährung achten. Von Folsäure ist bekannt, daß sie für eine gesunde fetale Entwicklung ganz bedeutsam ist. Folsäuremangel erhöht das Risiko für Fehlbildungen des Rückenmarks, wie Spina bifida (offener Rücken) oder andere Neuralrohrdefekte. Da eine Spina bifida aber bereits im ganz frühen Fetalstadium entstehen kann, in dem die Frau noch gar nicht weiß, daß sie schwanger ist, sollten grundsätzlich alle Frauen, die schwanger werden wollen, täglich 400 Mikrogramm Folsäure einnehmen. Manche Ärzte empfehlen, in der Schwangerschaft zusätzlich zu einer nährstoffreichen Ernährung noch bestimmte Vitamine und Mineralstoffe einzunehmen.

Faktoren, die die Gebärmutter betreffen

Der Fetus ist in der Gebärmutter von Fruchtwasser umgeben, das ihn vor Verletzungen schützt. Eine ungewöhnliche Fruchtwassermenge kann auf fetale Fehlbildungen hinweisen oder solche verursachen. Zuwenig Fruchtwasser kann die normale Entwicklung der Lunge und Gliedmaßen behindern oder kann auf eine Nierenfehlbildung hinweisen, die mit einer verminderten Urinausscheidung des Feten verbunden ist. Zuviel Fruchtwasser kann sich ansammeln, wenn der Fetus Schluckschwierigkeiten hat, die durch eine schwere Erkrankung im zentralen Nervensystem, wie eine Anenzephalie ■ oder einen Speiseröhrenverschluß★, verursacht wird.

Genetische und chromosomale Faktoren

Einige angeborene Fehlbildungen werden von einem oder beiden Elternteilen an den Feten weitergegeben, indem sie kranke Gene vererben. Andere entstehen durch spontane und unerklärliche Genveränderungen (Mutationen). Wieder andere Fehlbildungen sind das Ergebnis von Chromosomenabweichungen, wie einem zusätzlichen oder fehlenden Chromosom. Mit zunehmendem Alter – das gilt vor allem für Frauen ab 35 Jahren – wächst das Risiko für solche Chromosomenabweichungen.● Viele von ihnen lassen sich bereits in der Frühschwangerschaft mit Hilfe vorgeburtlicher Untersuchungen erkennen.

Herzfehler

In Deutschland werden jährlich etwa 6000 Kinder mit einem Herzfehler geboren; 90 Prozent von ihnen müssen operiert werden. Bei den angeborenen Herzfehlern kann es sich um eine Fehlbildung der Herzwände oder -klappen oder der zu ihnen führenden Gefäße handeln. Die Fehlbildung führt meist dazu, daß das Blut in anderen Bahnen fließt, manchmal sogar die Lunge umgeht, in der

▲ Siehe Seite 1215
■ Siehe Seite 1230
★ Siehe Seite 1227
● Siehe Kasten, Seite 1128

Herzkammer- und Vorhofscheidewanddefekte

Normaler Kreislauf

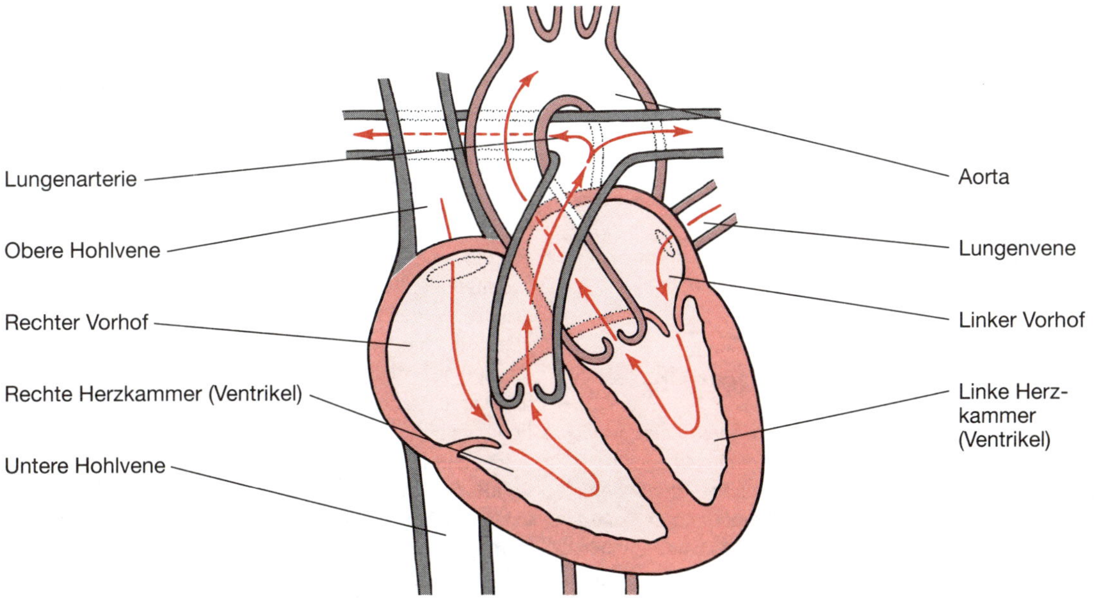

Herzkammerscheidewanddefekt

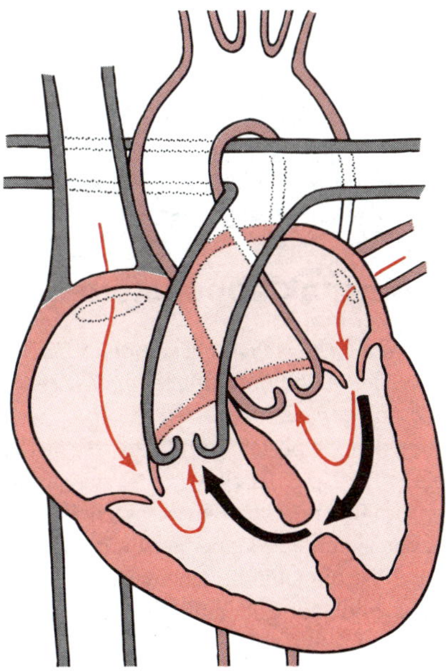

Vorhofscheidewanddefekt

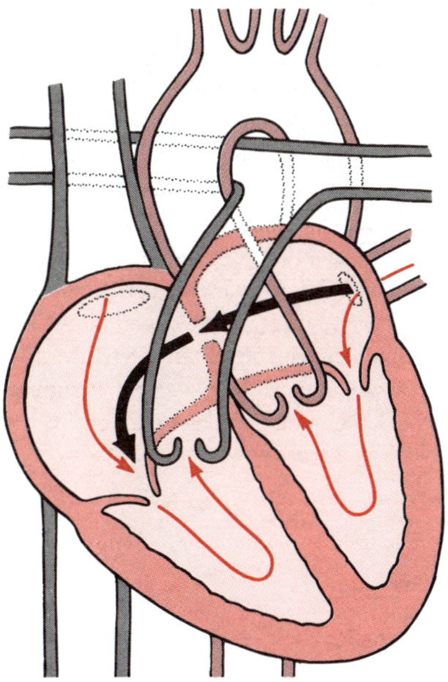

das Blut normalerweise mit Sauerstoff angereichert wird.▲ Sauerstoffreiches Blut ist Voraussetzung für gesundes Wachstum, normale Entwicklung und Aktivität. Einige Herzfehler verursachen ernsthafte Probleme, die meist sofort als Notfall operativ behandelt werden müssen.

Herzfehler werden bei Kindern mit denselben Verfahren diagnostiziert wie bei Erwachsenen.■

Bei einem Kind mit einem Herzfehler verursacht der veränderte Blutfluß meist ein Rauschen, ein ungewöhnliches Herzgeräusch, das der Arzt beim Abhorchen mit dem Stethoskop hören kann. Elektrokardiographie (EKG), eine Röntgenaufnahme der Brust und Ultraschall (Echokardiographie) geben meist wichtige Hinweise zur Diagnose. Viele Herzfehler lassen sich operativ korrigieren. Wann das geschieht, richtet sich nach dem spezifischen Defekt, seinen Symptomen und seinem Schweregrad.

Vorhof- und Herzscheidewanddefekte

In der Scheidewand (Septum), die das Herz in eine rechte und linke Hälfte trennt, befinden sich Öffnungen.

Vorhofseptumdefekte kommen zwischen den oberen Hohlräumen des Herzens vor, den Vorhöfen, in denen das Blut ankommt. Ventrikelseptumdefekte kommen zwischen den unteren Hohlräumen des Herzens vor, den Herzkammern (Ventrikel), die das Blut aus dem Herzen pumpen. Bei beiden Defekten wird das Blut, das von der Lunge zum Herzen zurückfließt, nicht wie sonst in den Körper gepumpt, sondern in einer Art Abkürzung zum Teil direkt wieder in die Lunge zurückgeleitet. Dadurch nimmt das Blutvolumen in den Lungengefäßen zu, was bei manchen Kindern Atemnot, Fütterungsprobleme, ungewöhnlich starkes Schwitzen und unzureichende Gewichtszunahme nach sich zieht. Diese Symptome kommen bei einem Ventrikelseptumdefekt häufig vor. Ein Vorhofseptumdefekt, der meist erst nach der Kindheit entdeckt wird, verursacht weniger auffällige Symptome.

Bei manchen Kindern muß zusätzlich zu Elektro- und Echokardiographie und der Röntgenuntersuchung der Brust auch noch ein Herzkatheter gesetzt werden, um die Krankheit abzuklären.★ Vorhof- und Kammerscheidewanddefekte lassen sich operativ beheben.

▲ Siehe Seite 64
■ Siehe Seite 68
★ Siehe Seite 73
● Siehe Seite 93

Offener Ductus arteriosus Botalli

Beim offenen Ductus arteriosus Botalli liegt etwas vor, was nur in der Fetalzeit notwendig ist: eine Verbindung zwischen der Aorta (die große Hauptschlagader, die das mit Sauerstoff angereicherte Blut durch den Körper transportiert) und der Lungenarterie (die Arterie, die verbrauchtes Blut zu der Lunge transportiert).

Durch den Ductus arteriosus kann das Blut den Lungenkreislauf umgehen. Beim Fetus ist das wichtig, weil er keine Luft atmet und deshalb sein Blut nicht in die Lunge geleitet zu werden braucht, damit es sich mit Sauerstoff anreichert. Das ändert sich jedoch schlagartig bei der Geburt. Normalerweise schließt sich dieser Gang innerhalb von ein bis zwei Tagen nach der Geburt. Bleibt er jedoch geöffnet, fließt das Blut, das eigentlich durch den Körper geleitet werden soll, teilweise in die Lunge zurück und überlastet die Lungengefäße. Einige Kinder entwickeln durch die vermehrte Pumpbelastung eine Herzschwäche, die sich in Atembeschwerden, einer beschleunigten Herzfrequenz und fehlender Gewichtszunahme ausdrückt.

Wenn ein reifes Neugeborenes mit einem offenen Ductus arteriosus Botalli nach einigen Wochen eine Herzinsuffizienz entwickelt, muß die Öffnung operativ verschlossen werden. Meist fällt ein offener Ductus Botalli aber erst beim Abhorchen mit dem Stethoskop durch ein kontinuierliches Geräusch auf. Dann wird die Operation so lange aufgeschoben, bis das Kind etwa ein Jahr alt ist. Der operative Verschluß ist erforderlich, um später das Risiko einer Infektion zu verringern.

Bei Frühgeborenen bleibt der Ductus arteriosus wesentlich häufiger offen als bei reifen Neugeborenen. Bei Frühgeborenen kann der verstärkte Blutstrom die Herzfunktion und, noch deutlicher, die Funktion der noch unreifen Lunge beeinträchtigen. Dann wird der Gang verschlossen, indem man die Flüssigkeitszufuhr verringert, Indometazin gibt oder operiert.

Aortenklappenstenose

Die Aortenklappe ist verengt – jene Klappe, die sich öffnet, um Blut von der linken Herzkammer in die Aorta und von dort in den Körper fließen zu lassen.●

Die Aortenklappe besteht normalerweise aus drei Klappensegeln (Trikuspidalklappe), die sich öffnen und schließen, um Blut durchfließen zu lassen. Bei der Aortenklappenstenose hat die Klappe meist nur zwei solcher Segel; dadurch ist die Öffnung verengt und behindert den Blutausfluß. Infolgedessen muß die linke Herzkammer stärker pumpen, um das Blut durch die Klappe zu befördern. Bei manchen Kindern mit Aortenklappestenose ist

Offener Ductus arteriosus Botalli

Normaler Kreislauf

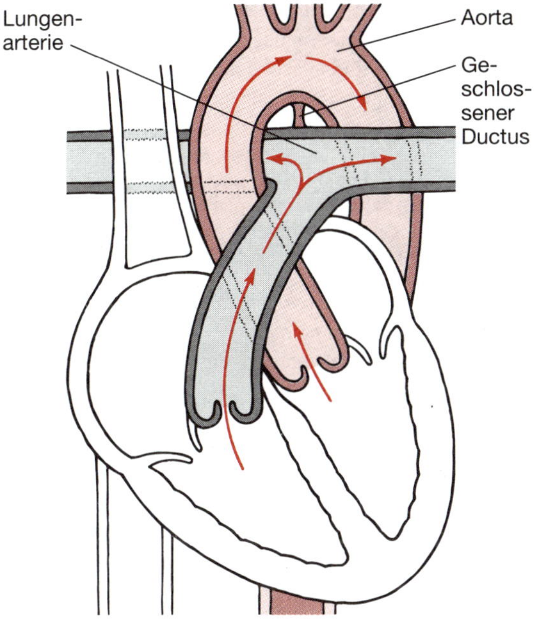

Offener Ductus arteriosus Botalli

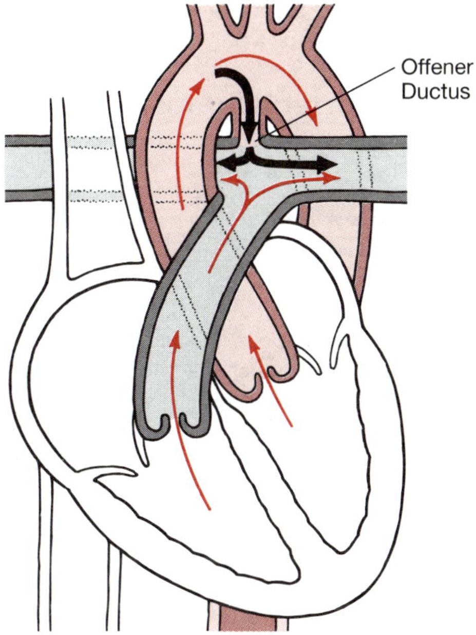

die Ausflußbehinderung so stark, daß operiert werden muß. Häufiger ist dies aber bei Erwachsenen anzutreffen. Bei einigen wenigen Kindern entwickelt sich eine Herzinsuffizienz mit Minderdurchblutung des restlichen Körpers. Sie müssen sofort behandelt werden, meist medikamentös und chirurgisch oder mit einer Ballonvalvuloplastie – ein Verfahren, bei dem die Klappe gedehnt und durch einen Ballonkatheter gesprengt wird. Bei älteren Kindern und jungen Erwachsenen muß die Klappe eventuell operativ geöffnet oder durch eine künstliche ersetzt werden. Doch nicht bei allen Patienten muß so verfahren werden.

Pulmonalklappenstenose

Die Pulmonalklappe ist verengt – jene Klappe, die sich öffnet, um Blut von der rechten Herzkammer zur Lunge fließen zu lassen.

Beim Neugeborenen kann die Pulmonalklappenstenose verschieden ausgeprägt sein: so mild, daß sie keiner Behandlung bedarf, bis hin zu lebensbedrohlich.

Bei den meisten Kindern mit Pulmonalklappenstenose ist die Verengung leicht bis mittelschwer ausgeprägt und zwingt das Herz, mit verstärkter Pumpleistung und unter erhöhtem Druck das Blut durch die Klappe zu befördern. Bestätigen die körperliche Untersuchung, Elektrokardiographie, Echokardiographie und gelegentlich auch eine Herzkatheteruntersuchung eine mittelgradige Stenose, muß die Klappe eventuell mit Hilfe eines Ballonkatheters, der durch eine Beinvene eingeführt wird, geöffnet werden. Ist die Klappe falsch geformt, muß sie eventuell chirurgisch rekonstruiert werden.

Durch eine sehr starke Verengung fließt nur sehr wenig Blut in die Lunge, das mit Sauerstoff angereichert werden kann. Statt dessen nimmt der Druck in der rechten Herzkammer und im rechten Vorhof zu und drängt das sauerstoffarme, verbrauchte, bläuliche Blut durch die Wand zwischen dem rechten und dem linken Vorhof. Von hier aus gelangt das Blut in die linke Herzkammer und wird in die Aorta gepumpt, die es durch den restlichen Körper transportiert. Die Folge ist, daß das Kind bläulich aussieht (Zyanose). Bei einem solchen Herzfehler wird ein Prostaglandin, beispielsweise Alprostadil, gegeben, um den Ductus arteriosus offenzuhalten, bis die Verbindung zwischen Aorta und Lungenarterie operativ geschaffen und/oder die Pulmonalklappe operativ geöffnet wird. Dieses chirurgische Vorgehen macht es möglich, daß das Blut zur Lunge fließen kann, um Sauerstoff aufzunehmen, aber die verengte Klappe umgeht. Bei manchen Kindern muß die Operation wiederholt werden, wenn sie älter sind.

Aortenisthmusstenose

Dieses ist eine Verengung der Aorta meist in jenem Bereich, in dem der Ductus arteriosus Botalli auf die Aorta trifft, wo sie einen Bogen macht, um bauchwärts zu ziehen.

Die Aorta ist die große Hauptschlagader, die Sauerstoff vom Herzen in alle Körperteile transportiert. Ist sie nach der Stelle verengt, an der die Gefäße für Kopf und Arme abzweigen, verringert sich der Blutfluß in die untere Körperhälfte. Dadurch ist der Blutdruck in den oberen Extremitäten wesentlich höher als in den unteren. Bei den meisten Kindern verursacht eine Aortenisthmusstenose keine Beschwerden. Einige Kinder haben Kopfschmerzen oder Nasenbluten aufgrund des hohen Blutdrucks im oberen Körperanteil und Schmerzen in den Beinen, wenn sie sich bewegen, aufgrund des Sauerstoffmangels in den unteren Extremitäten. Die meisten haben aber keine Beschwerden. Bei den meisten Kindern mit Aortenisthmusstenose ist gleichzeitig auch die Aortenklappe fehlgebildet, die statt normalerweise drei nur zwei Klappensegel hat.

Die Verengung wird gewöhnlich während der körperlichen Untersuchung durch einen abweichenden Puls und Blutdruckveränderungen festgestellt. Röntgenaufnahmen der Brust, Elektrokardiographie und Echokardiographie bestätigen die Diagnose. Der Defekt sollte in der frühen Kindheit operativ behoben werden, um die linke Herzkammer zu entlasten, die das Blut mit erhöhter Leistung durch die verengte Aorta pumpen muß, und um einer späteren Entwicklung von Bluthochdruck zuvorzukommen. Die Operation wird meist im Vorschulalter zwischen dem vierten und sechsten Lebensjahr durchgeführt.

In den ersten Lebenstagen bis zum Alter von etwa zwei Wochen bekommen einige Säuglinge mit Aortenisthmusstenose eine schwere Herzinsuffizienz, nachdem sich der Ductus arteriosus verschlossen hat. Sie entwickeln ein schweres Atemnotsyndrom und werden extrem blaß. Die Untersuchungen zeigen, daß das Blut zuviel Säure enthält (metabolische Azidose).▲ Dieser Zustand ist lebensbedrohlich und erfordert sofortiges ärztliches Eingreifen, um die korrekte Diagnose zu stellen und die entsprechende Behandlung einzuleiten. Zur Behandlung gehören die Gabe von Prostaglandin wie Alprostadil, um den Ductus arteriosus wieder zu öffnen, Herzmedikamente sowie die Korrektur der Aorta im Rahmen einer Notoperation. Diese Operation kann für einige Neugeborene lebensrettend sein, bei einigen Kindern muß sie später noch einmal wiederholt werden. Ebenfalls behandlungsbedürftig sind Defekte, die häufig gleichzeitig mit der Aortenisthmusstenose vorliegen, wie eine Aortenklappe mit zwei Segeln, Aortenstenose, eine veränderte Mitralklappe oder ein Herzscheidewanddefekt.

Transposition der großen Arterien

Die Verbindungen der Aorta und der Lungenarterie mit dem Herzen liegen verkehrt herum.

Normalerweise transportiert die Lungenarterie sauerstoffarmes, verbrauchtes Blut von der rechten Herzkammer zur Lunge, dagegen die Aorta sauerstoffreiches Blut von der linken Herzkammer in alle Bereiche des Körpers. Bei der Transposition der großen Arterien fließt das aus dem Körper zurückkehrende sauerstoffarme Blut von der rechten Herzkammer zur Aorta, die es in den Körper zurücktransportiert, ohne daß das Blut die Lunge passiert hätte. Der Säugling hat zwar genügend sauerstoffreiches Blut, dieses durchläuft aber immer nur den Lungenkreislauf, statt im großen Kreislauf durch den ganzen Körper transportiert zu werden.

Kinder mit diesem Defekt können dank einer kleinen Öffnung zwischen dem rechten und dem linken Vorhof (Foramen ovale), die normalerweise bei Geburt vorliegt, noch einige Zeit nach der Geburt überleben. Durch diese Öffnung kann eine kleine Menge sauerstoffangereichertes Blut aus der Lunge vom linken Vorhof in den rechten fließen, von dort zur rechten Herzkammer und schließlich zur Aorta, so daß der Körper mit soviel Sauerstoff versorgt wird, daß das Kind am Leben bleibt.

Die Diagnose wird meist unmittelbar nach der Geburt anhand der körperlichen Untersuchung, Röntgenuntersuchung, Elektrokardiographie und Echokardiographie gestellt. Meist wird der Defekt in den ersten Lebenstagen operativ korrigiert. Bei dieser Operation werden Aorta und Lungenarterie mit den entsprechenden Herzkammern verbunden und die Koronararterien, die den Herzmuskel selbst versorgen, wieder an die Aorta angeschlossen. Vor der Operation kann bei einigen Kindern die Gabe von Prostaglandin wie Alprostadil erforderlich sein, um den Ductus arteriosus Botalli offen zu halten. Bei manchen

▲ Siehe Seite 672

muß die Öffnung zwischen den Vorhöfen mit Hilfe eines Ballonkatheters erweitert werden, damit die Aorta mehr sauerstoffreiches Blut bekommt.

Unterentwickelte linke Herzkammer

Diese Erkrankung wird als Linksherzhypoplasie-Syndrom bezeichnet. Hauptaufgabe der linken Herzkammer ist es, Blut in den Körper zu pumpen. Sind die linke Herzkammer und die Klappen erheblich unterentwickelt oder fehlen sie, wird der Körper nicht ausreichend mit Blut durchströmt. Bei der Geburt wirkt das Kind normal, weil das Blut noch vor der rechten Herzkammer durch den offenen Ductus arteriosus Botalli ▲ in den Körper fließt. Wenn sich dann der Ductus schließt, entwickelt sich eine schwere Herzinsuffizienz. Die meisten Kinder sterben an diesem Defekt.

Fallotsche Tetralogie

Hierbei handelt es sich um eine Kombination aus verschiedenen Herzfehlern: ein großer Herzscheidewanddefekt, eine Verlagerung der Aorta, durch die verbrauchtes, sauerstoffarmes Blut direkt von der rechten Herzkammer zur Aorta fließt, eine Ausflußbehinderung von der rechten Herzseite und eine Verdickung der rechten Herzkammerwand.

Bei Kindern mit Fallotscher Tetralogie hört man meist direkt bei der Geburt oder unmittelbar danach ein Herzgeräusch. Die Kinder haben eine bläuliche Hautfarbe (Zyanose), da das durch den Körper zirkulierende Blut nicht genug Sauerstoff enthält. Dieses liegt daran, daß die Ausflußbahn des rechten Herzens verengt und der Blutfluß zur Lunge verringert ist. So fließt das sauerstoffarme, bläuliche Blut in der rechten Herzkammer durch den Scheidewanddefekt zur linken Herzkammer und in die Aorta und wird dann durch den gesamten Körper transportiert. Bei Kindern, deren Zustand stabil ist und die mit Sauerstoff nur wenig unterversorgt sind, kann die Operation, mit der der Defekt korrigiert werden soll, auf später verschoben werden, wenn sie älter sind. Andere Kinder entwickeln schwerere Symptome mit Wachstums- und Entwicklungsstörungen. Sie können z. B. wenn sie schreien oder beim Stuhlgang drücken, plötzlich Zyanoseanfälle bekommen, in denen sich der Sauerstoffmangel gefährlich verschlimmert. Das Kind wird blau, bekommt keine Luft mehr und kann das Bewußtsein verlieren. Die Behandlung eines solchen Anfalls besteht in der Gabe von Sauerstoff und Morphin. Propranolol kann vorübergehend gegeben werden, um weiteren Anfällen vorzubeugen. Eine Operation ist bei diesen Kindern aber unumgänglich, entweder um die Tetralogie zu korrigieren oder um eine vorübergehende künstliche Verbindung zwischen Aorta und Lungenarterie herzustellen, durch die sich die Blutmenge erhöht, die in die Lunge gelangt.

Bei der Operation werden der Herzscheidewanddefekt verschlossen, die rechtsventrikuläre Ausflußbahnverengung und die Pulmonalklappenverengung geöffnet sowie etwaige künstliche Verbindungen zwischen der Aorta und Lungenarterie verschlossen.

Fallotsche Tetralogie

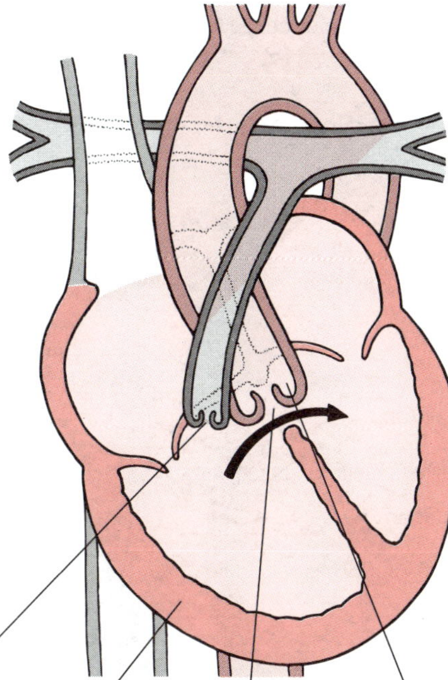

▲ Siehe Kasten, Seite 1223

Ösophagusatresie und Ösophagotrachealfistel

Bei der Ösophagusatresie ist die Speiseröhre verengt oder verschlossen und die Verbindung zum Magen fehlt. Eine Ösophagotrachealfistel ist eine ungewöhnliche Verbindung zwischen Speise- und Luftröhre.

Normale Anatomie

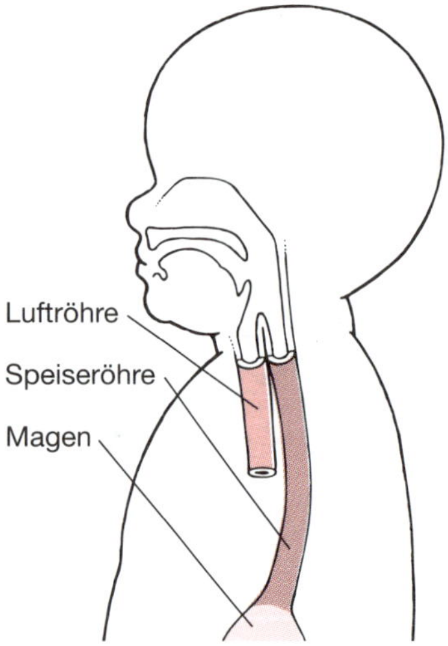

Reine Atresie

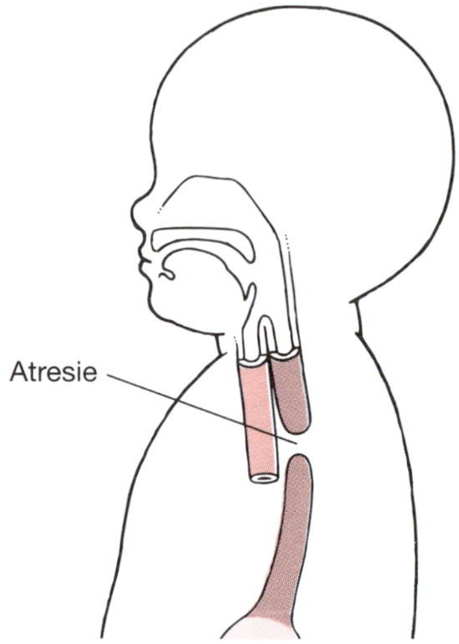

Reine Fistel

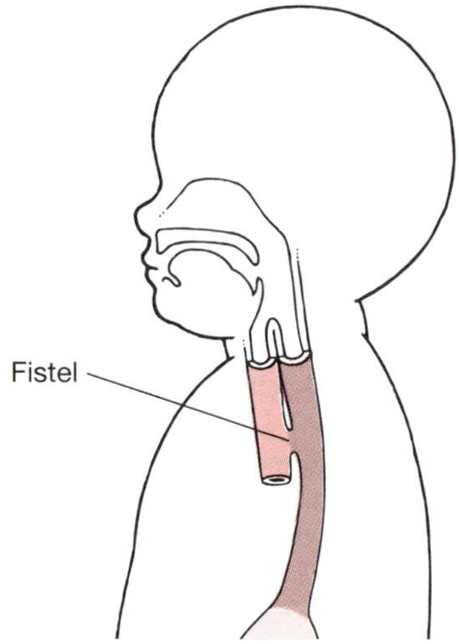

Atresie plus Fistel im oberen Segment

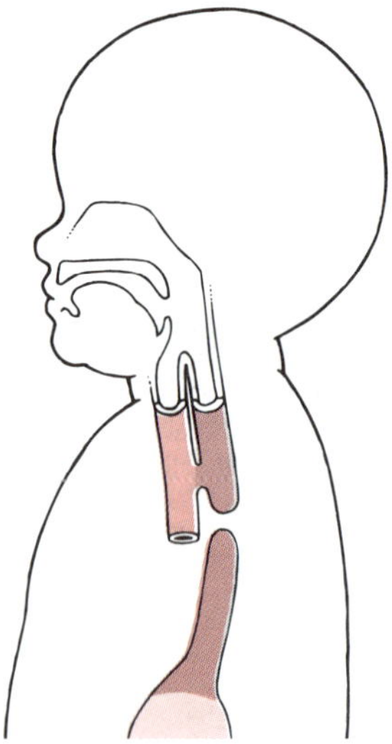

Atresie plus Fistel im unteren Segment

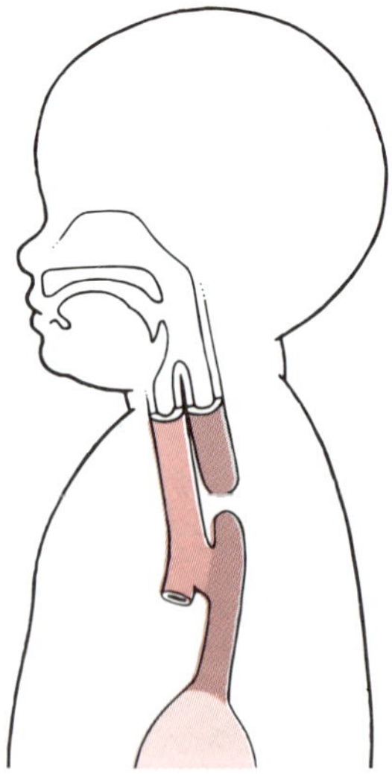

Atresie plus doppelte Fistel

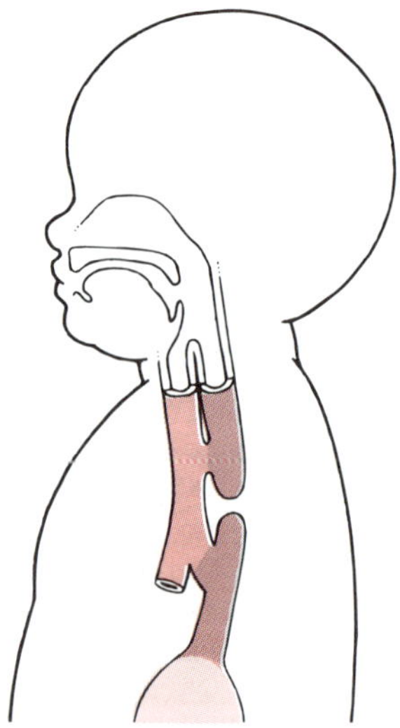

Störungen im Magen-Darm-Trakt

Angeborene Fehlbildungen können auf der gesamten Länge des Magen-Darm-Traktes vorkommen: in der Speiseröhre, im Magen, in Dünndarm, Dickdarm, Mastdarm oder After. Meist besteht die Fehlbildung darin, daß die Organe unvollständig ausgebildet sind, was oft eine Verengung verursacht. Fehlbildungen im Magen-Darm-Trakt müssen im allgemeinen operiert werden.

Speiseröhrenverschluß

Die Speiseröhre ist nicht vollständig ausgebildet.

Beim Speiseröhrenverschluß (Ösophagusatresie) ist die Speiseröhre meist an der Stelle verengt oder verschlossen, an der sie normalerweise in den Magen übergeht. Die meisten Neugeborenen mit Ösophagusatresie haben auch eine **Ösophagotrachealfistel**, eine ungewöhnliche Verbindung zwischen Speise- und Luftröhre.

Charakteristische Symptome eines Speiseröhrenverschlusses beim Neugeborenen sind exzessive Speichelbildung, Husten nach Schluckversuchen und Bläulichfärbung der Haut (Zyanose). Durch die Ösophagotrachealfistel kann der Speichel beim Schlucken in die Lunge gelangen; das birgt die Gefahr einer Lungenentzündung, der sogenannten Aspirationspneumonie.

Ist der Zustand des Kindes stabil, kann die Verengung operativ korrigiert und die Fistel verschlossen werden. Vor der Operation wird versucht, eine Aspirationspneumonie zu verhindern, indem die Ernährung gestoppt und ein Dauersaugkatheter in den oberen Speiseröhrensack eingeführt wird, um den Speichel abzusaugen, bevor er in die Lunge gelangt. Das Kind wird derweil intravenös ernährt.

Zwerchfellbruch

Bei diesem Defekt in der Zwerchfellwand können sich die Bauchorgane in den Brustraum verlagern.

Zwerchfellbrüche treten meist nur auf einer Seite, überwiegend auf der linken, auf. Magen, Darmschlingen und sogar Leber und Milz können sich durch den Bruch in den Brustraum vorstülpen. Bei einem großen Bruch ist die Lunge der betroffenen Seite meist unterentwickelt.

Nach der Geburt füllen sich die Darmschlingen rasch mit Luft, wenn das Neugeborene zu atmen beginnt und schreit. Diese schnell zunehmende Masse drückt gegen das Herz, preßt die Lunge zusammen und verursacht Atemnot. In schweren Fällen folgt die Atemnot sofort auf die Geburt.

Wird der Defekt bereits vor der Geburt im Ultraschallbild festgestellt, wird das Kind bereits bei der Geburt beatmet. Eine Operation ist erforderlich, um den Zwerchfelldefekt zu schließen.

Angeborenes Megakolon

Beim angeborenen Megakolon (Hirschsprung-Krankheit) fehlen in einem Dickdarmabschnitt bestimmte Nervenzellkomplexe, die die rhythmischen Darmbewegungen kontrollieren.

Bestimmte Nervenzellkomplexe in der Dickdarmwand sind dafür verantwortlich, die Darmbewegungen und die Passage des Nahrungsbreis im Dickdarm aufeinander abzustimmen. Ohne diese Nervenzellen sind keine normalen Darmbewegungen möglich: Es sammelt sich Darminhalt an, was zu schwerer Verstopfung und gelegentlich auch Erbrechen führt.

Ein ausgeprägtes Megakolon muß sofort behandelt werden, um einer evtl. tödlichen Komplikation, der toxischen Enterokolitis, vorzubeugen, die mit starkem Durchfall einhergeht. Dazu wird der Teil des gesunden Dickdarmabschnitts operativ mit einer Öffnung verbunden, die in der Bauchwand künstlich angelegt wird (Kolostomie). Durch diesen künstlichen Darmausgang wird der Darminhalt in einen Auffangbeutel entleert. Der kranke Darmabschnitt bleibt ohne Verbindung zum restlichen Darm. Wenn das Kind älter ist, kann die Kolostomie entfernt und der gesunde Darmabschnitt mit Mastdarm und After verbunden werden.

Nabelbruch

Durch diesen Defekt in der mittleren Bauchwand stülpen sich die Baucheingeweide aus.

Je nach Größe des Defektes kann sich durch einen Nabelbruch (Omphalozele) unterschiedlich viel von den Baucheingeweiden ausstülpen. Um einer Darmverletzung oder einer Infektion im Bauchraum vorzubeugen, wird der Defekt so schnell wie möglich verschlossen.

Analatresie

Angeborenes Fehlen der Analöffnung.

Gewöhnlich wird die Analatresie während der ersten körperlichen Untersuchung des Neugeborenen direkt nach der Geburt erkannt, da der Defekt meist offensichtlich ist. Sollte er jedoch übersehen worden sein, wird man darauf aufmerksam, wenn sich bald nach dem Füttern des Säuglings Anzeichen eines Darmverschlusses entwickeln.

Die meisten Kinder mit Analatresie haben eine Verbindung (Fistel) vom blind im Becken endenden Mastdarm entweder zur Harnröhre, zum Damm oder zur Blase. Mit

Gesichtsfehlbildungen: Lippen- und Gaumenspalte

Lippenspalte

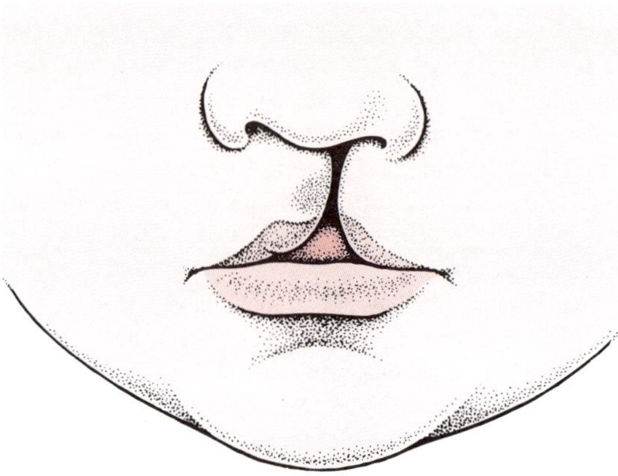

Gaumenspalte

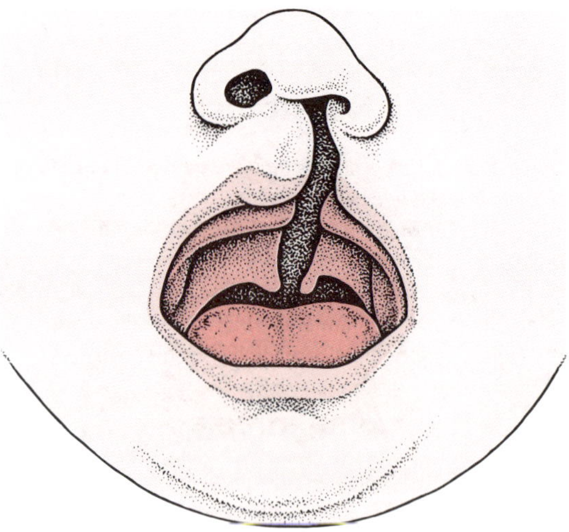

▲ Siehe Seite 564

einer Röntgenaufnahme läßt sich der Fisteltyp diagnostizieren und das weitere operative Vorgehen festlegen.

Gallengangverschluß

Bei dieser Störung fehlen die Gallengänge entweder vollständig oder sind ungewöhnlich entwickelt (Gallengangatresie).

Die Gallenflüssigkeit, ein Sekret der Leber, transportiert die Abbauprodukte der Leber ab und unterstützt die Aufspaltung des mit der Nahrung aufgenommenen Fetts im Dünndarm. Die Gallengänge in der Leber nehmen die Galle auf, um sie zum Darm zu führen. Bei der Gallengangatresie sind die Gallengänge unvollständig entwickelt oder fehlen völlig. Dadurch gelangt die Galle nicht in den Darm und sammelt sich statt dessen in der Leber an. Schließlich tritt die aufgestaute Galle in die Blutbahn über und verursacht Gelbsucht.

Symptome und Diagnose

Bei Säuglingen mit einem Gallengangverschluß wird der Urin zunehmend dunkler, die Stühle werden hell und die Haut immer gelber. Diese Symptome zusammen mit einer Lebervergrößerung werden meist etwa zwei Wochen nach der Geburt erstmals bemerkt. Im Alter von zwei bis drei Monaten kann es zu verzögertem Wachstum, Hautjucken und Reizbarkeit sowie zu Anzeichen eines Pfortaderhochdrucks kommen (das große Blutgefäß, das Blut von Magen, Darm und Milz zur Leber transportiert).

Die Diagnose wird meist anhand einer Reihe von Blutuntersuchungen gestellt. Auch Ultraschall kann hilfreich sein. Ist die Diagnose unsicher, muß spätestens im Alter von zwei Monaten eine diagnostische Laparotomie vorgenommen werden, bei der die Bauchhöhle operativ eröffnet wird. Der Faktor Zeit ist hier entscheidend, da eine fortschreitende und nicht mehr reversible Lebervernarbung (biliäre Zirrhose) entstehen kann.▲

Behandlung

Mit einer Operation muß der Galledruck in der Leber gelindert werden. Die beste Therapie besteht darin, Gallengänge, die in den Darm führen, künstlich anzulegen. Diese Operation ist aber nur bei fünf bis zehn Prozent der Kinder erfolgreich. Diese Kinder haben eine gute Prognose, die meisten von ihnen können ein normales Leben führen. Die Prognose nach anderen operativen Verfahren ist weniger günstig, meist sterben die Kindern letztlich an den Folgen ihrer Erkrankung. Bei einem dieser Operationsverfahren wird die Leber so verlagert, daß sie mit ihrer Oberfläche direkt den Darm berührt, so daß die Galle – auch ohne Gallengänge – von der Leberoberfläche in den Darm gelangen kann.

Skelett- und Muskeldefekte

Angeborene Fehlbildungen können praktisch an jedem Knochen oder Muskel auftreten; am häufigsten betroffen sind Schädel, Gesicht, Wirbelsäule, Hüfte, Beine und Füße. Die meisten dieser Fehlbildungen lassen sich operativ korrigieren.

Gesichtsfehlbildungen

Die häufigsten Defekte im Schädel- und Gesichtsbereich sind Lippen- und Gaumenspalten. Bei der **Lippenspalte** ist die Oberlippe, meist direkt unterhalb der Nase, nicht zusammengewachsen. Die **Gaumenspalte** stellt einen ungewöhnlichen Verbindungsgang vom Gaumen in die Nasenhöhle dar.

Eine Lippenspalte ist entstellend und macht es dem Säugling unmöglich, mit seinen Lippen die Brustwarze fest zu umschließen. Eine Gaumenspalte beeinträchtigt die Nahrungsaufnahme und die Sprachentwicklung. Lippen- und Gaumenspalten treten meist zusammen auf und treffen etwa einen von 500 Neugeborenen.

Damit das Kind besser saugen kann, kann die Gaumenspalte vorübergehend mit einer Kunststoffplatte verschlossen werden. Lippen- und Gaumenspalten lassen sich später dauerhaft mit Verfahren der plastischen Chirurgie korrigieren.

Eine andere Art der angeborenen Gesichtsfehlbildung ist ein zu kleiner Unterkiefer. Er kommt beim Robin-Syndrom und Treacher-Collins-Syndrom vor und verursacht beim Kind Fütterungsprobleme. Beide Störungen lassen sich operativ korrigieren.

Fehlbildungen der Wirbelsäule

Beim **angeborenen Schiefhals** ist der Hals des Neugeborenen zu einer Seite hin verdreht und der Kopf entsprechend unnatürlich zu dieser Seite hin geneigt. Die häufigste Ursache für einen Schiefhals ist eine Verletzung der Halsmuskeln während der Geburt. Weitere mögliche Ursachen sind eine ungewöhnliche Verschmelzung der Halswirbel (Klippel-Feil-Syndrom) oder eine Verschmelzung des ersten Halswirbels mit dem Schädel (Atlasassimilation).

Bei der **Skoliose** handelt es sich um eine ungewöhnliche Verbiegung der Wirbelsäule. Eine angeborene Skoliose ist selten, meist tritt sie erst bei älteren Kindern in Erscheinung.▲ Da die Skoliose mit fortschreitendem Wachstum schwerwiegende Verformungen verursachen kann, wird die Behandlung mit einem Schienenapparat bzw. Korsett oft früh eingeleitet. Verschlimmert sich die Wirbelsäulenverkrümmung weiter, kann eine operative Korrektur unumgänglich sein.

Verschiedene Klumpfußstellungen

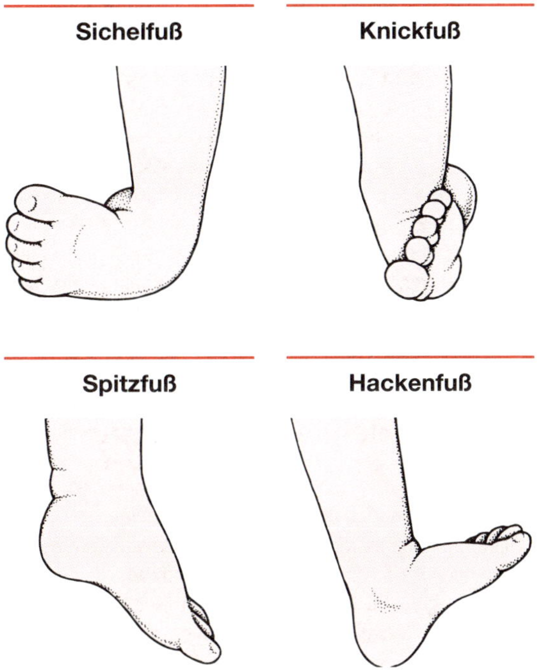

Hüft-, Bein- und Fußfehlbildungen

Bei der **angeborenen Hüftgelenkluxation** tritt der Hüftkopf aus der Pfanne. Die Ursache für die Störung ist nicht bekannt. Sie kommt häufiger bei Mädchen vor, nach der Geburt aus einer Beckenend- bzw. Steißlage und bei Kindern mit familiärer Anlage für diese Störung. Die Diagnose wird nach einer Ultraschallaufnahme gestellt. Ist die Hüftfehlbildung nur gering, läßt sie sich manchmal beheben, indem das Kind möglichst breit gewickelt wird. Andernfalls muß eine Spreizhose oder Schiene angepaßt oder operiert werden.

Bei einer **Verdrehung der Oberschenkel** zeigen die Knie entweder zueinander (Anteversion) oder auseinander (Retroversion). Wenn das Kind älter wird und zu stehen und zu laufen beginnt, korrigiert sich die Verdrehung oft von allein.

▲ Siehe Seite 1297

Eine **Kniegelenkverrenkung** nach vorne kommt beim Neugeborenen selten vor, sollte aber sofort behandelt werden. Dabei wird das Knie des Kindes mehrmals täglich sanft zurück und vor in seine normale Position gebeugt sowie für den Rest des Tages mit Hilfe einer Schiene gebeugt gehalten.

Als **Klumpfuß** werden verschiedene Formen der Fußfehlstellung bezeichnet. So kann das Fußgewölbe sehr hoch oder der Fuß nach innen oder außen gedreht sein. Ein echter Klumpfuß wird durch eine Fehlstellung der Fußknochen verursacht. Andere Fehlbildungen, die durch eine Zwangshaltung des Fußes in der Gebärmutter und nicht durch anatomische Defekte verursacht sind, lassen sich durch Gipsschienen und Physiotherapie korrigieren. Auch beim echten Klumpfuß ist eine frühzeitige Schienenbehandlung hilfreich. Ein späterer operativer Eingriff ist hier jedoch meist unumgänglich.

Fehlende Gliedmaßen

Dem Kind fehlt von Geburt an ein Teil des Arms oder Beins, oder die Gliedmaßen fehlen sogar vollständig.

Die Ursache ist nicht bekannt. Das Mittel Thalidomid (*Contergan*), das viele schwangere Frauen in den 60er Jahren geschluckt haben, wurde vom Markt genommen, als sich herausstellte, daß es solche schwerwiegenden Fehlbildungen verursacht. Thalidomid verursacht die Entwicklung flossenähnlicher Fortsätze anstelle von Armen oder Beinen. Viele Betroffene entwickelten durch jahrelanges Training eine große Geschicklichkeit im Gebrauch ihrer fehlgebildeten Gliedmaßen. Mit einer Prothese läßt sich die Funktionsfähigkeit der Gliedmaßen häufig verbessern.

Glasknochenkrankheit

Bei dieser Erkrankung sind die Knochen ungewöhnlich brüchig.

Bei der Glasknochenkrankheit (Osteogenesis imperfecta) sind die Knochen so brüchig, daß die Kinder meist schon mit mehrfachen Brüchen geboren werden. Da ihr Schädel so weich ist, kann es während der Geburt zu Kopfverletzungen und Hirnblutungen kommen. Ein Teil der Säuglinge mit dieser Störung stirbt plötzlich während der ersten Lebenstage oder -wochen. Die meisten Kinder überleben zwar, aber oft verursachen die mehrfachen Brüche Verformungen und Minderwuchs. Die geistige Entwicklung ist normal, wenn keine Hirnverletzung vorliegt.

Arthrogryposis multiplex congenita

Bei dieser Erkrankung sind mehrere Gelenke in Beuge- oder Streckstellung versteift.

Die Ursache der Erkrankung ist unbekannt. Oft tritt sie kombiniert mit Hüftgelenk-, Kniegelenk- oder Ellenbogenverrenkung auf. Tägliche Physiotherapie, bei der die steifen Gelenke vorsichtig manipuliert werden, kann die Gelenkbeweglichkeit verbessern.

Muskelfehlbildungen

Der große Brustmuskel, Musculus pectoralis major, kann nur teilweise ausgebildet sein oder gänzlich fehlen. Ein solcher Defekt kann als isoliertes Phänomen oder in Kombination mit Fehlbildungen der Hand vorliegen.

Ein weiterer Muskeldefekt, das sogenannte **Prune-belly-Syndrom**, betrifft die Bauchmuskulatur. Ein oder zwei Schichten der Bauchmuskulatur können bei der Geburt fehlen und dazu führen, daß der Bauch des Kindes vorgewölbt ist. Die Störung geht mit schweren Fehlbildungen der Nieren und Harnwege einher. Kinder mit normaler Nierenfunktion haben die beste Prognose.

Fehlbildungen von Gehirn und Rückenmark

Fehlbildungen von Gehirn und Rückenmark können bereits bei der Organentwicklung, aber auch nach abgeschlossener Entwicklung entstehen. Viele dieser angeborenen Fehlbildungen des Nervensystems lassen sich bereits vor der Geburt im Ultraschallbild oder bei einer Amniozentese feststellen.▲

Hirnfehlbildungen

Bei der **Anenzephalie** fehlt der größte Teil des Gehirns, weil er nicht ausgebildet wurde. Kinder mit Anenzephalie werden entweder totgeboren oder sterben innerhalb weniger Tage.

Die **Mikrozephalie** ist durch eine verringerte Kopfgröße gekennzeichnet. Kinder mit Mikrozephalie überleben zwar oft, weisen aber häufig eine geistige Behinderung und mangelnde Muskelkoordination auf. Auch Krampfanfälle sind möglich.

Bei der **Enzephalozele** wölbt sich Hirngewebe durch einen Schädeldefekt nach außen vor. Dieser Defekt kann chirurgisch korrigiert werden. Die Prognose ist häufig gut.

▲ Siehe Seite 1129

Spina bifida

Spina bifida gibt es in unterschiedlichen Schweregraden. Bei der mildesten und häufigsten Form sind ein oder mehrere Wirbelkörper fehlgebildet, der Wirbelspalt ist allerdings mit Haut bedeckt, so daß Rückenmark und Rückenmarkhäute (Meningen) nicht hervortreten. Über dem Defekt ist häufig ein Haarbüschel, eine Vertiefung oder ein pigmentierter Bereich zu sehen. Bei der schwereren Meningozele treten die Rückenmarkhäute aus der unvollständig geschlossenen Wirbelsäule hervor. Unter der Haut bildet sich an dieser Stelle ein mit Flüssigkeit gefüllter Sack. Bei der schwersten Ausprägungsform, der Myelozele, tritt das Rückenmark vor. Der betroffene Bereich sieht roh und rot aus, das Kind ist meist stark behindert.

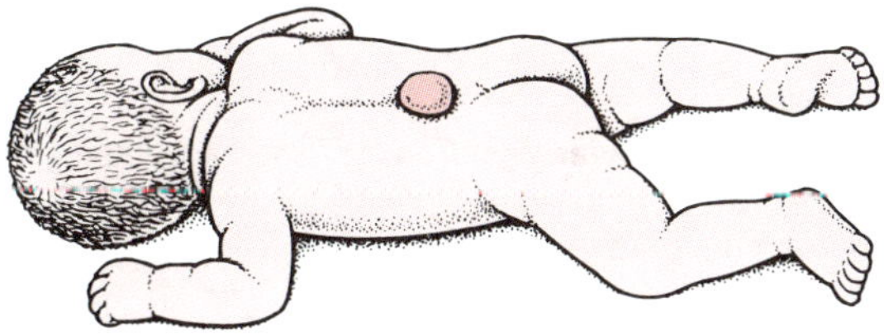

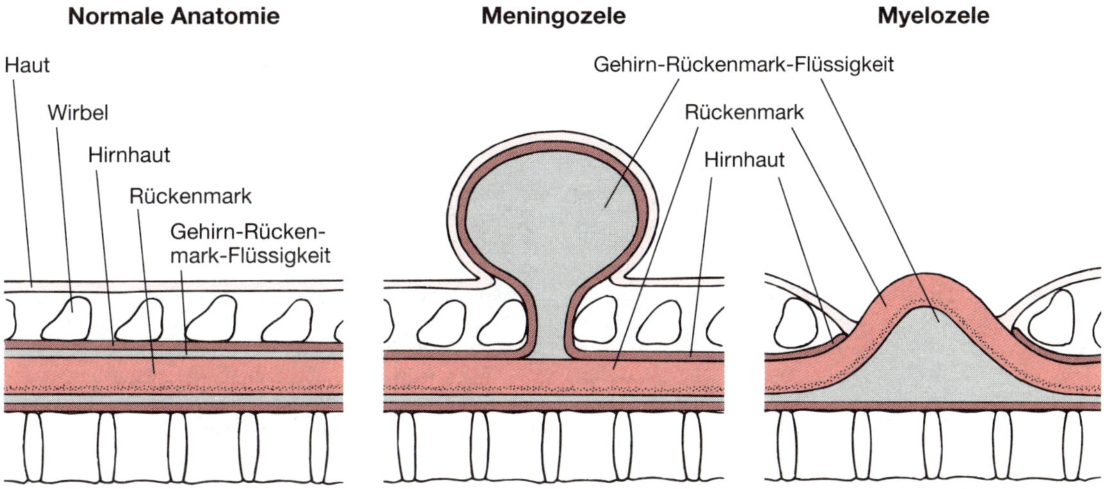

Bei der **Porenzephalie** liegt eine Zyste oder ein Hohlraum in einer Großhirnhälfte vor. Sie ist meist Zeichen einer Hirnschädigung und häufig mit Hirnfunktionsstörungen verbunden. Manche Kinder sind jedoch geistig normal entwickelt.

Hydroenzephalie stellt eine Extremform der Porenzephalie dar, bei der die Großhirnhälften fast vollständig fehlen. Kinder mit dieser Störung entwickeln sich nicht normal und sind geistig stark zurückgeblieben.

Hydrozephalus (Wasserkopf) ist eine Erweiterung der Hirnkammern – natürlicher Hohlräume im Gehirn. In diesen Hirnkammern wird die Gehirn-Rückenmark-Flüssigkeit (Liquor) produziert, die zur Außenseite des Gehirns abfließen muß, von wo sie ins Blut aufgenommen wird. Kann die Flüssigkeit nicht abfließen, steigt der Druck im Gehirn, es entsteht ein Hydrozephalus. Viele angeborene Fehlbildungen oder Hirnblutungen können eine solche Abflußbehinderung und damit einen Wasserkopf verursachen. Bei älteren Kindern wird er meist durch Tumore verursacht. Hydrozephalus ist die häufigste Ursache für ungewöhnlich große Schädel beim Neugeborenen.

Die Behandlung besteht darin, die Gehirn-Rückenmark-Flüssigkeit abzuleiten, so daß sich der Druck im Gehirn normalisiert. Eine medikamentöse Behandlung – mit Azetazolamid und Glyzerin – oder mehrmalige Lumbalpunktionen können bei manchen Kindern den Druck so lange vorübergehend mindern, bis ein Shunt angelegt werden kann, durch den die Gehirn-Rückenmark-Flüssigkeit dauerhaft abfließt. Der Shunt wird in den Gehirnkammern angelegt und verläuft vom Kopf bis zur Bauchhöhle (manchmal auch zu einem anderen Endpunkt) unter der Haut. Der Shunt besteht aus einem Ventil, durch das die Flüssigkeit aus dem Hirn abläuft, sobald der Druck zu hoch wird. Einige Kinder brauchen, wenn sie älter werden, keinen Shunt mehr; dennoch wird er im allgemeinen nur selten entfernt. Die Prognose hängt von der Ursache der Störung ab. Einige Kinder entwickeln sich sehr gut und ohne geistige Behinderung, andere bleiben geistig zurück.

Das **Arnold-Chiari-Syndrom** ist eine Fehlbildung im unteren Anteil des Gehirns (Hirnstamm) und kommt oft in Verbindung mit einem Wasserkopf vor.

Spina bifida

Die Wirbelsäule ist nicht völlig verschlossen, weil einer oder mehrere Wirbelkörper unvollständig ausgebildet sind.

Das Risiko, ein Kind mit Spina bifida (»offener Rücken«) zu bekommen, hängt eng mit einem Folsäuremangel, vor allem in der Frühschwangerschaft, zusammen. Die schwere Form dieses Neuralrohrdefekts kommt in Deutschland bei etwa einem von 1000 Neugeborenen vor.

Die Symptome hängen davon ab, wie stark das Rückenmark und die Nervenwurzeln betroffen sind. Manche Kinder haben nur minimale oder gar keine Symptome, bei anderen sind die Körperteile geschwächt oder gelähmt▲, die von den Nerven unterhalb des Defekts versorgt werden.

Zwei Drittel der Spina-bifida-Erkrankungen werden im Rahmen der vorgeburtlichen Untersuchungen, häufig zunächst im Ultraschallbild, erkannt. Bei einem Verdacht auf Spina bifida kann eine Amniozentese angeraten werden. Bei schwerer Spina bifida enthält das Fruchtwasser meist viel Alpha-Fetoprotein.

Ein Kind, das mit schwerer Spina bifida geboren wird, bedarf einer Langzeit- und Intensivtherapie, um eine Verschlechterung der Nierenfunktion sowie der körperlichen Behinderungen zu verhindern und die bestmögliche Entwicklung zu gewährleisten. Eine Operation ist nötig, um den Defekt zu verschließen. Oft müssen auch noch andere gleichzeitig bestehende Fehlbildungen behandelt werden: Hydrozephalus, Blasen- und Nierenstörungen. Physiotherapie fördert die Gelenkbeweglichkeit und stärkt funktionierende Muskeln.

▲ Siehe Kasten, Seite 320
■ Siehe Seite 1039
★ Siehe Seite 614

Angeborene Augenfehler

Ein **angeborener grüner Star** (Glaukom) ist selten. Bei dieser Augenerkrankung ist der Augeninnendruck dauerhaft erhöht, meist in beiden Augen. Wird die Krankheit nicht behandelt, vergrößert sich der Augapfel stark; dadurch wird der Sehnerv geschädigt, was letztlich zur Erblindung führt. Eine frühzeitige Operation kurz nach der Geburt bietet die besten Aussichten, den Augeninnendruck zu verringern und das Sehvermögen zu erhalten.

Bei einem **angeborenen grauen Star** (Katarakt) sind die Augenlinsen trübe. Mögliche Ursachen sind Chromosomenabweichungen oder eine Infektion der Frau, wie Masern, während der Schwangerschaft. Ein grauer Star sollte so schnell wie möglich operativ behoben werden, damit sich die Sehkraft des Kindes normal entwickeln kann.■

Fehlbildungen der Nieren und Harnwege

Nieren und ableitende Harnwege sind wie kein anderes Organsystem von Fehlbildungen betroffen. Angeborene Abflußbehinderungen verursachen einen Harnstau, der Infektionen und Steinbildung nach sich ziehen kann. Andere Defekte können die Nierenfunktion einschränken, später die Sexualfunktion stören oder Unfruchtbarkeit zur Folge haben.

Fehlbildungen der Nieren und Harnleiter

Zahlreiche Defekte betreffen die Nieren selbst. Sie können am falschen Platz (Nierenektopie) oder in der falschen Position (Malrotation) liegen, miteinander verschmolzen sein (Hufeisenniere) oder fehlen (Nierenagenesie). Fehlen beide Nieren (Potter-Syndrom), ist kein Überleben möglich. Auch das Nierengewebe kann sich ungewöhnlich entwickeln. So können die Nieren beispielsweise viele Zysten enthalten (polyzystische Nieren).★

Sowohl einer als auch beide Harnleiter – die beiden Schläuche, die die Nieren mit der Blase verbinden – können von Geburt an doppelt vorhanden sein, am falschen Platz liegen (Ektopie) sowie verengt (Striktur bzw. Stenose) oder erweitert sein (Megaureter). Der Harn kann von der Blase in die Harnleiter zurückfließen (Reflux) und so die Nieren einem erhöhten Infektionsrisiko (Pyelonephritis) aussetzen. Eine Harnleiterverengung behindert den normalen Harnfluß von den Nieren zur Blase und kann eine Nierenvergrößerung (Hydronephrose) und damit eine Nierenschädigung verursachen.

Fehlbildungen der Blase

Auch die Harnblase kann von zahlreichen angeborenen Fehlbildungen betroffen sein. Bei der Spaltblase (Blasenekstrophie) ist die Blase nicht komplett ausgebildet; ihr fehlt das Blasendach, so daß sie offen in der Bauchwand liegt. Blasendivertikel sind sackartige Ausstülpungen in der Blasenwand, in denen sich der Harn staut. Sie erhöhen das Risiko für einen Harnweginfekt. Bei der Blasenhalsstenose ist der Blasenhals (der Übergang der Harnblase in die Harnröhre, die den Urin aus dem Körper hinaustransportiert) verengt, so daß sich die Blase nur unvollständig entleeren kann. Der Urinfluß ist dann nur schwach, Infektionen können sich entwickeln. Die meisten Blasenfehlbildungen lassen sich chirurgisch korrigieren.

Fehlbildungen der Harnröhre

Die Harnröhre kann fehlgebildet sein oder komplett fehlen. Beim Jungen kann die Harnröhre an der falschen Stelle sitzen, z. B. an der Penisunterseite als nach unten offene Rinne **(Hypospadie)**. Bei der **Epispadie** liegt die Harnröhre wie eine nach oben offene Rinne im Penis. Eine verengte Harnröhre behindert bei Jungen wie Mädchen das Abfließen des Urins. Alle Defekte lassen sich operativ beheben.

Intersexualität

Die äußeren Geschlechtsorgane dieser Menschen weisen Merkmale beider Geschlechter auf.

Ein Kind, dessen äußere Geschlechtsorgane bei der Geburt nicht eindeutig weiblich oder männlich sind, kann normale oder veränderte innere Geschlechtsorgane (Gonaden) haben. **Echte Hermaphroditen** besitzen sowohl Eierstock- als auch Hodengewebe und männliche und weibliche innere Geschlechtsorgane. Diese Störung kommt allerdings nur selten vor. Die meisten Kinder mit zweigeschlechtlichen äußeren Genitalien sind sogenannte **Pseudohermaphroditen**: Ihre äußeren Genitalien sind zwar zweigeschlechtlich, aber sie haben entweder Eierstock- oder Hodengewebe – nicht beides.

Ein weiblicher Pseudohermaphrodit ist genetisch gesehen weiblichen Geschlechts (mit zwei X-Chromosomen); die inneren Fortpflanzungsorgane sind weiblich, das äußere Genitale aber zweigeschlechtlich, mit einem penisähnlichen Teil. Weiblicher Pseudohermaphrodismus kann entstehen, wenn ein weiblicher Fetus während der Schwangerschaft hohen Spiegeln männlicher Geschlechtshormone ausgesetzt ist. Der Fetus hat meist vergrößerte Nebennieren (adrenogenitales Syndrom), die zuviel männliche Geschlechtshormone produzieren. Oder es fehlt ein Enzym, das – wie es normalerweise geschieht – die männlichen Hormone in weibliche umwandelt. Möglich ist auch, daß die männlichen Geschlechtshormone aus dem Blut der Mutter über die Plazenta in den Kreislauf des Kindes gelangt sind. Das kann z. B. dann der Fall sein, wenn die Frau während der Schwangerschaft Gestagene eingenommen hat, um eine Fehlgeburt zu verhindern, oder wenn sie einen hormonproduzierenden Tumor hat.

Ein männlicher Pseudohermaphrodit ist genetisch gesehen männlichen Geschlechts (mit einem X- und einem Y-Chromosom), hat aber keinen oder nur einen sehr kleinen Penis. Sein Körper produziert nicht genügend männliche Geschlechtshormone oder ist gegenüber Androgenen unempfindlich.

Es ist wichtig, das korrekte Geschlecht des Kindes so schnell wie möglich festzustellen. Andernfalls kann die Bindung der Eltern an das Kind erschwert werden, und das Kind kann eine Störung seiner Geschlechtsidentität entwickeln. ▲ Mit der Operation, die die Zweigeschlechtlichkeit korrigiert, kann bis zum Eintritt der Pubertät gewartet werden.

Chromosomenabweichungen

Jeder Mensch hat normalerweise 23 Chromosomenpaare. Eine Chromosomenabweichung kann die Zahl der Chromosomen, Größe und Aussehen bestimmter Chromosomen oder die Anordnung ihrer Bestandteile betreffen (das genetische Material eines Chromosoms kann an einem anderen anhaften).

Unter folgenden Umständen empfiehlt sich bei einem Fetus oder Neugeborenen eine Chromosomenanalyse:

- Die Mutter ist über 35 Jahre alt.
- Beim Fetus ist im Ultraschallbild eine anatomische Fehlbildung zu erkennen.
- Das Neugeborene hat mehrere angeborene Fehlbildungen oder zweigeschlechtliche Genitalien.

Down-Syndrom

Diese Chromosomenstörung wird auch Trisomie 21 oder Mongolismus genannt und geht mit geistiger Behinderung und körperlichen Fehlbildungen einher.

Wenn in dem normalerweise paarigen Chromosomensatz ein oder mehrere Chromosomen dreifach vorhanden sind, bezeichnet man das als Trisomie. Die häufig-

▲ Siehe Seite 413

ste Form von Trisomie ist die Trisomie 21, es gibt aber auch andere.

Trisomie 21 ist verantwortlich für etwa 95 Prozent der Down-Syndrome. Die restlichen Erkrankungen werden durch andere Chromosomenabweichungen verursacht. Das Down-Syndrom kommt bei etwa einem von 700 Neugeborenen vor, das Risiko hängt jedoch sehr vom Alter der Mutter ab.▲ Über 20 Prozent der Säuglinge mit Down-Syndrom werden von Frauen über 35 Jahre geboren. Bei einem Viertel bis einem Drittel der Kranken stammt das zusätzliche Chromosom 21 vom Vater.

Symptome

Beim Down-Syndrom ist sowohl die körperliche als auch die geistige Entwicklung verzögert. Kinder mit Down-Syndrom sind meist ruhig, schreien selten, ihre Muskelspannung ist verringert. Der durchschnittliche Intelligenzquotient (IQ) eines Kindes mit Down-Syndrom liegt bei etwa 50 – einige Kinder liegen aber auch darüber – im Vergleich zum normalen Durchschnitts-IQ von 100.

Ein Kind mit Down-Syndrom hat einen kleinen Kopf. Das Gesicht ist breit und flach, mit schräggestellten Augen und kurzer Nase. Die Zunge ist groß und meist vorgestreckt. Die Ohren sind klein und niedrig angesetzt. Die Hände sind kurz und breit mit einer einzigen Falte in der Handfläche. Die Finger sind kurz, der fünfte Finger, der oft aus nur zwei Gliedern besteht, ist schiefgestellt bzw. einwärts gekrümmt. Zwischen der ersten und zweiten Zehe besteht ein großer Abstand. Etwa 35 Prozent der Kinder mit Down-Syndrom haben einen Herzfehler.

Diagnose

Die Diagnose auf Down-Syndrom kann oft bereits vor der Geburt gestellt werden. Schwangeren Frauen über 35 Jahren wird im allgemeinen geraten, eine vorgeburtliche Untersuchung durchführen zu lassen. Ein geringer Gehalt an Alpha-Fetoprotein im Blut der Frau deutet auf ein erhöhtes Risiko für den Fetus hin. Um die Diagnose zu bestätigen, kann eine Amniozentese vorgenommen werden.■ Im Ultraschallbild lassen sich oft körperliche Fehlbildungen beim Fetus feststellen.

Das charakteristische Aussehen eines Neugeborenen mit Down-Syndrom legt bereits eine Verdachtsdiagnose nahe. Eine Analyse des kindlichen Bluts bestätigt die Diagnose.

Prognose

Kinder mit Down-Syndrom haben ein erhöhtes Risiko für Herzerkrankung und Leukämie. Bei diesen Störungen ist die Lebenserwartung verkürzt, sonst erleben die meisten Kinder mit Down-Syndrom das Erwachsenenalter. Viele von ihnen entwickeln eine Schilddrüsenerkrankung, die nur durch eine Blutuntersuchung nachzuweisen ist. Wegen stets wiederkehrender Ohrinfektionen und der damit verbundenen Flüssigkeitsansammlung (seröse Otitis) sind sie anfällig für Hörstörungen. Auch Sehstörungen aufgrund von Hornhaut- und Linsenveränderungen kommen bei ihnen gehäuft vor. Sowohl die Hör- als auch die Sehstörungen lassen sich jedoch behandeln. Viele Menschen mit Down-Syndrom entwickeln bereits im dritten Lebensjahrzehnt Demenzsymptome wie Gedächtnisstörungen, zunehmende Intelligenzminderung sowie Persönlichkeitsveränderungen. Manche Menschen mit Down-Syndrom sterben recht jung, andere leben lange.

Deletionssyndrome

Bei manchen Kindern fehlt ein Teil eines Chromosoms. Ein Beispiel hierfür ist das seltene **Katzenschrei-Syndrom** (Cri-du-chat-Syndrom, 5p-Syndrom). Kinder mit dieser Störung haben einen hochtonigen, miauenden Schrei, der stark an den Schrei einer Katze erinnert. Der Schrei ist unmittelbar in der Neugeborenenperiode zu hören, dauert mehrere Wochen an und verschwindet dann. Die Säuglinge haben meist ein zu niedriges Geburtsgewicht, einen kleinen Schädel mit Gesichtsasymmetrie und einem Mund, der nicht komplett geschlossen werden kann. Manche Kinder haben ein rundes (Mond-)Gesicht mit weit auseinanderstehenden Augen. Die Nase ist oft breit, die Ohren sitzen tief und sind ungewöhnlich geformt. Der Hals ist kurz. Zwischen den Fingern zeigt sich eine Schwimmhaut. Häufig kommen auch Herzfehler vor. Die geistige und körperliche Entwicklung ist deutlich verzögert. Trotz all dieser Fehlbildungen überlebt eine große Zahl dieser Kinder bis ins Erwachsenenalter.

Ein weiteres ähnliches, aber sehr seltenes Deletionssyndrom ist das **4p-Syndrom**. Die geistige Behinderung ist ausgeprägt. Eine Anzahl körperlicher Defekte kann vorliegen. Viele Kinder mit diesem Syndrom sterben bereits in der Kindheit. Die relativ wenigen, die das 20. Lebensjahr erreichen, sind schwer behindert und epilepsie- und infektionsgefährdet.

▲ Siehe Kasten, Seite 1128

■ Siehe Seite 1129

Trisomien

Störung	Häufigkeit	Abweichung	Beschreibung	Prognose
Trisomie 21 (Down-Syndrom)	1 von 700 Geburten	Zusätzliches Chromosom 21	Verzögerte körperliche und geistige Entwicklung; viele körperliche Fehlbildungen	Die meisten Menschen werden 30–40 Jahre alt
Trisomie 18 (Edwards-Syndrom)	1 von 3 000 Geburten	Zusätzliches Chromosom 18	Fehlbildungen geben dem Gesicht ein verkniffenes Aussehen. Der Schädel ist klein, die Ohren sind deformiert und setzen tief an. Andere mögliche Defekte sind Lippen- oder Gaumenspalte, fehlende Daumen, Klumpfuß, Schwimmhautbildung an den Fingern, Herzfehler und urogenitale Fehlbildungen	Die Kinder überleben selten mehr als einige Monate; schwere geistige Behinderung
Trisomie 13 (Patau-Syndrom)	1 von 5000 Geburten	Zusätzliches Chromosom 13	Schwere Hirn- und Augenschäden sind häufig. Andere mögliche Defekte sind Lippen- oder Gaumenspalte, Herzfehler, urogenitale Fehlbildungen und Ohrdeformitäten	Weniger als 20 Prozent überleben das erste Lebensjahr; schwere geistige Behinderung

Turner-Syndrom

Vom Turner-Syndrom (Gonadendysgenesie) sind nur Mädchen betroffen. Bei ihnen fehlt ein Teil der zwei X-Chromosomen oder ein X-Chromosom fehlt ganz.

Das Turner-Syndrom kommt bei einem von 3 000 weiblichen Neugeborenen vor. Viele dieser Mädchen haben Schwellungen (Lymphödem) auf den Hand- oder Fußrücken. Oft sind im Nacken Schwellungen oder lockere Hautfalten deutlich sichtbar.

Mädchen oder Frauen mit Turner-Syndrom sind klein, haben einen sogenannten Faltenhals (Pterygium colli) und einen niedrigen Haaransatz im Nacken. Weitere Symptome sind herabhängende Augenlider, eine breite, schildförmige Brust mit weit auseinanderstehenden Brustwarzen und viele Muttermale. Der vierte Finger und Zeh sind verkürzt, die Nägel sind nicht voll ausgebildet. Die Mädchen bekommen ihre Periode nicht (Amenorrhoe), Brust, Scheide und Schamlippen bleiben unterentwickelt. Die Eierstöcke enthalten meist keine sich entwickelnden Eizellen. Der untere Aortaabschnitt kann verengt sein (Aortenisthmusstenose), was einen Bluthochdruck verursacht. ▲

Nierendefekte und kleine Blutschwämme (Hämangiome) sind häufig zu beobachten. Gelegentlich verursachen veränderte Blutgefäße im Darm Blutungen. Viele Mädchen mit Turner-Syndrom haben Schwierigkeiten, sich räumlich zu orientieren. In bestimmten Leistungsprüfungen und Mathematik schneiden sie meist schlecht ab, erzielen im Sprachbereich jedoch durchschnittliche oder sogar überdurchschnittliche Ergebnisse. Geistige Behinderung kommt nur selten vor.

Triplo-X-Syndrom

Die betroffenen Mädchen haben drei X-Chromosomen. Etwa eines von 1000 anscheinend normalen neugeborenen Mädchen hat diese Störung. Diese Kinder sind im Vergleich zu ihren Geschwistern in der Regel weniger intelli-

▲ Siehe Seite 1224

gent. Sterilität kommt zwar manchmal vor, einige Frauen mit Triplo-X-Syndrom brachten jedoch körperlich normale Kinder mit normalen Chromosomen zur Welt.

Auch Kinder mit vier oder sogar fünf X-Chromosomen hat es schon gegeben. Die Wahrscheinlichkeit einer geistigen Behinderung und körperlicher Fehlbildungen nimmt mit der Zahl der zusätzlichen X-Chromosomen, vor allem jedoch ab vier X-Chromosomen, zu.

Klinefelter-Syndrom

Jungen mit dem Klinefelter-Syndrom haben ein zusätzliches X-Chromosom. Diese relativ häufig vorkommende Chromosomenabweichung (XXY) kommt bei etwa einem von 700 neugeborenen Jungen vor.

Die körperlichen Charakteristika können vielfältig sein. Die meisten Jungen mit Klinefelter-Syndrom sind groß und sehen recht normal aus. Sie sind normal intelligent, viele haben jedoch Schwierigkeiten im sprachlichen Bereich und beim Lesen. Die meisten können mit Hilfe einer Sprech- und Sprachtherapie in der Schule letztlich gute Ergebnisse erzielen. Die Pubertät setzt in der Regel zur üblichen Zeit ein, die Hoden bleiben aber meist klein. Die betroffenen Jungen sind gewöhnlich steril. Ihr Bartwuchs ist oft schwach, die Brust leicht vergrößert. Bei manchen Männern hat sich eine Testosteronbehandlung als günstig erwiesen; mit ihr läßt sich ein männlicheres Aussehen erreichen und die Knochendichte erhöhen.

XYY-Syndrom

Bei den Kindern, die mit einem zusätzlichen Y-Chromosom geboren werden, handelt es sich um Jungen. Sie sind meist groß und haben Sprachprobleme.

Fragiles-X-Syndrom

Geistige Behinderung▲ kommt bei Jungen häufiger vor als bei Mädchen, zum Teil deswegen, weil das X-Chromosom rezessive Gene (X-gebundene Gene) für eine geistige Behinderung haben kann, was bei Mädchen meist durch ein normales Gen auf dem anderen X-Chromosom ausgeglichen wird. Eine Störung, bei der solche rezessiven Gene existieren, ist das sogenannte Fragile-X-Syndrom. Bei dieser Störung – nach dem Down-Syndrom die am häufigsten diagnostizierte Ursache für geistige Behinderung – ist das X-Chromosom fehlgebildet.

Zu den Symptomen zählen außer der geistigen Behinderung große, abstehende Ohren, vorspringendes Kinn und Stirn, große Hoden (erst nach der Pubertät sichtbar). Seltsamerweise sind einige Jungen mit dieser Störung geistig normal, während einige Mädchen, die lediglich das Merkmal der rezessiven Gene tragen, normal aussehen, aber geistig behindert sind. Das Fragile-X-Syndrom läßt sich bereits vor der Geburt nachweisen. Ob es aber tatsächlich eine geistige Behinderung nach sich ziehen wird, läßt sich nicht vorhersagen.

KAPITEL 255

Geistige Behinderung

Geistig behinderte Menschen haben unterdurchschnittliche intellektuelle Fähigkeiten, die seit der Geburt oder frühen Kindheit bestehen.

Geistig zurückgebliebene Menschen sind intellektuell wenig entwickelt, lernen nur schwer und können sich sozial schlecht einpassen.

▲ Siehe unten
■ Siehe Seite 1233
★ Siehe Seite 1289
● Siehe Seite 1292

Ursachen

Intelligenz wird zum einen vererbt und hängt zum anderen von äußeren Einflüssen ab. Warum jemand geistig behindert ist, läßt sich meist nicht sagen. Bestimmte Faktoren während der Schwangerschaft können jedoch zur Entwicklung einer geistigen Behinderung beitragen. An erster Stelle stehen hier die Einnahme fruchtschädigender Medikamente, exzessiver Alkoholkonsum, radioaktive Strahlung, Mangelernährung sowie bestimmte Virusinfektionen wie Röteln. Chromosomenfehler wie das Down-Syndrom■ sind eine häufige Ursache für geistige Behinderung. Weitere mögliche Ursachen sind zahlreiche Erbkrankheiten, von denen sich einige wie Phenylketonurie★ und Kretinismus● (Mangel an Schilddrüsenhormonen) korrigieren

Grad der geistigen Behinderung

Behinderungsgrad	IQ-Bereich	Fähigkeiten im Vorschulalter (Geburt bis 5 Jahre)	Fähigkeiten im Schulalter (6 bis 20 Jahre)	Fähigkeiten im Erwachsenenalter (21 Jahre und älter)
Gering	52–68	Kann sich soziale und kommunikative Fähigkeiten aneignen; Muskelkoordination ist leicht beeinträchtigt; wird oft erst später erkannt	Kann mit 18, 19 Jahren das Niveau eines Grundschulabschlusses erreichen; kann bei entsprechender Unterstützung in der Gemeinschaft leben; ist erziehbar	Kann sich ausreichende soziale und berufliche Fähigkeiten für ein selbständiges Leben aneignen; braucht aber in Zeiten starken sozialen oder wirtschaftlichen Drucks Anleitung und Unterstützung
Mittelgradig	36–51	Kann sprechen oder kommunizieren lernen; ist sozial unreif; schwache Muskelkoordination; profitiert von einem Training zur Selbständigkeit	Kann gewisse soziale und berufliche Fähigkeiten erlernen; kommt meist nicht über das Lernniveau eines Zweitkläßlers hinaus; kann sich allein an bekannten Orten bewegen	Kann in geschützter Lebens- und Arbeitsatmosphäre als ungelernter oder angelernter Arbeiter ein selbständiges Leben führen; braucht bei leichter sozialer und wirtschaftlicher Belastung eine gewisse Überwachung und Unterstützung
Schwer	20–35	Kann einige Worte sprechen; kann mit seinen Grundbedürfnissen in einem gewissen Maß selbst fertig werden; kann sich gar nicht oder kaum ausdrücken; schlechte Muskelkoordination	Kann sprechen oder kommunizieren lernen; kann einfache tägliche Verrichtungen lernen; ist trainierbar	Kann unter ständiger Betreuung selbständig handeln; kann in einer geschützten Lebensatmosphäre Selbstschutztechniken entwickeln
Schwerst	19 und darunter	Extrem retardiert; schlechte Muskelkoordination; muß gepflegt werden	Minimale Muskelkoordination; kann gewöhnlich nicht laufen oder sprechen	Minimale Muskelkoordination und Sprachfähigkeiten; selbständiges Handeln nur sehr beschränkt; muß gepflegt werden

Nach Kenny T. J., Clemmens R. L.: Mental Retardation, in *Primary Pediatric Care,* herausgegeben von R. A. Hoekelman, St. Louis, C.V. Mosby Company, 1997, S. 410, mit freundlicher Genehmigung.

lassen, bevor das Kind geistig zurückbleibt. Auch Komplikationen im Zusammenhang mit der Geburt, wie Frühgeburt, Schädelverletzungen oder Sauerstoffmangel während der Geburt, können eine geistige Behinderung verursachen.

Diagnose und Prognose

Eine geistige Behinderung, die sich einmal ausgebildet hat, ist nicht mehr rückgängig zu machen. Eine frühzeitige Diagnose macht es dann möglich, ein langfristiges Förderprogramm zu planen.

Unterdurchschnittliche intellektuelle Fähigkeiten können mit Hilfe standardisierter Intelligenztests bestimmt und gemessen werden. Diese Tests orientieren sich meist an den Fähigkeiten von Kindern der sozialen Mittelschicht, erlauben es im allgemeinen jedoch, vor allem beim älteren Kind, die intellektuellen Fähigkeiten vernünftig einzuschätzen.

Kinder mit einem Intelligenzquotienten (IQ) von 69 bis 84 können in der Schule Lernprobleme haben, sind aber nicht als geistig behindert einzustufen. Sie werden selten vor der Einschulung erkannt; meist treten die Lern- und Verhaltensprobleme erst danach zutage. Mit einer entsprechenden Förderung können sie die Schule erfolgreich absolvieren und ein normales Leben führen.

Alle Kinder, die geistig zurückgeblieben sind, können von einer Ausbildung profitieren. Kinder mit **leichter Behinderung** (IQ von 52 bis 68) können im Lesen das Niveau eines Viert- bis Sechstkläßlers erreichen. Trotz der Schwierigkeiten, die sie beim Lesen haben, erlernen die meisten von ihnen jene grundlegenden Dinge, die für das tägliche Leben nötig sind. Sie brauchen aber eine gewisse Aufsicht und Unterstützung sowie spezielle Lern- und Übungseinrichtungen. In ihrem späteren Leben sind sie auf eine geschützte Lebens- und Arbeitsatmosphäre angewiesen. Obwohl sie meist keine groben körperlichen Defekte haben, sind sie vermehrt anfällig für Krampfanfälle.

Sozial sind sie meist unreif und wenig differenziert und nur bedingt in der Lage, mit anderen sozialen Kontakt zu halten. Sie können impulsive Verbrechen begehen – schwere Straftaten kommen allerdings nur selten vor –, oft als Mitglied einer Bande und manchmal, um innerhalb einer Gruppe als gleichberechtigt akzeptiert zu werden.

Kinder mit **mittelgradiger Behinderung** (IQ von 36 bis 51) lernen deutlich langsamer sprechen und erreichen auch andere Meilensteine der Entwicklung, wie selbständig zu sitzen und zu laufen, mit deutlicher Verzögerung. Mit Unterstützung können leicht und mittelgradig behinderte Erwachsene, die unterschiedlich stark von Betreuung abhängig sind, in einer Gemeinschaft leben. Manche leben in einer betreuten Wohngemeinschaft und kommen mit minimaler Unterstützung aus, andere brauchen intensivere Betreuung, wie sie beispielsweise ein Heim bietet.

Schwer behinderte Kinder (IQ von 20 bis 35) kann man nur schwer fördern. **Schwerst behinderte Kinder** (IQ von 19 oder darunter) lernen meist weder sprechen noch gehen.

Die Lebenserwartung von geistig zurückgebliebenen Kindern kann, je nach Ursache und Schweregrad der Behinderung, verkürzt sein. Im allgemeinen sterben sie früher, je stärker sie behindert sind.

Früherkennung

In einer genetischen Beratungsstelle können die Eltern von geistig behinderten Kindern die Ursache der Störung möglicherweise kennen und verstehen lernen. Außerdem erfahren sie, wie hoch ihr wahrscheinliches Risiko ist, ein weiteres geistig behindertes Kind zu bekommen. Amniozentese und Chorionzottenbiopsie sind vorgeburtliche Untersuchungsverfahren▲, mit denen sich beim Feten eine Reihe von Fehlentwicklungen, darunter Chromosomenveränderungen oder Rückenmark- oder Gehirnschäden erkennen lassen. Allen schwangeren Frauen über 35 Jahren wird eine Chorionzottenbiopsie oder Amniozentese empfohlen, um festzustellen, ob sie ein Kind mit Down-Syndrom bekommen. Im Ultraschallbild lassen sich fetale Gehirnschäden diagnostizieren. Ein erhöhtes Risiko für Down-Syndrom und Spina bifida läßt sich ausmachen, indem der Alpha-Fetoproteinspiegel im Blut der Frau bestimmt wird.■ Wird noch während der Schwangerschaft festgestellt, daß das Kind geistig behindert sein wird, haben die Eltern die Möglichkeit, über einen Schwangerschaftsabbruch und ihre weitere Familienplanung nachzudenken.

Behandlung

Der Hausarzt sollte in Zusammenarbeit mit den entsprechenden Fachärzten ein umfassendes, auf die individuellen Bedürfnisse des behinderten Kindes abgestelltes Programm entwickeln. Ein in seiner Entwicklung verzögertes Kind sollte, sobald der Verdacht auf eine geistige Behinderung stark ist, schon früh in ein Förderprogramm aufgenommen werden. Wichtiger Bestandteil dieses Programms ist der emotionale Rückhalt durch die Familie. Ein geistig behindertes Kind lebt am besten zu Hause oder in einer anderen Form von Gemeinschaft. Wann immer möglich, sollte es einen integrierten Ganztagskindergarten oder die Vorschule besuchen.

Bei der Beurteilung der Behinderung ist der Grad der sozialen Fähigkeiten genauso hoch einzustufen wie der IQ. IQ und fehlende soziale Fähigkeiten sind beides Ursachen für Probleme von Kindern am unteren Ende der IQ-Skala. Liegt der IQ höher, müssen andere Faktoren wie körperliche Behinderungen, Persönlichkeitsdefekte, geistige Erkrankungen und soziale Faktoren stärker berücksichtigt werden, wenn es darum geht zu beurteilen, ob eine Pflege erforderlich ist.

Aus medizinischen Gründen ist es nur selten notwendig, das Kind in einem Heim unterzubringen; dieses sollte nicht ohne ausführliche Beratung im Familienkreis und

▲ Siehe Kasten, Seite 1131

■ Siehe Seite 1129

mit den Ärzten in Betracht gezogen werden. Allerdings kann die Pflege und Betreuung eines geistig behinderten Kindes die Verantwortlichen derart überlasten, daß die Familie daran zerbrechen kann. Jede Familie, in der ein geistig behinderter Mensch lebt, braucht psychologische Unterstützung und Entlastung durch tatkräftige Hilfe bei der täglichen Pflege. Dieses kann durch Einrichtungen wie Tagesversorgungszentren, Haushaltshilfen, Kinderbetreuung und Teilzeitpflegeheime geschehen. Dem behinderten Erwachsenen sollte langfristig ein Zuhause in entsprechenden Wohngemeinschaften oder Heimen geboten werden.

KAPITEL 256

Kranke Kinder und ihre Familie

Wer ein krankes Kind pflegt – ob Familie, Freunde, Ärzte, Krankenschwestern oder andere –, steht unter einer besonderen Form von Streß. Einen Dritten leiden zu sehen, tut immer weh. Handelt es sich bei diesem Dritten dann auch noch um ein Kind, kann einen dieses ganz besonders aus dem Gleichgewicht bringen und so widersprüchliche Gefühle wie Sorge, Angst, Schuld, Ärger und auch Groll hervorrufen.

Das kranke Neugeborene

In den ersten Stunden und Tagen nach der Geburt beginnt sich zwischen den Eltern und ihrem neugeborenen Kind eine starke psychische Bindung zu entwickeln. Dieser Vorgang wird durch die Erfahrungen der Eltern während ihrer eigenen Kindheit beeinflußt, durch ihre kulturellen und sozialen Ansichten zur Kindererziehung, durch ihre Persönlichkeit, ihren Wunsch und ihre innere Bereitschaft, ein Kind zu haben. Diese tiefe emotionale Bindung zwischen Eltern und Kind sichert die Unterstützung, die das Kind für eine gesunde körperliche und seelische Entwicklung braucht.

Wenn das Neugeborene krank ist oder zu früh geboren wurde, vor allem aber wenn es auf der Neugeborenenstation bleiben muß, wird diese Bindung an das Kind erheblich erschwert. Während der vielen Tage oder Wochen, in denen die Eltern von ihrem Kind getrennt sind, ist es nicht möglich, eine normale Beziehung zu entwickeln. Aus diesem Grund sollten Eltern und enge Verwandte das Kind so oft und so früh wie möglich nach der Geburt besuchen. Nach gründlichem Händewaschen und Anziehen der dafür vorgesehenen Schutzkleidung sollten sie das Kind, sofern sein Zustand es zuläßt, berühren und im Arm halten. Kein Neugeborenes ist zu krank, um von den Eltern gesehen und berührt zu werden – das gilt auch, wenn es am Beatmungsgerät hängt. Die Eltern-Kind-Bindung kann vertieft werden, wenn die Eltern ihr Kind füttern, baden und anziehen können und vor allem, wenn die Mutter ihrem kranken Kind Muttermilch geben kann, auch wenn es anfangs über eine Kanüle ernährt werden muß.

Hat das Neugeborene eine angeborene Fehlbildung, sollten Eltern und Arzt gemeinsam über den Zustand des Kindes, die Behandlungsmöglichkeiten und die wahrscheinliche Prognose sprechen. Beide Elternteile sollten das Kind gemeinsam so schnell wie möglich nach der Geburt sehen, ohne Rücksicht auf seinen medizinischen Zustand.

Wenn ein Kind stirbt, kann in den Eltern, die das Kind nie gesehen oder berührt haben, das Gefühl entstehen, nie ein Kind gehabt zu haben. Dieses Leeregefühl kann überwältigend sein. Eine lange, schwere Depression kann die Folge sein, weil die Eltern Probleme haben, ein Kind zu betrauern, das sie nie gesehen haben. Der Prozeß der Trauer kann dann zu keinem Ende kommen. Eltern, die ihr Kind nicht sehen und berühren konnten, als es noch am Leben war, kann es helfen, dies nach dessen Tod nachzuholen, wenngleich diese Erfahrung natürlich sehr schmerzhaft ist. Ebenso kann es ihnen helfen, Fragen zu stellen und sich die genauen Umstände der Krankheit und des Todes ihres Kindes erklären zu lassen. Eltern, die ein Kind verloren haben, empfinden oft unangebrachte Schuldgefühle, über die sie unbedingt sprechen müssen.

Ist die Trauer der Eltern überwältigend stark oder hält sie ungewöhnlich lange an, kann eine psychologische Beratung hilfreich sein. Waren an dem Tod des Kindes erbliche Faktoren ursächlich beteiligt, hilft den Eltern eine genetische Beratung, das Risiko bei einer weiteren Schwangerschaft realistisch einzuschätzen.

Das chronisch kranke Kind

Zu den chronischen Krankheiten bei Kindern gehören Asthma, Zerebralparese, Mukoviszidose, Herzfehler, Diabetes, Spina bifida, entzündliche Darmerkrankungen, Niereninsuffizienz, Epilepsie, Krebs, juvenile rheumatoide Arthritis, Hämophilie, Sichelzellenanämie und geistige Behinderung. Jede dieser Erkrankungen ist – für sich genommen – zwar selten, doch insgesamt betreffen sie zehn bis 20 Prozent aller Kinder.

Auswirkungen und Folgen für die Kinder

Trotz vieler Unterschiede, was die Symptome und deren Schweregrad im Einzelfall angeht, einen doch einige der folgenden Punkte die betroffenen Kinder:

- Schmerzen und körperliche Beschwerden
- Verzögertes Wachstum und Entwicklung
- Häufige Arztbesuche und Krankenhausaufenthalte
- Tägliche medizinische Versorgung (manchmal mit schmerzhaften oder unangenehmen Eingriffen)
- Weniger Möglichkeiten, mit anderen Kindern zu spielen

Wegen der körperlichen Auffälligkeiten kann das Kind von Gleichaltrigen abgelehnt werden. Eine Behinderung kann das Kind davon abhalten, eigene gesetzte Ziele zu erreichen. Da es nur wenig behinderte Erwachsene mit Vorbildfunktion gibt (z. B. TV-Stars), ist es für ein behindertes Kind besonders schwierig, seine Identität zu finden.

Auswirkungen und Folgen für die Familie

Für die Familie bedeutet die chronische Behinderung ein schmerzvolles Abschiednehmen von all den Plänen und Träumen, die sie für ihr Kind hatten. Durch den hohen Zeitaufwand der Eltern für das kranke Kind kommen gesunde Geschwister zu kurz. Weitere Probleme sind hohe Geldausgaben, Probleme mit den Institutionen, verlorengegangene Chancen (wenn beispielsweise ein Elternteil dadurch seine Berufstätigkeit aufgeben muß) und soziale Isolierung. An diesem Streß kann eine Ehe zerbrechen, vor allem wenn noch andere Probleme wie finanzielle Sorgen hinzukommen. Entstellende Fehlbildungen wie eine Lippenspalte oder ein Hydrozephalus (bei dem durch eine erhöhte Flüssigkeitsansammlung im Gehirn das Hirngewebe zusammengepreßt wird und das Kind einen vergrößerten Schädel hat) können die Bindung zwischen dem Kind und der Familie erschweren.

Wenn die Eltern von der Behinderung ihres Kindes erfahren, kann sie dies wie ein Schlag treffen. Schock, Leugnen, Wut, Trauer, Depression, Schuldgefühle und Angst – all dies sind mögliche und ganz natürliche Reaktionen, die zu jeder Zeit auftreten können. Da jeder Elternteil anders reagiert, kann dies die Kommunikation zwischen beiden erschweren. Aus dem Mitleid mit dem Kind und aufgrund der hohen Belastung, unter der die Familie steht, können Erziehungsfehler resultieren, die nicht zuletzt auch Verhaltensstörungen zur Folge haben können. Ein Elternteil kann übermäßig mit dem Kind beschäftigt sein und so das normale familiäre Miteinander aus dem Gleichgewicht bringen. Der berufstätige Elternteil kann an der Entwicklung des Kindes nicht so intensiv teilnehmen und sich deshalb ausgegrenzt fühlen.

Probleme mit der Umgebung

Die Menschen in der Umgebung des Kindes – Nachbarn und Mitbürger – wissen häufig nicht viel über die Behinderung des Kindes und den damit verbundenen Versorgungs- und Pflegeaufwand. Pflege- bzw. Behinderteneinrichtungen sowie Ausbildungsmöglichkeiten und behindertengerechte bauliche Maßnahmen wie Auffahrrampen, abgesenkte Bordsteine usw. lassen häufig zu wünschen übrig. Die Kommunikation und Koordination zwischen den Vertretern der Heil- und Pflegeberufe, den Eltern und dem Gesundheitswesen ist oft unbefriedigend.

Lösungen

Diese Probleme lassen sich oft nur schwer lösen, zum Teil weil die jeweiligen Verantwortlichen in unterschiedlichen Institutionen organisiert sind. Im Idealfall koordiniert eine Person, meist der Haus- oder Kinderarzt, alle Dienstleistungen und plant auch das Therapieprogramm. Dieses koordinierte Vorgehen, das auch als »Case-Management« bezeichnet wird, schließt folgende Punkte ein:

- Beurteilung der medizinischen, schulischen sowie soziopsychischen Bedürfnisse von Kind und Familie
- Planung aller medizinischen und nichtmedizinischen Leistungen, mit klarer Rollenzuweisung für jeden Anbieter
- Koordination aller Leistungen und Anbieter
- Überwachung der vom Kind und der Familie erzielten Fortschritte und nötigenfalls die entsprechende Anpassung des Leistungsangebots
- Training der sozialen Fähigkeiten des Kindes, damit es mit Gleichaltrigen und Erwachsenen besser zurechtkommt
- Versorgung der Familie mit Beratung, Erziehung, sonstiger Unterstützung, Schulen und finanziellen Erleichterungen

Ein solches Case-Management ist unter den gegebenen Bedingungen praktisch unmöglich. Um ihrem Kind dennoch die bestmögliche Hilfe angedeihen zu lassen, eignen sich die meisten Eltern möglichst viel Wissen über die Krankheit ihres Kindes an – sei es, indem sie Fachliteratur lesen oder mit Ärzten und dem Pflegepersonal sprechen. Eine Zusammenarbeit zwischen Ärzten, Sozialarbeitern, Lehrern und anderen – im gemeinsamen Bemühen um das Kind und seine Entwicklung – kann sich ausgesprochen positiv auswirken. Manchmal ist eine Familien- und Finanzberatung angebracht. Vielerorts gibt es Elternselbsthilfegruppen. Sie bringen die Familien zusammen, die dasselbe Schicksal mit derselben Erkrankung oder Störung erlitten haben, und bereit sind, ihre Erfahrungen an andere weiterzugeben.

KAPITEL 257

Entwicklungsstörungen

Mögliche Entwicklungsstörungen bei Kindern sind unter anderem Gedeih-, Verhaltens-, Eß- und Schlafstörungen, Probleme bei der Sauberkeitserziehung, Phobien, Hyperaktivität, Aufmerksamkeits- und Lernstörungen.

Gedeihstörungen

Der Begriff Gedeihstörung bezieht sich in erster Linie auf ein verzögertes Längenwachstum. Aufgrund einer Wachstumsstörung und der daraus entstehenden Folgen kann die Entwicklung (Reifung) verzögert sein.

Ursachen

Von Gedeihstörungen spricht man gewöhnlich bei kleinen Kindern, vor allem bei Kindern unter zwei Jahren. Ein Kind mit einer Gedeihstörung erhält nicht die für ein normales Wachstum und eine normale Entwicklung nötigen Nährstoffe. Der Gedeihstörung kann eine organische Störung zugrunde liegen, die die Nahrungsaufnahme, den Stoffwechsel oder die Ausscheidungsfunktion beeinträchtigt. Auf der anderen Seite können auch psychische, soziale oder wirtschaftliche Faktoren eine Rolle spielen. Das Kind kann einen schlechten Appetit haben oder einfach nicht genug zu essen bekommen. Appetitlosigkeit kann durch eine Depression verursacht sein, die wiederum durch mangelnde soziale Anregung – wie sie bei Kindern im Brutkasten oder vernachlässigten Kindern anzutreffen ist – entstehen kann.

Diagnose

Säuglinge und Kleinkinder werden im Rahmen der routinemäßigen Vorsorgeuntersuchungen gewogen und gemessen. Die aktuellen Meßwerte werden mit den jeweils letzten und den Werten der Standard-Wachstumskurven verglichen.▲ Ist die Wachstumsrate angemessen, liegt keine Wachstumsstörung vor, auch wenn das Kind vielleicht kleiner ist als normal.

Um die Ursache der Wachstumsstörung festzustellen, wird das Kind körperlich untersucht, den Eltern werden detaillierte Fragen gestellt zur Ernährung, zu sozialen Problemen und den Krankheiten, die das Kind hatte oder die in der Familie gehäuft auftreten. Routineuntersuchungen, wie ein großes Blutbild, können durchgeführt werden. Umfassendere Untersuchungen werden lediglich gemacht, wenn der Verdacht auf eine organische Erkrankung besteht.

Prognose und Behandlung

Der Gedeihstörung zugrundeliegende Störungen müssen behandelt werden. Wie gut das Kind auf die Behandlung anspricht, hängt von der spezifischen Ursache ab. Nimmt das Kind nicht genügend Nahrung auf, müssen bei der Behandlung neben den organischen Faktoren auch mögliche psychische, soziale oder wirtschaftliche Faktoren berücksichtigt werden. Manchmal, vor allem wenn keine organische Ursache gefunden werden kann, werden soziale Einrichtungen sowie eine psychologische oder psychotherapeutische Beratung der Eltern bzw. der Erziehungsberechtigten des Kindes in die Behandlung miteinbezogen.

Manche Kinder holen, vor allem wenn die Gedeihstörung im ersten Lebensjahr auftritt – einem wichtigen Entwicklungszeitraum für das Gehirn – den Entwicklungsrückstand im Vergleich zu ihren Altersgenossen nie wieder auf, auch wenn sich ihr körperliches Wachstum normalisiert. Art und Ausmaß der Entwicklungsstörung sowie der emotionalen Probleme variieren von Kind zu Kind. Etwa ein Drittel dieser Kinder ist geistig unterdurchschnittlich entwickelt, vor allem was ihre verbalen Fähigkeiten anbelangt. Etwa die Hälfte der betroffenen Kinder hat weiterhin soziale und emotionale Probleme oder Eßstörungen (langsame oder wählerische Esser).

Verhaltensstörungen

Von Verhaltensstörungen spricht man, wenn Verhaltensmuster vorliegen, die normale Beziehungen zwischen dem Kind und anderen Menschen stören und erschweren.

Verhaltensstörungen können milieubedingt sein, auf Gesundheits- oder Entwicklungsstörungen zurückzuführen oder einfach eine Temperamentsfrage sein. Der Verhaltensstörung kann auch eine gestörte Beziehung zu Eltern, Lehrern oder sonstigen Betreuern zugrunde liegen.

Um die Diagnose stellen zu können, werden die Eltern detailliert befragt und aufgefordert, den typischen Tagesablauf ihres Kindes chronologisch zu schildern. Im Mittelpunkt des Interesses stehen die Umstände, die zu der Verhaltensstörung führen, sowie das Verhalten selbst im einzelnen. Untersucht werden auch die Interaktionen zwischen Eltern und Kind.

▲ Siehe Kasten, Seite 1192

Verhaltensstörungen werden mit der Zeit meist schlimmer; um dieses zu verhindern, muß die Behandlung rechtzeitig einsetzen. Ein positiver und erfreulicher Kontakt zwischen Eltern und Kind kann das Selbstbewußtsein der Eltern und des Kindes heben. Eine verbesserte Interaktion hilft, den Teufelskreis eingefahrener Verhaltensmuster (negatives Verhalten ruft negative Reaktionen hervor) zu durchbrechen.

Eltern-Kind-Interaktionsprobleme

Beziehungsstörungen zwischen Eltern und Kind.

Interaktionsprobleme können bereits in den ersten Lebensmonaten des Kindes beginnen. Die Beziehung zwischen Mutter und Kind kann durch eine schwierige Schwangerschaft oder Geburt von Anfang an belastet sein. Eine nach der Geburt auftretende Depression der Mutter oder fehlende Unterstützung durch den Vater des Kindes, Verwandte oder Freunde können sich störend auf die Mutter-Kind-Beziehung auswirken. Die nicht berechenbaren Schlaf- und Still- bzw. Fütterungszeiten können das Verhältnis weiter belasten. Die meisten Babys schlafen in den ersten zwei bis drei Lebensmonaten nachts nicht durch. Außerdem schreien viele Kinder in dieser Zeit oft anhaltend und intensiv. Zu der Erschöpfung der Eltern können feindselige Gefühle und Schuldgefühle dem Kind gegenüber sowie Verzweiflung hinzukommen und die Beziehung zum Kind beeinträchtigen. Die Beziehungsstörung kann sich negativ auf die geistige und soziale Entwicklung des Kindes auswirken und Gedeihstörungen verursachen. ▲

Behandlung

Die Behandlung besteht in der Regel darin, die Eltern über die Entwicklung des Kindes aufzuklären und ihnen zu helfen, wie sie mit dem charakteristischen Temperament ihres Kindes – das ebenfalls einen Gesprächsschwerpunkt bilden kann – umgehen können. Dieses hilft den Eltern, realistischere Erwartungen an das Kind zu stellen und zu erkennen, daß Schuldgefühle und Konflikte in der Kindererziehung normal sind. Dadurch lernen die Eltern, ihre Gefühle zu akzeptieren und eine gesunde, neue Beziehung zu ihrem Kind aufzubauen.

Trennungsangst

Die Reaktion eines Kindes auf die Trennung von einem Elternteil.

Im Alter von acht bis 18 Monaten, manchmal auch 24 Monaten, gehört es zur normalen Entwicklung, daß ein Kind weint, wenn die Mutter den Raum verläßt oder sich ihm ein Fremder nähert. Die Intensität dieses Verhaltens ist von Kind zu Kind verschieden. Einige Eltern vermuten jedoch, vor allem beim ersten Kind, es handele sich um ein emotionales Problem und reagieren, indem sie das Kind »überbehüten« und jede Trennung oder neue Situationen vermeiden. Ein solches Verhalten kann die Entwicklung und Reifung des Kindes stören. Der Vater kann die Trennungsangst des Kindes möglicherweise als Zeichen werten, daß die Mutter das Kind »verzogen« hat; er kritisiert die Mutter oder versucht, das Verhalten des Kindes durch Schelten oder Strafen zu ändern.

Behandlung

Im Rahmen der Behandlung wird den Eltern versichert, daß das Verhalten ihres Kindes durchaus normal ist. Es wird ihnen erläutert, wie sie damit umgehen können. Sie werden dazu ermuntert, das Kind weniger zu behüten und ihm mehr Freiheit zu lassen, sich normal zu entwickeln.

Probleme mit der Disziplin

Um Disziplin als erwünschtes Verhalten zu fördern, wird meist ein System von Belohnung und Bestrafung eingesetzt. Versuche, das kindliche Verhalten durch Tadel und Schläge zu steuern, mögen, sparsam verwendet, kurzfristig einen Effekt zeigen. Häufig eingesetzt, sind sie jedoch unwirksam. Schimpfen oder Schläge beeinträchtigen außerdem das Sicherheits- und Selbstwertgefühl des Kindes. Unangemessene Disziplinierungsmaßnahmen können ein sozial nicht akzeptables Verhalten zur Folge haben. Drohungen, das Kind zu verlassen oder fortzuschicken, schädigen das Kind psychisch.

Fast alle Kinder ziehen es vor, für unangemessenes Verhalten »negative« Aufmerksamkeit in Form von Schimpfen oder Bestrafung zu bekommen, bevor sie gar nicht beachtet werden. Darum sollten sich die Eltern jeden Tag spezielle Zeiten reservieren, in denen sie sich mit ihrem Kind angenehm beschäftigen und wohlfühlen. In dieser Zeit haben sie außerdem Gelegenheit, gutes Verhalten positiv zu stärken. Lob und Belohnung verstärken wünschenswertes Verhalten.

▲ Siehe Seite 1241

Teufelskreise

Bei diesem Verhaltensmuster reagieren die Eltern oder sonstige Betreuer des Kindes auf unerwünschtes Verhalten des Kindes negativ (z. B. ärgerlich oder feindselig). Das löst beim Kind wiederum negatives Verhalten aus, dem erneut eine negative Reaktion von erzieherischer Seite folgt.

Dieses Verhaltensmuster beginnt oft, wenn ein Kind aggressiv und bockig ist. Die Eltern bzw. Erziehungsberechtigten reagieren darauf, indem sie schimpfen, schreien und schlagen. So mögen manche z. B. auf das typische trotzige Verhalten eines Zweijährigen oder auf freche Antworten des Vierjährigen reagieren. Es kann aber von seiten der Eltern auch der hilflose Versuch sein, mit einem von Geburt an »schwierigen« Kind fertig zu werden. Ein solches Kind reagiert auf Belastung und Unbehagen oft eher mit Starrsinn, unverschämten Antworten, Aggressivität und Wutausbrüchen als mit Tränen.

Ein Teufelskreis kann auch entstehen, wenn Eltern auf ein ängstliches, anhängliches und sie manipulierendes Kind reagieren, indem sie es übermäßig behüten und zu freizügig sind. Dann wird das Kind dem Arzt meist wegen »medizinischer« Beschwerden vorgestellt, die sich jedoch recht schnell als Verhaltensstörungen herausstellen. Bei der Beschreibung eines typischen Tagesablaufs treten Konflikte bei den Mahlzeiten sowie Trennungsprobleme beispielsweise anläßlich des Mittagsschlafs oder beim Zubettgehen zutage. Die Eltern neigen außerdem dazu, Aufgaben zu erledigen, die das Kind selbst übernehmen könnte, wie anziehen und füttern. Die Eltern gehen oft fälschlicherweise davon aus, Grenzen schaden ihrem Kind.

Behandlung

Der Teufelskreis läßt sich unterbrechen, wenn die Eltern lernen, das negative Verhalten ihres Sprößlings wie Wutanfälle oder Essensverweigerung zu ignorieren. Bei einem Verhalten, das nicht ignoriert werden kann, kann Ablenkung hilfreich sein. Außerdem ist es sinnvoll, die häuslichen Reibereien einzudämmen und das positive Verhalten des Kindes durch Lob zu verstärken. Eltern und Kind sollten täglich mindestens 15 bis 20 Minuten mit gemeinsamen, vergnüglichen Aktivitäten verbringen.

Läßt sich durch diese Maßnahmen das Reaktionsmuster innerhalb von drei bis vier Monaten nicht durchbrechen, sollte das Kind einem Psychologen oder Psychotherapeuten vorgestellt werden.

Eßstörungen

Es ist völlig normal, daß der Appetit bei Kindern im Alter zwischen ein und acht Jahren vorübergehend abnimmt; dieses steht in Verbindung mit dem in dieser Zeit langsameren Wachstum. Eßstörungen können dann entstehen, wenn das Kind zum Essen gezwungen wird oder die Eltern bzw. Erziehungsberechtigten zuviel Aufhebens um seinen Appetit und seine Eßgewohnheiten machen. Ein Kind mit Eßstörung sitzt häufig mit Essen im Mund da, ohne zu kauen oder zu schlucken, während die Eltern ihm gut zureden oder ihm drohen. Manche Kinder reagieren mit Erbrechen auf die Versuche der Eltern, sie zwangsweise zu füttern.

Behandlung

Wichtig ist zunächst einmal, die Spannung und die negativen Emotionen, die bei Tisch vorherrschen, abzubauen. Emotionsgeladene Szenen bei Tisch lassen sich vermeiden, indem das Essen vor das Kind gestellt und nach 15 bis 20 Minuten ohne Kommentar wieder abgeräumt wird. Das Kind darf bei den Mahlzeiten essen, soviel es will, Zwischenmahlzeiten sollten jedoch eingeschränkt werden. Auf diese Weise wird recht schnell ein gesundes Gleichgewicht zwischen Appetit, Essensmenge und Nahrungsbedarf hergestellt.

Schlafstörungen

Alpträume sind angsterregende Träume, die während des REM (rapid-eye-movement)-Schlafs auftreten. Das Kind wird durch den Alptraum meist völlig wach und kann sich lebhaft an die Einzelheiten des Traums erinnern. Gelegentliche Alpträume sind völlig normal, und alles, was die Eltern dabei tun sollten, ist, das Kind beruhigen. Häufige Alpträume dagegen sind ungewöhnlich und deuten auf ein psychisches Problem hin. Angsterregende Erlebnisse, Gruselgeschichten und Fernsehfilme mit Gewaltszenen können Alpträume verursachen. Das gilt speziell für Drei- bis Vierjährige, die noch nicht klar zwischen Phantasie und Wirklichkeit unterscheiden können.

Nachtangst (Pavor nocturnus) zeichnet sich durch Episoden aus, in denen das Kind kurz nach dem Einschlafen plötzlich voller Angst halb aufwacht. Das Kind kann sich an diese Episoden nicht erinnern. Beim **Schlafwandeln** steht das augenscheinlich schlafende Kind auf und geht umher. Nachtangst und Schlafwandeln treten im allgemeinen aus dem Tiefschlaf (non-REM) in den ersten drei Stunden Schlafenszeit auf.▲ Die Episoden können

▲ Siehe Kasten, Seite 297

Sekunden oder mehrere Minuten dauern. Nachtangst wirkt wegen des Schreiens und der durch nichts zu stoppenden Panik des verängstigten Kindes besonders dramatisch. Diese Schlafstörung tritt meist zwischen drei und acht Jahren auf.

Beim Schlafwandeln geht das Kind tolpatschig umher, allerdings meist ohne irgendwo anzustoßen. Es wirkt verwirrt, aber nicht ängstlich. Es wacht plötzlich mit ausdruckslosem oder verwirrtem Blick auf, ohne ganz da oder voll ansprechbar zu sein. Am nächsten Morgen kann es sich an die Episode nicht erinnern. Schätzungsweise 15 Prozent aller Kinder im Alter zwischen fünf und zwölf Jahren wandeln mindestens einmal im Schlaf. Andauerndes Schlafwandeln kommt bei ein bis sechs Prozent der Kinder, meist Jungen im Schulalter, vor. Belastende Erlebnisse können eine solche Episode auslösen.

Widerstand beim Zubettgehen ist häufig, vor allem bei Kindern im Alter zwischen einem und zwei Jahren. Das Kind weint, wenn es in seinem Bett allein gelassen wird, oder klettert heraus und sucht seine Eltern. Dieses Verhalten hängt mit der Trennungsangst und Versuchen des Kindes zusammen, seine Umgebung zunehmend zu kontrollieren.

Nächtliches Aufwachen ist eine weitere Schlafstörung bei kleinen Kindern. Etwa die Hälfte aller Kinder zwischen einem halben und einem Jahr wacht nachts auf. Nächtliche Aufwachepisoden sind auch bei Kindern mit Trennungsängsten zu beobachten. Bei älteren Kindern treten diese Episoden meist nach einem Umzug, einer Krankheit oder einem anderen belastenden Ereignis auf. Schlafstörungen können durch lange Schlafphasen am Nachmittag oder durch stürmisches, zu aufregendes Spielen vor dem Zubettgehen verstärkt werden.

Behandlung

Sowohl Nachtangst als auch Schlafwandeln hören meist von selbst wieder auf, obwohl sporadisch auftretende Episoden über Jahre auftreten können. Setzen sich diese Störungen jedoch bis in die Jugend- oder Erwachsenenzeit fort, sollte an eine psychische Störung gedacht werden.

Bei Kindern, die nicht schlafen wollen, ist es uneffektiv, das Kind wieder aufstehen zu lassen oder zum ausgiebigen Trösten längere Zeit bei ihm im Zimmer zu bleiben. Erlaubt man einem Kind mit nächtlichen Aufwachstörungen, bei den Eltern im Bett zu schlafen, verstärkt man die Störung nur noch. Genauso unproduktiv ist es, mit dem Kind zu spielen oder es zu füttern, zu schlagen oder zu schelten. Wirkungsvoller ist es dagegen meist, das Kind mit beruhigenden Worten wieder ins Bett zu bringen. Hilfreich kann auch sein, das Kind mit einer kurzen Geschichte zu beruhigen, ihm seine Lieblingspuppe oder -decke zu geben oder eine Nachtleuchte brennen zu lassen.

Sauberkeitserziehung

Den meisten Kindern gelingt es, zwischen zwei und drei Jahren ihren Darm und zwischen drei und vier Jahren ihre Blase zu kontrollieren. Mit fünf Jahren können die meisten Kinder allein zur Toilette gehen und beherrschen alle Aspekte des Anziehens, Ausziehens und Abwischens. Doch etwa 30 Prozent aller gesunden Vierjährigen und zehn Prozent der Siebenjährigen sind nachts noch nicht sicher sauber bzw. trocken.

Vorbeugung und Behandlung

Das A und O bei der Sauberkeitserziehung liegt darin zu erkennen, wann ein Kind dazu bereit bzw. reif ist. Dies zeigt sich daran, daß das Kind mehrere Stunden lang trocken ist und gewickelt werden will, wenn es naß ist. Das Kind möchte sich außerdem auf den Topf oder die Toilette setzen und kann einfache Befehle ausführen. Die meisten Kinder sind zwischen zwei und drei Jahren soweit.

Am häufigsten erziehen Eltern ihr Kind zur Sauberkeit, indem sie sein »Geschäft« abpassen. Ein Kind, bei dem man die nötige Reife und Bereitschaft voraussetzen kann, wird zum Topf gebracht und aufgefordert, sich vollständig bekleidet darauf zu setzen. Dann wird es ermuntert, das Herunterziehen der Hose zu üben, etwa fünf Minuten auf dem Topf sitzen zu bleiben und sich danach wieder anzuziehen. Die Eltern begleiten das Geschehen, indem sie wiederholt den Sinn der Übung mit einfachen Worten erklären. Eine erfolgreiche Sitzung wird gelobt. Diese Methode eignet sich gut bei Kindern, deren Stuhlgang relativ regelmäßig ist. Bei den anderen Kindern sollte die Sauberkeitserziehung so lange verschoben werden, bis das Kind von allein merkt, wann es muß.

Eine weitere Methode bedient sich einer Puppe. Hierbei werden einem Kind, das für die Sauberkeitserziehung bereit zu sein scheint, die einzelnen Schritte beigebracht, indem man so tut, als ginge die Puppe zur Toilette. Die Puppe wird gelobt, wenn ihre Hose trocken ist und sie die einzelnen Phasen der Prozedur erfolgreich hinter sich gebracht hat. Danach imitiert das Kind den Vorgang mehrfach mit der Puppe und lobt auch die Puppe. Letzten Endes ahmt das Kind selbst die Puppe nach, während die Eltern das Kind loben.

Will das Kind nicht auf der Toilette sitzen, darf es aufstehen und es nach dem Essen noch einmal probieren. Weigert sich das Kind jedoch tagelang, sollte die Sauberkeitserziehung um einige Zeit verschoben werden.

Die Methode, das Sitzen auf der Toilette und erfolgreiche Sitzungen mit Lob zu verstärken, hat sich als erfolgreich erwiesen. Machtkämpfe sind ineffektiv und können die Eltern-Kind-Beziehung belasten. Hat sich aus wiederholtem Druck und Widerstand erst einmal ein Teufelskreis entwickelt, ist oft die Hilfe einer Familienberatung notwendig.

Bettnässen

Unter Bettnässen (Enuresis nocturna) versteht man nicht willentliche, wiederholte Blasenentleerungen während des Schlafs in einem Alter, in dem der größte Teil der anderen Kinder nachts bereits trocken ist.

Etwa ein Drittel der Vierjährigen und zehn Prozent der Siebenjährigen nässen nachts ein. Bei den meisten wächst sich das Problem mit der Zeit aus, allerdings ist auch etwa einer unter 100 Erwachsenen betroffen. Bettnässen kommt bei Jungen häufiger vor als bei Mädchen und scheint familiär gehäuft aufzutreten. Bettnässen wird gewöhnlich durch eine langsame Reifung verursacht, ist gelegentlich aber auch mit Schlafstörungen wie Schlafwandeln und Nachtangst verbunden. Meist produzieren diese Kinder nachts mehr Urin als andere, vor allem aber haben sie einen ungewöhnlich festen Schlaf. Eine organische Erkrankung, meist eine Harnweginfektion, liegt dem nur bei ein bis zwei Prozent der Kinder zugrunde. Selten können Störungen wie beispielsweise Diabetes Bettnässen verursachen. Manchmal liegt auch eine psychische Ursache vor.

Manche Kinder nässen nachts plötzlich wieder ein, nachdem sie lange Zeit trocken waren. Ursache für einen solchen Rückfall sind meist psychisch belastende Ereignisse oder Umstände. Genausogut kann aber auch eine organische Störung wie eine Harnweginfektion der Grund dafür sein.

Behandlung

Bei Kindern unter sechs Jahren wartet der Arzt meist ab, ob sich das Problem mit der Zeit von allein gibt. Geschieht das nicht, stehen drei Behandlungsmethoden zur Verfügung: Beratung plus Verhaltenstherapie, elektronische Alarmgeräte und Medikamente.

Beratung plus Verhaltenstherapie bezieht Eltern und Kind gemeinsam ein. Sie lernen, daß Bettnässen relativ häufig vorkommt, behoben werden kann, nicht unbedingt auf Erziehungsfehlern der Eltern beruht und kein Grund für Schuldgefühle ist. Ein Teil der Kinder wird trocken, indem sie einen Kalender führen, in den sie nasse und trockene Nächte eintragen.

Elektronische Alarmgeräte beruhen darauf, das Kind anzuhalten, den Füllzustand seiner Blase wahrzunehmen. Der Apparat macht sich durch Geräusche bemerkbar, wenn er naß wird. Nachteil dieser Methode ist, daß es relativ viel Zeit braucht, bis sie wirkt. In den ersten Anwendungswochen wacht das Kind erst auf, wenn es bereits völlig naß ist. In den darauffolgenden Wochen wacht es schon vorher auf, so daß es den Urin zumindest noch teilweise anhalten kann. Außerdem näßt es bereits nicht mehr so häufig ein. Gegen Ende der Therapie wacht das Kind bereits bei Harndrang auf. Meist kann das Alarmgerät nach drei Wochen trockener Nächte abgesetzt werden.

Medikamente werden heute relativ kritisch gesehen, nicht zuletzt wegen der möglichen unerwünschten Arzneimittelwirkungen. Sind alle anderen Behandlungsversuche erfolglos geblieben und ist es ausdrücklicher Wunsch der Familie, kann Imipramin verschrieben werden. Dieses Antidepressivum wirkt einerseits entspannend auf die Blase und stärkt andererseits den Schließmuskel, der den Harnfluß blockiert. Wenn Imipramin wirkt, dann meist be-

Verhaltenstherapie bei Bettnässen

Was in der Verantwortung des Kindes liegt:

- Einen Kalender führen, in dem nasse und trockene Nächte festgehalten werden
- Zwei bis drei Stunden vor dem Zubettgehen nichts mehr trinken
- Vor dem Zubettgehen zur Toilette gehen
- Naßgewordenen Schlafanzug und Bettzeug selbst wechseln

Was in der Verantwortung der Eltern liegt:

- Auf Bettnässen nicht mit Bestrafung oder Ärger reagieren
- Trockene Nächte mit Lob und Belohnung positiv verstärken (ein Kalender mit »Sternchen« oder andere Anreize, je nach Alter des Kindes)

Ursachen für chronische, zum Einkoten führende Verstopfung

- Stuhlverhalt aus Angst vor der Toilettenbenutzung
- Widerstand gegen die Sauberkeitserziehung
- Schmerzhafte Risse in der Analschleimhaut (Analfissur)
- Angeborene Fehlbildungen im Rückenmark- oder Analbereich
- Angeborenes Megakolon
- Schilddrüsenunterfunktion
- Mangelernährung
- Zerebralparese
- Psychiatrische Erkrankungen des Kindes oder anderer Familienmitglieder

reits in der ersten Behandlungswoche. Dieser schnelle Wirkungseintritt ist der einzige wirkliche Vorteil dieser Behandlungsmethode, vor allem wenn der Leidensdruck innerhalb der Familie groß ist. Wenn das Kind einen Monat lang nachts trocken war, kann die Dosis des Mittels über einen Zeitraum von zwei bis vier Wochen ausschleichend verringert werden, um dann ganz abgesetzt zu werden. 75 Prozent der mit Imipramin behandelten Kinder werden allerdings wieder rückfällig. Dann kann die Behandlung für drei Monate noch einmal aufgenommen werden. Ein Kind, das Imipramin einnimmt, sollte allerdings alle zwei bis vier Wochen Blut abgenommen bekommen, um die Zahl der weißen Blutkörperchen zu kontrollieren – eine starke Abnahme der weißen Blutkörperchen ist eine gefährliche, wenn auch seltene Nebenwirkung.

Eine Alternative zu Imipramin ist Desmopressin-Nasenspray, der das Harnvolumen verringert.

Einkoten

Beim Einkoten (Enkopresis) handelt es sich um eine unfreiwillige Stuhlentleerung, die nicht durch einen Organdefekt oder eine Erkrankung verursacht wird.

Bei etwa 17 Prozent der Dreijährigen und einem Prozent der Vierjährigen kommt es zu unfreiwilligen Stuhlentleerungen. Ursache ist meist Widerstand gegen die Sauberkeitserziehung, gelegentlich aber auch chronische Verstopfung, durch die die Darmwand gedehnt wird und das kindliche Gespür für einen vollen Darm und die Muskelkontrolle gestört wird.

Der Arzt versucht zunächst herauszufinden, ob die Störung eine organische oder psychische Ursache hat. Ist die Ursache eine Verstopfung, können Abführmittel verschrieben werden, oder es werden andere Maßnahmen empfohlen, mit denen regelmäßiger Stuhlgang erreicht wird. Bleiben diese Behandlungsansätze erfolglos, müssen weitere Maßnahmen ergriffen werden, um die Diagnose abzuklären. Wenn Widerstand gegen die Sauberkeitserziehung als Ursache für das Einkoten anzusehen ist, kann eine psychologische Beratung erforderlich sein.

Phobien

Irrationale oder übertriebene Angst vor Gegenständen, Situationen oder Körperfunktionen, die nicht von Natur aus gefährlich sind.

Phobien müssen von jenen Ängsten abgegrenzt werden, die für das Entwicklungsstadium des Kindes normal sind oder die durch häusliche Konflikte und Spannungen verursacht werden. Die Schulphobie ist ein Beispiel für eine übertriebene Angst, die einen Sechs- bis Siebenjährigen dazu bringen kann, nicht mehr zur Schule gehen zu wollen. Das Kind kann sich entweder schlichtweg weigern, zur Schule zu gehen, oder über Magenschmerzen, Übelkeit oder andere Symptome klagen, die es rechtfertigen, zu Hause zu bleiben. Diese übertriebene Angst kann bei einem sensiblen Kind aus Furcht vor der Strenge des Lehrers oder seinen Rügen entstehen. Beim älteren Kind (10 bis 14 Jahre) kann die Schulphobie auf eine schwerere psychische Störung hindeuten. Bei allen Kindern sollte daran gedacht werden, daß zunehmend häufiger Gewalt unter den Mitschülern zum Problem werden kann.

Behandlung

Jüngere Kinder mit Schulphobie sollten die Schule weiter besuchen, damit sie nicht zuviel Unterrichtsstoff versäumen. Ist die Phobie so stark ausgeprägt, daß das Kind dadurch in seinen normalen Aktivitäten beeinträchtigt wird und sie allein durch Rückversicherung durch Eltern oder Lehrer nicht behoben werden kann, sollte das Kind an einen Psychologen oder Psychotherapeuten überwiesen werden. Bei manchen »geheilten« Kindern tritt die Phobie nach einer Erkrankung oder einer Ferienperiode erneut auf. Beim älteren Kind ist die sofortige Rückkehr zur Schule nicht so dringend erforderlich. Die Behandlung hängt hier von den Ergebnissen der psychologischen Untersuchung ab.

Aufmerksamkeitsdefizit/ Hyperaktivitätsstörung

Bei Kindern mit einer solchen Störung ist die Aufmerksamkeit unangemessen, entweder zu schwach oder zu kurz anhaltend; auch die Impulsivität entspricht nicht dem Alter des Kindes. Manche Kinder haben zusätzlich oder statt dessen einen ungewöhnlich hohen Aktivitäts- und Erregungspegel.

Was früher als hyperkinetisches Syndrom (HKS) bezeichnet wurde, ist nun in Aufmerksamkeitsdefizit/Hyperaktivitätsstörung (ADHD, von attention deficit/hyperactivity disorder) umbenannt worden. Zusätzlich wird diese schwer zu fassende Verhaltensstörung in drei Gruppen unterteilt: der überwiegend hyperaktiv-impulsive Typ, der überwiegend unaufmerksame Typ und die kombinierte Form.

Psychiater gehen davon aus, daß in Deutschland etwa 150 000 Kinder zwischen 6 und 16 Jahren eine mit Hyperaktivität verbundene Aufmerksamkeitsstörung haben. Jungen sind bis zu neunmal häufiger betroffen als Mädchen. Viele Zeichen der Aufmerksamkeitsstörung werden oft vor dem fünften Lebensjahr und praktisch immer vor dem achten Lebensjahr erkannt. Deutlich störend wirkt sie sich jedoch meist erst ab der fünften Klasse aus.

Die Ursachen der Störung sind immer noch unbekannt, obwohl in der Vergangenheit schon mehrere Faktoren diskutiert wurden. So richtete sich der Blick auf angeborene Hirnfunktionsstörungen, auf Zucker- und Lebensmittelzusatzstoffe, Nahrungsmittelallergien und Reaktionen auf Umweltschadstoffe. Heute favorisiert man die These, daß die Arbeitsweise der Botenstoffe im Gehirn gestört ist. Schwierige soziale Verhältnisse verschlimmern die Situation dann weiter.

Die Frage, ob ein bestimmter Aktivitätspegel bereits als Hyperaktivität empfunden wird, hängt oft auch von der Toleranzgrenze der »belästigten« Person ab. Einige Kinder sind jedoch eindeutig aktiver als andere, können sich im Vergleich zum Altersdurchschnitt nicht so lange konzentrieren und gefährden sich und andere durch ihr unkontrolliertes Verhalten. Hyperaktivität kann den Menschen, unter deren Aufsicht diese Kinder stehen, Probleme bereiten.

Normale Kinderängste

Angst vor Dunkelheit, vor Monstern, Insekten und Spinnen ist bei Drei- bis Vierjährigen weit verbreitet. Angst vor Verletzungen oder Tod kommt dagegen häufiger bei älteren Kindern vor. Schaurige Geschichten, Filme oder Fernsehsendungen wirken oft aufwühlend auf ein Kind und können bereits bestehende Ängste verstärken. Drohungen, die die Eltern im Spaß oder Ärger aussprechen, können von Kindern im Vorschulalter wörtlich genommen werden und sie sehr verwirren. Ein scheues Kind kann auf neue Situationen zunächst mit Angst oder Rückzug reagieren.

Dem Kind hilft es meist schon, wenn die Eltern ihm immer wieder versichern, daß es keine Monster gibt, Spinnen völlig harmlos sind und das im Fernsehen Gesehene eben nur Film und nicht Realität ist. Haben sich die Eltern – ob im Scherz oder im Ärger – zu einer unüberlegten Äußerung hinreißen lassen, sollten sie dieses dem Kind erklären, um ihm die Angst zu nehmen. Einem scheuen Kind kann man helfen, sich an eine neue Situation anzupassen, indem man es ohne Druck und mit der nötigen Rückversicherung wiederholt in Kontakt damit bringt.

Symptome

Bei einer Aufmerksamkeitsstörung ist das Kind vor allem unfähig, seine Aufmerksamkeit länger einem Gegenstand zuzuwenden, es kann sich nur schwer konzentrieren und hält nicht lange genug durch, z. B. um eine Aufgabe auszuführen. Ein Kind mit einer Aufmerksamkeitsstörung kann zugleich impulsiv und hyperaktiv sein. Viele Vorschulkinder mit Aufmerksamkeitsstörungen sind ängstlich, zeigen Kommunikations- und Interaktionsstörungen und ein gestörtes Verhalten. In der späteren Kindheit bewegen diese Kinder ihre Beine häufig ruhelos hin und her, zappeln mit den Händen herum, plappern impulsiv drauflos, sind vergeßlich und unorganisiert, im allgemeinen aber nicht aggressiv. Etwa 20 Prozent der Kinder mit Aufmerksamkeitsstörungen haben Lernschwierigkeiten, etwa 90 Prozent haben schulische Probleme. Etwa 40 Prozent zeigen im Jugendalter depressive Verhaltensweisen, sind ängstlich und widerborstig. Etwa 60 Prozent der jüngeren Kinder haben Wutausbrüche, die meisten älteren Kinder können Enttäu-

Symptome einer gestörten Aufmerksamkeit

Für die Diagnose muß ein Kind mindestens acht der 14 Symptome häufig aufweisen:

- Zappelt oft mit Händen oder Füßen oder rutscht unruhig hin und her (Ruhelosigkeit)
- Kann nur schwer sitzen bleiben, wenn dies von ihm verlangt wird
- Läßt sich leicht durch Außenreize ablenken
- Kann bei Spielen oder in der Gruppe nur schwer abwarten, bis es an der Reihe ist
- Platzt oft mit der Antwort heraus, bevor die Frage vollständig gestellt ist
- Hat Schwierigkeiten, Aufträge auszuführen, auch wenn es sie verstanden hat und willig ist
- Hat Schwierigkeiten, bei Aufgaben oder Spielen länger aufmerksam zu sein
- Springt häufig mitten aus der einen Aufgabe zur nächsten
- Kann nur schwer ruhig spielen
- Redet häufig übermäßig viel
- Unterbricht oft andere oder drängt sich ihnen auf
- Scheint häufig nicht zuzuhören, wenn man mit ihm spricht
- Verliert häufig Gegenstände, die es für Aufgaben oder Aktivitäten in der Schule oder zu Hause braucht
- Unternimmt oft ohne Rücksicht auf die möglichen Folgen körperlich gefährliche Aktivitäten

schungen kaum verwinden. Mit zunehmendem Alter bilden sich die Hyperaktivität und Impulsivität meist zurück, doch können die Unaufmerksamkeit und die damit verbundenen Symptome bis ins Erwachsenenalter bestehenbleiben.

Diagnose

Die Diagnose stützt sich auf Anzahl, Häufigkeit und Schweregrad der Symptome. Oft ist die Diagnose schwierig, da sie auf subjektiven Beobachtungen basiert. Zudem sind viele Symptome nicht allein bei Kindern mit Aufmerksamkeitsstörung zu finden: Auch Kinder, die nicht an dieser Störung leiden, können eines oder mehrere dieser Symptome aufweisen.

Behandlung

Eine Behandlung mit psychostimulierenden Medikamenten in Kombination mit einer Verhaltenstherapie hat sich bislang als am effektivsten erwiesen. Feste Strukturen, gewohnte Abläufe und verhaltenstherapeutisch geschulte Reaktionen der Eltern sind oft erforderlich.

Am häufigsten wird Methylphenidat verschrieben, das sich wirksamer als Antidepressiva, Koffein und andere psychostimulierende Mittel erwiesen hat. Häufige Nebenwirkungen von Methylphenidat sind Schlafstörungen wie Schlaflosigkeit sowie Appetithemmung, Depressionen oder Traurigkeit, Kopfschmerzen, Magenschmerzen und Bluthochdruck. Eine hochdosierte Langzeittherapie kann zu Wachstumsstörungen führen.

Kinder mit einer Aufmerksamkeitsstörung entwachsen ihrem Problem nur selten. Die Heranwachsenden und jungen Erwachsenen scheitern oft in einer akademischen Ausbildung, haben ein geringes Selbstwertgefühl, Ängste, Depressionen und Schwierigkeiten, sich sozial anzupassen. Personen mit dieser Störung scheinen sich besser an Situationen in der Arbeits- als in der Schulwelt anpassen zu können. Personen mit unbehandelter Aufmerksamkeitsstörung scheinen ein höheres Risiko für Alkohol- oder Suchtmittelmißbrauch und auch für Selbstmord zu haben.

Lernstörungen

Mit diesem Begriff bezeichnet man die Unfähigkeit, spezifische Fähigkeiten oder Informationen aufgrund mangelhafter Aufmerksamkeits-, Gedächtnis- oder Gedankenleistungen zu erlangen, zu erhalten oder zu verallgemeinern.

Es gibt viele verschiedene Typen von Lernstörungen. Eine spezielle einzelne Ursache wurde bislang nicht gefunden, es wird jedoch eine zugrundeliegende Hirnfunktionsstörung angenommen. Ein Teil der Schulkinder mit Lernstörungen bedarf einer Sonderförderung. Bei Jungen ist die Störung fünfmal so häufig wie bei Mädchen.

Symptome

Kleine Kinder mit Lernstörungen haben oft Probleme mit der visuell-motorischen Koordination und sind ungeschickt bei bestimmten motorischen Aufgaben wie Ausschneiden, Ausmalen, Zuknöpfen, Schleifebinden und Laufen. Das Kind kann Probleme bei der Seh- und Hörwahrnehmung haben; es erkennt z.B. Sequenzen oder Muster und Klangunterschiede nicht, hat Gedächtnis- und Sprachstörungen oder Probleme, etwas zu begreifen. Manche Kinder haben Lesestörungen, andere Probleme mit dem Schreiben oder Rechnen. Die meisten Lernstörungen sind jedoch komplex und weisen Defizite in mehreren Bereichen auf.

Kleine Kinder können Probleme haben, die Namen von Farben und Buchstaben zu erlernen, vertraute Alltagsgegenstände zu bezeichnen und zu zählen; bei anderen frühen Lernfähigkeiten machen sie kaum Fortschritte. Auch Schwierigkeiten beim Lesen- und Schreibenlernen kommen häufig vor. Weitere Symptome sind, daß sie sich nur kurz konzentrieren können, leicht ablenkbar sind, nur kurze Sätze sprechen und viel und schnell vergessen. Auch Anzeichen feinmotorischer Schwierigkeiten, wie ein schlechtes Schriftbild oder Schwierigkeiten beim Abschreiben, können vorliegen.

Ein Kind mit Lernstörungen hat häufig Kommunikationsschwierigkeiten, kann seine Impulse nur schlecht kontrollieren und hat Probleme mit der Disziplin. Es kann leicht ablenkbar, hyperaktiv, in sich zurückgezogen, scheu oder aggressiv sein.

Diagnose und Behandlung

Zunächst wird das Kind auf körperliche Besonderheiten untersucht. Danach wird eine Reihe von verbalen und nonverbalen Intelligenztests durchgeführt, in deren Rahmen die Fähigkeiten beim Lesen, Schreiben und Rechnen bestimmt werden. Eine psychologische Untersuchung schließt die Bewertung ab.

Der therapeutische Nutzen von Maßnahmen wie Lebensmittelzusatzstoffe meiden, Vitaminpräparate oder Spurenelemente einnehmen, ist nicht erwiesen; dennoch wird häufig auf sie zurückgegriffen. Auch Medikamente beeinflussen den schulischen Fortschritt, Intelligenz und allgemeine Lernfähigkeit kaum. Das Medikament Methylphenidat kann jedoch die Aufmerksamkeit und Konzentration des Kindes und damit auch seine Lernfähigkeit verbessern. Den größten Nutzen verspricht ein Förderprogramm, das speziell auf die Lernschwierigkeiten und Bedürfnisse des Kindes zugeschnitten ist.

LEGASTHENIE

Dieses ist eine Lernstörung, die sich vornehmlich auf die sprachliche Ebene bezieht und es schwer macht, Wörter lesen und schreiben zu lernen – trotz durchschnittlicher oder überdurchschnittlicher Intelligenz, ausreichender Motivation, Bildungsmöglichkeiten und normalem Seh- und Hörvermögen.

Legasthenie, auch Dyslexie oder Leseschwäche genannt, kommt familiär gehäuft vor, und zwar bei Jungen häufiger als bei Mädchen. Sie wird meist durch eine fehlerhafte Verarbeitung von Lauten und gesprochener Sprache durch das Gehirn verursacht. Die Störung besteht von Geburt an, betrifft die Entschlüsselung von Wörtern und kann Probleme beim Lesen und Schreiben verursachen.

Häufige Wort- und Buchstabenverdreher bzw. -verwechslungen bei Legasthenie

Diese Buchstaben und Worte	werden vertauscht mit	diesen Buchstaben und Worten
d		b
m		w
h		n
sie		sei
ein		nie

Symptome und Diagnose

Bereits im Vorschulalter lassen eine verzögerte Sprachentwicklung, Artikulationsstörungen und Schwierigkeiten, sich an Namen von Buchstaben, Zahlen und Farben zu erinnern, an eine Legasthenie denken. Die Kinder haben oft Schwierigkeiten, Laute zu mischen, Wörter miteinander zu verbinden, die Position eines bestimmten Lautes innerhalb eines Wortes zu bestimmen, Wörter in einzelne Laute zu zerlegen oder die Anzahl von Lauten innerhalb eines Wortes zu bestimmen. Verzögerungen bei der Wortwahl, beim Finden von Synonymen sowie bei der Benennung von Buchstaben oder Bildern sind frühe Hinweise auf eine Legasthenie. Probleme mit dem Kurzzeitgedächtnis und bei der Anordnung von Lauten in der richtigen Reihenfolge kommen ebenfalls häufig vor.

Viele Kinder verwechseln einander ähnliche Buchstaben oder Wörter. So kann aus einem *d* ein *b* werden und aus *sie* ein *sei*.

Kinder, die gegen Mitte oder Ende des ersten Schuljahres keine Fortschritte beim Erlernen von Wörtern zeigen, sollten auf Legasthenie hin untersucht werden. Dies gilt generell für Kinder aller Altersstufen, deren Lesefähigkeit nicht ihren verbalen oder intellektuellen Fähigkeiten entspricht. Und schließlich sollte auch jedes Kind, das Schwierigkeiten beim Lesenlernen oder beim flüssigen Sprechen zeigt, auf Legasthenie hin untersucht werden.

Behandlung

Die besten Erfolge werden mit **direkten Lernmethoden** mit multisensorischen Ansätzen erzielt. Bei dieser Lernmethode werden Lauteinheiten mit einer Auswahl von Stichwörtern, meist separat und, wenn möglich, auch im Rahmen eines Leseprogramms, erlernt.

Auch **indirekte Lernmethoden** können hilfreich sein. Sie dienen im allgemeinen einer besseren Aussprache und einem verbesserten Leseverständnis. Die Kinder lernen hierbei die Lautverarbeitung durch Vermischen von Lauten, um Wörter zu bilden, durch Zerlegen von Wörtern in ihre Einzelteile und durch Lokalisation bestimmter Laute innerhalb eines Wortes.

Indirekte Behandlungsverfahren können zwar eingesetzt werden, sind aber nicht generell zu empfehlen. Hierbei wird die Sprach- und Lesefähigkeit der Kinder indirekt geschult, z.B. durch den Einsatz getönter Linsen, die Wörter und Buchstaben deutlicher und damit lesbarer machen, durch Augenbewegungsübungen oder durch visuelles Wahrnehmungstraining. Auch Medikamente wie Pirazetam wurden bereits ausprobiert. Die Wirksamkeit der meisten indirekten Verfahren konnte bislang jedoch nicht erwiesen werden.

KAPITEL 258

Pubertät und Probleme der Heranwachsenden

Der Lebensabschnitt der Adoleszenz, der normalerweise das zweite Lebensjahrzehnt umfaßt, ist durch einschneidende Veränderungen gekennzeichnet. In dieser Zeit wird das körperliche Wachstum abgeschlossen, und es findet der psychosoziale Übergang vom Kind zum Erwachsenen statt.

Die meisten gesundheitlichen Störungen beim Jugendlichen betreffen Wachstum und Entwicklung oder spät auftretende Kinderkrankheiten. Andere entstehen im Zusammenhang mit den für diesen Altersabschnitt typischen Experimenten, dem Sammeln neuer Erfahrungen, bei dem häufig die eigenen Grenzen ausgetestet oder überschritten werden. Wenn Jugendliche neue Wege beschreiten, setzen sie sich auch Gefahren aus, im sexuellen Bereich sind das z. B. sexuell übertragbare Krankheiten oder eine ungewollte Schwangerschaft.

In der Adoleszenz treten häufig auch psychiatrische Störungen wie Depressionen in Erscheinung und führen zu einer erhöhten Selbstmordgefahr. ▲ Eßstörungen wie Magersucht und Eß-Brechsucht sind bei Jugendlichen besonders häufig. ■

Gewalttätiges Verhalten wird bei Jugendlichen zu einem wachsenden Problem. Zu dieser Entwicklung trägt eine ganze Reihe von Faktoren bei, darunter entwicklungstypische Aspekte, Cliquenzugehörigkeit, Drogenmißbrauch und Armut. Unfälle, vor allem mit dem Auto oder Motorrad, sind die Haupttodesursache bei männlichen Jugendlichen. Schwere Verletzungen bei Teenagern sind oft Verbrennungen, Mehrfachbrüche und andere Unfälle.

Wachstum und Entwicklung

Zum normalen Wachstum von Jugendlichen gehören sowohl das Größenwachstum als auch die sexuelle Reifung. Wann diese Veränderungen einsetzen und wie schnell sie sich entwickeln, ist individuell verschieden und hängt von

▲ Siehe Seite 1316

■ Siehe Seite 410

genetischen und Umweltfaktoren ab. Die körperliche Reifung tritt heute, wahrscheinlich aufgrund eines besseren Ernährungsstatus und insgesamt günstigerer Gesundheits- und Lebensbedingungen, früher ein als noch vor einem Jahrhundert. So bekommen Mädchen ihre erste Regelblutung heute viel früher als ihre Urahninnen: Durchschnittlich sind sie heute 13,5 Jahre alt.

Während der Adoleszenz erreichen die meisten Jungen und Mädchen ihre endgültige Größe und ihr endgültiges Gewicht. Der Zeitraum, in dem dies geschieht, ist jedoch von Mensch zu Mensch unterschiedlich, auch wenn sie letztlich gleich groß werden. Am meisten wachsen die Jungen im Alter zwischen 13 und 15 Jahren. In dieser Zeitspanne kann man von einem maximalen jährlichen Zuwachs von zehn Zentimetern ausgehen. Mädchen haben ihren größten Wachstumsschub dagegen zwischen elf und 13 Jahren, sie erreichen einen maximalen Größenzuwachs von neun Zentimetern im Jahr. Jungen werden im allgemeinen größer und schwerer als Mädchen. Im Alter von 18 Jahren haben Jungen bis auf zwei Zentimeter ihre endgültige Größe erreicht, bei Mädchen verbleiben noch etwas weniger. Knochen, Muskeln und sämtliche Organe wachsen; ausgenommen sind davon die lymphatischen Organe, die kleiner werden, und das Gehirn, das während der Adoleszenz sein maximales Gewicht erreicht.

Die sexuellen Veränderungen treten in einer festen Reihenfolge auf. Beim Jungen beginnen sie mit dem Wachsen von Hoden und Hodensack, einer Verlängerung des Penis und dem Wachstum der Samenblase und der Prostata. Als nächstes sprießt die Schambehaarung. Die Achsel- und Gesichtsbehaarung erscheint etwa zwei Jahre nach der Schambehaarung. Der erste Samenerguß (Ejakulation) findet meist zwischen 12 ½ und 14, etwa ein Jahr nach dem beschleunigten Peniswachstum, statt. Der genaue Zeitpunkt der ersten Ejakulation wird durch psychische, kulturelle und biologische Faktoren beeinflußt. Eine ein- oder beidseitige Brustvergrößerung (Gynäkomastie) kommt bei heranwachsenden Jungen häufig vor, bildet sich im allgemeinen nach einem Jahr aber wieder von allein zurück.

Das erste sichtbare Zeichen der sexuellen Reifung ist bei den meisten Mädchen ein Knospen der Brüste, auf das direkt der Wachstumsschub folgt.▲ Kurz danach erscheint die Scham- und Achselbehaarung. Die erste Regelblutung tritt meist etwa zwei Jahre nach der Brustentwicklung ein, ab da verlangsamt sich das Größenwachstum.

Verzögerte sexuelle Reifung

Die sexuelle Entwicklung ist verzögert.

Bei einigen Jugendlichen setzt die sexuelle Entwicklung nicht im üblichen Alter ein. Diese Verzögerung kann völlig normal sein, etwa wenn verspätetes Wachstum in der Familie häufig vorkommt. Trotz verzögert auftretendem Wachstumsschub und sexueller Reifung entwickeln sie sich letztlich doch normal.

Eine Reihe von Störungen und Fehlbildungen kann jedoch die sexuelle Entwicklung verzögern oder sogar verhindern. Chromosomenfehler können bei Mädchen das sogenannte Turner-Syndrom■ und bei Jungen das Klinefelter-Syndrom★ verursachen. Genetische Störungen können sich auf die Hormonproduktion auswirken. Ein Tumor, der die Hirnanhangdrüse oder den Teil des Gehirns schädigt, der für die Reifung zuständig ist (Hypothalamus), kann die Gonadotropinausschüttung verringern – jener Hormone, die das Wachstum der Geschlechtsorgane anregen – oder die Hormonproduktion insgesamt hemmen. Chronische Krankheiten wie Diabetes, Nierenerkrankung und Mukoviszidose können die sexuelle Reifung ebenfalls verzögern.

Symptome und Diagnose

Beim Jungen spricht man von einer verzögerten sexuellen Reifung, wenn die Hoden im Alter von 13 ½ Jahren unterentwickelt sind, sich mit 15 Jahren noch keine Schambehaarung entwickelt hat und mehr als fünf Jahre zwischen Beginn und Abschluß des Wachstums der Genitalien liegen. Beim Mädchen würde es bedeuten, daß die Brust im Alter von 13 Jahren noch unterentwickelt ist, mehr als fünf Jahre zwischen dem Beginn des Brustwachstums und der ersten Regelblutung (Menarche) liegen, mit 14 Jahren noch keine Schambehaarung sichtbar ist oder mit 16 Jahren die erste Regelblutung noch nicht eingetreten ist. Eine kleine Statur kann bei Jungen und Mädchen auf eine verzögerte sexuelle Reifung hinweisen.

Um die Ursache für die Störung festzustellen, wird eine Blutprobe entnommen und manchmal eine Chromosomenanalyse vorgenommen. Mit diesen Untersuchungen lassen sich veränderte Geschlechtschromosomen, Hormonspiegel, Diabetes, Blutarmut und andere Störungen

▲ Siehe Seite 1071

■ Siehe Seite 1235

★ Siehe Seite 1236

Meilensteine der sexuellen Entwicklung

Die sexuelle Entwicklung läuft während der Pubertät normalerweise in einer festgelegten Reihenfolge während einer bestimmten Zeitspanne ab (s. Diagramm unten). Das durchschnittliche Eintrittsalter ist mit einem Punkt gekennzeichnet.

Mädchen

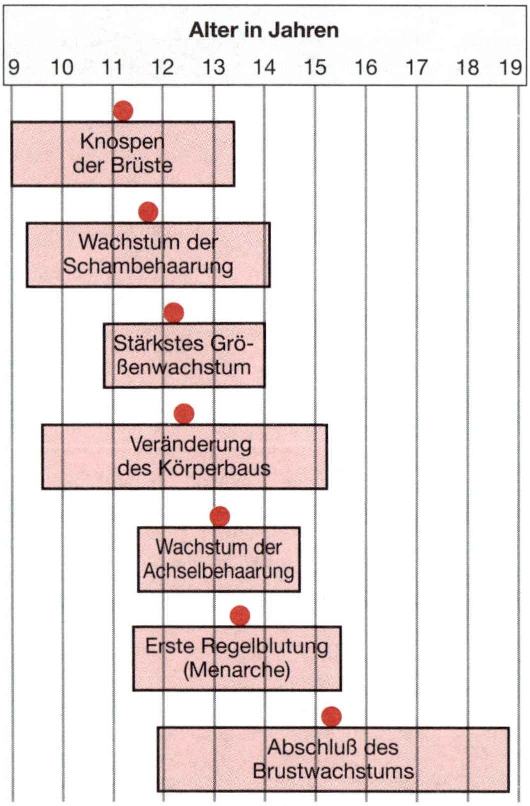

Jungen

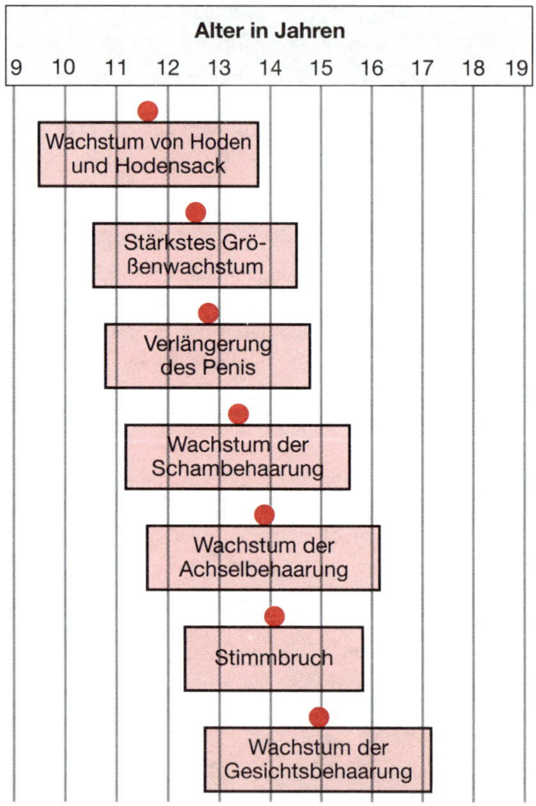

nachweisen, die eine verzögerte sexuelle Reifung verursachen können. Mit Hilfe von Röntgenuntersuchungen, Computer- (CT) und Kernspintomographie (NMR) lassen sich Fehlbildungen im Gehirn nachweisen. Mit einer Röntgenaufnahme von Hand und Handgelenk läßt sich außerdem die Knochenreife bestimmen.

Behandlung

Die Behandlung richtet sich nach der jeweiligen Ursache. Liegt eine chronische Erkrankung zugrunde, schreitet die Reifung normalerweise nach deren erfolgreicher Behandlung normal fort. Eine in der Eigenart des jeweiligen Menschen liegende verzögerte Reifung bedarf keiner Behandlung. Eine genetisch bedingte Störung läßt sich zwar nicht heilen, die Gabe von Hormonen unterstützt jedoch die Entwicklung der sekundären Geschlechtsmerkmale. Manchmal ist ein operativer Eingriff erforderlich.

Verfrühte Pubertät

Verfrüht ist eine Pubertät (Purbertas praecox), die beim Mädchen vor einem Alter von acht Jahren und beim Jungen vor zehn Jahren einsetzt.

Bei der echten verfrühten Pubertät reifen die Geschlechtsdrüsen (Eierstöcke und Hoden), das Kind sieht frühreif aus. Die Schambehaarung wächst, die Figur des Kindes verändert sich. Bei der pseudoverfrühten Pubertät entwickeln sich zwar die sekundären Geschlechtsmerkmale des Kindes, es sieht frühreif aus, die Geschlechtsdrüsen bleiben jedoch unreif.

Die echte verfrühte Pubertät kommt bei Mädchen zwei- bis fünfmal so häufig vor wie bei Jungen.

Ursachen

Die echte verfrühte Pubertät wird dadurch verursacht, daß die Hirnanhangdrüse frühzeitig Geschlechtshormone (Gonadotropine) ausschüttet – sie beeinflussen die Geschlechtsorgane. Diese verfrühte Hormonausschüttung kann auf eine Fehlbildung der Hirnanhangdrüse zurückgehen, wie einen hormonproduzierenden Tumor, oder auf eine des Hypothalamus, jener Region im Gehirn, die die Hirnanhangdrüse kontrolliert. Etwa 60 Prozent der Jungen mit verfrühter Pubertät weisen eine solche Fehlbildung auf. Dagegen findet sich bei etwa 80 Prozent der Mädchen im Alter von mindestens sechs Jahren derartiges nicht. Bei den meisten Mädchen unter vier Jahren mit echter verfrühter Pubertät liegt allerdings eine Fehlbildung im Gehirn vor.

Bei der pseudoverfrühten Pubertät sind die Spiegel an männlichen (Androgenen) oder weiblichen Geschlechtshormonen (Östrogenen) erhöht; sie werden wahrscheinlich von einem Nebennierentumor oder einem Tumor in den Hoden oder Eierstöcken produziert. Diese Hormone lassen die Geschlechtsdrüsen nicht reifen, das Kind aber frühreif aussehen.

Eine seltene Erbkrankheit, die nur Jungen betrifft (Testotoxikose), geht ebenfalls mit einer Form von pseudoverfrühter Pubertät einher. Sie wird unabhängig von Hypothalamus und Hirnanhangdrüse direkt durch die Reifung der Hoden verursacht. Die Albright-McCune-Sternberg-Krankheit verursacht eine pseudoverfrühte Pubertät zusammen mit einer Knochenerkrankung, unregelmäßiger Hautpigmentierung (Café-au-lait-Flecken) und Hormonstörungen.

Symptome und Diagnose

Sowohl bei der echten als auch bei der pseudoverfrühten Pubertät entwickeln die Jungen Gesichts-, Achsel- und Schambehaarung. Der Penis wird länger, der Junge sieht männlicher aus. Beim Mädchen setzt vielleicht, vor allem bei der echten Pubertas praecox, die Periode ein, oder es entwickelt Brüste, Scham- und Achselbehaarung. Bei beiden verändert sich der Körpergeruch, und Akne kann auftreten. Das Größenwachstum nimmt rapide zu, hört aber früh wieder auf, so daß die Endgröße letztlich geringer ist, als anfangs vermutet. Bei der echten verfrühten Pubertät wachsen die Hoden und Eierstöcke auf Erwachsenengröße.

Zur Diagnose werden die Hormonspiegel bestimmt sowie die Knochenreife durch Röntgenuntersuchungen von Hand und Handgelenk bestimmt. Mit Hilfe einer Ultraschallaufnahme von Becken und Nebennieren sowie einer Computer- (CT) oder Kernspintomographie (NMR) des Gehirns wird festgestellt, ob sich in Nebennieren, Hypothalamus oder Hirnanhangdrüse Tumore gebildet haben.

Behandlung

Bei der echten verfrühten Pubertät wird die Gonadotropinproduktion der Hirnanhangdrüse durch synthetische Gonadotropin-Releasinghormone gestoppt. Ist die verfrühte Pubertät nicht durch eine Gonadotropinausschüttung verursacht (pseudoverfrühte Pubertät), kann man versuchen, die Wirkung der Geschlechtshormone mit Hilfe verschiedener Medikamente zu hemmen. Das Pilzmittel Ketoconazol senkt bei Jungen mit Testotoxikose den Spiegel an zirkulierendem Testosteron. Bei der Albright-McCune-Sternberg-Krankheit kann der Östrogenspiegel mit Hilfe des Medikaments Testolakton gesenkt werden. Liegt der echten oder pseudoverfrühten Pubertät ein Tumor zugrunde, muß dieser entfernt werden, um eine Heilung zu bewirken.

Schwangerschaftsverhütung und Schwangerschaft im Jugendalter

Zwischen 14 und 17 Jahren machen 38 Prozent der Mädchen und 29 Prozent der Jungen ihre ersten sexuellen Erfahrungen. Viele dieser sexuell aktiven Teenager sind allerdings in Sachen Verhütung▲, Schwangerschaft und sexuell übertragbarer Krankheiten (einschließlich Aids) nicht ausreichend informiert. Allerdings benutzt weit

▲ Siehe Seite 1115

Nebenwirkungen von Anabolika

- Stimmungsschwankungen
- Zunehmende Aggressivität
- Verschlimmerung von Akne
- Muskel- und Sehnenverletzungen
- Vorzeitiger Verschluß der Wachstumsfugen (Epiphysen) und damit verringertes Größenwachstum (wenn sie noch vor Erreichen der endgültigen Größe genommen werden)
- Leberfunktionsstörungen oder Lebertumore, eventuell mit Gelbsucht
- Erhöhter Cholesterinspiegel und verringerter HDL-Cholesterinspiegel (high density lipoproteins, sogenanntes »gutes Cholesterin«)
- Beim Jungen Fehlen von Spermien im Samen, Hodenverkleinerung und Brustvergrößerung
- Beim Mädchen männlicher Behaarungstyp, Heiserkeit, Verkleinerung der Brust, Dünnerwerden der Scheidenschleimhaut und unregelmäßige oder ausbleibende Periode
- Bei beiden Geschlechtern gesteigertes sexuelles Verlangen (Libido)

mehr als die Hälfte von ihnen Kondome als Verhütungsmittel.

Probleme verursachen vor allem die unregelmäßige Einnahme der Pille sowie ungeplanter und spontaner Geschlechtsverkehr, was die Verwendung von Verhütungsmitteln erschwert, Angst vor der Pille und schließlich die begrenzte Auswahl von Verhütungsmitteln (ein Diaphragma beispielsweise muß vom Arzt angepaßt und vor dem Geschlechtsverkehr eingesetzt werden).

Teenager befinden sich in einem Übergangsstadium ihrer Entwicklung – Schwangerschaft und Heirat würden sie zusätzlich belasten. Schwangere junge Frauen und ihre Partner verlassen oft die Schule oder brechen die Ausbildung ab, vergrößern somit ihre wirtschaftlichen Probleme und verschlechtern ihr Selbstwertgefühl und ihre persönlichen Beziehungen.

Sehr junge schwangere Frauen, die die Untersuchungen zum Mutterpaß nicht wahrnehmen, entwickeln häufiger als Frauen zwischen 20 und 30 Jahren Schwangerschaftsstörungen wie Blutarmut. Bei entsprechender Betreuung dürften bei ihnen jedoch nicht mehr Schwangerschaftskomplikationen auftreten als bei älteren Frauen mit ähnlichem sozialen Hintergrund. Teenager (vor allem unter 15 Jahren) haben häufiger eine Frühgeburt oder bekommen ein Kind mit niedrigem Geburtsgewicht.

Ein Schwangerschaftsabbruch ▲ beseitigt nicht automatisch die psychischen Probleme, die sich für die junge Frau und den Mann mit einer ungewollten Schwangerschaft verbinden. Emotionale Krisen tauchen auf, wenn die Schwangerschaft festgestellt wird, wenn die Entscheidung zugunsten eines Schwangerschaftsabbruchs fällt, direkt nach dem Abbruch, zu dem Zeitpunkt, an dem das Kind eigentlich hätte zur Welt kommen sollen, und an den Jahrestagen dieses Datums. Familienberatung und Aufklärung über Verhütungsmittel können für Mädchen und Jungen sehr hilfreich sein.

Anabolika

Anabolika werden mißbräuchlich eingesetzt, um die sportliche Leistungsfähigkeit und den Muskelaufbau zu steigern.

Anabolika ähneln dem natürlichen Hormon Testosteron. Sie regen das Muskelwachstum an und verbessern die sportliche Leistungsfähigkeit. So verschafft ihre Einnahme oder Injektion einen Wettbewerbsvorteil im Sport. Ihre Nebenwirkungen werfen jedoch viele Fragen bezüglich Ethik und Sicherheit auf. Anabolika sind zwar weltweit von allen Amateur- und Profisportorganisationen verboten; dennoch sind sie, vor allem in den Kraftsportarten, ein Problem. Wie viele Personen Anabolika einnehmen, ist nicht bekannt, da ihre Verwendung meist illegal ist; auch die Beschaffung erfolgt meist illegal. Für Herstellung, Vertrieb und Verkauf gibt es einen weiten ungesetzlichen Schwarzmarkt.

Das charakteristische Kennzeichen eines Anabolikamißbrauchs ist eine dramatische Zunahme der Körpermasse. Der Anwender fühlt sich energiegeladen und hat häufig ein gesteigertes sexuelles Verlangen (Libido). Die Nebenwirkungen sind weitgehend dosisabhängig. Hohe Dosen können sich psychisch in Form von unberechenbaren Stimmungsschwankungen, irrationalem Verhalten und

▲ Siehe Seite 1124

zunehmender Aggressivität (sogenannte »Steroidwut«) auswirken.

Eine Akne verschlimmert sich meist. Dieses ist eine der wenigen Nebenwirkungen, die den Jugendlichen eventuell zum Arzt führen. Eine Gelbsucht kann als sichtbares Zeichen einer Leberschädigung auftreten, die häufiger durch die orale Einnahme als durch die Injektion von Anabolika verursacht wird.

Anabolikamißbrauch läßt sich bis zu sechs Monate nach der letzten Einnahme durch den Nachweis von Abbauprodukten im Urin feststellen.

KAPITEL 259

Bakterielle Infektionen

Die meisten mit Fieber einhergehenden Krankheiten bei Kindern sind Virusinfektionen, wenngleich auch bakterielle Infektionen Fieber verursachen können. Bakterielle Infektionen können zwar schwer sein, lassen sich jedoch meist recht problemlos mit Antibiotika behandeln. Damit diese Behandlung schnell eingeleitet werden kann, ist eine frühe Diagnose wichtig.

Bakterielle Infektionen lassen sich häufig nur schwer von Virusinfektionen unterscheiden. Bakterielle Infektionen verursachen meist hohes Fieber, das bis 41° Celsius erreichen kann. Die Zahl der weißen Blutkörperchen ist erhöht. Besonders anfällig für bakterielle Infektionen sind Kinder unter zwei Jahren, Kinder ohne Milz oder mit Immunschwäche und Kinder mit Sichelzellenanämie. In gemäßigten Klimazonen treten viele Bakterien- und Virusinfektionen gehäuft in den Wintermonaten auf, einige aber auch im Sommer.

Diphtherie

Diese ansteckende, manchmal tödlich verlaufende Infektion wird von dem Bakterium Corynebacterium diphtheriae *ausgelöst.*

Vor Jahrzehnten galt Diphtherie als eine der führenden Todesursachen bei Kindern. Heute kommt sie in den Industrieländern nur noch selten vor. So wurden 1997 in Deutschland nur drei Diphtherieerkrankungen gemeldet. Da die Diphtheriebakterien jedoch weiter existieren, kann es immer wieder zu Krankheitsausbrüchen kommen, besonders bei jenen Menschen, deren Impfschutz nachgelassen hat. Zur Zeit ist die Gefahr besonders groß, daß die Krankheit aus den ehemaligen Ostblockstaaten erneut eingeschleppt wird.

Die Diphtheriebakterien werden meist als Tröpfcheninfektion, nur selten durch infizierte Haushaltsgegenstände, wie Kleidungsstücke oder Spielzeug, übertragen. Die Bakterien vermehren sich gewöhnlich auf der Schleimhaut von Mund oder Rachen oder in deren Nähe und verursachen dort eine Entzündung. Einige Typen des *Corynebacterium diphtheriae* produzieren ein hochwirksames Gift, das Herz und Gehirn schädigen kann.

Symptome

Die Infektion beginnt ein bis vier Tage nach Kontakt mit den Bakterien. Erste Symptome sind meist leichte Halsschmerzen und Schluckbeschwerden. Das Kind hat leichtes Fieber, einen beschleunigten Puls und leidet an Übelkeit, Erbrechen, Schüttelfrost und Kopfschmerzen. Die Lymphdrüsen am Hals können geschwollen sein. Ist die Nasenschleimhaut infiziert, läuft die Nase, und dies oft nur auf einer Seite. Die Entzündung kann sich vom Rachen auf den Kehlkopf (Larynx) ausbreiten und die Rachenschleimhaut anschwellen lassen. Die Folge ist eine Verengung der Atemwege und bisweilen extreme Atemnot.

Die Bakterien bilden im Bereich der Mandeln oder in anderen Bereichen des Rachens eine charakteristische Pseudomembran – eine Schicht aus abgestorbenen weißen Blutzellen, Bakterien und anderen Substanzen. Sie ist derb und von schmutziggrauer Farbe. Wird sie gewaltsam entfernt, kann die darunterliegende Schleimhaut bluten. Die Pseudomembran kann die Atemwege teilweise verschließen oder sich ablösen und die Atemwege plötzlich total blockieren, so daß das Kind keine Luft mehr bekommt. Bei nur leichter Diphtherie bildet sich nicht immer eine solche Membran.

Setzen die Bakterien Gift frei, verteilt sich dieses mit dem Blut und kann überall im Körper Gewebe zerstören, besonders betroffen sind meist Herz und Nerven. Die Schädigung des Herzmuskels (Myokarditis) ist zwischen dem zehnten und 14. Tag meist am schwersten, kann jedoch zu jedem beliebigen Zeitpunkt zwischen der ersten und sechsten Woche auftreten. Das Herz kann nur leicht geschädigt sein und im Elektrokardiogramm leichte Veränderungen zeigen. Möglich ist aber auch eine schwere Schädigung, die letztlich zu Herzversagen und zum Tod führt.

Das Gift schädigt im allgemeinen ganz bestimmte Nerven, wie die des Rachens, und verursacht Schluckbeschwerden. Diese Nerven werden oft während der ersten Krankheitswoche befallen. Zwischen der dritten und sechsten Woche können sich die zu den Armen und Beinen führenden Nerven entzünden und so Lähmungen verursachen. Bis sich Herz und Nerven komplett erholt haben, vergehen Wochen.

Diphtherie kann auch die Haut befallen (kutane Diphtherie), kommt in dieser Form allerdings häufiger in den Tropen oder unter schlechten hygienischen Bedingungen in beengten Wohnverhältnissen vor (z. B. Obdachlosenheim). Nur ganz selten befällt die Diphtherie auch die Augen.

Diagnose und Behandlung

Hat das Kind eine Halsentzündung, bei der sich eine Membran gebildet hat, muß auf eine Diphtherie hin untersucht werden. Zur Diagnose wird ein Rachenabstrich gemacht, bei dem aus der Pseudomembran eine Probe entnommen wird, um daraus eine Bakterienkultur anzulegen.

Ein Kind mit Diphtheriesymptomen sollte auf der Intensivstation behandelt werden. Ein Diphtherieantitoxin (Antikörper, die das zirkulierende Diphtheriegift neutralisieren) sollte ihm so früh wie möglich gespritzt werden. Zuvor muß jedoch mit Hilfe von Hauttests sichergestellt werden, daß das Kind auf das Antitoxin, das aus Pferdeserum gewonnen wird, nicht allergisch reagiert. Liegt eine Allergie vor, muß das Kind zunächst desensibilisiert werden. Hierzu wird zuerst verdünntes Antitoxin gegeben und die Dosis nach und nach gesteigert.

Auf der Intensivstation werden regelmäßig die Atemtätigkeit und die Herzfunktionen überprüft. Um die Keime zu beseitigen, bekommt das Kind Antibiotika wie Penizillin oder Erythromyzin.

Die Erholungsphase nach einer schweren Diphtherie dauert lange. Wichtig ist, daß der kleine Patient nicht zu schnell wieder aktiv wird. Selbst normale körperliche Belastung kann einem entzündeten Herzen schaden.

Vorbeugung

Kinder werden bei den allgemein empfohlenen Impfungen auch gegen Diphtherie geimpft, meist zusammen mit einer Tetanus- und Keuchhustenkomponente (die sogenannte DPT-Impfung). ▲ Bei Kontakt mit dem Diphtheriebakterium bekommen bereits immunisierte Kinder eine Auffrischdosis zum zusätzlichen Schutz.

Jeder, der mit einem diphtheriekranken Kind Kontakt hatte, sollte gründlich untersucht werden. Auch ein Rachenabstrich sollte vorgenommen werden, um eine Kultur anzulegen. Die Kontaktperson erhält sieben Tage lang vorbeugend Antibiotika und wird auf Krankheitszeichen hin beobachtet. Alle engen Kontaktpersonen eines Kindes mit Diphtherie sollten sich impfen lassen, wenn ihre letzte Diphtherieimpfung länger als fünf Jahre zurückliegt. Kontaktpersonen mit einer unbedenklichen Halskultur und solche, die erst kurz zuvor gegen Diphtherie geimpft wurden, bedürfen keiner Behandlung und stellen keine Gefahr für andere dar. Symptomlose Kontaktpersonen mit positiven Halskulturen, die also mit Diphtheriebakterien infiziert sind, können die Krankheit weiterverbreiten und müssen deshalb von anderen isoliert werden. Neben der Antibiotikagabe werden bei ihnen wiederholt Rachenkulturen angelegt.

Keuchhusten

Keuchhusten oder Pertussis ist eine hochansteckende Infektionskrankheit, die durch das Bakterium Bordetella pertussis *verursacht wird. Er ist durch Hustenanfälle gekennzeichnet, die gewöhnlich mit einer verlängerten, hochtonigen, tief eingezogenen Atmung (dem Keuchen) enden.*

Diese auf der ganzen Welt endemisch vorkommende Infektionskrankheit hat seit 1975 in Deutschland wieder an Häufigkeit zugenommen, weil nicht mehr generell alle Kinder geimpft wurden. Seit 1991 gibt es einen neuen, weniger problematischen Impfstoff gegen Keuchhusten, und seitdem wird die Impfung wieder empfohlen.

Grundsätzlich kann Keuchhusten in jedem Alter auftreten, doch etwa die Hälfte der Erkrankten ist jünger als vier Jahre. Eine einmalige Erkrankung macht nicht in jedem Fall für den Rest des Lebens immun. Beim zweiten Mal ist die Erkrankung jedoch gewöhnlich nur schwach ausgeprägt und wird deshalb nicht immer als Keuchhusten erkannt.

▲ Siehe Kasten, Seite 1196

Infizierte Personen sprühen beim Husten die Keuchhustenbakterien in die Luft. Die Ansteckung erfolgt dann über Tröpfcheninfektion, indem man die Bakterien einatmet. Nach der dritten Krankheitswoche besteht meist keine Ansteckungsgefahr mehr.

Symptome und Diagnose

Die Symptome beginnen im Durchschnitt sieben bis zehn Tage nach Kontakt mit den Keuchhustenbakterien. Die Bakterien dringen in die Schleimhaut von Rachen, Luftröhre und Atemwegen ein und verursachen eine erhöhte Schleimproduktion. Der Schleim ist anfangs dünn, später zäh und klebrig. Die Infektion dauert etwa sechs Wochen und verläuft in drei Stadien: Stadium catarrhale mit leichten, grippeähnlichen Symptomen, Stadium convulsivum mit schweren Keuchhustenanfällen und Stadium decrementi mit allmählich abnehmenden Krankheitserscheinungen.

Beim ersten, dem katarrhalischen Stadium gilt es, den Keuchhusten von einer Bronchitis, Grippe oder anderen Virusinfektionen zu unterscheiden, manchmal sogar von einer Tuberkulose, die ähnliche Symptome hat. Für die Diagnose wird mit einem Watteträger eine Probe aus der Nasen- und Rachenschleimhaut entnommen und daraus eine Kultur angelegt. Im Frühstadium lassen sich mit Hilfe einer solchen Kultur bei 80 bis 90 Prozent der Kranken die Keuchhustenbakterien nachweisen. Im späteren Erkrankungsstadium, wenn der Husten am schlimmsten ist, sind die Bakterien dagegen schwierig zu züchten. Schneller kommt man zu Ergebnissen, wenn die Sekretproben mit einer speziellen Antikörperfärbung untersucht werden. Diese sogenannte Fluoreszenzantikörpertechnik ist jedoch weniger zuverlässig.

Komplikationen

Die häufigsten Komplikationen betreffen die Atemwege. Während der Atemaussetzer (Apnoe) oder Hustenanfälle kommt es zu Sauerstoffmangel, der vor allem bei Kindern großen Schaden anrichten kann. Es kann sich eine Lungenentzündung entwickeln, die tödlich verläuft. Während der Hustenanfälle kann die Luft aus der Lunge in das umliegende Gewebe gepreßt werden, die Lunge kann reißen und zusammenfallen (Pneumothorax). Schwere Hustenanfälle können Blutungen in den Augen, Schleimhäuten und gelegentlich auch in der Haut oder im Gehirn verursachen. Unter der Zunge kann sich ein Geschwür bilden, wenn die Zunge während eines Hustenanfalls gegen die unteren Schneidezähne gedrückt wird. Manchmal kann sich beim Husten auch der Mastdarm vorstülpen (Rektumprolaps) oder ein Nabelbruch bilden.

Durch Impfung vermeidbare bakterielle Krankheiten*

- Diphtherie
- Infektionen mit *Haemophilus influenzae* vom Typ B (Hirnhautentzündung, Kehldeckelentzündung, einige schwere Augeninfektionen, einige Typen okkulter Bakteriämie)
- Keuchhusten
- Tetanus

* Anmerkung: Auch vielen Virusinfektionen läßt sich mit einer Impfung vorbeugen (siehe Kasten, Seite 1196).

Beim Säugling können Krampfanfälle auftreten, beim älteren Kind sind sie allerdings selten. Eine Hirnblutung, ein Hirnödem oder eine Entzündung des Gehirns können Hirnschäden und geistige Behinderung, Lähmung oder neurologische Störungen verursachen. Mittelohrentzündungen (Otitis media) kommen ebenfalls häufig vor.

Prognose und Behandlung

Die meisten Kinder genesen komplett, wenn auch langsam von ihrem Keuchhusten. Allerdings ist Keuchhusten vor allem bei Kindern im ersten Lebensjahr eine ernste Erkrankung. Bei älteren Kindern und Erwachsenen ist sie unangenehm, aber nur selten schwerwiegend. Allerdings sind es meist ältere Kinder und Erwachsene mit leichtem Keuchhusten, die die Krankheit an jüngere Kinder weitergeben.

Schwer erkrankte Säuglinge werden meist stationär – häufig in die Intensivstation – aufgenommen, da sie fachkundig gepflegt werden müssen und Sauerstoff brauchen. Sie werden in einem abgedunkelten, ruhigen Raum untergebracht und sollten so wenig wie möglich gestört werden. Jede Störung könnte einen Hustenanfall auslösen, der Atembeschwerden verursachen kann. Ältere Kinder mit leichtem Keuchhusten brauchen das Bett nicht zu hüten.

Eventuell muß Schleim aus dem Rachenraum abgesaugt werden. Bei schweren Erkrankungen kann es nötig sein, Sauerstoff direkt über eine in die Luftröhre eingeführte Röhre in die Lunge einzubringen. Der Wert von Hustenmitteln ist fraglich; sie sollten in der Regel nicht angewandt werden.

Keuchhustenstadien

Erstes (katarrhalisches) Stadium	Zweites (konvulsives) Stadium	Drittes (Rekonvaleszenz) Stadium
Ausbruch		
Beginnt schrittweise 7 bis 10 Tage (nicht mehr als drei Wochen) nach Kontakt	Beginnt 10 bis 14 Tage nach den den ersten Symptomen	Beginnt 4 bis 6 Wochen nach den ersten Symptomen
Symptome		
Schnupfen, tränende Augen, andere grippeähnliche Symptome; Appetitlosigkeit; Teilnahmslosigkeit; ein störender, stakkatoartiger, erst nur nächtlicher Husten, der allmählich auch tagsüber auftritt; in seltenen Fällen nur Fieber	Hustenanfall aus 5 bis 15 rasch aufeinanderfolgenden Hustenstößen, auf die ein Keuchen folgt (schnelles, tiefes Einatmen, das einen hohen Ton verursacht). Nach ein paar normalen Atemzügen kann ein weiterer Hustenanfall einsetzen. Große Mengen zähflüssigen Schleims können während oder nach dem Hustenanfall ausgehustet werden (der von Kindern und Säuglingen häufig verschluckt wird oder bei ihnen in großen Blasen aus der Nasen tritt). Der lange Hustenanfall oder die durch klebrigen Schleim hervorgerufene Reizung kann Erbrechen verursachen. Bei Säuglingen sind Erstickungsanfälle und Atemaussetzer (Apnoe), durch die die Haut blau anlaufen kann, häufiger als Keuchen.	Die Hustenanfälle werden weniger schwer und nehmen ab. Das Kind sieht besser aus und fühlt sich auch besser. Gelegentliche Hustenanfälle können noch monatelang auftreten. Meist werden sie durch eine Atemwegsinfektion wie eine Erkältung ausgelöst.

Zum Ausgleich des Flüssigkeitsverlusts sollte Flüssigkeit intravenös zugeführt werden. Eine ausgewogene Ernährung ist wichtig, und kleine, häufige Mahlzeiten sind für ältere Kinder anzuraten.

Um die Keuchhustenbakterien abzutöten, wird meist das Antibiotikum Erythromyzin eingesetzt. Auch die bakteriellen Komplikationen wie Lungen- und Mittelohrentzündung werden mit Antibiotika behandelt.

Vorbeugung

In den Impfempfehlungen für Kinder ist auch die Impfung gegen Keuchhusten aufgeführt. Die Keuchhustenimpfung wird meist als Kombinationsimpfung mit Tetanus und Diphtherie gegeben (DPT-Impfung). ▲ Personen mit Keuchhustenkontakt erhalten vorbeugend das Antibiotikum Erythromyzin.

Okkulte Bakteriämie

Bei der okkulten (versteckten) Bakteriämie sind Bakterien im Blut vorhanden, obwohl sonst nirgendwo im Körper

▲ Siehe Kasten, Seite 1196

eine Infektion vorzuliegen scheint und die Kinder nicht besonders krank wirken.

Bei bis zu vier Prozent aller fiebernden Säuglinge zwischen einem und 24 Monaten wird eine okkulte Bakteriämie festgestellt. Bei mehr als zwei Dritteln von ihnen wird die Infektion durch das Bakterium *Streptococcus pneumoniae* verursacht. Manchmal hat das Kind eine leichte Atemweginfektion oder Halsentzündung, oft liegt als einziges Symptom jedoch Fieber vor (meist jedoch nicht über 38,5° Celsius). Die Diagnose kann nur gestellt werden, indem Bakterien aus dem Blut isoliert werden. Mit Hilfe unspezifischer Tests, wie der Zählung der weißen Blutkörperchen, wird festgestellt, ob das Risiko einer bakteriellen Infektion (nicht einer Virusinfektion) so hoch ist, daß bereits Antibiotika gegeben werden sollten, bevor die Kulturbefunde vorliegen. Eine okkulte Bakteriämie wird mit Antibiotika behandelt.

Infektiöse Gastroenteritis

Diese Infektion des Magen-Darm-Trakts verursacht Erbrechen und Durchfall.▲

Eine ganze Reihe von Bakterien kann eine Gastroenteritis verursachen. Einige Bakterien verursachen Symptome, indem sie Gifte produzieren. Andere wachsen in der Darmwand und gelangen so auch ins Blut. Auch Viren und Parasiten, wie Giardia, können eine Gastroenteritis verursachen. Bakterien und Parasiten verursachen manchmal Ausbrüche von Lebensmittelvergiftungen und Durchfall. Doch letztlich ist praktisch ein einziges Virus, das Rotavirus, für etwa die Hälfte aller schweren Durchfälle verantwortlich, die eine stationäre Aufnahme erforderlich machen.

Schwerer Durchfall hat in den Industriestaaten und in den Entwicklungsländern sehr unterschiedliche Folgen. So sterben in den Industriestaaten trotz Millionen von Durchfallepisoden in jedem Jahr letztlich nur einige hundert Kinder an den Folgen. In den Entwicklungsländern sterben dagegen jährlich mehr als drei Millionen Kinder unter fünf Jahren an Durchfallerkrankungen.

Symptome und Diagnose

Eine Gastroenteritis verursacht normalerweise Erbrechen und Durchfall. Um die Ursache festzustellen, wird zunächst einmal nach einer Infektionsquelle gesucht (ein Nahrungsmittel, ein Tier oder eine erkrankte Kontaktperson). Weiterhin wird berücksichtigt, wie lange die Symptome bereits bestehen, welcher Art sie sind und wie oft das Kind erbricht oder Durchfall hat. Auch das Alter des Kindes spielt eine Rolle.

Bereits 24 Stunden nach Auftreten einer Gastroenteritis können sich bei Kindern unter sechs Monaten Zeichen einer Austrocknung zeigen, weil die Kinder zuviel Wasser und Salze (Elektrolyte) verloren haben.■ Bei starkem Durchfall und Erbrechen sowie unzureichender Flüssigkeitszufuhr kann letztlich jedes Kind innerhalb von 24 Stunden austrocknen. Eine Austrocknung zeigt sich beim Säugling durch Appetitlosigkeit, Mundtrockenheit, Fieber, eine geringe Harnausscheidung, Durst und Gewichtsverlust. Bei starker Austrocknung sind die Augen eingefallen und trocken und auch die vordere Fontanelle (die weiche Stelle am Oberkopf) ist eingesunken. Das Kind wirkt häufig schläfrig. Bei älteren Säuglingen und übergewichtigen Babys treten die Symptome häufig erst dann in Erscheinung, wenn die Austrocknung bereits kritisch wird. Die Kinder können sehr schwach sein und eine warme, trockene Haut sowie eingesunkene, trockene Augen haben.

Behandlung

Als erstes werden Flüssigkeit und Elektrolyte – meist in Form einer Trinklösung, bei schwerer Erkrankung jedoch intravenös – zugeführt, um den durch Erbrechen und Durchfall entstandenen Flüssigkeits- und Elektrolytverlust auszugleichen. Ältere Säuglinge und ansonsten gesunde Kinder erhalten Antibiotika, wenn bestimmte Bakterien oder Parasiten abgetötet werden müssen, wie jene, die blutigen Durchfall und Cholera verursachen. Säuglinge unter sechs Monaten und Kinder mit Immunschwäche erhalten auch dann Antibiotika, wenn es keine Anzeichen für eine außerhalb des Verdauungstrakts liegende Infektion gibt. Ein schwerer oder lange anhaltender Reisedurchfall wird ebenfalls häufig antibiotisch behandelt.

Schwere bakterielle Augeninfektionen

Schwere bakterielle Augeninfektionen verursachen eine Schwellung und Rötung der Augenlider, der umgebenden Haut **(Periorbitalphlegmone)** *sowie des Bereichs im Innern der Augenhöhle* **(Orbitalphlegmone).**

Die das Auge umgebende Haut kann durch eine Wunde, einen Insektenstich oder eine Nebenhöhleninfektion (Sinusitis) infiziert werden. Eine Infektion irgendwo im Körper kann sich aber auch über das Blut auf die Augen

▲ Siehe Seite 510

■ Siehe Seite 661

ausdehnen. Einfache Augeninfektionen, wie eine Bindehautentzündung (Konjunktivitis), können durch Bakterien und Viren verursacht werden. Gerötete Augen können auch Zeichen einer Allergie sein. ▲ Einfache, allergiebedingte Augeninfektionen und -beschwerden kommen wesentlich häufiger vor als schwere bakterielle Augeninfektionen wie Periorbital- und Orbitalphlegmone.

Symptome

Die ersten Symptome einer schweren Augeninfektion sind meist eine Schwellung und Rötung der Augenlider. Bei mehr als 90 Prozent der Infektionen ist lediglich ein Auge betroffen. Die meisten Kinder haben Fieber, etwa 20 Prozent haben Schnupfen, weitere 20 Prozent eine Bindehautentzündung (Konjunktivitis). Bei der Orbitalphlegmone ist der Augapfel vorgewölbt. Hierdurch wird der Augenmuskel gelähmt, was die Beweglichkeit des Augapfels einschränkt. Das Auge schmerzt, das Sehvermögen ist beeinträchtigt. Vor allem bei der Periorbitalphlegmone, jedoch auch bei der Orbitalphlegmone, kann das Augenlid so stark geschwollen sein, daß der Augenarzt das Auge mit Spezialinstrumenten öffnen muß.

Orbitalphlegmonen können Blutgerinnsel verursachen, die zu einem Verschluß der beiden, die Netzhaut versorgenden Hauptadern bzw. Hauptvenen – Arteria centralis retinae oder Vena centralis retinae – führen. Eine solche Thrombose schädigt die Netzhaut und kann zur Erblindung des infizierten Auges führen. Die Infektion kann sich von der Augenhöhle auf das Gehirn ausbreiten und dort einen Abszeß verursachen, oder auf die Hirnhäute übergehen und eine bakterielle Hirnhautentzündung (Meningitis) verursachen. Blutgerinnsel können die das Gehirn versorgenden Venen verschließen und zu Kopfschmerzen, Bewußtlosigkeit und sogar zum Tod führen. Bei der Periorbitalphlegmone sind meist Bakterien im Blut vorhanden. Eine Ausdehnung auf die Augenhöhle (Orbita) oder aufs Gehirn findet aber meist nicht statt.

Diagnose und Behandlung

Zunächst wird das Auge auf eine Infektion hin untersucht und überprüft, ob es noch vollbeweglich oder vorgewölbt und ob das Sehvermögen beeinträchtigt ist. Für den Erregernachweis wird eine Blutprobe entnommen. Mit Hilfe der Computertomographie (CT) lassen sich Ort und Ausdehnung der Infektion bestimmen.

Kinder mit schweren Augeninfektionen sollten stationär aufgenommen werden und sofort intravenös Antibiotika erhalten. Periorbitalphlegmonen machen gewöhnlich eine 10- bis 14tägige Antibiotikatherapie erforderlich, die zunächst intravenös, später eventuell oral durchgeführt wird. Orbitalphlegmonen müssen operativ eröffnet werden, um die Flüssigkeit abzuleiten, und werden im Anschluß zwei bis drei Wochen lang intravenös mit Antibiotika behandelt. Milde Periorbitalphlegmonen sprechen gut auf die orale Gabe von Antibiotika an. Die weitaus häufiger vorkommende und harmlosere Bindehautentzündung (Konjunktivitis) läßt sich, wenn sie bakteriell verursacht ist, mit antibiotikahaltigen Augentropfen oder -salben behandeln.

Kehldeckelentzündung

Die Kehldeckelentzündung (Epiglottitis) ist eine schwere, sich schnell ausbreitende Erkrankung, die zum Tod führen kann, wenn die Atemwege verlegt werden.

Der Kehldeckel verschließt beim Schlucken den Eingang zum Kehlkopf (Larynx) und zur Luftröhre (Trachea). Eine Kehldeckelentzündung (Epiglottitis) wird fast immer durch das Bakterium *Haemophilus influenzae* Typ B verursacht. Nur ganz selten können, vor allem bei älteren Kindern und Erwachsenen, auch Streptokokken als Erreger verantwortlich sein. Eine Kehldeckelentzündung kommt in erster Linie bei Kindern im Alter zwischen zwei und fünf Jahren vor; bei Kindern unter zwei Jahren ist sie ungewöhnlich. Grundsätzlich kann sie jedoch in jedem Alter, auch bei Erwachsenen, auftreten.

Die Infektion nimmt gewöhnlich in den oberen Atemwegen als Entzündung im Nasen-Rachen-Raum ihren Ausgang. Danach breitet sie sich abwärts aus und greift auf den Kehldeckel über. Oft geht die Infektion mit einer Bakteriämie einher, bei der Bakterien im Blut vorhanden sind.

Symptome

Die Kehldeckelentzündung kann schnell lebensbedrohlich werden, weil das geschwollene, infizierte Gewebe die Atemwege verlegen und damit die Luftzufuhr unterbrechen kann.

Die Infektion beginnt meist plötzlich und schreitet rasch fort. Beim eben noch gesunden Kind entwickeln sich plötzlich Halsentzündung, Heiserkeit und oft auch hohes Fieber. Schluckbeschwerden und Atemnot sind ebenfalls häufig. Das Kind beginnt zu sabbern, atmet schnell und keucht beim Einatmen. Die Atemnot bewirkt oft, daß sich das Kind nach vorn beugt und den Hals nach

▲ Siehe Seite 822

hinten überstreckt, damit mehr Luft in die Lunge gelangt. Durch die Atemnot steigt der Kohlendioxidgehalt im Blut, der Sauerstoffgehalt sinkt. Wegen des geschwollenen Kehldeckels fällt es schwer, Schleim auszuhusten. All diese Faktoren können innerhalb weniger Stunden zum Tode führen.

Eine Lungenentzündung kann mit der Kehldeckelentzündung einhergehen. Manchmal breitet sich die Infektion auf die Gelenke, die Hirnhäute, den Herzbeutel oder das Unterhautgewebe aus.

Diagnose und Behandlung

Die Kehldeckelentzündung ist ein medizinischer Notfall. Schon beim Verdacht muß das Kind sofort stationär aufgenommen werden. Zur Diagnose wird der Kehldeckel mit einem Laryngoskop untersucht. Da eine solche Untersuchung jedoch zu einer tödlichen Verlegung der Atemwege führen kann, wird sie gewöhnlich nur von einem Spezialisten durchgeführt – am besten im Operationsraum unter Vollnarkose. Blockierte Atemwege werden sofort wieder geöffnet und zwar entweder, indem ein starres Beatmungsrohr (Endotrachealtubus) in die Atemwege eingeführt wird oder mit Hilfe eines Luftröhrenschnitts (Tracheotomie).

Sekretproben aus den oberen Atemwegen sowie Blutproben werden zum Anlegen einer Kultur ins Labor geschickt. Bevor die Befunde vorliegen, wird jedoch bereits eine Antibiotikatherapie eingeleitet.

Vorbeugung

Mit der Hib-Impfung läßt sich einer Kehldeckelentzündung vorbeugen. Die erste Impfung von Kindern erfolgt im allgemeinen im dritten Lebensmonat.▲

Retropharyngealabszeß

Dieses ist eine Infektion der Lymphknoten an der hinteren Rachenwand.

Da sich die Lymphknoten an der hinteren Rachenwand nach der Kindheit verkleinern oder ganz zurückbilden, kommt diese Form von Abszeß – im Gegensatz zu anderen Hals- und Rachenabszessen – bei Erwachsenen nur selten vor. Retropharyngealabszesse entstehen meist, wenn sich eine Streptokokkeninfektion der Gaumen- oder Rachenmandeln, des Rachens, der Nebenhöhlen, der Nase oder des Mittelohrs ausbreitet. Eine Verletzung der hinteren Rachenwand durch einen scharfen Gegenstand, wie beispielsweise eine Fischgräte, kann gelegentlich ebenfalls einen solchen Abszeß verursachen. Selten ist eine Tuberkulose die Ursache.

Symptome und Diagnose

Die Hauptsymptome sind Schluckbeschwerden, Fieber sowie geschwollene Halslymphknoten. Der Abszeß kann die Atemwege verlegen und Atemnot verursachen. Um die Atmung zu erleichtern, beugt sich das Kind vor, überstreckt den Hals nach hinten und reckt das Kinn in die Höhe.

Komplikationen sind Blutungen im Abszeßbereich, ein Riß des Abszesses, aus dem sich Eiter in die Atemwege entleert – was sie eventuell verlegen kann – und Lungenentzündung. Ein Stimmritzenkrampf kann die Atembeschwerden verschlimmern. In den Jugularvenen, die in der sogenannten Drosselgrube an der vorderen Halsseite liegen, können sich Blutgerinnsel bilden. Und schließlich kann sich die Infektion auch in den Brustraum ausbreiten.

Bei den entsprechenden Symptomen wird eine Röntgenuntersuchung und Computertomographie (CT) vorgenommen, um die Diagnose zu sichern.

Behandlung

Die meisten Abszesse müssen operativ eröffnet und entleert werden. Penizillin, Clindamyzin oder andere Antibiotika werden zunächst intravenös, dann oral gegeben.

▲ Siehe Kasten, Seite 1196

Virusinfektionen

Es gibt eine ganze Reihe viral bedingter Kinderkrankheiten. Da die meisten von ihnen aber keine schwerwiegenden Erkrankungen sind und die Kinder auch ohne Behandlung schnell wieder gesund werden, wird meist erst gar nicht versucht, den verantwortlichen Erreger zu identifizieren. Einige Infektionen sind so charakteristisch, daß die Diagnose allein anhand der Symptome möglich ist.

Masern

Diese Virusinfektion ist hochansteckend und verursacht zahlreiche Symptome, darunter einen charakteristischen Ausschlag.

Die Ansteckung erfolgt in erster Linie über Tröpfcheninfektion, d. h. es werden Viren enthaltende Tröpfchen eingeatmet, die Infizierte ausgehustet haben. Das ansteckende Stadium beginnt zwei bis vier Tage, bevor der Ausschlag erscheint, und hält an, bis er verschwunden ist.

Früher wurden vor allem Klein- und Schulkinder masernkrank. Seit vermehrt gegen Masern geimpft wird, betrifft die Krankheit vornehmlich Teenager, junge Erwachsene und Säuglinge. Die ersten beiden Gruppen wurden meist als Kinder gegen Masern geimpft, haben auf die Impfung aber nicht genügend angesprochen, oder ihr Impfschutz ist bereits wieder schwächer geworden; möglich ist auch, daß sie mit Masernviren bisher überhaupt noch nicht in Kontakt gekommen sind. Säuglinge können masernkrank werden, wenn ihre Mutter nicht genügend Masernantikörper hat, so daß sie sie während der Schwangerschaft auch nicht in ausreichender Menge über die Plazenta an ihr ungeborenes Kind weitergeben konnte. Das ist dann der Fall, wenn bei Frauen, die gegen Masern geimpft wurden, der Antikörpertiter langsam wieder absinkt. Eine Masernerkrankung hingegen führt zu lebenslanger Immunität.

Symptome und Diagnose

Die Masernsymptome beginnen etwa sieben bis 14 Tage nach der Infektion mit Fieber, Schnupfen, Halsentzündung, Husten und geröteten Augen. Winzig kleine, weiße Flecken (Koplik-Flecken) erscheinen zwei bis vier Tage später auf der Mundschleimhaut. Ein leicht juckender Ausschlag tritt drei bis fünf Tage nach Beginn der Symptome auf. Er beginnt vor und unter den Ohren und an der Halsseite mit unregelmäßigen Flecken, die rot und zunächst flach, bald darauf aber schon erhaben sind. Der Ausschlag breitet sich in ein bis zwei Tagen auf den Rumpf sowie Arme und Beine aus und beginnt gleichzeitig im Gesicht zu verblassen.

Auf dem Höhepunkt der Erkrankung fühlt sich das Kind sehr krank, der Ausschlag ist ausgedehnt, und das Fieber kann 40° Celsius übersteigen. Innerhalb von drei bis fünf Tagen fällt das Fieber langsam ab, das Kind fühlt sich besser, und der Ausschlag verblaßt schnell. Die Diagnose stützt sich auf die charakteristischen Symptome und den Ausschlag. Spezielle Diagnoseverfahren werden nicht durchgeführt.

Prognose und Komplikationen

Bei gesunden, guternährten Kindern verlaufen Masern nur selten ernst. Bakterielle Infektionen als Komplikation, wie Lungen- (vor allem beim Säugling) oder Mittelohrentzündung, treten jedoch relativ häufig auf. Außerdem sind Masernpatienten besonders empfänglich für Streptokokkeninfektionen. Nimmt die Zahl der Blutplättchen stark ab, bekommt das Kind rasch blaue Flecken und blutet auch schnell. Diese Komplikation ist jedoch selten.

Eine Entzündung des Gehirns (Enzephalitis) kommt bei einem von 1000 bis 2000 Masernkranken vor. Sie tritt meist zwei bis drei Wochen nach dem Ausschlag auf und beginnt mit hohem Fieber, Krampfanfällen und Koma. Diese Komplikation kann nur kurz andauern und bereits nach einer Woche abgeheilt sein. Genausogut kann sie sich aber auch ausdehnen und zu einer Hirnschädigung oder letztlich sogar zum Tod führen. Nur sehr selten tritt als ernste Komplikation eine subakute sklerosierende Panenzephalitis Monate oder Jahre nach einer Masernerkrankung auf und verursacht einen Hirnschaden.

Vorbeugung und Behandlung

Die Masernimpfung gehört zu den empfohlenen Impfungen im Kindesalter. ▲ Meist wird der Impfstoff mit dem gegen Mumps und Röteln kombiniert gespritzt.

Ein Kind mit Masern sollte warm und bequem liegen. Das Fieber kann mit Parazetamol gesenkt werden. Sollte

▲ Siehe Kasten, Seite 1196

Verschiedene Virusinfektionen auf einen Blick

Infektion	Inkubationszeit	Ansteckungszeit	Ort des Ausschlags	Art des Ausschlags
Masern	7–14 Tage	2–4 Tage vor Erscheinen des Ausschlags bis 2–5 Tage danach	Beginnt um die Ohren herum und auf Gesicht und Hals. Dehnt sich bei schwerer Erkrankung über Rumpf, Arme und Beine aus	Unregelmäßige, flache, gerötete Flecken, die bald erhaben werden. Beginnt 3–5 Tage nach Ausbrechen der Symptome, hält 4–7 Tage an
Röteln (Rubella)	14–21 Tage	Kurz vor Beginn der Symptome bis zum Verschwinden des Ausschlags. Infizierte Neugeborene sind meist monatelang ansteckend	Beginnt an Gesicht und Hals, dehnt sich auf Rumpf, Arme und Beine aus	Feiner, rosafarbener, flacher Ausschlag. Beginnt 1–2 Tage nach Ausbrechen der Symptome, hält 1–3 Tage an
Dreitagefieber (Roseola infantum)	Wahrscheinlich 5–15 Tage	Unbekannt	An Brust und Bauch ausgeprägt, im Gesicht und an Armen und Beinen nur leicht	Rot und flach, manchmal mit erhabenen Bereichen. Beginnt um den 4. Tag herum, wenn die Körpertemperatur wieder normal wird, hält 1–2 Tage an
Ringelröteln (Erythema infectiosum)	4–14 Tage	Kurz vor Beginn des Ausschlags bis einige Tage danach	Beginnt auf den Wangen und dehnt sich über Arme, Beine und Rumpf aus	Rot und flach mit erhabenen Bereichen. Oft fleckig mit netzartigem Muster. Erscheint kurz nach Beginn der Symptome, hält 5–10 Tage an. Kann mehrere Wochen später wiederkehren
Windpocken (Varizellen)	14–21 Tage	Einige Tage vor Beginn der Symptome, bis alle Bläschen verkrustet sind	Beginnt meist zuerst am Rumpf, dehnt sich dann auf Gesicht, Hals, Arme und Beine, selten auch auf Handflächen und Fußsohlen aus	Kleine, flache Flecken, die erhaben werden und runde, mit Flüssigkeit gefüllte Bläschen mit roten Höfen bilden, bevor sie schließlich verkrusten. Treten schubweise auf, so daß verschiedene Stadien gleichzeitig vorliegen. Erscheint kurz nach Beginn der Symptome, hält einige Tage oder bis zu 2 Wochen an

eine bakterielle Infektion hinzukommen, wird sie mit Antibiotika behandelt.

Subakute sklerosierende Panenzephalitis

Diese seltene, fortschreitende Störung kann Monate oder Jahre nach einer Maserninfektion auftreten. Es kann zu geistigem Abbau, Muskelzuckungen und Krampfanfällen kommen; meist verläuft die Erkrankung tödlich.

Die subakute sklerosierende Panenzephalitis geht wahrscheinlich auf eine Hirninfektion infolge einer Maserninfektion zurück. Das Masernvirus gelangt während der Maserninfektion ins Gehirn und bleibt dort lange Zeit, ohne Störungen zu verursachen. Aus bislang unbekannten Gründen kann das Virus reaktiviert werden und die subakute sklerosierende Panenzephalitis verursachen. Nur sehr selten entwickelt jemand, der niemals Masern hatte, jedoch mit Lebendimpfstoff dagegen geimpft wurde, eine subakute sklerosierende Panenzephalitis.

Symptome und Diagnose

Die Erkrankung tritt meist bei Kindern oder jungen Erwachsenen auf, im allgemeinen vor dem 20. Lebensjahr. Oft gehören zu den ersten Symptomen ein Leistungsrückgang in der Schule, Vergeßlichkeit, Wutausbrüche, Zerstreutheit, Schlaflosigkeit und Halluzinationen. Darauf folgen Krampfanfälle, die zunächst in Form von plötzlichen Muskelzuckungen der Arme, des Kopfs und des Rumpfes auftreten. Schließlich dehnen sich die Krämpfe auf den gesamten Körper aus und werden von unkontrollierbaren Muskelbewegungen begleitet. Die intellektuellen Leistungen verringern sich, und die Sprache verändert sich. Im weiteren Verlauf wird die Muskulatur immer starrer, es treten Schluckbeschwerden und möglicherweise auch Erblindung auf. In der Endphase steigt die Körpertemperatur an, Blutdruck und Puls ändern sich.

Die Diagnose wird anhand der Symptome gestellt. Ein Bluttest, der eine hohe Masern-Antikörperkonzentration nachweist, ein abweichendes Elektroenzephalogramm (EEG) und Bilder von Kernspin- oder Computertomographie, die Hirnanomalien zeigen, bestätigen die Diagnose.

Prognose und Behandlung

Die Erkrankung verläuft innerhalb von ein bis drei Jahren fast immer tödlich. Die eigentliche Todesursache ist zwar meist eine Lungenentzündung, aber sie entsteht durch die extreme Schwäche und ungewöhnliche Muskeltätigkeit, die die Krankheit verursacht.

Nichts kann das Fortschreiten der Erkrankung aufhalten. Lediglich die Krampfanfälle können mit Mitteln gegen Epilepsie behandelt werden.

Röteln

Diese ansteckende Virusinfektion kann leichte Symptome wie Gelenkschmerzen und Hautausschlag verursachen.

Röteln (Rubella) werden durch Tröpfcheninfektion – also durch das Einatmen virushaltiger Tröpfchen, die eine infizierte Person ausgehustet hat – oder durch engen Kontakt übertragen. Ansteckungsgefahr besteht eine Woche, bevor der Ausschlag ausbricht, bis eine Woche nach seinem Verschwinden. Ein Säugling, der noch vor der Geburt infiziert wurde, kann noch Monate nach der Geburt ansteckend sein. ▲

Röteln sind weniger ansteckend als Masern, viele Personen infizieren sich während der Kindheit überhaupt nicht. Röteln sind eine harmlose Krankheit – es sei denn, sie treten bei einer schwangeren, nichtimmunen Frau auf. Während der ersten 16 Schwangerschaftswochen (vor allem in den ersten acht bis zehn Wochen) kann eine Rötelnerkrankung Fehlgeburt, Totgeburt oder Fehlbildungen beim Kind zur Folge haben. ■ Etwa zehn bis 15 Prozent der erwachsenen jungen Frauen hat niemals Röteln gehabt; sie können ein Kind mit einer sogenannten Rötelnembryopathie bekommen, wenn sie sich während der Schwangerschaft anstecken.

Eine Rötelnerkrankung verleiht lebenslange Immunität.

Symptome und Diagnose

Die Symptome beginnen etwa 14 bis 21 Tage nach der Infektion. Die Kinder fühlen sich in den ersten ein bis fünf Tagen unwohl, haben geschwollene Lymphknoten am Hals und Hinterkopf und gelegentlich Gelenkschmerzen. Der Hals tut zwar nicht weh, ist zu Beginn der Erkrankung jedoch gerötet. Diese Frühsymptome können nur sehr mild ausgeprägt sein und bei Heranwachsenden und Erwachsenen auch ganz fehlen. Es entwickelt sich ein leichter Ausschlag, der etwa drei Tage lang bestehenbleibt. Er beginnt an Gesicht und Hals und dehnt sich schnell auf Rumpf, Arme und Beine aus. Zu Beginn der Krankheit kann eine scharlachähnliche Rötung, vor allem im Gesicht, auftreten. Am Gaumen treten rosafarbene Flecken

▲ Siehe Seite 1215

■ Siehe Seite 1219

auf, die später zusammenlaufen und einen roten Farbton annehmen, der den ganzen Rachen überzieht.

Die Diagnose stützt sich auf die typischen Symptome. Viele Rötelnerkrankungen werden jedoch falsch diagnostiziert oder verlaufen so mild, daß sie unerkannt bleiben. Eine sichere Diagnose, wie sie während der Schwangerschaft unerläßlich ist, erlaubt die Bestimmung der Röteln-Antikörperkonzentration im Blut.

Prognose und Komplikationen

Die meisten Kinder genesen vollständig von ihrer Rötelnerkrankung. Junge Männer können vorübergehend Schmerzen in den Hoden haben. Bis zu einem Drittel der erkrankten Frauen entwickelt eine Gelenkentzündung oder -schmerzen. Nur selten entsteht eine Mittelohrentzündung (Otitis media). Eine Entzündung des Gehirns (Enzephalitis) ist eine seltene, gelegentlich tödlich verlaufende Komplikation. Eine Rötelninfektion in der Schwangerschaft kann Fehlbildungen beim Kind, Tot- oder Fehlgeburt zur Folge haben.

Vorbeugung und Behandlung

Die Rötelnimpfung gehört zu den empfohlenen Impfungen im Kindesalter.▲ Meist wird der Impfstoff mit dem gegen Masern und Mumps kombiniert gespritzt.

Die Rötelnsymptome sind meist so harmlos, daß sie nicht behandelt zu werden brauchen. Bei einer leichten Mittelohrentzündung■ können Antibiotika gegeben werden. Gegen eine Enzephalitis gibt es keine spezielle Behandlung.

Progrediente Röteln-Panenzephalitis

Diese sehr seltene, fortschreitende Hirnstörung tritt bei Kindern auf, die bereits im Mutterleib mit Röteln infiziert wurden.

Eine Rötelninfektion während der Schwangerschaft kann beim Fetus Fehlbildungen wie Taubheit, grauen Star, kleinen Schädelumfang und -inhalt sowie geistige Behinderung verursachen. Außerdem können die Viren im Gehirn verbleiben und wenn das Kind älter ist, vor allem im frühen Teenageralter, aus bislang unbekannten Gründen reaktiviert werden. Dann treten fortschreitende Muskelsteifigkeit (Spastik), Koordinationsstörungen, geistiger Abbau und Krampfanfälle auf. Mit Hilfe eines Bluttests lassen sich hohe Röteln-Antikörperkonzentrationen nachweisen. Computer- (CT) oder Kernspintomographie (NMR) zeigen Hirnanomalien. Eine spezifische Behandlung gibt es nicht.

Dreitagefieber

Diese ansteckende Virusinfektion betrifft Säuglinge oder Kleinkinder und verursacht Ausschlag und hohes Fieber.

Dreitagefieber (Roseola infantum oder Exanthema subitum) tritt meist im Frühling und Herbst auf. Die häufigste Ursache der Erkrankung ist das humane Herpesvirus Typ 6.

Symptome und Diagnose

Die Symptome beginnen etwa fünf bis 15 Tage nach der Infektion. Plötzlich tritt Fieber von 39 bis 40° Celsius auf und hält drei bis fünf Tage an. In den ersten Stunden der Erkrankung können, vor allem wenn die Körpertemperatur ansteigt, Fieberkrämpfe auftreten. Trotz des hohen Fiebers sind die Kinder meist munter und aktiv. Die Lymphknoten am Hinterkopf, seitlich am Hals und hinter den Ohren können geschwollen sein. Auch die Milz kann sichtlich vergrößert sein. Das Fieber klingt am vierten Tag meist ab.

Etwa 30 Prozent der Kinder entwickeln einen Hautausschlag, der oft dann auftritt, wenn das Fieber fällt. Der Ausschlag ist rot und flach, kann aber auch erhabene Bereiche haben, und ist auf Brust und Bauch stark, im Gesicht sowie an Armen und Beinen weniger stark ausgeprägt. Der Ausschlag juckt nicht und bleibt einige Stunden bis zu zwei Tagen bestehen.

Die Diagnose stützt sich auf die Symptome. Ein Antikörpertest oder eine Viruskultur sind meist nicht nötig.

Behandlung

Wenn nötig, werden die Symptome behandelt. Fiebersenkende Maßnahmen sind vor allem dann notwendig, wenn das Kind zu Fieberkrämpfen neigt. Geeignet ist Parazetamol, nicht jedoch Azetylsalizylsäure, da bei diesem Wirkstoff bei Kindern mit Virusinfektionen das Risiko besteht, daß sich ein Reye-Syndrom entwickelt.★

▲ Siehe Kasten, Seite 1196

■ Siehe Seite 1003

★ Siehe Seite 1276

Ringelröteln

Diese ansteckende Virusinfektion verursacht einen fleckigen oder erhabenen roten Ausschlag mit leichtem Krankheitsgefühl.

Ringelröteln (Erythema infectiosum) werden durch das humane Parvovirus B 19 verursacht. Die Viren werden mittels Tröpfcheninfektion übertragen, d. h., es werden virenenthaltende Tröpfchen eingeatmet, die Infizierte ausgehustet haben. In der Schwangerschaft kann die Infektion über die Plazenta von der Mutter auf den Fetus übertragen werden und eine Totgeburt oder schwere Blutarmut und Ödembildung beim Feten verursachen.

Symptome, Diagnose und Behandlung

Die Symptome beginnen etwa vier bis 14 Tage nach der Infektion. Sie können individuell sehr verschieden sein oder ganz ausbleiben. Leichtes Fieber, leichtes Unwohlsein und eine Rötung der Wangen, die aussieht, als habe das Kind eine Ohrfeige bekommen, sind typisch. Nach ein oder zwei Tagen erscheint ein Ausschlag, vor allem an Armen, Beinen und Rumpf, die Handflächen und Fußsohlen bleiben meist ausgespart. Der Ausschlag juckt nicht und bildet erhabene, fleckige, rote Bereiche, die netzartig angeordnet sind und an jenen Stellen der Arme am stärksten auffallen, die vom Sonnenlicht beschienen werden können.

Die Erkrankung dauert in der Regel fünf bis zehn Tage. Der Ausschlag kann jedoch in den nächsten Wochen als Reaktion auf Sonnenlicht, körperliche Betätigung, Hitze, Fieber oder psychischen Streß wieder auftauchen. Beim Erwachsenen können leichte Gelenkschmerzen und -schwellungen über Wochen und Monate bestehenbleiben oder wiederkehren.

Die Diagnose stützt sich auf das charakteristische Aussehen des Ausschlags. Mit Hilfe von Bluttests läßt sich das Virus isolieren. Die Behandlung zielt auf die Linderung der Symptome ab.

Windpocken

Diese ansteckende Virusinfektion verursacht einen charakteristischen juckenden Ausschlag, der aus Herden kleiner, schubweise auftretender, erhabener oder flacher Flecken, mit Flüssigkeit gefüllter Bläschen und Krusten besteht.

Windpocken (Varizellen) sind hochansteckend und werden durch Tröpfchen übertragen, die Varicella-zoster-Viren enthalten. Die größte Ansteckungsgefahr besteht kurz nach Auftreten der Symptome und bleibt, wenn auch abgemildert, bestehen, bis die letzten Bläschen verkrustet sind. Eine Übertragung der Infektion auf Personen, die noch keine Windpocken hatten, läßt sich verhindern, indem man den Erkrankten isoliert.

Eine Windpockenerkrankung verleiht lebenslange Immunität. Das Varicella-zoster-Virus bleibt jedoch nach der Windpockenerkrankung passiv im Körper; wird es später reaktiviert, verursacht es Gürtelrose. ▲

▲ Siehe Seite 913

Symptome und Diagnose

Die Symptome beginnen zehn bis 21 Tage nach der Infektion. Bei Kindern über zehn Jahren treten als erstes leichte Kopfschmerzen, mäßiges Fieber und ein allgemeines Krankheitsgefühl auf. Bei kleineren Kindern zeigen sich diese Symptome im allgemeinen nicht, bei Erwachsenen fallen sie ernster aus.

Etwa 24 bis 36 Stunden nach den ersten Symptomen zeigt sich ein Ausschlag aus kleinen, flachen, geröteten Flecken oder Läsionen (Makula). Aus den flachen Flecken entwickeln sich bald erhabene, juckende, runde, mit Flüssigkeit gefüllte Bläschen (Vesikel) mit roten Höfen, die schließlich verkrusten. Diese Entwicklung von den Flecken zu den verkrustenden Bläschen dauert sechs bis acht Stunden und verläuft in Schüben: Einige Flecken erscheinen, während der vorhergehende Schub gerade verkrustet. Etwa ab dem fünften Tag bilden sich keine neuen Hautläsionen mehr, am sechsten Tag sind die meisten verkrustet, und die meisten Krusten sind nach höchstens drei Wochen verschwunden.

Im Gesicht sowie an den Armen und Beinen ist der Ausschlag nur schwach ausgeprägt; ausgenommen davon sind jene schweren Erkrankungen, bei denen die gesamte Körperoberfläche befallen ist. Sind insgesamt nur wenige Läsionen vorhanden, so ist vor allem der Oberkörper betroffen. Auf der Kopfhaut kommen häufig Läsionen vor. Im Mund platzen die Bläschen schnell auf und hinterlassen Geschwüre, die beim Schlucken schmerzen. Solche geschwürigen Hautveränderungen können auch auf den Augenlidern, in den oberen Atemwegen, in Mastdarm und Scheide auftreten. Bläschen am Kehlkopf und in den oberen Atemwegen können Atembeschwerden verursachen. Die Halslymphknoten können anschwellen und druckempfindlich werden. Die schlimmste, akute Phase der Erkrankung dauert meist vier bis sieben Tage.

Die Diagnose läßt sich anhand des charakteristischen Hautausschlags und der Symptome meist sicher stellen.

Antikörperbestimmung und Labortests sind nur selten nötig.

Komplikationen

Die Kinder erholen sich meist problemlos von Windpocken. Bei immunschwachen Personen können Windpocken jedoch eine ernste Krankheit sein, die sogar tödlich verlaufen kann.

Als ernste Komplikation kann vor allem bei Erwachsenen, Neugeborenen und generell bei immunschwachen Personen eine Lungenentzündung auftreten. Das Herz kann sich entzünden und eventuell Geräusche verursachen. Eine Gelenkentzündung kann Gelenkschmerzen auslösen. Eine Leberentzündung bleibt meist symptomlos. Manchmal kommt es auch zu Blutungen im Gewebe. Die Hautläsionen können sich mit Bakterien infizieren und Erysipel▲, Pyodermie oder bullöse Impetigo■ verursachen.

Eine Entzündung des Gehirns (Enzephalitis), die gegen Ende der Erkrankung oder ein bis zwei Wochen später auftreten kann, kommt bei weniger als einem von 1 000 Erkrankten vor. Die Enzephalitis verursacht meist Kopfschmerzen, Erbrechen, einen schwankenden Gang, Verwirrtheit und Krampfanfälle. Eine Enzephalitis kann zwar tödlich verlaufen, doch die Prognose für eine komplette Heilung ist im allgemeinen gut. Das Reye-Syndrom, eine seltene, aber sehr ernste Komplikation, die fast nur Personen unter 18 Jahren betrifft, kann drei bis acht Tage nach Auftreten des Ausschlags beginnen.★

Vorbeugung und Behandlung

Gegen Windpocken gibt es eine Schutzimpfung. Personen mit einem großen Risiko für Komplikationen, z. B. immunschwache Personen, können Antikörper gegen das Varizellevirus erhalten.

Leichte Erkrankungen bedürfen lediglich einer symptomatischen Behandlung. Feuchte Kompressen helfen, den zum Teil heftigen Juckreiz zu lindern, und verhindern das Kratzen, durch das sich die Infektion ausbreiten und Narben hinterlassen kann. Um der Gefahr einer bakteriellen Infektion vorzubeugen, sollten die Kranken oft mit Wasser und Seife gebadet werden. Die Hände sollten sauber gehalten, die Nägel kurz geschnitten werden. Auch auf saubere und trockene Kleidung ist zu achten.

Manchmal werden juckreizlindernde Medikamente wie Antihistaminika eingesetzt. Bakterielle Sekundärinfektionen werden mit Antibiotika behandelt. Bei einer schweren, ausgedehnten Erkrankung kann das Virustatikum Aciclovir gegeben werden.

Mumps

Bei dieser ansteckenden Virusinfektion vergrößern sich die Ohrspeicheldrüsen schmerzhaft. Von dieser Infektion können, besonders bei Erwachsenen, auch andere Organe betroffen sein.

Mumps (Ziegenpeter) wird durch ein dem Masernvirus verwandtes Paramyxovirus verursacht. Es wird durch Tröpfcheninfektion verbreitet, also durch das Einatmen virushaltiger Tröpfchen oder durch direkten Kontakt mit Material, das mit infiziertem Speichel verunreinigt ist.

Mumps ist nicht so ansteckend wie Masern oder Windpocken. Epidemien können auftreten, wenn sich viele anfällige Personen auf engem Raum aufhalten. Die Krankheit kann grundsätzlich in jedem Alter auftreten, die meisten Kranken sind jedoch zwischen fünf und 15 Jahren alt. Bei Kindern unter zwei Jahren kommt Mumps selten vor. Eine Mumpserkrankung verleiht in der Regel lebenslange Immunität.

Symptome und Diagnose

Etwa 14 bis 24 Stunden nach der Infektion der Speicheldrüsen treten die ersten Symptome auf. Zwölf bis 24 Stunden, bevor eine oder beide Speicheldrüsen anzuschwellen beginnen, können sich Schüttelfrost, Kopfschmerzen, Appetitlosigkeit, ein allgemeines Krankheitsgefühl und leichtes bis mittelschweres Fieber entwickeln. Bei gut einem Viertel der Kranken bleiben diese Symptome jedoch aus. Das erste Symptom einer Speicheldrüseninfektion sind Schmerzen beim Kauen oder Schlucken, letzteres vor allem bei sauren Flüssigkeiten. Die Speicheldrüsen sind druckempfindlich. In diesem Krankheitsstadium steigt die Temperatur auf 39 bis 40° Celsius. Am zweiten Tag erreicht die Schwellung der Speicheldrüsen ihr Maximum.

Geschwollene Speicheldrüsen können stets ein Hinweis auf Mumps sein. Mit Hilfe von Labortests lassen sich Mumpsviren und ihre Antikörper identifizieren. Diese Tests sind zur Diagnose allerdings nur selten nötig.

▲ Siehe Seite 973

■ Siehe Seite 972

★ Siehe Seite 1276

Ein Kind mit Mumps

Bei Mumps schwillt das Gesicht des Kindes so an, daß die typischen »Hamsterbacken« entstehen.

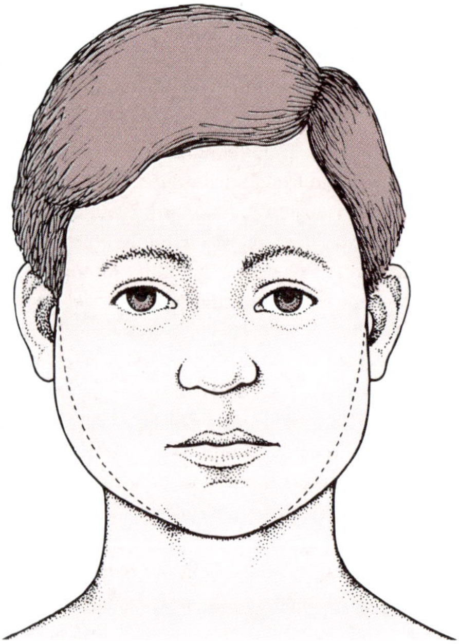

Prognose und Komplikationen

Fast alle Kinder erholen sich komplikationslos von ihrer Mumpserkrankung. Nur selten verschlimmern sich die Symptome nach zwei Wochen wieder.

Die Krankheit kann, besonders wenn sie nach der Pubertät auftritt, außer den Speicheldrüsen auch andere Organe befallen. Die Komplikationen können vor, während oder nach der Speicheldrüsenschwellung oder überhaupt ohne deren Beteiligung auftreten.

Etwa 20 Prozent aller männlichen Patienten, die nach der Pubertät Mumps bekommen, entwickeln eine schmerzhafte ein- oder beidseitige Hodenentzündung (Orchitis). Während des Heilungsprozesses kann der oder können die betroffenen Hoden schrumpfen. Selten werden die Hoden dadurch dauerhaft geschädigt. Bei Frauen kann es selten zu einer ein- oder beidseitigen Eierstockentzündung (Oophoritis) kommen. Sie verursacht leichte Schmerzen und kann, wenn auch selten, Unfruchtbarkeit zur Folge haben.

Mumps kann zu einer viralen Infektion des Gehirns oder der Hirnhäute (Enzephalitis oder Meningitis) führen, die mit Kopfschmerzen, steifem Nacken, Schläfrigkeit, Koma oder Krampfanfällen einhergeht. Etwa fünf bis zehn Prozent aller Mumpskranken bekommen eine Hirnhautentzündung, die bei den meisten aber wieder folgenlos abheilt. Nur selten entwickelt sich eine Enzephalitis. Diese Komplikation führt häufiger zu einer, meist einseitig auftretenden, dauerhaften Nerven- oder Hirnschädigung, wie Taubheit oder Lähmung der Gesichtsmuskeln.

Gegen Ende der ersten Woche kann eine Entzündung der Bauchspeicheldrüse (Pankreatitis) auftreten. Diese Störung kann leichte oder starke Übelkeit und Erbrechen mit Bauchschmerzen verursachen. Die Symptome verschwinden im Verlauf einer Woche wieder, meist erholt sich der Patient vollständig. Vereinzelt wurde jedoch ein Typ-I-Diabetes, der nach einer Mumpserkrankung auftrat, mit einer Reaktion der Bauchspeicheldrüse auf die Viren in Zusammenhang gebracht.

Eine Reihe anderer Organe kann ebenfalls von der Entzündung betroffen sein. So kann eine Nierenentzündung beispielsweise zur Ausscheidung großer Mengen hellen Urins führen oder eine Gelenkentzündung Schmerzen in einem oder mehreren Gelenken verursachen.

Vorbeugung und Behandlung

Die Mumpsimpfung gehört zu den empfohlenen Impfungen im Kindesalter. ▲ Meist wird der Impfstoff mit dem gegen Masern und Röteln kombiniert gespritzt.

Mumps läßt sich nur symptomatisch behandeln. Da Kauen schmerzhaft sein kann, sollte vorübergehend weiche Kost gegessen werden. Saure Nahrungsmittel und Getränke regen die Speichelproduktion an, was ebenfalls Schmerzen verursachen kann. Gegen Kopfschmerzen und allgemeines Unwohlsein kann Parazetamol gegeben werden. Azetylsalizylsäure ist nicht geeignet, da bei diesem Wirkstoff bei Kindern mit Virusinfektionen das Risiko besteht, daß sich ein Reye-Syndrom entwickelt.

Kranke Männer mit Hodenschwellung müssen das Bett hüten. Um die Spannung zu verringern, kann der Hodensack auf einer mit Watte gepolsterten Brücke aus Klebeband, die zwischen den Oberschenkeln angebracht wird, plaziert werden. Die Schmerzen können außerdem durch das Auflegen von Eisbeuteln gelindert werden.

▲ Siehe Kasten, Seite 1196

Wenn die Bauchspeicheldrüsenentzündung starke Übelkeit und Erbrechen verursacht, kann die intravenöse Gabe von Flüssigkeit erforderlich werden.

RS-Virusinfektionen

Eine Infektion mit dem Respiratory syncytial-Virus ist eine ansteckende Lungenerkrankung.

Das RS-Virus verursacht alljährlich im Spätherbst oder Winter Ausbrüche akuter Lungenerkrankungen. Die Infektion wird entweder als Tröpfcheninfektion oder durch engen Kontakt mit infizierten Personen oder Gegenständen übertragen. RS-Viren sind eine der wichtigsten Ursachen für Lungeninfektionen bei Säuglingen und kleinen Kindern, einschließlich Bronchiolitis und Lungenentzündung. Bei Säuglingen kann eine solche Infektion gefährlich sein und sogar tödlich verlaufen. Auch ältere Menschen oder solche mit chronischer Lungenerkrankung können schwere Symptome entwickeln. Bei gesunden Erwachsenen und älteren Kindern rufen RS-Viren eine leichte bis mittelschwere Lungeninfektion hervor. Da eine RS-Infektion keine vollständige Immunität verleiht, sind wiederholte Infektionen möglich. Solche erneuten Infektionen fallen in der Regel jedoch milder aus als die Ersterkrankung.

Symptome und Diagnose

Die Symptome beginnen zwei bis acht Tage nach der Infektion. Schnupfen und Halsschmerzen sind die ersten Beschwerden, auf die einige Tage später Atembeschwerden, rasselnde Atmung und Husten folgen. Bei Säuglingen kann Fieber auftreten. Bei Erwachsenen, älteren Kindern und einer erneuten Infektion fallen die Symptome meist milder aus. Bei ihnen treten eher grippeähnliche Beschwerden auf, die nicht schlimmer sind als bei einer gewöhnlichen Erkältung oder sogar völlig ausbleiben. Bei kleinen Kindern und Personen mit chronischer Grunderkrankung, vor allem Atemwegerkrankungen, verläuft die Infektion dagegen meist schwerer.

Die Diagnose stützt sich im allgemeinen auf die Symptome. Mit Hilfe von Labortests lassen sich die Viren und ihre Antikörper im Blut feststellen. Derartige Tests sind allerdings nur selten nötig.

Prognose und Behandlung

Älteren Kindern und Erwachsenen geht es meist auch ohne Behandlung durchschnittlich neun Tage nach Ausbruch der Symptome besser. Bei ganz kleinen Kindern und Säuglingen und auch wenn eine schwere Grunderkrankung besteht, kann eine Krankenhausaufnahme, eventuell sogar auf der Intensivstation, erforderlich sein, um die Atmung zu beobachten bzw. zu unterstützen.

Das Virustatikum Ribavirin hindert die Viren an der Vermehrung und kann den Heilungsprozeß beschleunigen. Es wird jedoch lediglich bei wirklich schweren Erkrankungen eingesetzt. In der Schwangerschaft darf es nicht angewandt werden, da es das Kind schädigen kann.

Krupp

Diese ansteckende Virusinfektion der oberen und unteren Atemwege verursacht Atemnot, die beim Einatmen am stärksten ausgeprägt ist.

Krupp kann durch eine Reihe verschiedener Viren verursacht werden. Im Herbst sind die vorherrschenden Erreger meist Parainfluenzaviren. Nur selten wird Krupp durch Masern-, RS- oder Influenzaviren verursacht. An Krupp erkranken in erster Linie Kinder im Alter von sechs Monaten bis zu drei Jahren. Grundsätzlich kann die Erkrankung aber auch früher oder später auftreten. Sind Influenzaviren verantwortlich, fällt die Erkrankung besonders schwer aus und betrifft vor allem Kinder zwischen drei und sieben Jahren. Krupp wird in der Regel durch Tröpfcheninfektion oder direkten Kontakt mit infizierten Gegenständen übertragen.

Symptome und Diagnose

Krupp beginnt meist mit erkältungsähnlichen Symptomen. Die Infektion läßt die Schleimhaut der Atemwege anschwellen; dadurch verengen sich die Atemwege, was Atemnot verursacht. Die Beschwerden beim Einatmen, die mit einem bellenden Husten und Heiserkeit einhergehen, setzen meist nachts ein. Das Kind kann durch die Atembeschwerden aufwachen. Die Atmung ist schnell und tief, und die Hälfte aller Kinder hat Fieber. Am Morgen kann sich der Zustand des Kindes bessern, um sich nachts wieder zu verschlechtern. Die Erkrankung dauert meist drei bis vier Tage. Wiederholt auftretender kruppartiger Husten wird als Pseudokrupp bezeichnet. Auslöser sind meist Virusinfekte oder seltener auch Allergene. Krupp läßt sich anhand seiner charakteristischen Symptome diagnostizieren.

Behandlung

Ein nur leicht erkranktes Kind kann zu Hause versorgt werden. Es sollte bequem liegen und viel Flüssigkeit zu sich nehmen. Ruhe ist wichtig, da Erschöpfung den Zustand verschlimmern kann. Dasselbe gilt für Weinen. Eine hohe Luftfeuchtigkeit, z. B. durch Luftbefeuchter, Kaltwasservernebler oder heißen Duschdampf, wirkt dem Austrocknen der oberen Atemwege entgegen und erleichtert die Atmung. Zunehmende oder gleichbleibende Atemnot, schneller Herzschlag, Blauverfärbung der Haut oder Austrocknung machen eine Krankenhausaufnahme erforderlich.

Im Krankenhaus wird Sauerstoff zugeführt, wenn der Sauerstoffgehalt im Blut niedrig ist. Ein hoher Kohlendioxidspiegel im Blut deutet auf einen Erschöpfungszustand hin. Dann wird die Atmung unterstützt, indem ein Tubus in die Atemwege eingeführt und die Lunge mit einem Beatmungsgerät belüftet wird.

Ein Ultraschallvernebler kann ausreichend feine Tröpfchen erzeugen, um die tieferen Atemwege zu erreichen und die Sekrete zu verflüssigen. Diese können dann leichter abgehustet werden.

Um die Atemnot zu lindern, können vernebelte bronchienerweiternde Medikamente gegeben werden. Vielerorts ist es üblich, dem Kind bei schwerem Krupp Kortisonzäpfchen zu geben. Diese Behandlung ist jedoch umstritten. Antibiotika werden nur dann gegeben, wenn eine bakterielle Infektion hinzugekommen ist.

Bronchiolitis

Dieses ist eine ansteckende virale Atemweginfektion bei Säuglingen und Kleinkindern, die vor allem beim Ausatmen Atemnot verursacht.

Eine Bronchiolitis kann durch verschiedene Viren, darunter RS-▲ und Parainfluenzaviren, verursacht werden. Sie tritt häufig epidemieartig auf und betrifft in erster Linie Kinder unter 18 Monaten, mit einem Altersgipfel bei Säuglingen unter sechs Monaten. Während des ersten Lebensjahres erkranken elf von 100 Kindern.

Symptome und Diagnose

Eine Bronchiolitis folgt meist auf eine Erkältung, eine Infektion der oberen Luftwege. Erste Symptome sind rasch einsetzende Atemnot, vor allem beim Ausatmen, mit schnellem Herzschlag und trockenem, hackendem Husten. Das Kind ist oft sehr schläfrig und kann Fieber haben. Apathie sowie eine flache, ineffektive Atmung können einsetzen. Durch Erbrechen und verminderte Flüssigkeitsaufnahme kann das Kind austrocknen. Die Diagnose stützt sich auf die Symptome.

▲ Siehe Seite 1269

Prognose und Behandlung

Die meisten Kinder können zu Hause behandelt werden und sind nach drei bis fünf Tagen wieder gesund. Während dieser Zeit sollte das Kind häufig kleine Mengen zu trinken bekommen. Wenn sich die Atemnot verstärkt, sich die Haut blau verfärbt, sich Müdigkeit und Austrocknung einstellen, muß das Kind ins Krankenhaus gebracht werden. Für Kinder mit bestimmten Grunderkrankungen, wie beispielsweise Herzerkrankungen oder Immunschwäche, gilt das noch früher.

Im Krankenhaus werden der Sauerstoff- und Kohlendioxidgehalt im Blut regelmäßig überprüft. Sauerstoff wird meist über ein Zelt oder eine Maske zugeführt. Die Atmung muß gegebenenfalls mit einem Beatmungsgerät künstlich unterstützt werden. Mit Hilfe eines Ultraschallverneblers können die Atemwege befeuchtet und Sekretansammlungen verflüssigt werden. Flüssigkeit wird meist intravenös zugeführt. Frühgeborene oder Säuglinge mit einer Grunderkrankung, die das Risiko für einen schweren Verlauf der Krankheit erhöht, können das Virustatikum Ribavirin erhalten.

Kinderlähmung

Kinderlähmung (Poliomyelitis, Polio) ist eine hochansteckende Virusinfektion, die dauerhafte Muskelschwäche, Lähmung und andere Symptome verursachen und manchmal sogar tödlich verlaufen kann.

Das Poliovirus, ein Enterovirus, wird durch direkten Kontakt mit infiziertem Material übertragen, z. B. durch das Trinken von Wasser, das mit infizierten Fäkalien verunreinigt ist. Die Infektion breitet sich vom Darm im gesamten Körper aus, wobei Gehirn und Rückenmark am meisten betroffen sind.

Polio ist in den Industriestaaten selten geworden, seit große Teile der Bevölkerung geimpft werden. In den Entwicklungsländern können die Viren weiterhin durch verseuchtes Trinkwasser verbreitet werden. Kinder unter fünf Jahren sind von der Infektion besonders betroffen.

Symptome und Diagnose

Bei kleinen Kindern verläuft die Polioerkrankung oft mild. Zu den drei bis fünf Tage nach der Infektion auftretenden Symptomen gehören allgemeines Krankheitsgefühl, leichtes Fieber, Kopf- und Halsschmerzen sowie Erbrechen. Nach 24 bis 72 Stunden sind die meisten Kinder wieder gesund.

Symptome einer schweren Erkrankung treten meist bei älteren Kindern und Erwachsenen auf, in der Regel sieben bis 14 Tage nach der Infektion. Hierzu zählen Fieber, starke Kopfschmerzen, steifes Genick und steifer Rücken sowie tiefreichende Muskelschmerzen. Manchmal kommt es in verschiedenen Hautbereichen zu Mißempfindungen wie Kribbeln oder ungewöhnlicher Schmerzempfindlichkeit. Je nachdem, welche Hirn- oder Rückenmarkabschnitte betroffen sind, kann die Erkrankung weiter fortschreiten, es kommt zur Schwäche und Lähmung bestimmter Muskeln. Der Erkrankte kann Schluckbeschwerden haben oder an seinem Speichel, an Nahrungsmitteln oder Flüssigkeit ersticken. Manchmal steigt Flüssigkeit die Nase hoch, die Stimme klingt dann näselnd.

Polio läßt sich anhand der Symptome diagnostizieren. Bestätigt wird die Diagnose durch Nachweis von Polioviren in einer Stuhlprobe und durch hohe Antikörperspiegel im Blut.

Komplikationen

Die schlimmste Komplikation ist eine dauerhafte Lähmung, die allerdings nur bei einem von 100 Erkrankten auftritt. Eine dauerhafte Schwäche von Muskeln kommt dagegen häufig vor.

Manchmal ist das Atemzentrum im Gehirn betroffen, was die Atemmuskeln schwächt oder lähmt. Während der Polioepidemien in den 40er und 50er Jahren führte diese Komplikation zum Einsatz der sogenannten eisernen Lunge, einer schwerfälligen mechanischen Vorrichtung, mit der die Atmung unterstützt wurde. Heute sterben nur noch wenige Menschen an Polio.

Manchmal treten erst 20 bis 30 Jahre nach einer Polioerkrankung Komplikationen auf. Diese Störung wird als postpoliomyelitisches Syndrom bezeichnet. Zu ihr gehört eine fortschreitende Muskelschwäche, die oft zu einer schweren Behinderung führt.

Vorbeugung und Behandlung

Die Polioimpfung gehört zu den empfohlenen Impfungen im Kindesalter.▲ Möglich sind zwei Impftypen: ein inaktivierter Salk-Impfstoff, der injiziert wird, und ein oraler Sabin-Lebendimpfstoff. Lange Zeit wurde gegen Polio die Schluckimpfung propagiert. Diese Empfehlung hat sich geändert, als klar wurde, daß die einzigen Polioinfektionen, die noch im Land auftraten, durch die lebenden Viren des Impfstoffs verursacht wurden, die für einen bestimmten Zeitraum nach der Impfung mit dem Stuhl ausgeschieden werden. Darum verwendet man jetzt wieder den gespritzten Impfstoff, mit dem sich dieses Risiko nicht verbindet.

Polio ist nicht heilbar, Virustatika beeinflussen den Krankheitsverlauf nicht. Bei Schwäche oder Lähmung der Atemmuskulatur kann ein Beatmungsgerät eingesetzt werden.

KAPITEL 261

HIV-Infektion

Eine Infektion mit HI-Viren (human immunodeficiency) zerstört fortschreitend die weißen Blutkörperchen und ruft die erworbene Immunschwäche Aids (acquired immunodeficiency syndrome) hervor.

Eine HIV-Infektion führt letztlich zu einer fortschreitenden Verschlechterung des Immunsystems, wodurch sich Infektionen mit Erregern entwickeln, die normalerweise nicht krank machen (opportunistische Infektionen), und ruft, vor allem bei Erwachsenen, bestimmte Krebsarten hervor. Aids ist das Endstadium einer HIV-Infektion und endet bislang immer noch tödlich.

In den Industriestaaten kommen HIV-Infektionen und Aids in erster Linie bei Erwachsenen vor.■ In Deutschland sind etwa 500 Kinder unter 13 Jahren mit HIV infiziert.

▲ Siehe Kasten, Seite 1196

■ Siehe Seite 922

Typische Frühsymptome einer HIV-Infektion bei kleinen Kindern

- Verzögertes Wachstum, Gewichtsverlust, langanhaltendes oder stets wiederkehrendes Fieber, anhaltende oder stets wiederkehrende Durchfallattacken, Lymphknotenschwellungen, Leber- und Milzvergrößerung, geschwollene und entzündete Mundspeicheldrüsen
- Anhaltende oder stets wiederkehrende Pilzinfektionen (Soor) im Mund oder in der Windelregion
- Stets wiederkehrende bakterielle Infektionen wie Mittelohrinfektionen, Lungenentzündung oder Hirnhautentzündung
- Zahlreiche ungewöhnliche opportunistische Infektionen durch Viren, Parasiten und Pilze
- Verzögerte Entwicklung oder Rückbildung des zentralen Nervensystems

Ursachen

Eine HIV-Infektion wird durch das HIV 1 oder, viel seltener, durch das engverwandte HIV 2 ▲ verursacht. HIV-infizierte Kleinkinder haben sich meist vor oder während der Geburt bei ihrer infizierten Mutter angesteckt. Ein Teil der Kinder HIV-infizierter Mütter steckt sich jedoch nicht an. Da sich die Viren auch in der Muttermilch finden, kann der Säugling auch beim Stillen infiziert werden.

Außer der Übertragung von der Mutter auf das Kind gibt es noch andere Wege, wie ein Kind mit HIV infiziert werden kann. Möglich ist die Infektion durch sexuelle Gewalt. Eine Zeitlang stellten auch Bluttransfusionen einen möglichen Übertragungsweg dar, vor allem bei Blutern ■, die Transfusionen oder Gerinnungsfaktoren erhalten hatten. Seit die Vorschriften für Blutspender verschärft sind, alles Blut auf HIV getestet wird und die Plasmaprodukte mit Hitze behandelt werden, ist für sie das Risiko, sich mit HIV zu infizieren, verschwindend gering geworden.

Der Infektionsweg bei Jugendlichen entspricht dem der Erwachsenen: Geschlechtsverkehr und der gemeinschaftliche Gebrauch infizierter Injektionsnadeln bei Drogenabhängigen. Die Viren können durch homosexuellen und heterosexuellen Kontakt übertragen werden.

Das Virus wird *nicht* über die Nahrung, Wasser, Haushaltsgegenstände oder sozialen Kontakt zu Hause, im Kindergarten oder in der Schule übertragen. Nur ganz selten wurde HIV einmal durch Hautkontakt mit infiziertem Blut übertragen. Fast immer war dann aber die Hautoberfläche durch Kratzer oder offene Wunden geschädigt, oder es waren andere Faktoren beteiligt. Obwohl das Virus auch im Speichel enthalten sein kann, konnte eine Übertragung über Küsse oder Bisse bislang nicht bestätigt werden.

Symptome und Komplikationen

Eine Infektion vor, während oder kurz nach der Geburt tritt nicht sofort offen in Erscheinung. Bei etwa zehn bis 20 Prozent der Kinder zeigen sich die ersten Krankheitszeichen im ersten oder zweiten Lebensjahr, bei den verbleibenden 80 bis 90 Prozent bleibt die Infektion über Jahre verborgen. Bei etwa der Hälfte aller vor, während oder kurz nach der Geburt infizierten Kinder wird bis zu ihrem dritten Geburtstag die Diagnose Aids gestellt. Beginnt die Krankheit erst nach der Kindheit, können sich akute Krankheitsphasen mit Phasen relativer Gesundheit abwechseln. Eine im Jugendalter erworbene HIV-Infektion bleibt – genau wie im Erwachsenenalter – oft über Monate latent oder verursacht nur sehr wenig Symptome.

Je mehr sich der Zustand des Immunsystems verschlechtert, desto mehr Symptome und Komplikationen entwickelt das Kind. Etwa ein Drittel aller HIV-infizierten Kinder bekommt in den ersten Lebensjahren eine Lungenentzündung (lymphozytäre interstitielle Pneumonie). Eine Folge davon können Husten und die Bildung sogenannter Trommelschlegelfinger sein.

Eine ernsthafte Bedrohung für Kinder mit Aids stellt die *Pneumocystis carinii*- Lungenentzündung dar. Bei Kindern mit angeborener HIV-Infektion tritt sie meist in den ersten 15 Lebensmonaten auf, bei über der Hälfte der übrigen Kinder zu einem beliebigen Zeitpunkt. Die Pneumocystis-Pneumonie ist eine Haupttodesursache bei Aidskranken.

Bei einer beträchtlichen Zahl von HIV-infizierten Kindern bleiben durch die fortschreitende Hirnschädigung wichtige Entwicklungsschritte, wie Laufen- oder Sprechenlernen, entweder ganz aus oder treten erst spät ein. Diese Kinder sind in ihrer geistigen Entwicklung häufig behindert und haben einen im Verhältnis zu ihrer Körpergröße

▲ Siehe Seite 922

■ Siehe Seite 756

zu kleinen Schädelumfang. Ein Teil der betroffenen Kinder verliert zunehmend mehr seine sozialen und sprachlichen Fähigkeiten und die Muskelkontrolle. Dann haben manche einen wackligen Gang, steife oder gelähmte Muskeln.

Bei einigen Kindern stellen sich eine Leberentzündung (Hepatitis) und eine Herz- oder Niereninsuffizienz ein. Krebserkrankungen kommen bei aidskranken Kindern zwar selten vor, Non-Hodgkin-Lymphome und Gehirnlymphome sind jedoch beschrieben worden. Das Kaposi-Syndrom, eine Krebsart, die Haut und innere Organe betrifft, ist bei Kindern extrem selten.

Diagnose

Der Verdacht auf eine HIV-Infektion ergibt sich automatisch bei Kindern HIV-infizierter Mütter oder bei Kindern mit Symptomen einer HIV-Infektion oder mit Störungen, die mit einer Immunschwäche in Zusammenhang stehen. Bei den Neugeborenen HIV-infizierter Mütter sind die üblichen HIV-Antikörpertests wertlos, da ihr Blut praktisch immer mütterliche HIV-Antikörper enthält. Diese haben die Babys über die Plazenta erreicht, ohne daß die Kinder selbst zwangsläufig infiziert sein müssen. Diese mütterlichen Antikörper sind bei manchen Säuglingen noch nach zwölf bis 15 Monaten vorhanden. Bei den nichtinfizierten Kindern werden sie aber letztlich abgebaut, wenn auch unterschiedlich schnell. Um eine HIV-Infektion bei Kindern unter 18 Monaten verläßlich nachweisen zu können, bedarf es deshalb spezieller Bluttests (Polymerase-Kettenreaktion). Durch den wiederholten Einsatz dieser Verfahren kann bei vielen, wenn nicht sogar den meisten HIV-infizierten Kindern bereits mit sechs Monaten die richtige Diagnose gestellt werden.

Die üblichen Bluttests auf HIV-Antikörper werden bei Kindern über 18 Monaten und Jugendlichen eingesetzt.

Behandlung und Prognose

Zur medikamentösen Behandlung der HIV-Infektion bei Erwachsenen und Jugendlichen gehören immer mehrere Medikamente.▲ Viele von ihnen, jedoch nicht alle, wurden auch bei Kindern erprobt und für therapeutisch nützlich befunden. Dabei hat sich die Kombination verschiedener Medikamente als besonders wirksam erwiesen. Zu den Medikamenten, die auch bei Kindern eingesetzt werden, zählen AZT (Zidovudin), ddi (Didanosin), Stavudin, Lamivudin und Zalcitabin. Einige der bei Erwachsenen eingesetzten Mittel wie Saquinavir, Ritonavir und Indinavir werden nun für die Anwendung bei Kindern getestet. Andere Mittel wie Nevirapin und Delaviridin sind für beide Gruppen in der Erprobung.

Zur Vorbeugung einer Pneumocystis-carinii-Infektion erhalten Kinder HIV-infizierter Mütter ab einem Monat Antibiotika, ebenso Kinder mit deutlich geschwächtem Immunsystem. Im allgemeinen wird Trimethoprim-Sulfamethoxazol gegeben, bei manchen Kindern empfiehlt sich aber statt dessen eine Behandlung mit Pentamidin oder Dapson. Mit der gegenwärtigen medikamentösen Behandlung erreichen heute 75 Prozent der Kinder mit angeborener HIV-Infektion das 6., ein Teil auch das 9. Lebensjahr. Das durchschnittliche Sterbealter liegt zwar immer noch bei etwa zehn Jahren, doch immer mehr Kinder erreichen heute die Adoleszenz.

Um die Immunität des Kindes gegen Infektionen zu stärken, werden gelegentlich Immunglobuline gespritzt. Die meisten HIV-infizierten Kinder erhalten auch die üblichen empfohlenen Impfungen. Lebendimpfstoffe werden dabei im allgemeinen nicht eingesetzt. Eine Ausnahme ist jedoch die Masern-Mumps-Röteln-Impfung, die lebende Viren enthält, da Masern bei HIV-infizierten Kindern schwerer verlaufen und eher tödlich enden und von dem Impfstoff keine Nebenwirkungen bekannt geworden sind.

Für Kinder in Pflegefamilien, Tageseinrichtungen und Schulen sollte der betreuende Arzt das Risiko ernsthafter Infektionen beurteilen. Im allgemeinen ist die Gefahr für das HIV-infizierte Kind, sich Infektionen wie Windpocken zuzuziehen, größer als das Risiko für die anderen Kinder, mit HIV infiziert zu werden. Jüngere Kinder mit offenen Hautwunden oder gefährlichen Verhaltensweisen, wie Beißen, sind für den Besuch eines Kindergartens, in dem sich auch andere kleine Kinder befinden, nicht geeignet. Grundsätzlich ist es aber nicht nötig, daß außer den Eltern, dem behandelndem Arzt und den Erziehern und Lehrern andere um die HIV-Infektion des Kindes wissen.

HIV-infizierte Kinder brauchen mit dem Fortschreiten der Krankheit eine engmaschige medizinische Betreuung, trotzdem sollte die Behandlung sie so wenig wie möglich einschränken. Besteht die Möglichkeit der Hauspflege und stehen Sozialdienste zur Verfügung, kann das Kind soviel Zeit wie möglich zu Hause statt in der Klinik verbringen.

▲ Siehe Seite 928

Vorbeugung

Grundvoraussetzung aller Vorbeugeprogramme ist, daß die Gefährdeten die Infektionswege kennen und geeignete Schutzmaßnahmen ergreifen. Um die Ausbreitung von Aids bei Jugendlichen und Erwachsenen einzudämmen, ist es ganz wichtig zu vermitteln, was Safer-Sex-Praktiken sind.

Am sichersten werden HIV-Infektionen bei Neugeborenen verhindert, wenn infizierte Frauen nicht schwanger werden. Studien weisen darauf hin, daß ein Kaiserschnitt das Risiko für die Übertragung von HI-Viren senken kann, doch routinemäßig wird ein Kaiserschnitt bei HIV-infizierten Schwangeren nicht durchgeführt.

Eine großer Fortschritt in der Aids-Forschung ist, daß es vielfach möglich geworden ist, durch Medikamente die Übertragung einer HIV-Infektion von der Mutter auf das Kind zu verhindern. HIV-positive Schwangere erhalten während der letzten sechs Schwangerschaftsmonate AZT (Zidovudin) oral und während der Geburt intravenös. Das Neugeborene erhält das Mittel während der ersten sechs Lebenswochen. Hierdurch läßt sich die Übertragungsrate von der Mutter auf das Kind um mehr als zwei Drittel (von 25 Prozent auf acht Prozent) senken. Ob sich dieses Ergebnis mit anderen Medikamenten vielleicht weiter verbessern läßt, wird derzeit erforscht. Auf jeden Fall sollten sich alle Frauen, die den Verdacht haben, sie könnten HIV-infiziert sein, in der Frühschwangerschaft testen lassen, damit AZT nötigenfalls rechtzeitig gegeben werden kann.

Obwohl das Risiko einer HIV-Übertragung über die Muttermilch relativ gering ist, sollten infizierte Mütter dort, wo eine angepaßte Säuglingsnahrung und sauberes Wasser erhältlich sind, nicht stillen. In Ländern, in denen das nicht der Fall ist, überwiegen die Vorteile des Stillens das Risiko einer HIV-Infektion bei weitem.

KAPITEL 262

Madenwurmbefall

Der Parasit Enterobius vermicularis *(Oxyuriasis) siedelt sich im Darm an und vermehrt sich dort.*

Madenwürmer sind die häufigsten Parasiten, die Kinder in den gemäßigten Klimazonen betreffen. Mindestens 20 Prozent aller Kinder haben mit ihm Kontakt.

Ursachen

Die Infektion vollzieht sich normalerweise in zwei Schritten. Zunächst werden die Eier vom Analbereich auf Kleidung, Bettwäsche oder Spielzeug übertragen. Dann werden sie, oft über die Finger, zum Mund eines anderen Kindes übertragen und verschluckt. Es können aber auch in der Luft befindliche Eier eingeatmet und dann verschluckt werden. Bereits infizierte Kinder können sich erneut anstecken, wenn ihre Finger die Eier vom Analbereich zum Mund befördern.

Die Madenwürmer reifen im unteren Darm innerhalb von zwei bis sechs Wochen heran. Der weibliche Wurm wandert meist nachts in die Analregion, um dort in den Analfalten seine Eier abzulegen. Die klebrige, gelatineartige Substanz, in die die Eier eingebettet werden, und die Bewegungen des Wurms verursachen Juckreiz.

Bei Raumtemperatur können die Eier bis zu drei Wochen außerhalb des Körpers überleben. Die Larven können jedoch in dieser Zeit schlüpfen und in den Mastdarm und den unteren Darm zurückwandern.

Symptome

Die meisten Kinder mit Madenwürmern haben keine Symptome. Einige spüren jedoch Juckreiz am After und kratzen ständig, wodurch die Haut im Analbereich wund wird. Bei Mädchen können Madenwürmer Juckreiz und Reizungen in der Scheide verursachen. Madenwürmer wurden schon für Bauchschmerzen, Schlaflosigkeit, Krämpfe und andere Störungen verantwortlich gemacht, nachgewiesen ist das aber nicht. Sehr selten können Madenwürmer den Blinddarm verstopfen und eine Blinddarmentzündung auslösen.

Diagnose

Die Diagnose steht fest, wenn Madenwürmer gefunden wurden. Am besten gelingt das, wenn man den After des Kindes etwa ein bis zwei Stunden, nachdem es zu Bett gegangen ist, untersucht. Die Würmer sind weiß und haarfein, bewegen sich jedoch schlängelnd fort und sind mit bloßem Auge zu erkennen. Eier und Würmer kann man am besten gewinnen, indem man am frühen Morgen, bevor das Kind aufsteht, ein transparentes Klebeband mit der Klebeseite an die Hautfalten im Analbereich drückt. Die klebrigen Seiten des Bandes werden dann gegeneinandergedrückt und das Band zum Arzt gebracht. Eier und Würmer lassen sich unter dem Mikroskop identifizieren.

Prognose und Behandlung

Eine Behandlung ist meist nicht nötig. Der Parasit ist nur selten schädlich und kommt außerdem sehr häufig vor. Die meisten Eltern wollen jedoch aktiv gegen die Würmer vorgehen. Mebendazol, Pyrantel oder Pyrvinium sind geeignete Medikamente. Da sich die Infektion meist innerhalb eines Haushalts ausbreitet, müssen alle Familienmitglieder behandelt werden. Gegen den Juckreiz hilft zwei- bis dreimal tägliches Auftragen einer juckreizstillenden Creme auf die Analregion.

Trotz medikamentöser Behandlung kehren die Madenwürmer häufig wieder zurück, da ihre Eier noch bis zu einer Woche nach der Behandlung mit dem Stuhl ausgeschieden werden können. Bekleidung, Bettwäsche und Spielzeug sollten häufig in der Maschine gewaschen werden, um darin befindliche Eier abzutöten.

KAPITEL 263

Verschiedene vermutlich infektbedingte Erkrankungen

Bei einigen Erkrankungen, die Kinder betreffen können, ist die Ursache entweder unbekannt oder es wird eine Infektion vermutet. Zu diesen Störungen gehören Fieber unbekannter Ursache, Reye-Syndrom und Kawasaki-Syndrom.

Fieber unbekannter Ursache

Hiervon spricht man, wenn mindestens zwei Wochen lang wenigstens viermal rektal eine Temperatur von mindestens 38,5° Celsius gemessen wird, für die sich keine Ursache finden läßt.

Kurze Fieberepisoden, die oft eine Infektion der oberen Atemwege begleiten, kommen bei Kindern häufig vor. Fieber unbekannter Ursache hält im Gegensatz dazu länger an. Da es auf eine ernste Grunderkrankung hindeuten kann, verlangt es intensive ärztliche Bemühungen.

Ursachen

Bei etwa der Hälfte der Kinder mit Fieber wird letztlich eine Infektion diagnostiziert. Die Art der Infektion hängt vom Alter des Kindes ab: Bei Kindern bis sechs Jahren ist oft eine Virusinfektion die Ursache, meist eine der oberen Atemwege wie Nebenhöhlen, Nase und Rachen. Bei Kindern über sechs Jahren ist häufiger eine Entzündung der Herzinnenhaut (Endokarditis) oder das Pfeiffersche Drüsenfieber dafür verantwortlich.

Bei Kindern über sechs Jahren gehen etwa 20 Prozent der unerklärlichen Fieberzustände auf eine Autoimmunerkrankung▲ zurück. Zu ihnen gehören beispielsweise juvenile rheumatoide Arthritis, entzündliche Darmerkrankungen und systemischer Lupus erythematodes.

Krebserkrankungen, meist Leukämie oder Lymphome, sind für zehn Prozent der Fieberzustände verantwortlich. Andere Erkrankungen stellen noch einmal ungefähr zehn Prozent der Fieberursachen, dazu gehören Arzneimittelallergien, Kawasaki-Syndrom, genetische Störungen und Entzündungen verschiedener Organe, darunter der Knochen, Schilddrüse, Bauchspeicheldrüse oder von Gehirn und Rückenmark. Bei einem Teil der Kinder bleibt die Ursache trotz ausgiebiger diagnostischer Bemühungen jedoch unbekannt.

▲ Siehe Seite 811

Symptome bei Fieber unbekannter Ursache

Allgemeine Symptome

- Appetitlosigkeit
- Gewichtsverlust
- Müdigkeit
- Frösteln
- Schweißausbrüche

Spezifische Symptome

- Hautsymptome wie Juckreiz, Ausschlag, Pigmentveränderungen
- Brustschmerzen
- Kurzatmigkeit
- Deutliche Herzgeräusche
- Gelenkerkrankungen
- Vergrößerte Lymphdrüsen

Symptome und Diagnose

Fieber unbekannter Ursache unterscheidet sich durch seine Dauer von anderen Fieberformen. Oft kommt und geht das Fieber über einen Zeitraum von mindestens zwei Wochen. Unbestimmte Symptome wie Appetitlosigkeit, Gewichtsverlust, Müdigkeit, Frösteln und Schwitzen kommen häufig vor. Einen verläßlichen Hinweis auf die Diagnose geben diese Allgemeinsymptome doch nur selten. Sehr hilfreich ist dagegen eine sorgfältige Dokumentation der Symptome, früherer Krankheiten, der Arznei- oder Nahrungsmittel sowie Angaben über Reisen oder den Kontakt mit Haustieren, Wildtieren oder kranken Personen. Zusammen mit gründlichen und wiederholten körperlichen Untersuchungen führen diese Informationen häufig zur Diagnose. Auch Angaben zu Dauer, Höhe und zum Verlauf des Fiebers sind von diagnostischem Wert. Hautprobleme wie Juckreiz, Ausschlag oder eine verstärkte Pigmentierung können entweder auf eine Infektion, auf Krebs oder eine Autoimmunerkrankung hindeuten. Auch Brustschmerzen oder Herzgeräusche können auf eine ernste Grunderkrankung, wie eine Entzündung der Herzinnenhaut (Endokarditis), zurückgehen. Die Befunde können wiederholte Blut- und Urinuntersuchungen sowie Röntgenaufnahmen erforderlich machen, bis eine endgültige Diagnose gestellt werden kann. Verschiedene Diagnoseverfahren können nur im Krankenhaus durchgeführt werden.

Prognose und Behandlung

Die Prognose richtet sich nach der zugrundeliegenden Ursache. Bei den meisten Kindern hängt das Fieber mit einer der üblichen Kinderkrankheiten zusammen. Dann ist nach einer entsprechenden Behandlung eine Heilung zu erwarten. Zur Fiebersenkung kann Parazetamol gegeben werden.

Reye-Syndrom

Diese seltene, aber sehr ernste und manchmal lebensbedrohliche Erkrankung kann eine Entzündung des Gehirns und eine rasch fortschreitende Fettablagerung in der Leber verursachen.

Die Ursache des Reye-Syndroms ist unbekannt, doch bestimmte Viren, wie Influenza A und B oder das Windpockenvirus, scheinen ursächlich beteiligt zu sein – möglicherweise in Kombination mit Azetylsalizylsäure. Zumindest kann die Einnahme von Azetylsalizylsäure während einer Virusinfektion das Risiko, am Reye-Syndrom zu erkranken, um das 35fache erhöhen. Besonders häufig wurde die Erkrankung beobachtet, wenn Azetylsalizylsäure bei Grippe oder Windpocken gegeben wurde. Wegen dieser Gefahr gelten Azetylsalizylsäure und ähnliche Wirkstoffe (Salizylate) bei Kindern und Jugendlichen als ungeeignet – von wenigen Ausnahmen abgesehen.

Das Reye-Syndrom betrifft im allgemeinen nur Kinder und Jugendliche und nur ganz selten Erwachsene. Geschwister haben ein leicht erhöhtes Risiko, ebenfalls am Reye-Syndrom zu erkranken. Ob für dieses familiär gehäufte Vorkommen Umweltfaktoren, wie häufiger Kontakt mit denselben Giften oder Viren, oder eine genetische Veranlagung verantwortlich sind, ist nicht bekannt.

Symptome und Diagnose

Wie schwer das Reye-Syndrom verläuft, variiert sehr. Meist treten zunächst eine Virusinfektion der oberen Atemwege, Grippe oder Windpocken auf. Etwa vier bis fünf Tage später stellen sich extrem starke Übelkeit und Erbrechen ein. Das Erbrechen klingt nach etwa einem Tag ab, doch dann kommt es zur geistigen Verwirrung, auf die Desorientierung und Erregung sowie später Krampfanfälle und Koma folgen können. Tritt das Syndrom im Gefolge einer Windpockenerkrankung auf, beginnen die Symptome etwa vier bis fünf Tage nach Erscheinen des Ausschlags. Der Tod kann relativ schnell eintreten – im Durchschnitt vier Tage nach der Krankenhauseinweisung; einige Erkrankungen verlaufen jedoch mild.

Der Verdacht auf das Reye-Syndrom sollte bei jedem Kind aufkommen, bei dem ohne vernünftige Erklärung heftiges Erbrechen und eine plötzliche Hirnschwellung auftreten. Zur Diagnose werden meist eine Leberbiopsie ▲ (Entnahme einer Gewebeprobe zur mikroskopischen Untersuchung) und eine Lumbalpunktion ■ vorgenommen.

Prognose

Die Prognose hängt davon ab, wie ausgeprägt die geistigen Veränderungen sind und wie schnell sie sich entwickeln. Wichtig ist auch, wie hoch der Schädelinnendruck und der Ammoniakgehalt im Blut sind (hohe Ammoniakspiegel deuten auf eine Leberfunktionsstörung hin). Die Wahrscheinlichkeit, daß das Kind stirbt, beträgt im Durchschnitt 20 Prozent, unter zwei Prozent bei Kindern mit milder Erkrankung, bei solchen in tiefem Koma bis über 80 Prozent.

Kinder, die die akute Krankheitsphase überleben, genesen in der Regel komplett. Hat es Krampfanfälle gegeben, können sich später geistige Behinderung, Anfalleiden, ungewöhnliche Muskelbewegungen oder eine Schädigung spezifischer Nerven zeigen. Eine erneute Erkrankung kommt nur selten vor.

Behandlung

Der Krankheitsverlauf läßt sich durch keine Behandlung beeinflussen. Eine Frühdiagnose und frühzeitige intensivmedizinische Behandlung sind entscheidend, um die Lebensfunktionen einschließlich Kreislauf und Atmung aufrechtzuerhalten. Flüssigkeit, Mineralstoffe und Glukose werden intravenös zugeführt. Vitamin K wird gegeben, um Blutungen zu verhindern. Medikamente wie Mannit, Kortison (z. B. Dexamethason) oder Glyzerin können gegeben werden, um den Hirndruck zu senken. Die Atmung muß eventuell künstlich unterstützt werden. Über angelegte Arterien- und Venenkatheter können der Blutdruck und die Blutgase überwacht werden.

Kawasaki-Syndrom

Diese Erkrankung tritt gewöhnlich bei Säuglingen und Kindern unter fünf Jahren auf und verursacht Hautausschlag, Fieber, Lymphdrüsenvergrößerung und manchmal auch Herz- und Gelenkentzündung.

Die Ursache der Krankheit ist unbekannt; es scheint jedoch ein Virus oder ein anderer Infektionserreger verantwortlich zu sein. Das Kawasaki-Syndrom wurde erstmals Ende der 60er Jahre in Japan beschrieben. Danach wurden weltweit Tausende von Erkrankungen diagnostiziert, der Krankheitsschwerpunkt liegt aber weiterhin in Japan.

Die meisten Kinder mit Kawasaki-Syndrom sind zwischen zwei Monaten und fünf Jahren alt. Die Störung wurde jedoch auch schon bei Teenagern diagnostiziert. Jungen erkranken etwa doppelt so häufig wie Mädchen. Nur selten trifft es mehrere Mitglieder desselben Haushalts.

Symptome

Die Erkrankung beginnt mit abwechselnd steigendem und fallendem Fieber, das aber meist nicht über 39° Celsius ansteigt. Das Kind ist reizbar, oft schläfrig-benommen und klagt manchmal über krampfartige Bauchschmerzen. Innerhalb eines Tages breitet sich ein roter, fleckiger Ausschlag auf dem Rumpf und im Windel- bzw. Analbereich aus. Innerhalb mehrerer Tage greift der Ausschlag auf die Schleimhäute, z. B. von Mund oder Scheide, über. Hals und Lippen sind gerötet, die Lippen auch trocken und aufgesprungen, die Zunge ist erdbeerrot. In beiden Augen entzündet sich die Bindehaut, aber ohne Absonderungen. Hand- und Fußflächen färben sich rot oder blaurot, Hände und Füße schwellen häufig an. Zehn bis 20 Tage nach Ausbruch der Krankheit beginnt sich die Haut an den Fingern und Zehen zu schälen. Die Halslymphknoten sind oft geschwollen und druckempfindlich.

Die am meisten gefürchteten Komplikationen des Kawasaki-Syndroms betreffen das Herz, sie treten bei fünf bis 20 Prozent der erkrankten Kinder auf. Die anderen Symptome haben keine bleibenden Folgen für Haut, Augen oder Lymphknoten. Die gefährlichste Herzkomplikation ist eine Ausweitung der Herzkranzgefäße. Eine leichte Ausweitung kann sich zurückbilden; eine starke (Aneurysma) kann jedoch einen Herzinfarkt und plötzlichen Tod zur Folge haben.

Andere Komplikationen des Kawasaki-Syndroms wie Gehirnhaut-, Gelenk- oder Gallenblasenentzündung bilden sich letztlich ohne bleibende Schäden wieder zurück.

▲ Siehe Seite 556

■ Siehe Kasten, Seite 371

Komplikationen des Kawasaki-Syndroms

Komplikationen, die das Herz betreffen

- Entzündung der Arterien, die Blut zum Herzen transportieren (Koronararterien)
- Ausweitung eines Abschnitts der Koronararterien (Aneurysma)
- Entzündung des Herzbeutels (Perikarditis)
- Entzündung des Herzmuskels (akute Myokarditis)
- Herzversagen
- Absterben von Teilen des Herzmuskels (Infarkt)

Andere Komplikationen

- Ungewöhnliche Hautausschläge
- Entzündung des Augeninneren (vordere Uveitis)
- Gelenkschmerzen oder -entzündung (vor allem der kleinen Gelenke)
- Nichtinfektiöse Hirnhautentzündung (aseptische Meningitis)
- Gallenblasenentzündung
- Durchfall

Diagnose

Die Diagnose stützt sich mehr auf die Symptome als auf Laborbefunde. Die Diagnose gilt als gesichert, wenn über mindestens fünf Tage Fieber bestanden hat und vier von fünf körperlichen Veränderungen (Hautausschlag; gerötete, geschwollene Extremitäten; gerötete Augen; Veränderungen der Lippen oder Mundschleimhaut; geschwollene Lymphdrüsen) vorgelegen haben. Zu Beginn weisen die Blutuntersuchungen eine erhöhte Zahl weißer Blutkörperchen und eine niedrige Zahl roter Blutkörperchen nach, spätere Tests eine hohe Zahl von Blutplättchen. Je nachdem, welche Organsysteme betroffen sind, können auch andere Laboruntersuchungen abweichende Befunde zeigen.

Prognose

Sind die Koronararterien nicht befallen, stehen die Aussichten auf eine komplette Heilung gut. Etwa ein bis zwei Prozent der Kinder mit Kawasaki-Syndrom sterben an den Herzkomplikationen. Von diesen Kindern ist innerhalb des ersten Monats nach Ausbruch der Erkrankung mehr als die Hälfte gestorben, zwei Drittel innerhalb von zwei Monaten und 95 Prozent innerhalb von sechs Monaten. Der Tod kann aber auch erst bis zu zehn Jahre später eintreten. Kleinere Aneurysmen der Koronararterien bilden sich häufig innerhalb eines Jahres wieder zurück. Eine Arterienschwäche in diesen Abschnitten kann dennoch bestehenbleiben und Jahre später Herzerkrankungen verursachen.

Behandlung

Durch eine frühe Behandlung läßt sich die Gefahr reduzieren, daß die Koronararterien beteiligt sind. Auch Fieber, Ausschlag und die übrigen Beschwerden klingen schneller ab. Ein bis vier Tage lang wird hochdosiertes Immunglobulin intravenös und hochdosierte Azetylsalizylsäure oral gegeben. Wenn das Fieber gesunken ist, wird die Behandlung mit Azetylsalizylsäure noch einige Monate lang in niedriger Dosierung fortgeführt, um die Gefahr weiter zu verringern, daß die Koronararterien geschädigt werden oder sich Blutgerinnsel bilden.

Häufige Elektrokardiogramme helfen, Herzkomplikationen rechtzeitig erkennen. Zur Behandlung großer Koronaraneurysmen kann zusätzlich zur Azetylsalizylsäure ein Gerinnungshemmer wie Phenprocoumon gegeben werden. Bei kleineren Aneurysmen reicht Azetylsalizylsäure aus. Bekommt das Kind Windpocken oder eine Grippe, wird die Azetylsalizylsäure manchmal vorübergehend durch Dipyridamol ersetzt, um der Entwicklung eines Reye-Syndroms vorzubeugen.

Krebs im Kindesalter

1995 erkrankten in Deutschland 1700 Kinder unter 15 Jahren an Krebs. Die im Kindesalter auftretenden Krebserkrankungen unterscheiden sich von denen der Erwachsenen, viele von ihnen kommen bei Erwachsenen nur selten vor. Außerdem sind die Heilungsaussichten bei Kindern wesentlich besser als bei Erwachsenen. Mit über 35 Prozent machen Leukämien▲ den größten Anteil aus, dann folgen Tumore des Zentralnervensystems■ und Lymphome.★ Drei weitere Arten von bösartigen Neubildungen sind im Kindesalter relativ weit verbreitet: Wilms-Tumor, Neuroblastom und Retinoblastom.

Wilms-Tumor

Dieser bösartige Tumor der Nieren besteht aus Drüsengewebe (embryonales Adenosarkom) und kann sich bereits beim Fetus entwickeln; allerdings zeigt er meist erst Jahre nach der Geburt Symptome.

Der Wilms-Tumor wird meist bei Kindern unter fünf Jahren diagnostiziert, ist gelegentlich aber auch bei älteren Kindern und Erwachsenen zu beobachten. Die Ursache ist nicht bekannt, bei einigen Kranken kann jedoch ein genetischer Defekt begleitend vorliegen. Kinder mit bestimmten angeborenen Fehlbildungen, wie fehlende Regenbogenhaut (Aniridie) oder exzessives Wachstum einer Körperseite, können ein erhöhtes Risiko für die Entstehung dieser bösartigen Geschwulst haben.

Symptome und Diagnose

Zu den Symptomen zählen ein vergrößerter Bauchumfang (der sich dadurch bemerkbar machen kann, daß die normale Windelgröße viel zu schnell nicht mehr paßt), Bauchschmerzen, Fieber, Appetitlosigkeit, Übelkeit und Erbrechen. Bei 15 bis 20 Prozent der kranken Kinder ist der Urin blutig. Der Wilms-Tumor kann hohen Blutdruck verursachen. Er kann sich auf andere Körperbereiche ausdehnen, vor allem auf die Lunge, und dann Husten und Kurzatmigkeit verursachen.

Der Arzt kann meist einen Knoten (Tumormasse) im kindlichen Bauchraum ertasten. Bei Verdacht auf einen Wilms-Tumor lassen sich mit Ultraschall, Computer- oder Kernspintomographie Art und Größe der Knoten bestimmen.

Prognose und Behandlung

Die Prognose hängt von den mikroskopischen Befunden, vom Ausbreitungsgrad des Tumors und vom Alter des Kindes ab. Jüngere Kinder, solche mit kleineren Tumoren und Kinder mit Tumoren, die sich noch nicht ausgedehnt haben, haben meist die besten Aussichten. Der Tumor hat aber auch insgesamt eine gute Heilungsrate. Selbst ältere Kinder und Kinder mit bereits weit ausgebreiteten Tumoren haben noch eine sehr gute Prognose.

Kann der Tumor nach ärztlicher Einschätzung entfernt werden, wird die Operation möglichst bald durchgeführt. Während des Eingriffs wird die andere Niere vorsichtshalber untersucht, ob sich auch hier ein Tumor befindet. Bei etwa vier Prozent der Kinder sind beide Nieren vom Wilms-Tumor betroffen. Je nach Ausbreitungsgrad können die Chemotherapeutika Actinomyzin D bzw. Dactinomyzin, Vincristin und Doxorubizin mit oder ohne Strahlentherapie● eingesetzt werden.

Neuroblastom

Dieser Tumor kommt in der Kindheit häufig vor und geht von Teilen des Nervensystems aus.

Ein Neuroblastom kann sich überall im Körper in einer bestimmten Art von Nervengewebe bilden. Meist geht er von den Nebennieren aus, möglich sind aber auch Nerven im Brust- oder Bauchraum. Nur sehr selten nimmt das Neuroblastom seinen Ausgang im Gehirn.

Etwa 75 Prozent aller Neuroblastome werden bei Kindern unter fünf Jahren diagnostiziert. Die genaue Ursache ist unbekannt, der Tumor tritt familiär gehäuft auf.

Symptome und Diagnose

Die Symptome hängen vom Ausgangsort des Tumors und seinem Ausbreitungsgrad ab. Die ersten Symptome sind bei vielen Kindern eine deutliche Zunahme des Bauch-

▲ Siehe Seite 762

■ Siehe Seite 375

★ Siehe Seite 768

● Siehe Seite 797

umfangs, Völlegefühl und Bauchschmerzen. Die Symptome variieren, je nachdem welche Organe vom Tumor befallen sind. Sind es beispielsweise die Knochen, können Knochenschmerzen auftreten. Ist das Knochenmark betroffen, kann sich die Zahl der roten Blutkörperchen verringern, was Blutarmut zur Folge hat; verringert sich die Zahl der Blutplättchen, treten Blutergüsse auf; nimmt die Zahl der weißen Blutkörperchen ab, verschlechtert sich die Infektabwehr. Sitzt der Tumor in der Haut, entstehen Knoten in der Haut, sitzt er im Rückenmark, tritt Schwäche in Armen oder Beinen auf. Etwa 90 Prozent der Neuroblastome produzieren Hormone wie Adrenalin. Dadurch erhöht sich die Herzfrequenz, was Angstzustände auslösen kann.

Eine Früherkennung des Tumors ist schwierig. Ist sein Wachstum relativ weit fortgeschritten, läßt sich im Bauchraum eine Verdickung ertasten. Bei Verdacht auf ein Neuroblastom sollten Ultraschallaufnahmen, Computer- oder Kernspintomographie von Brust- und Bauchraum gemacht werden. Eine Urinprobe kann auf einen überhöhten Gehalt von adrenalinähnlichen Hormonen hin untersucht werden. Hat sich der Tumor bereits ausgebreitet, lassen sich Hinweise darauf auf den Röntgenbildern finden oder in den Gewebeproben aus Leber, Lunge, Haut, Knochenmark oder Knochen, die bei einer Biopsie entnommen wurden.

Prognose und Behandlung

Die Prognose hängt vom Alter des Kindes, vom Sitz des Tumors und seinem Ausbreitungsgrad ab. Kinder unter einem Jahr und Kinder mit kleinen Tumoren haben eine sehr gute Prognose. Eine frühzeitige Behandlung sorgt für die besten Heilungsaussichten. Hat sich der Krebs noch nicht ausgebreitet, kann der Tumor meist operativ entfernt werden. Ist der Tumor groß oder hat er sich bereits ausgebreitet, können Chemotherapeutika wie Vincristin, Cyclophosphamid, Doxorubizin und Cisplatin sowie Strahlentherapie angewandt werden. Ältere Kinder mit bereits ausgedehntem Tumorbefall haben schlechtere Heilungschancen.

Retinoblastom

Dieses ist ein bösartiger Tumor der Netzhaut, des lichtempfindlichen Teils am Augenhintergrund.

Etwa zehn Prozent der Kinder mit Retinoblastom haben Verwandte mit diesem Tumortyp und haben das Gen dafür von ihren Eltern geerbt. Weitere 20 bis 30 Prozent der Kinder sind beidseitig erkrankt, was darauf hinweist, daß sie das Gen als neue Mutation erworben haben. Damit haben also insgesamt 30 bis 40 Prozent aller Kinder mit Retinoblastom das Gen für diesen Tumor und können die Anlage an ihre Kinder weitergeben.

Symptome und Diagnose

Symptome eines Retinoblastoms können ein weißer Reflex der Pupille sowie Schielen (Strabismus) sein, die allerdings weitaus häufiger andere Ursachen haben. Dieser Tumortyp verursacht meist nur wenige andere Symptome. Bei Verdacht auf ein Retinoblastom werden beide Augen unter Vollnarkose untersucht. Eine Vollnarkose ist erforderlich, weil kleine Kinder damit überfordert sind, diese zeitaufwendige Prozedur geduldig über sich ergehen zu lassen. Der Tumor läßt sich auch mit einer Computertomographie (CT) nachweisen.

Da sich ein Retinoblastom über den Sehnerv (der Nerv, der vom Auge zum Gehirn führt) zum Gehirn ausbreiten kann, wird aus der Gehirn- und Rückenmarkflüssigkeit eine Probe entnommen und auf Tumorzellen untersucht. Weil sich der Tumor auch auf das Knochenmark ausdehnen kann, wird auch davon etwas entnommen und untersucht.

Prognose und Behandlung

Bei 90 Prozent der Kinder kann ein Tumor, der allein auf das Auge beschränkt ist, geheilt werden. Ist nur ein Auge befallen, wird der gesamte Augapfel zusammen mit einem Teil des Sehnervs entfernt. Sind beide Augen betroffen, wird der Tumor mit speziellen mikrochirurgischen Techniken entfernt oder zerstört, damit nicht beide Augen entfernt werden müssen. Alternativ dazu kann auch ein Auge entfernt und der Tumor im anderen Auge mit Strahlentherapie und Mikrochirurgie behandelt werden. Chemotherapeutika können ebenfalls eingesetzt werden, vor allem wenn sich der Tumor über das Auge hinaus ausgebreitet hat. Die Augen werden alle zwei bis vier Monate nachuntersucht. Sollte der Krebs wieder auftreten, kann die Chemotherapie wiederholt werden.

Kinder mit einer erblichen Form des Retinoblastoms haben ein erhöhtes Risiko, daß der Tumor später wiederkehrt. 30 Jahre nach der ersten Diagnose leiden 70 Prozent von ihnen an einem weiteren Tumor.

Enge Verwandte eines Kindes mit Retinoblastom sollten sich mindestens einmal jährlich augenärztlich untersuchen lassen. Kleine Kinder sollten dabei auf ein Retinoblastom und Erwachsene auf ein Retinozytom, einen gutartigen Tumor, der durch dasselbe Gen verursacht wird, untersucht werden. Familienmitglieder, bei denen keine Zeichen für ein Retinoblastom nachzuweisen sind, können mit Hilfe einer DNA-Untersuchung feststellen lassen, ob sie Genträger sind.

Magen-Darm-Erkrankungen

Die meisten Magen-Darm-Erkrankungen bei Kindern verursachen Schmerzen. Viele, wie Zöliakie ▲ und Laktoseintoleranz ■, können außerdem Mangelernährung und Durchfall verursachen.

Die Schmerzen können, wie bei der akuten Blinddarmentzündung ★, plötzlich einsetzen und sehr stark sein. Sie können aber auch nicht ganz so stark sein und kommen und gehen. Typisch für diesen Schmerztyp sind wiederkehrende Bauchschmerzen, peptisches Geschwür und Meckel-Divertikel.

Wiederkehrende Bauchschmerzen

Von wiederkehrenden Bauchschmerzen spricht man, wenn sie dreimal oder häufiger innerhalb von mindestens drei Monaten auftreten.

Mehr als zehn Prozent aller Kinder im Schulalter haben wiederkehrende Bauchschmerzen. Sie treten meist zwischen acht und zehn Jahren auf und kommen bei Kindern unter vier Jahren selten vor. Mädchen leiden etwas häufiger daran als Jungen. Vor allem zu Beginn der Adoleszenz sind sie bei ihnen relativ häufig.

Ursachen

Nur bei fünf bis zehn Prozent der Kinder mit wiederkehrenden Bauchschmerzen ist eine organische Ursache zu finden. Dennoch kommen verschiedene organische Erkrankungen dafür als Ursache in Frage, darunter solche der Harn- und Geschlechtsorgane, Darmerkrankungen und Allgemeinerkrankungen.

Manchmal werden wiederkehrende Bauchschmerzen durch eine Fehlfunktion innerer Organe verursacht. So kann beispielsweise bei falscher Ernährung der Darm nicht richtig funktionieren, das gilt vor allem, wenn das Kind bestimmte Nahrungsmittel wie Milch oder Milchprodukte nicht verträgt. ● Eine gestörte Darmfunktion kann aber auch durch Verstopfung als Folge ungenügender Dickdarmbewegungen entstehen oder als Reaktion auf eine mißlungene Sauberkeitserziehung. Bei weiblichen Teenagern können die Bauchschmerzen durch Muskelkrämpfe der Gebärmutter während der Menstruation verursacht sein (Dysmenorrhoe). ◆ Gelegentlich kann es sich um einen Mittelschmerz handeln – wenn der Eierstock die reife Eizelle freigibt.

80 bis 90 Prozent aller wiederkehrenden Bauchschmerzen sind psychischer Natur. Diese Art von Bauchschmerzen scheint durch Streß, Angst oder Depression ausgelöst bzw. verschlimmert zu werden.

Symptome

Die Symptome unterscheiden sich je nach Ursache. Schmerzen organischer Ursache sind meist konstant oder treten zyklisch, oft in Verbindung mit bestimmten Aktivitäten oder bestimmten Nahrungsmitteln, auf. Die Schmerzen sitzen häufig an einer ganz bestimmten Stelle im Bauch, selten im Bauchnabelbereich, und können zum Rücken hin ausstrahlen. Eine Harnweginfektion kann beim Kind Schmerzen im Bauch oder kleinen Becken verursachen und nicht, wie beim Erwachsenen typisch, im Rücken. Das Kind wacht häufig vor Schmerzen auf.

Je nach zugrundeliegender Erkrankung können folgende Symptome auftreten: Appetitlosigkeit, Gewichtsverlust, stets wiederkehrendes oder anhaltendes Fieber, Gelbsucht, veränderte Stuhlkonsistenz oder -farbe, Verstopfung oder Durchfall, Blut im Stuhl, Erbrechen von Nahrung oder Blut, angeschwollener Bauch, Gelenkschmerzen oder -schwellungen.

Schmerzen als Folge einer allgemeinen Funktionsstörung haben je nach Ursache ebenfalls unterschiedliche Symptome. So können beispielsweise die Schmerzen bei Laktoseunverträglichkeit bereits einige Minuten bis zu zwei Stunden nach der Aufnahme von Milch oder Milchprodukten auftreten. Bei einer Gallenblasenerkrankung können die Bauchschmerzen kurz nach dem Verzehr fettiger Speisen einsetzen.

Psychisch bedingte Bauchschmerzen können täglich oder sporadisch auftreten und hin und wieder Wochen oder Monate fortbleiben. Die Schmerzen sind selten scharf, meist werden sie als vage beschrieben, manchmal

▲ Siehe Seite 532
■ Siehe Seite 531
★ Siehe Seite 543
● Siehe Seite 531
◆ Siehe Seite 1082

Einige organische Ursachen für wiederkehrende Bauchschmerzen

Darmerkrankungen

- Zwerchfellbruch
- Hepatitis
- Gallenblasenentzündung
- Bauchspeicheldrüsenentzündung
- Peptisches Geschwür
- Parasitenbefall (z. B. Giardiasis)
- Meckel-Divertikel
- Morbus Crohn
- Darmtuberkulose
- Kolitis ulzerosa
- Blinddarmentzündung

Störungen des Urogenitaltraktes

- Angeborene Fehlbildungen
- Harnweginfektionen
- Eileiterentzündung
- Eierstockzysten
- Endometriose

Allgemeinerkrankungen

- Bleivergiftung
- Purpura Schoenlein-Henoch
- Sichelzellenanämie
- Nahrungsmittelallergie
- Porphyrie
- Thalassämie
- Angeborenes Quincke-Ödem
- Migräne

jedoch auch als krampfartig. Nur selten wacht ein Kind nachts von dieser Art von Schmerzen auf, allerdings kann es dadurch früher aufwachen als gewöhnlich.

Psychogene Bauchschmerzen treten meist um den Nabel herum auf. Je weiter die Schmerzen vom Bauchnabel entfernt sind, desto wahrscheinlicher ist es, daß sie eine organische Ursache haben. Psychisch bedingte Schmerzen können organisch verursachten ähneln, mit dem Unterschied, daß sie sich im allgemeinen nicht verändern und nicht verschlimmern. Eine deutliche Änderung des Schmerzcharakters kann auf eine organische Störung hinweisen.

Diagnose

Um die Schmerzursache herauszufinden, befragt der Arzt das Kind oder die Eltern: Welcher Art ist der Schmerz? Wann tritt er auf und wo? Wodurch wird er verursacht? Wodurch wird er schlimmer oder besser? Werden die Schmerzen von anderen Symptomen wie Übelkeit, Erbrechen, Fieber oder einem Hautausschlag begleitet?

Eine psychische Ursache für die Schmerzen festzustellen kann schwierig sein. Zunächst einmal muß sichergestellt sein, daß ihnen tatsächlich keine organische Störung zugrunde liegt. Häusliche Ereignisse, wie die Erkrankung eines Familienmitglieds, finanzielle Probleme oder Trennung von einem geliebten Menschen oder dessen Verlust, können das Kind belasten.

Vorbeugung und Behandlung

Die Behandlung wiederkehrender Bauchschmerzen aus organischer oder funktioneller Ursache hängt von der zugrundeliegenden Störung ab. Entstehen die Schmerzen beispielsweise durch bestimmte Nahrungsmittel, kann eine Nahrungsumstellung helfen. Gegen Menstruationskrämpfe helfen Schmerzmittel wie Ibuprofen.

Wiederkehrende Bauchschmerzen mit psychischer Ursache sind keine eingebildeten Schmerzen. Diese Schmerzart wird vielmehr durch Faktoren wie Streß und Anspannung verursacht. Die Eltern können in die Behandlung einbezogen werden, indem sie versuchen, Streß und Anspannung so weit wie möglich abzubauen, und ihrem Kind helfen, unvermeidbare Belastungen besser zu bewältigen. Wichtig ist auch, es zu ermutigen, trotz der Schmerzen zur Schule zu gehen. Die Lehrer können helfen, die Konflikte zu lösen, die im schulischen Bereich angesiedelt sind.

Die medizinische Behandlung von psychisch bedingten Bauchschmerzen ist nicht immer erfolgreich. Gelingt es, dieses Symptom zu beseitigen, entwickeln manche Kinder andere körperliche Symptome oder psychische Beschwerden. Darum sollte schon frühzeitig erwogen werden, eine familien- oder psychotherapeutische Beratungsstelle einzuschalten. Dringlich ist das vor allem dann, wenn das Kind zu Depressionen neigt oder schwerwiegende Probleme im Elternhaus vorliegen.

Peptisches Geschwür

Ein solches klar umschriebenes, rundes oder ovales Geschwür tritt dort auf, wo die Schleimhaut von Magen oder Zwölffingerdarm von Magensäure und Verdauungssäften geschädigt wurde.

Beim Neugeborenen kann das erste Symptom eines peptischen Geschwürs Blut im Stuhl sein. Wenn das Geschwür die Magen- oder Dünndarmwand durchbricht, kann das Kind Zeichen von Schmerzen zeigen. Auch Fieber kann auftreten. Bei älteren Säuglingen und Kleinkindern können neben dem Blut im Stuhl auch wiederholtes Erbrechen oder Bauchschmerzen auftreten. Oft werden die Schmerzen durch Essen schlimmer oder besser. Die Kinder können nachts vor Schmerzen aufwachen. Etwa die Hälfte der Kinder mit einem Geschwür im Zwölffingerdarm, jenem an den Magen anschließenden Dünndarmabschnitt, hat enge Verwandte mit derselben Erkrankung.

Bei vielen Kindern mit chronischem Geschwür läßt sich das Bakterium *Helicobacter pylori* nachweisen. Ob diese Erreger die Ursache für das Geschwür sind oder seine Heilung verhindern, ist nicht klar. Es hat sich aber gezeigt, daß wiederkehrende Geschwüre heilen, wenn die Bakterien beseitigt werden.

Diagnose und Behandlung

Bei Säuglingen und kleinen Kindern läßt sich ein peptisches Geschwür schlecht diagnostizieren, vermutlich weil kleine Kinder ihre Beschwerden kaum genau beschreiben können. Kindern im Schulalter fällt es schon leichter anzugeben, wo und wie es weh tut, und ob die Schmerzen zu einer bestimmten Tageszeit oder in Verbindung mit den Mahlzeiten auftreten.

Bei Verdacht auf ein peptisches Geschwür kann eine Röntgenaufnahme mit Bariumsulfat als Kontrastmittel die Diagnose bestätigen. Hierbei muß das Kind eine Flüssigkeit mit Bariumsulfat trinken, durch die der Magen auf dem Röntgenbild sichtbar wird. ▲ Hilft das Röntgenbild nicht weiter, kann der Magen endoskopisch untersucht werden. Um die Bewegungen und den Schmerz gering zu halten, wird dieses Verfahren bei Kindern unter acht Jahren in Vollnarkose durchgeführt.

Ein peptisches Geschwür wird bei Kindern ebenso behandelt wie bei Erwachsenen. ■ Meist werden sogenannte H_2-Blocker wie Ranitidin, Famotidin und Cimetidin gegeben. Um dem Kind die Beschwerden und die Belastung der Diagnoseverfahren zu ersparen, kann der Arzt ein peptisches Geschwür auch einfach als gegeben ansehen und die Behandlung mit H_2-Blockern einleiten. Klingen die Symptome nach der Behandlung ab, war die Diagnose richtig.

Wurde *Helicobacter pylori* nachgewiesen, sollte dieser Erreger beseitigt werden. Das geschieht in einer einwöchigen Therapie mit Protonenpumpenhemmern, z. B. Omeprazol, Pantoprazol oder Lansoprazol, und zusätzlich einer Kombination aus Clarithromyzin und Amoxizillin oder Clarithromyzin und Metronidazol.

Meckel-Divertikel

Hierbei handelt es sich um eine angeborene Aussackung der Dünndarmwand.

Das Meckel-Divertikel ist eine relativ häufig vorkommende angeborene Fehlbildung. Sie findet sich bei etwa zwei Prozent der Erwachsenen zufällig, die sich aus anderen Gründen einer Bauchoperation unterziehen.

Symptome und Diagnose

Ein Meckel-Divertikel verursacht normalerweise keine Symptome. Die Aussackung kann jedoch Säure ausscheiden und so Geschwüre verursachen, die schmerzlose rektale Blutungen zur Folge haben. Kinder mit einem Meckel-Divertikel haben einen typischen schwarzen Stuhl, der aussieht wie Johannisbeergelee. Bei Jugendlichen und Erwachsenen kommt es eher zum Darmverschluß, der Krämpfe und Erbrechen verursacht. In jeder Altersstufe kann sich im Divertikel eine Entzündung entwickeln (akute Divertikulitis ★), die starke Schmerzen und Druckemp-

▲ Siehe Seite 482

■ Siehe Seite 494

★ Siehe Seite 535

findlichkeit im Bauchbereich, oft auch Erbrechen verursacht.

Ein Meckel-Divertikel ist schwer zu diagnostizieren. Labortests sind nicht immer aussagekräftig, und nur selten ist ein Divertikel auf einer Bariumkontrastaufnahme des Dünndarms zu sehen. Die beste Methode ist eine Szintigraphie, mit der sich etwa 90 Prozent der Divertikel nachweisen lassen. Vielfach wird die Diagnose bei einer aus anderen Gründen durchgeführten Bauchoperation gestellt.

Behandlung

Ein Divertikel, das keine Symptome verursacht, bedarf keiner Behandlung. Ein blutendes Divertikel wird zusammen mit dem umliegendem geschädigten Darmgewebe chirurgisch entfernt. Bei Personen, die Beschwerden haben, deren umgebendes Darmgewebe aber nicht betroffen ist, wird lediglich das Divertikel entfernt. Kleine Divertikel, die als Zufallsbefund bei Eingriffen im Bauchraum gefunden werden, werden belassen, solange sie keine Beschwerden bereiten.

KAPITEL 266

Ernährungsstörungen

Global betrachtet ist Mangelernährung eine der Hauptursachen für Kindersterblichkeit und Gesundheitsstörungen bei Kindern. Mangelernährung kann durch falsche oder unzureichende Nahrungsaufnahme verursacht werden oder durch die Unfähigkeit, bestimmte Nährstoffe aufzunehmen oder zu verwerten. Eine Mangelernährung kann aber auch in Zeiten entstehen, in denen ein erhöhter Bedarf an essentiellen Nährstoffen besteht, so z. B. bei Streß, einer Infektion, Verletzung oder Erkrankung.

Eine der gefährlichsten Formen der Mangelernährung ist jene, bei der zugleich Eiweiß und Kalorien fehlen.▲ Sie entsteht, wenn der Säugling mit der Muttermilch oder beim Umstellen auf Breikost zuwenig Nährstoffe bekommt. Diese Form der Mangelernährung kommt in Entwicklungsländern relativ häufig vor; in den Industriestaaten findet man sie in abgemilderter Form bei Familien, die in Armut leben.

Bei den routinemäßigen Vorsorgeuntersuchungen werden Fragen zur Ernährung des Kindes und möglichen Nahrungsmittelunverträglichkeiten gestellt. Außerdem wird das Kind auf Zeichen von Nährstoffmangel oder Störungen hin untersucht, die die Nährstoffaufnahme oder -verwertung beeinträchtigen können, wie Malabsorption, Nierenerkrankung, Durchfall und bestimmte Stoffwechsel- oder Erbkrankheiten. Das Wachstum des Kindes wird beurteilt, indem der Zuwachs an Gewicht und Größe mit den Wachstumskurven verglichen wird. Vermutet man eine Malabsorptionsstörung, ergibt sich die Diagnose, indem man den Nährstoffspiegel in Blut oder Urin bestimmt.

Vitaminmangelzustände sind bei Säuglingen und Kindern in den Industriestaaten selten. Noch am ehesten kommt ein Mangel an Vitamin E, Vitamin K und Vitamin C (Möller-Barlow-Krankheit) vor oder an essentiellen Fettsäuren.

Vitamin-E-Mangel

Ein Vitamin-E-Mangel■ ist bei Frühgeborenen relativ häufig, da die Plazenta fettlösliche Vitamine, zu denen auch Vitamin E gehört, nicht besonders gut hindurchläßt, und weil die verfrühte Geburt diese Unterversorgung noch verstärkt. Eine Säuglingsnahrung mit hohem Anteil an ungesättigten Fettsäuren erhöht den Vitamin-E-Bedarf, vor allem bei Frühgeborenen, die Vitamin E nur schlecht aufnehmen. Ein Vitamin-E-Mangel kann auch bei Kindern mit Krankheiten auftreten, die die Fettaufnahme beeinträchtigen, wie Mukoviszidose und bestimmte genetische Fehlbildungen. Auch eine exzessive Eisenzufuhr kann einen Vitamin-E-Mangel verstärken.

Frühgeborene mit einem Vitamin-E-Mangel entwickeln in der 6. bis 10. Lebenswoche Muskelschwäche und hämolytische Anämie. Mit Vitamin-E-Präparaten läßt sich das

▲ Siehe Seite 645

■ Siehe Seite 653

beheben. Vitamin-E-Mangel spielt auch eine Rolle bei der Entstehung der Retinopathie beim Frühgeborenen ▲ – einer Augenerkrankung, die durch hohe Sauerstoffkonzentrationen im Brutkasten verursacht wird. Bei Kindern mit Malabsorptionsstörungen, die vom Darm ausgehen, kann ein schwerer Vitamin-E-Mangel entstehen, der eine Vielzahl neurologischer Symptome verursachen kann wie verminderte Reflexe, Gangstörungen, Doppeltsehen, Verlust des Lagegefühls sowie Muskelschwäche. Diese Symptome verschlimmern sich fortschreitend, bilden sich jedoch bei Behandlung zurück. Die Diagnose stützt sich auf die Messung des Vitamin-E-Spiegels im Blut.

Vitamin-K-Mangel

Vitamin K ist notwendig für die Gerinnungsfähigkeit des Blutes. ■ Beim Neugeborenen kann ein Vitamin-K-Mangel zur **hämorrhagischen Diathese des Neugeborenen** führen. Zur Entstehung des Vitamin-K-Mangels tragen verschiedene Faktoren bei: Zum einen läßt die Plazenta Fette und auch das fettlösliche Vitamin K nicht besonders gut passieren. Außerdem ist die Leber des Neugeborenen noch zu unreif, um genügend Prothrombin (ein Blutgerinnungsfaktor) zu produzieren, wozu wiederum Vitamin K erforderlich wäre. Zum anderen enthält Muttermilch nur ein bis drei Mikrogramm Vitamin K pro Liter. Und schließlich ist der kindliche Darm in den ersten Lebenstagen noch nicht mit Vitamin-K-produzierenden Bakterien besiedelt. Die hämorrhagische Diathese beim Neugeborenen tritt gewöhnlich ein bis sieben Tage nach der Geburt auf. Zu den Symptomen gehören Einblutungen in die Haut, den Magen oder den Brustraum. Im schlimmsten Fall kann es zur Hirnblutung kommen.

Eine **späte hämorrhagische Diathese** tritt ein bis drei Monate nach der Geburt auf und verursacht dieselben Symptome wie beim Neugeborenen. Meist geht sie mit einer Malabsorptionsstörung oder Lebererkrankung einher. Bei Säuglingen, deren Mutter während der Schwangerschaft Epilepsiemittel wie Phenytoin oder Cephalosporin-Antibiotika eingenommen hat, kommen beide Hämorrhagie-Typen gehäuft vor.

Es wird empfohlen, den Kindern kurz nach der Geburt Vitamin K zu geben, um das Risiko von Blutungen, die auf einem Vitamin-K-Mangel beruhen, zu verringern. Intramuskulär gespritzt schützt Vitamin K zwar zuverlässig, wird aber verdächtigt, Krebs auszulösen. Darum wird eher empfohlen, dem Kind nach der Geburt 2 mg Vitamin K in Tropfenform und dann für drei Monate 1 mg pro Woche einzugeben.

Möller-Barlow-Krankheit

Diese Erkrankung wird durch eine unzureichende Vitamin-C-Zufuhr (Askorbinsäure) verursacht. Sie entsteht meist, wenn Säuglingsmilch auf der Basis von Kuhmilch selbst gemacht wird; Kuhmilch enthält wenig Vitamin C und muß damit angereichert werden. Die Störung tritt meist im Alter von sechs bis zwölf Monaten auf. Frühsymptome sind Reizbarkeit, Appetitlosigkeit und mangelnde Gewichtszunahme. Der Säugling schreit bei jeder Bewegung und kann seine Beine vor Schmerzen nicht bewegen. Die Schmerzen werden durch Blutungen unter der dünnen Gewebeschicht verursacht, die die Knochen umgibt. Bei älteren Kindern kann es zu Blutungen unter der Haut sowie zu Zahnfleischblutungen im Bereich der durchbrechenden Zähne kommen. Da Vitamin C zur Bildung von Bindegewebe (das Gewebe, das die Körperstrukturen zusammenhält und stützt) nötig ist, kann der Mangel zu Knochenverformungen im Brustkorb sowie der langen Röhrenknochen der Beine führen. Im Brustkorb vergrößern sich die Verbindungsstellen zwischen Knorpel und Knochen und bilden Auftreibungen, die als rachitischer Rosenkranz bezeichnet werden. Eine weitere Folge von Vitamin-C-Mangel ist eine verzögerte Wundheilung.

Eine ausreichende Vitamin-C-Zufuhr mit der Nahrung hilft, einem Vitamin-C-Mangel vorzubeugen. Zitrusfrüchte und -säfte sind beliebte Lieferanten. Flaschenkinder sollten täglich 35 mg Vitamin C erhalten (das entspricht knapp 100 ml Orangensaft). Stillende Frauen sollten täglich 100 mg Vitamin C aufnehmen. Um den Vitamin-C-Mangel zu behandeln, bekommen Säuglinge eine Woche lang täglich 100 bis 200 mg Vitamin C oral, danach wird die Dosis auf 50 mg täglich reduziert.

Mangel an essentiellen Fettsäuren

Essentielle Fettsäuren müssen dem Körper mit der Nahrung zugeführt werden. Zu ihnen gehören Linolsäure, Linolensäure, Arachidonsäure, Eicosapentaensäure und Docosahexaensäure. Der Körper kann Linolsäure in Arachidonsäure und Linolensäure in Eicosapentaensäure und Docosahexaensäure umwandeln. Pflanzenöle wie Maiskeim- oder Sojabohnenöl enthalten viel Linol- und Linolensäure, Fischtran ist reich an Eicosapentaen- und

▲ Siehe Seite 1203

■ Siehe Seite 653

Docosahexaensäure. Für viele physiologische Vorgänge braucht der Körper essentielle Fettsäuren. Sie sind dafür verantwortlich, daß die Haut unversehrt bleibt und die Zellwände ihre Struktur behalten, und sie sind an der Synthese so wichtiger biologischer Wirkstoffe wie der Prostaglandine und Leukotriene beteiligt. Aus einigen Tierversuchen geht hervor, daß essentielle Fettsäuren für die Entwicklung des normalen Sehvermögens beim Säugling notwendig sind.

Ein Linolsäuremangel kann bei Säuglingen auftreten, deren Nahrung zuwenig mehrfach ungesättigte Fettsäuren enthält. Symptome dieses Mangelzustands sind trockene, schuppige Haut, die sich später abschält. Im Bereich der Hautfalten, vor allem am After, kann es zu eiterähnlichen Hautabsonderungen kommen. Ein Mangel an essentiellen Fettsäuren kann außerdem beträchtliche Stoffwechselveränderungen verursachen; sie wirken sich sowohl auf den Fettgehalt des Bluts als auch auf die Plättchenfunktion, entzündliche Reaktionen sowie bestimmte Immunantworten aus. Ähnliche Symptome können bei Menschen auftreten, die über längere Zeit intravenös ernährt werden und so zwar alle wichtigen Nährstoffe, jedoch keine essentiellen Fettsäuren bekommen. Wird bei einer intravenösen Dauerernährung keine zusätzliche Linolensäure gegeben, können neurologische Komplikationen, wie Taubheitsgefühle, Schwäche, Unfähigkeit zu gehen, Schmerzen in den Beinen sowie Schleiersehen entstehen. Wird Linolensäure verabreicht, bilden sich die Symptome wieder zurück.

KAPITEL 267

Stoffwechselstörungen

Manche Störungen beeinträchtigen den Stoffwechsel – jene Prozesse, mit denen der Körper Substanzen verarbeitet, die er braucht, um seine Funktionen zu erfüllen. Diese Störungen werden häufig durch genetisch bedingte Fehlfunktionen verursacht, aufgrund derer ein spezifisches Enzym fehlt, das bei einem Stoffwechselvorgang notwendig ist. Je nach der zugrundeliegenden Störung können die gesundheitlichen Folgen schwerwiegend oder harmlos sein.

Störungen im Kohlenhydratstoffwechsel

Kohlenhydrate setzen sich aus Zuckern zusammen. In der Nahrung gibt es neben den allseits bekannten Zuckern Glukose (Traubenzucker), Saccharose (Haushaltszucker) und Fruktose (Fruchtzucker) noch viele andere Zucker. Manche, wie die Saccharose, müssen erst von Enzymen verarbeitet (verstoffwechselt bzw. metabolisiert) werden, bevor der Körper sie als Energiequelle nutzen kann. Fehlen diese Verdauungsenzyme, können sich die Zucker im Körper ansammeln und Probleme verursachen.

Eine **Galaktosämie** (hoher Blutspiegel an Galaktose) wird meist durch einen Mangel an Galaktose-1-Phosphaturidyltransferase verursacht; dieses ist eines der für den Galaktosestoffwechsel nötigen Enzyme. Diese Störung ist angeboren.

Das Neugeborene wirkt zunächst normal, innerhalb von einigen Tagen oder Wochen stellen sich jedoch Appetitlosigkeit, Erbrechen, Gelbsucht und Gedeihstörungen ein. Die Leber vergrößert sich, im Urin werden große Mengen von Eiweiß und Aminosäuren ausgeschieden, das Gewebe schwillt an, im Körper wird Wasser eingelagert. Setzt die Behandlung nicht rechtzeitig ein, bleibt das Kind im Wachstum und in der geistigen Entwicklung zurück. Viele entwickeln einen grauen Star. Die Ursache für diese Symptome bleibt meist unbekannt.

Der Verdacht auf eine Galaktosämie entsteht, wenn im Urin Galaktose und Galaktose-1-Phosphat gefunden werden. Bestätigt wird die Diagnose, wenn sich im Blut und in den Leberzellen keine Galaktose-1-Phosphaturidyltransferase findet. Wenn bereits jemand in der Familie mit dieser Störung zu tun hatte, kann die Diagnose schon bei der Geburt durch eine Blutuntersuchung gestellt werden.

Die Ernährung eines Kindes mit Galaktosämie darf keine Milch und keine Milchprodukte enthalten. Aber auch verschiedene Obst- und Gemüsesorten enthalten Galaktose und müssen aus dem Speiseplan des Kindes gestrichen werden. Ob die in diesen Nahrungsmitteln vorhandenen geringen Mengen langfristig allerdings tatsächlich Probleme verursachen, ist nicht bekannt. Eine Frau, die das Gen dieser Erbkrankheit in sich trägt, sollte während der Schwangerschaft auf alle galaktosehaltigen Nahrungsmittel verzichten. Aber auch eine selbstbetroffene Schwangere muß auf Galaktose verzichten. Hat sie einen hohen Galaktosespiegel, kann der Zucker die Plazenta passieren und beim Feten einen grauen Star verursachen. Wer an dieser Störung leidet, muß sein Leben lang die Galaktosezufuhr beschränken.

Bei richtiger und frühzeitiger Behandlung entwickeln sich die meisten Kinder geistig normal. Ihr Intelligenzquotient (IQ) liegt jedoch etwas unter dem ihrer Geschwister und viele haben Sprachstörungen. Bei den erkrankten Mädchen zeigt sich oft in der Pubertät und im Erwachsenenalter eine Eierstockfehlfunktion, nur wenige von ihnen können auf natürlichem Wege schwanger werden.

Glykogenspeicherkrankheiten (Glykogenosen) sind eine Gruppe von Erbkrankheiten. Sie werden dadurch verursacht, daß eines oder mehrere jener Enzyme fehlen, die daran beteiligt sind, Zucker in seine Speicherform Glykogen umzuwandeln oder das Glykogen wieder zurück in den Energielieferanten Glukose. Bei den Glykogenspeicherkrankheiten werden unnatürlich große Mengen oder Arten von Glykogen im Körpergewebe, vornehmlich in der Leber, gespeichert.

Die Symptome entstehen, weil sich Glykogen oder seine Stoffwechselprodukte ansammeln oder weil der Körper keine Glukose mehr produzieren kann, wenn er sie braucht. Das Alter, in dem die Symptome erstmals auftreten, und wie schwer sie sind, hängt davon ab, welche der jeweiligen Enzyme betroffen sind.

Die Diagnose wird gestellt, wenn eine Gewebeprobe, meist aus Muskel oder Leber, zeigt, daß ein spezifisches Enzym fehlt.

Die Behandlung hängt vom Typ der Glykogenspeicherkrankheit ab. Bei vielen Patienten läßt sich bereits durch viele kleine kohlenhydratreiche Mahlzeiten am Tag erreichen, daß der Blutzuckerspiegel nicht abfällt. Bei einigen kleinen Kindern kann die Gabe von ungekochtem Maismehl, alle vier bis sechs Stunden, rund um die Uhr das Problem lösen. Manchmal werden Kohlenhydratlösungen nachts über eine Magensonde gegeben.

Bei Glykogenspeicherkrankheiten kommt es häufig zu einer Ansammlung von Harnsäure und damit zu Gicht▲ und Nierensteinen.■ Eine solche Harnsäurekonzentration muß oft medikamentös gesenkt werden. Manche Kinder mit Glykogenspeicherkrankheit dürfen sich nur eingeschränkt körperlich betätigen, um Muskelkrämpfe zu reduzieren.

Fruktoseintoleranz ist eine angeborene Krankheit, bei der der Körper keine Fruktose verwerten kann, weil ihm das Enzym 1-Phosphofruktaldolase fehlt. Dadurch sammelt sich Fruktose-1-Phosphat, ein Stoffwechselprodukt der Fruktose, im Körper an und verhindert, daß Glykogen gebildet und in Glukose als Energielieferanten umgewandelt wird.

Schon durch geringe Fruktose- oder Saccharosemengen (Haushaltszucker) sinkt der Blutzuckerspiegel ab (Hypoglykämie), was Schweißausbrüche, Zittern, Verwirrtheit, Übelkeit, Erbrechen, Bauchschmerzen und manchmal sogar Krampfanfälle und Koma auslöst. Wird dennoch weiter Fruktose zugeführt, entwickeln sich langfristig eine Leber- und Nierenschädigung sowie geistiger Verfall.

Die Diagnose ist klar, wenn man in einer Probe des Lebergewebes den Enzymmangel festgestellt hat. Außerdem wird die Reaktion des Körpers auf die intravenöse Gabe von Fruktose und Glukose geprüft. Menschen, die zwar das Gen für diese Erbkrankheit tragen, selbst aber nicht erkrankt sind, lassen sich durch eine DNA-Analyse (genetisches Material) erkennen; man vergleicht ihre DNA mit der von Personen, die an dieser Störung leiden, und mit der von gesunden.

Zur Behandlung gehört, daß die Ernährung frei sein muß von Fruktose (kommt in praktisch allen süßen Früchten vor), Saccharose und Sorbit (ein Zuckeraustauschstoff). Unterzuckerungen werden mit Traubenzucker behandelt, die jeder, der an Fruktoseintoleranz leidet, in Tablettenform bei sich tragen sollte.

Fruktosurie ist eine harmlose Störung, bei der Fruktose im Urin ausgeschieden wird. Verursacht wird sie durch einen angeborenen Mangel des Enzyms Fruktokinase. Die Fruktosurie verursacht keine Symptome. Der hohe Fruktosegehalt von Blut und Urin kann jedoch zur Fehldiagnose Diabetes mellitus führen. Eine Behandlung ist nicht erforderlich.

Pentosurie ist eine harmlose Stoffwechselerkrankung, bei der der Zucker Xylulose mit dem Urin ausgeschieden wird, weil jenes Enzym fehlt, das notwendig ist, um diesen Zucker zu verarbeiten. Die Erkrankung kommt fast ausschließlich bei Juden vor. Die Pentosurie verursacht keine Symptome, kann aber ebenfalls zur Fehldiagnose Diabetes mellitus führen, weil sich Xylulose im Urin findet. Eine Behandlung ist nicht erforderlich.

▲ Siehe Seite 240

■ Siehe Seite 623

Formen und Merkmale von Glykogenspeicherkrankheiten

Bezeichnung	Betroffene Organe	Symptome	Fehlendes Enzym
Typ 0	Leber, Muskeln	Lebervergrößerung mit Fettansammlung in den Leberzellen (Fettleber); beim Fasten Episoden von Unterzuckerungen (Hypoglykämie)	Glykogensynthetase
Gierke-Krankheit (Typ IA)	Leber, Nieren	Leber- und Nierenvergrößerung; Wachstumsverzögerung; sehr niedrige Blutzuckerspiegel; ungewöhnlich hohe Säure-, Fett- und Harnsäurespiegel im Blut	Glukose-6-Phosphatase
Typ IB	Leber, weiße Blutzellen	Dieselben wie bei der Gierke-Krankheit, jedoch vielleicht etwas milder; geringe Anzahl weißer Blutkörperchen, stets wiederkehrende Mund- und Darminfektionen	Glukose-6-Phosphatase-Translokase
Pompe-Krankheit (Typ II)	Alle Organe	Leber- und Herzvergrößerung	α-Glukosidase in den Lysosomen (verschiedene Typen)
Forbes-Syndrom (Typ III)	Leber, Muskeln, Herz, weiße Blutzellen	Lebervergrößerung; niedrige Blutzuckerspiegel; manchmal Muskelschädigung	Amylo-1,6-Glukosidase (Debranching-Enzymsystem)
Andersen-Krankheit (Typ IV)	Leber, Muskeln, die meisten Körpergewebe	Zirrhose beim juvenilen Typ; Muskelschädigung und Herzversagen beim erwachsenen (spät einsetzenden) Typ	Amylo-1,4-1,6-Transglukosidase (Branching-Enzymsystem)
MacArdle-Krankheit (Typ V)	Muskeln	Muskelkrämpfe bei körperlicher Betätigung	Muskelphosphorylase
Hers-Krankheit (Typ VI)	Leber	Lebervergrößerung; beim Fasten Episoden von Unterzuckerungen; oft symptomlos	Leberphosphorylase
Tarui-Krankheit (Typ VII)	Skelettmuskeln, rote Blutzellen	Muskelkrämpfe bei körperlicher Betätigung; Abbau der roten Blutkörperchen (Hämolyse)	Phosphofruktokinase

Störungen im Pyruvatstoffwechsel

Pyruvat entsteht beim Abbau und bei der Umwandlung von Kohlenhydraten, Fetten und Eiweißen. Angeborene Fehler im Pyruvatstoffwechsel können ein breites Spektrum an Störungen verursachen.

Pyruvat ist die Energiequelle für Mitochondrien, die Energiezentralen der Zelle. ▲ Eine Störung des Pyruvatstoffwechsels kann die Funktion der Mitochondrien beeinträchtigen, was eine Vielzahl von Symptomen verursachen kann: Muskelschädigung, geistige Behinderung, Krampfanfälle, eine Ansammlung von Milchsäure, durch die sich der Säuregehalt im Körper erhöht (Azidose) ■, oder Organversagen, etwa von Herz, Lunge, Nieren und Leber. Diese Störungen können sich irgendwann zwischen früher Kindheit und spätem Erwachsenenalter entwickeln. Körperliche Betätigung, Infektionen oder Alkoholkonsum können die Symptome verschlimmern und eine schwere Laktatazidose mit Muskelkrämpfen und -schwäche verursachen.

Bei **Defekten des Pyruvatdehydrogenasekomplexes** – einer Gruppe von Enzymen, die zur Verarbeitung von Pyruvat nötig sind – kann nicht genügend Azetyl-Coenzym A produziert werden, das zur Energiegewinnung unerläßlich ist. Hauptsymptom sind schwere Gleichgewichtsstörungen, die das Gehen fast unmöglich machen. Krampfanfälle, geistige Behinderung und Hirnfehlbildungen können ebenfalls auftreten. Die Erkrankung ist unheilbar, manchen hilft aber eine fettreiche Ernährung.

Beim **Pyruvatkarboxylasemangel** wird die Glukoseproduktion im Körper gestört, weil ein Enzym fehlt. Im Blut sammeln sich Milchsäure und Ketone ★ an und verursachen Übelkeit und Erbrechen. Die Störung verläuft oft tödlich. Auch die Produktion von Aminosäuren, den Eiweißbausteinen, hängt von der Pyruvatkarboxylase ab. Fehlt dieses Enzym, ist auch die Produktion der Botenstoffe, die Nervenimpulse übermitteln, eingeschränkt; das führt zu einer Vielzahl neurologischer Symptome einschließlich schwerer geistiger Behinderung. Niedrige Blutzuckerspiegel (Hypoglykämie) und ein erhöhter Säuregehalt im Blut (Azidose) lassen sich durch häufige kohlenhydratreiche Mahlzeiten begrenzen. Die fehlenden Botenstoffe kann man jedoch nicht ersetzen und damit auch die neurologischen Symptome nicht behandeln. Bei einer mild ausgeprägten Erkrankung kann eine eiweißarme Diät hilfreich sein.

Störungen im Aminosäurestoffwechsel

Aminosäuren, die Eiweißbausteine, haben viele Funktionen im Körper. Die angeborenen Störungen im Aminosäurestoffwechsel können entweder den Abbau der Aminosäuren oder ihren Transport in die Zellen betreffen. Von diesen Störungen ist eine große Zahl bekannt, zu ihnen gehört auch die Phenylketonurie. Bei den ersten Vorsorgeuntersuchungen werden Neugeborene routinemäßig auf Phenylketonurie und andere Stoffwechselkrankheiten hin untersucht.

PHENYLKETONURIE

Phenylketonurie (PKU, Phenylbrenztraubensäure-Oligophrenie, Fölling-Krankheit) ist eine angeborene Stoffwechselstörung, bei der jenes Enzym fehlt, das für die Verarbeitung der Aminosäure Phenylalanin verantwortlich ist. Dadurch enthält das Blut eine gefährlich hohe Konzentration an Phenylalanin.

Phenylalanin wird normalerweise zu Tyrosin – ebenfalls eine Aminosäure – abgebaut und aus dem Körper ausgeschieden. Fehlt das für diese Reaktion verantwortliche Enzym, reichert sich Phenylalanin im Blut an, wirkt toxisch auf das Gehirn und verursacht geistige Behinderung. In Deutschland rechnet man mit einer PKU-Erkrankung auf 10 000 Neugeborene.

Symptome

Das Neugeborene weist normalerweise keine Symptome auf. Nur selten ist der Säugling auffallend schläfrig und hat wenig Appetit. Die betroffenen Säuglinge haben meist hellere Haut, Haare und Augen als die nichtbetroffenen Familienmitglieder. Einige Säuglinge entwickeln einen ekzemähnlichen ● Hautausschlag. Bleibt die Störung unbehandelt, entwickelt sich recht schnell eine meist schwerwiegende geistige Behinderung.

Bei Kindern mit nicht erkannter oder unbehandelter Phenylketonurie können Krampfanfälle, Übelkeit und Erbrechen, aggressives oder selbstzerstörerisches Verhalten, Hyperaktivität und manchmal auch psychiatrische Sym-

▲ Siehe Kasten, Seite 3
■ Siehe Seite 672
★ Siehe Seite 714
● Siehe Seite 955

ptome auftreten. Die betroffenen Kinder riechen oft mäuseartig, weil sie in Urin oder Schweiß Phenylazetat ausscheiden, eines der Abbauprodukte von Phenylalanin.

Eine Phenylketonurie während der Schwangerschaft wirkt sich auf den Feten schwerwiegend aus und verursacht häufig geistige und körperlicher Behinderung. Viele Kinder kommen mit Mikrozephalie (ein ungewöhnlich kleiner Schädelumfang und -inhalt und damit verbunden geistige Behinderung) und Herzerkrankung zur Welt. Strikte Kontrollen des Phenylalaninspiegels im Blut der Frau während der Schwangerschaft können helfen, die Folgen zu verhindern.

Diagnose und Behandlung

Bei der U2 im Rahmen der Vorsorgeuntersuchungen wird das Blut des Neugeborenen auf seinen Gehalt an Phenylalanin untersucht. Kommt die Phenylketonurie familiär gehäuft vor und ist die DNA des betroffenen Familienmitglieds verfügbar, kann bei der Schwangeren eine Amniozentese oder Chorionzottenbiopsie ▲ gemacht werden. Dann wird die DNA des Fetus analysiert und durch Vergleich festgestellt, ob der Fetus an der Stoffwechselstörung leidet.

Die Behandlung besteht darin, die Aufnahme von Phenylalanin mit der Nahrung rigoros einzuschränken, nicht jedoch völlig zu meiden. Da alle natürlichen Eiweißquellen zu etwa vier Prozent aus Phenylalanin bestehen, ist es unmöglich, den Eiweißbedarf zu decken, ohne die maximal tolerierbare Phenylalaninmenge zu überschreiten. Um die übrigen Aminosäuren zuzuführen, müssen also Milch und Fleisch durch eine ganze Reihe von synthetischen Produkten ersetzt werden. Eiweißarme natürliche Nahrungsmittel wie Obst und Gemüse und bestimmte Getreidesorten sind erlaubt. Der Handel bietet mittlerweile bereits völlig phenylalaninfreie Diätetika an. Sie erleichtern die Kontrolle der Phenylalaninzufuhr und erlauben einen größeren Spielraum bei der Verwendung natürlicher Produkte.

Die Phenylalaninzufuhr muß bereits in den ersten Lebenswochen eingeschränkt werden, um einer geistigen Behinderung vorzubeugen. Bei früher und konsequent durchgehaltener phenylalaninarmer Ernährung verläuft die Entwicklung normal, Hirnschäden treten nicht auf. Wird die Diät jedoch vernachlässigt, können sich bei den Kindern Lernstörungen einstellen. Setzt die Behandlung erst im 2. oder 3. Lebensjahr ein, können nur noch die extreme Hyperaktivität und die Krampfanfälle wirksam behandelt werden. Früher war man der Meinung, man könne die Diät nach nahezu abgeschlossener Gehirnentwicklung beenden, doch haben Berichte über Lern- und Verhaltensstörungen sowie über ein Nachlassen des IQ zu einer erneuten Überprüfung dieser Empfehlung geführt. Die meisten Ärzte sind heute der Ansicht, daß die phenylalaninarme Ernährung ein Leben lang beibehalten werden sollte.

KAPITEL 268

Hormonstörungen

Das Hormonsystem besteht aus Drüsen und Organen, die Hormone in das Blut abgeben. ■ Die wichtigsten sind die Hirnanhangdrüse (kontrolliert vom Hypothalamus), Schilddrüse, Nebenschilddrüsen, die Inselzellen der Bauchspeicheldrüse (die Insulin produzieren), Nebennieren, beim Mann die Hoden und bei der Frau die Eierstöcke. Die von diesen Drüsen produzierten Hormone kontrollieren das Wachstum, die Sexualfunktion, den Stoffwechsel und eine Vielzahl anderer Funktionen. Viele Hormonstörungen, die beim Erwachsenen vorkommen, können schon im Kindesalter auftreten, dann aber andere Symptome verursachen.

Funktionsstörungen der Hirnanhangdrüse

Die Hirnanhangdrüse, eine erbsengroße Drüse am Hirnstamm, produziert eine ganze Reihe von Hormonen. ★ Einige von ihnen, wie Kortikotropin (ACTH), follikelsti-

▲ Siehe Kasten, Seite 1131

■ Siehe Kasten, Seite 690

★ Siehe Kasten, Seite 693

mulierendes Hormon (FSH), Thyreotropin (TSH) und luteinisierendes Hormon (LH), kontrollieren die Funktion anderer Hormondrüsen und regen sie zur Produktion wieder anderer Hormone an. Das Wachstumshormon, ebenfalls ein Hormon der Hirnanhangdrüse, ist für das Wachstum verantwortlich.

Eine Unterfunktion der Hirnanhangdrüse wird als **Hypophysenvorderlappen-Insuffizienz** (Hypopituitarismus) bezeichnet. Bei Kindern kann sie durch einen gutartigen Tumor der Hirnanhangdrüse (Kraniopharyngeom), eine Verletzung oder eine Infektion verursacht werden, oder es läßt sich keine Ursache finden (idiopathische Hypophysenvorderlappen-Insuffizienz). Nur selten tritt diese Störung (und Diabetes insipidus ▲) im Rahmen der Hand-Schüller-Christian-Krankheit ■ auf, die kleine Bereiche der Knochen und Lunge sowie die Funktion der Hirnanhangdrüse betrifft.

Kommt es bereits vor der Pubertät zu einer Fehlfunktion der Hirnanhangdrüse, sind die Folge Wachstumsverzögerungen, unterentwickelte Geschlechtsmerkmale sowie eine gestörte Funkton der Schilddrüse und Nebennieren. Nach der Pubertät kann Hypophysenvorderlappen-Insuffizienz verminderte Libido, Impotenz und eine Hodenschrumpfung zur Folge haben.

Fällt die Hirnanhangdrüse komplett aus, geht die Produktion all ihrer Hormone zurück oder kommt zum Erliegen.

Manchmal fehlt lediglich ein Hormon der Hirnanhangdrüse. Fehlt bei einem Mann beispielsweise das luteinisierende Hormon **(isolierter Luteinisierungshormonmangel)**, können sich die Hoden trotzdem entwickeln und Spermien produzieren, weil diese Funktionen vom follikelstimulierenden Hormon gesteuert werden. Allerdings produzieren die Hoden nicht genügend Testosteron. Das ist jenes Hormon, das die Entwicklung der sekundären männlichen Geschlechtsmerkmale, wie Stimme und Bartwuchs, und das Wachstum des Penis steuert. Dementsprechend fehlen Jungen mit isoliertem Luteinisierungshormonmangel diese Merkmale. Ungewöhnlich lange Beine und Arme können ebenfalls ein Symptom dieser Störung sein.

Beim **hypophysären Minderwuchs** produziert die Hirnanhangdrüse nicht genügend Wachstumshormon; dadurch wächst der Körper ungewöhnlich langsam und bleibt klein, bei allerdings normalen Proportionen. Die meisten Kinder mit kleiner Gestalt haben jedoch eine normal funktionierende Hirnanhangdrüse; bei ihnen setzt entweder der Wachstumsschub später ein, oder ihre Eltern sind auch verhältnismäßig klein.

Symptome und Diagnose

Die Symptome einer Hypophysenvorderlappen-Insuffizienz hängen davon ab, an welchem Hormon es mangelt. Bei Kindern mit Thyreotropinmangel sind beispielsweise das Wachstum und die geistige Entwicklung gestört.

Auch das Alter, in dem der Mangel erstmals auftritt, entscheidet mit über die Symptome. Auf einen Feten wirkt sich ein Hormonmangel natürlich anders aus als auf ein Neugeborenes oder ältere Kinder.

Bei Verdacht auf eine Unterfunktion der Hirnanhangdrüse wird der Hormonspiegel im Blut gemessen. Die Konzentration des Wachstumshormons im Blut zu messen, ist nicht immer hilfreich, weil der Körper dieses Hormon in kurzen Stößen ausschüttet, so daß der Hormonspiegel rasch ansteigt und wieder abfällt. Um einen Mangel an Wachstumshormon nachzuweisen, kann die Konzentration des sogenannten insulinähnlichen Wachstumsfaktors I (IGF-I) gemessen werden. Einige Hormone der Hirnanhangdrüse werden direkt gemessen, andere werden über ein bis zwei Stunden mehrmals gemessen, nachdem ein spezieller anregender Stoff geschluckt oder gespritzt wurde. Mit einer Röntgenaufnahme der Hand wird das Knochenalter bestimmt. Damit läßt sich feststellen, ob und wie lange die Knochen wahrscheinlich noch wachsen werden. Mit einer Computer- oder Kernspintomographie des Kopfes lassen sich Tumore oder andere Strukturveränderungen in oder in der Nähe der Hirnanhangdrüse nachweisen.

Behandlung

Kinder, denen ein spezielles Hirnanhangdrüsenhormon fehlt, können ein identisches synthetisches Hormon bekommen. So können beispielsweise Kinder, die aufgrund eines Mangels an Wachstumshormon sehr klein sind, synthetisches Wachstumshormon erhalten. Im ersten Behandlungsjahr wachsen sie dann häufig um zehn bis 15 cm, später verlangsamt sich das Wachstum allerdings. Für kleinwüchsige Kinder mit normalem Wachstumshormonspiegel eignet sich eine solche Therapie allerdings nicht. Zur Zeit werden neue Behandlungsverfahren erforscht, mit denen die körpereigene Produktion an Wachstumshormon angeregt werden soll.

Bei der Behandlung kann entweder das fehlende Hormon der Hirnanhangdrüse direkt ersetzt werden, oder es

▲ Siehe Seite 699

■ Siehe Seite 187

Der Kropf – eine Vergrößerung der Schilddrüse

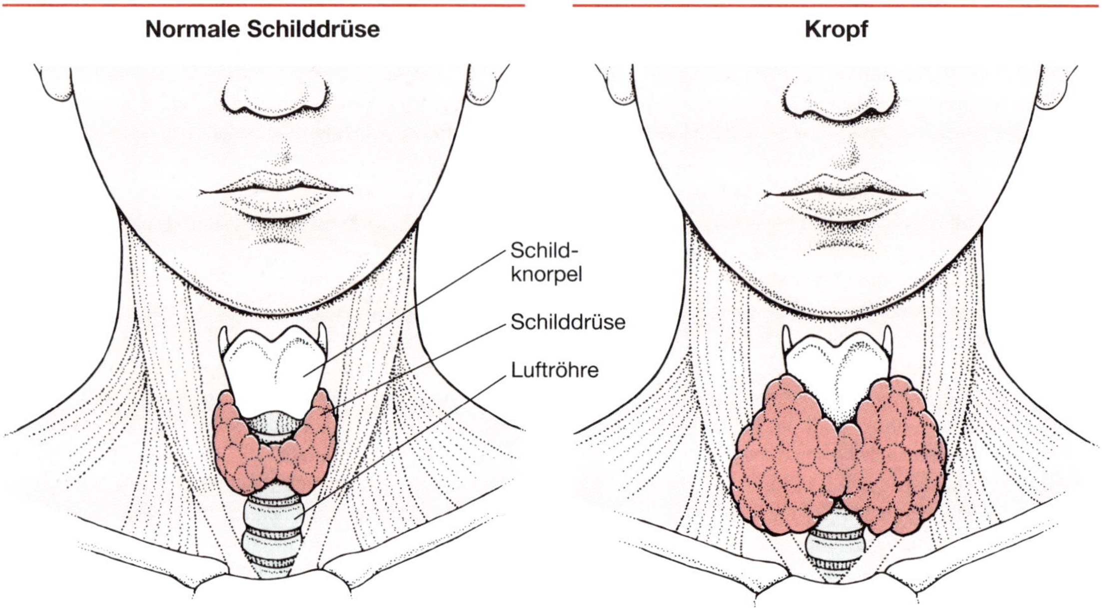

wird das Hormon gegeben, dessen Produktion es normalerweise anregt. Meist ist es leichter, das Zielhormon zu verabreichen. So bekommt ein Kind mit Thyreotropinmangel synthetisches Thyroxin; ein Junge, der nicht genügend follikelstimulierendes und luteinisierendes Hormon bildet, erhält Testosteron, ein Mädchen, dem es an denselben Hormonen mangelt, bekommt Östrogen.

Funktionsstörungen der Schilddrüse

Die Schilddrüse befindet sich vorne am Hals unterhalb des Kehlkopfs. Sie produziert das Schilddrüsenhormon, das die Geschwindigkeit steuert, mit der die chemischen Funktionen im Körper ausgeführt werden (Grundumsatz).

Bei einigen Funktionsstörungen vergrößert sich die Schilddrüse (Kropf oder Struma). Ein Kropf kann sowohl bei einer Schilddrüsenunterfunktion (es wird zuwenig Schilddrüsenhormon produziert) als auch bei einer -überfunktion (es wird zuviel produziert) auftreten. Ist die Schilddrüse bereits bei Geburt vergrößert, wird das als **angeborener Kropf** bezeichnet. Kinder mit dem **Pendred-Syndrom**, einer erblichen Störung, werden mit einem Kropf geboren und sind taubstumm.

Eine **Schilddrüsenunterfunktion** (Hypothyreose) entsteht, wenn der Körper nicht genügend Thyroxin produziert. Die Symptome bei Kindern und Jugendlichen unterscheiden sich von jenen bei Erwachsenen.▲ Beim Neugeborenen verursacht eine Schilddrüsenunterfunktion **Kretinismus** (Hypothyreose des Neugeborenen). Zu diesem Krankheitsbild gehören Gelbsucht, Appetitlosigkeit, Verstopfung, heiseres Schreien, Nabelbruch und Störung des Knochenwachstums. Wird die Krankheit nicht innerhalb der ersten Lebensmonate erkannt und behandelt, wird das Kind geistig behindert. Eine in der Kindheit einsetzende Schilddrüsenunterfunktion (juvenile Hypothyreose) zeigt sich an einer Wachstumsverzögerung, bei der manchmal die Gliedmaßen im Verhältnis zum Körper sehr kurz sind. Die Zahnentwicklung ist verzögert. Bei Jugendlichen ähneln die Symptome einer Schilddrüsenunterfunktion denen der Erwachsenen. Die Pubertät kann verzögert eintreten. Zu den Symptomen gehören heisere

▲ Siehe Seite 704

Stimme, schleppende Sprache, schlaffe Augenlider, aufgedunsenes Gesicht, Haarausfall, trockene Haut, langsamer Puls und Gewichtszunahme.

Zwischen dem 3. und 10. Lebenstag (U2) wird beim Neugeborenen der Thyroxinspiegel im Blut bestimmt. Ein Säugling mit einer Unterfunktion der Schilddrüse wird sofort mit Thyroxin behandelt, um einer Hirnschädigung vorzubeugen. Auch bei der im Kindes- oder Jugendalter einsetzenden Unterfunktion der Schilddrüse wird das Hormon gegeben.

Die häufigste Ursache für eine **Schilddrüsenüberfunktion** ▲ (Hyperthyreose) beim Neugeborenen ist die **Basedow-Krankheit**, eine potentiell lebensgefährliche Erkrankung, die bei Säuglingen auftreten kann, deren Mütter basedowkrank waren oder sind. Bei der Basedow-Krankheit, einer Sonderform der Hyperthyreose, handelt es sich um eine Autoimmunerkrankung, bei der der Körper schilddrüsenstimulierende Antikörper produziert. Bei einer schwangeren Frau passieren diese Antikörper die Plazenta und regen die Schilddrüse des Feten an. Die Basedow-Krankheit kann bei einer Schwangeren zu Tot-, Fehl- oder Frühgeburt führen. Beim Säugling können sich wenige Tage nach der Geburt die ersten Symptome der Schilddrüsenüberfunktion zeigen: geringe Gewichtszunahme, schneller Herzschlag, hoher Blutdruck, Nervosität oder Reizbarkeit, Erbrechen und Durchfall. Die vergrößerte Schilddrüse (Kropf) kann auf die Luftröhre drücken und die Atmung behindern. Die hohen Schilddrüsenhormonspiegel beschleunigen die Herzfrequenz, was zum Herzversagen führen kann. Die hervorquellenden Augen, die beim Erwachsenen für diese Störung typisch sind, treten auch beim Neugeborenen auf. Wird die Basedow-Krankheit nicht rechtzeitig erkannt und behandelt, kann sie tödlich verlaufen.

Bei richtiger Behandlung erholen sich die Kinder normalerweise innerhalb einiger Wochen. Allerdings besteht noch ein halbes bis ein Jahr lang die Gefahr, daß die Krankheit wieder auftritt. Anhaltend hohe Spiegel der schilddrüsenstimulierenden Antikörper können einen vorzeitigen Verschluß der Schädelnähte (Fontanellen), geistige Behinderung, Hyperaktivität im späteren Verlauf der Kindheit sowie verzögertes Wachstum zur Folge haben.

Eine Schilddrüsenüberfunktion wird mit Medikamenten, wie z. B. Propylthiouracil, behandelt. Dieses hemmt die Bildung von Schilddrüsenhormonen. Einige Säuglinge müssen gegen Herzversagen behandelt werden. Bei schwerkranken Säuglingen mit sehr hohem Spiegel an schilddrüsenstimulierenden Antikörpern kann eine Austauschtransfusion nötig sein; dabei wird ein Teil des Blutes des Neugeborenen durch Spenderblut ersetzt, um die Antikörperspiegel zu senken.

Funktionsstörungen der Nebennieren

Die beiden Nebennieren, die im Lendenwirbelbereich direkt oberhalb der Nieren liegen ■, produzieren verschiedene Hormone. Der innere Anteil, das Mark, produziert Adrenalin und Noradrenalin, die bei Gefahr oder psychischem Streß für die Alarmreaktion verantwortlich sind. Der äußere Anteil, die Rinde, produziert Aldosteron, das den Salzhaushalt im Körper steuert, Kortisol, das für den Eiweiß-, Fett- und Kohlenhydratstoffwechsel unerläßlich ist, sowie bestimmte männliche Sexualhormone (Androgene).

Bei einigen Störungen der Nebennieren können kein Kortisol und Aldosteron produziert werden, meist, weil die hierfür nötigen Enzyme fehlen. Eine niedrige Konzentration dieser Hormone wird vom Hypothalamus registriert; dieser regt die Hirnanhangdrüse an, welche ihrerseits wiederum versucht, die Nebennieren zur verstärkten Produktion von Kortisol und Aldosteron zu bewegen. Durch diese konstante Stimulierung von seiten des Hypothalamus und der Hirnanhangdrüse vergrößern sich die Nebennieren auf das 10- bis 20fache ihres normalen Gewichts, bleiben aber weiterhin unfähig, ausreichend Kortisol und Aldosteron zu produzieren. Andererseits können sie jedoch große Mengen anderer Hormone, wie Androgene, produzieren, was eine Vermännlichung zur Folge hat.

Symptome und Diagnose

Ein Mangel an Nebennierenhormonen verursacht eine Vielzahl von Symptomen, je nachdem, an welchem Hormon es mangelt. Wird zuwenig Aldosteron produziert, wird im Urin zuviel Natrium ausgeschieden; dadurch sinkt der Blutdruck, und der Kaliumgehalt im Blut steigt. Ist die Kortisolproduktion stark beeinträchtigt, insbesondere wenn auch die Aldosteronproduktion blockiert ist, kann das Kind innerhalb weniger Tage oder Wochen nach der Geburt eine lebensbedrohliche Nebennierenunterfunktion entwickeln, die mit niedrigem Blutdruck, erhöhter Herzfrequenz sowie einem Multiorganversagen einhergeht.

Ein Androgenmangel vor der Geburt führt beim männlichen Neugeborenen zu einem gestörten Wachstum der Geschlechtsorgane – fehlgebildete Harnröhrenöffnung, kleiner Penis und kleine Hoden. Diese Störung bezeichnet

▲ Siehe Seite 701

■ Siehe Kasten, Seite 709

man als Pseudohermaphroditismus.▲ Mädchen mit einem Mangel an Nebennierenhormonen weisen bei Geburt zwar keine Auffälligkeiten auf, kommen aber nicht in die Pubertät und menstruieren nicht.

Aber auch ein Zuviel an Nebennierenhormonen verursacht Symptome. Wird der weibliche Fetus in der Frühschwangerschaft hohen Androgenspiegeln ausgesetzt, entwickeln sich seine Genitalien so, daß die äußeren Geschlechtsorgane männliche Zeichen aufweisen (weiblicher Pseudohermaphroditismus).■ Wirken diese hohen Androgenspiegel vor der 12. Schwangerschaftswoche auf das sich entwickelnde Mädchen ein, können die Schamlippen zusammenwachsen, und es entsteht nur eine Öffnung für Harnröhre und Scheide. Nach der 12. Woche ist der Haupteffekt eine vergrößerte, penisähnliche Klitoris. Eierstöcke, Gebärmutter und andere innere Geschlechtsorgane entwickeln sich normal. Auf männliche Feten wirken sich hohe Androgenspiegel nicht nennenswert aus.

Bei kleinen Jungen verursachen hohe Androgenspiegel ein beschleunigtes Wachstum. Da die Knochen schneller reifen als normal und sich die Wachstumsfugen vorzeitig schließen, sind diese Jungen am Ende kleiner als die Norm.

Funktionsstörungen der Nebennieren lassen sich diagnostizieren, indem die Konzentration an Nebennierenhormonen in Blut oder Urin gemessen werden.

Behandlung

Das fehlende Nebennierenhormon wird durch die Gabe des synthetischen Hormons ersetzt. Sobald das geschehen ist, hören Hypothalamus und Hirnanhangdrüse auf, die Nebennieren zu stimulieren. Damit endet auch deren Produktion exzessiver Mengen von Hormonen. Bei Kortisolmangel wird Kortison, wie Hydrokortison oder Prednison, gegeben. Ein stark ausgeprägter Kortisolmangel gilt als medizinischer Notfall, bei dem zusätzlich Flüssigkeit, Natrium und anderen Mineralstoffe zugeführt werden müssen. Bei Aldosteronmangel wird Aldosteron gegeben, bei Androgenmangel Testosteron. Da zu hohe oder zu niedrige Konzentrationen dieser Hormone im Blut den Salz- und Wasserhaushalt aus dem Gleichgewicht bringen und sich damit auf den Kreislauf auswirken können, wird der Blutdruck regelmäßig gemessen. Das Wachstum wird zweimal jährlich kontrolliert, das Knochenalter wird alljährlich mit Hilfe von Röntgenaufnahmen der Hand bestimmt. Wird ausreichend Hydrokortison gegeben, ist das Wachstum normal. Bei Mädchen, die bereits im Mutterleib hohen Androgenspiegeln ausgesetzt waren, müssen die äußeren Geschlechtsorgane häufig operativ korrigiert werden, um eine neue Scheidenöffnung zu formen.

Störungen der Hoden

Die Hoden haben zwei Hauptaufgaben: Sie produzieren das männliche Geschlechtshormon Testosteron und Spermien. Wenn die Hirnanhangdrüse nicht genügend Hormone produziert, um die Hoden zu stimulieren, oder ihre Funktion gestört ist, ist deren Aktivität vermindert; es entsteht der sogenannte männliche Hypogonadismus. Die Folge ist eine unzureichende Testosteronproduktion; Wachstum und sexuelle Entwicklung sind verzögert, die Spermienproduktion ist vermindert, der Penis klein.

Symptome

Die Symptome hängen vom dem Alter ab, in dem der Androgenmangel auftritt. Durch einen Androgenmangel vor der 12. Schwangerschaftswoche entwickeln sich die äußeren Geschlechtsorgane beim männlichen Fetus unvollständig. So kann die Harnröhrenöffnung an der Penisunterseite statt an dessen Spitze liegen, oder der männliche Säugling kann weibliche äußere Geschlechtsorgane aufweisen (männlicher Pseudohermaphroditismus).★ Durch einen Androgenmangel in der späteren Schwangerschaft kann der Penis ungewöhnlich klein bleiben (Mikrophallus), oder die Hoden wandern nicht vollständig in den Hodensack hinunter.

Ein Androgenmangel in der Kindheit führt zu einer unvollständigen sexuellen Entwicklung. Der betroffene Junge behält eine hohe Stimme und seine Muskelentwicklung ist für sein Alter nur schwach. Penis, Hoden und Hodensack sind unterentwickelt. Scham- und Achselbehaarung sind spärlich, Arme und Beine sind ungewöhnlich lang.

Ein Androgenmangel nach der Pubertät kann beim Mann ein vermindertes Sexualverlangen, Impotenz und verminderte Körperkraft bedingen. Die Hoden können schrumpelig sein, die Haut um Augen und Lippen kann viele feine Falten aufweisen, und es kann zu Knochenschwund kommen. Beruht der Androgenmangel auf einer gestörten Hodenfunktion, können sich Brüste entwickeln (Gynäkomastie).

Das **Klinefelter-Syndrom** kommt bei etwa einem von 700 männlichen Neugeborenen vor und wird durch einen Chromosomenfehler verursacht. Jungen mit Klinefelter-Syndrom haben meist zwei X-Chromosomen und ein Y-Chromosom (XXY statt XY). Manchmal sind sogar meh-

▲ Siehe Seite 1233

■ Siehe Seite 1233

★ Siehe Seite 1233

rere zusätzliche X-Chromosomen vorhanden. Dieses Syndrom wird im allgemeinen erst während der Pubertät entdeckt, wenn die normale sexuelle Reifung ausbleibt.

Beim Klinefelter-Syndrom sind die Hoden klein (quer über den Hodensack gemessen weniger als 2 cm), fest und mit Bindegewebe gefüllt. Die Brust ist meist etwas vergrößert. Die Proportionen des Knochengerüsts stimmen nicht: Die Beine sind länger als Rumpf und Kopf. Das Risiko für Krankheiten wie Diabetes, chronische Lungenerkrankungen, Krampfadern, Schilddrüsenunterfunktion (Hypothyreose) und Brustkrebs ist erhöht. Die Diagnose wird durch eine Chromosomenanalyse von Zellen aus einer Blutprobe gestellt.

Ohne Hoden (bilaterale **Anorchie** oder **Testesgenesie**) wird einer von etwa 20 000 Jungen geboren. Die Hoden sind zwar meist angelegt, wurden jedoch zu irgendeinem Zeitpunkt vor oder nach der Geburt vom Körper wieder resorbiert. Da ein Junge ohne Hoden kein Testosteron und keine Spermien produzieren kann, entwickelt er in der Pubertät keine sekundären männlichen Geschlechtsmerkmale und ist unfruchtbar.

Das **angeborene Fehlen der Leydig-Zellen** – die Testosteron produzierenden Zellen in den Hoden – führt zur Entwicklung zweigeschlechtlicher äußerer Genitalien (männlicher Pseudohermaphroditismus), weil nicht genügend Testosteron produziert wird, um den Fetus zur Entwicklung normaler männlicher Geschlechtsorgane zu stimulieren. Die betroffenen Kinder sind genetisch gesehen jedoch männlichen Geschlechts.

Beim **Hodenhochstand** (Kryptorchismus) sind einer oder beide Hoden noch in der Bauchhöhle, wo sie beim Feten angelegt wurden. Normalerweise wandern die Hoden kurz vor der Geburt durch den Leistenkanal in den Hodensack. Zum Zeitpunkt der Geburt befinden sich bei drei Prozent der Jungen die Hoden noch nicht im Hodensack, doch bei den meisten erreichen sie innerhalb des ersten Lebensjahres von selbst ihren Platz. Geschieht das jedoch nicht, muß mit Medikamenten nachgeholfen werden. Die Behandlung mit Gonadorelin, das dem Hypothalamushormon ähnelt, sollte möglichst beginnen, wenn das Kind ein halbes Jahr alt ist; allenfalls kann bis zum ersten Geburtstag gewartet werden. Sind zwei Hormonkuren erfolglos geblieben, müssen die Hoden operativ an ihren Platz gebracht werden, um Unfruchtbarkeit oder eine Hodentorsion (schmerzhafte Drehung des Hodens und Samenstrangs um die Längsachse) ▲ zu verhindern, und auch, um das Hodenkrebsrisiko zu senken. Die Operation sollte bis zum zweiten Geburtstag durchgeführt worden sein, spätestens im dritten Lebensjahr.

Beim **Noonan-Syndrom** sind die Hoden klein und produzieren zuwenig Testosteron. Weitere mögliche Symptome sind ein Faltenhals (Pterygium colli), tief angesetzte Ohren, schlaffe Augenlider, Kleinwuchs, verkürzter Ringfinger, hoher Gaumenbogen sowie Herz-Kreislauf-Fehlbildungen. Die Blutuntersuchungen weisen geringe Testosteronspiegel nach und eine hohe Konzentration der beiden Hirnanhangdrüsenhormone, luteinisierendes und follikelstimulierendes Hormon.

Hodenhochstand

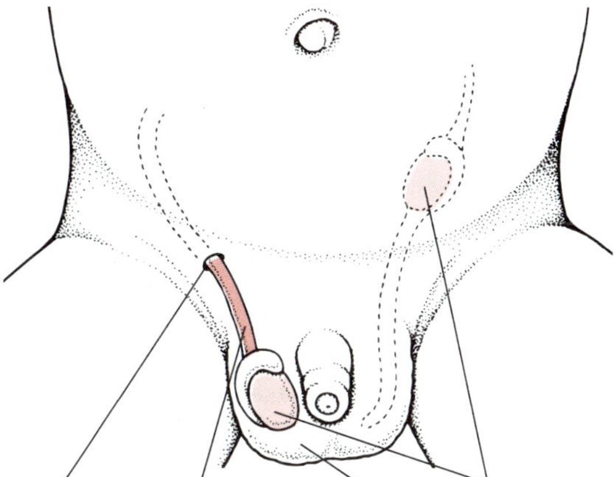

Dystrophische Myotonie ist eine Muskelerkrankung, die bei 80 Prozent der Kranken mit einer gestörten Hodenfunktion einhergeht. Das Hodengewebe wird durch Bindegewebe ersetzt und produziert in der Regel keine Spermien. Weitere Symptome sind Muskelschwäche und -schwund, schütter werdendes Haar, geistige Behinderung, grauer Star, Diabetes mellitus, Schilddrüsenunterfunktion sowie ungewöhnlich dicke Schädelknochen.

Diagnose

Um festzustellen, welche Art von Hodenfunktionsstörung vorliegt, steht eine ganze Reihe von Diagnoseverfahren zur Verfügung. Zunächst werden Penis und Hoden untersucht, um zu überprüfen, ob sie für ihr Alter normal entwickelt sind. Der Testosteronspiegel im Blut wird gemessen. Da die Hodenfunktion von Hirnanhangdrüse und

▲ Siehe Seite 1058

Hypothalamus gesteuert wird, wird auch die Konzentration des luteinisierenden und follikelstimulierenden Hormons gemessen. Bei Jungen, die die Pubertät bereits hinter sich haben, wird eine Spermaanalyse vorgenommen, um die Ejakulatmenge sowie die Spermienzahl zu bestimmen.

Nur selten wird zum Nachweis eines Hypogonadismus eine Gewebeprobe aus dem Hoden entnommen. Diese Hodenbiopsie geschieht routinemäßig, wenn ein Junge mit normal großen Hoden laut Spermaanalyse keine Spermien produziert.

Auch eine Chromosomenanalyse kann erforderlich werden, vor allem bei Verdacht auf das Klinefelter-Syndrom. Hierzu bedient man sich im allgemeinen einer Blutprobe.

Behandlung

Produziert die Hirnanhangdrüse zuwenig oder kein luteinisierendes und follikelstimulierendes Hormon, so daß eine Stimulierung der Hoden ausbleibt, wird Testosteron gegeben. Hat der Junge wegen seiner unvollständigen sexuellen Entwicklung psychische Anpassungsstörungen, kann er drei Monate lang Testosteroninjektionen bekommen. Durch diese Behandlung wird eine gewisse Maskulinisierung erreicht, ohne das Wachstum zu hemmen.

Ein Testosteronmangel läßt sich durch ein- oder zweimalige Injektionen von Testosteron im Monat behandeln. Das Hormon zu injizieren ist sicherer als es zu schlucken, außerdem genügt eine geringere Menge. Testosteron kann auch mit einem Pflaster verabreicht werden, das täglich neu aufgeklebt werden muß. Durch die Testosteronbehandlung wird das Gleichgewicht im Körper wiederhergestellt und Wachstum, sexuelle Entwicklung und Fruchtbarkeit gefördert. Die vorherrschenden Nebenwirkungen sind Wassereinlagerung im Körper, Akne und gelegentlich die Entwicklung von Brüsten (Gynäkomastie).

Eine gestörte Hodenfunktion aufgrund von Chromosomenfehlern ist nicht heilbar. Die Symptome lassen sich jedoch mit Testosteron behandeln.

Ein verformter Penis läßt sich oft chirurgisch korrigieren. In den Hodensack können künstliche Hoden eingebracht werden. Dies hat allerdings nur einen kosmetischen Effekt, Spermien oder Hormone können damit nicht produziert werden. Die operative Korrektur eines Hodenhochstands verhilft meist zu einer normalen Hodenfunktion.

KAPITEL 269

Erkrankungen im Bewegungsapparat

Eine ganze Reihe von Störungen betrifft bei Kindern die Muskeln, Knochen und Gelenke.▲ Sie können auf Vererbung, Verletzungen, Entzündungen oder Infektionen beruhen.

Einige häufige Skeletterkrankungen

Wenn sich das Skelett entwickelt, können Fehlstellungen oder Fehlbildungen auftreten. Zu solchen Störungen gehören die Skoliose, bei der die Wirbelsäule verformt ist, und eine Reihe anderer Erkrankungen, die Hüftgelenk, Oberschenkelknochen, Knie und Füße betreffen können. Oftmals geben sich diese Probleme von allein, aber manchmal beruhen sie auch auf einer Krankheit, die behandelt werden muß.

▲ Siehe Seite 210

Skoliose

Hierbei ist die Wirbelsäule ungewöhnlich verkrümmt.

Etwa vier Prozent aller Kinder im Alter zwischen zehn und 14 Jahren haben eine erkennbare Skoliose. Etwa 60 bis 80 Prozent der Erkrankungen betreffen Mädchen. Eine Skoliose kann ein Geburtsschaden sein. Wenn sie sich erst später entwickelt, ist bei zwei Dritteln der Erkrankten keine Ursache auszumachen. Die restlichen Skoliosen beruhen auf Kinderlähmung, Zerebralparese, juveniler Osteoporose oder anderen Erkrankungen.

Symptome und Diagnose

Eine leichte Skoliose verursacht meist keine Symptome. Ein Zeichen kann eine Ermüdung in der Lendenwirbelregion nach langem Stehen oder Sitzen sein. Dem können Muskelschmerzen im Rücken und schließlich stärkere Schmerzen folgen.

Die meisten Krümmungen verlaufen nach rechts im oberen Rückenbereich und nach links im Lendenwirbelbereich, so daß die rechte Schulter höher steht als die linke. Auch eine Hüfte kann höher stehen als die andere.

Eine leichte Skoliose kann bei einer Routineuntersuchung entdeckt werden. Der Verdacht entsteht, wenn eine Schulter höher zu sein scheint als die andere oder wenn die Kleidung nicht gerade hängt. Um die Diagnose stellen zu können, bittet der Arzt den Jugendlichen, sich nach vorne zu beugen, und er betrachtet die Wirbelsäule von hinten. In dieser Haltung läßt sich eine ungewöhnlich gekrümmte Wirbelsäule leichter erkennen. Eine Röntgenuntersuchung hilft, die Diagnose zu bestätigen.

Prognose und Behandlung

Die Prognose hängt davon ab, wo und wie stark das Rückgrat verkrümmt ist, aber auch vom Alter, in dem die Symptome erstmals auftreten. Je stärker die Verkrümmung, desto wahrscheinlicher ist es, daß die Krankheit fortschreitet.

Die Hälfte der Kinder mit sichtbarer Skoliose bedürfen einer Behandlung und engmaschigen ärztlichen Überwachung. Eine frühzeitige Behandlung kann eine fortschreitende Verformung verhindern.

Der Orthopäde, der den Jugendlichen im allgemeinen behandelt, kann ein Gipskorsett anmessen lassen, um die Wirbelsäule geradezuhalten. Manchmal wird auch eine elektrospinale Stimulation durchgeführt. Bei diesem Verfahren werden die Muskeln der Wirbelsäule durch leichte Stromstöße so angeregt, daß sie die Wirbelsäule gerade ausrichten. Manchmal ist eine Operation nötig, bei der Wirbelkörper miteinander verbunden werden. Dabei kann ein Metallstab implantiert werden, der die Wirbelsäule so lange gerade hält, bis die Wirbel miteinander verwachsen sind.

Die Skoliose und ihre Behandlung können den Jugendlichen psychisch sehr belasten und seinem Selbstbewußtsein schaden. Durch das Tragen eines Stützkorsetts oder von Gips kann er sich anders und von seinen Altersgenossen ausgeschlossen fühlen. Krankenhausaufenthalt und Operation können sein Unabhängigkeitsgefühl beeinträchtigen. Doch die Alternative wäre letztlich eine deutlich sichtbare, dauerhafte Deformierung, die zudem später Schmerzen bereitet.

Skoliose

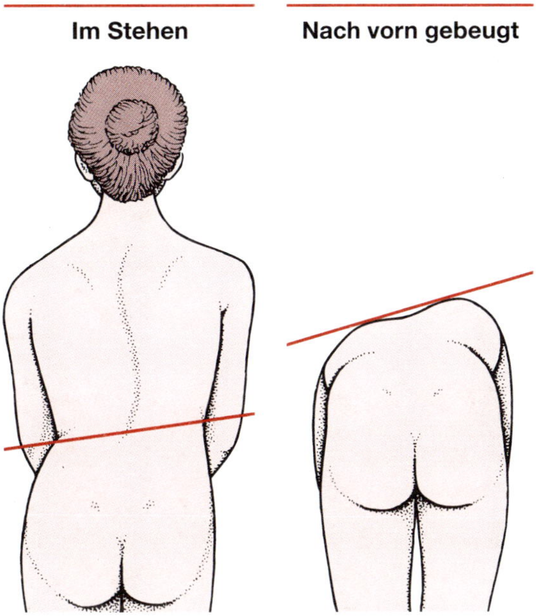

Störungen an Oberschenkel und Hüftgelenk

Bei kleinen Kindern können die Oberschenkel einwärts gedreht sein, so daß sich die Knie teilweise »anschauen« und die Zehen zueinander zeigen. Diese Störung kann dadurch noch verstärkt werden, daß das Kind mit gestreckten Beinen auf dem Bauch schläft oder im Sitzen oder Schlafen die Beine auf Brusthöhe zieht und einwärts dreht. Bleibt die Störung über das 9. Lebensjahr hinweg bestehen, sollte ein Orthopäde zu Rate gezogen werden.

Bei ganz kleinen Kindern sind die Oberschenkel normalerweise auswärts gedreht. Schlafen sie auf dem Bauch mit auswärts gedrehten Füßen und Beinen, verlängert das diesen Zustand. Es kann hilfreich sein, bei jedem Windelwechsel die Beine einwärts zu drehen, aber meist korrigiert sich die Stellung von allein, wenn das Kind laufen lernt.

Beim Jugendlichen können Hinken oder Schmerzen im Hüftgelenk, gelegentlich auch in Knie oder Oberschenkel,

Lösung der Femurepiphyse

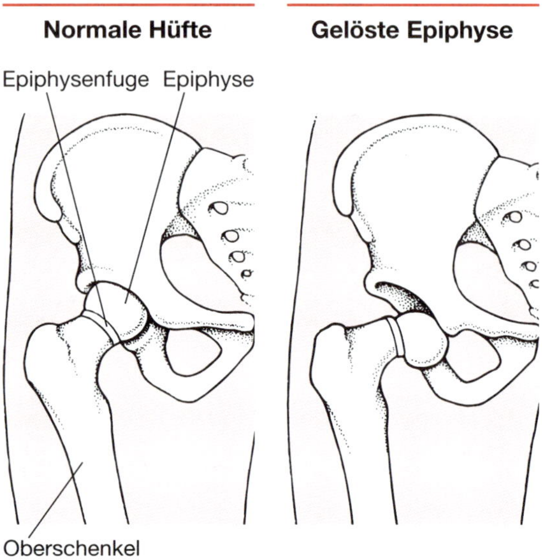

dadurch verursacht sein, daß sich das obere noch wachsende Endstück des Oberschenkelknochens (Epiphyse) verschoben hat. Bei kleineren Kindern können dieselben Symptome durch die Perthes-Krankheit verursacht sein, bei der die Blutversorgung des Oberschenkelhalses unterbrochen ist.

Lösung der Femurepiphyse

Das obere, noch wachsende Endstück (Epiphyse) des Oberschenkelknochens (Femur) hat sich verschoben.

Diese Störung kommt meist bei übergewichtigen Jugendlichen und in erster Linie bei Jungen vor. Obwohl die Ursache nicht bekannt ist, geht man davon aus, daß die Erkrankung auf eine Verdickung der Epiphysenfuge (der Wachstumszone am Knochen) zurückgeht, welche von der Konzentration an Wachstumshormon und Östrogen im Blut beeinflußt wird.

Erstes Symptom ist häufig eine Steifigkeit in der Hüfte, die sich bei Ruhe bessert. Später entwickeln sich Humpeln und ein Hüftschmerz, der über den inneren Oberschenkel bis zum Knie ausstrahlt. Das betroffene Bein ist meist nach außen gedreht. Der Oberschenkelkopf kann sich auflösen, wodurch die Epiphysenfuge zusammenbricht. Die Röntgenbilder der betroffenen Hüfte zeigen eine Erweiterung der Epiphysenfuge oder eine Verlagerung des Oberschenkelkopfes.

Eine frühzeitige Diagnose ist wichtig, da die Behandlung schwieriger wird, wenn die Erkrankung fortschreitet.

Manchmal ist eine Operation nötig, um die Epiphyse in die korrekte Position zu bringen und sie mit Metallnägeln zu fixieren. Der Jugendliche wird für einige Wochen bis zu zwei Monate in einem Gips ruhiggestellt.

Kniefehlstellungen und -erkrankungen

Sowohl O- als auch X-Beine können, wenn sie unbehandelt bleiben, im späteren Leben eine Arthrose der Knie zur Folge haben.

O-Beine kommen bei Wickelkindern häufig vor und bilden sich meist bis zum Alter von etwa 18 Monaten von selbst zurück. Bleiben sie jedoch länger bestehen oder werden sie stärker, kann die Ursache in der Blount-Krankheit oder einer Rachitis liegen, eine ungewöhnliche Knochenentwicklung aufgrund von Vitamin-D-Mangel. ▲ Vitamin D ist notwendig, damit der Körper Kalzium aufnehmen kann, was dann in die Knochen eingelagert wird. Die Blount-Krankheit läßt sich manchmal durch das Anlegen einer Nachtschiene behandeln, oft jedoch ist eine Operation unumgänglich. Eine Rachitis läßt sich gewöhnlich mit Vitamin-D-Medikamenten beheben.

X-Beine kommen selten vor, und selbst schwere Ausprägungen korrigieren sich im allgemeinen bis zum Alter von neun Jahren von selbst. Bleibt die Störung jedoch über das 10. Lebensjahr hinaus bestehen, kann eine operative Korrektur erforderlich werden.

Bei Jugendlichen kann der Knorpel unter der Kniescheibe (Patella) aufgrund einer unerklärlichen Knorpeldegeneration oder einer kleineren Verletzung infolge einer Fehlstellung der Kniescheibe weich werden. Die entstehende Störung, die sogenannte Chondromalacia patellae, verursacht Knieschmerzen beim Klettern, speziell beim Treppensteigen. Die Behandlung besteht in einem speziellen Kräftigungstraining, das die Muskeln im Kniebereich stärken soll, darin, Aktivitäten zu meiden, die Schmerzen hervorrufen, und in der Einnahme von Azetylsalizylsäure.

Fußfehlbildungen

Etwa eines von 100 Neugeborenen hat eine sichtbare Fußfehlbildung. Die meisten von ihnen vergehen von selbst.

▲ Siehe Seite 652

Ein Fettpolster im Fußgewölbe kann einen Plattfuß vortäuschen. Das Gewölbe ist aber gut zu sehen, wenn sich das Kind auf die Zehenspitzen stellt. Hat ein älteres Kind wegen Plattfüßen Krämpfe oder Schmerzen in den Füßen, muß es eventuell orthopädische Einlagen tragen.

Entzündliche Erkrankungen

Verschiedene Erkrankungen beruhen auf einer Entzündung der Gelenke oder des Bindegewebes – jenes Gewebe, das die Körperstrukturen zusammenhält und sie stützt. Das Bindegewebe ist ein wesentlicher Bestandteil von Muskeln, Knochen, Knorpel und Sehnen und kommt auch in anderen Bereichen des Körpers vor, wie Haut oder Membranen, die das Herz und die Lunge umhüllen.

Rheumatisches Fieber

Diese Entzündung der Gelenke (Arthritis) und des Herzens (Karditis) beruht auf einer Streptokokkeninfektion, meist des Rachens.

Rheumatisches Fieber kann zwar auf eine Streptokokkeninfektion▲ folgen, doch es handelt sich dabei nicht um eine Infektion. Es ist vielmehr die entzündliche Reaktion auf eine Infektion, die viele Bereiche des Körpers, wie Gelenke, Herz und Haut, betrifft. Mangelernährung und beengte Wohnverhältnisse scheinen das Risiko für rheumatisches Fieber zu erhöhen, aber auch genetische Faktoren scheinen eine Rolle zu spielen.

Früher war rheumatisches Fieber häufig, heute ist es durch den breiten und frühzeitigen Einsatz von Antibiotika bei Streptokokkeninfektionen selten geworden.

Symptome

Die Symptome des rheumatischen Fiebers sind sehr unterschiedlich, je nachdem, wo im Körper der entzündliche Prozeß stattfindet. In der Regel beginnen die Symptome einige Wochen nachdem die Streptokokkenangina abgeklungen ist. Die Hauptsymptome des rheumatischen Fiebers sind Gelenkschmerzen (Arthritis), Fieber, Brustschmerzen oder Herzjagen aufgrund der Herzentzündung (Karditis), zuckende, unkontrollierte Bewegungen (Sydenham-Chorea), ein Hautausschlag (Erythema marginatum) und kleine Knötchen unter der Haut. Die Symptome können allein oder in verschiedenen Kombinationen auftreten. Der Hautausschlag und die Knötchen kommen allerdings nur selten allein vor.

Gelenkschmerzen und Fieber sind häufig die ersten Symptome. Eines oder mehrere Gelenke beginnen plötzlich zu schmerzen und sind berührungsempfindlich. Sie können auch gerötet, heiß und geschwollen sein und Flüssigkeit enthalten. Betroffen sind meist Knöchel, Knie, Ellenbogen und Handgelenke, aber auch Schultern, Hüfte und die kleinen Gelenke der Hände und Füße. Wenn die Schmerzen in einem Gelenk abklingen, beginnen sie im nächsten, vor allem dann, wenn das Kind nicht sofort im Bett bleibt und ein entzündungshemmendes Mittel bekommt. Manchmal sind die Gelenkschmerzen nur mild. Das Fieber setzt plötzlich zusammen mit den Schmerzen ein und kann fallen und wieder steigen. Die Gelenkschmerzen und das Fieber klingen oft innerhalb von zwei Wochen wieder ab und dauern nur selten länger als einen Monat.

Eine Entzündung des Herzens beginnt oft zur selben Zeit wie die Gelenkschmerzen und das Fieber. Am Anfang gibt es keine Symptome. Dem Arzt können die Herzgeräusche beim Abhorchen mit dem Stethoskop auffallen. Auch der Herzschlag kann beschleunigt sein. Entzündet sich der Herzbeutel, können Brustschmerzen entstehen. Es kann sich eine Herzinsuffizienz entwickeln■, die bei Kindern andere Symptome verursacht als bei Erwachsenen. Ein Kind entwickelt Kurzatmigkeit, Übelkeit, Erbrechen, Magenschmerzen sowie einen abgehackten Husten. Durch die Herzentzündung kann das Kind schnell ermüden. Insgesamt sind die Symptome einer Herzentzündung aber oft so mild und unauffällig, daß das Kind nicht zum Arzt gebracht wird. Der Herzschaden wird häufig erst lange, nachdem die anderen Symptome des rheumatischen Fiebers verschwunden sind, entdeckt.

Die Herzentzündung klingt allmählich ab, meist innerhalb von fünf Monaten. Sie kann jedoch die Herzklappen dauerhaft schädigen und so eine rheumatische Herzerkrankung zur Folge haben. Meist wird die Herzklappe zwischen dem linken Vorhof und der Herzkammer (Mitralklappe) geschädigt. Die Herzklappe kann undicht (Mitralinsuffizienz)★ oder verengt (Mitralstenose)● sein oder beides. Ein Schaden an der Mitralklappe verursacht charakteristische Herzgeräusche, die zur Diagnose des rheumatischen Fiebers führen. Später, meist in den mittleren Jahren, kann die Schädigung dann Herzinsuffizienz

▲ Siehe Seite 871
■ Siehe Seite 83
★ Siehe Seite 89
● Siehe Seite 91

und Vorhofflimmern, eine Herzrhythmusstörung ▲, verursachen.

Zuckende, unkontrollierbare Bewegungen (Sydenham-Chorea) können schrittweise einsetzen. Es kann einen ganzen Monat dauern, bis die Bewegungen so stark ausgeprägt sind, daß ein Arzt zu Rate gezogen wird. Bis dahin zeigt das Kind üblicherweise schnelle, unwillkürliche, sporadische Bewegungen, die im Schlaf verschwinden. Von diesen Bewegungen können alle Muskeln, bis auf die der Augen, betroffen sein. Grimassieren ist häufig. Bei leichter Erkrankung wirkt das Kind einfach nur unbeholfen und kann Probleme beim Anziehen und Essen haben. Ist die Krankheit stark ausgeprägt, muß das Kind geschützt werden, damit es sich mit seinen hin- und herzuckenden Gliedmaßen nicht selbst verletzt. Die Chorea klingt im allgemeinen nach vier Monaten allmählich ab, in einigen Fällen kann sie jedoch auch sechs bis acht Monate dauern.

Ein girlandenförmiger, flacher, schmerzloser Ausschlag tritt meist dann auf, wenn die anderen Symptome abklingen. Er dauert nur kurze Zeit, manchmal noch nicht einmal einen Tag. Unter der Haut können sich, meist bei Kindern mit Herzentzündung, kleine, harte Knötchen bilden. Sie sind im allgemeinen schmerzlos und verschwinden ohne Behandlung wieder.

Auch Appetitlosigkeit und Bauchschmerzen, die so stark sind, daß sie mit einer Blinddarmentzündung verwechselt werden, können auftreten.

Diagnose

Die Diagnose stützt sich im wesentlichen auf die charakteristische Kombination der Symptome. Bei der Blutuntersuchung findet sich eine große Anzahl weißer Blutkörperchen und eine hohe Blutkörperchensenkungsgeschwindigkeit. Im Blut der meisten Kinder mit rheumatischem Fieber können Streptokokkenantikörper nachgewiesen werden. Das Elektrokardiogramm (die Aufzeichnung der elektrischen Aktivität des Herzens) zeigt Herzrhythmusstörungen, die durch die Herzentzündung verursacht sind. Mit der Echokardiographie (Ultraschallaufnahme des Herzens) können Veränderungen der Herzklappen erkannt werden.

▲ Siehe Seite 75

■ Siehe Seite 223

Vorbeugung und Behandlung

Die beste Methode, rheumatischem Fieber vorzubeugen, sind eine gute Ernährung sowie eine schnelle Antibiotikabehandlung bei jeder Streptokokkeninfektion.

Die Behandlung des rheumatischen Fiebers hat drei Ziele: Die Streptokokkeninfektion zu bekämpfen, die Entzündung vor allem in den Gelenken und im Herzen zu verringern, und die körperliche Aktivität einzuschränken, die die entzündeten Gewebe noch mehr schädigen könnte.

Wird eine Streptokokkeninfektion sowie eine Streptokokkenangina festgestellt, wird zehn Tage lang Penizillin oral gegeben. Ein Kind mit rheumatischem Fieber erhält eine Penizillininjektion, um eine eventuell noch verbliebene Restinfektion zu beseitigen. Azetylsalizylsäure oder andere nichtsteroidale Entzündungshemmer werden in hohen Dosen verabreicht, um die Entzündung und die Schmerzen zu lindern, vor allem wenn bereits Gelenke befallen sind. Manchmal sind auch stärkere Schmerzmittel wie Kodein nötig. Liegt bereits eine schwere Herzentzündung vor, muß Kortison, z. B. Prednison, gegeben werden, um zu verhindern, daß die Entzündung fortschreitet.

Ganz wichtig ist Bettruhe. Körperliche Betätigung ist so weit wie möglich einzuschränken, um die entzündeten Gelenke nicht zu belasten. Bei einer Herzentzündung ist strenge Bettruhe erforderlich.

Sind die Herzklappen geschädigt, besteht ein Leben lang die Gefahr einer Klappeninfektion (Endokarditis). Um dieser Gefahr zu begegnen, sollten Kinder, die einmal rheumatisches Fieber hatten, bis sie 18 Jahre alt sind Penizillin oral oder jeden Monat als intramuskuläre Injektionen bekommen. Ist das Herz geschädigt, müssen noch im Erwachsenenalter vor jedem chirurgischen Eingriff, und dazu zählen auch zahnärztliche, Antibiotika gegeben werden.

Juvenile rheumatoide Arthritis

Diese anhaltende Gelenkentzündung (Arthritis) ähnelt der rheumatoiden Arthritis ■ der Erwachsenen, beginnt jedoch vor dem 16. Lebensjahr.

Die Ursache ist unbekannt. Erbliche Faktoren scheinen das Erkrankungsrisiko zu erhöhen.

Symptome

Bei 40 Prozent der kranken Kinder sind nur wenige Gelenke betroffen, bei weiteren 40 Prozent sind es viele. Bei den restlichen 20 Prozent dehnt sich die Erkrankung auf den ganzen Körper, nicht nur auf die Gelenke aus und geht mit Fieber einher. Man spricht hier vom Still-Syndrom.

Die Krankheitsart, bei der nur einige wenige Gelenke betroffen sind, tritt in der Regel vor dem 5. Lebensjahr auf (vor allem bei Mädchen) oder nach dem 8. Lebensjahr (vor allem bei Jungen). Zu den Symptomen zählen Gelenkschmerzen, -schwellung und -steifigkeit, vor allem in Knie, Knöchel oder Ellenbogen. Gelegentlich können ein oder zwei weitere Gelenke, wie ein einzelner Zeh oder Finger, ein Handgelenk oder Kiefer steif werden und anschwellen. Die Gelenksymptome können anhalten oder kommen und gehen.

Vor allem Mädchen mit dieser Krankheitsart leiden häufig an einer Entzündung der Regenbogenhaut (chronische Iridozyklitis), die häufig keine Symptome verursacht und erst zufällig bei einer Augenuntersuchung gefunden wird. Da diese Entzündung der Regenbogenhaut zur Erblindung führen kann, sollte das Kind regelmäßig augenärztlich untersucht werden, damit die Behandlung rechtzeitig eingeleitet werden kann.

Die Krankheitsart, bei der viele Gelenke entzündet sind, kann bei Kindern jeder Altersstufe auftreten, kommt aber bei Mädchen häufiger vor als bei Jungen. Gelenkschmerzen, -schwellung und -steifigkeit können schleichend oder ganz plötzlich einsetzen. Als erstes sind meist Knie, Knöchel, Handgelenk und Ellenbogen betroffen, später können dann Hände, Nacken, Kiefer und Hüfte folgen. Meist ist die Entzündung symmetrisch, betrifft also auf beiden Seiten die gleichen Gelenke, z. B. beide Knie oder beide Hüftgelenke.

Von der Form der juvenilen rheumatoiden Arthritis, die den ganzen Körper erfaßt, sind Jungen und Mädchen gleichermaßen betroffen. Das Fieber kommt und geht; am höchsten ist es meist abends (39,5° Celsius oder mehr) und fällt dann schnell wieder auf normale Werte. Während der Fieberphasen fühlt sich das Kind meist sehr krank. Ein flacher, rosa- oder lachsfarbener Ausschlag, vor allem an Rumpf, Oberarmen und Oberschenkel, tritt kurzfristig auf (oft abends). Er wandert weiter, verschwindet und erscheint erneut. Die Milz und einige Lymphknoten können vergrößert sein. Als letztes können Gelenkschmerzen, -schwellung und -steifigkeit auftreten.

Jede Form der juvenilen rheumatoiden Arthritis kann das Wachstum beeinträchtigen. Ist das des Kiefers betroffen, kann es zu einem fliehenden Kinn (Mikrognathie) kommen.

Der Rheumafaktor ▲, eine Antikörperart, die normalerweise im Blut von Erwachsenen mit rheumatoider Arthritis gefunden wird, ist bei Kindern mit juveniler rheumatoider Arthritis gewöhnlich nicht vorhanden. Bei manchen Kindern, vor allem Mädchen mit Befall mehrerer Gelenke, kann er aber positiv sein.

Prognose und Behandlung

Bei bis zu zwei Drittel der Kinder verschwinden die Symptome der juvenilen rheumatoiden Arthritis vollständig. Sind mehrere Gelenke betroffen und ist der Rheumafaktor positiv, ist die Prognose ungünstiger.

Gegen die Schmerzen und die Gelenkentzündung werden nichtsteroidale Entzündungshemmer wie Ibuprofen, Diclofenac und Naproxen eingesetzt. Nachdem jedoch klar geworden ist, daß sich oft schon im ersten Erkrankungsjahr irreparable Gelenkverformungen entwickeln, ist man dazu übergegangen, schon recht früh eine Langzeitbehandlung mit Methotrexat zu beginnen. Dieses ist bei Kindern das Basistherapeutikum der Wahl.

Bei schwerer, den ganzen Körper betreffender Krankheit ist manchmal Kortison nicht zu vermeiden. Wenn jedoch hochdosiertes Kortison über längere Zeit eingenommen wird, hemmt es das Wachstum. Ist nur eines oder sind wenige Gelenke entzündet, kann Kortison direkt in die betroffenen Gelenke gespritzt werden.

Physiotherapie beugt dem Versteifen der Gelenke vor. Durch das Tragen von Schienen läßt sich verhindern, daß ein Gelenk in einer Beugestellung versteift.

Die Augen werden alle sechs Monate auf eine Entzündung der Regenbogenhaut untersucht. Eine solche Entzündung wird mit kortisonhaltigen Augentropfen oder -salben, oft auch Tabletten, und pupillenerweiternden Augentropfen behandelt. Manchmal müssen die Augen operiert werden.

Erbliche Erkrankungen von Bindegewebe oder Knochen

Einige Bindegewebeerkrankungen sind erblich, dazu gehören das Ehlers-Danlos-Syndrom, Marfan-Syndrom, Pseudoxanthoma elasticum, Cutis laxa und Mukopolysaccharidose. Osteochondrodysplasien betreffen Knochen und Knorpel, Osteopetrosen den Knochen.

Ehlers-Danlos-Syndrom

Bei dieser sehr seltenen erblichen Bindegewebeerkrankung sind die Gelenke ungewöhnlich beweglich, die Haut sehr elastisch und die Gewebe brüchig.

▲ Siehe Seite 224

Diese Krankheit gibt es in verschiedenen Formen, die durch Fehler in denjenigen Genen verursacht werden, die die Bindegewebeproduktion kontrollieren. Viele Kinder haben sehr bewegliche Gelenke (benigne Hypermobilität), aber keine anderen Symptome. Diese Beweglichkeit nimmt mit der Zeit ab.

Symptome und Diagnose

Die Haut kann um mehrere Zentimeter gedehnt werden, kehrt aber wieder in ihre Ausgangsstellung zurück, wenn man sie losläßt. Die Gelenke können extrem beweglich sein. Oft gibt es über den Knochenvorsprüngen, vor allem an den Ellenbogen, Knien und Schienbeinen, breite Narben. Kleine, harte und runde Knoten können sich unter der Haut bilden und sind im Röntgenbild nachweisbar.

Kleine Verletzungen können weit klaffende Wunden verursachen, die meist kaum bluten. Ein Teil der Patienten mit Ehlers-Danlos-Syndrom hat jedoch eine erhöhte Blutungsneigung. Wunden zu nähen, kann schwierig sein, weil die Nähte in dem brüchigen Gewebe leicht ausreißen. Da auch das Gewebe der inneren Organe so brüchig sein kann, können sich bei Operationen Komplikationen ergeben. Zerrungen und Verrenkungen kommen häufig vor. Etwa ein Viertel der Kinder entwickelt einen Buckel infolge einer Krümmung der Wirbelsäule (Kyphoskoliose), 90 Prozent Plattfüße. Brüche und Darmausstülpungen (Divertikel) kommen ebenfalls häufig vor. Selten können Darmabschnitte bluten oder einreißen (Perforation).

Bei Schwangeren kann es wegen des dehnbaren Gewebes zu Frühgeburten kommen. Ist auch der Fetus erkrankt, kann die Fruchtblase vorzeitig platzen (vorzeitiger Blasensprung). Chirurgische Eingriffe während der Geburt wie ein Kaiserschnitt oder ein Dammschnitt (Episiotomie) können schwierig sein. Vor, während und nach der Geburt kann es zu starken Blutungen kommen.

Prognose und Behandlung

Trotz der zahlreichen und verschiedenartigen Komplikationen, die auftreten können, haben Patienten mit Ehlers-Danlos-Syndrom meist eine normale Lebenserwartung. Bei einigen wenigen Kranken können die Komplikationen (z.B. ein Riß der großen Arterie) jedoch auch tödlich enden.

Eine spezifische Behandlung gibt es nicht. Verletzungen sollten wegen der erhöhten Gewebebrüchigkeit verhütet werden. Schutzkleidungen und Polsterungen können hilfreich sein. Besteht bei einem betroffenen Paar Kinderwunsch, ist eine genetische Beratung ratsam, um das Erkrankungsrisiko des Kindes abzuschätzen.

Marfan-Syndrom

Diese seltene Erbkrankheit ist mit Fehlbildungen der Augen, Knochen, des Herzens und der Blutgefäße verbunden.

Symptome

Das Gen für das Marfan-Syndrom ist zwar dominant▲, doch nicht jeder, der es erbt, erkrankt auch. Menschen mit Marfan-Syndrom sind größer als der Durchschnitt ihrer Altersgenossen oder Familienmitglieder. Ihre Armspanne (der Abstand zwischen den Fingerspitzen der linken und der rechten Hand bei ausgestreckten Armen) ist größer als ihre Körperlänge. Ihre Finger sind lang und dünn. Das Brustbein (Sternum) ist oft verformt und nach innen oder außen verschoben. Die Gelenke können extrem beweglich sein. Plattfüße und eine Verkrümmung der Wirbelsäule (Kyphoskoliose) kommen oft vor, ebenso Brüche. Das Unterhautfettgewebe ist meist spärlich. Der Gaumen hat oft ein hohes Gewölbe.

Die Linsen beider Augen können verschoben sein. Im Ophthalmoskop kann der Augenarzt oft den Rand der verschobenen Linse in der Pupille erkennen. Die Patienten sind oft stark kurzsichtig, und die Netzhaut (der lichtempfindliche Teil am Augenhintergrund) kann sich ablösen.

Durch eine Schwäche der Aortenwand kann sich die Hauptschlagader schrittweise ausweiten, es entsteht ein Aneurysma.■ Zwischen die Schichten der Gefäßwand kann Blut treten (Aortendissektion), das Aneurysma kann platzen und eine massive Blutung verursachen. Wenn sich die Aorta ausweitet, kann die Aortenklappe, die zwischen Herz und Aorta liegt, undicht werden (Aorteninsuffizienz).★ Die Mitralklappe, die sich zwischen linkem Vorhof und linker Herzkammer befindet, kann ebenfalls undicht werden oder sich in den linken Vorhof vorwölben (Mitralklappenprolaps).● In der Lunge können sich mit Flüssigkeit gefüllte sackartige Geschwülste (Zysten) bilden. Platzen diese Zysten, entsteht ein Pneumothorax◆ (Eindringen von Luft in den die Lunge umgebenden Brustfellraum), was mit Atemnot verbunden ist.

▲ Siehe Seite 9

■ Siehe Seite 134

★ Siehe Seite 92

● Siehe Seite 91

◆ Siehe Seite 204

Das Komplikationsrisiko hängt wesentlich vom Schweregrad der Fehlbildungen ab. Die Hauptgefahr besteht in einem plötzlichen Reißen der Schlagader, was zum Tod führen kann. Ein solcher Riß entsteht meist beim Sport.

Diagnose und Behandlung

Wenn eine ungewöhnlich hochgewachsene, schlanke Person eines der charakteristischen Symptome aufweist, besteht Verdacht auf das Marfan-Syndrom. Viele Menschen mit diesem Syndrom fallen niemals durch eine ungewöhnliche Erkrankung auf; sie bleibt unerkannt.

Die Behandlung zielt in erster Linie darauf ab, Veränderungen der Blutgefäße und Augen zu verhindern. Die Augen werden alljährlich untersucht. Sobald sich irgendeine Sehstörung einstellt, sollte sofort der Augenarzt aufgesucht werden.

Reserpin oder Propranolol können helfen, einer Aortenausweitung (Dilatation) und -dissektion vorzubeugen, indem sie den Blutdruck senken. Bildet sich ein Aneurysma, läßt sich der betroffene Abschnitt manchmal chirurgisch reparieren oder austauschen.

Kinder mit Marfan-Syndrom werden meist sehr groß. Bei sehr großen Mädchen kann deshalb im Alter von zehn Jahren eine Hormontherapie (Östrogen und Gestagen) eingeleitet werden, um eine frühzeitige Pubertät auszulösen und damit das Längenwachstum zu stoppen.

Marfan-Patienten, die Kinder bekommen wollen, sollten sich an eine genetische Beratungsstelle wenden, um das Erkrankungsrisiko ihres Kindes ermitteln zu lassen.

Pseudoxanthoma elasticum

Von dieser erblichen Bindegewebeerkrankung sind Haut, Augen und Blutgefäße betroffen.

Das Pseudoxanthoma elasticum betrifft in erster Linie die elastischen Fasern, durch die sich das Gewebe dehnen und wieder in seine Ausgangsstellung zurückschnellen kann. Die Haut am Hals, an den Unterarmen, in der Leiste und im Nabelbereich ist verdickt, eingekerbt, unelastisch, schlaff und faltig. Gelbliche, kieselsteinartige Erhebungen lassen die Haut wie ein gerupftes Huhn aussehen. Veränderungen an der Netzhaut (Retina) im Augenhintergrund können einen ausgeprägten Sehverlust oder sogar Erblindung zur Folge haben. Es kann zur Arterienverengung mit Brustschmerzen und intermittierendem Hinken (Schmerzen im Bein nach Zurücklegen eines kurzen Weges aufgrund einer verminderten Blutversorgung) kommen. Auch Nasenbluten und Blutungen im Gehirn, in Gebärmutter und Darm können auftreten. Bluthochdruck ist häufig.

Die Prognose hängt vom Schweregrad der Störung ab und davon, welche Arterien betroffen sind. Die Komplikationen führen meist im Alter zwischen 30 und 70 Jahren zum Tod.

Cutis laxa

Dieses ist eine seltene Bindegewebeerkrankung, bei der die Haut in losen Falten schlaff herunterhängt.

Cutis laxa betrifft in erster Linie die elastischen Fasern. Es handelt sich zwar gewöhnlich um eine erbliche Störung, doch selten und aus unerklärlichen Gründen entwickelt sie sich auch bei Menschen, in deren Familie diese Krankheit nicht vorkommt. Einige erbliche Formen verlaufen relativ mild, andere verursachen geistige Behinderung, wieder andere verlaufen tödlich.

Symptome

Bei den erblichen Formen kann die Haut bereits bei der Geburt völlig schlaff sein, oder das Symptom entwickelt sich erst später. Im Gesicht ist es am deutlichsten ausgeprägt, was den Kindern ein trauriges Aussehen verleiht. Typisch ist eine Hakennase; auch Eingeweidebrüche und Darmausstülpungen (Divertikel) sind häufig. Eine Erweiterung der Luftwege in der Lunge kann einen Lungenhochdruck (Cor pulmonale) auslösen.

Die nichterbliche (erworbene) Form unterscheidet sich hinsichtlich ihrer Symptome von der erblichen. Sie setzt später ein und betrifft noch andere Hautpartien. Die betroffene Haut sieht auch anders aus als bei der erblichen Form, und es liegt keine Hakennase vor. Vor allem bei Kindern und Jugendlichen kann Cutix laxa als schwere Erkrankung mit Fieber, weitverbreiteter Entzündung von Körpermembranen und einem starkem Hautausschlag (Erythema multiforme) beginnen. Beim Erwachsenen kann sich die Störung schleichend entwickeln. Sie kann Lungenkomplikationen zur Folge haben oder durch einen Aortenriß zum Tod führen.

Diagnose und Behandlung

Cutis laxa läßt sich normalerweise anhand der Hautsymptome diagnostizieren.

Eine spezifische Behandlung gibt es nicht. Bei der erblichen Form läßt sich das äußere Erscheinungsbild durch Maßnahmen der plastischen Chirurgie beträchtlich verbessern. Allerdings kann die Haut erneut schlaff werden. Bei der erworbenen Form ist die plastische Chirurgie weniger erfolgreich. Lungenkomplikationen wie Lungenemphysem oder Lungenhochdruck werden angemessen behandelt.

Mukopolysaccharidosen

Diese erblichen Störungen sind durch typische Gesichtsveränderungen und Fehlbildungen der Knochen, Augen, Leber und Milz gekennzeichnet und gehen manchmal mit geistiger Behinderung einher.

Diese Gruppe von Erkrankungen beruht auf der Unfähigkeit des Körpers, Mukopolysaccharide, die Hauptbestandteile des Bindegewebes, abzubauen und zu speichern. Dadurch gelangen überschüssige Mukopolysaccharide ins Blut und werden überall im Körper abgelagert, ein Teil wird mit dem Urin ausgeschieden. Es gibt viele verschiedene Arten von Mukopolysacchariden und entsprechend viele verschiedene Enzyme, die zu ihrem Abbau nötig sind. Damit gibt es auch viele verschiedene Typen von Mukopolysaccharidosen, die jeweils durch eine spezifische genetische Abweichung verursacht sind, die sich dann auf ein bestimmtes Enzym auswirkt.

Symptome und Diagnose

Zur Zeit der Geburt gibt es meist noch keine Symptome. Im Säuglingsalter und während der Kindheit macht sich die Störung durch Kleinwuchs, ungewöhnliches Knochenwachstum, starke Behaarung und Entwicklungsstörungen bemerkbar. Die Gesichtszüge können grob sein, mit verdickten Lippen, offenem Mund und einem abgeflachten Nasenrücken. Je nach Typ der Mukopolysaccharidose haben die Kinder eine normale Intelligenz, oder sie entwickeln im Lauf der Jahre eine immer stärkere geistige Behinderung. Bei manchen Krankheitstypen sind die Augen betroffen: Hornhauttrübung und Sehstörungen treten auf. Auch andere Familienmitglieder können an Mukopolysaccharidose leiden.

Die Diagnose stützt sich auf die Symptome. Mukopolysaccharidosen können schon vor der Geburt mit Hilfe einer Fruchtwasseruntersuchung (Amniozentese) oder einer Chorionzottenbiopsie▲ festgestellt werden, bei der die Proben auf abweichende Enzymaktivitäten hin untersucht werden. Nach der Geburt kann der Urin auf die Störung hin untersucht werden. Da die Ergebnisse des Urintests jedoch oft ungenau sind, müssen noch Blutuntersuchungen und andere Verfahren die Diagnose bestätigen. Röntgenaufnahmen, mit denen nach Knochenveränderungen gesucht wird, helfen ebenfalls, die richtige Diagnose zu finden.

Prognose und Behandlung

Die Prognose hängt vom jeweiligen Typ der Mukopolysaccharidose ab. Manche führen zum vorzeitigen Tod.

Eine spezifische Behandlung gibt es nicht. Versuche, das veränderte Enzym zu ersetzen, sind nur begrenzt und vorübergehend erfolgreich. Eine Knochenmarktransplantation■ kann den Zustand zwar manchmal etwas verbessern, endet jedoch oft tödlich oder mit Behinderungen. Der Wert dieser Behandlung ist umstritten.

Osteochondrodysplasien

Bei dieser Gruppe erblicher Krankheiten wachsen Knochen und Knorpel so, daß es zu einer Fehlentwicklung des Skeletts führt.

Viele Typen der Osteochondrodysplasie führen zu Minderwuchs (Zwergwuchs). Achondroplasie ist unter den vielen Formen des Zwergwuchses mit Gliedverkürzung die am häufigsten beschriebene Form. Sie kommt bei einer von 25 000 bis 40 000 Lebendgeburten vor und betrifft beide Geschlechter und alle Rassen.

Symptome

Jeder Typ verursacht andere Symptome. Die Achondroplasie verursacht beispielsweise Kurzgliedrigkeit, O-Beine, massige Stirn, Sattelnase und Verbiegung der Wirbelsäule.

Skelettstörungen wie eine Hüftgelenkluxation sind für alle Formen der Osteochondrodysplasie typisch. Bei manchen Typen kann der zweite Halswirbel aufgrund einer Fehlbildung (Hypoplasie des Processus odontoides) vom ersten wegrutschen; wird dadurch das Rückenmark zusammengedrückt, kann das unmittelbar tödlich sein.

Diagnose und Behandlung

Die korrekte Diagnose ist wichtig, da jeder Typ von Osteochondrodysplasie durch einen anderen genetischen Fehler verursacht wird, anders verläuft und eine andere Prognose hat. Bei einigen Kindern ist eine Diagnose noch vor der Geburt möglich, indem der Fetus direkt durch das Fetoskop betrachtet wird, oder in der Ultraschallaufnahme. Wenn jemand mit Osteochondrodysplasie oder mit nahen Verwandten, die an dieser Störung leiden, Kinder bekommen möchte, kann er in einer genetischen Beratungsstelle Näheres über das voraussichtliche Erkrankungsrisiko des Kindes erfahren.

Ist die Gelenkfunktion stark beeinträchtigt, kann das Gelenk manchmal durch ein künstliches ersetzt werden. Ein ungewöhnlicher zweiter Halswirbel muß operativ stabilisiert werden, um einer Rückenmarkschädigung vorzubeugen.

▲ Siehe Kasten, Seite 1131

■ Siehe Seite 833

Osteopetrosen

Diese auch Marmorknochenkrankheiten genannten genetisch bedingten Erkrankungen sind durch eine verstärkte Knochendichte und Besonderheiten der Skelettbildung gekennzeichnet.

Einige Osteopetrosen verursachen nur eine geringe Behinderung, andere schreiten immer weiter fort und verlaufen tödlich. Einige verursachen nicht sofort Symptome (Osteopetrose mit verzögerter Manifestation), bei anderen setzen die Symptome bereits im Säuglingsalter ein (Osteopetrose mit vorzeitiger Manifestation).

Für die meisten dieser Störungen gibt es keine spezielle Behandlung. Wenn der Hirndruck aufgrund von Schädelfehlbildungen erhöht ist, muß operiert werden, um den Druck zu mindern. Der Knochen kann dort, wo Nerven aus dem Schädel austreten, exzessiv wachsen; wenn das die Nerven zusammendrückt, muß eventuell operiert werden, um die Nerven zu befreien. Bei einer Fehlstellung der Zähne kann der Mund nicht richtig geschlossen werden. Mit Hilfe einer kieferorthopädischen Behandlung läßt sich diese Malokklusion korrigieren. Ist das Gesicht durch das verstärkte Knochenwachstum entstellt, kann das psychische Probleme verursachen.

Osteopetrose mit verzögerter Manifestation

Die Symptome treten in der Kindheit, Jugend und im frühen Erwachsenenalter auf. Die **Albers-Schönberg-Krankheit**, eine milde Variante dieser Spätform, kann völlig symptomlos verlaufen. Diese Form ist relativ weit verbreitet. Bei der Geburt ist das Skelett meist normal, die Knochendichte nimmt mit zunehmendem Alter des Kindes zu. Die Diagnose wird häufig zufällig gestellt, wenn aus anderen Gründen eine Röntgenuntersuchung gemacht wird. Allgemeinbefinden, Gesicht, Körperbau, geistige Leistung und Lebenserwartung sind nicht beeinträchtigt. Gelegentlich kann es zu einer Gesichtslähmung oder Taubheit durch Kompression der Nerven bei übermäßigem Knochenwachstum kommen. Eine leichte Blutarmut kann sich entwickeln.

Osteopetrose mit vorzeitiger Manifestation

Es handelt sich hierbei um eine seltene, potentiell lebensgefährliche Erkrankung im Säuglingsalter. Zu ihren Symptomen gehören Gedeihstörungen ▲, Neigung zu Prellungen, ungewöhnliche Blutungen und Blutarmut. Leber und Milz können vergrößert, die Augen- und Gesichtsnerven geschädigt sein. Infektionen, Blutarmut oder Blutungen mit tödlichem Ausgang treten meist im ersten Lebensjahr auf. Röntgenbilder zeigen eine generalisierte Knochenverdickung, die allmählich fortschreitet. Knochenmarktransplantationen waren bei einigen Säuglingen sehr erfolgreich, Langzeitergebnisse gibt es jedoch bislang nicht.

Osteochondrosen

Dieses ist eine Krankheitsgruppe, die in der Kindheit die Epiphysenfuge (die Wachstumszone am Knochen) betrifft und zu eigenartigem Knochenwachstum und Verformungen führt. Die Krankheitsursache ist nicht bekannt. Verschiedene Krankheiten betreffen verschiedene Knochen: Bei der Perthes-Krankheit ist es der Oberschenkelknochen, bei der Schlatter-Osgood-Krankheit das Schienbein, bei der Scheuermann-Krankheit die Wirbelsäule und bei der Köhler-Krankheit einer der kleinen Fußknochen, das Os naviculare pedis.

Perthes-Krankheit

Die Perthes-Krankheit ist eine Zerstörung der Epiphysenfuge im Oberschenkelhals.

Diese Krankheit betrifft eines von 1000 bis 5000 Kindern im Alter zwischen fünf und zehn Jahren. Jungen erkranken häufiger daran als Mädchen. Meist ist nur eine Hüfte betroffen. Verursacht wird die Störung durch eine Mangeldurchblutung des Oberschenkelhalses. Der Grund dafür ist nicht bekannt.

Hauptsymptome sind Hüftschmerzen und Gangstörungen. Die Symptome setzen allmählich ein und schreiten langsam fort. Die Gelenkbeweglichkeit wird eingeschränkt, die Oberschenkelmuskulatur kann verkümmern. Auf den Röntgenbildern ist zu Anfang zu sehen, daß sich der Oberschenkelkopf abflacht, später zerfällt er.

Die Behandlung besteht aus Bettruhe, Extension, Schlingen, Gipsverbänden und Schienen. Einige Experten raten zu einer orthopädischen Operation, mit der eine verbliebene Hüftfehlstellung korrigiert wird.

Unbehandelt kann es zwei bis drei Jahre dauern, bis der Knochen heilt. Etwaige Fehlstellungen erhöhen das Risiko, in dem Hüftgelenk eine Arthrose zu entwickeln. Nach gelungener Behandlung ist dieses Risiko wesentlich geringer.

▲ Siehe Seite 1241

Ein Buckel – die Kyphose

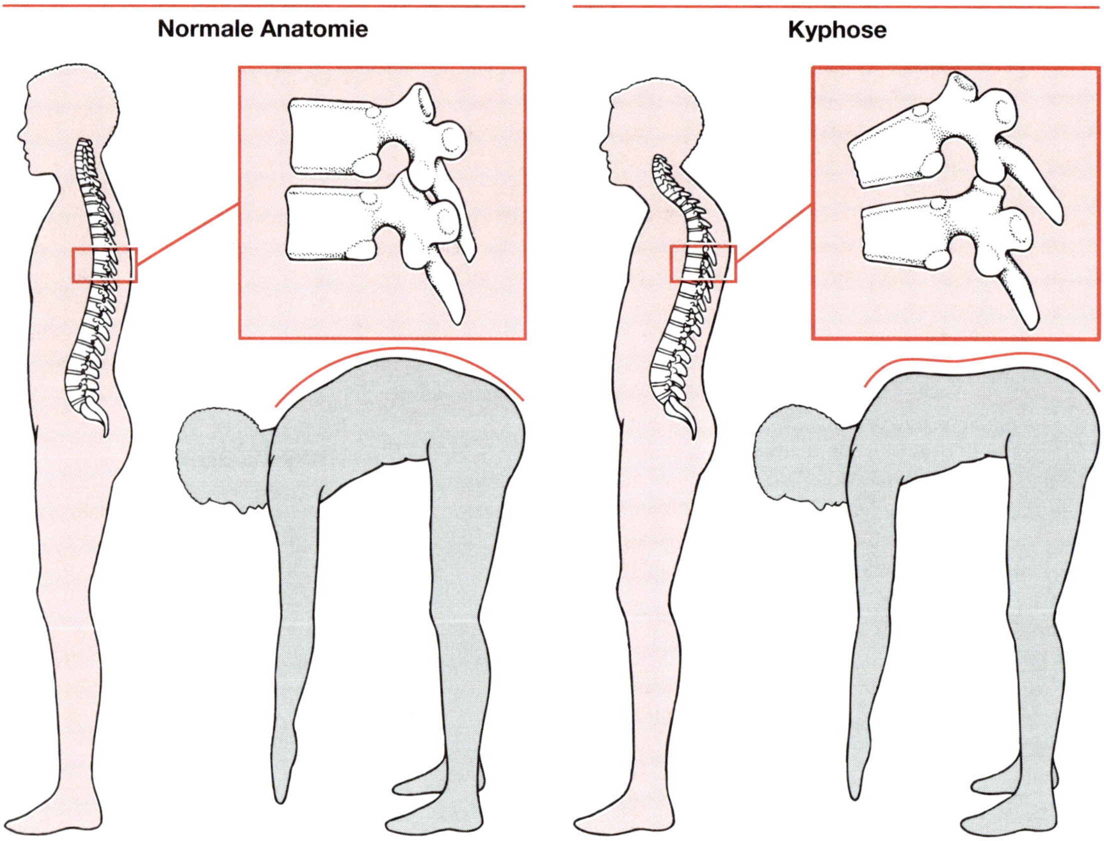

Schlatter-Osgood-Krankheit

Hierbei handelt es sich um eine Entzündung von Knochen und Knorpel am Schienbeinkopf.

Diese Störung entwickelt sich im Alter zwischen zehn und 15 Jahren und betrifft vornehmlich Jungen. Als Ursache nimmt man eine Verletzung an, die durch exzessiven Zug der Kniescheibensehne (Patellasehne) an ihrer Ansatzstelle am Schienbeinkopf entsteht. Diese Ansatzstelle wird Tuberculum tibiae genannt.

Die Krankheit tritt gewöhnlich nur einseitig auf. Hauptsymptome sind Schmerzen, Schwellung und Druckempfindlichkeit am Schienbeinkopf, dort, wo die Schienbeinsehne ansetzt. Röntgenbilder des Knies zeigen eine Zersetzung dieses Teils des Schienbeins.

Die einzigen notwendigen Behandlungsmaßnahmen bestehen darin, Schmerzen zu lindern und Sport und übermäßige körperliche Anstrengung zu vermeiden, speziell tiefe Kniebeugen. Die Symptome verschwinden meist nach einigen Wochen oder Monaten. Gelegentlich muß das Bein mit einem Gipsverband ruhiggestellt werden. Bei manchen Kranken wird der Arzt Kortison in den erkrankten Bereich spritzen, freie Knochenstücke operativ entfernen, den Knochen anbohren, um den Heilungsprozeß zu unterstützen, oder Knochen transplantieren.

Scheuermann-Krankheit

Bei dieser relativ häufigen Erkrankung beruhen Rückenschmerzen und die Entstehung eines Rundrückens (Kyphose) auf Veränderungen der Wirbelkörper.

Die Krankheit tritt in der Jugend auf und betrifft häufiger Jungen als Mädchen. Wahrscheinlich ist die Scheuermann-Krankheit nicht eine einheitliche Krankheit, sondern umfaßt eine Gruppe ähnlicher Erkrankungen. Die Ursachen sind nicht bekannt.

Häufig werden leichte Erkrankungen erkannt, wenn Schulkinder routinemäßig auf Wirbelsäulenverformungen hin untersucht werden. Zu den Symptomen gehören hängende Schultern mit Rundrücken und anhaltenden, leichten Rückenschmerzen. Der obere Wirbelsäulenabschnitt ist stärker gekrümmt als sonst. Die Scheuermann-Krankheit schreitet meist mehrere Jahre lang fort, verläuft aber häufig mild. Nachdem die Symptome verschwunden sind, kann die Wirbelsäule eine leichte Fehlstellung behalten.

Bei der milden, nicht fortschreitenden Form läßt sich der Rücken entlasten, indem man das Gewicht im Normalbereich hält und anstrengende Aktivitäten vermeidet. Bei stark ausgeprägtem Rundrücken kann das Tragen eines Stützkorsetts oder Schlafen in einem Gipsbett erforderlich werden. Schreitet die Krankheit fort, ist es gelegentlich erforderlich, die Wirbelsäulenfehlstellung operativ zu korrigieren.

Köhler-Krankheit

Von dieser seltenen Form der Knochen- und Knorpelentzündung (Osteochondrose) ist einer der kleinen Fußknochen (Os naviculare pedis) betroffen.

Die Krankheit tritt bei Kindern auf, vor allem bei Jungen zwischen drei und fünf Jahren.

Der Fuß schwillt an und beginnt zu schmerzen, vor allem die innere Seite des Gewölbes ist druckempfindlich. Die Schmerzen nehmen zu, wenn der Fuß belastet wird. Viele Kinder humpeln. Die Krankheit dauert meist Monate, selten aber mehr als zwei Jahre.

Die Beschwerden lassen sich durch Schmerzmittel und Entlastung des Fußes lindern. Im Frühstadium kann ein Gips-Gehverband hilfreich sein, der unterhalb des Knies so angebracht wird, daß das Fußgewölbe von unten gut abgestützt wird.

KAPITEL 270

Zerebralparese

Diese Störung ist gekennzeichnet durch schlechte Muskelkontrolle, Spastik, Lähmungen und andere neurologische Schäden, die auf einer Hirnverletzung beruhen, die während der Schwangerschaft, während oder nach der Geburt oder vor dem 6. Lebensjahr entstanden ist.

Die Zerebralparese ist keine Krankheit und zeigt auch keine Weiterentwicklung. Die Teile des Gehirns, die die Muskelbewegungen kontrollieren, sind bei Frühgeborenen und jungen Säuglingen besonders verletzungsanfällig. Die Zerebralparese betrifft ein bis zwei von 1 000 Säuglingen, kommt aber bei Frühgeborenen zehnmal so häufig vor und ist bei Neugeborenen mit sehr niedrigem Geburtsgewicht besonders häufig.

Ursachen

Viele verschiedene Verletzungsarten können eine Zerebralparese verursachen. Meist bleibt die Ursache jedoch unbekannt. Verletzungen während der Geburt sowie eine mangelhafte Sauerstoffversorgung des Gehirns vor, während und unmittelbar nach der Geburt sind für zehn bis 15 Prozent der Fälle verantwortlich. Frühgeborene sind besonders anfällig für diese Störung, vielleicht zum Teil deswegen, weil die Blutgefäße in ihrem Gehirn unterentwickelt sind und leicht bluten oder sie das Gehirn nicht ausreichend mit Sauerstoff versorgen. Hohe Bilirubinspiegel, wie sie bei Neugeborenen typisch sind, können einen Kernikterus und Hirnschaden verursachen.▲ Die durch hohe Bilirubinspiegel verursachte Gelbsucht beim Neugeborenen läßt sich jedoch problemlos behandeln, die Häufigkeit von Kernikterus ist stark gesunken. Während der

▲ Siehe Kasten, Seite 1208

ersten Lebensjahre können schwere Erkrankungen wie Hirnhautentzündung, Blutvergiftung, Schädel-Hirn-Verletzungen oder starke Austrocknung eine Zerebralparese verursachen.

Symptome

Das Spektrum der Symptome reicht von kaum wahrnehmbarer Ungeschicklichkeit bis hin zu starker Spastik mit verdrehten Armen und Beinen, die das Kind in den Rollstuhl zwingt. Die Zerebralparese läßt sich in vier Hauptgruppen unterteilen:

- Spastische Syndrome mit Muskelsteifigkeit und -schwäche betreffen etwa 70 Prozent der Kranken.
- Choreoathetoide Syndrome mit langsamen und unwillkürlichen Bewegungen liegen bei etwa 20 Prozent vor.
- Ataktische Syndrome mit Koordinationsstörungen und zittrigen Bewegungen machen etwa zehn Prozent der Fälle aus.
- Gemischte Formen, bei denen zwei oder mehrere der oben genannten Syndrome, meist aber die spastische und choreoathetoide Form, gemeinsam vorliegen, gibt es bei vielen Kindern.

Bei der spastischen Zerebralparese können von der Steifigkeit alle Gliedmaßen betroffen sein (Quadriplegie) oder in erster Linie nur die Beine (Diplegie) oder beide Gliedmaßen auf nur einer Seite (Hemiplegie). Die betroffenen Arme und Beine sind unterentwickelt, steif und schwach.

Bei der choreoathetoiden Form sind die Bewegungen der Arme, Beine und des Stammes langsam, wurmartig und unwillkürlich, können aber auch abrupt und ruckartig sein. Die Bewegungen verstärken sich unter psychischem Streß und verschwinden während des Schlafs.

Bei der ataktischen Zerebralparese treten Koordinationsstörungen, Muskelschwäche und -zittern auf. Kinder mit dieser Störung tun sich schwer bei schnellen oder feinen Bewegungen und haben einen breitbeinigen, schwankenden Gang.

Bei allen Formen der Zerebralparese kann die Sprache des Kindes schwer verständlich sein, da die an der Lautbildung beteiligten Muskeln ebenfalls betroffen sind. Die meisten Kinder mit Zerebralparese haben eine unterdurchschnittliche Intelligenz, einige sind stärker geistig behindert. Doch etwa 40 Prozent der betroffenen Kinder haben eine normale oder fast normale Intelligenz. Etwa ein Viertel der Kinder, meist jene mit spastischen Syndromen, hat Krampfanfälle (Epilepsie).

Diagnose

Eine Zerebralparese läßt sich in der frühen Kindheit meist noch nicht feststellen. Bei Muskelstörungen, wie einer unterentwickelten Muskulatur, Muskelschwäche, Spastik oder Koordinationsstörungen, wird das Kind ärztlich überwacht, um festzustellen, ob eine Zerebralparese oder eine fortschreitende Erkrankung vorliegt, die behandelbar ist. Die spezielle Form der Zerebralparese kann oft nicht vor dem 19. Lebensmonat festgestellt werden.

Mit Hilfe von Laboruntersuchungen läßt sich die Zerebralparese nicht nachweisen. Doch um andere Störungen auszuschließen, werden Blutuntersuchungen, Elektromyographie, Muskelbiopsien und Computer- (CT) oder Kernspintomographie (NMR) des Gehirns vorgenommen.

Behandlung

Eine Heilung gibt es nicht, die Probleme bleiben ein Leben lang bestehen. Mit einer Reihe von Maßnahmen kann das Kind aber trotz seiner Behinderung eine größtmögliche Unabhängigkeit erreichen. Mit Physiotherapie, Beschäftigungstherapie, Stützbehandlung und operativen Verfahren lassen sich die Muskelkontrolle und der Gang verbessern. Durch eine Sprachtherapie wird die Sprache deutlicher, auch die Probleme beim Essen bessern sich. Krampfanfällen wird mit Mitteln gegen Epilepsie vorgebeugt. ▲

Viele Kinder mit Zerebralparese wachsen normal auf und besuchen die Regelschule, wenn nicht schwere intellektuelle oder körperliche Beeinträchtigungen sie daran hindern. Andere Kinder bedürfen einer umfangreichen Physiotherapie und Sonderförderung und sind in ihren Alltagsverrichtungen so sehr eingeschränkt, daß sie ein Leben lang auf besondere Betreuung und Hilfe angewiesen sind. Aber selbst schwerstbehinderte Kinder können von spezieller Förderung und Training profitieren.

Für die Eltern der betroffenen Kinder gibt es Informationen und Beratung, damit sie den Zustand ihres Kindes und seine Möglichkeiten verstehen können und mit den Problemen fertig werden, die im Zusammenhang mit der Behinderung immer wieder auftreten. ■ Damit ein solches Kind seine Möglichkeiten voll ausschöpfen kann, braucht es die liebevolle Fürsorge seiner Eltern sowie Un-

▲ Siehe Kasten, Seite 345

■ Siehe Seite 1239

terstützung von öffentlicher und privater Seite (z. B. Wohlfahrtsverbände, Rehabilitationszentren und Hilfsorganisationen).

Die Prognose hängt im allgemeinen von der Form und vom Schweregrad der Zerebralparese ab. Mehr als 90 Prozent der betroffenen Kinder überleben bis ins Erwachsenenalter. Lediglich die schwerstbehinderten Menschen haben eine deutlich verkürzte Lebenserwartung.

KAPITEL 271

Erkrankungen von Ohren, Nase und Rachen

Bei Kindern kann eine ganze Reihe von Erkrankungen die Ohren, die Nase und den Rachenraum betreffen. Das Hörvermögen wird bereits kurz nach der Geburt und danach regelmäßig kontrolliert.▲ Eines von 1000 Kindern wird taub geboren. Das kann durch Röteln, einen Sauerstoffmangel oder eine Verletzung während der Geburt, Medikamente, die die Mutter während der Schwangerschaft eingenommen hat, hämolytische Erkrankung des Feten sowie Infektionen oder Erbkrankheiten verursacht sein. Frühzeitige Erkennung und Behandlung – wenn sie denn möglich ist – sind wichtig, weil die Sprache am besten in jungen Jahren erlernt wird. Ohrinfektionen■ kommen vor allem bei Kindern im Alter zwischen drei Monaten und drei Jahren häufig vor. Aber auch in der Nase und im Rachenraum gibt es Infektionen.★ Kleine Kinder können sich einen Fremdkörper ins Ohr ● oder in die Nase stecken, wodurch Schmerzen, Infektion oder Absonderung entstehen können. Gutartige Tumore können sich in der Nase von Jungen während der Pubertät (juveniles Nasen-Rachen-Angiofibrom) oder bei kleinen Kindern beiderlei Geschlechts im Kehlkopf (juveniles Papillom) bilden.

Fremdkörper in der Nase

Kleine Kinder stecken sich oft Gegenstände in die Nase. Manche von ihnen lassen sich gut erkennen und entfernen, andere werden aber so tief in die Nase hineingeschoben, daß sie nicht mehr zu sehen sind. Sie verursachen einen übelriechenden, blutigen Ausfluß aus dem Nasenloch. Bleibt der Fremdkörper längere Zeit in der Nase, lagern sich Mineralsalze aus den Nasensekreten darauf ab und bilden im Innern der Nase einen Knoten. Solche Rhinolithe lassen sich nur schwer entfernen, da sie sich in ihrer Form der Kontur des Naseninneren anpassen. Die Entfernung erfordert bei Kindern meist eine Allgemeinnarkose.

Juveniles Nasen-Rachen-Angiofibrom

Dieser gutartige Tumor des Nasen-Rachen-Gewölbes kommt fast ausschließlich bei männlichen Jugendlichen in der Pubertät vor.

Obwohl dieser Tumor gutartig ist, kann er das Nasenschleimhautgewebe zerstören, und meist verursacht er Nasenbluten (Epistaxis). Der Tumor kann auch die Atemwege verlegen. Wird er größer, kann er sich in die nahegelegenen Nasenhöhlen, die Augenhöhle oder die das Hirn enthaltende Schädelhöhle (Cavitas cranii) ausdehnen.

Verdacht auf ein Nasen-Rachen-Angiofibrom besteht bei stets wiederkehrendem Nasenbluten und Atemnot. Der Tumor läßt sich mittels Computer- (CT) oder Kernspintomographie (NMR) nachweisen. Die den Tumor versorgenden Blutgefäße und möglicherweise auch die Ausdeh-

▲ Siehe Seite 995

■ Siehe Seite 1002

★ Siehe Seite 1261

● Siehe Seite 998

nung in die Augen- oder Schädelhöhle können mit Hilfe der Angiographie bestimmt werden – eine Röntgenuntersuchung, bei der ein Kontrastmittel, das auf den Röntgenbildern sichtbar ist, in die Blutgefäße gespritzt wird, um den Tumorumriß festzustellen.

Obwohl sich Nasen-Rachen-Angiofibrome manchmal zurückbilden, wenn das Kind heranwächst, ist eine Therapie eigentlich immer notwendig. Am effektivsten ist es, die Blutzufuhr des Tumors zu unterbrechen (angiographische Embolisation) und ihn danach operativ zu entfernen. Hat sich der Tumor jedoch bereits in die Schädelhöhle hinein ausgedehnt und kann nicht entfernt werden, wird manchmal eine Strahlentherapie gemacht.

Juvenile Papillome

Hierbei handelt es sich um gutartige Gewebewucherungen im Kehlkopf.

Papillome werden durch Viren verursacht und können schon im Alter von einem Jahr auftreten. Ein Papillom kann Heiserkeit verursachen – manchmal so sehr, daß die Stimme wegbleibt –, und es kann die Atemwege verlegen.

Die Diagnose wird nach dem Blick durch ein Laryngoskop in den Kehlkopf gestellt und durch eine Gewebeprobe aus dem Papillom bestätigt.

Sitzen die Papillome an mehreren Stellen im Kehlkopf, können sie so anwachsen, daß die Luftröhre (Trachea) operativ eröffnet werden muß, damit die Atemwege frei bleiben. Die Behandlung besteht darin, die Papillome entweder operativ zu entfernen oder mit Laser zu zerstören. Die Tumore kehren häufig zurück, mit der Pubertät verschwinden sie jedoch gewöhnlich von selbst.

KAPITEL 272

Augenerkrankungen

Die Augen des Neugeborenen werden auf Erkrankungen wie einen angeborenen grünen oder grauen Star ▲ hin untersucht. Schielen (Strabismus) kann bereits bei Geburt vorliegen oder sich erst später entwickeln. Eine Bindehautentzündung (Konjunktivitis) ist bei Kindern häufig ■, aber auch andere Arten von Augeninfektionen kommen vor. ★

Schielen

Beim Schielen (Strabismus) weicht ein Auge von der normalen Parallelstellung ab, so daß die beiden Augen nicht mehr dieselbe Blickrichtung haben und nicht mehr beide zur selben Zeit dasselbe Objekt fixieren.

Normalerweise bewegen sich beide Augen gleichzeitig in dieselbe Richtung, so daß im Gehirn ein einziges, gemeinsames Bild von dem entsteht, was die Augen sehen. Da jedes Auge einen etwas anderen Blickwinkel hat, ist dieses Bild dreidimensional. Weichen die Augenachsen aber von der Normalstellung ab, ist es möglich, daß das Gehirn derart unterschiedliche Bilder von den beiden Augen erhält, daß es sie nicht zu einem einzigen, gemeinsamen Bild verschmelzen kann. Das Ergebnis sind Doppelbilder (Diplopie). Um Doppelbilder zu verhindern, kann das Gehirn das Bild des schielenden Auges unterdrücken. Geschieht dies permanent, geht das Sehvermögen des betroffenen Auges allmählich verloren. Da das von einem einzelnen Auge produzierte Bild nicht dreidimensional ist, geht damit auch die Tiefenwahrnehmung verloren.

Ursachen und Symptome

Schielen wird entweder dadurch verursacht, daß ein oder mehrere der Muskeln, die das Auge bewegen, einen ungleich starken Zug ausüben (nichtparalytischer Strabismus), oder daß einer oder mehrere dieser Augenmuskeln gelähmt sind (paralytischer Strabismus).

Ein ungleicher Muskelzug einer oder mehrerer Augenmuskeln wird meist durch eine Fehlbildung im Gehirn verursacht. Unabhängig von der Blickrichtung bleibt der Grad des Schielens immer gleich. Das heißt, daß sich die Position der Augen zueinander nicht verändert. Bei einer leichten Form von Schielen, der sogenannten Phorie, ist die Abweichung der Augenachsen so minimal, daß es dem Gehirn gelingt, die Bilder beider Augen dennoch zu einem einzigen zu verschmelzen. Da eine Phorie im all-

▲ Siehe Seite 1232

■ Siehe Seiten 1033 und 1212

★ Siehe Seite 1259

Schielen – ein von der Normalstellung abweichendes Auge

Es gibt verschiedene Typen von Schielen. Möglich ist Einwärtsschielen (Konvergenzschielen, Strabismus convergens) oder Auswärtsschielen (Exotropie oder Strabismus divergens), Aufwärtsschielen (Hypertropie) oder Abwärtsschielen (Hypotropie). In der Abbildung ist das rechte Auge des Kindes betroffen.

Einwärtsschielen | **Auswärtsschielen** | **Aufwärtsschielen** | **Abwärtsschielen**

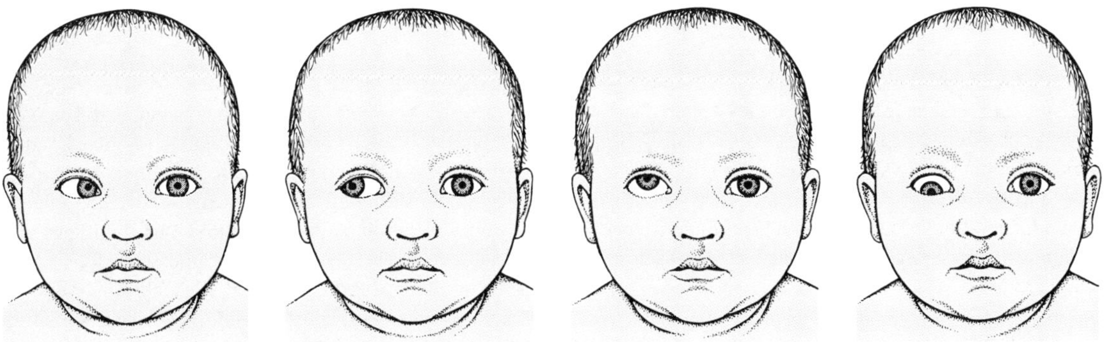

gemeinen keine Symptome hervorruft, läßt sie sich nur mit speziellen augenärztlichen Untersuchungen nachweisen.

Eine Lähmung der Augenmuskeln kann auf einer Schädigung der Augenmuskelnerven beruhen. Dadurch wird das betroffene Auge in seiner Beweglichkeit eingeschränkt; der Grad des Schielens verändert sich, wenn sich die Augen bewegen. Bei angeborenen Lähmungen entstehen keine Doppelbilder, da das Gehirn das Bild des betroffenen Auges unterdrückt.

Eine weitere Form von Schielen kommt bei weitsichtigen Kindern vor. Um einen nahegelegenen Gegenstand zu betrachten, paßt sich die Brechkraft der Augen normalerweise dessen Entfernung an (akkommodiert), indem sich die Dicke der Augenlinsen verändert (fokussiert) und sich die Augen nach innen bewegen (konvergieren). Weitsichtige Augen müssen auch bei Betrachtung weit entfernter Gegenstände akkommodieren und verursachen dann eine Einwärtsbewegung der Augen (Einwärtsschielen, Strabismus convergens).

Diagnose und Behandlung

Schielen fällt meist zuerst den Eltern oder dem Arzt durch die ungewöhnliche Blickrichtung der Augen auf. Eine augenärztliche Untersuchung bestätigt die Diagnose und identifiziert die spezielle Form des Schielens.

Schielen darf nie einfach übergangen werden in der Annahme, das gebe sich mit der Zeit von selbst. Wird Schielen nicht vor dem 10. Lebensjahr behandelt, kann das betroffene Auge dauerhaft schwachsichtig werden (Amblyopie). Eine Schwachsichtigkeit entwickelt sich schneller bei kleineren Kindern und ist bei älteren schwerer zu korrigieren. Je früher die Behandlung einsetzt, desto geringer ist der Schaden und um so schneller führt die Behandlung zum Erfolg. Außerdem kann Schielen manchmal auch ein früher Hinweis auf eine ernsthafte Nervenschädigung sein.

Durch Abdecken des gesunden Auges mit einem Pflaster kann die Sehfähigkeit des betroffenen Auges verbessert werden, weil das Gehirn gezwungen wird, die Bilder dieses Auges anzunehmen, ohne Doppelbilder zu produzieren. Durch diese Visusverbesserung hat das Kind bessere Chancen, letztlich normale, dreidimensionale Bilder zu sehen. Sobald die Sehkraft in beiden Augen angeglichen ist, kann die Stärke der Augenmuskeln operativ angepaßt werden, so daß letztlich auf beide Augen derselbe Zug ausgeübt wird.

Das Einwärtsschielen beim weitsichtigen Kind läßt sich mit Brillengläsern korrigieren, so daß beim Betrachten entfernter Gegenstände keine Akkommodation mehr nötig ist. In einigen Fällen sind sogenannte Bifokalgläser für Nah- und Fernsehen hilfreich.

Paralytisches Schielen läßt sich mit einer Prismabrille korrigieren, die das Licht so bricht, daß beide Augen fast dasselbe Bild sehen. Möglich ist aber auch eine operative Korrektur.

Verlaufskontrollen sind in regelmäßigen Abständen bis wenigstens zum 11. Lebensjahr des Kindes erforderlich.

Psychische Erkrankungen

In der Kindheit kann eine Reihe psychischer Erkrankungen auftreten, darunter Autismus, desintegrative Störung, Schizophrenie, Depression, Manie und manisch-depressive Erkrankung, Selbstmordverhalten, Störungen des Sozialverhaltens, Trennungsangststörung und somatoforme Störungen. Auch Störungen der Geschlechtsidentität treten bereits im Kindesalter offen zutage▲, und der Mißbrauch von Substanzen gewinnt bei Kindern und Jugendlichen immer mehr an Bedeutung.■ Weitere wichtige psychische Störungen im Kindesalter sind die Aufmerksamkeitsstörung★, Zwangsstörungen● und das Tourette-Syndrom.◆ Da psychische Störungen bei Kindern und Jugendlichen häufig chronisch sind, profitieren viele Familien von einer Familientherapie und von Selbsthilfegruppen.

Frühkindlicher Autismus

Ein solcherart gestörtes Kleinkind kann keine normalen sozialen Beziehungen aufbauen; es legt ein zwanghaftes und ritualisiertes Verhalten an den Tag und entwickelt meist keine normale Intelligenz.

Die ersten Krankheitszeichen treten bereits im ersten und immer vor dem vierten Lebensjahr auf. Die Störung kommt bei Jungen zwei- bis viermal häufiger vor als bei Mädchen. Autismus muß von geistiger Behinderung oder einer Hirnschädigung unterschieden werden, wenngleich einige autistische Kinder auch in dieser Hinsicht gestört sind.

Ursachen

Die Ursache ist nicht bekannt. Sicher ist jedoch, daß Autismus *nicht* durch mangelnde Zuwendung entsteht. Untersuchungen mit eineiigen Zwillingen haben gezeigt, daß die Störung zum Teil genetisch angelegt sein kann, da häufig beide Zwillinge autistisch sind. Obwohl meist keine eindeutige Ursache festzustellen ist, scheint doch ein Zusammenhang mit einer vorausgegangenen Virusinfektion (z. B. Röteln oder Zytomegalie), der Stoffwechselkrankheit Phenylketonurie oder der Chromosomenabweichung Fragiles-X-Syndrom zu bestehen.

Symptome und Diagnose

Ein autistisches Kind ist am liebsten allein, geht keine engen Bindungen ein, vermeidet Körper- und Augenkontakt, sperrt sich gegen Veränderungen, ist extrem anhänglich gegenüber vertrauten Objekten und wiederholt ständig bestimmte Handlungen und Rituale. Das Kind lernt vielleicht später sprechen als andere und setzt die Sprache auf besondere Art und Weise ein. Vielleicht will oder kann das Kind auch gar nicht sprechen. Wird es angesprochen, hat es Verständnisschwierigkeiten. Es wiederholt die ihm gesagten Wörter (Echolalie) und vertauscht die Fürwörter. So sagt es vor allem *du* statt *ich* oder *mich*, wenn es sich selbst meint.

Die Symptome legen bereits den Verdacht auf Autismus nahe. Es gibt zwar keine spezifischen Tests zum Nachweis von Autismus, doch mit verschiedenen Diagnoseverfahren lassen sich zumindest andere Ursachen einer Hirnstörung ausschließen. Die meisten autistischen Kinder zeigen auf verschiedenen Gebieten unterschiedliche Leistungen, so daß ihre Intelligenz schwierig zu testen ist. Die Tests müssen eventuell mehrmals wiederholt werden. Autistische Kinder schneiden bei den Standardtests gewöhnlich im Handlungsteil, in welchem die motorischen Fähigkeiten und die räumliche Wahrnehmung getestet werden, besser ab als im verbalen Teil. Schätzungsweise 70 Prozent der autistischen Kinder sind zu einem gewissen Grad geistig behindert (IQ unter 70).

Etwa 20 bis 40 Prozent der autistischen Kinder, speziell jene mit einem IQ unter 50, entwickeln vor der Jugendzeit Krampfanfälle. Einige autistische Kinder haben vergrößerte Hirnkammern, die mit der Computertomographie (CT) nachweisbar sind. Mittels Kernspintomographie (NMR) lassen sich bei einigen autistischen Erwachsenen weitere Hirnfehlbildungen nachweisen.

Eine Variante des Autismus, der **atypische Autismus**, kann später, bis zum 13. Lebensjahr, auftreten. Genau wie beim frühkindlichen Autismus entwickeln auch Kinder mit dieser Störung keine normalen sozialen Beziehungen,

▲ Siehe Seite 413

■ Siehe Seite 436

★ Siehe Seite 1247

● Siehe Seite 396

◆ Siehe Seite 309

haben ein seltsames Ausdrucksverhalten und ungewöhnliche Sprachmuster. Gleichzeitig können das Tourette-Syndrom ▲, Zwangsstörungen ■ sowie Hyperaktivität ★ vorliegen. Diese Mischung verschiedener Krankheitsbilder erschwert es dem Arzt, die Symptome der jeweiligen Störung richtig zuzuordnen.

Prognose und Behandlung

Die Symptome des Autismus bleiben im allgemeinen ein Leben lang bestehen. Manche Experten sind der Ansicht, daß die Prognose im wesentlichen von den sprachlichen Fähigkeiten abhängt, die das Kind bis zum achten Lebensjahr erworben hat. Autistische Kinder mit unterdurchschnittlicher Intelligenz, vor allem jene mit einem IQ unter 50 bei Standard-Intelligenztests, sind als Erwachsene meist auf eine institutionalisierte Betreuung angewiesen.

Autistische Kinder mit einem normalen oder sogar hohem IQ profitieren oft von Psychotherapie und Sonderförderung. Sprachtherapie sowie Physio- und Beschäftigungstherapie sollten bereits früh einsetzen. Bei stummen Kindern wird häufig mit Zeichensprache gearbeitet; ihr therapeutischer Nutzen ist jedoch nicht eindeutig geklärt. Eine Verhaltenstherapie kann schwer beeinträchtigten Kindern helfen, zu Hause und in der Schule zurechtzukommen. Diese Therapie ist dann besonders nützlich, wenn die autistischen Kinder sogar die Geduld der liebevollsten Eltern und des engagiertesten Lehrers überfordern.

Medikamente können manchmal hilfreich sein, wenngleich sie an der zugrundeliegenden Störung nichts ändern. Haloperidol wird eingesetzt, um schwerste Formen von aggressivem und selbstzerstörerischem Verhalten zu dämpfen. Mit Buspiron, Risperidon und selektiven Serotoninwiederaufnahmehemmern wie Fluoxetin und Paroxetin werden verschiedene Symptome und Verhaltensstörungen behandelt.

Desintegrative Störung

Diese Störung tritt bei Kleinkindern im Alter von etwa drei Jahren das erste Mal auf. Eine zuvor scheinbar normale Entwicklung stoppt, das Kind entwickelt sich sogar wieder zurück.

Die psychisch-geistige Entwicklung verläuft bei den meisten Kindern schubweise. Manchmal scheint auch ein gesundes Kind in seiner Entwicklung einen Schritt zurück zu gehen, z. B. wenn ein bereits »sauberes und trockenes« Kind plötzlich wieder einnäßt. Eine desintegrative Störung im Kindesalter ist jedoch eine ernste Erkrankung; sie kann vorliegen, wenn ein Kind von mehr als drei Jahren plötzlich aufhört, sich normal zu entwickeln oder sich sogar zurückentwickelt. Eine Ursache läßt sich hierfür meist nicht finden, obwohl manchmal eine degenerative Hirnschädigung vorliegen kann.

Symptome und Diagnose

Ein Kind mit einer desintegrativen Störung entwickelt sich bis zum Alter von drei oder vier Jahren normal, lernt sprechen, wird sauber und zeigt ein altersgerechtes Sozialverhalten. Nach einer Periode mit unklarer Krankheit und Stimmungsschwankungen, in der es reizbar und

Symptome der Schizophrenie im Kindesalter

Siehe Seite 1314

Denkhemmung: Plötzliche Blockade der Gedankenvorgänge

Beachtungswahn: Die Überzeugung, daß für andere bestimmte Worte und Taten sich auf die eigene Person beziehen

Halluzinationen: Sinnestäuschung, Wahrnehmung von Dingen, die nicht existieren

Wahn: Objektiv falsche Überzeugung, die trotz vernünftiger Gegengründe aufrechterhalten wird

Abstumpfung: Weder die Stimme noch der Gesichtsausdruck ist der jeweiligen emotionalen Situation angepaßt

Verfolgungswahn: Wahnvorstellung, von anderen verfolgt zu werden

Gedankenkontrolle: Überzeugung, daß andere Menschen oder Mächte die eigenen Gedanken kontrollieren

▲ Siehe Seite 309
■ Siehe Seite 396
★ Siehe Seite 1247

Symptome einer Depression

- Trauriges Erscheinungsbild
- Lustlosigkeit
- Rückzug von Freunden und sozialen Kontakten
- Verringerte Fähigkeit, sich zu freuen
- Das Gefühl, abgelehnt und ungeliebt zu sein
- Schlafstörungen
- Kopfschmerzen
- Bauchschmerzen
- Episoden clownesken und törichten Verhaltens
- Ständige Selbstvorwürfe
- Appetitlosigkeit
- Gewichtsverlust
- Mutlosigkeit
- Selbstmordgedanken

Siehe Seite 1315

kränklich ist, entwickelt sich das Kind deutlich zurück. Es verliert plötzlich seine vorherigen sprachlichen, motorischen oder sozialen Fähigkeiten und kann auch Blase und Darm nicht mehr kontrollieren. Diese Rückschritte setzen sich immer weiter fort, bis das Kind auf ganz niedrigem Entwicklungsstand ankommt und geistig schwer behindert ist. Die Diagnose wird anhand der Symptome gestellt.

Prognose und Behandlung

Die Prognose ist schlecht; das Kind braucht wegen seiner schweren geistigen Behinderung ein Leben lang Pflege. Die Lebenserwartung kann jedoch normal sein, wenn keine zugrundeliegende Störung vorliegt. Eine spezielle Behandlung gibt es für diese Art Störung nicht.

Schizophrenie

Diese Erkrankung geht mit Verhaltens- und Gedankenstörungen einher und tritt zwischen dem 8. Lebensjahr und der Jugendzeit auf.

Die Ursache für die Störung ist nicht bekannt. Einige Erklärungsversuche halten an einer biochemischen Fehlfunktion im Gehirn fest, doch auch eine genetische Beteiligung gilt als nicht ausgeschlossen. Warum einige Kinder bereits in jungen Jahren eine Schizophrenie entwickeln, während die meisten anderen die ersten Symptome in der Jugendzeit bekommen, ist ungeklärt. Sicher ist jedoch, daß Schizophrenie *nicht* durch mangelnde Zuwendung entsteht.

Symptome und Diagnose

Das Kind zieht sich zurück, verliert das Interesse an seinen gewohnten Aktivitäten und entwickelt Gedanken- und Wahrnehmungsstörungen. Die Schizophrenie im Kindesalter ähnelt jener, die gegen Ende der Jugendzeit oder im frühen Erwachsenenalter auftritt. ▲ Genau wie Erwachsene entwickeln schizophrene Kinder Halluzinationen, Wahnvorstellungen und Verfolgungswahn, die Angst, andere wollten ihnen Böses tun oder kontrollierten ihre Gedanken. Auch Abstumpfung ist ein Symptom der Schizophrenie im Kindesalter – weder Stimme noch Gesichtsausdruck entsprechen der jeweiligen emotionalen Situation. Ereignisse, die Menschen normalerweise zum Lachen oder Weinen brächten, lösen keine Reaktion aus. ■

Die Diagnose stützt sich auf die Symptome. Spezielle Tests, um Schizophrenie nachzuweisen, gibt es nicht; allerdings müssen andere Ursachen, wie Drogenmißbrauch, Vergiftung und Hirnschädigung, ausgeschlossen werden.

Behandlung

Schizophrenie ist nicht heilbar, kann aber mit Medikamenten und Psychotherapie therapiert werden. Einige der biochemischen Fehlfunktionen im Gehirn sprechen auf Neuroleptika an. Thioridazin und Haloperidol finden breiten Einsatz, obwohl neuere Mittel wie Risperidon wirksamer zu sein scheinen. Da Kinder aber für die Nebenwirkungen von Neuroleptika, wie Muskelzittern, verlangsamte Bewegungen und Muskelkrämpfe, besonders sensibel sind, werden sie bei ihnen nur mit größter Vorsicht eingesetzt.

Wenn sich die Symptome verschlimmern, kann eine vorübergehende stationäre Aufnahme erforderlich werden, um die Medikamentendosis anzupassen und das

▲ Siehe Seite 431

■ Siehe Kasten, Seite 1313

Kind daran zu hindern, sich selbst oder anderen Schaden zuzufügen. Manche Kinder brauchen eine ständige stationäre psychiatrische Betreuung.

Depression

Dieser Zustand ist durch tiefe Traurigkeit gekennzeichnet, die zwar auf einen kürzlichen Verlust oder ein trauriges Ereignis folgen kann, aber in keinem Verhältnis zu dessen Bedeutung steht und unangemessen lange fortdauert.

Schwere Depressionen kommen bei Kindern relativ selten, bei Jugendlichen dagegen häufiger vor. Bis zu einem gewissen Grad können aber bereits Schulkinder von einer Depression betroffen sein.

Bei Kindern und Jugendlichen können Depressionen unter anderem durch folgende Ereignisse oder Probleme ausgelöst werden:

- Tod eines Elternteils
- Wegzug eines Freundes
- Schwierigkeit, sich in der Schule zurechtzufinden
- Schwierigkeit, Freunde zu finden
- Medikamenten-, Drogen- oder Alkoholmißbrauch

Manche Kinder entwickeln jedoch auch ohne solche besonders traurigen oder belastenden Ereignisse eine Depression. Wie Studien zeigen, kommen Depressionen oft familiär gehäuft vor.

Symptome und Diagnose

Die Hauptsymptome der kindlichen Depression sind eine überwältigende Traurigkeit und ein Gefühl der Nutz- und Wertlosigkeit. Genau wie Erwachsene können auch Kinder mit diesem Krankheitsbild Selbstmordgedanken haben. ▲ Die Diagnose läßt sich im allgemeinen anhand der Symptome stellen. Die Depression kann jedoch auch durch Verhaltensweisen maskiert werden, die auf den ersten Blick in eine andere Richtung zu deuten scheinen, wie Überaktivität und aggressives und unsoziales Verhalten.

Behandlung

Zunächst einmal versucht man herauszufinden, ob familiäre Probleme oder sozialer Streß die Depression ausgelöst haben könnten und ob eine körperliche Ursache zu finden ist. Antidepressiva können ein chemisches Ungleichgewicht im Gehirn beheben. ■ Bislang wurden jedoch nur wenige Studien durchgeführt, um die Wirksamkeit einer antidepressiven Behandlung mit Medikamenten bei Kindern nachzuweisen. Verschrieben werden selektive Serotoninwiederaufnahmehemmer wie Fluoxetin, Sertralin und Paroxetin. Eine andere Gruppe, die sogenannten trizyklischen Antidepressiva wie Amitriptylin und Imipramin, haben beträchtliche Nebenwirkungen und werden deshalb bei Kindern nur mit äußerster Vorsicht eingesetzt. Um die optimale Dosis zu ermitteln, wird jede Veränderung in der psychischen Verfassung des Kindes dokumentiert und sorgfältig auf Zeichen von Arzneimittelnebenwirkungen geachtet.

Die Behandlung einer Depression muß mehr als nur eine medikamentöse Therapie sein. Ebenso wichtig sind individuelle Psychotherapie, Gruppen- und Familientherapie. Die Familienmitglieder und Lehrer des Kindes werden dazu angehalten, dem Kind Belastungen möglichst zu ersparen, und es, wo immer es geht, in seinem Selbstwertgefühl zu stärken. Während akuter Krisen mit Selbstmordgefährdung kann für kurze Zeit eine stationäre Behandlung erforderlich sein.

Verhaltensveränderungen als Warnsignal für einen drohenden Selbstmord

Siehe Seite 1317

Mutlosigkeit

Geringes Selbstwertgefühl

Schlaf- und Appetitstörungen

Konzentrationsstörungen

Fernbleiben vom Unterricht

Körperliche Symptome wie Kopfschmerzen

Gedankliche Beschäftigung mit Selbstmord und Tod

▲ Siehe Kasten, Seite 1314

■ Siehe Seite 402

Auswirkung von extremem Streß bei Kindern

Kinder und Jugendliche empfinden Streß genauso wie Erwachsene. Ein unter extremem Druck stehendes Kind kann die Symptome einer Depression, Angst und Selbstmordverhalten zeigen. Anpassungsstörungen und posttraumatische Belastungsstörung sind weitere Möglichkeiten, wie sich extremer Streß auf Kinder auswirken kann.

Eine belastende Veränderung im Leben eines Kindes, so z. B. ein Umzug, Scheidung der Eltern oder der Tod eines Familienangehörigen oder Haustiers, kann eine **Anpassungsstörung** verursachen – sie ist die akute Reaktion auf eine belastende Umgebung. Es können Angstzustände und Nervosität auftreten oder Symptome einer Depression, wie Gefühle der Hoffnungslosigkeit und Traurigkeit, ebenso wie Verhaltensstörungen. Die Symptome verschwinden, wenn der Streß nachläßt.

Eine **posttraumatische Belastungsstörung** kann nach einer Naturkatastrophe (z. B. Überschwemmung oder Erdbeben), nach einem Unfall oder einer Gewalttat auftreten. Dem Kind gelingt es nicht, das Erlebte zu vergessen, es befindet sich permanent in einem Angstzustand, der durch extreme und teilweise sogar bizarre Symptome und Verhaltensweisen gekennzeichnet ist. Dann ist meist eine Krisenintervention erforderlich. Trotz allem entgegengebrachtem Verständnis und hilfreicher Unterstützung ist meist doch über längere Zeit eine individuelle Psychotherapie, Gruppen- oder Familientherapie nötig, um dem Kind seine Ängste zu nehmen und die Belastung zu mildern.

Manie und manisch-depressive Erkrankung

Manie *ist eine affektive Störung, bei der das Kind in unangemessener Hochstimmung, erregt und aktiv ist und sehr schnell denkt und spricht. In ihrer milden Form wird sie als Hypomanie bezeichnet. Bei der* **manisch-depressiven Erkrankung** *wechseln manische oder hypomanische mit depressiven Phasen ab.*

Manie und Hypomanie kommen bei Kindern selten vor. Vor der Pubertät ist eine manisch-depressive Erkrankung sehr selten und in der frühen Kindheit praktisch unbekannt. Einige Kinder zeigen zwar deutliche Stimmungsschwankungen, meist ist das jedoch kein Hinweis auf eine manisch-depressive Erkrankung.

Die Symptome und Diagnose der manisch-depressiven Erkrankung bei Kindern und Jugendlichen entsprechen in etwa denen beim Erwachsenen. ▲ Die Behandlung ist jedoch vielschichtig und umfaßt eine Kombination aus stimmungsstabilisierenden Medikamenten wie Lithium, Carbamazepin und Valproinsäure. Kinder und Jugendliche mit manisch-depressiver Erkrankung sollten von einem Kinder- und Jugendpsychiater behandelt werden.

▲ Siehe Seite 405

Selbstmordverhalten

Selbstmordverhalten umfaßt **Selbstmordgesten** *(Handlungen, die nicht tödlich ausgehen sollen),* **Selbstmordversuch** *(Handlungen, die ernst gemeint sind, aber fehlschlagen) und* **Selbstmord** *(die erfolgreiche, absichtliche Beendigung des eigenen Lebens).*

In Deutschland ist Selbstmordverhalten bei älteren Kindern und Jugendlichen selten. Selbstmord ist nach den Verkehrsunfällen bei jungen Männern die zweithäufigste, bei Frauen die dritthäufigste Todesursache. In absoluten Zahlen ausgedrückt heißt das, daß sich 1994 318 Personen, die jünger waren als 20 Jahre, das Leben nahmen; 581 waren zwischen 20 und 25 Jahren alt. Seit Jahren ist die Selbstmordtendenz in Deutschland rückläufig. Allerdings ist die Zahl der Selbstmordversuche bei Jugendlichen erheblich größer als bei Erwachsenen. Auf eine vollendete Selbsttötung kommen 25 Versuche.

Ursachen

Ein Selbstmordversuch kann ein Zeichen für eine psychische Erkrankung, meist eine Depression, sein. Oft wird er durch einen Verlust ausgelöst. Dabei kann es sich um Liebeskummer nach der Trennung von einem Freund oder einer Freundin handeln oder um den Verlust der gewohnten Umgebung (Schule, Nachbarschaft, Freunde) aufgrund eines Umzugs. Eine heftige familiäre Auseinandersetzung kann das Selbstwertgefühl zerstören.

Wenn Jugendliche solche Erfahrungen so ganz und gar nicht überwinden können, daß ihnen der Tod als einziger Ausweg erscheint, haben sie wahrscheinlich schon sehr viel früher tiefe seelische Verletzungen erlitten. Ihnen fehlt es an Vertrauen in sich und andere, es überwältigt sie das Gefühl der Orientierungs- und Wertlosigkeit. Mancher Selbstmord ist auch als Strafe für andere für deren fortwährende Kränkungen gedacht, im Sinne von »Dann werden sie endlich wissen, was sie an mir gehabt haben«. Ein solcher Selbstmord, der eigentlich ein Schrei nach Beachtung und Bestätigung ist, endet manchmal deshalb tödlich, weil Jugendliche oft nicht in der Lage sind, die Endgültigkeit ihres Tuns in letzter Konsequenz zu begreifen.

Selbstmord kann auch eine Nachahmungstat sein. Dieser »Werther-Effekt« läßt sich vermeiden, wenn die Medien die Tat nicht als etwas Heroisches oder Mutiges darstellen.

Vorbeugung

Eltern, Ärzte, Lehrer und Freunde sind normalerweise die ersten, denen eine Selbstmordgefährdung auffallen kann. Jedes Selbstmordgebaren muß ernstgenommen werden. Bemerkungen wie »Ich wollte, ich wäre nie geboren« oder »Am liebsten würde ich einschlafen und nie wieder aufwachen« können ein Hinweis auf mögliche Selbstmordabsichten sein. Ein erhöhtes Risiko besteht, wenn ein Familienangehöriger oder enger Freund Selbstmord begangen hat, in der Familie gerade jemand gestorben ist, der Jugendliche drogenabhängig ist oder Verhaltensstörungen aufweist. Wichtig ist, mit dem Jugendlichen einen Gesprächskontakt herzustellen, zunächst, indem man ihn direkt auf seine Selbstmordgedanken und -pläne anspricht. Da die Eltern mit dieser Situation aber meist überfordert sind, ist es ratsam, sich professionelle Hilfe zu suchen. ▲

Behandlung

Jeder Selbstmordversuch ist ein medizinischer Notfall. Sobald die Lebensgefahr beseitigt ist, muß über eine stationäre Behandlung entschieden werden. Dabei wird der Gefährdungsgrad des Jugendlichen berücksichtigt sowie die Fähigkeit der Familie, ihm beizustehen. Eine stationäre Behandlung empfiehlt sich vor allem bei schwerer Depression oder einer anderen psychiatrischen Krankheit wie Schizophrenie.

Unbedingt sollte sich an die medizinische Versorgung des Körpers eine Psychotherapie anschließen. Meist wird sie auch das Umfeld des Jugendlichen miteinbeziehen, z. B. in Form einer Familientherapie.

Störung des Sozialverhaltens

Bei dieser Störung ist das Sozialverhalten des Kindes nachhaltig und anhaltend gestört.

Es gibt verschiedene Arten von Störungen des Sozialverhaltens. Ein **gestörtes Sozialverhalten bei fehlenden sozialen Bindungen** findet sich bei Kindern und Jugendlichen mit selbstbezogenem Verhalten, die kaum in normale Beziehungen mit anderen eingebunden sind und ein unterentwickeltes Schuldgefühl haben. Jugendliche mit **gestörtem Sozialverhalten bei vorhandenen sozialen Bindungen** sind gegenüber ihrer Gleichaltrigengruppe loyal, oft aber auf Kosten von Außenseitern. Manche Kinder und Jugendliche weisen die Zeichen beider Arten von gestörtem Sozialverhalten auf. Jene mit einer **Störung des Sozialverhaltens mit oppositionellem, aufsässigem Verhalten** zeigen ein negatives, herausfordernd-trotziges Verhalten, ohne dabei jedoch wirklich die Rechte anderer zu verletzen. Sie kennen den Unterschied zwischen Recht und Unrecht und haben auch Schuldgefühle, wenn sie etwas wirklich Schlimmes oder Falsches getan haben. Obwohl dieses keine echte Verhaltensstörung ist, kann sich dieses Benehmen doch zu einer milden Art davon entwickeln.

Behandlung

Psychotherapie kann das Selbstbewußtsein und die Selbstkontrolle des Kindes und damit auch sein Verhalten bessern. Moralisieren und Drohen bleiben erfolglos. Für eine Besserung ist es oft nötig, das Kind aus seinem schädigenden Umfeld herauszulösen.

Störung mit Trennungsangst

Bei dieser Störung löst die Trennung von zu Hause oder von Bezugspersonen extreme Angst aus.

Einen gewissen Grad von Trennungsangst gibt es praktisch bei allen Kindern, vor allem bei Säuglingen und Kleinkindern. ■ Bei einer Trennungsangststörung ist die Angst in bezug zur Entwicklungsstufe des Kindes jedoch unangemessen. Ausgelöst werden kann die Störung durch belastende Lebensereignisse, wie den Tod eines nahen Verwandten, Freundes oder Haustiers, Umzug oder Schulwechsel.

▲ Siehe Kasten, Seite 1315

■ Siehe Seite 1242

Symptome

Eine Trennungsangststörung dauert zumindest einen Monat, ist deutlich psychisch belastend und beeinträchtigt die normalen Tagesabläufe. Die Dauer der Störung spiegelt ihren Schweregrad wider. Kinder mit dieser Störung empfinden starken Streß, wenn sie von zu Hause oder von Bezugspersonen getrennt werden. Sie müssen stets wissen, wo sich diese Personen aufhalten, wohin sie gehen, und haben schreckliche Angst, daß ihnen etwas zustoßen könnte. Sie selbst verlassen ihre gewohnte Umgebung nur mit großem Unbehagen, weigern sich eventuell, mit auf Klassenfahrt oder ins Ferienlager zu gehen, Freunde zu besuchen oder gar bei ihnen zu übernachten. Einige Kinder können nicht allein im Raum bleiben, klammern sich an die Eltern und folgen der Mutter auf Schritt und Tritt im ganzen Haus.

Probleme beim Zubettgehen sind üblich. Viele Kinder mit Trennungsangststörung möchten, daß jemand solange bei ihnen am Bett bleibt, bis sie eingeschlafen sind. Alpträume, in denen die ganze Familie durch Feuer oder eine andere Katastrophe ausgelöscht wird, können die Ängste des Kindes widerspiegeln.

Behandlung

Da Kinder mit dieser Störung häufig der Schule fernbleiben, besteht das Nahziel der Behandlung darin, das Kind so weit zu stabilisieren, daß es wieder zur Schule gehen kann. Unterstützende Psychotherapie, vor allem wenn sie durch Eltern und Lehrer getragen wird, reicht für diesen Zweck häufig schon aus. Bei einer schweren Störung können angstlösende Mittel oder Antidepressiva eingesetzt werden. Ein kleiner Prozentsatz der Kinder entwickelt schwere Symptome, die eine stationäre Behandlung erforderlich machen.

Somatoforme Störungen

Hierbei ist eine psychische Störung die Ursache für körperliche Beschwerden.

Ein Kind mit somatoformer Störung kann eine Reihe von Symptomen wie Schmerzen, Atemnot und Schwäche haben, ohne daß eine organische Ursache zu finden ist. Häufig entwickelt das Kind Krankheitssymptome, die bei anderen Familienmitgliedern vorgekommen sind. Den Zusammenhang zwischen den Symptomen und dem zugrundeliegenden psychischen Konflikt erkennt das Kind nicht, das Ganze läuft unbewußt ab.

Die Haupttypen der somatoformen Störungen sind Konversionsstörungen, Somatisierungsstörungen und Hypochondrie. Bei der **Konversionsstörung** wird ein unverarbeiteter psychischer Konflikt in Form eines körperlichen Symptoms ausgedrückt. So können plötzlich Gliedmaßen gelähmt sein, das Kind sieht oder hört nichts mehr oder bekommt Krampfanfälle. Die **Somatisierungsstörung** ähnelt der Konversionsstörung, nur entwickelt das Kind hier eine Vielzahl von vagen Symptomen. Bei der **Hypochondrie** schenkt das Kind seinen Körperfunktionen, wie Herzschlag, Verdauung oder Schwitzen, übertriebene Aufmerksamkeit und ist völlig grundlos davon überzeugt, daß es ernsthaft krank ist. Diese drei Typen von somatoformen Störungen finden sich auch bei Erwachsenen. ▲

Konversionsstörung und Hypochondrie kommen sowohl bei Jungen als auch bei Mädchen vor, häufiger jedoch bei jungen Mädchen als bei heranwachsenden Jungen. Somatisierungsstörungen gibt es praktisch nur bei Mädchen.

Diagnose

Als erstes muß ausgeschlossen werden, daß den Symptomen doch eine organische Erkrankung zugrunde liegt. Umfassende Laboruntersuchungen werden im allgemeinen jedoch vermieden, da sie das Kind in seinem Irrglauben, organisch krank zu sein, bestätigen würden. Läßt sich keine organische Ursache finden, versucht der Arzt im Gespräch mit dem Kind und den Familienmitgliedern psychische Konflikte oder belastende familiäre Beziehungsmuster herauszufinden.

Behandlung

Es ist möglich, daß sich das Kind sträubt, zum Arzt zu gehen, da verborgene psychische Konflikte dadurch ans Tageslicht gebracht werden könnten. Relativ kurze Besuche in der Praxis, bei denen keine medizinischen Themen zur Sprache kommen, können helfen, das Verhalten des Kindes langsam zu verändern. Rückversicherung und Unterstützung durch die Familienmitglieder helfen, die körperlichen Beschwerden des Kindes zu lindern, mit denen es generell und auch von seiten des Arztes Aufmerksamkeit erlangen will. Schlagen all diese therapeutischen Ansätze fehl, sollte das Kind an einen Kinderpsychiater überwiesen werden.

▲ Siehe Seite 388

Vernachlässigung und Mißhandlung

Von Vernachlässigung spricht man, wenn Eltern die Bedürfnisse ihres Kindes nach Ernährung, emotionaler, körperlicher und gesundheitlicher Versorgung nicht erfüllen. Unter Kindesmißhandlung versteht man die körperliche und psychische Schädigung von Kindern einschließlich der durch sexuelle Gewalt.

Der Deutsche Kinderschutzbund weiß nach seinen Befragungen, daß 81,5 Prozent der Schüler zwischen 13 und 16 Jahren von ihren Eltern geohrfeigt werden, 43,5 Prozent werden heftig und 30,6 Prozent sogar schwer geschlagen. In einer Studie gaben 74 Prozent der Erwachsenen an, von ihren Eltern körperliche Gewalt erfahren zu haben. Bei 10,6 Prozent wurden die Grenzen des Züchtigungsrechts, das das Gesetz den Eltern zusteht, eindeutig überschritten.

Die deutsche Kriminalstatistik gibt an, daß 19526 Kinder unter 14 Jahren im Jahre 1996 Opfer sexueller Gewalt geworden sind. Diese Gefahr ist für Mädchen dreimal höher als für Jungen. Eine Befragung von Erwachsenen erbrachte das Ergebnis, daß 18,1 Prozent der Frauen und 7,3 Prozent der Männer in ihrer Kindheit Erfahrungen mit sexueller Gewalt machen mußten. Die Täter stehen dem Kind oft nahe, meist handelt es sich um nahe Verwandte oder Bekannte. Sexueller Kontakt zwischen einem Kind und einem nahen Verwandten wird als Inzest bezeichnet.

Ursachen

Zur Mißhandlung kann es kommen, wenn Eltern oder Erziehungsberechtigte die Kontrolle über sich verlieren. Ein solcher Kontrollverlust wird durch vier Faktoren begünstigt:

- Die Eltern haben ein psychisches Problem, z. B. eine Persönlichkeitsstörung oder geringes Selbstwertgefühl, oder sie sind drogen- oder alkoholabhängig.
- Das Kind ist so anders als andere, z. B. reizbar, fordernd, überaktiv oder behindert.
- Den Eltern fehlt es an emotionalem Rückhalt von seiten der Familie, Nachbarn oder Freunden.
- Sie befinden sich in einer Krisensituation, z. B. Armut oder Verlust des Arbeitsplatzes.

Vernachlässigung kommt häufig in sehr problembeladenen Familien vor. Drogen- oder Alkoholsucht oder chronische Erkrankungen können zu finanzieller Not führen, aufgrund derer für die Ernährung des Kindes und seine körperlichen und emotionalen Bedürfnisse nicht mehr ausreichend gesorgt wird.

Symptome und Diagnose

Nach einer Kindesmißhandlung können sich sowohl Kind als auch Täter sehr eigenartig verhalten. So können beispielsweise die Eltern sogar angesichts einer offensichtlichen Verletzung des Kindes völlig gleichgültig sein. Der Aufforderung des Arztes oder von Freunden, zu beschreiben, wie es zu der Verletzung gekommen ist, kommen sie nur ungern nach, und sie erzählen immer wieder abweichende Versionen von dem Hergang und Ungereimtheiten. Außerdem kann die Art der Verletzung für das Alter des Kindes ungewöhnlich sein.

Ein Kind, das wiederholt körperlich mißhandelt wurde, weist Zeichen neuer und alter Verletzungen auf. Prellungen, Verbrennungen oder Abschürfungen kommen häufig vor. Verbrennungen durch Zigarettenglut oder Verbrühungen sind oft an den Armen oder Beinen zu sehen. Schwere Verletzungen von Mund, Augen, Gehirn oder inneren Organen, die von außen nicht sichtbar sind, können ebenfalls vorliegen. Auch Zeichen von Brüchen können zu sehen sein.

Ein kleines Kind, das sexuell mißhandelt wurde, kann aufgrund genitaler Verletzungen Schwierigkeiten beim Gehen oder Sitzen haben. Beim Mädchen können sich Harnweginfektionen, Scheidenausfluß oder eine sexuell übertragbare Krankheit entwickeln. Oft gibt es aber keine Hinweise auf körperliche Verletzungen. Statt dessen sind eher Verhaltensauffälligkeiten, wie Reizbarkeit, Ängstlichkeit oder Schlafstörungen, zu beobachten. Da die Täter den Kindern häufig mit weiterer Gewaltanwendung drohen, wenn sie etwas verraten, ist es nicht einfach, das Kind dazu zu bringen, sich jemandem anzuvertrauen.

Ein vernachlässigtes Kind kann unterernährt, müde oder ungepflegt aussehen und auch nicht richtig gekleidet sein. In Extremfällen lebt das Kind auf sich allein gestellt oder mit Geschwistern ohne die Aufsicht eines Erwachsenen.

Vernachlässigte oder mißhandelte Kinder werden häufig nicht zu den ärztlichen und zahnärztlichen Vorsorgeuntersuchungen und den Impfterminen gebracht. Selbst wenn das Kind erkrankt ist, suchen die Eltern oft erst viel zu spät ärztliche Hilfe.

Solche Kinder entwickeln sich meist körperlich und emotional langsamer als ihre Altersgenossen. ▲ Kinder,

▲ Siehe Seite 1241

die von ihren Eltern keine Liebe erfahren haben, wirken auf ihre Umgebung häufig emotional unbeteiligt und desinteressiert. Ihre Reaktion mag als geistige Behinderung oder körperliche Erkrankung fehldiagnostiziert werden. Aufgrund fehlender Aufmerksamkeit und Anregung sind ihre sozialen und sprachlichen Fähigkeiten häufig schlecht entwickelt. Kleine Kinder können mißtrauisch und extrem darauf bedacht sein, Erwachsenen alles recht zu machen. Ältere Kinder schwänzen häufig die Schule oder haben schlechte schulische Leistungen. Außerdem haben sie häufig gestörte Beziehungen zu Klassenkameraden oder Lehrern.

Behandlung

Ein mißhandeltes oder vernachlässigtes Kind muß manchmal stationär aufgenommen werden. Die familiäre Situation des Kindes muß sorgfältig geprüft werden. In vielen Gemeinden gibt es ein interdisziplinäres Team aus Sozialarbeitern, Psychiatern und Kinderärzten, das die Betreuung der Familie und des Kindes plant und sicherstellt.

Ein Arzt muß die Mißhandlung und Vernachlässigung eines Kindes der zuständigen Behörde melden. Überhaupt sind alle, die von Berufs wegen für die psychische, körperliche oder geistige Gesundheit von Kindern unter 18 Jahren verantwortlich sind, wie Lehrer, Polizei oder Erzieherinnen, zu einer prompten Meldung verpflichtet. Letztlich sollte sich aber auch jeder einzelne Bürger verpflichtet fühlen, die Behörden davon zu informieren, wenn er meint, von einer Kindesmißhandlung oder Vernachlässigung zu wissen.

KAPITEL 275

Vergiftungen

Etwa die Hälfte aller Vergiftungen ▲ im häuslichen Bereich betrifft Kinder. An erster Stelle der schädlichen Stoffe stehen Medikamente, vor allem Parazetamol, gefolgt von Pflanzen aus Haus oder Garten. Einen deutlich geringeren Anteil machen die Wasch- und Ätzmittel wie Abflußreiniger aus. Nicht selten verschlucken Kinder bunt gefärbtes Lampenöl oder Duftpetroleum.

Bei kleineren Kindern handelt es sich bei einer Vergiftung meist um einen unbeabsichtigten Unfall, bei älteren muß man dagegen auch an einen Selbstmordversuch denken. *Das Wichtigste bei einer Vergiftung ist zunächst einmal, Ruhe zu bewahren und die Nerven zu behalten! Es sollte so schnell wie möglich die regional zuständige Vergiftungszentrale angerufen werden.* (Die Telefonnummern finden sich im Anhang.) Damit die Ärzte dort kompetent beraten können, brauchen sie folgende Angaben:

- Wie lange ist es her, daß das Kind das Mittel einnahm?
- Wie alt ist das Kind?
- Wieviel wiegt das Kind ungefähr?
- Was hat das Kind eingenommen? (z. B. genaue Bezeichnung, Firma, Dosisangabe, Name der Pflanze)
- Wieviel hat es eingenommen?
- Wie wurde das Mittel eingenommen? (geschluckt, in die Haut eingerieben, ins Auge, eingeatmet, als Zäpfchen)
- Wie geht es dem Kind? Zeigt es Auffälligkeiten wie Husten, Erbrechen, Muskelzuckungen, Rauschzustand oder Benommenheit? Hat es Schmerzen, riecht es aus dem Mund?

Die giftige Substanz, Pflanze oder die Verpackung des Mittels sollte sichergestellt und mitgenommen werden, wenn das Kind in die Klinik transportiert wird.

Parazetamol

Parazetamolhaltige Medikamente sind rezeptfrei in jeder Apotheke erhältlich und sehr gebräuchlich, um besonders bei Kindern Fieber zu senken. Die Medikamente gibt es als Saft, Tabletten, Kapseln und Zäpfchen.

Parazetamol ist kein harmloses Medikament, weil bei ihm die Grenze zwischen Wirksamkeit und Giftigkeit relativ schmal ist. Wird Parazetamol in großen Dosen genommen, kann die Leber es nicht mehr zu harmlosen Stoff-

▲ Siehe Seite 1236

wechselprodukten abbauen. Als Folge davon wird eine giftige Substanz produziert, die die Leber ernsthaft schädigen kann.

Daß fast die Hälfte aller Parazetamolvergiftungen Kinder betrifft, liegt daran, daß viele Eltern nicht eine Stunde und mehr abwarten können, bis das Mittel wirkt; sie geben das Arzneimittel zu oft nacheinander. Eine wiederholte Medikamentengabe ist jedoch erst nach vier bis sechs Stunden erlaubt.

Symptome

Eine Parazetamolvergiftung verläuft in vier Stadien:

- Stadium I (die ersten Stunden): Es gibt kaum bis keine Symptome. Das Kind wirkt nicht krank.
- Stadium II (nach 24 Stunden): Übelkeit und Erbrechen sind häufig. Leberfunktionstests zeigen auffällige Befunde.
- Stadium III (3 bis 5 Tage später): Das Erbrechen hält an. Die Leber funktioniert kaum noch. Symptome eines Leberversagens treten auf. ▲
- Stadium IV (nach 5 Tagen): Entweder erholt sich der Patient, und die Leberfunktionen kehren zurück, oder er stirbt an Leberversagen.

Behandlung

Es wird die Vergiftungszentrale angerufen und das weitere Vorgehen abgeklärt. In der Klinik kann der Magen des Kindes mit Wasser gespült werden, indem eine Sonde durch die Nase eingeführt wird. Durch die Sonde kann auch Aktivkohle in den Magen geleitet werden, die die Parazetamolreste adsorbieren soll, bevor sie ins Blut gelangen. Vier bis sechs Stunden nach der Medikamenteneinnahme wird der Parazetamolspiegel im Blut gemessen, die Messung muß gegebenenfalls wiederholt werden.

Bei starker Überdosierung und vor allem, wenn die Plasmaspiegel sehr hoch sind, wird Azetylzystein gespritzt, um die giftige Wirkung des Parazetamols aufzufangen. Da sich das Leberversagen auf die Gerinnungsfähigkeit des Blutes auswirken kann, kann als Gegenmaßnahme Vitamin K gespritzt werden. Die Transfusion von Plasma oder Gerinnungsfaktoren kann erforderlich werden. ■

Bei einem gesunden Kind bleiben nach einer überstandenen Parazetamolvergiftung im allgemeinen keine dauerhaften Leberschäden zurück.

Pflanzen

Der Anteil, den Vergiftungen mit Pflanzen und ihren Teilen bei Kindern ausmachen, ist in etwa ebenso groß wie der der Medikamente. Meist beruht die Vergiftung darauf, daß die aufgenommene giftige Pflanze mit einer harmlosen verwechselt wurde. Im Frühjahr wird z. B. häufig Bärlauch für Salate und Soßen gesammelt, aber mit den Blättern der Maiglöckchen verwechselt, die herzwirksame Substanzen enthalten, oder gar mit jenen der Herbstzeitlose, die das Gift Kolchizin enthalten. Kinder probieren auch die Samen des Goldregens, die Erbsen ähneln. Goldregen ist immer noch ein beliebtes Ziergehölz in Gärten und Parkanlagen. Die exotische Rizinuspflanze ziert als Kübelgewächs Gärten und Parks. Rizinussamen locken Kinder durch ihr buntgeschecktes Aussehen, von ihnen zu probieren. Die schwarzen Beeren der Tollkirsche können im Wald Kinder zum »Naschen« verführen.

Vergiftungen mit Pflanzen sind jedoch nur dann wirklich gefährlich, wenn größere Mengen aufgenommen wurden. Meist begrenzt sich eine solche Vergiftung von selbst, weil die Giftstoffe heftiges Erbrechen auslösen. In jedem Fall sollte aber bei dem Verdacht, das Kind könnte draußen etwas Giftiges gegessen haben, die Giftnotrufzentrale kontaktiert werden.

Bei den Pilzvergiftungen ist jene mit dem Knollenblätterpilz am meisten gefürchtet. Sein Inhaltsstoff Amanitin zerstört die Leber. Etwa zehn bis zwölf Stunden nach dem

Vorbeugen ist besser

- Benutzen Sie nur Behältnisse mit (Kinder-)-Sicherheitsverschluß.
- Bewahren Sie gefährliche Substanzen in abgeschlossenen Schränken auf.
- Bewahren Sie Haushaltsreiniger für Kinder unzugänglich auf und lassen Sie sie auf keinen Fall herumstehen.
- Bewahren Sie Arzneimittel und gefährliche Substanzen in ihren Originalbehältnissen für Kinder unerreichbar auf.
- Klären Sie Ihre Kinder über die Gefahren auf, die mit der Aufnahme oder dem Berühren von Medikamenten und Haushaltsreinigern verbunden sind.

▲ Siehe Seite 561

■ Siehe Seite 736

Verzehr einer Pilzmahlzeit mit einem Knollenblätterpilz setzt typischerweise Durchfall ein. Wird dann nicht sofort notfallmäßig eingegriffen, kommt es unweigerlich zum Zerfall der Leberzellen. Die erste Maßnahme – auch beim Verdacht auf eine Knollenblätterpilzvergiftung – ist, Aktivkohle einzunehmen. Der Arzt in der Klinik wird dann versuchen, mit Silymarininfusionen die Wände der Leberzellen zu stabilisieren. Der Erfolg einer solchen Therapie ist jedoch bei weitem nicht gesichert.

Ätzmittel

Beim Schlucken von Ätzmitteln (Säuren und Laugen) entstehen Verätzungen, die das Gewebe in Mund, Speiseröhre und Magen direkt schädigen. Zu den Ätzmitteln gehören viele gebräuchliche Putzmittel und Haushaltsreiniger: Abfluß-, WC- und Spülmaschinenreiniger. Einige von ihnen enthalten sogar die stark ätzende Chemikalie Natriumhydroxid. Diese Produkte gibt es in fester und flüssiger Form. Bei den festen Produkten hält das brennende Gefühl der Teilchen, die auf einer feuchten Oberfläche, z. B. der Zunge, ankleben, das Kind oft davon ab, mehr davon zu sich zu nehmen. Die flüssigen Produkte sind gefährlicher: Weil sie nicht fest haften, kann das Kind davon leicht mehr schlucken, so daß der gesamte Mund, die Speiseröhre und der Magen verätzt werden können.

Symptome

Der Schmerz tritt sofort auf und kann stark sein. Die verätzten Bereiche schwellen an, das Schlucken schmerzt. Die Atmung ist flach, der Puls oft schnell und schwach. Manchmal werden die Atemwege durch die Schwellung blockiert. Häufig fällt auch der Blutdruck extrem stark ab (Schock).

Die ätzende Substanz kann die Wand der Speiseröhre oder des Magens durchfressen. Das kann, möglicherweise durch Erbrechen oder starkes Husten, auch noch nach einer Woche oder mehr geschehen. Kinder, die den ersten Schaden überleben, können schließlich an einer Sekundärinfektion sterben, wenn Inhalt aus der Speiseröhre in den Brustraum tritt. Sogar bei einem anfangs milden Verlauf kann sich die Speiseröhre noch Wochen später verengen (Striktur). Bei einer schlimmen Verätzung können Komplikationen wie ein extrem starker Blutdruckabfall (Schock), eine Blockade der Atemwege, Durchbruch der Speiseröhre, Gewebezerstörung oder Lungenentzündung zum Tode führen.

Diagnose und Behandlung

Die Vergiftungszentrale sollte unverzüglich angerufen werden. Die meisten Kinder müssen sofort ins Krankenhaus gebracht werden.

Meist sind die Schäden offensichtlich, die durch das Verschlucken einer ätzenden Substanz entstanden sind. Grundsätzlich gilt aber, daß die An- oder Abwesenheit von Verätzungen im Mund kein verläßliches Zeichen dafür ist, ob die Speiseröhre verätzt ist oder nicht. Von schweren Verätzungen ist meist dann auszugehen, wenn das Kind nicht schlucken will und zu speicheln beginnt. Der Arzt kann mit Hilfe eines flexiblen Endoskops mit Faseroptik die Speiseröhre von innen betrachten und das Ausmaß der Schädigung feststellen. Hierdurch läßt sich das weitere therapeutische Vorgehen festlegen und das Risiko einer nachfolgenden Speiseröhrenverengung abschätzen. Danach richtet es sich auch, ob später eine Operation notwendig wird.

Ein Kind, das eine ätzende Substanz verschluckt hat, sollte sofort von einem Arzt untersucht werden. Als Sofortmaßnahme sollte das Kind soviel Wasser wie möglich trinken, um die Chemikalie zu verdünnen. Milch ist nicht anzuraten, da oftmals die genaue Zusammensetzung des Verätzungsmittels nicht bekannt ist und Milch giftigen fettlöslichen Substanzen den Zugang in den Körper noch erleichtert. Kleidungsstücke, die mit dem Ätzmittel in Berührung gekommen sind, werden sofort ausgezogen, betroffene Hautbereiche abgewaschen. *Auf keinen Fall sollte versucht werden, Erbrechen herbeizuführen und den Magen zu spülen,* da dieses den Schaden noch verschlimmern würde.

Bei Fieber oder perforierter Speiseröhre wird ein Antibiotikum gegeben. Nach einer leichten Vergiftung kann das Kind zum Trinken ermutigt werden. Andernfalls wird die Flüssigkeit solange intravenös zugeführt, bis das Kind wieder trinken kann. Eine operative Eröffnung der Luftröhre (Tracheotomie) kann notwendig werden, wenn eine Schwellung die Luftröhre im Rachen blockiert. Entwickelt sich eine Verengung, muß eventuell eine Sonde eingeführt werden, um einen kompletten Verschluß zu verhindern. Um die Entzündung zu hemmen, kann Kortison gegeben werden. Eine Erweiterungsbehandlung der Speiseröhre muß vielleicht über Monate oder Jahre fortgeführt werden; es kann aber auch noch eine chirurgische Rekonstruktion erforderlich sein.

Petroldestillate

Das bekannteste Petroldestillat ist Benzin. Benzinvergiftungen kommen bei Erwachsenen häufiger vor, wenn sie versuchen, durch einen Schlauch Benzin anzusaugen, um den Autotank nachzufüllen. Bei Kindern hingegen häufen sich in den letzten Jahren die Vergiftungen mit Lampenöl oder Duftpetroleum.

Die größte Gefahr besteht darin, daß die leicht flüchtigen Substanzen in die Lunge aufgenommen werden und dort eine Lungenentzündung auslösen können. Weil diese nicht bakteriell bedingt ist, ist die vorbeugende Gabe von Antibiotika nicht sinnvoll. Kommt es zur Lungenentzündung, besteht die Behandlung in der Gabe von Sauerstoff und intravenösen Flüssigkeiten, Atmungsunterstützung und sorgfältiger Überwachung.

KAPITEL 276

Verletzungen

Etwas mehr als 1000 Kinder unter 15 Jahren starben 1994 in Deutschland infolge von Verletzungen. Verletzungen sind aber auch eine häufige Ursache für Behinderungen beim Kind.

Die meisten Verletzungen sind vermeidbar. Sie werden häufig durch die Neugierde des Kindes ausgelöst, geschehen häufiger, wenn das Kind hungrig, müde oder überaktiv ist oder wenn es sich in einer ungewohnten Umgebung aufhält. Oft verletzt sich das Kind, wenn die Eltern gehetzt und beschäftigt sind, oder wenn sie die Gefahren nicht vorhersehen, die mit einem neuen Entwicklungsschritt ihres Kindes verbunden sind.

Autounfälle

1996 verunglückten in Deutschland 48 567 Kinder im Alter von unter 15 Jahren im Straßenverkehr. 35 984 Kinder wurden leicht, 12 225 schwer verletzt. 358 Kinder starben an den Folgen eines Unfalls. Die meisten Kinder verunglückten mit dem Fahrrad, 33 Prozent wurden Opfer von Verkehrsunfällen, während sie im Auto saßen, 30 Prozent als Fußgänger.

Werden Kinder im Auto nicht angeschnallt oder in nicht korrekt installierten Kindersitzen untergebracht, sind sie oft die einzigen Verletzten, wenn der Fahrer plötzlich und abrupt bremsen muß. Um Personenschäden bei Autounfällen zu vermeiden und ihre Folgen zu minimieren, schreibt die Straßenverkehrsordnung vor, daß alle Insassen angeschnallt sein müssen; kleine Kinder sind auf entsprechenden Kindersitzen oder -rückhaltevorrichtungen unterzubringen. Kinder sollten im Auto hinten sitzen, um bei einem Unfall eine Verletzung durch einen sich entfaltenden Airbag zu verhindern. Ein Kind, das von einem angeschnallten Erwachsenen gehalten wird, sitzt keineswegs sicher: Der Erwachsene ist auch bei niedriger Geschwindigkeit nicht in der Lage, ein Kind zu halten, das bei einem Zusammenstoß mit starker Kraft nach vorne geschleudert wird. Ein neun Pfund schweres Kind zu halten, wenn ein Auto bei einer Geschwindigkeit von 50 km/h plötzlich eine Vollbremsung machen muß, entspräche beispielsweise dem Kraftaufwand, der entsteht, wenn man 136 kg 30 cm vom Boden zu heben versucht. Ein nichtangeschnallter Erwachsener würde nach vorne geworfen, wobei er das Kind wahrscheinlich mit einer Kraft, die einem Vielfachen seines Körpergewichts entspricht, in die Innenverkleidung des Autos drücken würde.

Kinder müssen in den für ihr Alter und ihre Größe entsprechenden Kindersitzen bzw. Rückhaltevorrichtungen untergebracht werden. Die Rückhaltevorrichtungen für Kinder bis zu einem Körpergewicht von acht Kilogramm werden auf den Rücksitzen – das ist besonders wichtig bei Fahrzeugen mit Airbag – so angebracht, daß das Kind nach hinten schaut. Kindersitze für Kinder mit einem Körpergewicht von acht bis 18 Kilogramm sollten so angebracht sein, daß das nach vorn schauende Kind mit einem Dreipunktgurt gesichert und sein Kopf gestützt wird. Der Sitz muß den Anweisungen des Herstellers entsprechend angebracht werden. Andernfalls steigt die Verletzungsgefahr des Kindes. Ältere Kinder – ab einer gewissen Körpergröße – werden mit dem normalen Gurt angeschnallt. Die Qualität der verschiedenen Kindersitze wurde in diversen Tests, z. B. von der Stiftung Warentest oder dem ADAC-Sicherheitstest, geprüft.

Verletzungen vorbeugen

Unfälle zu vermeiden läßt sich lernen. Kinder müssen von Gefahren ferngehalten werden und erklärt bekommen, wie sie sich in Gefahrensituationen am besten verhalten. Situationen mit erhöhter Verletzungsgefahr sollten vermieden werden. Mit einer Reihe von Sicherheitsvorkehrungen lassen sich Unfälle verhüten:

- Benutzen Sie im Auto Kindersicherheitssitze und Sicherheitsgurte
- Bringen Sie Rauchmelder und Hitzedetektoren im Haus an
- Bringen Sie Kindersicherheitssteckdosen an
- Regulieren Sie die Wassertemperatur auf maximal 50° Celsius
- Verzichten Sie auf sogenannte Kindergehhilfen
- Bewahren Sie Medikamente, giftige und andere gefährliche Substanzen außerhalb der Reichweite von Kindern in abschließbaren oder mit Kindersicherung versehenen Schränken auf
- Legen Sie Ihrem Kind eine Schwimmweste oder Schwimmflügel an, wenn es sich in Wassernähe (Pool, Strand oder Hafen) aufhält
- Gewöhnen Sie das Kind daran, beim Radfahren stets einen Helm zu tragen
- Achten Sie darauf, daß das Kind bei Sportarten mit einem hohen Sturz- und Verletzungsrisiko entsprechende Schutzkleidung trägt, z. B. Knie- und Ellenbogenschoner sowie einen Sturzhelm beim Skateboardfahren oder Inlineskaten

Wie bei allem müssen Eltern auch in Sachen Sicherheit ihren Kindern mit gutem Beispiel vorangehen, indem sie sich beispielsweise im Auto stets anschnallen und beim Radfahren einen Helm tragen.

Kopfverletzungen

Viele tödliche Unfälle im Kindesalter sind auf Kopfverletzungen und ihre Komplikationen zurückzuführen. ▲ Schwere Kopfverletzungen können das sich entwickelnde Gehirn ernsthaft treffen und zu bleibenden körperlichen und geistigen Schäden führen. Die meisten Kopfverletzungen sind jedoch relativ harmlos.

Jungen gehören häufiger zu den Verletzten als Mädchen. Schwere Kopfverletzungen werden meist bei Fahrrad-, Motorrad- oder Autounfällen verursacht. Leichtere Kopfverletzungen entstehen in erster Linie durch Stürze im häuslichen Bereich und Umfeld. Da jede Kopfverletzung gefährlich sein kann, sollte das Kind in jedem Fall sorgfältig untersucht werden.

Symptome

Leichtere Kopfverletzungen können Erbrechen, Blässe, Reizbarkeit und Apathie ohne Bewußtlosigkeit oder direkten Hinweis auf eine Hirnschädigung auslösen. Halten die Symptome länger als sechs Stunden an oder verschlimmern sie sich sogar, sollte ein Arzt konsultiert werden, um festzustellen, ob die Verletzung ernst ist.

Eine Gehirnerschütterung ist eine vorübergehende Bewußtlosigkeit kurz nach der Verletzung. ■ Es sollte unbedingt ein Arzt konsultiert werden, auch wenn die Bewußtlosigkeit nach einer Minute vorbei war. Oft kann sich das Kind an die Verletzung selbst oder an den Unfallhergang nicht erinnern, weist aber keine anderen Symptome einer Gehirnschädigung auf.

Bei Kopfverletzungen können das Gehirngewebe oder die Gefäße in diesem Bereich geprellt werden oder einreißen. Hierdurch entstehen Blutungen und eine Schwellung im Gehirn. Die häufigste Gehirnverletzung ist eine diffuse (weiträumige) Verletzung der Hirnzellen. Sie verursacht eine Schwellung der Hirnzellen und damit einen erhöhten Schädelinnendruck. Hierdurch kann das Kind vorübergehend Kraft oder Empfindungsvermögen verlieren, es kann apathisch oder bewußtlos werden. Diese Symptome deuten auf eine schwere Hirnverletzung hin, durch die ein Dauerschaden entstehen kann. Nimmt die Schwellung zu, steigt auch der Druck; dann kann sogar unverletzt gebliebenes Gewebe gegen den Schädel gedrückt werden, was einen dauerhaften Schaden oder sogar den Tod zur Folge haben kann. Eine Hirnschwellung

▲ Siehe Seite 354

■ Siehe Seite 356

mit ihren gefährlichen Folgen tritt meist in den ersten 48 bis 72 Stunden nach der Verletzung auf.

Bei einem Schädelbruch kann die Hirnverletzung noch schwerer sein. Aber meist liegt bei einer Hirnverletzung kein Schädelbruch vor, und ein Schädelbruch wiederum tritt oft ohne Hirnverletzung auf. Brüche im Hinterkopfbereich oder an der Schädelbasis weisen auf eine massive Krafteinwirkung hin, da diese Teile des knöchernen Schädels relativ dick sind. Derartige Brüche sind häufig weder auf dem Röntgenbild noch in der Computertomographie sichtbar. Die folgenden Symptome weisen jedoch auf diese Art von Bruch hin:

- Austritt von Gehirn-Rückenmark-Flüssigkeit (die klare Flüssigkeit, die das Gehirn umgibt) aus Nase oder Ohren
- Blutansammlungen hinter dem Trommelfell oder, bei geplatztem Trommelfell, im Gehörgang
- Bluterguß bzw. blauer Fleck hinter dem Ohr (Battle-Zeichen) oder um die Augen herum (Brillenhämatom)
- Blutansammlungen in den Nebenhöhlen (nur auf dem Röntgenbild erkennbar)

Beim Säugling können die Hirnhäute aus einem Schädelbruch hervortreten und eingeklemmt werden. Der mit Flüssigkeit gefüllte Sack, den sie bilden, wird als »wachsende« Schädelfraktur bezeichnet. Diese Zyste kann sich über einen Zeitraum von drei bis sechs Wochen entwickeln und der erste Hinweis auf einen Schädelbruch sein.

Bei einer sogenannten Schädelimpressionsfraktur werden ein oder mehrere Knochenteile in das Gehirn hineingedrückt. Die dadurch entstehende Hirnprellung kann Krampfanfälle verursachen.

Krampfanfälle treten in der ersten Woche nach einer schweren Kopfverletzung bei etwa fünf Prozent der Kinder über fünf Jahren und bei zehn Prozent unter fünf Jahren auf. Krampfanfälle, die direkt nach der Verletzung auftreten, werden seltener zu einer chronischen Störung als jene, die sieben Tage oder später auftreten.

Eine ernste, jedoch relativ seltene Komplikation bei Kopfverletzungen in Kindesalter ist eine Blutansammlung zwischen den beiden Häuten, die das Gehirn umgeben oder im Gehirn selbst. ▲ Ein **Epiduralhämatom** – eine Blutansammlung zwischen der Schädeldecke und der sie umhüllenden Haut (Dura mater) – kann auf das Gehirn drücken. Es entsteht, wenn in diesem Bereich die Arterien oder Venen geschädigt sind. Symptome eines Epiduralhämatoms sind beim Erwachsenen ein anfänglicher Bewußtseinsverlust, gefolgt von einem vorübergehenden Wiedererlangen des Bewußtseins, dem sogenannten wachen Intervall. Darauf verschlechtert sich das Befinden erneut, das Bewußtsein kann sich eintrüben, Kräfte und Empfindungsfähigkeit verlorengehen. Beim kleinen Kind bleibt das wache Intervall meist aus, statt dessen verstärkt sich die Bewußtseinstrübung aufgrund des immer mehr ansteigenden Schädelinnendrucks schrittweise über einen Zeitraum von Minuten bis zu Stunden.

Ein **subdurales Hämatom** ist eine Blutansammlung unterhalb der Dura mater und geht in der Regel mit einer schweren Verletzung des Hirngewebes einher. Bewußtseinstrübung, die bis zum Bewußtseinsverlust gehen kann, Sensibilitätsausfälle und Kräfteverlust sowie ungewöhnliche Bewegungen einschließlich Krampfanfällen entwickeln sich meist schnell. Bei leichteren Verletzungen erscheinen diese Symptome jedoch eher schrittweise.

In den Hirnkammern (Ventrikeln) kann es zu Blutungen kommen. Sie können aber auch im Hirngewebe selbst (Intraparenchymalblutungen) oder in den Häuten auftreten, die die Gehirnoberfläche umhüllen (Subarachnoidalblutungen). Diese Blutungen begleiten schwere Kopfverletzungen und führen zu bleibenden Hirnschäden.

Symptome einer schweren Kopfverletzung

Ein Kind, das eines der folgenden Symptome aufweist, sollte unverzüglich untersucht werden:

- Bewußtlosigkeit
- Unfähigkeit, bestimmte Körperteile zu bewegen oder zu spüren
- Unfähigkeit, Personen oder die Umgebung wiederzuerkennen
- Unfähigkeit zu sprechen oder zu sehen
- Gleichgewichtsstörungen
- Austritt klarer Flüssigkeit (Gehirn-Rückenmark-Flüssigkeit) aus Nase oder Mund
- Starke Kopfschmerzen

▲ Siehe Kasten, Seite 353

Diagnose

Nach der Rekonstruktion des Unfallhergangs und des anschließenden Verlaufs wird das Kind körperlich untersucht. Von großer Bedeutung ist der Bewußtseinsgrad, die Fähigkeit zur Wahrnehmung von Sinnesempfindungen, die Bewegungsfähigkeit, Reflexe, Augen und Ohren, Puls, Blutdruck und Atemfrequenz. Auch die Größe der Pupillen und ihre Reaktion auf einfallendes Licht ist sehr wichtig. Das Augeninnere wird mit Hilfe eines Ophthalmoskops untersucht, um nach Zeichen eines erhöhten Hirndrucks zu suchen. Säuglinge, die heftig geschüttelt wurden, entwickeln häufig Blutungen am Augenhintergrund (Netzhautblutungen). Deutet alles auf eine beträchtliche Hirnverletzung hin, wird meist eine Computertomographie vom Schädel gemacht. Scheint eine Schädelimpressionsfraktur ohne Hirnverletzung vorzuliegen, kann der Schädel geröntgt werden.

Behandlung

Kinder mit leichten Kopfverletzungen werden meist wieder aus dem Krankenhaus entlassen und die Eltern angewiesen, darauf zu achten, ob sich Erbrechen oder eine zunehmende Bewußtseinstrübung einstellen. Wird das Kind nachts entlassen, braucht es nicht wachgehalten zu werden. Die Eltern sollten es lediglich in periodischen Abständen (nach ärztlicher Anweisung, z. B. alle zwei bis vier Stunden) aufwecken, um festzustellen, ob es wieder zu klarem Bewußtsein kommt. Im Krankenhaus müssen jene Kinder bleiben, deren Bewußtsein zur Zeit der Untersuchung getrübt war, die, wenn auch nur kurzfristig, das Bewußtsein verloren haben und die Sensibilitätsausfälle (Taubheitsgefühl) haben oder Kräfteverlust. Für sie ist das Risiko größer, daß sich ihr Zustand verschlechtert. Kinder mit Schädelfrakturen ohne Hirnverletzung müssen nicht routinemäßig stationär behandelt werden. *Säuglinge* jedoch mit Schädelfraktur, vor allem mit Schädelimpressionsfraktur, sollten in jedem Fall im Krankenhaus beobachtet werden. Bei Schädelimpressionsfrakturen müssen die Knochenfragmente eventuell operativ aus dem Gehirn entfernt werden, um eine weitergehende Verletzung des Gehirns zu verhindern. Bei Verdacht auf Kindesmißhandlung wird das Kind ebenfalls im Krankenhaus behalten. ▲

Im Krankenhaus werden das Bewußtsein des Kindes, seine Atmung, Herzfrequenz und Blutdruck engmaschig überwacht. Weiterhin wird regelmäßig nach Zeichen eines erhöhten Schädelinnendrucks gesucht, indem man auf die Pupillenreaktion und Veränderungen der Sensibilität oder Muskelstärke sowie auf Krampfanfälle achtet. Eine Computertomographie (CT) des Schädels kann erforderlich werden, wenn Krampfanfälle und anhaltendes Erbrechen auftreten, sich die Bewußtseinstrübung verstärkt oder sich der Zustand des Kindes insgesamt verschlechtert.

Eine Hirnschädigung bildet sich zwar nicht mehr zurück, aber Folgeschäden lassen sich verhindern, wenn das Gehirn ausreichend mit sauerstoffreichem Blut versorgt wird. Der Hirndruck wird so normal wie möglich gehalten, indem eine Hirnschwellung sofort behandelt und der ansteigende Druck verringert wird. Ein **Epiduralhämatom** macht eine Notoperation erforderlich, um die Blutansammlung zu entfernen und zu verhindern, daß sie auf das Gehirn drückt und noch weiteren Schaden anrichtet. Bei richtiger Behandlung genesen die meisten Kinder mit einfachem Epiduralhämatom komplett. Auch ein **Subduralhämatom** muß eventuell operativ entfernt werden.

Eine Hirnschwellung wird beurteilt, indem man den Hirndruck mit einem sogenannten intrakraniellen Druckmonitor mißt. Eventuell muß der Druck gemindert werden, indem die Gehirn-Rückenmark-Flüssigkeit aus den Hirnkammern abgeleitet wird. Es senkt ebenfalls den Druck im Kopf, wenn das Kopfende des Bettes angehoben und entwässernde Medikamente wie Mannit oder Furosemid gegeben werden.

Krampfanfälle werden meist mit Phenytoin behandelt. Bei Krampfanfällen, die infolge einer Kopfverletzung auftreten, gibt ein Elektroenzephalogramm (EEG) wichtige Hinweise für die Diagnose und Behandlung.

Prognose

Inwieweit sich das Gehirn erholt, hängt vom Schweregrad der Verletzung, vom Alter des Kindes, von der Dauer der Bewußtlosigkeit und von dem Bereich ab, in dem das Gehirn am meisten geschädigt ist. Von denjenigen, die länger als 24 Stunden ohne Bewußtsein sind, entwickelt die Hälfte langfristige Komplikationen, wie deutliche körperliche und geistige Behinderungen. Ein Teil bleibt schwerbehindert. Kleinere Kinder, vor allem Säuglinge, sterben häufiger an den Folgen ihrer schweren Kopfverletzung als ältere Kinder.

Bei den überlebenden Kindern ist häufig eine langfristige Rehabilitation, vor allem im intellektuellen und psychischen Bereich erforderlich. Zu den häufigen Problemen während der Genesungsphase gehören eine Erinnerungslücke für den Zeitraum direkt vor der Verletzung (retrograde Amnesie), Verhaltensänderungen, psychische Labilität, Schlafstörungen sowie eine abnehmende intellektuelle Leistungsfähigkeit.

▲ Siehe Seite 1319

ABSCHNITT 24

Unfälle und Verletzungen

KAPITEL 277

Verbrennungen und Verätzungen

Diese Gewebeverletzungen werden durch Hitze, Chemikalien oder Strom verursacht.

Nicht nur Hitze kann Verbrennungen verursachen, wie die meisten Menschen glauben, sondern ebenso chemische Substanzen (Verätzungen) und Strom. Meist ist zwar nur die Haut verbrannt, doch auch darunterliegende Gewebe und sogar innere Organe können verbrennen – selbst wenn die Haut unbeschädigt bleibt. Beim Verschlucken einer brühend heißen Flüssigkeit oder ätzender Substanzen wie Säure kann es Verbrennungen in Speiseröhre und Magen geben. Wer Rauch und heiße Luft inhaliert, beispielsweise bei einem Wohnungsbrand, kann sich Verbrennungen in der Lunge zuziehen.

Verbranntes Gewebe stirbt ab. Hat die Verbrennung Gewebe geschädigt, kann Flüssigkeit aus den Blutgefäßen austreten und eine Schwellung verursachen. Bei starken und ausgedehnten Verbrennungen kann aus den undicht gewordenen Blutgefäßen so viel Flüssigkeit verlorengehen, daß das einen Schock verursacht. ▲ Dabei fällt der Blutdruck so sehr ab, daß das Gehirn und andere lebenswichtige Organe nicht mehr ausreichend mit Blut versorgt werden.

Bei elektro-thermischen Verbrennungen rührt die Verletzung von einer Hitzeeinwirkung von bis zu 5000° Celsius her. Sie entsteht, wenn elektrischer Strom durch einen

▲ Siehe Seite 111

Körper fließt. Bei dieser Art von Verbrennung zerstört der Strom an der Eintrittsstelle in den Körper die Haut meist komplett, sie verkohlt. ▲ Der Körper hat einen hohen Widerstand; er ist also in der Lage, den Stromfluß aufzuhalten oder zu verlangsamen. Darum wird ein Großteil der Energie bereits an der Kontaktstelle, auf der Körperoberfläche abgegeben; das verursacht Verbrennungen. Die meisten elektrischen Verbrennungen schädigen auch das unter der Haut liegende Gewebe – und zwar in praktisch jeder Richtung und Tiefe. Oft ist ein viel größerer Bereich betroffen, als man aufgrund des sichtbaren Hautschadens annehmen möchte. Ausgedehnte elektrische Verbrennungen können zur Atemlähmung führen und gefährliche Herzrhythmusstörungen verursachen.

Zahlreiche Reiz- und Giftstoffe können Verätzungen verursachen. Zu ihnen gehören starke Säuren und Laugen, Phenole und Kresole (organische Lösungsmittel), Senfgas und Phosphor. Verätzungen können noch Stunden nach dem Unfall zu einer sich schleichend ausbreitenden Gewebezerstörung führen.

Symptome

Der Schweregrad von Verbrennungen wird in drei Grade unterteilt. Sie richten sich danach, wieviel Gewebe verbrannt ist und wie tief die Verletzung geht.

Verbrennungen ersten Grades sind am leichtesten. Die verbrannte Haut ist gerötet, schmerzhaft, ausgesprochen berührungsempfindlich und feucht oder geschwollen. Die Hautoberfläche wird bei leichtem Druck deutlich weiß, es gibt keine Blasen.

Verbrennungen zweiten Grades haben das Gewebe tiefer geschädigt, und es sind Blasen entstanden. Der Blasengrund kann rot oder weißlich und mit einer klaren, dicklichen Flüssigkeit gefüllt sein. Die Haut ist äußerst berührungsschmerzhaft und wird bei Druck blaß.

Verbrennungen dritten Grades gehen am tiefsten. Die Oberfläche kann weiß und nachgiebig oder schwarz, verkohlt und ledrig sein. Da die verbrannten Bereiche blaß sein können, kann man sie bei hellhäutigen Menschen irrtümlich für gesunde Haut halten. Die unter der Haut liegenden Gefäße werden bei Druck jedoch nicht weiß. Aufgrund der geschädigten roten Blutzellen kann der verletzte Bereich hellrot aussehen. Gelegentlich bilden sich im Verletzungsbereich Blasen. Die Haare lassen sich leicht aus ihren Follikeln ziehen. Der verbrannte Bereich bleibt bei Berührung meist empfindungslos. Verbrennungen dritten Grades schmerzen in der Regel nicht, da die Nervenendungen in der Haut zerstört sind.

Oft kann zwischen einer schweren Verbrennung zweiten Grades und einer Verbrennung dritten Grades erst nach Tagen unterschieden werden.

Prognose

Die Heilung hängt davon ab, welcher Hautbereich wie tief verbrannt ist. Bei leichten Verbrennungen (Verbrennungen ersten Grades und oberflächliche Verbrennungen zweiten Grades) schälen sich die abgestorbenen Hautschichten ab. Die oberste Hautschicht (Epidermis) wächst nach und bedeckt die darunterliegenden Schichten. Eine neue Epidermisschicht kann ohne oder mit nur geringer Narbenbildung schnell von der Basis einer oberflächlichen Verbrennung nachwachsen. Diese Art Verbrennung zerstört nicht die tieferen Hautschichten (Dermis), die sich nicht regenerieren können.

Tiefe Verbrennungen schädigen jedoch die Dermis. Eine neue Epidermisschicht wächst langsam von den Rändern des verbrannten Bereichs und den noch unverletzt gebliebenen Epidermisresten im Verbrennungsbereich nach. Auf solche Weise heilt die Haut nur sehr langsam und bildet erhebliche Narben. Der verbrannte Bereich zieht sich meist auch zusammen; dadurch spannt die Haut und wird in ihrer Funktion beeinträchtigt.

Leichte Verätzungen von Speiseröhre, Magen und Lunge heilen im allgemeinen problemlos. Die meisten schweren Verätzungen können jedoch zur Narbenbildung und Verengung (Kontraktur) führen. Die Vernarbung kann die Speiseröhre soweit verlegen, daß die Nahrungspassage behindert wird; auch der Übertritt des Sauerstoffs in der Lunge von der Luft ins Blut kann verhindert werden.

Behandlung

Etwa 85 Prozent der Verbrennungen sind oberflächlich und lassen sich zu Hause, in der ärztlichen Praxis oder im Krankenhaus ambulant behandeln. Um den Verbrennungsprozeß zu beenden und eine weitere Gewebeschädigung zu verhindern, müssen als erstes alle Kleidungsstücke entfernt werden, vor allem schwelende Stoffe, wie geschmolzene synthetische Hemden. Alle chemischen Substanzen einschließlich Säuren, Laugen und organische Verbindungen sollten schnellstmöglich mit viel Wasser von der Haut gewaschen werden.

Daß stationär behandelt werden muß, ist wahrscheinlicher, wenn:

- Gesicht, Hände, Genitalien oder Füße verbrannt sind
- nicht anzunehmen ist, daß der Verletzte seine Wunde angemessen versorgen kann
- der Patient unter zwei oder über 70 Jahre alt ist
- innere Organe betroffen sind

Kleine Verbrennungen

Kleine Verbrennungen sollten, wenn möglich, sofort unter

▲ Siehe Seite 1330

kaltes Wasser gehalten bzw. hineingetaucht werden. Verätzungen sollten möglichst lange mit ganz viel Wasser gespült werden. In der ärztlichen Praxis oder in der Notaufnahme werden Brandwunden sorgfältig mit Wasser und Seife gereinigt, um alle Wundreste zu entfernen. Bei tief eingedrungenem Schmutz kann die Wunde unter örtlicher Betäubung mit einer Bürste geschrubbt werden. Bereits aufgeplatzte Blasen oder solche, die demnächst zu platzen drohen, werden meist entfernt. Auf den gesäuberten Wundbereich kann eine antibiotikahaltige Creme, z. B. Silbersulfadiazincreme, aufgetragen werden.

Die so versorgte Wunde wird zum Schutz vor Schmutz und weiterer Verletzung mit einem Gazeverband abgedeckt. Das Wundareal sauber zu halten ist äußerst wichtig, da es sich schnell infizieren kann, wenn die oberste Hautschicht (Epidermis) geschädigt ist. Antibiotika helfen, einer solchen Infektion vorzubeugen, sind aber nicht immer erforderlich. Ist der Schutz gegen eine Tetanusinfektion nicht mehr ausreichend, muß eine Auffrischimpfung gegeben werden.

Sind Arme oder Beine verbrannt, müssen sie über Herzniveau gelagert werden, um eine Schwellung zu verhindern. Eine solche Hochlagerung läßt sich häufig nur im Krankenhaus durchgehend gewährleisten, wo ein Teil des Bettes hochgestellt oder mit Zug gearbeitet werden kann. Wenn die Verbrennung ein Gelenk betrifft oder zweiten oder dritten Grades ist, muß das Gelenk mit Schienen ruhig gestellt werden, da Bewegung die Verletzung verschlimmern kann. Viele Brandopfer müssen zumindest in den ersten Tagen Schmerzmittel nehmen.

Schwere Verbrennungen

Die meisten lebensbedrohlichen Verbrennungen bedürfen der sofortigen Notfallbehandlung, am besten in einem Krankenhaus, das auf die Behandlung von Verbrennungspatienten spezialisiert ist. Durch die Gabe von Sauerstoff über eine Maske wird versucht, einer Kohlenmonoxidvergiftung entgegenzuwirken. In der Notaufnahme wird sichergestellt, daß das Brandopfer atmen kann. Ferner wird nach anderen lebensgefährlichen Verletzungen gesucht, mit dem Ersatz verlorengegangener Flüssigkeit begonnen und der Entwicklung von Infektionen vorgebeugt. Bei schwersten Verbrennungen wird manchmal die hyperbare Sauerstofftherapie, bei der der Patient in einer speziellen Überdruckkammer Sauerstoff einatmet, eingesetzt. Diese Behandlung muß jedoch innerhalb der ersten 24 Stunden nach der Verbrennung eingeleitet werden und steht auch nur in einigen Kliniken zur Verfügung.

Hat Feuer die Atemwege und die Lunge geschädigt, kann ein Beatmungstubus in die Luftröhre eingeführt werden. Die Frage, ob intubiert wird, hängt von verschiedenen Faktoren, u. a. der Atemfrequenz, ab. Ist die Atmung zu schnell oder zu langsam, kann sich die Lunge nicht genügend mit Sauerstoff füllen und damit auch das Blut nicht ausreichend mit Sauerstoff anreichern. Eine Intubation kann erforderlich werden, wenn das Gesicht direkt verletzt ist oder eine Schwellung im Rachen die Atmung zu behindern droht. Manchmal wird schon allein beim Verdacht auf eine Atemwegschädigung intubiert, so z. B. bei einer bestimmten Art von Brand (in einem geschlossenen Raum oder nach einer Explosion), wenn sich in Nase oder Mund Ruß findet oder bei versengten Nasenhaaren. Ist die Atmung normal, kann es schon reichen, Sauerstoff über eine Maske einzuatmen.

Der Verbrennungsbereich wird gereinigt, eine antibiotikahaltige Creme aufgetragen und dann mit einem sterilen Verband abgedeckt. Der Verband wird in der Regel zwei- bis dreimal am Tag gewechselt. Da ausgedehnte Verbrennungen für schwere Infektionen sehr anfällig sind, werden vorbeugend intravenös Antibiotika gegeben. Besteht kein Tetanusschutz mehr, ist eine Auffrischimpfung nötig.

Durch ausgedehnte Verbrennungen kann lebensbedrohlich viel Körperflüssigkeit verlorengehen. Darum wird intravenös Flüssigkeit infundiert (Volumenersatz). Tiefe Verbrennungen können eine Myoglobinurie verursachen – eine Störung, bei der der Eiweißkörper Myoglobin aus geschädigten Muskeln freisetzt und die Nieren schädigt. Wird nicht ausreichend Flüssigkeit ersetzt, kommt es zum Nierenversagen.

Verbrannte Haut entwickelt eine dicke, krustige Oberfläche (Brandschorf), die spannen und die Durchblutung in diesem Bereich behindern kann. Diese Durchblutungsstörung kann gefährlich werden, wenn sich die Verbrennung komplett um ein Bein oder einen Arm herumzieht. Dann muß in dem Brandschorf ein sogenannter Entlastungsschnitt (Escharotomie) vorgenommen werden, um die Spannung von dem darunterliegenden heilenden Gewebe zu nehmen.

Selbst tiefe Verbrennungen können von selbst heilen, wenn sie nicht zu ausgedehnt sind und peinlichst sauber gehalten werden. Ist jedoch die darunterliegende Hautschicht, die Dermis, ernsthaft geschädigt, ist meist eine Hauttransplantation erforderlich, um den verbrannten Bereich abzudecken. Das Hauttransplantat ist ein gesunder Hautlappen, der aus einem nicht verletzten Bereich des Patienten (Autotransplantat), von einem anderen Spender (Allotransplantat) oder von einer anderen Spezies (Xenotransplantat) – meist von Schweinen, da deren Haut der menschlichen am ähnlichsten ist, – genommen wird. Autotransplantate stößt der Körper nicht ab, sondern nimmt sie dauerhaft an. Hauttransplantate fremder Spender oder anderer Arten schützen den Wundbereich dagegen nur vorübergehend während des Heilungsprozesses. Nach zehn bis 14 Tagen werden sie abgestoßen.

Meist muß mit Physio- und Beschäftigungstherapie gearbeitet werden, um die Vernarbung so gering wie möglich zu halten und dem verbrannten Bereich eine möglichst hohe Funktionsfähigkeit wiederzugeben. Er sollte möglichst früh geschient werden, um Gelenke in der richtigen Stellung zu halten, damit Muskeln und Haut nicht abgeschnürt werden und sich zusammenziehen. Die Schienen müssen ständig getragen werden, bis die Heilung weit fortgeschritten ist.

Vor einer Hauttransplantation werden die Gelenke so trainiert, daß ihr voller Bewegungsumfang möglichst erhalten bleibt. Nach der Transplantation wird der Bereich für fünf bis zehn Tage ruhiggestellt, bevor die Übungsbehandlung wieder aufgenommen wird, um abzuwarten, ob das Transplantat angeht.

Verbrennungsopfer müssen ausreichend Kalorien und Nährstoffe aufnehmen, damit die Wunden heilen können. Patienten, die nicht genug essen können, können flüssige Nahrungen trinken oder über eine Nasen-Magen-Sonde zugeführt bekommen. Bei Darmfunktionsstörungen aufgrund einer Verletzung oder wiederholter Operationen können die Nährstoffe intravenös gegeben werden.

Da schwere Verbrennungen lange, manchmal sogar Jahre, brauchen, bis sie geheilt sind, können Verbrennungspatienten schwere Depressionen entwickeln. In den meisten Verbrennungszentren werden die Patienten deshalb durch geschultes Personal psychologisch betreut.

KAPITEL 278

Verletzungen durch Elektrizität

Wenn elektrischer Strom durch den Körper hindurchfließt, kann Gewebe verbrennen oder die Funktion innerer Organe gestört werden.

Durch Körpergewebe fließender elektrischer Strom erzeugt Hitze, die schwere Verbrennungen und Gewebezerstörung verursacht. Ein elektrischer Schlag kann in den elektrischen Systemen des Körpers einen Kurzschluß verursachen und zum Herzstillstand führen.

Ursachen

Elektro-thermische Verletzungen können durch einen Blitzschlag entstehen, wenn man die blanken Zuleitungen elektrischer Geräte berührt oder stromleitende Elemente, wie Wasser in einer Badewanne, angreift, in das ein stromführendes Kabel hineinreicht. Der Schweregrad der Verletzung kann von einer kleinen Verbrennung bis zur tödlichen Verletzung reichen. Bestimmt wird sie durch Art und Stärke des Stroms, den Widerstand des Körpers an der Stromeintrittsstelle, den Weg, den der Strom durch den Körper nimmt, und die Zeit, die er fließt.

Im allgemeinen gilt Gleichstrom (GS) als weniger gefährlich als Wechselstrom (WS). Die Auswirkungen von Wechselstrom auf den Körper hängen weitgehend von der Geschwindigkeit ab, in der die Ladungsträger (Elektronen oder Ionen) ihre Bewegungsrichtung ändern (Frequenz); diese wird in Schwingungen pro Sekunde gemessen (Hertz). Niederfrequenter Strom von 50 bis 60 Hertz ist gefährlicher als Hochfrequenzstrom und drei- bis fünfmal gefährlicher als Gleichstrom derselben Spannung (Volt) und Stromstärke (Ampère). Gleichstrom verursacht meist starke Muskelkontraktionen und hält damit den Betroffenen gewaltsam von einem weiteren Kontakt mit der Stromquelle ab. Wechselstrom von 60 Hertz hingegen verursacht einen Muskelkrampf – der Muskel erstarrt in seiner Position. Das führt oft dazu, daß das Stromopfer seinen Griff nicht von der Stromquelle lösen kann. Hierdurch wirkt der Strom noch länger ein und verursacht schwere Verbrennungen. Allgemein gilt für beide Stromarten: Je höher Spannung und Stromstärke sind, desto größer ist die Schädigung.

Die Stromstärke wird in Ampère gemessen. Ein Milliampere (mA) sind 1/1000 Ampère. Der schwächste Gleichstrom, den man bei Eintritt in die Hand noch spüren kann, beträgt etwa 5 bis 10 mA; beim Haushaltsstrom – Wechselstrom von 60 Hertz – liegt dieser Wert bei 1 bis 10 mA. Der stärkste Strom, der zwar die Armmuskulatur kontrahieren läßt, bei dem der Betroffene aber den ergriffenen Gegenstand noch gezielt loslassen kann, wird als Loslaßstrom bezeichnet. Für Gleichstrom beträgt sein Wert etwa 75 mA, für Wechselstrom bei Kindern etwa 2 bis 5 mA, 5 bis 7 mA bei Frauen und 7 bis 9 mA bei Männern, je nach Muskelmasse.

Ein Wechselstrom von 60 Hertz mit niedriger Spannung (110 bis 220 Volt), der für den Bruchteil einer Sekunde den Körper durch die Brust durchströmt, kann bereits bei

Stromstärken von 60 bis 100 mA lebensgefährliche Herzrhythmusstörungen auslösen. Beim Gleichstrom sind hierfür 300 bis 500 mA nötig. Wenn der Strom direkt zum Herzen strömen kann, z. B. über einen Herzschrittmacher, genügen viel geringere Stromstärken (weniger als 1 mA), um Herzrhythmusstörungen zu verursachen.

Als Widerstand wird die Fähigkeit des Körpers bezeichnet, den Stromfluß aufzuhalten oder zu bremsen. Dieser Widerstand des Körpers wird praktisch vollständig von der Haut bestimmt und schwankt mit ihrem Zustand. Der Widerstand einer trockenen, gesunden Haut ist durchschnittlich 40mal größer als der dünner, feuchter Haut. Ist die Haut verletzt, z. B. durch eine Nadel oder eine Abschürfung, oder wenn der Stromkontakt über die feuchte Schleimhaut (z. B. von Mund, After oder Scheide) hergestellt wird, ist der Widerstand nur halb so groß wie bei feuchter, intakter Haut. Schwielige Handflächen oder Fußsohlen können einen 100mal größeren Widerstand haben als dünnere Hautbereiche. Wenn Strom die Haut durchströmt, kann bei hohem Hautwiderstand ein Großteil der Energie bereits auf der Oberfläche abgegeben werden. Große oberflächliche Verbrennungen können sowohl an der Eintritts- als auch an der Austrittsstelle auftreten, wobei das dazwischenliegende Gewebe verkohlt. Je nach Hautwiderstand können auch innere Gewebe verbrennen.

Der Weg, den der Strom durch den Körper nimmt, bestimmt entscheidend das Ausmaß der Verletzung. Am häufigsten tritt der Strom über die Hand ein, gefolgt vom Kopf. Die häufigste Austrittsstelle ist der Fuß. Wenn Strom von einem Arm zum anderen fließt oder zwischen einem Arm und einem Fuß, ist das viel gefährlicher als ein Stromfluß zwischen Bein und Erde, denn in der ersten Situation durchfließt er das Herz. Strom, der durch den Kopf fließt, kann Krampfanfälle, Hirnblutungen, Atemlähmung, psychische Veränderungen (wie Störungen des Kurzzeitgedächtnisses, Persönlichkeitsveränderungen, Reizbarkeit und Schlafstörungen) sowie Herzrhythmusstörungen verursachen. Eine Schädigung der Augen kann eine Linsentrübung zur Folge haben.

Wie lange der Strom durch den Körper fließt, ist ebenfalls sehr wichtig. Ist der Verletzte an den Stromkreis »angefroren«, erleidet er schwere Verbrennungen. Dagegen weisen Opfer eines Blitzschlags nur selten äußere oder innere Verletzungen auf. Der Strom durchzuckt den Betroffenen, es entstehen aber keine ausgedehnten inneren Gewebeschäden. Allerdings kann ein Blitzschlag »elektrische Kurzschlüsse« von Herz und Lunge verursachen, sie so lähmen und die Nerven bzw. das Gehirn schädigen.

Symptome

Die Symptome hängen von der komplexen Wechselwirkung der oben angesprochenen Faktoren ab. Ein elektrischer Schlag kann die Person so sehr erschrecken, daß sie hinfällt, oder er kann starke Muskelkontraktionen verursachen. Bewußtlosigkeit, Atemlähmung und Herzstillstand können auftreten. Es kann zu scharf abgegrenzten elektrothermischen Verbrennungen auf der Haut kommen, die sich bis tief in die darunterliegenden Gewebe ausdehnen.

Hochspannungsstrom kann das Gewebe zwischen der Eintritts- und Austrittsstelle zerstören und große Muskelbereiche verbrennen. Infolgedessen können große Mengen Flüssigkeit und Elektrolyte (Mineralsalze) verlorengehen, was manchmal – wie bei anderen Verbrennungstypen – einen gefährlich starken Blutdruckabfall (Schock) zur Folge haben kann. Geschädigte Muskelfasern setzen Myoglobin frei, das kann zum akuten Nierenversagen führen.

Bei gleichzeitigem Kontakt mit Wasser und spannungsführenden Gegenständen – z. B. wenn ein laufender Haartrockner in die Badewanne fällt – kann der Hautwiderstand so stark herabgesetzt sein, daß das Opfer keine Verbrennungen, jedoch einen Herzstillstand erleidet und stirbt, wenn nicht sofort wiederbelebt wird.

Ein Blitzschlag hinterläßt selten Verbrennungen an der Eintritts- oder Austrittsstelle und führt auch selten zu Muskelschäden oder einer Myoglobinurie (Myoglobin im Urin). Bewußtseinsverlust, manchmal gefolgt von Koma, oder vorübergehende Verwirrtheit können zunächst auftreten, vergehen jedoch meist innerhalb einiger Stunden oder Tage wieder. Der Tod tritt meist durch eine Herz- und Lungenlähmung ein (Herz- und Atemstillstand).

Kleinkinder, die Verlängerungskabel in den Mund nehmen, können sich Mund und Lippen verbrennen. Diese Verbrennungen können nicht nur kosmetisch entstellen, sondern auch Wachstumsstörungen im Bereich der Zähne, Kiefer und des Gesichts hervorrufen. Das Kind sollte einem Kieferchirurgen mit entsprechender Erfahrung vorgestellt werden. Eine weitere Gefahr ist eine starke Blutung aus einer Lippenarterie, wenn der Brandschorf – meist sieben bis zehn Tage nach der Verletzung – abfällt.

Vorbeugung

Schulung im Umgang mit Elektrizität und der nötige Respekt davor sind wichtige Voraussetzungen, um Stromunfälle zu vermeiden. Damit im häuslichen und beruflichen Bereich keine Stromverletzungen vorkommen, müssen elektrische Geräte den Sicherheitsvorschriften entsprechend konstruiert sowie ordnungsgemäß installiert und gewartet werden. Alle lebensgefährlichen elektrischen Geräte, die mit dem Körper in Kontakt kommen können, sollten richtig geerdet und nur an einen gesicherten Stromkreis angeschlossen werden. Ein ausgezeichnetes und leicht erhältliches Sicherungsgerät ist ein Stromunterbrecher, der bei einem Stromleck von nur 5 mA den Stromkreis unterbricht.

Vor einem Blitzschlag kann man sich bereits durch besonnenes Verhalten schützen, indem man sich beispielsweise bei Gewitter nicht im offenen Gelände aufhält und einen sicheren Zufluchtsort sucht. Zu meiden sind auf jeden Fall einzeln stehende Bäume oder Unterstände mit Metalldach, die den Blitz noch anziehen. Das Element Wasser – in Schwimmbecken, Teichen oder Seen – ist ebenfalls unbedingt zu meiden. Der Fahrgastraum eines Autos dagegen ist ein sicherer Ort.

Behandlung

Die Behandlung besteht darin, so schnell wie möglich den Kontakt zwischen Person und Stromquelle zu unterbrechen. Dann werden der Herzschlag und die Atmung nötigenfalls mit Hilfe der kardiopulmonalen Reanimation (KPR) wiederhergestellt und letztlich die Verbrennungen und Verletzungen versorgt.

Am sichersten läßt sich der Kontakt zwischen dem Verunglückten und der Stromquelle unterbrechen, indem man den Strom abschaltet – mit Hilfe eines Schalters, durch Herausdrehen der Sicherung oder Herausziehen des Steckers aus der Steckdose. *Könnte es sich bei der Stromquelle um eine Hochspannungsleitung handeln, darf der Verletzte auf keinen Fall berührt werden, solange der Strom nicht abgeschaltet ist.* Viele wohlmeinende Helfer haben sich bei dem Versuch, den Verletzten zu bergen, schon selbst Stromverletzungen zugezogen. Hoch- und Niederspannungsleitungen sind allerdings, besonders im Freien, schwer voneinander zu unterscheiden.

Sobald sicher ist, daß man den Verletzten gefahrlos berühren kann, sollten Atmung und Puls kontrolliert werden. Atmet der Verletzte nicht und ist kein Puls fühlbar, sollte sofort mit der kardiopulmonalen Reanimation begonnen werden. Er sollte auf Brüche, Verrenkungen, stumpfe Verletzungen oder Rückenmarkverletzungen untersucht werden. Bei ausgedehnter Muskelschädigung werden wegen der erhöhten Gefahr einer Nierenschädigung große Flüssigkeitsmengen zugeführt.

Menschen, die vom Blitz getroffen werden, lassen sich oft durch kardiopulmonale Reanimation wiederbeleben. Doch es muß schnell gehandelt werden. Die Wiederbelebung sollte sogar bei tot wirkenden Personen durchgeführt werden, da praktisch alle, deren Atmung dadurch spontan wieder einsetzt, wieder genesen.

Der Herzschlag des Stromopfers wird mittels Elektrokardiogramm kontrolliert. Besteht die Gefahr, daß das Herz einen elektrischen Schlag erhalten hat, wird der Verletzte zwölf bis 24 Stunden lang überwacht. War das Unfallopfer bewußtlos oder hat es eine Kopfverletzung erlitten, kann mit Hilfe einer Computertomographie (CT) auf eine Hirnverletzung hin untersucht werden.

KAPITEL 279

Verletzungen durch Strahlung

Strahlung, die auf das Körpergewebe einwirkt, schädigt es.

Unter Strahlung versteht man im allgemeinen hochenergetische Wellen oder Partikel, die von natürlich vorkommendem oder künstlich erzeugtem radioaktivem Material ausgestrahlt werden. Das Gewebe kann durch kurzen Kontakt mit hohen Strahlendosen oder langdauernden Kontakt mit niedrigen Dosen geschädigt werden. Einige schädliche Auswirkungen der Strahlung halten nur kurze Zeit an, andere erzeugen chronische Erkrankungen. Die Frühreaktionen auf hohe Strahlendosen zeigen sich Minuten oder Tage nach dem Kontakt. Spätschäden können erst Wochen, Monate oder sogar Jahre später auftreten. Mutationen des genetischen Materials der Geschlechtszellen zeigen sich erst, wenn die strahlenexponierte Person Kinder bekommt: Die Kinder können mit genetischen Fehlbildungen geboren werden.

Ursachen

Früher kamen als Quellen von für Menschen schädlicher Röntgenstrahlung nur die kosmische Strahlung in Frage und die aus natürlich vorkommendem radioaktivem Material, wie Uran oder Radon. Heute ist die bedeutendste Strahlungsquelle des einzelnen Menschen die zu diagnostischen und therapeutischen Zwecken verwendete Röntgenstrahlung in der Medizin. Die eingesetzte Radioaktivität ist zwar wesentlich geringer als früher, doch addiert sich die Vielzahl der Anwendungen im Laufe eines Menschenlebens zu einem nicht unerheblichen Betrag. Ferner gibt es eine Kontaktmöglichkeit in wissenschaftlichen Labors, in der Industrie und in Atomreaktoren.

In der Vergangenheit ist es mehrmals zu Reaktorunfällen gekommen, bei denen erhebliche Mengen radioaktiver Strahlung freigesetzt wurden. Beispiele hierfür sind die

Kernkraftwerkunfälle von Three Mile Island in Pennsylvania im Jahr 1979 und 1986 in Tschernobyl in der Ukraine. Bei dem erstgenannten Reaktorunfall trat keine größere Menge radioaktiver Strahlung aus. Angeblich lag die Strahlenbelastung der Menschen, die im Umkreis von einer Meile vom Kernkraftwerk lebten, etwas unter jener, der der amerikanische Durchschnittsbürger im Laufe eines Jahres ausgesetzt ist. Die Strahlenbelastung der Bevölkerung in der unmittelbaren Umgebung von Tschernobyl war hingegen wesentlich höher. Es gab mehr als 30 Tote und zahlreiche akut Strahlenverletzte. Die Spät- und Langzeitfolgen sind bei weitem noch nicht anzugeben. Noch einige Zeit nach dem Unfall wurden in Europa, Asien und den USA deutlich erhöhte Strahlenwerte gemessen.

Insgesamt kam es in den ersten 40 Jahren, in denen Kernenergie eingesetzt wird, bei Unfällen zu 35 ernsten Verstrahlungen, an denen zehn Menschen starben – Tschernobyl nicht eingerechnet. Keiner dieser Unfälle geschah jedoch in einem Kernkraftwerk. Sicherheitsvorschriften in den Kernkraftreaktoren vor allem der westlichen Staaten sollen die Abgabe von Radioaktivität auf sehr niedrige Werte begrenzen.

Die Strahlung wird in unterschiedlichen Einheiten gemessen. Das Röntgen (R) ist ein Maß für die Menge an Röntgenstrahlung in der Luft. Das Gray (Gy) ist die Menge der von einem Gewebe oder einer Substanz absorbierten Strahlungsenergie. Dem Umstand, daß bestimmte Strahlenarten biologisch stärker wirken als andere, trägt die Maßeinheit Sievert (Sv) Rechnung; sie beschreibt die Stärke der Wirkung auf den Körper für äquivalente Mengen absorbierter Energie.

Die schädliche Wirkung der Strahlung hängt ab von der Dosis, der Einwirkungsdauer und von der Geschwindigkeit, in der sie verabreicht wird. Eine einzelne, hohe und den Menschen schnell treffende Dosis kann tödlich sein, während dieselbe Dosis, über einen Zeitraum von Wochen oder Monaten verabreicht, ohne nennenswerte meßbare Wirkungen bleibt. Die Gesamtdosis und der Zeitraum, in der sie einwirkt, bestimmen darüber, welchen unmittelbaren Effekt das genetische Material der Zellen erfährt.

Die Dosisleistung ist die Strahlendosis, der eine Person über einen bestimmten Zeitraum ausgesetzt ist; es ist also die Strahlendosis pro Zeiteinheit. Die Dosisleistung der unvermeidbaren natürlichen Strahlung in der Umwelt ist mit 1 bis 2 Milligray im Jahr (1 mGy entspricht 1/1 000 Gy) niedrig und hat keinen nachweisbaren Effekt auf den Körper. Die Auswirkungen der Bestrahlung auf den menschlichen Organismus häufen sich jedoch an. Jede neue Strahlenbelastung kommt zu der vorangegangenen, vom Körper noch nicht vollständig eliminierten Dosis hinzu. Die sich daraus ergebende Gesamtstrahlendosis bestimmt die Auswirkung auf den Körper.

Strahlenbelastung in Deutschland im Jahre 1996

Strahlenquelle	Durchschnittliche effektive Strahlendosis
Natürliche Strahlung (bestehend aus kosmischer und terrestrischer Strahlung, natürlich radioaktiven Stoffen aus Bergbau und Verarbeitungsstoffen und Radon)	Insgesamt: 2,4 mSV Davon: 1,4 mSv
Zivilisatorische Strahlung (bestehend aus medizinischer und wissenschaftlicher Anwendung von Strahlen,	Insgesamt: 1,6 mSv Davon: 1,5 mSv
kerntechnischen Anlagen,	Davon: < 0,1 mSv
Fall-out aus Kernwaffen,	Davon: < 0,01 mSv
Fall-out durch Tschernobyl)	Davon: < 0,02 mSv

Je höher die Dosisleistung oder Gesamtstrahlendosis, desto höher ist das Risiko einer sichtbaren Schädigung.

Das Ausmaß der Schädigung hängt auch davon ab, wieviel Körperfläche der Bestrahlung ausgesetzt ist. So ist eine Strahlenbelastung von mehr als 6 Gray beispielsweise tödlich, wenn diese Strahlenmenge von der gesamten Körperoberfläche absorbiert wird. Werden dagegen ganz gezielt nur kleine Gewebebereiche bestrahlt, z. B. im Rahmen einer Krebstherapie, verträgt der Körper das Drei- bis Vierfache dieser Dosis ohne ernsthafte Schäden. Wichtig ist auch, wie sich die Strahlendosis im Körper verteilt. Die Körperbereiche, in denen sich die Zellen schnell vermehren, z. B. Eingeweide und Knochenmark, sind wesentlich anfälliger für Strahlenschäden als Körperbereiche mit langsamer Zellvermehrung, wie Muskeln und Sehnen. Im Rahmen der Strahlentherapie bei Krebs werden die empfindlichen Körperpartien so abgeschirmt, daß auch höhere Dosen eingesetzt werden können.

Symptome

Es gibt eine akute (unmittelbare) und eine chronische (verzögerte) Form von Strahlenschäden. Von den akuten Strahlensyndromen können viele verschiedene Organe betroffen sein.

Das **zerebrale Syndrom** betrifft das zentrale Nervensystem, wird durch extrem hohe Strahlendosen (mehr als 30 Gy) hervorgerufen und verläuft immer tödlich. Auf die ersten Symptome Übelkeit und Erbrechen folgen Teilnahmslosigkeit, Benommenheit und manchmal Koma. Ursache dafür ist wahrscheinlich eine Gehirnentzündung. Tremor (Zittern), Schüttelkrämpfe, Gangstörungen und der Tod treten innerhalb weniger Stunden ein.

Das **gastrointestinale Syndrom** entsteht nach geringerer, aber immer noch hoher Strahlendosis (4 Gy oder mehr). Zu den Symptomen gehören starke Übelkeit, Erbrechen und Durchfall, die eine Austrocknung zur Folge haben. Das Syndrom basiert anfänglich darauf, daß Gewebe der Magen-Darm-Schleimhaut abstirbt; es wird dadurch unterhalten, daß dieser Abbau fortschreitet und bakterielle Infektionen hinzukommen. Zum Schluß sind die Zellen, die für die Nährstoffaufnahme zuständig sind, komplett zerstört; es tritt Blut, häufig in großen Mengen, aus dem erkrankten Bereich in den Darm aus. Zwar können vier bis sechs Tage nach der Strahlenexposition neue Zellen wachsen, aber selbst dann ist meist zwei bis drei Wochen später der Tod unvermeidlich, weil die Tätigkeit des Knochenmarks zusammenbricht.

Das **hämatopoetische Strahlensyndrom** betrifft die wichtigsten Stellen der Blutzellbildung (Hämatopoese): Knochenmark, Milz und Lymphknoten. Es entwickelt sich nach einer Strahlendosis von 2 bis 10 Gy und beginnt mit Appetitlosigkeit, Teilnahmslosigkeit, Übelkeit und Erbrechen. Diese Symptome sind in den ersten sechs bis zwölf Stunden nach der Strahlenexposition am stärksten und können sich 24 bis 36 Stunden danach komplett zurückbilden. Während dieses symptomfreien Intervalls beginnt der Zerfall der blutproduzierenden Zellen in Lymphknoten, Milz und Knochenmark, durch den sich die roten und weißen Blutkörperchen erheblich verringern. Die Abnahme der infektionbekämpfenden weißen Blutkörperchen hat oft schwere Infektionen zur Folge.

Bei einer Gesamtstrahlendosis von mehr als 6 Gy verlaufen die hämatopoetischen und gastrointestinalen Funktionsstörungen meist tödlich.

Die **akute Strahlenkrankheit** tritt nach einer Strahlenbehandlung, vor allem des Bauchraums, bei einer kleinen Gruppe von Patienten auf. Zu den Symptomen zählen Übelkeit, Erbrechen, Durchfall, Appetitlosigkeit, Kopfschmerzen, ein allgemeines Krankheitsgefühl und beschleunigter Herzschlag. Die Symptome bilden sich meist innerhalb weniger Stunden oder Tage zurück. Die Ursache ist nicht bekannt.

Radioaktive Implantate oder externe Bestrahlung können kontinuierlich oder wiederholt geringe Strahlendosen in den Körper bringen. Die Folgen können sein: Ausbleiben der Regelblutung (Amenorrhoe), verringerte Fruchtbarkeit, verringertes Sexualverlangen (Libido) bei Frauen, grauer Star (Katarakt) sowie eine Verringerung der Zahl der roten (Anämie) und weißen Blutzellen (Leukopenie) und Blutplättchen (Thrombozytopenie). Eine hochdosierte, aber örtlich begrenzte Bestrahlung verursacht Haarausfall, Rückbildung der Haut sowie Geschwüre (Ulzera), Verhornungen und Gefäßspinnen durch erweiterte kleine, oberflächliche Hautgefäße. Eine solche Bestrahlung kann auf Dauer ein Plattenepithelkarzinom entstehen lassen. Jahre nach der Aufnahme bestimmter radioaktiver Verbindungen, wie Radiumsalzen, können sich Knochentumore bilden.

Gelegentlich entwickeln sich lange nach einer Strahlentherapie bei Krebs schwere Schäden an den bestrahlten Organen. Sechs Monate bis ein Jahr (Latenzzeit) nach einer Hoch-Dosis-Strahlentherapie kann sich eine Niereninsuffizienz, eventuell mit Blutarmut und Bluthochdruck einstellen. Große Strahlendosen, die in der Muskulatur akkumuliert sind, können eine schmerzhafte Muskelerkrankung verursachen, bei der Muskelmasse abgebaut und in den bestrahlten Muskeln Kalzium eingelagert wird. Sehr selten bildet sich in dem betroffenen Muskel ein bösartiger Tumor. Die Bestrahlung von Lungentumoren kann eine Lungenentzündung (Strahlenpneumonie) verursachen. Nach hohen Dosen kann das Lungengewebe vernarben (Lungenfibrose) – mit möglicherweise tödlichem Ausgang. Das Herz und seine schützende Umhüllung (Perikard) können sich nach intensiver Bestrahlung von Brustknochen und Brustraum entzünden. Große, im Rückenmark akkumulierte Strahlendosen können katastrophale Schäden anrichten, die zur Lähmung führen. Eine intensive Bestrahlung des Bauchraums (bei Karzinomen von Lymphknoten, Hoden und Eierstöcken) kann chronische Geschwüre hervorrufen und den Darm vernarben und perforieren lassen.

Bestrahlung verändert das genetische Material sich teilender Zellen. Die Körperzellen können darauf mit einem ungewöhnlichen Zellwachstum reagieren, das sich beispielsweise in Form von Krebs oder grauem Star zeigt.

Wurden jedoch Eierstöcke und Hoden bestrahlt, steigt bei den Nachkommen das Risiko für genetische Veränderungen (Mutationen), wie Tierversuche gezeigt haben. Für Menschen konnte dieses noch nicht nachgewiesen werden. Einige Wissenschaftler sind der Ansicht, daß unterhalb einer bestimmten Dosis, der sogenannten Schwellendosis, keine schädlichen Effekte auftreten, während andere jede Art und Menge von Bestrahlung von Eierstöcken und Hoden für schädlich halten. Solange diese Streitfrage noch ungeklärt ist, geht die Empfehlung grundsätzlich dahin, die Strahlenbelastung – ob im medizinischen oder beruflichen Bereich – auf das absolute Minimum zu beschränken. Das Risiko, als Bestrahlungsfolge eine Erkrankung oder genetische Mutation zu entwickeln, wird pro Gy Strahlendosis auf 1:100 geschätzt.

Diagnose und Prognose

Der Verdacht auf einen Strahlenschaden liegt nahe, wenn jemand nach einer Strahlentherapie oder einem Strahlenunfall plötzlich erkrankt. Spezielle Diagnoseverfahren zum direkten Nachweis von Strahlenschäden gibt es nicht, es lassen sich aber Schwellungen oder organische Fehlfunktionen nachweisen. Die Prognose hängt ab von der Art der Strahlung, der Dosis und der Verteilung im Körper. Wiederholte Blutbild- und Knochenmarkuntersuchungen informieren zusätzlich darüber, wie schwer der Schaden ist.

Beim zerebralen oder gastrointestinalen Syndrom ist die Diagnose einfach, die Prognose aber sehr schlecht. Beim zerebralen Syndrom tritt der Tod innerhalb einiger Stunden oder Tage ein, beim gastrointestinalen Syndrom meist innerhalb von drei bis zehn Tagen – in Ausnahmefällen jedoch erst nach einigen Wochen. Das hämatopoetische Syndrom verläuft oft innerhalb von acht bis 50 Tagen tödlich. Todesursache können innerhalb von zwei bis vier Wochen nach der Bestrahlung eine nicht zu stoppende Infektion oder innerhalb von drei bis sechs Wochen massive Blutungen (Hämorrhagien) sein.

Bei einer chronischen Strahlenbelastung – wenn die Tatsache als solche unbekannt ist oder übersehen wird – kann die Diagnose schwierig oder sogar unmöglich sein. Bei Verdacht auf eine Strahlenschädigung muß im beruflichen Umfeld nach der Strahlungsquelle gesucht werden. Wer in einem strahlungsexponierten Beruf arbeitet, kann in regelmäßigen Abständen die Chromosomen untersuchen lassen, die das genetische Material der Zelle enthalten; nach einer beträchtlichen Strahlenmenge kann dann nach Chromosomenveränderungen gesucht werden. Die Ergebnisse dieser Untersuchungen sind aber nicht immer schlüssig. Bei chronischer Strahlenbelastung der Augen sollte regelmäßig auf einen grauen Star geprüft werden.

Behandlung

Haut, die mit radioaktivem Material in Kontakt kam, sollte sofort mit reichlich Wasser oder einer speziellen Lösung abgewaschen werden. Kleine Stichwunden müssen gründlich geschrubbt werden, um alle radioaktiven Partikel zu entfernen. Wurde radioaktives Material verschluckt, sollte ganz schnell Erbrechen herbeigeführt werden. Bei Personen, die einer exzessiven Strahlenbelastung ausgesetzt waren, sollten der Urin und die Atemluft auf Radioaktivität untersucht werden.

Da das akute zerebrale Syndrom immer tödlich verläuft, ist die Behandlung nur darauf ausgerichtet, Schmerzen, Angst und Atemnot zu lindern. Beruhigungsmittel sollen Krampfanfälle eindämmen.

Übelkeit und Erbrechen, die als Symptom der akuten Strahlenkrankheit nach einer Strahlentherapie des Bauchraums auftreten, lassen sich vorbeugen, indem vor der Bestrahlung ein Antiemetikum (Arzneimittel gegen Übelkeit und Erbrechen) eingenommen wird.

Das gastrointestinale Syndrom läßt sich ebenfalls durch Antiemetika sowie Beruhigungsmittel und leichte Kost lindern. Auch der Ersatz von Flüssigkeit kann nötig werden. Wiederholte Bluttransfusionen und Antibiotika werden gegeben, um die Strahlenopfer in den ersten vier bis sechs Tagen nach der Exposition am Leben zu halten, bis sich neue Zellen im Magen-Darm-Trakt zu bilden beginnen.

Beim hämatopoetischen Syndrom werden die fehlenden Blutzellen durch Transfusionen ersetzt. Um Infektionen zu verhindern, werden Antibiotika gegeben, und der Durchstrahlte wird von Menschen ferngehalten, die Krankheitserreger weitergeben könnten. Manchmal wird Knochenmark transplantiert. ▲ Der Erfolg ist jedoch gering – es sei denn, ein eineiiger Zwilling wäre der Spender.

Um die Spätschäden einer chronischen Strahlenexposition behandeln zu können, muß zunächst einmal die Strahlungsquelle entfernt werden. Bestimmte radioaktive Stoffe, wie Radium, Thorium oder Strontium, können mit Hilfe von Medikamenten, welche die radioaktiven Substanzen an sich binden, über den Urin ausgeschieden werden. Am wirkungsvollsten sind diese Medikamente, wenn sie kurz nach der Strahlenexposition gegeben werden. Strahlengeschwüre und -karzinome werden operativ entfernt. Eine strahlenbedingte Leukämie wird wie jede andere Leukämie ■ mit Chemotherapie behandelt. Blutzellen werden mittels Transfusion ausgetauscht. Diese Maßnahmen nützen jedoch nur vorübergehend etwas, da sich strahlengeschädigtes Knochenmark in der Regel nicht mehr erholt. Sterilität läßt sich nicht mehr rückgängig machen. Eine veränderte Eierstock- bzw. Hodenfunktion, derentwegen der Spiegel der Geschlechtshormone niedrig ist, läßt sich behandeln, indem man die Hormone als Medikament gibt.

▲ Siehe Seite 833

■ Siehe Seite 762

Hitzeschäden

Der Körper kann seine Temperatur bei Hitze oder Kälte meist ohne große Schwankungen in einem engen Bereich halten; dazu dienen ihm Schwitzen, Atmung, Frösteln und eine Anpassung der Blutverteilung zwischen Haut und inneren Organen. Verweilt jedoch jemand zu lange in hoher Umgebungstemperatur, kann das zu Hitzeschäden, wie Hitzeerschöpfung, Hitzschlag und Hitzekrämpfen führen.

Die Gefahr von Hitzeschäden ist dann groß, wenn eine hohe Luftfeuchtigkeit den Kühlungseffekt des Schwitzens verringert und wenn durch anhaltende körperliche Muskelarbeit vermehrt Wärme produziert wird. Besonders anfällig für Hitzeschäden sind ältere Menschen, stark Übergewichtige, Alkoholkranke und Personen, die Mittel gegen Allergien, Psychopharmaka oder Kokain nehmen.

Der beste Ratgeber, um solchen hitzebedingten Störungen vorzubeugen, ist der gesunde Menschenverstand. So sollten beispielsweise bei Hitze oder in nicht ausreichend belüfteten Räumen übermäßige körperliche Anstrengungen vermieden werden; auch witterungsgerechte Kleidung gebietet die Vernunft. Durch Schwitzen verlorengegangene Flüssigkeit und Mineralien lassen sich ersetzen, indem man leicht gesalzene Nahrungsmittel ißt oder gesalzenen Tomatensaft oder kalte Bouillon trinkt. Für den gleichen Zweck bietet der Handel eine Reihe isotonischer Sportlergetränke an. Läßt sich körperliche Anstrengung in heißer Umgebung wirklich nicht vermeiden, sollte auf eine ausreichende Flüssigkeitszufuhr geachtet und die Haut immer wieder mit kühlem Wasser benetzt werden, um die Temperaturregulation durch Verdunstung zu unterstützen.

Hitzeerschöpfung

Dieser Zustand entsteht durch stundenlange Hitzeexposition. Dabei geht durch starkes Schwitzen übermäßig viel Flüssigkeit verloren, was Müdigkeit, Blutdruckabfall und manchmal sogar einen Kreislaufzusammenbruch (Kollaps) zur Folge hat.

Wer sich lange in einer Umgebung mit hoher Temperatur aufhält und sich womöglich auch noch körperlich erheblich anstrengt, kann durch Schwitzen sehr viel Flüssigkeit und Salze (Elektrolyte) verlieren. Dadurch kann es zu Kreislaufstörungen und einer gestörten Hirnfunktion kommen; die mögliche Folge ist eine Hitzeerschöpfung. Eine Hitzeerschöpfung wirkt gefährlich, ist es aber meist nicht.

Symptome und Diagnose

Hauptsymptome sind zunehmende Müdigkeit, Schwäche, Ängstlichkeit und Schweißausbrüche. Muß jemand längere Zeit stehen, sammelt sich das Blut in den von der Hitze erweiterten Gefäßen der unteren Extremitäten. Es kann zur Ohnmacht kommen. Der Herzschlag wird langsam und schwach, die Haut kalt, blaß und feucht. Verwirrtheit kann sich einstellen. Durch den Flüssigkeitsverlust verringert sich das Blutvolumen, der Blutdruck fällt ab, Kreislaufkollaps oder Ohnmacht werden möglich. Hitzeerschöpfung läßt sich meist anhand der typischen Symptome diagnostizieren.

Behandlung

Die Behandlung besteht in erster Linie darin, verlorengegangene Flüssigkeit und Salze zu ersetzen (Rehydratation). Der Betroffene, zumindest aber sein Kopf, sollte flach liegen; alle paar Minuten sollte er wenig gekühlte, leicht gesalzene Getränke verabreicht bekommen. Flüssigkeit intravenös zuzuführen, ist nur selten nötig. Der Patient sollte außerdem an einen kühlen Ort gebracht werden. Sobald der Flüssigkeitshaushalt wieder ausgeglichen ist, erholt sich der Patient meist schnell wieder. Steigt der Blutdruck trotz dieser Behandlung innerhalb einer Stunde nicht an und belebt sich der Puls nicht, könnte eine andere Störung in Betracht kommen.

Hitzschlag

Dieser lebensbedrohliche Zustand tritt nach übermäßiger Hitzeexposition auf, bei der es nicht möglich ist, soviel zu schwitzen, daß es die Körpertemperatur reguliert.

Ein Hitzschlag kann sich sehr schnell entwickeln und muß sofort intensiv behandelt werden. Wenn der Körper austrocknet und nicht mehr genügend schwitzen kann, um die Temperatur zu regulieren, kann die Körpertemperatur gefährlich hoch ansteigen, was einen Hitzschlag auslöst. Bei Krankheiten, wie Sklerodermie oder Mukoviszidose, ist die Fähigkeit, zu schwitzen, herabgesetzt; dadurch erhöht sich das Risiko für einen Hitzschlag.

Symptome und Diagnose

Ein Hitzschlag kann plötzlich auftreten. Nicht immer kündigen ihn Warnsignale, wie Kopfschmerzen, Drehschwindel oder Müdigkeit, an. Die Schweißabsonderung ist in der Regel, aber nicht immer, verringert. Die Haut ist heiß, gerötet und im allgemeinen trocken. Die Herzfrequenz ist beschleunigt und kann schnell 160 bis 180 Schläge pro Minute erreichen – die normalen Werte liegen bei 60 bis 100 Schlägen pro Minute. Die Atemfrequenz nimmt im allgemeinen ebenfalls zu, der Blutdruck bleibt dagegen meist unverändert. Die rektal gemessene Körpertemperatur steigt schnell auf 40 bis 41° Celsius, die Haut fühlt sich glühend heiß an. Der Betroffene kann desorientiert und verwirrt sein, bewußtlos werden oder Krampfanfälle bekommen.

Ein Hitzschlag, der nicht sofort behandelt wird, kann zu einer dauerhaften Schädigung oder zum Tod führen. Schon eine Körpertemperatur von 41° Celsius ist sehr gefährlich, ein Grad mehr ist oft bereits tödlich. Rasch können innere Organe, wie das Gehirn, dauerhaften Schaden nehmen, was oft tödlich endet. Sehr alte Menschen, solche mit einer schwächenden Krankheit oder Alkoholkranke haben meist die schlechteste Prognose. Die Diagnose wird meist anhand der Symptome gestellt.

Behandlung

Der Hitzschlag ist ein medizinischer Notfall, der lebensrettende Sofortmaßnahmen erfordert. Ist das nächste Krankenhaus weit entfernt, sollte der Patient in ein nasses Bettlaken oder Kleider gewickelt werden, in einen See, Fluß oder in die Badewanne mit kaltem Wasser eingetaucht oder sogar mit Eis gekühlt werden, bis ein Transport möglich ist. Im Krankenhaus wird die Temperatur konstant überwacht, um eine Unterkühlung zu vermeiden. Um Krampfanfälle zu unterbinden, kann die intravenöse Gabe von Medikamenten nötig werden. Bei schwerem Hitzschlag ist mehrtägige Bettruhe angezeigt. Es können noch wochenlang Temperaturschwankungen bestehen.

Hitzekrämpfe

Durch exzessives Schwitzen bei körperlicher Überanstrengung und/oder Überhitzung können schwere Muskelkrämpfe auftreten.

Hitzekrämpfe entstehen, wenn jemand bei anstrengender körperlicher Aktivität stark schwitzt und sehr viel Flüssigkeit und Mineralsalze (Elektrolyte), wie Natrium, Kalium und Magnesium, verliert. Bei körperlich schwer arbeitenden Menschen, wie Maschinenraumpersonal, Stahl- und Bergarbeitern, sind sie häufig. Auch Bergsteiger oder Skifahrer, die viele wärmende Kleidungsschichten übereinander tragen, können stark schwitzen und so Hitzekrämpfe erleiden.

Hitzekrämpfe treten oft zunächst plötzlich in den Händen, Waden oder Füßen auf. Sie sind schmerzhaft und machen die Körperpartien vorübergehend bewegungsunfähig. Die Muskeln werden hart, sind angespannt und verkrampft.

Hitzekrämpfen läßt sich durch salzhaltige Getränke oder Lebensmittel vorbeugen. Nur ganz selten müssen Flüssigkeiten intravenös zugeführt werden. Salztabletten helfen zwar, Hitzekrämpfen vorzubeugen, können aber Magenbeschwerden verursachen. Eine überhöhte Salzzufuhr kann zur Flüssigkeitseinlagerung im Gewebe führen (Ödeme).

KAPITEL 281

Kälteschäden

Das zirkulierende Blut hält die Haut und das darunterliegende Gewebe auf konstanter Temperatur. Das Blut wird von der Energie gewärmt, die die Zellen freisetzen, wenn sie Nahrung verbrennen – ein Prozeß, der eine konstante Versorgung mit Nahrung und Sauerstoff voraussetzt.

Die Körpertemperatur sinkt, wenn sich der Körper in einer kalten Umgebung befindet und erheblich an Wärme verliert, wenn die Durchblutung gestört oder die Nahrungsmittel- und Sauerstoffzufuhr verringert ist. Eine unzureichende Nährstoff- oder Sauerstoffversorgung, wie sie in großen Höhen vorkommt, verstärkt die Anfälligkeit gegenüber Kälteschäden.

Kälteschäden kommen im allgemeinen nicht vor, wenn Haut, Finger, Zehen, Ohren und Nase gut geschützt sind und die Kälteexposition nur kurz dauert. Hält sie länger an, verengen sich automatisch die kleinen Blutgefäße, damit mehr Blut zu den lebenswichtigen Organen, wie Herz und Gehirn, fließen kann. Diese Selbstschutzmaßnahmen haben jedoch ihren Preis: Da diese Körperbereiche mit weniger warmem Blut durchblutet werden, kühlen sie schneller aus.

Kälteschäden lassen sich einfach verhindern, wenn man die Gefahren kennt und sich danach richtet. Mehrere Schichten warmer Kleidung – am besten aus Wolle –, übereinander getragen oder eine mit Daunen oder synthetischen Fasern gefüllte Kapuzenjacke, die Nässe und Wind trotzt, halten auch unter ungünstigen Witterungsbedingungen warm. Da viel Wärme über den Kopf verlorengeht, ist eine warme Kopfbedeckung ganz wichtig. Das gleiche gilt für eine ausreichende Nahrungs- und Flüssigkeitszufuhr.

Zu den Kälteschäden zählen Unterkühlung, bei der der gesamte Körper auf eine gefährlich niedrige Temperatur abkühlt, leichte Erfrierungen, bei denen das Gewebe oberflächlich geschädigt wird, und schwere Erfrierungen, die das Körpergewebe unwiderruflich zerstören. Frostbeulen und Schützengrabenfuß entstehen ebenfalls durch eine übermäßige Kälteexposition.

Unterkühlung

Die Körpertemperatur ist ungewöhnlich niedrig.

Am anfälligsten für Unterkühlung (Hypothermie) sind sehr alte und sehr junge Menschen. Ganz besonders gefährdet sind alte alleinlebende Menschen, die stunden- und tagelang in einem kalten Raum sitzen, allmählich geistig verwirren und hilflos werden. Die Hälfte der älteren Menschen mit Unterkühlung stirbt, bevor oder kurz nachdem sie gefunden werden. Aber auch kräftige, gesunde, junge Menschen können unterkühlen.

Ursachen

Eine Unterkühlung tritt ein, wenn der Körper Wärme schneller verliert, als er sie produzieren kann. Die Körperwärme kann durch kalte Luft, meist Wind, abgeleitet werden (Konvektion). Wenn jemand längere Zeit still auf kaltem Boden, einer Metalloberfläche oder in nasser Kleidung dasitzt, wird die Wärme des Körpers auf die kalten Oberflächen geleitet (Konduktion). Die Haut verliert ihre Wärme, vor allem am Kopf, über Abstrahlung oder Verdunstung von Schweiß.

Eine Unterkühlung entwickelt sich häufig beim Eintauchen in kaltes Wasser – je kälter das Wasser, desto schneller tritt Unterkühlung ein. Am Anfang bemerkt man sie oft gar nicht – das Wasser wirkt gar nicht sonderlich kalt, zieht aber dennoch kontinuierlich Körperwärme ab. Es darf nicht unterschätzt werden, wie groß die Gefahr einer Unterkühlung ist, wenn jemand wenige Minuten in eiskaltem oder länger in mäßig temperiertem Wasser verweilt, zumal die betroffene Person häufig desorientiert wird.

Symptome

Eine Unterkühlung beginnt meist so schleichend, daß weder die betroffene Person noch Dritte davon etwas bemerken. Die Bewegungen werden langsam und schwerfällig, die Reaktionszeit verlängert sich, geistige Verwirrung, vermindertes Urteilsvermögen und Halluzinationen stellen sich ein. Die betroffene Person kann stürzen, sich verirren oder sich einfach vor Schwäche auf den Boden legen und sterben. Befindet sich das Opfer im Wasser, wird es erst anfangen zu strampeln, gibt dann aber bald auf und ertrinkt.

Behandlung

In den Frühstadien ist es, um den Körper zu erwärmen, schon ausreichend, wenn man trockene, warme Wäsche anzieht, etwas Heißes trinkt oder sich in einem warmen Schlafsack an einen anderen Körper kuschelt. Ist das Opfer bewußtlos, muß weiterer Wärmeverlust verhindert werden, indem es in eine warme, trockene Decke gehüllt und möglichst an einen warmen Platz gebracht wird, während der schnelle Transport ins Krankenhaus organisiert wird. Das Opfer muß überaus vorsichtig behandelt werden, da eine plötzliche Bewegung lebensgefährliche Herzrhythmusstörungen auslösen könnte. Aus diesem Grund wird davon abgeraten, außerhalb des Krankenhauses eine kardiopulmonale Wiederbelebung zu versuchen, sofern das Opfer nicht im kalten Wasser gelegen hat und bewußtlos ist. Bewußtlose Opfer müssen, um überhaupt eine Überlebenschance zu haben, im Krankenhaus behandelt und überwacht werden. Der Tod sollte erst dann angenommen werden, wenn das Opfer auch nach dem Erwärmen kein Lebenszeichen aufweist.

Leichte Erfrierung

Bei diesem Kälteschaden sind die betroffenen Gebiete nicht dauerhaft geschädigt.

Bei einer leichten Erfrierung sind die betroffenen Hautbereiche weiß und hart, schwellen an und schmerzen. Später kann sich die Haut, wie beim Sonnenbrand, abschälen. Ohren und Wangen können monate- oder manchmal sogar jahrelang überempfindlich gegenüber Kälte sein, obwohl sie nicht sichtbar geschädigt sind.

Die Behandlung besteht darin, den betroffenen Bereich einige Minuten lang aufzuwärmen.

Schwere Erfrierung

Dieser Kälteschaden schädigt die von der Erfrierung betroffenen Gebiete dauerhaft.

Schwere Erfrierungen treten eher bei Menschen auf, deren Durchblutung gestört ist, sei es aufgrund von Arteriosklerose (Verdickung und Verhärtung der Arterienwände) oder weil die Gefäße durch Rauchen, neurologische Störungen und bestimmte Medikamente verengt sind oder weil zu eng sitzende Handschuhe oder Stiefel den Blutfluß abschnüren. Am stärksten gefährdet sind Hände und Füße. Die Schäden bei einer schweren Erfrierung entstehen durch die verminderte Durchblutung und die Bildung von Eiskristallen in den Geweben.

Bei schweren Erfrierungen ist die Haut rot, geschwollen und schmerzhaft und wird dann schwarz. Die Zellen in dem betroffenen Bereich sterben ab. Abhängig davon, wie viele Zellen zugrunde gegangen sind, regeneriert sich das betroffene Gewebe wieder, oder es entwickelt sich ein Wundbrand.

Behandlung

Menschen mit schweren Erfrierungen sollten in eine warme Decke gehüllt und das erfrorene Glied langsam in warmem Wasser erwärmt werden. Das Wasser sollte nicht zu heiß sein; der Helfer soll es gerade noch als angenehm empfinden. Keinesfalls sollte das Opfer vor einer offenen Feuerstelle oder durch Abreiben mit Schnee erwärmt werden. Sobald es sich an einem sicheren Ort befindet, sollte es warme Getränke eingeflößt bekommen. Der erfrorene Bereich sollte sanft abgewaschen, abgetrocknet und dann locker mit sterilen Kompressen verbunden werden. Um Infektionen zu verhindern, muß der Wundbereich unbedingt saubergehalten werden. Sofort nach der Diagnose sollte die Behandlung mit einem Antibiotikum beginnen, manche Ärzte empfehlen auch eine Tetanusimpfung.

Den meisten Menschen mit Erfrierungen geht es nach einigen Monaten langsam besser. Manchmal muß das abgestorbene Gewebe aber später operativ entfernt werden. Da Frostschäden anfangs ausgedehnter und schwerwiegender wirken können, als es sich dann Wochen oder Monate später herausstellt, wird eine Amputation gewöhnlich so lange hinausgezögert, bis der Bereich genug Zeit zum Heilen hatte.

Aus Sicherheitsgründen ist es manchmal nötig, daß jemand mit Erfrierungen am Fuß noch ein Stück Weg zurücklegen muß. Wenn sich dabei weitere Erfrierungen am Fuß vermeiden lassen, ist es vernünftiger, den Fuß vor dem Gehen nicht aufzutauen. Aufgetautes Gewebe ist beim Gehen, vor allem auf unebenem Untergrund, stärker verletzungsgefährdet.

Frostbeulen

Als Frostbeule (Pernio) bezeichnet man einen chronischen Frostschaden, dessen Schwellung juckt und brennt, wenn man sie erwärmt.

Frostbeulen (Pernio) werden manchmal schon durch geringe Kälte verursacht. Sie sind schlecht zu behandeln und können Jahre bestehen.

Schützengrabenfuß

Dieser Kälteschaden entsteht, wenn die Füße tagelang in feuchten, kalten Socken und Stiefeln stecken.

Der Fuß ist blaß, feuchtkalt und schlecht durchblutet. Unbehandelt kann sich eine Infektion entwickeln. Die Behandlung besteht in erster Linie darin, den Fuß vorsichtig zu erwärmen, zu trocknen und zu säubern. Dann wird er hochgelagert und weiterhin warm und trocken gehalten. Es sollten Antibiotika und eventuell eine Tetanusauffrischimpfung gegeben werden. Nur selten tritt diese Form von Kälteschaden auch an den Händen auf.

KAPITEL 282

Höhenkrankheit

Diese Störung (Bergkrankheit) wird durch die in großer Höhe verminderte Sauerstoffversorgung verursacht. Die Krankheit nimmt verschiedene Formen an, von denen zunächst eine, dann eine andere im Vordergrund steht.

Mit zunehmender Höhe nimmt der atmosphärische Druck ab, und die dünner werdende Luft enthält immer weniger Sauerstoffmoleküle. Dieser Sauerstoffmangel hat verschiedene Auswirkungen auf den Organismus: Die Atmung wird schneller und tiefer; das stört das Gleichgewicht der Gase in Lunge und Blut, das Blut wird alkalischer, die Verteilung von Mineralsalzen, wie Kalium und Natrium, in den Zellen verändert sich. Das wiederum ändert die Wasserverteilung zwischen Blut und Körpergeweben. Auf diesen Veränderungen basiert im wesentlichen die Höhenkrankheit. In großer Höhe enthält das Blut weniger Sauerstoff, dadurch färben sich Haut, Lippen und Nägel blau (Zyanose). Über einen Zeitraum von einigen Wochen reagiert der Körper auf diese Veränderungen, indem er mehr rote Blutzellen produziert, damit mehr Sauerstoff in die Körpergewebe transportiert werden kann.

Wie sich die Höhenkrankheit auswirkt, hängt von der jeweiligen Höhe ab und von der Geschwindigkeit, mit der man dorthin aufsteigt. Unterhalb von 2100 m sind kaum nennenswerte Symptome zu beobachten. Oberhalb von 2700 m treten dagegen in aller Regel, vor allem bei einem schnellen Aufstieg, Symptome auf. Die meisten Menschen passen sich innerhalb einiger Tage an Höhen bis zu 3000 m an. Bei darüberliegenden Höhen dauert eine solche Akklimatisierung dagegen viele Tage oder gar Wochen.

Symptome

Eine **akute Höhenkrankheit** tritt bei vielen Menschen, die auf Meeresspiegelniveau leben, bereits auf, wenn sie innerhalb von ein bis zwei Tagen in gemäßigte Höhen (2000 m) aufsteigen. Sie bekommen Atemnot, ihr Herzschlag beschleunigt sich, und sie ermüden leicht. Etwa 20 Prozent von ihnen bekommen auch Kopfschmerzen, Übelkeit und Erbrechen sowie Schlafstörungen. Anstrengung verschlimmert die Beschwerden. Meist klingt das innerhalb weniger Tage ab. Diese eher unangenehme und harmlose Störung tritt vornehmlich bei jungen Menschen auf und findet sich mit zunehmendem Alter seltener.

Ein **Höhenlungenödem** ist eine ernstere Störung, die auf die akute Höhenkrankheit folgen kann, und bei der sich Flüssigkeit in der Lunge ansammelt. Menschen – vor allem Kinder –, die in großer Höhe leben und nach einem sieben- bis zehntägigen Aufenthalt in der Ebene wieder zurückkehren, scheinen ein erhöhtes Risiko für ein Höhenlungenödem zu haben. Das gleiche gilt für jene Personen, die bereits einmal ein solches Lungenödem hatten oder einen, wenn auch nur leichten, Atemweginfekt, z. B. eine Erkältung, haben. Männer sind wesentlich häufiger betroffen als Frauen. Die Krankheit entwickelt sich meist 24 bis 96 Stunden nach dem Aufstieg und kommt unter 2700 m selten vor.

Die Atembeschwerden sind beim Höhenlungenödem stärker als bei der akuten Höhenkrankheit. Bereits eine leichte Anstrengung verursacht starke Atemnot. Husten kommt häufig vor; anfangs ist er trocken und hart, danach wird er locker und rasselnd. Oft wird viel rosa- oder blutiggefärbter Schleim ausgehustet. Das Höhenlungenödem kann sich rapide verschlimmern und innerhalb von Stunden von einer erträglichen Krankheit zu einer lebensbedrohlichen werden.

Das **Höhenhirnödem** ist die schwerste und gefährlichste Form der Höhenkrankheit. Es kann sich 24 bis 96 Stunden nach dem Aufstieg in große Höhen direkt entwickeln oder im Anschluß an die akute Höhenkrankheit oder ein Höhenlungenödem. Beim Höhenhirnödem sammelt sich Flüssigkeit im Gehirn an. Gangstörungen (Ataxie), manchmal in Verbindung mit schwerfälligen Finger- oder Handbewegungen, sind ein Frühwarnzeichen. Die Kopfschmerzen sind ausgeprägter als bei der akuten Höhenkrankheit. Kurze Zeit später treten Halluzinationen auf, die häufig aber nicht als solche erkannt werden. Je größer die Höhe, desto eingeschränkter sind das Urteilsvermögen und die Wahrnehmungsfähigkeit. Die Symptome ähneln bisweilen der Wirkung von Alkohol. Das Höhenhirnödem kann innerhalb weniger Stunden lebensbedrohlich werden. Jemand mit Verdacht auf Höhenhirnödem sollte unverzüglich auf geringere Höhe gebracht werden.

Ein **Höhenödem** (Schwellung von Händen und Füßen und, beim Aufwachen, im Gesicht) entwickelt sich oft bei Wanderern, Bergsteigern und Skifahrern. Zu Teilen ist es auf eine veränderte Mineralsalzverteilung im Körper zurückzuführen, wie sie in großer Höhe auftritt. Doch anstrengende körperliche Betätigung kann auch in der Ebene die Mineralsalz- und Wasserverteilung verändern.

Netzhautblutungen (kleine Blutstippen auf der Netzhaut im Augenhintergrund) können bereits nach einem Aufstieg in gemäßigte Höhe auftreten. Sie verursachen nur selten Symptome und bilden sich meist von selbst zurück – mit Ausnahme jener seltenen Situationen, in denen sich die Blutung in dem für das zentrale Sehen verantwortlichen Bereich (Makula) entwickelt. Dann ist ein kleiner blinder Punkt zu erkennen. Nur selten kommt es zu einem einseitigen oder beidseitigen Schleiersehen oder sogar zur Erblindung. Diese Ausfälle sind anscheinend eine Form von Migräne und vergehen nach dem Abstieg schnell wieder.

Die **subakute Höhenkrankheit** ist eine seltene Störung, die man bei den Säuglingen von chinesischen Eltern beobachtet hat, die in gemäßigten Höhen zur Welt kamen oder dorthin gebracht wurden; sie trat auch bei Soldaten auf, die in einer Höhe von mehr als 6000 m stationiert waren. Verursacht wird diese Störung durch eine Herzinsuffizienz aufgrund großer Flüssigkeitsansammlungen in der Lunge, im Bauchraum und in den Beinen. Ein Abstieg in niedrigere Gefilde sorgt rasch für Abhilfe und ist lebensnotwendig.

Die **chronische Höhenkrankheit** (Monge-Krankheit) entwickelt sich schleichend über Monate oder Jahre bei Menschen, die in großer Höhe leben. Zu den Symptomen zählen Atembeschwerden, Teilnahmslosigkeit sowie viele andere Beschwerden und Schmerzen. In den Beinen und der Lunge können sich Blutgerinnsel (Thromben) bilden, es entwickelt sich eine Herzinsuffizienz. Die chronische Höhenkrankheit entsteht, wenn der Körper den Sauerstoffmangel durch die Bildung zu vieler roter Blutzellen ausgleicht. Der Betroffene stirbt, wenn er nicht in niedrigere Höhenlagen gebracht wird.

Vorbeugung

Höhenkrankheit läßt sich am ehesten verhindern, indem man langsam aufsteigt. Der Aufstieg bis 2500 m über dem

Meeresspiegel sollte zwei Tage dauern, dann sollten nicht mehr als 300 bis 600 m an einem Tag überwunden werden. Die Aufstiegsgeschwindigkeit ist den eigenen Fähigkeiten und Grenzen anzupassen. Eine Übernachtung auf halber Strecke mindert ebenfalls das Risiko. Eine gute Kondition mag zwar insgesamt hilfreich sein, ist in großer Höhe jedoch kein Garant für Wohlbefinden. Nach Ankunft am Ziel sollten ein bis zwei Tage lang heftige Anstrengungen vermieden werden. Die Kletterer sollten mehr Flüssigkeit als sonst trinken, Salz oder salzhaltige Nahrungsmittel aber meiden, obwohl die Wirksamkeit dieser Maßnahmen nicht erwiesen ist. Alkohol ist in großer Höhe mit äußerster Vorsicht zu genießen: Ein alkoholisches Getränk scheint in der Höhe doppelt so stark zu wirken wie in der Ebene. Insgesamt ähnelt die Wirkung von zuviel Alkohol einigen Formen der Höhenkrankheit.

Acetazolamid oder Dexamethason kann die Symptome der akuten Höhenkrankheit mildern, wenn es zu Beginn des Aufstiegs und über einige Tage hinweg niedrig dosiert eingenommen wird. Hatte jemand bereits einmal ein Höhenlungenödem, kann Nifedipin verschrieben werden. Mit Ibuprofen lassen sich die im Rahmen der Höhenkrankheit auftretenden Kopfschmerzen am wirksamsten bekämpfen. Häufige kleine, kohlenhydratreiche Mahlzeiten können sich ebenfalls positiv auswirken.

Behandlung

Eine leichte Höhenkrankheit klingt meist in einem oder zwei Tagen von selbst ab. Das einzige, was getan werden kann, ist mehr zu trinken, um die durch Schwitzen und schnelles Atmen in trockener Luft verlorengegangene Flüssigkeit zu ersetzen. Gegen Kopfschmerzen hilft Ibuprofen. Bei schwereren Erkrankungen hilft meist Acetazolamid oder Dexamethason oder die kombinierte Gabe beider Mittel.

Weil das Höhenlungenödem manchmal lebensgefährlich sein kann, sollten diese Personen engmaschig überwacht werden. Oft sind Bettruhe und die Gabe von reinem Sauerstoff wirksam. Andernfalls sollte die betroffene Person unverzüglich in geringere Höhe gebracht werden. Nifedipin wirkt zwar sofort, aber nur für wenige Stunden und enthebt in schwereren Fällen nicht davon, die betroffene Person in niedrigere Lagen zu bringen.

Das Höhenhirnödem, das ebenfalls lebensbedrohlich werden kann, wird mit Kortison wie Dexamethason behandelt. Ist es schwer ausgeprägt, muß der Kranke in niedrigere Lagen transportiert werden. Verschlechtert sich ein Höhenlungen- oder -hirnödem, könnte ein verzögerter Abstieg tödliche Folgen haben.

Jede Art von Höhenkrankheit bessert sich nach dem Abstieg rasch. Andernfalls sollte an eine andere zugrundeliegende Ursache gedacht werden.

Ist ein unverzüglicher Abstieg nicht möglich, kann bei schweren Erkrankungen der Abstieg mit Hilfe einer Überdruckbehandlung simuliert werden. Hierzu wird der Kranke in einen speziellen Überdrucksack oder ein Zelt aus leichtem Gewebe gelegt. Der Sack wird luftdicht abgeschlossen und der Druck darin mit Hilfe einer Handpumpe erhöht. Der Kranke bleibt zwei bis drei Stunden in dem Sack. Als vorübergehende Maßnahme hat sich diese Methode als ebenso wirksam erwiesen wie die Gabe von Sauerstoff, der aber beim Bergsteigen nicht immer zur Verfügung steht.

KAPITEL 283

Beinaheertrinken

Durch längeres Untertauchen im Wasser entsteht ein erheblicher Sauerstoffmangel (Ersticken), der Betroffene stirbt aber nicht.

Bleibt man längere Zeit unter Wasser, entsteht im Blut ein starker Sauerstoffmangel. Der Kehlkopf, der vorderste Teil der Atemwege, verkrampft sich stark und behindert den Luftstrom. Schließlich strömt das Wasser durch den Kehlkopf in die Lunge. Eine mit Wasser gefüllte Lunge kann keinen Sauerstoff mehr ans Blut weitergeben. Teile der Lunge klappen zusammen (Lungenkollaps) und behindern ihre Fähigkeit, das Blut mit Sauerstoff anzureichern, noch weiter.

Der **Tauchreflex**, der zuerst bei im Meer lebenden Säugetieren entdeckt wurde, ermöglicht es, relativ lange Zeit unter Wasser zu überleben. Der Druck des kalten Wassers auf die Lunge löst diesen Reflex aus: Der Herzschlag verlangsamt sich, und das Blut fließt aus den Extremitäten und Eingeweiden zu Herz und Gehirn zurück, um diese lebenswichtigen Organe zu schützen. Außerdem kühlt sich das Körpergewebe durch kaltes Wasser ab. Da kaltes Gewebe weniger Sauerstoff braucht als warmes, verlängert das die Überlebenszeit unter Wasser.

Ein solches Beinaheertrinken kann die Lunge schwer schädigen. Darum ist das größte Problem in den ersten Stunden und Tagen nach dem Unfall eine Atembehinderung, durch die die lebenswichtigen Organe nur vermindert mit Sauerstoff versorgt werden. Das Ereignis kann auch das Blutvolumen und die Blutzusammensetzung verändern: Salzwasser in der Lunge zieht Flüssigkeit aus dem Blut in die Lunge ab, Süßwasser schädigt die Lunge und macht ebenfalls der Flüssigkeit aus dem Blut den Weg in die Lunge frei. Eingeatmetes Süßwasser kann außerdem das Blutvolumen vermehren, die Blutchemie aus dem Gleichgewicht bringen und die roten Blutkörperchen zerstören.

Behandlung

Ob jemand ein Beinaheertrinken ohne dauerhafte Schädigung von Gehirn, Herz und Lunge überlebt, entscheiden die Zeit unter Wasser, die Wassertemperatur, das Alter des Opfers (der Tauchreflex ist bei Kindern ausgeprägter) und die Geschwindigkeit, mit der Wiederbelebungsmaßnahmen eingeleitet werden. Das Überleben hängt davon ab, daß Atem- und Lungenfunktion rasch wiederhergestellt werden, so daß die lebenswichtigen Organe schnell wieder mit Sauerstoff versorgt werden.

Bei Atemstillstand muß sofort mit der Mund-zu-Mund-Beatmung begonnen werden – notfalls auch im Wasser. Ist kein Herzschlag mehr zu tasten, muß sofort die kardiopulmonale Reanimation (KPR) eingeleitet werden.

Weil der Tauchreflex den Sauerstoffbedarf unter Wasser herabgesetzt haben könnte, sollte alles getan werden, um das Opfer wiederzubeleben – selbst wenn es länger als eine Stunde unter Wasser war. Der Kopf muß unter dem Niveau der Füße gelagert werden, so daß das Wasser aus der Lunge abfließen kann. Fremdkörper, wie Sand oder Blätter, die die oberen Atemwege blockieren, müssen entfernt werden. War das Wasser kalt, kann das Opfer unterkühlt sein (Hypothermie) und braucht eine entsprechende Behandlung. ▲

Menschen, die beinahe ertrunken wären, müssen stationär behandelt werden. Während des Transports müssen die Wiederbelebungsmaßnahmen fortgesetzt werden. Eine Klinikbehandlung ist auch dann unumgänglich, wenn der Gerettete das Bewußtsein wiedererlangt, da sich die Folgen des Sauerstoffmangels oft erst später zeigen. Manchmal genügt es, den Betroffenen Sauerstoff über eine Maske atmen zu lassen, andere müssen mechanisch beatmet werden. Häufig werden die kollabierten Lungenabschnitte mit Hilfe des Beatmungsgeräts wieder mit Luft gefüllt. Medikamente sollen Krämpfe der Atemwege verhindern. Das chemische Gleichgewicht im Blut kann durch die intravenöse Gabe von Lösungen wiederhergestellt, eine Lungenentzündung mit Kortison und Infektionen mit Antibiotika bekämpft werden. Die zerstörten roten Blutkörperchen müssen eventuell durch Bluttransfusionen ersetzt werden. Manchmal ist eine Sauerstoffbehandlung in der Überdruckkammer erforderlich. Trotz aller Maßnahmen, mit denen Gehirnschäden vermieden werden sollen, bleiben manchmal Dauerschäden zurück.

KAPITEL 284

Tauchunfälle

Tiefseetauchen oder Sporttauchen mit Unterwasserausrüstung können eine Luftembolie oder Dekompressionskrankheit verursachen. Beides kann tödlich sein, wenn es nicht ganz schnell behandelt wird. Verursacht werden diese Störungen durch den hohen Druck unter Wasser. Sie können aber auch bei Tunnel- oder Caissonarbeitern (bei Unterwasserarbeiten eingesetzte Senkkästen) auftreten, die mit Druckluft arbeiten.

An Land lastet das Gewicht des Drucks der Luft auf dem Körper, im Wasser ist es der Druck der auf dem Körper lastenden Wassermassen. Beim Tauchen wird der Druck oft in Metern Wassersäule oder als absolute Atmosphäre (ata) angegeben. Zum Gesamtdruck gehören sowohl das Gewicht des Wassers, das in zehn Metern Tiefe 1 Atmosphäre beträgt, als auch der Luftdruck an der Oberfläche, der ebenfalls 1 Atmosphäre (at) beträgt. Damit ist ein Taucher in zehn Metern Tiefe einem Gesamtdruck von zwei ata ausgesetzt, es lastet also doppelt soviel Druck auf ihm wie an der Oberfläche. Jedes weitere Sinken um zehn Meter bedeutet eine Druckerhöhung um eine Atmosphäre.

▲ Siehe Seite 1338

Auswirkungen hohen Drucks

Wenn von außen mehr auf dem Körper lastet, steigt der Druck in ihm und in den Geweben an, nicht jedoch unbedingt auch in den lufthaltigen Räumen, wie Lunge und Atemwege. In ihnen wird der Druck automatisch mit Hilfe von Taucherhelm oder Preßluftgerät ausgeglichen. Auch Lufträume in Tauchermasken oder -brillen können den Druck verändern. In der Tauchermaske sorgt die Nasenluft für Druckausgleich, der in der Taucherbrille kann hingegen nicht ausgeglichen werden. Hier entsteht ein Unterdruck, durch den die Brille wie ein Saugnapf auf den Augen sitzt. Durch den Druckunterschied erweitern sich die Blutgefäße im Bereich der Augenoberfläche. Flüssigkeit tritt aus, schließlich platzen sie und bluten.

Auch im Mittelohr kommt es zu Druckdifferenzen. Wenn sich die Eustachische Röhre, die das Mittelohr mit der hinteren Rachenwand verbindet, nicht normal öffnet – sie durch Gähnen oder Schlucken also nicht mehr durchgängig gehalten werden kann –, bleibt der Druck im Innenohr niedriger als der im Außenohr. ▲ Dieser erhöhte Außendruck wirkt auf das Trommelfell ein, das das Mittel- vom Außenohr trennt, und drückt es nach innen. Wenn der Druck hoch genug ist, platzt das Trommelfell. Die Folge sind Schmerzen sowie ein beeinträchtigtes Hörvermögen. Ein geplatztes Trommelfell heilt zwar meist von allein, oft jedoch erst nach einer Mittelohrentzündung.

Bei einem Taucher, dessen Trommelfell platzt und der keinen Kopfschutz trägt, verursacht das ins Mittelohr einströmende Wasser starken Schwindel ■, Verwirrtheit und Übelkeit. Wenn er sich erbrechen müßte, könnte er dabei ertrinken. Der Schwindel läßt nach, wenn das Wasser im Ohr Körpertemperatur annimmt.

Ein fehlender Druckausgleich im Mittelohr kann das Innenohr, das für das Hören und den Gleichgewichtssinn zuständig ist, beeinträchtigen. Hiermit lassen sich die Gleichgewichtsstörungen erklären, die manche Taucher zu Beginn des Auftauchens empfinden. Nur selten entsteht zwischen Innen- und Außenohr ein Riß, durch den dann Flüssigkeit austritt. Ein solcher Riß muß rasch operativ geschlossen werden, um Dauerschäden zu verhindern.

Ohrstöpsel bilden zum Trommelfell hin einen geschlossenen Raum. Da in diesem Raum kein Druckausgleich geschaffen werden kann, dürfen Taucher keine Ohrstöpsel tragen.

Druckunterschiede wirken ähnlich auf die Nebenhöhlen (die luftgefüllten Räume in den Knochen im Nasenraum) und verursachen Kopfschmerzen sowie Schmerzen im Gesichtsbereich. Geschwollene Schleimhäute können es unmöglich machen, den Druck im Ohr und in den Nebenhöhlen auszugleichen. Abschwellende Mittel können vorübergehend die verlegten Nasenwege, die Eustachische Röhre und die Nebenhöhlen freimachen. Dennoch verursacht wiederholtes Tauchen meist irgendwelche Schäden, wenn die Möglichkeit versperrt ist, den Druck direkt auszugleichen.

Verdichtung und Ausdehnung von Luft

Auch die Veränderungen des Luftvolumens im Körperinneren können zu medizinischen Störungen führen. Nimmt der Druck zu, wird Luft in einem kleineren Raum verdichtet – das Luftvolumen nimmt ab. Entsprechend dehnt sich Luft bei steigendem Druck aus – ihr Volumen nimmt zu. Nimmt der Druck beispielsweise um das Doppelte zu (beim Tauchen von der Wasseroberfläche bis in zehn Meter Tiefe), wird das Luftvolumen auf die Hälfte zusammengedrückt. Nimmt dagegen der Druck um die Hälfte ab (beim Auftauchen aus zehn Metern Tiefe), verdoppelt sich das Luftvolumen. Füllt also ein Taucher in zehn Metern Tiefe seine Lunge mit Luft und steigt dann auf, ohne frei ausatmen zu können, verdoppelt sich das Luftvolumen in seiner Lunge. Hierdurch überbläht sich die Lunge, was manchmal sogar zum Tod führt. Deshalb dürfen Taucher, die mit Atemgerät tauchen, beim Aufsteigen nicht die Luft anhalten. Die ganze Luft, die in der Tiefe eingeatmet wurde – das kann auch schon für die Tiefe eines Schwimmbeckens gelten – muß beim Aufsteigen frei ausgeatmet werden. ★

Da die Luft bei höherem Druck komprimiert wird, enthält jeder in der Tiefe genommene Atemzug wesentlich mehr Moleküle als ein an der Wasseroberfläche genommener. In 20 Metern Tiefe (3 ata) atmet ein Taucher dreimal so viele Moleküle ein wie an Land. Damit verbraucht er seinen Luftvorrat dreimal schneller. Je tiefer ein Taucher also kommt, desto schneller leert sich seine Sauerstoffflasche.

Die in der Tiefe eingeatmete dichtere Luft (sie enthält mehr Moleküle) behindert die Strömung in den Luftwegen und im Atemgerät des Tauchers; das macht das Atmen schwieriger. Manche Taucher atmen nicht genügend Kohlendioxid aus; dadurch steigt der Kohlendioxidspiegel im Blut an, und es kann zu kurzen Bewußtlosigkeiten, sogenannten Blackouts, kommen.

Atemgeräte mit Rückatmung erlauben es dem Taucher, länger unter Wasser zu bleiben. Ein Beispiel ist ein Sauerstoff-Rückatmungsgerät mit geschlossenem Kreislauf, bei dem der Taucher mit frischem Sauerstoff versorgt wird,

▲ Siehe Kasten, Seite 1002

■ Siehe Seiten 295 und 1006

★ Siehe Seite 1345

Auswirkungen des Partialdrucks

Luft ist ein Gasgemisch; seine Hauptbestandteile sind Stickstoff und Sauerstoff – in ganz geringen Mengen enthält es auch noch andere Gase. Jedes Gas hat einen sogenannten Partialdruck, der durch die Konzentration des Gases und den Umgebungsdruck bestimmt wird. So beträgt die Sauerstoffkonzentration der Luft etwa 21 Prozent, der Sauerstoffpartialdruck an der Erdoberfläche damit etwa 0,21 Atmosphären. Der Sauerstoffgehalt der Luft bleibt in der Tiefe unverändert, der Partialdruck nimmt jedoch zu, je stärker der Luftdruck ansteigt. Bei 2 ata ist der Sauerstoffpartialdruck doppelt so hoch wie an der Erdoberfläche.

Die Wirkung der meisten Gase auf den Körper hängt von ihrem Partialdruck ab. So kann ein hoher Sauerstoffpartialdruck beispielsweise schädlich wirken (Sauerstofftoxizität). Wenn man Sauerstoff mit einem Partialdruck von mehr als 0,5 at (das entspricht dem Einatmen von Luft mit mehr als 50 Prozent Sauerstoff bei 1 ata) einen Tag lang oder länger einatmet, kann das die Lunge schädigen. Sauerstoff mit noch höherem Partialdruck einzuatmen, wirkt auf das Gehirn giftig. Beträgt der Sauerstoffpartialdruck 2 at, kann dies beim Taucher, vor allem bei körperlicher Anstrengung, Krampfanfälle hervorrufen.

Wird Stickstoff mit höherem Partialdruck eingeatmet, entsteht eine sogenannte Stickstoffnarkose – ein Zustand, der einer Alkoholvergiftung ähnelt. In der beim Tauchen verwendeten Atemluft macht sich dieses ab 30 Metern oder weniger bemerkbar, bei 100 Metern Tiefe (etwa 10 ata) setzt es den Taucher vollständig außer Gefecht. Da Helium diese Wirkung nicht hat, wird es anstelle von Stickstoff als Verdünnungsgas für Sauerstoff beim Tiefseetauchen eingesetzt.

Wer ohne Atemgerät taucht, atmet vor dem Abtauchen heftig ein und aus. Bei diesem Hyperventilieren wird viel Kohlendioxid abgeatmet, das Blut jedoch nur gering mit Sauerstoff angereichert. Der niedrige Kohlendioxidspiegel befähigt den Taucher, längere Zeit unter Wasser zu bleiben, ohne luftholen zu müssen. Das ist jedoch nicht ungefährlich. Dem Taucher kann schnell der Sauerstoff ausgehen, und er kann bewußtlos werden, bevor der Kohlendioxidgehalt im Blut so weit angestiegen ist, daß er einen wirksamen Reiz darstellt, aufzutauchen und wieder zu atmen.

Taucht man mit angehaltenem Atem in noch größere Tiefe, ist die Gefahr noch größer, da der Sauerstoff in der Lunge fast vollständig aufgebraucht wird. Steigt der Taucher aus großer Tiefe auf, nimmt der Partialdruck des im Blut noch verbliebenen Sauerstoffs drastisch ab, so daß der Taucher das Bewußtsein verliert, bevor er genügend Sauerstoff aufnehmen kann. Dieses Phänomen ist wahrscheinlich verantwortlich für viele unerklärliche Todesfälle durch Ertrinken bei Harpunierern und anderen, die mit angehaltenem Atem tauchen.

während der Rest des Gases wieder zurückgeatmet wird. Der Bedarf an frischem Sauerstoff beträgt lediglich etwa 1/20 der gesamten Atemluft und nimmt auch in größeren Tiefen nicht zu. Damit reicht ein relativ kleiner Tank für die meisten Tauchausflüge aus. Der größte Nachteil dieser Rückatmungsgeräte ist, daß der Kohlendioxidausstoß des Tauchers, der in etwa dem Sauerstoffverbrauch entspricht, mit chemischen Mitteln gebunden werden muß. Geschieht dies nicht oder unzureichend, steigt der Kohlendioxidgehalt im zurückgeatmeten Gas an. Merkt der Taucher nichts von dieser Entwicklung – z. B. daran, daß er heftiger atmen muß oder Atemnot bekommt –, kann er das Bewußtsein verlieren.

Ungewöhnlich hohe Kohlendioxidspiegel (Kohlendioxidvergiftung) können kurze Bewußtlosigkeit (Blackouts) oder Bewußtseinseintrübungen verursachen. Manche Menschen halten so viel Kohlendioxid zurück, weil sie ihre Atmung nicht der Anstrengung anpassen. Ein hoher Kohlendioxidspiegel erhöht das Risiko für Krampfanfälle aufgrund der Giftigkeit von Sauerstoff und verschlimmert die Tiefe einer Stickstoffnarkose. Bei Tauchern, die nach dem Tauchen häufig über Kopfschmerzen klagen oder sich mit einem besonders geringen Luftverbrauch brüsten, liegt der Verdacht nahe, daß sie zuviel Kohlendioxid zurückhalten.

Schlechte Sicht, Wasserstrudel, gegen die es anzukämpfen gilt, und Kälte können das Tauchen erschweren. Im Wasser kann sich schnell eine Unterkühlung ▲ entwickeln und Schwerfälligkeit sowie ein eingeschränktes Urteilsvermögen verursachen. Kaltes Wasser kann außerdem bei

▲ Siehe Seite 1338

dafür empfindlichen Menschen lebensgefährliche Herzrhythmusstörungen verursachen. Eine Kohlenmonoxidvergiftung durch verunreinigte Luft kann die Taucher handlungsunfähig machen und zum Tod führen. Symptome einer Kohlenmonoxidvergiftung sind Übelkeit, Kopfschmerzen, Schwäche, Schwerfälligkeit sowie psychische Veränderungen. Medikamente, Alkohol und Drogen können in der Tiefe unvorhersehbare Wirkungen entfalten.

Luftembolie

Beim Auftauchen nimmt der Umgebungsdruck ab, und die Luft in der Lunge dehnt sich aus. Dadurch können sich im Blut Luftblasen bilden, die die Blutgefäße verlegen.

Bei einer Luft- oder Gasembolie wird die Lunge durch die sich ausdehnende Luft überbläht; Luft tritt in Blasen in das Blut aus. Verlegen diese Luftblasen Blutgefäße im Gehirn, können sie Schäden anrichten, die denen eines schweren Schlaganfalls ähneln. Eine Luftembolie ist ein absoluter Notfall und führende Todesursache bei Tauchern.

Meist entsteht eine Luftembolie dann, wenn ein Taucher mit Atemgerät beim Auftauchen die Luft anhält und er zuvor in der Tiefe Atemnot verspürt hat. Vor Panik vergessen die meisten Taucher in dieser Situation dann frei auszuatmen, während sich beim Aufstieg die Luft in ihrer Lunge ausdehnt. Eine Luftembolie kann sogar im Schwimmbecken auftreten, wenn der Betreffende eine Luft- oder Gasquelle zur Verfügung hat, unter Wasser einen Atemzug tut und beim Auftauchen nicht wieder ausatmet.

Symptome

Das typischste Symptom ist ein plötzlicher Bewußtseinsverlust mit oder ohne Krampfanfall. Manchmal entwickeln sich mildere Symptome, die von Verwirrtheit oder Erregtheit bis hin zur teilweisen Lähmung reichen.

Aus der überblähten Lunge kann Luft in das das Herz umgebende Gewebe (Mediastinalemphysem) und sogar unter die Haut (Hautemphysem) gepreßt werden. Manchmal platzt die überblähte Lunge, und es strömt Luft in den Raum zwischen Lunge und Brustwand (Pneumothorax). Die Lunge fällt zusammen (Lungenkollaps), es entstehen starke Atemnot und Brustschmerzen. Blutiger Husten oder Schaum deuten auf eine Lungenverletzung hin.

Notfallbehandlung

Verliert ein Taucher während des Aufsteigens oder kurz danach das Bewußtsein, besteht Verdacht auf eine Luftembolie, die unverzüglich behandelt werden muß. Er muß sofort in eine geeignete Druckkammer gebracht werden, um die Luftblasen zu komprimieren und im Blut wieder in Lösung zu bringen – eine Reihe von Kliniken verfügt über solche Druck- bzw. Rekompressionskammern. Auf dem Weg dorthin sollte der Taucher über eine dicht abschließende Atemmaske Sauerstoff bekommen. Bei einem Flug sinkt – selbst in niedriger Höhe – der Luftdruck, und die Luftblasen können sich weiter ausdehnen. Dennoch ist ein Flug dann gerechtfertigt, wenn dadurch entscheidende Zeit für den Transport zu einer geeigneten Druckkammer gewonnen wird.

Dekompressionskrankheit

Bei der Dekompressionskrankheit (Caisson-Krankheit; Druckfallkrankheit; Taucherkrankheit) bildet das in Blut und Gewebe gelöste Gas Bläschen, die den Blutstrom blockieren oder auf andere Weise Schmerzen und andere Symptome verursachen.

Die Gasbläschen können sich bilden, wenn jemand von einem erhöhten Umgebungsdruck zu einem niedrigeren wechselt, wie es beispielsweise beim Auftauchen geschieht.

Ursachen und Vorbeugung

Ein Taucher oder ein Caissonarbeiter, der Luft unter erhöhtem Umgebungsdruck atmet, nimmt mit der Luft vermehrt Sauerstoff, Stickstoff und andere Gase auf. Da der Körper kontinuierlich Sauerstoff verwertet, sammelt sich das Gas in der Regel nicht an. Stickstoff und andere Gase lösen sich jedoch in Blut und Gewebe und reichern sich allmählich an. Sie können den Körper nur so verlassen, wie sie hineingekommen sind: über das Blut und die Lunge, und das dauert seine Zeit. Wenn der Umgebungsdruck sinkt, wie es beim Auftauchen der Fall ist, reicht der Druck möglicherweise nicht mehr aus, um die Gase gelöst zu halten: Es bilden sich Gasbläschen in Blut und Gewebe.

Die Bildung dieser gefährlichen Bläschen läßt sich in der Regel vermeiden, indem man die Aufnahmemenge des gesamten Gases beschränkt. Dieses geschieht, indem der Taucher nur so lange und so tief taucht, daß keine Dekompressionspausen nötig sind (sogenannte No-stop-Limits). Er kann sich beim Auftauchen auch an die in einer Dekompressionstabelle angegebenen Dekompressionspausen halten. Diese Tabelle vermittelt eine Auftauchmethode, bei der überschüssiger Stickstoff ohne Schaden entweichen kann.

Wenn man sich strikt an die Grenzen hält, die in diesen Dekompressionstabellen angegeben sind bzw. an die No-stop-Limits, kommt es kaum je zu einer Dekompressionskrankheit. Allerdings kann es sein, daß der Taucher die Tauchtiefe und -zeit oder die Dekompressionszeit falsch einschätzt. Außerdem befinden sich viele Taucher in dem Irrglauben, in den Dekompressionstabellen sei ein großer Sicherheitsspielraum eingebaut, und sie gehen deshalb relativ locker damit um. Da nur wenige Dekompressionstabellen auf ihre Gültigkeit für Frauen und ältere Taucher überprüft worden sind, sollten diese Personen sie nur mit Vorsicht anwenden. Viele Taucher halten sich nicht nur an die Dekompressionstabellen oder an die Computerrichtlinien zum Auftauchen, sondern legen zusätzlich etwa in fünf Meter Tiefe eine Sicherheitspause von einigen Minuten ein.

Wiederholtes Auftauchen kann Ursache der Dekompressionskrankheit sein. Bei jedem Tauchgang bleibt überschüssiges Gas im Körper, die Menge nimmt also bei weiteren Tauchgängen zu. Liegen zwischen den einzelnen Tauchgängen weniger als zwölf Stunden, sollte sich der Taucher an die speziellen Richtlinien für wiederholtes Tauchen halten.

Beim Tauchen in Höhenlagen oder beim Fliegen nach dem Tauchen ist besondere Vorsicht geboten. So wird nach mehrtägigem Tauchen beispielsweise meist empfohlen, zunächst 24 Stunden in Höhe des Wasserspiegels zu verbringen und erst danach höher gelegene Orte aufzusuchen oder eine Flugreise anzutreten.

Symptome

Meist tritt ein lokaler Schmerz auf, oft direkt in oder in der Nähe eines Arm- oder Beingelenks. Oft ist er jedoch schlecht zu lokalisieren und auch schwer zu beschreiben. Als »tief« und »als ob etwas in den Knochen bohren würde« wurde er gelegentlich beschrieben. Andere Menschen empfinden die Schmerzen schneidend und genau lokalisiert. Der Schmerz kann anfänglich mild sein und kommen und gehen, um danach ständig zuzunehmen und sehr stark zu werden. Der schmerzhafte Bereich ist meist weder gespannt noch entzündet, die Schmerzen nehmen bei Bewegung nicht zu.

Neurologische Symptome reichen von leichtem Taubheitsgefühl bis hin zu Hirnfunktionsstörungen. Das Rükkenmark ist besonders verletzungsanfällig, und anfänglich harmlos wirkende Symptome, wie ein Schwächegefühl oder Kribbeln im Arm oder Bein, können von einer dauerhaften Lähmung abgelöst werden, wenn die Störung nicht rechtzeitig mit Sauerstoff und Rekompression behandelt wird. Eine Innenohrbeteiligung kann zu ausgeprägtem Schwindel führen. ▲

Seltenere Symptome sind Juckreiz, Hautausschlag und extreme Müdigkeit. Eine gesprenkelte Haut ist sehr ungewöhnlich, kann aber Zuständen vorausgehen oder sie begleiten, die eine Rekompression erforderlich machen. Bauchschmerzen können durch Blasenbildung in diesem Bereich entstehen. Schmerzen im Gürtelbereich können dagegen auf eine Rückenmarkbeteiligung hinweisen.

Zu den späten Erscheinungsformen der Dekompressionskrankheit gehört die Zerstörung von Knochengewebe (eine Form der aseptischen Knochennekrose), vor allem in Schulter und Hüfte, die chronische Schmerzen und schwere körperliche Behinderung verursacht. Diese Schädigung ist bei Caissonarbeitern sehr viel verbreiteter als bei Tauchern, wahrscheinlich weil sie häufiger einem erhöhtem Umgebungsdruck ausgesetzt sind und die Schmerzen nicht immer behandelt werden. Bereits eine falsche Dekompression kann solche Verletzungen verursachen, die sich über Monate oder Jahre hin schleichend verschlimmern. Wenn die Störung Symptome zu zeigen beginnt, ist es für vorbeugende Maßnahmen zu spät.

Neurologische Dauerschäden, wie eine teilweise Lähmung, sind häufig das Ergebnis, wenn eine Rückenmarkschädigung zu spät oder falsch behandelt wird. Manchmal ist der ursprüngliche Schaden aber auch einfach zu schwer, als daß er selbst bei schneller und angemessener Behandlung geheilt werden könnte. Wiederholte Behandlungen mit Sauerstoffüberdruck scheinen bei einigen Personen jedoch den Heilungsprozeß zu unterstützen. Die Prognose einer Rückenmarkschädigung aufgrund einer Dekompressionskrankheit ist jedenfalls sehr viel günstiger, als wenn eine andere Ursache zugrunde läge.

Eine **respiratorische Dekompressionskrankheit** tritt zwar selten auf, ist aber gefährlich. Sie entsteht, wenn sich ganz viele Blasen bilden und die Lungengefäße verlegen. Manche Fälle lösen sich zwar von selbst, auf der anderen Seite ist es aber ohne schnelle Rekompression nicht selten, daß die Krankheit rasch bis zum Kreislaufkollaps fortschreitet und der Betroffene stirbt. Frühwarnzeichen sind Schmerzen in der Brust sowie Husten nach tiefem Einatmen oder Inhalieren von Tabakrauch.

Behandlung

Die Dekompressionskrankheit erfordert eine sofortige Rekompression in einer Überdruckkammer, in der der Druck nach und nach erhöht wird, so daß die Gasbläschen komprimiert und wieder in Lösung gebracht werden. Das normalisiert den Blutfluß und versorgt das Gewebe wieder mit genügend Sauerstoff. Nach der Rekompression wird der Druck allmählich wieder gesenkt, wobei in bestimmten Abständen gestoppt wird, damit das überschüssige Gas auf ungefährlichem Weg aus dem Körper entweichen kann.

Der Transport zu einer geeigneten Rekompressionskammer hat Vorrang vor allen anderen Maßnahmen. Sie können entweder während des Transports durchgeführt oder zurückgestellt werden, wenn nicht gerade ernste Lebensgefahr besteht. Der Transport sollte selbst bei scheinbar leicht Betroffenen nicht verzögert werden, da sich noch schwerwiegende Symptome entwickeln können. Die Rekompressionstherapie ist sehr wahrscheinlich nützlich –

▲ Siehe Seite 1006

Fit fürs Tauchen

Eine ganze Reihe körperlicher und psychischer Störungen erhöht das Unfall- und Verletzungsrisiko beim Tauchen. Deshalb muß ein erfahrener Arzt Tauchanfänger auf ihre Tauchtauglichkeit hin untersuchen. Berufstaucher müssen zusätzliche Untersuchungen, z. B. Herz-Lungen-Funktionstests, Belastungs-EKG, Hör- und Sehtests sowie Röntgenuntersuchung des Skeletts, absolvieren. Darüber hinaus ist natürlich eine solide Taucherausbildung unabdingbar.

Gute Kondition von Herz und Kreislauf
Bei starker körperlicher Belastung, z. B. beim Tragen schwerer Sauerstoffflaschen und anstrengendem Schwimmen

Herzrhytmusstörungen
Art und Ursache sollten abgeklärt sein; mögliche Gefahr eines plötzlichen Herztods

Offenes Foramen ovale (ein Herzfehler)
Erhöhtes Risiko, daß Gasblasen ins Gehirn gelangen (Luftembolie)

Lungenerkrankungen, wie Asthma, Lungenzysten, Lungenemphysem, früherer Pneumothorax
Gefahr, daß Luft in den Körperhohlräumen zurückbleibt und eine Luftembolie auftritt

Chronisch verlegte Nase und Nebenhöhlen, geplatztes Trommelfell
Schwierigkeit beim Druckausgleich, erhöhtes Infektionsrisiko

Geschwollene Nasenschleimhaut aufgrund einer Erkältung oder Allergie
Solange nicht tauchen, bis der Betroffene wieder gesund ist

Epilepsie, Ohnmachtsanfälle, insulinabhängiger Diabetes
Erhöhte Gefahr des Bewußtseinsverlusts oder einer verminderten Wachsamkeit

Körperliche Behinderungen
Sollten dahingehend beurteilt werden, ob der Betroffene beim Tauchen für sich selbst Sorge tragen kann und ob er im Notfall in der Lage wäre, anderen Tauchern zu helfen

Impulsives Verhalten, Unfallneigung
Erhöhte Verletzungsgefahr für den Taucher selbst und seine Kameraden

Übergewicht
Mit schlechter Kondition und einem erhöhten Risiko für eine Dekompressionskrankheit verbunden

Höheres Lebensalter
Die Betreffenden sollten auf bestimmte Risikofaktoren, vor allem Herz-Lungen-Erkrankungen hin untersucht werden. Eventuell ein erhöhtes Risiko für eine Dekompressionskrankheit

Schwangerschaft
Risiko von Fehl- und Totgeburt

Geschlecht
Frauen könnten für die Dekompressionskrankheit anfälliger sein

Schläfrig machende Medikamente
Verminderte Wachsamkeit, Verstärkung der Stickstoffnarkose

Alkohol- oder Drogenmißbrauch
Eingeschränktes Urteilsvermögen und verminderte Geschicklichkeit

egal, wie weit es zur Druckkammer auch immer sein mag und wie lange der Transport auch dauert. Eine unnötige Rekompression birgt weit weniger Risiko als jede Maßnahme, die in der Hoffnung durchgeführt wird, daß die Symptome auch ohne Rekompression abklingen. Während des Transports sollte über eine dicht abschließende Atemmaske Sauerstoff verabreicht und eine ausreichende Flüssigkeitszufuhr sichergestellt werden. Sowohl die Flüssigkeitsaufnahme als auch die -ausscheidung sollten zusammen mit den Lebensfunktionen überwacht werden. Es kann sich ein Schockzustand einstellen, vor allem wenn schwere Erkrankungen nicht rechtzeitig behandelt werden.

Die Taucher selbst sowie Rettungs- und Polizeistationen in beliebten Tauchgegenden sollten wissen, wo sich die nächste geeignete Druckkammer befindet, wie man sie am schnellsten erreicht und wo man am besten telefonischen Rat einholen kann.

Wird bei einer Luftembolie oder Dekompressionskrankheit nicht ganz schnell und angemessen gehandelt, wird der Betroffene unnötig der Gefahr ernster Dauerschäden ausgesetzt.

Taucher, die lediglich über Juckreiz, Hautausschlag und extreme Müdigkeit klagen, müssen sich keiner Rekompressionstherapie unterziehen, sollten jedoch unter Beobachtung bleiben, da sich noch ernstere Symptome entwickeln können. Die Gabe 100prozentigen Sauerstoffs über eine Atemmaske kann die Beschwerden lindern.

KAPITEL 285

Flugreisen und medizinische Probleme

Fliegen kann eine Reihe medizinischer Probleme verursachen oder verschlimmern. Allerdings gibt es nur ganz wenige Störungen, die völlig untauglich fürs Fliegen machen. In diese Kategorie fallen Pneumothorax, tuberkulosebedingte Lungenschädigung, ansteckende Krankheiten sowie Zustände, bei denen bereits eine minimale Luftausdehnung Gewebe zerstören würde, z. B. eine Darmoperation, die nicht länger als zehn Tage zurückliegt. Bestimmte Zustände sind mit einigem Planungs- und Vorbereitungsaufwand vor dem Abflug verbunden. So sollten Menschen mit einem künstlichen Darmausgang (Kolostomie) während des Fluges einen etwas größeren Beutel tragen und damit rechnen, daß er sich öfter füllt.

Die Hauptbelastungen für einen Flugreisenden sind die Luftdruckveränderungen, die verminderte Sauerstoffkonzentration, Turbulenzen, Verschiebungen im Tag-Nacht-Rhythmus (Jet lag) sowie psychischer oder körperlicher Streß.

Luftdruckveränderungen

Moderne Düsenflugzeuge halten im Innern einen Luftdruck (Kabinendruck), der dem Luftdruck in 1500 bis 2500 m Höhe entspricht. In dieser Höhe dehnt sich Luft in Körperhohlräumen – wie in Lunge, Innenohr, Nebenhöhlen und Darmtrakt – um etwa ein Viertel aus. Hierdurch können sich bestimmte medizinische Zustände verschlimmern, so z. B. ein Lungenemphysem, eine verlegte Eustachische Röhre oder eine chronische Nebenhöhlenentzündung (Sinusitis). Besonders heftig können die Probleme gelegentlich werden, wenn in der Kabine ein Druckverlust eintritt oder in kleineren Flugzeugen kein Druckausgleich besteht.

Ein Druckgefühl in den Ohren kommt bei Flugreisen häufig vor. Es entsteht durch die zunehmende Druckdifferenz zwischen Innen- und Außenohr, durch die sich das Trommelfell vorwölbt. Der Druck wird ausgeglichen, wenn sich die Eustachische Röhre (die Verbindung zwischen Mittelohr und Rachen) öffnet und die Luft frei aus dem Mittelohr aus- und einströmen kann. Eine Entzündung oder Allergie in den oberen Atemwegen kann soviel Sekret entstehen und die Schleimhäute anschwellen lassen, daß die Eustachische Röhre verlegt wird. Chronische Infektionen führen zur Narbenbildung, die die Röhre ebenfalls teilweise verlegen. Die Luft im Mittelohr, die nicht entweichen kann, verursacht Druck (Aerootitis media) und Schmerzen. ▲ Nur selten platzt das Trommelfell. Ähnlich verhält es sich, wenn Luft aus den Nebenhöhlen nicht entweichen kann: Es entsteht eine Aerosinusitis, die Schmerzen im Gesicht verursacht.

Häufiges Schlucken oder Gähnen beim Landevorgang sowie die Anwendung abschwellender Nasentropfen vor und während des Fluges können diese Zustände zumindest lindern. Da Kinder besonders anfällig für eine Aerootitis sind, sollten sie beim Starten und Landen Kaugummi kauen, ein Bonbon lutschen oder etwas trinken, damit sie häufig schlucken müssen. Babys kann man die Brust, die Flasche oder einfach einen Schnuller geben.

Verminderte Sauerstoffkonzentration

Der relativ geringe Luftdruck im Flugzeuginnern verursacht Probleme, die auf der Sauerstoffkonzentration beruhen. Niedrige Sauerstoffkonzentrationen können vor al-

▲ Siehe Seite 1001

lem bei Personen mit schweren Lungenerkrankungen, wie einem Lungenemphysem oder Mukoviszidose, Herzinsuffizienz, schwerer Blutarmut, schwerer Angina pectoris, Sichelzellenanämie oder bestimmten angeborenen Herzfehlern Beschwerden verursachen. Doch auch Menschen mit diesen Störungen können sicher fliegen, wenn eine kontinuierliche Sauerstoffzufuhr sichergestellt ist. Wird der Bedarf 72 Stunden vor dem Abflug angemeldet, stellt die Fluggesellschaft diese Spezialausrüstung zur Verfügung. Personen, die einen Herzanfall erlitten haben, können im allgemeinen bereits zehn bis 14 Tage später wieder fliegen. Menschen mit Atembeschwerden sollten während des Fluges weder rauchen noch Alkohol trinken, da beides die Wirkung des verminderten Sauerstoffangebots verstärkt. Als grobe Faustregel gilt, daß jeder, der 100 Meter gehen oder ein Stockwerk zu Fuß erklimmen kann, die Bedingungen in einer normalen Flugzeugkabine ohne zusätzliche Sauerstoffzufuhr aushalten kann.

Turbulenzen

Luftturbulenzen können Flugkrankheit oder Verletzungen verursachen. Wer anfällig ist für Flugkrankheit, dem hilft oft schon Dimenhydrinat in Tablettenform oder ein Scopolaminpflaster. Diese Medikamente können jedoch, vor allem bei älteren Menschen, Nebenwirkungen verursachen – das Hautpflaster jedoch weniger. Um Verletzungen zu verhindern, sollten Reisende während des gesamten Fluges angeschnallt bleiben.

Jet lag

Das schnelle Durchqueren von Zeitzonen erzeugt viele biologische und psychische Streßfaktoren, die als Jet lag (zirkadiane Rhythmusstörungen) bekannt sind. Man kann die Anpassung etwas erleichtern, indem man die Schlafens- und Essenszeiten vor dem Abflug schrittweise denen des Zielortes angleicht. Bei vielen Medikamenten muß das Dosierungsschema angepaßt werden. So sollten sich beispielsweise die Einnahmezeiten eher an der verstrichenen Zeit zwischen den einzelnen Dosen – z. B. alle acht Stunden – als an der Ortszeit orientieren. Diabetiker, die langwirkendes Insulin spritzen, müssen eventuell auf normales Insulin umstellen, bis sie sich an die neue Zeitzone, die ungewohnte Ernährung und den neuen Aktivitätspegel angepaßt haben. Andernfalls kann die Umstellung Tage dauern. Sie sollten vor dem Abflug zusammen mit ihrem behandelnden Arzt einen neuen Ernährungsfahrplan und ein neues Dosierungsschema erarbeiten und außerdem ein Blutzuckermeßgerät mitnehmen.

Das den Schlaf-Wach-Rhythmus regulierende Hormon Melatonin soll bei den durch ein Jet lag verursachten Schlafstörungen helfen. Wie wirksam es ist, hängt allerdings von präzisen Einnahmezeiten ab. In Deutschland gelten Melatoninprodukte als zulassungspflichtige Arzneimittel – anders als in den USA, wo sie den Status eines Nahrungsergänzungsmittels haben.

Psychischer Streß

Flugangst oder Klaustrophobie (Platzangst) können sehr belasten. Vielen Personen, die darunter leiden, kann durch Hypnose und Verhaltenstherapie geholfen werden. Vor und während des Fluges ein Beruhigungsmittel einzunehmen, macht die Angst erträglicher.

Da sich die Symptome einiger psychischer Erkrankungen während eines Fluges verschlimmern können, benötigen diejenigen, die aufgrund ihrer Krankheit zu gewalttätigen oder nicht vorhersehbaren Handlungen neigen, eine Begleitperson und müssen eventuell vor dem Flug ein Beruhigungsmittel einnehmen.

Allgemeine Vorkehrungen

Die Metalldetektoren der Sicherheitskontrollen beeinflussen Herzschrittmacher und Metallprothesen, -platten oder -nägel. Neuere Schrittmachermodelle sind jedoch gegen mögliche Interferenzen ausreichend gut abgeschirmt. Schwierigkeiten bei den Sicherheitskontrollen lassen sich vermeiden, indem die betroffenen Personen eine Bestätigung ihres Arztes bei sich tragen.

Jeder Passagier, der längere Zeit sitzt, läuft Gefahr, daß sich in den Beinen ein Blutgerinnsel ▲ bildet (Thrombophlebitis). In der Schwangerschaft und bei Durchblutungsstörungen ist diese Gefahr erhöht. Häufige Rundgänge durch die Flugzeugkabine – etwa alle ein oder zwei Stunden – sowie isometrische Übungen im Sitzen, bei denen die Beinmuskulatur im Wechsel angespannt und wieder entspannt wird, unterstützen die Blutzirkulation.

Ein Flüssigkeitsverlust aufgrund der niedrigen Luftfeuchtigkeit (etwa 5 Prozent) in der Flugzeugkabine sollte durch eine entsprechende Trinkmenge ausgeglichen werden; alkoholische Getränke eignen sich dafür jedoch nicht, weil sie noch weiter entwässern. Kontaktlinsenträger können die Augen regelmäßig mit künstlicher Tränenflüssigkeit befeuchten, um einer Reizung durch die geringe Luftfeuchtigkeit entgegenzuwirken.

Dem Wunsch nach speziellen Kostformen, einschließlich natrium- und fettarmer Kost und Diabetikerkost, können die meisten Fluglinien bei vorheriger Anmeldung nachkommen.

Medikamente gehören ins Handgepäck und nicht ins Reisegepäck, das schneller verlorengehen kann oder mit Verspätung eintrifft. Medikamente sollten in ihren Ori-

▲ Siehe Seite 161

ginalbehältnissen aufbewahrt werden. Flugreisende, die Opioide oder ungewöhnlich große Mengen an Medikamenten einnehmen müssen oder Spritzen brauchen, können mit einem ärztlichen Attest Schwierigkeiten mit den Sicherheitsbehörden oder dem Zoll aus dem Wege gehen. Eine Zusammenfassung eines Arztberichtes, einschließlich Elektrokardiogramm, kann sehr nützlich sein, wenn der Betreffende fern von zu Hause krank werden sollte. Reisende, die an einer Krankheit leiden, die sie schwer behindert, wie Epilepsie, sollten die medizinisch wichtigen Informationen bei sich am Körper tragen.

Frauen mit unkomplizierter Schwangerschaft können bis einschließlich zum achten Monat bedenkenlos fliegen. Bei einer Risikoschwangerschaft sollten sie das Einverständnis des Arztes zu dem Flug einholen. Für Flugreisen im neunten Schwangerschaftsmonat braucht die Frau im allgemeinen ein Attest des behandelnden Arztes, das nicht älter als 72 Stunden sein darf und den voraussichtlichen Geburtstermin enthalten muß. Schwangere sollten den Sicherheitsgurt über den Oberschenkeln tragen, um eine Verletzung der Gebärmutter zu vermeiden.

Säuglinge, die noch keine sieben Tage alt sind, sind von Flugreisen ausgeschlossen. Bei Kindern mit chronischen Krankheiten, wie angeborenem Herzfehler, chronischer Lungenerkrankung oder Blutarmut, gelten dieselben Vorsichtsmaßnahmen wie für Erwachsene.

Die Fluglinien bemühen sich mittlerweile nach Kräften, um behinderten Menschen eine angenehme Reise zu ermöglichen. Wer an einen Rollstuhl oder eine Tragbahre gebunden ist, kann heute mit vielen Verkehrsflugzeugen bequem transportiert werden. Sonst ist ein spezieller Lufttransport notwendig. Einige Fluggesellschaften befördern auch Personen, die im Rahmen ihrer Behandlung eine Spezialausrüstung, wie Transfusions- oder Beatmungsgeräte, benötigen, wenn sie von ausgebildeten Personen begleitet werden und die Fluggesellschaft mindestens 72 Stunden vor dem Abflug davon in Kenntnis gesetzt wurde.

Fernreisen

Von den Millionen Menschen, die jährlich ins Ausland reisen, benötigt etwa einer von 30 eine medizinische Behandlung aufgrund einer Erkrankung oder Verletzung. Magen-Darm-Infektionen können durch verunreinigtes Wasser und Getränke, einschließlich Eiswürfel, oder rohe bzw. nicht ausreichend gegarte Nahrungsmittel entstehen. Sexualkontakte mit flüchtigen Bekanntschaften erhöhen das Risiko für eine HIV-Infektion (eine Infektion mit dem weltweit verbreiteten, Aids verursachenden humanen Immunschwächevirus) oder andere sexuell übertragbare Krankheiten. Die gesundheitlichen Gefahren unterscheiden sich je nach Land und Region.

Die Auslandskrankenscheine der gesetzlichen Krankenversicherung gelten bei weitem nicht in allen Staaten. Viele Krankenhäuser und Ärzte behandeln ohnehin nur gegen Barzahlung. Abhängig vom persönlichen Risiko, dem Reiseziel und der Reiseart ist der Abschluß einer Reisekrankenversicherung empfehlenswert. Sie kann so abgeschlossen werden, daß auch die Kosten für einen eventuellen Rücktransport per Flugzeug gedeckt sind. Bei der Suche nach ärztlicher Hilfe im Ausland können die Konsulate behilflich sein.

Impfungen

Wer eine Auslandsreise plant, sollte sich rechtzeitig darum kümmern, ob er sich vorher noch impfen lassen muß. Intensivere Vorbereitungen sind in der Regel dann nötig, wenn die Reise länger als drei Wochen dauert, Zwischenstopps in Entwicklungsländern einschließt, in ländliche Bereiche geht oder direkter Kontakt mit der Bevölkerung geplant ist. Die Empfehlungen und Vorschriften bezüglich der Impfungen bei Fernreisen ändern sich häufig. Da manche Impfungen zwei bis zwölf Wochen vor Reiseantritt durchgeführt werden müssen, sollten sich Fernreisende rechtzeitig über die für ihr Reiseland geltenden Vorschriften und Empfehlungen informieren. Man erhält sie in Apotheken und beim Gesundheitsamt.

KAPITEL 286

Vergiftungen

Zu Vergiftungen kommt es, wenn giftige Substanzen verschluckt oder inhaliert werden oder mit Haut, Augen oder Schleimhäuten, wie beispielsweise der von Mund, Scheide oder Penis, in Kontakt kommen.

Weniger als 3 000 der mehr als 12 Millionen bekannten chemischen Substanzen verursachen den größten Teil der Vergiftungsunfälle und absichtlichen Vergiftungen. Letztlich kann aber jede Substanz, wenn sie in großen Mengen aufgenommen wird, giftig sein. Die häufigsten Vergiftungsquellen sind Medikamente, Haushaltsreiniger, landwirtschaftliche Produkte, Pflanzen, Industriechemikalien und Nahrungsmittelbestandteile.▲ Der Nachweis eines Giftes und die genaue Einschätzung seiner Giftigkeit sind von entscheidender Bedeutung für eine erfolgreiche Behandlung. Auskünfte zur Behandlung von Vergiftungen geben die Giftinformationszentralen.

Bei einer Vergiftung kann es sich um einen Unfall oder um einen Mord- oder Selbstmordversuch handeln. Besonders gefährdet sind Kinder unter drei Jahren, ältere Menschen (durch Fehler bei der Medikamenteneinnahme) sowie Industriearbeiter (durch Exposition mit giftigen Chemikalien).

Symptome

Die Symptome hängen vom jeweiligen Gift, der aufgenommenen Menge und bestimmten Merkmalen der Vergiftungsopfer ab. Schwächere Gifte muß man über einen längeren Zeitraum oder wiederholt in großen Mengen aufnehmen, bevor sie Probleme bereiten. Andere dagegen sind so stark, daß bereits ein Tropfen von ihnen auf der Haut schwere Schäden verursachen kann. Aber auch die genetische Ausstattung kann bestimmen, ob eine Substanz bei einer bestimmten Person giftig wirkt oder nicht. Das Alter entscheidet mit darüber, welche Substanzmenge unbeschadet aufgenommen werden kann. So kann ein kleines Kind beispielsweise größere Mengen Parazetamol unbeschadet einnehmen als ein Erwachsener. Ein Beruhigungsmittel aus der Reihe der Benzodiazepine kann hingegen für einen älteren Menschen schon in einer Dosis giftig sein, die für einen Menschen in mittleren Jahren völlig unproblematisch ist.

Die Symptome können harmlos, aber lästig sein – wie etwa Juckreiz, trockener Mund, Schleiersehen und Schmerzen – oder aber wirklich gefährlich – wie Verwirrtheit, Koma, Herzrhythmusstörungen, Atembeschwerden und starke Erregtheit. Einige Gifte verursachen innerhalb von Sekunden Symptome, andere erst nach Stunden oder Tagen. Einige Gifte bereiten nur wenig augenfällige Beschwerden, bis sie schließlich die Funktion lebenswichtiger Organe, wie der Leber oder Nieren, dauerhaft geschädigt haben. Die Symptome einer Vergiftung sind also genauso vielgestaltig wie die Gifte selbst.

Diagnose und Behandlung

Nach Anruf bei der zuständigen Giftinformationszentrale können die Familienmitglieder oder Kollegen des Vergiftungsopfers oder sonstige Anwesende mit der ersten Hilfe beginnen, während sie auf den Notarzt warten. Zunächst gilt es festzustellen, ob das Vergiftungsopfer atmet und sein Herz schlägt. Gegebenenfalls ist mit der kardiopulmonalen Reanimation (KPR) zu beginnen. Da der Nachweis des Giftes über den Behandlungserfolg entscheidet, sollten alle Behälter und eine ausreichende Probe der Substanz oder des Erbrochenen für den Arzt aufbewahrt werden.

Ist das verantwortliche Gift nicht bekannt, wird versucht, es im Labortest nachzuweisen. Eine Blutuntersuchung kann hilfreich sein, die Analyse einer Urinprobe ist aber meist aufschlußreicher. Der Arzt kann auch eine Probe des Mageninhalts entnehmen und zur Analyse ins Labor schicken.

Laien sollten grundsätzlich niemals versuchen, eine Person, die sich durch die orale Aufnahme einer Substanz vergiftet hat, zum Erbrechen zu bringen. Die Gefahr, den Schaden noch zu vergrößern, ist zu groß. Bei Personen, deren Bewußtsein getrübt ist, die bewußtlos sind oder Krampfanfälle haben, besteht immer Erstickungsgefahr. Zu den Substanzen, bei denen niemals Erbrechen provoziert werden darf, gehören beispielsweise scharfe Gegenstände, Erdölprodukte, Laugen und Säuren. Ärzte können Erbrechen mit Ipecacuanha-Sirup (Brechwurz) auslösen.

Im Krankenhaus wird der Magen mit anderen Methoden geleert. So kann beispielsweise ein Schlauch durch Mund oder Nase eingeführt werden, durch den der Magen erst ausgepumpt und dann mit Wasser gespült (Magenspülung) wird. Aktivkohle kann über eine Magensonde gegeben oder geschluckt werden. Sie bindet von einigen giftigen Substanzen erhebliche Mengen und verhindert so, daß sie durch den Darm ins Blut aufgenommen werden.

Wer giftige Gase eingeatmet hat, sollte schnellstmöglich aus der verseuchten Umgebung entfernt und an die frische Luft gebracht werden. Der Notarzt gibt meist sofort Sauerstoff.

Bei Augen- und Hautkontakt mit chemischen Substanzen sollte als erstes die verseuchte Kleidung, einschließlich Schuhe und Strümpfe, entfernt werden. Die Haut muß gründlich gewaschen, die Augen mit Wasser gespült werden. Helfer müssen sich vor Giftkontakt in acht nehmen.

Wurde das Gift erst einmal durch den Magen-Darm-Trakt, die Haut oder Lunge aufgenommen, verteilt es sich schnell im gesamten Körper. Letztlich werden die meisten Gifte durch die Leber abgebaut oder mit dem Urin ausgeschieden. Die Behandlung zielt darauf ab, diesen Entgiftungs- und Ausscheidungsprozeß zu beschleunigen und gleichzeitig die Giftwirkung mit Gegenmitteln abzufangen.

In der Regel wird dem Vergiftungsopfer intravenös Flüssigkeit zugeführt, um seinen Wasserhaushalt auszugleichen und die Harnproduktion aufrechtzuerhalten. Der Flüssigkeit können milde Säuren oder Basen zugesetzt

▲ Siehe Seiten 512 und 515

Häufige Giftstoffe*

Haushalts- und landwirtschaftliche Produkte
Alkohol (Einreibemittel)
Ammoniak
Benzin
Bleihaltige Farbe
Bleichmittel, Chlor
Brennstoff
DDT
Deodorantien
Enthaarungsmittel
Farblöser, wie Terpentin
Frostschutzmittel
Geschirrspülmittel
Kerosin
Klebstoff und Kitt (Modellbau)
Laugen
Möbelpolitur
Mottenkugeln
Mundwasser
Nagelkleber (Kosmetik)
Nagellack und Nagellackentferner
Parfums, Kölnischwasser, After-shave-Lotion
Pestizide, wie Ameisen- oder Rattengift
Pflanzenschutzmittel
Reinigungsflüssigkeiten
Shampoos
Trockenreiniger
WC-Reiniger

Medikamente
Jede in hohen Dosen genommene Arznei

Pflanzen
Dieffenbachie
Gelbe Narzissen (Knollen)
Fingerhut
Schierling
Tollkirsche

Industriechemikalien
Arsen
Kirschlorbeerwasser (Zyanide)
Lösungsmittel
Quecksilber
Strychnin

Nahrungsmittel
Alkoholische Getränke (Äthanol)
Eisenpräparate
Pilze
Verseuchte Nahrungsmittel (Lebensmittelvergiftung)

Sonstige
Kohlenmonoxid (Auspuffgase, Leuchtgas, Rauchgas, Sumpfgas)

* Praktisch jede Substanz, die in großen Mengen aufgenommen wird, kann giftig wirken.
Aktuelle Informationen erhalten Sie in jeder Giftinformationszentrale.

werden, um die Menge des mit dem Urin ausgeschiedenen Gifts zu erhöhen. Die Neutralisation und Ausscheidung des Giftes kann durch injizierte Chemikalien unterstützt werden, die sich an bestimmte Gifte, vor allem Schwermetalle wie Blei, binden. Eine Dialyse kann erforderlich sein. ▲

Ist ein spezifisches Gegengift verfügbar, wird es so schnell wie möglich verabreicht, z. B. Antidigoxin-Antikörper bei einer Digoxinüberdosierung oder Naloxon bei Morphin- oder Heroinvergiftung.

Je nach Art des Giftes und der Symptome erfordert eine Vergiftung häufig noch zusätzliche Behandlungen. So kann bei Atemstillstand, wie er bei einer Überdosis von Morphin, Heroin oder Barbituraten eintreten kann, künstliche Beatmung notwendig werden. Oft kommt es nach einer Vergiftung mit Beruhigungsmitteln, Kohlenmonoxid, Blei und anderen zentralwirksamen Substanzen zur Hirnschwellung. Zur Behandlung eines solchen Hirnödems werden Kortison und Mannit eingesetzt. Und schließlich kann nach einer Vergiftung häufig auch ein so schweres Nierenversagen auftreten, daß eine Dialyse notwendig wird.

▲ Siehe Seite 593

Giftige Bisse und Stiche

Verschiedene Tiere können über einen Giftzahn oder einen Stachel ein Gift verspritzen. Diese Tiere beißen oder stechen in der Regel nur, wenn sie provoziert oder in anderer Form gestört werden.

Giftschlangen

Die einzige in Deutschland heimische Giftschlange, die Kreuzotter, stellt keine nennenswerte Gefahr dar. Das ist in anderen Staaten anders, die für Bundesbürger beliebte Reiseziele sind.

In den USA leben etwa 25 giftige Schlangenarten. Dazu gehören Loch- oder Grubenottern (Klapperschlangen, Copperheads und Wassermokassinschlangen), Korallenschlangen und einige Arten aus der Familie der Colubridae. Obwohl in den USA jedes Jahr mehr als 45 000 Menschen von Schlangen gebissen werden, werden nur knapp 8 000 Vergiftungen durch Schlangenbiß gemeldet, von denen nicht einmal 15 tödlich ausgehen. Die meisten Todesfälle kommen bei Kindern, älteren Menschen oder bei Mitgliedern religiöser Sekten vor, die mit giftigen Schlangen umgehen, oder wenn die Bisse unbehandelt bleiben oder nicht ausreichend behandelt werden. Auf das Konto von Klapperschlangen gehen etwa 70 Prozent der Giftschlangenbisse und fast alle Todesfälle. Die meisten anderen Giftschlangenbisse entfallen auf die Copperheads und in geringerem Umfang auf die Wassermokassinschlange. Korallenschlangen verursachen weniger als ein Prozent aller Bisse. Auf importierte Schlangen, wie sie in Zoos, Schlangenfarmen und privaten oder professionellen Sammlungen zu finden sind, entfallen etwa 15 Bisse pro Jahr.

Ein Giftschlangenbiß ist nicht immer gleichbedeutend mit einer Schlangenbißvergiftung. Bei einem Viertel aller Bisse von Grubenottern und etwa der Hälfte aller Kobra- und Korallenschlangenbisse wird kein Gift verspritzt. Schlangengifte sind komplexe Mischungen; sie enthalten viele Eiweiße, die schädliche Reaktionen hervorrufen. Schlangengift kann sich praktisch auf jedes größere Organsystem im Körper direkt oder indirekt auswirken.

Das Gift von Klapperschlangen und anderen Grubenottern verursacht eine Gewebeschädigung im Bißbereich, Blutbildveränderungen, Blutgerinnungsstörungen sowie leckende Gefäße. Diese Veränderungen können innere Blutungen sowie Herz-, Lungen- und Nierenversagen zur Folge haben. Das Gift der Korallenschlangen beeinträchtigt die Aktivität des zentralen Nervensystems, schädigt das Gewebe im Bißbereich aber nur wenig.

Symptome und Diagnose

Die Symptome einer Grubenotternvergiftung sind vielgestaltig und hängen von vielen Faktoren ab: Größe und Art der Schlange, Menge und Toxizität des injizierten Gifts, Einbißstelle, Alter und Größe des Opfers und bestehende medizinische Störungen. Die meisten Bisse finden sich an Händen oder Füßen. Bisse der Klapperschlange, Wassermokassinschlange und von Copperheads verursachen gewöhnlich direkt nach dem Einspritzen des Giftes Schmerzen und innerhalb von zehn Minuten eine Schwellung. Diese Symptome treten nur selten mehr als 20 bis 30 Minuten später auf. Die Schmerzintensität reicht von leicht bis stark. Die Diagnose eines Giftschlangenbisses stützt sich unter anderem auf die Einbißstelle, Rötung, Schwellung, Schmerzen und ein Kribbeln oder Taubheitsgefühl in den Fingern oder Zehen oder im Mundbereich. Ein metallischer oder gummiartiger Geschmack wurde nach dem Biß einiger Klapperschlangenarten berichtet.

Unbehandelt breitet sich die Schwellung schnell aus und kann innerhalb weniger Stunden das gesamte Bein oder den Arm umfassen. Die Lymphknoten in dem Bereich können ebenfalls anschwellen und schmerzen. Weitere mögliche Symptome sind Fieber, Kältegefühl, allgemeines Schwächegefühl, schneller, schwacher Herzschlag, Ohnmacht, Schweißausbrüche, Übelkeit und Erbrechen. Besonders nach dem Biß einer Mojave-Klapperschlange kann es zu Atemnot kommen. Das Opfer klagt über Kopfschmerzen, Sehstörungen, herabhängende Oberlider und Mundtrokkenheit.

Eine mittelschwere und schwere Grubenotternvergiftung verursacht häufig innerhalb von drei bis sechs Stunden Hautblutungen. Die Haut im Bereich der Einbißstelle ist gespannt und verfärbt, innerhalb der ersten acht Stunden nach dem Biß entstehen oft blutgefüllte Blasen im Bißbereich. Bleibt der Biß unbehandelt, wird das Gewebe im Bereich um die Bißstelle zerstört; es bilden sich Blutpfropfen in den umgebenden Blutgefäßen.

Das Gift der meisten Grubenottern, vor allem aber der Klapperschlangen, stört die Blutgerinnung: Es kommt zu Zahnfleischbluten, Bluterbrechen und Blut im Stuhl. Blutgerinnungstests fallen ungewöhnlich aus, die Zahl der Blutplättchen (die für die Gerinnung verantwortlichen Blutbestandteile) kann deutlich reduziert sein.

Korallenschlangenbisse verursachen im allgemeinen nur wenig oder gar keine Schmerzen und Schwellung. Die Hauptsymptome entstehen aufgrund von Veränderungen im zentralen Nervensystem. Um die Einbißstelle herum können sich Sensibilitätsstörungen, wie Kribbeln, einstellen, die Muskeln in dem Bereich können schwach werden, Koordinationsstörungen und eine ausgeprägte allgemeine Schwäche können folgen. Weitere mögliche Symptome sind Sehstörungen, vermehrter Speichelfluß sowie Sprechstörungen und Schluckbeschwerden. In der Folge können sich extreme Atembeschwerden einstellen.

Behandlung

Giftschlangenbisse stellen einen medizinischen Notfall dar. Vor der Behandlung muß festgestellt werden, ob es sich um eine Giftschlange gehandelt hat und ob tatsächlich eine Vergiftung eingetreten ist. Hat die Schlange zwar gebissen, ihr Gift dabei jedoch nicht verspritzt, ist der Biß wie eine normale Stichwunde mit Reinigen und einer Tetanusimpfung zu behandeln.

Jeder, der von einer Grubenotter gebissen wird, sollte möglichst ruhig und warm gehalten werden und schnellstens in die nächstgelegene medizinische Einrichtung gebracht werden. Der verletzte Körperteil sollte locker ruhiggestellt und unter Herzniveau gelagert werden. Ringe, Uhren und beengende Kleidung sind zu entfernen. Anregende Mittel dürfen nicht gegeben werden. Der Sawyer's Extractor (ein Erste-Hilfe-Instrument, mit dem das Gift in der Einbißstelle ausgesaugt wird) sollte innerhalb der ersten fünf Minuten über der Bißstelle angesetzt und dort während des Transports zur weiteren Behandlung im Krankenhaus 30 bis 40 Minuten lang belassen werden.

Die Gabe eines Gegengiftes (Antiserum), das die Wirkung des Schlangengiftes neutralisiert, ist bei den meisten Schlangenbissen ein wichtiger Bestandteil der Behandlung. Das Gegengift wird gespritzt. Gegen Tetanus wird ebenfalls geimpft, gegebenenfalls folgt noch ein Antibiotikum.

Die allgemeinen Behandlungsgrundsätze für die Behandlung der Grubenotternvergiftung gelten auch für die Korallenschlangen. Entwickeln sich Atembeschwerden, muß eventuell die Atmung unterstützt werden. Ein Gegengift, speziell gegen Korallenschlangenvergiftungen, muß gespritzt werden.

Grundsätzlich muß bei jeder Schlangenbißvergiftung, vor allem aber bei Kindern und älteren Menschen, eine Giftinformationszentrale kontaktiert werden. Der örtliche Zoo oder das regionale Giftinformationszentrum sollten als erstes bei Bissen mit importierten Giftschlangen zu Rate gezogen werden. Hier können auch die Depots mit Antiseren und eine Liste mit Ärzten, die auf die Behandlung von Schlangenbissen spezialisiert sind, erfragt werden.

Giftige Echsen

Es sind lediglich zwei giftige Echsen bekannt: die in Mexiko heimische Krustenechse und das Gila-Monster, das in Arizona und Sonora, Mexiko und angrenzenden Gebieten beheimatet ist. Ihr Gift ähnelt in Zusammensetzung und Wirkung dem einiger Grubenottern.

Häufige Symptome nach dem Biß dieser Echsen sind Schmerzen, Schwellung und Verfärbung im Bißbereich sowie geschwollene Lymphknoten. Schwäche, Schweißausbrüche, Durst, Kopfschmerzen und Ohrensausen (Tinnitus) können sich ebenfalls entwickeln. In schweren Fällen kann es zum Blutdruckabfall und Kreislaufkollaps kommen.

Die Behandlung entspricht der Therapie bei Grubenotternvergiftungen. Ein spezifisches Antiserum gibt es nicht.

Spinnen

Fast alle Spinnen in den USA sind giftig. Glücklicherweise sind die Beißwerkzeuge der meisten Arten zu klein und zu schwach, um die menschliche Haut zu durchdringen. Doch gibt es in den USA mindestens 60 Arten, von denen beschrieben ist, daß sie mit ihrem Biß Menschen verletzt haben. Nicht in den USA beheimatete Arten können durch Waren, wie Obst und Gemüse oder andere Materialien, ins Land gebracht werden. Obwohl die in den USA beheimateten Taranteln als gefährlich gelten, verursacht ihr Biß beim Menschen keine ernsthaften Gesundheitsschäden. Im Durchschnitt verursachen Spinnenbisse in den USA weniger als drei Todesfälle im Jahr; betroffen sind vor allem Kinder.

Bislang sind nur einige wenige Spinnengifte genau erforscht worden. Die untersuchten Gifte sind sehr komplex und enthalten Enzyme und andere Eiweiße, die verschiedene Reaktionen im Körper hervorrufen.

Symptome

Der Biß der Schwarzen Witwe verursacht gewöhnlich einen scharfen, stechenden Schmerz, gefolgt von einem dumpfen Schmerz und Taubheitsgefühl im Bißbereich. Krampfartige Schmerzen und Muskelsteifigkeit in Bauch oder Schultern, Rücken und Brust können sich entwickeln. Weitere mögliche Symptome sind Ruhelosigkeit, Angstzustände, Schweißausbrüche, Kopfschmerzen, Benommenheit, herabhängende und geschwollene Oberlider, Hautausschlag und -jucken, Atemnot, Übelkeit, Erbrechen, vermehrter Speichelfluß und Schwäche. Die Haut über der gebissenen Stelle kann warm sein.

Der Biß der Speispinnen verursacht keinen oder kaum unmittelbaren Schmerz; er kann sich aber innerhalb von einer Stunde entwickeln. Der Schmerz kann sehr stark sein und die ganze Wunde erfassen. Im Bißbereich rötet sich die Haut, juckt eventuell, und es treten kleine Hautblutungen auf. Der Juckreiz kann den gesamten Körper erfassen. Es bildet sich eine kleine Blase, die entweder von einem unregelmäßigen, blutunterlaufenen Ring oder von einem geröteten Bereich, der anfangs wie das Zentrum einer Zielscheibe aussieht, umgeben ist. Danach vergrößert sich die Blase, füllt sich mit Blut, platzt und hinterläßt ein Geschwür, aus dem eine kraterförmige Narbe resultieren kann. Übelkeit, Erbrechen, schweres Krankheitsgefühl, Frösteln, Schweißausbrüche, Blutbildveränderungen und Nierenversagen können sich entwickeln. Todesfälle sind jedoch selten.

Behandlung

Die einzig vernünftige Erste-Hilfe-Maßnahme beim Biß einer Schwarzen Witwe ist das Auflegen von Eiswürfeln auf die Bißstelle, um die Schmerzen zu lindern. Bei Personen unter 16 und über 60 Jahren und solchen mit Bluthochdruck oder Herzerkrankung ist meist eine Krankenhauseinweisung notwendig. Bei schweren Vergiftungen wird ein Gegengift gegeben, um die Giftwirkung zu neutralisieren. Atembeschwerden und extremer Hochdruck müssen mit geeigneten Maßnahmen behandelt werden. Muskelschmerzen und -krämpfe lassen sich mit muskelentspannenden Mitteln lindern. Leichte Schmerzen kann schon ein heißes Bad lindern, schwere Schmerzen brauchen starke Schmerzmittel.

Auch nach dem Biß einer Speispinne lindern Eisstücke den Schmerz. Gegen die Entzündung wird meist Kortison eingesetzt. Ein Gegengift gibt es derzeit noch nicht.

Geschwürige Hautveränderungen werden täglich mit Wasserstoffperoxid gereinigt und dreimal täglich gebadet. Abgestorbenes Gewebe wird entfernt. Bei den meisten Bissen genügt diese Behandlung.

Gefährliche Spinnen

Schwarze Witwe und verwandte Unterarten

Speispinnen und verwandte Unterarten

Springspinnen

Taranteln

Falltürspinnen

Bananenspinnen (Mittelamerika)

Wolfsspinnen

Weberspinnen

Grüne Luchsspinnen

Kammspinnen oder falsche Schwarze Witwe

Zebraspinnen

Krabbenspinnen

Vogelspinnen

Sackspinnen

Dornfingerspinnen

Kreuzspinnen

Plattbauchspinnen

Kugelspinnen

Jagdspinnen (Mittel- und Südamerika)

Bienen, Wespen, Hornissen und Ameisen

Stiche von Bienen, Wespen, Hornissen und Ameisen kommen häufig vor. Der Durchschnittsbürger kann zehn Stiche pro Pfund Körpergewicht unbeschadet hinnehmen. Das heißt, daß ein durchschnittlicher Erwachsener mehr als 1000 Stiche ertragen könnte, während ein Kind bereits an 500 sterben könnte. Personen, die allergisch auf solche Stiche reagieren, sind jedoch bereits durch einen einzigen Stich gefährdet: Er kann eine anaphylaktische Reaktion ▲ auslösen und damit zum Tod führen. Bei jenen wenigen Menschen, die an Bienenstichen gestorben sind, trat der Tod durch Herz- oder Kreislaufversagen ein. In einigen südlichen Staaten der USA gibt es allerdings einen aggressiven Typ von Honigbiene, die sogenannte afrikanische Killerbiene, die ihr Opfer in Schwärmen angreift; sie verursacht schwerere Reaktionen als andere Bienen.

Im Süden der USA, besonders in der Golfregion, beißen sogenannte Feuerameisen Menschen jährlich tausendfach. Mehr als 30 Todesfälle gehen auf ihr Konto. Der Biß der Feuerameisen verursacht einen sofort auftretenden Schmerz und einen geröteten und geschwollenen Bereich, der innerhalb von 45 Minuten wieder verschwindet. An der Bißstelle entwickelt sich eine Blase, die innerhalb von 30 bis 70 Stunden platzt. Es kann sich eine Infektion entwickeln. Manchmal entsteht statt der Blase ein roter, geschwollener und juckender Fleck. Anaphylaktische Reaktionen (eine lebensgefährliche allergische Reaktion mit Blutdruckabfall und Atemnot) treten bei weniger als ei-

▲ Siehe Seite 825

nem Prozent der Gebissenen auf. Es können sich Nerven entzünden und Krampfanfälle auftreten.

Behandlung

Beim Bienen-, Wespen-, Hornissen- oder Ameisenstich kann der Stachel in der Haut steckenbleiben. Man sollte ihn durch vorsichtiges Kratzen oder Zupfen entfernen, nicht durch Ziehen oder Quetschen, weil dabei aus dem anhängenden Giftapparat nochmals Gift in den Körper gelangt. Sofort einen Eiswürfel aufzulegen lindert den Schmerz. Eine Salbe gegen Allergien oder eine mit Kortison ist oft hilfreich. Insektengiftallergiker sollten stets ein Notfallset mit einer Adrenalinspritze und Antihistaminika-Tabletten bei sich tragen, um einem anaphylaktischen Schock entgegenwirken zu können.

Wer bereits einmal eine schwere allergische Reaktion auf einen Bienenstich hatte, kann sich, um eine Wiederholung zu verhindern, hyposensibilisieren lassen. Hierbei wird der Körper solange wiederholt kleinen Mengen der allergieauslösenden Substanz (Allergen) ausgesetzt, bis diese spezifische Reaktion aufgehoben oder zumindest erheblich gemildert ist.

Insekten

Zu den häufig vorkommenden stechenden und manchmal auch blutsaugenden Insekten gehören Sandmücken, Pferdebremsen, Wild-Dasselfliegen, Moskitos, Flöhe, Läuse sowie verschiedene Wanzenarten. Aufgrund der Zusammensetzung ihres Speichels kann der Biß dieser Insekten reizen. Ihr Biß verursacht eine Vielzahl von Reaktionen, von kleinen Papeln bis hin zu großen geschwürigen Wunden mit Schwellung und Schmerzen. Die schlimmsten Reaktionen treten bei Personen auf, bei denen es nach dem Biß zu Überempfindlichkeitsreaktionen oder Infektionen kommt. Bei Allergikern können solche Bisse tödlich sein.

Das Insekt, das gebissen oder gestochen hat, sollte so schnell wie möglich entfernt werden. Die Wunde sollte gereinigt werden und eine Salbe gegen Allergien oder eine mit Kortison aufgetragen werden, um den Juckreiz, die Schmerzen und Entzündung zu lindern. Personen, die auf diese Art Bisse allergisch reagieren, sollten sich sofort in ärztliche Behandlung begeben oder ihr Notfallset, bestehend aus Antihistamin-Tabletten und einer gebrauchsfähigen Adrenalinspritze, anwenden.

▲ Siehe Seite 876

Zecken und Milben

Zecken übertragen viele Krankheiten (z. B. die Lyme-Borreliose▲) und verursachen verschiedentlich sogar Vergiftungen.

Milben sind weit verbreitet und verantwortlich für die Krätze – ein heftig juckender Hautausschlag, den die unter der Haut angesiedelten Milbenlarven verursachen – und eine Reihe anderer Erkrankungen. Die Bisse lösen verschiedene Gewebereaktionen aus.

Behandlung

Eine in die Haut eingebohrte Zecke sollte so schnell wie möglich entfernt werden. Am besten geschieht dieses, indem sie vorsichtig mit einer speziellen Zeckenzange (aus der Apotheke) oder einer Pinzette herausgedreht wird. Die früher empfohlene Anwendung von Öl, Klebstoff oder Nagellack sollte unterbleiben.

Milben werden durch Auftragen einer Lösung, die Lindan oder Benzylbenzoat enthält, behandelt. Im Anschluß an diese Behandlung wird noch einige Tage lang eine kortisonhaltige Creme aufgetragen, die den Juckreiz lindern soll, bis alle Milben abgestorben sind.

Hundert- und Tausendfüßler

Der Biß größerer Exemplare von Hundertfüßlern ist schmerzhaft und kann mit Schwellung und Rötung im Bißbereich einhergehen. Auch die regionalen Lymphknoten können anschwellen. Gewebeschädigung und Infektionen sind jedoch selten. Die Symptome halten selten mehr als 48 Stunden an. Tausendfüßler beißen zwar nicht, können aber ein giftiges Sekret absondern, das die Haut reizt und eventuell das Gewebe schädigt.

Bei den meisten Hundertfüßlerbissen hilft ein Eiswürfel gegen die Schmerzen. Das giftige Sekret, das Tausendfüßler auf die Haut spritzen, sollte mit viel Wasser und Seife abgewaschen werden, Alkohol ist zu meiden. Bei Hautreaktionen hilft eine Kortisoncreme. Verletzte Augen sollten sofort mit Wasser gespült und mit einer kortisonhaltigen Augensalbe versorgt werden.

Skorpione

Fast alle nordamerikanischen Skorpione sind relativ harmlos. Nach ihrem Stich schmerzt es meist nur gering, die Schwellung ist leicht, die Haut kann empfindlicher werden und sich erwärmen. Sehr viel giftiger ist jedoch Centruroides exilicauda (sculpuratus), der in Arizona und New Mexico und auf der kalifornischen Seite des Colorados vorkommt. Sein Stich verursacht einen sofortigen Schmerz und manchmal Taubheit oder Kribbeln im Stichbereich. Schwellungen kommen im allgemeinen nicht vor. Bei Kindern entstehen Spannung und Ruhelosigkeit, und sie bewegen Kopf, Nacken und Augen unwillkürlich und unkontrolliert. Bei Erwachsenen steigen Herz- und Atemfrequenz und der Blutdruck an. Muskelschwäche und Koordinationsstörungen können auftreten. Atembeschwerden, oft noch verschlimmert durch eine übermäßige Speichelabsonderung, können bei Kindern und Erwachsenen auftreten.

Die Stiche der meisten nordamerikanischen Skorpione bedürfen keiner spezifischen Therapie. Die Auflage eines Eiswürfels auf den Stich lindert den Schmerz. Denselben Effekt hat auch eine Salbe, die ein Mittel gegen Allergien oder Kortison enthält. Muskelkrämpfe und Bluthochdruck als Reaktion auf den Stich müssen medikamentös behandelt werden. Absolute Bettruhe ist wichtig. In den ersten acht bis zwölf Stunden darf nichts gegessen werden. Bei schweren Reaktionen oder wenn alle anderen Maßnahmen nicht anschlagen, sollte ein Gegengift verabreicht werden – das gilt vor allem bei Kindern.

Meerestiere

Stachelrochen tragen ihr Gift in einem oder mehreren Stacheln auf der Oberseite der langen Schwanzflosse. Verletzungen treten in der Regel dann auf, wenn jemand beim Waten im Wasser auf einen Stachelrochen tritt. Dann stößt der Fisch seinen Schwanz nach vorn und oben und treibt damit die Stacheln in den Fuß oder das Bein des Opfers. Die Umhüllung des Stachels bricht auf, so daß das Gift freigesetzt wird. Das führt unverzüglich zu starken Schmerzen.

Der Schmerz kann auf das Gebiet um den Einstich begrenzt bleiben, oft breitet er sich jedoch schnell aus und erreicht seine größte Intensität innerhalb von 1½ Stunden. Unbehandelt bleibt er, allmählich nachlassend, sechs bis 48 Stunden bestehen. Ohnmachtsanfälle, Schwäche, Übelkeit und Angstzustände kommen häufig vor. Gelegentlich schwellen die Lymphknoten an und werden druckempfindlich; Erbrechen, Durchfall, Schweißausbrüche, Krampfbereitschaft, Schmerzen in der Achselhöhle und in den Leisten sowie Atembeschwerden treten auf. Die Wunde ist gewöhnlich ausgezackt und blutet stark. Sie kann Teile der Stachelscheide enthalten, was die Infektionsgefahr erhöht. Die Wundränder sind häufig verfärbt, und das Gewebe ist an dieser Stelle zerstört. Häufig ist der Wundbereich geschwollen.

Verletzungen am Arm oder Bein durch Stachelrochen- oder andere Fischstiche sollten kräftig mit Salzwasser gespült werden. Sichtbar in der Wunde verbliebene Teile der Stachelscheide sollte man zu entfernen versuchen. Das verletzte Gliedmaß sollte 30 bis 90 Minuten lang in so heißem Wasser gebadet werden, wie es der Verletzte gerade noch ertragen kann.

Setzt die Erstversorgung verzögert ein, können die Schmerzen sehr stark sein. Dann kann der verletzte Bereich mit einem Mittel zur örtlichen Betäubung schmerzunempfindlich gemacht werden. Zusätzlich können Schmerzmittel gegeben werden. Eine ärztliche Versorgung ist wichtig, damit die Wunde gereinigt und untersucht wird. Gegebenenfalls müssen die Tetanusimpfung aufgefrischt, Antibiotika verabreicht und die Wunde mit einigen Stichen genäht werden.

Einige **Weichtiere**, darunter Schnecken, Tintenfische und verschiedene Muscheln, sind giftig. Der Conus californicus ist die einzig giftige Schnecke in nordamerikanischen Gewässern. Ein Stich von ihr verursacht Schmerzen, Schwellung, Rötung und Taubheitsgefühl in dem betroffenen Bereich. Der Biß des nordamerikanischen Tintenfisches ist meist harmlos. Die sogenannte paralytische Schaltiervergiftung wird durch den Genuß bestimmter Muscheln bzw. Austern verursacht, die giftige Dinoflagellaten (einzellige Meerestiere) aufgenommen haben. ▲

Bei Conusstichen und Tintenfischbissen scheinen Erste-Hilfe-Maßnahmen nur wenig zu helfen. Schwere Fälle von Conusstichen verursachen einen Schock und können künstliche Beatmung und Maßnahmen zur Schockbekämpfung erforderlich machen.

Seeigel und verschiedene verwandte Stachelhäuter sind giftig, obwohl das Gift Menschen nur selten bedroht. Gefährlicher sind die Seeigelstachel, sie reißen die Haut auf, schädigen das Gewebe und verursachen eine Entzündung. Werden sie nicht rasch entfernt, wandern sie in tiefere Gewebeschichten und verursachen eine chronische Entzündung, oder sie verkeilen sich an einem Knochen oder Nerv. Gelenk- und Muskelschmerzen sowie Hautausschläge können auftreten.

Seeigelstacheln müssen schnell entfernt werden. Eine bläuliche Verfärbung an der Eintrittsstelle kann helfen, den Stachel zu lokalisieren. Da Essig die meisten oberflächlichen Seeigelstachel auflöst, reicht es häufig schon, die Wunde mehrmals in Essig zu baden oder mit Essig getränkte Kompressen aufzulegen. Der Bereich wird gewaschen und eine Salbe, die ein Mittel gegen Allergien oder Kortison enthält, aufgetragen. Gelegentlich ist ein kleiner Einschnitt nötig, um den Stachel zu entfernen.

Manche **Hohltiere**, zu denen Korallen, Seeanemonen, Quallen und Hydrozoen, wie die portugiesische Galeere, gehören, haben hochentwickelte Stechvorrichtungen, die die Haut durchdringen. Sie sind reichlich auf den Fang-

▲ Siehe Seite 516

armen vorhanden. Ein einziger Fangarm kann Tausende von Nesselkapseln in die Haut hineinschießen. Die Schäden unterscheiden sich nach der Art des Nesseltiers. Es entsteht ein leicht erhabener Hautausschlag in einer oder mehreren unterbrochenen Linien, manchmal umgeben von einem roten Hof. Starker Schmerz und heftiger Juckreiz sind häufig. Aus dem papeligen Ausschlag werden eitrige Bläschen, die platzen. Weitere mögliche Symptome sind Schwäche, Übelkeit, Kopfschmerzen, Muskelschmerzen und -krämpfe, tränende Augen, Nasenlaufen, vermehrte Schweißabsonderung, Pulsfrequenzänderungen und Brustschmerzen, die beim Atmen zunehmen.

Für die Behandlung von Nesselverletzungen gibt es viele Empfehlungen. Bei den meisten Stichen genügt es jedoch, die Wunde zu reinigen. Die Empfehlungen über geeignete Reinigungsmittel sind vielfältig: Ammoniak, Essig, Fleischzartmacher (mit Papain), Natriumbikarbonat, Borsäure, Zitronen- oder Feigensaft, Alkohol. Folgendes Vorgehen wird empfohlen:

1. Die verletzte Region wird mit Meerwasser (kein Süßwasser) gespült.
2. Die Fangarme werden mit einem Instrument oder behandschuhten Händen entfernt.
3. Die betroffene Stelle wird 30 Minuten lang in einer Lösung, die zu gleichen Teilen aus Wasser und Essig besteht, gebadet.
4. Mehl oder Backpulver werden über die Wunde gestäubt und dann mit einem scharfen Messer vorsichtig abgekratzt.
5. Der betroffene Bereich wird erneut in Essig gebadet.
6. Eine Salbe, die ein Mittel gegen Allergien oder Kortison enthält, wird aufgetragen.

Bei ernsteren Fällen können zusätzlich Sauerstoff und Atemhilfe notwendig werden. Schmerzhafte Muskelkrämpfe und starke Schmerzen werden mit intravenös verabreichten Medikamenten behandelt. Gegen bestimmte australische Hohltierarten gibt es ein Gegengift, das nicht bei den nordamerikanischen Arten hilft.

Anhang

ANHANG I

Patientenrechte

Jeder Kontakt mit medizinischen Einrichtungen und ihrem Personal berührt die Grundrechte eines Menschen. Wer sichergehen will, daß seine Wünsche auch in einer solchen Situation respektiert werden, sollte vorausschauend denken und handeln. Dabei ist zu bedenken: Bei einer plötzlich auftretenden Krankheit ist man vielleicht zu schwach oder nicht mehr in der Lage, bewußt zu entscheiden; eine chronische Krankheit kann einen so mitnehmen und empfindsam machen, daß man nicht mehr klar denken kann. Wer seinen Hausarzt in gesunden Zeiten über seine persönlichen Vorstellungen informiert hat, kann erwarten, daß er im Zweifelsfall im Sinne des Patienten Auskunft gibt. Eine Absicherung darüber hinaus sind Patientenverfügungen, in denen man seinen Willen für den Fall dokumentiert, daß man selbst nicht mehr in der Lage ist, sich zu artikulieren.

Behandlungsvertrag

Zwischen einem Menschen, der sich um Hilfe an einen Arzt wendet, und dem Arzt, der zu erkennen gibt, daß er diese Hilfe gewähren will, wird ein Behandlungsvertrag geschlossen – auch wenn niemand etwas unterschreibt und keiner von beiden ausdrücklich darüber spricht. Es kommt ein stillschweigend geschlossener Vertrag zustande, aus dem sich für beide Parteien Rechte und Pflichten ergeben.

Minderjährige Patienten

Bei der Entscheidung über die Behandlung eines Kindes treten die Sorgeberechtigten, in der Regel die Eltern, an die Stelle des kleinen Patienten. Dazu müssen sie hinreichend über die geplante Therapie aufgeklärt werden. Allerdings haben auch die jungen Patienten selbst das Recht, vom Arzt zu erfahren, was mit ihnen geschehen soll.

Wenn die Eltern eine Behandlung für ihr Kind ablehnen, die aber für dessen Leben und Gesundheit unabdingbar notwendig ist, verletzen sie ihre Unterhaltspflicht dem Kind gegenüber. In diesem Fall kann das Vormundschaftsgericht an Stelle der Eltern entscheiden.

Als minderjährig gelten Personen unter 18 Jahren. Wer das 15. Lebensjahr vollendet hat, kann sich auch ohne die Zustimmung seiner Erziehungsberechtigten in ärztliche Behandlung begeben, und der Arzt kann ihn als unabhängigen Patienten annehmen. Diese Regelung bedeutet z. B., daß sich eine Sechzehnjährige von einer Gynäkologin die »Pille« verschreiben lassen kann, ohne daß ihre Eltern von dem Arztbesuch und der Verordnung erfahren müssen. Wenn die Ärztin den Eindruck hat, daß die junge Frau die für ihre Entscheidung erforderliche Einsichtsfähigkeit und Urteilskraft hat, kann sie sich gegenüber den Erziehungsberechtigten auf ihre Schweigepflicht berufen.

Beispiel für eine Patientenverfügung

Für den Fall, daß ich zu einer Entscheidung oder einem Gespräch nicht mehr fähig bin, verfüge ich:
Bei einer irreversiblen Bewußtlosigkeit, aller Voraussicht nach schwersten Dauerschädigung meines Gehirns oder dauerndem Ausfall lebenswichtiger Funktionen meines Körpers oder im Endstadium einer zum Tod führenden Krankheit, wenn die Behandlung nur noch dazu führen würde, den Vorgang des Sterbens zu verlängern, insbesondere, wenn die Behandlung mit erheblichen Schmerzen oder Beeinträchtigungen verbunden wäre, will ich:

- keine Intensivbehandlung,
- Einstellung der Ernährung (nur noch Mundpflege),
- nur angst- und/oder schmerzlindernde Maßnahmen (wenn nötig),
- keine künstliche Beatmung,
- keine Bluttransfusion,
- keine Organtransplantation,
- keine Dialyse,
- keinen Anschluß an eine Herz-Lungen-Maschine.

Meine Vertrauenspersonen sind:

....

....

....

Name, Adresse, Telefonnummer:

....

....

....

Ort, Datum, Unterschrift

....

....

Rechte des Patienten

In Deutschland herrscht freie Arztwahl. Jeder kann innerhalb des Landes den Arzt aufsuchen, dem er vertraut. Ob der Patient zuerst zum Hausarzt geht oder sich gleich an einen Facharzt wendet, bleibt ihm weitgehend selbst überlassen. Das gleiche gilt für die Wahl des Krankenhauses. Soll allerdings die gesetzliche Krankenkasse die Kosten für die Behandlung tragen, muß sich der Versicherte an einen Arzt mit Kassenzulassung wenden.

Auch hinsichtlich dessen, wie und wie lange ein Arzt ihn behandelt, wird dem Selbstbestimmungsrecht des Patienten großer Wert beigemessen. Jeder Patient kann jederzeit seinen Arzt wechseln. Das während des laufenden Abrechnungszeitraums (Quartal) zu tun, ist aber nur ratsam, wenn ein triftiger Grund vorliegt, z. B. wenn der Patient seinem Arzt nicht mehr vertraut.

Wie der Europäische Gerichtshof mittlerweile entschieden hat, sind die Krankenkassen sogar verpflichtet, Gesundheitsleistungen zu bezahlen, die im europäischen Ausland erbracht worden sind – und zwar nicht nur, wie bisher, bei einem Notfall, sondern auch bei regulären medizinischen Behandlungen und Erzeugnissen. Krankenhausaufenthalte sind allerdings immer noch nicht derart liberalisiert. Für stationäre Leistungen zahlen die Krankenkassen bisher nur im Notfall.

Auch das Krankenhaus können Patienten jederzeit wechseln oder es – wenn nötig auch gegen ärztlichen Rat – verlassen. Handeln sie entgegen der ärztlichen Weisung, müssen sie das mit ihrer Unterschrift bestätigen. Das bedeutet jedoch nicht, daß sie in diesem Krankenhaus nicht mehr behandelt werden. Zur Behandlung eines Notfalls ist ein Krankenhaus auch bei Patienten verpflichtet, die sich vorher»selbst entlassen« haben.

Wer im Vollbesitz seiner geistigen Kräfte ist, kann den Arzt jederzeit anweisen, die Behandlung abzubrechen, bzw. er kann sie komplett verweigern – selbst wenn anzunehmen ist, daß sich die Krankheit dann verschlimmert oder sogar zum Tod führen wird. Die Gründe dafür muß er nicht angeben. Wenn allerdings jemand, dessen Leben gefährdet ist – z. B. ein schmerzgepeinigter Mensch mit unheilbarem Krebs –, in ärztliche Obhut kommt, stehen unter Umständen zwei Interessen einander entgegen: die des Kranken, der nicht mehr länger leben will, und die des Arztes, der verpflichtet ist, Leben zu erhalten. In einem solchen Konflikt können Vorausverfügungen des Patienten sehr hilfreich sein.

Pflichten des Arztes

Mit dem Behandlungsvertrag geht der Arzt die Verpflichtung ein, seinen Patienten ordnungsgemäß und den Regeln der ärztlichen Wissenschaft entsprechend zu untersuchen und zu behandeln. Im allgemeinen bedeutet das, daß er die Krankenvorgeschichte erheben muß, eine körperliche Untersuchung durchführt, daraus eine Diagnose ableitet und eine Therapie vorschlägt.

Zu den Pflichten des Arztes gehört es unter anderem, seinen Patienten über seinen Gesundheitszustand und die geplanten Behandlungen umfassend zu informieren, und er muß seine Tätigkeiten hinreichend dokumentieren. Über das, was der Arzt über seinen Patienten erfährt, hat er Stillschweigen zu bewahren.

Aufklärungspflicht

Der Patient muß den Verlauf und das Risiko einer Untersuchung oder Behandlung abschätzen können. Dazu muß der Arzt den Patienten über die Folgen, Risiken und Heilungschancen des geplanten Vorgehens sowie die möglichen Nebenfolgen aufklären – und zwar in Worten, die den Patienten in die Lage versetzen, zu verstehen, was mit ihm geschehen soll, und daß er dem zustimmen oder es ablehnen kann. Besonders detailliert muß die Aufklärung sein, wenn eine neue oder unkonventionelle Behandlungsmethode angewandt werden soll.

Zudem muß der Arzt den Zeitpunkt so wählen, daß dem Patienten noch genügend Zeit bleibt, um seine Entscheidung zu überlegen. Welche Zeit dafür angemessen ist, hängt auch von der Schwere des Eingriffs ab. Eine Amputation erfordert z. B. mehr Bedenkzeit als das Entfernen einer Warze.

Diese Aufklärungspflicht gilt im großen und ganzen auch bei der Verordnung von Arzneimitteln. Auch dabei hat der Arzt über die therapeutische Wirkung und die Risiken aufzuklären, die mit der Einnahme verbunden sind.

Schweigepflicht

Die Schweigepflicht ist ein sehr weitreichendes Gebot, das die Integrität und Selbstbestimmung des Patienten schützt. Sie bindet den Arzt auch gegenüber Ehepartnern und Familienangehörigen, denen er ohne Zustimmung des Patienten keine Auskunft geben darf. Die Schweigepflicht gilt sogar über den Tod hinaus.

Ohne Einwilligung des Patienten darf der Arzt nur dann seine Schweigepflicht brechen, wenn er damit ein Rechtsgut schützt, das höher bewertet wird als das Persönlichkeitsrecht des Patienten. So sind z. B. Geschlechtskrankheiten meldepflichtig – allerdings nur die, die das Gesetz namentlich aufführt. Eine Syphilisinfektion z. B. muß der Arzt melden, eine HIV-Infektion jedoch nicht. In anderen Fällten kann es eine Ermessensentscheidung des Arztes sein, so z. B., ob er der Verkehrsbehörde mitteilt, daß sein Patient trotz Aufklärung und Warnung nicht bereit ist, auf die Nutzung seines Führerscheins zu verzichten, obwohl er krankheitsbedingt für andere Verkehrsteilnehmer eine Gefahr darstellt. Der Arzt ist berechtigt, diese Information weiterzugeben, aber er ist nicht dazu verpflichtet.

Krankenunterlagen

Der Arzt muß über seine Tätigkeit an Patienten Aufzeichnungen machen. Diese Dokumentation dient ihm nicht nur als Gedächtnisstütze, sondern soll im Interesse des Patienten angelegt werden. Darum hat der Patient auch das Recht, seine Krankenakte einzusehen – zumindest was die objektiven Feststellungen angeht, nicht jedoch das, was sich der Arzt an subjektiven Eindrücken und Bemerkungen notiert hat. Der Patient kann verlangen, daß der Arzt – auf Kosten des Patienten – Kopien von Röntgenaufnahmen, EKG-Blättern und ähnlichem, Laborbefunden usw. anfertigt und ihm aushändigt.

Patientenwillen

Viele Menschen ängstigt die Frage, ob mit ihnen im Vorfeld des Todes etwas geschehen könnte, was sie nicht wollen, und dem sie nicht zugestimmt hätten, wenn sie noch hätten entscheiden können. Eine aktive Sterbehilfe ist in Deutschland verboten. Auch die Bundesärztekammer als Standesvertretung der deutschen Mediziner lehnt aktive Maßnahmen, die das Leben eines Menschen gezielt verkürzen, kategorisch ab. Allerdings akzeptiert sie unter bestimmten Umständen, wenn ein Arzt bei Sterbenden oder Todkranken lebensverlängernde Maßnahmen – dazu zählt auch die künstliche Ernährung – unterläßt, wenn dieses dem erklärten oder mutmaßlichen Willen des Patienten entspricht.

Ein Instrument, mit dem der Patient seinen Willen für den Fall festlegen kann, daß er selbst nicht mehr in der Lage ist zu entscheiden, ist die Patientenverfügung.

Patientenverfügung

Die Patientenverfügung, manchmal auch Patiententestament genannt, gibt wichtige Hinweise auf den mutmaßlichen Willen des Patienten. Der Arzt ist grundsätzlich nicht verpflichtet, sich so zu verhalten, wie es in einer solchen Verfügung angegeben ist, aber er kann sie im Zweifelsfall zur Grundlage seiner Entscheidungen machen. Ein solches Schriftstück braucht nicht notariell beglaubigt zu sein, sollte aber einige Voraussetzungen erfüllen, damit sich der Arzt ihr verpflichtet fühlen kann. Die Patientenverfügung sollte:

- selbst handschriftlich abgefaßt sein
- etwa jährlich erneuert werden, damit sie immer den aktuellen Willen demonstriert

- Vertrauenspersonen benennen, die den Patienten vertreten
- für genau definierte Lebensumstände abgefaßt sein
- die nicht erwünschten medizinischen Handlungen konkret benennen
- den Hinweis enthalten, daß der Verfasser die Verfügung im Vollbesitz seiner geistigen Kräfte geschrieben hat
- mit Angabe von Ort und Datum selbst unterschrieben sein

Vorsorgevollmacht

Eine weitere Möglichkeit, Vorsorge für den Fall zu treffen, daß man selbst nicht mehr in der Lage ist zu handeln, ist das Ausstellen einer sogenannten Vorsorgevollmacht. In ihr ist eine Person benannt, die ermächtigt wird, für den anderen in ärztliche Maßnahmen einzuwilligen und/oder ihre Unterlassung oder Beendigung zu verlangen. Wenn der Bevollmächtigte allerdings eine Maßnahme veranlaßt, die sehr wahrscheinlich zum Tod des Betroffenen führt, muß vorher das Vormundschaftsgericht dieser Weisung zustimmen.

Solche Vollmachten sind sehr nützlich für Menschen, die in nicht-ehelichen, vielleicht auch gleichgeschlechtlichen Partnerschaften zusammenleben.

Patientenberatung

Eine unabhängige Beratung zu vielen Fragen des Patientenrechts, auch bei eventuellen Kunstfehlern, bieten die Verbraucherverbände an. Welche Zentrale sich in Wohnortnähe befindet, erfährt man bei der Dachorganisation.

Arbeitsgemeinschaft der Verbraucherverbände
Heilsbachstraße 20
53123 Bonn
Tel.: 02 28/64 89-0

Patientenschutz in der Verbraucherzentrale Hamburg
Kirchenallee 22
20099 Hamburg
Tel.: 0 40/24 83 22 30

Patientenschutz
Postfach 65 03 64
13303 Berlin
Tel.: 0 18 05/26 28 28

Maßeinheiten

In der Medizin sind präzise Maßangaben notwendig – beispielsweise, wenn bei Laboruntersuchungen verschiedene Substanzen gemessen werden, um den Gesundheitszustand eines Menschen zu beurteilen oder eine Diagnose zu stellen. Dazu können, je nach Substanz, unterschiedliche Maßeinheiten verwendet werden. Gewöhnlich wird das metrische System zur Messung von Masse, Volumen und Länge genutzt, basierend auf einem Vielfachen von zehn. Die Masse, also die feste Materie eines Gegenstandes, wird in Gramm angegeben; eng verwandt mit der Masse ist das Gewicht, allerdings wird das Gewicht von der Schwerkraft beeinflußt. Das Volumen, also der Rauminhalt eines Gegenstandes, wird in Litern gemessen. Meter bezeichnet die Länge.

Der Basiseinheit können Buchstaben vorgesetzt werden, die anzeigen, welches Vielfache von 10 gemeint ist, wie etwa bei Meßeinheiten, wie Meter (m), Liter (l) oder Gramm (g). Das macht die Werte leichter lesbar. Zu den am häufigsten verwendeten Buchstaben gehören Kilo (k), Dezi (d), Zenti (c), Milli (m) und Mikro (μ).

Andere Einheiten geben verschiedene Eigenschaften einer Substanz an. Zum Beispiel bezeichnet das Mol (mol) die Anzahl der Einzelteilchen (Moleküle oder Ionen) in einer Substanz. Unabhängig von der jeweiligen Substanz bezeichnet 1 Mol immer die gleiche Anzahl von Teilchen. Wieviel Gramm jedoch ein Mol wiegt, kann von Substanz zu Substanz sehr stark variieren. Ein Mol entspricht dem Molekular- oder Atomgewicht des Stoffes in Gramm. Beispielsweise ist das Molekulargewicht von Kalzium 40; folglich entspricht 1 Mol Kalzium 40 Gramm. Osmol (osm) und Milliosmol (mosm) weisen auf die Zahl der Teilchen in einer spezifischen Menge Flüssigkeit hin. Äquivalente (eq) und Milliäquivalente (meq) stehen für die Fähigkeit eines Stoffes, sich mit einem anderen zu verbinden. Ein Milliäquivalent entspricht ungefähr einem Milliosmol.

Mit Formeln wird der Meßwert von einer Einheit in eine andere umgerechnet. Der gleiche Wert kann häufig in unterschiedlichen Einheiten ausgedrückt werden. Zum Beispiel beträgt der Kalziumgehalt des Blutes normalerweise ungefähr 10 Milligramm in einem Deziliter (mg/dl), 2,5 Millimol in einem Liter (mmol/l) oder 5 Milliäquivalente in einem Liter (meq/l) Blut.

Meßwerte beispielsweise in mg/dl oder in mg % anzugeben, ist in Deutschland immer noch üblich, obwohl es gesetzlich vorgeschrieben ist, die SI-Einheiten zu verwenden. SI-Einheiten sind die Basiseinheiten bzw. hiervon abgeleitete Einheiten des Système International d'Unités. Die »alten« Einheiten, die aus historischen oder praktischen Gründen immer noch gebraucht werden, sind so schnell nicht zu verdrängen. Ein Beispiel dafür ist, daß alle noch von Kalorien sprechen, obwohl schon längst die SI-Einheit Joule gilt. Problematisch kann das für Patienten aus den östlichen Bundesländern werden, deren Ärzte vor 1989 bereits schon vielfach die »neuen« SI-Einheiten verwendet haben, und die nun bei westlichen Ärzten mit den »alten« Maßeinheiten konfrontiert sind.

Bezeichnungen im metrischen System

Vorsilbe	Vielfaches oder Teil von 10	Gleichungen	
Kilo (kg)	1 000	1 Kilometer (km) = 1 000 Meter (m)	1 m = 0,001 km
Dezi (d)	0,1	1 Deziliter (dl) = 0,1 l	1 l = 10 dl
Zenti (c)	0,01	1 Zentimeter (cm) = 0,01 m	1 m = 100 cm
Milli (m)	0,001	1 Milliliter (ml) = 0,001 l	1 l = 1 000 ml
Mikro (μ)	0,000001	1 Mikroliter (μl) = 0,000001 l	1 l = 1 Million μl

Vorgesetzte Wortteile und Zeichen für dezimale Vielfache und Teile

Zehnerpotenz	Vorgesetzter Wortteil	Vorgesetztes Zeichen
10^9	Giga-	G
10^6	Mega-	M
10^3	Kilo-	k
10^2	Hekto-	h
10	Deka-	d
10^{-1}	Dezi-	d
10^{-2}	Zenti-	c
10^{-3}	Milli-	m
10^{-6}	Mikro-	µ
10^{-9}	Nano-	n
10^{-12}	Piko-	p
10^{-15}	Femto-	f

Die SI-Basiseinheiten

Meßgröße	Einheit	Zeichen
Länge	Meter	m
Zeit	Sekunde	s
Masse	Kilogramm	kg
Stoffmenge	Mol	mol
Elektrische Stromstärke	Ampère	A
Thermodynamische Temperatur	Kelvin	K
Lichtstärke	Candela	cd

»Alte« und »neue« Einheiten

Meßgröße	»Alte« Einheit (Zeichen)	SI-Einheit
Volumen	Liter (l)	10^{-3} m³
Masse	Gramm (g)	10^{-3} kg
Zeit	Minute (min)	60 s
	Stunde (h)	60 x 60 s
Geschwindigkeit	Kilometer/Stunde (km/h)	$3{,}6^{-1}$ ms^{-1}
Druck	Bar (bar)	10^5 Pa
Der Blutdruck kann weiterhin in mmHg angegeben werden.		
Temperatur	Grad Celsius	t (°C)

Einige abgeleitete SI-Einheiten

Meßgröße	Einheit	Zeichen
Fläche	Quadratmeter	m^2
Volumen	Kubikmeter	m^3
Dichte	Kilogramm/Kubikmeter	kg/m^3
Frequenz	Hertz	Hz
Geschwindigkeit	Meter/Sekunde	m/s
Kraft	Newton	N
Druck	Pascal	Pa
Energie, Arbeit	Joule	J
Leistung	Watt	W
Elektrische Spannung	Volt	V
Elektrischer Widerstand	Ohm	I
Elektrische Stromstärke	Ampère	A
Elektrische Feldstärke	Volt/Meter	V/m
Magnetische Feldstärke	Ampère/Meter	A/m
Beleuchtungsstärke	Lux	lx
Aktivität einer radioaktiven Substanz	Bequerel	Bq
Energiedosis	Gray	Gy
Äquivalentdosis	Sievert	Sv
Stoffmenge	Mol	mol
Stoffmengenbezogene (molare) Masse	Kilogramm/Mol	kg/mol
Brechkraft optischer Systeme	Dioptrie	dpt

Untersuchungsmethoden und -werte

Es gibt viele verschiedene Untersuchungsmethoden. Viele Tests sind speziell auf bestimmte Erkrankungen zugeschnitten. Im vorliegenden Buch werden die speziellen Untersuchungsverfahren gewöhnlich im Zusammenhang mit den entsprechenden Krankheiten beschrieben. Zahlreiche Untersuchungen sind aber sehr verbreitet und werden sowohl in Facharztpraxen als auch in der Allgemeinpraxis durchgeführt.

Vorsorge- oder Früherkennungsuntersuchungen werden gemacht, um Krankheiten aufzudecken, selbst wenn nur ein geringer oder gar kein Verdacht besteht, daß jemand an dieser Erkrankung leidet. Zum Beispiel hilft die Bestimmung des Cholesterinspiegels im Blut, das Risiko für eine Herz-Kreislauf-Erkrankung zu bestimmen; getestet werden aber Personen, die noch keine Symptome einer solchen Krankheit aufweisen. Um sinnvoll zu sein, müssen derartige Untersuchungen exakte Ergebnisse liefern, möglichst preiswert sein, höchstens geringe gesundheitliche Risiken bergen und kaum oder keine Unannehmlichkeiten verursachen.

Diagnostische Untersuchungen werden hingegen dann durchgeführt, wenn eine bestimmte Krankheit vermutet wird. Z. B. könnte der Arzt beim Verdacht auf eine schwere Herzerkrankung eine Herzkatheteruntersuchung vorschlagen. Dieses wäre als Routineuntersuchung unakzeptabel, weil sie kostspielig ist, für den Patienten unangenehm und auch mit unerwünschten Wirkungen verbunden sein kann. Wenn jedoch das Ausmaß einer Erkrankung geklärt werden muß, überwiegt der Nutzen dieses Untersuchungsverfahrens seine Nachteile.

Jedes Verfahren, ob zur Früherkennung oder Diagnose, birgt ein bestimmtes Risiko. Möglicherweise besteht es nur darin, daß weitere Tests folgen, wenn das erste Ergebnis ungewöhnlich ausfällt; es kann aber auch sein, daß es bei der Untersuchung zu einer Verletzung kommt. Die Ärzte wägen das Risiko eines Tests ab gegenüber dem Nutzen, den sie aus der Information ziehen.

Keine Untersuchung ist absolut zuverlässig. Manchmal ist das Ergebnis bei jemandem fälschlicherweise ungewöhnlich, der diese Krankheit gar nicht hat (dieses nennt man ein **falsch-positives** Ergebnis). Mitunter ist das Resultat irrtümlich normal bei einem Patienten, der sehr wohl unter dieser Erkrankung leidet (ein **falsch-negatives** Ergebnis). Testverfahren werden hinsichtlich ihrer **Sensitivität** (die Wahrscheinlichkeit, daß das Ergebnis positiv ist, wenn die Krankheit vorliegt) und ihrer **Spezifität** (die Wahrscheinlichkeit, daß das Ergebnis negativ ist, wenn die Krankheit nicht vorliegt) in Kategorien eingeteilt. Ein Test mit hoher Sensitivität wird kaum eine Krankheit bei Personen verfehlen, die darunter leiden. Jedoch könnte er fälschlicherweise die Erkrankung bei gesunden Menschen andeuten. Vermutlich wird ein Test mit hoher Spezifität bei gesunden Menschen keine Krankheit anzeigen; allerdings deckt er möglicherweise eine vorhandene Erkrankung nicht auf. Probleme mit der Sensitivität und der Spezifität können größtenteils ausgeschaltet werden, indem mehrere verschiedene Testverfahren angewendet werden. Beispielsweise wird jemand, dessen HIV-Test mit hoher Sensitivität ein positives Ergebnis liefert, erneut untersucht – diesmal mit einem Verfahren mit hoher Spezifität.

Routinemäßig durchgeführte Blutuntersuchungen sind oft irreführend und können unnötige Ängste und Kosten verursachen. Wenn vollautomatische Analysegeräte für verschiedene Bluttests eingesetzt werden, kommen dabei sehr häufig falsch-positive Ergebnisse heraus. Da der Arzt nicht sicher sein kann, ob ein Resultat bei einem bestimmten Menschen falsch oder richtig ist, muß jemand mit einem ungewöhnlichen Ergebnis möglicherweise erneut untersucht werden oder sich anderen Testverfahren unterziehen.

Die Normalwerte von Untersuchungsergebnissen umschreiben einen Bereich, der auf den Durchschnittswerten basiert, wie sie die gesunde Bevölkerung aufweist; 95 Prozent der gesunden Menschen haben Werte innerhalb dieses Bereichs.

Es muß jedoch berücksichtigt werden, daß die Ergebnisse einer Reihe von Untersuchungen von den Bedingungen abhängen, unter denen diese Tests durchgeführt werden. Dazu gehören unter anderem die Meßmethode an sich, die Raumtemperatur, bei der gemessen wird, die Zeit, nach der das Ergebnis abgelesen wird usw. Manche Labors geben an, mit welcher Methode sie z.B. eine Enzymbestimmung durchgeführt haben. Bei besonders empfindlichen Tests kann das Ergebnis auch von einem Labor zum nächsten abweichen.

Bei einer Reihe von Tests sind die Werte mit »U« angegeben; dabei steht U für Unit = Einheit, eine nicht näher bezeichnete »Einheit«.

Blutuntersuchungen

Test	Referenzbereich
Alkohol	0 mg/dl (mehr als 0,1 mg/dl weist auf eine Vergiftung hin)
Ammoniak	15–50 µg Stickstoff/dl
Amylase	53–123 U/l
Bikarbonat	21–26 mmol/l
Bilirubin	*Direkt:* bis 0,3 mg/dl (= 5 µmol/l) *Gesamt*: bis 1,1 mg/dl (= 18,8 µmol/l)
Blei	40 µg/dl oder weniger (viel weniger bei Kindern)
Blutkörperchen, rote	4,2– 5,9 Millionen/µl
Blutkörperchen, weiße	4 500–10 500 Zellen/µl
Blutkörperchen-senkungsgeschwin-digkeit (BSG)	*Männer unter 50:* unter 20 mm/Stunde *Männer über 50:* bis 30 mm/Stunde *Frauen unter 50:* unter 15 mm/Stunde *Frauen über 50:* bis 20 mm/Stunde
Blutmenge	8,5–9,1% des Körpergewichts
Blutzellen (gesamt)	*Siehe Einzelnachweise:* Hämoglobin, Hämatokrit, Hämoglobingehalt der Erythrozyten (MCH), mittlere korpuskuläre Hämoglobin-konzentration (MCHC), Erythrozytenvolumen (MCV), Thrombozyten, weiße Blutzellen
Brenztraubensäure	0,3–0,9 mg/dl
CD4-Zellen	500–1 500 Zellen/µl
Ceruloplasmin	15–60 mg/dl
Chlorid	97–108 mmol/l
Eisen	*Männer:* 40-168 µg/dl (= 7,2-30,1 µmol/l) *Frauen:* 23-165 µg/dl (= 29,5 µmol/l)
Eisenbindungs-kapazität (EBK)	257–436 µg/dl (= 46–78 µmol/l)
Eiweiß: Gesamt Albumin Globulin	6,0–8,4 mg/dl 3,5–5,0 mg/dl 2,3–3,5 mg/dl
Elektrolyte	*Siehe Einzelnachweise:* Routinemäßig werden getestet Kalzium, Chlorid, Magnesium, Kalium, Natrium
Erythrozyten-volumen (MCV)	80–86 µm³
Glukose	*Nüchtern:* 70–110 mg/dl
Hämatokrit	*Männer:* 42–50 % *Frauen:* 38–47 %
Hämoglobin	*Männer:* 14–16 g/dl *Frauen:* 12,5–15 g/dl
Hämoglobingehalt der Erythrozyten (MCH)	27–32 pg/Zelle
Harnsäure	3,0–7,0 mg/dl
Harnstoff-N (BUN)	7–18 mg/dl
Kalium	3,6–4,8 mmol/l
Kalzium	8,5–10,5 mg/dl (etwas mehr bei Kindern)
Kohlendioxid-Partialdruck	35–45 mmHg
Kohlenmonoxid-Partialdruck	Weniger als 5% des gesamten Hämoglobins
Kreatinin	0,6–1,2 mg/dl
Kreatinkinase (Gesamt-CK, bei 37°C)	*Männer:* 24–195 U/l *Frauen:* 25–150 U/l
Kreatinkinase-Isoenzyme (CK-MB, bei 37°C)	Weniger als 12 U/l (= 6 µg/l)
Kupfer	*Total:* 70–150µg/dl

(Fortsetzung Seite 1368)

Blutuntersuchungen (Fortsetzung)

Test	Referenzbereich
Laktat	*Venös:* 4,5–19,8 mg/dl *Arteriell:* 4,5–14,4 mg/dl
Laktat-dehydrogenase (LDH)	120–240 U/l
Leberfunktions-prüfung	Bestimmung von Bilirubin (total), alkalischer Phosphatase, Eiweiß (gesamt und Albumin), Transaminasen (Alanin und Aspartase), Prothrombin
Lipase	23–165 U/l
Lipide: Cholesterin	*Bis 40 Jahre*: bis 220 mg/dl (= 5,7 mmol/l) *Über 40 Jahre*: bis 240 mg/dl (= 6,2 mmol/l)
Triglyzeride	Unter 200 mg/dl (= 2,3 mmol/l)
Magnesium	1,78–2,56 mg/dl (= 0,73–1,06 mmol/l)
Mittlere korpuskuläre Hämoglobin-konzentration (MCHC)	32–36 g/dl
Natrium	135–145 mmol/l
Osmolalität	280–296 mOsm/kg Wasser

Test	Referenzbereich
Phosphatase, alkalische	50–160 U/l (bei Kindern und Jugendlichen höher)
Phosphatase, Prostataspezifische saure (PAP)	Bis 3 U/l
Phosphor (anorganischer)	3–4,5 mg/dl
pH-Wert (Azidität)	7,35–7,45
Prostataspezifisches Antigen (PSA)	Bis 4 ng/ml (nimmt mit dem Alter zu)
Sauerstoff-Partialdruck	83–100 mmHg
Sauerstoffsättigung (arteriell)	96–100%
Schilddrüsenstimulierendes Hormon (TSH)	0,5–5,0 µU/ml
Thrombozyten	140 000–450 000/µl
Transaminase:	
Alanin (ALT)	1–21 U/l
Aspartat (AST)	7–27 U/l
Vitamin A	30–65 µg/dl
Vitamin C (Ascorbinsäure)	0,4–1,5 mg/dl

Untersuchungsmethoden

Methode	Untersuchter Körperbereich	Beschreibung	Weitere Informationen (Seitenzahl)
Allergietests	Meist an Arm oder Rücken	Hauttest auf Allergien	819
Amniozentese	Fruchtwasser aus der Fruchtblase	Untersuchung des Fruchtwassers, um Fehlbildungen beim Fetus festzustellen	1129, 1131 (Kasten)
Arteriographie (Angiographie)	Jede Arterie des Körpers, üblicherweise die in Gehirn, Herz, Nieren oder Beinen und die Aorta	Röntgenaufnahme, um eine geschädigte oder blockierte Arterie zu entdecken	74, 157, 283, 588
Audiometrie	Ohren	Überprüfung der Hörfähigkeit und der Fähigkeit, Töne verschiedener Lautstärke und Frequenzen zu unterscheiden	995
Auskultation	Herz	Mit dem Stethoskop auf ungewöhnliche Herzgeräusche horchen	68
Barium-Röntgenkontrastaufnahme	Speiseröhre, Magen, Zwölffingerdarm, Darm	Röntgenaufnahme, um Geschwüre, Tumore oder andere Erkrankungen zu erkennen	481, 482
Biopsie	Jedes Gewebe im Körper	Mikroskopische Untersuchung einer Gewebeprobe auf Krebs oder andere krankhafte Zellen	158, 556, 588, 792 (Kasten), 1068 (Kasten)
Blutdruckmessung	Gewöhnlich am Arm	Feststellen eines zu hohen oder zu niedrigen Blutdrucks	108
Blutuntersuchung	Blutabnahme gewöhnlich am Arm	Bestimmung von Substanzen im Blut, um Organfunktionen zu überprüfen, die Diagnose zu stellen und verschiedene Krankheiten zu überwachen	554, 590, 732, 1127,1367
Bronchoskopie	Atemwege	Direkte visuelle Suche nach einem Tumor oder anderen Besonderheiten	158
Chorionzottenbiopsie	Plazenta	Mikroskopische Untersuchung einer Gewebeprobe auf Fehlbildungen beim Fetus	1130
Chromosomenanalyse	Blut	Mikroskopische Untersuchung, um eine genetische Störung zu erkennen oder um das Geschlecht des Kindes zu ermitteln	1126
Computertomographie (CT)	Jeder Teil des Körpers	Computergestützte Röntgenaufnahme, um Gewebeveränderungen zu finden	72, 157, 282, 555, 588
Durchleuchtung	Verdauungssystem, Herz, Lunge	Röntgenmethode zur kontinuierlichen Beobachtung innerer Organe und ihrer Funktionen	72, 482

(Fortsetzung Seite 1370)

Untersuchungsmethoden (Fortsetzung)

Methode	Untersuchter Körperbereich	Beschreibung	Weitere Informationen (Seitenzahl)
Echokardiographie	Herz	Prüfung der Herzstruktur und -funktion mit Ultraschall	72
Elektroenzephalographie (EEG)	Gehirn	Prüfung der elektrischen Aktivität des Gehirns	283
Elektrokardiographie (EKG)	Herz	Prüfung der elektrischen Aktivität des Herzens	69, 70 (Kasten)
Elektromyographie (EMG)	Muskel	Aufzeichnung der elektrischen Aktivität eines Muskels	284
Elektrophysiologischer Test	Herz	Prüfung des Herzrhythmus oder auf Fehler in der Erregung des Herzens	71
Endoskopie	Verdauungssystem	Direkte visuelle Untersuchung innerer Strukturen durch ein Endoskop	481
Endoskopische retrograde Cholangiopankreatikographie (ERCP)	Gallenwege	Röntgenaufnahme der Gallenwege nach Injektion eines Kontrastmittels durch ein Endoskop	555 (Kasten), 556
Erweiterung und Ausschabung	Gebärmuttermund und Gebärmutter	Mikroskopische Untersuchung einer Gewebeprobe auf Veränderungen in der Gebärmutterschleimhaut	1069 (Kasten), 1070 (Kasten)
Harnuntersuchung	Urin	Chemische Prüfung einer Urinprobe auf Eiweiß, Zucker, Ketone und Blutzellen	586
Herzkatheter	Herz	Prüfung der Herzfunktion und -struktur	73
Hysteroskopie	Gebärmutter	Direkte visuelle Untersuchung des Inneren der Gebärmutter durch ein Endoskop	1068 (Kasten)
Intravenöse Urografie	Nieren, Harnwege	Röntgenaufnahme nach der intravenösen Injektion eines Kontrastmittels	587
Kernspintomographie (NMR) Magnetresonanztomographie (MRT)	Jeder Teil des Körpers	Bilder, in denen aufgefangene elektromagnetische Wellen Auskunft geben über Gewebestrukturen	72, 157, 282, 588
Knochenmarkbiopsie	Hüftknochen oder Brustbein	Mikroskopische Untersuchung des Knochenmarks auf fehlgebildete Blutzellen	733
Koloskopie	Dickdarm	Direkte visuelle Suche nach einem Tumor oder anderen Besonderheiten	481

Methode	Untersuchter Körperbereich	Beschreibung	Weitere Informationen (Seitenzahl)
Kolposkopie	Gebärmuttermund	Direkte visuelle Untersuchung des Gebärmuttermunds mit einem Vergrößerungsglas	1068 (Kasten)
Konisation	Gebärmuttermund	Entnahme eines kegelförmigen Gewebestückes für eine Biopsie	1068 (Kasten)
Laparoskopie	Bauch	Direkte Sicht in den Bauchraum zur Diagnose und Behandlung von Veränderungen	482, 1069 (Kasten)
Lumbalpunktion	Rückenmarkskanal	Prüfung auf Veränderungen in der Gehirn-Rückenmark-Flüssigkeit	282, 371 (Kasten)
Lungenfunktions-prüfung	Lunge	Tests, wieviel Luft die Lunge faßt, wieviel sie in den Körper hinein- und hinausbefördern kann und wie gut sie Sauerstoff und Kohlendioxid austauschen kann	155
Mammographie	Brust	Röntgenuntersuchung auf Brustkrebs	1095
Mediastinoskopie	Brustkorb	Direkte visuelle Untersuchung des Brustkorbbereichs zwischen den Lungenflügeln	159
Myelographie	Rückenmarkskanal	Röntgenaufnahme oder Computertomografie nach der Injektion eines Kontrastmittels	283
Ophthalmoskopie	Augen	Direkte visuelle Untersuchung, um Veränderungen im Augenhintergrund zu erkennen	1043 (Kasten)
Papanicolaou-(Pap)Test	Gebärmuttermund	Mikroskopische Prüfung von Zellen des Gebärmuttermundes auf Krebs	1068
Parazentese (Bauchpunktion)	Bauch	Das Einstechen einer Nadel in den Bauchraum, um Flüssigkeit für eine Untersuchung zu gewinnen	482
Perkutane transhepatische Cholangiographie	Leber, Gallenwege	Röntgenuntersuchung von Leber und Gallenwegen nach der Injektion eines Kontrastmittels in die Leber	555, 556 (Kasten), 560
Phlebographie (Venographie)	Venen	Röntgenaufnahme, um geschädigte oder blockierte Venen zu erkennen	588
Positronen-emissions-tomographie (PET)		Aufnahme, die durch sichtbar gemachte Röntgenstrahlung entsteht und Veränderungen oder Körperfunktionen aufzeigt	73, 283

(Fortsetzung Seite 1372)

Untersuchungsmethoden (Fortsetzung)

Methode	Untersuchter Körperbereich	Beschreibung	Weitere Informationen (Seitenzahl)
Reflexprüfung	Sehnen	Prüfung auf veränderte Nervenfunktionen	281
Retrograde Urographie	Blase, Harnleiter	Röntgenaufnahme nach der Instillation eines Kontrastmittels	588
Sigmoidoskopie	Rektum oder unterer Dickdarm	Direkte visuelle Untersuchung auf Polypen und Krebs	481
Spirometrie	Lunge	Lungenfunktionsprüfung, bei der in ein Meßgerät hineingepustet werden muß	156 (Kasten)
Streß-EKG (Leistungsprüfung)	Herz	Prüfung der Herzfunktion bei Belastung	69
Szintigraphie	Viele Organe	Aufnahme, die durch sichtbar gemachte Röntgenstrahlung entsteht und Veränderungen von Durchblutung, Struktur oder Funktion anzeigt	73
Test auf verborgenes Blut	Stuhl	Prüfung auf Blut im Stuhl	483
Thorakoskopie	Lunge	Untersuchung der Lunge durch ein Endoskop	159
Thorakozentese (Pleuralpunktion)	Pleuralflüssigkeit	Entnahme von Flüssigkeit aus der Brusthöhle mit der Nadel, um Veränderungen aufzuspüren	157
Tympanometrie	Ohren	Messung der Impedanz (Wellenwiderstand bei der Ausbreitung von Schallwellen) des Mittelohres, um die Ursache eines Gehörverlustes zu ermitteln	995
Ultraschallaufnahme	Jeder Teil des Körpers	Ultraschallbild, um strukturelle oder funktionelle Abweichungen festzustellen	157, 482, 553, 588, 1137, 1139 (Kasten)

Arzneistoffe und Handelsnamen

Die meisten Arzneimittel haben einen Handelsnamen (auch Warenzeichen, eingetragener Name oder Spezialitätenname genannt), der regelmäßig als Marke eingetragen ist, um sie als das Produkt eines bestimmten Herstellers zu kennzeichnen, der es produziert und verkauft. Dieser Name muß im Rahmen der Zulassung des Mittels durch das Bundesinstitut für Arzneimittel und Medizinprodukte genehmigt werden. Ein Arzneimittel mit einem Handelsnamen kann einen einzigen Wirkstoff (mit oder ohne Hilfsstoffe) enthalten, aber auch zwei oder mehr Wirkstoffe.

Ein Wirkstoff, der von mehreren Firmen vertrieben wird, kann unter verschiedenen Handelsnamen im Verkehr sein. Ein Arzneimittel, das in einem Land hergestellt, aber in vielen Ländern vermarktet wird, kann in den jeweiligen Ländern verschiedene Handelsnamen tragen.

In diesem Buch wurde, wann immer es möglich war, die Bezeichnung der Arzneiwirkstoffe angegeben. Da jedoch im allgemeinen Sprachgebrauch eher die Markennamen gebraucht werden und deshalb besser im Gedächtnis sind, wurden die meisten Wirkstoffe nachfolgend in alphabetischer Reihenfolge mit dem vermutlich bekanntesten Handelsnamen aufgeführt. Aufgenommen wurden jedoch nur Präparate mit einem einzelnen Wirkstoff, keine Kombinationspräparate.

Die Liste beschränkt sich auf jene Medikamente, die in Deutschland gebräuchlich sind. Sie ist keinesfalls vollständig, und es war weder beabsichtigt noch möglich, jeden Handelsnamen für die zur Zeit gültige Anwendung aufzuführen. Die Nennung eines Medikamentes ist nicht mit einer Empfehlung für seinen Gebrauch gleichzusetzen und sagt nichts darüber aus, ob es wirksam oder sicher ist.

Bei vielen Arzneimitteln erreichen die generischen Produkte mittlerweile höhere Verkaufsanteile als die ursprünglichen Markenprodukte. Da sich der Produktname dieser Generika aber meist aus der Wirkstoffbezeichnung und dem Namen des Herstellers zusammensetzt, was dem Leser keine neuen Informationen bietet, wurden diese Produkte in die Liste nicht aufgenommen.

Die Wahl eines Medikamentes muß jeder Arzt selbst treffen, weil er jeden Patienten individuell beurteilen muß. Neue Forschungen und klinische Untersuchungen liefern außerdem ständig weitere Informationen, die die Wahl der Behandlungsmethode beeinflussen können. Schließlich sind sich auch die wissenschaftlichen Experten nicht immer einig über die beste Art der Behandlung.

Patienten fahren am besten, wenn sie über die Arzneimittel, die sie einnehmen, gut Bescheid wissen. Deshalb sollten sie sich auch nicht scheuen, Ärzte oder Apotheker nach ihren Medikamenten zu fragen. Bevor jemand ein Medikament anwendet, sollte er unbedingt die Hinweise auf der Packung und den Beipackzettel lesen. Bei Fragen sollte er mit einem Apotheker oder Arzt sprechen.

Arzneistoffe und Handelsnamen

Arzneiname	Handelsname
β-Azetyldigoxin	Novodigal
β-4-Aminosalizylsäure	PAS-Fatol N
Acamprosat	Campral
Acarbose	Glucobay
Acebutolol	Prent
Acemetacin	Rantudil
Aciclovir	Zovirax
Aclarubicin	Aclaplastin
Adrenalin	Fastjekt, Suprarenin
Ajmalin	Gilurytmal
Alendronat	Fosamax
Alfacalcidol	Doss
Alfuzosin	UroXatral
Allopurinol	Zyloric
Alprazolam	Tafil
Alprostadil	Caverject
Aluminiumhydroxid	Aludrox

(Fortsetzung Seite 1374)

Arzneistoffe und Handelsnamen (Fortsetzung)

Arzneiname	Handelsname
Aluminium-Magnesium-Silikat	Gelusil
Amantadin	PK-Merz
Ambroxol	Mucosolvan
Amfepramon	Regenon, Tenuate
Aminoglutethimid	Orimeten, Rodazol
Aminophyllin	Afonilum
Amiodaron	Cordarex, Amiodarex
Amitriptylin	Saroten
Amitriptylinoxid	Equilibrin
Ammoidin	Meladinine
Amoxizillin	Clamoxyl
Amphotericin B	Ampho-Moronal
Ampizillin	Binotal
Aneurin (Vitamin B_1)	Betabion
Argipressin	Pitressin
Askorbinsäure (Vitamin C)	Cebion
Astemizol	Hismanal
Atenolol	Tenormin
Auranofin	Ridaura
Aurothioglukose	Aureotan
Aurothiomalat	Tauredon
Azathioprin	Imurek
Azetazolamid	Diamox
Azetylsalizylsäure	Aspirin
Azetylzystein	Fluimucil
Azithromyzin	Zithromax
Azlozillin	Securopen
Aztreonam	Azactam
Baclofen	Lioresal
Bamipin	Soventol

Arzneiname	Handelsname
Beclometason	Sanasthmyl, Viarox
Benperidol	Glianimon
Benzbromaron	Narcaricin
Benzokain	Anaesthesin
Benzoylperoxid	Akneroxid, Benzaknen
Betahistin	Vasomotal
Betamethason	Betnesol, Celestan
Bezafibrat	Cedur
Bifonazol	Mycospor
Biperiden	Akineton
Bisacodyl	Dulcolax
Bromazepam	Lexotanil
Bromhexin	Bisolvon
Bromocriptin	Pravidel
Brotizolam	Lendormin
Budesonid	Pulmicort
Bufexamac	Parfenac
Buprenorphin	Temgesic
Buserelin	Profact, Suprecur
Busulfan	Myleran
Butylscopolamin	Buscopan
Cabergolin	Dostinex, Cabaseril
Captopril	Lopirin, Tensobon
Carbamazepin	Tegretal
Carbimazol	Neo-Thyreostat
Carbozystein	Mucopront
Carmustin	Carmubris
Cefaclor	Panoral
Cefalexin	Oracef
Cefoxitin	Mefoxitin
Cetrizin	Zyrtec
Chinidin	Chinidin Duriles

Arzneiname	Handelsname
Chloralhydrat	Chloraldurat
Chlorambucil	Leukeran
Chlorhexidin	Chlorhexamed, Frubilurgyl
Chlormadinon	Gestafortin
Chloroquin	Resochin
Chlorphenoxamin	Systral
Chlorprothixen	Truxal
Chlortalidon	Hygroton
Ciclosporin	Sandimmun
Cimetidin	Tagamet
Clarithromyzin	Klacid, Mavid
Clemastin	Tavegil
Clenbuterol	Spiropent
Clindamyzin	Sobelin
Clobutinol	Silomat
Clofibrat	Regelan N
Clomethiazol	Distraneurin
Clomifen	Dyneric
Clonazepam	Rivotril
Clonidin	Catapresan, Paracefan
Clotrimazol	Canesten
Clozapin	Leponex
Colecalciferol (Vitamin D)	D-Tracetten, Vigantol
Cotrimoxazol	Bactrim, Eusaprim
Cromoglicinsäure	Intal, Vividrin
Cyanocobalamin (Vitamin B_{12})	Cytobion
Cyclophosphamid	Endoxan
Cyproteron	Androcur
Cytarabin	Alexan, Udicil

Arzneiname	Handelsname
Dacarbazin	D.T.I.C., Detimedac
Dactinomyzin	Lyovac-Cosmegen
Danazol	Winobanin
Dantrolen	Dantamacrin
Daunorubizin	Daunoblastin
Deferoxamin	Desferal
Desipramin	Pertofran
Desmopressin	Minirin
Dexamethason	Auxiloson Dosieraerosol Fortecortin Isopto-Dex Augen-tropfen
Dexchlorpheniramin	Celestamine
Dextromethorphan	Wick Formel 44
Diazepam	Valium
Diazoxid	Hypertonalum, Proglicem
Diclofenac	Voltaren
Dicloxazillin	Dichlor-Stapenor
Didanosin	Videx
Digoxin	Lanicor
Dihydroergotamin	Dihydergot
Dihydrotachysterol	AT10, Tachystin
Diltiazem	Dilzem
Dinoprost	Minprostin
Diphenhydramin	Benadryl N Dolestan, Halbmond Emesan
Diphenoxylat	Reasec
Dipivefrin	d Epifrin, Glaucothil
Dipyridamol	Asasantin, Persantin
Disopyramid	Rythmodul

(Fortsetzung Seite 1376)

Arzneistoffe und Handelsnamen (Fortsetzung)

Arzneiname	Handelsname
Disulfiram	Antabus
Donepezil	Aricept
Dornase alfa	Pulmozyme
Dorzolamid	Trusopt
Doxazosin	Cardular, Diblocin
Doxepin	Aponal, Sinquan
Doxorubizin	Adriblastin
Doxyzyklin	Vibramycin
Droperidol	Dehydrobenzperidol
Enalapril	Pres, Xanef
Enoxaparin	Clexane
Epinephrin	siehe Adrenalin
Epoetin alfa	Erypo
Erythromyzin	Aknefug, Paediathrocin
Estradiol	Estraderm TTS, Estrifam
Etacrynsäure	Hydromedin
Ethacridin	Rivanol
Ethambutol	Myambutol
Etidronsäure	Didronel
Etilefrin	Effortil
Exonazin	Enoxor
Famciclovir	Famvir
Famotidin	Ganor, Pepdul
Felodipin	Modip, Munobal
Filgrastim	Neupogen
Finasterid	Proscar, Propecia
Flecainid	Tambocor
Fluconazol	Diflucan, Fungata
Flucytosin	Ancotil
Fludrokortison	Astonin H
Flunisolid	Inhacort, Syntaris

Arzneiname	Handelsname
Fluocinonid	Topsym
Fluocinolon	Jellin, Synalar
Fluoxetin	Fluctin
Fluphenazin	Dapotum, Lyogen
Flurazepam	Dalmadorm, Staurodorm neu
Flurbiprofen	Froben
Fluvastatin	Cranoc, Locol
Fosinopril	Dynacil, Fosinorm
Furosemid	Lasix
Gabapentin	Neurontin
Ganciclovir	Cyvemen
Gemfibrozil	Gevilon
Gentamicin	Refobacin
Glibenclamid	Euglucon
Granisetron	Kevatril
Griseofulvin	Fulcin
Guanfacin	Estulic
Haloperidol	Haldol
Hydrochlorothiazid	Esidrix
Hydrokortison	Hydroderm
Hydromorphon	Dilaudid
Hydroxychloroquin	Quensyl
Hydroxykarbamid	Litalir, Syrea
Hydroxyprogesteron	Gravibinon, Proluton
Hydroxyzin	Atarax
Ibuprofen	Brufen
Idoxuridin	Virunguent
Imipramin	Tofranil
Indapamid	Natrilix
Indinavir	Crixivan
Indometazin	Amuno

Arzneiname	Handelsname
Ipratropiumbromid	Atrovent, Itrop
Isoniazid	Isozid, Tebesium
Isosorbiddinitrat	Isoket, ISDN
Isosorbidmononitrat	Elantan, Ismo
Isotretinoin	Roaccutan
Isradipin	Lomir, Vascal
Itraconazol	Sempera, Siros
Kalzitonin	Karil
Kanamyzin	Kanamytrex
Ketoconazol	Nizoral, Terzolin
Ketoprofen	Zaditen
Ketorolac	Acular
Kodein	Dicton, Optipect forte
Kortikotropin	Synacthen
Laktulose	Bifiteral
Lamotrigin	Lamictal
Lansoprazol	Agopton, Lanzor
Levamisol	Ergamisol
Levarterenol	siehe Noradrenalin
Levodopa	Dopaflex
Levodopa + Benserazid	Madopar
Levodopa + Carbidopa	Narcom
Levothyroxin	L-Thyroxin
Lidokain	Xylocain
Lindan	Jacutin
Liothyronin	Thybon
Lisinopril	Acerbon, Coric
Lithiumsalze	Hypnorex, Quilonum
Lomustin	Cecenu
Loperamid	Imodium
Loratadin	Lisino
Lorazepam	Tavor

Arzneiname	Handelsname
Losartan	Lorzaar
Lovastatin	Mevinacor
Maprotilin	Ludiomil
Mebendazol	Vermox
Meclofenoxat	Helfergin
Meclozin	Bonamine, Peremesin
Medroxyprogesteron	Clinofem, Farlutal
Mefenaminsäure	Parkemed, Ponalar
Mefloquin	Lariam
Melphalan	Alkeran
Menotropin	Menogon, Pergonal
Meprobamat	Visano
Mercaptopurin	Puri-Nethol
Mesalazin	Claversal, Salofalk
Metformin	Glucophage
Methadon	Polamidon
Methenamin	Mandelamine
Methimazol	Favistan
Methocarbamol	Ortoton
Methotrexat	Methotrexat »Lederle«
Methyldopa	Presinol, Sembrina
Methylenprednisolon	Decortilen
Methylphenidat	Ritalin
Methysergid	Deseril
Metixen	Tremarit
Metoclopramid	Paspertin
Metolazon	Zaroxolyn
Metoprolol	Beloc
Metronidazol	Clont
Mexiletin	Mexitil
Mezlozillin	Baypen

(Fortsetzung Seite 1378)

Arzneistoffe und Handelsnamen (Fortsetzung)

Arzneiname	Handelsname
Miconazol	Daktar, Epi-Monistat
Midodrin	Gutron
Milrinon	Corotrop
Minoxidil	Lonolox
Minozyklin	Klinomycin, Lederderm
Misoprostol	Cytotec
Moexipril	Fempress
Molsidomin	Corvaton
Montelukast	Singulair
Morphin	Kapanol, MSI, MSR
Nadolol	Solgol
Nalbuphin	Nubain
Naloxon	Narcanti
Naltrexon	Nemexin
Nandrolon	Deca-Durabolin
Naproxen	Proxen
Nedocromil	Irtan
Nefazodon	Nefadar
Nicardipin	Antagonil
Niclosamid	Yomesan
Nifedipin	Adalat
Nikotin	Nicorette, Nikotinell
Nimodipin	Nimotop
Nitrofurantoin	Furadantin
Nitroprussid-Natrium	Nipruss
Nizatidin	Gastrax, Nizax
Noradrenalin	Arterenol
Norepinephrin	siehe Noradrenalin
Norfloxazin	Barazan, Chibroxin
Nortriptylin	Nortrilen
Nystatin	Moronal
Octreotid	Sandostatin

Arzneiname	Handelsname
Ofloxazin	Tarivid
Olsalazin	Dipentum
Omeprazol	Antra, Gastroloc
Ondansetron	Zofran
Orciprenalin	Alupent
Oxazepam	Adumbran, Praxiten
Oxazillin	Stapenor
Oxilofrin	Carnigen
Oxybutynin	Dridase
Oxymetazolin	Nasivin
Oxytozin	Syntocinon
Paclitaxel	Taxol
Pamidronsäure	Aredia
Pankreatin	Kreon, Panpur
Parazetamol	Ben-u-ron, Enelfa
Paromomyzin	Humatin
Paroxetin	Seroxat, Tagonis
Penbutolol	Betapressin
Penizillamin	Metalcaptase, Trolovol
Pentamidin	Pentacarinat
Pentazocin	Fortral
Pentoxyphyllin	Trental
Pergolid	Parkotil
Perphenazin	Decentan
Phenamazid	Aklonin
Phenobarbital	Luminal
Phenoxybenzamin	Dibenzyran
Phenprocoumon	Marcumar
Phenylephrin	Visadron
Phenytoin	Epanutin, Zentropil
Phytomenadion (Vitamin K)	Konakion

Arzneiname	Handelsname
Pindolol	Visken
Piperazillin	Pipril
Pirazetam	Nootrop
Piroxicam	Felden
Pravastatin	Liprevil, Mevalotin, Pravasin
Prazepam	Demetrin
Praziquantel	Biltricide, Cesol, Cysticide
Prazosin	Minipress
Prednisolon	Decortin H
Prednison	Decortin
Primidon	Liskantin, Mylepsinum
Procyclidin	Osnervan
Prokain	Novocain
Prokarbazin	Natulan
Promazin	Protactyl
Promethazin	Atosil
Propafenon	Rytmonorm
Propranolol	Dociton, Obsidan
Propylthiourazil	Propycil, Thyreostat
Pyrantel	Helmex
Pyridostigmin	Mestinon
Pyrimethamin	Daraprim
Quinapril	Accupro
Ramipril	Delix, Vesdil
Ranitidin	Sostril, Zantic
Ribavirin	Virazole
Rifabutin	Alfacid, Mycobutin
Rifampizin	Eremfat, Rifa
Risperidon	Risperdal
Ritodrin	Pre-par

Arzneiname	Handelsname
Rizatriptan	Maxalt
Salbutamol	Sultanol
Salmeterol	Aeromax, Serevent
Scopolamin	Scopoderm TTS
Selegilin	Movergan
Selendisulfid	Selsun
Sertralin	Gladem, Zoloft
Simethicon	Lefax, Sab simplex
Simvastatin	Denan, Zocor
Somatotropin	Genotropin
Sotalol	Sotalex
Spectinomyzin	Stanilo
Spironolakton	Aldactone
Stavudin	Zerit
Streptokinase	Kabikinase, Streptase
Sukralfat	Ulcogant
Sulfadiazin-Silber	Flammazine
Sulfamethoxazol + Trimethoprim	Bactrim, Eusaprim
Sulfasalazin	Azulfidine, Colo-Pleon
Sumatriptan	Imigran
Suxamethonium	Lysthenon
Tacrin	Cognex
Tacrolismus	Prograf
Tamoxifen	Nolvadex
Temazepam	Norkotral, Planum
Terazosin	Flotrin, Heitrin
Terbutalin	Bricanyl
Terfenadin	Teldane
Testolakton	Fludestrin

(Fortsetzung Seite 1380)

Arzneistoffe und Handelsnamen (Fortsetzung)

Arzneiname	Handelsname
Testosteron	Andriol, Testosteron depot
Tetanus Immunglobulin (vom Menschen)	Tetanobulin
Tetrazyklin	Achromycin, Supramycin
Theophyllin	Afonilum, Euphyllin
Thiamazol	Favistan
Thioridazin	Melleril
Ticarzillin	Betabactyl
Ticlopidin	Tiklyd
Timolol	Chibro-Timoptol
Tirofibran	Aggrastat
Tobramyzin	Brulamycin
Tocainid	Xylotacan
Tolazolin	Priscol
Tolbutamid	Rastinon
Tolnaftat	Tonoftal
Torasemid	Torem, Unat
Tramadol	Tramal
Tranylcypromin	Jatrosom N

Arzneiname	Handelsname
Trazodon	Thombran
Tretinoin	Epi Aberel, Eudyna
Triamcinolon	Delphicort, Volon
Triamteren	Jatropur
Triazolam	Halcion
Triflupromazin	Psyquil
Trifluridin	Triflumann
Trihexyphenidyl	Artane
Trimipramin	Stangyl
Tropicamid	Mydriaticum Stulln
Valacilcovir	Valtrex
Valproinsäure	Ergenyl, Orfiril
Vasopressin	siehe Argipressin
Venlafaxin	Trevilor
Verapamil	Isoptin
Vinblastin	Velbe
Vincristin	Farmistin
Warfarin	Coumadin
Zalcitabin	Hivid
Zidovudin	Retrovir
Zolpidem	Bikalm, Stilnox

Information und Hilfe

In der folgenden Liste sind Fachgesellschaften und die Dachverbände von Selbsthilfeorganisationen von einer Reihe von Krankheiten zusammengestellt, die in diesem Buch besprochen werden. Besonders die Patientenorganisationen haben vielfach Regionalgruppen, deren Adressen man dort erfragen kann. Die meisten von ihnen bieten unentgeltliche Informationen oder Hilfe an. Die Liste enthält die Adressen, Telefon- und Faxnummern; auf die E-Mail-Adressen wurde bewußt verzichtet, da sie sich noch schneller ändern als die anderen Angaben.

Abhängigkeit und Sucht

Deutsche Hauptstelle gegen die Suchtgefahren
Westring 2
59065 Hamm
Tel.: 0 23 81/90 15-0
Fax: 0 23 81/1 53 31

Verband ambulanter Behandlungsstellen für Suchtkranke/Drogenabhängige
Karlstraße 40
79104 Freiburg/Br.
Tel.: 07 61/2 00-3 63 und 2 00-3 03
Fax: 07 61/2 00-3 50

Stiftung Synanon Suchthilfe
Bernburger Straße 10
10963 Berlin
Tel.: 0 30/5 50 00-0
Fax: 0 30/5 50 00-2 20

Aids

Deutsche Aids-Hilfe
Dieffenbachstraße 33
10967 Berlin
Tel.: 0 30/69 00 87-0
Fax: 0 30/69 00 87-42

Kinder-Aids-Hilfe Deutschland
Kasernenstraße 59
40213 Düsseldorf
Tel.: 02 11/32 67 02
Fax: 02 11/13 47 36

Elterninitiative HIV-betroffener Kinder
Burscheider Straße 33
40591 Düsseldorf
Tel.: 02 11/76 72 37
Fax: 02 11/76 21 04

Alkohol

Anonyme Alkoholiker Interessengemeinschaft
Postfach 46 02 27
80910 München
Tel.: 0 89/3 16 95 00
Fax: 0 89/3 16 51 00

Al-Anon Familiengruppen
Alateen für Angehörige und Freunde von Alkoholikern
Emilienstraße 4
45128 Essen
Tel.: 02 01/77 30 07
Fax: 02 01/77 30 08

Allergie und Asthma

Deutscher Allergie- und Asthmabund
Hindenburgstraße 110
41061 Mönchengladbach
Tel.: 0 21 61/81 49 40
Fax: 0 21 61/20 85 02

Allergiker Selbsthilfe Bundesverband
Hermann-Löns-Weg 11 a
65779 Kelkheim
Tel. + Fax: 0 61 95/91 06 74

Arbeitsgemeinschaft allergiekrankes Kind
Hauptstraße 29
35745 Herborn
Tel.: 0 27 72/92 87-30
Fax: 0 27 72/92 87-48

Alter

Bundesinteressenvertretung der Altenheimbewohner
Vorgebirgsstraße 1
53913 Swisttal
Tel.: 0 22 54/28 12
Fax: 0 22 54/70 46

Bundesverband privater Alten- und Pflegeheime und sozialer Dienste
Meckenheimer Allee 145
53115 Bonn
Tel.: 02 28/6 04 38-0
Fax: 02 28/6 04 38-99

Familien- und Altenhilfe, Notmütterdienst
Sophienstraße 28
60487 Frankfurt/M.
Tel.: 0 69/77 90 81 und 77 66 11
Fax: 0 69/77 90 83

Deutsches Zentrum für Altersfragen
Manfred-v.-Richthofen-Straße 2
12101 Berlin
Tel.: 0 30/7 86 60 71
Fax: 0 30/7 85 43 50

Kuratorium Deutsche Altershilfe
Wilhelmine-Lübke-Stiftung
An der Pauluskirche 3
50677 Köln
Tel.: 02 21/93 18 47-0
Fax: 02 21/93 18 47-6

Alzheimer-Krankheit und andere Demenzerkrankungen

Deutsche Alzheimer Gesellschaft
Büchsenstraße 34-36
70174 Stuttgart
Tel.: 07 11/2 26 85 98
Fax: 07 11/2 26 85 19

Atemwege

Patientenliga Atemwegserkrankungen
Wormser Straße 81
55276 Oppenheim
Tel.: 06133/35 43
Fax: 06133/20 24

Aufmerksamkeitsstörung/Hyperaktivität

Arbeitskreis überaktives Kind
Dietrichstraße 9
30159 Hannover
Tel.: 05 11/3 63 27 29
Fax: 05 11/3 63 27 72

Bundesverband der Elterninitiativen zur
Förderung hyperaktiver Kinder
Postfach 60
91291 Forchheim
Tel. + Fax: 09 19/3 48 74

Bundes-AG für Jugendliche mit
Teilleistungsstörungen
Postfach 4046
50877 Köln
Tel.: 02 21/4 99 59 98

Autismus

Bundesverband Hilfe für das autistische Kind
Bebelallee 141
22297 Hamburg
Tel.: 0 40/5 11 56 04
Fax: 0 40/5 11 08 13

Bechterew-Krankheit

Deutsche Vereinigung Morbus Bechterew
Metzgergasse 16
97421 Schweinfurt
Tel.: 0 97 21/2 20 33
Fax: 0 97 21/2 29 55

Behinderungen

Bundesverband für Körper- und
Mehrfachbehinderte
Brehmstraße 5-7
40239 Düsseldorf
Tel.: 02 11/6 40 04-0
Fax: 02 11/6 40 04-20

Amputierten-Initiative
Spanische Allee 158
14129 Berlin
Tel. + Fax: 0 30/8 03 26 75

Bundesarbeitsgemeinschaft Hilfe
für Behinderte
Kirchfeldstraße 149
40215 Düsseldorf
Tel.: 02 11/3 10 06-0
Fax: 02 11/3 10 06-48

Bundesvereinigung Lebenshilfe für Menschen
mit geistiger Behinderung
Raiffeisenstraße 18
35043 Marburg
Tel.: 0 64 21/4 91-0
Fax: 0 64 21/4 91-167

Fördergemeinschaft der Querschnittgelähmten
in Deutschland
Silcherstraße 15
67591 Mölsheim
Tel. + Fax: 06243/52 56

Bluthochdruck siehe Herz- und Gefäß-Erkrankungen

Borreliose

Borreliose-Liga
Selbsthilfegruppe von Zeckeninfektionen
Rheinstraße 38
76676 Graben-Neudorf
Tel.: 0 72 55/72 55 55
Fax: 0 72 55/72 55 56

Depressionen

Verein Hilfe für Depressivkranke
Wermbachstraße 13
63739 Aschaffenburg
Tel.: 0 60 21/2 36 26

Diabetes

Deutscher Diabetiker-Bund
Danziger Weg 1
58511 Lüdenscheid
Tel.: 0 23 51/98 91 53
Fax: 0 23 51/98 91 50

Bundesverband Insulinpumpenträger
Reinekestraße 31
51145 Köln
Tel.: 0 22 03/2 58 62
Fax: 0 22 03/2 71 00

Bund diabetischer Kinder und Jugendlicher
Hahnbrunner Straße 46
67659 Kaiserslautern
Tel.: 06 31/7 64 88
Fax: 06 31/9 72 22

Dialyse

Dialysepatienten Deutschlands
Weberstraße 2
55130 Mainz
Tel.: 0 61 31/8 51 52
Fax: 0 61 31/83 51 98

Kuratorium für Dialyse und Nierentransplantation
Emil-von-Behring-Passage
63263 Neu-Isenburg
Tel.: 0 61 02/3 59-0
Fax: 0 61 02/3 59-4 10

Down-Syndrom

Arbeitskreis Down-Syndrom
Hegelstraße 19
33649 Bielefeld
Tel.: 05 21/44 29 98

Epilepsie

Informationszentrum Epilepsie
Herforder Straße 5–7
33602 Bielefeld
Tel.: 05 21/12 41 17
Fax: 05 21/12 41 72

Epilepsie-Kuratorium
Maraweg 21
33617 Bielefeld-Bethel
Tel.: 05 21/1 44 36 84
Fax: 05 21/1 44 46 37

Ernährung

Deutsche Gesellschaft für Ernährung
Im Vogelsgesang 40
60488 Frankfurt/M.
Tel.: 0 69/68 03-0
Fax: 0 69/97 68 03-99

Eßstörungen

Anad Anorexia-Bulimia Nervosa
Beratungsstelle bei Eßstörungen
Rottmannstraße 5
80333 München
Tel.: 0 89/5 23 66 33
Fax: 0 89/52 71 63

Bulimie-Zentrum
Reuterweg 65
60323 Frankfurt/M.
Tel.: 0 69/72 33 33
Fax: 0 69/17 22 64

Dick & Dünn Bundesverband
Beratungszentrum bei Eßstörungen
Innsbrucker Straße 25
10825 Berlin
Tel.: 0 30/8 54 49 94
Fax: 0 30/8 54 84 42

Frauengesundheit

Dachverband der Frauengesundheitszentren in Deutschland
Goetheallee 9
37073 Göttingen
Tel. + Fax: 05 51/48 70 25

Galaktosämie

Elterninitiative Galaktosämie Bundesverband
Tiergartenstraße 101
47800 Krefeld
Tel. + Fax: 0 21 51/50 23 32

Gaucher-Krankheit

Gaucher-Gesellschaft Deutschland
An der Ausschacht 9
59556 Lippstadt
Tel. + Fax: 0 29 41/1 88 70

Gewalt und sexuelle Gewalt gegen Kinder

Deutscher Kinderschutzbund
Schiffgraben 29
30159 Hannover
Tel.: 05 11/3 04 85-0
Fax: 05 11/3 04 85-49

Wildwasser
Freisenstraße 6
10965 Berlin
Tel.: 0 30/7 86 50 19

Zartbitter
Stadtwaldgürtel 89
50935 Köln
Tel.: 02 21/40 57 80

Guillain-Barré-Syndrom

Guillain-Barré-Syndrom Selbsthilfegruppe der BRD
Kreuzäcker 103
74889 Sinsheim-Hilsbach
Tel.: 0 72 60/15 84
Fax: 0 72 60/82 90

Hämangiome

Selbsthilfegruppe Hämangiome bei Säuglingen und Kleinkindern
Hämmern 15
51688 Wipperfürth
Tel.: 0 22 67/16 63

Hämophilie

Deutsche Hämophiliegesellschaft zur Bekämpfung der Blutungskrankheiten
Halenseering 3
22149 Hamburg
Tel.: 0 40/6 72 29 70
Fax: 0 40/6 72 49 44

Deutsche Hämophilieberatung – Verein zur Beratung bei Blutungskrankheiten
Königsstraße 53
47051 Duisburg
Tel.: 02 03/3 00 98-0
Fax: 02 03/3 00 98-99

Hepatitis

Deutsche Hepatitis-Liga
Postfach 20 06 66
80006 München
Tel.: 0 89/50 40 91
Fax: 0 89/50 40 92

Herz- und Gefäß-Erkrankungen – auch Schlaganfall

Deutsche Hochdruckliga
Postfach 10 20 40
69010 Heidelberg
Tel.: 0 62 21/41 17 74
Fax: 0 62 21/40 22 74

Deutsche Herzstiftung
Vogtstraße 50
60322 Frankfurt
Tel.: 069/95 51 28-0
Fax: 069/95 51 28-313

Herzkind Verein zur Förderung der Betreuung und Beratung herzkranker Kinder und ihrer Familien
Husarenstraße 70
38102 Braunschweig
Tel.: 05 31/2 20 66-0
Fax: 05 31/2 20 66-22

Bundesverband herzkranker Kinder
Robensstraße 20–22
52070 Aachen
Tel.: 02 41/91 23 32
Fax: 02 41/91 23 33

Stiftung Deutsche Schlaganfall-Hilfe
Carl-Bertelsmann-Straße 256
33335 Gütersloh
Tel.: 0 52 41/97 70-0
Fax: 0 52 41/70 20 71

Hörschäden und Taubheit

Deutscher Schwerhörigenbund
Breite Straße 3
13187 Berlin
Tel.: 0 30/47 54 11 14
Fax: 0 30/47 54 11 16

Deutscher Gehörlosen-Bund
Paradeplatz 3
24768 Rendsburg
Tel.: 0 43 31/58 97-22
Fax: 0 43 31/58 97-45

Gesellschaft für Gebärdensprache und Kommunikation Gehörloser
Binderstraße 34
20146 Hamburg
Tel.: 0 40/41 23-32 40
Fax: 0 40/41 23-61 09

Huntington

Deutsche Huntington-Hilfe
Börsenstraße 10
47051 Duisburg
Tel.: 02 03/2 29 15
Fax: 02 03/2 29 25

Ileostomie siehe Kolostomie

Impfungen

Schutzverband für Impfgeschädigte
Postfach 11 05
35620 Hüttenberg
Tel. + Fax: 0 64 41/7 16 70

Inkontinenz

Gesellschaft für Inkontinenzhilfe
Friedrich-Ebert-Straße 124
34119 Kassel
Tel.: 05 61/78 06 04
Fax: 05 61/77 67 70

Kehlkopf

Bundesverband der Kehlkopflosen
Obererle 65
45897 Gelsenkirchen
Tel.: 02 09/59 22 82
Fax: 02 09/59 77 48

Kleinwuchs

Bundesverband kleinwüchsige Menschen und ihre Familien
Westerstraße 98-104
28199 Bremen
Tel.: 0421/50 21 22 und 50 78 73
Fax: 04 21/50 57 52

Bundesselbsthilfeverband kleinwüchsiger Menschen
Hauptstraße 14
56587 Oberhonnefeld
Tel.: 0 26 34/95 60 51
Fax: 0 26 34/95 60 52

Klinefelter-Syndrom

Deutsche Klinefelter-Syndrom Vereinigung
Markusweg 4
93167 Falkenstein
Tel. + Fax: 0 94 62/56 73

Kolostomie, Ileostomie

Deutsche ILCO
Landshuter Straße 30
85356 Freising
Tel.: 0 81 61/93 43 01, 93 43 02
Fax: 0 81 61/93 43 04

Krankenhaus

Aktionskomitee Kind im Krankenhaus
Kirchstraße 34
61440 Oberursel
Tel. + Fax: 0 61 72/30 36 00

Krebs und andere bösartige Tumore

Deutsche Krebshilfe
Thomas-Mann-Straße 40
53111 Bonn
Tel.: 02 28/7 29 90-0
Fax: 02 28/7 29 90-11

Bundesverband Frauenselbsthilfe nach Krebs
B6, 10–11
68159 Mannheim
Tel.: 06 21/2 44 34
Fax: 06 21/15 48 77

Förderkreis krebskranke Kinder
Büchsenstraße 22
70174 Stuttgart
Tel.: 07 11/29 73 56
Fax: 07 11/29 40 91

Deutsche Leukämie Hilfe
Thomas-Mann-Straße 44 a
53111 Bonn
Tel.: 02 28/7 29 90-67
Fax: 02 28/7 29 90-11

Selbsthilfegruppe Morbus Hodgkin
Gelderner Straße
52428 Jülich
Tel.: 02 46/5 75 34
Fax: 02 46/5 95 91

Leberkrankheiten

Deutsche Leberhilfe
Grönenberger Straße 42
49324 Melle
Tel.: 0 54 22/4 44 99
Fax: 0 54 22/65 68

Verein Selbsthilfegruppe Lebertransplantierter
Karlsbader Ring 28
68782 Brühl
Tel.: 0 62 02/70 28 56
Fax: 0 62 02/78 00 15

Legasthenie

Bundesverband Legasthenie
Königstraße 32
30175 Hannover
Tel.: 05 11/31 87-38
Fax: 05 11/31 87-39

Lippen-Gaumen-Fehlbildungen

Selbsthilfevereinigung Lippen-Gaumen-Fehlbildungen
Hauptstraße 164
35625 Hüttenberg
Tel. + Fax: 0 64 03/55 75

Magen-Darm-Erkrankungen

Hilfe bei chronisch entzündlichen Darmerkrankungen
Fuhlsbütteler Straße 401
22309 Hamburg
Tel. + Fax: 0 40/6 32 37 40

Deutsche Morbus Crohn/Colitis ulcerosa Vereinigung
Paracelsusstraße 15
51375 Leverkusen
Tel.: 02 14/8 76 08-0
Fax. 02 14/8 76 08-88

Minimale zerebrale Dysfunktion

Verein zur Förderung der Kinder mit minimaler zerebraler Dysfunktion MCD
Friedemann-Bach-Straße 1
82166 Gräfelfing
Tel.: 0 89/8 54 31 41
Fax: 0 89/85 21 66

Multiple Sklerose

Deutsche Multiple Sklerose Gesellschaft
Vahrenwalderstraße 205–207
30165 Hannover
Tel.: 05 11/9 68 34-0
Fax: 05 11/9 68 34-50

Muskelerkrankungen

Deutsche Gesellschaft für Muskelkranke
Im Moos 4
79122 Freiburg/Br.
Tel.: 07 61/94 47-0
Fax: 07 61/94 47-20

Myasthenia gravis

Deutsche Myasthenie Gesellschaft
Langemarckstraße 106
28199 Bremen
Tel.: 04 21/59 20 60
Fax: 04 21/50 82 26

Neurodermitis

Deutscher Neurodermitiker Bund
Spaldingstraße 210
20097 Hamburg
Tel.: 0 40/23 08 10
Fax: 0 40/23 10 08

Bundesverband Neurodermitiskranker in Deutschland
Oberstraße 171
56154 Boppard
Tel.: 0 67 42/87 13-0
Fax: 0 67 42/27 95

Osteoporose

Kuratorium Knochengesundheit
Leipziger Straße 6
74889 Sinsheim
Tel.: 0 72 61/92 17-0
Fax: 0 72 61/6 46 59

Bundesselbsthilfeverband Osteoporose
Kirchfeldstraße 149
40215 Düsseldorf
Tel.: 02 11/31 91 65
Fax: 02 11/33 22 02

Parkinson-Krankheit

Deutsche Parkinson Vereinigung
Moselstraße 31
41464 Neuss
Tel.: 0 21 31/4 10 16
Fax: 0 21 31/4 54 45

Phenylketonurie

Deutsche Interessengemeinschaft Phenylketonurie und verwandter angeborener Stoffwechselstörungen
Adlerstraße 6
91077 Kleinsendelbach
Tel.: 0 91 26/44 53
Fax: 0 91 26/3 09 46

Plötzlicher Kindstod

Gesellschaft zur Erforschung des Plötzlichen Säuglingstodes GEPS
Rheinstraße 26
30519 Hannover
Tel. + Fax: 05 11/8 38 62 02

Psoriasis

Deutscher Psoriasis Bund
Oberaltenallee 20 a
22081 Hamburg
Tel.: 0 40/22 33 99
Fax: 0 40/2 27 09 86

Psychische Erkrankungen

Beratungsstelle bei Angst, Panik und Phobien
Taunusstraße 5
12161 Berlin
Tel.: 0 30/8 51 58 24

Deutsche Angststörungenhilfe und Selbsthilfe
Bayerstraße 77 a/Rgb.
80355 München
Tel.: 0 89/5 43 80 80
Fax: 0 89/54 40 37 76

Liga für psychotisch Kranke
Röntgenstraße 9–15
41515 Grevenbroich
Tel.: 0 21 81/2 33 99 - 33
Fax: 0 21 81/2 33 99 - 11

Bundesverband Psychiatrie-Erfahrener
Thomas-Mann-Straße 49 a
53111 Bonn
Tel.: 02 28/63 26 46
Fax: 02 28/65 80

Reisemedizin

Deutsche Gesellschaft für Reise- und Touristikmedizin
Am Bergmoos 21
85414 Kirchdorf
Tel.: 0 81 66/67 89-30
Fax: 0 81 66/50 51

Rheuma und Bindegewebeerkrankungen

Deutsche Rheuma-Liga Bundesverband
Rheinallee 69
53173 Bonn
Tel.: 02 28/7 66 06-0

Lupus erythematodes Selbsthilfegemeinschaft
Ottostraße 15
42289 Wuppertal
Tel. + Fax: 02 02/55 92 94

Selbsthilfegruppe Sklerodermie in Deutschland
Jagdstraße 1
90559 Burgthann
Tel.: 0 91 88/5 12
Fax: 0 91 88/38 67

Sarkoidose

Bundesverband Deutsche Sarkoidose-Vereinigung
Uerdinger Straße 43
40668 Meerbusch
Tel. + Fax: 0 21 50/73 60

Schilddrüse

Arbeitskreis Jodmangel
Weingartenstraße 4
64521 Groß-Gerau
Tel.: 0 61 52/4 00 21
Fax: 0 61 52/8 17 88

Schilddrüsen-Liga Deutschland
Postfach 80 07 40
65907 Frankfurt/M.
Tel.: 0 69/31 40 53-34
Fax: 0 69/31 40 53-16

Schlafstörungen

Deutsche Gesellschaft für Schlafforschung und Schlafmedizin DGSM
c/o Hephata-Klinik
Schimmelpfengstraße 2
34618 Schwalmstadt-Treysa

Atmung & Schlaf
Deutsche Selbsthilfen in der Schlafmedizin
Linneper Weg 44
40885 Ratingen
Tel.: 02 01/57 06 57
Fax: 02 01/57 27 98

Schmerzen und Kopfschmerzen

Deutsche Migräne- und Kopfschmerzgesellschaft
Niemannsweg 147
24105 Kiel
Tel. + Fax: 04 31/5 97 26 03

Bundesverband Deutsche Schmerzhilfe
Sietwende 20
21720 Grünendeich
Tel.: 0 41 42/81 04 34
Fax: 0 41 42/81 04 35

Schwangerschaft und Geburt

Gesellschaft für Geburtsvorbereitung
Bundesverband
Dellestraße 5
40627 Düsseldorf
Tel.: 02 11/25 26 07
Fax: 02 11/20 29 19

Arbeitskreis Kunstfehler in der Geburtshilfe
Rosental 23
44135 Dortmund
Tel.: 02 31/52 58 72
Fax: 02 31/52 60 48

Arbeitsgemeinschaft Gestose-Frauen
Schwangerschaftsvergiftung
Postfach 12 53
47654 Issum
Tel.: 0 28 35/26 28
Fax: 02 8 35/29 45

Initiative Regenbogen
»Glücklose Schwangerschaft«
In der Schweiz 9
72636 Frickenhausen
Tel.: 0 55 65/13 64

Sehbehinderung und Blindheit

Deutscher Blindenverband
Bismarckallee 30
53173 Bonn
Tel.: 02 28/95 58 20
Fax: 02 28/35 77 19

Vereinigung der Freunde blinder und sehbehinderter Kinder
Südring 24
22303 Hamburg
Tel. + Fax: 0 40/2 79 71 68

Pro Retina Deutschland
früher: Deutsche Retinitis Pigmentosa Vereinigung, DRPV
Ernst-Ludwig-Ring 44
61231 Bad Nauheim
Tel.: 0 60 32/3 34 99
Fax: 0 60 32/3 21 72

Selbsthilfe

Nationale Kontakt- und Informationsstelle zur Anregung und Unterstützung von Selbsthilfegruppen NAKOS
Albrecht-Achilles-Straße 65
10709 Berlin
Tel.: 0 30/8 91 40 19
Fax: 0 30/8 93 40 14

Selbstmord

Deutsche Gesellschaft für Suizidprävention
Bezirkskrankenhaus Bayreuth
Nordring 2
95445 Bayreuth
Tel.: 09 21/2 83-3 00 und 2 83-3 01
Fax: 09 21/2 83-3 95

AGUS Angehörige um Suizid/
E. Meixner-Wülker
Wichernstraße 1
95447 Bayreuth
Tel.: 09 21/6 61 10

Sexualität

Pro Familia
Deutsche Gesellschaft für Sexualpädagogik und Sexualberatung
Stresemannallee 3
60596 Frankfurt/M.
Tel.: 0 69/63 90 02
Fax: 0 69/63 98 52

Sexualmedizinisches Informationszentrum Frankfurt
Glauburgstr. 654
60318 Frankfurt/M.
Tel.: 0 69/95 51 39 29
Fax: 0 69/95 51 30 30

Selbsthilfeverein für Menschen mit abweichender Geschlechtsidentität
Frankfurter Straße 48
63065 Offenbach/M.
Tel. + Fax: 0 69/8 00 10 08

Arbeitsgemeinschaft für Kinder- und Jugendgynäkologie
Am Bonneshof 30
40474 Düsseldorf
Tel.: 02 11/43 45 91
Fax: 02 11/43 45 03

Skoliose

Bundesverband Skoliose Selbsthilfe
Mühlweg 12
74838 Limbach
Tel. + Fax: 0 62 87/47 92

Spina bifida

Arbeitsgemeinschaft Spina bifida und Hydrocephalus
Münsterstraße13
44145 Dortmund
Tel.: 02 31/86 10 50-0
Fax: 02 31/86 10 50-50

Sterben und Tod

Verwaiste Eltern in Deutschland
Esplanade 15
20354 Hamburg
Tel.: 0 40/35 50 56 44

Deutsche Hospiz Stiftung
Hohle Eiche 29
44229 Dortmund
Tel.: 02 31/73 80 73-0
Fax: 02 31/73 80 73-1

Omega – Mit dem Sterben leben
Schlesierplatz 16
34346 Hannoversch Münden
Tel.: 0 55 41/48 81
Fax: 0 55 41/40 76

Deutsche Gesellschaft für humanes Sterben
Lange Gasse 2–4
86152 Augsburg
Tel.: 08 21/5 02 35-0
Fax: 08 21/5 02 35-55

Stottern

Bundesvereinigung Stotterer-Selbsthilfe
Gereonswall 112
50670 Köln
Tel.: 02 21/1 39 11 06
Fax: 02 21/1 39 13 70

Tinnitus

Deutsche Tinnitus Liga
Am Lohsiepen 18
42369 Wuppertal
Postfach 349
42353 Wuppertal
Tel.: 02 02/2 46 52-0
Fax: 02 02/2 46 52-20

Unfruchtbarkeit

Bundesverband der Selbsthilfegruppen für
Fragen ungewollter Kinderlosigkeit
Rungestraße 3–6
10179 Berlin
Fax: 0 30/69 04 08 38

Vergiftungen Giftinformationszentren Berlin

Landesberatungsstelle für Vergiftungs-
erscheinungen und Embryonaltoxikologie
Spandauer Damm 130
14050 Berlin
Tel.: 0 30/1 92 40
Fax: 0 30/30 68 67 21

Berlin

Giftberatung Virchow-Klinikum
Medizinische Fakultät der I. Humboldt-
Universität zu Berlin
Abt. Innere Medizin
Augustenburger Platz 1
13353 Berlin
Tel.: 0 30/4 50-5 35 55
Fax: 0 30/4 50-5 39 15

Bonn

Informationszentrale gegen Vergiftungen
Zentrum für Kinderheilkunde der
Rheinischen Friedrich-Wilhelms-Universität
Adenauerallee 119
53113 Bonn
Tel.: 02 28/2 87-32 11; -33 33
Fax: 02 28/2 87 33 14

Erfurt

Gemeinsames Giftinformationszentrum der
Länder Mecklenburg-Vorpommern, Sachsen,
Sachsen-Anhalt und Thüringen
Nordhäuser Straße 74
99089 Erfurt
Tel.: 03 61/73 07 30
Fax: 03 61/7 30 73 17

Freiburg

Universitätskinderklinik Freiburg
Informationszentrale für Vergiftungen
Mathildenstraße 1
79106 Freiburg
Tel.: 07 61/1 92 40
Fax: 07 61/2 70 44 57

Göttingen

Giftinformationszentrum-Nord (GIZ-Nord)
Zentrum Pharmakologie und Toxikologie der Universität
Robert-Koch-Straße 40
37075 Göttingen
Tel.: 05 51/38 31 80/-1 92 40
Fax: 05 51/3 83 18 81

Homburg

Informations- und Beratungszentrum für Vergiftungsfälle
Klinik für Kinder- und Jugendmedizin
66421 Homburg/Saar
Tel.: 0 68 41/1 92 40/-16 83 15
Fax: 0 68 41/16 40 17

Mainz

Beratungsstelle bei Vergiftungen
II.Medizinische Klinik und Poliklinik der Universität
Langenbeckstraße 1
55131 Mainz
Tel.: 0 61 31/1 92 40; 22 24 66
Fax: 0 61 31/17 66 05

München

Giftnotruf München
Toxikologische Abteilung der II. Medizinischen Klinik rechts der Isar der Technischen Universität
Ismaninger Straße 22
81675 München
Tel.: 0 89/1 92 40
Fax: 0 89/41 40 24 67

Nürnberg

II. Medizinische Klinik des städtischen Krankenhauses Nürnberg Nord
Toxikologische Intensivstation
Flurstraße 17
90419 Nürnberg
Tel.: 09 11/3 98 24 51
Fax: 09 11/3 98 29 99

Zöliakie

Deutsche Zöliakie-Gesellschaft
Filderhauptstraße 61
70599 Stuttgart
Tel.: 07 11/45 45 14
Fax: 07 11/4 56 78 17

Zystische Fibrose

CF – Selbsthilfe Bundesverband
Meyerholz 3
28832 Achim
Tel. u. Fax : 0 42 02/8 22 80
Tel.-D1: 01 71/6 45 87 18

Mukoviszidose-Gesellschaft
Bendenweg 101
53121 Bonn
Tel.: 02 28/9 87 80-0
Fax: 02 28/9 87 80-77

Herausgeber

Robert Berkow, M.D.
Leitender Direktor der Medizinliteratur
Merck & Co., Inc., USA
und
Clinical Professor für Medizin und Psychiatrie an der
Allegheny-Universität für Gesundheitswissenschaften

Mitherausgeber

Mark H. Beers, M.D.
Leitender Direktor für Geriatrie bei Merck & Co., Inc., USA
und
Associate Clinical Professor für Medizin an der
Allegheny-Universität für Gesundheitswissenschaften

Andrew J. Fletcher, M.B., B.Chir.
Merck & Co., Inc., USA
und
Adjunct Professor für pharmazeutische Gesundheits-
fürsorge an der Temple-Universität

Berater

Stephen Barrett, M.D. (im Ruhestand)
Allentown, PA
Ernährung

Ralph E. Cutler, M.D.
Professor für Medizin und Pharmakologie, Loma-Linda-Universität, Leiter der Nephrologie am Pettis Memorial VA Medical Center
Erkrankungen der Nieren und Harnwege; Männergesundheit

Walter G. Larsen, M.D.
Clinical Professor für Dermatologie, Universität für Gesundheitswissenschaften, Oregon
Erkrankungen der Haut

Mortimer Lorber, D.M.D., M.D.
Associate Professor für Physiologie und Biophysik an der Universität Georgetown
Mund- und Zahnerkrankungen

Gregory J. Matz, M.D.
Professor und Inhaber des Lehrstuhls für Hals-Nasen-Ohrenheilkunde an der Loyola-Universität
Erkrankungen von Hals, Nase, Ohren

Hal B. Richerson, M.D.
Professor für Innere Medizin an der Universität von Iowa
Erkrankungen des Immunsystems

Melvin I. Roat, M.D.
Clinical Assistant Professor für Augenheilkunde an der Universität Maryland
Augenkrankheiten

H. Ralph Schumacher jr., M.D.
Professor für Medizin, Universität Pennsylvania; Direktor des Arthritis-Immunology Center, VA Medical Center, Philadelphia
Erkrankungen der Knochen, Gelenke und Muskeln

Ruth W. Schwartz, M.D.
Professorin für Geburtshilfe und Gynäkologie, Universität von Rochester
Frauengesundheit

Autoren

Hagop S. Akiskal, M.D.
Professor für Psychiatrie, Universität von Kalifornien in San Diego
Depression und Manie

James K. Alexander, M.D.
Professor der Medizin, Baylor-Universität
Lungenembolie

Chloe G. Alexson, M.D.
Professorin für Kinderheilkunde, Universität von Rochester
Angeborene Fehlbildungen (Herzfehler)

Roy D. Altman, M.D.
Professor für Medizin und Leiter des Bereiches Arthritis an der Universität Miami; Direktor für klinische Forschung, Geriatrieforschung und Erziehung sowie Leiter des Clinical Center, Miami VA Medical Center
Paget-Krankheit

Karl E. Anderson, M.D.
Professor für Vorsorgemedizin und Sozialmedizin, Innere Medizin, Pharmakologie und Toxikologie, Medizinischer Bereich der Universität von Texas in Galveston
Porphyrien

Brian R. Apatoff, M.D., Ph.D.
Assistant-Professor für Neurologie, Cornell Universität; Direktor des Multiple Sklerose Clinical and Research Center, Abteilung für Neurologie und Neurowissenschaft am New York Hospital–Cornell Medical Center
Multiple Sklerose und ähnliche Krankheiten

Noel A. Armenakas, M.D.
Clinical-Assistant-Professor, Cornell-Universität; behandelnder Arzt am New York Hospital–Cornell Medical Center und Lenox Hill Hospital
Verletzungen der Harnwege

Hervy E. Averette, M.D.
American-Cancer-Society-Professur für klinische Onkologie und Direktor sowie Sylvester-Professur an der Abteilung für gynäkologische Onkologie am Sylvester Comprehensive Cancer Center der Universität Miami
Krebs der weiblichen Geschlechtsorgane

Zuhair K. Ballas, M.D.
Professor für Innere Medizin, Universität Iowa
Immunsystem

John G. Bartlett, M.D.
Professor für Medizin und Leiter der Abteilung für Infektionskrankheiten an der Johns Hopkins Universität
Lungenentzündung; Lungenabszeß

Mark H. Beers, M.D.
Mitherausgeber des MERCK MANUAL; Associate Clinical Professor für Medizin, Allegheny-Universität für Gesundheitswissenschaften
Anatomie; körperliche Veränderungen im Alter

Robert Berkow, M.D.
Herausgeber des MERCK MANUAL; Clinical Professor für Medizin und Psychiatrie, Allegheny-Universität für Gesundheitswissenschaften
Plazebo; psychosomatische Krankheiten; somatoforme Störungen

Richard W. Besdine, M.D.
Professor für Medizin und Direktor des Traveler Center on Aging der Universität von Connecticut; Direktor für Health Standards and Quality Bureau and Chief Medical Officer, Health Care Financing, Administration
Arzneimittel und Alter

John H. Bland, M.D.
Em. Professor der Medizin – Rheumatologie der Universität Vermont
Arthrose

M. Donald Blaufox, M.D., Ph.D.
Professor und Lehrstuhlinhaber für Nuklearmedizin am Albert Einstein College of Medicine
Verletzungen durch Strahlung

Philip K. Bondy, M.D.
Professor der Medizin (im Ruhestand), Yale Universität
Hormonsystem und Hormone; Erkrankungen der Nebennieren; Pluriglanduläre Insuffizienz

Roger C. Bone, M.D.
Professor der Medizin, Rush-Universität; Präsident und CEO am Medical College von Ohio
Blutvergiftung und septischer Schock

Sallyann M. Bowman, M.D.
Associate Professor für klinische Medizin, Allegheny-Universität für Gesundheitswissenschaften
Erkrankungen von Magen und Zwölffingerdarm

Thomas G. Boyce, M.D.
Medical Epidemiologist am Zentrum für Krankheitskontrolle und Vorsorge
Erkrankungen von Magen und Zwölffingerdarm

Lewis E. Braverman, M.D.
Professor für Medizin und Physiologie, Direktor der Abteilung Endokrinologie, Universität Massachusetts, Medical Center
Schilddrüsenerkrankungen

Peter C. Brazy, M.D.
Professor für Medizin, Universität von Wisconsin in Madison
Stoffwechselbedingte und angeborene Nierenkrankheiten

George R. Brown, M.D.
Associate Chairman für Psychiatrie, East Tennessee State Universität; Leiter der Psychiatrie am Mountain Home VA Medical Center
Sexualität und psychosexuelle Störungen

John F. Burke, M.D.
Helen-Andrus-Benedict-Professur für Chirurgie, Harvard-Universität; Em. Leiter der Abteilung Behandlung von Verletzungen am Massachusetts General Hospital
Verbrennungen und Verätzungen

Ronald W. F. Campbell, M.D. Ch.B., F.R.C.P., F.E.S.C.
British Heart Foundation Professor für Kardiologie, Universität von Newcastle upon Tyne; Honorary Consultant Cardiologist am Freeman Hospital
Herzrhythmusstörungen

John Caronna, M.D.
Professor für klinische Neurologie, Cornell Universität; behandelnder Neurologe am New York Hospital – Cornell Medical Center
Schlaganfall und ähnliche Erkrankungen

C. Thomas Caskey, M.D.
Senior Vice President der Merck Forschungslaboratorien
Genetik

Alan S. Cohen, M.D.
Distinguished Professor für Medizin an der Universität Boston
Amyloidose

Robert B. Cohen, D.M.D.
Senior Tutor an der Harvard-Universität; Direktor am General Dentistry Residency, Keesler Medical Center (USAF)
Mund- und Zahnerkrankungen

Sidney Cohen, M.D.
Richard-Laylord-Evans-Professur für Medizin und Assistant Vice President des Zentrums für Gesundheitswissenschaften an der Temple-Universität
Erkrankungen der Speiseröhre

Eugene L. Coodley, M.D.
Professor für Medizin, Universität von Kalifornien in Irvine; Leiter der Abteilung Innere Medizin, VA Medical Center, Long Beach
Untersuchungsmethoden und -werte

Mary Ann Cooper, M.D.
Associate Professor für Notfallmedizin, Universität von Illinois in Chicago
Verletzungen durch Elektrizität

John K. Crane, M.D., Ph.D.
Assistant Professor für Medizin, State University of New York in Buffalo
Infektionen durch gramnegative Bakterien

Ralph E. Cutler, M.D.
Professor für Medizin und Pharmakologie, Loma Linda Universität, Leiter der Nephrologie am Pettis Memorial VA Medical Center
Geschlechtsorgane des Mannes; Nieren und Harnwege; Nierenversagen; Nierenentzündung; Blutgefäßerkrankungen der Nieren; Harnwegsinfekte

David C. Dale, M.D.
Professor für Medizin, Universität von Washington
Infektionen bei Abwehrschwäche

Patricia A. Daly, M.D.
Instructor in Medicine, Harvard-Universität
Multiple endokrine Neoplasie

Anne L. Davis, M.D.
Associate Professor für klinische Medizin, Universität New York; behandelnde Ärztin am Bellevue Hospital
Bronchiektase und Atelektase

Norman L. Dean, M.D.
Facharzt für Geriatrie und Lungenheilkunde beim Gesundheitsdienst im North Carolina Department of Corrections
Beinahe-Ertrinken

Ronald Dee, M.D.
Associate Clinical Professor für Chirurgie, Albert Einstein College of Medicine; Associate Attending Surgeon am St. Joseph's Hospital in Stamford
Erkrankungen des venösen und lymphatischen Systems

Richard D. Diamond, M.D.
Professor für Medizin sowie Professur für Forschung in der Biochemie, Universität Boston
Infektionen durch Pilze

Preston V. Dilts jr., M.D.
Em. Professor für Geburtshilfe und Gynäkologie, Universität von Missouri in Kansas City
Geschlechtsorgane der Frau; Schwangerschaft; Schwangerschaftskomplikationen; Wehen und Geburt; Komplikationen während der Geburt; Wochenbett

Eugene P. DiMagno, M.D.
Professor für Medizin an der Mayo Medical School; Direktor der gastroenterologischen Forschungseinrichtung der Mayo Clinic
Erkrankungen der Bauchspeicheldrüse

George E. Downs, Pharm. D.
Professor für klinische Pharmazie und Dean of Pharmacy am Philadelphia College für Pharmazie und Wissenschaft
Arzneistoffe und Handelsnamen

Jeffrey M. Drazen, M.D.
Parker-B.-Francis-Professur für Medizin an der Harvard-Universität; Leiter der Spezialabteilung für Lungen- und Atemwegserkrankungen am Brigham & Women's Hospital
Obstruktive Atemwegserkrankungen (Asthma)

Douglas A. Drossman, M.D.
Professor für Medizin und Psychiatrie, Universität von North Carolina in Chapel Hill
Verdauungssystem; Untersuchungsmethoden bei Erkrankungen im Verdauungssystem; Verdauungsstörungen

Carolyn P. Dukarm, M.D.
Instructor and Fellow für Kinderheilkunde, Universität von Rochester
Pubertät und Probleme der Heranwachsenden

Felton J. Earls, M.D.
Professor für Kinderpsychiatrie, Harvard-Universität
Psychische Erkrankungen

David Eidelberg, M.D.
Direktor des Zentrums für Bewegungsstörungen, North Shore Universität
Bewegungsstörungen

Sherman Elias, M.D.
Henry-und-Emma-Meyer-Lehrstuhl für Geburtshilfe und Gynäkologie, Professor für Geburtshilfe und Gynäkologie und Professor für molekulare und menschliche Genetik, Baylor-Universität
Vorgeburtliche Untersuchungen

Stefan S. Fajans, M.D.
Em. Professor für Innere Medizin, Universität von Michigan
Diabetes mellitus, Unterzuckerung

Wayne S. Fenton, M.D.
Medizinischer Direktor am Chestnut Lodge Hospital; Direktor des Chestnut Lodge Forschungsinstituts
Schizophrenie und wahnhafte Störungen

Michael R. Foley, M.D.
Direktor der geburtshilflichen Intensivpflegestation und stellv. Direktor der Mutter-Embryo-Medizin am Samaritan Regional Medical Center; Associate Director der Phoenix Perinatal Associates
Medikamente während der Schwangerschaft

Noble O. Fowler, M.D.
Em. Professor für Medizin, Universität von Cincinnati
Erkrankung des Herzbeutels

Howard R. Foye jr., M.D.
Clinical Associate Professor für Kinderheilkunde, Universität von Rochester
Entwicklungsstörungen (Verhaltensstörungen, Eßstörungen, Schlafstörungen, Probleme bei der Erziehung zur Sauberkeit, Phobien, Hyperaktivität)

Eugene P. Frenkel, M.D.
Professor für Innere Medizin und Radiologie, Patsy R. und Raymond D. Nasher-Lehrstuhl für Krebsforschung und A.-Kenneth-Pye-Professur für Krebsforschung in der hämatologisch-onkologischen Abteilung der Universität Texas, Southwestern Medical Center in Dallas
Blut; Blutarmut; Krebs und Immunsystem; Krebsdiagnose; Komplikationen bei Krebs; Krebsbehandlung

Mitchell H. Friedlaender, M.D.
Direktor der Augenchirurgie, Scripps Clinic and Research Foundation
Augenleiden

Steven M. Fruchtman, M.D.
Direktor des Stammzellentransplantationsprogramms am Mount Sinai Hospital, New York
Krankhafte Vermehrung der Blutzellen

Glen O. Gabbard, M.D.
Callaway Distinguished Professor an der Menninger Clinic
Psychische Gesundheit – ein Überblick

Marc Galanter, M.D.
Professor für Psychiatrie und Direktor der Abteilung Alkohol- und Drogenmißbrauch an der Universität New York – Cornell Medical Center
Mißbrauch und Abhängigkeit

Robert H. Gelber, M.D.
Professor für Medizin und Dermatologie, Universität von Kalifornien in San Francisco
Lepra

Ray W. Gifford jr., M.D.
Professor für Innere Medizin, Ohio-State-Universität; Berater der Cleveland Clinic Foundation
Hoher Blutdruck

Robert Ginsburg, M.D.
Professor für Medizin, Universität von Colorado
Erkrankung der peripheren Arterien

Barry Steven Gold, M.D.
Assistant Professor für Medizin, Johns-Hopkins-Universität
Giftige Bisse und Stiche

M. Jay Goodkind, M.D.
Clinical Associate Professor für Medizin, Universität Pennsylvania; Leiter (im Ruhestand) des Fachbereichs Kardiologie am Mercer Medical Center
Herztumore

Joe Graedon, M.S.
Lecturer an der Universität von North Carolina in Chapel Hill; Graedon Enterprises, Inc., Durham, North Carolina
Rezeptfreie Arzneimittel

Teresa Graedon, Ph.D.
Graedon Enterprises, Inc., Durham, North Carolina
Rezeptfreie Arzneimittel

John H. Greist, M.D.
Clinical Professor für Psychiatrie, Universität von Wisconsin; Distinguished Senior Scientist an der Dean Foundation für Gesundheit, Forschung und Ausbildung
Angststörungen

Richard L. Guerrant, M.D.
Thomas-H.-Hunter-Professur für Internationale Medizin, Universität von Virginia
Infektionen durch gramnegative Bakterien

John Gunderson, M.D.
Professor für Psychiatrie, Harvard-Universität; Direktor der ambulanten Pflegestation für Persönlichkeitsstörungen am McLean Hospital
Persönlichkeitsstörungen

John W. Hallett jr., M.D.
Professor für Chirurgie an der Mayo-Klinik
Aortenaneurysma und -dissektion

Joan K. Harrold, M.D.
Instructor für Gesundheitswissenschaften und Medizin, George-Washington-Universität; Forschung am Zentrum zur Verbesserung der Pflege von Sterbenden
Sterben und Tod

I. Craig Henderson, M.D.
Adjunct Professor der Medizin, Universität von Kalifornien in San Francisco; CEO, Sequus Pharmaceuticals Inc.
Brusterkrankungen

Susan L. Hendrix, D.O.
Assistant Professor für Geburtshilfe und Gynäkologie an der Wayne-State-Universität in Detroit
Wechseljahre; häufige gynäkologische Probleme

Robert A. Hoekelman, M.D.
Professor für Kinderheilkunde, Universität von Rochester
Madenwurmbefall

Paul D. Hoeprich, M.D.
Em. Professor für Medizin, Universität von Kalifornien in Davis
Infektionen durch Kokken; Infektionen durch grampositive Bakterien

Charles S. Houston, M.D.
Em. Professor für Medizin, Universität Vermont
Hitzeschäden; Kälteschäden; Höhenkrankheit

Daniel A. Hussar, Ph.D.
Remington-Professur für Pharmazie am Philadelphia College für Pharmazie und Wissenschaft
Einflußfaktoren auf die Arzneimittelreaktion

Michael Jacewicz, M.D.
Associate Professor für Neurologie, Universität von Tennessee
Schwindel; Muskelschwäche; Störungen des Geruchs- und Geschmackssinns; Gehirn- und Rückenmarksinfektionen

George Gee Jackson, M.D.
Em. Professor der Medizin, Universität Illinois in Chicago; Clinical Professor der Medizin, Universität von Utah
Infektionen durch Viren

Harry S. Jacob, M.D.
Clark-Professur für Medizin und Vice Chairman des Bereichs Innere Medizin, Leiter der Abteilung Hämatologie, Universität von Minnesota
Milzerkrankungen

James W. Jefferson, M.D.
Clinical Professor für Psychiatrie an der Universität von Wisconsin; Distinguished Senior Scientist der Dean Foundation für Gesundheit, Forschung und Ausbildung
Angststörungen

Nicholas Jospe, M.D.
Associate Professor für Kinderheilkunde, Universität von Rochester
Stoffwechselstörungen; Erkrankungen im Hormonsystem

Fran E. Kaiser, M.D.
Professor für Medizin und Associate Director der Abteilung Geriatrie, St.-Louis-Universität
Impotenz

Harold S. Kaplan, M.D.
Professor und Direktor für Transfusionsmedizin, Universität von Texas, Southwestern Medical Center
Bluttransfusion

Stephen I. Katz, M.D., Ph.D.
Direktor des National Institute für Arthritis und muskuloskelettale Erkrankungen sowie Direktor für Hautkrankheiten am National Institute of Health
Erkrankungen der Haut

Donald Kaye, M.D.
Professor für Medizin, Allegheny Universität für Gesundheitswissenschaften; Präsident und CEO des Allegheny University Hospitals
Medikamente gegen Infektionen

B. J. Kennedy, M.D., M.Sc., M.A.C.P.
Regents'-Professur für Medizin (em.) und Masonic-Professur (em.) für Onkologie an der Universität von Minnesota
Ursachen und Risiken für Krebs

Thomas Killip, M.D.
Professor für Medizin am Albert Einstein College of Medicine; Executive Vice President for Medical Affairs am Beth Israel Medical Center
Erkrankung der Herzkranzgefäße

Richard P. Kluft, M.D.
Clinical Professor für Psychiatrie, Temple-Universität
Dissoziative Störungen

Calvin H. Knowlton, Ph.D.
Associate Professor für Pharmazie am Philadelphia College für Pharmazie und Wissenschaft
Therapietreue bei der Arzneimittelbehandlung

Arthur E. Kopelman, M.D.
Professor für Kinderheilkunde und Leiter des Bereichs Neonatologie, East-Carolina-Universität
Störungen bei Neugeborenen und Säuglingen; kranke Kinder und ihre Familie

David N. Korones, M.D.
Assistant Professor für Kinderheilkunde, Universität von Rochester
Krebs im Kindesalter

John N. Krieger, M.D.
Professor für Urologie, Universität von Washington
Verletzungen und Erkrankungen von Penis, Prostata und Hoden

Douglas R. Labar, M.D., Ph.D.
Direktor des Comprehensive Epilepsy Center am New York Hospital–Cornell Medical Center
Anfallskrankheiten

Jules Y.T. Lam, M.D., F.R.C.P. (C)
Associate Professor für Medizin, Universität von Montreal; Montreal Heart Institute
Arteriosklerose

Lewis Landsberg, M.D.
Irving-S.-Cutter-Professur and Chairman an der Northwestern-Universität
Multiple endokrine Neoplasie

Edward H. Lanphier, M.D.
Senior Scientist (em.) im Fachbereich Vorsorgemedizin an der Universität von Wisconsin in Madison
Tauchunfälle

Ruth A. Lawrence, M.D.
Professorin für Kinderheilkunde, Geburtshilfe und Gynäkologie, Universität von Rochester
Neugeborene, Säuglinge und Kinder; Vergiftungen

Harvey Lemont, D.P.M.
Leiter des Fachbereichs Medizin am Pennsylvania College of Podiatric Medicine
Erkrankungen der Füße

Joseph R. Lentino, M.D., Ph.D.
Professor für Medizin und Leiter der Abteilung für Infektionskrankheiten, Loyola-Universität; Hines VA Hospital
Infektionen durch anaerobe Bakterien

Daniel Levinson, M.D.
Associate Professor für Familien- und Sozialmedizin, Universität von Arizona
Flugreisen und medizinische Probleme

Robert I. Levy, M.D.
Präsident der Wyeth-Ayerst-Forschung
Fettstoffwechselstörungen

James L. Lewis, III, M.D.
Assistant Professor für Medizin und Direktor des Nephrology Fellowship Training Program, Universität von Alabama in Birmingham
Wasserhaushalt; Salzhaushalt; Säure-Basen-Haushalt

Lawrence M. Lichtenstein, M.D., Ph.D.
Professor für Medizin, Johns-Hopkins-Universität; Direktor des Johns Hopkins Asthma- und Allergie-Zentrums
Allergische Reaktionen

Harold I. Lief, M.D.
Em. Professor für Psychiatrie, Universität von Pennsylvania; Clinical Professor für Psychiatrie, Thomas-Jefferson-Universität
Sexuelle Funktionsstörungen

James H. Liu, M.D.
Professor für Geburtshilfe und Gynäkologie, Universität von Cincinnati
Endometriose; Unfruchtbarkeit; Erkrankungen der Hirnanhangdrüse

Elliot M. Livstone, M.D.
Behandelnder Arzt am Sarasota Memorial Hospital
Krebs und andere Tumore im Verdauungssystem

Robert G. Loudon, M.B., Ch.B.
Em. Professor für Medizin, Universität von Cincinnati
Lunge und Atemwege

Frank E. Lucente, M.D.
Professor und Inhaber des Lehrstuhls für Hals-Nasen-Ohrenheilkunde, State University von New York, Health Science Center in Brooklyn
Erkrankungen von Hals, Nase, Ohren

Joanne Lynn, M.D., M.A.
Professorin für Gesundheitsfürsorge und Medizin, George-Washington-Universität; Direktorin des Zentrums zur Verbesserung der Pflege von Sterbenden
Sterben und Tod

Gerald L. Mandell, M.D.
Professor für Medizin, Owen-R.-Cheatham-Professur der Wissenschaften an der Universität Virginia; Leiter der Abteilung für Infektionskrankheiten der Universität Virginia am Zentrum für Gesundheitswissenschaften
Ansteckende Krankheiten; Infektionen der Haut und des Unterhautgewebes; Abszesse; Infektionen von Knochen und Gelenken; Charcot-Gelenk

Alfonse T. Masi, M.D., Dr.P.H.
Professor für Medizin und Epidemiologie, Universität von Illinois
Erkrankungen der Muskeln, Sehnen und Schleimbeutel

Richard G. Masson, M.D.
Associate Professor für Medizin, Universität von Massachusetts; Co-Chief für Lungenkrankheiten und Intensivpflege am Columbia Metrowest Medical Center
Untersuchungen bei Erkrankungen der Lunge und der Atemwege

Alvin M. Mauer, M.D.
Professor für Medizin, Universität von Tennessee
Leukämien

Elizabeth R. McAnarney, M.D.
Professorin und Lehrstuhlinhaberin für den Bereich Kinderheilkunde, Universität von Rochester, Medical Center
Pubertät und Probleme der Heranwachsenden

Daniel J. McCarty, M.D.
Will und Cava Ross-Professur für Medizin und Direktor des Arthritis Institute am Medical College von Wisconsin
Gicht und Pseudogicht

J. Allen McCutchan, M.D.
Professor für Medizin, Abteilung für Infektionskrankheiten an der Universität von Kalifornien in San Diego
HIV-Infektion; sexuell übertragbare Krankheiten

Geralyn M. Meny, M.D.
Assistant Professor und Associate Director für Transfusionsmedizin, Universität von Texas, Southwestern Medical Center
Bluttransfusion

Gabe Mirkin, M.D.
Associate Clinical Professor für Kinderheilkunde, Georgetown-Universität
Sportverletzungen; Training und Fitneß

Daniel R. Mishell jr., M.D.
Lyle-G.-McNeile-Professur und Lehrstuhl für Geburtshilfe und Gynäkologie, Universität von Südkalifornien
Familienplanung

W. K. C. Morgan, M.D.
Professor für Medizin, Universität von West-Ontario; Pflegeabteilung für Erkrankungen des Brustkorbes am London Health Sciences Centre der Universität Campus, London, Ontario, Kanada
Berufsbedingte Lungenkrankheiten

Gary J. Myers, M.D.
Professor für Kinderheilkunde und Neurologie, Universität von Rochester
Angeborene Fehlbildungen

John C. Nemiah, M.D.
Professor für Psychiatrie an der Dartmouth Medical School; em. Professor für Psychiatrie, Harvard-Universität
Angststörungen

John D. Norante, M.D.
Clinical Associate Professor für Hals-Nasen-Ohrenheilkunde, Universität von Rochester
Erkrankungen von Ohren, Nase und Rachen bei Kindern

Robert E. Olson, M.D., Ph.D.
Professor für Kinderheilkunde, Universität von Südflorida
Ernährung – ein Überblick; Fehlernährung; Vitamine und Mineralstoffe; Ernährungsstörungen

Joseph G. Ouslander, M.D.
Direktor der Abteilung Geriatrie und Gerontologie und Chief of Medicine des Wesley Woods Geriatric Center der Emory-Universität; Direktor des Atlanta VA Rehabilitation Research and Development Center
Harninkontinenz

Lawrence L. Pelletier jr., M.D.
Professor für Innere Medizin, Universität von Kansas in Wichita
Herzinnenhautentzündung

Hart Peterson, M.D.
Em. Professor für Neurologie in der Kinderheilkunde, Cornell-Universität
Zerebralparese

Sidney F. Phillips, M.D.
Professor für Medizin an der Mayo Medical School; Berater an der Mayo-Klinik
Störungen der Darmentleerung

Willy F. Piessens, M.D.
Professor für staatliche Tropenmedizin und Associate Professor für Medizin an der Harvard-Universität
Infektionen durch Parasiten

Fred Plum, M.D.
Em. Professor und Lehrstuhlinhaber für Neurologie, Cornell-Universität; behandelnder Neurologe am New York Hospital–Cornell Medical Center
Nervensystem; neurologische Untersuchungen und Testmethoden; Kopfschmerzen; Schlafstörungen; Kopfverletzungen; Delirium und Demenz; Bewußtseinsstörungen und Koma

Russell K. Portenoy, M.D.
Associate Professor an der Cornell Universität; Co-Chief des Schmerz- und Palliativ-Pflegedienstes am Memorial Sloan-Kettering Cancer Center
Schmerzen

Glenn M. Preminger, M.D.
Professor für urologische Chirurgie, Duke-Universität; Direktor des Duke Comprehensive Kidney Stone Center am Duke University Medical Center
Blockierte Harnwege

Douglas J. Pritchard, M.D.
Professor für Orthopädie und Onkologie an der Mayo-Klinik
Knochentumore

Lawrence G. Raisz, M.D.
Professor für Medizin und Leiter der Abteilung Endokrinologie und Stoffwechsel; Program Director am General Clinical Research Center der Universität von Connecticut
Osteoporose

Robert W. Rebar, M.D.
Professor und Lehrstuhlinhaber für Geburtshilfe und Gynäkologie, Universität von Cincinnati
Hormone und Fortpflanzung; ausbleibende oder ungewöhnliche Blutungen; Syndrom der polyzystischen Ovarien; Endometriose; Unfruchtbarkeit; Erkrankungen der Hirnanhangdrüse

Hal B. Richerson, M.D.
Professor für Innere Medizin, Universität von Iowa
Allergische Erkrankungen der Lunge

Jean E. Rinaldo, M.D.
Professor für Medizin, Vanderbilt-Universität
Atemnotsyndrom

Melvin I. Roat, M.D.
Clinical Assistant Professor für Augenheilkunde an der Universität Maryland
Augenerkrankungen bei Kindern

William O. Robertson, M.D.
Professor für Kinderheilkunde, Universität von Washington; Medical Director des Washington Poison Center
Vergiftungen

Beryl J. Rosenstein, M.D.
Professor für Kinderheilkunde, Johns-Hopkins-Universität
Mukoviszidose

G. Victor Rossi, M.D.
Leonard und Madlyn Abramson-Professur für Pharmakologie am Philadelphia College für Pharmazie und Wissenschaft
Arzneimittel; Pharmakodynamik; unerwünschte Arzneimittelwirkungen

Fred H. Rubin, M.D.
Clinical Associate Professor für Medizin, Universität von Pittsburgh; Leiter des Bereichs Medizin am Shadyside Hospital
Impfung zur Krankheitsvorbeugung

Michael Rubin, M.D.
Associate Professor für klinische Neurologie, Cornell-Universität; Direktor der Abteilung neuromuskuläre Behandlung am New York Hospital–Cornell Medical Center
Muskeldystrophien und ähnliche Erkrankungen; Erkrankungen des Rückenmarks; Erkrankungen des peripheren Nervensystems; Erkrankungen der Hirnnerven

Paul S. Russell, M.D.
John-Homans-Professur für Chirurgie, Harvard-Universität; Gastchirurg am Massachusetts General Hospital
Transplantation

David B. Sachar, M.D.
Direktor der Gastroenterologie am Mount Sinai Medical Center, New York
Entzündliche Darmerkrankungen; Antibiotika-assoziierte Kolitis

Olle Jane Z. Sahler, M.D.
Adjunct Professor für Kinderheilkunde, Universität von Rochester
Störungen bei Neugeborenen und Säuglingen (Gedeihstörung); Magen-Darm-Erkrankungen

Jay P. Sanford, M.D. (†)
Professor für Medizin, Universität von Texas, Southwestern Medical Center
Infektionen durch Spirochäten

James W. Sayre, M.D.
Clinical Professor für Kinderheilkunde, Universität von Rochester; Spezialist für Kinderheilkunde am St. Mary's Hospital
Vernachlässigung und Mißhandlung

Kurt Schapira, M.D., F.R.C.P., F.R.C.Psych.
Honorary Senior Research Associate, Fachbereich Psychiatrie, Universität Newcastle upon Tyne, England; beratender Psychiater (em.) am Royal Victoria Krankenhaus
Selbstmordverhalten

Albert P. Scheiner, M.D.
Em. Professor für Kinderheilkunde, Universität von Massachusetts
Geistige Behinderung

H. Ralph Schumacher jr., M.D.
Professor für Medizin, Universität Pennsylvania; Direktor des Arthritis-Immunology Center, VA Medical Center, Philadelphia
Knochen, Gelenke und Muskeln; Erkrankungen von Gelenken und Bindegewebe; Erkrankungen im Bewegungsapparat bei Kindern

Ronald W. Schworm, Ph.D.
Medizinischer Dozent am Zentrum für Lese- und Lernschwierigkeiten, Rochester
Entwicklungsstörungen (Aufmerksamkeitsstörungen, Lernstörungen, Legasthenie)

Charles H. Scoggin, M.D.
Lehrstuhl und CEO, Rodeer Systems
Lungenkrebs

Eldon A. Shaffer, M.D., F.R.C.P. (C), F.A.C.P.
Professor und Leiter des Fachbereichs Medizin an der Universität von Calgary, Calgary, Alberta, Kanada
Untersuchungsmethoden bei Leber- und Gallenblasenerkrankungen; Fettleber, Leberzirrhose und verwandte Erkrankungen; Erkrankungen der Blutgefäße der Leber

William R. Shapiro, M.D.
Lehrstuhl für Neurologie, Barrow Neurological Institute/St. Joseph's Hospital, Phoenix
Tumore des Nervensystems

Harold Silverman, Pharm.D.
Direktor Interscience, Washington, DC
Generika

Jerome B. Simon, M.D., F.R.C.P. (C)
Professor für Medizin, Queen's University, Kingston, Ontario, Kanada
Leber und Gallenblase; typische Krankheitsbilder bei Lebererkrankungen; Hepatitis; Lebertumore

Arthur T. Skarin, M.D.
Associate Professor für Medizin, Harvard-Universität; Arzt für medizinische Onkologie am Dana-Farber Cancer Institute
Lymphome

Gordon L. Snider, M.D.
Professor für Medizin und Vice Chairman des Fachbereichs Medizin, Boston-Universität; Leiter des Medical Service, VA Medical Center, Boston
Bronchitis; obstruktive Atemwegserkrankungen; Erkrankungen der Pleurahöhle

Norman Sohn, M.D.
Clinical Assistant Professor für Chirurgie, Cornell-Universität
Erkrankungen von Enddarm und After

David R. Staskin, M.D.
Assistant Professor für Urologie, Harvard-Universität; Direktor für Urodynamik und Inkontinenz am Beth Israel Hospital
Neurogene Blasenentleerungsstörungen

William W. Stead, M.D.
Professor für Medizin, Universität von Arkansas; Direktor des Tuberkulose-Programms am Arkansas Department of Health
Tuberkulose

E. Richard Stiehm, M.D.
Leiter der Abteilung für pädiatrische Immunologie/Allergien, Universität von Kalifornien in Los Angeles
Immunmangelkrankheiten

Bradford G. Stone, M.D.
Clinical Associate Professor für Medizin, Universität von Minnesota
Gallenblasenerkrankungen

Marvin J. Stone, M.D.
Leiter der Onkologie und Direktor des Baylor-Sammons Cancer Center der Baylor-Universität
Störungen der Plasmazellen

Albert J. Stunkard, M.D.
Professor für Psychiatrie, Universität von Pennsylvania
Übergewicht; Eßstörungen

David A. Swanson, M.D.
Professor und Deputy Chairman des Fachbereichs Urologie, Universität von Texas, M.D. Anderson Cancer Center
Krebs der Nieren und Harnwege

Jan Peter Szidon, M.D.
Professor für Medizin, Abteilung für Lungenmedizin an der Rush Universität
Lungeninfiltrat-Krankheiten

Paul H. Tanser, M.D., F.R.C.P.(C)
Professor für Medizin, McMaster Universität; leitender Herzspezialist am St. Joseph's Hospital in Hamilton, Ontario, Kanada
Herz und Blutgefäße; Diagnose von Herzerkrankungen; Herzversagen; Kardiomyopathie; Erkrankungen der Herzklappen

Mary Territo, M.D.
Professorin für Medizin, Abteilung für Hämatologie/Onkologie, Universität von Kalifornien in Los Angeles
Störungen der weißen Blutkörperchen

Ronald G. Tompkins, M.D., Sc.D.
Professor für Chirurgie, Harvard-Universität; Chirurg am Massachusetts General Hospital
Divertikelkrankheiten; Notfälle

Courtney M. Townsend jr., M.D.
Professor und Inhaber des John-Woods-Harris-Distinguished-Lehrstuhls für Chirurgie an der Universität von Texas, Medical Branch, in Galveston
Karzinoid

Thomas N. Tozer, Ph.D.
Em. Professor für biopharmazeutische Wissenschaften und pharmazeutische Chemie, Universität von Kalifornien in San Francisco
Aufnahme, Verteilung und Ausscheidung von Arzneimitteln

Stephen K. Urice, Ph.D., J.D.
Philadelphia, PA
Patientenrechte

Elise W. van der Jagt, M.D.
Associate Professor für Kinderheilkunde und Intensivpflege, Universität von Rochester
Verletzungen

Jack A. Vennes, M.D.
Professor für Medizin (im Ruhestand), Universität von Minnesota
Gallenblasenerkrankungen

Elliot S. Vesell, M.D., Sc.D.
Evan-Pugh-Professur und Lehrstuhl für Pharmakologie, Pennsylvania State University
Einflußfaktoren auf die Arzneimittelreaktion (Genetik)

Jacob Walfish, M.D.
Assistant Clinical Professor für Medizin an der Mount Sinai School of Medicine
Entzündliche Darmerkrankungen; Antibiotika-assoziierte Kolitis

Wendy Watson, M.D.
Assistant Professor für Kinderheilkunde, Universität von Rochester
Virusinfektionen bei Kindern; Infektionen bei Neugeborenen und Säuglingen

William C. Watson, M.D., Ph.D., F.R.C.P.
Em. Professor, Universität von West-Ontario, London, Ontario, Kanada
Malabsorptionssyndrome

John M. Weiler, M.D.
Professor an der Universität von Iowa
Immunsystem

Geoffrey A. Weinberg, M.D.
Assistant Professor für Kinderheilkunde, Universität von Rochester; Arzt in der Kinderabteilung und Leiter des Mutter/Kind-HIV-Programms am Strong Memorial Hospital
Bakterielle Infektionen bei Kindern; verschiedene vermutlich infektbedingte Erkrankungen; HIV-Infektion bei Kindern

Allan B. Weingold, M.D.
Professor für Geburtshilfe und Gynäkologie und Vizepräsident für medizinische Angelegenheiten an der George-Washington-Universität
Risikoschwangerschaft; Krankheiten, die eine Schwangerschaft komplizieren können

Harvey J. Weiss, M.D.
Professor für Medizin, Columbia-Universität; Leiter der Abteilung Hämatologie/Onkologie am St. Luke's-Roosevelt Hospital
Blutgerinnungsstörungen

Claude E. Welch, M.D. (†)
Em. Professor für klinische Chirurgie, Harvard-Universität; leitender Chirurg am Massachusetts General Hospital
Divertikelkrankheiten; Notfälle

Nanette K. Wenger, M.D.
Professorin für Medizin (Kardiologie), Emory-Universität; Direktorin der Herzkliniken im Grady Memorial Hospital; Beraterin am Emory-Herzzentrum
Niedriger Blutdruck

Theodore E. Woodward, M.D., M.A.C.P.
Em. Professor für Medizin, Universität von Maryland
Rickettsiosen

Danksagung

Wir möchten uns für die Mitarbeit von Shirley Claypool bedanken, die für die Bearbeitung und Herstellung dieses Buches verantwortlich ist. Ebenso möchten wir uns für die Mitarbeit der Project House, Inc., bedanken, deren redaktionelle Fachkenntnis von unschätzbarem Wert war. Besonderer Dank gebührt Stephanie Phillips, Marcye B. White, Bari Samson, Claudia Piano, Bea Dickstein, Anthony Greco, Marcia Ringel und Lynn Atkinson.

Zu den redaktionellen Mitarbeitern zählten auch Amy Crawford-Faucher, M.D., und Cathy Glew, M.D. Wir bedanken uns bei folgenden Personen, die einzelne Kapitel sorgfältig überarbeiteten: Sarah Atkinson, M.D., Ronald J. Brogan, Melvin Horwith, M.D., Irwin Reich und Eric A.Voth, M.D.

Register

Seitenangaben in *Kursivdruck* verweisen auf Abbildungen, Übersichtstafeln oder Tabellen.

A

B

C

D

E

F

G

H

I

J

K

L

M

O

P

Q

R

S

T

U

V

W

X

Y

Z